CB038252

Hematologia, Citologia e Bioquímica Clínica Veterinária

Mary Anna Thrall, BA, DVM, MS, DACVP

Professor Emerita, Colorado State University
Professor of Clinical Pathology
Department of Biomedical Sciences
Ross University School of Veterinary Medicine
Basseterre, St. Kitts, West Indies

Glade Weiser, DVM, DACVP

Clinical Pathologist, ACVP Emeritus member
Loveland, Colorado

Robin W. Allison, DVM, PhD, DACVP

Adjunct Professor of Clinical Pathology
Department of Veterinary Pathobiology
Oklahoma State University College of Veterinary Medicine
Stillwater, Oklahoma

Terry W. Campbell, MS, DVM, PhD

Professor Emeritus
Department of Clinical Sciences
College of Veterinary Medicine and Biomedical Sciences
Colorado State University
Fort Collins, Colorado

Tradução e Revisão Técnica
José Jurandir Fagliari

Especialista em Patologia Clínica Veterinária e Mestre em Medicina Veterinária, área de concentração em Patologia Clínica Veterinária, pela Escola de Veterinária da Universidade Federal de Minas Gerais (UFMG). Doutor em Medicina Veterinária, área de concentração em Clínica: Fisiopatologia Médica, pela Faculdade de Medicina Veterinária e Zootecnia da Universidade Estadual Paulista (Unesp), *Campus* de Botucatu. Pós-doutorado em Clínica e Patologia Clínica Veterinária no Department of Veterinary Pathobiology da University of Minnesota, EUA. Professor Titular Aposentado do Departamento de Clínica e Cirurgia Veterinária da Faculdade de Ciências Agrárias e Veterinárias da Unesp, *Campus* de Jaboticabal.

Thaís Rocha

Doutora em Clínica Médica Veterinária pela Faculdade de Ciências Agrárias e Veterinárias da Universidade Estadual Paulista (FCAV/Unesp), *Campus* de Jaboticabal. Mestre em Clínica Médica Veterinária pela FCAV/Unesp, *Campus* de Jaboticabal. Residência em Clínica Médica de Grandes Animais na FCAV/Unesp, *Campus* de Jaboticabal. Médica-Veterinária pela Universidade Federal Rural do Rio de Janeiro (UFRRJ).

3ª edição

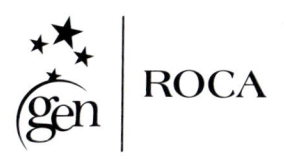

- Traduzido de:
VETERINARY HEMATOLOGY, CLINICAL CHEMISTRY, AND CYTOLOGY, THIRD EDITION
Copyright © 2022 John Wiley & Sons, Inc.
First Edition © 2005 Lippincott Williams & Wilkins; Second Edition © 2012 John Wiley & Sons, Inc.
All Rights Reserved. Authorised translation from the English language edition published by John Wiley & Sons Limited. Responsibility for the accuracy of the translation rests solely with Editora Guanabara Koogan Ltda and is not the responsibility of John Wiley & Sons Limited. No part of this book may be reproduced in any form without the written permission of the original copyright holder, John Wiley & Sons Limited.
ISBN: 9781119286400

- Direitos exclusivos para a língua portuguesa
Copyright © 2024 by
EDITORA GUANABARA KOOGAN LTDA.
Uma editora integrante do GEN | Grupo Editorial Nacional
Travessa do Ouvidor, 11
Rio de Janeiro – RJ – CEP 20040-040
www.grupogen.com.br

- Capa: Bruno Sales

- Editoração eletrônica: Anthares

- Ficha catalográfica

H428
3. ed.

    Hematologia, citologia e bioquímica clínica veterinária / Mary Anna Thrall ... [et al.] ; tradução e revisão técnica José Jurandir Fagliari, Thaís Rocha. - 3. ed. - Rio de Janeiro : Roca, 2024.
    28 cm.

    Tradução de: Veterinary hematology, clinical chemistry, and cytology
    Inclui índice
    ISBN 978-85-277-4040-1

    1. Hematologia veterinária. 2. Citologia veterinária. 3. Bioquímica clínica veterinária. I. Thrall, Mary Anna. II. Fagliari, José Jurandir. III. Rocha, Thaís.

24-88233	CDD: 636.0896
	CDU: 636(616.15+576+577)

Gabriela Faray Ferreira Lopes - Bibliotecária - CRB-7/6643

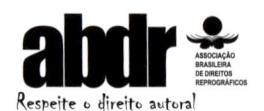

Dedicatória

Dra. Mary Anna Thrall dedica a terceira edição deste livro aos seus alunos de medicina veterinária, estagiários, residentes, alunos de pós-graduação e outros aprendizes da Colorado State University e da Ross University School of Veterinary Medicine, que tornam a profissão de medicina veterinária e a especialidade de patologia clínica extremamente recompensadoras e agradáveis há muitos anos. Também dedico esta edição aos meus filhos Joseph Bammer, Dra. Anna Freemyer-Brown, Sarah Freemyer e Dra. Clarissa Freemyer, todos eles adultos felizes, maravilhosos e produtivos, que se destacaram apesar de minha educação parental um tanto negligente.

Dr. Glade Weiser dedica esta edição ao Dr. Gary Kociba por sua orientação e disposição de arriscar contratar um patologista clínico não treinado, vindo da medicina interna, para seu corpo docente. Logo depois, os Drs. Bob Hall e Don Meuten ingressaram na unidade como aprendizes. Verdade seja dita, nós três contribuímos conjuntamente para o aprendizado um do outro. Além disso, valorizo as inúmeras orientações e relações de trabalho ao longo dos anos com professores, funcionários e colegas da University of California, Davis, da Ohio State University, da Colorado State University, da Coulter Electronics Inc., da Heska Corporation e do American College of Veterinary Pathologists. Por último, trabalhar com muitos patologistas clínicos em formação ao longo dos anos foi uma fonte de inspiração renovável muito gratificante.

Dra. Robin W. Allison dedica esta edição à Dra. Mary Anna Thrall, que foi minha inspiração para me tornar patologista clínica um pouco mais tarde na vida. Como técnica veterinária em clínica de animais mistos, tendo aulas de educação continuada na Colorado State University, fiquei maravilhada com seu conhecimento de citologia e prometi "me tornar ela". Posso não ter conseguido totalmente, mas não por falta de tentativa. Sempre valorizarei os relacionamentos maravilhosos com tantos clínicos talentosos patologistas dos quais me tornei amiga ao longo dos anos. Além disso, esta edição é dedicada aos aprendizes e estudantes de medicina veterinária que fizeram com que eu nunca parasse de aprender, fazendo ótimas perguntas; você é o futuro da patologia clínica.

Como alguém treinado em patologia clínica, mas com carreira em medicina clínica de animais exóticos, Dr. Terry W. Campbell dedica esta edição aos seus pacientes animais, que foram a fonte de sua educação. Tem sido uma experiência alegre e inspiradora trabalhar com patologistas clínicos na Kansas State University e na Colorado State University, explorando o mundo da patologia clínica comparativa ao longo dos anos.

Material Suplementar

Este livro conta com o seguinte material suplementar:

- Referências Bibliográficas e Leitura Sugerida.

O acesso ao material suplementar é gratuito. Basta que o leitor se cadastre, faça seu *login* em nosso *site* (www.grupogen.com.br) e, após, clique em Ambiente de aprendizagem.

O acesso ao material suplementar online fica disponível até seis meses após a edição do livro ser retirada do mercado.

Caso haja alguma mudança no sistema ou dificuldade de acesso, entre em contato conosco (gendigital@grupogen.com.br).

Editores

Mary Anna Thrall, BA, DVM, MS, DACVP
Professor Emerita, Colorado State University
Professor of Clinical Pathology
Department of Biomedical Sciences
Ross University School of Veterinary Medicine
Basseterre, St. Kitts, West Indies

Robin W. Allison, DVM, PhD, DACVP
Adjunct Professor of Clinical Pathology
Department of Veterinary Pathobiology
Oklahoma State University College of
Veterinary Medicine
Stillwater, Oklahoma, USA

Terry W. Campbell, MS, DVM, PhD
Professor Emeritus
Department of Clinical Sciences
College of Veterinary Medicine and Biomedical
Sciences
Colorado State University
Fort Collins, Colorado, USA

Glade Weiser, DVM, DACVP
Clinical Pathologist, ACVP Emeritus member
Loveland, Colorado, USA

Editor convidado da Parte 7

Alex Mau, DVM
Pathology Intern
Department of Biomedical Sciences
Ross University School of Veterinary Medicine
Basseterre, Saint Kitts and Nevis

Colaboradores dos capítulos

Anne Avery, BA, VMD, PhD
Professor of Immunology and the Director of
the Clinical Immunology Laboratory
Department of Microbiology, Immunology, and
Pathology
College of Veterinary Medicine and Biomedical
Sciences
Colorado State University
Fort Collins, Colorado, USA

Andrea A. Bohn, DVM, PhD, DACVP
Associate Professor of Clinical Pathology
Department of Microbiology, Immunology, and
Pathology
College of Veterinary Medicine and Biomedical
Sciences
Colorado State University
Fort Collins, Colorado, USA

Karl E. Jandrey, DVM, MAS, DACVECC
Associate Dean, Admissions and Student
Programs
Professor, Clinical Small Animal Emergency
and Critical Care
University of California, Davis, School of
Veterinary Medicine
Veterinary Medicine Student Services and
Administration Center
Davis, California, USA

Wayne A. Jensen, DVM, PhD, MBA
Professor and Head
Department of Clinical Sciences
College of Veterinary Medicine and Biomedical
Sciences
Colorado State University
Fort Collins, Colorado, USA

Kristina Meichner, DVM, DECVIM-CA (oncologia), DACVP
Assistant Professor of Clinical Pathology
Department of Pathology
University of Georgia College of Veterinary
Medicine
Athens, Georgia, USA

Jim Meinkoth, DVM, MS, PhD, DACVP
Professor, Clinical Pathology
Department of Veterinary Pathobiology
College of Veterinary Medicine
Oklahoma State University
Stillwater, Oklahoma, USA

Donald Meuten, DVM, PhD, DACVP
Professor Emeritus
North Carolina State University
Raleigh, North Carolina, USA

M. Judith Radin, DVM, PhD, DACVP

Professor Emerita
Department of Veterinary Biosciences
The Ohio State University College of
Veterinary Medicine
Columbus, Ohio, USA

Sreekumari Rajeev, BVSc, PhD, DACVM, DACVP

Professor of Infectious Diseases
Biomedical and Diagnostic Sciences
University of Tennessee, College of Veterinary
Medicine
Knoxville, Tennessee, USA

Emily D. Rout, DVM, PhD, DACVP

Research Scientist
Department of Microbiology, Immunology,
and Pathology
College of Veterinary Medicine and
Biomedical Sciences
Colorado State University
Fort Collins, Colorado, USA

Saundra Sample, DVM, DACVP

Assistant Professor of Veterinary Clinical
Pathology
Department of Veterinary Pathobiology
University of Missouri College of Veterinary
Medicine
Columbia, Missouri, USA

Dawn Seddon, BVSc, MSc Vet Path, DACVP (Clin Path), NHD Microbiol, MRCVS

Professor of Clinical Pathology
Director of Lab Services (Clinical Pathology)
Department of Pathobiology
School of Veterinary Medicine
St. George's University, True Blue Campus
Grenada, West Indies

Linda M. Vap, DVM, Diplomate ACVP

Associate Professor, Clinical Pathology
Section
Chief
Department of Microbiology, Immunology,
and Pathology
Colorado State University
Fort Collins, Colorado, USA

Colaboradores dos novos casos clínicos da Parte 7

Patrice Bernier, BSBA

Senior Laboratory Technician
Lab Services
Ross University School of Veterinary
Medicine
Basseterre, St. Kitts, West Indies

Pedro Bittencourt, DVM, MSc, PhD

Assistant Professor of Immunology
Department of Biomedical Sciences
Ross University School of Veterinary
Medicine
Basseterre, St. Kitts, West Indies

Pompei Bolfa, DVM, MSC, PhD, DACVP

Professor of Anatomic Pathology
Biomedical Sciences Department
Ross University School of Veterinary
Medicine
Basseterre St. Kitts, West Indies

Clarissa Freemyer, BS, DVM

Radiation Oncology Resident
College of Veterinary Medicine
North Carolina State University
Raleigh, North Carolina, USA

Allan Kessell, BVSc, Mast.Vet.Clin. Stud, MANZCVS, DACVP

Pathologist
6A Vernon Cresent
Maslin Beach 5170
South Australia
Australia

Crystal Lindaberry, BA, DVM

FYGVE Clinical Instructor
US Army Veterinary Corps
Fort Benning, Georgia, USA

Ananda Muller, DVM, MS, PhD

Associate Professor of Veterinary Bacteriology
Department of Biomedical Sciences
Ross University School of Veterinary
Medicine
Basseterre St. Kitts, West Indies

Donald E. Thrall, DVM, PhD, DACVR

Professor Emeritus
College of Veterinary Medicine
North Carolina State University
Raleigh, North Carolina, USA
Radiologist/Quality Control
IDEXX Telemedicine
Clackamas, Oregon, USA

Judit Wulcan, DVM, MSc

Resident, Veterinary Anatomic Pathology
Veterinary Medical Teaching Hospital
University of California, Davis
Davis, California, USA

Prefácio

Em nome dos autores colaboradores e da Wiley-Blackwell, temos o prazer de apresentar a terceira edição de *Hematologia e Bioquímica Clínica Veterinária*, agora intitulado *Hematologia, Citologia e Bioquímica Clínica Veterinária*. Nosso intuito é disponibilizar informações de fácil leitura, ricas em imagens, relativas ao diagnóstico laboratorial de rotina na prática veterinária. O foco do conteúdo é patologia clínica aplicada na prática diária para estudantes e profissionais de veterinária. O objetivo é manter nosso público-alvo e a estrutura organizacional original. Acreditamos que o acréscimo do tema citologia ao livro o torna uma referência completa e valiosa para todos os interessados em patologia clínica.

Público-alvo

Uma tendência contínua na linha de frente da medicina veterinária é a disposição em implantar serviços de diagnóstico laboratorial nas clínicas e hospitais veterinários. Avanços tecnológicos contínuos na capacitação do local de atendimento clínico em testes diagnósticos impulsionam esta tendência, o que aumenta a necessidade de instrução na patologia clínica veterinária. Embora este livro tenha sido escrito principalmente para estudantes e profissionais de veterinária, ele contém temas que interessam a um público mais amplo, sendo uma fonte de informações auxiliares úteis às necessidades educacionais e de referência para vários outros usuários. Os públicos listados a seguir podem se beneficiar desses recursos:

- Estudantes de programas de educação profissional em medicina veterinária
- Equipes de profissionais da saúde animal em estabelecimentos de cuidados veterinários
- Patologistas clínicos profissionais e em treinamento
- Grupos de estudos sobre desenvolvimento de produtos com base na patologia clínica veterinária.

Organização

Hematologia, Citologia e Bioquímica Clínica Veterinária é organizado em sete partes:

- Parte 1: apresenta os princípios das tecnologias laboratoriais e procedimentos analíticos utilizados em laboratórios veterinários para gerar resultados laboratoriais. Além disso, apresenta perspectivas de como a interpretação dos dados laboratoriais é utilizada para diagnóstico e manejo geral dos casos clínicos
- Parte 2: abrange a hematologia e a hemopatologia de espécies de animais domésticos comuns. Inclui todos os aspectos relativos ao hemograma completo, à punção de medula óssea, à hemostasia e à transfusão

- Parte 3: aborda tópicos sobre hematologia das espécies não domésticas mais comuns encontradas na prática veterinária
- Parte 4: apresenta os perfis bioquímicos clínicos das espécies domésticas mais comuns, organizados principalmente em função dos sistemas orgânicos
- Parte 5: compreende os perfis bioquímicos clínicos das espécies não domésticas mais comuns
- Parte 6: aborda a citologia das espécies domésticas mais comuns, inclusive relativa a inflamação, neoplasia, tecido cutâneo e subcutâneo, efusão em cavidades corporais, líquido articular, órgãos internos e linfonodos
- Parte 7: é uma compilação de casos clínicos. Cada caso inclui resenha, um breve histórico clínico e os achados pertinentes ao exame físico. Em seguida, são apresentados dados laboratoriais importantes em tabelas, acompanhados de sua interpretação.

Comentários, revisões e outros destaques

O desenvolvimento da habilidade de interpretação de dados laboratoriais pelos estudantes de veterinária, patologistas clínicos em treinamento e clínicos continua sendo o principal foco desta edição. Ainda que as regras para a interpretação de exames diagnósticos suponham homogeneidade das respostas fisiopatológicas, imaginamos que nem todos os nossos amigos animais tenham "lido o livro", embora a maioria o faça, como mostra a Figura P.1.

Quando necessário, os capítulos passaram por ampla revisão. Estes estão listados a seguir:

- Glade Weiser atualizou o Capítulo 2, incluindo uma seção relativa à citologia, com detalhes sobre coleta, preparação e coloração de amostras de líquidos, bem como procedimentos para o exame das amostras
- Jim Meinkoth, Oklahoma State University, revisou totalmente o capítulo sobre diagnóstico de anormalidades da hemostasia
- Karl E. Jandrey, University of California, especialista em cuidados críticos e de emergência em medicina veterinária, forneceu informações atualizadas, com base em seu ponto de vista crítico como coautor do capítulo sobre transfusão sanguínea e prova cruzada de histocompatibilidade (*crossmatching*)
- Saundra Sample, University of Missouri, é a nova coautora de dois capítulos sobre avaliação laboratorial da função renal e avaliação laboratorial das glândulas tireoide, adrenal e pituitária.

Outras atualizações incluem: Sreekumari Rajeev, especialista nas áreas de anatomia patológica e microbiologia e professor da

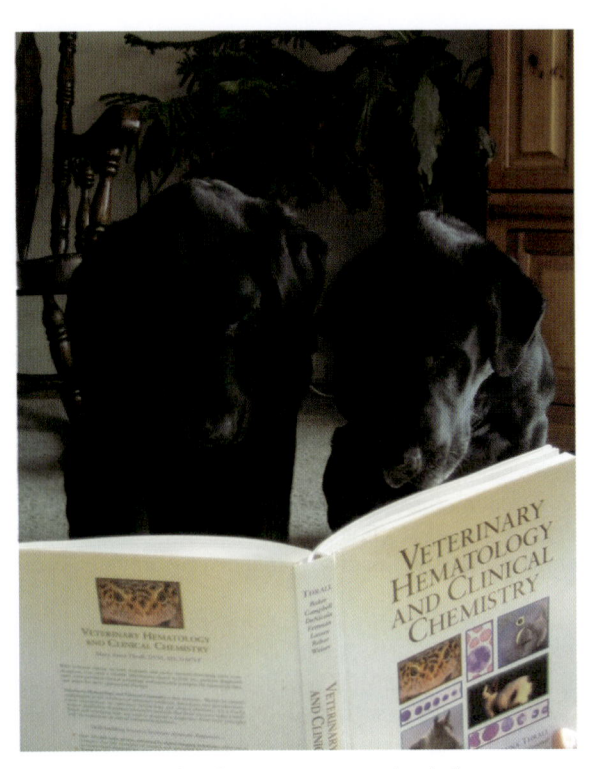

Figura P.1 Cães "lendo o livro" em uma tentativa de fazer com que suas respostas a doenças sejam previsíveis. Nem todos vão conseguir ler. (*Fonte:* cortesia da Dra. Sara Hill.)

disciplina Doenças Infecciosas na University of Tennessee, preparou um novo capítulo sobre diagnóstico laboratorial de doenças infecciosas, no qual faz uma abordagem lógica sobre o uso de novos instrumentos disponíveis para o diagnóstico de doenças infecciosas, um tópico cada vez mais importante, sobretudo quanto às doenças zoonóticas.

Uma atualização muito importante foi a inclusão de nova seção sobre citologia, com sete novos capítulos. Os colaboradores desses novos capítulos são:

- Robin W. Allison, Oklahoma State University, é autora de dois novos capítulos, um deles relativo a inflamação e agentes infecciosos e outro sobre efusão em cavidades corporais

- Jim Meinkoth, coautor do livro *Diagnostic Cytology and Hematology of the Dog and Cat, 3rd edition*, é autor do capítulo sobre citologia do líquido articular
- Donald Meuten, especialista em patologia clínica e anatomia patológica, e editor do livro *Tumors in Domestic Animals, 3rd edition*, colaborou com sua experiência e habilidade nos capítulos que tratam de citologia de neoplasias, tumores cutâneos e linfonodos
- Kristina Meichner, especialista em patologia clínica e medicina interna (oncologia), colaborou com sua experiência em citologia e oncologia em três novos capítulos
- Mary Anna Thrall é coautora de três novos capítulos sobre citologia, inclusive citologia de órgãos abdominais e de linfonodos
- Andrea Bohn é coautora de dois novos capítulos sobre citologia de órgãos abdominais e de linfonodos.

As apresentações de caso clínicos, agora na Parte 7, editada pelo Dr. Alex Mau, se destinam a fornecer aos leitores a "prática" para desenvolver habilidade interpretativa, por meio de exemplos de interpretação dos dados laboratoriais de mecanismos patológicos envolvidos no surgimento de doenças e como esses mecanismos podem culminar em um cenário diagnóstico, não muito diferente de quando se lê e resolve um mistério em um romance. Os casos originais foram mantidos porque sua utilidade clássica não se alterou. Além disso, 43 novos casos foram adicionados a esta edição, por vários colaboradores, aos quais somos gratos pelo compartilhamento de experiências clinicopatológicas.

Desejamos que os leitores não somente aprendam os princípios e as habilidades que constam nesta obra, mas que também apreciem interagir com ela. Como veterinários e especialistas em patologia bioanalítica, compartilhamos nossa paixão pela arte e pela ciência no diagnóstico laboratorial aplicado à saúde animal.

Respeitosamente,

Glade Weiser
Mary Anna Thrall
Robin W. Allison
Terry W. Campbell

Sumário

1

Princípios Gerais de Exames e Diagnósticos Laboratoriais

1

Tecnologia Laboratorial em Medicina Veterinária

Glade Weiser
Loveland, CO, USA

Este capítulo apresenta uma visão geral da tecnologia laboratorial utilizada na obtenção dos dados de hematologia e bioquímica clínica. Para procedimentos e tecnologias passíveis de serem empregados dentro de hospitais veterinários, as descrições e as instruções gerais fornecem uma revisão dos princípios previamente estudados em cursos de laboratório. Isso, em conjunto com as instruções que acompanham os diferentes aparelhos e materiais de consumo, deverá possibilitar ao usuário reproduzir os procedimentos dentro do padrão técnico satisfatório. Para tecnologias mais passíveis de serem utilizadas em grandes laboratórios comerciais ou de pesquisa, esta visão geral fornece a familiarização com os princípios básicos.

Técnicas hematológicas

Técnicas básicas aplicáveis em qualquer hospital veterinário

Os procedimentos aqui delineados são mais apropriados para o laboratório veterinário próprio da maioria das clínicas. Esses procedimentos, com exceção do sistema hematológico de contagem celular, necessitam de um investimento mínimo em aparelhagem e treinamento técnico. Os processos hematológicos básicos incluem:

- Homogeneização sanguínea – para todas as mensurações hematológicas
- Volume globular ou hematócrito (Htc) por centrifugação
- Estimativa de proteínas plasmáticas por refratometria
- Aparelhagem para contagem celular
- Contagem diferencial de leucócitos por microscopia e avaliação de patologias do esfregaço sanguíneo.

Homogeneização sanguínea

Assume-se que a amostra sanguínea tenha sido coletada recentemente e de maneira apropriada em um tubo com ácido etilenodiaminotetracético (EDTA), conforme descrito no Capítulo 2. Quando se realiza qualquer procedimento hematológico, é importante que o sangue esteja completamente homogêneo. Os componentes celulares podem decantar rapidamente quando se coloca o tubo sobre um balcão ou na estante para tubos (Figura 1.1). Como resultado, falha em homogeneizar a amostra antes de coletar uma alíquota para as mensurações hematológicas pode resultar em sérios erros. A homogeneização pode ser realizada inclinando-se o tubo manualmente para frente e para trás, no mínimo, 10 a 15 vezes (Figura 1.1). De maneira alternativa, o tubo pode ser colocado na estante giratória ou um *rack* de inclinação projetado especificamente para homogeneizar sangue (Figura 1.2).

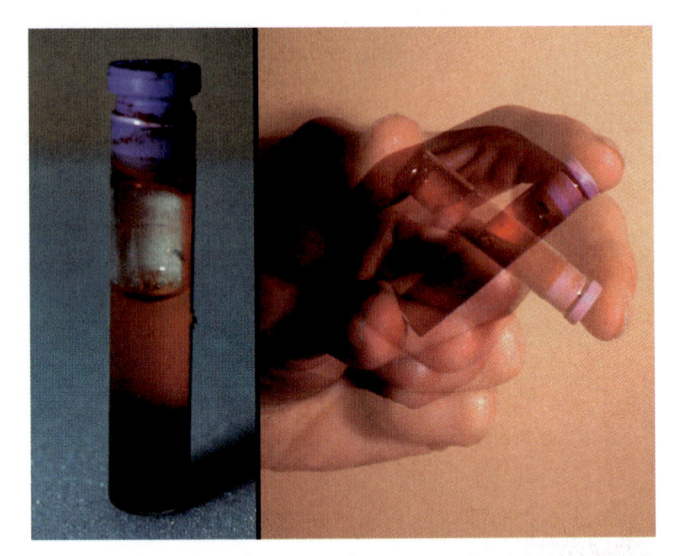

Figura 1.1 *Esquerda*: sedimentação de sangue total por gravidade. *Direita*: técnica suave e repetitiva de inversão do tubo para frente e para trás utilizada para homogeneizar o sangue manualmente antes de coletar uma alíquota para procedimentos hematológicos.

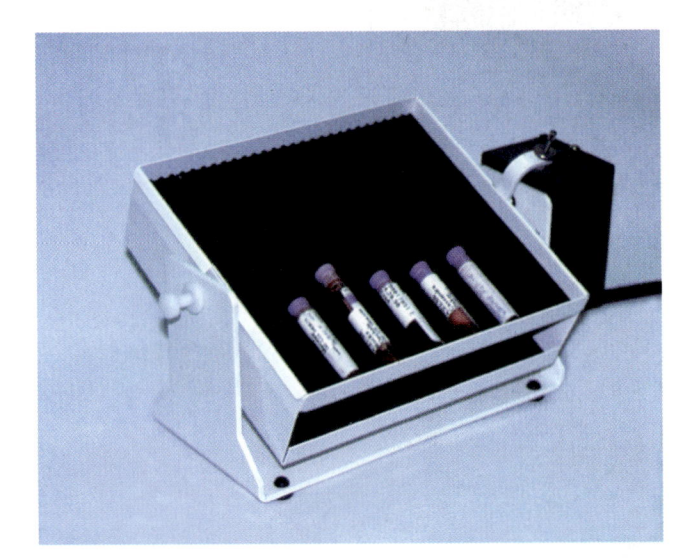

Figura 1.2 Exemplo de mesa mecânica de homogeneização sanguínea. A superfície de borracha com ranhuras mantém vários tubos e inclina-se para trás e para frente em uma taxa de 20 a 30 oscilações por minuto.

Volume globular

O valor do volume globular (ou hematócrito) é a porcentagem do sangue total composta pelas hemácias (eritrócitos). É mensurado a partir de uma coluna de sangue que, após a centrifugação, resulta na compactação máxima das hemácias. Os materiais necessários para obter o volume globular incluem tubos de 75 × 1,5 mm (ou seja, tubos de micro-hematócrito), material selante para os tubos, centrífuga de micro-hematócrito e um dispositivo para a leitura do tubo.

O procedimento é realizado mediante uma sequência de eventos. Inicialmente, o tubo de micro-hematócrito é preenchido por capilaridade, segurando-o horizontal ou levemente inclinado para baixo e encostando-se a extremidade superior no sangue do tubo com EDTA (Figura 1.3).

Na sequência, possibilite que o tubo seja preenchido em 70 a 90% de sua extensão. Segure o tubo horizontalmente para evitar que o sangue escorra para fora e, então, sele uma das extremidades pressionando o tubo contra o material selante por uma ou duas vezes (Figura 1.4). Observe que pode existir ar entre o sangue e o selante (Figura 1.4). No entanto, isso não é um problema, pois o ar preso é removido durante a centrifugação.

O tubo é então colocado na centrífuga de micro-hematócrito de acordo com as instruções do fabricante (Figuras 1.5 e 1.6). A centrífuga de micro-hematócrito é projetada para girar o leve

tubo a velocidades muito altas, produzindo força centrífuga suficiente para agrupar e compactar as hemácias em 2 a 3 minutos. Com tal força centrífuga, a maioria do plasma (ou todo ele) é removida das camadas de hemácias.

Podem ser observadas três camadas distintas no tubo após sua remoção da centrífuga: a coluna de plasma no topo, as hemácias compactadas na base e uma pequena banda branca ao meio, conhecida como capa flogística ou camada branca (Figura 1.7). A capa flogística é constituída de células nucleadas (predominantemente leucócitos) e de plaquetas e pode ser levemente avermelhada caso a concentração de hemácias nucleadas esteja aumentada proeminentemente. A observação de quaisquer anormalidades na coluna de plasma sobre as hemácias deve ser registrada. Anormalidades comuns como icterícia, lipidemia e hemólise são mostradas na Figura 1.7. A icterícia é a pigmentação excessivamente amarela da coluna de plasma, sugerindo hiperbilirrubinemia, cuja magnitude deve ser confirmada pela determinação bioquímica da concentração sérica de bilirrubina (ver Capítulo 27). A observação da coloração ictérica do plasma é útil ao diagnóstico em pequenos animais. No entanto, não é

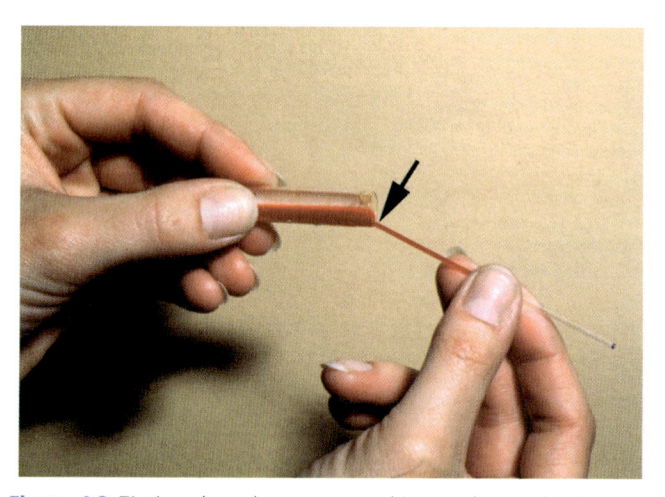

Figura 1.3 Técnica adequada para o preenchimento de um tubo de micro-hematócrito. O tubo deve ser posicionado horizontalmente ou levemente inclinado para baixo para facilitar o preenchimento por ação capilar. A ação capilar é estabelecida tocando-se a extremidade superior do tubo no sangue (*seta*).

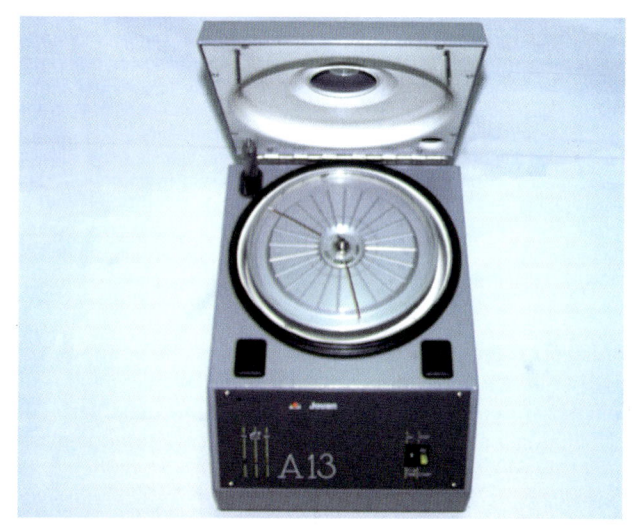

Figura 1.5 Exemplo de uma centrífuga de micro-hematócrito. O rotor e o motor são projetados para girar os tubos em velocidades muito altas, alcançando a compactação eritrocitária máxima.

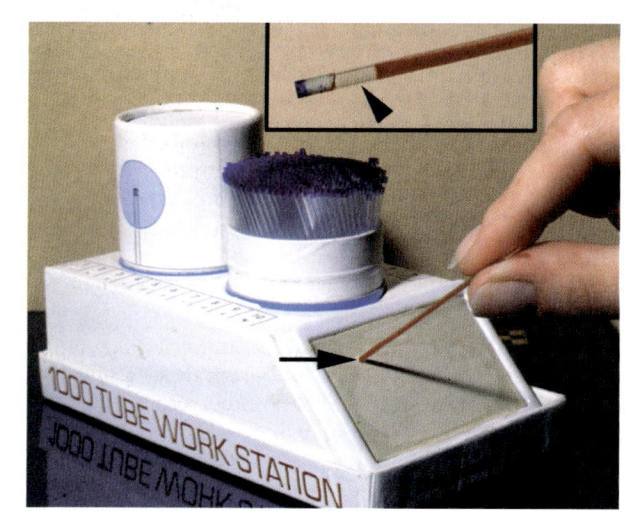

Figura 1.4 O tubo de micro-hematócrito é selado pressionando-o de duas a três vezes no material selante (*seta*). Observe que a pequena quantidade de ar presa entre o sangue e o selante não é um problema (*ponta de seta no detalhe*).

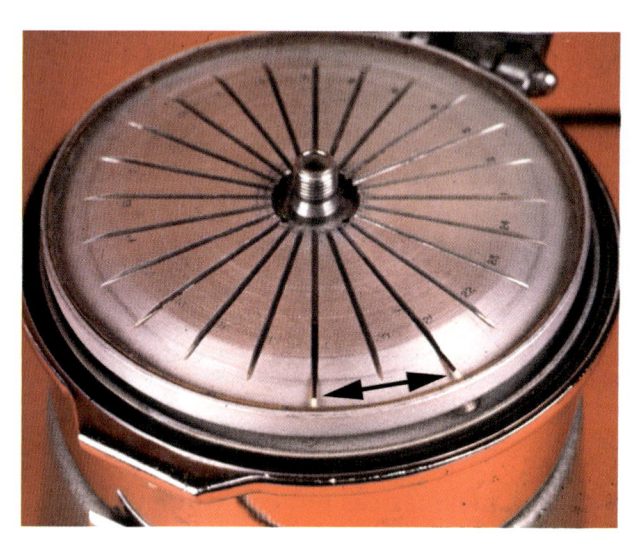

Figura 1.6 Colocação dos tubos de micro-hematócrito no rotor da centrífuga. Observe a orientação adequada de dois tubos, com a extremidade selada posicionada no anel externo do rotor da centrífuga (*seta dupla*).

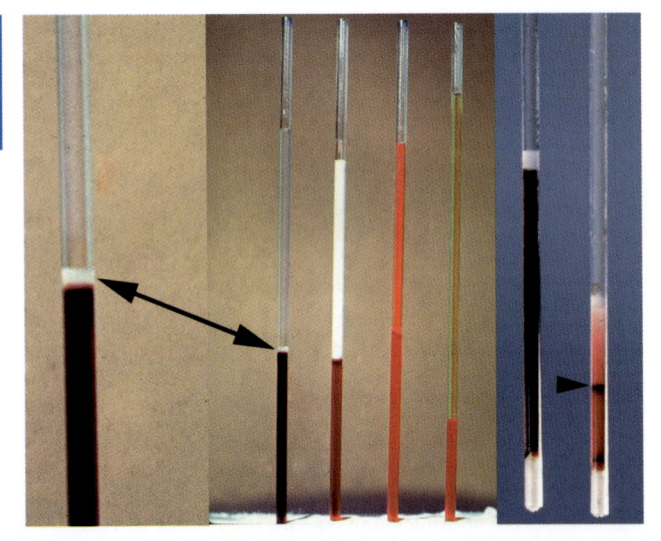

Figura 1.7 Tubos de micro-hematócrito girados de maneira normal e anormal (4 tubos na foto central). O tubo da esquerda está normal. Observe as hemácias compactadas na base, a camada plasmática no topo e a capa flogística no meio (*seta*; ampliado à esquerda). O segundo tubo demonstra lipidemia, o terceiro hemólise e o quarto, icterícia. Observe também que o hematócrito está consideravelmente menor no quarto tubo. Os dois tubos adicionais demonstram anormalidades na capa flogística (ampliados à direita). O primeiro desses tubos tem uma capa flogística aumentada que se correlaciona a elevação na concentração de leucócitos. O segundo (direita) é de uma ovelha com leucemia e tem uma capa flogística dramaticamente aumentada. A concentração de leucócitos estava maior que 400.000 células/$\mu\ell$. Existe também anemia grave. Com tais anormalidades na concentração celular, a separação entre leucócitos e hemácias não se completa e a divisão pode não estar bem nítida. O que está sendo interpretado como o "topo" da coluna de hemácias está indicado pela ponta de seta. A coloração avermelhada da capa flogística pode ter sido causada pelo aumento proeminente de hemácias nucleadas.

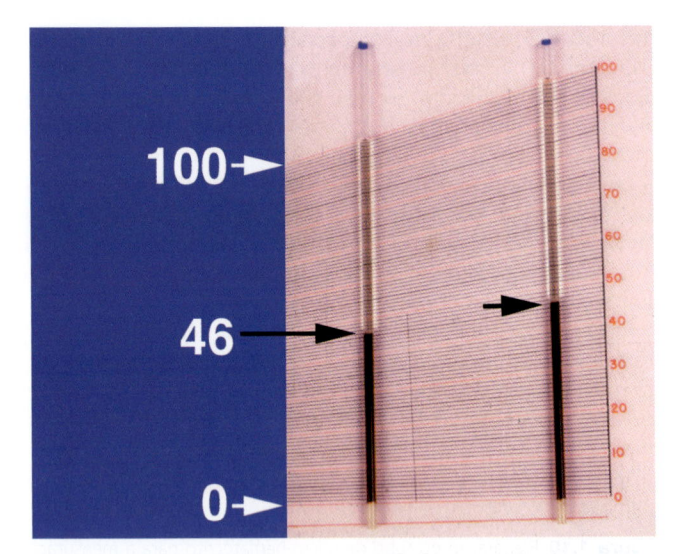

Figura 1.8 Determinação do volume globular em um cartão de leitura para micro-hematócrito, utilizando dois tubos com amostras de sangue do mesmo paciente. Observe que a escala possibilita que o tubo seja lido mesmo com diferenças consideráveis no preenchimento. Inicialmente, alinha-se o limite entre o selante e a coluna de hemácias com a linha 0 (zero) e, posteriormente, a extremidade superior da coluna de plasma com a linha 100; a partir de então, a leitura é feita no topo da coluna de hemácias na escala. As posições desses passos estão indicadas pelas setas. Observe nesse exemplo que o volume globular é 46%.

confiável em grandes animais, pelo fato de o soro dessas espécies geralmente ter uma coloração mais amarelada devido aos pigmentos carotenoides normais associados à sua dieta herbívora. A lipidemia é a coloração branca e opaca da coluna de plasma que ocorre devido à presença de quilomícrons. A lipidemia está associada mais comumente à coleta de sangue pós-prandial, mas também pode estar associada a distúrbios que envolvam o metabolismo de lipídios (ver Capítulo 32). A hemólise é a coloração vermelha da coluna de plasma que geralmente é resultante da lise de hemácias induzida por artefatos durante a coleta de sangue. Uma pequena quantidade de hemácias rompidas é suficiente para conferir um aspecto visual de hemólise. Portanto, caso o hematócrito esteja normal, pode-se assumir que seja apenas um artefato. Menos comuns, as causas de anemia que resultam em hemólise intravascular também podem dar origem a hemólise visível na fração plasmática, o que também é conhecido como hemoglobinemia (ver Capítulo 9). Esta também estará tipicamente associada à hemoglobinúria.

O volume globular é mensurado em um dispositivo de leitura, tal como um cartão leitor para micro-hematócrito (Figura 1.8). O procedimento é realizado posicionando-se a base da coluna de hemácias na linha 0 e o topo da coluna de plasma na linha 100. Faz-se então a leitura, na escala, correspondente à posição do topo da coluna de hemácias, obtendo-se o valor do volume globular.

Proteínas plasmáticas por refratometria

Após a observação e a mensuração do hematócrito, a coluna de plasma pode ser utilizada para estimar a concentração de proteínas plasmáticas por meio do uso do refratômetro (Figura 1.9).

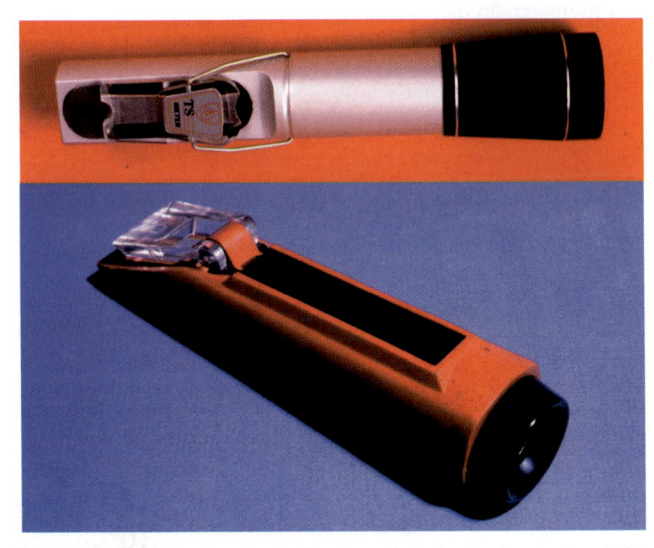

Figura 1.9 Refratômetros. O refratômetro mais abaixo é mais robusto pelo fato de ser envolto em borracha. É conhecido como refratômetro veterinário e apresenta uma escala de densidade específica da urina para cães e gatos que pode ser calibrada para pequenas diferenças entre as espécies durante a mensuração.

Esse aparelho pode ser utilizado para estimar a concentração de qualquer soluto em um líquido, seguindo o princípio de que o soluto refrata (ou desvia) a luz que passa através do líquido em um grau proporcional à sua concentração. O princípio ou a propriedade que está sendo aferida é o índice refratário em relação à água destilada. A escala para um soluto específico pode ser desenvolvida pela mensuração do índice refratário, calibrado para soluções com concentrações de soluto conhecida. No diagnóstico clínico, a refratometria é utilizada para estimar a concentração de proteínas plasmáticas e a densidade específica da urina.

A concentração de proteínas plasmáticas é mensurada utilizando-se a coluna de plasma do tubo de micro-hematócrito. O tubo é quebrado no nível da capa flogística (Figura 1.10) e a porção do tubo contendo o plasma é utilizada para preencher centrifugação, resulta na compactação máxima das hemácias. Os materiais necessários para obter o volume globular incluem tubos de 75 × 1,5 mm (ou seja, tubos de micro-hematócrito), material selante para os tubos, centrífuga de micro-hematócrito e um dispositivo para a leitura do tubo.

O procedimento é realizado mediante uma sequência de eventos. Inicialmente, o tubo de micro-hematócrito é preenchido por capilaridade, segurando-o horizontal ou levemente inclinado para baixo e encostando-se a extremidade superior no sangue do tubo com EDTA (Figura 1.3).

Na sequência, possibilite que o tubo seja preenchido em 70 a 90% de sua extensão. Segure o tubo horizontalmente para evitar que o sangue escorra para fora e, então, sele uma das extremidades pressionando o tubo contra o material selante por uma ou duas vezes (Figura 1.4). Observe que pode existir ar entre o sangue e o selante (Figura 1.4). No entanto, isso não é um problema, pois o ar preso é removido durante a centrifugação.

O tubo é então colocado na centrífuga de micro-hematócrito de acordo com as instruções do fabricante (Figuras 1.5 e 1.6). A centrífuga de micro-hematócrito é projetada para girar o leve tubo a velocidades muito altas, produzindo força centrífuga suficiente para agrupar e compactar as hemácias em 2 a 3 minutos. Com tal força centrífuga, a maioria do plasma (ou todo ele) é removida das camadas de hemácias.

Podem ser observadas três camadas distintas no tubo após sua remoção da centrífuga: a coluna de plasma no topo, as hemácias compactadas na base e uma pequena banda branca ao meio, conhecida como capa flogística ou camada branca (Figura 1.7). A capa flogística é constituída de células nucleadas (predominantemente leucócitos) e de plaquetas e pode ser levemente avermelhada caso a concentração de hemácias nucleadas esteja aumentada proeminentemente. A observação de quaisquer anormalidades na coluna de plasma sobre as hemácias deve ser registrada. Anormalidades comuns como icterícia, lipidemia e hemólise são mostradas na Figura 1.7. A icterícia é a pigmentação excessivamente amarela da coluna de plasma, sugerindo hiperbilirrubinemia, cuja magnitude deve ser confirmada pela determinação bioquímica da concentração sérica de bilirrubina (ver Capítulo 27). A observação da coloração ictérica do plasma é útil ao diagnóstico em pequenos animais. No entanto, não é

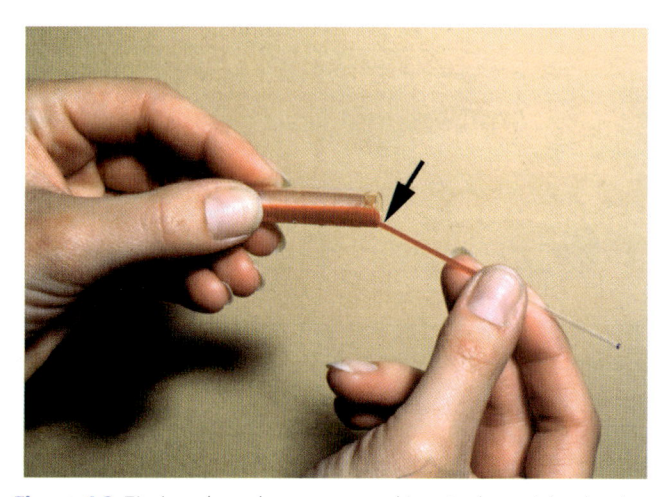

Figura 1.3 Técnica adequada para o preenchimento de um tubo de micro-hematócrito. O tubo deve ser posicionado horizontalmente ou levemente inclinado para baixo para facilitar o preenchimento por ação capilar. A ação capilar é estabelecida tocando-se a extremidade superior do tubo no sangue (*seta*).

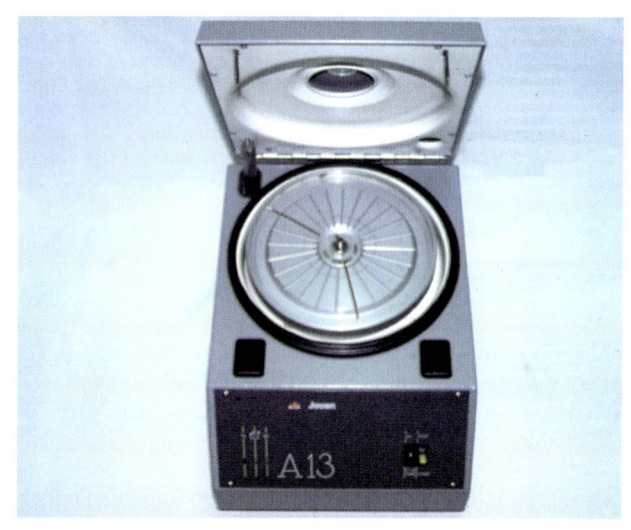

Figura 1.5 Exemplo de uma centrífuga de micro-hematócrito. O rotor e o motor são projetados para girar os tubos em velocidades muito altas, alcançando a compactação eritrocitária máxima.

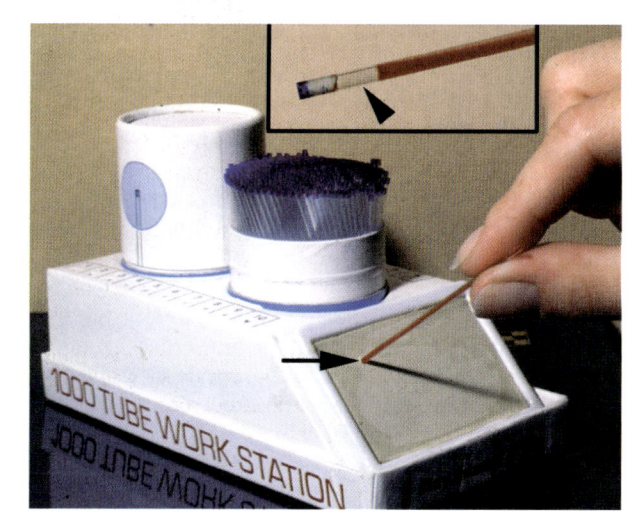

Figura 1.4 O tubo de micro-hematócrito é selado pressionando-o de duas a três vezes no material selante (*seta*). Observe que a pequena quantidade de ar presa entre o sangue e o selante não é um problema (*ponta de seta no detalhe*).

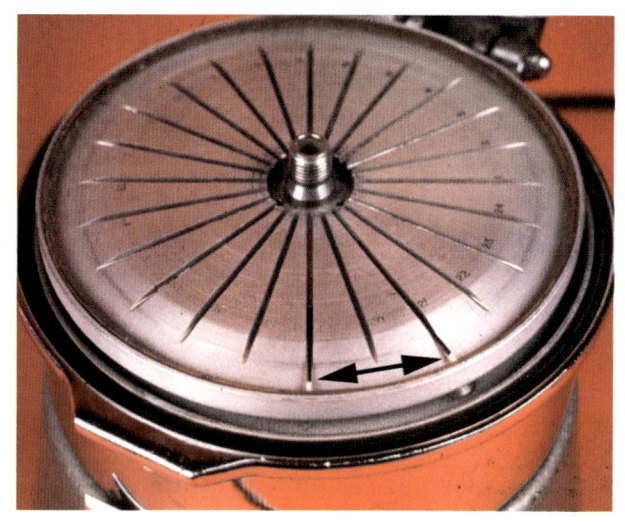

Figura 1.6 Colocação dos tubos de micro-hematócrito no rotor da centrífuga. Observe a orientação adequada de dois tubos, com a extremidade selada posicionada no anel externo do rotor da centrífuga (*seta dupla*).

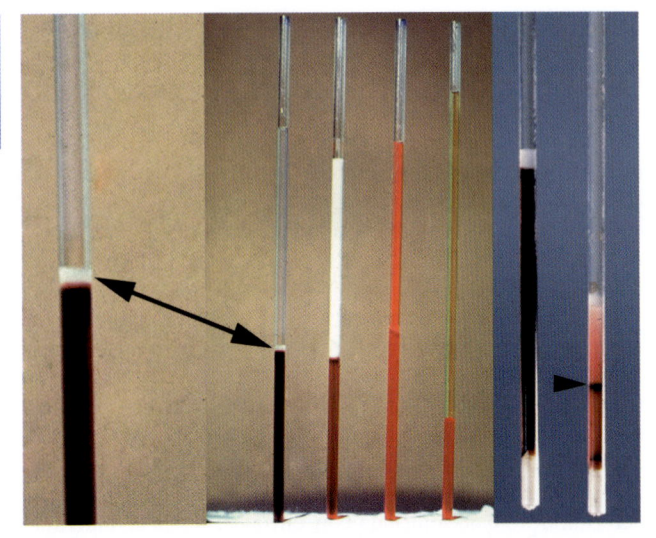

Figura 1.7 Tubos de micro-hematócrito girados de maneira normal e anormal (4 tubos na foto central). O tubo da esquerda está normal. Observe as hemácias compactadas na base, a camada plasmática no topo e a capa flogística no meio (*seta*; ampliado à esquerda). O segundo tubo demonstra lipidemia, o terceiro hemólise e o quarto, icterícia. Observe também que o hematócrito está consideravelmente menor no quarto tubo. Os dois tubos adicionais demonstram anormalidades na capa flogística (ampliados à direita). O primeiro desses tubos tem uma capa flogística aumentada que se correlaciona a elevação na concentração de leucócitos. O segundo (direita) é de uma ovelha com leucemia e tem uma capa flogística dramaticamente aumentada. A concentração de leucócitos estava maior que 400.000 células/$\mu\ell$. Existe também anemia grave. Com tais anormalidades na concentração celular, a separação entre leucócitos e hemácias não se completa e a divisão pode não estar bem nítida. O que está sendo interpretado como o "topo" da coluna de hemácias está indicado pela ponta de seta. A coloração avermelhada da capa flogística pode ter sido causada pelo aumento proeminente de hemácias nucleadas.

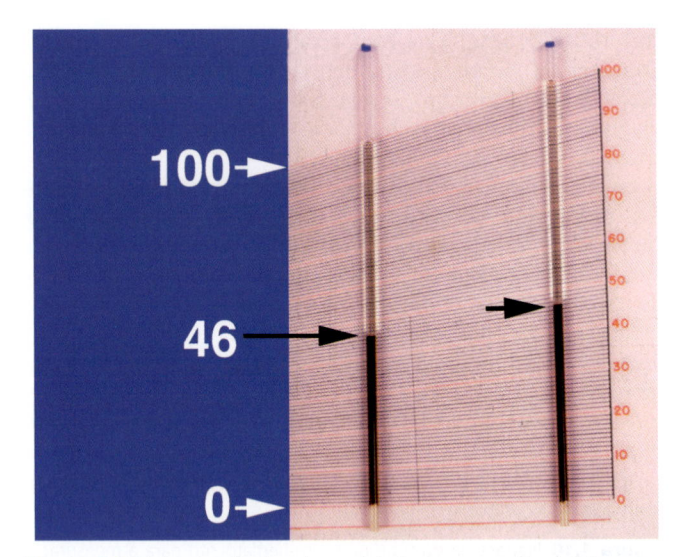

Figura 1.8 Determinação do volume globular em um cartão de leitura para micro-hematócrito, utilizando dois tubos com amostras de sangue do mesmo paciente. Observe que a escala possibilita que o tubo seja lido mesmo com diferenças consideráveis no preenchimento. Inicialmente, alinha-se o limite entre o selante e a coluna de hemácias com a linha 0 (zero) e, posteriormente, a extremidade superior da coluna de plasma com a linha 100; a partir de então, a leitura é feita no topo da coluna de hemácias na escala. As posições desses passos estão indicadas pelas setas. Observe nesse exemplo que o volume globular é 46%.

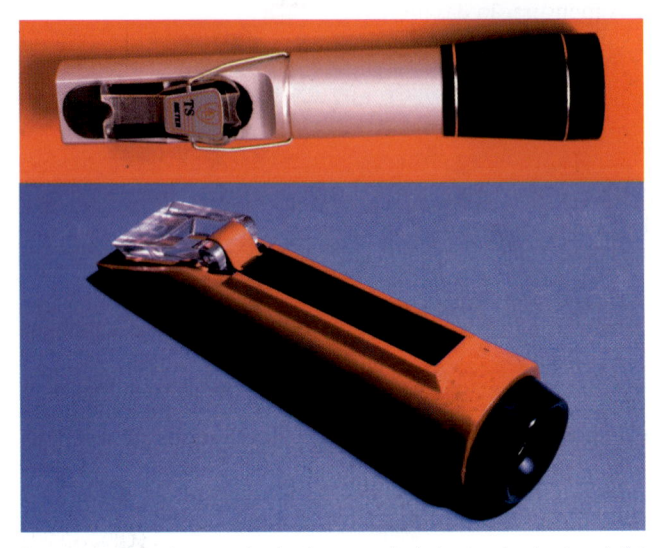

Figura 1.9 Refratômetros. O refratômetro mais abaixo é mais robusto pelo fato de ser envolto em borracha. É conhecido como refratômetro veterinário e apresenta uma escala de densidade específica da urina para cães e gatos que pode ser calibrada para pequenas diferenças entre as espécies durante a mensuração.

confiável em grandes animais, pelo fato de o soro dessas espécies geralmente ter uma coloração mais amarelada devido aos pigmentos carotenoides normais associados à sua dieta herbívora. A lipidemia é a coloração branca e opaca da coluna de plasma que ocorre devido à presença de quilomícrons. A lipidemia está associada mais comumente à coleta de sangue pós-prandial, mas também pode estar associada a distúrbios que envolvam o metabolismo de lipídios (ver Capítulo 32). A hemólise é a coloração vermelha da coluna de plasma que geralmente é resultante da lise de hemácias induzida por artefatos durante a coleta de sangue. Uma pequena quantidade de hemácias rompidas é suficiente para conferir um aspecto visual de hemólise. Portanto, caso o hematócrito esteja normal, pode-se assumir que seja apenas um artefato. Menos comuns, as causas de anemia que resultam em hemólise intravascular também podem dar origem a hemólise visível na fração plasmática, o que também é conhecido como hemoglobinemia (ver Capítulo 9). Esta também estará tipicamente associada à hemoglobinúria.

O volume globular é mensurado em um dispositivo de leitura, tal como um cartão leitor para micro-hematócrito (Figura 1.8). O procedimento é realizado posicionando-se a base da coluna de hemácias na linha 0 e o topo da coluna de plasma na linha 100. Faz-se então a leitura, na escala, correspondente à posição do topo da coluna de hemácias, obtendo-se o valor do volume globular.

Proteínas plasmáticas por refratometria

Após a observação e a mensuração do hematócrito, a coluna de plasma pode ser utilizada para estimar a concentração de proteínas plasmáticas por meio do uso do refratômetro (Figura 1.9).

Esse aparelho pode ser utilizado para estimar a concentração de qualquer soluto em um líquido, seguindo o princípio de que o soluto refrata (ou desvia) a luz que passa através do líquido em um grau proporcional à sua concentração. O princípio ou a propriedade que está sendo aferida é o índice refratário em relação à água destilada. A escala para um soluto específico pode ser desenvolvida pela mensuração do índice refratário, calibrado para soluções com concentrações de soluto conhecida. No diagnóstico clínico, a refratometria é utilizada para estimar a concentração de proteínas plasmáticas e a densidade específica da urina.

A concentração de proteínas plasmáticas é mensurada utilizando-se a coluna de plasma do tubo de micro-hematócrito. O tubo é quebrado no nível da capa flogística (Figura 1.10) e a porção do tubo contendo o plasma é utilizada para preencher

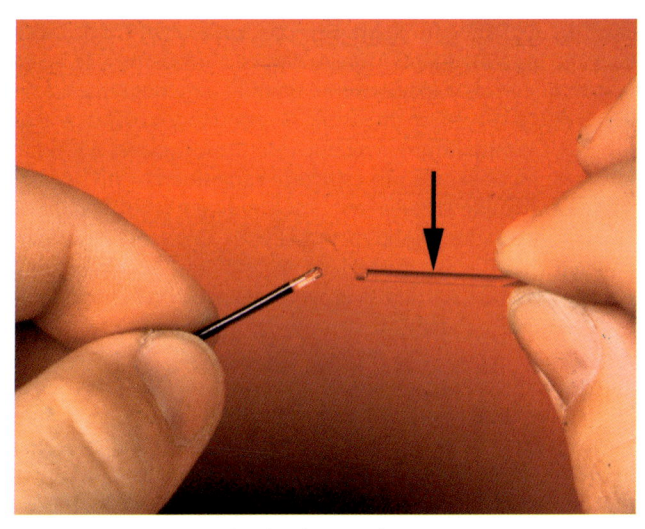

Figura 1.10 Preparação do tubo de micro-hematócrito para a mensuração da concentração de proteínas plasmáticas. O tubo é quebrado logo acima da capa flogística, acessando-se a coluna de plasma (*seta*).

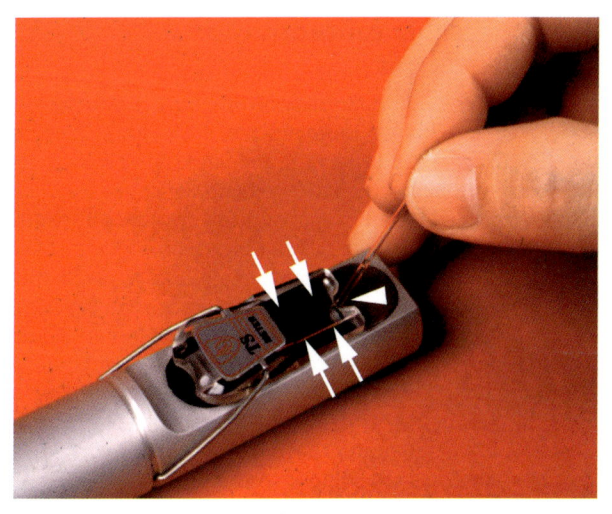

Figura 1.11 Preenchimento do refratômetro com plasma do tubo de micro-hematócrito. Para drenar o plasma do tubo em direção ao refratômetro, estabelece-se a capilaridade encostando a extremidade do tubo com plasma no entalhe da tampa do prisma (*ponta de seta*). O fluxo deve estabelecer uma fina camada de plasma sob a tampa plástica, preenchendo a área delineada pelas setas. Após a leitura, a tampa plástica é dobrada pra trás e limpa com material adequado.

o refratômetro (Figura 1.11). O aparelho é então empunhado de maneira que uma fonte de luz ambiente possa passar através do prisma embebido com o plasma e então se lê o grau de refração da luz em uma escala visível por meio da ocular (Figura 1.12).

A mensuração das proteínas é considerada como sendo uma estimativa baseada na calibração, assumindo que outros solutos séricos estejam em concentrações normais. A mensuração pode ser influenciada por alterações em outros solutos. Mais notavelmente, a lipidemia pode aumentar artificialmente a estimativa proteica em até 2 g/dℓ. Alterações de outros solutos, como ureia e glicose, influenciam a estimativa de proteínas em um grau muito menor e são geralmente negligenciadas.

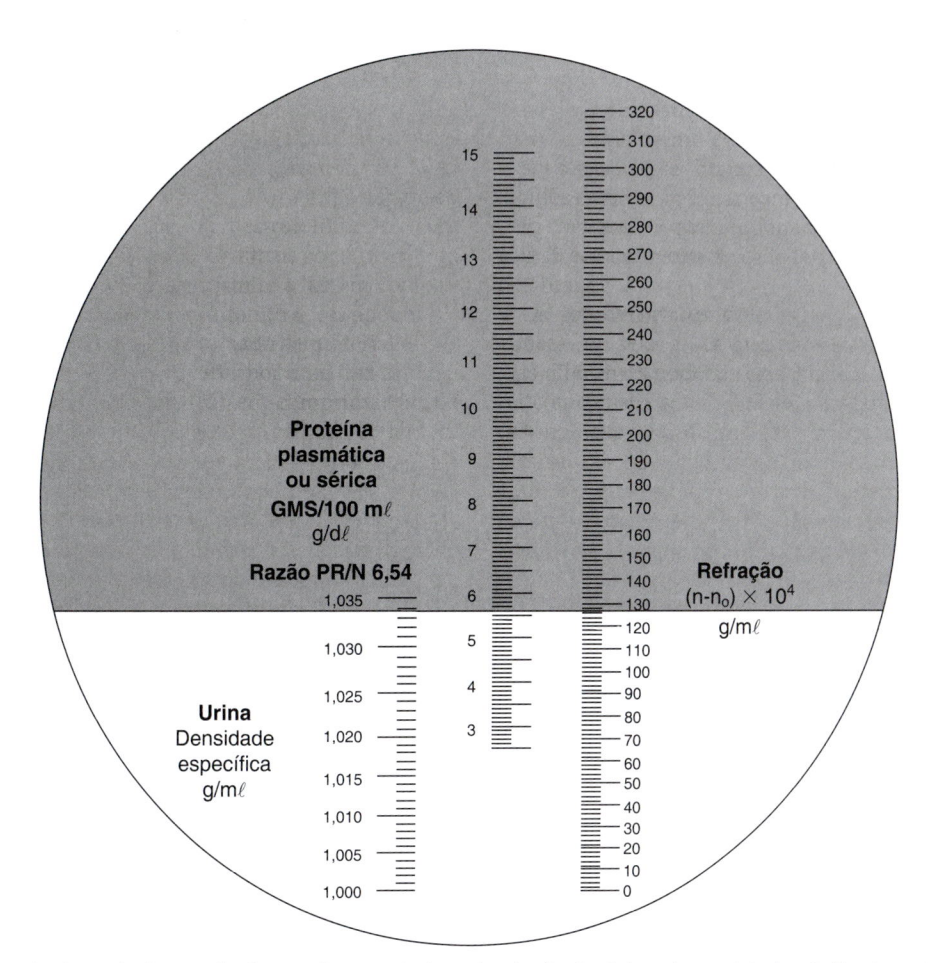

Figura 1.12 Representação da escala de um refratômetro vista através da ocular. A refração da luz cria uma interface brilhante-sombreada, possibilitando a leitura na escala apropriada.

Determinação da concentração total de leucócitos

Duas abordagens gerais estão disponíveis para determinar a concentração de leucócitos. Historicamente, a concentração celular era mensurada manualmente utilizando uma diluição sanguínea colocada em um hemocitômetro (câmara de Neubauer), sendo as células contadas durante a observação microscópica. Esse procedimento, assim como o material utilizado, é considerado obsoleto na prática veterinária. Esse procedimento tem sido substituído por sistemas de contagem de células sanguíneas automatizado, como os contadores celulares automáticos ou, alternativamente, tecnologias para a análise da capa flogística expandida, na qual as estimativas celulares são feitas a partir de camadas em um tubo especializado de hematócrito. A contagem total de leucócitos é a concentração de células nucleadas, pois essa técnica detecta todos os núcleos presentes em soluções nas quais todas as hemácias tenham sido removidas por lise ou centrifugação. No entanto, as hemácias nucleadas são geralmente incluídas na contagem. Na maioria dos casos, a concentração de hemácias nucleadas é insignificante, mas em raras ocasiões pode tornar-se parte considerável da concentração total de células nucleadas.

Uma variedade de contadores celulares eletrônicos opera enumerando partículas nucleares em diluição isotônica, em que é utilizado um detergente que cause a lise das hemácias. Contudo, esses sistemas devem ser projetados para a análise do sangue de animais, produzindo mensurações precisas da concentração celular. Há também contínuos avanços nos sistemas hematológicos em relação à realização da diferenciação leucocitária. Existem sistemas de diferenciação em três, quatro e cinco partes. A capacidade diferencial funciona melhor quando se utiliza sangue total, porém existem também exceções individuais. Todos os sistemas podem produzir resultados questionáveis quando existir alguma enfermidade envolvendo os leucócitos e nenhum deles detecta de maneira apropriada as anormalidades, como desvio à esquerda, alterações tóxicas e tipos celulares diferentes dos cinco tipos normais (ver adiante). (Para saber sobre os princípios operacionais dos sistemas hematológicos, ver adiante neste capítulo a discussão sobre procedimentos hematológicos avançados.) O sistema de análise quantitativa da capa flogística (Idexx Autoread™, Idexx Laboratories) avalia a concentração leucocitária pela mensuração da camada da capa flogística em um tubo de micro-hematócrito especializado, em que está presente um espaço que possibilita a expansão da capa flogística, possibilitando a varredura óptica.

Isoladamente, a contagem total de leucócitos particularmente não é útil para propósitos interpretativos; essa mensuração é utilizada para determinar a concentração dos vários tipos de leucócitos que compõem a contagem diferencial. A concentração de cada tipo leucocitário individualmente é o valor mais útil para a interpretação de processos patológicos. Essa informação é determinada pela avaliação de um esfregaço sanguíneo. Devido às limitações da diferenciação leucocitária automatizada, descritas anteriormente, é importante utilizar o exame do esfregaço sanguíneo juntamente com os sistemas hematológicos automatizados quando o sangue está anormal. Isso é essencial não apenas para a diferenciação leucocitária, mas também para a avaliação das hemácias, em casos de anemia, e das plaquetas, quando os aparelhos utilizados provocarem valores baixos da concentração de plaquetas. Ver mais detalhes na próxima seção.

Contagem diferencial microscópica e avaliação da morfologia

A contagem diferencial microscópica e o exame de esfregaço sanguíneo não são necessariamente requeridos para todas as amostras de hemograma. Muitas amostras podem ser classificadas como normais quando analisadas por instrumentos de hematologia modernos, especialmente quando o hemograma é parte de um exame de saúde de rotina. Quando todos os dados estão normais, é muito improvável encontrar informações adicionais úteis pela avaliação de um esfregaço sanguíneo. A necessidade de exame de um esfregaço sanguíneo pode ser determinada pela avaliação dos dados gerados pelo aparelho. Os exemplos de anormalidades nos dados gerados pelo aparelho que devem requerer a avaliação imediata do esfregaço sanguíneo incluem anemia, qualquer anormalidade de dados na contagem automatizada de leucócitos totais ou na contagem diferencial automatizada e qualquer preocupação com relação à contagem de plaquetas. Quase todos os instrumentos de contagem automatizados são altamente confiáveis se as manutenções periódicas forem feitas regularmente. As mensurações com maior probabilidade de conterem imprecisões são as contagens diferenciais automatizadas. Isso decorre do fato de os sistemas terem menor probabilidade de reconhecer e/ou classificar adequadamente todos os tipos de células nucleadas que não pertencem ao sangue normal. Exemplos incluem hemácias nucleadas, formas blásticas e imaturas de qualquer linhagem celular, e neutrófilos com desvio à esquerda. Portanto, é importante realizar a contagem diferencial microscópica sempre que a contagem total de leucócitos estiver anormal e/ou quando a distribuição de células determinada pela contagem diferencial do aparelho esteja anormal. O segundo problema mais provável na contagem automatizada é a contagem de plaquetas. Isso porque os microcoágulos são comuns nas amostras de sangue de animais, especialmente de gatos. Os sistemas do aparelho de hematologia não contarão plaquetas em microcoágulos. O esfregaço sanguíneo será útil para a identificação de microcoágulos de plaquetas, avaliando qualitativamente seu impacto nos valores da contagem automatizada de plaquetas quando o valor está anormalmente reduzido. Os procedimentos de exame estão descritos a seguir.

A preparação de um esfregaço sanguíneo e a abordagem inicial para o exame do esfregaço sanguíneo estão detalhadas no Capítulo 2, na seção "Coleta, preparação e técnicas de exame de microscopia em amostras clínicas". Usando uma área do esfregaço de sangue em monocamada (conhecido como área de contagem), o microscópio deve ser ajustado para a objetiva de 100× em óleo de imersão ou campo de observação de alta magnificação para esses procedimentos. O avaliador irá, então, realizar uma avaliação sistemática das três principais linhagens celulares. Isso inclui a contagem diferencial de leucócitos, com anotações sobre quaisquer células anormais, avaliação da morfologia das hemácias e avaliação das plaquetas.

Dentro da área de contagem, o avaliador irá movimentar a lâmina por meio dos campos e obter a contagem diferencial de leucócitos pela classificação de, no mínimo, 100 células encontradas consecutivamente. As células são classificadas em, no mínimo, cinco a seis categorias, sendo que as células anormais devem ser classificadas na categoria "outras". A especificação de "outras" é descrita ou definida para a amostra que está sendo examinada. As seis categorias de células normais – neutrófilos, bastonetes (neutrófilos não segmentados), linfócitos, monócitos, eosinófilos e basófilos – são mostradas na Figura 1.13. (Ver Capítulo 11 para detalhes visuais adicionais em relação à identificação leucocitária que podem ser úteis na contagem diferencial.)

Após a contagem das 100 células, o número de cada tipo de leucócito é relativo a uma fração de 100, ou seja, uma porcentagem da população leucocitária. Uma vez que as células tenham

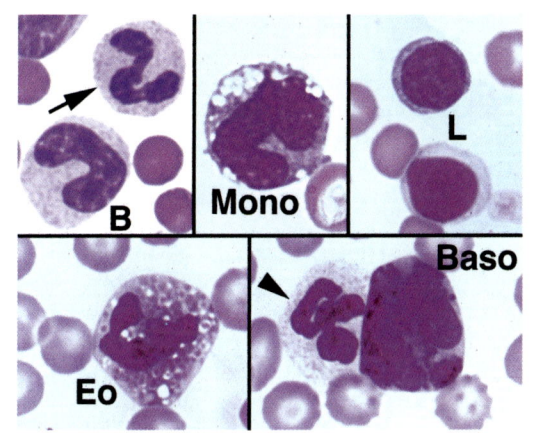

Figura 1.13 Leucócitos básicos encontrados na contagem diferencial. *Superior esquerdo*: neutrófilos. Note o neutrófilo segmentado (*seta*) e as constrições no contorno nuclear. O bastonete (B) tem contorno nuclear com bordas lisas e paralelas. *Central superior*: monócito (Mono). O núcleo pode ter qualquer formato, redondo, forma de feijão, ameboide ou formato de bastonete, como nesse exemplo. O citoplasma tem coloração azul-acinzentada e pode variavelmente conter vacúolos. *Superior direito*: dois linfócitos (L). *Inferior esquerdo*: um eosinófilo (Eo). Note a coloração dos grânulos similar aos eritrócitos adjacentes. Ocasionalmente, os grânulos podem ser removidos durante o processo de coloração e deixar vacúolos. *Inferior direito*: basófilo (Baso) com grânulos escuros que se coram de modo similar à cromatina nuclear. Note os neutrófilos adjacentes (*ponta de seta*) e que os neutrófilos podem ter grânulos pequenos que são muito menores que os grânulos dos eosinófilos e basófilos.

sido categorizadas em porcentagens, elas devem ser convertidas em números absolutos para propósitos de interpretação. Isso é feito multiplicando-se a concentração total de leucócitos pela porcentagem de cada tipo de leucócito, o que resulta no número absoluto ou na concentração de cada leucócito na amostra sanguínea. O exemplo a seguir ilustra a conversão das porcentagens em números absolutos. (Ver Exemplo 1.1, a seguir.)

Qualquer anormalidade na morfologia dos leucócitos também deve ser anotada. Anormalidades morfológicas importantes são detalhadas no Capítulo 13.

A partir de então, a morfologia das hemácias é avaliada sistematicamente. O avaliador deve observar qualquer anormalidade importante na forma e na coloração das hemácias; isso é particularmente importante para a avaliação de anemias. (Ver Capítulo 6 para revisão das anormalidades morfológicas das hemácias.)

A presença da adequação das plaquetas pode ser interpretada em um esfregaço bem preparado. Um mínimo de 8 a 12 plaquetas por campo em alta magnificação (1.000×) e óleo de imersão deve ser interpretado como adequado. No entanto, o número visualizado pode ser consideravelmente maior do que o descrito devido à grande faixa de concentração normal de plaquetas.

Esse número é apenas uma diretriz para a maioria dos microscópios com um amplo campo de visão. Ele deve ser ajustado para baixo, quando for utilizado um microscópio com campo de visão estreito, e para cima, quando for utilizado um microscópio com campo de visão extremamente amplo. Caso as plaquetas aparentem estar diminuídas, deve-se procurar por aglomerados plaquetários na cauda do esfregaço utilizando baixa magnificação. A capacidade de procurar por aglomerados de plaquetas também é importante se o contador celular fornecer valores baixos da concentração plaquetária; esse é um problema frequente em gatos. A morfologia das plaquetas também deve ser observada. Plaquetas que se aproximem do diâmetro das hemácias, ou que sejam maiores do que eles, são referidas como macroplaquetas ou plaquetas gigantes. Em cães, isso sugere acelerada regeneração de plaquetas, porém essa interpretação geralmente não se aplica às macroplaquetas em gatos.

Técnicas hematológicas avançadas

Historicamente, esses recursos eram limitados a laboratórios centrais. Durante os últimos 20 anos, houve uma rápida evolução tecnológica, resultando em redução de custo e complexidade, de tal modo que agora esses recursos estão disponíveis para estabelecimentos veterinários. Atualmente, as diferenças predominantes em relação aos sistemas maiores e mais caros utilizados por laboratórios comerciais são taxas de rendimento mais elevadas, manuseio automatizado de tubos e uma tecnologia mais sofisticada para a contagem diferencial. (Ver Capítulo 2 para discussão adicional sobre equipamentos e laboratórios.) Hemogramas realizados em aparelhos hematológicos modernos fornecem as seguintes mensurações adicionais:

Itens determinados por espectrofotometria ou cálculo:

- Concentração da hemoglobina sanguínea, g/dℓ
- Hemoglobina corpuscular média (HCM), pg
- Concentração da hemoglobina corpuscular média (CHCM), g/dℓ.

Itens determinados por contagem e dimensionamento das células (partículas):

- Concentração de hemácias, × 10⁶ células/μℓ
- Volume corpuscular médio (tamanho médio das hemácias; VCM), fℓ
- Hematócrito (equivalente ao volume globular), %
- Concentração de plaquetas, × 10³ células/μℓ
- Volume plaquetário médio (VPM), fℓ
- Concentração total e diferencial de leucócitos, × 10³ células/μℓ
- Concentração de reticulócitos, × 10³ células/μℓ.

O método e a aplicabilidade para cada uma dessas mensurações serão descritos a seguir.

Itens determinados por espectrofotometria ou cálculo
Concentração da hemoglobina

A mensuração da quantidade de hemoglobina por unidade de volume, expressa em g/dℓ, é realizada com a contagem de leucócitos totais. Resumidamente, uma amostra sanguínea é diluída e um agente químico é adicionado para rapidamente causar a lise das células, liberando, assim, a hemoglobina para a fase aquosa. Células nucleadas permanecem presentes na forma de um núcleo com as organelas colapsadas em torno dele. A absorbância de luz em um comprimento de onda específico pode então

---

Exemplo 1.1 Conversão da contagem percentual em concentrações absolutas.

Contagem total de leucócitos = 10.000/μℓ
Contagem diferencial de leucócitos:

	Porcentagens	Números absolutos/μℓ
Neutrófilos	60%	(6.000)
Linfócitos	30%	(3.000)
Monócitos	5%	(500)
Eosinófilos	5%	(500)

ser mensurada por espectrofotometria em baixo fluxo celular, procedimento conhecido como hemoglobinometria. A absorbância da luz é proporcional à concentração de hemoglobina. O sistema é calibrado utilizando materiais com concentração conhecida de hemoglobina e empregando técnicas de referência.

A interpretação da concentração de hemoglobina é semelhante à do volume globular ou hematócrito. Trata-se de um índice da massa de hemácias por unidade de volume sanguíneo do paciente. No entanto, pelo fato de ser grosseiramente equivalente ao volume globular, não é muito útil para interpretações clínicas. A maioria dos clínicos está mais familiarizada ou tem mais experiência em interpretar o volume globular. O valor da hemoglobina sempre é proporcional ao hematócrito, sendo uma medida separada e independente. Portanto, quando utilizado para calcular a CHCM, o valor da hemoglobina pode servir como adjunto no controle de qualidade do pessoal do laboratório.

Hemoglobina corpuscular média

A hemoglobina corpuscular média é calculada a partir da concentração de hemoglobina e da contagem de hemácias. É considerada como sendo redundante a outras mensurações e, portanto, não é útil.

Concentração da hemoglobina corpuscular média

A CHCM é calculada a partir da concentração de hemoglobina e de hematócrito. Ela fornece um índice para a quantidade de hemoglobina (Hb) relativo ao volume de hemácias (expressado em g/dℓ):

$$\frac{\text{Hb (g/d}\ell)}{\text{VG (\%)}} \times 100 = \text{CHCM (g/d}\ell)$$

em que o VG é o volume globular. Para exemplificar, segue abaixo o cálculo:

$$\frac{10 \text{ g/d}\ell}{30\%} \times 100 = 33,3 \text{ g/d}\ell$$

Uma relação universal existente entre as espécies de mamíferos, com exceção dos camelídeos, é a de que o valor da hemoglobina normalmente corresponde a, aproximadamente, um terço do valor do hematócrito. Portanto, pela relação descrita, a CHCM para todas as espécies de mamíferos varia aproximadamente de 33 a 38 g/dℓ. Pelo fato de os membros da família dos camelídeos (camelos, lhamas, alpacas, vicunhas) terem relativamente mais hemoglobina dentro de suas células, espera-se que a CHCM dessas espécies varie entre 41 e 45 g/dℓ.

A CHCM não é particularmente útil para propósitos clínicos; contudo, é útil para os laboratoristas monitorarem o desempenho dos equipamentos. A lógica é a de que o hematócrito e a hemoglobina são determinados em alíquotas sanguíneas diferentes, que são diluídas em dois subsistemas distintos no aparelho. Um mau funcionamento em algum desses subsistemas pode resultar em incompatibilidade entre a hemoglobina e o volume globular, a qual é demonstrada por um desvio do intervalo de referência. Além disso, algumas anormalidades do sangue podem resultar em uma CHCM artificialmente aumentada, sendo que elas podem incluir quaisquer fatores que causem um falso aumento na determinação espectrofotométrica da hemoglobina em relação ao hematócrito. A hemólise grave da amostra é uma causa comum da CHCM elevada. Além desse, outros exemplos comuns de aumentos na turbidez que interfiram com a transmissão da luz são a lipidemia e um grande número de corpúsculos de Heinz (ver Capítulo 9) em gatos. A aglutinação de hemácias, que pode ocorrer na anemia hemolítica imunomediada,

pode resultar em um falso aumento da CHCM. Nessa situação, a mensuração da hemoglobina é precisa, porém o hematócrito é falsamente baixo pelo fato de as hemácias aglutinadas estarem fora da faixa de mensuração do sistema e, portanto, não serem contabilizados ou medidos na derivação do hematócrito.

Duas respostas eritrocitárias relacionadas com a anemia podem estar associadas a leve diminuição da CHCM. A primeira é a anemia regenerativa marcante. Os reticulócitos, ou células policromatofílicas, ainda sintetizam a hemoglobina e, portanto, não alcançam a concentração de hemoglobina corpuscular de uma hemácia madura. No entanto, é necessário que haja uma fração muito alta de reticulócitos, tal como acima de 20%, para que se desenvolva diminuição detectável da CHCM. A segunda apresentação é a deficiência grave de ferro, em que as células apresentam diminuição no conteúdo de hemoglobina pelo fato de elas serem menores (ou seja, micrócitos), mas também por poderem ter pequena redução na concentração de hemoglobina corpuscular. Não existem causas para que ocorra intensa diminuição da CHCM (< 28 g/dℓ) a não ser erros do aparelho analisador.

Itens determinados por contagem e dimensionamento das células (partículas)

Tecnologias para contagem e dimensionamento das células

Uma rápida revisão sobre a tecnologia para contagem e dimensionamento das células comum a todas essas mensurações é apropriada. Uma das duas tecnologias diferentes é utilizada na maioria dos aparelhos para hematologia.

A primeira é a mensuração da dispersão da luz pelas células que passam através de uma fonte de luz. As células passam através de uma célula de fluxo que é atravessada por um feixe de *laser* focalizado. As propriedades físicas das células dispersam a luz em diferentes ângulos e graus em relação à fonte de luz. A passagem das células, que provoca eventos de dispersão, pode ser contabilizada para a obtenção da concentração celular. O grau de dispersão em direção ao feixe de luz, conhecido como ângulo de dispersão frontal, é proporcional ao tamanho da célula. Adicionalmente, a mensuração da luz dispersa em diferentes ângulos pode ser correlacionada com propriedades celulares, o que leva à capacidade de diferenciar os tipos celulares nucleados.

A segunda tecnologia é mais comum e está incorporada em uma ampla gama de modelos de aparelhos, podendo também ser utilizada como um segundo princípio de mensuração em sistemas de dispersão de luz. Ela é uma contagem celular eletrônica, que também é conhecida por impedância ou tecnologia de Coulter (em consideração ao seu inventor). Ela é baseada no princípio de que as células estão suspensas em um meio eletrolítico, como o cloreto de sódio, um bom condutor de eletricidade. No entanto, as células suspensas são condutoras de eletricidade relativamente ruins. Assim, essas células impedem a capacidade do meio de conduzir correntes em uma zona de detecção conhecida como abertura. Pela passagem simultânea de corrente e células através de um pequeno espaço, ou abertura, pode-se mensurar as deflexões na corrente (Figura 1.14). Além disso, o tamanho das células é proporcional à deflexão resultante na corrente. Essa distinção volumétrica pode ser utilizada para mensurar a distribuição eritrocitária por tamanho, para diferenciar plaquetas de hemácias e para diferenciar parcialmente os leucócitos. Células dentro de determinada população são contabilizadas e atribuídas a determinado tamanho celular por um circuito analisador granulométrico (Figura 1.15). O analisador granulométrico atribui a cada célula uma escala de tamanho, a qual é

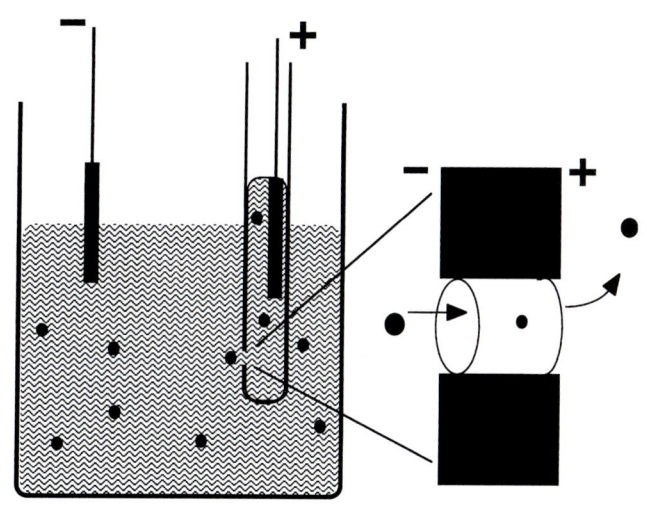

Figura 1.14 Princípio da contagem celular por impedância eletrônica. *Esquerda*: visão global da câmara de líquido. As células (*pontos*) estão diluídas em um líquido isotônico (*linhas onduladas*). Dois eletrodos (+ e –) estão separados por um tubo de vidro contendo uma pequena abertura. A corrente elétrica é conduzida pelo líquido isotônico por meio dos eletrodos pela abertura. Aplica-se vácuo para mover o líquido e as células pela abertura. *Direita*: visão diagramática e magnificada da abertura. As células fluem através da abertura (*setas*), que tem forma cilíndrica com uma estrutura chamada de zona de detecção. Enquanto ocupam espaço dentro da abertura, as células transitoriamente impedem o fluxo da corrente. As passagens das células são contabilizadas como deflexões na voltagem da corrente. Além disso, a magnitude da deflexão é proporcional ao volume da célula.

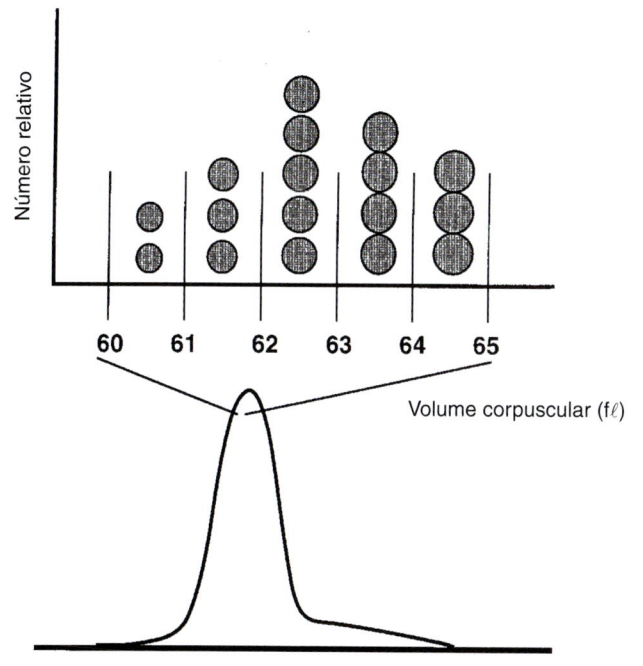

Figura 1.15 Volumes corpusculares atribuídos a escaninhos por tamanho. No caso de hemácias, uma escala de volume corpuscular de aproximadamente 30 a 250 fℓ está dividida em numerosos escaninhos de diferentes tamanho (p. ex., 60 a 61 fℓ, 61 a 62 fℓ). À medida que as células são contabilizadas, elas são distribuídas nos escaninhos de acordo com seu tamanho (*círculos*). O acúmulo de várias células possibilita a construção de um histograma de distribuição por tamanho na escala de volume corpuscular (*curva na parte inferior*). O esquema dos escaninhos acima representa uma pequena área da curva total.

dividida em um grande número de "escaninhos" de tamanhos iguais. Pelo fato de rapidamente se acumularem alguns milhares de células, pode-se construir uma frequência de distribuição, por tamanho, da população celular (Figura 1.16).

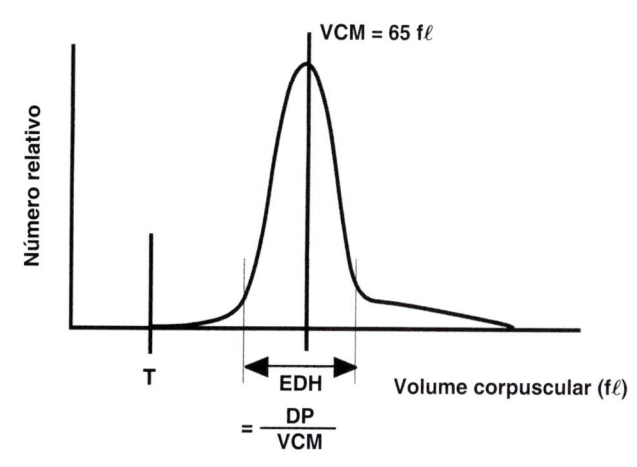

Figura 1.16 Histograma da distribuição eritrocitária por tamanho. O eixo X representa o volume corpuscular e o eixo Y é o número relativo de células em cada um dos volumes. Apenas as células acima de um volume específico, ou limiar, são incluídas na análise; isso é indicado pela barra vertical (T). O volume corpuscular médio (VCM) está indicado pela barra vertical grande. O valor da extensão da distribuição das hemácias (EDH), um índice de heterogeneidade do volume, é o desvio padrão (DP) dividido pelo VCM, com o DP sendo o volume de hemácias na região indicada pelas linhas finas marcadas pela seta dupla.

No laboratório, a curva de distribuição por tamanho é mais útil na avaliação das hemácias. Ela também pode ser utilizada para avaliar o diferencial leucocitário e para se obterem informações plaquetárias.

As seguintes mensurações derivam da tecnologia descrita de contagem e de dimensionamento celular. Devido às consideráveis diferenças nos tamanhos das hemácias e das plaquetas entre as espécies, os aparelhos requerem um desenvolvimento e/ou ajuste cuidadosos para que se obtenham com precisão as várias mensurações. Por exemplo, instrumentos construídos para a análise de sangue humano não funcionam com precisão para a maioria das espécies animais sem que haja alguma modificação.

Concentração de hemácias

A concentração de hemácias é mensurada diretamente pela contagem das partículas eritrocíticas em diluição sanguínea em solução isotônica. Esse valor não é útil para propósitos de interpretação clínica. Ele geralmente acompanha o volume globular e a concentração de hemoglobina, porém o volume globular é o de escolha para a interpretação da massa eritrocitária. A concentração de hemácias é utilizada pelo aparelho para calcular o volume corpuscular (que será descrito adiante).

Volume corpuscular médio, histograma eritrocitário e extensão da distribuição das hemácias

À medida que as hemácias são contabilizadas, sua distribuição por tamanho é simultaneamente realizada (Figura 1.16) e, por essa distribuição, o VCM é facilmente calculado. A extensão da distribuição das hemácias (EDH) é um coeficiente matemático que descreve a largura relativa da curva de distribuição por tamanho. É o desvio padrão da maioria das hemácias dividido pelo VCM. As extremidades do histograma da distribuição eritrocitária geralmente são excluídas desse modelo matemático.

Esses valores são úteis para avaliar anemias. A deficiência de ferro resulta na produção de hemácias microcíticas, à medida que a regeneração acelerada de hemácias resulta na produção de hemácias macrocíticas. Precocemente nessas respostas pode-se observar alargamento na distribuição eritrocitária por tamanho e na EDH (Figura 1.16). À medida que uma maior proporção dessas células se acumula durante a resposta, a curva desloca-se para a direção respectiva e, eventualmente, o VCM pode sair do intervalo de referência. O EDH é mais útil no laboratório em conjunto com o exame de esfregaços sanguíneos; o VCM é mais utilizado pelos laboratoristas e pelo clínico. Exemplos de variações entre as espécies e os intervalos de referência para o VCM são:

Humanos	80 a 100 fℓ
Cães	60 a 72 fℓ
Gatos, cavalos e bovinos	39 a 50 fℓ
Ovelhas	25 a 35 fℓ
Lhamas	21 a 29 fℓ
Cabras	15 a 25 fℓ

Para detalhes adicionais sobre anemias microcíticas e macrocíticas, além de outras informações espécie-específicas a respeito do tamanho das hemácias, ver Capítulo 7.

Hematócrito

Uma das vantagens da aparelhagem hematológica é de que o hematócrito pode ser determinado por cálculo, evitando-se, assim, a necessidade de haver uma centrífuga de micro-hematócrito. O aparelho calcula o hematócrito (Htc) utilizando a concentração de hemácias (He) e o VCM:

$$(VCM \times 10^{-15}\,\ell) \times (He \times 10^{12}\,\ell) = Htc$$

Ou, simplificando:

$$\frac{VCM \times He}{10} = Htc$$

Assim, temos, por exemplo:

$$\frac{VCM\ 70\ f\ell \times 7{,}00\ He}{10} = Htc\ 49\%$$

Concentração de plaquetas

As plaquetas podem ser contabilizadas simultaneamente aos eritrócitos. No entanto, pelo fato de serem consideravelmente menores do que as hemácias, elas são analisadas em uma área separada da escala do analisador granulométrico. A maioria das espécies tem pouca ou nenhuma sobreposição entre o volume plaquetário e de hemácias, tornando, dessa maneira, ambas as análises simples e precisas. Os gatos são uma exceção. Nessa espécie, o volume de plaquetas é aproximadamente o dobro de outras espécies domésticas. Além disso, a produção de macroplaquetas é uma resposta frequente durante a maioria dos distúrbios hematológicos na espécie. Essa resposta não é específica para nenhuma doença, mas resulta em sobreposição considerável na distribuição por tamanho entre hemácias e plaquetas, tornando, assim, difícil a determinação precisa dos valores. No entanto, a contagem plaquetária nos felinos deve ser considerada como sendo apenas uma estimativa. Pela tendência de as plaquetas maiores serem contabilizadas como hemácias, a concentração de plaquetas frequentemente é erroneamente baixa. Microcoágulos também são fatores contribuintes comuns para que algumas frações de plaquetas não sejam contadas. Em termos gerais, se a concentração plaquetária estiver dentro do intervalo de referência, ela pode ser considerada adequada. No entanto, se a concentração de plaquetas estiver diminuída, o esfregaço sanguíneo deve ser examinado por um laboratorista, conforme descrito a seguir, para que esse achado seja confirmado.

Concentração total e diferencial de leucócitos

Para avaliar os leucócitos, inicialmente se adiciona um agente lítico a uma amostra de sangue. Esse agente rapidamente lisa ou dissolve as membranas citoplasmáticas, deixando, dessa maneira, as hemácias e as plaquetas "invisíveis" às tecnologias de detecção. Permanecem apenas partículas nucleares de células nucleadas, ao redor das quais se encontra um "colapso" ou uma condensação de elementos citoesqueléticos e de algumas organelas anexas. Essas partículas são mensuradas por uma das tecnologias previamente descritas, obtendo-se a concentração total de leucócitos. Utilizando agentes líticos especialmente formulados, a intensidade do grau de colapso pode ser controlada em cada tipo de leucócito. Isso resulta em um tamanho diferenciado que pode ser mensurado por um analisador granulométrico ou por uma tecnologia de dispersão de luz. A contagem diferencial leucocitária automatizada não é tão perfeita nos animais domésticos como o é nos seres humanos; contudo, o procedimento é razoavelmente preciso no sangue normal e, portanto, muito útil em situações como testes de controle de qualidade, em que a maioria (ou todas) das amostras sanguíneas a serem analisadas está normal. No entanto, se o sangue estiver anormal, a frequência de erros na análise na contagem diferencial aumenta consideravelmente. Erros analíticos são manuseados utilizando o esfregaço sanguíneo para a comparação e a contagem diferencial visual, sempre que se suspeite ou que exista um erro analítico do aparelho. É essencial monitorar o desempenho do aparelho pela inspeção visual da tela do histograma ou do citograma de cada amostra para saber quando ocorre um erro analítico. É muito difícil, se não impossível, determinar isso simplesmente pelo monitoramento de dados numéricos do instrumento. No entanto, o uso dessa tecnologia necessita de treinamento considerável e de experiência do operador em monitorar o desempenho do aparelho e em intervir apropriadamente com a avaliação do esfregaço sanguíneo.

Resumo da análise sanguínea por aparelhos automatizados ou semiautomatizados

A sequência de diluição, análise e cálculos dentro de um aparelho hematológico automatizado está resumida na Figura 1.17. Esse fluxo tem duas vias principais. Na primeira, uma diluição isotônica do sangue é feita para a análise de hemácias e plaquetas. Na outra, uma diluição é realizada, em que é adicionado um agente lítico; nessa via, mensuram-se os leucócitos e a hemoglobina.

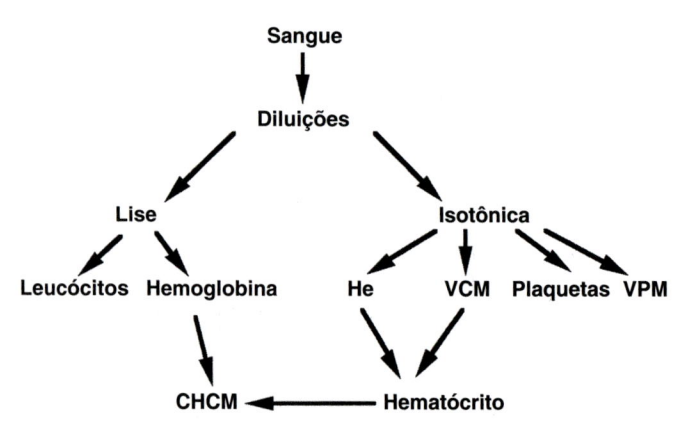

Figura 1.17 Resumo dos caminhos da análise sanguínea em um aparelho automatizado. Duas diluições principais são realizadas (ver texto). No caminho da esquerda, um agente lítico é adicionado e são contabilizados os leucócitos e a concentração de hemoglobina. No caminho da direita, hemácias (He) e plaquetas são contabilizados e medidos. A partir dessas mensurações diretas, calcula-se o hematócrito. Uma verificação cruzada entre as duas vias é feita para o cálculo da concentração da hemoglobina corpuscular média (CHCM).

Concentração de reticulócitos

Enumeração de reticulócitos

A concentração de reticulócitos é muito útil na avaliação de anemias. A taxa de liberação de reticulócitos da medula óssea é o melhor meio de avaliar a função dos componentes eritrocitários da medula óssea. (Ver Capítulos 7 a 9 para discussão mais detalhada das anemias.)

A base de contagem de reticulócitos envolve os eventos de maturação das células eritrocitárias. O desenvolvimento dessas células está profundamente relacionado com o metabolismo anaeróbico e a síntese de proteína (ou seja, hemoglobina). À medida que elas se aproximam dos estágios finais de maturação, o núcleo sofre degeneração e é expelido da célula; as organelas que servem de suporte para eventos metabólicos e de síntese são removidas. Após a expulsão do núcleo do metarrubrícito, a hemácia restante sofre maturação final, o que envolve a perda dos ribossomos e das mitocôndrias durante o período de 1 a 2 dias. Para enumerar os reticulócitos, uma coloração é aplicada aos eritrócitos, causando, desse modo, a agregação das organelas residuais. Isso resulta em um material granular agrupado e visível que pode ser visto microscopicamente (Figura 1.18). A agregação é referida como um retículo, daí o nome reticulócito. Reticulócitos são equivalentes às células policromatofílicas observadas nos esfregaços sanguíneos corados com a coloração de Wright (Figura 1.18). A avaliação das células policromatofílicas no esfregaço corado com Wright pode fornecer uma avaliação da resposta da medula óssea à anemia. No entanto, a aparência dessas células é mais subjetiva e elas são mais difíceis de quantificar do que a contagem das células correspondentes no esfregaço corado para reticulócitos.

As colorações que podem ser utilizadas são o novo azul de metileno (líquido) e o azul de cresil brilhante, que está disponível em tubos descartáveis que facilitam o procedimento (Figura 1.19). Primeiramente, várias gotas de sangue são adicionadas ao corante em um tubo. O tubo é então homogeneizado e incubado por 10 minutos. Dessa mistura é feito um esfregaço sanguíneo de maneira convencional, seco ao ar. É contabilizado um total de 1.000 hemácias que são categorizadas como reticulócitos ou células normais. A partir daí, deriva-se um percentual de reticulócitos.

No entanto, a interpretação do percentual é, muitas vezes, enganosa, pelo fato de ela não indicar o grau de anemia. Por isso, para propósitos de interpretação, a concentração absoluta de reticulócitos deve ser calculada multiplicando-se a concentração de hemácias (He) pela porcentagem de reticulócitos:

$$He/\mu\ell \times \% \text{ reticulócitos} = \text{Reticulócitos}/\mu\ell$$

Alguns aparelhos também são capazes de enumerar os reticulócitos. O método envolve corar as hemácias com um corante fluorescente que se liga ao RNA residual no reticulócito e que não está presente da hemácia madura. O conteúdo de RNA, proporcional ao fluorocromo por célula, é mensurado e utilizado para diferenciar reticulócitos de hemácias maduras e de outros tipos celulares não eritrocitários. Os valores percentuais e absolutos estão apresentados e descritos anteriormente.

Interpretação da concentração de reticulócitos

A concentração de reticulócitos é mais útil em cães e gatos, tendo também alguma aplicação em bovinos. Contudo, não é utilizada em equinos. Nesses animais, a maturação dos reticulócitos é confinada ao espaço medular e essas células quase nunca são liberadas na circulação. Os valores de referência das concentrações de reticulócitos nos mamíferos domésticos referem-se às concentrações que são esperadas quando o hematócrito está normal:

Cães e gatos	0 a 60.000 células/$\mu\ell$
Bovinos	0 célula/$\mu\ell$
Equinos	Não liberam reticulócitos

Quando estiver presente um quadro de anemia, espera-se um maior grau de liberação pela medula, caso ela possa responder à anemia. Isso dá origem às seguintes diretrizes para a interpretação da concentração de reticulócitos em relação ao tipo de anemia presente:

Anemia não regenerativa ou muito pouco regenerativa	0 a 10.000 células/$\mu\ell$
Anemia não regenerativa ou pouco regenerativa	10.000 a 60.000 células/$\mu\ell$
Anemia regenerativa com liberação média ou moderada	60.000 a 200.000 células/$\mu\ell$
Regeneração máxima	200.000 a 500.000 células/$\mu\ell$

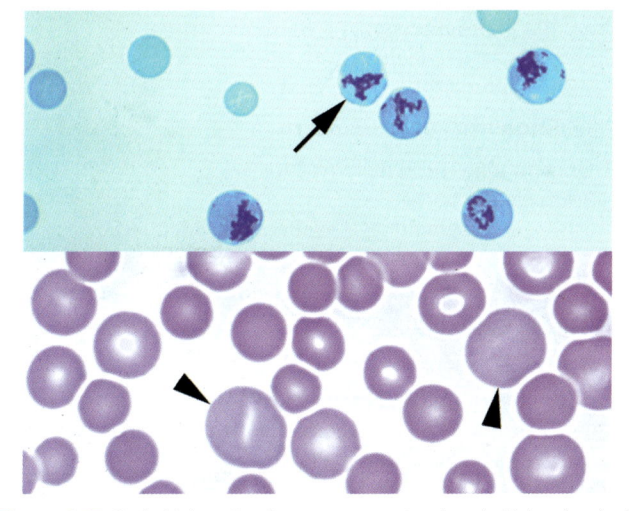

Figura 1.18 Reticulócitos. *Em cima*: representações de reticulócitos (*seta*) utilizando a coloração do novo azul de metileno. Observe a coloração escurecida das organelas agregadas em vários reticulócitos. *Embaixo*: esfregaço sanguíneo corado com a coloração de Wright-Giemsa. Células policromatofílicas (*pontas de seta*) são grosseiramente equivalentes aos reticulócitos da coloração superior.

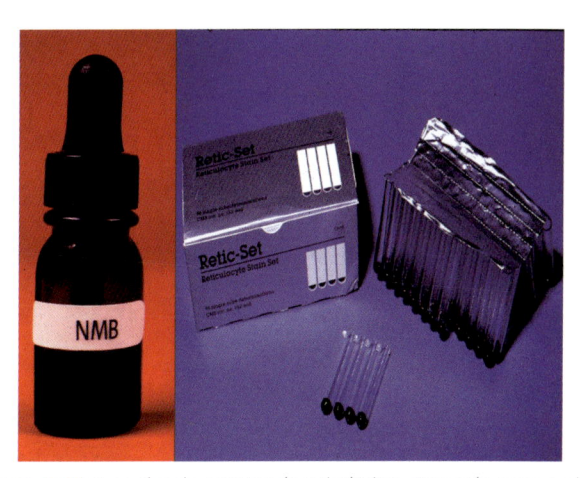

Figura 1.19 Exemplos de corantes de reticulócitos. *Esquerda*: novo azul de metileno em um frasco gotejador. *Direita*: preparação comercial do azul de cresil brilhante. O corante está revestindo a parte inferior do tubo descartável.

Maturação do reticulócito

Em cães, a maturação do reticulócito ocorre em 24 a 48 horas e envolve a perda contínua e progressiva das organelas visíveis (Figura 1.20).

Os gatos são os únicos animais em que mais de um tipo de reticulócito pode estar presente. Esses reticulócitos são de formas agregadas ou pontilhados (Figura 1.21). O reticulócito agregado tem um retículo aglutinado que aparenta ser idêntico ao de outras espécies. Nos reticulócitos pontilhados, pontos discretos são vistos, sem nenhum aglutinado; outras espécies não têm esse tipo de reticulócito. Apenas os agregados aparentam ser policromatofílicos quando utilizada a coloração de Wright. Reticulócitos pontilhados são indistinguíveis de hemácias maduras normais com a coloração de Wright.

A maturação de reticulócitos em gatos também pode ser contínua (Figura 1.22). Os reticulócitos agregados evoluem para a forma pontilhada em aproximadamente 12 horas; a célula pontilhada pode continuar a maturar por outros 10 a 12 dias. Pelo fato de os reticulócitos agregados terem um curto período de maturação, essas células são as melhores indicadoras da liberação ativa pela medula. Por isso, contam-se apenas as células agregadas nos gatos e as diretrizes interpretativas se aplicam apenas a esse tipo celular. É necessária muita experiência para excluir as células pontilhadas no momento da contagem de reticulócitos.

Organização da contagem sanguínea completa (hemograma)

Torna-se bastante útil resumir e agrupar as determinações básicas e avançadas descritas, de maneira que demonstre a organização de como elas foram realizadas e interpretadas. Isso fornece

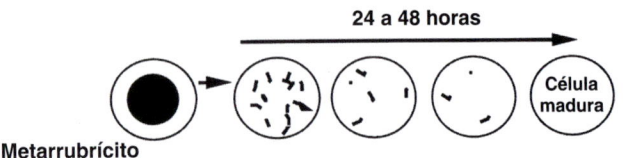

Figura 1.20 Maturação eritrocitária sequencial relacionada com a coloração e a interpretação de reticulócitos em cães. Os metarrubrícitos excluem o núcleo deixando restos nucleares no reticulócito. O retículo é progressivamente perdido durante um período de 24 a 48 horas, resultando em uma hemácia madura.

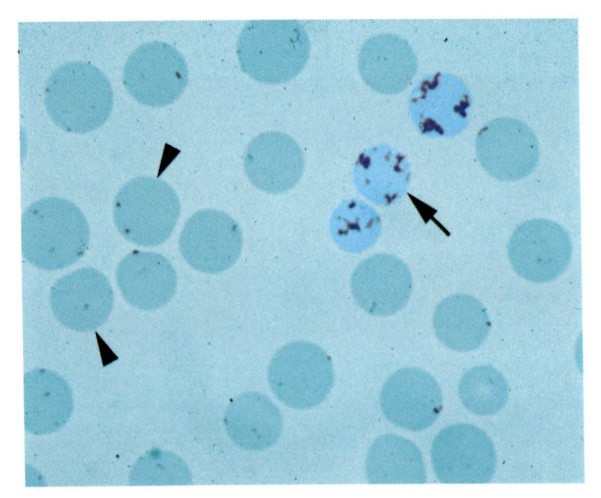

Figura 1.21 Morfologia dos reticulócitos de felinos com a coloração do novo azul de metileno. Três reticulócitos agregados estão no campo; observe uma representação (*seta*). O restante das células são reticulócitos pontilhados; observe as células típicas (*pontas de seta*).

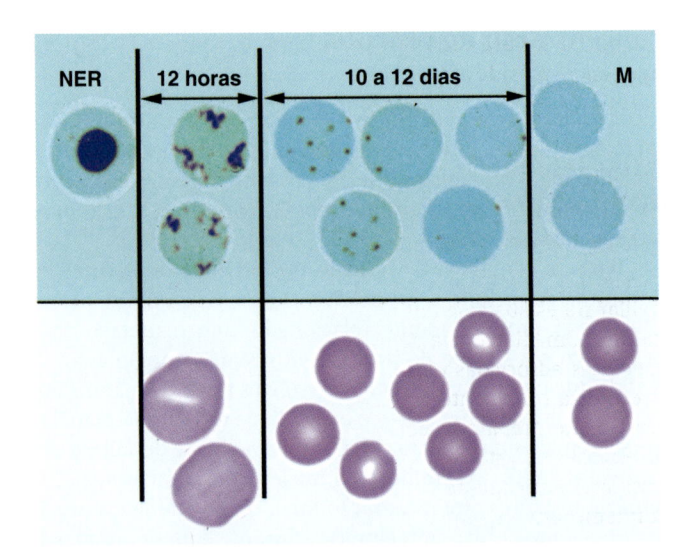

Figura 1.22 Maturação de reticulócitos felinos, progredindo da esquerda para a direita. *Em cima*: células coradas com o novo azul de metileno. Após a expulsão do núcleo do metarrubrícito (NER), forma-se um reticulócito agregado. Essa célula evolui para a forma pontilhada em aproximadamente 12 horas. A forma pontilhada continua a maturar pela perda lenta dos grânulos pontilhados durante um período de 10 a 12 dias. Células maduras (M), à direita, não têm grânulos. *Embaixo*: células correspondentes coradas com a coloração de Wright-Giemsa. Observe que as células policromatofílicas correspondem aos reticulócitos agregados. Células pontilhadas e maduras são indistinguíveis quando é utilizada a coloração de Wright-Giemsa.

um quadro mental que auxilia a simplificar a complexidade dessas informações em uma ferramenta diária e intuitiva: o hemograma. As técnicas para a obtenção dos dados podem ser organizadas conceitualmente como mensurações diretas, procedimentos microscópicos e variáveis calculadas. A contagem sanguínea completa pode incluir:

Mensurações diretas

- Volume globular (pela centrifugação do tubo de micro-hematócrito)
- Concentração de hemoglobina
- Concentração de hemácias (He)
- Volume corpuscular médio (VCM)
- Concentração de leucócitos
- Proteínas plasmáticas (pelo refratometria)
- Concentração de plaquetas
- Volume plaquetário médio (VPM).

Procedimentos microscópicos

- Contagem diferencial de leucócitos
- Morfologia das hemácias
- Morfologia das plaquetas e avaliação da adequação
- Enumeração microscópica dos reticulócitos em pacientes com anemia.

Variáveis calculadas

- Hematócrito, quando derivado de aparelho
- Índices hematimétricos (p. ex., CHCM, HCM e EDH)
- Valores absolutos da contagem diferencial dos leucócitos
- Contagem absoluta de reticulócitos.

Essas determinações são organizadas dentro de um relatório que auxilia o clínico a interpretar eficientemente a informação. A melhor maneira de organizar essas informações seria pela construção de bancos de dados, abrangendo as três maiores linhagens celulares (ou seja, hemácias, leucócitos e plaquetas). Para cada linhagem celular, todas as informações relevantes devem ser organizadas na mesma parte do formulário.

Testes laboratoriais úteis no diagnóstico de anemia hemolítica imunomediada

Teste de Coombs ou da antiglobulina

O teste de Coombs ou da antiglobulina é utilizado como um auxiliar no estabelecimento do diagnóstico de anemia hemolítica imunomediada pela detecção de imunoglobulinas espécie-específicas adsorvidas ou ligadas à superfície das hemácias. O teste utiliza o reagente de Coombs, que é um soro policlonal (geralmente preparado em coelhos) para as imunoglobulinas das espécies de interesse. Alguns fabricantes de reagentes afirmam que seu reagente também detecta complementos. O procedimento envolve lavar as hemácias em solução salina para remover as proteínas plasmáticas e as imunoglobulinas não específicas associadas aos eritrócitos. Uma alíquota dessas células lavadas é então incubada com o soro de Coombs. Se a imunoglobulina do paciente sensível estiver ligada à hemácia, o soro de Coombs induz à aglutinação eritrocitária. Por meio de dois locais de ligação por molécula, a imunoglobulina reagente ao Coombs liga-se à imunoglobulina do paciente que está aderida aos eritrócitos. Os dois locais de ligação resultam em uma progressiva formação de pontes entre as hemácias, as quais são visualizadas como aglutinação. A ausência da aglutinação é interpretada como sendo um resultado negativo, enquanto sua presença deve ser interpretada como positivo. Também são realizados controles apropriados.

Reações falso-negativas são problemas comuns com o teste de Coombs, provavelmente pelo fato da eluição de imunoglobulinas ou complexos imunes adsorvidos patologicamente durante a lavagem das hemácias na preparação para o teste. A melhor evidência disso é que uma aglutinação proeminente pode desaparecer com a lavagem. A autoaglutinação, caso confirmada microscopicamente, pode ser interpretada com sendo equivalente a um teste de Coombs positivo. Reações falso-positivas também podem ocorrer, porém são menos relatadas pelo fato de em geral se aplicar o teste apenas quando há suspeita da doença.

Teste de fragilidade salina

A resistência das hemácias do paciente à hemólise é mensurada em solução salina com concentrações decrescentes. Esse teste não é utilizado rotineiramente devido à sua complexidade e trabalho intensivo. No entanto, ele permanece como um auxiliar diagnóstico útil em casos esporádicos de anemia hemolítica imunomediada, casos nos quais outros exames não sejam claramente interpretáveis. Uma alíquota padrão de hemácias é adicionada a uma série de tubos contendo solução salina em concentrações decrescentes. Após a incubação, os tubos passam por uma centrifugação e a concentração de hemoglobina é mensurada no sobrenadante. Um tubo com água destilada serve como controle, representando 100% de hemólise. Uma representação gráfica da porcentagem de hemólise e a concentração da solução salina facilita a interpretação, conforme demonstrado na Figura 1.23.

Esses testes não devem ser utilizados ou interpretados isoladamente. Eles devem ser utilizados em conjunto com a análise dos dados hematológicos e com a avaliação morfológica do esfregaço sanguíneo pelo laboratorista. Devido à frequência de resultados falso-negativos e falso-positivos com o teste de Coombs, é

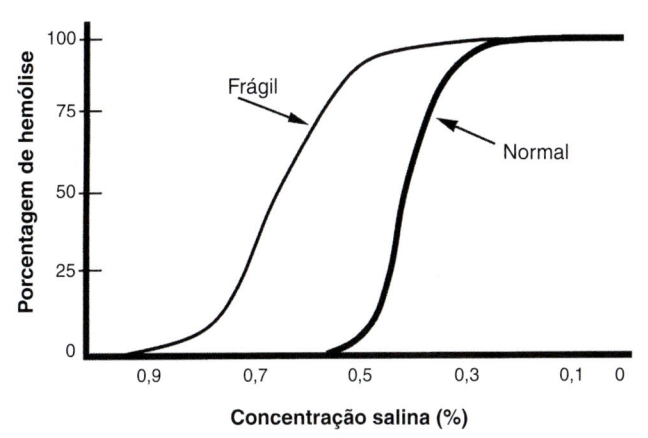

Figura 1.23 Curva de fragilidade eritrocitária. A porcentagem de hemólise está representada graficamente em relação à diminuição da concentração da solução salina. Observe a curva normal (seta indicando Normal). O aumento da fragilidade eritrocitária é reconhecido por um deslocamento da curva para a esquerda (seta indicando Frágil).

importante interpretar os resultados desse teste à luz de outras informações hematológicas. (Ver Capítulo 9 para uma discussão detalhada acerca da estratégia para o diagnóstico de anemia hemolítica imunomediada.)

Técnicas bioquímicas

Uma ampla variedade de técnicas, que têm sido incorporadas em muitos tipos diferentes de aparelhos, é utilizada na bioquímica clínica veterinária. Não se tem por objetivo aqui discutir todas as técnicas e os aparelhos, mas sim fornecer informações básicas sobre uma variedade de técnicas utilizadas na análise de amostras de animais. Não é necessário o entendimento completo dessas técnicas pelos veterinários que enviam amostras para análise bioquímica aos laboratórios de referência. No entanto, um crescente número de aparelhos bioquímicos está sendo disponibilizado no mercado para o uso em clínicas veterinárias. Portanto, é importante um entendimento de como esses aparelhos funcionam para compreender as vantagens e as desvantagens dos vários modelos, das técnicas laboratoriais necessárias para o seu uso, dos problemas que podem surgir durante o uso e dos princípios básicos subjacentes às variações dos modelos.

As técnicas bioquímicas discutidas neste capítulo e as substâncias que podem ser mensuradas com elas estão listadas na Tabela 1.1. A fotometria de absorbância ou de reflectância é utilizada para mensurar a maioria das substâncias que compõem os perfis bioquímicos clínicos. Alguns analisadores bioquímicos clínicos utilizam a fluorimetria para mensurar certos parâmetros. O pH sanguíneo, a pressão parcial de dióxido de carbono e de oxigênio e, ainda, as concentrações de eletrólitos como sódio, potássio e cloro são comumente mensuradas por métodos eletroquímicos. Espectrofotômetros de absorção atômica não são comumente utilizados em laboratórios de bioquímica clínica; eles são mais recorrentes em laboratórios que testam elementos considerados nutrientes e/ou tóxicos. Osmômetros são comuns em laboratórios de bioquímica clínica e são utilizados para mensurar a osmolaridade ou a osmolalidade do sangue e da urina. A eletroforese de proteínas é utilizada para mensurar as concentrações de várias frações de proteínas, que compreendem as proteínas séricas totais, especialmente em amostras

Tabela 1.1 Técnicas utilizadas em bioquímica clínica veterinária e substâncias mensuradas com elas.

Técnica	Substâncias mensuradas
Fotometria	
Fotometria de absorbância	Glicose, UNS, creatinina, cálcio, fósforo, magnésio, proteína, albumina, bilirrubina, ácidos biliares, amônia, colesterol, bicarbonato, CO_2 total, enzimas
Fotometria de refletância	Similares às mensuradas pela fotometria de absorbância
Espectrofotometria de absorção atômica	Muitos elementos, incluindo nutrientes e tóxicos (p. ex., cálcio,[a] magnésio,[a] chumbo, arsênico)
Fluorimetria	Glicose, bilirrubina, ácidos biliares, cálcio, magnésio, enzimas, antitrombina III, heparina, plasminogênio, hormônios, drogas
Técnicas de dispersão da luz	
Turbidimetria	Imunoglobulinas, complexos antígeno-anticorpo, substâncias e outras proteínas maiores
Nefelometria	Imunoglobulinas, complexos antígeno-anticorpo, substâncias e outras proteínas maiores
Métodos eletroquímicos	
Potenciometria	pH sanguíneo, PCO_2, sódio,[b] potássio,[b] cloro[b]
Amperimetria	PO_2
Coulometria e condutometria[c]	UNS
Osmometria	Osmolalidade e osmolaridade
Eletroforese de proteínas	Albumina, α-globulina, β-globulina e gamaglobulina

UNS = ureia nitrogenada sanguínea.

[a]Pode ser utilizada para mensurar a concentração dessas substâncias em tecidos sólidos que tenham sido incinerados ou digeridos. A fotometria por absorbância é utilizada comumente para mensurar as concentrações dessas substâncias do soro ou no plasma.

[b]Os eletrodos utilizados para mensurar as concentrações desses eletrólitos são chamados de eletrodos íon-seletivos.

[c]A condutometria também é utilizada para realizar a contagem celular em alguns analisadores hematológicos.

com a concentração de proteínas aumentada ou diminuída. Técnicas de dispersão de luz que quantificam a turbidez são utilizadas menos comumente e destinam-se à mensuração da concentração de certas substâncias, tais como grandes moléculas proteicas.

Fotometria

Fotometria é um termo geral utilizado para descrever uma técnica bioquímica analítica em que a concentração de substâncias e a atividade de enzimas são determinadas pela mensuração da intensidade da passagem ou da emissão de luz através de uma câmara de testes. Essa câmara de testes contém a substância a ser detectada e, na maioria dos casos, reagentes com a intenção de interagir com a substância para produzir uma reação de cor. Estritamente falando, o termo espectrofotometria deveria ser utilizado quando o aparelho que está sendo utilizado tem a capacidade de produzir luz em diversos comprimentos de onda por meio de um dispositivo fracionador de luz, tal como filtros, prismas ou redes de difração.

Espectrofotometria de absorbância

A espectrofotometria de absorbância é uma técnica analítica em que as concentrações de substâncias são determinadas dirigindo-se um feixe de luz através de uma solução contendo a substância a ser detectada (ou um produto dessa substância) e mensurando-se a quantidade de luz que cada uma absorve. Os princípios descritos aqui estão incorporados em processos automatizados ou semiautomatizados nos analisadores bioquímicos atuais. A automatização, desde a manipulação para a adição da amostra e dos reagentes até o cálculo do resultado do teste, que gera um relatório diagnóstico do paciente, é possível por controle e processamento computadorizados de informações integrados a esses sistemas.

Para entender a espectrofotometria de absorbância é necessário algum conhecimento básico a respeito da luz. Tipicamente, a luz é classificada pelo comprimento de onda, que é mensurado em nanômetros (nm). A luz com o menor comprimento de onda (< 380 nm) é denominada luz ultravioleta (UV) (Tabela 1.2). A luz no espectro visível tem comprimento de onda entre 380 e 750 nm. A luz com comprimento de onda mais longo (> 750 a 2.000 nm) é denominada luz infravermelha (IV). A energia da luz é inversamente proporcional ao seu comprimento de onda; portanto, a luz UV tem a maior energia enquanto a luz IV tem a mais baixa.

O espectro visível inclui uma variedade de comprimentos de ondas que representam as cores com as quais estamos familiarizados. É importante lembrar que a cor resulta da transmissão ou da refletância da luz. Em outras palavras, um objeto verde tem essa cor porque ele reflete a parte verde do espectro visível e absorve as ondas de outros comprimentos do espectro. Da mesma maneira, uma solução verde tem essa cor porque possibilita que a luz na parte verde do espectro visível seja transmitida através dela e a luz visível de ondas com outros comprimentos é absorvida. Esse mesmo princípio aplica-se à luz fora do espectro visível.

Tabela 1.2 Comprimentos de ondas que resultam em luz ultravioleta, luz visível em várias cores e luz infravermelha.

Comprimento de onda (nm)	Cor
< 380	Nenhuma (ultravioleta)
380 a 440	Violeta
440 a 500	Azul
500 a 580	Verde
580 a 600	Amarelo
600 a 620	Laranja
620 a 750	Vermelho
750 a 2.000	Nenhuma (infravermelho)

Diferentes substâncias absorvem e refletem diferentes comprimentos de onda em um padrão característico para determinada substância. O padrão no qual uma substância absorve luz de vários comprimentos de onda é conhecido por espectro de absorção e cada substância apresenta um espectro de absorção próprio e único.

Um espectrofotômetro básico de absorbância está representado na Figura 1.24. Várias fontes de luz podem ser utilizadas, sendo a escolha baseada na porção do espectro desejada e em outras questões como a longevidade do bulbo e o projeto básico do aparelho. No uso da espectrofotometria de absorbância para mensurar a concentração de uma substância, utiliza-se uma luz em um comprimento de onda que é absorvido pela substância (ou por um produto da substância). Esse comprimento de onda é determinado conhecendo-se o espectro de absorção da substância de interesse. Normalmente, o comprimento de onda escolhido é aquele em que ocorre a máxima absorbância. No entanto, ocasionalmente, pode-se escolher outro comprimento de onda para evitar interferência com substâncias, como a hemoglobina e a bilirrubina, as quais podem estar presentes em amostras de soro secundariamente à hemólise (*in vitro* ou *in vivo*) ou a doenças que levam a uma alta concentração de bilirrubina. A hemoglobina e a bilirrubina têm seu próprio espectro de absorção e alguns métodos tentam evitar a utilização dos comprimentos de ondas que essas substâncias intensamente absorvem.

O monocromador é um dispositivo óptico entre a fonte de luz e a cubeta. Ele diminui o espectro de luz que passa através da cubeta. Monocromadores podem ser filtros, prismas ou grades de difração. Quando se tenta produzir luz em um comprimento de onda específico, o real alcance dos comprimentos de ondas produzidos pelo monocromador é chamado de extensão de faixa espectral. Cada tipo de monocromador pode produzir raios de luz em certa extensão de faixa espectral. Monocromadores capazes de produzir luz com menor extensão de faixa espectral têm mais pureza espectral. Contudo, a importância da pureza espectral varia de acordo com o espectrofotômetro e com a substância que está sendo analisada. Os filtros podem ser uma fina camada de vidro colorido, que transmite a luz em comprimentos de onda correspondentes à cor do filtro, ou podem ser estruturas mais complexas, com uma camada de material dielétrico entre dois pedaços de vidro revestidos por uma fina camada de prata. Este último tipo transmite luz em comprimentos de onda iguais ou em múltiplos da espessura da camada dielétrica. Em alguns casos, filtros múltiplos podem ser colocados em série para produzir luz com maior pureza espectral. Os prismas separam os comprimentos de ondas da luz branca por refração dessa luz. Assim que a luz passa através de um prisma, ondas de curto comprimento são desviadas mais do que ondas com comprimento longo, separando-as. O comprimento de onda desejado pode então ser selecionado desse espectro de transmissão. As grades de difração são placas de metal ou de vidro cobertas com uma camada de liga metálica nas quais múltiplas ranhuras ou fendas paralelas foram gravadas. Quando a rede é iluminada, cada uma das ranhuras separa a luz em um espectro, sendo produzidas luzes com comprimentos de onda específicos, sendo que as que estão na mesma fase são reforçadas e as que não estão na mesma fase são canceladas.

Os colimadores geralmente são lentes ou fendas que estão inseridas antes e/ou depois do monocromador. Esse posicionamento varia com o aparelho. Colimadores são utilizados para diminuir o feixe de luz, para produzir raios de luz paralelos e/ou regular a intensidade da luz que alcança o fotodetector. Em alguns aparelhos modernos, a aplicação de fibras ópticas tem eliminado algumas das lentes e fendas utilizadas para diminuir e direcionar os feixes de luz.

As cubetas também são conhecidas como células de absorção. Elas têm dimensões constantes para determinado aparelho e podem ser feitas de vários materiais (p. ex., vidro, quartzo ou plástico) e ter vários formatos (p. ex., arredondados, quadrados ou retangulares). Os materiais ou formatos utilizados dependem do modelo do aparelho e da porção do espectro de luz que está sendo utilizado. Durante a análise, uma solução contendo a substância absorvente é colocada na cubeta e o raio de luz que foi produzido passa através nas paredes da cubeta e através da solução. Caso tenha sido escolhido o comprimento de onda correto, a substância absorve a luz em proporção direta à sua concentração. Além da substância absorvente, as paredes da cubeta e a solução na qual a substância está diluída também absorvem pequenas quantidades de luz. É necessário, portanto, "zerar" os espectrofotômetros com o intuito de eliminar esses e outros fatores, sendo isso tipicamente realizado colocando-se uma amostra para leitura da absorção na cubeta contendo apenas a solução em que a substância está diluída (ou seja, a solução não contém nenhuma substância absorvente). A leitura da absorção do aparelho normalmente é definida como zero durante a leitura de absorbância desse "branco". Alguns espectrofotômetros são projetados para ler simultaneamente a absorbância da solução teste e do "branco", o que requer a divisão do feixe de luz e o posterior direcionamento de cada feixe através da cubeta de teste ou do "branco".

Os fotodetectores coletam a luz que passou através da cubeta (ou seja, a luz que não foi absorvida). Várias tecnologias diferentes podem ser utilizadas nos fotodetectores. Fatores como custo, sensibilidade, velocidade de resposta a mudanças na intensidade da luz, propensão à fadiga (ou seja, diminuição da resposta ao longo do tempo, apesar da intensidade de luz constante) e sensibilidade ao calor ajudam a determinar qual tecnologia é a mais adequada para determinada aplicação. Independentemente do tipo de fotodetector, o mecanismo subjacente envolve a produção de elétrons e, portanto, de uma corrente elétrica em resposta à luz que alcança o detector. A corrente elétrica é então transmitida a um dispositivo leitor ou medidor.

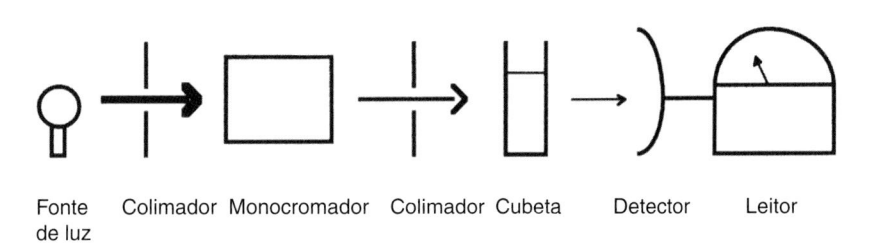

Fonte de luz Colimador Monocromador Colimador Cubeta Detector Leitor

Figura 1.24 Componentes de um espectrofotômetro de absorbância simples. As setas representam a luz.

Dispositivos leitores ou medidores mensuram a corrente elétrica produzida pelo fotodetector. Essa corrente pode ser lida diretamente, porém, mais comumente, essa informação é convertida a um leitor que fornece tanto a absorbância quanto a real concentração da substância que está sendo mensurada. Essa conversão geralmente necessita de algum tipo de microprocessador, que possa armazenar e utilizar as informações da calibragem (discutido posteriormente) e que também se ajuste automaticamente para a leitura do "branco". O leitor real pode ser um *display* digital, porém mais comumente é realizada a impressão dos resultados.

Dispositivos leitores modernos também incorporam gravadores que possibilitam a obtenção de leituras múltiplas de absorbância na mesma amostra ao longo do tempo. Isso é mais útil em ensaios cinéticos. Nesses ensaios, permite-se que uma reação ocorra durante um período de tempo e a produção ou o desaparecimento da substância absorvedora é avaliada em múltiplos pontos durante esse tempo pela mensuração da absorbância da luz normalmente absorvida pela substância. A mudança na absorbância ao longo de um período de tempo é proporcional à atividade de uma enzima ou à concentração da substância, dependendo do que estiver sendo estudado. Tal ensaio obviamente necessita de um dispositivo que possa gravar e utilizar os dados produzidos ao longo do tempo.

Adicionalmente à aparelhagem básica de espectrofotometria de absorbância, também devem ser compreendidos os princípios físico-bioquímicos básicos utilizados na obtenção das mensurações por essa tecnologia. Quando um feixe de luz de certo comprimento de onda é projetado através de uma solução contendo uma substância que absorve a luz com aquele comprimento de onda, a luz é absorvida em proporção direta à concentração da substância. Portanto, a intensidade da luz que deixa a solução é menor do que a intensidade que adentra a solução. Se essas duas intensidades são conhecidas, a porcentagem de transmitância da luz (%T) pode ser calculada. Por exemplo, se a intensidade de luz que adentra a cubeta é denominada como I_1 e a intensidade da luz que deixa a cubeta como I_2, a %T é então calculada da seguinte maneira:

$$\%T = \frac{I_2}{I_1}$$

A intensidade da luz que adentra a cubeta é mensurada pela projeção da luz com comprimento de onda adequado através de uma cubeta contendo a solução na qual a substância a ser mensurada está diluída. Contudo, no caso do "branco", a solução não contém a substância e, portanto, a %T é determinada como 100% para essa solução. A solução contendo a substância a ser mensurada é então colocada em uma cubeta similar, a intensidade da luz é mensurada e, após a medição, pode-se determinar a %T.

Na situação descrita, a transmitância varia inversamente e em função logarítmica à concentração da substância que está sendo mensurada. Caso seja feita uma representação gráfica da %T com relação à concentração de tal substância, o resultado é uma linha curva (Figura 1.25). A luz que não é transmitida é absorvida; portanto, a transmitância e a absorbância são inversamente proporcionais, conforme descrito pela fórmula:

$$\text{Absorbância} = 2 - \log \%T$$

Por causa dessa relação, a absorbância da luz aumenta linearmente com o aumento da concentração da substância mensurada (Figura 1.25). Essa relação linear entre a absorbância e a concentração torna mais conveniente trabalhar com a absorbância do que com a transmitância durante a análise

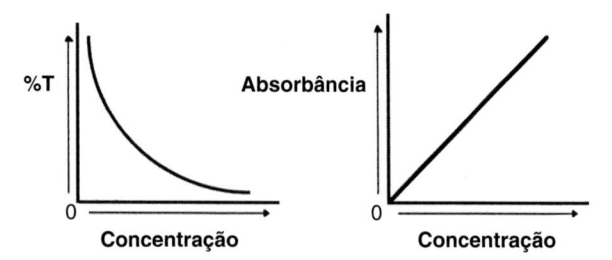

Figura 1.25 Relação entre a porcentagem de transmitância (%T), absorbância e concentração da substância que está sendo mensurada. Observe que, à medida que a concentração aumenta, %T diminui geometricamente e absorbância aumenta linearmente.

espectrofotométrica. Os espectrofotômetros modernos mensuram a transmitância e então a convertem em absorbância. Adicionalmente, os microprocessadores da maioria dos espectrofotômetros convertem os resultados da absorbância em concentração ou atividade e, então, reportam esses resultados em um relatório final.

A concentração de uma substância pode ser calculada a partir da absorbância pelo uso da lei de Beer:

$$A = abc$$

em que A é a absorbância mensurada, a é absortividade molar (também conhecida por constante de proporcionalidade), b é o caminho da luz em centímetros (o diâmetro ou a largura da cubeta através da qual a luz passa) e c é a concentração da substância em questão. A concentração (c) pode então ser calculada como:

$$\text{Concentração} = \frac{A}{ab}$$

Para a aplicação da lei de Beer, uma relação linear entre a concentração e a absorbância deve existir. Em alguns casos, isso pode ser verdade até determinados níveis de concentração ou de absorbância. Para assegurar que a lei de Beer se aplique a determinado ensaio, utilizam-se soluções de calibração (também conhecidas como calibradores) que contêm concentrações conhecidas da substância mensurada. A faixa de concentrações utilizadas como calibradores deve incluir aquelas que poderão ser mensuradas nas amostras dos pacientes. O resultado da absorbância de cada calibrador é representado graficamente em relação às concentrações desses calibradores, estabelecendo-se uma curva de calibração. Idealmente, essa curva é uma linha reta em vez de uma curva propriamente dita, demonstrando que existe uma relação linear entre a absorbância e a concentração (Figura 1.26). Na maioria das vezes, um ou mais calibradores são incluídos em cada série de amostras mensuradas. No entanto,

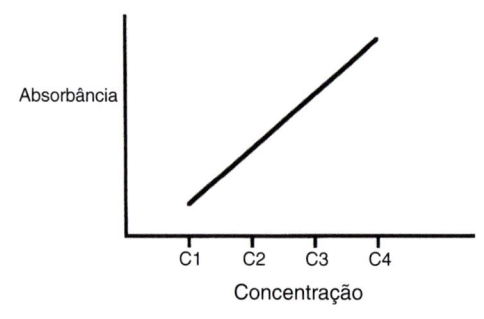

Figura 1.26 Uso de calibradores para estabelecer uma curva de calibração. Nesse caso, quatro calibradores (C1, C2, C3 e C4) foram utilizados. Observe a relação linear entre a concentração da substância mensurada e a absorbância resultante.

é melhor reestabelecer a curva de calibração em intervalos frequentes (ao menos diariamente), porque muitas alterações discretas e diárias nas condições do teste podem afetar essa curva. Essas alterações (p. ex., intensidade da luz, temperatura, condições dos reagentes) podem ocorrer até mesmo em situações nas quais os aparelhos e os reagentes tenham sido projetados para minimizá-las. No caso de existir uma reação linear entre a concentração dos calibradores e a absorbância resultante, é dito que as soluções obedecem à lei de Beer e os calibradores podem ser utilizados para estabelecer uma constante de calibração (K):

$$K = \frac{\text{Concentração da solução de calibração}}{\text{Absorbância da solução de calibração}}$$

Se K for conhecido, torna-se possível calcular a concentração de uma solução desconhecida:

$$\text{Concentração da solução desconhecida} = \text{Absorbância da solução desconhecida} \times K$$

Os microprocessadores de alguns aparelhos podem representar graficamente os resultados da absorbância dos calibradores, assegurar que existe uma relação linear e calcular a constante de calibração. Os resultados são armazenados e as concentrações desconhecidas são calculadas pela mensuração de sua absorbância e pela constante de calibração.

Uma relação linear entre a concentração e a absorbância sobre a possível faixa de concentração desconhecida é altamente desejável; porém uma curva de calibração não linear também pode ser utilizada na derivação de concentrações desconhecidas. Se for esse o caso, devem ser utilizados calibradores suficientes para definir a forma da curva de calibração e, assim como em uma curva de calibração linear, a faixa de concentração dos calibradores deve conter a possível gama de concentrações que poderão ser encontradas nas amostras dos pacientes.

Na espectrofotometria de absorbância, dois métodos de ensaio – ponto final ou cinético – podem ser utilizados. Em ambos os tipos são aplicados os mesmos princípios da espectrofotometria descritos anteriormente. Os ensaios do tipo ponto final geralmente são utilizados quando se mensura a concentração de alguma substância preexistente no soro ou plasma. Nesse tipo de ensaio, o(s) reagente(s) é(são) adicionado(s) em uma quantidade de soro, produzindo uma reação química. O produto resultante dessa reação é então mensurado por espectrofotometria. Em outras palavras, a solução na qual a reação ocorre é colocada em uma cubeta (ou a reação em si pode ter ocorrido na cubeta), projeta-se um feixe de luz de certo comprimento de onda absorvido pelo produto através da cubeta e a absorbância é mensurada. Pelo uso da curva de calibração e/ou constante de calibração, a concentração da substância sendo mensurada é então calculada. Um exemplo de um ensaio do tipo ponto final é um método de mensuração da concentração sérica de cálcio:

$$\text{cálcio} + \text{o-cresolftaleína} \rightarrow \text{cálcio-cresolftaleína}$$

Nesse ensaio, a substância de interesse (ou seja, o cálcio) combina-se com a cresolftaleína, que apresenta uma coloração roxa e absorve luz em um comprimento de onda de 570 nm. É aguardado tempo suficiente para que a reação ocorra, possibilitando que quase todo o cálcio da amostra seja complexado. Mais complexos cálcio-cresolftaleína sendo formados resultam em mais luz sendo absorvida, sendo registrada uma maior concentração de cálcio pelo aparelho. Após a determinação da absorbância, ela é comparada com a absorbância da solução de calibração e a absorbância desconhecida é então calculada como:

$$\begin{matrix}\text{Concentração} \\ \text{da solução} \\ \text{desconhecida}\end{matrix} = \begin{matrix}\text{Absorbância} \\ \text{da solução}\end{matrix} \times \frac{\begin{matrix}\text{Concentração da} \\ \text{solução de calibração}\end{matrix}}{\begin{matrix}\text{Absorbância da} \\ \text{solução de calibração}\end{matrix}}$$

Observe que a segunda parte dessa fórmula é a constante de calibração (K).

Os ensaios cinéticos geralmente têm sido utilizados para mensurar atividade enzimática, mas também têm sido adaptados para mensurar a concentração de várias substâncias no sangue. Geralmente, as concentrações enzimáticas não são mensuradas diretamente na bioquímica clínica. Em vez disso, a quantidade de enzimas no soro geralmente é aferida indiretamente, por meio da atividade enzimática. Enzimas são proteínas que catalisam (ou seja, aceleram) reações químicas, resultando em uma conversão mais rápida do substrato em um produto:

$$\text{Substrato} \xrightarrow{\text{Enzima}} \text{Produto}$$

Para mensurar a atividade enzimática, a taxa na qual ela converte o substrato em um produto deve ser avaliada. Quanto mais rápido a conversão ocorrer, assume-se que a atividade enzimática é maior. Para mensurar a taxa de conversão de um substrato em um produto, a taxa na qual o produto está sendo produzido deve ser avaliada e isso requer mensurações múltiplas da concentração do produto ao longo do tempo. Pelo fato de esse tipo de ensaio ser um processo dinâmico, ele é denominado ensaio cinético. Em um ensaio cinético de atividade enzimática, uma solução contendo o substrato da enzima de interesse é adicionada à amostra de soro em uma cubeta que já esteja no espectrofotômetro. Quando a enzima desse soro começar a converter o substrato em produto, a absorbância será mensurada periodicamente pelos mesmos métodos e utilizando os mesmos princípios da espectrofotometria descritos anteriormente (ou seja, utilizando um feixe de luz de um comprimento de onda absorvido pelo produto). Nesse processo, a taxa de conversão do substrato em produto é monitorada. Essa taxa pode ser convertida em atividade enzimática utilizando-se uma fórmula que envolva a mudança na taxa de absorção e diversas constantes relacionadas com a capacidade absortiva do produto, assim como características dele, como volume da amostra, volume total da amostra e o caminho da luz.

Um exemplo de um ensaio enzimático cinético é um ensaio da atividade da alanina aminotranferase (ALT):

$$\text{α-cetoglutarato} + \text{L-alanina} \xrightarrow{\text{ALT}} \text{L-glutamato} + \text{Piruvato}$$
$$\text{Piruvato} + \text{NADH} + \text{H}^+ \xrightarrow{\text{LDH}} \text{L-lactato} + \text{NAD}$$

em que o LDH é lactato desidrogenase. Nesse ensaio, NADH é convertido em NAD^+ em uma taxa proporcional à atividade da ALT na amostra. NADH absorve luz a 340 nm e sua taxa de desaparecimento é mensurada pela avaliação periódica da absorbância da mistura de reação. A alteração na taxa de absorbância nessa mistura pode ser convertida em unidades de atividade da ALT.

Conforme anteriormente mencionado, os ensaios cinéticos também são utilizados para mensurar as concentrações de substância preexistentes no sangue. Nesses ensaios, a taxa de aparecimento ou desaparecimento de uma substância absorvente é monitorada por mensurações periódicas da absorbância da mistura da reação. Um exemplo de ensaio cinético para mensuração da concentração de uma substância preexistente é um exame da concentração de ureia nitrogenada sanguínea (UNS), que utiliza a seguinte reação química:

$$\text{Ureia} + H_2O + 2H^+ \xrightarrow{\text{Urease}} CO_2 + 2\ NH_4^+$$

$$NH_4^+ + \alpha\text{-cetoglutarato} + NADH \xrightarrow{\text{GLDH}} \text{L-glutamato} + NAD^+ + H_2O$$

em que GLDH é glutamato desidrogenase. Nessa reação, a taxa de desaparecimento do NADH é monitorada periodicamente avaliando-se a absorbância da luz pela mistura da reação em um comprimento de onda de 340 nm. A taxa de desaparecimento é proporcional à concentração de ureia nitrogenada sanguínea no soro que está sendo testado. A concentração de UNS é calculada relacionando-se a taxa de alteração na absorbância da amostra com a de um calibrador.

A atividade enzimática também pode ser mensurada por métodos de ponto final, que envolvem misturar o soro com um reagente contendo o substrato para a enzima e então possibilitar que ocorra a conversão do substrato em produto por um período de tempo específico. Ao fim desse período, a concentração do substrato ou do produto é mensurada. Quanto mais substrato utilizado ou produto produzido durante o período de tempo, assume-se que maior é a atividade enzimática.

Fotometria de refletância

O princípio da fotometria de refletância é utilizado em alguns grandes analisadores bioquímicos automatizados e em vários analisadores bioquímicos menores projetados para uso em clínicas veterinárias. A maioria desses aparelhos utiliza sistemas de "química seca", nos quais o líquido a ser analisado é colocado em veículo que contém os reagentes do ensaio. Esse veículo pode ter diferentes composições, incluindo uma almofada de fibra seca ou uma multicamada de filme. Após a amostra ser adicionada, a reação química ocorre nesse veículo, formando um produto em concentração proporcional àquela da substância a ser mensurada. O veículo é então iluminado com luz difusa e a intensidade da luz refletida por ele é mensurada e comparada com a luz iluminante original ou com a intensidade de luz refletida por uma superfície de referência. Portanto, a fotometria de refletância é análoga à espectrofotometria de absorbância, em que a reação química que ocorre em um veículo resulta em um produto que absorve uma porção da luz incidente. A luz remanescente é refletida, analogamente à transmitância na espectrofotometria de absorbância, e alcança um fotodetector que mensura sua intensidade. A intensidade da luz refletida não está relacionada de maneira linear com a concentração da substância que está sendo produzida. Como resultado, são necessárias fórmulas para converter os valores da refletância em concentrações. Essas fórmulas variam com o tipo de aparelho que estiver sendo utilizado.

Espectrofotometria de absorção atômica

A espectrofotometria de absorção atômica (AA) é utilizada para mensurar a concentração de diversos elementos. As vantagens da AA incluem sua maior sensibilidade (ou seja, pode detectar concentrações menores) e sua capacidade de mensurar concentrações de vários elementos. A AA está geralmente limitada aos laboratórios de toxicologia para propósitos clínicos. Em suas aplicabilidades está incluída a mensuração das concentrações de elementos como chumbo, cobre e selênio em líquidos ou tecidos. Como o nome sugere, a AA envolve a mensuração da absorção de energia por átomos. Essa técnica envolve aquecer a amostra em uma chama quente o bastante para causar a dissociação do elemento em questão de suas ligações químicas e formar átomos neutros, mas não quente o bastante pra que faça com que um número grande de elétrons "pule" para o estado "excitado". Assim, esses átomos estão em um estado de baixa energia (ou seja, fundamentais) e podem absorver luz de um pequeno comprimento de onda que é específico para aquele elemento. Se a luz com esse comprimento de onda for projetada através da chama, a quantidade de luz absorvida será proporcional à concentração do elemento na amostra. Portanto, a mensuração da quantidade de luz absorvida possibilita que a concentração daquele elemento na amostra seja calculada. Colimadores, fotodetectores, medidores e dispositivos de leitura servem para os mesmos propósitos na AA quanto em outros tipos de espectrofotometria.

Fluorimetria

Técnicas fluorimétricas podem ser utilizadas em uma ampla variedade de situações, desde a mensuração da concentração de substâncias até a avaliação do número e de outras características de partículas maiores, incluindo células. Esta seção discute o uso dessa técnica na mensuração da concentração de várias substâncias nos líquidos corporais.

Entre as substâncias que podem ser mensuradas por essas técnicas estão algumas que comumente são mensuradas em exames bioquímicos (p. ex., bilirrubina, ácidos biliares, glicose, cálcio, magnésio e várias enzimas), substâncias relacionadas com a coagulação (p. ex., antitrombina III, heparina e plasminogênio), medicamentos e hormônios. Algumas dessas substâncias são fluorescentes; em outros casos, a mensuração da substância é possível ligando-se outras substâncias fluorescentes à substância de interesse, tanto direta quanto indiretamente, como resultado de uma série de reações químicas.

O princípio básico subjacente ao uso da fluorimetria é o de que certas substâncias, quando expostas à luz de certo comprimento de onda, irão fluorescer. A fluorescência ocorre quando uma substância absorve luz em um comprimento de onda e, em seguida, emite luz em um comprimento de onda maior (ou seja, de menor energia). A capacidade de fluorescer varia com a estrutura química do composto; portanto, nem todos os compostos podem ser prontamente mensurados por fluorimetria.

O *design* básico de um fluorímetro é mostrado na Figura 1.27. Uma variedade de fontes de luz, incluindo vários tipos de lâmpadas e *lasers*, pode ser utilizada. A maioria dos compostos fluorescentes absorve luz entre 300 e 550 nm; portanto, as fontes de luz devem produzir esses comprimentos de onda. O monocromador primário isola a luz em comprimento de onda adequado para produzir fluorescência na substância sendo analisada. Cada composto pode causar melhor fluorescência com ondas de comprimento específico, sendo esses comprimentos de onda conhecidos como espectros de excitação aparente do composto. Desses comprimentos de onda, uma faixa estreita na qual ocorre o pico de fluorescência geralmente é escolhida para ser isolada pelo monocromador primário e, a partir daí, transmitida à cubeta. Quando a luz incide na solução na cubeta, ela produz a fluorescência da substância a ser mensurada. O detector dessa energia fluorescente geralmente é posicionado em um ângulo de 90° em relação ao feixe de luz projetado (ou seja, o feixe excitatório). Essa disposição significa que a luz originária do feixe de luz excitatório continua em frente através da cubeta e não precisa ser tratada com o monocromador secundário ou pelo detector. Pelo fato de a energia fluorescente ser projetada em

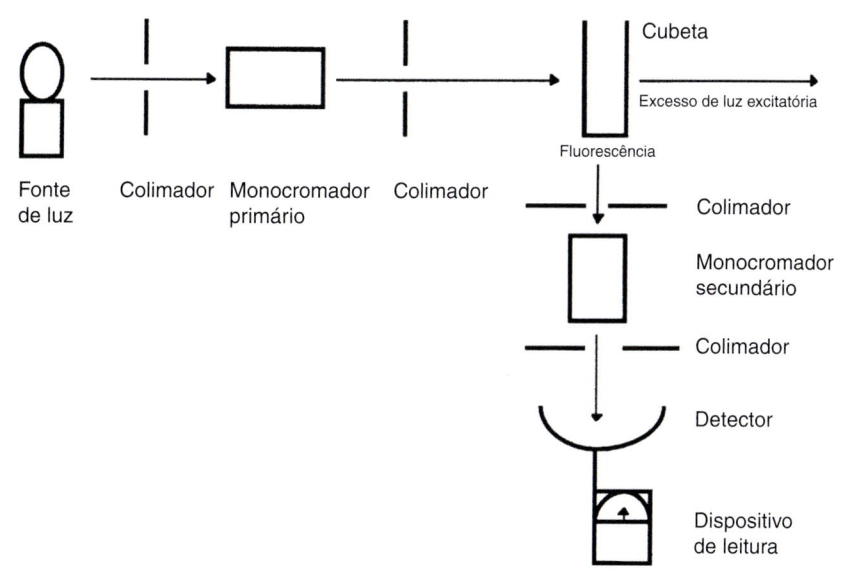

Figura 1.27 *Design* básico de um fluorímetro. As setas representam a luz.

todas as direções, essa energia pode ser mensurada a 90° sem mensurar a energia do feixe de luz excitatório. Alguns fluorímetros incorporados dentro de espectrofotômetros de absorbância mensuram a fluorescência diretamente no caminho da luz excitatória (ou seja, um modelo terminal) pelo fato de ele ser o caminho comum da luz nos espectrofotômetros de absorbância. Nesses casos, devem ser incorporados mecanismos que excluam a luz excitatória que passa através da cubeta.

O monocromador secundário exclui a luz de outras fontes que não sejam da fluorescência e possibilita apenas que estreita faixa de comprimento de onda passe até o fotodetector. Assim como cada composto fluorescente tem um espectro de luz de excitação aparente em que a fluorescência máxima ocorre, cada composto também tem um espectro de emissão, que é o espectro de comprimento de onda no qual se encontra a maioria da energia fluorescente emitida pelo composto. Para desenvolver um ensaio fluorescente, o espectro de emissão do composto de interesse deve ser determinado. Em seguida, é isolada, por meio do monocromador secundário, estreita faixa de comprimento de onda na qual ocorra a máxima emissão. A luz que passa pelo monocromador é coletada pelo fotodetector, mensurada e processada de maneira similar àquela descrita para a espectrofotometria. Várias lentes, fendas e, em alguns casos, dispositivos polarizadores estão incluídos em fluorímetros para auxiliar a direcionar e/ou a polarizar a luz, assim como para reduzir a luz difusa no sistema.

Ampla variedade de modelos de fluorímetros está disponível. Estritamente falando, fluorímetros são instrumentos que podem produzir luz em apenas alguns comprimentos de onda, pois seu monocromador primário é um filtro. Muitos aparelhos que utilizam a fluorimetria têm monocromadores primários que são grades de difração ou prismas. Esses aparelhos podem produzir um espectro de comprimento de ondas de excitação e são conhecidos como espectrofluorímetros. Alguns fluorímetros são projetados para compensar variações da intensidade da fonte de luz e, portanto, diminuir a frequência com a qual a calibração é necessária. Fluorímetros também podem utilizar uma fonte de luz pulsante e mensurar a fluorescência apenas durante os intervalos de tempo nos quais a fonte esteja inativa. Essa técnica, conhecida como fluorimetria de rápida determinação, elimina o efeito da dispersão da luz.

A interferência de outras moléculas é um problema em potencial quando se analisam líquidos biológicos por fluorimetria. Algumas dessas moléculas fluorescem (p. ex., bilirrubina e algumas proteínas), ao ponto que outras dispersam luz (p. ex., proteínas e lipídios). Ao desenvolver ensaios em líquidos biológicos, devem ser feitos ajustes para minimizar os efeitos dessas moléculas.

Apesar de o mecanismo de mensuração das concentrações ser diferente, o procedimento básico para realizar a fluorimetria é similar ao da espectrofotometria de absorbância. São utilizados calibradores para estabelecer uma curva de calibração e utilizam-se "brancos" para descartar quaisquer efeitos que não sejam atribuídos à substância de interesse. Quando as substâncias fluorescentes estiverem em baixas concentrações (p. ex., em uma que resulte em uma absorbância < 2% da luz excitatória), geralmente existirá uma relação linear e direta entre a fluorescência e a concentração. Se a concentração da substância fluorescente for maior (p. ex., > 2% da luz excitatória sendo absorvida), a relação entre a fluorescência e a concentração pode não ser linear.

Técnicas de dispersão da luz

Técnicas de dispersão da luz podem ser utilizadas para mensurar a concentração de moléculas maiores nos líquidos. Quando se projeta luz através de uma solução contendo moléculas grandes, tais como imunoglobulinas, outras proteínas grandes, complexos antígeno-anticorpo e alguns fármacos, essas moléculas fazem com que a luz disperse em todas as direções. Portanto, essas técnicas são potencialmente úteis na mensuração da concentração dessas substâncias. Na dispersão da luz, o comprimento de onda da luz sendo dispersa é o mesmo da luz que está sendo projetada na solução. Pela avaliação do grau de dispersão da luz, a concentração da substância de interesse pode ser mensurada. Duas técnicas, a turbidimetria e a nefelometria, utilizam os princípios de dispersão da luz para fazer tais mensurações.

Na turbidimetria mensura-se a diminuição da intensidade do feixe de luz que passa através de uma solução turva. A intensidade da luz diminui, pois uma porção dela está sendo dispersa pelas grandes moléculas de interesse. Uma turbidimetria básica está esquematizada na Figura 1.28. Na turbidimetria, os raios de luz são projetados através de uma cubeta contendo a substância de interesse em solução e a intensidade da luz que deixa a solução (ou seja, a luz transmitida) é mensurada em uma linha reta

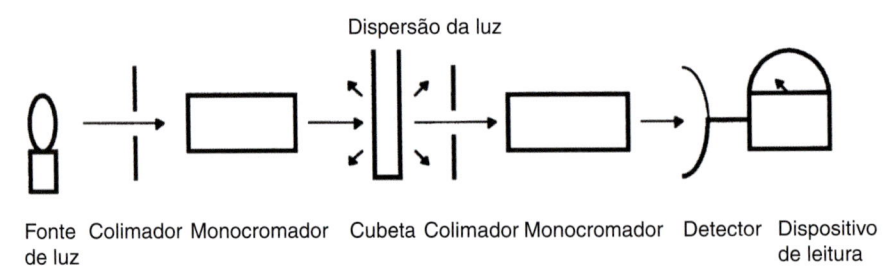

Dispersão da luz

Fonte Colimador Monocromador   Cubeta Colimador Monocromador   Detector   Dispositivo
de luz   de leitura

Figura 1.28 Turbidímetro básico. As setas representam a luz.

a partir da luz transmitida. A diminuição na intensidade da luz transmitida é proporcional à concentração da substância. Portanto, a turbidimetria em princípio é similar à espectrofotometria de absorbância.

Na nefelometria, um feixe de luz também é projetado através de uma solução contendo a substância de interesse, mas o fotodetector é colocado em um ângulo de 90° em relação à cubeta (Figura 1.29). Adicionalmente, é mensurada a luz dispersa em vez da luz transmitida. A intensidade da luz dispersa é proporcional à concentração da substância. Portanto, a nefelometria é análoga à fluorimetria em termos de configuração do caminho da luz. Se uma solução não for visivelmente turva, a nefelometria é a técnica apropriada, mais do que a turbidimetria.

Existe uma relação direta entre a concentração de moléculas dispersoras de luz e o grau de luz dispersada e também entre os tamanhos das moléculas dispersoras de luz e o grau de luz dispersada. Quando se realizam técnicas de dispersão da luz, deve-se considerar o tamanho da molécula que está sendo mensurada, pois partículas maiores (p. ex., imunoglobulinas M, quilomícrons e complexos antígeno-anticorpo) causam distribuição assimétrica da luz dispersa. Em alguns casos, a posição do fotodetector deve ser alterada para se ajustar a isso. Moléculas e partículas grandes, além daquelas de interesse, também podem interferir nas técnicas de dispersão da luz.

Nas técnicas de dispersão da luz, os procedimentos analíticos são similares aos da espectrofotometria de absorbância. São utilizados calibradores para estabelecer curvas de calibração e utilizam-se "brancos" para descartar quaisquer efeitos de reagentes e de outras moléculas dispersoras de luz.

Técnicas eletroquímicas

Uma variedade de técnicas eletroquímicas é utilizada da bioquímica clínica e é geralmente mais aplicada na mensuração de eletrólitos de *status* ácido-básico. Isso inclui eletrólitos como sódio (Na^+), potássio (K^+), cloro (Cl^-), cálcio ionizado (Ca^{+2}), pH (H^+) e a pressão parcial de oxigênio (PO_2) e de dióxido de carbono (PCO_2) no sangue total. Essas técnicas também podem ser utilizadas para mensurar outras substâncias, no caso de alguma reação química empregada no ensaio resultar na produção ou no consumo de um íon. Por exemplo, tais reações existem para a determinação da concentração de glicose, ureia e creatinina. As técnicas eletroquímicas básicas e os exemplos de suas aplicações estão descritos nesta seção. Os métodos eletroquímicos são aplicados por meio de ampla variedade de eletrodos e configurações de aparelhos. Nos últimos anos, vários sistemas eletroquímicos têm tido sua complexidade, custo e aplicações reduzidos. Esses sistemas tornaram a análise de gases sanguíneos, de eletrólitos e de capacidades bioquímicas específicas nos estabelecimentos veterinários acessível e prática. Alguns desses dispositivos utilizam cartuchos microfabricados descartáveis, em que as mensurações são feitas no sangue total. Outros sistemas utilizam pequenos volumes de sangue injetados em uma porta que conduz o fluxo de amostras por meio de líquidos dentro do analisador. Independentemente do modelo, esses aparelhos geralmente combinam potenciometria, amperimetria e condutimetria para fornecer os painéis eletrolíticos e ácido-básico, conforme descrito a seguir.

Potenciometria

A potenciometria é comumente utilizada para a mensuração do pH (ou seja, a concentração do íon hidrogênio), pressões parciais de dióxido de carbono e oxigênio e concentrações de eletrólitos no sangue total ou no soro. Na potenciometria, o potencial elétrico entre dois eletrodos é mensurado, produzindo assim um valor que pode ser utilizado para calcular a concentração de vários eletrólitos.

A potenciometria envolve o desenvolvimento e a mensuração da diferença de potencial entre dois eletrodos. Essa técnica é utilizada para mensurar concentrações de eletrólitos, utilizando eletrodos de membrana seletiva a íons, também conhecidos como eletrodos íon-seletivos (EIS). Essa técnica é utilizada para mensurar a concentração de íons no sangue total, soro, plasma e, ocasionalmente, em outros líquidos corporais. O EIS é o eletrodo variável imerso na amostra de interesse para mensuração; ver Figura 1.30. O EIS tem uma barreira ou membrana que isola

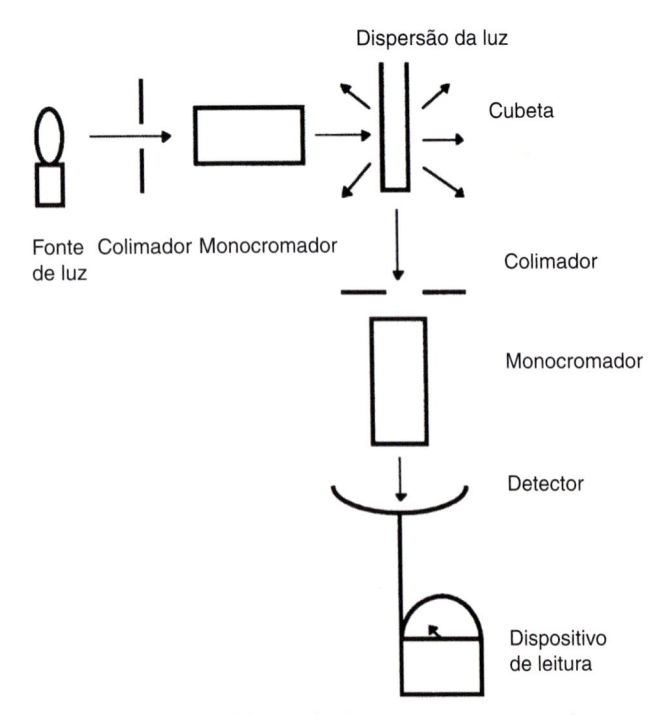

Dispersão da luz

Cubeta

Fonte Colimador Monocromador   Colimador

Monocromador

Detector

Dispositivo
de leitura

Figura 1.29 Nefelômetro básico. As setas representam a luz.

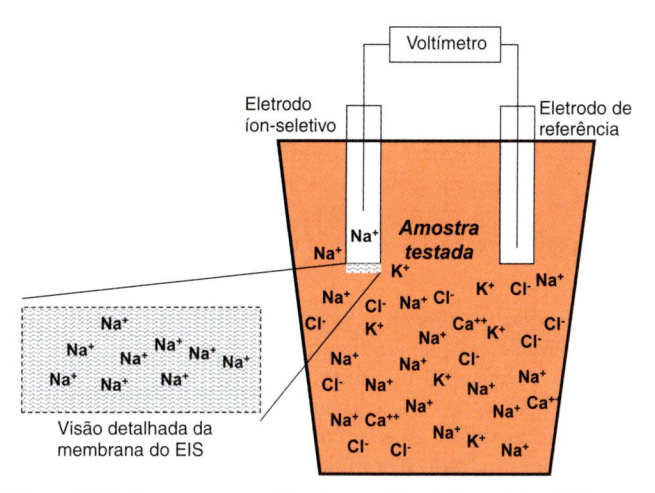

Figura 1.30 Desenho esquemático de um eletrodo íon-seletivo (EIS) para a mensuração potenciométrica; ver texto para uma explicação adicional. Existe um eletrodo de referência, quimicamente saturado, que tem um potencial fixo. A amostra teste contém diferentes concentrações de vários íons. O EIS possibilita, de maneira seletiva, o movimento do íon de interesse (p. ex., Na^+) para dentro ou através da membrana, resultando em diferença de potencial entre os dois eletrodos (*detalhe ampliado*). A diferença de potencial é proporcional à concentração da substância específica que está sendo mensurada.

o eletrodo interno do líquido corporal. É permitido apenas que o íon específico, que está sendo mensurado, cruze ou interaja com a membrana, levando ao acúmulo de carga no eletrodo interno. Em equilíbrio, o potencial no EIS irá variar dependendo da concentração da interação iônica na amostra. O segundo eletrodo é um eletrodo de referência que tem um potencial fixo e constante. O princípio básico é o de que o contato da membrana íon-seletiva com o líquido corporal analisado resulta em uma passagem ou interação do íon específico com a membrana EIS, levando ao desenvolvimento de uma diferença de potencial em relação ao eletrodo de referência. Um voltímetro sensível é utilizado para mensurar a diferença de potencial quando o EIS

alcançar o equilíbrio com a amostra. A diferença de potencial que se desenvolve ocorre devido à mensuração da atividade do íon analisado. Esse valor é utilizado para calcular a concentração do íon na amostra. O sistema do EIS é calibrado com uma solução contendo concentração conhecida do íon de interesse.

Os EIS são a tecnologia central na maioria ou em todos os analisadores de gases sanguíneos modernos, incluindo aqueles para a utilização na rotina. Os modelos e materiais utilizados na produção desses eletrodos variam consideravelmente. Um componente importante de cada eletrodo é a membrana, que é seletiva para o íon que o eletrodo mensura. A membrana pode ser composta por um vidro fino especialmente formulado para possibilitar a difusão de um íon específico; utiliza-se vidro no EIS para a mensuração de pH e de Na^+. Um segundo tipo de membrana envolve uma troca bioquímica de íons insolúveis em água ligados a uma matriz da membrana. Esse tipo de eletrodo pode ser utilizado para mensurar K^+, NH_4^+ e Ca^{2+}. Existem ainda eletrodos sólidos que consistem em um único cristal de algum material íon-seletivo ou embebido em sal e com membrana de matriz inerte. Esse tipo de eletrodo é geralmente utilizado para mensurar cloro (Cl^-).

A pressão parcial de dióxido de carbono (PCO_2) no sangue também é mensurada por potenciometria. Esse método é utilizado em hemogasômetros. Pelo fato de o CO_2 não ser um íon, o eletrodo de CO_2 é desenvolvido para produzir um íon proporcional ao CO_2 no sangue. O modelo de tal eletrodo é mostrado na Figura 1.31 como um eletrodo de pH modificado. Nesse eletrodo, uma câmara contendo uma solução de bicarbonato de sódio é separada da amostra sanguínea por uma fina membrana. O CO_2 difunde-se através da membrana para dentro da solução de bicarbonato de sódio, ocorrendo a seguinte reação química:

$$CO_2 + H_2O \rightarrow H_2CO_3$$

$$H_2CO_3 \rightarrow H^+ + HCO_3^-$$

A quantidade de CO_2 que se difunde através da membrana afeta a concentração de H^+ na solução de bicarbonato de sódio

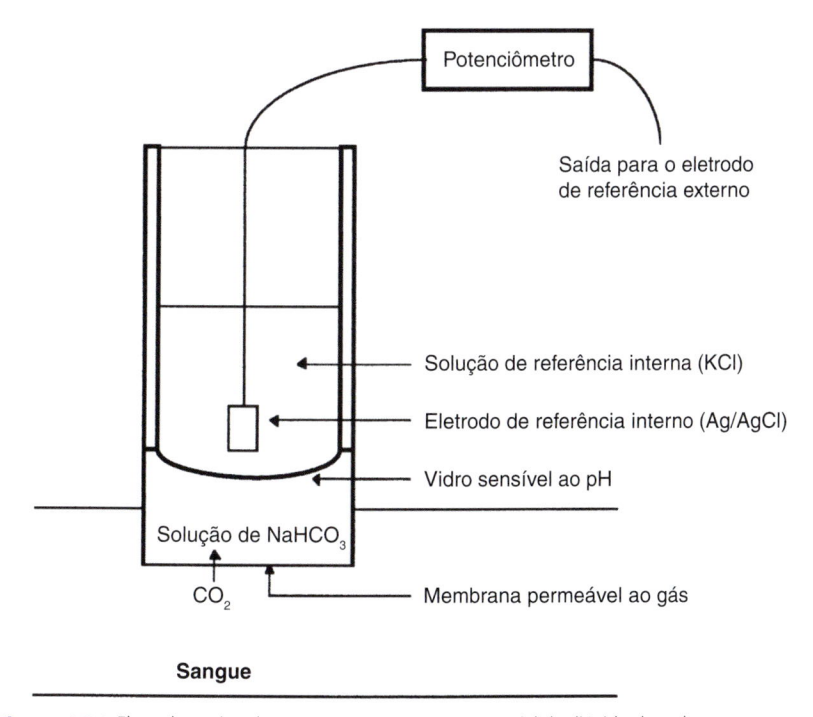

Figura 1.31 Eletrodo projetado para mensurar a pressão parcial de dióxido de carbono no sangue.

em proporção direta à PCO_2. O restante desse eletrodo é um sensor de pH que detecta a mudança na concentração de H^+ na solução de bicarbonato de sódio. Essas variações alteram o potencial elétrico desse eletrodo e, assim, o aparelho calcula a PCO_2 a partir delas.

Amperimetria

A amperimetria é uma técnica que mensura a corrente elétrica que passa entre dois eletrodos em uma célula bioquímica enquanto uma voltagem constante é aplicada. Isso a diferencia da técnica da potenciometria, na qual não existe uma corrente elétrica e nenhuma voltagem é aplicada. A aplicação mais comum da amperimetria na bioquímica clínica é a mensuração eletroquímica da pressão parcial de oxigênio (PO_2) no sangue.

É mais fácil entender a técnica considerando o funcionamento dessa célula eletroquímica. Um eletrodo típico de PO_2 está esquematizado na Figura 1.32. Um potencial elétrico de –0,65 V é aplicado a esse eletrodo e quase nenhuma corrente passa por ele se não houver oxigênio presente. Quando esse eletrodo é submerso em sangue, o O_2 do sangue difunde-se através da membrana permeável a O_2 e entra em contato com a ponta do eletrodo de platina. A partir daí, o O_2 é reduzido pela reação:

$$O_2 + 2\ H_2O + 4\ \text{elétrons} \rightarrow 4\ OH^-$$

Esse processo consome elétrons e, portanto, produz uma corrente elétrica sob essas condições. Um amperímetro é utilizado para mensurar essa corrente, cuja unidade de medida é o ampere. A quantidade de corrente produzida é proporcional à PO_2 no sangue. Soluções de calibração são utilizadas para relacionar a amperagem com o valor desconhecido da PO_2.

Coulometria e condutimetria

Coulometria e condutimetria são outros dois métodos eletroquímicos que ocasionalmente são utilizados para mensurar a concentração de substâncias. A coulometria envolve a mensuração da quantidade de energia elétrica que passa entre dois eletrodos em uma célula eletroquímica. Essa corrente elétrica é produzida por reações químicas que ocorrem na superfície de cada um dos dois eletrodos, resultando em perda ou ganho de elétrons.

A quantidade de corrente elétrica produzida é diretamente proporcional à concentração da substância sendo mensurada. Essa substância é consumida em um processo do tipo que utiliza elétrons ou que produz elétrons. Diferentemente da potenciometria, mensura-se a corrente real em vez do potencial entre os dois eletrodos e, diferentemente da amperimetria, não é aplicada uma voltagem externa ao sistema. Esse método tem sido empregado na mensuração das concentrações séricas de cloro.

A condutimetria envolve a mensuração da capacidade do líquido em conduzir uma corrente elétrica entre dois eletrodos quando se aplica uma voltagem na amostra dentro do sistema. Essa propriedade, que é conhecida como condutância eletrolítica, ocorre pelo movimento dos íons no líquido. A condutividade de um líquido aquoso depende da concentração e da força iônica dos eletrólitos presente no líquido: quanto maior a concentração de eletrólitos, maior a condutividade. A condutimetria pode ser utilizada para mensurar a produção de íons de uma reação química. Portanto, é possível mensurar a concentração de uma substância em um líquido se for utilizada uma reação química que produza um número de íons proporcionais à substância de interesse. O aumento da condutividade resultante da produção desses íons será proporcional à concentração original da substância que está sendo mensurada. Em alguns sistemas, também é possível mensurar o hematócrito por condutimetria. A fração plasmática prontamente conduz a corrente, enquanto a massa celular age como isolante, impedindo a corrente. À medida que o hematócrito aumenta, a capacidade da amostra em conduzir a corrente diminui. Essa mensuração pode ser calibrada. Os elementos de cálculo da concentração de eletrólitos são simultaneamente mensurados na mesma amostra.

Osmometria

A osmometria abrange a mensuração da concentração de partículas em um líquido. A significância clínica dessas concentrações, que são descritas como osmolalidade (partículas por quilograma de solvente [osmol/kg]) ou osmolaridade (partículas por litro de solvente [osmol/ℓ]), será discutida no Capítulo 25. Para entender a osmometria, devem-se entender as mudanças que ocorrem em uma solução quando a concentração de partículas (ou seja, de soluto) dissolvida no líquido (ou seja, em

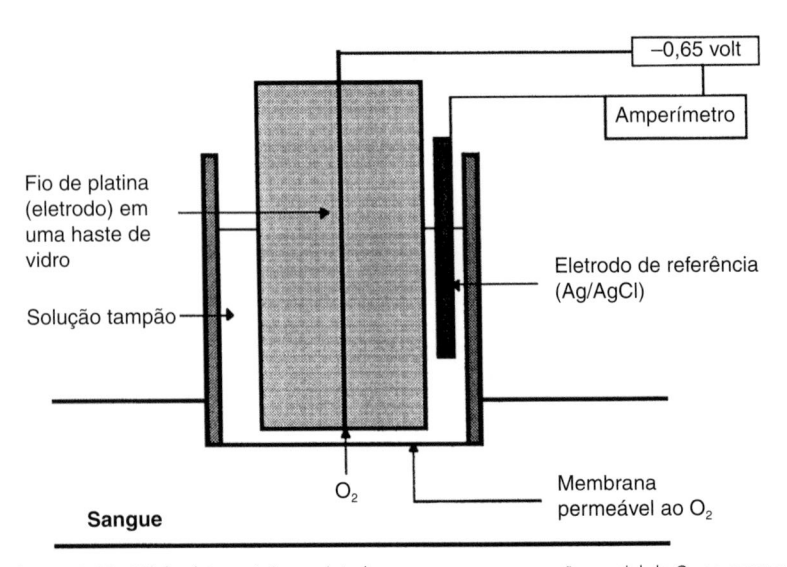

Figura 1.32 Célula eletroquímica projetada para mensurar a pressão parcial de O_2 no sangue.

solvente) aumenta. Essas alterações, conhecidas como propriedades coligativas, são a elevação da pressão osmótica, a diminuição da pressão de vapor, a elevação do ponto de ebulição (por causa da diminuição da pressão de vapor) e a diminuição do ponto de congelamento. Qualquer uma dessas propriedades pode ser utilizada para mensurar a osmolalidade ou a osmolaridade. Entre elas, a redução do ponto de congelamento e a diminuição da pressão de vapor são realmente utilizadas para fazer essas mensurações.

A técnica de redução do ponto de congelamento é a mais frequentemente utilizada. Como o nome sugere, esse tipo de osmômetro mensura o ponto de congelamento de uma solução por meio de etapas que envolvem congelamento, descongelamento e, novamente, congelamento. Esse processo é monitorado por um termistor, que mensura a temperatura e determina o ponto de congelamento por meio da determinação da temperatura no ponto de equilíbrio entre o congelamento e o descongelamento. A osmolalidade ou osmolaridade do líquido é então determinada comparando essa temperatura com a de vários líquidos de calibração que tenham a osmolaridade ou a osmolalidade conhecidas.

Os osmômetros de pressão de vapor são utilizados com menor frequência. Esses instrumentos mensuram a osmolalidade de um líquido por meio da determinação do ponto de condensação (ou seja, a temperatura do ponto de equilíbrio entre a vaporização e a condensação) desse líquido. O ponto de condensação é um indicador da pressão de vapor: quanto maior a osmolalidade ou a osmolaridade de um líquido, menor é o seu ponto de condensação. Em geral, os osmômetros de pressão de vapor não são considerados tão precisos quanto os osmômetros de ponto de congelamento. Adicionalmente, substâncias voláteis, como o etanol, não são detectadas por osmômetros de pressão de vapor, ao passo que são detectados pela técnica de redução do ponto de congelamento.

Eletroforese de proteínas

A eletroforese é uma técnica analítica baseada no movimento de partículas com carga através de uma solução sob a influência de um campo elétrico. Na bioquímica clínica, técnicas eletroforéticas são utilizadas mais frequentemente para separar e analisar proteínas séricas. Quando o soro é colocado sobre ou dentro de matriz que possibilite a migração dessas proteínas e que possa carrear carga elétrica, essas proteínas movem-se por esse material da mesma maneira que outras partículas carregadas o fazem. O movimento das proteínas por meio de tal substância depende da carga total de moléculas proteicas, do tamanho e da forma da molécula proteica, da força do campo elétrico aplicado, do tipo de matriz e da temperatura. Em determinada aplicação de eletroforese, os três últimos itens são mantidos constantes. Portanto, a migração das moléculas proteicas depende da carga total e do tamanho e da forma das moléculas. Como resultado, diferentes proteínas séricas migram em diferentes taxas e, possivelmente, em diferentes direções na matriz.

Uma câmara de eletroforese simples é demonstrada na Figura 1.33. Pequenas quantidades de soro são colocadas em áreas específicas sobre a superfície da matriz e em pequenas depressões feitas em uma terminação. As matrizes frequentemente utilizadas incluem gel de agarose e acetato de celulose. O gel de amido é menos utilizado em aplicações clínicas. O gel de poliacrilamida também pode ser utilizado para a eletroforese de proteínas, sendo que ele separa um número maior de frações proteicas séricas em relação às outras matrizes. A eletroforese em poliacrilamida realmente produz informações interessantes, mas a aplicação clínica dessas informações em medicina veterinária não é compreendida. As matrizes mais comuns geralmente estão sob a forma de folhas ou lâminas e tanto podem ter um tampão incorporado durante sua produção quanto podem ser embebidas em solução tampão antes do uso. O tampão determina o pH no qual no processo ocorre e o pH determina o tipo de carga e a carga total de cada tipo de molécula proteica. Ambas as extremidades da matriz estão em contato com a solução tampão em um compartimento adjacente. No entanto, essas soluções tampão não estão em contato uma com a outra, nem com a solução tampão no compartimento central. A corrente elétrica é aplicada ao sistema por eletrodos colocados dentro de cada um desses compartimentos. Um cátodo carregado negativamente é colocado no compartimento em uma extremidade e um ânodo carregado positivamente é colocado em um compartimento na outra extremidade. A amostra de soro geralmente é colocada próxima ao cátodo, pelo fato de a maioria das proteínas ser carregada negativamente e migrar em direção ao ânodo. Quando uma corrente elétrica é aplicada ao sistema, as proteínas migram em direção tanto do ânodo quanto do cátodo, dependendo de se elas sejam carregadas negativamente (ou seja, em direção ao ânodo) ou positivamente (ou seja, em direção ao cátodo). Conforme descrito, a taxa dessa migração depende tanto da carga total da molécula quanto do seu tamanho e sua forma e, pelo fato de esses fatores variarem de acordo com o tipo de proteína, conclui-se que proteínas diferentes migram em taxas diferentes. Caso seja possível que essa migração ocorra por um período determinado, várias frações proteicas são isoladas ao longo de uma linha reta na matriz.

Uma distribuição típica das frações de proteínas séricas em uma folha da substância de suporte é mostrada na Figura 1.34.

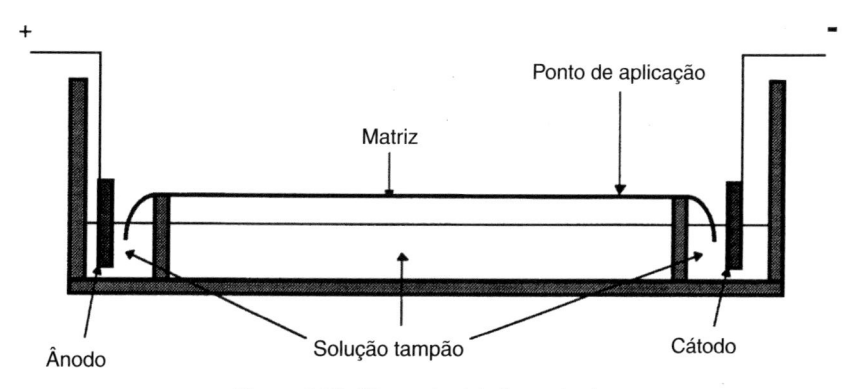

Figura 1.33 Câmara de eletroforese simples.

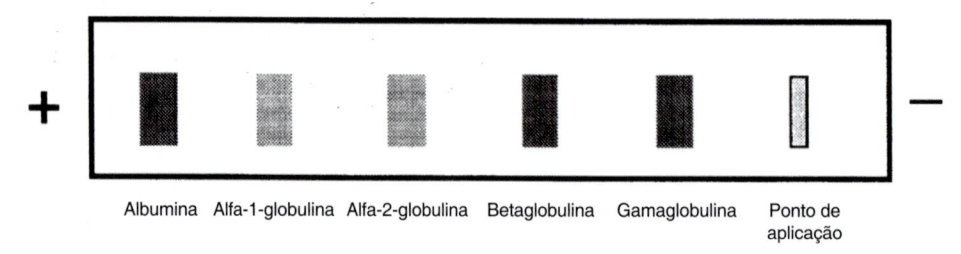

Albumina Alfa-1-globulina Alfa-2-globulina Betaglobulina Gamaglobulina Ponto de aplicação

Figura 1.34 Fracionamento eletroforético típico de proteínas séricas em uma folha de matriz. O tipo e o número de frações realmente separadas dependem do tipo de técnica de eletroforese e da espécie da qual o soro foi coletado.

A albumina é a menor das proteínas séricas e apresenta a maior carga negativa total em relação ao seu tamanho. Portanto, a albumina migra mais rápido do que as outras proteínas e avança mais em direção ao ânodo durante o tempo concedido ao fracionamento. As globulinas são maiores do que a albumina e, portanto, não migram tanto em direção ao ânodo. As distâncias relativas de migração das globulinas dependem da relação do seu tamanho com sua carga negativa total. As gamaglobulinas têm a menor carga negativa total em relação ao seu tamanho e, portanto, migram a distância mais curta em direção ao ânodo. Em algumas técnicas, o ponto de aplicação pode coincidir com a região da gamaglobulina, com algumas gamaglobulinas podendo migrar para o lado do cátodo a partir desse ponto. O número de frações separadas depende da técnica de eletroforese utilizada e da espécie que está sendo analisada. (Essas separações são discutidas em maiores detalhes no Capítulo 30.)

Estando completo o fracionamento eletroforético, as frações proteicas geralmente são identificadas e quantificadas. Corar essas frações geralmente auxilia no processo. Vários tipos de corantes que coram proteínas podem ser utilizados, incluindo negro de amida, azul de bromofenol, azul brilhante de Coomassie, nigrosina e Ponceau. Após corar, é possível, com experiência, identificar visualmente as várias frações de proteínas em função de sua ordem de migração. O exame visual algumas vezes também revela quantidades aparentemente aumentadas de algumas frações proteicas. Essa quantificação é mais facilmente avaliada utilizando-se um densímetro para digitalizar o padrão de proteínas e calcular as quantidades percentuais e absolutas de cada fração proteica. O densímetro mensura a quantidade de proteína em cada fração projetando luz através dessas frações à medida que elas são manualmente movimentadas sobre a fonte de luz. Um fotodetector determina a largura e a densidade de cada fração. Os resultados são expostos como um traçado densimétrico, que é conhecido mais comumente como padrão eletroforético ou eletroforetograma, conforme mostrado na Figura 1.35, e também como valores percentuais e absolutos para cada fração

proteica. O valor absoluto de cada fração é calculado pelo microprocessador do aparelho utilizando a concentração total de proteínas, a qual é adicionada pelo operador, sendo a porcentagem de cada fração determinada pelo densímetro por meio do seguinte cálculo:

$$\text{Concentração absoluta de cada fração} = \frac{\text{Porcentagem de cada fração} \times \text{Proteínas séricas totais}}{100}$$

A maioria dos densímetros identifica automaticamente cada fração, assim como os limites entre essas frações. O operador pode e deve alterar esses limites em alguns casos.

Uma vez que as quantidades absolutas de várias frações sejam determinadas, elas podem ser comparadas com os intervalos de referência conhecidos para a espécie e quaisquer anormalidades podem ser identificadas. O uso de tais dados na bioquímica clínica das proteínas será discutido no Capítulo 30.

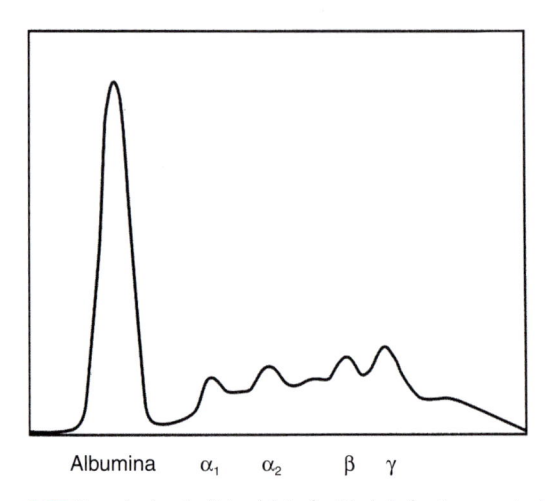

Albumina α_1 α_2 β γ

Figura 1.35 Traçado densimétrico (eletroforético) do fracionamento das proteínas do soro por eletroforese.

2

Coleta e Processamento da Amostra e Análise das Opções de Serviços Laboratoriais

Glade Weiser

Loveland, CO, USA

No capítulo anterior, foi revista a tecnologia laboratorial. No entanto, para aproveitar essa tecnologia e sua capacidade para o diagnóstico clínico, as amostras para os respectivos procedimentos devem ser coletadas e preparadas adequadamente. Em particular, o uso da microscopia clínica para avaliação do sangue e citologia tem crescido nos últimos 30 anos. A melhora na técnica para a preparação da amostra para avaliação microscópica seria consideravelmente benéfica, e é a ênfase desse capítulo.

O veterinário deve fazer escolhas quanto aos diagnósticos laboratoriais a partir de uma vasta gama de opções de serviços centralizados e/ou internos no próprio estabelecimento. Apesar de existirem crescimento e melhoramento contínuos na aparelhagem diagnóstica para uso particular, esses recursos não são adequados a todos os estabelecimentos. As escolhas podem ser influenciadas por vários fatores. Os mais importantes incluem o tipo de atividade (p. ex., atendimento em geral, ambulatório clínico, instalações para emergências, centro de especialidades), localização geográfica, experiência dos funcionários e auxiliares e tipo de atividade dos indivíduos envolvidos. Este capítulo apresenta recomendações para o correto processamento da amostra e de diretrizes para a seleção mais apropriada entre as opções de diagnóstico laboratorial.

Coleta e processamento da amostra de sangue

Para qualquer teste diagnóstico, independente da técnica ou do laboratório utilizado, a obtenção de resultados confiáveis inicia-se com a coleta e o manuseio adequados da amostra. A coleta, o processamento, a análise e a interpretação da amostra devem ser realizados adequadamente em uma série de eventos sequenciais para que o resultado diagnóstico tenha seu valor pretendido. Por exemplo, até mesmo o teste mais confiável, realizado no estabelecimento mais confiável e interpretado pelo diagnosticador mais habilidoso, não consegue superar o erro causado pelo uso de técnica inapropriada para a coleta ou para o manuseio da amostra. Essa seção fornece diretrizes para a coleta e o manuseio da amostra que irão garantir que a sequência inicial de eventos seja realizada adequadamente.

Recipientes para a coleta de amostras

Uma variedade de tubos comercialmente disponíveis é utilizada para a coleta de sangue. Esses tubos contêm o anticoagulante apropriado para os vários tipos de procedimentos diagnósticos e vácuo para a obtenção de um volume adequado de sangue. Esses tubos são comumente conhecidos como tubos Vacutainer™ (após o registro da marca pela Becton-Dickinson). Os tubos

a vácuo comumente utilizados são descritos utilizando-se a ordem aproximada de sua frequência de uso. Geralmente, os tubos são referidos pela cor de sua tampa, que é utilizada para identificar o tipo de sistema anticoagulante contido no tubo (Figura 2.1).

Tubo de tampa vermelha ou para coleta de soro

O tubo de tampa vermelha ou para coleta de soro não contém anticoagulante. O sangue que é colocado nesse tubo é deixado em repouso até coagular para que, assim, possa ser coletado o soro. Esse tubo é utilizado na coleta de soro para análises bioquímicas comuns, tais como os testes utilizados para a criação de um perfil bioquímico.

Tubo de tampa lilás/roxa

O tubo de tampa lilás/roxa contém o anticoagulante ácido etilenodiaminotetracético (EDTA). Esse tubo é utilizado na coleta

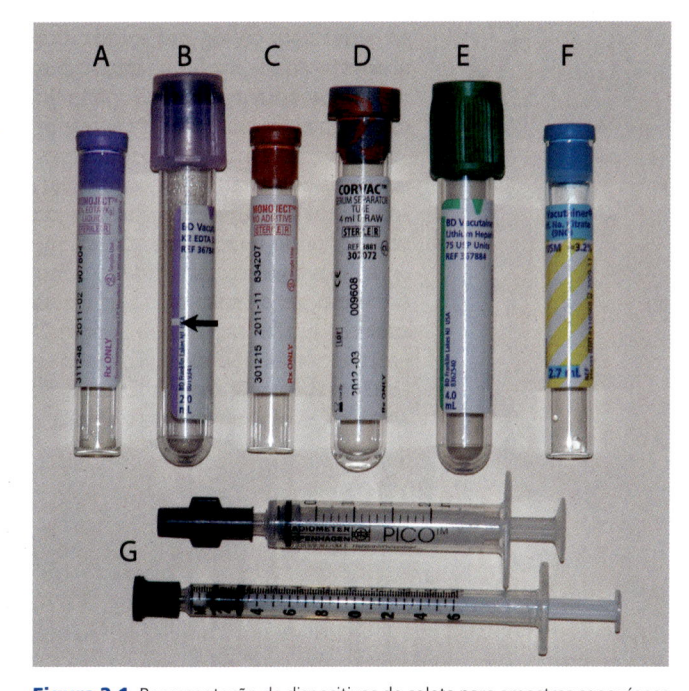

Figura 2.1 Representação de dispositivos de coleta para amostras sanguíneas submetidas a testes diagnósticos. **A.** Tubo de vidro de tampa lilás, para 3 mℓ, contendo EDTA-K3. **B.** Tubo de plástico de tampa lilás, para 2 mℓ, contendo EDTA-K2, observe uma linha branca sutil de preenchimento indicada pela seta. **C.** Tubo de tampa vermelha sem anticoagulante. **D.** Tubo de separação de soro. **E.** Tubo de tampa verde com heparina lítica. **F.** Tubo de tampa azul com citrato. **G.** Exemplo de seringas balanceadas contendo heparina, com tampas, para coleta de material para testes diagnósticos eletroquímicos.

de sangue para determinações hematológicas. O EDTA provoca a preservação mais consistente do volume celular e das características morfológicas em esfregaços sanguíneos corados. O sal líquido tripotássio (K3) é a apresentação mais comumente utilizada do EDTA. Uma formulação mais nova é o dipotássio (K2), que é pulverizado seco em tubos plásticos. Os tubos são maiores e têm uma linha visível do preenchimento recomendado. Qualquer uma dessas formulações é adequada para o uso na preservação do volume celular quando a mensuração for realizada em analisadores hematológicos automáticos. Os tubos plásticos contendo K2 podem ser mais indulgentes ou preenchidos abaixo do indicado. Especula-se que os tubos plásticos contendo K2 eventualmente tornarão obsoletos os tubos de vidro contendo K3 líquido. Apresentações em pó não são recomendadas devido à demora e à inconsistência ao se homogeneizar com o sangue adicionado ao tubo.

Tubo de tampa verde ou com heparina

O tubo de tampa verde contém heparina lítica. Esse anticoagulante é utilizado para alguns testes bioquímicos especiais, particularmente aqueles que necessitam de uma alíquota de sangue total para sua determinação e que podem ser influenciados pela presença de outros anticoagulantes químicos.

Para alguns sistemas internos também é recomendado o uso de heparina lítica em todas as determinações bioquímicas mais comuns. A vantagem é a de não ser necessário aguardar que a coagulação se complete para obter o soro. O plasma pode ser separado imediatamente para testes, sendo que os resultados da maioria das substâncias analisadas são equivalentes no soro e no plasma. Existem duas exceções. O valor da proteína total será levemente maior no plasma, pois ele inclui o fibrinogênio. O potássio é, em média, 0,5 mmol/ℓ maior no soro por causa de sua liberação pelas plaquetas durante a coagulação.

A heparina lítica também é utilizada para determinações eletroquímicas. Um erro comum de manejo é a heparinização excessiva inerente à adição manual de heparina às seringas de coleta. Os vários sais de heparina irão provocar erros à maioria das mensurações eletroquímicas, incluindo gases sanguíneos, eletrólitos e hematócritos por condutimetria. Vários analisadores eletroquímicos de eletrólitos e de *status* ácido-básico para uso em clínicas estão disponíveis. É altamente recomendado que sejam utilizadas seringas especiais para coleta contendo heparina "balanceada" ou "saturada". Elas são produzidas para conter a quantidade mínima de heparina. A heparina também tem a capacidade de se ligar fracamente ao cálcio e de causar falsa mensuração de baixo cálcio ionizado. A heparina balanceada é uma formulação que apresenta os locais de ligação já saturados com cálcio; dessa maneira, a ligação com o cálcio da amostra do paciente não ocorre. O uso dessas seringas minimizará erros no manejo da amostra para mensurações eletroquímicas.

Tubo de tampa azul ou com citrato

O tubo de tampa azul contém citrato de sódio. Ele é utilizado para determinações bioquímicas de coagulação.

Tubo de separação de soro

O tubo de separação de soro é uma variação do tubo de tampa vermelha, não contendo anticoagulante. A tampa é vermelha com um marmoreado preto. O tubo contém um gel que separa a fração correspondente ao volume globular do soro quando submetido à centrifugação. É conveniente para uso em situações em que se desejam a centrifugação no local da coleta e o transporte até o laboratório sem a necessidade de transferir o soro para um tubo separado. O gel separa fisicamente as células do soro, prevenindo, dessa maneira, a ocorrência do metabolismo da substância analisada na interface célula/líquido.

Tubo de tampa cinza com fluoreto

O tubo de tampa cinza contém fluoreto de sódio. No entanto, o fluoreto não é um anticoagulante. Em vez disso, ele inibe as enzimas da via glicolítica e evita que as hemácias (eritrócitos) metabolizem a glicose enquanto o sangue total é transportado ao laboratório. Não é utilizado rotineiramente.

Microtubos

Tubos com volumes muito pequenos estão disponíveis para usos especiais, tais como para animais de laboratório muito pequenos. Eles podem variar de 0,25 a 1 mℓ. Devem ser evitados na prática veterinária em geral devido ao potencial erro no manejo da amostra. Por exemplo, é muito difícil conseguir a homogeneização adequada do sangue em um tubo de 0,5 mℓ com EDTA, pelo fato de a tensão superficial existente em um tubo ser muito pequena.

Dicas para o preenchimento dos tubos a vácuo

Alguns hábitos simples devem ser desenvolvidos para preencher os tubos adequadamente:

1. A razão entre o sangue e o volume do anticoagulante é importante na hematologia e em testes bioquímicos de coagulação; portanto, um tubo com anticoagulante deve ser preenchido até o volume especificado. A quantidade de vácuo dentro do tubo facilita isso, mas o operador deve verificar para garantir que isso ocorreu consistentemente.

2. As recomendações quanto à ordem de preenchimento dos tubos após a punção venosa variam. Elas são diferentes em animais em relação à configuração utilizada em seres humanos devido às diferenças na coleta. Quando coletar sangue para vários procedimentos diagnósticos, preencha inicialmente o(s) tubo(s) contendo anticoagulante e por último o tubo sem anticoagulante. A combinação mais comum de tubos utilizada é um tubo com EDTA e um para coagulação/soro. O tubo contendo EDTA deve ser preenchido primeiro para que a agregação plaquetária e a formação de coágulos sejam minimizadas. Isso não é importante no tubo sem anticoagulante, pois se espera que o sangue coagule no tubo. Esse fato é diferente da recomendação para seres humanos. Quando se preenche primeiro o tubo com EDTA, existe o potencial de contaminar o sangue restante na seringa com EDTA. Isso pode alterar, de maneira grave, algumas mensurações bioquímicas, como cálcio e potássio. Portanto, é essencial evitar o fluxo sanguíneo do tubo para a agulha ou a seringa conectada quando se preenche um tubo com EDTA.

3. Tubos a vácuo devem ser preenchidos utilizando-se força positiva mínima, pois a passagem forçada do sangue através da agulha pode causar hemólise, o que, por sua vez, pode provocar erros nas mensurações bioquímicas. Agulhas com calibre pequeno têm maior probabilidade de causar hemólise. Em particular, o uso de agulhas 25 G, defendido por alguns, deveria ser evitado pelo inerente fato de a coleta ser mais lenta e da hemólise na transferência para o tubo. Uma agulha de 18 a 20 G é mais adequada para a maioria dos procedimentos de coleta.

4. É importante que punções venosas assépticas sejam realizadas sem contaminação tecidual. Essa contaminação pode resultar em indesejável agregação plaquetária e coagulação das amostras coletadas utilizando-se anticoagulantes (Figura 2.2). Em virtude disso, escolha um local para a punção venosa (p. ex., a veia jugular) que provavelmente possibilitará a obtenção de volumes adequados de sangue necessários para os testes diagnósticos solicitados para determinado paciente.
5. Selecione o local de punção venosa que possibilitará, facilmente, a obtenção da quantidade de sangue desejada. Isso significa ser apto à coleta do sangue sem que ocorra, ou que ocorra em pequena proporção, o colapso da veia, a fim de que, dessa maneira, o sangue possa ser transferido para os tubos com anticoagulantes o mais rápido possível. Locais recomendados para punção venosa em procedimentos de triagem, como hemograma e perfis bioquímicos, incluem: a veia jugular para cães pequenos, gatos, cavalos e bovinos; e a veia cefálica ou jugular em cães de médio a grande porte. Esses procedimentos geralmente necessitam de 4 a 12 mℓ de sangue, dependendo do laboratório e da complexidade do procedimento de triagem.

Procedimentos gerais de manipulação da amostra

Procedimentos hematológicos

O sangue coletado para um hemograma completo (CBC) deve ser analisado em uma hora ou ser preparado de maneira adequada para análise posterior. Se o sangue não for analisado em uma hora, deve-se preparar um esfregaço sanguíneo (ver adiante) e o restante do tubo deve ser refrigerado. As características morfológicas das células podem deteriorar-se rapidamente quando o sangue é armazenado em tubos com EDTA; um esfregaço sanguíneo seco ao ar preserva a morfologia de tais células para análise posterior. A refrigeração do tubo com sangue também auxilia a preservar os componentes celulares que são mensurados por sistemas automatizados de contagem celular. Por exemplo, se o sangue for armazenado em um tubo a altas temperaturas ou à temperatura ambiente, ocorre um inchaço celular que pode produzir aumentos artificiais do volume corpuscular médio (VCM) e do hematócrito. Para alguns sistemas analíticos que têm capacidade diferencial, é recomendado, pelo laboratório, que o sangue seja mantido em temperatura ambiente. No entanto, nunca se deve congelar o sangue, pois isso resultará em lise das células. Adicionalmente, os esfregaços sanguíneos não devem ser refrigerados, pois a condensação da água sobre o vidro da lâmina pode deteriorar a morfologia celular.

Para mensurações hematológicas, o tubo com EDTA deve ser preenchido até o volume especificado e deve-se evitar a contaminação por tecidos durante a punção venosa. Preencher o tudo de EDTA abaixo de sua capacidade resulta em excesso de EDTA, o qual osmoticamente encolhe as hemácias. Por sua vez, isso resulta em falsa diminuição do volume globular e do VCM calculado quando utilizado o procedimento de micro-hematócrito.

Procedimentos bioquímicos

O sangue coletado em tubos com a tampa vermelha é deixado em repouso por 15 a 30 minutos para que coagule e então seja centrifugado para separar os componentes celulares do soro resultante. A fase líquida do sangue deve ser separada dos elementos celulares, pois as células metabolizam certos componentes do soro. O exemplo mais notório é a glicose. Se deixada em contato com os elementos celulares, a glicose é metabolizada a taxas de aproximadamente 10% por hora. Após a centrifugação, o soro é coletado com uma pipeta de transferência e transferido para um segundo tubo ou colocado diretamente nos dispositivos de determinações bioquímicas (Figura 2.3). O soro coletado deve ser analisado rapidamente; caso contrário pode ser refrigerado por até 24 a 48 horas. Se o soro for mantido por mais de 24 a 48 horas, ele deve ser congelado e, caso ele seja mantido por tempo indeterminado (p. ex., com a finalidade de arquivo), deve ser armazenado a −70°C. A maioria dos constituintes bioquímicos é estável sob essas condições. Caso o soro seja congelado e depois descongelado para análise, a alíquota descongelada deve ser completamente homogeneizada antes de ser analisada.

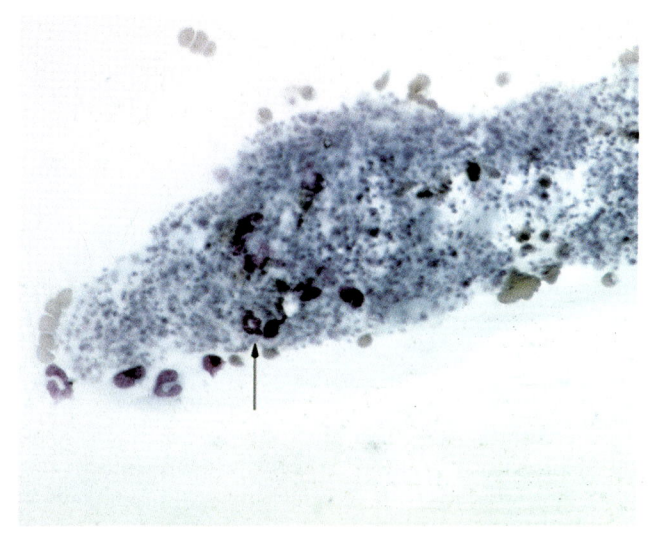

Figura 2.2 Agregação plaquetária observada em um esfregaço sanguíneo. A contaminação com tecidos pode resultar em microcoágulos que consistem em centenas de plaquetas, o que irá diminuir falsamente a concentração plaquetária. Microcoágulos também podem aprisionar leucócitos. Observe um representante leucocitário (*seta*); baixa magnificação.

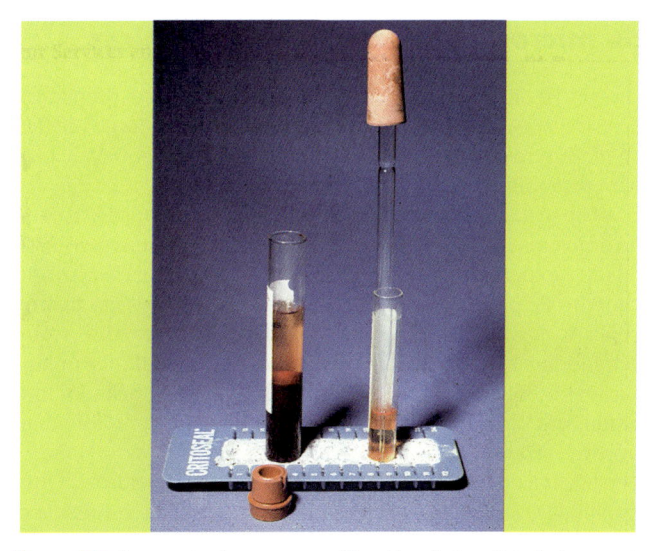

Figura 2.3 Preparação do soro para análises bioquímicas. O tudo à esquerda foi deixado em repouso para coagular e então centrifugado para agrupar as células abaixo da camada de soro. Uma pipeta de transferência é utilizada para transferir o soro da amostra centrifugada para o tubo da direita.

Enzimas séricas necessitam de considerações em separado em relação ao armazenamento. Uma regra geral é que, para maior confiabilidade, a atividade enzimática no soro deve ser determinada em 24 horas a partir da coleta. Não se recomenda arquivar material por longos períodos para a determinação da atividade enzimática no soro. Dados sobre a estabilidade exata da atividade enzimática sérica, sob várias condições de armazenagem, são difíceis de interpretar. O conhecimento a respeito desse assunto não foi atualizado de nenhuma maneira sistemática nos últimos anos e os dados históricos não foram coletados de maneira consistente. Desse modo, nosso entendimento atual da estabilidade enzimática durante o armazenamento pode se resumir ao seguinte: enzimas mensuradas rotineiramente, incluindo a alanina aminotransferase (ALT), a aspartato aminotransferase (AST) e a fosfatase alcalina (FA), além da atividade das amilases, são satisfatoriamente estáveis (> 70% de atividade) quando armazenadas a 4°C. Contudo, o congelamento pode resultar em perda consideravelmente acelerada da atividade da ALT. A atividade da creatininoquinase (CK) deve ser mensurada assim que possível, pois considerável perda de atividade ocorre após 24 horas, independentemente das condições de armazenamento.

Procedimentos especiais

Procedimentos laboratoriais diagnósticos especiais são geralmente realizados por laboratórios comerciais ou centralizados devido à complexidade ou à aparelhagem especializada envolvida. Esses procedimentos são realizados com menor frequência e são mais dependentes de necessidades únicas em tecnologia empregadas pelo laboratório que realizará o procedimento. Por exemplo, avaliações endócrinas podem variar quanto aos princípios de mensuração e de reagentes utilizados, resultando em diferenças consideráveis no manejo da amostra e na interpretação dos resultados. Como resultado, o protocolo laboratorial para procedimentos específicos deve ser rigorosamente obedecido, em vez de adicionar esses requisitos na memória.

Coleta, preparação e técnicas de exame de microscopia em amostras clínicas

O objetivo dessa seção é fornecer orientação sobre a preparação do esfregaço para amostras hematológicas e citológicas. Técnicas de manuseio de amostras que limitam a interpretabilidade também serão ilustradas.

A capacidade de maximizar o rendimento diagnóstico a partir de amostras de sangue e citologia microscópicas envolve habilidade e experiência consideráveis. Uma habilidade é o reconhecimento de padrões. O reconhecimento de padrões em microscopia é a capacidade de (i) identificar características como celularidade, detalhes celulares individuais e qualquer organização presente entre as células, e (ii) interpretar os achados integrados em um padrão consistente com uma interpretação diagnóstica específica. Ver Capítulo 3 para discussão sobre a perspectiva de habilidades de reconhecimento de padrões. Outra habilidade, talvez mais importante, envolve uma sequência de procedimentos de coleta e de processamento. Esses procedimentos de manuseio de amostras incluem a capacidade de coletar, preparar, corar e utilizar adequadamente um microscópio para extrair informações de diagnóstico das lâminas. Um defeito em

qualquer um desses procedimentos de manuseio de amostras pode introduzir artefatos comprometedores e/ou tornar a citologia não diagnóstica.

Hematologia – esfregaços de sangue

Coleta

A coleta de sangue em tubo EDTA para hemograma está descrita anteriormente. É importante utilizar uma "amostra limpa" para coleta de sangue para hematologia. Isso significa inserir a agulha diretamente na veia de amostragem antes da aspiração de amostra para evitar qualquer contaminação tecidual. A contaminação por tecidos durante a punção venosa resulta em agregação plaquetária (Figura 2.2). A agregação plaquetária diminui artificialmente a contagem de plaquetas determinada por sistemas de contagem de células e pode contribuir para a obstrução fluídica em instrumentos de hematologia. O esfregaço sanguíneo pode ser feito imediatamente após punção venosa por transferência de sangue diretamente da agulha para a(s) lâmina(s), mas é mais frequentemente feita a partir de uma pequena alíquota retirada do tubo de EDTA.

Preparação do esfregaço sanguíneo

O esfregaço de sangue corado é uma ferramenta essencial para determinar as concentrações de tipos individuais de leucócitos (ou seja, a contagem diferencial) e para avaliar anormalidades patológicas importantes envolvendo leucócitos, hemácias e plaquetas. A obtenção bem-sucedida de informações do esfregaço de sangue requer uma técnica adequada, que cria uma monocamada de células dispersas e um distúrbio mínimo de distribuições relativas de células que refletem as concentrações de células em sangue misto. Um esfregaço mal preparado apresenta artefatos confusos e pode resultar em distribuições de células na lâmina que leva a erros graves na contagem diferencial. A preparação de um esfregaço de sangue de boa qualidade requer o domínio de uma técnica (Figuras 2.4 a 2.6). O procedimento mais comum é conhecido como técnica de cunha ou da extensora e usa duas lâminas de vidro. Uma gota de sangue é colocada perto de uma das extremidades da primeira lâmina apoiada no balcão. A segunda lâmina é colocada sobre a primeira, de maneira

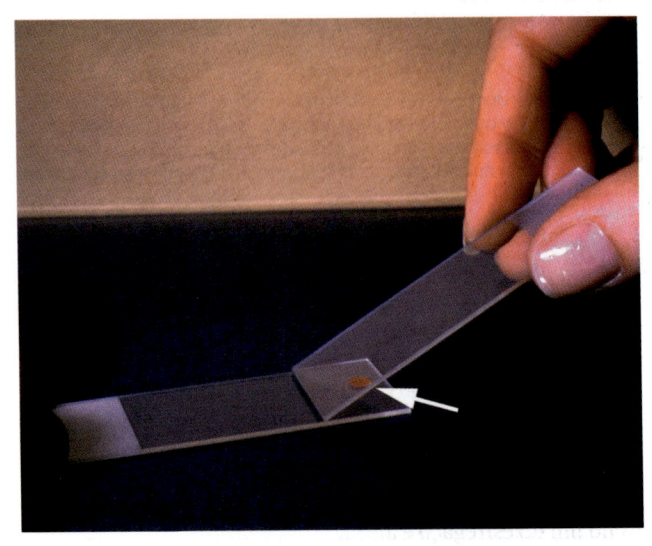

Figura 2.4 Preparação do esfregaço sanguíneo. A lâmina de sangue é mantida em uma superfície firme, e uma gota de sangue é colocada perto da extremidade (*seta*). A lâmina extensora é colocada sobre a lâmina, na frente da gota de sangue, para formar um ângulo de aproximadamente 30°.

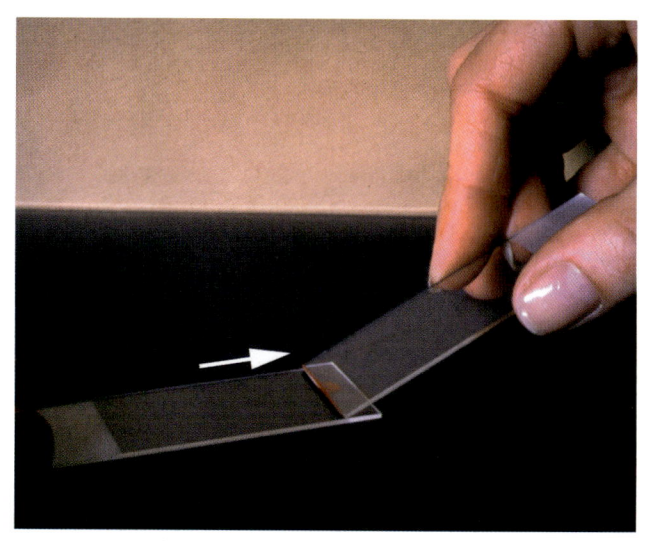

Figura 2.5 Preparação do esfregaço sanguíneo. A lâmina extensora é apoiada na gota de sangue com movimento direcional (*seta*).

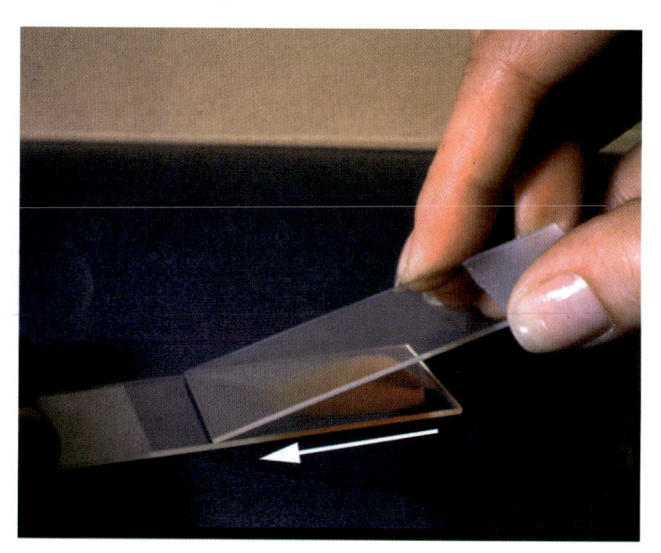

Figura 2.6 Preparação do esfregaço sanguíneo. As bordas da lâmina extensora são empurradas para a frente com um movimento direcional rápido (*seta*). É importante que o os movimentos mostrados nas Figuras 2.4 a 2.6 sejam um procedimento único e rápido envolvendo uma mudança de ângulo no pulso. É necessária prática considerável para desenvolver essa habilidade. O resultado deve ser um esfregaço uniforme de sangue que se torne progressivamente mais fino (ver Figura 2.16).

que forme uma "cunha" composta por um ângulo de 30 a 45° na frente da gota de sangue. A segunda lâmina, que é conhecida como extensora, é então apoiada na gota de sangue e avançada até o fim. Isso deve ser realizado em um movimento rápido que envolve uma virada de pulso segurando as bordas da lâmina extensora. A pressão para baixo sobre a lâmina extensora deve ser mínima.

Aprender essa técnica na presença de alguém experiente em fazer bons esfregaços é útil e é aconselhável praticar consideravelmente. Uma técnica ruim comum é empurrar a extensora e deslizá-la muito lentamente, criando assim um esfregaço que é muito fino. Isso resulta em distribuição muito pobre de leucócitos no fim do esfregaço e artefatos na avaliação de hemácias. No sangue com viscosidade reduzida, como o de pacientes com anemia grave, é útil aumentar o ângulo para evitar um esfregaço que seja muito fino.

Citologia diagnóstica – amostras de líquidos e tecidos

Coleta

Aspirado tecidual

Os materiais necessários usados para aspiração são tipicamente uma seringa de 5 a 12 mℓ e agulha de 18 a 20 G com comprimento adequado para o local a ser amostrado. Uso de agulha de diâmetro muito pequeno, como uma 25 G, é desencorajado. Para aspirados de tecido superficial, como linfonodos e aspirados cutâneos ou de lesões subcutâneas, a massa ou área de interesse deve ser moderadamente isolada por manipulação digital. Isso vai facilitar a inserção da agulha e evitar o movimento potencial associado da massa para longe da força de inserção. Para cavidades corporais, o isolamento físico de lesões de órgãos ou massas não é viável, e a aspiração pode ser tipicamente guiada por ultrassom.

Existem muitas técnicas promovidas para o processo de aspiração físico. A técnica recomendada aqui é a aplicação de pressão negativa de aspiração com a seringa assim que a agulha é colocada no local desejado. A aspiração por pressão negativa pode ser aumentada progressivamente até uma a duas gotas de material aparecem no centro da seringa. Se inicialmente for obtido sangue, a pressão negativa deve ser aliviada imediatamente. É provável que a aspiração adicional produza apenas uma amostra de sangue. As lâminas devem ser feitas dessa amostra inicial para determinar se as células diagnósticas de tecidos diferentes do sangue estão presentes. Se nenhum material for obtido nessa tentativa inicial, a agulha pode ser redirecionada no tecido adjacente à área de interesse, seguido por outra tentativa de aspiração.

Uma vez que a amostra é aspirada, as lâminas devem ser feitas o mais rápido possível para evitar possível coagulação da amostra. O material é transferido da seringa e agulha diretamente para lâminas usando o procedimento de preparação descrito adiante.

Aspirados de líquidos cavitários

Exemplos de líquidos comumente analisados são: abdominal, torácico, sinovial, líquido cefalorraquidiano (LCR) e líquidos de grandes espaços teciduais encapsulados. A aspiração de líquido de cavidade é intuitiva, uma vez que a agulha tenha sido posicionada no espaço que o contém. Normalmente, apenas alguns mililitros de líquido são necessários para análise e citologia. O líquido aspirado é transferido para um tubo de EDTA de tamanho adequado para evitar a coagulação. Alíquotas de líquido estão então disponíveis para vários procedimentos de análise e para a preparação de lâminas secas ao ar. Líquido adicional deve também ser colocado em um tubo de tampa vermelha, se houver possivelmente um motivo para os procedimentos de análise bioquímica.

Aspirados de medula óssea

As amostras de medula são únicas, uma vez que o osso cortical deve ser acessado e penetrado com uma agulha especial para evitar obstrução ao acessar o espaço medular. Os locais que mais comumente são usados para aspiração de medula óssea em cães são a extremidade proximal do fêmur na fossa trocantérica, a crista ilíaca e o úmero proximal (Figura 2.7). A fossa trocantérica e o úmero são os locais preferidos em gatos, e o ílio, costelas ou esterno geralmente são aspirados em equinos, bovinos e camelídeos. Se anestesia geral ou sedação não for usada, um

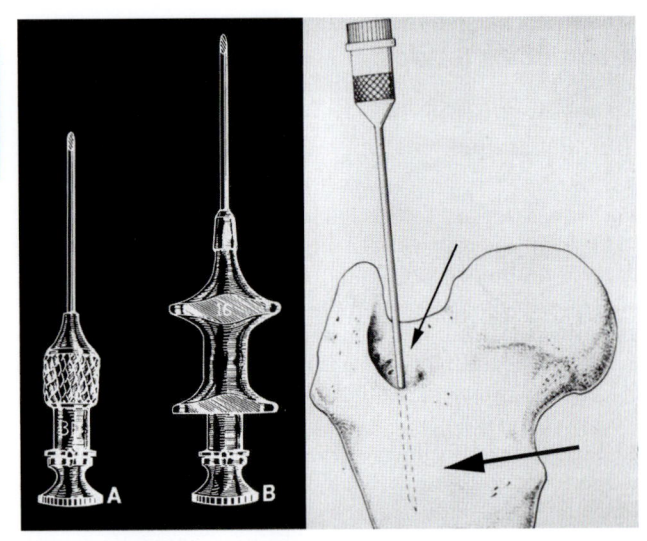

Figura 2.7 *Esquerda*: exemplos de agulhas de medula óssea com estiletes disponíveis comercialmente. *Direita*: colocação correta da agulha de medula óssea na fossa trocantérica.

anestésico local é indicado. Ambos o tecido subcutâneo e o periósteo devem ser infiltrados com anestésico. As agulhas de biopsia de medula óssea (16 a 22 G) estão disponíveis comercialmente (Figuras 2.7 e 2.8); agulhas hipodérmicas convencionais sem estiletes tendem a entupir com o tecido ósseo e não são adequadas. Após o preparo cirúrgico da pele, a agulha é introduzida. Em animais de pele grossa, a pele pode ser incisada para facilitar a introdução da agulha. Uma vez que a agulha esteja contra o osso cortical, ela deve ser girada até assentar firmemente no osso e então ser avançada alguns milímetros a mais, mantendo a pressão sobre o estilete para evitar qualquer movimento para trás e subsequente tamponamento ósseo (Figura 2.8). O estilete então é removido, a seringa acoplada e pressão negativa aplicada, mas apenas até que a medula se torne visível no corpo da seringa. A aspiração de um volume maior resulta em contaminação da medula com sangue. Uma vez que a medula é coletada, ela deve ser colocada em um tubo com EDTA ou lâminas feitas muito rapidamente, porque as amostras

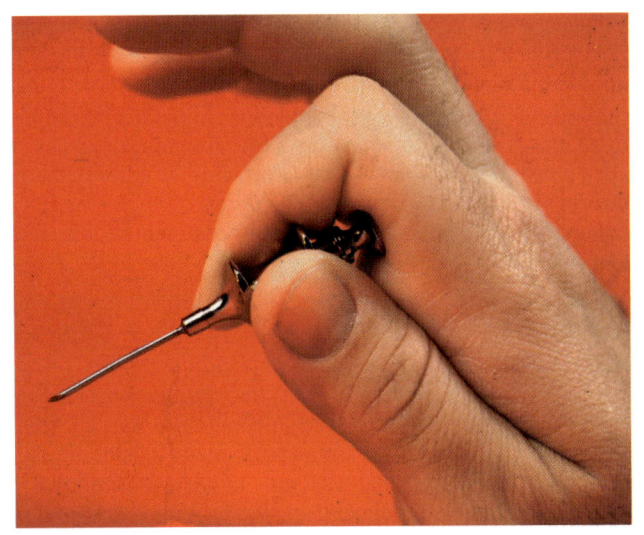

Figura 2.8 A agulha de medula óssea deve ser mantida com pressão contra o estilete para manter o estilete no lugar dentro da agulha, evitando assim tampões ósseos.

coaguladas não são diagnósticas. Alternativamente, duas ou três gotas de solução de EDTA 10% podem ser colocadas na seringa antes da aspiração. Os esfregaços são preparados conforme indicado a seguir pela técnica com uso da extensora descrita na preparação da lâmina.

Se os elementos da medula não puderem ser obtidos por aspiração, ainda que vários locais tenham sido tentados, uma biopsia central é indicada. As biopsias centrais são coletadas usando uma agulha de biopsia de medula Jamshidi™. Uma agulha de tamanho infantil ou pediátrico deve ser usada para pequenos animais. Após a coleta, o núcleo da medula pode ser suavemente rolado na superfície de uma lâmina de vidro para avaliação citológica antes de colocar o núcleo em solução de formalina para fixação.

Impressão de tecido

A citologia de impressão tornou-se relativamente incomum. No entanto, alguns podem usá-la ocasionalmente para amostras de tecido retiradas durante a cirurgia exploratória ou no contexto do exame *post mortem*. A chave para fazer uma impressão monocamada é utilizar uma pequena quantidade de tecido e minimizar o líquido tecidual presente. Se uma grande massa de tecido for excisada, uma pequena área (menos de 1 cm²) deve ser cortada de forma precisa para a impressão. A superfície de impressão deve então ser suavemente passada em um papel-toalha ou outra superfície absorvente para remover o excesso de líquido tecidual da superfície. A superfície de impressão é então tocada suavemente na lâmina de vidro em vários lugares. Evite "pintar" a lâmina com o tecido ou movê-lo lateralmente enquanto toca o vidro. Se as impressões parecerem úmidas e secarem lentamente, seque novamente e repita o procedimento.

As impressões também são ocasionalmente feitas de lesões de pele ulcerada. Os mesmos princípios se aplicam, embora não seja feito o corte do tecido. A lesão deve ser cuidadosamente limpa de detritos contaminantes, tanto quanto seja prático e, em seguida, passada no papel absorvente como descrito anteriormente antes de fazer uma impressão na lâmina de vidro.

Preparação de lâminas de amostras de líquido e aspirado de tecido, incluindo medula óssea

Perspectiva

Um obstáculo observado para o rendimento diagnóstico é a fração de preparações citológicas com graus variados de qualidade abaixo do desejável, comprometidas desde pelo excesso de artefatos até amostras ininterpretáveis. Uma grande parte do sucesso no reconhecimento de padrões é a capacidade de diferenciar muitos artefatos. Os artefatos estão presentes em amostras citológicas bem-preparadas, mas aumentam em amostras preparadas com qualidade abaixo do ideal. Artefatos adicionais ou complicações no ambiente da clínica geral podem estar relacionados com a manutenção inadequada da coloração e um microscópio não ajustado. A experiência em laboratórios de patologia indica que a preparação da lâmina citológica é o principal elo fraco em todas as etapas que levam à capacidade do procedimento de fornecer informações de diagnóstico. A fração de amostras não interpretáveis ou comprometidas é surpreendente.

O objetivo de preparar amostras para diagnóstico de tecido ou líquido aspirado é criar uma monocamada de material celular na amostra. Isso é mais difícil de se conseguir para a citologia do que para fazer esfregaços de sangue, em razão da variação na viscosidade e textura em diversos tipos de amostras. Amostras de líquidos de cavidades corporais tendem a ser menos viscosas, geralmente muito menos que o sangue. Os aspirados teciduais são muito mais variáveis e podem ter pequenos agregados de tecido particulado.

As amostras de líquidos da cavidade corporal podem ser usadas diretamente para fazer lâminas quando há concentração celular adequada. Uma diretriz adequada de celularidade é superior a 10.000/$\mu\ell$. Com concentrações celulares mais baixas, como ocorre em transudatos e LCR, é desejável concentrar uma alíquota de amostra para preparação de lâminas. Isso pode ser feito por centrifugação da amostra, removendo a maior parte do sobrenadante, misturando o *pellet* com sobrenadante residual e, em seguida, fazendo lâminas como descrito adiante. Os laboratórios centrais podem usar uma citocentrífuga projetada para realizar preparações de lâminas concentradas. Isso é normalmente necessário para amostras de LCR.

Técnica recomendada

A técnica recomendada envolve o uso do mínimo possível de material líquido para permitir a propagação do material em uma monocamada razoável entre duas lâminas de vidro. No laboratório, isso é frequentemente chamado de técnica de deslizamento. As etapas descritas são as seguintes:

- Os esfregaços são feitos usando um par de lâminas. Vários pares podem ser preparados (ver Figura 2.9)
- Usando a seringa, transfira uma pequena quantidade de material para uma extremidade da primeira lâmina. Normalmente é uma gota
  - No caso de um líquido da cavidade corporal, a transferência pode ser feita com uma pequena pipeta de laboratório
  - No caso de aspirado de tecido, o material pode ser transferido da seringa ou seringa e agulha diretamente para lâminas
  - Se uma quantidade muito pequena de tecido aspirado for obtida, pode ser pulverizado na mesma área e seguido pela próxima etapa
  - O aspirado de medula óssea geralmente é colocado em um tubo de EDTA. O material é transferido do tubo para a lâmina usando um aplicador apropriado, como um tubo de micro-hematócrito

- Posicione a segunda lâmina sobrepondo a primeira, com a quantidade de sobreposição sendo aproximadamente igual. Em seguida, coloque a segunda e deslize sobre a primeira e veja o material se espalhar entre as lâminas
- Assim que o espalhamento diminuir, separe as duas lâminas, certificando-se de que as lâminas permaneçam paralelas entre si
- O resultado deve produzir algum enevoamento das bordas do espalhamento (Figura 2.10). Se o material cobrir toda a área da sobreposição da lâmina, muito líquido ou material foi aplicado. Faça outra tentativa com menos material
- Se houver atrito considerável ao separar as lâminas, então o material se espalhou demais. Isso resultará em mais células quebradas devido à força de cisalhamento no vidro
- Seque as lâminas ao ar o mais rápido possível e rotule-as adequadamente.

As lâminas de amostra estão prontas para coloração para confirmar que outras células além do sangue estão presentes (ver seção "Perspectiva sobre o uso da citopatologia" no Capítulo 3.) Lâminas enviadas a um laboratório devem ser identificadas e colocadas em um suporte adequado. Idealmente, algumas lâminas não coradas são incluídas. Um porta-lâminas de papelão é recomendado. Os porta-lâminas de papelão são satisfatórios, mas estão associados a lâminas quebradas com maior frequência. Para evitar danificar nas lâminas pela condensação da água, não refrigerar as lâminas ou os suportes que contêm lâminas.

Exemplos de preparação de lâmina citológica comprometida a não interpretável

Exemplos de preparações de lâminas que limitam a utilidade diagnóstica da citologia são ilustrados aqui. Patologistas no laboratório receptor comumente encontram esses exemplos.

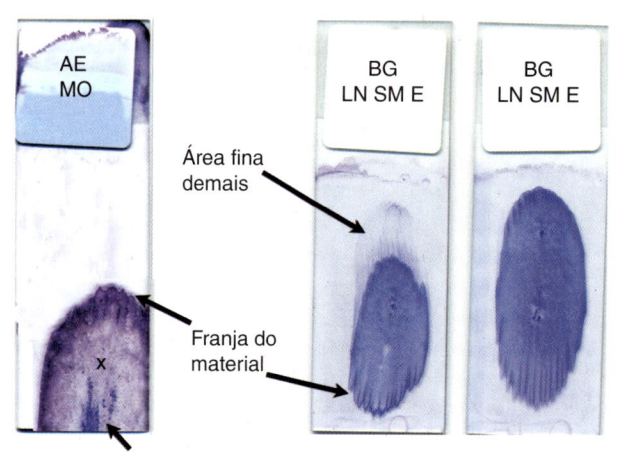

Área fina demais

Franja do material

Celularidade da medula espalhada

Figura 2.10 Exemplos de técnica recomendada de esfregaço. A lâmina corada à *esquerda* é de uma amostra de medula óssea. O "*x*", perto da extremidade da lâmina de vidro indica a localização aproximada da gota colocada a partir da qual a amostra foi espalhada entre as duas lâminas. A área violeta indica uma área de celularidade da medula que está espalhada. As duas lâminas coradas à direita são de um aspirado de linfonodo. Observe que a gota de material foi colocada mais no centro da primeira lâmina. Isso resulta na propagação de uma área maior. Uma área indicada como muito fina consistirá principalmente em células quebradas. Ambas as amostras têm difusão de material em sua extremidade ou borda. Isso indica que ocorreu um grau desejável de propagação e que boas monocamadas de células intactas estarão presentes. AE e BG = identificações dos pacientes; E = esquerdo; LN = linfonodo; MO = medula óssea; SM = submandibular.

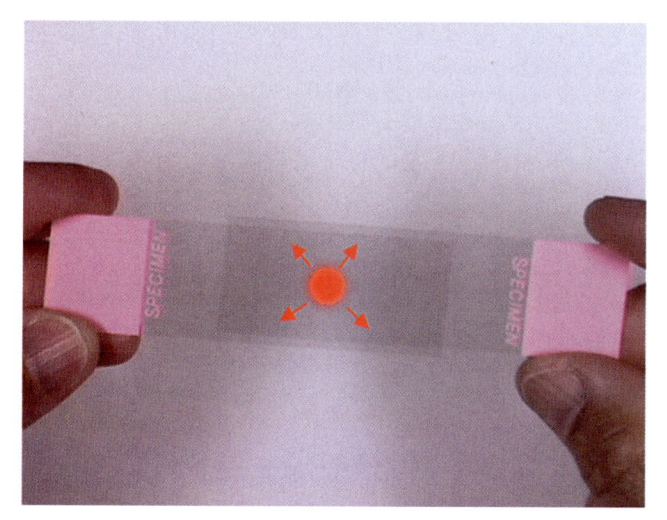

Figura 2.9 Técnica de duas lâminas para preparar esfregaços de tração para amostras de citologia. A gota de material pode se espalhar um pouco antes de puxar as duas lâminas de vidro paralelas uma à outra.

Esfregaços muito grossos

Existem algumas técnicas que resultam em espessuras que impedem a visualização de células na pior das hipóteses e a avaliação de detalhes celulares na melhor das hipóteses. A regra é: se não for possível visualizar através do material em lâmina a olho nu, o esfregaço está muito grosso para visualizar células com o microscópio.

Muito material colocado na lâmina. Essa é a causa mais comum de preparações de lâminas não diagnósticas. Isso geralmente é visto com aspirados de tecido com volume de líquido tecidual apreciável e aspirados de medula óssea. A Figura 2.11 mostra exemplos de lâminas. Foi aplicado tanto material que não há nenhuma área na lâmina para que ocorra o espalhamento em uma monocamada. O resultado é um fundo muito espesso e total ausência de detalhe celular individual. Isso se deve ao empilhamento intenso das células e/ou células sendo sobrepostas em múltiplas camadas, especialmente quando há sangue no fundo. Em preparações como essas, a espessura obscurece a transmissão de luz muito mais do que na parte espessa de um esfregaço de sangue.

Técnicas de gotas de spray e respingos (Figura 2.12). Isso acontece quando a seringa é usada para pulverizar material na lâmina, sem nenhuma tentativa de espalhar o material entre duas lâminas. Isso pode acontecer quando uma quantidade muito pequena de material está presente, talvez apenas no corpo da agulha. Alternativamente, o volume está presente, mas não há nenhuma tentativa de espalhar o material em monocamada. O resultado são células em múltiplas camadas de espessura e a incapacidade de visualizar detalhes celulares.

Técnicas diversas. A técnica de "separação" é ilustrada na Figura 2.13A. A técnica consiste em colocar uma gota (geralmente grande) de material entre duas lâminas e então separá-las perpendicularmente. Há algum espalhamento entre as lâminas, mas há uma monocamada mínima do esfregaço. O resultado é um padrão característico de sucção criado pela separação perpendicular da lâmina. A aparência é como uma imagem de galhos de árvores. Haverá provavelmente áreas finas o suficiente

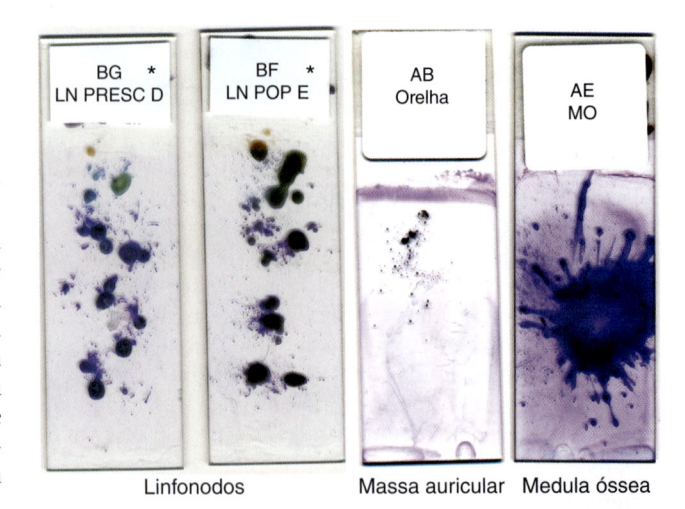

Linfonodos   Massa auricular   Medula óssea

Figura 2.12 Exemplos de técnicas de gotas, gotas de *spray* e respingos. Observe que em todas essas lâminas não houve tentativa de espalhar o material. Mesmo as menores gotas ficarão escuras com fundo espesso e células muito sobrepostas. Como a lâmina de medula óssea foi preparada está além da imaginação. AB, AE, BF e BG = identificações dos pacientes; D = direito; E = esquerdo; LN = linfonodo; MO = medula óssea; POP = poplíteo; PRESC = pré-escapular.

para avaliação. No entanto, isso aumenta a habilidade necessária para navegar na lâmina para evitar o material mais espesso e concentrar-se em áreas de melhor detalhe. Uma técnica de medula óssea é mostrada na Figura 2.13B. Um volume de amostra relativamente grande é colocado em uma extremidade da lâmina. As lâminas são então posicionadas na vertical para permitir que a amostra flua pela lâmina por gravidade. O objetivo é não interferir na arquitetura das partículas medulares quando elas se separam do líquido. A celularidade das partículas pode ser avaliada em baixa potência, mas a amostra é muito espessa para avaliação do detalhe celular individual.

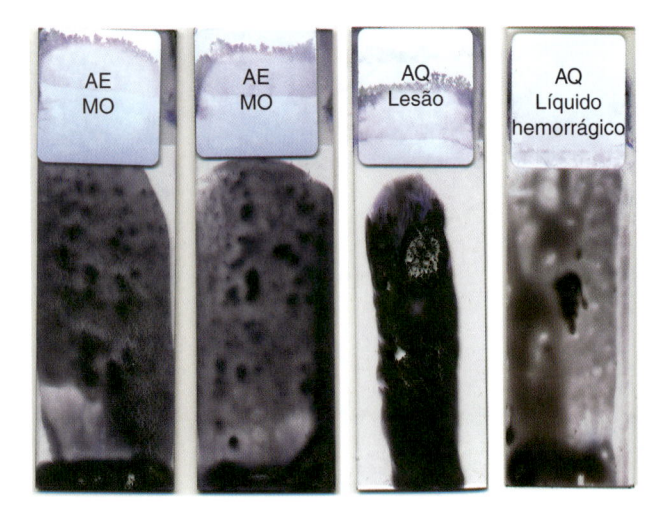

Figura 2.11 Três exemplos de preparações de amostras muito espessas. As duas lâminas na esquerda são de medula óssea. As outras duas são aspirados teciduais hemorrágicos. O problema é que muito material foi colocado nas lâminas. Isso impede espalhar o material em uma monocamada. Macroscopicamente, a transmissão da luz é muito ruim. O resultado é a inabilidade em identificar detalhes nas camadas menos espessas. Amostras assim geralmente não são diagnósticas. AE e AQ = identificações dos pacientes; MO = medula óssea.

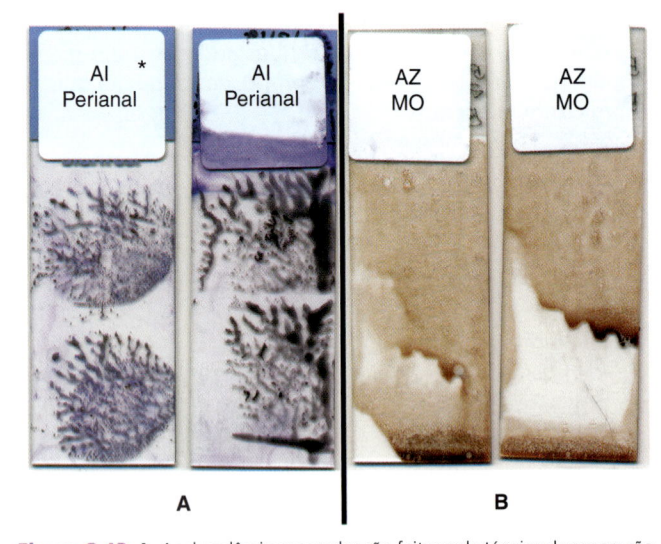

Figura 2.13 **A.** As duas lâminas coradas são feitas pela técnica de separação, dando a aparência arbórea característica. Muito do material é espesso demais para a avaliação. O observador deve navegar cuidadosamente para encontrar material adequado em monocamada. **B.** As duas lâminas não coradas são feitas de uma amostra de medula óssea. Muito material foi colocado nas lâminas e então deixado fluir por gravidade. Partículas, indicadas pela gota gordurosa, estão presentes. No entanto, a maior parte do material será muito espessa para avaliação adequada do detalhe celular individual. AI e AZ = identificações dos pacientes; MO = medula óssea.

Procedimentos que podem romper mais células do que o desejável

Células quebradas estão presentes em quase todas as preparações de citologia, mas algumas técnicas resultam em uma fração indesejável de células quebradas, tornando a interpretação mais desafiadora.

A técnica de pintura. Alguns têm um desejo artístico de pintar a amostra sobre a lâmina, conforme mostrado na Figura 2.14. O resultado provavelmente será uma combinação de áreas finas em que a maioria ou todas as células estão quebradas. Também pode haver áreas espessas que não estão espalhadas corretamente. Provavelmente haverá áreas de interpretação, mas a navegação em torno dos artefatos torna a interpretação mais desafiadora.

A técnica de cisalhamento. Isso envolve espalhar o material sobre uma longa distância no vidro, criando um efeito de geleira. Como o material fica fino há uma força de cisalhamento que rompe as células. Isso é visto grosseiramente por longas estrias lineares do material como visto na Figura 2.14. Podem ser encontradas áreas interpretáveis, mas a navegação em torno dos artefatos torna a interpretação mais desafiadora.

Coloração, uso de microscópio e exame de amostras de sangue e citologia

Coloração

Após a preparação, o esfregaço de sangue é geralmente corado dentro de minutos. No entanto, ele pode ser corado dentro de horas a dias se estiver sendo enviado para um laboratório de diagnóstico. O sistema de coloração usado para avaliação microscópica de elementos celulares é a coloração de Wright, ou uma coloração de Wright modificada pela adição de Giemsa. Esse é um procedimento relativamente complexo que requer cuidado e manutenção, sendo muitas vezes limitado a instalações laboratoriais maiores. Procedimentos de coloração rápida que imitam a coloração clássica de Wright estão disponíveis, no entanto – e por conveniência – essas são as colorações mais usadas no cenário da prática veterinária. O *kit* de corantes mais conhecido é o

Diff-Quick™ (vários fornecedores podem ser localizados *online*). Colorações rápidas podem resultar em supercoloração nuclear e detalhes da cromatina borrados, mas fornecem qualidade suficiente para contagens diferenciais de leucócitos e triagem para anormalidades morfológicas. A experiência indica que colorações rápidas podem ser comprometidas por manutenção inadequada no contexto da prática veterinária. Principalmente, os corantes basofílicos podem ser esgotados conforme o uso da coloração progride ao longo do tempo. Isso é visto como uma perda insidiosa de coloração nuclear e palidez de outras organelas basofílicas. É importante mudar regularmente os recipientes de corantes para evitar o esgotamento do corante. Exemplos de sistemas de coloração manuais a automatizados são mostrados na Figura 2.15.

Uso do microscópio

O microscópio deve ser de boa qualidade e ajustado de maneira ótima para minimizar os artefatos induzidos opticamente em preparações de sangue e citologia secas ao ar. O ideal é que o microscópio de boa qualidade tenha iluminação de halogênio brilhante ou LED em altas magnificações, uma objetiva de campo plano de alta magnificação, uma objetiva de campo amplo e um condensador de subestágio ajustável. A imersão em óleo normalmente é necessária para citologia e hematologia. Mesmo com um microscópio de qualidade, um problema é o condensador mal ajustado, especialmente quando são vários usuários. Quando montagens úmidas são examinadas, é necessário ajustar o diafragma da íris do condensador até aumentar o contraste. Uma alternativa ao ajuste do diafragma é abaixar o condensador. Qualquer um desses ajustes é um problema para o próximo usuário olhando para uma lâmina de citologia ou de amostra de sangue seca ao ar. O aumento do contraste de um condensador mal ajustado obscurecerá os detalhes celulares finos importantes para o reconhecimento de padrões em citologia. O usuário deve estar ciente do problema e ter habilidade para ajustar o condensador de volta para iluminação Kohler. A iluminação Kohler envolve aumentar o condensador a uma altura adequada sob a

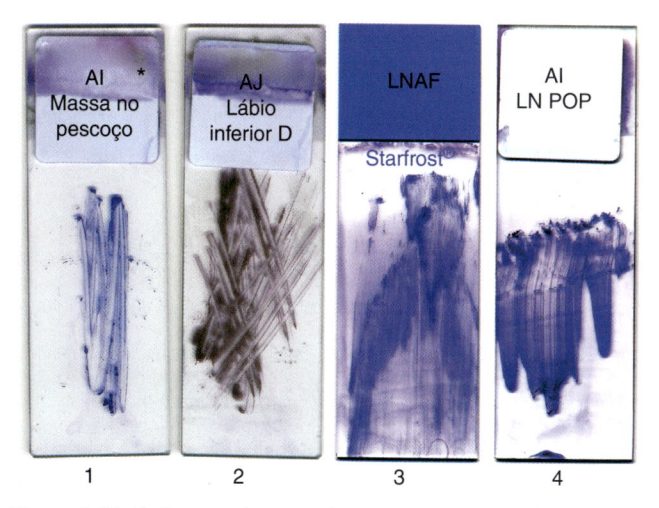

Figura 2.14 Lâminas coradas marcadas com 1 e 2 são exemplos de pintura do material de citologia na lâmina. Lâminas coradas marcadas com 3 e 4 são exemplos de cisalhamento do material no vidro, conforme indicado pelo longo padrão de linha de cisalhamento no material. Ambos os tipos de amostra terão muitas células quebradas nas áreas mais finas e áreas de espessura variável. AI, AJ e LNAF = identificações dos pacientes; D = direito; LN = linfonodo; POP = poplíteo.

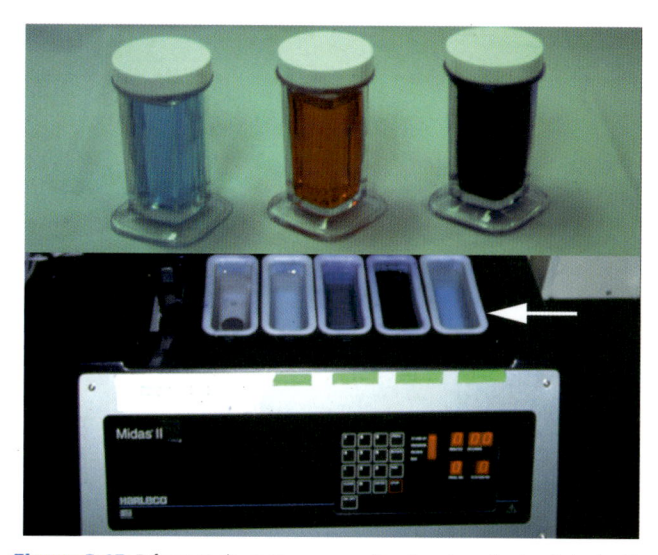

Figura 2.15 Esfregaço de sangue e aparelho de coloração de citologia. *Em cima*: frascos de coloração manual contendo corante Diff-Quick™. As lâminas são movidas manualmente de um frasco para o próximo de acordo com as instruções do fabricante. *Embaixo*: um aparelho de coloração automatizado usado para situações de rotina intensa. Note o braço mecânico que move um suporte de lâminas (não mostrado) através da sequência de imersões no procedimento de coloração (*seta*). O corante pode ser programado para controlar o tempo em cada imersão. A maioria dessas máquinas tem a capacidade de corar até 20 a 25 lâminas por ciclo.

base e garantir que a íris está aberta. Esse ajuste otimiza o desempenho óptico, criando um feixe de luz de raios relativamente paralelos que atravessam a amostra. Outra solução mais desejável é empregar dois microscópios. Um de menor qualidade é suficiente para preparações de montagem úmida (p. ex., testes de flutuação de fezes, sedimento urinário e preparações de raspado da pele). O segundo microscópio de qualidade é mantido para uso na rotina e por ajustes adequado do condensador para a iluminação Kohler, sendo reservado para preparações secas ao ar. O procedimento de ajuste da iluminação Kohler pode ser encontrado no manual do microscópio. O procedimento também pode ser encontrado em tutoriais *online* como https://www.microscopyu.com/tutorials/kohler ou https://www.olympus-lifescience.com/en/microscope-resource/primer/anatomy/kohler.

Exame de esfregaços sanguíneos

Uma vez corado o esfregaço de sangue, sua anatomia deve ser conhecida para orientar adequadamente a lâmina para visualização microscópica (Figura 2.16). A maior parte do esfregaço é a área espessa ou corpo, no qual as células são sobrepostas e os leucócitos são arredondados, tornando assim uma avaliação microscópica de todos os componentes difícil. A franja ocorre no fim do esfregaço. Artefatos nesta área incluem leucócitos quebrados e a incapacidade de avaliar a morfologia eritrocitária. A área de contagem é uma pequena área entre a porção espessa e a franja, e consiste na melhor monocamada de células na qual a microscopia é ideal. Os leucócitos são achatados para que os detalhes internos sejam mais evidentes.

A quantidade de relevância interpretativa da doença que pode ser obtida a partir do exame do esfregaço de sangue é proporcional à habilidade disponível para o exame. O sucesso em lidar com todos os componentes de tal exame depende da qualidade do esfregaço, manutenção da coloração, capacidade de olhar no lugar correto, capacidade de diferenciar os artefatos de preparo das anormalidades morfológicas e experiência com patologia interpretativa do esfregaço sanguíneo. Na medida em que o usuário não pode fazer essas distinções, esfregaços de sangue anormal devem ser encaminhados a um especialista para o exame e/ou segunda opinião. Isso é especialmente importante quando os dados numéricos indicam uma anormalidade hematológica importante como anemia, concentrações anormais de leucócitos ou suspeita de trombocitopenia.

É importante avaliar a aparência macroscópica dos esfregaços de sangue como uma forma de reconhecer artefatos. As preparações inadequadas podem ser reconhecidas, alertando assim o observador para artefatos que podem ser evitados e impedindo qualquer interpretação errônea associada. Anomalias comuns que podem ser reconhecidas grosseiramente são apresentadas na Figura 2.17. A anormalidade mais comum e importante é um esfregaço que é muito fino, que pode ser reconhecido por listras progredindo em direção à franja. Isso resulta em uma distribuição de leucócitos que apresenta grandes erros na contagem diferencial. Além disso, não há uma área adequada para a avaliação de anormalidades em hemácias.

O observador deve localizar a área de contagem usando a objetiva 10×. A franja é reconhecida por uma perda de palidez central das hemácias e um padrão reticulado de distribuição de hemácias no esfregaço (Figura 2.18). O exame rápido, de baixa potência, da franja é útil para a detecção e identificação de anormalidades, como microfilárias, aglomerados de plaquetas e células grandes incomuns que são preferencialmente depositadas aqui (Figura 2.19). A área espessa é reconhecida por uma sobreposição progressiva de hemácias à medida que o observador avança na área espessa da lâmina. Em áreas muito espessas, a avaliação das células fica muito comprometida (Figura 2.20).

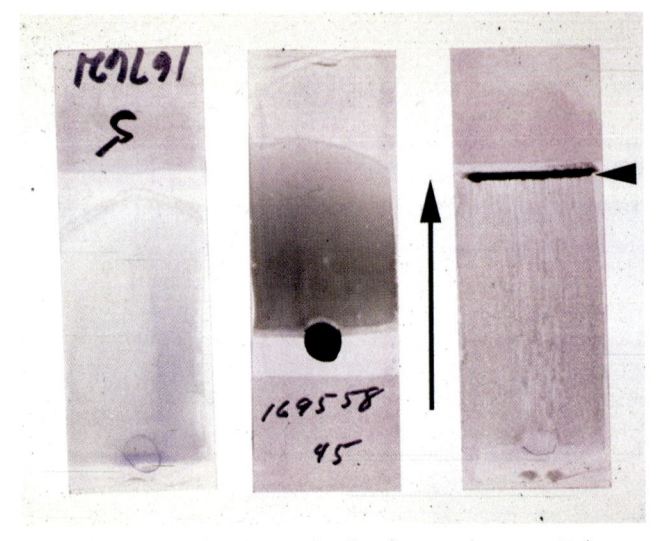

Figura 2.17 Aparência macroscópica de esfregaços de sangue. Todos esses três esfregaços estão orientados da mesma forma. A gota de sangue foi colocada próximo à parte de baixo da imagem, e o esfregaço foi feito empurrando na direção da seta. O esfregaço do meio tem uma aparência normal e intensidade de cor. A aparência é homogênea, mas fica progressivamente mais fina ao aproximar-se da franja. O esfregaço à esquerda está muito pálido; essa é a aparência quando anemia grave está presente. Com anemia grave, a viscosidade do sangue é reduzida, resultando em um esfregaço muito mais fino. O esfregaço da direita é feito de forma imprópria e não fornece informações precisas. A lâmina extensora foi empurrada muito lentamente, formando um esfregaço fino com estrias. Observe as listras e a irregularidade na maior parte da lâmina. O sangue ainda estava presente no final da lâmina também, resultando em uma linha de células densamente concentradas (*ponta de seta*). Não é possível encontrar uma boa monocamada para avaliação da morfologia eritrocitária nessa lâmina. Além disso, os leucócitos estão desproporcionalmente concentrados no fim da lâmina, que normalmente tem uma franja. Realizar a contagem diferencial será difícil nesse caso – e provavelmente não será precisa. Um deslizamento fino como resultado de empurrar muito devagar é o problema mais comum na técnica encontrada em instalações veterinárias.

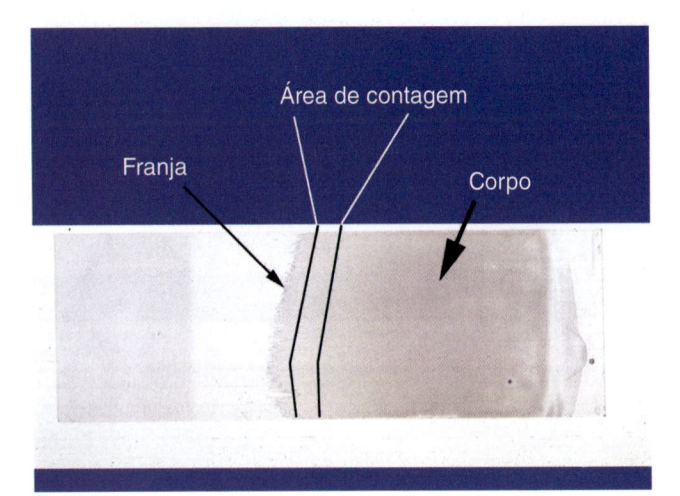

Figura 2.16 Anatomia de um esfregaço de sangue corado. Note a franja (*seta fina*) e a área espessa ou corpo da lâmina (*seta grossa*). A área de contagem contém uma monocamada de células que estão presentes em uma área relativamente pequena, que é delineada aproximadamente pelas linhas através da lâmina. Essa avaliação macroscópica da lâmina contribui bastante para orientar o observador antes de colocar a lâmina na platina do microscópio. Isso facilita o alinhamento das ópticas sobre a área adequada da lâmina, tornando mais fácil e mais rápido realizar observações em baixa magnificação e encontrar a área de contagem.

CAPÍTULO 2

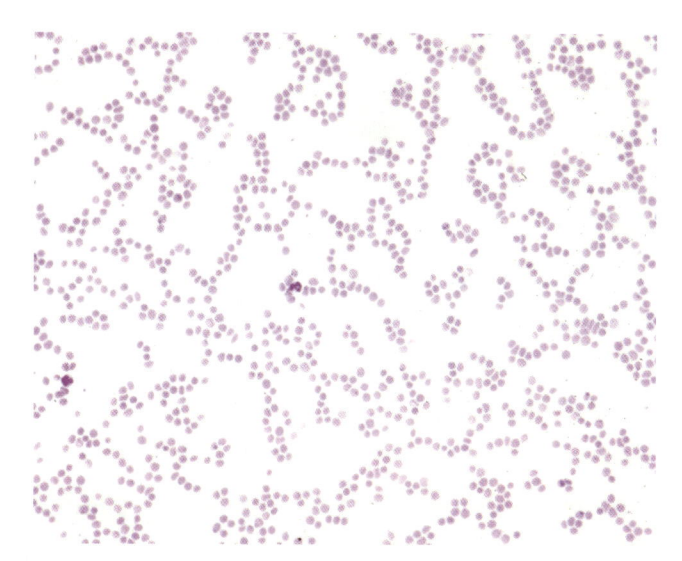

Figura 2.18 Aparência em baixa ampliação da franja. Observe o padrão reticulado de distribuição de hemácias. Perda artificial da palidez central dificulta a avaliação da morfologia eritrocitária e é provável que ocorra a falsa interpretação de anormalidades patológicas nessa área.

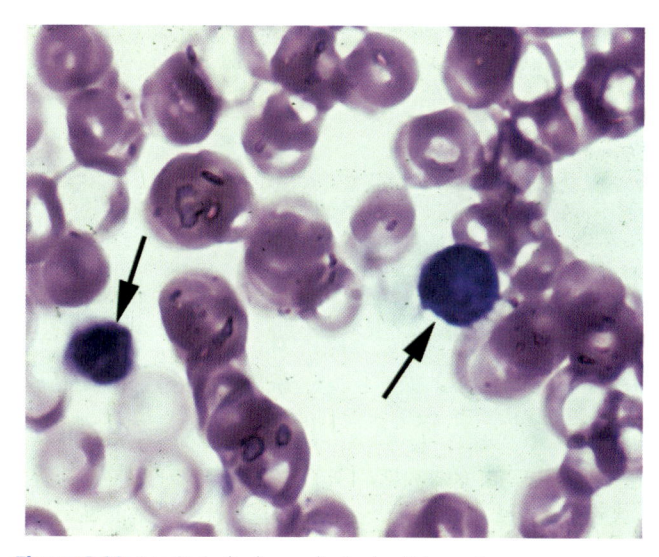

Figura 2.20 Aparência de alta ampliação de células na área espessa ou corpo do esfregaço. Observe a sobreposição de hemácias, tornando assim difícil a avaliação da morfologia eritrocitária. Além disso, é difícil ou impossível identificar leucócitos especificamente (*setas*). Nessa área, os leucócitos são esféricos ou arredondados em vez de achatados. Não é possível ver detalhes intracelulares ou mesmo o delineamento entre o citoplasma e o núcleo. Isso dificulta muito a identificação das células, especialmente em amostras de citologia.

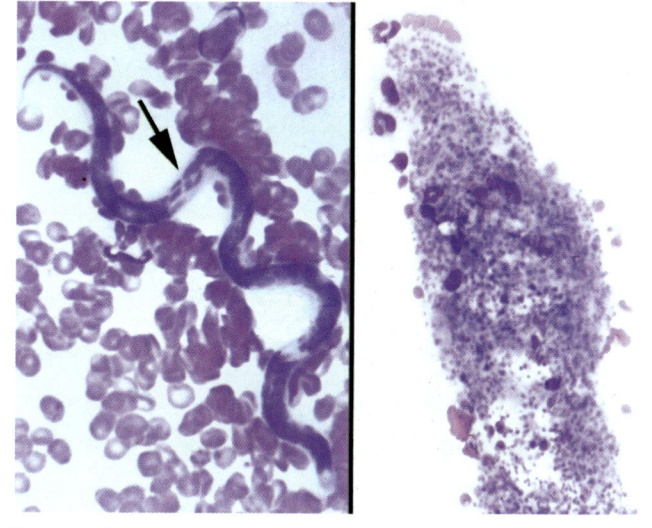

Figura 2.19 Itens grandes empurrados para a franja. *Esquerda*: microfilária (*seta*) em um animal com dirofilariose. *Direita*: amontoado de plaquetas com leucócitos aprisionados. Várias centenas de plaquetas estão contidas nesse microcoágulo.

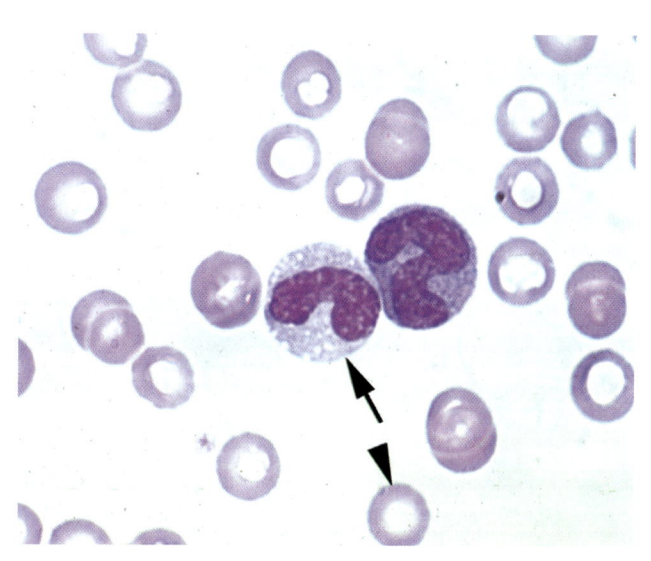

Figura 2.21 Aparência de células na área de contagem em alta magnificação ou monocamada. Note a sobreposição mínima das hemácias, que facilita a avaliação da morfologia das hemácias (*ponta de seta*). Leucócitos (*seta*) estão achatados na lâmina, o que torna possível visualizar os detalhes do citoplasma e do núcleo. Note que as bordas do núcleo estão bem delineadas do citoplasma adjacente.

A área de contagem é reconhecida por uma monocamada de células uniformemente dispersas (Figuras 2.21 e 2.22).

Uma vez localizada a área de contagem, o examinador experiente pode estimar a concentração de leucócitos em um esfregaço de sangue bem-preparado. Isso é útil como uma medida de controle de qualidade menos refinada, e é recomendado que o observador ganhe experiência nisso por comparação repetitiva de densidade de leucócitos em lâminas de sangue bem-preparadas com contagem total de leucócitos a partir de um contador de células. A contagem de leucócitos em baixa magnificação quando o número de células é normal, quando há leucopenia acentuada, leucocitose acentuada e a alta magnificação dos detalhes dos leucócitos são mostradas nas Figuras 2.22 a 2.25, respectivamente.

Uma vez que essas avaliações são concluídas na área de contagem, o microscópio deve ser ajustado para observação de alta ampliação a 100× em óleo de imersão. O examinador deve então realizar uma avaliação sistemática das três principais linhagens celulares. Isso inclui uma contagem diferencial de leucócitos com anotação sobre quaisquer células anormais, avaliação da morfologia de hemácias e avaliação das plaquetas. Esses procedimentos são definidos em detalhes no Capítulo 1.

Exame de lâminas de citologia

Aspirados de tecido, incluindo medula óssea

Conforme indicado anteriormente, a avaliação do esfregaço sanguíneo envolve a busca por uma área específica da lâmina. A área é identificada pela maior probabilidade de encontrar uma

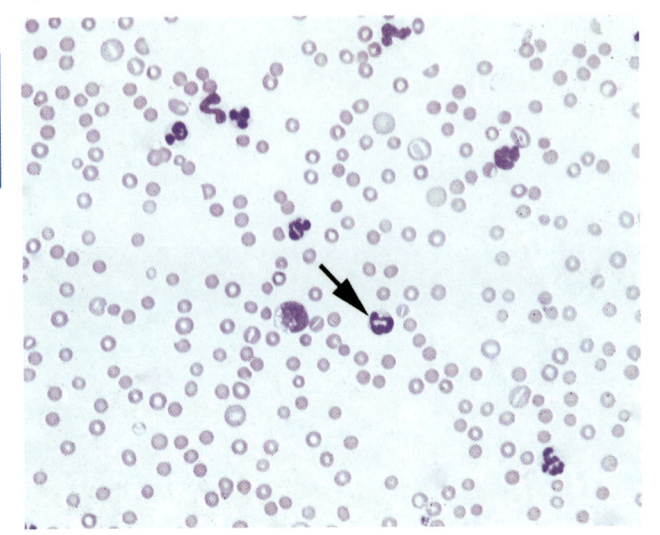

Figura 2.22 Aparência em baixa magnificação da área de contagem. Observação das células uniformemente dispersas e a capacidade de visualizar a palidez central da hemácia. A densidade de leucócitos (*seta*) é a esperada com uma concentração de leucócitos dentro do intervalo de referência normal.

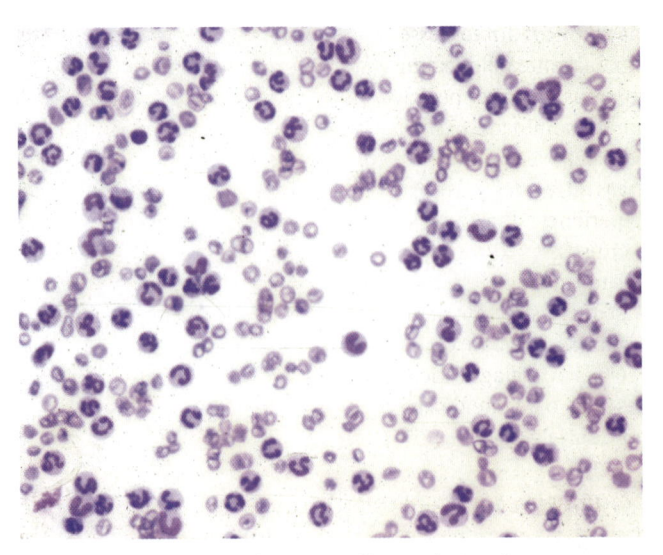

Figura 2.24 Aparência em baixa magnificação da área de contagem com aumento acentuado na concentração de leucócitos. A densidade de leucócitos é consideravelmente maior do que a vista na Figura 2.22.

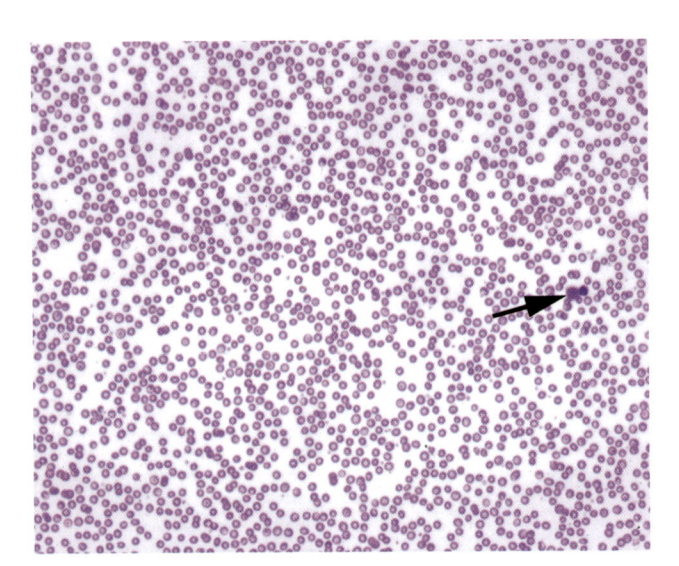

Figura 2.23 Aparência em baixa magnificação da área de contagem com uma acentuada diminuição na concentração de leucócitos. Um leucócito raro por campo está presente (*seta*).

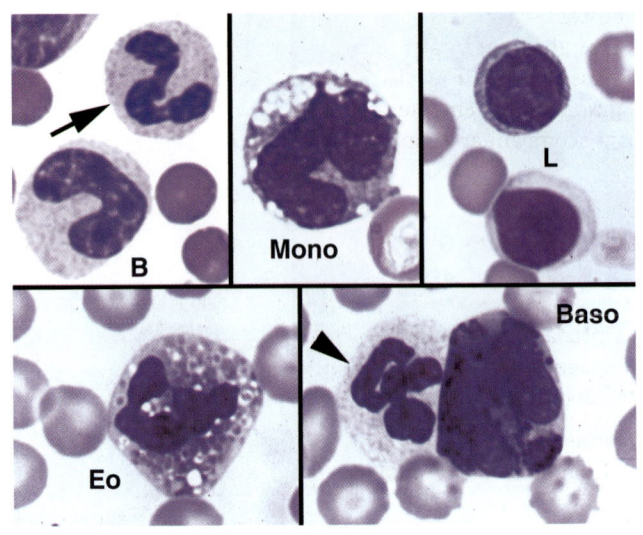

Figura 2.25 Leucócitos básicos encontrados na contagem diferencial. *Em cima à esquerda*: neutrófilos. Observe o neutrófilo segmentado (*seta*) e as constrições no contorno nuclear. O bastonete (B) é liso, e os contornos nucleares são paralelos. *Em cima no centro*: monócito (Mono). O núcleo pode ter qualquer forma, de redondo a em forma de feijão a ameboide e em forma de bastonete, como nesse exemplo. O citoplasma é cinza-azulado e pode conter vacúolos variavelmente. *Em cima à direita*: dois linfócitos (L). *Embaixo à esquerda*: um eosinófilo (Eo). Observe que os grânulos coram de maneira semelhante aos eritrócitos. Ocasionalmente, os grânulos podem desaparecer durante os procedimentos de coloração, deixando vacúolos. *Embaixo à direita*: basófilo (Baso) com grânulos escuros que coram de forma semelhante à cromatina nuclear. Observe o neutrófilo adjacente (*ponta de seta*) e que os neutrófilos podem ter grânulos pequenos e mal coloridos que são muito menores do que os de eosinófilos ou basófilos.

monocamada de células. Dentro dessa área, a amostra é homogênea, de maneira que as células são uniformemente dispersas por unidade de área em razão da mistura da amostra. Em contrapartida, a avaliação das lâminas de citologia é muito diferente. Isso porque a amostra é provavelmente muito heterogênea em termos de distribuição dos elementos na(s) lâminas(s). Os achados de interesse podem ser completamente imprevisíveis em termos de localização na lâmina. Há pouca ou nenhuma fase fluida na qual os elementos celulares podem ser misturados uniformemente. A abordagem necessária é algo como uma missão de busca e salvamento. O procedimento começa com o uso de baixa magnificação. Para a maioria das pessoas, essa é a objetiva 10×. Alguns usarão a objetiva 4×, particularmente em amostras com baixa celularidade. Baixa potência é usada para escanear a área da lâmina, principalmente para áreas celulares e secundariamente para navegar para evitar áreas de células quebradas

(áreas finas) e áreas de células arredondadas (áreas espessas). Ver Figura 2.20 para um exemplo de células arredondadas no sangue. Uma vez que uma percepção das melhores áreas da lâmina é obtida, alta magnificação é usada para avaliar detalhes celulares individuais e fazer pesquisas para outras descobertas relevantes. A presença de organismos é um exemplo de um achado relevante adicional em uma lesão caracterizada como inflamatória com base no padrão celular presente. Em diagnósticos diretos, esse processo de escaneamento é concluído rapidamente pelo exame de vários campos. Isso porque as descobertas de baixa potência parecem consistentes em múltiplas áreas examinadas. Em casos mais complicados, o processo de ir e vir entre baixa e alta magnificação é usado para avaliar muitas áreas diferentes, e às vezes várias lâminas. Durante esse processo, experiência é necessária para não ser confundido por artefatos confusos.

Durante o processo de exame, uma descrição cumulativa das descobertas é feita mentalmente ou no papel. As evidências tornar-se-ão a base do relatório de diagnóstico e apoiarão a interpretação ou diagnóstico conclusivo. Fatores adicionais específicos para o exame de aspirados de medula óssea são detalhados no Capítulo 15.

Líquidos da cavidade corporal

Amostras de líquidos são mais parecidas com sangue, pois a distribuição de elementos na lâmina é mais homogênea. Isto é porque a população de células é geralmente misturada uniformemente e suspensa em um líquido de fundo. Portanto, a abordagem é semelhante à descrita anteriormente, mas pode ser limitada à avaliação de menos áreas. A abordagem recomendada é buscar uma área na qual as células sejam menos arredondadas. Em seguida, use alta ampliação para identificação dos tipos de células presentes e avaliação de qualquer anormalidade morfológica. Frequentemente, uma contagem diferencial é realizada para acompanhar a contagem de concentração celular.

Análise das opções para implementação de serviços diagnósticos

As instalações veterinárias têm algumas opções para obter dados de diagnóstico laboratorial. Eles podem, geralmente, ser considerados em uma das três categorias:

1. Interno (realizado nas instalações)
2. Laboratórios veterinários comerciais
3. Laboratórios para seres humanos ou hospitais comunitários.

Alguns fatores devem ser considerados quando se formula uma estratégia para a utilização de uma (ou mais) dessas opções. O estabelecimento veterinário deve autoavaliar os seguintes itens:

1. Tipo de serviço prestado (p. ex., atendimentos em geral, ambulatório clínico, instalações para emergências, centro de especialidades)
2. Localização geográfica (proximidade a opções de serviço confiáveis)
3. Estilo prático dos indivíduos envolvidos
4. Boa vontade em implementar e avaliar os programas de garantia de qualidade
5. Boa vontade em investir tempo para avaliar e solucionar problemas nos sistemas de diagnóstico que apresentam graus de complexidade variáveis
6. Boa vontade em investir em um bom microscópio e em treinamento de pessoal a respeito de microscopia clínica básica
7. Tempos de resposta desejados
8. Capacidade de investir em instrumentação e em treinamento dos operadores.

Vantagens e desvantagens dos exames laboratoriais internos

É sabido que aproximadamente 85% dos estabelecimentos veterinários utilizam, em algum grau, aparelhagem para hematologia e bioquímica. A aparelhagem disponível tem evoluído rapidamente para aumentar a sofisticação e a capacidade, aproximando-se daquelas dos laboratórios centrais.[1] O gerenciamento moderno de informações possibilita integrar os resultados dos sistemas de diagnóstico em relatórios de clientes, bem como ao prontuário eletrônico.

As vantagens dos exames em laboratórios internos incluem rápido tempo de resposta e controle sobre o teste quando ele é realizado em relação a quando a amostra foi coletada no ambiente de determinada prática. Em certas situações, os exames realizados internamente também podem ter vantagens econômicas.

As desvantagens dos exames em laboratórios internos incluem a questão da experiência técnica do operador quanto à tecnologia laboratorial básica, que pode não estar disponível ou acessível em muitos estabelecimentos veterinários. A atenção a detalhes e à garantia de qualidade também deve ser gerenciada por alguém no local e é necessário investimento em aparelhagem. Adicionalmente, deve-se ter acesso ao patologista clínico para ajudar com a caracterização de testes de triagem anormais, particularmente a análise de esfregaços sanguíneos para a hematologia. Além disso, aparelhos para exames especializados que complementem o diagnóstico na clínica devem ser adquiridos.

Vantagens e desvantagens dos laboratórios veterinários comerciais

As principais vantagens dos laboratórios veterinários comerciais são a alavancagem de custo de instrumentação especializada e do volume centralizado de exames, um rol completo de opções de exames, a supervisão profissional do desempenho técnico e o apoio da patologia. Pelo fato de a aparelhagem automatizada ser dedicada especificamente a diagnósticos em animais, ela geralmente já é adaptada para a análise adequada das amostras animais. Os programas de controle de qualidade geralmente são também implementados, mas eles podem ser variáveis.

As principais desvantagens dos laboratórios veterinários comerciais incluem tempos de resposta relativamente fixos, os quais são ditados pela logística local do transporte das amostras. Adicionalmente, o transporte das amostras é uma parte importante do custo do serviço.

Vantagens e desvantagens de instalações de laboratórios para seres humanos

A vantagem das instalações laboratoriais humanas é poderem ser a única opção disponível em áreas menos populosas. No entanto, as desvantagens são consideráveis. A aparelhagem, particularmente para hematologia, geralmente não é modificada para diagnósticos específicos para animais e o conhecimento sobre as consequências disso é muitas vezes inexistente. O suporte da patologia específica para animais geralmente é inexistente ou é mínimo. Os operadores não têm treinamento em hematologia veterinária e ninguém no local pode fornecê-lo. Adicionalmente, o tempo de resposta para os exames animais pode não receber a prioridade necessária em relação ao propósito primário do laboratório.

Fatores a serem considerados ao se comprometer com exames internos

Investimento em aparelhagem

Adquirir a capacidade diagnóstica bioquímica e hematológica necessita de investimento de aproximadamente US$ 10.000 a US$ 25.000 ou mais. O custo da aparelhagem, de alguma maneira, estabilizou-se nessa faixa, mas a aptidão técnica desse investimento continua a melhorar. Por exemplo, os recursos para o diagnóstico avançado em hematologia, cujo custo excessivo era de US$ 80.000 durante os anos 1980, agora apresentam maior capacidade e podem ser obtidos hoje por US$ 10.000 a US$ 15.000. O tempo de vida útil da maioria dos aparelhos deve ser considerado como sendo de 5 a 7 anos. Planos de concessão podem facilitar a aquisição dos aparelhos de maneira que envolvam substituição planejada em intervalos de 3 a 7 anos. Tais planos podem envolver tanto o sistema quanto os materiais de consumo. Esses planos geralmente se pagam durante o uso devido à geração de receitas mensais de seu fluxo de diagnósticos.

Comprometimento com pessoal

Comprometimento com pessoal requer contratar – e manter – um tecnologista capaz de realizar diagnósticos confiáveis. Elementos essenciais incluem compreensão da tecnologia laboratorial básica, capacidade de realizar esses procedimentos, boa vontade de implementar o controle de qualidade e mentalidade que possibilite ao tecnologista procurar consultoria quando ele ou ela se deparar com alguma incerteza.

Comprometimento com o controle de qualidade

O comprometimento com o controle de qualidade envolve a boa vontade de investir em treinamento periódico, em relação à tecnologia diagnóstica, do pessoal que realiza esses procedimentos, assim como em implementação e em supervisão de um programa regular de garantia de qualidade.[2] Este último envolve o monitoramento regular da acurácia e da precisão da aparelhagem, utilizando materiais comerciais para o controle que apresentam valores conhecidos da substância-alvo. Isso pode custar em torno de US$ 100 a US$ 300 por mês em material.

Estabelecimento da relação de consultoria com a patologia

É altamente desejável ter uma relação de trabalho com um patologista clínico veterinário, para que ele possa fornecer auxílio na interpretação dos dados e nas avaliações morfológicas em casos difíceis, assim como fornecer suporte à microscopia. A relação com um patologista anatomista também é necessária para a interpretação de amostras de biopsia cirúrgica.

Plano de negócios

Veterinários que estejam considerando realizar os exames internamente devem ter conhecimento que os possibilite utilizar os diagnósticos de maneira liberal como parte de sua conduta prática. Os vendedores de aparelhos podem criar situações convincentes de como um ou dois hemogramas diários irão pagar pelo custo de um aparelho. Isso também ocorre para os bioquímicos. Em primeiro lugar, os esquemas são rentáveis para o vendedor, mas podem ou não ser rentáveis para o comprador. Não se deve fazer investimentos sem antes analisar o custo de várias alternativas, tais como o uso de laboratórios externos. Para veterinários que realizam exames diagnósticos apenas ocasionalmente, provavelmente seja melhor utilizar um laboratório externo. De maneira alternativa, os diagnósticos podem ser vistos como fonte de renda se a conduta prática envolver uma combinação de triagens diagnósticas frequentes, exames pré-anestésicos e programas de testes de bem-estar. Dessa maneira, um plano de negócios deve ser criado projetando-se o número de exames que serão realizados considerando o número de casos atendidos. Multiplicar esses números pela carga interna de exames projetada renderá a receita bruta do esforço de se realizarem os exames internamente. Os valores-alvo recomendados são os cobrados pelos testes similares realizados por laboratórios veterinários comerciais na região. A receita bruta prevista deve então ser comparada com os custos previstos, incluindo a amortização da aparelhagem, materiais de consumo, pessoal, treinamento, garantia de qualidade e tempo para supervisão.

Para a bioquímica, deve-se reconhecer que a maioria dos sistemas disponíveis atualmente não é economicamente favorável para realizar internamente um perfil bioquímico completo. Por exemplo, o custo com material de consumo, por teste, em um sistema interno, pode facilmente exceder US$ 1 a US$ 3. Esse custo pode ser maior com planos que consolidam a instalação de um instrumento com um plano para os materiais de consumo. Em comparação, um perfil bioquímico completo pode ser obtido de um laboratório comercial por aproximadamente US$ 16 a US$ 20. Nessas circunstâncias, paga-se um prêmio pela conveniência do perfil de resultados internos, geralmente enquanto o cliente aguarda. A bioquímica interna é mais favorável economicamente para o monitoramento de testes únicos ou de minipainéis após terem sido implementados o plano de diagnóstico e o tratamento.

Fatores a serem considerados quando optar por serviços laboratoriais externos

Adaptação dos aparelhos

A aparelhagem deve ser adequadamente adaptada para exames com sangue de animal. Particularmente, isso é importante em relação às análises hematológicas. Tal adaptação é mais provável de acontecer em laboratórios veterinários comerciais e bem menos provável de ser encontrada em laboratórios hospitalares para seres humanos que analisam amostras de animais como prioridade secundária.

Serviço de recolhimento de amostra

Muitos laboratórios veterinários oferecem, 1 ou 2 vezes/dia, um serviço de recolhimento das amostras para promover o menor intervalo de tempo possível entre a coleta da amostra até o retorno do resultado. A desvantagem é o serviço de correio representar uma fração considerável do custo total do serviço do laboratório. Os laboratórios para seres humanos geralmente confiam em usuários para transportar as amostras até suas instalações.

Tempo de resposta apropriado

Em geral, a etapa limitante é o transporte da amostra até o laboratório. No entanto, a tendência de consolidação dos serviços laboratoriais frequentemente resulta em distâncias de transporte muito grandes, estendendo, dessa maneira, o tempo de resposta. Uma vez que a amostra chegue ao laboratório, a maioria dos estabelecimentos realiza a análise o mais rápido possível e, então, reporta o resultado eletronicamente. Laboratórios que priorizam amostras de animais somente após um cronograma repleto de diagnósticos para seres humanos podem não oferecer um tempo conveniente para a entrega dos resultados.

Capacidade espécie-específica

O laboratório deve ter a capacidade de reconhecer e de interpretar anormalidades morfológicas e patológicas espécie-específicas. Adicionalmente, o laboratório deve ser capaz de fornecer uma avaliação experiente das anomalias nos dados, da morfologia nos esfregaços sanguíneos e das citologias.

Consulta

O veterinário que utilizar o serviço deve poder consultar o pessoal e o patologista do laboratório em relação a dados anormais ou incomuns gerados pelo laboratório. Isso pode envolver a combinação de telefone e *e-mail*.

Processo de decisão

A análise das opções para diagnóstico pode ser resumida como se segue: o processo de decisão para a implementação de um suporte diagnóstico é complexo e é aprimorado pelas rápidas mudanças nas tecnologias e serviços. É aconselhável executar algumas experiências para facilitar essa decisão. Para manter a flexibilidade quando existirem incertezas, é aconselhável evitar acordos longos de compra ou de serviços.

3

Considerações sobre Interpretação de Dados Laboratoriais e Diagnóstico de Doenças

Glade Weiser[1] e Robin W. Allison[2]

[1]Loveland, CO, USA
[2]Department of Veterinary Pathobiology, Oklahoma State University College of Veterinary Medicine, Stillwater, OK, USA

A capacidade em interpretar dados laboratoriais é baseada no conhecimento dos mecanismos fisiológicos normais subjacentes a cada teste e no reconhecimento das consequências das doenças sobre tais mecanismos (e, portanto, sobre os testes propriamente ditos). Com essa perspectiva, pode-se analisar possíveis explicações para alterações nos resultados dos exames laboratoriais e pode-se, também, classificar essas possibilidades, encontrando a explicação mais provável. Caso sejam realizados adequadamente, os exames laboratoriais e a interpretação dos dados obtidos podem fornecer informações significativas em relação às doenças e suas respectivas opções terapêuticas. A maioria dos capítulos deste livro discute os mecanismos fisiológicos normais e o efeito de processos patológicos sobre eles e sobre os resultados dos exames laboratoriais; este capítulo fornece informações básicas que se aplicam à interpretação de todos os tipos de dados laboratoriais.

Introdução

A avaliação laboratorial diagnóstica típica pode consistir em 30 a 50 parâmetros diferentes. Os laudos laboratoriais poderiam ser mais simplificados. Por exemplo, em torno de metade dos valores em um laudo hematológico de rotina são cálculos redundantes ou valores utilizados apenas no cálculo de parâmetros mais importantes. Esses valores menos importantes não são úteis ao diagnóstico e causam desorganização desnecessária no laudo. Contudo, os fabricantes de aparelhos e os fornecedores de serviços laboratoriais são relutantes à remoção desses parâmetros, pois têm medo de aparentar que estejam oferecendo menos informações do que os concorrentes.

O clínico depara-se com a destilação desse corpo complexo de informações em um sumário que, quando combinado a outros achados físicos e históricos do animal, pode diagnosticar se o paciente está saudável ou potencialmente doente. O clínico veterinário geralmente aprende esse processo na base da tentativa e erro. O propósito aqui é fornecer alguns conhecimentos básicos e perspectivas que facilitem esse processo. Isso inclui o conhecimento dos valores de referência, da sensibilidade/especificidade dos exames laboratoriais, dos fatores que podem levar a erros nos resultados, da função do controle de qualidade no laboratório e, ainda, de uma discussão sobre como desenvolver uma abordagem qualificada na interpretação dos resultados.

Valores de referência

Para identificar se os resultados dos exames laboratoriais estão anormais, deve-se conhecer os valores esperados em animais saudáveis. Esses valores normais são denominados valores de referência, sendo a diferença entre o menor e o maior valor normal chamado de intervalo de referência; embora também possam ser chamados de valores de referência, tecnicamente esse termo é incorreto, já que o termo "variação" se refere a um único número que descreve a diferença entre dois valores. Os valores de referência são geralmente definidos como o intervalo que engloba os valores médios de 95% de determinada população de animais sadios. Fica inerente nessa definição que 2,5% da população saudável irão demonstrar valores tanto acima quanto abaixo desses 95% médios, sugerindo que estejam anormais.

Ao se analisarem dados, a primeira etapa na interpretação dos resultados de exames é classificar os dados obtidos dentro ou fora dos valores de referência. Esse processo geralmente se inicia com a marcação de cada um dos valores anormais no laudo de exames. Os sistemas informatizados podem fazer isso comparando os valores obtidos com os de referência preestabelecidos. Contudo, determinar que os valores estejam anormais não é tão simples como parece devido a dois motivos. Primeiro, os valores de referência são geralmente fundamentados em uma limitada população de teste, a qual não leva em consideração as variações dentro de subpopulações, que podem ser definidas por idade, sexo, raça e outros fatores. Segundo, pode-se pensar probabilisticamente nos valores que estejam próximos aos extremos do intervalo de referência. Um parâmetro marcado como anormal não significa, necessariamente, que ele realmente o seja para determinado animal.

Diferentes métodos estatísticos podem ser utilizados para estabelecer os valores de referência, mas todos eles iniciam com a coleta de amostras de uma população aparentemente saudável. Na maioria dos casos, animais saudáveis são aqueles que não apresentam doenças aparentes e não têm anormalidades detectáveis em exames superficiais. Os valores de referência devem ser estabelecidos para cada espécie testada, porém o ideal seria estabelecer tais intervalos para subdivisões dentro da espécie, especialmente se alguma característica específica desse subgrupo puder resultar em valores significativamente diferentes daqueles obtidos para a espécie como um todo. Essas subdivisões podem ser feitas baseando-se em idade, raça, gênero, *status* de prenhez ou tipo de criação. Os intervalos para tais subdivisões geralmente não são estabelecidos pelo fato de essa ser uma tarefa cara e que consome muito tempo. Sendo assim, os veterinários geralmente utilizam um único intervalo de referência para todos os animais de uma mesma espécie. Quando for esse o caso, é importante considerar que as possíveis variações nos resultados dos exames podem estar relacionadas com as características já mencionadas (p. ex., idade, raça, gênero) e, ainda, deve-se levar em consideração essas características quando os possíveis motivos para os valores estarem fora do intervalo de referência forem analisados (especialmente valores ligeiramente anormais). Por exemplo, consideram-se os valores de referência do hematócrito (Htc) em cães como sendo geralmente entre 36 e 55%. No entanto, sabe-se que algumas raças pequenas, em especial o Poodle, normalmente têm o Htc em torno de 50%. Um Poodle com Htc de 42% pode estar anêmico. Outro exemplo é a enzima sérica fosfatase alcalina. Pelo fato de o processo de remodelagem óssea ser uma potencial fonte dessa enzima, a atividade da fosfatase alcalina sérica é consideravelmente maior em animais jovens em crescimento do que em adultos da mesma espécie. Muitas dessas nuances interpretativas são desenvolvidas com o tempo. No futuro, o refinamento dos valores de referência de um subconjunto da população poderá ser feito em medicina veterinária, porém isso necessitará da compilação de um enorme banco de dados.

É necessário obter um número adequado de amostras de animais saudáveis para estabelecer os valores válidos para uma população definida como sadia ou normal. Em geral, quanto maior for o número de amostras, maior é a probabilidade de que o intervalo de referência reflita, mais fidedignamente, a faixa de variação dos valores que se esperam em animais sadios. É desejável que se colete o maior número de amostras possíveis, pois, assim, os resultados irão representar mais fielmente a população sadia. Contudo, restrições práticas (p. ex., disponibilidade de animais aparentemente sadios, custos na obtenção das amostras e na realização de um grande número de exames) impõem limites quanto ao número de animais que podem ser realmente testados. Para maior confiabilidade durante a definição dos valores de referência, ao menos 120 amostras devem ser analisadas. Geralmente, um número mínimo de 40 amostras é necessário para se obterem valores de referência "brutos".

Existem vários métodos estatísticos para a determinação desses valores. O método que utiliza a média ± 2 desvios padrão (DP) foi historicamente utilizado para definir os valores médios de 95% da população testada, porém isso é válido apenas quando o resultado dos testes resultar em uma curva de distribuição normal, chamada curva de Gauss (Figura 3.1A). Essa abordagem é falha caso os resultados dos exames não tenham distribuição normal (Figura 3.1B). É sabido, hoje em dia, que a maioria dos dados resultantes de exames laboratoriais não tem distribuição normal. Uma solução simples é utilizar testes não paramétricos. Utilizando-se esses métodos, os valores de todos os exames são ranqueados, exclui-se qualquer valor discrepante e, então, utilizam-se os 95% dos valores centrais para a definição dos valores de referência. Exemplificando, em uma população com 120 resultados ranqueados, os 3 mais baixos e os 3 mais altos (2,5% × 120 = 3) são removidos e os resultados restantes definem os valores centrais de 95% da população. Algumas amostras da população aparentemente saudável podem apresentar valores marcantemente acima ou abaixo da maioria dos outros valores. Esses valores extremos são conhecidos como valores à parte da população geral e provavelmente são indicativos de uma doença oculta. Caso esses valores sejam incluídos na amostragem, no momento do cálculo do intervalo eles ampliariam a faixa de variação de referência, tornando, dessa maneira, o teste menos sensível à detecção de animais não hígidos. Uma maneira relativamente simples de definir esses valores é calcular a diferença entre o valor mais alto (ou mais baixo) e o segundo valor mais alto (ou mais baixo). Caso essa diferença exceda um terço da variação de todos os valores, o valor mais alto (ou mais baixo) é considerado um valor à parte da população geral e deve ser eliminado quando for estabelecido o intervalo de referência. Uma vez que esse valor tenha sido eliminado, o mesmo teste pode ser aplicado ao próximo valor mais alto (ou mais baixo). Por exemplo, a Figura 3.2 mostra os valores de glicose sanguínea

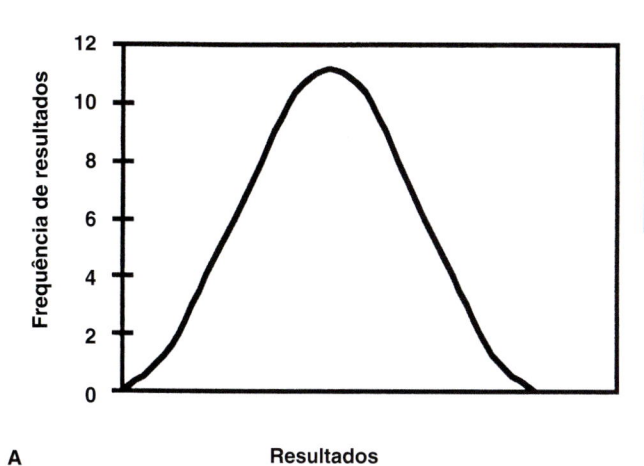

A Resultados

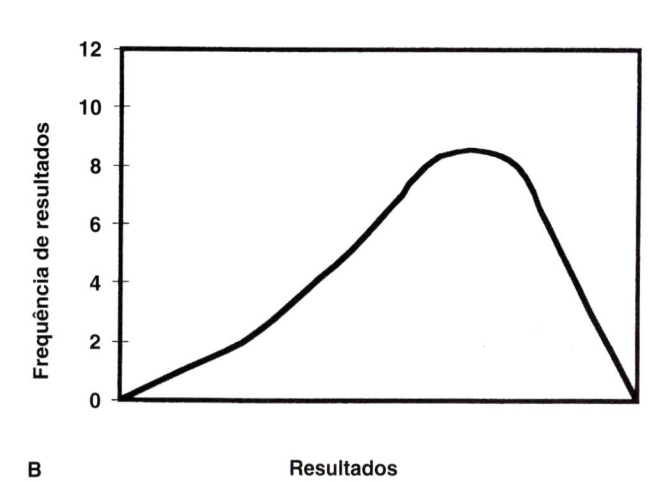

B Resultados

Figura 3.1 Duas distribuições de valores resultantes da amostragem de um grande número de animais aparentemente saudáveis. **A.** Representados graficamente por sua frequência de ocorrência, esses valores formam uma curva simétrica com formato de sino. Essa distribuição é conhecida como normal ou curva de Gauss. **B.** Representados graficamente por sua frequência de ocorrência, esses valores formam uma distribuição assimétrica que está desviada em direção aos valores mais altos. Essa não é uma distribuição normal (ou curva de Gauss).

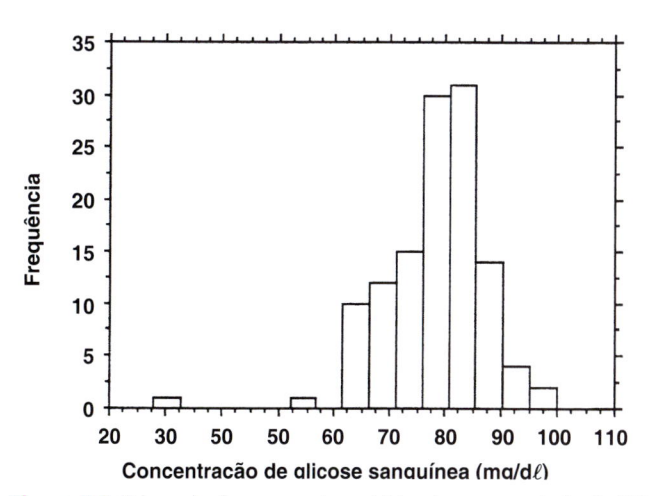

Figura 3.2 Valores de glicose sanguínea obtidos de uma população de 120 animais aparentemente saudáveis e representados graficamente em um histograma de frequência de distribuição. A frequência representa o número total de amostras com a correspondente concentração de glicose.

Tabela 3.1 Exemplo de determinação dos valores de referência por métodos não paramétricos.[a]

Os dez valores mais baixos e sua classificação

Valor	30	55	65	65	65	65	65	65	65	65
Classificação	1	2	3	4	5	6	7	8	9	10

Os dez valores mais altos e sua classificação

Valor	90	90	90	90	95	95	95	95	100	100
Classificação	110	111	112	113	114	115	116	117	118	119

Maior valor dentro dos 2,5% mais baixos = 0,025 × (número de valores + 1)

Maior valor dentro dos 2,5% mais baixos = 0,025 × (119 + 1) = **3**

Menor valor dentro dos 2,5% mais altos = 0,975 × (número de valores + 1)

Menor valor dentro dos 2,5% mais altos = 0,975 × (119 + 1) = **117**

Menores valores eliminados do intervalo de referência

Valor	30	55	65
Classificação	1	2	3

Maiores valores eliminados do intervalo de referência

Valor	95	100	100
Classificação	117	118	119

Intervalo de referência resultante = 65 a 95

[a]As concentrações de glicose sanguínea foram obtidas de 120 animais aparentemente sadios e um desses valores foi excluído por ser um valor à parte da população geral (ver Figura 3.2). O método envolve a classificação dos valores do mais baixo ao mais alto, o cálculo das posições que representam os maiores valores dos 2,5% dos valores mais baixos e da posição dos menores valores que representam 2,5% dos valores mais altos e exclui os valores correspondentes a essas posições, assim como valores correspondentes às posições mais baixas e mais altas, respectivamente. Os valores restantes são os 95% centrais que são utilizados como valores de referência.

obtidos de uma população de 120 animais aparentemente saudáveis, representados graficamente em um histograma de frequência de distribuição. Um dos valores (30 mg/dℓ) está obviamente muito abaixo dos outros. A diferença entre esse valor e o próximo mais baixo é de 25 mg/dℓ e a variação de todos os valores é de 70 mg/dℓ (100 – 30 mg/dℓ). Assim, como 25 mg/dℓ é maior do que um terço da variação de todos os valores (70/3 = 23,3), o valor mais baixo (30 mg/dℓ) deve ser excluído. Se esse valor for eliminado, a diferença entre o menor valor restante (55 mg/dℓ) e o segundo valor mais baixo é de 10 mg/dℓ. Ele é menor do que um terço da variação dos valores restantes (45/3 = 15) e, portanto, não deve ser excluído.

Na Tabela 3.1 pode ser visto um exemplo para o estabelecimento dos valores de referência por método não paramétrico, que utiliza os dados mostrados na Figura 3.2. Conforme observado anteriormente, um dos valores (30 mg/dℓ) foi excluído por ser um valor à parte da população geral; portanto, a variação entre os 119 valores restantes é entre 55 e 100 mg/dℓ. Identificando-se e eliminando-se os valores que estão dentro dos 2,5% mais baixos e dos 2,5% mais altos, pode-se então determinar os 95% dos valores classificados.

O método estatístico descrito é aplicável quando a amostragem incluir 40 animais ou mais. Caso menos de 40 animais sejam utilizados, os valores dos 2,5% superiores e inferiores não podem ser determinados confiavelmente. Nesses casos, os valores de referência são considerados como sendo a variação observada dos valores remanescentes após a exclusão dos valores à parte da população geral. Esse tipo de intervalo de referência é menos confiável que aqueles determinados a partir de uma população maior.

Limitar os valores de referência aos 95% em vez dos 100% dos valores obtidos dos animais sadios é uma tentativa de maximizar a detecção de animais doentes. Como definido pelos valores de referência, aproximadamente 5% dos animais saudáveis terão valores considerados anormais para determinado exame.

Ainda, se efetuados vários exames em um mesmo animal (como é comum quando se traça um perfil bioquímico), a probabilidade de esse indivíduo apresentar um resultado considerado anormal em ao menos um exame aumenta dramaticamente. Por exemplo, em um perfil bioquímico contendo 20 exames, aproximadamente 64% dos animais sadios terão ao menos um resultado anormal. Também é possível que animais não sadios possam ter os valores dentro do intervalo de referência. Deve-se reconhecer que, na prática, os valores de animais não sadios e sadios podem se sobrepor nas extremidades do intervalo de referência (Figura 3.3). Assim, não existe o conceito de delineação preto e branco entre os resultados normais e anormais.

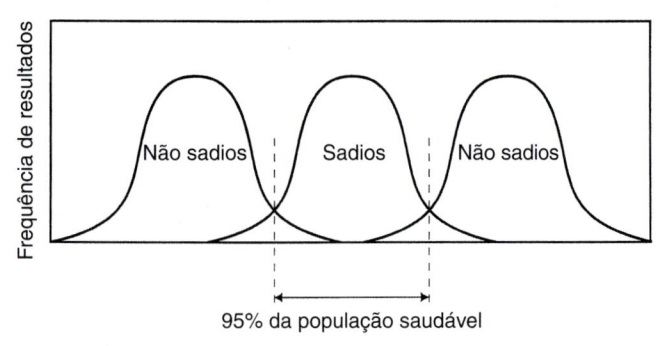

Figura 3.3 A sobreposição dos valores laboratoriais que pode ser esperada de populações sadias e não sadias (populações com doenças que possam causar tanto o aumento quanto a diminuição dos valores de determinado exame). Observe que definir o intervalo de referência em 95% da população sadia exclui os valores de alguns animais saudáveis, porém também exclui os valores da maioria dos animais não sadios (ou seja, possibilita reconhecer esses animais como potencialmente não sadios). Caso o intervalo de referência fosse ampliado para incluir mais valores potenciais de animais sadios, ele também reconheceria mais valores de animais não sadios como sendo normais (ou seja, o animal não sadio pode não ser reconhecido). Utilizar valores de referência com base em 95% da população saudável é uma solução que aumenta a sensibilidade do teste quanto ao reconhecimento de animais não sadios, enquanto poucos animais saudáveis seriam considerados potencialmente não sadios.

O clínico deve pensar probabilisticamente sobre os dados laboratoriais, particularmente nos resultados próximos aos valores limite do intervalo de referência. Portanto, valores laboratoriais próximos aos dos limítrofes de referência necessitam de maior correlação aos dados do histórico do paciente, sinais clínicos e/ou outros dados laboratoriais, avaliando, assim, a probabilidade de eles representarem o animal não sadio. Contudo, resultados que estejam proeminentemente acima ou abaixo dos limites de referência são mais facilmente reconhecidos como sinais de alguma doença.

Um complemento aos valores de referência da população é o banco de dados individual do paciente. Idealmente, o banco de dados laboratorial é estabelecido para animais de companhia adultos jovens ou outros animais de valor. Esses dados podem servir para identificar, mais precisamente, o patamar dos valores daquele animal em relação à faixa mais ampla da população em geral. Por exemplo, um cão saudável apresenta um valor de Htc de 52% registrado em seu banco de dados. Caso em algum momento o Htc mensurado seja de 39%, existe grande probabilidade de uma doença subjacente estar causando essa anemia, mesmo que o laudo laboratorial não aponte o valor como anormal.

Sensibilidade, especificidade e valores preditivos

Quando se interpretam anormalidades laboratoriais, deve-se considerar os conceitos de sensibilidade, especificidade e valores preditivos. A sensibilidade é uma medida da frequência na qual o resultado do exame é positivo, ou anormal, em animais com a respectiva enfermidade. A seguinte fórmula é utilizada para calcular a sensibilidade:

$$\text{Sensibilidade (\%)} = \frac{\text{VP}}{\text{VP} + \text{FN}} \times 100$$

em que VP (verdadeiros-positivos) é o número total de animais nos quais o resultado do exame foi positivo e que realmente estão doentes e FN (falso-negativo) é o número total de animais nos quais o resultado do exame foi negativo, mas também estão doentes. Por exemplo, se a sensibilidade de um exame para determinada doença é de 99%, significa que 99 em 100 animais com a doença terão o resultado positivo (ou seja, anormal). Um por cento dos animais doentes terá o resultado negativo (ou seja, normal); ou seja, 1% dos exames terá um resultado falso-negativo. A especificidade é uma medida da frequência na qual o resultado do exame resulta em negativo, ou normal, em animais que não tenham a doença que se deseja detectar. A seguinte fórmula é utilizada para determinar a especificidade:

$$\text{Especificidade (\%)} = \frac{\text{VN}}{\text{VN} + \text{FP}} \times 100$$

em que VN (verdadeiros-negativos) é o número total de animais nos quais o resultado do exame foi negativo e que realmente não têm a doença e FP (falso-positivo) é o número total de animais nos quais o resultado do exame foi positivo, mas que não estão doentes. Por exemplo, se a especificidade de um exame para determinada doença for de 99%, então 99 em 100 animais não afetados pela doença terão o resultado negativo (ou seja, normal). Um por cento dos animais não afetados terá o resultado positivo (ou seja, anormal); ou seja, 1% dos exames terá resultados falso-positivo.

Sensibilidade e especificidade são estabelecidas por meio da realização do exame em questão em animais com o *status* conhecido em relação à doença (ou seja, animais que sabidamente têm ou não a doença em questão). Utiliza-se outro procedimento diagnóstico para estabelecer quais animais estão realmente doentes. Esse procedimento geralmente é outro teste laboratorial, conhecido por ser confiável quanto à detecção da doença. Portanto, sensibilidade e especificidade não se aplicam diretamente a animais com *status* desconhecido em relação à doença, mas fornecem informações a respeito da confiabilidade do exame em questão quanto à sua detecção.

Na prática, a confiabilidade do exame deve ser conhecida quanto a detectar certa doença em um animal com *status* de saúde indeterminado. Em outras palavras, o quão confiável é o resultado normal ou anormal de um exame para predizer se o animal tem ou não tem a doença em questão? Nessa situação, valores preditivos definem as chances de os resultados normais ou anormais serem indicadores confiáveis do *status* da doença. Os valores preditivos dependem da sensibilidade e da especificidade dos exames, porém a prevalência ou a probabilidade da doença na população testada também afeta tais valores. A prevalência ou a probabilidade da doença é estabelecida antes da realização dos exames, com base no julgamento do veterinário quanto à possibilidade (expressa em porcentagem) de o animal ter a doença em questão. Esse julgamento pode ser fundamentado em várias observações, incluindo histórico do paciente, sinais clínicos, resultados de outros exames e dados epidemiológicos. Tanto os resultados positivos (ou seja, anormais) quanto os negativos (ou seja, normais) têm valores preditivos. O valor preditivo de um resultado positivo (valor preditivo positivo) é a probabilidade de o resultado positivo (anormal) realmente indicar que o animal tem a doença:

$$\text{Valor preditivo positivo} = \frac{\text{VP}}{\text{VP} + \text{FP}} \times 100$$

em que VP é o total de animais positivos que realmente têm a doença e FP é o total de animais positivos, mas que na verdade não têm a doença (falso-positivos). Quanto maior for o valor preditivo de um resultado positivo, maior é a chance de um animal com resultado positivo (ou seja, anormal) realmente ter a doença em questão. Exames com altos valores preditivos positivos produzirão poucos resultados falso-positivos; sendo assim, a confiabilidade é alta quando o resultado for positivo.

O valor preditivo de um resultado negativo (valor preditivo negativo) é a probabilidade de o resultado negativo (ou seja, normal) realmente indicar que o animal não tem a doença:

$$\text{Valor preditivo negativo} = \frac{\text{VN}}{\text{VN} + \text{FN}} \times 100$$

em que VN é o número total de animais negativos e que realmente não têm a doença e FN é o número total de animais negativos mas que realmente têm doença (falso-negativos). Quanto maior for o valor preditivo de um resultado negativo, maior é a chance de um animal com resultado negativo não ter a doença em questão. Exames com altos valores preditivos negativos produzirão poucos resultados falso-negativos; sendo assim, a confiabilidade é alta quando o resultado for negativo. Conforme afirmado anteriormente, os valores preditivos são determinados por uma combinação entre a sensibilidade e a especificidade do exame e pelo julgamento "pré-exame" do veterinário a respeito da possibilidade de o animal ter a doença. Não existe nenhuma fórmula complexa para estimar o valor preditivo com base nesses fatores, porém ela não é necessária para entender os papéis da sensibilidade, da especificidade e da prevalência ou probabilidade da doença na interpretação dos resultados. As funções desses três fatores são mais bem compreendidas considerando-se a situação hipotética em que um excelente exame diagnóstico é utilizado para detectar uma doença específica. O teste de antígeno para dirofilária é um bom exemplo desse tipo de diagnóstico, para o qual existem dados abundantes. Esse exame tem uma sensibilidade de 99% (ou seja, será positivo, ou anormal, em 99 de 100 animais que tenham a doença) e especificidade de 99% (ou seja, será negativo, ou normal, em 99 de 100 animais que não tenham a doença). Esse exame tem um excelente desempenho quando utilizado em áreas com incidência razoável de dirofilariose. No entanto, caso esse exame seja utilizado para testar uma população de animais na qual você, como veterinário, acredita que exista apenas 1% de chance de a doença estar presente, ele irá resultar nos seguintes valores preditivos:

Valor preditivo de um resultado positivo = 50%

Valor preditivo de um resultado negativo = 100%

Em outras palavras, um resultado positivo, ou anormal, estará correto em 50% das vezes e incorreto nos outros 50%. Essa confiabilidade é equivalente a quando se joga uma moeda (cara ou coroa) e pode levar a questionar a validade da realização de tal exame em uma população com baixa probabilidade de apresentar a doença. Contudo, nessa situação, um resultado negativo, ou normal, é quase 100% confiável quanto a eliminar a possibilidade de o animal ter a doença (ou seja, o valor preditivo de um resultado negativo é aproximadamente de 100%). Essa combinação de sensibilidade e de especificidade excelentes com a baixa prevalência da doença é comum quando se utilizam testes sorológicos na pesquisa de diversas doenças infecciosas.

Pelo fato de a maioria dos exames diagnósticos apresentar sensibilidade e especificidade a eles inerentes, o fator que pode ser alterado mais facilmente e que afeta o valor preditivo é a probabilidade de a doença existir antes do exame. Os veterinários podem utilizar isso para ampliar os valores preditivos. Por exemplo, no exemplo prévio foi utilizado um exame com excelentes sensibilidade e especificidade para procurar a doença em uma população com baixa prevalência dela. Isso resultou em um baixo valor preditivo positivo. No entanto, caso o veterinário se depare com um animal que tenha dados no histórico, sinais clínicos e outras características que sugiram tal doença, tal animal irá representar uma população diferente e o veterinário irá estabelecer uma probabilidade "pré-exame" maior para aquela doença. Nesse caso, o veterinário irá, talvez, ter 75% de certeza de que o animal tem a doença em questão. No entanto, o valor preditivo de um resultado positivo seria próximo a 100% e o valor preditivo de um resultado negativo seria aproximadamente 97%. Nesse cenário, o resultado do exame iria, de fato, ser bastante confiável quanto a predizer a presença ou a ausência da doença em questão.

Resumindo, quanto maior a probabilidade de o animal ter certa doença antes de o exame ser realizado, mais confiável será o resultado positivo, ou anormal, que possa sugerir a presença da doença. As Figuras 3.4 e 3.5 demonstram os efeitos da prevalência "pré-exame" sobre os valores preditivos positivos e negativos. Na prática, a maioria dos veterinários incorpora instintivamente essa abordagem aos exames diagnósticos. Se o resultado for compatível com a doença da qual o veterinário suspeitava antes de realizar o exame, o resultado pode ser considerado uma evidência que suporte que o animal tem a doença; caso o resultado não seja compatível com a doença da qual se suspeita,

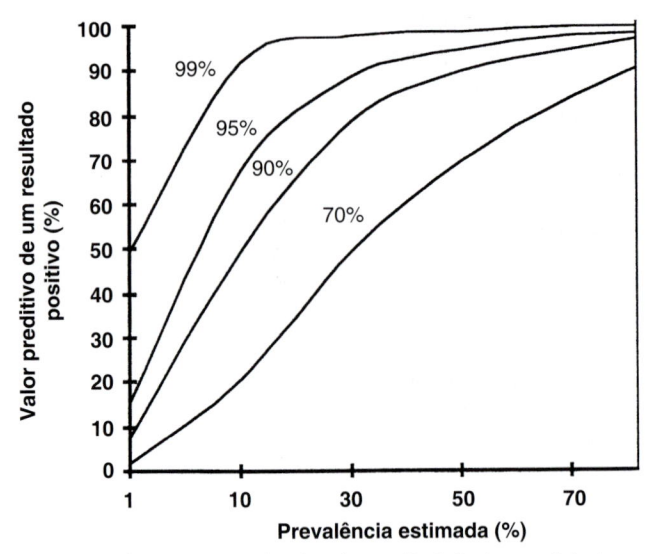

Figura 3.4 Efeito de várias estimativas de prevalência "pré-exame" da doença sobre os valores preditivos de um resultado positivo. Cada linha representa um nível diferente de sensibilidade e especificidade (99% = 99% de sensibilidade e especificidade, 95% = 95% de sensibilidade e especificidade, assim por diante). O valor preditivo de um resultado positivo diminui à medida que a estimativa da prevalência "pré-exame" da doença diminui.

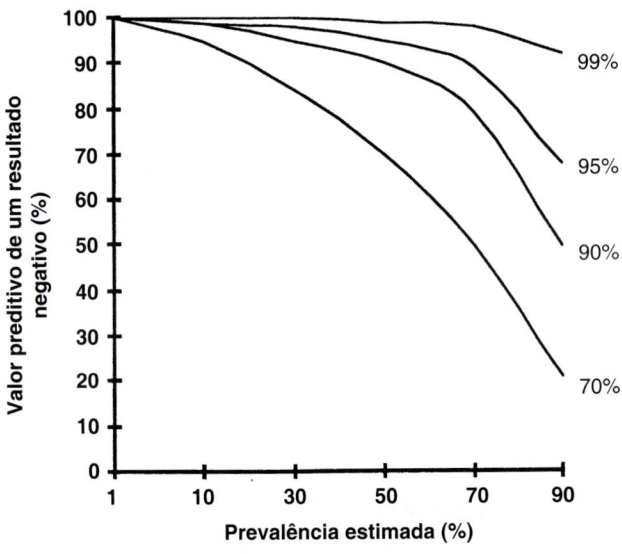

Figura 3.5 Efeito de várias estimativas de prevalência "pré-exame" da doença sobre os valores preditivos de um resultado negativo. Cada linha representa um nível diferente de sensibilidade e especificidade (99% = 99% de sensibilidade e especificidade, 95% = 95% de sensibilidade e especificidade, assim por diante). O valor preditivo de um resultado negativo diminui à medida que a estimativa da prevalência "pré-exame" da doença diminui.

o veterinário não pode descartar completamente essa suspeita, mas deve começar a considerar mais seriamente outras opções. Ocasionalmente serão detectadas anormalidades bioquímicas que possam sugerir uma doença da qual não se suspeitava antes de completar o perfil bioquímico e, nessa situação, tais alterações não são confiáveis em predizer tal doença, já que dela não se suspeitava anteriormente.

A maioria dos exames na patologia clínica (ou seja, hematologia, bioquímica e urinálise) tem sensibilidade e especificidade consideravelmente menores do que os 99% do exemplo anterior para detectar quaisquer doenças. Isso torna a prevalência "pré-exame" da doença um fator ainda mais importante nesse tipo de exame. Por exemplo, tanto a especificidade quanto a sensibilidade da enzima pancreática amilase, a fim de detectar pancreatites, são um tanto baixas. A atividade sérica da amilase é mensurada rotineiramente em alguns perfis bioquímicos. Dessa maneira, aumento na atividade sérica da amilase na avaliação bioquímica de um cão, do qual não havia a suspeita prévia de pancreatite, terá um valor preditivo positivo muito baixo, pois a sensibilidade, a especificidade e a prevalência "pré-exame" são baixas. Por outro lado, atividade sérica aumentada da amilase em um perfil bioquímico de um cão que tenha sinais clínicos que possam sugerir um quadro de pancreatite terá um valor preditivo positivo muito mais alto. É importante lembrar esse conceito sempre que forem detectadas anormalidades inesperadas em qualquer exame de rotina na patologia clínica.

Controle de qualidade

Para se obterem resultados laboratoriais confiáveis, a qualidade de tais resultados deve ser monitorada, para que, assim, sejam tanto acurados quanto precisos. A precisão é um medidor da proximidade do resultado de seu valor real para aquele exame; a precisão é um medidor do quão repetitivo pode ser o resultado quando se avalia a mesma amostra. Por exemplo, um resultado pode ser preciso, mas caso não se consiga um valor similar utilizando-se repetidamente a mesma amostra (ou seja, se o teste não for preciso), os resultados não são confiáveis. Reciprocamente, pode-se obter o mesmo resultado repetitivamente utilizando-se a mesma amostra, mas caso tal resultado não reflita o valor real da substância que está sendo mensurada (ou seja, o teste não é preciso), os resultados novamente não serão confiáveis.

Laboratórios bem conceituados mantêm programas de controle de qualidade para garantir a acurácia e a precisão de seus resultados. Isso é alcançado avaliando-se amostras-controle em intervalos previamente determinados, com amostras de pacientes. Essas avaliações podem ser diárias ou repetidas várias vezes ao dia, dependendo da carga de trabalho do laboratório. As amostras-controle são semelhantes às dos pacientes (p. ex., sangue ou soro) e geralmente são obtidas de fontes comerciais. As amostras-controle podem ser classificadas em analisadas (ou seja, o valor provável da precisão do exame nessa amostra-controle foi determinado anteriormente) ou não analisadas (ou seja, o valor provável da precisão do exame nessa amostra-controle não foi determinado anteriormente). Caso sejam adquiridas amostras-controle não analisadas, o laboratório estabelecerá o provável valor de precisão para aquela amostra utilizando métodos semelhantes aos sumarizados anteriormente para a determinação dos valores de referência. Pelo fato de determinar os prováveis valores de precisão ser um processo caro e demorado, atualmente a maioria dos laboratórios utiliza amostras-controle analisadas. Tais amostras são as únicas adequadas para o controle de qualidade dentro de clínicas veterinárias.

Durante a operação laboratorial de rotina, o resultado de cada amostra-controle é comparado aos valores documentados como sendo resultados acurados para a amostra. Além disso, são analisados os resultados obtidos da amostra-controle ao longo do tempo para determinar se o valor obtido se altera ao passar do tempo, estabelecendo, assim, a precisão do teste. Tanto a acurácia quanto a precisão são geralmente avaliadas por representações gráficas dos valores obtidos em uma planilha de controle de qualidade (Figura 3.6). Alguns aparelhos têm *software* para análise e manejo automatizados dos dados do controle de qualidade. Caso os resultados obtidos com a amostra-controle

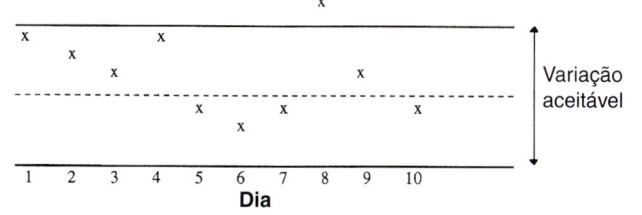

Figura 3.6 Exemplo de planilha de controle de qualidade utilizada para monitorar a acurácia e a precisão de um exame laboratorial. Para produzir essa planilha, uma amostra-controle foi analisada diariamente com amostras de pacientes. Os resultados diários da amostra-controle estão representados por um X. A linha tracejada (---) representa o valor médio esperado para essa amostra. As linhas sólidas (___) representam as variações positivas e negativas aceitáveis a partir do valor médio. Observe que o resultado no oitavo dia estava fora da faixa de variação aceitável. Isso implicará a rejeição dos resultados dos exames realizados naquele dia até a conclusão da análise do aparelho, dos reagentes e até que o operador identifique e corrija o problema. A planilha indica a resolução do problema no nono dia, com desempenho aceitável do controle.

estejam fora da faixa aceitável previamente estabelecida, que também é conhecida como controle limite (geralmente ± 2 a 3 DP da média), ou se os resultados variarem para cima ou para baixo ao longo do tempo, pode ser que exista um problema com o aparelho ou com os reagentes ou, ainda, pode ser erro do operador. Os resultados dos exames de pacientes obtidos durante esse período "fora do controle" são rejeitados e os métodos analíticos utilizados devem ser cuidadosamente revistos para corrigir o problema.

Programas de controle de qualidade são comuns em grandes laboratórios de referência, porém eles também são importantes para laboratórios particulares dentro das clínicas. Os fabricantes podem fornecer os materiais para controle de qualidade com os aparelhos. Esses programas devem ser seguidos à risca para obter alguma garantia de que os resultados obtidos pelo laboratório da própria clínica sejam confiáveis.

Fatores que comumente induzem erros nos valores laboratoriais

Existem numerosos fatores que podem levar a erros nos resultados dos exames laboratoriais e que podem afetar a interpretação das condições do paciente. Eles devem ser considerados sempre que o resultado do exame não fizer sentido ou não tiver correlação com o estado do paciente. Esses fatores podem ser classificados em erros pré-analíticos, analíticos e pós-analíticos. Os erros pré-analíticos são os mais comuns e podem ocorrer devido a numerosos problemas relacionados com a coleta e o manuseio da amostra. Os erros analíticos são os que ocorrem na metodologia do exame e podem dever-se à interferência de uma substância ou de um fenômeno na amostra ou algum problema no desempenho do método do exame. Atualmente, tais problemas são raros e são geralmente detectados e evitados pelo programa de controle de qualidade. Os erros pós-analíticos podem ocorrer devido à transcrição ou a outros erros relacionados com a geração e a distribuição dos laudos. Nos dias atuais, tais erros também são relativamente raros devido ao uso de sistemas automatizados de informação e de geração de dados laboratoriais.

Erros no manuseio da amostra

Numerosos fatores pré-analíticos podem resultar em erros nos exames laboratoriais. O manuseio inadequado da amostra é a causa mais comum de erros grosseiros nos valores dos resultados. São erros de procedimento que burlam as regras de manuseio relacionadas com a estabilidade da amostra ou outras variáveis do processo. Alguns dos erros mais comuns durante a manipulação da amostra nos estabelecimentos veterinários incluem:

- Erros na identificação da amostra, levando à atribuição de dados ao paciente errado
- Uso do anticoagulante errado
- Contaminação inapropriada na amostra com anticoagulante
- Proporção errada de anticoagulante em relação à amostra
- Transferência traumática do sangue para o tubo, causando hemólise (ver adiante)
- Condições inadequadas de armazenamento durante o transporte até o laboratório
- Armazenamento inadequado da amostra antes da análise
- Amostra mal ou não homogeneizada para as mensurações hematológicas.

Existem procedimentos específicos para o manuseio da amostra que devem ser seguidos para garantir sua qualidade. Esses procedimentos podem variar dependendo do tipo de exame que será realizado. Laboratórios comerciais fornecem os procedimentos para o envio correto da amostra. Os fornecedores de aparelhos para uso particular também fornecem esses procedimentos. As falhas ligadas a eles ocorrem porque as pessoas envolvidas não estão a par deles ou não estão prestando atenção aos detalhes. É de responsabilidade do estabelecimento veterinário garantir que os respectivos procedimentos sejam seguidos exatamente na ordem que devem ocorrer, minimizando, assim, os erros associados aos exames laboratoriais. As pessoas que trabalham em estabelecimentos veterinários geralmente têm treinamento limitado de tecnologias laboratoriais. Por esse motivo, é recomendável que os estabelecimentos designem uma pessoa ou um operador-"chave", que irá monitorar e ensinar aos outros os procedimentos relacionados com o laboratório.

Substâncias interferentes: lipidemia, hemólise e hiperbilirrubinemia

Substâncias interferentes são fontes comuns de erros analíticos e estão presentes na amostra. Hemólise, lipidemia e aumento da bilirrubina sérica (Figura 3.7) podem potencialmente afetar os resultados de exames bioquímicos. A hemólise refere-se à lise das hemácias e à consequente liberação da hemoglobina, podendo ocorrer tanto no sangue circulante (*in vivo*) quanto durante ou após a coleta (*in vitro*). A hemólise ocorre geralmente devido à coleta e/ou ao manuseio inadequado da amostra. Ela pode interferir nos resultados dos exames pela interferência na cor em técnicas que utilizam a espectrofotometria. Com menor frequência, a hemólise pode causar falso aumento na concentração da substância que está sendo mensurada como resultado de concentrações ou de atividades enzimáticas marcantemente diferentes entre o soro e as hemácias. Por exemplo, bovinos e equinos têm altas concentrações de potássio dentro das hemácias, enquanto cães (com algumas exceções) e gatos, não. Portanto, um quadro acentuado de hemólise pode resultar em falso aumento da concentração sérica de potássio em equinos e bovinos, mas não na maioria dos cães e dos gatos.

A lipidemia causa visível turbidez do soro, tornando-o geralmente opaco à luz transmitida. É esperado que isso ocorra em pequenos animais que não estejam em jejum antes da coleta. Também pode ocorrer em síndromes hiperlipêmicas. Essa interferência na transmissão da luz pode afetar os testes espectrofotométricos, particularmente em sistemas líquidos ou cubetas. Também pode resultar em aparente diluição de substâncias normais (p. ex., eletrólitos) no componente aquoso do soro, resultando em concentrações falsamente diminuídas (efeito de exclusão iônica).

O aumento das concentrações séricas de bilirrubina resulta em soro com coloração amarela mais escura do que o normal. Essa cor mais forte pode afetar os resultados dos exames espectrofotométricos.

As potenciais alterações nos resultados de exames bioquímicos causadas pela presença de hemólise, lipidemia e hiperbilirrubinemia variam com a substância sendo pesquisada e com o método utilizado para o exame. Geralmente, os laboratórios de referência podem fornecer informações específicas a respeito dos efeitos da hemólise, da lipidemia ou da hiperbilirrubinemia acerca dos resultados dos exames. Do mesmo modo, os fabricantes também podem fornecer tais informações em relação aos aparelhos utilizados em clínicas particulares.

É concebível, também, que medicamentos e outras substâncias químicas possam alterar as reações dos exames laboratoriais. Normalmente, as planilhas de uso dos reagentes contêm a descrição das substâncias interferentes já conhecidas. Geralmente essas informações são disponibilizadas pelo laboratório ou então pelos fornecedores como comunicados técnicos.

Abordagem na interpretação dos dados laboratoriais

Comentários sobre a abordagem geral

É importante considerar que, isoladamente, resultados de exames diagnósticos raramente são interpretáveis em um diagnóstico clínico. Resultados anormais geralmente indicam processos patológicos relativamente não específicos. Já um conjunto de resultados significativamente anormais pode aumentar a especificidade do(s) processo(s). Geralmente, obtém-se um diagnóstico clínico mais definitivo apenas após a integração dos dados laboratoriais anormais com o histórico, achados físicos e outros procedimentos diagnósticos. A maioria das anormalidades laboratoriais tem diversas causas potenciais e deve-se utilizar o histórico e os achados no exame físico para determinar qual a causa mais provável dentro das causas possíveis. Utilizando a

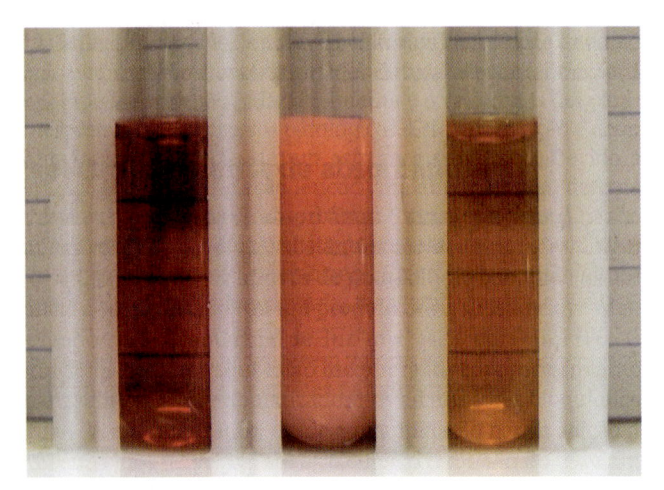

Figura 3.7 Hemólise, lipidemia e hiperbilirrubinemia (*da esquerda para a direita*) em amostras de soro. O soro lipêmico está róseo devido à hemólise concomitante; ele pode variar de branco até avermelhado.

combinação do histórico, dos achados do exame físico e do padrão das anormalidades laboratoriais, o veterinário deve tentar definir e agrupar os prováveis processos patológicos presentes. Esse resumo pode, muitas vezes, ser traduzido em um diagnóstico clínico. Padrões de resultados anormais geralmente sugerem quais tecidos ou órgãos estão afetados, quais processos patológicos estão ocorrendo ou ambos. Por exemplo, a combinação da elevação da concentração de ureia nitrogenada sanguínea (UNS, um exame de função renal) com um valor de gravidade específica da urina que indique concentração inadequada dela é bastante sugestiva de insuficiência renal, enquanto a combinação de UNS aumentada e urina concentrada (alta gravidade específica) é mais sugestiva de condições como desidratação ou choque.

Decerto, nem toda anormalidade irá se enquadrar perfeitamente em um processo patológico, nem todos os perfis laboratoriais irão resultar em um diagnóstico específico. Em alguns casos, mais de um processo patológico pode estar ocorrendo, produzindo, portanto, uma combinação imprecisa de anormalidades. Esses casos são considerados difíceis e podem necessitar de uma análise ao longo do tempo para desenrolarem, podendo ser benéfica uma consulta ou uma segunda opinião a um especialista.

Em alguns casos, a análise das alterações sequenciais nos valores laboratoriais ao longo do tempo é útil no estabelecimento do diagnóstico, sendo também importante para o monitoramento do progresso da doença e para o manejo do caso. Por exemplo, determinações periódicas da UNS em um animal com insuficiência renal podem indicar se o tratamento para o reestabelecimento da função renal está funcionando (ou seja, os valores da UNS devem estar diminuindo) ou não. Achados negativos, ou seja, resultados normais, também têm seu valor. Eles podem excluir alguns diagnósticos diferenciais que haviam sido considerados com base no histórico ou nos achados durante o exame físico.

Expectativas e interpretação de diagnósticos com qualidade

Por trás do cenário de abordagem geral descrito anteriormente, existem numerosas nuances que podem ser descritas como expectativas relacionadas com o diagnóstico. Em alguns casos, os clínicos são prejudicados pelas expectativas irreais sobre os dados laboratoriais. Essa discussão tem como objetivo clarificar algumas das expectativas mais comuns e, assim, auxiliar o clínico em treinamento a se adaptar à interpretação dos dados. Considerações importantes incluem as seguintes:

- Como a reprodutibilidade das mensurações afeta a interpretação de dados
- A magnitude das alterações associadas à(s) doença(s)
- Relações ou interdependências entre os exames diagnósticos
- Valores de referência e a determinação ilusória do que é normal ou anormal
- Resultados laboratoriais inconsistentes com noções preconcebidas.

Reprodutibilidade das mensurações

Discute-se primeiro esse assunto, pois ele influencia outras expectativas e é importante para a interpretação de dados laboratoriais sequenciais. Um equívoco comum é o de que os números nos laudos laboratoriais são definitivos. O que ocorre na realidade é que se um exame for repetido diversas vezes, pelo mesmo laboratório e utilizando a mesma amostra e metodologia, uma gama de resultados será obtida. Caso os resultados sejam obtidos por meio de dois métodos laboratoriais diferentes, pode-se encontrar variações ainda maiores. A reprodutibilidade real irá variar, mas algumas diretrizes para um desempenho analítico satisfatório, para um único método, são:

- Maioria dos resultados hematológicos: ± 10% do valor
- Plaquetas: ± 20% do valor
- Maioria dos resultados bioquímicos: ± 10% do valor
- Atividade enzimática: ± 15% do valor.

Quando comparados os resultados entre diferentes laboratórios ou métodos, devem ser esperadas variações maiores.

O entendimento prático da reprodutibilidade esperada resulta nas seguintes diretrizes interpretativas:

- Os dados devem ser interpretados com alguma latitude, especialmente quando os resultados estiverem próximos aos valores limites. Isso será discutido adiante, em "Interpretações normais e anormais"
- Quando dois laboratórios ou métodos diferentes geram resultados a partir de uma mesma amostra, podem ocorrer diferenças relativamente maiores nos "números", mas geralmente a interpretação de tais números é a mesma. Isso ocorre comumente quando se comparam os resultados obtidos internamente (na própria clínica) com os obtidos em laboratórios comerciais
- Quando uma nova amostra é analisada com o intuito de avaliar mudanças na condição do paciente, somente as alterações relativamente grandes devem ser interpretadas como conclusivas.

Magnitude das alterações associadas à doença

Necessita-se considerável experiência para entender a relação entre a *magnitude* de determinada anormalidade em um exame laboratorial e a *gravidade* da condição patológica associada. Não seria prático descrever detalhadamente as diretrizes de todos os exames laboratoriais neste capítulo. Pequenas alterações ou anormalidades numéricas em alguns exames indicam doenças importantes ou graves. Exemplos podem incluir o pH, o potássio (K^+), a creatinina, o cálcio, o fósforo, a albumina e os exames endócrinos. Para a maioria dos demais exames, é necessária uma variação ou anormalidade numérica considerável para indicar doença importante ou grave. Exemplos incluem a atividade enzimática, a UNS, a glicose e a maioria das mensurações hematológicas.

Adquire-se essa almejada experiência interpretativa por meio da análise repetitiva de materiais de casos clínicos. Um ponto de partida para veterinários em treinamento inclui a discussão de casos em diversas aulas. Em alguns momentos, eles são descritos em vários capítulos deste livro, e a apresentação de casos clínicos no fim da obra fornece alguns exemplos representativos. Esse conhecimento é, então, ampliado em conjunto com os casos clínicos encontrados durante os primeiros anos de prática.

Relações entre os exames diagnósticos

Os exames laboratoriais tornam-se mais significativos quando interpretados em grupos que estejam correlacionados à fisiopatologia do processo investigado. Por exemplo, a interpretação isolada de um aumento moderadamente anormal da UNS pode demonstrar diminuição da taxa de filtração glomerular, o qual é um processo relativamente inespecífico. Contudo, agrupar tais resultados ao hematócrito, à proteína total, à creatinina, ao fósforo e aos achados na urinálise faz com que seja possível uma interpretação integrada provavelmente muito mais específica, como, por exemplo, a provável causa da diminuição da taxa de filtração glomerular. Adicionalmente, os demais valores podem corroborar um ao outro quando existirem questões sobre o quão válido é determinado valor. Idealmente, os laudos laboratoriais devem ser organizados de maneira a fornecer alguns agrupamentos iniciais que facilitem essa correlação e interpretação. Geralmente, essa organização é feita por sistemas, considerando que algumas das substâncias analisadas podem estar relacionadas secundariamente com mais de um sistema corporal. Contudo, os laudos bioquímicos, hematológicos e de urinálise são quase sempre segregados. O avaliador deve aprender a interpretar as seções do laudo de maneira cruzada, obtendo os agrupamentos necessários. A Tabela 3.2 demonstra um método de agrupamento dos exames laboratoriais que consegue obter a maioria das relações primárias para a interpretação integrada. Esse é um ponto de partida, percebendo que as relações secundárias ficarão mais aparentes à medida que se for ganhando experiência.

Interpretações normais e anormais

Conforme discutido em seção anterior, "Valores de referência", os dados laboratoriais normais ou anormais geralmente não são interpretáveis de maneira conclusiva, particularmente se os valores estiverem muito próximos aos dos limites do intervalo de referência. Os laudos laboratoriais podem conter marcações, geralmente setas, indicando que os valores estão acima ou abaixo dos de referência. Muitas vezes, essas marcações condicionam o avaliador a pensar de maneira muito restrita sobre o que é normal e o que é anormal. Os clínicos devem ser encorajados a interpretar, com maior flexibilidade e probabilisticamente, os valores extremos e moderadamente anormais. Quando existir a suspeita de que o resultado de um exame está anormal, deve-se procurar outros achados que o corroborem. Para valores suspeitos, também são ponderadas a possível idade e considerações conhecidas da raça.

Resultados laboratoriais inconsistentes com noções preconcebidas

Ocasionalmente, o clínico é surpreendido por um valor inesperado, moderada ou marcantemente anormal, em algum dos exames. A primeira reação é não acreditar que aquele resultado seja possível. Seria mais apropriado reanalisar a situação clínica. O avaliador deve procurar por outros valores laboratoriais ou por outras anormalidades clínicas não detectadas que possam corroborar os valores em questão. O histórico e o exame físico devem ser reanalisados, procurando achados que possam corroborar o valor anormal; podem ser necessárias questões adicionais ao proprietário. Na sequência, deve ser considerada a possibilidade de erro na coleta ou no manuseio da amostra. Por último, caso não sejam encontrados erros ou corroborações, pode ser indicado repetir o exame em questão.

Resumo das considerações de interpretação

Quando se interpretam dados laboratoriais conjuntamente com todos os outros achados clínicos e físicos, deve-se ficar consciente dos fatores interpretativos a seguir. Com o tempo, eles se tornam habituais para o clínico astuto:

- Interpretar os valores laboratoriais em grupos relacionados, organizados por sistemas corporais
- Interpretar os valores laboratoriais probabilisticamente quanto a anormalidades, particularmente quando os valores estiverem próximos aos dos limites do respectivo intervalo de referência
- Desenvolver senso da magnitude esperada de alterações em um valor que esteja associado a uma doença importante
- Considerar que a reprodutibilidade analítica é aquela em que apenas alterações relativamente grandes em valores sequenciais são indicativas de real mudança
- Quando os valores laboratoriais inicialmente não parecerem se encaixar com a condição clínica, procurar alguma corroboração nos dados clínicos e laboratoriais
- Treinar a equipe para evitar o manejo impróprio da amostra e de substâncias que possam levar a dados laboratoriais errôneos. Considere essas possibilidades quando os resultados aparentemente não tiverem sentido.

Perspectiva sobre o uso da citopatologia

O reconhecimento de padrões é frequentemente retratado em salas de aula e livros didáticos como "fácil". Isto é feito usando amostras perfeitamente preparadas e, em seguida, selecionando as imagens mais representativas de um diagnóstico ou interpretação específica. Isso não é tão fácil, dada a complexidade das expectativas diagnósticas existentes hoje. Como resultado, a maximização do resultado diagnóstico geralmente requer a experiência de um patologista clínico talentoso.

A título de contextualização histórica, o ensino da citologia diagnóstica para uso na clínica veterinária foi iniciado por aplicação limitada a aumentos de volume superficiais ou lesões proliferativas. A citologia era em grande parte um procedimento de triagem para determinar se o processo era inflamatório ou neoplásico. Se a inflamação, como um abscesso, fosse descartada, a biopsia com histologia era utilizada para o diagnóstico. Efusões da cavidade corporal eram relativamente fáceis de avaliar.

Tabela 3.2 Agrupamento de exames laboratoriais para interpretação. A hematologia é interpretada separadamente, mas anormalidades podem ser relacionadas com as anormalidades bioquímicas nos grupos abaixo.

Rim	Fígado	Metabólicos	Específicos
UNS	Bilirrubina	Glicose	CK
Creatinina	ALT	Cálcio	Amilase
Fósforo	AST	Proteína total	Lipase
Urinálise:	FA	Albumina	Exames
– Densidade específica	GGT	Colesterol	endócrinos
– Bioquímica	Ácidos	Sódio	Imunoensaios
– Microscópica	biliares	Cloro	Outros
		Potássio	exames
		pH	específicos
		HCO_3	
		Po_2 (arterial)	

UNS = ureia nitrogenada sanguínea; ALT = alanino-aminotransferase; AST = aspartato-aminotransferase; FA = fosfatase alcalina; GGT = gamaglutamiltransferase; CK = creatininoquinase.

A prática evoluiu para a avaliação de linfonodos superficiais aumentados e tumores de células redondas. A histologia era utilizada se os achados dos aspirados fossem difíceis de interpretar. Esse espectro limitado de processos foi ensinado na escola de veterinária como fácil de fazer pelo clínico geral.

A evolução da citologia nos últimos 30 anos resultou em um aumento acentuado na complexidade interpretativa. Exemplos que contribuem para essa perspectiva incluem:

- Lesões como linfadenopatia e outros aumentos de volume são reconhecidos e amostrados mais precocemente na progressão da doença
- O grau de variação nas manifestações morfológicas em lesões citológicas comuns cresceu com acúmulo de anos de experiência prática
- Tanto a amostragem anterior quanto o grau de variação na morfologia requerem coloração especial ou procedimentos moleculares para esclarecer o diagnóstico
- Quase todos os órgãos e anomalias de crescimento interno são agora amostrados
- Na mudança cultural para minimizar procedimentos invasivos, as expectativas são de que a citologia forneça o máximo de resultados definitivos possível.

Essas mudanças na prática da citopatologia fizeram com que a complexidade interpretativa a tornasse uma especialidade consideravelmente além da capacidade do clínico geral. A especialidade tornou-se uma atividade predominante dos patologistas clínicos certificados pelo American College of Veterinary Pathologists. Contudo, essa evolução não influenciou suficientemente a forma como a citopatologia é ensinada nas escolas de veterinária. Ainda há uma tendência a ensinar que os clínicos gerais podem ser proficientes em citopatologia, utilizando amostras tradicionais de livros didáticos m laboratórios de ensino. A maioria dos graduados descobre de forma independente que o envio de amostras a um laboratório de diagnóstico é a melhor prática para citopatologia. Essa constatação talvez seja contrariar o que é aprendido nos cursos de patologia clínica.

Uma perspectiva oferecida para a educação em medicina veterinária seria mudar a ênfase na educação em microscopia clínica. Ênfases importantes oferecidas são:

- Examinar exemplos de casos em sala de aula e laboratório didático (lâminas) com ênfase nos tipos de processos patológicos em que a citologia melhor contribui para o manejo do caso. Não enfatizar a expectativa de que os profissionais generalistas podem dominar a citologia sem um interesse especial no desenvolvimento da *expertise*
- O mais importante é como preparar lâminas com o mínimo de artefatos. Ver Capítulo 2
- Examinar pelo menos uma lâmina para garantir que outras células além do sangue estão presentes. Evitar envios de amostras não diagnósticas que são acelulares
- Identificar o que os patologistas fazem na microscopia clínica a fim de otimizar a interação futura com patologistas para discussão de material de casos
- Preparar um bom histórico juntamente com o envio de lâminas não coradas para um laboratório de diagnóstico com patologista clínico veterinário. Experimentar como o histórico clínico, ou a falta dele, influencia a interpretação da citopatologia

- Compreender as diferenças de capacidade de diagnóstico entre citologia e histopatologia na condução de casos. Esses são destacado no Capítulo 40.

Comentários sobre algumas tendências atuais

Nos últimos anos, houve um aumento acentuado no uso de aspirados com agulha fina de órgãos abdominais. A mudança cultural em direção a procedimentos menos invasivos tem sido um grande impulsionador. Avanços nos recursos radiográficos e ultrassonográficos juntamente com a tendência de realizar coleta de amostras citológicas de regiões com imagens com anormalidades evidentes ou suspeitas passaram para a vanguarda da clínica, e a laparotomia exploratória e a toracotomia ficaram subordinadas a esses achados. Isso tem sido desafiador para os patologistas, pois pode haver uma lacuna entre as expectativas do clínico em relação ao diagnóstico da citologia de órgãos da cavidade corporal e o que é viável. Certas práticas que hoje são muito comuns têm custo-benefício questionável. Algumas das amostras mais comumente recebidas pelos laboratórios são aspirados esplênicos e hepáticos. Alguns exemplos de procedimentos citológicos que se beneficiariam por qualificação incluem:

Aspirados de fígado. O histórico que acompanha muitas amostras de aspirados hepático é limitado a "aumento da atividade de enzimas hepáticas". Sem avaliação adicional extensa, propomos que esse achado clínico isoladamente não é uma indicação para aspiração hepática. Quase sempre os achados citológicos não são específicos e não esclarecem por que há aumento da atividade das enzimas hepáticas. Nossa experiência é de que os aspirados do fígado são mais úteis na identificação de doença hepática infiltrativa ou em casos de suspeita de que a massa avaliada é um tecido que não pertence ao fígado normal. Esses exames são solicitados em razão de outros achados clínicos que, coletivamente, sugerem doença infiltrativa ou massa definitiva. O aumento da atividade das enzimas hepáticas pode estar associado àqueles outros achados clínicos mais convincentes que indicam a coleta de amostra para citologia.

Aspirados esplênicos. A melhor parte da aposentadoria é não precisar mais fazer aspirados esplênicos. Os aspirados são frequentemente realizados diante de um histórico de nódulo ou padrão de ecogenicidade suspeito que foi encontrado em um exame de ultrassonografia abdominal de rotina. A maioria dos cães adultos e idosos pode ter hiperplasia nodular esplênica incidental. Quase sempre eles produzem achados citológicos consistentes com hiperplasia nodular ou hematopoese extramedular, ou nenhuma anormalidade porque a amostra consiste apenas em sangue. Os achados descritos anteriormente não devem ser uma indicação para aspirado esplênico, a menos que haja outra suspeita clínica de envolvimento esplênico mais importante por uma doença infiltrativa.

Outro equívoco é que os aspirados esplênicos confirmarão o diagnóstico de hemangiossarcoma esplênico. O hemangiossarcoma típico é composto principalmente por espaços no seio vascular. A aspiração produz apenas sangue. É incomum que o aspirado revele células de sarcoma confirmatórias. O diagnóstico é frequentemente sugerido com base principalmente nos sinais clínicos, presença de massa esplênica, histórico de hemoabdome e possivelmente presença de raras células mesenquimais. Todos os achados além das células raras tornam o diagnóstico mais provável.

Em resumo, a melhor indicação para o aspirado esplênico é a presença de esplenomegalia generalizada em conjunto com a suspeita de doença infiltrativa, como linfoma, doença mieloproliferativa, mastocitose ou histiocitose maligna.

Diagnóstico de neoplasia de órgão específico. Livros didáticos especializados em citologia podem mostrar exemplos citológicos de neoplasias de órgãos específicos. Um exemplo pode ser o carcinoma pancreático. Esse pode levar o clínico a acreditar que a aspiração de massa em uma região do pâncreas pode produzir um diagnóstico específico de carcinoma pancreático. No entanto, na melhor das hipóteses, a citologia mostra características de neoplasia. A discussão do livro indica que a lesão é confirmada pela arquitetura vista pela histopatologia. A localização é melhor sugestão de especificidade pancreática do que os achados citológicos. Para a maioria das neoplasias de órgãos, a citologia sugere a presença de neoplasia com base em características gerais de células neoplásicas. Então, localização, localização, localização é frequentemente altamente utilizada na interpretação citológica para sugerir a especificidade do tecido de origem. Ver Capítulo 40 para perspectivas adicionais.

4

Imunodiagnóstico: Uso Atual e Tendências Futuras em Medicina Veterinária

Wayne A. Jensen

Colorado State University, Fort Collins, CO, USA

Introdução

Imunodiagnósticos são testes que utilizam a ligação antígeno-anticorpo para provocar um resultado mensurável que auxilie no diagnóstico de doenças. Como tal, imunodiagnósticos também são "imunoensaios" (no entanto, o contrário nem sempre é verdade). Anticorpos são proteínas plasmáticas, conhecidas como gamaglobulinas ou imunoglobulinas (Ig), geradas em resposta à exposição do sistema imune ao antígeno. Em uma definição simples, o antígeno é qualquer substância que estimule o sistema imune a produzir anticorpos. São geralmente proteínas ou polissacarídeos. O imunodiagnóstico foi inicialmente utilizado no diagnóstico de doenças infecciosas, tanto indiretamente pela detecção de anticorpos quanto diretamente pela detecção do antígeno. A detecção do anticorpo indica exposição prévia ao antígeno e não necessariamente sua presença.

Imunodiagnósticos aproveitam-se da ligação específica de um anticorpo ao seu antígeno. A porção do antígeno ligada ao anticorpo é chamada de epítopo. A ligação entre o anticorpo e seu epítopo é dependente de ligações não covalentes, incluindo interações iônicas, pontes de hidrogênio e interações hidrofóbicas. A força da interação de uma única porção do anticorpo que se liga ao antígeno com seu epítopo é chamada de afinidade. A maioria dos antígenos (p. ex., cápsulas proteicas virais) tem múltiplos epítopos. São chamados de epítopos imunodominantes aqueles a partir dos quais são produzidas as maiores quantidades de anticorpos.

Imunodiagnósticos são capazes de detectar a presença (exames qualitativos) ou a quantidade (exames quantitativos) de uma substância (anticorpo ou antígeno) na amostra em concentrações abaixo das que podem ser aferidas, com precisão, por outros exames de rotina. A detecção é obtida pela marcação do antígeno ou do anticorpo e então pelo uso de um reagente marcado para testar as amostras quanto à presença do anticorpo ou do antígeno, respectivamente. Marcadores que comumente são utilizados em imunoensaios incluem enzimas (p. ex., peroxidases, fosfatase alcalina, glicose oxidase, luciferase), fluoróforos (p. ex., fluoresceína, ficoeritrina), radioisótopos (p. ex., I-125) ou micropartículas (p. ex., ouro coloidal, contas de látex). Para a obtenção de resultados quantitativos, o sinal mensurado na amostra é comparado ao sinal obtido de soluções padrão que contenham concentrações conhecidas da substância mensurada.

Além da detecção de anticorpos ou antígenos associados a doenças infecciosas, os exames de imunodiagnóstico também são utilizados para mensurar muitas outras substâncias, incluindo medicamentos, hormônios, marcadores tumorais e marcadores de lesão cardíaca. No caso de medicamentos e hormônios, as substâncias mensuradas são frequentemente haptenos. O hapteno pode estimular a produção de anticorpos apenas quando conjugado a uma molécula carreadora antigênica. No entanto, uma vez formados, os haptenos podem reagir com anticorpos na ausência da associação ao carreador.

Estrutura do anticorpo

Anticorpos, ou imunoglobulinas, são proteínas produzidas pelos linfócitos B diferenciados. Existem cinco classes de anticorpos denominados imunoglobulina A (IgA), imunoglobulina D (IgD), imunoglobulina E (IgE), imunoglobulina G (IgG) e imunoglobulina M (IgM). Cada anticorpo consiste em quatro polipeptídios – duas cadeias pesadas e duas cadeias leves, mantidas juntas por pontes dissulfeto, que formam uma molécula na forma de "Y" (Figura 4.1). IgD, IgE e IgG são encontradas na forma de unidade estrutural única, enquanto IgA pode conter uma ou duas unidades e IgM consiste em cinco unidades conectadas por ligações dissulfeto (Figura 4.2).

As pontes dissulfeto sustentam os "domínios" estruturais, que têm, aproximadamente, o comprimento de 110 aminoácidos. As cadeias pesadas são compostas de três (IgA, IgD, IgE) ou de quatro (IgE, IgM) domínios constantes e de um único domínio

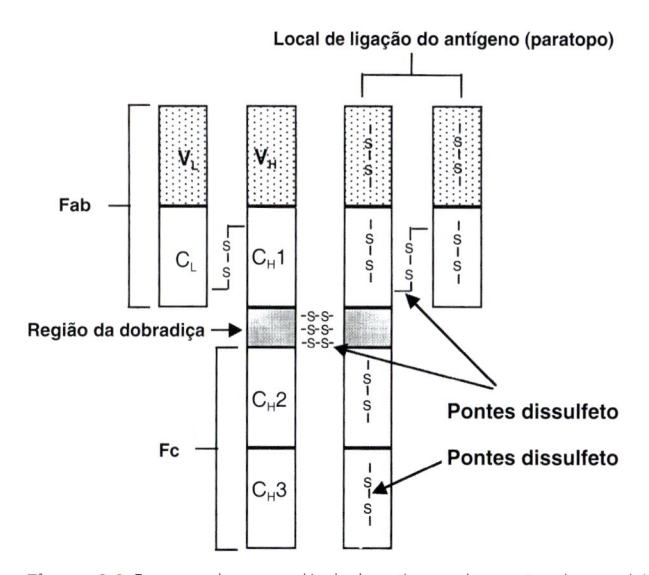

Figura 4.1 Esquema de uma molécula de anticorpo demonstrando as cadeias pesadas (H, do inglês *heavy*) e leves (L) unidas pelas pontes dissulfeto. Essas pontes criam "domínios" estruturais, cada um com o comprimento de aproximadamente 110 aminoácidos. O domínio variável (V) das cadeias leves e pesadas cria o local de ligação ao antígeno. O domínio constante (C) define as classes da cadeia pesada (A, D, E, G e M) e da leve (*kappa* ou *lambda*). Os fragmentos Fab contêm toda a cadeia leve e os domínios variáveis e aminoterminal mais constantes da cadeia pesada. Os fragmentos Fc contêm o restante dos domínios constantes da cadeia pesada.

CAPÍTULO 4

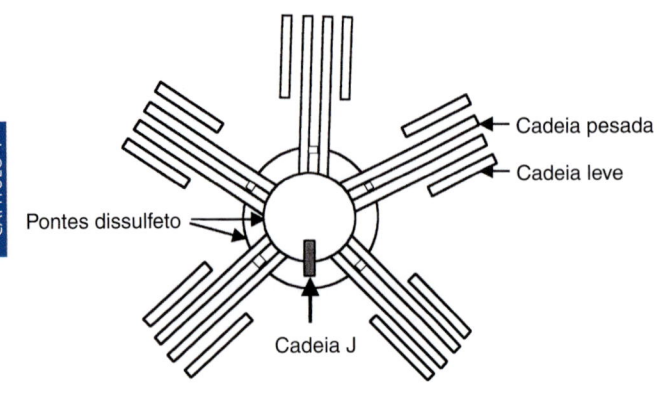

Figura 4.2 Esquema demonstrando a estrutura pentamérica da IgM, as pontes dissulfeto e a cadeia J.

aminoterminal variável. Os domínios constantes das cadeias pesadas definem a classe de cada anticorpo e são responsáveis por sua atividade biológica. As cadeias leves são compostas de um único domínio constante e de um único domínio aminoterminal variável. O domínio constante define o tipo de cadeia leve como sendo *kappa* ou *lambda*. A combinação das regiões variáveis das cadeias pesadas e leves cria o local de ligação ao antígeno e é responsável pela especificidade da interação antígeno-anticorpo. A presença de duas cadeias leves e duas pesadas resulta em dois locais de ligação ao antígeno em cada molécula de anticorpo (Figura 4.1).

Historicamente, as enzimas proteolíticas (proteases) têm sido utilizadas para clivar as moléculas de anticorpos em fragmentos funcionais. As moléculas são clivadas em três fragmentos por meio da digestão limitada com a protease papaína. Dois dos três fragmentos são idênticos e representam os dois "braços" do "Y". Esses fragmentos contêm a atividade de ligação ao antígeno e são denominados fragmentos Fab (fragmento de ligação ao antígeno). Os fragmentos Fab contêm uma cadeia leve completa e os domínios variáveis e aminoterminais mais constantes da cadeia pesada (Figura 4.1).

O terceiro fragmento obtido da digestão pela papaína contém os domínios constantes remanescentes da cadeia pesada e não se liga ao antígeno. Ele é conhecido como fragmento Fc (Figura 4.1) pelo fato de ser rapidamente "cristalizável". O fragmento Fc é a parte do anticorpo que interage com as moléculas e as células efetoras. Um exemplo disso é a interação da IgE com o receptor FcERI no mastócito. Em relação ao imunodiagnóstico, os fragmentos Fc são utilizados para aumentar a especificidade da espécie e das classes de anticorpos para a detecção da resposta do anticorpo a muitas doenças infecciosas. Por exemplo, a anti-IgM e a anti-IgG de gatos são utilizadas para detectar diferencialmente uma resposta imune do tipo IgM em contraposição ao tipo IgG, respectivamente, o que tem sido relatado como útil no diagnóstico de infecção aguda por *Toxoplasma gondii* em gatos clinicamente doentes.[1]

Outra protease, a pepsina, cliva no lado carboxiterminal da ponte dissulfeto, gerando um fragmento chamado de F(ab')$_2$, que contém ambos os "braços" do "Y" (Figura 4.1). A pepsina cliva a porção remanescente da cadeia pesada em vários fragmentos menores. Como o fragmento F(ab')$_2$ contém ambos os locais de ligação ao antígeno, ele tem a mesma capacidade de ligação cruzada aos antígenos que a molécula original de anticorpo. Ocasionalmente, os fragmentos F(ab')$_2$ são utilizados em ensaios diagnósticos, já que mantêm a especificidade do anticorpo original, porém não apresentam o fragmento Fc, o qual é, muitas vezes, associado a ligações não específicas.

Produção de anticorpos utilizados em imunoensaios

O imunodiagnóstico utiliza anticorpos para detectar tanto antígenos (p. ex., proteínas de agentes infecciosos) quanto anticorpos gerados em resposta a proteínas estranhas. Os anticorpos utilizados como reagentes nos exames imunodiagnósticos podem ser tanto policlonais quanto monoclonais. Eles são nomeados de acordo com a espécie da qual são obtidos e pelo antígeno para o qual foram produzidos. Por exemplo, coelho anticadeia γ canino é um anticorpo de coelho específico para a cadeia γ da IgG do cão. A não ser que seja especificado, presume-se que os anticorpos sejam policlonais.

Anticorpos policlonais

Anticorpos policlonais são gerados pela hiperimunização de um animal (p. ex., coelho, ovelha, cabra) com o antígeno de interesse. A resposta imune do animal ao antígeno produz um antissoro, uma mistura heterogênea de anticorpos. Portanto, os anticorpos policlonais representam mistura de anticorpos derivados de vários clones de linfócitos B diferentes, cada um com um receptor único para células B e capazes de se ligar ao antígeno. Como resultado, dentro de cada conjunto de anticorpos policlonais estarão anticorpos que se ligam a numerosos epítopos presentes no antígeno. Alguns desses anticorpos ligar-se-ão ao seu respectivo epítopo com alta afinidade, já outros terão menor afinidade.

Anticorpos monoclonais

Em 1975, Georges Köhler e César Milstein[2] demonstraram que a fusão de um anticorpo produzido por uma célula B com células de mieloma que perderam sua capacidade de secretar anticorpos resultou em uma linhagem de células imortais, ou "hibridomas", que secretam um único anticorpo monoespecífico. No hibridoma, a célula B supre a capacidade de secretar anticorpos específicos e a célula do mieloma fornece a imortalidade. A produção e o uso de anticorpos monoclonais têm sido uma importante ferramenta na pesquisa e na medicina (em 1984, Köhler e Milstein receberam o Prêmio Nobel em Fisiologia ou Medicina por terem descoberto os anticorpos monoclonais).

Anticorpos monoclonais são produzidos utilizando-se polietilenoglicol para fusionar as células de mieloma com as células do baço de camundongos que haviam sido imunizados com o antígeno de interesse. A taxa de sucesso da fusão é baixa; portanto, é utilizado um meio seletivo que possibilita apenas o crescimento de hibridomas. Após a fusão, a mistura de células é diluída e dividida em alíquotas em placas de microtitulação com 96 poços. Dessa maneira, aproximadamente um terço dos poços conterá as células. Isso aumenta as chances de que cada "clone" resultante tenha sido gerado de uma única célula matriz.

Na sequência, os sobrenadantes do cultivo celular são testados quanto à presença de anticorpos com a capacidade de se ligar ao antígeno de interesse (geralmente o mesmo antígeno que foi utilizado para a imunização das células B do camundongo doador). Os ensaios imunodiagnósticos utilizados em processos de triagem são tipicamente ensaios de alta capacidade (p. ex., ELISA ou *immunoblot*), para possibilitar a triagem de centenas de clones de hibridomas. O processo de subclonagem é repetido ao menos três vezes para garantir que o clone final tenha sido produzido a partir de uma única célula matriz. O clone mais produtivo e estável (alguns hibridomas perdem a capacidade de produzir anticorpos ao longo do tempo) é então colocado em grandes volumes de meio de cultura para que sejam produzidos anticorpos monoclonais em grande escala.

Formatos de imunoensaios

Imunoensaios podem ser tanto competitivos quanto não competitivos. Em imunoensaios competitivos, a substância pesquisada (antígeno ou anticorpo) compete com o antígeno ou anticorpo marcado e o sinal produzido é inversamente proporcional à concentração da substância na amostra (Figuras 4.3 e 4.4). Em imunoensaios não competitivos, a quantidade da substância pesquisada na amostra (antígeno ou anticorpo) é diretamente proporcional ao sinal produzido (Figura 4.5).

Ensaios imunodiagnósticos também podem ser homogêneos ou heterogêneos. Imunoensaios homogêneos são realizados simplesmente pela mistura da amostra com reagentes e, então, mensurando-se o sinal gerado (ou diminuição no sinal em um imunoensaio competitivo) pela reação química resultante da ligação antígeno-anticorpo. Assim, imunoensaios homogêneos não necessitam da separação da ligação antígeno-anticorpo do antígeno livre (ou anticorpo). Por esse motivo, imunoensaios homogêneos tendem a ser de realização mais fácil e rápida. Contudo, eles são geralmente menos sensíveis. Um exemplo de imunoensaio homogêneo é a detecção da formação de complexo antígeno-anticorpo, mensurando-se a diminuição da luz transmitida através da amostra (turbidimetria); ver Capítulo 2.

As tecnologias mais novas de imunoensaios homogêneos utilizam pares de enzimas doadoras e receptoras que prontamente se ligam para produzir enzimas ativas. Nesses ensaios, a ligação do anticorpo a um hapteno ou a um epítopo antigênico, incorporado na subunidade doadora ou receptora da enzima, bloqueia a associação (e, portanto, a atividade) da enzima. A substância a ser analisada que estiver presente na amostra se liga ao anticorpo e evita que ele se ligue à subunidade da enzima, possibilitando, dessa maneira, a formação da enzima ativa. Por isso, esses ensaios são considerados imunoensaios competitivos, já que a reação de ligação antígeno-anticorpo compete com a ligação do anticorpo à enzima conjugada ao hapteno. Outro exemplo tecnológico recente de imunoensaio competitivo homogêneo utiliza a transferência de energia fluorescente, em que um "fluorescente" é conjugado ao hapteno e o "supressor" é conjugado ao anticorpo. Na ausência da substância analisada na amostra, o anticorpo conjugado ao supressor liga-se ao hapteno conjugado ao fluorescente e extingue o sinal. Na presença da substância analisada na amostra, uma porção do anticorpo conjugado ao supressor liga-se a ela; portanto, não está mais disponível para se ligar ao hapteno conjugado ao fluorescente e, consequentemente, suprimir o sinal de fluorescência.

Diferentemente dos imunoensaios homogêneos, os imunoensaios heterogêneos necessitam da separação do complexo antígeno-anticorpo do antígeno (ou anticorpo) livre pelo fato de o marcador não ser afetado pelo evento de ligação antígeno-anticorpo. Utilizando imunoensaios enzimáticos (EIE) como exemplo, reagentes conjugados a enzimas não ligadas devem ser fisicamente removidos do reagente conjugado à enzima ligada antes da adição do substrato da enzima. Essa etapa de remoção é geralmente alcançada pela lavagem. Outra característica dos imunoensaios heterogêneos é a necessidade de reagentes não conjugados estarem fixados em uma fase sólida (Figuras 4.3 a 4.5) para possibilitar a remoção dos reagentes conjugados a enzimas não ligadas, sem remover os reagentes conjugados às enzimas ligadas. Exemplos de fases sólidas comumente utilizadas em imunoensaios incluem poços de microtitulação, nitrocelulose e contas magnéticas ou de látex.

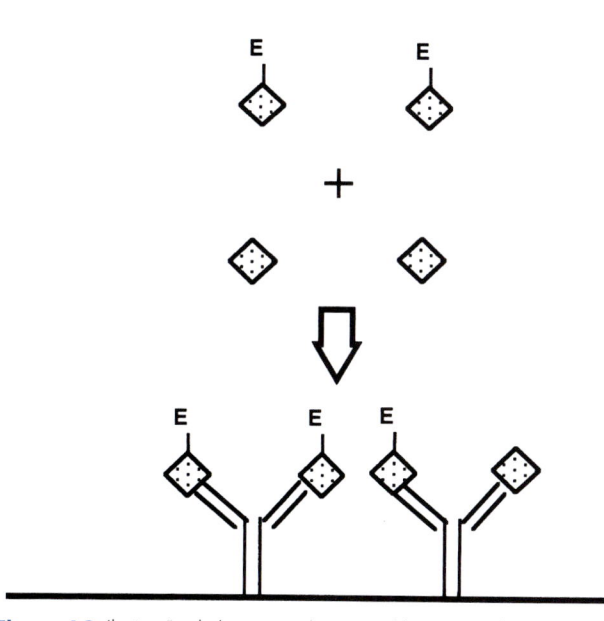

Figura 4.3 Ilustração de imunoensaio competitivo para a detecção de antígeno. Nesse exemplo, o antígeno na amostra do paciente compete com o antígeno marcado com a enzima pela ligação ao anticorpo fixado em uma fase sólida. Após uma etapa de lavagem para a remoção de antígenos marcados não ligados, a adição de um substrato cromogênico resulta em mudança de cor, a qual é inversamente proporcional à quantidade de antígeno na amostra do paciente.

Figura 4.4 Ilustração de imunoensaio competitivo para a detecção de anticorpo. Nesse exemplo, o anticorpo na amostra do paciente compete com o anticorpo marcado com a enzima por um antígeno fixado em fase sólida. Após a etapa de lavagem para a remoção de anticorpos marcados não ligados, a adição de substrato cromogênico resulta em mudança de cor, a qual é inversamente proporcional à quantidade de anticorpo na amostra do paciente.

Figura 4.5 Ilustração de imunoensaio não competitivo. Nesse exemplo, o antígeno na amostra é capturado pelo anticorpo fixado à fase sólida. Após a etapa de lavagem, o anticorpo antígeno-específico marcado com uma enzima liga-se ao antígeno capturado. Após outra lavagem para a remoção de anticorpos marcados não ligados, a adição de substrato cromogênico resulta em mudança de cor, a qual é proporcional à quantidade de antígeno na amostra do paciente.

De maneira similar aos imunoensaios homogêneos, os imunoensaios heterogêneos também podem ser divididos em ensaios competitivos e não competitivos. Nos ensaios competitivos, a presença da substância analisada na amostra diminui a quantidade de sinal produzido. Formas comuns de imunoensaios competitivos incluem:

1. Antígeno na amostra competindo com o antígeno marcado livre, por uma quantidade limitada de anticorpos não marcados ligados (Figura 4.3).
2. Antígeno na amostra competindo com o antígeno não marcado ligado, por uma quantidade limitada de anticorpos marcados livres.

Em ambas as formas, a ligação do antígeno da amostra ao anticorpo (tanto ligado como livre) bloqueia a ligação do reagente marcado à fase sólida e, dessa maneira, possibilita a remoção do reagente marcado na etapa subsequente de lavagem. A sensibilidade pode ser aumentada no primeiro tipo de imunoensaio competitivo, adicionando a amostra ao anticorpo não marcado ligado antes de adicionar o antígeno marcado. De maneira semelhante, a sensibilidade pode ser aumentada na segunda apresentação de ensaio competitivo pela adição da amostra ao anticorpo marcado livre antes da incubação com o antígeno não marcado ligado.

Em contraste com os imunoensaios competitivos, os imunoensaios não competitivos baseiam-se na mensuração direta dos locais de ligação ao anticorpo ocupados pela substância analisada. Outra diferença entre imunoensaios competitivos e não competitivos é a concentração relativa dos reagentes. Conforme mencionado anteriormente, ensaios competitivos necessitam limitar as quantidades de antígeno, anticorpo ou ambos. Em contraste, em imunoensaios heterogêneos não competitivos, utilizam-se reagentes em excesso com o objetivo de maximizar a sensibilidade.

Um tipo comum de imunoensaio heterogêneo não competitivo para identificação de antígenos é o imunoensaio de captura ou sanduíche (Figura 4.5). Nesse formato, o anticorpo ligado (policlonal ou monoclonal) específico para o antígeno de interesse é incubado com a amostra, lavado e então incubado com outro anticorpo marcado (policlonal ou monoclonal) específico para o antígeno de interesse. O antígeno presente na amostra é "capturado" (ou seja, "imprensado") entre o anticorpo ligado e o anticorpo marcado, sendo a quantidade de sinal produzido dependente da quantidade de antígeno na amostra. Como exemplos de imunoensaios de captura de antígeno frequentemente utilizados em clínicas veterinárias podemos citar os exames de antígenos para dirofilária fabricados pela Heska (Solo Step® CH), IDEXX Laboratories (SNAP® RT e 4Dx), Zoetis (Vetscan® e Witness®) e outras.[3] As formas de imunoensaios não competitivos para a detecção de anticorpos frequentemente utilizam antígenos ligados para "capturar" anticorpos específicos e anticorpos anti-Fc marcados para a detecção de anticorpos capturados.

Fatores que influenciam os modelos de imunoensaios

Algumas considerações na seleção do formato do imunoensaio incluem: características e concentração da substância analisada, objetivo desejado (qualitativo ou quantitativo) e o ambiente no qual o exame será realizado.

Características e concentração da substância analisada

Substâncias não proteicas pequenas e haptenos (p. ex., tiroxina) não são prontamente detectadas em imunoensaios não competitivos por causa da inabilidade de imprensar a substância devido à falta de número suficiente de locais de ligação (epítopos). Essas substâncias são mais bem mensuradas utilizando-se imunoensaios competitivos heterogêneos ou imunoensaios homogêneos. Estes últimos são mais apropriados para antígenos ou haptenos cujas concentrações (nmol/ℓ) sejam relativamente altas (p. ex., tiroxina sérica total), ao passo que imunoensaios heterogêneos competitivos são capazes de limites de detecção na faixa picomolar (p. ex., tiroxina sérica livre). Ensaios heterogêneos não competitivos, nos quais o reagente é adicionado em excesso, são capazes de limites de detecção próximos de 1 fmol/ℓ.[4]

Objetivo desejado

Todas as formas de imunoensaios podem ser utilizadas para a obtenção de resultados qualitativos, simplesmente pela identificação de um "ponto de corte" (geralmente determinado arbitrariamente como sendo três desvios padrão sobre a média do controle negativo) e reportando os resultados como positivos ou negativos. Os resultados de exames de leitura visual são geralmente qualitativos, mas alguns formatos possibilitam a obtenção de resultados semiquantitativos sem a necessidade de aparelhagem comparando a intensidade do sinal gerado pela amostra do paciente a uma referência interna (p. ex. testes IDEXX SNAP® para IgG equina, lipases pancreáticas canina e felina e peptídio natriurético cerebral felino).[5] A maioria dos imunoensaios também pode ser utilizada para a obtenção de resultados quantitativos, contanto que a tecnologia de reconhecimento do sinal seja capaz de detectar suas diferentes magnitudes. Para a obtenção de resultados quantitativos, torna-se geralmente necessário o uso de calibradores contendo concentrações conhecidas da substância analisada para que, assim, seja estabelecida uma curva padrão, a partir da qual pode ser determinada a concentração da substância analisada na amostra.

Ambiente

O ambiente no qual o imunoensaio será realizado tem importantes implicações na escolha do formato mais adequado. Conforme discutido anteriormente, imunoensaios homogêneos tendem a ser mais fáceis de serem realizados pelo fato de não existirem etapas de lavagem envolvidas. Por esse motivo, os modelos de imunoensaios homogêneos adéquam-se bem à automação dos analisadores clínicos de alto rendimento. Devido à necessidade de uma etapa de lavagem entre a aplicação dos reagentes, os imunoensaios heterogêneos tendem a necessitar de maiores habilidades técnicas do operador. Historicamente, os imunoensaios quantitativos (homogêneos e heterogêneos) têm necessitado de equipamentos sofisticados (p. ex., espectrofotômetro, espectrofluorímetro, luminômetro) para a detecção e a quantificação dos sinais produzidos e são, portanto, geralmente realizados em laboratórios comerciais.

Os imunoensaios heterogêneos qualitativos têm estado disponíveis para o uso na prática veterinária, por muitos anos, devido à simplicidade de uso. Esses exames descartáveis (algumas vezes chamados de "exames de pontos de interesse" ou POCT, *point of care tests*, devido à razão normatizada internacional) podem ser produzidos com um tampão de lavagem que é ativado manualmente (p. ex., IDEXX SNAP®), podem necessitar da adição de uma solução de lavagem após a adição da amostra (p. ex., Zoetis VetScan® e Witness®) ou não necessitam de uma solução tampão de lavagem (Heska Solo Step®). Os exames IDEXX SNAP® são exames ELISA, do tipo sanduíche, para a detecção do antígeno ou do anticorpo. Os exames Zoetis VetScan® e Witness® e o Heska Solo Step® são imunoensaios de fluxo lateral (IFL). Os IFL são imunoensaios do tipo sanduíche, que não utilizam substratos/enzimas para a amplificação do sinal, mas utilizam preferencialmente anticorpos (ou antígenos) conjugados a partículas (algumas vezes chamadas de contas ou microesferas) feitas de látex, ouro, carbono ou metal, para a detecção da ligação antígeno-anticorpo (Figura 4.6).

Nos IFL, o reagente marcado com uma microesfera (p. ex., o anticorpo), reage com a substância analisada (p. ex., antígeno) à medida que a amostra é absorvida através das almofadas e das membranas que compõem as fitas dos testes. À medida que a mistura migra através da "janela de teste", os complexos antígeno-anticorpo-microesferas são capturados em uma linha "teste" pelos anticorpos fixos (podendo ser anticorpos específicos para o antígeno de interesse ou anticorpos anti-Fc). Os complexos em excesso e livres de antígenos (p. ex., no caso de uma amostra negativa) continuam migrando além da linha teste. Tanto os exames ELISA quanto os IFL fabricados para uso em clínicas foram delineados em controles processuais. Eles não são controles realmente "positivos", mas servem para garantir que a enzima esteja ativa e que a amostra flua corretamente nos testes ELISA e IFL, respectivamente.

Fatores que influenciam o desempenho dos imunoensaios

Conforme discutido anteriormente, o formato do imunoensaio pode afetar o desempenho. Adicionalmente, os reagentes e as amostras utilizadas nesses ensaios têm um papel fundamental na qualidade do resultado obtido.

Consideração sobre o reagente

Os imunoensaios utilizados na detecção de IgE alérgeno-específica servem como exemplo para demonstrar o impacto que os reagentes podem ter sobre o desempenho desses testes. Em um imunoensaio ideal, seriam utilizados anticorpos com alta afinidade e com menores possibilidades de reações cruzadas. A especificidade dos primeiros imunoensaios utilizados na detecção de IgE alérgeno-específica foi questionada, devido à potencial reação cruzada dos anticorpos policlonais anti-IgE com a IgG.[6,7] IgG alérgeno-específicas são encontradas no soro de animais atópicos e não atópicos. Portanto, qualquer reação cruzada com os anticorpos anti-IgE irá diminuir a especificidade do imunoensaio. Por esse motivo, anticorpos monoclonais específicos anti-IgE e os receptores Fc épsilon têm sido utilizados como reagentes detectores em imunoensaios IgE alérgeno-específicos.[6,8]

Além das reações cruzadas dos anticorpos, as reações cruzadas aos antígenos também podem afetar a especificidade do imunoensaio. Em imunoensaios IgE alérgeno-específicos foi identificado que alguns alérgenos não relacionados taxonomicamente continham epítopos de carboidratos que causavam reação cruzada. A ligação da IgE específica a esses epítopos reagentes provoca resultados falso-positivos em testes de pele intradérmicos ou em imunoensaios que utilizam alérgenos desglicosilados.[9,10] De maneira importante, epítopos de carboidratos que causam reações cruzadas também são encontrados na peroxidase de rábano silvestre (HRP), uma enzima utilizada frequentemente como marcador em imunoensaios. Sob essas condições, anticorpos não IgE (p. ex., IgG) podem ligar-se simultaneamente aos epítopos de carboidrato encontrados tanto no alérgeno quanto na HRP, originando um resultado falso-positivo para IgE alérgeno-específica.[9,11,12] Por esse motivo, atualmente muitos imunoensaios IgE alérgeno-específicos utilizam a fosfatase alcalina como enzima marcadora em vez da HRP.[13]

Considerações sobre a amostra

As concentrações relativas da substância analisada na amostra podem afetar a qualidade do resultado do imunoensaio. Em imunoensaios homogêneos que mensuram a formação do complexo antígeno-anticorpo, o excesso de antígenos pode saturar os locais de ligação dos anticorpos e, dessa maneira, impedir a formação dos complexos. A interferência do excesso da substância analisada que resulta em mensuração abaixo de sua real concentração é conhecida como reação de prozona ou fenômeno de prozona. Semelhantemente, em imunoensaios que mensuram uma classe específica de anticorpo, o excesso de anticorpo de classe diferente pode se ligar ao antígeno e impedir a ligação ao anticorpo de interesse. Alguns exemplos incluem a interferência do excesso de IgG em imunoensaios IgE alérgeno-específicos, o que resulta em concentrações subestimadas de IgE (em animais atópicos, a quantidade de IgG geralmente está presente em excesso em relação à quantidade de IgE).[14]

A interferência nos imunoensaios também pode ser causada pela presença de imunoglobulinas endógenas que se ligam a anticorpos de outras espécies (anticorpos heterofílicos). Pelo fato de serem utilizados frequentemente anticorpos de camundongos como reagentes nos imunoensaios, é comum a detecção de interferências devido a anticorpos heterofílicos específicos para a imunoglobulina de camundongos.[15,16] Em humanos, esses anticorpos são denominados anticorpos humanos anticamundongo (AHAC) e acredita-se que se originem tanto da exposição ambiental aos camundongos quanto a partir de medicamentos contendo anticorpos derivados desses animais.[15] Anticorpos heterofílicos também têm sido relatados em cães e gatos.[17,18] Anticorpos heterofílicos de cães anticamundongo provocam, ocasionalmente,

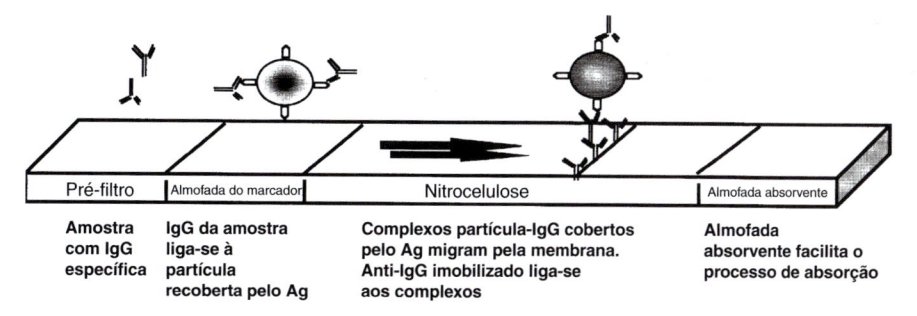

Pré-filtro	Almofada do marcador	Nitrocelulose	Almofada absorvente
Amostra com IgG específica	IgG da amostra liga-se à partícula recoberta pelo Ag	Complexos partícula-IgG cobertos pelo Ag migram pela membrana. Anti-IgG imobilizado liga-se aos complexos	Almofada absorvente facilita o processo de absorção

Figura 4.6 Ilustração de imunoensaio de fluxo lateral (não está em escala).

resultados falso-positivos em alguns ensaios, do tipo captura de antígeno para dirofilária, utilizados em clínicas. Nos exames para detecção de antígenos de dirofilária, os resultados falso-positivos podem ser diferenciados dos verdadeiramente positivos pela desnaturação dos anticorpos (tratando a amostra com calor ou ácido) antes da realização do imunoensaio (felizmente, o antígeno da dirofilária sobrevive ao processo de desnaturação). Por esse motivo, é importante verificar resultados positivos no exame de detecção do antígeno da dirofilária obtidos a partir de amostras não desnaturadas antes do tratamento para dirofilárias. Por fim, a presença de quantidade excessiva de imunoglobulinas antígeno-específicas na amostra pode bloquear os imunoensaios de captura, resultando em resultados falso-negativos. A presença de anticorpos de bloqueio é uma causa de resultados falso-negativos ocasionais nos testes para dirofilariose em cães e gatos positivos para larvas de *Dirofilaria immitis*.[19,20] Similar aos resultados falso-positivos, resultados falso-negativos nos testes de dirofilariose decorrentes dos anticorpos de bloqueio podem ser diferenciados de resultados negativos verdadeiros pelo tratamento da amostra com calor ou ácido antes da realização do imunoensaio.

Perspectivas futuras para uso de imunodiagnóstico em medicina veterinária

Adicionalmente ao desenvolvimento de novos exames imunodiagnósticos, tanto para doenças infecciosas quanto metabólicas em animais, a tecnologia imunodiagnóstica futura fornecerá imunoensaios quantitativos para uso em clínicas veterinárias particulares. Esses aparelhos serão menores e mais baratos do que os atuais aparelhos quantitativos encontrados nos laboratórios comerciais que realizam imunodiagnósticos. Os benefícios incluirão melhora nos cuidados com o paciente devido à diminuição do tempo de obtenção dos resultados, menores custos e despreocupação com o envio de amostras para laboratórios externos.

O primeiro imunoensaio quantitativo para detecção da atividade da tiroxina fabricado para uso em clínicas veterinárias foi desenvolvido utilizando o modelo EIE em um cartucho descartável, sendo os resultados mensurados por um leitor de bancada. Estudos iniciais indicaram que a reprodutibilidade e a correlação com os exames de laboratório padrão de referência foram inadequadas.[21] Contudo, comparações mais recentes demonstraram reprodutibilidade aceitável e melhor correlação entre imunoensaios realizados na própria clínica ou no laboratório.[22,23] Imunoensaios quantitativos para cortisol e para ácidos biliares usando um cartucho com base em imunoensaio e sistema de leitura também estão disponíveis. Estudos indicam que há concordância muito boa entre os ensaios realizados na própria clínica e no laboratório para ácidos biliares e menor concordância entre os ensaios na própria clínica e no laboratório para o cortisol.[24,25]

Formatos de imunoensaios quantitativos que não utilizarem a amplificação de sinal dependente de enzimas terão como vantagem não necessitar de nenhum manejo especial da amostra (p. ex., refrigeração) para evitar a deterioração das enzimas e do substrato. No entanto, testes qualitativos atuais não fundamentados em EIE (p. ex., IFL) não têm sensibilidade suficiente para o uso de rotina em testes quantitativos.[26,27]

Esforços estão sendo realizados para o desenvolvimento de imunoensaios quantitativos que mantenham a simplicidade dos exames qualitativos não fundamentados em EIE (p. ex., IFL), porém com maior especificidade. A seguir apresentam-se exemplos de imunoensaios quantitativos, cuja tecnologia é baseada em cassetes descartáveis, os quais têm potencial uso em clínicas particulares.

1. IEFL (imunoensaios de fluxo lateral) que usam um corante fluorescente em vez de partículas de ouro ou pérolas de látex resultam em aumento de 100 a 1.000 vezes na sensibilidade.[27-29] O uso de uma fonte de luz de LED e um instrumento com base em uma câmara CCD com *software* de análise densitométrica permite a quantificação do sinal.

2. Um modelo de plataforma de imunoensaio de fluxo lateral (RAMP™), produzido pela Response Biomedical Corporation (Vancouver, BC, Canadá), utiliza partículas de látex marcadas com corantes fluorescentes em um cassete de IFL. Os anticorpos conjugados a partículas de látex ligam-se à substância analisada e são capturados na linha teste. Anticorpos conjugados, mas não ligados à substância, são capturados na linha controle e servem como calibrador interno. A fluorescência mensurada nas linhas teste e controle é convertida em uma relação que possibilita a correção das variações teste a teste. O sistema de imunoensaio RAMP™ tem demonstrado fornecer resultados comparáveis às plataformas de imunoensaios dos laboratórios comerciais.[30]

3. Partículas magnéticas também têm sido incorporadas em IFL a fim de aumentar a sensibilidade e de fornecer resultados quantitativos.[31-33] Para haver função em IFL a partícula deve ser superparamagnética, ou seja, tornar-se magnetizada apenas na presença de um campo magnético muito forte. Sob essas condições, a magnitude das alterações no campo magnético é diretamente proporcional à quantidade de partículas magnéticas capturadas na linha teste, que é proporcional à quantidade da substância analisada na amostra inicial. Imunoensaios com base em partículas magnéticas têm como vantagem o fato de o sinal ser bastante estável ao longo do tempo.

4. O uso de piezofilmes em imunoensaios quantitativos foi inicialmente descrito em 2008.[34] O piezofilme é um filme polimérico com propriedades piezoelétricas, que produz uma carga elétrica à medida que o filme é exposto ao calor ou à tensão mecânica. Em imunoensaios com base em filmes piezoelétricos, o anticorpo de captura está ligado à superfície do filme e o anticorpo de detecção é conjugado a coloides de carbono que absorvem luz. Na presença do antígeno, o complexo anticorpo de captura-antígeno-anticorpo de detecção está localizado na superfície do piezofilme. Com a estimulação pela luz, o calor produzido é transferido ao piezofilme, provocando uma carga elétrica. Uma vantagem dessa tecnologia é o fato de ser desnecessário remover o anticorpo conjugado ao carbono não ligado, já que o calor produzido pelos conjugados não ligados é dissipado para o meio do ensaio. A tecnologia de imunoensaio baseada em piezofilmes foi desenvolvida como um sistema do tipo ponto de interesse pela Vivacta Ltd.,[34] adquirida pela Novartis em 2012 e recentemente vendida para a Psyros Diagnostics.

5

Diagnóstico Laboratorial de Doenças Infecciosas em Animais

Sreekumari Rajeev

The University of Tennessee, Knoxville, TN, USA

A confirmação laboratorial de doenças infecciosas complementa a conduta clínica do médico-veterinário por meio de identificação segura de um agente etiológico. Isso melhora o cuidado com o paciente, incrementando a capacidade de implementar tratamento adequado e medidas preventivas. Para uma abordagem efetiva do diagnóstico das doenças infecciosas, o médico-veterinário deve ter conhecimento básico sobre os agentes infecciosos observados nas síndromes clínicas. O envio regular de amostras clínicas para o diagnóstico avançará o conhecimento do médico-veterinário e sua habilidade de interpretação, e, nesse percurso, o processo diagnóstico passará a ser menos trabalhoso e com melhor custo-benefício. O médico-veterinário deve adquirir habilidades adequadas para alcançar uma estratégia de diagnóstico presuntivo e chegar a uma lista de diagnósticos diferenciais de condições clínicas com base no histórico, nos sinais clínicos e no exame direto de amostras clínicas. Para melhorar a eficiência, é imperativo que os médicos-veterinários exercitem a medicina baseada em evidências e avaliem a necessidade de buscar o diagnóstico laboratorial de casos clínicos que eles atendem. Durante o processo diagnóstico, se a confirmação laboratorial for o objetivo, é preciso selecionar o tipo de amostra, o método de coleta e de transporte, os testes diagnósticos e o laboratório que pode oferecer esses serviços. Deve-se preparar um formulário de envio completo, incluindo todas as informações relevantes sobre o paciente, a fim de obter resultados significativos dos testes. Por fim, o conhecimento e a experiência na interpretação dos resultados e a atenção às questões inerentes associadas ao teste diagnóstico individual também são necessários.

O diagnóstico laboratorial de doenças infecciosas em animais é alcançado principalmente por duas abordagens: (i) detecção do agente infeccioso ou dos seus componentes e/ou (ii) detecção da resposta imune do hospedeiro aos agentes infecciosos. O método de escolha será amplamente determinado pela natureza dos agentes infecciosos, a doença suspeita, o estágio de infecção, a espécie animal acometida e a disponibilidade de testes diagnósticos. Embora o uso de testes diagnósticos nem sempre seja necessário para estabelecer a causa de uma doença infecciosa, ele é benéfico para alcançar uma compreensão conceitual da utilidade dos testes diagnósticos e ajudará prospectivamente o profissional a poupar tempo e recursos. O surgimento, a ocorrência e a transmissão de doenças infecciosas são processos dinâmicos. A medicina baseada em evidências pode ser mais bem praticada pelo uso de dados obtidos a partir de testes de diagnóstico de rotina e desenvolvendo algoritmos de diagnóstico a partir da experiência do clínico na área geográfica em que ele atua. Ao interpretar os resultados dos testes de diagnóstico, deve-se considerar, também, a sensibilidade, a especificidade e os valores preditivos dos testes diagnósticos utilizados.

Os processos envolvidos no diagnóstico de uma doença infecciosa podem ser categorizados em três estágios: estágio pré-analítico, estágio analítico e estágio pós-analítico, e cada um desses estágios apoiará o diagnóstico preciso de doenças infecciosas e o cuidado ideal do paciente.[1] A fase pré-analítica envolve etapas adotadas pelo médico-veterinário e o laboratório de testes para coleta de amostras, transporte e armazenamento, e qualquer outro processamento que ocorra antes que a etapa de teste aconteça. Durante a fase analítica, o teste laboratorial é feito, e os procedimentos executados fornecem resultados. Os laboratórios devem ter controle de qualidade rigoroso e procedimentos de garantia de qualidade em vigor para cumprir os protocolos de testes e reduzir os erros. A etapa pós-analítica inclui preparação do resultado, digitação dos dados, relatórios e, até certo ponto, interpretação laboratorial de resultados. Todos esses estágios são propensos a erros humanos e podem afetar o tratamento do paciente. Quando há suspeita de uma doença infecciosa, o médico-veterinário deve avaliar todas as possibilidades de selecionar um método de diagnóstico econômico e uma abordagem conveniente. Para conseguir isso, o clínico não deve hesitar em consultar um patologista e um microbiologista clínico. Este capítulo fornece uma visão geral das abordagens utilizadas no diagnóstico laboratorial de doenças em animais.

Coleta e envio de amostras

Amostras adequadas para a investigação diagnóstica devem ser coletadas com contaminação mínima a partir do local da infecção, tão logo seja possível após o início da doença e antes do início do tratamento. Uma boa coleta de amostras inclui procedimentos desenhados para evitar a introdução de bactérias contaminantes da pele circundante ou das membranas mucosas. Para conseguir isso, a desinfecção ou a coleta usando dispositivos especiais devem ser realizadas como indicado para vários locais do corpo. É recomendada a desinfecção do local de coleta de amostra usando álcool etílico 70%, tintura de iodo ou clorexidina. *Swabs* são dispositivos de coleta apropriados e usados comumente; no entanto, quando um volume maior de uma amostra é necessário ou quando vários métodos de diagnóstico devem ser aplicados, tecidos afetados ou aspirados de tecidos podem ser submetidos em vez de um *swab*. Existem muitos meios disponíveis comercialmente para garantir a integridade da amostra durante o transporte para o laboratório de diagnóstico. Muitos meios de transporte estão disponíveis e são discutidos neste *site* patrocinado pelo fabricante: www.bd.com/ds/productCenter/CT-Systems.asp. O armazenamento apropriado de amostras também é fundamental para manter a integridade do agente infeccioso em questão. Se entregue dentro de 24 a 48 horas e coletado em meios de transporte apropriados, a refrigeração geralmente não é exigida, mas é aconselhável proteger a amostra em caso de atrasos imprevistos no transporte.

Transporte de amostras biológicas

Clínicas veterinárias e laboratórios de diagnóstico devem estar atentos à prevenção da exposição de indivíduos a agentes de infecções zoonóticas. Recipientes à prova de vazamento colocados em uma embalagem externa segura são recomendados para o transporte rotineiro de produtos biológicos. Os regulamentos federais se aplicam ao transporte de material biológico potencialmente infeccioso, e a equipe veterinária deve estar familiarizada com os requisitos de embalagem e transporte, incluindo a preparação de documentos de embarque e possíveis alterações a essas orientações.

Exame direto de amostras clínicas

Os exames macroscópico e microscópico das amostras clínicas podem oferecer pistas valiosas sobre o curso dos processos infecciosos. Por exemplo, a aparência macroscópica anormal de uma amostra clínica, como turvação na amostra de urina, líquido articular ou líquido cefalorraquidiano (LCR), pode indicar um possível processo inflamatório e um provável processo infeccioso. O exame macroscópico para a presença de parasitas externos, como carrapatos, pode orientar o clínico a escolher testes de diagnóstico direcionados a doenças transmitidas por vetores, especialmente em casos de doenças que se manifestam com sinais clínicos amplos. A detecção direta e a identificação de um agente infeccioso beneficiam a melhor assistência ao paciente por meio do atendimento oportuno e adequado, escolha da terapia, reduzindo o número de testes diagnósticos necessários para a confirmação. O exame de montagens úmidas não coradas é uma técnica simples, mas útil, em que um clínico examina uma amostra diretamente colocada sobre uma lâmina de vidro e sob uma lamínula para exame por microscopia óptica. Por exemplo, a detecção de células de levedura com um halo representando o mucopolissacarídeo da cápsula de *Cryptococcus neoformans* em coloração nanquim de uma preparação de montagem úmida do LCR de gatos com sinais neurológicos ou esfregaços de lesões cutâneas é diagnóstica de infecção por *Cryptococcus* (Figura 5.1A). O uso de Lugol 5% iodo adicionado como corante de contraste inespecífico a uma amostra fecal fresca não preservada aumenta

a detecção de ovos de parasitas e cistos de larvas de parasitas (Figura 5.1B). O exame de amostras de cabelo tratadas com KOH para o diagnóstico de infecção por dermatófitos é outra técnica útil.

O exame microscópico de amostras clínicas coradas fornece informações úteis sobre a probabilidade de uma infecção, patógenos prováveis e organismos predominantes, se presentes. Informação imediata sobre número, características morfológicas dos microrganismos e resposta celular do hospedeiro pode fornecer dados úteis quanto à natureza do processo de doença infecciosa. Por exemplo, a observação de bactérias, estruturas fúngicas (hifas, leveduras e esporos) e inclusões virais pode resultar em um diagnóstico presuntivo imediato, e contribui para escolhas racionais para a terapia. Os métodos de coloração de Romanowsky, usados em citologia, como corantes de Giemsa e Wright e sua modificação, corantes rápidos como o Diff-Quik™, são procedimentos de coloração simples e, muitas vezes, também podem ter valor na detecção de agentes infecciosos (Figura 5.2).

Essas colorações são muito úteis para mostrar leveduras patogênicas (*Blastomyces*, *Cryptococcus*, *Histoplasma*, *Sporothrix schenkii*), protozoários parasitas (*Leishmania* e *Trypanosoma*) e, ocasionalmente, inclusões resultantes de infecções virais causadas por certos vírus, clamídia e *Anaplasma*. Técnicas avançadas e mais específicas, como coloração de anticorpo fluorescente direto (AFD), também estão disponíveis para alguns agentes. A necessidade de um anticorpo fluorescente específico marcado e um microscópio fluorescente impede sua aplicação em unidades de atendimento. Essa técnica é eficaz quando anticorpos específicos contra os microrganismos são usados para corar agentes morfologicamente distintos, como *Leptospira* (Figura 5.3).

A detecção de antígenos e toxinas microbianas por meio de técnicas imunológicas como ELISA, testes de aglutinação e testes de precipitação é usada para a identificação de alguns patógenos; no entanto, ao interpretar os resultados, deve-se levar em consideração os resultados publicados ou os parâmetros de teste fornecidos pelo fabricante, como sensibilidade, especificidade e valores preditivos de testes individuais usados.

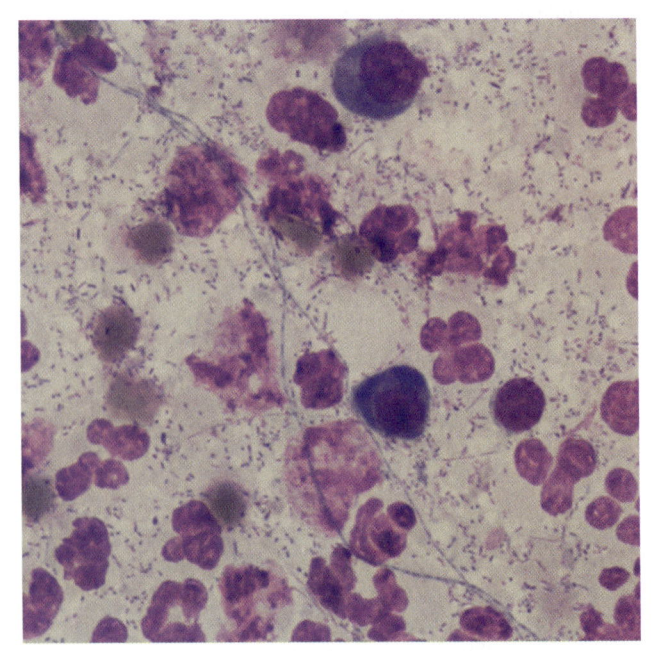

Figura 5.2 Lavado broncoalveolar de um cão com pneumonia aspirativa, coloração Diff-Quik™. Muitos tipos diferentes de bactérias misturadas a numerosos neutrófilos.

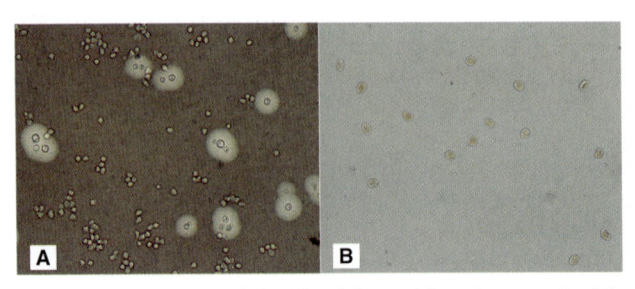

Figura 5.1 A. Preparação de líquido cefalorraquidiano de um equino infectado com *Cryptococcus gattii* corada com nanquim. **B.** Preparação fecal corada com Lugol iodo de fezes de cão mostrando cistos de *Giardia*.

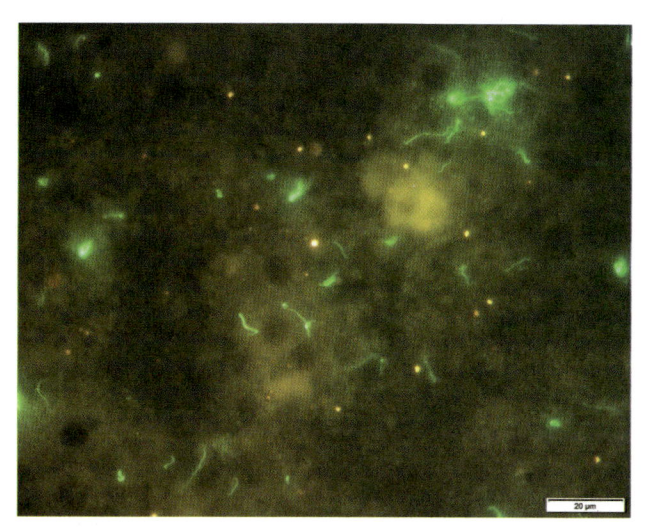

Figura 5.3 Coloração de anticorpos fluorescentes direta de amostra de urina de um caso suspeito de leptospirose; ver os espiroquetas intactos com morfologia compatível com *Leptospira* sp.

Abordagens diagnósticas para infecções bacterianas

Exame microscópico direto

A presença de patógenos bacterianos e quaisquer componentes inflamatórios pode ser visualizada por exame microscópico de esfregaços corados. Os corantes Gram, Wright, Giemsa, Diff-Quik™ e ácido-resistentes são usados para a detecção de patógenos bacterianos de amostras clínicas. A coloração de Gram permitirá ao observador diferenciar entre bactérias gram-positivas e gram-negativas; contudo, o reconhecimento da resposta celular do hospedeiro não é ideal por essa técnica (Figura 5.4).

A coloração de Gram é um procedimento de complexidade moderada a alta, e o examinador deve ter treinamento ideal em diferenciar patógenos bacterianos e artefatos. O desempenho e a interpretação da coloração podem ser desafiadores em virtude da complexidade da metodologia, muitas vezes subestimada. São necessárias formação e experiência na interpretação para alcançar a proficiência nesta técnica. As habilidades de um microbiologista experiente são superiores às dos médicos-veterinários, e

é aconselhável que uma clínica veterinária procure ajuda de laboratórios que realizam rotineiramente a coloração de Gram. O tamanho, o formato e as reações à coloração de Gram dos microrganismos podem mudar em ambientes diferentes, pois as amostras clínicas são bem mais diversificadas que o material cultivado em laboratório e descrito em livros didáticos. A sensibilidade de detecção de bactérias por microscopia direta é baixa, e pelo menos 10^4 bactérias devem estar presentes por mililitro da amostra a ser visualizada por exame sob uma objetiva de 100× em óleo de imersão. Outra desvantagem é que amostras como sangue e LCR, muitas vezes, produzem sensibilidade abaixo do ideal, resultando em falso-negativos. Esfregaços diretos realizados e examinados rotineiramente no laboratório de diagnóstico são indicadores de controle de qualidade de resultados da coleta e transporte, antes do procedimento de cultura.

Cultura e isolamento

Cultura e isolamento de patógenos bacterianos, seguidos de sua identificação, são métodos relativamente fáceis, sensíveis e específicos, rotineiramente utilizados para chegar a um diagnóstico etiológico de doenças bacterianas. O isolamento de um patógeno microbiano suporta a sua posterior caracterização por meio de análises genotípicas e fenotípicas e testes de suscetibilidade antimicrobiana (TSA), e pode facilitar mais estudos epidemiológicos. Existem diferentes tipos de métodos de cultura, e o método apropriado (ou uma combinação de métodos) deve ser escolhido com base nos patógenos em questão. Por exemplo, amostras fecais contêm muitas bactérias que são consideradas como flora normal, e solicitar uma cultura de enriquecimento seletivo é necessário para melhorar a sensibilidade de recuperação dos patógenos entéricos *Salmonela*, *Listeria* e *Escherichia coli*. A consulta com um microbiologista clínico é fundamental nessas situações para coleta adequada de amostras e seleção do método de cultura. Diretrizes gerais para a seleção de testes microbiológicos são mostradas na Tabela 5.1.

Cultura aeróbica

A cultura aeróbica é rotineiramente solicitada para microrganismos bacterianos de crescimento rápido que possuem metabolismo aeróbico ou anaeróbico facultativo. Esse método de cultura utiliza uma combinação de meios não seletivos (ágar tripticase soja com sangue ovino) e meios seletivos que podem recuperar

Tabela 5.1 Orientações gerais para a seleção de testes microbiológicos.

Amostra clínica	Teste
Pele e lesões superficiais	Cultura aeróbica
Feridas e abscessos	Cultura aeróbica, cultura anaeróbica, cultura fúngica
Lavados traqueais e bronquiais	Cultura aeróbica/anaeróbica, cultura fúngica
Olho, orelha	Cultura aeróbica
Líquidos corporais (pleural, peritoneal, articular, espinal)	Cultura aeróbica e cultura anaeróbica
Leite	Cultura aeróbica
Sangue	Cultura aeróbica e cultura anaeróbica
Fezes	Cultura aeróbica e cultura anaeróbica, cultura para *Salmonella*

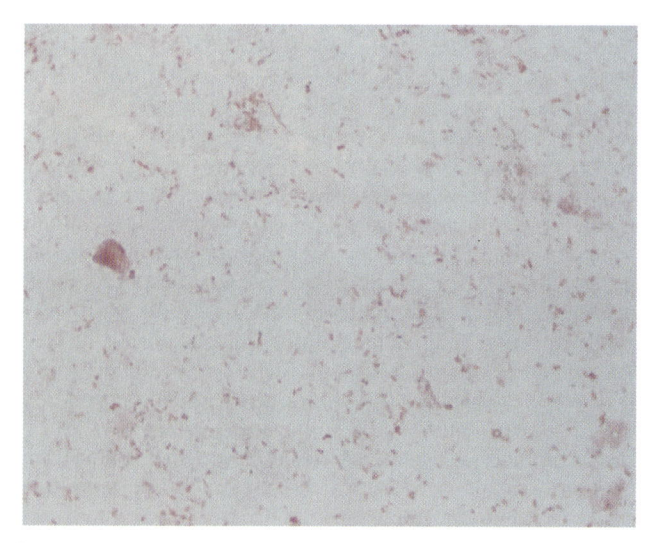

Figura 5.4 Coloração de Gram de uma amostra de *swab* auricular. Uma população mista de bactérias gram-positivas e gram-negativas está presente.

microrganismos gram-negativos (ágar MacConkey) e microrganismos gram-positivos (ágar álcool feniletílico). Os laboratórios de diagnóstico estão utilizando cada vez mais ágares cromogênicos, que permitem detecção seletiva e presuntiva de bactérias patogênicas específicas. A Figura 5.5 mostra o crescimento microbiano em vários tipos de meios usados em um laboratório de microbiologia.

Os procedimentos rotineiros de cultura aeróbica levam aproximadamente 24 a 72 horas para conclusão. O isolamento de bactérias exigentes pode ter requisitos adicionais de nutrientes (p. ex., micobactérias), e a recuperação destes pode demorar mais e requerer meios especiais ou procedimentos de cultura. Micobactérias exigentes, incluindo *M. bovis* e *M. avium* subsp. *paratuberculosis*, são rotineiramente cultivadas em sistemas automatizados e contínuos monitorados, muitos dos quais estão disponíveis comercialmente. As amostras com sinais positivos da máquina devem ser confirmadas por uma combinação de coloração e reação em cadeia da polimerase (PCR).

Cultura bacteriana anaeróbica

Infecções bacterianas anaeróbicas não são incomuns em condições clínicas como pneumonia, pleurite, peritonite, feridas e abscessos. Quando infecções mistas com bactérias aeróbicas e bactérias anaeróbicas são suspeitas, uma cultura anaeróbica deve ser solicitada juntamente com culturas aeróbicas de rotina. Bactérias anaeróbicas não toleram o oxigênio atmosférico, e um meio anaeróbico deve ser usado para o transporte. Como bactérias comensais anaeróbicas estão presentes nas membranas mucosas de animais, deve-se tomar extremo cuidado para evitar contaminação. A cultura pode não ser o método apropriado para alguns agentes anaeróbicos. A Tabela 5.2 lista os agentes anaeróbicos comuns e escolhas de testes diagnósticos.

Tabela 5.2 Lista de agentes bacterianos anaeróbicos comuns e testes diagnósticos de eleição.

Microrganismo	Doença e espécie acometida	Teste de eleição
Clostridium perfringens	Feridas infectadas, infecções entéricas, enterotoxemia	ELISA para enterotoxina, PCR, cultura anaeróbica
Clostridium difficile	Infecções entéricas	ELISA para enterotoxina, PCR, cultura anaeróbica
Clostridium chauvoei, *Clostridium novyi*, *Clostridium septicum*	Miosite em animais de produção (edema maligno, *blackleg*, gangrena gasosa[a]	Coloração com anticorpos fluorescentes diretos
Fusobacterium sp., *Bacteroides* sp., *Dichelobacter* sp., *Prevotella* sp., *Porphyromonas* sp.	Abscesso, várias infecções de tecidos moles e ósseas, diarreia	Cultura anaeróbica, PCR

[a]Cultura aeróbica com frequência não é produtiva nesses casos.

Limitações da cultura de rotina

É necessário compreender as limitações das culturas aeróbicas de rotina e solicitar protocolos especiais de cultura ou outros procedimentos diagnósticos quando há suspeita de infecções por *Salmonella*, *Listeria*, *Mycoplasma*, *Brucella*, *Chlamydia* e *Leptospira*. Nas infecções entéricas por *Salmonella*, uma cultura de enriquecimento seletivo é mais sensível em isolar *Salmonella* de outras bactérias entéricas, além das culturas de rotina. *Listeria* é uma bactéria fastidiosa, e uma cultura de enriquecimento é necessária para o isolamento da bactéria de suspeita em casos de ruminantes. *Mycoplasma* e algumas espécies de *Brucella* precisam de fatores de crescimento específicos e condições de incubação. *Rickettsia* e *Chlamydia* não crescerão em meio de cultura *in vitro*, e culturas de células elaboradas são necessárias para cultivá-las. Portanto, a escolha do teste diagnóstico é fundamental para obter resultados precisos e oportunos. Da mesma maneira, as tentativas de cultura para diagnóstico de doenças podem ser pouco gratificantes no processo de tomada de decisão para algumas bactérias exigentes. Por exemplo, a cultura de *Leptospira* precisa de incubação prolongada e meios especiais e procedimentos alternativos, como sorologia, teste AFD ou PCR ou uma combinação desses testes, fornecerá resultados pontuais. A interpretação dos resultados também deve levar em conta a diferenciação entre a flora normal e patógenos potenciais, pois muitos locais do corpo abrigam flora microbiana. A correlação entre os resultados e os sinais clínicos e presença, quantidade e tipo de microrganismos pode ajudar o clínico no processo de tomada de decisão. Um crescimento pesado de uma cultura pura de uma bactéria é indicativo de infecção, enquanto múltiplos tipos de microrganismos (três ou mais tipos) isolados de uma amostra única na ausência do crescimento de uma bactéria obrigatória ou patogênica primárias devem ser interpretados como contaminação. Quando um resultado negativo é obtido na presença de sinais clínicos óbvios ou em uma doença sem resolução, fatores como requisitos especiais de crescimento bacteriano, tratamento, coleta de amostras e métodos de transporte e informações de coloração direta devem ser considerados, e o processo deve ser reavaliado.

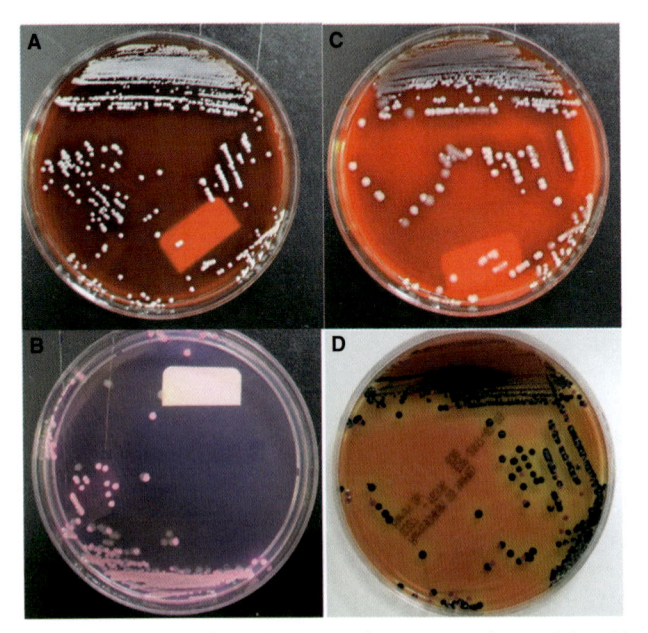

Figura 5.5 Meios de cultura principais usados para o crescimento de bactérias em culturas aeróbicas. **A.** Ágar tripticase de soja com sangue ovino permite o crescimento de muitas bactérias. **B.** Ágar MacConkey permite o crescimento de bactérias gram-negativas e pode diferenciar entre microrganismos positivos e negativos para lactose. **C.** Ágar fenil etil álcool permite o crescimento de bactérias gram-positivas. **D.** Ágar cromogênico específico para *Salmonella* permite a diferenciação entre *Salmonella* e outros membros da família Enterobacteriaceae.

Teste de suscetibilidade a antimicrobianos

A terapia antimicrobiana desempenha papel vital no controle de infecções. TSA realizado rotineiramente em conjunto com cultura bacteriana determina se uma bactéria é suscetível a determinado agente antimicrobiano; use essa informação para selecionar um agente antimicrobiano para tratamento. O teste de difusão em disco (teste de Kirby-Bauer) e o teste de diluição em caldo estão comumente disponíveis; o teste de diluição em caldo é quantitativo e fornece a concentração inibitória mínima (CIM) de um agente antimicrobiano. A CIM é a concentração mínima do fármaco necessária para inibir o crescimento bacteriano, e a disponibilidade desses dados melhora a seleção de agentes antimicrobianos e a dose para otimizar um desfecho favorável de tratamento. Além do valor da CIM, vários fatores – incluindo farmacocinética, farmacodinâmica e as preocupações com o surgimento de resistência – devem ser considerados ao escolher os agentes antimicrobianos. TSA de rotina pode também permitir a construção de um antibiograma para orientar os médicos-veterinários na seleção da terapia empírica para futuros pacientes e ajudará a monitorar a evolução da resistência aos medicamentos. O conhecimento acerca da resistência intrínseca observada em certos patógenos bacterianos evitará terapias ineficazes. Um exemplo típico é o uso de aminoglicosídeos no tratamento de infecções anaeróbicas.

Abordagens diagnósticas para infecções fúngicas

Os fungos são organismos eucarióticos com estruturas morfológicas complexas e diversas e, como tal, a identificação exata de uma espécie fúngica pode ser um desafio. Poucos fungos são conhecidamente patogênicos e podem causar doenças em um animal saudável, mas muitos estão emergindo como infecções oportunistas e invasoras em animais e humanos. O uso frequente de antimicrobianos e as alterações na flora normal podem predispor à colonização por fungos como *Candida* na pele e membranas mucosas, o que pode levar à doença clínica. A coleta, o manuseio e o transporte adequados de amostras são necessários, como no caso de infecções bacterianas. São recomendados o transporte e o armazenamento de amostras clínicas em temperatura ambiente, pois alguns dos agentes fúngicos, como dermatófitos, são conhecidos por serem sensíveis a temperaturas frias. O exame microscópico direto de amostras em conjunto com a cultura é uma opção de rotina para o diagnóstico de infecções fúngicas. Por meio do exame microscópico desses esfregaços, artrósporos de dermatófitos podem ser observados dentro da haste do cabelo (endótrix) e fora da haste do cabelo (ectótrix). A localização geográfica e o histórico de viagens são componentes importantes de uma investigação diagnóstica, pois alguns patógenos fúngicos são endêmicos para determinados locais; *Coccidioides* nos estados do sudoeste dos EUA e *Cryptococcus gattii* no noroeste dos EUA e o oeste do Canadá são alguns exemplos. A presença e as características de certos organismos fúngicos, como tamanho, características morfológicas e localização celular em amostras clínicas, podem oferecer pistas diagnósticas.

A cultura fúngica e o isolamento são feitos usando um meio especial (ágar Sabouraud dextrose) e baixa temperatura de incubação (29°C); dessa maneira, uma requisição específica é necessária para o laboratório. Uma vez que a incubação prolongada facilita o crescimento de bactérias contaminantes e fungos saprofíticos, a adição de antibióticos ou agentes químicos inibidores, como clorexidina, é necessária para isolar organismos fúngicos. O meio de teste de dermatófitos (*dermatophyte test media* [DTM]) é amplamente utilizado por profissionais da medicina veterinária no ponto de atendimento para o diagnóstico de infecção por dermatófitos. Se os dermatófitos estiverem presentes, o meio mudará de cor em virtude da mudança de pH. No entanto, a alteração de cor não deve ser considerada como diagnóstico para dermatófitos, uma vez que outros contaminantes fúngicos saprofíticos podem causar uma mudança semelhante no pH. O exame microscópico e a identificação de estruturas únicas de espécies específicas de fungos, como hifas, macroconídios e microconídios, devem ser realizados para identificação definitiva.

A interpretação dos resultados da cultura fúngica deve ser buscada com cautela, visto que alguns locais do corpo – especialmente cavidade nasal, pele e membranas mucosas – podem facilmente estar contaminados com esporos de fungos saprofíticos de crescimento rápido. É necessária a correlação entre os resultados da cultura e evidências citológicas e histopatológicas de estruturas fúngicas junto com a resposta inflamatória compatível do hospedeiro para realizar a confirmação do diagnóstico. Um resultado negativo também deve ser interpretado com cautela, pois alguns agentes fúngicos podem não crescer em meios de cultura fúngica de rotina.

Testes de suscetibilidade a antifúngicos

Os testes de suscetibilidade aos antifúngicos não estão amplamente disponíveis, e o serviço de laboratórios de referência deve ser procurado para sua realização. A escolha de agentes antifúngicos e a disponibilidade dos critérios interpretativos do TSA são limitadas. Um laboratório credenciado seguindo o Clinical and Laboratory Standards Institute (CLSI) ou o European Committee on Antimicrobial Susceptibility Testing (EUCAST) deve ser selecionado para assegurar o controle de qualidade e a garantia de qualidade adequadas aos testes.

Detecção de antígeno fúngico

Métodos de detecção de antígenos estão disponíveis para algumas infecções invasivas sistêmicas (detecção de galactomanana para *Aspergillus*). A detecção de antígenos para infecções por fungos dimórficos (*Blastomyces*, *Coccidioides*, *Cryptococcus* e *Histoplasma*) e alguns outros estão disponíveis por meio de laboratórios comerciais (MiraVista Diagnostics, Indianápolis, IN). Um ensaio sérico de β-d-glucano baseado em soro também está disponível para o diagnóstico presuntivo de infecções fúngicas invasivas, para as quais há dificuldade na obtenção de amostras clínicas.

Abordagens diagnósticas para infecções virais

O diagnóstico preciso e oportuno de doenças virais em animais permite o tratamento clínico aplicável, a determinação de prognóstico e a prevenção da transmissão, melhorando protocolos de biossegurança e uso estratégico de protocolos de vacinação e práticas de manejo. Além disso, um diagnóstico preciso de infecção viral evita o uso desnecessário de antibióticos e, assim, minimiza o potencial surgimento de resistência antimicrobiana. Os diagnósticos virais são desafiadores porque o crescimento do vírus requer sistemas de cultura celular sofisticados que estão disponíveis apenas em laboratórios diagnósticos de referência. A detecção direta de patógenos virais inclui a identificação de corpúsculos de inclusão por microscopia óptica em amostras de citologia e histopatologia, observação de partículas virais por microscopia eletrônica, ou pela detecção do agente ou seus componentes usando métodos imunológicos, como o teste AFD. A rapidez desses testes é útil para o diagnóstico precoce. Técnicas convencionais utilizadas rotineiramente para o diagnóstico de infecções virais são demoradas e, muitas vezes, não são práticas para o manejo dos pacientes. O desenvolvimento de tecnologias, incluindo a geração de anticorpos monoclonais específicos e melhorias em imunoensaios enzimáticos, frascos de culturas celulares para isolamento de vírus e métodos de amplificação de ácidos nucleicos melhoraram tremendamente a detecção oportuna de patógenos virais. Etapas pré-analíticas, incluindo a seleção de amostras, transporte e coleta e métodos de processamento, são tão importantes quanto a seleção de exames laboratoriais. O conhecimento da patogênese viral e órgãos-alvo afetados é essencial para a seleção de amostras clínicas para testes. Os dispositivos de coleta de amostras também têm efeito significativo sobre a detecção. Por exemplo, esfregaços com *swabs* de madeira podem conter compostos tóxicos como formaldeído, e não são adequados para procedimentos de isolamento de vírus. *Swabs* de alginato de cálcio-alumínio também podem ter efeitos inibitórios na PCR.

Testes rápidos no local de atendimento

Estão disponíveis muitos testes rápidos no local de atendimento visando a antígenos virais para detecção em amostras clínicas. Nesses testes, os anticorpos direcionados aos antígenos virais específicos são imobilizados em uma membrana ou revestem poços de plástico, e os antígenos virais podem ser identificados por vários sistemas de detecção. Esses testes são rápidos e fáceis de usar em clínicas. Imunoensaios para detecção de antígenos virais estão disponíveis comercialmente para o diagnóstico de algumas infecções virais (parvovírus canino, vírus da leucemia felina) e podem ser realizados no ponto de atendimento. Atenção específica deve ser dada de acordo com as diretrizes do fabricante para funcionamento e interpretação adequados.

Teste de anticorpo fluorescente direto

O teste AFD é um método comum para detectar infecção viral. Ao infectar as células, o vírus se localiza dentro do citoplasma ou do núcleo, dependendo do tipo de vírus, e pode ser detectado pelo uso de anticorpos policlonais ou monoclonais vírus-específicos marcados com FITC (isotiocianato de fluoresceína) e pela observação através de um microscópio fluorescente.

Microscopia eletrônica

A microscopia eletrônica permite a visualização de partículas virais em amostras clínicas com um microscópio altamente especializado que usa feixes de elétrons para detecção. O microscópio eletrônico é útil no diagnóstico de infecções virais entéricas, como infecções por parvovírus, coronavírus e rotavírus. Há dois tipos de microscópios eletrônicos, um microscópio eletrônico de transmissão e o microscópio eletrônico de varredura; o primeiro é o método mais utilizado para o diagnóstico de doenças infecciosas. A coloração negativa com ácido fosfotúngstico é usada para a detecção de partículas virais em amostras clínicas. A morfologia específica observada nessas preparações permite ao examinador identificar vírus no nível de gênero (Figura 5.6A e B). Quando houver suspeita de corpúsculos de inclusão em lesões observadas na histopatologia do tecido corado com preparações H&E, um microscópio eletrônico de transmissão pode revelar partículas virais (Figura 5.6 C e D).

A microscopia eletrônica é especialmente útil no diagnóstico de doenças infecciosas emergentes e infecções incomuns, nas quais a etiologia é completamente desconhecida. Uma vez que as características morfológicas gerais do vírus são conhecidas, a confirmação pode ser feita por isolamento do vírus, PCR e sequenciamento. A microscopia eletrônica oferece excelente especificidade em virtude das características morfológicas das famílias de vírus, mas baixa sensibilidade, uma vez que muitas partículas virais são necessárias para visualização sob o microscópio eletrônico. Essa técnica também é útil para triagem de culturas de células quando não há efeitos citopáticos (CPEs) como resultado do crescimento do vírus.

Isolamento viral

Isolamento viral em culturas de células, o teste padrão-ouro para a confirmação da infecção viral, é um processo trabalhoso e requer o crescimento do vírus a partir de amostras clínicas em linhas celulares permissivas. O processamento de amostras clínicas envolve a homogeneização de amostras no meio de cultura de células, remoção de bactérias contaminantes por filtração e adição de antibióticos antes da inoculação. O crescimento de vírus é detectado pela presença de alterações características nas células infectadas chamadas CPEs. Isso é seguido pela confirmação usando coloração de anticorpo fluorescente, PCR ou microscopia eletrônica. A inoculação de animais e o isolamento em ovos de galinha embrionados são necessários para o cultivo de alguns vírus. A vantagem dessa técnica é que um vírus viável isolado, quando obtido por cultura de células ou inoculação em animal/ovo, permitirá caracterização mais aprofundada das suas propriedades, incluindo virulência e variações antigênicas, que podem levar ao desenvolvimento de vacinas, diagnósticos e medicamentos antivirais. O isolamento de vírus é caro, demorado e são necessárias instalações para a manutenção da cultura de células. Essa técnica não é desejável para tomar decisões clínicas rápidas e oportunas e, recentemente, tem sido cada vez mais substituída por técnicas moleculares.

Detecção de anticorpos

A detecção de anticorpos antivirais é uma prática amplamente utilizada e confiável para o diagnóstico de infecções virais. A coleta de soro é um procedimento fácil e não invasivo. Agentes virais podem não estar presentes no corpo durante todo o curso da infecção, mas a exposição ao vírus pode ser confirmada pela presença de anticorpos séricos. Testes comumente usados incluem virusneutralização (VN), imunodifusão em gel de ágar (IDGA), ensaio de inibição da hemaglutinação (HI), ensaio de imunofluorescência (EIF), *Western blots*, testes de fixação de complemento e ensaio imunoabsorvente ligado a enzima (ELISA).

Virusneutralização

VN é um procedimento de detecção altamente sensível e específico, no qual os anticorpos neutralizantes do vírus impedem o crescimento do vírus em cultura de células. O anticorpo presente no soro pode ser quantificado, e a maior diluição do soro que inibe a neutralização é registrada como o título de anticorpo. Outra variação desse teste é o teste de neutralização por redução de placas (PRNT), que é usado para vírus que formam placas, como os arbovírus. A determinação dos títulos de anticorpos

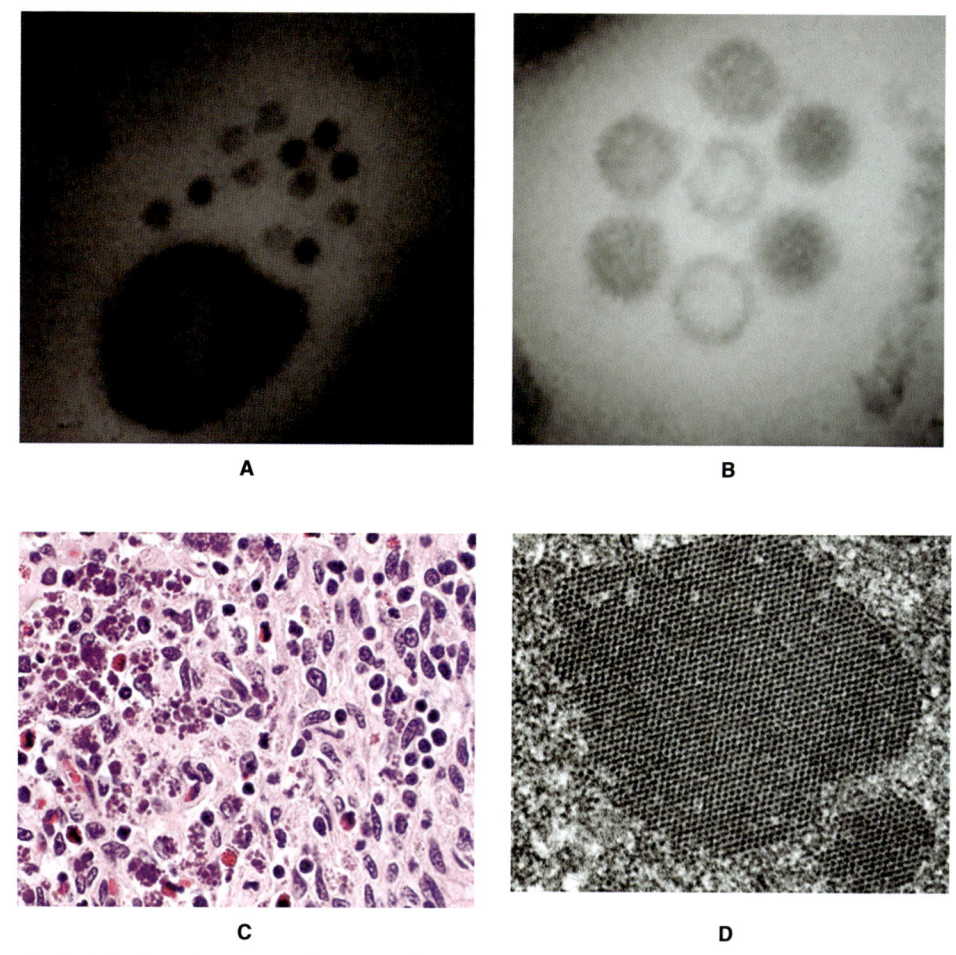

Figura 5.6 A microscopia eletrônica é uma ferramenta valiosa para o diagnóstico de infecções virais. **A.** Imagem de microscopia eletrônica de transmissão (MET) de uma coloração negativa de fezes contendo parvovírus. **B.** Imagem de MET de uma coloração negativa de fezes contendo rotavírus. **C.** Coloração H&E de um linfonodo contendo corpúsculo de inclusão por circovírus. **D.** Fotomicrografia de MET do corte acima mostrando o arranjo paracristalino do circovírus.

séricos pareados, muitas vezes, é necessária para a confirmação de uma infecção ativa *versus* exposição ou resposta vacinal. Um teste de soro pareado de amostras da fase aguda e convalescente e a observação do aumento de quatro vezes no título de anticorpos devem confirmar uma infecção ativa. Isso é obtido testando uma amostra de soro coletada de um animal com doença aguda e uma amostra coletada após 2 a 4 semanas (amostra de soro convalescente) lado a lado. Os ensaios de VN ou PRNT não estão amplamente disponíveis, pois esses métodos são laboriosos, demorados e de alto custo. Eles também requerem manutenção de culturas de células, preparação e armazenamento de estoques de vírus titulados, pessoal treinado e medidas rigorosas de controle de qualidade.

ELISAs

Um dos testes sorológicos disponíveis comercialmente mais comuns é o ELISA. Esses testes usam poços de plástico revestidos com antígenos virais, e quando o soro teste é adicionado, os anticorpos antivirais, se presentes nos soros de teste, se ligarão ao antígeno. Um anticorpo secundário específico da espécie, conjugado com uma enzima, como a peroxidase de rábano, permitirá a detecção dos anticorpos. A diferenciação da classe de anticorpos IgM ou IgG pode facilitar o diagnóstico de anticorpos por infecções recentes ou exposição contínua. A interpretação dos resultados da sorologia pode ser complexa e confusa. A natureza

da doença, o patógeno e os parâmetros do teste influenciam o resultado. Um único resultado positivo ou negativo é informativo apenas para algumas doenças infecciosas. Por exemplo, para doenças causadas por retrovírus, como a anemia infecciosa equina em cavalos, um único teste positivo de anticorpo (uma IDGA amplamente utilizada, ou teste de Coggins) pode confirmar a infecção. É importante entender que em um paciente com uma infecção, resultados falso-negativos dos testes ainda podem ser observados no estágio inicial de uma infecção. Testes sorológicos são benéficos em situações de rebanho, quando o estado soronegativo fornece uma evidência razoável da ausência de infecção em uma população.

Abordagens diagnósticas para infecções por parasitas

"Parasita" é um termo amplo e aqui refere-se principalmente a organismos eucarióticos protozoários (célula única) e metazoários (artrópodes e helmintos, incluindo nematódeos, trematódeos e cestódios). Diferentemente das infecções bacterianas e virais, historicamente, o diagnóstico de infecções parasitárias era por identificação do organismo usando critérios obtidos pelo exame macroscópico ou por microscopia óptica. Recentemente, muitas dessas técnicas foram substituídas por técnicas moleculares (PCR e sequenciamento) e detecção de antígenos por meio de imunoensaios. *Kits* comerciais e elaborados *in house* para detecção de anticorpos também estão cada vez mais disponíveis.

A amostra mais comumente enviada para o exame parasitológico é a amostra fecal para a detecção de ovos de parasitas. A preservação das fezes (formalina 5 a 10%) é frequentemente praticada para manter a morfologia de certos protozoários parasitas e evitar o desenvolvimento contínuo de ovos e larvas de helmintos se houver atraso no transporte de materiais. Três métodos comuns disponíveis são a montagem úmida direta, a concentração e os esfregaços permanentemente corados. Fezes frescas são necessárias para montagens úmidas diretas para identificar trofozoítos móveis. As montagens úmidas não são tentadas em amostras preservadas. A concentração de amostras fecais usando flotação ou sedimentação é comumente usada, e o concentrado das amostras é examinado em microscópio óptico. Tanto o filme superficial quanto o sedimento devem ser examinados para detectar alguns dos helmintos pesados e ovos operculados. As amostras devem ser coletadas em frasco com tampa de rosca limpa e recipientes de boca larga sem contaminação por água ou urina, pois a presença de urina destruirá os organismos móveis. Esfregaços com coloração permanente podem ser usados para a detecção de protozoários intestinais, e dois métodos comumente usados são a coloração de tricrômico de Gomori-Wheatley modificado e hematoxilina férrica. Essas colorações podem ser usadas para confirmação de estruturas observadas em esfregaços úmidos (mais de 300 campos devem ser examinados).

Métodos moleculares

A era de ouro do diagnóstico molecular se originou depois da invenção da Dra. Kary Mullis – ganhadora do Prêmio Nobel de 1983 – a PCR, e passou por avanços notáveis desde então. No diagnóstico de doenças infecciosas, a PCR aplica-se à amplificação de ácidos nucleicos-alvo específicos do patógeno, DNA ou RNA, usando enzimas específicas chamadas DNA polimerases. Para a detecção de RNA, como nos RNA-vírus, uma etapa adicional de conversão de RNA em DNA (transcrição reversa) é realizada usando uma enzima chamada transcriptase reversa. *Primers* específicos para o fragmento de DNA-alvo são projetados especificamente para a amplificação dos patógenos. Máquinas

automatizadas chamadas termocicladores são usadas na amplificação do ácido nucleico. A PCR permite detecção sensível e específica de ácido nucleico específico do patógeno em um tempo mais curto, quando comparado com culturas bacterianas convencionais ou isolamento de vírus. Os desafios incluem reações falso-positivas como resultado da natureza extremamente sensível do ensaio, muitas vezes em virtude de contaminação. Resultados falso-negativos decorrem da inibição inerente dos ensaios de PCR pela presença de inibidores de PCR na amostra e pela quantidade de DNA abaixo do limiar de detecção. A interpretação dos resultados da PCR no contexto clínico é relevante e pode superar alguns desses desafios. Dependendo da natureza dos agentes procurados, DNA, RNA ou ácido nucleico total podem ser extraídos usando técnicas *in house* apropriadas ou *kits* de extração de ácido nucleico disponíveis comercialmente. Em uma PCR convencional, o fragmento de DNA amplificado é detectado usando eletroforese em gel de agarose, e então é visualizado sob luz ultravioleta (UV) (Figura 5.7A). Em uma PCR em tempo real, são usados os corantes fluorescentes de ligação ao DNA, como verde SYBR ou uma sonda de DNA marcada com corante fluorescente. A amplificação do DNA é medida e observada em tempo real usando um *software* de computador (Figura 5.7B).

O ensaio de PCR em tempo real também pode ser modificado para quantificar a carga de patógenos em uma amostra clínica. Existem muitas variações de desenho de PCRs; no entanto, a discussão sobre eles está fora do escopo deste capítulo. Deve-se discutir as vantagens e desvantagens dessas técnicas com o laboratório fornecedor. Avanços recentes, como desenvolvimento de reagentes com eficiência de amplificação superior, desenvolvimento de alvo discriminatório para melhorar a especificidade, plataformas automatizadas de alto rendimento, capacidade de multiplexar e detectar vários patógenos ao mesmo tempo e um alto potencial de padronização reduziram o custo e melhoraram a eficiência do teste de PCR. A PCR combinada com sequenciamento de vários alvos, como na sequência de tipagem *multilocus* (MLST) permite a classificação das cepas e a detecção de alterações ou mutações em fatores de virulência em patógenos microbianos. Um repertório de diagnóstico baseado em testes PCR está disponível para diagnóstico de doenças infecciosas veterinárias por meio de laboratórios estatais de diagnóstico veterinário ou outros laboratórios comerciais.

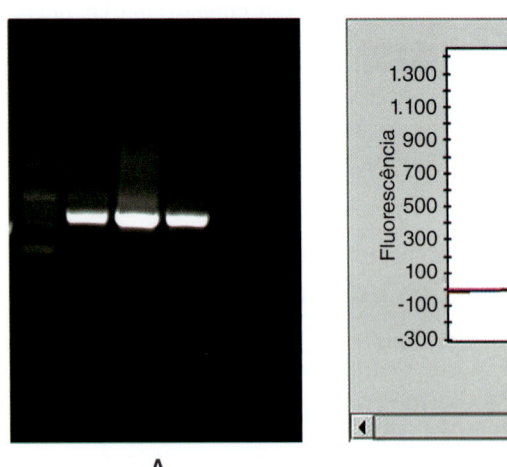
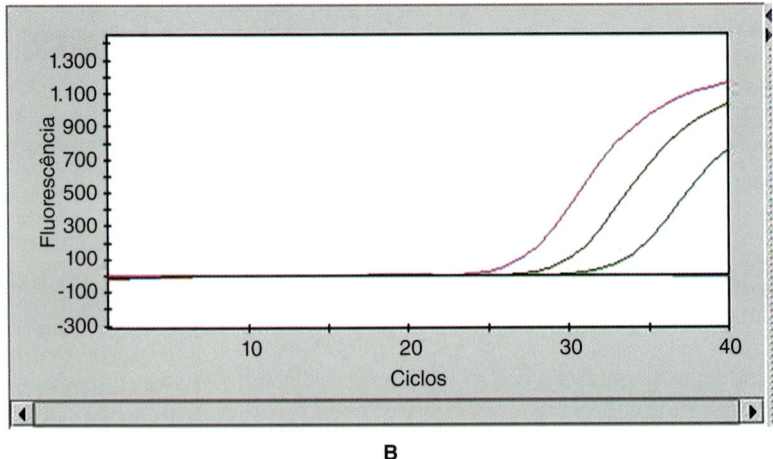

A   **B**

Figura 5.7 A. O DNA é amplificado por uma PCR convencional usando *primers* específicos para o patógeno e um protocolo termociclador validado. O produto amplificado é submetido à eletroforese em gel de ágar e visualizado sob luz UV. **B.** Para a PCR em tempo real, corante fluorescente que se liga ao DNA amplificado ou à sonda de hidrólise é usado para a detecção do produto. O produto pode ser quantificado em relação à carga de patógeno usada para otimizar protocolos bem validados.

Sequenciamento de próxima geração

Uma das tecnologias mais recentes, o sequenciamento de próxima geração (NGS), está cada vez mais acessível para o diagnóstico de doenças infecciosas.[2] Também conhecido como "sequenciamento profundo" (*deep sequencing*), "sequenciamento massivamente paralelo" (*massively parallel sequencing*) ou "sequenciamento de alto rendimento" (*high-throughput sequencing*), esse procedimento pode ser implementado com sucesso em amostras clínicas nas quais há suspeita de um agente infeccioso que não pode ser detectado por técnicas disponíveis comumente. O NGS está sendo cada vez mais usado na medicina humana e é especialmente benéfico na identificação de patógenos novos e emergentes.

Papel da investigação *post mortem* no diagnóstico de doenças infecciosas

O exame *post mortem* para entender a causa de mortalidade é mais comumente realizado na medicina veterinária do que na medicina humana. O valor da histopatologia e microbiologia *post mortem* é bem reconhecido no campo veterinário para o diagnóstico de doenças infecciosas durante surtos de doenças economicamente importantes em populações de animais de produção, descobrindo doenças infecciosas emergentes e identificando aquelas doenças para as quais o diagnóstico pode ter sido perdido usando outras abordagens. A identificação precisa de agentes infecciosos, o rastreamento de resistência a agentes antimicrobianos em microrganismos isolados, a compreensão quanto às mudanças na virulência de patógenos em virtude das mutações e os padrões de doenças beneficiarão futuras investigações. Há desacordo entre os médicos quanto ao valor e à utilidade de testes microbiológicos *post mortem*, uma vez que a invasão e a contaminação *post mortem* podem influenciar a interpretação de resultados. A correlação com o histórico do paciente e os achados macroscópicos e microscópicos são necessários para a interpretação. Certas doenças infecciosas apresentam lesões patognomônicas ou características que podem ser usadas para o diagnóstico presuntivo e para a seleção de testes de acompanhamento. O armazenamento da carcaça em refrigerador e a finalização do exame logo após a morte podem reduzir o supercrescimento *post mortem* e aumentar a probabilidade de identificação com precisão dos patógenos em questão. O exame da carcaça logo após a morte não é prático na medicina veterinária em virtude do tempo de transporte até os laboratórios de diagnóstico veterinário de referência, que frequentemente não estão disponíveis próximo à localização do paciente. Tecidos com sinais macroscópicos de infecção devem ser coletados cuidadosamente após precauções estéreis e usando equipamento estéril. Quantidade apropriada de tecido deve ser coletada para permitir a cauterização adequada para remover contaminantes de superfície. *Swabs* também são aceitáveis para cultura; no entanto, vários *swabs* devem ser coletados para diversos procedimentos. Fluidos coletados em recipientes estéreis com tampa de rosca são preferíveis aos transportados em seringas.

Papel da biopsia e da histopatologia para o diagnóstico de doenças infecciosas

Biopsia e histopatologia de rotina podem fornecer fortes evidências da presença de um agente infeccioso, e a inflamação associada pode ajudar na seleção de menos testes diagnósticos necessários para confirmação. O conhecimento quanto à presença e à localização de microrganismos bacterianos, suas diferentes propriedades de coloração e a natureza da inflamação podem ajudar no processo de diagnóstico. Determinadas doenças infecciosas são facilmente diagnosticadas por avaliação histopatológica das amostras. As alterações patológicas no tecido e a morfologia de certos patógenos podem diagnosticar definitivamente algumas infecções. Isso é especialmente valioso para certas infecções fúngicas nas quais a morfologia característica de microrganismos fúngicos pode ser observada.[1] Os exemplos típicos incluem grandes esférulas contendo endósporos no tecido na infecção por *Coccidioides immitis*, leveduras de brotamento de base ampla em infecções por *Blastomyces dermatitidis* e células leveduriformes redondas a ovais circundadas por um grande halo representativo de uma cápsula em infecções por *C. neoformans*.[1] Além disso, o exame histopatológico pode revelar evidências de coinfecção que teriam sido perdidas por um teste cujo alvo fosse um único agente microbiológico.

Nas infecções virais, a observação de corpúsculos de inclusão no citoplasma ou núcleo, a formação de sincícios e a natureza da infiltração celular podem ser achados significativos. Corpúsculos de inclusão intranucleares característicos em tecidos de animais com infecções por herpes-vírus, corpúsculos de inclusão intracitoplasmática em casos de cinomose em cães e formação de um sincício em infecções por vírus sincicial respiratório em bovinos podem ser diagnósticos. Coloração especial de cortes histopatológicos usando coloração de Gram (Brown-Hopps ou Brown e Brenn), corantes ácido-resistentes (coloração ácido-resistente de Fite, coloração de Ziehl-Neelsen), coloração de Giemsa e coloração de prata (coloração Warthin-Starry, coloração de Grocott-Gomori) são úteis para a detecção e a diferenciação de patógenos.

Técnicas de imuno-histoquímica usando anticorpos contra patógenos específicos podem revelar informações adicionais que geralmente não seriam obtidas pelo exame em cortes de tecido corados com hematoxilina e eosina de rotina (Figura 5.8).[3] O exame de amostras coradas com H&E pode ser a melhor escolha para diagnosticar condições causadas por esses agentes que podem não crescer em culturas de laboratório. Exemplos incluem encontrar bacilos com aparência de palheiro nos hepatócitos na doença de Tyzzer, uma doença causada por *Clostridium piliforme*, esporângio grande contendo esporos em pólipos nasais causados por *Rhinosporidium seeberi* e a presença de bactérias espirais no epitélio intestinal na infecção por *Lawsonia intracellularis*.

Diagnóstico laboratorial de infecções que afetam vários sistemas do corpo

Certos agentes infecciosos têm predileção por determinado sistema do corpo, enquanto alguns outros podem infectar e alterar múltiplos sistemas corporais. O desfecho das infecções depende do patógeno, do hospedeiro e das condições nas quais as infecções foram adquiridas. Infecções oportunistas estão aumentando em animais e em seres humanos em virtude de alterações na imunocompetência do hospedeiro e da ecologia. Estratégias de diagnóstico para doenças infecciosas que afetam vários sistemas do corpo serão brevemente discutidas a seguir. Uma lista de patógenos selecionados, doenças infecciosas, espécies de animais e os testes diagnósticos recomendados são fornecidos no Apêndice 5.A.

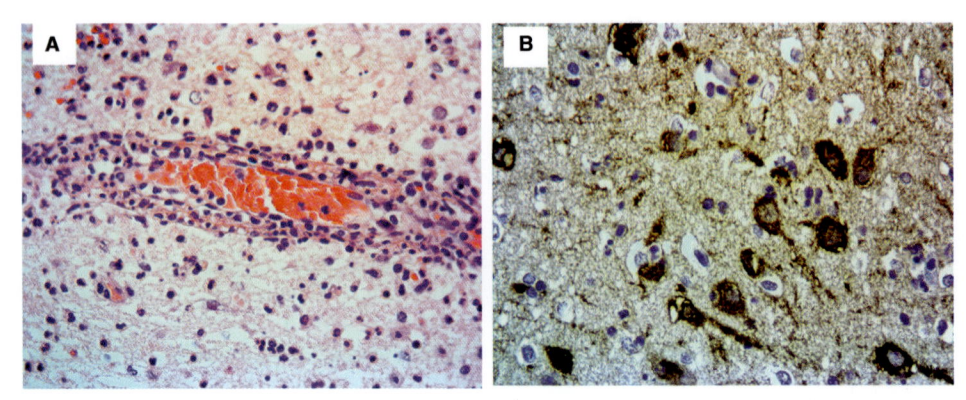

Figura 5.8 Infiltrado perivascular é uma característica de infecções do SNC. Para identificar a etiologia viral, a imuno-histoquímica (IHQ) foi aplicada para detectar o antígeno da encefalite equina do leste (EEL) no cérebro. **A.** Corte de cérebro corado com H&E mostrando infiltrado perivascular. **B.** IHQ com anticorpos anti-EEL foi usada para detectar antígeno contra EEL no citoplasma neuronal.

Infecções de pele e tecidos moles

A pele, a principal barreira do corpo contra a invasão microbiana, interage constantemente com o ambiente e normalmente é colonizada por microrganismos, como *Staphylococcus*, *Streptococcus* e *Corynebacterium*. Infecções da pele e dos tecidos subjacentes podem ter apresentações clínicas variadas, e a gravidade pode variar de pioderma superficial a celulite profunda e, ocasionalmente, doenças que representam risco de morte, como fasciite necrosante. *Staphylococcus*, *Streptococcus* e raramente, os anaeróbios gram-negativos geralmente estão envolvidos nessas condições. Ao decidir sobre a abordagem diagnóstica, os clínicos devem estar cientes de que algumas doenças sistêmicas infecciosas e não infecciosas apresentam manifestações cutâneas. Por exemplo, é necessário enviar uma amostra de pele para diagnosticar doença do porco gorduroso causada por *Staphylococcus hyicus*, mas o envio de uma amostra de pele para a doença de pele de diamante, uma doença sistêmica causada por *Erysipelothrix rhusiopathiae*, ocasiona resultados falso-negativos. Lesões traumáticas da pele e do tecido subjacente podem permitir a invasão por microrganismos anaeróbicos, levando a infecções profundas, que resultam em abscesso, trajetos fistulosos e miosite. Nessas situações, a demora na identificação da causa e no tratamento leva à invasão da infecção para estruturas mais profundas e sangue, e pode ser prejudicial ao hospedeiro. O exame citológico, a biopsia de pele e a cultura bacteriana e fúngica são os métodos usados para diagnosticar infecções de pele. As amostras devem ser coletadas após a limpeza e o desbridamento dos tecidos afetados. Uma vez que a maioria das doenças da pele é secundária a outros fatores predisponentes, como alergia, ectoparasitas e traumatismo, a identificação e a remoção dos fatores predisponentes e, em seguida, a abordagem das infecções aumentarão o sucesso terapêutico. Uma biopsia de espessura total é preferível à punção ou biopsia em cunha para avaliação histopatológica de lesões cutâneas que não se resolvem. Infecções virais sistêmicas, incluindo varíola e doenças vesiculares induzem lesões cutâneas. Muitas infecções sistêmicas causadas pelos organismos fúngicos *B. dermatitidis*, *Histoplasma capsulatum*, *C. immitis* e *C. neoformans* podem ter manifestações cutâneas. Uma vez que a pele pode abrigar uma flora normal, a interpretação e a diferenciação entre patógenos e colonizadores são imperativas para evitar iniciar terapia antimicrobiana desnecessária.

Infecções gastrintestinais

Muitos microrganismos habitam o sistema digestório, incluindo microrganismos aeróbicos, anaeróbicos facultativos e anaeróbicos obrigatórios, e a identidade de muitos deles é desconhecida.

O consórcio de microrganismos denominado "microbioma" intestinal é essencial para a saúde e o bem-estar do hospedeiro. Qualquer desequilíbrio na composição do microbioma pode induzir a um estado de doença.

As infecções da cavidade oral, incluindo gengivite e periodontite, são comuns em cães e gatos, e a natureza polimicrobiana dessas condições pode ser confusa ao tentar identificar uma etiologia precisa. As lesões orais primárias ocorrem com infecções virais, como o vírus da cinomose canina, herpes-vírus, calicivírus felino e doenças vesiculares virais juntamente com outras manifestações sistêmicas. A busca de testes diagnósticos para faringite e tonsilite pode não ser recompensadora em virtude da presença de uma grande variedade de microrganismos nesses locais, a menos que haja suspeita de uma etiologia específica (p. ex., *Fusobacterium necrophorum* ou *Histophilus somni* em bezerros causando laringite necrosante). O pH baixo do estômago inibe a sobrevivência de muitas bactérias, mas membros da espécie *Helicobacter* podem colonizar o estômago e causar úlceras e gastrite. Microrganismos enteropatogênicos primários, como *E. coli*, *Salmonella*, *Clostridium perfringens*, *Clostridium difficile* e *Campylobacter* spp. podem ser diagnosticados por culturas fecais. Culturas em meios de enriquecimento seletivo especiais para esses patógenos são, muitas vezes, necessárias para melhorar a sensibilidade de detecção na presença de microflora normal.

A detecção de toxinas relevantes é mais significativa em casos de infecções causadas por *C. perfringens* e *C. difficile*, pois esses microrganismos podem fazer parte da flora gastrintestinal normal. Uma amostra fecal recém-eliminada coletada em frasco estéril com tampa de rosca e transportada sob condições de refrigeração é ideal para a recuperação de patógenos entéricos. Um meio de transporte como Cary-Blair é recomendado. Se fezes frescas não estiverem disponíveis, um *swab* retal pode ser coletado após a limpeza do ânus com álcool 70%. Múltiplos *swabs* devem ser coletados para diferentes testes, como cultura, PCR, teste de toxina etc.

Infecções do sistema respiratório

Patógenos virais e bacterianos primários, bem como microrganismos comensais presentes na cavidade nasal e orofaringe, são capazes de causar doenças respiratórias. As infecções virais podem desestabilizar os mecanismos de resposta imune inata e tornar o hospedeiro suscetível a infecções bacterianas respiratórias secundárias. Além disso, várias doenças sistêmicas de ocorrência esporádica, como antraz, peste e tularemia, embora raras em animais, frequentemente apresentam manifestações respiratórias. A cultura é um dos métodos mais comumente usados para o diagnóstico de infecções bacterianas do sistema respiratório. A interpretação dos resultados pode ser confusa em virtude da presença da microflora normal, que é abundante na parte superior do sistema respiratório e na cavidade nasal. Portanto, a cultura de cavidade nasal, faringe e laringe geralmente não traz resultados interessantes, a menos que patógenos selecionados sejam procurados. Infecções do sistema respiratório inferior, como pneumonia e piotórax, podem induzir anormalidades sistêmicas; leucograma, hemogasometria e achados bioquímicos séricos podem fornecer mais pistas sobre a natureza do processo infeccioso. Exames de fezes são recomendados para descartar infecções do sistema respiratório de origem parasitária. Exames de imagem usando radiografia, ultrassonografia e exame endoscópico também podem ser realizados para obter melhor compreensão da localização e da gravidade das infecções. Amostras coletadas por aspiração com agulha fina e lavado transtraqueal e broncoalveolar adequadamente coletado podem ser submetidas a culturas aeróbicas, anaeróbicas ou fúngicas, se indicado. Membros do gênero *Mycoplasma* estão envolvidos em infecções do sistema respiratório de muitas espécies animais e, muitas vezes, ocorrem como coinfecção com outros agentes bacterianos e virais; cultura ou PCR de micoplasma deve ser solicitada. A coloração direta (Gram e ácido-resistente) diferenciará infecções por bactérias gram-positivas e gram-negativas causadas por microrganismos como *Mycobacteria* e *Nocardia*.

Infecções do sistema urogenital

O sistema urogenital inferior normalmente é colonizado por bactérias. As infecções bacterianas do sistema urinário que afetam uretra, bexiga, ureteres e, às vezes, pelve renal são comuns entre os animais de companhia. Colonização assintomática e bacteriúria podem ser observadas em alguns animais. Os microrganismos gram-negativos *E. coli*, *Proteus*, *Klebsiella*, *Pseudomonas* e *Enterobacter* e microrganismos gram-positivos como *Staphylococcus*, *Streptococcus* e *Enterococcus* são os isolados mais comuns em infecções do sistema urinário canino. O método de coleta de urina é um fator significativo na interpretação dos resultados de cultura de urina. É preferível a coleta por cistocentese que a cateterização ou coleta de urina do jato médio. A cateterização e a coleta do jato intermediário introduzem bactérias na amostra de urina e não são os métodos de coleta preferenciais. Um pequeno volume de urina coletado assepticamente é útil para culturas quantitativas. Os resultados da cultura devem ser interpretados em conjunto com os resultados da urinálise.

Infecções do sistema reprodutivo podem resultar em aborto ou morte embrionária precoce em animais prenhes. Órgãos internos fetais e fluido gástrico ou abomasal são ideais para testar, se disponíveis. Soro fetal e amostras de soro pareadas (agudas e convalescentes) da mãe também são recursos valiosos para testes diagnósticos.

Infecções do sistema nervoso

As doenças infecciosas que afetam o sistema nervoso são frequentemente fatais, e o diagnóstico *ante mortem* pode ser desafiador. O diagnóstico preciso e oportuno é fundamental para a implementação da terapia. O desenvolvimento de uma lista de diagnósticos diferenciais por meio de anamnese e exame clínico, hemograma, perfil bioquímico sérico, diagnóstico por imagem e sorologia em conjunto com a análise do LCR fornece informações valiosas sobre o potencial patógeno envolvido e ajudará o

clínico na inclusão ou exclusão de potenciais agentes infecciosos. A análise de LCR deve ser realizada o mais rápido possível após a coleta para evitar a lise celular. A refrigeração e a adição de albumina sérica bovina ou soro fetal de bezerro ao LCR podem retardar a degeneração das células. Turbidez em razão do aumento de celularidade, coloração vermelha decorrente da presença de contaminação por sangue ou hemorragia e aumento da contagem de células nucleadas no LCR (pleocitose), além da presença de microrganismos, podem ser observados em infecções do sistema nervoso central (SNC).

Infecções sistêmicas

As infecções sistêmicas podem ser causadas por muitos agentes, incluindo bactérias, vírus, fungos e parasitas. Pode ocorrer colonização de vários sistemas do corpo, dependendo da porta de entrada, antes da disseminação do agente ou das suas toxinas. No caso de tétano ou botulismo, os efeitos são decorrentes da infecção local e da produção de toxinas ou da ingestão de alimentos contaminados com a toxina. A determinação rápida do tipo de organismo, porta de entrada e potenciais locais de disseminação e a patogênese resultará em um prognóstico melhor. Embora muitos agentes infecciosos tenham tropismo por tecidos, quase todos os agentes infecciosos podem se espalhar sistemicamente em pacientes imunocomprometidos.

Conclusão

As abordagens básicas no diagnóstico laboratorial de infecções permanecem as mesmas, apesar das mudanças na tecnologia e da descoberta de doenças infecciosas novas e emergentes. A abordagem diagnóstica para cada doença infecciosa suspeita depende de disponibilidade de ensaios, desempenho do ensaio, tempo de resposta e acessibilidade aos testes. As etapas pré-analíticas seguidas rigorosamente pelo clínico responsável e pelo laboratório de testes têm um efeito profundo sobre o resultado. As doenças infecciosas e as manifestações clínicas são resultado de interações de hospedeiro, patógeno e meio ambiente, e cada um deles afeta a natureza da doença e as suas manifestações. Diante de todas as possibilidades de desfechos de doenças infecciosas, incluindo doença transitória seguida de recuperação, doença subclínica ou crônica e recuperação, doença clínica debilitante grave ou infecções persistentes, uma abordagem diagnóstica criteriosa – mas pragmática – e a interpretação dos resultados laboratoriais são fundamentais para o tratamento do paciente. Muitos patógenos podem ser vistos como parte da flora normal, e uma avaliação do papel dos agentes microbianos ou resposta do hospedeiro detectados como parte do processo da doença, embora desafiadora, pode ser necessária para interpretação precisa.

5.A. Lista com seleção de patógenos/principais doenças infecciosas, espécies de animais e testes de diagnóstico recomendados

Etapas envolvidas no diagnóstico laboratorial de doenças infecciosas:

1. Avalie o objetivo do teste diagnóstico (paciente, tratamento, triagem de rebanho etc.).

2. Avalie os benefícios do processo de teste escolhido.
3. Identifique um laboratório adequado e discuta a amostra e a seleção de teste, métodos de transporte, tempo de resposta, custo, parâmetros de teste e diretrizes de interpretação.

4. Colete e envie amostras usando diretrizes adequadas para a amostra e o agente infeccioso suspeito.
5. Interprete os resultados do teste e use os resultados com base no objetivo do processo de teste diagnóstico.

Patógenos bacterianos

Organismo: *Actinomyces* spp. (*A. viscosus, A. israelii, A. hordeovulneris*)
Doenças e espécies afetadas: Abscesso, osteomielite, pleurite, piotórax, em cães, gatos e outros animais; osteomielite piogranulomatosa ou mandíbula nodular (causada por *A. bovis*) em bovinos.
Testes diagnósticos preferenciais: Culturas aeróbicas e anaeróbicas são necessárias, uma vez que existem membros aeróbicos e anaeróbicos desse gênero.
Comentários: Patógenos oportunistas presentes na mucosa; presença de grânulos de enxofre na lesão são sugestivos de infecção.

Organismo: *Anaplasma* spp.
Doenças e espécies afetadas: *A. phagocytophilium* causa anaplasmose granulocítica canina e infecta neutrófilos; *A. platys* causa trombocitopenia cíclica canina e infecta plaquetas; *A. marginale* causa febre do carrapato em bovinos e infecta hemácias.
Testes diagnósticos preferenciais: Hemograma completo e visualização dos microrganismos em células infectadas, sorologia, PCR.
Comentários: Patógenos intracelulares obrigatórios, doenças transmitidas por vetores.

Organismo: *Bacillus* spp.
Doenças e espécies afetadas: *Bacillus anthracis* causa antraz em animais domésticos e humanos; *Bacillus cereus* e *Bacillus subtilis* estão envolvidos em infecção de feridas, abortos e intoxicação alimentar.
Testes diagnósticos preferenciais: Cultura aeróbica, PCR.
Comentários: *B. anthracis* pode ser presumivelmente diagnosticado pela detecção de bactérias grandes em formato de bastonete com cápsula usando a coloração de azul de metileno policromático; antraz é uma doença de notificação obrigatória; zoonose.

Organismo: *Bartonella* spp.
Doenças e espécies afetadas: *Bartonella henselae* causa a doença da arranhadura do gato em humanos e muitas manifestações inespecíficas em gatos, o hospedeiro reservatório.
Testes diagnósticos preferenciais: Avaliação de esfregaço de sangue periférico, PCR, cultura de *Bartonella*, sorologia.
Comentários: *Bartonella* spp. são bactérias adaptadas ao hospedeiro e são transmitidas por vetores. Elas causam bacteriemia intraeritrocitária crônica e prolongada; existem muitas espécies de *Bartonella* que colonizam animais e seus vetores.

Organismo: *Bordetella bronchiseptica*
Doenças e espécies afetadas: Traqueobronquite infecciosa em cães e gatos; rinite atrófica em suínos.
Testes diagnósticos preferenciais: Cultura aeróbica e PCR.
Comentários: *B. bronchiseptica* é um dos patógenos envolvidos no complexo de doenças infecciosas respiratórias em cães.

Organismo: *Borrelia* spp.
Doenças e espécies afetadas: Existem muitas espécies de *Borrelia* envolvidas na doença de Lyme e febres recorrentes em diferentes espécies hospedeiras.
Testes diagnósticos preferenciais: Sorologia, PCR, cultura de *Borrelia* (raramente usado).
Comentários: Bactéria espiroqueta, infecção transmitida por vetor.

Organismo: *Brachyspira hyodysenteriae*
Doenças e espécies afetadas: Causa disenteria suína.
Testes diagnósticos preferenciais: Cultura anaeróbica, PCR.
Comentários: Bactérias espiroquetas.

Organismo: *Brucella* spp.
Doenças e espécies afetadas: *Brucella abortus* (bovinos), *Brucella melitensis* (ovinos e caprinos), *Brucella suis* (suínos), *Brucella canis* (cães) podem causar doenças do sistema reprodutivo e sistêmicas em várias espécies de animais.
Testes diagnósticos preferenciais: Sorologia, cultura de *Brucella*, PCR.
Comentários: Doença de notificação compulsória, zoonose.

Organismo: *Campylobacter* spp.
Doenças e espécies afetadas: *Campylobacter jejuni* está envolvido em doenças entéricas em animais. *C. fetus* subsp. *fetus* e *C. fetus* subsp. *venerealis* estão envolvidos em doenças reprodutivas em bovinos, ovinos e caprinos.
Testes diagnósticos preferenciais: Cultura de *Campylobacter*, PCR.
Comentários: *Campylobacter jejuni* é um patógeno de origem alimentar importante. Eles são microaerófilos e precisam de condições específicas de transporte de amostra.

Organismo: *Chlamydia* spp.

Doenças e espécies afetadas: *C. abortus* causa aborto em ruminantes, *C. felis* causa pneumonia e conjuntivite em gatos, *C. psittaci* causa doença em aves e é zoonótica.

Testes diagnósticos preferenciais: Citologia (para a detecção de corpúsculos de inclusão), PCR, isolamento em cultura de células.

Comentários: Bactérias intracelulares obrigatórias, zoonose.

Organismo: *Clostridium* spp.

Doenças e espécies afetadas: *C. perfringens* e *C. difficile* estão envolvidos em doenças entéricas em animais. *C. chauvoei, C. novyi, C. septicum* causam miosite e doença sistêmica em animais de produção. *C. perfringens* está envolvido na enterotoxemia em animais. Várias espécies de clostrídios estão envolvidas em abscessos e infecções de feridas. *C. tetani, C. botulinum* pertencem a um grupo neurotóxico.

Testes diagnósticos preferenciais: Teste de imunofluorescência direta, cultura anaeróbica, PCR, pesquisa de toxina.

Comentários: A escolha do teste diagnóstico é variada e depende da condição da espécie animal e das espécies de clostrídios infectantes.

Organismo: *Corynebacterium* spp.

Doenças e espécies afetadas: *C. pseudotuberculosis* causa linfadenite caseosa em ovinos e caprinos, linfangite ulcerativa em cavalos. O grupo *C. renale* causa pielonefrite em bovinos. Muitas espécies podem causar infecções oportunistas.

Testes diagnósticos preferenciais: Cultura aeróbica, sorologia por PCR (ensaio de inibição sinérgica da hemolisina) para detectar formas internas da doença.

Comentários: Comensais na pele e mucosa.

Organismo: *Coxiella burnetii*

Doenças e espécies afetadas: Febre Q, bovinos, ovinos, caprinos, caninos, felinos.

Testes diagnósticos preferenciais: PCR, sorologia, isolamentos em cultura celular, sorologia por testes de microimunofluorescência (raramente realizados).

Comentários: Bactérias intracelulares obrigatórias, zoonoses.

Organismo: *Dermatophilus congolensis*

Doenças e espécies afetadas: Infecção cutânea em bovinos, equinos e outros mamíferos.

Testes diagnósticos preferenciais: Citologia, cultura aeróbica, PCR.

Comentários: O aspecto de trilho de trem das bactérias em esfregaços de citologia coradas é diagnóstico.

Organismo: *Ehrlichia*

Doenças e espécies afetadas: *E. canis* causa ehrlichiose monocitotrópica canina, *E. ruminantium* causa doença do coração de água em ruminantes.

Testes diagnósticos preferenciais: Sorologia, PCR. A mórula de *E. ruminantium* pode ser detectada dentro das células endoteliais em preparações de *imprint* cerebral coradas.

Comentários: Patógeno intracelular obrigatório, infecção transmitida por vetor.

Organismo: *Escherichia coli*

Doenças e espécies afetadas: Infecções entéricas e sistêmicas em todos os animais.

Testes diagnósticos preferenciais: Cultura aeróbica, PCR.

Comentários: A patogenicidade varia com os fatores de virulência presentes. A presença ou ausência de um fator de virulência pode ser rastreada por PCR.

Organismo: *Francisella tularensis*

Doenças e espécies afetadas: Causa tularemia em cães, gatos e outros mamíferos.

Testes diagnósticos preferenciais: Cultura, PCR.

Comentários: Infecção transmitida por carrapatos, zoonose.

Organismo: *Fusobacterium* spp.

Doenças e espécies afetadas: Causa abscessos e infecções de feridas em animais; *F. necrophorum* está envolvido na difteria de bezerros, podridão do pé e abscesso hepático em bovinos.

Testes diagnósticos preferenciais: Cultura anaeróbica, PCR.

Comentários: Habitante normal da mucosa.

Organismo: *Helicobacter* spp.

Doenças e espécies afetadas: Múltiplas espécies de *Helicobacter* podem causar doença gástrica em animais. *H. hepaticus* e *H. bilis* são patógenos de roedores.

Testes diagnósticos preferenciais: PCR, cultura de *Helicobacter*.

Comentários: *H. pylori* está envolvido em úlceras gástricas e neoplasias humanas.

Organismo: *Histophilus somni*
Doenças e espécies afetadas: Meningoencefalite tromboembólica, pneumonia, miocardite, laringite necrótica em bovinos.
Testes diagnósticos preferenciais: Cultura aeróbica, PCR.
Comentários: Envolvido no complexo da febre dos transportes em bovinos.

Organismo: *Leptospira* spp.
Doenças e espécies afetadas: Várias espécies/sorovares causam doenças sistêmicas, renais, hepáticas e reprodutivas em animais.
Testes diagnósticos preferenciais: Sorologia (teste de aglutinação microscópica), PCR, coloração fluorescente direta de anticorpos.
Comentários: Muitos sorovares são mantidos nos rins de muitos hospedeiros mamíferos; zoonose.

Organismo: *Listeria monocytogenes*
Doenças e espécies afetadas: Doença febril e sistêmica em animais monogástricos, meningoencefalite em ruminantes.
Testes diagnósticos preferenciais: Cultura de enriquecimento para *Listeria*, PCR.
Comentários: Patógeno de segurança alimentar; organismo sobrevive e cresce sob condições de refrigeração.

Organismo: *Mannheimia haemolytica*
Doenças e espécies afetadas: Causa pneumonia em ruminantes.
Testes diagnósticos preferenciais: Cultura aeróbica, PCR.
Comentários: Envolvida no complexo da febre dos transportes em bovinos.

Organismo: *Mycobacterium* spp.
Doenças e espécies afetadas: Existem muitos membros patogênicos e saprofíticos neste grupo. *M. bovis* é um patógeno de ampla gama de hospedeiros, causa tuberculose em muitos hospedeiros. *M. avium* subsp. *paratuberculosis* causa enterite granulomatosa crônica (doença de Johne).
Testes diagnósticos preferenciais: A escolha do teste deve se basear na suspeita de *Mycobacterium* spp.; para tuberculose e paratuberculose, culturas específicas e PCRs estão disponíveis; sorologia usada para triagem de rebanhos para paratuberculose; cultura de micobactérias ou PCR gênero-específica para outras espécies; biopsia e coloração ácido-resistente da lesão.
Comentários: Testes intradérmicos e teste de interferona-gama disponíveis para triagem de rebanhos para infecção por *M. bovis*.

Organismo: *Mycoplasma* spp.
Doenças e espécies afetadas: Muitas espécies que causam principalmente doenças respiratórias em animais e aves.
Testes diagnósticos preferenciais: Cultura de micoplasma, PCR, sorologia.
Comentários: Bactérias deficientes em parede celular.

Organismo: *Nocardia* spp.
Doenças e espécies afetadas: Inflamação granulomatosa da pele e órgãos internos, pleurite, mastite.
Testes diagnósticos preferenciais: Biopsia e coloração ácido-resistente, cultura aeróbica, PCR.
Comentários: Grânulos de enxofre podem estar presentes na lesão, e as bactérias são parcialmente ácido-resistente positivas.

Organismo: *Pasteurella* spp.
Doenças e espécies afetadas: *Pasteurella multocida* causa septicemia hemorrágica e pneumonia em bovinos, pneumonia e rinite atrófica em suínos e cólera aviária. Outras espécies de *Pasteurella* podem causar infecções respiratórias e infecções em locais de mordidas.
Testes diagnósticos preferenciais: Cultura aeróbica, PCR.
Comentários: Patógenos oportunistas; *P. multocida* faz parte do complexo da febre dos transportes em bovinos.

Organismo: *Pseudomonas* spp.
Doenças e espécies afetadas: Múltiplas espécies envolvidas em infecções oportunistas de vários sistemas do corpo. Principais bactérias envolvidas na otite externa canina.
Testes diagnósticos preferenciais: Cultura aeróbica.
Comentários: A resistência aos antibióticos é comum nesse grupo.

Organismo: *Rickettsia* spp.
Doenças e espécies afetadas: *R. rickettsia* causa a febre maculosa das Montanhas Rochosas em cães e gatos.
Testes diagnósticos preferenciais: Sorologia, PCR.
Comentários: Doença transmitida por vetor, infecta o endotélio, zoonose.

Organismo: *Rhodococcus equi*
Doenças e espécies afetadas: Causa pneumonia em potros, colite ulcerativa, linfadenite mesentérica em cavalos.
Testes diagnósticos preferenciais: Citologia do líquido de lavagem broncoalveolar, cultura aeróbica, PCR.
Comentários: Bactérias intracelulares facultativas.

Organismo: *Staphylococcus* spp.
Doenças e espécies afetadas: Espécies coagulase-positivas causam infecção piogênica da pele, bacteriemia.
Testes diagnósticos preferenciais: Cultura aeróbica, PCR.
Comentários: Comensais na pele e membranas mucosas; podem infectar vários sistemas do corpo.

Organismo: *Streptococcus* spp.
Doenças e espécies afetadas: Muitas espécies causam infecção piogênica em uma ampla gama de hospedeiros; *S. equi* subsp. *equi* causa garrotilho em cavalos.
Testes diagnósticos preferenciais: Cultura aeróbica, PCR.
Comentários: Comensais das membranas mucosas; podem infectar vários sistemas do corpo.

Organismo: *Salmonella* spp.
Doenças e espécies afetadas: Infecções entéricas e sistêmicas em animais.
Testes diagnósticos preferenciais: Cultura de *Salmonella*, PCR.
Comentários: Existem espécies adaptadas ao hospedeiro e espécies específicas do hospedeiro (*S. gallinarum* e *S. pullorum*). Um patógeno importante para a segurança alimentar.

Organismo: *Shigella* spp.
Doenças e espécies afetadas: Causa gastrenterite em primatas não humanos.
Testes diagnósticos preferenciais: Cultura de *Shigella*, PCR.
Comentários: Causa disenteria em humanos.

Organismo: *Trueperella pyogenes*
Doenças e espécies afetadas: *T. pyogenes* causa abscesso em órgãos internos em bovinos.
Testes diagnósticos preferenciais: Cultura aeróbica e PCR.
Comentários: Um invasor secundário no complexo da febre dos transportes em bovinos.

Organismo: *Yersinia* spp.
Doenças e espécies afetadas: *Yersinia pestis* causa peste, *Y. enterocolitica* e *Y. pseudotuberculosis* causam infecções gastrintestinais.
Testes diagnósticos preferenciais: Cultura de *Yersinia*, PCR.
Comentários: A peste é uma doença transmitida por vetores (pulgas de ratos); zoonose.

Fungos e patógenos semelhantes a fungos

Organismo: *Aspergillus* spp.
Doenças e espécies afetadas: Rinossinusite, infecções sistêmicas em cães e gatos, aborto em bovinos.
Testes diagnósticos preferenciais: Citologia (presuntivo), biopsia e histopatologia, cultura fúngica, sorologia para detecção de anticorpos e antígenos (galactomanana EIA, teste beta-D-glucano).
Comentários: *Aspergillus* spp. são fungos saprofíticos onipresentes no meio ambiente. A aspergilose disseminada ocorre em cães e gatos.

Organismo: *Blastomyces dermatitidis*
Doenças e espécies afetadas: *B. dermatitidis* causa infecção fúngica sistêmica com manifestações cutâneas (inflamação piogranulomatosa de pele e órgãos) em cães, gatos, cavalos e humanos.
Testes diagnósticos preferenciais: Citologia, biopsia e histopatologia, sorologia para detecção de antígenos e anticorpos, cultura fúngica (não necessária).
Comentários: Fungo dimórfico, origem ambiental, grande levedura com brotamento de base ampla em tecidos, infecções geograficamente restritas a Ohio e Vale do Rio Mississipi na América do Norte.*

Organismo: *Candida* spp.
Doenças e espécies afetadas: Infecções locais e sistêmicas em animais, infecções do sistema urinário em cães e gatos, candidíase em aves.
Testes diagnósticos preferenciais: Cultura aeróbica ou fúngica e PCR.
Comentários: Comensais na membrana mucosa, o tratamento com antibióticos predispõe os animais à infecção.

Organismo: *Cryptococcus* spp.
Doenças e espécies afetadas: *Cryptococcus neoformans* e *C. gattii* causam micose crônica em cães, gatos e raramente em outros animais. A micose sistêmica mais comum em gatos.
Testes diagnósticos preferenciais: Citologia, biopsia e histopatologia, cultura fúngica, teste de aglutinação em látex de *Cryptococcus* para detecção de antígeno, PCR.
Comentários: Transmissão ambiental; as infecções do SNC são comuns em gatos; uma cápsula mucopolissacarídica distinta que pode ser detectada em colorações com nanquim.

*N.R.T.: No passado, parecia confinada aos EUA, mas casos já foram registrados em Israel, Arábia Saudita e Brasil, muito provavelmente por conta da movimentação humana e de seus animais de companhia.

Organismo: *Coccidioides immitis*

Doenças e espécies afetadas: Coccidioidomicose pulmonar e disseminada em animais.

Testes diagnósticos preferenciais: Citologia, biopsia e histopatologia, cultura fúngica, sorologia para detecção de antígenos, PCR.

Comentários: Fungo dimórfico, transmissão ambiental, geograficamente endêmico no sudoeste e oeste dos EUA. Grandes esférulas contendo endósporos podem ser detectadas em amostras de citologia ou histopatologia.

Organismo: Dermatófitos

Doenças e espécies afetadas: As espécies *Microsporum* e *Trichophyton* causam micose em animais (cães, gatos, cavalos, gado) e humanos.

Testes diagnósticos preferenciais: Exame direto para detecção de esporos, cultura de dermatófitos, histopatologia.

Comentários: Zoonoses.

Organismo: *Histoplasma capsulatum*

Doenças e espécies afetadas: Causa infecção fúngica sistêmica (inflamação piogranulomatosa dos pulmões e sistema digestório e outros órgãos) em cães, gatos, cavalos e humanos.

Testes diagnósticos preferenciais: Citologia, biopsia e histopatologia, sorologia, cultura fúngica (não é necessária).

Comentários: Fungo dimórfico, transmissão ambiental, pequenas células intracitoplasmáticas de levedura em macrófagos por citologia ou histopatologia.

Organismo: *Malassezia* spp.

Doenças e espécies afetadas: Causa dermatite, otite externa em cães.

Testes diagnósticos preferenciais: Citologia, cultura (fúngica e aeróbica).

Comentários: Células de levedura com morfologia característica podem ser observadas na citologia; algumas espécies requerem meios especiais para crescer.

Organismo: *Prototheca* spp.

Doenças e espécies afetadas: *P. wickerhamii* e *P. zopfii* causam infecções cutâneas, gastrintestinais, do SNC, oculares e raramente disseminadas em cães e gatos e mastite em bovinos.

Testes diagnósticos preferenciais: Citologia, biopsia e histopatologia, cultura aeróbica e fúngica, PCR.

Comentários: Uma alga saprofítica aclorofilada.

Organismo: *Sporothrix schenckii*

Doenças e espécies afetadas: Doença cutânea, linfocutânea e raramente sistêmica é observada em cães e gatos.

Testes diagnósticos preferenciais: Citologia, biopsia e histopatologia, cultura fúngica.

Comentários: Fungo dimórfico, pequenas células de levedura em forma de charuto são observadas no exame direto do esfregaço.

Organismo: Zigomicetos

Doenças e espécies afetadas: Este grupo de fungos (*Rhizopus, Absidia, Mucor, Conidiobolus, Basidiobolus*) pode causar infecções sistêmicas e subcutâneas em cães e gatos e aborto em bovinos.

Testes diagnósticos preferenciais: Biopsia e histopatologia, cultura fúngica.

Comentários: Contaminante saprofítico de crescimento rápido; é necessária interpretação cuidadosa dos resultados laboratoriais.

Patógenos virais

Organismo: Adenoviridae

Doenças e espécies afetadas: O adenovírus canino 1 causa hepatite infecciosa canina em cães jovens, o adenovírus canino 2 causa doença respiratória.

Testes diagnósticos preferenciais: PCR, coloração de anticorpo fluorescente direto, isolamento de vírus, sorologia (detecção de IgM), microscopia eletrônica.

Comentários: vírus de DNA; corpúsculos de inclusão intranucleares nas células afetadas podem ser detectados na avaliação histopatológica das lesões.

Organismo: Arteriviridae

Doenças e espécies afetadas: A infecção pelo vírus da arterite viral equina (AVE) em cavalos causa doença sistêmica, arterite e pneumonia (potros); o vírus da síndrome reprodutiva e respiratória em suínos (SRRS) causa doenças reprodutivas e respiratórias em suínos.

Testes diagnósticos preferenciais: RT-PCR, isolamentos de vírus, sorologia (ensaios de virusneutralização, ELISA).

Comentários: Vírus de RNA envelopado; pode causar infecções assintomáticas.

Organismo: Bunyaviridae

Doenças e espécies afetadas: o vírus Akabane causa distúrbios congênitos em animais, o vírus da febre do Vale do Rift causa doença sistêmica e aborto em animais.

Testes diagnósticos preferenciais: Sorologia, RT-PCR, isolamento do vírus.

Comentários: Vírus de RNA, arbovírus (vírus transmitido por vetores).

Organismo: Circoviridae

Doenças e espécies afetadas: O circovírus suíno 2 (PCV 2) está associado à síndrome de depauperamento multissistêmico pós-desmame em suínos; a doença do bico e das penas de psitacídeos causa uma doença debilitante em psitacídeos; vírus da anemia das galinhas causa doença imunossupressora aguda em frangos jovens.

Testes diagnósticos preferenciais: Histopatologia, PCR.

Comentários: Vírus de DNA não envelopado, presença de inclusões intracitoplasmáticas botrioides nas lesões histopatológicas.

Organismo: Calciviridae

Doenças e espécies afetadas: O calicivírus felino é uma das principais causas de doença respiratória felina; vírus da doença hemorrágica do coelho causa doença hemorrágica com alta mortalidade em lagomorfos.

Testes diagnósticos preferenciais: RT-PCR, ensaio de imunofluorescência direta, isolamento viral, microscopia eletrônica.

Comentários: Vírus de RNA não envelopado.

Organismo: Coronaviridae

Doenças e espécies afetadas: O vírus da gastrenterite transmissível (VGET) causa gastrenterite em suínos; vírus da peritonite infecciosa felina (VPIF) causa doença multissistêmica em gatos; o vírus da bronquite infecciosa aviária causa traqueobronquite em aves domésticas.

Testes diagnósticos preferenciais: VPIF, sorologia (títulos de anticorpos), histopatologia, RT-PCR; imunofluorescência direta VGET, ELISA de captura de antígeno, RT-PCR.

Comentários: Vírus de RNA envelopado; os membros dessa família são muitos e podem causar doenças entéricas e respiratórias em animais.

Organismo: Flaviviridae

Doenças e espécies afetadas: O vírus da diarreia viral bovina (BVDV) causa doença respiratória, gastrintestinal e reprodutiva em bovinos; vírus da doença das fronteiras causa defeitos congênitos em ovinos; o vírus da peste suína clássica causa doença sistêmica em suínos; o vírus do Nilo Ocidental (WNV) causa doença neurológica em animais e humanos.

Testes diagnósticos preferenciais: ELISA de captura de antígeno de BVDV e imuno-histoquímica de fragmento de orelha para a detecção de animais persistentemente infectados, ensaio de soroneutralização, RT-PCR, ELISA para testes de rotina. A infecção por WNV é diagnosticada por IgM ELISA, RT-PCR, ensaio de virusneutralização.

Comentários: Muitos membros são transmitidos por vetores e são zoonóticos.

Organismo: Herpesviridae

Doenças e espécies afetadas: O herpes-vírus canino causa doença sistêmica em neonatos com hemorragia e necrose de vários órgãos, doenças respiratórias em adultos. O herpes-vírus bovino 1, o herpes-vírus equino 1 e o herpes-vírus suíno 1 podem causar infecções respiratórias, reprodutivas ou neurológicas em seus hospedeiros; herpes-vírus alcelafino causa febre catarral maligna.

Testes diagnósticos preferenciais: PCR, coloração fluorescente direta de anticorpos, isolamento viral, sorologia (detecção de IgM).

Comentários: Vírus de DNA, corpúsculos de inclusão intranucleares em células afetadas podem ser detectados na avaliação citológica ou histopatológica.

Organismo: Orthomyxoviridae

Doenças e espécies afetadas: O vírus da influenza (vírus da influenza equina, vírus da influenza suína, vírus da influenza aviária e vírus da influenza canina) causa doenças respiratórias nas respectivas espécies hospedeiras.

Testes diagnósticos preferenciais: RT-PCR, isolamento do vírus, sorologia (ensaio de inibição da hemaglutinação, ELISA, AGID).

Comentários: Vírus de RNA envelopado, zoonose.

Organismo: Paramyxoviridae

Doenças e espécies afetadas: O vírus da parainfluenza em animais causa doenças respiratórias; o paramixovírus aviário 1 (APMV1) causa a doença de Newcastle, uma doença multissistêmica grave, incluindo doença do SNC em aves; o vírus da cinomose canina (VCC) causa doença multissistêmica e neurológica em cães.

Testes diagnósticos preferenciais: APMV1-RT-PCR, sorologia (ELISA, inibição da hemaglutinação); CDV-RT-PCR, coloração de anticorpo fluorescente direto, isolamento viral, sorologia (detecção de IgM).

Comentários: Vírus de RNA envelopado. Existem vários membros desse grupo que causam doenças respiratórias e neurológicas em animais. Corpúsculos de inclusão intracitoplasmáticos e corpúsculos de inclusão intranucleares em células afetadas podem ser detectados na citologia ou na avaliação histopatológica.

Organismo: Papillomaviridae

Doenças e espécies afetadas: Causa papiloma em hospedeiros animais (papiloma bovino, papiloma canino, papiloma equino).

Testes diagnósticos preferenciais: PCR, microscopia eletrônica.

Comentários: Vírus de DNA não envelopado. O vírus do papiloma causa condições pré-neoplásicas e neoplásicas e geralmente é específico do hospedeiro.

Organismo: Picornaviridae

Doenças e espécies afetadas: O vírus da febre aftosa (FMDV) causa doença vesicular contagiosa, o vírus da encefalomiocardite causa encefalomielite e miocardite em suínos e elefantes.

Testes diagnósticos preferenciais: RT-PCR, isolamento de vírus.

Comentários: Vírus de RNA não envelopado. Existem vários outros membros da família que causam doenças respiratórias e gastrintestinais.

Organismo: Polyomaviridae

Doenças e espécies afetadas: O poliomavírus aviário causa a doença do filhote de periquito-australiano. O poliomavírus símio (SV40) causa distúrbios do SNC em primatas não humanos imunocomprometidos.

Testes diagnósticos preferenciais: PCR, microscopia eletrônica.

Comentários: Vírus de DNA não envelopado. Grandes corpúsculos vítreos de inclusão intranuclear são típicos em lesões histopatológicas.

Organismo: Poxviridae

Doenças e espécies afetadas: Vários poxvírus específicos da espécie causam varíola em espécies animais, doença sistêmica geral ou infecções locais.

Testes diagnósticos preferenciais: PCR, microscopia eletrônica, isolamento de vírus.

Comentários: Vírus de DNA envelopado, inclusões intracitoplasmáticas no epitélio afetado.

Organismo: Parvoviridae

Doenças e espécies afetadas: Parvovírus canino 2: doença generalizada e enterite em cachorros; vírus da panleucopenia felina causa doença generalizada e lesões congênitas em gatos. O parvovírus suíno causa doença reprodutiva e aborto em porcos.

Testes diagnósticos preferenciais: PCR, microscopia eletrônica, isolamento viral, sorologia (teste de inibição da hemaglutinação).

Comentários: Vírus de DNA não envelopado, corpúsculos de inclusão intranucleares são típicos em lesões histopatológicas.

Organismo: Reoviridae

Doenças e espécies afetadas: Membros do grupo orbivírus, vírus da língua azul (VLA), peste equina africana e vírus da doença hemorrágica epizoótica podem causar doenças multissistêmicas em animais.

Testes diagnósticos preferenciais: RT-PCR e sorologia (ELISA).

Comentários: Vírus de RNA, arbovírus (transmitido por vetor).

Organismo: Rhabdoviridae

Doenças e espécies afetadas: O vírus da raiva causa raiva em animais e humanos; vírus da febre efêmera bovina causa doença febril em bovinos; o vírus da estomatite vesicular (VEV) causa doença vesicular em bovinos, suínos e equinos.

Testes diagnósticos preferenciais: Os diagnósticos *post mortem* para o vírus da raiva incluem histopatologia, imunofluorescência direta e RT-PCR.

Comentários: Vírus de RNA envelopado. O VEV pode ser confundido com a febre aftosa; portanto, a confirmação laboratorial é essencial.

Organismo: Retroviridae

Doenças e espécies afetadas: Muitos membros espécie-específicos (mamíferos e aves). Vírus da leucemia felina (FeLV), vírus da imunodeficiência felina, vírus da leucemia bovina (VLB), vírus da artrite e encefalite caprina, vírus visna-maedi.

Testes diagnósticos preferenciais: Dependendo do vírus e da espécie animal afetada, estão disponíveis testes para pesquisa de anticorpos e antígenos.

Comentários: O genoma retroviral se integra ao genoma do hospedeiro.

Organismo: Togaviridae

Doenças e espécies afetadas: Encefalite equina do leste, encefalite equina do oeste, encefalite equina venezuelana causam doença neurológica em equinos, humanos e outros animais.

Testes diagnósticos preferenciais: RT-PCR, sorologia (ELISA-IgM, virusneutralização, inibição da hemaglutinação), isolamento do vírus.

Comentários: Vírus de RNA, arbovírus (transmitido por vetor).

Infecções parasitárias

Organismo: *Babesia* spp.

Doenças e espécies afetadas: Causa babesiose caracterizada por anemia hemolítica em cães, bovinos, equinos e outros mamíferos.

Testes diagnósticos preferenciais: Exame de esfregaço de sangue, sorologia, PCR.

Comentários: Protozoário parasita, transmitido por vetor, infecta hemácias.

Organismo: *Cytauxzoon felis*

Doenças e espécies afetadas: Citauxzoonose é uma doença aguda inespecífica com amplas manifestações em gatos.

Testes diagnósticos preferenciais: Esfregaços de sangue periférico, seguidos de confirmação por PCR.

Comentários: Protozoário parasita, transmitido por vetores (ingestão de carrapatos infectados), infecta hemácias e macrófagos.

Organismo: *Cryptosporidium* spp.

Doenças e espécies afetadas: *C. parvum* causa doenças gastroentéricas em várias espécies animais.

Testes diagnósticos preferenciais: Coloração ácido-resistente, flutuação fecal, ensaio de imunofluorescência direta, PCR.

Comentários: Protozoário parasita, zoonose.

Organismo: *Hepatozoon* spp.

Doenças e espécies afetadas: *H. canis* e *H. americanum* causam doenças assintomáticas a debilitantes em cães.

Testes diagnósticos preferenciais: Avaliação de esfregaço de sangue periférico, biopsia e histopatologia dos músculos afetados, sorologia, PCR.

Comentários: Protozoário parasita, transmitido por vetor, infecta neutrófilos e macrófagos, miosite é uma lesão comum.

Organismo: *Leishmania* spp.

Doenças e espécies afetadas: *L. infantum*, principal causador da leishmaniose canina e humana, causa lesões cutâneas e viscerais (inflamação granulomatosa) em cães, humanos e outros animais.

Testes diagnósticos preferenciais: Citologia, biopsia e histopatologia, sorologia, PCR.

Comentários: Protozoário parasita, transmitido por vetor.

Organismo: *Toxoplasma gondii*

Doenças e espécies afetadas: Doença multissistêmica em animais; gatos são reservatórios; aborto em ovinos e suínos.

Testes diagnósticos preferenciais: Sorologia (detecção de anticorpos), histopatologia, PCR.

Comentários: Doença zoonótica.

Organismo: *Trypanosoma* spp.

Doenças e espécies afetadas: Muitos animais domésticos e selvagens são afetados. O *T. cruzi* causa a tripanossomíase americana (doença de Chagas). *T. congolensis, T. vivax* causam tripanossomíase africana em animais domésticos e silvestres.

Testes diagnósticos preferenciais: Avaliação de esfregaço de sangue periférico, sorologia, PCR.

Comentários: Protozoário parasita, transmitido por vetor, zoonótico.

2

Hematologia das Espécies Domésticas Comuns

6

Produção, Função e Morfologia de Hemácias

Mary Anna Thrall
Department of Biomedical Sciences, Ross University School of Veterinary Medicine, Basseterre, Saint Kitts and Nevis

Produção de hemácias

As hemácias (eritrócitos) são produzidas principalmente na medula óssea (ver Capítulo 15) por um processo chamado eritropoese, que é regulado por um mecanismo de detecção de oxigênio. A eritropoetina, uma citocina produzida no rim, é fabricada em resposta à baixa tensão de oxigênio no sangue. A eritropoetina liga-se, então, a receptores de eritropoetina em células precursoras de hemácias; a ativação do receptor sinaliza várias vias que permitem que os precursores se diferenciem em hemácias maduras (ver Capítulo 10). O processo de maturação inclui divisões celulares, diminuição do tamanho celular, perda de organelas e, em mamíferos, perda do núcleo, desenvolvimento de uma membrana capaz de se mover através da microcirculação e produção e acúmulo de hemoglobina para o transporte de oxigênio.

Função eritrocitária

A principal função da hemácia é transportar a hemoglobina, que carrega o oxigênio dos pulmões para os tecidos para dar apoio ao metabolismo oxidativo. A hemoglobina é produzida como moléculas de alfa e betaglobina associadas a uma molécula heme que contém um átomo de ferro (Fe) em estado reduzido. Um sítio de coordenação no Fe se liga reversivelmente ao oxigênio. Muitos animais, vertebrados e invertebrados, usam hemoglobinas para transportar oxigênio. Estudos comparativos de hemoglobina são numerosos, e existem diferenças entre as hemoglobinas de espécies de mamíferos.

Morfologia das hemácias

A membrana deformável e permeável que envolve os componentes das hemácias é composta por lipídios, incluindo fosfolipídios, colesterol e glicolipídios, proteínas e carboidratos. Alterações na composição lipídica ou proteica da membrana podem resultar em formas anormais das hemácias. As proteínas da membrana formam o citoesqueleto da membrana e estão ligadas à superfície citoplasmática da membrana. Essas proteínas desempenham papéis fundamentais na manutenção tanto da forma quanto da integridade célula, e foram nomeadas de acordo com sua localização relativa a partir do local de migração quando solubilizadas e submetidas à eletroforese. Bandas 1 e 2 (ou seja, espectrina) e banda 5 (ou seja, actina), proteína 4.1, paladina e a anquirina são as principais proteínas do citoesqueleto. O esqueleto proteico é acoplado à membrana lipídica pela anquirina,

que se liga à banda 3 e é fortalecido pela banda 4.2. Proteínas que estão embutidas e abrangem a membrana lipídica são chamadas de proteínas integrais, e desempenham o papel de amarrar o esqueleto proteico à membrana lipídica. A banda 3 trocadora de ânions bicarbonato/cloreto é a proteína mais abundante na membrana eritrocitária. Desempenha papel na troca gasosa e manutenção da hidratação eritrocitária, e tem papel estrutural ao se ligar ao componente lipídico da membrana com anquirina e banda de proteína 4.2, 4.1 e outras proteínas. Mesmo após a ruptura, a estrutura da membrana pode permanecer intacta, resultando em fragmentos de hemácias. As glicoforinas são sialoglicoproteínas que passam através da membrana eritrocitária e ajudam a evitar a associação hemácia-hemácia e hemácia-células endoteliais.

A morfologia normal das hemácias varia entre diferentes espécies (Figura 6.1). As hemácias de mamíferos são anucleadas, ao contrário de todos os outros vertebrados, que têm núcleos. As hemácias são redondas e um pouco bicôncavas na maioria das espécies de mamíferos, exceto em membros da família Camellidae (p. ex., lhamas, camelos e alpacas), que têm hemácias elípticas (ovais). A biconcavidade faz com que as hemácias coradas pareçam ter uma área central pálida, uma vez que o observador está olhando através de menos hemoglobina nessa área da célula. Essa palidez central é mais aparente em hemácias de cães. Espécies com hemácias menores, como gato, cavalo, vaca, ovelha e cabra, têm menos concavidade e, portanto, pouca ou nenhuma

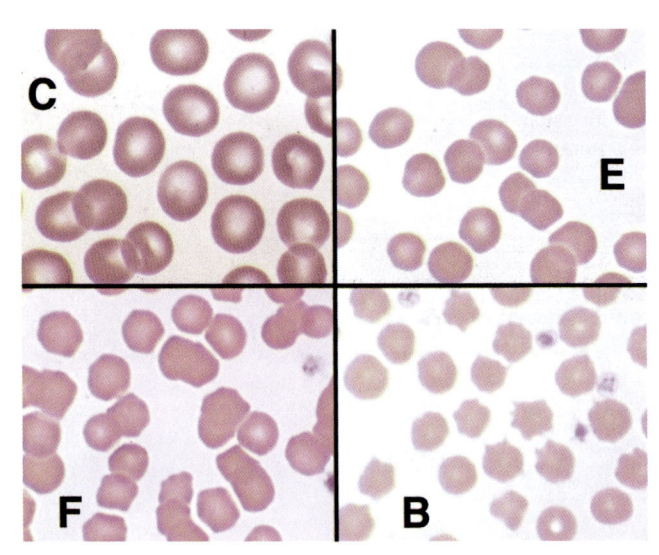

Figura 6.1 Hemácias normais de caninos (C), equinos (E), felinos (F) e bovinos (B). Observe o tamanho maior e a palidez central das hemácias caninas quando comparados aos de outras espécies. (Coloração de Wright.)

palidez central. O formato do disco bicôncavo é eficiente para a troca de oxigênio, e permite que a célula seja deformável à medida que se move através da vasculatura que apresenta diâmetro menor que a da hemácia. Resumidamente, diferenças significativas entre as espécies são tamanho, formato, quantidade de palidez central, tendência à formação de *rouleaux*, presença de pontilhado basofílico em resposta regenerativa à anemia e a presença de reticulócitos em resposta à anemia (Tabela 6.1).

A morfologia das hemácias, muitas vezes, é uma ajuda importante para estabelecer um diagnóstico sobre a causa da anemia, e, eventualmente, é útil para estabelecer o diagnóstico de outros transtornos também. A preparação adequada de um esfregaço sanguíneo é crítica para avaliação de células sanguíneas (ver Capítulo 1). O observador deve examinar a área de contagem de leucócitos para avaliar a morfologia eritrocitária, pois as hemácias não são nem muito densas nem muito achatadas nessa área. A interpretação da morfologia das hemácias deve ser feita em conjunto com outros dados quantitativos do hemograma. Por exemplo, o grau de policromasia em hemácias geralmente é mais significativo quando a massa de hemácias é diminuída.

Este capítulo concentra-se principalmente nas características morfológicas que são mais úteis para o diagnóstico. A morfologia de hemácias é categorizada aqui de acordo com a cor, o tamanho, o formato, as estruturas dentro ou sobre as hemácias e o arranjo de células em lâminas de esfregaço de sangue.

Cor das hemácias

Policromasia

As células policromatofílicas são hemácias jovens que foram lançadas na circulação mais cedo. Normalmente, elas são grandes e de coloração mais azul que as hemácias maduras (Figura 6.2). A coloração azul resulta de organelas (ou seja, ribossomos, mitocôndrias) que ainda estão presentes nas células imaturas. A presença ou a ausência de hemácias policromatofílicos é muito importante ao determinar a causa da anemia. Se células imaturas são liberadas, a causa provável da anemia é perda de sangue ou destruição das hemácias, com a tentativa da medula óssea para compensar pela liberação precoce de células (ver Capítulo 9). Se a anemia for causada por hipoplasia ou aplasia eritroide da medula, então o nível de células policromatofílicas não será aumentado (ver Capítulo 8). Os cavalos são únicos, no entanto, por não liberarem um número significativo de células policromatofílicas quando há anemia.

O grau de policromasia correlaciona-se bem com a concentração de reticulócitos, porém é mais objetivo quantificar a resposta regenerativa pela contagem de reticulócitos (ver Capítulo 1).

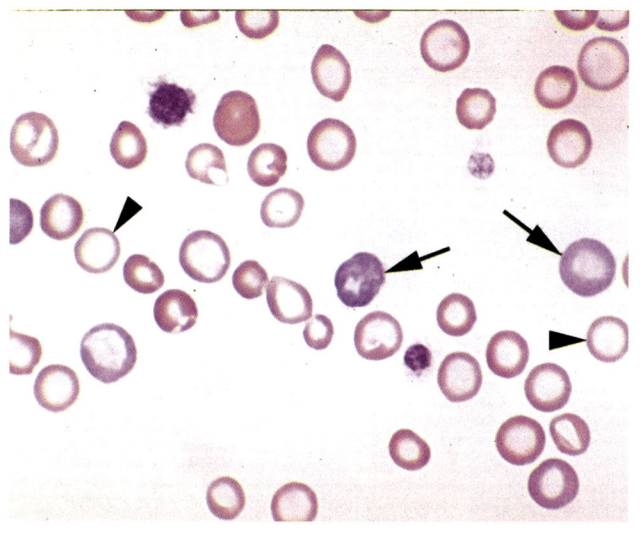

Figura 6.2 Esfregaço sanguíneo de cão com anemia ferropriva. Observe a falta de densidade do esfregaço, sugerindo anemia acentuada. A maioria das hemácias é pequena e hipocrômica (*pontas de seta*). A anemia é regenerativa, e muitas hemácias policromatofílicos estão presentes (*setas*). (Coloração de Wright.)

O reticulócito é análogo ao eritrócito policromatofílico, mas é corado com um corante vital (p. ex., novo azul de metileno ou azul de cresil brilhante), que faz com que os ribossomos e outras organelas se agrupem em grânulos visíveis (ver Figura 1.18).

Hipocromasia

As hemácias hipocrômicas são pálidas e têm aumento da palidez central como resultado da diminuição da concentração de hemoglobina por deficiência de ferro (Figura 6.2). Hemácias de cães com deficiência de ferro têm hipocromasia mais óbvia que as hemácias de outras espécies com deficiência de ferro; hemácias de gatos com deficiência de ferro geralmente não são hipocrômicos. É necessário distinguir as células hipocrômicas de células em formato de tigela (ou seja, torócitos) ou células "perfuradas", que são insignificantes (Figura 6.3). Células em formato de tigela têm uma área clara central definida, e têm borda espessa de hemoglobina que é vista em células verdadeiramente hipocrômicas. Eritrócitos policromatofílicos imaturos também podem parecer hipocrômicos, pois sua concentração de hemoglobina é menor que o normal em virtude do seu volume aumentado. Embora não existam estados hipercrômicos, os esferócitos parecem ter cor mais intensa em decorrência da ausência da sua concavidade.

Tabela 6.1 Diferenças significativas nas hemácias entre as espécies.

Espécie	Diâmetro (μm)	*Rouleaux*	Palidez central	Ponteado basofílico	Reticulócitos (%)[a]	VCM (fℓ)
Canino	7,0	+	++++	-	1	60 a 72
Suíno	6,0	++	±	-	1	50 a 68
Felino	5,8	++	+	±	0,5	39 a 50
Equino	7	++++	-	-	0[b]	36 a 52
Bovino	5,5	-	+	+++	0	37 a 53
Ovino	4,5	±	+	+++	0	23 a 48
Caprino	3,2	-	-	++	0	15 a 30

[a]Com volume globular normal.
[b]Não aumenta em resposta à anemia.

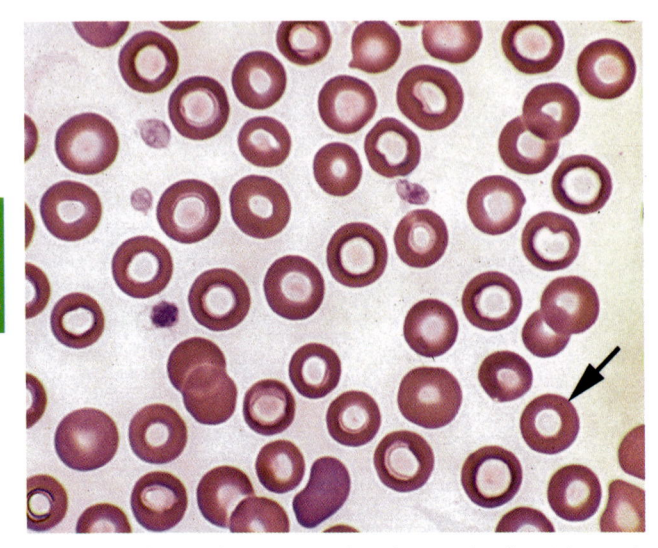

Figura 6.3 Esfregaço de cão mostrando muitos torócitos (hemácias "perfuradas"). Note a borda ampla de hemoglobina e a falta de hemoglobinização no centro das células (*seta*). Torócitos podem ser confundidos com hipocromasia verdadeira. (Coloração de Wright.)

Tamanho das hemácias

A variação no tamanho das hemácias é denominada anisocitose. Essa variação pode resultar da presença de células grandes (ou seja, macrócitos), células pequenas (*i. e.*, micrócitos) ou ambos. O termo, por si só, não fornece nenhuma informação significativa. As hemácias podem parecer pequenas no esfregaço de sangue em virtude do diâmetro diminuído, mas o volume da célula é a verdadeira medida do tamanho das hemácias e é determinado eletronicamente (ver Capítulo 1). O melhor exemplo disso é o esferócito, que parece ser pequeno em virtude da sua forma esférica e subsequente diminuição do diâmetro; no entanto, o volume globular dos esferócitos está quase sempre dentro do intervalo de referência. Em contrapartida, hemácias microcíticos hipocrômicos decorrentes de anemia ferropriva com diminuição de volume determinada eletronicamente podem ter diâmetro normal e, portanto, não parecerem ser pequenas no esfregaço de sangue.

Hemácias microcíticas

As células devem ser marcadamente pequenas antes que seu diâmetro diminuído possa ser detectado visualmente (ver Figura 6.2). O volume corpuscular médio (VCM) é mais valioso que o exame de sangue na avaliação do tamanho real das hemácias. Por meio de sistemas automatizados de contagem de células, um histograma do volume de distribuição da população de hemácias pode ser gerado. O volume globular médio é determinado por análise da curva de distribuição de volume, e o hematócrito é então calculado multiplicando o VCM pela concentração de hemácias (ver Capítulo 1). A causa mais comum de microcitose é a anemia por deficiência de ferro; um VCM diminuído é a marca registrada dessa anemia. Em alguns pacientes deficientes em ferro, o VCM pode ser normal, mesmo que o animal tenha uma população microcítica de células. Nesses casos, o exame da curva de distribuição de volume é útil (ver Capítulo 1). Acredita-se que a fisiopatologia da microcitose envolva precursores eritroides que continuam a se dividir até que um complemento quase normal da concentração de hemoglobina seja alcançado, resultando em hemácias pequenas. As células não podem obter uma concentração normal de hemoglobina,

pois o ferro é necessário para produzir hemoglobina. Se a deficiência de ferro for grave, microcitose e hipocromasia podem ser observadas em esfregaços de sangue. Além disso, defeitos de membrana estão presentes e, muitas vezes, levam a anormalidades específicas na forma das células e à fragmentação (discutida adiante).

Cães e gatos com *shunts* portocavais (anomalias vasculares portossistêmicas) podem ter microcitose, que geralmente é relacionada ao metabolismo anormal do ferro. Muitos desses animais, especialmente gatos, não são anêmicos; microcitose sem a anemia deve desencadear a avaliação de um *shunt* portossistêmico. Algumas raças de cães (p. ex., Akitas e Shiba Inus) e gatos (Abissínio) podem ter hemácias menores. Microcitose, geralmente leve, também pode ser observada com outras causas de hematopoese com restrição de ferro, como anemia da doença inflamatória. Microcitose leve foi relatada em aproximadamente 25% dos gatos com hipertireoidismo; a causa é desconhecida, mas pode ser decorrente de hematopoese com restrição de ferro.

Excesso de ácido etilenodiaminotetracético (EDTA) em uma amostra de sangue pode resultar em desidratação de hemácias, encolhimento e microcitose espúria. A hiponatremia também pode resultar em microcitose *in vitro* com certos instrumentos como resultado do encolhimento das hemácias quando colocados no diluente; essas hemácias tinham se ajustado previamente *in vivo* a um ambiente hiponatrêmico pelo aumento citoplasmático de água. Armazenar o sangue em temperatura ambiente por mais de 24 horas antes da análise pode resultar em um falso aumento no VCM, mascarando assim a microcitose causada pela deficiência de ferro ou *shunts* portossistêmicos.

Eritrócitos macrocíticos

As hemácias macrocíticas são grandes e têm maior VCM (ver Figura 1.18, parte inferior). A causa mais comum de macrocitose é o aumento do número de hemácias imaturas que são policromatofílicos em esfregaços de sangue corados por Wright. Ao contrário de outras espécies domésticas, os cavalos liberam macrócitos que não são policromatófilos. O aumento associado do VCM geralmente é a única evidência de regeneração eritroide em equinos. Durante a regeneração, outras espécies, além dos cães, tendem a produzir macrócitos regenerativos que têm aproximadamente duas vezes o tamanho das hemácias normais, resultando em uma mudança no VCM. Os cães, entretanto, liberam macrócitos que geralmente são apenas ligeiramente maiores que as hemácias normais. Macrocitose sem policromasia ou outra evidência de resposta regenerativa apropriada é um achado comum em gatos anêmicos com mielodisplasia e doença mieloproliferativa (ver Capítulo 16). Essa macrocitose pode estar associada ao vírus da leucemia felina (FeLV) ou ao vírus da imunodeficiência felina (FIV), e pode ser visto em gatos infectados por FeLV que não são anêmicos.

Outras causas menos frequentes de macrocitose incluem macrocitose de Poodles miniatura e *toy* e estomatocitose hereditária. A macrocitose de Poodles miniatura ou *toy* é rara, é considerada hereditária e geralmente é um achado. Os cães afetados não são anêmicos, mas sua contagem de hemácias pode estar diminuída. O VCM é geralmente 90 a 100 fℓ. Outros achados incluem aumento de hemácias nucleadas, corpúsculos de Howell-Jolly aumentados (muitas vezes múltiplos) e neutrófilos hipersegmentados. Muitas anormalidades são vistas em precursores eritroides no exame de esfregaço de medula óssea, incluindo megaloblastos com assincronia na maturação nuclear e citoplasmática. A causa do defeito é desconhecida, e nenhum sinal clínico está associado ao distúrbio. Por fim, estomatócitos em Malamutes do Alasca e Schnauzers miniatura com estomatocitose hereditária são macrocíticos (discutidos adiante).

Acredita-se que alguns fármacos anticonvulsivantes, como fenobarbital, fenitoína e primidona, induzam macrocitose, porém a macrocitose não foi experimentalmente reproduzida em cães que receberam fármacos anticonvulsivantes de longa duração. Vitamina B_{12} (ou seja, cobalamina) e deficiência de folato não causam macrocitose em animais domésticos, mas essas deficiências são causa comum de macrocitose em humanos. Schnauzers gigantes com má absorção hereditária de cobalamina são anêmicos, mas essa anemia é normocítica, e não macrocítica. A deficiência hereditária de cobalamina também foi relatada em Border Collies e Beagles, e é comumente vista em animais com enteropatias crônicas.

Macrocitose espúria pode ser resultado do ingurgitamento de hemácias associadas ao armazenamento de sangue em temperatura ambiente antes da análise. VCM falsamente aumentado também pode ser visto no sangue com hemácias aglutinadas em pacientes com anemia hemolítica imunomediada, quando analisada com um analisador do tipo impedância, pois as células aglutinadas (duplas e triplas) podem ser reconhecidas como uma grande célula. A aglutinação pode ser reconhecida pelo exame do histograma das hemácias. A hipernatremia resulta em hemácias desidratadas *in vivo*, e com certos tipos de contadores celulares eletrônicos, um aumento espúrio no VCM será visto em virtude do inchaço das hemácias *in vitro* após serem colocados no diluente.

Forma das hemácias

As hemácias com formato anormal são denominados poiquilócitos. No entanto, essa terminologia não é útil, porque não sugere a mudança específica na forma. Assim, não é possível nenhuma interpretação específica. As mudanças de forma mais importantes incluem vários tipos de hemácias espiculadas, esferócitas e excentrócitas. As hemácias espiculadas têm uma ou mais espículas superficiais e incluem equinócitos, acantócitos, ceratócitos e esquistócitos. Deve-se ser o mais específico possível ao descrever mudanças de formato, uma vez que determinados tipos de formas anormais de hemácias estão associados a certas doenças. Formatos anormais de hemácias menos significativas incluem leptócitos (*i. e.*, células-alvo ou dobradas), codócitos (*i. e.*, células-alvo), dacriócitos (*i. e.*, hemácias em forma de lágrima) e torócitos (ou seja, hemácias em forma de tigela).

Algumas anormalidades hereditárias associadas à mudança de forma das hemácias foram descritas em animais e incluem estomatocitose hereditária em cães, eliptocitose hereditária resultante da deficiência da banda 4.1 em cães relatada em 1983, e, mais recentemente, em um cão, a eliptocitose causada por uma mutação na betaespectrina foi relatada. Esferocitose hereditária foi relatada em gado preto japonês resultante da deficiência da banda 3 e foi relatada em camundongos. A esferocitose hereditária em humanos geralmente é o resultado de um defeito na espectrina. Deficiência hereditária de espectrina foi relatada em Golden Retrievers holandeses, e alguns desses cães apresentavam esferocitose e anemia hemolítica. A maioria das anormalidades hereditárias da forma das hemácias é associada a anormalidades da proteína do citoesqueleto, ou concentração de colesterol ou fosfolipídios da membrana plasmática ou eritrocitária. Hiperpotassemia hereditária e concentrações reduzidas de glutationa em hemácias de alguns cães de certas raças asiáticas (p. ex., Akita, Shiba e Jindo) levam à maior suscetibilidade ao dano oxidativo induzido pela cebola.

As hemoglobinopatias ainda não foram descritas em animais domésticos, embora sejam relatadas com frequência em humanos. Uma hemoglobinopatia relativamente comum em humanos é a anemia falciforme, que resulta de um único aminoácido substituto na proteína betaglobina adulta. Células falciformes (drepanócitos) de muitas espécies de veados, bem como algumas raças de ovinos e caprinos, foram relatadas, como mostrado na Figura 9.18. Foram descritos pela primeira vez em 1840, e ocorrem quando o sangue entra em contato com o oxigênio atmosférico ou pH alcalino. A maioria dos autores acredita que a falcização de hemácias de veado é exclusivamente decorrente de uma mudança de forma *in vitro*, e que a falcização não causa nenhum traço patológico.

Esquistócitos e ceratócitos

Fragmentos de hemácias, também denominados esquistócitos, geralmente resultam da ruptura das hemácias por traumatismo intravascular. Isso pode ser observado em animais com coagulopatia intravascular disseminada (CID) como resultado de hemácias sendo quebradas por fios de fibrina, em neoplasias vasculares (p. ex., hemangiossarcoma) e na deficiência de ferro. Animais com CID também podem ter trombocitopenia concomitante (Figura 6.4). Quando fragmentos de hemácias são observadas em esfregaços sanguíneos de cães com hemangiossarcoma, acantócitos geralmente também estão presentes. A fragmentação em hemácias deficientes em ferro aparentemente resulta de lesão oxidativa, levando a lesões de membrana ou aumento da suscetibilidade ao traumatismo intravascular. Hemácias deficientes em ferro inicialmente desenvolvem uma bolha aparente ou vacúolo que, acredita-se, represente uma lesão oxidativa na qual as superfícies da membrana interna são reticuladas através da célula. A exclusão da hemoglobina pode ser responsável pela área incolor. Essas lesões, subsequentemente, aumentam e se abrem para formar células com uma ou mais espículas. Quando uma espícula está presente, essas células são comumente chamadas de células cabo de maçã; quando duas ou mais espículas estão presentes, eles são denominados ceratócitos (Figura 6.5). As projeções dos ceratócitos se fragmentam, então, a partir das hemácias, formando assim esquistócitos.

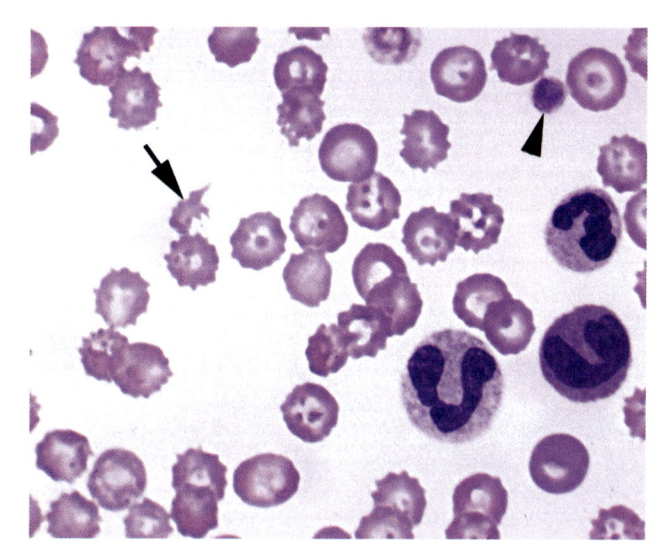

Figura 6.4 Esfregaço sanguíneo de um cão com hemangiossarcoma esplênico e coagulopatia vascular disseminada. Observe os esquistócitos (*seta*) e uma única plaqueta no campo (*ponta de seta*). (Coloração de Wright.)

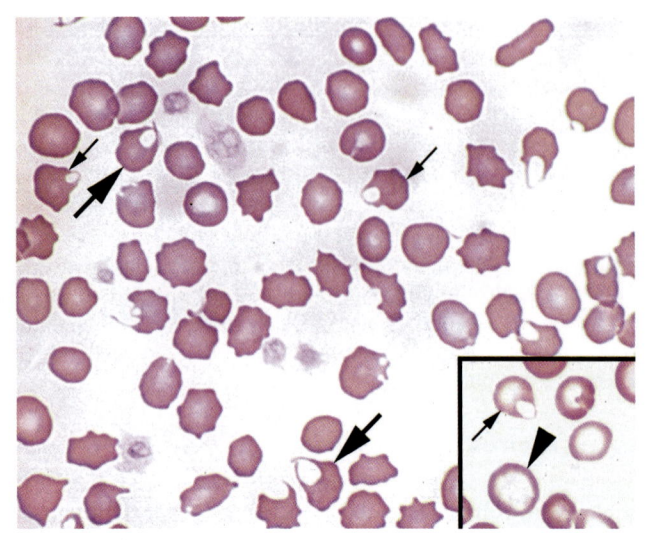

Figura 6.5 Esfregaço de gato com anemia ferropriva. Observe as anormalidades na membrana das hemácias. Ausência de hipocromasia é típica das hemácias de anemia ferropriva em felinos. Hemácias em bolha (*setas pequenas*) e ceratócitos (*setas grandes*) também estão presentes. *Destaque*: esfregaço de um cão com anemia ferropriva. Observe a hemácia em bolha (*seta pequena*) e hemácia hipocrômica (*ponta de seta*). (Coloração de Wright.)

Acantócitos

Os acantócitos, ou células com esporões, são hemácias irregulares e espiculadas com poucas projeções de superfície distribuídas desigualmente e com comprimento e diâmetro variáveis (Figura 6.6). Os acantócitos ocorrem por dois mecanismos. Eles podem resultar de alterações nas concentrações de colesterol ou fosfolipídios na membrana das hemácias, e comumente são vistos nos esfregaços sanguíneos de humanos com metabolismo lipídico alterado, como pode ocorrer na doença hepática; eles são observados ocasionalmente em esfregaços sanguíneos de cães com doença hepática. Entretanto, os acantócitos são comumente observados em esfregaços de sangue de gatos com lipidose hepática. Relatou-se que aproximadamente 25% dos gatos com hipertireoidismo apresentam acantócitos no esfregaço de sangue.

Eles também estão associados a lesões mecânicas, que podem resultar de traumatismo vascular, e são vistos em aproximadamente 25% dos cães com hemangiossarcoma. Embora a presença de acantócitos em cães de raças grandes de meia-idade a idosos com anemia regenerativa concomitante possa ser sugestiva de hemangiossarcoma, os acantócitos também podem ser observados em cães com outros tipos de doença neoplásica, como osteossarcoma e linfoma, e são vistos em esfregaços sanguíneos de cães com doenças não neoplásicas, incluindo distúrbios gastrintestinais, musculoesqueléticos, renais, imunomediados, CID e anemia por deficiência de ferro.

Equinócitos

Os equinócitos (*i. e., burr cells*) são células espiculadas com muitas projeções de superfície curtas, uniformemente espaçadas, contundentes a afiadas que são bastante uniformes em tamanho e formato (Figura 6.7). A formação de equinócitos pode ser resultado de um artefato (ou seja, crenação) por mudança no pH pela secagem lenta de esfregaços sanguíneos, mas também tem sido associada a doença renal, linfoma, envenenamento por cobras e quimioterapia em cães e após o exercício em cavalos. Os equinócitos vistos com acidentes ofídicos são denominados equinócitos tipo 3, e são bastante característicos, com muitas espículas muito finas em todas as hemácias, exceto em células policromatofílicas (Figura 6.8). Em alguns casos de envenenamento por cascavel e abelha, são formados esferoequinócitos. Essas hemácias parecem ser esferócitas com espículas finas, geralmente presentes de 24 a 48 horas após o envenenamento, e são uma indicação confiável de que ocorreu envenenamento.

Eliptócitos

Os eliptócitos (ovalócitos) são hemácias elípticas ou ovais. A eliptocitose é normal em camelídeos, mas, em outros mamíferos, é hereditária (Figura 6.9) ou um defeito adquirido. A eliptocitose adquirida foi relatada em cães com mielofibrose e síndromes mielodisplásicas, em gatos com *shunts* portossistêmicos e doença hepática, e em gatos que receberam doxorrubicina.

Esferócitos

Os esferócitos são hemácias de coloração escura que não têm a área central de palidez (Figura 6.10). Eles parecem ser pequenos,

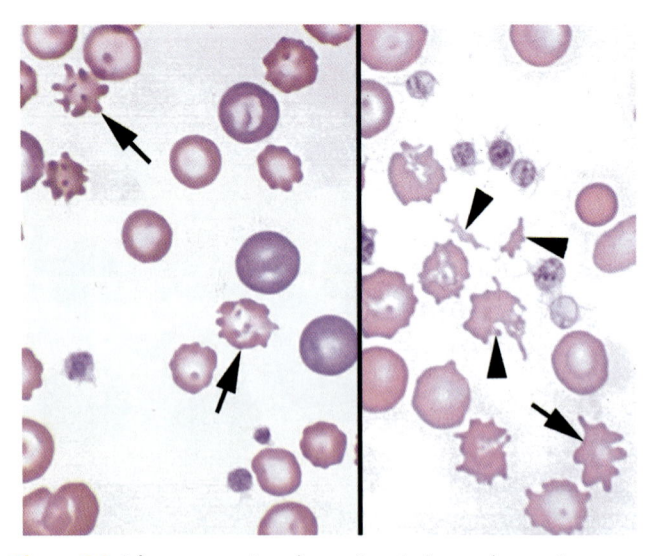

Figura 6.6 Esfregaço sanguíneo de um cão anêmico com hemangiossarcoma esplênico rompido. *Esquerda*: muitos acantócitos estão presentes (*setas*). Observe as células cromatofílicas grandes no mesmo campo, indicando que a anemia é regenerativa. *Direita*: acantócitos (*seta*) e esquistócitos (*pontas de seta*) são achados típicos de cães com hemangiossarcoma. (Coloração de Wright.)

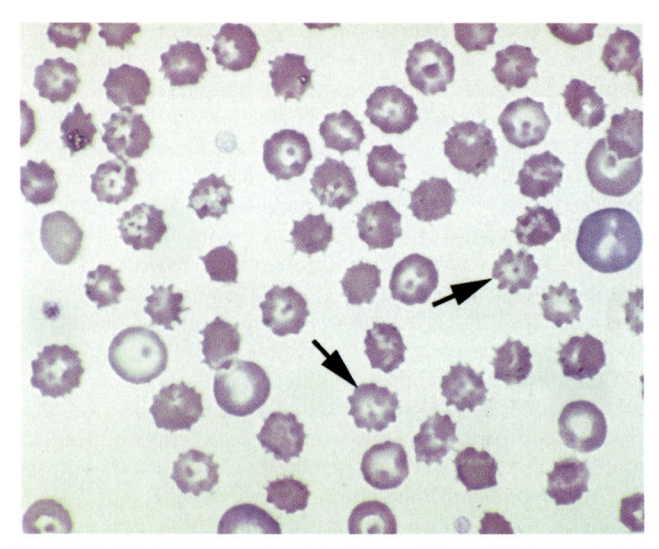

Figura 6.7 Esfregaço sanguíneo de cão com linfoma. Muitos equinócitos estão presentes (*setas*). (Coloração de Wright.)

mas seu volume é normal. Exceto pelos cães, os esferócitos não são facilmente detectados em outras espécies em virtude do tamanho pequeno e da ausência de palidez central nas hemácias normais da maioria dos outros animais. Os esferócitos têm uma quantidade reduzida de membrana como resultado da fagocitose parcial, que ocorre porque o anticorpo ou complemento está na superfície da hemácia. Os esferócitos são muito significativos, pois sua presença sugere anemia hemolítica imunomediada (ver Capítulo 9). No entanto, eles também podem ser vistos após transfusão de sangue incompatível.

A formação de esferócitos foi relatada em cães com envenenamento por abelhas, cobras e intoxicação por zinco, e a intoxicação por zinco também pode causar anemia por corpúsculos de Heinz. O mecanismo de formação de esferócitos com envenenamento por abelhas e serpentes é resultado de enzimas e proteínas que contêm o veneno. A melitina no veneno de abelha induz a formação de poros na membrana das hemácias, liga e endurece a espectrina, e estimula a fosfolipase. Fosfolipase A2 em veneno de abelha e cobra é uma enzima que altera os fosfolipídios na membrana das hemácias.

Às vezes, uma pequena quantidade de palidez central permanecerá em um esferócito, que então é denominado um esferócito incompleto (Figura 6.11). Esses esferócitos provavelmente representam um *continuum* de remoção da membrana que finalmente resulta em uma esfera completa.

Excentrócitos

As características dos excentrócitos incluem o deslocamento da hemoglobina para um lado da célula, perda da palidez central normal e uma zona clara delineada por uma membrana (Figura 6.12). Eles estão associados a danos oxidativos, especialmente em cães que ingeriram cebola e outras plantas da família *Allium*, e podem ser encontrados em conjunto com corpúsculos de Heinz (discutido adiante). Excentrocitose e anemia hemolítica

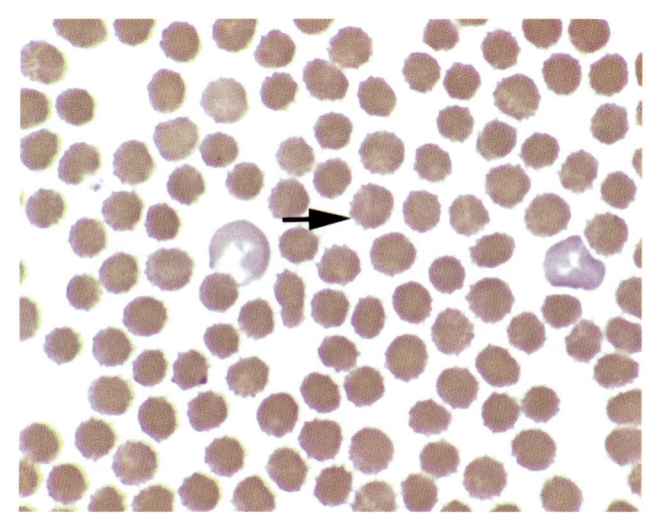

Figura 6.8 Esfregaço sanguíneo de um cão que foi mordido por uma cascavel aproximadamente 24 horas antes. Quase todos as hemácias são equinosferócitos (*seta*). Note que as hemácias policromatofílicos não foram afetados. (Coloração de Wright.)

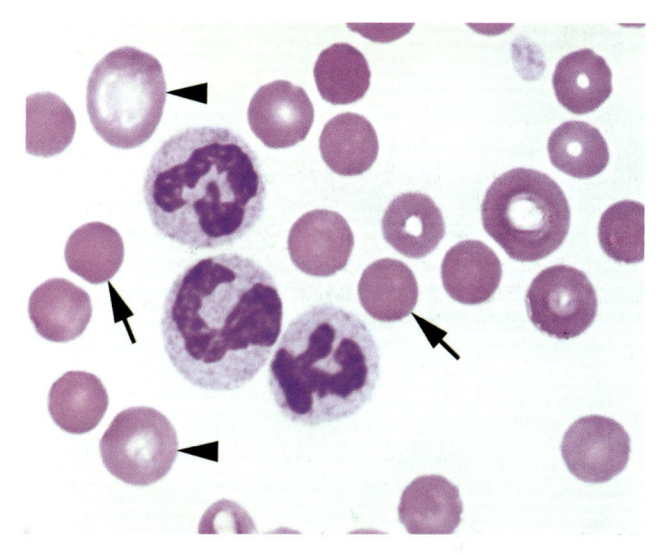

Figura 6.10 Esfregaço sanguíneo de um cão com anemia hemolítica imunomediada. Observe os esferócitos (*setas*). A anemia é regenerativa, conforme indicado pelas hemácias policromatofílicos (*pontas de seta*). (Coloração de Wright.)

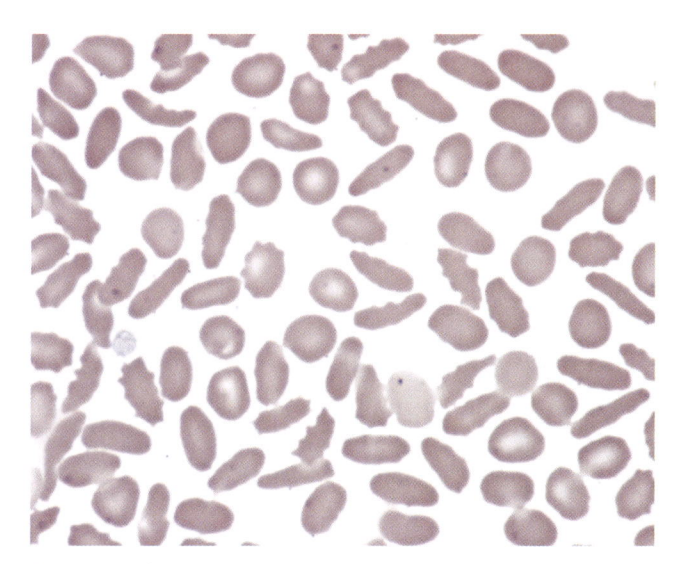

Figura 6.9 Esfregaço sanguíneo de um cão com eliptocitose causada por uma espectrina-beta mutante. (Coloração de Wright.) (*Fonte*: cortesia dos Drs. Melinda Wilkerson, Roberta Di Terlizzi, Steve Stockham e Karen Dolce, Kansas State University.)

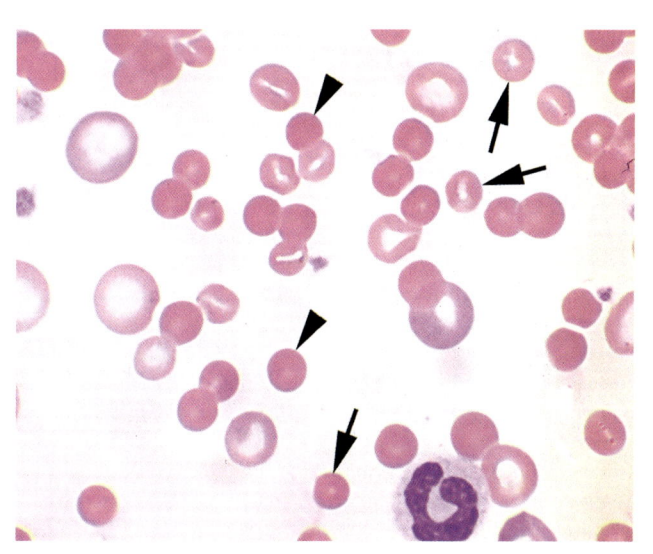

Figura 6.11 Esfregaço sanguíneo de um cão com anemia hemolítica imunomediada. Muitas das hemácias são esferócitas (*pontas de seta*) e muitas esferas incompletas estão presentes (*setas*). (Coloração de Wright.)

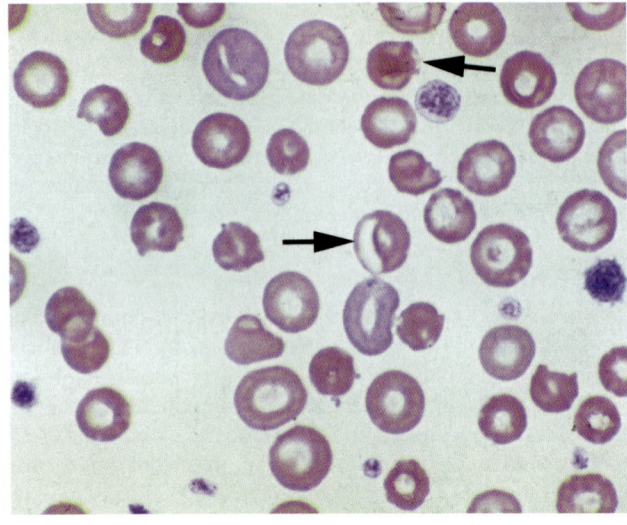

Figura 6.12 Esfregaço de um cão com anemia por corpúsculos de Heinz após ingestão de cebolas. Excentrócitos estão presentes (*setas*). (Coloração de Wright.)

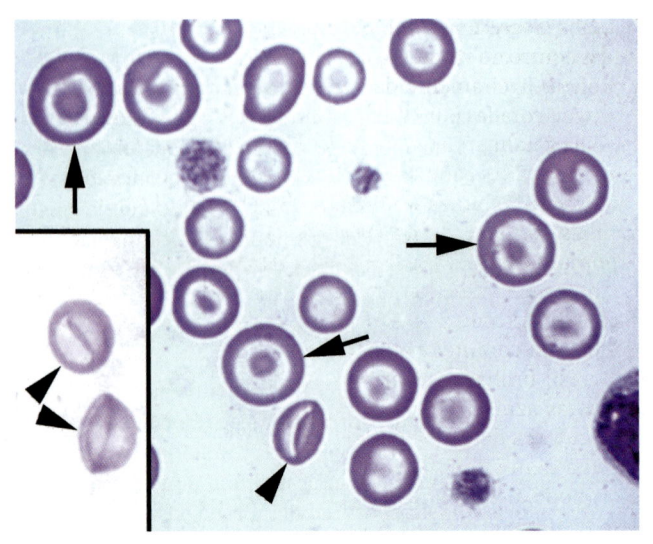

Figura 6.13 Esfregaço sanguíneo de um cão com muitos leptócitos. Observe as diversas células-alvo (*setas*) e as células dobradas (*pontas de setas*). (Coloração de Wright.)

em cavalos têm sido associadas à ingestão de folhas de bordo-vermelho murchas e folhas murchas de árvores da espécie *Pistacia*. Animais com deficiência hereditária de enzimas eritrocitárias, deficiência de glicose-6-fosfato desidrogenase, podem apresentar aumento da suscetibilidade à lesão de hemácias induzidas por oxidantes, resultando na formação de excentrócitos ou aumento da incidência de corpúsculos de Heinz.

Leptócitos e codócitos

Os leptócitos são hemácias que sofreram alteração na proporção entre superfície e volume, em que há excesso de membrana em relação ao conteúdo interno, resultando em dobramento da membrana e formação de células-alvo (Figura 6.13). Entretanto, eles têm pouco significado diagnóstico, e podem se formar *in vitro* secundariamente ao contato com excesso de EDTA como resultado de enchimento inadequado dos tubos de coleta de sangue. Células-alvo também são referidas como codócitos, e são hemácias finas, em forma de tigela, com uma densa área central de hemoglobina que é separada da região periférica hemoglobinizada por uma zona pálida. As células-alvo podem ser observadas em cães com aumento da concentração de colesterol sérico, mas eles também são vistos em muitas outras condições e têm pouco significado.

Estomatócitos

Os estomatócitos são hemácias unicôncavas com uma área clara com formato de boca, próxima ao centro da célula (Figura 6.14). Poucos estomatócitos no esfregaço de sangue geralmente são insignificantes. A estomatocitose hereditária foi relatada em várias raças de cães, incluindo Malamutes do Alasca, Schnauzers miniatura, Schnauzers padrão e o Drentse Partrijshond. Todas as doenças são herdadas de forma autossômica recessiva, mas a formação de estomatócitos é causada por diferentes defeitos em diferentes raças, envolvendo membranas celulares ou a regulação do volume celular. Malamutes do Alasca com estomatocitose hereditária também têm condrodisplasia, e apenas uma pequena porcentagem das hemácias são estomatócitos. Acredita-se que esses estomatócitos se formem secundariamente a um defeito de membrana que permite aumento do teor de sódio e água nas

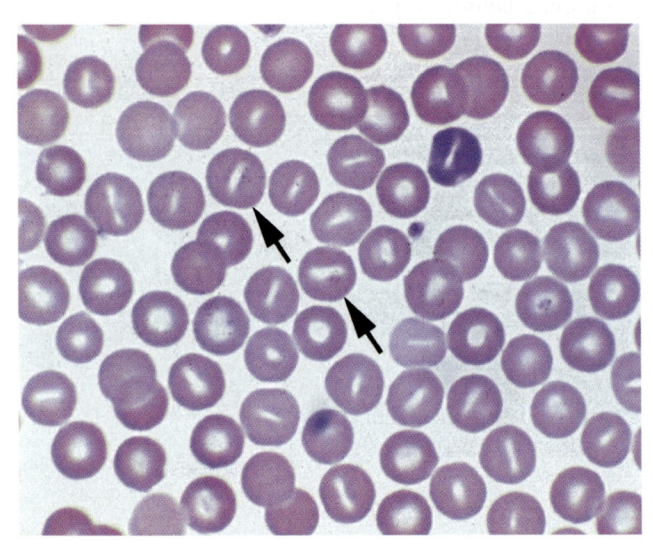

Figura 6.14 Esfregaço sanguíneo de um cão mestiço da raça Schnauzer miniatura com esferocitose hereditária. Observe as muitas áreas de fenda ou com formato de boca nos estomatócitos (*setas*). (Coloração de Wright.)

hemácias. Cães Drentse Partrijshond com estomatocitose também têm gastrite hipertrófica, retardo no crescimento, diarreia, cistos renais e polineuropatia, e, nessa raça, acredita-se que o defeito eritrocitário resulte de uma concentração anormal de fosfolipídios na membrana da hemácia. Schnauzers miniatura e padrão com estomatocitose são assintomáticos; a causa do defeito na hemácia nessas raças não foi descrita.

Estruturas dentro ou sobre hemácias

Corpúsculos de Heinz

A desnaturação oxidativa da hemoglobina resulta na formação de corpúsculos de Heinz. Aproximadamente 1 a 2% das hemácias de gatos normais contêm corpúsculos de Heinz, presumivelmente em virtude de uma propensão incomum para a desnaturação da hemoglobina, uma vez que as moléculas de hemoglobina felina contêm pelo menos duas vezes o número de grupos cisteína sulfidrila reativos, quando comparadas às moléculas de hemoglobina de outras espécies. Os corpúsculos de Heinz aparecem como estruturas pequenas, excêntricas e pálidas dentro do vermelho da célula, e eles geralmente parecem se projetar ligeiramente da margem das hemácias em lâminas de sangue coradas por Wright (ver Figura 6.14). Os corpúsculos de Heinz geralmente têm 0,5 a 1,0 μm de diâmetro, mas podem ser maiores. Eles geralmente ocorrem como estruturas únicas e grandes em hemácias felinas, mas, nas hemácias caninas, eles são mais comumente pequenos e múltiplos. É difícil ver os corpúsculos de Heinz em esfregaços de sangue corados por Wright, principalmente nas hemácias caninas, nos quais a formação de excentrócitos pode ser mais aparente. Quando corado com corantes vitais (p. ex., novo azul de metileno ou azul cresil brilhante), corpúsculos de Heinz aparecem como estruturas azuis (Figura 6.15). A presença de corpúsculos de Heinz reduz a deformabilidade da célula, tornando-a mais suscetível à hemólise intravascular e extravascular e, em alguns casos, pode alterar a antigenicidade da membrana das hemácias, resultando em destruição imunomediada. Se muitas hemácias forem afetadas, pode ocorrer anemia hemolítica grave. Fármacos oxidativos e compostos conhecidos por induzir a formação de corpúsculos de Heinz incluem cebola, alho, alho-poró, cebolinha, espécies de plantas *Brassica*, folhas secas ou murchas de bordo-vermelho (*Acer rubrum*), benzocaína, zinco, cobre, paracetamol, propofol, fenazopiridina, fenotiazina, fenil-hidrazina, naftaleno, vitamina K, azul de metileno, propilenoglicol e almíscar de gambás. Gatos doentes podem desenvolver alta concentração de corpúsculos de Heinz sem serem expostos a produtos químicos ou fármacos oxidantes. Os distúrbios mais comuns associados ao aumento da concentração de corpúsculos de Heinz em gatos são diabetes melito, linfoma e hipertireoidismo, mas concentrações aumentadas também podem estar presentes em associação com muitas outras doenças (ver Capítulo 9). A presença de corpúsculos de Heinz pode resultar em leituras de concentração de hemoglobina falsamente aumentadas e, subsequentemente, uma concentração de hemoglobina corpuscular média (CHCM) anormalmente alta, bem como outros achados espúrios, como leucocitose e contagens anormais de reticulócitos que foram observadas com contadores de células automatizados.

Pontilhado basofílico

Agregação *in vivo* de ribossomos em pequenos grânulos basofílicos é denominada pontilhado basofílico (ver Figura 6.15). Normalmente, o pontilhado basofílico está associado a hemácias imaturas em ruminantes, e pode ser visto em menor grau em gatos e cães com anemia intensamente regenerativa. O pontilhado basofílico não associado à anemia grave é sugestivo de envenenamento por chumbo, mas nem todos os animais com envenenamento por chumbo têm pontilhado basofílico. A enzima pirimidina 5'-nucleotidase, que está presente nos reticulócitos, normalmente cataboliza os ribossomos; a atividade dessa enzima é reduzida na intoxicação por chumbo e normalmente é baixa em ruminantes.

Hemácias nucleadas

O aumento do número de hemácias nas quais o núcleo permanece (Figura 6.16) está associado a anemias regenerativas e liberação precoce dessas células em resposta à hipoxia. Concentrações aumentadas de hemácias nucleadas também podem ser observadas em animais com baço afuncional e com aumento dos teores de corticosteroides endógenos ou exógenos. O aumento de hemácias nucleadas desproporcional ao grau de anemia frequentemente está associado ao envenenamento por chumbo, mas nem todos os animais com envenenamento por chumbo têm aumento de hemácias nucleadas. Em gatos, a presença de hemácias nucleadas na ausência de policromasia significativa geralmente é uma indicação de mielodisplasia ou doença mieloproliferativa.

Corpúsculos de Howell-Jolly

Os remanescentes nucleares nas hemácias são denominados corpúsculos de Howell-Jolly. Um aumento da concentração de corpúsculos de Howell-Jolly está associado a anemia regenerativa, esplenectomia e função esplênica suprimida. Esses corpúsculos são inclusões azul-escuras pequenas, redondas, de tamanho variável (ver Figura 6.16).

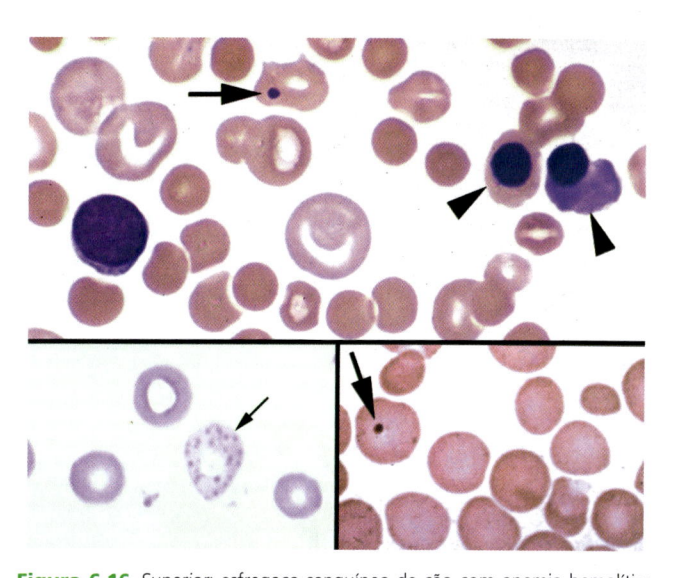

Figura 6.16 *Superior*: esfregaço sanguíneo de cão com anemia hemolítica imunomediada. A anemia é muito regenerativa, e hemácias policromatofílicas, hemácias nucleadas (*pontas de seta*) e um corpúsculo de Howell-Jolly (*seta*) estão presentes. Observe que as hemácias nucleadas (metarrubrícitos) têm citoplasma de coloração variada. O que está à esquerda tem citoplasma maduro, enquanto o que está à direita tem citoplasma policromatofílico. *Inferior direita*: um remanescente nuclear, ou corpúsculo de Howell-Jolly, é indicado pela seta. *Inferior esquerda*: ponteado basofílico (*seta pequena*) em esfregaço sanguíneo de um cão com intoxicação por chumbo. (Coloração de Wright.)

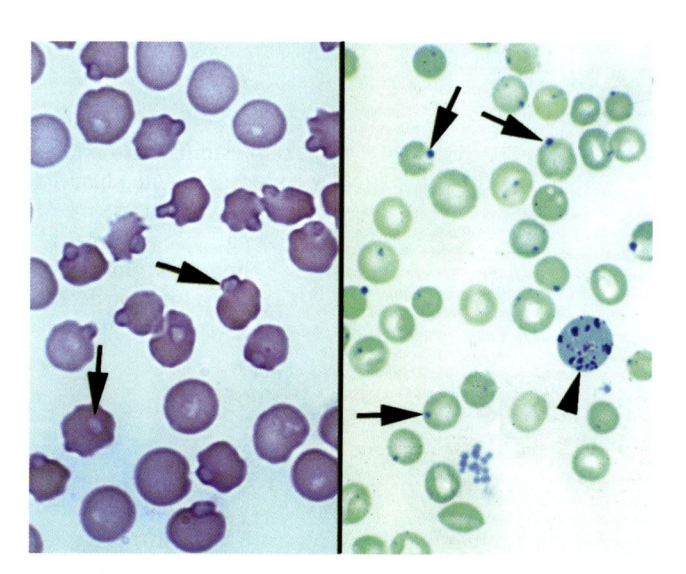

Figura 6.15 Esfregaço de sangue de um gato com intoxicação por paracetamol. *Esquerda*: corpúsculos de Heinz aparecem como estruturas pálidas, azul-claras (*setas*). (Coloração de Wright.) *Direita*: corpúsculos de Heinz aparecem como estruturas azuis (*setas*). Note os reticulócitos (*ponta de seta*). (Coloração azul cresil brilhante.)

Grânulos sideróticos

Os grânulos sideróticos são grânulos de ferro coráveis dentro das mitocôndrias e lisossomos. Essas inclusões sideróticas também são referidas como corpúsculos de Pappenheimer, e acredita-se que sua presença esteja associada com a síntese prejudicada da heme. Hemácias contendo essas inclusões são denominadas siderócitos (Figura 6.17). Siderócitos em animais domésticos são raros, mas foram associados a terapia com cloranfenicol, mielodisplasia e eritropoese ineficaz de origem desconhecida.

Parasitas

Os parasitas de hemácias são discutidos com mais detalhes no Capítulo 9. A formação e a aglutinação de esferócitos podem ser observadas em esfregaços de sangue de animais com parasitas de hemácias, pois os organismos induzem anemia imunomediada.

A principal doença parasitária das hemácias felinas é a infecção por *Mycoplasma haemofelis* (Figura 6.18), que é um organismo micoplasma hemotrópico causador da anemia infecciosa felina.

Esses organismos aderem à membrana externa da hemácia e aparecem como organismos em formato de bastonete na periferia da hemácia ou como um delicado anel basofílico na célula. Um parasita menos comum de hemácias de gatos é o protozoário *Cytauxzoon felis*, que aparece como um anel (diâmetro, 0,5 a 1,5 μm) e contém um pequeno núcleo basofílico (Figura 6.19).

Em cães, parasitas de hemácias são raros na maior parte dos EUA. *Mycoplasma haemocanis* geralmente ocorre apenas em cães que foram esplenectomizados ou que apresentam baço. Os organismos aparecem como pequenos pontos que se ligam em cadeia através da superfície da hemácia (Figura 6.20). *Babesia canis*, *Babesia vogeli* e *Babesia gibsoni* são protozoários parasitas de hemácias no cão que produzem anemia hemolítica grave. Normalmente, *B. canis* e *B. vogeli* aparecem como estrutura em forma de lágrima (Figura 6.20, à esquerda), mas *B. gibsoni* é menor e varia consideravelmente em tamanho e formato (Figura 6.21, à direita). Outros exemplos de parasitas de hemácias incluem *Mycoplasma wenyoni* (Figura 6.22) e *Anaplasma* sp. (Figura 6.23).

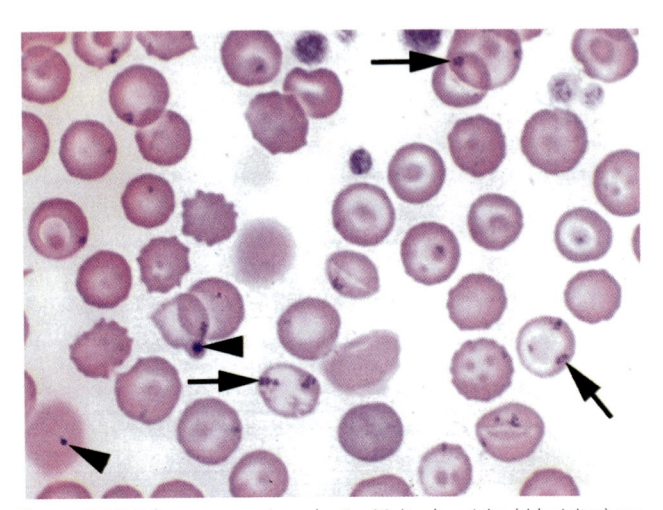

Figura 6.17 Esfregaço sanguíneo de cão. Muitas hemácias (siderócitos) contendo grânulos sideróticos estão presentes (*setas*). Observe os corpúsculos de Howell-Jolly (*pontas de seta*). (Coloração de Wright.)

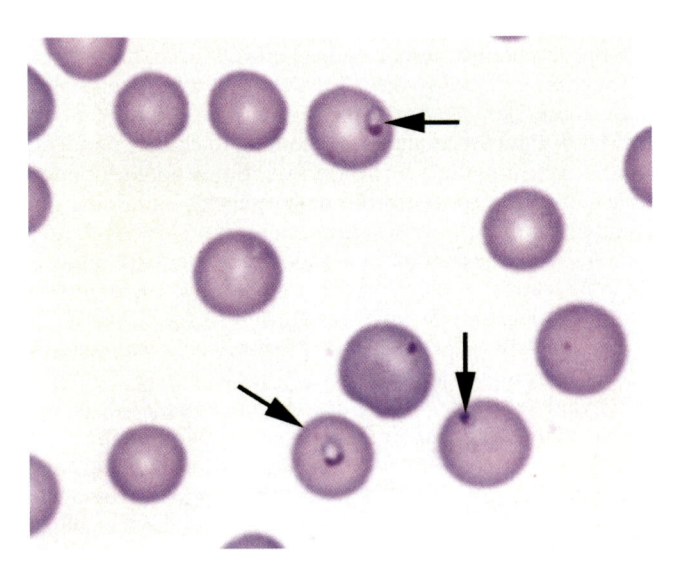

Figura 6.19 Esfregaço sanguíneo de um gato com organismos *Cytauxzoon* (*setas*). (Coloração de Wright.)

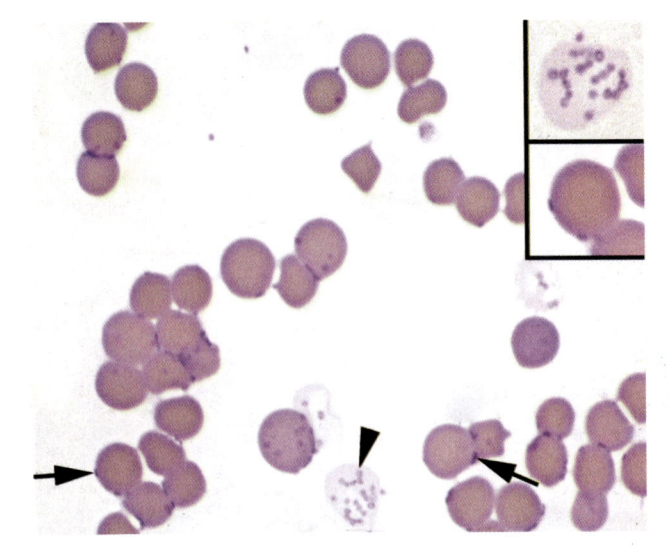

Figura 6.18 Esfregaço de um gato anêmico. Observe os muitos organismos *Mycoplasma felis*. Alguns deles parecem organismos pequenos e em formato de anel na superfície de uma hemácia "fantasma" que foi lisada (*ponta de seta*). Outros parecem estruturas em formato de bastonete nas bordas das hemácias (*setas*). *Destaque*: maior magnificação tanto do anel quanto das estruturas em formato de bastonete. (Coloração de Wright.)

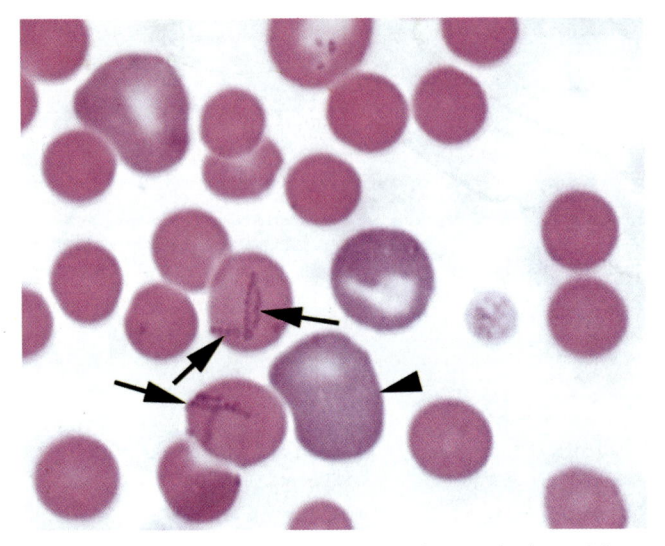

Figura 6.20 Esfregaço sanguíneo de um cão esplenectomizado com infecção por *Mycoplasma hemocanis*. Observe os organismos pontilhados que formam cadeias na superfície das hemácias (*setas*). A anemia é regenerativa, conforme indicado pelas células policromatofílicas (*pontas de seta*). (Coloração de Wright.)

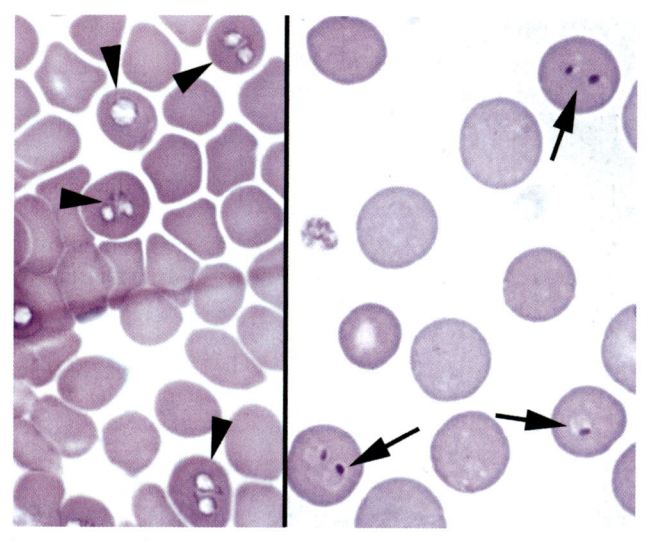

Figura 6.21 Esfregaço sanguíneo de cães com babesiose. *Esquerda: Babesia canis* aparece como estruturas pouco coradas com formato de lágrima (*pontas de seta*). *Direita*: esfregaço sanguíneo de cão com *Babesia gibsoni* (*setas*). (Coloração de Wright.)

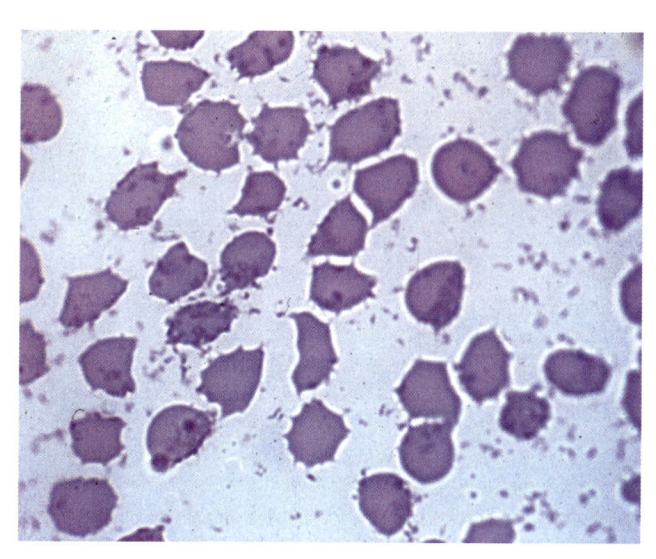

Figura 6.22 Esfregaço sanguíneo de vaca com infecção por *Mycoplasma wenyoni*. Observe muitos organismos livres no plasma. (Coloração de Wright.)

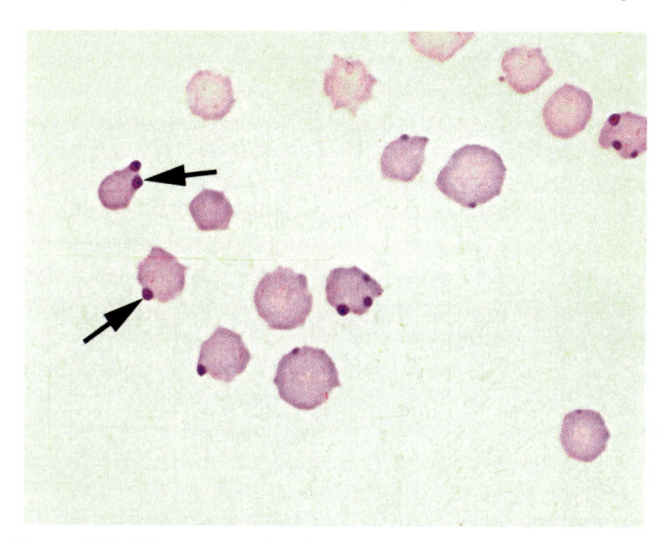

Figura 6.23 Esfregaço sanguíneo de vaca anêmica com anaplasmose. Observe os diversos *Anaplasma marginale* na periferia das hemácias (*setas*). (Coloração de Wright.)

Inclusões virais

Inclusões virais são ocasionalmente observadas em hemácias de cães com cinomose. Inclusões de cinomose, às vezes também referidas como corpúsculos de Lentz, têm tamanho (cerca de 1,0 a 2,0 μm), número e cor (azul-claro a magenta) variáveis e são mais frequentemente vistas em hemácias policromatofílicas (Figura 6.24). A coloração é tipicamente mais intensa ao usar uma das colorações rápidas de Romanowsky.

Arranjo de hemácias em esfregaços de sangue

Formação de *rouleaux*

A formação de *rouleaux* é a associação espontânea de hemácias em pilhas lineares, e sua aparência é semelhante a uma pilha de moedas (Figura 6.25). A formação acentuada de *rouleaux* é normal em cavalos, uma quantidade moderada é normal em gatos e uma pequena quantidade é normal em cães. A formação de *rouleaux* é maior, no entanto, quando a concentração de proteínas plasmáticas como fibrinogênio ou imunoglobulinas está aumentada. O aumento da formação de *rouleaux* geralmente é

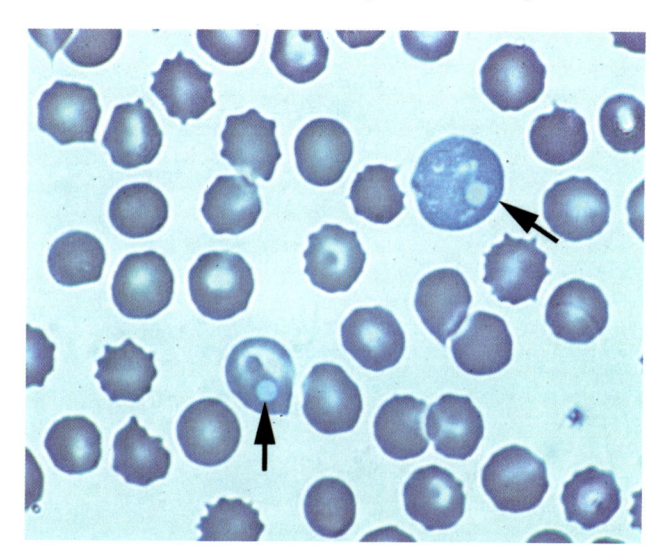

Figura 6.24 Esfregaço sanguíneo de um cão com cinomose. Observe as inclusões do vírus da cinomose de coloração azul pálida nas hemácias (*setas*). Essas inclusões podem se corar em azul a magenta escuro. (Coloração de Wright.)

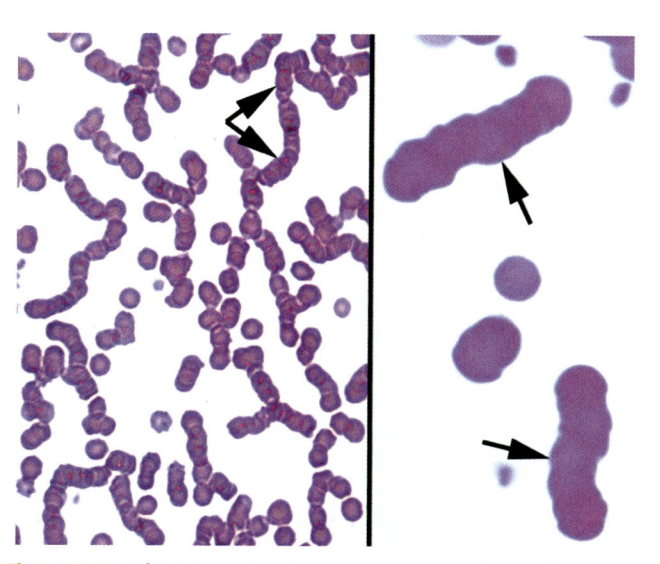

Figura 6.25 Esfregaço sanguíneo de um equino normal, ilustrando a formação de *rouleaux* (*setas*). (Coloração de Wright.)

sugestivo de uma gamopatia; animais com mieloma múltiplo e ehrlichiose canina quase sempre têm formação de *rouleaux* aumentada.

Aglutinação

A aglutinação de hemácias resulta em aglomerados de células esféricas irregulares em virtude da formação de pontes relacionadas aos anticorpos (Figura 6.26). A aglutinação é muito sugestiva de anemia hemolítica, mas também pode ser observada após uma transfusão de sangue incompatível. Para confirmar se essa aglutinação está presente, misture várias gotas de solução salina isotônica com uma gota de sangue. Esse procedimento é comumente referido como um teste de aglutinação em solução salina. O procedimento recomendado de mistura uma gota de solução salina com uma gota de sangue geralmente resulta em falso-positivos, especialmente se a formação de *rouleaux* for acentuada. A aglutinação persistirá na presença de solução salina (Figura 6.26, à esquerda), enquanto a formação de *rouleaux* se dispersará. A aglutinação pode ser tão acentuada que pode ser vista grosseiramente nos esfregaços de sangue e na lateral dos tubos de EDTA (Figura 6.27, à direita). A aglutinação pode resultar em um VCM falsamente aumentado e uma contagem falsamente diminuída de hemácias, visto que a aglutinação das hemácias (ou seja, duplos e triplos) pode ser considerada como células grandes (ver Capítulo 1).

Displasia eritroide e neoplasia

Displasia e leucemia de hemácias serão abordadas em mais detalhes no Capítulo 16. Resumidamente, a displasia eritroide, que é comumente observada em gatos associada à FeLV, caracteriza-se por uma anemia não regenerativa em conjunto com macrocitose e precursores eritroides megaloblásticos, nos quais há hemoglobinização celular avançada com maturação nuclear. A leucemia de células vermelhas (M6) é relativamente rara em cães, mas, em gatos, geralmente está associada à FeLV. Nesses pacientes, maior concentração de hemácias imaturas nucleadas normalmente está presente associada a uma anemia grave e não regenerativa (ver Capítulo 16).

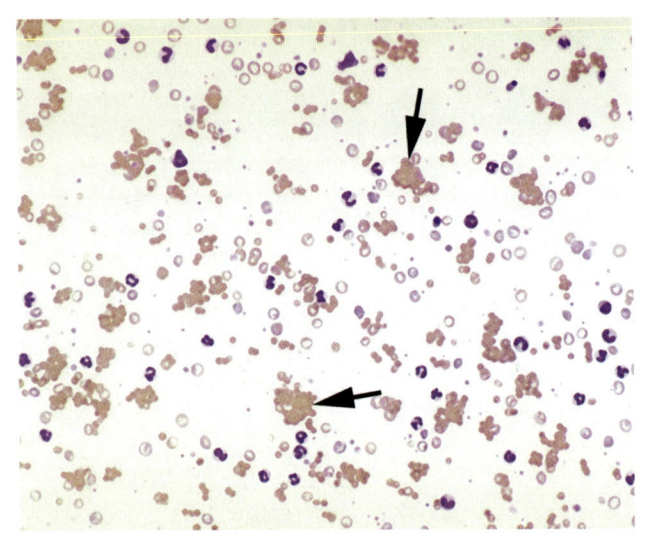

Figura 6.26 Esfregaço sanguíneo de um cão anêmico com anemia hemolítica imunomediada e aglutinação acentuada. Observe os agregados grandes de esferócitos (*setas*). (Coloração de Wright, baixa magnificação.)

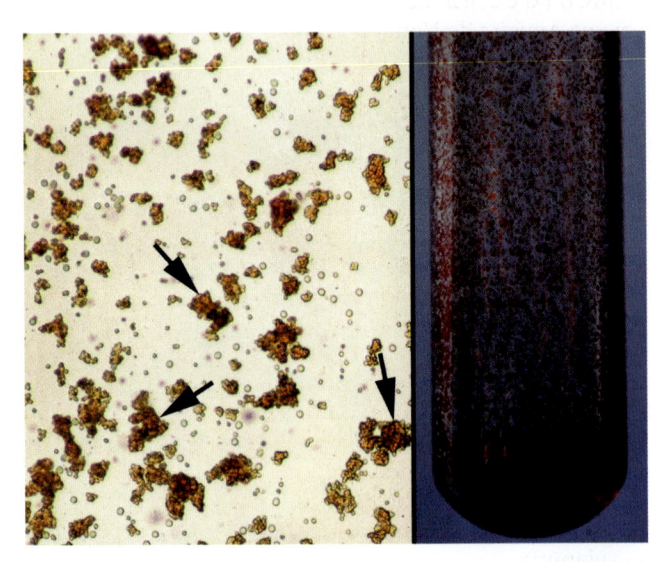

Figura 6.27 Sangue de um cão com anemia hemolítica imunomediada. *Esquerda*: o sangue foi misturado com salina isotônica, e a aglutinação persiste. (*setas*). *Direita*: aglutinação é tão grave que pode ser visualizada macroscopicamente no tubo de coleta com EDTA.

7

Classificação e Abordagem Diagnóstica da Anemia

Mary Anna Thrall

Department of Biomedical Sciences, Ross University School of Veterinary Medicine, Basseterre, Saint Kitts and Nevis

Anemia é a diminuição da quantidade de hemácias (eritrócitos), que resulta em diminuição da oxigenação dos tecidos. A massa de hemácias é determinada pela medição do volume globular (VG, ou seja, hematócrito), do teor de hemoglobina no sangue ou da contagem de hemácias (ver Capítulo 1). Desses três parâmetros, o VG é o mais utilizado como valor inicial para interpretação na América do Norte, embora se o hematócrito for calculado por contadores automatizados de células, a concentração de hemoglobina será mais precisa.

A anemia é resultante de uma doença primária, responsável pela destruição de hemácias, podendo ser ocasionada pela perda de sangue decorrente de hemorragia, pela diminuição da produção de hemácias ou por alguma combinação desses eventos. Os sinais clínicos normalmente estão relacionados com a diminuição da oxigenação dos tecidos ou com os mecanismos compensatórios a ela associados, podendo incluir mucosas pálidas, letargia, intolerância ao exercício, aumento da frequência respiratória ou dispneia, aumento da frequência cardíaca e sopros induzidos pelo aumento da turbulência do sangue. Outros sinais clínicos não específicos, tais como perda de peso, anorexia, febre e linfadenopatia, podem estar presentes caso o animal tenha uma doença sistêmica primária. Sinais clínicos específicos associados à hemólise podem incluir esplenomegalia, icterícia e urina escurecida, devido a hemobloginúria ou bilirrubinúria.

A gravidade dos sinais clínicos geralmente está relacionada com o tempo de aparecimento do quadro anêmico, pois em animais com início gradativo do quadro, resultante de perda crônica de sangue ou de disfunção da medula óssea, há certo grau compensatório da hipoxemia. Entre os mecanismos compensatórios inclui-se o aumento da concentração de 2,3-disfofoglicerato das hemácias, o qual diminui a afinidade do oxigênio pela hemoglobina e, portanto, intensifica o fornecimento de oxigênio para os tecidos, aumentando o débito cardíaco e ajudando na redistribuição do fluxo sanguíneo para os órgãos vitais. Animais com perda sanguínea ou hemólise aguda grave podem vir a óbito. O tratamento e a definição de prognóstico adequados são facilitados quando se estabelece a anemia como o resultado da destruição de hemácias, pela perda sanguínea ou pela menor produção de hemácias, estabelecendo-se então o diagnóstico da doença de base. Este capítulo aborda a classificação e os procedimentos para o diagnóstico de anemia.

Classificação da anemia

Três parâmetros gerais são utilizados para classificar a anemia: tamanho das hemácias e teor de hemoglobina, resposta da medula óssea e fisiopatogênese. As classificações com base no tamanho da hemácia e na resposta da medula óssea são clinicamente mais úteis, pois são importantes ferramentas que permitem ao veterinário um raciocínio clínico para o diagnóstico diferencial. A classificação fisiopatológica apenas fornece uma base conceitual para o diagnóstico de distúrbios causadores de anemia.

Tamanho das hemácias e teor de hemoglobina

Tradicionalmente, a anemia tem sido classificada em função do volume eritrocitário (ou seja, volume corpuscular médio [VCM]) e do teor de hemoglobina dentro das hemácias (concentração de hemoglobina corpuscular média [CHCM]). A anemia é classificada em microcítica, normocítica ou macrocítica quando as hemácias apresentam tamanho pequeno, normal ou grande, respectivamente. Refere-se anemia hipocrômica e normocrômica quando as hemácias apresentam teor de hemoglobina diminuído e normal, respectivamente. Não ocorre anemia hipercrômica, mas é possível observar um falso aumento de CHCM no caso de teor falsamente aumentado de hemoglobina devido a hemólise intravascular, lipemia ou presença de corpúsculos de Heinz. Também pode ocorrer falso aumento de CHCM quando o tamanho das hemácias for menor do que o limiar de detecção do contador de células. Isso reduz efetivamente o VCM e aumenta a CHCM. Embora nos esfregaços sanguíneos os esferócitos pareçam hipercrômicos devido à sua forma, a concentração de hemoglobina nessas hemácias é normal. Em pacientes com anemia hemolítica imunomediada é possível verificar falso aumento da CHCM induzido por hemólise intravascular ou aglutinação, provocando erros nas mensurações da massa eritrocitária.

Esse sistema de classificação é útil no diagnóstico de anemia microcítica, quase sempre ocasionada por deficiência de ferro. Outras causas de microcitose incluem *shunt* portocaval em cães e gatos, alguns casos de anemia da doença inflamatória, e variações normais em certas raças de cães tais como Akitas e Shiba Inus. Em geral, a anemia macrocítica indica que a medula óssea se encontra funcional e está liberando células imaturas, de tamanho maior do que o normal. Deve-se reavaliar o paciente quando for constatada macrocitose não acompanhada de policromasia ou reticulocitose, pois, provavelmente, a resposta regenerativa não é a causa de macrocitose. O cálculo do VCM é de fundamental importância em equinos, pois esta espécie quase nunca libera reticulócitos na circulação. Outras causas de macrocitose incluem infecção pelo vírus da leucemia felina, macrocitose em cães da raça Poodle e estomatocitose hereditária (ver Capítulo 6). Os animais com anemia normocítica geralmente desenvolvem anemia não regenerativa ou pré-regenerativa. Pré-regenerativa refere-se à anemia em animais que apresentam perda de sangue ou hemólise, mas que ainda não demonstram sinais de regeneração no sangue. Contudo, o VCM de animais com anemia regenerativa pode estar na faixa de normalidade e, assim, a anemia é classificada como normocítica. Nesse caso, o histograma ou o gráfico gerado no computador é útil, pois pode-se verificar subpopulação de células macrocíticas, mesmo que o VCM seja normal (será discutido mais adiante).

A CHCM é menos útil na classificação de anemia, pois a hipocromia normalmente é associada a aumento das quantidades de células imaturas grandes (ou seja, anemia regenerativa). Os reticulócitos ainda estão sintetizando hemoglobina; portanto, seu teor de hemoglobina é menor do que o das hemácias maduras. Ocasionalmente, os animais com deficiência de ferro podem apresentar anemia microcítica hipocrômica; no entanto, na maior parte dos animais deficientes de ferro, o valor de CHCM encontra-se na faixa de normalidade.

Historicamente, os valores de VCM e CHCM são obtidos por meio de cálculos com base no VG, no teor de hemoglobina e na contagem de hemácias. Calcula-se o VCM dividindo-se o valor do VG pela contagem de hemácias. Por exemplo, se o VG do paciente for 42% e a contagem de hemácias é $6,0 \times 10^6$, a divisão do VG pela contagem de hemácias indicará um valor de 70 fℓ (ou seja, $42 \div 6 = 7$). Em termos matemáticos, $1 \mu\ell = 10^9$ fℓ; 42% de 10^9 fℓ correspondem a 420.000.000 fℓ. Portanto, tem-se VCM = 70 fℓ (ou seja, $420.000.000 \div 6.000.000$). A CHCM, que corresponde à relação entre o peso da hemoglobina e a contagem de hemácias, expressa em gramas por decilitro, pode ser calculada pela seguinte fórmula:

$$\text{CHCM (g/d}\ell) = \frac{\text{Hemoglobina}}{\text{Htc}} = \times 100$$

Por exemplo, se o teor de hemoglobina for 14 g/dℓ e o VG for 42%, a CHCM irá corresponder a 33,3 g/dℓ.

Contadores eletrônicos de células tornaram o cálculo do VCM ultrapassado porque o volume celular pode ser medido eletronicamente. Assim, utilizam-se os valores do VCM e da contagem de hemácias para o cálculo hematócrito (ver Capítulo 1). O uso dessa tecnologia aumentou a utilidade dessa classificação de anemia, pois as subpopulações de hemácias microcítica ou macrocítica podem ser observadas em histogramas ou em gráficos de computador mesmo quando o valor do VCM está dentro da normalidade (Figura 7.1). A extensão da distribuição de hemácias, a qual indica a amplitude da distribuição do tamanho das hemácias, aumenta quando há subpopulações de hemácias microcíticas ou macrocíticos e, com frequência, aumenta antes que se tenha o valor de CHCM fora da faixa de referência. Além disso, a CHCM ainda pode ser obtida utilizando-se os valores do teor de hemoglobina e do VG; no entanto, atualmente, a técnica de detecção a *laser*, com emprego de dispersão de luz, permite o cálculo direto do teor de hemoglobina nas hemácias. O valor calculado é definido como CHCM. O emprego dessa técnica exclui a possibilidade de ocorrência de falso aumento de CHCM em amostras lipêmicas ou hemolisadas. No entanto, isso não tem serventia para corpúsculos de Heinz, porque as hemácias que os contêm são opticamente mais densas. Contadores eletrônicos de células com citometria de fluxo calculam os índices de reticulócitos, o que é muito útil na detecção de anemia ferropriva em estágio inicial (ver Capítulo 9).

Resposta da medula óssea

A classificação da anemia com base na resposta da medula óssea é muito útil para o diagnóstico do quadro anêmico. A anemia é classificada como regenerativa ou não regenerativa com base na quantidade de hemácias imaturas circulantes. No início, a liberação de hemácias imaturas é uma resposta normal da medula em decorrência do aumento da produção de eritropoetina, principalmente pelo tecido renal, secundário à hipoxia.

Após hemorragia ou hemólise, há liberação de maior quantidade de hemácias imaturas na circulação, indicativa de anemia regenerativa. Normalmente constata-se aumento da população de hemácias imaturas em um período de 2 a 4 dias após hemorragia ou hemólise. A ausência de hemácias imaturas circulantes indica anemia não regenerativa e deve ser considerado evidência de disfunção da medula.

Em esfregaços sanguíneos corados por Wright, as hemácias imaturas apresentam-se como células policromatofílicas; nota-se um retículo azul (reticulócito) quando se utiliza o novo azul de metileno ou azul cresil brilhante (ver Capítulos 1 e 6). Em geral, considera-se anemia regenerativa quando a contagem de reticulócitos for superior a 60.000 células/$\mu\ell$ (ver Capítulo 1), ou se houver aumento da policromasia no esfregaço sanguíneo. A reticulocitose ou o aumento da policromasia são melhores indicadores de falta de resposta da medula óssea do que o aumento do volume celular médio (ver Capítulo 5). Equinos quase nunca liberam quantidades significativas de reticulócitos na circulação.

Classificação fisiopatológica

A classificação fisiopatológica da anemia baseia-se, essencialmente, na disfunção primária. A anemia não regenerativa é resultante de eritropoese defeituosa ou diminuída (ver Capítulo 8). A diminuição da eritropoese é geralmente classificada pelo fato de a produção de neutrófilos e plaquetas também estar diminuída (anemia aplásica) ou se a produção de hemácias está reduzida (hipoplasia) ou ausente (aplasia). Além disso, a produção de hemácias pode ser prejudicada por um distúrbio intrínseco da medula óssea (causas primárias), como mielofibrose, mielodisplasia, distúrbios mieloproliferativos ou induzidos por distúrbio extrínseco (ou seja, secundários). Entre esses, incluem-se doença renal crônica, algumas doenças endócrinas, doenças inflamatórias, agentes infecciosos, como *Ehrlichia* sp., vírus da anemia infecciosa equina, vírus da leucemia felina, destruição imunomediada de precursores de hemácias e lesão induzida por medicamentos ou substâncias químicas (ver Capítulo 15).

A anemia regenerativa é causada por perda de sangue ou destruição de hemácias (ver Capítulo 9). A hemorragia pode ser interna ou externa, bem como aguda ou crônica. As causas de perda de sangue aguda incluem traumatismo, lesões hemorrágicas (p. ex., neoplasias ou úlceras extensas) e distúrbios hemostáticos (p. ex., trombocitopenia ou coagulopatia hereditária ou adquirida, tais como intoxicação por varfarina ou coagulopatia intravascular disseminada). As causas mais comuns de hemorragia crônica são lesões hemorrágicas, especialmente no sistema gastrintestinal, parasitas gastrintestinais e parasitas externos. A destruição de hemácias (ou seja, hemólise) pode ser intravascular ou extravascular e decorre de disfunções intrínsecas (primárias), como deficiências de membrana ou de enzimas de origem hereditária; ou extrínsecas (secundárias), como ação de hemoparasitas ou destruição imunomediada. A hemólise intravascular corresponde à lise das hemácias no leito vascular. Nota-se a hemólise extravascular quando hemácias anormais são fagocitadas pelos macrófagos, geralmente no baço ou no fígado. As causas mais comuns de hemólise são mecanismos imunomediados, parasitas de hemácias e medicamentos ou substâncias químicas que produzem danos oxidativos, resultando na formação

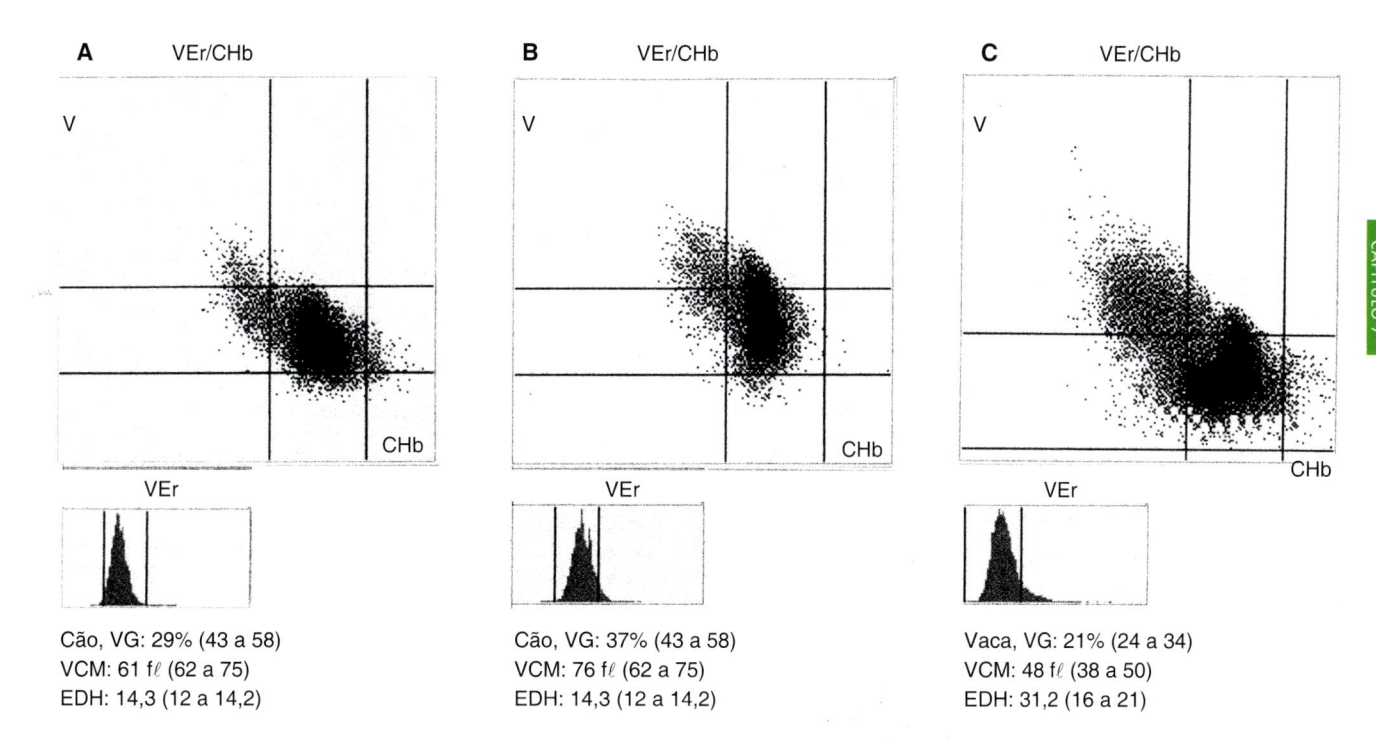

A VEr/CHb

V

CHb

VEr

Cão, VG: 29% (43 a 58)
VCM: 61 fℓ (62 a 75)
EDH: 14,3 (12 a 14,2)

B VEr/CHb

V

CHb

VEr

Cão, VG: 37% (43 a 58)
VCM: 76 fℓ (62 a 75)
EDH: 14,3 (12 a 14,2)

C VEr/CHb

V

CHb

VEr

Vaca, VG: 21% (24 a 34)
VCM: 48 fℓ (38 a 50)
EDH: 31,2 (16 a 21)

Figura 7.1 Citogramas do volume de hemácias/concentração de hemoglobina (VEr/CHb) e histogramas do volume de hemácias de seis animais anêmicos obtidos em aparelho Bayer Advia® 120 (Bayer Corporation, Tarrytown, NY). No citograma de VEr/CHb, a concentração de hemoglobina (Hb) é representada graficamente no eixo *x* (horizontal) e o volume celular é representado graficamente no eixo *y* (vertical). Cada hemácia é exibida de acordo com o volume e o teor de hemoglobina; eritrócitos normocíticos normocrômicos encontram-se no compartimento central de cada citograma de nove compartimentos. As células maiores são exibidas em direção à parte superior do citograma e as células hipocrômicas em direção à esquerda dele; assim, os eritrócitos macrocíticos hipocrômicos aparecem na região superior esquerda do aglomerado de hemácias normais. O histograma do volume de hemácias representa a distribuição das hemácias por volume celular; amostras normais apresentam curva em formato de sino. O volume corpuscular médio (VCM) e a extensão da distribuição das hemácias (EDH) são determinados a partir do histograma. O VCM corresponde à média do histograma do VEr e a EDH representa o coeficiente de variação da população de células. Para cada espécie animal, o volume globular (VG), o VCM e a EDH são mostrados abaixo do citograma VEr/CHb e do histograma de volume. As faixas de normalidade estão apresentadas entre parênteses. **A.** Cão mestiço de 12 anos com anemia discreta, ligeira diminuição do VCM e discreto aumento da EDH. O citograma VEr/CHb mostra que várias hemácias se direcionam para a parte inferior do quadrado central, indicando que são microcíticos. Além disso, há uma população de células hipocrômicas, algumas delas normocíticas, outras macrocíticas. O histograma do volume encontra-se com desvio à esquerda, indicando, também, que várias hemácias estão ligeiramente menores. Nesse paciente, a suspeita era de anemia por deficiência de ferro, que foi confirmada pelo teor sérico de ferro abaixo do normal. O cão apresentava epistaxe há 3 meses associada a condrossarcoma de conduto nasal. **B.** Cão da raça Schnauzer miniatura de 12 anos com anemia muito discreta e ligeiro aumento de VCM e EDH. O citograma VEr/CHb mostra uma população de células na parte superior do quadro central, representada por células grandes. Além disso, há uma população de eritrócitos macrocíticos hipocrômicos. O histograma do volume encontra-se ligeiramente desviado à direita; a população de células macrocíticas é evidente.**C.** Bezerro anêmico com 1 semana de vida. Observe a população de eritrócitos macrocíticos hipocrômicos, mesmo com o VCM normal. A EDH encontra-se nitidamente aumentada. A contagem de reticulócitos indicou 90.000 células/μℓ (2%). A presença de células macrocíticas e de reticulócitos indica anemia regenerativa. O coto umbilical do bezerro apresentava sangramento desde o nascimento; havia também sangue nas fezes há 3 dias. O VG do dia anterior era de 9% e, nesse momento, o bezerro foi submetido à transfusão sanguínea. Provavelmente muitos eritrócitos normocíticos eram do doador. O animal respondeu bem ao tratamento de suporte e, 1 semana depois, o VG era 27%. (*Continua*)

de corpúsculos de Heinz. As causas menos comuns de hemólise incluem hipofosfatemia, intoxicação por água em ruminantes jovens, bactérias (p. ex., *Leptospira* sp. e *Clostridium* sp.), dose excessiva de heparina e deficiências hereditárias de enzimas eritrocitárias e defeitos de membrana.

Abordagem diagnóstica

No caso de um paciente anêmico, o principal objetivo é estabelecer o diagnóstico definitivo da doença de base para que a terapia apropriada possa ser instituída e o prognóstico, estabelecido. As informações sobre o paciente podem ser obtidas por meio de anamnese, exame físico e exames laboratoriais. A abordagem clinicamente mais útil para a anemia é fundamentada nos sistemas de classificação que envolvem uma combinação da resposta da medula óssea e o tamanho das hemácias.

Avaliação laboratorial

A classificação da anemia com base no tamanho das hemácias e na resposta da medula óssea (discutido anteriormente) é muito importante. Os principais dados laboratoriais incluem VG, VCM e contagem de reticulócitos. Qualquer perda de sangue ou destruição irá resultar em anemia regenerativa; a disfunção da medula irá resultar em anemia não regenerativa. Além disso, a microcitose indica anemia por deficiência de ferro, enquanto a macrocitose é evidência de regeneração. É possível obter informações adicionais no esfregaço sanguíneo; a morfologia das hemácias pode indicar um diagnóstico definitivo (ver Capítulo 6).

Outro procedimento laboratorial que pode fornecer informações úteis é a mensuração do teor plasmático de proteína mediante refratometria (ver Capítulo 1). A perda de sangue, em geral, não só resulta em perda de hemácias, mas também de

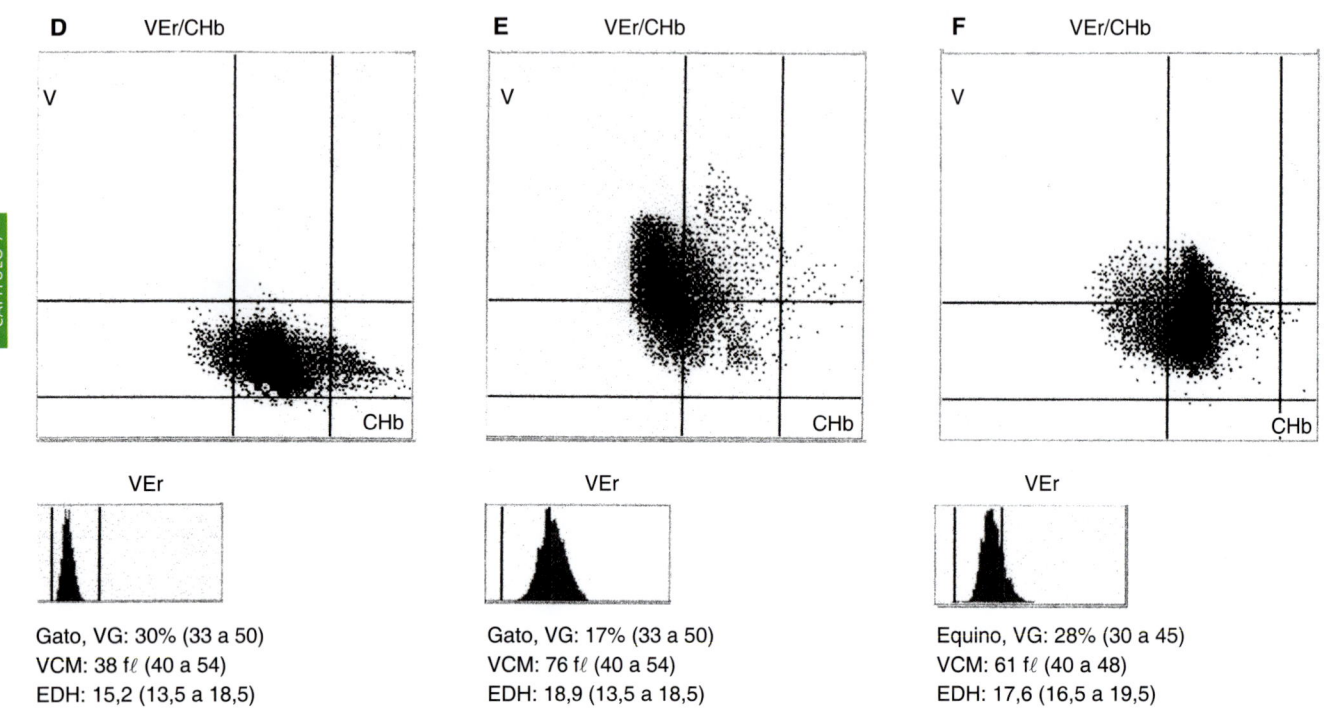

Gato, VG: 30% (33 a 50)
VCM: 38 fℓ (40 a 54)
EDH: 15,2 (13,5 a 18,5)

Gato, VG: 17% (33 a 50)
VCM: 76 fℓ (40 a 54)
EDH: 18,9 (13,5 a 18,5)

Equino, VG: 28% (30 a 45)
VCM: 61 fℓ (40 a 48)
EDH: 17,6 (16,5 a 19,5)

Figura 7.1 (*Continuação*) **D.** Felino doméstico, 13 anos, com discreta diminuição do VCM. O citograma VEr/CHb e o histograma do volume de hemácias são semelhantes aos do cão do quadro **A**, sugerindo anemia por deficiência de ferro. O gato apresentava sangue nas fezes devido a linfoma intestinal (primariamente no cólon) várias semanas antes da realização do hemograma. A contagem de reticulócitos revelou 108.000 células/μℓ, indicando anemia regenerativa; contudo, as hemácias imaturas eram pequenos devido à deficiência de ferro. **E.** Felino doméstico, 6 anos, com discreto aumento da EDH. Observe que a maior parte das células é macrocítica hipocrômica. O histograma do VEr encontra-se desviado à direita devido à presença de várias hemácias grandes; a contagem de reticulócitos mostrou 233.620 células/μℓ (10,7%), indicando anemia com alto grau de regeneração. O gato apresentava teste de Coombs positivo, definindo o diagnóstico como anemia hemolítica imunomediada. Não se constatou *Haemobartonella* em esfregaços sanguíneos feitos durante vários dias; não foi realizada reação em cadeia de polimerase para *Haemobartonella felis*. O animal apresentava teste negativo ao vírus da leucemia felina. **F.** Equino, 12 anos, com anemia macrocítica. Notar a população de células grandes, algumas delas hipocrômicas. O histograma do volume de hemácias encontra-se desviado à direita, indicando subpopulação de células grandes. Os equinos não liberam reticulócitos na circulação, mas a presença de eritrócitos macrocíticos sugere anemia regenerativa. O animal apresentava desidratação e, portanto, possivelmente maior grau de anemia do que aquele indicado pelo VG. Nesse caso, pode-se suspeitar de hemorragia ou de hemólise.

outros componentes do sangue, inclusive proteínas. Portanto, pacientes com hemorragia podem apresentar hipoproteinemia. No entanto, outras causas de hipoproteinemia devem ser consideradas (ver Capítulo 30). Caso ocorra hemorragia interna, como em uma cavidade corporal, normalmente a proteína é reabsorvida após algumas horas.

Outros componentes do hemograma também podem fornecer informações úteis. Por exemplo, se um paciente está gravemente trombocitopênico, a anemia pode ser decorrente de hemorragia secundária à formação deficiente de coágulos. Por outro lado, quando ocorrer diminuição da contagem de leucócitos, de plaquetas e do VG e a anemia for do tipo não regenerativo, a provável causa será insuficiência completa da medula óssea. Um animal com anemia não regenerativa e aumento da população de neutrófilos imaturos provavelmente apresentará um quadro anêmico induzido por doença inflamatória (ver Capítulo 8).

É possível realizar testes laboratoriais específicos que podem ajudar na confirmação ou exclusão de uma suspeita clínica. Caso sejam constatados esferócitos no esfregaço de um paciente anêmico, então o teste de Coombs ou o teste de fragilidade eritrocitária à solução salina (ver Capítulo 1) pode ajudar a confirmar o diagnóstico de anemia hemolítica imunomediada. Em pacientes com anemia microcítica é preciso dosar os teores séricos de ferro para definir se a microcitose realmente é decorrente da deficiência desse mineral. Além disso, as fezes devem ser

examinadas buscando-se a presença de sangue, porque a hemorragia gastrintestinal crônica é uma causa comum de anemia por deficiência de ferro (ver Capítulo 9). Cães anêmicos, particularmente aqueles que apresentam concomitantemente trombocitopenia e hiperglobulinemia, devem ser submetidos ao exame para ehrlichiose e gatos anêmicos devem ser examinados quanto a infecções por vírus da leucemia felina e vírus da imunodeficiência felina. Os equinos com anemia devem ser submetidos a exame para diagnosticar anemia infecciosa equina.

O perfil bioquímico também pode fornecer informações essenciais. Pacientes com anemia não regenerativa de leve a moderada podem apresentar distúrbios extrínsecos à medula óssea que interferem na função da medular. Por exemplo, animais com anemia não regenerativa que também apresentam azotemia causada por disfunção renal provavelmente sintetizam menor quantidade de eritropoetina. Todos os pacientes com anemia não regenerativa de causa desconhecida devem ser submetidos à biopsia por aspiração de medula óssea (ver Capítulo 15).

Resenha e anamnese

Uma anamnese minuciosa oferece informações valiosas. Em alguns casos, os dados da resenha também são úteis, porque algumas doenças são mais comuns em determinadas raças. Por exemplo, a anemia hemolítica imunomediada é relativamente comum em cães da raça Cocker Spaniel. Hemorragias agudas resultam em início brusco dos sinais clínicos, enquanto hemorragias crônicas e disfunções da medula óssea induzem início gradativo dos sintomas. Portanto, a determinação de o aparecimento de sinais clínicos ter sido agudo ou crônico pode ser útil. É importante questionar o proprietário sobre aparecimento de outros sintomas. Por exemplo, um cão que apresenta concomitantemente poliúria e polidipsia pode estar anêmico em consequência de disfunção renal. Um cão que manifesta crises periódicas de fraqueza pode ter hemorragia intra-abdominal intermitente, secundária à lesão hemorrágica (p. ex., hemangiossarcoma). Deve-se também pesquisar histórico de traumatismo ou cirurgia recente, bem como questionar se o proprietário observou qualquer evidência de hemorragia, como hematúria ou epistaxe (a constatação de melena ao exame visual das fezes indica lesão muito grave). Por fim, deve-se perguntar ao proprietário se o paciente teve qualquer exposição a plantas, medicamentos ou produtos químicos causadores de hemólise, disfunção da medula óssea ou ulceração gastrintestinal associada a perda de sangue.

Exame físico

Um cuidadoso exame físico de rotina pode revelar informações adicionais. Por exemplo, se houver hematomas, petéquias ou equimoses em um paciente anêmico, a anemia pode ser secundária a diminuição de plaquetas, disfunção plaquetária ou distúrbio de coagulação (ver Capítulo 17). Havendo distensão abdominal deve-se suspeitar de hemorragia intra-abdominal e realizar paracentese abdominal e avaliação do líquido peritoneal. Caso as membranas mucosas apresentem-se ictéricas e pálidas, deve-se suspeitar de hemólise. No caso de membranas mucosas cianóticas ou acastanhadas e pálidas, suspeita-se da presença de metemoglobinemia, que pode estar associada à anemia por corpúsculos de Heinz.

Resumo

Em resumo, a resenha, a anamnese, o exame físico, os sinais clínicos e os achados laboratoriais fornecem informações de extrema importância para a definição do diagnóstico da causa primária de anemia. Hemorragia externa crônica geralmente resulta em anemia por deficiência de ferro, que pode ser diagnosticada com base na diminuição do VCM e do teor de ferro sérico. Hemorragia externa aguda pode ser diagnosticada durante o exame físico; no entanto, no início, pode ser difícil diferenciar hemorragia de hemólise. Em geral ocorre hemorragia interna significativa na cavidade corporal, de modo que um exame físico cuidadoso, a punção aspirativa da cavidade abdominal ou outros métodos de visualização permitem o diagnóstico. Além disso, várias causas de hemólise, como a destruição de hemácias imunomediada, corpúsculos de Heinz ou hemoparasitas, podem ser detectadas no exame de esfregaços sanguíneos e na avaliação da morfologia das hemácias. Os procedimentos de diagnóstico para causas específicas de anemia serão discutidos em mais detalhes nos Capítulos 8 e 9.

8

Anemia Não Regenerativa

Mary Anna Thrall
Department of Biomedical Sciences, Ross University School of Veterinary Medicine, Basseterre, Saint Kitts and Nevis

A anemia é classificada como regenerativa ou não regenerativa com base no número de hemácias imaturas circulantes (eritrócitos policromatofílicos ou reticulócitos). A ausência de hemácias imaturas circulantes indica anemia não regenerativa e fornece evidências de disfunção. A maioria das anemias não regenerativas é normocítica. Uma vez que a medula leva aproximadamente 2 dias para responder à anemia (ver "Maturação do reticulócito", no Capítulo 1), pacientes com perda aguda de sangue ou destruição do sangue podem parecer apresentar anemia não regenerativa, mas, na verdade, é pré-regenerativa.

A anemia não regenerativa é ainda subclassificada com base em alterações também na granulopoese (produção de neutrófilos) e tromboPoese (produção de plaquetas). Animais com anemia não regenerativa em conjunto com neutropenia e trombocitopenia (pancitopenia) têm lesão reversível ou irreversível das células-tronco. As lesões irreversíveis de células-tronco são discutidas no Capítulo 15 e representam um defeito intrínseco no comportamento proliferativo e/ou na regulação de entrada de células-tronco na hematopoese diferenciada. Algumas lesões irreversíveis podem ser induzidas por fármacos, produtos químicos, vírus (p. ex., vírus da leucemia felina [FeLV]), radiação e lesão imunomediada de células-tronco, mas geralmente a causa nunca é descoberta. As manifestações da lesão de células-tronco podem incluir displasia, falta de produção de células (anemia aplásica) e proliferação neoplásica descontrolada. A lesão reversível de células-tronco é transitória, mas também pode ser causada por fármacos, produtos químicos, vírus, radiação e destruição imunomediada de células-tronco. A lesão reversível das células-tronco não progride para neoplasia; no entanto, as lesões reversíveis e irreversíveis das células-tronco podem estar associadas a mielofibrose ou mielonecrose em resposta à lesão.

A pancitopenia também pode resultar de distúrbios mieloftísicos, nos quais neoplasias não hematopoéticas, como linfoma e histiocitose maligna, metastatizam ou se originam na medula. Além disso, pancitopenia pode ser observada com síndrome hemofagocítica, uma condição rara que ocorre secundariamente a doenças infecciosas, neoplásicas ou metabólicas e é caracterizada pela proliferação de células histiocíticas benignas que fagocitam precursores hematopoéticos.

Animais com anemia não regenerativa, em conjunto com concentrações normais de neutrófilos e plaquetas, podem ter um defeito intrínseco da medula (hipoplasia eritrocitária pura, aplasia, ou aparente defeito de maturação eritroide), ou podem ter um distúrbio que é extrínseco à medula óssea, mas que resulta em eritropoese defeituosa ou diminuída. A aplasia pura de hemácias também pode ser reversível ou irreversível, e geralmente é imunomediada ou causada por lesões virais (FeLV). Causas extrínsecas de anemia não regenerativa incluem anemia da doença inflamatória, anemia de insuficiência renal, anemias associadas aos distúrbios endócrinos e, raramente, deficiências nutricionais.

Anemia aplásica (pancitopenia aplásica)

Fármacos, produtos químicos, toxinas e estrogênio

Fármacos antineoplásicos e imunossupressores, como doxorrubicina, ciclofosfamida, citosina arabinosídeo, vincristina, hidroxiureia e azatioprina, provavelmente são os agentes mais comumente usados que causam lesões reversíveis de células-tronco em cães. Contudo, esses medicamentos são usados por períodos breves, e geralmente resultam em neutropenia e trombocitopenia, e não em uma anemia não regenerativa significativa. Fármacos que têm sido associados às lesões de células-tronco em animais incluem estrogênio (cães e furões), fenilbutazona (cães e, possivelmente, cavalos), ácido meclofenâmico (cães), griseofulvina (gatos), fenobarbital (cães e gatos), fenitoína (cães), colchicina (cães), azidotimidina (um inibidor da transcriptase reversa; gatos), cloranfenicol (cães e gatos), tiacetarsamida (cães) e albendazol (um anti-helmíntico; cachorros e gatos). Alguns medicamentos podem induzir a destruição de células-tronco por mecanismos imunomediados. Em cães, trimetoprima-sulfadiazina, cefalosporina e fenobarbital têm sido associados com pancitopenia que pode ser imunomediada. Lesão imunomediada de células-tronco mediada por fármacos geralmente responde à interrupção do uso do medicamento. Lesão de células-tronco imunomediada idiopática, muitas vezes, responde à terapia imunossupressora, mas essas lesões podem levar várias semanas para responder e geralmente requerem tratamento a longo prazo para resolução. A Tabela 8.1 resume os fármacos e produtos químicos que podem causar anemia aplásica em animais domésticos.

A intoxicação por estrogênio pode ocorrer em cadelas que recebem administração exógena de estrogênio para erros de acasalamento, término de pseudociese ou incontinência urinária. A mielossupressão pode resultar da administração de quantidades excessivas de estrogênio ou de uma sensibilidade idiossincrática ao estrogênio. O estrogênio endógeno, resultante de tumores de células de Sertoli em cães machos ou de ovários císticos ou tumores de células da granulosa em cadelas, também pode resultar em supressão da medula óssea. Uma vez que os furões ovulam por indução, a supressão da medula por estrogênio endógeno é um distúrbio comum – e potencialmente fatal – nessa espécie. O mecanismo da intoxicação por estrogênio não é claro, mas acredita-se que resulte da secreção (pelas células estromais do timo) de uma substância induzida por estrogênio que inibe as células-tronco. A supressão da medula é precedida por trombocitose e neutrofilia.

A anemia aplásica em bovinos tem sido associada à ingestão de samambaia e à ingestão de farelo de soja contaminado com o solvente tricloroetileno. O benzeno, solvente usado comumente, pode causar anemia aplásica, bem como leucemia. As micotoxinas têm sido associadas à supressão da medula óssea

> **Tabela 8.1** Fármacos, produtos químicos, plantas e hormônios associados à anemia não regenerativa em animais domésticos.
>
> **Cães**
>
> Ácido meclofenâmico
> Albendazol
> Agentes quimioterápicos
> Cefalosporinas
> Colchicina
> Estrogênio
> Fenilbutazona
> Fenitoína
> Fenobarbital
> Quinidina
> Tiacetarsamida
>
> **Gatos**
>
> Albendazol
> Azidomitidina
> Griseofulvina
>
> **Bovinos**
>
> Micotoxinas
> Samambaia
> Tricloroetileno
>
> **Equinos**
>
> Micotoxinas
> Fenilbutazona

em cavalos e bovinos, e a intoxicação experimental por aflatoxina B_1 foi relatada como causadora de anemia aplásica em suínos.

Agentes infecciosos

FeLV pode resultar em anemia por vários mecanismos, um dos quais é a indução de anemia aplásica. Além disso, a FeLV é associada à anemia que se manifesta como aplasia eritrocitária pura ou hipoplasia, distúrbios mieloproliferativos (ver Capítulo 16), anemia da doença inflamatória e hemólise. As anemias hemolíticas que podem estar associadas à infecção por FeLV incluem anemia por corpúsculos de Heinz, anemia hemolítica imunomediada e anemia infecciosa felina (ver Capítulo 9). Antes do uso disseminado de vacina contra FeLV, aproximadamente 70% dos gatos anêmicos estavam infectados por FeLV. A anemia causada por FeLV geralmente é macrocítica, ou uma subpopulação dos hemácias é macrocítica na ausência de reticulocitose. Isso pode ser causado pela produção prolongada de hemácias displásicas resultante de mielodisplasia induzida por FeLV (ver Capítulo 16).

A *Ehrlichia canis* pode resultar em pancitopenia por dois mecanismos: destruição imunomediada de células circulantes ou anemia aplásica (que também pode ser um mecanismo de doença imunomediada). Além disso, cães com ehrlichiose podem apresentar apenas uma linhagem celular diminuída (p. ex., trombocitopenia), podem ter linfocitose e comumente têm hiperglobulinemia. O microrganismo raramente é visto em esfregaços de sangue.

O vírus da anemia infecciosa equina (um lentivírus) causa anemia por uma série de mecanismos, um dos quais é a supressão da medula óssea (possivelmente imunomediada). A infecção pelo parvovírus em cães e gatos causa necrose aguda da medula óssea, mas esses animais geralmente se recuperam ou morrem antes de a anemia tornar-se significativa.

Há relatos de que outros agentes infecciosos, como infecções sistêmicas por fungos ou protozoários, resultaram em pancitopenia. O mecanismo pode ser imunomediado.

Aplasia eritrocitária pura/anemia não regenerativa imunomediada

A aplasia eritrocitária pura caracteriza-se por diminuição acentuada na concentração de precursores eritroides na medula óssea junto a granulopoese e trombopoese normais, resultando em anemia grave não regenerativa com concentrações normais de neutrófilos e plaquetas. A aplasia pura de hemácias (anemia de Diamond-Blackfan) é muito rara em seres humanos, e só foi relatada, mas não comprovada, em um cão. A aplasia eritrocitária pura adquirida quase sempre é causada pela destruição imunomediada de células precursoras eritroides, e muitas vezes responde à terapia com imunossupressores. Esferócitos e aglutinação estão presentes ocasionalmente, a hemólise é variável, mas às vezes está presente, e aproximadamente metade dos cães afetados em alguns estudos apresentou Coombs positivo. O exame da medula óssea geralmente revela uma parada aparente em algum estágio de maturação dos precursores eritroides, variando dos estágios de rubriblastos a metarrubrícitos. A fagocitose de rubrícitos ou metarrubrícitos (rubrifagocitose) é comumente observada em aspirados de medula óssea, e algum grau de mielofibrose é visto em aproximadamente metade dos cães afetados. A eritropoese geralmente é expandida (hiperplasia eritroide) até o estágio do precursor eritrocitário que está sendo fagocitado. No entanto, ocasionalmente os precursores eritroides estão completamente ausentes. A anemia não regenerativa imunomediada também é referida como anemia imunomediada direcionada ao precursor (AIMP). Embora a maioria dos cães e gatos afetados responda à terapia imunossupressora, o tempo desde o início até um estado de resposta regenerativa (reticulocitose) geralmente é de várias semanas, e pode ser de meses.

Alguns cães e equinos tratados com eritropoetina humana recombinante desenvolveram uma resposta imune contra a eritropoetina recombinante e endógena, resultando em uma aplasia eritrocitária pura reversível. A eritropoetina recombinante espécie-específica não produz essa síndrome. Em um estudo retrospectivo, apenas 6% dos cães desenvolveram aplasia eritrocitária pura associada à administração de darbepoetina, um glicosilado sintético de ação prolongada análogo de eritropoetina humana recombinante. Acredita-se que a darbepoetina tenha menor probabilidade de produzir aplasia pura de hemácias em cães e gatos do que a epoetina, a primeira eritropoetina desenvolvida.

Por fim, determinadas cepas do vírus FeLV (subgrupo C) causam aplasia eritrocitária pura.

Hipoplasia de hemácias

A anemia não regenerativa pode resultar de anormalidades que são extrínsecas à medula, incluindo anemia de origem inflamatória, doença renal crônica, anemia por insuficiência renal crônica, anemia associada à doença endócrina e, raramente, anemia associada a deficiências nutricionais. Outros achados laboratoriais como leucograma inflamatório, azotemia, outras anormalidades do perfil bioquímico ou anormalidades do painel endócrino geralmente são fundamentais para estabelecer o diagnóstico desses tipos de anemia.

Anemia da inflamação

A anemia da inflamação (anemia da doença crônica) é provavelmente a anemia mais comum em animais domésticos, mas geralmente é leve e clinicamente insignificante. Esse tipo de anemia está associado a vários tipos de processos inflamatórios, incluindo infecções, traumatismos, doença renal, neoplasia, insuficiência cardíaca e obesidade, e normalmente é leve a moderada, não regenerativa e geralmente normocítica, mas ocasionalmente microcítica. A patogenia da anemia da doença inflamatória é multifatorial, incluindo alterações na homeostase do ferro, proliferação alterada das células progenitoras eritroides e da produção de eritropoetina, e diminuição da vida útil das hemácias. A estimulação imunológica resulta na ativação de células T e monócitos que produzem citocinas, como a interferona-γ (IFN-γ), fator de necrose tumoral-α (TNF-α), interleucina (IL)-1, IL-6 e IL-10 que afetam o metabolismo do ferro. Lipopolissacarídeo (LPS) e IL-6 induzem a produção hepática de hepcidina, que atua na regulação da homeostase do ferro por redução da absorção intestinal desse elemento, bem como a liberação de ferro dos estoques de ferritina e mediação de outros reguladores de ferro. Especificamente, a hepcidina inativa a ferroportina, que é responsável pelo transporte de ferro para fora das células, e o LPS pode também reduzir a expressão do transportador de metal bivalente 1 (DMT1) e a expressão de ferroportina. Esses eventos resultam na inibição da absorção de ferro duodenal e na diminuição da liberação de ferro das reservas de macrófagos e dos hepatócitos. Além disso, as citocinas inflamatórias regulam positivamente a expressão de DMT1 em macrófagos com aumento resultante da absorção de ferro nessas células. Além disso, a IL-10 eleva a expressão do receptor de transferrina, resultando em aumento da absorção de ferro nas células, e TNF-α, IL-1, IL-6 e IL-10 também regulam positivamente a expressão de ferritina, promovendo o armazenamento e a retenção intracelular de ferro. O efeito combinado dessas mudanças é a deficiência relativa de ferro em ambos os *pools* – de transporte e funcional –, o que limita a disponibilidade de ferro para eritropoese [ver mais acerca do metabolismo do ferro em "Perda crônica de sangue (anemia por deficiência de ferro)", no Capítulo 9]. Independentemente da influência da hepcidina e da deficiência de ferro na eritropoese, citocinas como IL-1 e TNF também inibem a estimulação da produção de eritropoetina no rim mediada por hipoxia.

Os achados laboratoriais incluem diminuição da concentração sérica de ferro, capacidade total de ligação de ferro normal ou diminuída (transferrina), teor de ferritina sérica normal ou elevado ou aumento das reservas de ferro corável na medula óssea. Leucograma inflamatório também pode estar presente. Ocasionalmente, animais com anemia da inflamação podem ter anemia microcítica, que, junto à diminuição da concentração de ferro sérico, torna a anemia da inflamação difícil de distinguir da anemia por deficiência de ferro; nesses casos, o teor de ferritina sérica ou o ferro na medula óssea (hemossiderina) podem ser úteis na diferenciação entre os dois transtornos. No entanto, a transferrina é regulada negativamente pela inflamação (proteína de fase aguda negativa) e a ferritina é regulada positivamente pela inflamação (proteína de fase aguda positiva), e podem confundir a diferenciação. Em humanos com anemia da inflamação concomitante à anemia por deficiência de ferro, a anemia é menos microcítica e hipocrômica do que em pacientes com anemia simples por deficiência de ferro, e isso pode ser verdadeiro também em animais. A mensuração do teor de hepcidina pode ser útil para distinguir entre a anemia da inflamação e a anemia por deficiência de ferro, uma vez que o teor de hepcidina está tipicamente aumentado em pacientes com anemia da inflamação, e diminuído na anemia por deficiência de ferro. No entanto, em humanos com doença renal, o teor de hepcidina sérica está aumentado, uma vez que ela é eliminada pelos rins, fazendo com que o teste não seja diagnóstico para diferenciar a anemia por deficiência de ferro da anemia da inflamação. Além dos parâmetros do metabolismo do ferro, outros exames laboratoriais, como concentração de hemoglobina reticulocitária e extensão da distribuição de hemácias, podem ser úteis na diferenciação entre anemia por deficiência de ferro e anemia da inflamação. Mostrou-se que a concentração de hemoglobina dos reticulócitos está diminuída em cães e gatos com restrição da hematopoese pelo ferro, mas ainda não provou ser muito útil na diferenciação entre deficiência de ferro verdadeira e deficiência funcional de ferro, como é visto com anemia de inflamação e nos *shunts* portossistêmicos.

Uma concentração diminuída de ferro sérico, presumivelmente, é vantajosa para pacientes com doença inflamatória, porque reduz a disponibilidade de ferro para o crescimento de bactérias. O tratamento visa aliviar a doença. A suplementação de ferro parenteral pode ter alguns benefícios, e o tratamento com eritropoetina recombinante pode resultar em aumento do hematócrito. Inibidores de hepcidina e moduladores inflamatórios são tratamentos promissores para o futuro.

Anemia da doença renal crônica

A anemia associada à doença renal crônica geralmente é moderada a grave, não regenerativa e normocítica. A gravidade da anemia geralmente se correlaciona com a gravidade da insuficiência renal, evidenciada pelo grau de azotemia. A principal causa dessa anemia é a falta de produção de eritropoetina pelo rim, e o tratamento com eritropoetina canina recombinante ou a darbepoetina desenvolvida mais recentemente, um análogo da eritropoetina humana recombinante de ação prolongada, aumenta efetivamente o hematócrito na maioria dos cães e gatos. Outros fatores, como tendência aumentada de sangramento, também podem desempenhar um papel nesse tipo de anemia. Não foi verificada correlação significativa entre o aumento nas concentrações séricas de hormônio da paratireoide e fósforo e aumento da fragilidade osmótica das hemácias e o grau de anemia. Alguns pacientes com anemia de doença renal têm anemia da doença inflamatória concomitante. Acredita-se que a inflamação e o estresse oxidativo desempenhem papel na progressão da doença renal crônica, e o aumento das concentrações de proteínas de fase aguda como a hepcidina está associado a diminuição do teor sérico de ferro, capacidade total de ligação do ferro e hematócrito em gatos com doença renal crônica. É provável que a anemia da doença inflamatória, uma deficiência funcional de ferro, também desempenhe papel no desenvolvimento da anemia da doença renal crônica em cães e gatos, assim como em humanos.

Anemia associada à doença endócrina

Cães com hipotireoidismo quase sempre apresentam anemia normocítica leve, não regenerativa, geralmente com hematócrito de aproximadamente 30%. Essa anemia responde à terapia para hipotireoidismo e pode ser simplesmente uma manifestação da redução da taxa metabólica. Alguns cães com hipoadrenocorticismo, particularmente aqueles com deficiência de glicocorticoides, têm anemia normocítica leve, não regenerativa, que muitas vezes é mascarada pela desidratação.

Anemia associada a deficiências nutricionais

A anemia por deficiência de ferro é a anemia mais comumente associada à deficiência nutricional e, embora comum em seres humanos, a falta de ferro nutricional raramente é vista em animais domésticos adultos. Esse tipo de anemia geralmente é regenerativa até os estágios tardios (a menos que seja complicada por anemia da doença inflamatória) e é discutida no Capítulo 9. Outros tipos de anemias relacionadas à deficiência nutricional são diagnosticados muito raramente.

A cobalamina e o folato são vitaminas hidrossolúveis do complexo B, que são cofatores de enzimas necessárias para a síntese normal de DNA, hematopoese e mielinização de neurônios. Em humanos, as deficiências de cobalamina e folato resultam em anemias macrocíticas não regenerativas como resultado de defeito na síntese de DNA, hematopoese ineficaz e interrupção da maturação dos precursores de hemácias. A macrocitose é o resultado do desenvolvimento assíncrono entre o citoplasma e o núcleo das hemácias. A deficiência de cobalamina é observada em cães e gatos como resultado de uma ausência hereditária de receptores de fator de cobalamina em enterócitos ileais, que é herdada como um traço autossômico recessivo. Essa anemia é não regenerativa e geralmente normocítica, ao contrário da anemia semelhante que ocorre em humanos, e foi relatada em Border Collies, um Beagle, Schnauzers gigantes e gatos. Os filhotes afetados falham em crescer. Outros achados incluem neutropenia com hipersegmentação, anemia com anisocitose e poiquilocitose, alterações megaloblásticas da medula óssea, diminuição das concentrações de cobalamina, acidúria metilmalônica e homocistinemia. A administração parenteral, mas não oral, da cianocobalamina elimina todas as anormalidades, exceto a diminuição da concentração sérica de cobalamina. Shar Peis Chineses têm alta prevalência de deficiência de cobalamina em comparação a outras raças, e Shar Peis saudáveis podem ter manifestações subclínicas de deficiência de cobalamina. Suspeita-se que o distúrbio seja hereditário; os achados hematológicos não foram relatados até o momento.

Achados hematológicos em animais com deficiência de cobalamina adquirida como resultado de doença gastrintestinal ou pancreática não foram bem caracterizados, embora alguns animais com deficiência adquirida de cobalamina tenham sido relatados como apresentando anemia normocítica leve. Um estudo retrospectivo recente em cães não mostrou associação entre a deficiência de cobalamina ou de folato e a anemia macrocítica não regenerativa observada em humanos. Alguns gatos com hipertireoidismo são hipocobalaminêmicos, mas não anêmicos. A deficiência de cobalto em ruminantes resulta em anemia normocítica e não regenerativa, e é causada pelo pastejo em áreas com solo com deficiência de cobalto. O cobalto é necessário para a síntese de cobalamina pelas bactérias do rúmen.

9

Anemia Regenerativa

Mary Anna Thrall

Department of Biomedical Sciences, Ross University School of Veterinary Medicine, Basseterre, Saint Kitts and Nevis

O termo "anemia regenerativa" implica que a medula óssea está tentando compensar a anemia por meio do aumento da produção de hemácias (eritrócitos), bem como liberação precoce de hemácias imaturas. Essa resposta deve-se, principalmente, ao aumento da produção de eritropoetina por detecção de hipoxia nas células no rim (ver discussões sobre produção de hemácias nos Capítulos 6 e 10). Indicações de que a anemia é regenerativa são aumento da policromasia na coloração de Wright do esfregaço sanguíneo e aumento da concentração de reticulócitos (em outras espécies que não a espécie equina, que não libera muitas hemácias imaturas). O volume corpuscular médio (VCM) pode estar aumentado, mas é uma indicação menos confiável de liberação precoce de células do que a presença de reticulócitos ou policromasia. A anemia regenerativa é causada por perda ou destruição de sangue ou pode ser vista na fase de recuperação da disfunção da medula. A perda de sangue pode ser externa ou interna, e pode ser aguda ou crônica. As causas de perda aguda de sangue incluem traumatismo, lesões hemorrágicas como tumores ou grandes úlceras e distúrbios hemostáticos. Exemplos de distúrbios hemostáticos incluem trombocitopenia, coagulopatias hereditárias e coagulopatias adquiridas, tais como intoxicação por varfarina ou coagulopatia intravascular disseminada (DIC). Causas comuns de perda crônica de sangue incluem lesões hemorrágicas, particularmente dentro sistema digestório e parasitas gastrintestinais ou parasitas externos.

A destruição do sangue (hemólise) pode ser intravascular ou extravascular e pode ser decorrente de defeitos intrínsecos (primária), como defeitos hereditários da membrana ou deficiências enzimáticas, ou extrínsecos (secundária), como parasitas eritrocitários ou destruição imunomediada. A hemólise intravascular é a lise real das hemácias dentro do sistema vascular. A hemólise extravascular ocorre quando as hemácias anormais são fagocitadas por macrófagos, geralmente no baço ou no fígado. Causas comuns de destruição de hemácias incluem mecanismos imunomediados, parasitas eritrocitários e fármacos e produtos químicos que produzem lesão oxidativa, resultando na formação de corpúsculos de Heinz. Causas menos comuns incluem hipofosfatemia, intoxicação hídrica em ruminantes jovens, bactérias (*Leptospira, Clostridium*), superdosagem de heparina e deficiências enzimáticas hereditárias em hemácias e defeitos de membrana.

Perda de sangue

Se houver eliminação de sangue para fora do corpo, incluindo perda no sistema digestório, componentes do sangue, como ferro e proteínas plasmáticas, são perdidos. Em contrapartida, se o sangramento ocorrer dentro uma cavidade do corpo, a proteína é reabsorvida dentro de horas, e a maioria das hemácias é reabsorvida pelos vasos linfáticos no decorrer de alguns dias. As células restantes são lisadas ou fagocitadas, e o ferro é reutilizado.

Perda aguda de sangue

Se a perda de sangue for aguda, o volume globular (VG), inicialmente, permanece normal, porque as células e o plasma são perdidos. No entanto, em algumas horas, há redução tanto do VG quanto das proteínas plasmáticas como resultado da diluição, pois o líquido intersticial é adicionado ao sangue. Por 72 horas pós-sangramento, eritrócitos policromatofílicos (reticulócitos) devem começar a aparecer no sangue, e sua concentração geralmente atinge o pico em aproximadamente 1 semana. A proteína plasmática deve retornar ao normal em cerca de 1 semana, a menos que a perda de sangue seja recorrente ou contínua. Exemplos de distúrbios que causam perda aguda de sangue incluem traumatismo e procedimentos cirúrgicos, distúrbios de coagulação, trombocitopenia e tumores hemorrágicos.

A trombocitopenia pode resultar em sangramento quando a concentração de plaquetas é inferior a 20.000 a 30.000/$\mu\ell$; no entanto, na experiência do autor, o sangramento espontâneo geralmente não ocorre até que a concentração de plaquetas seja menor que 5.000/$\mu\ell$. A perda de sangue não costuma causar redução das concentrações de plaquetas abaixo de 90.000/$\mu\ell$, embora defeitos da função plaquetária tenham sido relatados após perda aguda de sangue. A contagem eletrônica de células plaquetárias pode estar diminuída erroneamente em virtude da aglomeração de plaquetas, mas pode, então, ser estimada a partir do esfregaço sanguíneo (ver Capítulo 17). A combinação de anemia, reticulocitose (ou policromasia aumentada) e hipoproteinemia é sugestiva de perda de sangue, a menos que a hipoproteinemia coincida com a perda de sangue. Causas de hipoproteinemia além da perda de sangue incluem diminuição da ingestão (má absorção, má digestão, fome), diminuição da produção (insuficiência hepática) ou outros tipos de perda de proteína (glomerulonefropatia, enteropatia com perda de proteínas).

A perda de sangue para fora do corpo geralmente é fácil de diagnosticar, desde que a fonte da perda seja aparente, a menos que o sangue esteja sendo perdido pelo sistema digestório. A perda de sangue para dentro de uma cavidade corporal é mais difícil de diagnosticar, e a avaliação do líquido torácico ou abdominal pode ser necessária para confirmar o diagnóstico.

A morfologia das hemácias geralmente é normal nos casos de perda de sangue, com exceção da perda de sangue por hemangiossarcoma, um dos tumores mais comuns de cães de meia-idade a mais velhos, especialmente de raças grandes, como Pastores-Alemães e Golden Retrievers. Os hemangiossarcomas têm sido relatados em gatos, mas são raros. São tumores vasculares malignos tipicamente encontrados no baço, fígado e átrio direito do coração, e a maioria apresenta metástase para os pulmões ou outros órgãos quando o diagnóstico é feito. Muitos cães são encaminhados ao atendimento em decorrência de sinais agudos associados à anemia como resultado de ruptura do tumor, com perda de sangue para a cavidade abdominal. Alguns cães acometidos apresentam histórico de fraqueza, como resultado de múltiplos eventos envolvendo ruptura do tumor e sangramento, seguido de absorção de sangue a partir da cavidade abdominal.

Acantócitos e esquistócitos são vistos em alguns cães com hemangiossarcoma (Figura 9.1); essas alterações morfológicas são úteis no diagnóstico, embora os acantócitos sejam vistos em vários distúrbios além do hemangiossarcoma (ver Capítulo 6). Os acantócitos também podem ser observados no sangue aspirado da cavidade abdominal (Figura 9.2), embora sua utilidade diagnóstica seja controversa, uma vez que anormalidades no formato das hemácias são vistas comumente em efusões cavitárias. Outros achados laboratoriais comuns em cães com hemangiossarcoma incluem reticulocitose (ou aumento da policromasia), hipoproteinemia transitória e trombocitopenia, geralmente leve a moderada, como resultado da microangiopatia dentro do tumor ou coagulação intravascular disseminada. Cães com

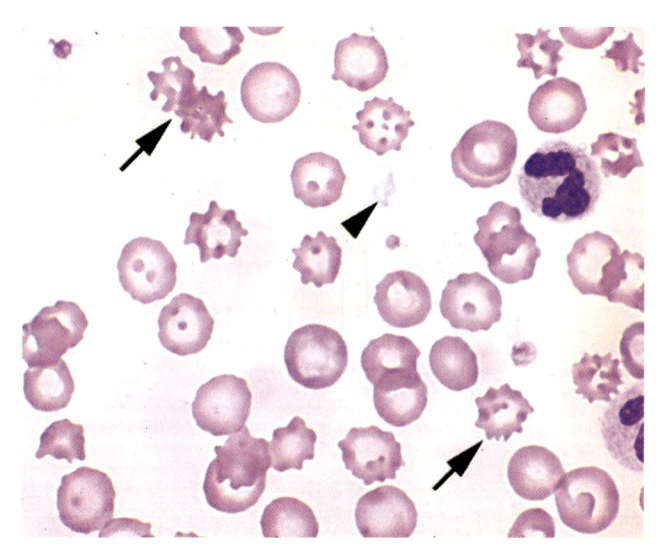

Figura 9.1 Esfregaço sanguíneo de um cão com hemangiossarcoma esplênico. Observe os acantócitos (*setas*) e esquistócitos (*ponta de seta*). (Coloração de Wright.)

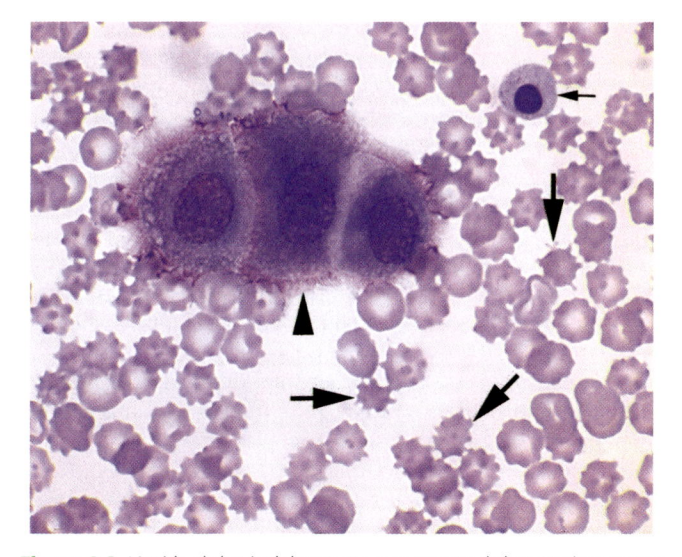

Figura 9.2 Líquido abdominal de um cão com ruptura de hemangiossarcoma esplênico e hemoabdome resultante. Embora a morfologia das hemácias geralmente seja insignificante nas efusões de cavidades corporais, animais com hemoabdome resultante de hemangiossarcoma podem apresentar acantócitos (*setas grandes*) que são úteis para o diagnóstico. Células mesoteliais (*ponta de seta*) e uma hemácia nucleada também estão presentes (*seta pequena*). (Coloração de Wright.)

hemangiossarcomas que causam sangramento intra-abdominal e que são tratados apenas com ressecção cirúrgica têm tempo médio de sobrevivência de aproximadamente 2 a 3 meses, e cães tratados com uma combinação de ressecção cirúrgica e quimioterapia têm sobrevida média de aproximadamente 4 a 10 meses, dependendo do protocolo utilizado.

A perda aguda de sangue não costuma resultar em deficiência de ferro, uma vez que os estoques de ferro são geralmente adequados para o aumento da eritropoese. No entanto, a perda crônica de sangue ao longo de semanas a meses está quase sempre associada à deficiência de ferro.

Perda crônica de sangue (anemia por deficiência de ferro)

O ferro é um componente crítico da molécula de hemoglobina, que é composta por quatro grupos heme em torno de um grupo polipeptídico da globina, formando uma estrutura tetraédrica. Heme representa 4% do peso da molécula, e é composta por um componente orgânico em formato de anel conhecido como porfirina, a qual está ligado um átomo de ferro. O ferro é o sítio de fixação com oxigênio (O_2). O ferro deve estar em estado ferroso reduzido (Fe^{2+}) para se ligar com O_2, formando oxi-hemoglobina. A hemoglobina que transporta ferro no estado férrico (Fe^{3+}) não pode transportar oxigênio, e é referida como metemoglobina. A metemoglobinemia pode ser herdada em virtude de um defeito da redutase, ou pode ser adquirida. Muitos dos fármacos oxidantes e produtos químicos que causam anemia por corpúsculos de Heinz também podem causar metemoglobinemia e serão discutidos posteriormente.

O ferro dietético é absorvido principalmente no duodeno na forma de ferro ferroso, é transportado através das células do epitélio intestinal pelo transportador de metal bivalente 1 (DMT1), é exportado pela ferroportina, e então liga-se à transferrina no plasma onde está disponível para uso ou armazenamento. O ferro é armazenado principalmente na forma de ferritina, que é solúvel, e hemossiderina, que tem mais ferro que proteína, é insolúvel e corável dentro de macrófagos do fígado, baço, gânglios linfáticos e medula óssea. Para evitar o excesso de ferro no corpo, que pode ser hepatotóxico, a absorção de ferro do intestino é regulada pelo hormônio hepcidina, que é produzido pelo fígado. Quando as reservas de ferro são adequadas ou altas, a hepcidina liga-se à ferroportina e diminui sua produção ou a destrói. O ferro então permanece na célula epitelial intestinal quando ela é descamada para o lúmen intestinal. Quando as reservas de ferro são baixas, a produção e a secreção de hepcidina são diminuídas, aumentando assim a captação de ferro do intestino para o plasma. Citocinas inflamatórias regulam positivamente a produção de hepcidina. A ferroportina também está presente nas membranas dos hepatócitos e macrófagos. A hepcidina, portanto, não afeta apenas a concentração sérica de ferro por meio de seus efeitos nas células epiteliais intestinais, mas também causa o sequestro de ferro dentro dos macrófagos e hepatócitos, impedindo o efluxo de ferro para o plasma. Esse papel da hepcidina na anemia da inflamação é discutido no Capítulo 8. A regulação positiva da absorção do ferro intestinal em pacientes com deficiência de ferro, muitas vezes, não é suficiente para restaurar o teor adequado de ferro plasmático, portanto, a suplementação oral de ferro como terapia, muitas vezes, não é adequada (ver "Tratamento" adiante).

A perda crônica de sangue resulta em anemia por deficiência de ferro e, em animais adultos, é a causa mais comum de anemia por deficiência de ferro. O ferro dietético inadequado não ocorre em animais adultos que são alimentados com uma dieta de ração comercial para animais de estimação, mas pode ser visto em cães e gatos alimentados com dieta vegetariana sem suplementação de ferro. A exigência dietética de ferro para cães e gatos adultos é estimada em 80 mg/kg de matéria seca, e é ainda maior em filhotes de cachorro e de gato. A anemia ferropriva ocorre comumente em recém-nascidos de todos os animais domésticos em virtude da ingestão inadequada de ferro na dieta, uma vez que o leite contém pouco ferro e as taxas de crescimento são altas. Essa anemia, muitas vezes, é referida como a "anemia fisiológica dos recém-nascidos". A anemia é particularmente grave em leitões que não têm acesso ao solo contendo ferro, mas também ocorre em gatinhos, cãezinhos, potros e bezerros. Quando a perda de sangue está em curso, os estoques de ferro são esgotados de forma relativamente rápida. Um mililitro de sangue contém 0,5 mg de ferro; normalmente, 1 mg de ferro é absorvido e excretado diariamente, mas a ingestão de ferro deve ser muito maior, pois os animais absorvem apenas uma fração muito pequena do ferro dietético disponível. A anemia por deficiência de ferro é bastante comum em cães, menos comum em ruminantes e relativamente rara em gatos e cavalos.

A hemorragia gastrintestinal é a causa mais comum de perda crônica de sangue. Causas de perda sanguínea gastrintestinal crônica incluem neoplasias, como linfomas, leiomiomas, leiomiossarcomas e carcinomas; úlceras gastrintestinais, geralmente como resultado do uso de fármacos ulcerogênicos como glicocorticoides, anti-inflamatórios não esteroidais e salicilatos; hipoadrenocorticismo, doença intestinal inflamatória e parasitas intestinais, como ancilostomídeos. Infestações intensas de ectoparasitas que utilizam sangue, tais como pulgas e alguns piolhos, também podem levar à anemia ferropriva. O uso excessivo de doadores de sangue também pode levar a manifestações de deficiência de ferro, embora o grau de anemia possa ser muito leve. Raramente, trombocitopenia ou defeitos hemostáticos hereditários podem levar à perda crônica de sangue. A deficiência de ferro, geralmente, é categorizada em três estágios: deficiência de armazenamento de ferro, eritropoese deficiente em ferro e anemia por deficiência de ferro. Uma vez que a anemia ocorra, os sinais clínicos incluem palidez, letargia e fraqueza, e são um pouco variáveis, dependendo da causa subjacente da perda de sangue e da gravidade da anemia. A pica, particularmente a ingestão de terra (geofagia), tem sido observada em cães com anemia por deficiência de ferro. Humanos com deficiência de ferro também exibem pica, incluindo pagofagia, a ingestão compulsiva de gelo.

Achados laboratoriais

A marca registrada da anemia por deficiência de ferro é a diminuição do VG ou uma subpopulação de células microcíticas (ver Capítulos 1 e 6). A microcitose ocorre porque os precursores eritrocitários continuam a se dividir na tentativa de alcançar o teor completo de hemoglobina. Divisões adicionais resultam em hemácias menores que o normal. O exame do histograma eritrocitário ou do gráfico de computador gerado pelo contador de células eletrônico frequentemente é útil, pois subpopulações de hemácias microcíticas podem ser observadas, mesmo quando o VCM está dentro do intervalo de referência (ver Capítulo 6). O VCM de reticulócitos também está diminuído, uma vez que mesmo hemácias imaturas deficientes em ferro são menores que o normal. A extensão da distribuição das hemácias (EDH), que descreve a extensão da distribuição de tamanho, geralmente aumenta quando subpopulações de hemácias microcíticas estão presentes, e muitas vezes estará aumentada antes de o VCM diminuir abaixo do intervalo de referência. Embora possa ser esperado que a concentração de hemoglobina corpuscular média (CHCM) esteja diminuída nesses pacientes, uma vez que as células contêm menos hemoglobina que o normal, esse parâmetro comumente está dentro do intervalo de referência.

A anemia geralmente é regenerativa, com reticulocitose, mas pode se tornar não regenerativa nos estágios finais. É muito comum que a resposta da medula óssea possa ser inadequada em virtude da anemia da inflamação subjacente, uma vez que muitos desses animais têm inflamação concomitante relacionada às suas lesões hemorrágicas. Os índices de reticulócitos podem ser determinados com contadores de células eletrônicos do tipo citometria de fluxo. Esses índices, especialmente a concentração de hemoglobina reticulocitária média (CHr, também conhecida como RETIC-HGB quando determinada por determinados analisadores) e o volume de reticulócitos (VCMr) são bons indicadores de anemia por deficiência de ferro, pois ambos diminuem muito precocemente em pacientes com deficiência de ferro, geralmente antes das mudanças nos índices convencionais. No entanto, a concentração de hemoglobina nos reticulócitos e outros índices de reticulócitos também diminuem com outros tipos de deficiência funcional de ferro, como é visto com anemia da doença inflamatória ou *shunts* portossistêmicos, embora as diminuições geralmente não sejam da mesma magnitude que é visto com a anemia por deficiência de ferro. Pode ser mais valioso usar valores de corte de diagnóstico com base na magnitude da anormalidade, em vez do intervalo de referência, ao diferenciar a deficiência de ferro verdadeira da deficiência funcional de ferro. Outros índices de reticulócitos úteis para detectar eritropoese deficiente em ferro incluem concentração de hemoglobina de reticulócitos (CHCMr), porcentagem de reticulócitos com CHCMr diminuída (%Hipo-r), variabilidade no tamanho dos reticulócitos (RDWr) e variabilidade na CHCMr (HDWr).

O exame do esfregaço sanguíneo é útil para o diagnóstico, particularmente nos estágios mais tardios da anemia por deficiência de ferro. As hemácias da maioria das espécies, exceto gatos, podem parecer pálidas, com aumento da palidez central e, às vezes, apenas uma borda fina de hemoglobina está presente (Figura 9.3). Anormalidades da membrana são comuns, incluindo a formação de ceratócitos e esquistócitos, presumivelmente em virtude do aumento da suscetibilidade ao dano oxidativo (ver Capítulo 6). Inicialmente, as hemácias desenvolvem o que parece ser uma bolha ou vacúolo no qual a superfície interna da membrana é reticulada através da célula. Essas lesões, subsequentemente, aumentam, abrem-se para formar "células-tronco maçã" e ceratócitos, células espiculadas com duas ou mais projeções pontiagudas. As projeções dos ceratócitos podem, então, se fragmentar a partir da célula, formando esquistócitos. As hemácias são finos e células dobradas podem ser vistas, principalmente em lhamas (Figura 9.4).

A trombocitose está presente em aproximadamente 50% dos pacientes com deficiência de ferro, e muitos têm aumento do tamanho das plaquetas e da agregação plaquetária. O mecanismo para a elevação da concentração de plaquetas não é bem compreendido, mas pode decorrer do aumento da eritropoetina ou de outras citocinas. Embora a inflamação possa causar trombocitose, a trombocitose que acompanha a deficiência de ferro ocorrerá independentemente da inflamação. A megacariopoese em ratos com deficiência de ferro mostrou-se alterada, com aumento da ploidia e do tamanho dos megacariócitos e diferenciação acelerada de megacariócitos. Estudos em camundongos mostraram que a deficiência de ferro faz com que a diferenciação

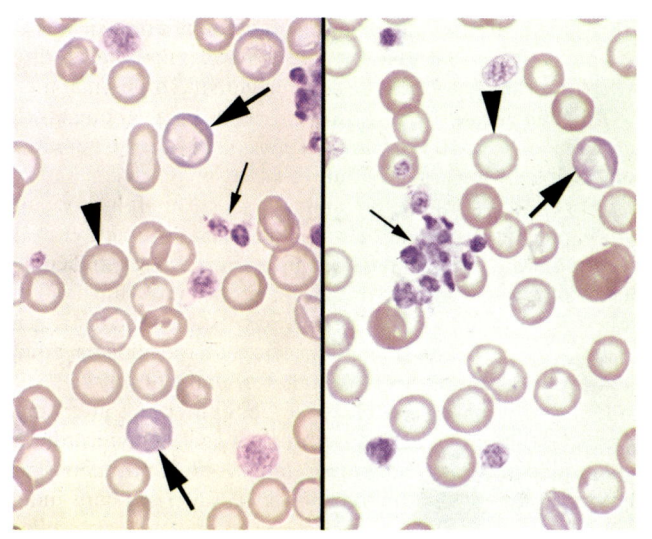

Figura 9.3 Esfregaço sanguíneo de um cão com anemia por deficiência de ferro e eritrócitos hipocrômicos (*pontas de seta*). Observe a presença de eritrócitos policromatofílicos (*setas grandes*), indicando que a anemia é regenerativa. Animais com anemia ferropriva comumente apresentam aumento da contagem de plaquetas (*setas pequenas*), que podem ser grandes. (Coloração de Wright.)

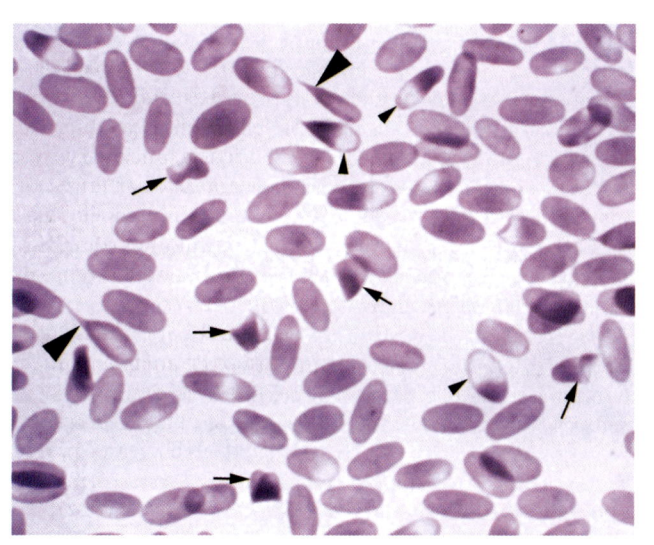

Figura 9.4 Esfregaço sanguíneo de uma lhama com anemia por deficiência de ferro. Anormalidades morfológicas típicas associadas à deficiência de ferro em lhamas incluem dacriócitos (*pontas de seta grandes*), hemácias dobradas (*setas*) e palidez excêntrica (*pontas de seta pequenas*). (Coloração de Wright.)

das células precursoras de megacariócitos/eritroides seja seletiva para megacariócitos, e não para células eritroides. Teoriza-se que a trombocitose por deficiência de ferro pode ter evoluído para manter ou aumentar a capacidade de coagulação em pacientes com sangramento crônico. Outra teoria é que, ao produzir megacariócitos em vez de hemácias, o ferro é conservado para funções mais importantes.

Outros achados laboratoriais em pacientes com deficiência de ferro incluem diminuição da concentração de ferro sérico, diminuição da concentração de transferrina (uma glicoproteína plasmática que transporta ferro entre compartimentos) saturação e baixo armazenamento de ferro. A concentração de ferro sérico geralmente é menor em animais com deficiência de ferro do que em animais com anemia da inflamação. A capacidade total de ligação do ferro, um teste para medir a quantidade de transferrina disponível para transportar ferro, geralmente é normal em cães e gatos com deficiência de ferro, embora possa estar aumentada em outras espécies com deficiência de ferro. O ferro é armazenado como ferritina ou hemossiderina. Embora a ferritina seja principalmente um composto intracelular de armazenamento de ferro, ela pode ser detectada no soro. Em contrapartida, a hemossiderina é insolúvel e só pode ser detectada por coloração de células e tecidos. Portanto, o armazenamento de ferro pode ser avaliado medindo a concentração de ferritina sérica, ou examinando um aspirado de medula óssea e notando a falta de hemossiderina nos macrófagos. As desvantagens da avaliação da ferritina sérica é que ela está disponível em poucos laboratórios, é espécie-específica, e, uma vez que é uma proteína de fase aguda, sua concentração tende a aumentar sempre que inflamação ou doença hepática estão presentes. Colorações especiais de ferro, como o azul da Prússia, não são necessárias para visualizar a hemossiderina na medula óssea (ver Capítulo 15). A ausência de hemossiderina em aspirados de medula óssea de felinos não é significativa, pois a hemossiderina raramente é vista em aspirados de medula óssea de gatos normais. A hipoproteinemia é observada em aproximadamente um terço dos animais com perda crônica de sangue, uma vez que a produção de proteína, muitas vezes, não consegue acompanhar a perda.

Para fins práticos, a combinação de baixo teor sérico de ferro em um paciente com VCM diminuído e anemia geralmente é adequado para o diagnóstico de anemia ferropriva, devendo desencadear procedimentos diagnósticos adicionais para determinar a fonte de perda de sangue, como testar as fezes em busca de sangue oculto. Uma revisão excelente do diagnóstico de distúrbios do metabolismo do ferro em cães e gatos foi publicada.[1]

Tratamento

O tratamento consiste em encontrar e tratar a fonte de perda de sangue. A suplementação de ferro com ferrodextrana injetável intramuscular em recém-nascidos com deficiência de ferro é útil, especialmente em leitões, que geralmente recebem 200 mg de ferro. A ferrodextrana é absorvida pelo sistema linfático em poucos dias, e pode ser administrada na dose de 10 mg de ferro elementar por kg de peso corporal semanalmente para cães, e na dose de 50 mg por gato, uma vez a cada 3 a 4 semanas. Uma pequena dose inicial de ferro injetável IM é recomendada no caso de ocorrer uma reação de hipersensibilidade. Embora a suplementação oral de ferro seja comumente usada para tratar a deficiência de ferro, muitas vezes é de pouco valor, particularmente em cães e gatos, pois a ração comercial geralmente contém mais ferro do que pode ser absorvido pelo intestino. Contudo, a absorção intestinal de ferro aumenta drasticamente quando os animais são deficientes em ferro. O ferro oral não deve ser administrado a animais neonatos, principalmente gatinhos, pois pode ser tóxico. Se o ferro oral for administrado, ele deve estar no estado ferroso, como sulfato ferroso ou gliconato ferroso. O sulfato ferroso pode ser administrado na dose de 15 mg de sal de ferro por kg de peso corporal (5 mg de ferro elementar por kg) dividido a cada 8 a 12 horas. Os efeitos adversos são irritação gástrica.

Diagnósticos diferenciais

Outras causas de microcitose incluem *shunts* portossistêmicos, que são conexões vasculares entre a circulação porta e a circulação sistêmica que desviam o sangue portal ao redor do fígado. A causa da microcitose nesses animais não está bem compreendida, mas está associado ao metabolismo anormal do ferro, talvez de forma similar à anemia da doença inflamatória e, possivelmente, relacionada com a diminuição da produção hepática de proteínas envolvidas no metabolismo do ferro; alguns desses pacientes podem de fato apresentar anemia por deficiência de ferro secundária à perda de sangue crônica. A anemia, se presente, geralmente é leve e, embora a concentração sérica de ferro possa estar diminuída, o ferro armazenado geralmente é normal a ligeiramente aumentado. Aproximadamente dois terços dos cães e um terço dos gatos com *shunts* portossistêmicos apresentam microcitose.

Animais com anemia da inflamação geralmente têm anemia normocítica, mas ocasionalmente o VCM estará abaixo do intervalo de referência. Embora o ferro sérico esteja diminuído nesses animais, o armazenamento de ferro é normal a aumentado (ver "Anemia da inflamação", no Capítulo 8).

Por fim, alguns cães de raças asiáticas como Shiba Inus, Akitas, Chow Chows e Shar Peis normalmente têm microcitose sem anemia. A microcitose aparentemente não é associada ao alto teor de potássio presente dentro das hemácias observado em alguns Akitas.

Destruição do sangue (hemólise intravascular ou extravascular)

Anemia hemolítica imunomediada

A anemia hemolítica imunomediada (AHIM) é uma consequência do aumento da destruição das hemácias, seja como resultado de anticorpos dirigidos contra hemácias, ou imunocomplexos que se ligam as hemácias. A AHIM geralmente é uma anemia marcadamente regenerativa, com aumento da policromasia (reticulocitose). No entanto, em alguns casos, a anemia é não regenerativa como resultado da formação de anticorpos contra precursores de hemácias, com destruição de eritrócitos policromatofílicos ou precursores de hemácias anteriores. A anemia imunomediada não regenerativa também é conhecida como anemia imunomediada direcionada ao precursor (AIMP) e é discutida no Capítulo 8. Embora a maioria dos cães e gatos afetados por AIMP eventualmente responda à terapia com imunossupressores, o tempo desde o início até uma resposta regenerativa geralmente é de várias semanas a meses. Outras causas potenciais de falta de resposta regenerativa podem incluir anemia da inflamação subjacente com sequestro de ferro e deficiência funcional de ferro, na qual a taxa de liberação de ferro pode não acompanhar o aumento da taxa de eritropoese.

O início pode ser agudo ou gradual. A AHIM é frequentemente classificada como primária (idiopática) ou secundária, se doença concomitante estiver presente. Frequentemente, a causa nunca é determinada, mas, em alguns casos, pode estar relacionada a outros distúrbios ou eventos, como infecções, outros distúrbios imunomediados, vacinação com vírus vivo modificado, neoplasia – particularmente do sistema linfoide –, picadas de abelha, envenenamento por cobras, intoxicação por zinco e administração de fármacos. Ainda é controverso se o veneno de cobra e o de abelha realmente induzem destruição ou simplesmente fazem com que as hemácias se tornem esféricas (ver "Diagnósticos diferenciais" adiante). Muitos fármacos têm sido associados com AHIM, incluindo penicilina, cefalosporinas, sulfametoxazoltrimetoprima, levamisol e amiodarona; nesses casos, a destruição imunomediada ocorre em virtude da ligação do fármaco diretamente aos eritrócitos (penicilina), ou por formação de imunocomplexos fármaco-anticorpo, que também podem se ligar aos

eritrócitos. Parasitas de hemácias, como formas grandes ou pequenas de *Babesia* e *Mycoplasma haemocanis*, podem induzir AHIM em cães (ver "Parasitas eritrocitários" adiante).

O sequenciamento de RNA de sangue total de cães não tratados afetados por AHIM encontrou genes superexpressos em vias relacionadas a função dos neutrófilos, coagulação e hematopoese. O gene mais superexpresso foi uma escramblase de fosfolipídios, que medeia a externalização de fosfatidilserina do folheto interno para o externo das membranas celulares. Essa família de genes tem se mostrado importante para a morte celular programada de hemácias, bem como para o início da cascata de coagulação. No entanto, algumas das mudanças na expressão gênica que foram observadas podem ser encontradas em cães com qualquer tipo de anemia regenerativa ou resposta inflamatória. Curiosamente, nenhum gene para agentes infecciosos foi encontrado nesse estudo.[2] Provavelmente, estudos futuros serão realizados para avaliar melhor o papel das escramblases de fosfolipídios na patogênese da AHIM canina.

A AHIM é a causa mais comum de anemia hemolítica em cães nos EUA, e foi descrita em equinos, bovinos e felinos. Raças de cães mais comumente acometidas incluem Cocker Spaniels, Springer Spaniels, Poodles, Old English Sheepdogs, Retrievers de pelo curto e Collies, e o distúrbio é ligeiramente mais comum em fêmeas do que em machos. Em cavalos, a AHIM tem sido associada à administração de penicilina e outros antibióticos, infecções por clostrídios e neoplasia, mas a AHIM primária foi relatada, às vezes em conjunto com trombocitopenia imunomediada. Em gatos, a AHIM tem sido mais comumente associada a infecção por *Mycoplasma haemofelis*, vírus da leucemia felina e doenças linfoproliferativas e mieloproliferativas. A AHIM foi relatada em bovinos com theileriose e anaplasmose, o que não é surpreendente, uma vez que é provável que o anticorpo seja dirigido contra o parasita eritrocitário. No entanto, a AHIM primária foi relatada em alguns bovinos.

Os mecanismos de destruição das hemácias podem ser decorrentes da eritrofagocitose ou hemólise intravascular. Os macrófagos têm receptores para anticorpos e, também para o complemento (C3b), e a remoção de hemácias por macrófagos ocorre em vários órgãos, incluindo baço, medula óssea e fígado. Raramente, os monócitos que fagocitaram hemácias podem ser observados em esfregaços de sangue (Figura 9.5). A eritrofagocitose parcial por macrófagos resulta na formação de esferócitos, a marca registrada da AHIM. Esferócitos parecem pequenos, embora seu volume seja normal, pois eles têm forma esférica, não apresentam palidez central e parecem ser densos (Figura 9.6). Eles têm meia-vida mais curta porque não são tão deformáveis quanto as hemácias normais, que têm formato de disco bicôncavo. Apresentam maior fragilidade salina, o que pode ser útil para diagnóstico. Os esferócitos são difíceis de detectar em espécies nas quais as hemácias normalmente não apresentam área central de palidez. Eles são, no entanto, prontamente detectáveis em cães, embora esferócitos imperfeitos, que possuem uma pequena quantidade de palidez central, às vezes não sejam identificados. Se a fixação de complemento termina, resultando na formação de complexo de ataque à membrana, ocorre lise intravascular. Nessas circunstâncias, hemácias fantasmas são ocasionalmente observadas em esfregaços de sangue (Figura 9.7). Hemoglobinemia, hemoglobinúria, hiperbilirrubinemia e bilirrubinúria estão frequentemente presentes.

Anticorpos associados à AHIM geralmente são IgG ou IgM, mas também foi relatado que a IgA se liga aos eritrócitos. Normalmente, o anticorpo está ligado às glicoproteínas da membrana da hemácia. Se a IgM estiver envolvida, aglutinação de hemácias

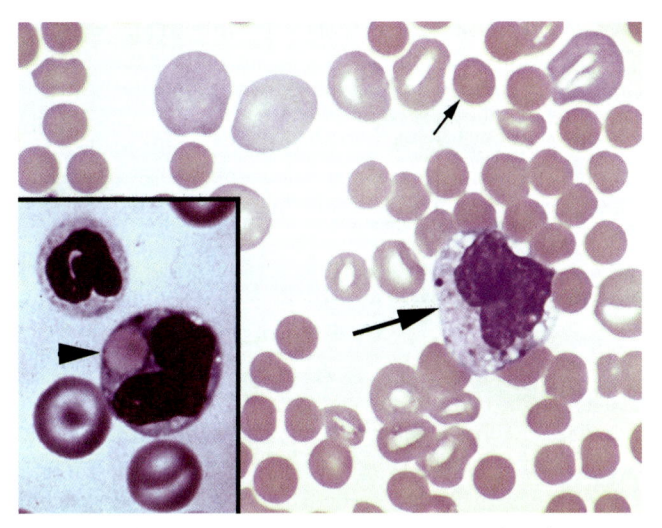

Figura 9.5 Esfregaço sanguíneo de um cão com anemia hemolítica imuno-mediada. Muitos esferócitos (*seta pequena*) estão presentes. Raramente, monó-citos que contêm hemossiderina podem ser observados (*seta grande*) ou hemá-cias fagocitadas (*destaque, ponta de seta*). (Coloração de Wright.)

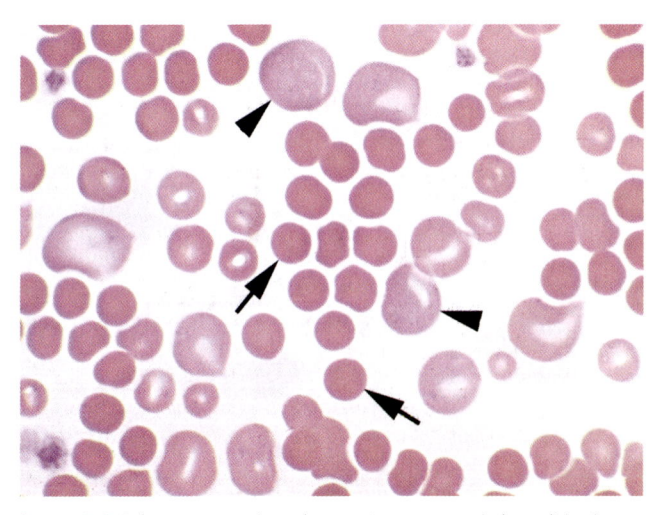

Figura 9.6 Esfregaço sanguíneo de um cão com anemia hemolítica imuno-mediada. Os eritrócitos policromatofílicos (*pontas de seta*) indicam que a ane-mia é regenerativa; muitos esferócitos (*setas*) estão presentes, assim como aglu-tinação. (Coloração de Wright.)

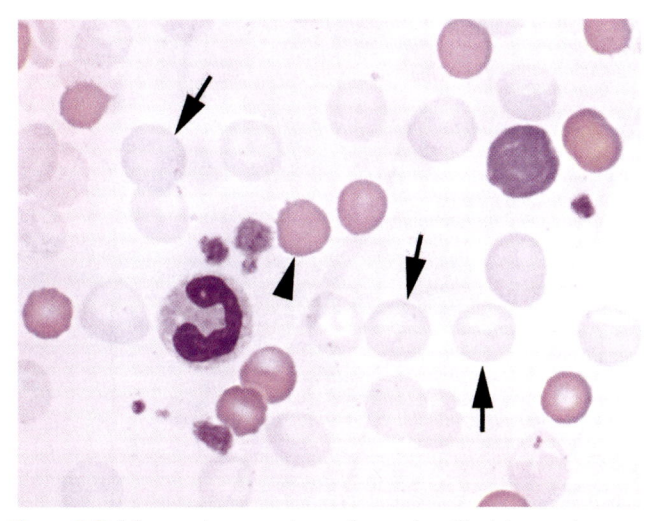

Figura 9.7 Esfregaço de sangue de um cão com hemólise intravascular secun-dária à anemia hemolítica imunomediada. Muitos esferócitos (*ponta de seta*) e eritrócitos lisados "fantasmas" (*setas*) estão presentes. (Coloração de Wright.)

geralmente pode ser observada no esfregaço de sangue, e pode ser grosseiramente evidente no tubo de coleta de sangue. IgG, às vezes, é referida como um anticorpo incompleto, uma vez que geralmente não resulta em hemólise intravascular ou aglu-tinação, mas predispõe à fagocitose de hemácias por macrófagos. A presença de anticorpo pode ser detectada realizando um teste de Coombs (ver Capítulo 1 e adiante). Anticorpos contra hemá-cias, às vezes, são classificados como de reação ao quente, o que é comum, ou de reação ao frio, o que é raro. Anticorpos de rea-ção ao quente reagem mais fortemente em temperatura corpo-ral, e os anticorpos de reação ao frio reagem mais fortemente em temperaturas frias. A doença da aglutinina fria pode resultar em aglutinação de hemácias em extremidades distais, como pon-tas de orelha, ponta da cauda, nariz e dígitos, com obstrução subsequente de pequenos vasos e necrose. Às vezes, a anemia hemolítica está associada a essa síndrome, que tem sido descrita em cães e gatos.

Sinais clínicos e achados laboratoriais

Os sinais clínicos são variáveis e frequentemente incluem letar-gia, esplenomegalia, febre e icterícia, bem como outros sinais associados à anemia, como membranas mucosas pálidas, disp-neia, taquicardia e sopro cardíaco sistólico se a anemia for grave. Se a anemia for aguda, os animais podem apresentar estado de colapso, enquanto os animais com início mais crônico podem se acomodar à anemia, e manifestar sinais clínicos muito menos graves.

Os achados laboratoriais variam, mas sempre incluem dimi-nuição do hematócrito, da contagem de hemácias e da concen-tração de hemoglobina, indicativos de anemia. Se houver hemó-lise intravascular, hemoglobinemia, hemoglobinúria, hiper-bilirrubinemia e bilirrubinúria podem estar presentes. Além disso, a concentração de hemoglobina pode estar falsamente aumentada em relação ao hematócrito, portanto, aumentando falsamente a CHCM.

O exame do esfregaço sanguíneo quase sempre revela esfero-citose, que é o achado laboratorial mais útil para diagnóstico nesses pacientes. Os esfregaços de sangue devem ser avaliados para esferócitos na área de contagem, uma vez que o achatamento das hemácias na franja do esfregaço pode parecer semelhante à esferocitose (ver "Esferócitos", no Capítulo 6). Mais de três esfero-citos/campo de imersão em óleo são sugestivos de AHIM.

A aglutinação pode estar presente e pode ser diferenciada da formação de *rouleaux* misturando uma gota de sangue com qua-tro gotas de solução salina isotônica; a aglutinação persistirá na presença de solução salina enquanto a formação de *rouleaux* se dispersará (ver "Aglutinação", no Capítulo 6). A aglutinação pode ser confirmada em amostras com resultados duvidosos (em virtude da formação de *rouleaux*) lavando as hemácias três vezes em solução salina em temperatura ambiente a uma proporção de 1:4. A aglutinação pode ser tão marcada que pode ser vista grosseiramente no esfregaço de sangue ou nas paredes do tubo de coleta com ácido etilenodiaminotetracético (EDTA). Se hou-ver aglutinação, o VCM pode estar falsamente aumentado, uma vez que os eritrócitos aglutinados (duplas e trigêmeos) podem ser contados como células grandes por contadores eletrônicos de células por impedância (ver Capítulo 1). O VCM também pode estar aumentado se a reticulocitose estiver presente, mas, muitas vezes, não excede o intervalo de referência.

O leucograma é quase sempre inflamatório, com neutrofilia madura, aumento da contagem de bastonetes e monocitose. Antigamente, pensava-se que essa resposta inflamatória fosse decorrente da liberação de fatores estimulantes de colônias de macrófagos. Mais recentemente, o grau de neutrofilia, bem como o aumento de neutrófilos imaturos, tem sido relacionado à extensão de dano tecidual secundário a hipoxia e doença tromboembólica.

A concentração de plaquetas pode estar diminuída em virtude da destruição imunomediada (síndrome de Evans) ou CID secundária. Uma vez que tanto as CID subclínica quanto clínica são comumente associadas à AHIM, outros exames laboratoriais que podem ser anormais são aqueles são usados para diagnosticar CID, incluindo o prolongamento do tempo de tromboplastina parcial ativada, prolongamento do tempo de protrombina de um estágio, diminuição da atividade antitrombina, aumento da concentração de produtos de degradação da(o) fibrina(ogênio) e aumento da concentração de dímero-D.

A aspiração de medula óssea geralmente não é indicada na AHIM, mas é comumente realizada em pacientes nos quais a anemia não é regenerativa. Nesses casos, uma parada aparente da velocidade de maturação da série eritroide, muitas vezes no estágio rubrícito, pode estar presente em virtude da destruição de formas mais maduras de hemácias. Metarrubrícitos e eritrócitos policromatofílicos são frequentemente diminuídos a ausentes na medula desses pacientes e, ocasionalmente, o aumento da eritrofagocitose e da fagocitose de hemácias nucleadas pode ser observado.

Um teste de Coombs pode ser útil para o diagnóstico. Um reagente antiglobulina espécie-específico (soro de Coombs) é adicionado a uma suspensão de hemácias do paciente lavada com solução salina. A aglutinação ocorre se as hemácias estiverem revestidas com autoanticorpos. Entretanto, se a aglutinação já estiver presente, um teste de Coombs não é indicado. Em alguns casos em que a aglutinação é observada, o teste de Coombs é falsamente negativo, presumivelmente porque o anticorpo IgM é eluído das hemácias durante o processo de lavagem. O teste de Coombs foi o primeiro desenvolvido para uso em humanos em 1945 por R.R.A. Coombs, um imunologista veterinário do Departamento de Patologia da Cambridge University, que levantou a hipótese de que o anticorpo para globulina humana poderia ser sintetizado por coelhos inoculados com globulina humana, e esse soro poderia então se ligar à globulina ligada aos eritrócitos, resultando em aglutinação. Esse teste também é conhecido como teste direto de antiglobulina (TDA). O teste de Coombs tem inúmeras limitações em animais domésticos em virtude dos resultados falso-negativos e falso-positivos, e ambos são comuns. Resultados falso-negativos decorrem de baixa concentração de anticorpos ligados aos eritrócitos, razão imprópria entre antiglobulina e anticorpo, não incorporação do fármaco que é suspeito de induzir a resposta ao anticorpo e temperatura imprópria. Resultados falso-positivos ocorrem quando vários tipos de doenças causam imunocomplexos ou complemento que se ligam aos eritrócitos, sem resultar em anemia. Os falso-positivos são particularmente comuns em gatos. O tratamento prévio com glicocorticosteroides pode causar resultado negativo, e transfusão de sangue anterior pode causar resultado positivo. Um ensaio imunoabsorvente ligado à enzima (ELISA) para detectar imunoglobulinas ligadas aos eritrócitos tem menos resultados falso-negativos. No entanto, esse teste direto de antiglobulina enzimática (DELAT) também pode ser falso-positivo, é trabalhoso e não está disponível na maioria dos laboratórios. A citometria de fluxo por imunofluorescência direta (IFD) é mais sensível (mas menos específica) que o teste de Coombs, e pode ser usado para determinar a classe de anticorpo presente, detecta a porcentagem de hemácias ligadas com anticorpo e, portanto, pode ser usado para monitorar a resposta à terapia.

A azotemia pode estar presente, seja pré-renal ou renal, se a hemólise intravascular for grave. A hemoglobina livre se liga à haptoglobina, mas quando a haptoglobina disponível é saturada, ocorre hemoglobinúria secundária à hemoglobinemia. A insuficiência renal aguda pode ser causada por deposição de membrana de hemácias ligada à deposição do complexo antígeno-anticorpo ou pela toxicidade da hemoglobina livre para as células tubulares renais.

Diagnósticos diferenciais

A AHIM geralmente pode ser facilmente diferenciada de outros tipos de anemia hemolítica pela presença de esferócitos no esfregaço de sangue de pacientes com AHIM. No entanto, os esferócitos, ocasionalmente, podem ser vistos em cães com envenenamento por cascavel (Figura 9.8) e envenenamento por abelhas (ver Parte 7, Caso 18). Esferoequinócitos e equinócitos tipo III são vistos comumente em cães com envenenamento por cascavel (ver Capítulo 6); esferócitos podem estar presentes após as alterações equinocíticas desaparecerem. É provável que a formação de esferócitos seja simplesmente o resultado de alterações da membrana induzidas pela fosfolipase A2 (PLA2) presente no veneno da cobra. O veneno de abelha contém melitina e uma PLA2 muito semelhante à encontrada no veneno de cobra, e ambos demonstraram induzir hemólise, tanto *in vivo* quanto *in vitro*, por meio de um mecanismo químico associado à formação de equinócitos em doses baixas e pela formação de esferócitos em doses altas. A melitina também induz o agrupamento da banda 3, e a anemia hemolítica tardia pode ser decorrente da formação de anticorpos contra membranas eritrocitárias alteradas.

Esferócitos, juntamente com esferoequinócitos e equinócitos tipo III, também podem ser observados em cavalos com infecções por clostrídios, presumivelmente como resultado da fosfolipase bacteriana hidrolisando os fosfolipídios da membrana eritrocitária (esfingomielina e lecitina), produzindo lisolecitina, um agente equinogênico. Esses casos podem ser confusos, pois infecções clostridiais em cavalos têm sido associadas com AHIM, diagnosticada pela presença de esferócitos, autoaglutinação e teste de Coombs positivo. No entanto, os clostrídios também podem

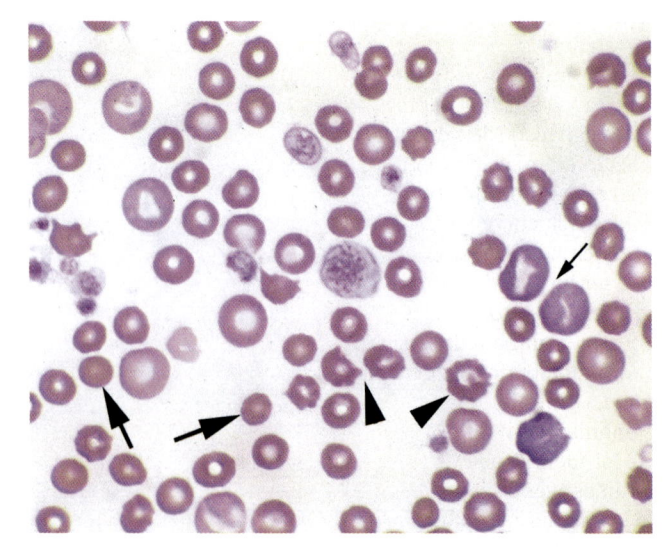

Figura 9.8 Esferócitos (*setas grandes*) em esfregaço sanguíneo coletado de um cão vários dias após o envenenamento por cascavel. O cão, anteriormente, tinha equinosferócitos, e algumas hemácias espiculadas permanecem (*pontas de seta*). A anemia é regenerativa, conforme indicado pelos eritrócitos policromatofílicos (*seta pequena*). O cão está se recuperando de trombocitopenia; uma plaqueta "jovem" gigante está no centro do campo. (Coloração de Wright.)

induzir hemólise diretamente, por meio da liberação de toxinas. Também é possível que as fosfolipases sejam capazes de induzir hemólise imunomediada, provavelmente como resultado da ligação de anticorpos às membranas alteradas das hemácias.

A AHIM pode ser diagnosticada erroneamente em cavalos com anemia por corpúsculos de Heinz, possivelmente em virtude do colapso da membrana das hemácias após a formação de excentrócitos, que resulta em hemácias que parecem semelhantes aos esferócitos. No entanto, uma explicação alternativa é que a destruição imunomediada de hemácias com formação de esferócitos ocorre uma vez que a formação de corpúsculos de Heinz pode resultar em agrupamento de banda 3 com ligação de anticorpo secundário. A formação de esferócitos secundária ao agrupamento da banda 3 também é observada em cães com intoxicação por zinco. Curiosamente, cães com intoxicação por zinco são negativos para o teste de Coombs, e foi levantada a hipótese de que, durante o processo de lavagem de hemácias, o zinco é removido, a banda 3 é devolvida a uma distribuição dispersa e os anticorpos são eluídos, resultando em um teste negativo. Finalmente, os animais que passaram por transfusões de sangue incompatíveis podem desenvolver algum grau de AHIM e esferocitose, e animais que têm fragmentação de hemácias podem ter esferocitose, pois os fragmentos podem "arredondar-se" e parecer pequenos esferócitos. A deficiência de espectrina foi relatada em Golden Retrievers holandeses; alguns, mas não todos, cães afetados tinham esferocitose.

Prognóstico

As taxas de mortalidade variam, e são relatadas como variando de 25 a 50%. Embora alguns relatos sugiram que cães que apresentam autoaglutinação ou hemólise intravascular tenham a maior mortalidade, isso é controverso. Tromboembolismo é um achado comum em cães que morrem. Recidiva de AHIM ou outros distúrbios imunomediados, como trombocitopenia imunomediada, é relativamente comum.

Tratamento

Diferenciação de AHIM espontânea (primária) e secundária associada a um fator desencadeante é um componente importante do tratamento e do prognóstico. O tratamento inicial de cães consiste em glicocorticosteroides (geralmente prednisona, 2 a 3 mg/kg VO a cada 12 horas), o que diminui a produção de anticorpos, atividade de células T e diminui a função dos macrófagos. A dexametasona é frequentemente usada em cavalos e foi relatada como eficaz em bovinos. Desvantagens do uso de glicocorticoides incluem predisposição dos pacientes às infecções, doença tromboembólica e poliúria e polidipsia. O tratamento combinado pode ser justificado em cães que não respondem ou são intolerantes aos glicocorticoides; outros fármacos imunossupressores podem permitir a redução gradual do glicocorticoide. As modalidades terapêuticas podem incluir azatioprina, danazol, ciclosporina, ciclofosfamida, solução de hemoglobina bovina ou imunoglobulina humana. No entanto, em um estudo retrospectivo, não foi identificada diferença na mortalidade entre o uso de múltiplos agentes imunossupressores e o uso de glicocorticoides isoladamente, e, de fato, o risco de morte foi ligeiramente menor (30%) com glicocorticoides sozinhos do que a taxa de mortalidade geral de 50%. Além disso, o uso de ciclofosfamida e solução de hemoglobina bovina tem sido associado a maior risco de morte, e atualmente não é recomendado. Danazol, um andrógeno sintético, e ciclosporina, um inibidor da resposta imune, têm sido

relatados como não trazendo nenhum benefício em relação à redução da mortalidade. Alguns fármacos imunossupressores que não os glicocorticoides podem lesionar a medula, resultando em perda transitória de resposta regenerativa, e alguns fármacos podem não ser efetivamente metabolizados nos casos de anemia grave, tornando-os mais tóxicos que o normal. Os cães geralmente respondem à terapia com glicocorticoides em 1 semana, embora cães com anticorpos direcionados contra precursores eritrocitários geralmente levem mais tempo para responder. A dose de glicocorticoides é gradualmente reduzida conforme o VG aumenta, e às vezes pode ser descontinuado 2 ou 3 meses após o VG voltar ao normal. Em alguns casos, no entanto, terapia de dose baixa (0,5 mg/kg VO em dias alternados) com prednisona ou prednisolona pode ser necessária indefinidamente.

A fluidoterapia é indicada, principalmente em pacientes com hemólise intravascular, e a acidose láctica secundária à anemia deve ser corrigida. Além disso, o tratamento é recomendado para inibir trombose, principalmente o tromboembolismo pulmonar, uma causa comum de morte em cães com AHIM. O American College of Veterinary Internal Medicine publicou uma declaração consensual de diretrizes para tratamento de AHIM em cães.[3] A seguir, há um resumo muito breve das orientações:

1. Os concentrados de hemácias ou transfusões de sangue total devem ser administradas a cães que apresentam sinais clínicos graves de diminuição da distribuição de oxigênio tecidual. Mesmo que os cães não apresentem sinais clínicos, a transfusão deve ser administrada quando o VG estiver em 12% ou menos. Soluções de hemoglobina bovina e plasma congelado não são recomendados.

2. Prednisona ou prednisolona em dose > 2 mg/kg são fortemente recomendadas. A dose deve ser diminuída para < 2 mg/kg/dia se o VG estiver se estabilizando. Uma vez que o paciente esteja estável, a dose deve ser reduzida em 25% a cada 3 semanas. Deve-se prever uma duração típica de 3 a 6 meses de prednisona ou prednisolona. Deve-se realizar o monitoramento para síndrome de Cushing iatrogênica e infecções secundárias à imunossupressão.

3. Um segundo medicamento imunossupressor deve ser administrado se o cão não estiver respondendo aos glicocorticoides ou estiver apresentando efeitos adversos graves pelo uso de glicocorticoides. Os segundos fármacos imunossupressores recomendados são azatioprina, ciclosporina ou micofenolato mofetila. A ciclofosfamida não deve ser administrada.

4. A heparina é recomendada para prevenir tromboembolismo, e a terapia deve ser monitorada. Se fármacos antiplaquetários forem administrados, recomenda-se clopidogrel em vez de ácido acetilsalicílico.

5. Se for administrada terapia gastroprotetora para prevenir ulceração secundária aos glicocorticoides, recomenda-se um inibidor da bomba de prótons.

Em síntese, a AHIM é uma causa muito importante de morbidade e mortalidade em cães, e ocorre com muito mais frequência em cães do que em outras espécies. O American College of Veterinary Internal Medicine publicou um consenso sobre o diagnóstico de AHIM em cães e gatos que enfatiza o reconhecimento de fatores desencadeantes.[4]

Isoeritrólise neonatal

A isoeritrólise neonatal (IN) é uma forma de AHIM que ocorre em animais recém-nascidos secundariamente à absorção de anticorpos maternos contra o antígeno do grupo sanguíneo do neonato que se liga às suas hemácias, com hemólise posterior. Os anticorpos maternos geralmente são produzidos após sensibilização da mãe com hemácias de um grupo sanguíneo incompatível, geralmente do sangue de um feto anterior ganhando acesso à circulação materna, mas às vezes de vacinas que contêm hemácias ou por transfusões de sangue incompatíveis. A doença é mais comum em potros de cavalos e de mulas, mas ocorre em menos de 1% dos animais da raça Puro-Sangue Inglês. A doença raramente ocorre em filhotes de cachorro, gatinhos, leitões e bezerros. Os gatos são únicos, pois os anticorpos contra as hemácias dos gatinhos podem ser produzidos sem exposição prévia da gata a hemácias incompatíveis. Em animais domésticos, os anticorpos maternos ganham acesso ao sangue do recém-nascido após a ingestão de colostro contendo anticorpos. Anemia hemolítica foi relatada em cordeiros alimentados com colostro durante os primeiros dias de vida, e a anemia parece ser imunomediada.

Os animais afetados são normais ao nascimento, mas em 24 a 48 horas se tornam fracos, letárgicos, pálidos e anêmicos, com icterícia e dispneia. Hemoglobinemia e hemoglobinúria podem estar presentes, bem como esplenomegalia e hepatomegalia. Trombocitopenia e CID também podem ocorrer. Neutropenia imunomediada em conjunto com AHIM também foi relatada em um potro. Em potros, aproximadamente 90% de todos os casos de IN são atribuíveis ao antígeno Aa ou Qa, mas outros antígenos podem estar envolvidos. A ocorrência em potros muares pode decorrer de um xenoantígeno. É possível que todas as gestações de mulas (pai jumento × mãe égua) sejam incompatíveis com relação a esse fator, e existe um potencial para IN em todos os casos.

Diagnóstico laboratorial

O diagnóstico geralmente é feito pela confirmação da presença de anticorpos maternos nas hemácias do recém-nascido por teste de Coombs ou um teste hemolítico. O sangue de éguas gestantes pode ser testado 2 semanas antes do parto para a presença de anticorpos para prever a probabilidade de IN no potro. Se a mãe estiver sensibilizada, seu colostro pode não ser fornecido ao potro nas primeiras 48 horas de vida, substituindo pelo colostro de outra égua.

Tratamento

O tratamento consiste em transfusão de sangue se o animal estiver gravemente anêmico. Se o sangue da égua for usado, as hemácias devem ser lavadas extensivamente para remover o plasma que contém os anticorpos. Os glicocorticoides podem ser úteis na redução da taxa de depuração de hemácias revestidas de anticorpos.

Parasitas eritrocitários

Os microrganismos que infectam diretamente as hemácias podem resultar em hemólise intravascular ou hemólise extravascular, e alguns podem não causar anemia hemolítica. Tradicionalmente, os hemoparasitas eram detectados por exame de esfregaço de sangue. No entanto, o desenvolvimento de testes de reação em cadeia da polimerase (PCR) altamente sensíveis e específicos para detectar pequenas quantidades de organismos tornou o diagnóstico muito mais preciso para muitas dessas doenças, em alguns casos, mesmo antes do aparecimento dos sinais clínicos. A maioria dos hemoparasitas causa anemia por hemólise extravascular imunomediada. Anticorpos contra o organismo, imunocomplexos ou complemento ligado a hemácias resultam em fagocitose por macrófagos. No entanto, espécies de *Babesia* e de *Theileria* causam hemólise intravascular. Hemoparasitas específicos são discutidos adiante.

Micoplasmas hemotrópicos

Os micoplasmas hemotrópicos são bactérias pleomórficas que parasitam hemácias de muitas espécies de animais domésticos. Esses organismos são pequenos (aproximadamente 0,3 μm de diâmetro), não têm parede celular e apresentam coloração gram-negativa. Eles aderem frouxamente à superfície da membrana eritrocitária e, em muitas espécies, caem facilmente, aparecendo assim no plasma. Eles foram originalmente descobertos em roedores de laboratório na década de 1920 e atribuídos ao gênero *Bartonella*. Aproximadamente uma década depois, foram reclassificados na ordem Rickettsiales na família Anaplasmataceae, e tanto no gênero *Haemobartonella* quanto no gênero *Eperythrozoon*, com base em se eles ocorreram mais comumente como "formas anelares" e se foram encontrados livres no plasma. Se preenchessem ambos os critérios anteriores, eram atribuídos ao gênero *Eperythrozoon*. Essas características agora são consideradas insignificantes. Com o advento do sequenciamento de DNA e da análise filogenética baseada em comparações de sequências genéticas de ribossomos, esses organismos foram reclassificados como membros do gênero *Mycoplasma*.

A primeira descrição de tais bactérias em um gato anêmico foi publicada em 1942, e foi inicialmente chamado *Eperythrozoon felis* e logo depois renomeado *Haemobartonella felis*. Foram reconhecidas três cepas dos organismos anteriormente chamados de *H. felis*. A cepa "grande", ou Ohio, foi renomeada *M. haemofelis*, e a cepa "pequena" da Califórnia foi nomeada *Candidatus Mycoplasma haemominutum*. A terceira cepa, *Candidatus Mycoplasma turicensis*, foi originalmente identificada em um gato suíço, mas agora é conhecida também por ter distribuição mundial. Ensaios baseados na tecnologia de PCR são os testes diagnósticos mais sensíveis e específicos disponíveis para esses organismos. Dos micoplasmas felinos, *M. haemofelis* é a espécie mais patogênica e causa anemia hemolítica em gatos imunocompetentes. A presença de *Candidatus Mycoplasma turicensis* e *Candidatus Mycoplasma haemominutum* nem sempre está associada à anemia. No entanto, *Candidatus Mycoplasma haemominutum* tem sido associado a febre, anorexia, letargia e anemia e é, provavelmente, um patógeno primário. *Candidatus Mycoplasma turicensis* não foi visto por microscopia óptica, provavelmente em virtude do pequeno número de parasitas presentes, mas possivelmente em decorrência do seu tamanho menor (0,25 μm). Foi caracterizado morfologicamente por microscopia eletrônica. Duas outras espécies, *Candidatus Mycoplasma haematoparvum* e organismo semelhante a esta última, foram detectadas em gatos usando análise de genes ribossômicos, mas sua patogenicidade não é conhecida.

A *Haemobartonella canis* foi renomeada como *M. haemocanis*. *Eperythrozoon suis*, *Eperythrozoon wenyoni* e *Eperythrozoon ovis* foram renomeados como *Mycoplasma haemosuis*, *Mycoplasma wenyonii* e *Candidatus Mycoplasma ovis*, respectivamente. O organismo causador de eperitrozoonose de alpacas e lhamas, anteriormente não nomeado, foi denominado *Candidatus Mycoplasma haemolamae*. A designação *Candidatus* é reservada para membros descritos de forma incompleta da taxa, para dar-lhes *status* provisório, e acabou caindo em desuso.

Mycoplasma haemofelis

Mycoplasma haemofelis aparece como bastonete ou em formato de anel pequeno (0,3 μm), azul-escuro na superfície das hemácias;

é mais facilmente visto na franja do esfregaço sanguíneo no qual as hemácias são achatadas (Figura 9.9). A aglutinação de hemácias pode estar presente, uma vez que a presença do organismo em hemácias resulta em uma AHIM. *M. haemofelis* é bastante patogênico e pode causar anemia hemolítica grave, às vezes fatal. É transmitida por sangue infectado, presumivelmente por artrópodes que se alimentam de sangue, como pulgas e carrapatos, mordidas de gato e exposição iatrogênica, e está presente em todo o mundo. O organismo também é transmitido por gatas para seus filhotes, seja no útero, ao nascimento ou na amamentação. A parasitemia é intermitente, tornando o diagnóstico pela avaliação do esfregaço sanguíneo às vezes difícil. Um ensaio de PCR é muito mais sensível para o diagnóstico do que o exame de esfregaço sanguíneo.

Os sinais clínicos incluem os sinais de anemia, como esplenomegalia, febre, letargia e, às vezes, icterícia. Doença simultânea, imunossupressão ou esplenectomia podem predispor os animais à infecção aguda. A anemia é regenerativa, a menos que haja doença subjacente, às vezes relacionada ao vírus da leucemia felina, que inibiria a eritropoese. Gatos infectados devem ser examinados quanto à presença de vírus da leucemia e vírus da imunodeficiência felina.

O tratamento consiste em transfusão de sangue se a anemia for grave. Prednisona (2 mg/kg VO a cada 12 horas) suprimirá a destruição imunomediada de hemácias, mas seu uso é controverso. Doxiciclina (5 mg/kg VO a cada 12 horas por 4 semanas) é eficaz contra o organismo, mas os gatos que se recuperam podem se tornar portadores latentes. A toxicidade da doxiciclina pode incluir febre, distúrbios gastrintestinais e, raramente, formação de estenose esofágica. Enrofloxacino (5 a 10 mg/kg VO a cada 24 horas), um antibiótico fluoroquinolona anti-*Mycoplasma*, mostrou ser eficaz contra *M. haemofelis*, mas uma complicação rara é a cegueira aguda. Uma excelente atualização sobre a terapia contra hemoplasmose de felinos foi publicada.[5]

Mycoplasma haemocanis

Mycoplasma haemocanis, anteriormente conhecido como *Haemobartonella canis*, é um organismo oportunista, que geralmente causa doença apenas em cães esplenectomizados ou gravemente imunossuprimidos. Está intimamente relacionado filogeneticamente a *M. haemofelis*, com 99% de homologia do gene 16SrRNA. Os cães esplenectomizados desenvolvem infecções ativas se forem transfundidos com sangue infectado, ou se tiverem infecções latentes. A infecção ativa pode se manifestar dias a semanas após esplenectomia. O microrganismo parece um pouco diferente do *M. haemofelis*, pois aparece como pequenas cadeias de cocos na superfície da hemácia. A cadeia comumente se ramifica e aparece em formato de Y (Figura 9.10). Os sinais clínicos incluem anemia, e icterícia raramente está presente. O tratamento consiste em 5 mg/kg de doxiciclina VO, 2 vezes/dia durante 3 semanas. *Candidatus Mycoplasma haemominutum* e *Candidatus Mycoplasma haematoparvum* foram relatados também em cães. Mostrou-se que *M. haemocanis* também pode ser transmitido verticalmente.

Hemoplasmas de ruminantes

Mycoplasma wenyonii também ocorre em todo o mundo, e semelhante a *M. haemocanis* em cães, geralmente só causa anemia grave em bovinos imunossuprimidos ou esplenectomizados. O organismo pode ser transmitido iatrogenicamente, usando a mesma seringa e agulha em vários animais em situações de confinamento. Número muito grande de organismos pode ser visto em esfregaços de sangue, muitos dos quais estão livres no plasma, em bovinos que não estão anêmicos (Figura 9.11). No entanto, foi reconhecida uma síndrome em bovinos fortemente parasitados que inclui edema e linfadenopatia. Embora o hemoplasma de ovinos e caprinos, anteriormente conhecidos como *E. ovis* (Figura 9.12), geralmente seja considerado como não patogênico em adultos, seu papel como causa de anemia em cordeiros é controverso. Esse organismo foi renomeado *Mycoplasma ovis*. Existe uma considerável diversidade genética em hemoplasmas de ruminantes, e outras espécies foram descritas, como *Candidatus Mycoplasma haemobos*.

Mycoplasma suis

Pelo menos três espécies de *Mycoplasma* foram descritas em suínos: *Mycoplasma suis*, *Mycoplasma parvum* e *M. haemosuis*. *M. suis* está associado à hemoplasmose suína e é patogênico em suínos muito

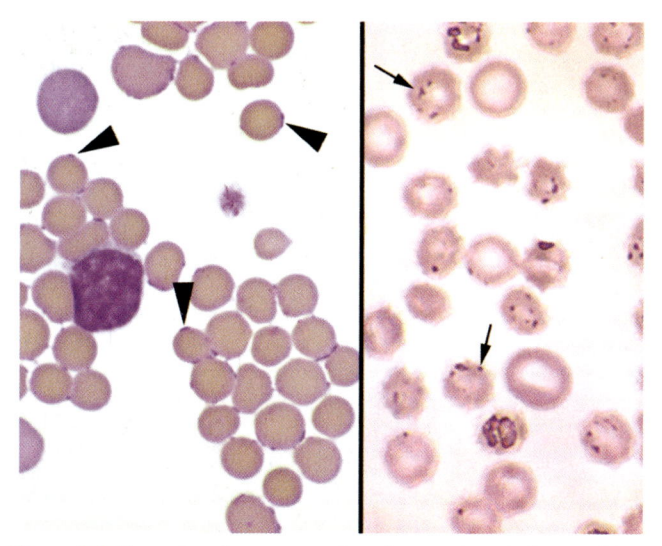

Figura 9.9 *Esquerda*: esfregaço sanguíneo de um gato anêmico com *Mycoplasma haemofelis* (*pontas de seta*), anteriormente conhecido como *Haemobartonella felis*. *Direita*: parasitas eritrocitários, algumas vezes, são diagnosticados erroneamente quando artefatos estão presentes nas hemácias (*setas*). Artefatos podem ser causados por precipitação de corante ou por corar o esfregaço sanguíneo antes que esteja seco. (Coloração de Wright.)

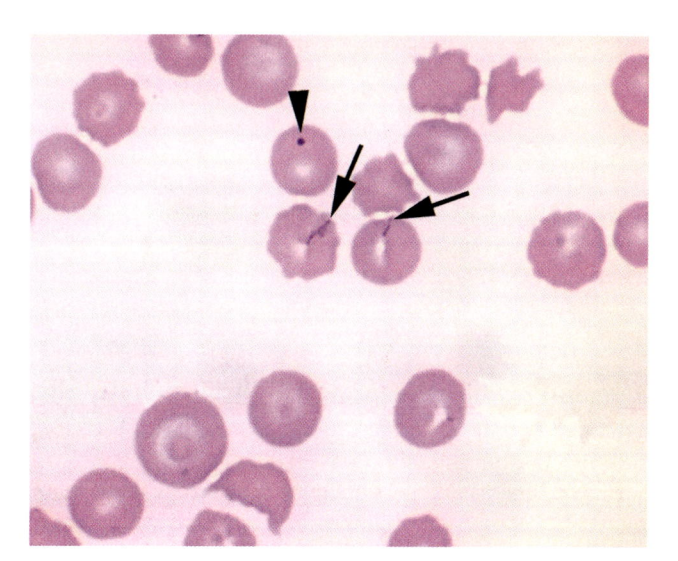

Figura 9.10 Esfregaço sanguíneo de um cão anêmico esplenectomizado. Observe a presença de *Mycoplasma haemocanis* (*setas*) (anteriormente *Haemobartonella canis*). Corpúsculos de Howell-Jolly (*ponta de seta*) normalmente estão em maior número em animais esplenectomizados. (Coloração de Wright.)

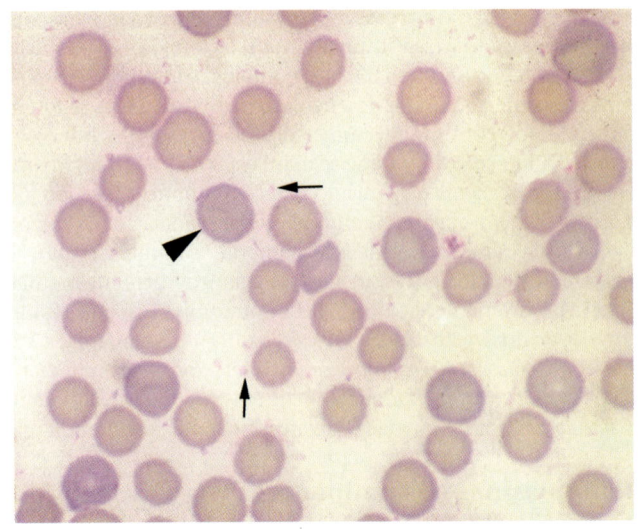

Figura 9.11 Esfregaço de sangue de uma vaca com edema de membro pélvico e de teto. Muitos organismos *Mycoplasma wenyonii* (anteriormente *Eperythrozoon wenyonii*) estão presentes no fundo (*setas pequenas*). Policromasia (*ponta de seta*) está presente, indicando regeneração. (Coloração de Wright.)

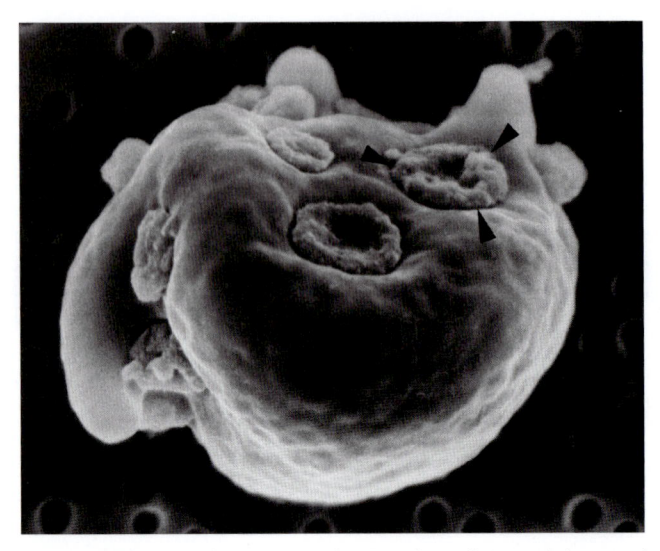

Figura 9.13 Micrografia eletrônica de *Mycoplasma haemosuis* (*pontas de seta*), anteriormente *Eperythrozoon suis*. (*Fonte*: fotografia fornecida por Dra. Joanne Messick.)

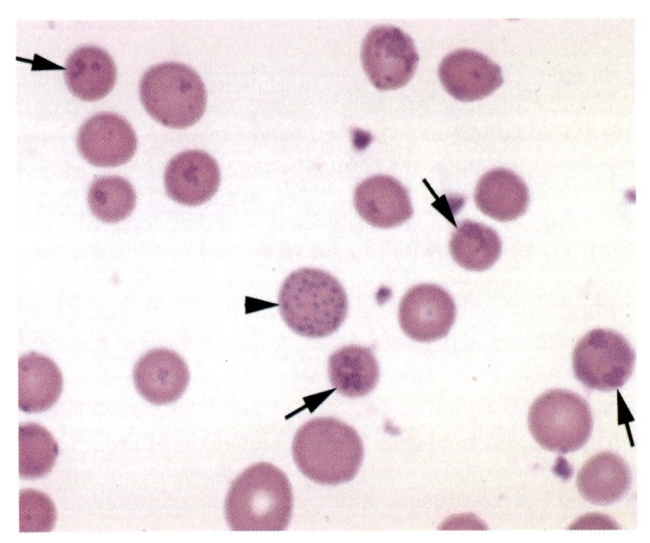

Figura 9.12 Esfregaço de sangue de um ovino com *Eperythrozoon ovis* (*setas*). Esse organismo será renomeado *Mycoplasma ovis*. (Coloração de Wright.)

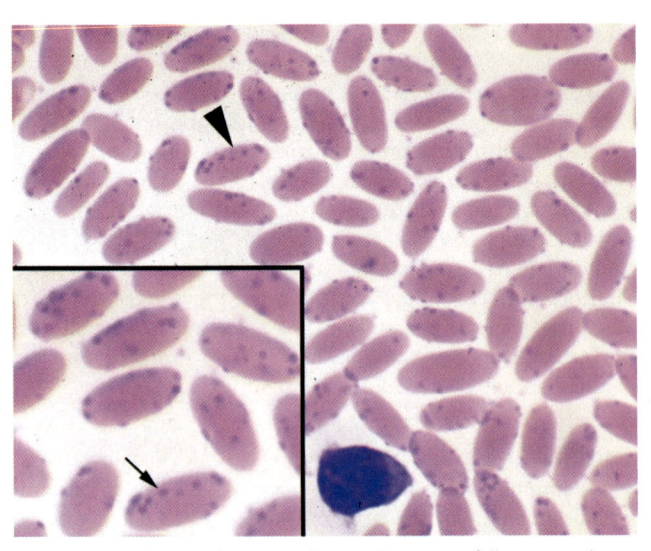

Figura 9.14 Esfregaço de sangue de uma lhama com falha no crescimento com *Candidatus Mycoplasma haemolamae* (*ponta de seta*), anteriormente *Eperythrozoon* spp. Maior magnificação dos organismos (*seta*) é mostrada no destaque. (Coloração de Wright.)

jovens, bem como suínos que tenham sido esplenectomizados, causando anemia hemolítica grave e, às vezes, morte. Em animais mais velhos, a infecção está associada com baixo ganho de peso. Os organismos parecem semelhantes aos de bovinos, com muitos organismos livres presentes em hemogramas (Figura 9.13). Leitões geralmente são tratados com uma única dose de oxitetraciclina de ação prolongada (25 mg). Tetraciclina, às vezes, é adicionada à alimentação de suínos para prevenir a forma aguda da doença.

Mycoplasma haemolamae

Hemoplasmas em lhamas e alpacas parecem ser oportunistas que proliferam em animais subdesenvolvidos, e geralmente causam apenas anemia leve. O organismo parece semelhante ao de bovinos (Figura 9.14).

Anaplasmose

Anaplasmose bovina, caracterizada pela primeira vez por Sir Arnold Theiler em 1910, e causada pela rickéttsia intraeritrocitária

Anaplasma marginale, é a doença causada por carrapato mais prevalente em bovinos e ocorre em todo o mundo. *Anaplasma centrale* causa uma forma mais branda e menos virulenta da doença, e ocorre na América do Sul, Oriente Médio e África do Sul. *A. marginale* também foi relatado em cervos, alces e bisões. *Anaplasma ovis* foi relatado em caprinos e ovinos, e causa anemia hemolítica. O organismo é semelhante a *A. marginale*. Os organismos são transmitidos por carrapatos, moscas picadoras e de forma iatrogênica. *A. marginale* aparece como uma pequena inclusão (0,5 a 1 μm) azul-escura na margem das hemácias (Figura 9.15). *A. centrale* é semelhante, mas está em uma localização de aparência mais central nas hemácias. A infecção pelo organismo pode causar anemia hemolítica fatal; os animais mais velhos geralmente são mais gravemente afetados. O mecanismo de anemia pode ser imunomediado. Bovinos não tratados que sobrevivem podem se tornar portadores crônicos. O diagnóstico pode ser feito por ensaios de PCR, bem como exame de esfregaços sanguíneos. O tratamento consiste em oxitetraciclina de ação

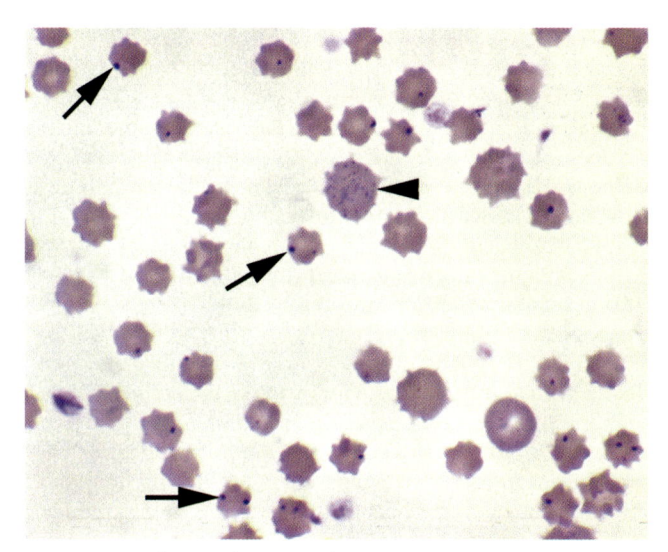

Figura 9.15 Esfregaço de sangue de uma vaca anêmica com *Anaplasma marginale* (*setas*). Observe o pontilhado basofílico nos eritrócitos policromatofílicos grandes (*ponta de seta*). (Coloração de Wright.)

prolongada, mas o método mais eficiente para controlar a anaplasmose é por vacinação, usando *A. centrale* vivo, que é capaz de induzir proteção significativa contra o *A. marginale* mais virulento. No entanto, esses métodos de controle têm inúmeras limitações e são necessárias abordagens melhores. Vacinas inativadas ou vacinas de subunidade e intervenções farmacológicas alternativas estão sendo desenvolvidas. O gênero *Anaplasma* foi expandido para incluir também *Anaplasma phagocytophilum* (anteriormente conhecido como *Ehrlichia phagocytophila*, *Ehrlichia equi* e o agente da ehrlichiose granulocítica humana), *Anaplasma bovis* (anteriormente *Ehrlichia bovis*) e *Anaplasma platys* (anteriormente *Ehrlichia platys*).

Piroplasmose

Os integrantes da ordem Piroplasmida são hemoprotozoários parasitas intracelulares obrigatórios transmitidos por carrapatos. Eles são classificados em três famílias com base no tipo de célula de vertebrados nas quais se desenvolvem. Theileriidae infectam mamíferos, desenvolvendo-se primeiro em leucócitos, depois em hemácias; Babesiidae infectam mamíferos e algumas aves, mas se desenvolvem apenas em hemácias; Hemohormidiidae infectam peixes e répteis, onde se desenvolvem em hemácias nucleadas. A palavra piroplasma vem do latim, *pirum*, que significa pera, pelo fato de os organismos serem frequentemente em formato de pera. Dois gêneros de piroplasmídeos, *Babesia* e *Theileria*, são responsáveis por algumas das doenças mais importantes de animais domésticos e silvestres e são discutidos adiante. O gênero *Cytauxzoon* está intimamente relacionado com *Theileria* e é discutido adiante. Os estágios de piroplasma em hemácias são morfologicamente muito semelhantes. Originalmente, acreditava-se que a diferença entre *Theileria* e *Cytauxzoon* fosse a localização da esquizogonia dentro das células do hospedeiro. A esquizogonia de *Cytauxzoon* spp. ocorre em macrófagos, enquanto acredita-se que a esquizogonia de *Theileria* ocorra exclusivamente em linfócitos. Sabe-se, agora, que espécies de *Theileria* também podem infectar e transformar macrófagos. O mecanismo da anemia é principalmente imunomediado, com anticorpos dirigidos contra os organismos. No entanto, lesões e alteração da membrana eritrocitária provavelmente também desencadeiam a destruição de hemácias mediada pelo sistema imunológico.

Babesiose

Babesia spp. são parasitas protozoários transmitidos por carrapatos que infectam hemácias de animais domésticos e silvestres, bem como humanos, muitas vezes causando anemia hemolítica potencialmente letal. A doença recebeu o nome do biólogo romeno Victor Babes, que isolou o organismo de bovinos em 1888. Em 1893, descobriu-se que o organismo era transmitido por carrapatos e era a causa da febre bovina do Texas. A babesiose foi considerada uma doença animal até que foi descoberta em um pecuarista iugoslavo em 1957.

A babesiose canina está associada a anemia hemolítica, trombocitopenia e outras manifestações de inflamação sistêmica, incluindo fígado, pulmão, pâncreas, rim, coração e disfunção cerebral, e é causada por muitas espécies que foram previamente identificadas por sua aparência morfológica e tamanho. A classificação por tamanho é considerada problemática por alguns, pois os piroplasmas sofrem alterações morfológicas acentuadas durante o seu desenvolvimento nas hemácias. As formas grandes foram classificadas como *Babesia canis*, e formas pequenas foram classificadas como *Babesia gibsoni*. Formas grandes (2 a 5 µm) aparecem como inclusões ovais únicas, pareadas ou em tétrade que coram levemente basofílicas com um núcleo excêntrico (Figura 9.16). Formas pequenas (1 a 3 µm) de *Babesia* aparecem como organismos redondos (Figuras 9.17 e 9.18). Normalmente, apenas algumas hemácias em esfregaços de sangue contêm organismos, e elas tendem a se concentrar na franja do esfregaço sanguíneo. Embora a babesiose possa ser diagnosticada por exame de sangue ou exame da capa leucocitária, a PCR é muito mais sensível e específica. Em áreas em que a PCR não está disponível, o método de coloração com corante fluorescente laranja acridina mostrou ser mais sensível e específico do que as colorações de Wright-Giemsa.

Por meio de métodos moleculares, mostrou-se que várias espécies geneticamente distintas causam doenças em cães, incluindo *B. canis*, *Babesia vogeli*, *Babesia rossi*, *B. gibsoni*, *Babesia conradae* e *Babesia vulpes*. Essas diversas espécies mostraram ter suscetibilidade diferente a fármacos antiprotozoários, portanto, a identificação por PCR deve ser feita. Formas grandes (*B. canis*, *B. vogeli*, *B. rossi*) são suscetíveis ao dipropionato de imidocarbe (Imizol®, Merck Animal Health) e acerurato de diminazeno; este último tem efeitos adversos graves e não está disponível nos EUA.

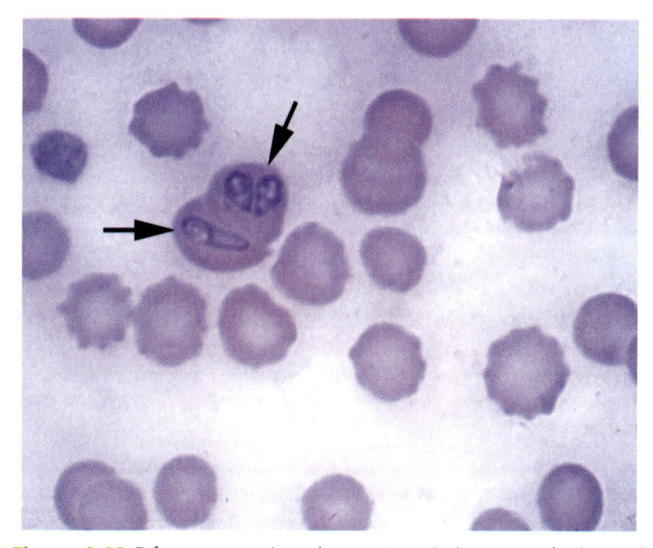

Figura 9.16 Esfregaço sanguíneo de um cão anêmico com *Babesia vogeli* (*setas*). (Coloração de Wright.)

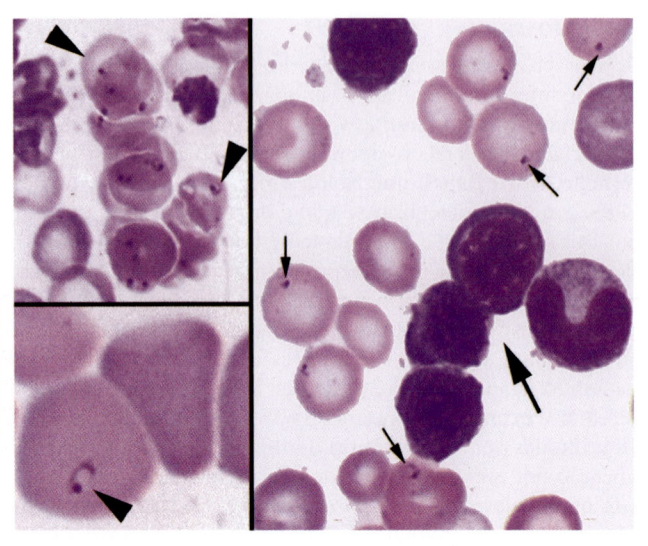

Figura 9.17 *Babesia gibsoni* no aspirado de medula óssea de um Pit Bull Terrier gravemente anêmico do Kentucky. Aspirado fornecido por Antech Diagnostics, Inc. (Coloração de Wright.)

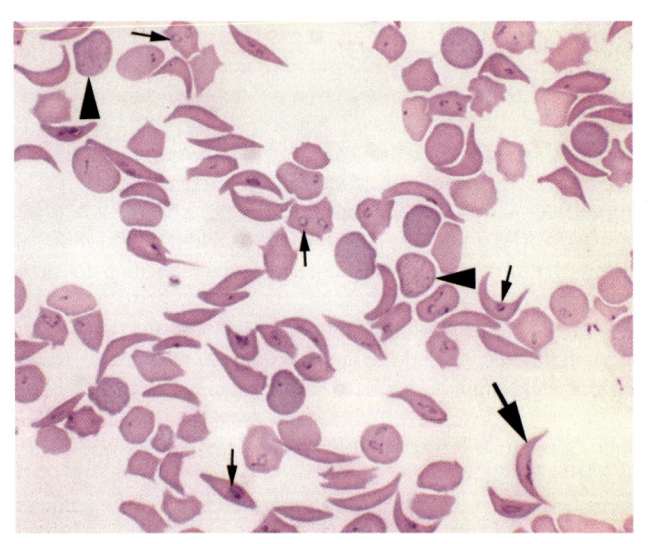

Figura 9.18 Organismos *Babesia* ou *Theileria* em um cervo (*setas pequenas*). Observe que as hemácias se tornaram falciformes, o que ocorre *in vitro* (*seta grande*). Ponteados basofílicos também estão presentes (*pontas de seta*). (Coloração de Wright.)

As formas pequenas (*B. gibsoni*, *B. conradae*, *B. vulpes*) são relativamente resistentes a dipropionato de imidocarbe, mas são sensíveis a uma combinação de hidroxinaftoquinona atovaquona e o antibiótico azitromicina, embora os animais possam permanecer portadores. Uma discussão minuciosa sobre terapia para babesiose canina foi publicada.[6]

A babesiose canina está se tornando cada vez mais comum nos EUA. *B. vogeli* é transmitida por *Rhipicephalus sanguineus*, o carrapato-marrom do cachorro, e é uma pandemia no sudeste dos EUA, particularmente em Galgos, e é encontrada no Caribe, América do Sul e Central, Mediterrâneo, Oriente Médio, Ásia e Austrália. Em geral, causa apenas anemia hemolítica grave e doença potencialmente fatal em cães jovens ou cães que sejam fortemente parasitados, embora Galgos adultos tenham sinais clínicos mais graves. Os cães infectados são frequentemente coinfectados por *Ehrlichia canis*, *A. platys* e *Hepatozoon canis*, uma vez que a mesma espécie de carrapato é responsável pela transmissão de todas as quatro doenças. Outra espécie, *B. rossi*, é mais

patogênica e ocorre na África do Sul. Uma terceira espécie, *B. canis*, é encontrada na Europa, Reino Unido e partes da Ásia, e apresenta patogenicidade intermediária.

B. gibsoni, uma pequena forma de *Babesia*, também pode causar doença grave, e é endêmica no norte da África, Oriente Médio, sul da Ásia e partes do Caribe, e é cada vez mais observada nos EUA, particularmente no Sudeste e Centro-Oeste. Desde 1999, *B. gibsoni* foi relatada em vários estados a leste do rio Mississippi. A doença é vista principalmente em American Pit Bull Terriers e Staffordshire Terrier. Muitos cães sobrevivem à fase aguda e tornam-se portadores crônicos. A prevenção inclui o controle agressivo do carrapato. Acredita-se que a prevalência alta na raça Pit Bull decorra da transmissão sanguínea direta. *B. conradae*, uma pequena *Babesia* que originalmente pensava-se ser *B. gibsoni*, foi descrita em cães na Califórnia em 1991. Esse organismo causa doença grave, incluindo anemia hemolítica, icterícia, vasculite, trombocitopenia, hepatite, glomerulonefrite e linfadenopatia reativa. *B. vulpes* (também conhecida como *Babesia microti*, *Babesia annae* e *Theileria annae* [ver "Theileriose" adiante]) é encontrada em cães na Europa e América do Norte e é uma infecção comum em raposas-vermelhas selvagens. *B. vulpes* parece ser mais resistente ao tratamento. Uma vez que muitos cães com babesiose são Coombs-positivos e apresentam aglutinação eritrocitária, um diagnóstico diferencial é AHIM. Hiperglobulinemia, trombocitopenia e neutropenia são comumente observadas, portanto, a ehrlichiose monocítica canina também deve ser considerada como um diagnóstico diferencial, pois esses achados laboratoriais também são comuns nessa doença.

A babesiose felina é rara em comparação com a babesiose canina, e ocorre em muitas regiões do mundo. As espécies de Babesia pequenas que infectam gatos incluem *B. felis*, *B. cati* e *B. leo*. Espécies de babésia grandes, incluindo *B. herpailuri* e *B. pantherae*, foram relatadas em felídeos selvagens. Muitas espécies de grandes e pequenas babésias que ocorrem normalmente em cães também foram relatadas em gatos, muitos dos quais são clinicamente saudáveis. Por exemplo, 13 e 4% dos gatos clinicamente saudáveis testados na ilha caribenha de St. Kitts, Índias Ocidentais, foram positivos para *B. vogeli* e *B. gibsoni*, respectivamente. Doença grave é observada em gatos infectados por *B. felis* na África do Sul. Em contrapartida, doença causada por outras espécies de *Babesia* é geralmente leve e crônica.

A babesiose bovina é causada principalmente pela *Babesia bovis* e *Babesia bigemina* em regiões tropicais e subtropicais do mundo. *B. bovis* é geralmente considerada mais virulenta que *B. bigemina*, e tem maior mortalidade. A causa da morte geralmente é anemia hemolítica. Adultos são geralmente mais gravemente afetados que os bezerros. A *Babesia divergens* é a principal responsável para babesiose bovina na Europa e pode infectar humanos imunocomprometidos. Outras espécies de *Babesia* raramente têm sido relatadas em bovinos. A babesiose bovina é de importância econômica para a bovinocultura de corte e leite, e permanece mal controlada em muitas partes do mundo. *B. bovis* pode ser transmitido por via transplacentária, e deve ser considerada como diagnóstico diferencial de perda fetal, natimorto e morte neonatal em bovinos nos locais onde a babesiose ocorre. Babesiose em pequenos ruminantes, como ovinos e caprinos, também é de importância econômica em regiões tropicais e subtropicais. *Babesia motasi* e *B. ovis* são patogênicas, enquanto *Babesia crassa*, *Babesia foliata* e *Babesia taylori* causam sinais leves ou não são patogênicas.

A babesiose equina (piroplasmose) é causada por duas espécies, *B. equi* (mais recentemente referida como *Theileria equi*) e *Babesia caballi*, e ocorre em muitas partes do mundo. A transmissão transplacentária foi documentada e é uma causa de morte fetal ou infecção neonatal. Cavalos geralmente se recuperam, mas tornam-se portadores persistentemente infectados.

Theileriose

Theileriose é provavelmente a doença transmitida por carrapatos que acomete ruminantes domésticos mais significativa na África. Embora a anemia hemolítica seja comum, a parasitemia por piroplasma não se correlaciona com a gravidade da doença. Muitos sinais clínicos e manifestações patológicas estão relacionadas com a proliferação de leucócitos transformados, com necrose associada, tromboembolismo, derrames nas cavidades corporais e edema pulmonar. Quando carrapatos infectados se alimentam de seu hospedeiro mamífero, esporozoítos penetram nos leucócitos de mamíferos e dividem-se para formar esquizontes multinucleados (Figura 9.19). Esses podem ser vistos dentro de leucócitos em esfregaços de sangue, bem como aspirados de nódulos linfáticos e de outros tecidos. Alguns esquizontes sofrem reprodução assexuada (merogonia) para formar merozoítos que sofrem maturação; eles então induzem leucocitólise e subsequentemente infectam hemácias para formar piroplasmas, que são pequenos (1 μm) e aparecem em forma de anel de sinete ou vírgula. Esquizontes também podem induzir proliferação pseudoneoplásica de leucócitos, geralmente linfócitos, mas provavelmente também monócitos/macrófagos, que se disseminam para vários órgãos. As espécies de *Theileria* são classificadas como patogênicas (esquizontes "transformadores" de leucócitos) ou benignas a levemente patogênicas ("não transformadores"). As teilérias patogênicas causam doença por meio da transformação dos leucócitos do hospedeiro para induzir a blastogênese, proliferação descontrolada e ampla disseminação de leucócitos. Leucócitos transformados parecem atípicos e são difíceis de distinguir de células neoplásicas. Os núcleos são recortados, lobulados, às vezes múltiplos, com nucléolos proeminentes e abundantes, e muitas vezes citoplasma vacuolizado. Muitas células em mitose podem ser vistas em aspirados ou impressões de linfonodos ou outros tecidos.

Theileria parva, a causa da febre da Costa Leste nas regiões leste, central e oeste da África é responsável pelas mortes de mais de 1 milhão de cabeças de gado por ano, bem como reduções na taxa de crescimento e na produtividade. *Theileria annulata* causa

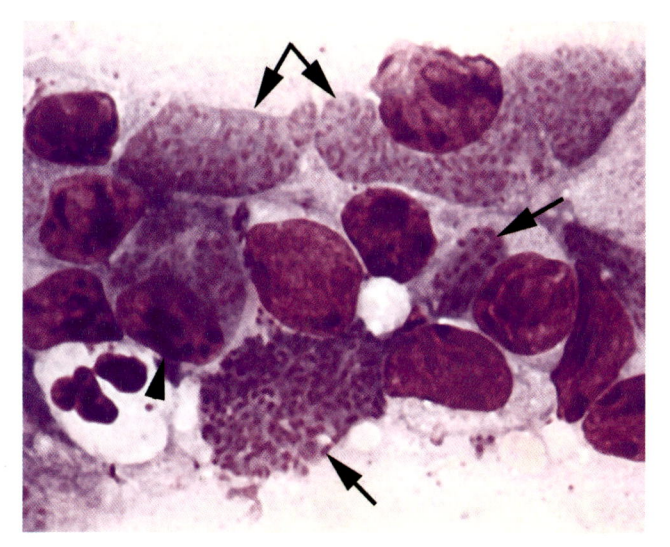

Figura 9.19 Aspirado de linfonodo de uma vaca com theileriose. Os linfócitos estão preenchidos por esquizontes (*setas*). (Coloração de Wright.)

a theileriose tropical bovina no norte da África, sul da Europa e grande parte da Ásia. Muitas espécies "benignas" tipicamente não transformadoras de leucócitos foram descritas em bovinos, como *Theileria taurotragi*, *Theileria mutans* e *Theileria buffeli/orientalis*, mas essas podem, ocasionalmente, tornar-se transformadoras de leucócitos. Por exemplo, *T. taurotragi* pode causar uma doença fatal atípica caracterizada por transformação significativa, proliferação e invasão do cérebro e medula espinal. Theileriose também afeta a vida selvagem na África. Embora a maioria das espécies de *Theileria* não seja patogênica para espécies de ungulados selvagens, incluindo cervos e alces na América do Norte, eles podem ter theileriose patogênica com taxas de mortalidade significativas que afetam seriamente as espécies ameaçadas, particularmente na África. Pequenos ruminantes domésticos, como ovinos e caprinos, também contraem theileriose. *Theileria ovis*, *Theileria lestoquardi* e *Theileria anular* foram relatadas, com *T. lestoquardi* causando a doença mais significativa.

A theileriose equina, geralmente referida como piroplasmose equina, é causada por *T. equi*; este organismo foi anteriormente chamado *Babesia equi* (ver discussão anterior em "Babesiose"). Os sinais clínicos da babesiose e theileriose equinas são semelhantes e incluem febre, anemia, inapetência, edema, icterícia, hepatomegalia, esplenomegalia e, ocasionalmente, aborto e morte. *T. equi* parece menor em hemácias do que *B. caballi*.

A literatura sobre theileriose canina é bastante contraditória, e parece que as espécies que infectam cães são não transformadoras de leucócitos. Como mencionado anteriormente, *B. vulpes*, também conhecida como *B. microti*, *B. annae* e *T. annae*, é agora considerada uma *Theileria* por muitos parasitologistas; raposas-vermelhas são consideradas os hospedeiros intermediários primários desse organismo. *T. anulata* foi detectada em um cão assintomático, e *T. equi* foi identificada em cães em vários países.

Rangeliose

Rangelia vitalli é um piroplasma para o qual existem relatos contraditórios sobre se é da família Theileriidae ou Babesiidae, mas como infecta leucócitos e células endoteliais, bem como hemácias, é mais provavelmente da família Theileriidae, se essa distinção entre as duas famílias permanecer válida. *R. vitalli* causa anemia grave e trombocitopenia em cães e é transmitida pelo carrapato *Amblyomma aureolatum*. A rangeliose canina foi relatada em: Argentina, Uruguai e Brasil. Os sinais clínicos comuns incluem esplenomegalia, hepatomegalia, linfadenopatia, icterícia, hematoquezia e sangramento pinal. O organismo parece semelhante a *B. vogeli* em esfregaços de sangue.

Cytauxzoonose felina (febre do lince)

Cytauxzoon felis é um protozoário piroplasma dentro da mesma família que a *Theileria*. Como *Theileria*, merozoítos (piroplasmas) infectam hemácias, enquanto uma fase tecidual, os esquizontes, infectam e preenchem leucócitos, principalmente monócitos/macrófagos, dentro e ao redor dos vasos sanguíneos em todo o corpo. Embora a cytauxzoonose tenha sido descrita pela primeira vez em 1948 em ungulados selvagens na África, o organismo era provavelmente uma espécie de *Theileria*. Cytauxzoonose foi inicialmente relatada em gatos do Missouri em 1976 e é identificada principalmente no sudeste e centro dos EUA, mas foi relatada mais recentemente na América do Sul, e uma espécie menos virulenta de *Cytauxzoon* foi relatada na Europa. O organismo é transmitido pelo carrapato *Amblyomma americanum* e *Dermacentor variabilis* na América. Embora a eritroparasitemia possa ocorrer após inoculação de sangue, como com uma transfusão de sangue, a fase tecidual do organismo e a doença não se desenvolvem. Linces, panteras da Flórida e pumas do Texas, que servem como reservatórios naturais, geralmente apresentam infecções assintomáticas persistentes, embora linces ocasionalmente tenham doenças fatais. A cytauxzoonose fatal também foi descrita em um tigre-de-bengala e tigre-branco. A doença costuma ser fatal em gatos domésticos não tratados, embora eles também possam ter infecções subclínicas e atuar como reservatórios. Os achados patológicos incluem trombose de muitos vasos como resultado de oclusão de vasos por macrófagos distendidos. Os achados clínicos incluem letargia aguda, anorexia, febre e icterícia. Embora o organismo cause uma anemia hemolítica, a anemia pode ser não regenerativa e, às vezes, é acompanhada por leucopenia e trombocitopenia. O diagnóstico é feito encontrando a forma de anel de sinete dos piroplasmas em hemácias em esfregaços de sangue, de forma relativamente tardia no curso da doença ou encontrando os esquizontes em macrófagos por exame citológico ou histopatológico de baço, fígado, linfonodo ou medula óssea (Figura 9.20), ou por ensaio de PCR, que é muito sensível e específico. Historicamente, a cytauxzoonose foi considerada uma doença fatal em gatos domésticos, mas com avanços recentes na terapia e cepas possivelmente menos virulentas do vírus, as taxas de sobrevivência melhoraram acentuadamente. Taxas de sobrevivência de 60% foram relatadas em gatos tratados com a combinação de atovaquona (15 mg/kg VO a cada 8 horas) e azitromicina (10 mg/kg VO a cada 24 horas) em conjunto com terapia de suporte para prevenir a formação de coágulo.

Anemia por corpúsculos de Heinz

As hemácias são particularmente suscetíveis ao dano oxidativo, tanto porque transportam oxigênio quanto porque podem ser expostas a vários produtos químicos no plasma. Oxidantes que são constantemente gerados incluem peróxido de hidrogênio (H_2O_2), radical livre de superóxido (O_2^-) e radicais hidroxila (OH). Quando a oxi-hemoglobina é convertida em metemoglobina (estado férrico para estado ferroso), radicais superóxido reagem com o peróxido de hidrogênio, produzindo radicais hidroxila. Ocorre a formação de hemicromos reversíveis e irreversíveis. Hemicromos reversíveis incluem hidróxido de hemoglobina e

ferri-hemocromo de di-histidina. Esses hemicromos reversíveis podem ser convertidos novamente em metemoglobina e hemoglobina reduzida. Se forem formados hemicromos irreversíveis, a desnaturação da hemoglobina continua, e são formados agregados de hemicromos irreversíveis. Esses agregados são chamados de corpúsculos de Heinz, reconhecidos pela primeira vez por Heinz em 1890 em humanos e animais expostos a drogas de alcatrão de hulha. Corpúsculos de Heinz aparecem como pequenas estruturas pálidas excêntricas dentro da hemácia e podem sobressair ligeiramente da margem das hemácias em esfregaços sanguíneos corados por Wright (Figura 9.21). Geralmente, eles são grandes e únicos em hemácias de gato (Figura 9.22) e pequenos e múltiplos em cães. Quando corados com corantes vitais, como novo azul de metileno ou azul de cresil brilhante, corpúsculos de Heinz aparecem como estruturas azuis (ver Capítulo 6).

Os grupos sulfidrila na porção globina da molécula também são suscetíveis a danos oxidativos, e embora os corpúsculos de

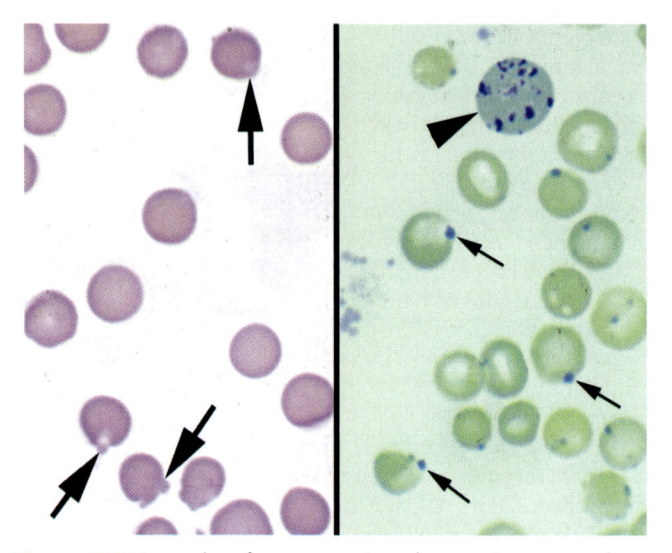

Figura 9.21 *Esquerda*: esfregaço sanguíneo de um gato com anemia por corpúsculos de Heinz. Os corpúsculos de Heinz parecem pálidos e mais aparentes quando eles protraem das bordas da hemácia (*setas*). (Coloração de Wright.) *Direita*: esfregaço de sangue corado com azul cresil brilhante. Corpúsculos de Heinz aparecem como estruturas azul-médio na borda das hemácias (*setas*). Um reticulócito também está presente (*ponta de seta*).

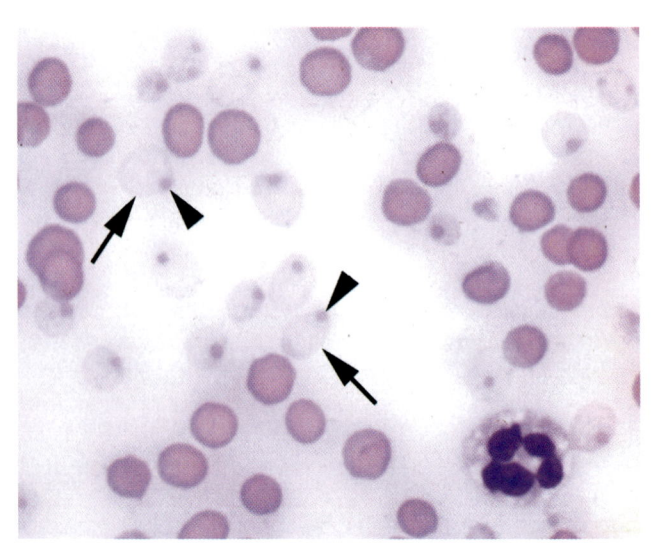

Figura 9.22 Esfregaço sanguíneo de um gato anêmico com intoxicação por paracetamol. Observe os eritrócitos "fantasmas" lisados (*setas*). Os corpúsculos de Heinz (*pontas de seta*) são muito aparentes nas células fantasmas. O fundo rosa é em razão da hemoglobina. (Coloração de Wright.)

Figura 9.20 *Esquerda*: esfregaço sanguíneo de gato com piroplasmas *Cytauxzoon* em hemácias (*setas*). (Coloração de Wright.) *Direita*: esquizontes de *Cytauxzoon* em macrófagos no mesmo gato. (Coloração H&E.)

Heinz possam se formar pela oxidação desses grupos sulfidrila, a formação de hemicromos provavelmente é mais importante. Os hemicromos têm afinidade com a proteína de banda 3 da membrana. O complexo de hemicromo-proteína de banda 3 faz com que a banda 3 da proteína de membrana forme aglomerados, tanto no interior quanto no exterior da membrana eritrocitária. Esse agrupamento externo da proteína de banda 3 cria um reconhecimento local por autoanticorpos. Hemácias com anticorpo ligado são então fagocitadas por macrófagos. O agrupamento de proteína de banda 3 e autoanticorpos associados pode ser a melhor explicação para que os animais com formação de corpúsculos de Heinz também apresentem formação e aglutinação de esferócitos, como foi descrito na intoxicação por zinco e intoxicação por azul de metileno em cães e intoxicação por folha de bordo-vermelho em equinos. Alternativamente, as hemácias podem ter uma aparência semelhante aos esferócitos em virtude do colapso da membrana eritrocitária após a formação de excentrócitos. Alguns oxidantes podem afetar o citoesqueleto eritrocitário, resultando em formação de excentrócitos sem a formação de corpúsculos de Heinz. Características de excentrócitos incluem deslocamento da hemoglobina para um lado da célula, perda da palidez central normal e uma zona clara contornada por uma membrana (Figura 9.23).

Além da formação de complexos proteína de banda 3-hemicromo, também ocorre reticulação espectrina-hemoglobina, aumentando a rigidez da membrana eritrocitária e diminuindo sua deformabilidade, tornando a hemácia mais suscetível à remoção. Os corpúsculos de Heinz também podem ser removidos pelo baço, com a porção restante da hemácia retornando à circulação. A ligação do hemicromo à membrana da hemácia também pode estimular a proteólise, contribuindo para a quebra da integridade da membrana eritrocitária.

A lesão oxidativa ocorre quando enzimas e substratos usados na via para reverter os processos oxidativos são esgotados, ausentes ou inibidos. Em geral, aproximadamente 3% da hemoglobina é oxidada a metemoglobina diariamente, mas mesmo essa pequena quantidade está sendo constantemente reduzida de volta à hemoglobina por uma enzima metemoglobina redutase nicotinamida-adenina dinucleotídio (NADH)-dependente dentro das hemácias. A metemoglobina se forma em maiores concentrações quando os compostos oxidativos são aumentados. Outras enzimas também protegem contra danos oxidativos a hemácias. Essas incluem superóxido dismutase (SOD), uma enzima contendo zinco e cobre que converte superóxido ao peróxido de hidrogênio e água. Nicotinamida-adenina fosfato de dinucleotídio (NADPH) mantém a glutationa em estado reduzido, e glicose-6-fosfato desidrogenase (G6PD) desempenha papel importante nas etapas iniciais da via. A glutationa contém um grupo sulfidrila facilmente oxidável que atua como um aceitador de radicais livres para neutralizar o dano oxidativo. A glutationa peroxidase catalisa a conversão de peróxido de hidrogênio em água, produzindo glutationa oxidada, que, por sua vez, é reduzida pela glutationa redutase. O selênio é um componente importante da glutationa peroxidase. Finalmente, a catalase é uma enzima que converte o peróxido de hidrogênio em água e O_2 e pode ser mais importante que a glutationa peroxidase.

Gatos são considerados mais suscetíveis à formação de corpúsculos de Heinz do que outras espécies domésticas, por uma série de razões, incluindo diferenças em sua estrutura de hemoglobina, e gatos normais geralmente têm uma pequena porcentagem de hemácias circulantes que contêm corpúsculos de Heinz. A hemoglobina felina tem oito grupos sulfidrila, em comparação com quatro em cães, e dois na maioria das outras espécies. Muitas causas de dano oxidativo aos eritrócitos resultando em corpúsculos de Heinz ou formação de excentrócitos foram relatadas, incluindo fármacos e produtos químicos oxidantes, plantas contendo oxidantes, deficiências enzimáticas hereditárias e deficiências nutricionais. O tratamento depende da causa predisponente para a formação de corpúsculos de Heinz. Muitos dos compostos oxidativos que resultam na formação dos corpúsculos de Heinz também causam metemoglobinemia, que, quando grave, é caracterizada por coloração marrom do sangue e cianose. Esses oxidantes são discutidos em mais detalhes adiante.

Plantas

Família Allium (cebola, cebolinha, alho-poró e alho)

A ingestão de cebola, cebolinha, alho-poró e alho pode resultar em anemia por corpúsculos de Heinz e formação de excentrócitos na maioria das espécies de animais domésticos. Fontes de cebola e alho incluem o fornecimento de alimentação com cebolas de descarte para bovinos e ovinos, ingestão de cebolas por cavalos e ingestão de alimentos com cebola crua, cozida e desidratada e alimentos para bebês que contenham cebola ou alho em pó, por cachorros e gatos. Os compostos oxidativos em cebola e alho são sulfetos alifáticos, especificamente alil e propil di, tri e tetrassulfetos, com os compostos de alil sendo mais potentes que o propil. Esses compostos diminuem a atividade da G6PD nas hemácias, o que, por sua vez, reduz a regeneração de glutationa reduzida necessária para evitar a desnaturação oxidativa de hemoglobina. Curiosamente, os derivados de alil são também pensados para serem eficazes em aumentar as atividades teciduais de enzimas protetoras do câncer, como a quinona redutase (QR) e glutationa S-transferase (GST), diminuindo assim o risco de câncer em humanos que ingerem esses vegetais. Além disso, o extrato de alho envelhecido, às vezes, é usado para tratar anemia falciforme, porque acredita-se que o extrato contenha antioxidantes que prolonguem a vida das hemácias falciformes.

Embora a alimentação com cebolas domésticas de descarte (*Allium cepa*) pareça ser razoavelmente segura em ovinos, bovinos podem desenvolver intoxicação por cebola. Ovelhas foram alimentadas com uma dieta exclusiva com cebola e, embora

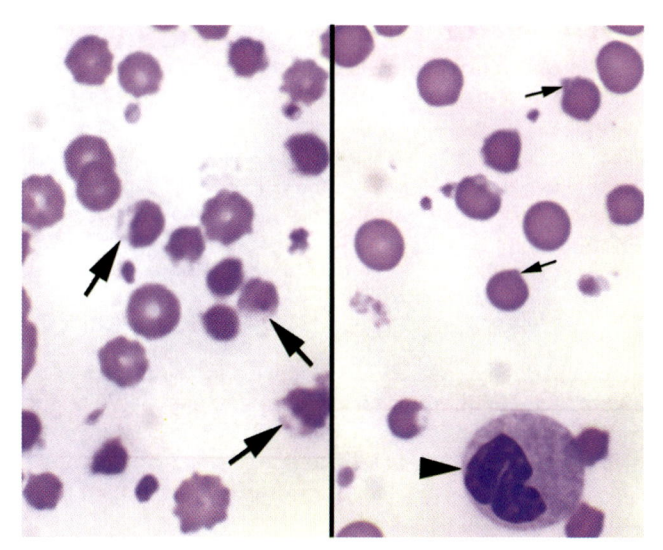

Figura 9.23 Esfregaço sanguíneo de uma vaca com anemia induzida por oxidantes. Observe os excentrócitos (*setas grandes*) e corpúsculos de Heinz (*setas pequenas*). Um neutrófilo está presente (*ponta de seta*).

inicialmente tenham desenvolvido anemia hemolítica por corpúsculos de Heinz com redução de aproximadamente 25% no hematócrito, não houve diminuição significativa na taxa de gestação ou parição, condição corporal ou peso do velo. Acredita-se que a adaptação a uma dieta exclusiva de cebola em ovelhas seja decorrente de uma forte resposta da medula à anemia, bem como da modificação do metabolismo ruminal de sulfóxidos; um estudo mostrou que houve aumento significativo no número de bactérias metabolizadoras de sulfeto (*Desulfovibrio* spp). Em contrapartida, microrganismos ruminais que convertem aminoácidos contendo enxofre a oxidantes foram relatados como exacerbando a anemia por corpúsculos de Heinz induzida por cebola e brássica. Um estudo mostrou que ovelhas alimentadas com cebola (50 g/kg de peso corporal/dia) por 15 dias desenvolveram anemia hemolítica por corpúsculos de Heinz mais grave em comparação com as ovelhas que foram alimentadas com quantidade equivalente de cebola com 5 g/dia de sal de ampicilina de sódica.

O gado confinado, por outro lado, pode ser alimentado com uma dieta contendo até 25% de cebolas de descarte com base na matéria seca (MS). Embora ocorra diminuição no VG em virtude das lesões hemolíticas relacionadas com os corpúsculos de Heinz, o VG volta ao normal no período de 30 dias após a alimentação com cebola ser interrompida. O ganho médio diário e as taxas de conversão alimentar não são afetados. Pensa-se, no entanto, que os 25% (MS), provavelmente, se aproximam do limiar tóxico para consumo de cebola em bovinos. As cebolas devem ser misturadas em ração balanceada, e o gado não deve ter livre acesso às cebolas, pois podem comê-las preferencialmente.

A ingestão de cebola é a causa mais comum de formação de corpúsculos de Heinz e formação de excentrócitos em cães, e é causa relativamente comum de anemia clínica e subclínica. Em um estudo em que os cães foram alimentados com 5,5 g/kg de peso corporal de cebolas desidratadas, 70% das hemácias continham corpúsculos de Heinz em 24 horas, e excentrócitos também foram comuns. O volume globular caiu aproximadamente 20% no dia 5. Parece haver alguma variação na suscetibilidade individual aos efeitos da ingestão de cebola em cães. Hemácias com altas concentrações de glutationa reduzida, como é visto em alguns cães Shiba japoneses, podem ser mais suscetíveis ao dano oxidativo produzido pela cebola. Alho também vai induzir a formação de corpúsculos de Heinz e excentrócitos em cães.

A ingestão de sopa de cebola e papinhas contendo cebola em pó também mostrou produzir anemia por corpúsculos de Heinz em gatos. Em um estudo, apenas 0,3% de cebola em pó aumentou significativamente a formação de corpúsculos de Heinz; algumas comidas para bebês comerciais podem conter até 1,8% de cebola em pó com base no peso seco.

Brássicas (repolho, couve, colza)

A ingestão de plantas pertencentes à espécie *Brassica* pode resultar em anemia por corpúsculos de Heinz em ruminantes. Essas plantas contêm s-metil-l-cisteína sulfóxido, que é metabolizado para o oxidante dissulfeto de dimetila por bactérias ruminais. Espécies de *Brassica* não só têm um alto teor de enxofre, o que reduz a disponibilidade do cobre, mas também têm baixas concentrações de cobre e zinco. Embora essa deficiência de cobre possa desempenhar um papel no dano oxidativo à hemoglobina, a deficiência de cobre não mostrou exacerbar a suscetibilidade dos cordeiros à anemia por brássica. Tal como acontece com a toxicose por cebola, a gravidade da anemia por corpúsculos de Heinz é proporcional à quantidade de brássicas na dieta. Uma concentração máxima de 30% de MS é recomendada para o consumo de espécies de *Brassica* para evitar anemia significativa.

Folhas de bordo-vermelho murchas (Acer rubrum)

Anemia grave por corpúsculos de Heinz e, possivelmente, morte em cavalos, pôneis, lhamas e zebras podem ser causadas pela ingestão de folhas de bordo-vermelho murchas ou secas (não frescas). Formação de excentrócitos e hemólise podem ocorrer sem formação concomitante de corpúsculos de Heinz. Outros achados comumente incluem metemoglobinemia, hemoglobinúria, nefrose hemoglobinúrica e necrose hepática. Acredita-se que o composto oxidativo seja o ácido gálico, que causa uma rápida depleção de glutationa; folhas são tóxicas quando administradas em doses de 1,5 g/kg de peso ou mais. A terapia consiste em ácido ascórbico, líquidos e transfusões de sangue, se necessário.

Fármacos e produtos químicos
Paracetamol (acetaminofeno)

A ingestão de paracetamol é provavelmente a causa mais comum de anemia por corpúsculos de Heinz em gatos. Os proprietários, desconhecendo seus efeitos tóxicos, muitas vezes, dão anti-inflamatório humano para gatos. O paracetamol é metabolizado em parte pela conjugação de glicuronídeo; gatos têm capacidade limitada de formar glicuronídeos de paracetamol, provavelmente em virtude da atividade muito baixa da enzima hepática paracetamol UDP-glicuronosiltransferase, resultando assim no aumento dos metabólitos oxidantes do paracetamol. Desse modo, a concentração de glutationa é diminuída e ocorre dano oxidativo aos eritrócitos. Outros achados comumente incluem metemoglobinemia, com coloração marrom associada ao sangue e cianose, e necrose hepática. A dose tóxica de paracetamol em gatos é de 50 a 60 mg/kg de peso corporal. Para confirmar o diagnóstico, as concentrações de paracetamol podem ser determinadas no soro. O tratamento consiste em fornecer doadores de glutationa, como N-acetilcisteína, VO. A anemia por corpúsculos de Heinz induzida por paracetamol também ocorre em cães; a dose tóxica é de aproximadamente 150 mg/kg de peso corporal.

Propilenoglicol

Propilenoglicol, às vezes usado como aditivo em alimentos semi-úmidos para animais de estimação, provoca a formação de corpúsculos de Heinz em gatos, mas não causa anemia quando ingerido nessas pequenas quantidades. No entanto, os gatos que comem essas dietas podem ser mais suscetíveis a outras causas adicionais de lesão oxidativa. Mesmo que não ocorra anemia evidente, as hemácias com os corpúsculos de Heinz têm uma vida útil reduzida.

Zinco

A ingestão de materiais contendo zinco – incluindo moedas de 1 centavo dos EUA produzidas desde 1983, que são 98% zinco por peso, outros objetos de metal, como porcas e parafusos em coleiras de animais, brinquedos de zinco e pomadas que contêm óxido de zinco – foi relatada como causadora de anemia por corpúsculos de Heinz em cães. Os mecanismos pelos quais o zinco resulta em lesões oxidativas e formação de corpúsculos de Heinz não são claros, mas acredita-se que decorram da interferência do zinco com a glutationa redutase. O zinco é conhecido por desempenhar papel no agrupamento da banda 3, danificando diretamente a membrana eritrocitária. Como resultado desse agrupamento, podem ocorrer opsonização de anticorpos e formação de esferócitos. O zinco também danifica outros órgãos, incluindo fígado, rins e pâncreas (ver Parte 7, Caso 22).

Cobre

A intoxicação por cobre em ruminantes, especialmente ovinos, resulta em anemia hemolítica por corpúsculos de Heinz (Figura 9.24). O cobre se acumula no fígado de animais que ingerem altas concentrações desse elemento, e é liberado após estresse, resultando em crise hemolítica. A deficiência de cobre também tem sido associada com a formação de corpúsculos de Heinz.

Deficiência de selênio

Deficiência de selênio em ruminantes, associada ao pastejo em solos deficientes em selênio em certas partes do mundo, incluindo a Nova Zelândia e os Everglades da Flórida, tem sido associada à anemia por corpúsculos de Heinz. A deficiência de selênio também tem sido associada com atividade reduzida de glutationa peroxidase em hemácias de humanos que vivem em áreas com deficiência de selênio, incluindo Nova Zelândia e Finlândia. Especula-se que a atividade reduzida da glutationa peroxidase possa ser o mecanismo da anemia por corpúsculos de Heinz em bovinos com deficiência de selênio.

Azul de metileno

O azul de metileno foi historicamente usado como antisséptico urinário em gatos, e comumente resultava em anemia por corpúsculos de Heinz com a administração crônica. Mais recentemente, tem sido associado a anemia por corpúsculos de Heinz em lontras alimentadas com isca de peixes que foram mantidos em água contendo azul de metileno, que é usado para desintoxicar amônia em tanques de peixes. É interessante considerar que o azul de metileno é o fármaco de escolha no tratamento da metemoglobinemia em humanos e na maioria dos animais domésticos. Não há evidências que sugiram que doses terapêuticas únicas de azul de metileno causem anemia hemolítica, mesmo em gatos.

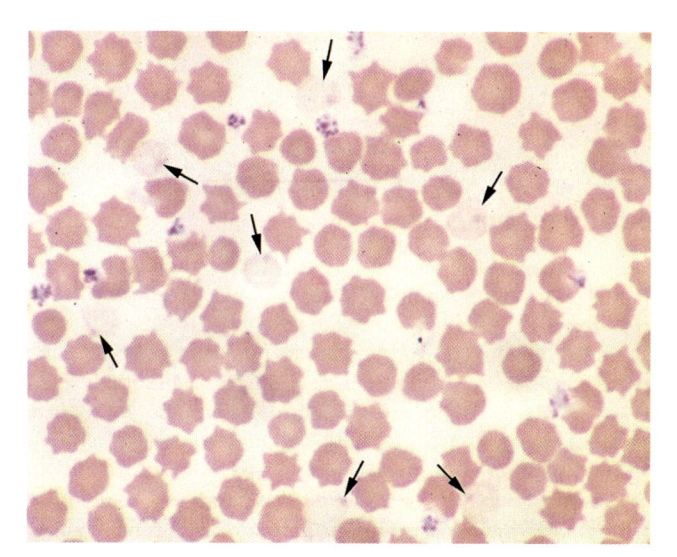

Figura 9.24 Esfregaço de sangue de uma ovelha com intoxicação por cobre. Observe os corpúsculos de Heinz (*setas*), que podem ser vistos dentro de hemácias "fantasmas".

Petróleo bruto

Ingestão de petróleo bruto por aves marinhas resulta em anemia por corpúsculos de Heinz, um dos principais mecanismos de toxicidade associada à ingestão de petróleo bruto por aves.

Outros produtos químicos

Vários outros produtos químicos como naftaleno, um ingrediente das bolas de naftalina; propofol, um anestésico intravenoso; fenazopiridina, um analgésico urinário; fenotiazina, um anti-helmíntico; ecabapide, um medicamento gastroprocinético; benzocaína, um anestésico local; e fenil-hidrazina, um composto oxidativo comumente usado para induzir anemia hemolítica experimentalmente, foram relatados como causadores de anemia por corpúsculos de Heinz. O líquido odorífero dos gambás, que contém tióis e outros agentes oxidantes, pode também causar anemia por corpúsculos de Heinz em cães.

Doenças

A formação de corpúsculos de Heinz é aumentada em doenças específicas em gatos e pode contribuir para a anemia. Diabetes melito, hipertireoidismo e linfoma têm sido correlacionados à formação de corpúsculos de Heinz. Os gatos diabéticos, principalmente, podem apresentar formação acentuada de corpúsculos de Heinz. Em um estudo, essas doenças, juntas, representaram quase 40% dos gatos com formação de corpúsculos de Heinz. Gatos cetoacidóticos tiveram significativamente mais corpúsculos de Heinz do que gatos diabéticos não cetóticos. A porcentagem de corpúsculos de Heinz em gatos diabéticos está diretamente correlacionada com a concentração plasmática de beta-hidroxibutirato, indicando que as cetonas estão associadas ao dano oxidativo da hemoglobina em gatos. Essa é provavelmente uma fonte potencial de geração de radicais livres de oxigênio *in vivo* em animais com cetose, como pode ser visto em bovinos pós-parto.

Hemólise induzida por hipofosfatemia

A hipofosfatemia grave, geralmente menor que 1 mg/dℓ, tem sido relatada como induzindo hemólise em várias espécies de animais, assim como em humanos. A glicólise eritrocitária é inibida pela hipofosfatemia, principalmente pela diminuição da concentração de fósforo necessária para a enzima gliceraldeído fosfato desidrogenase. Isso resulta em diminuição da glicólise, levando a diminuição do trifosfato de adenosina eritrocitária (ATP) e subsequente hemólise. Em alguns casos, isso parece ser decorrente da diminuição da glutationa e aumento da suscetibilidade à lesão oxidativa. A síndrome mais bem reconhecida de hemólise induzida por hipofosfatemia é a hemoglobinúria pós-parto em bovinos. Causas em pequenos animais incluem hipofosfatemia relacionada a diabetes e alimentação enteral (síndrome de realimentação). A hipofosfatemia grave pode ser fatal, não apenas em razão da hemólise, mas também em decorrência da depressão da função miocárdica, rabdomiopatia, convulsões, coma e insuficiência respiratória aguda.

Hemoglobinúria pós-parto

A hemoglobinúria pós-parto em bovinos é uma doença esporádica de vacas leiteiras multíparas de alta produção, caracterizada por hemólise intravascular, anemia e hemoglobinúria. Isso geralmente ocorre no período de 4 semanas após o parto. A maioria, mas não todas as vacas com essa síndrome, é hipofosfatêmica no momento da anemia. É teorizado que a hipofosfatemia prévia predisponha as hemácias a lesões e danos oxidativos, principalmente pela diminuição de ATP e glutationa. Resultados experimentais de hipofosfatemia (1 mg/dℓ) em bovinos pós-parto mostram uma diminuição do ATP eritrocitário em 50% e uma diminuição de 30% na glutationa. A síndrome é complexa, pois algumas vacas pós-parturientes com anemia hemolítica têm anemia por corpúsculos de Heinz, e algumas têm cetoacidose decorrente do seu estado nutricional antes e imediatamente após o parto. As cetonas estão associadas ao dano oxidativo da hemoglobina, e podem ser uma fonte potencial de geração de radicais de oxigênio *in vivo*.

Hipofosfatemia em gatos diabéticos

A hipofosfatemia, às vezes, está presente em animais diabéticos em virtude da perda de fósforo na urina de animais poliúricos. Vários casos de hemólise induzida por hipofosfatemia foram relatados em gatos. Semelhante à situação em vacas com hemoglobinúria pós-parto, gatos diabéticos também podem ser cetóticos e ter anemia por corpúsculos de Heinz; nesses casos, a hemólise pode ser decorrente de hipofosfatemia, cetose ou de uma combinação, uma vez que a cetose predispõe à formação de corpúsculos de Heinz. A hipofosfatemia resultando em anemia hemolítica também foi relatada em gatos com lipidose hepática.

Alimentação enteral em gatos – síndrome de realimentação

Um estudo retrospectivo em gatos com hipofosfatemia revelou que a hipofosfatemia pode ocorrer de 12 a 72 horas pós o início da alimentação enteral. Nesse estudo, o nadir para as concentrações de fósforo variaram de 0,4 a 2,4 mg/dℓ. Hemólise ocorreu em seis dos nove gatos que foram hipofosfatêmicos. Em um estudo retrospectivo mais recente, 100% dos 11 gatos desenvolveram anemia após a realimentação, e sete transfusões de sangue foram necessárias. Muitos dos gatos afetados tinham lipidose hepática. A síndrome de realimentação acompanhada por hipofosfatemia está bem documentada na medicina humana. Em resposta à liberação de insulina após a realimentação, o fósforo é absorvido pelas células, resultando em diminuição do fósforo sérico. Hipopotassemia, hipomagnesemia e hipoglicemia também estão comumente associadas à síndrome de realimentação.

Microrganismos (exceto parasitas eritrocitários)

Bactérias

Infecções por clostrídios e leptospiras podem resultar em anemia. Infecções por *Clostridium perfringens* tipo A (e raramente D) resultam em anemia hemolítica em cordeiros e bezerros, algumas vezes chamadas "doença do cordeiro amarelo" ou "icterícia enterotoxêmica". A bactéria produz uma fosfolipase que hidrolisa os fosfolipídios da membrana celular das hemácias, assim como as de outras células. Sinais clínicos incluem letargia, febre, membranas mucosas pálidas, anemia, hemoglobinúria e icterícia. Os achados da necropsia incluem evidência de hemólise intravascular, cilindros de hemoglobina, necrose da mucosa intestinal, necrose hepática e hemorragias petequiais e equimóticas. *C. perfringens* tem sido associado com AHIM em cavalos.

Clostridium haemolyticum, uma bactéria anaeróbica móvel, esporulada em formato de bastonete, causa anemia hemolítica em bovinos e, ocasionalmente, ovelhas que às vezes é chamada de "hemoglobinúria bacilar" ou "doença da água vermelha", que é agudamente fatal. A doença, descrita pela primeira vez em 1916,

ocorre no verão e início do outono, é comumente associada à migração de parasitas hepáticos e é endêmica em áreas pantanosas de muitos países, incluindo os EUA. Outras causas de diminuição da perfusão hepática, incluindo outras infecções bacterianas ou biopsia hepática, também podem predispor ao crescimento do organismo clostridial. Os sinais clínicos incluem anemia, letargia, dorso arqueado, diarreia sanguinolenta, febre, dispneia e, ocasionalmente, hemoglobinúria. Os organismos são encontrados principalmente em solos de áreas com pastagens mal drenadas e pH alcalino, em que esporos viáveis podem sobreviver por anos. Os esporos bacterianos são ingeridos e residem em macrófagos do fígado. Condições anaeróbicas dentro do fígado geralmente são resultantes da migração de vermes hepáticos, resultam no crescimento de bactérias e produção de enzimas tóxicas, incluindo lecitinase, que metabolizam lipídios e proteínas nas paredes celulares. Hemólise e necrose de outras células, incluindo células endoteliais e hepatócitos, resultam em morte. Achados de necropsia incluem membranas mucosas pálidas e ictéricas, focos de necrose, hemorragias, derrames torácicos e abdominais, hemoglobinúria, cilindros de hemoglobina renal e edema.

A leptospirose (*Leptospira pomona*) pode causar anemia em bezerros e cordeiros jovens, mas quase nunca é uma característica da doença em animais adultos; leptospirose, muito raramente, causa anemia hemolítica em cães, embora a trombocitopenia seja comum. O mecanismo da anemia pode ser por toxinas produzidas pelas bactérias que atuam como hemolisinas, mas é mais provável que seja uma AHIM, provavelmente mediada por IgM. Achados de necropsia em cordeiros incluem icterícia, hemoglobinúria, necrose tubular com cilindros de hemoglobina e necrose hepatocelular.

Vírus

O vírus da anemia infecciosa equina (AIE) pode resultar em anemia hemolítica na fase aguda da doença. A anemia provavelmente é imunomediada como resultado da ligação do vírus com a membrana eritrocitária e ativação do complemento. Mais tardiamente na doença, a anemia é não regenerativa, possivelmente semelhante à anemia de doença inflamatória. AIE foi descrita pela primeira vez em 1843 e, em 1904, mostrou ser causada por um agente filtrável (um vírus) transmitido pelo sangue, geralmente por insetos vetores, como moscas-de-cavalos e moscas-de-cervos. Também é chamada de "febre do pântano". O diagnóstico é feito por detecção de anticorpos contra o vírus AIE, usando um teste de Coggins ou um teste ELISA competitivo.

Hemólise induzida por intoxicação hídrica em bezerros

Intoxicação por água resultando em hemólise, hemoglobinúria, edema pulmonar, edema cerebral, convulsões, coma e morte pode ocorrer em bezerros que têm acesso ilimitado à água após sua indisponibilidade. A intoxicação por água pode causar a morte em 2 horas, mas a maioria dos bezerros sobrevive sem efeitos nocivos permanentes. A causa da hemólise é a redução da osmolaridade do plasma. Tem sido teorizado que a hemólise induzida pela intoxicação por água ocorre em bezerros de 4 a 5 meses pois fragilidade osmótica de suas hemácias é maior nessa idade, possivelmente relacionado a presença residual de hemácias deficientes em ferro. A doença é rara em bovinos adultos; a causa da morte geralmente é hiponatremia dilucional grave resultando em edema cerebral, em vez de hemólise.

Defeitos hereditários da membrana e transtornos metabólicos

Defeitos de membrana hereditários ou deficiências enzimáticas que levam a distúrbios metabólicos podem resultar em anemia hemolítica. Defeitos hereditários da membrana eritrocitária relacionados em animais domésticos incluem esferocitose hereditária, eliptocitose hereditária, estomatocitose hereditária e defeitos de transporte da membrana. No entanto, a eliptocitose hereditária em cães, causada por uma deficiência hereditária da proteína 4.1, resulta em aumento da fragilidade osmótica, eliptocitose, fragmentação da membrana, microcitose e poiquilocitose, mas não resulta em anemia (ver Capítulo 6).

Defeitos de membrana

A esferocitose hereditária (EH) resulta em anemia hemolítica, esferocitose e esplenomegalia. Esferocitose hereditária foi relatada em humanos, camundongos, cães e bovinos. Em bovinos, a EH é decorrente da deficiência hereditária da banda 3, uma doença autossômica de traço dominante que tem sido relatada em bovinos japoneses negros. A proteína da banda 3 é a proteína mais abundante em membranas eritrocitárias de mamíferos, e suas funções incluem troca de ânions através da membrana, bem como a manutenção da forma normal das hemácias. Bovinos homozigotos para a característica carecem de proteína da banda 3 em suas membranas eritrocitárias, apresentam anemia leve, esferocitose, hiperbilirrubinemia, esplenomegalia e retardo do crescimento. A doença é mais grave em bezerros; adultos são relativamente normais. Heterozigotos têm uma deficiência parcial da banda 3, esferocitose leve e compensam sua anemia hemolítica por meio do aumento da regeneração eritrocitária. A esferocitose hereditária pode também decorrer da deficiência de espectrina. A espectrina é a principal constituinte da rede do citoesqueleto subjacente à membrana plasmática das hemácias. Associa-se à banda 4.1 e à actina para formar a superestrutura do citoesqueleto da membrana plasmática das hemácias. Este complexo está ancorado na face citoplasmática da membrana plasmática através de outra proteína, anquirina, que se liga à betaespectrina e medeia a ligação de todo o complexo à banda de proteína 3 transmembrana. A interação da espectrina eritrocitária com outras proteínas através de domínios de ligação específicos leva à formação de uma extensa malha subplasmalemal, que é considerada responsável pela manutenção da forma bicôncava das hemácias, para a regulação dos componentes da membrana plasmática e para a manutenção da assimetria lipídica da membrana plasmática. Deficiência de espectrina foi relatada em uma família de Golden Retrievers.

A estomatocitose hereditária foi relatada em Schnauzers miniatura, Malamutes do Alasca condrodisplásicos e na raça Drentse Patrijshond de cães que também têm gastrite hipertrófica (ver Capítulo 6). Esses distúrbios têm diferentes causas subjacentes nessas três raças, e os Schnauzers não têm anemia, embora o tempo de sobrevivência das suas hemácias seja ligeiramente reduzido.

Uma anemia hemolítica crônica intermitente Coombs-negativa foi relatada em gatos Abissínios e Somalis. Os sinais clínicos e achados laboratoriais incluem anemia leve a grave, esplenomegalia, aumento do VCM e presença de alguns estomatócitos. A fragilidade osmótica das hemácias é acentuadamente aumentada. Alguns dos gatos melhoraram após esplenectomia. A causa específica da anemia hemolítica é desconhecida, mas suspeita-se de um defeito na membrana.

Animais com defeitos de transporte de membrana de hemácias, especialmente aqueles com defeitos no transporte de aminoácidos envolvidos no metabolismo da glutationa, podem desenvolver anemia (anemia por corpúsculos de Heinz) quando exposto a oxidantes. Algumas ovelhas Landrace finlandesas têm deficiência de glutationa nas hemácias, herdada como característica autossômica recessiva. A absorção de cisteína e a síntese de glutationa são prejudicadas, e a concentração de glutationa em hemácias é de apenas 30% do normal. Acredita-se que um defeito semelhante seja comum em cavalos Puro-Sangue, mas não causa anemia. Alguns Shiba japoneses e cães Akita têm hemácias com alto teor de potássio, baixas concentrações de sódio em virtude da retenção de Na/K-ATPase em hemácias maduras, herdados como herança de característica autossômica recessiva. Alguns desses cães têm concentração aumentada de glutationa reduzida em suas hemácias, o que protege as células contra danos oxidativos por acetilfenil-hidrazina, mas aumenta o risco de dano oxidativo por cebolas (ver "Anemia por corpúsculos de Heinz" anteriormente).

Distúrbios metabólicos

Defeitos hereditários das enzimas eritrocitárias resultam em anormalidades nas vias metabólicas, muitas vezes resultando em anemia hemolítica. A energia em eritrócitos de mamíferos maduros é gerada exclusivamente pela glicólise anaeróbica, também conhecida como Embden-Meyerhof (EM), uma vez que perderam suas mitocôndrias e, portanto, sua capacidade de fosforilação oxidativa. Resumidamente, o metabolismo da glicose produz ATP, que é usado para manter a forma das hemácias, sua deformabilidade, transporte de membrana e síntese de purinas, pirimidinas e glutationa. Muitas enzimas estão envolvidas em processos de glicólise anaeróbica, incluindo fosfofrutoquinase (PFK) e piruvatoquinase (PK). Deficiências de ambas as enzimas foram descritas em animais domésticos. Deficiências enzimáticas eritrocitárias geralmente não levam a uma expectativa de vida encurtada, além da deficiência de PK em cães, e ocasionalmente a deficiência de PFK em cães com crise hemolítica. Essas anemias hemolíticas geralmente são muito regenerativas e devem ser diferenciadas das causas mais comuns de anemia hemolítica como a AHIM, parasitas hemotróficos ou anemia por corpúsculos de Heinz.

Deficiência de piruvatoquinase

A deficiência de PK é a enzimopatia mais comum em humanos cães, e foi reconhecida pela primeira vez em cães Basenji, em 1971. Desde então, foi relatada em Beagles, West Highland White Terriers, Cairn Terriers, Poodles miniatura, Pugs, Labradores Retrievers e várias outras raças. Sinais clínicos incluem aqueles de anemia, como intolerância ao exercício. A anemia é muito regenerativa, e metade ou mais das hemácias no esfregaço sanguíneo podem ser reticulócitos. O VCM pode estar acentuadamente aumentado em decorrência da reticulocitose. Hepatoesplenomegalia pode estar presente. Cães afetados morrem de mielofibrose, hemocromatose secundária ou insuficiência hepática aos 3 a 5 anos. Mielofibrose e osteosclerose são achados consistentes em cães deficientes em PK, mas não se desenvolvem em seres humanos ou gatos com deficiência de PK. Em certas raças (Basenjis, West Highland White Terriers) em que a mutação é específica, o diagnóstico pode ser feito por testes baseados em PCR. O transplante de medula óssea tem mostrado corrigir o distúrbio e prevenir o desenvolvimento de osteosclerose. A deficiência de PK em gatos foi descrita em várias raças, incluindo Abissínio, Somali e pelo curto doméstico. A anemia hemolítica é leve a moderada, ligeira a fortemente regenerativa, e intermitente. A esplenectomia foi relatada como reduzindo a gravidade da anemia hemolítica. Sinais adicionais incluem letargia, fraqueza, perda de peso, icterícia e, ocasionalmente, esplenomegalia. Achados laboratoriais, além da anemia, podem incluir hiperglobulinemia, hiperbilirrubinemia e aumento da atividade sérica das enzimas hepáticas. A osteosclerose não se desenvolve em gatos.

Deficiência de fosfofrutoquinase

A deficiência de PFK é um distúrbio genético raro em humanos e foi descrita em Springer Spaniels ingleses, Cocker Spaniels americanos, Whippets, Wachtelhunds e cães mestiços. O Cocker Spaniel tinha um ancestral que foi criado em um canil que também tinha Springer Spaniels ingleses, e acredita-se que os cães mestiços faziam parte da linhagem do Springer Spaniel inglês. A mutação nos primeiros cães descritos foi idêntica. Outras mutações *missense* foram descritas em Wachtelhunds. Ela é herdada como um traço autossômico recessivo, e é referida como doença de armazenamento de glicogênio tipo VII, uma vez que a deficiência enzimática também resulta em falta de produção de lactato e acúmulo de fosfatos de açúcar e glicogênio no músculo. Hemólise intravascular grave intermitente é desencadeada por alcalemia leve; mesmo alcalose respiratória leve causada por hiperventilação e respiração ofegante pode precipitar uma crise hemolítica. Além disso, o 2,3-difosfoglicerato (2,3-DPG), um composto que diminui a afinidade do oxigênio pela hemoglobina, tornando o oxigênio mais disponível para os tecidos, é gerado na via EM. A deficiência de PFK resulta em uma deficiência de 2,3-DPG, o que resulta em hipoxia tecidual nos cães. No entanto, essa hipoxia tecidual estimula a produção de eritropoetina; assim, exceto quando em crise hemolítica, esses cães não são anêmicos. Os sinais clínicos incluem excitação ou anemia hemolítica induzida por exercício e cãibras musculares leves ocasionais. A expectativa de vida pode ser normal se as crises hemolíticas forem evitadas. A doença pode ser identificada em cães afetados, bem como em portadores, por um teste de DNA baseado em PCR que é específico para a mutação do Springer Spaniel inglês.

Deficiência de glicose-6-fosfato desidrogenase

A via das pentoses fosfato (VPF) gera nicotina adenina dinucleotídio fosfato (NADPG), que é protetora contra insultos mecânicos e metabólicos, particularmente oxidantes. A G6PD é a enzima limitante da velocidade no VPF. Em humanos, a deficiência de G6PD é herdada como um gene ligado ao cromossomo X, que causa anemia hemolítica, principalmente após exposição a oxidantes. Anemia hemolítica causada pela deficiência de G6PD foi descrita em um potro de sela americana, bem como um cachorro. Anomalias morfológicas no potro incluíram excentrocitose, e a mãe do potro, que foi heterozigoto para o distúrbio, também tinha excentrócitos em seu esfregaço de sangue.

Metemoglobinemia hereditária

A metemoglobina não é capaz de se ligar ao oxigênio, pois o ferro do grupo heme foi oxidado para o ferro férrico (ver "Anemia por corpúsculos de Heinz" anteriormente). Aproximadamente 3% da hemoglobina é oxidada a metemoglobina a cada dia, mas essa metemoglobina é reduzida de volta à hemoglobina, principalmente pela enzima NADH-metemoglobina redutase. Deficiências hereditárias dessa enzima têm sido descritas em muitas raças de cães e gatos. Esse distúrbio não causa problemas em cães e gatos, além do risco aumentado associado à anestesia.

Deficiência de glutationa redutase foi descrita em cavalos e, mesmo na ausência de oxidantes, resultou em anemia hemolítica leve com formação de excentrócitos e metemoglobinemia. Cavalos em um relato tinham atividade normal de metemoglobina redutase, mas a atividade foi reduzida em um relato separado.

Porfirias

A síntese de hemoglobina ocorre em precursores eritroides, nos quais as moléculas de protoporfirina, ferro e globina são trazidas juntas e unidas em uma molécula de hemoglobina funcional. A síntese da porção heme da molécula é complexa, e requer muitas enzimas. Deficiências hereditárias dessas enzimas resultam em um acúmulo de precursores de porfirina, bem como uma falha em sintetizar adequadamente a hemoglobina, e os distúrbios são conhecidos como porfirias eritropoéticas, que foram descritos em humanos, bovinos, suínos e gatos. Algumas das porfirias eritropoéticas resultam em anemia hemolítica. As porfirias hepáticas são causadas por diferentes deficiências enzimáticas, e até hoje foram descobertas apenas em humanos; o fígado é o local de síntese de enzimas contendo heme, como catalase, citocromos e peroxidase.

Outra doença hereditária, protoporfiria eritropoética, decorre de um defeito da enzima heme sintetase (ferroquelatase). Esse distúrbio foi descrito em bovinos Limousin e Blonde d'Aquitaine, e a única manifestação clínica é fotossensibilidade grave com prurido intenso. Não são observados anemia, porfirinúria e dentes descoloridos. A herança da protoporfiria eritropoética é recessiva em bovinos e ocorre apenas em homozigotos, ao contrário de humanos, nos quais a condição heterozigótica resulta em sinais clínicos.

As toxinas, especialmente o chumbo, podem destruir muitas das enzimas envolvidas na síntese de heme. Essas intoxicações levam a uma diminuição na síntese de heme, bem como um excesso de precursores de heme, que são eliminados em maior concentração na urina. Essas intoxicações são referidas como porfirinúrias.

Os sinais clínicos associados às porfirias variam, dependendo da anormalidade enzimática específica e da quantidade de atividade residual da enzima afetada. As porfirinas são de cor castanho-avermelhada, têm fluorescência vermelha característica quando expostas à luz ultravioleta, e mancham vários tecidos, incluindo dentes e ossos; a porfiria eritropoética congênita em bovinos já foi chamada de "dente rosado". As porfirinas nesses animais são excretadas excessivamente em todos os líquidos corporais, incluindo urina, fezes, saliva, suor e lágrimas. Uma das anormalidades mais comuns é a fotossensibilidade resultando em fotodermatite, particularmente evidente em áreas claras da pele. Isso se deve à excitação de porfirinas por luz ultravioleta e posterior transferência de oxigênio aos tecidos, causando oxidação dos lipídios celulares, proteínas e organelas.

Porfiria eritropoética congênita bovina

A porfiria eritropoética congênita bovina tem sido relatada em Holandeses e Shorthorns, e é causada por uma deficiência parcial de uroporfirinogênio III cossintetase (UROgenIII Cosyn), resultando em acúmulo de uroporfirina I e coproporfirina I, que se acumulam nos tecidos e são excretadas na urina e nas fezes em quantidades aumentadas. Os sinais clínicos incluem pigmentação dos tecidos, incluindo dentes, anemia e fotossensibilização. O distúrbio é herdado como uma característica autossômica recessiva. Os animais afetados têm anemia hemolítica que é regenerativa e achados do esfregaço sanguíneo são os de uma anemia regenerativa em bovinos, incluindo policromasia, macrocitose, anisocitose, pontilhado basofílico e aumento de hemácias nucleadas. Bezerros afetados têm uma resposta regenerativa particularmente marcante, com muitas hemácias nucleadas presentes. O tempo de vida das hemácias é encurtado, em virtude tanto do distúrbio da síntese de heme quanto do dano relacionado à porfirina na membrana lipídica das hemácias. A luz ultravioleta pode aumentar a gravidade da hemólise em razão da exposição de hemácias enquanto em capilares de superfície. A doença foi quase completamente eliminada no gado.

Porfiria de gatos

Duas formas de porfiria foram descritas em gatos. Um tipo, descrito em uma família de gatos Siameses, é decorrente de uma deficiência parcial de UROgenIII Cosyn, e é semelhante ao transtorno em humanos e bovinos. Os gatos afetados apresentavam fotossensibilidade e anemia hemolítica grave, bem como insuficiência renal. A doença renal foi caracterizada por hipercelularidade mesangial e proliferação e lesão tubular isquêmica. Corpos lamelares envolvidos por membranas estavam presentes em localizações citoplasmáticas e extracelulares de vários tecidos, semelhantes aos observados em distúrbios de armazenamento lisossômico.

Um segundo tipo de porfiria foi descrito em gatos nos quais os sinais clínicos são apenas descoloração dos dentes e urina em virtude da presença de uroporfirina, coproporfirina e porfobilinogênio. Anemia e fotossensibilização não estão presentes. O distúrbio em gatos domésticos é herdado como autossômico dominante.

Porfiria de suínos

Porfiria foi descrita em suínos afetados, nos quais há descoloração dos dentes e excesso de uroporfirina na urina. Os suínos afetados não são anêmicos, e a fotossensibilização não está presente. O defeito específico não é conhecido e não há animais disponíveis atualmente para estudo. O distúrbio é herdado como autossômico dominante.

10

Classificação e Abordagem Diagnóstica da Eritrocitose

Mary Anna Thrall

Department of Biomedical Sciences, Ross University School of Veterinary Medicine, Basseterre, Saint Kitts and Nevis

A eritrocitose, às vezes chamada de policitemia, é o aumento na concentração de hemácias (eritrócitos), no sangue, evidenciada pelo aumento do volume de hemácias (VG) ou hematócrito, contagem de hemácias ou concentração de hemoglobina. Uma vez que o termo policitemia implica que todas as células sanguíneas, incluindo plaquetas e leucócitos, estão em maior concentração, o termo eritrocitose descreve o quadro com maior precisão. Em animais domésticos com eritrocitose primária ou verdadeira (policitemia vera), geralmente apenas as hemácias estão aumentadas em concentração, ao contrário de humanos nos quais as concentrações de plaquetas e leucócitos normalmente também aumentam.

A eritrocitose pode ser relativa ou absoluta. A eritrocitose relativa pode ocorrer em virtude da diminuição do volume plasmático ou da redistribuição eritrocitária. Exemplos do primeiro incluem desidratação e mudanças nos líquidos corporais. Este último é o resultado de contração esplênica observada mais comumente em animais como gatos e cavalos. A eritrocitose absoluta é causada pelo aumento real na massa de hemácias, e pode ser primária ou secundária. Eritrocitose absoluta secundária resulta da superprodução de hemácias decorrente do aumento da concentração de eritropoetina (EPO), que, por sua vez, é secundária a hipoxia generalizada, hipoxia renal localizada decorrente de uma lesão renal resultando em aumento de eritropoetina ou superprodução de eritropoetina por um tumor. Eritrocitose primária absoluta (policitemia vera) é um distúrbio no qual a eritropoese ocorre independentemente da concentração de EPO. Eritrocitose primária é uma doença mieloproliferativa bem diferenciada que geralmente é diagnosticada em animais domésticos por meio da exclusão da eritrocitose relativa e secundária.

A produção de hemácias (eritropoese) é regulada pela glicoproteína citocina EPO, que foi descoberta em 1977. A produção de eritropoetina ocorre principalmente em células intersticiais semelhantes a fibroblastos peritubulares no rim que são reguladas por um elaborado mecanismo de detecção de oxigênio, que foi descoberto no início dos anos 1990. O receptor de eritropoetina (EPOR) foi descoberto em 1989. A eritropoetina impulsiona a eritropoese estimulando esse receptor na superfície dos precursores eritrocitários. A EPOR está vinculada a um parceiro essencial intracitoplasmático, Janus quinase 2 (JAK2) tirosinoquinase. Após a ativação de JAK2, a sinalização de moléculas entra no núcleo do precursor eritroide para ativar muitos genes-alvo que promovem a expansão e a sobrevivência de precursores eritroides, regulam a maturação, medeiam a absorção de ferro e regulam a inibição por *feedback* de sinalização EPOR para evitar a produção excessiva de hemácias. A eritropoese é revisada em detalhes por Bhoopalan et al. (ver "Leitura sugerida").

Eritrocitose relativa

Eritrocitose relativa causada por deslocamentos de líquidos ou desidratação

Pacientes com eritrocitose relativa causada por redução no volume plasmático geralmente têm aumento concomitante no volume de proteínas plasmáticas. Além disso, evidências clínicas de desidratação geralmente estão presentes. Alguns animais desidratados, no entanto, podem ter concentração de proteína plasmática normal ou diminuída resultando de diminuição da ingestão de proteínas, diminuição da produção de proteínas pelo fígado ou aumento da perda de proteína por meio dos rins, sistema digestório ou lesões cutâneas (ver Capítulo 30). Além disso, mudanças de líquidos podem ocorrer tão rapidamente, como em pacientes com doença gastrintestinal aguda ou hipertermia aguda grave, que os sinais clínicos clássicos de desidratação podem não ser aparentes. A policitemia relativa é tratada por diagnóstico e terapia para a doença subjacente e pela reposição de líquidos e eletrólitos.

Eritrocitose relativa causada por aumento da massa eritrocitária secundária à contração esplênica

A contração esplênica causa apenas um aumento modesto no VG, geralmente para não mais que 60%. Eritrocitose como resultado de contração esplênica costuma ser vista apenas em animais que normalmente têm um VG alto, como alguns Poodles, Galgos e Dachshunds. A contração esplênica pode ocorrer secundariamente ao exercício, ou pode ser uma resposta à liberação de epinefrina em animais excitados ou com dor. A concentração de proteína plasmática não é aumentada, e a presença de medo, dor ou excitação no momento da coleta de sangue geralmente é aparente. Um leucograma de excitação também pode estar presente, como evidenciado por neutrofilia madura e linfocitose; ocasionalmente, trombocitose leve também é observada. Eritrocitose transitória não tem significado clínico, e a concentração de hemácias volta ao normal em um curto período.

Eritrocitose absoluta

A eritrocitose absoluta pode ser secundária ou primária.

Eritrocitose absoluta secundária

Eritrocitose absoluta secundária causada por hipoxia generalizada ou hipoxemia (eritrocitose fisiologicamente apropriada)

A policitemia fisiologicamente apropriada é observada quando a oxigenação tecidual inadequada desencadeia aumento na produção de eritropoetina, que, por sua vez, estimula a produção e a liberação de hemácias, para que mais oxigênio possa ser transportado para os tecidos. Hipoxia generalizada e hipoxemia (Pa_{O_2} reduzida) podem ser observadas em animais com doença cardíaca ou pulmonar crônica grave. Doenças cardíacas congênitas que resultam em desvio de sangue para longe dos pulmões estão mais frequentemente associadas à eritrocitose do que à doença cardíaca adquirida. Doença pulmonar grave também pode resultar em hipoxemia, mas deve ser de duração crônica para induzir policitemia. Outras causas de hipoxemia incluem viver em altitudes muito elevadas, hipoventilação alveolar e obesidade grave. Policitemia associada à hipoxia sem hipoxemia ocorre em seres humanos com certas hemoglobinopatias hereditárias raras, mas hemoglobinopatias não foram relatadas em animais domésticos. Hemoglobinopatias adquiridas crônicas (p. ex., carboxi-hemoglobinemia secundária ao envenenamento por monóxido de carbono ou metemoglobinemia) também podem induzir policitemia.

A policitemia absoluta secundária causada por hipoxemia é diagnosticada pela detecção da diminuição da Pa_{O_2} e da saturação de oxigênio. O intervalo de referência para Pa_{O_2} varia um pouco com a altitude. Ao nível do mar, a extremidade inferior do intervalo de referência é de 80 mmHg e a saturação de oxigênio é de 92%; a aproximadamente 1.800 metros (6.000 pés) acima do nível do mar, a extremidade inferior do intervalo de referência é de 74 mmHg. Normalmente, a Pa_{O_2} deve ser menor que 60 mmHg para induzir policitemia. Imagens do coração e pulmões, bem como outros procedimentos de diagnóstico para identificar doenças, podem então ser usadas para estabelecer um diagnóstico definitivo.

Eritrocitose absoluta secundária causada pelo aumento da produção de eritropoetina (policitemia fisiologicamente inadequada)

A eritrocitose fisiologicamente inapropriada ocorre quando a produção de eritropoetina é aumentada na ausência de hipoxia tecidual. Em cães, hematócritos tão altos quanto 82% foram relatados com eritrocitose secundária. A produção de eritropoetina pode ser aumentada em pacientes com lesões renais, como tumores que induzem hipoxia renal localizada. Houve relato de aumento da produção de eritropoetina ou de uma substância semelhante à eritropoetina por tumores não renais, como hepatoblastomas em cavalos, fibrossarcoma nasal, linfoma, leiomiossarcoma intestinal e schwannoma em cães e hemangiossarcoma em um gato, mas a produção paraneoplásica de eritropoetina é rara. Animais com policitemia fisiologicamente inapropriada têm Pa_{O_2} e saturação de oxigênio levemente diminuídas. Hipoxemia leve pode estar presente como resultado de má perfusão, e os pacientes geralmente têm aumento da concentração de eritropoetina sérica. Outros procedimentos diagnósticos para avaliar os rins, como imagem, citologia de aspiração renal ou biopsia e exame de urina, devem ser realizados.

Eritrocitose absoluta primária

Eritrocitose primária familiar

A eritrocitose primária familiar é muito rara e foi descrita em humanos e bovinos. Em humanos, o distúrbio é autossômico dominante e está associado a várias mutações no gene que codifica o EPOR, que resulta no truncamento do domínio intracelular do receptor com hipersensibilidade subsequente à eritropoetina. A doença é autossômica recessiva em bovinos.

Eritrocitose primária adquirida (neoplásica) (policitemia vera)

Eritrocitose absoluta primária adquirida (policitemia vera) é uma doença mieloproliferativa clonal bem diferenciada na qual as hemácias proliferam descontroladamente, produzindo aumento do hematócrito. O VG médio foi de 70% em uma série de 18 gatos com eritrocitose primária, e variações de 65 a 85% foram relatadas em cães. Diferentemente da maioria dos outros tipos de neoplasia hematopoética, as células eritroides neoplásicas são morfologicamente normais e têm uma sequência de maturação normal. Em humanos com policitemia vera, uma proliferação anormal de neutrófilos e plaquetas, muitas vezes, acompanha a proliferação de hemácias, resultando em leucocitose e trombocitose. Uma proliferação anormal de outras células, que não as hemácias, raramente é observada em animais domésticos; assim, em cães e gatos, a doença é agora referida como eritrocitose primária, em vez de como policitemia primária ou policitemia vera.

Os seres humanos com policitemia vera têm risco aumentado de trombose e eventual fibrose ou transformação da medula em leucemia mieloide aguda. A idade média ao diagnóstico é de 60 anos, e o distúrbio é mais comum no sexo masculino. A presença de uma mutação recorrente adquirida dentro do gene *JAK2* foi identificada em mais de 97% dos pacientes humanos com policitemia vera. Essa mutação (V617F) resulta de uma mutação somática G para T e da substituição do aminoácido resultante de valina para fenilalanina no domínio pseudoquinase de JAK2, que é conhecido por ter um papel inibitório, resultando em hiperativação de sinalização celular induzida por eritropoetina. A detecção da mutação é uma ferramenta importante de diagnóstico de policitemia vera em humanos. Mutações idênticas do gene *JAK2* levando ao aumento da quinase JAK2 ativa foram mostradas em cães com policitemia vera, sugerindo um mecanismo comum para a doença humana e canina.

Embora o transtorno continue a ser diagnosticado pela exclusão de outras causas de eritrocitose, é provável que a detecção da mutação possa ser, em breve, usada para o diagnóstico. A maioria dos casos de eritrocitose primária em animais domésticos foi relatada em cães e gatos, mas alguns casos foram relatados em equinos, bovinos, um furão e uma lhama.

Sinais clínicos

Os achados clínicos podem ser secundários à causa subjacente da eritrocitose ou podem resultar do aumento do número de hemácias *per se*. Em animais com eritrocitose relativa, desidratação ou excitação podem ser clinicamente evidentes. Em animais com eritrocitose absoluta secundária causada por hipoxia, podem ser observados sinais clínicos associados à cardiopatia congênita (p. ex., sopros, cianose) ou com doença pulmonar (p. ex., cianose, dispneia, ruídos pulmonares anormais). Em animais com eritrocitose absoluta secundária causada pela produção inapropriada de eritropoetina, os sinais associados à doença renal, muitas vezes, não são aparentes.

Os sinais clínicos associados à eritrocitose são secundários ao aumento do volume sanguíneo e da viscosidade. Eles incluem membranas mucosas vermelho-escuras, às vezes com leve cianose. O aumento da viscosidade do sangue pode resultar em lentidão de fluxo sanguíneo e subsequente diminuição da perfusão tecidual e transporte de oxigênio, bem como hemorragia e trombose. Sinais leves a graves do sistema nervoso central associados à diminuição do transporte de oxigênio, como letargia, ataxia, cegueira ou convulsões, também podem ser observados. Em uma série de 18 gatos com eritrocitose primária, convulsões e alteração do estado mental foram os sinais clínicos mais comuns (10 de 18).

Poliúria e polidipsia ocasionalmente são relatadas, e acredita-se que resultem da liberação prejudicada de vasopressina. Esplenomegalia raramente é observada em animais domésticos. No entanto, pacientes humanos comumente apresentam esplenomegalia, podem ter prurido generalizado e, eventualmente, podem desenvolver fibrose medular e neoplasia linfoide.

Abordagem diagnóstica

Quando o VG está aumentado, deve-se considerar se o paciente está excitado ou desidratado e, em seguida, realizar um segundo hemograma para confirmar que o achado é repetível. Se a concentração de proteína total também estiver aumentada, a eritrocitose provavelmente é relativa, secundária a desidratação e diminuição do volume plasmático. Às vezes, no entanto, animais com mudanças rápidas de líquidos, como aqueles com doença gastrintestinal, podem não apresentar proteína total aumentada. Além disso, a proteína total pode estar reduzida ou normal em animais desidratados que têm diminuição da ingestão, na produção ou aumento da perda de proteínas.

Se a eritrocitose relativa for excluída, policitemia absoluta secundária à hipoxemia por cardiopatia congênita ou doença pulmonar devem ser consideradas. Hipoxemia é mais bem diagnosticada por meio da realização de uma hemogasometria arterial para determinar a Pa_{O_2} e a saturação de oxigênio. Se a Pa_{O_2} for inferior a 60 mmHg, então a hipoxemia provavelmente é a causa da eritrocitose. A oximetria de pulso também pode ser usada para estimar a oxigenação, e se a saturação de oxigênio estiver abaixo de 92%, a hemogasometria deve ser realizada. Imagiologia por radiografia torácica e o exame ultrassônico fornecerão informações adicionais.

Se a hipoxemia for excluída, eritrocitose absoluta secundária causada pelo aumento da produção de eritropoetina deve ser considerada. Os tumores renais são a causa mais comum do aumento da produção de eritropoetina. Nesses casos, o diagnóstico por imagem com ultrassonografia renal ou urografia intravenosa é indicado. A concentração sérica de eritropoetina geralmente está aumentada em animais com hipoxemia ou produção inadequada de eritropoetina, e é normal a diminuída em animais com eritrocitose primária (Tabela 10.1). As concentrações de eritropoetina parecem ser mais úteis em cães do que em gatos. Se eritrocitose secundária causada por produção inapropriada de eritropoetina for excluída, então o diagnóstico provável é a eritrocitose primária.

Outros achados laboratoriais não são particularmente úteis. Humanos afetados comumente apresentam neutrofilia e trombocitose, mas esses achados são raros em animais domésticos.

Tabela 10.1 PaO_2 e eritropoetina em animais com eritrocitose.

Eritrocitose	PaO_2	Eritropoetina
Relativa	Normal	Normal
Secundária		
Causada por hipoxemia	Reduzida	Aumentada
Causada por produção inadequada de eritropoetina	Normal	Aumentada
Primária	Normal	Normal ou diminuída

Neutrofilia associada com estresse ou inflamação é um achado mais provável. Exceto pelo aumento leve da celularidade e hiperplasia eritroide leve, aspirados de medula óssea geralmente têm aparência normal. A mensuração da massa total de hemácias com uma técnica de coloração ou hemácias marcadas com radioisótopos – embora raramente realizada – pode ajudar a estabelecer um diagnóstico definitivo. Em virtude do VG anormalmente alto em pacientes com eritrocitose de qualquer causa, hipoglicemia pode ser diagnosticada erroneamente se um glicosímetro portátil for usado.

Tratamento

A eritrocitose relativa é tratada por meio da terapia para a doença subjacente e correção da desidratação com fluidoterapia. O distúrbio subjacente também é tratado em animais com eritrocitose secundária causada por hipoxemia ou produção inadequada de eritropoetina. A flebotomia pode ser contraindicada em animais com hipoxemia, pois a eritrocitose é fisiológica. Se o VG for muito alto nesses pacientes, no entanto, a perfusão tecidual pode ser prejudicada, e a flebotomia pode ser útil.

A eritrocitose primária é comumente tratada – e frequentemente com sucesso a longo prazo –, realizando flebotomias repetidas para manter o VG na faixa normal alta. Pode ser necessário administrar ferro injetável para evitar a anemia por deficiência de ferro. A quimioterapia para diminuir a produção de hemácias geralmente é útil; hidroxiureia oral é o tratamento mais comum. A dose e a frequência são variáveis, dependendo da resposta. Uma complicação relatada em gatos consiste em metemoglobinemia e anemia por corpúsculos de Heinz. Embora o fósforo radioativo tenha sido usado com sucesso em alguns casos, atualmente, é muito pouco usado. O tempo de sobrevida em gatos com eritrocitose tratada com uma combinação de flebotomia e hidroxiureia foi relatado como maior que 17 meses, com alguns gatos vivendo mais de 5 anos depois do diagnóstico. Inibidores de JAK2 foram desenvolvidos e usados com algum sucesso em humanos. Um oncologista veterinário deve ser consultado para opções atualizadas de tratamento.

11

Introdução aos Leucócitos e ao Leucograma

Glade Weiser
Loveland, CO, USA

A interpretação das concentrações de leucócitos no sangue fornece uma visão sobre os processos potenciais que estejam ocorrendo no paciente. O conjunto completo de dados numéricos no perfil leucocitário, com qualquer anormalidade morfológica, é conhecido como leucograma. O leucograma consiste em aproximadamente metade dos dados numéricos do hemograma. Um leucograma anormal em geral permite a identificação de processos patológicos (p. ex., inflamação), mas não o estabelecimento do diagnóstico específico. Entretanto, a interpretação de anormalidades leucocitárias dentro de um processo, em conjunto com os achados clínicos, pode levar ao diagnóstico.

Para a interpretação dos perfis leucocitários das doenças, deve-se primeiro conhecer as características normais do leucograma e, a partir daí, conhecer as anormalidades. Este capítulo apresenta informações básicas em relação ao leucograma, necessárias para criar as habilidades para sua interpretação.

Leucócitos sanguíneos comuns: funções gerais e morfologia

Esta seção revisa características pertinentes aos leucócitos sanguíneos, como as funções gerais e padrões morfológicos, incluindo variações na morfologia observadas nas diferentes espécies.

Neutrófilos

Os neutrófilos participam da resposta inflamatória por meio de quimiotaxia positiva aos locais de inflamação tecidual e fagocitose de organismos e outros materiais estranhos. Após a fagocitose, grânulos lisossômicos fundem-se aos fagossomos para eliminar os microrganismos e, em seguida, degradar o material por digestão enzimática.

A morfologia do neutrófilo é demonstrada na Figura 11.1. O metamielócito neutrofílico não está presente no sangue normal. Ele tem núcleo em formato de feijão que, quando maduro, toma a forma de ferradura, característica dos neutrófilos bastonetes. O núcleo dos bastonetes apresenta lados paralelos lisos e sem constrições na membrana nuclear. Pequenas concentrações de neutrófilos bastonetes podem estar presentes no sangue normal. Os neutrófilos segmentados são normalmente quase exclusivamente a forma circulante e têm o núcleo em forma de ferradura com graus variados de endentação e constrição ao longo do seu perímetro (ver Figura 11.1). À medida que o núcleo desenvolve constrições, ele pode dobrar-se e assumir várias formas (Figura 11.2). Os neutrófilos apresentam diversos grânulos pequenos discretamente corados, variando entre os animais desde grânulos incolores e invisíveis até grânulos ligeiramente corados. Nos bovinos, os grânulos neutrofílicos muitas vezes coram-se levemente de róseo, conferindo um aspecto rosa-alaranjado ao citoplasma (Figura 11.3).

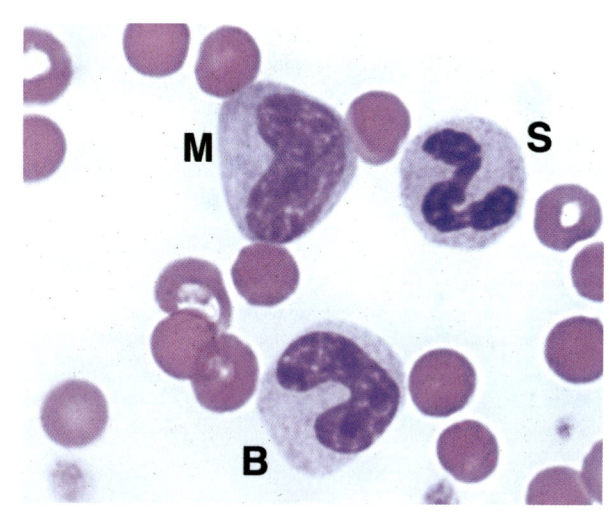

Figura 11.1 Sequência de maturação do neutrófilo vista comumente no sangue. O neutrófilo maduro ou segmentado (S) apresenta membrana nuclear irregular, com uma ou mais constrições. Observe os pequenos grânulos neutrofílicos levemente corados no citoplasma. A proeminência desses grânulos neutrofílicos varia de acordo com o animal. O neutrófilo bastonete (B) tem núcleo em forma de ferradura, com lados lisos e paralelos. O metamielócito (M) tem núcleo em forma de feijão. (Coloração de Wright-Giemsa, grande aumento.)

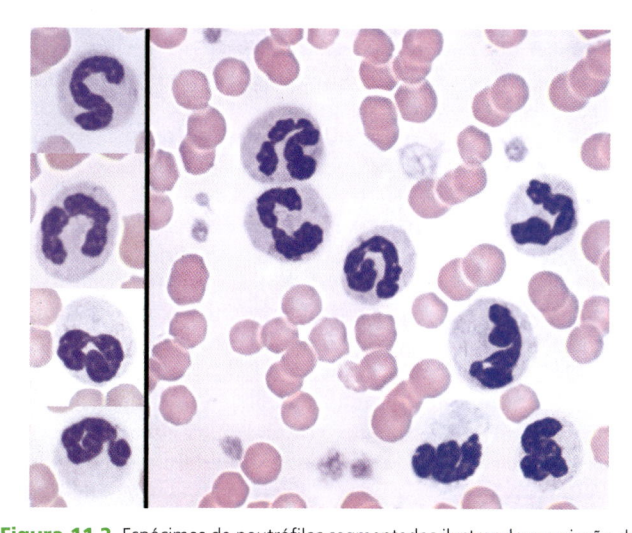

Figura 11.2 Espécimes de neutrófilos segmentados ilustrando a variação da forma nuclear. O núcleo dos neutrófilos segmentados inicia em forma de ferradura, como nos bastonetes. À medida que mais constrições se desenvolvem, eles podem se dobrar mais facilmente e originar várias formas. Observe os núcleos em formato de "S" e em forma de ferradura na parte superior esquerda. Em seguida, observe as várias formas nucleares resultantes das dobras e da superposição do núcleo dobrado sobre si mesmo. Nesta figura, as células estão arranjadas em graus crescentes de dobradura em direção à parte inferior. (Coloração de Wright-Giemsa, grande aumento.)

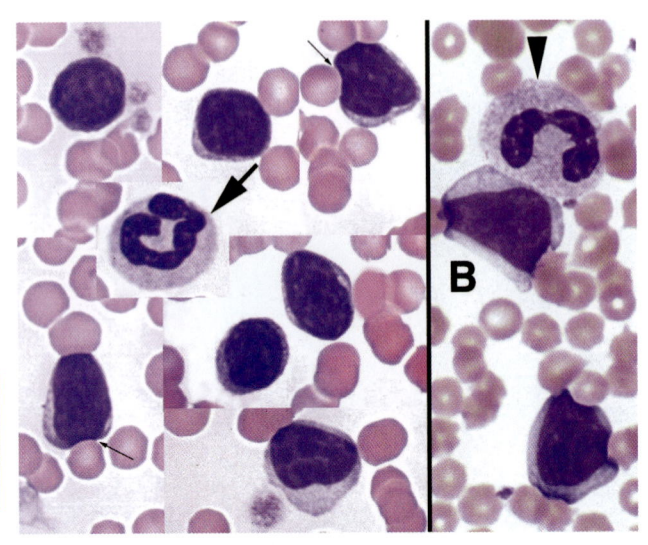

Figura 11.3 Variação na morfologia normal do linfócito em comparação com a do neutrófilo. No *painel esquerdo*, observe que o núcleo do linfócito varia de arredondado a oval. A forma da célula, incluindo o núcleo, pode ser endentada por hemácias adjacentes (*setas menores*). A quantidade de citoplasma varia de virtualmente ausente a uma quantidade modesta. Em muitas espécies, os linfócitos têm diâmetros menores do que os dos neutrófilos adjacentes (*seta maior*). Uma exceção está demonstrada no painel direito: linfócitos bovinos (B) podem ter diâmetros maiores do que os linfócitos de outras espécies comuns e podem ter o mesmo diâmetro dos neutrófilos adjacentes (*ponta de seta*). Observe que o neutrófilo bovino apresenta grânulos neutrofílicos ligeiramente róseos. (Coloração de Wright-Giemsa, grande aumento.)

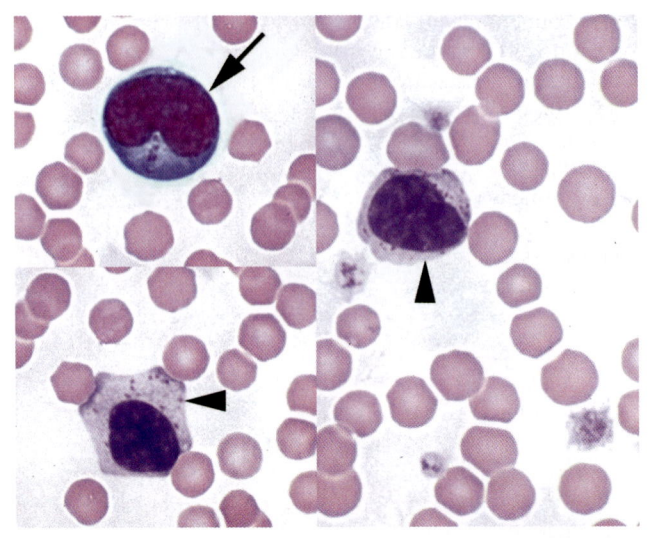

Figura 11.4 Variações nos linfócitos menos vistos no sangue. O linfócito reativo (*seta*) é caracterizado por citoplasma azul-escuro. Sua forma nuclear pode ser irregular, muitas vezes com endentação ou fenda. Linfócitos granulares grandes (*pontas de seta*) têm maior quantidade de citoplasma discretamente corado, com escassos grânulos basofílicos esparsos. Os grânulos podem variar em tamanho. Grandes linfócitos granulares são vistos com maior frequência em ruminantes. (Coloração de Wright-Giemsa, grande aumento.)

Ocasionalmente, os neutrófilos observados em amostras citológicas podem ter a coloração dos grânulos neutrofílicos alterada. Eles podem aparecer mais proeminentes e corados em rosa. É mais provável que essa alteração seja observada em neutrófilos provenientes do exsudato de vias respiratórias.

Linfócitos

Os linfócitos sanguíneos representam um conjunto diversificado de subpopulações linfocitárias, porém essas subpopulações não podem ser distinguidas pelo exame de esfregaço sanguíneo ou por técnicas rotineiramente utilizadas nos laboratórios clínicos veterinários. As subpopulações incluem linfócitos B, responsáveis pela imunidade humoral, e linfócitos T, responsáveis pela imunidade celular e pela resposta às citocinas. Adicionalmente, os linfócitos T podem ser classificados como células T indutoras (*i. e.*, auxiliar; antígeno CD4) e como células T citotóxicas/supressoras (antígeno CD8). As células nulas representam uma terceira população presente em pequenas concentrações. Elas consistem em vários subtipos de linfócitos, incluindo grandes linfócitos granulares, células assassinas naturais (*natural killers*) e outras células com poder de destruição. Os subtipos de linfócitos podem ser diferenciados pela imunoglobulina e por marcadores de superfície (ou seja, CD); entretanto, essa tecnologia ainda não é rotineiramente utilizada nos laboratórios clínicos veterinários. Atualmente, essas mensurações são feitas em laboratórios especializados, normalmente em casos de leucemia (ver Capítulo 14). Alguns laboratórios podem oferecer métodos especiais para a quantificação de determinadas subpopulações (ou seja, concentrações de células T e B).

Os linfócitos são reconhecidos por apresentar núcleo de arredondado a oval e quantidade mínima de citoplasma claro, quase incolor. A quantidade de citoplasma pode ser variável, como ilustrado na Figura 11.3. Linfócitos circulantes normais

apresentam diâmetro menor do que o dos neutrófilos. Em ruminantes, os linfócitos podem ser mais irregulares em tamanho e ter diâmetro semelhante ao dos neutrófilos (ver Figura 11.3). Formas menos comuns de leucócitos incluem linfócitos reativos e linfócitos granulares (Figura 11.4). Provavelmente, apresentações reativas são células B capazes de produzir imunoglobulinas. Elas têm citoplasma intensamente basofílico e núcleo que pode ter formato irregular. Adicionalmente, o núcleo pode apresentar-se em formato de fenda ou ameboide. Grandes linfócitos reativos são observados normalmente em animais jovens na maioria das espécies. Os linfócitos granulares apresentam pequena quantidade de grânulos de coloração róseo-púrpura. Acredita-se que alguns desses linfócitos granulares sejam assassinos naturais ou células T. Grandes linfócitos granulares são mais comumente observados no sangue de ruminantes normais.

Monócitos

Os monócitos também participam da resposta inflamatória. Os monócitos do sangue são considerados células intermediárias de um processo contínuo de maturação. Eles migram para o interior dos tecidos, onde continuam o desenvolvimento até a forma de macrófagos. Fagócitos mononucleares podem fagocitar bactérias, grandes microrganismos complexos (p. ex., leveduras e protozoários), células danificadas, debris celulares e partículas estranhas. Essas células desempenham importante função imunorreguladora por apresentarem o antígeno processado aos linfócitos T. Essas células são também responsáveis pela destruição fisiológica das hemácias, com reciclagem metabólica do ferro, e alguns mecanismos dos processos patológicos que envolvem destruição eritrocitária.

Os monócitos são as células mais erroneamente identificadas nos esfregaços sanguíneos, particularmente em laboratórios de hospitais veterinários. O núcleo pode apresentar-se de várias formas, incluindo oval, feijão, ameboide ou ferradura (semelhante aos neutrófilos). A cromatina pode estar discretamente menos condensada do que a dos neutrófilos. As características-chave que os distinguem dos neutrófilos são o maior diâmetro e a coloração mais acinzentada do citoplasma (Figura 11.5). O citoplasma pode conter grânulos extremamente finos de coloração ligeiramente púrpura. Quando houver dúvida em relação à identificação do monócito, deve-se realizar o exame em menor aumento, comparando célula por célula (Figura 11.6). Nessa situação, os monócitos vão se destacar como células maiores. As diferenças morfológicas dos monócitos entre as espécies não são notáveis.

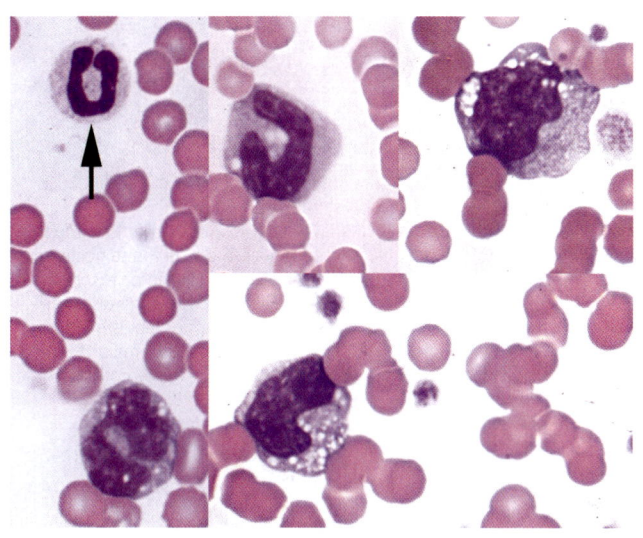

Figura 11.5 Variação na morfologia do monócito sanguíneo. Observe as células que não estão marcadas por seta. Monócitos são tipicamente maiores do que neutrófilos (*seta*). Os monócitos podem ter vacúolos citoplasmáticos, porém essa não é uma característica consistente. A forma do núcleo do monócito é muito variável, podendo ser arredondada, ameboide, em forma de feijão, ferradura ou mesmo segmentada (semelhante ao núcleo dos neutrófilos). Examinadores inexperientes frequentemente confundem monócitos com núcleo em forma de ferradura com neutrófilos. As características consistentes dos monócitos incluem diâmetro maior em comparação ao do neutrófilo adjacente (*seta*) e citoplasma azul-acinzentado mais escuro quando comparado com o dos neutrófilos. (Coloração de Wright-Giemsa, grande aumento.)

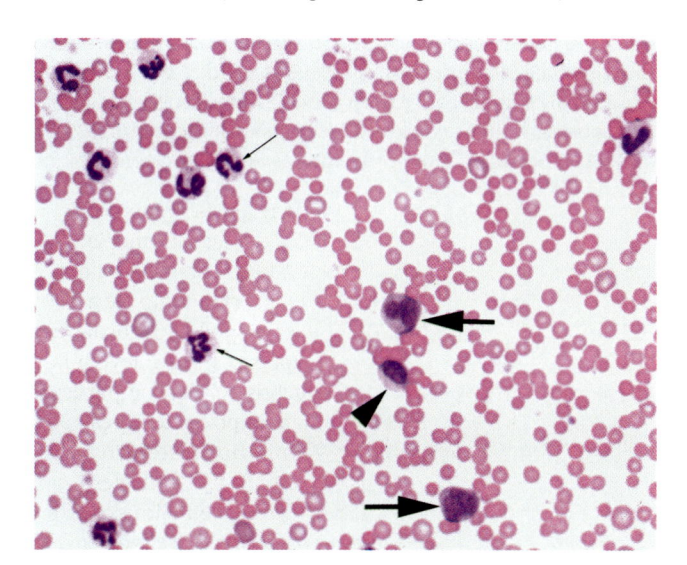

Figura 11.6 Comparação entre neutrófilos e monócitos em pequeno aumento. Quando houver dúvida em relação à identificação de monócitos, recomenda-se usar a objetiva de pequeno aumento para fazer a comparação célula por célula, procedimento que pode ser difícil em grande aumento. Observe que os dois monócitos (*setas maiores*) têm diâmetros maiores do que os neutrófilos (*setas menores*). Um linfócito (*ponta de seta*) é menor do que o neutrófilo adjacente. (Coloração de Wright-Giemsa, pequeno aumento.)

Eosinófilos

As funções dos eosinófilos não são bem compreendidas, ainda que haja quantidade considerável de estudos e de observações. Os eosinófilos contêm proteínas que se ligam e promovem danos à membrana dos parasitas; são responsáveis por fornecer um mecanismo de defesa contra os estágios larvais da infestação parasitária. Eles também estão envolvidos na modulação de reações inflamatórias alérgicas e de imunocomplexos.

A morfologia dos eosinófilos é variável entre as espécies (Figura 11.7). O núcleo é segmentado (semelhante aos neutrófilos). A característica padrão dos eosinófilos é a presença de grânulos vermelho-alaranjados proeminentes, similares aos eritrócitos. Os eosinófilos caninos apresentam tamanho e número de grânulos muito variável. Em raras ocasiões, alguns grânulos grandes, do tamanho de hemácias, podem estar presentes. Os grânulos dos eosinófilos também podem ser lavados durante o processo de coloração, deixando o que parece um vacúolo vazio; essa observação é mais evidente em cães da raça Greyhound. Os eosinófilos de felinos são densamente preenchidos com grânulos uniformes em formato de bastonete ou de barril. Os eosinófilos de equinos têm aparência de framboesa devido aos numerosos grânulos grandes e esféricos que podem se sobrepor ao núcleo. Os eosinófilos de ruminantes têm numerosos grânulos esféricos e uniformes.

Basófilos

A função dos basófilos é basicamente desconhecida. Eles contêm histamina e heparina. Assim como nos mastócitos, a membrana citoplasmática contém imunoglobulina E; entretanto, sua função fisiopatológica na circulação é desconhecida. Não existem relatos com evidências convincentes de que basófilos migrem para os

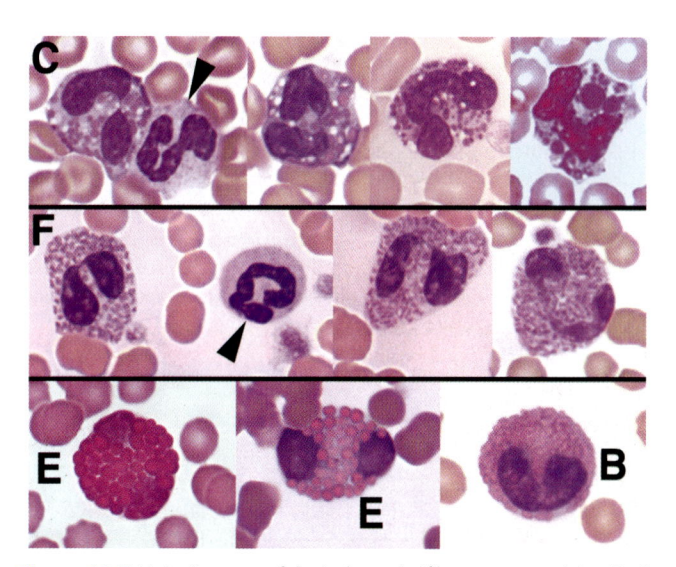

Figura 11.7 Variações na morfologia dos eosinófilos entre as espécies. Espécimes de neutrófilos são mostrados para efeito de comparação (*pontas de seta*). Os eosinófilos são tipicamente maiores em diâmetro do que os neutrófilos. Eosinófilos de caninos são mostrados na faixa superior (C). Observe a variação no tamanho dos grânulos eosinofílicos em cães, os quais também podem ter grânulos eosinofílicos que parecem dissolver durante o processo de coloração, deixando um espaço claro que se assemelha a um vacúolo citoplasmático. Eosinófilos de felinos são mostrados na faixa do meio (F). Os grânulos eosinofílicos do gato apresentam formato de barril ou de pequeno bastonete. A densidade da granulação pode variar, conforme apresentado. Eosinófilos de animais grandes são mostrados na faixa de baixo. Eosinófilos de equinos (E) têm grânulos grandes e brilhantes que podem ocultar o núcleo, enquanto eosinófilos de bovinos (B) têm grânulos menores e brilhantes com citoplasma densamente preenchido. (Coloração de Wright-Giemsa, grande aumento.)

tecidos e tornem-se mastócitos. As concentrações de basófilos na circulação são muito baixas e em geral não são encontrados na contagem diferencial de rotina.

Os basófilos são maiores em diâmetro do que os neutrófilos. O núcleo é segmentado (semelhante a outros granulócitos). A morfologia dos grânulos varia de acordo com a espécie (Figura 11.8). Os cães apresentam pequena quantidade de grânulos de coloração violeta-escura. Os gatos apresentam grandes grânulos de coloração acinzentada que formam um arranjo semelhante a uma "calçada de pedras". Os basófilos de animais grandes são constituídos de grânulos violeta-escuros que muitas vezes são tão numerosos que podem ocultar porções do núcleo.

Valores de referência: leucograma normal

A abordagem para a interpretação do leucograma envolve uma série de etapas para se chegar a uma conclusão em relação ao que é normal ou anormal. Na interpretação, devem ser considerados apenas os valores absolutos da contagem diferencial (ver Capítulo 1). Ao examinar o perfil hematológico, deve-se verificar primeiramente a concentração de leucócitos totais, utilizada apenas para o cálculo das concentrações diferenciais absolutas a partir da contagem diferencial; esse valor não é interpretado diretamente. Para fins de interpretação, a concentração total fornece apenas algumas orientações grosseiras quanto ao que esperar ao interpretar as contagens diferenciais. Caso a contagem total esteja diminuída, deve-se examinar a concentração absoluta de cada tipo celular para determinar qual está deficiente. Se a contagem total estiver aumentada, deve-se examinar a concentração absoluta de cada tipo celular para determinar qual está presente em excesso. Mesmo se a concentração estiver normal, deve-se examinar a concentração absoluta de cada tipo celular, determinando se existe alguma anormalidade na distribuição. Após encontrar anormalidades na concentração absoluta individual dos diferentes tipos de leucócitos, faz-se a interpretação dos resultados (ver Capítulo 13).

A Tabela 11.1 mostra os valores de referência. Esses valores foram padronizados após diretrizes gerais que têm sido utilizadas por décadas (com base no trabalho original de Schalm) e são similares àquelas empregadas por muitos laboratórios veterinários. É necessário haver melhor definição das faixas de variação das diferentes populações de células obtidas em contadores

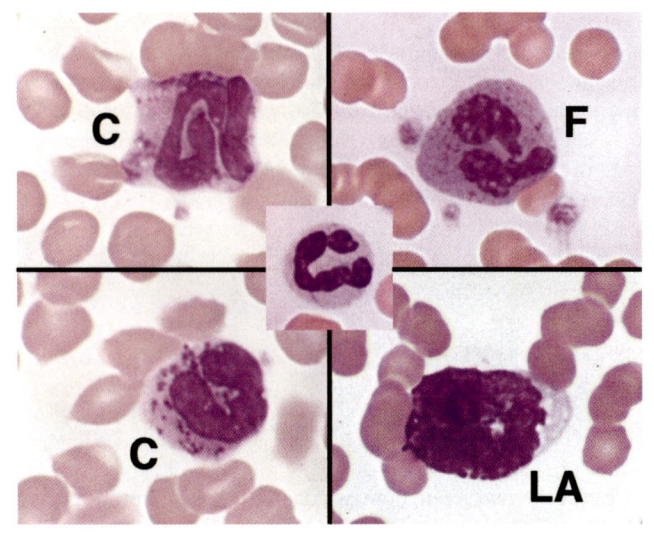

Figura 11.8 Variações da morfologia dos basófilos entre espécies. Um espécime de neutrófilo é mostrado no centro para efeito de comparação. Basófilos são maiores em diâmetro do que neutrófilos. Basófilos de caninos (C) são pobremente granulados. Observe a pequena quantidade de grânulos basofílicos no citoplasma. Basófilos de felinos (F) têm citoplasma preenchido com grandes grânulos acinzentados ligeiramente corados, arranjados de maneira semelhante a uma "calçada de pedras". Basófilos de grandes animais (LA) têm numerosos grânulos enegrecidos, os quais muitas vezes se sobrepõem ao núcleo, ocultando-o. (Coloração de Wright-Giemsa, grande aumento.)

automatizados que empregam tecnologia mais moderna. Isso tem sido feito em alguns laboratórios de hospitais-escola que contam com sistemas automatizados específicos. No futuro, o aperfeiçoamento na contagem automatizada das células, bem como a melhoria dos procedimentos para análise estatística, poderá fornecer diretrizes úteis à interpretação.

O clínico interpreta anormalidades leucocitárias ao examinar as concentrações diferenciais individuais de leucócitos e, em seguida, ao observar qualquer anormalidade morfológica ou tipo celular anormal que não deveria estar presente no sangue normal. As concentrações diferenciais de leucócitos de cada tipo celular são expressas em células por microlitro. As células nucleadas anormais incluem blastos, hemácias nucleadas, mastócitos e granulócitos imaturos. Anormalidades morfológicas incluem alterações morfológicas adquiridas transitoriamente ou hereditárias. As anormalidades morfológicas serão apresentadas no Capítulo 13.

Tabela 11.1 Intervalos de referência da concentração leucocitária absoluta das espécies comuns de animais domésticos.

Leucócitos	Caninos	Felinos	Equinos	Bovinos	Ovinos	Suínos
Leucócitos totais (células/$\mu\ell$)	6.000 a 17.000	5.500 a 19.500	5.500 a 12.500	4.000 a 12.000	4.000 a 12.000	11.000 a 22.000
Diferencial leucocitário: bastonetes (células/$\mu\ell$)	0 a 300	0 a 300	0 a 100	0 a 100	0 a 100	0 a 800
Neutrófilos segmentados (células/$\mu\ell$)	3.000 a 11.500	2.500 a 12.500	2.700 a 6.700	600 a 4.000	700 a 6.000	3.200 a 10.000
Linfócitos (células/$\mu\ell$)	1.000 a 5.000	1.500 a 7.000	1.500 a 5.500	2.500 a 7.000	2.000 a 9.000	4.500 a 13.000
Monócitos (células/$\mu\ell$)	0 a 1.200	0 a 800	0 a 800	0 a 800	0 a 800	200 a 2.000
Eosinófilos (células/$\mu\ell$)	100 a 1.200	0 a 1.500	0 a 900	0 a 2.400	0 a 1.000	100 a 2.000
Basófilos (células/$\mu\ell$)	Raros, 0 a 100	Raros, 0 a 100	0 a 200	0 a 200	0 a 300	0 a 400

12

Produção, Migração e Cinética dos Neutrófilos

Glade Weiser
Loveland, CO, USA

Tendências gerais em relação à migração e à cinética dos neutrófilos no sangue têm sido observadas. Apesar de as diferenças entre espécies não serem bem estudadas, existem diferenças marcantes na cinética que afetam a interpretação de alterações na concentração em resposta a doenças inflamatórias. É importante notar que alterações rápidas e drásticas podem acontecer na concentração sanguínea de neutrófilos. A compreensão da produção de neutrófilos e do seu comportamento cinético é útil para interpretar o momento das respostas à doença e as alterações sequenciais possíveis entre hemogramas.

Produção de granulócitos

Os neutrófilos são produzidos quase exclusivamente na medula óssea ativa de animais domésticos adultos sadios. Alguma produção pode ser encontrada em locais extramedulares, a maioria no baço de animais jovens. No caso de aumento persistente na demanda por neutrófilos (p. ex., na doença inflamatória crônica), pode-se observar produção extramedular em animais adultos. Isso ocorre de maneira proeminente no baço, mas também pode ser observado no fígado e nos linfonodos em casos extremos.

Os neutrófilos originam-se a partir de um sistema de células-tronco pluripotenciais, que dão origem a uma célula-tronco mais diferenciada com capacidade de criar granulócitos e monócitos (células-tronco GM). Uma subpopulação dessas células-tronco GM entram em uma via de diferenciação de granulócitos sanguíneos, representados por neutrófilos, eosinófilos e basófilos. As células-tronco não são morfologicamente distintas, pois elas estão presentes em menor quantidade e provavelmente são indistinguíveis de linfócitos pequenos. Uma vez que essas células entrem na via de diferenciação, elas são submetidas a proliferação e maturação, originando os granulócitos sanguíneos. Esses eventos de proliferação e maturação estão associados a estágios morfologicamente reconhecidos de granulócitos. O reconhecimento da progressão desses estágios é importante para a avaliação de amostras de medula óssea e para a identificação das células no sangue em resposta à doença. Os estágios morfológicos dos granulócitos estão indicados na Figura 12.1.

O mieloblasto é a primeira célula identificável relacionada com a produção do granulócito. Mieloblastos são difíceis de serem distinguidos dos blastos primitivos de outras linhagens. Tendo o mieloblasto entrado no processo de maturação, eles produzem grânulos primários (ou seja, azurófilos), cuja presença permite a identificação dele como progranulócito. Nos estágios subsequentes de maturação, os grânulos primários alteram a sua característica tintorial e tornam-se indistinguíveis quando corados com corantes convencionais de esfregaços sanguíneos. No

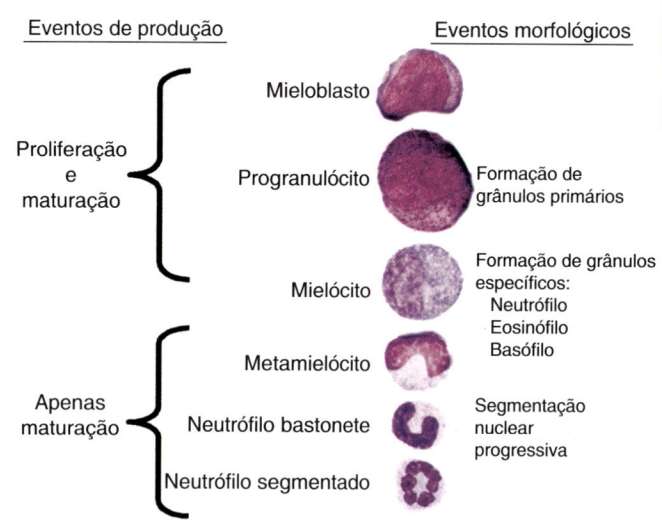

Figura 12.1 Características morfológicas dos estágios de maturação dos neutrófilos. Seis estágios morfológicos são identificados no processo de maturação, conforme indicado pelo nome das células. As células com capacidade de divisão e maturação encontram-se na parte superior; as células com capacidade apenas de maturação estão na parte inferior. As principais alterações associadas à maturação estão indicadas à direita. (Ver texto para uma descrição mais completa.)

estágio seguinte, o mielócito inicia a produção de grânulos secundários (ou seja, específicos), o que permite a diferenciação de neutrófilos, eosinófilos ou basófilos. Historicamente, a denominação dos grânulos específicos e dos tipos de células está associada ao pigmento contido em corantes policrômicos do sangue e absorvido pelo grânulo específico. Os grânulos neutrofílicos têm afinidade por coloração neutra; devido à pouca afinidade com corantes, os grânulos apresentam fraca coloração ou não são visíveis. Os grânulos eosinofílicos têm afinidade com os corantes laranja-avermelhados e coram-se intensamente por ele. Os grânulos basofílicos têm afinidade com corantes básicos e coram-se intensamente em violeta-escuro. Mieloblastos, progranulócitos e mielócitos têm a capacidade de sofrer divisão celular, assim como de maturar de um estágio ao outro. Nesses estágios, as células apresentam teor relativamente alto de ribossomos, conferindo ao citoplasma uma coloração azulada. Características nucleares incluem seu formato de redondo a oval e a cromatina com padrão relativamente fino.

Metamielócitos, bastonetes e granulócitos segmentados são células que estão em um estágio mais maduro e são caracterizados pela perda da capacidade de sofrer divisão celular. A maturação consiste principalmente em condensação nuclear progressiva e alteração no formato do núcleo. O citoplasma perde a maior parte ou toda a sua coloração azulada à medida que diminui a quantidade de ribossomos. O metamielócito apresenta núcleo que desenvolveu endentação. O núcleo dos neutrófilos bastonetes tem formato de ferradura e apresenta membranas nucleares paralelas e lisas. Os neutrófilos segmentados ou maduros progressivamente desenvolvem endentações ou constrições na membrana nuclear (ver Capítulo 11).

Maturação e produção ordenada

A produção normalmente resulta em aumento progressivo das contagens relativas de células em estágios mais maduros, conforme indicado na Figura 12.2. Esses resultados são decorrentes de eventos combinados de proliferação de formas mais jovens, que aumentam a quantidade de células e a progressão para estágios mais maduros. Nesse processo, cada mieloblasto pode produzir aproximadamente de 16 a 32 neutrófilos segmentados. O padrão de produção observado na medula óssea consiste em uma mistura de quantidade relativamente pequena de células primitivas, número maior de células em estágios intermediários e número ainda maior de estágios de maturação mais avançados. Essa progressão de algumas células imaturas para células mais maduras é descrita como produção ordenada. A produção normal e a produção acelerada em resposta à maior demanda de granulócitos obedecem a essa sequência ordenada. As células são também liberadas no sangue em um padrão ordenado (ver discussão sobre o desvio à esquerda no Capítulo 13). A produção desordenada é caracterizada por uma quantidade relativa de formas primitivas desproporcionais e diminuição ou ausência de formas mais maduras. A produção desordenada é um das características utilizadas para a identificação de padrões patológicos (p. ex., distúrbios mieloproliferativos).

Compartimentos e migração de neutrófilos

Para entender as respostas dos neutrófilos às doenças, é importante considerar os compartimentos representados pela medula óssea, sangue e tecidos, conforme demonstrado na Figura 12.3. O compartimento da medula óssea pode conceitualmente ser dividido em populações de células-tronco, população de células

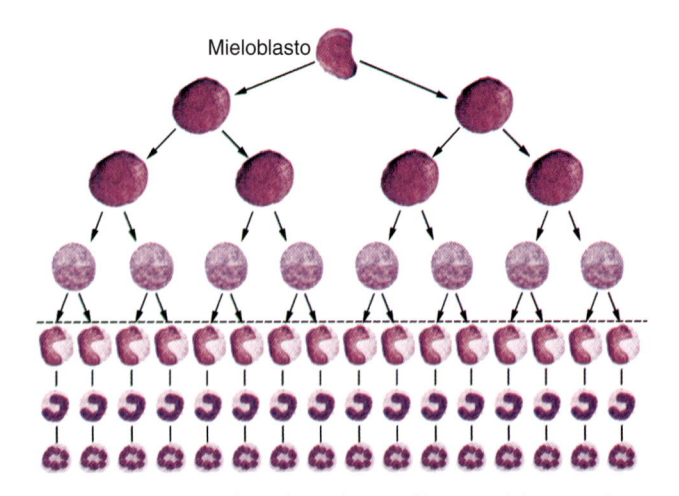

Figura 12.2 Sequência da produção de neutrófilos na medula óssea. Observe o aumento progressivo no número relativo de células à medida que a maturação progride. O mieloblasto pode dar origem a, aproximadamente, 16 a 32 células antes de perder sua capacidade proliferativa. Os estágios celulares acima da linha tracejada têm capacidade de divisão celular, enquanto estágios celulares abaixo da linha tracejada são capazes apenas de maturação. Ver Figura 12.1 para verificar os estágios celulares.

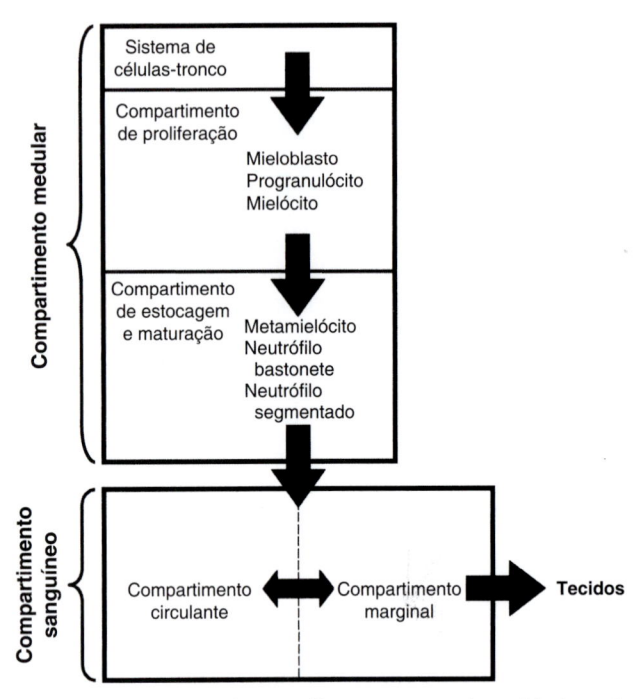

Figura 12.3 População de neutrófilos sanguíneos e da medula óssea. Setas simples indicam movimento unidirecional das células; setas duplas indicam movimento bidirecional das células. (Ver texto para descrição dos vários compartimentos e progresso por meio deles.)

primitivas e populações de células em maturação e estocagem. A população de células proliferativas consiste em neutrófilos em estágios nos quais ainda é possível a divisão celular; é a principal população responsável pelo aumento do número de células. A população das células em maturação e estocagem consiste em células que perderam a capacidade de divisão e que estão completando sua maturação. Essas células podem acumular-se, criando uma reserva de tamanho variável, dependendo da espécie do animal. A capacidade de estocagem é maior em cães, menor em ruminantes e intermediária em felinos e equinos.

Os neutrófilos fazem uma migração unidirecional para o compartimento sanguíneo, que é dividido em compartimento marginal e circulante. O compartimento circulante está localizado em grandes vasos, nos quais normalmente não ocorre interação entre os neutrófilos e o endotélio vascular. As amostras sanguíneas obtidas por meio de venopunção são provenientes do compartimento circulante. O compartimento marginal é representado pela microcirculação. As células podem mover-se bidirecionalmente entre o compartimento marginal e circulante. Os neutrófilos interagem com o revestimento endotelial de pequenos vasos e capilares devido à sua viscosidade. Tais células podem migrar unidirecionalmente para os tecidos adjacentes (ou seja, o compartimento tecidual). É nesse compartimento que os neutrófilos participam da defesa do hospedeiro.

Todas as respostas neutrofílicas às doenças podem ser compreendidas como mecanismos e distúrbios que ocorrem nesse conjunto de compartimentos. Elas serão discutidas com mais detalhes no Capítulo 13.

Fatores de crescimento e de controle da produção e concentração sanguínea

Em animais sadios, a concentração de neutrófilos no sangue é regulada para ficar dentro de um intervalo de referência

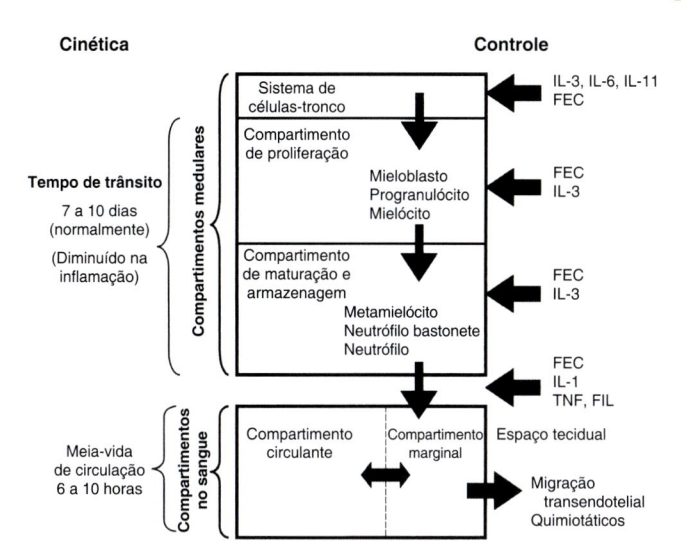

Figura 12.4 Compartimentos de neutrófilos no sangue e na medula óssea. As informações sobre a cinética são apresentadas à esquerda e as informações sobre o controle são apresentadas à direita. A produção de neutrófilos é controlada por um conjunto de citocinas e fatores de crescimento que atuam em múltiplos locais. O tempo de trânsito normalmente é de 7 a 10 dias, mas pode ser menor caso ocorra aumento da demanda. A meia-vida de circulação é de aproximadamente 6 a 10 horas. IL = interleucina; FEC = fator estimulador de colônia; TNF = fator de necrose tumoral; FIL = fator indutor de leucocitose.

relativamente estreito quando comparada com a possível variação que ocorre no curso de uma doença. O controle da produção é mediado por um complexo conjunto de citocinas e fatores de crescimento, cuja versão simplificada está apresentada na Figura 12.4. A família das citocinas e os fatores de crescimento representados na Figura 12.4 atuam conjuntamente em vários estágios para regular a produção de neutrófilos. O fator estimulador de colônia (FEC) é um grupo de moléculas características; os mais importantes são o FEC de granulócitos e o FEC de granulócitos e monócitos. Esses fatores originam-se de numerosos e diversos locais, incluindo células mononucleares, endotélio, fibroblastos e outros tipos celulares. Células mononucleares dos locais de inflamação são provavelmente a mais importante fonte de FEC e podem modular a liberação de FEC de outros tipos celulares. As interleucinas (IL) também participam na estimulação da produção. A liberação dos neutrófilos do espaço medular para o sangue pode ser acelerada pela IL-1, pelo fator de necrose tumoral (TNF) e pelo fator indutor de leucocitose (FIL). Em detrimento das variações nos métodos e condições experimentais, o papel do FIL pode ser o mesmo que o da IL-1 e do TNF.

Em condições estáveis normais, a produção é balanceada pela migração transendotelial de neutrófilos para o interior dos tecidos. Esse equilíbrio mantém a concentração de neutrófilos sanguíneos dentro de uma variação normal. O aumento nos níveis de fatores de crescimento e as citocinas são responsáveis pela marcada aceleração dos eventos relacionados com a produção de neutrófilos em resposta à inflamação. Isso pode resultar em diminuição acentuada da produção e liberação de neutrófilos no sangue. A migração para o interior dos locais de inflamação é acelerada e focalizada por fatores quimiotáticos que são liberados na lesão inflamatória. O resultado real é o aumento no fluxo de neutrófilos da medula óssea para a lesão inflamatória. Após a resolução da lesão inflamatória, a concentração de neutrófilos sanguíneos retorna ao normal ao longo de um período provavelmente medido em dias. Isso sugere a presença de algum mecanismo de retroalimentação negativo, mas a sua natureza é atualmente desconhecida.

Cinética dos neutrófilos

Informações básicas sobre a cinética dos neutrófilos em vários compartimentos são úteis na interpretação das alterações sequenciais no leucograma. O tempo de trânsito para a produção e o tempo de circulação no sangue são os dois pontos básicos para a cinética dos neutrófilos.

O tempo de trânsito é o período de tempo necessário para o mieloblasto completar as fases de maturação e tornar-se um neutrófilo segmentado no sangue (Figura 12.4). Em condições normais, o período de trânsito é de aproximadamente 7 dias. Quando a medula óssea é estimulada pela resposta inflamatória, o tempo de trânsito encurta-se a 2 a 3 dias.

O tempo de circulação é o período de tempo entre a liberação do neutrófilo para o sangue e sua subsequente saída para o interior dos tecidos. Os neutrófilos migram aleatoriamente para o interior dos tecidos; por isso, o tempo de circulação é variável e não é relacionado com a idade da célula. O tempo de circulação é aproximadamente de 6 a 10 horas, incluindo algumas variações nas espécies. Isso significa que a população dos neutrófilos do sangue renova-se aproximadamente de 2 a 3 vezes/dia. O tempo de circulação pode ser diminuído consideravelmente quando os neutrófilos são consumidos em uma taxa mais rápida (p. ex., por um local de inflamação). Visto que a taxa de renovação dos neutrófilos no sangue é rápida, alterações importantes na concentração de neutrófilos sanguíneos podem ocorrer muito rapidamente em resposta a doenças. A magnitude dessas alterações na concentração das células, que pode ser observada em hemogramas seriados, obtidos em intervalos de poucas horas, frequentemente é drástica e surpreendente. A aplicação da cinética de neutrófilos e o conhecimento sobre o tráfego é importante e mais bem desenvolvido em termos de princípios da interpretação da resposta leucocitária no Capítulo 13.

13

Interpretação da Resposta Leucocitária na Doença

Glade Weiser
Loveland, CO, USA

Para o entendimento das respostas leucocitárias, é necessário primeiramente estar familiarizado com a terminologia descritiva associada aos padrões anormais das contagens celulares no sangue. Para identificar e interpretar a resposta leucocitária, as regras para a interpretação dos padrões de concentração anormais como indicadores de doença devem ser compreendidas. Este capítulo apresenta a terminologia, os padrões morfológicos anormais constatados no laboratório e as diretrizes para a interpretação dos padrões leucocitários.

Terminologia dos padrões de contagens leucocitárias anormais

Sufixos

As contagens anormais são descritas utilizando diversos sufixos ligados ao nome do(s) tipo(s) celular(es) envolvido(s).

O sufixo -penia refere-se à diminuição da contagem do tipo celular no sangue. O termo geral, citopenia, refere-se à diminuição na concentração de leucócitos de maneira inespecífica. As citopenias importantes para a interpretação incluem neutropenia, linfopenia e eosinopenia. Citopenia não se aplica a monócitos, pois a diminuição da contagem desse tipo celular não é importante. O termo também não se aplica a neutrófilos bastonetes, metamielócitos, basófilos e metarrubrícitos, pois a ausência dessas células é um achado normal.

Os sufixos -filia ou -citose referem-se ao aumento da contagem do tipo celular no sangue. Exemplos incluem:

- Neutrofilia ou leucocitose neutrofílica
- Eosinofilia
- Basofilia
- Monocitose
- Linfocitose
- Metarrubricitose.

Desvio à esquerda

"Desvio à esquerda" refere-se ao aumento na concentração de neutrófilos imaturos no sangue. Isso em geral envolve neutrófilos bastonetes, mas metamielócitos e formas jovens podem acompanhar o aumento dos bastonetes. (Ver Figura 11.1 para morfologia e desvio à esquerda do neutrófilo.) Um desvio à esquerda pode ocorrer com neutrofilia e também com neutropenia; este último indica consumo mais grave de neutrófilos devido a lesão inflamatória mais agressiva ou repopulação precoce do sangue após lesão reversível às células-tronco. Um desvio ordenadamente à esquerda sugere estímulo inflamatório;

nesse caso, o termo "ordenadamente" significa que a quantidade de cada estágio celular diminui com o grau de imaturidade do estágio celular.

Leucemia

O termo "leucemia" refere-se à presença de células neoplásicas na circulação sanguínea. O tipo de célula neoplásica que está presente designa, de maneira mais específica, a classificação da leucemia presente. A classificação pode ser determinada por combinação dos padrões de diferenciação morfológica da população vistos no esfregaço sanguíneo, em marcadores de superfície identificados por citometria e nos testes imunocitoquímicos (ver Capítulo 14). Exemplos incluem leucemia mielomonocítica e leucemia linfocítica. A concentração de células neoplásicas pode variar de detectável na varredura do esfregaço sanguíneo a extremamente elevada.

Distúrbio proliferativo

Distúrbio proliferativo é um termo inespecífico para uma célula hematopoética neoplásica que está distribuída no sangue, na medula óssea e em outros tecidos, ou uma combinação desses e outros locais. Os distúrbios proliferativos são classificados em duas categorias: linfoproliferativos e mieloproliferativos. A distinção entre os sistemas de células-tronco linfoides e da medula óssea é, muitas vezes, abstrata, mas essas duas classes de distúrbios proliferativos têm comportamentos biológicos e conduta prognóstica diferentes. Os distúrbios proliferativos serão discutidos separadamente nos Capítulos 15 e 16.

Distúrbios linfoproliferativos

Os distúrbios linfoproliferativos, caracterizados na Figura 13.1, são processos neoplásicos com diferenciação de células linfoides.

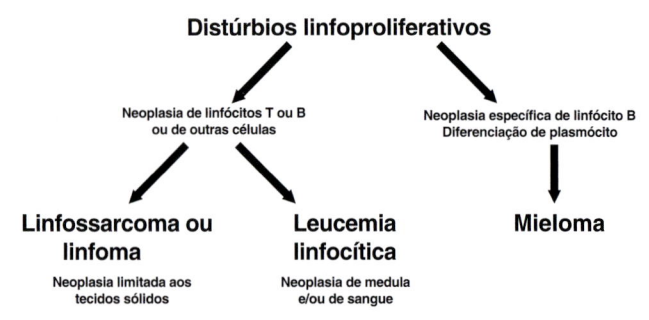

Figura 13.1 Organização e terminologia geral dos distúrbios linfoproliferativos. Ver discussão no texto.

Se a neoplasia for confinada a tecidos sólidos, ela é chamada de linfoma ou de linfossarcoma; se envolver o sangue e/ou a medula óssea, é chamada de leucemia linfocítica. A apresentação específica com diferenciação de células plasmáticas é chamada mieloma, que geralmente está associada à produção de uma imunoglobulina monoclonal que pode ser detectada no sangue. Cadeias leves de imunoglobulina também podem ser detectadas na urina. Também existem classificações mais detalhadas e extensas de distúrbios linfoproliferativos baseadas na morfologia celular e imunofenotipagem (ver Capítulos 14 a 16 e Leitura sugerida).

Distúrbios mieloproliferativos

Os distúrbios mieloproliferativos originam-se do sistema de células-tronco da medula óssea. Existem classificações mais detalhadas de distúrbios mieloproliferativos baseadas na morfologia celular e em marcadores de superfície (ver Capítulos 14 a 16 e Leitura sugerida). O reconhecimento das linhas de diferenciação e a terminologia associada a distúrbios mieloproliferativos específicos estão detalhados na Figura 13.2. Observe que são reconhecidas mais vias de diferenciação nos distúrbios mieloproliferativos do que nos distúrbios linfoproliferativos. Diferenciações granulocíticas, monocíticas e eritroides são os distúrbios mieloproliferativos mais comuns; os outros são raros.

Em anos recentes, tornou-se evidente que a confirmação de distúrbios linfoproliferativos ou a identificação de linhagens de células em distúrbios proliferativos é limitada pela morfologia. Ocasionalmente, a distinção entre proliferação linfoide reativa e neoplásica é difícil. Pode ser de difícil a impossível classificar blastos primitivos somente pela morfologia e que não apresentam características morfológicas de diferenciação específicas. Em uma avaliação inicial, esses são muitas vezes chamados linfoides. O que se conhecia era que blastos linfoides, monocíticos, granulocíticos e megacariocíticos podiam ser morfologicamente indistinguíveis. Atualmente, a imuno-histoquímica e a citometria de fluxo são utilizadas para identificar a linhagem celular quando ela é importante para considerações no tratamento. Esses procedimentos usam painéis de reações químicas e/ou marcação de anticorpos para identificar atividades citoplasmáticas ou marcadores específicos para auxiliar na classificação. Adicionalmente, essas ferramentas podem ser utilizadas para determinar a identificação de subpopulação de linfócitos. Esse é o assunto do Capítulo 14.

Alterações adquiridas na morfologia dos leucócitos

Alterações tóxicas nos neutrófilos

Alterações tóxicas nos neutrófilos podem ser associadas a respostas inflamatórias. O termo "alteração tóxica" é inapropriado pois é originário de observações precoces dessas alterações na morfologia da célula que foram associadas à toxemia em pacientes humanos. O termo implica que as células estão danificadas ou comprometidas. Hoje, entende-se que a alteração morfológica é atribuída à produção alterada na medula óssea e que as células têm função normal. Quando um estímulo inflamatório chega à medula óssea (ver Figura 12.4), neutrófilos são produzidos em taxa acelerada. Como resultado, as células podem ter aumento na concentração de certas organelas que estão presentes durante a fase inicial de desenvolvimento. A principal manifestação é a basofilia citoplasmática (Figura 13.3). Isso é atribuído a um complemento de ribossomos maior do que o normal. Outras manifestações menos comuns, que acompanham a basofilia citoplasmática, incluem corpúsculo de Dohle e vacuolização citoplasmática. Os corpúsculos de Dohle são agregados de retículo endoplasmático e aparecem como precipitados citoplasmáticos azul-acinzentados. Corpúsculos de Dohle são vistos frequentemente em gatos (ver Figura 13.3).

A interpretação de alterações tóxicas é a de que neutrófilos são produzidos em condições de produção acelerada, que ocorrem como parte de resposta inflamatória. Como resultado, a alteração tóxica muitas vezes acompanha outras alterações quantitativas no leucograma inflamatório, apresentado posteriormente neste capítulo.

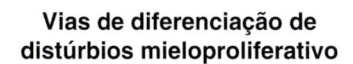

Vias de diferenciação de distúrbios mieloproliferativo

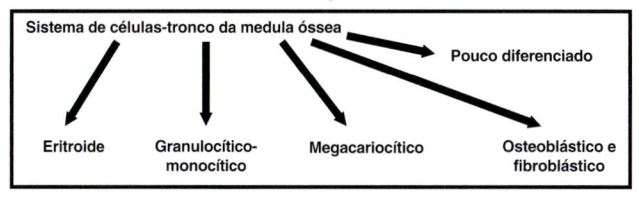

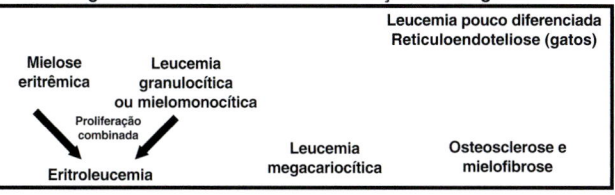

Figura 13.2 Organização e terminologia geral para distúrbios mieloproliferativos. O quadro superior apresenta as vias gerais de diferenciação baseada nas linhagens celulares morfologicamente reconhecidas. O quadro inferior apresenta a terminologia histórica e comumente aplicada para os distúrbios mieloproliferativos baseada na identificação morfológica. Ver texto para discussão.

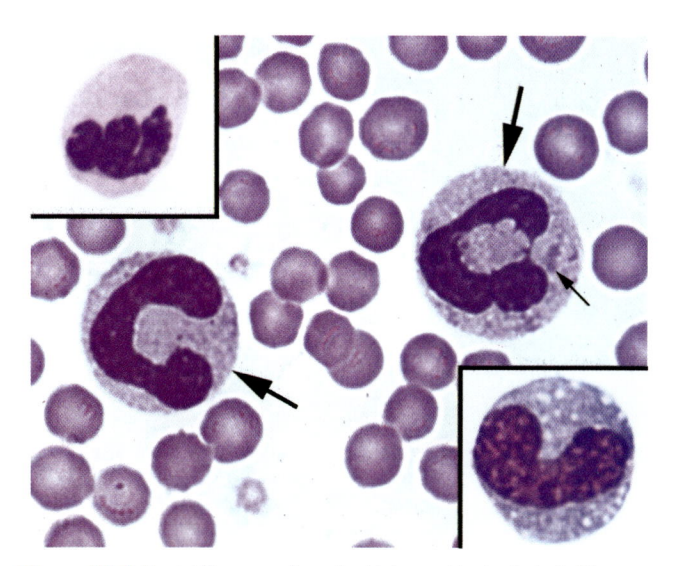

Figura 13.3 Neutrófilos com alterações tóxicas evidentes (*setas*). Observe o citoplasma intensamente basofílico. Um corpúsculo de Dohle está indicado pela seta menor. Um neutrófilo tóxico com vacuolização citoplasmática fina é mostrado no destaque inferior à direita. Para comparação, um neutrófilo normal é mostrado no destaque superior à esquerda. (Coloração Wright-Giemsa, grande aumento.)

Hipersegmentação do neutrófilo

A hipersegmentação dos neutrófilos é a progressão normal da maturação nuclear do neutrófilo. A progressão da forma de bastonete para segmentado ou hipersegmentado é contínua e ocorre em questão de horas. Normalmente, o processo de segmentação continua e, finalmente, ocorre picnose após egresso dos neutrófilos aos tecidos. A hipersegmentação observada nos esfregaços é resultado da permanência de neutrófilos na circulação por período maior do que o normal (Figura 13.4). A interpretação da hipersegmentação é relativamente insignificante (ela está em geral associada ao efeito de esteroide no leucograma apresentado neste capítulo).

Degeneração de neutrófilos

O termo "degeneração dos neutrófilos" é a descrição ordinariamente aplicada a neutrófilos de outras amostras biológicas que não o sangue (p. ex., amostras citopatológicas). Neutrófilos expostos a ambiente insalubre fora do sangue podem degenerar rapidamente. Essa alteração ocorre mais rápido em amostras citopatológicas, nas quais exista componente bacteriano ou sejam oriundas de superfícies epiteliais como a pele, vias respiratórias ou trato gastrintestinal (Figura 13.5). As características degenerativas incluem vacuolização citoplasmática e aumento de volume nuclear indicado pela perda do padrão de cromatina e por coloração discreta. Essas alterações podem progredir para a lise celular. É um artefato observado no esfregaço sanguíneo quando ele é preparado com amostra de sangue em 12 horas ou mais após a coleta (ver Figura 13.5). No sangue, portanto, é interpretado como artefato proveniente de manuseio impróprio da amostra.

Aglutinação de leucócitos

A aglutinação de leucócitos é mediada por imunoglobulina de leucócitos *in vitro*. Ela pode afetar neutrófilos ou linfócitos. Esse fenômeno não ocorre no animal com temperatura corporal normal e provavelmente não tem nenhuma consequência patológica *in vivo*. Acredita-se que seja atribuído a uma imunoglobulina que reage ao frio e que atua em temperaturas muito abaixo da temperatura corporal normal. Quando o sangue esfria à temperatura ambiente ou menor, essa imunoglobulina anormal liga-se

ao leucócito-alvo e faz pontes celulares em partículas aglutinadas. Portanto, ela ocorre no tubo de sangue após a coleta do paciente. Sua importância é poder resultar em contagens de leucócitos falsamente diminuídas, pois os leucócitos aglutinados podem não ser contados adequadamente pelo equipamento. Isso é observado no exame do esfregaço sanguíneo (Figura 13.6).

Vacuolização de linfócitos

A vacuolização de linfócitos pode ser uma alteração adquirida associada à ingestão de certas plantas contendo a substância

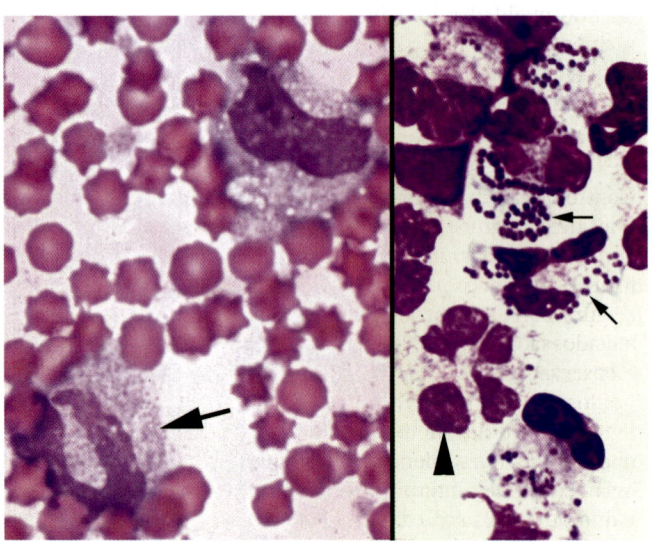

Figura 13.5 Degeneração de neutrófilo. O painel esquerdo mostra a degeneração do neutrófilo (*seta*) em esfregaço sanguíneo, considerado artefato de envelhecimento da amostra no tubo de coleta, antes da preparação do esfregaço. Observe a tumefação da cromatina que resulta em coloração mais clara e em perda do detalhe da cromatina. O painel à direita mostra neutrófilos em vários estágios de degeneração em uma preparação citológica. Isso é o resultado do ambiente insalubre que se encontra, em parte, habitado por várias bactérias (*setas menores*). Um neutrófilo com tumefação e perda do detalhe da cromatina é indicado pela ponta de seta. (Coloração de Wright-Giemsa, grande aumento.)

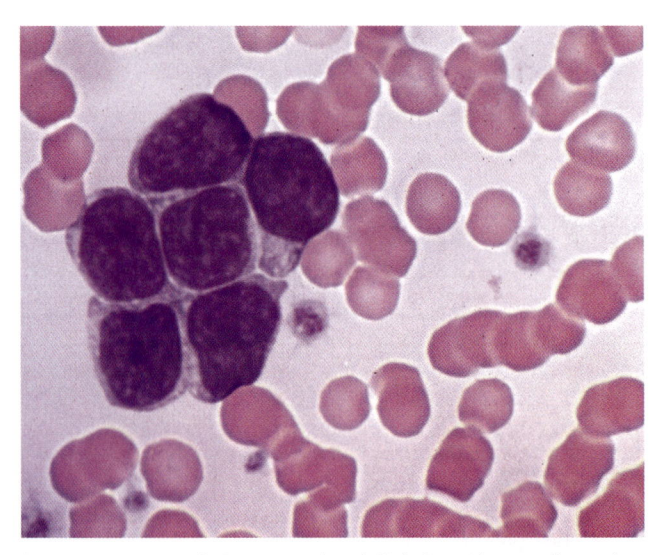

Figura 13.6 Leucoaglutinação envolvendo linfócitos. Observe a firme adesão das células em aglomerado. Vários aglomerados são observados em objetiva de pequeno aumento. Esses aglomerados resultam em contagem de leucócitos falsamente baixa, quando presentes no líquido diluente de contagem (ver texto). (Coloração de Wright-Giemsa, grande aumento.)

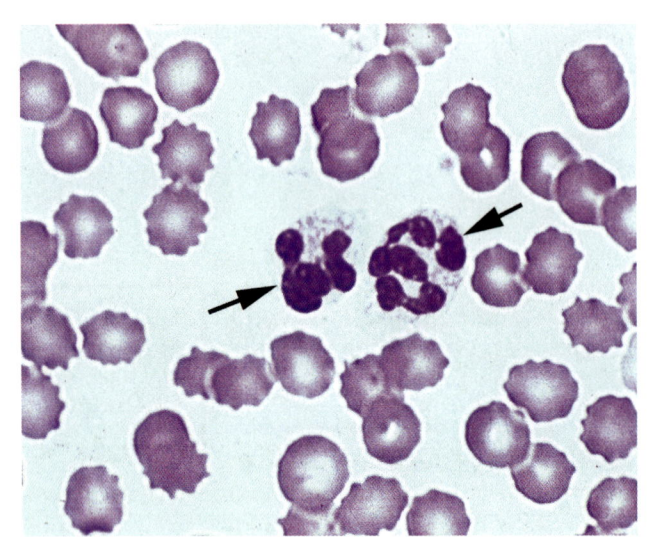

Figura 13.4 Neutrófilos com hipersegmentação (*setas*). Observe as constrições nucleares com um filamento de cromatina que separa aproximadamente cinco a sete lóbulos de cromatina. (Coloração Wright-Giemsa, grande aumento.)

tóxica swainsonina. Um exemplo é a ingestão de astrágalo por bovinos e equinos. A aparência é similar à vacuolização do linfócito associada a distúrbios hereditários de armazenamento (discutido posteriormente; ver Figura 13.11).

Anormalidades hereditárias de função e morfologia dos leucócitos

Anormalidades hereditárias de morfologia e/ou função dos neutrófilos

As anormalidades hereditárias da morfologia dos neutrófilos incluem anomalias de Pelger-Huët, anomalia de granulação do neutrófilo em gatos Birman, mucopolissacaridose e síndrome de Chédiak-Higashi.

Anomalia de Pelger-Huët

Neutrófilos maduros e hipossegmentados são observados em animais heterozigotos para a anomalia de Pelger-Huët. Essas células têm forma nuclear imatura (ou seja, forma de bastonete ou mielócito), porém com padrão de cromatina maduro e grosseiro (Figura 13.7). A função dos neutrófilos é normal e os animais afetados são sadios. Tipicamente, nenhum neutrófilo segmentado é observado em esfregaços sanguíneos desses animais. Os eosinófilos também são afetados e aparecem com a forma de bastonetes. A importância de reconhecer a anomalia de Pelger-Huët objetiva evitar falsa identificação de um grande desvio à esquerda, assim como falsa interpretação de resposta inflamatória em indivíduo ou portador do distúrbio, porém aparentemente sadio.

Anomalia de granulação do neutrófilo em gatos Birman

Os neutrófilos de gatos afetados apresentam finos grânulos de coloração de magenta a eosinofílica (Figura 13.8). Essa anomalia é hereditária de maneira autossômica recessiva. A função dos neutrófilos é normal e os gatos são sadios. Essa granulação deve ser distinguida de granulação tóxica, que é rara, e da observada em gatos com mucopolissacaridose, que geralmente é mais grosseira.

Mucopolissacaridose

Os neutrófilos de animais com mucopolissacaridose (MPS) tipicamente contêm numerosos grânulos distintos, de coloração púrpuro-escura ou magenta (Figura 13.9). Os linfócitos, em geral, também contêm grânulos e vacúolos.

MPS são distúrbios de armazenamento lisossomal, hereditários, causados pela deficiência de enzimas lisossomais necessárias para a degradação gradual dos glicosaminoglicanos (i. e., mucopolissacarídeos). As características comuns da anomalia incluem nanismo (exceto MPS felina I), doença óssea grave, doença articular degenerativa, incluindo subluxação do quadril, dismorfia facial, hepatomegalia (exceto MPS felina VI), opacidade de córnea, edema de língua (MPS canina), espessamento da valva cardíaca, excreção excessiva de glicosaminoglicanos na urina e grânulos metacromáticos (i. e., corpúsculos de Alder-Reilly) nos leucócitos sanguíneos. Esses grânulos são mais distintos nas

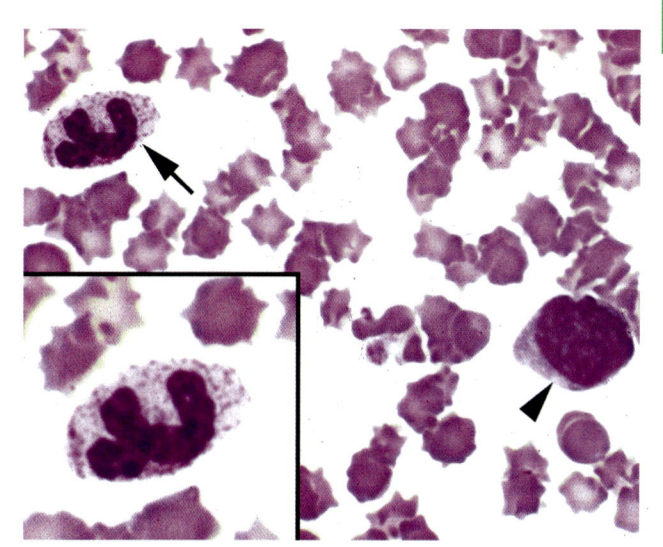

Figura 13.8 Neutrófilo granulado de gato da raça Birman portador de anomalia de granulação neutrofílica (*seta*). O destaque à esquerda mostra a ampliação da mesma célula. Observe a granulação fina semelhante à mucopolissacaridose (ver Figura 13.9). Os linfócitos (*ponta de seta*) não são afetados. (Coloração de Wright-Giemsa, grande aumento.)

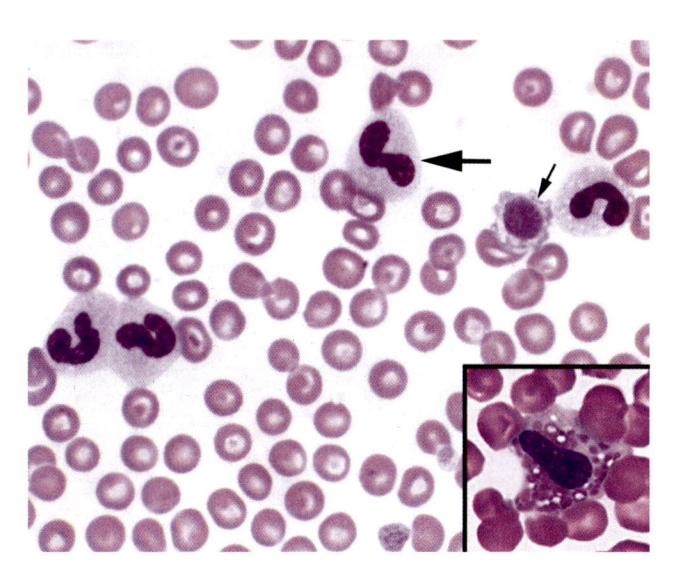

Figura 13.7 Granulócitos de cão com anomalia de Pelger-Huët. Há quatro neutrófilos hipossegmentados (*seta menor*). O destaque abaixo à direita mostra um eosinófilo hipossegmentado. Uma macroplaqueta, presente por coincidência, é indicada pela seta menor. (Coloração de Wright-Giemsa, grande aumento.)

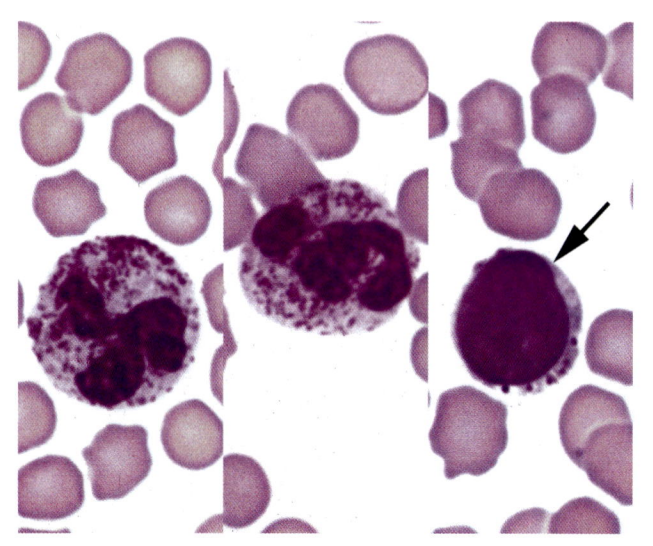

Figura 13.9 Leucócitos granulados de gato com mucopolissacaridose VI. Observe os neutrófilos evidentemente granulados à esquerda e no centro. Um linfócito com granulação esparsa é típico de mucopolissacaridose (*seta*). (Coloração de Wright-Giemsa, grande aumento.)

MPS VI e VII do que na MPS I. Os grânulos em geral não são aparentes quando corados com Diff-Quik™. A doença é progressiva, com sinais clínicos tornando-se aparentes até 2 a 4 meses. Animais afetados podem viver por vários anos, mas a dificuldade locomotora é progressiva.

Síndrome de Chédiak-Higashi

Os neutrófilos em gatos afetados pela síndrome de Chédiak-Higashi apresentam lisossomos grandes, fusionados, que coram levemente em rosa ou eosinofílicos no interior do citoplasma (Figura 13.10). Aproximadamente um em três ou quatro neutrófilos contém de um a quatro lisossomos fusionados. Os grânulos eosinofílicos aparecem levemente volumosos e grandes. Esses gatos têm leve tendência a sangrar, pois a função plaquetária é anormal. Embora a função do neutrófilo também esteja anormal, gatos são geralmente sadios. A síndrome tem sido relatada em gatos Persas e é hereditária de forma autossômica recessiva.

Deficiência de adesão do leucócito bovino

A deficiência de adesão do leucócito bovino (DALB) é um distúrbio recessivo letal identificado no gado Holstein. O defeito é uma mutação no gene *CD18*. Isso resulta em neutrófilos com deficiência das moléculas da superfície integrina beta 2, que são essenciais para a aderência normal do leucócito e a migração para dentro dos tecidos; portanto, há um defeito funcional. Sinais clínicos de "esforço fraco" aparecem em 1 a 2 semanas de vida. Os bezerros afetados podem parecer atrofiados e ter sinais relacionados com os tratos gastrintestinal e respiratório. Eles estão predispostos a apresentar infecções bacterianas recorrentes e tipicamente não vivem além de 2 a 8 meses. Uma característica hematológica é a neutrofilia marcante e persistente (muitas vezes > 100.000/$\mu\ell$) sem desvio à esquerda. No exame dos tecidos existem poucos neutrófilos, exceto no interior dos vasos sanguíneos, pois eles persistem na circulação e sofrem danos quando entram nos tecidos. Um teste está disponível para detectar portadores. A incidência do defeito é diminuída devido ao teste para o estado de portador e remoção de portadores dos reprodutores.

Anormalidades hereditárias da morfologia de linfócitos

A vacuolização citoplasmática é a anormalidade hereditária mais significativa dos linfócitos e em geral está associada a distúrbios de armazenamento lisossomal (Figura 13.11). Essas doenças de armazenamento lisossomal descritas em animais domésticos, que resultam em vacúolos no interior do citoplasma de linfócitos, incluem a MPS (com grânulos também em neutrófilos), gangliosidose G_{M1} e G_{M2} (na gangliosidose G_{M2} também apresenta grânulos nos linfócitos e neutrófilos) (Figura 13.12); alfamanosidose; Niemann-Pick tipos A, B e C; deficiência de lipase ácida; e fucosidose. Todos esses distúrbios, exceto MPS e deficiência de lipase ácida, resultam em doença neurológica grave e progressiva, levando o indivíduo à morte.

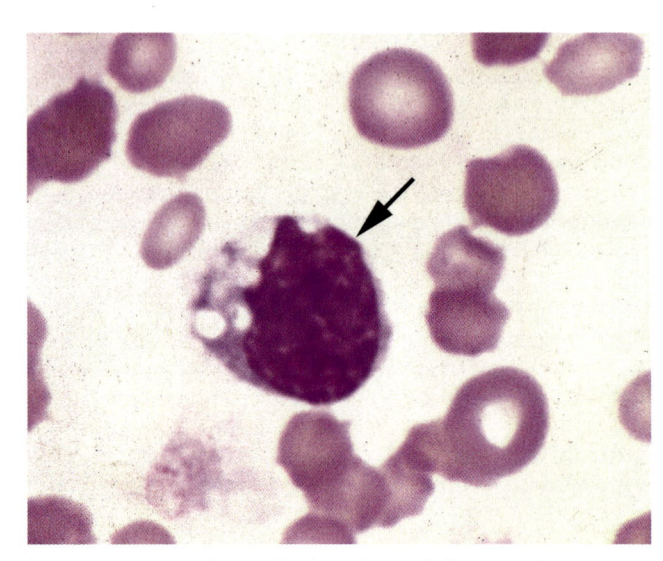

Figura 13.11 Vacuolização citoplasmática de linfócito (*seta*) de gato com distúrbio de armazenamento lisossomal (alfamanosidose). (Coloração de Wright-Giemsa, grande aumento.)

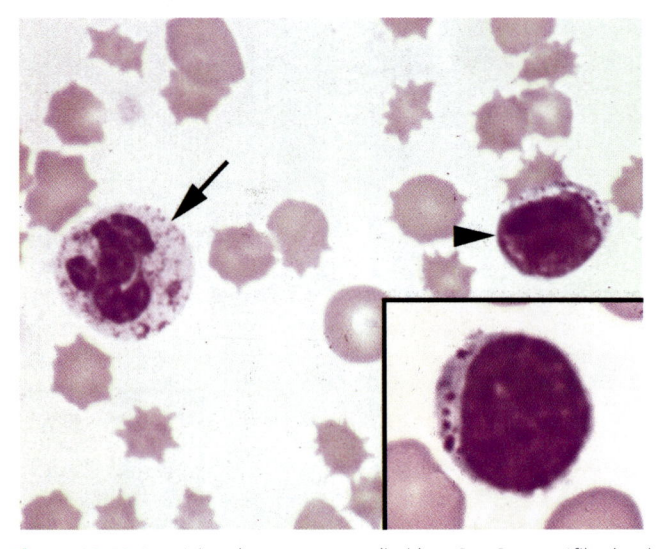

Figura 13.12 Leucócitos de gato com gangliosidose G_{M2}. Os neutrófilos (*seta*) podem apresentar granulação similar àqueles observados na mucopolissacaridose. Os linfócitos (*ponta de seta*) também apresentam pequeno número de grânulos com algum grau de vacuolização citoplasmática. O detalhe no canto inferior à esquerda mostra um linfócito ampliado. (Coloração de Wright-Giemsa, grande aumento.)

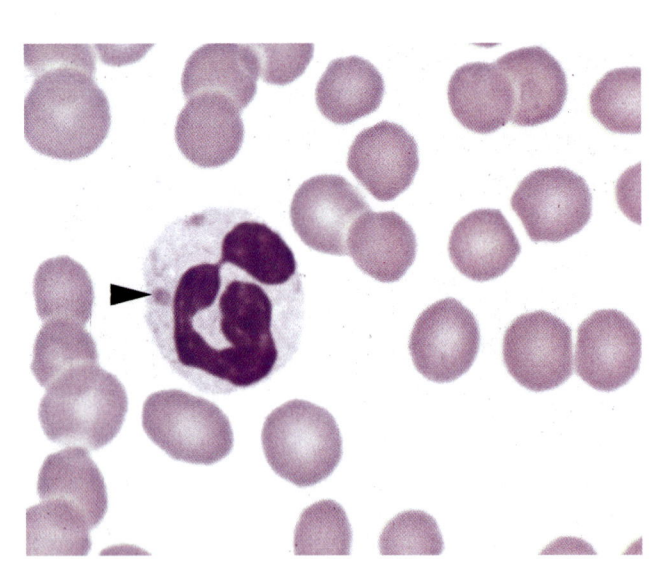

Figura 13.10 Neutrófilo de gato portador da síndrome Chédiak-Higashi. Observe o grande grânulo eosinofílico no interior do citoplasma (*ponta de seta*). (Coloração Wright-Giemsa, grande aumento.)

Interpretação das respostas dos leucócitos

Perspectiva

Muitos padrões de resposta dos leucócitos não são interpretados dentro de diagnósticos específicos, embora as leucemias possam ser uma exceção. As respostas são interpretadas dentro do processo básico ocorrendo no animal. Esses processos devem ser interpretados em associação à informação clínica para que seja trabalhado um diagnóstico clínico.

Resposta hematológica à inflamação

A inflamação é a mais importante resposta (e uma das mais comuns) dos leucócitos no sangue. A natureza da resposta é facilmente compreendida considerando-se um modelo de migração de neutrófilos modificado (Figura 13.13). Pode ser útil também revisar o modelo de migração do neutrófilo em estado estável no Capítulo 12 (ver Figura 12.3). Quando a inflamação está estabelecida, uma série de mediadores químicos modulam diversos eventos. Vasodilatação e substâncias quimiotáticas trabalham para aumentar a saída de neutrófilos do compartimento marginal local para o interior da lesão inflamatória. As citocinas liberadas das células mononucleares locais (ver Figura 12.4) migram para a medula óssea, onde aumentam a taxa de liberação de neutrófilos em processo de maturação e a taxa de produção pelo aumento da entrada de células-tronco, eventos proliferativos e de maturação. O resultado é que a medula responde dramaticamente aumentando a taxa de liberação de neutrófilos no sangue. Em resumo, um ciclo completo de consumo, produção e liberação é ativado com o objetivo de proporcionar fornecimento de neutrófilos para a lesão inflamatória até ela se resolver.

O padrão de contagem dos neutrófilos observado no sangue pode variar de significativamente diminuído para marcadamente aumentado. Isso é útil para lembrar que o padrão pode ser dependente do equilíbrio entre consumo pela lesão e produção e liberação pela medula (Figura 13.14). Esse equilíbrio pode explicar todos os padrões de neutrófilos encontrados durante a inflamação. Em pequenos animais, muitos processos inflamatórios resultam em algum grau de neutrofilia, indicando que a medula libera mais células no sangue quando elas são consumidas no local de inflamação. Isso está ilustrado, usando a migração de neutrófilos, na Figura 13.15. Os padrões inflamatórios, manifestados como neutrofilia, podem ser considerados como respostas de discretas a graves envolvidas no controle da lesão. A gravidade do processo pode ser estimada pela magnitude do desvio à esquerda e pela presença de alteração tóxica nos neutrófilos.

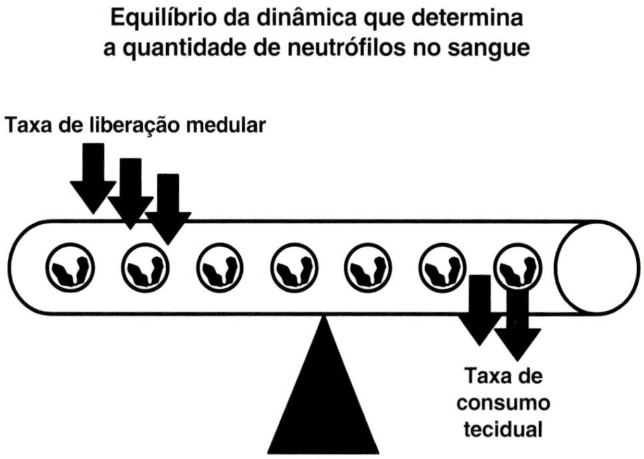

Equilíbrio da dinâmica que determina a quantidade de neutrófilos no sangue

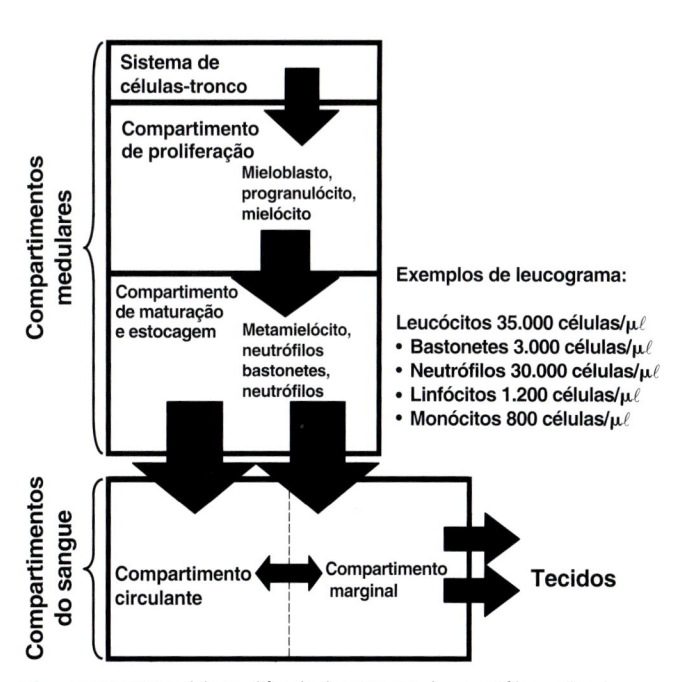

Figura 13.14 Equilíbrio entre a produção e o consumo. Todos os processos inflamatórios podem ser entendidos como a liberação da medula e o consumo local da inflamação. Quando a liberação medular excede o consumo, desenvolve-se neutrofilia. Quando o consumo tecidual excede a liberação medular, desenvolve-se neutropenia com desvio à esquerda.

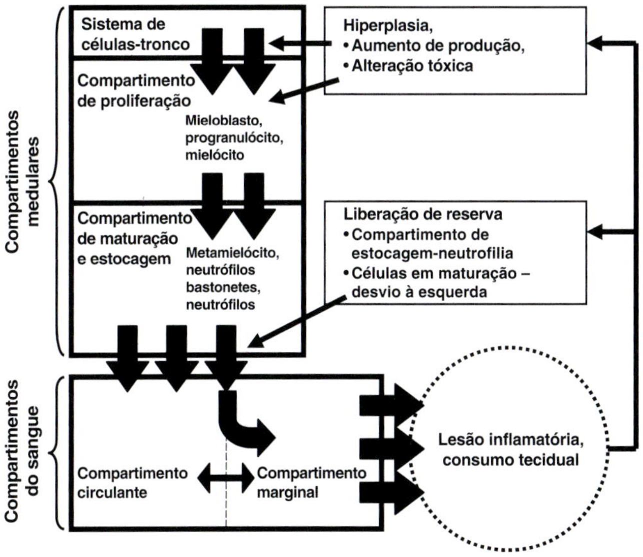

Figura 13.13 Modelo de migração de neutrófilo modificado, ilustrando os efeitos da resposta inflamatória no sangue e na medula óssea. Observe o ciclo de eventos que levam ao aumento da liberação de neutrófilos para o sangue e para os tecidos do local de inflamação: liberação de mediadores a partir de uma lesão inflamatória, aumento da hiperplasia medular, aumento da liberação das células da medula para o sangue e aumento do consumo no local da inflamação.

Figura 13.15 Modelo modificado de migração de neutrófilos, utilizado para ilustrar uma resposta inflamatória moderada. Ilustra-se também um exemplo de equilíbrio entre produção e consumo. Observe que, nesse caso, a liberação medular excede o consumo tecidual. O exemplo é descrito como leucocitose causada por neutrofilia (30.000 células/$\mu\ell$) com desvio à esquerda (3.000 bastonetes/$\mu\ell$). O padrão neutrofílico é interpretado como inflamação.

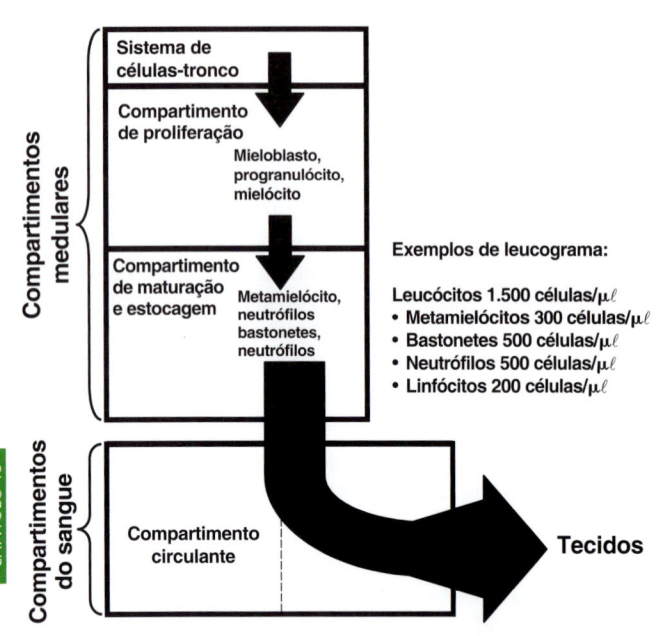

Figura 13.16 Modelo modificado de migração de neutrófilos utilizado para ilustrar resposta inflamatória grave. Ilustra-se também um exemplo de equilíbrio entre produção e consumo. Observe que, nesse caso, o consumo tecidual excede a liberação medular. O exemplo é descrito como leucopenia decorrente de neutropenia (500 células/$\mu\ell$) com desvio à esquerda (300 metamielócitos/$\mu\ell$ e 500 bastonetes/$\mu\ell$). O padrão neutrofílico é interpretado como inflamação aguda grave.

Tabela 13.1 Contribuição comparativa da medula óssea à migração de neutrófilos e à relação com variações da neutrofilia verificadas na resposta inflamatória de várias espécies.

Espécie	Reserva medular	Capacidade de regeneração
Cão	Relativamente alta	Rápida
Gato	Intermediária	Intermediária
Equino	Intermediária	Intermediária
Vaca	Relativamente baixa	Lenta
	Variação possível da neutrofilia (neutrófilos/mℓ)	
Cão	20.000 a 120.000	
Gato	20.000 a 60.000	
Equino	15.000 a 30.000	
Vaca	10.000 a 25.000	
	Interpretação da neutropenia na inflamação aguda	
Cão	Lesão muito grave	
Gato	Lesão muito grave	
Equino	Provável lesão grave	
Vaca	Achados usuais, independentemente da gravidade	

Lesões inflamatórias muito graves e tipicamente agudas, por outro lado, podem consumir neutrófilos mais rapidamente do que os neutrófilos possam ser liberados no sangue. Quando isso ocorre, desenvolve-se neutropenia, conforme apresentado no modelo de migração dos neutrófilos na Figura 13.16. Nesse caso, o desvio à esquerda é esperado. Algumas vezes, a contagem de neutrófilos bastonetes e de outras células com desvio à esquerda pode ser mais numerosa do que a de neutrófilos segmentados.

O equilíbrio entre o consumo de neutrófilos e a liberação pela medula óssea é afetado por características próprias das diferentes espécies, conforme delineado na Tabela 13.1. Pode ocorrer variação entre as espécies em relação à quantidade de neutrófilos de reserva e à capacidade proliferativa da medula. Os cães têm reserva maior e grande habilidade para produzir neutrófilos; bovinos e outros ruminantes formam o outro extremo. Felinos e equinos assumem capacidade intermediária nas suas capacidades de liberar células no sangue.

Essas diferenças implicam a magnitude da neutrofilia que pode ocorrer nas doenças inflamatórias em cada espécie. Elas também influenciam o modo de interpretar as contagens de neutrófilos em relação à cronicidade e à gravidade dos processos em várias espécies. Por exemplo, em processo inflamatório crônico de cavidade fechada em cães, a neutrofilia pode atingir 120.000 células/$\mu\ell$, mas um processo semelhante em bovinos resulta em um máximo de aproximadamente 25.000 células/$\mu\ell$. Gatos e equinos poderão apresentar resposta intermediária, conforme indicado na Tabela 13.1.

Similarmente, o comportamento da medula óssea influencia a interpretação da neutropenia durante a inflamação aguda. Em função da habilidade canina de liberar células no sangue, a neutropenia ocorre apenas em estado inflamatório envolvendo consumo intenso. A neutropenia causada por inflamação pode estar relacionada com emergência médica em cães. Até certo ponto,

isso também é verdadeiro em gatos e cavalos. A neutropenia em bovinos é interpretada diferentemente. Em função da reserva mínima de neutrófilos nessa espécie, a resposta esperada no leucograma bovino com inflamação aguda é neutropenia. Lesões inflamatórias agudas em bovinos consomem neutrófilos do sangue e da medula em questão de horas. O resultado pode ser neutropenia profunda que dura alguns dias. Após um período, a repopulação do sangue com neutrófilos com desvio à esquerda ocorre pelo aumento da produção medular.

Fatores que modulam a magnitude da neutrofilia na resposta inflamatória

O tipo de lesão inflamatória pode influenciar o equilíbrio entre consumo e liberação medular. A inflamação aguda é uma lesão com aumento do fluxo sanguíneo local e edema. Isso é resultado dos mediadores inflamatórios que promovem a dilatação vascular local. Os fatores quimiotáticos liberados no interior da lesão associados aos eventos vasculares promovem o consumo de neutrófilos. Um exemplo é a celulite associada à ferida por mordedura, que resulta em proporção consumo:produção razoavelmente bem equilibrada. Nesse caso, o padrão inflamatório sanguíneo consiste em neutrofilia de discreta a moderada, com desvio à esquerda variável, dependendo da gravidade da lesão. Peritonite aguda devido à ruptura de intestino é um exemplo de grande consumo de neutrófilos que pode exceder a capacidade medular para produção; nesse exemplo é possível ver neutropenia com proeminente desvio à esquerda.

Por outro lado, lesões crônicas de órgãos ocos podem resultar em contagens muito elevadas de neutrófilos. Os exemplos incluem piometra em cães ou abscesso fechado que não se resolve. Elas também são conhecidas como lesões inflamatórias de cavidade fechada (opostas à inflamação difusa discutida anteriormente). Essas lesões continuam a estimular a medula para obter a produção máxima, entretanto a taxa de consumo é reduzida pela natureza da lesão, de modo que a produção excede o consumo de células. Nesses casos, as contagens de neutrófilos podem aproximar-se de 70.000 a 120.000 células/$\mu\ell$ em cães.

Resposta à excitação: liberação de epinefrina

A resposta à excitação é uma alteração imediata associada à liberação de epinefrina e é também conhecida como resposta de "fuga ou luta". A liberação de epinefrina resulta em eventos cardiovasculares que, por sua vez, resultam em aumento do fluxo sanguíneo por meio da microcirculação, particularmente nos músculos. O exercício extenuante pouco antes de crise hemorrágica pode ter o mesmo efeito. Isso resulta em desvio dos leucócitos do compartimento marginal para o compartimento circulatório, conforme representado no modelo de migração de neutrófilos (Figura 13.17). No leucograma, isso se manifesta como duplicação do número de leucócitos e é notado nos neutrófilos e/ou linfócitos. Dentro da população de neutrófilos não ocorre desvio à esquerda, pois a neutrofilia é decorrente do aumento da população de células maduras na microcirculação, que alcançam o compartimento circulante.

A resposta à excitação é reconhecida frequentemente em gatos. Linfocitose com até 20.000 células/$\mu\ell$ é a característica marcante da resposta excitatória felina. Pode ocorrer neutrofilia madura caso a contagem de neutrófilos latentes esteja no limite superior de normalidade antes da indução da excitação. Em grandes animais, a resposta excitatória é reconhecidamente associada a exercícios antes da crise hemorrágica ou de eventos que podem induzir excitação, tais como transporte ou manejo de animais para a coleta de sangue. A resposta excitatória é menos comum em cães, pois essa espécie é em geral acostumada à contenção física para a coleta de sangue.

Resposta ao estresse: liberação ou administração de corticosteroides

Essa é provavelmente a resposta leucocitária mais comum. O estresse fisiológico é uma resposta do corpo mediada pela liberação de hormônio adrenocorticotrófico pela glândula pituitária (hipófise), que resulta na liberação de cortisol pela glândula adrenal. Isso ocorre em resposta à maioria das doenças sistêmicas, distúrbios metabólicos e à dor. Exemplos de condições que provocam a resposta ao estresse incluem insuficiência renal, cetoacidose diabética, desidratação, doença inflamatória e dor associada ao traumatismo. A resposta pode ser detectada no leucograma por alterações nos vários tipos celulares.

A alteração mais consistente é a linfopenia. Os esteroides podem induzir a apoptose dos linfócitos e podem alterar seus padrões de recirculação. A segunda alteração mais consistente é a duplicação dos neutrófilos circulantes. Os esteroides causam diminuição da viscosidade e prejuízo à marginação celular, resultando em retenção maior do que o normal na circulação. Como resultado, pode ser observada hipersegmentação. Quando a contagem de neutrófilos em repouso é superior a 50% da taxa de variação normal, é esperada a ocorrência de neutrofilia. Um desvio à esquerda não ocorrerá a menos que haja doença inflamatória concomitante. A eosinopenia é a próxima alteração mais consistente. A monocitose é variável e ocorre mais consistentemente em cães. A importância da interpretação do leucograma de estresse é observar se há distúrbio fisiológico adjacente (caso ele ainda não tenha sido reconhecido) e evitar a interpretação de um padrão induzido simplesmente por esteroides como inflamação. Uma condição inflamatória pode frequentemente causar respostas inflamatórias e de estresse combinadas. O componente inflamatório terá prioridade na determinação da magnitude da neutrofilia e de qualquer desvio à esquerda a ela associado. O componente esteroide pode apenas ser reconhecido pela presença concomitante de linfopenia.

Finalmente, é importante considerar que, não havendo resposta esteroide em um animal muito doente, deve-se pensar na hipótese de hiperadrenocorticismo (ou seja, doença de Addison; ver Capítulo 33).

Resumo: abordagem da neutrofilia

Em resumo, existem três causas de neutrofilia. Portanto, é útil desenvolver uma abordagem ordenada para avaliar o leucograma a fim de que seja possível interpretar adequadamente um quadro de neutrofilia. O fluxograma da Figura 13.18 mostra essa abordagem. Quando a neutrofilia é identificada, o próximo passo é examinar o leucograma quanto à presença de desvio à esquerda. Caso ele esteja presente, deve-se considerar uma inflamação. Caso não haja desvio à esquerda, a contagem de linfócitos deverá ser examinada. Se for encontrada linfopenia com neutrofilia sem desvio à esquerda, a interpretação deve ser resposta a esteroides. Se a contagem de linfócitos estiver acima do normal ou aumentada dentro de certos limites, pode-se interpretar como resposta à excitação. É importante ter em mente que um padrão inflamatório com neutrofilia e desvio à esquerda pode ser induzido por resposta simultânea a esteroides; isso é identificado pela presença de linfopenia concomitante com o neutrófilo de padrão inflamatório.

Linfocitose

A linfocitose tem duas causas comuns. A primeira é a resposta à excitação (discutida anteriormente) e a segunda é a leucemia linfocítica. A abordagem para a interpretação da linfocitose envolve análise da contagem e da morfologia celular (Figura 13.19). A morfologia do linfócito deverá ser criticamente examinada quando a linfocitose estiver presente. Se a contagem celular

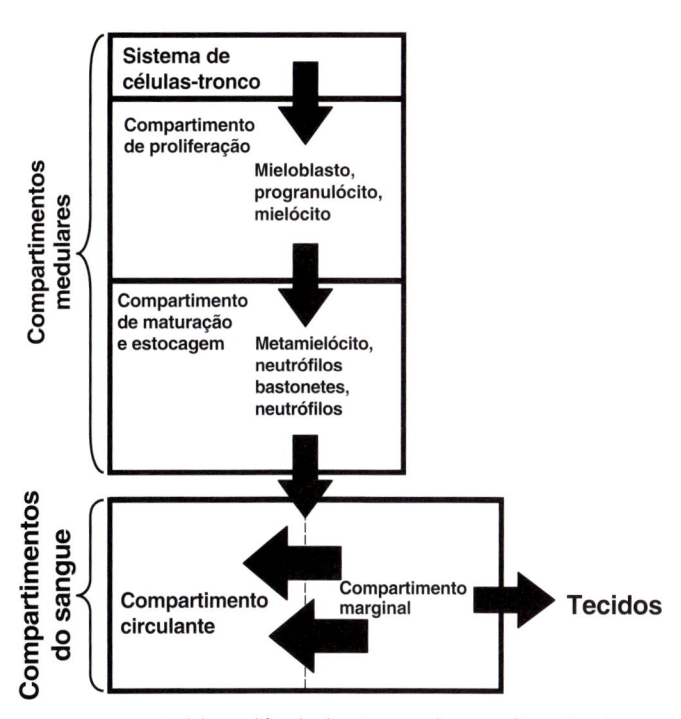

Figura 13.17 Modelo modificado de migração do neutrófilo, utilizado para mostrar resposta à excitação. Observe que a alteração envolve a migração celular do compartimento marginal para o comportamento circulante, resultando em aproximadamente o dobro da quantidade de leucócitos em repouso. A liberação medular e o consumo tecidual ficam inalterados.

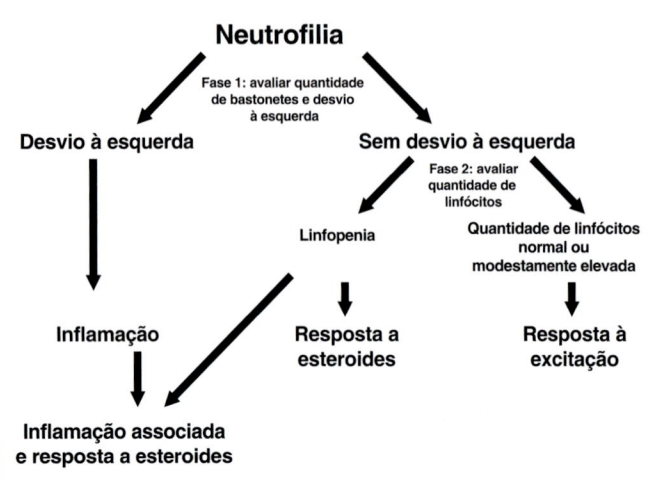

Figura 13.18 Fluxograma resumido para interpretação de neutrofilia. Quando houver neutrofilia, o examinador deverá avaliar se há desvio à esquerda (fase 1). No caso de desvio à esquerda, considera-se inflamação. Caso não haja desvio, o examinador deverá avaliar a quantidade de linfócitos (fase 2). Linfopenia combinada com neutrofilia madura indica resposta a esteroides, mas caso a contagem de linfócitos esteja normal ou aumentada, deve-se considerar resposta à excitação. Observe também que um padrão inflamatório pode ter resposta a esteroides sobreposta, condição reconhecida como linfopenia associada ao padrão inflamatório.

estiver apenas levemente aumentada e as células forem morfologicamente pequenas, com linfócitos de aparência normal, uma resposta excitatória deverá ser considerada. Como referência, considera-se aumento moderado se a contagem de linfócitos estiver em torno de 12.000 e 20.000 células/$\mu\ell$ em cães e gatos, respectivamente. Se as contagens excederem esse valor de referência ou o animal não estiver excitado, deve-se considerar leucemia linfocítica como possível diagnóstico. A repetição do hemograma no dia seguinte, ao mesmo tempo que se nota a possibilidade de excitação durante a coleta de sangue, também pode ser útil. Quando a contagem de linfócitos for de tal magnitude e a morfologia estiver normal, a confirmação do diagnóstico de leucemia é geralmente difícil. Isso envolve exclusão e diagnóstico mais extensivo (ver Capítulo 14). Quanto maior a concentração, maior a probabilidade de que a causa seja distúrbio linfoproliferativo com leucemia.

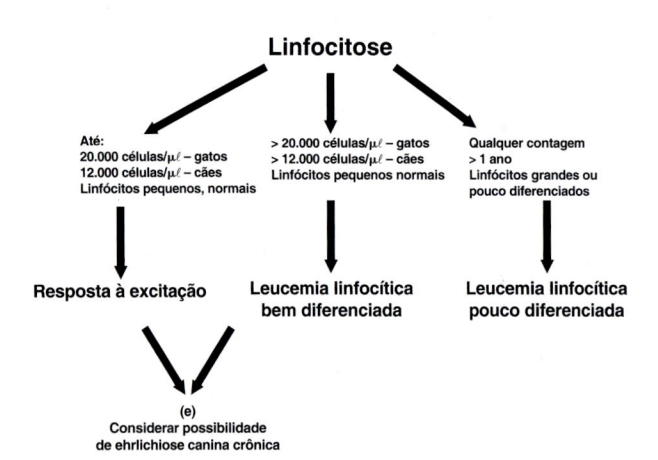

Figura 13.19 Abordagem resumida para interpretação de linfocitose. Esse fluxograma pode ser útil na diferenciação da resposta à excitação das leucemias linfocíticas com base na contagem e na morfologia dos linfócitos. A doença inflamatória raramente está associada à linfocitose; no entanto, a ehrlichiose canina crônica é uma exceção.

Um equívoco comum é a linfocitose poder ocorrer associada à doença inflamatória crônica. Esse conceito, provavelmente, é extrapolado do conhecimento de que a doença inflamatória resulta em resposta do sistema imune que inclui hiperplasia linfoide. Esse processo ocorre, mas a expansão é confinada ao tecido linfoide e raramente manifesta linfocitose. Uma exceção é a forma crônica de ehrlichiose canina, que tem sido documentada por resultar em linfocitose e também em gamopatia monoclonal. A gamopatia monoclonal é esperada por estar sobreposta à gamopatia policlonal subjacente. Quando a linfocitose for examinada, alta proporção de linfócitos granulares grandes (ver Figura 11.4) poderá ser observada. Em cães, a ehrlichiose crônica deverá ser considerada em uma região endêmica associada aos sinais clínicos adequados quando houver concentração de linfócitos de até 30.000 células/$\mu\ell$.

A morfologia anormal do linfócito, associada à linfocitose, torna o diagnóstico de leucemia menos difícil. Morfologia anormal em geral significa formas de linfócitos que não são normalmente encontradas no sangue. Essas células têm uma ou mais características de célula em proliferação, ao contrário dos linfócitos pequenos e em repouso, que são geralmente encontrados no sangue (Figura 13.20). Esses padrões podem incluir um diâmetro grande se comparado aos neutrófilos adjacentes, padrão de cromatina fina resultando em núcleo fracamente corado, nucléolo visível e citoplasma abundante (Figuras 13.20 e 13.21). Se as células com padrão anormal para o sangue, ou seja, prolinfócitos e/ou linfoblastos, estiverem presentes na circulação, a leucemia deve ser uma consideração diagnóstica, mesmo com contagens de linfócitos normais ou levemente aumentadas. Distúrbios linfoproliferativos e leucemia linfocítica são apresentados com mais detalhes no Capítulo 15.

A linfocitose persistente bovina pode ocorrer no gado infectado com o vírus da leucemia bovina (VLB). Linfocitose persistente é definida como contagem de linfócitos acima de 7.500 células/$\mu\ell$ em dois ou mais hemogramas. A morfologia pode ser normal. A linfocitose persistente é parte de uma progressão contínua de animais infectados pelo VLB que, eventualmente,

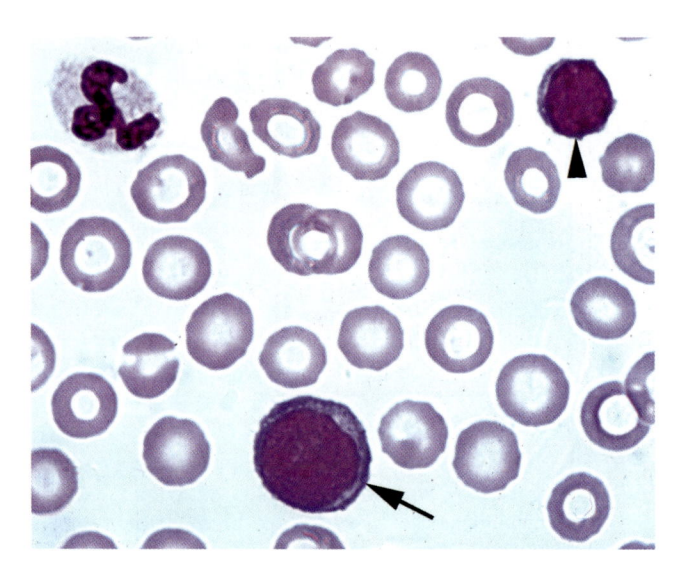

Figura 13.20 Morfologia dos linfócitos em relação à avaliação de linfocitose. No sangue normal, a morfologia do linfócito consiste em pequenos linfócitos em repouso (*ponta de seta*). Observe que o diâmetro é menor do que aquele dos neutrófilos adjacentes, a cromatina é condensada e o citoplasma é escasso. Um linfócito anormal (*seta*) no sangue sugere distúrbio linfoproliferativo. Observe o aumento de tamanho, o maior volume citoplasmático e o padrão de cromatina mais fino. Essa célula também apresenta anel nucleolar evidente no núcleo. (Coloração de Wright-Giemsa, grande aumento.)

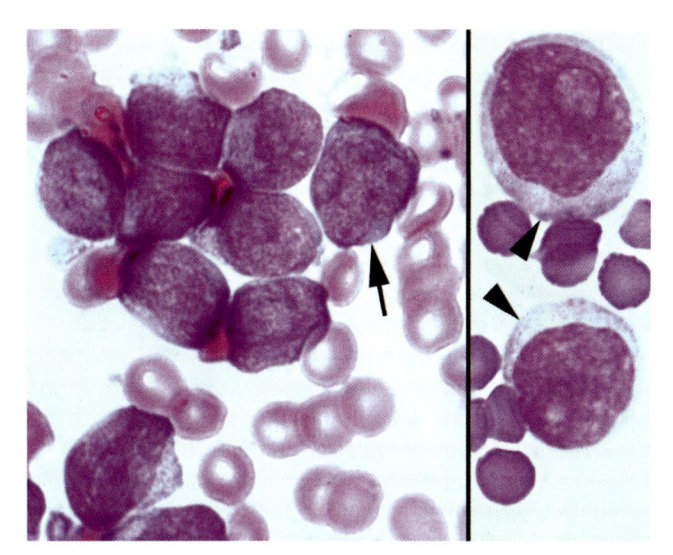

Figura 13.21 O painel esquerdo mostra grandes linfócitos anormais (*seta*) de cão com leucemia linfoblástica (cerca de 70.000 linfócitos/μℓ). Observe o padrão de cromatina granular fina e nucléolos grandes e hipocorados. O painel direito mostra dois linfoblastos (*pontas de seta*) de um gato com leucemia linfoblástica. Observe o tamanho grande da célula, com padrão de cromatina fina e anéis nucleolares evidentes. (Coloração de Wright-Giemsa, grande aumento.)

podem progredir para um diagnóstico de leucemia linfocítica ou linfossarcoma. Historicamente, têm sido usados hemogramas com ênfase na contagem dos linfócitos como teste de triagem para a infecção do VLB.

Neutropenia

Neutropenia resultante de consumo decorrente de inflamação aguda

A neutropenia resultante de consumo massivo por lesão inflamatória foi abordada previamente (no texto sobre a resposta inflamatória). A neutropenia resultante de alto consumo é associada ao desvio à esquerda. Alterações tóxicas são também esperadas dentro de poucos dias após o início do processo. Um tipo alternativo de neutropenia por consumo excessivo é a neutropenia imunomediada, na qual a imunoglobulina que reconhece os epítopos sobre a superfície do neutrófilo ou que é absorvida na superfície resulta na destruição de neutrófilos circulantes e em estágios finais de maturação no interior da medula óssea. Isso pode resultar em profunda neutropenia não associada à lesão inflamatória evidente.

Neutropenia resultante de lesões às células-tronco

As várias lesões às células-tronco podem ser consideradas modificações do modelo de migração dos neutrófilos demonstrado na Figura 13.22. As lesões às células-tronco têm numerosas causas, variando de lesão transitória hiperaguda de duração variável até lesões permanentes e irreversíveis. As lesões às células-tronco são inespecíficas, uma vez que há envolvimento de todas as linhagens de células da medula óssea. A evidência de falha medular manifestada no sangue está relacionada com a duração da lesão em relação ao tempo de circulação ou ao tempo de vida de vários tipos celulares. Em detrimento de os neutrófilos serem renovados no sangue mais rapidamente, nas lesões às células-tronco instala-se primeiro a neutropenia. A trombocitopenia é observada

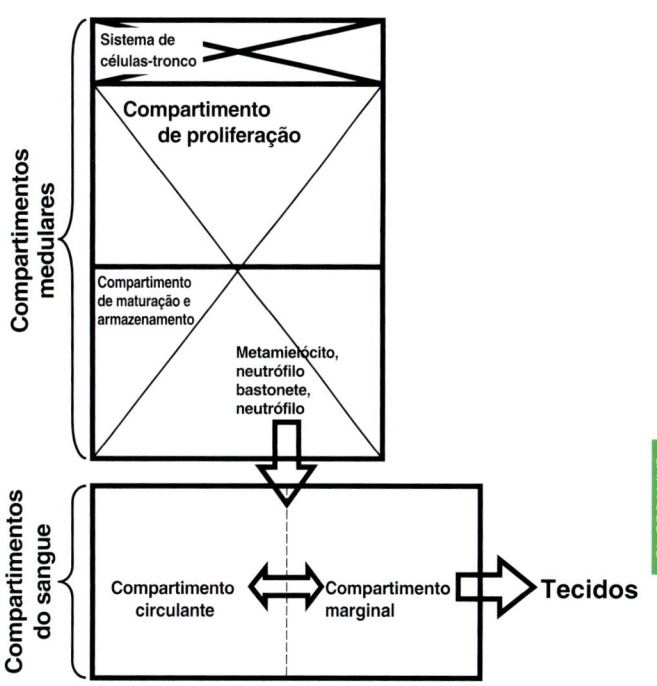

Figura 13.22 Modelo modificado de migração de neutrófilos utilizado para ilustrar neutropenias causadas por lesão de células-tronco. A lesão ocorre nos sistemas de células-tronco, resultando na deficiência de recrutamento de células que progridem para os estágios de proliferação e de maturação. O resultado final é a interrupção da liberação de neutrófilos ao sangue. Como não há interrupção no consumo tecidual, pode ocorrer intensa neutropenia nos compartimentos do sangue após alguns dias ou menos.

secundariamente, pois as plaquetas duram aproximadamente 7 dias na circulação. A anemia não regenerativa ocorre por último devido ao tempo de vida relativamente longo das hemácias.

Neutropenia causada por lesões reversíveis às células-tronco

Lesões agudas e transitórias às células-tronco são causadas pelo tropismo de vírus por células que se dividem rapidamente. Parvovírus canino e panleucopenia felina são notáveis exemplos, os quais resultam em lesão ao revestimento intestinal, às células linfoides e ao sistema de células-tronco da medula óssea. A neutropenia profunda é atribuída a dois mecanismos. Primeiro, a lesão às células-tronco resulta em falha transitória na produção. Segundo, o consumo de neutrófilos aumenta no local de lesão gastrintestinal. A lesão à célula-tronco envolve todas as linhas de células da medula, mas de modo transitório, permitindo que a repopulação da medula ocorra antes que se desenvolva trombocitopenia e anemia arregenerativa. Se for observada anemia, provavelmente ela será causada pela perda de sangue dentro do trato gastrintestinal. A neutropenia aguda persiste por apenas 24 a 48 horas. Durante o curto período de neutropenia, não se observa desvio à esquerda. À medida que ocorre repopulação da medula, observa-se desvio à esquerda com progressivo aumento na concentração de neutrófilos. Um padrão inflamatório, consistindo em neutrófilos e desvio à esquerda, é em geral observado durante a recuperação.

A lesão reversível às células-tronco e de duração variável também tem numerosas causas. Elas em geral estão presentes por dias ou por mais tempo; portanto, graus variáveis de trombocitopenia e anemia arregenerativa acompanham a neutropenia. Um grupo de causas são produtos químicos ou medicamentos que lesam células que se dividem rapidamente. Muitos fármacos quimioterápicos estão nessa categoria. Superdosagem de estrógenos e administração de fenilbutazona são caracterizadas por provocar toxicidade em cães. Doses muito altas e repetidas de estradiol podem causar lesões às células-tronco em cães, mas não em gatos. Historicamente, um tipo alternativo de estrogênio potente de longa ação – cipionato de estradiol – tem sido usado para prevenir gestações indesejáveis em cães. Esse medicamento tem sido usado seguramente em pequenas doses no tratamento de incontinência urinária. Naturalmente, a ocorrência de toxicidade por estrogênio pode ocorrer em furões caso a ovulação não seja estimulada. A fenilbutazona, uma medicação utilizada com segurança como tratamento analgésico e para claudicação em cavalos, pode causar lesão importante às células-tronco de cães. Um exemplo de causa infecciosa é a ehrlichiose em cães, que pode induzir citopenias possivelmente por mecanismo imunomediado que parece atuar nas células-tronco da medula.

Neutropenia causada por lesão irreversível de células-tronco

Essa categoria de lesão às células-tronco pode ser considerada como uma continuidade das anormalidades proliferativas do sistema de células-tronco da medula óssea. A natureza adjacente e o mecanismo dessas lesões são pouco conhecidos. As causas incluem vírus da leucemia felina, distúrbios hipoproliferativos idiopáticos, mielodisplasias e distúrbios mieloproliferativos. Em função de esses distúrbios serem crônicos, qualquer combinação de neutropenia, anemia arregenerativa e trombocitopenia pode ocorrer. Essas lesões às células-tronco relativamente irreversíveis são consideradas em detalhes no Capítulo 15.

Abordagem à neutropenia

A abordagem para interpretação da neutropenia está resumida na Figura 13.23. O observador deve primeiramente determinar se a neutropenia está associada a um desvio à esquerda. Caso este

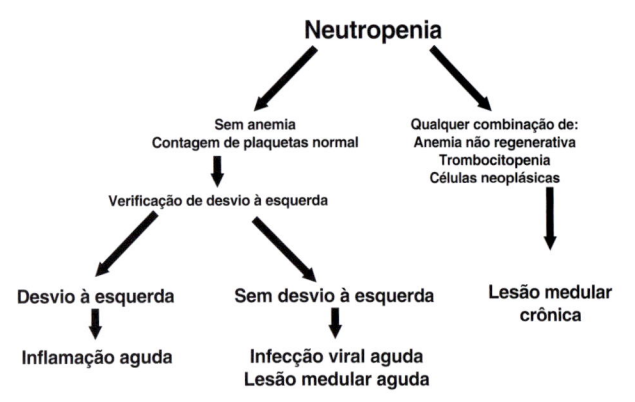

Figura 13.23 Fluxograma resumido para interpretação de neutropenia. Ele pode ser útil na diferenciação de várias causas de neutropenia. Quando se confrontar com neutropenia, o examinador deverá inicialmente avaliar a quantidade de plaquetas e de hemácias, pesquisando distúrbios de produção. Caso a produção dessas linhagens celulares esteja normal, considera-se a resposta leucocitária como neutropenia seletiva. Em seguida, o examinador deverá avaliar se há desvio à esquerda. Se houver, considera-se inflamação aguda grave (p. ex., ver Figura 13.16). Se não houver desvio à esquerda, considera-se deficiência aguda na produção de neutrófilos (conforme mostra a Figura 13.22). Caso a neutropenia seja acompanhada de falha na produção de outras linhagens celulares (p. ex., plaquetas ou hemácias), deve-se considerar uma lesão medular mais crônica. Células neoplásicas podem indicar neoplasia de célula hematopoética primária e também uma possível causa de insuficiência medular. Ver texto para discussão.

esteja evidente e sejam observadas alterações tóxicas, considera-se a doença inflamatória ou recuperação de uma lesão viral à medula óssea como a causa da neutropenia. Se não houver desvio à esquerda, as outras linhagens celulares devem ser avaliadas. Se nenhuma combinação de trombocitopenia, anemia arregenerativa ou evidência de neoplasia de célula hematopoética for encontrada, deve-se considerar lesão à medula óssea.

Linfopenia

A linfopenia é geralmente atribuída a uma resposta aos esteroides; outras causas são incomuns e raras. Infecções virais agudas linfocíticas induzem linfopenia, que é acompanhada por neutropenia; entretanto, a neutropenia é o achado mais importante. A síndrome da imunodeficiência combinada dos potros Árabes é um distúrbio hereditário com deficiência grave das funções dos linfócitos T e B. A contagem de linfócitos pode ser usada como teste de triagem para esse distúrbio em potros Árabes recém-nascidos. Contagem de linfócitos acima de 1.000 células/$\mu\ell$ é um achado que exclui a possibilidade da doença. Se for encontrada linfopenia, mais testes confirmatórios devem ser realizados.

Monocitose

A monocitose é uma alteração relativamente pouco importante e pode acompanhar respostas inflamatórias crônicas e agudas. A monocitose que acompanha resposta inflamatória é interpretada como resposta ao aumento na demanda de células mononucleares nos tecidos. Os monócitos no sangue são considerados como células imaturas que se tornarão macrófagos após a migração para os locais teciduais. A monocitose também pode ocorrer em resposta a esteroides, particularmente em cães.

Eosinofilia

A eosinofilia é interpretada como resposta inespecífica que requer consideração de parasitismo, hipersensibilidade ou lesão incomum produzindo quimiotáticos para eosinófilos tal como o mastocitoma. Parasitas que invadem tecidos estão frequentemente associados à eosinofilia. Exemplos notáveis incluem dirofilariose e infecção por ancilóstomos em cães. A inflamação nas superfícies epiteliais ricas em mastócitos (p. ex., pele, sistema respiratório, sistema gastrintestinal) pode estar associada à eosinofilia, particularmente se um componente de hipersensibilidade estiver presente. Exemplos incluem dermatite alérgica a pulgas, doenças alérgicas inalatórias ou síndromes asmáticas, síndrome hipereosinofílica felina e, comumente, gastrenterites que podem ter componentes alérgicos.

Basofilia

A basofilia é incomum. De fato, basófilos são tão raros em animais normais que eles geralmente não são encontrados na microscopia diferencial de 100 leucócitos. A interpretação de basofilia é desconhecida ou não está clara. Frequentemente acompanha eosinofilia. Quando isso acontece, é descrita como eosinofilia e basofilia, mas é a eosinofilia que é interpretada como importante, conforme indicado anteriormente.

14

Diagnóstico Molecular de Malignidades Hematológicas

Emily D. Rout e Anne C. Avery

Department of Microbiology, Immunology, and Pathology, Colorado State University, Fort Collins, CO, USA

Visão geral

As malignidades hematológicas são um grupo amplo de neoplasias que se desenvolvem a partir de células derivadas da medula óssea. Incluem tumores derivados de linfócitos (linfomas, leucemias e tumores de células plasmáticas) e de células de linhagem mieloide (leucemia mieloide crônica e outros distúrbios mieloproliferativos, leucemia mieloide aguda e mastocitomas). Este capítulo se concentrará principalmente em tumores linfoides.

Existem mais de 15 subtipos de linfomas e leucemias descritos em cães, e são altamente variáveis em sua apresentação e resultado. Isso porque cada subtipo diferente de tumor é derivado de um linfócito normal em um estágio distinto de desenvolvimento com diferentes funções e potencial oncogênico. Por exemplo, leucemia de células T aguda canina é um tumor de uma célula T imatura que se desenvolve na medula óssea ou no timo. Essa doença tem um prognóstico sombrio, mesmo com quimioterapia agressiva. O linfoma da zona T (TZL) canino, em contrapartida, é um tumor de células T maduras, ativadas ou de memória, e tem um prognóstico bom.

O objetivo do teste descrito neste capítulo é (i) diferenciar linfócitos neoplásicos de linfócitos reativos e (ii) determinar qual subtipo de linfoma ou leucemia está presente para fornecer informações de prognóstico para os proprietários para ajudar na tomada de decisão sobre o tratamento.

Teste de clonalidade

Linfócitos têm sequências de DNA únicas

O desenvolvimento do câncer é resultado de uma série de mutações genéticas que tornam uma célula resistente ao controle de crescimento. A célula se divide sem controle, resultando em massa tumoral que é derivada dessa única célula original, e abrigando mutações – sequências únicas de DNA – da célula original. Os linfócitos são, ainda, únicos no corpo, pois mesmo linfócitos normais carregam uma impressão digital genética específica para essa célula individual. Durante o desenvolvimento dos linfócitos, os genes que codificam receptores de antígenos (imunoglobulina para células B e receptor de células T para linfócitos T) são montados aleatoriamente de um *pool* de genes. A natureza aleatória desse processo significa que cada célula B e T terá um receptor de antígeno geneticamente único. Além disso, os nucleotídios são cortados ou adicionados nas junções entre os genes, aumentando ainda mais a diversidade. Quando essas células se dividem, como resultado da estimulação antigênica ou câncer, as células filhas herdam o gene dos receptores de antígenos. A detecção

de oncogenes e os genes dos linfócitos nos fornecem uma ferramenta de diagnóstico muito poderosa para detecção de malignidade e para fazer previsões sobre o prognóstico e o tratamento.

Geração de receptores de antígenos em linfócitos

Para entender como as sequências únicas de DNA nos linfócitos podem ser usadas para fins de diagnóstico, é importante, primeiro, entender como essas sequências são geradas. Os linfócitos se desenvolvem na medula óssea (células B) com células T finalizando seu desenvolvimento no timo. O trabalho dessas células é identificar os milhões de antígenos de corpos estranhos diferentes transportados por patógenos em potencial. Para cumprir essa função, os linfócitos desenvolveram um sistema para gerar uma enorme diversidade na porção de ligação ao antígeno de seus receptores. O receptor para o antígeno de imunoglobulina de células B é um anticorpo que consiste em uma cadeia pesada e uma cadeia leve, e o receptor para o antígeno de célula T é chamado de receptor de célula T, também constituído por dois polipeptídios (alfa e beta, ou gama e delta). Cada uma dessas proteínas é um heterodímero com cada cadeia de proteína codificada por um gene diferente. Os genes que codificam essas duas proteínas usam o mesmo processo para gerar diversidade, então, apenas genes de cadeia pesada do anticorpo serão discutidos.

A região de ligação de um anticorpo ao antígeno (a região variável) é gerada reunindo três genes diferentes – genes V (variáveis), genes D (diversidade) e genes J (junção). No cão, existem 89 genes de região variável encontrados no cromossomo 8. Cada gene tem aproximadamente 300 bases de comprimento, mas os genes são separados por milhares de bases do DNA não codificante. Os cães têm 6 genes D, variando de 12 a 30 bases, e 6 genes J de aproximadamente 50 bases (ver http://www.imgt.org). A disposição dos genes é mostrada esquematicamente na Figura 14.1.

O arranjo dos genes na Figura 14.1A é chamado de configuração da linha germinativa. Esse é o arranjo de genes encontrado em todas as células do corpo, exceto células B totalmente desenvolvidas. Durante o desenvolvimento de uma célula B, os genes V, D e J da cadeia pesada do anticorpo são reunidos para que eles formem um gene contíguo em um processo chamado recombinação. A recombinação é essencialmente aleatória, de modo que qualquer V pode ser combinado com qualquer D e qualquer J. Embora os genes da região V tenham sequências semelhantes, eles não são idênticos. O mesmo é verdade para os genes D e J – eles são semelhantes entre si, mas não idênticos.

Essa recombinação aleatória, por si só, cria muitos genes diferentes, mas, além disso, os nucleotídios podem ser adicionados

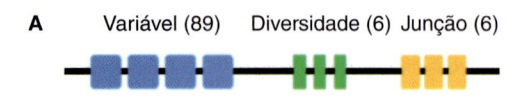

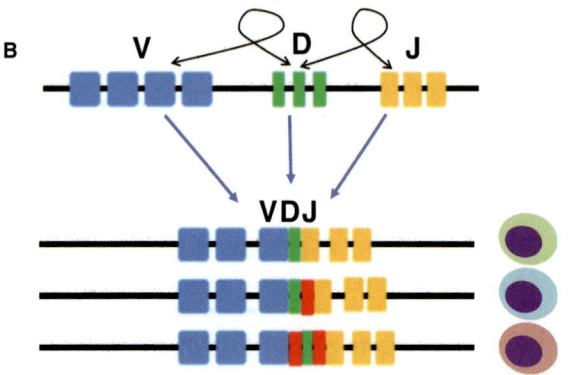

A Variável (89) Diversidade (6) Junção (6)

B V D J

VDJ

Figura 14.1 Arranjo dos segmentos do gene da imunoglobulina no cromossomo 8 canino. **A.** Há aproximadamente 89 regiões variáveis no gene (V, azul), 6 genes de diversidade (D, verde) e 6 genes de junção (J, laranja). A linha preta entre os genes indica DNA não codificante. O diagrama não está em escala. **B.** Durante o desenvolvimento de células B na medula óssea, o DNA entre os genes D e J e V e D é excisado para unir um gene V, um gene D e um gene J. Durante esse processo, números variáveis de nucleotídios são adicionados entre os genes (vermelho). Esse processo resulta em diferentes células B apresentando rearranjos de genes de imunoglobulinas de diferentes comprimentos. Os três rearranjos gênicos VDJ aqui seriam encontrados em diferentes células B.

entre os segmentos durante o processo, ou aparados das extremidades dos genes V, D e J (Figura 14.1B). O processo é, novamente, aleatório. Assim, qualquer célula B não terá apenas uma concatenação única de genes V, D e J, mas, dentro desse novo rearranjo, terá mais diversidade como resultado dos nucleotídios sendo adicionados e cortados. O resultado é que praticamente todas as células B recém-desenvolvidas carregam uma sequência única de DNA. O comprimento do novo rearranjo do gene VDJ também será diferente em virtude da adição e corte de nucleotídios. O mesmo é verdadeiro para as células T, pois os *loci* dos genes beta e delta dos receptores de células T também são compostos por múltiplos genes V, D e J. Os genes da cadeia leve do anticorpo e os genes alfa e gama dos receptores de células T passam por um processo semelhante, com a exceção de que nenhum desses rearranjos de genes contém um gene D.[1]

Expansão de linfócitos clonais *versus* policlonais

Quando linfócitos maduros com seus receptores de antígeno únicos encontram um antígeno reconhecido por esses receptores, eles são estimulados a se dividir. As células descendentes contêm o mesmo rearranjo do gene do receptor de antígeno. De forma similar, se um linfócito se tornar neoplásico em algum momento durante seu desenvolvimento e se dividir sem controle, toda a progênie das células desse tumor terá o mesmo rearranjo do gene do receptor de antígeno.

A resposta a um patógeno envolverá centenas a milhares de células B e T molecularmente diferentes. Isso decorre do fato de que mesmo o patógeno mais simples é composto de múltiplas proteínas, que podem ser reconhecidas pelos receptores de antígenos de muitos linfócitos diferentes. Mesmo uma única proteína tem muitas estruturas antigênicas diferentes e pode

estimular a divisão de vários linfócitos. Essa resposta seria denominada policlonal. O câncer, por outro lado, é caracterizado pela divisão irrestrita de uma única célula, denominada proliferação. Assim, uma população de linfócitos que é toda a descendência de um único clone é provavelmente câncer, e uma população de linfócitos que têm múltiplos tipos diferentes de células (chamados policlonais) é provavelmente reativa.

A capacidade de distinguir uma população de linfócitos clonal de uma policlonal tem muitas aplicações diagnósticas. Por exemplo, um cão com doença dentária é encaminhado ao médico-veterinário porque seus gânglios linfáticos mandibulares estão aumentados. Os gânglios linfáticos aumentados podem ser decorrentes da estimulação antigênica por uma carga pesada de patógenos orais. Outros fatores clínicos, no entanto, podem aumentar a preocupação com o linfoma – esses podem incluir idade, raça e células suspeitas citologicamente. Para distinguir um processo puramente reativo de um neoplásico, é possível determinar se os linfócitos são derivados principalmente a partir de um único clone (neoplásico) ou de múltiplos linfócitos. O ensaio usado para fazer essa distinção é denominado ensaio de clonalidade, e pode ser chamado de PARR (PCR para rearranjos de receptores de antígenos).[2]

Biologia molecular do ensaio PARR

O ensaio PARR mede o tamanho de todos os rearranjos de genes em uma coleção de linfócitos. Se todos os linfócitos tiverem o rearranjo gênico do mesmo tamanho, os linfócitos são considerados clonais (Figura 14.2). Se, no entanto, houver rearranjos de genes de tamanhos múltiplos, então a população é policlonal. Para conseguir isso, o DNA é extraído dos linfócitos em questão – por exemplo, no caso anterior, um cão com gânglios mandibulares aumentados e doença dental, os linfócitos seriam coletados por aspiração do nódulo mandibular. *Primers* de reação em cadeia da polimerase (PCR) que irão amplificar todo o rearranjo VDJ serão adicionados, como mostrado na Figura 14.2.

Os produtos de DNA resultantes são separados por tamanho usando qualquer um de uma variedade de métodos. Um produto de tamanho único dominante indica que a população de células foi derivada de um único clone. Em contrapartida, a presença de produtos de múltiplos tamanhos indica que uma população heterogênea de linfócitos está presente, e o processo é provavelmente reativo. A Figura 14.2 apresenta os resultados do ensaio PARR analisados por eletroforese em gel capilar para mostrar como cada um desses dois resultados se pareceria. Na prática, para que o resultado seja interpretado como clonal, apenas 1 a 10% das células em qualquer amostra precisam ser neoplásicas. Isso porque as demais células não neoplásicas são tão heterogêneas que os produtos de PCR dessas células variadas são superados por produto homogêneo das células neoplásicas. Essa ideia é não necessariamente intuitiva, mas foi mostrada experimentalmente.

Interpretação e usos do ensaio PARR

O ensaio PARR é usado quando há suspeita de linfoma por citologia ou histologia, mas não um diagnóstico definitivo. Algumas razões comuns para a realização do ensaio são aumento dos linfonodos nos quais a citologia ou histologia não podem concluir definitivamente que o linfoma está presente, líquido pleural ou peritoneal caracterizado por células ocasionais de aparência suspeita e a presença de linfócitos de aparência atípica em um esfregaço de sangue periférico.

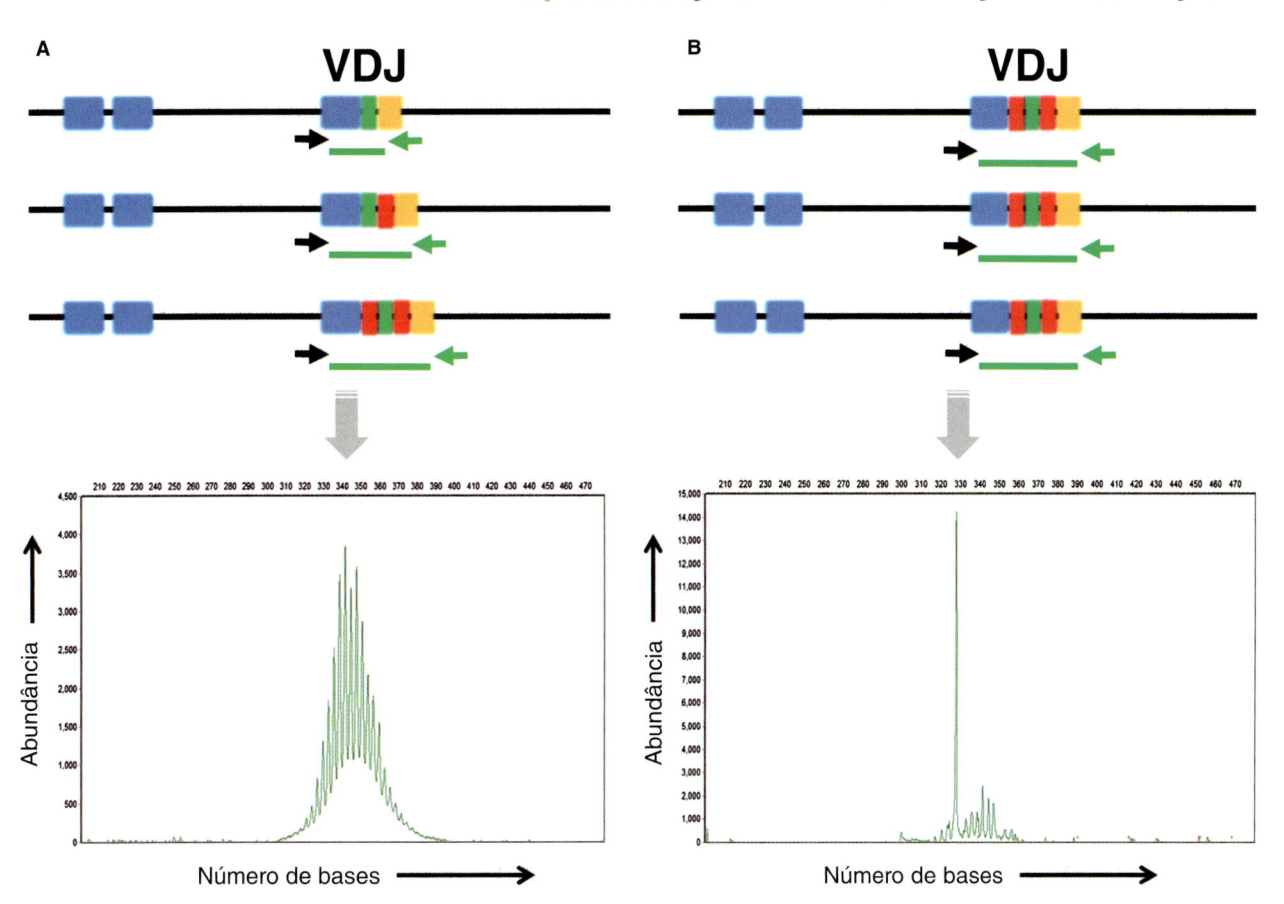

Figura 14.2 Colocação dos *primers* da PCR e separação dos *primers* da PCR por tamanho. Os *primers* da PCR (indicados pelas setas) colocados conforme mostrado amplificarão o rearranjo do gene VDJ. Um *primer* é conjugado à molécula fluorescente (verde). **A.** Produtos de PCR de múltiplos tamanhos serão amplificados quando o DNA é extraído de um linfócito normal. O histograma na parte inferior mostra a separação dos produtos da PCR por tamanho. **B.** Um produto de PCR de tamanho único é observado quando a maioria do DNA é derivada de linfócitos neoplásicos, todos sendo derivados do mesmo clone original e carreando o rearranjo de imunoglobulina do mesmo tamanho.

Na maioria dos casos, o ensaio é realizado usando vários conjuntos de iniciadores de PCR – alguns detectam rearranjos do gene da imunoglobulina e outros detectam rearranjos de genes de receptores de células T. Linfomas de células B serão caracterizados por produtos de PCR de tamanho único quando *primers* de imunoglobulinas são usados, mas múltiplos produtos ou nenhum produto quando iniciadores de receptores de células T são usados. Linfomas de células T, ao contrário, serão caracterizados por produtos de tamanho único quando *primers* de receptores de células T são usados e múltiplos produtos ou nenhum produto quando *primers* de imunoglobulinas são usados. Assim, a natureza do produto de PCR clonal é uma pista para a linhagem da neoplasia. Como em qualquer ensaio, há exceções a essa regra, mas, para a maioria dos casos, os genes clonais rearranjados refletem a linhagem do tumor. Tumores de plasmócitos e mieloma múltiplo são de origem de células B e terão genes de imunoglobulina rearranjados.

Nem todos os casos de linfoma e leucemia podem ser detectados por PARR. Isso ocorre porque é provável que haja regiões de genes V e J cujas sequências diferem o suficiente dos *primers* de PCR para que os *primers* não se liguem. Se o tumor do paciente usa um desses genes V ou J, então nenhuma amplificação do DNA tumoral será vista. Portanto, como em muitos testes, o ensaio PARR não pode ser usado para descartar neoplasia, apenas para dar suporte a um diagnóstico positivo.

Detecção de alterações genéticas nas células neoplásicas

Princípios

Quase todas as neoplasias humanas podem ser caracterizadas por muitas aberrações genéticas. Essas incluem translocações cromossômicas, que reúnem dois genes que normalmente existem em cromossomos diferentes, duplicações ou deleções de uma parte, ou de um cromossomo inteiro, e mutações dentro de genes individuais. A detecção de tais alterações genéticas é uma prática comum em oncologia humana e é usada para fazer uma avaliação diagnóstica inicial, bem como a identificação de subtipos clinicamente relevantes da doença – subtipos que serão mais ou menos agressivos ou que responderão a terapias direcionadas específicas.

Testes genéticos de rotina em medicina veterinária são incomuns, mas provavelmente aumentarão significativamente nos próximos anos em virtude da enorme quantidade de informação genética disponível a partir de estudos de sequenciamento de alto rendimento na oncologia veterinária. Atualmente, existem testes disponíveis comercialmente para mutações individuais em mastocitomas caninos e carcinomas de células transicionais.

Teste para a mutação *CKIT* em mastocitomas

Aproximadamente 20% dos mastocitomas caninos abrigam uma mutação em um gene chamado *CKIT*.[3] *CKIT* é o receptor de tirosinoquinase para o fator de crescimento chamado fator de célula-tronco. As mutações resultam no gene *CKIT* sendo permanentemente fosforilado, resultando em um sinal *"on"* constitutivo. Isso significa que as células estão sendo continuamente estimuladas a se dividirem.

As mutações mais comuns nesse gene são chamadas de duplicações internas em *tandem*, nas quais um pequeno segmento do gene é duplicado, de modo que determinada sequência é repetida em *tandem*. Uma dessas mutações é encontrada no éxon 11, em que um segmento de comprimento variável é duplicado, criando uma versão um pouco maior do gene.[4] A mutação é prontamente detectável por amplificação por PCR do éxon 11, uma vez que resultará em um produto maior. A Figura 14.3 mostra a colocação de *primers* de PCR e como será o produto.

A detecção de uma duplicação em *tandem* interna no mastocitoma pode fornecer informações prognósticas objetivas. Mastocitomas de alto grau, uma designação determinada pelo aspecto histológico do tumor, tendem a ser mais agressivos e requerem terapia mais intensiva. Mastocitomas de baixo grau podem ser curados apenas por excisão cirúrgica. Muitos mastocitomas, no entanto, caem na área cinzenta histologicamente, entre o baixo e o alto grau, e a avaliação histológica do grau de agressividade desses tumores pode diferir entre os patologistas. A detecção da mutação do *CKIT* pode ajudar a mudar a designação de um tumor, sendo mais provável o alto grau, com um prognóstico menos positivo. Também há dados conflitantes sobre o uso dessa mutação para orientar a escolha da quimioterapia.[5]

Mutações *CKIT* são relativamente simples de detectar, uma vez que a mutação altera o tamanho do produto de PCR. Alguns tipos de câncer terão mutações previsíveis de base única que não alteram o tamanho do produto de PCR. O sequenciamento padrão pode detectar tais mutações, mas geralmente é muito trabalhoso e insensível para propósitos de avaliação clínica. Um exemplo desse tipo de mutação é a mutação *BRAF* – que é encontrada em 80% dos casos de carcinoma de células de transição canina. A alteração de um único nucleotídio encontrada no gene canino é equivalente a uma mutação *BRAF* comum em muitos tipos de cânceres humanos e causa ativação da proteína constitutiva *BRAF*. *BRAF* é uma serina/treonina quinase que ativa uma série de vias de sinalização a jusante para conduzir o metabolismo e a proliferação celulares. A detecção da mutação do *BRAF* depende de uma técnica chamada PCR digital de gotículas,[6] que é um método sensível para detectar tais mudanças. Contudo, a mutação *BRAF* é incomum, pois é a mesma em todos os tumores. A maioria das mutações que afeta os oncogenes não será encontrada exatamente no mesmo sítio, mas seria vista em muitas localizações dentro do gene. Conforme observado adiante, esses tipos de mutações serão melhor detectados por meio de métodos de sequenciamento de alto rendimento ou de última geração.

Sequenciamento de alto rendimento em diagnóstico

Os métodos de PCR descritos para detecção de genes de receptores de antígenos rearranjados e análise de mutações quase certamente serão substituídos por técnicas de sequenciamento de última geração ou de alto rendimento nos próximos anos. São técnicas que permitirão o sequenciamento de múltiplos genes (incluindo genomas inteiros) simultaneamente. A pesquisa em oncologia se concentra cada vez mais em "paisagens" mutacionais em tumores, que envolvem a catalogação de uma matriz (dezenas a centenas) de mutações individuais para caracterizar neoplasias. A tecnologia está prontamente disponível, mas muitas pesquisas adicionais sobre os efeitos de mutações individuais em neoplasias hematopoéticas e outras formas de câncer são necessárias antes que tais testes sejam apropriados.

Citometria de fluxo

No contexto de malignidade hematológica, a citometria de fluxo é usada para identificar proteínas na superfície dos linfócitos, embora a tecnologia tenha uma grande variedade de outros usos. Conforme já discutido, linfoma e leucemia são o resultado da expansão descontrolada de uma única célula. As células descendentes assemelham-se ao clone neoplásico original. Portanto, outra maneira de determinar se uma população de linfócitos é neoplásica seria mostrar que eles são todos do mesmo fenótipo – todos células B, células T CD4 ou células T CD8. Isso não é

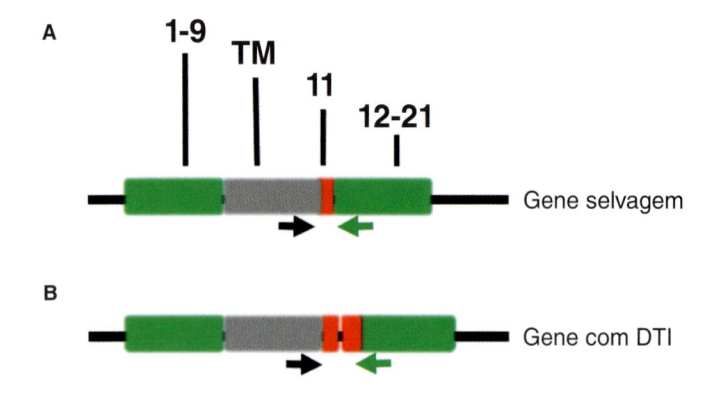
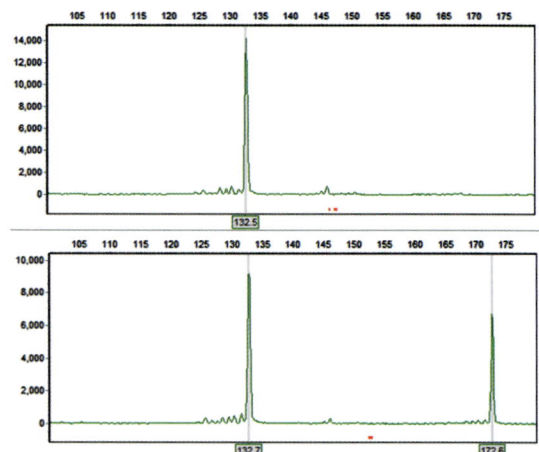

Figura 14.3 Amplificação por PCR do éxon 11 c-kit. **A.** O gene *CKIT* consiste em 21 éxons, que são indicados por números. Éxons 11 a 21 são intracelulares; TM = transmembrana (éxon 10). Amplificação por PCR com *primers* ao redor do éxon 11, indicados pelas *setas*, resulta em um único produto mostrado à direita no histograma. Essa é a forma selvagem do gene. **B.** O gene *CKIT* com duplicação em *tandem* interno (DTI) do éxon 11 (vermelho) é amplificado com o mesmo conjunto de *primers*. O DTI resulta em um produto de PCR de tamanho maior mostrado à direita no histograma. Ambos são produtos selvagens menores, e o maior está presente apenas porque uma única cópia do gene está mutada. Ademais, invariavelmente, há tecido normal em qualquer mastocitoma.

equivalente a mostrar que as células são todas derivadas do mesmo clone, mas, em termos práticos, a expansão homogênea de um único subconjunto de linfócitos geralmente é neoplásica, uma vez que processos reativos resultarão na expansão de muitos subtipos diferentes de linfócitos. Assim, se os linfócitos em um aspirado de linfonodo mandibular consistem em 98% de células B, o processo nesse nódulo é quase certamente neoplásico. Se o linfonodo aspirado, no entanto, consiste em 30% de células B, 50% de células T CD4 e 20% de células T CD8, esse achado é mais consistente com um processo reativo – resposta à infecção, doença autoimune ou resposta a um tumor metastático com origem em células não linfoides. Além de avaliar as proporções de diferentes subconjuntos de linfócitos, a citometria de fluxo pode detectar aberrações de populações de linfócitos, incluindo uma população de linfócitos composta por linfócitos atipicamente grandes ou uma população que tem expressão proteica aberrante na superfície celular.

Antígenos de superfície celular

A maioria das proteínas encontradas na superfície das células hematopoéticas é identificada por um número, precedido das letras "CD" (CD significa "aglomerado de diferenciação" [*cluster of differentiation*], um termo que, em parte, reflete o fato de que diferentes proteínas são expressas em pontos distintos na vida de uma célula). CD3, CD4, CD5 e CD8 são todas proteínas encontradas na superfície das células T e estavam entre os primeiros identificados. CD21 e CD22 são proteínas encontradas nas células B, mas não nas células T. Anticorpos monoclonais específicos para praticamente todos os antígenos CD estão disponíveis para seres humanos e ratos, e um repertório significativo também está disponível para cães, equinos, bovinos e ovinos. Há menos anticorpos para gatos. Esses anticorpos geralmente (mas nem sempre) são espécie-específicos – um anticorpo para CD4 canino não reconhece o CD4 felino e vice-versa.

Para determinar quantas células T CD4, células T CD8 e células B existem em qualquer coleção de linfócitos, anticorpos monoclonais disponíveis comercialmente são incubados com as células em questão (p. ex., células de um aspirado de linfonodo). Os anticorpos são conjugados com moléculas fluorescentes que vêm em uma grande variedade de cores diferentes. Assim, se o anticorpo para CD4 é conjugado a uma molécula vermelha, células que têm fluorescência vermelha são as células T CD4+. Se o anticorpo para o CD8 está conjugado a uma molécula verde, células que apresentam fluorescência verde são células T CD8+. Um citômetro de fluxo é usado para contar o número de células com diferentes moléculas fluorescentes, e o processo de enumeração de células de diferentes subtipos é chamado de *imunofenotipagem*.

Princípios da citometria de fluxo

Citometria de fluxo é a análise de células e partículas em suspensão em líquido. Citômetros de fluxo são equipados com um ou mais *lasers*, que emitem luz de um único comprimento de onda. A suspensão a ser analisada é focada em um fluxo estreito que passa na frente do *laser*, uma partícula ou célula por vez. Quando uma célula passa pelo feixe, vários aspectos da interação da célula com a luz são registrados por detectores. Primeiro, a célula espalha a luz de várias maneiras. A dispersão de luz direta é uma estimativa do tamanho das células – as células grandes produzem a maior dispersão de luz para a frente. A complexidade do citoplasma de uma célula é indicada pela dispersão lateral. Células como eosinófilos e neutrófilos, com grânulos em seu citoplasma, têm alta dispersão lateral, enquanto os linfócitos, que têm pouco citoplasma, têm baixa dispersão lateral (Figura 14.4A).

Outro parâmetro importante detectado pelo citômetro de fluxo é a quantidade de cor das moléculas fluorescentes ligadas à célula. Essa característica é determinada por qual (se algum) anticorpo monoclonal específico para antígenos CD se ligou. A luz do *laser* é de um único comprimento de onda de luz, que excita o corante fluorescente. Esse corante, então, emite luz de espectro estreito – que nossos olhos veem como verde, vermelho, azul etc. Um detector registra a quantidade de fluorescência para cada célula que passa em frente ao *laser* e armazena-a junto com informações de dispersão lateral e direta. A quantidade de fluorescência é proporcional ao número de moléculas de anticorpo na célula, que é proporcional ao número de proteínas CD reconhecidas por aquele anticorpo. Esse princípio é ilustrado na Figura 14.4B.

Aplicações clínicas da citometria de fluxo

A citometria de fluxo é mais útil para determinar se uma população expandida de linfócitos é neoplásica (homogênea) ou

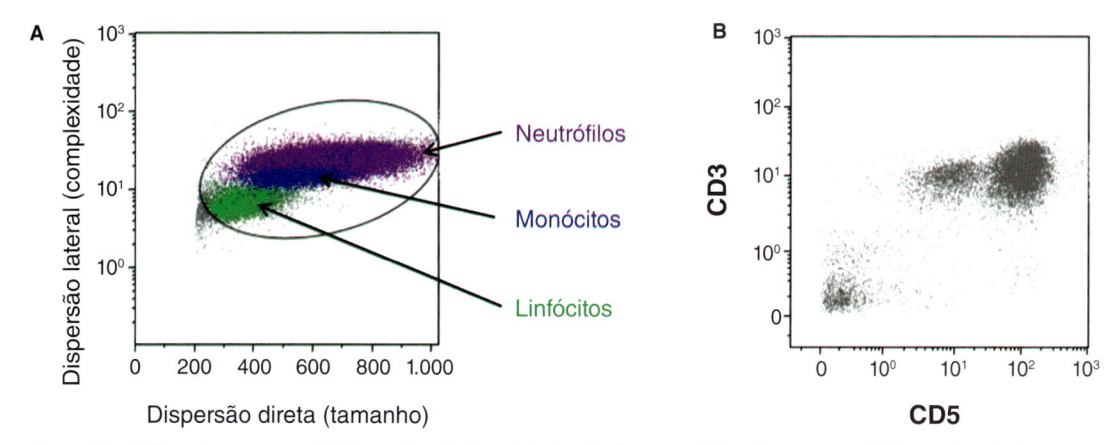

Figura 14.4 Citometria de fluxo de sangue periférico canino. **A.** Propriedades de dispersão de luz do sangue periférico canino. Cada ponto representa uma célula, e cada célula é mostrada ao longo dos eixos X e Y com base nas suas propriedades de dispersão de luz direta e lateral. Os valores de dispersão de luz não têm unidade. Neste exemplo, a dispersão direta é uma escala linear e a escala lateral é a escala log. A dispersão lateral com frequência é mostrada em uma escala linear. **B.** Expressão de duas proteínas de células T na superfície dos linfócitos CD3 e CD5. Este histograma mostra que a maioria das células expressa ambas as proteínas, mas que uma subpopulação de células expressa níveis menores de CD5. Isso ilustra como a citometria de fluxo pode ser usada para determinar a abundância relativa de proteínas na superfície das células.

reativa (heterogênea). A citometria de fluxo pode identificar a linhagem de uma neoplasia, podendo também fornecer informações prognósticas em alguns casos. Um exemplo é mostrado na Figura 14.5. Esses são dois casos de linfoma de células T. A Figura 14.5A mostra um estudo de citometria de fluxo de um linfonodo de um cão com neoplasia de células T chamada TZL. A Figura 14.5B mostra a citometria de fluxo de um linfonodo de um cão com uma forma diferente de linfoma de células T chamado linfoma periférico de células T (PTCL). Embora ambos os cães tenham linfoma de células T, são duas formas totalmente diferentes de linfoma de células T com diferentes características antigênicas. Eles também têm resultados muito diferentes.

TZL é uma doença indolente, que às vezes não requer tratamento. É caracterizada por células T que não expressam o antígeno panleucocitário CD45 e que expressam altos níveis do MHC de classe II. PTCL, por outro lado, é uma doença agressiva com prognóstico ruim. A maioria dos cães requer quimioterapia multiagente e tem sobrevida média de 5 meses. O PTCL é caracterizado por células T que expressam CD45, mas não expressam MHC de classe II. A citometria de fluxo é um método não invasivo para distinguir esses dois tipos de linfoma de células T, e fornece informações prognósticas para médicos-veterinários e proprietários.[7]

Imunocitoquímica

Existem algumas circunstâncias nas quais a citometria de fluxo não é possível, ou em que os antígenos a serem avaliados não estão na superfície da célula. Nesses casos, a imunocitoquímica (ICQ) pode ser usada para avaliar a expressão do antígeno. A técnica equivalente em tecido de biopsia fixado em formol é chamada imuno-histoquímica.

Assim como a citometria de fluxo, a ICQ usa anticorpos específicos para diferentes antígenos para determinar a natureza das células de interesse. No entanto, a ICQ difere da citometria de fluxo em vários aspectos: (i) os resultados geralmente são visualizados como uma reação que causa mudança de cor que pode ser vista sob o microscópio quando um anticorpo se liga a uma célula, em vez de por fluorescência; (ii) a ICQ é realizada em preparações de lâminas de citologia da medula óssea, sangue e tecidos e não requer células frescas e viáveis; (iii) o processo de coloração de células para a ICQ resulta na permeabilização das células para que os anticorpos possam se ligar aos antígenos encontrados no citoplasma ou núcleo; e (iv) com métodos típicos, apenas um antígeno pode ser detectado por vez, o que é uma limitação significativa da técnica, embora tenham sido desenvolvidos métodos capazes de detectar vários antígenos de uma só vez.

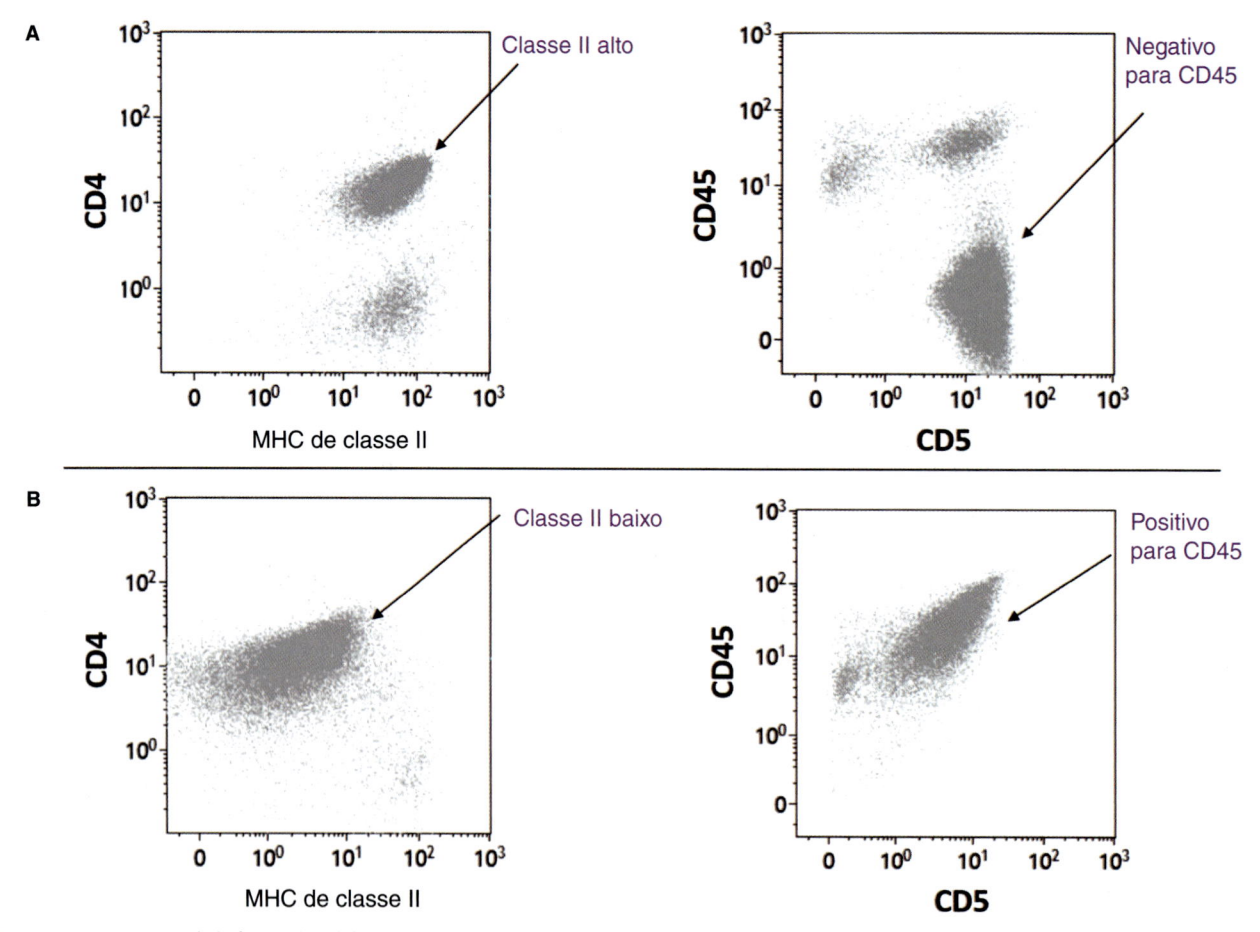

Figura 14.5 Dois tipos de linfomas de células T com desfechos diferentes. Esta imagem mostra a expressão de duas proteínas que são encontradas em todos os linfócitos periféricos caninos normais (CD45 e MHC de classe II), e duas proteínas encontradas em células T caninas normais (CD4 em uma subpopulação de células T e CD5 em todas as células T). **A.** Linfoma de zona T que expressa o antígeno de célula T CD4 e altos teores de MHC de classe II (*esquerda*), mas não expressa CD45 (*direita*). **B.** Linfoma de células T periférico que expressa o antígeno de células T CD4 e baixos teores de MHC de classe II (*esquerda*) mas expressa teores normais de CD45 (*direita*).

Um exemplo ilustrando a utilidade da ICQ é mostrado na Figura 14.6. Um cão com leucocitose significativa foi examinado por citologia e determinou-se que ele tinha neoplasia linfoide de linhagem incerta. Uma nova amostra foi submetida à citometria de fluxo, mas, no ensaio de citometria de fluxo, verificou-se que as células não expressavam proteínas tipicamente encontradas em células B ou células T, deixando uma dúvida quanto à sua origem. Elas podem ser células B ou T neoplásicas altamente aberrantes, que perderam a expressão de proteínas normais da superfície celular, ou um tipo de célula diferente, como plasmócitos. Nesse caso, a ICQ de um esfregaço de sangue revelou que as células expressavam a proteína MUM1 (também chamada IRF4), que é mais comumente vista em plasmócitos ou células B que se diferenciavam em plasmócitos. Como esse antígeno está localizado no núcleo, não pode ser detectado por técnicas convencionais de citometria de fluxo, mas é prontamente detectável por ICQ.

A citometria de fluxo é preferível à ICQ na maioria das circunstâncias, pois a capacidade de identificar e quantificar a expressão de muitos antígenos simultaneamente significa que um tumor pode ser subclassificado em grupos importantes para o prognóstico. Normalmente, a ICQ avalia apenas um pequeno número de proteínas e, embora possa ser usada para determinar se um tumor tem origem em células T ou B, não pode ser usada para classificar subtipos. As duas doenças mostradas na Figura 14.5, por exemplo, não podem ser distinguidas pela ICQ.

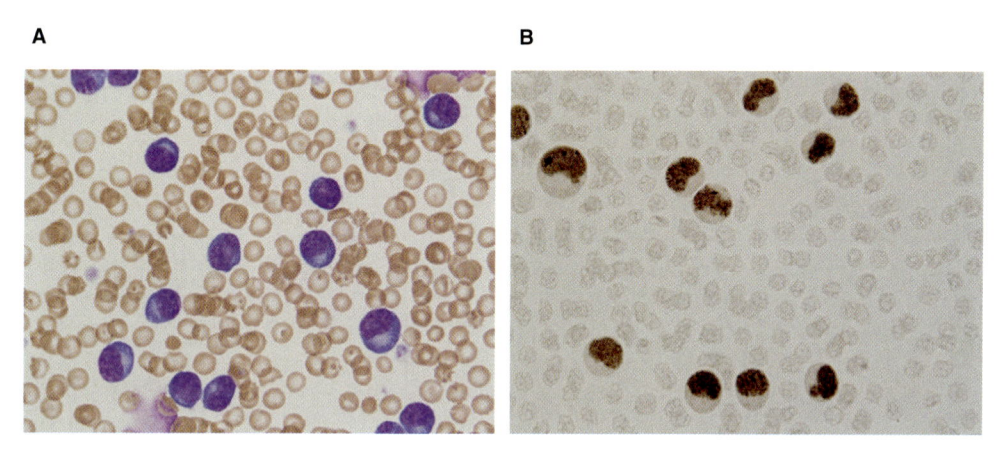

Figura 14.6 Sangue periférico de um cão com leucemia e células neoplásicas circulantes de origem indeterminada. A citometria de fluxo do sangue periférico mostrou que as células não expressavam qualquer antígeno de superfície específico para linhagens (CD3, CD5, CD4, CD8, CD21). **A.** Coloração de Wright-Giemsa de um esfregaço de sangue periférico. **B.** Imunocitoquímica mostrando coloração MUM1/IRF4 com localização nuclear, indicando que essas células são mais provavelmente plasmócitos.

Exemplo de caso 14.1 Expansão homogênea de linfócitos.

Uma cadela Chihuahua de 13 anos é encaminhada para consulta odontológica de rotina. O exame de sangue pré-cirúrgico mostrou que sua contagem de linfócitos era de 10.235 células/$\mu\ell$, mas os resultados do hemograma completo e bioquímica sérica eram normais. Seu exame físico não detectou gânglios linfáticos aumentados. Nenhuma outra imagem foi realizada. Os linfócitos foram descritos como pequenos e maduros. Diferenciais para linfocitose de células de aparência madura em cães incluem doença linfoproliferativa, timoma, doença de Addison e infecção crônica (particularmente infecção por *Ehrlichia canis*).

A citometria de fluxo é um bom teste diagnóstico neste caso, pois dirá o fenótipo dos linfócitos e pode fornecer informações prognósticas. Os resultados mostraram que 75% das células no sangue eram células B, resultando em uma contagem de células B de 7.723 células/$\mu\ell$ (o normal para esse laboratório de referência é < 724 células/$\mu\ell$) (Figura 14.7). As contagens de células T estavam dentro da faixa normal. Essa expansão homogênea de células B pequenas é mais consistente com leucemia linfocítica crônica de células B, que é comum em cães mais velhos de raças pequenas.[8] Essa doença, muitas vezes, tem um curso clínico indolente.

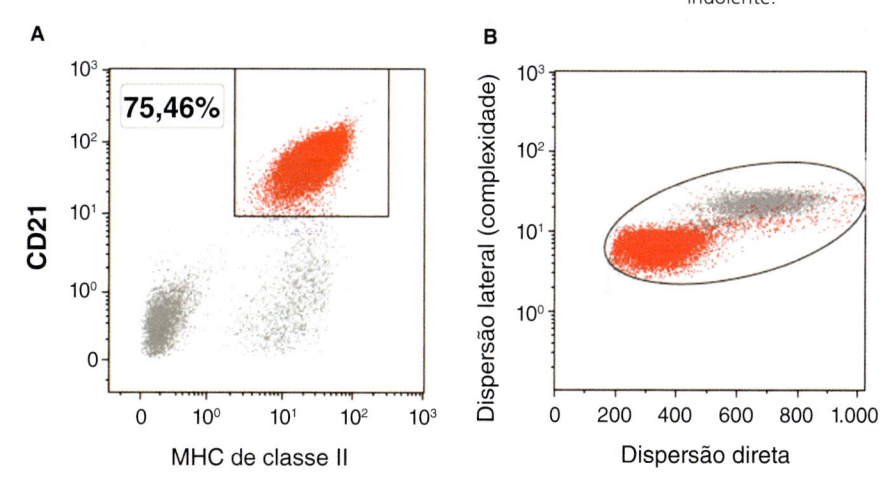

Figura 14.7 Citometria de fluxo do sangue periférico de um paciente com leucemia linfocítica crônica de células B. **A.** Células B são identificadas pela expressão de CD21 e MHC de classe II. A avaliação dessas células revela que 75,46% de todas as células no sangue são células B. **B.** Neste gráfico, as células B identificadas em **A** são coloridas de vermelho, de maneira que as propriedades de dispersão de luz podem ser visualizadas. As células B são linfócitos pequenos, como pode ser visto na comparação com os neutrófilos (células cinza).

Resumo

Técnicas de diagnóstico molecular, tais como clonalidade, detecção de oncogenes e citometria de fluxo, podem ser usadas para diagnosticar linfoma e leucemia. Muitos desses ensaios estão amplamente disponíveis e, atualmente, são usados rotineiramente. Eles podem fornecer confirmação objetiva do diagnóstico feito por citologia e histologia, e podem ajudar a esclarecer um diagnóstico equívoco feito por métodos mais subjetivos. É provável que muitos outros testes de diagnóstico molecular estejam disponíveis no decorrer de alguns anos, pois as tecnologias de sequenciamento rápido permitem a identificação muito mais eficiente de oncogenes e outras alterações genéticas no câncer.

Exemplo de caso 14.2 Expansão heterogênea de linfócitos.

Um cão se apresenta como anteriormente (mesmos sinalização e exame de sangue). Neste caso, no entanto, os resultados mostraram que existiam 2.000 células B/$\mu\ell$ (normal alto 724 células/$\mu\ell$), 4.000 células T CD4/$\mu\ell$ (normal alto 2.063 células/$\mu\ell$) e 4.000 células T CD8/$\mu\ell$ (normal alto 968 células/$\mu\ell$). Neste caso, há uma expansão heterogênea de todos os subconjuntos de linfócitos. Embora esse achado não exclua leucemia, é mais consistente com um processo reativo ou fisiológico. Dados os resultados bioquímicos normais, a doença de Addison atípica envolvendo apenas deficiência de glicocorticoides seria uma possibilidade. Timomas normalmente envolvem a expansão de subconjuntos de células T, mas não de células B, então esse seria um diagnóstico diferencial inferior na lista. Infecção crônica, incluindo *E. canis* crônica, também seria uma possibilidade.

Foi realizado ensaio PARR para investigar a possibilidade de que um dos três subconjuntos de linfócitos fosse neoplásico (Figura 14.8). A amplificação de rearranjos no gene receptor de células T e imunoglobulina indicou que, no sangue deste cão, havia populações de células B e T policlonais, não monoclonais. Tal constatação indica tratar-se, mais provavelmente, de um processo reativo ou fisiológico, consistente com os resultados da citometria de fluxo.

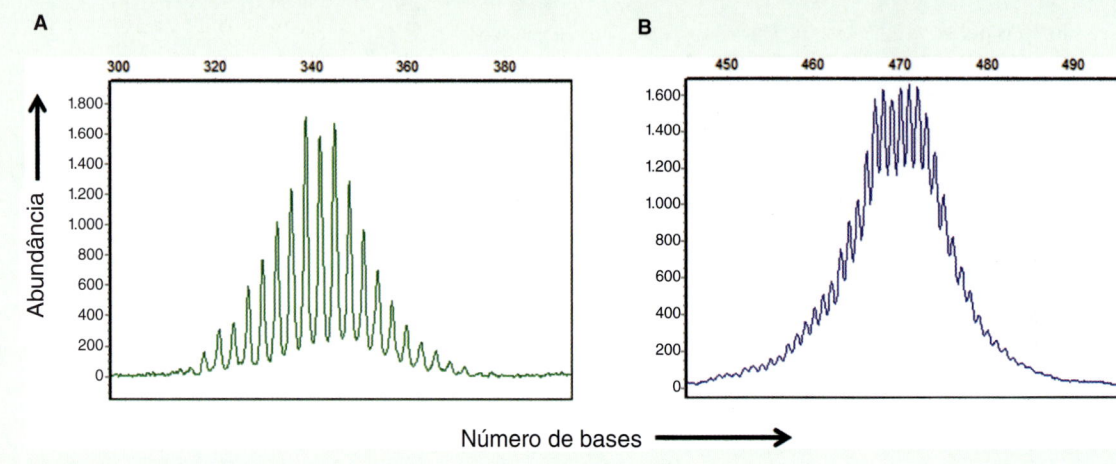

Figura 14.8 PCR para rearranjos do receptor de antígenos mostra que as células B e T no sangue periférico de um cão com expansão heterogênea são policlonais, mostrando múltiplos produtos de PCR com tamanhos diferentes. **A.** Produtos de PCR detectados quando o DNA do sangue periférico é amplificado por *primers* específicos para genes V e J de cadeia pesada da imunoglobulina. **B.** Produtos de PCR detectados quando o DNA do sangue periférico é amplificado por *primers* específicos para os genes V e J dos receptores gama de células T.

Exemplo de caso 14.3 Células com fenótipo anormal.

Um Golden Retriever de 11 anos apresenta dêmodex que teve início na idade adulta e com contagem de linfócitos que está fora do intervalo normal (5.500 linfócitos/$\mu\ell$). O restante do exame de sangue está normal. Os linfonodos mandibulares palpados estão maiores que o normal e firmes. A citometria de fluxo de um aspirado de linfonodo é mostrada na Figura 14.9.

Os resultados indicam que existe uma população de células T com fenótipo aberrante – as células não expressam o antígeno CD45 panleucocitário, que é encontrado em todas as células normais em um linfonodo. A presença de uma expansão acentuada de linfócitos aberrantes é diagnóstica de neoplasia. Além disso, o tipo específico de neoplasia pode ser determinado, pois a perda da expressão de CD45 é a marca registrada da TZL. Essa doença indolente é comum em Golden Retrievers e, na maioria dos casos, progride lentamente.[9]

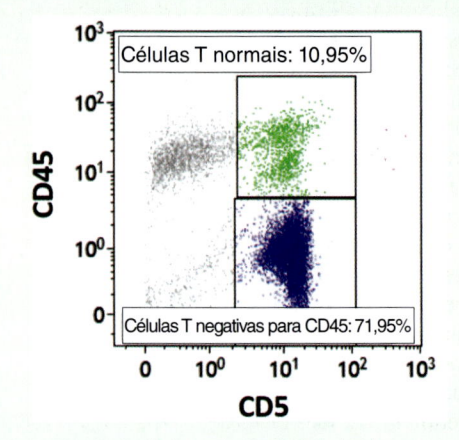

Figura 14.9 Citometria de fluxo de um linfonodo de cão com linfoma de zona T. As células T normais expressam CD45, mas essas células compõem apenas 11% da população desse linfonodo. A maioria das células consiste em células T (CD5+) que não expressam CD45. Esse fenótipo anormal pode ser considerado diagnóstico para linfoma de zona T.

Avaliação Laboratorial da Medula Óssea

Mary Anna Thrall[1] e Glade Weiser[2]

[1]Ross University School of Veterinary Medicine, Basseterre, Saint Kitts and Nevis
[2]Loveland, CO, USA

O exame citológico de uma amostra de medula óssea obtida por biopsia aspirativa é útil em animais com anormalidades hematológicas inexplicáveis, quando não é possível definir o diagnóstico com base nos resultados dos exames de sangue. Exemplos de tais anormalidades incluem anemia não regenerativa, neutropenia, trombocitopenia, gamopatia e suspeita de doença medular neoplásica (p. ex., linfoma). Em equinos, os aspirados de medula óssea são úteis para definir se a anemia é regenerativa, uma vez que os animais dessa espécie não liberam hemácias (eritrócitos) imaturas no sangue periférico. São poucas as contraindicações para a aspiração de medula óssea; contudo, a biopsia aspirativa da medula óssea de costela ou do esterno de equinos com anormalidades de coagulação tem resultado em morte do paciente secundária a hemotórax ou ao tamponamento cardíaco. Em animais com trombocitopenia, em geral, pode-se prevenir a hemorragia mediante a aplicação de pressão no local da aspiração durante vários minutos.

Células encontradas em esfregaço de medula óssea

Série eritroide

Os precursores eritroides tendem a apresentar núcleos arredondados, cromatina grosseira e citoplasma de coloração azulada, de moderada a intensa, que se torna rósea à medida que as células mais diferenciadas sintetizam hemoglobina. Os estágios de desenvolvimento da série eritroide, de células imaturas a maduras, incluem rubriblasto, prorrubrícito, rubrícito, metarrubrícito, hemácia policromatofílica e hemácia madura (Figura 15.1).

Rubriblastos são as células identificáveis da série eritroide mais imaturas. São relativamente grandes, com núcleos arredondados, cromatina ligeiramente grosseira e com nucléolos. A razão núcleo:citoplasma é alta, com quantidade escassa de citoplasma intensamente basofílico. Também é possível notar um complexo de Golgi claro, também denominado zona de Golgi.

Os prorrubrícitos, que representam o estágio seguinte da maturação da hemácia, apresentam núcleo arredondado e cromatina ligeiramente mais grosseira e nucléolo não visível. O citoplasma é um pouco menos azulado e mais abundante do que o dos rubriblastos.

Rubrícitos correspondem ao estágio da maturação mais avançado, no qual é possível ocorrer mitose. Essas células apresentam núcleos menores, cromatina muito grosseira e citoplasma de azul a róseo-azulado (ou seja, policromatofílico).

Metarrubrícitos são as células mais maduras da série eritroide que ainda contêm núcleo. O núcleo é muito pequeno, escuro e denso e o citoplasma é policromatofílico ou de cor vermelho-alaranjada semelhante àquela de hemácias maduras.

Os núcleos são expelidos pelos metarrubrícitos, resultando em hemácias policromatofílicas.

As hemácias policromatofílicas são anucleadas, róseo-azuladas e maiores do que as hemácias maduras. Também podem conter restos nucleares (i. e., corpúsculos de Howell-Jolly). Quando coradas com corantes supravitais (p. ex., novo azul de metileno ou azul-cresil brilhante), o mRNA e as organelas se agregam, resultando em pontos corados de azul e fibrilas (ou seja, retículos) por toda a célula. Quando assim corados, as hemácias policromatofílicas são denominadas reticulócitos.

As hemácias maduras apresentam coloração vermelho-alaranjado. Em geral, não se indica o exame morfológico das hemácias maduras nos esfregaços de medula óssea, mas pode ser útil ao diagnóstico de anormalidades nas quais, ocasionalmente, pode-se constatar hemoparasitas, esferócitos ou hipocromasia. Tal anormalidade tipicamente é confirmada pela reavaliação do esfregaço sanguíneo.

Série granulocítica: mieloide

Os precursores granulocíticos tendem a apresentar núcleo com forma irregular, às vezes excêntrico, com cromatina muito fina e pontilhada e abundante citoplasma de coloração violeta. Em alguns estágios da maturação, essas células contêm grânulos citoplasmáticos de azurofílicos (ou seja, de cor vermelho-púrpura)

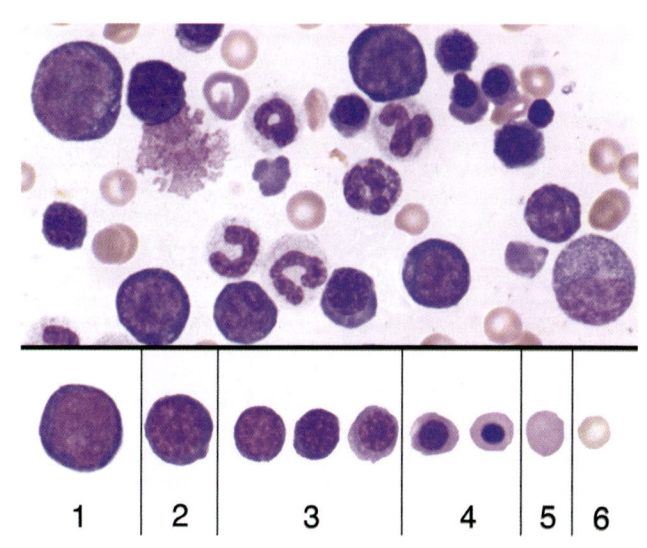

Figura 15.1 *Em cima*: aspirado de medula óssea de um cão mostrando vários precursores eritroides com núcleos arredondados, cromatina grosseira e citoplasma de coloração que varia de azul até a cor de hemoglobina. *Embaixo*: estágios de maturação de precursores eritroides, de imaturos a maduros. 1, rubriblasto; 2, prorrubrícito; 3, rubrícitos; 4, metarrubrícitos; 5, hemácia policromatofílica; 6, hemácia madura. (Coloração de Wright.)

a róseos. À medida que a célula amadurece, o núcleo alonga-se e torna-se de ameboide ou arredondado a reniforme ou de formato de ferradura a segmentado. Os estágios de maturação da série mieloide, de células imaturas a maduras, incluem mieloblasto, progranulócito (promielócito), mielócito, metamielócito, neutrófilo (granulócito) bastonete e neutrófilo (granulócito) segmentado (Figura 15.2). Quando o processo de maturação é acelerado em razão de inflamação ou de outras causas, o citoplasma dos precursores mieloides, em todos os estágios de maturação, torna-se mais basofílico e, às vezes, vacuolizado.

Mieloblastos são subclassificados em tipo I e tipo II. Os mieloblastos tipo I, que são as células da série granulocítica mais imaturas ainda identificáveis, são grandes, com núcleo arredondado ou oval, cromatina nuclear lisa ou finamente pontilhada, um ou mais nucléolos, pequena quantidade de citoplasma moderadamente azulado e sem grânulo azurofílico. Em geral, o núcleo é central e seu contorno pode ser ligeiramente irregular. A razão núcleo:citoplasma é alta (> 1,5) e o tamanho da célula é cerca de 1,5 a 3 vezes maior do que o diâmetro das hemácias. O citoplasma tem aspecto de "vidro opaco" e raramente contém pequenos vacúolos. Mieloblastos tipo II são muito semelhantes aos do tipo I, exceto pelo fato de apresentarem alguns pequenos grânulos azurofílicos (grânulos primários) dispersos no citoplasma e a possibilidade de o núcleo ser central ou excêntrico.

Promielócitos são células com cromatina nuclear lisa ou ligeiramente pontilhada, com ou sem nucléolo, e com vários grânulos azurofílicos distintos dispersos no citoplasma ligeira ou moderadamente azulado. O núcleo é central ou excêntrico. Pode haver nucléolos proeminentes, mesmo em células com grande quantidade de grânulos. Também é possível observar uma distinta zona de Golgi clara.

Os mielócitos, que representam o último estágio de maturação passível de mitose, são menores do que os progranulócitos; contêm núcleo arredondado ou oval e citoplasma azul-claro; não apresentam grânulo primário no citoplasma. Nessas células, os grânulos primários foram substituídos por grânulos secundários (específicos), difíceis de detectar nos precursores de neutrófilos, mas muito evidentes nos precursores de eosinófilos e basófilos. Os precursores de eosinófilos contêm grânulos róseos (ou seja,

eosinofílicos) e os precursores de basófilos contêm grânulos azurofílicos ou de coloração púrpuro-escura (Figura 15.3).

Metamielócitos têm núcleo reniforme. A aparência do citoplasma é semelhante à dos mielócitos.

Neutrófilos bastonetes contêm núcleo curvado e alongado, com laterais paralelas. Há alguns aglomerados de cromatina e o citoplasma é semelhante ao dos mielócitos e metamielócitos.

Neutrófilos segmentados apresentam núcleo lobulado, ou com profundas constrições, e grandes agregados de cromatina densa. Em geral, as características do citoplasma são semelhantes àquelas dos mielócitos, metamielócitos e bastonetes.

Série monocítica

A quantidade de células da série monocítica é relativamente pequena; na medula óssea normal é muito difícil diferenciá-las daquelas da série mieloide. Uma característica distinta é seu contorno nuclear irregular. Monoblastos são semelhantes aos mieloblastos; os promonócitos assemelham-se aos mielócitos e metamielócitos. Monócitos maduros têm a mesma aparência dos monócitos vistos no sangue (Figura 15.4). Em geral, os precursores de monócitos são identificáveis apenas em animais com leucemia monocítica.

Monoblastos são grandes células de núcleo arredondado, irregular ou dobrado, com cromatina nuclear finamente reticular e um ou mais nucléolos proeminentes; contêm quantidade moderada de citoplasma basofílico agranular. Com frequência, nota-se uma zona de Golgi proeminente no local da denteação nuclear. A razão núcleo:citoplasma em geral é menor do que aquela verificada em mieloblastos.

Promonócitos são células grandes com núcleo cerebriforme e dobras nucleares proeminentes, cromatina pontilhada ou rendilhada e sem nucléolo distinto. Também contêm citoplasma mais abundante e com aspecto de "vidro opaco", menos basofílico do que aquele de monoblastos.

Série megacariocítica

Megacariócitos são células muito grandes; seus fragmentos citoplasmáticos tornam-se plaquetas, importantes no mecanismo de coagulação. Embora essas células sejam passíveis de mitose, elas

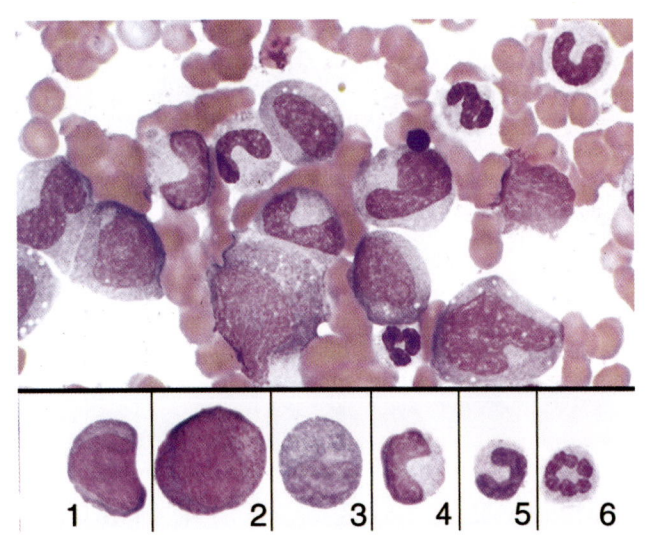

Figura 15.2 *Em cima*: aspirado de medula óssea de um cão mostrando vários precursores granulocíticos (mieloides). Observe a irregularidade da forma dos núcleos, a cromatina fina e o citoplasma de coloração violeta. *Embaixo*: estágios de maturação de precursores mieloides, de células imaturas a maduras. 1, mieloblasto; 2, promielócito; 3, mielócito; 4, metamielócito; 5, neutrófilo bastonete; 6, neutrófilo segmentado. (Coloração de Wright.)

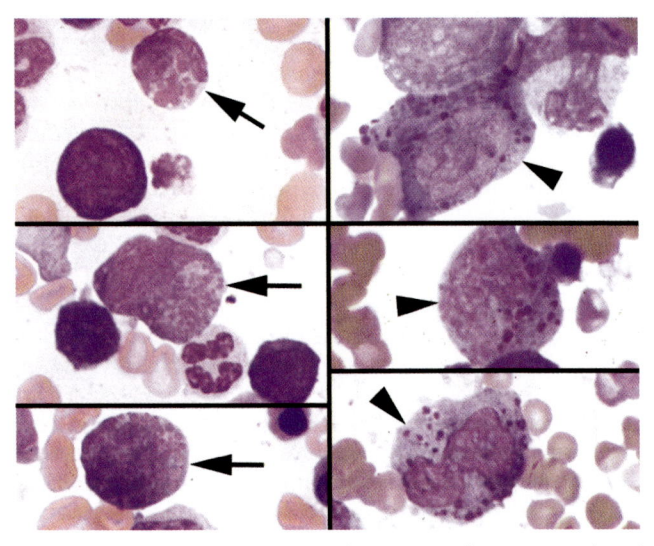

Figura 15.3 *Esquerda*: vários estágios de maturação de precursores de eosinófilos (*setas*). *Direita*: vários estágios de maturação de precursores de basófilos (*pontas de seta*). Os grânulos podem estar sobrepostos ao núcleo, dificultando a identificação do estágio específico de maturação. (Coloração de Wright.)

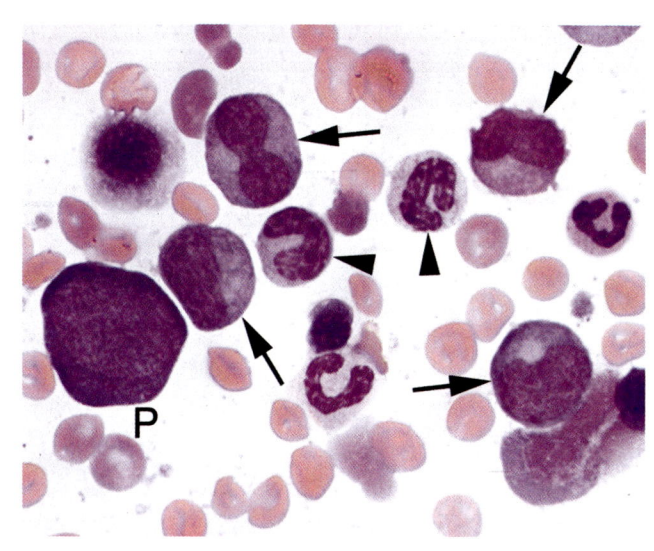

Figura 15.4 Aspirado de medula óssea de um cão com hiperplasia granulocítica e monocítica. É difícil distinguir os precursores de monócitos (*setas*) dos precursores de granulócitos (*pontas de seta*). A cromatina é mais grosseira em precursores granulocíticos. P = progranulócito. (Coloração de Wright.)

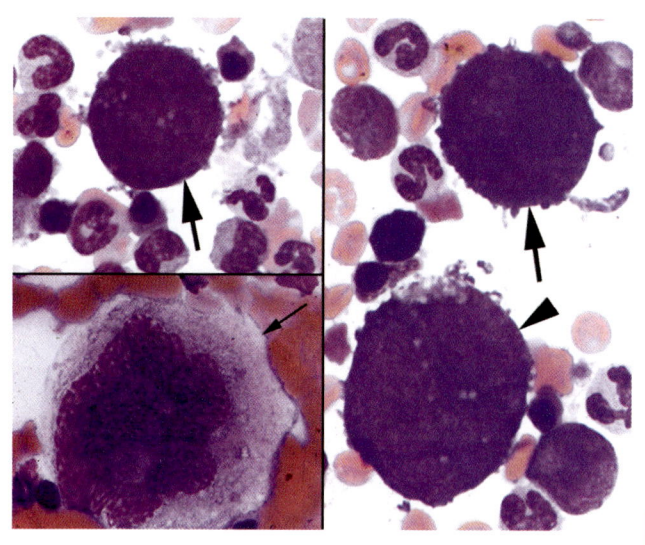

Figura 15.5 Vários estágios de maturação da série megacariocítica. *Setas grandes*: megacarioblastos; *ponta de seta*: promegacariócito; *seta pequena*: megacariócito maduro. (Coloração de Wright.)

não se dividem; tornam-se muito grandes e multinucleadas, com 16 núcleos ou mais. No entanto, os núcleos não são entidades separadas e assemelham-se a uma grande estrutura multilobulada no centro da célula. Os estágios de maturação da série megacariocítica, de célula imatura a madura, são megacarioblasto, promegacariócito e megacariócito (Figura 15.5).

Inicialmente, os megacarioblastos são reconhecidos quando seu tamanho excede o de outros tipos de precursores. Em geral, os núcleos parecem mais densos do que aqueles de outros tipos de células blásticas, ou blastos, e comumente o citoplasma é intensamente basofílico.

Os promegacariócitos contêm de dois a quatro núcleos, normalmente conectados por finos filamentos de material nuclear, e citoplasma agranular intensamente azulado. Em geral, também, são várias vezes maiores do que os rubriblastos ou mieloblastos.

Os megacariócitos são muito grandes (de 50 a 200 μm de diâmetro), com vários núcleos que formam massa de material nuclear lobulada. A coloração do citoplasma é mais clara do que aquela do promegacariócito. À medida que os megacariócitos se desenvolvem, seu tamanho aumenta, adquirem mais núcleos e o citoplasma torna-se granular e, às vezes, róseo-claro. Em esfregaços de medula óssea, com frequência notam-se núcleos de megacariócitos expostos.

Outras células

Os pequenos linfócitos da medula óssea assemelham-se àqueles do sangue, com núcleo arredondado e em geral denteado, cromatina difusa, sem nucléolo visível e escasso citoplasma azul-claro. Eles são ligeiramente menores do que os neutrófilos (Figura 15.6). Plasmócitos são linfócitos diferenciados que produzem imunoglobulina e seu tamanho é semelhante ao de neutrófilos. A aparência dos plasmócitos é muito semelhante àquela dos rubrícitos, exceto pelo fato de que o citoplasma dos plasmócitos é azul-claro e mais abundante, com zona de Golgi clara adjacente ao núcleo, que é frequentemente excêntrico e, às vezes, aparente (ver Figura 15.6). O núcleo é arredondado, com cromatina muito grosseira e densa e nucléolos não aparentes. Ocasionalmente, o citoplasma dos plasmócitos pode conter

grande quantidade de material eosinofílico (*i. e.*, "célula em chama") ou estruturas arredondas claras ou azul-claras que correspondem à imunoglobulina (ou seja, corpúsculos de Russel). Plasmócitos que contêm corpúsculos de Russel são denominados células de Mott (Figura 15.7).

Linfoblastos raramente são notados em aspirados de medula óssea de animais normais e sua presença frequentemente indica doença linfoproliferativa. Linfoblastos são células pequenas ou grandes, com núcleo arredondado ou oval, cromatina nuclear finamente pontilhada ou ligeiramente grosseira, um ou mais nucléolos e quantidade pequena a moderada de citoplasma azul-claro, sem grânulo azurofílico. O contorno nuclear pode parecer ligeiramente denteado ou irregular. A razão núcleo:citoplasma em geral é maior do que aquela notada em mieloblastos. Os linfoblastos são diferenciados dos mieloblastos por cromatina ligeiramente mais grosseira,

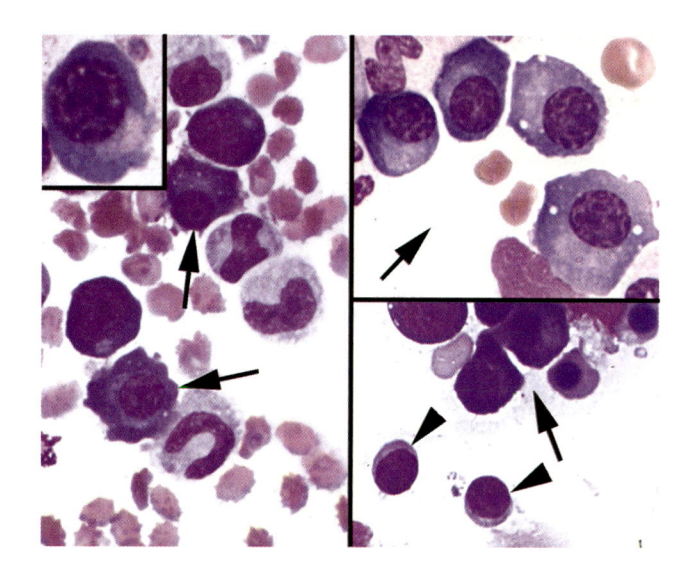

Figura 15.6 A aparência dos plasmócitos (*setas*) é variável, dependendo da espessura do esfregaço e do grau de achatamento das células. Em geral, os plasmócitos achatados parecem ter citoplasma abundante e evidente, com complexo de Golgi claro. *Destaque*: plasmócito em maior aumento. Observe a cromatina grosseira e a zona de Golgi clara. Os linfócitos (*pontas de seta*) contêm pequena quantidade de citoplasma. (Coloração de Wright.)

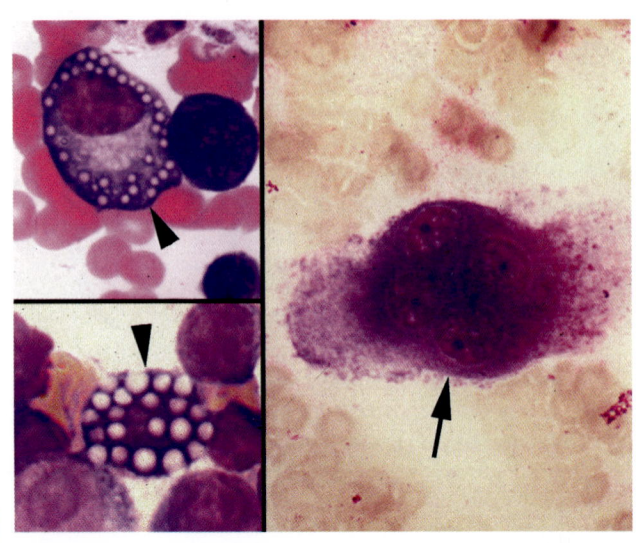

Figura 15.7 *Esquerda*: plasmócitos vacuolizados (células de Mott) contendo agregados de imunoglobulinas (corpúsculos de Russel). *Direita*: osteoclasto, que pode ser diferenciado do megacariócito porque os núcleos dos osteoclastos são mais separados do que lobulados. (Coloração de Wright.)

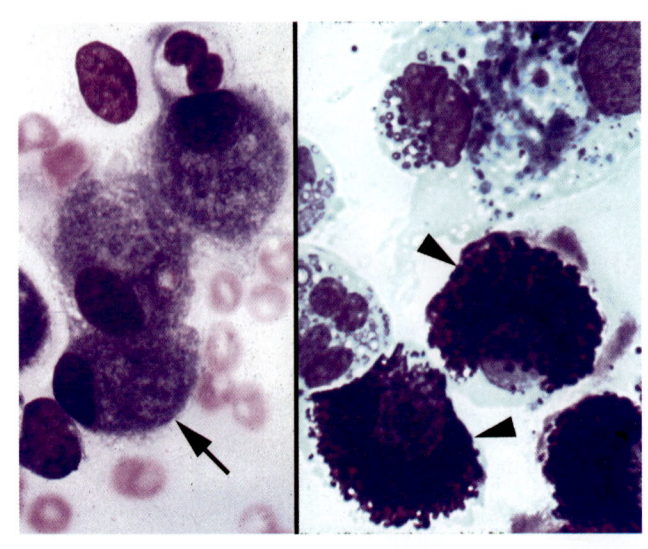

Figura 15.8 *Esquerda*: osteoblastos, os quais têm aparência semelhante à dos plasmócitos, porém são maiores, com cromatina menos condensada e margens citoplasmáticas menos distintas (*seta*). *Direita*: mastócitos com abundância de grânulos citoplasmáticos que tendem a se sobrepor aos núcleos arredondados (*pontas de seta*). (Coloração de Wright.)

menor quantidade de citoplasma e ausência de grânulo azurofílico. Os linfoblastos podem ser semelhantes a rubriblastos, mas a forma do núcleo dos linfoblastos não é totalmente arredondada.

Os macrófagos originam-se de monócitos e há pequena quantidade dessas células na medula óssea normal. A aparência dos macrófagos é muito variável. Normalmente, o núcleo é arredondado ou ligeiramente reniforme e, em geral, os nucléolos são menores e imperceptíveis. O citoplasma é cinza-azulado e frequentemente vacuolizado; no citoplasma, também pode haver pequenos grânulos róseos. O núcleo dos macrófagos pode conter vários nucléolos pequenos. Os macrófagos comumente fagocitam restos celulares, inclusive núcleos expelidos dos metarrubrícitos, e, em geral, contêm hemossiderina, um produto da metabolização das hemácias que contém ferro.

É possível constatar osteoblastos e osteoclastos em aspirado de medula óssea de animais jovens e naqueles nos quais esteja ocorrendo remodelagem óssea. Osteoclastos são células multinucleadas muito grandes, que podem ser semelhantes aos megacariócitos, mas seus núcleos são individuais, não aderidos uns aos outros (diferentemente do que ocorre com os megacariócitos). O citoplasma é basofílico e pode conter alguns grânulos róseos ou azurofílicos. Os osteoclastos são macrófagos especializados oriundos de monócitos que atuam na lise óssea (ver Figura 15.7). A aparência dos osteoblastos é semelhante àquela dos plasmócitos, porém são células maiores (Figura 15.8). Contêm núcleos excêntricos arredondados ou ovais que parecem liberados de uma extremidade da célula; também têm abundante citoplasma basofílico e uma zona de Golgi clara. Ademais, pode haver pequenos grânulos citoplasmáticos róseos ou azurofílicos.

Mastócitos são facilmente identificados na medula óssea e, embora raramente observados, normalmente estão presentes em quantidade muito pequena. Mastócitos são células grandes, arredondadas e distintas, com abundância de pequenos grânulos metacromáticos no citoplasma (ver Figura 15.8). Em geral, podem ser diferenciados dos mielócitos basofílicos porque os grânulos de mastócitos são menores e mais numerosos. Os mastócitos são mais evidentes e, possivelmente, em maior

quantidade quando há hipocelularidade da medula óssea, como ocorre no caso de ehrlichiose. Quando se nota quantidade abundante de mastócitos, é provável que haja infiltração por neoplasia desse tipo celular.

Fibrócitos e fibroblastos são constatados apenas raramente, mesmo em aspirado de medula óssea de animais com mielofibrose, porque essas células não esfoliam facilmente. Seu núcleo é arredondado ou oval e o citoplasma é ligeiramente basofílico e fusiforme.

Citoquímica e imunofenotipagem

Às vezes, as reações citoquímicas são úteis na identificação de células. Essas reações de coloração baseiam-se no fato de vários tipos celulares apresentarem quantidade, distribuição e atividade enzimática diferentes. Os corantes mais comumente utilizados são peroxidase, Sudão negro B, cloroacetato esterase, α-naftil acetato esterase, α-naftil butirato esterase e fosfatase alcalina (ALP). Peroxidase, Sudão negro B e cloroacetato esterase são marcadores de células mieloides (ou seja, granulocíticos). Esterases inespecíficas, α-naftil acetato esterase e α-naftil butirato esterase, as quais podem ser inibidas pelo fluoreto de sódio, são marcadores de monócitos, porém seu padrão de coloração é variável. Os monócitos podem apresentar alguns pequenos grânulos arredondados positivos ao corante Sudão negro B. Contudo, a reatividade à ALP é um tanto confusa porque a positividade à ALP é rara em neutrófilos imaturos de animais normais; contudo, em animais com leucemia mielógena aguda, células mieloides positivas à ALP são comuns. Além disso, nota-se atividade de ALP em alguns tipos de células linfoides, bem como em células com diferenciação monocítica em animais com leucemia mielomonocítica aguda. A coloração citoquímica de esfregaços de sangue e de medula óssea pode facilitar a classificação das células neoplásicas; no entanto, na maioria dos casos, a coloração é negativa, talvez em razão das anormalidades na diferenciação hematopoética associada à neoplasia.

O exame imunofenotípico baseia-se no uso de anticorpos monoclonais direcionados contra os antígenos da superfície das células hematopoéticas, de modo a determinar o perfil fenotípico dessas células, possibilitando sua identificação. Em geral, há necessidade de quantidade muito pequena de amostra; a citometria de fluxo com uso de anticorpos torna a técnica relativamente simples. Resumidamente, os anticorpos monoclonais direcionados contra as proteínas da superfície celular são conjugados com moléculas fluorescentes e misturados às células; em seguida, a amostra é examinada em citômetro de fluxo. Essa técnica propicia informações a respeito do tamanho das células, da expressão de alguma proteína de superfície celular específica e do conteúdo de tal proteína de superfície. Os fenótipos das células normais e das neoplásicas são continuamente classificados à medida que aumenta a disponibilidade de anticorpos monoclonais. Provavelmente, a imunofenotipagem substituirá o exame citoquímico na classificação de células hematopoéticas. Ver Capítulo 14 para mais informações.

Avaliação e interpretação de esfregaços de medula óssea

Os achados em esfregaços de medula óssea devem ser examinados e interpretados juntamente com os resultados do hemograma completo. Por exemplo, se o animal tiver menor quantidade de plaquetas (trombocitopenia), a avaliação da população de megacariócitos tornar-se-á particularmente importante.

Celularidade

Deve-se utilizar objetiva de pequeno aumento (10×) para o exame geral do esfregaço e de grande aumento (100×) para verificar o grau de celularidade e a quantidade de gordura presente (Figura 15.9). É difícil avaliar a celularidade de amostras de medula óssea hemodiluídas. A celularidade normal da medula é variável; contudo, normalmente cerca de 50% do tecido medular consiste em gordura e 50% em células. Observa-se aumento da celularidade quando há maior produção de linhagens celulares mieloides ou eritroides em resposta à perda, à destruição ou ao consumo de células. As causas anormais de aumento de celularidade incluem doenças linfoproliferativas e mieloproliferativas, bem como outros tipos de neoplasia. Pode-se notar menor celularidade nos casos de doenças como mielofibrose, infecção por alguns microrganismos infecciosos (inclusive *Ehrlichia* spp., em cães, vírus da leucemia felina [FeLV]), intoxicação por estrógeno (em cães e furões), intoxicação por medicamentos (inclusive alguns quimioterápicos comumente utilizados), substâncias químicas tóxicas à medula, radiação e enfermidades imunomediadas, nas quais haja destruição de células-tronco (Figura 15.10). A diminuição da celularidade é denominada hipoplasia; a ausência total de célula é considerada aplasia. Hipoplasia de apenas uma linhagem celular é relativamente comum; por outro lado, a aplasia em geral envolve todas as linhagens de células. Aplasia eritroide ou mieloide é rara. O exame histopatológico de amostra obtida por biopsia de fragmento (*core biopsy*) é indicada quando não for possível determinar a celularidade no exame do aspirado de medula óssea.

Megacariócitos

Para a avaliação da quantidade de megacariócitos utiliza-se uma objetiva de pequeno aumento (10×); o valor deve ser considerado aumentado (hiperplasia), diminuído (hipoplasia) ou normal. A interpretação dessa estimativa depende da contagem de plaquetas no sangue periférico. Áreas com alta celularidade normalmente contêm, no mínimo, alguns megacariócitos; a menos que haja hemodiluição excessiva da amostra, deve haver pelo menos de 5 a 10 megacariócitos no esfregaço de medula óssea. Em pacientes com aumento do consumo de plaquetas (p. ex., animais com coagulopatia intravascular disseminada) ou com maior taxa de destruição (p. ex., animais com trombocitopenia imunomediada), a quantidade de megacariócitos na medula deve estar aumentada. Os animais com hiperplasia megacariocítica podem ter 50 megacariócitos, ou mais, no campo celular do esfregaço. Tipicamente, na hiperplasia megacariocítica, nota-se maior quantidade de megacarioblastos, promegacariócitos e megacariócitos menores e mais imaturos. Em pacientes trombocitopênicos com hiperplasia megacariocítica, em geral, verifica-se aumento do tamanho das plaquetas em razão da

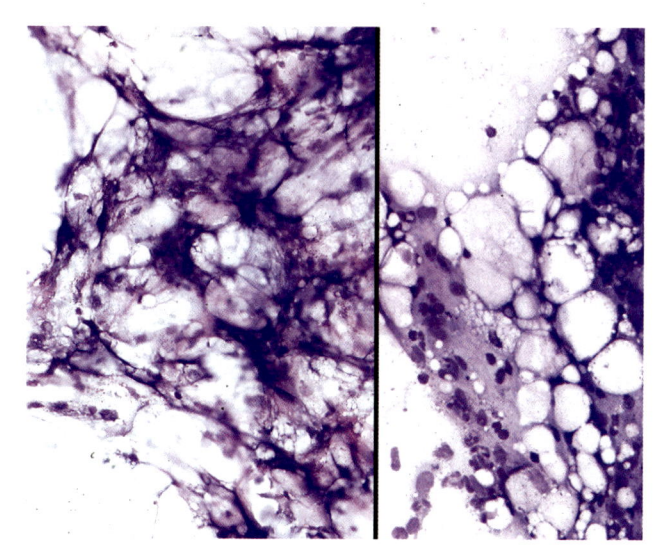

Figura 15.9 Aspirado de medula óssea de um cão, pequeno aumento. O grau de celularidade está normal, com tendência a aumento. A celularidade é avaliada pela densidade das camadas de células, como exemplificado na figura, ou pela estimativa da razão gordura:células nas partículas. (Coloração de Wright, pequeno aumento.)

Figura 15.10 Aspirado de medula óssea de um gato com hipoplasia medular generalizada, pequeno aumento. *Direita*: há vários adipócitos, com pouquíssima celularidade hematopoética. *Esquerda*: notam-se adipócitos rompidos e estroma, com algumas células hematopoéticas. (Coloração de Wright, pequeno aumento.)

liberação precoce das plaquetas; esse aumento de tamanho é semelhante àquele de hemácias imaturas. No esfregaço de medula óssea de animais com trombocitopenia causada por produção deficiente de plaquetas, há muito pouco, ou nenhum, megacariócito. É rara a ocorrência de hipoplasia megacariocítica sem hipoplasia eritroide e mieloide; pode ser causada pela destruição imunomediada de megacariócitos.

Razão mieloide:eritroide

Com uma objetiva de 10× é possível selecionar áreas apropriadas, não muito espessas e nas quais as células se apresentem íntegras; em seguida, faz-se o exame adicional da medula óssea utilizando objetiva de 50× ou 100×, em óleo de imersão (para obter aumentos de 500 e 1.000 vezes, respectivamente). Nesses aumentos maiores, é possível identificar os precursores eritroides e mieloides e estimar a razão mieloide:eritroide (M:E) (Figura 15.11). Em geral, o valor dessa razão é tão importante quanto a real quantificação. Para obter a razão M:E, faz-se a contagem de 300 a 500 células nucleadas, classificando-as como mieloides ou eritroides. Essa classificação deve basear-se no exame de vários locais diferentes, pois alguns campos do esfregaço podem conter, predominantemente, precursores granulocíticos, enquanto, em outros, predominam precursores eritroides.

A razão M:E normal difere entre as espécies, mas, em geral, varia de 0,5:1 a 3:1. Menor ou maior produção de linhagens celulares altera a razão M:E e tais alterações devem ser interpretadas juntamente com os resultados do hemograma, em especial do hematócrito e da contagem de neutrófilos. Por exemplo, se houver aumento da razão M:E, o animal apresentará anemia e a contagem de neutrófilos do sangue será normal; portanto, um aumento da razão M:E deve-se mais à menor produção de hemácias do que ao aumento da produção de neutrófilos. Ao contrário, se o animal não apresentar anemia e houver aumento da contagem de neutrófilos, a maior razão M:E dever-se-á mais ao aumento da produção de neutrófilos do que à menor produção de hemácias.

Diminuição da razão M:E

Menor razão M:E pode indicar aumento da produção de hemácias, como aquela constatada na anemia regenerativa (ou seja, hiperplasia eritroide), diminuição na produção de neutrófilos

(*i. e.*, hipoplasia mieloide) ou uma combinação dessas duas condições (Figura 15.12). Hipoplasia mieloide sem hipoplasia eritroide é rara; quando presente, está em geral associada à mielodisplasia ou a doenças mieloproliferativas.

Aumento da razão M:E

O aumento da razão M:E pode indicar maior produção de granulócitos (ou seja, hiperplasia mieloide) e/ou diminuição na produção de hemácias (ou seja, hipoplasia eritroide) (Figura 15.13). Em geral, a hiperplasia granulocítica deve-se à inflamação; entretanto, também pode ser constatada em animais com destruição imunomediada de neutrófilos e naqueles que se recuperam de lesão medular induzida por vírus, como acontece na infecção por parvovírus em cães (ou seja, enterite por parvovírus) e em gatos (ou seja, panleucopenia). As causas de hipoplasia eritroide são discutidas no Capítulo 8 e incluem insuficiência renal, doenças endócrinas e anemia induzida por doença inflamatória. A anemia induzida por doença inflamatória (ou seja, anemia de doença crônica) é uma das causas mais comuns de hipoplasia

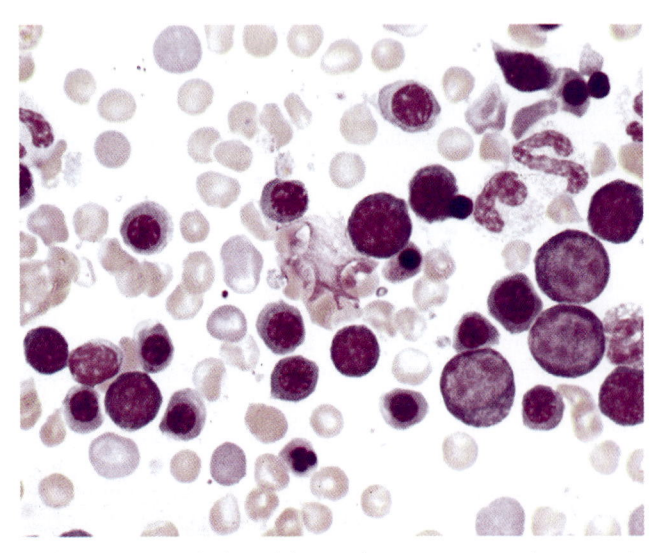

Figura 15.12 Aspirado de medula óssea de um cão com anemia regenerativa. A razão mieloide:eritroide está diminuída em razão da maior produção de hemácias (hiperplasia eritroide). (Coloração de Wright.)

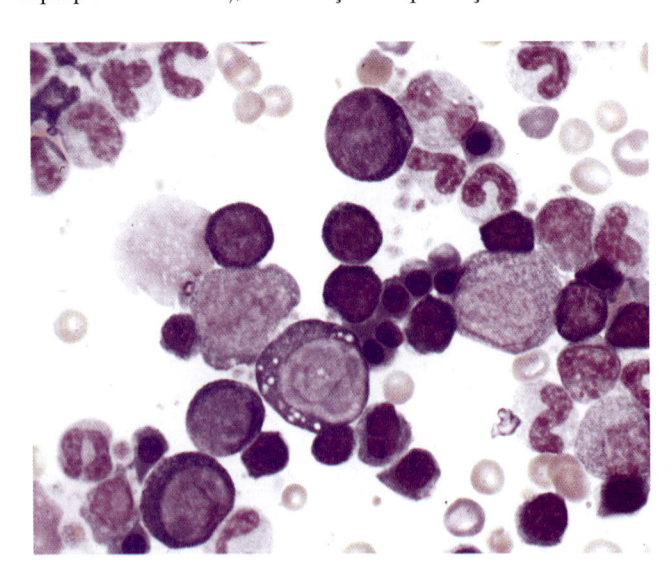

Figura 15.11 Aspirado de medula óssea de um cão. Há precursores mieloides e eritroides, com razão mieloide:eritroide normal de, aproximadamente, 1. (Coloração de Wright.)

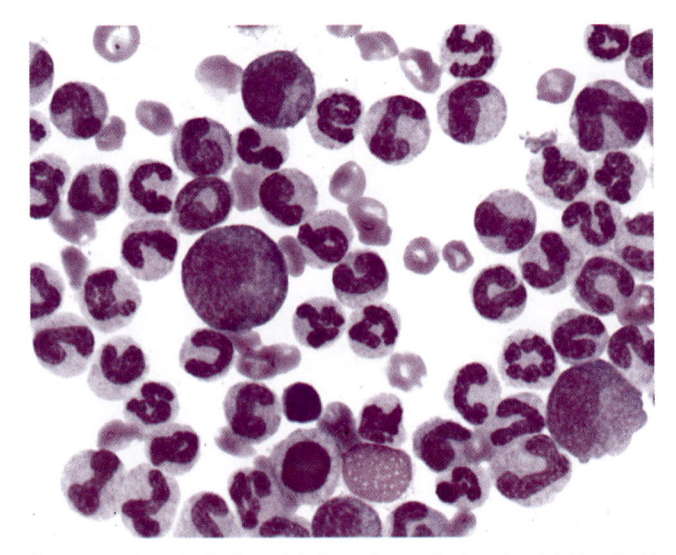

Figura 15.13 Aspirado de medula óssea de um cão. A razão mieloide:eritroide está muito aumentada devido à maior produção de granulócitos (hiperplasia mieloide). (Coloração de Wright.)

eritroide discreta em animais domésticos. Em geral, a hiperplasia granulocítica e o aumento da reserva de ferro (*i. e.*, de hemossiderina) também são constatados na medula desses pacientes. Aplasia eritrocitária pura é rara; porém, quando presente, com frequência é causada por destruição imunomediada de precursores eritroides muito imaturos.

Regularidade da maturação

Deve-se determinar a sequência e a terminação da maturação das células eritroides e mieloides. As células blásticas, ou blastos, dividem-se e originam de 16 a 32 células maduras. Deve haver cerca de 80 a 90% de células mais maduras (*i. e.*, metamielócitos, bastonetes e neutrófilos, na série mieloide, e rubrícitos e metarrubrícitos, na série eritroide) e hemácias policromatofílicas. A progressão ordenada da maturação em geral é denominada "pirâmide", com poucas formas imaturas no topo e várias formas mais maduras na base (Figura 15.14).

A maturação desordenada dos precursores eritroides e mieloides comumente é constatada em animais com leucemia e mielodisplasia; também pode ser constatada em animais com doenças não neoplásicas. Uma aparente parada na maturação da série eritroide, frequentemente no estágio de rubrícitos, pode ser verificada em pacientes com destruição imunomediada de células eritroides imaturas. Esses animais não manifestam resposta regenerativa típica, como aquela normalmente verificada em animais com anemia hemolítica imunomediada. Com frequência, há menor quantidade, ou ausência, de metarrubrícitos e hemácias policromatofílicas na medula óssea desses pacientes.

Comumente, em aspirados de medula óssea de animais com neutropenia imunomediada, nota-se interrupção aparente semelhante na maturação da série granulocítica, com frequência associada a hiperplasia mieloide marcante (Figura 15.15). Essa "interrupção" pode ocorrer em qualquer estágio de maturação granulocítica, mas, frequentemente, é notada no estágio de metamielócito. A medula óssea de animais que apresentam destruição imunomediada pode ser semelhante àquela de pacientes com leucemia granulocítica, porém a quantidade de mieloblastos em geral é menor em pacientes com doença imunomediada. Outras condições que causam maturação desordenada de granulócitos incluem doença inflamatória grave (com consumo de células mais maduras) e recuperação de neutropenia induzida por vírus.

Macrófagos e reservas de ferro

Macrófagos (*i. e.*, histiócitos) normalmente estão presentes em pequena quantidade (< 1% das células nucleadas); em animais normais, ocasionalmente, pode-se notar fagocitose de hemácias e de restos nucleares pelos macrófagos. A quantidade de macrófagos pode estar aumentada em animais com doença imunomediada e, às vezes, são constatados macrófagos que contêm neutrófilos, plaquetas e hemácias nucleadas fagocitadas (Figura 15.16). Outras causas de maior destruição celular, como a necrose de medula óssea provocada por medicamentos, toxinas ou radiação, podem resultar em maior quantidade de macrófagos. Nesses casos, em geral, constatam-se outras evidências morfológicas de necrose, tais como picnose e aumento de vacuolização citoplasmática.

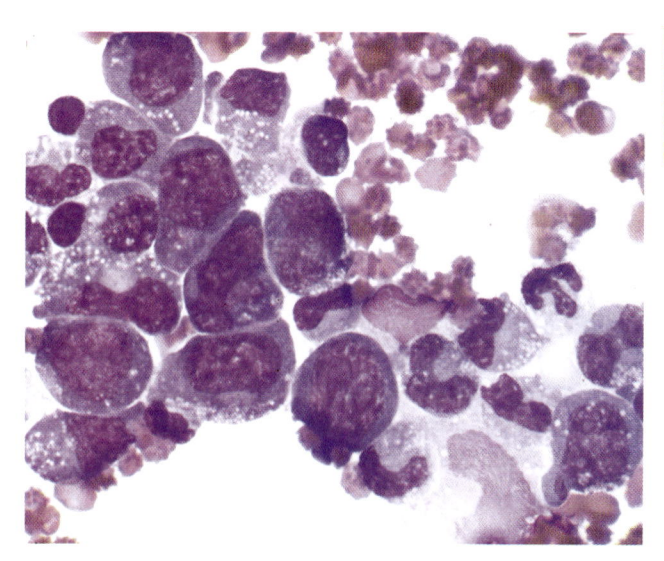

Figura 15.15 Aspirado de medula óssea de um cão com neutropenia imunomediada. Hiperplasia mieloide marcante é evidente, com maior proporção de precursores granulocíticos mais imaturos e alguns granulócitos maduros, por causa da destruição imunomediada de células mais maduras. Observe que o citoplasma é basofílico e vacuolizado, provavelmente devido à maior taxa de produção celular. (Coloração de Wright.)

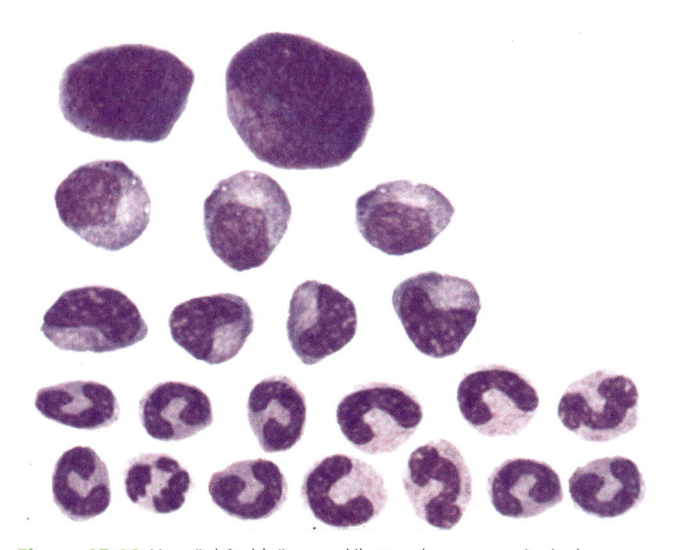

Figura 15.14 Uma "pirâmide" normal ilustrando uma sequência de maturação de precursores mieloides. Algumas formas de células muito imaturas formam o topo da pirâmide; várias células mais maduras formam a base.

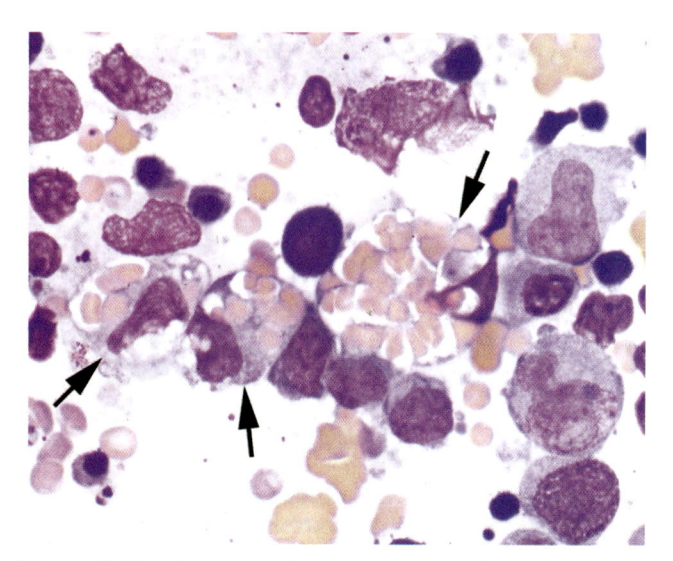

Figura 15.16 Aspirado de medula óssea de um gato. Nota-se maior quantidade de macrófagos (*setas*) que fagocitaram várias hemácias. Esse grau de atividade fagocítica é anormal e sugere hemólise imunomediada ou síndrome hemofagocítica. (Coloração de Wright.)

Em animais com síndrome hemofagocítica é possível verificar aumento marcante da quantidade de macrófagos, condição também denominada histiocitose hemofagocítica; é uma doença rara caracterizada por proliferação histiocítica benigna induzida por doenças infecciosas, neoplásicas ou metabólicas. Um estudo[1] retrospectivo constatou síndrome hemofagocítica em 3,9% de cães, dos quais foram obtidos aspirados de medula óssea. Essa síndrome está associada a citopenia de, no mínimo, duas linhagens celulares e com mais de 2% de macrófagos hemofagocíticos na medula óssea. Com base na morfologia das hemácias (*i. e.,* ausência de esferócitos e de aglutinação) e no resultado negativo ao teste de Coombs, essa síndrome deve ser diferenciada de doenças imunomediadas de ocorrência bem mais comum. Macrófagos representam um componente celular marcante na medula óssea de animais com síndrome hemofagocítica; têm aparência normal e são bem diferenciados, com núcleo ameboide e citoplasma azul-claro abundante. Vários macrófagos contêm, em seu citoplasma, células hematopoéticas fagocitadas (Figura 15.17). Com frequência, os cães com síndrome hemofagocítica manifestam febre, icterícia, esplenomegalia, hepatomegalia e diarreia e acredita-se que aqueles com síndrome hemofagocítica associada à infecção apresentem maior taxa de sobrevivência em comparação com animais que apresentam outras causas de síndrome hemofagocítica. O aumento da população de macrófagos também é constatado em animais com histiocitose maligna, que é uma proliferação neoplásica de histiócitos (ver adiante).

Deve-se verificar a presença ou a ausência de hemossiderina (*i. e.,* reserva de ferro) nos macrófagos (Figura 15.18). Em geral, não há necessidade de corantes especiais para o ferro, como o azul da Prússia (ver Figura 15.18), pois a hemossiderina pode ser facilmente visualizada com o uso de corantes do tipo Romanowsky. Raramente se constata hemossiderina em aspirados de medula óssea de gatos normais; no entanto, em geral, é abundante em esfregaços de medula óssea de cães e de equinos normais. Os animais com anemia por deficiência de ferro têm deficiente reserva de ferro na medula; os pacientes com anemia induzida por doença inflamatória podem ter maior reserva de ferro.

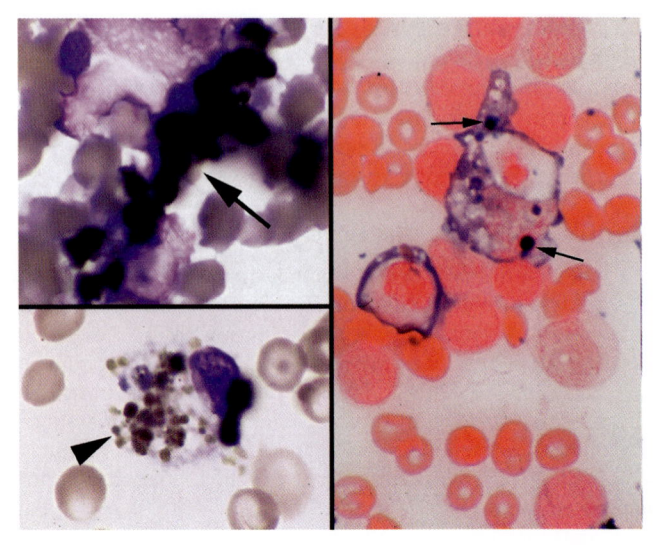

Figura 15.18 Aspirado de medula óssea de um cão. *Esquerda superior*: agregado de hemossiderina (reserva de ferro; *seta*) oriundo de macrófago rompido. (Coloração de Wright.) *Esquerda inferior*: macrófago (*ponta de seta*) contendo hemossiderina. (Coloração de Wright.) *Direita*: coloração de ferro com azul da Prússia, mostrando a cor azul do mineral (*setas pequenas*).

Outras células

A presença e a porcentagem de outros tipos celulares, como linfócitos e plasmócitos, também devem ser verificadas. Em animais submetidos a estímulo antigênico, a quantidade de plasmócitos pode estar muito aumentada, podendo haver pequenos grupos dessas células. Normalmente, cerca de 2% das células da medula óssea, ou menos, são plasmócitos. Cerca de 15% das células de esfregaço de medula óssea de cães sadios, ou menos, podem ser linfócitos, enquanto em gatos normais até 20% das células podem ser linfócitos. Em geral, as quantidades de plasmócitos e linfócitos em esfregaço de medula óssea variam de uma área para outra do esfregaço.

Microrganismos

Ocasionalmente, pode haver microrganismos em aspirados de medula óssea. Bactérias são muito raramente constatadas; entretanto, é possível constatar *Histoplasma capsulatum* (Figura 15.19), *Toxoplasma gondii* (Figura 15.20), *Leishmania donovani* (Figura 15.21) *Cytauxzoon felis* e, raramente, *Ehrlichia* spp. Hemoparasitas, como *Mycoplasma* ou *Babesia* spp., também podem ser vistos em aspirados de medula óssea.

Anormalidades de células-tronco da medula óssea

Lesões reversíveis de células-tronco

A lesão reversível é, por natureza, transitória e, portanto, em geral, manifesta-se como neutropenia devido à meia-vida breve dos neutrófilos no sangue (ver Capítulo 12). Entre as causas, incluem-se lesões causadas por vírus, medicamentos ou produtos químicos e quimioterápicos, como a doxorrubicina, que danificam rapidamente as células em divisão. Embora no início seja possível notar neutropenia, podem ocorrer trombocitopenia e anemia não regenerativa, caso a lesão persista por mais de 1 a 2 semanas. Em geral, se o animal não apresentar complicação

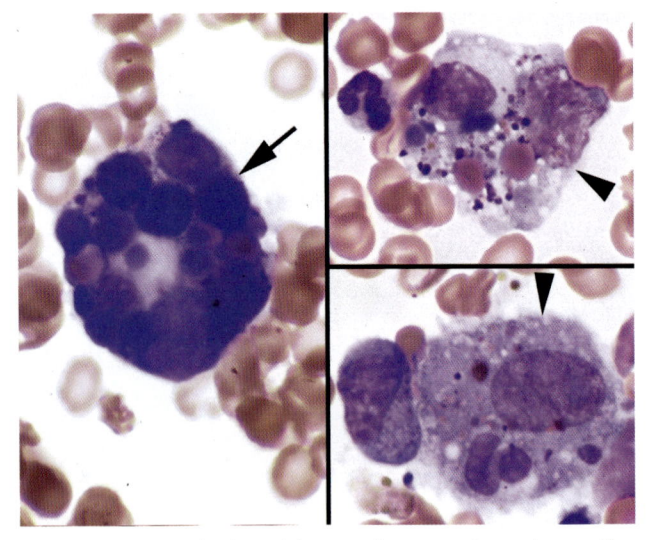

Figura 15.17 Aspirado de medula óssea de um cão. *Esquerda*: macrófago (*seta*) que fagocitou hemácias maduras e hemácias nucleadas. *Direita superior*: macrófago (*ponta de seta*) que fagocitou hemácias, uma grande célula nucleada, plaquetas e restos celulares. *Direita inferior*: macrófago (*ponta de seta*) que fagocitou um neutrófilo e que contém hemossiderina. Fagocitose de plaquetas e células imaturas pode ser constatada em doença imunomediada e na síndrome hemofagocítica. (Coloração de Wright.)

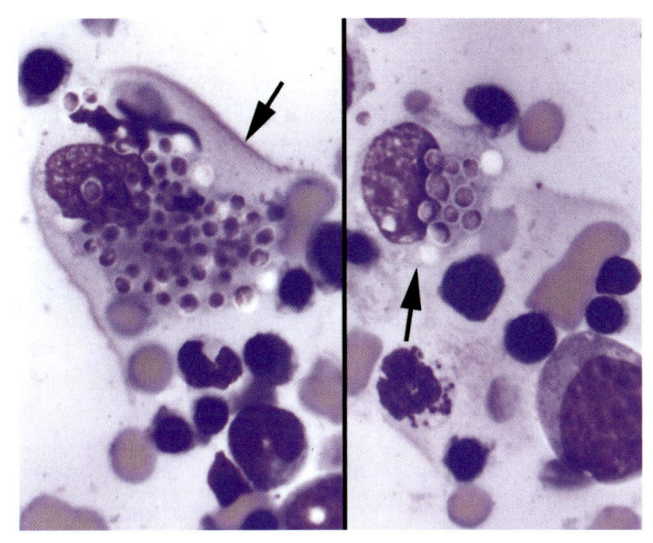

Figura 15.19 Aspirado de medula óssea de um gato. Macrófagos (*setas*) contêm vários *Histoplasma capsulatum*, os quais são leveduras arredondadas com uma fina cápsula bem delimitada. (Coloração de Wright.) (Cortesia de Antech Diagnostics.)

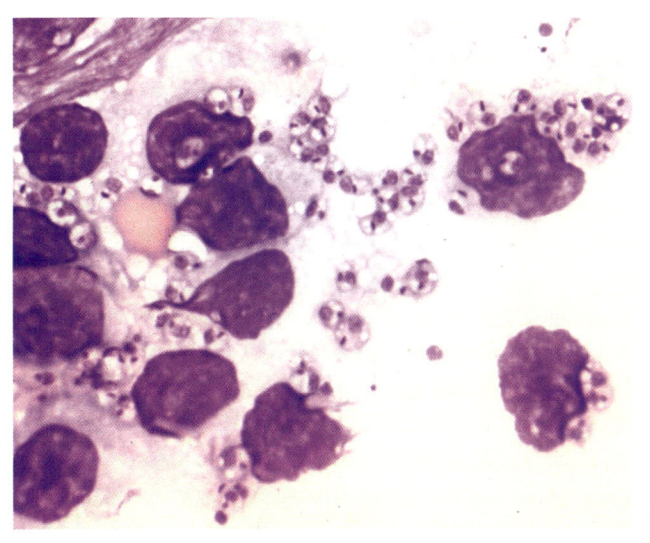

Figura 15.21 Aspirado de medula óssea de um cão. Observe as células mononucleares rompidas, com várias *Leishmania donovani*. Esses microrganismos são ovais, com típica estrutura escura em forma de bastonete (cinetoplasto). (Coloração de Wright.)

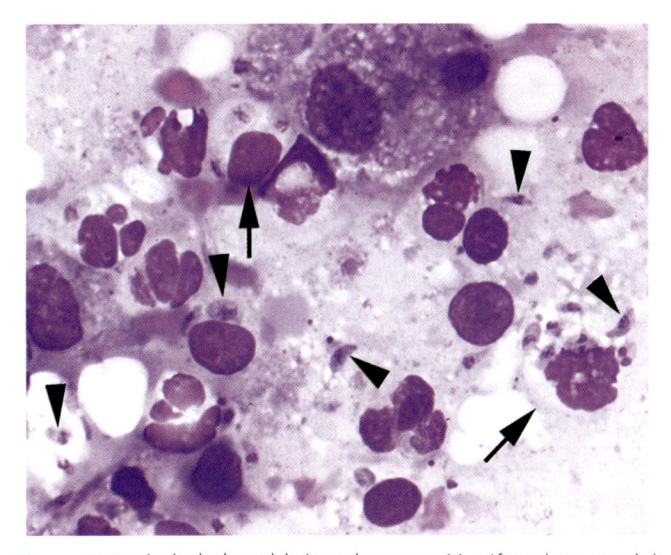

Figura 15.20 Aspirado de medula óssea de um gato. Macrófagos (*setas grandes*) contêm trofozoítos de *Toxoplasma gondii*. Trofozoítos individuais (*pontas de seta*) têm forma de "lua crescente" característica e núcleo central. (Coloração de Wright.)

associada às citopenias, pode-se esperar que as células-tronco se recuperem e produzam nova população de células no sangue com quantidades normais de células.

Aparentemente, alguns medicamentos e produtos químicos têm ação tóxica direta nas células-tronco. Em animais, os medicamentos associados à lesão de células-tronco incluem estrógeno (em cães e furões), fenilbutazona (em cães) e albendazol, um anti-helmíntico de amplo espectro (em cães e gatos). Pode ocorrer intoxicação por estrógeno em cadelas que receberam estrógeno exógeno para tratamento de prenhez indesejável, cessação de pseudoprenhez ou para incontinência urinária. Pode ocorrer mielossupressão em decorrência da administração de dose excessiva de estrógeno ou em razão da sensibilidade inata do paciente ao estrógeno. Em cães, o estrógeno endógeno produzido por tumor de célula de Sertoli, em machos, ou por ovários císticos, em fêmeas, também pode resultar em supressão da medula óssea. Como em fêmeas de furão a ovulação é induzida, a supressão medular causada por estrógeno endógeno é um distúrbio comum e potencialmente fatal nessa espécie. O mecanismo de intoxicação por

estrógeno não está claro, mas acredita-se que seja decorrência de secreção, por células do estroma do timo, de uma substância induzida por estrógeno, que inibe as células-tronco. A supressão de medula óssea é paradoxalmente precedida por trombocitose inicial e neutrofilia.

Outros medicamentos podem provocar destruição de células por mecanismos imunomediados. Em cães, o uso da combinação trimetoprima-sulfadiazina, de cefalosporina e de fenobarbital tem sido associado à pancitopenia, que pode ser imunomediada. Metimazol, utilizado no tratamento de gatos com hipertireoidismo, está associado a neutropenia e trombocitopenia em cerca de 20% dos gatos tratados. Em geral, a lesão de célula-tronco imunomediada ou relacionada com o uso de medicamento regride com a cessação do medicamento. Lesão de célula-tronco imunomediada idiopática em geral responde à terapia imunossupressora; no entanto, a resposta pode demorar várias semanas e, com frequência, há necessidade de tratamento de longa duração para sua cura.

Pode haver desenvolvimento de mielofibrose em resposta a vários tipos de lesão de medula óssea. Provavelmente, qualquer fator com ação tóxica direta às células hematopoéticas pode lesionar a microvasculatura da medula, ocasionando necrose e subsequente fibrose. Mielofibrose também tem sido associada a doenças mieloproliferativas e linfoproliferativas e a outros tipos de neoplasia, anemia hemolítica crônica secundária a deficiência de piruvatoquinase, radiação e outras causas não identificadas.

Lesões irreversíveis de células-tronco

Ao contrário das lesões de células-tronco reversíveis, as lesões irreversíveis devem-se à anomalia intrínseca no comportamento de proliferação ou no controle do ingresso das células-tronco no mecanismo de hematopoese diferenciada. Em geral, esses tipos de lesões são considerados irreversíveis porque não regridem espontaneamente e a intervenção terapêutica quase nunca corrige a anormalidade de proliferação (exceto o transplante de medula óssea, no qual as células-tronco defeituosas são substituídas por células-tronco normais do doador). As causas desse tipo de lesão de célula-tronco não são bem compreendidas. No entanto, a fisiopatogênese, mais bem caracterizada em animais domésticos, envolve a infecção por FeLV em gatos. Em outros animais domésticos, quase sempre a causa é desconhecida.

A exposição crônica aos compostos químicos derivados do benzeno é um risco aos seres humanos e, raramente, pode causar lesão semelhante em animais. A radiação também pode induzir lesão em várias espécies. A manifestação da lesão de célula-tronco é muito variável (Figura 15.22). Essas manifestações são mais bem consideradas como sendo uma proliferação contínua, desde a ausência de produção de células até a proliferação neoplásica descontrolada. No grau intermediário dessa série contínua, tem-se a produção de células displásicas, em geral associada a um ou mais tipos de citopenia e com discretas anormalidades morfológicas nas células sanguíneas. É provável que vários casos iniciem como displasia e, com o passar do tempo, progridam para hipoplasia ou neoplasia. No exame clínico inicial, o estágio observado é variável em função do estágio da doença por ocasião da consulta. (Há descrições mais detalhadas desse mecanismo contínuo no Capítulo 16.)

Aplasias ou hipoplasia

Aplasia de medula óssea é uma anormalidade relativamente rara em cães e gatos. Entre as causas, incluem-se ehrlichiose crônica, parvovirose e infecção por FeLV, exposição a medicamentos e toxinas e fatores idiopáticos. O diagnóstico baseia-se na constatação de citopenias no sangue e hipoplasia ou aplasia de medula óssea, com o espaço medular preenchido por tecido adiposo. O tratamento depende da determinação da causa primária da falha da medula óssea; a recuperação é variável. A resposta hematológica pode ser um tanto seletiva, grave e indicar anemia não regenerativa (*i. e.*, hipoplasia ou aplasia eritrocitária pura) ou pancitopenia, em que neutropenia e trombocitopenia acompanham a anemia (*i. e.*, anemia aplásica). A confirmação do diagnóstico morfológico depende do exame de partículas da medula óssea ou do exame histopatológico a fim de distinguir hipocelularidade de amostra de medula óssea hemodiluída. Com frequência, nota-se plasmocitose medular, juntamente com ausência de células hematopoéticas, no paciente com ehrlichiose crônica e, às vezes, é tão marcante que deve ser diferenciada de mieloma múltiplo (ver Capítulo 14). A maioria dos casos de aplasia eritrocitária pura em cães, assim como aquela não associada à infecção por FeLV em gatos, provavelmente é imunomediada e vários deles respondem à terapia imunossupressora.

Dismielopoese

Dismielopoese é definida como uma alteração hematológica caracterizada pela presença de citopenias no sangue e de células displásicas em uma ou mais linhagens de células hematológicas, no sangue ou na medula óssea. As causas de dismielopoese incluem mutações adquiridas em células-tronco hematopoéticas (síndromes mielodisplásicas), anomalias congênitas na hematopoese e condições dismielopoéticas secundárias associadas a várias doenças, medicamentos ou toxinas. Entre as causas de dismielopoese secundária, incluem-se doenças hematológicas imunomediadas, neoplasias linfoides malignas e exposição a quimioterápicos. A dismielopoese secundária também é denominada síndrome não neoplásica de hematopoese não efetiva, na qual ocorre maturação dismórfica das células. Sem método para confirmar a clonalidade por análise citogenética, o diagnóstico de mielodisplasia neoplásica em cães baseia-se em exame microscópico comum de aspirado de medula óssea (ver Capítulo 16). As características morfológicas e citoquímicas de mielodisplasia neoplásica e de hematopoese não efetiva não neoplásica, em cães, são discutidas em outros textos em detalhes.[2]

Doenças neoplásicas envolvendo a medula óssea, exceto doenças linfoproliferativas ou mieloproliferativas

Leucemia de mastócito pode ser verificada em cães e gatos com mastocitose sistêmica secundária a tumor de mastócitos (Figura 15.23). Embora comumente seja realizado exame de aspirado de medula óssea para o estadiamento de tumores de mastócitos, muito raramente se constata envolvimento da medula por tumores de mastócitos. Também o exame da papa leucocitária para pesquisa de mastócitos raramente é útil porque, ocasionalmente, podem ser verificados mastócitos circulantes em animais que não apresentam tumor de mastócitos. A recomendação atual é que não seja realizada aspiração de medula óssea para estadiamento de rotina, mas pode ser indicada para aqueles cães que apresentam hemograma anormal ou àqueles que apresentam novo crescimento e progressão neoplásica ou um novo tumor.

Histiocitose maligna é uma doença proliferativa do sistema fagocitário mononuclear rapidamente progressiva – e, por fim, fatal – relatada em cães adultos, inclusive naqueles da raça Bernese Mountain e de outras raças. Relata-se maior ocorrência da doença em cães da raça Golden Retriever e nas raças Retriever

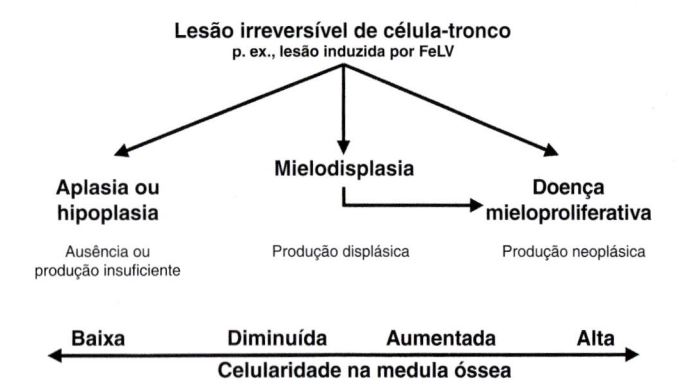

Lesão irreversível de célula-tronco
p. ex., lesão induzida por FeLV

Aplasia ou hipoplasia — Mielodisplasia — Doença mieloproliferativa

Ausência ou produção insuficiente | Produção displásica | Produção neoplásica

Baixa — Diminuída — Aumentada — Alta
Celularidade na medula óssea

Figura 15.22 Diagrama organizacional de lesões irreversíveis de células-tronco. Com o passar do tempo, a mielodisplasia pode progredir para neoplasia. A celularidade esperada nas anormalidades proliferativas é indicada na parte inferior do diagrama.

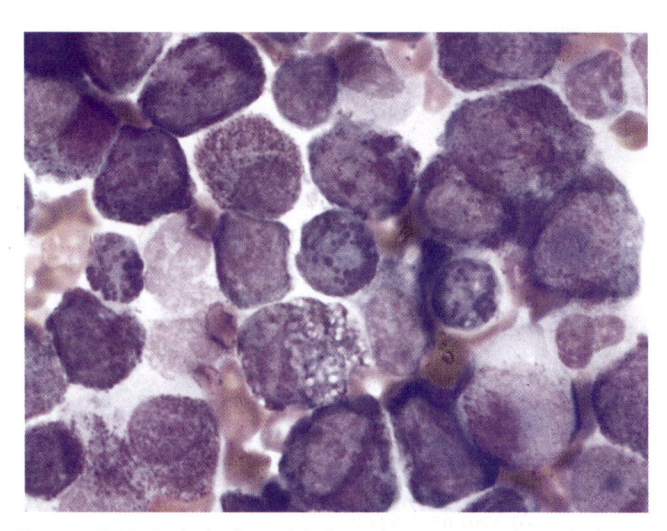

Figura 15.23 Aspirado de medula óssea de um cão com leucemia de mastócitos pouco diferenciados. Quase todas as células presentes são mastócitos com grânulos citoplasmáticos metacromáticos. No esfregaço sanguíneo desse cão também havia mastócitos. (Coloração de Wright.)

de pelame liso. Com frequência, a doença é caracterizada por proliferação sistêmica de grandes histiócitos pleomorfos individuais, multinucleados, com acentuada atipia celular e fagocitose de hemácias e leucócitos. Comumente há envolvimento da medula óssea, bem como de pulmão, linfonodos, fígado, baço e sistema nervoso central. A reatividade positiva das células neoplásicas a marcadores histiocitários (*i. e.*, lisozima e α_1-antitripsina) pode ser demonstrada em exame imuno-histoquímico (IHC). Essa reatividade imuno-histoquímica auxilia na diferenciação entre células histiocíticas neoplásicas e neoplasias epiteliais e linfoides, sendo importante para estabelecer um diagnóstico definitivo da neoplasia. A quantidade de histiócitos neoplásicos em aspirado de medula óssea é consistentemente muito alta. Esses histiócitos são células mononucleares notadamente atípicas, grandes, discretas e pleomorfas; seus núcleos são de redondos a ovais ou reniformes. Entre as características de malignidades incluem-se anisocariose e anisocitose marcantes, nucléolos proeminentes, figuras bizarras de mitose, intensa fagocitose de hemácias, leucócitos e de outras células tumorais, e quantidade moderada de citoplasma vacuolizado ligeiramente basofílico (Figura 15.24).

Adicionalmente, a constatação de células gigantes multinucleadas sustenta o diagnóstico. Outros achados são variáveis e podem incluir hipoplasia eritroide, com evidente citofagia de elementos da medula óssea, ou hipoplasia medular generalizada, com infiltração neoplásica de histiócitos atípicos e fagocitose marcante. Também é possível observar anormalidades hematológicas como anemia e trombocitopenia de discreta a marcante, juntamente com as anormalidades de medula óssea.

Tumores mesenquimais e epiteliais raramente ocasionam metástase na medula óssea. Os tumores epiteliais (*i. e.*, carcinomas) tendem a formar grupos de células coesivas facilmente distinguíveis de células hematopoéticas normais (Figuras 15.25 e 15.26). Entretanto, o diagnóstico de sarcomas metastáticos é mais difícil; eles se caracterizam pela presença de células fusiformes grandes e discretas que satisfazem vários critérios de malignidade (Figura 15.27). Essas células devem ser diferenciadas de fibroblastos, os quais podem ser notados na mielofibrose.

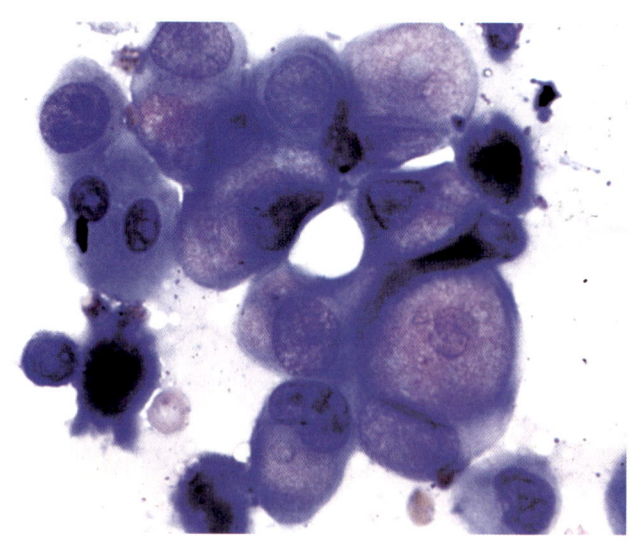

Figura 15.26 Aspirado de medula óssea mostrado na Figura 15.25, grande aumento. Observe as células epiteliais grandes que apresentam vários critérios de malignidade, inclusive células binucleadas com modelagem nuclear e nucléolos proeminentes. (Coloração de Wright.)

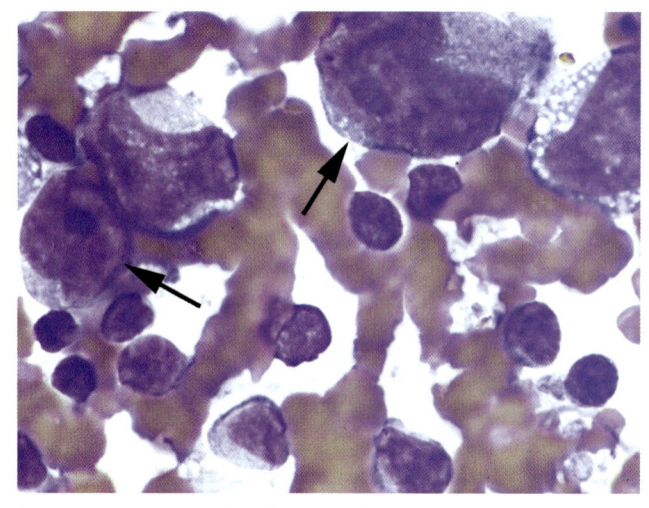

Figura 15.24 Aspirado de medula óssea de um cão com histiocitose maligna. Observe os histiócitos neoplásicos grandes, com nucléolos proeminentes, e morfologia irregular (*setas*). A maioria das outras células nucleadas desse campo são linfócitos pequenos. (Coloração de Wright.)

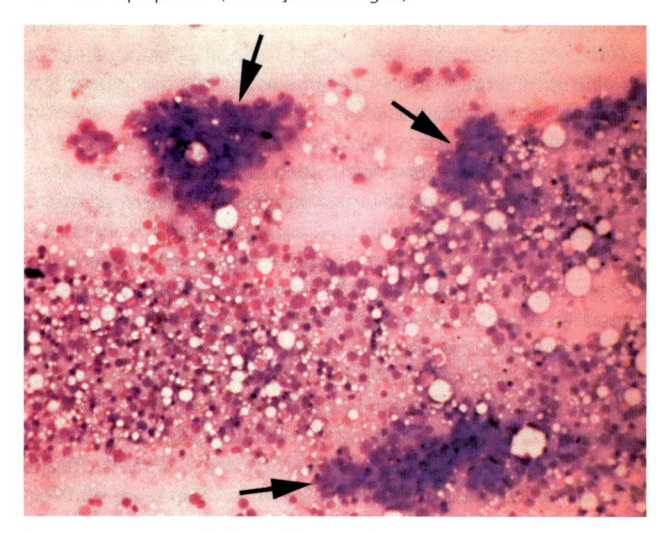

Figura 15.25 Aspirado de medula óssea de um cão com carcinoma mamário metastático, pequeno aumento. As ilhas de células (*setas*) são compostas de células epiteliais neoplásicas e podem ser diferenciadas de células hematopoéticas normais por sua tendência em aderir umas às outras. (Coloração de Wright. Pequeno aumento.)

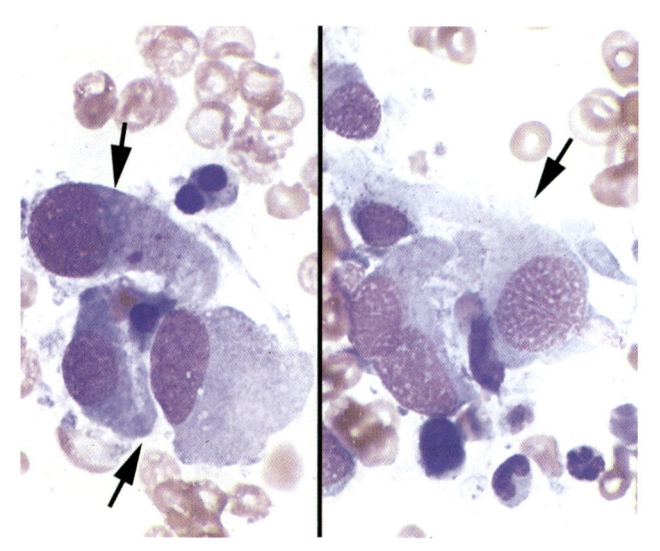

Figura 15.27 Aspirado de medula óssea de um cão com hemangiossarcoma metastático. Células neoplásicas fusiformes (*setas*) apresentam vários critérios de malignidade, inclusive núcleos de tamanhos variáveis, células de tamanhos variáveis, cromatina entrelaçada e nucléolos proeminentes. Observe que algumas células apresentam citoplasma com grânulos azurofílicos finos. (Coloração de Wright.) (Amostra cedida pela Dra. Kyra Somers, Idexx.)

16

Distúrbios Linfoproliferativos e Neoplasias Mieloides

Mary Anna Thrall

Department of Biomedical Sciences, Ross University School of Veterinary Medicine, Basseterre, Saint Kitts and Nevis

Visão geral das doenças linfoproliferativas e mieloproliferativas (leucemia)

A leucemia, uma proliferação neoplásica de células hematopoéticas na medula óssea, é definida pela presença de células sanguíneas neoplásicas no sangue periférico ou medula óssea, e é classificada de forma ampla em neoplasias mieloides e distúrbios linfoproliferativos. O diagnóstico desses distúrbios é estabelecido com base na descoberta de células características no sangue ou na medula óssea e anormalidades hematológicas associadas. Tipos específicos de células são identificados por sua aparência morfológica no sangue e em esfregaços de medula óssea corados por Wright, propriedades de coloração citoquímica, aparência de microscopia eletrônica e ligação de anticorpo monoclonal aos antígenos de superfície. Em alguns casos, as células podem parecer tão indiferenciadas morfologicamente, que classificar a doença nas categorias mieloproliferativa ou linfoproliferativa pode ser difícil (Figura 16.1). Neoplasias mieloides incluem proliferação neoplásica de hemácias, granulócitos, monócitos e megacariócitos. Linhagens celulares múltiplas podem ser neoplásicas se as células-tronco afetadas forem multipotenciais; um exemplo é a leucemia mielomonocítica, na qual tanto os neutrófilos quanto os monócitos são transformados neoplasicamente. Os distúrbios linfoproliferativos incluem leucemia linfoblástica aguda (LLA), leucemia linfocítica crônica (LLC) e mieloma múltiplo.

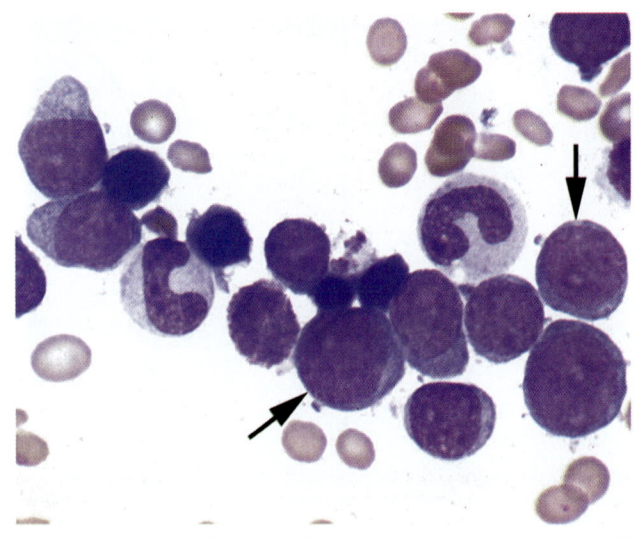

Figura 16.1 Aspirado de medula óssea de um gato. Grandes células indiferenciadas (*setas*) são difíceis de classificar com base na aparência morfológica. As células podem ser linfoblastos ou mieloblastos tipo 1. (Coloração de Wright.)

As leucemias também são classificadas de acordo com a concentração de células neoplásicas que estão circulando no sangue. Nas leucemias leucêmicas, muitas células neoplásicas estão circulando, resultando, assim, em aumento acentuado da contagem celular. Contudo, em pacientes com leucemias subleucêmicas, a contagem de células nucleadas é quase normal, com apenas algumas células neoplásicas circulando. Nenhuma célula neoplásica circulante é observada em esfregaços de sangue de pacientes com leucemia aleucêmica. O estabelecimento do diagnóstico de leucemia quando poucas ou nenhuma célula está circulando geralmente se baseia no exame do aspirado de medula óssea.

As leucemias também são classificadas como agudas ou crônicas com base principalmente na maturidade ou grau de diferenciação das células neoplásicas, bem como pelo curso clínico. As células neoplásicas em leucemias agudas são imaturas, muitas vezes com um nucléolo aparente (blásticas), e o tempo de sobrevida do paciente geralmente é bem curto. Por definição, a presença de 20% ou mais de células blásticas na medula óssea é diagnóstica de leucemia mieloide aguda (LMA). A porcentagem de células blásticas no sangue, no entanto, é bastante variável nesses pacientes. As leucemias agudas podem ser mieloides (LMA) ou linfoides (LLA), e células neoplásicas, na maioria dos casos de leucemias agudas, expressam CD34, um marcador para células-tronco/precursoras hematopoéticas que também funciona na migração celular. Ver Capítulo 14 para discussão da expressão da proteína CD (*cluster* de diferenciação) nas superfícies celulares que identificam vários tipos de células hematopoéticas usando anticorpos contra essas proteínas. Tanto as leucemias mieloides quanto linfoides agudas ocorrem mais comumente em cães de meia-idade (a idade média é de 7 a 8 anos). A diferenciação entre leucemia linfoide aguda e leucemia mieloide pode ser difícil, e se baseia em morfologia, expressão de proteínas da superfície celular e análise citoquímica. Algumas células não expressam proteínas da linhagem celular e permanecem não classificadas. As leucemias crônicas são caracterizadas pela predominância de células maduras, células mais bem diferenciadas no sangue e medula, e o tempo de sobrevida do paciente é maior. Células neoplásicas geralmente podem ser encontradas em outros órgãos além da medula óssea em pacientes com leucemia. O baço pode estar envolvido, e o fígado e os gânglios linfáticos também podem conter células neoplásicas (Figura 16.2).

Muitas mutações genéticas foram identificadas em seres humanos com leucemia, e o prognóstico e a terapia, muitas vezes, são determinados pelo tipo de mutação genética. Mutações genéticas semelhantes às observadas em seres humanos foram descritas em pequeno número de cães com leucemia linfoide e mieloide, bem como em cães com linfoma. Vários genes, incluindo *TRAF3* (fator 3 associado ao receptor do fator de necrose tumoral), um regulador negativo e positivo das respostas imunes

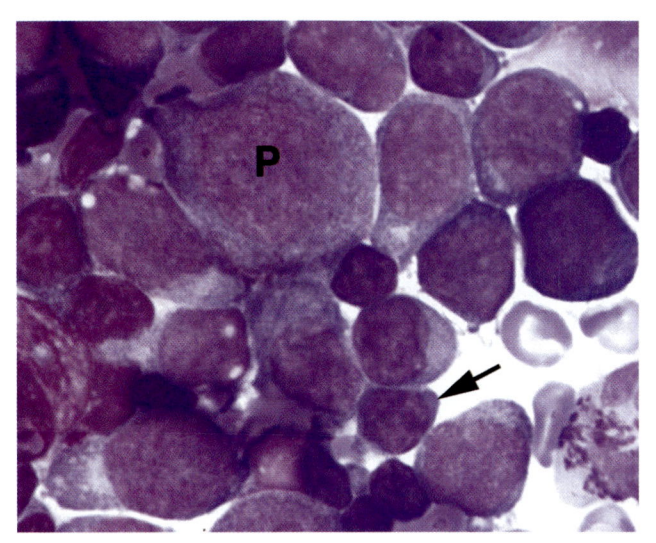

Figura 16.2 Aspirado de medula óssea de um cão com leucemia granulocítica canina (M2). A maioria das células blásticas não pode ser diferenciada de linfoblastos com base na sua morfologia, mas algumas são diferenciadas em promielócitos (P). Observe os linfócitos pequenos (*seta*). (Coloração de Wright.)

adaptativas, e *POT1* (proteína 1 de proteção dos telômeros), um regulador do comprimento dos telômeros, estão mutados em alguns casos de linfoma de células B canino e podem estar envolvidos na patogenia. Foi publicada uma revisão excelente sobre a expressão gênica e características mutacionais do linfoma e leucemia caninos.[1] A versão mais recente do Sistema de Classificação da Organização Mundial da Saúde (OMS) para malignidades hematopoéticas humanas usa uma combinação de imunofenotipagem, aberrações cromossômicas, análise de mutações e perfil de expressão gênica para identificar tipos diferentes de leucemia.

Em um estudo com 210 cães com leucemia, 51 tinham LLA, 33 tinham LMA, 61 tinham LLC e 65 tinham linfoma grau V com envolvimento da medula óssea.[2] Anemia, neutropenia e trombocitopenia foram mais comuns e graves em cães com leucemias agudas do que em cães com linfoma estágio V ou leucemias crônicas. Resultados semelhantes foram observados em uma série de 64 cães.[3] Vinte e cinco cães tinham LLA, 22 tinham LMA e 17 tinham LLC. Cães Golden Retriever foram superrepresentados na população de estudo em comparação com uma população controle de cães. Vários tipos de leucemias são discutidos em mais detalhes a seguir.

Neoplasias mieloides

As neoplasias mieloides são cânceres de células hematopoéticas e são distintos das neoplasias de células linfoides. Elas se manifestam como ausência de células sanguíneas normais ou aumento de células neoplásicas no sangue. Embora a leucemia linfoide possa afetar predominantemente a medula óssea, não é conhecida como neoplasia mieloide. Neoplasias mieloides incluem cânceres associados tanto à progressão rápida quanto gradual da doença. A porcentagem de células blásticas na medula é usada para distinguir a forma rápida (aguda) da forma gradual (crônica). Os cânceres mieloides de progressão rápida são referidos como LMAs, e os cânceres mieloides com progressão mais gradual são classificados como síndromes mielodisplásicas (SMDs) ou neoplasias mieloproliferativas (NMP) (anteriormente denominadas "leucemias crônicas").

Síndromes mielodisplásicas

A SMD é uma manifestação variável com algumas alterações morfológicas sutis nas células sanguíneas. As manifestações hematológicas quase sempre envolvem alguma forma de citopenia, e isso pode incluir qualquer anormalidade única ou a combinação de anemia não regenerativa, trombocitopenia e neutropenia. A celularidade da medula é variável. A medula pode ser hipocelular, de celularidade normal, ou hipercelular, tornando assim difícil distinguir essa condição de um distúrbio mieloproliferativo. Anormalidades morfológicas características incluem precursores eritroides grandes e de tamanho altamente variável e dissincronia entre os eventos de maturação nuclear e citoplasmática (Figura 16.3). A perturbação da produção eritroide em gatos geralmente leva ao estabelecimento de macrocitose acentuada e aumento da heterogeneidade do volume eritrocitário (*i. e.*, anisocitose), vista como ampliação do histograma eritrocitário. Gatos positivos para infecção pelo vírus da leucemia felina (FeLV) podem ter volumes de 70 fℓ ou mais (intervalo de referência, 40 a 55 fℓ) e anemias macrocíticas também têm sido associadas com o vírus da imunodeficiência felina (FIV). Macrocitose também foi relatada em cães com mielodisplasia. Outras características no sangue podem incluir macrocitose plaquetária extrema (ver Figura 16.3). A diferenciação dos megacariócitos também pode estar alterada, com hipo e hiperlobulação de núcleos (Figura 16.4). Neutrófilos de diâmetro incomumente grande podem ser observados, com alterações nucleares que podem incluir tanto hiper quanto hipossegmentação (Figura 16.5). Precursores muito precoces não são encontrados no sangue.

Vários sistemas de pontuação de prognóstico com base no número de células blásticas na medula óssea, achados citogenéticos, número de linhas hematopoéticas afetadas por citopenia e dependência de transfusão foram desenvolvidos para uso em humanos com SMD. Em comparação, os esquemas de classificação usados para animais são bastante simples. O Animal Leukemia Study Group recomendou, em 1991, duas categorias de SMD: SMD (M:E > 1,0) e SMD-eritroide (M:E < 1,0). Desde

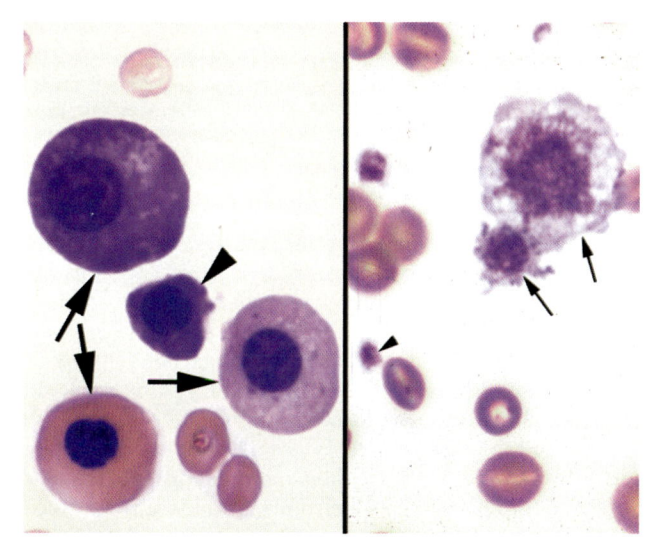

Figura 16.3 *Esquerda*: aspirado de medula óssea de um gato com mielodisplasia. Observe os três rubrícitos com dissincronia da maturação nuclear e citoplasmática (*setas*) e a aparência mais normal de metarrubrícitos (*ponta de seta*). *Direita*: esfregaço sanguíneo de um gato com mielodisplasia. Observe as plaquetas gigantes atípicas (*setas pequenas*) e as plaquetas de aparência normal (*ponta de seta pequena*). (Coloração de Wright.)

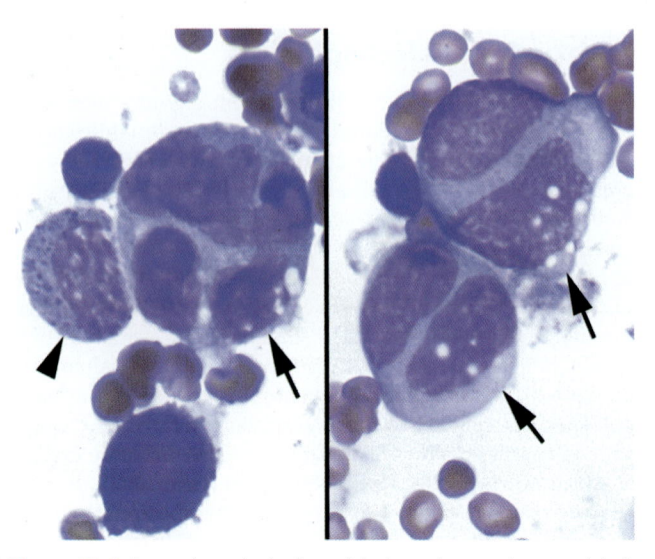

Figura 16.4 *Esquerda*: aspirado de medula óssea de um gato com mielodisplasia. Observe o megacariócito displásico (*seta*) e o precursor granulocítico com retenção de grânulos primários (*ponta de seta*). *Direita*: megacariócitos displásicos com hipolobulação dos núcleos (*setas*). (Coloração de Wright.)

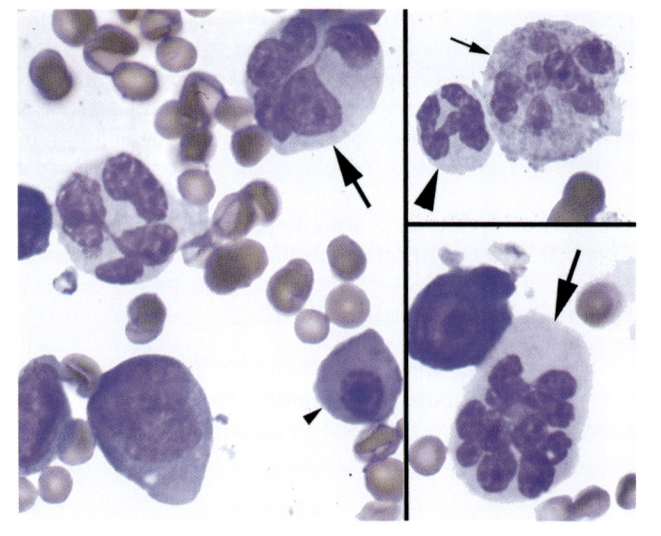

Figura 16.5 Aspirado de medula óssea de um gato com mielodisplasia. *Esquerda e inferior direita*: observe os neutrófilos gigantes hipersegmentados (*seta*) e precursores eritrocitários megaloblásticos (*ponta de seta pequena*). *Superior direita*: observe o neutrófilo gigante hipersegmentado (*seta pequena*) e o neutrófilo de tamanho normal (*ponta de seta grande*). (Coloração de Wright.)

então, foram feitas recomendações para três subtipos: (i) síndrome mielodisplásica com excesso de blastos (SMD-EB) tem porcentagens de células blásticas na medula que são iguais ou superiores a 5%, mas inferiores a 20%; (ii) síndrome mielodisplásica com citopenia refratária (SMD-CR), que tem células blásticas com contagens inferiores a 5%, podem ter um curso indolente; (iii) SMD-ER (relação M:E < 1,0), que tem um mau prognóstico e tempo de sobrevida curto. Em geral, altas porcentagens de blastócitos (> 5%), citopenias múltiplas e atipia morfológica acentuada são considerados marcadores prognósticos negativos.

Outros diagnósticos diferenciais para medula hipercelular e citopenias incluem o estágio de recuperação da lesão medular, como pode ser visto na infecção por parvovírus; doença imunomediada, com destruição de mais células maduras; e consumo de neutrófilos em virtude de um processo inflamatório intenso.

SMDs foram relatadas em gatos, cães e um cavalo. Dachshunds miniatura parecem ter maior incidência de mielodisplasia do que outras raças. Gatos com mielodisplasia são comumente positivos para FeLV. A FIV também foi associada à mielodisplasia e é chamada de mielopatia por FIV. Os sinais clínicos geralmente incluem letargia, anorexia e perda de peso. Os animais podem morrer semanas após o diagnóstico, sem progressão para leucemia, mas a leucemia evidente é uma sequela comum. Em um estudo retrospectivo de 152 aspirados de medula óssea em gatos que foram realizados para o diagnóstico de citopenias ou suspeita de leucemia, 15% foram diagnosticados com SMD.

Visão geral das leucemias mieloides agudas e neoplasias mieloproliferativas

A LMA é uma neoplasia de células hematopoéticas resultando em rápida progressão da doença. As NMP compreendem vários tipos de condições neoplásicas clonais de tecido hematopoético caracterizadas pela progressão gradual da doença. Em geral, essas neoplasias são caracterizadas por hipercelularidade da medula óssea, perda de ordem na maturação e uma tendência para que as células neoplásicas sejam liberadas no sangue. Neoplasias mieloides são mais comuns em gatos do que em outros animais e, como mencionado, geralmente estão associadas à infecção por FeLV. Os precursores hematopoéticos são infectados pelo vírus da FeLV, e acredita-se que as proteínas virais interajam com produtos celulares do hospedeiro que são importantes na proliferação celular, resultando em eventos de recombinação ou rearranjo envolvendo sequências de genes do hospedeiro que codificam produtos envolvidos na regulação normal do crescimento celular. FIV também parece ser associada a distúrbios de células-tronco de gatos, embora o vírus da FIV não infecte diretamente precursores mieloides ou eritroides. O mecanismo provavelmente está relacionado à infecção de outras células no microambiente da medula óssea ou ao vírus ou antígeno viral que afeta a hematopoese de alguma forma. Gatos com FIV são aproximadamente cinco vezes mais propensos a desenvolver leucemia.

Os sinais clínicos geralmente se relacionam com o acúmulo fora do normal de células hematopoéticas na medula óssea, mas também podem resultar da infiltração de diferentes órgãos por células neoplásicas. Letargia, fraqueza, palidez, sangramento, claudicação com troca de apoio do membro e dor óssea são frequentemente observados, assim como hepatomegalia e esplenomegalia. Os achados típicos do hemograma incluem aumento da contagem de células nucleadas, células neoplásicas no sangue periférico, anemia não regenerativa e trombocitopenia, embora a trombocitose possa estar presente, principalmente em gatos. Outros achados laboratoriais anormais são variáveis, dependendo do tipo e grau de disfunção orgânica.

A resposta desses distúrbios à terapia em cães e gatos geralmente é decepcionante, e o prognóstico é ruim, particularmente em animais com LMA. Os medicamentos quimioterápicos podem produzir remissões de duração muito curta (geralmente apenas algumas semanas). Os tipos de quimioterapia recomendada diferem com o tipo de leucemia e a espécie. Um oncologista veterinário deve ser consultado para aconselhamento sobre novos protocolos de terapia. O transplante de medula óssea oferece o potencial para cura completa, mas é caro e requer cuidados intensivos. Gatos que são negativos para FeLV e FIV e têm um irmão que pode servir como doador de medula são candidatos razoavelmente bons para transplante de medula óssea. Animais com NMP têm maior tempo de sobrevida após o diagnóstico estabelecido, mas quase sempre desenvolvem eventualmente uma crise de blastócitos terminal e morrem.

Classificação das leucemias mieloides agudas

A LMA é morfológica e biologicamente variável. A maioria dos casos de LMA em humanos está associada a anormalidades genéticas que afetam a proliferação e a maturação celular mieloide. Assim, a análise citogenética é um componente de rotina do diagnóstico em seres humanos, e desempenha papel significativo na modalidade de tratamento e prognóstico. Tradicionalmente, LMAs em animais domésticos têm sido caracterizadas como sendo granulocíticas (ou seja, mieloide, neutrofílica), mielomonocíticas (*i. e.*, neutrófilos e monócitos), monocíticas, eosinofílicas, basofílicas, megacariocíticas, eritroides ou eritroleucemia (ou seja, hemácias e granulócitos). Contudo, os critérios de diagnóstico têm variado consideravelmente, e ainda falta um consenso sobre a nomenclatura e a classificação das neoplasias hematopoéticas. Na década de 1970, um grupo de franceses, americanos e britânicos (FAB) especialistas em leucemia em medicina humana dividiu a LMA em subtipos, M0 a M7, com base no tipo de célula a partir da qual a leucemia se desenvolve e o quão maduras as células parecem, principalmente com base na morfologia das células leucêmicas com coloração de rotina para sangue. Em virtude das diferenças de potencial em resposta a vários protocolos de tratamento e prognóstico, em 1991, um grupo de estudo de leucemia animal padronizou as definições para LMAs usando um esquema de classificação humana baseado principalmente no número e morfologia de blastócitos em esfregaços de sangue e medula óssea corados por Wright. Para classificar um distúrbio mieloproliferativo ou mielodisplásico, 200 células são diferenciadas para calcular uma proporção M:E e para determinar as porcentagens de blastos e outros tipos de células. As porcentagens de células blásticas na medula óssea são calculadas em relação a todas as células nucleadas, bem como a células não eritroides. Linfócitos, macrófagos, mastócitos e plasmócitos são excluídos para todas as contagens de células nucleadas e os precursores de hemácias são excluídas para contagens de células não eritroides. No momento desse estudo, considerou-se que 30% de blastos na medula é a menor porcentagem que poderia estar presente e ainda diagnosticar LMA. Nossos colegas médicos, em colaboração com oncologistas, desde então, construíram um novo padrão da OMS, que reduziu o limite de blastos de 30% para 20% para diagnóstico de LMA. As designações alfanuméricas LMA (M1, M2 etc.) descritas a seguir foram amplamente descontinuadas em humanos, pois o número de subtipos aumentou. O sistema veterinário estabelecido em 1991 também foi revisado para reduzir o limite de blastócitos para 20%.

A modificação mais recente da OMS em 2016 classifica LMA nas seguintes categorias: (i) LMA com anormalidades genéticas (gene ou cromossomo) (das quais pelo menos 11 foram identificadas), (ii) LMA com alterações relacionadas à mielodisplasia, (iii) LMA relacionada à quimioterapia anterior ou radiação, (iv) LMA não especificada de outra forma (NOS), (v) sarcoma mieloide, (vi) proliferações mieloides relacionadas à síndrome de Down, e (vii) leucemias agudas indiferenciadas e bifenotípicas que não são estritamente LMA e têm características linfocíticas e mieloides, às vezes chamadas leucemias agudas de fenótipo misto (LAFMs). Subgrupos de "LMA não especificada" são

semelhantes à classificação anterior do FAB e incluem LMA com diferenciação mínima (FAB M0), LMA sem maturação (FAB M1), LMA com maturação (FAB M2), leucemia mielomonocítica aguda (FAB M4), leucemia monoblástica/monocítica aguda (FAB M5), leucemia eritroide pura (FAB M6), leucemia megacarioblástica aguda (FAB M7), leucemia basofílica aguda, e LMA com pan-mielose aguda com fibrose que se desenvolve em gatos com FeLV e é mais semelhante à "LMA com alterações relacionadas à mielodisplasia" humana, mas a maioria dos casos em animais domésticos é comparável à "LMA não categorizada de outra forma". Designações alfanuméricas e limites de blastócitos devem ser formalmente reavaliados por patologistas clínicos veterinários e oncologistas quanto a sua precisão e utilidade. O prognóstico em humanos com LMA é baseado principalmente nos tipos de translocações cromossômicas, tipos de mutações genéticas, expressão de marcadores celulares, idade, concentração de leucócitos, presença de infecção, diagnóstico prévio de mielodisplasia e se as células leucêmicas invadiram o sistema nervoso central.

Colorações citoquímicas que podem identificar enzimas associadas a células mieloides, tais como fosfatase alcalina e cloroacetato esterase e imunofenotipagem, como discutido anteriormente, podem ser adjuvantes úteis na classificação da leucemia (Figuras 16.6 e 16.7). A citometria de fluxo pode ser usada para identificar antígenos de superfície típicos de origem mieloide como CD11b, CD11c e CD14. Células de origem mieloide não expressam marcadores de células T ou B. A relevância clínica da citomorfologia, caracterização citoquímica e imunofenotípica de doenças mieloproliferativas agudas em animais continua a ser determinada, embora dada a importância da cariotipagem na LMA humana, anormalidades cromossômica significativas para o prognóstico provavelmente estão presentes em animais com LMA. Além disso, a classificação da leucemia em um paciente, especialmente gatos com FeLV, pode mudar à medida que a doença progride; por exemplo, a leucemia de hemácias pode se converter em eritroleucemia ou leucemia mieloide aguda. Um esquema de classificação que mostra a terminologia usada historicamente, terminologia atual, e um resumo dos achados da medula óssea é apresentado na Tabela 16.1.

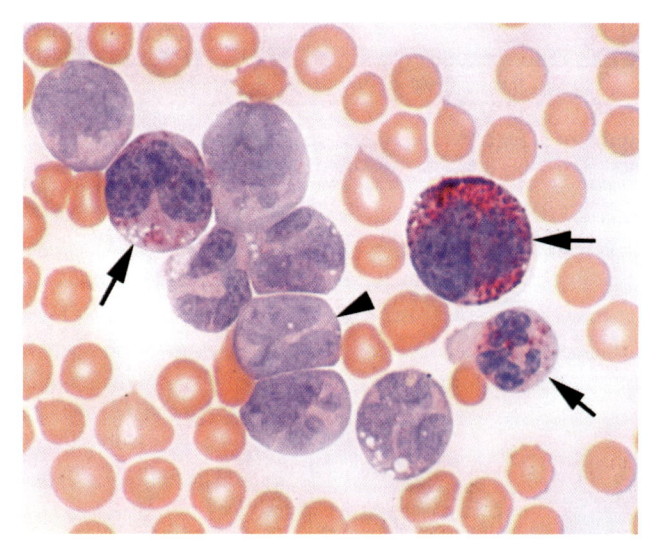

Figura 16.6 Esfregaço sanguíneo de um cão com leucemia mielomonocítica (M4) corado com cloroacetato esterase (CAE), um marcador granulocítico. Observe o metamielócito e o neutrófilo com grânulos corados em vermelho no citoplasma (*setas*). Muitos monócitos (*ponta de seta*) estão presentes que não coram positivamente com CAE. (*Fonte*: amostra cortesia da Dra. Wendy Sprague, Colorado State University.)

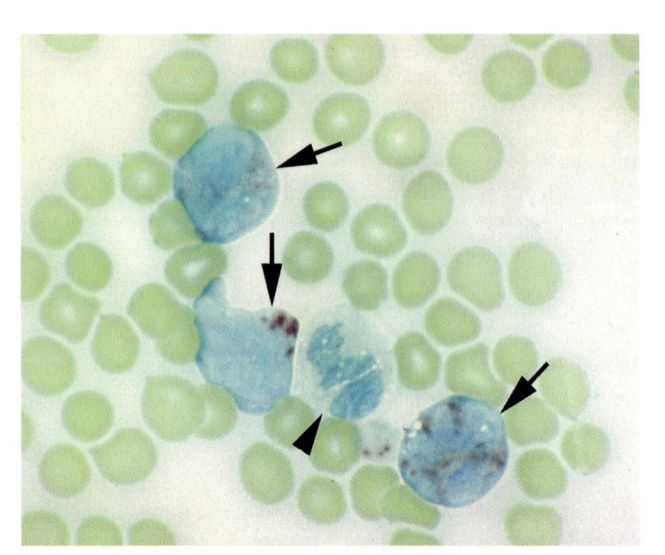

Figura 16.7 Esfregaço sanguíneo de um cão com leucemia mielomonocítica (M4) corada com α-naftil butirato esterase (ANBE), um marcador de monócitos. Observe os grânulos corados em marrom nos monócitos (*setas*) e o neutrófilo (*ponta de seta*) que não cora com ANBE. (*Fonte*: amostra cortesia da Dra. Wendy Sprague, Colorado State University.)

Leucemia indiferenciada (M0)

O diagnóstico de leucemia indiferenciada é estabelecido quando aproximadamente 100% das células da medula óssea são células blásticas que não podem ser adequadamente classificadas de acordo com os critérios morfológicos e citoquímicos usuais. O diagnóstico pode ser baseado em microscopia eletrônica ultra-estrutural, citoquímica ou imunofenotipagem. Incluídos nessa categoria estão casos que anteriormente eram denominados reticuloendoteliose em gatos, em que há predominância de células blásticas que têm pseudópodes, núcleos excêntricos e, às vezes, características de eritroblastos e mieloblastos (Figuras 16.8 e 16.9). Algumas células podem conter grânulos azurófilos. Se as células neoplásicas não parecem estar amadurecendo para células eritroides ou mieloides, elas são categorizadas como indiferenciadas.

Leucemia mieloblástica (M1)

A célula predominante na medula óssea em animais com leucemia mieloblástica é o mieloblasto tipo I; mieloblastos tipo II são vistos apenas de forma infrequente (Figura 16.10). Ambos os tipos de mieloblastos compõem mais de 90% de todas as células nucleadas. Granulócitos indiferenciados (promielócitos a neutrófilos e eosinófilos) compõem menos de 10% das células não eritroides.

Leucemia mieloblástica com maturação (M2)

Os mieloblastos constituem de mais de 20% a menos de 90% de todas as células nucleadas, com número variável de mieloblastos tipo II presentes (Figuras 16.11 e 16.12). Os granulócitos diferenciados compreendem mais de 10% das células não eritroides, geralmente com predominância de promielócitos.

Leucemia mieloblástica com maturação e granulação atípica de promielócitos (M3)

Embora a leucemia mieloblástica com maturação e granulação atípica de promielócitos seja uma das classificações para leucemia humana, nenhum desses casos foi relatado em animais

Tabela 16.1 Classificação das leucemias.

Terminologia histórica	FAB	Descrição
Leucemias agudas (≥ 20% blastócitos na medula óssea)		
Reticuloendoteliose	AUL	Leucemia indiferenciada aguda, características mieloides e eritroides
Leucemia granulocítica	M1	Leucemia mieloblástica com diferenciação
Leucemia granulocítica	M2	Leucemia mieloblástica com diferenciação neutrofílica
Leucemia mielomonocítica	M4	Combinação de mieloblastos e monoblastos
Leucemia monocítica	M5a	Leucemia monoblástica sem diferenciação
Leucemia monocítica	M5b	Leucemia monocítica com diferenciação
Eritroleucemia	M6	Combinação de mieloblastos e rubriblastos
Mielose eritrêmica	M6Er	Leucemia eritroide
Leucemia megacarioblástica	M7	Aumento de megacarioblastos no sangue e medula
Leucemias mieloides crônicas (< 20% blastócitos na medula óssea)		
Leucemia granulocítica crônica		Neutrofilia madura, desvio à esquerda, similar à hiperplasia granulocítica
Leucemia mielomonocítica crônica		Combinação de neutrofilia madura, desvio à esquerda e monocitose
Leucemia monocítica crônica		Monocitose madura no sangue e medula óssea
Leucemia eosinofílica crônica		Eosinofilia com desvio à esquerda, predominância basofílica na medula
Leucemia basofílica crônica		Basofilia com desvio à esquerda, predominância basofílica na medula óssea
Trombocitemia essencial		Aumento acentuado nas plaquetas, hiperplasia megacariocítica na medula óssea
Policitemia vera (eritrocitose)		Distúrbio eritroide proliferativo maduro, hiperplasia eritroide
Leucemia linfoide		
Leucemia linfoblástica aguda		Linfoblastos no sangue ou medula óssea
Leucemia linfoblástica crônica		Linfocitose, > 30% linfócitos na medula óssea

FAB = classificação franco-americana-britânica

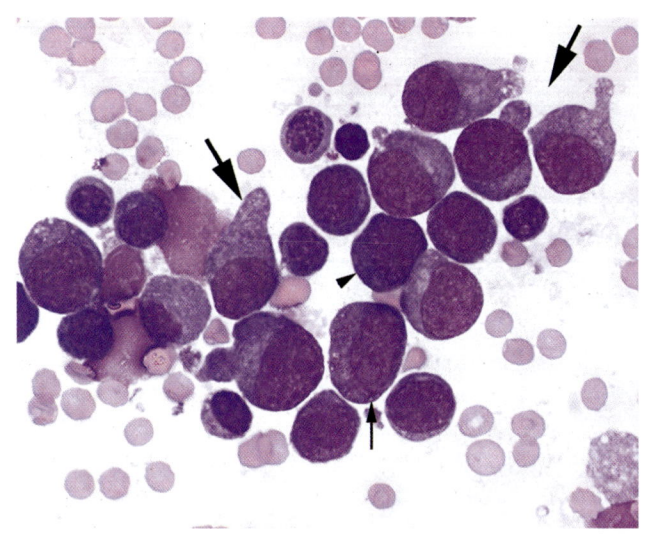

Figura 16.8 Aspirado de medula óssea de um gato com leucemia indiferenciada. As células têm características tanto de precursores eritroides quanto mieloides. Pseudopodias citoplasmáticas (*setas grandes*) tipicamente estão presentes. Observe as células com características eritroides óbvias (*ponta de seta*) e a célula com características mieloides e grânulos primários (*seta pequena*) (Coloração de Wright.)

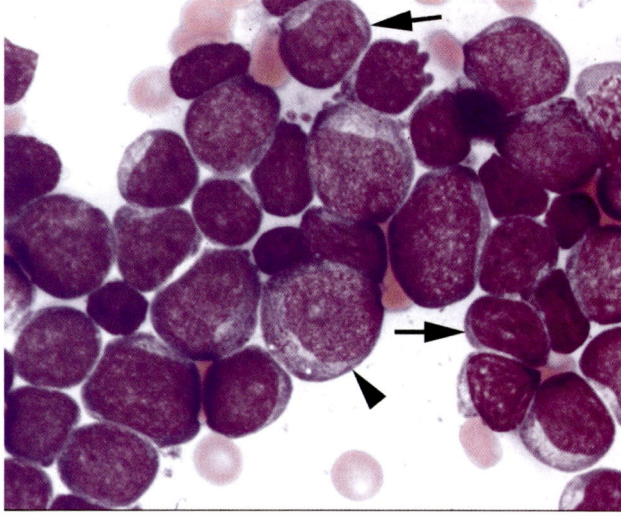

Figura 16.10 Aspirado de medula óssea de um cão com leucemia granulocítica (mieloblástica) (M1). Quase todas as células presentes são mieloblastos tipo I. Um mieloblasto tipo II com grânulos citoplasmáticos primários (*ponta de seta*) também está presente. Mieloblastos tipo I são similares morfologicamente a linfoblastos, e sem a presença de mais células diferenciadas, a imunofenotipagem pode ser necessária para classificar corretamente a leucemia. (Coloração de Wright.)

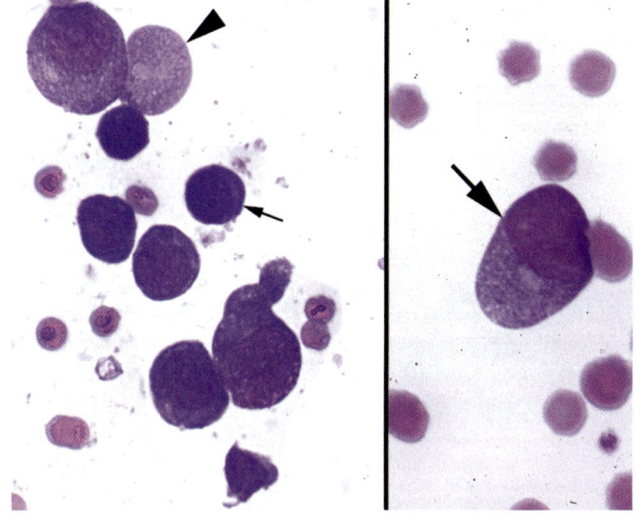

Figura 16.9 *Esquerda*: aspirado de medula óssea de um gato com leucemia indiferenciada. Observe a pseudopodia citoplasmática que se soltou da célula (*ponta de seta*). Quando presentes no sangue, esses fragmentos citoplasmáticos podem ser confundidos com plaquetas. Observe também o rubrícito (*seta pequena*). *Direita*: sangue de um gato com leucemia indiferenciada. Observe as células indiferenciadas típicas com grânulos primários e núcleo excêntrico (*seta grande*). (Coloração de Wright.)

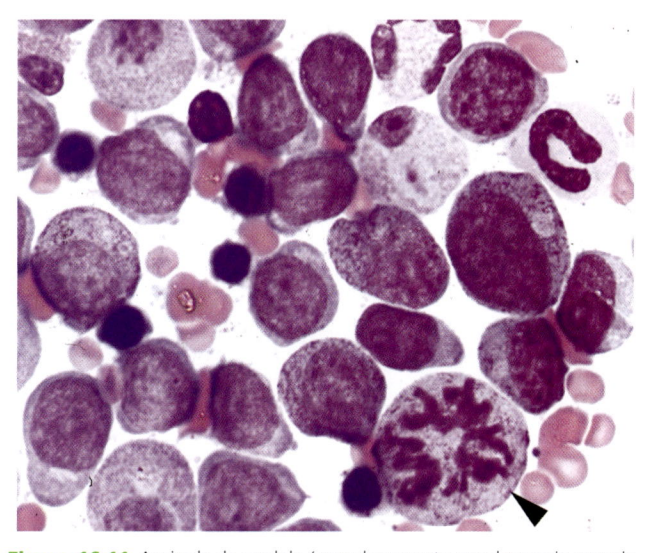

Figura 16.11 Aspirado de medula óssea de um gato com leucemia granulocítica (mieloblástica) (M2). Muitos mieloblastos tipo II com grânulos citoplasmáticos estão presentes, assim como uma célula em mitose (*ponta de seta*). Observe que as células são mais diferenciadas que aquelas vistas em aspirados de medula óssea de pacientes com M1. (Coloração de Wright.)

domésticos. Esse tipo de leucemia mieloblástica caracteriza-se por promielócitos hipergranulares, hipogranulares ou microgranulares com dobras, reniformes ou núcleos bilobados.

Leucemia mielomonocítica (M4)

Mieloblastos e monoblastos, juntos, constituem mais de 20% de todas as células nucleadas, e granulócitos diferenciados e monócitos compreendem mais de 20% de células não eritroides (Figuras 16.13 e 16.14).

Leucemia monocítica (M5)

A população predominante é monocítica, conforme determinado pela morfologia nuclear característica e confirmada por coloração citoquímica para esterase inespecífica. Monoblastos e promonócitos constituem mais de 80% das células não eritroides em M5a (Figuras 16.15 e 16.16), enquanto M5b tem mais de 20% a menos de 80% de monoblastos e promonócitos com diferenciação proeminente para monócitos (Figuras 16.17 e 16.18). O componente granulocítico é de menos de 20%.

Eritroleucemia (M6)

O compartimento eritroide em M6 é superior a 50%, e os mieloblastos e monoblastos combinados são menos de 20% de todas as células nucleadas. A classificação M6 é reconhecida quando um dos seguintes critérios for atendido: mieloblastos e os monoblastos constituem mais de 20% das células não eritroides, ou

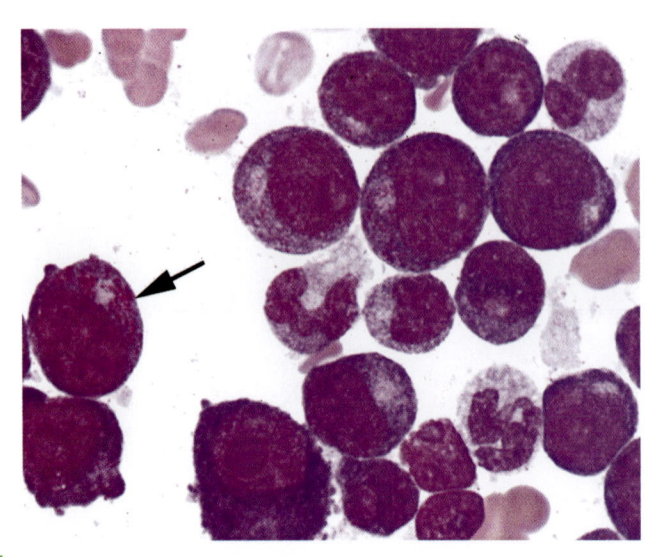

Figura 16.12 Aspirado de medula óssea de um gato com leucemia granulocítica (mieloblástica) (M2). Observe que a maioria das células presentes é de mieloblastos tipo II ou progranulócitos (*seta*). A maioria dessas células tem áreas de Golgi claras. Poucos precursores mieloides mais diferenciados estão presentes também. (Coloração de Wright.)

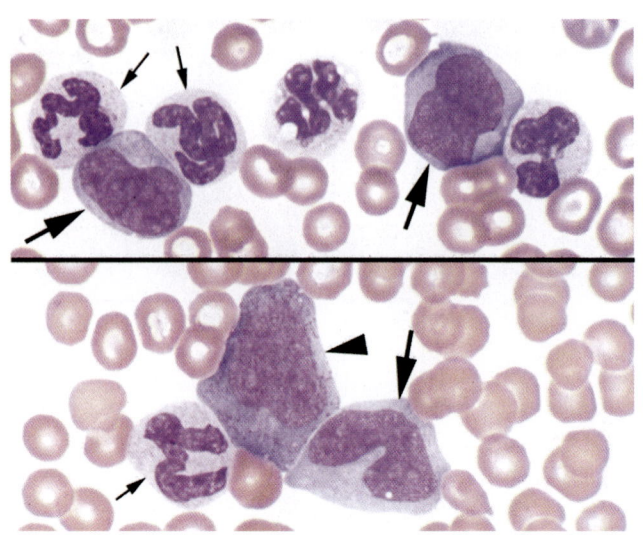

Figura 16.14 Esfregaço sanguíneo de um cão com leucemia mielomonocítica (M4). *Em cima*: observe os monoblastos (*setas grandes*) e os neutrófilos segmentados de aparência normal (*setas pequenas*). *Embaixo*: observe o neutrófilo segmentado (*seta pequena*), o monócito (*seta grande*) e o mieloblasto tipo II (*ponta de seta*). (Coloração de Wright.)

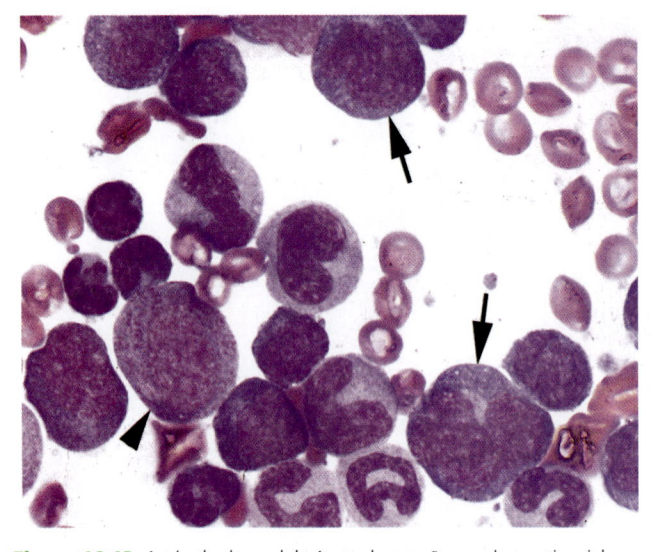

Figura 16.13 Aspirado de medula óssea de um cão com leucemia mielomonocítica (M4). Tanto os precursores monocíticos (*setas*) quanto os precursores mieloides (*ponta de seta*) estão presentes. (Coloração de Wright.)

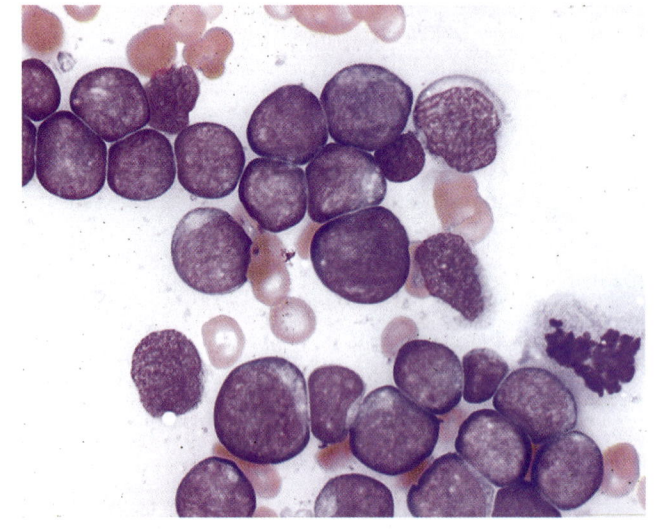

Figura 16.15 Aspirado de medula óssea de um cão com leucemia monocítica (M5a). Quase todas as células presentes são monoblastos indiferenciados. Essas células parecem ser morfologicamente similares aos linfoblastos e mieloblastos tipo I, mas a imunofenotipagem e a citoquímica determinaram que esse era um tipo muito indiferenciado de leucemia monocítica. (Coloração de Wright.)

blastócitos (incluindo rubriblastos) constituem mais de 20% de todas as células nucleadas. Uma designação M6Er é usada para definir essa última situação, quando há predominância de rubriblastos no componente eritroide. Distúrbios mieloproliferativos de precursores eritroides podem cair sob a designação de M6Er ou SMD-Er, porque o componente eritroide constitui mais de 50% de todas as células nucleadas e a concentração de células blásticas (incluindo rubriblastos) pode constituir mais de 20% (ou seja, M6Er) ou menos de 20% (ou seja, SMD-Er) (Figuras 16.19 e 16.20).

Leucemia megacarioblástica (M7)

Mais de 20% de todas as células nucleadas ou células não eritroides é composta por megacarioblastos no estágio M7. Uma concentração aumentada de megacariócitos pode estar presente também, e os megacarioblastos geralmente são detectados no sangue (Figura 16.21). Os animais frequentemente são trombocitopênicos, embora tenha sido relatada trombocitose. Técnicas imuno-histoquímicas, às vezes, são necessárias para detectar reatividade para antígeno relacionado ao fator VIII e glicoproteína plaquetária IIIa para identificar definitivamente os megacarioblastos. Megacarioblastos primitivos também podem apresentar coloração positiva para a acetilcolina esterase, um marcador citoquímico específico para essa linhagem celular. Essa leucemia é rara em animais. Embora a maioria dos casos de LMA seja rapidamente fatal em animais domésticos, um cão sobreviveu 2 anos enquanto estava sendo tratado com quimioterapia para leucemia megacarioblástica aguda.

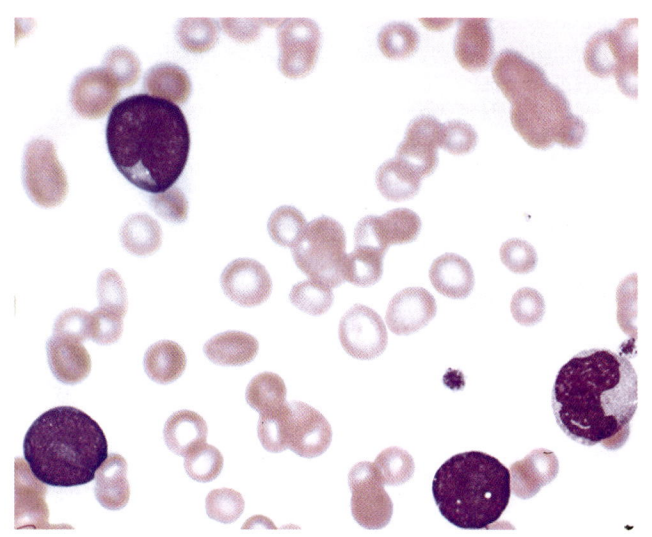

Figura 16.16 Esfregaço de sangue de um cão com leucemia monocítica (M5a). As células foram classificadas como monoblastos com base na presença de outras células que pareciam estar se diferenciando em monócitos, bem como nos resultados de análises citoquímicas e imunofenotipagem. (Coloração de Wright.)

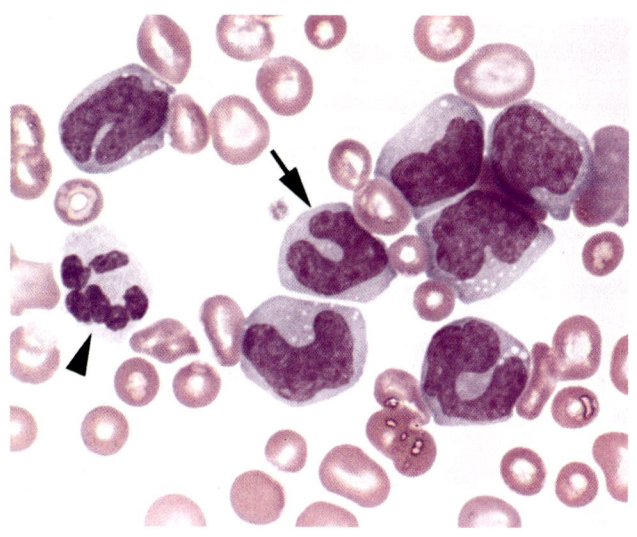

Figura 16.18 Esfregaço sanguíneo de um cão com leucemia monocítica (M5b). Observe os muitos monócitos (*seta grande*), e compare a coloração azul do citoplasma e densidade da cromatina nuclear com aquela do neutrófilo segmentado, quem tem cromatina nuclear mais densa e citoplasma rosa (*ponta de seta*). (Coloração de Wright.)

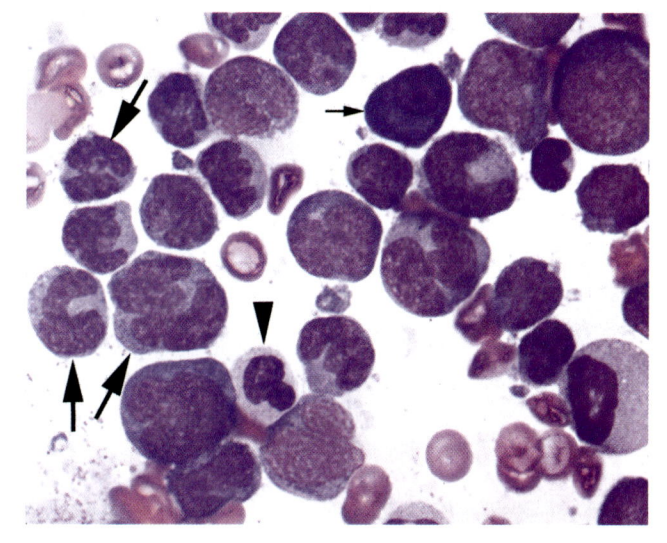

Figura 16.17 Aspirado de medula óssea de um cão com leucemia monocítica (M5b). Observe os muitos monócitos em vários estágios de maturação (*setas grandes*), o neutrófilo segmentado (*ponta de seta*) e o plasmócito (*seta pequena*). (Coloração de Wright.)

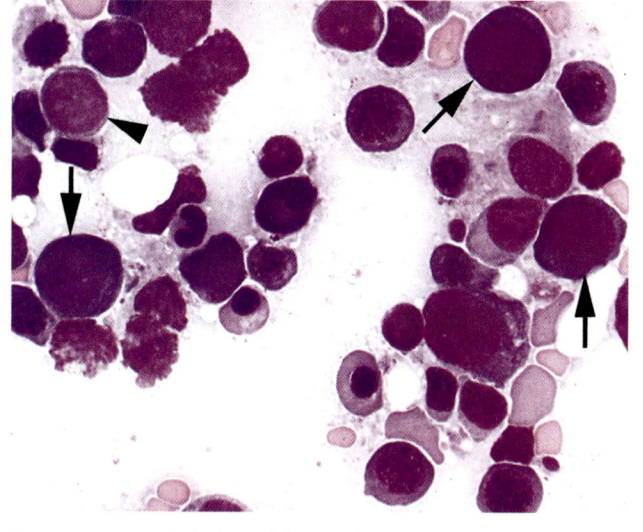

Figura 16.19 Aspirado de medula óssea de um gato com mielose eritrêmica (M6Er). Quase todas as células presentes são precursores eritroides. Observe os rubriblastos (*setas grandes*) e o blasto não eritroide (*ponta de seta*), que provavelmente é um mieloblasto. (Coloração de Wright.)

Leucemia de células dendríticas

Leucemia de células dendríticas foi relatada em um cão com o que parecia ser histiocitose maligna disseminada. As células pareciam semelhantes a histiócitos, e a citometria de fluxo das células circulantes anormais revelou CD1c, CD11c e expressão do complexo de histocompatibilidade principal (MHC) classe II sem expressão de CD11d ou marcadores linfoides, consistente com células apresentadoras de antígenos dendríticas mieloides.

Neoplasias mieloproliferativas crônicas

As neoplasias mieloproliferativas em humanos são classificadas como leucemia mieloide crônica (LMC), leucemia neutrofílica crônica (LNC), policitemia vera (PV), trombocitemia essencial (TE),

mielofibrose primária (MFP), leucemia eosinofílica crônica (LEC) e LEC sem outra especificação (LE, NE), mastocitose e neoplasia mieloproliferativa inclassificável (NMP, U). A diversidade fenotípica entre essas neoplasias é atribuível a várias translocações cromossômicas e mutações genéticas. Entre essas mutações, a mais bem caracterizada e descoberta pela primeira vez é uma mutação genética que codifica uma tirosinoquinase com atividade enzimática aumentada, resultante de uma translocação entre os cromossomos 9 e 20 chamada cromossomo Filadélfia, que está associado com LMC, que é muitas vezes tratada com sucesso. Outras mutações foram descobertas para a maioria dos outros tipos de NMP. A LMC em seres humanos é um distúrbio clonal de células-tronco com proliferações envolvendo várias ou todas as linhagens de células hematopoéticas, e é caracterizada por neutrofilia, basofilia e eosinofilia. LNC em seres humanos é rara, e caracterizada por leucocitose acentuada composta por neutrófilos segmentados e bastonetes. Policitemia e trombocitemia essencial têm um curso relativamente indolente que resulta em uma ligeira diminuição na vida útil. Policitemia em humanos pode se transformar em LMA. A MFP é caracterizada por proliferação de megacariócitos e precursores granulocíticos, com mielofibrose progressiva. LEC e LEC, NE resultam em eosinofilia sanguínea, na medula óssea e tecidual persistentes e devem ser diferenciadas de hipereosinofilia. Mastocitose em humanos resulta da expansão clonal de mastócitos, e divide-se em mastocitose cutânea localizada ou difusa e mastocitose sistêmica com envolvimento variável da medula óssea. A mastocitose sistêmica tem três possibilidades de manifestações: acúmulo de mastócitos nos gânglios linfáticos, baço, fígado e trato GI com curso indolente; leucemia de mastócitos com curso rápido e sarcoma de mastócitos com desenvolvimento de leucemia de mastócitos. A maioria das NMP inclassificáveis consiste em estágios iniciais de outros tipos de NMP que têm recursos diagnósticos não desenvolvidos. Esta seção apresenta uma breve discussão sobre esses distúrbios relativamente raros em animais. A policitemia vera, um distúrbio mieloproliferativo crônico de hemácias, é discutida no Capítulo 10.

Em animais, o diagnóstico geralmente tem como base critérios clínicos e características morfológicas. As células são, em geral, relativamente normais a levemente displásicas. LMCs podem ser difíceis de distinguir de hiperplasia como resultado de inflamação, e no caso de policitemia vera, deve ser distinguida de outras causas de eritrocitose.

Leucemia granulocítica (mieloide) crônica

O distúrbio historicamente descrito em cães e gatos como LMC se assemelha mais a LNC humana, uma vez que predomina a neutrofilia, e geralmente há ausência de eosinofilia e basofilia. O equivalente morfológico da LMC humana não foi descrito em detalhes em animais. Essas leucemias crônicas são raras em animais domésticos e são caracterizadas por neutrofilia acentuada, desvio à esquerda que muitas vezes é desordenado e anemia. A monocitose também pode estar presente. A LMC foi relatada com mais frequência em cães do que em gatos. Disgranulopoese pode estar presente e inclui núcleos hipersegmentados e metamielócitos gigantes e bastonetes (Figura 16.22). Essas leucemias, no entanto, podem ser diferenciadas da SMD pela leucocitose acentuada no sangue. As respostas inflamatórias podem imitar a NMP, e tais "reações leucemoides", muitas vezes, são diagnosticadas erroneamente como leucemias. O exame da medula pode não ser útil para distinguir os dois, pois leucogramas inflamatórios acentuados podem estar associados a hiperplasia granulocítica acentuada e aumento pronunciado na relação M:E, e a ordem de maturação pode ser interrompida. A avaliação histopatológica do baço e do fígado nem sempre é útil, visto que esses órgãos podem exibir granulopoese acentuada em alguns tipos de doença inflamatória. Animais com NMP, em geral, podem desenvolver, eventualmente, um desvio à esquerda desordenado e ter uma "crise de blastócitos", durante a qual mieloblastos aparecem no sangue (Figura 16.23). Animais com NMP também costumam desenvolver anemia muito mais grave que animais com doença inflamatória.

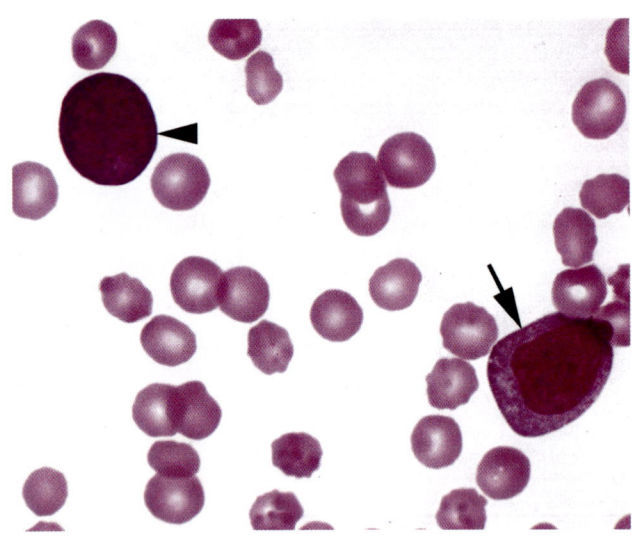

Figura 16.20 Esfregaço sanguíneo de um cão com eritroleucemia (M6). Observe o rubriblasto (*ponta de seta*) e o mieloblasto (*seta*). Observe também a ausência de policromasia mais típica, uma vez que os precursores eritroides não amadurecem normalmente. (Coloração de Wright.)

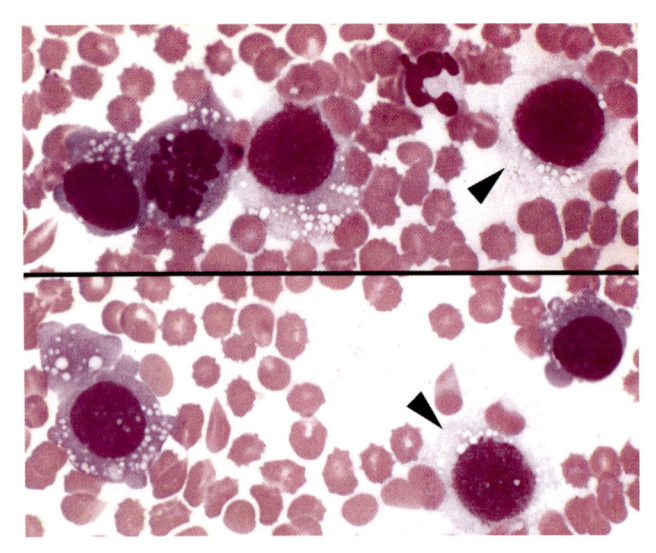

Figura 16.21 Esfregaço sanguíneo de um cão com leucemia megacarioblástica (M7). *Em cima*: observe os muitos megacarioblastos (*ponta de seta*), um dos quais está em mitose. Observe também o citoplasma vacuolado abundante com bordas irregulares. *Embaixo*: observe o megacarioblasto rompido (*ponta de seta*). (Coloração de Wright.)

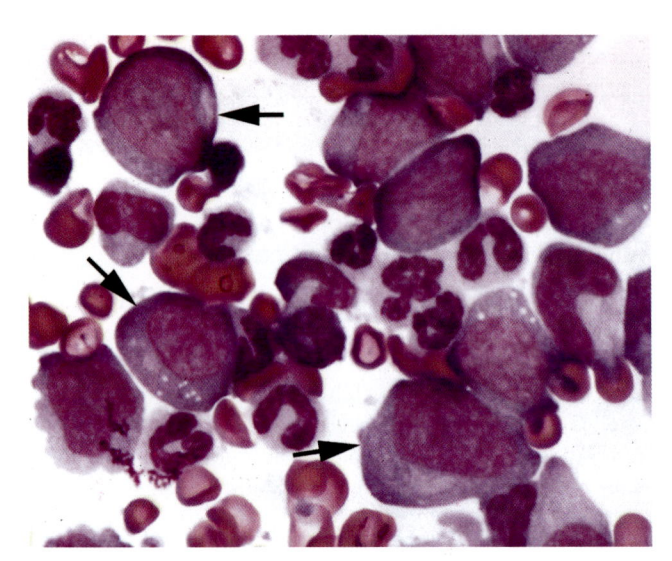

Figura 16.22 Aspirado de medula óssea de um cão com leucemia mielogênica crônica. Observe o aumento da concentração de mieloblastos (*setas*). Embora algum grau de maturação para neutrófilos segmentados esteja ocorrendo, a maturação parece estar bastante desordenada. Poucos precursores eritroides estavam presentes na medula, e nenhum está presente nesse campo. (Coloração de Wright.)

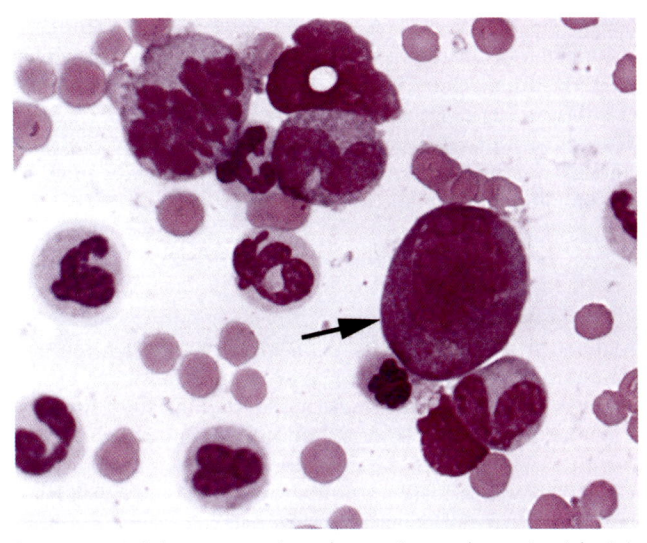

Figura 16.23 Esfregaço sanguíneo de um cão com leucemia mielogênica crônica. Observe as células em mitose (*canto superior esquerdo*) e o mieloblasto (*seta*). A concentração de células nucleadas nesse cão era de 150.000 células/µ*ℓ*. (Coloração de Wright.)

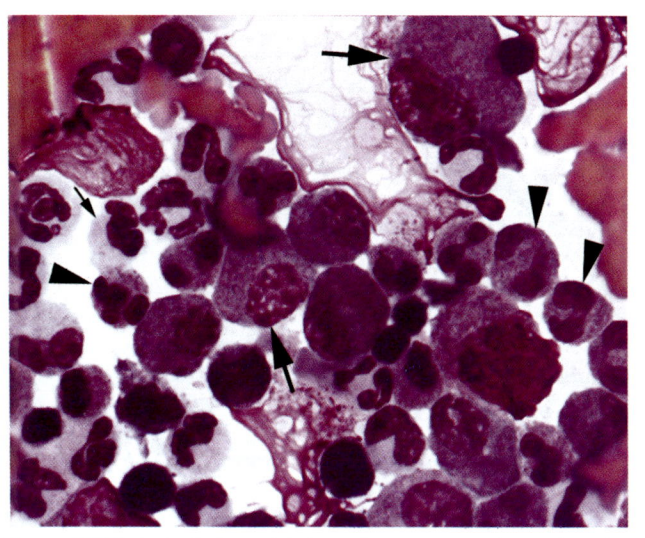

Figura 16.24 Aspirado de medula óssea de um gato com leucemia eosinofílica ou síndrome hipereosinofílica. Observe os precursores eosinófilos (*setas grandes*) e os muitos eosinófilos maduros (*pontas de seta*). Para comparação, observe o neutrófilo (*seta pequena*). (Coloração de Wright.) (*Fonte:* amostra de Cortesia de Antech Diagnóstico.)

Diagnósticos diferenciais para neutrofilia acentuada > 50.000/µ*ℓ* e ocasionalmente > 100.000/µ*ℓ* incluem respostas paraneoplásicas, deficiência de adesão leucocitária (DAL), administração de fator estimulante de colônia de granulócitos, infecção por *Hepatozoon americanum* e inflamação secundária a infecções ou doenças imunomediadas. DAL foi descrita em seres humanos, cães, gatos e bovinos, e é uma doença autossômica recessiva causada por mutações no gene da subunidade beta-2 da integrina (ITGB2), resultando em uma deficiência da integrina leucocitária que é expressa em todas as membranas superficiais dos leucócitos, medeiam forte adesão de neutrófilos e servem como correceptores para ativação da proliferação de linfócitos T. O distúrbio resulta em dor crônica, infecções graves e má cicatrização de feridas. Os animais acometidos geralmente são jovens, pois podem morrer antes da idade adulta, a menos que sejam tratados com antibióticos. Eles têm neutrofilia madura persistente acentuada; geralmente não é observado aumento da concentração de neutrófilos imaturos. Os neutrófilos podem ser hipersegmentados em virtude do envelhecimento dentro da circulação. Monocitose e linfocitose também podem ser observadas.

Leucemia eosinofílica

A leucemia eosinofílica é rara, mas tem sido relatada principalmente em gatos FeLV-negativos. É caracterizada por eosinofilia, eosinófilos imaturos no sangue, predominância de eosinófilos na medula óssea (Figura 16.24) e infiltração de vários órgãos com eosinófilos. Esse distúrbio é difícil de diferenciar da síndrome hipereosinofílica felina, na qual as mesmas características podem ser observadas, embora o desvio à esquerda de eosinófilos possa ser mais ordenado na síndrome hipereosinofílica. O envolvimento intestinal também é típico. Relatos recentes são sugestivos de que a separação entre os dois distúrbios pode ser artificial, e que ambos podem representar uma proliferação neoplásica de eosinófilos. Sinais clínicos são semelhantes aos observados em animais com outros distúrbios mieloproliferativos. Contudo, normalmente, eles também incluem alças intestinais espessadas, diarreia e vômitos, porque o intestino geralmente é infiltrado. A maioria dos gatos morre 6 meses após o diagnóstico ser estabelecido, mas a hidroxiureia em combinação com prednisona pode prolongar a sobrevida.

Leucemia basofílica crônica

A leucemia basofílica crônica é muito rara, mas tem sido relatada em cães, gatos, cavalos e um bezerro. Achados anormais no sangue incluem basofilia acentuada com desvio à esquerda ordenado da série basofílica, anemia e, ocasionalmente, trombocitose. Geralmente, múltiplos órgãos são infiltrados. Leucemia basofílica crônica deve ser diferenciada de leucemia de mastócitos. Os basófilos têm núcleos segmentados, enquanto os mastócitos têm núcleos redondos. Os mielócitos basófilos, no entanto, podem ser difíceis de diferenciar dos mastócitos, e os animais com neoplasia sistêmica de mastócitos podem ter uma leve basofilia.

Trombocitemia essencial

A trombocitemia essencial é uma doença mieloproliferativa crônica muito rara que é caracterizada por aumento acentuado na concentração de plaquetas (> 1.000.000). As plaquetas podem parecer atípicas, com hipo ou hipergranularidade, e formas gigantes podem estar presentes. A concentração de megacariócitos e megacarioblastos geralmente também está aumentada na medula óssea. A concentração de plaquetas pode aumentar secundariamente a muitos outros distúrbios, como deficiência de ferro, anemia, inflamação, terapia com fármacos antineoplásicos, corticosteroides e neoplasias (principalmente o linfoma).

Distúrbios linfoproliferativos

Embora o termo distúrbio linfoproliferativo possa ser usado para descrever qualquer proliferação anormal de células linfoides, ele é usado mais comumente para descrever proliferações neoplásicas. Os tumores que derivam de linfócitos ou plasmócitos são classificados como linfoproliferativos ou neoplasias linfoides. Os distúrbios linfoproliferativos são mais comuns que os distúrbios mieloproliferativos em animais domésticos. Assim como nas doenças mieloproliferativas, gatos com certos tipos de doenças linfoproliferativas geralmente testam positivo para FeLV, FIV ou ambos. Os distúrbios linfoproliferativos geralmente são categorizados como leucemia linfoide primária, linfoma ou tumores de plasmócitos, incluindo mieloma múltiplo e tumores solitários de plasmócitos. As leucemias, por sua vez, podem ser classificadas como agudas ou crônicas, conforme discutido anteriormente, e são denominadas LLA ou LLC. O teste de clonalidade usando reação em cadeia da polimerase para rearranjos na região determinante de complementaridade 3 da cadeia pesada de imunoglobulina dos linfócitos B (receptor de células B) e o receptor de células T de linfócitos T contribui para a distinção entre expansões clonais e não clonais de linfócitos. Outra maneira de determinar se uma população de linfócitos é neoplásica é mostrar que eles são todos do mesmo fenótipo (todos células B ou todos células T) usando anticorpos monoclonais para proteínas da superfície celular e citometria de fluxo (ver Capítulo 14). Curiosamente, receptores de células T e B rearranjados clonalmente podem ser vistos em uma alta porcentagem de cães com LMA, sugerindo que o teste de clonalidade sozinho não deve ser usado para distinguir LMA de LLA.

A leucemia linfoide difere do linfoma maligno principalmente na distribuição anatômica. Massas neoplásicas sólidas estão presentes no linfoma, mas são menos comuns em pacientes com leucemia linfoide primária. Contudo, pelo menos 10 a 25% dos cães e gatos com linfoma desenvolvem leucemia, e alguns investigadores relatam que aproximadamente 65% dos cães com linfoma multicêntrico são leucêmicos no momento da apresentação (se a determinação da leucemia for baseada na avaliação de sangue, aspirados de medula óssea e espécimes de biopsia central). Cães com leucemia linfoide também costumam ter envolvimento de linfonodos e do baço. Embora a leucemia linfoide geralmente seja definida como proliferação de células linfoides neoplásicas na medula óssea, podem originar-se no baço, podendo ou não estar circulando no sangue periférico.

Leucemia linfoblástica aguda

A LLA é caracterizada pela presença de linfoblastos no sangue e medula óssea (Figuras 16.25 a 16.28). Tanto na LLA quanto na fase leucêmica do linfoma multicêntrico (estágio V), os linfoblastos podem ser encontrados no sangue e medula óssea, tornando, assim, esses dois distúrbios difíceis de diferenciar. Uma regra geral é que se a linfadenopatia não estiver presente, o distúrbio provavelmente é LLA, e não o linfoma. Contudo, aproximadamente

metade dos cães com LLA também apresenta linfadenopatia. Assim como os distúrbios mieloproliferativos, os sinais clínicos se relacionam ou com a falta de células hematopoéticas normais ou a infiltração de órgãos por células. Achados comuns incluem membranas mucosas pálidas, esplenomegalia e hepatomegalia, letargia e perda de peso. Anormalidades comuns no hemograma incluem anemia, trombocitopenia, linfocitose e linfoblastos no sangue.

Os linfoblastos geralmente podem ser diferenciados de outros tipos de células imaturas com base em sua morfologia característica, conforme descrito anteriormente. Ocasionalmente, no entanto, certos tipos de linfoblastos (p. ex., grandes linfoblastos granulares) podem conter alguns grânulos azurófilos finos a grossos (Figura 16.29). Essas células podem ser difíceis de distinguir de mieloblastos e, nesses casos, a imunofenotipagem (usando anticorpos monoclonais direcionados contra proteínas na superfície de leucócitos) pode ser muito útil. Leucemias com origem em células T com linfócitos granulados grandes (LGL) são vistas

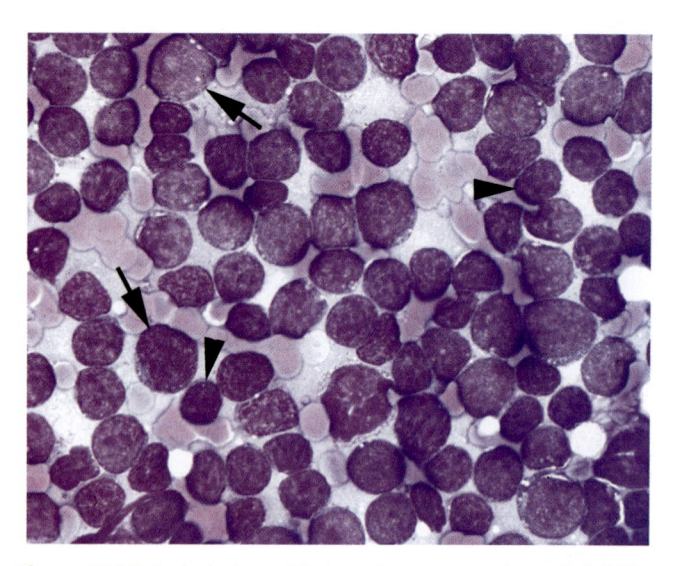

Figura 16.26 Aspirado de medula óssea de um cão com leucemia linfoblástica aguda. Muitas células linfoides de tamanho intermediário estão presentes e foram completamente substituídas por elementos normais da medula óssea. Observe os linfoblastos (*setas*) e linfócitos (*pontas de seta*). (Coloração de Wright.)

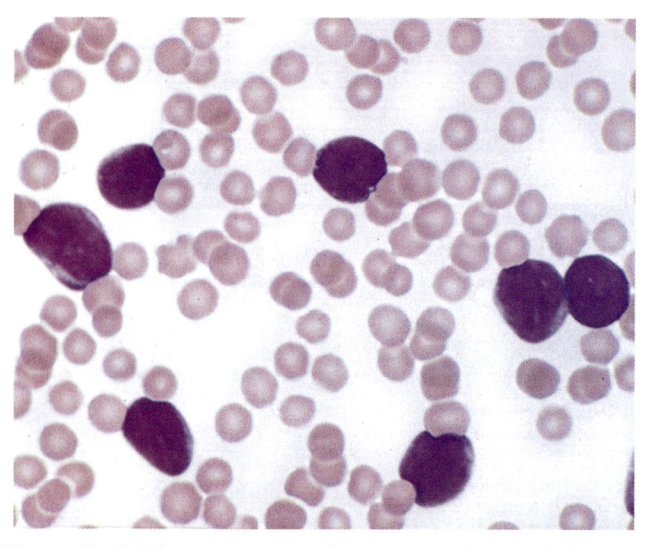

Figura 16.25 Aspirado de medula óssea de um cão com leucemia linfoblástica aguda. Observe que as células hematopoéticas normais estão ausentes, tendo sido substituídas por linfoblastos (*seta*). (Coloração de Wright.)

Figura 16.27 Esfregaço sanguíneo de um cão com leucemia linfoblástica aguda. Observe os diversos linfoblastos grandes. (Coloração de Wright.)

ocasionalmente em gatos com linfoma de células T do intestino (ver Parte 7, Caso 13). As reações citoquímicas também podem ser úteis, pois os linfoblastos normalmente são negativos para a maioria das colorações citoquímicas, exceto esterase inespecífica. Cães de meia-idade a idosos geralmente são afetados. Os gatos, em geral, são mais jovens e FeLV-positivos. Acredita-se que a maioria das LLAs e leucemias associadas ao linfoma estágio V em cães seja de origem em células B, embora um estudo tenha descoberto que a prevalência dos imunofenótipos B e T em LLA e LLC não foi estatisticamente diferente.[3] Em contrapartida, alguns autores acreditam que quase todos os casos de LLA têm origem em células T, e que alguns casos foram erroneamente classificados como LLA-B com base na expressão de CD79a, que não apresenta alta fidelidade de linhagem.[1]

Em um estudo retrospectivo de 50 cães com LLA, a maioria era da linhagem de células T e aproximadamente 1/3 tinha linfadenopatia mediastínica. A idade variou de 2 a 14 anos, com mediana de 7 anos. Sessenta e oito por cento de cães eram anêmicos, 86% eram trombocitopênicos, 22% eram marcadamente neutropênicos, e a contagem mediana de células leucêmicas foi de 73.500/μℓ. A hipercalcemia foi observada em seis cães, e todos tinham leucemia de células T.[4]

A quimioterapia, geralmente envolvendo uma combinação de vincristina, ciclofosfamida e prednisona, pode resultar em remissão em aproximadamente 1/3 dos pacientes com LLA, embora de duração muito curta. O curso clínico é tipicamente rápido e progressivo. A melhora nos tempos de sobrevivência exigirá avanços substanciais nos protocolos de quimioterapia e no uso de agentes terapêuticos mais direcionados. Em humanos com LLA, descobertas citogenéticas levaram à terapia direcionada contra oncogenes, o que tem melhorado dramaticamente os tempos de sobrevivência, e as descobertas análogas em cães e gatos provavelmente levarão a melhores resultados.

Leucemia linfocítica crônica

A LLC é muito mais comum que a LLA, e a LLC de células T (LLC-T) é mais comum que a de células B (LLC-B). Em animais com LLC, os linfócitos são pequenos e parecem bem diferenciados (Figura 16.30). A LLC é mais comum em cães do que em outros animais. Esse tipo de leucemia, entretanto, deve ser diferenciado da linfocitose fisiológica em gatos excitados (geralmente gatinhos e gatos adultos jovens), nos quais a contagem absoluta de linfócitos pode alcançar 20.000 células/μℓ. Outros diagnósticos diferenciais incluem linfocitose induzida por estimulação antigênica crônica, como a observada em cães com ehrlichiose crônica. A linfocitose é rara e geralmente leve (< 10.000 linfócitos/μℓ), no entanto, com outros tipos de estimulação antigênica. A linfocitose com predomínio de LGL pode ser observada em animais com ehrlichiose ou LLC-T. Linfocitose leve a moderada foi relatada como um achado infrequente em gatos infectados com *Bartonella henselae*. A lista dos principais diferenciais para lesões não neoplásicas de expansão persistente de linfócitos em cães e gatos adultos é curta, e inclui doenças transmitidas por carrapatos, especialmente a ehrlichiose monocítica canina, hipoadrenocorticismo e timoma. Linfocitose persistente por

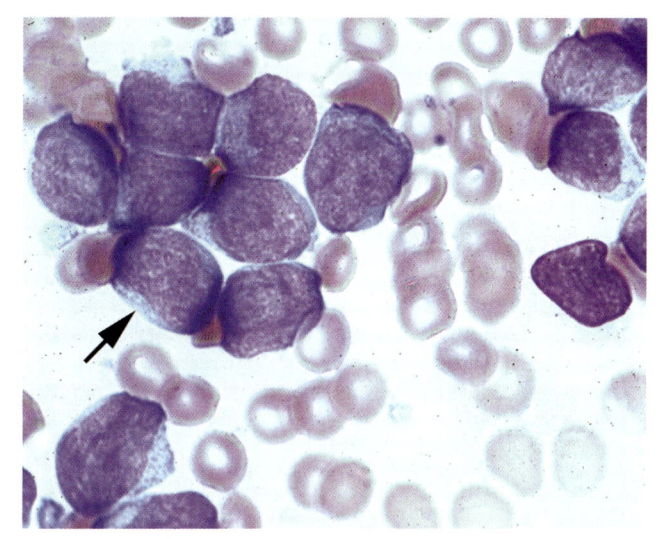

Figura 16.28 Esfregaço sanguíneo de um cão com leucemia linfoblástica aguda e contagem de células nucleadas de 300.000 células/μℓ. Todas as células presentes são linfoblastos (*seta*). Observe o grande tamanho, a relação núcleo:citoplasma alta e os nucléolos com os núcleos. (Coloração de Wright.)

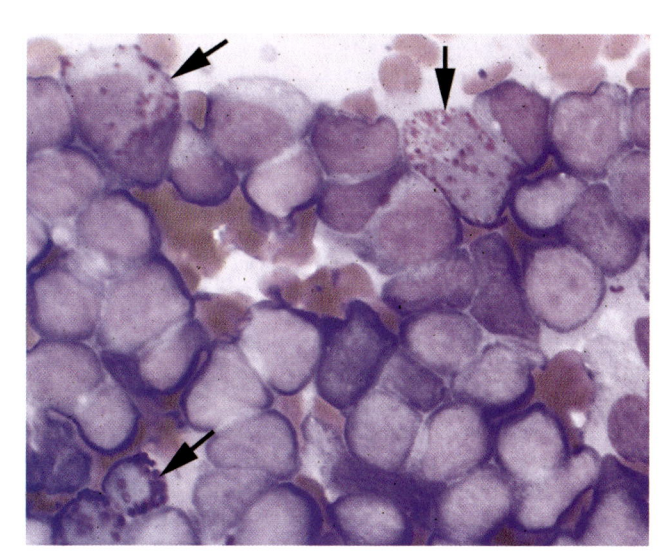

Figura 16.29 Aspirado de medula óssea de um cão com leucemia linfoblástica. Observe a presença de poucas células com grânulos azurófilos dentro do citoplasma (*setas*), que são chamadas de linfoblastos granulares grandes. Esses grânulos tornam essa leucemia difícil de diagnosticar com base apenas na morfologia celular M1. (Coloração de Wright.)

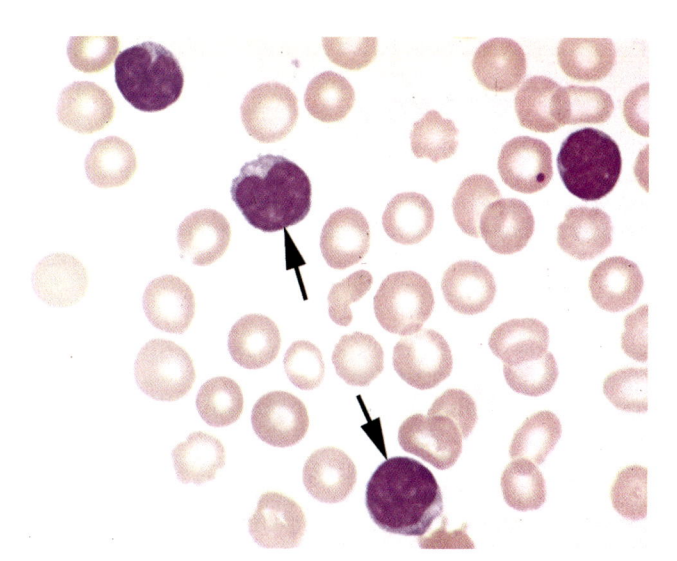

Figura 16.30 Esfregaço sanguíneo de um cão com leucemia linfocítica crônica. Observe os linfócitos relativamente pequenos, de aparência normal (*setas*). O diagnóstico de leucemia se baseou na alta concentração de linfócitos pequenos no sangue (40.000 células/μℓ) e nos resultados da reação da polimerase em cadeia. (Coloração de Wright.)

linfócitos pequenos, maduros ou reativos é mais comumente o resultado de LLC ou linfoma. O primeiro passo na distinção entre linfocitose não neoplásica e neoplásica é a imunofenotipagem por citometria de fluxo para determinar a diversidade fenotípica das células circulantes. O teste de clonalidade usando a reação em cadeia da polimerase para ensaio de rearranjos de receptores de antígenos é um segundo passo útil nos casos em que os dados do fenótipo são ambíguos. Uma vez estabelecido o diagnóstico de malignidade, o imunofenótipo (ver Capítulo 14) também fornece informações prognósticas em cães.

Sinais clínicos e anormalidades encontrados em animais doentes são semelhantes aos observados em animais com outros tipos de leucemia, incluindo letargia, anorexia, membranas mucosas pálidas, linfadenopatia, esplenomegalia e hepatomegalia. No entanto, alguns animais são assintomáticos, e a linfocitose é descoberta durante um exame de rotina ou de triagem pré-cirúrgica. A anormalidade mais marcante do hemograma é a linfocitose, que pode variar de aumentada a ligeiramente acima do intervalo de referência para mais de 300.000/$\mu\ell$. Anemia e trombocitopenia podem estar presentes, mas a anemia geralmente não é tão grave quanto observado em animais com LLA. A concentração de linfócitos pequenos na medula é maior que o normal, variando de 25 a 93% das células. As gamopatias monoclonais ocasionalmente são observadas em animais com LLC. Uma pequena porcentagem de cães e humanos com LLC desenvolve linfoma de células B grande, agressivo e difuso (síndrome de Richter).[5]

Três subtipos primários de LLC, baseados principalmente em imunofenotipagem, foram relatados: (i) LLC-T, que é a forma mais comum em cães e gatos, com células em muitos casos sendo linfócitos granulares CD3+/CD8+; (ii) LLC-B (CD21+), que é o próximo subtipo mais comum; e (iii) LLC atípica, que representa uma combinação de imunofenótipos. Os pacientes que têm células CD34+ são normalmente classificados como tendo LLA. Alguns dos cães com leucemia de células T têm leucemia LGL, e células T, às vezes, proliferam no baço. A maioria dos cães com linfoma da zona T, uma doença indolente com longos tempos de sobrevivência, tem leucemia (ver Capítulo 45). Essa leucemia de células T é única, pois as células expressam CD21, que é um marcador de células B. A imunofenotipagem fornece um método objetivo para determinar o prognóstico em cães com LLC. A expressão de CD34 prediz um resultado ruim, com sobrevida muito mais curta em comparação com outros fenótipos. Dentro do fenótipo CD8+, cães que apresentam > 30.000 linfócitos/$\mu\ell$ têm mediana de sobrevida significativamente mais curta que aqueles que apresentam < 30.000 linfócitos/$\mu\ell$. Dentro das leucemias de células T, cães com leucemia CD4-8-5+ e cães com fenótipo celular T CD8+ têm um tempo de sobrevivência semelhante. Uma linfocitose por células B CD21+ composta por células grandes foi associada com tempo de sobrevivência mais curto que aqueles com menor circulação de células. Em outro estudo, cães velhos com LLC-B sobreviveram mais tempo do que cães jovens, e cães anêmicos com LLC-T sobreviveram por menos tempo do que cães sem anemia.

A LLC-B é a malignidade hematopoética mais comum em humanos, e a leucemia de células B em cães pode compor um modelo animal, uma vez que a doença parece ser semelhante em cães e humanos. Ao contrário da doença humana, as células LLC-B caninas não expressam CD5. Em seres humanos com LLC-B, a análise dos genes da imunoglobulina tem sido crucial na compreensão da patogênese e prognóstico, e estudos preliminares mostram que essas análises também podem ser úteis em cães.[6] Em um estudo retrospectivo de 491 cães com LLC-B, a idade média foi de 11 anos, e raças pequenas tiveram chances

significativamente maiores de ter LLC-B.[7] Linfadenopatia esteve presente em 46%, esplenomegalia em 51%, hepatomegalia em 29% e linfadenopatia visceral em 23%. Vinte e seis por cento dos cães eram anêmicos, 26% eram hiperglobulinêmicos, e apenas 5% eram hipercalcêmicos. A concentração média de linfócitos foi de 24.600/$\mu\ell$ com uma faixa de 5.000 a 812.544/$\mu\ell$, e a porcentagem média de linfócitos que eram células B foi de 94%. Neutropenia e trombocitopenia leve raramente foram observadas (1 e 7%, respectivamente). Os Buldogues Ingleses tiveram uma apresentação única na qual eles foram diagnosticados em uma idade média de 6 anos, e expressaram MHC classe II inferior e CD25.

A intervenção terapêutica é controversa, pois os animais não tratados podem viver de meses a anos. Recomendações para quimioterapia em cães e gatos incluem uma combinação de clorambucila e prednisona; remissões longas e sobrevivência podem ser alcançadas. O tempo médio de sobrevivência para cães é de mais de 1 ano. O tempo de sobrevida foi relatado como significativamente diferente em cães não tratados com LLC (~450 dias), em comparação com cães com LLA (~65 dias). LLC em gatos raramente está associada à infecção por FeLV.

Leucose enzoótica bovina

A leucose enzoótica bovina, a neoplasia mais comum em bovinos, é um distúrbio linfoproliferativo de células B em bovinos causada pelo vírus da leucemia bovina (VLB), um retrovírus oncogênico que infecta linfócitos e pode resultar em linfocitose persistente, e às vezes leucemia e linfoma. O vírus é transmitido pelo sangue, seja iatrogenicamente ou por picadas de moscas. Também é transmitido verticalmente, através da placenta ou pelo colostro. Anticorpos vírus-específicos são encontrados no soro e no leite. Não há vacina disponível, e o tratamento não é instituído. Essa doença tem distribuição cosmopolita e é um problema significativo para as indústrias da bovinocultura de leite e de corte. O diagnóstico geralmente é feito pela detecção do anticorpo para o vírus ou detecção do vírus por métodos de PCR quantitativos. Aproximadamente 40% dos rebanhos bovinos de corte e 10% das vacas de corte individuais nos EUA são soropositivos para VLB. Cerca de 70% dos animais infectados pelo VLB são portadores assintomáticos do vírus. Aproximadamente um terço dos bovinos infectados desenvolve uma forma benigna da doença com linfocitose persistente não maligna por linfócitos não transformados, caracterizada pelo aumento da concentração de células B CD5+ IgM+. Como a concentração absoluta de linfócitos é significativamente aumentada pela infecção pelo VLB, mesmo em bovinos clinicamente saudáveis, os intervalos de referência devem ser derivados de animais que não estão infectados com o VLB, e o *status* do paciente VLB deve ser considerado para interpretação significativa da concentração de linfócitos.

Menos de 5% dos bovinos infectados desenvolvem linfoma maligno originário de células B pelo acúmulo mono ou oligoclonal de células B após um período de latência geralmente longo. Essa forma maligna de linfoma de células B é detectada predominantemente em bovinos com mais de 4 a 5 anos, embora tenha sido relatada em bezerros tão jovens quanto 3 meses. Linfonodos, baço e outros órgãos, como coração, intestino, rim, pulmão, fígado e útero podem estar envolvidos. A infecção por VLB causa anormalidade da função imunológica, mesmo em animais clinicamente saudáveis, afetando o sistema imunológico inato e adaptativo e alterando o funcionamento adequado das células não infectadas.

Mieloma plasmocítico (mieloma múltiplo, neoplasia disseminada de plasmócitos)

O mieloma plasmocítico é uma neoplasia linfoproliferativa relativamente rara na qual os plasmócitos ou seus precursores proliferam de forma anormal (Figuras 16.31 a 16.33). Como implícito pelo termo mieloma múltiplo, os plasmócitos proliferam na medula óssea em vários locais. Mieloma plasmocítico, também conhecido como neoplasia disseminada de plasmócitos, compõe aproximadamente 10% de todas as malignidades hematopoéticas em cães e seres humanos. Acredita-se que a incidência de mieloma múltiplo em gatos seja ainda menor que em cães, e geralmente, não é associada a infecções por FeLV ou FIV. Mieloma plasmocítico foi relatado com pouca frequência em equinos e duas vezes em suínos.

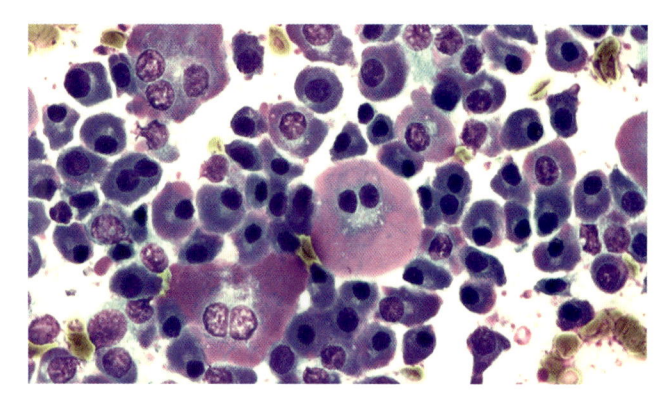

Figura 16.33 Aspirado de medula óssea de um cão com mieloma plasmocítico. Observe as células binucleadas e imunoglobulinas de coloração rosa abundantes no citoplasma. (Coloração de Wright.) (*Fonte*: cortesia da Dra. Clarissa Freemyer, North Carolina State University.)

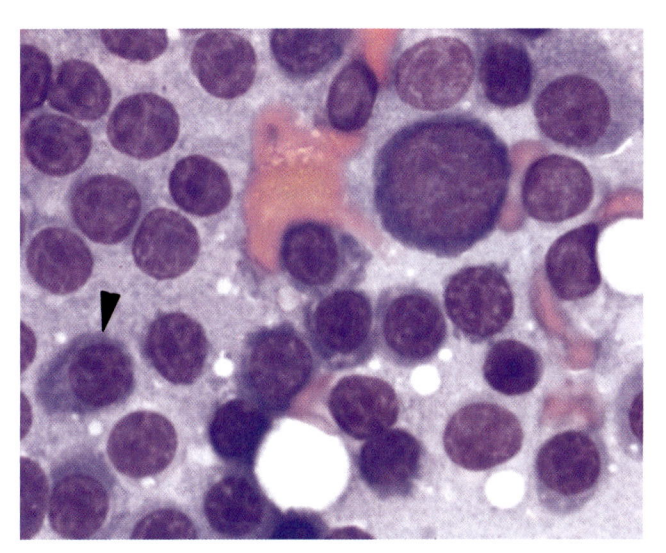

Figura 16.31 Aspirado de medula óssea obtido na necropsia de um cão com mieloma plasmocítico. Quase todas as células presentes são plasmócitos. Observe os plasmócitos mais típicos com o núcleo excêntrico e citoplasma abundante (*ponta de seta*). (Coloração de Wright.)

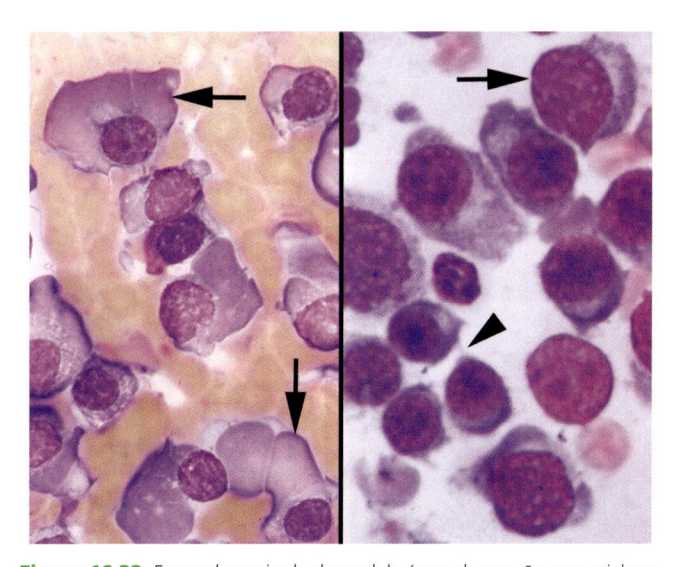

Figura 16.32 *Esquerda*: aspirado de medula óssea de um cão com mieloma plasmocítico. Esses plasmócitos têm citoplasma de coloração eosinofílica que é irregular e, algumas vezes, é chamado células-chama (*flame cells*). O citoplasma é preenchido por imunoglobulinas. *Direita*: aspirado de medula óssea de um cão com mieloma plasmocítico. Observe a oscilação no tamanho das células, que variam de plasmócitos grandes e imaturos com cromatina frouxa (*seta*) até células pequenas com cromatina mais condensada (*ponta de seta*). (Coloração de Wright.)

Proliferações neoplásicas de plasmócitos são comumente detectadas em esfregaços de medula óssea, mas plasmócitos são vistos apenas raramente em esfregaços de sangue. Quando plasmócitos neoplásicos circulantes estão presentes, o tempo de sobrevivência geralmente é menor. Concentração acentuadamente aumentada de plasmócitos na medula óssea (> 20% de todas as células nucleadas) geralmente resulta de neoplasia de plasmócitos, mas a proliferação de plasmócitos também pode ocorrer secundariamente à estimulação antigênica crônica, como ocorre na ehrlichiose monocítica canina. Plasmócitos neoplásicos são vistos como grandes agregados e, algumas vezes, aparecem ligeiramente anormais ou imaturos, com plasmócitos multinucleados estando ocasionalmente presentes. Células neoplásicas podem parecer ser muito bem diferenciadas, e, portanto, nesses casos, elas são difíceis de distinguir dos plasmócitos normais. Os plasmócitos ocasionalmente podem ter uma margem citoplasmática eosinofílica e franzida, que se assemelha a uma chama; essas são denominadas plasmócitos em chama ou células-chama (ver Figuras 16.32 e 16.33). Quando os plasmócitos são pouco diferenciados, eles podem ser difíceis de diferenciar de outros tipos de células neoplásicas, incluindo linfócitos, osteoblastos e histiócitos malignos. Imunocitoquímica com um anticorpo monoclonal MUM1 de camundongo anti-humano (oncogene de mieloma múltiplo 1) pode ser usado para ajudar a identificar os plasmócitos.

Os plasmócitos derivam de linfócitos B e, normalmente, secretam imunoglobulinas. Uma manifestação muito comum do mieloma plasmocítico é a gamopatia monoclonal ou biclonal, geralmente imunoglobulina G ou A, mas, ocasionalmente, imunoglobulina M (Figura 16.34). Pacientes com a gamopatia monoclonal podem ou não ser hiperglobulinêmicos. As imunoglobulinas sintetizadas pelos plasmócitos malignos também são conhecidas como paraproteínas ou proteínas monoclonais (proteínas M). Eletroforese de proteínas séricas (EPS) usando um densitômetro detecta proteínas M, que, geralmente, são representadas por um pico mais alto que o da albumina (ver "Eletroforese de proteínas", no Capítulo 1). A EPS pode ser realizada usando eletroforese em gel de agarose (EGA) ou técnicas de eletroforese baseadas em zona capilar (EZC). A imunotipagem é outra técnica baseada em eletroforese que usa marcação por anticorpos para identificar frações de imunoglobulina dentro de uma amostra de soro. Imunofixação por eletroforese em gel define proteínas M tipicamente compostas por proteínas de cadeias pesadas e cadeias leves, e avalia as cadeias pesadas e as cadeias leves de IgG, IgA e IgM. Em resumo, EGA, EZC e a imunofixação espécie-específica podem ser usadas sozinhas ou em combinação para detectar proteína M.

Raramente, os plasmócitos neoplásicos produzem apenas o componente leve da cadeia de imunoglobulina, que passa prontamente através do glomérulo em virtude do seu pequeno

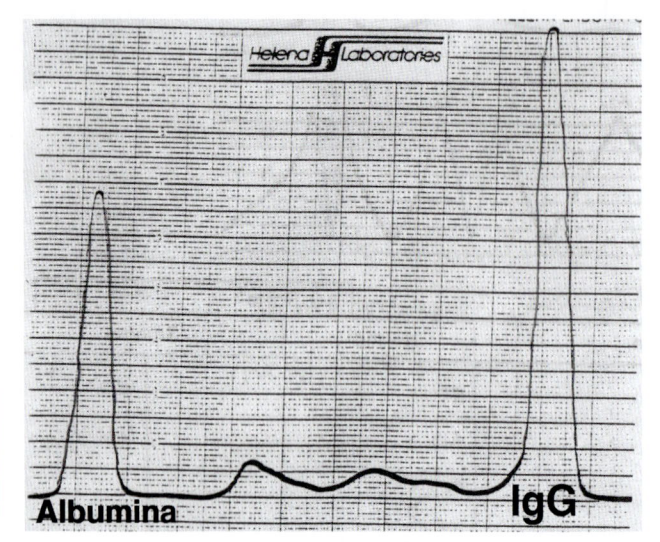

Figura 16.34 Eletroforetograma de proteínas de um cão com mieloma plasmocítico e gamopatia monoclonal. Observe o pico monoclonal de imunoglobulina (IgG) à direita. A albumina é representada pelo pico menor à esquerda. (Coloração de Wright.)

tamanho molecular. Assim, uma gamopatia monoclonal não é vista, e esses pacientes, muitas vezes, não são diagnosticados. As proteínas de Bence-Jones não são detectadas em testes para detecção de proteína na urina, que são específicos para a detecção de albumina. No entanto, a cadeia leve das imunoglobulinas pode ser detectada por precipitação de ácido sulfossalicílico e confirmada por eletroforese de proteínas na urina, que mostrará uma gamopatia monoclonal na urina. Ainda mais raramente, cães com mieloma múltiplo não terão evidência de proteínas M no sangue ou na urina. Esses mielomas não secretores (MNS) são ainda categorizados como ou MNSs "verdadeiros", nos quais os plasmócitos neoplásicos não estão sintetizando proteínas M, ou MNSs "falsos", nos quais os plasmócitos não estão liberando proteínas M ou a proteína M não pode ser medida por métodos convencionais. Outro diagnóstico característico do mieloma plasmocítico inclui a proteína Bence-Jones (ou seja, cadeias leves de imunoglobulinas) na urina, e evidência radiográfica de osteólise (Figura 16.35). Duas ou três dessas quatro características são tradicionalmente consideradas essenciais para o diagnóstico de mieloma plasmocítico. No entanto, o diagnóstico de mieloma múltiplo em humanos não requer mais a documentação de proteínas M completas, uma vez que os mielomas não secretores compreendem até 5% de todos os casos de mieloma múltiplo em seres humanos.

Os diagnósticos diferenciais incluem ehrlichiose monocítica canina, uma doença na qual a gamopatia monoclonal pode ser vista muito raramente, geralmente dentro de uma gamopatia

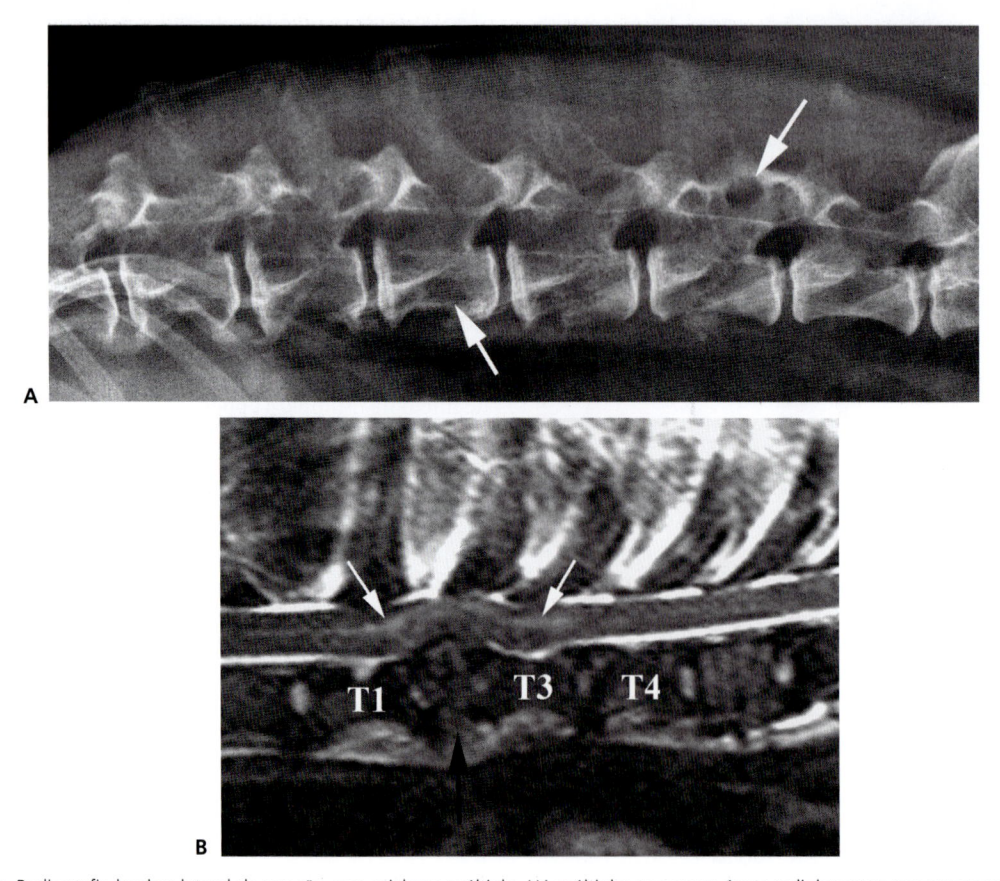

Figura 16.35 A. Radiografia lombar lateral de um cão com mieloma múltiplo. Há múltiplas pequenas áreas radioluzentes nos processos espinhosos e lesões radioluzentes maiores no corpo de L3 e lâmina de L5 (*setas brancas*) em virtude da rarefação óssea pelas células neoplásicas. **B.** Imagem sagital de ressonância magnética ponderada em T2 da coluna torácica de um cão com mieloma múltiplo. Rarefação do corpo da segunda vértebra torácica pelas células neoplásicas levou a fratura patológica. Observe o formato irregular (*seta preta*) comparado à primeira, terceira e quarta vértebras torácicas normais (T1, T3 e T4, respectivamente). Uma porção da vértebra fraturada está protraindo para o canal vertebral e causando compressão da medula espinal. O aumento do sinal (coloração branca) da medula espinal (*setas brancas*) é decorrente de edema e inflamação. A fratura vertebral causando paralisia ou paresia é uma complicação relativamente comum do mieloma múltiplo. (*Fonte*: cortesia do Dr. Donald Thrall, North Carolina State University.)

policlonal. Cães com ehrlichiose comumente apresentam aumento da concentração de plasmócitos na medula óssea. Outros distúrbios nos quais gamopatias monoclonais têm sido relatadas incluem LLC-B, linfoma de células B, plasmocitoma extramedular e peritonite infecciosa felina (raramente).

Os plasmócitos normalmente não proliferam, mas mutações oncogênicas conferem capacidade de proliferação celular que resulta em doença progressiva que eventualmente se torna sintomática. Os sinais clínicos associados ao mieloma múltiplo geralmente são associados à infiltração de plasmócitos da medula óssea e outros órgãos, ou à concentração aumentada de imunoglobulinas, o que pode resultar em aumento da viscosidade sanguínea (ou seja, síndrome de hiperviscosidade). Letargia, anorexia, claudicação, sangramento das narinas, paresia, poliúria e polidipsia são relativamente comuns. Alterações na fundoscopia como hemorragias retinianas e ingurgitamento de vasos sanguíneos retinianos também são observados comumente. A doença renal é relativamente comum e, em geral, associada com proteínas anormais que interferem na função tubular e glomerular, mas, às vezes, ocorrem secundariamente à hipercalcemia com calcificação subsequente do tecido renal. O comprometimento do sistema nervoso central pode resultar da hiperviscosidade do soro e subsequente sedimentação de sangue em pequenos vasos. Diáteses hemorrágicas, que são vistas em aproximadamente um terço dos cães com mieloma múltiplo, podem resultar de trombocitopenia, mas também podem resultar das imunoglobulinas anormais interferindo na função plaquetária. Achados comuns no mieloma múltiplo felino incluem morfologia atípica dos plasmócitos, hipocolesterolemia, anemia, lesões ósseas e envolvimento de múltiplos órgãos. Em um estudo retrospectivo, todos os gatos afetados examinados tinham tumores extramedulares não cutâneos em baço, fígado ou gânglios linfáticos.

Mefalano, um agente alquilante, geralmente é usado para tratar mieloma múltiplo em cães, muitas vezes em combinação com prednisona. A taxa de resposta geralmente é boa, com tempo de sobrevida médio de aproximadamente 18 meses a 3 anos. Mefalano ou ciclofosfamida, às vezes em combinação com prednisona, são a terapia preferida para mieloma múltiplo em gatos; a ciclofosfamida geralmente é mais bem tolerada que o mefalano. Os tempos de sobrevivência relatados em gatos tratados são de aproximadamente 1 ano, em média. Animais com mieloma múltiplo que são azotêmicos ou têm anemia grave, neutropenia ou trombocitopenia geralmente têm um tempo de sobrevivência mais curto. Hipercalcemia, proteinúria de Bence-Jones, leucemia de plasmócitos e lesões ósseas extensas também estão associadas a um prognóstico pior. Em humanos, o transplante de células-tronco oferece prognóstico e taxas de sobrevida significativamente melhores.

Distúrbios da Hemostasia

James Meinkoth

Department of Veterinary Pathobiology, Oklahoma State University, Stillwater, OK, USA

Hemostasia é a cessação fisiológica do sangramento. Pacientes que apresentam sangramento excessivo ou anormal são bastante comuns na prática veterinária e são frequentemente apresentados como emergências. Alguns testes laboratoriais simples estão disponíveis, e ajudam a determinar dois pontos:

1. Se o sangramento é resultado de um defeito na hemostasia *versus* doença tecidual local (traumatismo tissular, neoplasia, infecção etc.).
2. No caso de um defeito hemostático estar presente, localizar o problema em um segmento específico do sistema hemostático e, assim, estreitar a lista de diferenciais potenciais que podem estar causando o problema apresentado.

Este capítulo (i) revisará a fisiologia da hemostasia para o nível necessário para interpretar testes comuns de hemostasia, (ii) discutirá algumas informações clínicas que devem ser consideradas em um paciente que apresenta sangramento excessivo, (iii) descreverá os exames de rotina utilizados para avaliar a hemostasia e (iv) discutirá algumas das doenças mais comuns na medicina veterinária que resultam em sangramento anormal.

Revisão da fisiologia da hemostasia

A fisiologia da hemostasia é incrivelmente complexa e pode ser bastante intimidadora. Felizmente, não é necessário saber uma enorme quantidade de detalhes para interpretar adequadamente os testes hemostáticos comuns. Será apresentado um panorama rápido da hemostasia, seguido de um pouco mais de detalhes sobre cada uma das etapas principais. O processo de hemostasia é revisado aqui em um nível básico, com detalhes específicos adicionados quando eles pertencem a um processo de doença relevante. Avaliações muito mais detalhadas estão disponíveis para aqueles que estão interessados (e um pouco masoquistas) e desejam aprofundar o tema.[1-7]

Panorama do "quadro geral"

O sangue é normalmente mantido em um estado líquido dentro dos vasos, mas se ocorrer lesão vascular, então a hemostasia rápida é necessária para evitar hemorragias graves. O sistema hemostático é incrivelmente eficiente e capaz de (i) responder rapidamente, limitando a quantidade de sangramento, e para (ii) limitar a coagulação ao local da lesão, o que impede a coagulação patológica ou trombose. Os componentes essenciais necessários para que ocorra a hemostasia, *plaquetas sanguíneas* e certas proteínas chamadas *fatores de coagulação solúveis*, estão presentes pré-formados na circulação e disponíveis para agir, caso ocorra lesão vascular.

A coagulação não ocorre normalmente sem lesão vascular, pois os fatores de coagulação estão presentes principalmente em uma forma inativa, e as células endoteliais que revestem todos os vasos sanguíneos funcionam *passivamente e ativamente* para inibir a coagulação. O revestimento endotelial normal dos vasos sanguíneos é uma *superfície não trombogênica* (o que significa que não ativa plaquetas ou fatores de coagulação) e produz ativamente fatores que inibem os diversos componentes da hemostasia. Diferentemente do endotélio, os tecidos conjuntivos (p. ex., colágeno), que estão logo abaixo das células endoteliais e são assim denominados *subendotélio*, são extremamente trombogênicos e iniciam o processo hemostático quando expostos por lesões aos vasos. As células endoteliais que cercam um local de lesão podem mudar ativamente de um estado não trombogênico para um estado trombogênico, ao menos temporariamente. Eles fazem isso reduzindo a produção ou a expressão de inibidores da hemostasia e expressando ou secretando outros componentes que promovem a ativação de plaquetas e fatores de coagulação.

> **Conceito principal:** sempre há processos tanto favorecendo quanto se opondo à hemostasia ocorrendo simultaneamente. Isso leva a alguma confusão ao ler pela primeira vez os detalhes da hemostasia. Se a coagulação vai ou não ocorrer em determinado momento depende do equilíbrio entre essas forças. Grande parte desse equilíbrio depende da função das células endoteliais. O fato de ambos os processos ocorrerem em níveis baixos o tempo todo e se opondo um ao outro permite que a coagulação seja iniciada e interrompida mais rápido do que se estivessem inativos e precisassem ser "ativados".

Etapa 1: hemostasia primária

O evento inicial na hemostasia após lesão vascular é uma constrição reflexa dos vasos sanguíneos locais. Isso limita o fluxo do sangue na área afetada para reduzir o sangramento e retarda o fluxo de plaquetas e fatores de coagulação, impedindo-os de serem carreados para longe da área depois da ativação. O primeiro evento celular é a ligação das plaquetas ao colágeno subendotelial exposto no local da lesão; isso se chama *adesão plaquetária*. Após a adesão, as plaquetas tornam-se ativadas. Plaquetas ativadas rapidamente (i) mudam de forma para se espalhar e cobrir uma área de superfície maior, (ii) expõem certos receptores de membranas para proteínas adesivas, e (iii) secretam substâncias denominadas *agonistas plaquetários*. Esses agonistas recrutam e ativam plaquetas adicionais. Logo, as plaquetas recém-chegadas ligam-se a outras plaquetas, um processo chamado *agregação plaquetária*. A agregação plaquetária continua até que uma massa de plaquetas (*tampão de plaquetas*) preencha completamente o defeito. O processo de formação de um tampão de plaquetas no local da lesão é referido como *hemostasia primária*.

Etapa 2: hemostasia secundária

O tampão de plaquetas inicial pode interromper temporariamente o sangramento, mas não é muito estável. Ele é suficiente para parar o sangramento apenas de feridas muito pequenas. Com feridas maiores, a pressão hidrostática dentro dos vasos sanguíneos romperia o tampão plaquetário, levando a *ressangramento*. É aqui que os fatores de coagulação solúveis entram. Os fatores de coagulação solúveis são um grupo de proteínas produzidas principalmente pelo fígado. Eles são tradicionalmente identificados por algarismos romanos (ou seja, Fator II) com a adição de um *"a"* (ou seja, Fator IIa) para indicar a forma ativa. Eles também têm nomes comuns, alguns dos quais são usados com mais frequência do que os algarismos romanos (Tabela 17.1). Essas proteínas são principalmente proteases, secretadas em uma forma de proenzima, que se clivam e, assim, ativam umas às outras em uma ordem sequencial denominada *cascata de coagulação*.

O resultado da cascata de coagulação é que o fibrinogênio (também conhecido como Fator I) é convertido em fibrina no local do tampão de plaquetas. A fibrina é uma proteína adesiva que forma fitas longas e pode se ligar tanto a outras fitas de fibrina (chamado de *reticulação*) quanto às plaquetas. Isso forma uma malha de fibrina ao redor das plaquetas dentro do tampão plaquetário. A fibrina age como uma cola biológica para estabilizar o tampão plaquetário e parar permanentemente o sangramento. O processo de fatores de coagulação trabalhando em sequência para produzir fibrina para estabilizar o tampão plaquetário é chamado *hemostasia secundária*.

> **Conceito principal:** por que é importante dividir esse processo em hemostasia primária e secundária? Primeiro, os tipos de sinais clínicos vistos com defeitos de hemostasia primária são, muitas vezes, suficientemente diferentes daqueles vistos com defeitos de hemostasia secundária, então é possível prever qual sistema é afetado a partir do quadro clínico. Em segundo lugar, a maioria dos testes laboratoriais básicos avalia ou a hemostasia primária ou a hemostasia secundária, então você deve saber quais funções fisiológicas estão sendo testadas. Por fim, os processos potenciais de doença que devem ser considerados para qualquer problema clínico (ou seja, os diagnósticos diferenciais) são diferentes, dependendo de qual parte do processo hemostático é afetado.

Tabela 17.1 Fatores de coagulação: nomes comuns e suas funções.

Número do fator	Nome comum	Via envolvida	Comentários/funções
Fator I	Fibrinogênio	Comum	Convertido pela trombina à proteína de adesão fibrina como uma etapa final da cascata de coagulação Também ativo na hemostasia primária (medeia a agregação plaquetária)
Fator II	Protrombina	Comum	Proenzima A forma ativa cliva o fibrinogênio (também ativa muitos outros fatores como *loop* de amplificação) Dependente de vitamina K
Fator III	Fator tecidual Tromboplastina tecidual	Extrínseca[a]	Lipoproteína que pode ser expressa na membrana celular de várias células Serve como cofator para o FVII, iniciando a cascata de coagulação extrínseca
Fator IV	Cálcio	Todas	Necessário para que os fatores de coagulação dependentes da superfície se liguem aos fosfolipídios da superfície das plaquetas e participem das reações de coagulação
Fator V	Proacelerina	Comum	Quando ativado, serve como cofator para o fator X
Fator VI	—	—	Não há fator VI
Fator VII	Proconvertina	Extrínseca	Proenzima Quando ativado, ativa o Fator X (e o Fator IX) Dependente de vitamina K
Fator VIII	Fator anti-hemofílico	Intrínseca[b]	Quando ativado, serve como cofator para o Fator IX
Fator IX	Fator Christmas	Intrínseca	Proenzima Quando ativado, ativa o Fator X Dependente de vitamina K
Fator X	Fator Stuart-Prower	Comum	Proenzima Quando ativado, ativa o Fator II Dependente de vitamina K
Fator XI	Antecedente da tromboplastina plasmática	Intrínseca	Proenzima Quando ativado, ativa o Fator IX
Fator XII	Fator Hageman	Intrínseca	Proenzima Quando ativado, ativa o Fator XI (e outros fatores de contato)
Fator XIII	Fator estabilizador de fibrina	Comum	Ligação cruzada das fibras de fibrina, estabilizando-as
Precalicreína	Fator Fletcher	Intrínseca	Proenzima Quando ativado, ativa o Fator XII
CAPM[c]	Fator Fitzgerald	Intrínseca	Cofator Ativa os fatores XII, XI

[a]A via extrínseca, atualmente, é chamada de "via do fator tecidual".
[b]A via intrínseca, atualmente, é chamada de "via de contato" ou "via dependente da superfície".
[c]CAPM = cininogênio de alto peso molecular.

Etapa 3: fibrinólise (quebra do coágulo)

Eventualmente, após a lesão subjacente ser reparada, o coágulo formado é quebrado para que o sangue flua através do vaso restaurado. Esse processo é chamado de *fibrinólise* e é resultado da enzima *plasmina*, que cliva o coágulo de fibrina em vários lugares. Quando isso ocorre, pequenos fragmentos de fibrina clivada denominados *produtos de degradação de fibrina* (*PDFs*) são lançados na circulação. Eles podem ser medidos no sangue e são um indicador da quebra do coágulo. Um grupo específico de PDFs é chamado *D-dímero*. Eles podem ser medidos por um teste que atualmente é usado para detectar a formação e a desagregação de coágulos em uma taxa acelerada dentro da vasculatura.

Detalhes sobre a hemostasia primária (formação do tampão de plaquetas)

Fator de von Willebrand e adesão plaquetária

Como mencionado anteriormente, o primeiro evento celular na hemostasia é a adesão plaquetária ao colágeno no subendotélio. Essa adesão requer uma proteína sérica chamada *fator von Willebrand (fvW)*. O fvW não é um dos fatores solúveis da coagulação, e não está envolvido diretamente na hemostasia secundária. Ele é produzido principalmente por células endoteliais vasculares e, até certo ponto, pelos megacariócitos e acaba armazenado dentro dos grânulos de plaquetas. O fvW é uma proteína adesiva que pode formar cadeias longas. Ele se liga ao colágeno exposto no local da lesão vascular e aos receptores nas membranas plaquetárias. Ao fazer isso, ele atua ligando as plaquetas à parede do vaso (Figura 17.1). Embora outras proteínas, como o fibrinogênio, também possam se ligar tanto às plaquetas quanto à parede do vaso, fvW é a única proteína que pode mediar adequadamente a adesão plaquetária diante da alta força de cisalhamento criada pelo fluxo de sangue no sistema vascular.

À medida que as células endoteliais produzem o fvW, elas o secretam de sua superfície basal, de onde ele se liga ao colágeno subendotelial, e da sua superfície luminal, a partir de onde ele termina na circulação (Figura 17.2). O fvW circulante não se liga às plaquetas, ou isso resultaria em trombose. O fvW deve se ligar primeiro ao subendotélio, o que causa uma mudança conformacional, permitindo-lhe ligar as plaquetas. Além disso, as células endoteliais armazenam o fvW dentro de grânulos intracelulares. Este fvW armazenado pode ser liberado após lesão. Assim, quando as células endoteliais são removidas como resultado de lesão, o fvW já está presente e vinculado ao colágeno exposto, bem como no sangue que flui sobre esse defeito. Além disso, é liberado pelas células endoteliais ao redor da lesão, e as plaquetas que são recrutadas para o local. Todos esses processos resultam em uma alta concentração de fvW no local da lesão, o que é importante para a adesão plaquetária. A doença de von Willebrand (dvW) é uma deficiência genética do fvW. É comum em humanos e cães e resulta em hemostasia primária defeituosa e tendências a sangramento.

Fibrinogênio e agregação plaquetária

Agregação plaquetária, o processo de ligação das plaquetas a outras plaquetas no tampão plaquetário em crescimento, é mediada principalmente pelo fibrinogênio (ver Figura 17.1). O fvW também pode atuar na agregação plaquetária, mas o fibrinogênio está presente no sangue em concentrações muito mais altas que fvW. O fibrinogênio também é armazenado em grânulos de plaquetas e liberado durante a formação do tampão plaquetário para aumentar ainda mais a concentração dessa proteína no local do tampão plaquetário. Lembre-se de que o fibrinogênio, que ajuda a ligar as plaquetas umas às outras, é o que será convertido à fibrina pelo sistema hemostático secundário para estabilizar o tampão de plaquetas, por isso faz sentido tê-lo dentro do tampão plaquetário.

Embora as deficiências de fibrinogênio, obviamente, levem a defeitos na hemostasia primária, também afetam o sistema hemostático secundário, por isso geralmente não é considerado diferencial de um paciente com defeito apenas na hemostasia. Deficiências hereditárias ou anormalidades de fibrinogênio são extremamente raras na medicina veterinária. A deficiência adquirida do fibrinogênio pode ocorrer em razão do consumo excessivo na doença *coagulação intravascular disseminada (CID)*, que é discutida em mais detalhes adiante.

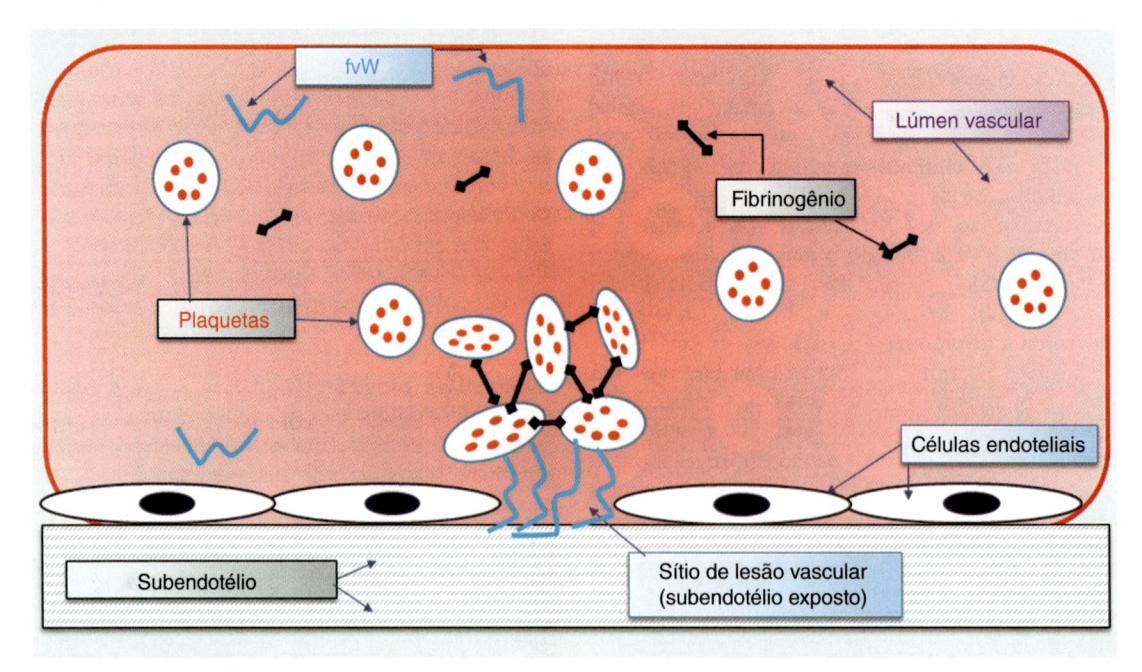

Figura 17.1 Componentes esquemáticos da hemostasia primária ou produção do tampão plaquetário. fvW (*linhas azuis*) medeia a adesão plaquetária ao subendotélio exposto após a lesão vascular. O fibrinogênio (*setas pretas*) medeia a agregação plaquetária a outras plaquetas.

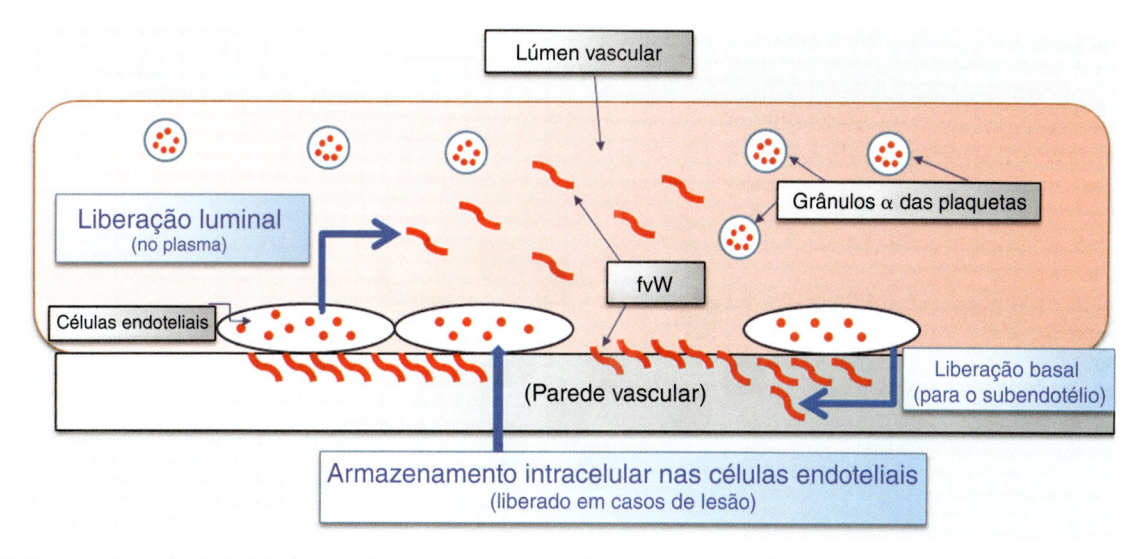

Figura 17.2 Esquema da produção do fvW. A produção, o armazenamento e a liberação do fvW trabalham em conjunto para criar altas concentrações de fvW no sítio da formação do tampão de plaquetas. O fvW das células endoteliais é liberado tanto no plasma quanto no subendotélio. Ademais, tanto plaquetas quanto células endoteliais contêm fvW dentro de grânulos intracelulares. Esse fvW armazenado pode ser liberado durante a formação do tampão de plaquetas para aumentar ainda mais a concentração local.

Número e funções das plaquetas

As próprias plaquetas desempenham papel ativo na hemostasia. Em primeiro lugar, é necessário um número adequado de plaquetas para que o tampão de plaquetas se forme. Trombocitopenia – a diminuição na concentração de plaquetas – é extremamente comum e é a causa mais recorrente de sangramento anormal observado na medicina veterinária.

Além de ter plaquetas suficientes, elas devem ser funcionais, uma vez que participam ativamente tanto da hemostasia primária quanto secundária. Ativação plaquetária e função plaquetária normais são muito complexas, e muitos detalhes estão além do que é necessário para a interpretação dos testes de função hemostática. Como uma visão geral simplificada, as funções plaquetárias envolvem (i) expressão de receptores de superfície de membrana, (ii) liberação do conteúdo dos grânulos e (iii) iniciação de muitas vias de sinalização intracelular.

Função plaquetária: receptores de superfície

Os receptores de plaquetas permitem que elas (i) se liguem a proteínas adesivas e, assim, participem da adesão e agregação e (ii) respondam aos agonistas plaquetários resultando em ativação (Figuras 17.3 e 17.4). O receptor para fvW é a glicoproteína Ib plaquetária (GP Ib) e o receptor de fibrinogênio é a glicoproteína IIb/IIIa (GP IIb/IIIa). Mutações herdadas desses receptores podem levar a sangramento anormal, com GP IIb/IIIa, sendo o mais importante na medicina veterinária. Há receptores para agonistas plaquetários, como difosfato de adenosina (ADP) e trombina. Esses receptores são o alvo das intervenções terapêuticas destinadas a prevenir a trombose. Um exemplo importante é o medicamento clopidogrel (Plavix®), que inibe um dos receptores de ADP.

Função plaquetária: conteúdo dos grânulos

As plaquetas possuem grânulos densos e grânulos alfa, cujos conteúdos promovem hemostasia e são liberados após ativação plaquetária para aumentar sua concentração no microambiente em que o coágulo está se formando. Os grânulos alfa contêm principalmente muitas proteínas adesivas e proteínas do fator de coagulação, enquanto os grânulos densos contêm mediadores não proteicos da hemostasia (Tabela 17.2). Existem defeitos hereditários desses grânulos e da sua liberação (p. ex., síndrome de Chédiak-Higashi), mas esses são extremamente raros.

Função plaquetária: vias de sinalização intracelular

Muitas vias bioquímicas intracelulares são iniciadas durante a ativação plaquetária, o que resulta em alteração da forma da plaqueta (permite que a plaqueta se espalhe e cubra o defeito), contração do citoesqueleto plaquetário (retrai e fortalece ainda mais o tampão plaquetário), expressão e ativação dos receptores de membrana mencionados anteriormente (promove a agregação) e liberação dos grânulos já mencionados (promove ainda mais adesão, agregação e ativação).

Uma via de sinalização intracelular importante é o metabolismo do ácido araquidônico, que resulta em produção de tromboxano A2 (TXA2), um agonista plaquetário. Essa via é inibida pelo ácido acetilsalicílico e outros AINEs, inibindo assim a função plaquetária. Esses fármacos podem ser usados terapeuticamente para prevenir a trombose, mas também podem causar sangramento excessivo.

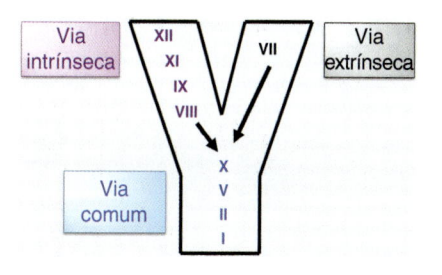

Figura 17.3 Representação esquemática dos fatores de coagulação, e como eles se correlacionam com os testes de coagulação. Fisiologicamente, a via extrínseca (também conhecida como via do fator tecidual) não é de importância primária, e a via intrínseca serve principalmente para a amplificação do processo. Também, há uma interseção entre as duas vias, uma vez que o Fator VII (via extrínseca) pode ativar diretamente o Fator IX (via intrínseca), além de inibir a ativação do Fator X.

CAPÍTULO 17

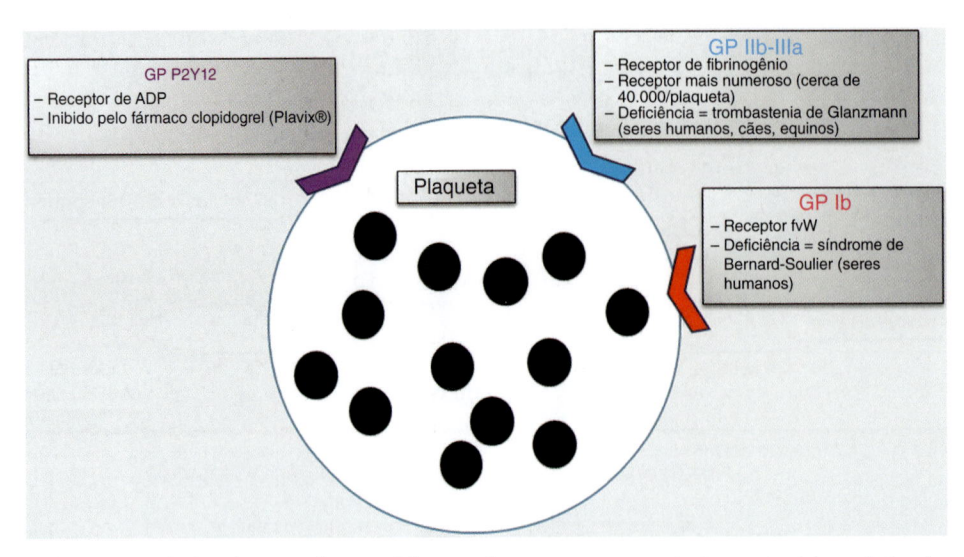

Figura 17.4 Receptores plaquetários selecionados e seus ligantes. Existem muitos outros receptores tanto para proteínas adesivas (p. ex., receptores de colágeno) quanto agonistas plaquetários (p. ex., receptores adicionais de ADP, receptores de trombina), mas esses são os principais para os quais mutações causadoras de doenças foram relatadas ou intervenções terapêuticas foram direcionadas. Receptores de plaquetas são os alvos de muitos agentes farmacológicos novos, dada a importância da doença trombótica em seres humanos.

Tabela 17.2 Grânulos plaquetários e seu teor.

Conteúdo do grânulo plaquetário	Conteúdo do grânulo denso
Proteínas adesivas	ADP
- fvW	Adenosina trifosfato
- Fibrinogênio	Cálcio
- Vitronectina	Serotonina
- Fibronectina	
Fatores de coagulação	
- Fator V	
- Fator XI	
Fatores de crescimento	
- Fator de crescimento derivado de plaquetas	
- Fator de crescimento de células endoteliais	
- Fator de crescimento epidérmico	
Inibidores da fibrinólise	
- Inibidor do ativador do plasminogênio	

Conceito principal: fisiologicamente, os principais pré-requisitos para que a hemostasia primária ocorra são (i) subendotélio normal, (ii) número adequado de plaquetas, (iii) função plaquetária normal, (iv) fator de von Willebrand e (v) fibrinogênio (ver Figura 17.1). No entanto, anormalidades do subendotélio são extremamente raras e a deficiência de fibrinogênio afeta a hemostasia secundária, bem como a hemostasia primária. Então, nenhum deles é comumente considerado em pacientes com distúrbios limitados à hemostasia primária. *Assim, os principais diagnósticos diferenciais para tais pacientes são (i) trombocitopenia, (ii) doença de von Willebrand e (iii) função plaquetária anormal.*

Detalhes sobre hemostasia secundária (formação do coágulo de fibrina)

Coagulação *versus* hemostasia

Como discutido anteriormente, a hemostasia secundária envolve a ativação sequencial de um grupo de proteínas séricas, a maioria delas proteases, com o objetivo final de converter o fibrinogênio em fibrina, o que estabiliza o tampão plaquetário. Esse processo de formação de fibrina a partir da ativação dessas proteínas séricas é chamado de *coagulação*. Assim, os termos "coagulação" e "hemostasia" não são tecnicamente sinônimos, embora habitualmente sejam usados como tal.

Vias de coagulação

Tradicionalmente, acreditava-se que a coagulação existisse em dois "braços" completamente separados (as vias *intrínseca* e *extrínseca*) que convergem em uma única via *comum*. O sistema intrínseco recebeu esse nome porque sua ativação ocorre dentro do (ou *intrínseco* ao) sistema vascular, geralmente pela exposição a superfícies carregadas negativamente, como o colágeno exposto por lesão endotelial. A via extrínseca foi assim chamada porque foi ativada pelo *fator tecidual* (*Fator III*), que vem de fora do (ou *extrínseco* à) vascularização. O fator tecidual é constitutivamente expresso por muitas células extravasculares que são expostas após lesão, como células musculares lisas e fibroblastos. Não é normalmente expresso por células endoteliais, mas pode potencialmente estar em condições patológicas. Assim, esse sistema é ativado quando há dano ou ativação inflamatória de uma parte da vascularização. Esse esquema clássico é descrito na Figura 17.3.

Coagulação fisiológica *versus* teste de coagulação

Sabe-se, agora, que a ativação da via extrínseca é, de longe, o iniciador fisiológico mais importante da hemostasia, e a via intrínseca atua principalmente como uma alça de amplificação após a formação de pequenas quantidades de trombina. Há muitas interseções entre esses dois sistemas, bem como muitas alças de *feedback*, que amplificam o processo e ajudam para que a coagulação ocorra rapidamente. Na realidade, essa divisão em dois sistemas é, em grande parte, artificial e baseada em alguns testes de coagulação *in vitro*. No entanto, esses testes ainda são comumente usados para avaliar a hemostasia e, portanto, ainda é útil memorizar o esquema clássico para interpretar os testes. O fibrinogênio (Fator I), a trombina (Fator II) e o fator tecidual (Fator III) são, muitas vezes, referidos por seus nomes comuns, enquanto os outros fatores são normalmente referidos apenas por sua designação em numeral romano.

Memorização das vias de coagulação

É útil memorizar quais fatores estão nas diferentes vias ao interpretar os resultados dos testes de coagulação. O sistema intrínseco pode ser facilmente lembrado como a cascata "Wal-mart" (graças aos Drs. Rick Cowell e Ron Tyler). Para fazer um item vender melhor, em vez de vendê-lo por $ 12,00, ele é colocado em "promoção" por $ 11,98. *A cascata intrínseca compreende os Fatores 12, 11, 9 e 8, nessa ordem.* A via comum é onde as outras duas vias se encontram, então é o *cruzamento das estradas*, ou *estradas "X"*. Elas se encontram no Fator X. Para o resto da via comum, divida simplesmente o número pela metade a cada vez, eliminando quaisquer frações. *A via comum compreende os Fatores 10, 5, 2, 1 nessa ordem.* O fator 7 está sozinho na via extrínseca.

Produção e função dos fatores de coagulação

Com exceção do Fator III (fator tecidual) e do Fator IV (cálcio), os fatores de coagulação são predominantemente sintetizados pelo fígado e circulam no sangue como precursores inativos. A maioria desses fatores consiste em enzimas, que agem para clivar o próximo fator no sistema, ativando-o. Alguns fatores não são proteases. O fator tecidual (fator III) é um receptor de membrana expresso em vários tipos de células. Funciona como um cofator para o Fator VII, resultando na iniciação da via extrínseca após a lesão vascular. Os fatores V e VIII são cofatores que agem aumentando a atividade de alguns dos fatores enzimáticos (X e IX, respectivamente). Por fim, o fibrinogênio, após a conversão à fibrina, é uma proteína adesiva que estabiliza o coágulo e é o resultado da cascata.

Os fatores II, VII, IX e X são fatores dependentes da vitamina K, que é de grande importância clínica. Quando produzidos pela primeira vez pelo fígado, eles estão em uma forma inativa. Eles requerem a atividade da vitamina K, que adiciona grupos carboxila a seus resíduos de ácido glutâmico ("*gamacarboxilação*"). Isso os torna totalmente funcionais, permitindo que eles interajam com o cálcio e, assim, localizem as superfícies fosfolipídicas, normalmente nas membranas de plaquetas e hemácias incorporadas ao tampão plaquetário. A localização dos fatores de coagulação nos fosfolipídios de superfícies os torna próximos, fazendo com que as reações ocorram muito mais rapidamente do que se os fatores estivessem em solução.

Os antagonistas da vitamina K, incluindo alguns venenos para ratos, são uma causa comum de coagulopatia em medicina veterinária e um dos poucos distúrbios da coagulação facilmente tratáveis. O Fator VII, um dos fatores dependentes da vitamina K, tem meia-vida mais curta do que os outros fatores. No antagonismo da vitamina K, o Fator VII se esgota primeiro. Isso é importante na interpretação dos resultados dos testes de coagulação em casos de antagonismo da vitamina K.

Inibidores de fatores de coagulação

Existem inibidores naturais dos fatores de coagulação que servem para limitar a ação dessas proteínas ao local de lesão vascular e prevenir a ativação generalizada da coagulação, o que levaria à doença trombótica.

Antitrombina

A *antitrombina* (anteriormente chamada de antitrombina III) é uma proteína que se liga e inativa a trombina e a maioria dos outros fatores de serina protease. A atividade da antitrombina é potencializada pela ligação à heparina ou aos sulfatos de heparano que estão presentes nas células endoteliais. Esse mecanismo é a base para o uso da heparina como anticoagulante, tanto terapeuticamente quanto em tubos de coleta de sangue.

Proteína C

A *proteína C* é uma protease que cliva e, assim, inativa os fatores de coagulação que funcionam como cofatores – o Fator V e Fator VIII. A proteína C é produzida pelo fígado em uma forma inativa, que é ativada pela trombina, mas apenas quando a trombina se liga à proteína *trombomodulina*, que é expressa em células endoteliais. Assim, a trombina é um promotor potente da cascata de coagulação, mas pode ser trocada e ter uma atividade anticoagulante quando ligada à trombomodulina. Deficiências hereditárias de proteína C em humanos resultam em tendências trombóticas.

Inibidor da via do fator tecidual (IVFT)

A via do fator tecidual é o iniciador fisiológico primário da hemostasia, e o IVFT é o principal regulador dessa via. O IVFT é uma proteína produzida por células endoteliais, mas também muitos outros tipos de células,[2] e tem sítios de ligação separados para o Fator Xa, bem como complexo Fator VIIa/fator tecidual, inibindo tanto a enzima da via do FT quanto seu substrato.

Detalhes sobre a fibrinólise (quebra do coágulo de fibrina)

A quebra do coágulo formado ocorre concomitantemente com a reparação do defeito subjacente no sistema vascular. Quando isso ocorre completamente, a permeabilidade do vaso e o fluxo sanguíneo normal são restaurados. Semelhante à coagulação, esse é um processo altamente regulado e que deve ser limitado ao local de formação do coágulo e não ocorrer sistemicamente. A plasmina é formada pelo fígado como um precursor inativo chamado *plasminogênio*. Esse precursor tem afinidade pela fibrina e é incorporado ao coágulo à medida que ele se forma. O plasminogênio é convertido em plasmina ativa pela enzima *ativadora do plasminogênio tecidual* (TPA). A TPA é produzida pelas células endoteliais, mas apenas quando há estímulos apropriados. Assim, a produção de TPA é estimulada próximo ao coágulo. Além disso, a TPA só interage com plasminogênio que está ligado ao coágulo de fibrina, não livre no plasma, de modo que a produção da enzima ativa é limitada ao seu local de ação em vez de ocorrer sistemicamente. Como uma proteção adicional contra a disseminação sistêmica da fibrinólise, existem proteínas circulantes (p. ex., alfa-2-antiplasmina) que inibem qualquer plasmina ativa que escapa do coágulo de fibrina. Esses inibidores circulantes não podem inativar a plasmina ligada à fibrina; assim, a plasmina pode desempenhar sua função no local apropriado, mas é rapidamente inativada caso se solte do coágulo.

"Orquestração" da hemostasia: papel do endotélio

Grande parte da complexidade da hemostasia e dificuldade de compreensão de seus processos se deve ao fato de que cada componente tem ativadores e inibidores, que muitas vezes parecem ser produzidos pelas mesmas células, principalmente células endoteliais. No entanto, essas respostas aparentemente contraditórias, na verdade, fazem sentido quando você considera que elas estão ocorrendo em células em *locais* ligeiramente diferentes, e agem em conjunto para *promoverem simultaneamente uma hemostasia rápida* no microambiente no qual são necessários, bem como para *evitar que se espalhem* para onde não é.

Em circunstâncias normais, as células endoteliais produzem ativamente muitos produtos que inibem tanto a ação primária quanto a ação secundária da hemostasia, que mantêm o sangue em seu estado líquido normal (Tabela 17.3). Quando há lesão vascular, vários eventos ocorrem simultaneamente: (i) funções anticoagulantes são perdidas com a remoção das células endoteliais, (ii) o colágeno subendotelial fortemente pró-coagulante é exposto, e (iii) as células endoteliais no local imediato do coágulo em desenvolvimento são estimuladas a deixarem de ter atividade anticoagulante e passam a ter propriedades pró-coagulantes (Tabela 17.4). Células endoteliais mais distantes da lesão não são expostas aos estímulos associados e retêm sua natureza anticoagulante, limitando assim os coágulos em desenvolvimento no local imediato.

Abordagem clínica do paciente hemorrágico

A interpretação dos resultados dos exames laboratoriais sempre precisa ser avaliada em termos de apresentação clínica do paciente e considerando uma lista de diagnósticos diferenciais

Tabela 17.3 Funções anticoagulantes das células endoteliais em repouso.

Produto	Função
Prostaciclina	Inibidor plaquetário
Óxido nítrico	Inibidor plaquetário
ADPase	Degrada o ADP, um agonista plaquetário
Sulfato de heparina	Expresso na superfície das CE Ativa antitrombina, um inibidor dos fatores de coagulação enzimáticos
Trombomodulina	Ativa a proteína C (via trombina). A proteína C inativa os Fatores V, VIII
Proteína S	Cofator da proteína C
TPA	Ativa a fibrinólise (plasminogênio), quebrando qualquer coágulo formado

Tabela 17.4 Funções pró-coagulantes das células endoteliais ativadas.

Produto	Função
fvW	Promove a adesão plaquetária
Fator ativador plaquetário	Agonista plaquetário
Tromboxano	Agonista plaquetário
Fator tecidual	Estimula a cascata de coagulação extrínseca
Inibidor do ativador de plasminogênio	Inibe a TPA, inibindo a fibrinólise
Redução da expressão do sulfato de heparina	Perda da atividade anticoagulante
Redução da expressão da trombomodulina	Perda da atividade anticoagulante

de doenças subjacentes comuns possíveis. Geralmente é mais produtivo se o teste for feito para responder a uma questão clínica específica.

Antes de discutir os próprios testes de coagulação, é útil considerar um pouco do contexto clínico.

Defeito hemostático *versus* hemorragia induzida por traumatismo/doença?

A primeira pergunta diante de um animal sangrando é se o sangramento é decorrente de (i) um defeito generalizado na hemostasia (esses podem ser congênitos ou adquiridos) ou (ii) traumatismo/doença tecidual local resultando em hemorragia apesar da função hemostática normal. Por exemplo, um cão com epistaxe grave pode ter um defeito hemostático, como trombocitopenia, ou pode ter doença nasal local, como tumor nasal, corpo estranho, traumatismo ou doença inflamatória grave. Achados do exame físico, testes de hemostasia e outros testes, como imagens, podem ajudar a responder a essa pergunta. No entanto, algumas informações do histórico e achados de exame físico que devem ser considerados primeiro incluem:

- *O animal já teve episódios hemorrágicos anteriores?* Muitos episódios anteriores de sangramento anormal fariam você considerar um defeito hemostático, potencialmente congênito
- *O animal já teve desafios anteriores, como cirurgia, quando não sangrou?* Isso pode tornar os defeitos congênitos menos prováveis, embora problemas hemostáticos adquiridos recentemente não pudessem ser descartados
- *O sangramento é espontâneo ou induzido por traumatismo?* Sangramento espontâneo é mais provável como resultado de um defeito hemostático do que sangramento induzido por traumatismo. Se o sangramento for induzido por traumatismo, considere se a gravidade/duração do sangramento é esperada para o grau de traumatismo ou se parece exagerado. Sangramento prolongado ou mais grave que o esperado após um insulto menor sugeriria um defeito hemostático
- *O animal está sangrando em vários locais?* Isso também poderia sugerir a presença de um defeito hemostático, mas poderia possivelmente resultar de dano tecidual multifocal, como vasculite secundária a uma doença infecciosa
- *Qual é a cor de urina, fezes?* Às vezes, o sangramento pode ser oculto. Sangramento no trato gastrintestinal ou no trato urinário pode não ser facilmente reconhecido. Além disso, sangramento nas cavidades corporais pode estar oculto e deve ser considerado se houver evidência de derrame pleural ou peritoneal
- *O animal foi exposto a drogas/doenças que afetam a hemostasia?* Para isso, é importante conhecer as causas comuns de distúrbios hemorrágicos. Certos medicamentos, como ácido acetilsalicílico ou AINEs, podem interferir na função plaquetária. Potencial exposição a raticidas anticoagulantes é importante para determinar, especialmente em um animal alojado ao ar livre ou com permissão para vagar
- *De que espécie/raça é o paciente?* Certas raças são predispostas a defeitos hemostáticos hereditários para os quais são rastreados rotineiramente, às vezes mesmo que sejam assintomáticos.

Defeitos hemostáticos primários *versus* secundários?

A natureza clínica do sangramento geralmente é diferente quando há um defeito na hemostasia primária *versus* na hemostasia secundária. Testes de laboratório ajudarão a confirmar qual parte dos mecanismos hemostáticos são afetados, mas os achados clínicos, muitas vezes, são altamente sugestivos.

Sinais associados a defeitos na hemostasia primária

As *petéquias* são pequenas hemorragias localizadas na pele ou membranas mucosas. As petéquias são fortemente sugestivas de um defeito hemostático primário; geralmente não ocorrem em defeitos secundários. Mais especificamente, são mais comumente associadas à *trombocitopenia*, e não a outros defeitos primários, como defeitos da função plaquetária ou dvW. Petéquias também podem ocorrer com qualquer doença que cause vasculite, como certas doenças infecciosas e vasculite imunomediada. As *equimoses* são hemorragias maiores que podem ocorrer tanto em defeitos primários quanto secundários.

Sangramento resultante de defeitos hemostáticos primários geralmente ocorre em superfícies mucosas. Locais comuns incluem sangramento do nariz (epistaxe), gengivas, trato geniturinário (p. ex., hematúria, sangramento vaginal) ou trato gastrintestinal (evidenciado como ou "melena" ou "hematoquezia"). Extravasamento lento e prolongado de sangue espontaneamente ou de pequenos ferimentos é comum. Geralmente são sangramentos "inconvenientes". O sangramento mais preocupante clinicamente seria a hemorragia cerebral, um local em que mesmo um sangramento relativamente pequeno pode ter consequências clínicas significativas.

Sinais associados a defeitos secundários na hemostasia

O sangramento de defeitos secundários geralmente é uma hemorragia evidente a partir de um único local. A formação de grandes hematomas é clássica. Equimoses e hematomas podem surgir de insultos menores. Embora a formação de hematoma seja comum com defeitos de hemostasia secundária, os hematomas não são específicos. Eles também podem ocorrer com traumatismo tecidual em animais com defeitos hemostáticos. Por exemplo, um hematoma pode se formar em um local de coleta de sangue em um animal trombocitopênico.

O sangramento nas cavidades corporais é outro achado clássico em defeitos hemostáticos secundários, e pode se manifestar como sangramento na cavidade abdominal (*hemoabdome*), cavidade torácica (*hemotórax*) ou espaços sinoviais (*hemartrose*). Sangramentos em cavidades corporais são os sinais mais comuns de animais com antagonismo da vitamina K. Os animais podem apresentar dispneia se houver hemotórax.

Testes usados para avaliar a hemostasia

Testes de hemostasia primária

Tempo de sangramento da mucosa bucal (TSMB)

Esse teste é muitas vezes referido como simplesmente o "tempo de sangramento".[8] O tempo de sangramento é um teste de triagem na clínica que avalia todo o sistema hemostático primário. O tempo de sangramento mede a quantidade de tempo que leva para o sangramento parar de uma pequena incisão de punção padronizada. Após a criação da incisão, o sangue é removido com papel absorvente sem perturbar a ferida até que o

sangramento cesse. O tempo de sangramento normal para cães é inferior a 3,5 minutos. Esse teste não é comumente realizado em cães e raramente é feito em quaisquer outras espécies.[9]

Tempos de sangramento anormais resultam de qualquer problema na hemostasia primária: trombocitopenia, defeitos na função plaquetária ou deficiência do fator de von Willebrand (doença de von Willebrand). Algumas considerações importantes estão listadas a seguir.

- *Confiabilidade:* os resultados são muito dependentes do operador; portanto, os intervalos de referência publicados são apenas uma estimativa geral. Quanto mais experiência uma pessoa tem com a realização do teste, mais consistentes serão os resultados. Mesmo com uma pessoa treinada executando o teste, ele *não é muito sensível*, e alguns animais com defeitos hemostáticos primários terão TSMB normal[10]
- *Equipamento:* para ser preciso, a incisão deve ser pequena e ter comprimento e profundidade padronizados. A incisão deve ser pequena o suficiente para que o sangramento possa ser interrompido apenas com a formação de um tampão plaquetário (i. e., a hemostasia não está envolvida). Dispositivos modelos de tempo de sangramento (Simplate® ou Surgicutt®) devem ser usados, e existem diferenças nos resultados dependendo do dispositivo usado.[11] Não é aceitável usar apenas uma lâmina de bisturi e fazer um pequeno corte, visto que não é possível padronizar o comprimento e a profundidade da incisão dessa maneira. Também, muitas pessoas tentam medir a duração do sangramento depois de cortar uma unha da pata. Embora alguns autores recomendem isso, a duração do sangramento, nesse caso, vai variar de acordo com a profundidade do corte
- *Localização:* em seres humanos, o tempo de sangramento é feito na pele do antebraço. Nos cães, a pele é muito espessa, além de a espessura ser variável para que isso funcione. O teste deve ser feito na superfície interna do lábio. O paciente deve ser cooperativo para que isso seja feito sem sedação
- *Indicações:* esse teste NÃO é executado com muita frequência em clínicas, pois a maioria dos médicos-veterinários não é treinada nisso, não é muito sensível, e existem testes alternativos para a maioria das doenças. As causas dos distúrbios hemostáticos primários são trombocitopenia, dvW e defeitos da função plaquetária. Desses, a trombocitopenia é mais comum, e um hemograma completo (CBC) é usado para avaliar o número de plaquetas. Se um animal for suspeito de ter dvW, um ensaio de fvW pode ser executado e será mais preciso do que o tempo de sangramento. Contudo, é muito difícil testar os problemas de função plaquetária. A maioria dos laboratórios não oferece esse teste, e o teste deve ser realizado dentro de algumas horas após a coleta da amostra; então, enviar a amostra para um laboratório especializado não é uma opção. *Assim, o TSMB pode ser executado em pacientes que apresentam sinais de alterações na hemostasia primária, mas com contagem de plaquetas e concentração de fvW normais, para documentar indiretamente um distúrbio da função plaquetária.*

Ele pode ser usado como triagem pré-cirúrgica se houver preocupação clínica com um defeito hemostático primário. Também é realizado em clínicas de emergência ou consultórios de referência em animais com sinais de sangramento para avaliar rapidamente se há um defeito hemostático *versus* sangramento de traumatismo tecidual de algum tipo enquanto aguardando o resultado de outros exames. Se um animal for marcadamente trombocitopênico (< 20.000/$\mu\ell$), então a execução do teste também não faz sentido, pois uma baixa contagem de plaquetas, por si só, pode prolongar o TSMB.

Concentração de plaquetas ("contagem" de plaquetas)

Uma contagem de plaquetas pode ser feita usando um analisador hematológico automatizado, ou pode ser estimada a partir de um esfregaço de sangue (ou AMBOS!). *Trombocitopenia provavelmente é a causa mais comum de qualquer tipo de sangramento em medicina veterinária, particularmente em cães.* Portanto, a contagem de plaquetas deve ser obtida em qualquer animal sangrando. A contagem de plaquetas geralmente é feita a partir do sangue encaminhado em tubos de ácido etilenodiaminotetracético (EDTA) para o hemograma.

O número de plaquetas deve ser extremamente baixo para que os animais apresentem hemorragia espontânea. Contagens normais de plaquetas para a maioria das espécies domésticas variam de cerca de 200.000 a 500.000/µℓ (cavalos normalmente têm menos, com o limite inferior do intervalo referência sendo cerca de 100.000/µℓ). Em geral, a concentração de plaquetas deve cair abaixo de 20.000/µℓ para induzir sangramento. Contagens de plaquetas abaixo de 50.000/µℓ podem resultar em hemorragia secundária a traumatismo.

As plaquetas se agregam facilmente no tubo. Isso é um problema especialmente em gatos e em qualquer espécie quando há dificuldade na coleta de sangue. *No entanto, a agregação pode acontecer em qualquer amostra e deve ser sempre considerada.* Além disso, a agregação pode acontecer se decorrerem horas entre a coleta e a realização do teste. É melhor que a contagem de plaquetas seja feita em aproximadamente 5 horas após a coleta de sangue. Quando as plaquetas se agregam, a contagem de plaquetas será artificialmente baixa, pois as plaquetas agregadas não são contadas pelo analisador. Agregados de plaquetas podem ser vistos na franja de um esfregaço de sangue e devem ser apontadas na seção de comentários de um hemograma se a amostra for enviada para um laboratório comercial. Se houver agregação significativa de plaquetas, uma nova amostra é necessária para obter uma contagem precisa. A contagem da amostra com agregação pode ser considerada o número mínimo de plaquetas. Se for realizado um hemograma completo e o esfregaço de sangue não for examinado quanto à agregação, qualquer contagem baixas de plaquetas é suspeita.

Artefatos decorrentes da agregação de plaquetas são a causa mais comum de uma baixa contagem de plaquetas em gatos, e é comum em todas as outras espécies também. Mais da metade de todas as amostras de sangue felino submetidas a hemograma pode ter contagens baixas de plaquetas em virtude da agregação.[12]

A contagem automática de plaquetas também pode ser imprecisa (dependendo da metodologia do analisador específico) quando uma alta porcentagem de plaquetas grandes está presente. Isso ocorre quando o analisador não consegue distinguir plaquetas grandes de hemácias. Isso também é comum em gatos, cujas plaquetas tendem a ser grandes e cujas hemácias tendem a ser pequenas. Também ocorre em cabras, que têm hemácias muito pequenas. King Cavalier Charles Spaniels podem ter uma anomalia hereditária chamada *macrotrombocitopenia* em que muitas de suas plaquetas são anormalmente grandes.[13-15] A contagem de plaquetas relatada nessa raça costuma ser artificialmente muito baixa. A verdadeira contagem de plaquetas pode ser normal ou estar baixa, mas o total da massa de plaquetas (*plaquetócrito,* medida por alguns analisadores automatizados) geralmente é normal porque as plaquetas presentes são maiores que o normal.[16] A condição é assintomática, e os animais não têm episódios de sangramento clínico, mesmo que sua contagem verdadeira de plaquetas esteja um pouco diminuída.

Com o objetivo de descartar a trombocitopenia como causa potencial de sangramento em um paciente quando uma contagem de plaquetas não está disponível ou quando uma contagem de plaquetas baixa pode ser um artefato, o número de plaquetas pode ser estimado a partir de um esfregaço sanguíneo. Ao visualizar uma lâmina na lente de 100×, em lente de óleo de imersão na monocamada de um esfregaço, os animais normais devem ter pelo menos sete plaquetas por campo em média. Como uma estimativa, cada plaqueta vista em um campo de 100 × representa cerca de 15.000/µℓ.[17] Então, se um animal tem uma média de quatro plaquetas/campo, sua contagem de plaquetas é provavelmente de aproximadamente 60.000/µℓ. Como a hemorragia espontânea não ocorre até que as plaquetas diminuam para abaixo de < 20.000/µℓ, um animal sangrando como resultado de uma trombocitopenia normalmente terá consistentemente apenas cerca de 0 a 2 plaquetas/campo.

> ***Conceito principal:*** a contagem automática de plaquetas é o resultado mais comumente impreciso de um hemograma. Cada contagem baixa de plaquetas deve ser confirmada por uma revisão de um esfregaço de sangue – ambos olhando para a franja quanto à presença de agregados olhando para o número de plaquetas no corpo do esfregaço. Não é aceitável simplesmente realizar o hemograma por meio de um analisador hematológico próprio e confiar nesse valor.

Ensaios de fvW

Ensaios para concentração de fvW são realizados em poucos laboratórios. A maioria dos grandes laboratórios de diagnóstico irá executá-lo ou retransmiti-lo para o laboratório apropriado, mas os resultados geralmente demoram alguns dias. As amostras para o ensaio de fvW normalmente são enviadas em tubos de citrato (tampa azul), mas o teste também pode ser executado a partir do plasma EDTA. Idealmente, as amostras devem ser centrifugadas e o plasma removido e congelado até o envio e, em seguida, enviado durante a noite com compressas frias. A concentração de fvW mostrou ser estável após ciclos repetidos de congelamento/descongelamento e estável por pelo menos 8 horas em temperatura ambiente quando a amostra é armazenada como plasma citratado antes do congelamento ou sangue total antes da centrifugação.[18-20]

Os valores são relatados como "%", que se refere à porcentagem de "normal", e não na obtenção de uma quantidade específica, como mg/dℓ. Os laboratórios que realizam o ensaio coletam plasma de um grupo de cães e o combinam em um *pool* de plasma, que é designado arbitrariamente como 100%. Em razão disso, os resultados de um paciente podem ser > 100%. Os intervalos de referência para fvW variam de laboratório para laboratório, mas geralmente > 70% é normal. A maioria dos animais sangrando pela dvW tem valores inferiores a 30%.[21]

Uma vez que a dvW é uma condição hereditária, a detecção de portadores, muitas vezes, é uma preocupação dos criadores. Portadores assintomáticos não podem ser identificado com precisão pela concentração de fvW no sangue.[22] Testes de DNA estão agora disponíveis para muitas raças de cães (www.vetgen.com), e podem determinar se o animal está carreando um ou dois genes para o defeito dvW. O teste de DNA geralmente avalia uma única mutação específica. Existem, literalmente, centenas de mutações diferentes identificadas em humanos, e muitas existem em animais. Felizmente, uma única mutação é responsável pela maioria dos casos em qualquer raça. Então o teste de DNA deve ser específico para a raça do paciente.

Teste de função plaquetária

Vários testes de função plaquetária são executados em alguns laboratórios de hemostasia. O teste padrão é chamado de agregometria, que testa a capacidade de as plaquetas se agregarem em resposta à adição de vários agonistas conhecidos por ativar plaquetas. Infelizmente, a agregometria só é executada em alguns laboratórios de pesquisa. Além disso, geralmente é recomendado que as análises sejam executadas dentro de 4 horas após a coleta, e o envio das amostras, mesmo por correio noturno, não é adequado.[23]

Em virtude disso, o teste de função plaquetária é difícil na maioria das clínicas. Defeitos da função plaquetária frequentemente são presumidos com base em um diagnóstico de exclusão. Um animal que tem um TSMB anormal, mas contagem de plaquetas normal e níveis normais de fvW, provavelmente tem um defeito na função plaquetária.

Existem analisadores automatizados mais recentemente disponíveis que testam ou (i) toda a hemostasia primária semelhante ao TSMB (p. ex., PFA-100®), ou (ii) todos os aspectos da hemostasia primária e secundária no sangue total (p. ex., Sonoclot®).[24,25] Eles podem ser usados no lugar do TSMB para testar defeitos na função plaquetária, novamente por exclusão após combinar os resultados com a contagem de plaquetas normal e TSMB. Estes ainda não estão amplamente disponíveis, mas estão sendo usados em algumas práticas especializadas. Com o tempo, é provável que mais analisadores que façam a triagem de todos os aspectos de hemostasia se tornem mais comuns.

Testes de hemostasia secundária

Tempo de coagulação ativada (TCA)

Realização do teste

O TCA é um teste portátil usado como teste de triagem de hemostasia secundária. Geralmente é seguido por teste de coagulação definitiva, avaliando se há indicação de uma coagulopatia. Os tubos originais de TCA fabricados pela Becton Dickinson (BD, Franklin Lakes, NJ) continham terra de diatomáceas, mas a produção desses tubos foi descontinuada.[26] Os tubos atualmente disponíveis podem, alternativamente, conter caulim, esferas de vidro ou ativadores múltiplos.[26] A premissa é ativar o Fator XII e iniciar as vias intrínsecas da coagulação. A realização do teste é relativamente simples. Uma amostra de sangue total é coletada no tubo TCA, que é mantido a 37°C. Idealmente, isso é feito em um bloco de calor, mas pode ser feito segurando o tubo na axila do operador.[27] O tubo é verificado a cada 10 segundos quanto a evidências de formação de coágulo. Ao primeiro sinal de formação de coágulo, o teste é encerrado e o tempo é registrado.

Os fabricantes de tubos TCA geralmente recomendam um método de dois tubos usando uma agulha Vacutainer™. Os primeiros 2 ml de sangue são coletados em um tubo que é descartado para remover sangue potencialmente contaminado com fator tecidual durante a punção venosa. Um segundo tubo é então preenchido com a agulha Vacutainer™ e é usado para o teste. No entanto, os estudos, até o momento, não mostraram diferença nos resultados se o sangue inicial é descartado ou não, pelo menos em animais saudáveis.[26,28] Faz sentido que a amostra deva ser coletada com o mínimo de tempo e trauma.

Interpretação

Estudos publicados usando os tubos TCA Becton Dickinson TCA originais têm tempos sugeridos de < 95 a 125 segundos para cães saudáveis e < 165 segundos para gatos saudáveis.[28-30] Um estudo mais recente usando tubos atualmente disponíveis sugeriu um intervalo de referência de < 80 segundos para cães e menos de < 85 segundos para gatos.[26] No entanto, esse é um teste dependente do operador – depende não só da marca do tubo utilizado, mas também da capacidade do operador para detectar os primeiros sinais de um coágulo. Portanto, é essencial que os intervalos de referência sejam determinados por cada operador, realizando o teste em pacientes clinicamente saudáveis em seu ambiente particular.[29]

Uma vez que o tubo TCA ativa o sistema intrínseco, qualquer deficiência de um fator de coagulação tanto da via intrínseca quanto da via comum prolongará o TCA. Essencialmente, o único fator que não afeta o TCA é o Fator VII. Isso torna o TCA um bom teste de triagem geral de hemostasia secundária.

O teste é bastante insensível, então qualquer fator de coagulação deve ser reduzido para menos de cerca de 5% do normal para prolongar os resultados. Com antagonismo da vitamina K, uma das condições mais comuns para as quais o teste TCA é usado, as atividades dos fatores são dramaticamente inibidas e os resultados do TCA geralmente são prolongados apesar dessa insensibilidade. No teste TCA, a superfície fosfolipídica necessária para que as reações dos fatores de coagulação ocorram é fornecida pelas plaquetas. Então, ainda que o teste não seja projetado para avaliar o número de plaquetas, uma trombocitopenia grave (< 10.000/µl) pode potencialmente causar um leve prolongamento do TCA, embora isso não seja bem documentado, e qualquer efeito provavelmente seja menor.

Tempo de tromboplastina parcial ativada ("TTPA" ou comumente apenas "TTP")

Esse teste avalia as vias de coagulação intrínseca e comuns. Ele testa as mesmas vias que o TCA, porém é mais preciso e sensível. Normalmente, é executado junto com um TP, que é discutido a seguir.

O sangue é coletado em um tubo de citrato (tampa azul), centrifugado, e o plasma é usado para os testes. Nessa prova e no TP, um reagente é adicionado para fornecer uma superfície fosfolipídica, que elimina a necessidade de plaquetas. Portanto, esses testes não serão afetados por uma baixa contagem de plaquetas.

Para o tempo de tromboplastina parcial (TTP), um reagente é adicionado para iniciar a cascata de coagulação intrínseca. Uma vez que o sangue é coletado em citrato, que é um quelante de cálcio, a reação não prossegue, pois a maior parte dos fatores de coagulação enzimáticos é dependente de cálcio. Depois que o reagente foi adicionado à amostra de plasma e deixado em incubação, cálcio suficiente é adicionado para superar a ação do citrato, e o número de segundos que leva para um coágulo se formar é registrado. Uma vez que esse teste inicia a cascata de coagulação intrínseca no Fator XII e termina com a formação de um coágulo de fibrina (Fator I), o TTP será prolongado em casos de uma deficiência de qualquer um ou mais fatores das vias intrínseca ou via comum da coagulação. A interpretação do TP e do TTP é discutida mais adiante nas próximas seções.

Tempo de protrombina de um estágio ("TPUE" ou comumente apenas "TP")

O conceito desse teste é semelhante ao TTP; no entanto, os reagentes ativam o sistema extrínseco, e não o sistema intrínseco. Dessa forma, esse teste avalia as vias extrínseca e comum. Normalmente, o TP e o TTP são executados na mesma amostra.

Alguns pontos específicos sobre a interpretação tanto do TP quanto do TTP

Unidades relatadas

Ambos os testes dão o resultado em segundos. Esse é o número de segundos que leva para um coágulo se formar após a adição do reagente final, o cálcio. Os valores aumentados indicam que demorou mais tempo para a formação de um coágulo e sugerem concentrações reduzidas de um ou mais fatores na via afetada.

Sensibilidade relativa

Para que o TP ou o TTP sejam prolongados, a concentração de um ou mais dos fatores de coagulação testados deve estar abaixo de, aproximadamente, 30% do normal. Embora isso possa parecer falta de sensibilidade, os animais geralmente não mostram evidências de sangramento, a menos que os fatores de coagulação estejam reduzidos a esses mesmos níveis. Ensaios individuais oferecidos por diversos laboratórios podem variar em metodologia, reagentes e protocolos utilizados. Portanto, os intervalos de referência dos laboratórios individuais podem variar significativamente e não podem ser generalizados.

Artefatos relacionados ao manuseio de amostras

Os tubos de citrato vêm em concentrações de 3,2% e 3,8%. Historicamente, 3,8% era usado nos EUA, enquanto 3,2% era padrão na Europa, mas agora ambos os tubos estão comumente disponíveis nos EUA. Estudos em um número limitado de cães, tanto os clinicamente saudáveis como os com distúrbios hemostáticos, não mostraram diferenças significativas nos resultados de testes TP ou TTP entre amostras coletadas em citrato 3,2% versus 3,8% e executados com aparelhos diferentes.[31,32]

Encher pouco o tubo de citrato com sangue resultará em um *excesso relativo* de anticoagulante (ou seja, a mesma quantidade de citrato está no tubo, mas está sendo diluído em menos sangue, então sua concentração é maior). Isso pode resultar em prolongamento artificial do TP/TTP. É importante encher os tubos até o volume final indicado no tubo. Esse efeito pode ser mais pronunciado ao usar tubos de citrato 3,8%.[33]

Um fenômeno semelhante ocorre em animais com policitemia. Se um paciente tiver um hematócrito acentuadamente aumentado, há menos plasma para determinado volume de sangue total. Menos volume plasmático novamente resulta em um excesso relativo de anticoagulante. Os prolongamentos leves no TP e no TTP são observados em animais com hematócrito aumentado. Normalmente, no entanto, o teste de coagulação não está sendo executado em pacientes policitêmicos.

Os fatores de coagulação são instáveis. Idealmente, o sangue deve ser separado e o plasma removido dentro de 1 hora, e a execução do teste deve ser realizada em 4 horas. Se a amostra for enviada por correio para um laboratório de fora, o plasma citratado pode ser separado das hemácias e congelado. Embora essas recomendações façam sentido intuitivamente e, provavelmente, seja mais seguro para garantir a qualidade da amostra de todos os espécimes, vários estudos de amostras humanas sugerem que a maioria das amostras para TP e TTP pode ser estável por períodos muito mais longos, e o plasma pode ser separado das células em 8 a 24 horas após a coleta sem efeito clinicamente significativo.[34,35] Estudos em amostras caninas sugerem que resultados válidos de TP e TTP podem ser obtidos a partir de plasma citratado removido das hemácias e armazenado por até 48 horas quando refrigerado ou mesmo em temperatura ambiente, pelo menos em animais saudáveis.[36]

Localização de um defeito

Ao comparar os resultados de TP e TTP, às vezes, é possível localizar quais fatores podem ser deficientes. Com um TTP prolongado (que testa vias intrínsecas e comum), mas um TP normal (que testa vias extrínseca e comum), então um dos fatores na via intrínseca é deficiente. O TP normal indica que a via comum está funcionando normalmente. Em contrapartida, se você tiver um TP prolongado, mas TTP normal, o problema está na via extrínseca (Fator VII). Se ambos forem prolongados (que é o caso típico), então os resultados não localizam o problema em um braço específico da cascata de coagulação, mas a presença de uma coagulopatia é confirmada. Ou há uma deficiência na via comum ou há múltiplos fatores sendo afetados que envolvem os sistemas intrínseco e extrínseco.

Análise fatorial específica

Se os resultados do TP e/ou TTP forem anormais, às vezes, é útil saber a concentração de determinado fator de coagulação. Alguns dos maiores laboratórios de hemostasia oferecem esses ensaios. Concentração quantitativa de fibrinogênio (Fator I) frequentemente é incluída em um perfil básico de coagulação para testar concentrações reduzidas de fibrinogênio resultantes de aumento do consumo na coagulação intravascular disseminada. A análise fatorial específica também é executada em plasma citratado, então a mesma amostra pode ser usada para testar TP/TTP, se necessário. Os resultados para a maioria dos fatores são relatados como % de um *pool* de plasma de animais normais, semelhante ao fvW.

Testes de fibrinólise (quebra do coágulo de fibrina)

Produtos de degradação de fibrina(ogênio) (PDFs) e D-dímeros

Fisiopatologia da formação do D-dímero

PDFs referem-se a qualquer um dos vários fragmentos de proteína produzidos quando a fibrina é clivada pela plasmina no processo de fibrinólise. Eles também podem ser formados quando o fibrinogênio (i. e., aquele que ainda não foi convertido em fibrina e incorporado a um coágulo) é clivado pela plasmina.

D-dímeros são um subconjunto específico de PDFs. A molécula de fibrinogênio tem três domínios de proteína. Existem dois domínios "D" idênticos em cada extremidade e um domínio "E" no meio. D-dímeros são fragmentos que contêm dois domínios "D" que foram interligados entre si. Eles podem ser formados apenas pela quebra da fibrina reticulada e não do fibrinogênio em si. Assim, D-dímeros são mais específicos para a quebra de coágulos e sugerem que há aumento da atividade de coagulação e fibrinólise. O ensaio D-dímero tem essencialmente substituído o teste PDF em diagnósticos clínicos. O plasma citratado é usado para o ensaio D-dímero como na maioria dos outros testes de coagulação.

Interpretação

No animal normal, concentrações baixas de PDFs são constantemente geradas em razão dos baixos níveis de coagulação e fibrinólise que ocorrem normalmente para manter a integridade vascular conforme as células endoteliais morrem e são substituídas. Esses PDFs são removidos rapidamente por macrófagos no fígado e no baço. Assim, geralmente estão presentes no sangue em concentrações abaixo dos limites detectáveis em animais saudáveis.

Concentrações aumentadas de D-dímeros indicam que a coagulação e a fibrinólise estão ocorrendo em um ritmo acelerado. Isso geralmente ocorre após a formação de um grande trombo ou trombos múltiplos, que são posteriormente degradados. *Por isso, o aumento das concentrações de PDFs ou D-dímeros é um marcador de doença trombótica.*

Além da doença trombótica, aumentos leves nas concentrações de PDFs podem ser observados em animais com hemorragia significativa em cavidades corporais (p. ex., hemoabdome) ou tecidos (p. ex., traumatismo, pós-cirurgia), pois essas condições resultarão em subsequente coagulação e lise dos coágulos. Aumentos também podem ocorrer com doenças inflamatórias generalizadas, como sepse, que também pode ativar o sistema de coagulação com subsequente fibrinólise. Por fim, uma vez que os PDFs são liberados pelo fígado, animais com função hepática reduzida podem aumentar as concentrações de PDFs como resultado da redução da depuração.[37,38] Assim, concentrações aumentadas não são específicas para doença trombótica.[37,39]

Quanto maior a concentração de D-dímeros, maior a probabilidade de doença tromboembólica. Resultados até 500 a 1.000 ng/mℓ são frequentemente vistos em casos de traumatismo, pós-cirúrgico, doença hepática etc. Se outros achados sugerirem tromboembolismo, aumentos leve a moderados até essa concentração ainda podem ser significativos. Concentrações de 1.000 a 2.000 ng/mℓ ou > 2.000 ng/mℓ são mais específicas para tromboembolismo, pois outras condições geralmente não resultam em aumentos desta magnitude.[37,39]

Perfis de hemostasia (ou "perfis de coagulação")

As clínicas podem realizar exames de TCA e possivelmente TSMB internamente como testes rápidos para avaliar a hemostasia secundária e primária, respectivamente. Testes mais abrangentes podem ser feitos em laboratórios privados ou usando analisadores locais. Os laboratórios normalmente oferecem perfis de coagulação diferentes, com números variáveis de testes incluídos, dependendo da condição específica suspeita. *Um levantamento geral pode incluir a contagem de plaquetas (como parte de um hemograma), TP, TTP, D-dímeros e quantitativo de fibrinogênio.* Isso forneceria um bom panorama geral para os defeitos mais comuns da hemostasia primária (ou seja, trombocitopenia), hemostasia secundária e evidências de doença trombótica, incluindo CID. Testes específicos, tais como concentrações de fvW, são adicionados com base na suspeita clínica. Um perfil menor, incluindo contagem de plaquetas, TP e TTP, pode ser usado como uma triagem pré-cirúrgica em um paciente aparentemente saudável.

Doenças hemostáticas comuns na medicina veterinária

Uma vez que o teste de hemostasia tenha (i) confirmado que um defeito hemostático está presente e (ii) o localizado em uma condição que afeta a hemostasia primária, a hemostasia secundária ou ambas, então os achados de apresentação clínica do paciente podem ser comparados a uma lista de diagnósticos diferenciais de doenças comuns para tentar um diagnóstico específico. Existem algumas condições comuns que serão responsáveis pela maioria dos defeitos hemostáticos observados na prática.

Doenças que afetam a hemostasia primária

Trombocitopenia

A trombocitopenia é uma causa comum de sangramento anormal, particularmente em cães. Como é fácil obter uma contagem de plaquetas, isso sempre deve fazer parte da avaliação de um animal sangrando. Existem muitas causas específicas de trombocitopenia, o que resulta em uma enorme lista de diagnósticos diferenciais para esse achado específico. Trombocitopenia leve a moderada (contagens de plaquetas não inferiores a 50.000/µℓ) podem ser vistas com muitas infecções virais, neoplasias, após hemorragia (que resulta tanto da perda de plaquetas quanto do consumo de plaquetas em tentativas de coagulação), secundária a vasculite (na qual as plaquetas são usadas para reparar o endotélio), após vacinação e muitas outras causas.[40-44] Frequentemente, a trombocitopenia não é o principal/único achado em um animal muito doente com doença sistêmica. Essas condições geralmente são reconhecidas por seus achados clínicos mais proeminentes.

Existem menos condições nas quais (i) a trombocitopenia é grave o suficiente para resultar em sangramento espontâneo (ou seja, menos de 20.000/µℓ) e (ii) a trombocitopenia e as manifestações hemorrágicas associadas são os principais ou os únicos achados anormais no paciente. As principais condições que devem ser consideradas nestes casos são:

a. *Doença riquetsial.* Muitas espécies de *Ehrlichia* (*E. canis, E. ewingii*) e *Anaplasma* (*A. phagocytophilum, A. platys*) podem infectar cães.[45] São doenças regionalmente comuns. A infecção por esses microrganismos pode resultar em trombocitopenia acentuada nos estágios agudos da infecção. Os animais podem apresentar petéquias ou sangramento, como epistaxe. A trombocitopenia pode ser grave (< 10.000/µℓ) nos estágios agudos da infecção. Nas infecções crônicas por *E. canis*, às vezes há hipoplasia da medula óssea generalizada, o que pode resultar em pancitopenia. A febre maculosa das Montanhas Rochosas também causa trombocitopenia, mas geralmente não é tão grave quanto visto nos casos de ehrlichiose, embora a doença clínica possa ser bastante grave.[46]

Microrganismos *Ehrlichia canis* não estão tipicamente presentes em número grande o suficiente para serem identificadas em esfregaços de sangue periférico, embora raramente possam ser vistos. Os microrganismos estão presentes em números relativamente maiores na infecção aguda por *E. ewingii* e infecções por *A. phagocytophilum*.[47,48] Em áreas endêmicas, essas condições podem ser identificadas encontrando mórulas em neutrófilos em esfregaço de sangue periférico. Contudo, mesmo nessas doenças, a parasitemia é de curta duração.

O diagnóstico é normalmente confirmado pela execução de testes na clínica (ou seja, testes SNAP), títulos de anticorpos ou reação em cadeia de polimerase (PCR) para detectar o DNA do microrganismo. É importante considerar que um teste de anticorpos positivo significa exposição passada, mas não necessariamente doença ativa.

b. *Trombocitopenia imunomediada (TPI).* Semelhante à anemia hemolítica imunomediada, os anticorpos podem ser direcionados contra antígenos plaquetários e resultar em sua remoção. Isso é comum em cães, mas muito menos comum em outras espécies.[40,42,43] Como na anemia hemolítica, a TPI pode ser primária, na qual não há causa detectável, ou pode ser secundária a outras condições, como a administração de medicamentos, infecções ou como resposta paraneoplásica.

Os animais afetados geralmente não apresentam outros sinais de doença e são aparentemente saudáveis, além de terem contagem de plaquetas acentuadamente diminuída. TPI é, muitas vezes, um diagnóstico feito pela exclusão de outras causas e, em seguida, confirmado pela resposta ao tratamento. É possível testar imunoglobulinas associadas à superfície de plaquetas por citometria de fluxo.[49-51] Além de confirmar um mecanismo imunológico como causa da trombocitopenia, os pacientes geralmente são rastreados para possíveis infecções (sorologia, PCR) ou doenças neoplásicas (diagnóstico por imagem) subjacentes.

c. *CID*. Na CID, primeiramente, há uma ativação generalizada e descontrolada do sistema hemostático em todo o corpo.[52] Isso contrasta com a hemostasia normal, que é limitada a um local de lesão vascular. Se grave e prolongada o suficiente, essa resposta hemostática generalizada acaba consumindo plaquetas e fatores de coagulação, resultando em trombocitopenia e redução da concentração de fatores de coagulação. A CID é, portanto, inicialmente, um *estado de hipercoagulabilidade* com trombose ocorrendo em todo o corpo, mas, por fim, o animal torna-se *hipocoagulável* e pode mostrar tendências hemorrágicas em virtude da depleção de plaquetas e fatores de coagulação. Por isso, a CID, às vezes, é chamada de *coagulopatia de consumo*.

CID não é uma doença específica, mas é um resultado comum de muitos distúrbios subjacentes que compartilham propriedades de induzir danos vasculares, expondo quantidades maciças de fatores teciduais, ou ativando diretamente a cascata de coagulação intrínseca. Gatilhos comuns para a CID incluem sepse, traumatismo tecidual generalizado, insolação, neoplasias e doenças inflamatórias sistêmicas graves como pancreatite ou peritonite.[52,53] Essas doenças podem causar ativação generalizada da hemostasia e sobrecarregar os processos regulatórios normais que o limitam quando o animal está saudável.

Animais com CID geralmente estão clinicamente doentes de uma doença subjacente. Junto à trombocitopenia, pode haver prolongamentos nos testes de coagulação (TP, TTP) e concentrações aumentadas de D-dímeros. Nem todos os testes são anormais simultaneamente em todos os casos de CID. Isso torna a confirmação laboratorial da CID subjetiva, e não há consenso aceito em relação a um diagnóstico laboratorial de CID em medicina veterinária.[52,53]

Em cães com CID, a trombocitopenia é relatada em uma porcentagem maior de casos do que prolongamentos em TP ou TTP. Evidência de fibrinólise excessiva por aumento de D-dímeros geralmente está presente. Outros testes que às vezes são executados para avaliar casos suspeitos de CID são concentrações quantitativas de fibrinogênio e antitrombina, ambas que podem ser diminuídas se o consumo for grande o suficiente para ultrapassar a produção. Esquistócitos podem ser observados no sangue periférico de animais em CID evidente. Em duas revisões de gatos com CID, prolongamentos no TP e TTP foram mais frequentes que a trombocitopenia.[54,55] TTP foi prolongado em 100% dos gatos em ambos os estudos, enquanto trombocitopenia foi detectada em 50% ou menos dos casos. É importante perceber que a porcentagem de testes anormais em todos os estudos pode depender significativamente dos critérios usados para definir CID e incluir ou excluir casos. Dada a falta de um "padrão-ouro" para diagnosticar CID, e considerando o fato de ser uma complicação dos processos de doença subjacentes, em vez de uma entidade distinta em si, pode ser mais prático pensar na CID como um espectro de ativação (ou perda de controle da ativação) do sistema hemostático em vez de algo que é uma entidade dicotômica que está "presente" ou "ausente".[55] A CID pode estar presente como subclínica (compensada) ou como manifestações evidentes.

d. *Doença da medula óssea*. Cada uma das doenças listadas anteriormente resulta em trombocitopenia principalmente como resultado de aumento do consumo ou destruição de plaquetas. Trombocitopenia também pode ocorrer em virtude da diminuição da produção de plaquetas na medula óssea.

Uma das causas mais comuns desse tipo de trombocitopenia é uma neoplasia hematopoética da medula óssea. Com a infiltração da medula óssea por linfoma ou leucemia aguda, as células neoplásicas podem expulsar o tecido hematopoético normal. Essa aglomeração de tecido anormal sobre o tecido normal da medula óssea é denominada *mieloftise* ou *doença mieloftísica*. Outra causa menos comum da mieloftise é a mielofibrose, na qual a medula óssea é substituída por tecido conjuntivo fibroso. Isso geralmente é resultado de lesão anterior da medula óssea que resultou em reparo por fibrose.

Além da doença mieloftísica, lesões tóxicas das células-tronco na medula podem resultar em falta de produção de precursores hematopoéticos e resultam em hipoplasia ou aplasia medular. Muitos fármacos, incluindo estrogênio e agentes quimioterápicos, e até mesmo certas doenças infecciosas podem ser prejudiciais às células-tronco da medula. Dependendo do fármaco específico ou agente infeccioso, pode haver diminuição seletiva de qualquer uma das linhagens de células hematopoéticas (hemácias, leucócitos ou plaquetas), ou pode haver redução em linhagens celulares múltiplas.

Uma vez que a doença da medula óssea geralmente afeta várias linhagens celulares, o índice de suspeição deve ser aumentado em animais trombocitopênicos que também têm um quadro grave de anemia não regenerativa, neutropenia ou ambas. No entanto, às vezes, animais que parecem ter doença mieloftísica generalizada têm apenas uma única citopenia periférica. Um aspirado de medula óssea +/− biopsia pode permitir a avaliação do número de megacariócitos presentes e seu amadurecimento, e ajuda a diferenciar a falta da produção decorrente do aumento do consumo ou destruição de plaquetas como causa de trombocitopenia.

Doença de von Willebrand

DvW é predominantemente uma deficiência hereditária de fvW.[56] Deficiências adquiridas de fvW foram relatadas, mas não são comuns.[56] Dentre os distúrbios hemostáticos *hereditários*, a dvW é a mais comum tanto em humanos quanto em cães, tendo uma incidência maior que a hemofilia, que é mais amplamente conhecida.[56] Tem sido relatada em muitas raças de cães e é extremamente comum em certas raças. Em determinado momento, estimou-se que até 70% dos Doberman Pinschers tinham baixas concentrações de fvW.[57] Outras raças comumente afetadas incluem cães pastores de Shetland, Pointer Alemão de pelo curto, Pointer Alemão de pelo duro e Terriers Escoceses.[58-61] Existem três formas de dvW (tipo I, tipo II, tipo III) descritas, dependendo se há estritamente uma diminuição quantitativa (tipo I), também um defeito qualitativo da estrutura multimérica (tipo II), ou ausência completa (tipo III) de fvW.[56,57] Em cães, o tipo de dvW presente, muitas vezes, depende da raça afetada, e as manifestações de sangramento observadas com tipo II e tipo III podem ser mais graves.

Pacientes com dvW podem apresentar sintomas leves a graves de sangramento que são típicos de defeito hemostático primário.

Alguns pacientes não apresentarão nenhuma tendência ao sangramento, a menos que sejam estressados de alguma forma, como um desafio cirúrgico ou traumatismo. O diagnóstico geralmente começa com um índice de suspeita decorrente da raça ou porque o paciente apresenta hemorragias em mucosas e tem contagem de plaquetas normal. O diagnóstico é confirmado pela análise dos teores de fvW no plasma. Animais com dvW geralmente sangram apenas se a concentração de fvW estiver abaixo de cerca de 30% do normal.[21] A contagem de plaquetas será normal, a menos que o animal tenha perdido quantidades significativas de sangue, e, mesmo assim, ela será, no máximo, apenas levemente diminuída. As manifestações hemorrágicas podem ser leves. Assim, apesar de ser uma condição hereditária, muitos pacientes não são diagnosticados até a meia-idade ou mais. Em seres humanos, o diagnóstico, muitas vezes, não é feito até a terceira ou quarta década de vida.

Defeitos da função plaquetária

Os defeitos da função plaquetária são denominados *trombopatia*. São menos comuns que a trombocitopenia. Os defeitos da função plaquetária podem ser adquiridos ou herdados.

Defeitos hereditários da função plaquetária foram relatados em várias raças de cães (Basset Hound, Otterhound, Cocker Spaniel, Spitz, Grande Pirineu), gatos (Persas), cavalos e em bovino Simental.[62] Os defeitos em Otterhounds, Grandes Pireneus e cavalos estão todos relacionados com a falta de GPIIb/IIIa, o receptor de fibrinogênio. Os defeitos em cães Basset hound, Spitz e em bovinos Simental resultam de um defeito na sinalização intracelular que impede a ativação plaquetária normal. Testes genéticos estão disponíveis para alguns dos distúrbios específicos das raças.

Defeitos adquiridos da função plaquetária podem ser vistos com a administração de certos medicamentos e com várias doenças. O ácido acetilsalicílico e outros AINEs inibem a ciclo-oxigenase (COX), a enzima envolvida na produção de tromboxano, que é um agonista plaquetário. A maioria dos AINEs inibe a COX apenas de forma reversível. Assim, uma vez eliminado o fármaco, a função plaquetária volta ao normal. O ácido acetilsalicílico inibe irreversivelmente a COX, e como as plaquetas são anucleadas e não podem sintetizar nova enzima, o efeito do ácido acetilsalicílico nas plaquetas é irreversível por toda a vida útil da plaqueta. Estados de doença comuns nos quais os defeitos da função plaquetária são adquiridos incluem uremia, insuficiência hepática e hiperproteinemia acentuada.

Animais com defeitos da função plaquetária têm contagens de plaquetas e concentrações normais de fvW, mas podem ter um TSMB prolongado. Como dito anteriormente, é difícil diagnosticar de forma definitiva, pois há pouquíssimos laboratórios que fazem o teste de função de plaquetas. O diagnóstico geralmente é feito pela exclusão de outros defeitos hemostáticos primários em um animal sangrando e a identificação de uma doença subjacente conhecida por afetar a função plaquetária.

Doenças que afetam a hemostasia secundária

Antagonismo da vitamina K

Patogênese

O antagonismo da vitamina K é um problema comum na medicina veterinária e, provavelmente, é a doença mais comumente encontrada que afeta as proteínas de coagulação.[63-66] Fatores II, VII, IX e X são fatores de coagulação *dependentes da vitamina K*. Quando esses fatores são produzidos pela primeira vez pelo fígado, eles são inativos e necessitam de ação enzimática (carboxilação de resíduos de ácido glutâmico) pela vitamina K para se tornarem funcionais.[67] Quando a vitamina K ativa uma única molécula de um fator de coagulação, a própria molécula de vitamina K torna-se oxidada, e não é mais funcional. Essa vitamina K oxidada deve ser reduzida de volta à sua forma ativa por uma enzima chamada *vitamina K epóxido redutase* para atuar em moléculas adicionais do fator de coagulação (Figura 17.5).[67] Normalmente, uma molécula da vitamina K é reciclada muitas vezes por essa enzima e ativa muitas moléculas de fatores de coagulação. Portanto, o corpo precisa de menos moléculas de vitamina K do que se ela fosse usada apenas uma vez. Os antagonistas da vitamina K *não inibem a ação de vitamina K reduzida diretamente; em vez disso, eles inativam a enzima vitamina K epóxido redutase*, que regenera a forma ativa de vitamina K. Assim, quando uma molécula de vitamina K ativa uma única molécula de fator de coagulação, torna-se oxidada (não funcional) e não é reativada. Nessa situação, todas as moléculas de vitamina K

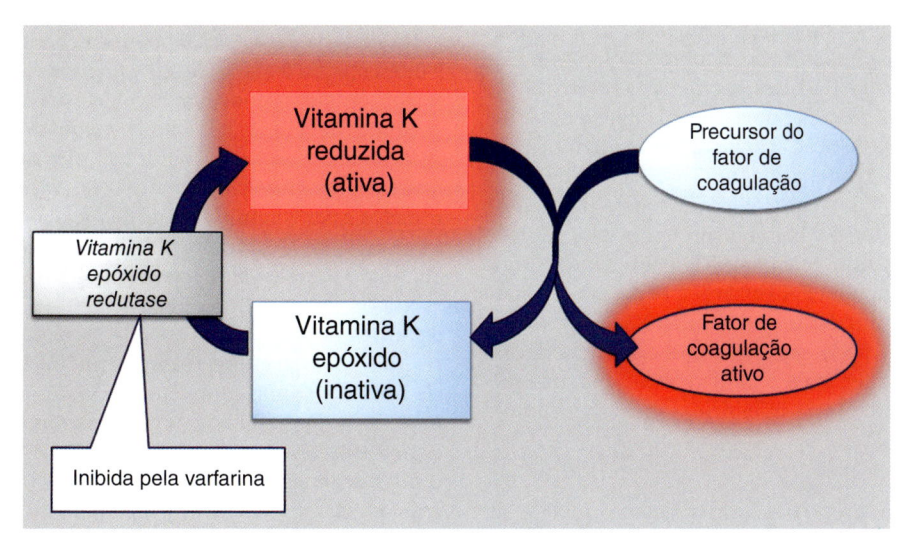

Figura 17.5 O ciclo da vitamina K. A vitamina K é necessária para a ativação de precursores dos Fatores II, VII, IX e X. Quando a vitamina K ativa os precursores de fatores de coagulação, torna-se oxidada e não é mais funcional até que seja reduzida novamente a sua forma ativa pela enzima *vitamina K epóxido redutase*. A varfarina e as moléculas semelhantes à varfarina (incluindo rodenticidas) inibem a vitamina K epóxido redutase, resultando em diminuição da concentração de fatores dependentes da vitamina K.

são rapidamente convertidas em suas moléculas oxidadas, e nenhuma ativação adicional dos fatores dependentes de vitamina K pode ocorrer.

Um animal que ingere antagonistas da vitamina K, inicialmente, tem concentrações normais de fatores totalmente ativados, mas novos fatores não podem ser ativados. A concentração de fatores ativos então começa a declinar a uma taxa que depende de sua meia-vida individual, e as manifestações hemorrágicas começam uma vez que as concentrações de qualquer um ou mais fatores caem abaixo de concentrações críticas. A intoxicação com antagonistas da vitamina K resulta em deficiências das formas ativas dos Fatores II, VII, IX e X; no entanto, as formas inativas continuam a ser produzidas e aumentar em concentração no sangue. Esses fatores de coagulação inativos são referidos como "PIVKAs" (proteínas induzidas pelo antagonismo [ausência] de vitamina K).

Achados diagnósticos

Como os fatores dependentes da vitamina K estão nas vias intrínseca, extrínseca e comum, tanto TP quanto TTP são classicamente prolongados.[63] Uma vez que vários fatores em todas as vias são afetados, e já que a concentração de fatores ativos é marcadamente reduzida, os prolongamentos nos testes costumam ser dramáticos. Em muitos casos, um ponto final (coágulo) não é alcançado, e os resultados são simplesmente relatados como "maior que 100 segundos ou o tempo que o laboratório estabelecer antes de parar o teste. Como o Fator VII tem a menor meia-vida, diminui mais rapidamente. Portanto, testar muito precocemente após a ingestão (dentro das primeiras 24 a 48 horas) pode mostrar um prolongamento do TP antes do TTP. Ambos os testes tipicamente serão marcadamente prolongados quando os sinais clínicos se desenvolveram. A contagem de plaquetas pode ser normal ou ser ligeiramente reduzida se houver hemorragia significativa.[63]

Além dos sinais relacionados com a coagulopatia, os pacientes não apresentam doença sistêmica. Os animais tipicamente apresentam hemorragias da cavidade corporal. Dispneia por hemotórax é um achado clínico comum.[63,64] A formação de hematomas pode ser notada em locais de punção venosa.

Causas

A deficiência dietética de vitamina K geralmente não é um problema. Raticidas anticoagulantes são a fonte mais comum de antagonismo da vitamina K. Esses produtos geralmente são moléculas semelhantes à varfarina, embora alguns raticidas tenham um mecanismo de ação completamente diferente que não afeta a hemostasia. O rodenticidas anticoagulantes de última geração têm uma meia-vida muito longa que requer tratamento prolongado com vitamina K. Ingestão de trevo-doce mofado também causa antagonismo de vitamina K em bovinos. Como a vitamina K é uma vitamina liposolúvel e requer ácidos para absorção intestinal, a deficiência de vitamina K decorrente de má absorção intestinal pode ser observada em animais com doença hepática colestática grave.[66] Sulfaquinoxalina, um coccidiostático, também tem efeitos inibitórios sobre a vitamina K.

Tratamento

Como a inibição não é direta, os animais afetados podem ser tratados pela administração de vitamina K ativa. A resposta à administração de vitamina K é muito rápida, geralmente dentro de 24 horas.[63,65] Essa resposta rápida ocorre porque os PIVKAs

inativos já são produzidos e estão em circulação, requerendo apenas a ativação enzimática. Se a resposta mais rápida for necessária em um animal gravemente doente com hemorragia que representa risco à vida, a administração de plasma fresco ou recém-congelado pode fornecer os fatores de coagulação ativos até que o corpo tenha tempo de responder à administração de vitamina K. Uma vez que mesmo a vitamina K recém-administrada não pode ser reciclada enquanto o antagonista estiver presente, o animal deve ser tratado por um tempo prolongado até que a toxina seja eliminada do corpo. Os rodenticidas mais recentes têm meias-vidas muito longas. Uma vez que o tratamento seja descontinuado, é aconselhável fazer uma triagem do TP do paciente em 48 e 96 horas após o tratamento ser interrompido para certificar-se de que não haja toxina residual remanescente no corpo.[63]

Insuficiência hepática

Patogênese

Doenças hepáticas de vários tipos podem resultar em concentrações reduzidas dos fatores de coagulação por dois mecanismos diferentes. Primeiro, uma vez que todos os fatores de coagulação solúveis são produzidos no fígado, a insuficiência hepática pode resultar diretamente na diminuição da produção dessas proteínas. Isso geralmente requer uma redução acentuada da função hepática, dado o excesso de capacidade funcional normal da maioria dos principais órgãos do corpo. Em segundo lugar, doenças hepáticas que são colestáticas levam a uma redução no fluxo biliar normal. A bile secretada pelo fígado nos intestinos auxilia a absorção de gordura, então animais com colestase podem ter redução da absorção de gordura. A vitamina K é uma vitamina liposolúvel, e colestase pode resultar em diminuição da absorção de vitamina K e deficiência.

Achados diagnósticos

Isso geralmente não é um desafio diagnóstico do ponto de vista de tentar descobrir por que um animal está sangrando. Animais com doença hepática grave o suficiente para causar defeitos de coagulação geralmente terão sinais clínicos (p. ex., icterícia) ou achados laboratoriais (p. ex., aumento das atividades das enzimas hepáticas, aumento da bilirrubina ou testes de função hepática) que sugerem doença hepática.

Na maioria das vezes, a doença hepática já foi reconhecida e a preocupação é que o paciente possa ter sangramento excessivo por procedimentos invasivos, como uma biopsia hepática. Então, pacientes devem ser rastreados quanto a anormalidades de coagulação antes de uma biopsia hepática ou outro procedimento invasivo. Pacientes com doença colestática grave podem ser prétratados com vitamina K profilaticamente antes do procedimento. Tanto TP quanto TTP podem estar prolongados, pois algum ou todos os fatores podem estar deficientes. Se um deles estará prolongado ou ambos, depende apenas da gravidade da disfunção hepática e redução relativa nas concentrações dos fatores individuais. É interessante que muitos animais com insuficiência hepática crônica que têm resultados do teste de coagulação não mostram manifestações de sangramento significativo após cirurgia ou biopsia. Como o fígado é envolvido na produção e/ou metabolismo tanto de fatores pró-coagulantes quanto anticoagulantes, a avaliação de apenas um braço, como é feito com o TP e o TTP, nem sempre reflete a verdadeira condição fisiológica. Infelizmente, os resultados do TP e TTP não são confiáveis para prever quais animais podem sangrar e quais não.

CID

A CID foi previamente discutida em causas de trombocitopenia e é a única doença que, em geral, afeta tanto a hemostasia primária quanto a secundária e deve ser considerada em um paciente clinicamente doente com trombocitopenia e evidências de uma coagulopatia.

Defeitos hereditários

Defeitos hereditários da maioria dos fatores de coagulação foram relatados, embora nenhum seja comum (Tabela 17.5).[68]

O defeito hereditário encontrado com maior frequência é do Fator VIII. Dada a endogamia intencional associada com animais de raça pura, defeitos hereditários podem ser propagados dentro de uma raça específica. No entanto, uma vez que uma condição seja reconhecida, a triagem e os esforços de reprodução seletiva, muitas vezes, reduzem a incidência, então a incidência relativa dessas doenças em uma raça específica pode mudar com o tempo. Dependendo da mutação específica envolvida, a magnitude da diminuição do fator de coagulação afetado pode ser variável e, portanto, a gravidade dos sinais clínicos também pode.

Tabela 17.5 Coagulopatias hereditárias relatadas em animais.

Fator afetado	Espécie/raça relatada	Comentários
Precalicreína	Cães: Poodle	Não é tipicamente associada a tendência de sangramento clínico
	Equinos: Belga, Mini-horse	
Fator XII	Cães: Poodle miniatura, Shar Pei	Não é tipicamente associada a tendência de sangramento clínico
	Gatos: PCD, PLD, Siamês, Himalaio	Relativamente comum em gatos como um achado acidental de TTPa prolongado
Fator XI	Cães: Springer Spaniel, Weimaraner, Grandes Pirineus, Kerry Blue Terrier	Tendência de sangramento clínico geralmente é branda
	Gatos: PCD	
	Bovinos: Holandesa	
Fator X	Cães: Jack Russell Terrier, Cocker Spaniel	Rara
	Gatos: PCD	Tendência a sangramento clínico grave
Fator IX	Cães: qualquer raça, mestiços	Ligada ao sexo, vista principalmente em machos
	Gatos: qualquer raça, mestiços	Mutações *de novo* relativamente comuns resultando em casos sem histórico familiar anterior
		Segunda coagulopatia hereditária sintomática mais comumente vista (chamada "hemofilia B")
		Gravidade da tendência ao sangramento clínico relacionada à atividade do fator residual, que é variável dependendo da mutação específica (centenas identificadas em humanos)
Fator VIII	Cães: qualquer raça (comum em Pastor-alemão), mestiços	Ligado ao sexo, visto principalmente em machos
	Gatos: qualquer raça, mestiços	Mutações *de novo* relativamente comuns resultando em casos sem histórico familiar anterior
	Equinos: qualquer raça	Coagulopatia hereditária sintomática mais comumente vista (chamada "hemofilia A")
	Caprinos: Alpina Branca	Gravidade da tendência ao sangramento clínico relacionada à atividade do fator residual, que é variável dependendo da mutação específica (centenas identificadas em humanos)
Fator VII	Cães: Klee Kai do Alasca, Beagle, Boxer, Buldogue, Dachshund, Malamute, Schnauzer	Tendências ao sangramento clínico são variáveis, mesmo entre pacientes que são parentes
	Gatos: PCD	
Fator V	Ainda não foi relatada em animais	
Fator II	Cães: Boxer, Cocker Spaniel Inglês	Rara
		Em Boxer, o defeito era funcional (concentração normal de uma proteína anormal)
Fator I	Cães: Bichon Frise, Borzoi, Collie, Wolfhound Russo	Deficiências adquiridas (p. ex., CID, insuficiência hepática) são mais comuns que as hereditárias
	Gatos: PCD	Tanto defeitos quantitativos quanto funcionais hereditários são relatados, mas incomuns
	Caprinos: Saanen	
	Ovinos: Leicester	Tendências a sangramento clínico variam de branda a grave
Múltipla: fatores dependentes de vitamina K	Cães: Labrador Retriever	Defeito envolve enzimas que atuam na reciclagem da vitamina K, levando a deficiências funcionais de fatores dependentes da vitamina K
	Gatos: Devon Rex	
	Ovinos: Rambouillet	Tendências a sangramento clínico são moderadas a graves
		Alguns casos respondem à administração de vitamina K

Fontes: baseada em Brooks M. Hereditary Coagulopathies. In: Weiss DJ Wardrop KJ, ed. Schalm's Veterinary Hematology. 6th ed. Ames, IA: Blackwell, 2010; e Boudreaux, M. Hemostasis Lecture Notes 2011. Deer Park, NY: Linus Publications, Inc. 2011.

Achados diagnósticos

As coagulopatias hereditárias geralmente têm fortes associações raciais e podem estar relacionadas com linhagens específicas dentro uma raça. Uma exceção é a deficiência de Fator VIII, que foi relatada em muitas raças diferentes de cães, bem como em animais mestiços.[68] Se estiver lidando com um cão de raça pura, sempre vale a pena pesquisar se determinada doença hereditária foi relatada nessa raça.

Animais com coagulopatias hereditárias geralmente não apresentam sinais de doença sistêmica além de suas manifestações hemorrágicas, a menos que haja uma doença concomitante. Manifestações de sangramento comuns à maioria das deficiências de fator de coagulação incluem hemartrose, formação de hematoma e sangramento em resposta a ferimentos leves.[68]

Animais com coagulopatias hereditárias devem ter contagens normais de plaquetas e outros testes relacionados com hemostasia.

Os resultados do teste de coagulação dependerão do sistema no qual o fator deficiente está localizado. Deficiências de fatores da cascata intrínseca normalmente têm um TTP prolongado e TP normal, enquanto na deficiência do Fator VII seriam esperados resultados opostos. Seria esperado que deficiências de fatores da via comum tivessem prolongamentos de TP e TTP. Normalmente, a magnitude do prolongamento nesses testes não é tão dramática quanto o visto com a toxicidade por rodenticidas.

De particular interesse, a deficiência de Fator XII é bem caracterizada em gatos e bastante comum em comparação com outras coagulopatias hereditárias. Curiosamente, esses gatos *não* apresentam episódios hemorrágicos anormais, e geralmente são clinicamente assintomáticos, apesar de terem resultados de TP prolongados. Esses casos geralmente são detectados nos testes de hemostasia pré-operatórios.

Princípios de Transfusão Sanguínea e Teste de Compatibilidade Cruzada

Linda M. Vap[1] e Karl E. Jandrey[2]

[1]Department of Microbiology, Immunology, and Pathology, Colorado State University, Fort Collins, CO, USA
[2]Clinical Small Animal Emergency and Critical Care, University of California-Davis, Davis, CA, USA

Os avanços no tratamento com hemoderivados para pacientes veterinários devem-se não apenas ao melhor acesso a hemoderivados pelo crescimento de produtos comerciais e programas internos de doadores, mas também aos avanços da avaliação no local de atendimento para aumentar a segurança no armazenamento e administração ao receptor. Muitos bancos de sangue regionais e programas locais melhorados ou expandidos dentro de hospitais fornecem um produto seguro além do sangue total fresco (STF). Hospitais sem acesso imediato a um suprimento seguro e constante de hemoderivados devem considerar encaminhar seus pacientes para um desses centros. Hospitais de emergência ou especializados na maioria das áreas metropolitanas e suburbanas provavelmente hospedam um animal de pequeno porte ou equino doador de sangue e um banco de sangue, e alguns até vendem o sangue comercialmente, caso cumpram as leis e exigências locais. Esses centros abrigam as pessoas, os materiais e os equipamentos que mantêm um banco de sangue funcional e rentável. O maior acesso e desenvolvimento de testes de compatibilidade sanguínea locais e tecnologia de provas cruzadas também contribuem para a viabilidade e melhor administração de terapia transfusional de qualidade para algumas espécies. Este capítulo discute os produtos de testes de compatibilidade cruzada e tipagem sanguínea disponíveis comercialmente.

Grupos sanguíneos

Os grupos ou tipos sanguíneos são classificações com base em antígenos espécie-específicos na superfície das hemácias (eritrócitos) e são importantes na indução de reações imunomediadas em animais receptores durante as terapias transfusionais. Antígenos associados a plaquetas, leucócitos e proteínas plasmáticas podem ser importantes também. Aloanticorpos de ocorrência natural contra outro tipo sanguíneo podem estar presentes no plasma sanguíneo de um animal, apesar da falta de exposição prévia a esses antígenos eritrocitários. Mais comumente, anticorpos contra antígenos eritrocitários são induzidos em resposta à exposição, seja via transfusão de sangue, exposição transplacentária ou, no caso de isoeritrólise neonatal (IN), através do colostro. Grupos sanguíneos nas espécies domésticas comuns e espécies exóticas de estimação são descritos aqui e apresentados na Tabela 18.1.

Cães

O antígeno eritrocitário canino ou sistema de tipo sanguíneo é conhecido como o sistema DEA e, historicamente, inclui DEA 1

(1 neg, 1.1, 1.2, 1.3) e DEAs 3 a 8. Relatos recentes indicam que DEA 1.1 e 1.2 são o mesmo antígeno com força de expressão variável.[7,8] Além disso, foi demonstrado que cães com expressão fraca de DEA 1 nas hemácias não desenvolvem anticorpos quando transfundidos com aqueles de DEA 1 de expressão forte.[9] A partir de agora, DEA 1.1 e DEA 1.2 serão referidos como DEA 1. DEA 1.3 foi descrito em cães Pastores-alemães na Austrália.[10] No entanto, até onde alcança o conhecimento dos autores, nenhuma outra evidência foi publicada confirmando sua existência. O tipo sanguíneo canino mais importante é o DEA 1, que está presente em aproximadamente 60% da população canina.[11] Embora aloanticorpos de ocorrência natural contra DEA 1 não tenham sido descritos, esse antígeno induzirá reações transfusionais graves em cães previamente sensibilizados. Outros aloanticorpos DEA são supostamente de significado clínico limitado em cães, ao contrário do que ocorre em gatos, mas podem existir em alguns cães.[11-13] DEA 4 é um antígeno de alta frequência que pode resultar em reações transfusionais hemolíticas em cães DEA 4-negativos previamente sensibilizados por transfusões de sangue DEA 4-positivas.[14] Além disso, DEA 7 pode provocar uma resposta de anticorpos em cães que não o possuem, e DEAs 3 e 5 são antígenos de baixa incidência com aloanticorpos que podem ocorrer naturalmente; anti-DEA 3, 5 e 7 podem resultar em reações transfusionais tardias.[15-19] O antígeno *Dal* eritrocitário de alta frequência foi assim chamado porque foi originalmente identificado após sensibilização acidental de um cão Dálmata por transfusão de sangue *Dal*-positivo. Desde então, tem sido demonstrado como ausente em até 12% dos Dálmatas, 42% dos Doberman Pinschers e 57% dos Shih Tzus na América do Norte, variando de acordo com a região geográfica.[20] Existe um potencial relativamente alto para reações transfusionais clinicamente importantes nessas raças.[21] Como menos de 3% dos cães mestiços e de outras raças são do tipo *Dal* –, a tipagem sanguínea estendida para incluir o antígeno Dal é recomendada quando houver suspeita de reação transfusional em qualquer raça.[20]

Gatos

Três tipos sanguíneos são rotineiramente reconhecidos no sistema de grupos sanguíneos AB felino. O tipo A é o mais comum e ocorre em mais de 95% dos gatos de pelo curto domésticos (PCD) e de pelo longo domésticos (PLD) nos EUA.[12,22] O tipo B ocorre com frequência variada (< 5 a 25%) no Abissínio, Birmanês, Himalaia, Scottish Fold, Somali, Esfinge, Maine Coon, Norueguês da Floresta e Persa, embora a maior frequência (25 a 50%) tenha sido relatada no Pelo Curto britânico, Cornish Rex, Devon Rex e raças Angorá/Van turcas.[12,22] Uma porcentagem maior de gatos PCD/PLD na região da costa oeste dos EUA,

Tabela 18.1 Antígenos e fatores pertinentes na medicina veterinária transfusional.

Espécie	Principais antígenos imunogênicos	Aloanticorpos de ocorrência natural	Tipo recomendado para o doador	Riscos da primeira transfusão e recomendações	Meia-vida das hemácias compatíveis transfundidas (d)
Cães	DEA 1	Raros; DEA 3, 5, 7; reação a frio	Compatível com DEA 1 ou negativo para DEA 1 na primeira transfusão Compatível na reação cruzada para transfusões repetidas *Sem* transfusões prévias	Baixa Uso de um doador universal minimiza os riscos de sensibilização Reação cruzada se ≥ 4 dias desde a transfusão anterior	24[1]
Gatos	A é mais comum	Comum Anti-B, normalmente moderado em gatos tipo A	Tipo A	Baixa se houver compatibilidade A/B Alta se houver incompatibilidade A/B Teste de compatibilidade cruzada sempre é recomendado	29 a 39[2]
	B é raro, exceto em algumas raças	Comum Anti-A é forte em gatos tipo B	Tipo B	Teste de compatibilidade cruzada sempre é recomendado	
	AB é muito raro – em raças que também têm B	Não há anti-A nem anti-B	Tipo AB se disponível (raro) Tipo A		
	Mik	Anti-*Mik* relatado em PCD	Reação cruzada compatível A/B tipo-específico	6% em sangue A/B compatível. Teste de compatibilidade cruzada é recomendado	
Equinos	Sistema complexo com mais de 30 antígenos em sete grupos sanguíneos Antígeno eritrocitário de jumentos	Ocorre Anti-Aa, -Qa são os mais importantes Provavelmente nenhum	Nenhum Aa/Qa negativo ou mesma raça é a melhor escolha inicial	Considerável; usar o menos incompatível Alto risco de isoeritrólise neonatal para potros de jumenta	9,[3] 24 a 43[4]
Bovinos	Onze grupos sanguíneos: B e J são os mais importantes. B é muito complexo em ruminantes	Ocasionalmente anti-J	Negativo para J	Baixo para a primeira transfusão Compatibilidade próxima é difícil Teste de compatibilidade hemolítico é recomendado	12 a 20[5]
Ovinos Caprinos	Sete grupos sanguíneos em ovinos; ovino R similar a bovino J; ovino B semelhante a bovino e caprino B. Cinco grupos sanguíneos em caprinos: caprinos semelhantes a ovinos	Fracos Caprino anti-R	Não definido	Baixo para a primeira transfusão Teste de compatibilidade hemolítico é recomendado Crise hemolítica é rara em ovinos	16[6]
Furão	Não identificado	Não identificado	Não é aplicável	Nenhum risco identificado	Desconhecido

Europa, Japão, Índia, Turquia e Austrália é supostamente do tipo B;[12,23,24] um relato descobriu que até 30% dos gatos PCD/PLD eram do tipo B no Reino Unido.[25] Até o momento, o tipo B não foi encontrado em Siameses, Birmaneses, Orientais de pelo curto, Tonkinese, Pelo Curto americano ou Azul russo. O tipo AB é extremamente raro, mas foi relatado em gatos PCD/PLD e em certas famílias de raças nas quais o sangue tipo B também ocorre, incluindo o Abissínio, Birmanês, Pelo Curto britânico, Norueguês da Floresta, Somali, Scottish Fold e Persa.[26] Um novo antígeno eritrocitário, *Mik*, foi descrito em gatos PCD.[27] É importante considerar que a variação geográfica dos tipos sanguíneos felinos é significativa, mesmo em gatos mestiços, e o risco de administrar um tipo potencialmente fatal de transfusão sanguínea A ou AB para um gato tipo B, pelo menos em algumas populações, pode chegar a um em cinco.[25,28]

Os gatos têm aloanticorpos anti-A, anti-B e anti-*Mik* que ocorrem naturalmente.[27,29] Todos os gatos do tipo B têm altas concentrações séricas de aloanticorpos que são hemaglutininas fortes e hemolisinas contra hemácias tipo A. Gatos tipo A geralmente têm hemaglutininas e hemolisinas fracas contra hemácias tipo B. Gatinhos recém-nascidos não têm aloanticorpos em virtude de sua placenta endoteliocorial, mas ocorre a transferência colostral de imunoglobulina (principalmente IgG). IN ocorre em gatinhos lactentes do tipo A ou AB nascidos de gatas do tipo B com transferência dos aloanticorpos anti-A através do colostro.[23,29,30] Como os gatos PCD/PLD têm uma baixa frequência de sangue tipo B, menos de 2% dos acasalamentos aleatórios produzem ninhadas sob risco de IN, enquanto os acasalamentos Birmanês e Devon Rex carregam um risco de 15 e 25%, respectivamente, para a produção de IN.[30] O antígeno *Mik* é clinicamente relevante, de maneira que aproximadamente 6% das transfusões de sangue compatíveis com AB podem resultar em hemólise pós-transfusão se o sangue do paciente for negativo e o sangue do doador for positivo para esse antígeno.[27]

Cavalos e jumentos

Os sete grupos sanguíneos reconhecidos internacionalmente em equinos, A, C, D, K, P, Q, U, incluem mais de 30 antígenos.[31,32] Em razão das muitas combinações antigênicas, não existe doador universal. Para minimizar as reações transfusionais, seria ideal realizar a tipagem sanguínea do doador e do receptor, mas frequentemente isso é impraticável. Um relato anterior que indicava que o tempo de vida das células transfundidas era curto e que a utilidade dos testes de compatibilidade em equinos era limitada foi refutado recentemente.[4,33] Recomenda-se pelo menos o teste de compatibilidade cruzada antes da transfusão.[34] Os aloantígenos Aa e Qa são extremamente imunogênicos; ambos são hemolisinas, e a maioria dos casos de IN está associada a anticorpos anti-Aa ou anti-Qa. Além disso, anti-Aa e anti-Ca são anticorpos aglutinantes. É importante notar que Qa não será detectado com um teste de aglutinação. Os tipos sanguíneos variam entre raças de cavalos, com Puro-sangue inglês e árabe tendo uma alta prevalência de antígenos Aa ou Qa em comparação com outras raças, e o American Trotter não apresentando o antígeno Qa.[31,35] Um antígeno único de hemácias de jumento e mula (fator jumento) – não encontrado no cavalo – coloca todas as gestações de jumentas em risco de IN.[36,37] Embora os antígenos eritrocitários Aa ou Qa tenham sido associados a aproximadamente 90% dos casos equinos de IN,[38] outros antígenos, incluindo Ab, Dc, Db, De, Dg, Pa, Qc e Ua raramente foram associados a IN em potros.[31,35,38,39] É relatado que o anticorpo anti-Ca não causa IN e, de fato, pode realmente evitar a IN pela remoção de células potencialmente sensibilizantes da circulação.[40]

Bovinos, ovinos e caprinos

Os 11 grupos sanguíneos reconhecidos em bovinos são A, B, C, F, J, L, M, R, S, T e Z, com os grupos B e J sendo os mais relevantes clinicamente. O próprio grupo B contém mais de 60 antígenos, dificultando assim transfusões de sangue estritamente compatíveis. O antígeno J é um lipídio encontrado no plasma que não é um antígeno eritrocitário verdadeiro; geralmente é adquirido em graus variados no início da vida. Bovinos com anticorpos anti-J, apesar de terem hemácias com uma pequena quantidade de antígeno J adsorvido e, aparentemente, serem negativos nos testes, podem desenvolver reações transfusionais ao receberem sangue J-positivo.[31,41] Vacinas de origem sanguínea (algumas vacinas contra anaplasmose e babesiose) podem sensibilizar a vaca a antígenos eritrocitários que poderiam resultar em IN em bezerros que nascessem de gestações subsequentes.[31]

Sete grupos sanguíneos foram identificados em ovinos (A, B, C, D, M, R, X). O sistema B tem mais de 52 fatores.[31] O sistema R é semelhante ao sistema J em bovinos (ou seja, antígenos solúveis e adsorvidos passivamente aos eritrócitos). O grupo sanguíneo M-L em ovinos está relacionado ao transporte ativo de potássio nos reticulócitos.[42,43] Os grupos sanguíneos de caprinos (A, B, C, M, J) são muito semelhantes aos das ovelhas, com o sistema B igualmente complexo.[44] Muitos dos reagentes usados para tipagem sanguínea de ovelhas também têm sido usados para tipagem sanguínea de cabras.

Animais de estimação exóticos

Nenhum grupo sanguíneo foi identificado até o momento em furões.[45] As transfusões de sangue podem ser administradas com segurança sem a necessidade de teste de compatibilidade cruzada mesmo quando múltiplas transfusões são indicadas, como para casos de anemia aplásica grave induzida pelo estro.[46]

Pouca ou nenhuma informação está disponível sobre grupos sanguíneos em coelhos e espécies exóticas de aves ou répteis. Nesses casos, é recomendado o teste de compatibilidade cruzada antes da transfusão, e transfusões homólogas usando sangue espécie-específico são aconselhadas. Um procedimento simplificado de teste de compatibilidade de baixo volume (ver "Procedimentos para teste de compatibilidade cruzada") pode ser usado nessas espécies, principalmente nos casos em que uma transfusão prévia foi administrada.[47,48]

Seleção de doadores

A tipagem sanguínea deve ser realizada para selecionar cães, gatos e equinos doadores permanentes de sangue. Todos os doadores devem ser adultos jovens saudáveis que nunca receberam transfusão de sangue. Além disso, os doadores devem passar por exames físicos de rotina, bem como por avaliações por exames hematológicos e de bioquímica clínica, receber vacinas e ser testados livres de parasitas do sangue e de outras doenças infecciosas. Há declarações de consenso nos EUA e na Europa que têm recomendações para prevenção e monitoramento de doenças infecciosas potencialmente transmitidas por doações de sangue em cães e gatos.[49,50] Os doadores devem ter volume globular basal (hematócrito) e concentrações de proteína total normais antes de qualquer doação. O sangue deve ser coletado assepticamente, geralmente por punção venosa jugular. Para evitar interferência com a função plaquetária, os doadores não devem ser sedados com acepromazina. Métodos de coleta de sangue para diferentes espécies foram revistos em detalhes em outras publicações.[17,47,48,51-53]

Cães

Cães podem doar aproximadamente 15 mℓ de sangue por quilo (kg) de peso corporal a cada 6 semanas.[17] Um histórico de transfusão anterior impede que um cão seja um doador potencial,[12] enquanto um histórico de gestação anterior não impede.[54] Para receptores de primeira transfusão, doadores negativos para DEA 1 podem ser considerados doadores universais e, nessa situação, a tipagem de rotina para outros tipos de sangue não é clinicamente justificada.[12] Um cão é considerado doador universal quando é negativo para DEA 1, 3, 5, 7 e positivo para DEA 4.[11,17] Para minimizar a potencial sensibilização do receptor e melhorar as chances de identificar doadores compatíveis, o uso de doadores é recomendado quando transfusões periódicas são antecipadas. Uma vez que cerca de metade dos cães são DEA 1-positivos e o teste para DEA 1 é um procedimento prático, é prudente ter um doador de sangue DEA 1-positivo disponível para receptores DEA 1-positivos.[11,12] Um resumo prático é que cães DEA 1-negativos são ideais para transfusões pela primeira vez, independentemente do tipo sanguíneo do receptor, e doadores positivos para DEA 1 devem ser limitados a receptores positivos para DEA 1.

Os cães doadores devem ter mais de 25 a 30 kg, ser coletados menos de uma vez por mês para evitar a deficiência de ferro, e ser bem nutridos, incluindo a suplementação com ferro oral se forem coletados com frequência. Para garantir uma boa saúde geral, os doadores devem ter exames fecais e de dirofilariose negativos. De acordo com a Declaração de Consenso do

American College of Veterinary Internal Medicine (ACVIM), doadores devem testar negativo para doenças infecciosas transmissíveis, incluindo babesiose, leishmaniose (especialmente Foxhounds),[55] brucelose, ehrlichiose, anaplasmose e neorriquetsiose. A Declaração de Consenso deve ser consultada para recomendações específicas sobre doenças relevantes para determinadas regiões geográficas, como tripanossomíase, bartonelose e hemoplasmose.[16]

Gatos

Gatos doadores podem doar entre 10 e 12 mℓ de sangue/kg de peso corporal. Gatos adultos saudáveis podem doar 45 a 60 mℓ a cada 6 semanas e geralmente requerem sedação para coleta de sangue.[52,56] Assim como os cães, os gatos doadores devem ter exame de fezes e exames de dirofilariose como parte de um exame de triagem de saúde geral. Como a maioria dos gatos nos EUA é tipo A, os doadores também devem ser do tipo A, mas doadores tipos B e AB também podem ser necessários, dependendo da região geográfica e da prevalência da raça. Em razão dos aloanticorpos de ocorrência natural do gato, não existe um doador universal de gatos. Gatos doadores devem ser negativos para o vírus da leucemia felina (FeLV), vírus da imunodeficiência (FIV), citouxzoonose e hemoplasmose.

Equinos

Equinos adultos podem doar com segurança aproximadamente 6 a 8 ℓ de sangue. O sangue total (ST) pode ser coletado a cada 2 a 4 semanas, e plasma pode ser coletado toda semana se as hemácias forem devolvidas ao doador.[57] Os doadores devem estar em boas condições de saúde e machos doadores podem ser preferidos, pois são menos propensos a terem sido previamente sensibilizados.[53] Além disso, é recomendada a triagem para anemia infecciosa equina e garantir as concentrações de VG e proteína plasmática dentro dos limites normais. Éguas gestantes ou paridas e equinos que receberam transfusões de sangue ou de plasma contaminado com hemácias devem ser excluídos como doadores potenciais. É improvável alcançar uma transfusão de sangue totalmente compatível em equinos. O teste de compatibilidade cruzada para identificar o doador menos incompatível é recomendado para minimizar as reações transfusionais adversas, mas não identificará todas as incompatibilidades doador/receptor.[34] Como os antígenos eritrocitários Aa e Qa são extremamente imunogênicos, doadores Aa e Qa negativos são a melhor escolha como doadores para receptores de tipo sanguíneo desconhecido. Em casos de IN, as hemácias lavadas da mãe podem ser usadas para transfusão para potros gravemente anêmicos, enquanto uma transfusão do pai para o potro seria contraindicada.[31,58] Embora a transfusão de sangue possa salvar a vida de potros com IN, o número e o volume de transfusões devem ser limitados; um estudo mostrou que cada administração de um produto sanguíneo para um potro com IN aumentou sua probabilidade de *não sobrevivência* em mais de oito vezes, e a administração de 4 ou mais litros (volume total) de hemoderivados aumentou significativamente o risco de insuficiência hepática nesses animais.[59] Potros de jumentas com IN poderiam receber uma transfusão de um equino não previamente sensibilizado pela gestação contra o fator jumento, uma vez que os cavalos são conhecidos por serem livres de ocorrência natural de anticorpos contra o fator jumento, o antígeno implicado em casos de IN em muares.

Bovinos, ovinos e caprinos

Os ruminantes podem doar 10 a 15 mℓ/kg de peso corporal. Transfusões compatíveis são muito difíceis em bovinos; primeiras transfusões geralmente são de baixo risco, mas, idealmente, o doador deve ser negativo para o antígeno J.[41,51] Da mesma forma, a tipagem e os testes de compatibilidade para transfusões de ovinos ou caprinos são impraticáveis.[60] Doenças causadas por príons são transmitidas por transfusão de sangue em ovinos[61] e devem, portanto, ser uma consideração para triagem de doenças antes da transfusão de sangue em ruminantes.

Animais exóticos

Furões machos adultos grandes e vacinados são a melhor escolha como doadores de sangue e devem ter um VG e proteína total normais, ser negativos para o vírus da doença do *vison* das Aleutas e ser triados para microfilárias da dirofilariose.[47,62] Esses furões podem doar um total de 6 a 10 mℓ de sangue, dependendo do peso corporal.[62] Quando coletado em solução anticoagulante contendo citrato, fosfato, dextrose e adenina (CPDA-1), o sangue armazenado deve ser usado em 7 dias após a coleta.[63]

Para aves e répteis de estimação, uma vez que a tipagem sanguínea geralmente não está disponível, o uso de um doador saudável da mesma espécie que o receptor pode minimizar a probabilidade ou gravidade da reação transfusional e, segundo relatos, resultará em maior tempo de viabilidade de hemácias transfundidas.[48,64] Idealmente um pássaro doador seria negativo para clamidiose, doença das penas e do bico de psitacídeos e vírus polioma.[47]

Indicações e princípios gerais da terapia transfusional em cães e gatos

A prescrição de hemoderivados deve ser considerada apenas como qualquer outro fármaco e requer uma indicação clara. Conhecimento crítico sobre os prós e contras da terapia transfusional também é necessário. Dose, administração, monitoramento e efeitos adversos devem ser claramente conhecidos para selecionar o produto certo para o paciente certo na hora certa. Produtos comumente usados incluem ST, papa de hemácias e muitos produtos de plasma, incluindo plasma fresco congelado (PFC), plasma congelado (PC) e plasma. As duas razões mais comuns para usar hemoderivados são o tratamento da anemia (aumentando a massa de hemácias [VG]) ou uma coagulopatia secundária. Transfusões de hemácias são comumente usadas para tratar os sinais clínicos de um paciente com má capacidade de transporte de oxigênio determinada pelo exame físico e dados clinicopatológicos, como concentração de hemoglobina, VG ou hematócrito. Outras medidas objetivas que podem ajudar no processo de tomada de decisão para desencadear uma transfusão incluem tensão venosa de oxigênio e concentração de lactato. Como a oferta de oxigênio para os tecidos cai, mas a extração tecidual permanece a mesma, menos oxigênio venoso é encontrado na mensuração de PVO_2. No entanto, isso também pode refletir-se no aumento da demanda de oxigênio pelos tecidos. Alternativamente, um aumento na concentração de lactato é um marcador prontamente disponível de má perfusão.

O choque identificado em um paciente deve, primeiro, ser resolvido usando cristaloides isotônicos para melhorar a perfusão, enquanto o melhor produto sanguíneo é obtido.

A transfusão deve ser considerada assim que o estado cardiovascular do paciente for prejudicado pela perda de sangue. Os sinais clínicos incluem:

- Parâmetros de perfusão anormais: taquicardia, membranas mucosas pálidas, tempo de preenchimento capilar prolongado, pulso fraco, extremidades frias, alteração do nível de consciência
- Sinais de anemia: membrana mucosa de coloração pálida e má qualidade do pulso; pode ser difícil diferenciar hipoperfusão/choque e precisam ser reavaliados após reanimação com líquido isotônico
- Marcadores de perfusão a jusante: aumento de lactato, diminuição da pressão arterial e produção de urina
- Função respiratória: aumento da frequência respiratória e do esforço, análise de gases sanguíneos.

Evidências recentes da literatura médica humana e adaptados à clínica veterinária (cães e gatos) consideram o tratamento com papa de hemácias quando a hemoglobina cai abaixo de 7 g/dℓ (ou um VG ≤ 20%).[65] No entanto, a acuidade ou a cronicidade dessa anemia também desempenham um papel na tomada de decisão. A maioria dos pacientes com Hgb abaixo de 4 g/dℓ (ou VG ≤ 12%) requer transfusão de hemácias em virtude do risco à vida pelo esgotamento da energia celular decorrente da capacidade inadequada de transporte oxigênio. Uma regra prática rápida é calcular a quantidade de hemácias necessária para restaurar o VG para 20 a 25%. Esse é um objetivo clínico razoável para equilibrar os custos e riscos de uma transfusão com a necessidade fisiológica de capacidade de transporte de oxigênio para os tecidos. A maioria das transfusões usando 1 mℓ/kg de hemácias aumentará o VG do paciente em 1%. Alternativamente, são necessários 2 mℓ/kg para aumentar o VG do paciente em 1% ao usar STF. Existem fórmulas em cães e gatos que são mais precisas.[66,67]

Pacientes com distúrbios de hemostasia secundária (p. ex., deficiência hereditária de fator, antagonismo da vitamina K) são incapazes de produzir fibrina suficiente para estabilizar o tampão plaquetário. O tratamento com plasma para esses pacientes tenta normalizar os testes de coagulação cronometrados que confirmam a presença de disfunção hemostática. O leitor é referido ao Capítulo 17 para uma revisão sobre a hemostasia. O objetivo da terapia é restaurar os fatores de coagulação a concentrações que reduzam a chance de persistência da hemorragia. Em geral, 10 a 20 mℓ/kg de PFC restaurarão os fatores de coagulação a um nível suficiente para normalizar os testes de coagulação. A melhora do sangramento clínico e os resultados do teste de coagulação parecem ser paralelos. O PFC deve ser administrado em 4 horas após o descongelamento em uma taxa que o paciente não corra o risco de sobrecarga de líquidos ou reação transfusional hemolítica aguda.

A hemostasia primária é a formação de um tampão plaquetário no local da lesão endotelial. Defeitos na hemostasia primária são mais frequentemente causados por trombocitopenia, doença de von Willebrand ou trombocitopatia (função plaquetária anormal). A trombocitopenia é muito mais comum que a trombocitopatia (ver Capítulo 17 para obter detalhes sobre hemostasia). O tratamento de um defeito na hemostasia primária envolve a remoção da causa subjacente, se possível. Transfusão de plaquetas é um desafio em virtude da sua natureza reativa e requisitos especiais de manuseio. A doação de sangue e a colocação em bolsas de coleta pode ativar plaquetas para formar agregados. As plaquetas também são ativadas em temperaturas frias; portanto, toda transfusão de plaquetas deve ser completada com hemoderivados frescos, STF, plasma rico em plaquetas ou concentrado de plaquetas. O acesso a produtos plaquetários é muito limitado, o que torna a resolução completa de um defeito hemostático primário geralmente mais bem tratado em hospitais com bancos de sangue especializados e centros de hemostasia.

Hemoderivados

O sangue coletado de doadores geralmente é processado em componentes, cada um com qualidades únicas que os tornam ideais em determinadas situações na terapia transfusional (Figura 18.1).

O sangue deve ser refrigerado em bolsas plásticas para coleta contendo 1 mℓ de anticoagulante para cada 7 mℓ de sangue. CPDA-1 é o anticoagulante de escolha porque mantém teores mais elevados de 2,3-difosfoglicerato (2,3-DPG) e trifosfato de adenosina (ATP), permitindo aproximadamente 35 dias de vida útil refrigerado.[68] A heparina ativa as plaquetas e não é recomendada para coleta de sangue, mas se a heparina for usada como anticoagulante (5 U por mℓ de sangue),[17] o sangue deve ser transfundido imediatamente. Sangue coletado para a transfusão em aves domésticas deve ser administrado imediatamente, pois o uso do meio de armazenamento disponível resultará em um produto sanguíneo que contém potássio em concentrações perigosamente altas.[64]

O produto mais comum usado em consultórios sem bancos de sangue estabelecidos ou alto volume de produtos adquiridos é provavelmente o STF (coletado e usado em até 6 horas). STF contém hemácias, plaquetas e plasma (e leucócitos, a menos que leucorreduzido) e é frequentemente usado para pacientes que não só têm anemia, mas também defeitos de coagulação e precisam de volume. Deve-se ter cuidado se o paciente não precisar de todos esses três componentes. Monitore e trate a sobrecarga de volume enquanto o paciente estiver em risco aumentado de reações transfusionais imunológicas. ST pode ser armazenado por até 1 mês a 4°C. O sangue total armazenado (STA) tem apenas hemácias viáveis, pois as plaquetas se ativam rapidamente com o frio e os fatores de coagulação se degradam durante o armazenamento. Mais detalhes quanto à preparação de componentes sanguíneos estão disponíveis em outras bibliografias.[51,52,58,69]

Quando o STF é centrifugado e processado dentro de 6 horas após a coleta, muitos produtos podem ser feitos. Papa de hemácias, plasma fresco e produtos de plaquetas, cada um com suas condições de processamento e armazenamento únicas, podem ser armazenados para uso posterior. Papa de hemácias é viável por cerca de 1 mês quando armazenada a 4°C. Esse produto geralmente tem um VG duas vezes maior que o do doador; assim, 1 mℓ/kg pode aumentar o VG do receptor em 1%. O plasma fresco é mais comumente congelado logo após o processamento para descongelar e usar quando é necessário. O plasma fresco ou PFC tem altas concentrações de todos os fatores de coagulação. Bezerros, potros, cachorros e gatinhos com falha da transferência passiva podem se beneficiar do PFC.[51,70,71] A concentração de fatores lábeis (p. ex., V, VIII e von Willebrand) diminui no primeiro ano de armazenamento. Portanto, após 1 ano de armazenamento do PFC, o produto é rotulado novamente como PF. PF ainda tem concentrações adequadas de fatores de coagulação estáveis (II, VII, IX, X) para o tratamento da intoxicação por

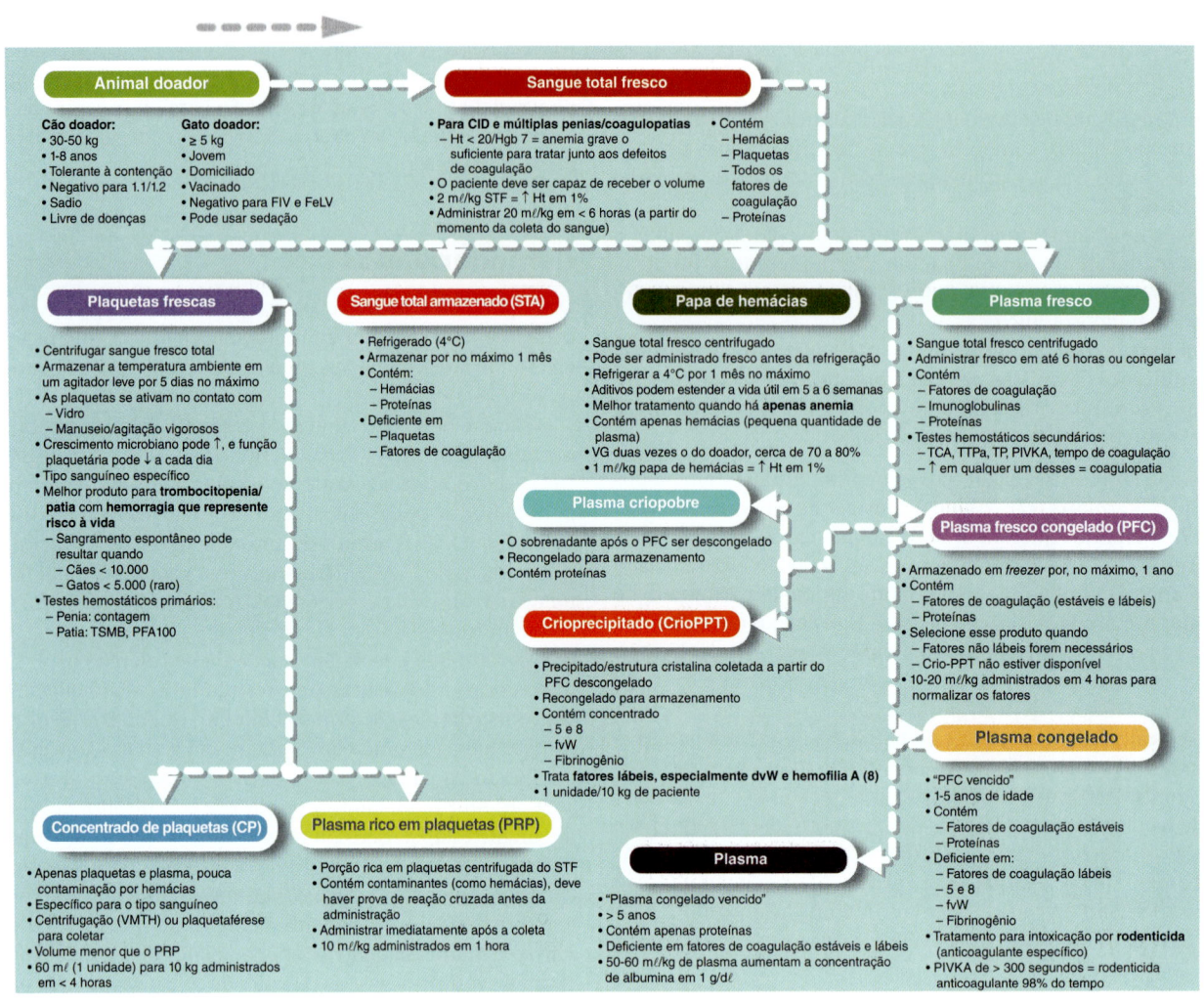

Figura 18.1 Preparação de componentes sanguíneos.

antagonistas de vitamina K. PF mantém fortes concentrações desses fatores por até 5 anos.[17] Após 5 anos, os produtos de PF não conterão concentrações robustas de fatores de coagulação para o tratamento de coagulopatias. Novamente rotulado como plasma, mantém concentrações adequadas de proteínas plasmáticas e é uma boa fonte de albumina. No entanto, geralmente é necessário administrar 50 a 60 mℓ/kg para aumentar a concentração de albumina do paciente em 1 g/dℓ. Produtos frescos de plaquetas requerem manuseio especial e perdem rapidamente sua função dentro de seu tempo de armazenamento de 5 dias.[72] Novas plaquetas (liofilizadas ou produtos de bioengenharia) estão em desenvolvimento e podem estar disponíveis para a prática clínica em breve.[73]

Crioprecipitado (Crio-PPT) é um produto especializado que requer um ciclo controlado de congelamento-descongelamento. O Crio-PPT tem as maiores concentrações dos fatores lábeis nas menores quantidades de plasma. Isso é ideal para pacientes com doença de von Willebrand ou hemofilia A como pré-tratamento ou usado no perioperatório para evitar sangramento descontrolado. A dose típica é de 1 unidade/10 kg.

Administração

Supõe-se que os hemoderivados tenham sido coletados e armazenados assepticamente. O seguinte protocolo para administração é adaptado da University of California, Davis, Veterinary Medical Teaching Hospital, Unidade de Terapia Intensiva de Pequenos Animais.

Pré-transfusão

- A transfusão de sangue pode ser administrada por via intravenosa ou intraóssea em pacientes pequenos (*i. e.*, pediátricos ou exóticos)
- Uma prova de tipo sanguíneo/teste de compatibilidade cruzada deve ser realizada; idealmente em cães e equinos e sempre em gatos
- PFC requer degelo em temperatura ambiente por 20 minutos antes de descongelar em água morna. (Nota: PFC pode ser descongelado sem degelar primeiro em emergências.) Alternativamente, use um descongelador de plasma comercial de acordo com as instruções do fabricante
- Configure um conjunto de administração tipo Y com um filtro para o sangue. Prenda a bolsa de sangue em uma das duas portas; a segunda será usada para a lavagem com NaCl a 0,9%, se indicado
- Se estiver administrando o hemoderivado via seringa, insira uma porta de injeção na bolsa de transfusão. Aspire o produto sanguíneo em uma seringa; coloque um filtro entre a seringa e o conjunto de extensor de equipo
- Coloque o termômetro de temperatura retal (TR) no paciente. Obtenha a TR basal bem como os sinais vitais basais.

Transfusão

- Transfunda o produto sanguíneo a 2,5 a 10 mℓ/kg/hora. Geralmente, a transfusão é administrada em 4 horas para diminuir o risco de contaminação bacteriana (taxa de 2,5 a 10 mℓ/kg/hora) usando a menor frequência no início e aumentando-a se o paciente tolerar a transfusão. Em emergências, o hemoderivado pode ser administrado em *bolus* mais rapidamente
- Monitore continuamente a temperatura retal e, a cada hora, a frequência respiratória, o esforço e o nível de consciência
- Monitore os parâmetros vitais a cada 15 a 30 minutos pela primeira hora e depois a cada hora até que a transfusão seja concluída
- Quando a transfusão estiver concluída, lave o sistema de administração com NaCl 0,9% na mesma taxa até que a linha de líquido esteja clara.

Pós-transfusão

- Desconecte o sistema de administração de sangue ou linha de líquido do cateter e lave o cateter com solução salina heparinizada
- Colete sangue para VG/PT imediatamente, ou até 1 hora pós-transfusão.

Reações transfusionais

Os sinais clínicos comuns de uma reação transfusional são (em frequência decrescente): febre, vômitos e hemólise. A transfusão deve ser interrompida imediatamente e investigada se esses sinais forem observados. Não há tratamento específico para essas reações; portanto, suporte adequado e tratamentos sintomáticos são recomendados. A anafilaxia verdadeira é rara. Tratar de forma semelhante a qualquer reação anafilática, incluindo a interrupção da administração do produto, fluidoterapia intravenosa e epinefrina. Sinais clínicos, etapas investigativas recomendadas e tratamentos para reações relacionadas à hipersensibilidade são apresentados na Tabela 18.2. Detalhes adicionais podem ser encontrados em outras literaturas.[11,70]

Outras causas de reações adversas à administração de hemoderivados incluem muitas reações transfusionais não imunomediadas. A hemólise pode ocorrer pela destruição das hemácias do doador antes da transfusão por coleta, armazenamento ou administração inadequados.[74] A hemólise diminuirá a eficiência e a eficácia da transfusão. O potássio intracelular é liberado no produto após a hemólise das hemácias e pode contribuir para a hiperpotassemia no receptor. Pode ocorrer hipotermia se houver transfusão rápida com um produto aquecido inadequadamente. Como o citrato se liga ao cálcio, transfusões maciças de sangue coletado em CPDA-1 têm o potencial de causar hipocalcemia. Os sinais clínicos de tremores musculares ou fraqueza associada à hipocalcemia são tratados com infusão de gliconato de cálcio. A contaminação bacteriana de hemoderivados é incomum com manuseio adequado, mas tem sido relatada na literatura veterinária.[74] Conforme mencionado anteriormente, pode ocorrer sobrecarga de volume, de maneira que o monitoramento próximo do paciente e o uso de componentes adequados para a terapia diminuirão a incidência.

Como fazer a tipagem sanguínea e o teste de compatibilidade cruzada

A tipagem sanguínea tornou-se mais comum graças a produtos de tipagem sanguínea disponíveis comercialmente. O sangue total anticoagulado com ácido etilenodiaminotetracético (EDTA) geralmente é necessário, uma vez que os outros anticoagulantes, como a heparina ou citrato, não foram validados. Dois métodos de tipagem populares passíveis de uso na clínica incluem imunocromatografia alojada dentro de um cartucho e a aglutinação realizada em um cartão. Eles testam o antígeno DEA 1 em cães e A, B ou AB em gatos e levam apenas alguns minutos para serem concluídos.

Os métodos de cartucho são baseados na migração de hemácias em uma membrana tratada sob a ação capilar de um tampão após serem submetidas ao fluxo lateral (RapidVet®-H, DMS Laboratories, Inc.) ou vertical (Alvedia Quick Test®, Alice Veterinary Diagnostic) (Figura 18.2). Esses métodos requerem uma diluição simples de sangue no diluente fornecido e aplicação da amostra na membrana-teste. Quando a suspensão de sangue atingir a linha-controle, a reação pode ser lida.

A autoaglutinação não parece interferir no resultado da tipagem em cães ao usar o sistema de cartucho.[75] Existe um sistema similar disponível para tipagem Ca em cavalos (Alvedia Quick Test®, Alice Veterinary Diagnostic).

O sistema de aglutinação em cartões (RapidVet®-H) testa o sangue contra antígenos através de um anticorpo monoclonal murino específico para DEA 1, que é liofilizado no cartão de teste (Figura 18.3). O diluente é aplicado ao cartão de teste para

---

Tabela 18.2 Reações relacionadas à hipersensibilidade a hemoderivados.

Reação de hipersensibilidade	Sinais clínicos	Investigação	Interromper a transfusão e então tratar conforme indicado a seguir
Tipo I: alérgica	Urticária, prurido, angioedema	Histórico de transfusão tipicamente inclui produtos de plasma	Administrar anti-histamínicos ou baixa dose de esteroides
Tipo I: choque anafilático	Colapso cardiovascular, dispneia, convulsões		Tratar choque com *bolus* de líquidos IV, epinefrina
Tipo II: hemolítica	Vômito, hipotensão, taquicardia, taquipneia, pirexia	Examinar as amostras do paciente para hemoglobinemia e/ou hemoglobinúria; estudos de coagulação para evidência de CID; repetir tipagem e teste de compatibilidade cruzada entre o doador e o paciente; teste de Coombs	Tratar sintomaticamente, líquidos IV
Febril: sensibilidade a leucócitos e plaquetas	Temperatura corporal aumenta > 1°C	Descartar outras causas de febre	Reavaliar o paciente, transfusão pode ser reiniciada em uma taxa mais lenta

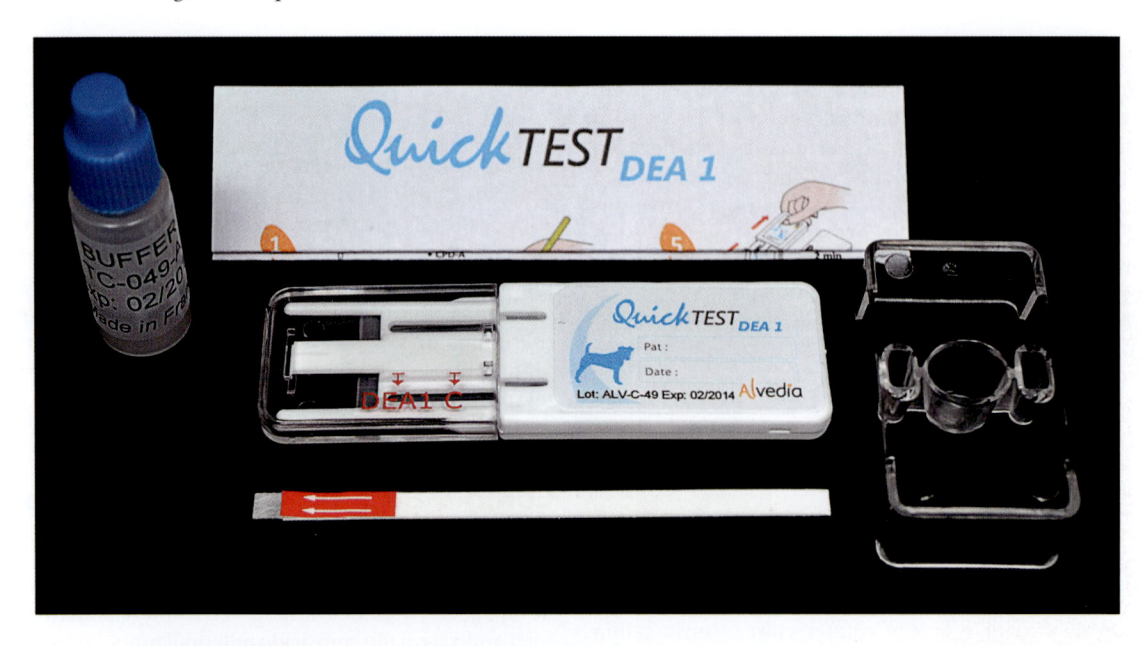

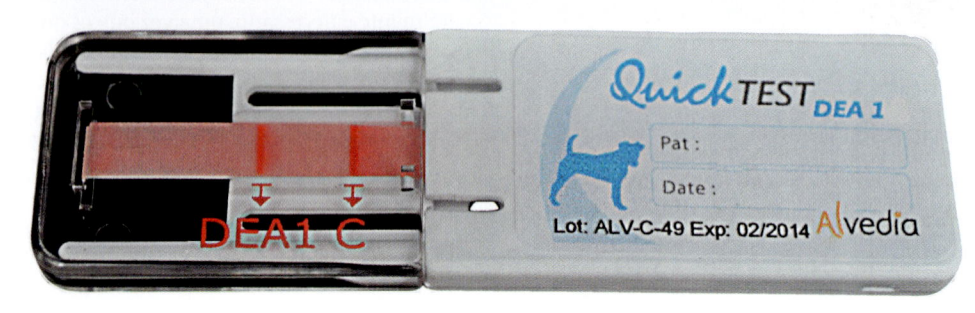

Figura 18.2 *Kit* de suprimentos para a tipagem imunocromatográfica (*acima*) e coluna indicando o DEA 1 em um cão (*abaixo*). (*Fonte*: cortesia de Alvedia.)

reconstituir o anticorpo liofilizado e, em seguida, uma gota (ou 10 µℓ) do sangue do paciente é misturada ao reagente e o cartão é balançado, então avaliado quanto à aglutinação. A autoaglutinação pode interferir na interpretação dos resultados. Alternativamente, o sangue pode ser tipado enviando uma amostra para um laboratório veterinário de referência externo, e locais selecionados oferecem um serviço de tipagem mais completo do que o disponível no contexto da própria clínica.

Uma vez determinado o tipo sanguíneo do paciente, o próximo passo é fazer o teste de compatibilidade cruzada. O teste de compatibilidade cruzada é realizado para ajudar a determinar se os hemoderivados são compatíveis e para reduzir as reações transfusionais adversas. Um teste de compatibilidade cruzada "maior" é realizado para detectar anticorpos no soro do receptor que podem aglutinar ou lisar as hemácias do doador. Um teste de compatibilidade cruzada "menor" é realizado para detectar anticorpos no plasma do doador dirigidos contra as hemácias do receptor. Os anticorpos detectados podem ser de ocorrência natural ou induzidos. A técnica de aglutinação é adequada para cães e gatos,[76] ao passo que o teste de aglutinação e de anticorpos hemolíticos é necessário nos equinos.[32] Bovinos, ovinos e caprinos possuem anticorpos aglutinantes mínimos, por isso, o uso do teste hemolítico é recomendado.[41,51,76]

O teste maior de compatibilidade cruzada sempre deve ser realizado em animais que têm anticorpos naturais fortes – como gatos – ou naqueles que podem ter anticorpos induzidos por transfusões anteriores. Essa afirmativa é verdadeira ainda que o

mesmo doador de sangue seja destinado a transfusões repetidas a um intervalo de alguns dias. O tempo necessário para montar uma resposta de anticorpos às células transfundidas parece variar ligeiramente entre espécies e opiniões de autores. Errando para o excesso de precaução, a repetição do teste de compatibilidade cruzada é recomendada quando houver um período desde uma transfusão prévia superior a 2 dias em equinos e bovinos[51,77] e 4 ou mais dias em cães e gatos.[78,79]

O teste menor de compatibilidade cruzada é considerada menos importante, supostamente porque o volume de plasma é pequeno no produto doado em comparação ao volume do receptor, e é, por fim, diluído, principalmente quando papa de hemácias é transfundida.[80] Exceções foram documentadas ao transfundir cães[81] e equinos.[34] Administração de papa de hemácias pode conter anticorpos suficientes contra as hemácias do receptor para induzir reações adversas nessas espécies.

Em espécies exóticas e em felinos, nos quais os volumes para teste são limitados, pode-se realizar um procedimento de compatibilidade cruzada simplificado, como segue. Para o teste maior de compatibilidade cruzada, misture duas gotas de plasma do receptor com uma gota de sangue do doador em uma lâmina de vidro limpa em temperatura ambiente. Observe para aglutinação macroscópica em 1 minuto (Figura 18.4). Repita as etapas anteriores para o teste menor de compatibilidade cruzada usando duas gotas de plasma do doador e uma gota de sangue do receptor. A aglutinação macroscópica visível indica incompatibilidade. Observe que esse método não detectará anticorpos hemolíticos potencialmente fatais.[47,78,82]

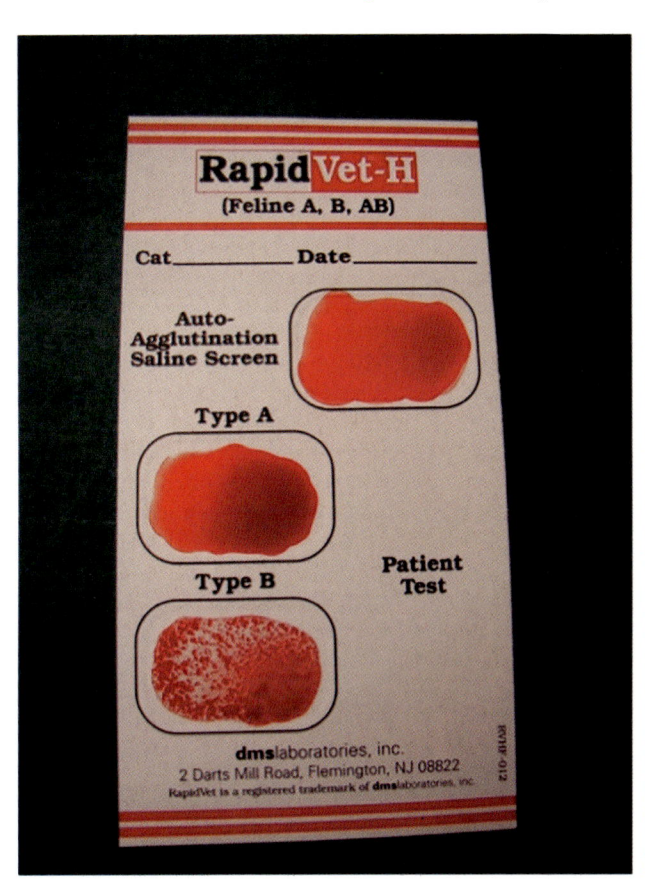 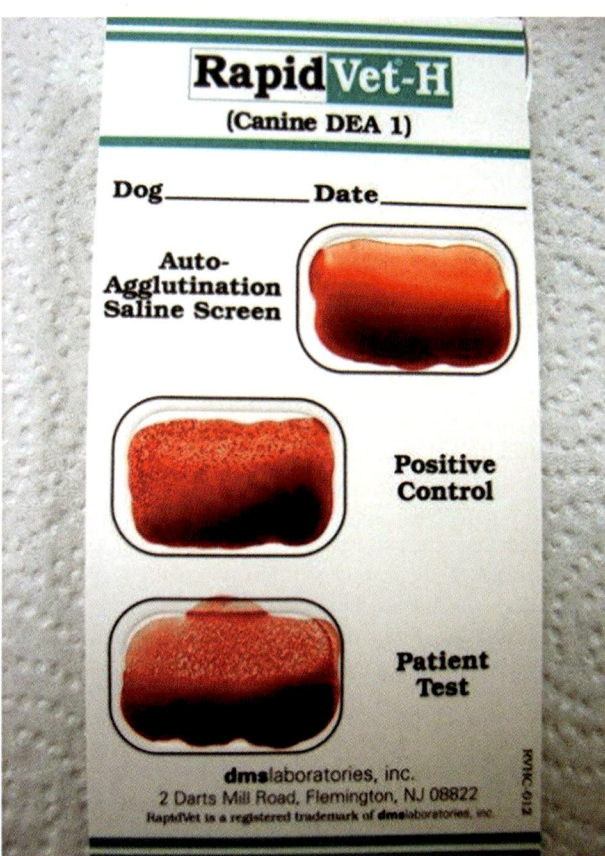

Figura 18.3 Cartões de tipagem RapidVet®-H mostrando o tipo B em gato (*à esquerda*) e tipo DEA 1 em um cão (*à direita*), ambos com reações de aglutinação negativas. (*Fonte*: cortesia de DMS Laboratories, Inc.)

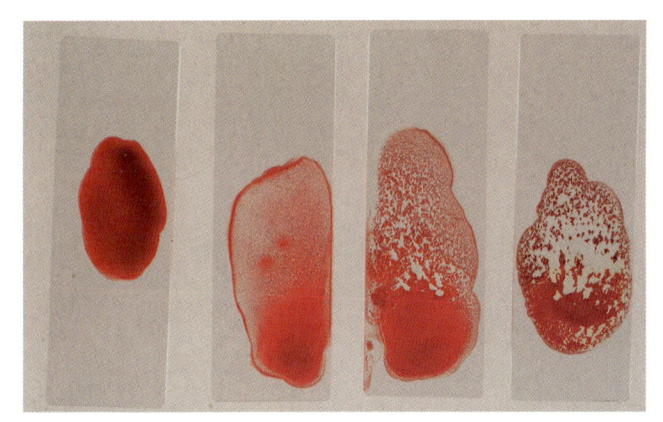

Figura 18.4 Teste de compatibilidade cruzada em lâmina. Resultados mostrando (da esquerda para a direita) resultado compatível (sem aglutinação) e 1+ a 3+ de reações incompatíveis (aglutinação).

O soro é preferível ao plasma com EDTA, pois o plasma contribui para o aumento da formação de *rouleaux*, e a interpretação de aglutinação torna-se difícil, particularmente em equinos. Idealmente, as amostras devem estar livres de autoaglutinação, hemólise e lipemia para auxiliar na interpretação das reações. Quando a autoaglutinação estiver presente, ou quando não houver unidades de sangue compatíveis disponíveis, a transfusão da unidade menos incompatível pode ser uma necessidade, embora não sem risco significativo. Testar transfundir ainda que um volume pequeno de sangue incompatível é um risco e nunca é recomendado.[78]

Requisitos e preparação da amostra para envio para laboratórios de referência

A tipagem sanguínea de grandes animais requer sangue anticoagulado com citrato-dextrose para preservação celular por mais tempo. Normalmente, o sangue total anticoagulado com EDTA é adequado para a tipagem sanguínea de pequenos animais. Misture suavemente, não agite, as amostras coletadas com anticoagulante imediatamente após a coleta. O sangue total anticoagulado com EDTA deve ser enviado fresco (junto a, mas não tocando gelo reciclável). O soro coletado do paciente é necessário para a prova cruzada; no entanto, o uso de soro obtido a partir de tubo para separação de soro não é aceitável. Proteja todas as amostras de temperaturas extremas e envie por entrega durante a noite. Entre em contato com o laboratório de referência para obter requisitos específicos em relação ao tipo de amostra, manuseio e transporte. A maioria dos laboratórios que realiza tipagem de exclusão parental fornece *kits* de coleta de sangue ou entregadores. O soro coletado é necessário para a triagem de anticorpos; o manuseio é como para sangue total.

Apêndice 18.1 Procedimentos para teste de compatibilidade cruzada

Procedimentos

O procedimento descrito aqui é modificado a partir dos procedimentos operacionais padrão (POP) do teste de compatibilidade cruzada em tubo utilizado pelo Colorado State University Veterinary Teaching Hospital, modificado originalmente daquele descrito por Jain,[76] e University of California, Davis School of Veterinary Medicine.

Teste de compatibilidade cruzada de aglutinação em tubo

Aplicação

O teste de compatibilidade cruzada de aglutinação em tubo é apropriado para cães e gatos e é usado em conjunto com o teste de lise para equinos. Em cães previamente transfundidos com sangue de doador não universal, um autocontrole extra e um teste maior cruzado podem ser configurados e incubados a 4°C para detectar anticorpos de reação a frio (ou seja, anti-DEA 3, 4, 5 e 7).[15,83] Testes menores de compatibilidade cruzada são recomendados para gatos. Tenha um meio de registro de resultados de tipagem e correspondência cruzada disponível. Um tubo de autocontrole do receptor está incluído, pois alguns receptores podem ter autoaglutinação, o que interfere no teste de compatibilidade cruzada. Autocontroles do doador são opcionais, uma vez que, de fato, doadores qualificados saudáveis não devem ter autoaglutinação.

Procedimento

1. Colete 0,5 a 2 mℓ de sangue total em um tubo com EDTA claramente rotulado e em um tubo para coagulação (que não seja um tubo separador de soro) do receptor e do doador. Se estiver usando uma bolsa doadora, um segmento de equipo (também conhecido como *pigtail*) pode ser usado como fonte de hemácias e plasma.

2. Aguarde tempo suficiente para que o tubo sem aditivo coagule. Centrifugue os tubos (cerca de 1.000 a 1.500 g durante 3 a 5 minutos) para assegurar que as hemácias se separem do plasma e do soro. Se uma centrífuga não estiver disponível, permita que as hemácias sedimentem nos tubos de EDTA em temperatura ambiente durante 1 ou mais horas.

3. Pipete o soro/plasma em tubos de ensaio de vidro separados e pré-identificados.

4. Pipete 0,1 a 0,2 mℓ de papa de hemácias em solução salina (solução salina tamponada com fosfato – PBS – é recomendada) em tubos de vidro descartáveis 10 × 75 pré-marcados (criando uma suspensão de 2 a 4% de eritrócitos) tanto para o doador quanto para o receptor.

5. Centrifugue (45 segundos a 1 minuto) para obter um *pellet celular*, decante a solução salina e ressuspenda o *pellet* agitando suavemente o fundo do tubo. Uma centrífuga de separação de soro (p. ex., Becton Dickinson ou Clay Adams) com um rotor de ângulo fixo é comumente usada em bancos de sangue.

6. Lave as células mais duas vezes (três vezes para cavalos) forçando a adição de solução salina até que os tubos estejam quase cheios e repita a etapa 5. Após a última lavagem, ressuspenda as células em solução salina para alcançar uma solução de eritrócitos de 2 a 4%.

7. Etiquete os tubos de vidro transparentes (normalmente são usados tubos de vidro de 10 × 75 mm) como "Controle do doador", "Maior", "Menor" (se estiver realizando), e "Controle do receptor". Para cada um dos seguintes tubos identificados, adicione as amostras conforme descrito:

- Controle de doadores: duas gotas da solução de hemácias do doador e duas gotas de soro ou plasma do doador
- Maior: duas gotas da solução de hemácias do doador e duas gotas do soro do receptor
- Menor: duas gotas da solução de eritrócitos do receptor e duas gotas de plasma do doador
- Controle do receptor: duas gotas de solução de hemácias do receptor e duas gotas de plasma do receptor.

8. Misture sacudindo o fundo de cada tubo ou agite suavemente o suporte de tubos e incube a 37°C durante 30 minutos.

9. Centrifugue em baixa velocidade por 15 a 30 segundos.

10. Examine o sobrenadante para hemólise e registre se estiver presente.

11. Agite suavemente os tubos para ressuspender as células e observe como as células se dispersam.

12. Segure os tubos em um visualizador de aglutinação (ou luz) para observar a aglutinação macroscópica ou hemólise completa (Figura 18.5).

13. Registre reações de aglutinação macroscópica como negativas, 1+, 2+, 3+ ou 4+.

14. Se não houver aglutinação observada macroscopicamente, ou forte suspeita de *rouleaux*, transfira uma pequena quantidade para uma lâmina, deslize e, em seguida, examine sob baixa potência do microscópio. Reduza o condensador para aumentar o contraste.

14.1 Os eritrócitos são uniformemente dispersos se não houver aglutinação presente (Figura 18.6).

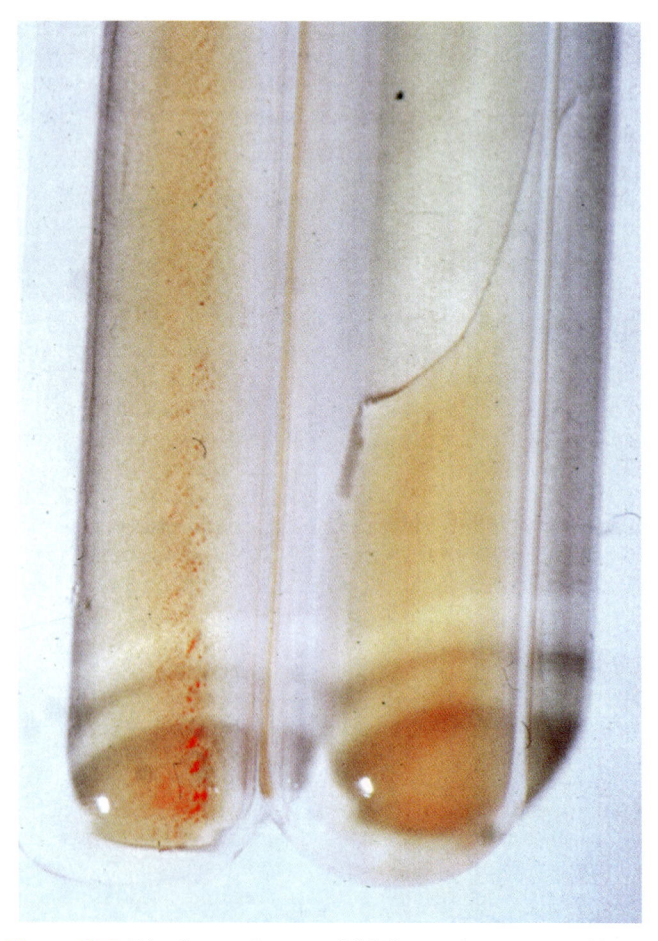

Figura 18.5 Tubo de teste de compatibilidade cruzada. Incompatível (2+ de aglutinação, esquerda) e autocontrole negativo (sem aglutinação, direita).

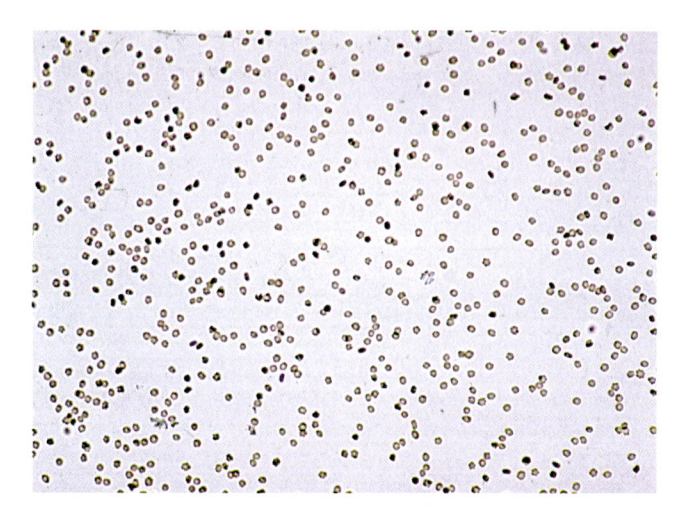

Figura 18.6 Aglutinação microscópica negativa. Todas as células estão igualmente dispersas.

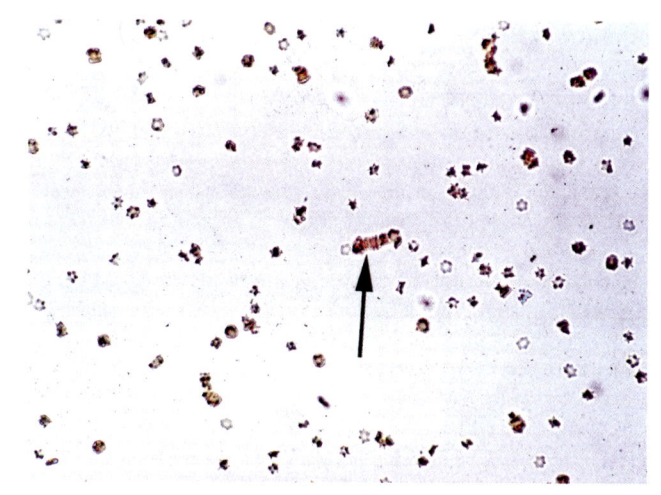

Figura 18.8 *Rouleaux* (fenômeno de empilhamento de moedas). Não deve ser confundido com aglutinação, pode indicar lavagem insuficiente de células e é comum em amostras de equinos.

14.2 A aglutinação microscópica aparece como aglomerados de eritrócitos semelhantes a uvas (Figura 18.7).

14.3 *Rouleaux* pode ser confundido com aglutinação. A formação de *rouleaux* (Figura 18.8) é comum no sangue de equinos e animais com alto teor de proteína ou concentração de globulinas, e aparece como pilhas de moedas. Quando forte, a pilha pode tombar sobre si mesma, mimetizando a aglutinação.

Diferencie *rouleaux* de aglutinação verdadeira com o seguinte procedimento de reposição salina:

14.3.1 Centrifugue o tubo por 15 segundos, retire o soro com a pipeta e substitua por duas gotas de PBS.

14.3.2 Misture e então centrifugue a 3.400 rpm por 15 segundos.

14.3.3 Leia para identificação de aglutinação microscópica.

14.4 Interpretação da substituição de salina:

14.4.1 Os eritrócitos devem se dissipar com *rouleaux*, enquanto os eritrócitos devem permanecer em grupos no caso de aglutinação.

15. Interpretação do teste de compatibilidade cruzada:

15.1 Qualquer aglutinação macroscópica, hemólise significativa ou aglutinação microscópica nos testes de compatibilidade cruzada maior ou menor (mas não no controle) indica incompatibilidade e a necessidade de escolher um novo doador.

15.2 Hemólise leve em prova cruzada canina é inespecífica.[76]

15.3 Um resultado negativo sugere que o receptor provavelmente não está em risco de uma reação transfusional imediata com o doador; no entanto, não garante a prevenção de uma reação retardada.

15.4 Forte incompatibilidade no teste menor de compatibilidade cruzada, conforme pode ser observado em gatos incompatíveis, indica a necessidade de selecionar um novo doador; caso contrário, a papa de hemácias ou os eritrócitos lavados podem minimizar a transfusão de anticorpos do doador.

15.5 A aglutinação em tubos de controle indica autoaglutinação ou reagentes contaminados, tornando assim tubos de teste de compatibilidade cruzada positivos não interpretáveis. Outros exames complementares no paciente, como o teste de Coombs, podem ser justificados.

15.6 Em equinos, hemólise na prova de aglutinação maior provavelmente indica células frágeis ou velhas, em vez de incompatibilidade. Portanto, a hemólise nessa fase do teste em cavalos deve ser ignorada; entretanto, se todas as células estiverem hemolisadas, então é impossível detectar a aglutinação.

Teste hemolítico de compatibilidade

Aplicação

O teste hemolítico de compatibilidade cruzada é necessário no teste de compatibilidade de sangue de caprinos, ovinos e bovinos, pois os eritrócitos dessas espécies tendem a não aglutinar.[51] A maior parte dos isoanticorpos equinos atua como hemolisina; assim, é prudente realizar tanto o teste de aglutinação quanto o teste hemolítico em cavalos. Nesse teste, o soro fresco de coelho é a fonte de complemento. Uma vez que todos os coelhos possuem anticorpos antieritrocitários de ocorrência natural, os anticorpos devem ser removidos antes de usar o soro como fonte de complemento.

O procedimento a seguir é modificado daquele descrito por Jain.[76]

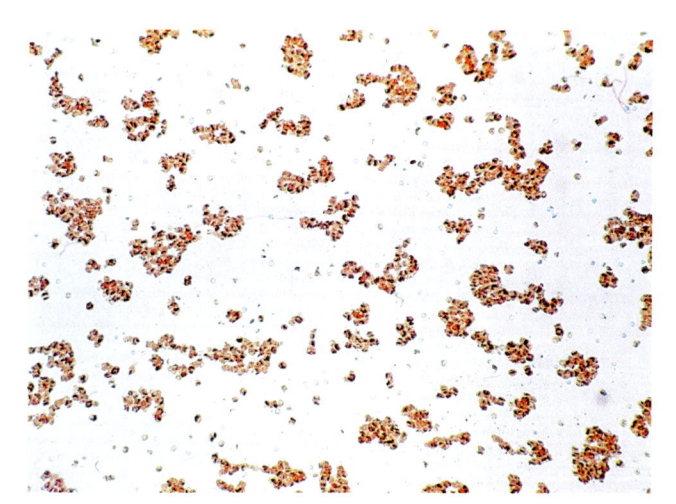

Figura 18.7 Aglutinação microscópica 4+. Observe os grupos irregulares semelhantes a uvas. Uma reação microscópica com essa magnitude também pode ser detectável macroscopicamente como aglutinação fina.

Procedimento

1. Siga as etapas 1 a 4 do teste cruzado de aglutinação adicionando suspensões de soro e células em tubos devidamente identificados; se realizar a aglutinação e testes cruzados hemolíticos simultaneamente (como para equinos), utilize quatro tubos adicionais rotulados para identificá-los como testes hemolíticos maior e menor, tubo controle hemolítico do receptor e do doador.
2. Adicione uma gota de complemento de coelhos (absorvido para equinos, ovinos e caprinos; ver procedimento de absorção do complemento a seguir) para a prova cruzada da fase hemolítica e tubos de controle.
3. Agite o suporte para misturar e depois incube a 37°C por 30 minutos.
4. Centrifugue os tubos a 3.400 rpm (1.000 g) durante 15 segundos. Observe o sobrenadante em cada tubo "hemolítico" quanto à hemólise; não há necessidade de verificar a presença de aglutinação nesses tubos.

Interpretação

Um autocontrole positivo indica a presença de um autoanticorpo e pode causar resultados não interpretáveis nos tubos de teste de compatibilidade cruzada. O teste de compatibilidade cruzada é "incompatível" se o soro do receptor reagir com os eritrócitos do doador e, nesse caso, o sangue do doador não deve ser transfundido. O teste menor de compatibilidade cruzada é incompatível se o soro do doador reagir com os eritrócitos do receptor. Nesse caso, geralmente apenas papa de hemácias ou eritrócitos lavados são seguros para transfusão.

Preparação de complemento absorvido; para uso no teste de compatibilidade cruzada hemolítico em equinos, ovinos e caprinos[84]

Reagentes

1. Complemento de coelho liofilizado, não adsorvido (Pel-Freez Biologicals, Rogers, AR), armazene congelado.
2. Solução de $CaCl_2$-$MgCl_2$, armazene refrigerada.
   a. $CaCl_2$, 14,7 g.
   b. $MgCl_2$, 20,35 g.
   c. H_2O destilada, aproximadamente 2 ℓ.
3. Solução de Na_2-EDTA.
   a. 74,4 g por 2 ℓ de H_2O destilada.
      ou
   b. Sequester-Sol® (Cambridge Diagnostics Products, Inc.).
4. PBS (Sigma Diagnostics, nº catálogo 1000-3), armazene refrigerado.
5. Eritrócitos normais da espécie a ser testada, ou seja, equina, ovina ou caprina. (Dois tubos de tampa lilás [EDTA], tubos de 10 mℓ de um doador são adequados.)

Procedimento da University of California, Davis Veterinary Genetics Laboratory

1. Dilua cada um dos três frascos de complemento de coelho descongelado com 1 mℓ de água destilada.
2. Adicione 1 parte de EDTA (0,3 mℓ) a 10 partes (3 mℓ) de complemento.
3. Centrifugue o sangue total anticoagulado com EDTA e remova o plasma. Lave duas alíquotas de eritrócitos três vezes com PBS; faça o suficiente para duas absorções.

4. Adicione 1,1 mℓ de papa de eritrócitos lavados à solução de complemento. Incube em temperatura ambiente por 30 minutos.
5. Colete a solução de complemento e repita a absorção usando eritrócitos frescos e incubando no gelo em temperatura ambiente por 30 minutos.
6. Centrifugue, colete o complemento de coelho absorvido (C'), coloque-o em um frasco no gelo e adicione 0,3 mℓ de $CaCl_2$-$MgCl_2$.
7. Fracione o C' em alíquotas de 0,5 mℓ em tubos tipo Eppendorf e congele de uma vez. Etiquete com a data e o conteúdo. Não recongele o complemento depois de descongelado; use imediatamente ou descarte. (Não armazene em um *freezer* com descongelamento automático, porque o C' descongela a cada ciclo de descongelamento.)

Teste de aglutinação do potro ictérico (prova de compatibilidade do colostro)[85]

O teste de aglutinação de potros ictéricos está altamente correlacionado com testes de grupos sanguíneos hemolíticos em diluições de 1:16. Diluições mais baixas têm correlações mais pobres em razão da viscosidade do colostro.[85]

Materiais

1. Centrífuga (300 a 600 g).
2. Suporte para tubos de ensaio.
3. Tubos de ensaio de vidro descartáveis (12 × 75 mm).
4. Salina.
5. Colostro (ou soro) e sangue total de égua em EDTA (podem ser usados eritrócitos extraídos de sangue coagulado).
6. Sangue total com EDTA do potro (eritrócitos extraídos de sangue coagulado podem ser usados).

Método

1. Rotule os tubos para diluições de 1:2, 1:4, 1:8, 1:16 e 1:32 para o potro.
2. Adicione 1 mℓ de soro fisiológico a todos os tubos.
3. Adicione 1 mℓ de colostro ao tubo identificado como potro 1:2. Misture e retire 1 mℓ da diluição e, a seguir, adicione ao próximo tubo consecutivo. Repita o procedimento, descartando 1 mℓ do tubo 1:32. Descarte o tubo identificado como "1:8".
4. Adicione uma gota de sangue total do potro a cada tubo e misture.
5. Centrifugue os tubos por 2 a 3 minutos em velocidade média (300 a 600 g).
6. Inverta todos os quatro tubos simultaneamente (para fazer as comparações das reações de forma mais fácil) e segure de cabeça para baixo, despejando o conteúdo líquido, e observe o estado do botão de eritrócitos no fundo de cada tubo. Gradue para aglutinação macroscópica, observando como as células fluem pela parede lateral do tubo da seguinte forma:
   0. Sem aglutinação; as células fluem facilmente.
   1. Aglutinação fraca; células em pequenos aglomerados.
   2. Aglutinação forte; células em grandes aglomerados.
   3. Aglutinação completa; as células permanecem empacotadas em um botão.
7. Se não houver aglutinação, relatar o teste como negativo em todas as diluições.

8. Se houver aglutinação, classifique as reações e continue com os controles. (Os controles podem ser realizados junto com os tubos do paciente durante a etapa 1 para economizar tempo.)

Controles

1. Autocontrole do potro com 1 mℓ de solução salina e uma gota de sangue total do potro.
2. Colostro/autocontrole de égua, preparado repetindo as etapas 1 a 7 descritas anteriormente usando colostro e eritrócitos de égua.

Interpretação

Se todos os controles forem negativos, relate as reações do colostro *versus* eritrócitos de potro em todas as diluições. Uma reação em uma diluição de 1:16 ou superior é considerada um título alto, e o colostro não deve ser usado. Um autocontrole positivo para o potro indica autoaglutinação e a possibilidade de o potro já ter mamado. Um colostro de égua/autocontrole positivo indica interferência da viscosidade do colostro ou um problema técnico. Compare os graus de reação para a mesma diluição entre o autocontrole da égua e o teste de compatibilidade cruzada dos tubos do potro.

3

Hematologia de Mamíferos, Aves, Répteis, Peixes e Anfíbios Não Domésticos Comuns

Hematologia de Mamíferos: Animais de Laboratório e Miscelânea de Espécies

Terry W. Campbell

Department of Clinical Sciences, College of Veterinary Medicine and Biomedical Sciences, Colorado State University, Fort Collins, Colorado, USA

Coleta e manuseio da amostra de sangue

A coleta de sangue de pequenos mamíferos pode ser um desafio, em virtude do pequeno volume de sangue disponível para a amostragem. A contenção manual ou química, necessária para obter a amostra, pode alterar os resultados de alguns testes laboratoriais. Pesquisas relativas à coleta de sangue em ratos (*Rattus norvegicus*) utilizados como animais de laboratório mostraram que a retirada de 7,5% do volume total de sangue ao longo de 24 horas não ocasionou efeito biológico, ocorrendo recuperação total do volume sanguíneo dentro de 48 horas. Constatou-se que o volume total de sangue de um rato correspondeu a 7,2 ± 1,19 mℓ/100 g de peso corporal. Verificou-se que a coleta de volume de sangue acima de 7,5% ocasionou efeito biológico; o grau e o tempo de recuperação total do volume sanguíneo dependeram da quantidade de sangue coletado. Em ratos sadios, a coleta de sangue de até 20% do volume sanguíneo total não compromete a saúde desses animais.

No ambiente clínico, para facilitar o cálculo, considera-se que a quantidade máxima de sangue que pode ser seguramente obtida em uma única coleta corresponde a 1% do peso corporal do animal, ou até 10% do volume total de sangue. No entanto, esse procedimento pode superestimar a quantidade segura de sangue que deve ser obtida durante a coleta da amostra. Por exemplo, em média, um rato de 300 g, sadio, apresenta volume total de sangue (considerando 7,2 mℓ/100 g de peso corporal) de 21,6 mℓ. A retirada de 7,5% do volume sanguíneo total (considerada uma quantidade segura) representa 1,62 mℓ. Se o mesmo rato for submetido à coleta de sangue com base em 1% do peso corporal, então o volume de sangue coletado deve ser 3,0 mℓ ou quase o dobro do volume seguro recomendado. Se é possível coletar, com segurança, até 20% do volume total de sangue de ratos sadios, então, no exemplo mencionado, pode-se obter uma amostra de 4,32 mℓ de sangue, sem causar efeitos negativos à saúde. Assim, a indicação de coleta de volume de sangue correspondente a 1% do peso corporal do animal estaria, de fato, dentro de limites seguros. Isso pressupõe que o animal seja saudável e que se deva coletar menor volume de sangue ao lidar com um animal doente.

O volume total de sangue relatado para camundongos (*Mus musculus*) é variável – alguns pesquisadores relatam variação de 5 a 12 mℓ/100 g de peso corporal, outros mencionam 7 a 8 mℓ/100 g de peso corporal. Provavelmente, as mesmas diretrizes recomendadas para ratos de laboratório se aplicam aos camundongos de laboratório. Portanto, possivelmente, o volume total de sangue de um camundongo de 20 g é de 1,44 mℓ, sendo segura a coleta de 0,1 mℓ de sangue. Considerando a recomendação de obter amostra correspondente a 1% do peso corporal do animal, o volume da amostra seria o dobro.

Embora, na maioria dos mamíferos sadios, o volume de sangue retorne ao normal dentro de 48 horas após a coleta, pode haver demora de 2 semanas, ou mais, para que todos os componentes sanguíneos retornem à normalidade; possivelmente, esse tempo é muito maior em animais enfermos. Caso sejam necessárias coletas de sangue com intervalos menores que 2 semanas, deve-se obter amostras semanais de menor volume, ou seja, o correspondente a 0,5% do peso corporal (quando se utiliza a regra de 1% do peso corporal). É importante respeitar esses limites recomendados, a fim de evitar a ocorrência de choque hipovolêmico e anemia.

Tipicamente, as amostras de sangue obtidas de pequenos mamíferos são colocadas em tubos contendo heparina de lítio, em virtude de seu pequeno volume. Este sangue com heparina pode, então, ser utilizado para exames hematológicos e bioquímicos clínicos.

A escolha do método de coleta de sangue depende da quantidade de sangue necessária, da frequência de amostragem, da habilidade técnica de quem obtém a amostra e dos parâmetros que serão mensurados. Para a coleta de sangue de pequenos animais são utilizados vários locais de punção. Com frequência, é difícil obter amostras de sangue de pequenos mamíferos; eles carecem de vasos superficiais, e os vasos mais profundos podem estar recobertos por gordura. Em alguns casos, para a coleta de sangue segura em mamíferos, pode ser necessária contenção química.

Para a punção venosa, a maioria dos roedores tolera a contenção manual, apenas; contudo, é importante lembrar que o manuseio e a contenção, bem como o transporte ao hospital veterinário e o próprio ambiente hospitalar, são condições muito estressantes para essas espécies animais. Para esses animais, é imprescindível que a abordagem seja calma e segura e com o mínimo de estímulos visuais, olfatórios e auditivos.

Pequenos roedores, tais como camundongos e ratos, acostumados ao manuseio, podem ser gentilmente seguros pela base da cauda e erguidos, posicionando-se a mão oposta por debaixo do corpo, para o seu apoio. Roedores agressivos podem ser pegos pela base da cauda ou pela nuca utilizando pinça com ponta de borracha ou coaxial, colocando, primeiro a cabeça, em um cilindro de seringa de plástico descartável de tamanho apropriado ou em um aparato de contenção disponível no mercado, deixando a cauda exposta para a coleta de sangue.

Ratos, camundongos, gerbilos ou esquilos-da-mongólia (*Meriones unguiculatus*) e outros pequenos roedores que possuem cauda podem ser contidos segurando-se a base da cauda e colocando-o na tampa da gaiola ou em alguma superfície rugosa semelhante, possibilitando ao animal a tentativa de se mover para a frente quando ele pressiona essa superfície com as patas anteriores.

Esses animais, principalmente os gerbilos, não devem ser pegos pela extremidade da cauda, em virtude do risco de avulsão cutânea. O manuseador pode prender rapidamente a base da cauda entre o terceiro e o quarto dedos, enquanto segura firmemente o roedor pela nuca com a mesma mão que segura a cauda. A contenção apropriada da nuca impede que o roedor gire ou se vire para morder o manuseador. A contenção da nuca deve ser breve, pois tal procedimento pode impedir os movimentos respiratórios e ocasionar asfixia, indicada por cianose no pavilhão auricular, no nariz e nas patas.

Pode-se realizar a contenção manual de *hamsters* (*Mesocricetus auratus*) segurando-se as pregas da pele frouxa da nuca com a mão, usando o método de contenção pela nuca mencionado para ratos, camundongos e gerbilos. Como esses roedores dispõem de abundante quantidade de pele frouxa, deve-se ter cuidado em pegar quantidade suficiente de pele para evitar que o animal se vire e morda o manuseador. Portanto, na contenção de *hamster*, deve-se ter cuidado em pegar quantidade suficiente de pele frouxa da nuca, de tal modo que os cantos da boca sejam puxados para trás, dando uma aparência de sorriso.

Ratos grandes podem ser contidos pelo método de envolvimento torácico, usando um aparato de contenção disponível no mercado, ou uma toalha. Esse método pode ser realizado prendendo-se o rato pela base da cauda com a mão dominante, seguida da colocação da mão não dominante sobre o dorso do rato e segurando-o ao redor do tórax, com a cabeça do animal entre os dedos indicador e médio. O corpo do rato pode ser estabilizado pela outra mão, pelo braço ou pelo corpo do manuseador. Como alternativa, pode-se segurar o rato ao redor do tórax, logo abaixo das escápulas, ao mesmo tempo que se traciona, cranialmente, os antebraços com os dedos polegar e indicador, de modo que eles se cruzem sob o queixo, evitando que o animal morda o manuseador. Em ratos, o uso de aparatos de contenção plásticos comerciais facilita a coleta de sangue.

Os porquinhos-da-índia tornam-se aflitos quando se tenta a contenção utilizando o método de contenção pela crina empregado em outros roedores. Ao conter um porquinho-da-índia para exame ou para transferência de um local para o outro, deve-se posicionar a mão sobre o dorso, atrás dos ombros, ao mesmo tempo que se pega o animal gentilmente com o dedo polegar e demais dedos ao redor da caixa torácica. Ao erguer o porquinho-da-índia, deve-se apoiar os membros pélvicos, a fim de evitar lesão espinal. Como os porquinhos-da-índia se estressam quando contidos em decúbito lateral ou dorsal, quase sempre utiliza-se contenção química para a coleta de amostras de sangue.

Sempre que se faz a contenção de coelhos, deve-se propiciar apoio aos membros pélvicos, de modo a evitar lesão espinal. Embora a contenção manual possa ser usada para a coleta de sangue de coelho, o uso de dispositivos de contenção adicionais minimiza o risco de lesão ao paciente e ao técnico ou ao veterinário. Ademais, para a contenção de um coelho, pode-se utilizar uma bolsa de contenção de tecido para gato ou pode-se embrulhar o coelho em uma toalha de banho, mantendo sua cabeça exposta.

O método de contenção utilizado na coleta de sangue de furão depende do local de coleta e da preferência do técnico que realiza a punção venosa. A maioria dos métodos é semelhante aos empregados para contenção de gato doméstico para a coleta de sangue. Por exemplo, um furão pode ser posicionado em decúbito dorsal ou lateral, com a cabeça estendida e os membros torácicos estendidos no sentido caudal, quando se faz a punção da veia jugular, ou o animal pode ser colocado em decúbito

esternal, com os membros torácicos estendidos para trás, sobre a borda da mesa de exame, com a cabeça flexionada em direção caudal.

Há disponibilidade de diversos protocolos químicos de contenção publicados que podem ser usados para sedação, tranquilização e anestesia de pequenos mamíferos. Anestésicos inalantes, como isoflurano, são comumente utilizados para propiciar rápida indução e anestesia de pequenos mamíferos, para a coleta de sangue. Embora quase sempre haja necessidade de anestesia para uma contenção apropriada à coleta de amostras de sangue de pequenos mamíferos, a anestesia, por si só, pode causar alterações no hemograma, como diminuição do hematócrito ou volume globular (VG), da concentração de hemoglobina (Hb) e da contagem de hemácias (CHe) (eritrócitos). Por exemplo, constatou-se que anestesia com isoflurano 4%, durante 5 minutos, resulta em discreta redução nos valores de parâmetros eritrocitários e de potássio e aumento na concentração de glicose. Resultados semelhantes foram relatados em furão. O tempo de coagulação também pode ser influenciado pela anestesia. Assim, para evitar essas alterações, recomenda-se o limite de 3 minutos de anestesia com isoflurano 4%.

No ambiente clínico, a veia da cauda é o local preferido para coleta de sangue de pequenos mamíferos com cauda (p. ex., camundongos e ratos). As veias caudais laterais acompanham o comprimento da cauda e são mais facilmente visualizadas em animais não pigmentados. Essas veias podem ser dilatadas mediante a colocação da cauda em água aquecida ou sob uma lâmpada de calor antes da coleta de sangue. Também, é possível induzir vasodilatação colocando-se o animal em um ambiente isolante com temperatura de 40°C, por alguns minutos, ou aplicando-se compressa umedecida com água aquecida. Deve-se evitar a "ordenha" pela aplicação de ligeira compressão, bem como massagem venosa desde a base até sua extremidade na tentativa de deslocar o sangue, pois isso causa falsa leucocitose no sangue obtido. Se necessário, pode-se aplicar um torniquete na base da cauda. Após a limpeza do local da punção venosa com desinfetante apropriado, utiliza-se uma agulha hipodérmica estéril (calibre 25) ou uma lanceta esterilizada, para punção da veia, coletando-se a amostra de sangue em um tubo de microcoleta, como tubo de micro-hematócrito ou Microtainer® (Becton Dickinson, Rutherford, NJ), a partir de gotas obtidas do conector da agulha da seringa ou da pele. Deve-se aplicar ligeira pressão sobre o local da punção venosa com intuito de cessar o sangramento. A amostra de sangue para hematologia é coletada em tubos contendo anticoagulante, como ácido etilenodiaminotetracético (EDTA) ou heparina. A amostra de sangue coletada para análise do perfil bioquímico sérico é coletada em tubos contendo heparina ou sem anticoagulante.

Em roedores que possuem cauda (p. ex., camundongo ou rato), a amostra de sangue também pode ser obtida da artéria caudal ventral, posicionando o animal em decúbito dorsal, sob anestesia geral. A artéria acompanha o comprimento da cauda, mas não é facilmente visualizada. Faz-se a desinfecção do local da coleta antes de introduzir uma agulha calibre 23 a 25 (dependendo do tamanho do animal) na linha média ventral da cauda, a uma distância aproximada de um terço do corpo à extremidade. A agulha é introduzida em um ângulo de 30°, em direção cranial, até que surja fluxo de sangue em seu lúmen. Caso ocorra contato ósseo na superfície ventral da vértebra caudal, retira-se a agulha e redireciona-se a mesma cuidadosamente até que surja fluxo de sangue na agulha. A amostra de sangue pode ser coletada em tubo de micro-hematócrito, à medida que flui do conector da agulha. Em roedores maiores, como ratos, para a coleta de sangue, utiliza-se agulha calibre 22, ou menor, conectada a uma seringa de 1 ou 3 mℓ com êmbolo removível. Assim que o vaso é penetrado, o sangue preenche a seringa por ação da pressão da artéria. Embora raramente necessário, também pode-se tentar a punção da artéria da cauda para coleta de sangue em furões. Faz-se a punção da artéria ao longo da linha média ventral da cauda; utiliza-se uma agulha calibre 21 ou 22 direcionada à vértebra caudal. Em geral, a artéria situa-se 2 a 3 mm abaixo da pele. Após a coleta de sangue, aplica-se ligeira pressão no local da punção arterial, por vários minutos, com intuito de cessar o fluxo sanguíneo.

Em animais pequenos, a coleta de sangue pode ser feita na veia safena lateral, após tricotomia, aplicando-se pressão digital ou torniquete, acima do joelho. A tricotomia da face lateral da tíbia expõe a veia. Tipicamente, o calibre da veia safena lateral é pequeno e o vaso colapsa facilmente, dificultando a coleta de amostra de grande volume de sangue. Em pequenos roedores, como camundongos, ratos, *hamsters*, gerbilos e porquinhos-da-índia, é possível coletar sangue de veias safenas laterais e veias metatarsianas dorsais. Para provocar vasodilatação e facilitar a coleta de sangue, os pequenos roedores podem ser colocados em incubadora com temperatura de 40°C, por vários minutos, ou pode-se aplicar compressa aquecida (p. ex., luva de exame preenchida com água aquecida) no local da punção venosa por cerca de 1 minuto. Após tricotomia, lava-se o local da punção com solução desinfetante apropriada. O trajeto da veia safena lateral é dorsoventral, na perna, e passa lateralmente sobre a articulação tarsal. Com a perna tracionada e estendida, o manuseador geralmente aplica pressão digital mediante ligeira compressão do membro entre os dedos polegar e indicador, em posição proximal ao local da punção venosa. Em animais maiores, como coelhos, pode-se coletar a amostra de sangue utilizando agulha e seringa; em animais menores, pode-se puncionar o vaso com agulha ou lanceta estéril. No caso de uso de agulha e seringa, introduz-se na veia uma agulha calibre 23 a 25, conectada à seringa (1,0 a 3,0 mℓ), em direção distal a proximal, e obtém-se amostra de sangue por meio de aspiração lenta, de modo a evitar o colapso da veia. No método de coleta por "fluxo livre", aplica-se pressão digital para dilatar a veia antes da punção desse vaso sanguíneo; para a punção, utiliza-se uma agulha calibre 20 a 23 ou uma lanceta estéril. A amostra de sangue obtida por fluxo livre é coletada em um aparato de microcoleta, como tubo de micro-hematócrito, tubo Microtainer®, pipeta de Pasteur ou tubo de microcentrífuga *snap-cap* contendo volume apropriado de solução anticoagulante. Após a coleta, deve-se pressionar suavemente o local da punção venosa, de modo a cessar o fluxo de sangue e evitar a formação de hematoma. Para a coleta de sangue, também pode-se acessar a veia metatarsiana dorsal empregando a mesma técnica mencionada para a punção da veia safena lateral. Em furões, pode-se puncionar a veia safena lateral para obter pequena amostra de sangue destinada à obtenção do hematócrito ou volume globular (VG) ou do hemograma completo.

Em roedores que fazem parte de pesquisas laboratoriais, quase sempre a coleta de sangue é feita no plexo venoso retro-orbital; esse procedimento requer conhecimento técnico e anestesia geral. Posiciona-se um tubo de micro-hematócrito contendo heparina no canto ocular medial e direciona-se o mesmo, sob o olho, ao plexo venoso orbital. Com o roedor em decúbito lateral, faz-se a rotação do tubo de micro-hematócrito ao longo de seu eixo longitudinal, à medida que o tubo avança em direção ao plexo venoso ao longo da metade caudal a dois terços da órbita. Após a coleta de sangue, é preciso aplicar pressão no local, a fim de obter hemostasia.

Com frequência, em coelhos, faz-se coleta de sangue de vasos sanguíneos da orelha, em virtude da facilidade da coleta e da segurança do método de contenção manual. Os dois principais vasos utilizados para a coleta de sangue de coelhos são a veia auricular marginal, que propicia quantidade pequena a moderada de sangue (dependendo da experiência e habilidade do técnico), e a artéria auricular central, da qual é possível obter volume de sangue maior. Para a punção do vaso, pode-se utilizar agulha calibre 22 a 25, empregando-se técnica de gotejamento simples, coletor auricular a vácuo, tubo Vacutainer® (Becton Dickinson) ou seringa. A coleta de sangue por gotejamento (técnica por gotejamento simples) a partir do conector da agulha para um aparato de microcoleta minimiza a formação de hematoma durante a coleta. Em coelhos de pequeno porte, a aspiração por seringa ou por tubo Vacutainer® frequentemente resulta em colapso do vaso. Quando se empregam esses procedimentos, o sangue é aspirado lentamente em uma seringa; se o fluxo sanguíneo cessa, faz-se breve pausa do procedimento, até que o fluxo inicie novamente, ou faz-se rotação lenta da agulha, caso o seu bisel esteja obstruído pela parede do vaso. O uso de coletor auricular a vácuo requer dissecção de um vaso auricular e colocação da orelha no interior de um frasco que contém um apêndice lateral conectado a um equipo a vácuo, mantido firmemente contra a cabeça do coelho. Esse método geralmente é utilizado em coelhos que fazem parte de pesquisas, nas quais há necessidade de grande volume de sangue. A artéria auricular central e a(s) veia(s) auricular(es) marginal(is) situam-se na superfície auricular externa, com pelos. Após tricotomia do local de punção vascular escolhido, faz-se limpeza da pele com solução desinfetante ou álcool (isso pode causar vasoconstrição). Antes da coleta de sangue, os vasos sanguíneos auriculares podem ser dilatados mediante aplicação de compressa aquecida (p. ex., luva de exame preenchida com água aquecida) na orelha durante 1 minuto; esfregação de pequena quantidade de óleo de gaultéria no vaso escolhido para a punção e espera de 1 a 2 minutos antes da coleta de sangue; aplicação subcutânea de acepromazina (0,5 a 1,0 mg/kg) cerca de 15 a 20 minutos antes da punção vascular; ou comprimir ("ordenhar") suavemente o vaso com os dedos polegar e indicador, a partir da base até a extremidade da orelha. Faz-se a punção da veia auricular marginal (tipicamente a veia lateral) direcionando a agulha à base da orelha, enquanto aplica-se pressão digital na base da orelha. Após a retirada da agulha, qualquer que seja o local da punção, deve-se aplicar suave pressão com chumaço de algodão ou com compressa de gaze esterilizada por cerca de 1 a 2 minutos, a fim de evitar a formação de hematoma.

Pode-se tentar a punção da veia jugular em pequenos mamíferos, embora possa ser uma veia difícil de localizar; ademais, o posicionamento dos animais pode ser um procedimento estressante a eles. Em alguns mamíferos (p. ex., furões, porquinhos-da-índia, ouriços e coelhos), pode ser necessário sedação ou anestesia geral para punção da veia jugular. Em furões, a coleta de sangue é comumente realizada mediante punção da veia jugular; o simples procedimento de permitir ao furão lamber um alimento no momento da coleta pode ser suficiente para limitar os seus movimentos, sem necessidade de anestesia para sua contenção. Após tricotomia e extensão do pescoço, coleta-se sangue da veia jugular usando uma agulha calibre 22 a 25 e seringa de 3 mℓ. Em geral, a veia jugular de furões situa-se mais lateralmente do que a de cães e gatos, e quase sempre o seu trajeto é verificado entre a entrada do tórax e o ângulo da mandíbula, quando se faz a extensão de cabeça e pescoço. Com frequência não é possível visualizar a veia, principalmente em machos de maior porte. Em ouriços, a coleta de sangue da veia jugular geralmente requer sedação ou anestesia, com intuito de evitar que o animal tome forma de bola, além de proteger o manuseador de acidente com espinhos do animal. Como na região ventral do pescoço a veia jugular é protegida por pele espessa, pode ser difícil a coleta de sangue de ouriços (*Atelerix albiventris*) por meio dessa técnica.

Em pequenos mamíferos, principalmente furões, frequentemente faz-se coleta de sangue da veia cava cranial, mas tal procedimento pode ocasionar hemorragia na cavidade torácica. Quase sempre se faz contenção química quando se realiza punção da veia cava cranial, com intuito de reduzir a movimentação durante o procedimento e o risco de laceração do vaso sanguíneo pela agulha, o que causa hemorragia interna significante. O animal, tal como o furão, é mantido em decúbito dorsal, com os membros torácicos posicionados ao longo das laterais do corpo e a cabeça e o pescoço estendidos. Introduz-se uma agulha calibre 25 a 27 conectada à seringa de 3 mℓ no chanfro esternal direito, entre a primeira costela e o manúbrio, avançando no sentido caudal em um ângulo de 30° em relação ao corpo, em direção ao membro pélvico esquerdo. O êmbolo da seringa é puxado para trás, enquanto a agulha é lentamente avançada ou retirada, possibilitando a entrada de sangue na seringa. Na verdade, dependendo da profundidade de introdução da agulha, quando se emprega essa técnica em furões, pode ocorrer punção da veia jugular, pois, no local do chanfro esternal, essa veia situa-se logo abaixo da pele. Em ouriços e outros pequenos mamíferos, a veia cava cranial é o local de coleta de sangue mais comumente utilizado, empregando-se a mesma técnica mencionada para furão. Contudo, nesses animais, o coração situa-se em posição mais cranial, comparativamente ao furão, e o responsável pela punção venosa deve levar em conta esse fato ao empregar o procedimento.

Características hematológicas gerais de pequenos mamíferos

A hematologia de animais de laboratório e de outros pequenos mamíferos é semelhante àquela de mamíferos domésticos. No entanto, a obtenção de valores de referência significantes pode ser difícil devido às variações decorrentes do modo de coleta de sangue, de fatores ambientais e de procedimentos laboratoriais. Com frequência, a coleta de sangue causa estresse ou requer contenção química. Valores do hemograma podem variar em decorrência de idade, condições ambientais, dieta, gênero e condição reprodutiva. Ademais, não há padronização dos procedimentos laboratoriais e do manuseio da amostra, fato que causa variabilidade entre os conjuntos de dados. As Tabelas 19.1 e 19.2 apresentam intervalos de referência sugeridos para as contagens de hemácias (ou eritrócitos) e de leucócitos, respectivamente, para pequenos mamíferos.

As hemácias de mamíferos são pequenas, em comparação com as hemácias nucleadas de outros vertebrados. O pequeno tamanho, a ausência de núcleo e a forma bicôncava minimizam a distância entre a hemoglobina e a superfície celular durante a troca gasosa e aumentam a plasticidade da célula, facilitando sua movimentação através dos vasos sanguíneos e aumentando a liberação de oxigênio aos tecidos. Em mamíferos, o conteúdo de hemoglobina e o volume globular permanecem relativamente constantes, mas a contagem total de hemácias e o volume celular médio são variáveis. Há relação inversa entre o volume, ou tamanho, das células e a contagem celular. Em geral, apenas redução superior a 10% nos parâmetros eritrocitários (contagem de hemácias; concentração de hemoglobina [Hb]; e VG) tem importância biológica.

A aparência de granulócitos de mamíferos não domésticos é variável; contudo, podem ser classificados como neutrófilos ou heterófilos, eosinófilos e basófilos. Os heterófilos de coelhos e

Tabela 19.1 Parâmetros eritrocitários de animais de laboratório e de miscelânea de espécies (intervalos de referência).

	He[a] ($\times10^6$/mℓ)	VG (%)	Hb (g/dℓ)	VGM (fℓ)	CHM (pg)	CHCM (%)	Plaquetas ($\times10^3$/mℓ)
Rato	8,2 a 9,8	44 a 50	13,4 a 15,8	50 a 58	14 a 18	26 a 35	150 a 450
Rata	6,8 a 9,2	38 a 51	11,5 a 16,1	51 a 66	16 a 19	27 a 36	160 a 460
Camundongo ♂	6,9 a 11,3	33 a 50	11,1 a 11,5	48 a 51	12 a 13	23 a 31	157 a 412
Camundongo ♀	6,9 a 11,3	40 a 45	10,7 a 11,1	47 a 52	11 a 13	22 a 30	170 a 410
Hamster ♂	4,7 a 10,3	48 a 57	14,4 a 19,2	65 a 78	20 a 25	28 a 37	367 a 573
Hamster ♀	4,0 a 10,0	39 a 59	13,1 a 18,9	64 a 76	20 a 26	28 a 37	300 a 490
Gerbilo ♂	7,1 a 8,6	42 a 49	12,1 a 13,8	47 a 60	16 a 19	31 a 33	432 a 710
Gerbilo ♀	8,0 a 9,4	43 a 50	13,1 a 16,9	47 a 60	16 a 19	31 a 33	540 a 632
Porquinho-da-índia ♂	4,4 a 6,8	37 a 47	11,6 a 17,2	71 a 83	24 a 27	30 a 39	260 a 740
Porquinho-da-índia ♀	3,4 a 6,2	41 a 50	11,4 a 17,0	86 a 96	23 a 26	28 a 34	266 a 634
Porquinho-da-índia jovem	4,1 a 6,0	34 a 49	10,1 a 15,1	78 a 89	–	28 a 32	–
Coelho	5,5 a 8,0	33 a 50	10,4 a 17,4	58 a 67	19 a 22	33 a 50	304 a 656
Coelha	5,1 a 6,5	31 a 49	9,8 a 15,8	58 a 65	17 a 24	29 a 36	270 a 630
Coelho jovem	5,2 a 6,5	38 a 44	10,7 a 13,9	66 a 80	20 a 23	24 a 33	–
Furão ♂	6,5 a 13,2	34 a 50	12,0 a 18,2	44 a 53	17 a 20	34 a 42	297 a 730
Furão ♀	6,7 a 9,3	36 a 55	12,9 a 17,4	44 a 54	16 a 19	33 a 35	310 a 910
Furão jovem	4,8 a 7,8	27 a 39	9,6 a 13,8	48 a 58	18 a 23	35 a 37	–

[a]Modificada de Campbell TW (ed.). *Hematology. Vet. Clin. North Am. Exot. Anim. Pract.*, v.18 (2015).
He = hemácias; VG = volume globular; Hb = hemoglobina; VGM = volume globular médio; CHM = concentração de hemoglobina média; CHCM = concentração de hemoglobina corpuscular média.

Tabela 19.2 Parâmetros leucocitários de animais de laboratório e de miscelânea de espécies (intervalos de referência).

	Le[a] ($\times 10^3$/mℓ)	Neutrófilos (%)	Linfócitos (%)	Eosinófilos (%)	Basófilos (%)	Monócitos (%)
Rato	8,0 a 11,8	6 a 43	58 a 83	0 a 1	0 a 1	0 a 1
Rata	6,6 a 12,6	4 a 49	50 a 85	0 a 2	0 a 0,4	0 a 2
Camundongo ♂	12,5 a 15,9	13 a 22	62 a 83	1 a 3	0 a 1	2 a 2,5
Camundongo ♀	12,1 a 13,7	16 a 19	66 a 78	2 a 3	0 a 1	0 a 1
Hamster ♂	5,0 a 10,2	17 a 27	55 a 92	0 a 2	0 a 5	1 a 4
Hamster ♀	6,5 a 10,6	23 a 35	51 a 85	0 a 1	0 a 2	0 a 4
Gerbilo ♂	4,3 a 12,3	9 a 24	68 a 77	0 a 2	0 a 2	0 a 7
Gerbilo ♀	5,6 a 12,8	11 a 26	59 a 78	0 a 2	0 a 1	2 a 6
Porquinho-da-índia ♂	5,5 a 17,5	28 a 56	40 a 63	1 a 7	0 a 2	3 a 5
Porquinho-da-índia ♀	5 a 16	20 a 42	46 a 80	0 a 7	0 a 1	1 a 3
Porquinho-da-índia jovem	2,7 a 10,1	15 a 43	53 a 83	0 a 4	0 a 1	0 a 4
Coelho	5,5 a 12,5	38 a 54	28 a 50	1 a 4	3 a 8	4 a 12
Coelha	5,2 a 10,6	36 a 50	32 a 52	1 a 3	2 a 6	7 a 13
Coelho jovem	4,1 a 9,8	19 a 46	45 a 78	0 a 2	0 a 5	0 a 13
Furão ♂	4,4 a 15,4	24 a 76	12 a 67	0 a 9	0 a 3	0 a 8
Furão ♀	2,5 a 18,2	43 a 78	12 a 67	0 a 9	0 a 3	1 a 6
Furão jovem	5,3 a 12,6	46 a 77	42 a 68	2 a 7	0 a 1	1 a 5

[a]Modificada de Campbell TW (ed.). *Hematology. Vet. Clin. North Am. Exot. Anim. Pract.*, v. 18 (2015).
Le = leucócito.

alguns roedores eram, anteriormente, denominados pseudoeosinófilos, porque os seus grânulos não apresentam coloração neutra quando submetidos à coloração de Romanowsky, porém são claramente eosinofílicos. Com frequência, os neutrófilos de camundongos apresentam núcleo não lobulado, enquanto aqueles de primatas normais apresentam núcleo hipersegmentado. As características citoquímicas e ultraestruturais das células diferem entre as espécies. Por exemplo, neutrófilos de *hamsters* carecem de atividade de lisozima, e a atividade de fosfatase alcalina é menor em neutrófilos de camundongos. Neutrófilos de mamíferos são fagocíticos; uma de suas principais funções é a destruição de microrganismos. A quantidade de neutrófilos circulantes aumenta em caso de inflamação, principalmente quando causada com microrganismos invasores, tais como bactérias. Alterações tóxicas em neutrófilos e heterófilos indicam acelerada produção dessas células pela medula e redução no tempo de maturação medular, sendo representadas pela presença de pequenos corpúsculos de Döhle basofílicos, aumento da basofilia citoplasmática e, ocasionalmente, maior vacuolização citoplasmática. Tipicamente, essas alterações tóxicas são acompanhadas de redução da segmentação nuclear (bastonetes, desvio à esquerda) e, na maioria dos casos, são consideradas indicadoras, ou marcadoras, de inflamação.

Com sua maturação, os grânulos de eosinófilos tornam-se intensamente eosinofílicos, como resultado do conteúdo proteico básico. A ultraestrutura dos grânulos de eosinófilos de mamíferos revela uma forma cristalina distinta que varia em função da espécie; por exemplo, nos eosinófilos de porquinhos-da-índia e de roedores verdadeiros, nota-se um padrão trapezoidal, e nos eosinófilos de coelhos, nota-se um padrão de formato de agulha. Os eosinófilos de mamíferos têm atividade fagocítica semelhante à de neutrófilos, porém são fagócitos menos efetivos que os neutrófilos. Os eosinófilos de mamíferos respondem às infecções causadas por metazoários (principalmente aquelas nas quais há

envolvimento de larvas de helmintos), por inflamação alérgica (em especial aquelas associadas à degranulação de mastócitos e basófilos) e por complexos antígeno-anticorpo. Portanto, a constatação de eosinofilia sugere uma dessas condições patológicas.

Os basófilos de mamíferos contêm grânulos citoplasmáticos característicos que se apresentam fortemente basofílicos em esfregaços sanguíneos submetidos à coloração de Romanowsky. Diferentemente dos basófilos de vertebrados inferiores, aqueles de mamíferos tendem a apresentar núcleos lobulados. A aparência ultraestrutural dos grânulos varia em função da espécie; por exemplo, verifica-se um padrão de filamento espiral em grânulos de basófilos de primatas e coelhos, e um padrão homogêneo em roedores. Os basófilos participam de reações alérgicas, bem como de hipersensibilidade retardada.

Em esfregaços sanguíneos de sangue periférico, geralmente, os monócitos de mamíferos são maiores que os leucócitos, e sua aparência não é muito variável entre as espécies. O formato do núcleo do monócito é variável e, tipicamente, o citoplasma moderadamente abundante é azul-acinzentado brilhante. Em preparações submetidas à coloração de Romanowsky os grânulos, quando presentes, são muito finos e com aparência azurofílica. Os monócitos fagocitam e degradam microrganismos, células anormais e restos celulares. Ademais, os monócitos regulam respostas imunes e mielopoese.

A aparência de linfócitos de mamíferos varia em função das espécies, do tipo de linfócito e do grau de ativação. Os linfócitos de mamíferos variam quanto ao tamanho, à cor do citoplasma (azul-claro a azul-escuro) e ao grau de condensação da cromatina nuclear. A variabilidade depende do grau de estimulação antigênica e do tipo de linfócito.

Diversos fatores podem influenciar as contagens total e diferencial de leucócitos em pequenos mamíferos. Entre eles, incluem-se ritmo circadiano (momento do dia em que se obtém a amostra de sangue), tempo de jejum alimentar, raça e gênero.

Em geral, a morfologia de leucócitos de mamíferos não domésticos é uma indicação confiável de doença. A presença de células imaturas, neutrófilos tóxicos e corpúsculos de Döhle é um indicador diagnóstico mais confiável de doenças infecciosas do que as contagens total e diferencial de leucócitos, dada a quantidade de informações conhecidas referentes a várias linhagens e raças.

Os esfregaços sanguíneos de pequenos mamíferos contêm grande quantidade de plaquetas, cuja aparência é de fragmentos citoplasmáticos ovais irregulares (2 a 3 μm de diâmetro), com região interna mais escura e concêntrica e porção externa mais clara.

Características hematológicas de roedores

Camundongo (*Mus musculus*) e rato (*Rattus norvegicus*)

Os parâmetros hematológicos de camundongos e ratos são influenciados por diversos fatores, incluindo local de coleta da amostra de sangue, idade, gênero, linhagem, anestesia, método de contenção, temperatura e estresse. Em ratos, a coleta de sangue do coração resulta em redução significante nas contagens de hemácias e leucócitos, na concentração de hemoglobina e no VG, comparativamente aos valores obtidos em amostras coletadas no seio venoso retro-orbital ou na cauda. Um ritmo circadiano distinto influencia a contagem de leucócitos periféricos, notando-se aumento da contagem de leucócitos circulantes durante o período de luminosidade e diminuição durante o período escuro. Em camundongos, ocorre evidente redução na contagem total de leucócitos decorrente da diminuição de linfócitos após condição estressante, tal como durante o transporte. Portanto, é difícil estabelecer valores hematológicos de referência para camundongos e ratos devido ao grande número de linhagens e aos variados métodos de coleta de sangue, de técnicas de contenção e de condições ambientais.

Há disponibilidade de intervalos de referência publicados para diversas linhagens de ratos e camundongos. O tamanho das hemácias, ou eritrócitos, de ratos e camundongos sadios varia de 5 a 7 μm de diâmetro; portanto, é comum a constatação de anisocitose marcante (ver Tabela 19.1). Policromasia também é um achado comum; as células policromáticas representam 1 a 18% da população de hemácias (Figuras 19.1 e 19.2). Tal fato se deve, provavelmente, à meia-vida das hemácias relativamente curta, de 56 a 69 dias em ratos, 41 a 52 dias em camundongos, 50 a 78 dias em *hamsters* e 10 dias em gerbilos. Em *hamsters*, a hibernação (pseudo-hibernação) prolonga a longevidade de suas hemácias e, geralmente, no final desse período, verifica-se aumento na quantidade de reticulócitos. Ratos e camundongos adultos normalmente apresentam alto grau de reticulocitose, com valor médio que varia de 2 a 5%; os animais jovens apresentam maior valor, variando entre 10 e 20%. Gerbilos neonatos apresentam contagem de hemácias que corresponde a cerca de metade do valor verificado em adultos; o animal alcança o valor de adulto ao redor de 8 semanas. Com 20 semanas, os gerbilos apresentam grande quantidade de reticulócitos e hemácias circulantes, com pontilhado basofílico e policromasia; contudo, também há abundância dessas células em gerbilos mais velhos, possivelmente devido à curta longevidade das hemácias. Nas fêmeas, a contagem de hemácias tende a ser menor do que em machos. O VG normal é de 39 a 54%, em ratos, e 35 a 45%

em camundongos. Em geral, a concentração de hemoglobina varia de 13,4 a 15,8 g/dℓ, com média de 14,6 g/dℓ. Em ratos e camundongos saudáveis, constata-se pequena quantidade de corpúsculos de Howell-Jolly e hemácias nucleadas (ver Figura 19.1). Raramente nota-se formação de *rouleaux* eritrocitário, mesmo quando há doença inflamatória.

Granulócitos de camundongos e ratos geralmente possuem núcleos sem lobos distintos e, tipicamente, apresentam formato de ferradura, salsicha ou anel (*doughnut*) (Figuras 19.3 e 19.5). O formato de anel se deve ao aumento gradativo do orifício que ocorre no núcleo durante a maturação do granulócito. À medida que o anel se rompe durante a maturação e inicia a formação de constrições, ocorre segmentação nuclear.

Quase sempre o núcleo de neutrófilo de roedores possui várias indentações que resultam em hipersegmentação. É possível notar bastonetes em animais saudáveis, mas geralmente são vistos em casos de inflamação. Considera-se que a presença de neutrófilos com núcleos em formato de anel se deve à granulopoese acelerada. Em geral, os neutrófilos apresentam citoplasma incolor, porém podem conter alguns grânulos vermelhos semelhantes à poeira, os quais são vistos difusamente em colorações de Romanowsky (Figura 19.4). Neutrófilos de *hamsters* (heterófilos) têm núcleo lobado e densos grânulos citoplasmáticos róseos. Os

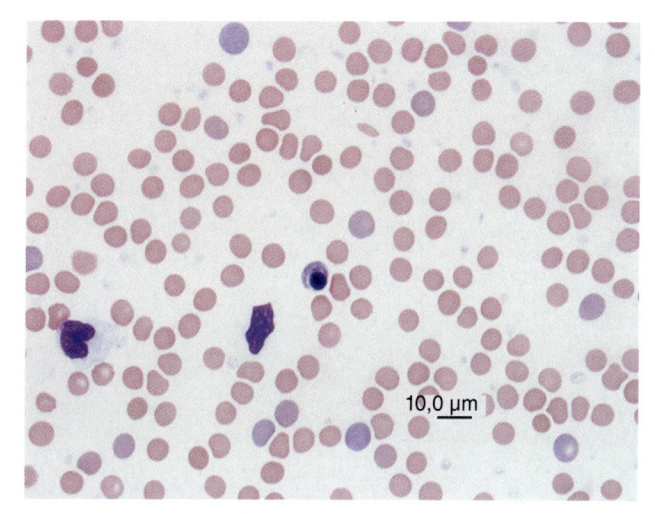

10,0 μm

Figura 19.1 Hemácias policromáticas e uma hemácia nucleada em sangue de rato. (Coloração de Wright-Giemsa.)

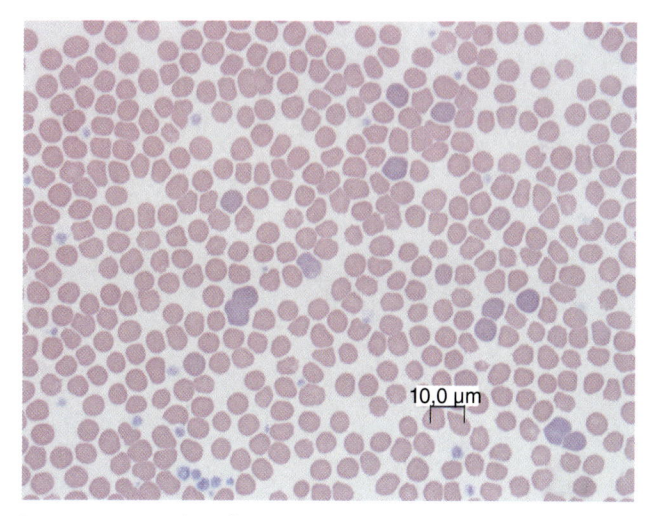

10,0 μm

Figura 19.2 Hemácias policromáticas em sangue de camundongo. (Coloração de Wright-Giemsa.)

neutrófilos de ratos apresentam 11 μm de diâmetro. Em geral, os neutrófilos representam 12 a 38% dos leucócitos verificados na contagem diferencial. Eosinófilos contêm núcleos tipicamente menos segmentados do que aqueles de neutrófilos (quase sempre em formato de anel ou bastonete), citoplasma basofílico e vários grânulos citoplasmáticos eosinofílicos que podem ser vistos como pequenos aglomerados (Figura 19.5). Os eosinófilos de camundongos são grandes, redondos, de tamanhos quase uniformes, com grânulos vermelho-amarronzados e bordas indistintas. Em ratos, os eosinófilos são pequenos, redondos e com grânulos avermelhados que preenchem o citoplasma. Em *hamsters*, o citoplasma de eosinófilos se apresenta firmemente compactado com grânulos azurofílicos em formato de bastonete que originam uma estreita banda ao redor do núcleo. Em geral, os eosinófilos representam 0 a 7% dos leucócitos verificados na contagem diferencial. Há pequena quantidade de basófilos (0 a 1%), os quais contêm vários grânulos basofílicos. Em esfregaço de sangue periférico de ratos, camundongos e *hamsters* raramente são vistos basófilos. Eles carecem de grânulos terciários, mas têm grânulos maduros maiores e menos numerosos. Os núcleos de basófilos são lobulados e o citoplasma contém grânulos de cor púrpura redondos grandes, em pequeno número ou em grande quantidade, a ponto de ofuscar o núcleo. Os basófilos devem ser

diferenciados de mastócitos, que podem ser vistos no sangue periférico, principalmente quando se realiza cardiocentese. Em camundongos e ratos, a quantidade de basófilos parece maior em amostra de sangue coletada da cauda, quando ocorre traumatismo excessivo durante o procedimento, como acontece ao empregar a técnica de laceração e compressão da cauda com intuito de facilitar o fluxo sanguíneo.

Linfócitos são os leucócitos predominantes no sangue periférico de ratos e camundongos, representando 60 a 75% e 70 a 80% da população leucocitária, respectivamente (Figura 19.6). De modo semelhante, os linfócitos representam mais de 75% da população de leucócitos no sangue periférico de *hamsters* e gerbilos. O tamanho dos linfócitos varia desde o tamanho de hemácias até o tamanho de neutrófilos. O citoplasma de linfócitos se cora de azul-claro; ocasionalmente, notam-se grânulos citoplasmáticos azurofílicos em grandes linfócitos. Os linfócitos de *hamsters* são pequenas células redondas que possuem núcleo azul-escuro que preenche a maior parte da célula e é envolto por uma borda de citoplasma azul-claro.

Os monócitos (17 μm de diâmetro) são os maiores leucócitos vistos no sangue periférico de ratos e camundongos. Representam 1 a 6% da população leucocitária de ratos e 0 a 2% da população de leucócitos em camundongos. Os monócitos

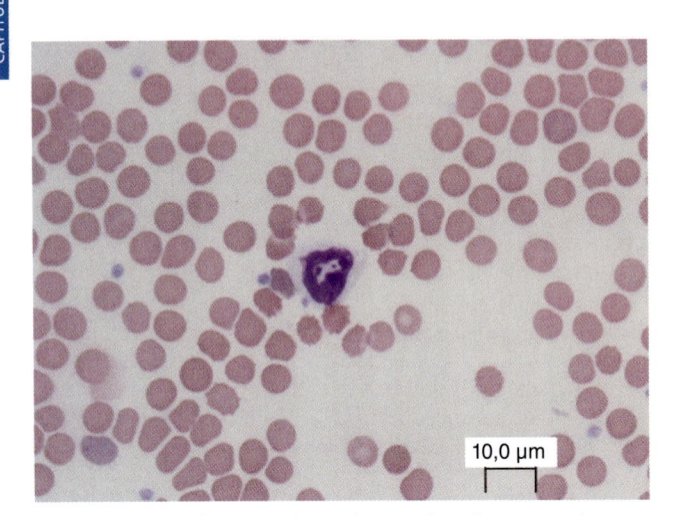

Figura 19.3 Neutrófilo com núcleo em formato de anel em sangue de camundongo. (Coloração de Wright-Giemsa.)

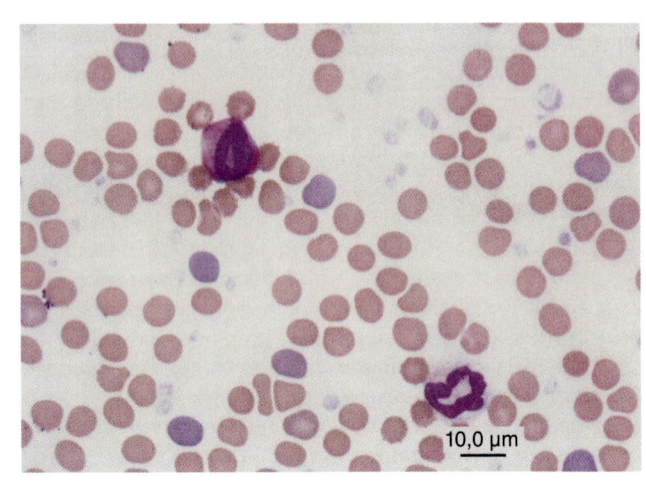

Figura 19.5 Um eosinófilo (célula na parte superior) e um neutrófilo, ambos com núcleo em formato de anel, em sangue de rato. (Coloração de Wright-Giemsa.)

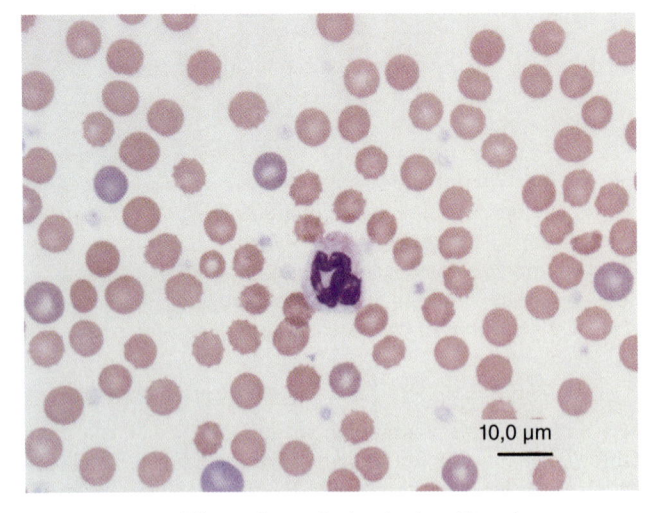

Figura 19.4 Neutrófilo com finos grânulos citoplasmáticos róseos em sangue de rato. (Coloração de Wright-Giemsa.)

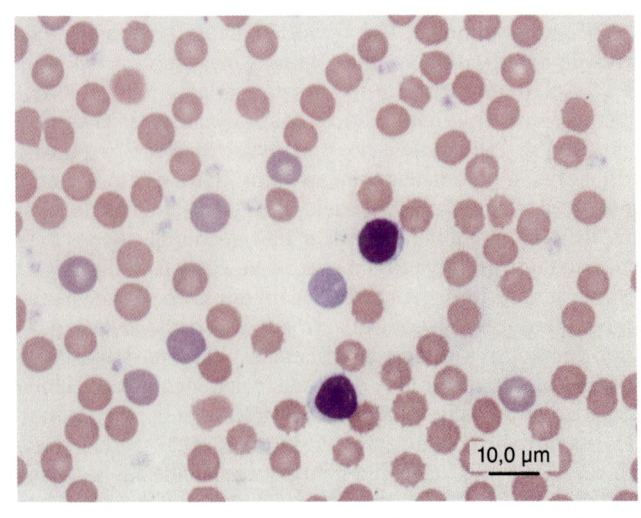

Figura 19.6 Linfócitos em sangue de rato. (Coloração de Wright-Giemsa.)

apresentam núcleo de formato variável; o formato mais comum é o de grão de feijão. O abundante citoplasma cinza-azulado quase sempre contém finos grânulos azurofílicos e vacúolos ocasionais.

A contagem de leucócitos de camundongos e ratos não apenas indica clara variação diurna, mas também marcante variação entre as linhagens; portanto, os resultados de exames laboratoriais variam em função do momento do dia em que se realizou a coleta de amostra de sangue e da linhagem do animal. Ademais, em roedores, nota-se variação na proporção neutrófilo:linfócito em função da idade, com diminuição da contagem de linfócitos e aumento da população de neutrófilos com o avanço da idade. Em ratos, o estresse agudo resulta em elevação da concentração sérica de corticosterona, mas com proporção neutrófilo:linfócito normal, enquanto o estresse crônico (situação de risco) induz uma condição oposta – concentração sérica de corticosterona normal com elevação na proporção neutrófilo-linfócito.

Em roedores, a contagem de plaquetas tende a ser maior, comparativamente àquela de mamíferos domésticos de mais porte (Figura 19.7). É comum obter contagem de plaquetas superior a $1 \times 10^6 / \mu\ell$.

Porquinhos-da-índia (*Cavia porcellus*)

As hemácias de porquinhos-da-índia são discos bicôncavos que, com volume globular médio (VGM) de 84 fℓ, são maiores que as hemácias de outras espécies de animais de laboratório comuns. É comum notar anisocitose moderada, com amplitude celular de 6,6 a 7,9 μm. Geralmente, a contagem total de hemácias e a concentração de hemoglobina de porquinhos-da-índia são menores que aquelas de roedores verdadeiros. Em esfregaços sanguíneos de porquinhos-da-índia sem anemia, saudáveis, nota-se policromasia, que varia em virtude da idade: hemácias policromáticas podem representar 25% das hemácias circulantes em neonatos; 4,5% em jovens; e 1,5% em adultos. Policromasia e macrocitose são respostas regenerativas características de anemia.

Os neutrófilos de porquinhos-da-índia apresentam 10 a 12 μm de diâmetro, possuem núcleo segmentado picnótico e grânulos citoplasmáticos eosinofílicos pálidos que, geralmente, nos levam a confundi-los com heterófilos ou pseudoeosinófilos (Figura 19.8). Embora eles se corem diferentemente de neutrófilos de mamíferos domésticos, na coloração de Romanowsky, os

neutrófilos de porquinhos-da-índia apresentam semelhante função. Os eosinófilos de porquinhos-da-índia (cujo diâmetro é de 10 a 15 μm) apresentam maior tamanho e menos segmentação nuclear, comparativamente aos neutrófilos; ademais, os eosinófilos são maiores, têm formato de bastonete (com extremidade mais fina) e grânulos citoplasmáticos vermelho-claros, condições que facilitam sua diferenciação de neutrófilos (Figura 19.9). Os basófilos são ligeiramente maiores que os heterófilos, com núcleo lobulado e vários grânulos citoplasmáticos redondos de tamanhos variados e cor púrpura-avermelhada a preto (Figura 19.10).

À semelhança do verificado em ratos e camundongos, os linfócitos são os leucócitos predominantes na contagem diferencial da população leucocitária de porquinhos-da-índia sadios, sendo os pequenos linfócitos (cujo tamanho é semelhante ao de hemácias) o tipo mais comum. Os grandes linfócitos têm quase o dobro do tamanho dos pequenos linfócitos, apresentam proporção núcleo:citoplasma discretamente menor e quase sempre contêm grânulos azurofílicos. Cerca de 3 a 4% dos linfócitos ou 1 a 2% do total de leucócitos presentes no sangue periférico de porquinhos-da-índia adultos são grandes células mononucleares que contêm uma única inclusão citoplasmática grande (1 a 8 μm de amplitude) denominada corpúsculo de Kurloff (Figura 19.11). Essas células Kurloff (também conhecida como células Foa-Kurloff) são típicas de roedores cavídeos, como porquinhos-da-índia,

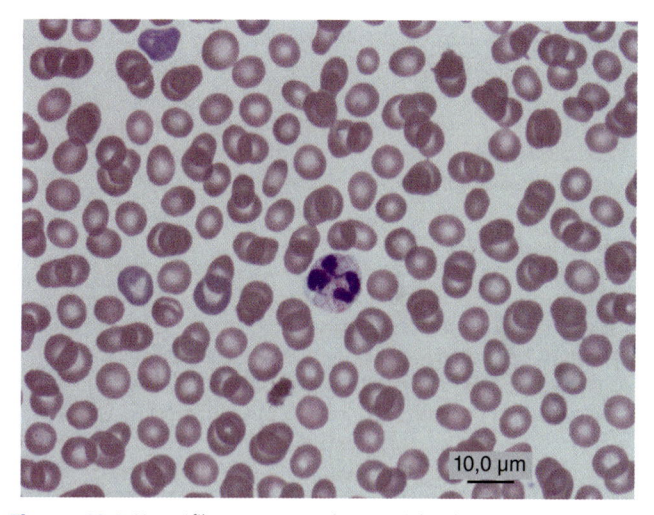

Figura 19.8 Neutrófilo em sangue de porquinho-da-índia. (Coloração de Wright-Giemsa.)

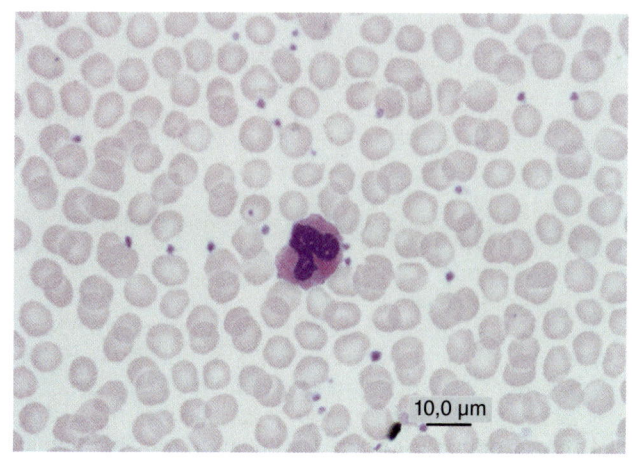

Figura 19.9 Eosinófilo em sangue de porquinho-da-índia. (Coloração de Wright-Giemsa.)

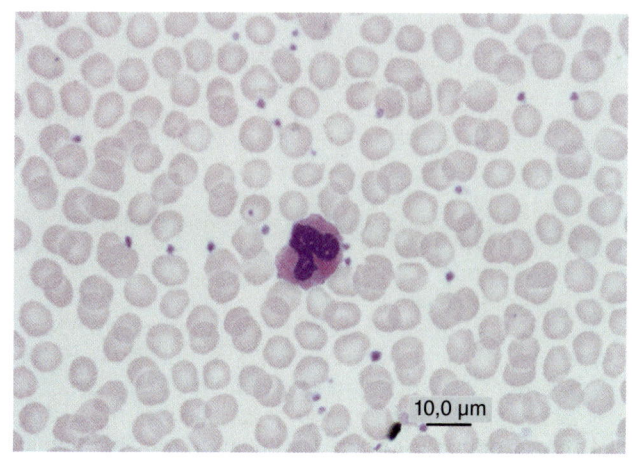

Figura 19.7 Várias plaquetas em esfregaço sanguíneo de camundongo. (Coloração de Wright-Giemsa.)

e são consideradas células linfoides. Os corpúsculos de Kurloff, ocasionalmente vacuolizados e finamente granulares, se coram homogeneamente de vermelho quando se utilizam corantes de Romanowsky; como contêm mucopolissacarídeo, eles se coram positivamente com os corantes de Lendrum, azul de toluidina e ácido periódico de Schiff. A sua quantidade parece ser influenciada por hormônios sexuais, sendo notado pequeno número em porquinhos-da-índia machos jovens. A origem e a função exatas dessas células são desconhecidas, embora avente-se a hipótese de que atuem como células *natural killer* (NK) na circulação geral ou como protetoras de antígeno fetal na placenta, porque sua quantidade pode aumentar sob a influência da elevação da concentração de estrógenos. Os monócitos de porquinhos-da-índia são morfologicamente semelhantes aos de mamíferos domésticos comuns. São células grandes, com núcleo oval a ameboide com cromatina reticulada frouxa, e abundante citoplasma cinza-azulado.

Os esfregaços sanguíneos de porquinhos-da-índia contêm grande quantidade de plaquetas. A contagem normal de plaquetas varia de 120 a 850/mm³.

Outros roedores

As características hematológicas de *hamsters* (*M. auratus*), gerbilos (*M. unguiculatus*) e chinchilas (*Chinchilla lanieger*) são semelhantes àquelas de camundongos e ratos. Como mencionado em ratos e camundongos, policromasia é um achado normal em esfregaço sanguíneo de *hamsters* e gerbilos; ademais, corpúsculos de Howell-Jolly são achados comuns. Hemácias nucleadas podem representar até 2% da contagem de hemácias presentes nos esfregaços sanguíneos de *hamsters* saudáveis. Os neutrófilos de chinchilas são, tipicamente, hipossegmentados e lembram neutrófilos de cães com anomalia de Pelger-Huet. Os neutrófilos de *hamsters* contêm proeminentes grânulos citoplasmáticos eosinofílicos arredondados ou em formato de bastonetes, comumente denominados heterófilos. Em gerbilos, na contagem diferencial de leucócitos, há predomínio de linfócitos; no entanto, em *hamsters*, ocorre variação diurna na quantidade e nos tipos de leucócitos do sangue. Em *hamster*, um animal de hábito noturno, o número de leucócitos aumenta significativamente à noite, quando esses animais são mais ativos, sendo os neutrófilos, mais que os linfócitos, a causa desse aumento. No sangue de *hamsters*, há pequenos e grandes linfócitos, mas, diferentemente de outros roedores, os neutrófilos tendem a ser o tipo de leucócito predominante na contagem diferencial da população leucocitária. À semelhança dos porquinhos-da-índia, a chinchila normalmente é linfocítica; portanto, a resposta hemática no início da inflamação quase sempre ocasiona aumento de heterófilos e diminuição de linfócitos, com contagem de leucócitos normal ou diminuída (leucopenia).

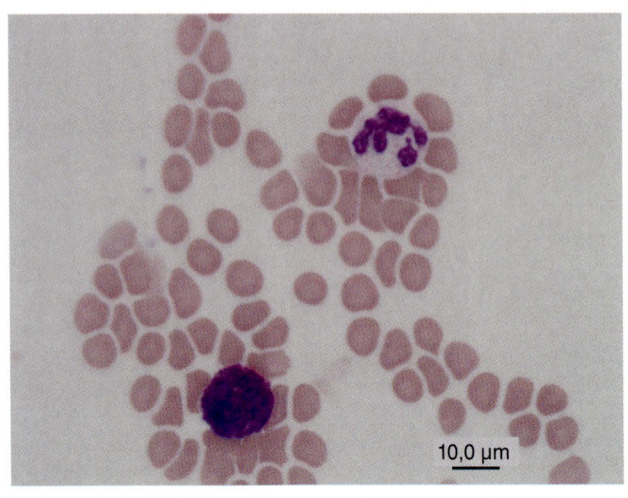

Figura 19.10 Basófilo (célula na parte *inferior*) e neutrófilo em sangue de porquinho-da-índia. (Coloração de Wright-Giemsa.)

Características hematológicas de coelhos (*Oryctolagus cuniculus*)

O volume globular (VG) de coelhos sadios geralmente varia de 30 a 50%. As hemácias de coelhos apresentam formato de disco bicôncavo com diâmetro médio de 6,8 μm; contudo, a presença de hemácias com diâmetro variando de 5,0 a 7,8 μm indica anisocitose significante, um achado comum no hemograma de coelhos saudáveis (Figura 19.12). À semelhança dos roedores, a presença de hemácias policromáticas e de reticulócitos é comum em esfregaços sanguíneos de coelhos sadios. Policromasia é comumente verificada em 2 a 4% da população de hemácias de coelhos normais. Ocasionalmente, notam-se hemácias nucleadas e corpúsculos de Howell-Jolly. A meia-vida estimada para hemácias de coelhos varia de 57 a 67 dias. Coelhos machos tendem a apresentar maior contagem eritrocitária e maior concentração de hemoglobina, comparativamente às fêmeas. A contagem total de hemácias, a concentração de hemoglobina e o VG podem ser significativamente menores em coelhas prenhes, no terceiro

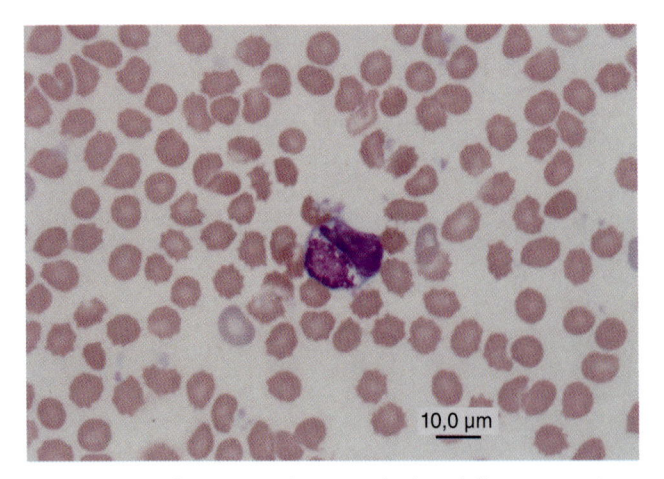

Figura 19.11 Linfócito contendo corpúsculo de Kurloff em sangue de porquinho-da-índia. (Coloração de Wright-Giemsa.)

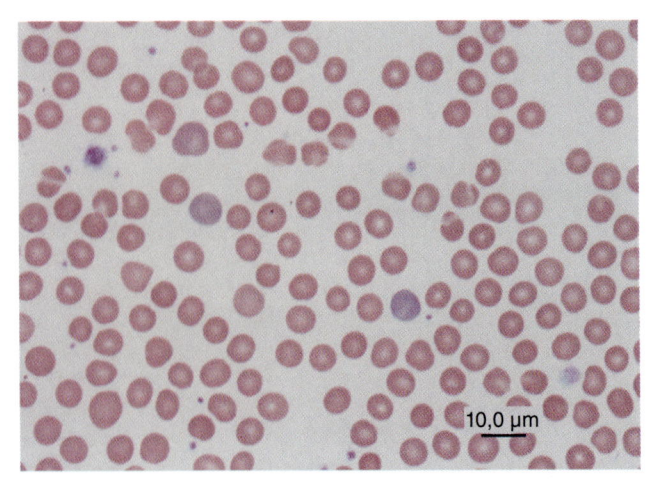

Figura 19.12 Hemácias em sangue de coelho. (Coloração de Wright-Giemsa.)

trimestre, em comparação às coelhas não prenhes; entretanto, o VG aumenta. Parece que o uso de anestesia geral não influencia os resultados dos exames hematológicos em coelhos. Nestes, os testes de fragilidade eritrocitária baseados em concentrações de cloreto de sódio indicam a ocorrência de hemólise detectável, inicialmente, em solução de NaCl 0,3 a 0,5%. Como acontece na maioria das outras espécies de mamíferos, a resposta regenerativa à anemia é caracterizada por aumento de anisocitose, policromasia e hemácias nucleadas, bem como presença de corpúsculos de Howell-Jolly. Em coelhos, a anemia está comumente associada a diversas doenças. As doenças infecciosas frequentemente resultam em aumento da quantidade de hemácias nucleadas.

Como os neutrófilos de coelhos contêm pequenos grânulos acidófilos e quantidade variável de grandes grânulos vermelhos, eles, geralmente, são denominados heterófilos (ou pseudoeosinófilos, na literatura mais antiga). Os grânulos menores excedem a quantidade de grânulos maiores em 80 a 90%. O diâmetro do neutrófilo de coelho varia de 10 a 15 μm. Na coloração de Romanowsky, o núcleo polimórfico se cora de azul-claro a púrpura, e o citoplasma do neutrófilo de coelho tipicamente se cora difusamente de róseo devido à fusão de vários pequenos grânulos acidófilos (grânulos primários) (Figuras 19.13 e 19.16). Os neutrófilos de coelhos (heterófilos) são ultraestrutural, funcional e bioquimicamente semelhantes aos neutrófilos de outros mamíferos domésticos e de seres humanos. Ocasionalmente, em esfregaços sanguíneos de coelhos saudáveis, é possível visualizar neutrófilos com características de anomalia de Pelger-Huet. Os neutrófilos de coelhos são facilmente diferenciados de eosinófilos, os quais apresentam grandes grânulos eosinofílicos.

Os eosinófilos de coelhos são maiores que os neutrófilos, apresentando diâmetro de 12 a 16 μm (Figura 19.14). Os grandes grânulos citoplasmáticos acidófilos dos eosinófilos são três a quatro vezes maiores que aqueles de neutrófilos; ademais, são mais numerosos e ocupam muito mais o citoplasma. Os grânulos dos eosinófilos são mal definidos e se coram intensamente de róseo a róseo-alaranjado discreto por corantes de Romanowsky, propiciando uma qualidade tintorial que difere daquela de grânulos de neutrófilos. Em geral, o formato do núcleo do eosinófilo varia desde bilobado até em formato de U. Em coelhos sadios, é comum notar baixa quantidade ou ausência de eosinófilos.

Tipicamente, os coelhos contêm mais basófilos que outras espécies; comumente 5% dos leucócitos são basófilos, mas esse valor pode ser tão alto quanto 30% em coelhos que não manifestam anormalidades aparentes. Em coelhos, os basófilos apresentam praticamente o mesmo tamanho dos neutrófilos, e os seus grânulos citoplasmáticos metacromáticos de cor púrpura a pretos lembram aqueles de basófilos de outros mamíferos domésticos (Figura 19.15).

Linfócitos de coelhos são morfologicamente semelhantes aos de outras espécies de mamíferos domésticos e de humanos. A maioria dos linfócitos é pequena, com 7 a 10 μm de diâmetro; contudo, também podem ser visualizados grandes linfócitos, com 10 a 15 μm de diâmetro (Figura 19.16). Com frequência, notam-se grânulos azurofílicos no citoplasma dos grandes linfócitos.

Os monócitos de coelhos são semelhantes aos de outros mamíferos domésticos. A morfologia do núcleo varia de lobulada até formato de feijão, e o citoplasma se cora de azul, podendo conter alguns vacúolos (Figura 19.17).

Relata-se que, em coelhos, a contagem normal de leucócitos tipicamente varia de 7.000 a 9.000/μℓ. Ocorrem variações em função da idade, dos métodos de contenção, das técnicas de coleta de sangue que podem interferir na proporção neutrófilo:linfócito (N:L), da prenhez, do ritmo circadiano (oscilações diurnas e variação dentro de 1 mês), condição nutricional e diferenças dietéticas e entre gêneros e raças. A quantidade de neutrófilos circulantes é menor no início da manhã e maior no fim da tarde e início da noite; o contrário ocorre com a

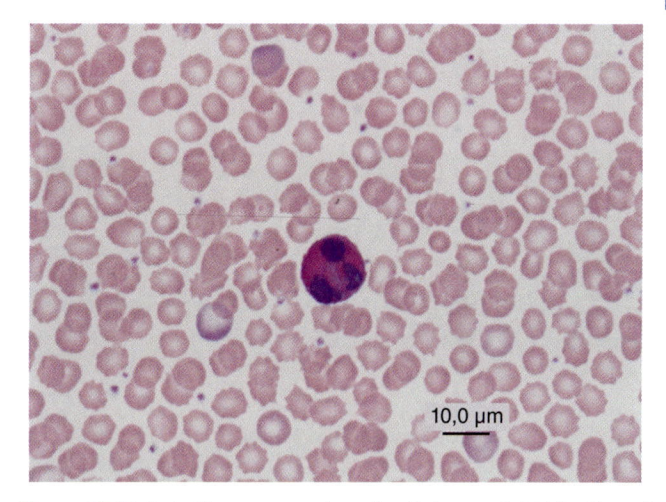

Figura 19.14 Eosinófilo em sangue de coelho. (Coloração de Wright-Giemsa.)

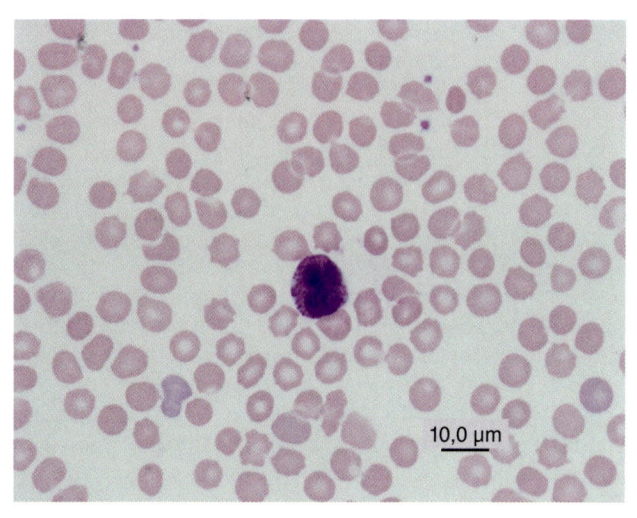

Figura 19.15 Basófilo em sangue de coelho. (Coloração de Wright-Giemsa.)

Figura 19.13 Neutrófilo (heterófilo) em sangue de coelho. (Coloração de Wright-Giemsa.)

CAPÍTULO 19

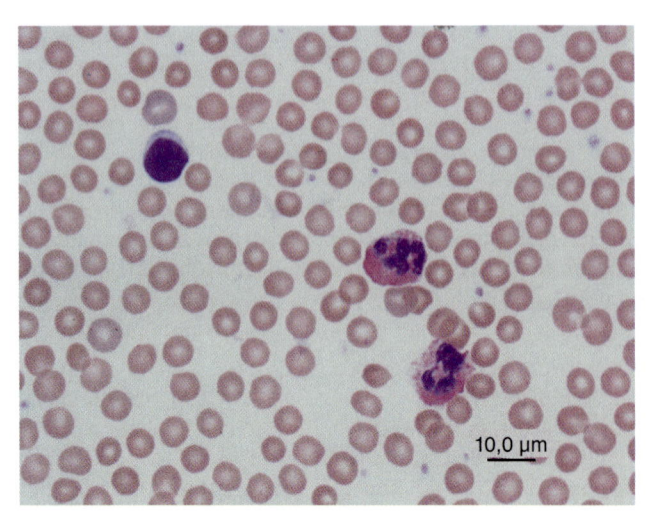

Figura 19.16 Um linfócito e dois neutrófilos (heterófilos) em sangue de coelho. (Coloração de Wright-Giemsa.)

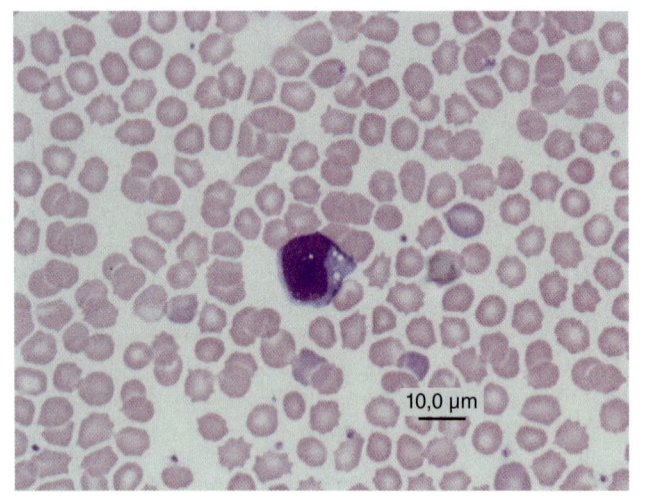

Figura 19.17 Monócitos em sangue de coelho. (Coloração de Wright-Giemsa.)

quantidade de linfócitos. Com o avançar da idade, nota-se aumento bimodal na contagem de leucócitos, verificando-se maior contagem de linfócitos aos 3 meses, seguida de lenta diminuição; a maior contagem de neutrófilos é verificada em animais mais velhos. A proporção neutrófilo:linfócito normal de 33:60, aos 2 meses, se torna 45:45 aos 12 meses. Portanto, espera-se que coelhos com menos de 12 meses apresentem menor proporção N:L do que coelhos mais velhos, os quais, tipicamente, possuem quantidades iguais de neutrófilos e linfócitos. A resposta ao estresse causado pela contenção durante os procedimentos envolvidos na coleta de sangue pode resultar em redução de tanto quanto 15 a 30% na contagem total de leucócitos. Neutrofilia madura e linfopenia caracterizam as alterações no leucograma mediadas por glicocorticoides. Coelhas prenhes apresentam ligeiro aumento na contagem total de leucócitos durante a primeira metade da gestação, ocasionado pelo aumento na quantidade de linfócitos; entretanto, pode ocorrer diminuição significativa na segunda metade da gestação, devido ao decréscimo na quantidade de linfócitos e/ou neutrófilos. Coelhos expostos à temperatura de 28°C, por 1 a 3 horas, apresentam elevação do VG, linfocitopenia e leucocitose.

Em geral, quando os coelhos apresentam infecção bacteriana, eles não desenvolvem leucocitose, mas, sim, inversão na proporção N:L; também, a inversão dessa proporção está associada à elevação na concentração sérica de cortisol. Portanto, parece que a avaliação da proporção N:L é indicador mais confiável de enfermidades inflamatórias do que a contagem total de leucócitos. Coelhos com infecções agudas podem apresentar leucopenia, com contagem diferencial de leucócitos normal. Coelhos com sepse (septicemia) e infecção bacteriana grave frequentemente desenvolvem leucopenia com desvio à esquerda degenerativo.

Os coelhos com doença infecciosa não apresentam, tipicamente, aumento da contagem de leucócitos (CLe); mais que isso, na contagem diferencial da população leucocitária, nota-se inversão: em vez de predomínio de linfócitos, tem-se predomínio de neutrófilos. Às vezes, coelhos com infecção aguda podem apresentar contagem diferencial normal, porém com diminuição na contagem total de leucócitos. Leucemia é ocorrência de relatos infrequentes em coelhos, geralmente manifestada como leucemia linfoblástica. Nos casos de sepse e de doenças bacterianas graves, nota-se leucopenia com desvio à esquerda degenerativo.

Coelhos com doença infecciosa aguda quase sempre apresentam diminuição na contagem de plaquetas (ou trombócitos) e aumento na quantidade de hemácias nucleadas.

Características hematológicas de furões (*Mustela putorius*)

A hematologia de furões é semelhante àquela de carnívoros domésticos. Em geral, para a contenção e a coleta de sangue, os furões são anestesiados. O uso de anestésicos inalantes, como isoflurano, enflurano e halotano, resulta em diminuição rápida e significativa da quantidade de hemácias, do VG e da concentração de hemoglobina. O uso desses anestésicos inalantes ocasiona redução tanto quanto 33% na concentração de hemoglobina. Sequestro esplênico e hipotensão induzida por anestésico são possíveis causas dessa resposta em furões. O éritron retorna ao normal dentro de 45 minutos após a recuperação da anestesia. Para evitar esse efeito no éritron, é necessário o uso de contenção manual ou de anestésico injetável, como quetamina, ou a rápida coleta de sangue após a indução anestésica (menos de 3 minutos).

Os valores dos parâmetros hematológicos de furões são semelhantes aos de outros carnívoros domésticos; no entanto, o VG, a concentração de hemoglobina e as contagens totais de hemácias e de reticulócitos em furões geralmente são maiores que as de cães ou gatos domésticos. Relata-se que o diâmetro médio da hemácia de furões varia de 4,6 a 7,7 μm. O hemograma de furões domésticos é influenciado pelo gênero e pela idade. Furões machos jovens (*hobs*) apresentam menor quantidade de hemácias, bem como menor VG e menor concentração de hemoglobina do que os furões adultos e fêmeas de furões jovens (*jills*). Em *jills*, ocorre diminuição do VG com o avanço da idade. O VG de furões varia de 30 a 61%, mas geralmente a média situa-se entre 40 e 50%, em furões adultos, e 32 a 39%, em furões jovens. Relata-se porcentagem média de reticulócitos de 4% (com variação de 1 a 12%), em furões machos, e de 5,3% (com variação de 2 a 14%) em fêmeas de furões.

A morfologia de leucócitos de furões é semelhante àquela de leucócitos de cães (Figuras 19.18 a 19.21). Neutrófilo é o leucócito predominante no sangue periférico de furões. As variações de tamanho de diversos granulócitos de furões são 10 a 13 μm para neutrófilos de machos e 9 a 10 μm para neutrófilos de fêmeas; e 12 e 14 μm para eosinófilos e basófilos, respectivamente, independentemente do gênero. O tamanho de pequenos linfócitos

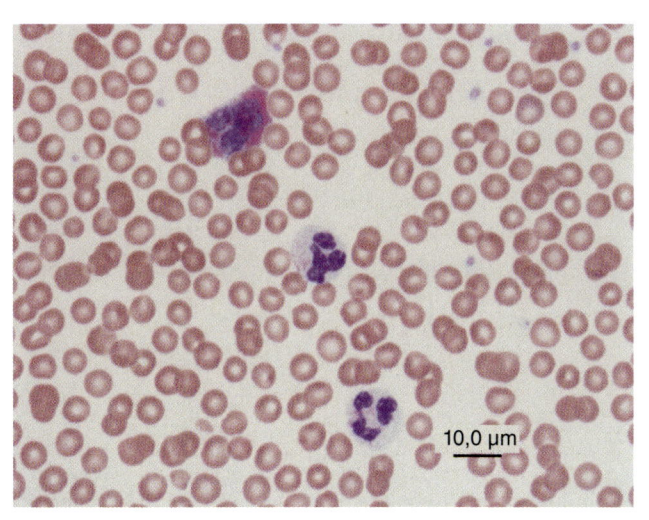

Figura 19.18 Dois neutrófilos e um eosinófilo (célula na parte superior) em sangue de furão. (Coloração de Wright-Giemsa.)

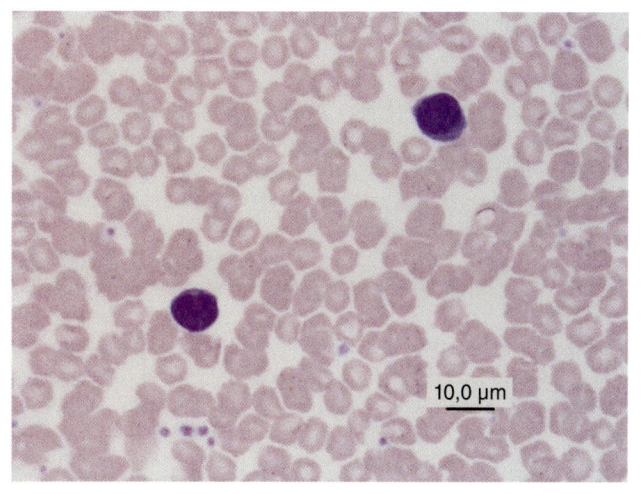

Figura 19.20 Linfócitos em sangue de furão. (Coloração de Wright-Giemsa.)

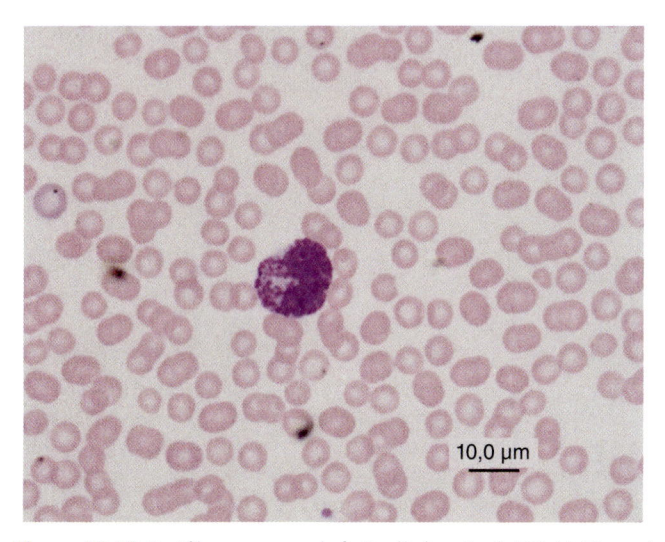

Figura 19.19 Basófilo em sangue de furão. (Coloração de Wright-Giemsa.)

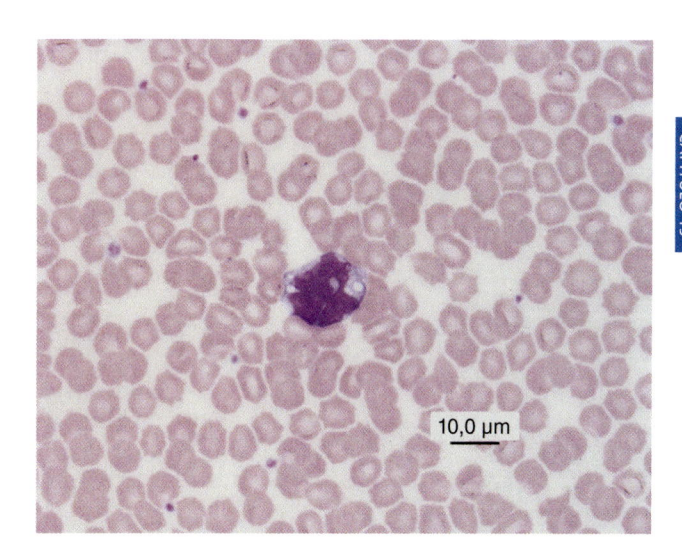

Figura 19.21 Monócito em sangue de furão. (Coloração de Wright-Giemsa.)

varia de 6 a 9 μm, em furões machos, e 8 a 10 μm em fêmeas. Grandes linfócitos e monócitos medem 11 a 12 μm e 12 a 18 μm, em ambos os sexos, respectivamente. Em furões saudáveis, a contagem de neutrófilos é maior que a de linfócitos. Em furões, com o avanço da idade, ocorrem aumento na contagem de neutrófilos e diminuição na contagem de linfócitos. Em furões sadios, a contagem total de leucócitos pode ser tão baixa quanto 3.000/μℓ. Em geral, furões com doença inflamatória não são capazes de desenvolver leucocitose marcante; contagem superior a 20.000/μℓ é incomum e desvio à esquerda é raro.

Os resultados de testes de coagulação em furões variam dependendo da metodologia analítica utilizada. Por exemplo, obteve-se tempo de protrombina significante usando método manual (12,3 ± 0,3 segundos), comparado a um método automatizado (10,9 ± 0,3 segundos). No entanto, não se constatou diferença entre os dois métodos na mensuração do tempo de tromboplastina parcial ativada (18,7 ± 0,9 segundos, no método manual, e 18,1 ± 1,1 segundos, no método automatizado). Em furões, há relato de concentração de fibrinogênio de 107,4 ± 19,8 mg/dℓ e de atividade de antitrombina de 96 ± 12,7%.

Causas comuns de anemia não regenerativa em furões domésticos incluem neoplasia maligna, como linfoma; infecções sistêmicas; e hiperestrogenismo em fêmeas não castradas (*jills*). Como *jills* apresentam ovulação induzida, uma fêmea não acasalada durante o cio pode manifestar estro prolongado ao longo da estação de acasalamento. Após 1 mês de estro prolongado, a alta concentração sanguínea de estrógeno pode causar supressão da medula óssea, com leucopenia, trombocitopenia e anemia aplásica, indicada pela diminuição do VG e da contagem total de hemácias. No caso de *jills* no cio, com VG de 15 a 25%, o prognóstico é reservado; naquelas com VG inferior a 15% o prognóstico é desfavorável. Úlcera gastrintestinal é causa comum de anemia por perda de sangue. Policromasia é indicativa de hiperplasia eritroide da medula óssea em resposta à anemia.

Características hematológicas do ouriço pigmeu africano (*Atelerix albiventris*)

A hematologia do ouriço pigmeu africano é semelhante àquela de carnívoros domésticos (Figuras 19.22 a 19.26). As morfologias das hemácias e dos leucócitos são semelhantes àquelas de outros pequenos mamíferos. Assim, a interpretação das anormalidades constatadas no hemograma baseia-se nas mesmas alterações verificadas em outros pequenos mamíferos.

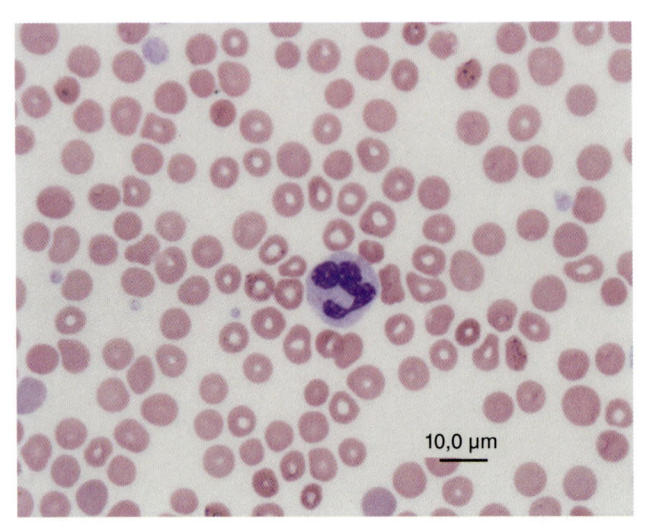

Figura 19.22 Neutrófilo em sangue de ouriço pigmeu africano. (Coloração de Wright-Giemsa.)

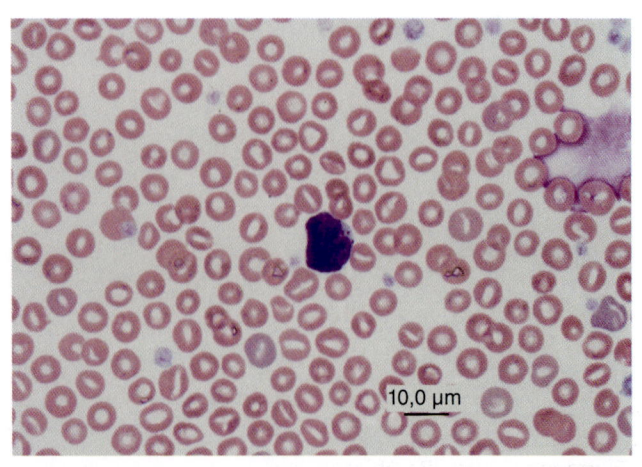

Figura 19.24 Basófilo em sangue de ouriço pigmeu africano. (Coloração de Wright-Giemsa.)

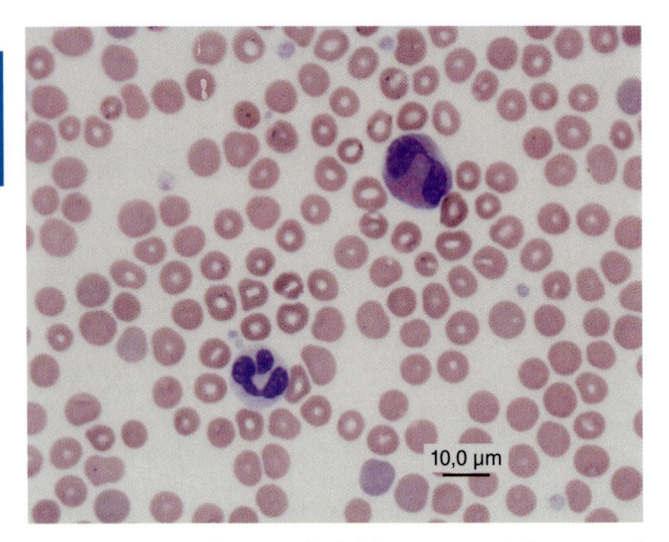

Figura 19.23 Neutrófilo e eosinófilo (célula na parte superior) em sangue de ouriço pigmeu africano. (Coloração de Wright-Giemsa.)

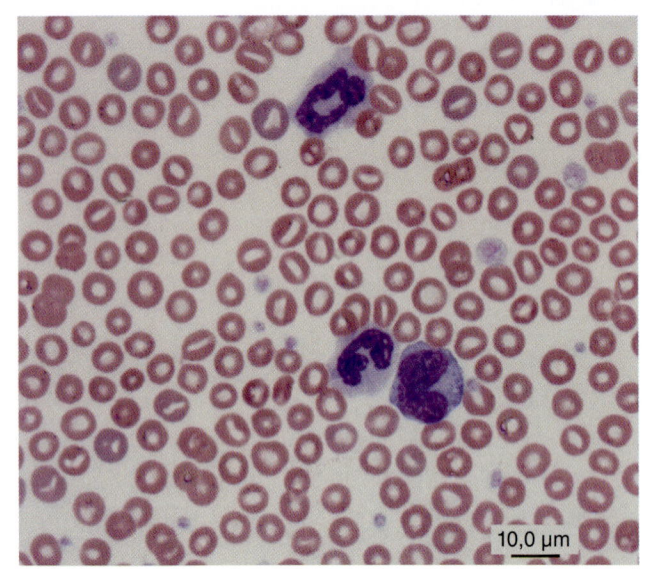

Figura 19.25 Neutrófilo e monócito (célula à direita) em sangue de ouriço pigmeu africano. (Coloração de Wright-Giemsa.)

Características hematológicas de primatas

As hemácias maduras de primatas possuem formato de discos bicôncavos de aproximadamente 7,5 μm de diâmetro. Os parâmetros eritrocitários dos primatas variam em função da idade e do gênero. Neonatos apresentam maiores valores de contagem de hemácias, de concentração de hemoglobina e de VG, comparativamente aos adultos. O éritron diminui rapidamente à medida que os animais se tornam subadultos e, então, aumenta após a puberdade. Primatas machos adultos apresentam maiores valores de contagem de hemácias, de concentração de hemoglobina e de VG, em comparação com as fêmeas adultas da ordem dos primatas. Na maioria dos animais, a contagem de reticulócitos é inferior a 2,0%. Nos esfregaços sanguíneos de primatas, pode ser visto pequeno número de corpúsculos de Howell-Jolly. Em caso de doença inflamatória, há formação de *rouleaux* eritrocitário.

Excitação e esforço físico associados à captura e contenção causam contração esplênica e aumento correspondente do VG. O uso de anestésico (p. ex., quetamina) minimiza esse efeito.

Neutrófilos de alguns primatas, como orangotangos (*Pongo pygmaeus*), possuem grânulos eosinofílicos muito pequenos, enquanto outros, como chimpanzés (*Pan* sp.), possuem grânulos basofílicos muito pequenos. A ocorrência de linfocitose, associada à liberação de epinefrina causada pela contenção do animal, pode ser evitada com o uso de anestesia com cetamina. Ocasionalmente, notam-se linfócitos binucleados no sangue de primatas sadios.

Contagens de leucócitos superiores a 15.000 células/μℓ são mais comuns em primatas não excitados; contudo, a excitação pode ocasionar contagens tão altas como 30.000 células/μℓ. Alta contagem de neutrófilos imaturos (ou seja, bastonetes) indica inflamação. A maioria das espécies com inflamação associada à infecção apresenta neutrófilos tóxicos; algumas espécies, como macaco *rhesus* (*Macaca mulatta*) e orangotango, comumente, apresentam toxicidade neutrofílica na forma de corpúsculos de Döhle. Em primatas, ocorre leucocitose marcante transitória, com linfocitose, em resposta a desafios antigênicos (p. ex., infecção por adenovírus). Leucemia associada a alta contagem de grandes linfócitos quase sempre tem etiologia viral, como infecções por herpes-vírus saimiri e oncornavírus-RNA.

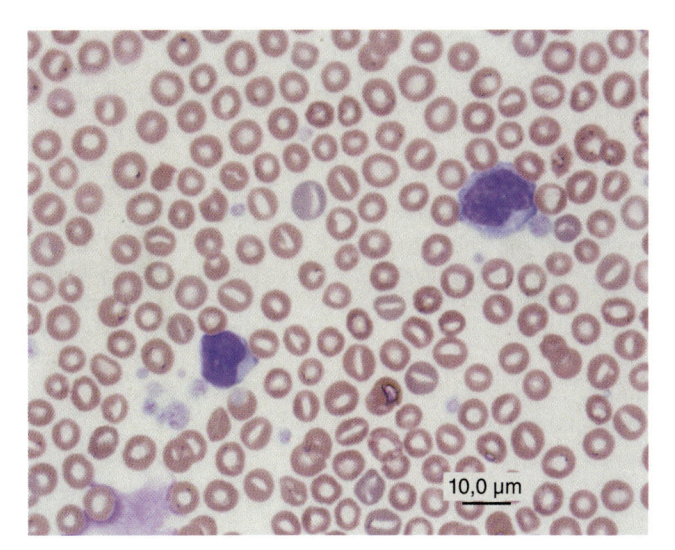

Figura 19.26 Linfócito (célula à esquerda) e monócito em sangue de ouriço pigmeu africano. (Coloração de Wright-Giemsa.)

Hemoparasitas, inclusive microfilária e tripanossomos, comumente são constatados em primatas selvagens capturados, principalmente em macacos do Novo Mundo. No entanto, esses parasitas apresentam baixa virulência e geralmente são considerados achados ocasionais. Com frequência, notam-se gametócitos e esquizontes de *Plasmodium* como achados ocasionais em hemácias de primatas selvagens capturados assintomáticos. Gametócitos de *Hepatocystis*, um parasita de baixa patogenicidade, podem ser vistos em esfregaços sanguíneos de alguns macacos africanos.

Características hematológicas de miniporcos

Os valores obtidos em hemogramas de miniporcos (p. ex., porcos barrigudos ou *pot-bellied*) não variam significativamente daqueles de porcos domésticos. Portanto, os resultados de exames hematológicos de miniporcos são interpretados da mesma maneira daqueles obtidos em porcos domésticos. Em esfregaços sanguíneos de miniporcos saudáveis, é comum notar hemácias com espículas, condição caracterizada pela presença de projeções celulares pontiagudas.

Os neutrófilos de suínos possuem núcleos irregularmente corados, com margens irregulares; quase sempre são espiralados e carecem de lobulação completa. O citoplasma de neutrófilos de suínos contém pequenos grânulos que se coram de róseos por corantes de Romanowsky. Os eosinófilos de suínos possuem formato redondo a oval e contêm grânulos citoplasmáticos alaranjados. Quase sempre o núcleo se apresenta como uma fita. Em miniporcos sadios, a contagem total de leucócitos é superior a 22.000 células/$\mu\ell$, em virtude da leucocitose causada pela excitação associada aos procedimentos de contenção para coleta de sangue. Em suínos sadios, a contagem de linfócitos é maior que a contagem de neutrófilos. Leucocitose fisiológica é resultante de neutrofilia e linfocitose transitórias. Os miniporcos, à semelhança do que acontece com outros animais com baixa proporção N:L, desenvolvem menor resposta leucocitária às doenças inflamatórias do que os animais com alta proporção N:L; eles podem apresentar apenas inversão da proporção N:L em casos de doenças inflamatórias brandas. Neutrofilia marcante está associada a enfermidades inflamatórias mais graves.

Características hematológicas de camelídeos

A hematologia de camelídeos, incluindo camelos, alpaca e lhamas, é semelhante àquela de outros mamíferos, exceto a presença de várias hemácias elípticas pequenas, delgadas e achatadas. Como as hemácias ovais de camelídeos não possuem formato de discos bicôncavos, como observado na maioria dos mamíferos, elas não apresentam palidez central. O contorno plano as auxilia a se comportar como estruturas dobráveis. Algumas hemácias podem conter cristais de hemoglobina romboides ou hexagonais, um fenômeno intrigante, porém idiopático e aparentemente não patogênico. Camelídeos adaptados à vida em altitudes elevadas, como as lhamas, possuem hemácias funcionais em ambiente com baixa tensão de oxigênio na atmosfera, sem desenvolver policitemia e alta viscosidade sanguínea dissociada. O formato elíptico pode facilitar o trânsito de hemácias pelos capilares, e o contorno delgado e plano possibilita rápida troca gasosa. As hemácias de camelídeos têm pequeno volume e sua quantidade é significativamente maior que a das hemácias da maioria dos mamíferos, com um valor máximo do intervalo de referência normal ao redor de 18 milhões/$\mu\ell$. Embora os camelídeos apresentem grande quantidade de hemácias, o pequeno tamanho dessas células resulta em VG relativamente baixo. O VGM de lhamas sadias varia de 20 a 30 fℓ e a concentração de hemoglobina corpuscular média varia de 40 a 45 g/dℓ. As hemácias de camelídeos são mais resistentes à hemólise em solução salina hipotônica do que aquelas de outros mamíferos.

Como a quantidade de hemácias no sangue de camelídeos, com frequência, é duas ou três vezes maior que a de espécies de animais domésticos comuns, as amostras de sangue desses animais devem ser apropriadamente diluídas, de modo a evitar erro analítico quando se utilizam métodos de impedância – ou citometria de fluxo – para a contagem celular. Nesses analisadores hematológicos, ocorrem erros de contagem quando as células passam através da fenda (abertura) ou na frente do feixe de *laser* em pares, em vez de individualmente, de modo que as duas células que passam pelo aparato de leitura do aparelho sejam contadas como uma célula grande. Além disso, o limite de ajuste de leitura do tamanho celular pode não ser suficientemente baixo para capturar as células menores da população de hemácias; portanto, o aparelho pode relatar, erroneamente, baixa contagem de hemácias, entretanto, com concentração de hemoglobina normal, confiável. Quando isso acontece será relatada uma alta concentração de hemoglobina corpuscular média (CHCM), fisiologicamente impossível, indicando erro de leitura, se a causa do erro não for hemólise ou lipemia na amostra. Há disponibilidade de publicações relativas a diretrizes sobre controle, a fim de assegurar que o aparelho forneça resultados corretos e o veterinário receba dados confiáveis.

No sangue de camelídeos sadios, a quantidade de reticulócitos é baixa (menor que 1 por campo de 1.000×); no entanto, quando esses animais são expostos à altitude de 4.000 m ou mais, a quantidade de reticulócitos pode representar 1,5% da população eritrocitária. Essas células têm aparência policromatofílica quando coradas por corantes tipo Romanowsky; são maiores e mais volumosas que as células maduras. As hemácias policromáticas nucleadas (nHe), vistas ocasionalmente em camelídeos saudáveis, parecem mais redondas que as hemácias policromatofílicas maduras e possuem núcleo redondo.

Anemia macrocítica hipocrômica, com ou sem evidência de regeneração, pode estar associada a deficiência de ferro, inflamação crônica, endoparasitismo e ectoparasitismo e deficiência de cobre. O aumento da quantidade de células dobradas e microcitose é sugestivo de deficiência de ferro crônica. Anormalidades morfológicas de hemácias, tais como dacriócitos (células em formato de gota de lágrima), células fusiformes e distribuição irregular de hemoglobina também podem ser observadas na deficiência de ferro; ademais, podem ser verificadas em casos de anemia de outras diferentes patogêneses. Em camelídeos, pode ocorrer intoxicação pela ingestão de folha de bordo, que resulta em anemia hemolítica associada a corpúsculo de Heinz. *Mycoplasma haemolamae* (antigamente denominado *Eperythrozoon*) é identificado em microscopia óptica de alta resolução como um pequeno bastonete ou uma estrutura circular na superfície da hemácia. Como essa bactéria deixa a célula dentro de poucas horas após a coleta, é fundamental que se faça o exame de esfregaços sanguíneos recém-preparados.

A contagem de células nucleadas (CCN) confiável, incluindo neutrófilos, linfócitos e nHe, pode ser realizada por meio da maioria dos métodos automatizados, os quais são preferidos aos métodos manuais em virtude de suas confiabilidade, precisão e rapidez na realização. A contagem de eosinófilos tende a ser maior em camelídeos do que em diversos mamíferos; quando suficientemente alta, pode, também, ser realizada de modo confiável em aparelhos automatizados. Como regra prática geral, considera-se a presença de monócitos e basófilos em quantidades muito baixas para serem mensuradas confiavelmente; essa variabilidade raramente tem relevância clínica. Uma rápida varredura do esfregaço sanguíneo possibilita avaliar se a contagem diferencial automatizada parece razoável. Neutrófilos, linfócitos, monócitos, eosinófilos e basófilos de camelídeos se parecem com aqueles da maioria de outros mamíferos, em esfregaços sanguíneos corados com corantes de Romanowsky. Camelídeos sadios tendem a ter linfócitos pequenos, grandes e intermediários, em quantidade relativamente grande, com citoplasma granular (a maioria evidenciada por corantes de Romanowsky à base de álcool). Em camelídeos, os eosinófilos tipicamente possuem núcleo hipossegmentado.

À semelhança de muitas espécies animais, os camelídeos jovens tendem a apresentar contagem de linfócitos maior que os adultos. Também, neutrofilia madura e linfopenia são compatíveis com estresse (além disso, pode haver eosinopenia). Neutrofilia com desvio à esquerda, frequentemente com alterações tóxicas em neutrófilos (que indica acelerada produção da medula óssea e encurtamento do tempo de maturação) e hiperfibrinogenemia indicam inflamação.

Como as plaquetas de camelídeos tendem a ser menores e mais numerosas que as de outras espécies de mamíferos, alguns analisadores automatizados podem não as reconhece e relatar, erroneamente, baixa contagem. Assim, com frequência, obtém-se uma estimativa semiquantitativa (p. ex., baixa ou adequada) no esfregaço sanguíneo para expressar a quantidade de plaquetas.

Características hematológicas de cervídeos

As hemácias da maioria das espécies de cervídeos saudáveis apresentam aparência falciforme, *in vitro*. As hemácias circulam como células redondas, mas, durante a preparação do esfregaço sanguíneo, após a coleta de sangue, elas se tornam falciformes. Essa aparência falciforme surge quando as células são expostas ao oxigênio e, também, parece ser influenciada pelo pH. Praticamente todas as hemácias se tornam falciformes em pH 7,4. No entanto, pode-se evitar essa condição falciforme pela acidificação do sangue. Células falciformes apresentam formato de lua crescente, folha de azevinho, palito de fósforo e arredondado, dependendo da variante de hemoglobina. O sangue de cervídeos contém diversos tipos de hemoglobina que sofrem polimerização ou cristalização na presença de oxigênio, ocasionando a formação de hemácias falciformes.

Excitação e estresse durante a contenção do animal resultam em altas contagens de hemácias e leucócitos. Cervídeos machos apresentam maiores valores de VG e de contagem de hemácias, comparativamente às fêmeas. Nas doenças inflamatórias, as hemácias de cervídeos exibem alta tendência de formação de *rouleaux*.

Em cervídeos saudáveis, os linfócitos são os leucócitos predominantes. No período do cio, as fêmeas de cervídeos possuem menor contagem de neutrófilos, comparativamente aos machos dessa espécie.

20

Hematologia de Aves

Terry W. Campbell

Department of Clinical Sciences, College of Veterinary Medicine and Biomedical Sciences, Colorado State University, Fort Collins, Colorado, USA

Os primeiros estudos sobre hematologia aviária foram realizados em aves da classe Galliformes, como galinhas e perus, como modelo animal; no entanto, desde então, a maioria das informações referentes aos parâmetros hematológicos de aves se baseia, principalmente, em estudos com psitacídeos e aves de rapina, dois grupos de aves mais comumente levados ao atendimento clínico pelos veterinários. Os valores normais dos parâmetros hematológicos de cada espécie de ave apresentam ampla variação, em virtude das influências de diversos fatores intrínsecos e extrínsecos. Em geral, os valores hematológicos de aves são sujeitos a ampla variabilidade, resultantes de diferentes ambientes e práticas de manejo que podem interferir nas respostas fisiológicas. Por exemplo, alterações sazonais, ritmo diurno, gênero, idade e dieta alteram a contagem de heterófilos. Além disso, entre as espécies, ocorrem variações dos valores hematológicos normais. As diferentes espécies de aves das quais foram obtidas amostras de sangue para envio aos laboratórios veterinários criaram um importante desafio logístico para a obtenção de valores normais clinicamente relevantes. Assim, as referências publicadas devem ser usadas apenas como diretrizes.

A abordagem da hematologia aviária é semelhante àquela mencionada na hematologia de humanos e na de mamíferos, e poucas diferenças requerem modificação nos procedimentos hematológicos. As principais diferenças incluem a presença de hemácias (eritrócitos) nucleadas, plaquetas (trombócitos) e granulócitos heterófilos no sangue periférico de aves.

Coleta e manuseio das amostras de sangue

A coleta de sangue deve ser um procedimento seguro é rápido. O estresse ocasionado pela captura e contenção do paciente aviário, principalmente aquele doente ou não acostumado ao manuseio, pode comprometer adicionalmente a saúde do paciente e interferir nos parâmetros hematológicos. A contenção apropriada de aves foi previamente descrita em outros textos, não sendo discutida em detalhes neste capítulo. Muitas aves podem ser submetidas à contenção física, sem necessidade de anestesia para a punção do vaso sanguíneo. Podem ser utilizadas toalhas de tecido para conter a maioria dos psitacídeos e dos passeriformes de companhia comuns. As aves devem ser mantidas em posição elevada ou paralelas ao piso, e não mantidas de cabeça para baixo, porque essa posição pode comprometer a respiração. As aves devem ser capazes de movimentar a carena (esterno) para respirar; portanto, deve-se evitar tempo de contenção excessivo segurando ao redor de seu corpo, de modo a prevenir asfixia. Durante o procedimento de coleta de sangue, as asas e os membros pélvicos devem ser seguros, evitando-se lesão aos membros. Muitos pássaros podem ser manuseados cobrindo-se a cabeça para reduzir sua visão, usando um pano leve e confortável ou um capuz (com frequência, aos pássaros que participam de falcoaria ou aqueles mantidos em centro de reabilitação de aves de rapina, há disponibilidade de capuz de couro apropriado). A contenção apropriada do paciente aviário deve ser segura para ambos, ave e manuseador. Algumas espécies de aves são capazes de causar graves lesões ao manuseador. As garras de aves de rapina e os esporões de Galliformes podem lesionar o manuseador; assim, deve-se ter cuidado, de modo a conter de maneira apropriada e segura os pés dessas aves durante a punção do vaso sanguíneo. O bico de muitas aves também pode servir como arma de defesa; portanto, é necessária a contenção correta da cabeça para proteger o manuseador. Aves grandes, como as ratitas (p. ex., ema e avestruz), são especialmente perigosas porque as suas patadas são potencialmente letais ao manuseador.

O volume de sangue que pode ser seguramente coletado de uma ave depende de seu peso corporal e da sua saúde. Em geral, em aves saudáveis, pode-se coletar um volume de sangue que corresponde a 1%, ou menos, do seu peso corporal sem efeito danoso à ave. Por exemplo, uma calopsita (*Nymphicus hollandicus*) saudável de 80 g pode tolerar facilmente a coleta de uma amostra de 0,8 mℓ de sangue. No entanto, em aves gravemente enfermas, deve-se diminuir o volume da amostra. Em aves, para avaliações hematológicas de rotina, geralmente uma amostra de 0,2 mℓ de sangue é adequada. Tem-se utilizado diversos métodos de coleta de sangue de aves, e a escolha do método depende do tamanho da ave, das características da espécie, da preferência do coletor, do volume de sangue necessário e da condição física do paciente.

O sangue venoso é a melhor amostra para exames hematológicos. O sangue coletado de leitos capilares (ou seja, corte de unha) quase sempre resulta em distribuição anormal de células e contém tanto células quanto outras substâncias que não são componentes do sangue venoso, como líquido tissular, macrófagos e restos celulares. As veias comumente puncionadas são: jugular, basílica (ulnar cutânea, da asa ou braquial) e metatarsiana medial (tibial caudal). Para a coleta de sangue, pode-se utilizar agulha e seringa, quando se realiza punção da veia jugular ou de outras veias de grande calibre. Para a punção da veia jugular, comumente, utiliza-se uma pequena agulha (2,5 cm ou menor) calibre 22 a 25 conectada a uma seringa de 3 a 6 mℓ. Uma agulha conectada a um tubo extensor, como cateter borboleta, conhecido como cateter *butterfly* (Abbott Hospitals, North Chicago, IL), auxilia na estabilização da agulha durante a coleta da amostra. Também, o sangue pode ser coletado após punção venosa, possibilitando fluxo de sangue através da agulha e gotejamento em um aparato de microcoleta. A coleta de sangue por meio de fluxo através da agulha, mais do que por aspiração na seringa, minimiza a formação de hematoma. Há disponibilidade de uma variedade desses aparatos (tubos Microtainer®,

Becton-Dickinson, Rutherford, NJ). Há disponibilidade de tubos de microcoleta contendo ácido etilenodiaminotetracético (EDTA) para exames hematológicos, mas também estão disponíveis como tubos simples, com ou sem separador de soro, e como tubos contendo heparina (de preferência, heparina de lítio), para exames bioquímicos do sangue.

Para a coleta de sangue de aves, utiliza-se, mais comumente, punção jugular, tendo em vista que a maioria das pequenas aves não tem outra veia grande o suficiente para a punção venosa. A veia jugular direita é o vaso sanguíneo preferido para esse procedimento porque é o único ramo da jugular acessível ou porque é a maior das duas ramificações da veia jugular. A veia jugular tende a ser muito móvel e circundada por um amplo espaço subcutâneo, condição que predispõe à formação de hematoma durante a punção venosa. Portanto, a veia jugular deve ser estabilizada antes de se tentar sua punção. Após contenção apropriada, estenda a cabeça e o pescoço da ave, de modo a possibilitar que a veia jugular se posicione no sulco jugular, ao longo da lateral do pescoço (Figura 20.1). Umedeça ligeiramente as penas com álcool, a fim de expor um local sem penas (aptério) sobre o sulco jugular. Com raras exceções (pombos e pombas), a veia jugular é visualizada na delgada pele do pescoço. Deve-se aplicar pressão na veia jugular no local imediatamente cranial à entrada torácica, com intuito de provocar sua oclusão e distensão, procedimento que facilita a coleta de sangue. Para a punção da veia jugular, devem ser utilizadas seringa e agulha de tamanhos apropriados, pois é difícil obter grande fluxo e volume de sangue quando se utiliza apenas a técnica de coleta por fluxo na agulha, sem seringa. Introduza a agulha na veia e colete a amostra de sangue aplicando pressão negativa na seringa apenas o suficiente para nela possibilitar a entrada de sangue. Aspiração mais vigorosa causa colapso da veia, formação de hematoma no vaso sanguíneo e pode ocasionar hemólise na amostra. Não se recomenda coleta de sangue em tubo contendo vácuo devido à excessiva pressão negativa que ocorre durante tal procedimento.

A veia basílica (ulnar cutânea, da asa ou braquial) é um possível local de coleta de sangue em aves de médio a grande porte. Esse procedimento requer o auxílio de um assistente para a contenção da ave, bem como para aplicar pressão na área umeral a fim de provocar oclusão da veia, pois é fundamental uma contenção apropriada para evitar movimentação da asa e formação de hematoma. Tipicamente, faz-se a contenção da ave em decúbito dorsal. Em seguida, uma asa é estendida para longe do corpo da ave, com o cotovelo quase totalmente estendido. Pode ser

necessário anestesia para facilitar a contenção, pois muitas aves (p. ex., psitacídeos) se debatem durante esse procedimento. A veia basílica cruza a superfície ventral da articulação umerorradioulnar (cotovelo) logo abaixo da pele, sendo facilmente visualizada após umedecer ligeiramente o local com álcool. Com uma agulha de tamanho apropriado, pode-se coletar a amostra de sangue, após acesso a essa veia, por meio de aspiração na seringa ou permitindo que o sangue goteje do conector da agulha em um tubo de microcoleta (Figura 20.2). Para evitar que a agulha se movimente durante a aspiração do sangue na seringa, a agulha deve ser mantida segura pelo responsável pela coleta. Isso é feito colocando-se o dedo indicador da mão livre ao longo da ulna, onde a veia basílica cruza o cotovelo. A agulha, então, pode ser apoiada pelo dedo indicador enquanto é direcionada para o lúmen da veia. Se necessário, pode-se propiciar apoio adicional colocando o dedo polegar da mão livre sobre a agulha. Além disso, a conexão da agulha a um tubo extensor pode minimizar a movimentação da agulha quando se utiliza seringa. A formação de hematoma é a complicação mais comum associada a esse procedimento, em virtude da movimentação da asa ou da agulha após a punção venosa.

A punção da veia metatarsiana medial (tibial caudal) é outra maneira comum de coleta de sangue em aves de porte médio ou grande. A veia metatarsiana medial se localiza na porção caudomedial da articulação tibiotarsiana, pouco acima da articulação tibiotarso-tarsometatarsiana e com frequência encoberta pelo tendão calcâneo. Para o acesso a essa veia, a ave deve ser posicionada em decúbito dorsal ou lateral, com os membros pélvicos estendidos. Após extensão e imobilização dos membros pélvicos, introduz-se a agulha na veia metatarsiana medial, em ângulo raso. O sangue pode ser coletado por meio de aspiração na seringa ou permitindo que o sangue goteje do conector da agulha para o tubo de coleta. Comparativamente à punção das veias jugular e basílica, a formação de hematoma é, tipicamente, mínima após a punção nesse local do vaso sanguíneo, porque a contenção dos membros pélvicos é relativamente fácil e a veia é protegida pelos músculos do membro pélvico que a recobrem (Figura 20.3).

Corte de garra e punção com lanceta são outros dois métodos de coleta de sangue, mas devem ser restritos às aves muito pequenas ou quando não se obteve sucesso na punção venosa. Após limpeza com álcool, faz-se o corte da unha até que ocorra fluxo livre de sangue para o tubo de microcoleta. Depois da coleta de sangue, faz-se hemostasia aplicando-se um produto hemostático, como nitrato de prata ou subsulfato ferroso. No entanto,

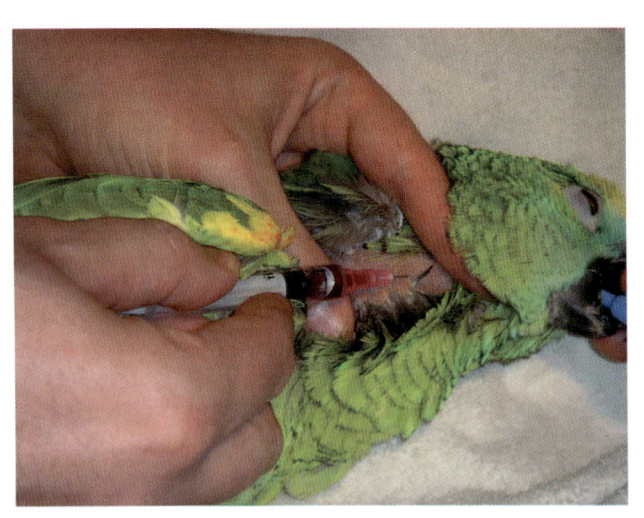

Figura 20.1 Punção de veia jugular em papagaio (*Amazona* sp.).

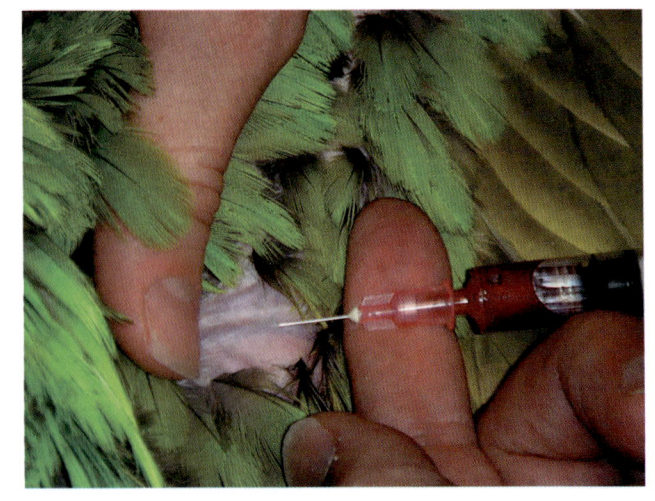

Figura 20.2 Coleta de sangue da veia basílica de papagaio (*Amazona* sp.).

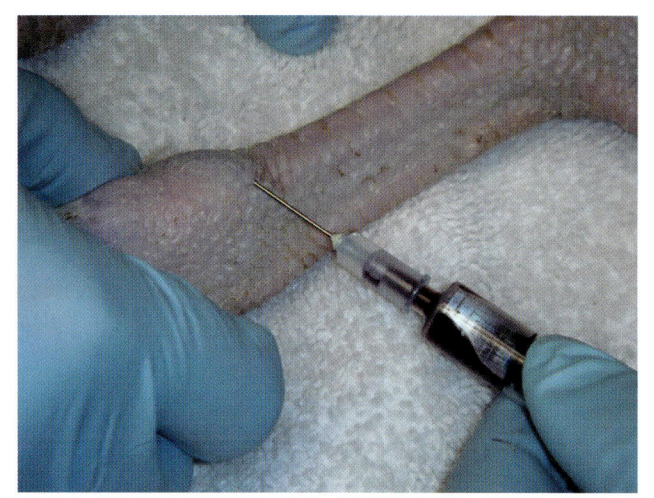

Figura 20.3 Coleta de sangue da veia metatarsiana medial em um peru (*Meleagris gallopavo*) jovem.

com essa técnica, obtém-se volume de amostra pequeno para exames hematológicos, pois o sangue é coletado do leito capilar e geralmente contém microcoágulos, os quais interferem na contagem de células. Ademais, frequentemente, o sangue capilar encontra-se contaminado com líquido tissular, que influencia os valores hematológicos. O corte de unha pode resultar em claudicação temporária, devido à lesão à unha. Uma alternativa ao corte de unha para coleta de sangue de aves de pequeno porte é a punção, com lanceta, de estruturas vasculares, como veia ulnar cutânea, veia metatarsiana medial ou veia torácica externa. Após a limpeza com álcool da pele que recobre a veia, faz-se a punção do vaso sanguíneo usando uma lanceta (p. ex., agulha), e o sangue é gotejado no tubo de microcoleta.

Pode-se obter grande volume de sangue de aves por meio de punção cardíaca ou de punção do seio venoso occipital. Contudo, esses procedimentos são potencialmente perigosos e devem ser restritos a aves utilizadas em pesquisas ou que serão submetidas à eutanásia. É possível realizar punção cardíaca mediante abordagem anterior ou lateral. Na abordagem anterior, introduz-se a agulha no coração ao longo do assoalho ventral da entrada torácica, com a ave em decúbito dorsal. Em algumas espécies aviárias, deve-se ter cuidado para evitar o inglúvio (papo). A agulha é introduzida próximo ao "V" formado pela fúrcula e direcionada ao dorso da ave, no sentido caudal, orientada ao coração. Uma vez penetrado o coração, pode-se sentir a vibração, que assegura a introdução correta da agulha; em seguida, faz-se aspiração do sangue. Em aves Galliformes, pode-se fazer abordagem lateral do coração, introduzindo a agulha no quarto espaço intercostal, próximo ao esterno (carena), com o animal em decúbito lateral. Todavia, essa abordagem pode variar, dependendo da espécie.

A coleta de sangue do seio venoso occipital requer o uso de tubos com vácuo, bem como agulha e conector de agulha apropriados. O seio venoso occipital situa-se na junção da base dorsal do crânio e da primeira vértebra cervical; pode ser localizado mediante palpação enquanto se mantém a cabeça da ave firmemente flexionada e posicionada em linha reta com as vértebras cervicais. Introduz-se a agulha na pele, em ângulo de 30° a 40° em relação às vértebras. Assim que a agulha penetra a pele, perfura-se gentilmente a tampa de borracha do tubo com vácuo e a agulha avança até alcançar o seio venoso. A penetração do seio resulta em rápido fluxo de sangue ao tubo. A coleta de sangue mediante punção venosa do coração ou do seio venoso occipital

requer contenção e técnica apropriadas de modo a evitar lesão permanente ao coração ou ao tronco cerebral – e até possível morte do paciente.

Os métodos de armazenamento e manuseio das amostras de sangue podem influenciar significativamente os resultados dos exames hematológicos. A amostras coletadas sem anticoagulante requerem processamento imediato. Com essas amostras, a diluição para contagem celular e preparação de esfregaço sanguíneo deve ser realizada imediatamente. Em virtude da urgência para o rápido processamento de sangue sem anticoagulante, a maioria das amostras de sangue de aves é coletada em tubos contendo anticoagulante. EDTA, heparina e citrato de sódio são comumente utilizados; cada um deles tem vantagens e desvantagens. O anticoagulante preferido para hematologia aviária é EDTA, porque ele possibilita coloração apropriada das células e não tende a causar agregação de leucócitos. Portanto, os exames hematológicos devem ser realizados o mais breve possível após a coleta de sangue, de modo a evitar artefatos, tais como aumento de sombras nucleares, as quais são decorrências de exposição prolongada a qualquer anticoagulante. Excesso de anticoagulante líquido dilui a amostra de sangue, resultando em falsa diminuição do volume globular, ou hematócrito, e da contagem total de células; ademais, o excesso de anticoagulante seco pode causar contração de hemácias, interferindo no valor do volume globular. O sangue de alguns grupos de aves, como corvos e gaios, pode apresentar anticoagulação incompleta ou hemólise parcial quando coletado em EDTA. A heparina tem a vantagem de propiciar amostra de sangue não coagulado para exames hematológicos e testes bioquímicos no plasma. Todavia, o sangue com heparina pode resultar em coloração inapropriada de células e, em consequência, erros nas contagens de leucócitos e morfologia celular de baixa qualidade, em esfregaços sanguíneos corados. Também, a heparina causa agregação de leucócitos e plaquetas (ou trombócitos), ocasionando contagens celulares incorretas. A solução de citrato de sódio 3,8%, na proporção de uma parte de solução de citrato para nove partes de sangue, é o anticoagulante preferido para testes de coagulação; contudo, não deve ser utilizado para outros exames hematológicos. Em pacientes aviários, é importante o uso do mesmo anticoagulante em hemogramas seriados. Por exemplo, demonstrou-se que a maioria dos parâmetros hematológicos é semelhante em amostras de sangue coletadas com heparina e EDTA, enquanto a concentração plasmática e o volume globular (VG) são significativamente menores, e a contagem de linfócitos é significativamente maior em amostras de sangue coletado em heparina.

As amostras de sangue obtidas durante estudos de campo mostraram que quase nunca há vantagem no processamento imediato da amostra após a coleta; ademais, durante o armazenamento, podem ocorrer falsas alterações nos testes. A estabilidade da amostra é influenciada pela temperatura, pelo tempo de estocagem e pela espécie. Em geral, as amostras de sangue de aves coletadas em tubos com EDTA podem ser armazenadas a 4°C por até 72 horas, com resultados confiáveis para VG, concentração de hemoglobina (Hb), contagem total de hemácias (He), hemoglobina corpuscular média (HCM) e concentração de hemoglobina corpuscular média (CHCM); o armazenamento por até 30 horas propicia resultados confiáveis para volume globular médio (VGM) e contagem total de leucócitos (Leu).

A preparação de esfregaço sanguíneo corado é parte essencial do exame hematológico porque propicia a oportunidade de realizar a contagem diferencial de leucócito, bem como de avaliar anormalidades patológicas das diversas células do sangue. Um esfregaço sanguíneo preparado de modo correto deve apresentar áreas com monocamada celular contendo células dispersas individuais distribuídas igualmente. Para a preparação do esfregaço, utiliza-se sangue com ou sem anticoagulante; pode-se empregar uma variedade de técnicas. As células de sangue de aves se rompem facilmente quando se utiliza técnica de preparação de esfregaço inapropriada; portanto, recomenda-se o uso de lâminas de microscópio de bordas chanfradas previamente lavadas, de modo a minimizar o dano celular durante a preparação do esfregaço sanguíneo. A técnica padrão, ou extensão de uma gota de sangue, comumente utilizado na preparação de esfregaços sanguíneos de humanos e demais mamíferos, pode ser usada na preparação de esfregaços para exames hematológicos de aves. Esse método implica a colocação de uma gota de sangue próxima a uma das extremidades da lâmina microscópica apoiada em uma superfície sólida, como uma bancada. Com o intuito de espalhar a gota de sangue, coloca-se uma segunda lâmina sobre a primeira lâmina, de modo a formar uma "cunha" com ângulo de 30° a 45°, à frente da gota de sangue. Essa segunda lâmina é movida para trás de modo a fazer contato com a gota de sangue e, então, é avançada para a frente em um movimento rápido, criando o esfregaço sanguíneo. Em geral, esse método possibilita boa distribuição celular e adequados campos monocamadas para apropriada avaliação do esfregaço sanguíneo; no entanto, as células comumente são danificadas quando se aplica muita pressão na lâmina com a qual espalha-se o sangue. Para minimizar o dano celular, pode-se aplicar uma gota de solução comercial de albumina bovina purificada à lâmina de microscopia, seguida de igual quantidade de sangue na superfície de albumina antes da preparação do esfregaço sanguíneo. Não se deve deixar a albumina secar antes de preparar o esfregaço. Pode-se utilizar outro método de preparação de esfregaço sanguíneo usando a técnica de cunha de duas lâminas, a fim de auxiliar na redução do dano celular. Segure as lâminas, em vez de colocar uma delas sobre uma superfície firme. A lâmina destinada à fixação do esfregaço sanguíneo fica em uma das mãos, enquanto a lâmina utilizada para espalhar o sangue é segura com a outra mão (Figuras 20.4 a 20.6). Uma gota de sangue é colocada próximo à extremidade da lâmina mais afastada da pessoa que fará o esfregaço; a lâmina que espalha o sangue é colocada encostada à gota de sangue. A lâmina que espalha o sangue é, então, rapidamente movida para trás, carregando toda a gota de sangue, mantendo-se em um ângulo de, aproximadamente, 30° a 45° em relação à lâmina que contém o esfregaço sanguíneo. A direção da lâmina que

espalha o sangue é revertida imediatamente para a extremidade oposta da outra lâmina, criando o esfregaço sanguíneo. Assim, a lâmina que espalha a gota de sangue é mais direcionada à pessoa que faz o esfregaço sanguíneo do que afastada dela. A maioria das pessoas tem maior controle da lâmina que espalha a gota de sangue quando ela está sendo direcionada a elas do que quando se afastam delas. Essa etapa do procedimento requer um movimento rápido que envolve um movimento do pulso da mão que segura a lâmina que contém o esfregaço. A vantagem de segurar as lâminas, em vez de colocar a lâmina que receberá o esfregaço sanguíneo sobre uma superfície sólida, é que se pode aplicar menor pressão para baixo à lâmina que recebe o esfregaço – condição que reduz o dano celular. Como alternativa, o esfregaço sanguíneo pode ser preparado com lâmina e lamínula, ou com duas lamínulas. Com atenção apropriada à técnica, esses métodos reduzem o dano celular e mantêm boa distribuição

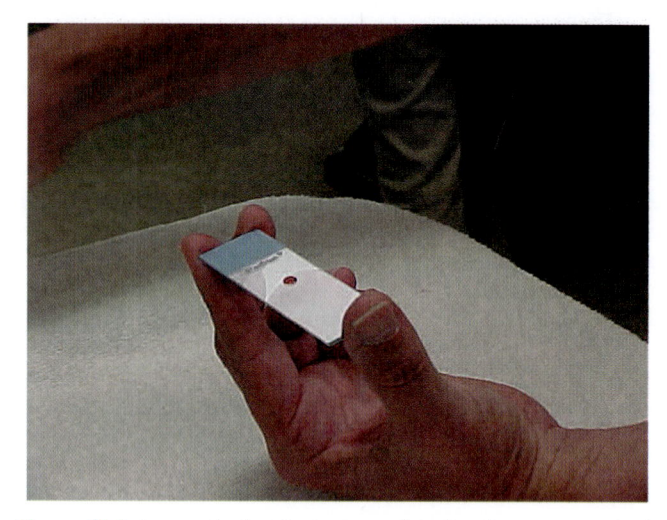

Figura 20.5 Preparação de esfregaço sanguíneo 2: coloca-se uma gota de sangue próximo à extremidade da lâmina mais afastada da pessoa que fará o esfregaço sanguíneo.

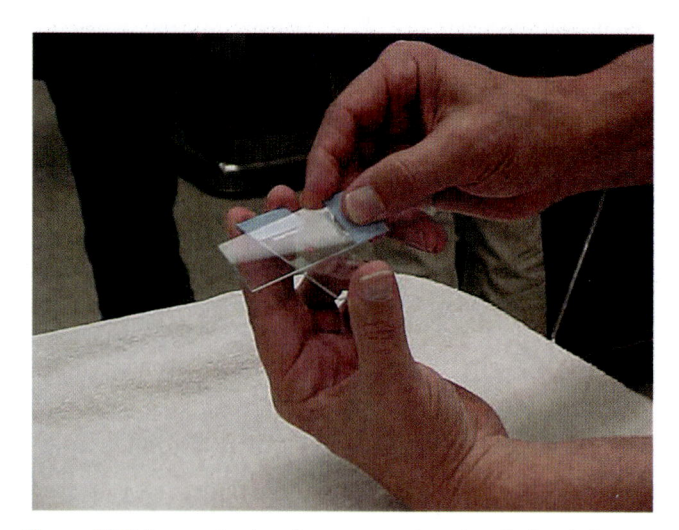

Figura 20.6 Preparação de esfregaço sanguíneo 3: a lâmina deslizante é posicionada logo à frente da gota de sangue. Em seguida, essa lâmina é rapidamente movida para trás levando toda a gota de sangue, mantendo um ângulo de aproximadamente 30° a 45° em relação à lâmina que recebe o esfregaço sanguíneo. A direção da lâmina deslizante é imediatamente revertida rumo à extremidade oposta da lâmina que contém o esfregaço, criando o esfregaço sanguíneo. Portanto, a lâmina deslizante é trazida mais em direção da pessoa que faz o esfregaço do que levando-a mais distante dessa pessoa.

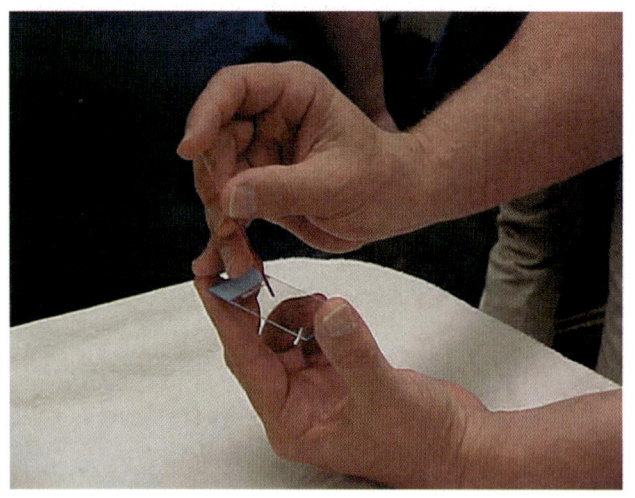

Figura 20.4 Preparação de esfregaço sanguíneo 1: a lâmina destinada a receber o esfregaço sanguíneo é segura com a mão.

celular em áreas de monocamadas para o exame. Esses métodos utilizam uma lamínula que é encostada à gota de sangue que foi colocada em uma lâmina de microscopia ou em outra lamínula. As principais desvantagens desse método incluem a impossibilidade de utilizar equipamento de coloração automático, risco de ruptura celular (formação de sombras nucleares) e distribuição inadequada das células quando se emprega técnica inapropriada.

Para a coloração de esfregaços sanguíneos de aves destinados a exames hematológicos, pode-se utilizar corantes de Wright, Wright-Giemsa, Wright-Leishman e May Grünwald-Giemsa, para coloração seca ao ar. Além disso, podem ser utilizados corantes rápidos ou corantes de Wright modificados (Diff-Quik™, American Scientific Products, Divisão de American Hospital Supply Corporation, McGraw Park, IL; Hemacolor®, Miles Laboratories, Elkhart, IN) para a coloração de esfregaços sanguíneos de aves. O uso de equipamento de coloração automático (Hema-Tek®, Ames Divisão de Miles Laboratories, Elkhart, IN; Harleco® Midas II, EM Diagnostic Systems, Gibbstown, NJ) simplifica o procedimento de coloração e propicia coloração de esfregaços sanguíneos consistentes e de alta qualidade. Os equipamentos de coloração automáticos minimizam, em grande parte, a variação de coloração verificada quando se empregam técnicas de coloração manuais.

Hemácias

Morfologia

A avaliação da morfologia de hemácias (ou eritrócitos) de aves envolve a visualização das células em uma área de monocamada, em aumento de 1.000×, na qual cerca de metade das hemácias se tocam umas às outras. Em geral, na maioria das espécies de aves, tais campos contêm cerca de 200 hemácias. Todavia, em aves com anemia grave, pode ser difícil obter campos de monocamada (pois os esfregaços são muito finos); o mesmo acontece quando o esfregaço sanguíneo é mal preparado (*i. e.*, esfregaços muito espessos ou muito finos). As hemácias devem ser avaliadas quanto a tamanho, morfologia, cor, núcleo e presença de inclusões celulares. Pode-se utilizar uma escala semiquantitativa para estimar a quantidade de hemácias anormais com base no número médio contido no campo monocamada 1.000× (Tabela 20.1).

Em geral, as hemácias maduras de aves são maiores que aquelas de mamíferos, porém são menores que às de répteis. O tamanho das hemácias de aves varia dependendo da espécie, mas costumar se de 10,7 × 6,1 μm a 15,8 × 10,2 μm. Por exemplo, as hemácias de codornizes adultas do gênero *Coturnix* medem 11,06 ± 0,70 μm de comprimento e 6,80 ± 0,67 μm de largura,

em machos, e 11,40 ± 0,63 μm de comprimento e 6,73 ± 0,45 μm de largura, em fêmeas. As hemácias maduras de aves são elípticas, com núcleo elíptico e centralizado. A cromatina nuclear apresenta agregação uniforme e torna-se cada vez condensada com o avanço da idade. Em esfregaços sanguíneos corados com o corante Wright, o núcleo apresenta cor púrpura, enquanto o citoplasma se cora de róseo-alaranjado, com textura uniforme (Figura 20.7).

Notam-se variações morfológicas em hemácias normais, tanto em esfregaços sanguíneos de aves sadias quanto naquelas com anormalidades clínicas. O exame cuidadoso da morfologia das hemácias pode revelar importantes indícios de anormalidades que afetam as hemácias de aves. No entanto, é importante ressaltar que, às vezes, a presença de hemácias atípicas no esfregaço sanguíneo pode estar associada ao uso de técnica inapropriada de preparação de esfregaço sanguíneo. Danos e/ou manchas celulares (*smudge cells* ou manchas de Gumprecht ou manchas nucleares) notados em hemácias de aves são artefatos de preparação de esfregaço comumente visualizados. Células gravemente danificadas resultam na presença de material nuclear amorfo de cor púrpura no esfregaço sanguíneo. Pode-se utilizar uma escala semiquantitativa para estimar a quantidade de hemácias anormais, com base na contagem média por monocamada, no campo, em aumento de 1.000× (ver Tabela 20.1).

Alterações no tamanho das hemácias de aves incluem microcitose, macrocitose e anisocitose. Uma alteração significativa no tamanho, ou volume, médio da hemácia é refletida no valor do VGM. Também, no exame do esfregaço sanguíneo, deve-se dar atenção à presença de macrócitos ou micrócitos. O grau de variação do tamanho das hemácias (anisocitose) pode ser estabelecido como 1+ a 4+, com base na quantidade de hemácias de tamanho variável no campo microscópico de monocamada (ver Tabela 20.1). Há relato de subpopulações de hemácias em patos, nos quais as hemácias maiores (VGM = 308 fℓ/célula) representam, mais provavelmente, aquelas mais recentemente liberadas do tecido hematopoético, enquanto as hemácias menores (VGM = 128 fℓ/célula) representam, mais provavelmente, as células mais antigas ou maduras. Com frequência, em aves, a anemia microcítica hipocrômica não regenerativa está associada a doenças inflamatórias crônicas, principalmente aquelas de etiologia infecciosa.

As variações na cor de hemácias incluem policromasia e hipocromasia. Há pequeno número de hemácias policromatofílicas ou policromáticas (geralmente < 5% do total de hemácias) no

Tabela 20.1	Avaliação microscópica semiquantitativa da morfologia de hemácias de aves.			
	1+	**2+**	**3+**	**4+**
Anisocitose	5 a 10	11 a 20	21 a 30	> 30
Policromasia	2 a 10	11 a 14	15 a 30	> 30
Hipocromasia	1 a 2	3 a 5	6 a 10	> 10
Poiquilocitose	5 a 10	11 a 20	21 a 50	> 50
Eritroplastídeos	1 a 2	3 a 5	6 a 10	> 10

Baseada na contagem média de células anormais por campo microscópico em área de monocamada; aumento de 1.000×.

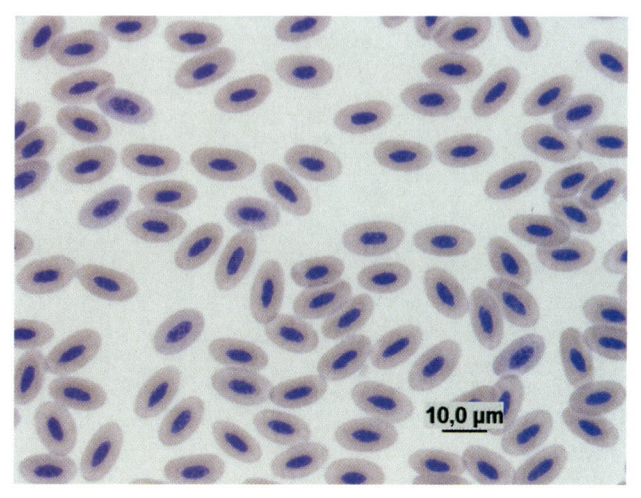

Figura 20.7 Hemácias normais em esfregaço sanguíneo de búteo-de-cauda-vermelha (*Buteo jamaicensis*). (Coloração de Wright-Giemsa.)

sangue periférico da maioria das aves normais. O grau de policromasia pode ser estabelecido de acordo com as diretrizes apresentadas na Tabela 20.1. O citoplasma de hemácias policromatofílicas é fracamente basofílico, e o núcleo é menos condensado que o de hemácias maduras (Figura 20.8). O tamanho das hemácias policromáticas é semelhante ao de hemácias maduras; elas se assemelham aos reticulócitos quando coradas com corantes vitais, como novo azul de metileno.

Reticulócito é a penúltima célula da série de maturação eritrocitária; a sua presença no sangue periférico de aves normais sugere que os estágios finais da maturação de hemácias ocorrem no sangue circulante. Os reticulócitos tendem a apresentar tamanho menor e são mais longos, comparativamente às hemácias maduras. Por exemplo, os reticulócitos de codorniz do gênero *Coturnix* medem 9,80 ± 0,77 μm de comprimento e 8,23 ± 0,72 μm de largura, em machos, e 9,80 ± 0,77 μm de comprimento e 7,73 ± 0,70 μm de largura, em fêmeas. Para a contagem de reticulócitos, pode-se utilizar esfregaço sanguíneo corado com corante vital, como novo azul de metileno. Os reticulócitos apresentam um anel distinto de material reticular agregado que circunda o núcleo (Figura 20.9). Conforme as células amadurecem, a quantidade de material reticular agregado diminui e se torna mais disperso por todo o citoplasma. Com o avanço da maturação, o material reticular se desagrega e, então, assemelha-se aos reticulócitos "pontilhados" de felídeos. Hemácias de ave mais maduras contêm quantidades variáveis de retículo agregado ou pontilhado. Contudo, os reticulócitos que refletem a atual resposta eritrocitária regenerativa são aqueles que possuem um distinto anel de retículo agregado circundando o núcleo da hemácia. Uma quantidade significativamente alta dessas células indica resposta regenerativa à anemia.

As hemácias hipocrômicas são anormalmente pálidas, comparativamente às hemácias maduras, e contêm área citoplasmática pálida que ocupa mais da metade do volume do citoplasma (Figura 20.10). Além disso, elas podem apresentar vacúolos citoplasmáticos e núcleos redondos com picnose. Na hipocromasia significativa, verifica-se diminuição dos valores de CHCM e HCM. Pode-se estimar o grau de hipocromasia usando a escala mostrada na Tabela 20.1.

Na maioria das espécies de aves, a morfologia das hemácias é relativamente uniforme. Pode-se estimar o grau de poiquilocitose usando a escala mostrada na Tabela 20.1. Ocasionalmente, notam-se hemácias atípicas no sangue periférico de aves

saudáveis; essas hemácias podem ser artefatos associados à preparação do esfregaço sanguíneo. O exame minucioso da morfologia das hemácias pode revelar a presença de agregados significantes, indicativos de anormalidades em hemácias de aves. Como já mencionado, os graus de policromasia e de reticulocitose e a presença de hemácias imaturas no sangue periférico auxiliam na avaliação da regeneração de hemácias. A presença de várias hemácias hipocrômicas (ou seja, hipocromasia 2+ ou maior) indica anormalidade eritrocitária, como deficiência de ferro.

Em hemácias atípicas, tanto a morfologia quanto o tamanho podem ser variáveis. Em aves, uma discreta variação no tamanho das hemácias (anisocitose 1+) é considerada normal. Entretanto, em aves com anemia regenerativa, geralmente nota-se um grau maior de anisocitose associada à policromasia. Igualmente, menores alterações na morfologia normal de hemácias de aves (poiquilocitose 1+) são consideradas normais no sangue periférico de aves; contudo, poiquilocitose marcante pode indicar disgênese eritrocítica. Ocasionalmente, são visualizadas hemácias redondas com núcleos ovais em esfregaços sanguíneos de aves anêmicas; isso sugere dismaturação do citoplasma e do núcleo da célula, condição que pode ser resultado de eritropoese

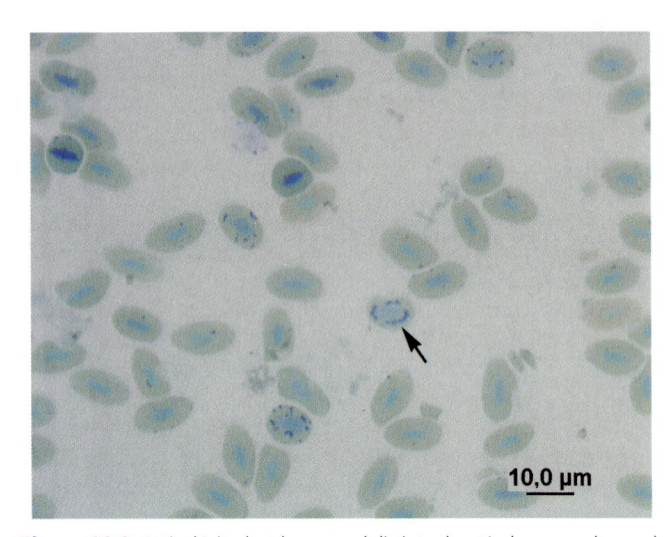

Figura 20.9 Reticulócito (*seta*) com anel distinto de retículo agregado envolvendo o núcleo da hemácia, em esfregaço sanguíneo de papagaio (*Psittacus erithacus*). (Coloração com azul cresil brilhante.)

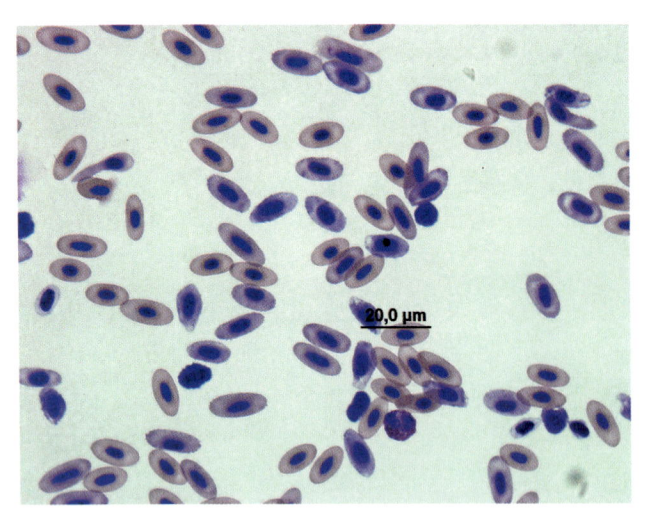

Figura 20.8 Hemácias com policromasia em esfregaço sanguíneo de búteo-de-cauda-vermelha (*Buteo jamaicensis*). (Coloração de Wright-Giemsa.)

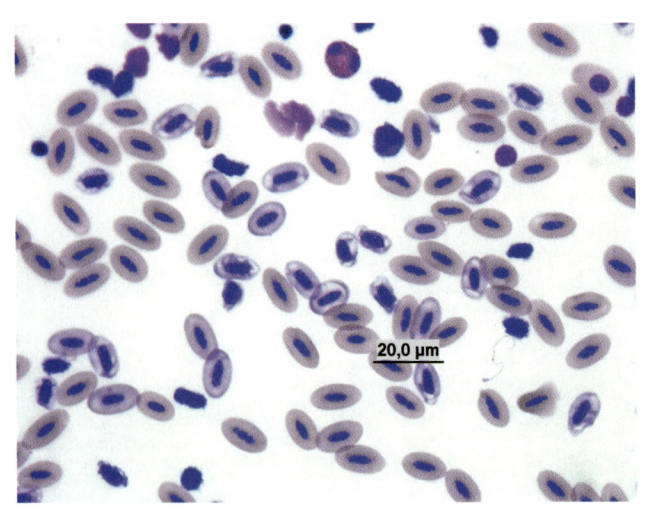

Figura 20.10 Hemácias hipocromadas em esfregaço sanguíneo de papagaio-eclectus (*Eclectus roratus*). (Coloração de Wright-Giemsa.)

acelerada. Métodos automatizados de contagem de hemácias podem calcular o grau de anisocitose usando o valor da extensão da distribuição das hemácias (EDH ou RDW, do inglês, *red cell distribution width*), que mensura a variação do tamanho das hemácias, ou VGM. Em psitacídeos saudáveis a EDH varia de 10 a 11; valores acima desses indicam maior grau de anisocitose.

O núcleo pode apresentar localização celular variável e conter indentações, protrusões ou constrições. Às vezes, visualizam-se hemácias anucleadas (eritroplastídeos) ou fragmentos citoplasmáticos em esfregaços sanguíneos de aves saudáveis (Figura 20.11). O núcleo pode conter estrias de cromofobia, as quais sugerem cromatólise, ou bandas acrômicas, que indicam fratura nuclear com desprendimento de fragmentos (Figura 20.12). Em esfregaços sanguíneos, a atividade mitótica associada a hemácias sugere resposta regenerativa intensa ou discrasia eritrocitária. Anéis perinucleares são artefatos comuns decorrentes de preparação inapropriada do esfregaço (p. ex., exposição a vapor de solvente ou de formalina, ou secagem do esfregaço muito lenta); essas estruturas representam retração nuclear. Notam-se espaços claros, irregulares e com refração no citoplasma quando a secagem do esfregaço sanguíneo é muito lenta.

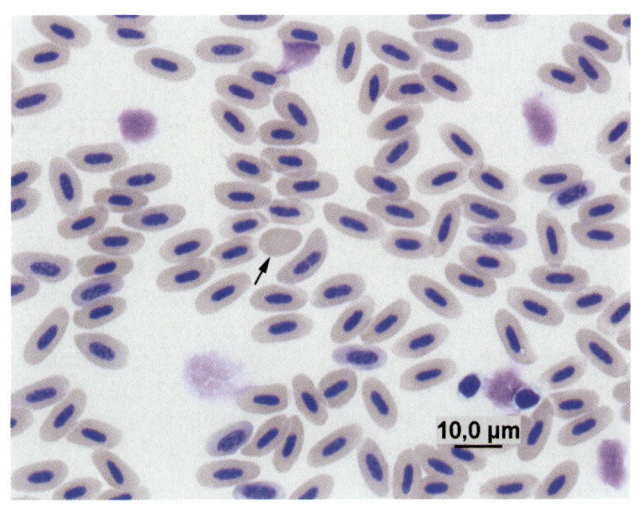

10,0 µm

Figura 20.11 Eritroplastídeo (*seta*) em esfregaço sanguíneo de periquito-australiano (*Melopsittacus undulatus*). (Coloração de Wright-Giemsa.)

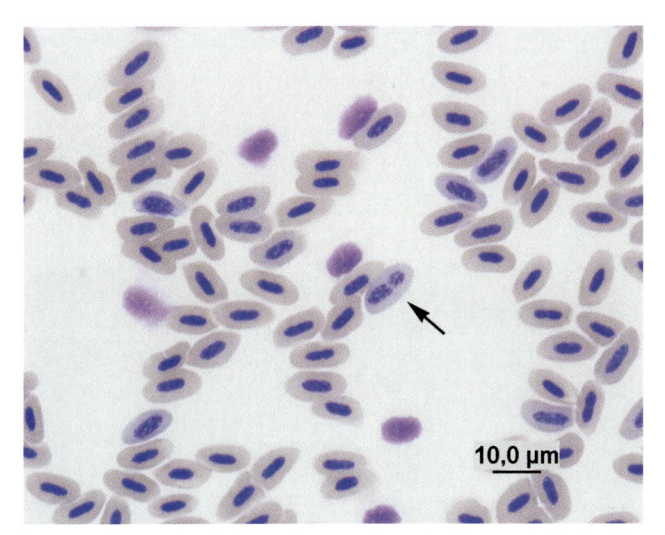

10,0 µm

Figura 20.12 Núcleo de hemácia contendo estrias de cromofobia (*seta*) em esfregaço sanguíneo de periquito-australiano (*Melopsittacus undulatus*). (Coloração de Wright-Giemsa.)

Esses artefatos, que se apresentam como hemácias crenadas, não devem ser confundidos com hemoparasitas de aves, como gametócitos de *Haemoproteus* e *Plasmodium*. Rupturas ou manchas nucleares em hemácias de aves são os mais comuns artefatos oriundos da preparação de esfregaço. Células com danos graves resultam em material nuclear amorfo de cor púrpura no esfregaço sanguíneo.

Hemácias binucleadas raramente são vistas em esfregaços sanguíneos de aves saudáveis. No entanto, grande quantidade de hemácias binucleadas, combinada com outras características de discrasia eritrocitária, sugere doença neoplásica, viral ou genética.

Pontilhado basofílico é caracterizado por pontilhados de agregados de pequenos grânulos basofílicos irregulares por todo o citoplasma de hemácias, em esfregaços corados pelo corante de Wright. À semelhança da hematologia de mamíferos, a presença de pontilhado basofílico é mais provavelmente associada a anormalidades degenerativas no ácido ribonucleico de ribossomos; indica resposta à anemia ou, raramente, intoxicação por chumbo. O pontilhado basofílico pode ser afetado por preparação e coloração do esfregaço sanguíneo. O uso de sangue fresco sem anticoagulante ou a secagem rápida do esfregaço sanguíneo feito com sangue obtido em tubo com o anticoagulante EDTA propicia os melhores esfregaços para visualização do pontilhado basofílico. Esse pontilhado é menos evidente quando se utiliza álcool para fixação do sangue. Corpúsculos de Heinz, oriundos da desnaturação da hemoglobina (hemoglobina oxidada), raramente é relatado em aves. Esses corpúsculos se apresentam redondos ou com formato irregular, azul-pálido, inclusões citoplasmáticas coradas pelo corante novo azul de metileno; redondos ou como inclusões irregulares de hemoglobina densamente corada pelo corante de Wright; ou como inclusões que apresentam refração em hemácias não coradas. Aglutinação de hemácias e eritrofagocitose em esfregaços sanguíneos são achados anormais raros sugestivos de doença imunomediada. A aglutinação se apresenta como agregação de hemácias no esfregaço sanguíneo. Aglutinação é melhor visualizada em microscópio com pequeno aumento. Eritrofagocitose é identificada pelo achado de fagocitose de toda a hemácia ou de pigmento de ferro oriundo da degradação da hemoglobina, no citoplasma de leucócitos, tipicamente monócitos.

Avaliação laboratorial

A avaliação laboratorial de hemácias de aves envolve os mesmos procedimentos de rotina utilizados na hematologia de mamíferos, porém com algumas modificações. Para obtenção do VG (volume globular, ou hematócrito) pode-se utilizar a técnica manual padrão, ou seja, o uso de tubo capilar para micro-hematócrito e centrifugação (12.000 g durante 5 minutos). A concentração de hemoglobina é mensurada do mesmo modo que se faz em amostra de sangue de mamíferos; entretanto, é necessária a remoção de núcleos de hemácias livres por meio de centrifugação.

A mensuração do VG é o método mais rápido e fácil de avaliação da massa eritrocitária de aves. Assim como nos mamíferos, o VG de aves é influenciado pela quantidade e pelo tamanho das hemácias, bem como por alterações no volume de plasma que não afetam a massa total de células. Essas alterações incluem aumento do volume plasmático (hemodiluição), diminuição do volume plasmático (hemoconcentração), técnica de coleta de sangue inapropriada (hemodiluição), bem como administração de epinefrina e hipotermia, condições que podem resultar em hemoconcentração.

Em aves, a contagem total de hemácias pode ser obtida por meio de método manual ou automatizado, como aqueles utilizados para contagem total de hemácias em sangue de mamíferos. Os contadores de células automatizados propiciam contagem de hemácias rápida e confiável. Dois métodos manuais para contagem total de hemácias em aves são o Unopette® (Becton-Dickinson), utilizado em hematologia de mamíferos, e o método de Natt-Herricks, que requer a preparação de solução de Natt-Herricks, como corante e diluente (Tabela 20.2). Obtém-se diluição do sangue na proporção 1:200 usando solução de Natt-Herricks e pipeta de diluição de hemácias. Após a mistura do sangue com o diluente, a amostra de sangue diluído é colocada na câmara de contagem hemacitométrica e deixada em repouso para decantação das células durante 5 minutos, na superfície reticulada, antes da contagem. Quando se utilizam métodos manuais, contam-se as hemácias presentes nos quatro cantos e no quadrado central da câmara de hemocitometria (Figuras 20.13 e 20.14). Para calcular a contagem total de hemácias por microlitro (μℓ) de sangue, o valor obtido é multiplicado por 10.000. O uso do *kit* de solução de Natt-Herricks disponível no mercado (Natt-Pette®) torna o procedimento mais fácil e confiável. O *kit* contém reservatórios já preenchidos com o corante de Natt-Herricks, uma pipeta calibrada para 5 μℓ (para fazer a diluição 1:200) e ponteiras para a pipeta. O sangue diluído é colocado na câmara de hemocitometria, seguido de repouso da câmara por, no mínimo, 5 minutos, antes da contagem. Com o emprego desse corante, são visualizadas hemácias ovais com núcleo azul-escuro pequeno envolvido por citoplasma incolor ou róseo-pálido. A contagem total de hemácias (CTHe) nos quatro quadrados dos cantos e nos quadrados centrais da câmara, o grande quadrado da câmara de Neubauer quadriculada, é obtido em microscópio,

com aumento de 40× (*high dry*). A CTHe é calculada multiplicando-se a quantidade de hemácias por 10.000.

Pode-se calcular os índices hematimétricos (ou seja, VGM, CHCM e HCM) usando fórmulas padrões. No entanto, a mensuração eletrônica direta do VGM parece ser mais sensível na detecção de alterações de tamanho das hemácias de aves.

Fisiologia da hemácia normal

Os valores de referência normais variam em virtude das espécies de aves; no entanto, com poucas exceções, os psitacídeos mantidos em cativeiro apresentam parâmetros eritrocitários semelhantes, ou seja, VG: 35 a 55%; contagem de hemácias (He): 2,4 a 5,0 × 10⁶/μℓ; concentração de hemoglobina: 11 a 16 mg/dℓ; VGM: 90 a 200 fℓ; e CHCM: 22 a 33% (Tabela 20.3).

Deve-se ressaltar que há relação proporcional entre a concentração de Hb e o VG em amostras de sangue de aves. Uma relação simplificada de Hb (g/dℓ) = 0,30 × VG propicia estimativa razoável da concentração de Hb a partir do VG de aves das ordens Anseriformes, Columbiformes, Falconiformes, Galliformes, Passeriformes, Psittaciformes, Sphenisciformes e Strigiformes; contudo, deve-se empregar uma diferente relação de Hb = 0,217 × VG + 6,69 para a ordem Phoenicopteriformes.

A CTHe e o VG de aves são influenciados por espécie, idade, gênero, fatores hormonais, hipoxia, fatores ambientais e doenças. Em geral, a CTHe, o VG e o VGM aumentam com o avanço da idade. Parece que a concentração de Hb não é influenciada pela idade; portanto, a diminuição da CHCM está relacionada ao aumento do VGM.

Em aves, a contagem total de hemácias e o VG tendem a ser maiores em machos, comparativamente às fêmeas. O motivo disso pode ser uma ação hormonal; o estrógeno reduz a eritropoese, enquanto os andrógenos e a tiroxina estimulam a eritropoese. Geralmente, em aves, as variações nos parâmetros eritrocitários associadas ao gênero não são estatisticamente significantes; entretanto, há relatos de diferenças entre machos e fêmeas que refletem uma variação sazonal, em que as fêmeas tendem a apresentar maiores valores de VG, Hb, CTHe e CHCM, comparativamente aos machos, no período pré-nidificação.

Estudos em patos e gansos de vida livre indicaram que os valores médios de VG, Hb, CTHe e CHCM tendem a ser maiores no inverno e no período pré-nidificação em adultos, independentemente do gênero, em comparação com aqueles obtidos no

Tabela 20.2 Solução e corante de Natt-Herricks.

Cloreto de sódio (NaCl)	3,88 g
Sulfato de sódio (NaSO₄)	2,50 g
Fosfato de sódio (Na₂HPO₄)	1,74 g
Fosfato de potássio (KH₂PO₄)	0,25 g
Formalina (37%)	7,50 mℓ
Metil violeta	0,10 g

Adicione até completar 1.000 mℓ com água destilada e filtre em filtro de papel médio Whatman #10.

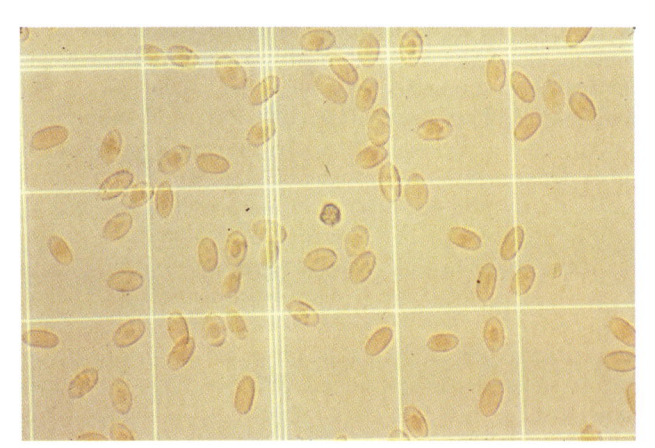

Figura 20.13 Aparência de hemácias de aves e de um leucócito (*centro*) na câmara de hemocitometria, usando o método Unopette. (*Fonte*: imagem de Campbell TW. *Exotic Animal Hematology and Cytology*, 4th ed. Ames, IA: Wiley Blackwell, 2015, p. 200.)

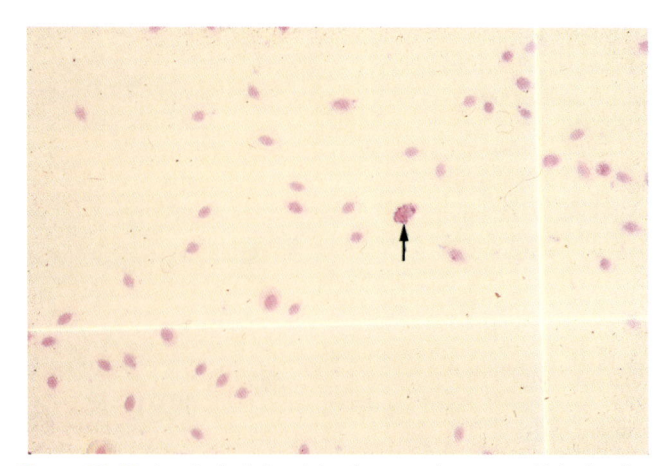

Figura 20.14 Aparência de hemácias de aves e de um granulócito (*seta*) em hemocitômetro usando o método de Natt-Herricks. (*Fonte*: imagem de Campbell TW. *Exotic Animal Hematology and Cytology*, 4th ed. Ames, IA: Wiley Blackwell, 2015, p. 201.)

Tabela 20.3 Parâmetros eritrocitários de aves selecionadas.

	VG (%)	He (×10⁶/μℓ)	Hb (g/dℓ)	VGM (fℓ)	CHCM (%)
Psitacídeos					
Papagaio-cinzento-africano	43 a 55	2,4 a 4,5	11,0 a 16,0	90 a 180	23 a 33
Papagaio-amazona	45 a 55	2,5 a 4,5	12,5 a 25	160 a 175	29,1 a 31,0
Papagaio-verdadeiro	44 a 58	2,1 a 3,5	16,0 a 18,4	163 a 209	31,7 a 37,8
Papagaio-cubano	44 a 54	3,1 a 3,5	15,2 a 17,7	142 a 162	31,4 a 37,2
Papagaio-da-várzea	47 a 53	3,1 a 3,8	16,1 a 17,4	135 a 164	31,5 a 34,5
Papagaio-amazona-de-asas-alaranjadas	46 a 51	2,8 a 3,3	15,5 a 17,5	151 a 166	32,1 a 36,0
Papagaio-de-peito-roxo	46 a 52	3,0 a 3,3	15,0 a 17,5	145 a 174	31,7 a 35,6
Papagaio-amazona-de-cabeça-amarela	38 a 51	2,1 a 3,5	12,1 a 17,4	135 a 175	31,0 a 34,1
Periquito-australiano	44 a 58	2,3 a 3,9	13 a 18	90 a 190	22 a 32
Calopsita	45 a 54	2,5 a 4,7	11 a 16	90 a 200	22 a 33
Cacatua	42 a 54	2 a 4	12 a 16	120 a 175	28 a 33
Cacatua-negra	40 a 46	2,4 a 2,7	12 a 17	154 a 184	32 a 37
Cacatua-de-goffin	37 a 47	2,4 a 3,4	12 a 16	119 a 175	33 a 39
Cacatua-das-palmeiras	36 a 47	2,0 a 3,6	13 a 17	131 a 235	31 a 36
Cacatua-branca	37 a 48	2,8 a 3,2	14 a 18	132 a 171	30 a 39
Jandaia-verdadeira	42 a 54	2,9 a 4,5	12 a 16	90 a 190	23 a 31
Jandaia-amarela	50 a 54	3,6 a 4,0	17,6 a 20,4	126 a 144	33,9 a 40,7
Jandaia-da-patagônia	45 a 52	3,2 a 4,1	14,3 a 16,2	127 a 146	30,9 a 32,3
Papagaio-eclectus	45 a 55	2,7 a 3,8	13,5 a 16,0	125 a 175	29 a 32
Papagaio-de-jardine	35 a 48	2,4 a 4,0	11 a 16	90 a 190	21 a 33
Agapórnis	44 a 57	3,0 a 5,1	13 a 18	90 a 190	22 a 32
Arara	47 a 55	2,7 a 4,5	15 a 17	125 a 170	29 a 35
Arara-de-asas-verde	39 a 54	2,7 a 4,1	9,6 a 18,7	116 a 177	21,9 a 34,9
Arara-militar	37 a 55	2,7 a 5,2	11,1 a 19,6	106 a 173	33,9 a 40,7
Araracanga	40 a 54	2,3 a 3,7	13,1 a 19,9	135 a 169	29,7 a 37,3
Maitaca	35 a 54	2,4 a 4,0	11 a 16	85 a 210	24 a 31
Caturrita	30 a 58	2,8 a 3,9	11 a 15	90 a 200	22 a 32
Papagaio-do-senegal	36 a 48	2,4 a 4,0	11 a 16	90 a 200	23 a 32
Outros					
Canário	37 a 49	2,5 a 3,8	12 a 16	90 a 210	22 a 32
Pombo	38 a 50	3,1 a 4,5	13 a 17,5	85 a 200	22 a 33
Galinha	23 a 55	1,3 a 4,5	7,0 a 18,6	100 a 139	20 a 34
Peru	30,4 a 45,6	1,74 a 3,70	8,8 a 13,4	112 a 168	23,2 a 35,3
Codorniz	30,0 a 45,1	4,0 a 5,2	10,7 a 14,3	60 a 100	28,0 a 38,5
Ganso-canadense	38 a 58	1,6 a 2,6	12,7 a 19,1	118 a 144	20 a 30
Pato-real[a]	46 a 51	3,05 a 3,65	14,8 a 16,4	134 a 162	31,4 a 31,8
Pato-real[b]	34 a 44	1,61 a 2,41	11 a 13	172 a 227	27 a 31
Falcão-peregrino	37 a 53	3 a 4	11,8 a 18,8	118 a 146	31,9 a 35,2
Búteo-de-cauda-vermelha	31 a 43	2,41 a 3,59	10,7 a 16,6	150 a 178	29,7 a 34,5
Coruja-do-mato	29 a 47	1,5 a 2,4	8,0 a 13,3	154 a 221	33,1 a 62,1
Abutre-de-dorso-branco	35 a 54	21 a 3,0	1.623,0 a 1.632,0	186 a 208	36,2 a 42,3

[a]Janeiro.
[b]Junho.
Fontes: baseada em Pollack et al. (2005); Tell & Citino (1992); Cray (2000); Campbell (2000); Polo et al. (1998); Spagnolo et al. (2008); e Naidoo et al. (2008).
VG = volume globular; He = hemácia; Hb = hemoglobina; VGM = volume globular médio; CHCM = concentração de hemoglobina corpuscular média.

período pós-nidificação e no outono. Durante a migração, os patos tendem a apresentar contagem de hemácias ligeiramente menor, comparativamente àquela verificada no inverno no período pós-nidificação; nessas aves, o VGM tende a ser maior no inverno e no período pré-nidificação. Fato interessante é que essas alterações também ocorrem em patos mantidos em cativeiro, que não são capazes de migrar. A muda de penas, um evento sazonal, influencia os valores do hemograma; relata-se diminuição dos valores de VG, He e Hb em patos, durante e após o remígio.

Os parâmetros eritrocitários normais variam em função da espécie de ave. Por exemplo, aves da ordem Anseriforme, patos-reais (*Anas platyrhynchos*) e patos que mergulham a cabeça em água rasa para se alimentar (*dabbling duck*) apresentam valores médios de VG e CTHe maiores no inverno e no período pré-nidificação em comparação aos *diving ducks*, ou seja, patos que mergulham a cabeça mais profundamente para obter alimento (*Aythya* spp. e *Oxyura jamaicensis*); além disso, os *diving ducks* apresentam VGM maior durante o inverno e no período pré-nidificação, em comparação com os patos-reais. Em geral, os patos tendem a apresentar CTHe maior que os gansos; contudo, durante o inverno, os gansos apresentam maiores valores de VGM e Hb do que os patos.

As aves, à semelhança do que acontece em mamíferos, respondem à perda de sangue e destruição de hemácias aumentando a produção de eritropoetina, a qual estimula a eritropoese. A eritropoetina aviária (uma glicoproteína sintetizada no rim) atua diretamente na medula óssea, aumentando a produção de hemácias. No entanto, a eritropoetina aviária não estimula a eritropoese em mamíferos; além disso, a eritropoetina de mamíferos não influencia a hematopoese em aves.

A hemoglobina de aves apresenta quatro subunidades heme, contendo ferro, como a hemoglobina de mamíferos, porém as frações proteicas (p. ex., globulinas) são diferentes. Nas hemácias de aves, os compostos fosfatados, que influenciam a afinidade da hemoglobina pelo oxigênio, também são diferentes daqueles de mamíferos. A hemoglobina de aves adultas contém pentafosfato de mioinositol, em vez de 2,3-difosfoglicerato, como acontece em mamíferos. O pentafosfato de inositol reduz a afinidade da hemoglobina pelo oxigênio e, em mamíferos, desvia a curva de dissociação do oxigênio para a direita. Portanto, os tecidos das aves podem extrair oxigênio da hemoglobina mais rapidamente que os tecidos dos mamíferos.

Respostas nas doenças

Em muitas espécies de aves, o VG normal varia de 35 a 55%. Assim, um valor de VG menor que 35% sugere anemia, e acima de 55% sugere desidratação ou eritrocitose (policitemia). Essa última condição pode ser diferenciada com base na concentração sérica de proteína total, ou seja, o aumento de proteína total indica desidratação, enquanto um valor normal ou baixo de proteína total indica eritrocitose.

Tipicamente, as hemácias policromáticas respondem por 5% ou menos da população de hemácias visualizada nos esfregaços sanguíneos de aves saudáveis. Os graus de policromasia eritrocitária e reticulocitose indicam o grau de eritrogênese. Aves anêmicas com grau de policromasia superior a 10% (policromasia 3+ e 4+) exibem resposta regenerativa apropriada à anemia. Diferentemente, aquelas aves que apresentam menor grau de policromasia não estão respondendo de modo apropriado. A quantidade de reticulócitos também indica a resposta atual da ave à anemia. Portanto, a contagem de reticulócitos também

pode ser utilizada, juntamente com a avaliação do grau de policromasia, para determinar a resposta eritropoética real da ave.

Outra evidência de eritropoese ativa é a presença de hemácias imaturas binucleadas, aumento da quantidade de hemácias imaturas normais e hemácias imaturas no sangue periférico. A presença de hemácias imaturas (ou seja, rubrícitos) nos esfregaços de sangue periférico, além de causar maior grau de policromasia, indica resposta eritrocitária marcante (Figura 20.15). Todavia, em casos de aves sem anemia, essas células indicam eritropoese anormal. A constatação de hemácias imaturas pode sugerir, também, sua liberação precoce pelo tecido hematopoético após insulto anóxico ou tóxico (p. ex., intoxicação causada por chumbo).

Em aves, as causas de anemia incluem perda de sangue (anemia hemorrágica), aumento da destruição eritrocitária (anemia hemolítica) e diminuição da produção de hemácias (anemia por redução da hematopoese). As causas mais comuns de anemia hemorrágica em aves são lesão traumática, hemoparasitas, coagulopatias e lesões hemorrágicas de órgãos internos, tais como neoplasias ulceradas, úlcera gástrica e ruptura de fígado ou baço. Em aves, infestações maciças por ectoparasitas sugadores de sangue, como carrapatos ou ácaros (p. ex., ácaro *Dermanyssus*), ou por parasitas gastrintestinais, como coccídios, podem causar anemia secundária à perda de sangue grave. As coagulopatias que resultam em anemia por perda de sangue geralmente são adquiridas e, com frequência, associadas a intoxicações, como aquelas causadas por aflatoxina ou cumarina, ou a doença hepática grave, como acontece na infecção por papovavírus. As aves podem ser mais tolerantes à perda de sangue aguda que os mamíferos; ademais, as aves mergulhadoras ou voadoras são mais resistentes à perda de sangue que aquelas não mergulhadoras, como as da ordem Galliformes. Em frangos, a mobilização e a reposição de líquido nos primeiros 90 minutos após um evento hemorrágico representam, aproximadamente, 13 a 17% do volume sanguíneo inicial, por hora, o que corresponde ao dobro daquele de cães.

No caso de anemia hemolítica, a taxa de destruição de hemácias é maior que o normal, resultando em elevada produção de hemácias para compensar a perda, condição indicada por aumento na quantidade de hemácias imaturas no sangue circulante. A anemia hemolítica pode ser em decorrência de infecção bacteriana sistêmica ou hematógena (sepse), doença infecciosa,

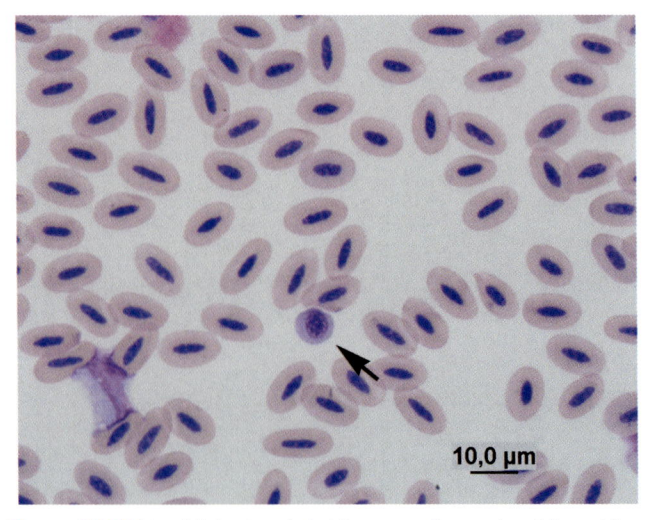

10,0 μm

Figura 20.15 Hemácia imatura (rubrícito com policromasia média, *seta*) em esfregaço sanguíneo de águia (*Haliaeetus leucocephalus*). (Coloração de Wright-Giemsa.)

hemoparasitoses e intoxicações. A maioria dos hemoparasitas de aves tem potencial para causar anemia no hospedeiro; os dois parasitas mais frequentemente associados à anemia hemolítica são *Plasmodium* e *Aegyptianella*. Salmonelose ou espiroquetose comumente causam sepse bacteriana, que resulta em anemia hemolítica grave. As intoxicações que ocasionam alta destruição de hemácias incluem aquelas causada por aflatoxinas, substâncias químicas de alguns vegetais (p. ex., mostarda), medicamentos e derivados de petróleo. A ingestão de derivados de petróleo pode causar anemia por corpúsculos de Heinz. A anemia hemolítica que acomete aves marinhas está associada à poluição por óleo, sendo caracterizada por baixos índices eritrocitários e numerosas hemácias imaturas. Metais pesados, como chumbo e zinco, estão associados à ocorrência de anemia hemolítica em diversas espécies de aves e são considerados por alguns autores a causa mais comum dessa doença em aves de companhia. Embora rara, a anemia imunomediada pode ocasionar hemólise; no esfregaço sanguíneo, nota-se aglutinação de hemácias. Tipicamente, a anemia hemolítica é caracterizada por resposta regenerativa marcante. Embora, em geral, a hemocromatose não interfira nos valores do hemograma, Rupiper e Read relataram um caso de psitacídeo com hemocromatose que apresentava anemia grave com marcante resposta regenerativa (policromasia 4+ e hemácias imaturas, em fase de desenvolvimento tão precoce quanto prorrubrícitos). A hemocromatose pode alterar a maturação de hemácias em virtude da anormalidade na absorção de ferro.

Anemia normocítica normocrômica não regenerativa indica redução da eritropoese (anemia por depressão da medula), condição que pode se instalar rapidamente em aves com doença inflamatória, principalmente aquelas que envolvem microrganismos infecciosos. Parece que as aves desenvolvem anemia causada por falha na eritropoese mais rapidamente que os mamíferos, talvez devido à meia-vida relativamente curta das hemácias de aves, comparativamente à de mamíferos. Embora a meia-vida das hemácias de aves seja variável entre as espécies, geralmente ela é mais breve que a de mamíferos. Por exemplo, a meia-vida das hemácias é de 28 a 35 dias em frangos, 42 dias em suínos, 35 a 45 dias em pombos e 33 a 35 dias em codornizes. O grau de policromasia ou reticulocitose é baixo ou ausente em aves com anemias por depressão da medula. Em aves, as doenças infecciosas frequentemente associadas à anemia por depressão medular incluem tuberculose, aspergilose e clamidofilose. Doenças hepáticas e renais crônicas e hipotireoidismo também podem resultar em anemia por depressão medular. Ademais, neoplasias que resultam em infiltração de células neoplásicas na medula óssea podem ocasionar anemia por depressão medular. O tratamento de lesões neoplásicas com medicamentos mielossupressores também pode causar anemia por depressão medular. A anemia não regenerativa pode, também, ser causada por parasitoses, tais como a infecção por *Baylisascaris procyonis*. Em aves, com frequência, a inflamação crônica está associada a grave anemia não regenerativa, leucocitose e heterofilia.

Hipocromasia pode ser constatada na deficiência de ferro, em doenças inflamatórias crônicas e na intoxicação por chumbo. Hemácias hipocrômicas são visualizadas com frequência em esfregaços sanguíneos de aves com doenças inflamatórias, possivelmente relacionada ao sequestro de ferro como parte da defesa das aves contra microrganismos infecciosos. Em tais casos, frequentemente, são visualizadas células hipocromáticas nos esfregaços sanguíneos, antes que os índices eritrocitários (CHCM e HCM) sugiram hipocromasia (ver Figura 20.10).

A intoxicação por metais pesados, principalmente chumbo e zinco, pode resultar em surgimento de hemácias imaturas e anormais no sangue periférico. A intoxicação crônica pelo chumbo também pode estar associada à liberação apropriada de hemácias imaturas de aparência normal no sangue periférico de aves que não apresentam anemia (Figura 20.16). Nessa condição, o esfregaço sanguíneo contém pequenas hemácias maduras senescentes com núcleos picnóticos e hemácias imaturas (geralmente rubrícitos), sem a presença de hemácias maduras normais. Essa resposta hematológica se parece com a liberação inapropriada de hemácias nucleadas no sangue de cães não anêmicos com intoxicação crônica pelo chumbo. Pode-se notar pontilhado basofílico no citoplasma de hemácias de aves intoxicadas por chumbo, mas também pode estar associada a regeneração eritrocitária e anemia hipocrômica. Em aves, com o aumento da concentração sanguínea de chumbo, ocorrem alterações previsíveis nos valores de VG, Hb e CHCM. Quando a concentração de chumbo no sangue alcança valor superior a 3 mg/ℓ, tendem a ocorrer alterações morfológicas nas hemácias e, portanto, associadas à intoxicação pelo chumbo grave. Em aves, a diminuição da CHCM é um indicador mais sensível de intoxicação pelo chumbo do que a hipocromasia.

Anemia macrocítica normocrômica acomete aves com restrição alimentar ou deficiência de ácido fólico. A deficiência de ácido fólico resulta em anormalidade na síntese de DNA, comprometendo a maturação nuclear, com hemoglobinização do citoplasma. A anemia por restrição alimentar também está associada a leucopenia, trombocitopenia, alteração na morfologia das hemácias (poiquilocitose acentuada) e hipersegmentação de granulócitos.

Eritrocitose (policitemia), indicada pela elevação do VG e da contagem de hemácias, raramente é relatada em aves. Em aves, não ocorre policitemia relativa associada à redistribuição de hemácias porque elas não armazenam reserva de hemácias no baço. É mais provável que as condições associadas à policitemia em mamíferos também causem policitemia em aves. Eritrocitose primária (policitemia vera) é uma anormalidade mieloproliferativa que resulta em eritrocitose absoluta, sendo uma condição rara em aves. Em aves, a maioria dos casos de eritrocitose absoluta (geralmente, VG > 70%) é resposta secundária à hipoxia que resulta em aumento da síntese de eritropoetina. As enfermidades

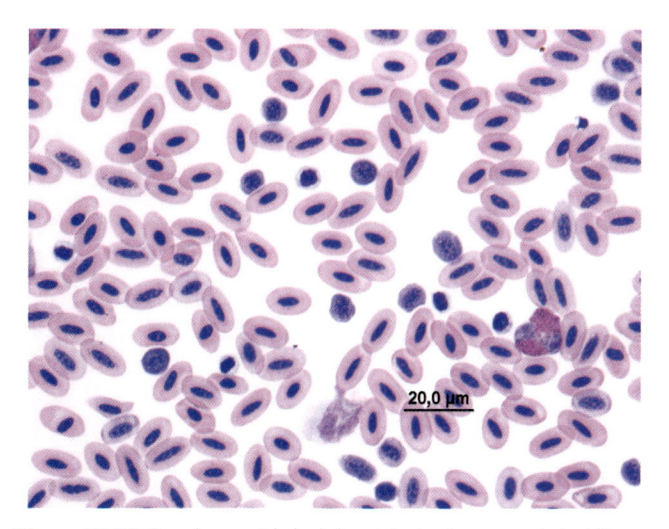

Figura 20.16 Grande quantidade de hemácias imaturas e um heterófilo em esfregaço sanguíneo de urubu-de-cabeça-vermelha (*Cathartes aura*) que apresentava volume globular normal (46%). O urubu estava intoxicado com chumbo. (Coloração de Wright-Giemsa.)

que ocasionam policitemia secundária incluem doença pulmonar crônica, cardiopatia, doença do armazenamento de ferro, raquitismo, doença ou neoplasia renal e resposta fisiológica à altitude elevada. Eritrocitose relativa associada à desidratação responde pela maioria dos casos de eritrocitose em aves.

A presença de numerosas hemácias imaturas (principalmente rubriblastos) e de hemácias imaturas de aparência anormal no sangue periférico de aves indica neoplasia eritrocítica. Eritroblastose em aves domésticas portadoras do complexo leucose aviária é um exemplo dessa condição.

A genotoxicidade de ciclofosfamida e mitomicina-C causa redução do VG e produção de hemácias com micronúcleos e brotamento nuclear. Os micronúcleos são vistos em hemácias nas fases de desenvolvimento de rubriblastos e prorrubrícitos. Esses efeitos são notados até o 8º dia após cessar a terapia com ciclofosfamida. A recuperação é indicada pelo grande aumento na quantidade de hemácias imaturas, com cura completa até o 13º dia. Portanto, a detecção de brotamento nuclear e micronúcleos em hemácias de aves, no esfregaço sanguíneo, indica exposição à genotoxina terapêutica ou ambiental.

Leucócitos

Morfologia

Em aves saudáveis, a leucopoese parece semelhante àquela verificada em mamíferos, nos quais os leucócitos são liberados na circulação periférica apenas quando estão maduros. Os leucócitos presentes no sangue de aves incluem linfócitos, monócitos e granulócitos. Os granulócitos são classificados em heterófilos, eosinófilos e basófilos. Na maioria das aves, os heterófilos são os granulócitos mais abundantes. Na coloração de Romanowsky o citoplasma de heterófilos maduros normais se apresenta incolor e com grânulos eosinofílicos (alaranjado-escuros a marromavermelhados) (ver Figuras 20.16 e 20.17). Tipicamente, os grânulos citoplasmáticos são alongados (em formato de bastonetes ou espiculados), porém, em algumas espécies, podem ser ovais ou redondos. Com frequência, os grânulos de heterófilos possuem uma estrutura central distinta que parece refringente. Os grânulos podem ser influenciados pelo procedimento de coloração e ter aparência atípica (ou seja, fracamente corados, parcialmente dissolvidos, ou fundidos). O núcleo de heterófilo maduro é lobado

(quase sempre com dois ou três lobos), com cromatina grosseira condensada de cor púrpura. Com frequência, o núcleo é parcialmente encoberto por grânulos citoplasmáticos.

Os heterófilos de aves são considerados funcionalmente semelhantes aos neutrófilos de mamíferos, mas há diferenças. Eles participam ativamente em lesões inflamatórias, e são fagocíticos. Os grânulos citoplasmáticos de heterófilos contêm lisozima e proteínas necessárias para a atividade bactericida, embora algumas espécies de aves, como os frangos, tenham heterófilos que carecem de atividade de peroxidase. Heterófilos fagocitam microrganismos e os destroem por meio de mecanismos dependentes e não dependentes de oxigênio. Embora os heterófilos de frangos careçam de fosfatase alcalina, catalase e mieloperoxidase, necessárias para a morte de microrganismos dependente de oxigênio, eles consomem oxigênio e produzem radicais de oxigênio e peróxido de hidrogênio, porém em menor quantidade que os neutrófilos de mamíferos. Portanto, os heterófilos de aves dependem muito mais de mecanismos não dependentes de oxigênio, lisozima e de proteínas catiônicas (ou seja, hidrolases ácidas e catepsina) para destruir os microrganismos. Heterófilos de aves (frangos e perus) não respondem ao quimiotático formilmetionil-leucil-fenilalanina (fMLP), como fazem os neutrófilos de mamíferos.

Análises ultraestruturais de heterófilos de aves revelam a presença de grânulos primários, secundários e terciários. Os grânulos primários são mais numerosos; eles se apresentam como bastonetes fusiformes eletrodensos ($1,5 \times 0,5\ \mu m$), com estrutura circular central. Os grânulos secundários ($0,5\ \mu m$ de diâmetro) são menos densos e contêm inclusões excêntricas compostas de material filamentoso frouxo. Os grânulos terciários ($0,1\ \mu m$) apresentam região central densa separada de um envelope membranoso de área eletrolucente. Com base em resultados de avaliações bioquímicas de heterófilos de frangos, considera-se que essas aves carecem de mieloperoxidase e fosfatase alcalina. Os grânulos de heterófilos de frangos não se coram com os métodos de fosfatase alcalina, peroxidase, Sudão negro B, fosfatase ácida, naftol AS-D cloroacetato esterase ou ácido periódico de Schiff. Em exames ultraestruturais, é possível visualizar grânulos pequenos e médios em heterófilos de aves, os quais, provavelmente, representam estágios de maturação dos grânulos citoplasmáticos.

Heterófilos de aparência anormal em esfregaços sanguíneos incluem tanto heterófilos imaturos quanto heterófilos com sinais de toxicidade. Os heterófilos imaturos apresentam citoplasma mais basofílico, núcleos não segmentados e grânulos citoplasmáticos imaturos, comparativamente aos heterófilos maduros normais (Figura 20.18). Os heterófilos imaturos mais frequentemente presentes no sangue são mielócitos e metamielócitos. Heterófilos mielócitos são maiores que os heterófilos maduros; apresentam citoplasma azul, bem como grânulos secundários em formato de bastonetes, os quais ocupam menos da metade do volume do citoplasma, e um núcleo redondo a oval não segmentado. Heterófilos metamielócitos se parecem com mielócitos, exceto o fato de o núcleo apresentar indentação e os grânulos terem forma de bastonetes e ocuparem mais da metade do volume citoplasmático. Heterófilos bastonetes lembram heterófilos maduros, porém o seu núcleo não contém lobos. Com frequência, é difícil identificar um heterófilo bastonete, porque o núcleo é oculto pelos grânulos citoplasmáticos. Portanto, a avaliação correta da quantidade de células bastonetes em esfregaços sanguíneos de aves requer o uso de corante nuclear, como hematoxilina, que cora apenas o núcleo, e não os grânulos citoplasmáticos.

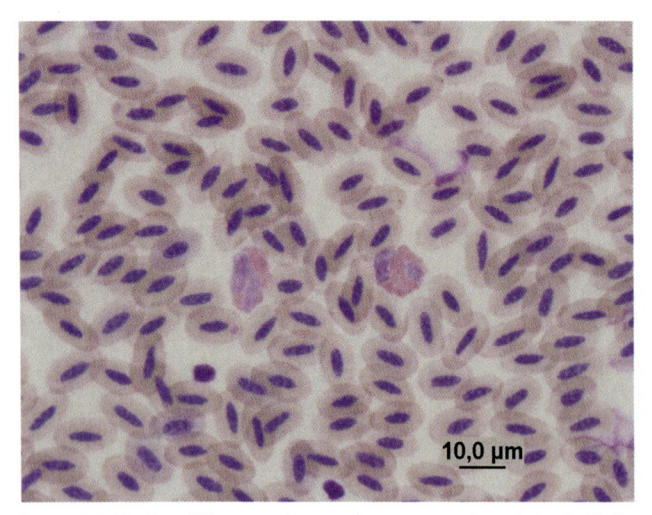

Figura 20.17 Heterófilos normais em esfregaço sanguíneo de águia (*Haliaeetus leucocephalus*). (Coloração de Wright-Giemsa.)

10,0 μm

Em resposta à doença sistêmica grave, os heterófilos de aves exibem alterações tóxicas semelhantes àquelas de neutrófilos de mamíferos. As alterações tóxicas em heterófilos de aves são quantificadas, de maneira subjetiva, como o número de células tóxicas e a gravidade da toxicidade, como se faz no exame hematológico de mamíferos. Heterófilos tóxicos contêm citoplasma mais basofílico, vacuolização, granulação anormal (degranulação, grânulos intensamente basofílicos e grânulos que se agregam e formam grandes grânulos redondos) e degeneração do núcleo celular (Figuras 20.19 a 20.22). O grau de toxicidade dos heterófilos pode ser estabelecido subjetivamente com base em uma escala de 1+ a 4+. Considera-se grau de toxicidade 1+, ou toxicidade discreta, quando os heterófilos apresentam aumento da basofilia citoplasmática. Considera-se grau 2+, ou toxicidade leve a moderada, quando os heterófilos apresentam citoplasma intensamente basofílico e degranulação parcial. Toxicidade 3+, ou de grau moderado, é estabelecida quando os heterófilos apresentam citoplasma intensamente basofílico, degranulação moderada, grânulos anormais e vacuolização citoplasmática, e considera-se toxicidade 4+, ou alto grau de toxicidade, quando os heterófilos apresentam citoplasma intensamente basofílico,

degranulação moderada a marcante com grânulos anormais, vacuolização citoplasmática e cariorrexe ou cariólise. A quantidade de heterófilos tóxicos é graduada como baixa (5 a 10%), moderada (11 a 30%) e alta (> 30%).

Na maioria dos esfregaços sanguíneos, a grande parte dos eosinófilos de aves apresenta praticamente o mesmo tamanho dos heterófilos. Por exemplo, o diâmetro dos heterófilos de codornizes *Coturnix* adultas fêmeas é de 9,80 ± 1,14 μm e, em machos, é de 10,22 ± 1,20 μm, enquanto o diâmetro de eosinófilos é de 9,55 ± 1,23 μm em fêmeas e 9,76 ± 1,13 μm em machos. Diferentemente dos heterófilos maduros, os eosinófilos de aves geralmente contêm grânulos citoplasmáticos redondos fortemente eosinofílicos, embora, em algumas espécies, os grânulos sejam ovais ou alongados. Em geral, os grânulos de eosinófilos se coram mais intensamente que os grânulos de heterófilos (Figuras 20.23 a 20.25). Os grânulos citoplasmáticos de eosinófilos carecem de estrutura central refringente visualizada em muitos heterófilos

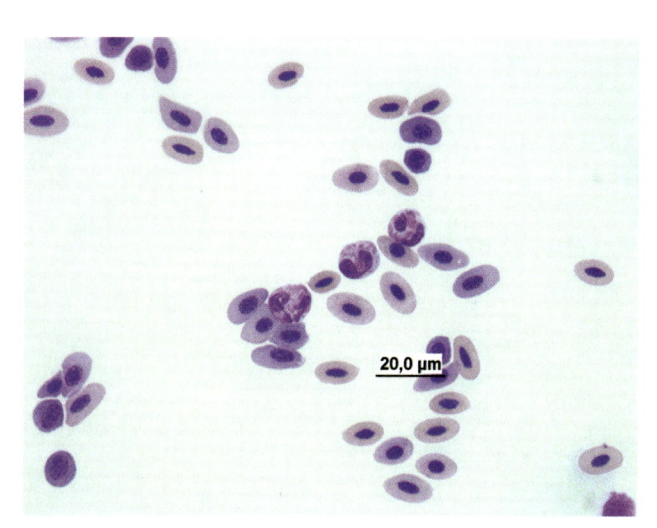

Figura 20.20 Heterófilos com alterações tóxicas moderadas (2+) (observe o citoplasma basofílico mais escuro e a menor quantidade de grânulos citoplasmáticos em forma de bastonetes, indicado pelo aumento evidente do citoplasma), em esfregaço sanguíneo de búteo-de-cauda-vermelha (*Buteo jamaicensis*). (Coloração de Wright-Giemsa.)

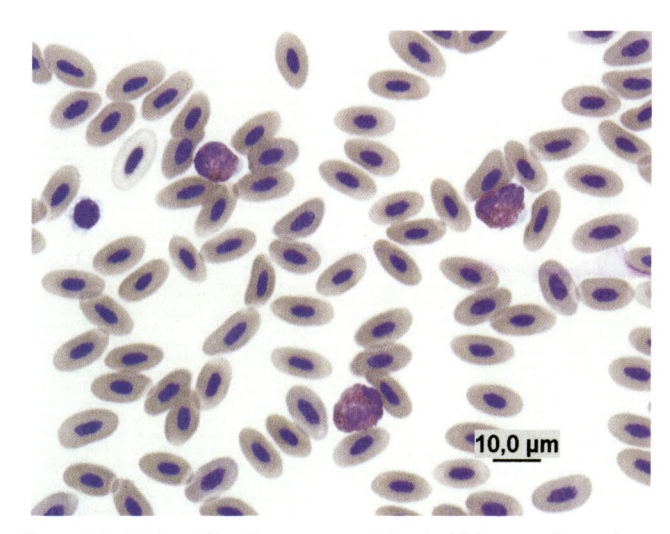

Figura 20.18 Heterófilos metamielócitos (*setas*) em esfregaço sanguíneo de falcão (*Buteo regalis*). (Coloração de Wright-Giemsa.)

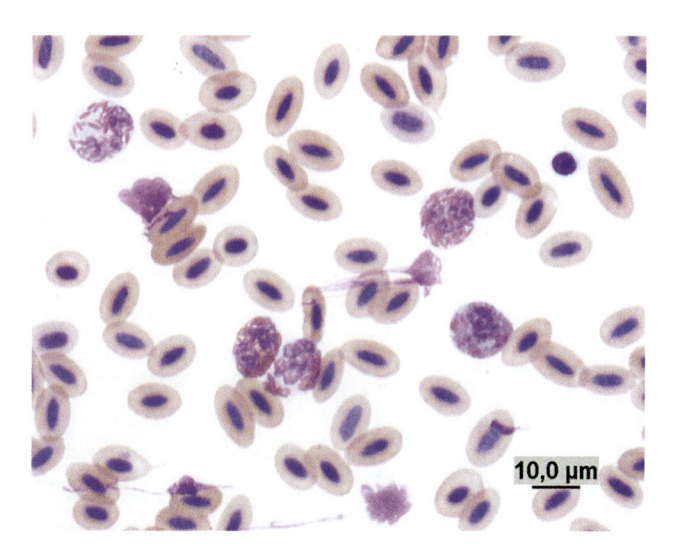

Figura 20.21 Heterófilos com alterações tóxicas moderadas (2+) (observe o citoplasma basofílico mais escuro e a menor quantidade de grânulos citoplasmáticos em forma de bastonetes, indicado pelo aumento evidente do citoplasma), em dois dos heterófilos do esfregaço sanguíneo de águia (*Haliaeetus leucocephalus*). (Coloração de Wright-Giemsa.)

Figura 20.19 Heterófilos discretamente tóxicos (1+) (observe a discreta basofilia citoplasmática) em esfregaço sanguíneo de arara (*Ara chloropterus*). (Coloração de Wright-Giemsa.)

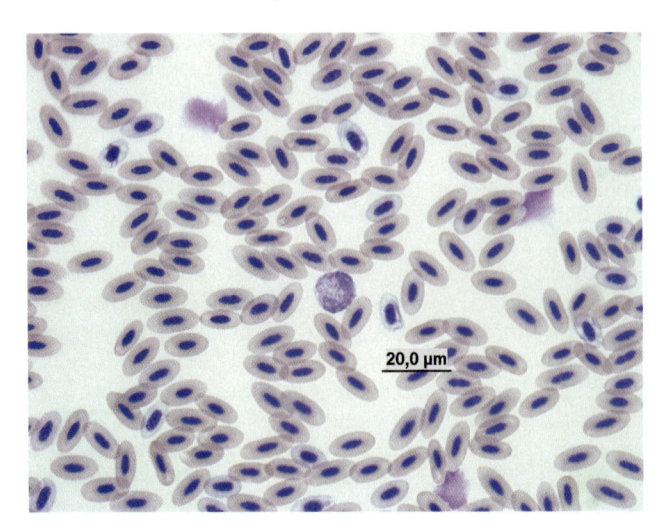

Figura 20.22 Heterófilo (célula bastonete) com alterações tóxicas evidentes (3+) (observe citoplasma basofílico escuro, diminuição de grânulos em formato de bastonete e vacuolização citoplasmática) em esfregaço sanguíneo de papagaio-eclectus (*Eclectus roratus*). (Coloração de Wright-Giemsa.)

de aves. O citoplasma de eosinófilos se cora de azul-claro, diferentemente do citoplasma incolor de heterófilos maduros normais. O núcleo de eosinófilos é lobado e, em geral, sua coloração é mais escura que o núcleo de heterófilos. Os grânulos citoplasmáticos de eosinófilos frequentemente são influenciados por corante de Romanowsky. Os grânulos podem se mostrar grandes, intumescidos e redondos; ademais, podem ser incolores ou corados de azul-pálido (Figura 20.26). A aparência dos eosinófilos varia dependendo da espécie de ave.

Os eosinófilos de aves têm algumas características comuns aos eosinófilos de mamíferos. A análise ultraestrutural de eosinófilos de aves revela grandes grânulos primários esféricos e grânulos maduros específicos em forma de bastonetes. Em algumas aves, os grânulos específicos apresentam núcleo cristalino, uma característica marcante de eosinófilos de mamíferos; contudo, essa característica não é verificada em outras espécies (p. ex., galinhas e patos). É provável que os grânulos primários maiores sejam os precursores dos grânulos específicos menores. À semelhança dos eosinófilos de mamíferos, os grânulos específicos contêm altas concentrações de arginina e enzimas, como peroxidase, fosfatase ácida e arilsulfatase. A coloração citoquímica de eosinófilos de frangos indica reatividade positiva para peroxidase,

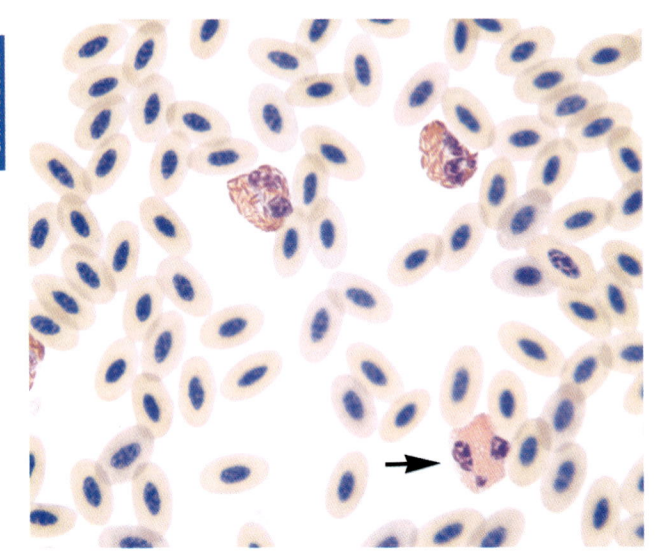

Figura 20.23 Eosinófilo (*seta*) e dois heterófilos em esfregaço sanguíneo de búteo-de-cauda-vermelha (*Buteo jamaicensis*). (Coloração de Wright-Giemsa.)

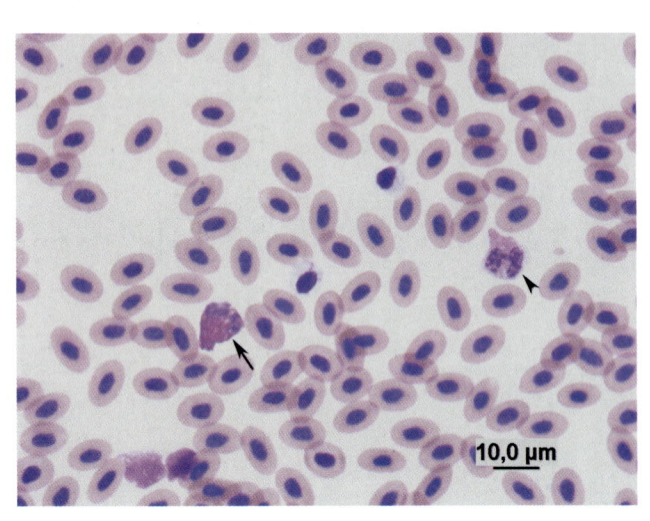

Figura 20.25 Eosinófilo (*ponta de seta*) e heterófilo (*seta*) em esfregaço sanguíneo de ave doméstica (*Gallus gallus domesticus*). (Coloração de Wright-Giemsa.)

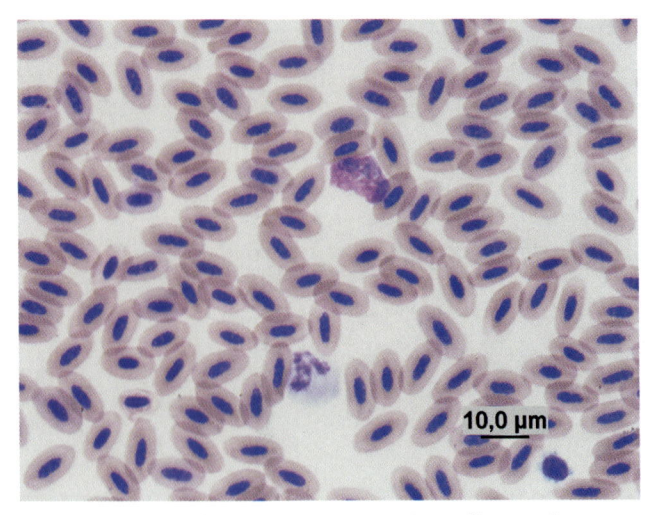

Figura 20.24 Eosinófilo (*ponta de seta*) e heterófilo (*seta*) em esfregaço sanguíneo de águia (*Haliaeetus leucocephalus*). (Coloração de Wright-Giemsa.)

Figura 20.26 Eosinófilo com grânulos azuis e heterófilo em esfregaço sanguíneo de papagaio (*Psitticus erithacus*). (Coloração de Wright-Giemsa.)

fosfatase ácida e Sudão negro B. Eosinófilos de aves (galinhas e patos) contêm proteína básica principal (MBP; também conhecida como proteoglicano 2 [PRG2]), a principal proteína presente em eosinófilos, mas não de neutrófilos, de mamíferos. Portanto, esses testes podem ser utilizados para diferenciar eosinófilos de heterófilos. Diferentemente dos heterófilos, os eosinófilos de aves, embora sem mobilidade e sem função fagocítica, respondem à fMLP originando projeções na superfície celular, bem como aglutinação para formar grandes agregados. Relata-se que os eosinófilos de aves participam em reações de hipersensibilidade retardada, função não constatada em eosinófilos de mamíferos.

Basófilos de aves tendem a ser menores que os heterófilos e eosinófilos. Por exemplo, o diâmetro de basófilos de codornizes *Coturnix* adultas é de 9,23 ± 1,35 μm em machos, e 9,55 ± 1,26 μm em fêmeas. Basófilos de aves contêm grânulos fortemente metacromáticos que, frequentemente, ocultam o núcleo. Em geral, o núcleo não apresenta lobulação e, assim, os basófilos de aves se assemelham aos mastócitos de mamíferos (Figuras 20.27 e 20.28). Os grânulos citoplasmáticos de basófilos frequentemente são influenciados por corantes solúveis em álcool; ademais, podem se dissolver parcialmente ou se unir e parecer anormais em esfregaços sanguíneos corados com corante de Romanowsky. Em aves, com frequência, encontram-se basófilos de aves no sangue periférico, diferentemente de basófilos de mamíferos, os quais raramente estão presentes em esfregaço sanguíneo de animais saudáveis. A função dos basófilos de aves não é conhecida. No entanto, presume-se que seja semelhante àquela de basófilos e mastócitos de mamíferos, porque os seus grânulos citoplasmáticos contêm histamina. Ademais, eles participam de reação inflamatória aguda e reação de hipersensibilidade tipo IV.

Linfócitos de aves lembram linfócitos de mamíferos; geralmente se apresentam em dois tamanhos, pequenos e médios (Figuras 20.29 a 20.33). O diâmetro de pequenos linfócitos de codornizes *Coturnix* adultas é de 4,83 ± 0,24 μm em machos, e 4,86 ± 0,22 μm em fêmeas, enquanto o de linfócitos médios é de 7,73 ± 1,33 μm em machos, e 8,53 ± 1,40 μm em fêmeas. Tipicamente, eles são células redondas com irregularidades citoplasmáticas quando se moldam ao redor de hemácias adjacentes, no esfregaço sanguíneo. Os linfócitos são redondos, às vezes ligeiramente indentados, com núcleo centralizado ou ligeiramente

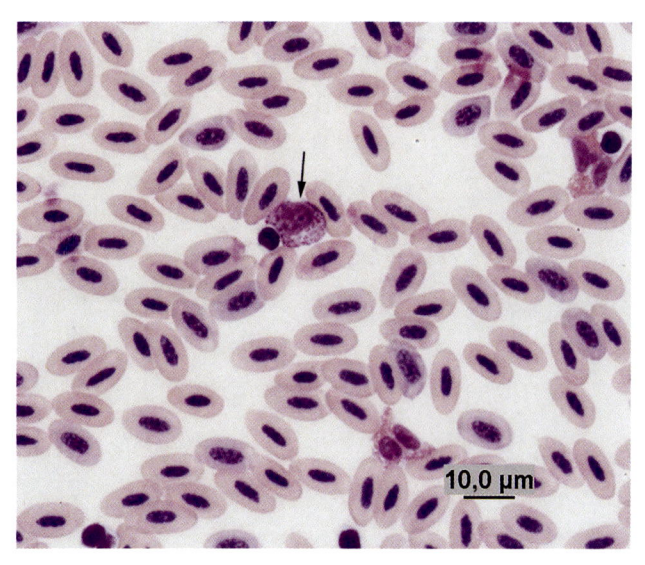

Figura 20.28 Basófilo (*seta*) em esfregaço sanguíneo de papagaio (*Myiopsitta monachus*). (Coloração de Wright-Giemsa.)

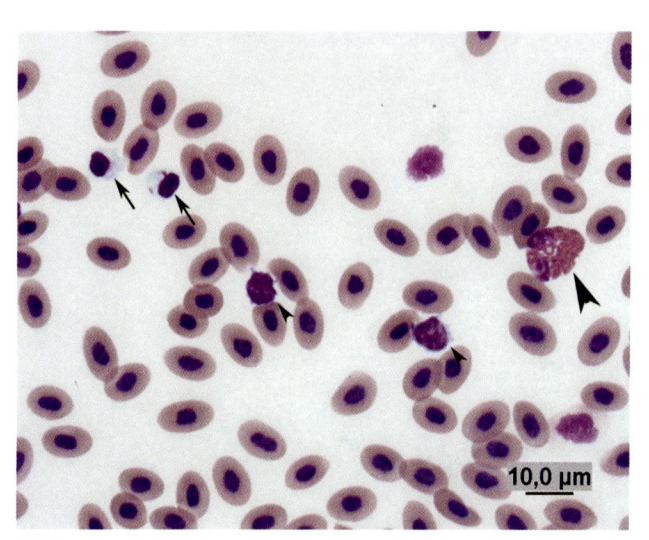

Figura 20.29 Pequenos linfócitos (*pontas de seta pequenas*), heterófilo (*ponta de seta grande*) e plaquetas (*setas*) em esfregaço sanguíneo de galinha (*Gallus gallus domesticus*). (Coloração de Wright-Giemsa.)

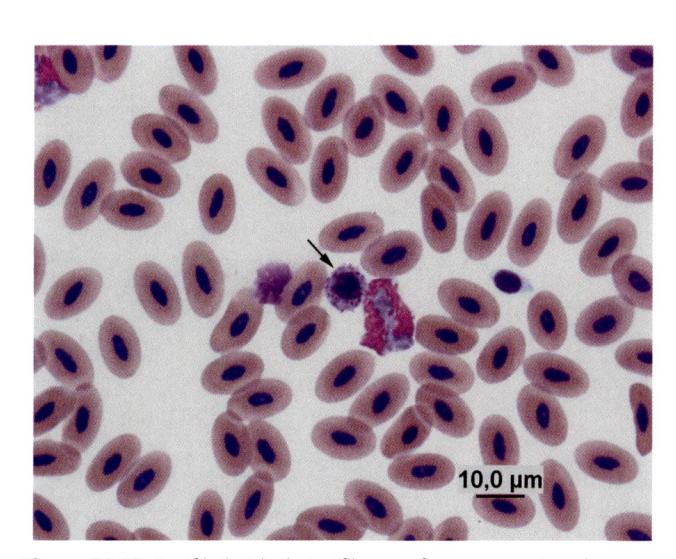

Figura 20.27 Basófilo (*seta*) e heterófilo em esfregaço sanguíneo de mergulhão (*Podiceps auritus*). (Coloração de Wright-Giemsa.)

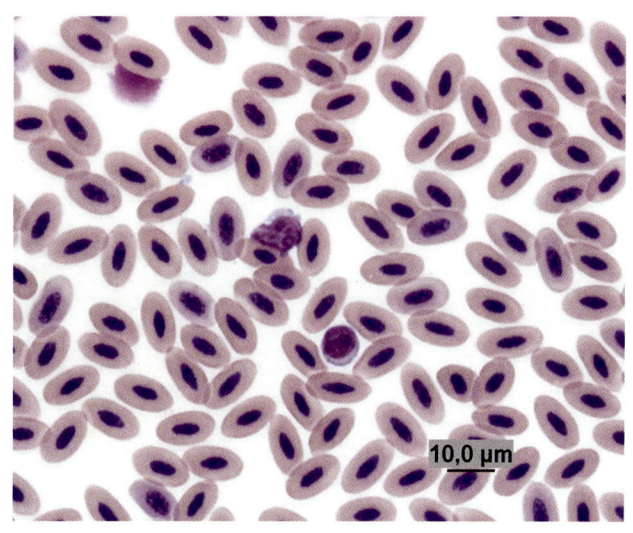

Figura 20.30 Linfócitos médios em esfregaço sanguíneo de papagaio (*Pionus menstruus*). (Coloração de Wright-Giemsa.)

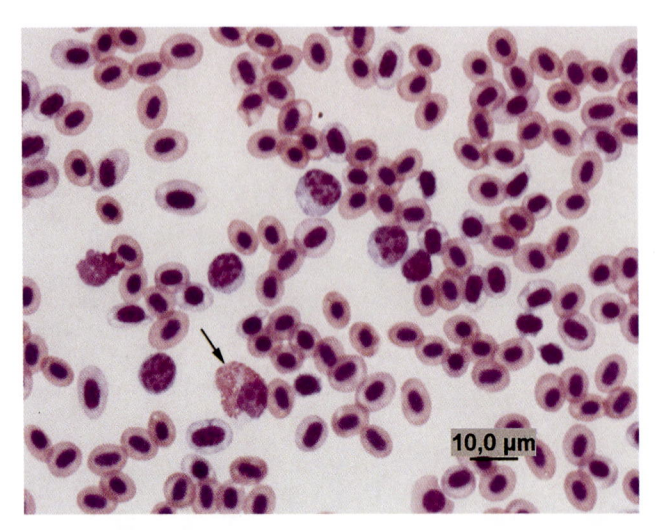

Figura 20.31 Linfócitos grandes e médios e heterófilo (*seta*) em esfregaço sanguíneo de arara (*Ara glaucogularis*). Muitas hemácias exibem policromasia. (Coloração de Wright-Giemsa.)

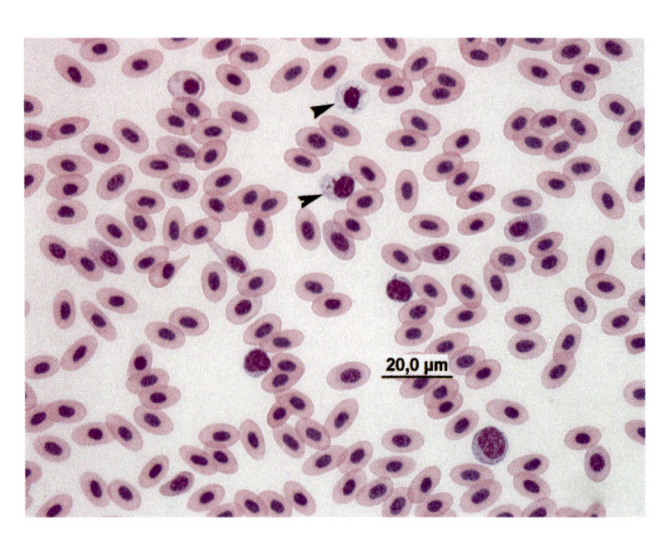

Figura 20.34 Linfócitos e plaquetas (*pontas de setas*) em esfregaço sanguíneo de galinhas (*Gallus gallus domesticus*). (Coloração de Wright-Giemsa.)

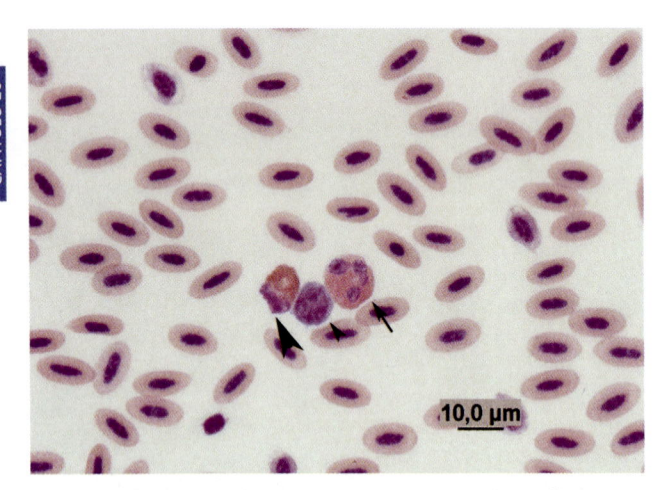

Figura 20.32 Grande linfócito (*ponta de seta pequena*), heterófilo (*ponta de seta grande*) e eosinófilo (*seta*) em esfregaço sanguíneo de pato (*Anas platyrhynchos domesticus*). (Coloração de Wright-Giemsa.)

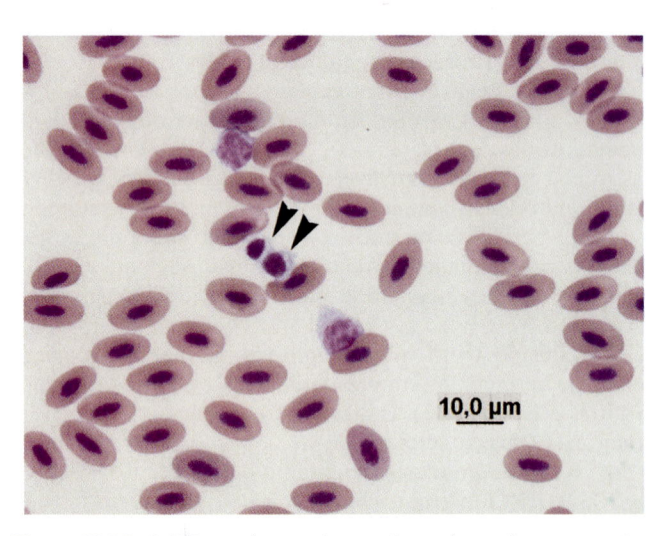

Figura 20.35 Linfócitos e plaquetas (*pontas de setas*) em esfregaço sanguíneo de bûteo-de-cauda-vermelha (*Buteo jamaicensis*). (Coloração de Wright-Giemsa.)

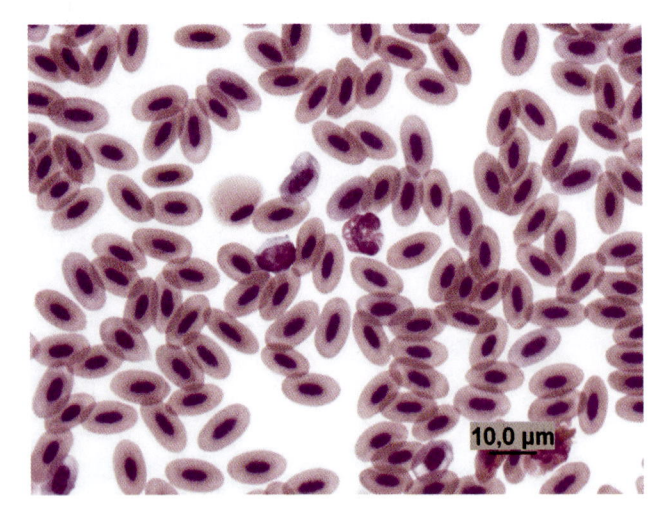

Figura 20.33 Grande linfócito e heterófilo em esfregaço sanguíneo de papagaio (*Psittacula krameri*). (Coloração de Wright-Giemsa.)

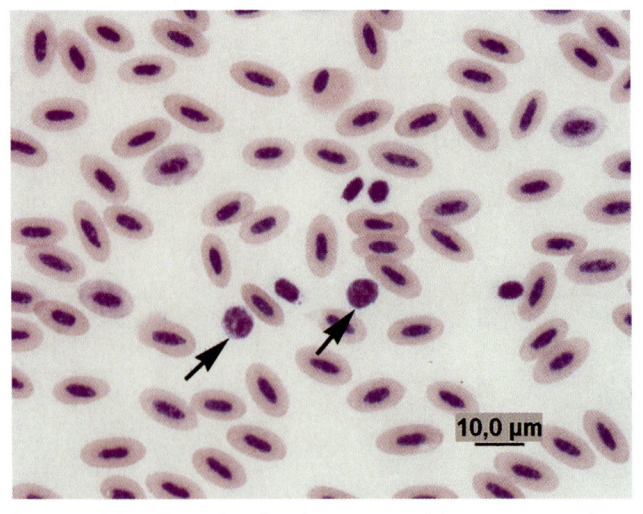

Figura 20.36 Linfócitos (*setas*) e plaquetas em esfregaço sanguíneo de pato (*Anas platyrhynchos Domésticus*). (Coloração de Wright-Giemsa.)

excêntrico. Em linfócitos maduros, a cromatina nuclear se apresenta fortemente agregada ou reticulada e, tipicamente, o citoplasma é escasso, exceto em grandes linfócitos, propiciando alta proporção núcleo:citoplasma (N:C). No sangue de aves saudáveis, também pode-se constatar grandes linfócitos que lembram aqueles presentes em esfregaços sanguíneos de bovinos. No entanto, grandes linfócitos podem ser confundidos com monócitos, em virtude de seu tamanho, do volume citoplasmático e do núcleo de coloração pálida. Quase sempre o citoplasma dos linfócitos se apresenta homogêneo e fracamente basofílico (azul-pálido) e carece de ambos, vacúolos e grânulos. As características do citoplasma são importantes na diferenciação entre pequenos linfócitos e plaquetas ou trombócitos (ver Figuras 20.29 e 20.34 a 20.36). Esta última apresenta citoplasma claro, incolor, que frequentemente apresenta vacúolos e alguns grânulos específicos distintos. Ocasionalmente, em esfregaço sanguíneo de aves, as células apresentam características de ambos, plaquetas e linfócitos. Essas células intermediárias têm núcleos pequenos, redondos a ovais, com cromatina grosseiramente condensada e moderadamente abundante, e citoplasma azulado que carece de vacúolos e grânulos. Propriedades citoquímicas indicam que essas células são linfócitos.

Ocasionalmente, os linfócitos podem conter grandes grânulos azurofílicos distintos ou projeções citoplasmáticas irregulares. Embora, às vezes, considerados células *natural killer*, a relevância de linfócitos com grânulos azurofílicos não é conhecida. Projeções citoplasmáticas irregulares indicam degeneração celular, um achado significativo quando visualizado na maioria dos linfócitos.

Os linfócitos anormais são classificados como reativos ou como linfócitos em estágio de blastômero. Os linfócitos reativos são pequenos ou médios e possuem cromatina nuclear fortemente condensada e citoplasma intensamente basofílico. Os linfócitos se transformam em células reativas quando submetidos a estímulo antigênico. Linfócitos em estágio de blastômero são grandes linfócitos, com cromatina nuclear frouxa dispersa, que podem conter nucléolos (Figura 20.37). Apresentam citoplasma basofílico, podendo exibir um halo perinuclear claro proeminente ou zona de Golgi. Esses linfócitos apresentam características anaplásicas, que podem ser neoplásicas; ademais, podem ser resultantes de estímulo imune. No sangue periférico de aves, também pode haver plasmócitos. Essas células são grandes linfócitos B, que contêm núcleos maduros com localização excêntrica, abundante citoplasma intensamente basofílico e uma distinta zona de Golgi. Os linfócitos que contêm grânulos azurofílicos proeminentes também são considerados reativos.

Tipicamente, os monócitos de aves são os maiores leucócitos e parecem aqueles de mamíferos, cujo formato varia de redondo a ameboide. Por exemplo, o diâmetro de monócitos de codornizes adultas do gênero *Coturnix* mede $13,53 \pm 0,74$ μm em machos, e $13,26 \pm 0,45$ μm em fêmeas. Monócitos apresentam abundante citoplasma azul-acinzentado que pode parecer ligeiramente opaco; também podem conter vacúolos ou grânulos eosinofílicos finos semelhantes a pó (Figuras 20.38 a 20.40). O citoplasma de monócitos de aves frequentemente possui duas zonas distintas: uma área perinuclear clara e uma mais escura. O formato do núcleo de monócitos pode ser variável; ademais, é relativamente pálido, com menor agregação de cromatina em comparação com o núcleo de linfócitos. A ultraestrutura de monócitos e macrófagos de aves mostra uma membrana citoplasmática composta de vesículas ou filamentos, complexo de Golgi proeminente, vários ribossomos e quantidade variável de vesículas picnóticas e lisossomos. Os monócitos apresentam atividade fagocítica e migram nos tecidos e se transformam em macrófagos. Eles contêm substâncias químicas biologicamente

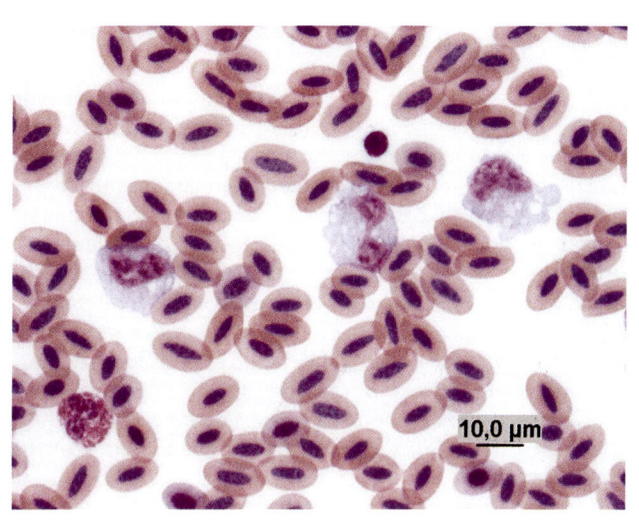

Figura 20.38 Três monócitos em esfregaço sanguíneo de águia (*Haliaeetus leucocephalus*). Na figura, há, também, um heterófilo e uma plaqueta. (Coloração de Wright-Giemsa.)

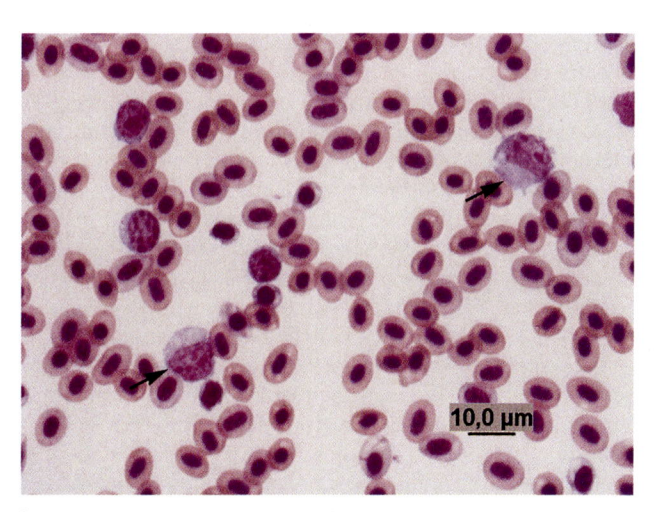

Figura 20.39 Monócitos (*setas*) e linfócitos grandes e médios no esfregaço sanguíneo de arara (*Ara glaucogularis*). (Coloração de Wright-Giemsa.)

Figura 20.37 Linfócito reativo (*centro*) em esfregaço sanguíneo de galinha (*Gallus gallus domesticus*). (Coloração de Wright-Giemsa.)

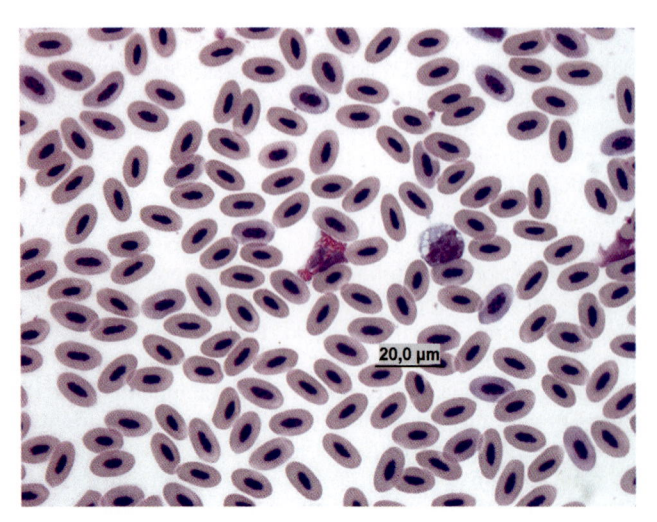

Figura 20.40 Monócito e heterófilo em esfregaço sanguíneo de papagaio-eclectus (*Eclectus roratus*). (Coloração de Wright-Giemsa.)

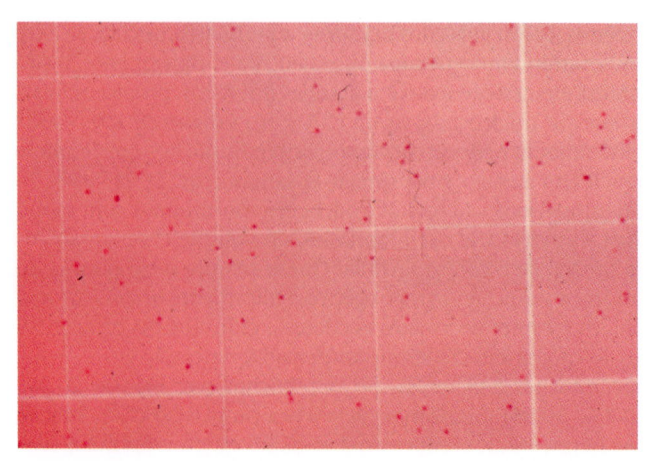

Figura 20.41 Aparência de acidófilos corados com floxina, na câmara do hemocitômetro; aumento de 100×. (*Fonte*: foto cedida por Campbell TW. *Exotic Animal Hematology and Cytology*, 4th ed. Ames, IA: Wiley Blackwell, 2015, p. 202.)

ativas envolvidas na reação inflamatória e destruição oxidativa de microrganismos invasores. Os monócitos também são importantes componentes imunes no processamento de antígenos.

Avaliação laboratorial

Pode-se obter a contagem de leucócitos utilizando-se métodos manuais e automatizados. No entanto, no exame microscópico, podem ocorrer diferenças significantes entre as contagens diferenciais absolutas e relativas de leucócitos obtidas por método manual daquelas obtidas em técnicas automatizadas. Os métodos manuais de contagem diferencial de leucócitos apresentam maior variabilidade, comparativamente aos métodos automatizados. Quando se empregam métodos de contagens automatizados utilizados em contagens de leucócitos de mamíferos, a visualização de hemácias nucleadas e de plaquetas no sangue de vertebrados inferiores, como aves, é um desafio. O fato de esses animais apresentarem hemácias nucleadas de tamanho semelhante a vários leucócitos, pequenos linfócitos e plaquetas representa um desafio adicional. No exame de sangue de aves, os métodos automatizados tendem a indicar maior porcentagem de monócitos e menor porcentagem de basófilos, comparativamente aos métodos manuais; no entanto, parece que não há diferença entre as porcentagens médias de heterófilos e linfócitos. Isso torna os métodos automatizados apropriados para determinar a proporção heterófilo:linfócito (H:L) em aves.

Foram desenvolvidos métodos manuais diretos e semidiretos para obtenção da contagem total de leucócitos em aves. Um método semidireto comumente utilizado envolve a coloração de heterófilos e eosinófilos de aves com o uso de floxina B como diluente. Quase sempre, a floxina B é utilizada como um corante específico de eosinófilos em sangue de mamíferos. O procedimento é simplificado e se torna mais acurado pelo uso de *kit* comercial disponível que contém solução de floxina B (Eopette™, Exotic Animal Solutions, Inc., Hueytown, AL). O *kit* contém reservatórios previamente preenchidos com o corante floxina B, uma pipeta calibrada de 25 µℓ que propicia uma diluição apropriada de 1:32. Em seguida, o sangue é colocado na câmara de contagem do hemocitômetro, deixando-o em repouso durante, no mínimo, 5 minutos, antes da contagem. Quando corretamente preparado, apenas os heterófilos e eosinófilos se coram de vermelho pela floxina B. O hemocitômetro deve ser preenchido imediatamente após a mistura apropriada de sangue

e do diluente floxina porque as hemácias também podem se corar de vermelho após exposição prolongada. Contam-se as células coradas de vermelho em ambos os lados da câmara (18 quadrados grandes) (Figura 20.41). Depois disso, faz-se a contagem total de leucócitos (TLe/µℓ), necessária para obter as porcentagens de heterófilos e eosinófilos no esfregaço sanguíneo corado empregando a seguinte equação:

$$\frac{(\text{Contagem média de } \mathbf{ambos} \text{ os lados da câmara} + 10\%) \times 32 \times 100}{\% \text{ de heterófilos} + \% \text{ de eosinófilos na contagem diferencial}} = \text{Le}/\mu\ell$$

Por exemplo: a quantidade total de células coradas pela eosina contada nos nove quadrados grandes, em ambos os lados da câmara hemocitométrica de Neubauer (no total de 18 quadrados), é 80, e a contagem diferencial de leucócitos indicou 35% de heterófilos e 2% de eosinófilos; então, com a fórmula mencionada, verifica-se que o TLe/µℓ é 7.611/µℓ, quando o valor é arredondado para o número inteiro mais próximo.

Um método direto utilizado para obter a contagem total de leucócitos em sangue de aves implica obter uma diluição 1:200 com solução de Natt-Herricks (ver Tabela 20.2) usando uma pipeta de diluição de hemácias padrão ou adicionando 20 µℓ de sangue a 4 mℓ da solução de Natt-Herricks (ver Figura 20.14). A contagem total de leucócitos é obtida pela contagem de todos os tipos de leucócitos (células azul-escuras) nos nove quadrados grandes na área reticulada da câmara do hemocitômetro empregando a seguinte fórmula:

TLe/µℓ = (Total de células nos nove quadrados grandes + 10%) × 200

O uso de *kit* comercial com solução de Natt-Herricks (Natt-Pette®) torna o procedimento mais fácil e preciso. O *kit* contém reservatórios previamente preenchidos com corante de Natt-Herricks, uma pipeta calibrada para 5 µℓ (para fazer a diluição 1:200) e ponteiras para a pipeta. A vantagem desse método é que as contagens totais de hemácias e plaquetas também podem ser obtidas usando o mesmo hemocitômetro preenchido. Uma desvantagem é a frequente dificuldade em diferenciar plaquetas de pequenos linfócitos, fato que ocasiona erro nas contagens dessas células. No entanto, a coloração em solução de Natt-Herricks por 60 minutos facilita a diferenciação entre pequenos linfócitos e plaquetas.

Um segundo método direto de contagem total de leucócitos de aves implica diluir o sangue que contém anticoagulante em solução de azul de toluidina 0,01% em salina tamponada com fosfato na proporção 1:100, antes da colocação na câmara de hemocitometria de Neubauer. As células com diâmetro igual ou maior que o das hemácias são contadas nos nove quadrados grandes do hemocitômetro. Calcula-se a contagem total de leucócitos empregando-se a fórmula padrão:

$$TLe/\mu\ell = \frac{n^{\underline{o}} \text{ de células} \times 10 \times 100}{9}$$

Ou, para simplificar o cálculo:

$$TLe/\mu\ell = (n^{\underline{o}} \text{ de células} + 10\%) \times 100$$

O azul de toluidina cora os leucócitos de azul, as hemácias de laranja-pálido e as plaquetas de azul-pálido. Células cujos diâmetros sejam iguais ou maiores que o de hemácias não devem ser contadas como plaquetas, pois o diâmetro dessas células tende a ser menor que o de hemácias. O diâmetro de pequenos linfócitos tende a ser igual ou maior que o de hemácias. Hemácias imaturas são diferenciadas de pequenos linfócitos por apresentarem formato redondo ou irregular; núcleo redondo central com cromatina irregularmente condensada; e volume moderado de citoplasma hialino basofílico. Pode-se obter a contagem total de leucócitos corrigida quando há grande quantidade de hemácias imaturas empregando-se a seguinte fórmula:

$$TLe/\mu\ell \text{ corrigida} = \frac{TLe \times 100}{100 + n^{\underline{o}} \text{ de hemácias imaturas para cada 100 leucócitos}}$$

Nos métodos de contagem que requerem o uso de hemocitômetro, a diferença entre as contagens obtidas em cada câmara não deve exceder a 10%, para assegurar precisão entre os dois lados. Se a diferença for superior a 10%, deve-se repetir o procedimento. Na contagem celular em hemocitômetro, o método semidireto que utiliza o corante floxina é um procedimento mais fácil e mais preciso que o método de Natt e Herricks. Não é de nosso conhecimento o relato de comparação com o método de azul de toluidina; no entanto, os resultados devem ser semelhantes aos do método de Natt e Herricks. Como o método semidireto usando o corante floxina B para contagem total de leucócitos em aves depende da contagem diferencial de leucócitos, principalmente de heterófilos e eosinófilos, provavelmente, ele é menos preciso, pois a quantidade de leucócitos mononucleares é superior àquela de granulócitos.

A interpretação precisa da contagem de leucócitos, em especial quando obtida por método semidireto, depende de identificação e diferenciação corretas dos leucócitos em esfregaço sanguíneo. A contagem diferencial de leucócitos é realizada durante o exame microscópico de esfregaço sanguíneo corado com corante de Romanowsky. A coleta de amostras de sangue em tubo com heparina torna necessária a preparação de esfregaço sanguíneo imediatamente após a coleta, de modo a minimizar o risco de agregação celular. Quando possível, prefere-se realizar esfregaço sanguíneo de sangue sem adição de anticoagulante. Para a contagem diferencial de leucócitos, faz-se a contagem de, no mínimo, 100 leucócitos, em uma área monocamada do esfregaço sanguíneo. As células contadas são aquelas visualizadas consecutivamente à medida que se movimenta a lâmina de um campo microscópico para o próximo. As células são classificadas em heterófilos, eosinófilos, basófilos, linfócitos e monócitos. A quantidade de cada tipo de célula representa uma fração ou uma porcentagem da população total de leucócitos. Obtém-se a contagem absoluta de cada tipo de célula multiplicando a contagem total de leucócitos pela porcentagem que representa o tipo de leucócito de interesse.

Respostas na doença

Com frequência, o leucograma de aves varia amplamente entre as aves saudáveis da mesma espécie (Tabela 20.4). Como as aves quase sempre ficam agitadas quando manuseadas, geralmente o procedimento relativo à coleta de sangue resulta em leucocitose fisiológica; essa resposta fisiológica aumenta a quantidade de heterófilos e linfócitos no sangue periférico. Em geral, os intervalos de referência normais da contagem total de leucócitos de aves são mais amplos que aqueles obtidos de mamíferos domésticos. Assim, para que tenham relevância diagnóstica, os valores do leucograma de aves devem diferir muito dos valores contidos nos intervalos de referência normais.

Em geral, as diferenças entre os gêneros no leucograma de aves saudáveis não são clinicamente significantes; no entanto, as diferenças entre as idades podem ser relevantes. Em geral, em aves adultas e naquelas jovens, as porcentagens de heterófilos e linfócitos e a contagem absoluta de linfócitos variam significativamente; aves mais jovens tendem a apresentar maiores contagens de linfócitos. Além disso, o leucograma pode ser influenciado por mudanças sazonais, principalmente em aves de vida livre. Por exemplo, as contagens absolutas de leucócitos, heterófilos e linfócitos de patos diminuem durante e após a muda de penas, um evento sazonal.

Leucocitose e heterofilia

A contagem diferencial de leucócitos auxilia na avaliação da leucocitose. Como a leucocitose quase sempre é causada por inflamação, também, em geral, nota-se heterofilia. A magnitude da heterofilia depende de ambas, causa e gravidade da inflamação: quanto maior o grau de heterofilia, mais grave será a inflamação. Leucocitose e heterofilia podem estar associadas à inflamação que se instala em resposta a infecções localizadas ou sistêmicas causadas por diversos microrganismos infecciosos (p. ex., bactérias, fungos, *Chlamydophila*, vírus e parasitas), e a causas não infecciosas (p. ex., lesão traumática, corpo estranho ou intoxicação). Com frequência, leucocitose e heterofilia marcantes estão associadas a doenças causadas por patógenos comuns em aves, tais como *Chlamydophila*, *Mycobacterium* e *Aspergillus*. Na inflamação crônica, ou de longa duração, como acontece em casos de granuloma, pode-se constatar leucograma inflamatório persistente. Doenças virais também podem resultar em leucocitose marcante; no entanto, tipicamente, elas não são associadas à leucocitose heterofílica. Essas viroses incluem leucose aviária, reticuloendoteliose viral, doença de Marek (herpesvírus), mieloblastose (retrovírus) e leucose linfoide (vírus da reticuloendoteliose e vírus da leucose aviária).

Leucocitose absoluta com linfopenia e heterofilia madura moderada são características típicas de leucograma de estresse. Em aves, os mecanismos mediadores dessas alterações celulares não foram claramente definidos, mas parecem estar associados a alterações nas concentrações de corticosteroides endógenos. Os teores de corticosteroides se alteram rapidamente durante o estresse; no entanto, a contagem absoluta de leucócitos se altera mais lentamente (30 minutos a 20 horas) em resposta ao estresse; ademais, a variação dessa alteração é menos evidente, porém mais duradoura. O ideal é que as amostras de sangue sejam

Tabela 20.4 Parâmetros leucocitários de aves selecionadas.

	Leucócitos (×10^3/µℓ)	Heterófilos (%)	Linfócitos (%)	Monócitos (%)	Eosinófilos (%)	Basófilos (%)
Psitacídeos						
Papagaio-cinzento africano	5 a 15	45 a 75	20 a 50	0 a 3	0 a 2	0 a 22
Papagaio-cinzento	4,0 a 20,0	29 a 83	16 a 68	1 a 6	0 a 3	0
Papagaio-amazona	6 a 11	30 a 75	20 a 65	0 a 3	0 a 1	0 a 5
Papagaio-verdadeiro	4,7 a 11,0	12 a 47	52 a 84	1 a 3	0 a 1	0 a 1
Papagaio-cubano	1,9 a 24,7	19 a 28	71 a 75	0 a 5	0 a 5	0 a 1
Papagaio-da-várzea	2,2 a 7,0	22 a 32	66 a 76	0 a 4	0 a 2	0
Papagaio-do-mangue	1,2 a 10,1	22 a 41	56 a 73	2 a 5	0 a 5	0 a 2
Papagaio-amazona-de-cabeça-amarela	2,2 a 7,2	12 a 52	48 a 80	0 a 8	0 a 1	0 a 1
Periquito-australiano	3 a 8	40 a 65	20 a 45	0 a 1	0 a 1	0 a 1
Papagaio-caíque	8 a 15	39 a 72	20 a 61	0 a 2	0 a 2	0 a 2
Calopsita	5 a 13	40 a 70	25 a 55	0 a 2	0 a 2	0 a 6
Cacatua	5 a 10	55 a 80	20 a 45	0 a 2	0 a 1	0 a 3
Cacatua-negra	3,7 a 22,1	7 a 61	33 a 90	3 a 7	0	0 a 2
Cacatua-das-palmeiras	1,4 a 17,6	24 a 75	24 a 69	1 a 7	0 a 1	0 a 1
Cacatua-branca	1,3 a 18,7	18 a 83	15 a 80	0 a 4	0 a 1	0 a 1
Jandaia-verdadeira	4 a 13	40 a 70	20 a 50	0 a 3	0 a 3	0 a 5
Jandaia-amarela	4,2 a 8,0	22 a 49	49 a 69	1 a 3	0 a 2	0
Jandaia-da-patagônia	2,5 a 8,7	24 a 63	35 a 66	0 a 3	0 a 1	0
Papagaio-eclectus	9 a 20	35 a 50	45 a 65	0 a 2	0 a 1	0 a 3
Periquito-de-cara-cinzenta	4,5 a 12,0	40 a 75	20 a 60	0 a 3	0 a 1	0 a 5
Papagaio-de-jardine	4 a 10	55 a 75	25 a 45	0 a 2	0 a 1	0 a 1
Papagaio-lóris	8 a 13	40 a 60	22 a 69	0 a 2	0 a 1	0 a 1
Papagaio-lóris-vermelho	0,8 a 9,0	26 a 79	19 a 70	0 a 5	0 a 5	0 a 1
Agapórnis	3 a 16	40 a 75	20 a 55	0 a 2	0 a 1	0 a 6
Arara	7 a 22	40 a 60	35 a 60	0 a 3	0 a 1	0 a 1
Arara-azul-dourada	1,7 a 36,0	13 a 60	36 a 84	0 a 2	0 a 2	0 a 2
Arara-de asa-verde	3,8 a 30,0	14 a 62	35 a 84	0 a 8	0 a 3	0 a 2
Arara-hiacinta	1,5 a 19,2	52 a 89	10 a 77	0 a 2	0 a 4	0
Arara-militar	13,7 a 18,0	12 a 63	43 a 80	0 a 8	0 a 2	0 a 1
Arara-escarlate	4,7 a 22,0	26 a 67	36 a 68	0 a 8	0 a 4	0 a 2
Maitaca	4,0 a 11,5	50 a 75	25 a 45	0 a 2	0 a 2	0 a 1
Caturrita	4 a 10	55 a 80	20 a 45	0 a 4	0 a 2	0 a 6
Papagaio-do-senegal	4 a 14	55 a 75	25 a 45	0 a 2	0 a 1	0 a 1
Outros						
Canário	4 a 9	50 a 80	20 a 45	0 a 1	0 a 2	0 a 1
Tentilhão	3 a 8	20 a 65	20 a 65	0 a 1	0 a 1	0 a 5
Mainato	6 a 11	25 a 65	20 a 60	0 a 3	0 a 3	0 a 7
Tucano	4 a 10	35 a 65	25 a 50		0 a 4	0 a 5
Pombo	1,3 a 2,3	50 a 60	20 a 40	0 a 3	0 a 3	0 a 3
Frango	0,9 a 3,2	15 a 50	29 a 84	0 a 7	0 a 16	0 a 8
Faisão-coleira	1,8 a 3,9	12 a 30	63 a 83	2 a 9	0 a 1	0 a 3
Peru	1,6 a 2,5	29 a 52	35 a 48	3 a 10	0 a 5	0 a 9
Codorniz	1,3 a 2,5	25 a 50	50 a 70	0 a 4	0 a 15	0 a 2
Ganso-canadense	1,3 a 1,9					
Pato-real[a]	2,3 a 2,5	35 a 40	52 a 56	0 a 6	0 a 1	0 a 4
Pato-real[b]	2,3 a 2,5	27 a 31	64 a 68	0 a 3	0 a 1	0 a 3
Águia-dourada	1,2 a 1,5	81 a 86	14 a 22	0 a 1	2 a 5	0 a 1
Falcão-peregrino	3,3 a 11,0	1 a 9	1 a 3	0 a 1	0 a 1	0 a 1
Coruja-do-mato	4,0 a 59,0	1,6 a 9,6 × 10^3/µℓ	2,1 a 7,2 × 10^3/µℓ	0 a 0,5 × 10^3/µℓ	0,2 a 3,0 × 10^3/µℓ	0,1 a 0,4 × 10^3/µℓ
Abutre-de-dorso-branco	1,3 a 2,0	1,5 a 25,9 × 10^3/µℓ	0 a 4,8 × 10^3/µℓ	0 a 3,7 × 10^3/µℓ	0 a 2,2 × 10^3/µℓ	0 × 10^3/µℓ

[a]Janeiro.
[b]Junho.
Fontes: pesquisas de Pollack et al. (2005); Tell e Citino (1992); Cray (2000); Campbell (2000); Polo et al. (1998); Spagnolo et al. (2008) e Naidoo et al. (2008).

coletadas rapidamente, com mínimo estresse ao paciente, de modo a evitar alterações no leucograma associadas ao manuseio. Quando se trata de aves selvagens, a coleta de sangue deve ser realizada imediatamente após a captura. Também, é possível ocorrer leucocitose absoluta quando se administram glicocorticoides exógenos às aves. O estímulo para recrutamento ou mobilização de heterófilos surge a partir de interações da medula óssea com o eixo hipotálamo-pituitária-córtex da adrenal.

Fatores estressantes aumentam a quantidade de heterófilos e reduzem o número de linfócitos. Consequentemente, tem-se utilizado a proporção heterofilo:linfócito (proporção H:L) como indicador de estresse em aves, desde o início dos anos 1980. Considera-se a proporção H:L um indicador confiável de estresse associado a lesão, ciclos reprodutivos e alterações sazonais em aves tanto mantidas em cativeiro quanto em vida livre. A proporção H:L parece ser o mais preciso indicador de estresse, porque é menos variável que a contagem de heterófilos ou linfócitos, exclusivamente. Em aves de vida livre, a proporção H:L pode ser mais útil que uma única mensuração da concentração plasmática de corticosterona na avaliação da resposta a fatores estressantes crônicos, tais como lesão ou superpopulação em uma colônia de animais reprodutores; do mesmo modo, relata-se que a proporção H:L é um parâmetro valioso na mensuração de estresse em passarídeos e na avaliação de práticas de manejo em passarídeos sujeitos a condições de perigo crítico. Na indústria de aves domésticas, consideram-se valores de referência da proporção H:L de 0,20, 0,50 e 0,80 característicos de graus de estresse baixo, ótimo e alto, respectivamente. No entanto, há limitações da precisão da proporção H:L como indicador de estresse em aves. Estudos recentes sugerem que a proporção H:L parece não ser indicador confiável de estresse devido à falta de correlação entre essa proporção e a concentração plasmática de corticosterona. A magnitude da leucocitose e heterofilia no caso de doença ou de excesso de corticosteroide varia com a proporção H:L, notando-se maior resposta em espécies com proporção H:L normal de 3,0:1, comparativamente à proporção 0,5:1. Inicialmente, as espécies que normalmente possuem altas contagens de linfócitos circulantes (p. ex., Anseriformes) podem manifestar leucopenia, mas, posteriormente (ou seja, até 12 horas), exibem leucocitose, heterofilia e linfopenia típicas. Espécies que normalmente possuem maior quantidade de heterófilos circulantes (p. ex., Galliformes) manifestam alterações menos marcantes no leucograma de estresse. A proporção H:L pode variar em função de condições que influenciam as quantidades de heterófilos e linfócitos, tais como idade e doença inflamatória. Além disso, entre as espécies, pode haver variação na resposta hemática aos corticosteroides e ao estresse, a qual influencia a magnitude dessa resposta; em algumas condições extremas, uma ave pode até mesmo manifestar heteropenia e basofilia.

Em aves, embora a natureza da resposta imune às infecções bacterianas ainda não tenha sido totalmente elucidada, relata-se que células não linfoides, como macrófagos e heterófilos, têm participação crucial na imunidade às bactérias. Portanto, nas infecções bacterianas, deve-se esperar aumento na quantidade de heterófilos e monócitos no sangue periférico de aves. A intensidade da resposta inflamatória notada no sangue pode estar associada ao local da infecção bacteriana. Por exemplo, os psitacídeos com graus e causas variadas de sinusite frequentemente apresentam contagens totais de células sanguíneas normais ou apenas leucograma indicativo de inflamação discreta, talvez porque a lesão persista como lesão focal residual.

As anormalidades hematológicas comumente verificadas na micobacteriose aviária incluem anemia não regenerativa discreta a moderada, leucocitose marcante a grave, heterofilia, linfopenia, monocitose, eosinofilia e heterófilos imaturos. Também, há relato de trombocitose em aves com micobacteriose. Os achados laboratoriais podem ser variáveis e refletir o estágio da doença, a presença de enfermidade concomitante e as diferenças entre espécies. No início, em alguns indivíduos, os valores hematológicos podem ser normais. Em tais casos, a repetição do hemograma e as contagens seriadas do total de células sanguíneas podem ser úteis no diagnóstico de micobacteriose. A constatação de leucocitose com monocitose moderada a marcante, com ou sem heterofilia, sugere a possibilidade de micobacteriose. Em aves com micobacteriose em estágio avançado, verifica-se, tipicamente, alta contagem de leucócitos. Quando presentes, heterófilos imaturos indicam mau prognóstico.

Leucograma inflamatório caracterizado por heterofilia e/ou monocitose frequentemente está associado a infecção causada por *Chlamydophila* ou infecções micóticas, como aspergilose. A presença de heterófilos imaturos ou com sinais de toxicidade indica inflamação grave e mau prognóstico quanto à sobrevivência.

Leucograma inflamatório caracterizado por heterofilia, linfopenia e monocitose pode estar associado a doenças neoplásicas, como carcinoma de célula escamosa, papilomatose e outras neoplasias em aves. Infecções bacterianas ou fúngicas, sem lesão, podem ser causas desse achado; no entanto, necrose tecidual e desarranjo de granulócitos podem, também, estimular a resposta inflamatória. Alguns tumores podem produzir um fator hematopoético capaz de induzir leucocitose e, assim, causar um leucograma inflamatório.

Raramente, notam-se heterófilos imaturos no sangue periférico de aves normais. Todavia, quando presentes, quase sempre resultam do consumo excessivo de heterófilos maduros do sangue periférico, com depleção da reserva desses heterófilos maduros nos tecidos hematopoéticos, condição que indica resposta inflamatória grave, principalmente quando associada à leucopenia. Ademais, aumento marcante da contagem de heterófilos imaturos pode ser em decorrência de leucemia granulocítica, uma enfermidade rara em aves.

A presença de heterófilos tóxicos está associada à doença sistêmica grave, como sepse, viremia, clamidofilose, infecção micótica e necrose tecidual grave. O grau de toxicidade dos heterófilos geralmente indica a gravidade da doença de aves; toxicidade de heterófilos marcante, grau 4+, indica mau prognóstico.

Os indicadores hematológicos de inflamação dependem da espécie e do agente etiológico; no entanto, em aves, a presença de anemia discreta a moderada, heterofilia, monocitose e heterófilo com atipia morfológica parecem ser as alterações hematológicas associadas à inflamação mais consistentes. Foram elaboradas diretrizes para a interpretação de valores hematológicos em algumas espécies de aves. Por exemplo, em cacatuas-negras (*Calyptorhynchus* spp.) de vida livre, pode-se classificar a anemia com base no VG: 30 a 35%, anemia discreta; 20 a 30%, anemia moderada; e menos de 20%, anemia grave. Nesses psitacídeos, considera-se leucocitose discreta quando a contagem de leucócitos é inferior a 25.000/$\mu\ell$; contagens de 25.000 a 40.000/$\mu\ell$ e superior a 40.000/$\mu\ell$ indicam respostas moderada e grave, respectivamente. Ainda nas cacatuas-negras, quando a contagem de heterófilos é inferior a 20.000/$\mu\ell$, considera-se heterofilia discreta; contagem de 21.000 a 30.000/$\mu\ell$ é considerada heterofilia moderada; e superior a 30.000/$\mu\ell$ indica heterofilia grave. Heterófilos tóxicos não são achados comuns em cacatuas-negras que apresentam doenças inflamatórias.

Comparativamente ao que acontece em cacatuas-negras, a resposta inflamatória em falcões (*Falco* spp.) parece diferente. Relata-se que, em geral, os falcões normais ou saudáveis apresentam VG de 37 a 53%, concentração de hemoglobina entre 12 e 21 g/dℓ, contagem total de leucócitos de 3.000 a 11.000/$\mu\ell$, e contagem absoluta de heterófilos superior à contagem absoluta de linfócitos. Os falcões raramente manifestam leucocitose superior a 17.000 células/$\mu\ell$, em resposta à inflamação, independentemente da etiologia. A aspergilose, uma doença micótica comum em aves, frequentemente causa doença inflamatória grave nessas aves; contudo, a resposta é variável entre as espécies. Por exemplo, falcões (*Falco* spp.) com aspergilose desenvolvem leucocitose relativamente discreta, em comparação com gaviões *Buteo*, que desenvolvem leucocitose grave.

Leucopenia

Leucopenia está associada com consumo de leucócitos do sangue periférico ou diminuição de produção dessas células. Em diversas espécies de aves, a heteropenia absoluta é a causa de leucopenia. Heteropenia é decorrência da redução da meia-vida de heterófilos maduros ou da produção diminuída ou inefetiva desse tipo de leucócitos. Nas infecções bacterianas graves ou em algumas doenças virais (p. ex., doença de Pacheco, em papagaio), pode ocorrer leucopenia associada à heteropenia. Em papagaios, leucopenia grave é comumente associada à infecção hiperaguda por circovírus de psitacídeos, que pode ser acompanhada de leucopenia, anemia ou pancitopenia. Leucopenia e heteropenia com a presença de heterófilos imaturos sugere exaustão da reserva de heterófilos maduros causada pela demanda excessiva de heterófilos do sangue periférico, condição verificada nas inflamações graves. O desvio à esquerda degenerativo se apresenta como heteropenia absoluta, juntamente com heterofilia imatura e toxicidade heterofílica, que indica demanda exagerada por heterófilos no sangue periférico devido a sepse bacteriana ou doença viral, baixa produção de heterófilos pela medula óssea ou granulopoese inefetiva devido à cessação de maturação. Desvio à esquerda degenerativo e depleção são diferenciados pela presença de heterófilos tóxicos ou pela redução continuada da contagem de leucócitos em leucogramas seriados. A avaliação da medula óssea pode auxiliar na exclusão de tais condições. Em geral, a constatação de desvio à esquerda degenerativo no leucograma de uma ave indica mau prognóstico quanto à sobrevivência. Como mencionado anteriormente, podem ocorrer leucopenia e linfopenia como resposta inicial induzida por corticosteroide no leucograma de algumas espécies de aves. Leucopenia e linfopenia também podem sugerir etiologia viral, embora tais causas tenham sido pouco documentadas em aves. Leucopenia e linfopenia foram associadas à intoxicação por micotoxinas e a outras intoxicações em aves. Leucopenia associada a heteropenia, anemia marcante e trombocitopenia (pancitopenia) sugere dano à medula óssea, que pode estar associado a algumas doenças neoplásicas e a outras causas de lesão de medula óssea discutidas a seguir.

Heteropenia

Heteropenia é uma condição verificada em doenças inflamatórias agudas ou naquelas extremamente graves, resultante do consumo de heterófilos em taxa mais rápida do que sua taxa de produção e liberação na circulação sanguínea periférica. Heteropenia, com desvio à esquerda e alterações tóxicas nos heterófilos, indica resposta inflamatória aguda associada à demanda excessiva por heterófilos do sangue periférico. As aves podem manifestar heteropenia imunomediada, que resulta em heteropenia grave no sangue periférico e depleção da reserva de heterófilos maduros na medula óssea. Podem ocorrer danos às células-tronco, na medula óssea, causados por produtos químicos, medicamentos ou microrganismos infecciosos, tais como vírus, que rapidamente comprometem a divisão celular, resultando em heteropenia grave. Inicialmente, o dano às células-tronco se manifesta como heteropenia marcante, seguida de trombocitopenia e, por fim, anemia não regenerativa. Heteropenia com desvio à esquerda, sem anemia e com quantidade de plaquetas apropriada, indica resposta inflamatória aguda com depleção da reserva de heterófilos maduros causada pela demanda excessiva por heterófilos do sangue periférico. Heteropenia sem desvio à esquerda, sem anemia e com quantidade apropriada de plaquetas indica infecção viral aguda ou dano agudo à medula. Essa condição pode ser verificada em psitacídeos experimentalmente infectados pelo herpes-vírus que causa doença de Pacheco; essas aves desenvolveram heteropenia grave. Heteropenia associada à anemia não regenerativa e possivelmente trombocitopenia indica dano medular crônico. Em aves, a intoxicação por fembendazol ocasiona toxicose em medula óssea, resultando em leucopenia transitória, heteropenia grave e anemia devido ao comprometimento da divisão celular, influenciando rapidamente a divisão. Leucopenia associada a heteropenia, anemia marcante e trombocitopenia, sugerindo dano às células-tronco da medula óssea, pode estar associada a algumas doenças neoplásicas. Heteropenia absoluta, juntamente com heterofilia imatura e heterófilos tóxicos, indica demanda excessiva por heterófilos do sangue periférico devido a sepse bacteriana ou doença viral, baixa produção de heterófilos na medula óssea ou granulopoese inefetiva. Esse tipo de leucograma indica mau prognóstico.

Linfocitose

Linfocitose pode ser em decorrência de estímulo antigênico. Pode-se constatar um linfócito reativo ocasional em esfregaço sanguíneo de aves normais; no entanto, a presença de vários linfócitos reativos sugere estímulo antigênico induzido por doença infecciosa (ver Figura 20.37). Além disso, pode ocorrer linfocitose na leucemia linfocítica (p. ex., leucose aviária). Em alguns casos de leucemia linfocítica, é possível visualizar linfócitos imaturos no esfregaço sanguíneo. Linfocitose marcante, na qual a maioria dos linfócitos se apresenta como linfócitos maduros pequenos, com margens citoplasmáticas recortadas, tipo margem de ostra, também pode estar associada à neoplasia linfoide.

Linfopenia

O excesso de glicocorticosteroide pode ocasionar linfopenia, que pode ser mais acentuada em algumas espécies de aves do que em outras. Além de corticosteroides, medicamentos imunossupressores, tais como quimioterápicos, também pode causar linfopenia. Ademais, a linfopenia pode estar associada a intoxicações, como a intoxicação por zinco. Há relato de linfopenia com vários grandes linfócitos atípicos contendo margens citoplasmáticas recortadas em aves com linfoma.

Monocitose

Pode-se constatar monocitose na inflamação aguda ou crônica que aumenta a demanda por monócitos. Em aves, a monocitose tipicamente está associada a doenças infecciosas e inflamatórias, principalmente aquelas que apresentam inflamação granulomatosa. Outras causas de monocitose podem incluir resposta hêmica a corpo estranho e algumas deficiências nutricionais, como a deficiência de zinco. Anemia e leucocitose com aumento das populações de monócitos, heterófilos e basófilos são características hematológicas comuns de inflamação crônica em aves. Na fase inicial da resposta inflamatória, geralmente ocorrem leucocitose e heterofilia; no entanto, alguns microrganismos infecciosos podem induzir à monocitose aguda. Por exemplo, infecções agudas causadas por *Mycoplasma* podem resultar em heterofilia, linfopenia, monocitose e eosinofilia. À medida que a inflamação se torna crônica, desenvolvem-se anemia e monocitose. Microrganismos como *Mycobacterium*, *Chlamydophila* e fungos, como *Aspergillus*, tipicamente causam inflamação granulomatosa em aves, quase sempre associada à monocitose. Nas infecções crônicas causadas por clostrídios, é possível constatar anemia não regenerativa grave e monocitose grave. Em algumas aves, a doença neoplásica pode causar monocitose; por exemplo, codornizes expostas experimentalmente ao vírus do sarcoma de Rous desenvolviam leucocitose à medida que o tumor crescia. Em aves que apresentaram regressão do tumor, as contagens de leucócitos retornaram ao normal; no entanto, aquelas que apresentaram progressão do crescimento tumoral continuaram a exibir leucocitose, heterofilia, monocitose e linfopenia.

Eosinofilia

Como as funções exatas dos eosinófilos de aves são desconhecidas, é difícil interpretar a causa de eosinofilia no sangue periférico desses animais. Embora esse granulócito de aves seja denominado "eosinófilo", os eosinófilos de aves podem se comportar diferentemente daqueles de mamíferos. Estudos mostraram que os eosinófilos de aves podem participar de reações de hipersensibilidade retardada (tipo IV), o que não ocorre com eosinófilos de mamíferos. Em pesquisas que utilizaram antígenos de parasitas, não se constatou indução de eosinofilia no sangue periférico, embora haja relato de eosinofilia induzida por infestação de nematoide gastrintestinal. As respostas de eosinófilos de aves à inflamação são variáveis e foram seguramente associadas à etiologia específica. Apesar do limitado conhecimento sobre a função dos eosinófilos de aves, a eosinofilia no sangue periférico de aves pode ser vagamente interpretada como sendo uma resposta às infestações por endoparasitas ou exoparasitas ou à exposição a antígenos estranhos (ou seja, resposta de hipersensibilidade). No entanto, tem-se notado que as infecções parasitárias podem não induzir eosinofilia no sangue periférico de aves.

Eosinopenia

Pode ser difícil documentar eosinopenia em aves. Se presente, espera-se que esteja associada à resposta ao estresse ou à administração de glicocorticosteroide.

Basofilia

Basofilia é rara em aves. Como os basófilos de aves produzem, armazenam e liberam histamina, eles podem ter função semelhante àquela de basófilos de mamíferos. Portanto, os basófilos de aves podem participar de reações de hipersensibilidade imediata, liberar mediadores de ativação de plaquetas, causar contração de músculos lisos, iniciar a formação de edema e influenciar a coagulação. Em aves, parece que os basófilos participam na fase inicial da inflamação aguda; no entanto, geralmente isso não se reflete em basofilia no leucograma. Em aves, a constatação de basofilia em sangue periférico pode sugerir início de inflamação ou reação de hipersensibilidade imediata. Ocorre basofilia relacionada ao estresse em galinhas submetidas à restrição alimentar, mas essa resposta pode depender da idade e da duração do período de restrição.

Plaquetas e hemostasia

Morfologia

As plaquetas de aves são células nucleadas; são a segunda célula mais numerosa (após as hemácias) presente no sangue. Tipicamente, as plaquetas são células pequenas, redondas a ovais (menores que as hemácias), com núcleo redondo a oval contendo cromatina densamente condensada. O núcleo é mais arredondado que aquele de hemácias; as plaquetas tendem a apresentar alta proporção N:C. Em geral, são as menores células presentes no sangue periférico, porém apenas ligeiramente menores que os pequenos linfócitos maduros. Por exemplo, o diâmetro da plaqueta de codornizes do gênero *Coturnix* adultas é de 4,10 ± 0,30 μm em machos, e 4,06 ± 0,32 μm em fêmeas. O citoplasma de plaquetas maduras normais é incolor a cinza-pálido, frequentemente com aparência reticulada. A aparência do citoplasma é uma importante característica na diferenciação entre plaquetas e pequenos linfócitos maduros (ver Figuras 20.34 a 20.36 e 20.42). Em plaquetas ativadas ou fagocíticas, pode haver vacuolização citoplasmática. Quase sempre as plaquetas possuem um ou mais grânulos distintos eosinofílicos (densos), em geral localizados em uma área do citoplasma. As plaquetas de aves participam da hemostasia, à semelhança das plaquetas de mamíferos; portanto, elas secretam tromboplastina, que polimeriza o fibrinogênio durante a formação de coágulos, no processo de coagulação sanguínea. As plaquetas ativadas se apresentam agregadas e podem ter contorno celular indistinto ou pseudopodia citoplasmática; ademais, podem apresentar degranulação de grânulos densos, degeneração celular e picnose nuclear. Em termos ultraestruturais, o citoplasma é parecido com o de plaquetas de mamíferos. Os grânulos frequentemente visualizados nas plaquetas examinadas em microscopia óptica se apresentam como agregados de vários pequenos grânulos em microscopia eletrônica. Os grânulos densos contêm,

CAPÍTULO 20

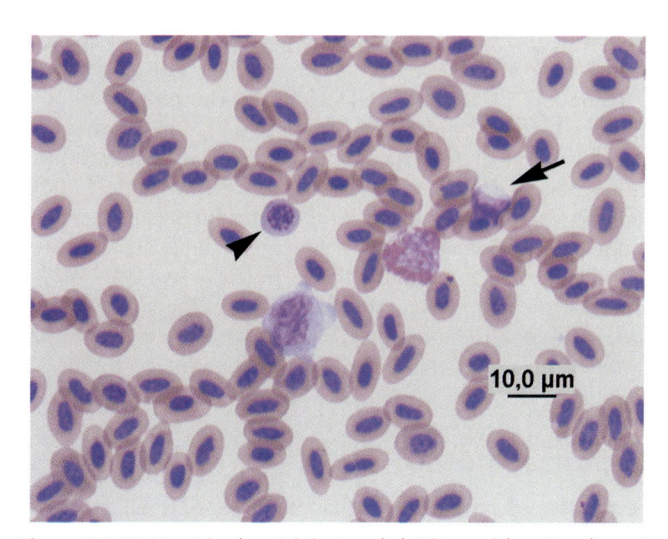

Figura 20.42 Monócito, hemácia imatura (rubrícito parcialmente policromático, *ponta de seta*), linfócito médio (*seta*) e heterófilo em esfregaço sanguíneo de galinha-doméstica (*Gallus gallus domesticus*). (Coloração de Wright-Giemsa.)

principalmente, 5'-hidroxitriptamina, sendo uma fonte improvável de tromboplastina. As plaquetas agregadas em aglomerados exibem degranulação de grânulos densos, degeneração celular e picnose nuclear. As plaquetas de aves apresentam alta concentração de serotonina; alguns estudos sugerem que elas sejam capazes de realizar fagocitose e que podem auxiliar na remoção de material estranho do sangue.

Plaquetas de aves podem influenciar a imunidade inata porque são capazes de realizar fagocitose e auxiliar na remoção de material estranho do sangue. Teoricamente, mesmo sabendo que as plaquetas apresentam menor ação fagocítica que os heterófilos, as plaquetas de aves podem atuar como fagócitos "limpadores" inespecíficos, capazes de eliminar uma ampla variedade de material estranho ao animal, inclusive bactérias. Portanto, as plaquetas podem auxiliar no combate à infecção bacteriana, embora os mecanismos pelos quais as plaquetas interagem, aderem ou reagem às bactérias sejam amplamente desconhecidos. Microscopias óptica e eletrônica mostraram que as plaquetas contêm vesículas lisossomais e são fagócitos ativos *in vitro* para corantes vitais e bactérias gram-positivas. Em plaquetas de aves, verificou-se que participam da explosão (*burst*) oxidativa após a fagocitose de bactérias. Em alguns estudos, foram detectados radicais de oxigênio em plaquetas após sua ativação pela ligação ao anticorpo monoclonal 11C3 cujo alvo é integrina GPIIb-IIIa homóloga das plaquetas de aves. Há necessidade de pesquisas adicionais sobre como as plaquetas interagem com outras células e qual a participação do complemento e de receptores Fc na fagocitose e na atividade antimicrobiana, a fim de determinar ações específicas das plaquetas na imunidade das aves.

Avaliação laboratorial

Na maioria das espécies aviárias estudadas, a contagem de plaquetas variou de 20.000 a 30.000 células/$\mu\ell$, ou 10 a 15 plaquetas para cada 1.000 hemácias. É difícil estabelecer a real contagem de plaquetas porque elas tendem a se agregar. Portanto, quase sempre, a sua contagem é relatada como normal, aumentada ou diminuída, com base na estimativa obtida em esfregaço de sangue periférico. É possível visualizar uma a cinco plaquetas em um campo microscópico de área de monocamada de esfregaço de sangue periférico de aves normais, em aumento de 1.000× (em óleo de imersão), a menos que tenha ocorrido excessiva agregação plaquetária durante a preparação do esfregaço. Sugere-se ocorrência de trombocitopenia quando a contagem de plaquetas é inferior a uma célula por campo microscópio em área de monocamada, em aumento de 1.000×; considera-se trombocitose quando há mais de cinco plaquetas por campo, em média, em área de monocamada, em aumento de 1.000×. Pode-se realizar a contagem de plaquetas no mesmo hemocitômetro utilizado para obter as contagens totais de leucócitos e hemácias pelo método de Natt e Herricks. Para se obter a contagem de plaquetas por microlitro de sangue, multiplica-se por 1.000 a quantidade de plaquetas contada nos grandes quadrados centrais de ambos os lados da câmara de Neubauer reticulada.

Respostas à doença

As plaquetas de aves são oriundas de precursores mononucleares da medula óssea. Ocasionalmente, visualizam-se plaquetas imaturas no sangue periférico de aves. Elas são células redondas ou ovais, com núcleo também redondo a oval e citoplasma

basofílico, semelhante às plaquetas maduras (Figura 20.43). As plaquetas imaturas intermediárias e tardias são visualizadas mais comumente quando há células imaturas. Em geral, a presença de plaquetas imaturas indica resposta regenerativa à demanda excessiva por plaquetas.

Aves jovens tendem a apresentar quantidade relativamente maior de plaquetas circulantes em comparação a aves adultas. Há relato de trombocitose associada à presença de grandes plaquetas em aves com inflamação crônica, condição que pode estar associada à ação fagocítica das plaquetas na doença inflamatória.

Trombocitopenia, em geral, resulta da redução da produção de plaquetas pela medula óssea ou da sua excessiva utilização ou destruição no sangue periférico; pode estar associada a sepse grave e, possivelmente, coagulação intravascular disseminada (CID). Há relato de trombocitose associada à presença de grandes plaquetas em aves com inflamação crônica, que pode estar relacionada à ação fagocítica das plaquetas na doença inflamatória.

Em aves, o tampão hemostático inicial ou primário é formado por aderência e agregação de plaquetas, e o tampão hemostático secundário se deve à cascata de coagulação após lesão da parede do vaso sanguíneo. Em aves, a maioria dos fatores de coagulação envolvidos na coagulação sanguínea é semelhante àqueles de mamíferos. Embora haja evidência de participação de um mecanismo de coagulação intrínseco em algumas espécies aviárias, a coagulação sanguínea em aves parece depender de um sistema de coagulação extrínseco, que envolve a liberação de tromboplastina tecidual (ou seja, fator III). É possível avaliar as vias de coagulação extrínseca e comum por meio do teste do tempo de protrombina de etapa única. É necessário o uso de tromboplastina cerebral aviária para a obtenção do tempo de protrombina em aves porque o teste comercial disponível contém tromboplastina oriunda de mamíferos, a qual não propicia resultados confiáveis em aves. Estudos sugerem que, para a determinação do tempo de protrombina, a fonte de tromboplastina deve ser o cérebro da mesma espécie de ave do paciente. Na maioria das aves, o tempo de protrombina normal é de 13 segundos, ou menos. O aumento do tempo de protrombina se deve à anormalidade na via intrínseca ou comum da coagulação, sendo causada pela deficiência dos fatores V, VII e X, fibrinogênio e protrombina (fator II). O aumento no tempo de protrombina em aves enfermas pode estar associado à presença e à gravidade de lesões hepáticas. Em aves, o tempo de

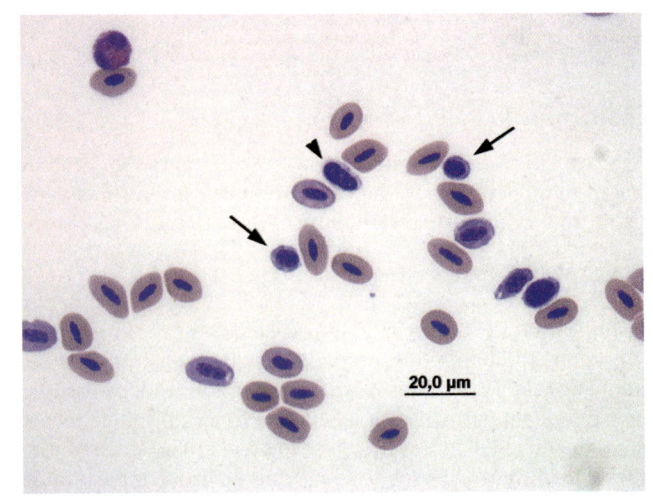

Figura 20.43 Plaquetas imaturas (*setas*) e plaqueta madura (*ponta de seta*) em esfregaço sanguíneo de papagaio-eclectus (*Eclectus roratus*). (Coloração de Wright-Giemsa.)

coagulação de sangue total (capilar), em geral, é inferior a 5 minutos; no entanto, valores normais parecem variar de 2 a 10 minutos. O tempo de coagulação de sangue total é mais variável que o tempo de protrombina.

Hemoparasitas

Os três gêneros de parasitas hemosporídeos mais comumente encontrados no sangue periférico de aves são *Haemoproteus*, *Plasmodium* e *Leukocytozoon*. Também, microfilárias de nematoides filarianos são comumente visualizadas no esfregaço sanguíneo de aves silvestres. Tipicamente, as microfilárias são encontradas entre as células, enquanto merozoítos de *Haemoproteus*, *Plasmodium* e *Leukocytozoon* penetram nas hemácias e seus gametócitos são vistos no interior dessas células. Em geral, a presença de hemoparasitas em aves silvestres não compromete a saúde das aves, embora a combinação de infecções causadas por *Haemoproteus* e *Leukocytozoon* possa causar anemia fatal em aves jovens. As aves podem ser infectadas por um único hemoparasita ou podem apresentar infecções mistas, verificadas no exame de esfregaço sanguíneo corado. Em diversas partes do mundo, parece que populações de algumas espécies de aves de vida livre são livres de hemoparasitas, enquanto populações de aves que vivem em outras áreas frequentemente apresentam infecções múltiplas. O grau de especificidade de parasitas hemosporídeos de aves quanto ao hospedeiro pode ser variável, contando com ampla variedade de hospedeiros, provavelmente havendo uma espécie hospedeira principal. Aves de vida livre podem apresentar variação sazonal no grau de parasitemia. A idade e os procedimentos de captura podem influenciar a ocorrência de hemoparasitas em aves. Por exemplo, Blanco et al. relataram que *Haemoproteus* e *Leukocytozoon* foram mais comumente isolados de aves mantidas em cativeiro por mais de 365 dias, e que *Leukocytozoon* foi encontrado mais frequentemente em adultos e jovens do que em filhotes. Em geral, é possível identificar hemoparasitas de aves em esfregaço sanguíneo corado com corantes comumente utilizados no exame de células do sangue. Esfregaços sanguíneos feitos com sangue fresco, sem adição de anticoagulante, propiciam lâmina com menos artefatos de técnica que afetam o parasita.

Haemoproteus

Hemoparasitas do gênero *Haemoproteus* são parasitas de várias espécies de aves silvestres. Os únicos estágios do parasita presentes no sangue periférico de aves são os gametócitos, cujo tamanho é variável, desde pequenas formas em anel em desenvolvimento até gametócitos maduros alongados em formato de lua crescente que circundam parcialmente o núcleo da hemácia, originando um formato característico de "cabresto" (Figuras 20.44 e 20.45). Tipicamente, o gametócito maduro ocupa mais da metade do volume citoplasmático da hemácia hospedeira, e isso ocasiona mínimo deslocamento do núcleo da célula hospedeira; nunca o núcleo é empurrado à margem celular. Gametócitos de *Haemoproteus* contêm grânulos com pigmentos refráteis amarelos a marrons (hemozoínas) que correspondem a pigmentos de ferro que se depositam após a utilização da hemoglobina. Na coloração de Romanowsky, os macrogametócitos se coram de azul e contêm pigmento de ferro disperso por todo o citoplasma do parasita, enquanto os microgametócitos se coram de azul-pálido a cor-de-rosa e contêm pigmentos de ferro agregados em massa esférica. As hemácias parasitadas por

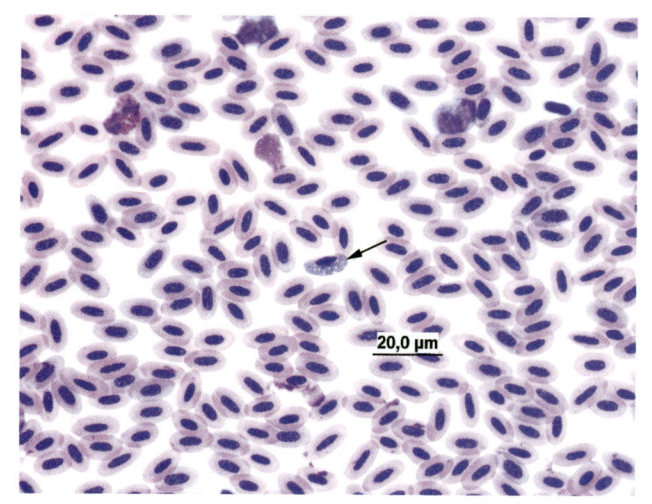

Figura 20.44 Gametócito de *Haemoproteus* (*seta*) em esfregaço sanguíneo de pombo (*Columba livia domestica*). (Coloração de Wright-Giemsa.)

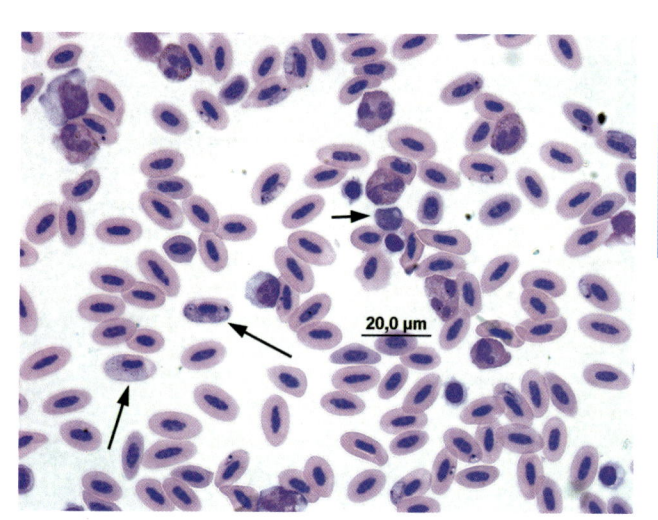

Figura 20.45 Gametócitos (*setas longas*) e macrogametócito extracelular (*seta curta*) de *Haemoproteus* em esfregaço sanguíneo de coruja (*Bubo virginianus*). (Coloração de Wright-Giemsa.)

Haemoproteus são maiores que as hemácias normais, condição que provavelmente torna as células frágeis. Pode-se utilizar teste PCR (do inglês, *polymerase chain reaction*) para *Haemoproteus*, a fim de detectar baixa parasitemia.

Ocasionalmente, é possível visualizar microgametas e macrogametas extraeritrocitários em esfregaço sanguíneo, principalmente naqueles feitos com amostras de sangue coletadas várias horas antes de preparar o esfregaço (ver Figura 20.45 e 20.46). Os macrogametas extraeritrocitários são redondos e se parecem com gametócitos normalmente vistos no interior da hemácia. Microgametas são pequenas estruturas fusiformes dispersas por todo o esfregaço sanguíneo (Figura 20.46). Tipicamente, essas formas são encontradas na porção média do intestino do inseto hospedeiro, após o repasto sanguíneo, mas podem ser visualizadas em esfregaço sanguíneo quando as hemácias começam a se deteriorar, à medida que a amostra de sangue envelhece.

Oocineto em forma de banana, o zigoto formado pela união de um macrogametócito e um microgametócito, também pode ser visualizado no esfregaço sanguíneo (Figura 20.47). Macrogametócitos, microgametócitos e oocinetos são achados raros no esfregaço sanguíneo de sangue periférico de animais e, quando isso acontece, provavelmente, se deve ao retardo substancial

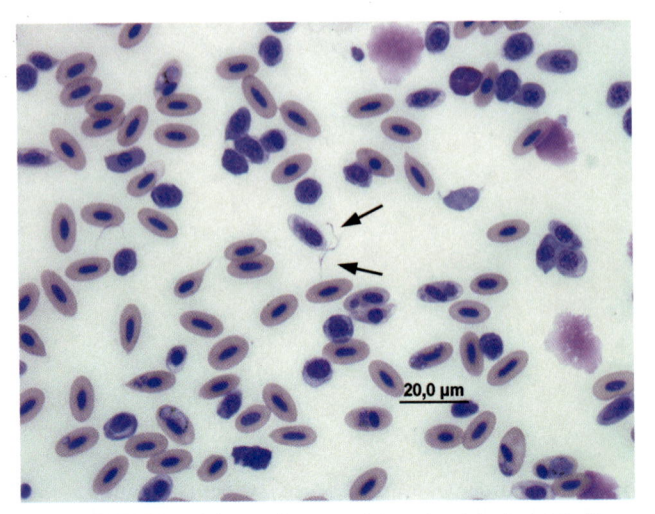

Figura 20.46 Gametócitos e microgametócito extracelular (*setas*) de *Haemoproteus* em esfregaço sanguíneo de falcão-americano (*Falco sparverius*). (Coloração de Wright-Giemsa.)

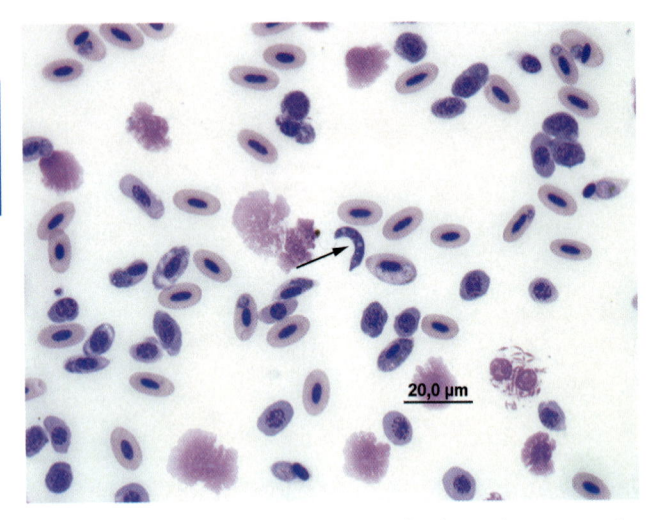

Figura 20.47 Oocineto em forma de banana (*seta*) em esfregaço sanguíneo de falcão-americano (*Falco sparverius*). (Coloração de Wright-Giemsa.)

entre a coleta de sangue e a preparação do esfregaço. É difícil determinar se o oocineto é de *Haemoproteus* ou de outro parasita, como *Plasmodium*. O retardo entre a coleta de sangue e a preparação do esfregaço sanguíneo também origina maior quantidade de manchas celulares (*smudge cells* ou manchas de Gumprecht) no esfregaço sanguíneo.

Insetos hematófagos vetores, como moscas hipoboscídeas (Hippoboscidae) e mosquitos-pólvora do gênero *Culicoides* (Ceratopogonidae), transmitem *Haemoproteus*. O inseto hospedeiro ingere gametócitos quando se alimenta e, então, os parasitas passam por uma série de estágios de desenvolvimento e tornam-se esporozoítos na glândula salivar. Esses esporozoítos são inoculados em outras aves quando os insetos hospedeiros se alimentam. Os esporozoítos se instalam nas células do endotélio vascular das aves, em diversos tecidos (principalmente pulmão, fígado, medula óssea e baço) e, então, passam por esquizogonia. Ocasionalmente, encontram-se esquizontes de *Haemoproteus* em amostras citológicas ou histológicas de tecidos infectados; eles se apresentam como grandes cistos redondos contendo numerosos corpúsculos multinucleados ou citômeros. Cada citômero produz vários merozoítos, que alcançam a corrente sanguínea quando ocorre ruptura das células endoteliais e dos citômeros.

Os merozoítos penetram nas hemácias e se transformam em gametócitos, os quais são ingeridos pelos insetos hospedeiros, e o ciclo se completa.

Em geral, a patogenicidade de *Haemoproteus* é baixa e as aves parasitadas raramente mostram evidência de doença. No entanto, pode ocorrer doença clínica em algumas espécies de aves, como pombos, gaios, codornizes, filhotes e aves que apresentam doença concomitante que pode resultar em imunodeficiência. Os casos de morte provocadas por esse parasita também podem ser em decorrência de infecções em hospedeiros aberrantes. Os sinais clínicos incluem anemia hemolítica, anorexia e depressão. É provável que a anemia hemolítica seja sequela da lise de hemácias parasitadas frágeis quando passam através da fina rede trabecular do baço. Outras possíveis alterações hematológicas durante a fase eritrocítica da infecção incluem leucocitose, heterofilia, linfocitose, eosinofilia e monocitose. Morte pode estar associada a anemia grave e necrose hepática decorrentes de hemorragia relacionada a lesões causadas mais por megaloesquizontes (estágio pré-eritrocítico) do que por gametócitos intraeritrocitários. No exame pós-morte, pode-se observar hepatomegalia e esplenomegalia.

O grau semiquantitativo de parasitemia por *Haemoproteus* pode ser estabelecido com base na quantidade de gametócitos por campo microscópico, em aumento de 400×; pode ser utilizado como referência na avaliação da recuperação de aves, principalmente aves de rapina, com lesões traumáticas ou doenças. Define-se escore 0 quando não se visualizam parasitas; escore 1 quando há menos de 1 parasita; escore 2 quando há 1 a 5 parasitas; escore 3 quando há 6 a 10 parasitas; e escore 4 se houver mais de 10 parasitas. Por exemplo, em uma ave de rapina lesionada que apresente parasitemia por *Haemoproteus* escore 3 ou 4 diminui drasticamente para escore 1 ou 2 assim que se recupera das lesões. Provavelmente, isso representa aumento da condição imune da ave. Também, a intensidade da infecção por hematozoário pode ser calculada pela contagem manual de 2.000 hemácias; no entanto, os resultados assim obtidos são significativamente menores que a intensidade calculada por meio de quantificação digital de 50.000 hemácias. Esse último procedimento é um método confiável de quantificação de infecções de intensidade baixa a moderada.

Plasmodium

Parasitas do gênero *Plasmodium* podem ser patogênicos e causar malária; acometem algumas espécies de aves (p. ex., canários, pinguins, patos, pombos, aves de rapina e aves domésticas). No entanto, várias espécies de aves parecem ser assintomáticas e não desenvolvem doença clínica. Em regiões endêmicas, surtos de malária aviária são esporádicos, principalmente em estações de aumento das populações de mosquitos. Os sinais clínicos associados à malária aviária incluem anemia, anorexia, depressão e morte repentina. Com frequência, o hemograma indica anemia hemolítica, leucocitose e linfocitose. Também, pode haver hemoglobinúria ou biliverdinúria. No exame pós-morte, quase sempre se constatam esplenomegalia e hepatomegalia.

O exame de esfregaço sanguíneo é o método diagnóstico definitivo para detecção de *Plasmodium* spp. porque as formas intermediárias do parasita (trofozoítos, esquizontes e gametócitos) podem ser vistas nas células. Em ambos, *Plasmodium* spp. e *Haemoproteus* spp., notam-se grânulos refráteis de cor amarela a marrom (hemozoínas) porque os esquizontes ingerem e metabolizam hemoglobina, resultando na formação de grânulos refráteis. Diferentemente de *Haemoproteus*, no interior de hemácias, plaquetas e leucócitos, podem ser encontrados outros estágios parasitários além de gametócitos, tais como esquizontes e trofozoítos (Figuras 20.48 a 20.50). Algumas cepas de *Plasmodium* sp. apresentam gametócitos redondos a irregulares que causam deslocamento evidente do núcleo da célula do hospedeiro, enquanto outras espécies apresentam gametócitos alongados que não deslocam o núcleo da célula do hospedeiro. À semelhança dos gametócitos de *Haemoproteus*, aqueles de *Plasmodium* contêm pigmentos de ferro que se apresentam como grânulos refráteis amarelos a marrons, que tendem a ser dispersos, e macrogametócitos, que se coram mais intensamente de azul do que os microgametócitos. Os trofozoítos de *Plasmodium* são formas ameboides pequenas, redondas a ovais, contendo um grande vacúolo que empurra o núcleo do parasita para a margem parasitária, dando ao trofozoíto a aparência de "anel de sinete". Os esquizontes são inclusões redondas a ovais que contêm vários merozoítos fortemente corados; a quantidade de merozoítos é utilizada para determinar a espécie de *Plasmodium*. Esquizontes com merozoítos em fase de desenvolvimento apresentam agregados de merozoítos que parecem fundidos, diferentemente de merozoítos maduros, que parecem corpúsculos distintos, separados uns dos outros. A identificação da espécie de *Plasmodium* depende da localização e da aparência dos esquizontes e gametócitos. As características-chave utilizadas na diferenciação entre *Plasmodium* e *Haemoproteus* são: presença de esquizogonia no sangue periférico, estágios do parasita em plaquetas e leucócitos e presença de gametócitos que causam deslocamento evidente do núcleo de hemácias.

O microrganismo é transmitido de aves infectadas às aves não infectadas, tendo como vetores os mosquitos da família Culicidae, os quais, durante o repasto sanguíneo, transmitem esporozoítos das glândulas salivares desses mosquitos aos tecidos do hospedeiro, que se reproduzem como esquizontes e originam numerosos merozoítos. Diferentemente de *Haemoproteus* spp., os merozoítos de *Plasmodium* spp. penetram em hemácias, leucócitos e plaquetas e se transformam em trofozoítos em formato de anel que amadurecem no interior de esquizontes ou de gametócitos infectantes. Os esquizontes se rompem, matando as células infectadas e liberando merozoítos que infectam mais células sanguíneas.

Leukocytozoon

Leukocytozoon, um protozoário parasita comumente encontrado no sangue de aves silvestres, é identificado por apresentar grandes macrogametócitos escuros ou microgametócitos claros em esfregaço sanguíneo submetido à coloração de Romanowsky. Macroscopicamente, os grandes gametócitos deformam a célula hospedeira infectada, alongando e distendendo a célula e dificultando sua identificação (Figura 20.51). O macrogametócito é visualizado como uma inclusão parasitária que ocupa 77% da área do complexo formado por célula hospedeira-parasita. A morfologia dos microgametócitos é semelhante, porém geralmente são 5 a 10% menores. Alguns parasitologistas acreditam que hemácias imaturas, mais que leucócitos, sugerido pelo nome do parasita, atuem como células hospedeiras de *Leukocytozoon*. Como acontece com *Haemoproteus*, apenas os gametócitos de *Leukocytozoon* estão presentes no sangue periférico. As células parasitadas parecem ter dois núcleos: um escuro, que representa o núcleo da célula hospedeira o qual se posiciona ao longo da membrana celular, e um núcleo róseo-pálido, que representa o núcleo do parasita, localizado adjacente ao núcleo da célula hospedeira, ou parasitada. Gametócitos de *Leukocytozoon* não contêm

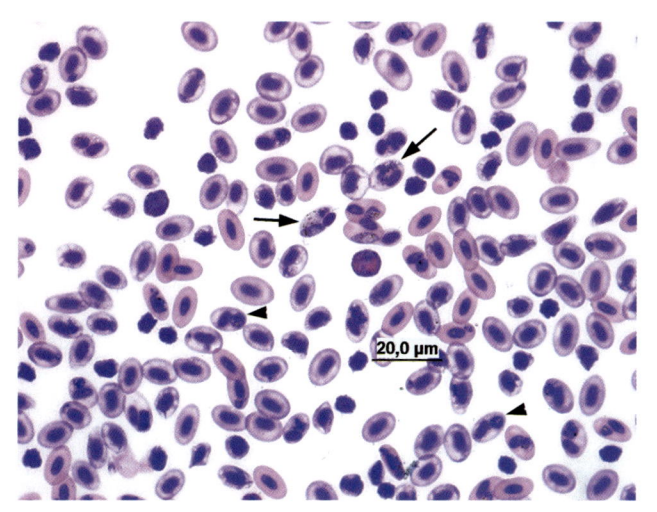

Figura 20.48 Gametócitos de *Plasmodium* (*setas*) e esquizogonia (*ponta de seta*) em esfregaço sanguíneo de mandrião-grande (*Stercorarius skua*). (Coloração de Wright-Giemsa.)

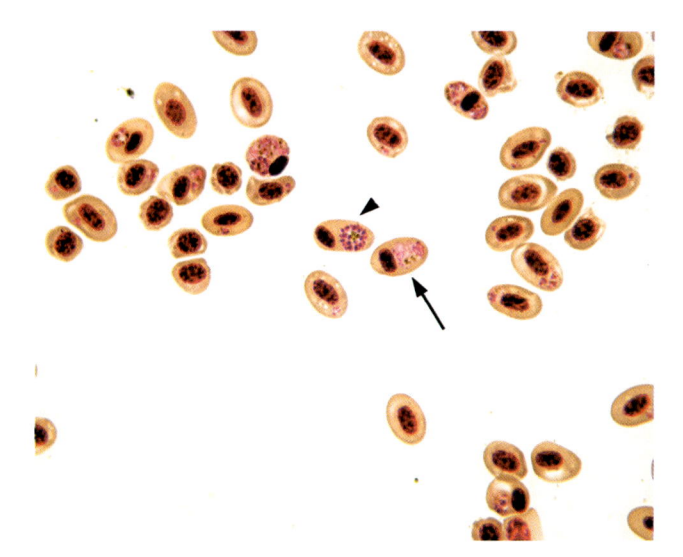

Figura 20.49 Gametócitos de *Plasmodium* (*seta*) e esquizogonia (*ponta de seta*) em esfregaço sanguíneo de mandrião-grande (*Stercorarius skua*). (Coloração de Wright-Giemsa.)

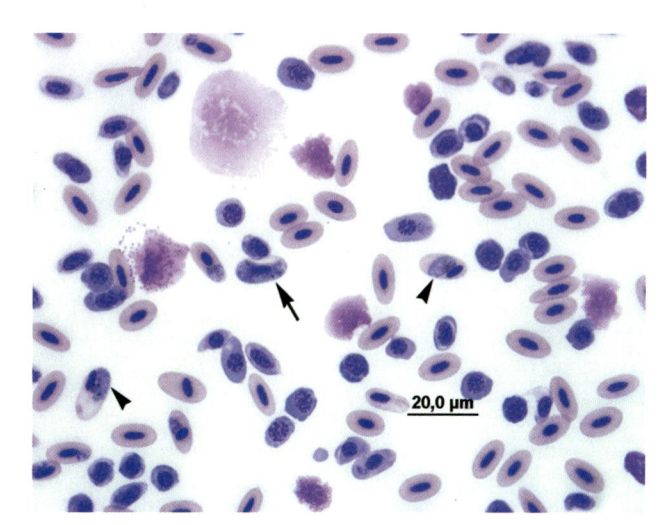

Figura 20.50 Gametócito de *Haemoproteus* (*seta*) e gametócitos de *Plasmodium* (*pontas de seta*) em esfregaço sanguíneo de falcão-americano (*Falco sparverius*), com policromasia marcante. (Coloração de Wright-Giemsa.)

CAPÍTULO 20

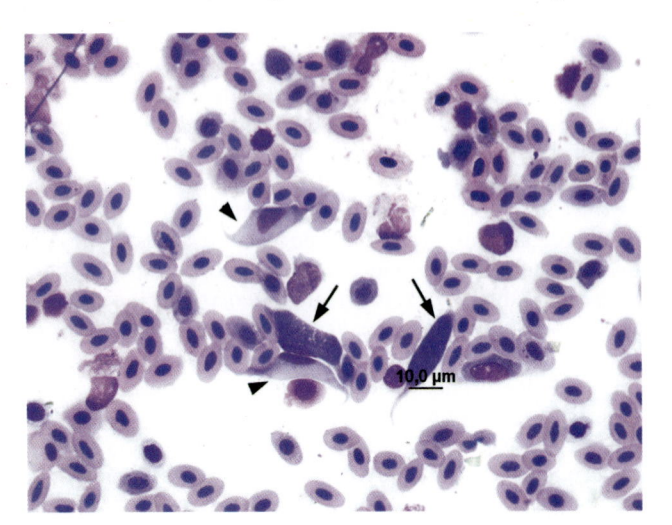

Figura 20.51 Macrogametócitos (*setas*) e microgametócitos (*pontas de seta*) de *Leukocytozoon* em esfregaço sanguíneo de búteo-de-cauda-vermelha (*Buteo jamaicensis*). (Coloração de Wright-Giemsa.)

os grânulos pigmentados refráteis vistos em gametócitos de *Haemoproteus* e *Plasmodium*. A aparência dos gametas no sangue periférico pode variar dependendo da espécie de *Leukocytozoon* presente. Por exemplo, gametócitos de *Leukocytozoon sakharoffi*, que parasita aves da família Corvidae (corvos, gaios e pegas), são redondos, e o núcleo da célula hospedeira ocupa cerca de 80% da periferia do parasita.

Leukocytozoon é transmitido por mosquitos-borrachudos (Simuliidae), que atuam como hospedeiros intermediários e inoculam esporozoítos no sangue de espécies de aves suscetíveis. Os esporozoítos penetram em células endoteliais e parenquimais de diversos tecidos, como fígado, coração e rim, nos quais ocorre esquizogonia. Tipicamente, a esquizogonia primária ocorre no fígado. Quando os esquizontes se tornam maduros, eles liberam milhares de merozoítos, os quais iniciam uma segunda geração de esquizontes no fígado e em células fagocíticas de todo o corpo. Nas células fagocíticas, os esquizontes se tornam muito grandes e recebem o nome de megaesquizontes. Os megaesquizontes liberam milhões de merozoítos que podem iniciar esquizogonia em outro local ou penetrar em hemácias circulantes (ou, às vezes, em leucócitos), onde se desenvolvem em macrogametas ou microgametas.

Em geral, a patogenicidade de *Leukocytozoon* é baixa; no entanto, algumas espécies do parasita podem ser altamente patogênicas para algumas aves, tais como perus e aves aquáticas jovens. Os sinais clínicos causados por esse parasita incluem anemia, anorexia e letargia. A avaliação clínico-laboratorial pode indicar anemia hemolítica, leucocitose e aumento das atividades séricas de enzimas, como aspartato aminotransferase ou alanina aminotransferase, condição que sugere necrose hepatocelular. Os achados pós-morte podem incluir esplenomegalia e hepatomegalia acompanhada de necrose hepática.

Microfilárias

Microfilárias são minúsculas larvas de nematoides filiformes parasitas que apresentam 5 a 7 μm de diâmetro e 200 a 300 μm de comprimento, comumente presentes no sangue periférico de diversas espécies de aves. Esses nematoides, quando adultos, em geral, não são visualizados, a menos que se instalem em locais periféricos, como em líquido de articulações distendidas. Em aves, os nematoides adultos podem se alojar em qualquer parte

do corpo, porém mais frequentemente em sacos aéreos, tecido subcutâneo ou em cavidades corporais. A maioria desses parasitas não é considerada patogênica e causa pouco dano ao hospedeiro.

Hemoparasitas de aves menos comuns

Outros parasitas vistos com menor frequência no sangue periférico de aves são *Atoxoplasma*, *Aegyptianella*, *Trypanosoma* e *Borrelia*. *Atoxoplasma* é um coccídio parasita frequentemente encontrado em aves passeriformes; pode ser altamente patogênico, principalmente aos canários. É transmitido diretamente via oocistos nas fezes. O diagnóstico de atoxoplasmose se baseia na demonstração de esporozoítos característicos em linfócitos de esfregaço de sangue periférico ou de *imprint* citológico de fígado, baço ou pulmão. Quando submetidos à coloração de Romanowsky, os esporozoítos se apresentam como inclusões intracitoplasmáticas redondas a ovais, eosinofílicas e pálidas, em linfócitos, monócitos ou macrófagos (Figura 20.52). Os esporozoítos alteram a morfologia do núcleo do linfócito hospedeiro, resultando em um formato de lua crescente característico. Os esporozoítos de *Atoxoplasma* carecem de grânulos pigmentados. A detecção de *Atoxoplasma* no sangue periférico pode ser facilitada pelo exame de esfregaço preparado com papa leucocitária (*buffy-coat*), que contém grande quantidade de leucócitos.

Aegyptianella é um minúsculo parasita de hemácias de aves que carece de grânulos pigmentados. É um piroplasma que pode infectar diversas espécies de aves, geralmente aquelas de regiões de clima tropical ou subtropical. *Aegyptianella pullorum* infecta galinhas, gansos, patos e perus. O microrganismo é identificado pela demonstração de suas formas, ou estágios, de desenvolvimento nas hemácias, em esfregaço sanguíneo. Podem ser visualizadas três formas ou estágios. Uma forma, o início corporal, é uma pequena estrutura menor que 1 mm de diâmetro com aparência de inclusão intracitoplasmática redonda basofílica semelhante a *Anaplasma marginale*. A segunda forma é uma inclusão redonda a piriforme com citoplasma azul-pálido e cromatina em um polo semelhante a *Babesia*. A terceira forma é uma inclusão redonda a elíptica maior (2 a 4 μm). *Aegyptianella* pode ser patogênica e causar anemia, anorexia e diarreia. Achados pós-morte incluem esplenomegalia, hepatomegalia e degeneração hepática e renal.

Ocasionalmente, visualizam-se tripanossomas (*Trypanosoma*) no sangue periférico de aves silvestres, principalmente passeriformes, galiformes, aves aquáticas e pombos. Eles são transmitidos pela picada de insetos, como pernilongos, moscas hipoboscídeas e mosquitos-borrachudos, ou ácaros. Tripanossomas de

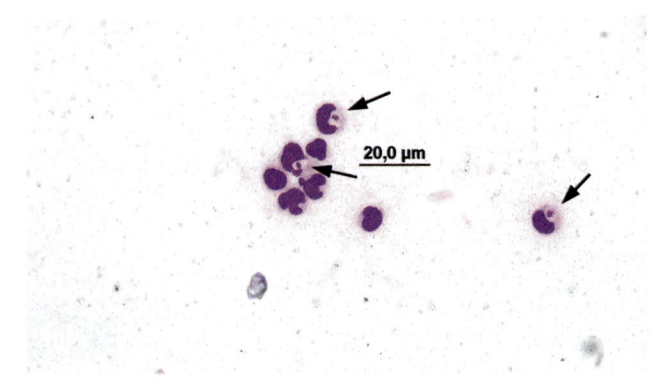

Figura 20.52 Inclusões de *Atoxoplasma* em linfócitos presentes em esfregaço de papa leucocitária (*buffy coat*) de tordo (*Garrulax chinensis*). (Coloração de Wright-Giemsa.)

aves lembram aqueles encontrados em mamíferos. Apresentam membrana ondulante, extremidade posterior delgada e afilada e um pequeno flagelo direcionado para sua porção anterior. Em geral, os tripanossomas são considerados achados acidentais.

Borrelia anserina é a causa de espiroquetose em aves, podendo infectar diversas espécies de aves, principalmente galiformes e aves aquáticas. É transmitida por vetores artrópodes, como carrapatos e ácaros. *Borrelia* é um espiroqueta fracamente espiralado que termina em filamentos delgados; é encontrado livre no plasma. Durante os estágios agudos da doença, o microrganismo apresenta forma espiral; no entanto, à medida que a doença progride e a ave apresenta risco iminente de morte, o microrganismo pode parecer anormal ou agregado e, frequentemente, difícil de identificar. Na fase aguda da espiroquetose aviária, as aves acometidas desenvolvem letargia, anemia e fraqueza. Os achados pós-morte incluem esplenomegalia e hepatomegalia. As aves que se recuperam da doença apresentam anemia regenerativa.

Hematopoese

Medula óssea

A medula óssea é o principal local de eritropoese, granulopoese e trombopoese na etapa final do desenvolvimento embrionário e em pintainhos. Em algumas aves adultas, como as galinhas, a atividade hematopoética da medula óssea está associada, principalmente, com eritropoese e, possivelmente, trombopoese; elas possuem apenas uma pequena reserva de granulopoese, em comparação com a medula óssea de mamíferos. Portanto, comparativamente aos mamíferos, em aves adultas, a granulopoese é mais difusa, em uma variedade de tecidos. Durante o desenvolvimento embrionário, as células-tronco de granulócitos colonizam e criam focos de granulopoese em baço, rim, pulmão, timo, gônada, pâncreas e outros tecidos, inclusive a medula óssea. Ademais, a medula óssea propicia um ambiente para a maturação de linfócitos. Em aves, como a medula óssea é a fonte de tecido hematopoético mais prontamente disponível, ela é utilizada para avaliar anormalidades de células do sangue. Indica-se exame citológico de medula óssea em aves com anemia não regenerativa, heteropenia e outras alterações inexplicáveis de elementos celulares no sangue circulante.

Coleta de medula óssea

Na maioria das espécies de aves, podem ser obtidas amostras seriadas da medula óssea para o exame citológico por meio de aspiração medular. Na maioria das aves, o melhor local para obtenção de amostras de medula óssea é o osso tibiotarso proximal porque, nesse local, o procedimento de coleta é relativamente simples. No entanto, amostra de medula também pode ser obtida do esterno (carena) e da maioria dos ossos longos, exceto de ossos pneumáticos. Em geral, não há necessidade de anestesia geral; em aves de grande porte, pode-se utilizar anestesia local, porém com cuidado. O tipo de agulha de biopsia utilizada para aspiração medular depende do tamanho da ave, do local de biopsia e da preferência do citologista. Para a coleta de medula óssea em aves, pode-se utilizar agulhas de biopsia comumente usadas para coleta de medula óssea em ambos, mamíferos domésticos e humanos (agulhas de aspiração-biopsia de medula óssea Jamshidi™ e agulhas de aspiração esternal/ilíaca Jamshidi™ Illinois descartáveis, Kormed Corp., Minneapolis, MN). Contudo, prefere-se o tamanho de uso pediátrico devido

ao tamanho relativamente pequeno do osso na maioria das aves, comparativamente ao de mamíferos. Para a coleta de medula em aves muito pequenas, pode-se utilizar agulhas espinais que contenham estilete.

O procedimento de coleta de medula óssea do osso tibiotarso proximal inicia com a aplicação de desinfetante cutâneo, como se faz em qualquer procedimento cirúrgico. A porção medial ou cranial do osso tibiotarso proximal logo abaixo da articulação femoral-tibiotarsiana é o local apropriado para aspiração porque apenas uma quantidade mínima de tecido mole recobre o osso nesse local. Após aplicação de anestésico local, faz-se pequena incisão com lâmina de bisturi para facilitar a introdução da agulha através da pele. A agulha com estilete é posicionada contra o osso (Figura 20.53) e, com leve pressão e movimentos de rotação, avança-se a agulha até atingir a cavidade medular. A agulha deve ser introduzida perpendicular ao osso. A mão não utilizada para manusear a agulha é utilizada para estabilizar o osso tibiotarso. Uma vez a agulha posicionada na cavidade medular, remove-se o estilete e conecta-se uma seringa de 6 a 12 mℓ (Figura 20.54). A medula é aspirada no lúmen da agulha aplicando-se pressão negativa à seringa usando o êmbolo da seringa (Figura 20.55). Deve-se evitar pressão negativa excessiva ou prolongada, a fim de minimizar a contaminação da amostra da

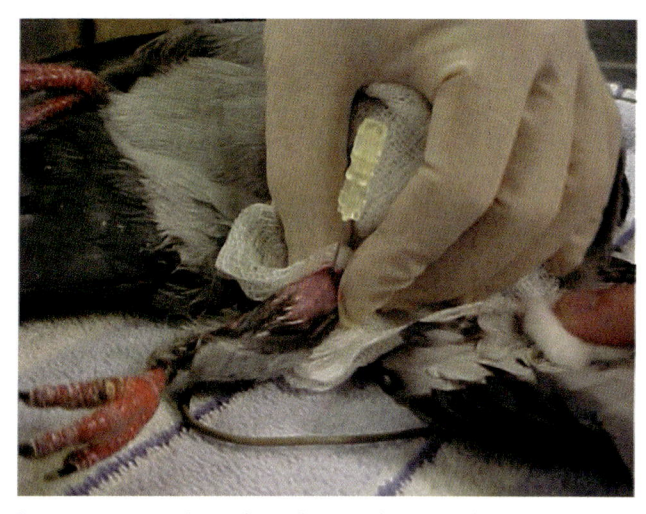

Figura 20.53 Introdução de agulha espinal no osso tibiotarso proximal de pombo (*Columba livia*).

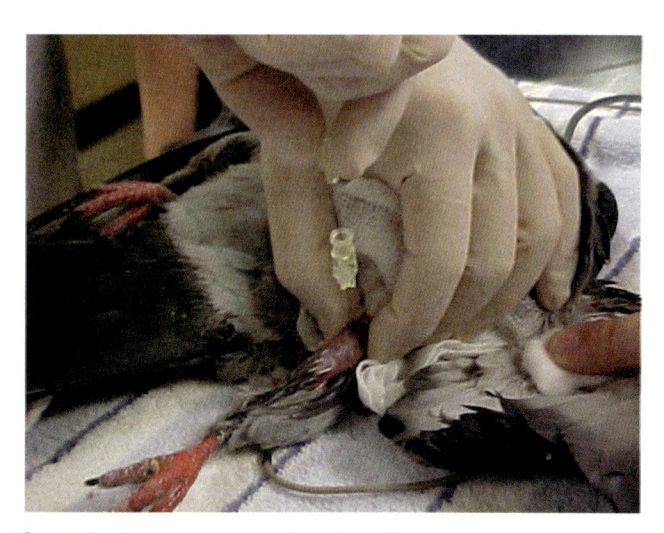

Figura 20.54 Remoção do estilete de agulha espinal introduzida no osso tibiotarso proximal de pombo (*Columba livia*).

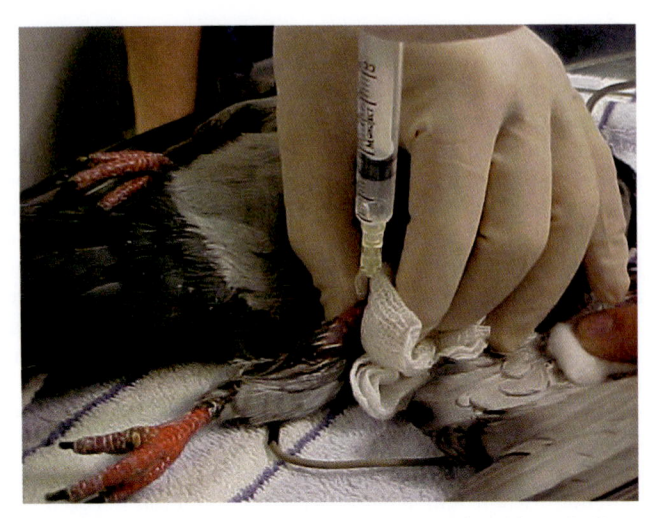

Figura 20.55 Aspiração de amostra de medula óssea de agulha espinal introduzida no osso tibiotarso proximal de pombo (*Columba livia*).

medula óssea com sangue. Diferentemente da coleta de medula óssea da maioria dos mamíferos, a amostra da medula de aves não aparece na seringa (exceto em aves muito grandes) devido ao pequeno volume de medula na maioria das aves. Portanto, a amostra de medula permanece no lúmen da agulha de biopsia.

Ao finalizar a aspiração, a agulha e a seringa são removidas do osso tibiotarso, assegurando que não esteja sendo aplicada pressão negativa na seringa. A agulha é removida da seringa, que é preenchida com ar para forçar a saída da amostra de medula do lúmen para uma lâmina de microscopia de vidro. Coloca-se uma segunda lâmina de microscopia de vidro sobre a amostra de medula, deixando que a medula se espalhe entre as duas lâminas à medida que elas são separadas. Também, pode-se obter amostra de medula óssea da carena (esterno) de algumas aves, como galiformes; a agulha de biopsia é introduzida na parte mais larga da crista esternal, da mesma maneira como descrito para coleta no osso tibiotarso proximal.

Pode-se realizar biopsia de medula com agulha de grosso calibre (*core biopsy*) para avaliação histológica de aves, usando técnica semelhante à empregada para aspiração da medula. Assim que a agulha de biopsia alcança o espaço da medula óssea, remove-se o estilete e a agulha é avançada mais profundamente na cavidade medular, em direção ao córtex oposto. Após atingir o córtex oposto, faz-se rotação da agulha e redireciona-se a mesma suavemente para desprender o tampão de medula no interior do lúmen da agulha. Pode-se provocar suave vácuo à seringa, ajudando a manter o tampão de medula na agulha à medida que a agulha é retirada da cavidade medular. Remove-se amostra central da medula pela reinserção do estilete (geralmente começando na ponta da agulha) para empurrar a amostra para fora da agulha. Pode-se fazer *imprint* da amostra central para avaliação citológica, antes de colocá-la em solução de formalina tamponada neutra 10%. Geralmente há necessidade de uma amostra-reserva de medula central, enquanto parte dela é fixada em solução de formalina.

Exame da medula óssea de aves

As lâminas com medula óssea são submetidas à coloração de Romanowsky, à semelhança do que se faz com esfregaço sanguíneo. O exame microscópico da medula óssea de aves inicia com a varredura do esfregaço de medula usando objetiva 10×, a fim de avaliar ambas, a quantidade e a distribuição das células.

Como não é possível obter a contagem real de células na amostra de medula óssea, a celularidade é estimada pela avaliação da proporção de gordura e células em partículas da medula e, então, comparada à celularidade de medula óssea normal. O grau de celularidade é estimado como baixo, normal ou alto.

Também, pode-se estimar a distribuição das células. Elementos mieloides, eritroides e trombocíticos podem parecer normais, hipoplásicos (diminuídos) ou hiperplásicos (aumentados). Uma abordagem mais objetiva é realizar a contagem diferencial real baseada em 1.000 células, ou mais, mas esse procedimento é mais demorado e pode não propiciar mais informações.

Além de estimar o grau de celularidade e avaliar a distribuição dos tipos de células na amostra de medula óssea, o citologista também deve estimar a proporção mieloide:eritroide (M:E). Ademais, deve-se verificar qualquer alteração que envolva a sequência de maturação de cada linhagem celular. As linhagens celulares incluem hemácias, granulócitos (heterófilos, eosinófilos e basófilos), monócitos e plaquetas. Outras células ocasionalmente encontradas são linfócitos, plasmócitos, osteoblastos e osteoclastos. Também, deve-se verificar a presença de células anormais.

A proporção M:E normal varia dependendo da espécie; no entanto, na maioria das espécies, a proporção é, aproximadamente, 1,0. Por exemplo, em gaivota-de-cabeça-preta ou guincho-comum (*Larus ridibundus*), a proporção M:E é 1,23 ± 0,17; a porcentagem média de células eritroides é 39,91 ± 3,26%; de células mieloides é 49,37 ± 4,86%; de precursores de plaquetas é 5,95 ± 0,79%; e de todas as outras células é 4,77 ± 0,53%.

A interpretação precisa da resposta da medula óssea só é possível juntamente com o conhecimento da real resposta celular no sangue periférico. Portanto, deve-se realizar o hemograma de amostra de sangue coletado no mesmo momento que se obtém amostra da medula óssea.

Eritropoese

Em aves, ocorre eritropoese no lúmen de vasos sinusoides, na medula óssea. Esses seios vasculares possuem revestimento de células endoteliais alongadas associado com a maioria das células imaturas da série eritroide. As células mais maduras se localizam no lúmen sinusal. Os vasos sinusoides se comunicam com a veia central.

Em aves, a eritropoetina, uma glicoproteína cuja estrutura é diferente daquela da eritropoetina de mamíferos, é necessária para a multiplicação e a diferenciação de células-tronco precursoras relativas à série eritroide. A eritropoetina pode ser obtida do sangue de aves anêmicas; considera-se que seja produzida no rim.

Os estágios de maturação normais da eritropoese em aves normais parecem ser semelhantes aos de mamíferos. No entanto, na literatura, a terminologia utilizada para os diferentes estágios de maturação da hemácia é variável. Em geral, são reconhecidos sete estágios de desenvolvimento de hemácias, com base em achados em esfregaço sanguíneo submetido à coloração de Romanowsky. São eles: rubriblastos (proeritroblastos), prorrubrícitos (eritroblastos basofílicos), rubrícitos basofílicos (eritroblastos policromáticos prematuros), rubrícitos policromáticos prematuros (eritroblastos policromáticos tardios), rubrícitos policromáticos tardios (eritroblastos ortocrômicos), hemácias policromáticos e hemácias maduras. À medida que as células eritroides amadurecem, o tamanho do núcleo diminui, a cromatina torna-se cada vez mais condensada, o formato do núcleo se altera de redondo a elipsoide, a quantidade de citoplasma aumenta, a concentração de hemoglobina aumenta (resultando em aumento da eosinofilia) e a morfologia celular se altera para redonda a elipsoide. Diferentemente do que ocorre em hemácias de mamíferos, as hemácias de aves normalmente retêm o núcleo.

Rubriblastos

Rubriblastos são células grandes, redondas, intensamente basofílicas, com grande núcleo redondo central que resulta em alta proporção N:C (Figuras 20.56 a 20.58 e 20.60). Tipicamente, a cromatina nuclear é grosseiramente granular e notam-se grandes nucléolos proeminentes ou anéis nucleolares. O citoplasma é intensamente basofílico, com espaços claros que mais provavelmente representam mitocôndrias.

Prorrubrícitos

Os prorrubrícitos parecem rubriblastos, porém carecem de nucléolos proeminentes (ver Figuras 20.56 e 20.59). A proporção N:C é alta e, em geral, o grande núcleo é envolvido por estreita borda de citoplasma azul. O citoplasma é predominantemente

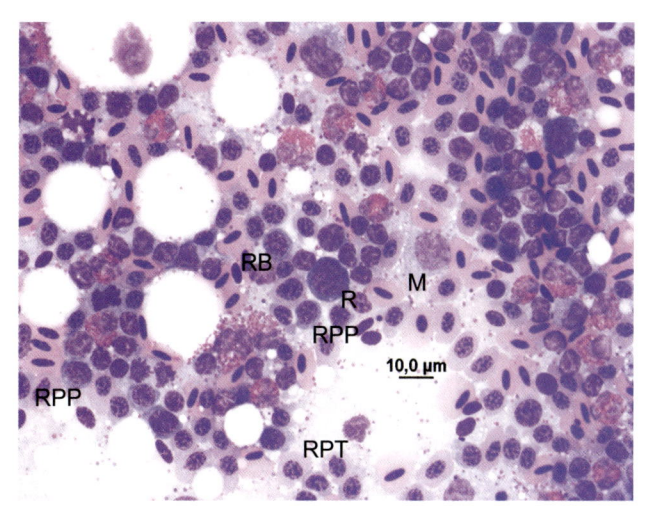

Figura 20.58 Rubriblasto (R), rubrícito basofílico (RB), rubrícitos policromáticos prematuros (RPP), rubrícito policromático tardio (RPT) e mieloblasto (M) em aspirado de medula óssea de jandaia-amarela (*Aratinga solstitialis*). (Coloração de Wright-Giemsa.)

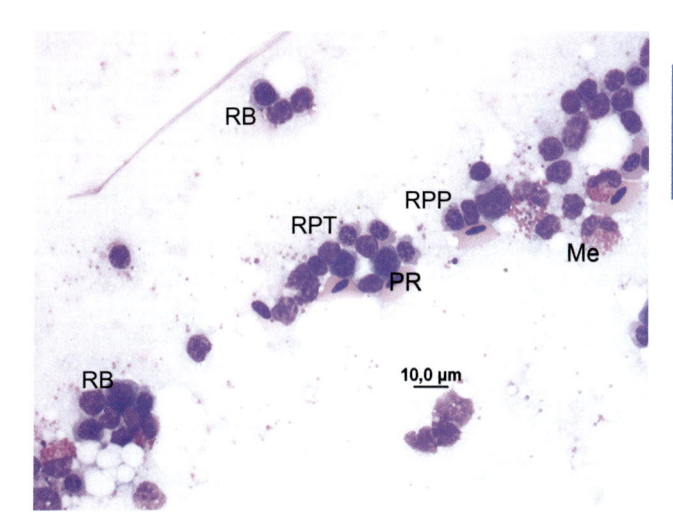

Figura 20.59 Prorrubrícito (PR), rubrícitos basofílicos (RB), rubrícito policromático prematuro (RPP), rubrícito policromático tardio (RPT) e metamielócito (Me) em aspirado de medula óssea de jandaia-amarela (*Aratinga solstitialis*). (Coloração de Wright-Giemsa.)

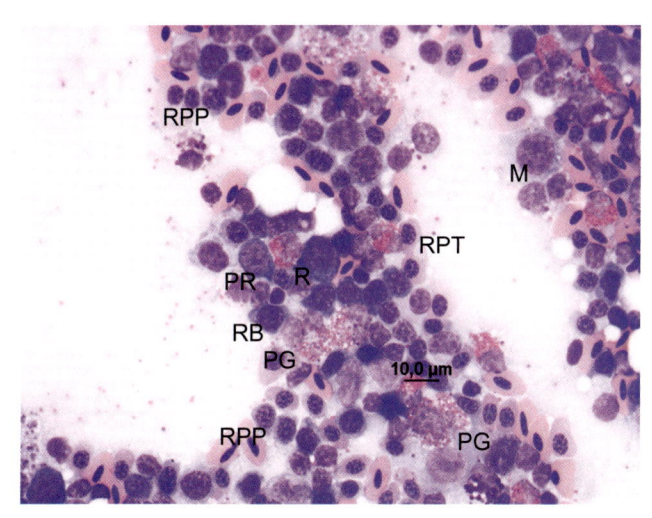

Figura 20.56 Rubriblasto (R), prorrubrícito (PR), rubrícito basofílico (RB), rubrícitos policromáticos prematuros (RPP), rubrícito policromático tardio (RPT), mieloblasto (M) e progranulócito (PG) em aspirado de medula óssea de jandaia-amarela (*Aratinga solstitialis*). (Coloração de Wright-Giemsa.)

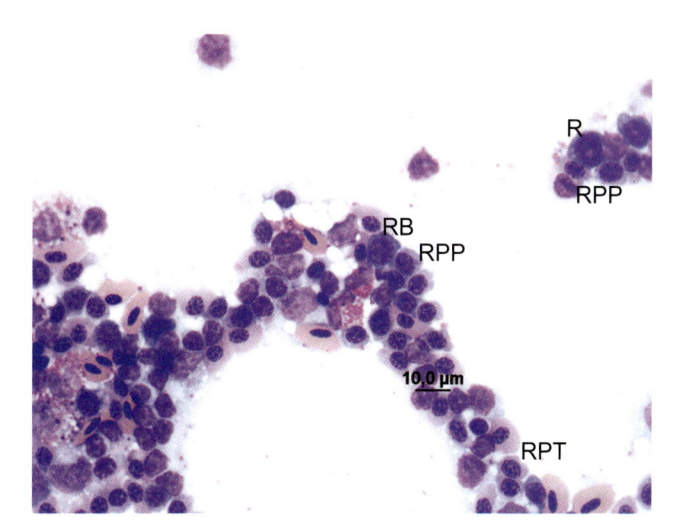

Figura 20.57 Rubriblasto (R), rubrícito basofílico (RB), rubrícito policromático prematuro (RPP) e rubrícito policromático tardio (RPT) em aspirado de medula óssea de jandaia-amarela (*Aratinga solstitialis*). (Coloração de Wright-Giemsa.)

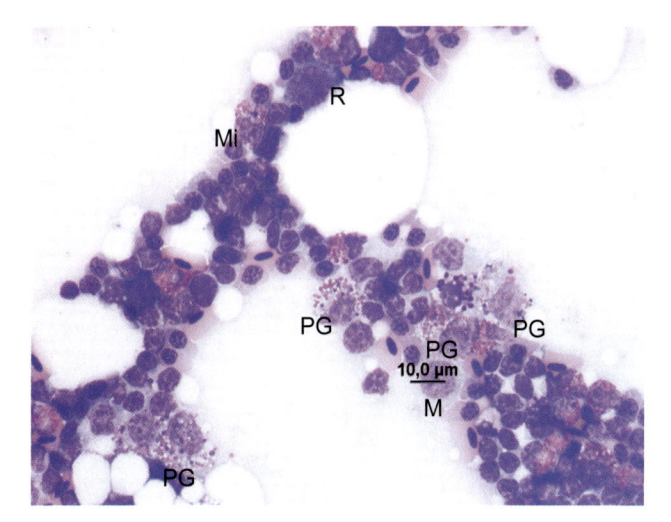

Figura 20.60 Rubriblasto (R), mieloblasto (M), progranulócitos (PG) e mielócito (Mi) em aspirado de medula óssea de jandaia-amarela (*Aratinga solstitialis*). (Coloração de Wright-Giemsa.)

basofílico, mas pode conter pontos de material avermelhando, sugerindo o início do desenvolvimento de hemoglobina. O citoplasma carece de espaços mitocondriais, como aqueles presentes no rubriblasto.

Rubrícitos

Rubrícitos são células redondas menores que os rubriblastos e prorrubrícitos. Eles podem passar por três estágios de desenvolvimento com base, principalmente, na aparência do citoplasma. O rubrícito basofílico é o estágio mais precoce do rubrícito, sendo caracterizado por apresentar citoplasma basofílico homogêneo e núcleo redondo com cromatina condensada (ver Figuras 20.56 a 20.59). O estágio de desenvolvimento seguinte, o rubrícito policromático prematuro, é menor que o rubrícito basofílico e possui citoplasma acinzentado (basofílico a ligeiramente eosinofílico) devido à maior produção de hemoglobina (ver Figuras 20.56 a 20.59). O núcleo do rubrícito policromático prematuro contém cromatina condensada; é pequeno em relação à quantidade de citoplasma. O estágio final do rubrícito, o rubrícito policromático tardio, possui forma elipsoide e o seu citoplasma é mais eosinofílico (cinza-eosinofílico a fracamente eosinofílico) do que o de estágios anteriores (ver Figuras 20.56 a 20.59). O núcleo do rubrícito policromático tardio varia de redondo a ligeiramente elipsoide, com cromatina irregularmente condensada.

Hemácias policromáticas e hemácias maduras

Hemácias policromáticas, ou policromatofílicas, e hemácias maduras são células em estágio final de eritropoese. Essas células estão presentes no sangue periférico de aves normais e foram descritas anteriormente. As hemácias maduras são planas e com formato elipsoide. A cromatina nuclear é condensada, sendo inativa em termos de transcrição.

Granulopoese

Parece que os granulócitos de aves se desenvolvem de maneira semelhante àqueles de mamíferos. Os estágios de maturação foram descritos com base em sua aparência morfológica, principalmente na medula óssea de aves domésticas. Portanto, o estudo da hematopoese em aves está mais atrasado que o estudo da hematopoese em mamíferos, nos quais o critério morfológico é apenas parte de uma avaliação global. Os granulócitos de aves exibem decréscimo progressivo do tamanho e da basofilia citoplasmática à medida que amadurecem, condição semelhante à verificada em granulócitos de mamíferos. Grânulos citoplasmáticos específicos surgem durante os estágios posteriores de desenvolvimento e, então, a sua quantidade aumenta progressivamente até o preenchimento total do citoplasma do granulócito maduro. Inicialmente, o núcleo do granulócito é redondo e, então, passa por segmentação, exceto o de basófilo, que não sofre segmentação; à medida que a célula amadurece, a cromatina nuclear torna-se cada vez mais condensada. Em aves, os estágios de desenvolvimento dos granulócitos incluem, em ordem de maturação, mieloblastos (granuloblastos), progranulócitos (promielócitos), mielócitos, metamielócitos, bastonetes e granulócitos maduros.

Mieloblastos

Os mieloblastos de aves são células redondas grandes, com alta proporção N:C (ver Figuras 20.56, 20.58, 20.60 e 20.61).

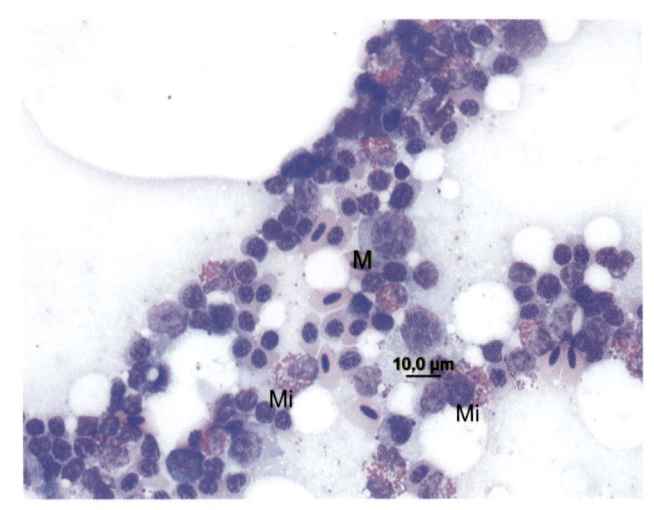

Figura 20.61 Mieloblasto (M) e mielócitos (Mi) em aspirado de medula óssea de jandaia-amarela (*Aratinga solstitialis*). (Coloração de Wright-Giemsa.)

O citoplasma se cora de azul mais claro que o de rubriblastos. Tipicamente, o núcleo do mieloblasto é redondo, com fraca cromatina reticular (fina) e nucléolos proeminentes. Os mieloblastos não contêm grânulos citoplasmáticos específicos e, possivelmente, representam um estágio de desenvolvimento comum a todos os granulócitos. Com frequência, os mieloblastos estão associados a outros granulócitos em desenvolvimento, principalmente em *imprint* de amostra central (*core biopsy*) da medula óssea.

Progranulócitos

Progranulócitos de aves são células grandes com citoplasma azul-claro e núcleo ligeiramente excêntrico (ver Figuras 20.56 e 20.60). A proporção N:C é menor que a de mieloblastos porque eles apresentam maior quantidade de citoplasma. Quase sempre a cromatina nuclear possui um fraco padrão reticular. Essas células não possuem nucléolos e a borda nuclear pode ser indistinta. Os progranulócitos contêm grânulos primários de aparência que varia entre os tipos de granulócitos. Progranulócitos de heterófilos contêm grânulos primários e cor e forma variáveis. Frequentemente se apresentam como anéis e esferas alaranjados ou como anéis e esferas fortemente basofílicos. Os progranulócitos de eosinófilos contêm apenas grânulos primários de cor laranja-brilhante e parecem não conter grânulos e anéis magenta-escuro em progranulócitos de heterófilos. Progranulócitos de basófilos contêm grânulos basofílicos que parecem menores que os grânulos basofílicos específicos e os grânulos imaturos da série heterofílica. Esses progranulócitos de basófilos apresentam menor quantidade de formas de anéis.

Mielócitos

Os mielócitos são menores que os mieloblastos e progranulócitos; eles possuem os grânulos específicos ou secundários dos granulócitos já maduros, condição que torna a identificação dessa célula um tanto simples (ver Figuras 20.60 e 20.61). O núcleo redondo a oval do mielócito parece ser mais condensado que os núcleos de mieloblastos e progranulócitos. Os mielócitos de heterófilos são, tipicamente, células redondas, com citoplasma azul-claro que contém uma mistura de grânulos específicos em forma de bastonetes e anéis e grânulos primários. Os grânulos eosinofílicos específicos em forma de bastonetes ocupam menos da metade do volume citoplasmático. Mielócitos de eosinófilos carecem de grânulos e anéis intensamente basófílicos que, ocasionalmente, são encontrados em mielócitos de heterófilos prematuros. Os mielócitos de basófilos contêm grânulos específicos basófílicos que ocupam menos da metade do volume citoplasmático. A cor dos grânulos específicos de basófilos é fracamente eosinofílica, em comparação com a forte cor violeta dos grânulos primários menores, que também podem estar presentes.

Metamielócitos

Os metamielócitos são ligeiramente menores que os mielócitos, apresentam discreta indentação nuclear e contêm grânulos citoplasmáticos específicos que ocupam mais da metade do volume do citoplasma (ver Figura 20.59). Metamielócitos de heterófilos e basófilos apresentam menor quantidade de grânulos primários do que mielócitos e progranulócitos.

Granulócitos bastonetes e maduros

As células bastonetes se parecem com granulócitos maduros, exceto pela aparência do núcleo, mais de bastonete curvado ou espiralado do que de segmentado. A identificação de células bastonetes é, frequentemente, difícil, pois a forma exata do núcleo é ofuscada pelos grânulos citoplasmáticos específicos. Em geral, para a contagem dos bastonetes, é necessário utilizar um corante específico do núcleo, como hematoxilina. Como os basófilos maduros carecem de núcleo segmentado, o estágio de bastonete de basófilos não é visualizado. Em geral, dentre as linhagens celulares granulocíticas da medula óssea de aves normais, os granulócitos maduros são as mais abundantes; eles já foram mencionados anteriormente.

Plaquetas

Plaquetas de aves parecem ser oriundas de uma linhagem distinta de células mononucleares da medula óssea, diferentemente das plaquetas de mamíferos, as quais são fragmentos citoplasmáticos de grandes megacariócitos multinucleados. A série plaquetária consiste em tromboblastos, plaquetas imaturas e plaquetas maduras. Tromboblastos se parecem com rubriblastos, porém tendem a ser menores, com núcleo redondo que possui cromatina fina a pontilhada e um ou mais nucléolos. O citoplasma é escasso e fortemente basófílico, podendo conter espaços claros. Essas células tendem a ser redondas a ovais, com vesículas citoplasmáticas.

Plaquetas imaturas são classificadas em três grupos – plaquetas imaturas em estágio inicial de desenvolvimento (ou prematuras), plaquetas imaturas em fase intermediária de desenvolvimento e plaquetas imaturas em fim de desenvolvimento (ou tardias) – com base em seu grau de maturidade (ver Figura 20.43). As plaquetas imaturas prematuras apresentam tamanho intermediário, entre tromboblastos e estágios mais maduros. Elas tendem a ser redondas a ovais e com citoplasma mais abundante do que o de tromboblastos. O citoplasma é basófílico e pode conter vacúolos. A cromatina nuclear é condensada em agregados irregulares. As plaquetas imaturas em estágio de desenvolvimento intermediário são ligeiramente alongadas ou irregulares, com citoplasma azul-pálido. Ocasionalmente, nesse estágio de desenvolvimento, notam-se vacúolos e grânulos citoplasmáticos densos. O núcleo possui cromatina fortemente condensada. As plaquetas imaturas em estágio final de desenvolvimento são ovais e ligeiramente menores que as plaquetas imaturas em

estágio intermediário de desenvolvimento. A cor do citoplasma é azul-pálido, com áreas claras pouco definidas. Com frequência, os grânulos densos são visualizados em um polo da célula. O núcleo é oval e apresenta cromatina densa. A plaqueta madura é a célula definitiva da série plaquetária; essa célula foi descrita anteriormente.

Outras células na medula óssea de aves

Monócitos e macrófagos

Monocitopoese é pobremente definida. Células precursoras granulocíticas podem ser semelhantes às células precursoras monocíticas (ou até mesmo as mesmas). Os monócitos oriundos de tecidos hematopoéticos tornam-se monócitos e macrófagos, presentes no sangue e tecidos corporais, respectivamente. Diversos tecidos, principalmente medula óssea, saco embrionário ou vitelino e baço, podem produzir colônias de macrófagos. Monócitos maduros são mencionados na discussão sobre leucócitos. Na medula óssea, os macrófagos participam do metabolismo do ferro durante a síntese e o catabolismo da hemoglobina, e podem conter, em seu citoplasma, produtos da quebra de hemácia, como hemossiderina ou hematoidina. Hemossiderina contém ferro e pode se apresentar como como granulação cinza a preta; a hematoidina carece de ferro e se apresenta como material cristalino dourado.

Linfócitos

Na medula óssea de aves, há agregados de linfócitos, embora os principais locais de linfopoese em aves adultas incluam baço, fígado, intestino e tonsilas cecais. Os linfócitos de aves podem ser classificados como linfócitos B (propiciam imunidade humoral) ou linfócitos T (responsáveis pela imunidade mediada por célula); contudo, geralmente não é possível diferenciar esses dois tipos de célula com base apenas na sua morfologia. Os linfócitos B se diferenciam na bursa de Fabricius e os linfócitos T se diferenciam no timo.

Em aves, a quantidade de linfócitos imaturos é maior que a de linfócitos maduros; eles são classificados em linfoblastos ou prolinfócitos, com base em sua morfologia. Os linfoblastos apresentam núcleo grande com cromatina fina, com um ou mais nucléolos proeminentes. O citoplasma é relativamente abundante e intensamente basófílico. Os prolinfócitos se parecem com linfoblastos, mas a sua cromatina nuclear é grosseira e não há nucléolos. Os linfócitos maduros têm cromatina grosseira, tipicamente agregada. O citoplasma é escasso e azul-claro.

Osteoblastos

Osteoblastos de aves são células grandes presentes na medula óssea, semelhantes aos de mamíferos. Apresentam abundante citoplasma ligeiramente basófílico com complexo de Golgi claro distinto. O núcleo, redondo a oval, é excêntrico, contém cromatina reticular a grosseiramente granular e apresenta um ou mais nucléolos distintos. Os osteoblastos são poligonais a fusiformes e podem apresentar bordas citoplasmáticas indistintas.

Osteoclastos

Os osteoclastos são células gigantes multinucleadas de formato ameboide (Figura 20.62). O citoplasma é fracamente basófílico e vacuolizado, podendo conter grânulos citoplasmáticos vermelhos. O núcleo é redondo a oval e frequentemente apresenta nucléolos proeminentes.

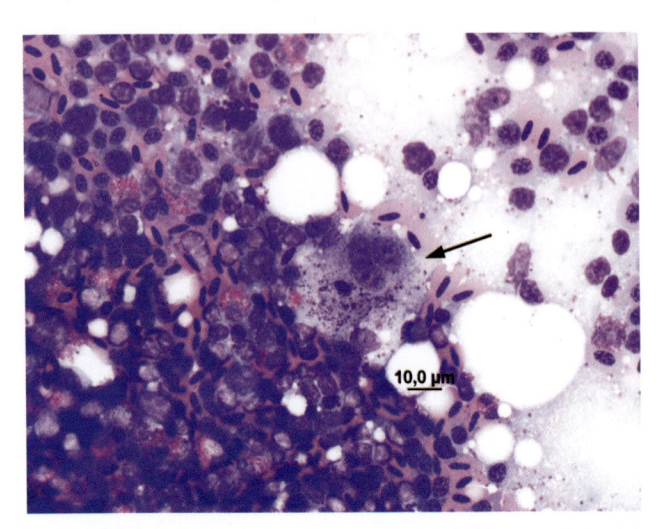

Figura 20.62 Osteoclasto (*seta*) em aspirado de medula óssea de jandaia-amarela (*Aratinga solstitialis*). (Coloração de Wright-Giemsa.)

Outros tecidos hematopoéticos, além da medula óssea

Bursa de Fabricius

Com base em pesquisas com embriões de aves domésticas e codornizes, relata-se que as células linfoides surgem primeiramente na bursa em desenvolvimento, em embriões de 13 a 15 dias. Além disso, ocorre granulopoese na bursa em desenvolvimento de embriões de galinhas de 12 a 13 dias, porém cessa durante ou pouco antes da eclosão do ovo e nascimento do pintainho. A bursa atinge crescimento máximo ao redor de 4 semanas após o nascimento e, então, involui gradativamente ao longo de 2 a 3 meses.

Durante o desenvolvimento, a bursa apresenta numerosas células precursoras linfoides fortemente basofílicas. Os precursores linfoides alcançam quantidade máxima em embriões de 13 a 25 dias e, então, diminuem à medida que progride a diferenciação linfoide. Os precursores linfoides podem ser oriundos de uma fonte externa, tal como saco vitelínico ou medula óssea. A semeadura da bursa com células precursoras linfoides parece ocorrer em embrião com 7 a 14 dias, dependendo da espécie. Assim, em aves adultas, uma única fonte de linfócitos B é representada por agregados de linfócitos B autorregenerativos que se originaram na bursa e se disseminaram ao baço, fígado, intestino e tonsilas cecais.

Timo

O timo é composto por córtex, consistindo em células linfoides densamente compactadas, e medula. Os precursores linfoides oriundos do saco vitelínico ou da medula óssea iniciam a colonização do timo nos primeiros 4 a 8 dias de desenvolvimento, dependendo da espécie. O influxo de precursores linfoides parece durar 24 a 36 horas e, então, cessa abruptamente. A invasão do timo por precursores é seguida por um período refratário de 4 a 5 dias, antes da ocorrência de outro influxo. Essa colonização cíclica do timo por célula-tronco linfoide compreende dois a três períodos de colonização, que podem se estender até o período pós-eclosão, dependendo da espécie. Isso é diferente da colonização da bursa, que ocorre durante um único episódio distinto, no embrião antes da eclosão do ovo. Os linfócitos T adquirem seu antígeno T durante um período de 24 horas de desenvolvimento ao redor do momento da segunda onda de colonização, entre o 12º e o 15º dia de vida embrionária. Os linfócitos T originários do timo se disseminam ao baço, fígado, intestino e tonsilas cecais, sendo eles as células linfoides predominantes no baço e no sangue periférico de aves recém-nascidas.

Baço

Linfócitos T e B estão presentes em diferentes locais da polpa branca do baço. As artérias centrais da polpa branca são envolvidas por uma bainha linfoide periarteriolar composta de linfócitos T densamente compactados. As ramificações capilares nos ângulos retos das artérias centrais são envolvidas por tecido linfoide perielipsoide que consiste em linfócitos B. Também, os linfócitos B estão presentes nos centros germinativos situados no interior da bainha linfoide periarteriolar. Durante o desenvolvimento embrionário, o baço participa na eritropoese e granulopoese. A granulopoese se torna predominante à medida que o embrião amadurece. No entanto, após o nascimento, os granulócitos começam a desaparecer e, em 3 dias, eles são substituídos por linfócitos.

Hematologia de Répteis

Terry W. Campbell
Department of Clinical Sciences, College of Veterinary Medicine and Biomedical Sciences, Colorado State University, Fort Collins, Colorado, USA

A avaliação do hemograma e do esfregaço sanguíneo faz parte da avaliação laboratorial de pacientes répteis. Exames hematológicos são utilizados para detectar anormalidades como anemia, doenças inflamatórias, parasitemias, distúrbios hematopoéticos e alterações hemostáticas. A avaliação hematológica compreende o exame de hemácias (eritrócitos), leucócitos e plaquetas ou trombócitos no sangue periférico.

Ao avaliar a resposta hematológica de répteis, deve-se considerar os fatores externos que podem exacerbar ou inibir a resposta do animal às doenças, tais como condições ambientais. A resposta celular no sangue de répteis é menos previsível que aquela verificada no sangue de aves e mamíferos endotérmicos, nos quais os microambientes celulares são mais estáveis. Diversos fatores intrínsecos, como idade e gênero, também influenciam os valores hematológicos de répteis. Além disso, diversos fatores relacionados à coleta da amostra, como local de coleta, tipo de anticoagulante utilizado, método de contagem celular e tipo de corante empregado, influenciam a variabilidade nos valores do hemograma de répteis. Todos esses fatores dificultam o estabelecimento de valores de referência normais de répteis. Portanto, as contagens total e diferencial de leucócitos podem diferir muito (*i. e.*, aumento ou diminuição em dobro, ou mais) dos valores de referência normais, para serem consideradas significantes.

Coleta e manuseio de sangue

Amostras de sangue de répteis para exames hematológicos, inclusive bioquímicos, podem ser coletadas utilizando-se uma variedade de métodos; a escolha depende das peculiaridades das espécies, do volume de sangue necessário, do tamanho do réptil, da condição física do paciente e da preferência do responsável pela coleta. O local de coleta da amostra de sangue influencia os valores hematológicos porque, em répteis, quase sempre, os vasos linfáticos acompanham os vasos sanguíneos; com frequência ocorre mistura de sangue e linfa quando se faz a punção de vasos periféricos. Em geral, a linfa se apresenta como um líquido transparente que penetra na seringa imediatamente antes de surgir o sangue. Caso isso ocorra, deve-se descartar a seringa e coletar uma nova amostra. A quantidade de líquido linfático que se mistura à amostra de sangue é variável; esse líquido dilui os componentes celulares do sangue, resultando em menores valores de volume globular (VG) ou hematócrito, contagem de hemoglobina (Hb), contagem total de hemácias (CTHe) e contagem total de leucócitos (CTLe).

Pode ser necessário o uso de anestésico geral como método de contenção para coleta de sangue em alguns répteis, como os quelônios, que podem se esconder em sua carapaça e plastrão. Na literatura, há disponibilidade de diversos protocolos químicos

que podem ser utilizados para sedação e anestesia de répteis. O cloridrato de cetamina, apenas ele ou em combinação com xilazina ou midazolam, é um anestésico comumente utilizado para essa finalidade. Em alguns répteis, demonstrou-se que a anestesia com cetamina não interferiu nos resultados do hemograma.

Para a coleta de sangue de répteis, principalmente de quelônios (tartarugas marinhas e tartarugas terrestres), pode-se realizar punção da veia jugular, sendo essa veia o local de coleta de sangue preferido por alguns autores (Figura 21.1). A venopunção jugular é um método apropriado para a coleta de amostras de sangue de grandes animais da família dos Lacertídeos, tais como iguana-verde (*Iguana iguana*) e lagarto-monitor (*Varanus* spp.). Em algumas espécies de répteis, como os camaleões, recomenda-se a coleta de sangue da veia jugular, de modo a minimizar os efeitos indesejáveis, como o escurecimento da pele que ocorre após coleta de sangue em outros locais. Uma vantagem da punção da veia jugular é que minimiza o risco de hemodiluição da amostra com líquido linfático devido ao calibre do vaso.

A veia jugular de algumas espécies de tartaruga terrestre (p. ex., tartaruga-do-deserto, *Gopherus agassizii*) pode ser visível; no entanto, na maioria das espécies, essa veia raramente é visível. Algumas espécies de quelônios possuem veias jugular dorsal e ventral, cujo trajeto é lateral a um grande vaso linfático cervical (tronco jugular superficial), e veia jugular direita que, em algumas espécies de répteis, pode ser maior que a veia esquerda. Os quelônios podem ser contidos por um assistente, por meio de extensão da cabeça e do pescoço para expor a parte lateral do pescoço. Em alguns quelônios, pode ser necessária contenção química para facilitar a coleta da

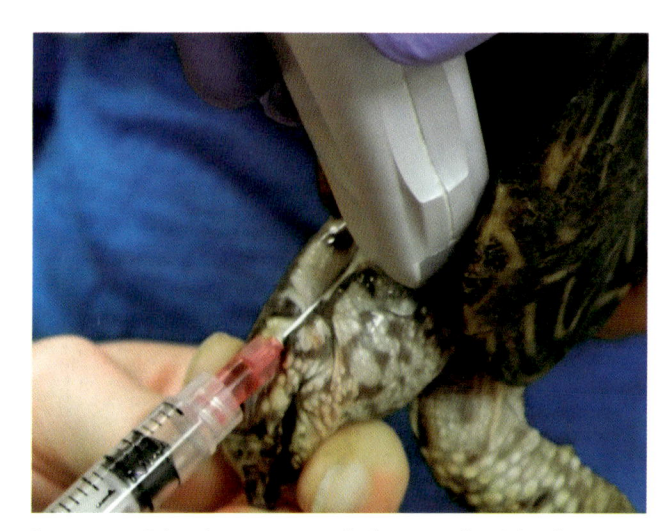

Figura 21.1 Coleta de sangue por meio de punção da veia jugular em tartaruga-de-caixa (*Terrapene carolina*) usando ultrassom para visualizar a veia.

amostra. A(s) veia(s) jugular(es) apresenta(m) trajeto caudal, em uma linha que se estende do ângulo da mandíbula até a entrada cranial da carapaça. A veia jugular dorsal se estende da borda dorsal da membrana timpânica até a entrada da carapaça, quando presente. As veias jugulares são relativamente superficiais; a introdução profunda da agulha pode resultar em coleta de amostra da artéria carótida.

A veia jugular de animais da família dos Lacertídeos situa-se profundamente ao longo da face lateral do pescoço. Raramente, a veia é visível, e o seu acesso é feito às cegas direcionando a agulha no sentido caudal, seguindo a linha que passa abaixo do tímpano, ao longo do pescoço estendido do animal, em decúbito lateral. Em geral, a veia jugular direita é maior que a esquerda, condição que facilita a coleta de sangue.

O seio supravertebral (seio venoso cervical dorsal, pós-occipital ou occipital) é um local comum de coleta de amostra de sangue em tartarugas marinhas. Posicionando o animal com o pescoço estendido e a cabeça flexionada ligeiramente para baixo, pode-se localizar o seio na face lateral da vértebra cervical. Faz-se o acesso ao seio introduzindo a agulha no pescoço, em um local que corresponde a um terço da distância entre a base da cabeça e a carapaça e a um terço da distância entre linha média dorsal e a borda lateral do pescoço (Figura 21.2). Esse local também pode ser utilizado para coleta de sangue de tartarugas de água doce. Introduz-se uma agulha calibre 20 a 22 de 1 a 1,5 polegada de comprimento. A agulha é introduzida em um ângulo de 30°; a amostra de sangue é coletada em seringa ou em tubo com vácuo. Com a cabeça imobilizada, introduz-se a agulha em posição lateral à linha média dorsal, no lado direito do pescoço.

Comumente, utiliza-se a veia supravertebral para a coleta de sangue de grandes crocodilos. A agulha utilizada para a coleta de sangue é introduzida logo atrás da crista da nuca ou occipício, na linha média dorsal. À medida que a agulha avança, aplica-se ligeira pressão negativa à seringa, até penetrar no seio. Caso a agulha seja introduzida muito profundamente, é possível ocorrer traumatismo espinal.

Para obter amostra de sangue de grandes serpentes ou cobras da família Boidae (jiboias e pítons), pode-se puncionar um vaso sanguíneo vertebral dorsal. Com o dorso da cobra mantido em posição firmemente flexionada, introduz-se a agulha entre as vértebras, aplicando-se pressão negativa à seringa enquanto avança a agulha (Figura 21.3). Assim que surgir sangue na seringa, cessa o avanço da agulha e o sangue é aspirado na seringa.

Muitas espécies de quelônios possuem seio venoso coccígeo dorsal (veia coccígea dorsal), localizado na linha média dorsal da cauda. Com frequência, o sangue obtido nesse local é diluído com linfa. A punção venosa requer uma pessoa para auxiliar na contenção de quelônio. Introduz-se uma agulha calibre 22 a 25 conectada a uma seringa de 1 a 3 mℓ, na linha média dorsal, na base da cauda, em ângulo de 30 a 60° (Figura 21.4).

O trajeto da veia coccígea ventral (veia caudal ventral ou veia caudal) é ventral, bem próximo da vértebra caudal, sendo um local comum de coleta de sangue em répteis, principalmente lagartos da família dos Lacertídeos, cobras ou serpentes grandes e crocodilos. Para a coleta de amostra de sangue pode-se utilizar

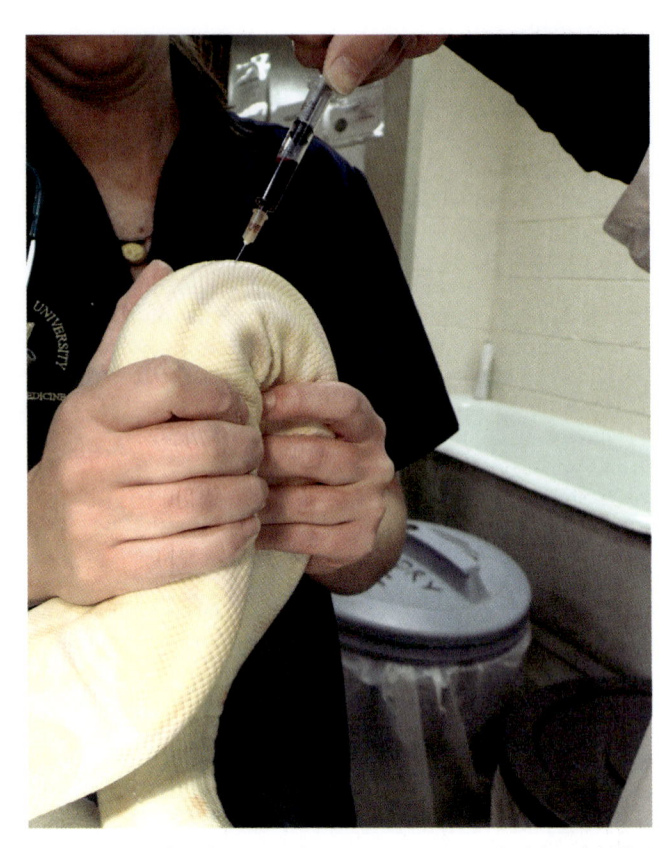

Figura 21.3 Coleta de sangue de vaso sanguíneo vertebral dorsal de jiboia (*Boa constrictor*). (*Fonte*: foto obtida de Campbell TW. *Exotic Animal Hematology and Cytology*, 4th ed. Ames, IA: Wiley Blackwell, 2015, p. 174.)

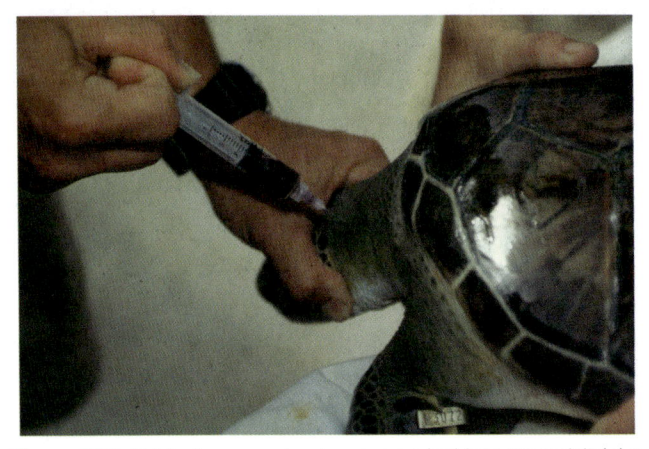

Figura 21.2 Coleta de sangue do seio supravertebral (veia pós-occipital dorsal) de tartaruga marinha (*Chelonia mydas*).

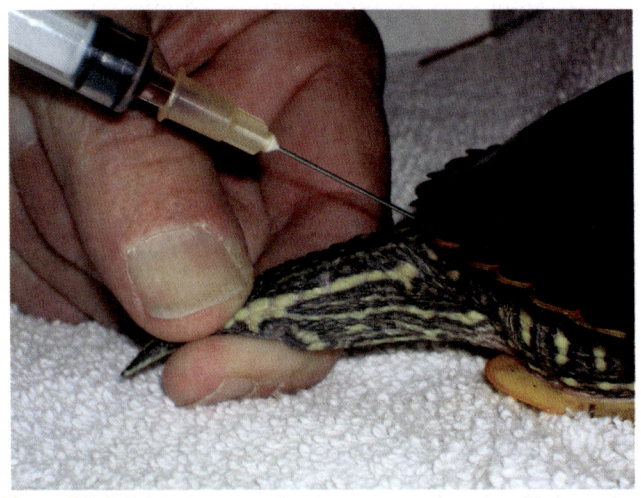

Figura 21.4 Coleta de sangue do seio venoso coccígeo dorsal (veia coccígea dorsal) de tartaruga-de-orelhas-vermelhas (*Trachemys scripta elegans*). (*Fonte*: foto obtida de Campbell TW. *Exotic Animal Hematology and Cytology*, 4th ed. Ames, IA: Wiley Blackwell, 2015, p. 175.)

uma agulha calibre 22 a 23 de uma 1 polegada de comprimento, introduzida sob uma escama ventral, na linha média ventral, em direção à vértebra (Figura 21.5). O local de introdução da agulha deve ser um pouco distante, caudalmente, ao orifício respiratório (p. ex., 25 a 50% da distância entre esse orifício e a extremidade da cauda da cobra), a fim de evitar o hemipênis ou as glândulas de *musk* das cobras. À medida que a agulha avança, deve-se aplicar ligeira pressão negativa à seringa. Se a agulha faz contato com osso (uma vértebra) antes que o sangue entre na agulha, retira-se a agulha lentamente e altera-se a direção da agulha (em sentido cranial, caudal, à esquerda ou à direita) até que se visualize fluxo de sangue na seringa. Os lagartos da família dos Lacertídeos podem ser contidos por meio dessa abordagem, segurando-os em posição vertical, permitindo que eles se agarrem à porta da gaiola, ou possibilitando que se acomodem sobre uma mesa, com a cauda estendida além da borda da mesa. Esses métodos de contenção são mais bem tolerados pelo réptil do que sua contenção em decúbito dorsal. Também, o animal pode ser contido em decúbito lateral, principalmente os crocodilos e os lagartos, introduzindo-se a agulha ao longo da linha média da face lateral da cauda, em um local em que há sulcos naturais ou linhas criadas por músculos, na cauda (Figura 21.6).

A extremidade da agulha deve ser posicionada logo atrás da vértebra caudal e introduzida na veia. Os crocodilos podem ser contidos sobre um tampo de mesa, podendo ser posicionados em decúbito ventral ou lateral. Deve-se lembrar que alguns animais da família dos Lacertídeos apresentam autotomia caudal (capacidade de desprenderem rapidamente a cauda, geralmente como um mecanismo de defesa frente a predadores); portanto, parte da cauda pode ser perdida durante um manuseio inapropriado desses animais por ocasião da coleta de sangue.

Para a coleta de sangue de quelônios, pode-se utilizar o seio venoso subcarapacial (subvertebral). Esse seio venoso situa-se caudalmente à carapaça nucal, na altura da oitava vértebra cervical; é constituído de vasos sanguíneos (veia jugular interna, veia e artéria pulmonares anteriores, veias e artérias vertebrais e veias e artérias subclávias) e vasos linfáticos. O sangue obtido desses locais pode não ser apropriado para avaliação hematológica porque pode ocorrer diluição significativa do sangue pelo líquido linfático. Para a coleta de amostra, introduz-se a agulha na porção dorsal do pescoço, na entrada da carapaça, em um ângulo que possibilita o direcionamento da agulha no sentido da parte ventral da carapaça (Figura 21.7). Esse procedimento pode ser realizado posicionando-se o animal com a cabeça e o pescoço estendidos ou retraídos. Caso a agulha toque um osso (uma vértebra ou a carapaça) antes que haja sangue na seringa, retira-se cuidadosamente a agulha e redireciona-se a mesma em sentido caudal. Os vasos linfáticos principais situam-se cranialmente ao seio venoso; portanto, as tentativas subsequentes de coleta de sangue devem ser feitas em área caudal ao local da primeira tentativa.

Em répteis, pode-se coletar sangue do seio venoso ulnar (radioumeral). Faz-se a coleta estendendo-se o membro torácico do réptil e introduzindo a agulha em ângulo perpendicular ao corpo, por trás do tendão que passa na porção caudal da articulação radioumeral. À medida que a agulha avança em direção à articulação radioumeral, aplica-se ligeira pressão negativa à seringa.

Cardiocentese é um procedimento comumente utilizado para a coleta de sangue em cobras ou serpentes. O local exato da punção cardíaca varia dependendo da espécie, mas geralmente situa-se no terço cranial do corpo. O animal é posicionado em decúbito dorsal e o coração é localizado por meio de palpação, de observação do movimento do escudo ventral para verificar os batimentos cardíacos ou mediante o emprego de Doppler.

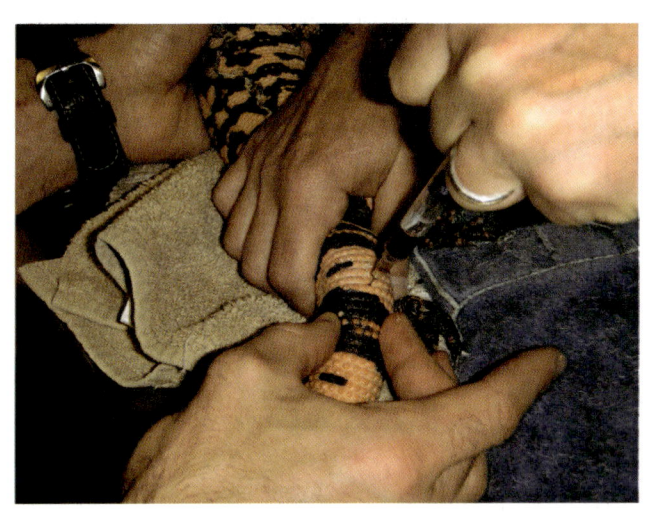

Figura 21.5 Coleta de sangue por meio de punção da veia coccígea ventral, na cauda de lagarto-de-gila (*Heloderma suspectum*), em decúbito ventral.

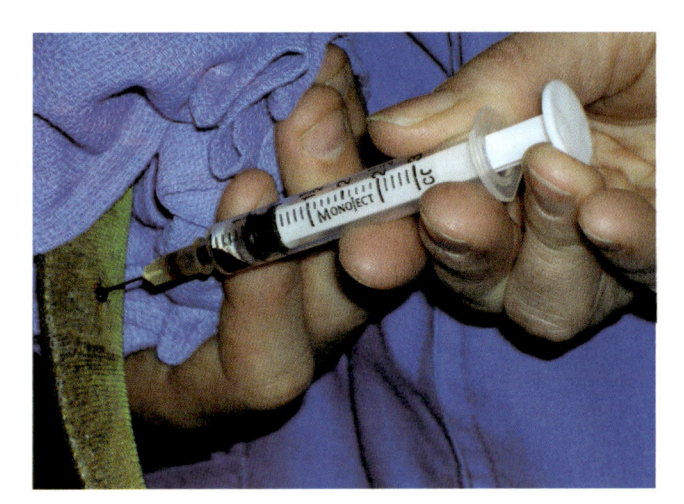

Figura 21.6 Coleta de sangue por meio de punção da veia coccígea ventral, na cauda de iguana (*Iguana iguana*), em decúbito lateral. (*Fonte*: foto obtida de Campbell TW. *Exotic Animal Hematology and Cytology*, 4th ed. Ames, IA: Wiley Blackwell, 2015, p. 175.)

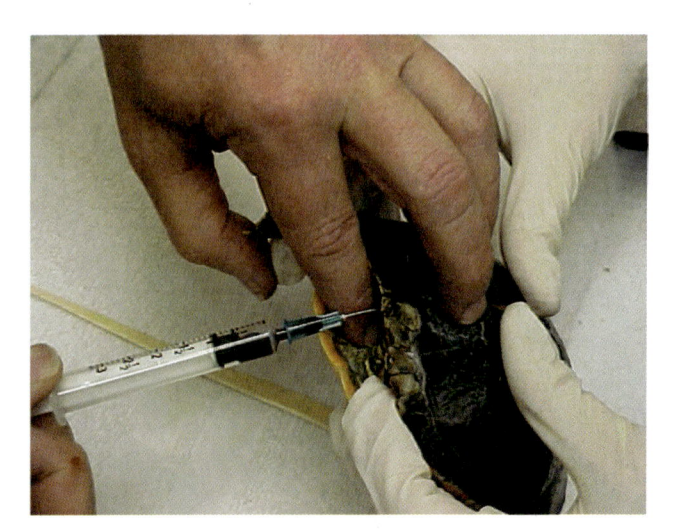

Figura 21.7 Coleta de sangue do seio venoso subcarapacial (subvertebral) de tartaruga-de-orelhas-vermelhas (*Trachemys scripta elegans*), com a cabeça empurrada para dentro da carapaça.

O coração pode se mover nos sentidos cranial e caudal e deve ser estabilizado no ápice e na base durante a coleta da amostra. Introduz-se uma agulha calibre 22 a 23 conectada a uma seringa de 3 a 6 mℓ, sob o (e não através do) escudo, em direção ao coração (Figura 21.8). Tipicamente, ocorre preenchimento lento da seringa à medida que o coração pulsa. Antes da cardiocentese, recomenda-se a sedação da cobra, de modo a evitar movimentação excessiva e risco de traumatismo cardíaco.

Também, pode-se realizar cardiocentese em outras espécies de répteis. Em quelônios, faz-se cardiocentese mediante a passagem da agulha através do plastrão na linha média ventral, na junção do úmero com o escudo peitoral. A agulha pode ser passada através do plastrão mole de tartarugas do gênero *Trionyx* spp., de neonatos ou daquelas acometidas por hiperparatireoidismo nutricional secundário. Ademais, em pequenos quelônios, pode-se perfurar um orifício de acesso no plastrão utilizando uma agulha calibre 18 a 20; em quelônios de maior porte, pode ser necessária uma broca estéril maior. Após a coleta da amostra, o orifício precisa ser fechado com epóxi. Caso sejam necessárias várias amostras, pode-se fazer um orifício maior no plastrão e fechá-lo com a tampa de borracha de um tubo de coleta de sangue. Em seguida, a tampa de borracha deve ser fixada na posição com epóxi; isso serve de porta de acesso ao coração, para coleta de sangue. Nos animais da família dos Lacertídeos, não se recomenda a cardiocentese como procedimento de rotina para coleta de sangue.

Outros locais de coleta de sangue menos comumente utilizados incluem veia ou artéria braquial, veia palatino-pterigoide, veia abdominal ventral e unhas de dedos dos pés. A coleta de sangue da veia ou artéria braquial é um procedimento às cegas que pode ser tentado em quelônios ou em animais da família dos Lacertídeos. Quase sempre as amostras de sangue obtidas dessa maneira são diluídas com linfa; todavia, o sangue de tartarugas terrestres obtido nesse local pode ser mais confiável para estudos hematológicos do que o sangue coletado do coccígeo dorsal. Em cobras ou serpentes de tamanho médio a grande, pode-se coletar sangue de veias palatino-pterigoides, na cavidade bucal; esse procedimento, no entanto, requer anestesia geral ou um paciente extremamente cooperativo. Essas veias são frágeis e facilmente sofrem laceração. O sangue pode ser coletado com seringa ou permitindo que ele flua espontaneamente do conector de agulha da seringa para o tubo de microcoleta. Os animais da família dos Lacertídeos têm veia abdominal ventral de grande

calibre, na linha média ventral do abdome. Essa veia é localizada sem dificuldade, mas pode ser facilmente lacerada; ademais, a hemostasia após a punção venosa pode ser problemática. A agulha é introduzida na linha média ventral, geralmente um pouco cranial ao umbigo, em direção craniodorsal até alcançar a veia logo abaixo da parede corporal. Pode-se canular a veia com a agulha e coletar o sangue do conector da agulha da seringa, em tubo de microcoleta ou pode ser aspirado na seringa. O sangue obtido de leitos capilares (unhas de dedos dos pés) não propicia amostras ótimas para exames hematológicos, mas pode ser o único procedimento disponível para coleta de sangue em répteis muito pequenos (< 30 g). Devem-se considerar os aspectos humanos relativos ao corte de unhas, pois esse procedimento causa dor e traumatismo ao paciente. Após limpeza rigorosa da unha do pé, faz-se o corte da unha utilizando um cortador de unha apropriado. Em seguida, o sangue é coletado em um tubo de microcoleta. Deve-se aplicar pó ou solução adstringente na unha submetida ao corte, a fim de auxiliar na hemostasia.

Estima-se que o volume total de sangue de répteis varie de 5 a 8% do peso corporal. Por exemplo, os volumes totais de sangue de tartarugas-do-deserto (*Gopherus polyphemus*), tartarugas de água doce (*Chelydra serpentina*) e tartarugas marinhas são 4,9 a 7,2%, 3,8 a 5,6% e 5,2 a 7,9% do peso corporal, respectivamente. A maioria das espécies de répteis pode tolerar a retirada de até 10% do volume total de sangue (1% do peso corporal), sem efeito deletério. Em quelônios, o volume máximo da amostra de sangue coletado recomendado é 3 mℓ/kg de peso corporal; em animais doentes, recomenda-se um volume menor, de 0,5% do peso corporal. Tipicamente, há necessidade de apenas 0,2 a 0,3 mℓ de sangue para os exames hematológicos de rotina; a maioria dos répteis tolera essa perda.

Para avaliação hematológica, deve-se coletar a amostra de sangue em tubo com anticoagulante. Em muitos répteis, a heparina de lítio é o anticoagulante de escolha para amostras de sangue destinadas à avaliação hematológica porque o ácido etilenodiaminotetracético (EDTA) pode causar hemólise, principalmente em sangue de quelônios. A heparina de lítio ocasiona agregação de leucócitos e plaquetas, condição que pode dificultar a obtenção de contagens celulares acuradas. A avaliação da morfologia celular pode ser difícil em virtude da agregação das células, e porque a heparina de lítio ocasiona tonalidade azul no esfregaço sanguíneo. As amostras de sangue coletadas em heparina de lítio não se coram bem quando se passam várias horas após a coleta, até serem processadas. Em algumas espécies de répteis, como iguana-verde (*I. iguana*), dragão-d'água-chinês (*Physignathus concincinus*) e, talvez, a maioria das espécies de animais da família dos Lacertídeos, pode-se utilizar EDTA, considerado o anticoagulante de escolha, possibilitando melhor coloração das células e, portanto, facilitando a identificação celular mais do que quando as células são expostas à heparina. Para minimizar a ocorrência de artefatos de coloração causados por anticoagulante, a amostra de sangue deve ser processada o mais rapidamente possível após a coleta. Esfregaços sanguíneos devem rapidamente ser preparados com uma gota de sangue sem anticoagulante, obtida da agulha imediatamente após a coleta, de modo a evitar interferência durante a coloração.

Alguns autores mencionam que a preparação de esfregaços sanguíneos utilizando a técnica de duas lâminas de microscopia em cunha provavelmente causa mais lise celular do que o uso do método que utiliza lâmina e lamínula. Com base na experiência desse autor (Campbell), o esfregaço preparado com lamínula também pode resultar em lise celular excessiva; portanto, a escolha do método parece ser uma questão de habilidade

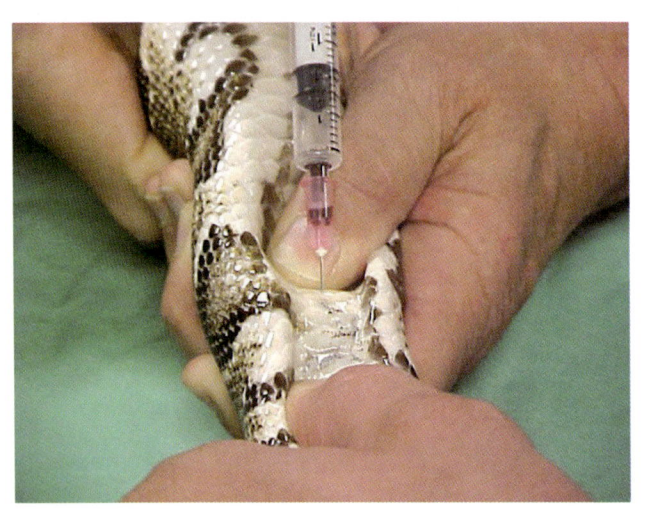

Figura 21.8 Coleta de sangue de jiboia (*Boa constrictor*) por meio de cardiocentese.

técnica. Técnicos de laboratório experientes que analisam sangue coletado de vertebrados inferiores, tais como répteis, rotineiramente preparam esfregaços sanguíneos empregando métodos convencionais, usando duas lâminas de microscopia, sem causar lise celular.

Hemácias

Morfologia

As hemácias maduras de répteis são, tipicamente, maiores que as hemácias de aves, peixes ósseos e mamíferos, mas são menores que as hemácias da maioria dos anfíbios. As hemácias de répteis são células elipsoidais de bordas rombas com núcleo redondo a oval, permanente e posicionado no centro, contendo densa cromatina púrpura (Figura 21.9). Diferentemente das bordas nucleares lisas das hemácias de aves, aquelas de répteis tendem a ser irregulares. O citoplasma se cora uniformemente de róseo-alaranjado com corante de Romanowsky, como o corante de Wright. Hemácias policromatofílicas têm cromatina nuclear menos densa e citoplasma mais basofílico em comparação às hemácias maduras (Figura 21.10). Ocasionalmente, visualizam-se hemácias imaturas no sangue periférico de répteis, principalmente em animais muito jovens ou naqueles que passam por ecdise, ou troca de pele. As hemácias imaturas são células redondas a ligeiramente irregulares, com grande núcleo redondo e citoplasma basofílico (Figuras 21.10B e 21.11). O núcleo não possui o agregado de cromatina densa visto nas células maduras.

Quase sempre as hemácias imaturas se parecem menores que as hemácias maduras, provavelmente porque apresentam formato esférico e ainda não se tornaram células elipsoides achatadas. No sangue periférico de répteis, é comum visualizar atividade mitótica em hemácias (Figura 21.12)

Os reticulócitos são visualizados mediante a coloração de células com um corante vital, como novo azul de metileno ou azul cresil brilhante. Os reticulócitos de répteis, à semelhança dos reticulócitos de aves, dispõem de um anel de retículo agregado distinto que circunda o seu núcleo (Figura 21.13). Essas células são as que melhor representam as hemácias policromatofílicas visualizadas em esfregaços sanguíneos submetidos à coloração de Romanowsky e, provavelmente, são células recentemente liberadas de tecidos eritropoéticos. É comum notar pontilhado basofílico em hemácias policromatofílicas coradas com corante de Romanowsky.

Com frequência, notam-se inclusões basofílicas redondas ou irregulares no citoplasma de hemácias, em esfregaços de sangue periférico de várias espécies de répteis (Figura 21.14). Provavelmente, a maioria dessas inclusões corresponde a artefato de preparação de lâmina, uma vez que esfregaços sanguíneos da mesma amostra de sangue, feitos repetidas vezes, frequentemente apresentam graus variados dessas inclusões e não são considerados clinicamente relevantes. O exame em microscopia eletrônica sugere que essas inclusões sejam organelas celulares degeneradas, como agregação do retículo endoplasmático. Outros artefatos observados no citoplasma de hemácia são vacúolos e áreas claras refráteis. A sua ocorrência pode ser minimizada mediante a preparação cuidadosa do esfregaço sanguíneo.

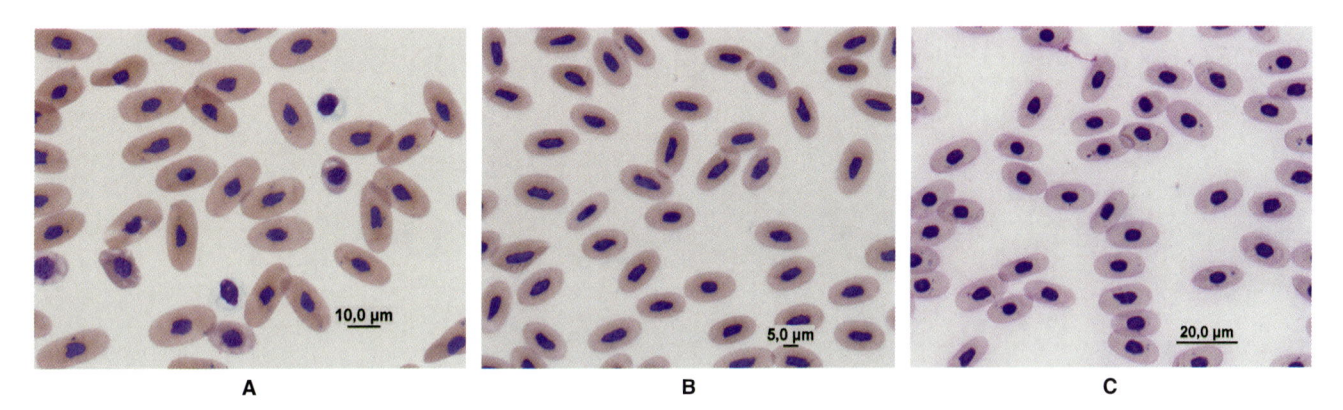

Figura 21.9 A. Hemácias normais em esfregaço sanguíneo de cobra (*Boa constrictor*). **B.** Hemácias normais em esfregaço sanguíneo de camaleão (*Chamaeleo calyptratus*). **C.** Hemácias normais em esfregaço sanguíneo de quelônio (*Terrapene carolina*). (Em **A**, **B** e **C**, coloração de Wright-Giemsa.)

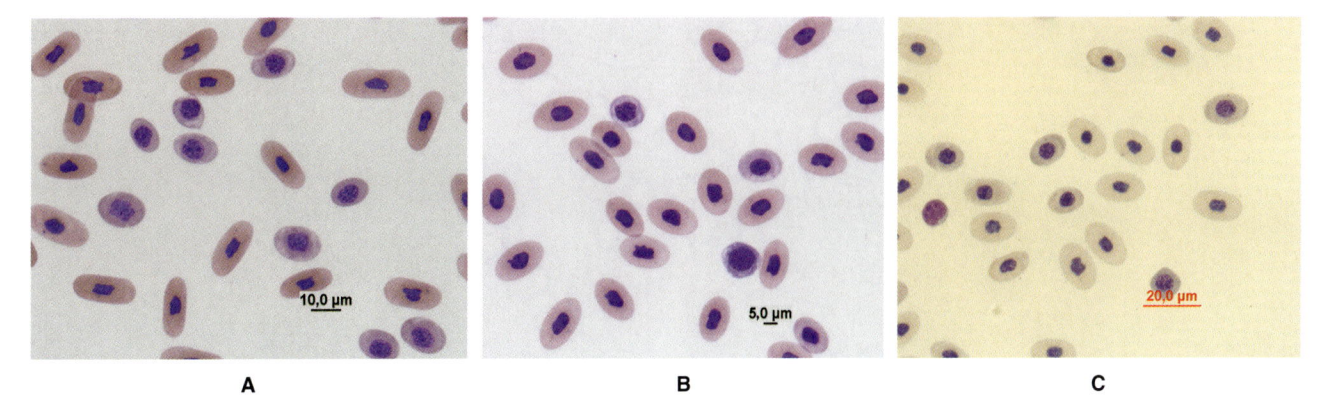

Figura 21.10 A. Aumento da policromasia em esfregaço sanguíneo de cobra (*Boa constrictor*). **B.** Aumento da policromasia e uma hemácia imatura (rubrícito basofílico) em esfregaço sanguíneo de pogona ou dragão-barbudo (*Pogona vitticeps*). **C.** Aumento da policromasia em esfregaço sanguíneo de quelônio (*Mauremys reevesii*). (Em **A**, **B** e **C**, coloração de Wright-Giemsa.)

Avaliação laboratorial

A avaliação laboratorial do eritron de répteis envolve a determinação do VG ou hematócrito, da CTHe e da concentração sanguínea de Hb (Tabela 21.1). O VG é obtido em centrífuga de micro-hematócrito. O VG também pode ser calculado em contador de células eletrônico ajustado corretamente para cada espécie, de acordo com os diferentes tamanhos das hemácias. No entanto, a centrifugação do tubo de micro-hematócrito é o método mais prático para obter o VG do sangue de répteis.

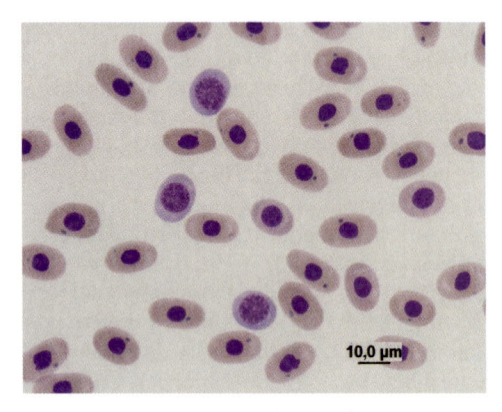

Figura 21.11 Hemácias imaturas (rubrícitos basofílicos com policromasia central) em esfregaço sanguíneo de quelônio (*Cuora amboinensis*). (Coloração de Wright-Giemsa.)

A contagem total de hemácias (CTHe) de répteis pode ser determinada utilizando o mesmo método, automatizado ou manual, empregado para a contagem total de hemácias no sangue de mamíferos. Os contadores de células de impedância eletrônica possibilitam a obtenção rápida e confiável da contagem total de hemácias. A contagem de hemácias em contador eletrônico é ligeiramente maior devido à inclusão de alguns leucócitos e plaquetas na contagem; no entanto, na maioria das amostras, essas células adicionais não são significantes, pois representam aproximadamente 0,1% da população de células do sangue periférico. Em répteis, embora raramente realizada, pode-se fazer a contagem manual do total de hemácias usando o método de Natt e Herrick, que implica a preparação de solução de Natt e Herrick, utilizada como corante e diluente (ver Capítulo 20).

Em répteis, a mensuração da concentração de hemoglobina, tipicamente, é realizada utilizando-se o método da cianometemoglobina padrão, com uma modificação: a mistura reagente cianometemoglobina-sangue deve ser centrifugada antes da análise. Os núcleos livres de hemácias que sofreram lise são removidos antes de se obter o valor da densidade óptica, a fim de evitar um valor superestimado da concentração de hemoglobina. Os valores da concentração de hemoglobina de répteis publicados geralmente são baixos; quase sempre inferiores a 10 g/dℓ.

Após a determinação dos índices hematológicos primários (VG, contagem de hemácias e concentração de hemoglobina),

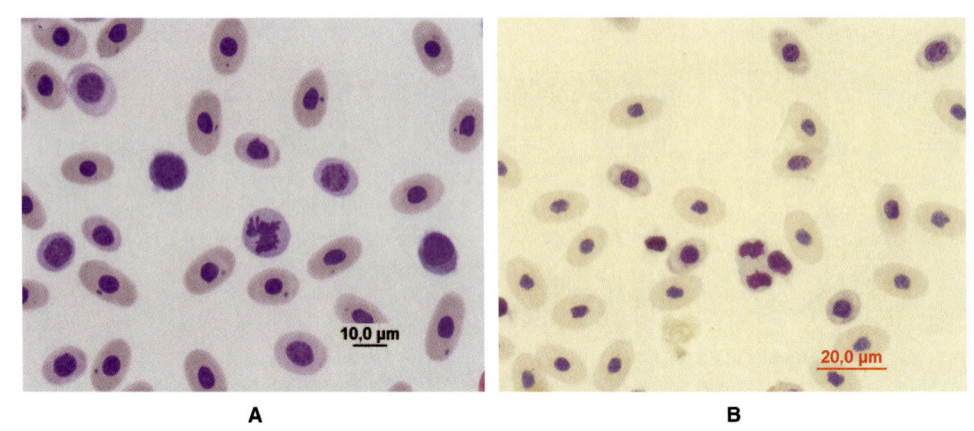

A   **B**

Figura 21.12 **A.** Hemácia com atividade mitótica no sangue periférico de quelônio (*Cuora amboinensis*). **B.** Atividade mitótica (em hemácia ou plaqueta) em sangue periférico de quelônio (*Mauremys reevesii*). (Em **A** e **B**, coloração de Wright-Giemsa.)

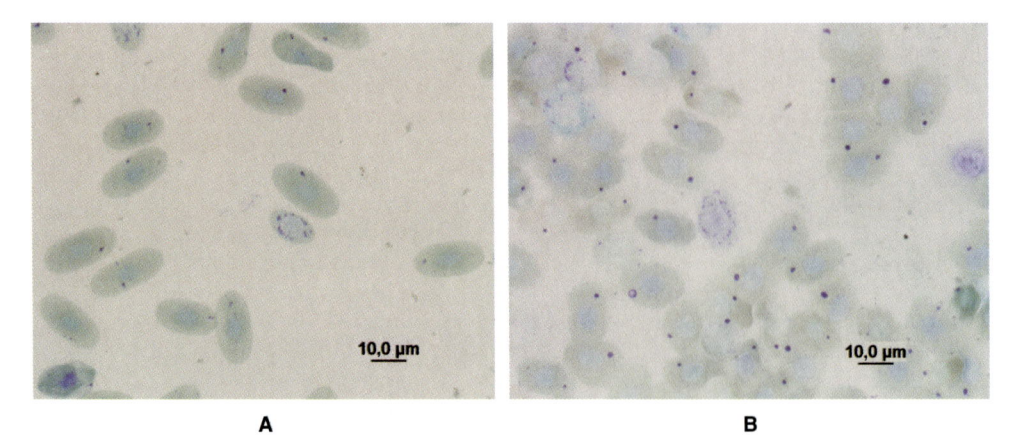

A   **B**

Figura 21.13 **A.** Reticulócito com anel de retículo agregado distinto circundando o seu núcleo, em esfregaço sanguíneo de cobra (*Boa constrictor*). **B.** Reticulócito com anel de retículo agregado distinto circundando o seu núcleo, em esfregaço sanguíneo de quelônio (*Cuora amboinensis*). (Em **A** e **B**, coloração com azul cresil brilhante.)

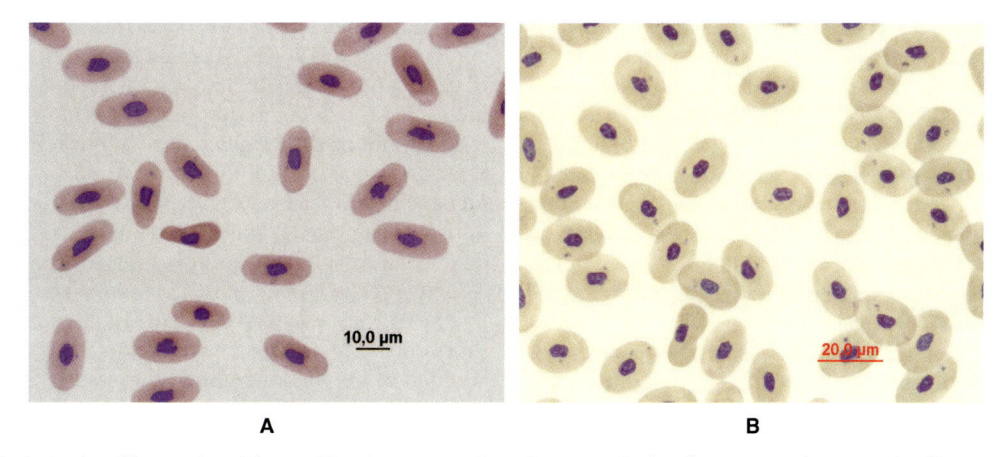

A   **B**

Figura 21.14 A. Inclusões basofílicas em hemácias consideradas como artefatos de preparação de esfregaço sanguíneo, em cobra (*Boa constrictor*). **B.** Inclusões basofílicas em hemácias consideradas como artefatos de preparação de esfregaço sanguíneo, em quelônio (*Chelonia mydas*). (Em **A** e **B**, coloração de Wright-Giemsa.)

Tabela 21.1 Parâmetros eritrocitários de répteis selecionados.

	VG (%)	He (×10⁶/µℓ)	Hb (g/dℓ)	VGM (fℓ)	CHCM (g/dℓ)
Lagartos					
Teiú (inverno)[a]	24 a 28	0,8 a 1,1	10 a 14	252 a 300	36 a 48
Teiú (verão)[a]	18 a 26	0,8 a 1,1	7 a 13	198 a 262	41 a 49
Iguana, macho adulto[b]	29 a 39	1,0 a 1,7	6,7 a 10,2	228 a 303	22,7 a 28,0
Iguana, fêmea adulta[b]	33 a 44	1,2 a 1,8	9,1 a 12,2	235 a 331	24,9 a 31,0
Iguana jovem[b]	30 a 47	1,3 a 1,6	9,2 a 10,1	–	–
Lagarto cíncida[c]	24 a 60	0,8 a 1,4	7,4 a 11,6	152 a 600	17 a 56
Cobras					
Boa constrictor[d,e]	24 a 40	1,0 a 2,5	3,3 a 15,3	159 a 625	21 a 42
Píton-real[f]	16 a 21	0,3 a 1,3	5,5 a 7,9	211 a 540	25 a 40
Cobra-rato-amarela[g]	9 a 46	0,2 a 1,6	2,8 a 15,2	179 a 961	26 a 54
Morelia spilota cheynei[h]	23 a 37	0,5 a 1,3	4,0 a 15,5	178 a 414	23,5 a 53,2
Quelônios					
Tartaruga-de-aldabra[i]	11 a 17	0,3 a 0,7	3,2 a 8,0	375 a 537	28 a 40
Tartaruga-do-deserto[j]	23 a 37	1,2 a 3,0	6,9 a 7,7	377 a 607	19 a 34

[a]Troiano JC, Gould EG, Gould I. Hematological reference intervals in argentine lizard *Tupinambis merianae* [Sauria-Teiidae]. *Comp Clin Pathol.* 2008; 17:93-7.
[b]Harr KE, Alleman AR, Dennis PM, et al. Morphologic and cytochemical characteristics of blood cells and hematologic and plasma biochemical reference intervals in green iguanas. JAVMA. 2001; 218:915-21.
[c]Wright KM, Skeba S. Hematology and plasma chemistries of captive prehensile-tailed skinks [*Corcucia zebrata*]. *J Zoo Wildl Med.* 1992; 23:429-32.
[d]Chiodini RJ, Sundberg JP. Blood chemical values of the common *Boa constrictor* [*Constrictor constrictor*]. *Am J Vet Res.* 1982; 43:1701-2.
[e]Rosskopf WJ, Woerpel RW, Yanoff SR. Normal hemogram and blood chemistry values for *Boa constrictor* and pythons. *Vet Med Small Anim Clin.* May. 1982; 822-3.
[f]Johnson JH, Benson PA. Laboratory reference values for a group of captive ball pythons [*Python regius*]. *Am J Vet Res.* 1996; 57:1304-7.
[g]Ramsey EC, Dotson TK. Tissue and serum enzyme activities in the yellow rat snake [*Elaphe obsolete quadrivitatta*]. *Am J Vet Res.* 1995; 56:423-8.
[h]Centini R, Klaphake E. Hematologic values and cytology in a population of captive jungle carpet pythons, *Morelia spilota cheynei*. *Proc Assoc Rept Amph Vet.* 2022; 107-11.
[i]Carpenter JW. *Exotic Animal Formulary*, 3rd ed. St. Louis: Elsevier Saunders. 2001, p. 107.
[j]Gottdenker NL, Jacobson ER. Effect of venipuncture sites on hematologic and clinical biochemical values in desert tortoises [*Gopherus agassizii*]. *Am J Vet Res.* 1995; 56:19-21.
VG = volume globular; He = hemácia; Hb = hemoglobina; VGM = volume globular médio; CHCM = concentração de hemoglobina corpuscular média.

pode-se calcular os índices hematológicos secundários. Eles incluem o volume globular (ou celular) médio (VGM) ou volume de hemácias médio (VHM), hemoglobina corpuscular média (HCM) ou teor médio de hemoglobina nas hemácias (HHM) e concentração de hemoglobina corpuscular média (CHCM) ou concentração média de hemoglobina nas hemácias (CHHM). O volume globular, ou corpuscular, médio (VGM) é um índice do volume das hemácias. A CHCM é um índice que indica a proporção média de hemoglobina presente em uma hemácia. Valores publicados do VGM de répteis geralmente variam de 160 a 950 fentolitros (fℓ); tipicamente, os valores da CHCM variam de 20 a 40 g/dℓ.

Como mencionado anteriormente, em répteis e outros animais ectotérmicos, é difícil estabelecer os intervalos de referência para CTHe, Hb e VG. Fatores intrínsecos envolvidos incluem espécie, gênero, idade e condição fisiológica do réptil. Fatores extrínsecos incluem estação do ano, temperatura ambiente, hábitat, dieta, doença, estresse associado ao cativeiro e local da punção venosa. Ao estabelecer intervalos de referência, devem ser documentados os fatores intrínsecos e extrínsecos aos quais a população-referência está sujeita, de modo a assegurar que os dados fisiológicos sejam obtidos em condições consistentes. Relata-se que há necessidade de, no mínimo, 97 amostras da população-referência para obter intervalos estatisticamente significantes.

Em algumas espécies de répteis a disparidade nos valores eritrocitários pode estar relacionada ao gênero. Tipicamente, os répteis machos apresentam maiores valores de parâmetros eritrocitários em comparação às fêmeas; no entanto, isso nem sempre acontece. Mudanças sazonais no ambiente, condição física e idade podem influenciar os valores dos parâmetros hematológicos de répteis. Por exemplo, crocodilos adultos apresentam maior contagem de hemácias do que os jovens, e os valores do hemograma de tartarugas terrestres de vida livre são influenciados pela condição física, pela disponibilidade de forragem e pelo padrão de chuvas no ambiente. Ademais, relatam-se variações sazonais significantes nos valores hematológicos de cobras ou serpentes. O VG normal de iguana-verde (*I. iguana*) criada em ambiente externo, com exposição significativa à luz solar direta e temperatura ambiente pouco mais elevada (26,6 a 37,7°C), apresenta uma faixa de variação ligeiramente maior (28 a 46%), comparativamente ao VG (25 a 38%) de animais da mesma espécie criados em ambiente internos e expostos à luz artificial e temperatura ambiente mais baixa (23,3 a 35°C). Em algumas espécies de répteis, a hibernação influencia os valores eritrocitários. Em geral, a contagem de hemácias é maior antes e menor logo após a hibernação; contudo, parece que, em algumas espécies de répteis, essa contagem não é influenciada pela hibernação.

Fatores estressantes crônicos, como cativeiro e dieta ou hábitat inapropriado, influenciam os valores do hemograma. Os efeitos de fatores estressantes agudos, tais como captura, manuseio e contenção para punção venosa são desconhecidos, mas, provavelmente, também influenciam a contagem de hemácias. Um estudo reportou que cobras mantidas em cativeiro têm maior massa de hemácias, em comparação com cobras da mesma espécie capturadas em ambiente selvagem.

O local e o método de coleta de sangue podem influenciar os valores do hemograma. Como previamente mencionado, em répteis, quase sempre os vasos linfáticos acompanham os vasos sanguíneos, e tal condição comumente resulta em mistura de sangue e linfa durante a punção venosa. A subsequente diluição da amostra de sangue pela linfa influencia valores do hemograma, com redução do VG, da concentração de Hb, da CTHe e da CTLe.

Resposta na doença

Na maioria dos répteis, os valores de VG normais publicados variam de 15 a 55%. Valores acima de 55% sugerem hemoconcentração ou eritrocitose (policitemia), enquanto VG menor que 15% é sugestivo de anemia, desde que seja excluída a possibilidade de hemodiluição pela linfa.

Em répteis, as causas de anemia são semelhantes àquelas descritas para aves e mamíferos. A anemia pode ser classificada como hemorrágica (ou seja, perda de sangue), hemolítica (ou seja, aumento de destruição de hemácias) ou anemia por depressão eritropoética (ou seja, menor produção de hemácias). A anemia hemorrágica geralmente se deve a lesões traumáticas ou ação de hemoparasitas; todavia, outras causas, como coagulopatia ou lesão ulcerativa, também devem ser consideradas. Anemia hemolítica pode ser decorrência de sepse, parasitemia ou toxemia. Anemia por depressão de medula óssea (anemia não regenerativa) geralmente está associada com doenças inflamatórias crônicas, principalmente aquelas de etiologia infecciosa. Em répteis, outras causas de anemia não regenerativa que devem ser consideradas são doenças renais ou hepáticas crônicas, neoplasias, substâncias químicas e, possivelmente, hipotireoidismo.

O grau de policromasia ou reticulocitose em esfregaços sanguíneos de répteis normais geralmente é baixo; representa menos de 1% da população de hemácias. Isso pode ser decorrência da longa vida útil das hemácias (600 a 800 dias, em algumas espécies) e, portanto, da lenta taxa de renovação das hemácias de répteis, comparativamente àquela de aves e mamíferos. A taxa metabólica relativamente baixa dos répteis também pode ser um fator contribuinte. Répteis jovens tendem a exibir maior grau de policromasia do que adultos.

Poiquilocitose e anisocitose discretas são consideradas normais na maioria das hemácias de répteis. Poiquilocitose e anisocitose moderadas a marcantes estão associadas à resposta eritrocitária regenerativa e, menos comumente, a anormalidades de hemácias. Nota-se aumento do grau de policromasia e da quantidade de hemácias imaturas em répteis que respondem às doenças anêmicas. Répteis jovens ou aqueles que passam por ecdise também podem manifestar aumento no grau de policromasia e na contagem de hemácias imaturas. A constatação de hemácias com binucleação, formato do núcleo anormal (anisocariose) ou atividade mitótica pode estar associada à resposta regenerativa marcante (ver Figuras 21.12B e 21.15). No entanto, esses achados nucleares também podem ser vistos em répteis que despertaram da hibernação ou que apresentam doença inflamatória grave, desnutrição e inanição. Pontilhado basofílico geralmente sugere resposta regenerativa, mas também pode ser observado em pacientes com intoxicação pelo chumbo. Hemácias hipocrômáticas estão associadas com deficiência de ferro ou doença inflamatória crônica, supostamente associada com o sequestro de ferro.

Inclusões eritrocitárias intracitoplasmáticas em esfregaços sanguíneos de répteis podem ser causadas por vírus ou hemoparasitas (ver seção sobre hemoparasitas). Inclusões virais causadas por um iridovírus representado pelo vírus de hemácias de cobras e lagartos (antigamente conhecido como *Pirhemocyton*) são identificadas como pequenas inclusões redondas (pontilhadas a ovais) vermelhas (em coloração de Giemsa), as quais podem estar associadas a vacúolos albuminoides retangulares ou hexagonais translúcidos cristalinos. Em tartarugas-de-caixa, as inclusões causadas por iridovírus se apresentam como inclusões granulares róseas redondas a ovais, no citoplasma de leucócitos.

Suspeita-se que a causa da doença do corpúsculo de inclusão (IBD, do inglês *inclusion body disease*) seja um arenavírus; é uma enfermidade cosmopolita comum e altamente contagiosa, diagnosticada em cobras das famílias Boidae e Pythonida. Nos esfregaços sanguíneos de cobras Boidae com IBD, podem-se visualizar inclusões intracitoplasmáticas em hemácias, linfócitos ou heterófilos. Na IBD, as inclusões coradas com o corante de

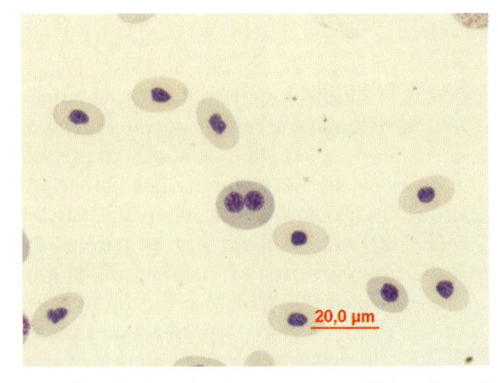

Figura 21.15 Hemácia binucleada em sangue periférico de quelônio (*Mauremys reevesii*). (Coloração de Wright-Giemsa.)

Wright-Giemsa se apresentam como inclusões intracitoplasmáticas homogêneas ligeiramente basofílicas de tamanhos e formatos variados (Figura 21.16). As inclusões podem apresentar cor mais escura quando coradas com o corante Diff-Quik™. Também, pode haver linfocitose, supostamente devido à estimulação antigênica crônica induzida pelo microrganismo infeccioso.

Leucócitos

Morfologia

A classificação de leucócitos de répteis pode ser problemática, em parte devido à variação morfológica entre as diferentes espécies de répteis. Além disso, a classificação pode ser dificultada pela presença das diferentes nomenclaturas descritas na literatura. Por exemplo, algumas fontes diferenciam os granulócitos de répteis em três grupos de células – eosinófilos, azurófilos e neutrófilos – enquanto outras fontes os diferenciam em apenas dois tipos de células – eosinófilos e heterófilos, ou eosinófilos e neutrófilos. Em geral, os leucócitos de répteis podem ser classificados em dois grupos: leucócitos granulócitos e leucócitos mononucleares. Além disso, os granulócitos de répteis podem ser classificados em dois grupos – acidófilos e basófilos – com base em sua aparência em esfregaços sanguíneos submetidos à coloração de Romanowsky. Os acidófilos são adicionalmente classificados como heterófilos e eosinófilos. Os heterófilos e eosinófilos podem ser diferenciados de outros leucócitos pelo formato e pela cor de seus grânulos. Os basófilos, linfócitos e monócitos presentes no sangue de répteis são muito parecidos com aqueles de mamíferos e aves e são classificados de acordo com suas aparências. O sexto tipo de célula, o azurófilo, é frequentemente descrito na literatura e pode ser considerado um monócito com grânulos azurofílicos. Em diversas espécies de répteis, tem-se tentado a coloração de leucócitos e plaquetas normais por meio de reações citoquímicas, de modo a auxiliar na classificação dos leucócitos de répteis.

Em geral, os heterófilos de répteis são células redondas grandes (10 a 23 μm), com citoplasma incolor contendo grânulos citoplasmáticos eosinofílicos (laranja-brilhante) refráteis, com formato de bastonete ou fusiforme (Figura 21.17). Ocasionalmente, podem ser visualizados heterófilos degranulados em esfregaço sanguíneo de répteis saudáveis. A borda celular pode parecer irregular e, em algumas situações, é possível observar pseudopodia. Tipicamente, o núcleo do heterófilo maduro tem localização celular excêntrica, tem formato redondo a oval e cromatina nuclear densamente agregada. Algumas espécies de lagartos (como iguana-verde, *I. iguana*) possuem heterófilos com núcleo lobado. Quando há alterações tóxicas, o citoplasma se apresenta azul e contém vacúolos e grânulos anormais de cor púrpura. Em termos funcionais, os heterófilos de répteis são semelhantes aos neutrófilos de mamíferos, mas, provavelmente, se comportam como os heterófilos de aves, pois eles apresentam principalmente mecanismos que não dependem de oxigênio para destruir microrganismos fagocitados. Com exceção de algumas espécies de cobras e lagartos, os heterófilos de répteis não se coram pela fosfatase alcalina e, em geral, são peroxidase-negativos.

Na maioria dos esfregaços sanguíneos de répteis, os eosinófilos são células redondas grandes (11 a 17 μm), com citoplasma azul-claro, núcleo redondo a oval e possivelmente lobado, ligeiramente excêntrico e com grande quantidade de grânulos citoplasmáticos eosinofílicos esféricos (Figura 21.18). Os grânulos citoplasmáticos de algumas espécies de répteis, como iguanas, se coram de azul quando submetidos à coloração de Romanowsky; ademais, em algumas espécies de répteis, esses grânulos apresentam coloração positiva para peroxidase, possibilitando a diferenciação entre eosinófilos e heterófilos (Figuras 21.18B e 21.19). Tipicamente, o núcleo situa-se no centro da célula, embora, em alguns casos, possa ter localização excêntrica. O tamanho do eosinófilo varia dependendo da espécie. Por exemplo, as cobras possuem os eosinófilos maiores e os lagartos apresentam os eosinófilos menores. Os eosinófilos de répteis contêm glicogênio, mieloperoxidase e proteínas básicas. Estas últimas são conhecidas como potentes toxinas aos parasitas, principalmente helmintos, inativando leucotrienos e induzindo a liberação de histamina pelos mastócitos.

Basófilos são células redondas pequenas (8 a 15 μm), tipicamente menores que os heterófilos e eosinófilos, contendo quantidade variável de grânulos citoplasmáticos metacromáticos basofílicos redondos (azul-escuro a púrpura) (Figura 21.20). Quase sempre, o núcleo é encoberto pelos grânulos, mas, quando visível, nota-se que não são lobados e que sua localização é excêntrica. A fixação com álcool e o uso de corante de Romanowsky propicia a melhor coloração de basófilos de répteis porque os grânulos basofílicos frequentemente são afetados por corantes à base de água e se dissolvem parcialmente. Entre as espécies, nota-se diferença no tamanho dos basófilos; lagartos tendem a apresentar basófilos menores que aqueles observados em tartarugas marinhas e crocodilos.

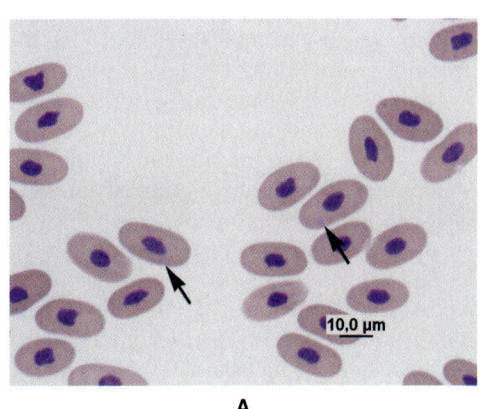
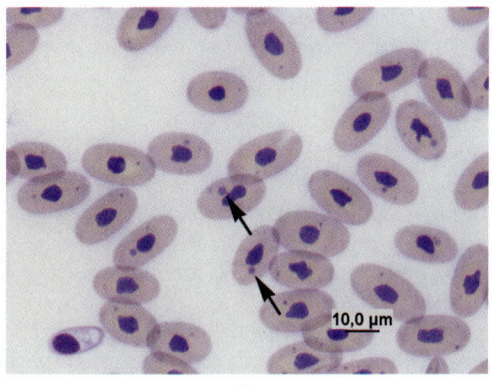

A   B

Figura 21.16 A. Inclusões intracitoplasmáticas (*setas*) em hemácias, no sangue periférico de cobra (*Boa constrictor*) com doença do corpúsculo de inclusão. (Coloração de Wright-Giemsa.) **B.** Inclusões intracitoplasmáticas (*setas*) em hemácias, no sangue periférico de cobra (*Boa constrictor*) com doença do corpúsculo de inclusão. (Coloração de Diff-Quik™.)

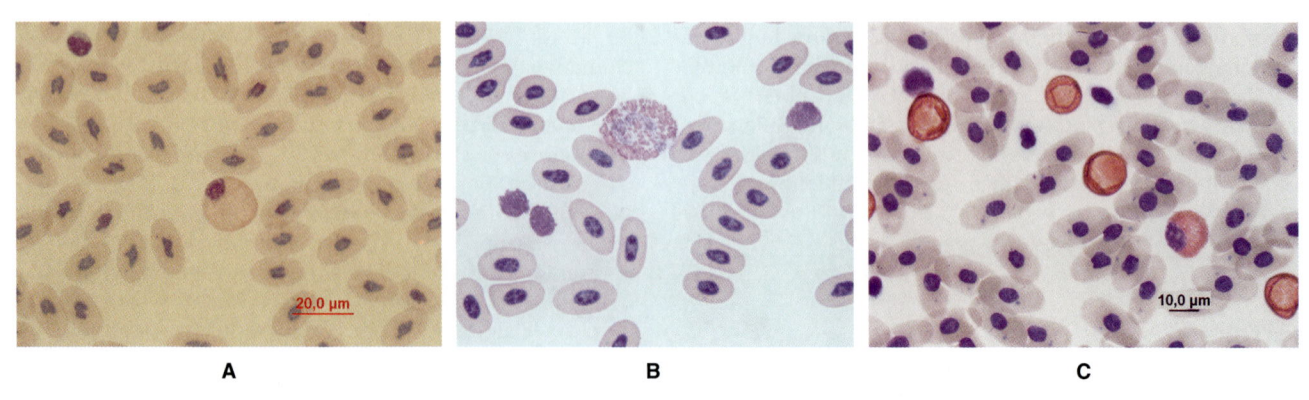

Figura 21.17 A. Heterófilo em esfregaço sanguíneo de cobra (*Boa constrictor*). **B.** Heterófilo em esfregaço sanguíneo de lagarto (*Salvator merianae*). **C.** Heteró-filos em esfregaço sanguíneo de quelônio (*Mauremys mutica*). (Em **A**, **B** e **C**, coloração de Wright-Giemsa.)

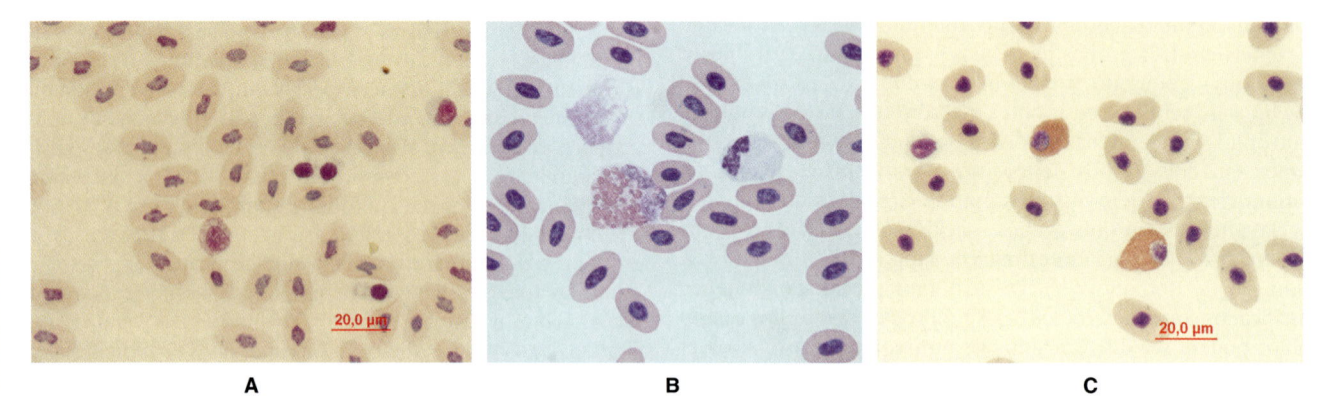

Figura 21.18 A. Eosinófilo em esfregaço sanguíneo de cobra (*Boa constrictor*). **B.** Eosinófilo com grânulos azul-pálidos (granulócito à direita) e heterófilo em esfregaço sanguíneo de lagarto (*Salvator merianae*). **C.** Eosinófilo (granulócito na parte superior) e heterófilo em esfregaço sanguíneo de quelônio (*Batagur borneoensis*). (Em **A**, **B** e **C**, coloração de Wright-Giemsa.)

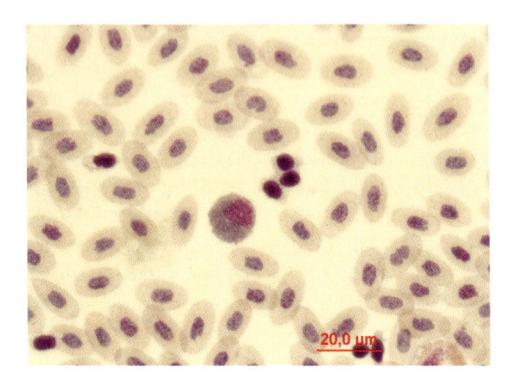

Figura 21.19 Eosinófilo com grânulos citoplasmáticos azuis em esfregaço sanguíneo de lagarto (*Iguana iguana*). (Coloração de Wright-Giemsa.) (*Fonte*: foto obtida de Campbell TW. *Exotic Animal Hematology and Cytology*, 4th ed. Ames, IA: Wiley Blackwell, 2015, p. 74.)

Linfócitos de répteis se assemelham àqueles de aves e mamíferos. O seu tamanho varia de pequeno (5 a 10 μm) a grande (15 μm). Linfócitos são células redondas que exibem irregularidade quando se moldam a células adjacentes, no esfregaço sanguíneo, ou quando apresentam dobra de sua margem citoplasmática (Figura 21.21). Eles possuem núcleo redondo ou ligeiramente indentado localizado no centro da célula ou em posição ligeiramente excêntrica; em linfócitos maduros, a cromatina nuclear é fortemente condensada ou agregada. Tipicamente, os linfócitos apresentam alta proporção núcleo:citoplasma (N:C). O pequeno linfócito maduro típico tem escasso citoplasma discretamente basofílico (azul-pálido). Grandes linfócitos apresentam

maior volume citoplasmático, em comparação com o de pequenos linfócitos, e o núcleo frequentemente apresenta coloração pálida. O citoplasma de linfócito normal é homogêneo e carece de ambos, vacúolos e grânulos. É possível visualizar plasmócitos em esfregaço sanguíneo de répteis; essas células são um pouco maiores que os linfócitos normais. O núcleo é excêntrico, redondo a oval e com cromatina condensada. O citoplasma dos plasmócitos se cora fortemente de azul, e nota-se um halo perinuclear que representa o complexo de Golgi (Figura 21.22).

Os monócitos de répteis se assemelham àqueles de aves e mamíferos e geralmente são os maiores leucócitos presentes no sangue periférico (com frequência, correspondem à metade a duas vezes o tamanho das hemácias, no mesmo esfregaço sanguíneo) (Figura 21.23). O formato dos monócitos varia de redondo a ameboide; eles têm núcleo de tamanho variável, redondo a oval, lobado ou na forma de feijão. A cromatina nuclear de monócitos é menos condensada e sua cor é mais pálida que a cromatina nuclear de linfócitos. O citoplasma é abundante, se cora de azul-acinzentado pálido, e sua aparência pode ser ligeiramente opaca ou espumosa. No citoplasma de alguns monócitos, podem ser vistos materiais fagocitados, vacúolos ou finos grânulos eosinofílicos ou azurofílicos. Células monocíticas de répteis foram descritas como monócitos, azurófilos monocitoides, monócitos azurofílicos ou azurófilos (Figura 21.23A). Com frequência, são visualizados leucócitos azurofílicos em esfregaço sanguíneo de répteis; historicamente, há muita controvérsia a respeito da classificação e identificação dessas células. Alguns pesquisadores consideram os azurófilos como célula exclusiva de répteis porque quase sempre estão presentes em

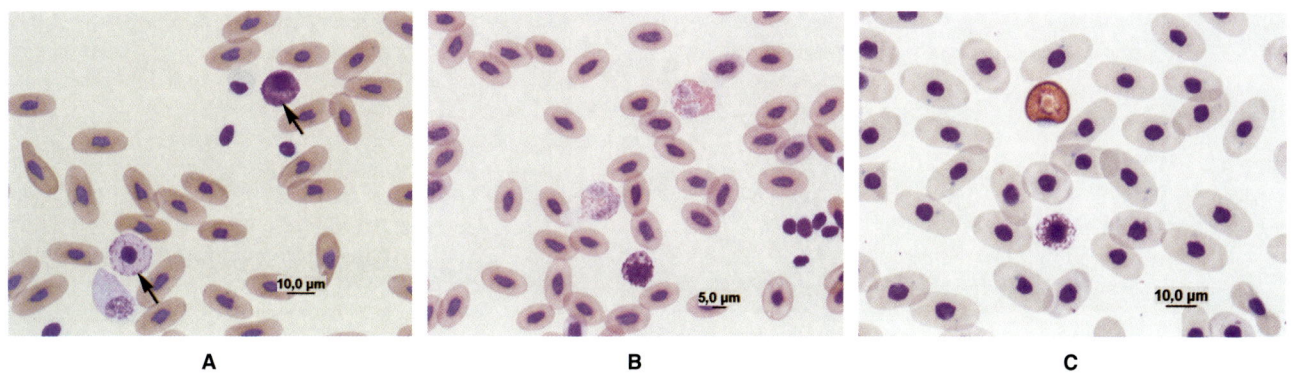

A　**B**　**C**

Figura 21.20 A. Basófilos (*setas*), monócito e plaqueta em esfregaço sanguíneo de cobra (*Boa constrictor*). **B.** Basófilo (granulócito na parte inferior) e heteró-filos em esfregaço sanguíneo de lagarto (*Pogona vitticeps*). **C.** Basófilo (granulócito na parte inferior) e heterófilo em esfregaço sanguíneo de quelônio (*Mauremys mutica*). (Em **A**, **B** e **C**, coloração de Wright-Giemsa.)

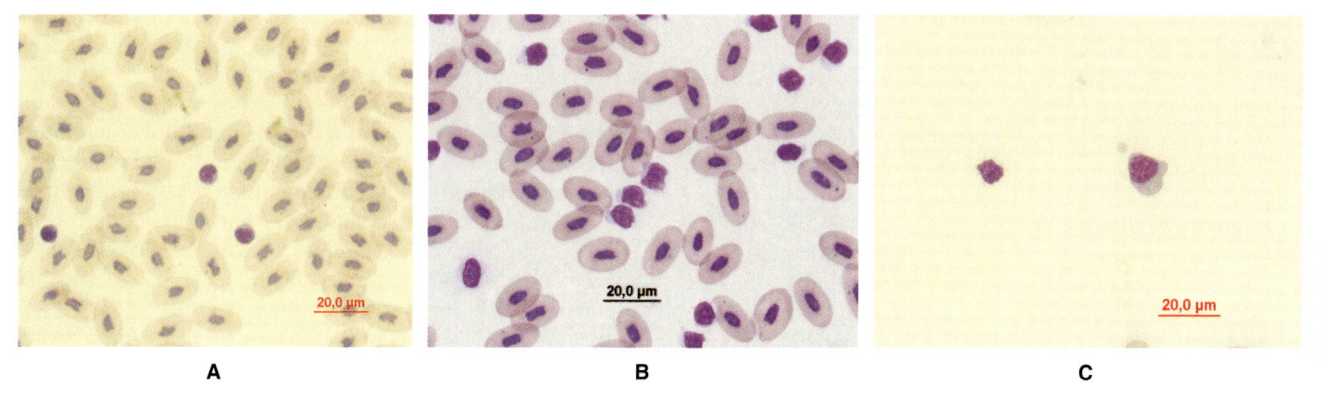

A　**B**　**C**

Figura 21.21 A. Linfócitos em esfregaço sanguíneo de cobra (*Boa constrictor*). **B.** Linfócitos em esfregaço sanguíneo de lagarto (*Pogona vitticeps*) indicando linfocitose. **C.** Pequeno e grande linfócitos em esfregaço sanguíneo de quelônio (*Glyptemys insculpta*). (Em **A**, **B** e **C**, coloração de Wright-Giemsa.)

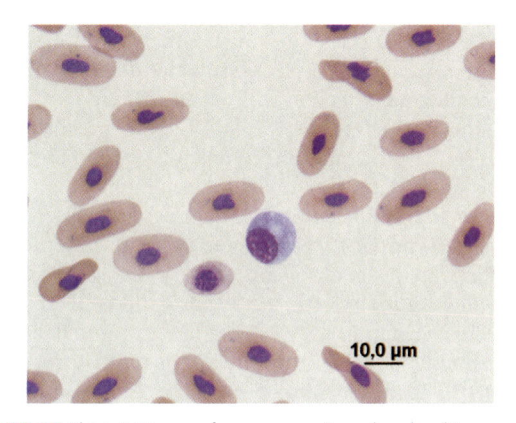

Figura 21.22 Plasmócito em esfregaço sanguíneo de cobra (*Boa constrictor*). (Coloração de Wright-Giemsa.)

pequena quantidade no sangue de lagartos, quelônios e croco-dilos, e em grande número em cobras ou serpentes. O azurófilo é descrito como uma célula de formato irregular um pouco menor que o monócito. O núcleo não é segmentado; é irregu-larmente redondo a oval e bilobado. Apresenta cromatina nuclear de aparência grosseira. O citoplasma é basofílico e mais escuro que o de monócito, cuja cor pode ser considerada como azul a lavanda. No citoplasma, nota-se pequena quantidade de grânulos azurofílicos pálidos de vários tamanhos. É possível notar vacuolização e material fagocitado no citoplasma dessas células; nas bordas celulares, é possível observar pseudopodia. A origem granulopoética do azurófilo não foi documentada. Na literatura, várias vezes, essa célula foi classificada como granulócito,

neutrófilo ou monócito. Em microscopia óptica, os azurófilos se parecem com monócitos, que contêm grânulos azurofílicos oca-sionalmente vistos no sangue periférico de mamíferos e aves; em exames ultraestruturais e citoquímicos, essas células são semelhantes aos monócitos. Dependendo da espécie, pode haver diferença nas características celulares. Por exemplo, as proprie-dades citoquímicas de todas as células monocíticas (monócitos e azurófilos) de iguana-verde (*I. iguana*) apresentam caracterís-tica de monócitos, mas diferem daquelas de cobras. Os azurófi-los de cobras apresentam coloração positiva para peroxidase, Sudão negro B e ácido periódico de Schiff (PAS, do inglês *perio-dic acid-Schiff*), mas isso não acontece com os azurófilos de igua-na-verde. Células monocíticas de outros répteis, mesmo aquelas de cobras, apresentam propriedades citoquímicas semelhantes àquelas de iguana-verde (*I. iguana*); no entanto, há algumas diferenças. Por exemplo, em alguns lagartos, as células mono-cíticas se coram positivamente para peroxidase, porém isso não acontece com as células de jacaré. A maioria, se não todas, apre-senta coloração positiva para PAS e fosfatase ácida. Esses fatos sustentam a hipótese de que os azurófilos devem ser considera-dos monócitos, e não um tipo diferente de célula. Há uma pequena vantagem clínica em separar azurófilos de monócitos na contagem diferencial de leucócitos de répteis, e essas células devem ser contadas como monócitos, como se faz em mamíferos e aves. Azurófilo pode ser uma forma imatura de monócito.

Avaliação laboratorial

A avaliação do leucograma de répteis envolve a obtenção das contagens total e diferencial de leucócitos e o exame da

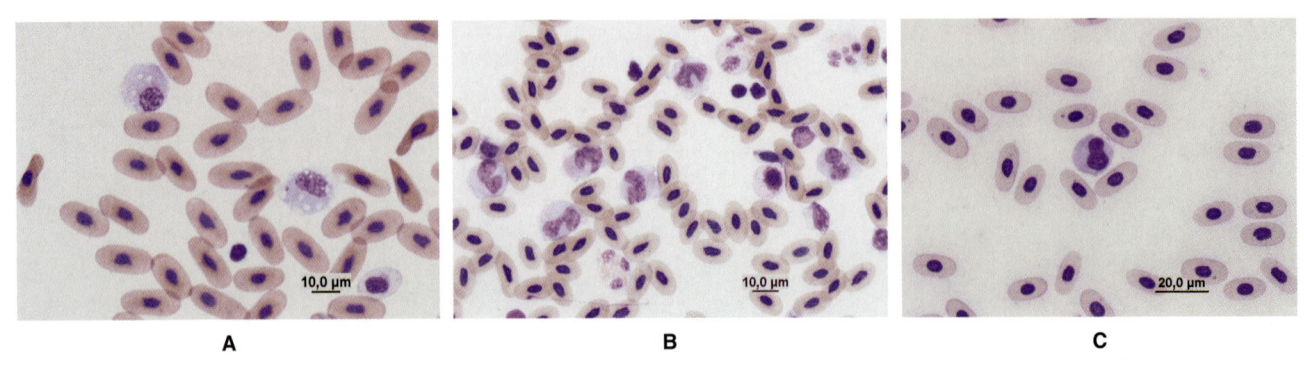

Figura 21.23 A. Monócitos com grânulos azurofílicos (azurófilos) em esfregaço sanguíneo de cobra (*Boa constrictor*). **B.** Vários monócitos em esfregaço sanguíneo de lagarto (*Pogona vitticeps*) com monocitose. Também há três heterófilos, um basófilo, dois linfócitos e três plaquetas. **C.** Monócito em esfregaço sanguíneo de quelônio (*Terrapene carolina*). (Em **A**, **B** e **C**, coloração de Wright-Giemsa.)

morfologia dos leucócitos em esfregaço sanguíneo corado. Em répteis, utiliza-se contagem manual para obter a contagem total de leucócitos pelo mesmo motivo mencionado para aves: a presença de hemácias nucleadas e plaquetas no sangue de répteis impede o uso de contador eletrônico dessas células. Dois métodos de contagem manual comumente utilizados para obter a contagem total de leucócitos no sangue de répteis são os métodos de Natt e Herrick e o da floxina B (ver Capítulo 20). Nas espécies de répteis que normalmente contêm maior quantidade de linfócitos circulantes do que de heterófilos, prefere-se o método de Natt e Herrick porque a precisão do método da floxina B depende de uma grande quantidade de heterófilos e eosinófilos.

Resposta na doença

Em répteis e outros ectotérmicos, é difícil estabelecer os valores de referência para as contagens total e diferencial de leucócitos pelo mesmo motivo descrito na seção relativa às hemácias. Adaptações fisiológicas aos fatores intrínsecos e extrínsecos previamente mencionadas podem influenciar os valores do leucograma do réptil. Para se estabelecerem intervalos de referência de leucócitos precisos e estatisticamente significantes, deve-se considerar as mesmas diretrizes utilizadas para estabelecer os intervalos de referência de hemácias. Fatores intrínsecos como espécie, gênero, idade e condição fisiológica do réptil influenciam os valores do leucograma. Podem ocorrer amplas diferenças no leucograma em função da espécie de réptil, mas também dentro do mesmo gênero. Por exemplo, há relato de diferenças significantes nas contagens de heterófilos, monócitos e linfócitos entre diferentes espécies de lagartos *Gallotia*. Diferenças entre gênero e idade podem influenciar os parâmetros leucocitários. Por exemplo, crocodilos machos apresentam maior contagem total de leucócitos e heterófilos, comparativamente às fêmeas; ademais, crocodilos adultos apresentam menor contagem total de leucócitos em comparação com a de jovens. A condição reprodutiva do réptil também pode influenciar os valores do hemograma. Por exemplo, fêmeas de camaleões podem exibir heterofilia após a postura de ovos; no entanto, parece que, em tartarugas marinhas, a prenhez não ocasiona efeitos fisiológicos ou morfométricos nos parâmetros sanguíneos. Fatores extrínsecos incluem estação do ano, temperatura, hábitat, dieta, doença, estresse associado a cativeiro e, até mesmo, o local de punção venosa. Por exemplo, fatores como estação do ano, ambiente, implantação cirúrgica de radiotransmissor e anestesia podem influenciar os parâmetros sanguíneos de cobras. O leucograma de tartarugas terrestres de vida livre tem relação com mudanças sazonais e

diferenças no padrão pluviométrico anual, na disponibilidade de forragem e na condição fisiológica. Crocodilos jovens mantidos em ambiente de baixa temperatura (28°C) por 10 dias apresentaram menores contagens de leucócitos totais e de linfócitos, em comparação com crocodilos jovens mantidos em ambiente com alta temperatura (38°C); esses dois grupos de animais apresentaram contagens de leucócitos anormais, comparativamente aos crocodilos criados em ambiente com temperatura normal (32°C). Algumas espécies de répteis podem não ser afetadas pela estação do ano ou pela temperatura ambiente; não se constatou diferença nos parâmetros hematológicos antes e após a hibernação em espécies de cobras que vivem em regiões de clima temperado. O estresse associado ao cativeiro pode influenciar os valores do leucograma de algumas espécies de répteis. Por exemplo, cobras mantidas em cativeiro apresentam maiores valores de parâmetros eritrocitários e de contagem de linfócitos, porém menores contagens de monócitos (azurófilos) e heterófilos em comparação com cobras capturadas em ambiente selvagem. Embora, em algumas espécies, os resultados do hemograma possam variar dependendo do local da punção venosa, isso não acontece em outras espécies.

Fagocitose é a principal função dos heterófilos. Em geral, os heterófilos da maioria dos répteis, à semelhança daqueles de aves, não se coram positivamente com benzidina peroxidase e Sudão negro B; portanto, parece que eles induzem menor resposta oxidativa em sua ação bactericida, em comparação com a de neutrófilos de mamíferos. No entanto, há evidência de que os heterófilos de alguns lagartos podem ter propriedades oxidativas semelhantes àquelas de neutrófilos de mamíferos, com base em sua atividade de benzidina peroxidase. A porcentagem normal de heterófilos na contagem diferencial de leucócitos de répteis varia dependendo da espécie (Tabela 21.2). Em algumas espécies de répteis normais, os heterófilos podem representar tanto quanto 40% do total de leucócitos. Em répteis, a contagem de heterófilos também é influenciada por fatores sazonais. Por exemplo, a contagem de heterófilos é maior durante os meses de verão e menor durante a hibernação.

Em répteis, como a principal função dos heterófilos é a fagocitose, um aumento significativo na contagem de heterófilos geralmente está associado à doença inflamatória, principalmente infecções microbianas e parasitárias ou lesão tecidual. Condições não inflamatórias que podem resultar em heterofilia incluem estresse (ou seja, excesso de glicocorticoide), neoplasia e leucemia heterofílica. A alta contagem de leucócitos comumente verificada em tartarugas marinhas logo que entram em ambiente com baixa temperatura se deve, provavelmente, à inflamação, resposta imune, estresse fisiológico ou condições patológicas sistêmicas.

Tabela 21.2 Parâmetros leucocitários de répteis selecionados.

	Leucócitos (×10³/µℓ)	Heterófilos (×10³/µℓ)	Linfócitos (×10³/µℓ)	Monócitos (×10³/µℓ)	Eosinófilos (×10³/µℓ)	Basófilos (×10³/µℓ)
Lagartos						
Teiú (inverno)[a]	13,1 a 18,1	1,5 a 2,2	6,7 a 7,7	1,8 a 3,0	3,4 a 4,4	0,2 a 0,4
Teiú (verão)[a]	16,0 a 20,8	1,9 a 2,9	7,8 a 8,5	1,6 a 2,6	3,8 a 5,0	0,3 a 0,5
Iguana, macho, adulto[b]	11,1 a 24,6	1,0 a 5,4	5,0 a 16,5	0,2 a 2,7	0,0 a 0,3	0,1 a 1,0
Iguana, fêmea, adulta[b]	8,2 a 25,2	0,6 a 6,4	5,2 a 14,4	0,4 a 2,3	0,0 a 0,4	0,2 a 1,2
Iguana jovem[b]	8,0 a 22,0	1,0 a 3,8	6,2 a 17,2	0,3 a 0,6	0,0 a 0,4	0,1 a 0,7
	Leucócitos (×10³/µℓ)	**Heterófilos (%)**	**Linfócitos (%)**	**Monócitos (%)**	**Eosinófilos (%)**	**Basófilos (%)**
Lagartos						
Lagarto cíncida[c]	3,9 a 22,4	16 a 58	2 a 40	0 a 6	0 a 18	4 a 26
Cobras						
Boa constrictor[d,e]	4 a 10	20 a 65	10 a 60	0 a 6	0 a 3	0 a 20
Píton-real[f]	7,9 a 16,4	56 a 67	7 a 21	12 a 22	–	0 a 2
Cobra-rato-amarela[g]	0,4 a 32,0	–	–	–	–	–
Morelia spilota cheynei[h]						
Quelônios						
Tartaruga-de-aldabra[i]	1,0 a 8,3	32 a 79	2 a 40	0 a 8	0 a 7	0 a 4
Tartaruga-do-deserto[j]	6,6 a 8,9	35 a 60	25 a 50	0 a 4	0 a 4	2 a 15

[a]Troiano JC, Gould EG, Gould I. Hematological reference intervals in argentine lizard *Tupinambis merianae* [Sauria-Teiidae]. *Comp Clin Pathol*. 2008; 17:93-7.
[b]Harr KE, Alleman AR, Dennis PM, Maxwell LK, Lock BA, Bennett RA, Jacobson ER. Morphologic and cytochemical characteristics of blood cells and hematologic and plasma biochemical reference intervals in green iguanas. *JAVMA*. 2001; 218:915-21.
[c]Wright KM, Skeba S. Hematology and plasma chemistries of captive prehensile-tailed skinks [*Corcucia zebrata*]. *J Zoo Wildl Med*. 1992; 23:429-32.
[d]Chiodini RJ, Sundberg JP. Blood chemical values of the common *Boa constrictor* [*Constrictor constrictor*]. *Am J Vet Res*. 1982; 43:1701-2.
[e]Rosskopf WJ, Woerpel RW, Yanoff SR. Normal hemogram and blood chemistry values for *Boa constrictors* and pythons. *Vet Med Small Anim Clin*. 1982; 822-3.
[f]Johnson JH, Benson PA. Laboratory reference values for a group of captive ball pythons [*Python regius*]. *Am J Vet Res*. 1996; 57:1304-7.
[g]Ramsey EC, Dotson TK. Tissue and serum enzyme activities in the yellow rat snake [*Elaphe obsolete quadrivitatta*]. *Am J Vet Res*. 1995; 56:423-8.
[h]Centini R, Klaphake E. Hematological values and cytology in a population of captive jungle carpet pythons, *Morelia spilota cheynei*. *Proc Assoc Rept Amph Vet*. 2002; 107-11.
[i]Carpenter JW. *Exotic Animal Formulary*, 3rd ed. St. Louis: Elsevier Saunders, p. 107. 2001.
[j]Gottdenker NL, Jacobson ER. Effect of venipuncture sites on hematologic and clinical biochemical values in desert tortoises [*Gopherus agassizii*]. *Am J Vet Res*. 1995; 56:19-21.

Os heterófilos podem parecer anormais em répteis portadores de diversas doenças. Por exemplo, os heterófilos podem exibir graus variados de toxicidade em caso de doença inflamatória, principalmente aquelas causadas por microrganismos infecciosos, tais como bactérias. Heterófilos tóxicos apresentam aumento da basofilia citoplasmática, granulação anormal (ou seja, grânulos de cor azul-escura a púrpura ou grânulos com formato e cor anormais) e vacuolização citoplasmática (Figura 21.24). A degranulação de heterófilos pode estar associada a artefatos de preparação de esfregaço sanguíneo ou a alterações tóxicas. A lobulação nuclear em espécies que normalmente não apresentam heterófilo com núcleo lobado também é um achado anormal e sugere inflamação grave.

A presença de heterófilos imaturos (desvio à esquerda) em esfregaço sanguíneo de répteis com heterofilia indica doença inflamatória. Heteropenia com desvio à esquerda indica intensa resposta inflamatória, provavelmente induzida por doença infecciosa. Com frequência, nas doenças inflamatórias graves, principalmente aquelas causadas por bactérias, os répteis desenvolvem leucocitose e heterofilia marcantes, com vários heterófilos imaturos, geralmente tão jovens quanto as formas de programulócitos ou mieloblastos.

Doença e exposição a toxinas químicas ou ambientais podem influenciar os resultados do leucograma de répteis. Tartarugas terrestres infectadas por herpes-vírus quase sempre apresentam heteropenia e linfocitose, heterófilos tóxicos

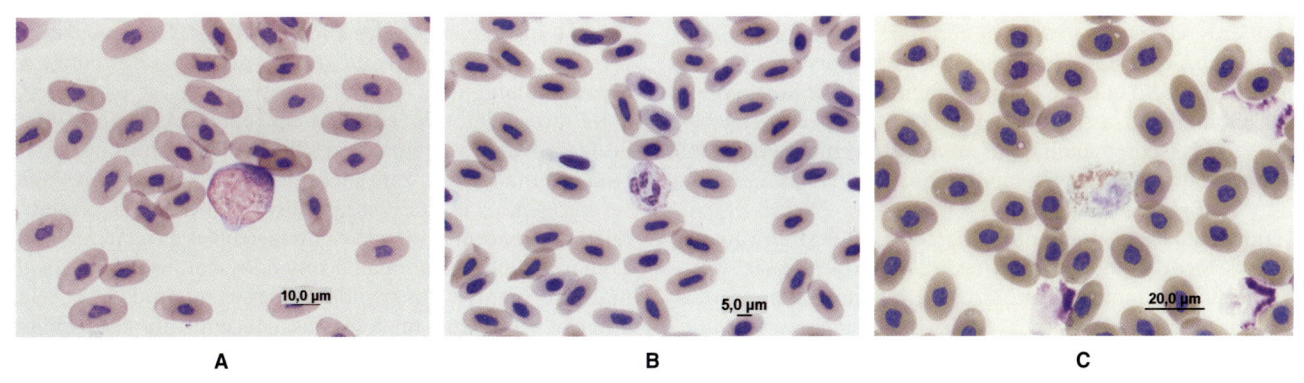

Figura 21.24 **A.** Heterófilo tóxico (1+) em esfregaço sanguíneo de cobra (*Boa constrictor*). **B.** Heterófilo tóxico (2+) em esfregaço sanguíneo de lagarto (*Chamaeleo calyptratus*). **C.** Heterófilo tóxico (3+) em esfregaço sanguíneo de quelônio (*Centrochelys sulcata*). (Em **A**, **B** e **C**, coloração de Wright-Giemsa.)

e linfócitos com inclusões intracitoplasmáticas excêntricas azul-pálidas. Em tartarugas marinhas, a anormalidade na proporção heterófilo:linfócito parece estar relacionada à concentração sanguínea de organoclorado, após exposição a esse composto tóxico.

Em répteis saudáveis, a quantidade de eosinófilos circulantes é variável. Em geral, os lagartos tendem a apresentar baixa contagem de eosinófilos, em comparação com algumas espécies de tartarugas, as quais podem ter tanto quanto 20% de eosinófilos. À semelhança do que ocorre com heterófilos, a quantidade de eosinófilos presentes no sangue periférico é influenciada por fatores ambientais, como alterações sazonais. Em algumas espécies, em geral, a contagem de eosinófilos é menor nos meses de verão e maior durante a hibernação. Eosinofilia pode estar associada a infecções parasitárias, bem como ao estímulo do sistema imune.

Em répteis saudáveis, a porcentagem de basófilos na contagem diferencial de leucócitos pode variar de 0 a 40%. A variação sazonal na contagem de basófilos é mínima, em comparação às contagens de heterófilos e eosinófilos. Algumas espécies de répteis normalmente apresentam grande quantidade de basófilos circulantes. Por exemplo, algumas espécies de tartarugas marinhas apresentam, tipicamente, contagem de basófilos circulantes que correspondem a até 40% da contagem total de leucócitos; contudo, a causa disso é desconhecida. Com base nos resultados de estudos citoquímicos e ultraestruturais, provavelmente, a principal função dos basófilos de répteis é semelhante àquela de basófilos de mamíferos. Parece que eles processam imunoglobulinas de superfície e liberam histamina por ocasião de sua degranulação. Basofilia foi associada a infecções virais e parasitárias.

A contagem de linfócitos no sangue de répteis também é variável. Muitos répteis saudáveis apresentam maior contagem de linfócitos do que de heterófilos; em algumas espécies, podem representar mais de 80% da quantidade total normal de leucócitos, na contagem diferencial. A quantidade de linfócitos é influenciada por vários fatores intrínsecos e extrínsecos. À semelhança dos heterófilos e eosinófilos, os linfócitos também são influenciados por alterações sazonais; a contagem de linfócitos tende a ser menor nos meses de inverno e maior nos meses de verão. Répteis de regiões de clima temperado apresentam menor contagem de linfócitos durante a hibernação; depois disso, a contagem de linfócitos aumenta. Répteis de regiões de clima tropical também apresentam menor quantidade de linfócitos circulantes nos meses de inverno, mesmo sem hibernação. A contagem de linfócitos também é influenciada pelo gênero; fêmeas de algumas espécies apresentam contagem de linfócitos significativamente maior que os machos da mesma espécie. A função dos linfócitos de répteis é semelhante àquela de aves e mamíferos. Os répteis têm os mesmos tipos principais de linfócitos; os linfócitos B e T estão envolvidos com diversas funções imunológicas. No entanto, diferentemente do que acontece em aves e mamíferos, a resposta imune de répteis ectotérmicos é influenciada, sobremaneira, por fatores ambientais. Por exemplo, baixa temperatura pode suprimir ou mesmo inibir a resposta imune, em répteis.

Linfopenia frequentemente está associada à desnutrição ou a diversas doenças que causam estresse e imunossupressão. Nota-se linfocitose durante cicatrização de ferimentos, doenças inflamatórias, infecções parasitárias (p. ex., anasaquíase e espiroquetose) e infecções virais. Também, constata-se linfocitose durante a ecdise. A presença de linfócitos reativos e, menos comumente, de plasmócitos sugere estímulo do sistema imune (ver Figura 21.22). Essas células se parecem com aquelas de aves e mamíferos. Os linfócitos reativos possuem citoplasma mais abundante e intensamente basofílico em comparação com o de linfócitos normais, e sua cromatina nuclear pode parecer menos condensada. Os plasmócitos apresentam abundante citoplasma intensamente basofílico, com complexo de Golgi distinto e núcleo em localização excêntrica.

Geralmente há pequena quantidade de monócitos em esfregaço sanguíneo de répteis normais, variando de 0 a 10% do total de leucócitos, na contagem diferencial. Tipicamente, as cobras apresentam monócitos cujo citoplasma tem aparência azurófilica; na literatura, com frequência, os monócitos são denominados azurófilos (ver Figura 21.23A). Ocorrem pequenas variações sazonais na contagem de monócitos. Monocitose sugere a presença de doenças inflamatórias, principalmente aquelas acompanhadas de inflamação granulomatosa. Por exemplo, quase sempre os camaleões com distocia manifestam monocitose na ausência de peritonite; ademais, uma elevação progressiva da contagem de monócitos, juntamente com aumento da contagem total de leucócitos e da contagem de heterófilos, foi associada com aumento do escore tumoral em tartarugas-verdes (*Chelonia mydas*) que apresentavam fibropapilomastose. Em lagartos infectados por *Karyolysus* e em cobras infectadas por *Hepatozoon*, notou-se aumento significativo da contagem de monócitos (azurófilos). A causa disso não foi estabelecida, mas pode estar relacionada à resposta inflamatória aos parasitas.

Em geral, os monócitos presentes no sangue periférico de répteis apresentam atividade fagocítica. Eritrofagocitose e leucofagocitose podem estar associadas a anemia e doenças infecciosas. Em répteis que se recuperam de cirurgia intracelômica, é possível visualizar, temporariamente, siderofagócitos e eritrofagócitos circulantes como participantes da remoção pós-cirúrgica do sangue extravasado; durante esse tempo, o VG se mantém relativamente estável. A presença de siderofagócitos na circulação sanguínea pode refletir diferenças na circulação de macrófagos em cobras, comparativamente aos mamíferos. Em mamíferos, os macrófagos intraperitoneais são drenados pelos vasos linfáticos aos linfonodos, onde se acumulam nos seios, resultando em linfonodos pós-hemorrágicos, que contêm grande quantidade de macrófagos carregados de hemossiderina. Como os répteis não possuem linfonodos para filtrar essas células, é provável que ocorra reentrada dos macrófagos celômicos na circulação sanguínea via sistema linfático e, então, o seu transporte diretamente à medula óssea ou ao baço. Portanto, a presença de siderofagócitos circulantes em esfregaços sanguíneos realizados no pós-operatório de répteis pode ser interpretada como macrófagos recirculantes envolvidos na remoção de sangue da cavidade celômica após discreta hemorragia pós-cirúrgica. Macrófagos contendo melanina (melanomacrófagos) são comuns em vertebrados inferiores. Essas células podem estar presentes em esfregaços do sangue periférico de répteis com doença inflamatória.

Há raros relatos de leucemia em répteis. As doenças mieloproliferativas de répteis são classificadas da mesma maneira descrita em mamíferos. Para identificar células anormais, podem ser necessários exames citoquímicos especiais. Em répteis, há relatos de leucemia linfoide e outras neoplasias hematopoéticas. Com frequência, os animais acometidos manifestam leucocitose marcante a grave, em virtude da grande quantidade de células atípicas, geralmente mieloblastos. Leucemia linfoide é indicada pela presença de grande número de linfócitos imaturos anormais. Os linfócitos podem apresentar tamanho médio, com núcleo redondo a pleomórfico, cromatina ligeiramente condensada, nucléolos indistintos e citoplasma escasso de cor azul moderado a escuro e grânulos citoplasmáticos ocasionais de coloração vermelha a púrpura. Em répteis, para avaliação adicional e diferenciação entre população de célula hemática neoplásica e neoplasias hematopoéticas, são necessários testes diagnósticos avançados, tais como colorações citoquímicas e imunoquímicas e microscopia eletrônica de transmissão. Por exemplo, o diagnóstico de leucemia linfoide de células T pode se basear em resultado positivo na coloração citoquímica com α-naftil butirato esterase usando resultado de mamíferos como controle.

Considerações acerca da interpretação do hemograma de répteis

Exames hematológicos são procedimentos diagnósticos valiosos que podem ser utilizados para avaliar resposta de répteis à doença ou ao tratamento. Um exemplo de resposta favorável no leucograma é a mudança de uma condição de leucocitose ou leucopenia com desvio de neutrófilos para uma contagem normal de leucócitos. Contagens normais de heterófilos, eosinófilos ou monócitos, após um quadro de heterofilia, eosinofilia ou monocitose, respectivamente, também costuma indicar melhora clínica. O desaparecimento de heterófilos tóxicos, linfócitos reativos e plasmócitos no esfregaço sanguíneo durante ou após o tratamento indica melhora e resposta terapêutica favorável. Répteis anêmicos que apresentam resposta eritrocitária regenerativa têm melhor prognóstico, em comparação com aqueles com resposta discreta ou ausente. Do mesmo modo, uma contagem de plaquetas normal após um quadro de trombocitopenia indica resposta favorável.

Ao avaliar resposta hematológica de répteis, deve-se lembrar da influência dos fatores intrínsecos e extrínsecos na resposta do animal à doença. No sangue de répteis, a resposta celular é menos previsível àquela no sangue de mamíferos endotérmicos e de aves, nos quais os microambientes celulares são mais estáveis. Os valores do hemograma de répteis também podem ser influenciados por diversos fatores relacionados ao manuseio da amostra. O local de coleta de sangue, o tipo de anticoagulante utilizado, o método de contagem celular, o tipo de corante utilizado e a experiência do técnico também influenciam a variabilidade dos valores do hemograma de répteis. Todos esses fatores podem dificultar o estabelecimento e a validação de intervalos de referência normais para répteis. Em virtude dessa variabilidade, as contagens total e diferencial de leucócitos devem aumentar ou diminuir, no mínimo, duas vezes os valores dos intervalos de referência normais, para que sejam considerados significantes.

Plaquetas e hemostasia

Morfologia

As plaquetas de répteis são células nucleadas pequenas (geralmente menores que hemácias) elípticas a fusiformes (Figura 21.25). O núcleo é redondo a oval, localiza-se no centro da célula e possui cromatina densa que se cora de púrpura; o citoplasma é, tipicamente, incolor a azul-pálido e pode apresentar alguns grânulos azurofílicos. Alguns núcleos podem conter uma linha pálida que se estende ao longo da largura do núcleo. É comum notar plaquetas ativadas, as quais se apresentam como agregados de células com vacúolos e bordas citoplasmáticas irregulares. Quando agregadas, as plaquetas parecem que não apresentam citoplasma. Em algumas plaquetas individuais, podem ser vistas bordas citoplasmáticas indistintas, provavelmente resultante de idade, artefato de preparação do esfregaço ou da função plaquetária.

Avaliação laboratorial

Pode ser difícil determinar a contagem real de plaquetas, pois elas tendem a se aglomerar, principalmente quando expostas à heparina, um anticoagulante comumente utilizado em exames hematológicos de répteis. A contagem de plaquetas pode ser mensurada por meio do método de Natt e Herrick, também utilizado para as contagens de hemácias e leucócitos. Após a diluição do sangue com a solução de Natt-Herrick, na proporção 1:200, e carregamento da câmara reticulada de Neubauer do hemocitômetro, faz-se a contagem de plaquetas contidas na área central (ou seja, quadrado grande central) em ambos os lados do hemocitômetro. Obtém-se a contagem de plaquetas por microlitro de sangue multiplicando-se a quantidade contada por 1.000. Pode-se obter a contagem subjetiva de plaquetas com base na quantidade de plaquetas que se coram no esfregaço sanguíneo e pode ser relatada como diminuída, normal ou aumentada. Tipicamente, no esfregaço sanguíneo de répteis normais, a contagem de plaquetas varia de 25 a 35 plaquetas para cada 100 leucócitos (Figura 21.26).

Resposta à doença

Em répteis, a contagem de plaquetas varia dependendo da espécie e da estação do ano. Por exemplo, a contagem absoluta média de plaquetas do lagarto teiú (*Tupinambis merianae*) é $7,2\times10^3/\mu\ell$, durante os meses de inverno, e $9,1\times10^3/\mu\ell$ durante o verão. As plaquetas de répteis têm importante participação na formação

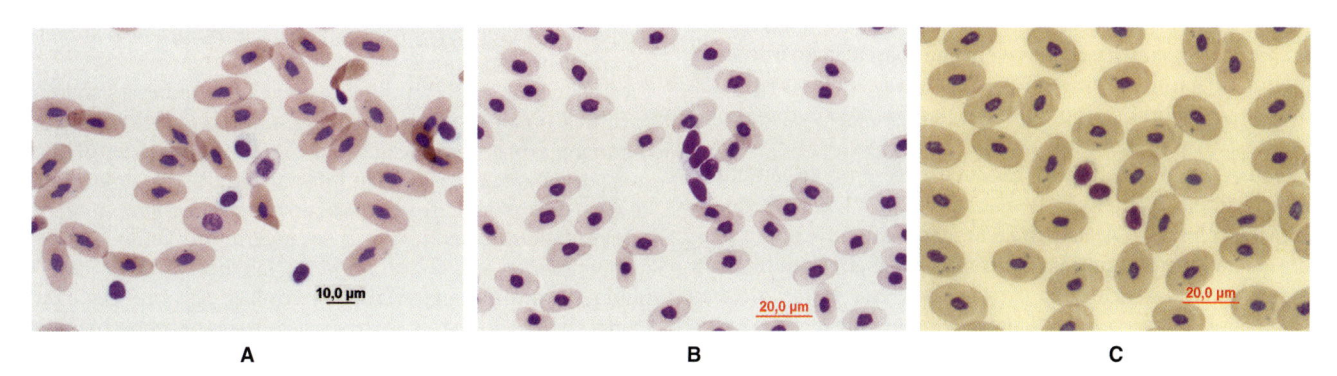

A   **B**   **C**

Figura 21.25 A. Plaquetas em esfregaço sanguíneo de cobra (*Boa constrictor*). **B.** Plaquetas esfregaço sanguíneo de lagarto (*Iguana iguana*). **C.** Plaquetas em esfregaço sanguíneo de quelônio (*Chelonia mydas*). (Em **A**, **B** e **C**, coloração de Wright-Giemsa.)

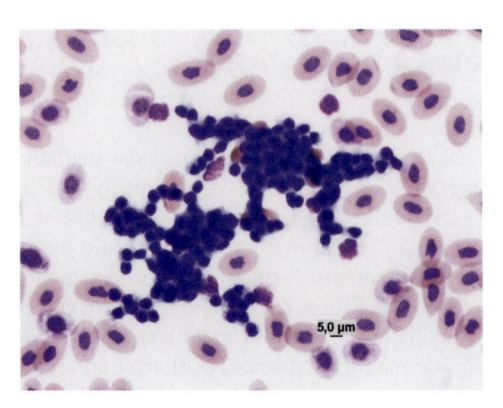

Figura 21.26 Agregados de plaquetas ativadas em esfregaço sanguíneo de lagarto (*Pogona vitticeps*). (Coloração de Wright-Giemsa.)

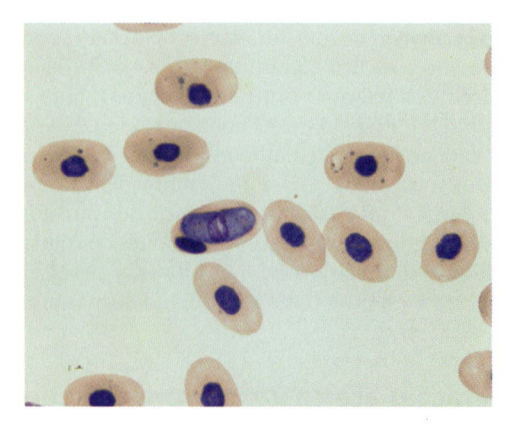

Figura 21.27 Gametócito de hemogregarina no interior de hemácia em esfregaço sanguíneo de quelônio (*Trachemys scripta elegans*). (Coloração de Wright-Giemsa.) (*Fonte*: foto obtida de Campbell TW. *Exotic Animal Hematology and Cytology*, 4th ed. Ames, IA: Wiley Blackwell, 2015, p. 123.)

de trombo, atuando de modo semelhante às plaquetas de aves e mamíferos. As características ultraestruturais de plaquetas ativadas de répteis incluem pseudopodia, com fino material granular e muitos filamentos semelhantes à fibrina que se irradiam entre e ao redor das células. As plaquetas de répteis imaturas se parecem com as plaquetas de aves imaturas; quando presentes em esfregaços sanguíneos, indicam resposta regenerativa. Na maioria dos répteis, provavelmente, a trombocitopenia resulta de uso excessivo de plaquetas do sangue periférico ou redução da produção dessas células. Plaquetas com núcleo polimórfico são consideradas anormais e podem estar associadas à doença inflamatória grave.

Hemoparasitas

Hemoparasitas são microrganismos comuns em répteis. Geralmente a sua presença é considerada um achado acidental; no entanto, alguns deles podem causar doença, como anemia hemolítica.

Hemoprotozoários comuns incluem hemogregarinas, tripanossomos e *Plasmodium*. Hemoprotozoários encontrados menos comumente são *Leishmania*, *Saurocytozoon*, *Haemoproteus* e *Schellackia*, bem como piroplasmídeos. Com frequência, notam-se microfilárias em esfregaços de sangue periférico de alguns répteis.

Hemogregarinas

Hemogregarinas representam grupo mais comum de hemoparasitas esporozoários que infectam répteis, principalmente cobras. Os três gêneros de hemogregarinas comuns em répteis são *Hemogregarina*, *Hepatozoon* e *Karyolysus*. Não é possível estabelecer a classificação precisa das hemogregarinas em seus gêneros apropriados com base apenas em sua aparência no esfregaço sanguíneo. Assim, utiliza-se o termo geral "hemogregarina" quando se reporta a sua presença em esfregaço sanguíneo durante avaliação hematológica.

Hemogregarinas são identificadas pela presença de gametócitos intracitoplasmáticos em hemácias (Figura 21.27). Os gametócitos têm formato de salsicha, com citoplasma incolor a púrpura-pálido que não contém os grânulos de pigmentos refráteis notados em gametócitos de *Plasmodium* e *Haemoproteus*; esses gametócitos distorcem a célula hospedeira por criar uma protuberância no citoplasma. Tipicamente, encontra-se apenas um gametócito por hemácia; entretanto, nas infecções mais graves, é possível que haja dois gametócitos em uma célula.

Hemogregarinas apresentam ciclo de vida que envolve reprodução sexuada (esporogonia) em um hospedeiro invertebrado e multiplicação assexuada (merogonia) em um réptil hospedeiro. O parasita infecta o réptil hospedeiro quando os esporozoítos são transmitidos do hospedeiro invertebrado no momento do repasto sanguíneo do réptil ou quando é ingerido pelo réptil. Diversos hospedeiros invertebrados picadores (como ácaros, carrapatos, pernilongos, moscas e insetos da Ordem Hemiptera ou insetos verdadeiros) podem transmitir o parasita a répteis terrestres, enquanto sanguessuga parece ser o principal hospedeiro intermediário de hemogregarinas em répteis aquáticos. As hemogregarinas de répteis são bem adaptadas ao seu hospedeiro natural e não causam doença clínica; todavia, por não apresentarem, praticamente, especificidade ao hospedeiro, elas podem causar doença clínica relevante em espécies hospedeiras inaturais ou aberrantes. Tais infecções resultam em lesões inflamatórias graves causadas por esquizontes, em diversos órgãos.

Formas de hemogregarinas intraleucocitárias (como em heterófilos) parecem ser parasitas fagocitados por leucócitos como parte da resposta imune do hospedeiro vertebrado. Alta quantidade de hemogregarinas intraleucocitárias pode representar um estágio do ciclo infeccioso em que o réptil hospedeiro está eliminando a infecção pelo parasita de suas células sanguíneas. O aumento da quantidade de formas intraleucocitárias é sazonal e pode representar uma resposta imune mais efetiva, durante os meses mais quentes. A intensidade da infecção varia, de modo sazonal e espacial, dependendo de flutuações na abundância de vetores, enquanto o padrão de infecção em populações expostas pode variar em função do tamanho corporal do hospedeiro e, às vezes, do estado reprodutivo. Por exemplo, há relato de que a parasitemia por hemogregarina diminui com o aumento do tamanho corporal do hospedeiro.

As cobras são mais comumente infectadas por hemogregarinas parasitas do que outras espécies de répteis. Tipicamente, as hemogregarinas identificadas em cobras são do gênero *Hepatozoon*. Hemogregarinas podem infectar tartarugas semiaquáticas de água doce; com frequência são do gênero *Hemogregarina*. Tipicamente, detecta-se *Karyolysus* em lagartos do Velho Mundo e, possivelmente, em cobra-arbórea. Não há relato de caso de hemogregariníase em tartarugas marinhas; os parasitas são raros em tartarugas terrestres. Tem-se visualizado parasitas hemogregarinas em esfregaços sanguíneos de sangue periférico de jacaré-americano (*Alligator mississippiensis*); tal achado é considerado acidental.

Tripanossomos

Os tripanossomos que infectam répteis se parecem com aqueles que acometem mamíferos e aves. São protozoários flagelados grandes de localização extracelular; têm formato de lâmina e contêm um único flagelo e membrana ondulada proeminente. Para sua transmissão, requerem um hospedeiro invertebrado sugador de sangue, como moscas picadoras para répteis terrestres, ou sanguessuga para répteis aquáticos. Há relato de infecção por tripanossomo em todas as ordens de répteis; é um protozoário cosmopolita, raramente causa doença clínica e frequentemente está associado a infecção vitalícia.

Plasmodium

Em répteis, foram descritas mais de 60 espécies de *Plasmodium*; a maioria delas foi identificada em lagartos e algumas cobras. *Plasmodium* de répteis se parecem com aquele de aves (ver Capítulo 20). Os gametócitos apresentam grânulos com pigmentos refráteis que facilitam a diferenciação entre *Plasmodium* e hemogregarinas. Também, diferentemente de hemogregarinas, *Plasmodium* pode sofrer esquizogonia (agregados de merozoítos) no interior de hemácias. Os trofozoítos são pequenas estruturas em forma de anel de sinete presentes no citoplasma de hemácias. O ciclo de vida de *Plasmodium* compreende um estágio de esporogonia no inseto hospedeiro (p. ex., pernilongo), bem como esquizogonia e gametogonia no réptil hospedeiro. A infecção causada por *Plasmodium* pode resultar em anemia hemolítica grave.

Leishmania ou *Sauroleishmania*

Leishmania ou *Sauroleishmania* raramente são visualizadas em esfregaço sanguíneo de répteis. Há relação entre este microrganismo e o tripanossomo; ele infecta principalmente lagartos. Quando presente, o microrganismo (ou seja, estágio de amastigota ou de leishmânia) se apresenta como inclusão redonda a oval de 2 a 4 μm, com citoplasma oval azul e núcleo vermelho, no citoplasma de plaquetas ou de leucócitos mononucleares.

Saurocytozoon

Em esfregaços de sangue periférico, nota-se que *Saurocytozoon* produz grandes gametócitos redondos que carecem de grânulos pigmentados, no citoplasma de leucócitos. No sangue periférico, visualiza-se apenas o estágio de gametócito; nota-se esquizogonia nos tecidos. O microrganismo se parece com *Leukocytozoon* de aves, pois causa grosseira distorção da célula hospedeira parasitada (ver Capítulo 20). Como indicado pelo seu nome, ele é um parasita de lagartos e, mais provavelmente, transmitido por pernilongos.

Lainsonia e *Schellackia*

Lainsonia e *Schellackia* são coccídios que parasitam lagartos e cobras. Produzem esquizontes, que podem ser encontrados no epitélio intestinal, e esporozoítos, possíveis de serem visualizados no sangue periférico. Os esporozoítos se apresentam como inclusões intracitoplasmáticas vistas em hemácias e leucócitos mononucleares, principalmente linfócitos; se parecem com *Atoxoplasma* de aves (ver Capítulo 20). O parasita é identificado como inclusões redondas a ovais pálidas, não pigmentadas, que deformam o núcleo da célula hospedeira, tornando-o em formato de lua crescente. *Schellackia* e *Lainsonia* são transmitidos por ácaros ou,

possivelmente, pela ingestão de oocistos presentes nas fezes. *Lainsonia iguanae* é frequentemente visualizada em sangue de iguana-verde (*I. iguana*) saudável criada em ambiente externo e não causa enfermidades.

Piroplasmídeos

Os piroplasmídeos de répteis incluem *Babesia*, *Aegyptianella* (*Tunetella*) e *Sauroplasma* ou *Serpentoplasma*. Foram relatados em quelônios, lagartos e cobras; apresentam-se como pequenas inclusões não pigmentadas no citoplasma de hemácias. As inclusões consistem em pequenos vacúolos, redondos a piriformes, não pigmentados e em formato de anel de sinete, com diâmetro de 1 a 2 μm. Os piroplasmídeos comumente presentes em hemácias do sangue periférico de lagartos são denominados *Sauroplasma*, enquanto aqueles no sangue de cobras são denominados *Serpentoplasma*. Os piroplasmídeos são transmitidos pela picada de insetos ou de artrópodes. Eles se reproduzem por esquizogonia ou fissão binária.

Pirhemocyton

Piremocitonose é caracterizada pela presença de inclusões eritrocitárias vermelhas, pontilhadas a ovais, que aumentam de tamanho (0,5 a 1,5 μm) à medida que a infecção se desenvolve. Tipicamente, a piremocitonose é relatada em lagartos, embora também haja relato de inclusões semelhantes em cobras e tartarugas. As inclusões podem estar associadas a vacúolos ou áreas irregulares pálidas no citoplasma de hemácias, em esfregaço sanguíneo submetido à coloração de Giemsa. Tipicamente, nota-se uma única inclusão por hemácia; no entanto, às vezes, pode haver duas inclusões por célula. Essas inclusões intraeritrocitárias foram previamente consideradas como piroplasmídeos e denominadas *Pirhemocyton*, até que estudos ultraestruturais revelaram a presença de um vírus compatível com membros da família Iridoviridae. As infecções naturais causadas por esse vírus eritrocitário parecem não ser fatais, mesmo quando há alta viremia (*i. e.*, infecção em mais de 85% das hemácias). As hemácias podem parecer fusiformes ou delgadas e alongadas. Um relato de piremocitonose em cobra foi sugestivo de infecção por oncornavírus, com base em estudos ultraestruturais. Inclusões citoplasmáticas quadradas a retangulares, pálidas e com aspecto cristalino são comumente vistas no citoplasma de hemácias de iguana-verde (*I. iguana*) (Figura 21.28). Há relato de que em

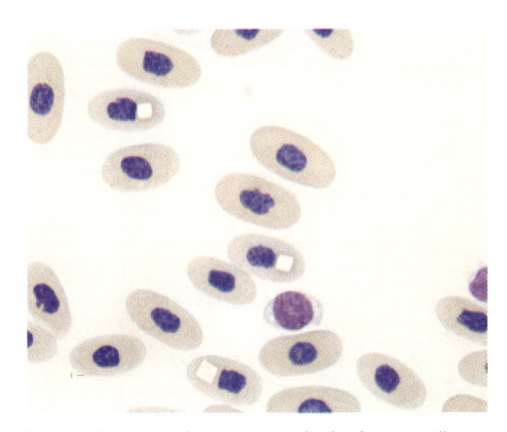

Figura 21.28 Inclusão citoplasmática quadrada clara semelhante a vacúolo em hemácias, em esfregaço sanguíneo de lagarto (*Iguana iguana*). (Coloração de Wright-Giemsa.) (*Fonte*: foto cedida por Campbell TW. *Exotic Animal Hematology and Cytology*, 4th ed. Ames, IA: Wiley Blackwell, 2015, p. 125.)

20% das iguanas examinadas havia inclusões em 1 a 5% das hemácias. Embora alguns pesquisadores as considerem como inclusões virais ou de *Pirhemocyton*, a sua causa exata não é conhecida e sua presença não parece estar associada à anormalidade hematológica ou à doença.

Haemoproteus

Haemoproteus (*Haemocystidium*) foi relatado em lagartos, tartarugas e cobras. Ele se parece com *Haemoproteus* de aves; em esfregaço de sangue periférico há apenas gametócitos com grânulos pigmentados refráteis (ver Capítulo 20).

Microfilária

Tipicamente, em répteis, a microfilaremia não está associada a sinais clínicos de doenças, tampouco com alterações no hemograma ou no perfil bioquímico sanguíneo. Tipicamente, o réptil sobrevive anos com esses parasitas, sendo as microfilárias detectadas como achados acidentais no exame de rotina de esfregaço sanguíneo submetido à coloração de Romanowsky. As microfilárias são produzidas por fêmeas adultas de nematoides filarídeos, que podem se instalar em diversos locais do corpo do réptil. As microfilárias são ingeridas por um artrópode (ou seja, carrapato ou ácaro) ou inseto hematófago apropriado (ou seja, pernilongo), no qual elas se desenvolvem em larva de terceiro estágio infectante. O ciclo de vida se completa quando a forma infectante se instala em novo réptil hospedeiro durante o repasto sanguíneo no hospedeiro intermediário.

Hematopoese

Parece que a medula óssea é o principal local de eritropoese, granulopoese e trombocitopoese em répteis adultos. A medula óssea de alguns répteis, principalmente tartarugas marinhas e terrestres, não é gelatinosa; assim, pode ser difícil obter amostra de células hematopoéticas para estudo. Em tartarugas marinhas, pode-se utilizar uma técnica com solução salina, na qual expõe-se uma espessura óssea de 2 mm à solução por 18 a 24 horas, em temperatura de 4°C e, então, agita-se por 30 minutos e, em seguida, centrifuga-se solução para obter as células hematopoéticas.

Na medula óssea, ocorre eritropoese no espaço vascular do estroma reticular. É comum encontrar focos de eritropoese extramedular no fígado e no baço. Os estágios de maturação das hemácias de répteis parecem ser semelhantes àqueles de aves e mamíferos; no entanto, durante os estágios finais de maturação, as hemácias de répteis quase sempre são maiores que as hemácias imaturas – condição que as diferencia das hemácias de mamíferos. Em geral, são reconhecidos sete estágios de desenvolvimento das hemácias: rubriblastos, prorrubrícitos, rubrícitos basofílicos, rubrícitos policromáticos prematuros, rubrícitos policromáticos em estágio final, hemácias policromáticas e hemácias maduras. As características morfológicas dessas células são semelhantes às descritas em aves (ver Capítulo 20).

O rubriblasto (proeritroblasto, pronormoblasto) é a primeira célula progenitora possível de identificação visual; apresenta-se como uma célula redonda com grande núcleo redondo, delicada cromatina não condensada e um ou dois nucléolos. O citoplasma é basofílico e agranular e, tipicamente, parece um bastonete estreito que circunda o núcleo. Ao longo da borda celular, é possível notar vesículas pinocíticas, características de células

eritroides prematuras de répteis. Essas vesículas participam do processo de incorporação da ferritina, necessário para a síntese de hemoglobina.

O prorrubrícito (eritroblasto basofílico) é semelhante ao rubriblasto. É uma célula redonda; o núcleo não contém nucléolo e apresenta uma rede de cromatina um pouco mais condensada. O citoplasma do prorrubrícito é basofílico.

O rubrícito (eritroblasto policromático) é o terceiro estágio de maturação da hemácia. Durante esse estágio de desenvolvimento, o tamanho da célula é menor e ainda esférico ou em início de desenvolvimento para a forma oval. O núcleo é pequeno e a cromatina parece ser mais condensada e agregada. O rubrícito tem citoplasma escasso e mais claro devido à síntese de hemoglobina e pode ser classificado como rubrícito basofílico, policromático prematuro ou policromático em estágio mais avançado. Tipicamente, as hemácias de répteis são liberados na circulação sanguínea periférica no estágio de rubrícito.

O reticulócito (hemácia policromática, eritroblasto acidofílico ou ortocromático, proeritrócito) compõe o próximo estágio de maturação da hemácia e se parece com hemácia madura. O tamanho da célula é maior e seu formato é elipsoide achatado. Reticulócito pode ser diferenciado de hemácia madura com base na presença de abundante citoplasma ligeiramente basofílico e cromatina nuclear não totalmente condensada. A presença de reticulócitos no sangue periférico pode variar dependendo da espécie. Alguns autores os descrevem como um achado comum, e outros como células raras.

Na maioria dos répteis, a hemácia madura (normócito) é morfologicamente semelhante. Essa célula é oval e achatada e apresenta núcleo central com cromatina condensada. As bordas nucleares podem ser irregulares. Em muitas espécies de répteis, o núcleo é elipsoide; no entanto, em algumas espécies (tartarugas marinhas, tartarugas terrestres), o núcleo pode parecer redondo. O citoplasma se cora de vermelho-claro a amarelo. À medida que a hemácia envelhece, o núcleo se torna mais condensado e escuro. Resumindo, à medida que as hemácias de répteis amadurecem, elas se tornam maiores, com citoplasma cada vez mais eosinofílico, em virtude do aumento na síntese de hemoglobina. Em algumas espécies, nas hemácias em desenvolvimento, pode não ser evidente uma clara progressão celular relacionada ao tamanho, mas o formato da célula se altera de esférico para elipsoide achatado à medida que ocorre maturação. Também, o tamanho do núcleo da hemácia diminui, com alteração do formato de redondo para elipsoide, e a cromatina nuclear torna-se cada vez mais condensada, à medida que avança a maturação celular. Pode-se utilizar o corante Sudão negro B como marcador de hemácia; ele cora o citoplasma de precursores eritrocitários e de hemácias maduras de cinza-escuro a preto.

Os granulócitos em fase de desenvolvimento são morfologicamente semelhantes aos granulócitos de mamíferos e estão associados aos espaços extravasculares do estroma reticular da medula óssea. Os granulócitos em maturação migram através de células endoteliais dos sinusoides e alcançam a corrente sanguínea. Os estágios de maturação dos granulócitos de répteis também são parecidos com aqueles de aves (ver Capítulo 20). À medida que avança a maturação do granulócito, o tamanho da célula diminui e o citoplasma torna-se menos basofílico. Nos estágios de desenvolvimento de mielócito e metamielócito, surgem grânulos característicos específicos, cuja quantidade aumenta à medida que progride a maturação celular. Com a maturação, a cromatina nuclear torna-se cada vez mais condensada, e nas espécies que possuem núcleo lobado, o formato do núcleo se altera de redondo para segmentado.

Heterófilos maduros e imaturos de algumas espécies se coram positivamente quando se utilizam os corantes cloroacetato esterase, α-naftil butirato esterase, α-naftil acetato esterase e fosfatase alcalina leucocitária. Os grânulos citoplasmáticos de eosinófilos de alguns répteis são, tipicamente, grandes e redondos; eles se coram de rosa quando submetidos à coloração de Romanowsky, e de marrom-dourado quando corados com benzedrina peroxidase – condição que auxilia na diferenciação entre precursores de eosinófilos e precursores de heterófilos.

A granulopoese inicia com o mieloblasto. Os mieloblastos têm quantidade moderada de citoplasma ligeiramente basofílico agranular e um grande núcleo vesicular ovoide, central ou ligeiramente excêntrico, com um grande nucléolo ou com nucléolos proeminentes. À medida que maturação progride, o tamanho da célula diminui, o citoplasma torna-se menos basofílico, a cromatina nuclear se condensa cada vez mais e nota-se alteração do formato do núcleo de redondo para segmentado, naquelas espécies de répteis que possuem núcleo lobado. Os acidófilos (heterófilos e eosinófilos) são oriundos de outras linhagens celulares, e os seus grânulos citoplasmáticos específicos característicos surgem nos estágios de desenvolvimento de mielócito e metamielócito. A quantidade desses grânulos aumenta com o avanço da maturação celular.

Tipicamente, os grânulos citoplasmáticos dos eosinófilos de alguns répteis são grandes, redondos e se coram de rosa, quando se utiliza corante de Romanowsky, e de marrom-dourado quando corados com benzidina peroxidase, condição que facilita a diferenciação entre precursores de eosinófilos e precursores de heterófilos. Heterófilos maduros e imaturos de algumas espécies de répteis se coram positivamente com os corantes cloroacetato esterase, α-naftil butirato esterase, α-naftil acetato esterase e fosfatase alcalina leucocitária.

Em répteis, a trombocitopoese é semelhante à descrita para aves (ver Capítulo 20). As plaquetas maduras, elípticas, são oriundas de células precursoras redondas. A série plaquetária consiste em tromboblastos, plaquetas imaturas e plaquetas maduras. As plaquetas de répteis se originam de linhagem celular distinta de células mononucleares, presente na medula óssea ou em outros tecidos hematopoéticos. Tromboblastos se apresentam como pequenas células redondas a ovais parecidas com rubriblastos, cujo núcleo é redondo, com cromatina nuclear fina a pontilhada e com um ou mais nucléolos. As plaquetas imaturas podem ser classificadas em três grupos: prematuras, moderadamente maduras e em fase final de amadurecimento, com base em seu grau de maturação. À medida que as plaquetas se desenvolvem o seu tamanho diminui, o citoplasma torna-se menos basofílico e o formato da célula se altera de redondo para elíptico. Também, o formato do núcleo se altera de redondo para oval. Nos estágios finais de maturação, a cromatina nuclear torna-se densamente condensada e podem surgir grânulos citoplasmáticos específicos. Com frequência, é difícil a diferenciação entre plaquetas e linfócitos em amostras obtidas de tecidos hematopoéticos. Em algumas espécies, podem ser utilizados corantes químicos especiais para diferenciar esses dois tipos de células; as plaquetas, mas não os linfócitos, se coram positivamente com PAS, fosfatase ácida e α-naftil butirato esterase.

Em répteis, a linfopoese é semelhante à de mamíferos e aves. Linfoblastos, prolinfócitos e linfócitos maduros de répteis parecem iguais àqueles de aves e mamíferos; podem ser vistos em tecidos ou órgãos linfopoéticos, como baço e fígado. Os linfócitos se originam de células-tronco do sangue, a maioria delas provavelmente advinda do saco vitelínico. Os precursores linfoides oriundos do saco vitelínico ou da medula óssea colonizam o timo durante o desenvolvimento embrionário. Em répteis, o timo é o primeiro órgão linfoide que se desenvolve; provavelmente, os linfócitos T são as células linfoides predominantes no baço e no sangue periférico de répteis, após a postura de ovos. As células T, originárias do timo, se propagam ao baço, fígado, intestino e outros tecidos que contêm agregados linfoides. A origem das células (linfócitos B) produtoras de imunoglobulina é desconhecida, pois, em répteis, não se detectou estrutura equivalente à bursa de Fabricius de aves. Em répteis, o baço atua como órgão leucopoético. Durante os estágios prematuros do desenvolvimento esplênico, nota-se grande quantidade de granulócitos, indicando que o baço está envolvido na granulopoese. Durante os estágios finais do desenvolvimento, o baço torna-se o principal órgão envolvido na linfopoese.

22

Hematologia de Peixes

Terry W. Campbell

Department of Clinical Sciences, College of Veterinary Medicine and Biomedical Sciences, Colorado State University, Fort Collins, Colorado, USA

Os intervalos de referência de parâmetros hematológicos de peixes e a interpretação dos resultados de exames de sangue de piscíneos são limitados quando comparados àqueles disponíveis para mamíferos e aves. Isso é esperado devido à diversidade de peixes, um grupo de animais representado por, aproximadamente, 27.300 espécies; esse número excede aquele da soma de todos os outros vertebrados. Independentemente dessas limitações, a avaliação hematológica dos pacientes piscíneos pode ser útil no diagnóstico de doenças que comprometam os componentes celulares do sangue. Algumas doenças de peixes resultam em anemia, leucopenia, leucocitose, trombocitopenia e outras alterações anormais das células do sangue. A avaliação do hemograma também pode ser útil no acompanhamento da progressão da doença ou da resposta ao tratamento.

Coleta e manuseio da amostra de sangue

A coleta de sangue para fins de diagnóstico pode ser um procedimento seguro em peixes com mais de 8 cm de comprimento. No entanto, esse procedimento deve ser finalizado em menos de 30 segundos, pois os peixes mantidos fora da água por período mais longo desenvolvem angústia respiratória e desequilíbrio eletrolítico. Em peixes, para a coleta de sangue, pode-se empregar contenção física ou química. Faz-se contenção física quando o paciente é cooperativo ou se apresenta gravemente debilitado ou quando é possível realizar o procedimento sem causar estresse adicional ao animal. Como o seu tegumento apresenta diversas funções metabólicas importantes, os peixes devem ser manuseados cuidadosamente, no sentido de, a todo custo, proteger sua pele e seu revestimento mucoso. Portanto, deve-se utilizar luvas cirúrgicas ou de exame, sem pó bioabsorvível, ou talco, a fim de proteger a pele e a camada mucosa dos peixes, bem como as mãos do profissional de doenças zoonóticas e dos mecanismos de defesa físicos e químicos dos peixes. Em geral, os peixes pequenos podem ser contidos pelo uso de uma das mãos que o segura próximo à base da cauda, ao mesmo tempo que sustenta o corpo com a outra mão. Para contenção e manuseio, os peixes maiores podem necessitar de equipamento auxiliar, como rede ou maca. Alguns elasmobrânquios podem desenvolver estado hipnótico atribuído à imobilidade tônica quando posicionados em decúbito dorsal. Tem-se constatado imobilidade tônica em diversas espécies; ela propicia redução de atividade de curta duração, de modo a possibilitar procedimentos menos complexos, como exame físico, ultrassonografia, punção venosa ou administração de medicamentos. Quando a realização de contenção física não é um procedimento seguro, geralmente se emprega contenção química. Para sedação ou anestesia de peixes, podem ser utilizados diversos produtos químicos; contudo, dentre os produtos aprovados pela agência Food and Drug Administration (FDA), o mais comumente utilizado é a tricaína metanossulfonato (Tricaine®-S, anteriormente Finquel®; também conhecida como tricaína ou MS-222). A tricaína metanossulfonato requer tamponamento com duas partes de bicarbonato sódio; para obter sedação e anestesia, utiliza-se banho de imersão. Fatores como características físicas dos peixes e condições ambientais podem influenciar o efeito de um produto químico usado para sedação ou anestesia. Para sedação e anestesia, a dose de tricaína metanossulfonato sugerida varia de 50 a 400 mg/ℓ; contudo, na maioria dos peixes, a dose de indução comumente usada varia de 50 a 150 mg/ℓ – recomenda-se iniciar com cautela.

Relata-se que o volume de sangue que pode ser obtido seguramente de peixes sadios corresponde a 30 a 50% de seu volume total de sangue; no entanto, na maioria das condições clínicas, tipicamente, coleta-se uma amostra que representa 1% do peso corporal do paciente. A amostra de sangue para exames hematológicos deve ser coletada em tubo com heparina ou ácido etilenodiaminotetracético (EDTA) como anticoagulante. As desvantagens da heparina incluem a tendência de agregação de leucócitos e plaquetas e a formação de matiz azul no esfregaço sanguíneo quando se utilizam corantes de Romanowsky. Ademais, se a amostra de sangue contiver um pequeno coágulo, uma vez iniciada a coagulação, a heparina pode não evitar a coagulação da amostra. Em algumas espécies de peixes, como os elasmobrânquios, uma das desvantagens do uso de EDTA é a ocorrência de hemólise. Para a coleta de sangue de elasmobrânquios, embora a heparina possa ser utilizada, o ideal é o uso da combinação de heparina e EDTA ou de outra solução de anticoagulante modificada, de modo a manter a osmolaridade do sangue. Também, o uso de tricaína para sedação ou anestesia pode causar hemólise; todavia, o resfriamento da amostra de sangue à temperatura de 25°C e a rápida preparação do esfregaço podem minimizar a ocorrência da hemólise associada ao uso de tricaína. Para evitar artefatos de coloração causados pelo anticoagulante, deve-se preparar o esfregaço sanguíneo no momento da coleta de sangue.

Em peixes, a amostra de sangue pode ser coletada da veia ou artéria caudal vertebral. A punção desses vasos sanguíneos pode ser realizada com ou sem sedação ou anestesia; o acesso à artéria ou veia vertebral caudal pode ser ventral ou lateral. O acesso ventral, utilizado em teleósteos (peixes ósseos) e pequenos elasmobrânquios, inicia com o posicionamento do peixe em decúbito dorsal seguido de introdução da agulha sob uma escama (peixes teleósteos), a longo da linha média ventral, próximo à base do pedúnculo caudal (Figura 22.1). Em seguida, a agulha é direcionada aos corpos vertebrais. Faz-se leve aspiração do êmbolo assim que a agulha penetra na pele, avançando-a mais profundamente no tecido até que o sangue penetre na seringa. Após alcançar os corpos vertebrais e obter a amostra de sangue, a agulha é cuidadosamente removida, tanto da parte ventral quanto da lateral, aplicando-se pressão negativa continuada à seringa. Assim que ocorre a penetração no vaso, o sangue começa a surgir na seringa. Pode ser necessária ligeira rotação da agulha para o seu posicionamento apropriado no vaso sanguíneo, de modo a facilitar a coleta de sangue.

Em teleósteos, o acesso lateral inicia com o peixe em decúbito lateral e a identificação da linha lateral. Introduz-se a agulha na pele, entre as escamas, se aplicável, alguns milímetros abaixo da linha lateral, próximo à base do pedúnculo caudal. À medida que a agulha penetra a pele, pode-se aplicar suave pressão negativa à seringa ao mesmo tempo que se avança a agulha mais profundamente no tecido, em direção à linha média e sob os corpos vertebrais, até que se constate sangue na seringa (Figura 22.2). Caso se perceba um osso no trajeto da agulha, esta deve ser reposicionada ventralmente (abaixo da espinha).

O sangue pode ser coletado do coração ou do bulbo arterioso, por meio de acesso ventral. A agulha é introduzida em direção ligeiramente caudal ao ápice do chanfro em formato de V formado pelos revestimentos protetores das guelras, ou brânquias, (opérculo) e istmo; enquanto a agulha avança em direção ao coração, aplica-se ligeiro vácuo à seringa. Assim que ocorre perfuração do coração, nota-se sangue na seringa. Também, para

alcançar o coração, pode-se usar acesso anterolateral através do revestimento opercular da guelra aberto. Nessa abordagem, a agulha é direcionada em sentido caudal, a partir de um ponto situado a um terço da distância entre o limite ventral da cavidade (câmara da guelra), medial ao suporte ósseo da parede caudal da cavidade opercular. Em seguida, a agulha é avançada em direção ao coração, aplicando-se ligeiro vácuo. A cardiocentese é um procedimento de maior risco de lesão aos peixes, comparativamente à coleta de sangue de vasos sanguíneos vertebrais caudais.

Em grandes tubarões, pode-se coletar sangue do seio venoso dorsal, situado na parte caudal, ligeiramente ventral às nadadeiras dorsais. Em tubarão contido em decúbito ventral ou em eslinga, com o dorso exposto, introduz-se a agulha na pele delgada próximo e sob a porção caudal da nadadeira dorsal (aba caudal) à medida que é levantada dorsalmente (Figura 22.3). Em seguida, a agulha é posicionada sob a nadadeira dorsal, porém mantida no dorso e ligeiramente fora da linha média. O uso de agulha com tubo extensor frequentemente é útil para manter a agulha na posição, caso o tubarão se mova durante o procedimento. Em tubarões de grande porte, as vantagens desse método, em comparação com a punção de vasos sanguíneos vertebrais caudais, inclui a facilidade de acesso ao vaso e de contenção de grandes tubarões quando se utiliza abordagem via nadadeira dorsal.

Hemácias

Morfologia

A principal função das hemácias (eritrócitos) de peixes é o transporte de oxigênio, cuja extensão depende da concentração de hemoglobina nessas células e do mecanismo de troca gasosa. Na maioria das espécies de peixes, em esfregaços sanguíneos submetidos à coloração de Romanowsky, as hemácias maduras, normais, se apresentam ovais a elipsoidais, com abundante citoplasma eosinofílico pálido e núcleo basofílico oval a elipsoidal posicionado no centro da célula (Figura 22.4). O eixo longitudinal do núcleo é semelhante àquele da célula, exceto em algumas espécies que apresentam hemácias com núcleo arredondado. O núcleo das hemácias de peixes pode ser grande, ocupando tanto quanto um quarto (ou mais) do volume da célula.

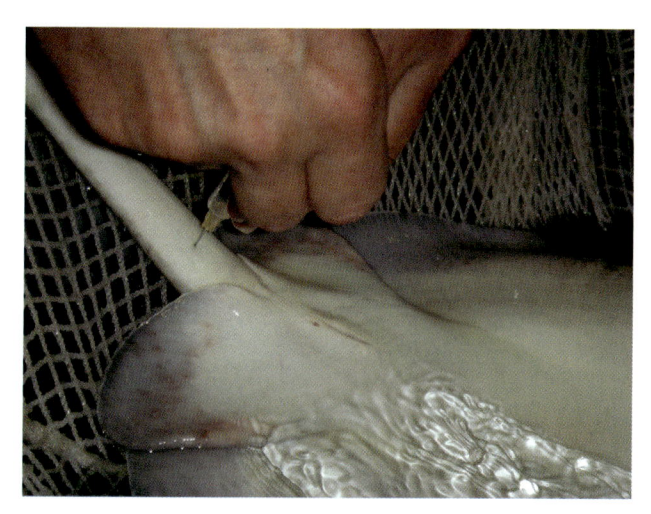

Figura 22.1 Punção ventral da veia caudal de peixe elasmobrânquio (*Dasyatis americana*).

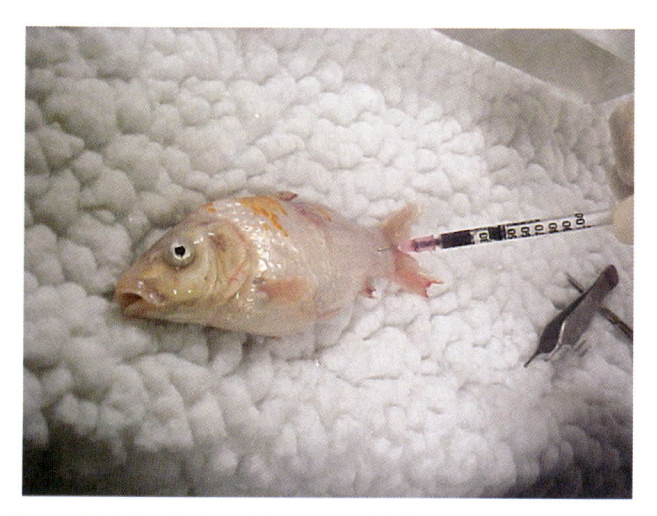

Figura 22.2 Punção lateral da veia caudal de peixe teleósteo (*Carassius auratus*).

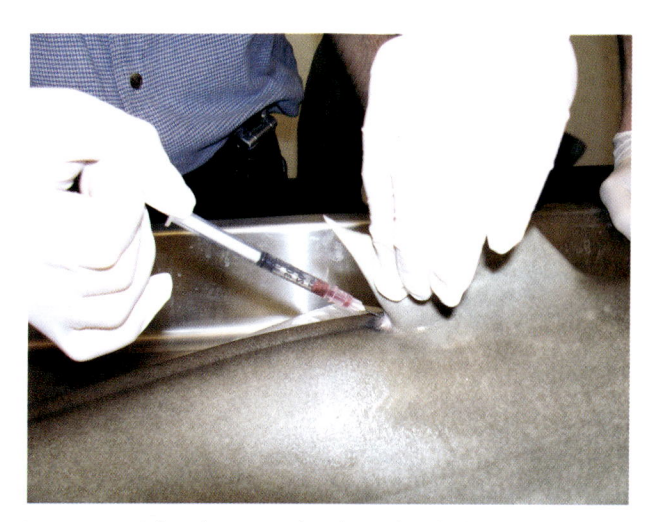

Figura 22.3 Coleta de sangue de tubarão (*Carcharhinus plumbeus*) com acesso a vaso sanguíneo situado sob a nadadeira dorsal. (*Fonte*: foto cedida por Campbell TW. *Exotic Animal Hematology and Cytology*, 4th ed. Ames, IA: Wiley Blackwell, 2015, p. 185.)

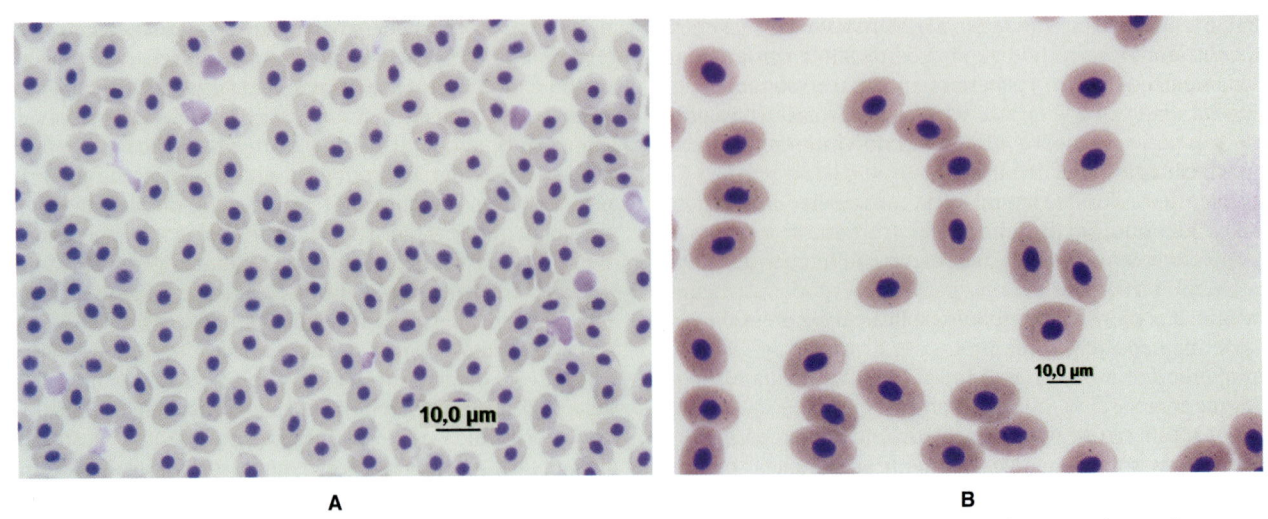

A   **B**

Figura 22.4 A. Hemácias maduras normais em esfregaço sanguíneo de peixe ósseo (*Roncador stearnsii*). **B.** Hemácias maduras normais em esfregaço sanguíneo de peixe cartilaginoso (*Rhinoptera bonasus*). (Em **A** e **B**, coloração de Wright-Giemsa.)

A cromatina nuclear é densamente agregada, ou condensada, e se cora de púrpura-escura. Algumas espécies de peixes (p. ex., poucas espécies da família Gonostomidae) contêm hemácias anucleadas. Em esfregaços sanguíneos corados, o citoplasma das hemácias de peixes é tipicamente homogêneo, mas pode conter quantidade variável de áreas rarefeitas ou de coloração pálida ou vacúolos associados à degeneração de organelas.

Tanto o tamanho quanto a quantidade de hemácias variam conforme a espécie de peixe e as condições fisiológicas mesmo ainda que na mesma espécie. Por exemplo, as hemácias de peixes que pertencem à classe Chondrichthyes (conhecidos como peixes cartilaginosos, como tubarões e raias) geralmente são maiores e mais arredondadas que aquelas de peixes da classe Osteichthyes (conhecidos como peixes ósseos). As hemácias maduras de alguns peixes são biconvexas, com protuberância central que corresponde à posição do núcleo, enquanto aquelas de outras espécies são achatadas e bicôncavas.

Anisocitose e policromasia discretas a moderadas são achados normais em várias espécies de peixes. Hemácias policromáticas apresentam citoplasma azul-pálido semelhante àquele de hemácias maduras (Figura 22.5). Além disso, podem parecer mais arredondadas e ter cromatina nuclear menos condensada.

Como ocorre eritropoese no sangue periférico de peixes normais, é possível visualizar hemácias imaturas no esfregaço sanguíneo de amostras de sangue desses animais. Estima-se que 1% das hemácias do sangue periférico seja oriunda de eritropoese no sangue circulante. Hemácias imaturas contribuem nos graus de policromasia e anisocitose. Tal como verificado em esfregaços sanguíneos de aves e répteis, as hemácias imaturas de peixes apresentam núcleo maior e menos denso e menor volume de citoplasma do que as hemácias maduras. Hemácias imaturas (ou seja, rubriblastos, prorrubrícitos e rubrícitos) são células redondas, com núcleo redondo central. Dependendo do estágio de desenvolvimento, o volume citoplasmático varia em ambas, quantidade e intensidade de cor basofílica após coloração com corante de Romanowsky. Em esfregaços de sangue periférico de peixes normais, também podem ser visualizadas células eritroides em fase de mitose. Embora ocorra eritropoese no sangue periférico, em geral, os principais locais de hematopoese são os rins, em peixes teleósteos, e o órgão de Leydig, o órgão epigonal, o timo e o baço, em peixes elasmobrânquios.

Em termos de ultraestrutura, as hemácias maduras de peixes apresentam citoplasma finamente granular sem inclusões, enquanto as hemácias imaturas têm citoplasma com mitocôndria, complexo de Golgi e pequenos vacúolos.

Avaliação laboratorial

A determinação do hematócrito, ou volume globular (VG) é o procedimento de avaliação da massa de células sanguíneas de peixes mais comumente utilizado. O método do micro-hematócrito é usado para obter o VG do sangue de peixes. Em peixes ósseos, a variação normal do valor do VG situa-se entre 20 e 45%. Em peixes elasmobrânquios, a variação normal pode ser semelhante; no entanto, os resultados variam dependendo do local de punção vascular. O VG tende a ser menor em amostras coletadas do seio venoso, próximo à nadadeira dorsal, comparativamente àquelas amostras coletadas da veia caudal. Outros fatores que podem contribuir para a variação do VG em animais sadios incluem estresse (manuseio, anestesia, consumo de água), características físicas (tamanho, espécie), gênero, fatores ambientais (temperatura da água, oxigênio dissolvido, densidade populacional, fotoperíodo), nível de atividade (termodinâmica), condição reprodutiva, estágio da vida e dieta.

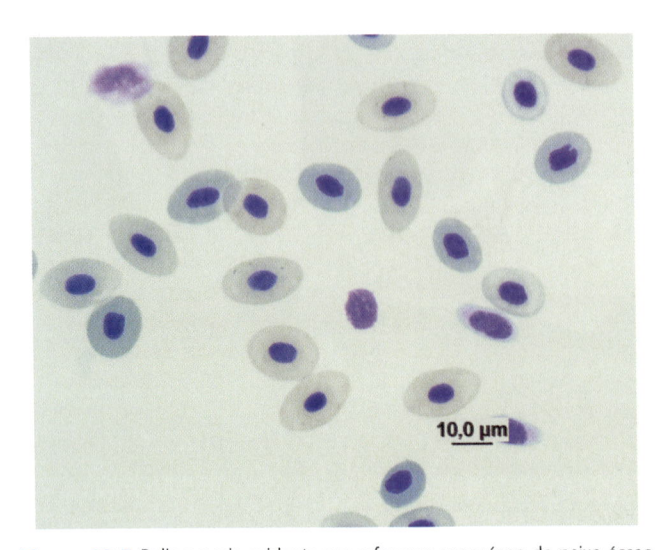

Figura 22.5 Policromasia evidente em esfregaço sanguíneo de peixe ósseo (*Opsanus tau*). (Coloração de Wright-Giemsa.)

Embora se utilize uma variedade de métodos para determinar a concentração de hemoglobina no sangue de peixes, o método da cianometemoglobina propicia os resultados mais consistentes. Como acontece na mensuração das concentrações de hemoglobina em aves e répteis, esse procedimento requer centrifugação da mistura sangue–cianometemoglobina para remover os núcleos de hemácias livres antes da mensuração da densidade óptica. Na maioria dos teleósteos, a concentração de hemoglobina varia de 5 a 10 g/dℓ.

Em peixes, pode-se obter a contagem total de hemácias (CTHe) pelo método manual que utiliza hemocitômetro ou por meio de contador eletrônico de células. Três métodos manuais que podem ser usados para obter a CTHe no sangue de peixes são aqueles que utilizam o sistema Erythro-pette™ (Exotic Animal Solutions, Inc. Hueytown, AL, USA), a solução de Natt-Herricks (ver Capítulo 20) ou a solução de Dacie modificada (Tabela 22.1). O método Erythro-pette™ é o mais fácil dos três porque faz-se a diluição 1:200 do sangue total coletado em sangue com anticoagulante usando diluente, pipeta e frasco de mistura que acompanham o *kit*. O método de Natt-Herricks também é fácil e prático porque possibilita, também, a contagem total de leucócitos e de plaquetas, ou trombócitos, no mesmo hemocitômetro preenchido com a amostra de sangue. O método de coloração de Dacie modificado requer preparação da solução diluente/corante e uso de pipeta de diluição de hemácias. O sangue é aspirado até a marca 0,5 da pipeta, ou aspira-se a solução de Natt-Herricks ou o corante de Dacie modificado até a marca 101 para obter diluição 1:200. O uso de *kit* da solução de Natt-Herricks disponível no mercado (Natt-Pette®) torna o procedimento mais fácil e preciso. O *kit* contém reservatórios pré-preenchidos com corante de Natt-Herricks, uma pipeta calibrada de 5 µℓ (para obter diluição 1:200) e ponteiras de pipeta. Em seguida, o sangue diluído é depositado na câmara de contagem do hemocitômetro e deixado em repouso por, no mínimo, 5 minutos antes da contagem. Com o uso desses corantes, as hemácias ovais exibem pequeno núcleo azul-escuro envolvido por citoplasma incolor a róseo-pálido. Obtém-se a quantidade total de hemácias nos quatro quadrados e no grande quadrado central da câmara reticulada de Neubauer do hemocitômetro, em aumento de 40× (sem óleo de imersão). Calcula-se a CTHe multiplicando-se a quantidade de hemácias por 10.000.

Pode-se calcular os índices hematimétricos (*i. e.*, o volume globular médio [VGM], a concentração de hemoglobina corpuscular média [CHCM] e a hemoglobina corpuscular média [HCM]) usando fórmulas padrões. No entanto, a mensuração eletrônica direta de VGM parece ser mais sensível na detecção de alteração no tamanho das hemácias de peixes, sendo mais reproduzível que o VGM calculado. Na Tabela 22.1, há valores de referência de hemácias em peixes teleósteos selecionados. Os intervalos mostrados são meras estimativas, pois diversos fatores podem contribuir para ligeira variação dos valores. Por exemplo, peixes ativos apresentam maior demanda por oxigênio e, portanto, menor contagem de hemácias (CHe) e menor VGM. Elasmobrânquios, em geral, têm hemácias maiores e em menor quantidade, as quais contêm maior concentração de hemoglobina, em comparação com aquela de peixes ósseos, condição que explica os seus maiores valores de VGM, CHCM e HCM, porém menores de VG, concentração de hemoglobina e CHe total. À semelhança do que acontece com o VG, outros fatores que podem contribuir nas alterações desses valores incluem grau de maturidade celular (quanto mais madura, maior a célula e, assim, maiores valores), espécie, estação do ano e dieta.

Respostas na doença

Em peixes, em geral, valor de VG inferior 20% indica anemia. Anemia pode ser causada por perda de sangue (anemia hemorrágica), hemólise (anemia hemolítica) ou menor produção de hemácias (anemia hipoplásica). Considera-se policitemia quando o valor do volume globular (ou hematócrito) é superior a 45%; pode ser secundária a desidratação, maturidade sexual de machos, hipoxia, estresse, contração esplênica ou aumento do tamanho das hemácias.

O emprego de práticas padrões de coleta, manuseio e exame de sangue de mamíferos e aves pode não ser apropriado a peixes. Emersão e manuseio de peixes para punção vascular ou cardiocentese podem interferir sobremaneira nos valores do hemograma, aumentando significativamente o volume globular, ou hematócrito, tanto quanto 25%. A magnitude desse efeito está diretamente relacionada ao manuseio e ao tempo de análise. O manuseio de peixes por tempo tão breve quanto 20 segundos induz liberação de catecolaminas, condição que tende a causar hemoconcentração e tumefação de hemácias. Portanto, o hematócrito aumenta, mas a concentração de hemoglobina permanece inalterada, condição que resulta em diminuição da CHCM. O aumento das concentrações sanguíneas de

CAPÍTULO 22

Tabela 22.1 Parâmetros eritrocitários de peixes teleósteos selecionados.

	VG (%)	He (×10⁶/µℓ)	Hb (g/dℓ)	VGM (fℓ)	CHCM (g/dℓ)
Robalo, híbrido[a]	23 a 47	3,66 a 4,96	8 a 12	81 a 106	22 a 30
Bagre-americano[b]	40	2,44	–	–	–
Linguado[c]	17 a 26	1,7 a 2,6	4,2 a 6,0	90 a 126	–
Kinguio[d]	38 a 40	1,6 a 1,8	9,7 a 10,6	241 a 245	26
Pirapitinga[e]	25	1,68	–	–	–
Tilápia[f]	27 a 37	1,91 a 2,83	7,0 a 9,8	115 a 183	22 a 29
Truta[g]	21 a 44	0,77 a 1,67	1,5 a 7,7	192 a 420	14,4 a 70,0

[a]Hrubec TC, Smith SA, Robertson JL, et al. Comparison of hematologic reference intervals between cultured system and type of hybrid striped bass. *Am J Vet Res* 57: 618-23. 1996.
[b]Grizzle JM, Rogers WA. *Anatomy and Histology of the Channel Catfish*. Opelika, AL: Craftmaster Printers, p. 18. 1976.
[c]Bridges DW, Cech JJ Jr., Pedro DN. Seasonal hematological changes in winter flounder *Pseudopleuronectes americanus*. *Trans Am Fish Soc* 105: 596-600. 1976.
[d]Burton CB, Murray SA. Effects of density on goldfish blood: I, hematology. *Comp Biochem Physiol* 62A: 555-8. 1979.
[e]Tocidlowski ME, Lewbart GA, Stoskopf MK. Hematologic study of the red pacu [*Colossoma brachypornum*]. *Vet Clin Pathol* 26: 119-25. 1997.
[f]Hrubec TC, Cardinale JL, Smith SA. Hematology and plasma chemistry reference intervals for cultured tilapia [*Oreochromis hybrid*]. *Vet Clin Pathol* 29: 7-12. 2000.
[g]Miller WR, Hendricks AC, Cairns J. Normal ranges for diagnostically important hematological and blood chemistry characteristics of rainbow trout [*Salmo gairdneri*]. *Can J Fish Aquat Sci* 40: 420-5. 1983.
VG = volume globular; He = hemácia; Hb = hemoglobina; VGM = volume globular médio; CHCM = concentração de hemoglobina corpuscular média.

catecolaminas ocasiona trocas iônicas (Na^+/H^+ e Cl^-/HCO_3^-) através da membrana das hemácias; assim, Na^+ e Cl^- entram na célula, juntamente com entrada osmótica de água, causando tumefação da célula. Foram desenvolvidos métodos de canulação para uso em pesquisas com peixes, a fim de minimizar esses efeitos; no entanto, esses métodos são impraticáveis em estudos clínicos.

Em geral, o VG de peixes é menor que o de mamíferos e aves. O VG sofre variação tanto entre quanto dentro das espécies de peixes e essa variação parece estar relacionada à atividade normal dos peixes; os peixes menos ativos apresentam VG menor que os peixes ativos, que nadam rápido. Ademais, o VG sofre variação durante o ciclo de vida dos peixes. Por exemplo, na fase pré-desova, o salmão do Atlântico (*Salmo salar*) apresenta VG alto, comparado às fêmeas em fase de desova. Idade, gênero, temperatura da água, fotoperíodo e variação sazonal também podem influenciar o VG de peixes. Na verdade, em algumas espécies, o VG de peixes machos é suficientemente alto para necessitar dois intervalos de referência.

Parece que peixes cartilaginosos (tubarões e raias) e peixes ósseos apresentam diferentes sistemas de transporte de gás, os quais influenciam os seus parâmetros eritrocitários. Peixes ósseos apresentam carga de trabalho cardíaco e pressão sanguínea elevadas, associadas ao maior VG e menores hemácias. No entanto, tubarões e raias apresentam carga de trabalho cardíaco relativamente modesta, maior débito cardíaco, maior volume de sangue e maiores taxas de fluxo, condições associadas à menor contagem de células maiores.

Em geral, os peixes com VG inferior a 20% são considerados anêmicos; tal condição está associada a perda de sangue (anemia hemorrágica), hemólise (anemia hemolítica) ou menor produção de hemácias (anemia hipoplásica). Contudo, em algumas espécies, como tubarão Port Jackson (*Heterodontus portusjacksoni*), o valor normal do VG pode ser inferior a 20%.

Considera-se policitemia quando o VG é superior a 45%; pode ser decorrência de desidratação, maturidade sexual de machos, hipoxia, estresse, contração esplênica ou tumefação de hemácias. Alto valor do VG associado à desidratação é sustentado pelo aumento da osmolalidade sérica ou da concentração de proteína total.

Com frequência, em esfregaço sanguíneo de peixes com anemia regenerativa, nota-se alta contagem de hemácias imaturas policromáticas. Peixes anêmicos que exibem baixo grau ou nenhum sinal de policromasia apresentam anemia não regenerativa. Anemia microcítica normocrômica está associada a estresse ambiental, tal como alta densidade populacional. Há relato de anemia microcítica hipocrômica com poiquilocitose significante em truta (*Salmo gairdneri*) alimentada com dieta que continha levedura, que resultou em dano oxidativo às hemácias. Anemias associadas a hemácias que apresentam núcleos picnóticos, eritroplastídeos (*i. e.*, hemácias sem núcleos) e hemácias fragmentadas foram associadas a condições que interferem na remoção esplênica de hemácias senescentes da circulação periférica. Núcleos de hemácias anormais (*i. e.*, amitose, segmentação e fragmentação), bem como formação de eritroplastídeos, podem estar relacionados a anormalidades nutricionais, como deficiência de ácido fólico ou de vitamina E e intoxicação por óleos rançosos e poluentes ambientais.

Como as hemácias imaturas de peixes são menores que as hemácias maduras, com frequência a microcitose está associada à anemia hemorrágica ou hemolítica significante, na qual as hemácias imaturas em regeneração representam a maioria das hemácias no sangue periférico. Em peixes, as anemias hemorrágicas estão associadas a traumatismo, hemoparasitas, deficiência

de vitamina K e sepse (bacteriana ou viral). Por exemplo, a doença da boca vermelha (yersinose) de peixes causa sepse hemorrágica e o hemograma é caracterizado por leucocitose, VG baixo e reticulocitose. Em peixes, anemia hemolítica pode estar associada a toxinas (bacterianas ou ambientais), infecções virais (necrose eritrocítica), algumas deficiências nutricionais e hemoparasitas. O cádmio é um bloqueador de canal de cálcio que impede a função normal da membrana de hemácias, resultando em anemia hemolítica em peixes teleósteos de água doce expostos à concentração tóxica de cádmio na água. Em peixes, a intoxicação por nitrito (doença do sangue marrom ou síndrome do tanque/aquário novo) também resulta em anemia hemolítica grave. O nitrito é rapidamente absorvido nas guelras e alcança o sangue, em que ocasiona oxidação da hemoglobina e formação de metemoglobina que, por sua vez, altera gradualmente a cor do sangue de vermelho para marrom. A remoção esplênica das hemácias afetadas da circulação pelos macrófagos resulta em anemia hemolítica.

Em peixes, foram induzidas experimentalmente diversas deficiências nutricionais. Por exemplo, a deficiência de ácido fólico resulta em anemia macrocítica normocrômica e a de vitamina B_{12} causa anemia hipocrômica. Sugere-se que a deficiência de folato cause anemia hemolítica crônica em bagre-americano (*Ictalurus punctatus*).

Leucócitos

Os peixes têm leucócitos granulocíticos e agranulocíticos, sendo estes últimos representados por linfócitos e monócitos. A aparência dos leucócitos (principalmente os granulócitos) apresenta ampla variação entre as espécies de peixes. Tal fato ocasiona controvérsia e confusão no emprego da nomenclatura e na classificação de leucócitos de piscíneos com base em sua aparência em esfregaços sanguíneos de aves e mamíferos submetidos à coloração de Romanowsky. A aparência de alguns granulócitos de peixes é semelhante àquela de heterófilos de aves, enquanto outros são parecidos com neutrófilos de mamíferos, isso explica o emprego desses termos em alguns casos. No entanto, em algumas espécies, o exame da ultraestrutura celular, a coloração citoquímica diferencial, a imunofluorescência e os testes de função dos leucócitos de peixes auxiliam a minimizar algumas dessas controvérsias.

Leucócitos de peixes ósseos comumente estudados

Bagre-americano (*Ictalurus punctatus*)

Um estudo que utilizou ambas, microscopia eletrônica e coloração citoquímica, constatou que esses peixes têm neutrófilos, basófilos, linfócitos e monócitos, enquanto outra pesquisa que utilizou apenas microscopia eletrônica relatou que o heterófilo é o principal granulócito. Estudos ultraestruturais e citoquímicos identificaram heterófilos, basófilos, linfócitos e monócitos no sangue periférico de bagre-americano. Nessa espécie, esses resultados sustentam a classificação geral dessas células em esfregaços sanguíneos submetidos à coloração de Romanowsky.

Kinguio (*Carassius auratus*) e carpas Koi (*Carassius carpio*)

Com base em exames de microscopia eletrônica, os leucócitos presentes no sangue periférico de kinguio podem ser classificados como linfócitos, monócitos, heterófilos, eosinófilos e, raramente, basófilos. Com base em reação citoquímica, os leucócitos de kinguio podem ser classificados em linfócitos, heterófilos, monócitos e granulócito segmentado atípico. Achados em microscopia eletrônica e coloração citoquímica indicam que as carpas Koi (*Cyprinus carpio*) têm neutrófilos, eosinófilos, basófilos, linfócitos e monócitos. Sugere-se que a identificação celular pode ser mais efetivamente realizada utilizando-se mais de um método de avaliação.

Pirapitinga (*Colossoma brachypomum*)

Em esfregaço sanguíneo de pirapitinga (*Colossoma brachypomum*), seis tipos de células são classificados como leucócitos. Os quatro tipos comuns de leucócitos são classificados como heterófilos, eosinófilos, linfócitos e monócitos. Relata-se que a frequência de ocorrência de granulócitos não corados é semelhante àquela de eosinófilos; esses granulócitos são considerados heterófilos que não se coraram apropriadamente. O sexto tipo de célula é denominado "célula linfocitoide granular" em virtude de sua semelhança com o linfócito de tamanho médio contendo um ou mais grânulos eosinofílicos fusiformes claros. Esse tipo de célula representa uma população significativa de leucócitos no sangue de *Colossoma brachypomum*.

Salmonídeos (truta e salmão, *Salmo* spp.)

Com base em resultados obtidos em coloração citoquímica, parece que os salmonídeos contêm três tipos de leucócitos: linfócitos, neutrófilos e monócitos.

Robalo-riscado (*Morone saxatulis*)

Os leucócitos de robalo-riscado são classificados em linfócitos, neutrófilos e monócitos.

Tilápia (*Oreochromis* spp.)

Os leucócitos de tilápia (*Oreochromis* spp.) são classificados em neutrófilos, eosinófilos, linfócitos e monócitos.

Esturjão-branco (*Acipenser transmontanus*)

Em esturjão-branco, foram descritos quatro tipos de leucócitos – linfócitos, monócitos, neutrófilos e eosinófilos.

Resumo

Estudos citoquímicos de leucócitos de piscíneos parecem sustentar o uso da terminologia de leucócitos de mamíferos como esquema de classificação porque eles são considerados semelhantes aos leucócitos de mamíferos, com base em estudos citoquímicos e ultraestruturais. Em geral, neutrófilos ou heterófilos, linfócitos e monócitos comumente são visualizados em esfregaços de sangue periférico de peixes da classe Osteichthyes (teleósteos ou peixes ósseos). Utiliza-se coloração de mieloperoxidase para diferenciar neutrófilos de heterófilos verdadeiros porque os neutrófilos exibem coloração positiva e os heterófilos, negativa. Em geral, com base na coloração de mieloperoxidase, os heterófilos são os neutrófilos de peixes; são denominados heterófilos porque apresentam grânulos citoplasmáticos eosinofílicos proeminentes na coloração de Romanowsky. Eosinófilos e basófilos são raros no sangue periférico de peixes ósseos.

Leucócitos de tubarões e raias

O sangue periférico de peixes da classe Chondrichthyes (peixes cartilaginosos, como tubarões e raias) contém leucócitos que podem ser classificados em granulócitos, linfócitos ou monócitos. Os granulócitos apresentam variação marcante entre as espécies, tanto em quantidade quanto em tipo celular; o esquema de classificação dos granulócitos se baseia nos resultados de estudos ultraestruturais e citoquímicos realizados em amostras de sangue de tubarão-caneja (*Scliorrhinus canicula*), utilizado como modelo experimental para peixes cartilaginosos. Os granulócitos são classificados como G_1 (tipo I), G_2 (tipo II) ou G_3 (tipo III). Para simplificar a identificação dessas células usando a terminologia familiar, os granulócitos G_1 se assemelham aos heterófilos de aves ou répteis, os granulócitos G_2 se parecem com neutrófilos de mamíferos e os granulócitos G_3 lembram eosinófilos, com base nas aparências das células em esfregaço sanguíneo submetido à coloração de Romanowsky. Basófilos também podem ser vistos no sangue periférico de peixes cartilaginosos.

Morfologia

Neutrófilos de peixes ósseos

Os neutrófilos de peixes ósseos tendem a ser células redondas a ligeiramente ovais, com núcleo excêntrico (Figura 22.6). A morfologia do núcleo de neutrófilos maduros é variável, sendo redondo, oval, indentado (tipo metamielócito), alongado (tipo bastonete) ou segmentado, geralmente com dois ou três lobos. Núcleos não segmentados são os mais comuns, em granulócitos de peixes ósseos. A cromatina nuclear apresenta agregação grosseira e se apresenta intensamente basofílica em esfregaço sanguíneo corado com corante de Romanowsky. Os neutrófilos de peixes ósseos têm abundante citoplasma incolor, acinzentado ou ligeiramente acidófilico (róseo-claro); além disso, pode haver vacúolos e grânulos citoplasmáticos pequenos. No entanto, a cor dos grânulos é variável, dependendo da espécie ou da maturidade da célula. A cor dos pequenos grânulos citoplasmáticos dos neutrófilos varia de cinza a azul-pálido ou vermelho. Notam-se diferenças interespécies nas reações citoquímicas de neutrófilos de peixes ósseos; contudo, em geral, eles se parecem com neutrófilos de mamíferos.

Neutrófilos de piscíneos que apresentam grânulos citoplasmáticos distintos na forma de bastonetes em esfregaço sanguíneo corado pelo Romanowsky frequentemente são classificados na literatura como heterófilos. Algumas espécies de peixes, como Kinguio e carpa (*C. carpio*), apresentam granulócitos com grânulos citoplasmáticos ligeiramente acidofílicos distintos, citoplasma

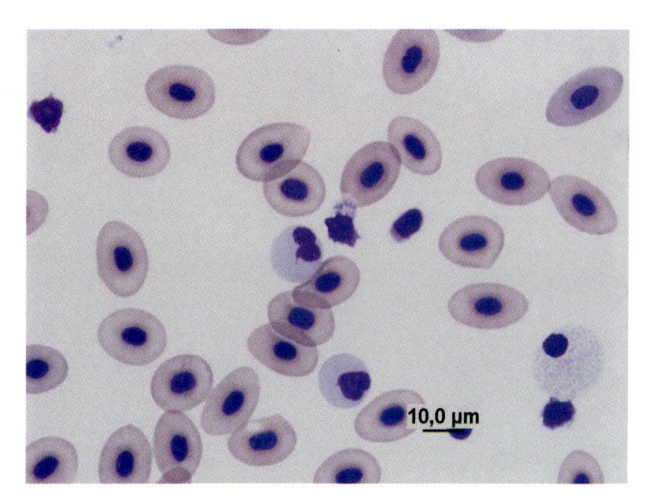

Figura 22.6 Neutrófilos em esfregaço sanguíneo de peixe ósseo (*Opsanus tau*). (Coloração de Wright-Giemsa.)

incolor e núcleo excêntrico, parcialmente lobados, visualizados em esfregaço sanguíneo submetido à coloração de Romanowsky. Com frequência, essas células são classificadas mais como heterófilos do que como neutrófilos, embora tenham características citoquímicas semelhantes àquelas de neutrófilos de outros peixes. O seu diâmetro é de, aproximadamente, 9 a 10 μm (às vezes tão grande quanto 20 μm). Quando os grânulos são imaturos, esses heterófilos são positivos à coloração de peroxidase e de Sudão negro B, mas, quando maduros, são peroxidase-negativos. Neutrófilos de bagre-americano e de algumas espécies de enguia também contêm grânulos citoplasmáticos eosinofílicos em formato de bastonetes proeminentes parecidos com aqueles de heterófilos de aves, verificados após coloração de Romanowsky. Os grânulos dessas células são fortemente positivos para peroxidase. Células semelhantes também foram constatadas em muitos outros peixes ósseos. Em salmonídeos, como trutas-arco-íris (*Onchorhynchus mykiss*) e salmão coho (*Onchorhynchus kisutch*), assim como na maioria dos peixes ósseos, esses neutrófilos são os granulócitos predominantes. Neutrófilos de piscíneos quase sempre exibem artefatos de preparação do esfregaço sanguíneo, fazendo com que as células pareçam grandes e com aumento de cromatina nuclear pálida (cariólise).

Eosinófilos de peixes ósseos

Raramente são relatados eosinófilos em esfregaço sanguíneo de peixes ósseos; alguns pesquisadores duvidam da existência dessas células, sob qualquer condição, em algumas espécies. No entanto, quando presente, eles se apresentam como granulócitos intermediários a grandes, com grânulos eosinofílicos distintos e citoplasma azul-pálido. A aparência do núcleo varia de redondo (mais comum) a segmentado. Eles podem ser diferenciados de heterófilos com base em exame citoquímico e achados ultraestruturais, embora a ausência de cristaloides (considerada característica típica em eosinófilos de mamíferos), com frequência, seja a regra para eosinófilos de piscíneos. A presença de eosinófilos foi relatada em kinguio, esturjão e bagre-americano. Os eosinófilos de piscíneos tendem a ser redondos, com grânulos citoplasmáticos eosinofílicos de formato redondo a de bastonete, em esfregaço sanguíneo submetido à coloração de Romanowsky (Figura 22.7; ver Figura 22.11B). Os grânulos de eosinófilos de piscíneos quase sempre são menos distintos, em comparação aos de aves e mamíferos. Ademais, esses grânulos apresentam qualidade tintorial diferente daquela de heterófilos, com grânulos eosinofílicos distintos.

O diâmetro de eosinófilos de peixes geralmente mede 9 a 14 μm; como exemplo, o diâmetro de eosinófilos de carpa é de, aproximadamente, 7,5 μm e essas células apresentam núcleo excêntrico indentado, em forma de salsicha, ou bilobado, bem como grânulos citoplasmáticos eosinofílicos maiores que aqueles verificados em heterófilos (neutrófilos).

Basófilos de peixes ósseos

Basófilos são células raras no sangue periférico de peixes ósseos, relatadas apenas em poucas espécies. Os basófilos se apresentam como células redondas, com grânulos citoplasmáticos basofílicos redondos que frequentemente encobrem o núcleo celular. Esse núcleo é grande, excêntrico e redondo. A cromatina nuclear é homogênea. Os basófilos de carpa medem 10 a 20 μm. Quando presentes, são em pequena quantidade.

Granulócitos de elasmobrânquios (tubarões e raias)

Parece que os elasmobrânquios (ou peixes cartilaginosos) têm os mesmos tipos de leucócitos descritos em outros vertebrados; no entanto, há frequentes controvérsias quanto aos termos usados para os seus granulócitos. Os leucócitos granulocíticos de elasmobrânquios foram descritos como G_1 (também denominados tipo I, heterófilos e granulócitos eosinofílicos finos ou FEG [do inglês, *fine eosinophilic granulocyte*]), G_2 (também denominados tipo II e neutrófilos) e G_3 (também denominados tipo III, eosinófilos e granulócitos eosinofílicos grosseiros ou CEG [do inglês, *coarse eosinophilic granulocyte*]). Os tamanhos dessas células tendem a ser semelhantes. Esfregaços sanguíneos de algumas espécies de elasmobrânquios podem conter granulócitos G_1, G_2 e G_3. Tipicamente, os granulócitos G_1 são células redondas com núcleo excêntrico irregular e sem lobos, citoplasma incolor e grânulos citoplasmáticos eosinofílicos finos redondos a ovais (Figuras 22.8 a 22.10 e 22.11A; ver Figura 22.16). Em algumas espécies, o núcleo pode ser lobado. Essas células se parecem com heterófilos de aves e, em geral, representam o tipo mais comum de granulócitos. Os granulócitos G_2 são, tipicamente, células redondas, com núcleo lobado e citoplasma incolor que carece de grânulos distintos (Figura 22.9). Quase sempre é difícil visualizar os grânulos e a borda da célula, podendo passar facilmente despercebidos. Essas células se assemelham aos neutrófilos de mamíferos. Os granulócitos G_3 são células redondas caracterizadas por apresentarem núcleo redondo ou lobado (em algumas espécies), citoplasma azul-pálido e grânulos citoplasmáticos intensamente eosinofílicos, redondos ou em formato de bastonetes (ver Figuras 22.10 e 22.14). Os grânulos citoplasmáticos de granulócitos G_3 apresentam qualidades tintoriais diferentes daquelas de granulócitos G_1, no mesmo esfregaço sanguíneo. Os granulócitos G_3 de peixes cartilaginosos se parecem com os eosinófilos de aves.

Os granulócitos de tubarões e raias tendem a apresentar coloração negativa para peroxidase, β-glicuronidase e Sudão negro B; todavia, é positivo para fosfatase ácida, arilsulfatase e ácido naftil AS-D cloroacetato esterase. Os granulócitos eosinofílicos (G_1 e G_3) de elasmobrânquios compartilham algumas características morfológicas e citoquímicas com eosinófilos de mamíferos. A função e as inter-relações dos granulócitos de peixes cartilaginosos são desconhecidas; no entanto, eles parecem mais

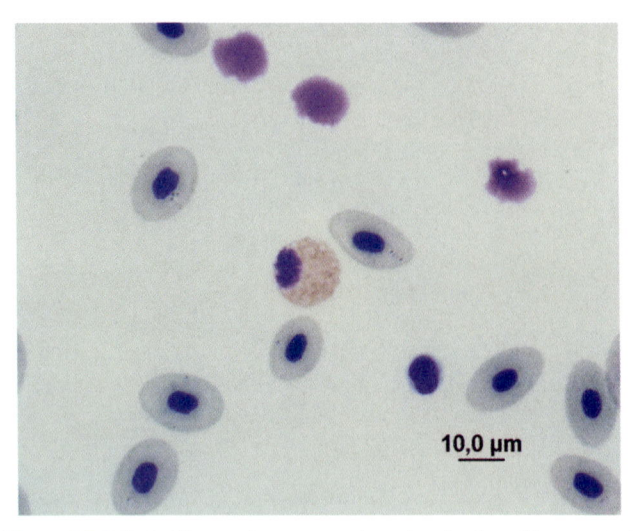

Figura 22.7 Eosinófilo no esfregaço sanguíneo de peixe ósseo (*Opsanus tau*). (Coloração de Wright-Giemsa.)

10,0 μm

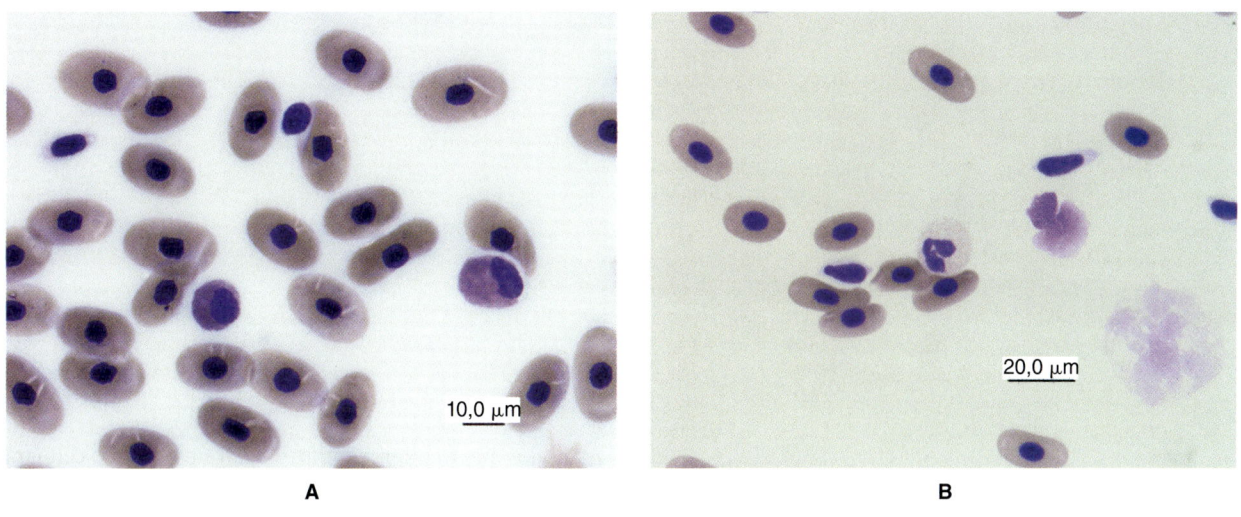

A

B

Figura 22.8 A. Granulócitos G₁ (heterófilos) em esfregaço sanguíneo de peixe cartilaginoso (*Ginglymostoma cirratum*). **B.** Granulócito G₁ (heterófilo) em esfregaço sanguíneo de peixe cartilaginoso (*Chiloscyllium plagiosum*). (Em **A** e **B**, coloração de Wright-Giemsa.)

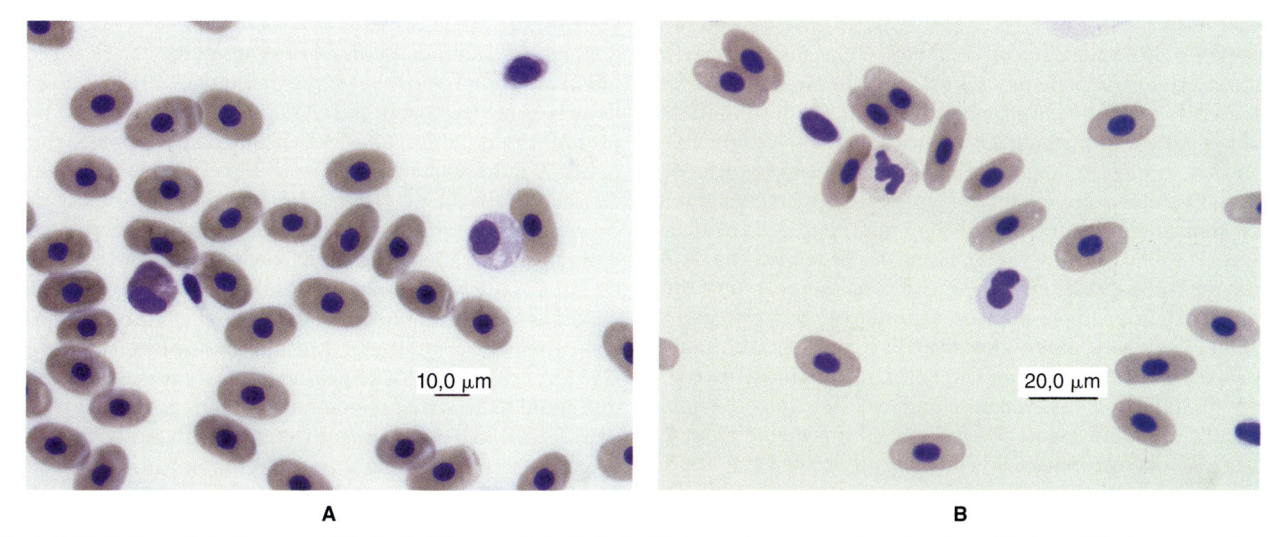

A

B

Figura 22.9 A. Granulócito G₂ ou neutrófilo (*à direita*) e granulócito G₁ (heterófilo) em esfregaço sanguíneo de peixe cartilaginoso (*Ginglymostoma cirratum*). **B.** Granulócito G₂ ou neutrófilo (*próximo ao centro*) e granulócito G₁ ou heterófilo (granulócito *próximo ao topo*) em esfregaço sanguíneo de peixe cartilaginoso (*Chiloscyllium plagiosum*). (Em **A** e **B**, coloração de Wright-Giemsa.)

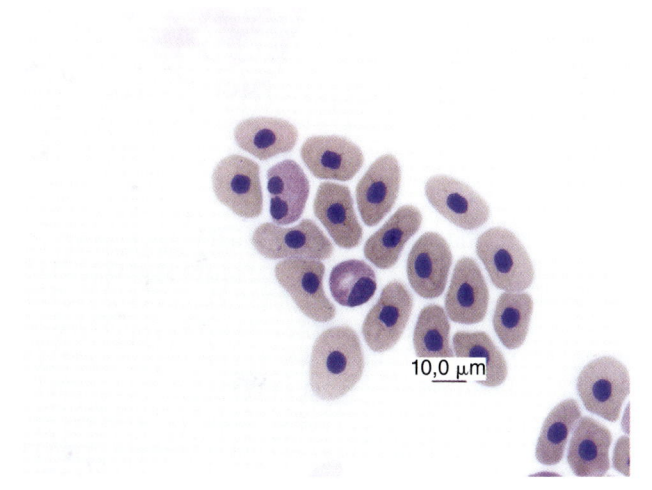

Figura 22.10 Granulócito G₃ ou eosinófilo (*próximo ao topo*) e granulócito G₁ ou heterófilo (*próximo ao centro*) em esfregaço sanguíneo de peixe cartilaginoso (*Ginglymostoma cirratum*). (Coloração de Wright-Giemsa.)

diferentes tipos de célula do que estágios intermediários de um tipo celular. Nem todas as espécies de peixes cartilaginosos contêm todos os granulócitos descritos em tubarão caneja (*S. canicula*). Por exemplo, raias *Raja clavata* e *Raja microcellata* apresentam apenas granulócitos G₁ e G₃. Ocasionalmente, são visualizados basófilos em esfregaço de sangue periférico de algumas espécies de peixes cartilaginosos.

Às vezes, no sangue periférico de elasmobrânquios, notam-se basófilos, que se apresentam como células redondas contendo grânulos de cor púrpura-escura. A quantidade de grânulos varia de escassa até aquela suficiente para encobrir o núcleo.

Linfócitos de peixes (ósseos e cartilaginosos)

Em geral, os linfócitos representam o tipo de leucócito mais abundante em esfregaço de sangue periférico de peixes; em esfregaços sanguíneos, eles se parecem com os linfócitos de aves e mamíferos (ver Figura 22.11). Em geral, os linfócitos são descritos em função de seu tamanho – pequenos, médios e grandes.

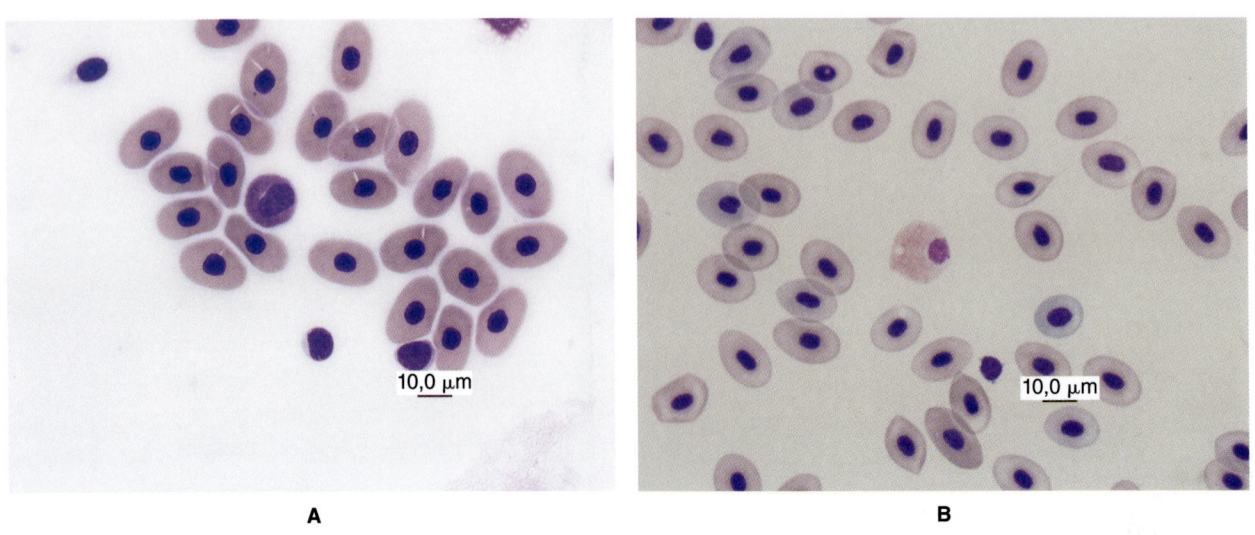

A **B**

Figura 22.11 A. Granulócito G₁ (heterófilo) e dois linfócitos em sangue de peixe cartilaginoso (*Ginglymostoma cirratum*). **B.** Eosinófilo e pequeno linfócito em sangue de peixe ósseo (*Opsanus tau*). (Em **A** e **B**, coloração de Wright-Giemsa.)

Os pequenos linfócitos são considerados células mais maduras. Na mesma amostra, pode haver uma combinação de linfócitos de diferentes tamanhos. Tipicamente, o diâmetro dos linfócitos de peixes varia de 5 a 10 μm. Os linfócitos tendem a ser redondos, mas no esfregaço sanguíneo podem se moldar em torno de células adjacentes. Apresentam alta proporção núcleo:citoplasma (N:C), com cromatina nuclear grosseiramente agregada e intensamente basofílica. O escasso citoplasma dos pequenos linfócitos se cora de azul-pálido homogêneo. Ocasionalmente, o linfócito contém grânulos citoplasmáticos azurofílicos. Em esfregaços sanguíneos de peixes, os linfócitos reativos se parecem com aqueles de aves e mamíferos, com citoplasma abundante, intensamente basofílico e, às vezes, complexo de Golgi distinto (Figura 22.12). Além disso, é possível visualizar pequeno número de plasmócitos em esfregaço de sangue periférico de várias espécies de peixes.

Monócitos de peixes (ósseos e cartilaginosos)

Na maioria das espécies de peixes, há relatos de monócitos ocasionais em esfregaços sanguíneos; eles se parecem com monócitos de aves e mamíferos. São leucócitos mononucleares grandes, com abundante citoplasma agranular azul-acinzentado que pode conter vacúolos. Em geral, o diâmetro de monócitos de peixes mede 10 a 20 μm. As bordas citoplasmáticas podem ser indistintas ou desiguais em virtude da presença de pseudopodia. A morfologia do núcleo é variável (redondo ou formato de rim a bilobado) e costuma ocupar menos de 50% do volume do citoplasma. Em geral, a cromatina nuclear de monócitos é mais granular e menos agregada que a de linfócitos. Resultados de estudos ultraestruturais indicam que em todas as espécies de peixes os monócitos são semelhantes aos de outros vertebrados. Com frequência, utiliza-se o termo monócito/macrófago para classificar os monócitos de piscíneos, pois, em esfregaços de sangue periférico, são frequentemente visualizadas células parecidas com formas de transformação entre monócitos e macrófagos (Figura 22.13). No entanto, o termo monócito é reservado às células presentes no sangue periférico, e o termo macrófago é reservado às células presentes em outros locais. Os monócitos de peixes podem ser diferenciados de linfócitos e granulócitos imaturos por apresentarem reação esterase-positiva inespecífica.

Avaliação laboratorial

Os mesmos problemas associados à obtenção das contagens totais de leucócitos em aves e répteis também se aplicam aos peixes. Como os peixes têm plaquetas e hemácias nucleadas, utiliza-se método de contagem manual. Tem-se empregado métodos de contagem direta de leucócitos usando hemocitômetro com câmara de Neubauer e diversos corantes e soluções de diluição. Comumente, utiliza-se o método de Natt e Herricks, e o procedimento é o mesmo descrito para obter a contagem total de leucócitos no sangue de aves e répteis (ver Capítulos 20 e 21). Os leucócitos se coram de azul e são mais escuros que as hemácias coradas pelo método de Natt-Herricks. Quando se utiliza objetiva com aumento de 10×, pode ser difícil diferenciar pequenos linfócitos maduros de plaquetas; as células são mais seguramente identificadas em aumentos maiores. A coloração em solução de Natt-Herricks por 60 minutos também pode facilitar a diferenciação entre pequenos linfócitos e plaquetas. Como alternativa, a contagem de plaquetas pode ser feita durante a contagem celular no hemocitômetro e a contagem diferencial em esfregaço sanguíneo. Em seguida, a contagem total de plaquetas pode ser

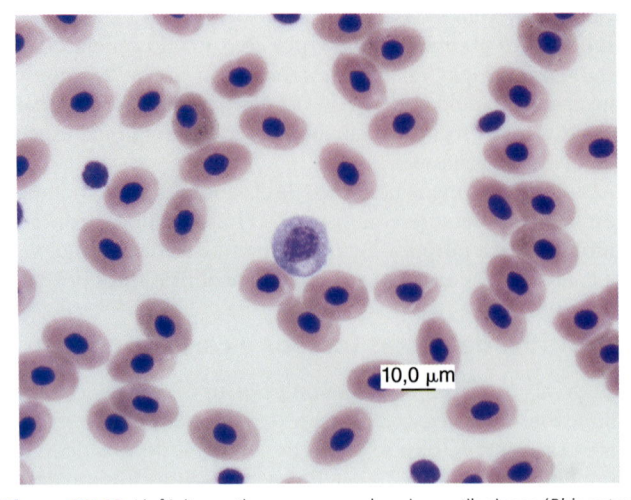

Figura 22.12 Linfócito reativo em sangue de peixe cartilaginoso (*Rhinoptera bonasus*). (Coloração de Wright-Giemsa.)

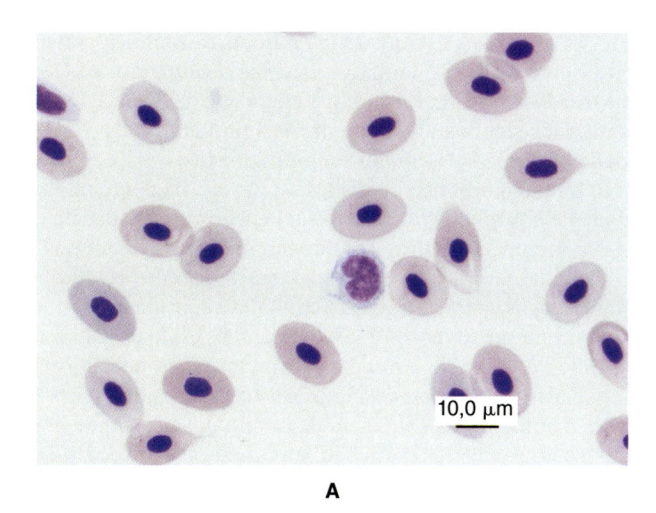 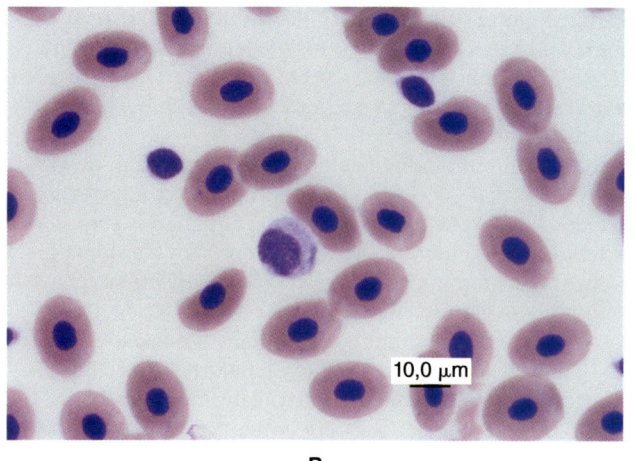

A **B**

Figura 22.13 **A.** Monócito em sangue de peixe ósseo (*Opsanus tau*). **B.** Monócito em sangue de peixe cartilaginoso (*Rhinoptera bonasus*). (Em **A** e **B**, coloração de Wright-Giemsa.)

subtraída da contagem total células para obter a contagem de leucócitos (Leuc). Dentre as vantagens do método de Natt e Herricks, incluem-se a possibilidade de obter as contagens totais de hemácias, leucócitos e plaquetas usando a mesma amostra analisada no hemocitômetro. Ademais, esse método pode ser utilizado em amostras de sangue obtidas de quaisquer vertebrados inferiores.

A contagem diferencial de leucócitos é obtida em esfregaço sanguíneo corado com corante de Romanowsky. Em geral, a aplicação de uma gota de solução de albumina na lâmina durante a preparação do esfregaço minimiza a formação de manchas ou borrões (*smudging*) de células. Também, a secagem rápida do esfregaço sanguíneo com um secador de cabelos pode reduzir a formação de artefatos celulares associados à preparação do esfregaço.

A Tabela 22.2 apresenta valores de referência de leucócitos para peixes teleósteos selecionados.

Respostas na doença

A resposta leucocitária de peixes é influenciada por estresse, doenças inflamatórias e infecciosas e anormalidades nutricionais, bem como por outros fatores intrínsecos e extrínsecos. A contagem total de leucócitos varia em função de espécie, idade fisiológica, gênero, estação do ano e métodos de criação e nutrição. Fatores fisiológicos normais e várias outras condições estressantes, como fatores ambientais e manuseio, podem ocasionar variação na contagem de leucócitos dentro da faixa de referência ou um pouco acima do limite superior de normalidade. Fatores fisiológicos normais incluem idade, densidade populacional, qualidade da água e outros fatores. Por exemplo, alterações na contagem de leucócitos totais e de linfócitos de peixes relacionadas à idade são semelhantes àquelas descritas em mamíferos. Peixes jovens apresentam contagens de leucócitos totais e de linfócitos notavelmente altas, em comparação àquelas de peixes adultos. Altas contagens de leucócitos totais e de linfócitos também estão associadas a sistemas de produção de peixes de alta densidade, em que há constante exposição à elevada concentração de bactérias na água e baixos parâmetros de qualidade da água.

Fatores estressantes podem induzir resposta semelhante àquela verificada em vertebrados superiores, nos quais ocorre rápido aumento na liberação de catecolaminas seguida de liberação de corticosteroides. Em geral, a influência do estresse no leucograma de peixes é manifestada como leucopenia, com

Tabela 22.2 Parâmetros leucocitários de peixes teleósteos selecionados.

	Leucócitos (×10³/µℓ)	Neutrófilos/ Heterófilos (×10³/µℓ)	Linfócitos (×10³/µℓ)	Monócitos (×10³/µℓ)	Eosinófilos (×10³/µℓ)	Basófilos (×10³/µℓ)
Robalo, híbrido[a]	32,6 a 115,1	0,4 a 3,5	22,55 a 115,1	1,5 a 7,5	0 a 0,4	0
Bagre-americano[b]	8,9 a 124,0	4,5 a 86,8	1,4 a 23,6	0,7 a 14,7	0	0 a 7,1
Linguado[c]	88,0 a 282,0	2,5 a 26,6	38,7 a 154,5	–	–	–
Kinguio[d]	10,1 a 14,7	–	9,5 a 13,7	–	–	–
Pirapitinga[e]	33,5	3,2	21,0	1,2	0,2	0
Tilápia[f]	21,6 a 154,7	0,6 a 9,9	6,8 a 136,4	0,4 a 4,3	0 a 1,6	0
Truta[g]	21,0	1,6	18,8	0,6	0	0

[a]Hrubec TC, Smith SA, Robertson JL, et al. Comparison of hematologic reference intervals between cultured system and type of hybrid striped bass. *Am J Vet Res* 57: 618-23. 1996.
[b]Tavares-Dias M, de Moraes FR. Leukocyte and thrombocyte reference values for channel catfish [*Ictalurus punctatus* Raf], with an assessment of morphologic, cytochemical, and ultrastructural features. *Vet Clin Pathol* 36: 49-54. 2007.
[c]Bridges DW, Cech JJ Jr., Pedro DN. Seasonal hematological changes in winter flounder *Pseudopleuronectes americanus*. *Trans Am Fish Soc* 105: 596-600. 1976.
[d]Murray SA, Burton CB. Effects of density on goldfish blood: II, cell morphology. *Comp Biochem Physiol* 62A: 559-62. 1979.
[e]Tocidlowski ME, Lewbart GA, Stoskopf MK. Hematologic study of the red pacu [*Colossoma brachypornum*]. *Vet Clin Pathol* 26: 119-25. 1997.
[f]Hrubec TC, Cardinale JL, Smith SA. Hematology and plasma chemistry reference intervals for cultured tilapia [*Oreochromis hybrid*]. *Vet Clin Pathol* 29: 7-12. 2000.
[g]Hunn JB, Wiedmeyer RH, Greer IE, Grady AW. Blood chemistry of laboratory-reared golden trout. *J Aquat Anim Health* 4: 218-21. 1992.

linfopenia e granulocitose (heterofilia ou neutrofilia) relativa, porque os linfócitos são os leucócitos predominantes no sangue periférico da maioria dos peixes. Alterações hematológicas associadas ao estresse podem persistir por vários dias após a remoção do fator estressante.

Às vezes, a interpretação de alterações na contagem de granulócitos no sangue periférico de peixes pode ser um desafio. Neutrófilos e heterófilos de piscíneos participam nas respostas inflamatórias; no entanto, seria inapropriado considerá-los homólogos aos granulócitos de vertebrados superiores, pois a exata função dos granulócitos de peixes é desconhecida. Granulócitos de peixes nem sempre apresentam ação fagocítica, e pouco se sabe sobre a sua participação na morte intracelular de microrganismos, na digestão de microrganismos fagocitados e em outras funções. Até que se façam outras pesquisas que determinem a função e as respostas às doenças dos granulócitos de piscíneos, é possível fazer apenas amplas generalizações a respeito das alterações na contagem de leucócitos de peixes.

Em geral, o aumento da contagem de neutrófilos ou heterófilos de peixes quase sempre está associado a doenças inflamatórias, principalmente aquelas causadas por microrganismos infecciosos. Em algumas espécies, sabe-se que essas células fagocitam bactérias e fungos e que a sua participação na morte intracelular e na digestão de microrganismos fagocitados parece semelhante àquela de mamíferos. Os neutrófilos de peixes migram aos sítios inflamatórios para matar bactérias por meio da produção de diversas espécies reativas de oxigênio, mecanismo no qual a atividade oxidativa (*respiratory burst*) e a ação da peroxidase contida nos neutrófilos contribuem para a morte do microrganismo durante a fagocitose. Também, pode ocorrer granulocitose (neutrofilia) na inflamação que acompanha as doenças parasitárias e virais. Em peixes, com frequência, neutrofilia ou heterofilia relativa é acompanhada de linfopenia, condição que pode ser interpretada como resposta ao estresse.

Em resposta à doença sistêmica grave, os neutrófilos e heterófilos de piscíneos exibem alterações tóxicas semelhantes àquelas verificadas em neutrófilos de mamíferos e em heterófilos de aves e répteis. Em neutrófilos e heterófilos tóxicos de peixes, nota-se aumento da basofilia citoplasmática, vacuolização, granulação anormal (degranulação de heterófilos, grânulos intensamente basofílicos e grânulos de heterófilos que parecem se agregar em grandes grânulos redondos) e degeneração do núcleo celular (Figura 22.14). Em peixes, a presença de neutrófilos e

heterófilos tóxicos está associada à doença sistêmica grave, tal como sepse, infecção fúngica e necrose tecidual grave. O grau de toxicidade geralmente indica a gravidade da doença do peixe; quantidade significativa de neutrófilos ou heterófilos com toxicidade marcante (4+) indica mau prognóstico.

No sangue periférico de peixes saudáveis, há pequena quantidade de eosinófilos (0 a 3% dos leucócitos verificados na contagem diferencial). Eosinófilos de piscíneos participam nas respostas inflamatórias, juntamente com neutrófilos (heterófilos) e macrófagos; parece que têm limitada capacidade fagocítica. Aparentemente, os eosinófilos de piscíneos estão envolvidos no controle de infecções causadas por metazoários parasitas; ademais, participam na resposta imune ao estímulo antigênico. Portanto, o aumento da contagem de eosinófilos no sangue periférico de peixes sugere resposta inflamatória causada por infecção parasitária ou por estímulo antigênico.

Parece que os granulócitos de peixes cartilaginosos participam de respostas inflamatórias. É importante ressaltar que, pelo fato de os granulócitos representarem 20 a 30% da população total de leucócitos em tubarões e raias, tipicamente, a proporção granulócito:linfócito (G:L) normal é baixa (*i. e.*, menor que 0,5). O aumento da contagem de granulócitos indica resposta inflamatória. A diminuição da contagem de linfócitos se deve, em geral, a condições que reduzem a quantidade de linfócitos circulantes, como, por exemplo, respostas a fatores estressantes. Em tubarões, aumento na contagem de granulócitos e diminuição na contagem de linfócitos são condições que podem estar associadas à sepse bacteriana. A presença de sinais de toxicidade em granulócitos, indicados por aumentos de vacuolização e basofilia citoplasmáticas, indica leucograma inflamatório grave, independentemente da contagem celular.

As funções dos granulócitos de peixes cartilaginosos não são conhecidas; no entanto, supõe-se que participem em respostas inflamatórias. Como os granulócitos representam 20 a 30% da população de leucócitos de tubarões e raias, a proporção granulócito:linfócito normal é, tipicamente, baixa (< 0,5). O aumento da contagem de granulócitos indica resposta inflamatória. A diminuição da contagem de linfócitos se deve a condições que reduzem a quantidade de linfócitos circulantes, como resposta ao estresse. Em tubarões, tanto o aumento da contagem de granulócitos quanto a diminuição da contagem de linfócitos podem estar associados à sepse bacteriana. A presença de sinais de toxicidade em granulócitos, indicados por aumento de vacuolização e basofilia citoplasmáticas, indica leucograma inflamatório grave, independentemente da contagem celular. O leucograma de peixes cartilaginosos pode ser usado para monitorar os sintomas desses peixes durante o curso da doença ou a resposta ao tratamento. Por exemplo, o retorno à normalidade do aumento inicial da contagem de granulócitos ou diminuição na contagem de linfócitos indica resposta favorável ao tratamento e bom prognóstico.

Estudo com tubarão-bambu-de-listras-brancas (*Chiloscyllium plagiosum*), macho, com feridas traumáticas provocadas por clásper, relatou que o animal desenvolveu anemia marcante, leucocitose e heterofilia (aumento de granulócitos G_1). A remoção cirúrgica do clásper como opção terapêutica resultou em retorno dos resultados do hemograma anormal aos valores normais, indicando que as alterações hematológicas constatadas em machos com lesões causadas por clásper foram capazes de induzir resposta inflamatória sanguínea significativa.

Na contagem diferencial de leucócitos normal de peixes ósseos e cartilaginosos, há pequena quantidade de monócitos (ou seja, inferior a 5%). Os monócitos de piscíneos são células fagocíticas

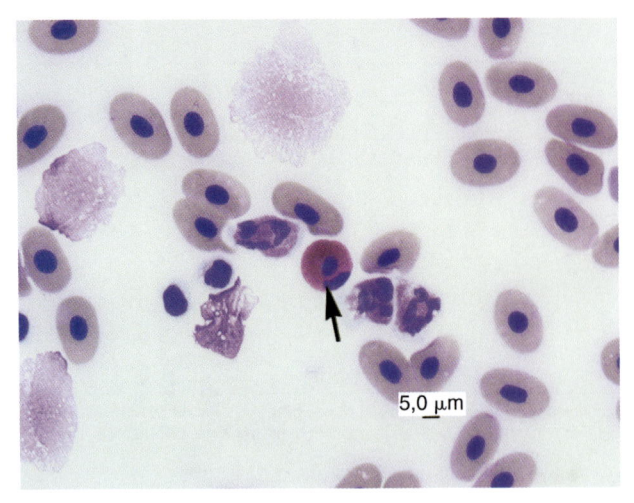

Figura 22.14 Granulócitos G_1 (heterófilos) tóxicos, granulócito G_3 ou eosinófilo (*seta*) e duas plaquetas em esfregaço sanguíneo de peixe elasmobrânquio (*Dasyatis americana*). (Coloração de Wright-Giemsa.)

ativas que participam em respostas inflamatórias agudas de peixes. Estudos morfológicos, citoquímicos e funcionais indicam que os monócitos de peixes teleósteos são parecidos com aqueles de mamíferos. Monócitos e macrófagos parecem ser as principais células fagocíticas de peixes. Os monócitos de peixes também podem fagocitar melanossomos, quando liberados, sugerindo uma relação com melanomacrófagos. Em peixes, monocitose é sugestiva de resposta inflamatória, às vezes associada a microrganismo infeccioso; contudo, também ocorre aumento da quantidade de monócitos após injeção de material estranho.

Linfócitos representam o tipo de leucócito mais comumente observado no sangue periférico da maioria dos peixes saudáveis, nos quais, tipicamente, respondem por mais de 60% (e, em algumas espécies, tanto quanto 85%) do total de leucócitos na contagem diferencial. Em peixes, os linfócitos têm importante participação nas respostas imunes humoral e mediada por célula. Relata-se que monócitos ou linfócitos induzem reações citotóxicas semelhantes àquelas descritas como reações mediadas por células citotóxicas de mamíferos. Em peixes teleósteos, os linfócitos B atuam da mesma maneira que as células B-1 de mamíferos, produzindo imunoglobulina M (IgM). Portanto, linfocitose é sugestiva de estímulo imunogênico, enquanto linfopenia sugere condições que ocasionam imunossupressão, tais como estresse ou excesso de glicocorticosteroides exógenos. Fato interessante é que os linfócitos B de peixes teleósteos também têm atividades fagocíticas e microbicidas. Sepse bacteriana comumente acomete peixes e resulta em leucopenia e linfopenia marcantes. Condições ambientais, como fotoperíodo longo e temperatura da água elevada, que causam resposta de estresse em peixes, também provocam leucopenia juntamente com linfopenia.

Plaquetas e hemostasia

O sangue de peixes coagula em resposta à lesão vascular, como acontece em outros vertebrados. No entanto, a rapidez e a eficácia dessa resposta em peixes são variáveis. A coagulação é muito mais rápida em peixes ósseos, em comparação com a de tubarão e raia. Tubarões e raias parecem depender principalmente das vias extrínsecas de coagulação; a adição de pele, solução com alto teor de cálcio, água do mar ou outros fatores extrínsecos exacerbam a coagulação. Em peixes ósseos, a formação de coágulo geralmente ocorre dentro de 5 minutos, enquanto a coagulação de amostras de sangue obtidas de tubarões e raias pode demorar 20 minutos ou mais.

Morfologia

As plaquetas de peixes são menores que as hemácias, apresentam tamanhos variáveis e podem ser redondas, alongadas ou fusiformes. Ademais, sua morfologia pode variar dependendo do estágio de maturação ou do grau de reatividade. As formas ovais e alongadas tendem a ser plaquetas maduras não reativas (Figura 22.15) (além disso, plaquetas podem ser vistas nas Figuras 22.5, 22.8, 22.9, 22.11A e 22.13). Em algumas espécies, as plaquetas imaturas são redondas, enquanto plaquetas fusiformes parecem ser formas reativas, frequentemente agregadas. O citoplasma das plaquetas de piscíneos é incolor a azul-pálido; o núcleo é condensado e acompanha o formato da célula. As plaquetas de peixes também podem conter quantidades variáveis de grânulos citoplasmáticos eosinofílicos (Figura 22.16).

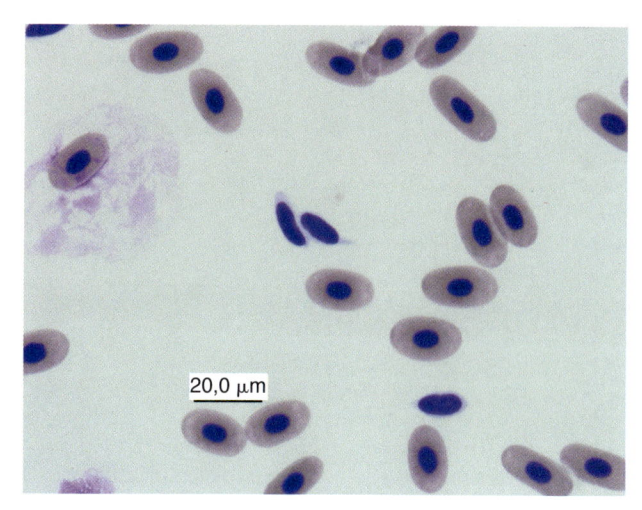

Figura 22.15 Plaquetas em esfregaço sanguíneo de peixe cartilaginoso (*Chiloscyllium plagiosum*). (Coloração de Wright-Giemsa.)

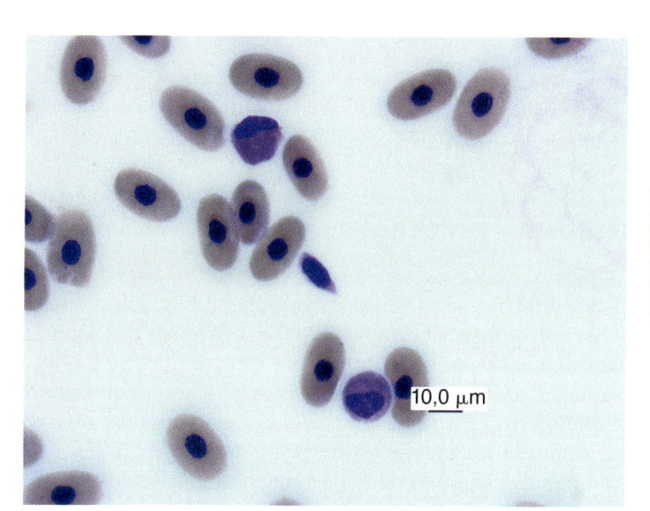

Figura 22.16 Granulócitos G_1 (heterófilos) e plaqueta com grânulos citoplasmáticos eosinofílicos (*célula no centro*) em sangue de peixe cartilaginoso (*Ginglymostoma cirratum*). (Coloração de Wright-Giemsa.)

À semelhança de aves e répteis, em peixes, as plaquetas frequentemente são confundidas com pequenos linfócitos maduros. Entretanto, os linfócitos têm um pouco mais de citoplasma ligeiramente basofílico, comparado ao de plaquetas (Figura 22.17). Ademais, o núcleo do linfócito geralmente é maior e menos condensado que o de plaquetas. As plaquetas de peixes geralmente apresentam coloração fracamente positiva para ácido periódico de Schiff e positiva para fosfatase ácida.

Avaliação laboratorial

Pode-se obter a contagem total plaquetas no mesmo hemocitômetro carregado com solução de diluição (p. ex., solução de Natt-Herricks) utilizada para obter as contagens totais de hemácias e leucócitos. No hemocitômetro, as plaquetas se parecem com hemácias, porém são muito menores e se apresentam redondas a ovais, com proporção núcleo:citoplasma (N:C) maior que das hemácias. Contam-se todos os quadrados centrais e o grande quadrado do hemocitômetro, ou câmara, de Neubauer, de ambos os lados. Em seguida, calcula-se a quantidade média de plaquetas em um quadrado grande do hemocitômetro e multiplica-se o valor obtido por 2.000, de modo a obter a contagem

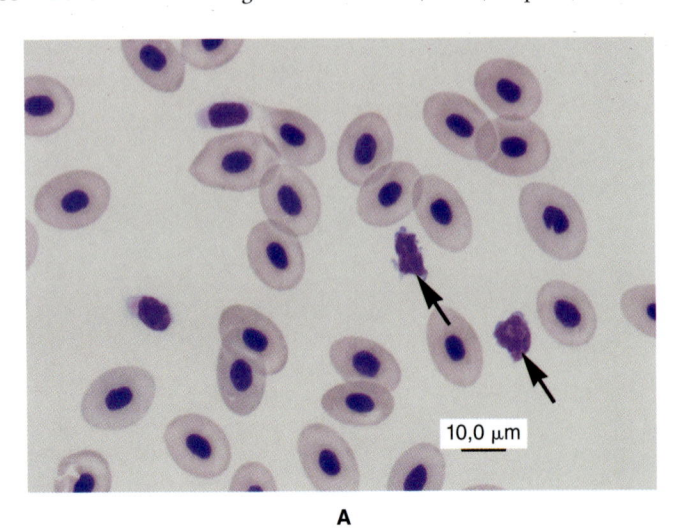 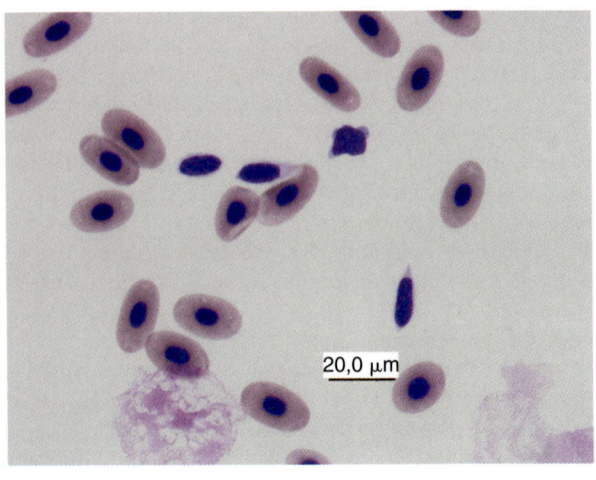

A **B**

Figura 22.17 A. Plaquetas e linfócitos em esfregaço sanguíneo de peixe ósseo (*Opsanus tau*). **B.** Plaquetas e linfócito em esfregaço sanguíneo de peixe cartilaginoso (*Chiloscyllium plagiosum*). (Em **A** e **B**, coloração de Wright-Giemsa.)

total de plaquetas por microlitro. No entanto, como as plaquetas tendem a se agregar, pode ser difícil obter uma contagem precisa.

Respostas na doença

Em peixes, durante o processo de coagulação, após a clivagem do fibrinogênio, são formados fibrinopeptídios, sob o controle da trombina. Esses fibrinopeptídios são diferentes daqueles produzidos pelos mamíferos; contudo, a estrutura básica da fibrina em peixes, muito maior que a de mamíferos, é a mesma daquela de mamíferos. Em peixes, a agregação plaquetária é diferente da verificada na agregação de plaquetas em mamíferos. Por exemplo, as plaquetas de peixes transformam ácido araquidônico em prostaglandinas com pouca ou nenhuma formação de tromboxano; em mamíferos, o tromboxano é um potente indutor de agregação plaquetária. Em tubarões, a agregação de plaquetas é reversível pela temperatura; essa característica não é observada na agregação de plaquetas de mamíferos. Além disso, em tubarões, a agregação plaquetária não depende de trombina e difosfato de adenosina. Portanto, em peixes, o controle e o desfecho da agregação de plaquetas podem não ser os mesmos verificados em mamíferos.

Em peixes, o excesso de glicocorticoide tende a diminuir a contagem de plaquetas e prolongar o tempo de coagulação. Fatores estressantes ambientais, tais como fotoperíodo longo e temperatura da água elevada, resultam em trombopenia. Nota-se, também, tempo de coagulação prolongado quando há deficiência de vitamina K; as necessidades dietéticas de vitamina K foram determinadas para salmonídeos e bagres-do-canal.

Em peixes teleósteos de água doce, a ocorrência de trombocitose e hipercoagulação de sangue total foi associada à exposição a teor tóxico de cádmio (126 mg/ℓ).

Hemoparasitas

Hemogregarina

Hemogregarina sp. que infectam peixes são semelhantes àquelas visualizadas e descritas em esfregaços sanguíneos de répteis; são identificadas com base nas características dos gametócitos presentes no citoplasma de hemácias (ver Capítulo 21). Os gametócitos carecem de grânulos pigmentados refráteis e podem originar uma protuberância na membrana citoplasmática. Pouco se sabe a respeito do ciclo de vida das hemogregarinas de peixes, mas, possivelmente, a maioria delas necessita de um hospedeiro intermediário hematófago, como sanguessuga e crustáceos copépodes e isópodes. Portanto, são mais frequentemente detectadas em peixes selvagens capturados. Quase sempre, a presença de gametócitos de *Hemogregarina* sp. no sangue periférico de peixes é considerada um achado acidental; no entanto, algumas espécies desse hemoparasita podem causar anemia, leucocitose com desvio à esquerda marcante e grandes granulomas em órgãos internos.

Tripanossomos

Ocasionalmente, é possível detectar tripanossomos em esfregaço sanguíneo de peixes, principalmente em espécies selvagens e de água gelada. Podem ser vistos em grande quantidade (1.000.000 de microrganismos/mℓ), sendo principalmente prevalentes em *imprints* de tecido renal. As infecções causadas por tripanossomos podem resultar em anemia fatal. Sanguessugas atuam como hospedeiros intermediários de tripanossomos; desenvolvem-se tripomastigotas infectantes que penetram em peixes hospedeiros durante o repasto sanguíneo do sanguessuga. Os tripanossomos são identificados com base em seu formato em serpentina delgada, presença de único flagelo anterior, membrana ondulada e proeminente, núcleo e cinetoplasto. Em preparações úmidas, os tripanossomos exibem rápidos movimentos em zigue-zague, porém sem movimentos para a frente.

Tripanoplasmas

Tripanoplasmas são hemoparasitas cuja morfologia lembra aquela de tripanossomos, exceto que são mais pleomórficos (a forma de serpentina delgada é mais comum), contêm dois flagelos (um em direção anterior e outro posterior) e cinetossomos, ou corpúsculos basais. O ciclo de vida é semelhante ao dos tripanossomos. Após a infecção, há um período pré-patente, seguido de parasitemia (*i. e.*, criptobiose), resultando em morte de peixes infectados ou desaparecimento dos tripanoplasmas do sangue. *Trypanoplasma borreli* causa anemia grave em ciprinídeos (ou seja, peixes koi, kinguio e carpa); essa parasitose é denominada doença do sono. Salmonídeos de água doce (p. ex., trutas) infectados com *T. salmositica* apresentam anemia, exoftalmia, ascite e esplenomegalia; *T. bullocki* infecta peixes marinhos, principalmente espécies de *flatfish*, ao longo do Atlântico Oeste e do Golfo do México. Em preparações úmidas, os tripanoplasmas exibem motilidade ameboide ondeante que facilita sua identificação.

Piroplasmídeos

Babesiosoma, *Haemohormidium*, *Haematractidium* e *Mesnilium* são gêneros de piroplasmídeos já descritos em peixes. Como mencionado para hemogregarinas, pouco se sabe a respeito de seu ciclo de vida; a maioria desses parasitas necessita de hospedeiro intermediário hematófago. Os piroplasmídeos são identificados com base em suas inclusões intracitoplasmáticas em hemácias circulantes, podendo variar de pequenas inclusões em formato de anel a inclusões parecidas com anaplasma. Os piroplasmídeos podem causar anemia hemolítica em peixes.

Microsporídeos

Enterocytozoon salmonis é um microsporídeo intranuclear que infecta principalmente células hematopoéticas de salmonídeos. As células infectadas contêm inclusões intranucleares. Outrora, esse microrganismo foi considerado causador de leucemia plasmocitoide de Chinook em salmão (*Onchorhynchus tshawytscha*). No entanto, a constatação de alta atividade da enzima transcriptase reversa nos tecidos acometidos desses peixes sugere que um retrovírus oncogênico pode ser a causa dessa doença.

Inclusões virais

Notam-se inclusões intracitoplasmáticas em hemácias de peixes com necrose eritrocítica, ou eritrocitária, viral (p. ex., necrose eritrocítica de piscíneos), síndrome do corpúsculo de inclusão eritrocitária e anemia do salmão coho. Necrose eritrocítica viral acomete diversos peixes marinhos, inclusive salmão, bacalhau e arenque. A doença é caracterizada por poiquilocitose marcante, presença de uma única inclusão intracitoplasmática (0,3 a 4,0 μm) no interior de hemácias e cariólise de núcleos de hemácias. A síndrome de corpúsculos de inclusão eritrocítica de salmonídeos jovens é caracterizada por anemia grave progressiva causada por um vírus que origina inclusões intracitoplasmáticas de 0,8 a 3,0 μm no interior de hemácias. Para a detecção dessas inclusões, o melhor resultado é obtido com a coloração de Leishman-Giemsa. Um tipo de anemia que ocorre em salmão coho criado em água marinha (*O. kisutch*) é causado por inclusões intracitoplasmáticas de 0,1 a 2,0 μm, as quais frequentemente se apresentam na forma de bastonete no interior das hemácias.

Hematopoese

Peixes cartilaginosos (conhecidos também como Chondrichthyes) carecem de medula óssea e linfonodos, mas têm órgãos linfoides, timo e baço, bem como outros tecidos linfomieloides. Ocorre atividade hematopoética significante nos sinusoides da polpa vermelha do baço, em que se desenvolvem hemácias, plaquetas e linfócitos. No entanto, há alguma evidência que sugere a ocorrência de granulopoese no baço desses peixes. Em tais peixes, ocorre desenvolvimento de hemácias de modo semelhante àquele descrito para mamíferos. O sangue periférico pode ser um importante componente da eritropoese, pois diversos estágios de desenvolvimento de hemácias podem ser observados em esfregaços sanguíneos de rotina de peixes cartilaginosos. O órgão epigonal, associado à gônada, e o órgão de Leydig, localizado na submucosa do trato alimentar, são os principais locais de granulopoese em peixes cartilaginosos. Há relato de mieloblastos, progranulócitos, mielócitos, metamielócitos e granulócitos maduros nesses tecidos linfomieloides particulares.

Os principais tecidos linfomieloides de peixes ósseos (conhecidos também como Osteichthyes) são timo, baço e rins. O timo, o primeiro órgão linfoide a se desenvolver, propaga linfócitos ao baço e ao rim. O rim é um importante órgão produtor de sangue em peixes ósseos; o rim pronefro (anterior ou cervical) e o rim opistonefro (principal ou dorsal) são os locais de hematopoese nesses peixes. O rim opistonefro também atua como órgão excretor. Portanto, o rim (principalmente pronefro) é principal sítio de diferenciação e desenvolvimento de hemácias, granulócitos, linfócitos, monócitos e, possivelmente, plaquetas, na maioria dos peixes ósseos. Foram identificados os estágios típicos de desenvolvimento de granulócitos, para cada tipo de granulócito, no rim de peixes ósseos. O baço de peixes teleósteos é semelhante ao de peixes elasmobrânquios, mas exerce, tipicamente, uma participação secundária na hematopoese, exceto em algumas espécies nas quais atua apenas como órgão hematopoético.

Hematologia de Anfíbios

Terry W. Campbell

Department of Clinical Sciences, College of Veterinary Medicine and Biomedical Sciences, Colorado State University, Fort Collins, CO, USA

Comparativamente aos outros vertebrados atendidos na rotina veterinária, os anfíbios são animais particulares, pois o seu ciclo de vida normal inclui metamorfose da forma larvária para a forma adulta. Anfíbios se adaptaram aos ambientes aquático, terrestre, fossorial e alpino, e seus parâmetros hematológicos normais variam em função das condições ambientais. Os anfíbios são agrupados em três ordens: Caudata (Urodela), que inclui salamandras e tritões; Anura (Salientia), que inclui rãs e sapos; e Apoda (Gymnophiona), que inclui os anfíbios cecílias (*caecilians*). Com frequência, utilizam-se anfíbios em pesquisas, principalmente rãs da família Ranidae; contudo, a avaliação hematológica de anfíbios não é um procedimento de rotina no diagnóstico de doenças desses animais. Podem ser utilizados exames hematológicos, ou de sangue, para monitorar a saúde de anfíbios, contanto que as interpretações dos resultados levem em conta os intervalos de referência relatados e os fatores intrínsecos e extrínsecos que interferem na resposta sanguínea. Fatores extrínsecos, tais como temperatura ambiente, fotoperíodo, estações do ano, parâmetros de qualidade da água, dieta e densidade populacional, devem ser anotados sempre que houver valores de referência relatados. A adaptação a um ambiente específico também influencia os parâmetros ou valores hematológicos. Fatores intrínsecos importantes incluem gênero e idade; os estágios de larva e de adulto devem ser considerados condições distintas, cada uma com seu próprio intervalo de referência. Os exames hematológicos podem ser úteis no diagnóstico de doenças que interferem nos componentes celulares do sangue, tais como anemia, leucopenia, leucocitose, trombocitopenia e outras alterações anormais em células do sangue; ademais, podem ser úteis no acompanhamento da progressão da doença ou da resposta ao tratamento.

Coleta e manuseio da amostra de sangue

Em muitas espécies de anfíbios aquáticos, o volume de sangue aproximado varia de 13 a 25% do peso corporal; na maioria dos anfíbios terrestres, esse volume varia de 7 a 10% do peso corporal. Em geral, considera-se "segura" a coleta de uma amostra de sangue equivalente a 1% do peso corporal total de anfíbios, em um mesmo momento. Os locais de coleta de sangue incluem coração, veia abdominal ventral, veia caudal ventral e veia lingual. Para a coleta de sangue, alguns anfíbios podem ser contidos manualmente, enquanto outros podem necessitar de sedação ou anestesia. A submersão de anfíbios em solução de tricaína metanossulfonato 0,05% é um método de contenção que pode ser utilizado para coleta de amostra de sangue de anfíbios. No manuseio de anfíbios para exame clínico, contenção ou coleta de sangue, deve-se usar luvas de látex sem talco, umedecidas, de modo a proteger a pele do técnico. Para a coleta de amostra

de sangue de anfíbios, utilizam-se, tipicamente, agulhas de pequeno calibre e pequenas seringas. Consequentemente, o fluxo de sangue à seringa geralmente é lento. Muitos pacientes anfíbios são pequenos, sendo necessário o uso de tubo de micro-hematócrito com diâmetro interno menor que o de tubo de hematócrito normal, com intuito de obter o valor do volume globular (VG) ou hematócrito. Ademais, o uso desses pequenos tubos de micro-hematócrito aumenta a quantidade de testes hematológicos que podem ser realizados em amostra de sangue de pequeno volume.

Em rãs, sapos, salamandras e tritões, pode-se coletar sangue mediante punção da veia abdominal ventral ou veia lingual. Essa veia situa-se sob a linha alba, ao longo da linha média ventral da cavidade celômica. Faz-se punção venosa introduzindo uma agulha calibre 25 em direção craniodorsal a meio caminho da linha de visão que se estende do esterno à pelve (Figura 23.1). Em espécies nas quais a veia não é claramente visível, pode ser necessário o uso de transdutor Doppler para localizar essa veia. O sangue pode ser coletado pelo método de gotejamento ou pela aspiração em uma pequena seringa. Em anfíbios, como os vasos linfáticos acompanham os vasos sanguíneos, quase sempre ocorre mistura de sangue e linfa no momento da punção da veia abdominal ventral. Essa mistura de líquido linfático com o sangue da amostra é variável, mas suficiente para diluir os componentes celulares do sangue, resultando menores valores de VG, da concentração de hemoglobina e das contagens de hemácias e de leucócitos.

Em rãs e sapos, pode-se coletar sangue por meio de punção da veia lingual. É possível fazer a punção dessa veia após abertura cuidadosa da boca do paciente, movendo a língua para a frente e para cima usando um dispositivo com extremidade

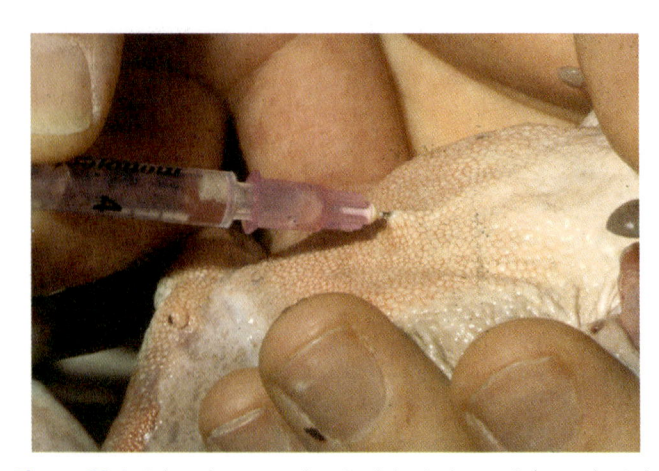

Figura 23.1 Coleta de sangue da veia abdominal ventral de rã-arborícola (*Litoria caterulea*). (*Fonte*: foto cedida por Campbell TW. *Exotic Animal Hematology and Cytology*, 4th ed. Ames, IA: Wiley Blackwell, 2015, p. 182.)

recoberta por algodão, a fim de expor o plexo venoso lingual situado na face ventral da língua, no assoalho da boca. Enquanto se mantém a boca aberta para a coleta de sangue da veia lingual, é preciso ter cuidado para evitar a fratura dos frágeis ossos mandibulares. Faz-se a remoção do excesso de saliva sob a língua com auxílio de *swab*, após o qual realiza-se a punção da grande veia do plexo venoso lingual, na face ventral da língua, com uma agulha calibre 25 ou menor. O sangue deve ser coletado pelo método de gotejamento em um tubo de microcoleta ou um tubo de micro-hematócrito, em vez de aspiração na seringa, de modo a reduzir o risco de formação de hematoma.

No caso de coleta de sangue por meio de cardiocentese, posiciona-se rã, sapo, salamandra ou tritão em decúbito dorsal e localiza-se o coração pela visualização da pulsação cardíaca, uso de transdutor Doppler ou mediante transiluminação. Em anfíbios, quase sempre a cardiocentese requer sedação ou anestesia geral com tricaína metanossulfonato, a fim de evitar movimentação e dano potencial ao coração e grandes vasos. Também, em algumas espécies, é possível visualizar o coração via transiluminação, obtida pelo uso de luz fria de um artroscópio rígido introduzido no estômago. Uma vez localizado o coração, introduz-se uma agulha calibre 25 no ventrículo e o sangue é aspirado na seringa.

Para a coleta sangue de algumas espécies de salamandras e tritões, pode-se fazer punção da veia caudal ventral (veia coccígea ventral, veia da cauda), da mesma maneira descrita para a punção da veia caudal ventral de répteis. Esta técnica não deve ser utilizada em salamandras e tritões, anfíbios que apresentam autonomia caudal (capacidade natural de perda ou desprendimento da cauda), em virtude do risco de fratura da cauda durante o procedimento. Para a punção da veia coccígea ventral, posiciona-se a salamandra ou o tritão em decúbito dorsal. Introduz-se uma agulha calibre 25 na linha média ventral da cauda, direcionada a um ponto logo abaixo da vértebra coccígea. Em seguida, avança-se a agulha enquanto se aplica pressão negativa à seringa, até o sangue ser nela aspirado.

Em anfíbios, o sangue destinado a exames hematológicos deve ser coletado em tubo com o anticoagulante heparina de lítio. Em geral, o ácido etilenodiaminotetracético (EDTA) causa lise de hemácias do sangue de anfíbios e deve-se evitar o seu uso; no entanto, em algumas espécies, pode-se utilizar solução de EDTA 3% com água destilada, como anticoagulante, para evitar a ocorrência de hemólise. A seringa pode ser pré-tratada com heparina de lítio ou pode-se gotejar o sangue do conector da agulha em um tubo de microcoleta contendo heparina de lítio.

Hemácias

Morfologia

As hemácias (eritrócitos) de anfíbios são grandes células nucleadas em formato de discos elípticos (Figura 23.2). Geralmente as células têm uma protuberância nuclear distinta e, com frequência, as bordas nucleares são irregulares. Alguns anfíbios, como a salamandra-delgada (*Batrachoceps attenuatus*), não têm hemácias nucleadas. Comparativamente àquelas de outros vertebrados, as hemácias de anfíbios são grandes, cujo diâmetro varia de 10 a 70 μm e, tipicamente, o volume globular (ou celular ou corpuscular) médio (VGM) varia de 390 a 14.000. O citoplasma de hemácias de rãs e sapos é homogêneo e repleto de hemoglobina. O exame ultraestrutural revela raras organelas. Como as hemácias de salamandras e tritões completam sua maturação na circulação periférica, o citoplasma não é homogêneo e o exame ultraestrutural exibe agregados de corpúsculos granulares e vacuolares.

Há considerável variação interespécies nos parâmetros eritrocitários de anfíbios; ademais, eles podem ser muito diferentes dos verificados em outros vertebrados, principalmente mamíferos (Tabela 23.1). As hemácias de anfíbios saudáveis apresentam discreta anisocitose; no entanto, o aumento do grau de anisocitose sugere maior contagem de hemácias grandes devido a regeneração ou discrasia eritroide. Parece que tal condição pode estar associada com a resposta regenerativa à anemia hemolítica ou hemorrágica. Condições que resultam em discrasia eritroide podem indicar toxicidade ou deficiência nutricional; no entanto, isso não foi documentado na literatura.

Em anfíbios, parece que há duas formas de hemácias, diferenciadas pelo tamanho e pela morfologia. Uma forma maior alongada é considerada a forma larvária, enquanto uma forma menor arredondada é considerada a forma adulta. A transição de forma larvária para a forma adulta começa no início da metamorfose, e ao redor do 12º dia ocorre transformação total para a forma adulta. Em salamandras, há uma relação positiva entre o

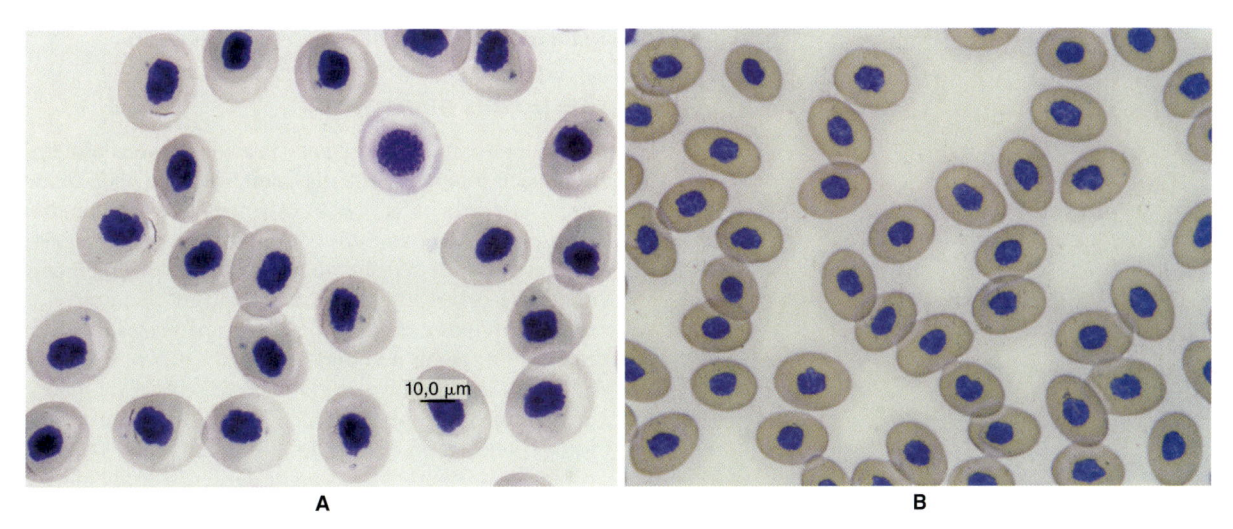

Figura 23.2 A. Hemácias em esfregaço sanguíneo de salamandra (*Ambystoma tigrunum*). **B.** Hemácias em esfregaço sanguíneo de sapo (*Incillius alvarius*). (Em **A**, coloração de Wright-Giemsa. Em **B**, coloração de Wright-Giemsa, ×1.000.)

Tabela 23.1 Parâmetros eritrocitários de anfíbios selecionados.

	VG (%)	He (×10⁶/μℓ)	Hb (g/dℓ)	VGM (fℓ)	CHCM (g/dℓ)
Rã-touro americana[a,b]	39 a 42	0,450	9,3 a 9,7	–	21,1 a 25,9
Rã-arborícola cubana[a]	20 a 24	–	5,6 a 6,8	–	25 a 31
Sapo bombina (macho)[c]	14 a 26	0,190 a 0,465	5,0 a 12,2	412 a 758	29 a 55
Sapo bombina (fêmea)[c]	12 a 23	0,240 a 0,355	3,4 a 8,3	363 a 917	19 a 60
Rã-leopardo (macho)[a]	19 a 52	0,227 a 0,767	3,8 a 14,6	722 a 916	23 a 27
Rã-leopardo (fêmea)[a]	16 a 51	0,174 a 0,701	2,7 a 14,0	730 a 916	20 a 28
Salamandra americana (*mudpuppy*)[a]	21	0,020	4,6	10.070	22
Salamandra-tigre[a]	40	1.657	9,4		

[a]Wright KM. Amphibians. In: *Exotic Animal Formulary*, 3rd ed., J. Carpenter (ed.). St. Louis, MO: Elsevier Saunders, p. 46. 2005.
[b]Cathers T, Lewbart GA, Correa M, Stevens JB. Serum chemistry and hematology values for anesthetized American bull frogs [*Rana catesbeiana*]. *J Zoo and Wildlife Medicine* 28: 171-4. 1997.
[c]Wojtaszek J, Adamowicz A. Haematology of the fire-bellied toad, *Bombina bombina*. L. *Comp Clin Path* 12: 129-34. 2003.
VG = volume globular; He = hemácia; Hb = hemoglobina; VGM = volume globular médio; CHCM = concentração de hemoglobina corpuscular média.

tamanho corporal e a largura das hemácias. À medida que as salamandras crescem, suas hemácias tornam-se mais redondas. No entanto, essa alteração morfológica não influencia a área total da célula.

A aparência do núcleo da hemácia de anfíbios também se modifica à medida que a célula amadurece. A cromatina nuclear de hemácias imaturas carece de agregados de cromatina densa vistos nas hemácias maduras (Figura 23.3). Células senescentes mais antigas apresentam picnose nuclear.

Além disso, o citoplasma de células imaturas é mais basofílico que o de células maduras submetidas à coloração de Wright (Figura 23.4). Ademais, a cor azul do citoplasma de hemácias de anfíbios pode estar associada, em parte, aos efeitos da heparina em esfregaço sanguíneo corado pelo corante de Wright, pois a heparina é um anticoagulante comumente utilizado no momento da coleta de sangue de anfíbios. Os efeitos de coloração causados pela heparina podem ser evitados quando o esfregaço sanguíneo é feito com uma gota de sangue remanescente na agulha, que não contém heparina após a coleta de sangue.

O aumento na quantidade de hemácias imaturas pode ser indicativo de doenças, como infecção por iridovírus, ou pode indicar resposta regenerativa. A infecção causada por iridovírus foi associada a surtos da doença, com alta taxa de mortalidade em salamandras e rãs selvagens. Inclusões intranucleares dos iridovírus são visualizadas em hemácias, em amostras histológicas. Em esfregaços sanguíneos de rãs clinicamente saudáveis, podem ser visualizadas hemácias imaturas irregulares com características celulares remanescentes de leucemia eritroide de mamífero ou respostas celulares exuberantes, podendo ser condições indicativas de rápida renovação celular ou consequência de fatores ambientais estressantes.

Avaliação laboratorial

Para obter o VG, utiliza-se o método do micro-hematócrito, considerado, em anfíbios, o procedimento de avaliação da massa eritrocitária mais comum. O método da cianometemoglobina é comumente utilizado para mensurar a concentração de hemoglobina no sangue de anfíbios. Como acontece na determinação do teor de hemoglobina no sangue de aves, répteis e peixes, esse procedimento requer centrifugação da mistura sangue–cianometemoglobina, a fim de remover os núcleos de hemácias livres antes da mensuração da densidade óptica. Em anfíbios, a contagem do total de hemácias pode ser obtida mediante contagem manual em hemocitômetro ou por meio de contador eletrônico de células. Nos métodos de contagem manuais de hemácias no sangue de anfíbios, são utilizados o sistema Erythro-pette™ (Exotic Animal Solutions, Inc. Hueytown, AL, USA) e o método de Natt e Herricks. Esses métodos são semelhantes aos descritos para uso em sangue de aves (ver Capítulo 20).

Respostas na doença

Considera-se que, em média, o período de vida das hemácias de anfíbios é superior a 100 dias, condição que pode influenciar a resposta eritrocitária. Como os tritões e as salamandras geralmente são mais parecidos com peixes do que os sapos e rãs, a interpretação de seus hemogramas pode ser semelhante à descrita para peixes, enquanto as alterações hematológicas verificadas em sapos e rãs podem ser mais parecidas com aquelas de répteis. Em geral, o volume globular (VG) ou hematócrito de anfíbios é menor que o de mamíferos e aves; o valor do VG varia de acordo com espécie, idade, gênero, temperatura ambiente, fotoperíodo e tipo de criação dos anfíbios (ver Tabela 23.1). A contagem de hemácias no sangue periférico de anfíbios é influenciada pela atividade sazonal. Durante a primavera e após a hibernação, ocorre aumento da eritropoese na medula óssea; portanto, nesse período, nota-se maior quantidade de hemácias

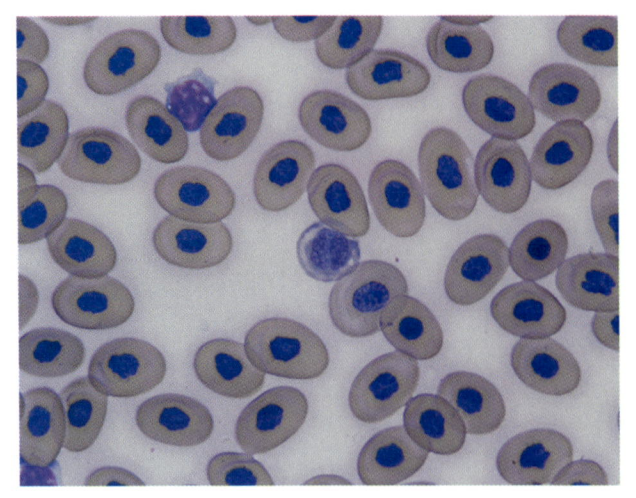

Figura 23.3 Hemácia policromática e linfócito em esfregaço sanguíneo de sapo (*Incillius alvarius*). (Coloração de Wright-Giemsa.)

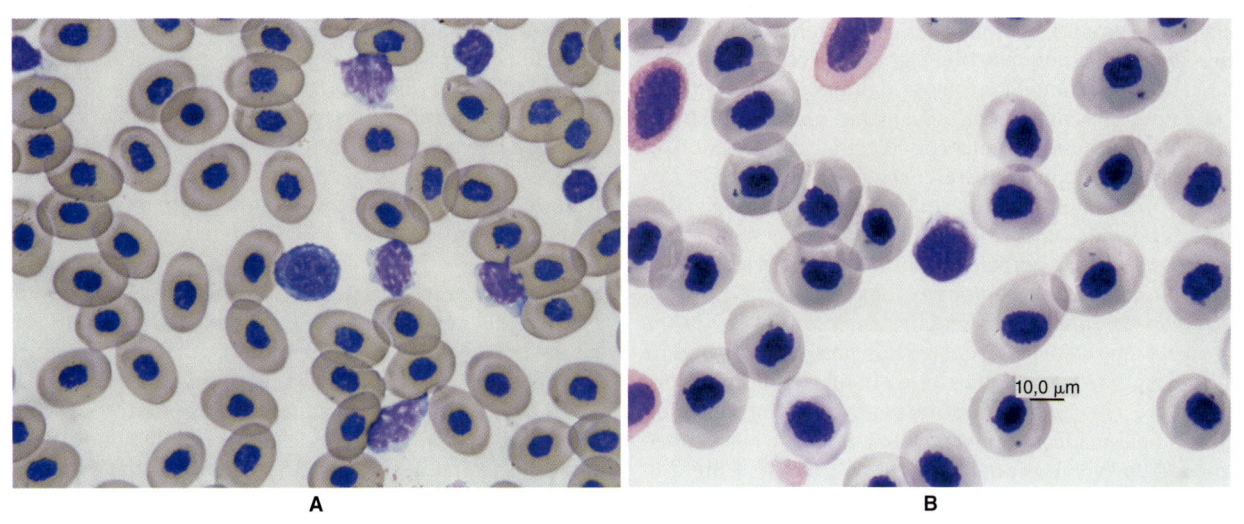

Figura 23.4 A. Hemácia imatura (rubrícito basofílico) e linfócitos em esfregaço sanguíneo de sapo (*Incillius alvarius*). **B.** Hemácia imatura (rubrícito basofílico prematuro) em esfregaço sanguíneo de salamandra (*Ambystoma tigrunum*). (Em **A** e **B**, coloração de Wright-Giemsa.)

circulantes. Em alguns estudos, há relatos de a contagem de hemácias em machos ser maior que em fêmeas. Também, no sangue periférico, a quantidade de hemácias imaturas (tão jovens quanto os rubriblastos) tende a ser maior em machos, e pode representar um valor tão alto quanto 2% da população de hemácias (ver Figura 23.4). Anfíbios mantidos em cativeiro podem apresentar parâmetros eritrocitários mais estáveis que aqueles de anfíbios criados em ambiente selvagem, em decorrência da estabilidade do ambiente onde vive a maioria dos anfíbios em cativeiro. Como os anfíbios são ectotérmicos, a rapidez de suas respostas hematológicas pode ser influenciada por alterações no ambiente, como oscilações de temperatura.

Leucócitos

Morfologia

Em geral, os leucócitos de anfíbios se parecem com os de mamíferos, porém são comparativamente maiores (10 a 25 μm de diâmetro, na maioria das espécies). Tipicamente, os leucócitos

de anfíbios são classificados com base em sua aparência em esfregaço sanguíneo submetido à coloração de Wright-Giemsa e sua semelhança com os leucócitos de mamíferos; assim, são classificados em neutrófilos, eosinófilos, basófilos, linfócitos e monócitos. Outro sistema de classificação mencionado na literatura utiliza o termo heterófilos, em vez de neutrófilos, e identifica algumas células como azurófilos, em vez de, ou além de, monócitos. Algumas referências também incluem diferentes combinações de heterófilo, azurófilo e neutrófilo para descrever as células granulocíticas presentes. Granulócitos (neutrófilos ou heterófilos, eosinófilos e basófilos) de anfíbios contêm núcleos multilobados com pequenos grânulos citoplasmáticos de tamanho, formato ou morfologia e ultraestruturas que variam dependendo da espécie.

Neutrófilos de anfíbios são semelhantes aos de mamíferos, cujo diâmetro varia de 10 a 25 μm, na maioria das espécies (Figura 23.5). Quando corados com corantes de Romanowsky, geralmente eles se apresentam como células redondas com núcleo lobado e citoplasma de cor neutra (incolor). O tamanho, o formato e as ultraestruturas de pequenos grânulos citoplasmáticos variam em função da espécie. Com frequência, células

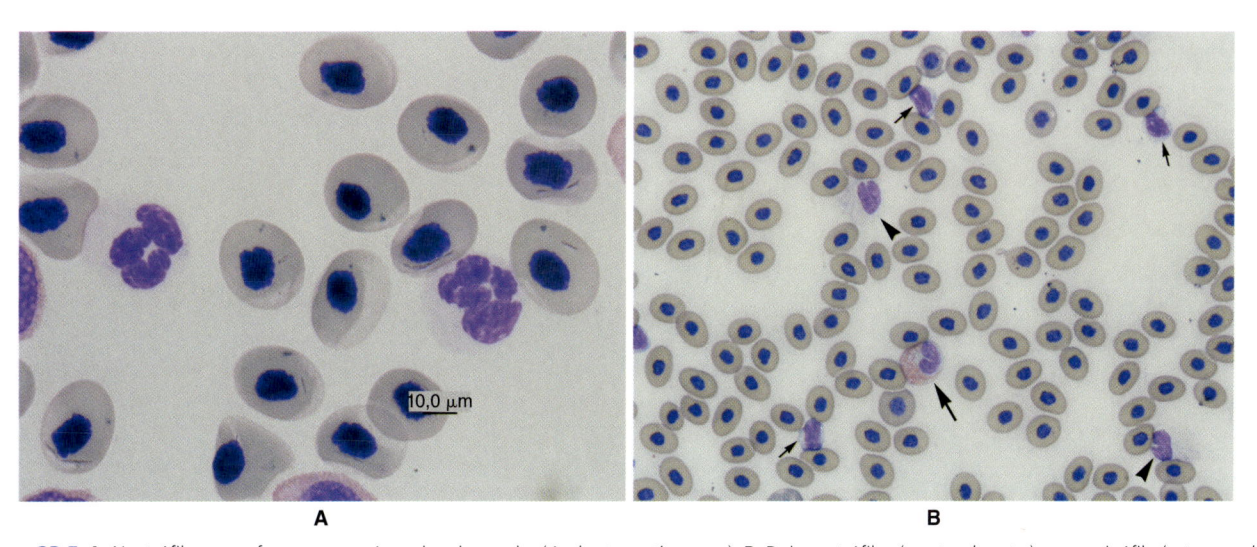

Figura 23.5 A. Neutrófilos em esfregaço sanguíneo de salamandra (*Ambystoma tigrunum*). **B.** Dois neutrófilos (*pontas de setas*), um eosinófilo (*seta grande*) e três linfócitos (*setas pequenas*) em esfregaço sanguíneo de sapo (*Incillius alvarius*). (Em **A**, coloração de Wright-Giemsa. Em **B**, coloração de Wright-Giemsa, ×500.)

com pequenos grânulos citoplasmáticos eosinofílicos são denominadas heterófilos, enquanto aquelas que carecem desses grânulos são descritas como neutrófilos. Algumas espécies de anfíbios podem apresentar neutrófilos com grandes grânulos citoplasmáticos irregulares, cuja cor é ligeiramente eosinofílica (róseo-clara). Essas células se parecem com neutrófilos de humanos e de outros mamíferos com síndrome de Chédiak-Higashi, mas são considerados normais em anfíbios. Tipicamente, os neutrófilos de anfíbios são peroxidase-positivos, porém a atividade da enzima fosfatase varia conforme a espécie.

Eosinófilos de anfíbios apresentam tamanho similar ou um pouco maior que aquele de neutrófilos presentes no mesmo esfregaço sanguíneo. Eosinófilos apresentam citoplasma pouco mais basofílico, em comparação ao de neutrófilos, com pequenos grânulos citoplasmáticos eosinofílicos redondos a ovais de tamanho moderado (ver Figuras 23.5B e 23.6). Quase sempre os núcleos de eosinófilos têm menos lobulação que aqueles de neutrófilos; no entanto, isso não ocorre em todas as espécies. Os eosinófilos são peroxidase-negativos; a atividade da fosfatase varia dependendo da espécie. Os eosinófilos de algumas espécies apresentam atividades de arilsulfatase e β-glicuronidase negativas. Alguns grânulos de eosinófilos de anfíbios apresentam

ultraestruturas cristaloides, enquanto outros carecem dessas estruturas típicas da morfologia ultraestrutural de eosinófilos de vertebrados superiores.

O tamanho de basófilos de anfíbios varia em função da espécie. Tipicamente, esses basófilos têm núcleo não segmentado e grandes grânulos metacromáticos (Figura 23.7). Quase sempre o núcleo é encoberto pelos grânulos, mas, quando visível, se apresenta sem lobulação e ligeiramente excêntrico. A fixação pelo álcool e o uso de corantes de Romanowsky propiciam a melhor coloração de basófilos de anfíbios porque os grânulos dessas células frequentemente sofrem ação de corantes à base de água e se dissolvem parcialmente. Os grânulos contêm mucopolissacarídeos ácidos (ou seja, glicosaminoglicanos), os quais são menos sulfatados que aqueles de mamíferos, e o conteúdo de histamina é menor que o de mamíferos. O exame ultraestrutural mostra grande quantidade de grânulos citoplasmáticos ligados à membrana, com pequeno número de organelas.

Morfologicamente, os linfócitos de anfíbios se assemelham àqueles de outros vertebrados. Em esfregaços sanguíneos de anfíbios saudáveis, os pequenos linfócitos são mais abundantes que os grandes linfócitos. Os linfócitos são redondos, com núcleo redondo contendo cromatina densamente agregada e escasso

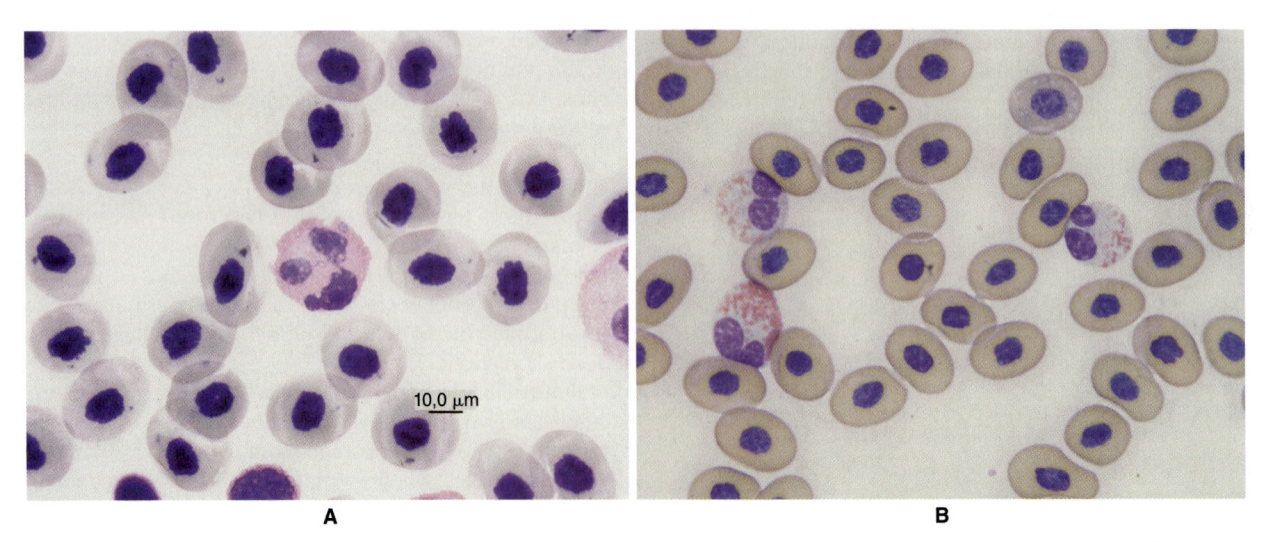

A **B**

Figura 23.6 **A.** Eosinófilo em esfregaço sanguíneo de salamandra (*Ambystoma tigrunum*). **B.** Eosinófilos em esfregaço sanguíneo de sapo (*Incillius alvarius*). (Em **A** e **B**, coloração de Wright-Giemsa.)

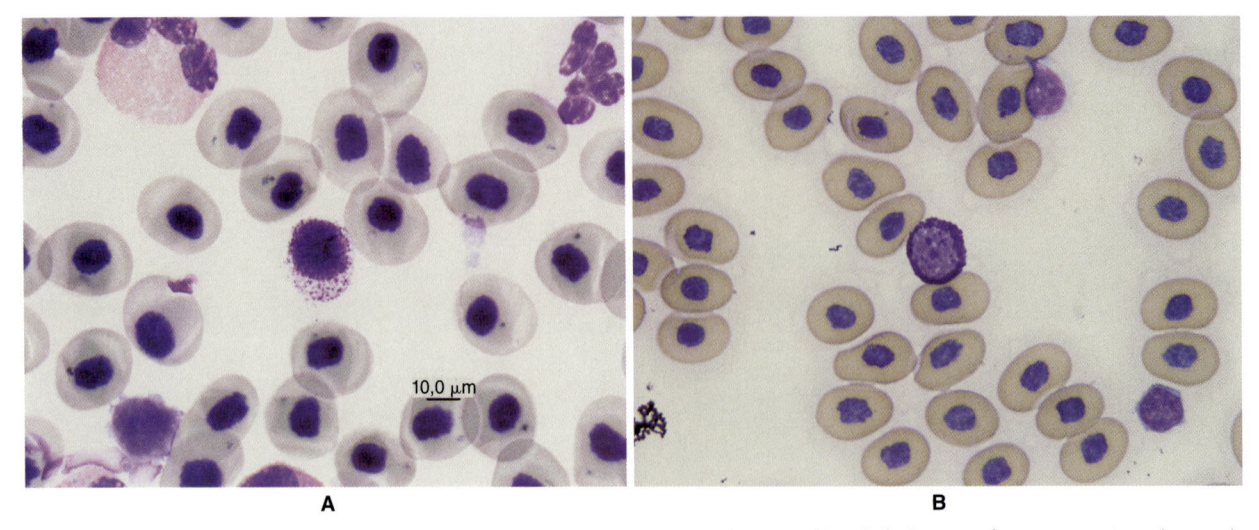

A **B**

Figura 23.7 **A.** Basófilo em esfregaço sanguíneo de salamandra (*Ambystoma tigrunum*). **B.** Basófilo e linfócito em esfregaço sanguíneo de sapo (*Incillius alvarius*). (Em **A** e **B**, coloração de Wright-Giemsa.)

citoplasma azul-pálido (ver Figuras 23.3, 23.4A, 23.5B, 23.7B, 23.8 e 23.9). Muitos linfócitos de rãs da família Ranidae contêm grânulos azurofílicos distintos. Linfócitos de anfíbios, à semelhança daqueles de mamíferos, são considerados esterase-positivos inespecíficos e peroxidase-negativos; diferentemente de linfócitos de mamíferos, são negativos para β-glicuronidase e arilsulfatase.

Em esfregaço sanguíneo de anfíbios, os monócitos são semelhantes aos de outros vertebrados. São caracterizados pelo seu grande tamanho, por abundante citoplasma azul-acinzentado espumoso ou vacuolizado e pelo núcleo de formatos variados com menos agregados de cromatina que o verificado em núcleos de linfócitos (ver Figura 23.9). O citoplasma de monócitos de anfíbios pode conter fina granulação azurofílica e pseudopodia. Essas células são peroxidase-positivas e têm algumas das mesmas enzimas hidrolíticas contidas em monócitos de mamíferos.

Alguns leucócitos de anfíbios são classificados como azurófilos. Essas células apresentam características comumente vistas em monócitos; alguns autores as consideram monócitos. Outros autores aventam a hipótese de que o azurófilo de anfíbios seja um granulócito senescente imaturo ou um monócito. Ao interpretar o hemograma de anfíbios, há pouco benefício em classificar essas células à parte da população de monócitos no sangue. Por esse motivo, elas são classificadas como monócitos, até que haja evidência adicional que justifique sua classificação como um tipo de célula diferente.

Testes para a caracterização citoquímica de células sanguíneas de anfíbios têm sido empregados, na tentativa de obter informações que auxiliem na interpretação das respostas celulares. Foram descritas características de leucócitos de rãs utilizando-se diversos corantes de Romanowsky, bem como corantes citoquímicos, inclusive peroxidase, fosfatase ácida, fosfatase alcalina, esterase inespecífica, proteína básica, ácido periódico de Schiff (PAS), azul de alcian e azul de toluidina; ademais, avaliou-se a fluorescência da serotonina. Por exemplo, em rã-touro (*Rana* [*Aquarana*] *catesbeiana*) e rã-de-garras-africana (*Xenopus laevis*), os neutrófilos, os eosinófilos e os monócitos são positivos para alguns ou todos os seguintes corantes: α-naftil butirato esterase (NBE), cloroacetato esterase (CAE), mieloperoxidase (PER) e Sudão negro B (SBB). Ocasionalmente, os linfócitos são positivos para CAE. Linfócitos dessas espécies são negativos para todos os corantes citoquímicos, e a fosfatase alcalina de leucócitos

(LAP) não é marcador útil para nenhum tipo de leucócito. Nessas rãs, os linfócitos do sangue periférico são fortemente imunorreativos para CD3ε, CD79a e BLA.36. Também, os basófilos de rã-de-garras-africana têm atividade enzimática diferente dos basófilos de rã-touro, fato que pode sugerir diferentes funções dos basófilos dessas duas espécies. Nessas espécies, algumas reações citoquímicas, incluindo PER e SBB em neutrófilos, CAE em monócitos e PER em eosinófilos, são consistentes, sugerindo que elas podem ser úteis na caracterização de leucócitos de várias espécies de rãs. Em rãs, ocasionalmente, notam-se alguns leucócitos, incluindo azurófilos, grandes linfócitos granulares e, em rã-de-garras-africana, eosinófilos.

Em anfíbios, ocorre granulopoese no fígado, nos rins e na medula óssea; no entanto, algumas espécies não têm medula óssea. Mieloblastos e progranulócitos não foram positivamente descritos em anfíbios. Neutrófilos imaturos contêm pequenos grânulos de diversas formas, cujo tamanho e densidade aumentam com o avanço da maturação, até a formação de grânulos maiores definitivos com reação positiva à peroxidase. Algumas espécies não desenvolvem grânulos primários; em vez disso, produzem uma diferente população de grânulos.

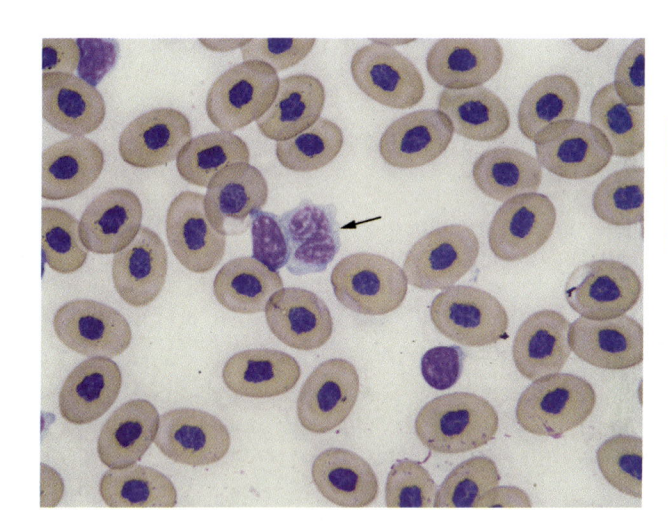

Figura 23.9 Monócito (*seta*) e linfócitos em esfregaço sanguíneo de sapo (*Incillius alvarius*). (Coloração de Wright-Giemsa, 1.000×.)

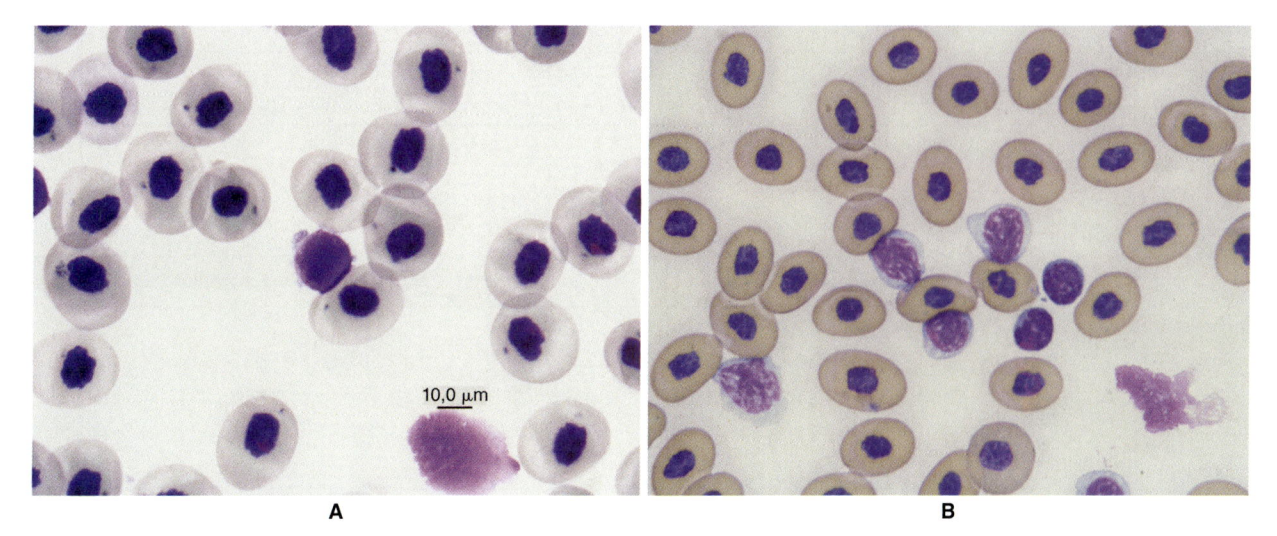

      A   B

Figura 23.8 **A.** Linfócito em esfregaço sanguíneo de salamandra (*Ambystoma tigrunum*). **B.** Linfócitos (pequenos, médios e grandes) em esfregaço sanguíneo de sapo (*Incillius alvarius*). (Em **A** e **B**, coloração de Wright-Giemsa.)

Evidências sugerem que, em algumas espécies, os eosinófilos surgem como células redondas, com núcleo redondo e citoplasma escasso contendo grânulos primários grandes, densos e redondos. O desenvolvimento posterior de eosinófilos resulta em uma mistura de grânulos primários maiores e grânulos secundários menores. O monócito é o primeiro leucócito que surge no sangue periférico de girino de rã-touro (*Rana catesbeiana*); os monócitos imaturos, com cromatina nuclear linear, surgem 15 dias após o choco, enquanto os monócitos maduros, com núcleos redondos em formato de rim ou com lobulação, surgem 22 dias depois do choco. Em girinos de rã-touro, os neutrófilos, os eosinófilos e os basófilos definitivos surgem no sangue periférico ao mesmo tempo, no fim do desenvolvimento da rã. Em anfíbios, a linfopoese é semelhante à de outros vertebrados. Pequenos linfócitos são as células mais comuns, mas também pode haver linfócitos maiores.

Avaliação laboratorial

Como acontece em outros vertebrados não mamíferos, os anfíbios têm plaquetas e hemácias nucleadas que interferem nos métodos automáticos de contagem de leucócitos; assim, utilizam-se métodos de contagem manuais. Para obter a contagem total de leucócitos no sangue de anfíbios, pode-se utilizar o método de Natt e Herricks ou da floxina B, como descrito em aves, no Capítulo 20.

A contagem diferencial de leucócitos é obtida por método manual, em esfregaço sanguíneo submetido à coloração de Romanowsky (Tabelas 23.2 e 23.3). Como a maioria das amostras de sangue de anfíbios é coletada em heparina, é melhor obter esfregaço sanguíneo de amostra sem anticoagulante ou imediatamente após a mistura do sangue com a heparina (de modo a minimizar a agregação celular e melhorar a coloração).

Respostas na doença

Em medicina veterinária, os exames hematológicos não são procedimentos de rotina na avaliação da condição de saúde ou de doença em pacientes anfíbios. As razões para isso incluem dificuldade em obter amostra de sangue de anfíbios sem interferir nos resultados do hemograma, dificuldade em obter contagens celulares e carência de intervalos de referência significativos para componentes sanguíneos. Espera-se variação considerável nas contagens absolutas dos tipos de células sanguíneas em função da estação do ano, da temperatura, da espécie, do hábitat e de diversos outros fatores extrínsecos. Muitos intervalos de referência publicados falham em não incluir informações sobre fatores intrínsecos (p. ex., gênero e idade) e extrínsecos (p. ex., temperatura ambiente, fotoperíodo, parâmetros de qualidade da água, dieta, densidade populacional e estação do ano), os quais podem influenciar os valores hematológicos. Algumas publicações incluem algumas dessas informações e, sempre que possível, essas fontes devem ser utilizadas ao interpretar os resultados de exames hematológicos em anfíbios. A contagem total de leucócitos normal apresenta variações inter e intraespécies. No sangue periférico da maioria das espécies de anfíbios pesquisadas, geralmente o linfócito é o tipo de leucócito em maior quantidade e o neutrófilo é o tipo de granulócito mais numeroso.

Em vários anfíbios, pouco se sabe a respeito da função dos leucócitos. O método de interpretação do leucograma de anfíbios é extrapolado daqueles utilizados em outros vertebrados. Os neutrófilos de anfíbios apresentam capacidade de migração tecidual e ação fagocítica; ademais, participam de reações inflamatórias. Também, os monócitos de anfíbios são fagocíticos e, mais provavelmente, atuam de maneira semelhante aos de outros vertebrados. Portanto, aumentos nas contagens de neutrófilos e monócitos possivelmente sugerem resposta inflamatória. Para o melhor entendimento das funções de cada tipo celular e sua relevância clínica, são necessários mais estudos sobre os tipos de células sanguíneas que aumentam ou diminuem durante o curso de diversas doenças.

A presença de eosinofilia no sangue periférico pode sugerir infecção parasitária. Parece que os eosinófilos de anfíbios têm menor capacidade de fagocitar partículas ou microrganismos, em comparação com os neutrófilos, mas eles respondem às infecções causadas por metazoários parasitas. O aumento de

Tabela 23.2 Parâmetros leucocitários (contagem total de leucócitos) de anfíbios selecionados.

	Leucócitos ($\times 10^3/\mu\ell$)	Neutrófilos/Heterófilos ($\times 10^3/\mu\ell$)	Linfócitos ($\times 10^3/\mu\ell$)	Monócitos ($\times 10^3/\mu\ell$)	Eosinófilos ($\times 10^3/\mu\ell$)	Basófilos ($\times 10^3/\mu\ell$)
Sapo bombina (macho)[a]	2,21 a 18,48	0,20 a 5,70	2,30 a 10,80	0,20 a 1,80	0 a 0,90	0,10 a 4,20
Sapo bombina (fêmea)[a]	1,04 a 14,25	0,10 a 4,40	0,70 a 7,10	0,10 a 1,60	0,0 a 0,80	0,10 a 2,30

[a]Wojtaszek J, Adamowicz A. Haematology of the fire-bellied toad, *Bombina bombina*. L. Comp Clin Path 12: 129-34. 2003.

Tabela 23.3 Parâmetros leucocitários (contagem diferencial de leucócitos) de anfíbios selecionados.

	Leucócitos ($\times 10^3/\mu\ell$)	Neutrófilos/Heterófilos (%)	Linfócitos (%)	Monócitos (%)	Eosinófilos (%)	Basófilos (%)
Rã-de-garras-africana[a]	8,2	6,9 a 9,1	62,6 a 68,0	0 a 1	0	7,1 a 9,9
Rã-americana[a,b]	2,3 a 8,1	6,8 a 37,2	47,9 a 77,9	0 a 2	2,8 a 15,0	0 a 6
Rã comestível[a]	6,1	6,7 a 10,9	48,7 a 55,3	0 a 2	18,1 a 20,7	15,3 a 17,9
Rã-de-grama[a]	14,4	5,5 a 7,51	65,6 a 71,4	0 a 1	11,6 a 17,4	22 a 26,4
Tritão-japonês[c]	1,51 a 2,09	25,4 a 30,6	2,6 a 3,4	5 a 7	3,3 a 4,7	53,8 a 60,2

[a]Wright KM. Amphibians. In: *Exotic Animal Formulary*, 3rd ed., J. Carpenter (ed.). St. Louis, MO: Elsevier Saunders, p. 46. 2005.
[b]Cathers T, Lewbart GA, Correa M, Stevens JB. Serum chemistry and hematology values for anesthetized American bull frogs [*Rana catesbeiana*]. *J Zoo and Wildlife Medicine* 28: 171-4. 1997.
[c]Pfeiffer CJ, Pyle H, Asashima M. Blood cell morphology and counts in the Japanese newt [*Cynops pyrrhogaster*]. *J Zoo and Wildlife Medicine* 21: 56-64. 1990.

frequência de eosinófilos também foi documentado em rãs que vivem em áreas poluídas; talvez isso seja decorrência de estímulo do sistema imune.

A função dos basófilos de anfíbios pode ser semelhante àquela de mamíferos. Raramente estão presentes no sangue periférico de algumas espécies, mas são abundantes em outras. Por exemplo, estão presentes em grande quantidade no sangue de rã-de-garras-africana (*X. laevis*), uma espécie aquática; entretanto, estão ausentes ou em pequena quantidade em rã-touro, (*Rana* [*Aquarana*] *catesbeiana*), uma espécie semiaquática, e no sapo do Rio Colorado (*Incilius alvarus*). A diferença pode ser em decorrência do ambiente, como se tem sugerido para répteis aquáticos, como tartarugas aquáticas, que apresentam grande quantidade de basófilos circulantes. Outro exemplo é o tritão-japonês (*Cynops pyrrhogaster*), aquático, que normalmente apresenta contagem diferencial de leucócitos que inclui até 60% de basófilos. Nessa espécie, considera-se que os basófilos têm importante participação na imunovigilância.

Linfócitos de rãs e sapos têm sofisticação imunológica semelhante àquela de vertebrados superiores. Os linfócitos podem ser classificados como células B, que produzem imunoglobulinas, ou células T, com populações de diversidade funcional, como linfócitos *helper* e efetores distintos. Diferentemente, parece que os linfócitos de tritões e salamandras carecem de tal refinamento. Linfocitose é sugestiva de resposta à excitação, estímulo ao sistema imune ou, possivelmente, leucemia linfoide. Em tritão-japonês (*C. pyrrhogaster*), constatou-se linfocitose transitória após amputação da cauda para coleta de sangue, sugerindo resposta à excitação ou recrutamento de linfócitos.

Plaquetas ou trombócitos

Morfologia

As plaquetas de anfíbios são células nucleadas parecidas com aquelas descritas em aves, répteis e peixes, embora, em algumas espécies, haja relato de plaquetas anucleadas que se parecem com plaquetas de mamíferos. Tipicamente, a forma das plaquetas de anfíbios varia de oval a fusiforme (Figura 23.8). Quando essas células se encontram em estado não reativo, elas tendem a apresentar forma oval. Assim que são ativadas, elas tornam-se células fusiformes. O núcleo é denso, redondo a oval. O citoplasma das plaquetas é abundante e incolor; no entanto, quando essas células se encontram em estado reativo, o citoplasma pode conter numerosos grânulos eosinofílicos. Com frequência, as plaquetas de anfíbios são confundidas com pequenos linfócitos, mas é possível diferenciá-las com base na aparência do citoplasma. O volume citoplasmático de pequenos linfócitos tende a ser pequeno, e o citoplasma se cora de azul. No exame ultraestrutural, nota-se que as plaquetas de algumas espécies de anfíbios, tais como *Xenops* e *Rana*, são positivas à fosfatase alcalina, enquanto os linfócitos são negativos a essa enzima.

Avaliação laboratorial

Pode-se obter a contagem total de plaquetas no mesmo hemocitômetro preenchido utilizado para as contagens dos totais de hemácias e leucócitos. No hemocitômetro, as plaquetas se parecem com hemácias, porém são menores e se apresentam redondas a ovais, com maior proporção núcleo:citoplasma (N:C), em comparação com a de hemácias. Contam-se as quantidades de plaquetas em todos os quadrados do grande quadrado central da câmara de Neubauer, em ambos os lados, e calcula-se a quantidade média de plaquetas em um grande quadrado, que é multiplicada por 2.000, a fim de obter a contagem total de plaquetas por microlitro. No entanto, pode ser difícil obter contagem precisa porque as plaquetas tendem a se aglutinar (Tabela 23.4).

Respostas na doença

Funcionalmente, as plaquetas são equivalentes às plaquetas de mamíferos; elas participam da coagulação. Normalmente, não há formas imaturas de plaquetas (células redondas com núcleos redondos) no sangue periférico de anfíbios; portanto, sua presença sugere resposta regenerativa ou discrasia. As plaquetas em desenvolvimento incluem tromboblastos, protrombócitos e plaquetas imaturas. Os tromboblastos são estruturas redondas a ovais, com citoplasma fracamente basofílico e núcleo redondo a oval contendo fina cromatina nuclear e grande nucléolo irregular excêntrico. O protrombócito tem núcleo alongado e citoplasma vacuolizado, com grânulos azul-pálidos. As plaquetas imaturas se parecem com aquelas descritas em hematologia de aves. O seu tamanho é intermediário àquele entre tromboblastos e plaquetas maduras, e elas se apresentam como células redondas a ovais contendo citoplasma mais abundante que os tromboblastos. A cor do citoplasma das plaquetas imaturas varia com o avanço do desenvolvimento celular, alterando de coloração basofílica, no estágio inicial de desenvolvimento, a azul-pálido ou incolor nos estágios finais. Essas células podem conter vacúolos citoplasmáticos. A cromatina nuclear de plaquetas imaturas precoces se agrega irregularmente; tais agregados tornam-se mais densamente unidos à medida que a célula amadurece. Contagens de plaquetas baixas e altas são interpretadas do mesmo modo daquelas descritas para outros vertebrados não mamíferos, como as aves (ver Capítulo 20).

Hemoparasitas

Pode-se utilizar preparação úmida para avaliar amostra de sangue total de anfíbios, para detectar os movimentos de hemoparasitas extracelulares comuns, como tripanossomos e microfilárias. Em anfíbios, os diagnósticos diferenciais comuns de inclusões intraeritrocitárias verificados em esfregaço sanguíneo submetido à coloração de Romanowsky incluem hemogregarinas, tais como aquelas descritas em répteis (ver Capítulo 21); *Aegyptianella* spp.; e vírus semelhante a *Pirohemocyton*.

Tabela 23.4 Contagens de plaquetas em anfíbios selecionados.

	Rã-de-garras-africana[a]	Rã comestível[a]	Sapo bombina (macho)[b]	Sapo bombina (fêmea)[b]	Rã-de-grama[a]
Plaquetas (×10^3/µℓ)	17,7	16,3	2,76 a 10,69	1,43 a 19,47	20,8

[a]Wright KM. Amphibians. In: *Exotic Animal Formulary*, 3rd ed., J. Carpenter (ed.). St. Louis, MO: Elsevier Saunders, p. 46. 2005.
[b]Wojtaszek J, Adamowicz A. Haematology of the fire-bellied toad, *Bombina bombina. L. Comp Clin Path* 12: 129-34. 2003

Ademais, pode-se observar *Lankesterella* spp. no citoplasma de linfócitos. Às vezes, também se visualizam *Toxoplasma*, *Isospora* e *Leptotheca*. Em geral, esses microrganismos são considerados achados acidentais; no entanto, eles podem ser patogênicos quando presentes no sangue de pacientes anêmicos, sugerindo ser possível causa de anemia.

Hematopoese

O desenvolvimento das hemácias de anfíbios é semelhante àquele descrito para outros vertebrados que possuem hemácias nucleadas. A maturação do rubriblasto em hemácias maduras envolve a modificação progressiva do citoplasma, de basofilia a eosinofilia, e da forma redonda para alongada, bem como diminuição do tamanho do núcleo e do nucléolo e aumento da densidade da cromatina.

O fígado é o tecido eritropoético predominante tanto em girinos (larvas) quanto em rãs adultas. Em girinos, pode haver duas populações de hemácias morfologicamente distintas, as quais têm diferentes origens. Uma população se origina no fígado e tem núcleo central; a outra se origina nos rins e seu núcleo situa-se na periferia da célula. As diferentes populações de hemácias também apresentam hemoglobina distinta na fase larvária. Durante a metamorfose, surge uma terceira população de hemácias, a qual persiste em adultos. Para diferenciar as hemácias de girinos, pode-se utilizar microscopia de campo escuro; eles apresentam luminescência granular branca a cinza, enquanto as hemácias de adultos carecem de luminescência.

Em anfíbios, a metamorfose da forma larvária para anfíbios adultos é acompanhada de síntese de hemoglobinas com diferentes afinidades ao oxigênio e com diversos moduladores intracelulares da afinidade hemoglobina–oxigênio. O sangue de larvas de anfíbios com brânquias apresenta maior afinidade pelo oxigênio do que o sangue de adultos que respiram ar do ambiente. A hemoglobina tetramérica de anfíbios contém duas cadeias de globinas semelhante à α-globina e duas cadeias semelhantes à β-globina, originando quatro tipos de hemoglobina de larvas e quatro tipos de hemoglobina de adultos. Em anfíbios, não há compartilhamento algum entre as cadeias de globina de larvas e adultos. Em rãs adultas, a hemoglobina surge durante a regressão da cauda, sendo a única hemoglobina constatada 3 semanas após a metamorfose. Os anfíbios adultos apresentam maiores valores de VG e da concentração de hemoglobina do que as formas larvárias. A metamorfose resulta em diminuição nas concentrações de trifosfato de adenosina (ATP) e de trifosfato de guanosina nas hemácias – condição que sugere alteração na regulação do fosfato da hemoglobina em adultos, comparativamente às formas larvárias.

Em tritões e salamandras, nem sempre a metamorfose está associada a modificações na hemoglobina, como acontece em rãs e sapos. Durante a metamorfose, quando os tritões e as salamandras passam do ambiente aquático para aquele que requer respiração aeróbica, as hemoglobinas de girinos e de adultos apresentam a mesma afinidade pelo oxigênio. No entanto, no sangue de adultos, frequentemente ocorre redução da afinidade pelo oxigênio em virtude do aumento da concentração de ATP nas hemácias. Todavia, em algumas espécies, como a salamandra-tigre (*Ambystoma tigrinum*), não ocorre redução da afinidade pelo oxigênio sanguíneo durante a metamorfose, e as concentrações sanguíneas de hemoglobina e de fosfato orgânico total permanecem inalteradas.

Os sapos, que dependem principalmente de respiração aeróbica, tendem a apresentar maiores concentrações de hemoglobina e de fosfato nas hemácias, bem como menor afinidade pelo oxigênio do sangue, em comparação com as rãs, que dependem principalmente de respiração anaeróbica. Em anfíbios aquáticos, não se constata a mesma associação entre alta concentração de fosfato nas hemácias e dependência de produção aeróbica de energia para sua atividade, como acontece em anfíbios terrestres. Em anfíbios aquáticos, ocorre troca gasosa entre o sangue e a água adjacente através da pele.

4

Bioquímica Clínica dos Animais Domésticos

Avaliação Laboratorial e Interpretação da Função do Sistema Urinário

Donald Meuten[1] e Saundra Sample[2]
[1]North Carolina State University, Raleigh, NC, USA
[2]University of Missouri College of Veterinary Medicine, Columbia, MO, USA

Introdução

Doenças do sistema urinário são comuns em todas as espécies de animais, e a patologia clínica é uma ferramenta essencial para a avaliação do sistema urinário. As razões principais para avaliar o sistema urinário são reconhecer a insuficiência renal ou doenças na bexiga urinária, ou como parte de um exame anual de saúde. Anormalidades laboratoriais que indicam a falência renal não serão evidentes até que tantos néfrons sejam lesionados que os néfrons restantes não poderão mais compensar os danificados. Uma vez identificada, a insuficiência renal é então classificada como aguda ou crônica. Essa identificação é ainda avaliada quanto à estrutura renal que está acometida, e às vezes um diagnóstico específico. Por exemplo, a doença pode estar centrada nos glomérulos (glomerulonefrite ou amiloidose), túbulos (nefrose), interstício (nefrite intersticial), pelve renal (pielonefrite) ou sistema excretor (cistite, obstrução ou ruptura). Doença renal crônica (DRC) é ainda classificada em estágios definidos pela International Renal Interest Society (IRIS) que se baseia na gravidade da doença. Existem múltiplas causas de DRC, e é difícil identificar a lesão inicial. A identificação de uma causa não é necessária para o manejo do paciente. Um termo relativamente comum e um tanto confuso é "agudização da doença renal crônica". Isso implica um processo de doença no qual a DRC subjacente se agravou agudamente. Muitas vezes, isso ocorre em virtude de crises de desidratação agudas. Ocasionalmente agudização da DRC ocorre quando a doença crônica progrediu ou um segundo processo de doença é sobreposto ao primeiro (p. ex., uma infecção ascendente de trato urinário inferior lesiona um rim já doente).

A maneira mais precisa de identificar ou monitorar a insuficiência renal é mensurando diretamente a taxa de filtração glomerular (TFG); contudo, na medicina veterinária, isso raramente é feito. Em vez disso, são usadas evidências indiretas para estimar reduções na TFG, e interpretar, a partir daí, que a insuficiência renal está presente. Análises laboratoriais do perfil bioquímico sérico, hemograma completo (CBC) e urinálise completa (UC) são meios mais práticos para avaliar a função renal e são realizados diariamente em hospitais veterinários. Se uma avaliação mais precisa da função renal é desejada, então a TFG pode ser mensurada por estudos de depuração.

Existem muitas maneiras de reconhecer a falha do sistema urinário com base no histórico, perfil bioquímico e avaliação de urina. Esses incluem a identificação de anúria, poliúria, azotemia, uremia, anormalidades eletrolíticas, hipoalbuminemia, densidade inadequada da urina, cilindros, cistite e hematúria, para listar alguns (ver definições). Quando a insuficiência renal é grave, o reconhecimento clínico é fácil. Quando a falha é leve e/ou a doença está nos estágios iniciais, então o reconhecimento pode ser difícil e pode exigir testes diagnósticos auxiliares como depuração de creatinina, excreção fracionada de sódio, avaliação da proteinúria ou ultrassonografia. Esses testes auxiliares também são úteis para monitorar a resposta do paciente aos tratamentos.

A compreensão da fisiologia renal torna a compreensão da patologia clínica simples. Se as estruturas estiverem lesionadas, então as funções serão perdidas, e se o restante dos néfrons não puder compensar, os achados de laboratório clínico ou os achados do exame físico geralmente serão óbvios. Por exemplo, os glomérulos excluem a albumina do ultrafiltrado; se glomerulonefrite estiver presente, então essa função de exclusão será perdida. Se a doença for suficientemente grave e os demais néfrons não puderem compensar, haverá proteinúria, hipoalbuminemia e, potencialmente, ascite e edema de partes dependentes (síndrome nefrótica; Tabela 24.1).

As anormalidades laboratoriais podem ser inexistentes, leves, moderadas ou acentuadas, dependendo da gravidade e cronicidade da doença, bem como de quaisquer tratamentos que tenham sido realizados para retardar a progressão da doença. Diretrizes para o estadiamento e manejo da doença renal crônica foram desenvolvidas pela IRIS e são baseados em gravidade dos sinais clínicos, achados do exame físico e anormalidades dos exames laboratoriais. O estágio da doença renal se correlaciona com a gravidade das lesões renais e reflete o prognóstico. Conforme o estágio da doença renal progride, a gravidade das anormalidades laboratoriais também progride. Anormalidades laboratoriais não aparecerão até que néfrons suficientes sejam prejudicados e os néfrons remanescentes não possam compensar. Dois exemplos clássicos são isostenúria e azotemia. A isostenúria ocorre quando aproximadamente 66% dos néfrons não estão funcionando apropriadamente. A azotemia não é observada até que aproximadamente 75% dos néfrons estejam comprometidos. Tenha em mente que os analitos não devem ser interpretados isoladamente, mas devem ser cuidadosamente considerados com os sinais clínicos do paciente, resultados de exames e dados laboratoriais completos.

Neste capítulo, as funções do sistema urinário serão seguidas, serão previstos os resultados e diagnósticos de patologia clínica e serão fornecidos exemplos de casos. A ênfase está na interpretação de dados laboratoriais, com menos foco na metodologia, que é coberta exaustivamente em outras bibliografias excelentes. O capítulo é organizado pela avaliação da função renal, urinálise, doenças do sistema urinário, definições e glossário de termos. Os alunos que aprendem esse conjunto de informações pela primeira vez devem considerar a leitura das definições e do glossário primeiro. Um glossário de termos está ao fim do capítulo.

Tabela 24.1 A concentração de determinadas substâncias mensuradas no soro ou plasma é afetada pela função renal.

Substância	Teste funcional	Anormalidade
NU Creat	Excreção	Azotemia
Água	Equilíbrio	Poliúria, anúria, oligúria
P	Excreção	Hiperfosfatemia
NaCl	Conservar	Normo ou hiponatremia, hipocloremia
K	Excreção	Hiperpotassemia
Ca	Conservar	Hipocalcemia
Ácido-base	Equilíbrio	Acidose metabólica, alcalose em vacas
Albumina	Conservar	Proteinúria, hipoalbuminemia, ascite
Eritropoetina	Produzir	Anemia arregenerativa
Vitamina D	Produzir	Hipocalcemia, osteodistrofia
Lipase, amilase	Excreção	Aumento de uma a três vezes
Antitrombina III	Conservar	Redução da AT III, trombos

Danos a estruturas renais específicos resultam em danos à função renal. As anormalidades listadas são generalizações e não são constantes. Sua presença dependerá de gravidade da lesão, cronicidade, tratamentos e capacidade compensatória dos néfrons remanescentes.

NU = nitrogênio ureico; Creat = creatinina; AT = antitrombina.

Avaliação laboratorial da função renal: exames de sangue

TFG é o volume de plasma filtrado nos capilares glomerulares no espaço de Bowman por unidade de tempo. É o melhor preditivo da função renal, pois está diretamente relacionado à massa funcional renal total, ou seja, ao número de néfrons em funcionamento. Depende do fluxo sanguíneo adequado para os rins, pressão arterial, pressões intersticial e intratubular, bem como o número de néfrons funcionais. Uma TFG de 3 a 6 mℓ/min/kg é normal para um cão e 2 a 4 mℓ/min/kg é normal para um gato. Uma diminuição na TFG indica diminuição da função renal. TFG pode ser usada para estadiar a doença renal e monitorar a sua progressão. Não é fácil mensurar a TFG diretamente, mas ela pode ser medida por estudos que utilizam substâncias que são livremente filtradas pelo glomérulo e que não são secretadas e nem reabsorvidas, como inulina, io-hexol, manitol, ácido p-amino-hipúrico e creatinina exógena. A TFG também pode ser estimada por estudos de depuração de creatinina endógena. As metodologias desses e de outros testes podem ser encontradas em muitas outras literaturas.

Em virtude da complexidade dos estudos de mensuração direta da TFG, eles raramente são realizados na medicina veterinária. Em vez disso, a evidência indireta de diminuição da TFG é derivada da concentração de nitrogênio ureico sérico (NUS), concentração de creatinina (Creat), concentração de dimetilarginina simétrica (SDMA) e concentração de fósforo (P). Os dados adicionais são derivados de concentração sérica de cálcio (Ca), eletrólitos (sódio, potássio, cloreto), exame de urina completo e/ou proteína urinária e depuração de creatinina, assim como excreção fracionada de sódio.

Uma diminuição da TFG é o melhor indicador de insuficiência renal e, uma vez que o NUS e a Creat são livremente filtrados pelo glomérulo, são os analitos tradicionalmente usados para estimar a TFG (Figura 24.1). À medida que a TFG diminui, o NUS e as concentrações de Creat aumentam; no entanto, a massa renal deve ser reduzida em 75% antes que as concentrações de NUS e Creat aumentem no plasma sanguíneo. Como a azotemia não é evidente até 75% dos néfrons não estarem mais funcionando adequadamente, e uma vez que a capacidade de concentrar a urina é perdida após 66% dos néfrons estarem comprometidos, a azotemia e a urina diluída ou poliúria causadas por insuficiência renal não são detectadas até que uma grande porção da massa renal total esteja comprometida. Portanto, não são indicadores precoces de insuficiência renal. Essas porcentagens indicam uma tremenda reserva da função renal, pois apenas 25% da massa renal total é necessária para excretar os resíduos nitrogenados suficientes para prevenir azotemia, e apenas 33% são necessários para concentrar a urina e preservar o volume de líquidos do corpo.

Deve-se notar que nenhuma anormalidade bioquímica sérica indica a irreversibilidade da lesão renal, pois, embora os glomérulos não tenham capacidade regenerativa, os túbulos têm uma tremenda capacidade regenerativa se as membranas basais estiverem preservadas. Se os glomérulos e túbulos sofrerem danos graves, os néfrons restantes compensam por hipertrofia, especialmente na DRC. Portanto, quando a azotemia é detectada, a massa total de néfrons não funcionando adequadamente pode, na verdade, ser superior a 75%. Os néfrons restantes compensam e mantêm a TFG geral de modo que o NUS e a Creat sérica ficam dentro do intervalo de referência (IR), retardando a azotemia até que mais néfrons sejam perdidos. Por exemplo, se um cão com Creat sérica normal de 0,5 mg/dℓ desenvolveu doença renal de modo que a Creat sérica aumentou para 1,0 mg/dℓ então, teoricamente, 50% de seus néfrons agora não estão funcionando corretamente. No entanto, como esse valor de concentração sérica de Creat ainda está no IR, 50% de perda de função não seriam detectados medindo-se as concentrações de Creat ou NUS porque a função renal reserva, ou a compensação via hipertrofia dos néfrons remanescentes, funcionaria para manter a Creat sérica no IR de um cão "normal". Entretanto, e muito importante, uma vez que a Creat aumentou acima do intervalo de referência superior, então cada duplicação da Creat sérica indica uma perda de função de 50% da massa renal remanescente. Em contrapartida, a recuperação de néfrons de um insulto pode ser monitorada; cada 50% de redução na Creat sérica ou NUS indica que 50% dos néfrons voltaram a funcionar. Isso acontece porque existe uma relação logarítmica entre a Creat sérica e a TFG (ver Figura 24.1). É este princípio que permite monitorar a progressão da doença renal por meio da dosagem de Creat sérica, uma vez que o limite superior do intervalo de referência foi ultrapassado. A grande quantidade de reserva funcional renal, às vezes, requer métodos mais sofisticados para determinar se a doença renal está presente quando a Creat sérica não está aumentada (p. ex., testes de depuração de creatinina endógena ou exógena, depuração de inulina, depuração de radioisótopos, SDMA e avaliação de excreção fracionada de eletrólitos etc.).

Deve-se notar que a Creat sérica é melhor indicador da TFG do que o NUS, porque suas taxas de produção e excreção são razoavelmente constantes, e os processos extrarrenais ou renais não a metabolizam. Em contrapartida, o NUS é influenciado por mais fatores não renais que a Creat, e uma proporção significativa do NUS excretado no filtrado glomerular é reabsorvida (aproximadamente 66%). Além disso, a taxa de reabsorção de NUS varia com o estado de hidratação do animal, bem como com a velocidade de fluxo do filtrado glomerular dentro dos túbulos.

O IR de Creat sérica não significa que os rins são normais; significa que 25% da massa renal está funcionando adequadamente o suficiente para excretar creatinina e mantê-la no IR.

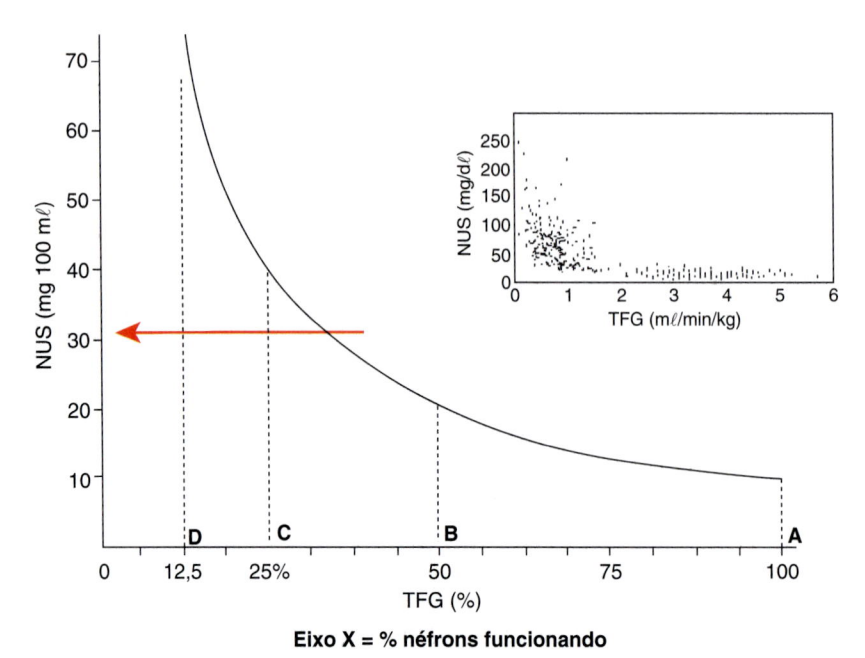

Eixo X = % néfrons funcionando

Figura 24.1 Taxa de filtração glomerular (TFG) como mℓ/min/kg de peso corporal (*detalhe*) e como % de unidades de néfrons funcionais. Uma TFG de 3 a 6 mℓ/min/kg é normal para cães, e o NUS é inferior a 30 mg/dℓ, e, à medida que a TFG diminui, o NUS aumenta (*detalhe*). No exemplo, **A** correlaciona-se com 100% de unidades de néfron funcionais e NUS de aproximadamente 12 mg/dℓ. Quando 50% das unidades de néfrons estão comprometidas (**B**) (TFG diminuiu 50%), o NUS dobrou para aproximadamente 24 mg/dℓ, mas ainda dentro do intervalo de referência (problemas renais ocultos). Apenas quando aproximadamente 75% das unidades de néfrons estão comprometidas (TFG é agora 25% do normal), o cão se torna azotêmico (**C**). Portanto, NUS e creatinina sérica (Creat) são indicadores ruins de insuficiência renal precoce. Se a TFG estiver diminuída pela metade novamente (**D**) pelo avanço da doença renal, então uma regra de ouro é o NUS, e a Creat irá dobrar. Da mesma maneira, uma diminuição no NUS e Creat pela metade indicam que a TFG dobrou, o que significa que há melhora na função renal (p. ex., mais néfrons estão funcionando). Monitoramento de NUS ou Creat para avaliar a deterioração ou a melhora da função renal pode ser feito somente após seu aumento, mas a TFG pode ser usada para monitorar pacientes com insuficiência renal a qualquer momento.

Um estudo de depuração de creatinina endógena é um indicador melhor de insuficiência renal do que a concentração de Creat sérica ou NUS. A depuração endógena de Creat pode ser usada para estimar a TFG porque a produção de Creat é relativamente constante, e essencialmente 100% são excretados pelos rins (a pequena quantidade que é secretada pelos túbulos proximais é insignificante para essa estimativa). A depuração da creatinina é útil quando há suspeita de doença renal, mas as concentrações séricas de Creat e NUS não são aumentadas. A depuração de creatinina pode ser calculada a partir da Creat, Creat urinária, volume de urina produzido em um período definido, e o peso do paciente. A bexiga urinária é completamente esvaziada de urina no início do estudo, e o volume de urina produzido ao longo da duração do estudo é medido.

A depuração de creatinina endógena também pode ser usada na avaliação diagnóstica de um paciente no qual a insuficiência renal oculta é suspeita. Esse paciente não é azotêmico, mas tem poliúria, polidipsia e urina diluída. Essa situação pode ser observada quando a massa renal funcional é reduzida para entre 66 e 75%. Se uma avaliação mais precisa da função renal for desejada, então a depuração de creatinina exógena, inulina ou iohexol pode ser realizada, bem como radioisótopos injetados ou cintilografia renal. Esses estudos geralmente são realizados apenas em hospitais especializados e quando o clínico e o proprietário desejam que o paciente seja monitorado de perto.

Marcadores biológicos da taxa de filtração glomerular

Nitrogênio ureico (NU)

As concentrações séricas de nitrogênio ureico e creatinina devem estar sempre correlacionadas com a densidade da urina e achados clínicos; calcule a razão NUS/Creat.

O termo "nitrogênio ureico sanguíneo" (NUS) não é mais relevante em virtude de mudanças na metodologia de mensuração. Originalmente, um método de urease liberava nitrogênio da ureia e a quantidade de nitrogênio era mensurada, ou seja, NUS. Agora, a ureia é medida a partir da liberação de íons amônio via urease.

"Ureia" não é uma substância definida pela International Clinical Chemistry Federation; em vez disso, eles usam o termo "carbamida". Tem sido difícil mudar os clínicos de NUS para

---

> **Exemplo de caso 24.1** Cão de 40 kg com Creat sérica normal e depuração reduzida de Creat.
>
> *O intervalo de referência da depuração da creatinina canina é de 3 a 6 mℓ/min/kg. Creat sérica 1,0 mg/dℓ; durante 1 hora, o paciente produz 30 mℓ de urina com Creat urinária de 200 mg/dℓ.*
>
> O cão reduziu a depuração de Creat não refletida pela Creat sérica, que está dentro do intervalo de referência. Isso pode ser observado no pós-tratamento da insuficiência renal quando a Creat sérica retorna ao intervalo de referência. O paciente sente-se melhor, mas ainda há comprometimento da função renal (p. ex., algumas lesões renais podem persistir, como fibrose intersticial). Esses pacientes se beneficiarão de mudanças na dieta e acesso *ad libitum* à água. Isso pode ser previsto a partir da experiência clínica, mas não seria conhecido sem a avaliação da depuração da creatinina urinária. Em um estudo de 24 horas de depuração de creatinina endógena, a bexiga é esvaziada de urina no início do estudo, o volume de urina produzido em 24 horas é mensurado, e uma amostra de soro é coletada geralmente no meio ou no fim do estudo.

ureia, e impossível forçar a aceitação da carbamida, então, ao longo deste capítulo, o termo nitrogênio ureico será usado.

A ureia é uma molécula 60 Da produzida no fígado. É derivada de proteínas (aminoácidos) absorvidas através dos intestinos e catabolizadas pelo fígado em amônio. Da mesma maneira, a taxa de produção de ureia depende de dois fatores, função hepática e quantidade de proteína na dieta. A ureia é o principal método de excreção de nitrogênio em animais. NU é livremente filtrado pelos glomérulos e aproximadamente 50% são reabsorvidos passivamente pelos túbulos proximais, com cerca de 10% sendo ativamente reabsorvidos pelos túbulos coletores. A quantidade de ureia reabsorvida varia com a taxa de fluxo através dos túbulos. Por exemplo, durante a desidratação, a taxa de fluxo tubular diminui, e mais NU é reabsorvido através dos túbulos, aumentando o NU sérico. Uma porção de ureia também é excretada via glândulas salivares para o sistema digestório, em que é degradada por bactérias em amônio. O amônio é então absorvido e convertido de volta em ureia pelo fígado. Assim, não há excreção líquida de NU através do sistema digestório na maioria das espécies.

Todas as espécies podem excretar NU através de suas glândulas salivares. No entanto, apenas ruminantes e equinos têm microfloras únicas que convertem o NU em aminoácidos. Os aminoácidos são então reabsorvidos, levando a uma excreção líquida de NU. Essa é a lógica de alimentar o gado com ureia líquida como fonte de proteína. Os bovinos são tão eficientes com esse mecanismo que pode demorar até 1 semana pósnefrectomia bilateral antes do aumento do teor sérico de NU. Bovinos com dieta deficiente em nitrogênio ou que estão gravemente anoréxicos excretarão a maior parte do seu NU via sistema digestório. Isso faz com que seja especialmente crítico em ruminantes confiar na Creat e na densidade urinária (DU) para prever a doença renal. Equinos não são tão eficientes na conversão de NU em aminoácidos com a microflora do ceco e cólon, mas podem realizar alguma excreção líquida de NU (exemplos de casos são encontrados mais adiante neste capítulo). Assim, em equinos, o NU sérico é utilizado na avaliação da função renal juntamente com a Creat e a DU.

Uma vez que o NU sérico depende tanto da produção quanto da excreção de NU, existem múltiplos fatores que podem contribuir para alterações no NU sérico além da doença renal. Aumentos no NU sérico podem ser decorrentes do aumento da proteína da dieta; hemorragia intestinal (a hemoglobina no sangue é uma proteína em concentração muito alta); sepse e jejum, que aumentam o catabolismo proteico; diminuição da perfusão renal (favorece o aumento da reabsorção tubular); e, mais importante, doença renal. Por exemplo, cães normais alimentados com uma refeição rica em proteínas podem ter um ligeiro aumento no seu NU sérico com pico em 6 horas e duração de até 18 horas. A proteína é quebrada no sistema digestório e o amônio produzido é reabsorvido e convertido em NU pelo fígado. Esse é o princípio do fornecimento de dietas com redução de proteínas para pacientes com insuficiência renal. Esses pacientes podem se beneficiar de uma dieta pobre em proteínas que resulta em menor produção da NU; portanto, reduz parte do trabalho realizado pelos rins. Todas as causas não renais de aumento do NU sérico provocam apenas um leve aumento, geralmente inferior a 30 a 35 mg/dℓ.

A diminuição da NU sérico é incomum. Um NU sérico diminuído implica diminuição da produção de ureia. Condições que podem diminuir a produção de NU são *shunts* intra ou extrahepáticos, insuficiência hepática crônica, desnutrição, hipertireoidismo (aumento do catabolismo e aumento da TFG;

hipertireoidismo também pode diminuir a Creat em razão da caquexia) e diurese. *Shunts* hepáticos são provavelmente a causa mais comum de diminuição do NU sérico. Se um *shunt* ou insuficiência hepática crônica causar diminuição do NU sérico, haverá outras anormalidades clínicas e laboratoriais sugestivas desses problemas (p. ex., diminuição do volume globular médio, albumina, glicose, colesterol, cristais de biurato de amônio na urina, para citar alguns).

Tiras reagentes de soro que usam urease para estimar o NU sérico são menos precisas que as tiras que avaliam a liberação de amônia, que é uma determinação semiquantitativa. Esses métodos são úteis para estimar de forma ampla o NU sérico "normal" ou "aumentado" em situações nas quais não é possível monitorar o paciente ao longo do tempo. Eles são bons em identificar valores baixos ou normais e não são adequados para quantificar valores anormalmente elevados. Se a tira indicar que um paciente é azotêmico, então seria preferível determinar o NU sérico via metodologia química quantitativa antes da fluidoterapia. Se tiras de soro forem usadas para avaliar o uroabdome, então a diferença de valores entre o líquido abdominal e o soro deve ser definitiva, sendo recomendado que os resultados sejam confirmados com a quantificação de NU ou Creat no líquido e no soro (ver "Uroabdome"). Como em qualquer caso, todos os dados devem ser integrados. Tiras-reagentes são um benefício para estimativas fora do expediente, mas não devem substituir a mensuração química de ureia, o NU.

Creatinina (Creat)

A creatinina (da palavra grega para carne *kreas*) é um metabólito, produto da creatina e fosfato de creatina encontrados nos músculos. É uma estrutura em anel com peso molecular de 113 Da. A creatina é produzida no fígado com um papel menor do pâncreas, transportada para o músculo esquelético, em que 95% da creatina corporal total está localizada. No músculo esquelético, a creatina é convertida em fosfato de creatina por intermédio da enzima creatinoquinase. O fosfato de creatina serve como um depósito de energia para a produção de trifosfato de adenosina (ATP) e, juntamente com a creatina, é espontaneamente degradado nos músculos em creatinina. A produção de creatinina é relativamente constante (1 a 2%/dia) e é aproximadamente proporcional à massa muscular. A creatinina não tem carga e passa livremente para fora das células musculares. A maioria da Creat circulante é filtrada livremente pelos glomérulos e não é reabsorvida pelos túbulos. Geralmente é considerada um marcador confiável da TFG. Paralelamente, uma pequena quantidade de Creat é secretada pelos túbulos proximais de cães machos, mas isso não gera consequências clínicas; gatos e pôneis não secretam ou reabsorvem Creat em seus rins.

Aumentos na concentração de Creat sérica podem ser decorrentes de fatores fisiológicos ou patológicos, sendo a doença renal a mais importante. Aumentos fisiológicos mínimos são frequentemente associados a animais muito musculosos. Por exemplo, Galgos têm um teor de Creat sérica mais alto que o cão médio. Fatores que aumentam o catabolismo muscular endógeno, como sepse desenvolvendo caquexia, podem aumentar a liberação de creatina; portanto, a quantidade de creatinina produzida. No entanto, esses aumentos são leves e raramente interferem na interpretação clínica. Aumentos na Creat sérica também podem ser observados em potros neonatos nascidos de mães com disfunção placentária. O excesso de Creat geralmente desaparece nos primeiros dias após o nascimento. As causas patológicas do aumento da Creat sérica são quase exclusivamente associadas à diminuição da TFG. Esses diferenciais são discutidos em detalhes adiante (ver "Azotemia").

A diminuição da Creat sérica ou pelo menos diminuição da síntese de Creat é vista com condições que diminuem a massa muscular, como a caquexia crônica. É ocasionalmente observada em felinos com hipertireoidismo, pois os pacientes com essa condição desenvolvem uma TFG aumentada. O hipertireoidismo pode mascarar o desenvolvimento de azotemia em gatos geriátricos com doença renal crônica concomitante.[1] A diminuição raramente é observada com insuficiência hepática crônica. Caso contrário, a diminuição da Creat sérica não é considerada clinicamente relevante e não tem interpretação significativa.

A creatinina é medida espectrofotometricamente, e qualquer substância cromogênica (ou cromogênio não creatinina) também será medido, resultando em um falso aumento no teor sérico de Creat. Os cromógenos não creatinina mais comuns são cetonas, glicose, carotenos e vitamina A (substâncias que tendem a ser mais elevadas em herbívoros), bem como piruvato, ácido ascórbico e ácido úrico (Tabela 24.2). O reagente Jaffé é usado com maior frequência em laboratórios veterinários para mensurar a creatinina, e reage com muitos cromógenos não creatinina. Em concentrações normais de Creat sérica, cromogênios não creatinina podem contribuir com até 50% do teor sérico de Creat. Existem várias situações nas quais esses cromógenos não creatinina contribuem para a concentração de Creat mensurada, de modo que interfira na interpretação clínica. Bovinos e equinos, ocasionalmente, têm aumentos desproporcionais na concentração de Creat sérica em comparação com o NU, e isso pode ser decorrente de um aumento de cromogênios não creatinina que aumentam falsamente a Creat sérica.

Isso é visto com alguma regularidade em equinos com cólica. Em cavalos, quando a Creat é desproporcionalmente maior que o NU, de forma que a razão NU:Creat sérica seja 5 ou menos, então os cromogênios não creatinina são uma causa provável. Isso é particularmente provável se o NU estiver dentro do IR ou ligeiramente aumentado, acima do IR, mas a Creat estiver claramente aumentada (3 a 6 mg/dℓ). A maneira mais fácil de determinar se o aumento de Creat for decorrente de causas renais ou não renais é comparar a DU e o NU sérico. Se a DU e a Creat sérica estiverem aumentadas, mas o NU estiver dentro do IR, então o cavalo tem cromógenos não creatinina aumentando artificialmente o teor sérico de Creat. Se a DU for aumentada e o NU for diminuído, mas a Creat estiver desproporcionalmente

maior que o aumento do NU, então o cavalo tem azotemia pré-renal, e cromógenos não creatinina estão contribuindo para a mensuração de Creat. Se a DU for isostenúrica e houver azotemia, o animal tem azotemia renal. Isso representa um dilema clínico, que é agravado quando o NU não é aumentado tanto quanto a Creat em razão da excreção entérica de NU em equinos e bovinos.

Em pequenos animais, valores de Creat falsamente altos são vistos quase exclusivamente com produtos de transfusão artificiais, como produtos de oxiglobina. A concentração de Creat sérica pode aumentar até 20 mg/dℓ, mas o NU permanecerá no IR. Além de outros analitos, esses animais terão um aumento falso na atividade de enzimas hepáticas e o soro pode ser amarelo-alaranjado, dependendo da dose de produto de transfusão artificial administrado, bem como a causa da anemia.

Azotemia

Uma das principais funções do sistema urinário é excretar o NU e a Creat. Quando essa função é perdida, as concentrações séricas de NU e Creat aumentam – uma condição denominada azotemia. Tradicionalmente, a azotemia é a anormalidade laboratorial que melhor indica problemas no sistema urinário. Quando o NU e a Creat não são excretados em quantidades adequadas, sua concentração aumenta no soro (azotemia), e isso pode levar aos sinais clínicos de acúmulo de toxina urinária no paciente, conhecida como uremia. Ambos, NU e Creat, são relatados no perfil bioquímico sérico, e o aumento da sua concentração implica a diminuição da TFG. Nenhuma das substâncias aumenta até que aproximadamente 75% dos néfrons não sejam mais funcionais. Na verdade, essa porcentagem provavelmente está mais próxima de 80 a 90%. Os néfrons remanescentes compensam pela hipertrofia, especialmente na DRC. Portanto, quando a azotemia é identificada, a massa total de néfrons que não está funcionando adequadamente pode, na verdade, ser superior a 75%. Os néfrons restantes compensam mantendo a TFG geral de modo que o NU e a Creat séricos permaneçam no IR, atrasando a azotemia até que mais néfrons sejam perdidos. Como o NU e a Creat séricos não aumentam até 75% dos néfrons estarem comprometidos, eles não são úteis na detecção de insuficiência renal precoce, ou seja, são indicadores insensíveis de teores mais baixos de disfunção renal. No entanto, eles são bastante específicos, uma vez que relativamente poucos fatores não renais causam o seu aumento. A Tabela 24.2 lista os fatores não renais que aumentam esses metabólitos. As causas mais comuns são desidratação (hipovolemia) e hemorragia gastrintestinal.

Uma vez identificada a azotemia, o próximo passo é determinar se a causa é pré-renal, renal ou pós-renal. É importante lembrar que a categorização da azotemia não deve ser feita isoladamente. Em vez disso, os achados do exame de urina (DU, volume urinário) e quadro clínico (desidratado?) são considerações importantes para a obtenção de um diagnóstico preciso. A magnitude da azotemia também influencia a avaliação do quadro clínico. A azotemia leve é caracterizada por uma Creat sérica (em mg/dℓ) de 1,5 a 2,0 no cão, 1,6 a 3,0 no gato; a azotemia moderada, por 2,1 a 5,0 em cães, 3,0 a 5,0 em gatos; e a azotemia grave > 5,0 no cão e no gato. Valores extremos > 10,0 podem ser observados quando a hipovolemia (p. ex., desidratação) é sobreposta a causas renais ou pós-renais de azotemia. A magnitude do NU ou Creat sérica não prediz uma doença pré-renal, renal ou uma causa pós-renal de azotemia. Em geral, se a Creat sérica for maior que 5,0, seu paciente tem azotemia acentuada, mas que pode ser reversível.

Tabela 24.2 Fatores não renais que aumentam NU e Creat.

Ambos	NU	Creat
Desidratação	Hemorragia gastrintestinal	Cromogênios não creatinina
Hipovolemia		Oxiglobina
Choque		Glicose
		Cetonas
		Carotenos
		Ácido úrico
		Vitaminas A e C

Dietas ricas em proteína, febre, sepse e anorexia são listados como fatores que aumentarão o nitrogênio ureico (NU) sérico. Embora sepse e caquexia em desenvolvimento possam levar ao aumento da liberação de creatinina (Creat) e aumento da produção de creatinina, esses aumentos tendem a ser brandos e não interferem na interpretação clínica.

Razão NU:Creat

A proporção de Creat na urina:Creat sérica pode ser usada para distinguir azotemias pré-renais. A proporção de NU sérico:Creat em pequenos animais é de, aproximadamente 20:1 e, em grandes animais, 10:1. Uma proporção aumentada está associada a desidratação ou sangramento. Uma proporção diminuída está associada à diurese de líquidos, à presença de cromogênios não creatinina ou à capacidade única de vacas e cavalos em metabolizar e excretar NU através de seu sistema digestório. Razões > 50:1 indicam azotemia pré-renal e < 37:1 indicam azotemia renal.

Azotemia pré-renal

A azotemia pré-renal descreve etiologias que contribuem para a diminuição da TFG que ocorre fora do sistema urinário. O mecanismo primário da azotemia pré-renal é a falha na chegada do sangue aos rins. Isso é mais comumente associado a desidratação, choque e insuficiência cardíaca, dos quais a desidratação é a causa mais comum. A azotemia ocorre porque há produção basal contínua de NU e Creat mediante uma TFG diminuída. A diminuição da TFG resulta da diminuição do volume sanguíneo, causando fluxo sanguíneo inadequado aos glomérulos. Achados característicos em exames de sangue e urinálise incluem um aumento sérico de NU e Creat, DU concentrada, diminuição do volume urinário, aumento do hematócrito (Ht) e albumina sérica, e sinais clínicos de desidratação (Figura 24.2).

Em casos de azotemia pré-renal (p. ex., desidratação), a produção de urina deve diminuir à medida que o corpo tenta conservar o volume sérico (água), aumentando assim a DU. Aumentos no Ht e na concentração de albumina apoiam ainda mais o diagnóstico de azotemia pré-renal. Os aumentos de NU e Creat observados com desidratação são geralmente leves a moderados (p. ex., NU 35 a 120 mg/dℓ e Creat 2 a 5 mg/dℓ). Razões de NU para creatinina de > 50:1 geralmente indicam uma azotemia pré-renal. Em casos de azotemia pré-renal, a excreção fracionada de sódio é < 1% conforme o rim tenta reter sódio e, portanto, água.

Diagnosticar uma azotemia pré-renal pode ser complicado, pois o padrão clássico de azotemia leve a moderada com diminuição da produção de urina e urina concentrada pode variar com a doença subjacente. Por exemplo, a gravidade da azotemia pode ser exagerada se a desidratação se sobrepuser a um caso de insuficiência renal verdadeira. Nesses casos, a azotemia pode ser grave (p. ex., NU > 200 mg/dℓ, Creat > 10 mg/dℓ). A fluidoterapia pode remover a contribuição pré-renal e levar à diminuição sérica de NU e Creat. O ponto no qual esses valores entram em platôs é o grau de azotemia que é decorrente da insuficiência renal verdadeira.

Além disso, a azotemia pré-renal pode estar presente em um processo de doença que impeça a concentração de urina. Exemplos incluem diabetes insípido primário e secundário, hipercalcemia, administração de esteroides, piometra e lavagem medular. Apesar da desidratação clínica, os rins não conseguem concentrar a urina adequadamente porque há concentração inadequada de hormônio antidiurético (ADH), ou uma substância está interferindo no ADH, ou o interstício medular renal não está mais saturado com sódio e ureia. O cálcio interfere na ação do ADH e, quando a hipercalcemia está presente, a urina é frequentemente diluída, mesmo que o animal esteja desidratado e azotêmico. A azotemia está presente em 90% dos cães com hipoadrenocorticismo (doença de Addison) em virtude da desidratação, e uma pequena porcentagem desses pode ter urina diluída em decorrência de hiponatremia crônica e lavagem medular resultante. Uma vez que a constelação de sinais laboratoriais e clínicos associados ao hipoadrenocorticismo é semelhante aos causados por insuficiência renal (ou seja, azotemia, urina inadequadamente concentrada [p. ex., DU < 1,020], anorexia e vômitos), cães com doença de Addison podem ser, a princípio, diagnosticados erroneamente. A fluidoterapia corrigirá rapidamente a azotemia nesses cães, e caso a fluidoterapia reverta a azotemia durante a noite ou em horas, então a insuficiência renal verdadeira não estava presente.

Utilizar achados de exame físico consistentes com desidratação (membranas mucosas pegajosas, turgor cutâneo aumentado etc.), bem como outros analitos hematológicos e bioquímicos (Ht, albumina), pode auxiliar no diagnóstico de azotemia pré-renal em casos complicados. Deve-se ter em mente que se o Ht estava diminuído antes do início da desidratação, então o Ht pode mudar para dentro do IR durante a desidratação, o que pode mascarar uma condição de anemia subjacente.

A hemorragia gastrintestinal (GI) aumentará o NU sem aumentar a Creat. O sangue no sistema digestório é decomposto, reabsorvido como aminoácidos e amônia, entregue ao fígado e convertido em NU para excreção pelos rins. A hemorragia não tem que ser tão grave a ponto de causar anemia e, de fato, a hemorragia pode ser leve o suficiente para exigir o teste de sangue oculto nas fezes para ter certeza de que está presente. Outras "dietas de alta proteína" podem aumentar a produção pós-prandial do NU, mas não causam azotemia em pacientes saudáveis. O aumento do NU é compensado pelo aumento simultâneo na TFG estimulado pela refeição. O aumento na Creat pela refeição é tão brando que o aumento pós-prandial na TFG de fato reduz a concentração sérica de Creat 2 horas após a refeição. O excesso de catabolismo muscular (p. ex., inanição ou febre) pode aumentar a produção de NU, mas raramente produz azotemia. Se houver aumento, ele será brando e não interferirá na interpretação clínica.

Azotemia renal

A azotemia renal descreve falha nos rins e é causada por lesões em um dos cinco locais: glomérulos, túbulos, interstício, pelve renal ou vasos sanguíneos. Qualquer doença renal que cause lesões a mais de 75% dos néfrons e reduza a TFG abaixo de 25% diminuirá a excreção de NU e Creat. A azotemia com urina não concentrada é de origem renal (ver Figura 24.2). A azotemia pode ser leve, moderada ou grave, dependendo da gravidade e da distribuição da doença subjacente. O volume de urina também pode ser variável (poliúria, oligúria, anúria). Por exemplo, em casos de insuficiência renal aguda grave, o volume de urina será diminuído (oligúria ou anúria). Nos casos de DRC, a produção de urina será aumentada (poliúria). Pacientes com azotemia renal terão urina isostenúrica ou, possivelmente, hipostenúrica.

Uma vez reconhecida a insuficiência renal, os próximos passos consistem em identificar qual região do rim está acometida e determinar se a insuficiência renal é aguda ou crônica (Tabela 24.3). Essa distinção é crítica, porque a lesão renal aguda (LRA) pode ser reversível, enquanto a DRC não é.

As características da LRA são variáveis, mas geralmente incluem uma boa condição corporal, início súbito (o animal frequentemente relatado como "bem ontem"), depressão, letargia e diminuição a ausência de produção de urina. Os dados laboratoriais incluirão Ht e concentração de albumina no IR (ou

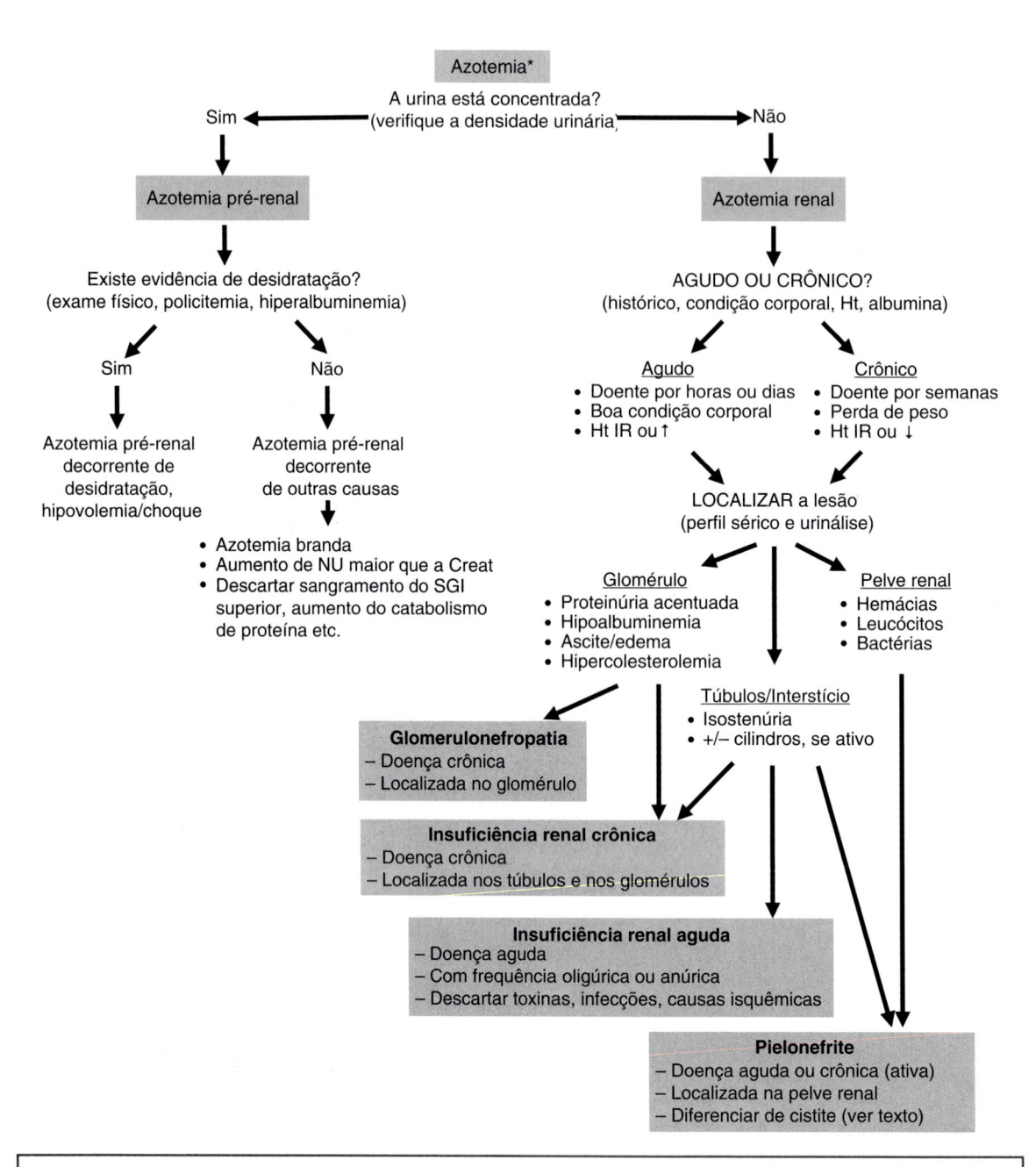

* Lembre-se de que pacientes podem ter urina pouco concentrada e estar desidratados. Exemplos incluem: diminuição de ADH (p. ex., diabetes insípido), hipercalcemia, lavagem medular (p. ex., hipoadrenocorticismo, *shunt* hepático), excesso de glicocorticoides (p. ex., hiperadrenocorticismo, exógeno), piometra, diurese osmótica (p. ex., diabetes melito).

Figura 24.2 Abordagens gerais para azotemia na doença renal. Correlacione azotemia com densidade urinária (DU), hematócrito (Ht), albumina e estado de hidratação para determinar se a azotemia é pré-renal, renal ou uma combinação. A azotemia com urina concentrada é indicativa de azotemia pré-renal. A urina é considerada concentrada quando a DU é > 1,030 para um cão e > 1,040 para um gato. À medida que a DU aumenta, maior a confiança na capacidade do rim de concentrar a urina. Azotemia pós-renal deve-se à obstrução do fluxo de saída (cálculos) ou ruptura da bexiga urinária, e não faz parte desse algoritmo. Azotemia com urina que não é adequadamente concentrada (≤ 1,030 para um cão, ≤ 1,040 para um gato) sugere doença renal. Deve-se notar que a azotemia é frequentemente exacerbada em pacientes clinicamente desidratados, levando a uma azotemia pré-renal sobreposta a uma azotemia renal. Às vezes, isso é referido como agudização da doença renal crônica. Nesses casos, a doença renal é o principal diferencial. Uma vez que a azotemia é identificada como sendo causada por doença renal, são utilizados histórico do paciente, condição corporal, volume de urina, Ht e concentração de albumina para determinar a cronicidade (lesão aguda *versus* doença crônica). A lesão é então localizada dentro do rim (glomérulos, túbulos, interstício, pelve) a partir do exame de urina e da bioquímica sérica. Existem outros diferenciais para um paciente com azotemia e urina diluída. Os diferenciais incluem diminuição do hormônio antidiurético (ADH) (diabetes insípido), substâncias que interferem nos receptores renais do ADH (hipercalcemia, glicocorticoides, endotoxina bacteriana etc.), lavagem medular (hiponatremia secundária a hipoadrenocorticismo, nitrogênio ureico (NU) diminuído na insuficiência hepática, terapia prolongada com líquidos (IV) ou diurese osmótica decorrente de substâncias excretadas na urina com forte atração osmótica (glicose, cetonas, manitol etc.). Nesses casos, a apresentação clássica é uma azotemia leve com um DU < 1,013. Se não houver doença renal concomitante, a azotemia é de origem pré-renal, pois os pacientes são incapazes de acompanhar as perdas de água. Cada um desses diferenciais também pode apresentar DU < 1,013 e sem azotemia (não estão desidratados). IR = dentro do intervalo de referência; SGI = sistema gastrintestinal.

Exemplo de caso 24.2 Cão de raça pequena de 1 ano, baixo crescimento, magro e comportamento bizarro (atacando objetos, não brincalhão).

NU 5 mg/dℓ (IR 10 a 30), Creat 1,1 mg/dℓ (IR < 1,5), razão NU:Creat 45:1, DU 1,012, albumina sérica 1,8 g/dℓ (IR 2,6 a 3,9); as enzimas hepáticas estão no IR (intervalo de referência)

Interpretação: redução do nitrogênio ureico (NU) e albumina em um cão jovem com possíveis distúrbios do sistema nervoso central (SNC) (ataque a objetos) e urina diluída é provavelmente causada por *shunt* hepático congênito e diminuição da síntese de NU e albumina pelo fígado. A incapacidade de concentrar a urina é decorrente de uma disfunção no interstício medular renal, que nunca desenvolveu um alto NU, resultando em incapacidade de produzir urina concentrada (lavagem medular). Isso seria um sinal clássico de *shunt* hepático congênito se cristais de biurato de amônia fossem observados na urina. Esses cristais e urólitos de biurato de amônio (verdes, verde-acastanhados [Figuras 24.A.18 e 24.A.19]) são causados pela concentração de amônia plasmática acentuadamente elevada que, por ser livremente filtrada no glomérulo, contribui para um ultrafiltrado que é tanto supersaturado com amônia quanto alcalino em pH e leva à cristalização de amônia. Na maioria dos casos de *shunts* hepáticos congênitos não há, ou o aumento é apenas leve, atividade de enzimas hepáticas séricas e os animais não estão bilirrubinêmicos. Isso contrasta com a maioria dos casos de insuficiência hepática adquirida, em que há aumento moderado a acentuado nas enzimas hepáticas e bilirrubinemia, pois a lesão hepática grave precede o desenvolvimento do *shunt*.

Tabela 24.3 Resultados esperados na doença renal aguda *versus* doença renal crônica.

	Aguda	Crônica
Ht	No IR	Diminuído
Albumina	No IR	Diminuído
K	Aumentado, variável	Diminuído
Volume urinário	Anúria, oligúria	Poliúria, polidipsia
Condição corporal	Bom	Baixo
Histórico	Início súbito	Deterioração gradual
Tamanho dos rins	Normal a aumentado	Pequeno, contorno irregular

Estas são generalizações, e há diversos resultados e variação entre espécies. Ht = hematócrito; IR = intervalo de referência.

aumentada se houver desidratação) e aumento da concentração de potássio.

A causa mais comum de LRA é a nefrose, ou seja, degeneração tubular e necrose, que é mais comumente causada por uma nefrotoxina. A nefrose aguda será refletida no exame de urina por isostenúria, numerosos cilindros, leve proteinúria, glicosúria leve diante da concentração plasmática normal de glicose e anormalidades celulares variáveis no sedimento. Se os rins puderem ser examinados ou palpados, eles serão de tamanho normal ou aumentado e terão contornos regulares.

Exemplo de caso 24.3 Labrador Retriever de 11 anos tratado com AINEs para artrite crônica.

NU 78 mg/dℓ (IR 10 a 30), Creat 1,2 mg/dℓ (IR < 1,5), razão NU:Creat 65:1, DU 1,034

Primeira interpretação: aumento desproporcional no nitrogênio ureico (NU) em relação à creatinina (Creat) juntamente com urina concentrada é mais provável em virtude da hemorragia gastrintestinal (GI) secundária a erosões e ulcerações gástricas, relacionadas ao uso de anti-inflamatórios não esteroides (AINEs).

Exames complementares: pesquisa de sangue oculto nas fezes e/ou suspensão de AINEs e avaliação do estado de hidratação.

Segunda interpretação: desidratação resultando em aumento da retenção do NU. No entanto, como NU é aumentado e Creat está no intervalo de referência (IR), a hemorragia GI é mais provável que a desidratação. Avalie o *status* de hidratação.

A desidratação pode aumentar o NU sem aumento proporcional na Creat, e a razão NU:Creat pode ser alta, ou seja, > 20:1. Cem por cento da creatinina excretada no filtrado glomerular passa pela urina. No entanto, aproximadamente 50% do NU excretado no filtrado glomerular são reabsorvidos pelos túbulos. A quantidade reabsorvida é uma função da saúde dos túbulos e da taxa de fluxo do filtrado pelos túbulos. Quanto mais lenta a taxa de fluxo (desidratação), maior a reabsorção de NU; até 70% da ureia podem ser reabsorvidos contra os 50% esperados. Quanto mais rápida a taxa de fluxo (diurese), menor a quantidade de reabsorção de NU; talvez apenas 40% ou menos sejam reabsorvidos. Portanto, com a desidratação, o NU aumenta mais que a Creat, e, com a diurese, o NU diminui mais rapidamente que a Creat, e ambas as situações podem ser vistas clinicamente. A diminuição mais rápida do NU durante a fluidoterapia deve-se ao aumento da produção de filtrado glomerular, levando ao aumento no tempo de trânsito do líquido nos túbulos e, portanto, tempo reduzido para reabsorver o NU.

Exemplo de caso 24.4 Cão de 9 anos, desidratação clínica de 6%.

NU 88 mg/dℓ (IR 10 a 30), Creat 2,8 mg/dℓ (IR < 1,5), razão NU:Creat 31:1, DU 1,058

Interpretação: azotemia pré-renal, evidenciada pelo aumento desproporcional de nitrogênio ureico (NU) em relação à creatinina (Creat), com urina concentrada e sinais clínicos de desidratação. A reabsorção da ureia aumenta secundariamente à diminuição do fluxo de filtrado glomerular causado pela hipovolemia da desidratação. O hematócrito (Ht) e

a albumina também podem aumentar se a desidratação for grave o suficiente e se nem o Ht nem a albumina ficaram abaixo do menor intervalo de referência antes do início da desidratação. Se o cão não estava anêmico, então o Ht pode estar aumentado; no entanto, se o cão estava anêmico antes do início da desidratação, então a diminuição no volume plasmático pode causar aumento no Ht para o intervalo de referência (IR), mascarando assim a anemia.

A DRC pode ser o resultado de doenças glomerulares, bem como de nefrite intersticial crônica, pielonefrite, nefropatia familiar progressiva e até mesmo cálculos coraliformes bilaterais. Em suma, qualquer ocorrência que possa causar dano tecidual suficiente pode resultar em insuficiência renal terminal. Características de DRC são perda de peso constante, escore de condição corporal magro a caquético, letargia, poliúria, polidipsia e dados laboratoriais que incluem anemia não regenerativa, hipoalbuminemia e hipocalcemia (esta última é incomum em cavalos). A hipopotassemia é frequentemente observada em bovinos e gatos. Se os rins puderem ser visualizados, eles serão pequenos e terão contornos irregulares, principalmente quando a doença está totalmente desenvolvida.

Para monitorar esses pacientes ao longo do tempo, parâmetros práticos incluiriam peso do paciente, ingestão de água, volume de urina, DU, NUS e Creat. Se um monitoramento mais próximo for desejado, ou se você quiser determinar com mais precisão a massa renal funcional, estudos especializados como a depuração de creatinina exógena ou endógena, excreção fracionada de sódio, microproteinúria ou ultrassonografia podem ser oferecidos ou executados posteriormente.

Azotemia pós-renal

A azotemia pós-renal ocorre em virtude da obstrução do fluxo de saída que acontece após o néfron ou uma ruptura na via de saída do sistema urinário. A azotemia está presente em virtude da produção contínua de NU e Creat e da incapacidade de excretar NU e Creat do corpo. Em casos de ruptura de bexiga urinária ou uretral, há reabsorção adicional de NU e Creat da cavidade abdominal ou do tecido subcutâneo. A azotemia pós-renal geralmente é considerada como produzindo os maiores e mais rápidos aumentos na creatinina sérica, mas não é diagnóstica. A produção de urina está diminuída (oligúria) ou ausente (anúria), e a DU pode ser variável. O diagnóstico de azotemia pós-renal é feito mais com base em achados de histórico e exame físico do que por meio de avaliação laboratorial, e depende da determinação de que a urina não está sendo excretada.

A maioria dos casos de azotemia pós-renal está associada à urolitíase em machos em virtude da sua uretra estreita. No exame físico, a bexiga estará aumentada à palpação se a obstrução for distal à bexiga. Urina obtida via cistocentese em um animal obstruído é frequentemente vermelha, e o exame do sedimento revela muitas hemácias e células inflamatórias. A hiperpotassemia pode ser grave (> 8 mEq/ℓ) com risco à vida, especialmente em gatos machos com obstrução uretral completa. Os gatos machos inteiros obstruídos podem ter aumento rápido e acentuado de NU e Creat com Creat > 15 mg/dℓ. A azotemia diminui rapidamente após o alívio da obstrução.

Em gatos, ovinos, caprinos e bovinos, o uroabdome é classicamente uma doença dos machos em decorrência da sua uretra estreita que é mais facilmente obstruída que a uretra feminina, mais larga. Como a urina se acumula na bexiga, ela se distende e eventualmente ocorrem rupturas. Em equinos, uroabdome ocorre em potros machos < 7 dias de idade quando a bexiga é rompida durante o nascimento. Em cães, o uroabdome está frequentemente associado a traumatismo (p. ex., atropelamento), especialmente em machos. No exame físico, a bexiga é pequena e/ou difícil de palpar, e uma onda de líquido abdominal palpável pode estar presente. A azotemia é variável e está frequentemente associada a distúrbios eletrolíticos. Uroabdome é confirmado pela comparação da concentração de Creat no líquido peritoneal > Creat no soro, e é discutido em doenças neste capítulo.

Em animais de grande porte, um aumento desproporcional na Creat sérica é visto com mais frequência em casos de cólica equina e é atribuído ao aumento de outros cromogênios além da creatinina. Quando a Creat é desproporcionalmente maior

---

Exemplo de caso 24.5 Cão sem raça definida, desidratação clínica de 6%.

Resultados iniciais: NU 120 mg/dℓ (IR 10 a 30), Creat 4,5 mg/dℓ (IR < 1,5), razão NU:Creat 26:1, DU 1,062
Após líquidos IV: NU 34 mg/dℓ (IR 10 a 30), Creat 4,5 mg/dℓ (IR < 1,5), razão NU:Creat 12:1, DU 1,008

Interpretação: azotemia pré-renal; aumento desproporcional do nitrogênio ureico (NU) para creatinina (Creat) com urina concentrada e desidratação clínica. Após a fluidoterapia, o cachorro ainda está levemente azotêmico e a diminuição do NU é de magnitude maior (70% menor) que a diminuição de Creat (33%).

O NU sérico está quase no intervalo de referência (IR) e a Creat é quase o dobro do valor superior do IR. Isso se deve ao aumento do fluxo de filtrado através dos túbulos causado pela fluidoterapia, o que permitiu menos tempo para o NU e a água serem reabsorvidos e, portanto, mais NU e líquido permaneceram no ultrafiltrado do plasma, permitindo que mais seja excretado (poliúria). Isso levou à diminuição mais rápida no NU do que da Creat. Durante a diurese por líquido, o aumento do fluxo de líquido através dos rins diminui a reabsorção de NU para < 40%; portanto, NU sérico (NUS) diminui mais rápido que a creatinina durante a fluidoterapia.

Aproximadamente 40 a 60% do NU excretado no filtrado glomerular são reabsorvidos através dos túbulos por células passivas (túbulos proximais) e mecanismos ativos (via hormônio antidiurético [ADH] nos ductos coletores). Existem transportadores de ureia (UT1, UT2, UT3) que estão ativos em diferentes regiões dos túbulos para realizar a reabsorção de ureia. A quantidade reabsorvida é uma função da saúde dos túbulos e da taxa de fluxo no filtrado glomerular. Uma parte do NU permanece no intersticio, juntamente com sódio e cloreto, e contribui para a hipertonicidade da medula que faz parte do sistema de contracorrente multiplicador. O grau de saturação no intersticio é proporcional à concentração de NU, sódio e cloreto na medula, o que a torna hipertônica em comparação com o líquido nos túbulos, e esse gradiente é necessário para ajudar a concentrar o filtrado glomerular à medida que é processado na urina. Ureia e sódio são as duas substâncias primariamente responsáveis pela reabsorção passiva de água dos túbulos no ramo descendente da alça de Henle. Se um paciente tiver reduções prolongadas na concentração plasmática de sódio ou NU, pode resultar em concentrações diminuídas de qualquer substância no intersticio, levando a uma diminuição da capacidade de reabsorção de água passivamente e, portanto, a uma diminuição da capacidade de concentrar a urina. Assim, resulta uma urina diluída que é notada clinicamente como poliúria. Essa combinação de eventos que leva à diminuição da tonicidade medular é chamada de lavagem medular. Isso é visto com hipoadrenocorticismo (hiponatremia prolongada) e com a diminuição prolongada da produção de NU em razão dos *shunts* hepáticos (congênitos ou adquiridos), bem como insuficiência hepática crônica grave. A ureia é sintetizada no fígado, e a insuficiência hepática crônica pode resultar em diminuição da produção e, portanto, diminuição do NU plasmático. NU de um dígito combinado com hipoalbuminemia e microcitose podem ser pistas sutis que indicam *shunts* hepáticos.

A polidipsia psicogênica eliminará o NU do intersticio medular e o sódio via diurese acentuada, resultando em hipostenúria e poliúria/polidipsia (PU/PD).

que o NU, de modo que a razão NU:Creat no soro é de 5 ou menos, então os cromogênios não creatinina são uma causa provável, especialmente em equinos. Isso é particularmente provável se o NU estiver dentro do IR ou ligeiramente acima do IR, mas Creat estiver claramente aumentada (3 a 6 mg/dℓ). A maneira mais fácil de determinar se o aumento de Creat é decorrente de causas renais ou não renais, é comparar a DU e o NUS. Se a DU e a Creat sérica estiverem aumentados, mas NU estiver dentro do IR, então o cavalo tem cromógenos não creatinina aumentando artificialmente o teor sérico de Creat. Se a DU for aumentada e o NU for aumentado, mas a Creat estiver desproporcionalmente maior que o aumento de NU, então o cavalo tem azotemia pré-renal e cromógenos não creatinina estão contribuindo para a mensuração da Creat. Se a DU for isostenúrica e houver azotemia, aí o animal tem azotemia renal. Isso representa um dilema clínico, que é agravado quando o NU não é aumentado tanto quanto a Creat em virtude da excreção entérica de NU em equinos e bovinos.

Dimetilarginina simétrica (SDMA)

SDMA é um subproduto natural do metabolismo da proteína intranuclear que é continuamente produzido no núcleo de células e excretado na urina via TFG. Seu pequeno peso molecular (202 g/mmol) e carga elétrica positiva permitem que a molécula seja livremente filtrada pelo glomérulo (carga negativa). A SDMA é um forte marcador da função renal em humanos[2] e é um componente de um painel de bioquímica oferecido pelos Laboratórios IDEXX. Aproximadamente 90% da SDMA são eliminados pelos rins.[3] A concentração sérica de SDMA é inversamente proporcional à TFG[4-6] e está positivamente correlacionada à concentração sérica de creatinina.[4-7] SDMA mostrou aumentar mais precocemente na doença renal do que a creatinina em gatos[4] e cães,[6] aumentando tão cedo quanto quando há redução de 40% redução da TFG. É considerada um indicador mais específico de doença renal porque não é afetada por fatores extrarrenais, como massa corporal magra ou sangramento gastrintestinal.[3,8] Assim, é um marcador útil para identificar doença renal em pacientes com perda muscular (p. ex., gatos com hipertireoidismo). A SDMA é medida por cromatografia líquida-espectroscopia de massa[4] e tem sido validada como um indicador clinicamente relevante e confiável de insuficiência renal em cães e gatos usando tecnologia própria.[6]

Tal como acontece com todos os analitos renais, a SDMA não é um teste independente. Ela precisa ser interpretada com achados clínicos, Ht, NU, Creat e DU. Se NU e Creat estiverem aumentados em um paciente com isostenúria, não há necessidade de solicitar SDMA. Creat sérica e DU podem ser monitorados para acompanhar a progressão da doença renal ou estudos de depuração da TFG podem ser oferecidos. Se a concentração de SDMA (relatada em µg/dℓ) estiver aumentada na ausência de sinais clínicos definitivos ou outros exames laboratoriais, há evidência de doença renal; portanto, sugere-se verificar novamente a SDMA e outros resultados de bioquímica clínica em 2 a 4 semanas. Nesse momento, se os valores ainda estiverem aumentados, faz-se necessária a pesquisa por um exame renal completo, incluindo urinálise e cultura, diagnóstico de imagiologia etc. (Figura 24.3). Considere SDMA como um teste de triagem para verificações anuais de bem-estar, especialmente em pacientes geriátricos ou raças com doenças renais familiares. A mensuração de SDMA pode ser útil na avaliação de pacientes com poliúria/polidipsia (PU/PD) e concentrações de NU e Creat no IR. A SDMA aumentada nesse momento sugere que doença renal oculta é provável. No entanto, se a SDMA não estiver aumentada, então outras causas de urina inadequadamente concentrada são mais prováveis (Tabela 24.4).

A SDMA ainda está nos estágios iniciais de avaliação como marcador de doença renal na medicina veterinária. Foi demonstrado com sucesso para diagnosticar DRC em cães e gatos; no entanto, é incapaz de diferenciar entre DRC e LRA.[9] Semelhante às concentrações séricas de NU e Creat, a SDMA aumentará com a redução da TFG causada por doença pré-renal, renal (aguda ou crônica) e etiologias pós-renais. Aumentos em SDMA não ajudam a diferenciar esses mecanismos. A identificação de

Exemplo de caso 24.6 Equino de 10 anos com cólica, sinais clínicos de desidratação são ambíguos.

NU 35 mg/dℓ, Creat 5,1 mg/dℓ, razão NU:Creat 7:1, urina não obtida

Interpretação: aumento desproporcional de creatinina (Creat) para nitrogênio ureico (NU) em virtude de cromógenos não creatinina e/ou possível excreção de NU no sistema digestório. Um NU de 35 mg/dℓ é leve a insignificante; no entanto, a Creat de 5,1 mg/dℓ é um aumento moderado e é preocupante. Isso é especialmente verdadeiro se flunixina (Banamine®) e/ou fenilbutazona são administrados para aliviar a dor e ajudar na prevenção da laminite. Os anti-inflamatórios não esteroides (AINEs) são contraindicados se o cavalo estiver desidratado, não bebendo água ou azotêmico em decorrência da propensão dos AINEs em causarem necrose da crista medular nos rins, que aumenta nessas situações. Este é um dilema clínico prático. Se o aumento de Creat for decorrente de cromogênios não creatinina, então o cavalo se beneficiaria dos AINEs. No entanto, a azotemia pré-renal pode estar presente nesse cavalo; portanto, obter a densidade urinária (DU) antes da fluidoterapia é o melhor meio de determinar se há contribuição renal para a azotemia. A excreção fracionada de sódio < 1% seria a evidência definitiva de que não há envolvimento renal, enquanto a excreção fracionada de sódio > 1% indicaria doença renal. Nesse último caso, os AINEs são contraindicados. Se ocorrerem, as lesões renais induzidas por AINEs em equinos são geralmente leves. Do ponto de vista prático, a cólica é muito mais comum que insuficiência renal em cavalos; portanto, as chances são de que o aumento de Creat decorra de cromogênios não creatinina.

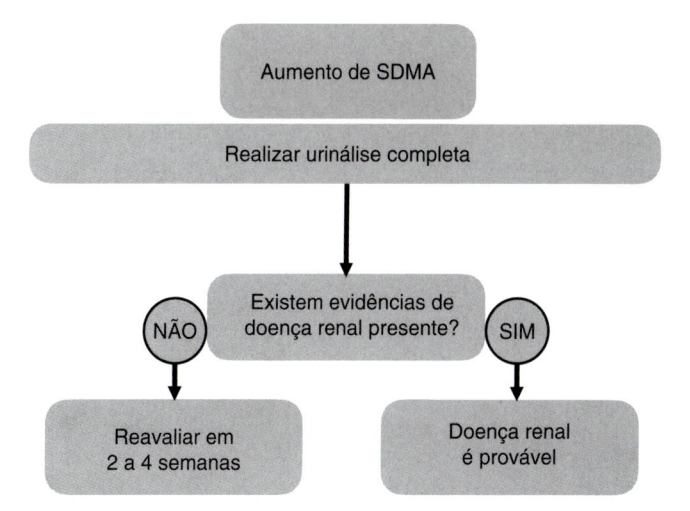

Figura 24.3 Algoritmo para aumento de dimetilarginina simétrica (SDMA). A SDMA é um teste relativamente novo para a detecção de doença renal oculta; sua concentração sérica aumenta mais precocemente que os marcadores renais tradicionais (isostenúria, aumento do nitrogênio ureico sérico e creatinina). SDMA é usada como um teste de triagem em animais sob risco de doença renal (p. ex., pacientes geriátricos) ou se houver suspeita de início de doença renal. É um teste redundante em pacientes azotêmicos.

Tabela 24.4 Causas de poliúria (polidipsia) e urina diluída.

Hormônio antidiurético (ADH) diminuído – diabetes insípido (DI) central
Tumor hipofisário (hipotalâmico raro), abscesso, idiopático, congênito

Resposta inadequada das células tubulares ao ADH adequado – DI nefrogênico
Hipercalcemia, esteroides, hipopotassemia, piometra, endotoxina de *E. coli*, falta congênita de resposta das células tubulares ao ADH

Massa renal diminuída = lesões nos rins, perda de células tubulares
Com azotemia = > 75% de envolvimento; especialmente se lesões na medula e na pelve

Sem azotemia = 66 a 75% de envolvimento da massa renal total

Ingestão excessiva de líquidos
Polidipsia psicogênica

Diurese por sobrecarga de líquidos

Lavagem medular – interstício medular não saturado com sódio e ureia
Addison – hiponatremia prolongada

Insuficiência hepática – diminuição do nitrogênio ureico (outros dados laboratoriais também apoiarão); *shunts* congênitos e adquiridos; doença hepática terminal

Polidipsia psicogênica

Diurese por sobrecarga de líquidos

Sobrecarga de solutos
Diabetes melito, acromegalia, síndrome de Fanconi, toxicidade do sal

Diuréticos – muitos com ações em diferentes regiões dos túbulos

Outros/mecanismos incompreendidos
Hipoparatireoidismo, hipertireoidismo, policitemia, mieloma sem hipercalcemia

doença renal usando SDMA requer as mesmas etapas usadas para distinguir causas de aumento sérico de NU e Creat. Da mesma forma, um aumento de SDMA não implica perda da função renal. SDMA não foi correlacionada com doenças específicas que não sejam doenças renais crônicas e agudas. No entanto, parece ser um analito promissor e ganhará valor à medida que continua a ser avaliada por investigadores de entidades independentes.

Anormalidades eletrolíticas

Existe uma quantidade enorme de informações sobre como e onde nos túbulos os eletrólitos, íons e outras substâncias são reabsorvidos e excretados. Esta seção enfoca nas anormalidades observadas na insuficiência renal e nas doenças relacionadas, mais do que na fisiologia. As anormalidades eletrolíticas são comuns na insuficiência renal e as generalizações são previsíveis; entretanto, a gravidade da insuficiência renal e o estágio de compensação tornam as previsões precisas difíceis; portanto, os eletrólitos séricos devem ser medidos. Hiperfosfatemia é esperada sempre que a TFG for reduzida. Se a DRC estiver em um estado compensatório, então, as concentrações de sódio, potássio e cloreto provavelmente estarão dentro dos intervalos de referência. Se a DRC ou a LRA não for compensada, haverá distúrbios desses eletrólitos que variam de aumentados a diminuídos.

Fósforo e cálcio

Esses dois eletrólitos devem ser avaliados em conjunto. A maioria dos cães e gatos com insuficiência renal terá normocalcemia e hiperfosfatemia; hipocalcemia e hiperfosfatemia são o segundo achado mais frequente. A hiperfosfatemia é uma associação quase constante com a DRC em todas as espécies, exceto em equinos. Nessa espécie, há tendência a hipercalcemia e hipofosfatemia. À medida que a insuficiência renal progride do estágio 1 para o estágio 4, as concentrações séricas de NU, creatinina e fósforo aumentam proporcionalmente, assim como o produto Ca × P. No estágio 1 (doença renal leve), a hiperfosfatemia é observada em aproximadamente 20% dos cães e a magnitude é leve, por exemplo, 6 a 8 mg/dℓ. A hiperfosfatemia evolui para 100% dos cães no estágio 4 (estágio final grave) e os aumentos são graves, 17 a 25 mg/dℓ. Da mesma forma, o hormônio da paratireoide (PTH) aumenta ao longo do tempo. Cerca de 33% dos cães terão aumentado os valores no estágio 1 e 100% no estágio 4.

Fósforo

Aproximadamente 80% do fósforo que entra no filtrado glomerular são reabsorvidos nos túbulos proximais e 20% são excretados. A causa mais comum de hiperfosfatemia em medicina veterinária é diminuição da TFG. Causas pré-renais, renais e pós-renais, insuficiência renal aguda e DRC fazem isso. Em cães com DRC, o aumento no teor de fósforo (P) é aproximadamente paralelo ao aumento no NU. Quando há ruptura de bexiga urinária, a concentração de fósforo aumenta no soro porque ele é reabsorvido ao longo de seu gradiente de concentração de uma alta concentração na urina/líquido abdominal, através do peritônio, para o sangue. O teor sérico de fósforo pode aumentar antes da azotemia em alguns pacientes com toxicidade ao etilenoglicol se o produto anticongelante ingerido também contiver o inibidor de ferrugem à base de fosfato.

Exemplo de caso 24.7 Classifique a azotemia: normal, pré-renal, renal.

Paciente	A	B	C	D	E	F
NU sérico (10 a 30)	28	85	190	110	60	63
Creat sérica (< 1,5)	1,1	4	9,2	3,2	3	3,1
Razão NU:Creat séricos	28:1	21:1	21:1	34:1	20:1	21:1
DU		1,034	1,006	1,010	1,058	1,014	1,044

(intervalos de referência entre parênteses; nitrogênio ureico [NU] sérico, creatinina [Creat, mg/dℓ])

A. "Normal": todos os resultados estão nos intervalos de referência, e a densidade urinária (DU) indica a capacidade de concentração adequada.

B. Azotemia renal: NU e Creat séricos aumentados e DU diluída.

C. Azotemia renal: NU e Creat aumentadas e DU indica isostenúria; repetir a DU para verificar se a concentração aumentou da faixa de 1,007 a 1,013.

D. Azotemia pré-renal: NU e Creat aumentados e DU elevada (concentrada); a razão NU:Creat aumentou para 34, o que também sugere pré-renal; provável desidratação, avalie o estado de hidratação.

E. Azotemia renal: NU e Creat aumentados e DU próxima à faixa isostenúrica, precisa repetir DU para verificar se o paciente pode concentrar sua urina.

F. Azotemia pré-renal: NU e Creat aumentados e DU concentrado; valores quase idênticos ao exemplo "E", mas com base em causas diferentes em resultados de DU; não há valores para NU e Creat que sejam muito altos para azotemia pré-renal; no entanto, muitas vezes, os maiores aumentos são vistos quando há uma combinação de azotemia pré-renal e renal.

Exemplo de caso 24.8 Correlacione o paciente ao diagnóstico.

Paciente	A	B	C	D	E
NU sérico (10 a 30)	22	5	180	90	55
Creat sérica (< 1,5)	1,5	1	9	2	10,2
Razão NU:Creat séricas	16:1	5:1	20:1	45:1	5,5:1
DU	1,024	1,005	1,010	1,055	Não foi realizada

(intervalos de referência entre parênteses; nitrogênio ureico [NU] sérico, creatinina [Creat, mg/dℓ])

Possíveis diagnósticos: normal, azotemia pré-renal, azotemia renal, azotemia em equino, *shunt* hepático

Interpretação:

A. "Normal": pelo menos todos os resultados estão nos intervalos de referência, e a densidade urinária (DU) indica alguma capacidade de concentração. Lembre-se de que qualquer DU é possível em uma amostra aleatória de urina.

B. *Shunt* hepático: NU está diminuído e a urina hipostenúrica, o que indica a capacidade renal de diluir a urina, mas pode não ser capaz de concentrar, é necessário fazer outras DUs para identificar o padrão. A diminuição do NU é atribuída à diminuição da produção hepática; recomendada a avaliação da função hepática.

C. Azotemia renal: NU e Creat estão aumentados e DU indica isostenúria. A DU deve ser repetida para determinar se sairá da faixa de 1,007 a 1,013. A urina diluída sugere lesões tubulares, mas é necessário saber velocidade de início, escore de condição corporal do animal, teor de albumina sérica e hematócrito (Ht) para diferenciar a doença renal aguda da doença renal crônica.

D. Azotemia pré-renal: NU e Creat aumentados e alta razão NU:Creat sugestiva de causa pré-renal (p. ex., desidratação levando à diminuição da taxa de filtração glomerular [TFG]) com DU alta (urina concentrada). Alguém poderia observar valores semelhantes com hemorragia gastrintestinal (GI), aumento da chegada de substrato ao fígado para aumento da produção de NU (p. ex., úlcera hemorrágica, ancilostomíase, anti-inflamatórios não esteroides [AINEs] etc.).

E. Cavalo: aumento desproporcional de Creat em relação a NU, resultando em baixa razão NU:Creat. Os diagnósticos diferenciais incluem aumento na concentração de cromógenos não creatinina combinados com desidratação (p. ex., observado com cólica). Resultados semelhantes são esperados em bovinos com insuficiência renal associada à excreção GI de NU, um exame de urina e especialmente a DU ajudaria a diferenciar essas possibilidades. Se urina isostenúrica for observada, então os resultados são consistentes com insuficiência renal. Se a urina estiver adequadamente concentrada, então os resultados são consistentes com azotemia pré-renal e a presença de cromógenos não creatinina.

Exemplo de caso 24.9 Classifique a azotemia (normal, pré-renal, renal) e listar os diferenciais.

1. Classificar a azotemia: normal, pré-renal, renal
2. Quais são seus diferenciais?

Paciente	A	B	C	D	E-1	E-2 com fluidoterapia
NU sérico (10 a 30)	20	98	121	220	225	68
Creat sérica (< 1,5)	1,0	2	6	11	12	6,2
Razão NU:Creat séricos	20:1	50:1	20:1	20:1	20:1	10:1
Ht (30 a 50)	42	59	48	21	62	41
Albumina (2,8 a 4,0)	3,0	4,8	5,1	1,9	4,9	3,0
DU	1,022	1,044	1,059	1,009	1,006	1,010

(intervalos de referência são fornecidos entre parênteses; nitrogênio ureico [NU] sérico, creatinina [Creat, mg/dℓ], hematócrito [Ht, %], albumina [g/dℓ])

Interpretações:

A. Normal.

B. Azotemia com densidade urinária (DU) concentrada, aumento da razão NU:Creat, policitemia e aumento do teor de albumina sérica, todos atribuíveis a desidratação causando azotemia pré-renal. Hemorragia gastrintestinal (GI) pode produzir resultados semelhantes, o Ht não precisa ser diminuído para hemorragia GI causar aumento no NU, mas o aumento no Ht é mais compatível com a desidratação, e o aumento do teor de albumina confirma desidratação.

C. Azotemia pré-renal, não há aumento da razão NU:Creat nesse exemplo; a *única* causa de aumento do teor de albumina sérica é a desidratação (bisalbuminemia ou carcinoma hepatocelular causando aumento da albumina, seja através do aumento da produção por hepatócitos neoplásicos ou decorrente do *feedback* negativo reduzido na produção; ambas as condições são incrivelmente raras).

D. Azotemia com urina isostenúrica indica insuficiência renal. O menor Ht e teor de albumina baixo indicam doença renal crônica (DRC). Correlacionar resultados laboratoriais com a condição corporal do paciente, resultados do exame físico e histórico. A ultrassonografia dos rins pode revelar rins pequenos e fibróticos.

E-1. Azotemia com urina não concentrada indica que há insuficiência renal, mas que os rins são funcionais até certo ponto porque são capazes de produzir urina mais diluída do que o plasma. Os aumentos na concentração de albumina e Ht indicam um componente pré-renal e indicam que a insuficiência renal é provavelmente aguda e, portanto, as lesões provavelmente são tubulares, possivelmente uma nefrose; esse é um exemplo de azotemia renal e pré-renal, mas não pode ser determinado que parte da azotemia é decorrente de cada um desses fatores. Esses dados requerem a execução de urinálise seriada para monitorar a DU.

E-2. A fluidoterapia IV resultou em diminuição da azotemia dando suporte à interpretação de que parte da azotemia era de origem pré-renal. Há um decréscimo maior do NU em relação à Creat, que é típico de diurese líquida e é causado pelo aumento da taxa de fluxo de filtrado levando à diminuição da reabsorção de NU nos túbulos. A diminuição do Ht e do teor de albumina deve-se à fluidoterapia; a segunda DU é isostenúrica, o que é esperado após fluidoterapia (ou seja, não pode ser interpretada). Uma grande parte da azotemia antes da fluidoterapia foi decorrente da desidratação. A fluidoterapia deve continuar para determinar se líquidos e outros tratamentos podem diminuir ainda mais a azotemia. No ponto a partir do qual a fluidoterapia não pode diminuir ainda mais a azotemia, as concentrações de NU e Creat são, de fato, decorrentes das lesões renais verdadeiras. O paciente pode ser tratado e posteriormente monitorado. A azotemia não é uma sentença de morte. Muitos cães, e especialmente os gatos, podem ser mantidos com um baixo grau de azotemia e incapacidade de concentrar a urina por meses ou anos com tratamentos periódicos e monitorando a progressão ou melhora de sua doença renal.

Exemplo de caso 24.10 Qual é o seu diagnóstico? Doença renal aguda × crônica.

Paciente	A	B	C
Histórico	Estava bem ontem	Perda de peso durante a semana	Perda de peso durante a semana
Condição corporal	Boa	Ruim	Ruim, desidratação 5%
NU sérico (10 a 30)	200	221	120
Creat sérica (< 1,5)	10	11	5
Razão NU:Creat séricos	20:1	20:1	22:1
Ht	42	19	32
Albumina (2,8 a 4,0)	3,0	2,2	2,8
DU	1,012	1,009	1,006
Volume urinário	Pequena quantidade	Aumentado	Aumentado

(intervalos de referência são fornecidos entre parênteses; nitrogênio ureico [NU] sérico, creatinina [Creat, mg/dℓ], hematócrito [Ht, %], albumina [g/dℓ])

Interpretação:

A. Azotemia, urina isostenúrica, histórico e todos os outros dados apontam para doença tubular aguda; portanto, suspeite de nefrose por substâncias tóxicas ou de causa infecciosas.

B. Azotemia, urina isostenúrica, histórico e todos os outros dados apontam para doença/insuficiência renal crônica.

C. Azotemia, falta de urina concentrada, histórico, volume de urina e condição corporal apontam para doença/insuficiência renal crônica, mas Ht e teor de albumina não dão suporte a essa interpretação; suspeite que a desidratação concomitante detectada no exame físico aumentou esses analitos para valores dentro do intervalo de referência e, após a fluidoterapia, ambos diminuirão; isso parece provável, uma vez que eles estão na extremidade inferior do intervalo de referência e a desidratação é de 5%.

Hiperfosfatemia maior que 10 mg/dℓ é comum; pode ser tão grave quanto > 15 mg/dℓ. Nessas concentrações, o fósforo pode amplificar a insuficiência renal por meio da mineralização de células tubulares e organelas celulares, nefrotoxicidade direta e vasoconstrição. Quando o produto sérico Ca × P for > 70, a mineralização dos tecidos moles é possível e, se for > 100, mineralização dos tecidos moles está ocorrendo. A mineralização de tecidos moles é aumentada na insuficiência renal em razão da vasculite que lesiona os tecidos. O fósforo é mais importante na mineralização do que Ca; portanto, a mineralização de tecidos moles estará ocorrendo mesmo se houver hipocalcemia enquanto houver hiperfosfatemia. Por exemplo, um paciente com Ca sérico total de 7,8 mg/dℓ e P sérico de 16 mg/dℓ tem um produto Ca × P de 125. A mineralização de tecidos moles está ocorrendo mesmo havendo hipocalcemia. A mineralização também ocorre fora dos rins, e locais predispostos são vasos sanguíneos por todo o corpo, mucosa gástrica da zona média, pulmões e coração. Em raras ocasiões, a mineralização nos vasos sanguíneos é grave o suficiente para ser vista em radiografias. Essa calcificação metastática é muito prejudicial e contribui para a mortalidade em animais com falência renal. O tratamento da insuficiência renal inclui mudanças na dieta e medicamentos para quelar o fósforo e diminuir a absorção GI na tentativa de diminuir o teor sérico de fósforo.

Uma concentração sérica normal de P em um paciente azotêmico é incomum e deve levar em consideração que há outra doença que reduz o P sérico, como hiperparatireoidismo ou, mais provavelmente, hipercalcemia da malignidade.

Hipofosfatemia ocorre em alguns equinos com insuficiência renal, mas não em pequenos animais, a menos que seja causada por tratamento. Estima-se que cerca de 66% dos cavalos com insuficiência renal serão hipercalcêmicos, e 50% apresentarão hipofosfatemia. O mecanismo não é claro. Isso é relativamente fácil de hipotetizar sobre a hipercalcemia, mas a hipofosfatemia é problemática; pode haver aumento da excreção de P no intestino. Alguns cavalos podem se adaptar a uma dieta rica em cálcio da alfafa excretando cálcio e reabsorvendo fósforo nos rins. Esses cavalos podem então reter o cálcio e excretar o fósforo durante a insuficiência renal. Esse é o oposto da fisiologia renal normal. A hipercalcemia e a hipofosfatemia em um equino são mais provavelmente decorrentes da insuficiência renal, mas, em um cão, a hipercalcemia da malignidade é o diagnóstico mais provável.

O PTH inibe a reabsorção de P nos túbulos proximais e, portanto, promove a fosfatúria. Concentrações aumentadas de PTH ajudam a prevenir a hiperfosfatemia na insuficiência renal por algum tempo, mas quando a TFG diminui abaixo de 20% do normal, essa adaptação compensatória é sobrecarregada e a hiperfosfatemia se desenvolve. Hiperfosfatemia e hipocalcemia são os principais fatores estimuladores para o hiperparatireoidismo secundário renal.

Cálcio

A normocalcemia é observada com mais frequência em animais com insuficiência renal (50 a 75%); hipocalcemia é relativamente comum (até 40%). A hipercalcemia, às vezes, é observada e é dependente de espécie, estágio de compensação da insuficiência renal e metodologia para mensuração do cálcio.

A hipocalcemia pode ser explicada por seis mecanismos: diminuição das células tubulares para reabsorver o Ca; diminuição das concentrações de vitamina D; diminuição do teor de albumina; mineralização de tecidos moles; diminuição recíproca no soro decorrente do aumento do P; e, se a insuficiência renal for decorrente de toxicidade do etilenoglicol, o efeito quelante do oxalato sobre o cálcio. A hipocalcemia vista com LRA causada por etilenoglicol pode ser grave, < 6 mg/dℓ. A hipocalcemia é mais comum na DRC do que na LRA e geralmente é leve a moderada, 7 a 8 mg/dℓ e assintomática. A etapa limitante da velocidade na síntese de vitamina D está no rim; portanto, a DRC está associada à diminuição da produção de vitamina D. Hipocalcemia prolongada estimula a hiperplasia da paratireoide, que pode levar à doença metabólica de desmineralização óssea, osteopenia ou osteodistrofia fibrosa renal, ou "mandíbula de borracha". Apesar de as lesões ósseas serem generalizadas, elas são melhor visualizadas radiograficamente na mandíbula e na maxila.

As alterações observadas no cálcio sérico total são geralmente as mesmas para o cálcio ionizado, mas alguns casos de insuficiência renal em cães podem ter diminuição do cálcio ionizado enquanto o cálcio sérico total está normal ou aumentado. Raramente existem sinais clínicos nesses pacientes relacionados a essa alteração no cálcio. Se a mensuração de cálcio ionizado estiver disponível, é a melhor fração para medir no intuito de prever a atividade biológica do cálcio. Se a fluidoterapia corrigir a acidose metabólica rapidamente, então esses pacientes podem desenvolver tremores, tetania e sinais neuromusculares que podem ser decorrentes da mudança do cálcio de ionizado (acidose) para complexado a proteína ou em compartimentos (alcalose). O uso de produtos de cálcio para corrigir esse possível efeito é provavelmente contraindicado, uma vez que o cálcio administrado se combinaria à hiperfosfatemia existente para acelerar a mineralização dos tecidos moles. A hipocalcemia é esperada em vacas com insuficiência renal em virtude dos mecanismos listados anteriormente, bem como pela tendência de que bovinos desenvolvam alcalose com insuficiência renal e observações de que muitos bovinos doentes por causas diversas apresentam hipocalcemia leve.

A hipercalcemia é observada em casos de insuficiência renal canina e felina (10 a 20%) e insuficiência renal equina (66%). O mecanismo não é claro. A hipótese é de que existe um defeito adquirido no receptor de proteína sensível ao cálcio. Essa proteína é fundamental para a glândula paratireoide reconhecer a concentração de cálcio e ajustar a síntese e a secreção de PTH adequadamente para normalizar o teor de cálcio sérico. Se a molécula for anormal, como em distúrbios congênitos e adquiridos em humanos, as células da paratireoide não diminuem sua secreção de PTH. A secreção contínua de PTH estimula a reabsorção de cálcio nos túbulos contorcidos proximais e a osteólise osteoclástica, contribuindo ainda mais para a hipercalcemia. A hipercalcemia com insuficiência renal canina é vista mais frequentemente em cães jovens portadores da doença nefropatia renal familiar progressiva. É vista com outros tipos de insuficiência renal também. Cães e gatos com insuficiência renal associada à hipercalcemia terão hiperfosfatemia, e o risco de mineralização de tecidos moles é alto.

A insuficiência renal é a segunda a terceira causa mais comum de hipercalcemia em cães, independentemente se o cálcio total ou o cálcio ionizado sérico forem usados para avaliar o estado de cálcio. Vários estudos destacaram que o cálcio sérico total não se correlaciona com o cálcio ionizado em até um terço dos casos de DRC em cães. Aproximadamente 4 a 10% dos cães com insuficiência renal terão aumento de cálcio ionizado, e 5 a 15% terão aumento do cálcio sérico total.

A concentração de cálcio sérico total também pode não refletir o teor de cálcio ionizado em gatos com DRC. O cálcio ionizado aumentou em 6% *versus* 20% do cálcio total, e o cálcio ionizado diminuiu em 25% *versus* 8% com cálcio total. A mensuração do cálcio ionizado é preferível para avaliar com precisão o estado biológico do cálcio. No entanto, recomenda-se a utilização do cálcio sérico total para calcular o produto Ca × P.

A hipercalcemia está associada a urina diluída e PU/PD. Existem vários mecanismos para isso, incluindo a interferência na ação do ADH, diminuindo a movimentação de AQP2 à membrana apical e evitando de forma eficaz a reabsorção de água, bloqueando os receptores nas células do epitélio renal e a mineralização das células. As etapas bioquímicas podem ser revertidas, mas lesões estruturais induzidas por mineralização, não. Membranas basais e organelas celulares se tornarão mineralizadas e levarão à morte das células, contribuindo tanto para defeitos de concentração quanto para a azotemia renal.

Hipercalcemia, esteroides (hiperadrenocorticismo) e piometra (endotoxina de *Escherichia coli*) são exemplos de doenças ou substâncias que interferem na ação do ADH e frequentemente resultam em urina diluída e PU/PD. Se esses pacientes também forem azotêmicos, pode ser difícil diferenciar da azotemia renal. Isso porque eles terão urina diluída em razão da substância inibidora, mas a azotemia pode, na verdade, decorrer da desidratação concomitante e os rins estarem bem.

Urolitíase por oxalato de cálcio ou cristalúria são indícios para buscar hipercalcemia em pequenos animais. Normalmente, eles são cristais de oxalato di-hidratado, mas tanto formas di-hidratadas quanto mono-hidratadas foram observadas em cães e gatos com hipercalcemia, por exemplo, hiperparatireoidismo primário e hipercalcemia idiopática de gatos. O hiperparatireoidismo é frequentemente assintomático, sendo a presença de hipercalcemia encontrada em um perfil bioquímico de rotina ou cristalúria de cálcio as primeiras pistas de que essa doença está presente. Cristais mono-hidratados e di-hidratados de oxalato de cálcio também podem ser descobertas normais. Eles também são altamente associados com toxicidade por etilenoglicol em cães e gatos; portanto, sua presença deve ser correlacionada com todos os dados clínicos e laboratoriais. Cristais de oxalato de cálcio mono-hidratado e di-hidratado são observados em equinos normais, coelhos e porquinhos-da-índia. Equinos e coelhos têm urina turva e excesso de muco na urina, e têm valores de cálcio sérico em IR maiores que outras espécies, até 13 mg/dℓ, dependendo do laboratório e da metodologia.

Cálcio em casos de insuficiência renal complicada

É problemático decidir se a insuficiência renal é a causa ou o resultado da hipercalcemia. A maneira mais fácil de decidir é olhar para todos os dados e verificar se um diagnóstico primário é evidente. Por exemplo, se a DRC puder ser estabelecida com base em dados laboratoriais, disposição da raça, biopsia etc., então essa é a causa mais provável de hipercalcemia. No entanto, se um cão tem linfoma, azotemia e hipercalcemia, a hipercalcemia é provavelmente decorrente do linfoma. A hipercalcemia acentuada pode causar insuficiência renal. No linfoma, a hipercalcemia é uma condição da síndrome paraneoplásica associada à proteína relacionada ao hormônio da paratireoide (PTH-rp) que estimula a excreção urinária de fósforo e a reabsorção de cálcio. O cálcio ionizado pode estar acentuadamente aumentado. A azotemia é secundária a possível desidratação, mineralização dos tecidos moles e/ou linfoma nos rins. O P sérico nesses cães não será acentuadamente aumentado, apesar da azotemia decorrente do efeito fosfatúrico da PTH-rp. Incapacidade de concentrar a urina pode decorrer de hipercalcemia ou insuficiência renal, então a DU não é uma característica distintiva.

Se um diagnóstico primário não for evidente, então, quanto maior o teor de Ca sérico, maior a probabilidade de haver uma doença primária de cálcio, e quanto maior o teor de P sérico, mais provável que a insuficiência renal seja primária. Quanto mais baixo o teor de P sérico, mais provável existir uma doença primária que cause a hipercalcemia, como hiperparatireoidismo primário ou hipercalcemia de malignidade – ambos estimulam a fosfatúria e a diminuição no teor sérico de fósforo. No entanto, apenas 5% dos cães com hiperparatireoidismo têm azotemia, por isso, é muito mais provável que eles tenham hipercalcemia de malignidade, uma vez que a azotemia é bastante comum nesses cães. Se o teor de fósforo sérico estiver nos limites do IR em um paciente azotêmico com hipercalcemia, então há uma doença primária do cálcio e um hormônio que está estimulando a fosfatúria. Se o cálcio sérico total aumentar, mas o cálcio ionizado estiver normal ou diminuído, então a insuficiência renal é a causa mais provável da hipercalcemia.

Sódio e cloreto

Essencialmente, 100% do sódio no filtrado glomerular são reabsorvidos: 65% nos túbulos contorcidos proximais, 25% na alça ascendente de Henle, 5% em cada túbulo distal e ductos coletores. A maioria dos casos de insuficiência renal tem concentrações normais de sódio e cloreto séricos; no entanto, a DRC é associada a hiponatremia e hipocloremia, especialmente em equinos e bovinos. Hiponatremia e hipocloremia podem ser observadas em cães e gatos com DRC. Se a excreção fracionada de sódio excede 1%, indica insuficiência tubular renal. Além disso, hiponatremia e hipocloremia são anormalidades eletrolíticas características do uroabdome em todas as espécies.

Potássio e magnésio

A maior parte do potássio que entra no filtrado é reabsorvida nos túbulos proximais, e o potássio é excretado nos túbulos coletores por meio da estimulação dos canais celulares pela aldosterona. O teor de potássio aumenta na azotemia pós-renal e em alguns casos de LRA, especialmente se oligúria/anúria forem decorrentes da incapacidade de excretar potássio. Isso é muitas vezes exacerbado por uma acidose inorgânica concomitante que desloca o potássio intracelular para o espaço extracelular, em uma troca de íons hidrogênio para manter e eletroneutralidade intracelular. O potássio pode aumentar para concentrações que levam a risco à vida (> 8 mEq/ℓ) em gatos machos obstruídos.

O teor de potássio diminui com a DRC, especialmente se a poliúria estiver presente (aumento do fluxo tubular). Também pode diminuir durante a fase diurética da LRA se a ingestão dietética não corresponder à perda renal. Bovinos com insuficiência renal apresentam hipopotassemia por perda renal, perda salivar, anorexia e alcalose metabólica. A alcalose desloca o potássio para dentro das células em troca de um íon hidrogênio para tamponar o excesso de bicarbonato sérico. A alcalose é decorrente do íleo paralítico e da atonia dos pré-estômagos secundária à uremia.

Historicamente, aproximadamente 30% dos gatos com DRC desenvolvem hipopotassemia com excreção fracionada aumentada de potássio. Quando grave, a hipopotassemia causa miopatia, fraqueza muscular generalizada e ventroflexão cervical. Os mecanismos não são claros e, provavelmente, são multifatoriais. O tratamento dessa síndrome tem sido abordado de alguma forma com alimentos renais felinos atuais que são suplementados com potássio. A hipopotassemia também pode contribuir para a insuficiência renal causando degeneração das células tubulares, e interfere na capacidade de concentrar a urina, diminuindo a capacidade de resposta das células epiteliais tubulares ao ADH. A condição é conhecida como síndrome de polimiopatia-nefropatia caliopênica felina.

O magnésio que entra no filtrado glomerular é reabsorvido por vias ativas e passivas no túbulo proximal e na alça ascendente espessa de Henle. A principal via de excreção de magnésio é via renal e, portanto, concentrações séricas de magnésio aumentam com a insuficiência renal na maioria das espécies, embora raramente seja mensurado. Equinos com intoxicação por besouros tendem a ter hipocalcemia grave e hipomagnesemia. Esses cavalos têm hemorragias em muitos tecidos, incluindo a bexiga urinária, que resulta em hematúria.

Hemogasometria

Acidose metabólica é esperada com insuficiência renal em todas as espécies. Ela depende da gravidade da insuficiência renal, da presença de doenças concomitantes e dos mecanismos compensatórios. Pacientes com insuficiência renal compensada têm valores de gases sanguíneos normais, e pacientes com insuficiência renal descompensada podem ter acidose grave. A acidose geralmente está associada à hiperpotassemia. Na insuficiência renal, a excreção de íons hidrogênio é diminuída nos túbulos, levando à acidemia. Íons hidrogênio se deslocarão para dentro das células em troca de íons potássio, um mecanismo usado para manter a eletroneutralidade intracelular. Isso aumentará o teor de potássio sérico. Concentração total de CO_2 < 15 mEq/ℓ e um aumento do *anion gap* indicam acidose metabólica titulável decorrente de retenção de ácidos urêmicos; esses pacientes também terão urina ácida.

Cães e gatos urêmicos que vomitam desenvolverão alcalose metabólica hipoclorêmica. Isso resulta da perda de íons hidrogênio e cloreto no vômito, e da retenção de suas contrapartes, bicarbonato e sódio, respectivamente, no corpo. Isso geralmente é um achado sutil no perfil bioquímico identificado por uma hipocloremia desproporcional (em relação à hiponatremia), uma vez que a alcalose é frequentemente mascarada pela acidose desenvolvida a partir da insuficiência renal. Alguns bovinos desenvolvem alcalose metabólica decorrente do íleo adinâmico e da atonia dos pré-estômagos secundária à uremia. O resultado é o sequestro de secreções ricas em ácido no abomaso e rúmen. Essas vacas também terão hipocloremia, hiponatremia, hipopotassemia e aumento do intervalo aniônico em virtude dos ácidos urêmicos retidos.

Se os pacientes com alcalose metabólica hipoclorêmica estiverem também gravemente desidratados, eles podem desenvolver acidúria paradoxal. A acidúria paradoxal é um evento incomum que em geral acomete gado leiteiro com deslocamento de abomaso, especialmente do lado direito. Essas vacas têm alcalose metabólica e hipocloremia graves em razão do aprisionamento de líquido rico em cloreto no abomaso deslocado. Elas também estão desidratadas, hipopotassêmicas e hiponatrêmicas, e essa combinação leva à acidúria paradoxal. A desidratação conduz ao processo por meio da ativação do sistema renina-angiotensina-aldosterona. A aldosterona estimula a reabsorção de sódio e água nos túbulos renais. Em animais saudáveis, o rim reabsorve o cloreto com o sódio para manter a eletroneutralidade. No entanto, diante de hipocloremia, o rim usa um plano de *backup* de excretar um cátion. À medida que o potássio é esgotado, os rins excretam íons hidrogênio, levando à acidificação da urina. A excreção de íons hidrogênio potencializa a formação de bicarbonato tubular, que é reabsorvido. A reabsorção de íons bicarbonato exacerba ainda mais a alcalose, e a excreção de íons hidrogênio resulta em urina ácida. Até o abomaso deslocado ser reposicionado e a hipocloremia grave corrigida, a acidúria paradoxal com alcalose metabólica vai persistir.

Anormalidades proteicas

Albumina

Um aumento da concentração de albumina sérica é visto apenas em casos de desidratação. Não há correlação específica de hiperalbuminemia com doenças renais, mas a desidratação frequentemente está presente em pacientes com insuficiência renal. Esses pacientes terão múltiplos mecanismos que caracterizam sua azotemia, incluindo etiologia pré-renal e renal. A distinção de azotemia pré-renal e renal é feita medindo-se a DU enquanto também são avaliados turgor da pele, Ht e albumina sérica para verificar o grau de hidratação. A diminuição da albumina sérica é vista com doenças glomerulares e doença renal terminal. Também pode ser vista em doenças dos sistemas gastrintestinal, hepático e cardiovascular. A hipoalbuminemia decorrente de doença glomerular é discutida em detalhes na seção "Proteinúria glomerular", mais adiante neste capítulo.

Antitrombina

A antitrombina (AT) (também conhecida como antitrombina III) é uma pequena alfaglobulina sintetizada no fígado e perdida pela urina de pacientes com doença glomerular. AT tem um peso molecular um pouco menor que o da albumina; daí ambas as proteínas serem perdidas no filtrado de pacientes com doenças glomerulares. A antitrombina é o inibidor mais potente da cascata de coagulação. Quando a AT está diminuída, ocorre um estado pró-trombótico. A localização mais comum dos trombos é na artéria pulmonar, mas os trombos também estão localizados na quadrificação aórtica e em muitos outros vasos se forem examinados. A hipoalbuminemia também estimula hipersensibilidade às plaquetas, que contribui ainda mais para a formação de trombos. Em contrapartida, muitos casos de insuficiência renal grave tendem a sangrar em virtude de vários mecanismos: coagulação intravascular disseminada (CID) concomitante, pois a uremia altera a função plaquetária levando a tempos de sangramento prolongados, e coagulação aumentada associada à vasculite induzida por uremia.

Fibrinogênio

Pequenos animais tendem a apresentar aumento do teor de fibrinogênio associado com doença renal crônica. Bovinos com insuficiência renal tendem a apresentar aumentos acentuados no teor de fibrinogênio, 1.000 a 2.000 mg/dℓ.

Outras anormalidades

Em geral, à medida que a doença renal progride do estágio 1 para o estágio 4 (leve a grave), a magnitude das anormalidades laboratoriais piora e/ou a porcentagem de pacientes com cada anormalidade aumenta.

Volume globular; eritroide

A DRC é caracterizada por anemia não regenerativa em todas as espécies. Os equinos terão anemia decorrente de DRC, mas a distinção entre regenerativa *versus* não regenerativa não é prática em cavalos. A diminuição da produção de eritropoetina nos rins é a principal causa; contudo, outros fatores que contribuem para a anemia são: diminuição do tempo de vida das hemácias, perda de sangue decorrente da tendência de pacientes urêmicos a sangrarem, anemia da doença inflamatória crônica, supressão de medula óssea, hiperfosfatemia e aumento da concentração do PTH sérico. A anemia da DRC é geralmente leve a moderada; um volume globular (VG) entre 10 e 20 é típico. Se a anemia for grave, como aproximadamente 10 ou apenas um dígito, procure por uma causa adicional e/ou sangramento gastrintestinal.

Raramente um tumor renal produz eritropoetina e aumenta o VG. Qualquer tumor no rim pode produzir essa síndrome paraneoplásica. O resultado é policitemia absoluta, e tem sido relatada em casos de massas renais não neoplásicas também.

Colesterol

O aumento do teor de colesterol é observado na síndrome nefrótica. O mecanismo não é conhecido, mas existem muitas publicações que fazem a associação e tentam explicar a hipercolesterolemia: o aumento da produção hepática de lipoproteínas, lipólise defeituosa de lipoproteínas e diminuição da conversão de colesterol em ácidos biliares são algumas das hipóteses.

Hormônio da paratireoide

Pacientes com DRC terão hiperplasia e hipertrofia da paratireoide secundária a hipocalcemia e hiperfosfatemia. Isso pode resultar em osteodistrofia fibrosa clinicamente detectável e osteopenia em virtude do aumento da reabsorção óssea desencadeada pelas concentrações séricas aumentadas de PTH. O PTH vai ser aumentado em razão da diminuição da depuração renal e produção concomitante e liberação nas glândulas paratireoides hiperplásicas. Esses mecanismos resultam em aumento do PTH, independentemente de qual ensaio é usado. À medida que a insuficiência renal progride do estágio 1 para o estágio 4, as concentrações de PTH aumentam (juntamente com aumentos no NU sérico, creatinina e fósforo). Cerca de 33% dos cães terão PTH sérico aumentado no estágio 1 e 100% no estágio 4. Há ampla evidência de que o aumento das concentrações séricas de PTH é uma das toxinas urêmicas que contribuem para a vasculite e suprimem a função da medula óssea.

Vitamina D

A concentração da vitamina D, em geral, diminui nos pacientes com doença renal crônica, devido aos rins serem essenciais para a sua síntese. A diminuição da concentração sérica de vitamina D contribui para hipocalcemia e hiperparatireoidismo. Não é necessário medir a concentração sérica de vitamina D em pacientes com insuficiência renal, mas pode ser útil conhecer as possíveis consequências da redução da vitamina D.

Lipase e amilase no soro

Essas enzimas são inativadas ou excretadas através do sistema urinário e qualquer causa de azotemia (diminuição da taxa de filtração glomerular) pode resultar em concentrações séricas aumentadas de uma ou de ambas. A magnitude do aumento é geralmente de uma a três vezes. Se o aumento da lipase for maior que três vezes, então é improvável que o aumento seja puramente por contribuição renal, e pancreatite deve ser considerada. Um aumento de cinco vezes ou mais geralmente é indicativo de pancreatite. Azotemia pré-renal pode produzir aumento tão grande da atividade de lipase ou amilase quanto a azotemia renal. Espera-se aumento da atividade da amilase ou lipase ou ambas em 70% dos pacientes com insuficiência renal espontânea. Aproximadamente 33% dos pacientes azotêmicos terão aumento de ambos; 33% aumentarão apenas a lipase e 33% aumentarão apenas a amilase.

Urinálise

Nenhum outro sistema corporal apresenta um produto de excreção que seja produzido regularmente, tão fácil de obter e informe tão vividamente sobre a saúde do órgão parental. Uma urinálise (UA) é um componente essencial da avaliação do sistema urinário. O exame de urina tem excelente relação custo-benefício como teste de triagem em todas as espécies. É um requisito absoluto para o diagnóstico ou para descartar doenças urinárias. É excelente como teste de acompanhamento para determinar a progressão ou melhoria de doenças urinárias. É muito útil no diagnóstico de algumas doenças não urinárias. Deve fazer parte de todos os cuidados geriátricos, é feito na própria clínica e custa quase nada. Algumas das doenças não urinárias que uma UA ajuda a diagnosticar são hiperadrenocorticismo (doença de Cushing), diabetes melito, doenças hepáticas, doenças hemolíticas, rabdomiólise, polidipsia psicogênica e diabetes insípido central. Isso é essencial para distinguir a azotemia pré-renal da renal.

Detecção precoce de doenças

Na doença renal, as alterações no exame de urina frequentemente precedem as alterações no perfil bioquímico sérico. Por exemplo, na doença glomerular, a proteinúria é a primeira anormalidade e precede hipoalbuminemia, síndrome nefrótica e azotemia. Proteinúria persistente encontrada em um paciente sintomático ou paciente assintomático deve indicar a solicitação de avaliação para glomerulonefrite, amiloidose e mieloma múltiplo. A doença renal, especialmente em pacientes geriátricos, é caracterizada por incapacidade de concentrar a urina adequadamente, muitas vezes, antes, há azotemia (exceção: alguns gatos). A hematúria é uma anormalidade patológica clínica comum e é detectada com urólitos, carcinoma de células de transição (CCT) e várias outras doenças.

Monitoramento de pacientes renais

O exame de urina e especialmente a DU são exames excelentes e baratos para acompanhar pacientes pós-tratamento para avaliar a progressão ou melhora da doença, especialmente se o paciente não estiver mais azotêmico. Incapacidade persistente de concentrar a urina em um paciente previamente azotêmico sugere que a doença ainda está presente ou que mais de 66% dos néfrons ainda não estão funcionando adequadamente. É provável que o processo da doença tenha destruído os néfrons e a fibrose substituiu grande parte da massa renal. O retorno da capacidade de concentração indica que a doença melhorou e, no mínimo, menos de 66% dos néfrons ainda estão danificados. A presença de cilindros cerosos no sedimento urinário sugere persistência e cronicidade da doença.

As determinações macroscópicas, microscópicas e químicas são os componentes-chave de uma UA. A Tabela 24.5 resume o resultado esperado em animais normais. A Tabela 24.6 fornece diretrizes para achados de urinálise para prever o local em que a lesão renal pode estar presente. A composição da urina é determinada pelos constituintes séricos e a quantidade de soro apresentada aos rins, função renal e material adicionado ao filtrado glomerular ao passar pelos rins, bexiga, uretra e trato urinário inferior. O exame de urina deve ser feito na clínica; não há razão para enviá-lo para um laboratório. A urinálise deve ser realizada em urina fresca (< 1/2 hora de coleta), e, se as avaliações macroscópicas e das tiras reagentes estiverem sem anormalidades, então a realização do exame microscópico é opcional, porque o sedimento raramente é anormal se o exame macroscópico e as tiras reagentes estiverem normais. Isso é especialmente verdadeiro se a UA estiver sendo usada para avaliar um paciente aparentemente saudável.

Resumo

- Excelente relação custo-benefício, baixo custo
- Essencial para distinguir azotemia pré-renal daquela de origem renal
- Detecta doenças em estágios iniciais
- Detecta doenças não renais
- Útil para monitorar pacientes
- Se as tiras macroscópicas e reagentes não apresentarem anormalidades, então realizar o exame microscópico é opcional; a UA deve ser realizada na própria clínica.

Coleta

- *Micção espontânea* – amostra matinal preferida quando a urina geralmente está na concentração máxima; pode adicionar contaminação por células e bactérias do trato urogenital inferior. Uretra inferior tem população bacteriana residente, mas uretra superior e bexiga são estéreis. Bactérias e leucócitos são comuns no prepúcio. As células epiteliais são adicionadas a partir do trato genital e da uretra distal
- *Cateterização* – pode induzir uma pequena quantidade de hemorragia e introduz células epiteliais da uretra

Tabela 24.5 Achados "normais"/esperados na urinálise.

Parâmetro da urinálise	Cães	Gatos	Equinos	Vacas
Cor	Amarela	Amarela	Amarela	Amarela
Aspecto	Límpido	Límpido	Turvo	Límpido
Densidade urinária	1,020 a 1,045	1,020 a 1,050	1,020 a 1,045	1,020 a 1,045
pH	5 a 7	5 a 7	7 a 8	7 a 8
Proteína	Negativo a traços	Negativo	Negativo	Negativo
Bilirrubina	Traços	Negativo	Negativo	Negativo
Sangue[a]	Negativo	Negativo	Negativo	Negativo
Glicose	Negativo	Negativo	Negativo	Negativo
Cetonas	Negativo	Negativo	Negativo	Negativo
Urobilinogênio	Não é usado	Não é usado	Não é usado	Não é usado
Leucócitos	0 a 5	0 a 5	0 a 5	0 a 5
Hemácias	0 a 5	0 a 5	0 a 5	0 a 5
Epiteliais	0 a 5/poucas	0 a 5	0 a 5	0 a 5
Cilindros	Negativo/ausente	Negativo	Negativo	Negativo
Cristais	Nenhum	Nenhum	Carbonato/oxalato de Ca	Nenhum
Outros	Nenhum	Nenhum	Muco	Nenhum

[a]Teores pequenos a traços com coletas por cistocentese ou cateterização.

Tabela 24.6 Azotemia renal e previsão da localização da lesão.[a]

	Glomerular	Tubular (intersticial)	Tubular (intersticial)	Pelve
Progressão da doença	Crônica	Aguda	Crônica[a]	Crônica, exacerbações agudas
Apresentação clínica	• Condição corporal magra • Perda de peso • Poliúria • Ascite	• Condição corporal boa • Anúria/oligúria	• Condição corporal magra; perda de peso • Poliúria • Hipertensão	
Tamanho do rim, formato	• Normal a pequeno	• Normal a aumentado	• Pequeno • Contorno normal a irregular	• Contorno normal a irregular • Pelve dilatada e de formato irregular
Hematologia e bioquímica sérica	• Hipoalbuminemia • Aumento do colesterol • +/- azotemia • NRA	• Azotemia • Hiperfosfatemia	• Anemia arregenerativa • Azotemia • Hiperfosfatemia • Hipopotassemia (gatos)	• Azotemia
Densidade urinária	• Variável	• Isostenúria	• Isostenúria	• Variável
Bioquímica urinária	• Proteinúria	• Glicosúria • Proteinúria	• Proteinúria	
Sedimento urinário		• Cilindros • Leucócitos, hemácias • Bactérias		• Leucócitos • Cilindros leucocitários, cilindros celulares • Bactérias
Biopsia?	• Biopsia	• Não realizar biopsia	• Não realizar biopsia	• Evitar biopsia
Etiologias potenciais	• Amiloidose • Glomerulonefrite	• Toxinas • Infecciosas • Leptospirose	• Leptospirose	• Infecção ascendente

[a]Isso pressupõe que as doenças estejam se comportando de maneira característica. As doenças glomerulares geralmente se apresentam quando crônicas; doenças tubulares são comumente agudas, mas se o animal sobreviver, pode acabar como paciente poliúrico/polidípsico (PU/PD) crônico. A pielonefrite está em uma fase ativa quando a infecção está presente. Todas essas doenças mudarão com o tempo e conforme a gravidade (leve, moderada, grave) e os tratamentos. Todas essas doenças podem apresentar lesão renal aguda sobrepondo-se a uma doença crônica (p. ex., o paciente fica desidratado, uma segunda doença renal se desenvolve, o problema crônico primário progride e o paciente entra no que parece ser uma lesão renal aguda).

• *Cistocentese* – preferencial para cultura, comumente introduz pequena quantidade de hemorragia, especialmente em gatos.

Muitas vezes, exames de urina não são realizados em animais de grande porte simplesmente em virtude da dificuldade em coletar uma amostra. Cavalos frequentemente requerem cateterização, mas colocar um cavalo em uma baia e assobiar é uma técnica comumente usada para cavalos de corrida. Esfregar suavemente abaixo da comissura ventral da vulva causa micção em vacas leiteiras. A oclusão manual das narinas causará micção em ovelhas.

Momento da coleta

Realize em urina fresca, idealmente menos de 1/2 hora após a coleta, caso contrário, refrigere (não congele) em um recipiente hermético opaco para evitar a deterioração dos componentes celulares e do metabolismo ou escape de analitos. Se deixada em temperatura ambiente, as células e os cilindros sofrerão lise; a glicose é metabolizada; há diminuição de cetonas e bilirrubina; o pH aumenta à medida que a ureia é convertida em amônia; CO_2 escapa; as bactérias proliferam. A refrigeração pode estimular a formação de cristais, portanto, as amostras devem ser reaquecidas por 20 minutos na bancada e misturadas suavemente para ressuspender quaisquer partículas sedimentadas. Reaquecer a urina refrigerada em temperatura ambiente antes de realizar um exame de urina – temperaturas frias reduzirão a DU e podem influenciar os resultados da tira de análise.

Volume esperado em cães e gatos saudáveis

Cães = 20 a 40 mℓ/kg/dia; gatos = 10 a 20 mℓ/kg/dia.

Exame físico da urina

Cor e aspecto

A urina normal é amarela e clara, a urina concentrada é âmbar escuro e a urina diluída é clara a amarelo pálido. Vermelho, marrom e vários tons intermediários são vistos comumente com hematúria, hemoglobinúria e mioglobinúria. Diagnósticos diferenciais incomuns para urina vermelha ou marrom incluem porfiria e administração de anti-helmínticos fenotiazina ou aminopirina (incomum, administrada como analgésico). Ver Tabela 24.7 para a diferenciação de hematúria, hemoglobinúria e mioglobinúria, e as doenças específicas que as causam. A urina de equinos e coelhos pode ser turva em animais normais em virtude da produção de muco e de muitos cristais de carbonato de cálcio. Porquinhos-da-índia também podem ter cristalúria abundante por carbonatos de cálcio. A turbidez é causada por suspensão de sólidos (cristais, muco, cilindros, células etc.) que não mudam a DU, mas pode interferir na leitura da linha refratométrica da DU. Urina turva em outras espécies, que não as listadas aqui, é anormal e deve ser avaliada microscopicamente para a presença de células, bactérias, cilindros, cristais, esperma, pó, contaminantes etc. Se a urina for tão turva que é difícil ver as calibrações em um refratômetro óptico, em seguida, use o sobrenadante de uma amostra centrifugada para determinar a DU.

Tabela 24.7 Diferenciação de hematúria, hemoglobinúria e mioglobinúria.

	Hematúria	Hemoglobinúria	Mioglobinúria
Paciente	Qualquer	Qualquer	Equinos, exóticos
Histórico	Disúria/obstrução	Variável	Exercício
Volume globular	Normal (IR)	Diminuído	Normal a aumentado
Plasma	Límpido	Rosa a ictérico	Límpido
Creatinofosfoquinase	Normal (IR)	Normal, levemente aumentado	Aumento acentuado 5+
Aspartato aminotransferase	Normal (IR)	Normal, levemente aumentado	Aumento acentuado 5+
Azotemia	Não Se obstruído, sim	Possível Pode ser alta	Provável Pode ser letal
Urina	Vermelha	Vermelho-acastanhada	Vermelho-acastanhada escura
Sangue	4+	4+	4+
Hemácias	Incontáveis	Nenhum, poucos	Nenhum, poucos
Leucócitos	+++	Nenhum, poucos	Nenhum, poucos
Cilindros	Nenhum	Variável, muitos	Variável, muitos
Coloração da urina após a centrifugação	Amarela, rosa	Vermelha	Vermelho-acastanhado
Precipitação do sulfato de amônio	Não realizada	*Pellet* vermelho Sobrenadante mais claro	Sem *pellet* Sobrenadante vermelho-acastanhado
Etiologias	Urolitíase obstrutiva, traumatismo, neoplasia, biopsia	Bordo-vermelho, cobre, zinco, AHI, hemoglobinúria pós-parto, intoxicação por água, *Babesia*	Rabdomiólise exercional, miopatia de captura, trombo aórtico

IR = intervalo de referência; AHI = anemia hemolítica imunomediada.

Hematúria, hemoglobinúria, mioglobinúria – urina vermelha, castanho-avermelhada

Os principais diagnósticos diferenciais para urina de cor vermelha a castanho-avermelhada são hematúria, hemoglobinúria e mioglobinúria. Causas incomuns são aminopirina (analgésico urinário), porfiria e anti-helmínticos fenotiazínicos. Quando todos os dados são considerados, a distinção entre as causas comuns de urina vermelha é direta (ver Tabela 24.7). Um dos procedimentos mais fáceis é simplesmente olhar para a urina antes e depois da centrifugação. Se a cor estiver clara ou muito reduzida pela centrifugação, então o diagnóstico é hematúria; se a cor persistir após a centrifugação, então hemoglobinúria ou mioglobinúria está presente. Se a cor permanecer após a centrifugação, observe todos os dados para distinguir esses dois diferenciais e, se ainda não for óbvio, então peça a um laboratório para realizar um teste de precipitação de sulfato de amônio no sobrenadante. Isso irá precipitar a hemoglobina de maneira que, após a centrifugação, forma-se um *pellet* vermelho e todo, ou a maior parte do sobrenadante, é limpo, e agora é amarelo ou semiclaro a rosa-claro. Uma solução saturada de sulfato de amônio a 80% não precipitará a mioglobina, e o sobrenadante permanece marrom-avermelhado. Se ainda houver dúvida, os seguintes exames complementares podem ser solicitados: eletroforese, espectroscopia, imunoprecipitação e ultrafiltração. Hematúria, hemoglobinúria e mioglobinúria apresentarão reações positivas ao sangue e proteínas nas tiras de urina.

Hematúria apresentará muitas hemácias na urina (incontáveis) e provavelmente terá muitos leucócitos em virtude da inflamação desencadeada pela hematúria: infecção, cistite, urolitíase, traumatismo, neoplasia etc. Dependendo da quantidade de hemorragia, o VG estará normal ou diminuído; um VG normal ou no intervalo de referência é mais provável. Se a urina tiver uma tonalidade rosa pós-centrifugação, é em virtude da hemólise *in vitro*, que pode ser decorrente da urina alcalina, DU < 1,008, armazenamento prolongado e/ou manuseio inadequado.

A hemoglobinúria é causada por hemólise intravascular (não extravascular) de tal magnitude que os mecanismos de tamponamento estão sobrecarregados e a hemoglobina livre extravasa pelo filtrado glomerular. O plasma durante o evento hemolítico será rosa a vermelho, a concentração média de hemoglobina corpuscular (CHCM) será aumentada (artefato da hemoglobina livre) e, gradualmente, o plasma e o paciente se tornarão ictéricos. Corpúsculos de Heinz devem ser procurados em todas as espécies com esse problema. O VG está diminuído em graus variáveis, dependendo da gravidade da hemólise. Etiologias a considerar são as que causam hemólise intravascular: a maioria dos casos de anemia hemolítica imunomediada (AHIM) é, na verdade, extravascular, mas pode ocorrer hemólise intravascular; parasitas que estão nas hemácias (*Babesia*), contrariamente aos que estão na superfície (*Mycoplasma*); metais como zinco ou cobre; intoxicação por água em bovinos (lise osmótica); *Clostridium haemolyticum*; hemoglobinúria pós-parto em bovinos; anemias por corpúsculos de Heinz e intoxicação por paracetamol, cebola, alho, comida para bebê e bordo-vermelho em cavalos.

A mioglobinúria raramente é observada em cães (corrida, lesões por esmagamento), gatos (trombo aórtico, lesão por esmagamento) ou bovinos. Isso é relativamente comum em cavalos e animais selvagens capturados. Dos muitos tipos de miopatias equinas, a mais comum é associada à mioglobinúria e à rabdomiólise por esforço, que tem vários nomes comuns: azotúria, mal da segunda-feira, síndrome do atamento e miopatia de captura. Nessas situações, ocorrem necrose muscular maciça e liberação de mioglobina. A mioglobina tem pequeno peso molecular em comparação com a hemoglobina (18.000 *versus* 68.000 Da) e passa prontamente para o filtrado glomerular, colorindo a urina. O plasma pode permanecer claro. Em cavalos, o plasma e o paciente podem ficar ictéricos em virtude da anorexia concomitante. O VG estará no intervalo de referência ou aumentado em razão da desidratação e/ou contração esplênica secundária à dor. As enzimas musculares estarão acentuadamente aumentadas. A atividade de CPK sérica pode chegar a 1.000.000 UI/mℓ em cavalos com essa doença. Um aumento de CPK significa que a necrose muscular ainda está ativa, e essa enzima aumenta primeiro; tem meia-vida mais curta, uma vez que a necrose muscular para e é seguida por aumentos na atividade de aspartato aminotransferase (AST) em horas a dias do início da doença. Essa doença pode ser letal e requer tratamento imediato, sendo tipicamente vista em equinos que são excessivamente exercitados após períodos de descanso e alimentação completa, cavalos de raças grandes submetidos a procedimentos anestésicos prolongados (necrose e isquemia por compressão dos músculos) e animais silvestres que são perseguidos por períodos prolongados, equídeos, ruminantes etc. Raramente é vista em ruminantes domésticos, mesmo com doença grave responsiva a vitamina E e Se, mas pode ser observada em ruminantes jovens perseguidos excessivamente, semelhante à miopatia de captura em animais exóticos.

A hematúria não está associada à azotemia, a menos que a causa da hematúria seja a obstrução do fluxo de saída da urina. Azotemia é esperada com mioglobinúria e muitas vezes ocorre em casos graves de hemoglobinúria. Nem hemoglobina nem mioglobina são nefrotoxinas; substâncias de peso molecular aparentemente pequeno liberadas concomitantemente são as substâncias tóxicas. Independentemente disso, a azotemia é possível e a fluidoterapia intravenosa para ajudar a prevenir "nefrose por hemoglobinúria e mioglobinúria" é justificada. Curiosamente, alguns casos graves de mioglobinúria não desenvolvem azotemia mesmo quando as enzimas musculares estão acentuadamente aumentadas (> 500.000 UI/mℓ) e a urina é marrom-escura. Esses casos têm um prognóstico melhor, e a ausência de azotemia pode ser decorrente da ausência da substância nefrotóxica nos músculos desses cavalos. Cilindros são esperados com hemoglobinúria e mioglobinúria, e não devem estar presentes nos casos de hematúria. Os cilindros podem ser de qualquer tipo em razão da nefrose concomitante, ou podem ser característicos das doenças: cilindros de mioglobina ou de hemoglobina.

Concentração de urina e densidade da urina

Correlacione a densidade da urina com o NU e a Creat séricos, bem como todos os outros dados do caso. A mensuração da DU é um teste simples e eficaz para avaliar a função renal. Generalizações: azotemia e urina concentrada = causa pré-renal; azotemia e urina não concentrada = doença renal/envolvimento tubular.

Ver "Concentração de urina" adiante e Tabelas 24.7 e 24.8 para intervalo de valores possíveis.

Concentração de urina

Os rins reabsorvem mais de 99% da água que entra nos túbulos. A água é reabsorvida passivamente nos túbulos proximais, na alça de Henle descendente passivamente em razão da atração osmótica do interstício medular saturado (sistema multiplicador de contracorrente), passivamente nos túbulos distais e ativamente nos ductos coletores através das ações do ADH. A falha em um ou mais desses locais pode resultar em poliúria. A interferência em um ou mais desses mecanismos é usada por diferentes diuréticos para estimular a excreção de água.

A capacidade de produzir urina concentrada depende de muitos fatores. Pelo menos um terço da massa renal deve ser funcional, quantidades adequadas de ADH devem ser produzidas, o interstício medular deve estar saturado, o estado de hidratação deve ser favorável e deve haver ausência de doenças concomitantes. Portanto, animais com prejuízo à concentração de urina terão uma ou mais das seguintes lesões: lesões em dois terços da massa renal (túbulos ou interstício), diminuição da produção de ADH (diabetes insípido central), refratariedade ao ADH (diabetes insípido nefrogênico, hipercalcemia, excesso de glicocorticoides, piometras ou hipopotassemia), diminuição da hipertonicidade medular (lavagem medular), super-hidratação ou sobrecarga de solutos (diabetes melito, administração de diuréticos).

Os rins concentram e diluem o filtrado glomerular à medida que ele passa através dos túbulos, removendo solutos e água em diferentes segmentos do néfron. O filtrado glomerular é o plasma menos a albumina, e começa com uma DU de aproximadamente 1,010 (300 mOsm/kg) e, em um animal com hidratação normal, termina com uma DU concentrada.

Densidade urinária

A mensuração da osmolaridade através da depressão do ponto de congelamento é o padrão-ouro para avaliar a concentração de urina. Essa metodologia geralmente é confinada a laboratórios de referência, pois o equipamento é muito caro ou usado de forma muito esporádica para torná-lo prático para uso nas clínicas privadas. Dessa maneira, a concentração de urina é determinada medindo a DU com um refratômetro.

Mensuração da densidade

DU é uma relação entre a densidade da urina e a densidade da água pura (1,000) a uma dada temperatura.[10,11] Isso difere da osmolaridade da urina por, além do número de partículas, DU também ser afetada pelo tamanho (massa molecular) das partículas.

Tabela 24.8 Densidade urinária – faixas de concentração esperada, máxima, adequada, isostenúrica e hipostenúrica.

	Cão	Gato[a]	Equino	Vaca
Esperada	1,020 a 1,045	1,020 a 1,050	1,020 a 1,045	1,020 a 1,045
Concentração máxima	> 1,060	> 1,080	> 1,050	> 1,050
Adequada	> 1,030	> 1,035	> 1,025	> 1,025
Isostenúria	1,007 a 1,013	1,007 a 1,013	1,007 a 1,013	1,007 a 1,013
Hipostenúria	< 1,007	< 1,007	< 1,007	< 1,007
Com 5% de desidratação	1,040 a 1,075	1,045 a 1,088		

[a]Alguns gatos com azotemia renal podem concentrar urina.

Como resultado, a presença de moléculas pesadas como glicose, proteínas e contraste radiológico pode causar um aumento da DU em comparação com a osmolaridade da urina.[10] No entanto, existe uma relação linear entre a DU e a osmolaridade da urina,[10] o que torna as decisões clínicas baseadas na DU geralmente aceitáveis.

A refratometria mede a DU indiretamente usando o índice de refração da urina para estimar a DU. O índice de refração é a razão entre a velocidade da luz no ar e a velocidade da luz em uma solução[10] e é proporcional ao número e tipo de partículas em solução. Partículas que não estão em solução não alterarão a DU, mesmo quando a urina estiver turva. Substâncias em solução dependem da temperatura e da pressão; portanto, a DU é determinada em temperatura constante (temperatura ambiente) e pressão (atmosférica).

Existem dois tipos de refratômetros comumente usados: refratômetros ópticos ("tipo Goldberg") e refratômetros digitais. As escalas em refratômetros são calibradas para estimar a DU e/ou proteínas. Há uma leitura máxima (p. ex., 1,060). A urina pode ser diluída para determinar a leitura exata se for clinicamente necessário. As escalas são diferentes para cães, gatos e equinos (e humanos). As diferenças são mínimas e, idealmente, a escala para uma espécie não deve ser usada para outra; no entanto, isso nem sempre é prático em um cenário clínico. Em um estudo recente, a urina de cães e gatos foi mensurada em cinco diferentes refratômetros disponíveis atualmente e em relação ao peso da matéria seca nas amostras de urina. Os resultados mostraram que uma única amostra de urina terá uma pequena gama de resultados de DU e, portanto, refratômetros são ferramentas imprecisas.[11] Essa falta de precisão reduz a utilidade de valores de corte estritos (p. ex., 1,008, 1,012, 1,035 etc.) ao classificar a capacidade de concentração dos rins.[11] Além disso, o estudo mostrou que os refratômetros projetados especificamente para gatos subestimam a DU.[11] No entanto, refratômetros são úteis em todas as espécies para medir a DU e estimar a capacidade de concentração. No entanto, sua precisão é tal que limites estritos de DU não devem ser usados para classificar um estado de doença. Torna-se necessário integrar o estado de hidratação do paciente com vários valores de DU para determinar se a urina é adequada ou inadequadamente concentrada.

Refratômetros requerem apenas uma gota de urina, os resultados podem prever problemas clínicos, e é um teste de baixo custo que deve ser usado em pacientes doentes e verificações anuais de bem-estar. DU geralmente é determinada a partir de uma amostra bem homogeneizada de urina que não foi centrifugada. Se a urina estiver muito turva para ver linhas no refratômetro, deve-se usar o sobrenadante para determinar a DU. Normalmente, os valores de DU da urina não centrifugada e do sobrenadante serão semelhantes; quaisquer diferenças são normalmente menores e não interferem na interpretação clínica.

Os testes de tira reagente estimam a DU indiretamente com base no pKa, que usa a mudança no pH para produzir uma mudança de cor. A concentração máxima detectada é de 1,030, o que é inadequado para detectar as faixas de concentração em cães e gatos. Adicionalmente, as tiras reagentes não se correlacionam bem com os resultados do refratômetro; falso-positivos e negativos são comuns. Por essas razões, as tiras reagentes são consideradas não confiáveis.

Interpretação da densidade urinária

Há uma ampla gama de valores de referência para DU (1,001 a 1,070) e, dependendo do estado de hidratação do paciente, qualquer um desses valores pode ser considerado "normal". A tarefa mais importante é determinar o padrão de habilidade de concentração correlacionando a DU com estado de hidratação, NU e Creat séricos, volume de urina e dados clínicos. Em animais saudáveis e normo-hidratados, existe um "intervalo esperado" de DU que varia ligeiramente de acordo com a espécie (ver Tabela 24.8). Conhecer o "intervalo esperado" é importante ao tentar determinar se os rins estão funcionando e concentrando a urina adequadamente. A urina concentrada indica boa função tubular renal, pois implica a remoção de mais água do que de solutos. O clínico experiente interpretará a DU em relação ao estado de hidratação do paciente. Por exemplo, em um cão desidratado com rins saudáveis, espera-se que a DU seja hiperestenúrica (bem concentrada).

De modo geral, apenas a urina diluída é considerada "anormal"; no entanto, urina diluída pode ser esperada em um indivíduo super-hidratado, uma vez que os rins tentam excretar o excesso de água do corpo. Por exemplo, urina diluída é esperada na polidipsia psicogênica, durante a fluidoterapia e enquanto os pacientes estiverem recebendo diuréticos. Em contrapartida, a isostenúria em um paciente desidratado ou azotêmico é anormal e sugere a lesão renal que envolve os túbulos.

Se a DU for diluída, a mensuração deve ser repetida/confirmada em diferentes momentos do dia para determinar se a urina pode ser concentrada e se há um padrão. A primeira urina excretada pela manhã é tipicamente a urina com maior DU. Além disso, se os achados forem nebulosos ou pouco claros, repetir a DU em uma amostra fresca é um método fácil e uma alternativa barata. Urina persistentemente diluída em um paciente não azotêmico é anormal e pode envolver causas renais ou não renais (ver Tabela 24.8).

Quando exames de urina seriados revelam urina com DU de 1,007 a 1,013, eles indicam que o rim não concentrou nem diluiu o filtrado glomerular. Em outras palavras, a urina é isostenúrica em relação ao plasma sanguíneo, que tem uma densidade de aproximadamente 1,007 a 1,013 e uma osmolaridade de 295 a 300 mOsm. Esse é o intervalo menos favorável de densidade urinária para detectar ao longo do tempo, pois há uma forte evidência de doença renal que envolve > 66% de perda funcional de ambos os rins. Densidades urinárias < 1,007 ou > 1,013 implicam alguma função renal. No entanto, os pontos de corte devem ser usados com cautela, pois refratômetros não realizam mensurações precisas.[11] DUs de 1,014 a 1,020 são "zona cinza", significando que a DU pode ser anormal e a repetição da DU pode ser justificada com base no restante dos dados. DU de 1,014 está tão próxima da faixa isostenúrica que várias DUs devem ser obtidas para ajudar a determinar se a habilidade de concentração está presente. Da mesma forma, uma única DU no intervalo de 1,006 a 1,008 não é uma evidência clara de um processo de doença. Repetir a DU em diferentes momentos do dia para determinar o intervalo para esse paciente geralmente esclarece esses casos de zona cinzenta. DUs repetidas em amostras de urina fornecidas pelo proprietário podem ser feitas sem custo ou com custo mínimo. Correlacione a DU com os outros dados em casos como esse para ajudar a determinar um plano de ação.

Quando a urina diluída é atribuída à doença renal, isso implica que a lesão envolve os túbulos. As doenças glomerulares podem estar associadas à urina diluída, pois 90% do suprimento vascular para os túbulos passa pelos capilares glomerulares. Portanto, se a lesão glomerular for grave o suficiente, pode eventualmente comprometer a função tubular. Doenças intersticiais estão frequentemente associadas com urina diluída, uma vez que os túbulos e o interstício são anatomicamente adjacentes uns aos outros e, eventualmente, as lesões em uma área envolvem a outra. Esses exemplos ilustram o conceito de néfron. Ou seja, lesões em uma parte do néfron podem, por vezes, levar à lesão do restante do néfron. Quando há suspeita de lesão renal, acompanhar a DU de um paciente ao longo do tempo é um teste laboratorial prático e acessível para monitorar a progressão ou melhora da função renal. Estudos de excreção fracionada ou estudos de depuração da creatinina são outros métodos mais criteriosos para a avaliação da lesão renal.

Medições consistentemente hiposténuricas de DU (p. ex., < 1,007) provavelmente não são decorrentes de lesões renais, especialmente se o animal não estiver azotêmico. A urina diluída indica que o rim tem função suficiente para remover mais solutos do que água, porque a diluição é um processo ativo. Mecanismos para a produção de urina hiposténurica incluem excesso de ingestão de líquidos (líquidos IV, polidipsia psicogênica), diminuição da produção de ADH (diabetes insípido), túbulos refratários ao ADH (esteroides, cálcio, cafeína), diminuição da hipertonicidade, sobrecarga de soluto plasmático, combinações das alternativas anteriores, e outros mecanismos desconhecidos (ver Tabela 24.4).

Além disso, as substâncias em solução influenciam as mensurações da DU. Por exemplo, em casos de proteinúria acentuada ou glicosúria, a cada 1 g/dℓ de proteína ou glicose que é adicionado à urina, aumentará a DU em aproximadamente 0,004, mas esses solutos têm pouco efeito sobre a osmolaridade. A DU aumentada causada por proteinúria ou glicosúria pode levar a superestimar a DU, portanto, a superestimar a capacidade de concentração dos rins. Além disso, ao adicionar as seguintes substâncias a 1 mℓ de água, aumentará a DU em 0,001 unidade: NaCl 1,5 mg; ureia 3,6 mg; glicose 2,7 mg; albumina 4,0 mg. Cada vez que a glicose na urina aumenta em 1 g/dℓ (1+ na tira de urinálise), a DU aumenta em 0,004. Uma urina com 4+ de glicose aumentaria a DU em aproximadamente 0,010 unidade. É bom saber dessas estimativas e princípios, mas eles não são usados para calcular ou estimar uma DU. É melhor simplesmente mensurar a DU e perceber a magnitude da mudança que pode ocorrer com solutos orgânicos, como proteínas e glicose.

Um exemplo de um problema clínico potencial seria em um cão tratado IV com uma substância coloide artificial como *heta-starch* (HES). Essa solução artificial para a expansão de volume contém moléculas de vários tamanhos, algumas das quais podem atravessar o glomérulo. Em cães normais, 20 mℓ/kg de HES aumentarão a DU sem o aumento simultâneo na osmolaridade da urina. Isso porque o número de moléculas por kg de água determina a osmolaridade da urina. Em contrapartida, a DU depende da densidade da urina e a densidade depende do tamanho e do número de partículas. Se a DU fosse aumentada pela terapia com HES, isso poderia levar a superestimar a capacidade de concentração renal e mascarar uma capacidade inadequada de concentração renal.[12]

Partículas suspensas, como hemoglobina, muco, cristais e células, não afetam a DU porque não estão dissolvidas; no entanto, eles podem tornar a urina turva e dificultar a leitura da linha do refratômetro.

Densidade urinária em filhotes de cachorro

Aproximadamente 4 semanas de vida é quando os filhotes são capazes de concentrar urina de forma comparável a outras faixas etárias caninas. A DU é significativamente menor em filhotes com menos de 4 semanas, em comparação com filhotes de 4 a 24 semanas, mas não há diferenças no teor de proteínas, sangue, glicose, cetonas ou bilirrubina.

Exame químico da urina

Existem inúmeros produtos para ajudar a analisar a urina, mas está além do escopo deste capítulo listar todos eles e os resultados falso-negativos e falso-positivos associados. Este capítulo se concentrará em tiras de reagentes semiquantitativas que são comumente usadas na prática veterinária. Elas fornecem uma análise semiquantitativa da concentração da maioria das substâncias de interesse na urina. As tiras contêm almofadas impregnadas com vários produtos químicos que, em vez de detectar um composto específico, detectam o produto de uma reação química que envolve o analito específico. A formação do produto leva a uma mudança de cor, e o grau de mudança de cor é proporcional à concentração do analito (Figura 24.4).

As datas de validade do produto devem ser respeitadas porque tiras vencidas podem dar resultados falso-negativos. Durante o armazenamento, recipientes devem ser mantidos bem fechados, pois as almofadas reagentes são sensíveis ao ar e à umidade. Além disso, as tiras reagentes são projetadas para urina humana e algumas das reações não são válidas na urina animal. Por exemplo, essas tiras não devem ser usadas para determinar leucócitos, DU, urobilinogênio ou concentração de nitrito em animais.

Depois que a amostra de urina é examinada grosseiramente quanto a cor e aspecto, a tira reagente é imersa em uma

---

Exemplo de caso 24.11 Cruzamento de FS Boston Terrier, 12 anos chamado "Poppy".

A queixa é que o paciente "urina e bebe muito". O exame físico é normal. Proprietários aprovaram a realização de hemograma, perfil bioquímico e urinálise completa; a única anormalidade detectada foi uma densidade urinária (DU) de 1,006. Quais são os próximos passos na condução deste caso?

1. "Urinar muito" é uma preocupação comum do proprietário e pode sugerir polaciúria ou poliúria. Proprietários devem ser questionados cuidadosamente quanto à frequência e à quantidade de urina produzida. Além disso, a ausência de anormalidades celulares e no exame de sedimento de urina torna a cistite improvável (mais comum em fêmeas do que machos).

2. A DU está no ponto de corte entre isostenúria e hipostenúria. Diferenciar isso é importante porque os diagnósticos diferenciais para isostenúria são bastante diferentes de hipostenúria (ver Tabela 24.4). Para determinar qual é mais provável, peça aos proprietários para coletar uma amostra limpa de urina quando o cachorro acordar pela manhã. Mensure a DU nessa amostra e, preferencialmente, em uma amostra de outra hora do dia e determine se Poppy pode concentrar a urina e, se não, se existe um padrão. Uma segunda urinálise completa é uma boa ideia, e cultura de urina também deve ser considerada. Não há necessidade de repetir hemograma completo ou perfil bioquímico.

3. Considere oferecer dimetilarginina simétrica (SDMA) aos proprietários. Os resultados anteriores do nitrogênio uerico (NU), creatinina (Creat) e fósforo (P) foram dentro do intervalo de referência (IR); se SDMA estiver dentro do IR, então a doença renal é menos provável e considere diferenciais para DU baixa (ver Tabela 24.8). Se SDMA estiver aumentada, então ofereça a "avaliação renal" completa e monitore o cão periodicamente para a progressão de possível doença renal.

Cushing é improvável porque a fosfatase alcalina (ALP) estava dentro do IR (sem anormalidades bioquímicas detectadas) e não houve anormalidades PE sugestivas de hiperadrenocorticismo (HAC). Noventa e cinco por cento dos cães com HAC terão aumento na atividade de ALP. Diabetes melito é improvável em virtude da ausência de glicose na urina ou hiperglicemia. Hipercalcemia não foi detectada. Piometra é descartada. Os resultados dos testes laboratoriais básicos e PE são meios práticos para distinguir as causas mais comuns de poliúria/polidipsia (PU/PD).

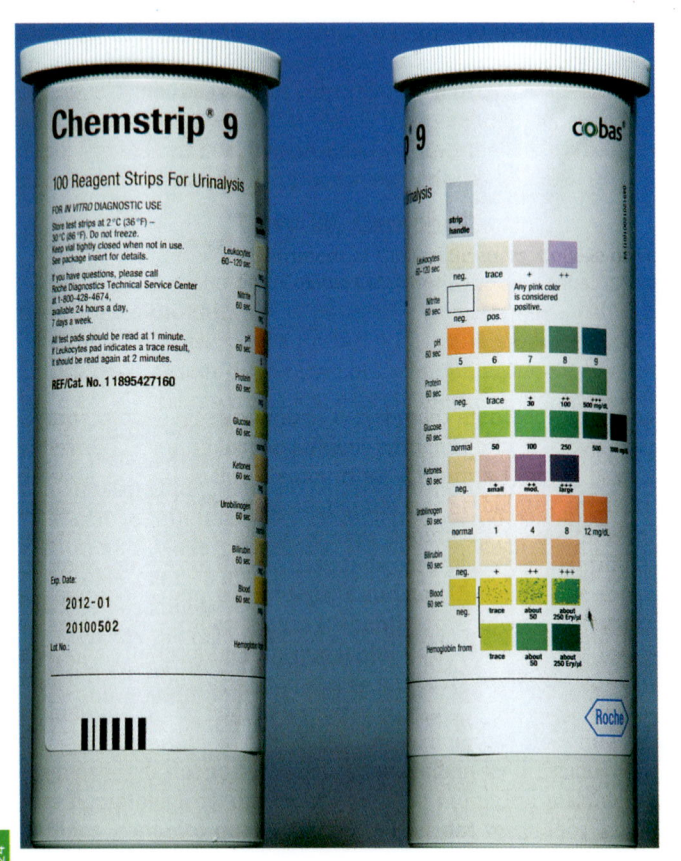

Figura 24.4 Dois recipientes representativos de tiras reagentes de análise de urina. O recipiente à esquerda é orientado para mostrar o texto do rótulo com as instruções de armazenamento e uso e a data de validade. O recipiente à direita está orientado para mostrar as reações colorimétricas das almofadas reagentes. A tira de teste de urina do paciente deve ser lida dentro dos tempos indicados para cada reagente, e é então comparada à tabela de cores para registrar os resultados. Alternativamente, um dispositivo óptico de leitura de refletância de cor é usado para determinar os resultados da tira de teste de urinálise.

amostra de urina pelo período prescrito (não mais, ou falsos aumentos ocorrerão) e então removida com excesso de urina sendo drenado enquanto segura-se a tira lateralmente em um papel absorvente. Dependendo do soluto avaliado, as instruções indicarão quanto tempo após a imersão essa tira deve ser classificada. Segure a tira de reagente na horizontal para evitar a mistura de reagentes. O próximo passo é determinar se um soluto está presente – uma avaliação qualitativa. Prosseguindo no momento indicado no recipiente com o esquema de gradação de cores, os blocos são lidos e classificados, geralmente de 1+ a 4+.

Os resultados devem ser interpretados em conjunto com a DU, pois a concentração da urina afetará a quantidade de solutos. Para ilustrar esse ponto, uma proteína 2+ na urina com DU de 1,020 seria proteína 1+ se essa amostra de urina fosse diluída para 1,010 (ou seja, diluída pela metade). Um cachorro com proteína urinária de 50 mg/dℓ e uma DU de 1,010 está perdendo tanta proteína por dia quanto um cão com uma proteína na urina de 100 mg/dℓ e uma DU de 1,020. Em cães, proteinúria 1+ na urina com sedimento inativo e uma DU de 1,060 é menos significativa do que traços ou proteinúria 1+ na urina com um DU de 1,008 e um sedimento inativo. Essas tiras reagentes devem ser interpretadas com cautela, pois os vários reagentes são propensos a resultados falso-negativos e falso-positivos (ver "Glicose" adiante). Se os resultados em uma tira forem ambíguos, há comprimidos

químicos disponíveis que geralmente são mais sensíveis para cada substância na tira e que podem ser usados para esclarecer os resultados.

pH

Cães e gatos têm urina neutra a ácida, e herbívoros, neutra a alcalina. As almofadas de reagentes de pH contêm corantes que mudam de cor com base no pH: vermelho em ácido, amarelo em neutro e verde-azulado na urina alcalina. O alcance detectado é aproximadamente 5,0 a 9,0. Como a urina é produzida a partir da filtração do plasma sanguíneo, o pH da urina reflete o pH do plasma. Adicionalmente, é um índice bruto do estado dos gases sanguíneos. O pH da urina pode ser comparado com TCO_2 (bicarbonato) para determinar se eles se correlacionam, e geralmente o fazem. A acidúria paradoxal é uma situação única observada com maior frequência em bovinos leiteiros com deslocamento de abomaso para a esquerda ou para a direita (descrito anteriormente). A urina alcalina em um cão com acidose pode ser um indicador de "acidose tubular renal", que indica a incapacidade de acidificar a urina diante da acidose metabólica. Bactérias que quebram a urease podem causar alcalinização da urina, assim como o armazenamento prolongado em temperatura ambiente e na presença de certos desinfetantes (contaminação do recipiente de coleta de urina).

A urina normal de cães e gatos tem pH de aproximadamente 5 a 7. Se o pH da urina estiver abaixo de 5 ou acima de 7,5, a causa deve ser investigada. Urina alcalina com pH > 8 pode resultar em lise de He e LEU e dissolução de cilindros. Foi relatado que um pH > 8 resultará falsamente em uma proteína 1+ na almofada reagente; no entanto, estudos recentes sugerem que esse não é mais o caso.

Proteína

Proteinúria é um termo usado para descrever a presença de qualquer proteína na urina, como albumina, globulinas e proteínas de Bence Jones. Proteinúria tem causas pré-glomerulares, glomerulares e causas pós-glomerulares (Tabela 24.9). No entanto, é usada clinicamente para reconhecer doenças renais, especialmente doenças que afetam os glomérulos. A quantificação da proteinúria renal é um meio prático para identificar doença renal, predizer doença glomerular, monitorar doença renal e formular planos de tratamento. Tiras colorimétricas, testes de turvação do ácido sulfossalicílico (SSA) ou outros ensaios químicos detectam excesso de proteína na urina.

Almofadas reagentes

A maioria das proteínas produz uma mudança de cor positiva na tira de almofada reagente, e a concentração de proteína é atribuída de traços até 4+. Métodos químicos para determinação de proteínas são os melhores para a detecção de albumina. Almofadas reagentes em tiras detectam albumina até 50 vezes melhor que as globulinas, mas são capazes de detectar outras globulinas, proteínas de Bence Jones (se presentes em concentração suficiente), hemoglobina e mioglobina relativamente bem. As proteínas de Bence Jones estão associadas ao mieloma múltiplo. As tiras reagentes não reconhecem facilmente a proteína de Bence Jones porque as imunoglobulinas de cadeia leve têm menos grupos de aminoácidos livres disponíveis para reagir com os reagentes. Em geral, são necessários aproximadamente 25 a 50 mg/dℓ de proteínas de Bence Jones para detecção de traços a 1+ na reação da almofada de reagente. Se as concentrações forem insuficientes, o resultado será falso-negativo.

Tabela 24.9 Diferenciação da proteinúria.

Pré-glomerular	Glomerular	Pós-glomerular
• Fisiológica	• Glomerulonefrite	• Hematúria
• Febre	• Amiloidose	• Cistite (p. ex., inflamação)
• Exercício		• Doença tubular
• Convulsões		• Síndrome Fanconi
• Hipertensão		
• Pigmentos		
• Hemoglobinemia/úria		
• Mioglobinemia/úria		
• Neoplasia (proteínas de Bence-Jones)		
• Mieloma múltiplo		
• Linfoma		

Hiperadrenocorticismo e esteroides exógenos causam proteinúria com e sem cistite. Os mecanismos quando o sedimento urinário é inativo não são tão claros; entretanto, a terapia com glicocorticoides administrada a cães saudáveis resultou em um leve aumento na razão proteína:creatinina urinárias (PCU) (ligeiramente maior que 1) e lesões glomerulares. Outros mostraram que a hidrocortisona aumentará a pressão arterial dos cães e causará proteinúria, ambos são reversíveis dentro de 1 mês após a interrupção do esteroide. Microproteinúria, microalbuminúria: < 30 mg/dℓ e albuminúria é > 30 mg/dℓ.

Teste de turvação do ácido sulfossalicílico

A proteína também é determinada e pontuada via turvação do SSA (1+ a 4+). O SSA também detecta melhor a albumina, mas detecta todas as proteínas, desde que estejam presentes em concentrações suficientes e é considerado melhor que a tira de almofadas reagentes. Se a urina estiver turva, deve ser centrifugada antes de realizar o teste de turbidez SSA, porque os sólidos em suspensão podem causar um resultado falso-positivo. Os resultados falso-positivos são também possíveis com certos medicamentos (penicilina e sulfonamidas) e meios de contraste para radiologia. Resultados de proteína falso-negativos estão associados com a incapacidade de ler através de urina muito turva e em urina acentuadamente alcalina. Caso suspeite de proteinúria de Bence Jones e/ou mieloma múltiplo, então considere o envio de urina a um laboratório de referência para solicitação de SSA, e possivelmente eletroforese sérica e urinária para determinar se cadeias leves de imunoglobulina ou uma gamopatia monoclonal estão presentes.

Espectrofotometria

A proteína pode ser quantificada por um espectrofotômetro em uma amostra de urina pontual ou em uma coleta de 24 horas. Esse último não é recomendado, pois é muito trabalhoso e há boa correlação entre coletas de 24 horas e a relação proteína urinária:Creat de amostras pontuais de urina. Para mais informações, ver seção "Anormalidades proteicas" neste capítulo.

Interpretação de uma proteína positiva

Uma reação positiva para proteínas deve sempre ser correlacionada com DU, presença de sangue na urina, resultado do perfil bioquímico sérico e resultados do exame microscópico de sedimento urinário. A hemorragia causa um resultado positivo nas tiras em virtude de a hemoglobina (uma proteína) ser liberada de hemácias lisadas, bem como quaisquer proteínas plasmáticas que possam ser exsudadas juntamente com as hemácias. Se a tira for positiva para sangue e as hemácias forem vistas microscopicamente, então a interpretação de uma proteinúria é complicada. Se houver suspeita de doença glomerular, a proteinúria precisará ser avaliada quando a hemorragia estiver resolvida. Em geral, almofadas reagentes são consideradas pouco reativas para proteínas de leucócitos e células epiteliais. Em cães, uma leitura de proteína traço é ≤ 0,1 g/dℓ (10 mg/dℓ; 0,1 g/ℓ) e um resultado 1+ indica perda renal de 0,03 g/dℓ (30 mg/dℓ; 0,3 g/ℓ). Ambos são considerados normais se a urina estiver concentrada, mas anormais se a urina estiver diluída e/ou se houver uma reação sanguínea positiva ou anormalidades do sedimento urinário. Resultados falso-positivos de fita de proteína foram associados ao tempo excessivo de contato com a urina, antibióticos específicos, contaminação da amostra com desinfetantes, e historicamente com urina altamente alcalina.

Proteinúria pré-glomerular

Doenças pré-glomerulares que resultam em hiperproteinemia acentuada podem danificar a barreira de filtração, sobrecarregar a capacidade tubular proximal para reabsorção e resultar em proteinúria persistente, conhecida como "proteinúria de sobrecarga". Isso é mais comumente associado a hemoglobinemia, mioglobinemia e paraproteínas de pequeno peso molecular (< 45.000 Da) como visto no mieloma múltiplo, e reconhecimento de um desses três problemas é fundamental para o diagnóstico de proteinúria pré-glomerular. Proteínas séricas em pacientes com mieloma múltiplo podem exceder 9 g/dℓ, e isso pode induzir proteinúria pré-glomerular e de sobrecarga, que é persistente. Se a hemoglobinemia for tão grave que sobrecarregue as proteínas transportadoras como a haptoglobina, então o excesso de hemoglobina entrará no filtrado glomerular. A mioglobina não tem proteínas carreadoras, e passa prontamente para o filtrado glomerular produzindo resultados de fita reagente que são positivos para proteína e sangue. Proteinúria pré-glomerular leve e clinicamente insignificante também está associada com excesso de exercício, convulsões, febre, estresse etc., e é referida como proteinúria funcional. Esse tipo de proteinúria é transitória e não significativa. O histórico e os dados do exame físico e da urinálise identificarão essas causas. Um estudo mostrou que o exercício não aumentou a excreção urinária de albumina em cães.

Proteinúria glomerular

Os glomérulos retêm proteínas maiores que aproximadamente 68.000 Da e que estão carregadas negativamente, conservando assim a albumina no nível do glomérulo. Em animais saudáveis, pequenas quantidades de albumina que vazam são reabsorvidas pelo epitélio tubular e degradadas pelos lisossomos das células. Embora a albuminúria possa ser decorrente de lesões tubulares, a quantidade de proteína na urina é pequena, e esse mecanismo nunca resulta em hipoalbuminemia. Na doença glomerular, os glomérulos perdem sua carga negativa porque as imunoglobulinas (carregadas positivamente) são depositadas nas membranas basais glomerulares como parte da patogênese da glomerulonefrite e amiloidose. Albumina, com seu pequeno tamanho molecular (66.000) e carga negativa, vaza através da membrana glomerular. Isso ocorre em tal medida que um paciente desenvolverá hipoalbuminemia, e a correlação de hipoalbuminemia com proteinúria é uma pedra angular para o diagnóstico de doença glomerular. Além disso, se glomerulonefrite e amiloidose forem graves o suficiente, a síndrome nefrótica pode se desenvolver.

A síndrome nefrótica é caracterizada por proteinúria, hipoalbuminemia, edema, ascite, trombos e hipercolesterolemia. O diagnóstico de proteinúria glomerular requer proteinúria com sedimento urinário inativo (livre de hemácias, leucócitos etc.).

A distinção entre glomerulonefrite e amiloidose poderia ter diferentes tratamentos e implicações prognósticas, portanto, a diferenciação dessas duas doenças, às vezes, é desejável. A correlação do resultado de biopsia dos rins com cortes histológicos obtidos na necropsia é de 98%. Isso ocorre porque as lesões de glomerulonefrite e amiloidose são difusas. Essencialmente 100% dos glomérulos têm lesões em algum grau, então a biopsia, mesmo que de apenas um a três fragmentos pequenos, fornecerá uma amostra adequada para a avaliação do processo da doença, desde que o córtex seja amostrado. A complicação mais comum é uma pequena hemorragia, resultando em hematúria; no entanto, raramente as complicações são graves e com risco à vida. Resultados da biopsia que indicam doença renal grave terminal podem influenciar a decisão de tratamento.

A maioria dos cães com 9 anos ou mais terá alguma forma de glomerulonefrite microscópica. A maior parte dos casos é subclínica. O reconhecimento desses animais com testes de triagem mais recentes que detectam microproteinúria (albumina urinária < 30 mg/dℓ, correlacionando-se com 1+ na fita de urinálise), pode ser benéfico para cuidados a longo prazo. Há relatos de que 2% dos cães clinicamente saudáveis têm proteinúria e 20% têm microalbuminúria. Proteínas que estão vazando através de glomérulos doentes podem causar lesões aos túbulos via citocinas, toxicidade direta e sobrecarga de mecanismos de degradação dos lisossomos. Portanto, reconhecer proteinúria persistente e prevenir sua progressão podem ter efeitos benéficos para a saúde do rim e, portanto, do animal.

Proteinúria pós-glomerular

A proteinúria pós-glomerular é causada por inflamação no trato urogenital e é a causa mais comum de proteinúria. A proteinúria pós-glomerular deve ser considerada quando o sedimento urinário revela evidências de inflamação, como hemácias e/ou leucócitos (*i. e.*, "sedimento ativo"). Quando um sedimento ativo é visto, a investigação da causa inflamatória subjacente deve ser procurada. Se a causa da proteinúria for decorrente da inflamação pós-glomerular, quando a causa subjacente tiver sido manejada, a proteinúria também deve remitir. Por exemplo, a cistite é uma causa comum de proteinúria pós-glomerular. A atenção está focada no diagnóstico e no tratamento da cistite, e não na proteinúria. Na maioria dos casos, a proteinúria desaparece uma vez que a cistite e a inflamação associada são resolvidas. Se a proteinúria persistir, então são consideradas as causas de proteinúria persistente. Em raras ocasiões, proteinúria pós-glomerular pode ser decorrente de defeitos de reabsorção tubulares, como observado na síndrome de Fanconi familiar ou adquirida.

Quantificação da proteinúria

Uma vez diagnosticada a proteinúria, e as causas de proteinúria pré-renal e pós-renal tiverem sido descartadas, o próximo passo crítico é determinar se a proteinúria é persistente. A proteinúria persistente deve ser quantificada, pois isso ajuda a determinar a gravidade das lesões renais e serve como um meio de monitorar a progressão da doença ou a resposta ao tratamento. Isso é mais comumente feito por meio da razão proteína:creatinina urinárias (PCU). A determinação da PCU é realizada por coletas de urina e soro simultâneas e mensuração bioquímica da proteína e creatinina em ambas as amostras. O teor de proteína na urina é dividido pela concentração de creatinina na urina e uma relação é estabelecida, Prot:Creat. A determinação das proporções de PCU em várias amostras coletadas com 24 horas ou mais de intervalo é recomendada para resultados ainda mais confiáveis, pois pode haver variação aleatória nas quantidades de perda de albumina em qualquer amostra. No entanto, a mensuração da PCU em série pode ter um custo proibitivo. Nessas situações, agrupar alíquotas de 1 mℓ retiradas de três amostras de urina coletadas com 24 a 48 horas de intervalo produz resultados que são clinicamente úteis e mais rentáveis. A IRIS propôs valores de referência para cães e gatos. Uma PCU < 0,2 é considerada normal em ambas as espécies. Em cães, uma proteinúria limítrofe é de 0,2 a 0,5 e, em gatos, é de 0,2 a 0,4. Uma PCU > 0,5 em cães e > 0,4 em gatos é indicativa de doença glomerular ou DRC e PCUs > 2,0 são fortemente sugestivas de doença glomerular. Para determinar se a doença está progredindo ou melhorando, uma mudança de pelo menos 35% na PCU deve ser observada em valores altos, e são necessários 80% em valores baixos de PCU (perto de 0,5).

Microproteinúria

Microproteinúria, microalbuminúria é uma extensão da proteinúria e refere-se a situações em que a quantidade de proteína na urina é pequena ou abaixo do limite de detectabilidade da maioria dos ensaios qualitativos ou quantitativos de rotina. Traços ou proteína 1+ na urina concentrada são considerados insignificantes; entretanto, pode implicar doença renal precoce ou oculta (nefropatia mínima por alteração). A principal proteína na urina nesses pacientes é a albumina, e ensaios estão agora disponíveis para mensurar a microalbuminúria. Microalbuminúria é concentração de albumina < 30 mg/dℓ e albuminúria ("albuminúria manifesta") é concentração de albumina urinária > 30 mg/dℓ na urina normalizada para DU de 1,010. O limite de detectabilidade de tiras colorimétricas é de, aproximadamente, 6 a 10 mg/dℓ e SSA 5 mg/dℓ. Se esses vestígios forem detectados na urina com uma DU de 1,020, então as concentrações dobrariam se a DU fosse 1,040. Da mesma forma, traços de proteína na urina com uma DU de 1,020 seriam indetectáveis com esses métodos qualitativos na urina com uma DU de 1,010 ou menos, mas isso pode ser significativo. A detecção de microproteinúria pode ser útil em pacientes geriátricos, pacientes com suspeita de doença renal oculta, monitoramento de pacientes renais, raças com nefropatias familiares conhecidas ou doentes com diagnóstico desconhecido. O reconhecimento da doença renal oculta abre caminhos para o manejo do paciente, como dietas restritas e o uso de inibidores da enzima conversora de angiotensina (ECA). Não se sabe se esses tratamentos podem alterar o progresso da doença ou se são benéficos para esses pacientes, mas podem ser úteis, e o primeiro passo é reconhecer que o problema existe. Embora seu uso esteja implícito para reconhecer a doença glomerular oculta ou doença renal crônica, qualquer causa de proteinúria, pré-glomerular, glomerular e pós-glomerular, será positiva com esses ensaios de microalbumina. Portanto, essas outras causas devem ser descartadas antes que medidas sejam tomadas para reconhecer a doença renal oculta. Existem testes qualitativos (painel de reagentes) e tiras de teste imunológico semiquantitativo (ELISA) disponíveis para estimar as razões Prot:Creat, mas sua utilidade clínica não foi provada.

As outras metodologias – eletroforese de proteínas e testes imunoturbidimétricos – são quantitativas e realizadas em laboratórios de referência. Tiras de teste imunológico semiquantitativo e eletroforese de proteínas são menos precisas que ensaios imunoturbidimétricos automatizados. Tiras de teste imunológico semiquantitativas são fáceis de usar. A urina é diluída para uma DU de 1,010, adicionando água destilada, a tira é imersa por 3 minutos e a intensidade da cor é comparada a várias categorias. A sensibilidade e a especificidade das tiras de teste são de 91% e 92%, respectivamente. Elas têm uma taxa de falso-positivo de 8%, taxa de falso-negativo de 9% e as categorias positivas alta e muito alta detectam proteinúria que pode ser avaliada com tiras reagentes de rotina.

Sangue (sangue oculto, heme)

A almofada reagente tem um cromogênio que muda para várias tonalidades de azul-esverdeado após a oxidação da enzima. Qualquer coisa que cause a oxidação da enzima é detectada e implica que sangue está presente apenas porque é assim que o absorvente é rotulado e porque o ferro nas hemácias é a substância mais comum que estimulará essa reação de oxidação. No entanto, a mudança de cor para um azul positivo também é vista com ferro na hemoglobina livre, ferro na mioglobina, peroxidase em plantas e bactérias e agentes de limpeza. A reação é sensível e a intensidade da cor varia com a quantidade de "heme" detectada; os reagentes são mais sensíveis à hemoglobina livre do que as hemácias intactas.

Método

Mergulhe a tira em urina bem misturada e não centrifugada. O padrão "manchado" de pontos verdes é decorrente de hemácias individuais que entram em contato com a almofada e depois lisam; esse padrão está associado à hematúria microscópica. Uma mudança de cor uniforme é decorrente de maior quantidade de hemorragia, hemoglobina livre, mioglobina ou contaminantes. Falso-negativos são incomuns, mas estão associados a bactérias que produzem nitritos e tratamentos com vitamina C. O ácido ascórbico é uma substância redutora que neutraliza a reação de oxidação.

Correlacione os resultados com a contagem microscópica de hemácias na urina, VG, enzimas musculares, DU e pH da urina. Urina muito diluída, menor que 1,007, e urina alcalina podem lisar hemácias e mascarar a hematúria. A distinção de hematúria, hemoglobinúria e mioglobinúria é clinicamente importante e é descrita na seção sobre doenças.

Graus de sensibilidade de vários testes para detectar sangue

Método	Positivo	Hemácias/cgm
Hemastix®, Labstix®; reagentes hemolíticos na fita lisam as He	1/8.000	200 He/cgm
Comprimido de teste oculto	1/32.000	20 He/cgm
Microscópio		< 10 He/cgm

Glicose

Não deve haver glicose na urina de animais saudáveis. As tiras reagentes são sensíveis e detectam a glicose por meio de uma reação de oxidação que produz uma mudança de cor. Falso-negativos são decorrentes da vitamina C e tiras com a validade vencida. Falso-negativos podem ocorrer se a glicose na urina estiver em baixas concentrações e uma destas substâncias estiver presente: vitamina C, formaldeído, cetonas, bilirrubina (grande quantidade), salicilatos ou tetraciclinas. Resultados falso-positivos são observados quando as amostras estão contaminadas com agentes de limpeza oxidantes e peróxido de hidrogênio. Gatos com obstrução uretral, supostamente, têm uma substância desconhecida que reage com o indicador de cor para produzir resultados falso-positivos. Em um animal (mais comumente gato) com glicose positiva na urina, é importante correlacionar o resultado da tira com a glicose sérica, pois o estresse pode causar uma hiperglicemia transitória que resulta em glicosúria.

As tiras de urinálise são precisas para avaliar a glicosúria (alta especificidade), mas não a descartar (baixa sensibilidade). Portanto, se houver suspeita de glicosúria, mas a tira reagente for negativa, considere avaliar a glicosúria com um método diferente. Por exemplo, enviar uma amostra de urina para análise em um analisador bioquímico ou solicitar a razão glicose:creatinina urinárias (GCU). As leituras visuais das tiras de urina foram mais precisas que as leituras automatizadas nesse estudo que incluiu mais de 500 amostras de urina de cães e gatos. Leitura automatizada de glicosúria foi mais necessária para gatos do que para a urina de cachorro. Esse mesmo estudo procurou estabelecer uma mensuração de GCU como um teste de diagnóstico clínico adicional. Embora a GCU tenha uma boa correlação com a mensuração absoluta da glicose urinária, não acrescentou nenhuma informação clinicamente útil nesses pacientes.[13]

Comprimidos estão disponíveis para detectar a glicose e fazê-lo por meio da redução do cobre. Falso-negativos são decorrentes de produtos vencidos e baixa concentração de glicose na urina. Falso-positivos são bastante comuns, pois qualquer substância redutora pode causar mudança de cor.

Sempre correlacione os resultados da glicemia na urina com a glicemia sérica. O principal diferencial clínico é entre distúrbios hiperglicêmicos transitórios (epinefrina, corticosteroides) *versus* persistentes (diabetes melito, hiperadrenocorticismo). Quando a glicose plasmática excede certas concentrações, a capacidade dos túbulos proximais para reabsorver a glicose é ultrapassada e a glicose escapa para a urina. O limiar renal para glicose em cães é de aproximadamente 200 mg/dℓ (intervalo: 180 a 220 mg/dℓ), gatos 300 mg/dℓ (intervalo: 250 a 350 mg/dℓ), equinos 150 mg/dℓ (intervalo: 120 a 200 mg/dℓ) e bovinos 100 mg/dℓ (intervalo: 80 a 120 mg/dℓ). Resultados positivos de glicose na urina juntamente com as concentrações séricas de glicose abaixo dos limites renais sugerem um defeito nos mecanismos de reabsorção tubular, e podem ser observados em casos de nefrose (insultos tóxicos), lesão tubular, glicosúria primária ou familiar e síndrome de Fanconi. A síndrome de Fanconi é uma doença hereditária ou adquirida caracterizada por defeitos na reabsorção tubular proximal de vários substratos que inclui um ou mais dos seguintes: glicose, sódio, cálcio, bicarbonato, aminoácidos e fosfato. A glicosúria primária é vista em Terriers escoceses, Elkhounds noruegueses e cães mestiços, e é marcada por glicosúria na ausência de hiperglicemia. Glicosúria sem hiperglicemia também pode ser vista em razão do atraso no momento da coleta de urina em relação à coleta de soro. A urina na bexiga pode ter sido coletada há várias horas quando comparada ao soro; portanto, uma hiperglicemia transitória pode ter ocorrido, enquanto a glicose sérica, entretanto, está normalizada. Isso pode ser visto com estresse, pós-prandial e após fluidoterapia com líquidos enriquecidos com glicose. A glicosúria é comum em bovinos em virtude do seu baixo limiar renal para glicose e da facilidade com que os bovinos desenvolvem hiperglicemia por estresse. Bovinos com doença do SNC podem ter valores de glicose séricos iguais ou superiores a 300 mg/dℓ; obstrução pilórica pode produzir valores séricos de glicose de até 500 mg/dℓ ou mais.

A frutosamina sérica é formada quando as porções de açúcar aderem às proteínas plasmáticas e sua concentração pode ser usada para distinguir hiperglicemia transitória de hiperglicemia persistente. Quanto mais tempo o açúcar no sangue estiver elevado, maior a concentração sérica de frutosamina. A concentração de frutosamina sérica reflete a concentração de glicose sérica média nas últimas 1 a 3 semanas (aproximadamente a meia-vida da albumina e das globulinas), e não será aumentada por hiperglicemia transitória.

A glicosúria pós-prandial dura aproximadamente 1,5 hora; a glicosúria além de 2 horas é anormal e deve levar à avaliação da glicose sérica. Hiperglicemia persistente e glicosúria são observadas comumente com diabetes melito e hiperadrenocorticismo (doença de Cushing) e menos frequentemente com feocromocitoma, pancreatite, acromegalia, administração de progesterona e alguns casos de sepse. Um exame de urina usado para triagem de glicosúria é um teste de triagem aceitável para diabetes melito e para o monitoramento do efeito do tratamento para diabetes. Hiperglicemia acentuada, glicosúria e cetonúria são diagnósticos de diabetes melito.

A glicose aumenta a DU em aproximadamente 0,004 unidade para cada 1 g/dℓ de glicose na urina. A classificação de 4+ de glicose na urina aumentaria a DU em aproximadamente 0,010 unidade. A glicosúria promove o crescimento bacteriano e fúngico.

Cetonas

Não deve haver cetonas na urina de animais saudáveis. Tiras reagentes detectam cetonas por meio de uma reação com nitroprussiato que produz uma mudança de cor púrpura proporcional à concentração de cetonas presentes. As cetonas entram na circulação primeiro e, em seguida, passam para o filtrado glomerular. A cetonúria pode ser detectada na ausência de cetonemia. A cetogênese produz três tipos de corpos cetônicos, mas apenas dois têm a forma de uma cetona verdadeira e são detectados pela reação do nitroprussiato. As proporções de cetonas excretadas na urina são de aproximadamente 78% de beta-hidroxibutirato, 20% de ácido acetoacético e 2% de acetona. A reação detecta principalmente ácido acetoacético (aproximadamente 90%) e reage menos eficientemente com acetona (volátil). Beta-hidroxibutirato, o produto mais abundante da cetogênese, não tem a estrutura de uma cetona; portanto, não é detectado. O teste mais sensível para cetonas em bovinos é o Ketostix®. Comprimidos estão disponíveis, mas são menos sensíveis que o Ketostix®. Os comprimidos dependem da mesma reação do nitroprussiato que as tiras reagentes de urina. Coloque uma gota de urina (ou sangue, soro, plasma ou leite) no comprimido e leia a mudança de cor em 30 segundos. Lilás a roxo profundo é positivo, e a intensidade é proporcional à concentração de cetonas presentes na urina ou no sangue. Os comprimidos são mais sensíveis que as tiras e podem detectar cetonas na urina a 5 mg/dℓ, diferentemente dos 10 mg/dℓ para tiras e 10 mg/dℓ no sangue.

Se houver um traço de reação de cetona na tira, considere confirmar a sua presença com Ketostix®, ou o método do comprimido. Um resultado de teste positivo pode ser decorrente de: excesso de catabolismo de gorduras, como no balanço energético negativo; teor inadequado de carboidratos na dieta; caquexia; fome; anorexia; hipertireoidismo; toxemia da prenhez; e diabetes melito. A cetonúria ocorre mais comumente em bovinos leiteiros de alta produção, que entram em um estado de balanço energético negativo que promove a formação de cetonas.

Diabetes melito é a causa mais comum de cetonúria em cães e gatos. Cetonas são carregadas negativamente e forçam a excreção de um cátion (sódio ou potássio) quando o rim os filtra. Isso pode levar a hiponatremia e hipopotassemia.

Os produtos químicos usados nas almofadas das tiras para detectar cetonas são sensíveis a luz, umidade, calor e data; portanto, não use tiras vencidas e mantenha a tampa bem fechada.

Glicose sanguínea	Glicose urinária	Cetonas urinárias	Diagnóstico
Alta	Positiva	Positiva	Diabetes melito
Alta	Positiva	Negativa	Diabetes melito, hiperadrenocorticismo; causas incomuns
Alta	Negativa	Negativa	Epinefrina ou corticosteroides
Baixa	Negativa	Positiva	Inanição, toxemia da prenhez etc.
Normal	Positiva	Negativa	Hiperglicemia transitória, retardo na análise, nefrose, outras doenças tubulares, Fanconi

Bilirrubina

Use urina fresca não centrifugada para análise. Tiras reagentes detectam apenas bilirrubina conjugada usando uma metodologia diazo semelhante aos comprimidos Ictotest®. Uma vez que a reação da cor é bege para rosa para vermelho, qualquer substância que confira cor vermelha à urina pode interferir na interpretação. Grandes quantidades de vitamina C podem causar resultados falso-negativos. Assim como com todas as substâncias, correlacionar os resultados com a DU. A sensibilidade das tiras é de aproximadamente 0,2 a 0,4 mg/dℓ, e com os comprimidos é de aproximadamente 0,05 a 0,1 mg/dℓ. O teste do comprimido é recomendado se houver suspeita de interferência (p. ex., hemoglobinúria ou mioglobinúria).

A reação não detecta biliverdina, e bilirrubina conjugada será hidrolisada a biliverdina na urina exposta à luz; então deve-se analisar a urina fresca. A bilirrubina conjugada é hidrossolúvel e prontamente entra no filtrado glomerular na maioria das espécies (os gatos têm um limiar mais elevado). A bilirrubina não conjugada está ligada à albumina; portanto, não deve passar através dos glomérulos.

Bilirrubinúria indica possível doença hepática ou hemólise, e não doença renal. É mais comumente associada com colestase. Qualquer reação positiva em um gato é considerada anormal e merece uma investigação mais aprofundada. Cães têm baixo limiar renal para bilirrubina; adicionalmente, podem ser conjugados em pequenas quantidades nas células do epitélio tubular de cães normais. Em cães, até 1+ de bilirrubina em urina concentrada é considerado normal e é comum, especialmente em cães machos, mas o achado deve estar correlacionado com outras anormalidades. Aproximadamente 20 a 25% dos cães normais têm reação positiva para bilirrubina na urina usando tiras reagentes, e até 60% com comprimidos. A bilirrubinúria precede a bilirrubinemia e a icterícia, podendo, portanto, ser um indicador precoce de doença hepática.

Urobilinogênio

O urobilinogênio está presente nas tiras reagentes usadas para pacientes humanos, mas não está presente nas tiras reagentes projetadas para animais, pois não tem valor. A detecção de uro-bilinogênio indica ducto biliar patente e uma amostra de urina fresca, e é ignorada.

Nitritos

A detecção de nitritos é uma evidência indireta de bacteriúria, uma vez que algumas bactérias produzem nitrito; no entanto, os resultados não são confiáveis, então não use em animais. A determinação de bacteriúria deve ser feita por exame microscópico e cultura de urina.

Leucócitos

Tiras reagentes para leucócitos reconhecem uma esterase específica para leucócitos que é encontrada em neutrófilos humanos, eosinófilos, basófilos e monócitos, mas não é confiável para cães e gatos. A determinação de leucócitos na urina de animais deve ser feita por exame microscópico.

Densidade urinária

Os testes de tiras reagentes são considerados pouco confiáveis em medicina veterinária. As tiras estimam indiretamente a DU com base no pKa, a mudança no pH produz uma mudança de cor. A concentração máxima detectada é de 1,030, e é inadequada para determinação de faixas de concentração em cães e gatos. Além disso, os resultados não se correlacionam bem com as mensurações por refratometria, e falso-positivos e negativos são comuns (ver discussão anterior na seção "Densidade urinária" neste capítulo).

Exame microscópico de sedimentos

É padrão centrifugar 5 a 10 mℓ de urina fresca bem homogeneizada a 1.500 a 2.500 rpm por 5 minutos; no entanto, o volume exato não é crítico. Recomenda-se usar uma quantidade consistente ou o que estiver disponível quando o volume de coleta é pequeno. Descarte ou aspire e guarde o sobrenadante (para possíveis análises químicas) e ressuspenda o sedimento da urina que resta (0,5 mℓ é o ideal, e a quantidade que sobrar deve ser consistente) sacudindo o tubo várias vezes com o seu dedo até que o *pellet* e seu conteúdo estejam bem misturados. Coloque uma gota não corada em uma lâmina, adicione uma lamínula e examine em campo de baixa magnificação (cbm) (objetiva 10×) para cilindros e cristais e em um campo de alta magnificação (cam) (objetiva de 40×) para células e bactérias. Reduza a luz no campo, fechando o diafragma da íris (é preferível a baixar o condensador) até que o material no campo esteja refratário. Escaneie o *slide* com a objetiva de 10× e, em seguida, registre os resultados como número visto por campo de baixa ou de alta magnificação (#/cbm; #/cam) contando 10 campos e calculando a média dos resultados. Há também sistemas fabricados que auxiliam nessas etapas e os resultados serão baseados no número visto por microlitro. Mude o foco durante o exame para ver melhor os materiais presentes, pois nem todos os materiais estão no mesmo plano de foco em preparações de montagem úmida. Se a amostra de urina estiver excessivamente turva, dilua-a com sobrenadante ou solução salina fisiológica (mas os resultados por magnificação estarão agora reduzidos), e se as hemácias forem tão numerosas a ponto de ser difícil ver outras estruturas, então lise as hemácias com 2% de ácido acético (vinagre). Todas as anormalidades podem ser vistas em preparações não coradas; no entanto, se estruturas incomuns forem vistas, considere a coloração de uma montagem úmida (siga as instruções) e/ou

prepare uma lâmina seca ao ar e core-a com um corante tipo Diff-Quik™ como uma amostra de citologia; a segunda técnica é preferível. Se houver suspeita de neoplasia, pode ser desejável coletar uma nova amostra de urina obtida com uma lavagem, pois a urina é prejudicial às características celulares, e as células presentes na urina por várias horas na bexiga estarão visivelmente alteradas. Melhor ainda é a aspiração da massa guiada por ultrassom. Essas lâminas devem ser secas ao ar e coradas com corantes tipo Diff-Quik™ ou corantes Wright. Não diagnostique neoplasia em preparações de montagem úmida, use preparações de monocamada secas ao ar.

Sempre correlacione os resultados com o modo de coleta, DU, resultados bioquímicos e achados clínicos. Exemplos: dois cilindros/cbm na urina com uma DU de 1,004 em um animal azotêmico são muito significativos, enquanto dois cilindros/cbm na urina com DU de 1,044 em uma avaliação de bem-estar são provavelmente normais. Leucócitos em uma amostra de micção espontânea podem ser do trato genital. Achados normais ou resultados esperados em pacientes normais estão na Tabela 24.5.

Cilindros e estruturas mais pesadas tendem a se agregar ao longo das bordas da lamínula; portanto, certifique-se de examinar todas as regiões cobertas pela lamínula. Conte em um campo de baixa magnificação, mas prossiga para a avaliação em campos de alta magnificação para ver melhor sua morfologia e para identificação mais precisa.

Fontes de erro técnico

Inexperiência, diafragma de íris aberto, objetivas sujas, urina velha, urina mal misturada, contaminação, quantidades variáveis de urina centrifugada, muito corante adicionado, microrganismos crescendo em frascos de corantes contaminados, avaliação aleatória e não sistemática de 10 campos e confundir o movimento browniano de pequenos materiais com bactérias são fatores que contribuem para o erro.

Ver Apêndice 24.A para imagens coloridas relacionadas à microscopia do exame de urina (Figuras 24.A.1 a 24.A.37).

Hemácias

A hematúria ocorre quando há mais de cinco hemácias por campo de alta magnificação (/cam). Tal como acontece com todos os eventos celulares na urina, deve-se correlacionar os resultados com a técnica de coleta, DU, pH, achados de tira reagente e modo de coleta. Por exemplo, cistocentese e cateterismo podem induzir hemorragia menor; e as hemácias sofrem lise na urina com DU < 1,008 e em urina alcalina. Na DU > 1,025, eles tendem a crenar (encolher e ter contornos irregulares). Em uma faixa intermediária de DU, as hemácias são uniformes, discoides, de contornos suaves, de coloração clara a amarelo-claro ou vermelho-ferrugem, refratáveis e sem detalhes internos. Os resultados são registrados como número visto/cam. O normal é considerado < 5/cam, e o termo "incontáveis" é usado quando o campo está cheio de hemácias.

Existem muitas causas de hematúria para produzir uma lista prática. No entanto, o denominador comum é o traumatismo: cistocentese, cateterismo, cálculos, atropelamento, obstrução, câncer, biopsia de rim ou bexiga; e eventos traumáticos não físicos como infecção, estro, nefrose, doença do sistema urinário (anteriormente conhecida como síndrome urológica felina), parasitas e distúrbios hemorrágicos. Os cilindros de hemácias são raros, mas localizam a hemorragia nos túbulos renais. Cilindros de hemácias são muito frágeis e, muitas vezes, se desintegram com o manuseio de urina. As hemácias podem ser confundidos com gotículas de gordura, mas gotículas não são uniformes em tamanho, refratam mais e algumas estarão fora do plano de foco.

Leucócitos

Considera-se anormal a presença de mais de cinco leucócitos por campo de alta potência (#/cam), e denomina-se piúria. A magnitude de leucócitos/cam é a chave e, como sempre, os resultados devem ser correlacionados com DU, demais dados na urinálise, outros dados do caso (os esteroides diminuirão o número de leucócitos na urina), método de coleta, pH da urina etc. Os leucócitos lisam facilmente na urina alcalina e na urina hipotônica (assim como as hemácias). Urina coletada por micção espontânea pode ter inflamação em qualquer parte do trato urogenital. Cistocentese localiza a fonte da inflamação nos rins ou, mais provavelmente, na bexiga urinária; no entanto, refluxo é possível (p. ex., prostatite).

Os leucócitos são ligeiramente maiores que as hemácias (1,5 a 2 vezes maiores), são esféricos, granulares, têm estruturas internas, um núcleo e aparecem singulares, em grupos ou em cilindros. Os cilindros de leucócitos localizam sua origem nos túbulos renais e indicam pielonefrite. Embora qualquer leucócito possa ser visto, eles são quase sempre neutrófilos, e a diferenciação dos tipos de leucócitos não é necessária, mas, se desejável, exigirá exame de uma preparação corada. Os neutrófilos indicam inflamação no trato urogenital. Eles geralmente são acompanhados por hemácias, e bactérias devem ser pesquisadas microscopicamente e por meio de cultura. A inflamação também é vista com câncer, cálculos, cistite, prostatite e pielonefrite. Os eosinófilos raramente são vistos, podem estar associados a doenças parasitárias e, em cães, considere cistite polipoide eosinofílica. Este último é um diagnóstico histológico comum que causa hematúria persistente e produz massa na bexiga urinária que se assemelha a um tumor. A massa é infiltrada com eosinófilos e há eosinofilopoese dentro da massa. Requer cirurgia para remoção.

Células epiteliais

Essas células podem ser escamosas (uretra, genitais ou pele), de transição (bexiga), renais (túbulos) ou neoplásicas (geralmente CCT). As células escamosas são enormes (5 vezes maiores que os leucócitos, 10 vezes maiores que as hemácias), têm bordas alinhadas ou afiadas, com núcleos muitas vezes não visíveis, e geralmente estão embaixo. Se muitas células epiteliais escamosas forem vistas em uma amostra de micção espontânea de uma cadela em estro, são de origem genital; e se muitas células epiteliais escamosas forem vistas em um cão macho, considere uma neoplasia de células de Sertoli que está secretando estrogênio e levando à indução de metaplasia escamosa da próstata.

As células epiteliais de transição são da bexiga, ureter ou pelve renal e a maioria é da bexiga. Supostamente, a profundidade da localização no urotélio muda sua morfologia o suficiente para reconhecer as diferentes fontes, mas isso é difícil de discernir e não ajuda no diagnóstico. Na urina normal, existem apenas algumas células epiteliais: < 5/cam. Quando em grandes números, elas geralmente são acompanhadas por hemácias e leucócitos e estão associadas à cistite. Se numerosas e em grupos, podem ser decorrentes de cateterismo. A aparência delas tem uma ampla variedade; são aproximadamente 2 vezes maiores que os leucócitos, redondas a poligonais, têm um núcleo redondo e têm aspecto granular a homogêneo. Essas são as células epiteliais mais comumente observadas na urina.

As células epiteliais tubulares renais são as menos comuns ou as menos comumente reconhecidas. Eles são aproximadamente do tamanho de leucócitos e se parecem com leucócitos. São redondas, granulares e têm um núcleo redondo central. As diversas formas e tamanhos podem estar localizadas em diferentes regiões dos rins, mas sabe-se muito pouco sobre elas para que sejam clinicamente úteis.

Células epiteliais transicionais neoplásicas podem ser encontradas neste capítulo, em "Diagnósticos".

Bactérias

Rins, ureteres, bexiga e uretra proximal são estéreis; portanto, a urina deve ser estéril, pelo menos até passar através da uretra distal onde a flora normal pode ser adicionada como contaminante. A centrifugação em velocidades usadas para urinálise não removerá as bactérias da suspensão, de modo que o sobrenadante ou o *pellet* é igualmente satisfatório para detecção microscópica. Use o *pellet*, uma vez que ele é o que é usado para todas as demais análises no exame microscópico e permitirá a visualização das células e, portanto, a possibilidade de ver bactérias dentro dos neutrófilos. Isso será visto melhor se um esfregaço for preparado e corado, em vez de uma montagem molhada. A chave para ver bactérias é o número presente, o tipo de bactéria e a capacidade do observador de vê-las. *Reduza consideravelmente a luz* para ajudar a ver seu contorno (diminua o diafragma da íris ou abaixe o condensador para aumentar o contraste da montagem úmida). Quanto maior o número, maior a probabilidade de serem vistos. Eles geralmente são relatados como poucos, moderados ou muitos. Contar o número/campo é impraticável.

Uma infecção bacteriana deve ser confirmada com cultura e preferencialmente teste de sensibilidade. Bactérias podem ser vistas em montagens úmidas com a objetiva 40×; no entanto, o movimento browniano de material particulado é facilmente confundido com bactérias e cocos são fáceis de confundir com detritos. Se forem observadas bactérias, mas os resultados da cultura forem negativos, considere má interpretação do material particulado e movimento browniano como uma explicação possível. Essas observações "falso-positivas" são relativamente comuns na prática clínica. Explicações adicionais para visualização de bactérias, mas cultura negativa, incluem inibição do crescimento por armazenamento frio ou congelado, ou o paciente ter recebido antibióticos. Não é decorrente de diminuição da sensibilidade da técnica de cultura, pois a cultura é melhor para identificar as bactérias do que a visualização. São necessários cerca de 10.000 bastonetes/mℓ de urina para vê-los e até 100.000 cocos/mℓ para vê-los em oposição para apenas 1 a 10 bactérias/mℓ para produzir uma cultura positiva.

A localização da infecção é crítica, pois pode ser do rim, bexiga, uretra, próstata, útero, prepúcio, genitália externa ou do ambiente. Se bactérias forem detectadas em urina coletada assepticamente via cistocentese, a infecção nos rins ou na bexiga é o diagnóstico. Correlacionar os resultados com o restante do exame de urina e se os leucócitos estiverem presentes (túbulos envolvidos), especialmente com azotemia, então pielonefrite é a fonte. Esses pacientes também podem ter cistite concomitante, uma vez que a infecção ascendente da bexiga é a causa mais comum de pielonefrite. Amostras cateterizadas e coletadas por micção espontânea que são positivas para bactérias em virtude da contaminação serão positivas para cultura, mas as bactérias geralmente estão em um número muito baixo para visualizar. Se a cistocentese não for possível, então use um cateter estéril e tome todas as precauções possíveis para reduzir a contaminação do cateter.

Se uma amostra de micção espontânea for usada para cultura, limpe a genitália e pegue uma amostra intermediária. Amostras de micção espontânea devem ser evitadas para confirmar uma infecção, mas podem ser usadas para descartar uma infecção. A maioria dos contaminantes e a flora normal são gram-positivos. As bactérias podem se replicar prontamente na urina; portanto, examine e cultive logo após a coleta. A refrigeração e, especialmente, o congelamento inibirão o crescimento e/ou matarão as bactérias e, portanto, podem produzir resultados falso-negativos. Se as amostras forem enviadas para um laboratório, refrigerar e se esforçar para ter culturas preparadas em < 24 horas a partir da coleta; não armazene em temperatura ambiente ou congele. O armazenamento de urina canina a 4°C por 24 horas não afetará os resultados da cultura e testes de suscetibilidade.

As infecções bacterianas devem ser acompanhadas de piúria, hematúria, proteinúria e vários sinais clínicos, incluindo disúria, estrangúria etc., então correlacione todos os dados disponíveis. A presença de bactérias intracelulares em neutrófilos é boa evidência para infecção *in vivo*, mas pode acontecer *in vitro* se as amostras forem deixadas em temperatura ambiente. Resultados de urinálise podem parecer semelhantes nos casos de cistite e pielonefrite. A cistite não terá azotemia ou cilindros na urina. A pielonefrite pode estar associada a azotemia e cilindros, especialmente se a doença estiver ativa e amplamente disseminada (> 75% de envolvimento dos rins). A cistite infecciosa é mais comum em fêmeas pelo fato de sua uretra mais larga e predisposição à infecção ascendente. Deve ser tratada agressivamente, pois pode levar a uma pielonefrite ascendente. A cistite estéril pode ocorrer com urólitos e neoplasias, mas todos os casos de cistite/piúria devem ser enviados para cultura antes de determinar como tendo uma etiologia não bacteriana. A infecção bacteriana também pode ser um evento secundário. Independentemente da causa, a bacteriúria requer terapia. Bacteriúria sem neutrófilos é um paradoxo, mas está associada a contaminação, doença de Cushing ou esteroides exógenos que inibem o influxo de neutrófilos, urina diluída ou alcalina que pode lisar os neutrófilos e antibioticoterapia que inibe o crescimento, mas as bactérias ainda são vistas. A doença de Cushing está associada ao aumento da prevalência de infecção do sistema urinário em decorrência da urina diluída e diminuição da imunidade da bexiga urinária.

Ausência microscópica de bactérias não exclui uma infecção. Excluir exige culturas negativas para ter certeza. Bastonetes gram-negativos aeróbicos são responsáveis pela maioria das infecções no sistema urinário, e *E. coli* é o patógeno mais comumente cultivado. Produtos comerciais estão disponíveis para cultura de urina e/ou contagem de colônias na prática, mas eles requerem uma estufa. Os resultados obtidos podem ser correlacionados com resultados de urinálise, e essa é uma maneira rápida de identificar uma infecção do sistema urinário e/ou diferenciar a discrepância do movimento browniano *versus* bactérias verdadeiras. Se bactérias forem vistas na prática e a cultura de um laboratório comercial for negativa, as explicações prováveis são (i) as supostas "bactérias" eram, na verdade, o movimento browniano de pequenas partículas; ou (ii) o paciente está recebendo antibióticos. A urina deve ser colocada no sistema de cultura tão logo seja possível após a coleta para obter os melhores resultados. Alguns sistemas usam meios seletivos que produzem cores diferentes em torno de diferentes colônias bacterianas. Se várias cores diferentes forem identificadas, considere a contaminação. Nesses sistemas, as colônias são contadas ou todo *swab* com o meio de cultura pode ser enviado para um laboratório de referência para contagem, cultura e identificação. Resultados positivos determinados na prática devem ser confirmados; bactérias, classificadas; e o teste de sensibilidade a antibióticos, recomendado. Em amostras obtidas por cistocentese e contadas com esses produtos, > 1.000 ufc/mℓ é significativo, 100 a 1.000 é suspeito e < 100 é, provavelmente, contaminação ou sem importância. Para amostras obtidas por cateterismo, essas diretrizes são aumentadas em 10 vezes. Os sistemas comerciais para serem realizados nas clínicas são uma alternativa ao envio de urina para um laboratório comercial.[14] Um resultado de cultura positivo é confiável; um resultado negativo deve ser interpretado com cautela, pois a bactéria pode não ter sido identificada. Os resultados de suscetibilidade são parte desses sistemas; no entanto, eles podem ser limitados a cinco antimicrobianos, e os resultados podem não se correlacionar com os de um laboratório comercial.

Os resultados de cultura bacteriana quantitativa de um laboratório ainda são os melhores meios de determinar se uma infecção bacteriana está presente. O número de colônias é informado como "unidades formadoras de colônias por mililitro de urina" (ufc/mℓ). O padrão-ouro para documentar a infecção do sistema urinário é ≥ 10 ufc/mℓ.[5] O teste de suscetibilidade é fornecido se solicitado. A maioria dos laboratórios comerciais fornece interpretação e consulta dos seus resultados. Em geral, o crescimento das bactérias da urina coletada por meio da técnica de cistocentese estéril é interpretado como clinicamente significativo. Aproximadamente 20% das cadelas normais terão > 100.000 ufc/mℓ urina por cateterismo, mas cães machos normais raramente têm > 1.000 ufc/mℓ via cateterismo. Os seguintes números podem ser usados como diretrizes para diagnosticar uma infecção verdadeira por meio da técnica de coleta quando correlacionada com todos os outros dados:

- Cateterização de cadela > 100.000 ufc/mℓ
- Cateterização de cão macho > 1.000 ufc/mℓ
- Cateterização de gato fêmea e macho > 1.000 ufc/mℓ
- Cistocentese em gato ou cão de ambos os sexos > 100 ufc/mℓ.

Urina de micção espontânea não é confiável para confirmar, mas pode ser usada para descartar uma infecção.

Leveduras e fungos

As hifas fúngicas e as leveduras no sedimento urinário são mais comumente decorrentes de supercrescimento de contaminantes em amostras antigas, ou da pele, caixa de areia etc.; porém, se forem vistas em uma amostra fresca/coleta por cistocentese, então deve-se suspeitar de infecção dos rins e/ou bexiga por um fungo. Eles são incolores, muitas vezes abundantes quando presentes; aparecem como hifas longas ou esferas e ovais com brotamentos quando em formato de levedura. Eles tendem a ocorrer em pacientes imunossuprimidos ou em pacientes em terapia antibiótica a longo prazo. Se observados em um felino, a presença do vírus da imunodeficiência felina e do vírus da leucemia felina deve ser determinada.

Parasitas

Capillaria plica ou *felis, Dioctophyma renale* e *D. immitis* são vistos raramente na urina de cães e gatos. *Klosiella* spp. foi observada na urina de cavalos, mas é extremamente rara. Ovos de *Capillaria* assemelham-se a ovos de tricurídeos, de formato oval, plugues bipolares, superfície áspera e incolor a amarelo-claro. Verifique a flutuação fecal para *Trichuris* e para diferenciar contaminação fecal de infecção dupla. Microfilárias de dirofilariose podem ser observadas devido a hematúria, e uma verificação de dirofilariose deve ser realizada se o *status* ainda não for conhecido. *D. renale* adulto, ou o verme renal, às vezes, é visto durante uma laparotomia, e os ovos raramente são vistos na urina como ovos grandes com uma estrutura interna e uma parte externa pontilhada de coloração bege a castanho-claro.

Debris

Espermatozoides, cristais de talco de luvas, pólen, fibras e cabelo são alguns dos grandes "debris" mais comuns vistos com as objetivas de 10 ou 20×. O movimento browniano que pode ser confundido com bactérias é visto com objetivas de 40, 50 ou 100×.

Lipídios

As gotículas lipídicas são transparentes, de tamanho variável, refratam a luz, redondas, em diferentes planos de foco e comuns na urina de gatos. Elas podem aparecer em cinza a preto em baixa ampliação e raramente podem ser vistas macroscopicamente na urina de gatos. Os rins dos gatos têm quantidades consideráveis de lipídios no epitélio tubular e, presumivelmente, essa é a fonte dos lipídios. Não há correlação entre lipidúria e lipemia nesses indivíduos.

Cilindros

Os cilindros são moldes de lumens tubulares. Seu principal componente é a mucoproteína Tamm-Horsfall que é secretada por células epiteliais tubulares. Os moldes podem conter quantidades variáveis de células, lipídios e debris. Quando presentes em número significativo, refletem doença ativa nos túbulos renais, nefrose – que geralmente tem uma etiologia tóxica aguda. Cilindros não são marcadores confiáveis de início, gravidade ou reversibilidade da doença tubular, mas eles implicam que a doença ainda está ativa e é nos rins. Os túbulos têm excelente capacidade regenerativa se a membrana basal permanecer intacta. Os cilindros se formam nas alças de Henle, túbulos distais e ductos coletores. A ausência de cilindros não exclui envolvimento tubular. Se eles não forem relatados, mas houver suspeita de doença tubular, então é necessário repetir a urinálise, pois eles podem ser eliminados de forma intermitente ou em grupos. Se os cilindros continuarem a ser eliminados após o tratamento, eles indicam que a doença ainda está ativa. Cilindros cerosos são frequentemente vistos em doença renal tubulointersticial progressiva.

Os cilindros são classificados com base em sua aparência microscópica e uma tentativa é feita para correlacionar sua aparência com um processo patológico, o que tem sucesso variável. Eles são relatados como o número visto/cbm (objetiva 10×) e são vistos mais facilmente se o contraste for aumentado fechando o diafragma da íris. A urina normal não deve ter cilindros ou apenas poucos cilindros, e 1 a 2 cilindros hialinos ou granulares finos/cbm em urina concentrada é considerado aceitável. Correlacione os cilindros e a DU, uma vez que 1 a 2 cilindros em urina diluída, especialmente se outras anormalidades estiverem presentes, é anormal. O aumento do número de cilindros é denominado cilindrúria.

Cilindros hialinos

Estes são os mais difíceis de ver, são claros, arredondados ou com pontas rombas, tendem a se dissolver em urina diluída ou alcalina e são compostos quase inteiramente de mucoproteína e albumina sem células ou granularidade. Em números elevados, eles implicam doença glomerular ou, menos provavelmente, uma proteinúria pré-glomerular. A albumina que vaza através dos glomérulos, aparentemente, estimula o excesso de secreção e precipitação de secreção tubular da mucoproteína Tamm-Horsfall, levando à formação desses cilindros. Alguns cilindros hialinos em urina concentrada são normais, alguns na urina diluída e muitos na urina de qualquer DU são anormais. Quando observados, a possibilidade de doenças glomerulares ou, menos provavelmente, mieloma múltiplo (proteinúria Bence Jones) deve ser avaliada.

Cilindros granulares

São claros a amarronzados, fáceis de ver e consistem em células e mucoproteína. Eles são de células epiteliais que descamaram recentemente, ficaram aprisionadas na mucoproteína e formaram um cilindro. Indicam possível nefrose, pielonefrite ou infarto. Quanto mais tempo os cilindros estiverem nos túbulos antes de serem liberados, mais sua aparência granular muda de áspera e grossa para fina e depois cerosa, que é o estágio final de degeneração dos cilindros granulares. A diferenciação entre cilindros granulares grossos e finos não é necessária. Um a dois cilindros granulares finos por cbm em urina concentrada é considerado normal, mas a presença de granulação grosseira e número elevado de cilindros granulares finos é anormal.

Cilindros cerosos

Os cilindros cerosos são claros, sem estrutura interna e têm margens nitidamente definidas e extremidades quadradas, pois são quebradiços e quebram. Para o examinador pouco experiente, eles podem se assemelhar aos cilindros hialinos, que são mais lisos e têm extremidades mais arredondadas. Cilindros cerosos implicam cronicidade e indicam um processo patológico quando encontrados em grande número.

Cilindros celulares

Podem ser compostos de células epiteliais, hemácias ou leucócitos, e todos podem ter aparência granular (cilindros granulares). Se hemácias forem identificadas no cilindro, elas indicam hemorragia nos túbulos, e se leucócitos forem reconhecidos no cilindro, isso indica pielonefrite. Pode ser difícil reconhecer o tipo de célula nos cilindros, uma vez que as células estão degenerando e não são bem coradas; cilindros de hemácias tendem a ser frágeis.

Cilindros lipídicos

São compostos de lipídios e vistos em gatos; o examinador pode ver gotas refráteis nos cilindros. Esses cilindros estão associados a doença tubular (degeneração) e diabetes melito. A confirmação de conteúdo lipídico pode exigir o uso de corantes de gordura, como Sudão negro B ou Oil-red-O.

Cilindros de hemoglobina e mioglobina

Esses raramente são vistos e indicam hemólise intravascular ou mioglobinúria, respectivamente. Eles são amarelos a rosa-avermelhado a marrom, homogêneos e lisos ou podem ser granulares se as células tubulares estiverem morrendo e descamando para o lúmen dos túbulos. Correlacione sua presença com os demais dados do caso.

Cristalúria

Cristalúria é o termo usado para descrever a presença de cristais na urina (ver Apêndice 24.A para exemplos visuais). Cristais podem ser encontrados em pacientes normais (achado incidental, nenhum tratamento necessário) ou pacientes doentes nos quais os cristais podem se correlacionar com uma doença conhecida ou podem indicar uma doença primária que não foi anteriormente identificada. Por exemplo, oxalato de cálcio di-hidratado pode indicar um distúrbio hipercalcêmico; oxalato de cálcio mono-hidratado pode indicar toxicidade do etileno glicol; e biurato de amônia pode indicar insuficiência hepática. Cristais na urina são frequentemente achados incidentais e sem significado diagnóstico; cristais de estruvita, carbonato e oxalato podem estar presentes na urina de pacientes. A observação de cristalúria deve ser correlacionada com dados clínicos e de outras patologias clínicas. Os cristais são apenas um dos vários fatores de risco para urolitíase. Para os cristais se formarem, a urina deve estar supersaturada e, portanto, o potencial para formação de nefrólitos ou urólitos está presente, mas não é garantido. Os cálculos devem ser analisados para identificá-los adequadamente, pois os cristais urinários podem ou não ser os mesmos que do urólito. A análise de urólitos sempre requer o envio para teste. A obstrução uretral na maioria das espécies é decorrente de um urólito, e é quase exclusiva em machos. No entanto, obstruções em gatos machos são geralmente decorrentes de um tampão de material mucoide e cristais de fosfato em vez de um cálculo.

Os cristais devem ser identificados na urina fresca, uma vez que o armazenamento, a refrigeração e os conservantes podem influenciar em sua formação ou dissolução. Atrasar o exame por 6 a 24 horas pode induzir a formação de cristais especialmente em amostras refrigeradas. A formação de cristais depende de vários fatores, incluindo espécie, raça, pH, hidratação, dieta e doenças subjacentes. O pH da urina influencia a precipitação de alguns cristais, e a alteração do pH urinário por meio da modificação da dieta pode levar à dissolução do cristal.

Existem diretrizes gerais para intervalos de pH esperados para cristais diferentes. No entanto, o pH urinário não estabelece a identificação do cristal. A identificação é feita visualmente ao combinar fotos com o que é visto na urina; formato, cor e tamanho do cristal são todos usados. Raramente, análises químicas ou difração de raios X são usadas para identificação de cristais.

Biurato de amônio

São esferas pontiagudas marrons, bege, amarelas ou esverdeadas. Muitas vezes, têm saliências que conferem um aspecto "semelhante a ácaro" ou "mamona". Podem ser vistos em animais normais, especialmente em Dálmatas e Buldogues ingleses. Também podem ser sugestivos de insuficiência hepática, *shunts* congênitos ou adquiridos, nos quais há diminuição da conversão de amônia em ureia. Nesses casos, o NU sérico pode ser reduzido enquanto a amônia sérica aumenta e é excretada na urina, na qual forma cristais de urato, podendo levar à formação de nefrólitos ou urólitos (coloração castanha a verde). Sua formação geralmente é favorecida em urina com pH mais baixo, mas podem se formar em qualquer pH. Pacientes com insuficiência hepática podem ter hipoalbuminemia concomitante, microcitose, diminuição do colesterol sérico e variação da atividade enzimática hepática sérica.

Bilirrubina

São amarelos, amarelo-avermelhados ou vermelhos e geralmente em formato de agulha ou grânulos. Estão associados a bilirrubinemia e bilirrubinúria, mas essas anormalidades não precisam estar presentes para formarem cristais de bilirrubina. São comuns na urina canina, especialmente em amostras concentradas. São anormais na urina de outras espécies, e normalmente são associado a um pH < 7 e podem assemelhar-se a cristais de tirosina.

Carbonato de cálcio

São incolores, bege ou marrons. Eles são grandes e podem apresentar estrias radiais. O formato pode incluir esferas e formas de halteres. Eles são comumente vistos em herbívoros, como equinos, coelhos e porquinhos-da-índia, e não são vistos no cão ou gato. Cristais em formato de halter em um cão ou gato são mais provavelmente de oxalato de cálcio mono-hidratado.

Oxalato de cálcio di-hidratado

São incolores com um padrão "x" através do cristal que confere um padrão de "cruz de Malta" ou "envelope" em formato quadrado a retangular. São comuns em equinos e bovinos e associados à ingestão de plantas ricas em oxalato. Podem ser vistos em cães e gatos normais, mas também sugerem hipercalcemia e hipercalciúria. Se numerosos, sua presença deve levar à investigação de um potencial distúrbio hipercalcêmico, como hiperparatireoidismo ou hipercalcemia idiopática. Esses cristais são vistos em conjunto com cristais de oxalato de cálcio mono-hidratado na intoxicação pelo etilenoglicol.

Oxalato de cálcio mono-hidratado

São incolores, com formas, incluindo "o monumento Washington", de "cerca de estacas de ponta dupla" (podem parecer com os cristais de ácido hipúrico de duas pontas), halter (podem parecer com o carbonato de cálcio), fuso, bainhas e semelhante à semente cânhamo. Podem ser normais em herbívoros, cães e gatos; contudo, sua presença em números proeminentes sugere toxicidade pelo etilenoglicol (correlacionar com sinais e dados de exames laboratoriais). Quando observados em qualquer número na urina diluída de um cão ou gato com LRA, indicam a possibilidade de toxicidade pelo etilenoglicol. Deve-se considerar também doença hipercalcêmica em cães e gatos, especialmente se as formas di-hidratadas estiverem também presentes.

Fosfato de cálcio

São incolores a bege com formas que incluem agregados amorfos, esferas, prismas alongados e agulhas que podem se agregar em bainhas ou rosetas. Podem ser normais em cães, mas podem formar urólitos. São tipicamente associados à urina alcalina.

Colesterol

São grandes placas planas incolores e transparentes que ocorrem em retângulos, muitas vezes com um entalhe em um canto. Eles podem empilhar-se uns sobre os outros. São birrefringentes e coloridos com luz polarizada, e podem estar presentes em cães normais, mas também podem sugerir síndromes hipercolesterolêmicas e nefropatia com perda de proteínas.

Cistina

São incolores de formato hexagonal com tendência a empilhar-se uns sobre os outros. São raros e nem sempre são anormais.

Podem ser vistos com o distúrbio metabólico hereditário raro cistinúria. Isso pode ocorrer tanto em cães machos quanto em fêmeas, mas os sinais clínicos são observados quase exclusivamente em cães machos. Já foi relatado em cães Terra-Nova, Pastores-australianos, Mastiffs, Deerhounds escoceses, Buldogues ingleses e Dachshunds.

Associado a fármacos

São de cor marrom-escura a marrom-clara e geralmente formam agulhas dispostas em feixes, paliçadas, leques e raios. São vistos ocasionalmente com fármacos da família sulfa, ampicilina, alopurinol, cristais de xantina, meio de contraste radiográfico e outros. Correlacione esse achado ao histórico de administração de medicamentos.

Ácido hipúrico

São diferenciados do oxalato de cálcio mono-hidratado observando pontos de terminação única, mas a distinção é difícil.

Leucina

São esferas amarelas ou castanhas com círculos de radiação concêntrica. Raramente são identificados em animais, mas são sugestivos de doença hepática.

Fosfato de amônio e magnésio – estruvita – fosfato triplo (um nome impróprio)

São incolores com formas variáveis, incluindo um padrão "em formato de caixão", prismas e placas. São variavelmente tridimensionais com até seis lados e extremidade oblíqua. São um cristal muito comum em cães e gatos e tendem a ocorrer na urina alcalina. Bactérias que quebram a urease e que produzem amônia livre e urina alcalina aumentam sua formação. Podem ser numerosos em cães normais e gatos, especialmente na urina concentrada. Comumente, formam urólitos.

Estruvita

Ver "Fosfato de amônio e magnésio" (anteriormente).

Tirosina

São incolores ou amarelos com forma de agulha e podem assemelhar-se a cristais de bilirrubina. São raros e sugerem doença hepática.

Urato de amônio

Ver "Biurato de amônio" (anteriormente).

Ácido úrico

São amarelos, marrom-amarelados; têm formato de diamantes, romboide ou em rosetas; implicam o mesmo que uratos. O ácido úrico é produzido durante a degradação das purinas. Os cães Dálmatas têm um defeito genético no gene para um transportador de ácido úrico que resulta em falha para metabolizar o ácido úrico e leva ao aumento das concentrações plasmáticas e urinárias de ácido úrico. Esses cães têm uricase adequada nos hepatócitos em comparação com a ausência dessa enzima em seres humanos, mas Dálmatas não podem transportar ácido úrico nos hepatócitos para que a uricase converta o ácido úrico em alantoína. O excesso de ácido úrico é excretado na urina. A importância deles deve ser correlacionada com os sinais clínicos.

Esses cristais podem também ser observados em cães com doença hepática primária nos quais há falha na conversão de ácido úrico em alantoína e amônia à ureia.

Xantina

São marrons ou castanhos. Parecem semelhantes aos cristais de biurato de amônio, mas os cristais de xantina geralmente se formam após o tratamento com alopurinol, um inibidor da xantina oxidase para evitar a formação de ácido úrico em cães com cálculos de urato. Eles podem ser familiares em Cavalier King Charles Spaniels e Bassets.

Excreção fracionada de eletrólitos

A excreção fracionada (EF) de todos os eletrólitos pode ser calculada, mas sódio, potássio e fósforo são os mais úteis clinicamente. A EF de eletrólitos é realizada para determinar se há insuficiência tubular renal em um animal hiponatrêmico ou hipopotassêmico. É usada para determinar a contribuição do rim para a respectiva diminuição eletrolítica. A EF de fósforo é examinada para determinar a probabilidade de aumento do PTH em um animal não azotêmico. Avaliações de amostras únicas de urina e soro são adequadas e preferíveis à urina de 24 horas para avaliação clínica. Colete uma amostra de soro próximo ao horário da coleta de urina e encaminhe ambas para a mensuração do(s) eletrólito(s) desejado(s) e creatinina no soro e urina. O laboratório de referência deve calcular o resultado ou usar esta fórmula:

$$\text{EF de eletrólito} = \frac{\text{Creat sérica}}{\text{Creat urina}} \times \frac{\text{Eletrólito urina}}{\text{Eletrólito sérico}} \times 100$$

Cerca de 99% do sódio que entra no filtrado normalmente são reabsorvidos. EF_{Na} aumentada $> 1\%$ é consistente com falha tubular ou diminuição da atividade da aldosterona. O resultado deve ser correlacionado com todos os outros dados. $EF_{Na} < 1\%$ em um paciente azotêmico é consistente com azotemia pré-renal, e se hiponatremia for observada, é consistente com a perda de sódio via GI.

$EF_P >$ intervalo de referência indica aumento do PTH sérico ou PTH-rp.

Intervalos de referência

Excreção fracionada, %	Cão	Gato
Sódio	< 1	< 1
Potássio	< 6 a 20	< 6 a 20
Cloreto	< 1	< 1,5
Fósforo	< 20	< 73

A EF de sódio em cavalos normais é 0,01 a 0,70; 0,80 a 10,10 em cavalos com insuficiência renal, e 0,02 a 0,50 em cavalos com azotemia pré-renal. Também pode ser usada para determinar se a insuficiência renal está presente em pacientes não azotêmicos e acompanhar a recuperação pós-tratamento de um paciente azotêmico.

PTH e PTH-rp estimulam a excreção de fósforo. Animais com hipercalcemia e hiperparatireoidismo primário ou hipercalcemia humoral de malignidade (se mediada por PTH-rp) terão EF aumentada de fósforo; portanto, medir a EF de fósforo não ajuda a distinguir essas duas doenças. O exame físico para localizar o câncer é o melhor meio para distinguir esses diagnósticos diferenciais. Se isso for inconclusivo, então a medição simultânea de PTH, PTH-rp e cálcio sérico geralmente é definitiva com ou sem técnicas de imagem da região paratireóidea-tireóidea do pescoço.

Enzimas na urina

Gamaglutamiltransferase (GGT) e N-acetil-glicosaminidase (NAG).
As enzimas encontradas na urina têm duas fontes, filtradas nos glomérulos ou liberadas pelo epitélio tubular. Enzimas que são muito grandes para serem filtradas nos glomérulos, mas que são liberadas de células epiteliais tubulares lesionadas, podem ser um adjuvante útil para determinar se há lesão tubular aguda antes que a azotemia se desenvolva. Duas dessas enzimas são GGT e NAG. A GGT é uma enzima ligada à membrana, e a NAG é uma enzima lisossomal. Embora ambas as enzimas sejam produzidas em outros tecidos, nenhuma delas é filtrada no glomérulo; portanto, qualquer quantidade na urina reflete uma fonte. O epitélio tubular proximal contém mais dessas enzimas do que outras células tubulares, e a maioria das toxinas afeta os túbulos contorcidos proximais preferencialmente em virtude de sua alta taxa metabólica. Essas enzimas são medidas de forma aleatória em amostra de urina junto com Creat urinária, e a razão de enzima para Creat é relatada. As amostras devem ser refrigeradas, mas não congeladas, pois o descongelamento destrói a atividade das enzimas. Enzimas não podem se acumular na urina porque são eliminadas da bexiga ao urinar. Portanto, o valor medido indica a quantidade liberada desde a última micção, e uma quantidade aumentada implica que a lesão está ativa ou em curso. Essas enzimas não são absorvidas na circulação. GGT e NAG provaram ser úteis em cães, gatos, equinos, ovinos e bovinos, particularmente em casos de lesão tubular (p. ex., gentamicina, neomicina, AINEs). A NAG urinária varia com o sexo, sendo duas vezes maior em cães machos.

Os valores de referência devem ser obtidos no laboratório, e não na literatura, em razão da variação analítica em como as enzimas são mensuradas. Apesar da detecção precoce de doença tubular renal proporcionada por enzimas urinárias, elas raramente são medidas. Isso pode ser porque, no momento em que os animais com doenças renais espontâneas são atendidos, o diagnóstico de LRA é facilmente feito, e o uso de enzimas urinárias é desnecessário. Um uso potencial seria monitorar um animal tratado com um medicamento nefrotóxico, como um AINE ou gentamicina, no qual o aumento dessas enzimas justificaria a interrupção da terapia medicamentosa. Na nefrotoxicidade experimental pela gentamicina, o aumento da atividade das enzimas tubulares ocorre antes da EF aumentada de eletrólitos, e precede a azotemia em 7 a 8 dias e diminuição da depuração de creatinina por 4 a 6 dias (Figura 24.5). O aumento da proteína C reativa e da proteína de ligação ao retinol também ocorre com doença tubular, e esses podem ser marcadores de doenças úteis no futuro.

Doenças/síndromes

Doença renal crônica

A DRC é um problema comum em cães e gatos idosos e é a causa mais comum de insuficiência renal em gatos.[15] Em gatos, esta doença se manifesta mais comumente no paciente adulto a geriátrico.[16] É um termo clínico para animais com as seguintes doenças renais crônicas: glomerulonefrite crônica, amiloidose, nefrite intersticial crônica, pielonefrite, nefropatia renal familiar

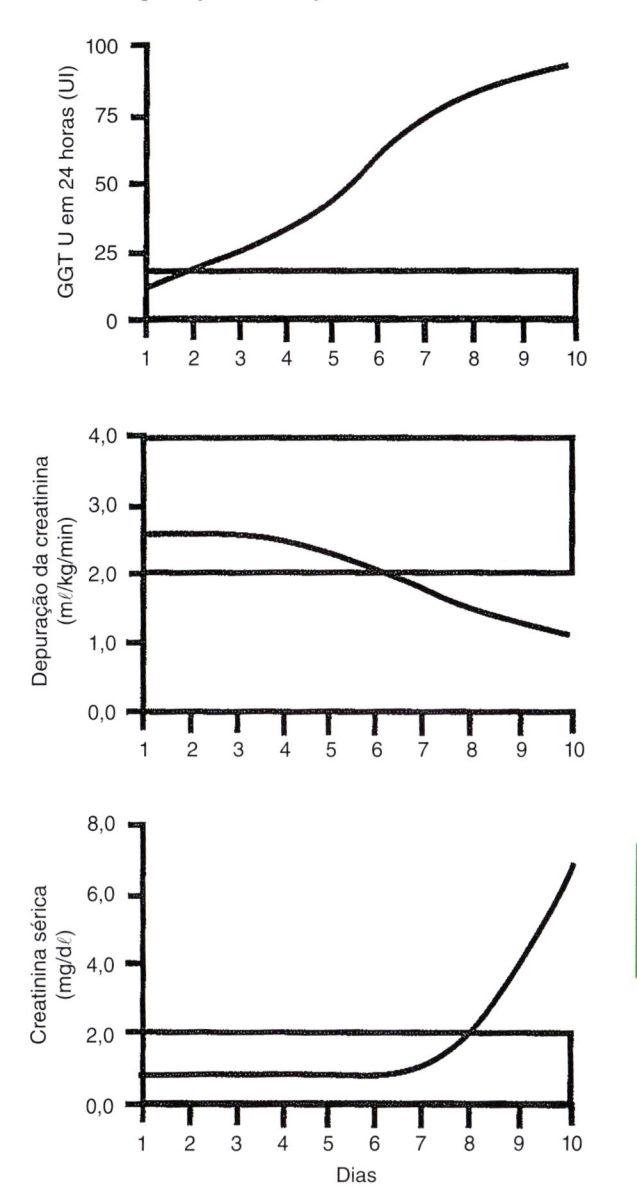

Figura 24.5 Creatinina sérica, depuração de creatinina endógena de 24 horas e atividade da gamaglutamil transferase (GGT) na urina de 24 horas na nefrotoxicose experimental por gentamicina.

progressiva e até cálculos coraliformes. Se nada disso for confirmado, então os termos genéricos aplicados são DRC, nefrosclerose crônica, ou, se grave, doença renal terminal. Se for realizada biopsia ou uma necropsia, uma dessas doenças pode ser reconhecida. Contudo, as lesões podem ser tão crônicas que o processo primário da doença não pode mais ser reconhecido. Na fase tardia, isso pode não ser mais importante, pois os rins contêm tecido conjuntivo fibroso e inflamação crônica com redução global irreversível nos túbulos e glomérulos (perda de massa renal). A etiologia subjacente raramente é conhecida. Muitas etiologias potenciais têm sido propostas, variando de insultos tóxicos, hipoxia tecidual, etiologias infecciosas, neoplasias, doença renal policística e alguns distúrbios congênitos.[17] Os cães progridem mais rapidamente e, uma vez que os sinais clínicos e os dados de laboratório pioram, eles viverão apenas meses ou menos, mas a vida dos gatos pode se estender por anos. O diagnóstico geralmente é fácil. Os pacientes apresentam perda de peso, inapetência e baixo escore de condição corporal, PU/PD, desidratação e hipertensão. Os achados clinicopatológicos incluem anemia não regenerativa, aumento das concentrações de Creat e NU, e mensurações de DU inapropriadamente baixas (isostenúricos).[17,18] Os rins são pequenos, com contornos renais irregulares. Todos esses sinais variam de leves a acentuados, dependendo da gravidade da doença e de quando o paciente é avaliado. Uma vez documentados os sinais clínicos basais e os dados laboratoriais, eles podem ser usados para monitorar a progressão da doença.

A IRIS publicou diretrizes para o estadiamento da DRC em cães e gatos (Tabela 24.10). Os estágios atualmente usados variam de assintomático, mas sob risco de desenvolvimento de DRC por meio de graus de gravidade com base no aumento da concentração de Creat sérica, e aumento das anormalidades clínicas. O estadiamento da DRC é feito após o diagnóstico para facilitar o tratamento e o acompanhamento do paciente. É baseado no teor sérico de Creat em jejum avaliado pelo menos duas vezes no paciente estável (ver Tabela 24.10). Uma vez determinado o estágio, o paciente pode ser subestadiado com base em proteinúria e pressão arterial. Dados precoces derivados do uso de SDMA em pacientes veterinários estão sendo considerados para estadiamento IRIS. Atualmente, se os pacientes forem diagnosticados com DRC usando SDMA antes do desenvolvimento de azotemia, eles são considerados IRIS estágio 1.

As diretrizes de consenso da International Society of Feline Medicine (ISFM) foram publicadas recentemente para o diagnóstico e tratamento da DRC felina no *Journal of Feline Medicine and Surgery*.[17] Em pacientes com suspeita de DRC, recomendações incluem um banco de dados de rotina mínimo começando com histórico e exame físico completos. Uma urinálise de rotina, bioquímica sérica e hematologia, juntamente com pressão arterial sistólica e diagnóstico por imagem renal, é considerada ideal no processo de avaliação. O monitoramento da DRC deve incluir sinais clínicos, condição do paciente e monitoramento regular da pressão arterial, azotemia, proteinúria, hipopotassemia, hiperfosfatemia, anemia e infecções do sistema urinário. Após o diagnóstico, reavaliações iniciais devem ser feitas a cada 1 a 4 semanas com base nas necessidades clínicas. Os pacientes em tratamento a longo prazo devem ser reavaliados pelo menos a cada 3 a 6 meses. O manejo de DRC está centrado nos cuidados de suporte e no aumento da qualidade de vida do paciente. Muitos pensam que alguns aspectos do manejo retardam a progressão da doença, além da modificação da dieta. No entanto, a literatura veterinária carece de dados para apoiar essa suposição. A terapia envolve predominantemente a manutenção da hidratação e a modificação da dieta. Terapêutica adicional direcionada a várias outras manifestações da doença (náuseas, desequilíbrios eletrolíticos e minerais, hipertensão, proteinúria, anemia etc.) é comumente utilizada. Os planos terapêuticos são desenvolvidos em função das necessidades individuais de cada paciente e são frequentemente correlacionados com o estadiamento IRIS.[17]

Intoxicação por etilenoglicol

O etilenoglicol (EG) tem sabor doce e é uma das toxinas letais mais comuns em medicina veterinária. Primeiro, causa vômitos, ataxia e depressão do SNC, de modo que os proprietários podem pensar que seu animal de estimação está "bêbado". Nessa fase, uma luz ultravioleta pode revelar fluorescência na cavidade oral, no vômito e na urina. O corante fluorescente está comumente presente em preparações anticongelantes (o corante ajuda a detectar vazamentos no radiador). A fluorescência negativa não exclui a ingestão de EG, uma vez que nem todos os produtos anticongelantes adicionam esse corante. EG em si não é nefrotóxico, mas a álcool desidrogenase converte EG em metabólitos tóxicos, principalmente ácido oxálico. A inibição competitiva da álcool desidrogenase pelo etanol é o tratamento de escolha para gatos, pois o 4-metilpirazol (fomepizol) não funciona bem em gatos. O 4-metilpirazol inibe diretamente a álcool desidrogenase em cães; portanto, é recomendado para tratamento dos cães expostos ao anticongelante.

A chave para o sucesso do tratamento é confirmar o diagnóstico antes que o paciente se torne azotêmico. A azotemia geralmente não está presente até cerca de 24 horas após a exposição; portanto, o objetivo é diagnosticar LRA em paciente não azotêmico. Cinco maneiras de conseguir isso são: fluorescência UV, visualizar cristais de oxalato de cálcio mono-hidratado na urina (presentes em 3 horas pós-exposição em gatos e 6 horas pós-exposição em cães), aumento da osmolaridade sérica e aumento do *anion gap* (ambos ocorrem na primeira hora pós-ingestão), aumento do intervalo aniônico (3 a 6 horas após a prova) e, talvez, o modo mais fácil seja um *kit* de teste que pode ser usado internamente. Além disso, a EF_{Na} aumentará nas primeiras 3 horas pós-exposição antes do aparecimento de azotemia.

O *kit* de diagnóstico comercial detecta EG sérico por meio de uma mudança de cor. O teste leva 15 minutos para ser realizado. O teste é projetado para uso no soro, e as instruções da embalagem afirmam que ele é útil apenas nas primeiras 12 horas pós-exposição, pois reconhece o composto original, mas não os metabólitos. Nós usamos o *kit* de humor aquoso, soro e urina até 2 dias pós-exposição com resultados positivos alcançados juntamente com o diagnóstico confirmado por histologia. No entanto, isso é tarde demais para que uma terapia eficaz seja implementada. *Kits* comerciais: *kits* de teste de etilenoglicol (Allelic Biosystems, Kearneysville, WV e PRN Pharmacal, Pensacola, FL).

O fósforo sérico pode aumentar antes da azotemia se o produto anticongelante ingerido também contiver um fosfato inibidor de ferrugem. Cristais de oxalato de cálcio mono-hidratado são mais abundantes na toxicidade de EG do que os cristais de oxalato di-hidratado. Ambos podem ser vistos em análises de urina, mas requerem cuidado pesquisando com maior contraste, pois pode haver apenas baixos números.

Tabela 24.10 Estadiamento IRIS da doença renal crônica.

| Estágio | Creatinina sérica (mg/dℓ) | | Comentários |
	Cães	Gatos	
Sob risco	< 1,4	< 1,6	O histórico sugere que o animal está sob risco aumentado de desenvolver DRC no futuro em virtude de uma série de fatores (p. ex., exposição a fármacos nefrotóxicos, raça, alta prevalência de doenças infecciosas na área, idade avançada)
1	< 1,4	< 1,6	Não azotêmico. Alguma outra normalidade renal presente (p. ex., DU abaixo do previsto)
2	1,4 a 2,0	1,6 a 2,8	Azotemia renal leve. Sinais clínicos geralmente leves ou ausentes
3	2,1 a 5,0	2,9 a 5,0	Azotemia renal moderada. Muitos sinais clínicos extrarrenais podem estar presentes
4	> 5,0	> 5,0	Aumento do risco de sinais clínicos sistêmicos e crises urêmicas

IRIS = International Renal Interest Society; DRC = doença renal crônica; DU = densidade urinária.

Intervalo osmolar

Intervalo (*gap*) osmolar acentuadamente aumentado é diagnóstico para EG. O aumento da osmolaridade e o *gap* são decorrentes do composto original etilenoglicol. Ambos aumentam dentro de 1 hora após a ingestão. A osmolaridade é mensurada no soro pela diminuição do ponto de congelamento. A osmolaridade sérica é calculada usando a seguinte fórmula, e o hiato osmolar é calculado subtraindo a osmolaridade calculada a partir da osmolaridade medida:

Osmolaridade calculada

= 1,86 (Na + K + Glicose/18 + NU/2,8)

Intervalo osmolar = osmolaridade medida – osmolaridade calculada

A diretriz interpretativa do intervalo é: > 20 sugestivo, > 30 diagnóstico

A osmolaridade sérica raramente é medida em consultórios particulares, e a amostra de sangue deve ser mantida fria durante o transporte para o laboratório de referência. A técnica para medir a osmolaridade sérica baseia-se na depressão do ponto de congelamento de um líquido. O etilenoglicol (anticongelante) é uma molécula de pequeno peso molecular que reduz o ponto de congelamento do soro; portanto, aumenta a osmolaridade medida e o faz 1 hora após a ingestão.

O aumento do intervalo aniônico (*anion gap* [AG]) é decorrente de metabólitos de EG; portanto, um AG aumentado é visto após o aumento do intervalo osmolar, geralmente em torno de 3 a 6 horas após a ingestão. A maioria dos laboratórios agora relata o AG em um painel de avaliação bioquímica, mas ele pode ser calculado por meio da seguinte equação:

$$Anion\ gap = Na + K - Cl - HCO_3$$

Um AG > 35 é sugestivo de toxicidade por EG, e AG > 45 é altamente sugestivo. No entanto, é importante correlacionar os resultados com todos os outros dados do caso. O diagnóstico de toxicidade por etilenoglicol não deve ser feito por um aumento do *anion gap* sozinho.

A hipocalcemia geralmente se desenvolve porque o metabólito tóxico, o oxalato, quelará o cálcio no soro. Isso pode produzir hipocalcemia acentuada, na faixa de cálcio total sérico de 4 a 5 mg/dℓ. Muitas das outras anormalidades laboratoriais e clínicas presentes em pacientes com toxicidade aos anticongelantes não são exclusivas para essa toxicidade, mas fazem parte da LRA. Incluem oligúria a anúria, urina diluída, cilindros na urinálise e hiperfosfatemia. A azotemia não se desenvolve por quase 24 horas após a ingestão de EG.

Dietileno glicol

Esse composto está relacionado ao etilenoglicol; no entanto, é menos nefrotóxico. É encontrado em muitos produtos industriais, como líquido de freio, corantes, óleos, tinta, cola, lubrificantes e combustível para aquecimento/cozinha, bem como produtos de cuidado pessoal, como cremes para a pele, desodorantes e cremes dentais, e como adulterante para criar vinho doce ou adoçar xaropes para a tosse. Ele é metabolizado no fígado em vários aldeídos, e o ácido 2-hidroxietoxiacético (HEAA) que se acredita ser o metabólito nefrotóxico. De modo muito parecido com a toxicidade do EG, as primeiras fases da toxicidade do dietilenoglicol (DEG) afetam o sistema GI e o

sistema nervoso central, produzindo um estado de embriaguez que é seguido por insuficiência renal. Semelhante à toxicidade de EG, tanto o etanol quanto o fomepizol são usados no tratamento (para evitar a formação de HEAA), mas, ao contrário do EG, não há cristais de oxalato de cálcio nos rins. Casos esporádicos em animais de estimação têm sido observados. O LD 50 para pequenos mamíferos está entre 2 e 25 g/kg.

Uroabdome

Quando a Creat do líquido abdominal > Creat sérica em amostras concomitantes; hiponatremia, hiperpotassemia, hipocloremia, hiperfosfatemia; o defeito geralmente está localizado dorsalmente na bexiga; alguns animais podem urinar e reter corante de contraste; mais comum em machos.

O melhor método para confirmar o uroabdome é medir o teor de creatinina no líquido abdominal e no soro, simultaneamente. A creatinina do líquido abdominal maior que a creatinina sérica é diagnóstica. A difusão mais lenta da creatinina em oposição à NU (4 horas *versus* 90 minutos) é o motivo pelo qual a creatinina é medida preferencialmente ao NU para o diagnóstico de uroabdome, mas qualquer um pode ser usado. Essa diferença nas taxas de difusão pode ser decorrente da diferença de tamanho dessas moléculas (NU tem 60 Da e creatinina, 113 Da) ou sua forma (ureia é uma cadeia simples e a creatinina, uma estrutura em anel). Se a creatinina sérica estiver aumentada em um paciente com uroabdome, então a creatinina do líquido abdominal será sempre maior que a concentração sérica de Creat. Quanto maior a diferença entre os valores de Creat sérica e abdominal, maior o nível de confiança do diagnóstico. A creatinina do líquido abdominal não precisa ser duas vezes maior que a creatinina sérica para confirmar o diagnóstico. Não espere por uma diferença de valor triplo ou maior, pois o paciente se beneficiará da cirurgia de correção o mais precocemente possível. Uma vez que o defeito na bexiga está quase sempre localizado dorsalmente, o paciente pode ainda ser capaz de urinar e reter corante radiopaco na bexiga. O exame citológico do líquido abdominal não é útil para estabelecer o diagnóstico. Em raras ocasiões, cristais urinários e/ou esperma podem ser vistos no líquido abdominal. Esses achados também confirmam o diagnóstico de uroabdome. Classicamente, o uroabdome é uma doença do sexo masculino em razão da uretra estreita que é mais facilmente obstruída em comparação com a uretra mais larga das fêmeas. Em equinos, o uroabdome ocorre com maior frequência em potros machos com menos de 7 dias de vida que estavam bem vários dias após o parto e agora estão letárgicos e anoréxicos. A bexiga urinária rompeu durante o parto e não há cálculos. Uroabdome em ovinos, caprinos, bovinos e felinos ocorre em machos que apresentam cálculo ou tampão mucoso (gatos) alojado na porção mais estreita da uretra. A porção estreita em ovinos e caprinos é o apêndice uretral; nos bovinos, é a flexura sigmoide. Em novilhos, a ruptura também pode ocorrer na uretra. A bexiga está intacta, e esses indivíduos tendem a apresentar anormalidades patológicas clínicas menos graves e um prognóstico cirúrgico melhor. Em cães, o uroabdome é visto com maior frequência após traumatismo (p. ex., atropelamento por carro). As anormalidades eletrolíticas séricas características incluem hiponatremia, hiperpotassemia e hipocloremia, juntamente com hiperfosfatemia. Na indução experimental do uroabdome em cães, essas anormalidades eletrolíticas se desenvolvem lentamente ao longo de um período de 48 horas.

Substâncias que são excretadas na urina em alta concentração são maiores no líquido abdominal do que no sangue e se difundem do líquido abdominal para o sangue, seguindo seu gradiente de concentração e, gradualmente, aumentam a concentração sérica de NU, Creat, K e P. Substâncias como Na e Cl que são excretadas na urina em baixa concentração são mais baixas no líquido abdominal do que no sangue e, portanto, se difundem do sangue para o líquido abdominal, diminuindo gradualmente suas concentrações séricas. Isso é mais notável para Na e Cl. Além disso, o líquido irá para a cavidade abdominal em virtude de irritação e aumento da osmolaridade da mistura da urina com o líquido peritoneal, produzindo um terceiro espaço e efeito de diluição em múltiplos analitos.

Diagnósticos diferenciais para hiponatremia, hiperpotassemia e hipocloremia são uroabdome, doença de Addison, insuficiência renal, doença gastrintestinal (tricurídeos, salmonela, colibacilose), Akita e outras raças de cães e ovelhas com hemácias ricas em potássio, quilotórax com drenagem repetitiva, entre outros (ver doença de Addison neste livro).

Pacientes com insuficiência renal e com bexiga urinária intacta terão concentrações aumentadas de Creat e NU em todos os líquidos corporais em virtude da difusão de Creat e NU do sangue. Portanto, a Creat está aumentada em quantidades comparáveis no líquido abdominal, líquido torácico, líquido cefalorraquidiano, humor aquoso e sangue; no entanto, o aumento desses líquidos será menor ou quase o mesmo que o aumento da concentração sérica de Creat. A difusão de Creat em outros líquidos é a base da diálise peritoneal em pacientes com insuficiência renal.

Exemplos:

	Uroabdome			Insuficiência renal		Saudável
	Caso 1	Caso 2	Caso 3	Caso 4	Caso 5	Caso 6
Concentração de Creat sérica (mg/dℓ)	8,1	4,5	5	6,3	11	1,2
Creat abdominal (mg/dℓ)	13,4	6,2	15	6,1	10	0,9

Os três primeiros exemplos são todos característicos do uroabdome. Os próximos dois exemplos são azotemia com uma bexiga intacta e o último exemplo é de um paciente "normal" ou pelo menos não azotêmico. Os pacientes com bexiga intacta e azotemia podem se beneficiar da diálise peritoneal. O procedimento envolve a remover o líquido abdominal, injetar soro fisiológico no abdome, dar tempo para que a Creat se difunda do sangue na solução salina e remover o líquido. Esse ciclo é repetido até que a creatinina sérica seja reduzida a uma concentração aceitável. Na LRA, a diálise peritoneal pode, juntamente com outros tratamentos, permitir que o paciente sobreviva tempo suficiente para que os túbulos se regenerem.

A determinação de Azostick® abdominal *versus* NU sanguíneo tem sido usada para diagnosticar uroabdome e pode ser benéfica se mensurações químicas após o expediente não estiverem disponíveis. No entanto, as diferenças de cor devem ser óbvias, e a qualidade dos resultados deve ser confirmada com medições químicas, e/ou todos os dados devem se correlacionar de forma consistente. Isso inclui um animal macho que ainda não consegue urinar ou o faz em pequenos volumes, uma bexiga pequena ou colapsada, excesso de líquido no abdome, azotemia e anormalidades eletrolíticas características.

Lavagem medular

Doenças primárias: polidipsia psicogênica, insuficiência hepática e hipoadrenocorticismo.

A ureia e o cloreto de sódio são os principais solutos que saturam o interstício medular renal. Esse interstício hipertônico medular combinado com os *vasa recta* forma o *sistema multiplicador de contracorrente*. Esse sistema é responsável pela absorção passiva de água da porção proximal dos túbulos contorcidos e é o primeiro passo no processo de concentrar o filtrado glomerular. Se ureia ou sódio, ou ambos, estiverem diminuídos no interstício da medula, em seguida, a absorção passiva de água dos túbulos estará comprometida, e a concentração do filtrado será prejudicada. Duas síndromes que fazem isso são a insuficiência hepática crônica, como os *shunts* adquirido e congênito (teor de ureia diminuído) e hipoadrenocorticismo (hiponatremia crônica). Insuficiência hepática causada por *shunts* congênitos terá concentrações séricas diminuídas de outras substâncias produzidas pelo fígado, como albumina e colesterol, podendo apresentar microcitose como indício de que essa doença está presente. Os pacientes com doença de Addison terão azotemia, relação Na:K < 23 e cortisol basal < 2 µg/dℓ.

A polidipsia psicogênica "lavará" o interstício medular via diurese acentuada que fornece tempo insuficiente para a reabsorção de ureia e sódio.

Síndrome de Fanconi

É uma doença hereditária ou adquirida caracterizada por defeitos na reabsorção tubular proximal de vários solutos que incluem um ou mais dos seguintes: glicose, sódio, cálcio, bicarbonato, aminoácidos e fosfato. Dados laboratoriais anormais incluem urina diluída, glicosúria inapropriada e proteinúria, excreção fracionada aumentada de eletrólitos, cistinúria e aminoacidúria. Os sinais clínicos variam de assintomáticos a alterações clínicas marcantes e morte por insuficiência renal. A doença é hereditária e está presente em 10 a 33% dos Basenjis e é vista em Elkhounds noruegueses, Pastores de Shetland e Schnauzers. É reconhecida por suscetibilidade racial, sinais clínicos e UA.

Síndrome nefrótica

Proteinúria, hipoproteinemia, hipoalbuminemia, ascite e hipercolesterolemia, com ou sem azotemia, definem essa síndrome.

A combinação de proteinúria, hipoalbuminemia, edema, ascite e hipercolesterolemia é a manifestação clássica característica da síndrome nefrótica, mas nem todas estão presentes em todos os casos, ou não são detectadas. Ascite e edema podem não estar sempre presentes, mas se o restante dos achados estiver presente, é adequado usar esse termo (ver seção "Anormalidades proteicas" e tabelas e figuras deste capítulo). A síndrome nefrótica implica uma lesão presente nos glomérulos, amiloidose ou glomerulonefrite. Rins em estágio terminal por qualquer causa podem apresentar características semelhantes. Cães com lesões patológicas graves e crônicas geralmente têm edema periférico e alguns desenvolvem trombos em razão de uma diminuição da antitrombina III (AT III). Essa é uma síndrome frequente em medicina veterinária porque a glomerulonefrite é muito comum em cães mais velhos.

A proteinúria precederá a azotemia na maioria dos casos. Quanto mais graves as lesões forem, maior a probabilidade de azotemia estar presente. Aproximadamente metade dos cães com glomerulonefrite é azotêmica, e 75% dos cães com amiloidose serão azotêmicos. Os cães que são azotêmicos no diagnóstico inicial têm taxas de sobrevivência mais curtas. A urina diluída será vista em 50 a 60% dos casos. Os cilindros estão frequentemente presentes e podem ser hialinos (ricos em proteínas) ou de outros tipos. A amiloidose pode ser responsável por mais casos simplesmente porque as lesões glomerulares são mais graves; portanto, há maior proteinúria. Não há tratamento eficaz para amiloidose. Os glomérulos não podem se regenerar, mas se as lesões forem leves e a causa subjacente de inflamação que predispõe à glomerulonefrite puder ser removida, é possível que pacientes com glomerulonefrite sobrevivam por muitos anos.

Nefropatia/displasia renal familiar progressiva

Nefropatia familiar crônica progressiva (displasia renal) é uma das causas mais comuns de insuficiência renal em cães jovens, alguns apresentando-se já com 8 semanas de vida. Isso não é hipoplasia, pois os rins começam com um número de néfrons normal e, em seguida, perdem néfrons progressivamente ao longo do tempo. Em casos graves, os rins ficam encolhidos e fibróticos, mas, muitas vezes, há regiões de glomérulos, túbulos e interstícios embrionários. Existem também outras glomerulopatias familiares que parecem semelhantes clínica e histologicamente. Independentemente da nomenclatura, há muitas doenças de alta prevalência em muitos animais de raça pura que se manifestam ainda em uma idade jovem. A amiloidose também tem predileções raciais. As lesões variam em gravidade, assim como os achados laboratoriais. Os resultados da patologia clínica parecem DRC. Os rins aparecem encolhidos na imagem, mas o paciente é jovem ou trata-se de um cão de raça pura de meia-idade. De todas as causas de insuficiência renal, essas doenças provavelmente têm a maior incidência de hipercalcemia concomitante. A hiperfosfatemia acompanhará a azotemia; portanto, a mineralização dos tecidos moles é proeminente. Algumas anomalias específicas da raça incluem o seguinte:

- A nefropatia renal familiar progressiva é observada em Lhasa Apso, Shih Tzu, Wheaten Terrier de pelo macio, Poodle Standard, Schnauzer miniatura, Malamute do Alasca, Golden Retriever, Elkhound norueguês e Doberman
- Glomerulopatias hereditárias foram documentadas em Samoieda, Bernese Mountain Dog, Bull Terrier, Chow Chow, Cocker Spaniel inglês e Rottweiler
- A amiloidose é observada em Abissínios, Siameses e gatos orientais de pelo curto e em cães Shar Pei, Beagle e Foxhound inglês
- A doença renal policística é observada em gato Persa e cães, West Highland White e Cairn Terrier e Bull Terrier.

Neoplasias

Linfoma é o tumor mais comum nos rins de animais, mas é um tumor secundário, metastático para esse local. Tumores primários são incomuns e dividem-se aproximadamente igualmente entre mesenquimais e epiteliais. Tumores renais primários são adenomas e carcinomas tubulares, nefroblastomas em animais jovens, fibromas e hemangiossarcomas. Outras neoplasias dos rins são infrequentes, e descrições detalhadas podem ser encontradas em outras fontes de informação.[19]

Os tumores da bexiga representam aproximadamente 1,0% de todas as neoplasias caninas. Aproximadamente 90% das neoplasias da bexiga urinária em cães, gatos e equinos são epiteliais e malignas. Carcinoma urotelial, ou CCT, é o tumor mais comum da bexiga em todas as espécies. Tumores nos rins e na bexiga são difíceis de diagnosticar clinicamente. Os sinais clínicos e os dados laboratoriais são inespecíficos. Anormalidades no exame de urina são observadas em 90% dos cães com tumores da bexiga urinária, mas essas anormalidades também são inespecíficas. As anormalidades mais comuns da urinálise são hematúria (> 75%), piúria (50%), proteinúria (30%) e bacteriúria (30%). É muito mais provável que cistite ou urólitos causem essas anormalidades do que a neoplasia. Osteopatia hipertrófica ocorre com vários tumores de bexiga diferentes. Existem muitos relatos de osteopatia hipertrófica com rabdomiossarcomas da bexiga em cães jovens, mas esse é um tumor incomum.

Linfoma renal

Raramente um tumor renal é diagnosticado a partir do exame de células na urina; a maioria dos casos será diagnosticada a partir de aspiração com agulha fina guiada por ultrassom no foco da massa renal. O linfoma, no entanto, pode causar renomegalia bilateral acentuada, e citologia aspirativa de um rim sem orientação ultrassonográfica pode ser realizada para diagnosticar linfoma nesses casos. As células linfoides neoplásicas aparecem como nos gânglios linfáticos e outros órgãos infiltrados com o linfoma. Às vezes, os túbulos renais são aspirados simultaneamente (Figura 24.A.7). Se o linfoma estiver nos rins, também estará localizado em outro lugar. Uma característica incomum do linfoma nos rins é o tumor ocasional que estimula a produção de eritropoetina resultando em policitemia. Isso não é exclusivo do linfoma e tem sido observado com outras neoplasias e massas renais não neoplásicas. Uma anemia não regenerativa decorrente da diminuição da produção de eritropoetina combinada com anemia de inflamação crônica é muito mais provável que a policitemia.

Carcinoma de células de transição

CCT do sistema urinário é sinônimo de carcinoma urotelial. É o tumor mais comum no sistema urinário, da pelve renal até a uretra distal. Os sinais clínicos são semelhantes entre as espécies. Em cães, incluem perda de peso, fraqueza, disúria (85%), polaciúria (40%) e incontinência (10%). O Terrier escocês tem 20 vezes mais chances de desenvolver carcinoma urotelial do que mestiços. A etiologia é multifatorial e, provavelmente, envolve interações de genes suscetíveis e fatores ambientais. Curiosamente, o consumo de vegetais crucíferos pode ajudar a reduzir o risco de câncer de bexiga em humanos e cães.[20]

A ativação da mutação *BRAF* está presente no tecido do carcinoma urotelial canino e foi detectável na urina de cães com carcinoma urotelial.[21] A mutação foi encontrada no cromossomo 16 em linhagens celulares de carcinoma urotelial canino e em > 80% de 62 casos de ocorrência natural de carcinoma urotelial em cães.[21] A mutação *BRAF* é rara (< 1%) em carcinomas uroteliais humanos, que também tendem a ser muito menos invasivos que os carcinomas uroteliais caninos. Um teste genômico está disponível para diagnóstico precoce e não invasivo de carcinoma urotelial canino em pacientes com essa mutação. O teste requer uma amostra de urina com um baixo número de células neoplásicas.[22] Aproximadamente 80% dos cães com CCT têm mutação de ponto único no gene *BRAF*; da mesma forma, o teste tem alta especificidade e sensibilidade moderada. O teste não é afetado pela presença de sangue ou bactérias na amostra de urina.[22] A hibridização fluorescente *in situ* (FISH) é usada para detectar aneuploidia cromossômica em células presentes na urina de humanos com suspeita de câncer de bexiga e tem sido desenvolvida para uso em cães.[23] Se as alterações moleculares precederem alterações morfológicas, então esses testes podem ser usados para rastrear ou detectar precocemente o câncer de bexiga e monitorar a recidiva. Os testes moleculares não substituem os métodos de diagnóstico tradicional, mas podem ser usados em conjunto para ajudar a estabelecer um diagnóstico ou para determinar se mais testes são necessários. Outros testes baseados em moléculas incluem um ensaio baseado em PCR, mutação *BRAF*, calgranulinas, micro-RNAs e peptídios de ligação ao câncer. Se forem desenvolvidos testes que usem amostras de urina para diferenciar cães com CCT/carcinoma urotelial de cães com doenças que têm manifestações clínicas semelhantes, como cistite ou urolitíase, então será possível reconhecer o tumor no início de seu curso, quando os tratamentos são mais eficazes. Atualmente, no momento de reconhecimento de CCT/carcinoma urotelial, o tumor já invadiu a parede da bexiga ou causou metástase. Os testes de triagem são úteis em exames anuais de bem-estar, especialmente para raças com alta prevalência de CCT/carcinoma urotelial, como o Terrier escocês.

Precisamos de testes que possam reconhecer carcinoma urotelial mais precocemente, pois 20% dos cães têm metástases clinicamente detectáveis no momento do diagnóstico clínico. Desses, 50% realmente têm metástases e espera-se que 90% desenvolvam metástases se o tumor progredir. Isso provavelmente se deve à combinação de um tumor altamente maligno, que permanece oculto e para o qual os testes de diagnóstico precoce não são realizados. A maioria dos casos de câncer de bexiga é reconhecida quando o tumor está avançado; portanto, o prognóstico é uniformemente ruim.

O CCT pode ser diagnosticado pelo achado de células neoplásicas na urina (Figuras 24.A.4 a 24.A.6). Aproximadamente 30% dos carcinomas uroteliais/CCT podem ser diagnosticados por citologia urinária, 75% via lavado uretral ou lavagens prostáticas, e 90% via citologia aspirativa da massa. Diagnóstico citológico de células neoplásicas na urina parece uma ajuda diagnóstica lógica, mas deve ser interpretado cautelosamente, pois a inflamação do sistema urinário estimula a hiperplasia e a displasia do epitélio de transição, tornando a distinção entre hiperplasia e displasia ou neoplasia difícil. Além disso, a urina é cáustica para as células e causará deterioração celular se os preparativos não forem feitos prontamente.

O melhor método para diagnosticar CCT na urina é coletar uma amostra fresca, centrifugar a urina para preparar um concentrado, descartar o sobrenadante, fazer um esfregaço do sedimento e corar com corante Romanowsky (não diagnosticar a partir de uma preparação de *sedi-stain* de montagem úmida). Adicionalmente, um laboratório de diagnóstico pode preparar um bloco de células do sedimento e preparar um corte histológico. As células tumorais estarão em aglomerados ou individualmente, as células neoplásicas serão extremamente grandes (> 40 µm de diâmetro) e terão atipia citológica e nuclear acentuadas (vários tamanhos e formas de células, núcleos e nucléolos). Algumas células conterão corpúsculos de Melamed-Wolinska, que são grandes vacúolos citoplasmáticos diagnósticos para carcinoma urotelial (Figuras 24.A.5 e 24.A.6). Quanto mais numerosas forem essas anormalidades e quanto menos inflamação presente, mais provavelmente as células serão neoplásicas. Se apenas algumas dessas anormalidades citológicas forem identificadas e houver inflamação, então a atipia celular é mais provável em razão de displasia ou hiperplasia do que por neoplasia. Correlacione os resultados com outros dados, como massa na região do trígono da bexiga, hematúria não responsiva e idade do paciente. CCT pode semear e crescer no local da incisão abdominal usada para a remoção cirúrgica do tumor. Isso ocorre em aproximadamente 10% das cistotomias realizadas em cães com

carcinoma urotelial.[24] Existem alguns relatos de semeadura de citologia aspirativa com agulha fina, mas isso não impede tentativas de diagnosticar o tumor por esse meio. Outros meios de confirmação do diagnóstico (cateterismo, lavado) podem ser tentados primeiro. Semeadura de CCT/carcinoma urotelial na parede do abdome pelo aspirado com agulha fina é improvável, mas os proprietários devem estar cientes dessa possibilidade, o que poderia complicar os tratamentos. Também há casos relatados de CCT/carcinoma urotelial da parede abdominal em cães nos quais uma causa contribuinte não pôde ser encontrada.[24]

O fator básico de crescimento de fibroblastos (bFGF) é um peptídio pró-angiogênico usado como um marcador para tumores urológicos e não urológicos em humanos, e foi detectado em altas concentrações na urina de cães com câncer de bexiga. Apesar de os números de cães serem pequenos, um estudo mostrou concentrações significativamente mais altas de bFGF em cães com câncer de bexiga do que em cães normais ou cães com infecção do sistema urinário (ITU). Os resultados são expressos em ng/g de creatinina, e a concentração média de bFGF foi de 2,23 em cães normais, 2,45 em cães com ITU e 9,86 em cães com câncer de bexiga. Dos cães com câncer, 86% puderam ser identificados corretamente por concentrações aumentadas de bFGF, e 90% dos cães com ITU não tiveram concentrações aumentadas. O *kit* de teste ELISA disponível comercialmente usa um anticorpo monoclonal para reconhecer bFGF humano natural e recombinante.

Outro teste disponível comercialmente é o do antígeno associado ao tumor de bexiga (BTA). O ensaio detecta um complexo antigênico glicoproteico que tem origem, em parte, na membrana basal do hospedeiro, e parte é de origem tumoral. A fita do teste foi usada em 65 cães, 20 com CCT, 19 controles saudáveis e 26 controles. A sensibilidade do teste (cães com câncer têm resultados positivos) foi relatada em 78%, e a especificidade (cães sem câncer têm resultados negativos), 90%. Os resultados não são quantificados, eles são positivos ou negativos. Resultados falso-positivos podem ser vistos com piúria, hematúria, proteinúria e glicosúria. Quando essas anormalidades estão presentes, o uso do teste de fita é muito limitado e, se usado, o teste deve ser realizado em conjunto com a citologia e outros testes auxiliares. O teste da fita pode ser mais apropriado se aplicado como teste de triagem em cães idosos para câncer de bexiga; no entanto, o custo e o índice de suspeita podem limitar a sua utilidade.

Os testes estatísticos BTA de segunda geração usam um anticorpo monoclonal para reconhecer um complexo de complemento humano que é secretado na urina de humanos com câncer de bexiga. Quando aplicado a cães com CCT, os resultados foram negativos, e eles foram atribuídos à falta de reatividade cruzada do anticorpo monoclonal para antígenos gerados por CCT canino.

Definições, glossário e princípios

Definições

Nitrogênio ureico

É produzido no fígado a partir de amônia e bicarbonato, e é excretado do corpo por filtração glomerular pelos rins. A causa mais comum de aumento do NU sérico é diminuição da TFG. Causas menos comuns, e em magnitudes menores, incluem dieta rica em proteínas, hemorragia no sistema digestório, aumento do catabolismo e febre. Um aumento no NU decorrente da diminuição na TFG não será detectado até que aproximadamente

75% de ambos os rins não estejam filtrando adequadamente. Uma diminuição no NU é geralmente decorrente de doença hepática. As unidades de NU no soro ou plasma são relatadas em mg/dℓ, e internacionalmente como µmol/ℓ. O fator de conversão entre essas unidades é: 1 mg/dℓ × 0,7140 = µmol/ℓ (p. ex., 10 mg/dℓ NU são 7,1 µmol/ℓ). O peso atômico da ureia é 60 Da. Aproximadamente metade do NU excretado nos túbulos é reabsorvida passivamente no túbulo proximal e ativamente pelas células dos ductos coletores. A ureia é mantida no interstício medular e, em combinação com Na, faz o gradiente de concentração necessário para o "sistema multiplicador de contracorrente" (MCC). Se NU e/ou Na não estiverem em concentração suficiente no interstício, o MCC é comprometido e urina diluída é produzida. Doenças renais, pré-renais e pós-renais podem aumentar o NU sérico, e o aumento é comparável para todas as três causas.

Creatinina

A creatinina é um produto da degradação da creatina muscular e fosfato de creatina. É excretada por filtração glomerular nos rins. É produzida a uma taxa bastante constante dependente da massa muscular; 1 a 2% da creatina muscular é convertida a creatinina/dia (humano). A causa mais comum para o aumento na Creat sérica é uma diminuição da TFG. Causas menos comuns incluem aumento da degradação do músculo, aumento do catabolismo e febre. Um aumento de Creat decorrente de diminuição da TFG não será detectado até aproximadamente 75% de ambos os rins não estarem filtrando adequadamente. A concentração de creatinina é relatada em mg/dℓ e, internacionalmente, como µmol/ℓ. O fator de conversão entre essas unidades é: 1 mg/dℓ × 88,4 = µmol/ℓ (p. ex., 1 mg/dℓ Creat é 88,4 µmol/ℓ). Pouca ou nenhuma creatinina é reabsorvida nos túbulos; portanto, a depuração endógena de Creat pode ser medida para indicar a TFG. Cromógenos não creatinina, como glicose, cetonas, vitaminas A e C, carotenos, oxiglobina, piruvato e ácido úrico, podem aumentar falsamente a creatinina mensurada. Isso ocorre mais frequentemente em bovinos e equinos. Aproximadamente 50% da creatinina sérica mensurada consistem em cromógenos não creatinina. Se a creatinina estiver aumentada em razão da insuficiência renal, então a maior parte do aumento da Creat sérica é decorrente da diminuição da TFG e não por cromogênios não creatinina. Doenças renais, pré-renais e pós-renais podem aumentar a Creat sérica, e o aumento é comparável para todas as três causas.

Azotemia

Este é o indicador laboratorial mais utilizado para diminuição da TFG (disfunção renal) e ocorre quando as concentrações séricas de NU e/ou Creat estão aumentadas em qualquer grau. Um aumento no NU ou Creat decorrente da diminuição da TFG não será detectado até que aproximadamente 75% de ambos os rins não estejam filtrando adequadamente. Azotemia indica que os rins não estão funcionando adequadamente. No entanto, isso pode ser em razão das doenças que estão antes dos rins (pré-renal), nos rins (renal: glomerular, tubular, intersticial, pelve) ou após os rins (pós-renal) ou em razão de combinações de cada um. Quanto maior a concentração de NU/Creat, é mais provável que a doença seja grave, mas não há concentrações que indiquem irreversibilidade ou que distingam doenças pré-renal, renal, pós-renal ou combinações. Os pacientes podem ser azotêmicos, mas ainda não são necessariamente urêmicos (ver adiante). Embora a azotemia signifique que NU/Creat estão aumentados no sangue, ambas as substâncias também estão aumentadas em "todos" os líquidos corporais (LCR, humor aquoso, peritônio, articulação etc.). Isso ocorre porque tanto NU quanto Creat têm pesos moleculares pequenos e se difundem livremente através das membranas.

Uremia

Este é o termo usado quando os sinais clínicos são atribuídos à azotemia. A uremia resulta em anorexia, perda de peso, depressão, estupor, vômitos, úlceras orais, anemia, mineralização, desequilíbrios eletrolíticos e de líquidos e déficits e/ou aumentos de hormônios. Isso é causado pelo acúmulo de resíduos nitrogenados e toxinas urêmicas no sangue. Toxinas urêmicas é um termo abrangente para a retenção de todos os solutos, muitos dos quais não são mensurados, sendo normalmente excretados por um rim saudável que contribui para a "uremia".

Azotemia pré-renal

Essa condição é reconhecida quando a azotemia está presente e a DU é concentrada. Para ser considerada concentrada, a DU deve ser superior a 1,030 em cães, 1,035 em gatos e 1,025 em equinos e bovinos. A DU geralmente é > 1,050 quando a azotemia é decorrente de desidratação. Causas de azotemia pré-renal incluem qualquer estado que resulte em diminuição do fluxo sanguíneo renal, incluindo hipovolemia devido a desidratação, choque e insuficiência cardíaca. Condições pré-renais são as causas mais comuns de azotemia. Se essas condições persistirem, elas podem levar a lesões renais e azotemia renal. Azotemia pré-renal frequentemente se sobrepõe às causas renal ou pós-renal, geralmente em virtude da desidratação concomitante. Se a azotemia for apenas em razão de causas pré-renais, geralmente é leve (p. ex., < 100 mg/dℓ). No entanto, não há concentrações de NU/Creat que rejam as causas pré-renais. A desidratação causará aumento mais rápido no NU sérico do que Creat, e um aumento desproporcional da razão NU:Creat (relação NU/Creat aumentada). Razão NU:Creat agora é relatada por alguns laboratórios clínicos para ajudar a identificar azotemia pré-renal.

Azotemia renal

Isso é reconhecido quando a azotemia é associada à incapacidade de concentrar a urina, especialmente urina isostenúrica, conforme indicado por uma DU entre 1,007 e 1,013 (não use pontos de corte estritos de uma única DU para definir isostenúria). A isostenúria implica que os rins estão danificados a tal ponto que não são mais capazes de concentrar ou diluir o ultrafiltrado do plasma (urina). Uma DU de 1,007 a 1,013 é aproximadamente a DU do plasma (295 a 300 mOsm/ℓ). A azotemia renal pode ser decorrente da doença renal aguda ou DRC. O defeito na função renal pode surgir de muitas doenças diferentes dos glomérulos, túbulos, interstício, pelve renal e, menos provavelmente, dos vasos sanguíneos renais. A azotemia renal identifica que a lesão está nos rins, mas não localiza a doença em uma estrutura, tipo de doença ou etiologia.

Azotemia pós-renal

Está associada a qualquer obstrução ao fluxo de saída de urina ou ruptura da bexiga urinária ou uretra. Oligúria ou anúria serão observadas, e qualquer DU é possível. Em teoria, os néfrons (rins) estão excretando NU e Creat adequadamente no ultrafiltrado, mas NU e Creat não são excretados do corpo. Se a causa for obstrução, então algum NU/Creat pode ser reabsorvido através da parede da bexiga, porém mais importante é a contrapressão da obstrução que causa lesões estruturais (hidronefrose) e/ou lesões funcionais em todas as estruturas renais. Uma bexiga ou uretra rompida causa azotemia quando NU e Creat são reabsorvidos através do peritônio (ruptura de bexiga) ou tecidos subcutâneos (uretra rompida). Ambas as moléculas são pequenas (baixo peso atômico) e são passivamente reabsorvidas facilmente de regiões de alto gradiente de concentração (peritônio) para menor o gradiente de concentração (sangue).

Néfrons

São as menores unidades anatômicas individuais no rim, e são compostos por um glomérulo, túbulos e túbulo coletor. Há aproximadamente um milhão de glomérulos por rim.

Doença renal

Classifica-se como uma lesão estrutural ou bioquímica no rim. Se a lesão for focal, pode nunca produzir problemas clínicos (como na nefrite intersticial causada por migração de ascarídeos). A doença renal é um *continuum* que começa com insuficiência renal e termina com doença renal terminal.

Insuficiência renal

É um estado em que os néfrons são funcionalmente prejudicados mas ainda não suficientemente danificados para resultar em doença clinicamente aparente. Os néfrons individuais não afetados compensam por essas perdas por hipertrofia, mas, com a progressão da doença, néfrons suficientes ficam prejudicados para que sejam incapazes de manter a saúde do animal.

Insuficiência renal

Isso existe quando cerca de pelo menos dois terços da massa renal funcional estão comprometidos. A urina não pode ser concentrada adequadamente e resulta em poliúria, oligúria ou anúria. Quando três quartos dos néfrons são disfuncionais, os néfrons remanescentes não conseguem compensar e a azotemia é detectada. Os sinais clínicos associados à insuficiência renal são atribuíveis a uma perda de tecido renal funcional e acúmulo de produtos nitrogenados e outros resíduos no sangue. Os sinais podem incluir anemia, vômitos, letargia, anorexia, perda de peso, vasculite e/ou úlceras linguais/orais, erosões ou úlceras gástricas, diáteses hemorrágicas, petéquias, trombose, sangramento do sistema digestório, hiperplasia da paratireoide, mineralização de tecidos moles e osteodistrofia fibrosa.

Glossário

Anúria: refere-se a um estado em que não há produção de urina.

Disúria: descreve micção dolorosa ou difícil.

Estrangúria: refere-se ao esforço para urinar.

Microalbuminúria: descreve um estado no qual pequenas quantidades de proteína são perdidas na urina, mas estão abaixo do limite de detecção de tiras reagentes. A microalbuminúria é albumina urinária 1 a 30 mg/dℓ e albuminúria ("albuminúria evidente") é a albumina na urina > 30 mg/dℓ na urina normalizada para um DU de 1,010. A microalbuminúria persistente pode indicar início ou doença renal leve.

Oligúria: indica redução da produção de urina.

Polaciúria: termo que indica a frequência aumentada de micção. No entanto, o volume total de urina produzido pode não ser aumentado. A polaciúria está associada a doenças da bexiga urinária, uretra e canal vaginal.

Polidipsia (PD): termo que denota que um volume aumentado de água é consumido em um período de 24 horas. Está associado com insuficiência renal e múltiplas outras causas. Isso geralmente ocorre secundariamente à poliúria causada pela perda da capacidade de concentração urinária. Em cães, a polidipsia é considerada como ingestão de > 90 mℓ/kg/dia e, em gatos, > 45 mℓ/kg/dia.

Poliúria (PU): termo que denota um volume total aumentado de urina produzida em 24 horas. A faixa normal em cães é de 20 a 40 mℓ/kg/dia (1 mℓ/kg/hora) e, em gatos, 10 a 20 mℓ/kg/dia.

Proteinúria: refere-se à proteína na urina detectada por tiras reagentes ou métodos de precipitação de proteína SSA. É causada por lesões pré-glomerulares, glomerulares ou pós-glomerulares. Proteinúria persistente associada a uma análise de urina quiescente sugere uma lesão glomerular, como amiloidose ou glomerulonefrite.

Taxa de filtração glomerular (TFG): o volume de plasma filtrado pelos capilares glomerulares no espaço de Bowman por unidade de tempo. Uma TFG de 3 a 6 mℓ/min/kg é normal para cães de 2 a 4 mℓ/min/kg é considerado normal em gatos. Uma diminuição da TFG pode ocorrer em razão de causas pré-renais, renais ou pós-renais.

Princípios

A capacidade dos rins de concentrar a urina é um bom indicador da função renal. A perda dessa capacidade é um dos primeiros sinais de insuficiência renal, precedendo a azotemia em todas as espécies, exceto gatos.

Densidade esperada da urina: a DU esperada de uma amostra aleatória de urina de um animal doméstico saudável é de 1,020 a 1,045 para cão, equino, bovino e 1,025 a 1,050 para o gato. A DU deve ser sempre considerada em conjunto com o estado de hidratação. Em qualquer amostra aleatória de urina, uma DU adequada é considerada > 1,030 no cão; > 1,035 em gatos; e > 1,025 em equinos e bovinos. Os cães não nascem com a mesma capacidade de concentração de urina de um adulto, e urina diluída é esperada até 4 semanas de idade. Não há diferenças nos teores de proteínas, sangue, glicose, cetonas ou bilirrubina de acordo com a idade.

Densidade urinária diluída: para os fins deste capítulo, urina diluída refere-se à urina que é inapropriadamente concentrada para o estado de hidratação do paciente. Em muitos casos, isso corresponderá à hipostenúria. No entanto, existem situações clínicas nas quais a DU é > 1,020; no entanto, isso é inadequadamente concentrado. Por exemplo, no cenário clínico, a função renal adequada em um gato saudável geralmente é associada a uma DU > 1,035. Se um gato desidratado for atendido, espera-se que a DU seja > 1,035 (e frequentemente > 1,060). No entanto, se esse mesmo paciente apresentar um exame de DU de 1,025, a urina é considerada inadequadamente concentrada (ou seja, diluída para esse gato). O próximo passo é verificar esse achado clínico (como descrito anteriormente) e iniciar uma investigação para determinar a causa subjacente (p. ex., diurese/glicosúria, pielonefrite, DRC etc.) avaliando os sinais clínicos, hemograma, diagnóstico por imagem, cultura de urina e sensibilidade.

Hipostenúria ocorre quando os rins produzem ativamente urina com DU < 1,007 ou com osmolaridade menor que a de plasma (p. ex., < 300 mOsm/kg). A hipostenúria tem várias causas renais e não renais, e indica que os rins estão saudáveis o suficiente para diluir ativamente o ultrafiltrado de plasma.

Isostenúria indica uma DU semelhante à densidade do plasma, ou seja, 1,008 a 1,012 e 1,007 a 1,013 são relatados em diferentes fontes de referência. Essa DU implica que os néfrons não foram capazes de concentrar ou diluir o ultrafiltrado de plasma. Urina isostenúrica com azotemia concomitante indica insuficiência renal, e a lesão envolve os túbulos ou a medula. Se a doença estava confinada aos glomérulos, então os túbulos deveriam ser capazes de concentrar a urina, em princípio. No entanto, 90% do suprimento de sangue para os túbulos passa através dos glomérulos, portanto, as doenças glomerulares afetarão secundariamente os túbulos e a capacidade de concentrar a urina fica comprometida.

Hiperestenúria ou barúria são dois termos raramente usados que descrevem urina com DU maior que 1,013. Esses termos implicam que a urina foi concentrada para além da faixa isostenúrica.

Diagnósticos diferenciais de poliúria e polidipsia (PU/PD) incluem insuficiência renal (com ou sem azotemia), diabetes melito, diabetes insípido primário ou secundário, hiperadrenocorticismo, hipercalcemia, piometra, polidipsia psicogênica, lavado medular (associado a hipoadrenocorticismo ou insuficiência hepática). Uma lista completa é fornecida na Tabela 24.4.

Reabsorção de água ocorre passivamente/osmoticamente nos túbulos contorcidos proximais e alça descendente de Henle. Ela é ativamente reabsorvida nos túbulos coletores através da ação do hormônio antidiurético (ADH).

Lavagem medular ocorre quando a concentração dos solutos ureia e cloreto de sódio, localizados no interstício da medula renal, está diminuída. Essa perda de hipertonicidade na medula resulta na produção de urina diluída, e o quadro clínico é caracterizado por sinais de PU/DP. A diminuição da ureia ocorre com *shunts* e doença hepática crônica grave. A diminuição do teor de sódio acontece com o hipoadrenocorticismo.

Depuração da creatinina é o volume de plasma que é depurado de creatinina por unidade de tempo e pode ser usado para estimar a TFG. Em cães, essencialmente 100% da creatinina que entra no filtrado são excretados (cães machos também secretam uma pequena quantidade de Creat via túbulos proximais). No entanto, 40 a 60% do NU são reabsorvidos do filtrado, e a quantidade reabsorvida varia com o estado de hidratação. Portanto, a depuração da creatinina é um meio aceitável para estimar a TFG e a depuração do NU não é aceitável.

Lesão renal aguda (LRA): o início da LRA é rápido. É comumente decorrente de uma nefrotoxina que causa necrose de túbulos (nefrose), e menos comumente em razão da etiologia infecciosa (p. ex., leptospirose) ou lesão isquêmica. A LRA é caracterizada por azotemia e incapacidade de concentração da urina juntamente com hiperfosfatemia, alterações variáveis no teor de potássio, VG normal a aumentado e condição corporal boa. Potássio > 8 mEq/ℓ pode ser fatal. Isso geralmente é acompanhado de anúria ou oligúria. Esse termo é usado de forma intercambiável com lesão renal aguda, falência renal aguda e insuficiência renal aguda.

Doença renal crônica (DRC) pode ser causada por glomerulonefrite, amiloidose, nefrite intersticial crônica, pielonefrite crônica, displasia renal familiar progressiva etc. Dados laboratoriais incluem azotemia, incapacidade de concentração de urina e anemia leve não regenerativa. Se o processo da doença envolver os glomérulos, pode haver hipoalbuminemia. O início da DRC é crônico, progredindo ao longo de meses a anos. Como resultado, o paciente tem uma condição corporal pobre a magra. A etiologia é muitas vezes desconhecida, pois o evento primário ocorreu de meses a anos antes do diagnóstico. Esae termo é usado indistintamente de doença renal crônica, insuficiência renal, falência renal crônica e insuficiência renal crônica.

Agudização de insuficiência renal crônica implica que há DRC subjacente e agora outro evento promoveu a agudização do processo, "piorando" a DRC. Existem múltiplas etiologias potenciais para a exacerbação aguda, incluindo desidratação, progressão da doença primária crônica e/ou um segundo evento patológico sobreposto ao primeiro (p. ex., pielononefrite ocorrendo em um gato com DRC).

Elementos figurados na urina: cilindros podem ser observados durante o exame microscópico da urina e sugerem doença tubular. São formados na alça de Henle e na porção distal dos túbulos contorcidos. Raros cilindros hialinos e granulares finos (1 a 2/campo de baixa magnificação) podem ser observados em urina concentrada e são considerados normais; no entanto, cilindros encontrados na urina diluída são considerados anormais.

Cristalúria refere-se à presença de cristais na urina. Os nefrólitos são pedras encontradas nos rins, enquanto o termo urólito indica a presença de cálculos na bexiga ou uretra.

Estadiamento da doença renal: a gravidade da doença renal é classificada como 1, 2, 3 ou 4 com base na gravidade dos sinais clínicos, resultados do exame físico e anormalidades laboratoriais. À medida que o estágio da doença renal progride, também aumentam a gravidade da doença, as anormalidades laboratoriais e a porcentagem de animais que apresentam alguma anormalidade. Por exemplo, 20% dos cães azotêmicos também apresentam hiperfosfatemia leve (cerca de 6 mg/dℓ) no estágio 1. Essa porcentagem aumenta para 100% dos cães no estágio 4 da insuficiência renal, na qual o fósforo sérico será acentuadamente aumentado (> 20 mg/dℓ).

A *síndrome nefrótica* é decorrente de doença glomerular crônica. É caracterizada por proteinúria, hipoproteinemia, hipercolesterolemia, ascite e edema. Pode haver ou não azotemia. Na síndrome nefrótica, a lesão está nos glomérulos (p. ex., amiloidose ou glomerulonefrite).

Outros termos, condições de doença e métodos de análise da função renal

Nefropatia familiar crônica progressiva (displasia renal) é uma das causas mais comuns de insuficiência renal em cães jovens, e tem alta prevalência em muitos cães de raça pura. Em casos graves, os rins ficam encolhidos e fibróticos e parecem com qualquer doença renal terminal. Eles retêm regiões de glomérulos, túbulos e interstício embrionários.

Uroabdome ou uroperitônio é caracterizado por hiponatremia, hipocloremia e hiperpotassemia. Creat e NU séricos são variáveis, mas a Creat do líquido abdominal:Creat sérica é ≥ 1,5 a 2:1. Isso geralmente ocorre em machos em razão da a uretra estreita que fica obstruída, ou em potros machos nos quais a parede dorsal da bexiga se rompe durante o parto ou ao ser pisada.

Acidúria paradoxal é uma situação única observada em bovinos leiteiros com abomaso deslocado, ou outros animais com obstrução duodenal proximal, e é caracterizada por hipocloremia acentuada, alcalose metabólica grave e urina ácida.

Carcinoma de células transicionais (CCT) é um tumor altamente maligno do epitélio de transição e é o tumor mais comum da bexiga urinária e sistema excretor urinário.

Monitoramento de pacientes com doença renal ao longo do tempo é aconselhável para fins de prognóstico e para monitorar a resposta à terapia. Métodos práticos incluem peso preciso do paciente, ingestão hídrica e mensuração do volume urinário, DU e avaliação periódica de NU e Creat séricas. Se um monitoramento mais próximo for desejado, então estudos especializados como ultrassonografia, depuração de creatinina endógena ou exógena, excreção fracionada de sódio, monitoramento de microproteinúria, estudos de depuração de inulina, io-hexol, radioisótopos e cintilografia podem ser realizados.

Essencialmente, 100% do sódio são reabsorvidos do ultrafiltrado glomerular e, portanto, menos de 1% é excretado na urina de animais com função renal normal. Se houver aumento da perda renal de sódio medida por um aumento na excreção urinária fracionada de sódio (> 1%), há insuficiência ou falência renal. Uma excreção fracionada de sódio < 1% indica azotemia pré-renal.

Razão proteína:creatinina urinária (PCU): a concentração de proteína e creatinina é mensurada em uma amostra aleatória de urina, e a concentração de proteína na urina é dividida pela concentração de Creat da urina. É usada para quantificar o grau de proteinúria e identificar qual a doença mais provável afeta os rins.

Em cães, PCU < 0,5 é considerada normal, 0,5 a 1 é inconclusiva e > 1 é considerada anormal.

Razão cortisol:Creat na urina (RCCU): a concentração de cortisol na urina é uma boa estimativa da produção de cortisol ao longo das 24 horas anteriores, e a RCCU é usada para descartar hiperadrenocorticismo (doença de Cushing). De cães com RCCU normal, 90% não têm hiperadrenocorticismo. Cerca de 95% dos cães com hiperadrenocorticismo aumentaram a RCCU, mas 80% dos cães com doença não adrenal aumentaram a RCCU. Os últimos animais geralmente estão doentes estressados, e o achado de um aumento da RCCU nesses indivíduos é considerado um resultado falso-positivo. A creatinina e o cortisol são mensurados em uma amostra de urina coletada em casa logo no início da manhã.

Razão ácido biliar:Creat na urina: com o aumento da produção, os ácidos biliares são excretados na urina. Aumento da razão ácidos biliares:Creat na urina tem o mesmo valor diagnóstico que mensurar os ácidos biliares séricos. Creatinina e ácidos biliares totais, ou componentes do ácido biliar, são mensurados em uma amostra aleatória de urina de um cão ou gato que não estava em jejum, a razão é calculada e comparada aos dados publicados do intervalo de referência ou do laboratório de referência.

Apêndice 24.1

Exame de urina e imagens do sistema urinário

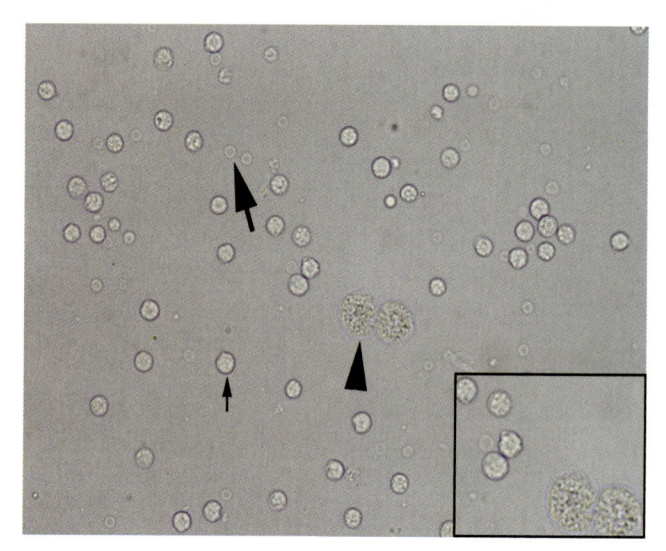

Figura 24.A.1 Sedimento urinário não corado. Existem muitos leucócitos (*seta pequena*), poucas hemácias (*seta grande*) e duas células epiteliais (*seta*). Apesar do número de leucócitos, não há bactérias visíveis. Uma cultura da urina é necessária para verificar se não há bactérias. 400×.

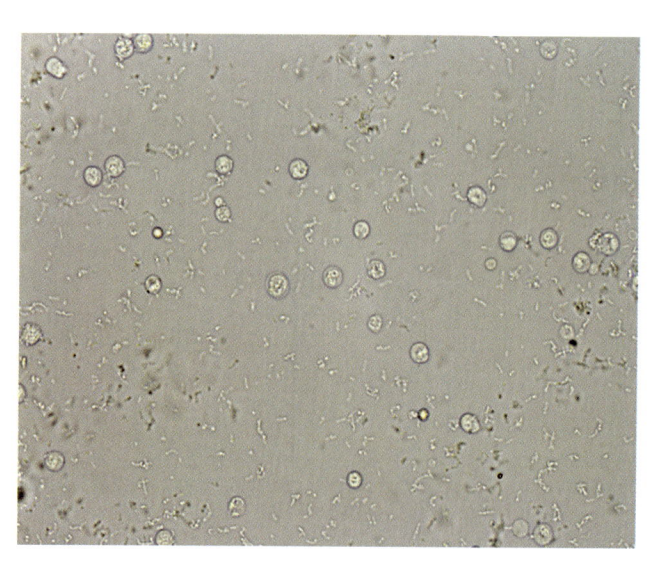

Figura 24.A.3 Sedimento urinário não corado. Existem muitos leucócitos e bactérias em forma de bastão presentes, indicando infecção bacteriana do sistema urinário. 400×.

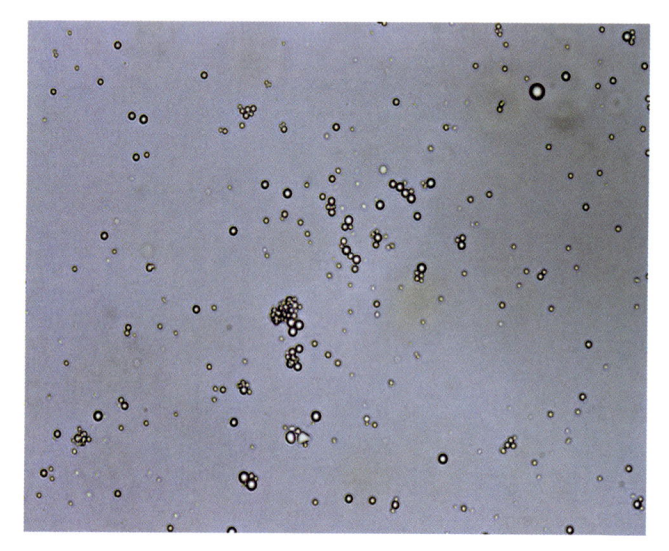

Figura 24.A.2 Muitas gotículas lipídicas presentes são frequentemente observadas na urina felina e são suspeitas de virem do epitélio tubular renal, mas têm significado desconhecido. Elas podem ser confundidas com hemácias, mas gotículas lipídicas são de tamanho variável e estão em um plano de foco diferente de elementos celulares na urina em razão da sua menor densidade. 100×.

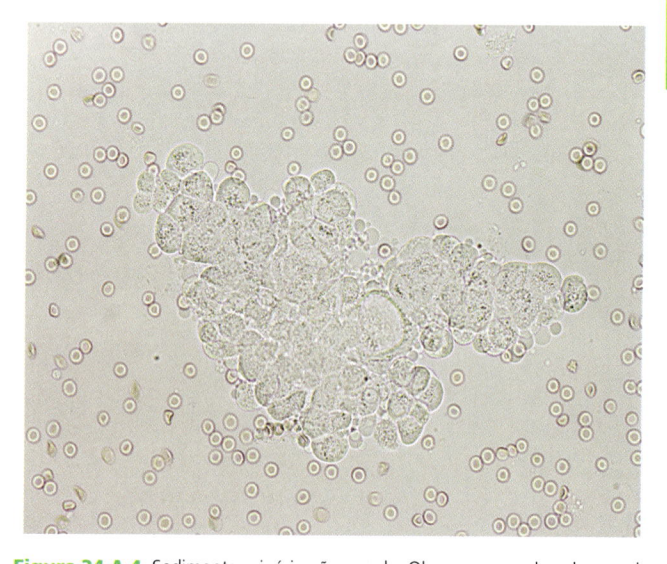

Figura 24.A.4 Sedimento urinário não corado. Observe o grande aglomerado de muitas células epiteliais pleomórficas em um fundo de hemácias. Esse cachorro tinha uma lesão no trígono da bexiga urinária confirmada como carcinoma de célula de transição. 400×.

CAPÍTULO 24

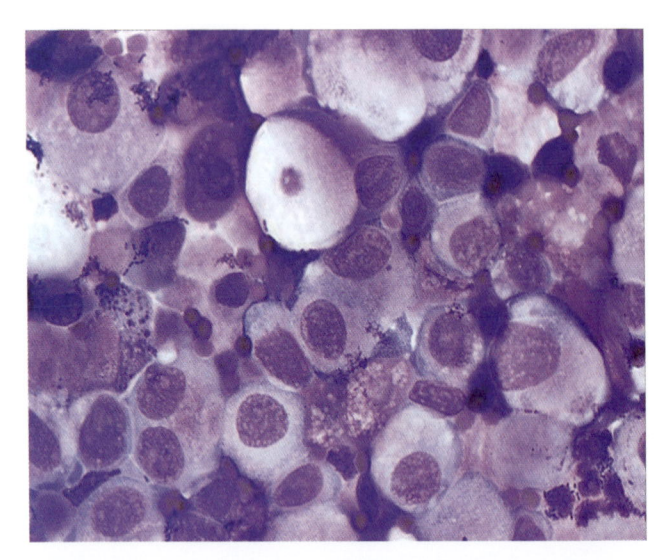

Figura 24.A.5 Sedimento urinário, coloração de Wright-Giemsa. Existem muitas células epiteliais pleomórficas sem qualquer inflamação consistente com carcinoma de células de transição. A chave para o diagnóstico é o número total de células epiteliais, a variabilidade em tamanhos e formas dessas células, e a ausência de inflamação. 1.000×.

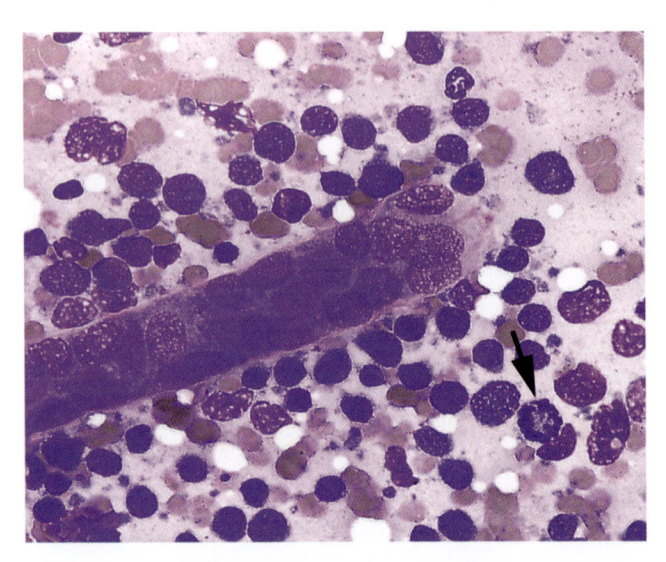

Figura 24.A.7 Aspirado renal, coloração de Wright-Giemsa. Um túbulo renal é circundado por muitas células linfoides intermediárias a grandes com uma figura mitótica (*seta*); o diagnóstico é linfoma renal. 500×.

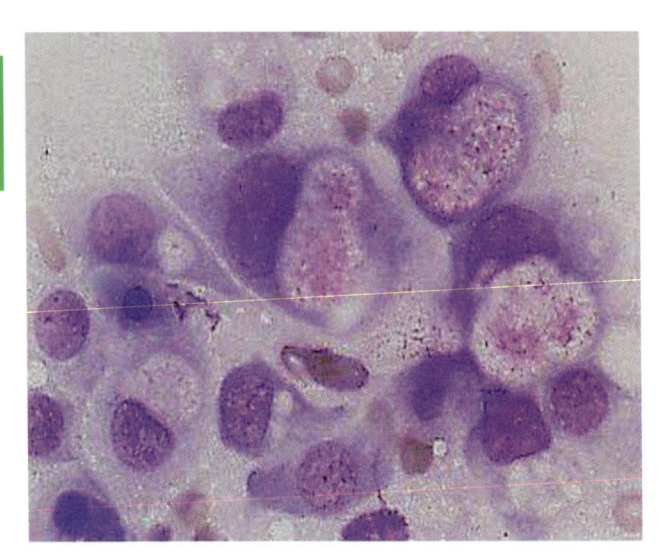

Figura 24.A.6 Sedimento urinário, coloração de Wright-Giemsa. Essas células epiteliais pleomórficas, observadas na ausência de inflamação, ocasionalmente apresentam grandes vacúolos citoplasmáticos contendo material rosa característico de carcinomas de células de transição. 1.000×.

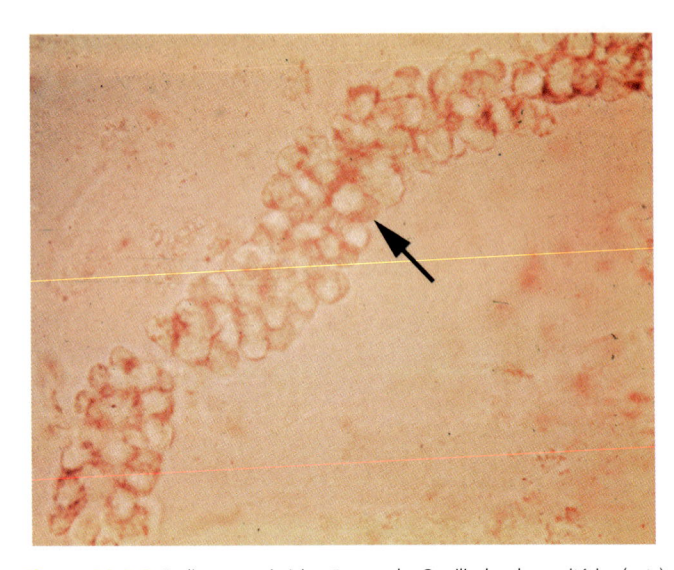

Figura 24.A.8 Sedimento urinário não corado. Os cilindros leucocitários (*seta*) são bastante frágeis, vistos com pouca frequência, indicam que a inflamação está nos túbulos renais; portanto, sugerem pielonefrite. 400×.

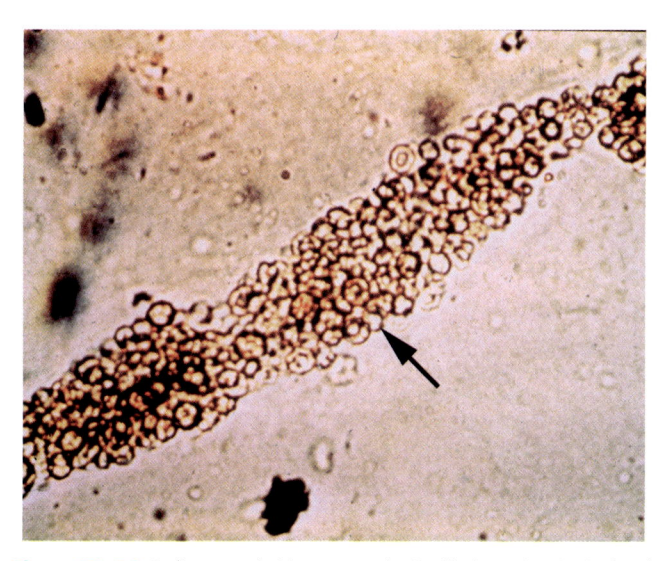

Figura 24.A.9 Sedimento urinário não corado. Os cilindros eritrocitários (*seta*) são frágeis e raramente vistos. Quando presentes, indicam hemorragia dentro dos túbulos renais. 400×.

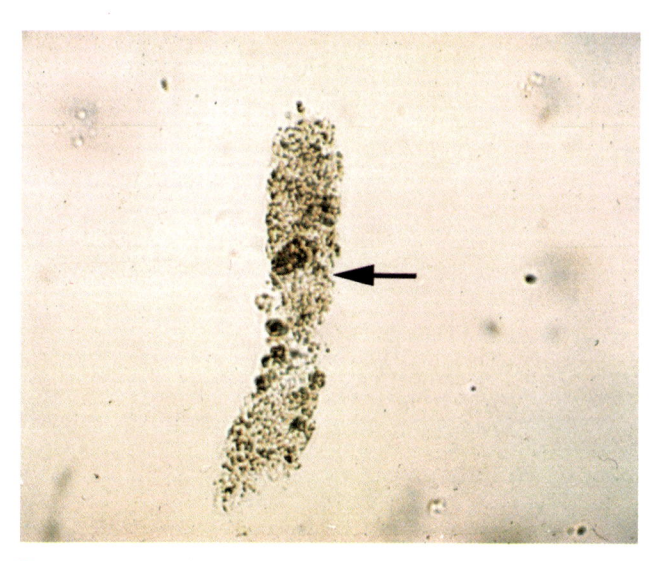

Figura 24.A.11 Sedimento urinário não corado. O molde granular grosseiro (*seta*) mostrado aqui é visto com mais frequência com um insulto tóxico (nefrose) e pode ser causado por isquemia renal. 400×.

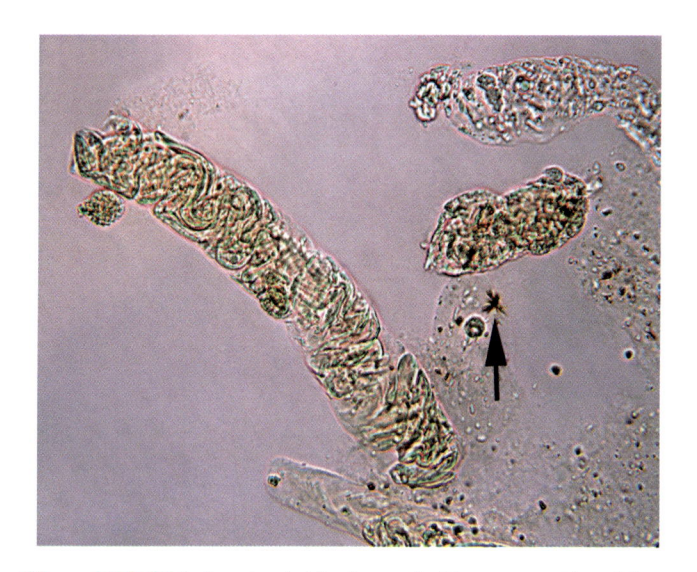

Figura 24.A.10 Sedimento urinário não corado. Observe os moldes celulares e cristal de bilirrubina (*seta*) presente. 400×.

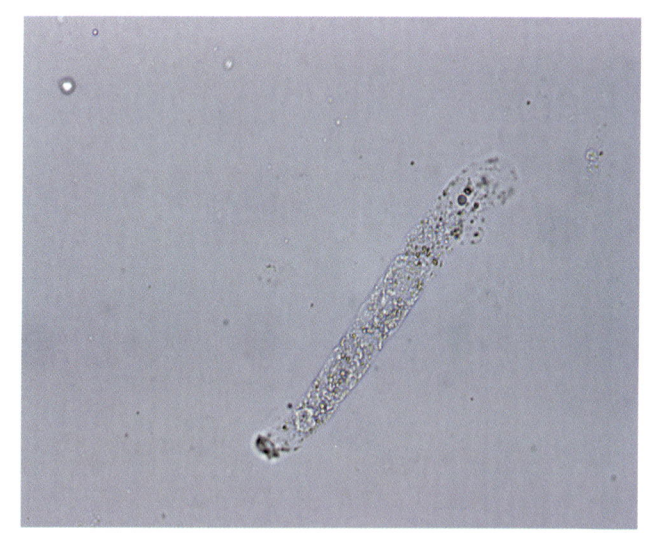

Figura 24.A.12 Sedimento urinário não corado. O cilindro granular está progredindo de grosseiro a finamente granular; a distinção não é importante, o fator crítico é que esses tipos de cilindro indicam uma lesão tubular ativa quando são numerosos e se a urina não estiver concentrada. 400×.

CAPÍTULO 24

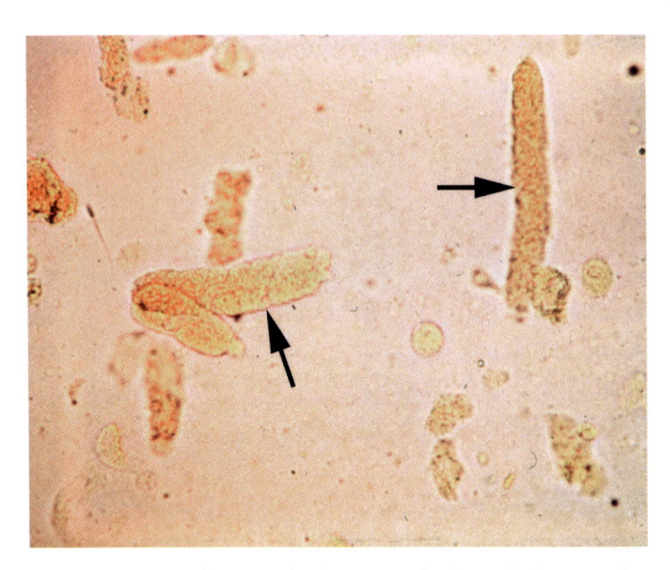

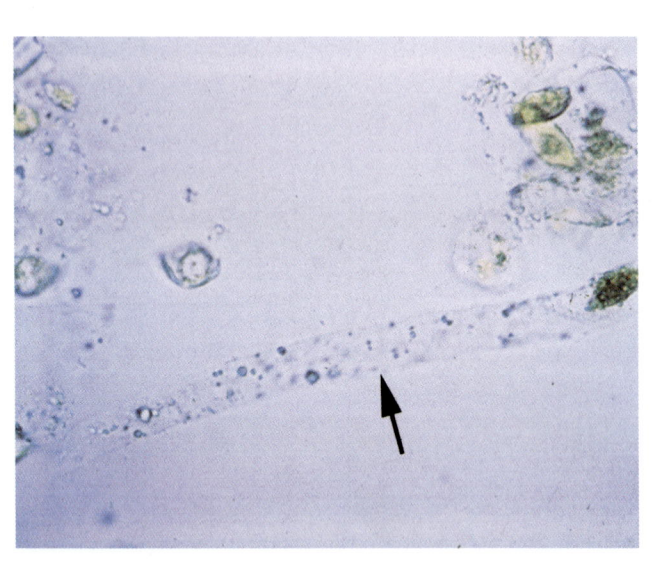

Figura 24.A.13 Sedimento urinário não corado. Esses cilindros granulares finos (*setas*) ocorrem nas mesmas circunstâncias que os cilindros granulares grossos. 100×.

Figura 24.A.15 Sedimento urinário não corado com um cilindro hialino (*seta*). Esses cilindros podem ser vistos em números baixos em pacientes saudáveis que têm urina concentrada; eles também estão associados com proteinúria (particularmente, síndrome nefrótica). 400×.

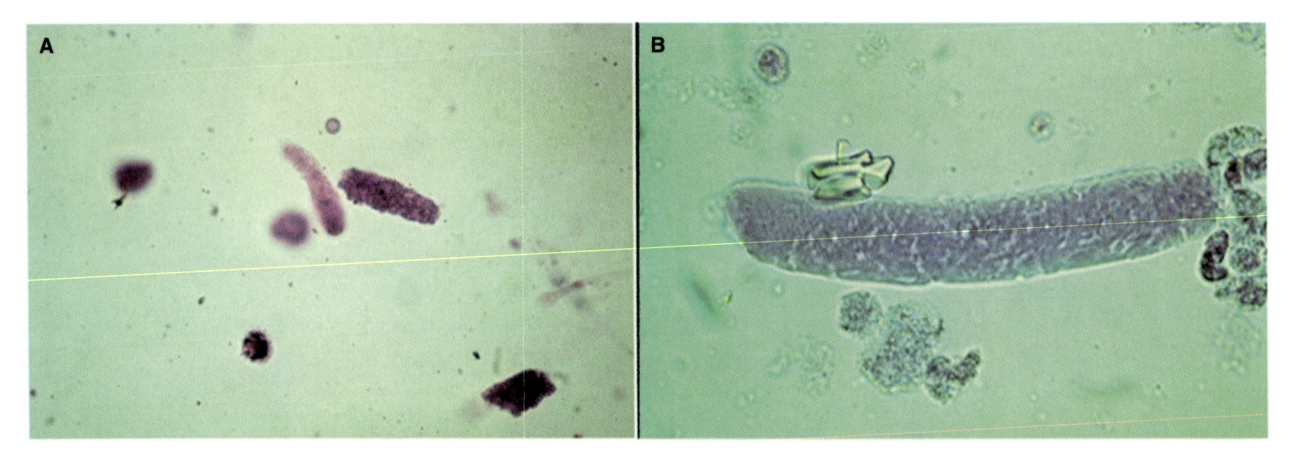

Figura 24.A.14 Sedimento urinário, coloração sedimentar. Os múltiplos cilindros granulares presentes em baixa potência (100×) (**A**) e em alta potência (400×) (**B**) foram encontrados na urina com DU de 1,008, indicando hipostenúria e doença tubular ativa (nefrose).

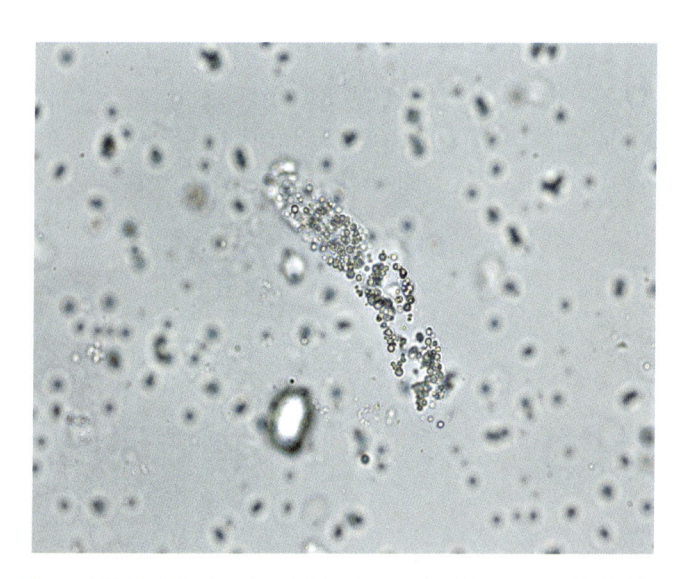

Figura 24.A.16 Sedimento urinário não corado. Observe o molde lipídico (gordo). 400×.

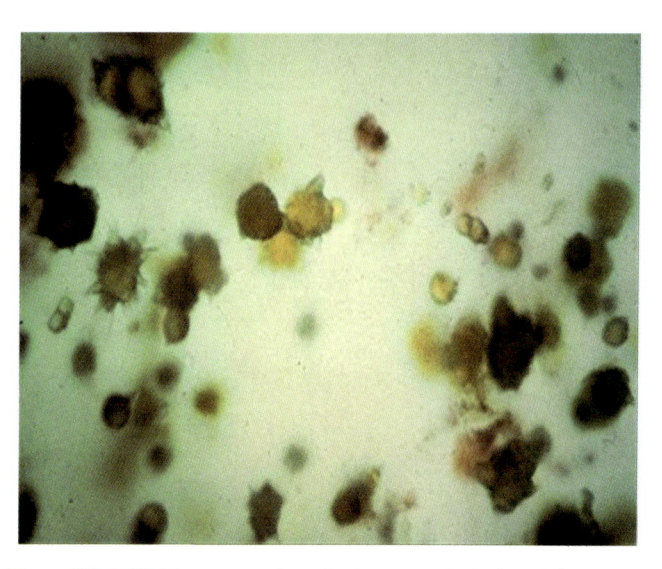

Figura 24.A.18 Observe os muitos cristais com aparência de espinheiro típico de biurato de amônio, que pode ser visto em Buldogues ingleses e Dálmatas saudáveis e estão associados a *shunts* portossistêmicos e insuficiência hepática grave. A bioquímica clínica deve ser realizada para identificar NU baixo, glicose, colesterol e albumina confirmando diminuição da síntese dessas substâncias pelo fígado.

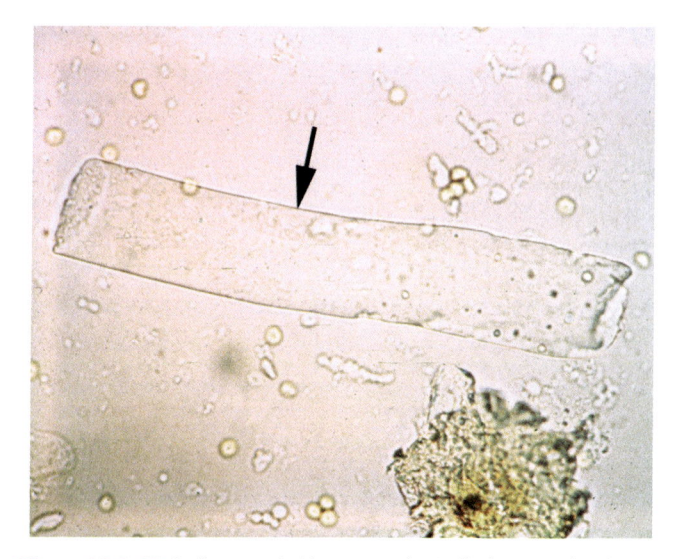

Figura 24.A.17 Sedimento urinário não corado. O cilindro ceroso (*seta*) retratado aqui tem arestas lineares afiadas com extremidades rombas e apresenta aspecto quebradiço. Quando vistos, os cilindros cerosos indicam períodos prolongados de diminuição do fluxo tubular, provavelmente decorrente de lesões renais crônicas. 400×.

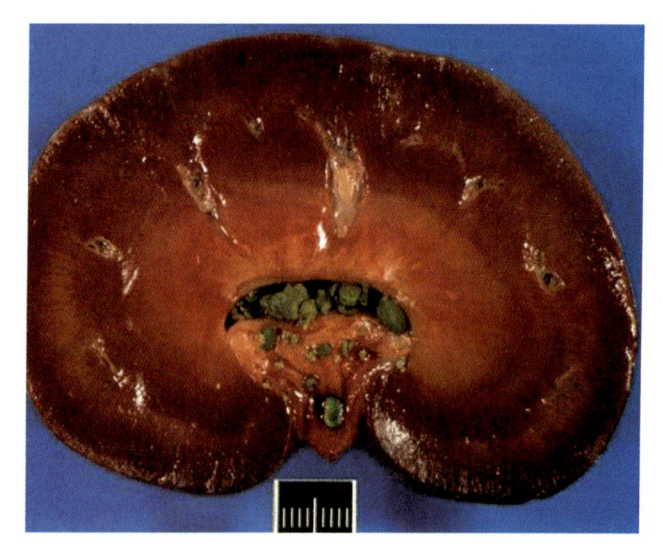

Figura 24.A.19 Esses cálculos verdes de tamanho variável localizados na pelve renal são nefrólitos. Esse cão tinha um *shunt* portossistêmico, bem como os cristais de biurato de amônio vistos na análise de sedimentos na Figura 24.A.18.

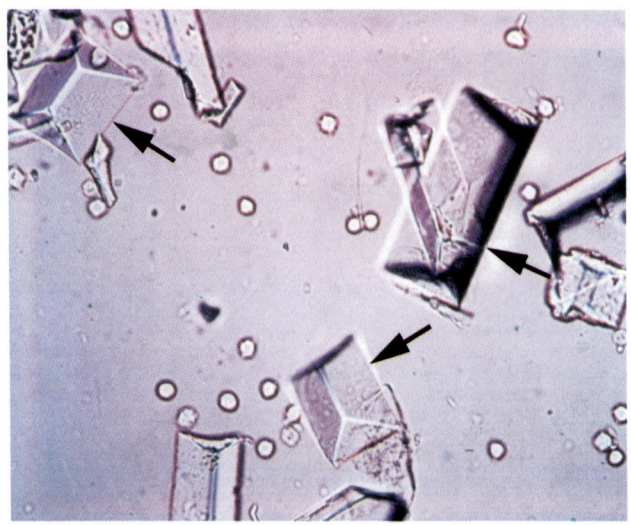

Figura 24.A.20 Sedimento urinário não corado. Observe os cristais de magnésio de fosfato de amônio (*setas*) e a aparência de prisma. Esses são os cristais mais comuns vistos em cães e gatos. Em cães, eles estão associados a infecções bacterianas do sistema urinário. 400×.

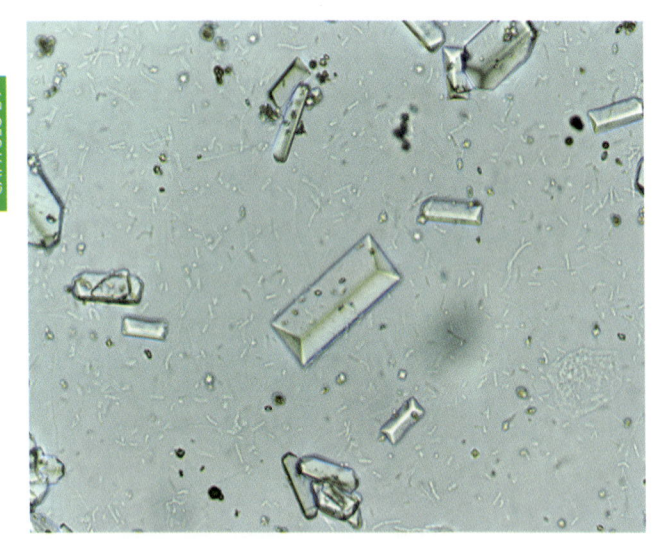

Figura 24.A.21 Esses múltiplos cristais de estruvita presentes em um fundo com muitos bastonetes indicam supercrescimento bacteriano, como evidenciado pela falta de leucócitos. 400×.

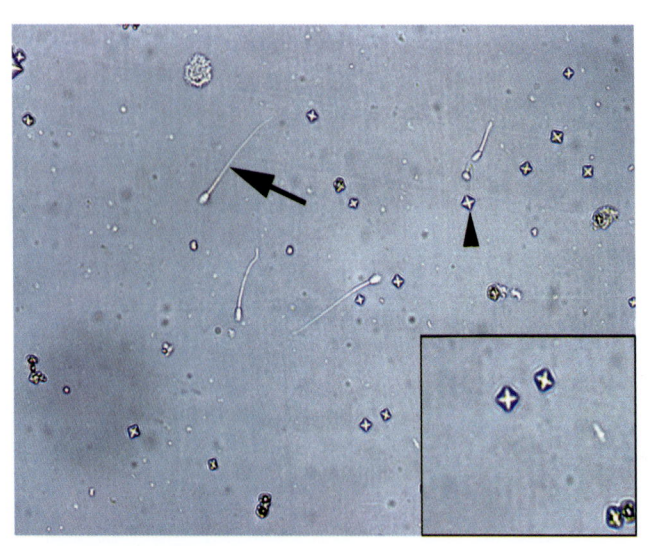

Figura 24.A.22 Sedimento urinário não corado. Os muitos cristais (*ponta de seta*) representados aqui têm uma aparência de cruz de Malta típica de oxalato de cálcio di-hidratado. Esses cristais são vistos na urina neutra a ácida. Eles podem, ocasionalmente, ser vistos na urina normal, embora, quando vistos persistentemente, sejam uma pista para investigar distúrbios hipercalcêmicos. Esses cristais podem ser vistos sozinhos ou com oxalato de cálcio mono-hidratado na intoxicação por etilenoglicol. Há também espermatozoides ocasionais presentes (*seta*). 100×.

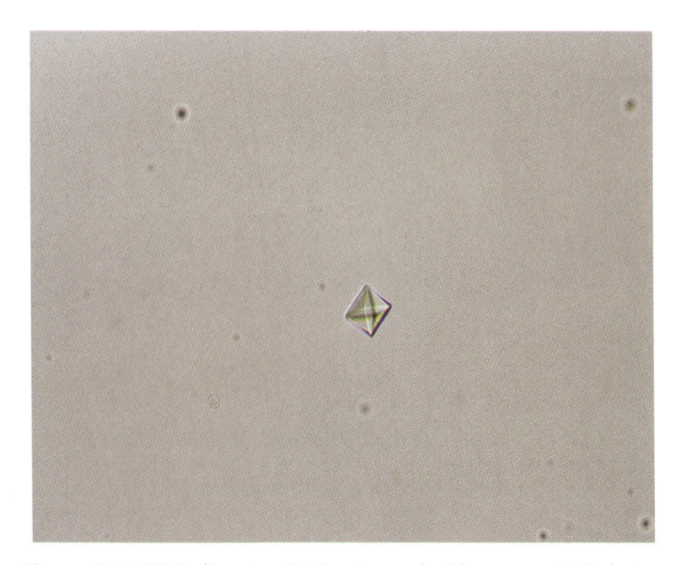

Figura 24.A.23 Sedimento urinário não corado. Observe os cristais de oxalato de cálcio di-hidratados em alta potência. 400×.

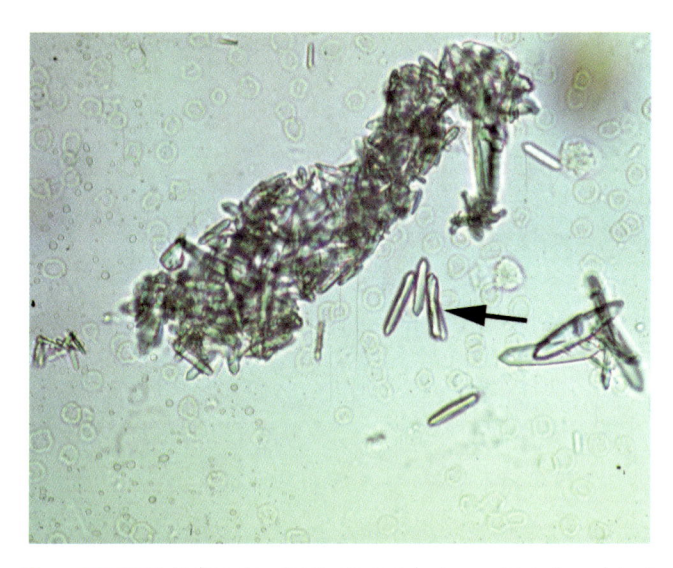

Figura 24.A.24 Sedimento urinário não corado. Esses cristais de oxalato de cálcio mono-hidratado mostrados aqui estão presentes individualmente e em conjunto. Se esses cristais forem encontrados em um paciente com lesão renal aguda, eles são diagnósticos de intoxicação por etilenoglicol. A intoxicação pode ser confirmada com o *kit* de teste de etilenoglicol, ou um intervalo osmolar e aniônico acentuado. 400×.

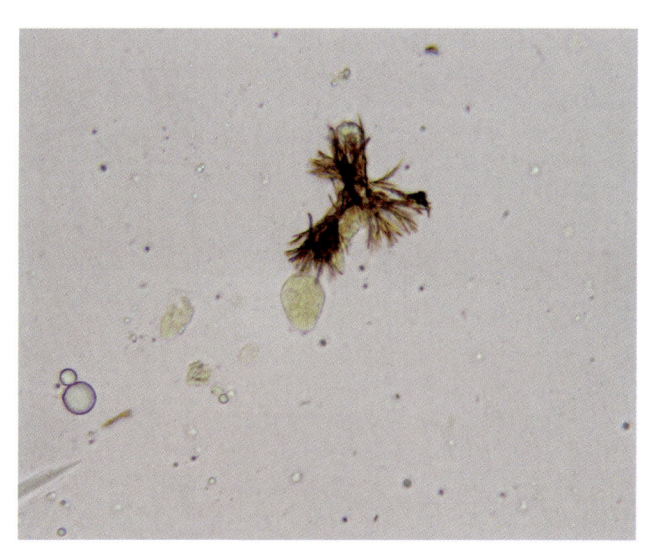

Figura 24.A.26 Sedimento urinário não corado. Esse aglomerado de cristais é bilirrubina, que pode ser observada com hemólise, doença hepatocelular ou colestase intra ou extra-hepática. Os elementos celulares presentes também são corados com bilirrubina. 400×.

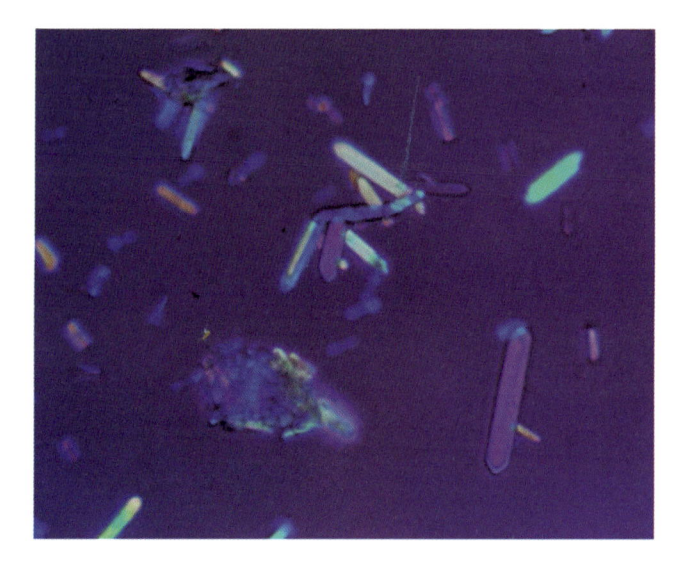

Figura 24.A.25 Sedimento urinário não corado sob luz polarizada. Observe os muitos cristais de oxalato de cálcio mono-hidratado em "cerca de piquete" vistos com intoxicação por etilenoglicol.

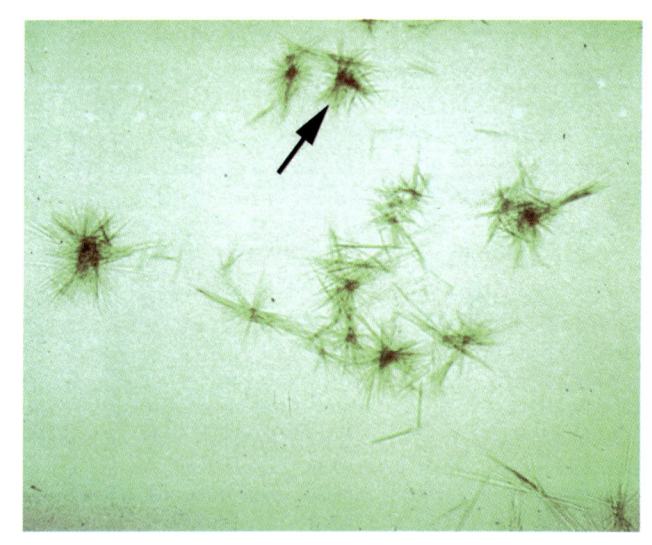

Figura 24.A.27 Sedimento urinário não corado. Muitos cristais de tirosina (*seta*) estão presentes. Esses cristais estão associados a doenças hepáticas, assemelham-se a cristais de bilirrubina e ocorrem em circunstâncias semelhantes. 400×.

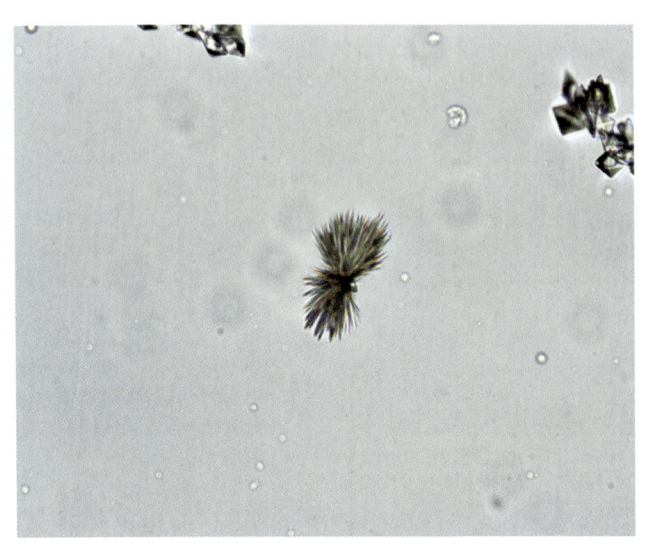

Figura 24.A.28 Sedimento urinário não corado. Observe o cristal de contraste radiográfico. Esses podem ser vistos após estudos de contraste intravenoso serem realizados. 400×.

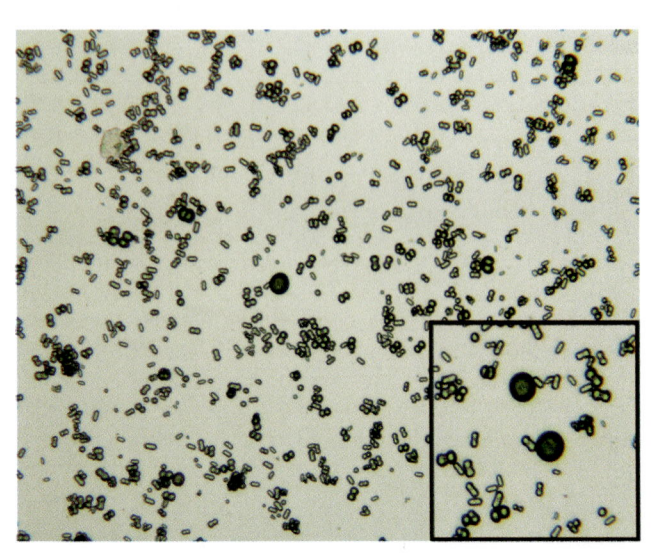

Figura 24.A.30 Sedimento urinário não corado. Observe os cristais de carbonato de cálcio vistos comumente em cavalos, coelhos e porquinhos-da-índia, predominantemente nas formas esféricas. 400×.

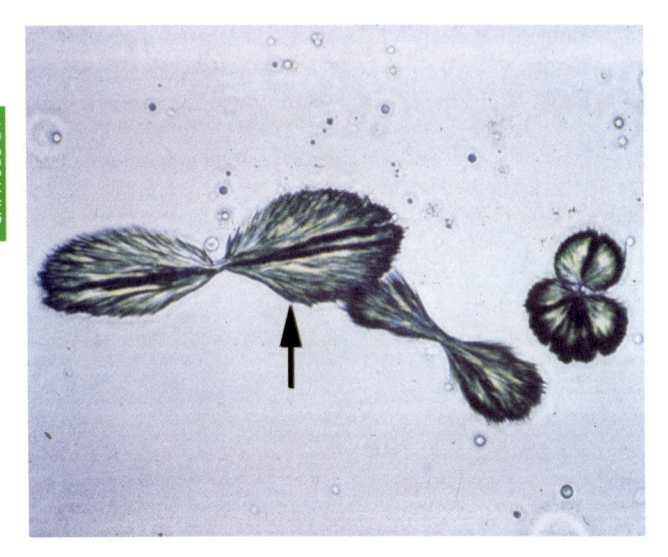

Figura 24.A.29 Sedimento urinário não corado. Observe os cristais de sulfonamida (*seta*). Fármacos nefrotóxicos podem levar ao aparecimento de cristais bizarros na urina. 400×.

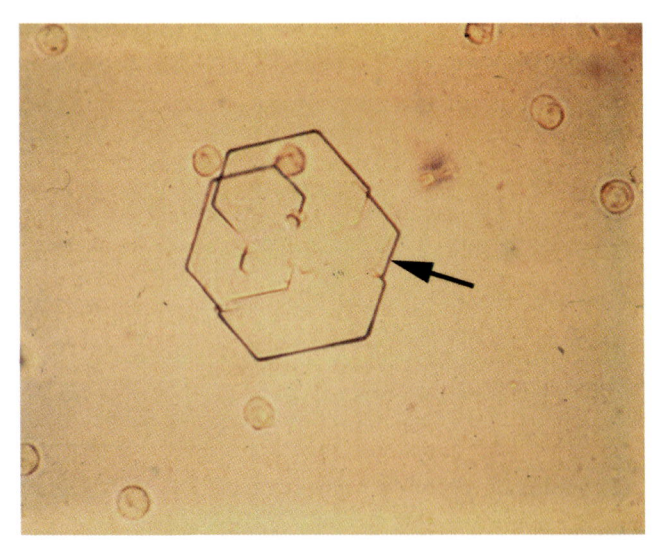

Figura 24.A.31 Sedimento urinário não corado. Os cristais de cistina (*seta*) vistos aqui são sempre um achado anormal e indicam cistinúria, que é decorrente de um defeito tubular hereditário em Buldogues ingleses, Mastiffs, Chihuahuas, Dachshunds, Terra-Nova, Pastores-australianos e Staffordshire Terrier americanos. 400×.

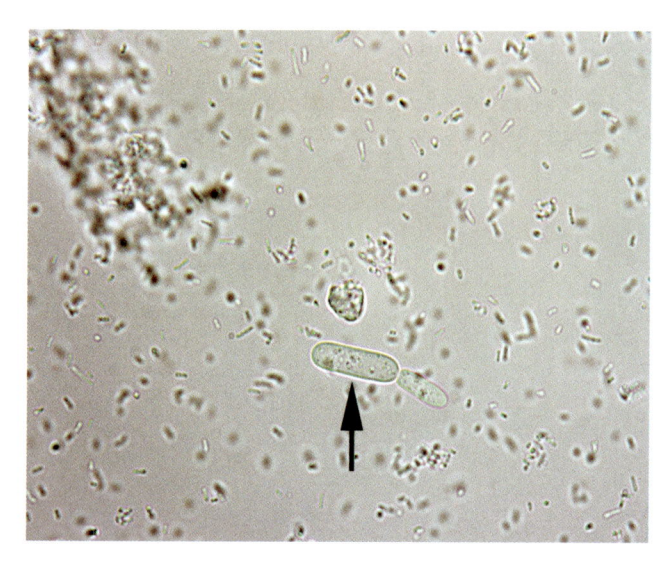

Figura 24.A.32 Sedimento urinário não corado. A grande forma cilíndrica da estrutura de levedura em brotamento aqui é típica de *Cyniclomyces guttulatus*. A levedura *Cyniclomyces* pode ser vista na urina em razão da contaminação fecal. Essa levedura é observada com pouca frequência, é considerada não patogênica e pode ser observada em decorrência da ingestão de fezes de coelho. Muitos bastonetes também estão presentes ao fundo. 1.000×.

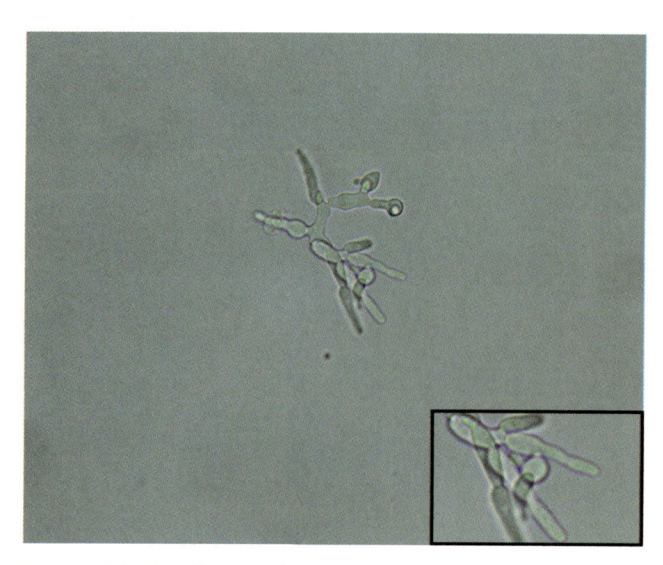

Figura 24.A.34 Sedimento urinário não corado. Observe as pseudo-hifas e levedura com brotamento em um Golden retriever jovem com um esfíncter uretral incompetente tratado cronicamente com antibióticos e posteriormente diagnosticado com cistite por *Candida albicans*. 500×.

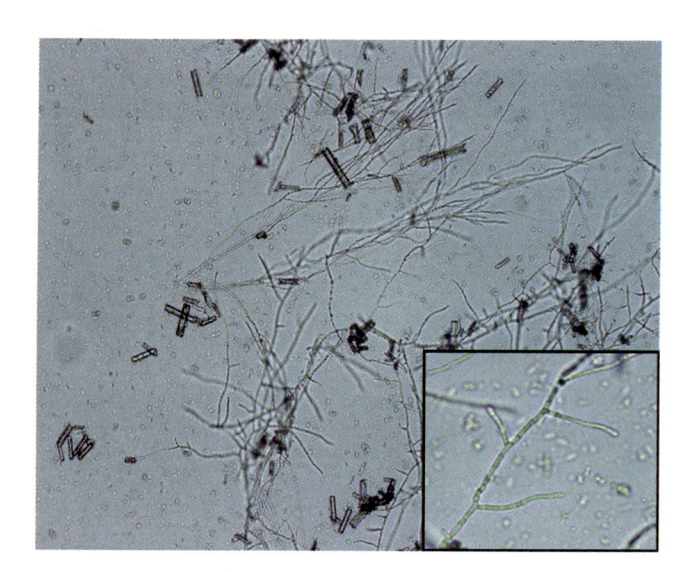

Figura 24.A.33 Sedimento urinário não corado. Observe as pseudo-hifas e formas de levedura em brotamento em um animal de estimação com cistite por *Candida albicans* confirmada. Estes também podem ser contaminantes, portanto, correlacionar a presença de organismos com presença ou ausência de inflamação e achados clínicos. 500×.

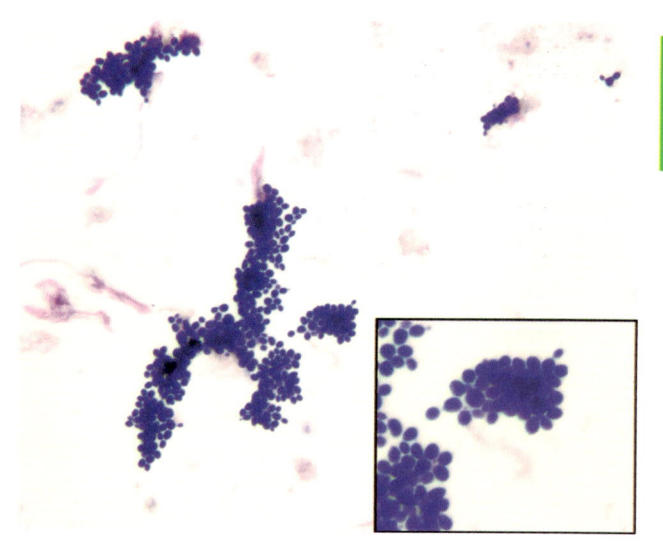

Figura 24.A.35 Sedimento urinário, coloração de Wright-Giemsa. Há muitas leveduras em brotamento presentes confirmadas na cultura como *Candida albicans*. Esses organismos são maiores que as bactérias e menores que as hemácias, apesar da falta de células nesse campo para comparação de tamanho. Esse paciente felino era diabético recém-diagnosticado com histórico de múltiplas infecções do sistema urinário e foi tratado cronicamente com antibióticos. 500×.

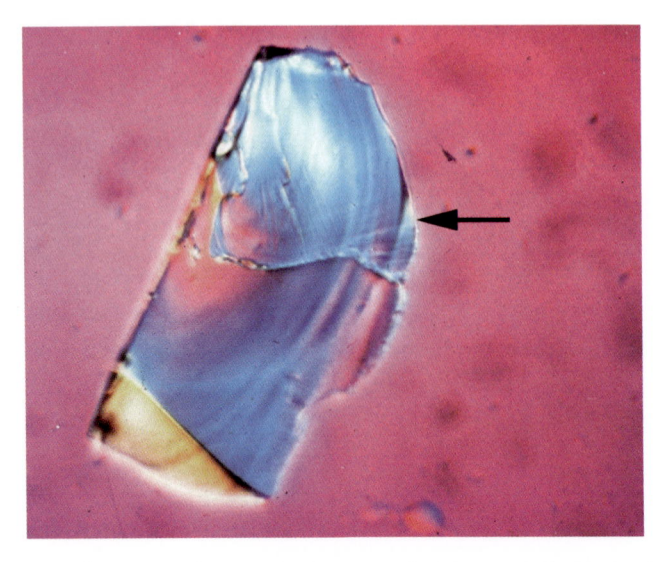

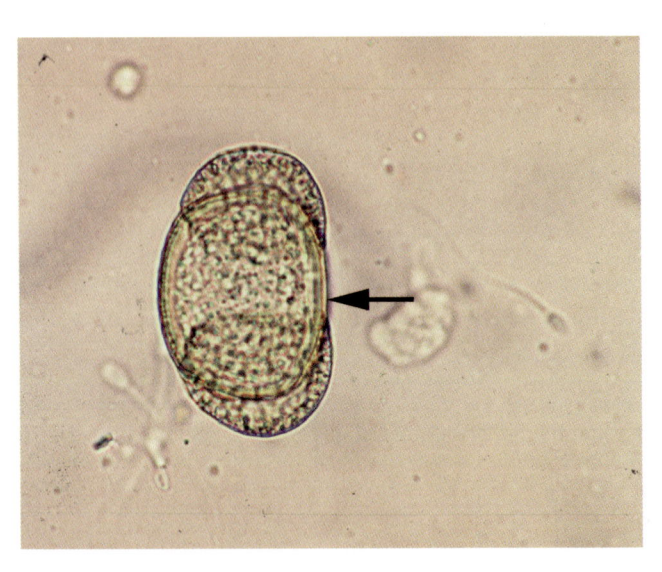

Figura 24.A.36 Sedimento urinário não corado. O fragmento de vidro (*seta*) visto aqui pode ser de recipientes de amostras de urina ou contaminação ambiental. É importante que esse e outros detritos não sejam confundidos com cristais de significado patológico. 400×.

Figura 24.A.37 Sedimento urinário não corado. O pólen de pinheiro (*seta*) mostrado aqui pode ser comumente visto em amostras de urina coletadas livremente. 400×.

25

Avaliação Laboratorial dos Eletrólitos

Andrea A. Bohn
Department of Microbiology, Immunology and Pathology, College of Veterinary Medicine and Biomedical Sciences, Colorado State University, Fort Collins, CO, USA

A verificação das concentrações de eletrólitos é frequentemente usada para avaliar a gravidade da doença e orientar o tratamento, mas também pode auxiliar no diagnóstico de distúrbios. Eletrólitos estão presentes em todos os líquidos corporais intracelulares e extracelulares, mas normalmente sua concentração é mensurada no sangue, plasma ou soro. A concentração de eletrólitos séricos pode não refletir com precisão o equilíbrio desses eletrólitos específicos dentro de todo o corpo, especialmente para eletrólitos que são predominantemente intracelulares. O sódio e o cloreto são os eletrólitos cujas concentrações são maiores no líquido extracelular (LEC). As concentrações de potássio, cálcio, fósforo e magnésio são mais elevadas no líquido intracelular (LIC). A manutenção da concentração intra e extracelular de cada eletrólito dentro de limites estreitos é essencial para a vida.

A ingestão de todos os eletrólitos é por via oral (VO). Os órgãos comuns que são importantes na manutenção dos teores de todos os eletrólitos no soro são o sistema gastrintestinal (GI) e os rins. Mecanismos regulatórios adicionais, bem como as consequências e as causas dos desequilíbrios para cada eletrólito individual, serão abordados quando cada eletrólito for discutido em mais detalhes.

Sódio

O sódio tem muitas funções importantes, incluindo a manutenção da pressão e volume sanguíneos normais e manutenção da função normal dos músculos e nervos. Tais funções dependem da manutenção das concentrações plasmáticas de sódio dentro de uma faixa estreita. A concentração de sódio no sangue é predominantemente um equilíbrio entre o que é consumido em alimentos e bebidas e o que é excretado na urina. Apenas uma pequena quantidade é perdida, normalmente através de fezes e suor, mas essas vias podem se tornar mais importantes em certas doenças ou estados fisiológicos, dependendo da espécie.

A regulação do sódio não pode ser abordada sem discutir também o equilíbrio hídrico, uma vez que essas substâncias estão intrinsecamente ligadas. A água compreende aproximadamente 60% do peso corporal, com cerca de dois terços no LIC e um terço no LEC. Aproximadamente um quarto do LEC está dentro da vasculatura, enquanto três quartos estão presentes no interstício. O equilíbrio hídrico entre diferentes compartimentos depende da pressão osmótica. Como o cátion mais abundante do plasma, o sódio, juntamente com seus ânions, é o principal determinante da osmolaridade extracelular. (Para mais informações sobre osmolaridade, ver Boxe 25.1.) As bombas de sódio mantêm as diferenças de concentração ao longo das membranas celulares, mas o sódio pode atravessar livremente as paredes vasculares, alcançando o equilíbrio entre os espaços intersticial

e vascular. A concentração sérica de sódio reflete sua relação com a água e não reflete, necessariamente, o teor de sódio corporal total. As anormalidades na concentração sérica de sódio são mais provavelmente decorrentes das anormalidades na água do que no teor de sódio.

A regulação da água e do sódio está associada à manutenção de volume sanguíneo e osmolaridade normais. Sensores de osmolaridade e pressão vascular, incluindo os osmorreceptores hipotalâmicos, barorreceptores arteriais e atriais, e o aparelho justaglomerular, resultam em alterações de sódio e/ou regulação de água pelos rins. Aumentos tão pequenos quanto 1 a 2% na osmolaridade plasmática serão detectados por osmorreceptores no hipotálamo, resultando em secreção de vasopressina (hormônio antidiurético ou ADH) pela pituitária posterior. Em contraste, os barorreceptores devem perceber grandes déficits de volume sanguíneo ($\geq 10\%$) para resultar em liberação de vasopressina; nesses casos, a manutenção do volume sanguíneo é priorizada sobre a manutenção da osmolalidade. A vasopressina aumenta a reabsorção de água no ducto coletor renal para reabastecer o volume de água vascular. As células osmorreceptoras também estão envolvidas na sensação de sede como um mecanismo adicional para reabastecer a água corporal. Barorreceptores

---

> **Boxe 25.1** Osmolalidade.
>
> **Solutos:** Substâncias que são dissolvidas no plasma (eletrólitos, proteínas etc.)
>
> **Osmolalidade:** Concentração de solutos no plasma (somente o número importa, não tamanho ou peso)
> No plasma, a osmolalidade e a osmolaridade são quase iguais e podem ser usadas de forma intercambiável
> As definições são: a concentração de partículas osmoticamente ativas *por quilograma de solvente* (osmolaridade) *versus em um litro de solução* (osmolaridade)
>
> **Efeito:** A água fluirá de soluções com baixa para soluções com alta osmolaridade
>
> **Medição:** A osmolalidade é medida determinando a depressão do ponto de congelamento ou elevação do ponto de vapor de uma solução em comparação com a água
>
> **Estimativa calculada:**
> 2[Na] + [glicose (mg/dℓ)]/18 + [ureia (mg/dℓ)]/2,8
> A osmolalidade calculada é tipicamente de cerca de 300 a 310 mOsm/ℓ
>
> **Intervalo osmolar:** mOsm medido – mOsm calculado
> Em um estado saudável, o mOsm calculado é cerca de 10 mOsm/ℓ menor que o valor mensurado
> O aumento do intervalo osmolar indica aumento ou presença de substâncias osmolares não incluídas no cálculo (manitol, etilenoglicol etc.)

atriais que detectam pressão sanguínea elevada ou volume sanguíneo sinalizam ao hipotálamo para inibir liberação de vasopressina e diminuir a reabsorção de sódio no néfron distal.

Embora a osmolalidade seja regulada pela ingestão e excreção de água, o equilíbrio de sódio é regulado pela excreção de sódio, principalmente pelo sistema renal. As células justaglomerulares dos rins atuam como barorreceptores que detectam pressão arterial baixa. Essas células ativam o sistema renina-angiotensina-aldosterona (SRAA) pela secreção de renina. A renina cliva o angiotensinogênio a angiotensina I, que é então convertida em angiotensina II pela enzima conversora de angiotensina. A angiotensina II causa a liberação de aldosterona pelas glândulas adrenais, aumenta a secreção de vasopressina e estimula os centros da sede. A aldosterona atua nos túbulos coletores corticais renais para reabsorver o sódio. A reabsorção de sódio é acoplada à secreção de potássio (outra função muito importante da aldosterona) ou a absorção de cloreto para manter a eletroneutralidade.

Ao avaliar a concentração sérica de sódio, a água corporal total do animal deve ser levada em consideração. Há evidências clínicas ou bioquímicas de água corporal baixa (desidratação; Boxes 25.2 e 25.3), ou parece normal ou, possivelmente, aumentou? O aumento da concentração sérica de sódio pode ser decorrente de mais sódio, menos água, ou uma combinação de causas. A diminuição da concentração sérica de sódio pode ser decorrente de menos sódio, mais água ou uma combinação de causas.

Hipernatremia

A hipernatremia (Figura 25.1) é mais comumente associada a um desequilíbrio na água corporal; geralmente é fácil prevenir por meio das respostas normais à vasopressina e à sede, mas existem condições nas quais ela ocorre. Hipernatremia pode acontecer com a diminuição da ingestão de água ou perda de água que excede a perda de eletrólitos. A diminuição da ingestão pode ser decorrente da privação de água, resposta defeituosa à sede ou incapacidade de beber. A perda de água pode ocorrer por perdas insensíveis (perdas respiratórias ou cutâneas) ou perda pelos rins ou sistema gastrintestinal.

Para que a hipernatremia se desenvolva, é necessário perder mais água do que eletrólitos. A perda de água pura ocorre quando há aumento nas perdas insensíveis de líquidos (febre e insolação são exemplos), ou quando o rim não consegue conservar água, como no diabetes insípido. Se a vasopressina estiver deficiente, como no diabetes insípido central, ou for ineficaz, como no diabetes insípido nefrogênico congênito ou adquirido, uma diminuição concomitante na ingestão de água é normalmente necessária para que ocorra hipernatremia. Em muitos casos de perda de água, os eletrólitos também são perdidos, como em vômitos, diarreia (diarreia osmótica, acidose ruminal),

diurese osmótica, doença renal aguda não oligúrica ou queimaduras. Animais que perdem eletrólitos com água se tornarão hipovolêmicos. Com perda apenas de água ou ingestão inadequada de água, o teor de sódio corporal total é normal, e a água intracelular é retirada dos espaços extracelulares, mantendo o volume plasmático (hipernatremia isovolêmica).

O excesso de sódio é uma causa incomum de hipernatremia; a restrição concomitante de água doce ou a falta de concentração de urina geralmente são necessárias para que ocorra hipernatremia. A hipernatremia pode ocorrer tanto pela ingestão excessiva de sal (pedras de sal, água do mar) ou iatrogenicamente por meio da administração de líquidos hipertônicos. A diminuição da excreção de sódio também pode levar ao excesso de sódio; isso pode ocorrer com a condição rara do hiperaldosteronismo. Esses animais se tornarão hipervolêmicos. Se houver excesso de

---

> **Boxe 25.3** Manifestações e processos subjacentes dos vários estados de desidratação.
>
> **Desidratação isotônica:** perda proporcional de NaCl e água
> Algumas diarreias e doenças renais
> [Na] e [Cl] não mudam
> Volume globular (VG) e [proteína plasmática] aumentam
> Nenhuma alteração na osmolalidade; a água não se desloca entre os líquidos intracelular (LIC) e extracelular (LEC); portanto, o volume de LEC diminui
>
> **Desidratação hipertônica:** (o LEC torna-se hipertônico)
> Perda de água > perda de NaCl
>   Diabetes insípido
>   Privação de água/hipodipsia
>   Perda respiratória com alta temperatura/animal ofegante
>   Diurese osmótica
>   Diarreia
> [Na] e [Cl] aumentam
> VG e [proteína plasmática] aumentam
> A osmolalidade aumenta; a água muda do LIC para o LEC para manter o volume de LEC
>
> **Desidratação hipotônica:** (LEC é hipotônico)
> Perda de NaCl > perda de água
>   Diarreia secretora
>   Vômito
>   Perda para o terceiro espaço
>   Suor equino
> [Na] e [Cl] diminuem
> VG e [proteína plasmática] aumentam
> A osmolalidade diminui; a água muda do LEC para LIC, levando à depleção do volume
>
> *Proteína e/ou VG podem não parecer aumentados se houver perda concomitante de proteínas e/ou anemia.*

> **Boxe 25.2** Parâmetros físicos e bioquímicos usados para avaliar o estado de hidratação.
>
> **Avaliação do teor de água corporal:**
> **Exame físico**
>   Turgor da pele = consistência do tecido intersticial
>   Tempo de preenchimento capilar = fluxo sanguíneo vascular periférico
>   Mudança no peso corporal
>
> **Análise bioquímica**
>   Volume globular e concentração de proteína plasmática
>   Concentração de ureia sérica
>   Concentração sérica de sódio

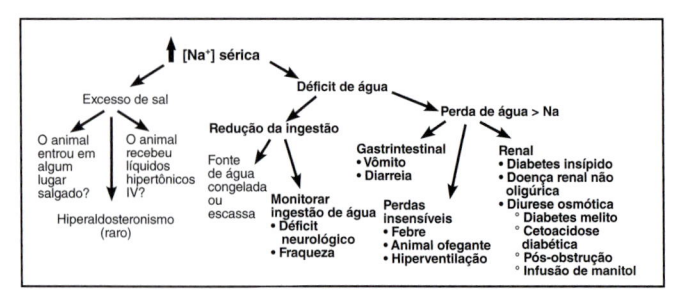

Figura 25.1 Algoritmo das causas de hipernatremia (as causas mais comuns estão em negrito). IV = intravenosos.

CAPÍTULO 25

sódio no LEC, a água intracelular mudará para o LEC e as células ficarão desidratadas.

Em um estudo retrospectivo que avaliou a hipernatremia em cães e gatos, processos patológicos e fatores fisiopatológicos foram descritos para animais com hipernatremia moderada a grave (> 10 mEq/ℓ acima do intervalo de referência).[1] Mais da metade dos gatos tinha processos de doença urológica. Doença neurológica foi comum em cães e gatos, e os cães tinham maior incidência de neoplasias. Algumas das outras doenças associadas a casos de hipernatremia envolviam os sistemas respiratório, hepatobiliar e gastrintestinal. Fatores fisiopatológicos subjacentes foram comumente relacionados ao sistema renal em gatos. Perda gastrintestinal era comum em cães e gatos; em muitos casos, vômitos e diarreia foram provavelmente secundários a outro processo de doença, e não um distúrbio gastrintestinal primário. Diabetes insípido central e febre/hipertermia também foram fatores comuns em cães. Diurese osmótica e diabetes insípido nefrogênico estavam entre as outras causas. Sinais clínicos comuns em animais com hipernatremia foram obnubilação, vômitos, letargia, fraqueza e ataxia; não está claro se esses sinais eram mais prováveis em razão do processo de doença subjacente ou do desequilíbrio eletrolítico.

Ao considerar diferenciais para hipernatremia, juntamente com outros dados bioquímicos, também é importante considerar a urinálise e o histórico.[2,3] Urina concentrada indica que a perda de água extrarrenal está presente, e urina muito diluída (hipostenúrica) é uma indicação de perda de água livre pelos rins. Também é importante saber se o animal apresenta poliúria e polidipsia, se teve acesso adequado à água, apresentou quaisquer alterações na atividade mental ou sinais neurológicos ou se teve algum evento significativo recente (queimaduras, obstrução etc.) ou se foi submetido a tratamentos (administração de líquidos etc.).

Hiponatremia

A hiponatremia (Figura 25.2) pode ser decorrente da perda de sódio que excede a perda de água ou a aumento na água corporal. A hiponatremia está associada à hipo-osmolaridade, exceto em casos de pseudo-hiponatremia ou na hiponatremia translocacional, na qual um grande número de osmoles alternativos está presente.

A pseudo-hiponatremia pode ocorrer quando a concentração de sódio é mensurada no plasma total e não apenas na água plasmática, pois o sódio só é dissolvido no componente aquoso do plasma. Hiperlipidemia ou hiperproteinemia acentuadas causam deslocamento de volume e diminuição da porcentagem de soro ou de plasma que é água (conhecido como efeito de exclusão eletrolítica). Se o método usado para medir o sódio dilui a amostra (como na maioria dos grandes analisadores

bioquímicos), uma concentração de sódio artificialmente baixa pode ser obtida, embora a osmolalidade plasmática medida seja normal. A potenciometria direta de eletrodo íon-específico (o método usado pela maioria dos hemogasômetros portáteis) usa amostras não diluídas e mede a concentração de sódio apenas no componente de água do plasma, de modo que a pseudo-hiponatremia não ocorrerá.

A hiponatremia translocacional é decorrente da presença de outras substâncias no plasma causando hiperosmolalidade. Substâncias que atravessam facilmente as membranas celulares, como a ureia, não causam hiponatremia translocacional. Substâncias tônicas, substâncias osmolares que não atravessam facilmente as membranas celulares, vão tirar água do LIC para o LEC de maior osmolaridade, diluindo o sódio presente. Se a glicose não pode entrar nas células em razão da falta de insulina ou suas ações, hiperglicemia pode resultar em hiponatremia translocacional. Nesse caso, as osmolaridades medida e calculada serão semelhantes. Substâncias exógenas (manitol, etilenoglicol) que causam hiponatremia translocacional resultarão em um aumento do *gap* osmolar.

A hiponatremia hipo-osmolar ocorre em razão do aumento do teor de água ou diminuição do teor de sódio. O aumento do teor de água ocorre se houver deficiência da excreção renal de urina diluída ou de água livre ou se a ingestão de água exceder a capacidade excretora renal máxima. O excesso de ingestão de água é raro, mas pode ocorrer na polidipsia psicogênica. Com a ingestão excessiva, a osmolaridade da urina, bem como a osmolalidade plasmática serão baixas.

A redução da excreção renal de água livre em resposta à hipovolemia percebida pode levar ao aumento na água. Isso ocorre em razão do acúmulo de líquido no terceiro espaço (acúmulo dentro das cavidades do corpo) associado com insuficiência cardíaca congestiva, cirrose hepática ou síndrome nefrótica. A vasopressina é liberada em resposta à hipovolemia percebida, resultando em aumento da reabsorção de água. O prejuízo à excreção renal de água decorrente da insuficiência renal também pode levar à hiponatremia com hipervolemia.

A hipovolemia geralmente acompanha a perda de sódio do corpo. O sódio raramente é perdido do corpo sem alguma água, mas, para se tornar hiponatrêmico, é necessário que ocorra perda de líquido hipertônico (mais sódio perdido do que água) ou isotônico ou perda de líquido hipotônico resultando em depleção de volume, o que estimula a ingestão e a retenção hídrica renal, diluindo os líquidos corporais restantes. A hiponatremia hipovolêmica hipo-osmolar pode resultar de perda gastrintestinal (vômitos, diarreia), perda renal (hipoadrenocorticismo, diurese prolongada), perda para o terceiro espaço (derrames em cavidades corporais) ou sudorese em equinos. O hipoadrenocorticismo primário (doença de Addison) é associado à deficiência de aldosterona, resultando em diminuição da reabsorção renal de sódio, aumento da retenção de potássio nos túbulos coletores corticais e diminuição da razão entre sódio e potássio (Boxe 25.4).

É importante ter em mente que um animal pode ser normonatrêmico em muitas das condições listadas anteriormente, apesar de estar desidratado ou hipervolêmico se houver perda ou ganho líquido de líquidos isotônicos ou se o equilíbrio foi alcançado. A hipovolemia não só estimula a liberação de vasopressina, mas desencadeia o SRAA, o que leva à retenção de sódio.

A hiponatremia é mais comum que a hipernatremia e estava presente em 49,4% dos gatos internados e em 25,5% dos cães hospitalizados em um estudo recente.[4] Nesse estudo, o processo mórbido e os fatores fisiopatológicos foram descritos para animais com hiponatremia moderada a grave (> 10 mEq/ℓ abaixo

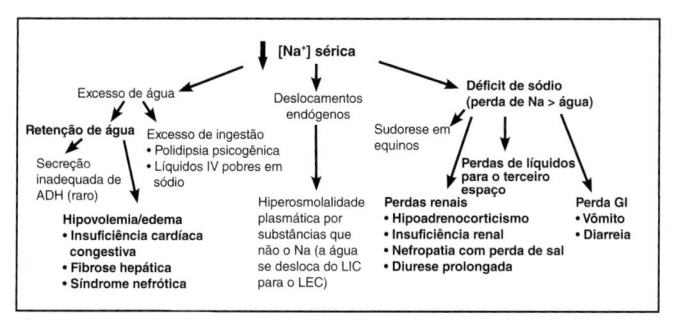

Figura 25.2 Algoritmo das causas de hiponatremia (as mais comuns estão em negrito). ADH = hormônio antidiurético; IV = intravenosos; LIC = líquido intracelular; LEC = líquido extracelular; GI = gastrintestinal.

Boxe 25.4 Razão sódio:potássio.

Intervalo de referência ~27:1 a 40:1

Razões < 27:1 podem ser decorrentes de um aumento absoluto ou relativo de potássio, diminuição de sódio ou uma combinação dessas mudanças; o aumento de potássio é a causa mais comum.

Índices baixos são comumente associados a hipoadrenocorticismo.

O hipoadrenocorticismo deve ser sempre um diferencial com razão Na:K reduzida, MAS não o único.

Outras doenças/condições comumente associadas com razão Na:K baixa incluem:

• Doença renal/do trato urinário
• Doença gastrintestinal; parasitismo em cães
• Efusões de cavidades corporais.

Razões de Na:K baixas também foram relatadas com:

• Diabetes melito, pancreatite, doença cardiorrespiratória, piometra, neoplasia disseminada, luxação patelar grau III, envenenamento por cogumelos, problema de comportamento, doença ocular, doença de pele.

Razões Na:K < 15 são mais comumente associadas a hipoadrenocorticismo em cães.

Uma pequena porcentagem de cães com hipoadrenocorticismo primário apresenta proporção normal.

A proporção costuma ser normal em cães com hipoadrenocorticismo (ACTH baixo).

Fontes: Bell et al.,[6] Feldman e Nelson,[7] Lifton et al.,[8] Nielsen et al.,[9] Pak,[10] Peterson et al.,[11] e Roth e Tyler.[12]

---

do intervalo de referência), que compreendeu 4% dos cães e 8% dos gatos. Os processos patológicos mais comuns neste subconjunto de gatos foram urológicos e cardiovasculares e, em cães, gastrintestinais e urológicos. Alguns dos outros processos mórbidos associados à hiponatremia foram neoplasias, diabetes melito, hipoadrenocorticismo e doenças respiratórias, distúrbios hepatobiliares e pancreáticos. Os fatores fisiopatológicos mais comuns foram perda gastrintestinal por vômito e diarreia, perda para o terceiro espaço ± diminuição de volume de sangue circulante efetivo e fatores associados a doenças urológicas. Sinais clínicos comuns em animais com hiponatremia foram obnubilação, vômitos, letargia e fraqueza; não está claro se esses sinais eram mais provavelmente decorrentes do processo de doença subjacente ou do desequilíbrio eletrolítico.

Muitas vezes, a determinação da causa da hiponatremia é alcançada após considerar o histórico, os achados do exame físico (volume do LEC, estado geral, presença de derrames nas cavidades corporais, icterícia, sopro cardíaco etc.), o restante do perfil bioquímico sérico e a urinálise. Para casos desafiadores, pode-se desejar medir a excreção fracionada de urina (ver "Excreção fracionada de eletrólitos", no Capítulo 24) para diferenciar adequadamente da secreção inapropriada de vasopressina ou para determinar se há uma quantidade inadequada de sódio sendo excretada pelos rins. Na síndrome de secreção inapropriada do hormônio antidiurético (SIADH), a urina está sendo concentrada de forma inadequada sem que os rins estejam em um estado de retenção de sódio (que seria uma resposta apropriada se o animal estivesse hipovolêmico). As mensurações de eletrólitos e a avaliação da osmolaridade da urina são necessárias para o diagnóstico de SIADH.[5]

Cloreto

O cloreto é o principal ânion no LEC e, semelhante ao sódio, é importante na regulação dos líquidos corporais. O cloreto também desempenha papel importante na digestão e na atividade muscular e serve como um ânion conjugado no metabolismo ácido-base. Para manter a eletroneutralidade, ou o cloreto se move na mesma direção do sódio carregado positivamente, ou é trocado pelos íons bicarbonato carregados negativamente. Ao avaliar uma anormalidade na concentração sérica de cloreto, é importante comparar os teores de cloreto com os teores de sódio e com o estado ácido-base do animal. Se anormalidades na concentração de cloreto parecerem proporcionais às anormalidades na concentração de sódio (Boxe 25.5), os diferenciais a considerar são semelhantes aos da hiponatremia ou hipernatremia, mostrados anteriormente. Se a mudança na concentração de cloreto parecer maior que uma mudança na concentração de sódio, a concentração de bicarbonato deve ser avaliada e uma hemogasometria pode ser indicada (ver Capítulo 26).

Hipercloremia

Se o grau de hipercloremia for proporcional à hipernatremia (ver Boxe 25.5), considere os mesmos diferenciais que para a hipernatremia. A hipercloremia geralmente está associada a déficit hídrico.

Alternativamente, a hipercloremia pode estar relacionada à hipobicarbonatemia (Figura 25.3). Pode ocorrer perda de bicarbonato do trato gastrintestinal com diarreia, perda de saliva em bovinos que contêm uma alta concentração de bicarbonato, ou vômito do conteúdo intestinal, como pode ocorrer nos casos de obstrução. Secreções biliares, pancreáticas e duodenais contêm altas concentrações de bicarbonato, cuja adição requer troca com cloreto na membrana da célula luminal. O bicarbonato secretado é normalmente reabsorvido no jejuno, mas a não reabsorção resultará em hipercloremia. Regulação adicional de bicarbonato ocorre nos enterócitos do íleo e cólon distal, em que a secreção

---

Boxe 25.5 Utilização do sódio para corrigir a concentração de cloreto na análise das anormalidades do cloreto.

Correção de cloreto para desequilíbrio de água
A anormalidade no cloreto pode ser atribuída ao desequilíbrio de água que está afetando a concentração de sódio?
Isso pode ser estimado corrigindo proporcionalmente o cloreto usando a concentração de sódio. O meio do intervalo de referência (IR) pode ser usado como o valor de sódio "normal". Divida esse valor pela concentração medida de sódio para chegar ao fator de multiplicação da concentração de cloreto medida. A concentração de cloreto corrigida pode então ser comparada com o IR para cloreto.

Sódio normal/sódio medido × cloreto medido = cloreto corrigido

Exemplo 1: Na = 164 mEq/ℓ (IR 134 a 144 mEq/ℓ; meio = 139)
Cl = 136 mEq/ℓ (IR 105 a 125 mEq/ℓ)
Cloreto corrigido = 139/164 × 136 = 115
Portanto, os deslocamentos de Cl são decorrentes do mesmo processo que os deslocamentos de Na

Exemplo 2: Na = 124 mEq/ℓ (IR 134 a 144 mEq/ℓ; meio = 139)
Cl = 75 mEq/ℓ (IR 105 a 125 mEq/ℓ)
Cloreto corrigido = 139/124 × 75 = 84
A concentração de cloreto corrigida ainda está marcadamente fora do IR. Espera-se que o bicarbonato esteja aumentado.

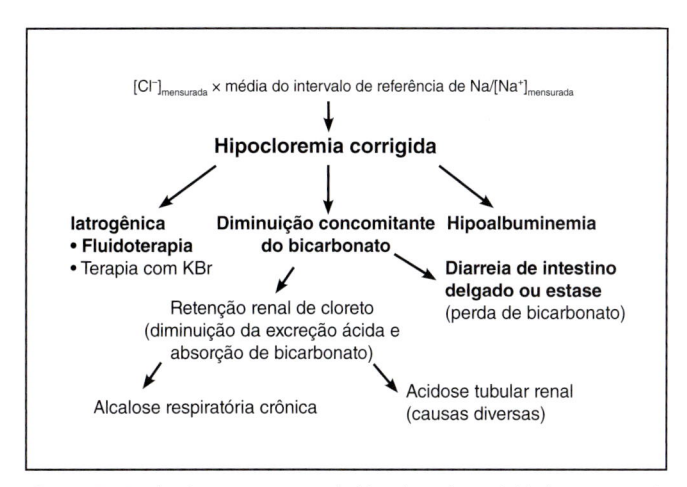

Figura 25.3 Algoritmo para causas de hipocloremia corrigida (as causas mais comuns estão em negrito).

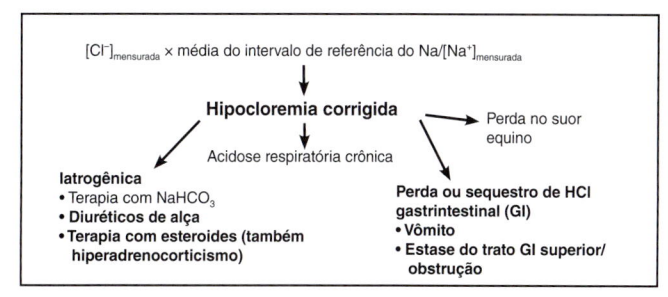

Figura 25.4 Algoritmo para causas de hipocloremia corrigida (as causas mais comuns estão em negrito).

de bicarbonato é, novamente, dependente da troca com cloreto; estados hipersecretores resultam em hipobicarbonatemia e hipercloremia, mais comumente observada em casos de diarreia secretora em bezerros.

Perda renal de bicarbonato (portanto, retenção de cloreto) ocorre com acidose tubular renal (ATR) proximal ou distal, que pode ser primária ou adquirida. ATR proximal deve-se à falta de absorção de bicarbonato nos túbulos proximais e subsequente perda. A ATR distal é decorrente da diminuição da capacidade de secretar uma carga ácida nos túbulos distais, que de outra forma seria acompanhada por absorção de bicarbonato e excreção concomitante de cloreto. Alguns dos diversos processos patológicos que resultam em ATR são defeitos tubulares congênitos, hipoadrenocorticismo e doença tubular renal.

Em uma resposta compensatória fisiológica à alcalose respiratória crônica, os rins diminuem a secreção de ácido e a reabsorção de bicarbonato, resultando em retenção de cloreto. Alcalose leve associada à hipoalbuminemia também pode levar à hipercloremia leve.[13]

A hipercloremia pode ocorrer iatrogenicamente se as soluções administradas contiverem quantidades proporcionalmente maiores de cloreto do que o sódio: cloreto de sódio 0,9% (o cloreto é proporcionalmente maior em solução salina do que no LEC), solução salina hipertônica, cloreto de amônio, cloreto de potássio e aminoácidos catiônicos (p. ex., nutrição parenteral total). A administração de haletos (p. ex., brometo, iodeto, flúor) pode resultar em hipercloremia artificial, pois os eletrodos seletivos de íons não são específicos, e essas substâncias são mensuradas como cloreto. A elevação falsa no cloreto é frequentemente observada em animais que recebem brometo de potássio como anticonvulsivante.

Hipocloremia

Se o grau de hipocloremia for proporcional ao grau de hiponatremia (ver Boxe 25.5), aplicam-se os mesmos diferenciais listados para hiponatremia.

Se o cloreto estiver reduzido em maior grau do que o sódio, os diferenciais relacionados à alcalose metabólica devem ser considerados (Figura 25.4). No processo de secreção de HCl no estômago, o cloreto sérico está diminuído e o bicarbonato sérico está aumentado. Essas mudanças são normalmente revertidas quando os íons hidrogênio, cloreto e água são

reabsorvidos nos intestinos. Se o líquido gástrico for perdido em razão de vômito ou sequestrado em decorrência de deslocamento de abomaso, obstrução pilórica ou obstrução funcional, o cloreto sérico permanecerá baixo e o bicarbonato permanecerá aumentado.

Em uma resposta compensatória fisiológica à acidose respiratória crônica, os rins aumentam a secreção ácida e a reabsorção de bicarbonato, resultando em secreção de cloreto e hipocloremia.

A concentração de cloreto no suor equino é de até duas vezes a concentração plasmática, e é maior que a concentração de sódio. Após a perda de suor, a hipocloremia pode estar presente mesmo após correção da hiponatremia. O bicarbonato estará elevado.

A hipocloremia iatrogênica é bastante comum. Diuréticos de alça (furosemida) e tiazídicos causam aumento proporcionalmente maior de cloreto do que de sódio. Os glicocorticoides têm sido associados com hipocloremia leve, provavelmente um efeito sobre os ductos coletores. Administração de soluções contendo sódio e sem cloreto (p. ex., bicarbonato de sódio) pode resultar também em hipocloremia corrigida.

Potássio

O potássio é um cátion intracelular importante que desempenha papel no potencial de repouso da membrana celular. Sinais clínicos associados às concentrações séricas anormais de potássio manifestam-se como disfunções musculares cardíacas e esqueléticas e a hiperpotassemia pode ter efeitos potencialmente fatais na condução cardíaca. Portanto, é importante manter as concentrações séricas de potássio dentro de limites estreitos. O potássio corporal total é um equilíbrio entre o que é ingerido (100%) e o que é excretado pelos rins (normalmente cerca de 90 a 95%) e cólon (normalmente cerca de 5 a 10%). A concentração de potássio no LEC (sérico) também depende da translocação de potássio entre o LEC e o LIC. Menos de 5% do potássio corporal total estão presente no LEC; portanto, a concentração sérica de potássio é uma representação imprevisível do teor total de potássio corporal.

Hiperpotassemia

A hiperpotassemia (Figura 25.5) ocorre se houver aumento da entrada de potássio, diminuição na excreção de potássio ou uma mudança de potássio do LIC para o LEC. É improvável que o aumento da ingestão de potássio resulte em hiperpotassemia, a menos que haja diminuição concomitante da excreção renal. O aumento do teor de potássio pode ocorrer iatrogenicamente e resultar em morte quando líquidos contendo altas concentrações de potássio são administrados por engano.

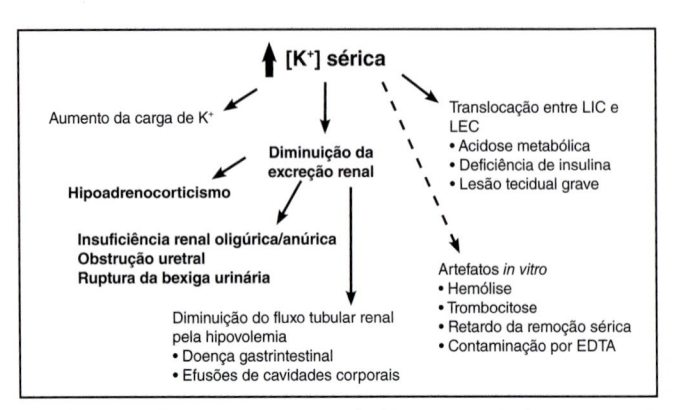

Figura 25.5 Algoritmo para causas de hiperpotassemia (as causas mais comuns estão em negrito). LIC = líquido intracelular; LEC = líquido extracelular; EDTA = ácido etilenodiaminotetracético.

A diminuição da excreção renal de potássio é uma causa comum de hiperpotassemia e pode resultar de doenças renais ou pós-renais do trato urinário. Na insuficiência renal anúrica ou oligúrica, o próprio rim não tem capacidade de remover o excesso de potássio do organismo. Processos pós-renais que resultam em diminuição da remoção de urina do corpo, como obstrução uretral ou ruptura da bexiga urinária, também podem resultar em hiperpotassemia.

A aldosterona atua aumentando o teor de sódio sérico e diminuindo as concentrações séricas de potássio pela reabsorção de sódio e excreção de potássio nos túbulos coletores da cortical renal, e, em menor grau, no cólon. A deficiência de aldosterona resulta em diminuição da excreção de potássio; sendo assim, hipoadrenocorticismo é comumente associado com hiperpotassemia, hiponatremia e diminuição do sódio e potássio (ver Boxe 25.4).

A excreção renal de potássio reduz com a diminuição da taxa de fluxo tubular, que pode ocorrer com hipovolemia. Acredita-se que essa seja a razão para o aumento das concentrações de potássio sérico associadas com derrames da cavidade corporal e doença gastrintestinal. Hipovolemia e hiponatremia tornam-se mais graves com a drenagem repetida de derrames de cavidades corporais, e hiperpotassemia é mais comumente observada com derrames que foram drenados repetidamente. A doença gastrintestinal mais comumente associada à hiperpotassemia em cães é a infestação grave por *Trichuris*. A hiperpotassemia observada na diarreia neonatal de bezerros é predominantemente atribuída ao grau de desidratação e azotemia em bezerros.[14]

A translocação entre LEC e LIC desempenha grande papel na manutenção das concentrações séricas de potássio. Uma condição que move o potássio do LIC para o LEC causando hiperpotassemia é o movimento do ácido (H^+) para dentro das células nos casos de acidose metabólica. Experimentalmente, isso foi reproduzido somente com acidose metabólica sem *anion gap* (intervalo aniônico). Como a insulina é importante no movimento normal de potássio do LEC para o LIC, a deficiência de insulina pode resultar em hiperpotassemia. Dada a alta concentração de potássio intracelular, o potássio liberado de células lesionadas pode aumentar sua concentração no LEC, principalmente se também houver diminuição da excreção renal. Um alto grau de lesão tecidual é normalmente necessário para resultar em hiperpotassemia, que pode ocorrer com a síndrome de lise tumoral, rabdomiólise ou traumatismo grave. O potássio pode também ser liberado do músculo durante o exercício, e hiperpotassemia transitória pode ser observada durante e logo após o exercício em equinos.[15]

A pseudo-hiperpotassemia ocorre se grandes quantidades de potássio vazarem das células durante ou após a coleta de sangue. As plaquetas contêm potássio intracelular abundante, que é liberado na ativação. A coagulação do sangue, portanto, pode resultar em elevação na concentração sérica de potássio, especialmente se uma trombocitose estiver presente. Intervalos de referência para o potássio sérico são tipicamente cerca de $0,5$ mEq/ℓ mais elevados do que para o plasma. A hemólise faz com que o potássio vaze das hemácias. A quantidade de potássio nas hemácias varia com a espécie e até com a raça. Equinos, suínos e bovinos têm alto teor de potássio eritrocitário. Gatos e cães normalmente têm teor de potássio eritrocitário mais baixo, exceto para o Akita e outros cães de raças japonesas.

Falsos aumentos do teor de potássio também ocorrem se uma amostra tiver contaminação com ácido etilenodiaminotetracético potássico (EDTA). Neste caso, as concentrações de cálcio e magnésio devem ser muito baixas.

Hipopotassemia

A hipopotassemia (Figura 25.6) é um dos distúrbios eletrolíticos mais comuns em pacientes veterinários gravemente enfermos, embora nem sempre seja possível identificar uma causa definitiva. A hipopotassemia pode ser decorrente de diminuição da ingestão, aumento da excreção ou perda, mudanças entre o LIC e LEC, ou (frequentemente) uma combinação desses. A diminuição da ingestão da dieta pode contribuir para a hipopotassemia. Isso geralmente não é uma causa por si só, embora possa desempenhar um papel maior em ruminantes, nos quais a absorção de potássio depende da concentração de potássio ruminal. Uma diminuição significativa no teor de potássio plasmático foi mostrada em menos de 18 horas de suspensão da alimentação em novilhos.[16] A hipopotassemia também pode ser causada iatrogenicamente com líquidos pobres em potássio.

A perda de potássio ocorre a partir do trato gastrintestinal ou pelo sistema renal. Vômitos e diarreia do intestino delgado podem resultar em hipopotassemia. As perdas renais podem ocorrer por vários motivos. A hipopotassemia associada à insuficiência renal crônica ocorre mais comumente em gatos. ATR distal, diurese pós-obstrutiva, cetoacidose diabética, síndrome de Fanconi adquirida ou congênita e administração de diuréticos podem levar a aumento da excreção de potássio e hipopotassemia. Hiperaldosteronismo é uma causa rara de hipopotassemia, mas a administração repetida de acetato de isoflupredona é uma causa potencial de síndrome hipopotassêmica em bovinos.[17]

O aumento do movimento de potássio do LEC para o LIC pode causar hipopotassemia. Isso pode decorrer do excesso de insulina, de uma infusão de glicose ou alcalose. Hipopotassemia por

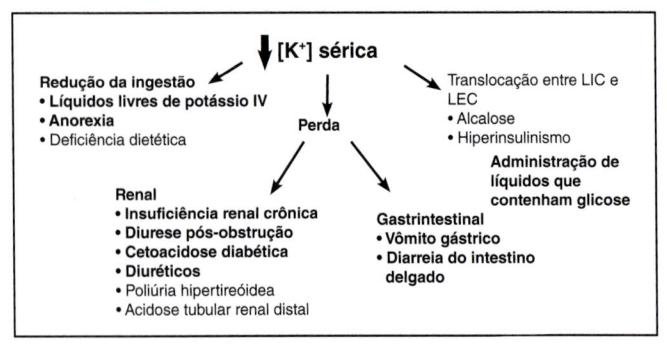

Figura 25.6 Algoritmo das causas de hipopotassemia (as causas mais comuns estão em negrito). IV = intravenosos; LIC = líquido intracelular; LEC = líquido extracelular.

intoxicação por xilitol em cães é decorrente da liberação de insulina e seu efeito de mover o potássio para dentro das células junto com a glicose. Acredita-se que a alcalose desempenhe um grande papel na ocorrência frequente de hipopotassemia em bovinos com abomaso deslocado.[16] Catecolaminas também podem causar uma mudança de potássio do LEC para o LIC secundário a dor, sepse ou traumatismo.

Anion gap (intervalo aniônico)

Medimos vários ânions e cátions no sangue, mas há muitos outros que não são mensurados rotineiramente. Os cátions predominantes do LEC são sódio, potássio, cálcio e magnésio, e os ânions predominantes são cloreto, bicarbonato, proteínas plasmáticas, íons de ácidos orgânicos, fosfato e sulfato. O número de ânions não medidos é maior que o número de cátions não medidos, e a diferença entre eles é chamada de intervalo aniônico (anion gap). A maior mudança no intervalo aniônico é quando ocorre um aumento em virtude de um aumento de ácidos orgânicos na circulação. O intervalo aniônico, portanto, é importante na determinação do estado ácido-base de um animal (ver Capítulo 26). O intervalo aniônico é essencialmente usado para determinar a causa da diminuição das concentrações de bicarbonato no sangue (acidose metabólica) ou para detectar acidose durante um distúrbio ácido-base misto no qual o bicarbonato pode ser normal ou aumentado.

Um método indireto é usado para calcular o anion gap (Boxe 25.6). O cálculo tem como base a lei da eletroneutralidade (ou seja, o número de cargas positivas necessárias para igualar o número de cargas negativas no corpo). Os cátions e ânions que são considerados "medidos" são sódio e potássio e cloreto e bicarbonato, respectivamente. O anion gap é a diferença entre esses ânions e cátions, conforme ilustrado na Figura 25.7.

Uma vez que os cátions raramente mudam o suficiente para afetar o anion gap, uma diminuição no bicarbonato tem que ser acompanhada por um aumento nos ânions não medidos ou uma diminuição no cloreto para manter a equação igual e para manter a eletroneutralidade (ver Figura 25.7). Ânions não medidos que têm o maior efeito no anion gap são os produtos endógenos lactato, cetonas e ácidos urêmicos, bem como as substâncias exógenas salicilato e os metabólitos de toxicidade do etilenoglicol. A acidose láctica é produzida durante hipoxia e metabolismo anaeróbico. Os cetoácidos são produzidos quando há um balanço energético negativo e o metabolismo muda principalmente de glicólise para lipólise. Ácidos urêmicos são fosfatos, sulfatos e ácidos orgânicos que não são mais filtrados adequadamente em

> **Boxe 25.6** Cálculo do anion gap.
>
> Na^+ e K^+ são os principais cátions; todos os outros cátions são classificados como cátions não medidos (UC^+).
>
> Cl^- e HCO_3^- são os principais ânions; todos os outros ânions são classificados como ânions não medidos (UA^-).
>
> Dada a lei da eletroneutralidade:
> $$Na^+ + K^+ + UC^+ = Cl^- + HCO_3^- + UA^-$$
>
> Subtraindo UC^+ e Cl^- e HCO_3^- de ambos os lados:
> $$\mathbf{Na^+ + K^+ - Cl^- - HCO_3^- = UA^- - UC^+ = \mathit{anion\ gap}}$$

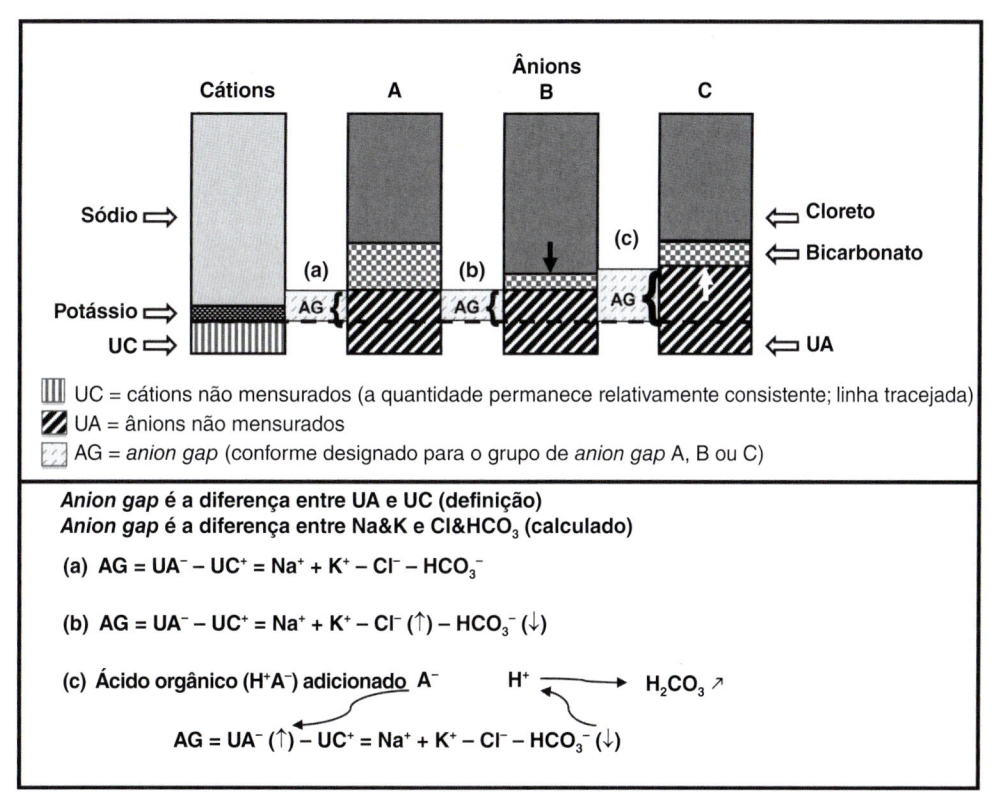

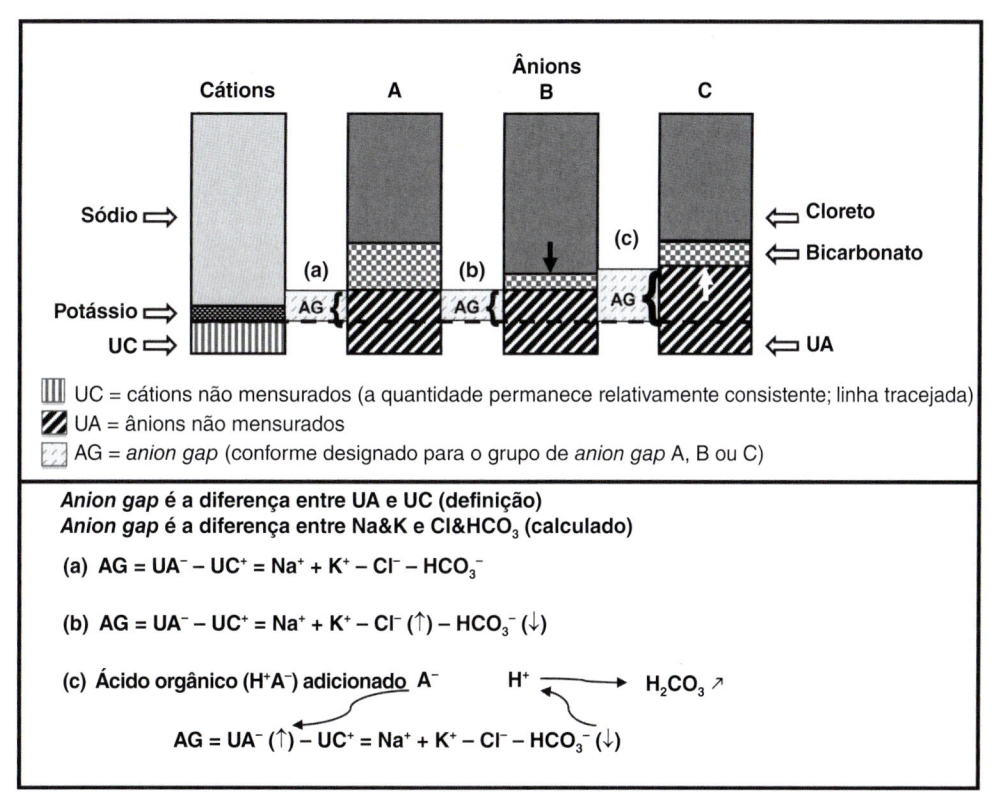
UC = cátions não mensurados (a quantidade permanece relativamente consistente; linha tracejada)
UA = ânions não mensurados
AG = anion gap (conforme designado para o grupo de anion gap A, B ou C)

Anion gap é a diferença entre UA e UC (definição)
Anion gap é a diferença entre Na&K e Cl&HCO₃ (calculado)

(a) $AG = UA^- - UC^+ = Na^+ + K^+ - Cl^- - HCO_3^-$

(b) $AG = UA^- - UC^+ = Na^+ + K^+ - Cl^- (\uparrow) - HCO_3^- (\downarrow)$

(c) Ácido orgânico (H^+A^-) adicionado $A^- \quad H^+ \longrightarrow H_2CO_3 \nearrow$

$AG = UA^- (\uparrow) - UC^+ = Na^+ + K^+ - Cl^- - HCO_3^- (\downarrow)$

Figura 25.7 Demonstração de como o intervalo aniônico é afetado em diferentes situações, resultando em acidose metabólica. Ânions A: estado ácido-base normal; intervalo aniônico (anion gap) normal (a). Ânions B: acidose metabólica sem intervalo aniônico (secretora). O bicarbonato é trocado por cloreto (seta preta); o intervalo aniônico não é afetado (b). Ânions C: acidose metabólica com intervalo aniônico (titulacional). À medida que os ácidos orgânicos são introduzidos, o bicarbonato é utilizado para tamponar o íon hidrogênio, enquanto o ânion restante é adicionado ao pool de ânions não medidos (seta branca); o intervalo aniônico é aumentado (c).

razão da diminuição da taxa de filtração glomerular (TFG). As reduções no intervalo aniônico são tipicamente resultado da hipoalbuminemia, uma vez que o ânion não medido predominante na saúde é a albumina. Para maior utilização do *anion gap*, ver Capítulo 26.

Cálcio, fósforo e magnésio

Cálcio, fosfato e magnésio são necessários para funções vitais extra e intracelulares. Assim como o potássio e em contraste com sódio e cloreto, concentrações intracelulares de cálcio, fosfato e magnésio são maiores que as concentrações extracelulares. Assim como os outros eletrólitos, sua entrada no organismo é por ingestão, e a regulação de sua concentração sanguínea envolve os rins e o trato gastrintestinal. O tecido ósseo é outro componente essencial na regulação, visto que a maior parte do cálcio, fosfato e magnésio totais do corpo é armazenada no osso. A manutenção da concentração adequada desses eletrólitos depende, em grande parte, de controle hormonal. Os hormônios regulatórios são compartilhados por esses eletrólitos, com a regulação do magnésio sendo menos compreendida. Os principais hormônios que funcionam para manter os níveis normais de cálcio e fosfato são calcitonina, hormônio da paratireoide (PTH) e 1,25-di-hidroxivitamina D (calcitriol ou vitamina D).

A calcitonina é produzida pelas células parafoliculares da tireoide (células C). É liberada em resposta à hipercalcemia, e sua liberação é inibida pela hipocalcemia. A função principal da calcitonina é limitar a hipercalcemia pós-prandial, inibindo a reabsorção óssea osteoclástica e diminuindo a reabsorção de cálcio e fosfato pelos túbulos renais. Seu efeito geral é diminuir os teores séricos de cálcio e fosfato (Figura 25.8).

O PTH é produzido pelas células principais da glândula paratireoide e é o principal hormônio que atua na regulação fina, minuto a minuto, da concentração de cálcio. É liberado em resposta à hipocalcemia, e sua liberação é inibida por teores elevados de cálcio e vitamina D. O PTH atua aumentando a atividade da vitamina D, aumentando a reabsorção de cálcio e fosfato do osso e aumentando o cálcio enquanto diminui a reabsorção de fosfato pelos rins. Devido à sua potente ação fosfatúrica, o efeito do PTH é aumentar o cálcio sérico e diminuir concentrações de fosfato (ver Figura 25.8).

A vitamina D vem da dieta ou é sintetizada na pele a partir da exposição à luz solar. Em cães e gatos, a dieta é a única fonte. A forma dietética ou sintetizada da vitamina D é inativa e deve ser metabolizada no fígado e nos rins para ativação. O colecalciferol é metabolizado a calcidiol no fígado sob regulação bastante frouxa. O metabolismo renal de calcidiol é mais fortemente regulado e gera calcitriol sob a influência do PTH. A ativação do calcitriol é influenciada pelas concentrações de cálcio sérico, fosfato, PTH e calcitriol, e pelos efeitos do cálcio e das concentrações de calcitriol na liberação de PTH. A vitamina D atua predominantemente para aumentar a absorção de cálcio e fosfato do trato gastrintestinal. Sua ação geral é aumentar tanto as concentrações de cálcio sérico quanto de fosfato (ver Figura 25.8).

Cálcio

Por que o cálcio é medido? Uma razão é que as alterações nas concentrações de cálcio no sangue podem resultar em graves problemas, incluindo a morte. Outra razão é que reconhecer e buscar a causa de anormalidades de cálcio, muitas vezes, auxilia no diagnóstico do processo da doença subjacente.

Ao medir as concentrações séricas de cálcio, é importante entender a diferença entre a mensuração de cálcio total (Cat) e cálcio ionizado livre (Cai). O Cai livre (não ligado) é a fração biologicamente ativa, regulada hormonalmente que compreende aproximadamente 50% do Cat. É necessário mensurar a concentração de Cai para confirmar se anormalidades nas concentrações de Cat são significativas ou se as concentrações de calcitonina, PTH e vitamina D estão apropriadas. O cálcio ionizado não é rotineiramente incluído nos perfis bioquímicos séricos porque é medido por uma metodologia de eletrodo íon seletivo que normalmente não é usada nos grandes analisadores químicos. O cálcio total é o que é rotineiramente relatado em um perfil bioquímico sérico; é medido por intermédio de uma técnica colorimétrica. A medição de Cat inclui todas as frações de cálcio, quer ligado quer não ligado. As frações ligadas de Cat são aquelas que estão ligadas à proteína (cerca de 40 a 45% do Cat) e complexado com íons não proteicos, como fosfatos, citrato, lactato etc. (5 a 10% do Cat). Mudanças na quantidade de cálcio ligado a proteínas ou outros íons afetarão o Cat, mas não afetarão a concentração de Cai. O cálcio ligado é essencialmente removido do *pool* biologicamente ativo de cálcio. Portanto, enquanto os mecanismos regulatórios estão funcionando corretamente, a concentração de Cai normalmente permanece dentro de uma faixa estreita, mesmo que as concentrações de Cat diminuam ou aumentem em razão de mudanças na quantidade de substâncias que se ligam ao cálcio no sangue (Figura 25.9).

O cálcio ionizado é necessário para funções intracelulares e extracelulares vitais, incluindo tônus e contração muscular, condução nervosa, secreção hormonal, reações enzimáticas, coagulação do sangue e crescimento, divisão e função celulares. Também é necessário para o suporte esquelético. Algumas das sequelas mais comuns de hipercalcemia acentuada incluem poliúria, constipação intestinal, insuficiência renal aguda e arritmias cardíacas. A maioria dos sinais relacionados à hipocalcemia deve-se à importância do cálcio na função muscular. Os sinais podem incluir fasciculações musculares, tetania, convulsões, paresia, taquicardia, hipotensão e parada respiratória. Anormalidades na concentração de cálcio no sangue resultam de um desequilíbrio na regulação hormonal, absorção alterada do trato gastrintestinal, excreção patológica nos rins, ou distribuição alterada envolvendo ossos ou outros tecidos. Este capítulo abordará brevemente os diferenciais para anormalidades de cálcio e de fosfato. Para mais detalhes quanto à discussão de regulação e mecanismos fisiopatológicos, ver Capítulo 34.

Hipercalcemia

A hipercalcemia (Boxe 25.7), se ignorada, pode levar a sérias consequências como insuficiência e falência renal aguda.

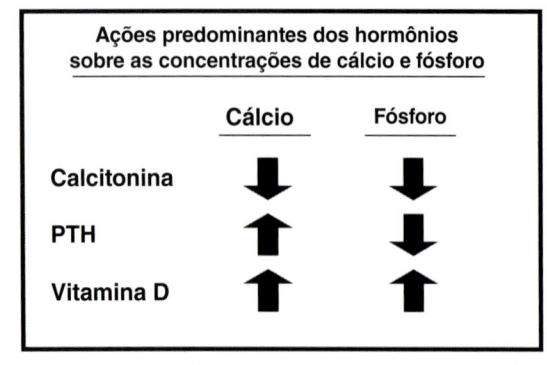

Figura 25.8 O efeito dos hormônios nas concentrações séricas de cálcio e fósforo. PTH = paratormônio.

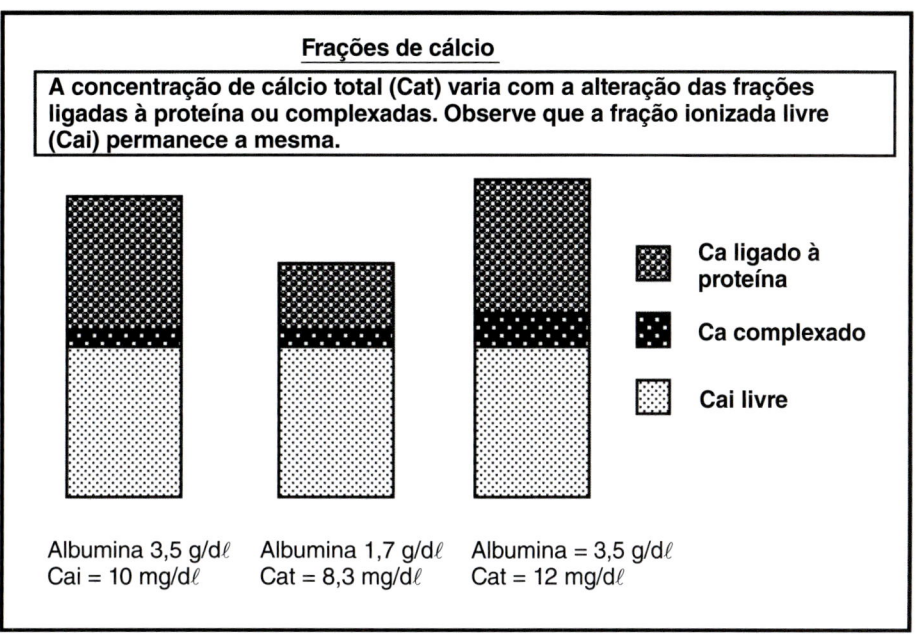

Figura 25.9 Cálcio ionizado, a fração biologicamente ativa, normalmente permanece em um intervalo de referência muito estreito enquanto a concentração de cálcio total é afetada pelo cálcio que é ligado ou complexado e, portanto, inativo.

Portanto, dependendo da situação, se a hipercalcemia não for imediatamente investigada, é uma boa ideia pelo menos determinar sua persistência verificando novamente ou, idealmente, mensurando a concentração de Cai quando o Cat está elevado. A mensuração mais rotineira de Cai pode ser indicada quando existe o potencial para um distúrbio de cálcio, pois a concordância das concentrações de Cat e Cai é baixa; > 60% dos gatos com Cai elevado tinham concentração de Cat dentro de intervalos de referência.[18] Se a concentração de Cai estiver normal, isso sugere que as anormalidades no Cat são decorrentes de mudanças na quantidade de cálcio ligado e, portanto, no aumento na concentração de complexação ou ligação a substâncias. Se a concentração de Cai estiver aumentada, há um problema com a regulação do cálcio.

A hipercalcemia pode ocorrer em razão do aumento do PTH ou substâncias semelhantes ao PTH. Altas concentrações de cálcio normalmente retroalimentam para diminuir a secreção de PTH. Se as concentrações de PTH estiverem mais altas do que deveriam ser em face da hipercalcemia, as células produtoras de PTH não estão respondendo aos sinais de *feedback*, como ocorre com os tumores da paratireoide. O hiperparatireoidismo primário é mais comumente associado com adenomas da paratireoide; nessa doença, a própria glândula tireoide está superproduzindo PTH de forma inapropriada. Junto aos níveis aumentados de Cai e PTH, a hipofosfatemia está tipicamente presente, a menos que haja diminuição concomitante na TFG, quando concentrações normais ou aumentadas de fosfato podem ser vistas.

Uma substância que tem ações semelhantes ao PTH está relacionada à proteína do PTH (PTHrP). Embora essa substância tenha funções normais, torna-se um problema quando produzida por células neoplásicas. Uma das causas mais comuns de hipercalcemia é neoplasia, e a PTHrP está associada a muitos desses casos de hipercalcemia humoral de malignidade (também chamada de pseudo-hiperparatireoidismo). As neoplasias mais comumente associadas com hipercalcemia humoral de malignidade são neoplasias linfoides (p. ex., linfoma) e adenocarcinoma de glândula apócrina do saco anal, embora muitos tumores tenham sido associados com hipercalcemia, incluindo timoma e vários carcinomas. Um ensaio para medir a concentração de PTHrP está disponível para cães e gatos. Em casos de hipercalcemia humoral de malignidade, a PTHrP está frequentemente aumentada, e as concentrações de Cai estão aumentadas e o PTH está adequadamente baixo. Os teores de fosfato estão tipicamente diminuídos, a menos que haja diminuição concomitante na TFG.

A toxicidade da vitamina D resulta em aumento da absorção de cálcio do trato gastrintestinal. Pode ocorrer intoxicação por rodenticida colecalciferol, ingestão de plantas contendo glicosídeos de vitamina D (*Cestrum diurnum*, *Solanum malacoxylon* e *Trisetum flavescens*), ingestão de calcipotrieno, um análogo de calcitriol encontrado em uma preparação tópica utilizada para tratar a psoríase em seres humanos, ou excesso de suplementação. Algumas doenças granulomatosas como algumas neoplasias ativam os precursores da vitamina D de maneira desregulada, resultando em hipercalcemia. A hipervitaminose D resulta em aumento de Cai e fosfato e baixas concentrações de PTH.

A doença renal pode estar associada à hipercalcemia, mas só deve ser atribuída como causa após outros diferenciais serem descartados, pois a hipercalcemia pode induzir falência renal.

Boxe 25.7 Diagnósticos diferenciais de hipercalcemia.

- Inflamação granulomatosa
- Lesões osteolíticas
- Resultados espúrios
- Hiperparatireoidismo (primário)
- Toxicidade por vitamina D
- Doença de Addison
- Doença renal
- Neoplasia
- Idiopática
- Transitória

A hipercalcemia é um achado comum na insuficiência renal crônica em cavalos, pois o rim do cavalo desempenha um papel mais importante na excreção do excesso de cálcio do que em outras espécies. Na insuficiência renal crônica equina, Cai é frequentemente alto, fosfato baixo e PTH adequadamente baixo. Apenas cerca de 10% dos cães com insuficiência renal crônica são hipercalcêmicos; dentro dessa população, cães com doenças hereditárias são mais comuns. A hipercalcemia também é um achado comum em cães com insuficiência renal induzida por uva ou uva-passa.[19] Hipercalcemia é mais comum em gatos com insuficiência renal crônica do que em cães. Em cães e gatos, embora o Cat possa estar aumentado na insuficiência renal crônica, o Cai é geralmente normal ou baixo, consistente com o aumento da complexação do cálcio, e o PTH pode estar aumentado.

O hipoadrenocorticismo (doença de Addison) é uma causa de hipercalcemia em cães. Aproximadamente um terço dos cães com hipoadrenocorticismo são hipercalcêmicos. O mecanismo de hipercalcemia não é claro e a concentração de Cai é variável.[20,21]

Uma vez que o osso contém grandes quantidades de cálcio, a formação de lesões osteolíticas decorrentes de condições inflamatórias ou de neoplasia metastática pode resultar em hipercalcemia.

A hipercalcemia idiopática é diagnosticada se todas as outras causas forem descartadas. Isso se tornou uma das causas mais comuns de hipercalcemia em gatos.[18] Como o nome indica, o mecanismo subjacente é desconhecido. A hipercalcemia é tipicamente leve a moderada, com aumento do Cai, PTH baixo a normal e concentrações normais de vitamina D.[22]

Pode haver razões não patológicas para a hipercalcemia. Aumentos leves e transitórios podem ocorrer pós-prandialmente. A desidratação concentra proteínas no sangue, o que pode resultar em aumentos leves na concentração de Cat. A acidose diminui a ligação de proteínas séricas ao cálcio, o que pode resultar em aumento das concentrações de Cai. Animais jovens e em crescimento normalmente têm maiores concentrações de cálcio; consequentemente, se intervalos de referência para adultos forem usados, eles parecerão hipercalcêmicos quando, de fato, suas concentrações de cálcio são normais para a idade deles. Dependendo do método de análise, lipemia ou hemólise acentuada podem interferir na mensuração colorimétrica de Cat. Se houver lipemia significativa ou hemólise presente na amostra, uma nova amostra deve ser coletada e o Cai deve ser mensurado ou determinado.

Ferramentas de diagnóstico para aprofundar a busca pela causa de uma hipercalcemia persistente incluem técnicas laboratoriais, bem como outras modalidades diagnósticas. Se a hipercalcemia foi detectada por meio da mensuração de Cat, é importante determinar a concentração de Cai para interpretar a importância da anormalidade, bem como para ajudar a diferenciar entre as causas. Hemograma completo, perfil bioquímico sérico e urinálise são essenciais para a avaliação de processos mórbidos. Um exame físico completo, incluindo palpação cuidadosa dos gânglios linfáticos e da área perianal, bem como radiografias e/ou ultrassonografia, é valioso para a detecção de massas ou lesões osteolíticas. O exame citológico ou histológico de lesões de massa fornece informações adicionais de diagnóstico. É possível medir o PTH e as concentrações de vitamina D, assim como, em cães e gatos, PTHrP para a avaliação do estado hormonal.

Hipocalcemia

É incomum que a hipocalcemia (Boxe 25.8) seja grave o suficiente para causar sinais clínicos, mas a hipocalcemia leve é frequentemente detectada em um perfil bioquímico sérico quando o Cat é mensurado. A causa mais comum de hipocalcemia é a diminuição da fração ligada a proteínas quando a hipoalbuminemia está presente. Quando essa é a causa, a concentração de Cai é normal. Um fator de correção simples é frequentemente usado para corrigir a redução da fração de cálcio ligada à proteína (3,5 – albumina do paciente + cálcio do paciente = cálcio corrigido), mas deve-se ter em mente que essa equação foi determinada apenas para cães e é apenas uma estimativa aproximada que tende a subestimar a incidência de concentrações deficientes de Cai. Embora sirva como um lembrete da importância do teor de albumina na mensuração do Cat, o uso da equação não é mais recomendado, uma vez que não prevê com precisão as concentrações de Cai.[18] É mais importante mensurar Cai para determinar a significância da diminuição das concentrações de Cat e se o Cai também está baixo, especialmente em animais doentes.

O hipoparatireoidismo primário é uma causa incomum de hipocalcemia. Deve ser considerado após outras causas serem descartadas. O hipoparatireoidismo iatrogênico é mais comum e ocorre se as glândulas paratireoides forem removidas por engano durante a tireoidectomia. No hipoparatireoidismo, o PTH é inapropriadamente baixo diante de uma concentração baixa de Cai. A concentração de fosfato está tipicamente aumentada.

A deficiência dietética de cálcio raramente leva à hipocalcemia em razão dos mecanismos regulatórios existentes para manter o teor de cálcio sanguíneo normal, mas uma diminuição grave da absorção do trato gastrintestinal causada por um processo de doença de má absorção ou má digestão ou por cantaridíase (toxicidade do escaravelho em cavalos) pode resultar em hipocalcemia. Absorção diminuída associada à deficiência de vitamina D também pode resultar em hipocalcemia juntamente com hipofosfatemia.

Desequilíbrios de outros eletrólitos podem levar à hipocalcemia. A hipomagnesemia diminui a secreção e a ação do PTH, resultando em hipocalcemia. Essa é uma ocorrência comum na tetania das pastagens em bovinos, mas também ocorre em outras espécies. A hiperfosfatemia também pode levar à hipocalcemia, pois altos teores de fosfato diminuem a ativação da vitamina D e reduzem a ação do PTH no osso. Esse padrão dos eventos está mais comumente associado à doença renal (aumento do teor de fosfato com diminuição da TFG) ou desequilíbrios nutricionais (excesso de fosfato ou baixa razão cálcio:fosfato) e é denominado hiperparatireoidismo secundário, pois os teores de PTH aumentam secundariamente à hipocalcemia persistente.

Boxe 25.8 Diagnósticos diferenciais de hipocalcemia.

- Deficiência de magnésio
- Lesões teciduais graves
- Lactação/gestação
- Deficiência de vitamina D
- Pancreatite
- Doença renal
- Deficiência de albumina
- Redução da ingestão (gastrintestinal)
- Sepse
- Intoxicação por etilenoglicol

Durante o final da gestação ou lactação, a demanda por cálcio pode ser maior do que o corpo da mãe pode manter. A hipocalcemia puerperal ocorre mais comumente em algumas semanas pós-parto em cães, e é rara em gatos. A paresia puerperal ocorre mais comumente 3 dias antes ou após o parto em bovinos, mas pode ocorrer várias semanas antes ou depois do parto em ovinos e caprinos. Em equinos, tetania hipocalcêmica geralmente ocorre 1 a 2 semanas após o parto (tetania da lactação). A tetania hipocalcêmica também pode ocorrer com aumento da perda de cálcio causada pela transpiração excessiva em equinos.

A tetania dos transportes ocorre em bovinos, pequenos ruminantes e equinos. Gestação ou lactação podem ser um fator contribuinte, mas acredita-se que a causa primária da hipocalcemia seja decorrente do estresse e diminuição da ingestão.

A alteração da distribuição de cálcio resulta em hipocalcemia quando há deposição de cálcio nos tecidos como pode ocorrer com a saponificação de gordura na pancreatite ou na lesão tecidual, incluindo lise tumoral aguda. A precipitação de cálcio com oxalatos ocorre com toxicidade pelo etilenoglicol.

Embora o mecanismo não seja completamente compreendido, mediadores inflamatórios parecem influenciar a regulação do cálcio. A hipocalcemia associada a sepse e doença crítica é bem reconhecida na medicina humana e tem sido relatada em cães com sepse,[23-25] em gatos com peritonite séptica[26] e na cólica equina.[27-30] Concentrações totais de cálcio e concentrações de cálcio corrigidas pela albumina não são indicadores confiáveis de Cai nesses casos. O Cai livre deve ser mensurado em pacientes criticamente enfermos, especialmente se sinais de hipocalcemia forem evidentes.

A alcalose promove a ligação do cálcio às proteínas séricas e pode causar diminuição nas concentrações de Cai.

Os quelantes de cálcio podem resultar em mensurações de cálcio diminuídas. A contaminação de uma amostra com EDTA resultará em um valor de cálcio falsamente baixo; magnésio também é baixo e o potássio é tipicamente aumentado.

Fósforo

O fósforo é necessário para o metabolismo energético, síntese de ácido nucleico e sinalização celular. No corpo, o fósforo está na forma de fosfato, um ânion molecular que está em concentrações mais altas no LIC do que no LEC. É um tampão importante no sangue e urina e um componente importante do osso e da estrutura dos fosfolipídios e fosfoproteínas da membrana plasmática. As anormalidades nas concentrações séricas de fosfato podem ser decorrentes de anormalidades no equilíbrio hormonal, absorção intestinal, excreção renal ou distribuição tecidual ou celular. Concentrações séricas de fosfato podem não refletir os teores corporais totais.

Se houver uma anormalidade concomitante no cálcio sérico, prosseguir e determinar a causa da anormalidade do cálcio frequentemente fornecerá explicação para uma anormalidade no fosfato. A avaliação do padrão de mudança entre o cálcio e fosfato pode fornecer pistas importantes.

Hiperfosfatemia

A hiperfosfatemia (Boxe 25.9) ocorre tipicamente quando o teor de fosfato (de absorção GI, liberação celular ou administração exógena) excede a excreção e a absorção tecidual. Na maioria das espécies, a via primária de excreção de fosfato é pelos rins, mas, em ruminantes, é pelo trato gastrintestinal. A causa mais comum de hiperfosfatemia é a diminuição da excreção renal associada a uma diminuição da TFG. A insuficiência renal crônica é a causa mais comum de hiperfosfatemia em cães e gatos adultos. Em ruminantes, a obstrução gastrintestinal superior pode levar à hiperfosfatemia em virtude da diminuição da excreção gastrintestinal.

O fosfato entra no corpo através do trato gastrintestinal, dependente da dieta e da regulação hormonal. A quantidade de fosfato absorvido no intestino delgado está linearmente relacionada à sua concentração no lúmen intestinal. Portanto, um excesso de carga de fosfato de dietas com alto teor de fosfato ou ingestão de substâncias não dietéticas contendo altas concentrações de fosfato, como etilenoglicol que contém fosfatos inibidores de ferrugem, aumentará a absorção intestinal. Hipervitaminose D aumenta a quantidade de fosfato absorvido do trato gastrintestinal, levando a hiperfosfatemia e hipercalcemia. Enemas de fosfato também podem levar à hiperfosfatemia grave.

Uma vez que que a maior parte do fosfato corporal total é armazenada nos ossos e que a concentração de fosfato intracelular é mais de 10 vezes a do LEC, a redistribuição de fosfato do osso ou do espaço intracelular pode resultar em hiperfosfatemia. A liberação do osso pode ocorrer com lesões osteolíticas. A liberação das células ocorre com lesão, que deve ser extensa para afetar significativamente a concentração sérica de fosfato; isso pode ocorrer com lise tumoral aguda ou miopatias agudas. Acidose diminui a absorção celular de fosfato e pode contribuir para a hiperfosfatemia.

O manuseio inadequado da amostra pode causar aumento falso das concentrações séricas de fosfato. Isso inclui hemólise da amostra ou atraso na separação entre o soro e as hemácias após a coleta. Aumentos leves e transitórios na concentração sérica de fosfato podem ocorrer pós-prandialmente. Animais jovens e em crescimento têm maiores concentrações de fosfato sérico; consequentemente, se os intervalos de referência para adultos forem usados, eles parecerão hiperfosfatêmicos quando, na verdade, suas concentrações de fosfato são normais para a idade.

Hipofosfatemia

A hipofosfatemia (ver Boxe 25.9) ocorre por desequilíbrios, diminuição da reabsorção renal, diminuição da absorção ou redistribuição do LEC para o LIC. Desequilíbrios hormonais tipicamente incluem anormalidades concomitantes de cálcio, cujo padrão pode auxiliar no diagnóstico. Um fosfato baixo com aumento da concentração de cálcio é o padrão observado com pseudo ou hiperparatireoidismo primário. Uma diminuição do fosfato e cálcio é o padrão observado na hipovitaminose D. A hipofosfatemia também pode ocorrer em razão do PTH elevado em resposta à hipocalcemia periparturiente (hiperparatireoidismo fisiológico).

A diminuição da reabsorção renal de fosfato (aumento da excreção) leva à hipofosfatemia. Isso pode ocorrer em razão dos defeitos congênitos ou adquiridos na região dos túbulos proximais, em que a maior parte da reabsorção normalmente ocorre, muitas vezes chamada de síndrome de Fanconi. A diurese resulta na diminuição da reabsorção renal de fosfato, que, quando prolongada, pode levar à hipofosfatemia. A cetoacidose diabética leva à hipofosfatemia em razão da diurese osmótica, bem como o papel do fosfato como um tampão para o ácido excretado. Embora o mecanismo seja mal compreendido, a hipofosfatemia é frequentemente vista com a hipercalcemia associada à insuficiência renal crônica em equinos. A excreção aumentada de fosfato também é o mecanismo de hipofosfatemia associada ao hiperparatireoidismo quando o PTH diminui a reabsorção de fosfato nos túbulos renais proximais.

Boxe 25.9 Esboço para trabalhar com os diferenciais para hipofosfatemia e hiperfosfatemia.

Trabalho com anormalidades de fósforo

1. Qual é a concentração sérica de cálcio?

• Existe um padrão consistente com desequilíbrio hormonal?

Hipofosfatemia	Hiperfosfatemia
Hipercalcemia	Hipercalcemia
• Hiperparatireoidismo primário?	• Intoxicação por vitamina D?
• Hipercalcemia da malignidade?	Hipocalcemia
Hipocalcemia	• Hipoparatireoidismo
• Deficiência de vitamina D	

2. Como estão os parâmetros renais?

• Há evidências de diminuição da excreção ou reabsorção?

Hipofosfatemia	Hiperfosfatemia
Diurese prolongada?	Há evidências de diminuição da TFG??
• Tratamentos?	
• Hiperglicemia?	• NUS sérico e creatinina elevados?
• Poliúria?	
• Urina diluída?	**Causa mais comum de hiperfosfatemia**
Possíveis defeitos tubulares?	
• Glicosúria?	
Cavalo com hipercalcemia e azotemia?	

3. Existe alguma evidência de problemas alimentares ou gastrintestinais?

Hipofosfatemia	Hiperfosfatemia
Anorexia prolongada?	Dieta rica em fósforo?
Diarreia?	Uso de enema de fosfato?
Vômito?	A ingestão de etilenoglicol com inibidores de ferrugem de fosfato?
Dieta pobre em fósforo?	
	Ruminante com obstrução gastrintestinal superior?

4. Pode haver redistribuição; uma mudança entre o LIC e o LEC?

Hipofosfatemia	Hiperfosfatemia
Terapia com insulina?	Evidência de lesão tecidual extensa?
Sobrecarga por carboidratos?	
Alcalose?	Presença de lesão óssea osteolítica?
	Acidose?

A diminuição da absorção intestinal de fosfato é uma causa incomum de hipofosfatemia, pois o corpo normalmente pode manter os teores sanguíneos normais mesmo com ingestão diminuída, embora a anorexia ou uma dieta pobre em fosfato, se prolongada, possam levar à hipofosfatemia. A absorção prejudicada por vômitos, diarreia ou uma doença de má absorção intestinal também pode levar à hipofosfatemia. Absorção intestinal diminuída é o mecanismo da hipofosfatemia na hipovitaminose D.

A redistribuição de fosfato do LEC para o LIC pode resultar em hipofosfatemia. A insulina faz com que o fosfato se mova para as células. A hipofosfatemia pode ocorrer com a administração de insulina ou com tumores produtores de insulina. Também pode ocorrer com carregamento de carboidratos ou administração de glicose intravenosa (IV), que induz a secreção de insulina. Alcalose respiratória tem sido associada com hipofosfatemia porque o fosfato se desloca para o espaço intracelular quando o CO_2 sai da célula. Uma vez que o fosfato é necessário para o metabolismo energético, o metabolismo acelerado, em geral, resultará em deslocamentos intracelulares de fosfato, diminuindo as concentrações extracelulares.

Magnésio

O magnésio é principalmente um íon intracelular e é um cofator de muitas reações enzimáticas, incluindo todas as reações envolvendo a formação e utilização de ATP e muitas reações mitocondriais. Também é necessário para a síntese de proteínas e ácidos nucleicos. A vitamina D e o PTH influenciam, mas não regulam, o metabolismo do magnésio.[31] A homeostase é principalmente um equilíbrio entre a absorção intestinal e a excreção renal. O magnésio tem carga semelhante à do cálcio e, assim como o cálcio, existe em proteínas ionizadas livres, ligadas (aproximadamente 30%) e formas complexadas no soro. O magnésio sérico compõe apenas aproximadamente 1% do magnésio corporal total e, portanto, não é necessariamente uma representação precisa de magnésio corporal total.

Hipomagnesemia

A hipomagnesemia é mais comumente associada à morbidade que a hipermagnesemia. Os sinais neuromusculares ocorrem com hipomagnesemia, incluindo hiperexcitabilidade, tremores, espasmos e fasciculações e ataxia. Outras complicações associadas à hipomagnesemia incluem o desenvolvimento de hipopotassemia ou hipocalcemia. Essas deficiências podem não ser corrigidas a menos que a hipomagnesemia seja corrigida primeiro.

A hipomagnesemia está tipicamente associada a perda aumentada ou ingestão diminuída. As perdas – a causa mais comum de hipomagnesemia em pequenos animais – são pelo sistema renal ou gastrintestinal. A perda renal ocorre em razão da falta de conservação renal de magnésio, tipicamente associada a diurese ou disfunção tubular. Causas de perda urinária de magnésio incluem: diuréticos, diurese osmótica, cetoacidose diabética, diurese pós-obstrutiva, insuficiência renal poliúrica, ATR, hipertireoidismo, hipercalcemia e drogas nefrotóxicas.[32] Má absorção e diarreia são causas de perda gastrintestinal de magnésio.

A diminuição da ingestão é uma causa comum de hipomagnesemia em ruminantes. A tetania das pastagens é uma doença associada a ruminantes que estão ingerindo pastagens verdejantes que têm alto teor de potássio e baixo teor de magnésio. O aumento da ingestão de potássio bloqueia a absorção normal de magnésio no rúmen. A tetania do leite é uma doença associada a bezerros mais velhos sendo alimentados com dietas apenas com leite. Anorexia prolongada ou dieta pobre podem levar à hipomagnesemia, especialmente se um animal estiver em lactação. Fluidoterapia IV prolongada ou nutrição parenteral também podem levar à hipomagnesemia se a suplementação com magnésio não estiver incluída.

Outras causas de hipomagnesemia incluem redistribuição e hipoalbuminemia (se o magnésio total for medido em vez de magnésio ionizado livre). Redistribuição de magnésio não é bem compreendida, mas pode ser influenciada por administração de insulina ou glicose, sepse, traumatismo ou pancreatite.

Hipermagnesemia

A hipermagnesemia é tipicamente um problema clínico menos significativo, a menos que se desenvolva de maneira aguda. Pode resultar em problemas cardíacos ou neurológicos que causam náuseas e vômitos.

A hipermagnesemia pode ocorrer iatrogenicamente ou em virtude da diminuição da excreção renal, principalmente associada a insuficiência renal ou obstrução uretral.

26

Avaliação Laboratorial dos Distúrbios Ácido-Básicos

Glade Weiser
Loveland, CO, USA

Introdução

A análise do equilíbrio ácido-básico, também conhecida como hemogasometria, é um exame do tipo *point-of-care*,* que vem sendo mais frequentemente utilizado, tendo sido estabelecido para casos médicos complicados e em terapias intensivas. A avaliação do equilíbrio ácido-básico é tipicamente feita com a avaliação dos eletrólitos para determinar a presença e a gravidade de distúrbios de líquido e de eletrólitos atribuídos ao processo de doença subjacente do animal. Os avanços na tecnologia tornaram possíveis a avaliação do equilíbrio ácido-básico e, até mesmo, aquela realizada rotineiramente em laboratórios clínicos. Essas determinações permitem correções de tais anormalidades clínicas, que, por sua vez, ajudam no tempo de recuperação e podem melhorar o prognóstico.

A hemogasometria tem sido historicamente considerada como complexa e intimidante para muitos clínicos. Isso ocorre provavelmente devido às medidas e interpretações das pressões parciais dos gases na solução sanguínea serem menos conceitualmente intuitivas do que as medidas de concentrações lidadas na hematologia e na bioquímica clínica convencional. O assunto também é complicado pelo fato de muitos resultados, que podem aparecer nos relatórios laboratoriais, serem derivados de cálculos especiais. Fatores que contribuem para a relutância em adotá-la são a necessidade de transporte da amostra até um laboratório central, o complexo manuseio da amostra e a percepção de que a análise dos gases sanguíneos necessita de coleta de sangue arterial. Entretanto, o clínico é incentivado a adotar essa opção possibilitada pela disponibilidade de sistemas de análise simplificados do tipo *point-of-care*, que eliminam a maioria dessas barreiras.

Recomendações para facilitar seu uso incluem as opções seguintes. Ele pode ajudar a pensar na análise de gás sanguíneo como uma simples análise de equilíbrio ácido-básico. Essa abordagem pode ser mais intuitiva. Os analisadores eletroquímicos *point-of-care* atualmente tornaram possível a realização rotineira da avaliação do *status* do equilíbrio ácido-básico. A incorporação dessa opção na rotina fornece a frequência de utilização necessária para construir e manter habilidades interpretativas. Os usuários devem concentrar-se em alguns valores-chave e não ficar sobrecarregados pelas várias possibilidades de cálculos derivados que podem aparecer nos relatórios laboratoriais. A maioria dos cálculos pode ser ignorada enquanto a habilidade interpretativa inicial for adquirida. Os usuários, então, podem adotar alguns cálculos à medida que a habilidade aumenta.

O propósito deste capítulo é apresentar o conhecimento de alguns aspectos técnicos de análise de equilíbrio ácido-básico e introduzir uma abordagem para a interpretação inicial de dados laboratoriais de equilíbrio ácido-básico. A abordagem inicial é designada para ajudar o leitor a reconhecer e interpretar anormalidades básicas, comuns, do equilíbrio ácido-básico; não há nenhuma intenção de discutir conceitos avançados utilizados por várias especialidades. Esses conceitos são deixados para a literatura e para o treinamento avançado existentes para aplicações especiais.

Considerações técnicas

Mensuração dos parâmetros ácido-básicos

Os dados laboratoriais do equilíbrio ácido-básico são gerados em analisadores eletroquímicos (Capítulo 1). Esses analisadores tipicamente usam a mesma amostra para definir simultaneamente ambas as determinações (de eletrólitos e ácido-básicas). A coleta de sangue venoso é adequada para a avaliação de complicações metabólicas de doenças que resultam em distúrbios de eletrólitos e ácido-básicos. O sangue arterial somente é requerido quando é necessário avaliar criticamente a oxigenação do sangue.

Enquanto um número de parâmetros pode aparecer em um relatório ácido-básico, há pouquíssimas mensurações e cálculos que são importantes para a interpretação do equilíbrio ácido-básico. Um enfoque sistemático nesse pequeno número de parâmetros simplificará a interpretação. Eles incluem os que se seguem.

pH

É a mensuração primária de acidez do sangue, sendo diretamente medida por eletrodo íon específico (ver Capítulo 1). O pH é o logaritmo negativo da concentração do íon hidrogênio. Então, a diminuição no valor do pH indica aumento na concentração do íon hidrogênio livre (acidez relativa) e o aumento no pH indica diminuição na concentração do íon hidrogênio livre (alcalinidade relativa). O pH é rigorosamente regulado no corpo por numerosos sistemas de tamponamento.

PCO$_2$

A pressão parcial de dióxido de carbono (CO_2) dissolvido no sangue é mensurada em milímetros de mercúrio (mmHg). Pode ser mensurada tanto no sangue arterial como no sangue venoso.

HCO$_3$ ou concentração de bicarbonato

Utilizando os valores de pH e de PCO$_2$, a concentração de bicarbonato é calculada por intermédio de *software* e é expressa em mmol/ℓ. Quando a amostra for de sangue venoso, os valores de pH e bicarbonato são os mais úteis para a interpretação de distúrbios ácido-básicos.

*N.R.T.: Os exames do tipo *point-of-care* são aqueles que podem ser realizados próximo ou no local onde o paciente se encontra. Outro termo em inglês utilizado é *bedside test*, que seria algo como "exames de cabeceira". Não há um termo em português para designar esse tipo de exame; por isso, será mantido o termo *point-of-care* ao longo do texto.

PO₂

A pressão parcial de oxigênio (O_2) dissolvido no sangue é mensurada em milímetros de mercúrio (mmHg). Normalmente, essa mensuração somente é útil para a análise da oxigenação do sangue e, portanto, é de valor interpretativo unicamente quando for colhido sangue arterial especificamente para avaliar o paciente quanto a distúrbios de oxigenação.

Outros valores calculados

Há certo número de possíveis índices calculados. A apresentação deles em relatórios varia de acordo com o fabricante. Seu uso é, de certa maneira, opcional e a maioria é tipicamente adotada por especialistas de cuidado intensivo. Alguns deles são relativos a utilizações arteriais em seres humanos e raramente são utilizados em animais.

Exigências no manuseio das amostras

As instruções para o manuseio apropriado das amostras estão disponíveis e são simplificadas pela capacidade fornecida pela análise *point-of-care*. O pH pode ser afetado por mudanças na PCO_2. As concentrações sanguíneas de ambos, CO_2 e O_2, podem deslocar-se em direção ao equilíbrio com o ambiente, caso a amostra coletada não seja corretamente manuseada. Na sequência, estão as diretrizes para o manuseio correto das amostras para análises eletroquímicas, as quais devem ser suplementadas pelas instruções que acompanham os analisadores *point-of-care*:

- Evite heparinização manual de seringas. Isso pode causar heparinização exacerbada da amostra levando a erros em quaisquer dos resultados do *status* ácido-básico e eletrolítico
- É recomendado o uso de seringa contendo heparina balanceada produzida especificamente para amostras para análises eletroquímicas (ver Capítulo 2)
- Qualquer bolha de gás na seringa coletora deve ser expelida
- A não ser que a amostra seja introduzida para a análise imediatamente após a coleta, a seringa deve ser tampada para prevenir o contato da amostra com o ar. Dispositivos recomendados para coleta têm tampa para esse propósito.

Considerações fisiológicas

Regulação do pH sanguíneo

Para a maioria das funções fisiológicas, é crítico que o equilíbrio ácido-básico seja mantido dentro de uma faixa estreita de pH, tipicamente de 7,35 a 7,45, com algumas pequenas variações entre as espécies indicadas na tabela de intervalo de referência. Numerosas condições patológicas podem adicionar ou subtrair ácido no sangue e em líquidos corporais. O sangue tem capacidade de tamponamento considerável para ajudar a regulação do pH sanguíneo. Os tamponantes principais incluem os sistemas de tamponamento da hemoglobina e do bicarbonato. Os tamponantes que contribuem minoritariamente incluem o fosfato inorgânico e as proteínas plasmáticas. Por meio de reações de equilíbrio, essas moléculas podem incorporar ou liberar íons hidrogênio na tentativa de manter o pH. O sistema de tamponamento do bicarbonato é importante por sua capacidade de tamponamento rápida e porque seus componentes são rapidamente mensurados para a avaliação do pH sanguíneo e monitoramento terapêutico associado. Ademais, o sistema bicarbonato interage com a quantidade maciça de hemoglobina tanto para

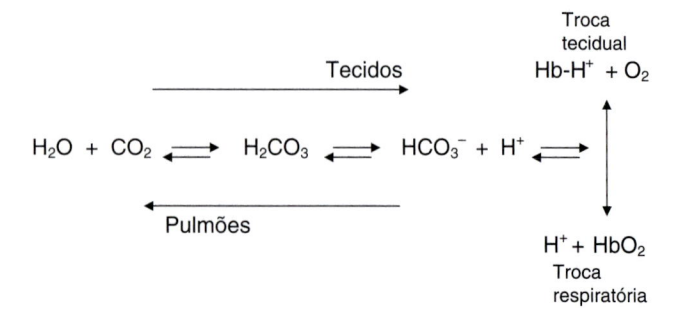

Figura 26.1 Interações do sistema de tamponamento do bicarbonato. Em nível pulmonar, a hemoglobina liga-se ao oxigênio; isso cria uma alteração molecular que favorece a dissociação do H^+ da hemoglobina, deslocando o equilíbrio para a esquerda e produzindo CO_2 e água, que são expirados. Em nível tecidual, o metabolismo produz CO_2 e ácido consideráveis. A hemoglobina libera O_2 para os tecidos e, estando a hemoglobina agora desoxigenada, liga-se ao H^+. Assim, o equilíbrio é deslocado para a direita.

a regulação do pH quanto para a troca gasosa entre os tecidos e a respiração. O equilíbrio no sistema de tamponamento do bicarbonato é mostrado na Figura 26.1.

A relação do sistema de tamponamento do bicarbonato com o pH é descrita como:

$$pH = pK + \log \frac{[HCO_3^-]}{[H_2CO_3]}$$

em que o pK é o pH no qual 50% de um ácido está dissociado; isto é, cerca de 6,1 para ácido carbônico.

Porque a PCO_2 pode ser mensurada e o CO_2 dissolvido no sangue é proporcional à concentração de ácido carbônico, essa relação pode ser simplificada a:

$$pH \text{ sanguíneo} = 6,1 + \log \frac{[HCO_3^-]}{\alpha PCO_2}$$

em que αPCO_2 é a PCO_2 multiplicada pela sua constante de solubilidade para produzir a quantidade de CO_2 dissolvida no sangue. Usando a constante de solubilidade, a fórmula acima pode ser rearranjada para:

$$pH \text{ sanguíneo} = 6,1 + \log \frac{[HCO_3^-]}{0,03 \times PCO_2}$$

Normalmente, a relação entre o bicarbonato e o CO_2 é de 20:1. Nessa razão, o log de 20 + 6,1 produz o pH sanguíneo desejado de 7,4. Para fins interpretativos, é útil pensar no bicarbonato como sendo o componente metabólico da regulação do pH sanguíneo e a PCO_2 como sendo o componente respiratório da regulação do pH sanguíneo. Por exemplo, se o bicarbonato for utilizado para tamponar um aumento do ácido metabólico (H^+), uma diminuição do bicarbonato na equação acima resulta em diminuição do pH, ou acidose. Em resposta, a respiração pode aumentar a expiração de CO_2 para normalizar parcialmente a relação e é conhecida como compensação. A resposta compensatória tenta normalizar a relação, que, por sua vez, ajuda a normalizar ou regular o pH. Esse quadro de componentes metabólicos e respiratórios na equação acima será muito útil para identificar e interpretar anormalidades ácido-básicas.

Patologia do equilíbrio ácido-básico

Processos sistêmicos que possam resultar em anormalidades no equilíbrio ácido-básico que coloquem em risco a vida do paciente são classificados em quatro categorias primárias descritas a seguir. Doenças que comumente podem resultar nessas categorias são descritas na Tabela 26.1. Distúrbios ácido-básicos metabólicos desenvolvem-se de maneira relativamente lenta, normalmente ao longo de alguns dias, enquanto distúrbios ácido-básicos respiratórios podem se desenvolver de forma aguda.

Depleção de bicarbonato (HCO_3^-) – acidose metabólica

Deve-se à produção metabólica patológica de ácido em forma de íons hidrogênio. As concentrações elevadas de íons hidrogênio são tamponadas combinando-se com o bicarbonato para formar ácido carbônico, que então é dissociado em CO_2 e água. O CO_2 é então rapidamente eliminado do sistema via respiração. Exemplos comuns de metabolismo patológico que resultem em acidose metabólica incluem acidose láctica, cetoacidose, insuficiência renal e intoxicação por ácidos (p. ex., intoxicação por etilenoglicol). Alternativamente, o bicarbonato pode ser perdido pelo organismo em casos de diarreia grave. Em qualquer desses mecanismos, a depleção de bicarbonato estabelece a acidose metabólica.

A acidose metabólica é o distúrbio do equilíbrio ácido-básico mais frequente. Isso é atribuído ao fato de a desidratação e de a má perfusão tecidual, que levam à produção de ácido láctico, serem processos comuns a muitos distúrbios internos primários. A insuficiência renal e o diabetes melito, distúrbios relativamente comuns em pacientes veterinários, também contribuem para a incidência de acidose metabólica.

Retenção de CO_2 devido à hipoventilação – acidose respiratória

Deve-se à insuficiência respiratória aguda com acúmulo de CO_2. As causas incluem hipoventilação durante a anestesia, qualquer causa patológica de hipoventilação espontânea aguda ou diminuição grave de troca gasosa na interface sangue-pulmão.

Excesso de bicarbonato – alcalose metabólica

Deve-se à produção metabólica e ao acúmulo excessivo de bicarbonato. Células parietais gástricas produzem íons hidrogênio combinando CO_2 e água para formar ácido carbônico, que então se dissocia em H^+ e bicarbonato. Ocorre a passagem do bicarbonato para o plasma em troca de íons cloreto. H^+ e Cl^- são então excretados no lúmen gástrico como parte do suco gástrico (H^+Cl^-) na resposta digestiva. A causa mais comum de alcalose metabólica é a obstrução do trato gastrintestinal superior. Os íons hidrogênios são secretados no estômago e são perdidos no processo obstrutivo, enquanto o bicarbonato é retido.

Perda de CO_2 devido à hiperventilação – alcalose respiratória

Pode ocorrer quando há hipoxemia, a qual estimula a hiperventilação, como é visto em algumas formas de pneumonia. Na pneumonia inflamatória, a barreira para a difusão de gás está aumentada. O oxigênio difunde-se mais lentamente que o CO_2 através dessas barreiras. A ventilação aumentada devido à má oxigenação pode resultar em perda de CO_2, uma vez que se difunde mais livremente através da barreira. Pneumonias mais graves, que prejudicam até mesmo a difusão de CO_2, provavelmente resultarão em acidose respiratória como resultado da retenção de CO_2. O excesso de ventilação por pressão inspiratória positiva durante a anestesia também pode causar alcalose respiratória.

Relação das patologias ácido-básicas com o *anion gap*

O *anion gap* é discutido no Capítulo 25. O *anion gap* é útil para classificar a acidose metabólica em uma das duas categorias, o que pode ajudar a determinar a causa do distúrbio ácido-básico. A via mais comum para a acidose metabólica é o acúmulo de ácido, que ocorre devido à produção de ácido orgânico ou à intoxicação por ácidos. O acúmulo de um ácido dissociável produz H^+ e seu ânion respectivo. Enquanto o H^+ é tamponado pelo bicarbonato, a concentração de bicarbonato diminui. O ânion não é mensurado no cálculo do *anion gap* e seu acúmulo resulta em *anion gap* aumentado. Ânions representativos não mensurados associados a distúrbios que levam à acidose metabólica estão listados na Tabela 26.2.

A causa alternativa de acidose metabólica deve-se a processos primários de perda de bicarbonato. Esses processos primários

Tabela 26.1 Distúrbios ácido-básicos que resultam em pH sanguíneo anormal.

Distúrbio ácido-básico	Acidose metabólica pH diminuído	Alcalose metabólica pH aumentado	Acidose respiratória pH diminuído	Alcalose respiratória pH aumentado
Alteração primária do tamponamento do bicarbonato	Bicarbonato diminuído	Bicarbonato aumentado	CO_2 aumentado	CO_2 diminuído
Causas	Qualquer causa de baixa perfusão generalizada, levando à produção de lactato	Perda de ácido devido a vômito ou obstrução funcional do SGI superior	Qualquer causa de falha respiratória, por exemplo:	Enfermidade pulmonar resultando em difusão alveolar debilitada de O_2
	Cetoacidose diabética Acidose láctica	Tratamento excessivo de bicarbonato	Pneumonia grave Pneumotórax Líquido pleural grave	Excesso de ventilação com pressão inspiratória positiva durante a anestesia
	Insuficiência renal	Tratamento excessivo de diuréticos	Obstrução das vias respiratórias	
	Toxicidade por etilenoglicol		Hipoventilação devido à superdosagem de anestésicos	
	Diarreia			

Para cada categoria de distúrbio, a principal anormalidade no sistema de tamponamento do bicarbonato está indicada. Além disso, causas ou processos comuns que podem ocasionar determinado distúrbio estão listados.
SGI = sistema gastrintestinal.

Tabela 26.2 Causas de acidose metabólica com *anion gap* aumentado, com ácidos patológicos associados.	
Doenças com ânions não mensurados	**Ácido(s) patológico(s)**
Diabetes, não regulado	Cetoacidose: acetoacetato, beta-hidroxibutirato
Insuficiência renal	Sulfatos, fosfatos e lactato quando desidratado
Hipoxemia e/ou má perfusão	Ácido láctico
Toxicidade por ácidos, por exemplo: toxicidade por etilenoglicol	Metabolismo para formar ácidos oxálico e glicólico

ocorrem devido à diarreia grave, ou, menos comumente, à acidose tubular renal, na qual há perda renal patológica de bicarbonato. Nessa situação, o *anion gap* será normal porque não há acúmulo de ânions não mensurados. Nesse tipo de acidose pode se desenvolver aumento do cloro sérico. Os rins continuarão a reabsorver a maior parte de sódio filtrado. Como a reabsorção renal ativa de sódio requer bicarbonato ou cloro como íon oposto para manter a neutralidade elétrica, mais cloro pode ser reabsorvido quando houver déficit relativamente grave de bicarbonato. Como resultado, pode se desenvolver hipercloremia.

Abordagem para interpretação de dados do equilíbrio ácido-básico

A avaliação do *status* ácido-básico começa com a análise do pH sanguíneo, da concentração de bicarbonato e da pressão parcial de dióxido de carbono. É desejável que se desenvolva uma abordagem passo a passo para a interpretação dos dados do equilíbrio ácido-básico. Uma abordagem passo a passo recomendada é descrita a seguir e ilustrada na Figura 26.2.

Passo 1. Avaliação do pH. O pH é anormal se estiver acima ou abaixo do intervalo de referência. Caso o pH esteja diminuído, o animal, por definição, tem acidemia. Isso se deve a alguns processos que causam acidose ou acúmulo de ácido no organismo. Caso o pH esteja aumentado, o animal, por definição, tem alcalemia. Isso ocorre devido a alguns processos que causam alcalose ou acúmulo de base no organismo.

Caso o pH esteja dentro do intervalo de referência, é improvável que exista um grande distúrbio ácido-básico. Entretanto, ainda é válido checar o par de tampões de bicarbonato quanto a anormalidades. Caso o pH esteja próximo ao limite inferior ou superior, ainda assim deve ser avaliado como possível indicador de acidose ou alcalose. Valores limítrofes de pH podem ser indicadores de que o processo de acidose ou alcalose está presente, mas há compensação na tentativa de normalizar o pH. Alternativamente, distúrbios mistos do equilíbrio ácido-básico podem ocorrer devido a doenças graves, resultando, todavia, em um valor normal de pH. Distúrbios mistos do equilíbrio ácido-básico ocorrem devido a dois ou mais processos que afetem a adição de ácido e/ou base ao organismo.

Em virtude da relação entre pH, HCO_3^- e PCO_2 descrita anteriormente, o sistema de tamponamento do bicarbonato deve ser avaliado em seguida para determinar a causa do distúrbio ácido-básico definido pelo pH. Isso envolve determinar se o componente metabólico (HCO_3^-) ou o componente respiratório (PCO_2) do sistema de tampão é o responsável pelo distúrbio ácido-básico primário.

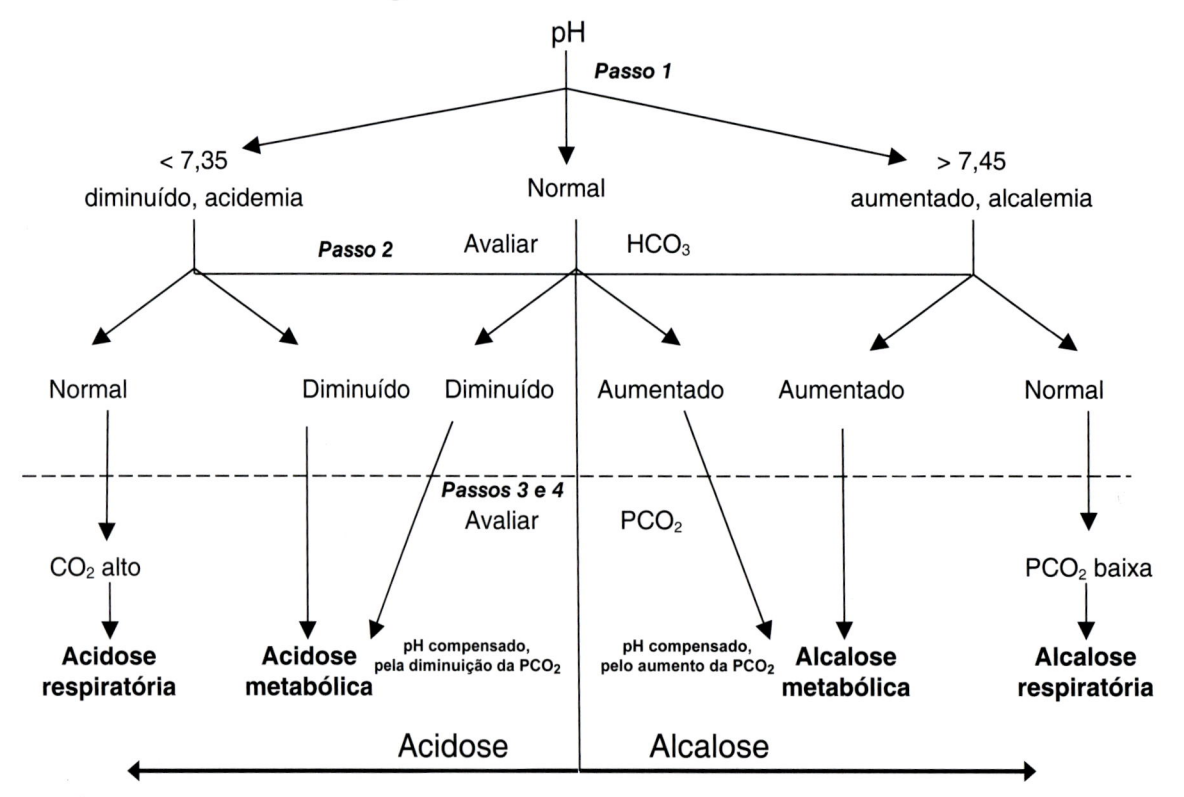

Figura 26.2 Abordagem passo a passo para a interpretação de distúrbios ácido-básicos. Ver texto para discussão narrativa.

Passo 2. Avaliação da concentração de bicarbonato (HCO_3^-). Interprete se o valor de HCO_3^- está abaixo do intervalo de referência, indicando aumento de ácidos metabólicos (acidose), ou acima do intervalo de referência, indicando elevação de bases metabólicas (alcalose).

Observe que algumas referências podem sugerir primeiramente a avaliação da PCO_2. Entretanto, como a maioria dos distúrbios ácido-básicos identificados em animais ocorre devido a distúrbios metabólicos, a avaliação do HCO_3^- em geral definirá prontamente o distúrbio ácido-básico.

Passo 3. Avaliação da PCO_2. Caso o valor da PCO_2 esteja normal, o distúrbio ácido-básico é definido pela anormalidade da concentração de bicarbonato. Interprete se o valor de PCO_2 está acima do intervalo de referência, indicando aumento de ácidos respiratórios (acidose), ou abaixo do intervalo de referência, indicando elevação de bases respiratórias (alcalose).

Passo 4. Caso necessário, avalie quaisquer combinações de anormalidades entre HCO_3^- e PCO_2. Se ambos os valores de HCO_3^- e PCO_2 estiverem anormais, o distúrbio ácido-básico primário ocorre, quase sempre, devido ao valor mais anormal do par. A mudança no valor menos anormal ocorre, quase sempre, devido à resposta compensatória na tentativa de normalizar o pH. Adicionalmente, o valor compensatório ou está anormal, ou caminhando para a anormalidade na direção *oposta* do que seria o requerido para causar a anormalidade do pH. Esse passo também pode ajudar na identificação de distúrbios ácido-básicos devido a mais de um processo, conhecidos como distúrbios mistos do equilíbrio ácido-básico.

Essa abordagem pode ser ilustrada no exemplo a seguir, relacionando de dados do equilíbrio ácido-básico de um paciente comum com intervalos de referência (IR) para comparação.

pH   7,21   IR = 7,35 a 7,45

     diminuído – indica distúrbio ácido primário (acidemia)

HCO_3^- 12 mmol/ℓ IR = 15 a 23 mmol/ℓ

     diminuído – indica resposta ácida, componente metabólico do sistema de tamponamento

PCO_2 30 mmHg   IR = 35 a 40 mmHg

     diminuído – indica resposta básica, componente respiratório do sistema de tamponamento

Ambos os determinantes do sistema de tamponamento do bicarbonato estão diminuídos de maneira anormal. A anormalidade determinante, que adiciona ácido ou base consistente com a mudança do pH, é a causa primária do distúrbio ácido-básico. Nesse exemplo, a diminuição do HCO_3^- é interpretada como adição de ácido. A diminuição da PCO_2 não pode explicar o pH, porque essa mudança adicionaria base ao sistema, aumentando o pH. Portanto, a interpretação conclusiva é acidose metabólica com alguma compensação respiratória. A diminuição da PCO_2 é a resposta compensatória. O aumento da eliminação de CO_2 pela via respiratória tende a ser compensado para normalizar o pH até certo ponto. Pode ser útil empregar a fórmula dessa relação ao realizar tais interpretações:

$$pH\ sanguíneo = 6,1 + \log \frac{[HCO_3^-]}{0,03 \times PCO_2}$$

Olhando para essa equação, é aparente que ou a diminuição do HCO_3^- ou o aumento da PCO_2 seria necessário para diminuir o pH sanguíneo.

A compensação é uma ação fisiológica ativa, normal, em resposta ao distúrbio ácido-básico primário. A não ser que o distúrbio ácido-básico seja muito agudo, espera-se que ocorra resposta compensatória. Normalmente, a compensação respiratória para o distúrbio metabólico ocorre mais rápido do que a compensação metabólica para o distúrbio respiratório. A Tabela 26.3 mostra anormalidades no sistema de tamponamento do bicarbonato para vários distúrbios ácido-básicos e suas respectivas respostas compensatórias esperadas. É importante notar que a compensação deslocará o pH para a anormalidade, mas poderá, na melhor das hipóteses, apenas normalizar parcialmente o pH. Certamente, mecanismos envolvidos na compensação não irão "supercompensar" a normalização do pH. Essa perspectiva é útil para reconhecer a presença de distúrbios mistos do equilíbrio ácido-básico.

Considerações mais avançadas

Distúrbios mistos do equilíbrio ácido-básico

Conforme mencionado, distúrbios mistos do equilíbrio ácido-básico são compostos de dois ou mais processos patológicos que afetam o pH. O valor de pH refletirá o equilíbrio entre os processos que estejam contribuindo para o quadro. Um exemplo de distúrbio misto do equilíbrio ácido-básico pode ser reconhecido em um cão com pancreatite grave. Nessa situação, pode haver desidratação associada à má perfusão tecidual e azotemia pré-renal, processos que levam à acidose metabólica. Caso também haja vômito desproporcional ou prolongado, há um processo de alcalose metabólica sobreposto como resultado da perda de H^+Cl^- gástrico. Pode-se suspeitar desse último processo quando houver concentração sérica de cloro desproporcionalmente diminuída.

O reconhecimento de distúrbios mistos do equilíbrio ácido-básico deve começar com a suspeita baseada no diagnóstico do problema ou em problemas clínicos existentes. Alguns exemplos de quadros clínicos que podem resultar em distúrbio misto do equilíbrio ácido-básico incluem:

* Hipoadrenocorticismo com vômito desproporcional: acidose e alcalose metabólica

Tabela 26.3 Valores esperados para pH, HCO_3 e PCO_2 em vários distúrbios ácido-básicos, incluindo respostas compensatórias esperadas.

Distúrbio	pH	HCO_3	PCO_2
Acidose metabólica	Dim	Dim	N
Acidose metabólica, compensada	Dim ou N baixo	Dim	Dim ou N baixo
Alcalose metabólica	Aum	Aum	N
Alcalose metabólica, compensada	Aum ou N alto	Aum	Aum ou N alto
Acidose respiratória	Dim	N	Aum
Acidose respiratória, compensada	Dim	Aum ou N alto	Aum
Alcalose respiratória	Aum	N	Dim
Alcalose respiratória, compensada	Aum ou N alto	Dim ou N alto	Dim

N = valor normal, dentro do intervalo de referência; Dim = diminuído; Aum = aumentado.
Observe que a acidose respiratória aguda pode não ser efetivamente compensada.

- Vômito prolongado e pneumonia aspirativa: alcalose metabólica e acidose respiratória
- Insuficiência cardíaca com edema pulmonar grave: acidose metabólica e respiratória
- Insuficiência renal com vômito desproporcional: alcalose metabólica e respiratória
- Dilatação-vólvulo gástrico: variável, depende das manifestações
- Anestesia em excesso, com distúrbio preexistente: variável, dependendo do distúrbio.

Os dados do equilíbrio ácido-básico podem ajudar a confirmar a existência de um distúrbio misto. Inicialmente, é possível identificar o distúrbio primário do equilíbrio ácido-básico utilizando os achados clínicos e a anormalidade primária mais provável nos dados do equilíbrio ácido-básico. Então, é possível prever a resposta compensatória esperada ao distúrbio primário. A Tabela 26.4 mostra diretrizes para a magnitude das mudanças compensatórias que podem auxiliar essa determinação. Se a resposta compensatória esperada não estiver presente, estiver em excesso ou na direção contrária da esperada, deve-se suspeitar de um segundo distúrbio primário, indicando distúrbio misto do equilíbrio ácido-básico. Essas diretrizes devem ser usadas com margens consideráveis e somente grandes desvios do esperado devem ser interpretados como inapropriados. Para exemplificar, considere os dados do caso a seguir.

pH   6,99   IR = 7,35 a 7,45

diminuição grave – indica distúrbio ácido primário (acidemia)

HCO_3^- 12 mmol/ℓ IR = 15 a 23 mmol/ℓ

diminuído – indica resposta ácida, componente metabólico do sistema de tamponamento

PCO_2 50 mmHg   IR = 35 a 40 mmHg

aumentado – indica resposta ácida, componente respiratório do sistema de tamponamento

À primeira vista, isso pode parecer confuso caso a suspeita seja de distúrbio primário simples. Caso se assuma inicialmente que a acidose metabólica é a anormalidade primária, espera-se diminuição compensatória na PCO_2 de aproximadamente 2 mmHg abaixo do limite inferior do intervalo de referência, ou cerca de 33 mmHg (ver Tabela 26.4). Entretanto, o resultado de PCO_2 é grosseiramente diferente do resultado compensatório esperado.

Caso se assuma inicialmente que a acidose respiratória é a anormalidade primária, é esperado aumento no HCO_3^- de aproximadamente 1,5 a 3,0 mmol/ℓ, ou cerca de 25 mmol/ℓ. Novamente, o resultado é grosseiramente diferente do resultado compensatório esperado. Isso leva a considerar prontamente que o distúrbio no equilíbrio ácido-básico é misto. Nesse caso, há duas respostas ácidas consistentes com ambas as acidoses, a respiratória e a metabólica. Os dois distúrbios primários no equilíbrio ácido-básico são reconhecidos como um distúrbio misto. Portanto, deve-se investigar tanto a função pulmonar quanto as potenciais causas de acidose metabólica (ver Tabela 26.1).

Oxigenação do sangue arterial

Um analisador de gases sanguíneos convencional mensura a PO_2 juntamente com outros valores discutidos. Ele então calcula ou prevê a porcentagem de hemoglobina saturada com oxigênio (SO_2) com base no comportamento esperado da afinidade da hemoglobina em certo pH, na temperatura corporal e na PO_2. A relação entre a porcentagem da saturação e essas variáveis é caracterizada pela curva de dissociação hemoglobina-oxigênio. Esses valores estão presentes em todos os relatórios de analisadores hemogasométricos, mas são, tipicamente, apenas úteis para amostras arteriais coletadas especificamente para avaliar a oxigenação. Como alternativa inicial à amostra arterial, uma abordagem mais simples é usar um oxímetro de pulso para medir a porcentagem de saturação da hemoglobina para descartar defeitos de oxigenação.

Quando o animal estiver respirando ar ambiente e a oxigenação do sangue estiver normal, a PO_2 arterial ficará na faixa de 85 a 100 mmHg. Nesse nível, a SO_2 é tipicamente 95% ou maior. Em geral, grandes mudanças patológicas na PO_2, por exemplo, < 60 a 70 mmHg, são necessárias para resultar em alterações clínicas importantes na SO_2. O cálculo da porcentagem de saturação é razoavelmente preciso quando o teor de hemoglobina estiver normal. Entretanto, passa a não ser precisa na presença de toxicidades, como a metemoglobinemia, a carboxi-hemoglobinemia (adiante) e algumas anormalidades da hemoglobina presentes somente em humanos.

Cálculo do excesso de base

O valor do excesso de base (EB) em geral está incluso no relatório do equilíbrio ácido-básico. Esse valor é calculado para contabilizar a capacidade combinada de tamponamento do bicarbonato e da hemoglobina sanguíneos. Esse é um cálculo complexo que utiliza a informação de um nomograma construído sobre a

Tabela 26.4 Diretrizes para a magnitude de compensação esperada do distúrbio primário do equilíbrio ácido-básico.

Distúrbio do equilíbrio ácido-básico	Acidose metabólica pH diminuído	Alcalose metabólica pH aumentado	Acidose respiratória pH diminuído	Alcalose respiratória pH aumentado
Alteração primária no tampão bicarbonato	Bicarbonato diminuído	Bicarbonato aumentado	CO_2 aumentado	CO_2 diminuído
Compensação esperada	Diminuição da PCO_2 por mudança respiratória	Aumento da PCO_2 por mudança respiratória	Aumento no HCO_3^- pelo metabolismo	Diminuição no HCO_3^- pelo metabolismo
Magnitude esperada na compensação	0,7 mmHg por cada 1,0 mmol/ℓ de diminuição no HCO_3^-	0,7 mmHg por cada 1,0 mmol/ℓ de aumento no HCO_3^-	Agudo: 1,5 mmol/ℓ de HCO_3^- por cada 10 mmHg de aumento na PCO_2 Crônico: pode dobrar aproximadamente	Agudo: 2,5 mmol/ℓ de HCO_3^- por cada 10 mmHg de diminuição na PCO_2 Crônico: pode dobrar aproximadamente

Para cada distúrbio do equilíbrio ácido-básico, a tabela mostra a alteração primária associada, a ação da compensação e a magnitude da mudança esperada na resposta compensatória.

relação entre o pH, a PCO_2 e o HCO_3^- sanguíneos. Essa relação é similar para o ser humano e para o cão, mas pode variar em outras espécies. Um *software* normalmente utiliza o cálculo humano para derivar o EB. A faixa normal do EB varia entre levemente positiva e negativa ao redor de zero. Valores positivos anormais indicam excesso de bases ou alcalose. Valores negativos indicam a magnitude do déficit de HCO_3^-, em mmol/ℓ, na acidose metabólica. A quantidade do déficit pode ser útil no planejamento da terapia com líquido e bicarbonato.

A utilidade do EB é calcular a quantidade de bicarbonato que deve ser reposto na fórmula da fluidoterapia. Esses cálculos resultam em uma quantidade-alvo de bicarbonato que será administrada nos líquidos para normalizar a concentração de bicarbonato e o pH. O cálculo é baseado no peso corporal e o objetivo é fornecer bicarbonato ao líquido extracelular, que é aproximadamente 30% do peso corporal. Uma fórmula representativa utilizando o valor absoluto de EB seria:

$$\text{Dosagem de bicarbonato (mmol)} = 0,3 \times \text{Peso corpóreo (kg)} \times \text{EB (mmol/}\ell\text{)}$$

Podem ser encontradas variações na fórmula acima, mas o princípio geral é imutável. O usuário deve se lembrar de que a reposição do bicarbonato na acidose é como um alvo em movimento. A administração de bicarbonato é inicialmente distribuída para o líquido extracelular, mas há, com o tempo, movimento para o espaço intracelular. Além disso, o(s) processo(s) causando o distúrbio do equilíbrio ácido-básico pode(m) mudar ou continuar a afetar o balanço do bicarbonato. Como resultado, o *status* do equilíbrio ácido-básico deve ser monitorado durante a terapia de reposição e a administração de bicarbonato contínua deve ser ajustada de acordo.

Cooximetria

Em contraste à mensuração da PO_2, a cooximetria é a mensuração espectrofotométrica da hemoglobina (Hb) utilizando múltiplos comprimentos de onda da luz. A Hb irá absorver o máximo de luz nos diferentes comprimentos de onda, dependendo da sua configuração. Os quatro comprimentos de onda com máxima absorção utilizados nesses aparelhos destinam-se a fornecer mensuração de:

- Hemoglobina oxigenada (Oxi-Hb ou O_2-Hb), que é expressa como porcentagem de saturação de oxigênio real
- Hemoglobina não oxigenada (desoxi-Hb)
- Carboxi-hemoglobina (HbCO): utilizada para detectar a presença e a gravidade da intoxicação por monóxido de carbono
- Metemoglobina (met-Hb): utilizada para detectar a presença em gravidade da metemoglobinemia.

Como a cooximetria é utilizada para caracterizar a oxigenação da Hb, ela é tipicamente útil somente para a análise de sangue arterial.

27

Avaliação Laboratorial da Função Hepática

Robin W. Allison

Department of Veterinary Pathobiology, Oklahoma State University College of Veterinary Medicine, Stillwater, OK, USA

As funções do fígado envolvem uma incrível variedade de processos biológicos essenciais à vida. Essas funções incluem participação nos metabolismos de carboidratos, lipídios, proteínas, hormônios e vitaminas; na destoxificação e na excreção de catabólitos e de outras substâncias tóxicas; na digestão (especialmente de gordura); e na produção da maioria dos fatores de coagulação. O fígado é altamente vascularizado e estrategicamente situado para receber não apenas o sangue arterial, através da artéria hepática, mas também o sangue venoso oriundo da veia porta. Na verdade, a maior parte (70 a 75%) do fluxo sanguíneo ao fígado é proveniente da circulação porta e a capacidade do fígado de remover vários solutos do sangue portal é fundamental para muitas de suas funções.[1] Devido à notável diversidade do fígado, a disfunção hepática pode resultar em diversas anormalidades laboratoriais.

Doença hepática *versus* insuficiência hepática

Doença hepática inclui quaisquer dos vários distúrbios que causam lesão de hepatócitos e/ou colestase. Entre eles, incluem-se hipoxia, doenças metabólicas, intoxicação, inflamação, neoplasia, traumatismo mecânico e obstrução de ducto biliar extra-hepática ou intra-hepática. É importante compreender que, com frequência, o fígado é acometido, secundariamente, por doenças primárias situadas em outros tecidos, como doença intestinal inflamatória e pancreatite. Insuficiência hepática pode ser decorrente de doença hepática, sendo reconhecida pela insuficiência em depurar o sangue das substâncias normalmente excretadas pelo fígado e pela falha na síntese das substâncias normalmente produzidas pelo fígado. No entanto, a doença hepática nem sempre resulta em insuficiência hepática. O fígado tem grande capacidade de reserva; deve ocorrer perda de 70 a 80% da massa hepática funcional antes que se instale a insuficiência hepática. Os testes para diagnóstico de doença hepática ou de insuficiência hepática incluem três categorias principais:

- Mensuração da atividade sérica de enzimas que detectam lesão de hepatócitos
- Mensuração da atividade sérica de enzimas que detectam colestase
- Testes que avaliam a função hepática.

Introdução à enzimologia

Para interpretar os resultados dos testes enzimáticos séricos utilizados na detecção de doença hepática é necessário um conhecimento básico de enzimologia diagnóstica. Os princípios da enzimologia diagnóstica incluem:

- Diferentes órgãos, tecidos ou células contêm diferentes enzimas. Em alguns casos, apenas poucos órgãos ou tecidos contêm determinada enzima; essa enzima "tecido-específica" tende a ser mais útil como teste diagnóstico
- O aumento da atividade sérica da enzima é tão maior quanto maior a quantidade dessa enzima que alcança a corrente sanguínea por causa de seu extravasamento de células lesionadas ou do aumento de sua produção
- Portanto, o aumento da atividade sérica dessa enzima sugere lesão das células de origem ou estimulação dessas células para maior produção da enzima
- A enzimologia diagnóstica é um meio de localizar o tecido lesionado ou o local em que ocorreu o estímulo para a maior produção da enzima
- Os resultados obtidos em enzimologia diagnóstica, juntamente com outros dados clínicos e laboratoriais, são úteis para compreender o mecanismo fisiopatogênico da doença e para estabelecer o diagnóstico
- A enzimologia diagnóstica **NÃO** propicia informação a respeito da *função* tecidual.

No corpo, as enzimas catalisam reações bioquímicas por meio da transformação de um substrato em um produto. Por exemplo,

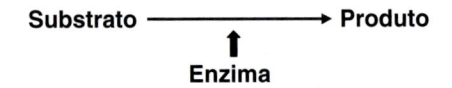

$$\text{Substrato} \xrightarrow{\text{Enzima}} \text{Produto}$$

Na determinação da atividade enzimática, mistura-se um volume padrão de soro que contém a enzima com uma solução que contém o substrato para tal enzima. Possibilita-se que ocorra a reação e, em seguida, faz-se a mensuração da atividade enzimática com base na taxa de desaparecimento do substrato ou de formação do produto. Quanto mais rapidamente ocorre a reação, maior é a atividade sérica da enzima na amostra do paciente. Em geral, o método de determinação do produto da enzima não é direto; antes, deve ser incluído em uma reação secundária que frequentemente envolve a conversão de NAD^+ (ou $NADP^+$) em NADH (ou NADPH), ou vice-versa. Esta segunda reação resulta em alteração na absorção de luz pela amostra, que pode ser mensurada utilizando um espectrofotômetro.[2]

A concentração dessas enzimas não é mensurada diretamente; entretanto, considera-se que a atividade sérica de uma enzima é diretamente proporcional à sua concentração. Atualmente, a atividade enzimática é expressa em unidade por litro (U/ℓ), sendo uma unidade definida como a quantidade de enzima que catalisa a reação de 1 μmol de substrato por minuto.[2] Embora essa unidade historicamente fosse denominada unidade internacional (UI), a atual unidade SI (Sistema

Internacional, para uniformização internacional) é o katal, que descreve a atividade enzimática em moles por segundo. No sistema SI, a atividade enzimática é expressa em katal por litro (kat/ℓ).[2] Para a conversão da unidade, faz-se a multiplicação UI/ℓ × 0,01667 = μkat/ℓ.[3]

Os conceitos e informações básicos que devem ser considerados para a interpretação correta dos resultados das mensurações de enzimas séricas incluem:

- Diferença entre enzimas de "extravasamento" e enzimas "de indução"
- Tempo de atividade da enzima após sua entrada no sangue (*i. e.*, meia-vida biológica da enzima no sangue)
- Especificidade tecidual das enzimas
- Manuseio e armazenamento apropriados da amostra de soro destinada aos testes enzimáticos.

Enzimas de extravasamento *versus* enzimas de indução

O aumento da atividade enzimática no soro sanguíneo pode ser decorrente do extravasamento ou de indução da produção da enzima. As enzimas podem ser liberadas quando a lesão celular alterar as membranas celulares. As enzimas que passam para o espaço extracelular e, em seguida, para o sangue, por meio desse mecanismo, são denominadas *enzimas de extravasamento* (Figura 27.1). Contudo, o termo é um tanto inadequado. Embora as membranas de células que sofrem lesão letal certamente possibilitem o extravasamento das enzimas à medida que se degradam, as células lesionadas de modo subletal podem apresentar vesículas nas membranas, as quais posteriormente se rompem, resultando em aumento da atividade sérica da enzima.[4] Todavia, é útil pensar nesse mecanismo em termos de extravasamento. Por outro lado, a indução envolve o aumento da produção de uma enzima por células que normalmente a sintetizam em menor quantidade. Esse aumento de produção é induzido por algum tipo de estímulo e resulta em maior liberação da enzima pelas células e, consequentemente, em aumento da atividade

dessa enzima no soro sanguíneo. Enzimas de importância diagnóstica que passam para o sangue por meio desse mecanismo são denominadas *enzimas de indução* (Figura 27.2).

Enzimas de extravasamento estão presentes no citosol e/ou em organelas e extravasam após lesão celular subletal ou letal (ou seja, necrose). O aumento da atividade sérica dessas enzimas pode ser detectado nas primeiras horas após a lesão.[5] Por outro lado, as enzimas de indução estão presentes nas membranas celulares. O aumento da atividade sérica dessas enzimas depende principalmente do aumento da produção e ocorre mais lentamente (*i. e.*, em dias em vez de horas).[5]

O conceito de enzima de extravasamento *versus* enzima de indução é importante, mas essa diferença não está totalmente definida em condições clínicas. Por exemplo, lesão aguda de hepatócitos pode resultar em perda de enzimas de extravasamento, mas a produção de enzima pode ser suprarregulada no subsequente processo de regeneração hepática, resultando em declínio mais lento da atividade sérica da enzima do que o esperado, com base na meia-vida da enzima.[6] Além disso, a ruptura de vesículas da membrana que contêm enzimas ligadas a membranas pode ocasionar rápido aumento, mas em geral discreto, da atividade sérica daquelas enzimas "induzíveis".[5] Também se considera que lesões de membrana menos agudas ocasionem liberação de enzimas de indução. O aumento das atividades séricas de fosfatase alcalina (ALP) e de gamaglutamiltransferase (GGT), em consequência de colestase, são exemplos disso. Parte do aumento da atividade sérica dessas enzimas provavelmente se deve à maior produção enzimática, mas os ácidos biliares sequestrados nos canalículos e nos ductos biliares podem solubilizar as membranas dos hepatócitos e de células epiteliais do ducto biliar, resultando em maior liberação dessas enzimas.[7,8]

Embora as atividades de ambos os tipos de enzimas, de extravasamento e de indução, frequentemente aumentem na maioria das doenças hepáticas, a magnitude do aumento pode propiciar um indicativo sobre as principais lesões do fígado. Nas doenças caracterizadas principalmente por lesões de hepatócitos, as atividades das enzimas de extravasamento tendem a estar aumentadas em um grau maior do que aquele das atividades das enzimas de indução. De maneira similar, nas doenças caracterizadas

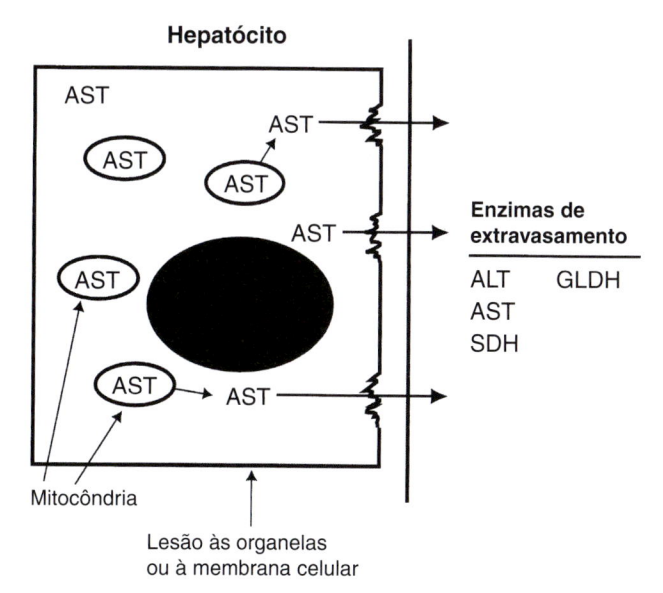

Figura 27.1 As enzimas de extravasamento saem da célula por causa das alterações na membrana plasmática. Algumas enzimas de extravasamento, como a aspartato aminotransferase (AST), também estão presentes em organelas. Para o extravasamento dessas enzimas de organelas, há necessidade de lesão mais grave. ALT = alanina aminotransferase; GLDH = glutamato desidrogenase; SDH = sorbitol desidrogenase.

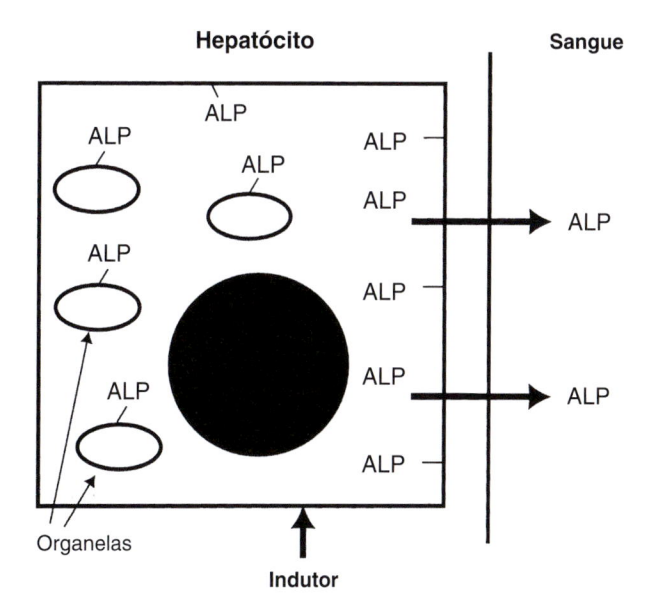

Figura 27.2 O aumento da atividade sérica das enzimas de indução deve-se, em parte, à maior produção dessas enzimas, com subsequente aumento de secreção. Esse aumento da produção é provocado por algum tipo de indutor. ALP = fosfatase alcalina.

principalmente por colestase as atividades das enzimas de indução tendem a estar aumentadas em um grau maior do que aquele das atividades das enzimas de extravasamento. No entanto, várias doenças hepáticas (particularmente as enfermidades crônicas) resultam tanto em lesão de hepatócitos quanto em colestase, de modo que essas diferenciações nem sempre são úteis.

Meia-vida da enzima

Após extravasamento ou secreção pelas células, por fim, as enzimas são degradas e/ou excretadas pelo organismo. Também ao longo do tempo algumas moléculas de enzimas podem perder sua atividade no soro. A taxa na qual ocorre perda de atividade, degradação ou excreção determina o tempo durante o qual a atividade da enzima é detectável no soro após extravasamento ou secreção. Tipicamente, a taxa de desaparecimento da atividade enzimática é definida como meia-vida biológica da enzima, que corresponde ao tempo necessário para que metade da atividade da enzima desapareça do soro. O conhecimento da meia-vida biológica média de uma enzima é útil para avaliar o quão recentemente ocorreu seu extravasamento ou o aumento de produção, bem como para verificar se a doença é ativa. A meia-vida biológica de várias enzimas utilizadas no diagnóstico e o uso da meia-vida enzimática na avaliação de lesão tecidual serão discutidos posteriormente.

Especificidade tecidual

É importante saber a origem tecidual mais provável da enzima. O conhecimento da especificidade tecidual possibilita ao clínico reduzir a lista de possíveis tecidos envolvidos na doença. A especificidade tecidual está relacionada com:

- Presença ou ausência da enzima no tecido. Quando se detecta aumento da atividade sérica de uma enzima, apenas os tecidos nos quais essa enzima normalmente está presente são considerados locais potenciais de lesão
- Concentração da enzima nos tecidos. Uma enzima pode estar presente em vários tecidos, mas sua concentração é alta apenas em um ou em alguns deles. Quando se detecta aumento da atividade sérica de determinada enzima, os tecidos que apresentam maior concentração dessa enzima são os locais mais prováveis de lesão
- Destino da enzima após extravasamento ou secreção. As enzimas detectadas no soro foram extravasadas ou secretadas no espaço extracelular e, em seguida, alcançaram o soro sanguíneo. Alguns tecidos podem apresentar alta concentração da enzima, mas as enzimas extravasadas ou secretadas não alcançam prontamente a corrente sanguínea. Por exemplo, lesão às células do epitélio renal resulta em extravasamento da enzima GGT.[9] Essa enzima extravasa da borda em escova da célula para o lúmen dos túbulos renais, mais do que para o espaço extracelular. Assim, aumento da atividade de GGT pode ser detectado na urina, mas sua atividade sérica não se eleva
- Meia-vida de diferentes isoenzimas. Enzimas com semelhantes atividades catalíticas podem ser sintetizadas em vários tecidos diferentes, mas essas enzimas podem apresentar variações, dependendo de outras propriedades. Essas diferentes formas de enzima são denominadas isoenzimas ou isoformas (ver discussão adiante sobre isoformas *versus* isoenzimas ALP) e podem apresentar diferentes meias-vidas no soro sanguíneo. Se uma isoenzima apresenta meia-vida muito breve (p. ex., de minutos a algumas horas), é menos provável que se acumule no

soro após extravasamento ou secreção e, portanto, é menos provável que seja detectada. Se uma enzima tem origem em dois diferentes tecidos, mas a meia-vida da isoenzima em um tecido é de minutos, enquanto sua meia-vida em outro tecido é de dias, é mais provável que o aumento da atividade sérica dessa enzima tenha origem no segundo tecido. Por exemplo, em cães, a placenta contém grande quantidade da enzima ALP, mas a meia-vida da isoenzima da placenta é de minutos. Portanto, não se considera a placenta uma fonte provável de aumento da atividade de ALP no soro sanguíneo.[5]

A enzima ideal para uso diagnóstico seria a específica para apenas um tecido. O aumento da atividade sérica de tal enzima indicaria ao patologista clínico o tecido envolvido na doença. Quase nenhuma enzima utilizada como teste diagnóstico é encontrada apenas em um tecido; no entanto, algumas delas estão presentes em apenas alguns tecidos.

O patologista clínico ocasionalmente tenta relacionar a magnitude do aumento da atividade enzimática no soro sanguíneo com o tipo ou o grau da lesão de determinado tecido. A hipótese de que o aumento da atividade enzimática é diretamente proporcional à gravidade da lesão tecidual (especialmente no caso de enzimas de extravasamento) é tentadora, mas isso nem sempre é verdadeiro (Figura 27.3). As células necrosadas liberam todas as suas enzimas e não mais sintetizam enzimas. No entanto, a lesão celular subletal ocasiona o extravasamento de apenas uma parte de seu conteúdo enzimático e as células continuam a produzir enzimas (possivelmente em uma taxa maior). Portanto, células com lesão subletal podem ocasionar maior extravasamento de enzimas do que as células necrosadas ou mortas. Em outras palavras, a necrose de um tecido pode provocar aumento da atividade enzimática no soro sanguíneo, porém a lesão subletal difusa, no mesmo tecido, pode resultar em aumento ainda maior dessa atividade. Portanto, a magnitude da atividade sérica das enzimas não é um indicador confiável do tipo ou do grau de lesão tecidual. Com frequência, a definição da magnitude relativa do aumento da atividade sérica da enzima considera, como base, de quantas vezes foi o aumento em relação ao limite superior do intervalo de referência (LSIR); por exemplo, três vezes o LSIR significa um aumento 3 vezes acima do limite superior do intervalo de referência.

Manuseio da amostra

Diferentemente das substâncias que são diretamente mensuradas no soro sanguíneo (p. ex., ureia, creatinina, eletrólitos), a concentração sérica da enzima é determinada pela mensuração

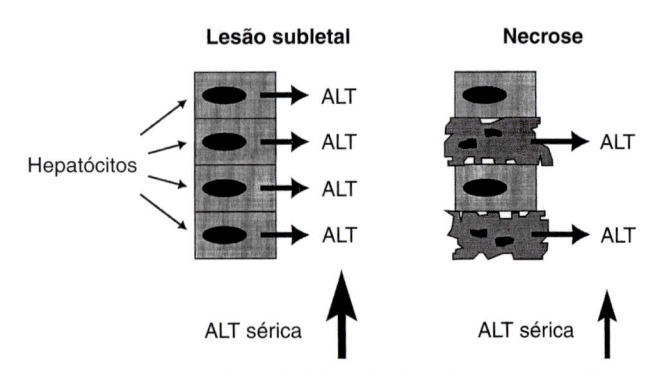

Figura 27.3 A magnitude da atividade sérica da enzima não necessariamente está relacionada com a gravidade da lesão tecidual. A alanina aminotransferase (ALT) sérica extravasa dos hepatócitos quando há lesão da membrana plasmática. A atividade dessa enzima pode ser maior após lesão subletal a vários hepatócitos em comparação com a atividade verificada após necrose de alguns hepatócitos.

de sua atividade no soro sanguíneo e considerando que a atividade da enzima é proporcional à sua concentração sérica. Se as amostras de soro não forem apropriadamente manuseadas, a atividade da enzima pode se alterar, ocasionando resultados errôneos. É importante lembrar que as enzimas do soro são proteínas sujeitas à degradação ou à desnaturação pelo calor, por alteração de pH e pela exposição a vários produtos químicos; todos esses fatores podem resultar em perda da atividade enzimática.[2]

Independentemente de a mensuração da atividade sérica da enzima ser realizada no laboratório da própria clínica ou em um laboratório de referência, com frequência ocorre alguma demora na realização dessas análises após a coleta, sendo fundamental o manuseio apropriado da amostra. Embora o soro sanguíneo destinado a tais análises deva ser obtido e analisado o mais rapidamente possível, a maioria das enzimas é estável quando o soro é mantido refrigerado por 24 horas. O grau de degradação notado após 24 horas varia consideravelmente, dependendo da enzima em particular.[10] Deve-se evitar hemólise e lipemia *in vitro* por causa do risco potencial de suas interferências nos testes espectrofotométricos (o aumento da concentração sérica de bilirrubina também pode interferir nesses testes, mas não é evitável). Algumas enzimas estão presentes nas hemácias e a hemólise pode contribuir diretamente para o aumento da atividade enzimática (ver Capítulo 3).

Testes para detecção de lesão de hepatócitos

A lesão de hepatócitos é detectada mediante a determinação das atividades séricas de enzimas de extravasamento hepatocelular. As três enzimas séricas que são comumente mensuradas para fornecer informações sobre a lesão aos hepatócitos incluem alanina aminotransferase (ALT), aspartato aminotransferase (AST) e sorbitol desidrogenase (SDH). Outra enzima, glutamato desidrogenase (GLDH), está disponível, mas é utilizada principalmente em outros países, não nos EUA. Entretanto, várias outras enzimas são utilizadas em laboratórios como biomarcadores de intoxicação hepática em animais.[11]

Alanina aminotransferase

ALT, anteriormente denominada transaminase glutâmico-pirúvica (TGP), é uma enzima de extravasamento que se apresenta livre no citoplasma. Em cães e gatos, a maior concentração de ALT é verificada em hepatócitos (especialmente naqueles da região periportal) e o teste de ALT está incluído no perfil bioquímico sérico dessas espécies.[12] Às vezes, a determinação da atividade de ALT é o único teste utilizado para detectar a lesão de hepatócitos em cães e gatos porque a ALT é muito mais hepatoespecífica do que a AST (mencionada a seguir). Todavia, a enzima ALT não é totalmente hepatoespecífica; doença ou lesão muscular grave pode causar aumento da atividade sérica de ALT.[13] A atividade de ALT no músculo é menor do que no fígado (em cães, a atividade de ALT no músculo esquelético e no músculo cardíaco corresponde a, aproximadamente, 5% e 25% da atividade hepática, respectivamente).[12] No entanto, como a massa muscular total é muito maior do que a massa hepática, o músculo pode ser uma fonte significativa de extravasamento de ALT. Em geral, embora o aumento da atividade sérica de ALT em cães e gatos possa indicar morte de hepatócitos ou lesão subletal dessas células, também se deve considerar a

possibilidade de necrose ou de lesão subletal de células musculares. Quando há aumento da atividade de ALT, é importante mensurar a atividade sérica de uma enzima mais específica para lesão muscular (p. ex., creatinoquinase [CK]) para determinar se a lesão muscular é a possível causa do aumento de ALT.

A concentração de ALT nos hepatócitos de equinos e ruminantes é baixa; consequentemente, nessas espécies, a atividade sérica de ALT não é útil na detecção de doença hepática.[12] Quantidade moderada de ALT é constatada em músculos de equinos e ruminantes; nessas espécies, nota-se aumento moderado da atividade sérica de ALT quando há lesão muscular;[12] entretanto, ALT não é comumente incluída no perfil bioquímico sérico de grandes animais. Outras enzimas músculo-específicas (p. ex., CK) são mais comumente utilizadas na detecção de lesão muscular nessas espécies.

Em cães e gatos, várias doenças hepáticas podem induzir aumento da atividade sérica de ALT. Hipoxia, alterações metabólicas que ocasionam acúmulo de lipídios nos hepatócitos, toxinas bacterianas, inflamação, neoplasia hepática, vários medicamentos e substâncias químicas tóxicas podem causar lesão de hepatócitos e subsequente extravasamento de ALT. Na lesão aguda, a atividade sérica de ALT é proporcional à quantidade de células lesionadas, mas, conforme ilustrado na Figura 27.3, a magnitude da atividade de ALT não indica a *causa* da lesão ou o *tipo* da lesão de hepatócitos (lesão subletal *versus* necrose). Após lesão aguda grave, como aquela ocasionada por toxinas, a atividade sérica de ALT pode aumentar acentuadamente em 1 ou 2 dias.[5] Se a lesão não progredir, a atividade de ALT diminuirá lentamente ao longo de várias semanas. A atividade sérica de ALT também pode aumentar durante a fase de recuperação de lesão hepática, quando está ocorrendo regeneração ativa de hepatócitos; isso pode explicar por que nem sempre a atividade de ALT retorna ao normal tão rapidamente como se esperava, com base em sua meia-vida sérica, estimada em 17 a 60 horas, em cães, e em 3,5 horas em gatos.[12] Doenças hepáticas inflamatórias mais crônicas podem resultar em "crises" periódicas de aumento da atividade de ALT. Portanto, mensurações repetidas da atividade sérica da enzima podem esclarecer a natureza da doença primária. Contudo, é importante saber que, em algumas situações, pode haver doença hepática significativa, com atividade sérica de ALT normal ou apenas ligeiramente aumentada. Por exemplo, se a doença hepática for grave e houver diminuição marcante da massa tecidual do fígado, pode ser que a quantidade de hepatócitos remanescentes seja muito pequena ao ponto de ocasionar aumento marcante da atividade sérica, mesmo se as células remanescentes estiverem lesionadas e com extravasamento de ALT. Algumas doenças crônicas podem apresentar discreta lesão ativa de hepatócito, resultando em pequeno extravasamento da enzima. Também algumas toxinas (aflatoxina, microcistina) parecem interferir na produção de transaminases; pode haver necrose hepática aguda extensa com aumento mínimo de ALT (ou de AST).[5,14]

Também é possível notar aumento da atividade sérica de ALT em cães com hiperadrenocorticismo ou naqueles que receberam corticosteroides.[15] Em geral, esse aumento é discreto (duas a cinco vezes); entretanto, o aumento da atividade de ALT pode variar amplamente entre os cães submetidos à terapia com corticosteroide, dependendo da dose do medicamento e da duração do tratamento.[16-18] Não está totalmente esclarecido se esse aumento da atividade de ALT se deve à indução da produção da enzima por esteroide (como é bem documentado para as enzimas de indução ALP e GGT) ou se ele se deve à verdadeira lesão da membrana dos hepatócitos; as alterações morfológicas nos hepatócitos desenvolvem-se em poucos dias após o início da terapia esteroide e regridem lentamente após cessar o tratamento.[16,17,19]

Medicamentos anticonvulsivantes (p. ex., fenobarbital, primidona, fenitoína) também podem ocasionar discreto aumento da atividade sérica de ALT em cães.[20,21] Como a maioria desses animais permanece clinicamente saudável e a biopsia hepática não tem mostrado evidência morfológica de lesão ao fígado, esse aumento tem sido atribuído à indução (infrarregulação da produção de enzima); todavia, estudos *in vitro* não comprovaram essa hipótese.[22,23] Além disso, alguns cães que receberam anticonvulsivantes desenvolveram hepatopatia tóxica; nesse caso, pode haver aumento marcante da atividade de ALT devido à lesão de hepatócitos.[24]

Aspartato aminotransferase

AST, anteriormente denominada transaminase glutâmico-oxalacética (TGO), está presente em maior concentração nos hepatócitos e nas células musculares (esqueléticas e cardíacas) de todas as espécies.[12] Portanto, AST não é uma enzima hepatoespecífica. AST é uma enzima de extravasamento encontrada predominantemente no citoplasma; cerca de 20% estão presentes nas mitocôndrias.[25] Ao contrário do verificado para ALT, nos hepatócitos há maior concentração de AST na região periacinar, ao redor das veias centrais (zona 3).[5] O aumento da atividade sérica de AST pode ser causado por lesão letal ou subletal de hepatócitos ou de células musculares.

Em cães e gatos, o aumento da atividade sérica de AST é causado pelas mesmas doenças hepáticas já mencionadas para a ALT e em geral é semelhante ao que ocorre com a atividade dessa enzima, mas a magnitude do aumento pode ser menor do que aquela induzida pela ALT.[5] Em alguns animais, após lesão hepática aguda, a atividade sérica de AST pode retornar ao valor basal mais rapidamente do que a atividade de AST, sendo úteis mensurações repetidas para monitorar a resolução da doença. Em cães e gatos, embora a AST seja menos hepatoespecífica do que a ALT, ela é mais sensível para a detecção de alguns tipos de lesão de hepatócitos do que a ALT.[5] Por exemplo, um estudo relata que 89% dos gatos com lipidose hepática apresentavam aumento da atividade de AST, que correspondia a 72% do aumento da atividade de ALT.[26]

À semelhança do que acontece com ALT, em cães pode-se verificar aumento discreto da atividade de AST como resultado da indução enzimática por ação de corticosteroides e, possivelmente, de fenobarbital, embora haja certa controvérsia na literatura.[21,23,27] Como o músculo é uma possível fonte de atividade sérica de AST, é útil a mensuração de uma enzima específica de lesão muscular (*i. e.*, CK) para determinar se o aumento da atividade de AST se deve à lesão muscular.

Em equinos e ruminantes, com frequência, determina-se a atividade de AST como teste de detecção de rotina da lesão de hepatócitos, pois essa enzima está incluída na maioria dos perfis bioquímicos séricos de grandes animais e por causa da baixa concentração de ALT nos hepatócitos. Nessas espécies, o aumento da atividade sérica de AST pode ser ocasionado pelas mesmas doenças hepáticas (subletal e necrótica) mencionadas para a ALT. O principal problema da AST na detecção de lesão de hepatócitos é sua baixa hepatoespecificidade. Como acontece em cães e gatos, o aumento da atividade sérica de AST em equinos e ruminantes pode ser decorrente não apenas de lesão de hepatócitos, mas também de lesão muscular. Esse problema pode ser minimizado, até certo ponto, pela determinação da atividade de uma enzima músculo-específica, como a CK, juntamente com AST.

É possível notar aumento da atividade de AST, com atividade de CK normal, quando a origem de AST for o fígado, sugerindo que houve lesão de hepatócitos. No entanto, em tal caso, permanece a dúvida, porque a meia-vida de CK é menor do que a de AST (Figura 27.4). As atividades séricas de ambas as enzimas podem estar aumentadas quando há lesão muscular; entretanto, a atividade de CK pode retornar ao normal antes da atividade de AST.[28] Esses problemas com o emprego de AST para a detecção de lesão de hepatócitos em equinos e ruminantes têm levado ao uso de enzimas de maior hepatoespecificidade (como SDH) nessas espécies.

À semelhança do mencionado para ALT, a atividade sérica de AST pode ser normal ou estar apenas discretamente elevada em doença hepática significativa, crônica e de baixo grau, que resultou em diminuição marcante da massa tecidual hepática, ou que foi ocasionada por toxinas inibidoras das atividades das enzimas transaminases. Em cães e gatos, a meia-vida da AST é menor do que a de ALT, sendo estimada em 4 a 12 horas em cães, e 77 minutos em gatos.[12,29] Em equinos, a meia-vida de AST foi estimada em 7 a 8 dias.[28]

Sorbitol desidrogenase (iditol desidrogenase)

SDH, também denominada iditol desidrogenase (ID), é uma enzima de extravasamento que se encontra livre no citoplasma. Está presente em alta concentração nos hepatócitos de cães, gatos, equinos e ruminantes; contudo, nessas espécies, a sua concentração em outros tecidos é baixa.[12] Portanto, a SDH é uma enzima hepatoespecífica. O aumento da atividade sérica de SDH sugere necrose ou lesão subletal de hepatócitos. A mensuração da atividade de SDH não é um teste superior ao da ALT na detecção de lesão de hepatócitos de cães e gatos, não sendo comumente utilizada nessas espécies. No entanto, em equinos e ruminantes, a SDH é muito mais específica na detecção de lesão de hepatócitos do que a AST. A meia-vida da SDH é muito breve (< 2 dias); após lesão aguda de hepatócitos, sua atividade sérica pode retornar ao normal em 4 a 5 dias.[30] A principal desvantagem da SDH é que é menos estável *in vitro* do que a maioria das outras enzimas utilizadas como testes auxiliares de diagnóstico;

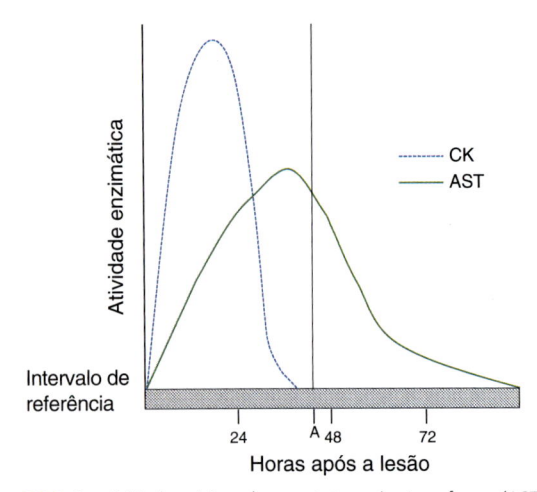

Figura 27.4 As atividades séricas de aspartato aminotransferase (AST) e creatinoquinase (CK) aumentam quando há lesão muscular. No entanto, conforme ilustrado na figura, as atividades aumentam e diminuem em diferentes taxas. Dependendo do tempo decorrido entre a lesão muscular e a análise da amostra de sangue, é possível detectar aumento da atividade sérica de AST e atividade sérica de CK normal (note o momento A); esses resultados podem ser erroneamente interpretados como sendo uma indicação de lesão hepática.

a estabilidade varia de acordo com as espécies. No entanto, tanto em bovinos quanto em equinos, a SDH é estável no soro sanguíneo mantido em temperatura ambiente ou refrigerado por até 5 horas (24 horas, sob refrigeração, para bovinos), e por até 48 horas (72 horas, para bovinos) quando a amostra de soro é congelada.[31] Em lhamas, a SDH permanece estável no soro durante 8 horas; no soro refrigerado ou congelado, é estável por até 1 semana.[32] Em cães, a SDH permanece estável no soro mantido em temperatura ambiente por 4 horas, por 48 horas quando refrigerado, 1 semana se congelado a –20°C e 1 mês se congelado a –70°C.[33] Na maioria dos casos, esse tempo é suficiente para possibilitar o envio da amostra de soro ao laboratório para a mensuração de SDH. Como a SDH é preferível à AST na detecção de lesão de hepatócitos em equinos e ruminantes, deve-se encontrar um laboratório que possa realizar esse exame em tempo apropriado.

Glutamato desidrogenase

GLDH é uma enzima de extravasamento presente em maior concentração nas mitocôndrias dos hepatócitos, predominantemente naqueles da região periportal.[12] Os mesmos tipos de lesões de hepatócitos, reversíveis e irreversíveis, que ocasionam aumento da atividade sérica de ALT provocam aumento da atividade sérica de GLDH. Há relatos de que o aumento da atividade sérica dessa enzima é altamente sensível para a detecção de doença hepática em cães.[10,34] Relata-se que a sensibilidade para doença hepática de equinos é boa, mas ligeiramente menor do que aquela da GGT.[35] Em cães, a atividade de GLDH permanece estável no soro, em temperatura ambiente, por 2 dias, por 7 dias se refrigerado em temperatura de 4°C, e por 6 meses se congelado em temperatura de –20°C.[34] A atividade sérica de GLDH aumentou em cães com hiperadrenocorticismo; também se tem documentado aumento em cães tratados com anticonvulsivantes.[36] Nos EUA, não há disponibilidade de testes para mensuração dessa enzima na rotina; são mais comumente utilizados em outros países.

Testes para detecção de colestase

A colestase (comprometimento do fluxo biliar) pode ser detectada mediante a mensuração da atividade sérica de enzimas, cujo aumento de produção é induzido por colestase, ou pela mensuração do teor sérico de substâncias (endógenas ou exógenas) que normalmente são consideradas como testes da função hepática, discutidas posteriormente. As duas enzimas do soro sanguíneo utilizadas para detecção de colestase são ALP e GGT.

Fosfatase alcalina

ALP é uma enzima de indução presente nas membranas celulares; é sintetizada por vários tecidos ou órgãos, como o fígado, os ossos, os rins, os intestinos, o pâncreas e a placenta.[12,25,37] Em animais domésticos, duas isoenzimas ALP são produzidas a partir do estímulo de dois genes diferentes; elas são denominadas isoenzima intestinal e isoenzima tecidual inespecífica.[37] A isoenzima tecidual inespecífica sofre modificação pós-translacional adicional nos diferentes tecidos, resultando em diferentes isoformas no fígado (LALP), nos ossos (BALP), nos rins e na placenta. A isoenzima intestinal também pode sofrer modificação adicional para produzir uma isoforma única induzida pela ação de corticosteroide (CALP) em cães. Com frequência, essas diferentes isoformas são erroneamente denominadas isoenzimas

diferentes, mas as isoenzimas devem ser produzidas por diferentes genes. A maior parte da atividade sérica normal de ALP é oriunda do fígado. Em cães, a meia-vida de ALP intestinal, renal e placentária é de, aproximadamente, 6 minutos; a meia-vida de ALP intestinal em gatos é cerca de 2 minutos. Assim, é improvável que essas isoenzimas ocasionem aumento da atividade sérica de ALP.[37] Aumento da produção de ALP e de sua atividade sérica comumente é notado quando há colestase, maior atividade osteoblástica, indução por alguns medicamentos (principalmente em cães) e várias doenças crônicas.

Aumento da atividade sérica de fosfatase alcalina

Doença hepatobiliar

No fígado, a ALP está presente nas células do epitélio biliar e nas membranas caniculares de hepatócitos.[5] Várias doenças hepatobiliares podem ocasionar aumento da atividade sérica de ALP devido à maior produção da enzima, à solubilização de membranas pela ação de ácidos biliares e ao extravasamento de vesículas de membranas, após lesão celular.[4,7,8,37] Em cães, as doenças colestáticas podem resultar em aumento marcante da atividade sérica de ALP (acima de 10 vezes o LSIR), mas, em outras espécies, o aumento é mais variável.[5,37-39] Distúrbios que prejudicam o fluxo biliar em áreas focais do fígado podem resultar em aumentos variáveis na atividade de ALP. Por exemplo, cães com hiperplasia nodular hepática, que é uma condição benigna relativamente comum em cães mais velhos, foram relatados apresentando atividades de ALP 2,5 a 14 vezes o LSIR.[40] O comprometimento do fluxo biliar induz aumento da produção de ALP e o sequestro de sais biliares no sistema biliar causa solubilização de moléculas de ALP aderidas à membrana celular, as quais são, assim, liberadas no sangue.[7,8,41,42] A meia-vida da LALP induzida por colestase é de, aproximadamente, 3 dias em cães, mas apenas de seis horas em gatos.[5] Em gatos, essa meia-vida breve, além de menor concentração hepática de ALP por grama de tecido, contribui para a magnitude relativamente menor de aumento da atividade sérica de ALP notada em gatos com doença hepática comparativamente aos cães.[5] Entretanto, ainda assim, a ALP é uma enzima útil na avaliação de doença hepática colestática em gatos, desde que se considere que mesmo um aumento discreto (de 2 a 3 vezes o LSIR) pode ser significativo.[5] A utilidade da ALP na detecção de colestase em equinos e ruminantes em geral é considerada menor do que a de GGT (discutida posteriormente).[37,39] Os amplos intervalos de referência da ALP em equinos e ruminantes contribuem para a menor sensibilidade do teste de ALP sérica na detecção de doença hepática nessas espécies.

Quando a colestase é a causa do aumento da atividade sérica de ALP, as concentrações séricas de bilirrubina total e de ácidos biliares podem estar simultaneamente aumentadas. Em cães com colestase, com frequência, verifica-se aumento da atividade sérica de ALP antes que ocorra aumento do teor sérico de bilirrubina; assim, a ALP é um indicador mais sensível de colestase em cães.[10,43] Todavia, mesmo se a concentração sérica de bilirrubina for normal, o aumento de ALP induzido por colestase é acompanhado de bilirrubinúria. Visto que as lesões que envolvem principalmente o sistema intra-hepático ou extra-hepático são causas comuns de colestase, as doenças hepáticas que ocasionam tumefação significativa de hepatócitos (p. ex., lipidose hepática ou inflamação do parênquima hepático) podem ocasionar obstrução de pequenos canalículos biliares e também induzir maiores produção e liberação de ALP.[44] Também é importante lembrar que lesões pancreáticas e intestinais podem, às vezes, ser causas primárias de colestase por causa da obstrução de ducto biliar extra-hepático.

Atividade osteoblástica

Em todas as espécies, nota-se elevação da atividade sérica de ALP associada ao aumento da atividade osteoblástica. Esses aumentos são mais comumente detectados em animais jovens em fase de crescimento, ao serem comparados com os intervalos de referência de ALP para animais adultos. Por exemplo, um estudo relata que a atividade sérica média de fosfatase alcalina de origem óssea (BALP) em filhotes de gatos foi mais de dez vezes maior do que a verificada em gatos adultos, resultando em atividade de ALP total média de mais de duas vezes a de animais adultos.[45] Outro estudo constatou que o intervalo de referência da atividade de ALP total em filhotes de gatos com 4 semanas variou de 97 a 274 U/ℓ, em comparação com o intervalo de 10 a 80 U/ℓ de gatos adultos.[46] Verificou-se que filhotes de cachorro com até 8 semanas de vida têm atividade total de ALP maior do que o intervalo de referência para animais adultos.[47,48] Uma vez que raramente são fornecidos os intervalos de referência específicos para a idade, deve-se lembrar que os animais jovens comumente apresentam atividades séricas de ALP maiores do que os valores dos intervalos de referência de adultos. Em filhotes de cães e de gatos e em bezerros, o aumento da atividade de ALP atribuído ao crescimento ósseo em geral é discreto (< 4 a 5 vezes o LSIR); contudo, os potros podem apresentar aumento de até 20 vezes o LSIR nas primeiras 3 semanas de vida.[37,49]

Algumas causas de aumento da atividade osteoblástica em animais adultos podem resultar em atividade sérica de ALP discretamente aumentada devido à produção de BALP. Osteossarcoma e outras neoplasias ósseas (primárias e secundárias) resultam, inconsistentemente, em maior atividade sérica de ALP, por causa da proliferação de osteoblastos verificada nessas enfermidades; prognóstico para os cães com osteossarcoma e aumento da atividade sérica de ALP parece ser pior do que aquele de pacientes com osteossarcoma e atividade de ALP normal.[37,50,51] Em geral, a cicatrização de fratura óssea provoca aumento localizado da atividade osteoblástica e elevação muito discreta da atividade sérica de ALP, o que pode ser útil no monitoramento da progressão da consolidação óssea no local da fratura. Em cães, um estudo sobre a cicatrização de fratura não complicada mostrou aumento discreto na atividade sérica de ALP, a qual retornou ao normal com a consolidação óssea; por outro lado, os cães com falha na consolidação óssea não apresentaram alteração na atividade de ALP.[52] Hiperparatireoidismo (primário ou secundário) em cães e hipertireoidismo em gatos podem resultar em maior *turnover* ósseo e aumento da atividade osteoblástica; discreto aumento da atividade sérica de ALP pode ser verificado em pacientes com essas enfermidades.[37]

Indução por medicamentos (cães)

O aumento da atividade sérica de ALP pode ser marcante quando a produção da enzima é induzida por alguns medicamentos. A produção de ALP induzida por medicamentos está bem documentada em cães, mas não em outras espécies; assim, a discussão a seguir diz respeito apenas aos cães. Corticosteroides (exógenos ou endógenos) e anticonvulsivantes (p. ex., fenobarbital, fenitoína, primidona) induzem maior produção de ALP pelos hepatócitos em cães. Todas as formas de corticosteroides exógenos (oral, parenteral, tópico, oftálmico e ótico) têm sido envolvidas na indução da produção de ALP.[53,54] O aumento da

atividade sérica de ALP induzido por corticosteroide varia em função da dose e da duração do tratamento, mas pode ser marcante (> 20 vezes o LSIR).[5,16] Em geral, os anticonvulsivantes causam aumento um tanto mais discreto (< 10 vezes o LSIR).[5,24,55]

Os corticosteroides induzem a produção de uma isoforma única (CALP), diferente daquela produzida pelos hepatócitos em resposta à colestase (LALP). Embora seja possível diferenciar LALP de CALP por meio de testes laboratoriais especiais, a utilidade clínica dessa distinção não foi comprovada. Em cães que recebem corticosteroide, o aumento inicial da atividade sérica de ALP deve-se à LALP, enquanto a CALP aumenta após um período de 10 dias e parece que há considerável variação individual no grau de indução de ALP pela ação de corticosteroide.[17,18,56-58] Embora inespecífico, o aumento da atividade de CALP é comum em cães com hiperadrenocorticismo de ocorrência natural e a *ausência* de aumento de CALP é um indício contra a possibilidade de hiperadrenocorticismo em casos suspeitos.[57,59] Embora vários cães que apresentam aumento da concentração sanguínea de corticosteroide exibam elevada atividade sérica de ALP devido à indução, alguns desenvolvem hepatopatia por esteroide com resultante tumefação de hepatócitos por causa da deposição de glicogênio nessas células. Nesses cães, é incomum a evidência de redução da função hepática (aumento de bilirrubina total ou de ácidos biliares), mas isso pode acontecer, dependendo da gravidade da doença.[5] Estresse crônico que resulte em aumento da concentração sanguínea de esteroides endógenos também pode ocasionar aumento da atividade de CALP.[5,37]

Em cães, podem ser realizados outros testes auxiliares para diferenciar o aumento da atividade sérica de ALP induzido por colestase daquele induzido por corticosteroides. Esses testes incluem mensurações das concentrações sérica e urinária de bilirrubina e do teor sérico de ácidos biliares, bem como testes para detecção de hiperadrenocorticismo. Uma abordagem sugerida é apresentada na Figura 27.5. A constatação concomitante de aumento da atividade de ALP e de hiperbilirrubinemia é fortemente sugestiva de colestase, mas a concentração sérica de bilirrubina pode ser normal em alguns casos de doença colestática (p. ex., estágio inicial da doença ou quando apenas uma parte da árvore biliar é obstruída). Nesta última condição, a parte do sistema biliar não obstruída excreta quantidade suficiente de bilirrubina, de modo a manter a concentração sérica desse pigmento na faixa de normalidade.

Cães que recebem medicamentos anticonvulsivantes (p. ex., fenobarbital, fenitoína, primidona) apresentam alta atividade sérica de ALP em decorrência do aumento de LALP e/ou CALP.[5,55] A maioria desses cães permanece clinicamente saudável, mas sabe-se que os anticonvulsivantes também podem causar hepatopatia tóxica em cães. Em cães sadios, o aumento da atividade sérica de ALP tem sido atribuído à indução, mas isso não foi comprovado em estudos *in vitro* e ainda há controvérsia.[22,23] Animais que desenvolvem hepatopatia tóxica em geral manifestam outros sinais de redução da função hepática (aumento do teor bilirrubina total ou de ácidos biliares), bem como anormalidades histológicas.[24]

Outras causas

Neonatos de várias espécies apresentam aumento da atividade sérica de ALP após a ingestão de colostro. Nos primeiros dias de vida, os filhotes de cães e de gatos e os cordeiros apresentam aumento transitório marcante da atividade sérica de ALP (até ou > 30 vezes o LSIR de animais adultos).[46,60,61] Potros e bezerros não apresentam esse aumento marcante após a ingestão de

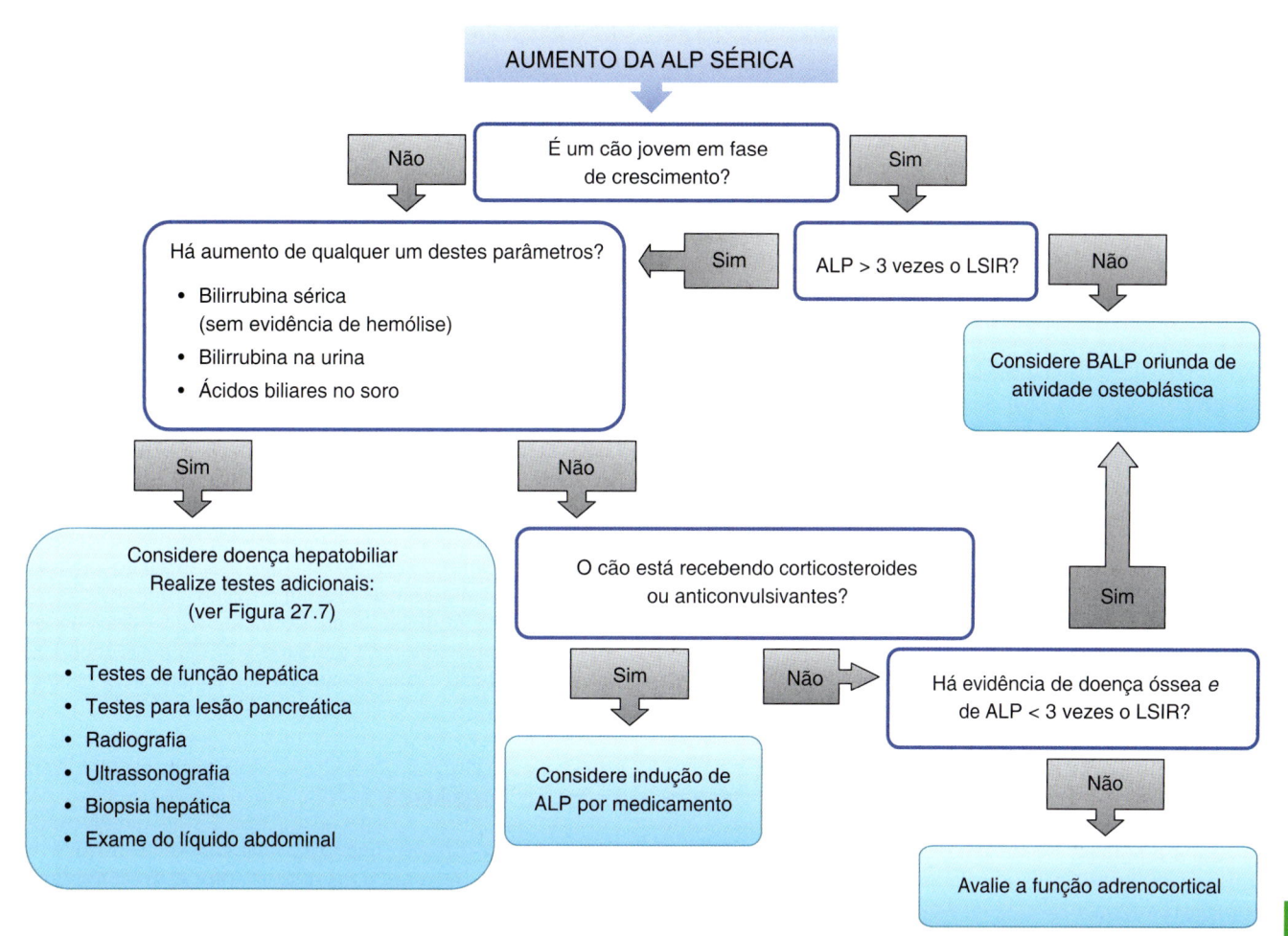

Figura 27.5 Fluxograma para avaliação das possíveis causas de aumento da atividade sérica de fosfatase alcalina (ALP) em cães. LSIR = limite superior do intervalo de referência; BALP = fosfatase alcalina de origem óssea.

colostro, embora a atividade sérica de ALP se encontre aumentada, comparativamente aos animais adultos, devido à BALP, conforme discutido anteriormente.[49,62,63]

Várias doenças endócrinas têm sido associadas ao aumento da atividade sérica de ALP. Hiperadrenocorticismo também já foi discutido como causa frequente de aumento marcante da atividade de ALP induzida por corticosteroide em cães. Os mecanismos exatos de aumentos discretos, em geral notados com outras doenças endócrinas, não estão claramente definidos, mas possivelmente são multifatoriais; lembre-se de que o estresse associado a qualquer doença crônica pode aumentar o teor de corticosteroides endógenos e resultar em indução de CALP (ao menos em cães). Tais doenças incluem diabetes melito, hipotireoidismo e hiperparatireoidismo em cães e hipertireoidismo em gatos; relata-se que até 80% dos gatos com hipertireoidismo apresentam aumento da atividade sérica de ALP (em geral, < 4 vezes o LSIR, devido tanto a BALP quanto a LALP).[37, 64-67]

Neoplasia pode estar associada ao aumento da atividade sérica de ALP. Neoplasia hepática pode ocasionar, diretamente, colestase e a neoplasia óssea pode estar associada ao aumento da atividade osteoblástica (ambas discutidas anteriormente). Além disso, neoplasia da glândula mamária, sem metástase aos ossos ou ao fígado, foi identificada como causa de aumento da atividade sérica de ALP em cães. O aumento da atividade sérica de ALP, que pode ser notado quando há tumor benigno ou maligno de glândula mamária, em geral é discreto (< 8 vezes o LSIR) e parece não ter valor prognóstico.[68,69]

Em bovinos, nota-se aumento discreto da atividade de ALP associado à prenhez (do meio ao fim da gestação) e ao início da lactação.[70,71] Em cães, a atividade sérica de ALP aumenta discretamente durante a prenhez, mas situa-se no intervalo de referência.[37]

Aumento da atividade sérica de ALP relacionado com a raça foi constatado em cães das raças Husky Siberiano e Scottish Terrier. A atividade de ALP (caracterizada como BALP) em alguns animais da raça Husky Siberiano foi mais de cinco vezes maior do que aquela verificada em irmãos em uma ninhada de oito filhotes; nenhuma causa primária foi identificada, e a condição foi descrita como hiperfosfatasemia familiar benigna.[72] De modo semelhante, relata-se aumento da atividade sérica de ALP em cães da raça Scottish Terrier, com atividade de ALP tão elevada quanto 15 vezes o LSIR comparativamente a outras raças.[73] Um estudo de 34 Scottish Terriers aparentemente normais verificou que a atividade de CALP estava significativamente aumentada em 14 cães com hiperfosfatasemia quando comparados a 14 cães com atividade de ALP normal.[74] Os autores atribuíram esses achados ao hiperadrenocorticismo com base na resposta exagerada à administração de ACTH. Alterações histológicas compatíveis com hiperadrenocorticismo foram observadas na biopsia hepática de ambos os grupos de cães, mas nenhum cão apresentava sinais clínicos sugestivos de hiperadrenocorticismo.

Gamaglutamiltransferase

GGT é considerada uma enzima de indução. No entanto, a lesão hepática aguda pode provocar aumento imediato da atividade sérica de GGT, possivelmente por causa da liberação de fragmentos de membrana que contêm GGT.[4] A GGT é sintetizada na maioria dos tecidos corporais, com maior concentração no pâncreas e nos rins.[12,25,75,76] Também está presente em baixa concentração nos hepatócitos, no epitélio de ductos biliares e na mucosa intestinal e em alta concentração nas glândulas mamárias de vacas, ovelhas e cadelas. A maior parte da GGT presente no soro sanguíneo é oriunda do fígado (exceto em neonatos de algumas espécies, conforme discutido anteriormente). A liberação da enzima pelas células do epitélio renal resulta em aumento da atividade de GGT na urina, mas não em atividade da enzima no soro (ver Capítulo 24). De modo semelhante, em vez de no sangue, a GGT é liberada nos ductos pancreáticos pelas células pancreáticas.

No caso de colestase e de hiperplasia biliar, notam-se aumento de produção e liberação de GGT e consequente elevação da atividade sérica dessa enzima.[77,78] O aumento da atividade sérica de GGT na colestase pode ser decorrente da maior produção da enzima e da solubilização da GGT aderida à membrana celular.[5] Em cães, o aumento da atividade de GGT também ocorre como resultado da indução por medicamentos, semelhante ao que foi descrito para ALP.[5]

Experimentalmente, a obstrução de ducto biliar extra-hepático em cães ocasiona aumento da atividade de GGT em até 50 vezes em 2 semanas; estudos semelhantes em gatos relataram aumento de até 16 vezes.[5,79,80] Para a detecção de doença hepática em cães, a GGT é mais específica, porém menos sensível, se comparada à ALP.[38] Para a detecção de doença hepática em gatos, a GGT é mais sensível, porém menos específica do que a ALP (a exceção é a lipidose hepática, discutida adiante).[81] Em cães e gatos, a determinação concomitante das atividades séricas de ALP e GGT é mais confiável no diagnóstico de doença hepatobiliar do que quando mensuradas isoladamente.[38,81] Em geral, gatos com lipidose hepática apresentam aumento da atividade sérica de ALP relativamente maior em comparação com GGT, cujo valor pode se situar no intervalo de referência ou indicar apenas aumento mínimo.[5,82] No entanto, se houver uma doença primária necrosante e inflamatória como causa primária de lipidose hepática, a atividade de GGT pode estar aumentada em maior magnitude do que a atividade de ALP.[26,81]

À semelhança do mencionado para ALP, nota-se aumento da atividade sérica de GGT em cães que recebem corticosteroides, mas não está claro se esse aumento se deve à maior produção de GGT ou se a doença hepática é secundária ao uso de esteroides.[19,56] Quando o aumento da atividade de GGT é induzido por corticosteroides, a atividade dessa enzima aumenta mais lentamente e em menor magnitude do que a atividade de ALP.[16] A indução da atividade de GGT por medicamentos também foi relatada em cães tratados com anticonvulsivantes, mas a elevação foi mínima (2 a 3 vezes o LSIR) e pode, até mesmo, não exceder o intervalo de referência.[5,23,83] Caso se constate aumento de GGT de maior magnitude em cães que recebem tais medicamentos, é mais provável que seja decorrente de colestase. Aumento marcante na atividade sérica de GGT em um cão submetido ao tratamento com anticonvulsivante pode ser indicativo de hepatopatia tóxica associada ao medicamento, o que implica risco à vida do animal.[5,84]

Em equinos e bovinos, em geral, a GGT é considerada mais sensível na detecção de colestase do que a ALP. Em equinos com colestase experimental induzida pela ligação de ducto biliar, a magnitude do aumento da atividade sérica de GGT foi maior do que aquela da atividade de ALP.[39] Bovinos e equinos intoxicados pelo alcaloide pirrolizidina, o qual causa hiperplasia biliar

marcante e, por fim, insuficiência hepática, apresentaram aumento inicial consistente de atividade sérica de GGT.[85,86] No entanto, em casos mais crônicos, a magnitude do aumento da atividade de ALP pode ser maior do que aquela da atividade de GGT.[86] Bovinos com lipidose hepática de moderada a grave apresentam apenas discreto aumento da atividade sérica de GGT (2 a 3 vezes o LSIR).[87]

A alta atividade sérica de GGT no colostro de cadelas, vacas e ovelhas pode resultar em atividade extremamente alta no soro de filhotes de cães, bezerros e cordeiros que consumiram colostro.[61,88,89] Em bezerros, a atividade de GGT pode ser maior que 50 vezes o LSIR de animais adultos nos primeiros dias após o nascimento.[62,63,89] Tipicamente, a atividade de GGT diminui ao longo de semanas, alcançando o valor normal de animais adultos ao redor de 5 semanas de vida. Cordeiros também apresentam atividade sérica de GGT muito alta após o consumo de colostro, com diminuição para um valor na faixa de normalidade de adultos ao redor de 30 dias de vida.[88] Em filhotes de cadelas, o aumento marcante da atividade de GGT (até 100 vezes o LSIR para adultos) após a ingestão de colostro retorna ao valor normal de animal adulto mais rapidamente, ao redor de 10 dias de vida.[61] Nota-se, também, aumento da atividade sérica de GGT em potros, tipicamente 1,5 a 3 vezes o LSIR, no primeiro mês de vida, mas parece que essa atividade enzimática não é de origem colostral.[90,91]

Função hepática

Os testes de função hepática incluem mensurações das concentrações séricas de substâncias que normalmente são removidas do sangue pelo fígado e, em seguida, metabolizadas ou excretadas pelo sistema biliar (p. ex., bilirrubina, ácidos biliares, amônia, colesterol) e de substâncias normalmente sintetizadas pelo fígado (p. ex., albumina, globulinas, ureia, colesterol e fatores de coagulação). Embora as anormalidades nas concentrações sanguíneas dessas substâncias possam ser ocasionadas por fatores extra-hepáticos, a detecção de teores anormais, *além das evidências de lesão hepática* (como aquelas detectadas pelas alterações nas atividades de enzimas de extravasamento e de enzimas de indução), pode fornecer informação adicional a respeito de doença hepática ou de insuficiência hepática significativa. Todavia, com frequência, há necessidade de biopsia hepática para a definição do diagnóstico.

Bilirrubina

Metabolismo normal da bilirrubina

A bilirrubina é oriunda principalmente da degradação da hemoglobina (Figura 27.6), com pequena contribuição de outras hemoproteínas (p. ex., mioglobina, citocromos, peroxidase e catalase).[92] Normalmente, as hemácias velhas são destruídas em uma taxa constante; contudo, nas doenças hemolíticas (discutidas posteriormente), essa taxa de destruição pode ser maior. As hemácias senescentes, que atingiram sua meia-vida normal, são fagocitadas por células mononucleares, principalmente no baço, mas também no fígado e na medula óssea. Essas hemácias fagocitadas são quebradas e sua hemoglobina é desmantelada. A porção globina é transformada em aminoácidos, enquanto a porção heme origina ferro e protoporfirina. O ferro é reciclado, mas a protoporfirina é transformada, inicialmente, em biliverdina e, em seguida, em bilirrubina. A bilirrubina não conjugada (também denominada bilirrubina indireta) recentemente formada é

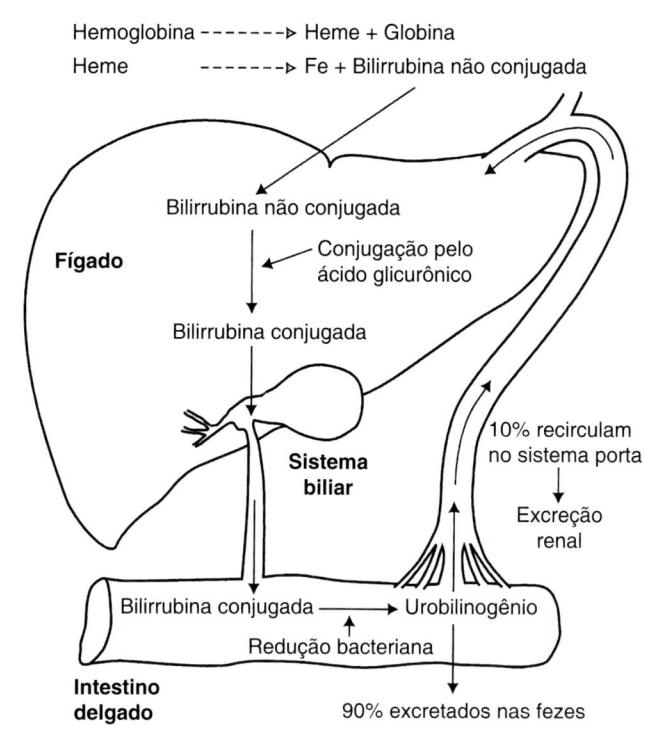

Hemoglobina - - - - - - → Heme + Globina

Heme - - - - - - → Fe + Bilirrubina não conjugada

Figura 27.6 Metabolismo normal da bilirrubina.

liberada dos macrófagos, liga-se à albumina de modo não covalente e, assim, é transportada no sangue até os sinusoides hepáticos, onde é liberada da albumina e penetra nos hepatócitos. A passagem pela membrana dos hepatócitos é facilitada por um carreador, cuja capacidade pode ser saturada quando há quantidade muito elevada de bilirrubina no fígado (como acontece em casos de hemólise intensa).

Uma vez no interior dos hepatócitos, a bilirrubina não conjugada liga-se a proteínas (proteína Y, ou ligandina, e proteína Z), as quais limitam o retorno dessa bilirrubina ao plasma.[93] Nos hepatócitos, a bilirrubina não conjugada é conjugada a grupos de carboidratos, formando bilirrubina conjugada (também denominada bilirrubina direta). Em vários mamíferos, o principal carboidrato ao qual a bilirrubina é conjugada é o ácido glicurônico, resultando na formação de glicuronídio de bilirrubina. Essa reação é catalisada por enzimas de membrana da superfamília UDP-glicuronosiltransferase.[94] Em mamíferos, são formados tanto monoglicuronídios quanto diglicuronídios, sendo este último a forma predominante de bilirrubina conjugada na bile. Em algumas espécies, além dos glicuronídios são produzidos outros conjugados (p. ex., glicosídios, conjugados mistos de glicosídio e glicuronídio, xilosídeos); em equinos, há predomínio de glicosídios.[95,96] A bilirrubina conjugada não se liga firmemente à proteína, sendo mais hidrossolúvel do que a bilirrubina não conjugada, que se liga à proteína. A maior parte da bilirrubina conjugada é ativamente transportada contra o gradiente de concentração dos canalículos biliares e, então, excretada na bile. Uma pequena quantidade de bilirrubina conjugada normalmente passa pela face sinusoidal da membrana do hepatócito e retorna ao sangue. Caso essa bilirrubina conjugada permaneça não ligada à proteína, ela é rapidamente excretada pelos rins por meio da filtração glomerular. No sangue, uma parte da bilirrubina conjugada pode se ligar de modo covalente à albumina, sendo denominada biliproteína ou bilirrubina delta.[97] Essa forma de bilirrubina conjugada não atravessa o glomérulo e permanece

no sangue por maior tempo. (As implicações da bilirrubina delta na avaliação da doença colestática serão discutidas posteriormente.)

A bilirrubina conjugada secretada nos canalículos biliares é excretada com a bile para o intestino delgado, no qual é transformada em urobilinogênio por meio de redução bacteriana. Cerca de 90% das moléculas de urobilinogênio são excretadas nas fezes na forma de estercobilinogênio. O restante de urobilinogênio (10%) é reabsorvido e alcança a corrente sanguínea. Parte desse urobilinogênio é removida do sangue pelos hepatócitos e novamente excretada; outra parte do urobilinogênio circula para os rins, onde passa através dos glomérulos e é excretada na urina.

Anormalidades do metabolismo da bilirrubina

O aumento da concentração sérica de bilirrubina (hiperbilirrubinemia) pode ser decorrente de três principais mecanismos patológicos: aumento da produção de bilirrubina (devido à alta destruição de hemácias), menor absorção ou conjugação de bilirrubina pelos hepatócitos e menor excreção de bilirrubina (colestase).

O aumento da produção de bilirrubina deve-se mais frequentemente à doença hemolítica (hemólise extravascular ou intravascular), mas também pode ser decorrente de hemorragia interna intensa e subsequente destruição de hemácias no local da hemorragia. Na hemólise extravascular, os macrófagos removem e destroem as hemácias, exatamente como fazem com as hemácias senescentes, porém em maior taxa. Em seguida, a quebra da hemoglobina e a liberação de bilirrubina no fígado ocorrem pela via normal. Na hemólise intravascular, a hemoglobina livre liberada no sangue forma complexos com a haptoglobina. Esses complexos são removidos da circulação pelos fagócitos mononucleares, com subsequente quebra da hemoglobina e produção de urobilirrubina. Independentemente da causa primária específica, a maior destruição de hemácias e a produção de maior quantidade de urobilirrubina podem superar a capacidade do fígado em absorver urobilirrubina ou de excretar bilirrubina conjugada, resultando em maior concentração sérica de bilirrubina. Com frequência, isso é denominado hiperbilirrubinemia pré-hepática.

Por outro lado, a hiperbilirrubinemia hepática pode ser decorrente da menor absorção ou conjugação de bilirrubina pelos hepatócitos (colestase intra-hepática, discutida posteriormente, também é causa de hiperbilirrubinemia hepática). A diminuição da capacidade hepática funcional devido à doença hepática aguda ou crônica pode causar diminuição tanto na absorção quanto na conjugação de bilirrubina. Defeitos hereditários na conjugação por causa da deficiência de enzimas são relatados em pacientes humanos, mas tal ocorrência não foi confirmada em animais domésticos. Há relato de hiperbilirrubinemia persistente em um equino que parecia ter um defeito congênito em uma enzima necessária para a conjugação de bilirrubina, semelhante ao que acontece na síndrome de Crigler-Najjar em seres humanos; o defeito enzimático exato não foi caracterizado.[98] Em ovinos, foram identificadas dois tipos de hiperbilirrubinemia hereditária. Ovinos da raça Southdown mutantes podem apresentar hiperbilirrubinemia associada a um defeito na absorção de bilirrubina sérica pelos hepatócitos, ocasionando aumento da concentração de urobilirrubina no soro sanguíneo; essa condição é semelhante à síndrome de Gilbert em pacientes humanos.[99] Ovinos mutantes da raça Corredale podem apresentar hiperbilirrubinemia associada à anormalidade na excreção hepática de bilirrubina conjugada, ocasionando aumento da concentração sérica bilirrubina conjugada; essa condição é semelhante à síndrome de Dubin-Johnson em seres humanos.[100]

Em algumas espécies, nota-se menor absorção de bilirrubina devido ao jejum. Esse tipo de hiperbilirrubinemia é mais característico de equinos e pode resultar em concentração sérica de bilirrubina que atinge um valor máximo de 5 a 6 mg/dℓ, 64 a 136 horas após o início da privação de alimento; há relato de concentração de bilirrubina de até 8,5 mg/dℓ resultante apenas do jejum.[101,102] Bovinos mantidos em jejum apresentam hiperbilirrubinemia mais discreta (< 1,4 mg/dℓ).[103] Em outras espécies, quando privadas de alimento, nota-se pequeno aumento da concentração sérica de bilirrubina. Esse aumento deve-se à maior concentração sérica de bilirrubina não conjugada e não parece estar relacionado com a maior produção de bilirrubina. Os mecanismos responsáveis pela hiperbilirrubinemia decorrente de jejum não foram definidos, mas relata-se correlação entre o aumento da concentração sanguínea de ácidos graxos e a ocorrência de hiperbilirrubinemia. O aumento do teor de ácidos graxos no sangue pode competir pela ligação nas proteínas Y e Z dos hepatócitos ou pode competir com as proteínas de transporte da membrana.[101,102,104]

A diminuição da excreção de bilirrubina (colestase) pode ser de origem hepática ou pós-hepática e, em geral, deve-se à obstrução (parcial ou total) do sistema biliar, causando acúmulo de bile. A obstrução do fluxo biliar resulta em regurgitação de bilirrubina conjugada ao sangue. Com frequência, as obstruções são causadas por anormalidades que acometem diretamente o sistema biliar, tais como infecções ou neoplasias que comprimem ou lesionam ductos biliares, ou cálculos biliares. Entretanto, doenças que acometem primariamente o parênquima hepático também podem resultar em colestase por causarem tumefação de hepatócitos, o que provoca obstrução de pequenos canalículos biliares e impede o fluxo biliar normal. A obstrução de ducto biliar extra-hepático também pode ser secundária a lesões de intestino delgado ou de pâncreas, as quais podem causar colestase e hiperbilirrubinemia graves. O extravasamento de bile na cavidade abdominal em decorrência da ruptura de vesícula biliar ou de ducto biliar pode, também, resultar em hiperbilirrubinemia.

Outro tipo de colestase intra-hepática resulta não de obstrução, mas de prejuízo à excreção de bilirrubina conjugada devido à infecção bacteriana extra-hepática, e foi denominado colestase funcional ou associada à sepse. A colestase funcional é bem descrita em pacientes humanos; provavelmente, é subdiagnosticada em animais. A patogênese envolve a produção de citocinas inflamatórias (TNF, IL-6, IL-1β) que reduzem o fluxo biliar por meio da inibição dos mecanismos de transporte hepatocelular.[105]

Sempre que houver aumento da concentração sérica de bilirrubina conjugada, uma parte dessa bilirrubina poderá se ligar firmemente (de forma covalente) à proteína sérica (biliproteína ou bilirrubina delta). A remoção de bilirrubina delta da circulação é relativamente lenta; ela é excretada em uma taxa aproximadamente igual à meia-vida da albumina (de 8 a 20 dias).[106] A bilirrubina delta está incluída no conteúdo de bilirrubina total do soro sanguíneo quando mensurada pelos métodos de química úmida de rotina. Portanto, ocasionalmente, a concentração de bilirrubina total pode ser errônea, uma vez que a bilirrubina delta pode persistir por semanas no soro de animais com doença colestática resolvida. Tais animais podem apresentar aumento da concentração sérica de bilirrubina total, mas a concentração de bilirrubina na urina é normal, uma vez que a bilirrubina delta se liga fortemente à proteína e não atravessa facilmente o glomérulo. Há métodos laboratoriais práticos para a mensuração do teor de bilirrubina delta; métodos de química seca possibilitam o cálculo da concentração de bilirrubina delta. No entanto, atualmente, a bilirrubina delta não é mensurada.

Historicamente, a mensuração do teor de bilirrubina no soro sanguíneo envolve não apenas a determinação do conteúdo de bilirrubina total, mas também as mensurações das concentrações de bilirrubina conjugada e de bilirrubina não conjugada. Na teoria, a hiperbilirrubinemia associada à hemólise ou à menor absorção hepática de bilirrubina deve induzir aumento marcante da concentração de urobilirrubina e uma elevação menor, se houver, no teor de bilirrubina conjugada. De modo semelhante, a colestase ou o extravasamento de bile pode provocar aumento marcante na concentração de bilirrubina conjugada e elevação menor, caso haja, no teor de urobilirrubina. No entanto, a confiabilidade dessas determinações na diferenciação das causas de hiperbilirrubinemia não foi comprovada.[97,107] Caso se detecte hiperbilirrubinemia, o histórico do paciente, os achados de exame físico e os resultados de outros testes laboratoriais podem ser úteis na diferenciação das causas potenciais. Na Figura 27.7 há um fluxograma para avaliação de animais com hiperbilirrubinemia.

Ao avaliar a concentração sérica de bilirrubina, devem-se considerar as diferenças entre as espécies. Se a colestase for a causa de hiperbilirrubinemia, as atividades séricas de ALP e GGT provavelmente também estarão aumentadas e serão consideradas mais sensíveis para a detecção de colestase em cães e em bovinos do que a concentração sérica de bilirrubina; isso não é verdade para gatos e equinos.[10,43] A maioria das espécies apresenta um limiar renal relativamente baixo para bilirrubina, e como a bilirrubina conjugada é eficientemente excretada pelos rins, com frequência nota-se bilirrubinúria antes da ocorrência de hiperbilirrubinemia.[108] No entanto, cães sadios frequentemente exibem bilirrubinúria discreta, possivelmente devido à capacidade dos túbulos renais caninos de formar e conjugar bilirrubina.[109] Em cães, a bilirrubinúria deve ser interpretada juntamente com a densidade urinária; normalmente, a urina concentrada (densidade > 1,025) pode conter pequena quantidade de bilirrubina.[108]

Em equinos sadios, a concentração sérica de bilirrubina total tende a ser maior do que em outras espécies de animais domésticos; assim, ao se interpretarem os resultados dos testes, é importante utilizar intervalos de referência espécie-específicos. Relata-se que necrose hepática, neoplasia, cirrose, lipidose hepática, jejum e hemólise provocam hiperbilirrubinemia em equinos; obstrução biliar é uma causa relativamente incomum.[110] Em equinos com hemólise, a hiperbilirrubinemia pode ser marcante; há relato de concentração sérica de bilirrubina próxima a 50 mg/dℓ em potros com isoeritrólise neonatal.[111] Conforme mencionado anteriormente, anorexia ou inanição pode resultar em maior concentração sérica de bilirrubina em equinos. Independentemente da causa de hiperbilirrubinemia em equinos, a maior parte da bilirrubina no sangue é do tipo não conjugado.[112]

Em ruminantes, a hiperbilirrubinemia não é compatível com doença hepática. É mais provável que doenças hepáticas difusas, como lipidose hepática, ou insuficiência hepática crônica, ocasionem a hiperbilirrubinemia.[87,113] Doenças primárias do trato biliar e da vesícula biliar são incomuns em ruminantes. Hiperbilirrubinemia significativa deve-se, mais frequentemente, à hemólise. Bovinos enfermos, com uma variedade de doenças extra-hepáticas não hemolíticas, podem apresentar hiperbilirrubinemia associada a estase ruminal e anorexia.[114]

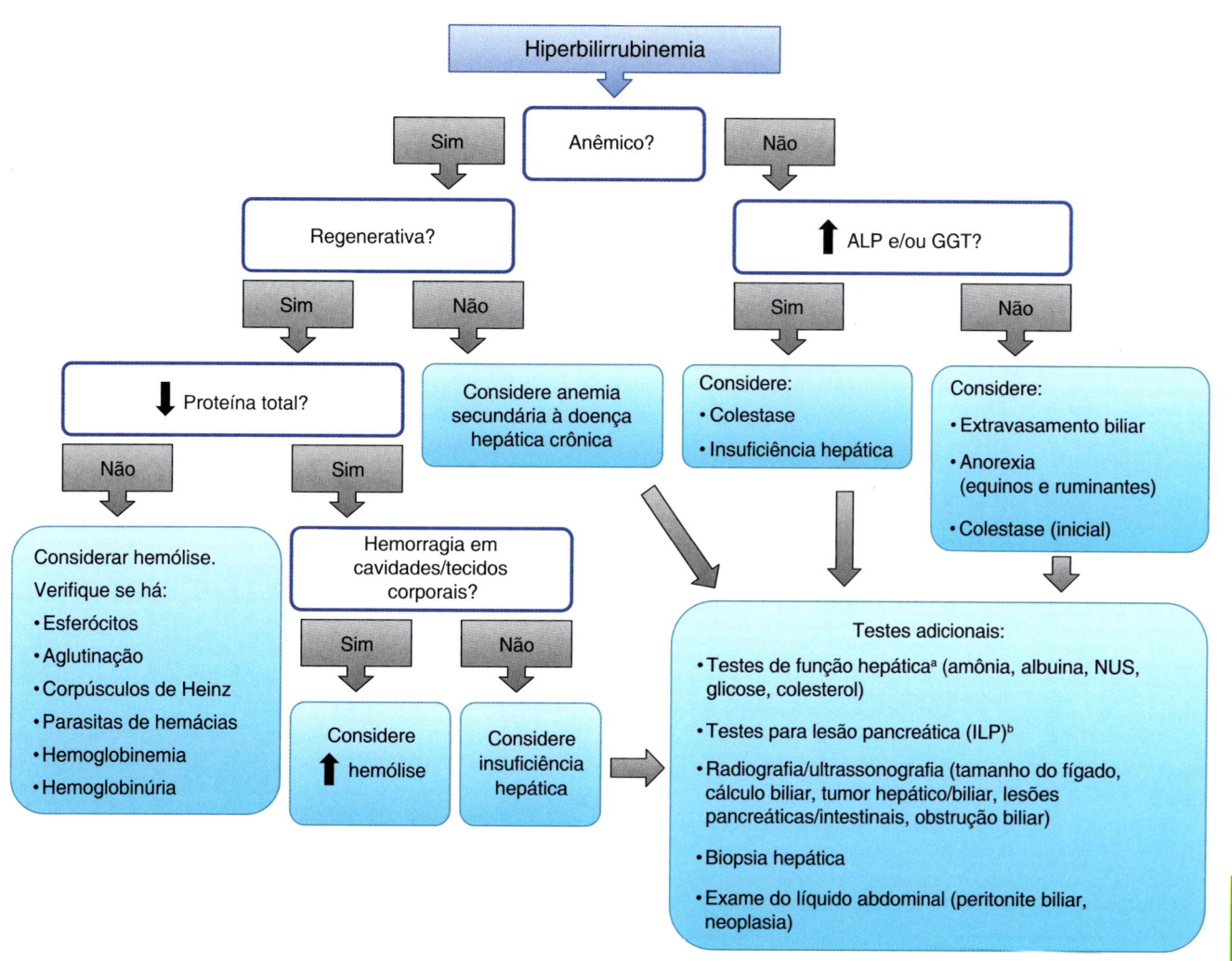

Figura 27.7 Fluxograma para avaliação de animais com hiperbilirrubinemia. ALP = fosfatase alcalina; GGT = gamaglutamiltransferase; NUS = nutrogênio ureico sanguíneo. [a]Ácidos biliares séricos em geral não são úteis em animais com hiperbilirrubinemia, mas podem ser úteis em equinos com anorexia ou em animais anêmicos (ver texto para mais detalhes). [b]ILP = imunorreatividade da lipase pancreática.

Ácidos biliares

Ácidos biliares séricos

A mensuração da concentração sérica de ácidos biliares é um teste diagnóstico de rotina empregado para avaliar função hepática, colestase e anormalidades da circulação porta e tem substituído os testes de excreção de corantes cuja realização é mais difícil (bromossulftaleína [BSP], verde de indocianina). Os ácidos biliares são sintetizados nos hepatócitos a partir do colesterol (Figura 27.8). Na maioria dos animais, o ácido cólico e o ácido quenodesoxicólico são os ácidos biliares primários. Após sua síntese, os ácidos biliares são conjugados com aminoácidos (principalmente taurina, na maioria dos animais) antes de sua secreção na bile. Os ácidos biliares são armazenados e concentrados na vesícula biliar (naquelas espécies que apresentam vesícula). No momento da alimentação, fatores hormonais e neuro-hormonais estimulam a contração da vesícula biliar e a passagem de ácidos biliares para o intestino delgado, local em que sua desidroxilação pelos microrganismos anaeróbicos resulta na transformação dos ácidos biliares primários em ácidos biliares secundários. Assim, o ácido cólico é transformado em ácido desoxicólico e o ácido quenodesoxicólico é transformado em ácido litocólico. Os ácidos biliares provocam a emulsificação de gordura e, desse modo, propiciam a digestão e a absorção de lipídios e de vitaminas lipossolúveis. A maior parte dos ácidos biliares é absorvida no íleo e alcança a circulação porta (< 5% do total de ácidos biliares se perde pelas fezes diariamente).[115] Normalmente, o fígado é muito eficiente na remoção dos ácidos biliares da circulação porta em sua primeira passagem pelo órgão; como resultado, em animais sadios, nota-se apenas discreto aumento pós-prandial na concentração sérica de ácidos biliares. Os ácidos biliares depurados pelos hepatócitos são secretados no sistema biliar e recirculam; uma molécula de ácido biliar recircula várias vezes após a refeição.

Há três principais mecanismos patológicos envolvendo o fígado que resultam em aumento da concentração sérica de ácidos biliares. Na doença hepática não ocorre diminuição da concentração desses ácidos, mas isso pode acontecer em algumas enfermidades intestinais.[115]

1. Anormalidades da circulação porta (p. ex., *shunt* portossistêmico, displasia microvascular hepatoportal, *shunt* adquirido secundário à cirrose hepática grave). Nesses casos, o sangue é desviado dos hepatócitos, prejudicando a depuração de primeira passagem dos ácidos biliares oriundos de circulação porta; assim, os ácidos biliares alcançam a circulação sanguínea sistêmica.

2. Redução da massa hepática funcional. Esse é um importante fator em várias doenças hepáticas difusas (p. ex., hepatite,

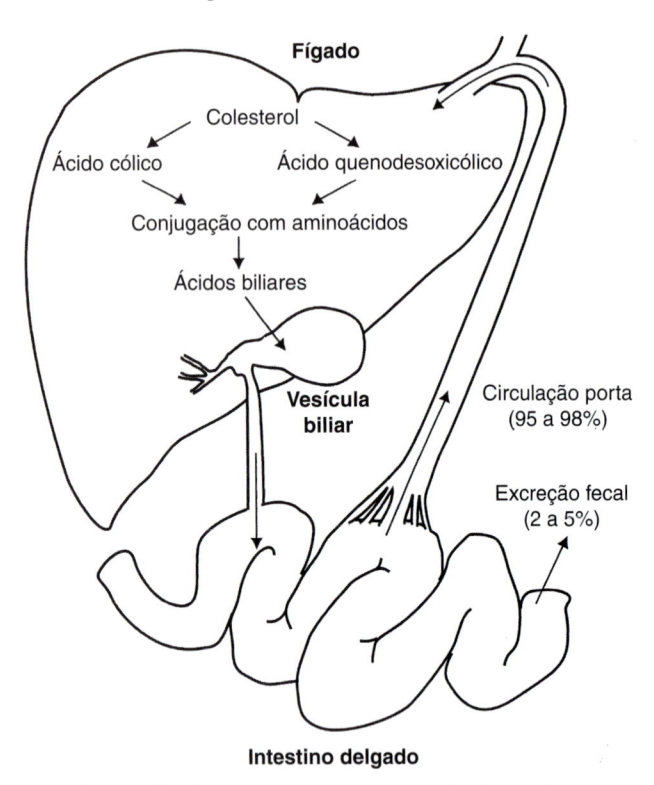

Figura 27.8 Produção e circulação normal dos ácidos biliares.

necrose, hepatopatia por glicocorticoide) que resultam em lesão de hepatócitos suficiente para prejudicar a absorção de ácidos biliares do sangue portal.

3. Menor excreção de ácidos biliares na bile. Isso pode ser decorrente de colestase hepática ou pós-hepática de qualquer causa (obstrução, tumefação de hepatócitos, neoplasia, inflamação), colestase funcional ou associada à sepse, ou extravasamento do ducto biliar ou da vesícula biliar.

A mensuração do teor sérico de ácidos biliares é mais útil em animais com suspeita de doença hepática não confiavelmente comprovada nos testes do perfil bioquímico sérico de rotina; por exemplo, quando há aumento das atividades séricas de enzimas hepáticas, mas a concentração sérica de bilirrubina total é normal. A concentração sérica de ácidos biliares é um indicador sensível de colestase é importante saber que o paciente com icterícia devido à colestase, sempre apresenta, também, aumento da concentração sérica de ácidos biliares. No entanto, a mensuração da concentração de ácidos biliares pode ser útil para diferenciar hiperbilirrubinemia hemolítica da hiperbilirrubinemia hepática ou colestática, em pacientes anêmicos, nos quais não é evidente a causa da hemólise e as atividades das enzimas hepáticas são duvidosas. Os ácidos biliares não competem com a bilirrubina quanto à absorção ou à metabolização pelos hepatócitos; portanto, é possível verificar hiperbilirrubinemia por hemólise sem aumento concomitante da concentração sérica de ácidos biliares.[115] No entanto, a anemia grave pode causar hipoxia hepatocelular, ocasionando disfunção hepática e subsequente aumento da concentração sérica de ácidos biliares.[115] Em equinos, a mensuração de ácidos biliares também pode ser útil para diferenciar hiperbilirrubinemia induzida por jejum da hiperbilirrubinemia hepática ou hiperbilirrubinemia secundária à colestase. Após 3 dias de jejum, a concentração de ácidos biliares aumenta de 2 a 3 vezes, mas em geral se situa abaixo de 25 µmol/ℓ e, assim, seu teor pode estar apenas discretamente acima do intervalo de referência

fornecido pelo laboratório.[39,116] Por outro lado, equinos com obstrução de ducto biliar experimental ou com necrose hepática difusa apresentaram concentração sérica de ácidos biliares de 8 a 10 vezes maior (50 a 100 µmol/ℓ) após 3 dias de obstrução.[39]

Testes para ácidos biliares estão facilmente disponíveis. Os ácidos biliares são estáveis no soro, em temperatura ambiente, por vários dias; a amostra de soro destinada à mensuração de ácidos biliares pode ser congelada. Dependendo do método utilizado, a hemólise pode resultar em falsa diminuição da concentração de ácidos biliares; a lipemia pode ocasionar falso aumento do teor de ácidos biliares.[115] A administração de ácido ursodeoxicólico a cães para o tratamento de doença hepatobiliar mostrou aumentar minimamente as concentrações de ácidos biliares séricos, normalmente dentro do intervalo de referência;[117]

Em cães e gatos, para a mensuração de ácidos biliares, recomenda-se a obtenção de amostras em jejum (pré-prandial) e após a alimentação (pós-prandial), de modo a possibilitar uma interpretação mais confiável. O procedimento padrão é:

1. O paciente é mantido em jejum de 12 horas, antes da coleta da primeira amostra de soro (em jejum).
2. Uma dieta contendo gordura é fornecida ao animal. Essa dieta deve ter volume adequado e conter quantidade de gordura suficiente para estimular a secreção de colecistocinina no intestino delgado e subsequente contração da vesícula biliar. Recomenda-se ração indicada para a fase de crescimento, que contém maior teor de gordura. Em animais com risco de hepatoencefalopatia, pode-se utilizar uma dieta com restrição de proteína suplementada com óleo de milho a fim de aumentar o teor de gordura para, aproximadamente, 5%.
3. Coleta-se uma amostra de soro 2 horas após o fornecimento do alimento (pós-prandial).
4. Determinam-se as concentrações de ácidos biliares nas amostras obtidas em jejum e no período pós-prandial.

Teores de ácidos biliares > 20 µmol/ℓ, na amostra de jejum, e > 25 µmol/ℓ na amostra pós-prandial são muito específicos de doença hepática em cães e gatos.[115] Concentrações de ácidos biliares < 5 µmol/ℓ, na amostra de jejum, são normais em cães e gatos; teores entre 5 e 20 µmol/ℓ sugerem doença hepática. No entanto, em cães e gatos normais, ocasionalmente se nota concentração de ácidos biliares na amostra de jejum tão elevada quanto 20 µmol/ℓ. Nessas espécies, teores de ácidos biliares na amostra de jejum entre 5 e 20 µmol/ℓ devem ser interpretados juntamente com os dados do histórico do paciente, os sinais clínicos e os resultados de exames de imagem, bem como outros testes laboratoriais de função hepática.

Em cães, é possível constatar aumento da concentração sérica de ácidos biliares em várias doenças hepáticas, inclusive nos casos de *shunt* portossistêmico, colestase, cirrose, necrose, hepatite, lipidose hepática, hepatopatia por glicocorticoide e neoplasia.[118,119] Aumento marcante na concentração pós-prandial de ácidos biliares é mais compatível e evidente em animais com *shunt* portossistêmico.[115] Entretanto, não é possível definir o tipo de hepatopatia com base, exclusivamente, no teor de ácidos biliares. Concentração sérica de ácidos biliares anormal é indicação para exames adicionais (p. ex., biopsia hepática, exame radiográfico, ultrassonografia), com intuito de identificar o tipo específico de doença hepática presente. Cães com displasia microvascular hepática podem apresentar sinais clínicos sutis e portogramas normais, mas têm aumento nos sais biliares séricos (SBAs); biopsia hepática e histopatologia são necessárias para o diagnóstico.[120] Há relato de discreto aumento na concentração sérica de ácidos biliares, com maior quantidade de ácidos biliares não conjugados, em alguns cães nos quais há crescimento excessivo de bactérias no intestino delgado.[121] Adicionalmente, há relato de aumento da concentração sérica de ácidos biliares em cães da raça Maltesa sadios.[122] Às vezes, verifica-se aumento marcante em alguns testes enzimáticos de rotina, mas não quando se utiliza cromatografia líquida de alto desempenho (HPLC), sugerindo a presença de uma substância que apresenta reação cruzada ou de ácido biliar atípico.

Em gatos, verifica-se aumento da concentração sérica de ácidos biliares nos casos de *shunt* portossistêmico, colestase, cirrose, necrose, hepatite, lipidose hepática e neoplasia.[123,124] Em gatos com essas doenças, o aumento da concentração de ácidos biliares na amostra de jejum é menos consistente do que aquele verificado na amostra pós-prandial, sendo desejável a mensuração em ambas as amostras.

Ocasionalmente, em cães e gatos, a concentração de ácidos biliares na amostra pós-prandial é menor do que na amostra obtida em jejum. Isso pode ser resultado do esvaziamento espontâneo da vesícula biliar durante o período de jejum, de alteração na cinética gastrintestinal (tempo de esvaziamento gástrico, tempo de trânsito intestinal, flora intestinal) ou da liberação/resposta à colicistocinina.[115]

Em geral, em equinos, ruminantes e lhamas, coleta-se uma única amostra de sangue para a mensuração do teor sérico de ácidos biliares. Nesses animais, o intervalo de referência tende a ser mais amplo do que em cães e gatos. Em bovinos, a interpretação do teor sérico de ácidos biliares é dificultada pela interrupção periódica do fluxo da ingesta no duodeno, o que resulta em considerável variação a cada hora (diferença de até 60 μmol/ℓ) na concentração de ácidos biliares.[125] Também constatam-se diferenças entre raças de bovinos leiteiros e bovinos de corte e entre faixas etárias e estágios da lactação.[126] No entanto, apesar do intervalo de referência relativamente amplo, a concentração sérica de ácidos biliares ainda é o teste mais sensível para a detecção de doenças hepatobiliares em bovinos.[113] As oscilações nas concentrações séricas de ácidos biliares são menos frequentes em lhamas do que em bovinos; há relatos de aumento do teor de ácidos biliares em lhamas com lipidose hepática e *shunt* portossistêmico.[127-129] O intervalo de referência relatado para lhamas com ≤ 1 ano é de 2 a 50 μmol/ℓ, e para lhamas com > 1 ano é de 1 a 23 μmol/ℓ.[127]

Em equinos, o intervalo de referência do teor sérico de ácidos biliares mencionado em vários estudos é variável, mas o limite superior de normalidade é inferior a 20 μmol/ℓ.[39,130] Os equinos secretam bile continuamente no trato intestinal porque não apresentam vesícula biliar e o esfíncter do ducto biliar comum aparentemente é frouxo. O aumento da concentração de ácidos biliares é um indicador sensível de doença hepatobiliar em equinos portadores de várias enfermidades, inclusive necrose hepática, lipidose hepática, neoplasia e cirrose.[110,130] Com frequência, o aumento do teor sérico de ácidos biliares nessas doenças é marcante (de 40 a > 100 μmol/ℓ).

Ácidos biliares na urina

Em animais sadios, como o fígado remove eficientemente os ácidos biliares da circulação porta, apenas uma pequena quantidade de ácidos biliares alcança a circulação sistêmica e é excretada na urina. Entretanto, quando ocorre aumento da concentração de ácidos biliares, a quantidade de ácidos biliares excretados na urina aumenta. Em teoria, a mensuração da concentração de ácidos biliares na urina em um único momento comparada com a concentração urinária de creatinina (razão ácidos biliares na urina:creatinina) pode propiciar informação semelhante à dosagem de ácidos biliares, sem necessidade de amostras de sangue obtidas em jejum e no período pós-prandial. Em cães e gatos, foram realizados estudos preliminares das razões ácidos biliares sulfatados e não sulfatados em relação à creatinina urinária.[131,132] Em cães, notou-se que a razão ácidos biliares não sulfatados:creatinina tem excelente especificidade (100%), porém sensibilidade relativamente baixa (63%) para doença hepática.[131] Em gatos, a razão ácidos biliares não sulfatados:creatinina urinária tem boa especificidade (88%) e boa sensibilidade (87%) para doença hepática.[132] A utilidade clínica dessas razões no diagnóstico de várias anormalidades hepáticas requer estudos adicionais.

Concentração plasmática de amônia

A amônia (predominantemente amônio, NH_4^+) é largamente produzida por bactérias do trato gastrintestinal durante a digestão normal, sendo absorvida no trato intestinal, e alcança a corrente sanguínea. É removida da circulação porta pelo fígado, no qual é utilizada na síntese de ureia e proteínas. Alteração no fluxo sanguíneo ao fígado ou na quantidade muito reduzida de hepatócitos funcionais pode resultar em aumento da concentração de amônia no sangue. Para a avaliação da função hepática, pode-se mensurar o teor sanguíneo de amônia ou realizar o teste de tolerância à amônia. Uma desvantagem da mensuração do teor de amônia em relação à concentração sérica de ácidos biliares é seu teor sanguíneo não ser alterado pela colestase. Tradicionalmente, o aumento da concentração sanguínea de amônia é considerado evidência de encefalopatia hepática, embora esse não seja um achado consistente. O aumento do teor de amônia no sangue é considerado razoavelmente específico, mas pouco sensível, para a detecção de doença hepática grave. O aumento do teor plasmático de amônia é mais comum em animais com *shunt* portossistêmico (*shunt* congênito ou secundário à cirrose grave). Também a elevação do teor de amônia no sangue pode ser verificada quando há perda de 60%, ou mais, da massa hepática funcional.[44]

Além da menor depuração de amônia da circulação porta, como ocorre no *shunt* portossistêmico ou na redução da massa hepática funcional, há outras situações nas quais pode haver aumento da concentração sanguínea de amônia. Há relato de maior absorção e/ou produção de amônia em bovinos intoxicados por ureia ou que consumiram alimentos contaminados com essa substância.[133,134] Tem-se mostrado que a atividade física vigorosa eleva o teor de amônia em cães e equinos.[135-137] Ocasionalmente, a doença intestinal de equinos tem sido associada ao aumento da concentração de amônia com sintomas de encefalopatia hepática.[138-140] Filhotes de cães da raça Irish Wolfhound também podem apresentar hiperamonemia transitória que desaparece na fase adulta; além disso, cães dessa raça também apresentam maior prevalência de *shunt* portossistêmico hereditário.[141] Por fim, há raras condições que envolvem defeitos no ciclo da ureia, hereditários ou adquiridos, que podem causar hiperamonemia.[108]

Tipicamente, a concentração de amônia é mensurada no plasma utilizando um método enzimático disponível em laboratórios comerciais. Entretanto, após a coleta, a concentração de amônia no sangue é muito instável, fato que tem impedido o uso desse teste na rotina.[142] O procedimento para coleta e armazenamento da amostra de plasma para mensuração de amônia é o seguinte:[108]

1. Os animais monogástricos são submetidos a jejum de, no mínimo, 8 horas antes da coleta da amostra de sangue.
2. O sangue é coletado em tubo com EDTA ou em tubo com heparina livre de amônia, mantido em banho de gelo; o plasma

deve ser separado imediatamente (em 10 minutos). A exposição ao ar deve ser mínima. A demora na separação do plasma ou o armazenamento em temperatura ambiente ocasiona falso aumento da concentração plasmática de amônia.

3. A amostra de plasma é refrigerada (4°C) e analisada em 30 a 60 minutos.

O emprego de analisadores na própria clínica, os quais utilizam amostras de sangue total, tem aumentado a realização de testes de amônia sanguínea em condições clínicas por eliminar problemas relacionados com o manuseio apropriado da amostra que deve ser enviada em tempo adequado ao laboratório comercial.[143,144] No entanto, pode ser necessário o ajuste do intervalo de referência para esses métodos utilizados na própria clínica a fim de minimizar a ocorrência de resultados falso-negativos.[143]

A mensuração da concentração sanguínea de amônia após a administração de cloreto de amônio (teste de tolerância à amônia) aumenta a precisão diagnóstica do teste.[44,145] O teste de tolerância à amônia em geral é realizado em animais com suspeita de *shunt* portossistêmico ou de redução da função hepática, nos quais os resultados de outros testes são duvidosos e a concentração de amônia em amostra de jejum é normal. Os testes de tolerância à amônia nunca devem ser realizados em animais com hiperamonemia secundária ao jejum, pois pode haver alto risco de aumento da concentração sanguínea de amônia, causando intoxicação aguda por amônia. Têm sido descritos testes de tolerância à amônia envolvendo tanto a administração oral quanto a aplicação retal de cloreto de amônio.

Um procedimento sugerido para o teste de tolerância à amônia oral é:[44]

1. Obtém-se uma amostra de sangue em jejum (pré-administração de cloreto de amônio) em tubo com heparina (heparina livre de amônia) e faz-se a análise conforme descrito anteriormente.
2. Administra-se, por meio de tubo estomacal, solução de cloreto de amônio (20 mg/mℓ) na dose de 100 mg/kg de peso corporal.
3. A dose total não deve exceder 3 gramas.
4. Coleta-se uma amostra de sangue em tubo com heparina 30 minutos após a administração e realiza-se a análise.

A concentração sanguínea de amônia na amostra obtida após a administração de cloreto de amônio é 2,0 a 2,5 vezes maior do que aquela verificada após a administração. Na amostra obtida após a administração, a maioria dos cães com *shunt* portossistêmico ou com insuficiência hepática grave apresenta teor sanguíneo de amônia de 3 a 10 vezes maior.

O teste de tolerância à amônia pós-prandial tem sido descrito para cães nos quais se utiliza como material de desafio um alimento em vez de cloreto de amônio.[146] Esse teste apresenta 91% de sensibilidade para a detecção de *shunt* portossistêmico em cães quando a amostra pós-administração é coletada seis horas após o fornecimento do alimento. No entanto, esse teste não foi útil para detectar outras doenças hepáticas.

Albumina

O fígado é o local de síntese de toda a albumina. Em geral, não se constata hipoalbuminemia até que ocorra perda de 60 a 80% da função hepática. No entanto, parece haver algumas diferenças entre as espécies em relação à ocorrência de hipoalbuminemia na doença hepática. Hipoalbuminemia é muito comum em cães que apresentam doença hepática crônica (> 60% dos animais têm hipoalbuminemia), mas não parece ser um achado comum em equinos com hepatopatia crônica (cerca de 20% dos animais manifestam hipoalbuminemia).[35,147,148] Vários fatores extra-hepáticos podem influenciar a concentração sanguínea de albumina (ver Capítulo 30).

Globulinas

O fígado é o local de síntese da maioria das globulinas, com exceção das imunoglobulinas, que são sintetizadas nos tecidos linfoides. A insuficiência hepática pode resultar em menor síntese e, portanto, em menor concentração sérica dessas globulinas. No entanto, em geral, a concentração sérica de globulina não diminui tanto quanto a concentração de albumina; na insuficiência hepática é comum notar menor razão albumina:globulina. Em vários casos, a concentração de globulinas pode aumentar na doença hepática crônica como resultado da maior produção de proteínas de fase aguda ou de imunoglobulinas.[149] Isso tem sido especialmente bem documentado em equinos, pois mais de 50% dos animais com hepatopatia crônica manifestam também aumento da concentração de globulinas.[147] Acredita-se que em animais com doença hepática grave a depuração de proteínas estranhas pelas células de Kupffer do fígado seja teoricamente menor. Supõe-se que essas proteínas estranhas sejam absorvidas no intestino e transportadas ao fígado pela circulação porta. Assim, quando as células de Kupffer falham em eliminar eficientemente essas proteínas em sua primeira passagem pelo fígado, elas entram em contato com o sistema imune, em outras partes do corpo, resultando em resposta imune e em hiperglobulinemia.

Glicose

O fígado tem participação fundamental no metabolismo da glicose. A glicose absorvida no intestino delgado é transportada ao fígado pela circulação porta e, em seguida, alcança os hepatócitos. Os hepatócitos transformam a glicose em glicogênio, auxiliando no controle do conteúdo de glicose no sangue. Os hepatócitos também sintetizam glicose por meio de gliconeogênese e liberam a glicose armazenada por um mecanismo de glicogenólise. Em animais com insuficiência hepática, a glicemia pode estar diminuída ou aumentada. Pode haver aumento da glicemia quando há menor absorção hepática de glicose, resultando em hiperglicemia pós-prandial prolongada. Ao contrário, a concentração sanguínea de glicose pode estar diminuída por causa de menor atividade do mecanismo de gliconeogênese ou de glicogenólise nos hepatócitos. O fígado apresenta enorme capacidade de reserva para manutenção da concentração sanguínea de glicose; 70% dos casos de hepatectomia não resultam em hipoglicemia.[149]

Ureia

A ureia é sintetizada nos hepatócitos a partir da amônia. Em animais com insuficiência hepática, a redução da massa hepática funcional resulta em menor taxa de conversão de amônia em ureia. Em consequência, a concentração sanguínea de amônia aumenta e a concentração de ureia no sangue (também conhecida como nitrogênio ureico sanguíneo [NUS]) diminui. No entanto, em vários outros distúrbios, o teor sanguíneo de ureia também pode diminuir (ver Capítulo 24).

Colesterol

A bile é a principal via de excreção do colesterol do organismo. Portanto, uma anormalidade no fluxo biliar (*i. e.*, colestase) pode resultar em aumento da concentração sérica de colesterol (hipercolesterolemia). Entretanto, vários outros distúrbios extra-hepáticos também podem causar hipercolesterolemia (ver Capítulo 32).

O fígado é também o principal órgão de síntese de colesterol. Em alguns tipos de insuficiência hepática, a menor síntese de colesterol pode ocasionar menor teor de colesterol no sangue (hipocolesterolemia). O equilíbrio entre menor síntese de colesterol e menor excreção de colesterol é variável nos diferentes tipos de doença hepática. Caso a diminuição na síntese de colesterol seja a principal alteração causada pela insuficiência hepática, pode ocorrer hipocolesterolemia. Contudo, se a colestase for a alteração mais importante, poderá ocorrer hipercolesterolemia. Vários cães e gatos com *shunt* portossistêmico (60 a 70%) apresentam hipocolesterolemia.[150] No entanto, vários animais com insuficiência hepática apresentam concentração sérica de colesterol normal.

Fatores de coagulação

O fígado é fundamental no controle da coagulação, pois é o único órgão que sintetiza a maioria dos fatores de coagulação; também produz substâncias anticoagulantes como antitrombina, proteína C e proteína S.[33] Além disso, a obstrução do fluxo biliar pode resultar em menor absorção de vitamina K, ocasionando diminuição da função dos fatores de coagulação dependentes dessa vitamina (fatores II, VII, IX e X) e de substâncias anticoagulantes (proteína C e proteína S). Portanto, em animais com doença hepática, é possível constatar tanto anormalidades de hemostasia quanto fibrinólise.[149] Assim, animais com hepatopatia podem apresentar anormalidades em vários testes de coagulação, inclusive no tempo de protrombina, no tempo de tromboplastina parcial ativada, na atividade de antitrombina, na atividade de proteína C e na concentração de fibrinogênio.[151-156] Embora sejam frequentes anormalidades nos testes de coagulação, as tendências à hemorragia clínica são menos frequentemente verificadas.[153,155,157] Anormalidades plaquetárias, incluindo trombocitopenia e menor função das plaquetas, também podem estar associadas à enfermidade hepática.[33,149] Animais com evidência de doença hepática e anormalidades de coagulação têm risco para sérias complicações, como a coagulação intravascular disseminada (CID), e devem ser minuciosamente avaliados, utilizando-se os testes mencionados no Capítulo 17.

Padrões de anormalidades laboratoriais em doenças específicas

O espectro e a magnitude potencial de alterações nos resultados de testes laboratoriais para doenças hepáticas selecionadas estão resumidos na Tabela 27.1. Estão listadas as anormalidades mais comuns nos diferentes tipos de doença hepática, mas deve-se estar ciente de que há várias sobreposições dessas anormalidades.

Shunt portossistêmico

O *shunt* portossistêmico pode ser adquirido por causa de cirrose grave; nesse caso, espera-se que os resultados dos exames laboratoriais sejam semelhantes àqueles obtidos na doença hepática terminal. Em geral, o *shunt* portossistêmico congênito não provoca lesão de hepatócitos muito ativa. Em consequência, a atividade das enzimas de extravasamento frequentemente é normal ou apresenta apenas aumento discreto. Colestase não é uma característica de *shunt* portossistêmico congênito;

consequentemente, não há aumento da produção de ALP e GGT. No entanto, como a ocorrência de *shunt* congênito é mais frequente em animais jovens em fase de crescimento ósseo, é comum a constatação de discreta elevação da atividade sérica de ALP por causa do aumento de BALP. Como a circulação porta ao fígado está comprometida, é comum o aumento do teor sérico de ácidos biliares em jejum ou no período pós-prandial, bem como da concentração sanguínea de amônia. Embora o aumento do teor de ácidos biliares em jejum possa ser marginal, a elevação da concentração desses ácidos no período pós-prandial frequentemente é marcante. A redução do fluxo sanguíneo ao fígado pode causar atrofia hepática e redução da massa hepática funcional. Portanto, nos casos mais crônicos, os resultados de outros testes de função hepática podem ser anormais. Microcitose, com ou sem anemia discreta, é um achado hematológico relativamente comum em cães com *shunt* portossistêmico. O mecanismo fisiopatogênico não está claro, mas tem-se implicado uma anormalidade do metabolismo do ferro associada à alteração no transporte desse mineral.[158-160]

Necrose hepática

Necrose hepática pode variar desde uma lesão focal até multifocal e até difusa. Necrose hepática de focal a multifocal pode resultar em aumento da atividade das enzimas de extravasamento, mas esse aumento é menos frequente e de menor magnitude do que aquele resultante de necrose difusa. Em geral, a necrose focal não provoca colestase relevante e as atividades das enzimas de indução em geral permanecem normais. É mais provável que a necrose difusa comprometa o fluxo biliar e cause colestase, resultando em aumento das atividades das enzimas de indução. Normalmente, a concentração de ácidos biliares não é influenciada pela necrose focal; contudo, a necrose difusa pode ocasionar aumento do teor de ácidos biliares por causa da menor capacidade dos hepatócitos de remover esses ácidos da circulação porta, bem como da colestase. De modo semelhante, outros testes de função hepática não são influenciados por necrose focal. No entanto, caso haja perda superior a 60 a 80% da massa hepática por causa da necrose difusa, poderá haver alteração nos resultados dos testes de função hepática (albumina, NUS, glicose, colesterol, coagulação).

Doença infiltrativa, tal como linfoma ou outra neoplasia de célula hematopoiética, pode ocasionar alterações laboratoriais semelhantes àquelas verificadas na necrose difusa. É possível constatar aumento moderado das atividades de enzimas de extravasamento, com aumentos variáveis nas atividades das enzimas de indução, dependendo do grau de colestase. Por fim, a função hepática pode estar comprometida nos casos avançados de doença infiltrativa.

Hipoxia ou lesão tóxica discreta

Hipóxia (em razão de condições tais como anemia, congestão hepática, doença cardíaca ou pulmonar e colapso traqueal crônico)[161] ou lesão tóxica branda (possivelmente secundária a endotoxinas, micotoxinas ou outras toxinas) pode resultar em lesão discreta em vários hepatócitos. Como resultado, a atividade das enzimas de extravasamento pode estar de discreta a moderadamente aumentada. Em geral, não ocorre colestase e as atividades das enzimas de indução comumente são normais. No entanto, pode haver tumefação celular e, se for grave o suficiente, os hepatócitos aumentados poderão comprimir os canalículos biliares e provocar colestase, bem como aumento das

Tabela 27.1 Achados laboratoriais comuns em várias doenças hepáticas.

Doença	Enzimas de extravasamento (ALT, AST)	Enzimas de indução (ALP, GGT)	Bilirrubina	Ácidos biliares séricos	Outros testes de função hepática	Outras anormalidades
Shunt portossistêmico congênito	N a ↑	ALP = N a ↑ (devido a BALP em animais jovens)	N	Jejum = N a ↑↑ Pós-prandial = ↑↑ a ↑↑↑	Amônia = N a ↑ Albumina = N a ↓ NUS = N a ↓ Glicose = N a ↓ Colesterol = N a ↓ Proteína C = ↓ TP = N a prolongado	Microcitose de hemácias (60 a 70% dos cães) Cristalúria de biurato de amônio
Necrose focal a multifocal	N a ↑↑	N	N	N	N	
Necrose difusa ou doença infiltrativa	↑↑ a ↑↑↑	N a ↑↑	N a ↑↑	Jejum = N a ↑↑ Pós-prandial = N a ↑↑	Variável	
Hipoxia ou lesão tóxica discreta	↑ a ↑↑	N a ↑	N	Jejum = N a ↑ Pós-prandial = N a ↑	N	
Neoplasia, infarto, abscesso focal	N a ↑	N a ↑↑	N a ↑	Jejum = N a ↑ Pós-prandial = N a ↑	N	
Lipidose hepática (difusa, gatos)	N a ↑↑↑	ALP = N a ↑↑↑ GGT = N a ↑	N a ↑↑↑	Jejum = N a ↑↑↑ Pós-prandial = ↑ a ↑↑↑	TP, TTPa = N a prolongado NUS = N a ↓	Poiquilocitose de hemácias
Hepatopatia por esteroide (cães)	N a ↑↑	↑ a ↑↑↑	N a ↑	Jejum = N a ↑ Pós-prandial = N a ↑	N	
Colangite, colângio-hepatite, obstrução de ducto biliar	↑ a ↑↑	ALP = ↑ a ↑↑↑ GGT = N a ↑↑↑	N a ↑↑↑	Jejum = N a ↑↑↑ Pós-prandial = ↑ a ↑↑↑	Variável TP, TTPa prolongado na deficiência de vit. K	
Hepatopatia crônica ou neoplasia difusa	N a ↑↑	N a ↑↑↑	N a ↑↑	Jejum = N a ↑↑↑ Pós-prandial = N a ↑↑↑	Variável	
Hepatopatia terminal (insuficiência hepática)	N a ↑↑	N a ↑↑↑	↑↑ a ↑↑↑	Jejum = N a ↑↑↑ Pós-prandial = N a ↑↑↑	Amônia = N a ↑ Albumina = N a ↓ NUS = N a ↓ Glicose = N a ↓ Colesterol = N a ↓ Proteína C = ↓ TP, TPPa prolongado	

ALT = alanina aminotransferase; AST = aspartato aminotransferase; GGT = gamaglutamiltransferase; ALP = fosfatase alcalina; BALP = fosfatase alcalina de origem óssea; NUS = nitrogênio ureico sérico; N = normal; TP = tempo de protrombina; TTPa = tempo de tromboplastina parcial ativada.

atividades de enzimas de indução. Em geral, a colestase não é grave o suficiente para causar aumento da concentração sérica de bilirrubina, mas pode ocasionar discreta elevação no teor sérico de ácidos biliares.

Lesões focais

Lesões focais, como abscessos, infartos ou neoplasias localizadas, podem provocar apenas uma lesão focal de hepatócitos, com atividade das enzimas de extravasamento normal ou discretamente aumentada. O grau de elevação das atividades dessas enzimas depende do tempo e da extensão da lesão aos hepatócitos. A expansão de abscessos ou de neoplasias aos tecidos adjacentes pode ser lenta e resultar em lesão de apenas alguns hepatócitos durante certo período de tempo. As atividades das enzimas de indução em geral são normais, mas podem se elevar caso a lesão focal provoque colestase significativa. Ocasionalmente, nota-se aumento da concentração sérica de bilirrubina ou de ácidos biliares. No entanto, não está clara sua patogênese porque essas lesões raramente causam obstrução de ductos biliares suficiente para prejudicar significativamente o fluxo biliar. Em geral, os resultados de outros testes de função hepática são normais, pois nas lesões focais não ocorre perda de 60 a 80% da massa hepática.

Lipidose hepática

A lipidose hepática acomete várias espécies, mas essa síndrome é mais bem documentada em gatos.[26] A atividade sérica das enzimas de extravasamento (ALT, AST) encontra-se de discreta a intensamente aumentada em 70 a 90% dos gatos que apresentam lipidose hepática; é provável que esse aumento se deva ao marcante acúmulo de lipídios nos hepatócitos. Mais de 80% dos gatos com lipidose hepática apresentam aumento da atividade sérica de ALP de discreto a acentuado; cerca de 16% deles exibem aumento da atividade de GGT.[82] No entanto, gatos com doenças inflamatórias necrosantes primárias podem apresentar atividade de GGT relativamente maior do que a atividade de ALP.[26] É mais provável que o aumento das atividades séricas dessas enzimas de indução seja decorrente de hepatócitos carregados de lipídios, os quais comprimem canalículos biliares, resultando em colestase. Na maioria dos gatos (75 a 95%), nota-se algum grau de aumento da concentração sérica de bilirrubina, provavelmente devido à colestase, e a maioria dos gatos apresenta aumento da concentração sérica de ácidos biliares. Outros testes de função hepática são inconsistentemente anormais. Caso o diabetes melito seja a causa primária de lipidose hepática em gatos, a concentração sanguínea de glicose pode ser muito alta.

Anormalidades de coagulação (tempo de tromboplastina parcial ativada ou tempo de protrombina prolongado) não são raras, sendo verificadas em 25 a 40% dos gatos com lipidose hepática.

Hepatopatia por esteroide

As doenças hepáticas causadas pela ação de esteroides são mais comuns em cães e podem provocar lesão moderada aos hepatócitos, principalmente devido à distensão de hepatócitos ocasionada pelo acúmulo de glicogênio. A atividade sérica das enzimas de extravasamento em geral se encontra discretamente aumentada em cães com esse tipo de hepatopatia, enquanto as atividades séricas das enzimas de indução podem estar muito aumentadas devido à indução de sua síntese mediada por corticosteroide. O teor sérico de ácidos biliares pode estar moderadamente aumentado, mas raramente se constata aumento da concentração de bilirrubina total; em geral, outros testes de função hepática são normais.

Anormalidades biliares

Pode ocorrer colangite, colângio-hepatite e obstrução de ducto biliar extra-hepática em várias espécies. Como normalmente as lesões se localizam nas áreas portais do fígado, ou fora desse órgão, o aumento das atividades séricas das enzimas de extravasamento comumente é discreto e deve-se à lesão secundária aos hepatócitos, provocada pelo aumento da pressão intrabiliar. Nota-se aumento marcante das atividades séricas das enzimas de indução, o qual se torna cada vez maior à medida que a doença se agrava. O aumento da pressão intrabiliar induz os hepatócitos e as células do epitélio biliar a produzir maior quantidade dessas enzimas. Constata-se elevação de moderada a marcante da concentração sérica de bilirrubina por causa da obstrução do fluxo biliar. Os teores séricos de ácidos biliares em jejum e no período pós-prandial em geral estão aumentados, às vezes de modo marcante, em decorrência da obstrução do fluxo biliar. Outros testes de função hepática em geral são normais, a menos que a doença progrida para doença hepática terminal.

Doenças hepáticas progressivas crônicas

As doenças hepáticas progressivas crônicas podem acometer várias espécies, sendo mais comuns em cães. Inflamação de moderada a grave é uma característica comum; também pode haver graus variáveis de necrose de hepatócitos, fibrose e cirrose.

Alguns casos de hepatite crônica estão associados ao acúmulo anormal de cobre no fígado. Cães da raça Bedlington Terrier apresentam uma doença hereditária bem descrita que resulta em acúmulo de cobre no fígado e hepatite crônica; o defeito molecular dessa doença foi caracterizado.[162] Várias outras raças de cães foram identificadas como predispostas ao armazenamento hepático de cobre e hepatite crônica, inclusive cães da raça West Highland White Terrier, Skye Terrier, Dobermann Pinscher, Dálmata e Labrador Retriever.[163,164] Alguns medicamentos (p. ex., anticonvulsivantes) e microrganismos infecciosos também podem causar hepatite crônica em cães. Com frequência, as atividades séricas das enzimas de extravasamento estão de discreta a moderadamente aumentadas por causa da lesão progressiva de hepatócitos. Caso a progressão da doença seja lenta, a liberação dessas enzimas em determinado período de tempo pode ser mínima e a atividade sérica pode ser normal. Por fim, várias dessas doenças resultam em graus variáveis de fibrose hepática, com possível comprometimento do fluxo biliar. Desse modo, as atividades séricas das enzimas de indução frequentemente apresentam aumento de discreto a moderado. A concentração de bilirrubina sérica é normal em animais com a apresentação inicial menos grave da doença, mas pode estar elevada naqueles animais com doença em estágio mais avançado. Os teores séricos de ácidos biliares em jejum e no período pós-prandial apresentam-se inconsistentemente aumentados, dependendo da progressão da doença. É provável que esse aumento se deva à diminuição do fluxo sanguíneo ao fígado, ao prejuízo à depuração dos ácidos biliares pelos hepatócitos e à colestase. Outros testes de função hepática são normais, a menos que a doença tenha resultado em perda de 60 a 80% da capacidade funcional do fígado. O estado de coagulação de cães com doença hepática crônica pode ser variável, com anormalidades laboratoriais sugestivas tanto de hipo quanto de hipercoagulabilidade. Quando avaliados por tromboelastografia, que mensura a formação dinâmica de coágulos, verificou-se que 7 de 21 e 5 de 21 cães com hepatopatia crônica apresentavam hipercoagulabilidade e hipocoagulabilidade, respectivamente.[165]

Doença hepática terminal

Nota-se doença hepática terminal quando há perda de mais de 60 a 80% da massa hepática funcional. As atividades séricas das enzimas de extravasamento encontram-se normais ou moderadamente aumentadas. A normalidade da atividade sérica dessas enzimas pode ser decorrente da redução acentuada da quantidade de hepatócitos ou da mínima lesão ativa de hepatócitos. As atividades séricas das enzimas de indução estão de moderada a intensamente aumentadas por causa da colestase. A concentração sérica de bilirrubina encontra-se de moderada a intensamente aumentada. Os teores séricos de ácidos biliares em jejum ou no período pós-prandial apresentam-se aumentados, às vezes intensamente, e devem-se ao menor fluxo sanguíneo ao fígado, à menor absorção de ácidos biliares do sangue da circulação porta pelos hepatócitos e à colestase. Vários outros testes de função hepática indicam anormalidades, inclusive aumento da concentração de amônia no sangue, menor teor de NUS e hipoalbuminemia. O teor sérico de globulinas varia de discretamente diminuído a aumentado. Em animais com doença hepática terminal, os testes de coagulação também são frequentemente anormais.

Resumo

Os testes bioquímicos podem sugerir três categorias básicas de doença hepática, dependendo do padrão de anormalidades verificadas: lesão hepatocelular, colestase e redução da função hepática. No entanto, a caracterização do tipo específico de doença hepática em geral requer testes adicionais (p. ex., radiografias, ultrassonografia, aspirado de fígado com agulha fina, biopsia hepática). Se a atividade de enzimas séricas de mais de 2 vezes o valor do limite superior estiver persistentemente aumentada por mais de 4 a 8 semanas, o teor dos ácidos biliares séricos deve ser determinado. Se os ácidos biliares estiverem aumentados, testes adicionais previamente descritos devem ser realizados. Adicionalmente, deve-se dar atenção cuidadosa ao histórico clínico do paciente, aos medicamentos atualmente em uso e aos achados de exame físico, de modo a excluir condições primárias que possam interferir nos resultados dos testes. Com frequência, utilizam-se exames bioquímicos repetidos para avaliar a progressão da doença ou a resposta ao tratamento.

28

Avaliação Laboratorial do Pâncreas e Metabolismo da Glicose

Robin W. Allison

Department of Veterinary Pathobiology, Oklahoma State University College of Veterinary Medicine, Stillwater, OK, USA

O pâncreas é um órgão composto por ambas as funções: exócrina e endócrina. O pâncreas exócrino é composto de epitélio glandular, o qual forma os lóbulos acinares que compreendem cerca de 80% do pâncreas;[1] já as células endócrinas estão concentradas nas ilhotas de Langerhans.*

Pâncreas exócrino

A função primordial do pâncreas exócrino é sintetizar e secretar as enzimas digestivas. Essas enzimas incluem proteases que são estocadas como grânulos zimógenos nas células acinares e secretadas como proenzimas inativas (p. ex., tripsinogênio, quimiotripsina, proelastase e procarboxipeptidase), lipase (que hidrolisa os lipídios) e amilase (que hidrolisa os amidos).[2] As proenzimas inativas tornam-se ativas pela clivagem enzimática realizada por um pequeno peptídio (peptídio de ativação). Normalmente, o tripsinogênio é clivado pela enteroquinase no intestino para formar a tripsina e o peptídio de ativação do tripsinogênio (PAT); a tripsina, então, ativa as demais proenzimas.[3] Diferentemente das proteases, a amilase e a lipase são secretadas nas suas formas ativas.[2]

Dois importantes distúrbios do pâncreas exócrino podem ser detectados pelas avaliações laboratoriais:

- As lesões no parênquima pancreático são em geral decorrentes de pancreatite. A inflamação pode ser resultado de ativação prematura e vazamento das enzimas pancreáticas no interstício pancreático, na cavidade peritoneal e na vasculatura. A pancreatite ocorre mais comumente em cães e gatos, podendo manifestar-se aguda ou cronicamente. A liberação intraperitoneal de enzimas pancreáticas causa lesões teciduais nas áreas adjacentes ao pâncreas, aumentando, assim, tanto a gravidade quanto a extensão da lesão. O aumento subsequente de mediadores inflamatórios pode resultar em uma resposta inflamatória sistêmica[4]
- A insuficiência pancreática exócrina (IPE) é um distúrbio que resulta em insuficiente produção e secreção das enzimas pancreáticas. A IPE ocorre devido à perda de células acinares pancreáticas, causando atividade digestiva inadequada (má digestão). Os sinais clínicos são similares aos dos distúrbios intestinais que resultam em inadequada absorção, mesmo diante de adequada digestão dos nutrientes (má absorção). Os testes laboratoriais para diferenciação entre má digestão e má absorção serão discutidos no Capítulo 29.

Detecção da lesão pancreática

O diagnóstico de pancreatite pode ser extremamente difícil de ser estabelecido, especialmente nos casos crônicos ou leves. Cães com pancreatite aguda frequentemente apresentam vômito e dor abdominal, sinais menos frequentes nos gatos.[4] Ademais, os gatos parecem desenvolver mais frequentemente pancreatite crônica do que a doença aguda.[5] Em estudo recente com animais necropsiados, foi indicado que a pancreatite crônica subclínica ocorre mais frequentemente em cães e gatos do que previamente documentado.[6-8] Embora a maioria dos casos de pancreatite seja considerada idiopática, vários fatores de risco têm sido identificados. Algumas raças de cães (Schnauzer miniatura, Yorkshire Terrier) aparentam ter maior predisposição.[8] A hiperlipidemia idiopática também é comum no Schnauzer miniatura e, frequentemente, ocorre na pancreatite aguda; entretanto, ainda não se sabe se esta é a causa ou a consequência da pancreatite.[3] Outros fatores de risco em cães incluem obesidade, dietas ricas em gorduras, uma ampla variedade de medicamentos, intoxicação por zinco, hipercalcemia, traumatismo, isquemia, obstrução do trato biliar, neoplasia e agentes infecciosos.[3] Nos gatos, muitos casos de pancreatite têm sido associados a doenças inflamatórias intestinais e do trato biliar (frequentemente referidas como triadite).[5,9,10] Infecções por trematódeos no fígado e pâncreas também podem causar pancreatite.[11-13] Os demais fatores de risco em gatos são similares aos dos cães.[8,14]

Em virtude de os sinais clínicos serem inespecíficos e altamente variáveis, dependendo da gravidade da doença, dos testes laboratoriais, dos estudos de imagem e, algumas vezes, citologia por aspiração com agulha fina (AAF) ou biopsia pancreática, eles são necessários para confirmação do diagnóstico. Diversos testes laboratoriais foram desenvolvidos para diagnosticar pancreatite, mas a maioria deles apresenta significativas limitações. Historicamente, as atividades séricas de enzimas, como amilase e lipase, eram muito utilizadas, mas esses testes têm pouca sensibilidade e especificidade para pancreatite (a ser discutida posteriormente). Já os métodos imunodiagnósticos têm maior utilidade, conforme detalhado a seguir.

Imunorreatividade da lipase pancreática

Imunorreatividade da lipase pancreática (PLI) são imunoensaios espécie-específicos que utilizam anticorpos para mensurar as concentrações de lipase originadas especificamente no pâncreas.[15,16] Contrariamente, os testes antigos (a serem discutidos posteriormente) utilizavam métodos enzimáticos para mensurar a atividade da lipase, o que incluía a mensuração da lipase originada de diversos tecidos (ou seja, lipase pancreática não específica).[17] Radioimunoensaios foram desenvolvidos para detectar

---

*N.R.T.: Frequentemente referidas como ilhotas pancreáticas.

a imunorreatividade dsa lipases pancreáticas canina (cPLI) e felina (fPLI), e versões mais recentes estão disponíveis comercialmente (Spec cPL™ e Spec fPL™, IDEXX Laboratories, Westbrook, ME).[15,16] Há também disponíveis testes rápidos para avaliação da cPLI para uso em clínicas (SNAP® cPL, IDEXX Laboratories e fPLI (SNAP®, fPL, IDEXX Laboratories). Em cães, a sensibilidade do teste Spec™ cPL em detectar pancreatite estimou-se em 72 a 94% com especificidade de 66 a 96%, dependendo do ponto de corte usado e da gravidade da doença.[18,19] Resultados falso-negativos são considerados mais prováveis em casos de pancreatite crônica.[19] Usando esse ensaio, uma concentração de cPL >400 $\mu g/\ell$ é considerada consistente com pancreatite e concentrações entre 200 e 400 $\mu g/\ell$ são consideradas uma zona cinzenta, com recomendação de retestagem.[19] Os testes rápidos SNAP usam um ponto de referência que corresponde ao limite superior do intervalo de referência (LRS) (200 $\mu g/\ell$ para cães e 3,5 $\mu g/\ell$ para gatos); se a amostra-teste for mais escura que o ponto de referência o resultado é considerado anormal e deve ser uma zona cinzenta ou consistente com pancreatite.[19] A sensibilidade em cães varia de 92 a 94% e a especificidade entre 71 e 78%; portanto, a confiança em um resultado negativo é razoavelmente alta.[18] Estudos limitados sugerem que as concentrações de cPLI são minimamente aumentadas com falência renal e não são afetadas pela administração de prednisona, contrariamente aos ensaios enzimáticos de lipase sérica; contudo, mais estudos nessa área são necessários.[20,21] Em gatos, a sensibilidade de fPLI para a detecção de pancreatite é de 54 a 100%, dependendo da gravidade da doença, com especificidade de 91%.[22] A sensibilidade e a especificidade do teste SNAP felino não foram publicadas até o momento. Similar à situação em cães, um resultado negativo do teste (normal) torna a pancreatite improvável.[19,23] Esses ensaios são mais confiáveis para detecção de pancreatite moderada a grave, e atualmente são os testes laboratoriais mais úteis para o diagnóstico de pancreatite em cães e gatos.[4,19,23]

Imunorreatividade semelhante à tripsina sérica

O tripsinogênio é sintetizado apenas pelo pâncreas e é convertido em tripsina (enzima proteoliticamente ativa) no intestino delgado. O teste de imunorreatividade semelhante à tripsina sérica (TLI) utiliza anticorpos espécie-específicos para detectar tripsinogênio e tripsina no soro (por isso, imunorreatividade semelhante à tripsina). Atualmente, os ensaios de TLI estão prontamente disponíveis para cães e gatos e têm sido utilizados experimentalmente em cavalos.[24-26] Em animais saudáveis, uma pequena quantidade de tripsinogênio extravasa para o espaço extracelular e é difundida pela via linfática para o sangue. Desse modo, a concentração sérica de TLI normal é considerada um bom indicador de adequada produção pancreática de tripsinogênio.[26]

Em quadros de pancreatite, é esperado aumento da TLI sérica devido ao extravasamento a partir das células acinares lesionadas; entretanto, sendo o tripsinogênio depurado pela filtração glomerular,[27] qualquer distúrbio que cause a redução da taxa de filtração glomerular (TFG) pode aumentar as concentrações séricas de TLI. Por outro lado, a tripsina ativada é prontamente complexada com inibidores de proteases no sangue, sendo que esses complexos são removidos pelo sistema mononuclear fagocitário.[3] A sensibilidade do aumento da concentração sérica de TLI para o diagnóstico da pancreatite em cães e gatos é de 33 a 36%,[4,5] e a especificidade está entre 65 e 90%, ambas inferiores às obtidas pelo PLI. Desse modo, a concentração sérica de TLI é utilizada principalmente para o diagnóstico de insuficiência pancreática exócrina (ver Capítulo 29).

Ainda que raramente, têm sido descritos casos de pancreatite crônica e aguda em cavalos, assim com a utilização de um teste para TLI equino.[24,28] Contudo, a utilidade desse teste para o diagnóstico da pancreatite em equinos ainda aguarda informações oriundas de testes clínicos. Em um estudo, cinco de sete cavalos com obstrução intestinal estrangulante tiveram aumento da TLI sérica, sendo os maiores valores nos dois cavalos que não sobreviveram.[24] A TLI sérica não estava aumentada em três de três cavalos com obstruções não estrangulantes (a histopatologia pancreática não foi realizada). A tripsina plasmática ativa enzimaticamente (TEA) também foi investigada em equinos. Em um estudo, 10 cavalos com doença abdominal aguda e evidência histológica de lesão pancreática apresentaram aumento da atividade plasmática de tripsina (média de 196 ng/mℓ) quando comparados a de três cavalos do grupo controle (média de 28,5 mg/mℓ).[29]

Atividade sérica da lipase

Testes enzimáticos de mensuração da atividade sérica da lipase detectam tanto a lipase oriunda do pâncreas quanto de outros tecidos.[17] Desse modo, aumentos na atividade sérica da lipase não são específicos para lesões pancreáticas. A utilidade da mensuração da atividade da lipase sérica em detectar pancreatite é variável entre as espécies. A atividade sérica da lipase é frequentemente normal em gatos com pancreatite espontânea e, assim, não é considerada útil ao diagnóstico de pancreatite nessa espécie.[4,5,30] De modo similar, também não é considerada útil ao diagnóstico da pancreatite em cavalos e bovinos, embora existam alguns raros relatos do aumento da atividade sérica da lipase na pancreatite aguda nessas espécies.[31-33] A atividade sérica da lipase apresenta alguma utilidade como teste de triagem para detecção de pancreatite em cães e é frequentemente incluída no perfil bioquímico padrão. Contudo, não é sensível nem específica para pancreatite canina.[4,34] Em geral, aumentos na atividade sérica da lipase de 3 a 5 vezes o URL são interpretados como sugestivos de pancreatite em cães e alertam para a necessidade de uma avaliação mais aprofundada (cPLI, imagem, biopsia).[4] Todavia, em um estudo de cães com pancreatite aguda, a atividade sérica da lipase estava aumentada em apenas 16 dos 41 casos.[35] Em cães, o aumento da atividade sérica da lipase pode ser decorrente de uma gama de outras condições que não a pancreatite, incluindo:

- Redução da TFG. Cães com azotemia pré-renal, renal ou pós-renal podem ter aumento da atividade sérica da lipase devido à redução da excreção renal e/ou inativação da lipase.[36-38] Em geral, o aumento é menor que 4 × URL, mas aumentos superiores a 10 × URL já foram relatados
- Administração de corticosteroides. A dexametasona e, até mesmo, a menos potente das prednisonas pode causar aumentos na atividade sérica da lipase em cães sem pancreatite.[39,40] Os aumentos são tipicamente menores que 2 × URL, mas podem ser até de 5 × URL
- Neoplasia. Uma série de neoplasias envolvendo pâncreas (carcinoma, adenocarcinoma), fígado (carcinoma hepatocelular, carcinoma de ductos biliares, linfoma), trato gastrintestinal (linfoma, adenocarcinoma) e coração (hemangiossarcoma) foram associadas a aumentos da atividade sérica da lipase em cães[38,41]
- Doença hepática. Além de neoplasia, a necrose hepática e a degeneração gordurosa estão associadas ao aumento da atividade sérica da lipase em cães[38]

- Outras. Os tecidos gastrintestinais e hepático podem ser fontes para a atividade sérica da lipase.[42] Embora a pancreatite não tenha sido descartada, reportou-se aumento de até 5 × URL na atividade sérica da lipase em cães com enterite aguda.[43] Leves aumentos transitórios na atividade da lipase sérica (3 vezes superiores ao valor basal) foram observados em cães após a manipulação de vísceras em procedimentos de laparotomia exploratória sem nenhuma evidência histológica de pancreatite.[44]

Atividade sérica da amilase

Ensaios que mensuram a atividade sérica da amilase, assim como os realizados para a atividade sérica da lipase, detectam a amilase produzida por uma ampla variedade de tecidos além do pâncreas.[17,45] Desse modo, o aumento na atividade sérica da amilase não é específico de lesão pancreática. Em cães, quatro isoenzimas da amilase foram identificadas, incluindo as amilases ligadas às proteínas (macroamilases), as quais apresentam meias-vidas mais longas do que as amilases não complexadas.[45,46]

Apesar de a atividade sérica da amilase estar prontamente disponível nos exames bioquímicos de rotina (padrão), sua utilidade no diagnóstico da pancreatite é limitada. Gatos com pancreatite espontânea ou experimental tipicamente apresentam a atividade sérica da amilase dentro do intervalo de normalidade ou levemente aumentada, embora sua redução também já tenha sido relatada.[30,47] Portanto, a atividade sérica da amilase não é útil ao diagnóstico de pancreatite em felinos.[5] Aumentos na atividade sérica da amilase foram raramente relatados em bovinos e equinos com pancreatite,[31-33] podendo também ocorrer nas lesões da mucosa intestinal.[48] Em cães, aumentos na atividade sérica da amilase também não são sensíveis nem específicos para pancreatite, sendo esta geralmente considerada inferior à atividade sérica da lipase como teste de triagem.[4,38,49-51] Aumentos de 3 a 5 vezes o URL podem ser interpretados como sugestivos de pancreatite e como alertas para a necessidade de avaliação mais aprofundada (cPLI, imagem, biopsia). Muitas das causas que geram aumento na atividade sérica da lipase em cães sem pancreatite também podem causar aumento na atividade sérica da amilase.[4,8,36,38,44,50] A principal exceção é a administração de corticosteroides, o que não aumenta a atividade sérica da amilase, podendo, inclusive, reduzi-la.[39,40]

Atividades da amilase e da lipase no líquido peritoneal

O líquido peritoneal pode ser obtido de animais com suspeita ou portadores de lesão pancreática e as mensurações das atividades da amilase e da lipase podem ser úteis ao diagnóstico. Na ocorrência de lesão pancreática ativa, tais enzimas extravasam para a cavidade abdominal, resultando no aumento de suas atividades no líquido peritoneal. Atividades da amilase e da lipase no líquido peritoneal superiores às atividades séricas são sugestivas de lesão pancreática.[31,48,52] Contudo, a perfuração duodenal também pode resultar em aumento das atividades da amilase e da lipase no líquido peritoneal. A sensibilidade e a especificidade da mensuração da atividade dessas enzimas no líquido peritoneal não foram determinadas.

Avaliação citológica

Aspirado de agulha fina (AAF) guiado por ultrassonografia para avaliação citológica do pâncreas tem se tornado uma ferramenta diagnóstica aceita, e poucos estudos recentes avaliaram sua utilidade em cães e gatos. Em cães sadios, o AAF pancreático não causou aumento significativo na cPLI sérica ou na TLI.[53] Em um estudo com 92 cães submetidos a AAF pancreático para avaliação clínica, o resultado diagnóstico estimado do procedimento foi de 74%, com poucas complicações clínicas; as interpretações citológicas concordaram com o resultado do teste confirmatório em 10 dos 11 casos.[54] Em 73 gatos com evidência clínica de doença pancreática, o AAF pancreático foi considerado seguro com resultado diagnóstico de 67%; interpretações citológicas concordaram com o diagnóstico histopatológico em sete de nove casos.[55] Os resultados dessas avaliações preliminares são promissores, mas estudos adicionais são necessários para avaliar melhor a segurança e a eficácia do AAF pancreático.

Outras anormalidades laboratoriais associadas às lesões pancreáticas

Nenhum dos testes tipicamente realizados na rotina laboratorial como parte do banco mínimo de dados (hemograma e perfil bioquímico) serve para o diagnóstico de lesão pancreática, mas a presença de diversas anormalidades associadas aos achados físicos sugestivos de pancreatite requer avaliações mais aprofundadas por meio de testes mais sensíveis e específicos (cPLI, imagem etc.). As alterações laboratoriais que podem acompanhar a lesão pancreática serão discutidas aqui. É importante ter em mente que alguns casos de pancreatite, particularmente a pancreatite crônica felina, podem apresentar resultados normais de hemograma e perfil bioquímico.[5,8]

- Leucocitose por neutrofilia com ou sem desvio à esquerda é evidência hematológica de inflamação e ocorre mais frequentemente em cães com pancreatite grave (aproximadamente 55% dos casos) do que em gatos.[4,5] Devido à pancreatite ser potencialmente dolorosa, também pode ocorrer neutrofilia induzida por epinefrina (excitação) e corticosteroides (estresse). A linfopenia também pode estar presente devido à inflamação ou ao estresse
- Aumentos do hematócrito, da concentração de hemoglobina e da contagem global de hemácias podem estar presentes se o animal estiver significativamente desidratado, o que pode ocorrer secundariamente a vômitos e redução da ingestão de líquidos. Anemia leve, regenerativa ou não, ocorre ocasionalmente em cães e gatos com pancreatite
- A azotemia, geralmente pré-renal, é comum em muitos casos de pancreatite e é causada pela combinação de diversos fatores, incluindo desidratação e hipovolemia, que resultam na redução da TFG.[4,5] A capacidade de concentração tubular da urina é em geral normal e sua densidade específica apresenta-se frequentemente elevada. A densidade específica da urina é útil na diferenciação da azotemia pré-renal acompanhada de pancreatite da azotemia renal associada à insuficiência renal. Essa é uma distinção importante, pois tanto a pancreatite quanto a insuficiência renal podem causar aumento de magnitude semelhante nas atividades séricas da amilase e da lipase. Além disso, os sinais clínicos de pancreatite e insuficiência renal podem ser similares. A análise da urina obtida no mesmo momento da coleta do sangue é importante para aqueles animais que têm a possibilidade de ter pancreatite ou insuficiência renal (ou ambas), devendo-se sempre ter em mente que a insuficiência renal aguda pode ocorrer em muitos casos de pancreatite. Os detalhes para a diferenciação entre azotemia pré-renal e renal, incluindo outras potenciais causas de poliúria em animais azotêmicos, foram discutidos no Capítulo 24

- A hiperglicemia é comum em animais com lesão pancreática aguda como resultado da intensa elevação das concentrações séricas de corticosteroides, epinefrina e glucagon.[3] Em pacientes com pancreatite crônica ou recorrente, a hiperglicemia pode ser causada por diabetes melito decorrente das lesões nas ilhotas pancreáticas
- Hipocalcemia leve ou moderada está inconsistentemente presente em animais com lesão pancreática e parece ser mais comum em gatos do que em cães.[35,36] A exata patogênese dessa hipocalcemia é desconhecida, mas provavelmente multifatorial. Os mecanismos propostos incluem a ligação do cálcio aos ácidos graxos no plasma ou àqueles provenientes da ação da lipase na gordura peripancreática (saponificação da gordura), desequilíbrios hormonais envolvendo paratormônio (PTH), glucagon ou calcitonina, além da translocação intracelular do cálcio.[57] Em cães com hipoproteinemia marcante, a hipoalbuminemia resulta na redução do cálcio ligado às proteínas e também contribui com a hipocalcemia. Em um estudo com gatos com pancreatite aguda, 19 de 46 gatos tinham concentrações séricas de cálcio diminuídas e, ainda, outros 28 dos 46 apresentavam baixa concentração de cálcio ionizado, resultados associados a pior prognóstico
- Hipercalcemia foi relatada em seres humanos com pancreatite e foi sugerida como causa de pancreatite em seres humanos com doenças tais como hiperparatireoidismo e tumores linfoides, embora a patogênese não seja clara.[58-60] Hipercalcemia foi relatada ocasionalmente em cães com pancreatite.[35] Um estudo em gatos mostrou que a hipercalcemia aguda aumenta a permeabilidade do ducto pancreático para moléculas grandes, o que sugere que as enzimas pancreáticas podem extravasar e contribuir para a pancreatite[61]
- Aumentos nas atividades séricas das enzimas hepáticas de extravasamento (alanina aminotransferase, aspartato aminotransferase) e de indução (fosfatase alcalina e gamaglutamiltransferase) ocorrem com bastante frequência.[3,5] Aumentos na atividade sérica das enzimas de extravasamento são resultantes de isquemia e lesão tóxica aos hepatócitos secundários à lesão pancreática e à liberação das enzimas pancreáticas. Aumentos na atividade sérica das enzimas de indução podem ser resultantes do bloqueio do ducto biliar comum secundário à inflamação dos tecidos próximos ao pâncreas e ao ducto biliar. A lipidose hepática pode ocorrer juntamente com a pancreatite em gatos anoréxicos e contribui para o aumento das atividades das enzimas hepáticas. As concentrações séricas de bilirrubina podem estar aumentadas em cães e gatos com pancreatite, particularmente naqueles com doença aguda. Colestase (intra ou extrahepática) e lesão hepatocelular secundária também são citadas como potenciais causas[30,35]
- Hipercolesterolemia e hipertrigliceridemia, frequentemente associadas à lipemia plasmática grave, são comuns em cães com pancreatite. Embora a patogênese não esteja clara, suspeita-se da alteração no processamento das lipoproteínas, com possível contribuição da colestase.[62] A hipertrigliceridemia pode ser tanto a causa como a consequência da pancreatite.[63] Hipercolesterolemia, e menos frequentemente lipemia, já foram descritas em gatos[5]
- As concentrações das proteínas séricas e plasmáticas são variáveis em pacientes com pancreatite. A exsudação de líquido rico em proteínas na cavidade peritoneal, como componente da peritonite, pode causar redução nas concentrações proteicas séricas, embora a desidratação tenda a aumentar as concentrações séricas de proteínas. Em alguns casos, essas alterações contrabalanceiam-se

- A coagulação intravascular disseminada pode ser uma consequência da pancreatite aguda. As alterações nos testes hemostáticos que ocorrem na coagulação intravascular disseminada foram discutidas no Capítulo 17. Devido ao fluxo biliar ser essencial à absorção das vitaminas lipossolúveis no intestino, obstruções no ducto biliar causadas por doença pancreática levam à deficiência de vitamina K, gerando alterações hemostáticas e nos resultados dos testes de coagulação.

Pâncreas endócrino

As células do pâncreas endócrino estão contidas nas ilhotas de Langerhans (pancreáticas) (Figura 28.1). Há uma variedade de células especializadas do sistema endócrino em tais ilhotas, incluindo as células α, as quais secretam glucagon, células δ, que secretam somatostatina, e as células PP, secretoras do polipeptídio pancreático. Todavia, a anormalidade funcional mais comum do pâncreas endócrino envolve as células β, as quais compreendem de 60 a 80% de todas as células da ilhota e são responsáveis pela produção de insulina.[64] Tanto a deficiência quanto o excesso na produção de insulina podem resultar em importantes anormalidades no metabolismo da glicose. Esta seção revisa os fatores que mais comumente afetam o metabolismo da glicose, discute as causas da diminuição (hipoglicemia) e do aumento da glicose (hiperglicemia), além de descrever os testes de avaliação do *status* glicêmico.

Metabolismo da glicose

Fontes da glicose sanguínea

A glicose sanguínea advém de três fontes:

- Absorção intestinal. Os carboidratos da dieta são quebrados e absorvidos no intestino. A absorção intestinal de glicose pode aumentar a concentração de glicose no sangue em animais monogástricos durante 2 a 4 horas após a alimentação
- Produção hepática. A produção hepática da glicose é resultante da gliconeogênese e da glicogenólise. A gliconeogênese é a formação de glicose a partir de compostos aglicanos (não

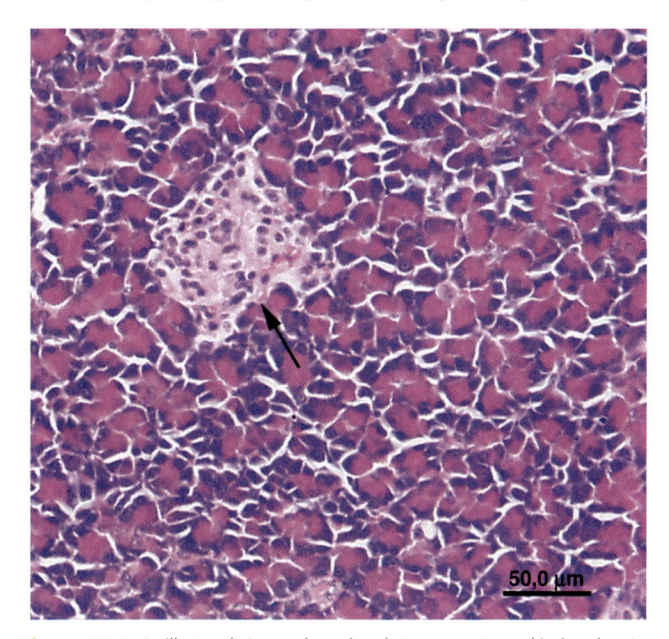

Figura 28.1 As ilhotas de Langerhans (*seta*) são a porção endócrina do pâncreas. Tanto a deficiência quanto o excesso na produção de insulina pelas células β resultam em anormalidades no metabolismo da glicose.

carboidratos), essencialmente de aminoácidos (das proteínas) e de glicerol (da gordura) nos animais monogástricos. Os ruminantes absorvem os ácidos graxos voláteis em vez de carboidratos, sendo a gliconeogênese a partir do ácido propiônico a maior fonte de glicose sanguínea nesses animais. A glicogenólise é a hidrólise do glicogênio em glicose

- Produção renal. Embora o fígado seja considerado a fonte primária de produção da glicose, a gliconeogênese também já foi documentada nas células epiteliais renais. Um estudo em cães demonstrou que os rins são responsáveis por aproximadamente 30% da taxa de renovação* da glicose durante o jejum.[65] A gliconeogênese renal ocorre no túbulo proximal e agora tem sido reconhecida por exercer significativo efeito no metabolismo da glicose em ambos estados fisiológicos, normal e anormal.[66]

Regulação da concentração de glicose sanguínea

As concentrações sanguíneas da glicose dependem da interação de múltiplos fatores, incluindo tempo decorrido desde a última refeição, influências hormonais e o uso da glicose pelos tecidos periféricos, tais como o músculo esquelético.

Os hormônios afetam a concentração de glicose sanguínea por intermédio da regulação da produção hepática e uso periférico da glicose (Tabela 28.1). A insulina é secretada pelas células β das ilhotas pancreáticas. Esta reduz a concentração sanguínea de glicose por causar aumento da absorção da glicose pelo fígado, musculatura esquelética e tecido adiposo, por inibir a gliconeogênese hepática e por promover a formação e a estocagem de glicogênio no fígado. A absorção da glicose nos miócitos e adipócitos é facilitada pela proteína transportadora de glicose chamada GLUT-4, que é translocada para membrana plasmática após a insulina se ligar aos receptores insulínicos na superfície celular.[64] Após a refeição, aproximadamente um terço da glicose absorvida é estocado como glicogênio no fígado e aproximadamente dois terços são utilizados como fonte de energia pelos outros tecidos.[67] A insulina também acelera a conversão de glicose em gordura, a oxidação da glicose e promove a síntese de proteínas e glicogênio na musculatura. Tais ações culminam em aumento da captação hepática da glicose, aumento na captação e uso da glicose periférica e redução da síntese hepática de glicose.

O glucagon é secretado pelas células α nas ilhotas pancreáticas em resposta à hipoglicemia induzida pela insulina. Em contraste direto com a insulina, o glucagon aumenta as concentrações sanguíneas de glicose estimulando a gliconeogênese e a glicogenólise hepática e inibindo a síntese hepática de glicogênio.[68]

Os glicocorticoides aumentam a concentração sanguínea de glicose promovendo a liberação de glucagon, a gliconeogênese hepática e induzindo um estado de resistência insulínica por afetar a capacidade das proteínas de membrana (tais como GLUT-4) em transportar a glicose para o interior das células.[69] O efeito final dessas ações é a redução do uso periférico da glicose e o aumento da síntese hepática de glicose.

As catecolaminas (p. ex., epinefrina e norepinefrina) elevam as concentrações de glicose por aumentarem a glicogenólise hepática, inibirem a secreção de insulina e estimularem a liberação do hormônio de crescimento,[69] culminando em redução do uso periférico de glicose e aumento da síntese hepática e liberação de glicose.

O hormônio do crescimento eleva as concentrações de glicose por inibir a captação de glicose mediada pela insulina nos hepatócitos, células musculares e adipócitos, aumentar a produção de glicose hepática e exercer um efeito pós-receptor no interior das células capaz de inibir a ação da insulina sobre o metabolismo da glicose.[70,71] O efeito final dessas ações é redução do uso periférico de glicose, aumento da síntese hepática e liberação de glicose.

Atividades físicas extenuantes podem resultar na redução da concentração sanguínea da glicose devido ao aumento do consumo pelos tecidos e musculatura esquelética. Em animais normais, a influência hormonal mantém as concentrações sanguíneas de glicose estáveis durante a maior parte das atividades físicas.

Causas de hipoglicemia

As condições que podem causar hipoglicemia estão listadas na Tabela 28.2. Adicionalmente, o retardo na separação entre o soro

---

Tabela 28.1 Efeito dos vários hormônios no metabolismo da glicose e nas concentrações sanguíneas da glicose.

Hormônio	Ações	Efeito no sangue (glicose)
Insulina	Promove captação de glicose tecidual	Redução
	Inibe a gliconeogênese	
	Promove a síntese de glicogênio	
Glucagon	Promove a gliconeogênese	Aumento
	Promove a glicogenólise	
	Inibe a síntese de glicogênio	
Glicocorticoides	Promovem a gliconeogênese	Aumento
	Promovem a liberação de glucagon	
	Inibem a captação de glicose tecidual	
Catecolaminas	Promovem a glicogenólise	Aumento
	Inibem a secreção de insulina	
	Estimulam a liberação do hormônio do crescimento	
Hormônio do crescimento	Inibe a captação de glicose tecidual	Aumento
	Inibe a ação da insulina	
	Promove a produção de glicose	

Tabela 28.2 Causas de hipoglicemia.

Medicamentos
 Superdosagem de insulina
 Sulfonilureias
Exercício intenso
Doenças do armazenamento do glicogênio
Insuficiência ou falência hepática[a]
Hipoadrenocorticismo[a]
Hipopituitarismo
Hipoglicemia juvenil ou neonatal
Hipoglicemia lactacional[a]
Neoplasia
 Tumor nas células β (insulinoma)[a]
 Tumores não específicos das células β
Hipoglicemia gestacional
Sepse[a]
Inanição ou má absorção
Intoxicação por xilitol
Intoxicação por fruta *ackee* verde (não madura)

[a]Relativamente comum.

---

*N.R.T.: Muitos textos científicos utilizam a palavra *turnover*.

e as hemácias resultará em diminuição artificial da concentração de glicose (ver discussão adiante na seção "Avaliação laboratorial do metabolismo da glicose").

- Medicamentos. A superdosagem durante a insulinoterapia pode ocorrer em animais sendo tratados para diabetes melito. De modo semelhante, medicamentos do grupo das sulfonilureias, como a glipizida e gliburida, as quais atuam estimulando a secreção de insulina, também podem causar hipoglicemia. Aumentos na concentração de insulina reduzem a gliconeogênese e a glicogenólise, aumentando a captação celular e o uso da glicose

- Esforço intenso. A hipoglicemia pode ocorrer em cães de caça e em cavalos de corrida caso a glicólise exija demanda superior de glicose do que a gliconeogênese ou a glicogenólise são capazes de produzir[69]

- Doenças do armazenamento do glicogênio. Essas raras doenças são provenientes de deficiências congênitas nas enzimas necessárias à glicogenólise, o que gera acúmulo de glicogênio intracelular e, possivelmente, hipoglicemia. Várias deficiências enzimáticas específicas foram relatadas em bovinos, caninos, felinos e equinos[72-76]

- Insuficiência/falência hepática. Grave insuficiência ou falência hepática resultante da perda de > 70% da massa funcional hepática pode causar hipoglicemia devido à redução da gliconeogênese e da glicogenólise. Outras evidências laboratoriais da diminuição da função hepática deverão estar presentes, como hipoalbuminemia, diminuição da concentração de ureia nitrogenada (UN) sanguínea e aumento das concentrações séricas de ácidos biliares (ver Capítulo 27)

- Hipoadrenocorticismo. A hipoglicemia é um achado inconsistente em cães com hipoadrenocorticismo, provavelmente oriunda da falta de cortisol. A hipoglicemia é geralmente leve e, provavelmente, resultante da redução da gliconeogênese e do aumento da captação de glicose pelo tecido muscular mediada pela insulina[77,78]

- Hipopituitarismo. A falta de secreção de hormônio adrenocorticotrópico (ACTH) pela pituitária (hipófise) resulta em hipocortisolismo, o que pode ocasionar leve hipoglicemia. A ausência de hormônio do crescimento também pode contribuir para a hipoglicemia

- Hipoglicemia juvenil e neonatal. A hipoglicemia neonatal é especialmente comum em suínos, mas também pode ocorrer em outras espécies. Está frequentemente associada a más condições secundárias a diarreia, desidratação ou hipotermia em leitões, ou à agalactia da porca.[79,80] A hipoglicemia que ocorre nos períodos em que há a redução da ingestão de alimentos em neonatos é resultante do inadequado estoque de glicogênio e proteína, os quais são usados para produção de glicose. A hipoglicemia juvenil é uma síndrome que frequentemente é vista em filhotes de cães de raças pequenas com idade inferior a 6 meses.[81,82] Os sinais clínicos muitas vezes são desencadeados por fatores estressantes, tais como diarreia, jejum ou parasitismo. Da mesma maneira que na hipoglicemia neonatal, estoques inadequados de glicogênio e proteína provavelmente desempenham papel importante nessa síndrome. Níveis inapropriados de enzimas hepáticas que participam da gliconeogênese também podem contribuir para o processo

- Hipoglicemia lactacional. Esta síndrome, também conhecida como cetose bovina espontânea, ocorre em bovinos durante o período de grande produção de leite.[83] A gliconeogênese hepática é incapaz de suprir a demanda de glicose e a cetose ocorre pelo aumento da mobilização de gordura

- Neoplasia. As neoplasias das células β das ilhotas pancreáticas (insulinomas) são os tumores mais comumente associados à hipoglicemia. Os insulinomas já foram relatados em cães, gatos e furões.[84,85] A excessiva produção de insulina pelas células β neoplásicas causa aumento da utilização da glicose pelos tecidos e diminuição da gliconeogênese e glicogenólise hepáticas. A hipoglicemia pode ser esporádica, mas, muitas vezes, de magnitude suficiente para causar fraqueza e convulsões. Diversos tipos de tumores não associados às células β pancreáticas também são relacionados com a hipoglicemia paraneoplásica. Em cães, muitos desses tumores têm sido do tipo mesenquimal (liomioma, liomiossarcoma), porém também têm sido relatados tumores epiteliais (carcinoma hepático, carcinoma renal e outros) e de células redondas (linfoma, plasmocitoma).[85] Os mecanismos propostos para a hipoglicemia incluem disfunção hepática, bem como utilização da glicose e produção de fator de crescimento semelhante à insulina pelas células neoplásicas.[86] Em cavalos, a hipoglicemia tem sido associada às neoplasias hepática e renal, ao mesotelioma peritoneal e ao tumor do estroma gastrintestinal[87-91]

- Hipoglicemia gestacional. A síndrome da hipoglicemia e cetonemia pode ocorrer durante a gestação em caninos e ovinos.[92,93] Ela é uma redução na capacidade de produzir glicose via gliconeogênese, glicogenólise e lipólise devido à diminuição da resposta normal à hipoglicemia. Em ovelhas, ela é referida como toxemia da prenhez, que pode estar relacionada com o número de fetos e a qualidade/quantidade de alimento. A hipoglicemia gestacional aparenta ser pouco comum em cães

- Sepse. A hipoglicemia ocorre de maneira inconsistente na sepse, mas está frequentemente associada à endotoxemia. Experimentalmente, a hiperglicemia ocorre precocemente, seguida de hipoglicemia.[94] As causas da associação entre hipoglicemia e sepse ainda não estão totalmente esclarecidas. Possíveis causas incluem prejuízos na gliconeogênese e na glicogenólise e aumento da utilização da glicose pelos tecidos, inclusive pelos leucócitos. A hipoglicemia secundária ao consumo de glicose pelo amplo número de micoplasmas hemotrópicos (bactérias que parasitam as hemácias) foi relatada em suínos, ovelhas, lhamas e bezerros. Contudo, a rápida glicogenólise bacteriana *in vitro* também pode ser uma das causas de redução artificial das concentrações de glicose sanguínea[95]

- Inanição ou má absorção. A redução da absorção da glicose no intestino é uma causa rara de hipoglicemia. A hipoglicemia somente ocorre após um longo tempo de inanição ou de má absorção, pois a gliconeogênese ajuda a manter a concentração normal de glicose à custa de outras substâncias, principalmente das proteínas

- Intoxicação por xilitol. O xilitol é utilizado como um substituto do açúcar em vários produtos e é um forte promotor de liberação de insulina em cães. Hipoglicemia grave foi relatada em cães após a ingestão de produtos sem açúcar contendo xilitol.[96,97] O xilitol também pode causar marcantes alterações nas enzimas hepáticas de extravasamento, tal como descrito na necrose hepática difusa (Capítulo 27)

- Intoxicação pela fruta *ackee* verde. A fruta *ackee* é comumente encontrada na África Ocidental e em algumas ilhas do Caribe. A fruta verde e suas sementes são tóxicas, contendo hipoglicina A e B, respectivamente, assim nomeadas por sua capacidade de causar hipoglicemia.[98,99] Em seres humanos, o consumo da fruta verde causa vômito grave, hipoglicemia acentuada e convulsões, e pode progredir para coma e morte. Embora não sejam encontrados relatos publicados em animais, a intoxicação pela fruta *ackee* verde foi associada à hipoglicemia em cães nas ilhas do Caribe (Mary Anna Thrall, comunicação pessoal).

Causas de hiperglicemia

As condições que podem causar hiperglicemia estão listadas na Tabela 28.3.

- Medicamentos ou toxinas. Uma série medicamentos está associada a hiperglicemia transitória leve. Os mecanismos de ação diferem entre si. Detomidina, xilazina, propranolol e tiroxina inibem a liberação de insulina. Progestógenos e morfina estimulam a liberação do hormônio do crescimento. O acetato de megestrol atua como esteroide e também estimula a liberação do hormônio de crescimento. O efeito Somogyi é a hiperglicemia paradoxal que ocorre em animais diabéticos em resposta à administração excessiva de insulina. A ação do glucagon e dos glicocorticoides foram descritos previamente (ver "Regulação da concentração de glicose sanguínea")
- Fisiológica. Leve hiperglicemia pode ocorrer secundariamente às diversas respostas fisiológicas. Durante o diestro, a progesterona estimula a liberação do hormônio de crescimento, o qual reduz a utilização de glicose pelos tecidos. A liberação de catecolaminas (epinefrina e norepinefrina),

Tabela 28.3 Causas de hiperglicemia.

Medicamentos ou toxinas
  Acetato de megestrol
  Cetamina
  Detomidina
  Etilenoglicol
  Glicocorticoides
  Glucagon
  Insulina (efeito Somogyi)
  Glicose intravenosa
  Morfina
  Progestógenos
  Propranolol
  Tiroxina
  Xilazina
Fisiológicas
  Diestro (progestógenos)
  Esforço/excitação/dor (catecolaminas)
  Estresse (corticosteroides)
  Pós-prandial (monogástricos)
Patológicas
  Animais moribundos
  Diabetes melito
  Febre do leite (bovinos)
  Hiperamonemia (cavalos e bovinos)
  Neoplasia – acromegalia, glucagonoma, hiperadrenocorticismo, feocromocitoma, hipertireoidismo, hiperpituitarismo
  Obstrução duodenal proximal (bovinos)
  Pancreatite
  Síndrome hepatocutânea (cães)
  Síndrome metabólica (cavalos)

associada a excitação, dor ou esforço extenuante, estimula a liberação de hormônio de crescimento, inibe a secreção de insulina e estimula a glicogenólise. Gatos frequentemente exibem hiperglicemia transitória relacionada com a contenção durante a coleta de sangue; a magnitude desses aumentos pode alcançar 300 mg/dℓ ou mais, podendo persistir por 1,5 a 2 horas.[100,101] A resposta ao estresse, causada pela liberação endógena de corticosteroides, estimula a gliconeogênese e a liberação de glucagon e causa um estado de resistência insulínica, evidenciando que a liberação de corticosteroides e/ou catecolaminas é um importante fator em diversas doenças nas quais ocorre hiperglicemia secundária. Os animais monogástricos apresentam, normalmente, aumento pós-prandial na concentração de glicose, que normalmente desaparece dentro de 4 horas. A magnitude desse aumento pode tanto estar restrita ao intervalo de referência quanto ser interpretada como leve hiperglicemia

- Diabetes melito. O diabetes melito é causado pela deficiência na produção de insulina ou pela interferência na ação da insulina em seus tecidos-alvo, resultando, assim, em alterações no metabolismo da glicose, das proteínas e dos lipídios. O diabetes está, tipicamente, associado aos maiores graus de hiperglicemia. Portanto, animais com diabetes melito frequentemente apresentam concentrações de glicose sanguíneas superiores ao limiar renal, resultando em glicosúria. A ocorrência de glicosúria é menos comum nas outras causas de intolerância à glicose. O diabetes melito tem sido classificado de acordo com sua causa subjacente em tipo 1 ou tipo 2 e pela dependência do animal afetado à insulinoterapia em insulinodependente (DMID) ou não insulinodependente (DMNID). Esses dois esquemas de classificação se sobrepõem, causando confusão acerca do tipo de diabetes melito que está ocorrendo no animal. O diabetes melito tipo 1 resulta da destruição imunomediada das células β pancreáticas e os animais com esse tipo de diabetes são insulinodependentes. O diabetes melito tipo 1 é a causa mais frequente de diabetes em cães, mas não está bem documentado em gatos.[102] O diabetes melito insulinodependente também pode ocorrer secundariamente a outros processos que destruam as células β (como a pancreatite),[102] ou que causem hipoplasia das células β (diabetes melito genético dos cães Keeshond[103] e atrofia pancreática juvenil do Greyhound).[104] O diabetes melito tipo 2 é caracterizado por lenta resposta da insulina frente à hiperglicemia (ou seja, redução da capacidade de produzir insulina) e resposta tecidual ruim à insulina (ou seja, resistência insulínica). Animais com diabetes melito tipo 2 podem ser tanto insulinodependentes quanto não insulinodependentes. Esse é o tipo mais comum de diabetes melito em gatos, embora também possa ocorrer em cães.[102] Aproximadamente 70% dos gatos com diabetes melito tipo 2 são insulinodependentes.[105] A patogênese do diabetes melito tipo 2 em gatos é complexa e incompletamente compreendida. Um achado consistente em mais de 90% dos gatos diabéticos é a deposição amiloide nas ilhotas pancreáticas, oriunda do polipeptídio amiloide da ilhota (IAPP ou amilina)[106] (Figura 28.2). A amiloidose pancreática é tóxica para as células β, causando morte celular e redução da secreção de insulina.[106] O IAPP é secretado pelas células β com a insulina, sendo que os estados de resistência insulínica (p. ex., obesidade) causam aumento na secreção de insulina e de IAPP. Por sua vez, a circulação de IAPP pode contribuir para a resistência insulínica periférica.

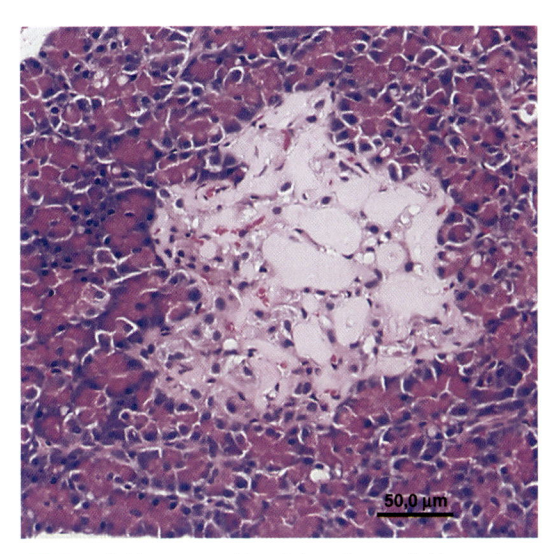

Figura 28.2 Amiloidose pancreática. A deposição amiloide envolve as células β e aumenta as ilhotas de Langerhans. A deposição de amiloide é tóxica para as células β e prejudica a secreção de insulina.

A obesidade causa resistência insulínica de diversas maneiras (provoca regulação descendente* dos receptores de insulina, prejudica a afinidade dos receptores pela insulina, causa defeitos pós-receptores na ação da insulina) e é considerada o maior fator de risco para o diabetes melito felino[105,107]

- Síndrome hepatocutânea. Trata-se de uma síndrome incomum em cães caracterizada por doença hepática associada à dermatite necrolítica superficial. O achado de hiperglicemia é comum, mas a patogênese ainda não foi esclarecida[108]
- Hiperamonemia. A hiperglicemia pode ocorrer em equinos e bovinos com hiperamonemia não relacionada com doença hepática (p. ex., excessiva produção de amônia pelo intestino, intoxicação por ureia, intoxicação por amônia). Os mecanismos propostos incluem estimulação da gliconeogênese e redução da captação de glicose pelos tecidos[109,110]
- Síndrome metabólica. A concentração de glicose sérica pode estar aumentada ou normal em cavalos com síndrome metabólica, a qual é um complexo distúrbio que mimetiza a doença de Cushing (hiperadrenocorticismo).[111] Cavalos afetados são tipicamente obesos e insulinorresistentes e são propensos a desenvolver laminite
- Febre do leite. Hiperglicemia, juntamente com hipocalcemia e hipofosfatemia, está frequentemente presente em bovinos com febre do leite (paresia da parturiente).[112] A supressão exercida pela hipocalcemia na liberação de insulina,[113] a catecolamina e/ou o corticosteroide também podem contribuir com a hiperglicemia
- Animais moribundos. A hiperglicemia pode ocorrer em animais moribundos, geralmente em ruminantes. Como prováveis causas estão incluídas a liberação de catecolamina e/ou corticosteroides, bem como a redução do uso periférico de glicose
- Neoplasia. Uma variedade de doenças neoplásicas pode predispor ao desenvolvimento de diabetes melito. A acromegalia é tipicamente causada por um adenoma pituitário secretor de hormônio de crescimento, tendo maior

ocorrência em gatos. O excesso de hormônio de crescimento causa resistência insulínica. O glucagoma é o tumor das células α pancreáticas que secreta glucagon, o qual aumenta a produção de glicose hepática. O hiperadrenocorticismo, seja ele causado por neoplasia adrenal ou pituitária, resulta na produção excessiva de cortisol com aumento da gliconeogênese hepática e causa resistência insulínica. O hiperadrenocorticismo é um distúrbio concomitante bastante comum em cães diagnosticados com diabetes melito.[114] Os feocromocitomas secretam catecolaminas, as quais inibem a secreção de insulina e estimulam a glicogenólise. Uma pequena porcentagem de gatos com hipertireoidismo é persistentemente hiperglicêmica, teoricamente devido à resistência insulínica, um mecanismo ainda não conhecido.[115] O hiperpituitarismo pode ser decorrente de hiperplasia pituitária ou de neoplasia, em que a excessiva secreção de hormônio de crescimento e de ACTH pode causar resistência insulínica e aumentar as concentrações de cortisol. Disfunções na *pars* intermédia da glândula pituitária causam aumento da secreção de ACTH e hiperglicemia em cavalos[116]
- Pancreatite. A destruição das células β decorrente de pancreatite pode levar ao desenvolvimento de diabetes melito insulinodependente. Essa talvez seja a causa subjacente em mais de 30% dos casos de DMID canino[102]
- Obstrução proximal de duodeno. Bovinos com obstrução proximal de duodeno podem apresentar marcante hiperglicemia de até 1.000 mg/dℓ.[117] A patogênese proposta é a combinação de estresse e redução da utilização periférica da glicose. Em contrapartida, bovinos com vólvulo abomasal apresentam hiperglicemia muito mais leve, em geral atribuída ao estresse.

Avaliação laboratorial do metabolismo da glicose

Glicose sanguínea

A mensuração da concentração da glicose sanguínea é o estágio inicial para a avaliação do metabolismo da glicose. Após a detecção de hiperglicemia ou de hipoglicemia, outros testes para avaliação mais específica do metabolismo da glicose podem ser requisitados. A análise da concentração de glicose sanguínea pode ser realizada por laboratório de referência e, em geral, faz parte do perfil bioquímico padrão. São necessárias amostras de soro ou de plasma e elas devem ser separadas das hemácias em no máximo 30 minutos após a coleta do sangue. A glicólise nas hemácias resulta em perda de 10% da glicose por hora no soro ou plasma que permanecer em contato com as hemácias. O anticoagulante fluoreto de sódio inibe a glicólise e deve ser usado se o soro ou plasma não puderem ser rapidamente separados das células. Os analisadores bioquímicos clínicos têm métodos de avaliar a glicose, seja como testes individuais ou em painéis. Os aparelhos portáteis (glicosímetros) de aferição da glicose também estão disponíveis e permitem rápidas e repetidas mensurações da concentração da glicose no sangue total na rotina clínica. Alguns donos de animais de estimação utilizam esses equipamentos para monitorar animais diabéticos em suas próprias residências.[118-120] Muitos desses aparelhos foram avaliados para uso em animais e a maior parte deles fornece resultados que diferem em algum grau dos métodos de referência.[121,122] Na maioria dos casos (mas não em todos), as concentrações de glicose determinadas pelos glicosímetros são inferiores às determinadas pelos métodos de referência. Portanto,

---

*N.R.T.: Os textos em português utilizam com frequência o termo em inglês *down-regulation*.

é importante levar em consideração o tipo de teste quando os resultados de qualquer paciente forem comparados.

Devido à concentração de glicose sanguínea em animais monogástricos elevar-se durante 2 a 4 horas após a alimentação (pós-prandial), ela deve ser mensurada após período de jejum. Cães e gatos devem ser mantidos em jejum por 12 horas antes da coleta para evitar influências pós-prandiais. Animais potencialmente hipoglicêmicos não devem ser mantidos em jejum antes da coleta, pois isso pode resultar em grave hipoglicemia. Cavalos geralmente não são mantidos em jejum antes da coleta de sangue para avaliação da glicose; contudo, deve-se atentar, pois a concentração de glicose sanguínea pode aumentar durante 2 a 4 horas após a ingestão de suplementos altamente energéticos. Não é necessário manter ruminantes em jejum antes da avaliação da glicemia, pois eles absorvem principalmente os ácidos graxos voláteis em vez da glicose no trato gastrintestinal.

Hipoglicemia artefactual pode ocorrer devido ao consumo *in vitro* de glicose em casos extremos de leucocitose e acentuada parasitemia eritrocitária por micoplasmas hemotrópicos.[95]

Glicose urinária

A mensuração da glicose na urina foi discutida no Capítulo 24. A glicosúria ocorre quando a glicose sanguínea excede o limiar renal, o que varia dependendo da espécie. Os limiares renais estão entre 180 e 220 mg/dℓ em cães,[123] 200 e 300 mg/dℓ em gatos,[105] 180 e 200 mg/dℓ em equinos,[124] e 100 mg/dℓ em bovinos.[124] A mensuração concomitante da glicose sanguínea é importante para a interpretação da glicosúria; animais diabéticos tipicamente têm hiperglicemia e glicosúria persistentes. A glicosúria pode ocorrer na ausência de hiperglicemia quando a capacidade de reabsorção renal da glicose estiver diminuída, o que em geral é resultado de anormalidades tubulares proximais, as quais podem ser adquiridas ou congênitas. As anormalidades adquiridas incluem aquelas causadas por isquemia, nefrotoxinas e amiloidose,[125] enquanto os distúrbios congênitos incluem glicosúria renal primária e síndrome de Fanconi.[126]

Insulina sérica

A concentração de insulina pode ser determinada no soro ou plasma heparinizado. São em geral imunoensaios que utilizam anticorpos desenvolvidos para detectar insulina suína ou humana, mas que têm boa correlação com a insulina canina. Os ensaios devem ser validados para a espécie de interesse. A insulina sérica permanece estável durante 1 semana, se mantida refrigerada, e por muitos meses se congelada.[69]

A concentração de insulina é frequentemente mensurada em animais hipoglicêmicos quando houver suspeita de insulinoma. Devido aos animais com insulinoma poderem estar euglicêmicos em uma amostra de sangue aleatória, é importante a verificação da concentração inapropriada de insulina na presença concomitante de hipoglicemia. Em situações de normalidade, as concentrações de insulina devem estar muito baixas se as concentrações de glicose estiverem baixas. Em cães com glicemia inferior a 60 mg/dℓ, a detecção de concentração de insulina acima do intervalo de referência (em geral > 20 μU/mℓ) é uma forte evidência de insulinoma.[85] É possível que cães hipoglicêmicos com concentração de insulina na metade superior do intervalo de referência (10 a 20 μU/mℓ) tenham insulinoma. Para atingir o estado hipoglicêmico desejado para um resultado preciso, faz-se necessário jejum, seguido de avaliações da glicemia de hora em hora. Os cães devem ser monitorados cautelosamente durante

esse procedimento com o objetivo de evitar hipoglicemia potencialmente fatal. Após o teste, o cão deve ser alimentado várias vezes, com pequenas porções de alimento e durante várias horas. Os cálculos das razões (razão insulina/glicose ou alteração da razão insulina/glicose) não são confiáveis para o diagnóstico de insulinoma e não são recomendados.

Teoricamente, a mensuração dos níveis de insulina em animais diabéticos pode ajudar na classificação da doença em DMID ou em DMNID. Entretanto, isso não tem provado ser muito útil. A grande maioria dos cães com DMID tem baixas concentrações de insulina sérica. Muitos gatos com diabetes melito tipo 2 (insulinorresistente) também apresentam baixa concentração de insulina e requerem insulinoterapia, embora algumas sejam somente transitórias. A hiperglicemia prolongada e a toxicidade pela glicose prejudicam o funcionamento das células β e podem ser responsáveis por esses achados.[105]

Frutosamina

"Frutosamina" é um termo geral que se refere a qualquer proteína glicosilada (ou seja, proteína ligada a um carboidrato). A frutosamina é formada quando a glicose se liga irreversivelmente com grupos amina da albumina e outras proteínas no sangue.[127] A concentração de frutosamina sérica é um indicador da concentração da glicose nas 2 a 3 semanas anteriores (com base na meia-vida das proteínas envolvidas nesse complexo).[128] A longo prazo, a frutosamina fornece informações mais fidedignas a respeito do metabolismo da glicose do que a concentração de glicose sanguínea, a qual pode estar transitoriamente elevada em algumas situações. A frutosamina, portanto, tem potencial de estabelecer o diagnóstico de diabetes melito e monitorar a terapia de diabéticos.

Os testes de frutosamina sérica estão disponíveis em laboratórios de referência. A frutosamina aparenta ser bastante estável no soro mantido sob refrigeração (cerca de 10 dias) ou congelado (cerca de 30 dias).[129,130] Amostras hemolisadas podem gerar resultados equivocados e devem ser evitadas. Hiperproteinemia e hiperbilirrubinemia não aparentam alterar os resultados.[131]

Aumento nas concentrações de frutosamina

Aumentos na concentração de frutosamina são indicativos de persistente elevação na concentração de glicose sanguínea e, nos animais diabéticos em insulinoterapia, de falta de controle glicêmico nas 2 a 3 semanas anteriores. Devido ao fato de a hiperglicemia ser relativamente comum mesmo em animais diabéticos bem controlados, o valor de corte usado para a determinação de um controle glicêmico ruim é mais elevado (tipicamente > 500 μmol/ℓ) do que o limite superior de referência para animais não diabéticos (tipicamente 365 μmol/ℓ).[105,123]

A frutosamina também é útil na distinção entre a hiperglicemia causada por excitação da hiperglicemia diabética em gatos. As concentrações de frutosamina estão em geral dentro do intervalo de referência em gatos com hiperglicemia causada por excitação, uma vez que a hiperglicemia deve estar presente aproximadamente 4 dias antes de serem detectadas elevações nas concentrações de frutosamina. A sensibilidade do aumento da concentração de frutosamina em detectar diabetes melito em gatos é de 93%, com especificidade de 86%.[132] Em cães com diabetes melito, a sensibilidade e a especificidade do aumento de frutosamina são de 88% e 99%, respectivamente.[133]

Leves aumentos na concentração de frutosamina têm sido documentados em alguns cães com hipotireoidismo; entretanto, esses cães não estavam hiperglicêmicos.[134] O mecanismo proposto para tal ocorrência é o prolongamento da meia-vida da albumina devido à diminuição da taxa de renovação das proteínas.

Redução nas concentrações de frutosamina

Reduções nas concentrações de frutosamina são esperadas na hipoglicemia persistente, como a que ocorre no insulinoma. Contudo, devido à frutosamina consistir na avaliação de proteínas glicosiladas, a hipoproteinemia pode ser uma das causas da redução da concentração de frutosamina. Em um estudo com cães normoglicêmicos, a redução da concentração de frutosamina foi mais bem correlacionada ao grau de hipoalbuminemia, enquanto os gatos normoglicêmicos tiveram a redução da concentração de frutosamina mais bem correlacionada ao grau de hipoproteinemia.[131] Baseando-se nessas correlações, fórmulas têm sido sugeridas para corrigir as concentrações de frutosamina de acordo com as anormalidades proteicas em cães e gatos. Nessas fórmulas, os valores médios dos intervalos de referência são utilizados como concentrações "normais" de albumina e proteína total.

Cães: Frutosamina corrigida = frutosamina
× (albumina normal ÷ albumina do paciente)

Gatos: Frutosamina corrigida = frutosamina
× (proteína total normal ÷ proteína total do paciente)

Reduções nas concentrações de frutosamina foram relatadas em gatos normoglicêmicos com hipertireoidismo, provavelmente decorrentes do aumento da taxa de renovação (*turnover*) das proteínas.[135] A redução da concentração de frutosamina na ausência de hipoglicemia ou hipoproteinemia também foi relatada em alguns animais com infecções parasitárias, incluindo cães com *Angiostrongylus vasorum*[136] e ovelhas infectadas por *Teladorsagia circumcincta*,[137] nos quais, igualmente, suspeitou-se de aumento na taxa de renovação proteica. Reduções na concentração de frutosamina foram relatadas em cães normoglicêmicos e normoproteinêmicos (mas não em gatos) com hiperlipidemia ou azotemia.[131]

Hemoglobina glicada

A hemoglobina glicada (HbA1c) é formada dentro das hemácias por meio de uma reação irreversível entre carboidratos (especialmente a glicose) e hemoglobina. A hemoglobina glicada é formada continuamente durante a vida das hemácias; portanto, hemácias velhas em geral contêm mais HbA1c se comparadas com hemácias jovens. A quantidade de HbA1c formada é proporcional à concentração de glicose sanguínea durante a vida média das hemácias. Assim, a concentração de HbA1c no sangue reflete o estado glicêmico durante um período superior ao obtido pela concentração de frutosamina, devido ao fato de o tempo de vida das hemácias ser relativamente maior (aproximadamente 110 dias nos cães, 70 dias nos gatos e 150 dias nos bovinos e equinos).[138] Aumentos na concentração de HbA1c não retornam imediatamente ao normal após o restabelecimento da concentração normal de glicose sanguínea, pois isso requer a remoção das hemácias senescentes com elevadas concentrações de HbA1c. Dessa maneira, a redução na concentração de HbA1c pode ser adiada por várias semanas. A hemoglobina glicada pode ser usada nas mesmas situações que a frutosamina.[139,140] Todavia, as concentrações de frutosamina são alteradas mais rapidamente quando ocorrem mudanças na glicemia, o que pode ser vantajoso em várias situações.

A hemoglobina glicada é mensurada no sangue total acrescido do anticoagulante EDTA, mantendo-se estável por 7 dias sob refrigeração.[123] A HbA1c estará reduzida em animais anêmicos devido à diminuição da concentração de hemoglobina e/ou ao aumento do número de reticulócitos no caso de uma resposta regenerativa.[140] Reciprocamente, a HbA1c estará aumentada em animais policitêmicos.

Curva glicêmica

A mensuração das concentrações de glicose sanguínea em intervalos de 1 a 2 horas durante todo o dia auxiliam na avaliação da eficácia e da adequação da dose de insulina em animais diabéticos em insulinoterapia inicial. Esses resultados, conhecidos como curva glicêmica, são utilizados para garantir que a terapia insulínica esteja sendo capaz de reduzir a concentração de glicose sanguínea, que o valor mais baixo da glicemia após a administração de insulina (nadir) esteja dentro do intervalo apropriado e que a duração da insulina esteja adequada (Figura 28.3). As curvas glicêmicas também são úteis quando animais com DMID, previamente bem controlados, manifestam sinais clínicos de hiperglicemia ou hipoglicemia.

Em cães diabéticos, o objetivo é manter a glicemia entre 100 e 250 mg/dℓ.[123] Em gatos diabéticos, o intervalo meta é de 100 a 300 mg/dℓ.[105] Idealmente, a glicemia no nadir deveria ser de 100 a 125 mg/dℓ tanto em cães quanto em gatos. Muitos fatores devem ser levados em consideração ao se interpretar uma curva glicêmica, incluindo o tipo e a duração da insulina que está sendo administrada, o horário da alimentação e o estresse ou excitação induzidos pela hospitalização durante o procedimento. Os aparelhos portáteis de aferição da glicose são, algumas vezes, utilizados pelos proprietários de animais diabéticos para aquisição de curvas glicêmicas em suas próprias residências, sob a supervisão de seu veterinário, a fim de evitar os efeitos do estresse ou da excitação.[120]

Monitoramento contínuo da glicose

Novos desenvolvimentos tecnológicos estão proporcionando avanços no monitoramento da glicemia de animais diabéticos. O sistema de monitoramento contínuo de glicose (CGMS) utiliza um sensor subcutâneo capaz de mensurar as concentrações

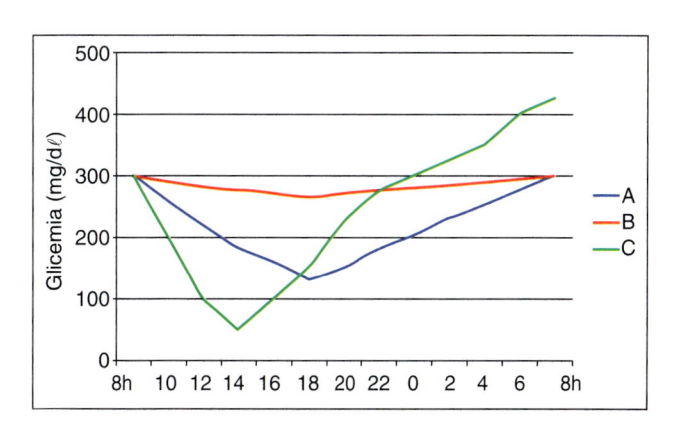

Figura 28.3 Curva glicêmica hipotética em três gatos diabéticos recebendo insulina às 8 horas da manhã. O gato A aparenta estar bem controlado, com a concentração de glicose sanguínea alcançando o nadir aproximadamente em 125 mg/dℓ e mantendo-se entre 125 e 300 mg/dℓ ao longo das 24 horas. O gato B exibe resposta ruim à insulina, que pode estar relacionada com baixa dose de insulina. O gato C torna-se rapidamente hipoglicêmico, com hiperglicemia de rebote. Isso é conhecido como efeito Somogyi, que ocorre devido à resposta hormonal após a administração excessiva de insulina.

de glicose no líquido intersticial e armazenam até 288 aferições no período de 24 horas.[141] As concentrações de glicose no líquido intersticial são bem correlacionadas às concentrações de glicose sanguínea. Um CGMS disponível comercialmente foi testado em cães, gatos e cavalos.[142-145] O uso desse sistema evita as limitações associadas à tradicional curva glicêmica, tais como repetidas coletas de sangue, contenção do paciente e hospitalização, além de fornecer informações mais detalhadas a respeito do metabolismo da glicose, uma vez que as mensurações são obtidas a cada 5 minutos. Períodos breves de hipoglicemia e fenômeno Somogyi podem ser facilmente identificados usando CGMS.[142,143]

Teste de tolerância à glicose

Os testes de tolerância à glicose oral ou intravenosa podem ser realizados para fornecer maiores informações acerca do metabolismo da glicose em animais com suspeita de resistência insulínica. Esses testes são trabalhosos e demorados e raramente são utilizados na clínica de pequenos animais, embora sejam ocasionalmente realizados em cavalos com suspeita de síndrome metabólica[146] e utilizados em pesquisas científicas.[147] Como já discutido anteriormente (ver "Insulina sérica"), esses testes raramente são úteis para a documentação de resistência insulínica em animais que já tenham sido diagnosticados com diabetes melito.

Basicamente, envolvem a administração de uma solução de glicose seguida da coleta de sangue em intervalos predeterminados. As concentrações de glicose e, algumas vezes, de insulina são analisadas nas amostras de sangue. Os testes intravenosos são considerados superiores aos testes orais devido à eliminação dos fatores gastrintestinais. Suspeita-se de redução da tolerância à glicose se as concentrações de glicose não conseguirem retornar aos valores basais dentro do tempo previsto ou se a taxa de renovação fracionária da glicose estiver baixa. Testes de resposta à insulina também podem ser realizados.[148] Um teste associando tolerância a glicose e resposta à insulina (teste combinado de glicose e insulina) foi desenvolvido para cavalos.[149]

Outras anormalidades associadas ao diabetes melito

- Os achados no hemograma incluem aumento de volume globular/hematócrito (VG/Htc) e aumento da concentração de proteína plasmática devido à desidratação. O leucograma pode indicar estresse ou inflamação
- Azotemia e urina diluída. Lesões glomerulares foram relatadas em cães e gatos diabéticos, mas a ocorrência de doença renal clínica nesses animais não está bem documentada. A densidade específica urinária é normalmente baixa em animais com glicosúria, em geral devido ao efeito osmótico da glicose em vez de um defeito na capacidade de concentração da urina pelos túbulos renais. Se houver desidratação, além de urina diluída poderá haver azotemia pré-renal, mimetizando um quadro de insuficiência renal. As concentrações séricas de fósforo também poderão estar aumentadas em animais azotêmicos em decorrência da redução da depuração glomerular de fósforo. Alguns animais diabéticos podem apresentar hiperfosfatemia, embora a hipofosfatemia também possa ocorrer (discutido posteriormente)
- Piúria, hematúria e proteinúria. Infecções do trato urinário inferior são comuns em animais diabéticos. Tais infecções podem aumentar o número de leucócitos, hemácias e bactérias na urina, assim como aumentar as concentrações de proteína. O aumento na concentração de proteína na urina sem evidências de inflamação pode ser resultante de lesão glomerular, o que geralmente ocorre em humanos com diabetes, mas que não está bem documentado em animais diabéticos
- Cetonemia e cetonúria. Os corpos cetônicos compreendem o acetoacetato (também chamado de ácido acetoacético), o β-hidroxibutirato e a acetona. A deficiente produção de insulina no diabetes melito resulta na redução da incorporação dos ácidos graxos em triglicerídios (ou seja, redução da lipogênese). Os ácidos graxos são então convertidos em acetil-coenzima A (acetil-CoA). Quase toda acetil-CoA é convertida em acetoacetato em animais com quadro grave de diabetes melito. Parte desse acetoacetato é convertida em β-hidroxibutirato e acetona. Dessa maneira, aumentos nas concentrações sanguíneas de corpos cetônicos (ou seja, cetonemia) e aumento nas concentrações de corpos cetônicos na urina (ou seja, cetonúria) podem ser verificados. Os corpos cetônicos são ácidos que se dissociam em íons hidrogênio e em seus respectivos ânions não mensuráveis. Portanto, sua produção resulta no desenvolvimento de acidose e aumento do intervalo aniônico (anion gap). O uso prejudicado dos corpos cetônicos perifericamente, causado pela deficiência insulínica, também contribui com a cetonemia e a cetonúria no diabetes melito. O limiar renal para corpos cetônicos é baixo e a cetonúria é em geral precedida de cetonemia. O método comum de detecção de cetonas usado pelas fitas de urinálise (reação do nitroprussiato) detecta acetoacetato e acetona, mas não detecta β-hidroxibutirato. Em alguns pacientes cetoacidóticos, a produção de β-hidroxibutirato pode predominar, resultando, assim, em falha na detecção de cetonúria. Métodos portáteis para mensuração das concentrações no sangue provaram ser úteis em seres humanos e foram recentemente investigados para uso em espécies veterinárias.[150-153] Em um estudo com 72 cães diabéticos, a concentração de β-hidroxibutirato sanguínea mensurada com um analisador POC (MediSense Optium®, Abbott Laboratories) foi superior aos testes de fita de urinálise para a identificação de cetoacidose.[151] A sensibilidade e a especificidade variaram com o ponto de corte usado para a cetonemia; um ponto de corte de 2,3 mmol/ℓ apresentou 100% de sensibilidade e 70% de especificidade, enquanto o ponto de corte de 4,3 mmol/ℓ teve 64% de sensibilidade e 100% de especificidade. Os autores concluíram que, quando a concentração de cetonas era <2,8 mmol/ℓ, o risco de cetoacidose era muito baixo.[151] Um estudo em 62 gatos usando um analisador POC diferente (Precision Xceed®, Abbott Laboratories) mostrou que o analisador foi fácil de usar e os resultados estavam em concordância com o método de referência quando os valores eram <4,0 mmol/ℓ; concentrações >4,0 mmol/ℓ foram subestimadas com o método POC.[153] Em 138 gatos diabéticos, o ponto de corte de 2,55 mmol/ℓ apresentou sensibilidade de 94% e especificidade 68% para o diagnóstico de cetoacidose usando o analisador POC Precision Xtra® (Abbott Laboratories).[154] As demais causas de cetonemia e cetonúria, em adição ao diabetes melito, incluem inanição, cetose bovina, toxemia da prenhez nas ovelhas e síndrome da lipidose hepática bovina. Em bovinos, a metanálise de 18 estudos diferentes concluiu que o analisador POC (Precision Xtra®, Abbott Laboratories) tem boas sensibilidade (95%) e especificidade (98%) para a detecção de hipercetonemia em um ponto de corte de 1,2 mmol/ℓ[152]

- Anormalidades eletrolíticas. Diurese osmótica e cetonúria causam perda de sódio, cloreto, potássio e fósforo pela urina. Hiponatremia, hipocloremia e, menos comumente, hipopotassemia e hipofosfatemia também podem ocorrer. A concentração sérica de potássio pode apresentar-se normal ou aumentada em animais diabéticos, especialmente se esses animais estiverem acidóticos, mas a concentração corpórea de potássio estará, muitas vezes, esgotada. A depleção de potássio é resultado da hipoinsulinemia, a qual permite que o potássio intracelular se desloque para o sangue e seja então perdido por meio da urina. Essa é uma importante implicação terapêutica, pois a administração de insulina no tratamento da fase aguda do diabetes fará com que o potássio volte para dentro das células, podendo causar grave hipopotassemia. A depleção do fósforo é resultante de múltiplos fatores, incluindo aumento de sua excreção renal, aumento do catabolismo tecidual e deslocamento do fósforo do soro para dentro das células nos animais tratados com insulina. Concentrações séricas de fósforo abaixo de 1,5 mg/dℓ podem ocorrer em cães e gatos diabéticos, especialmente após iniciarem a terapia insulínica. A hipofosfatemia grave pode resultar em hemólise, disfunção leucocitária, plaquetária, distúrbios neurológicos e musculares
- Acidose metabólica (cetoacidose). Os corpos cetônicos são ácidos e concentrações aumentadas podem levar à acidose metabólica, o que pode ser fatal
- Aumento do intervalo aniônico. O aumento do intervalo aniônico em geral resulta do aumento da concentração dos cetoácidos no sangue. O aumento na concentração sanguínea de lactato também pode contribuir
- Hiperosmolaridade. A hiperosmolaridade em geral ocorre em animais com concentrações de glicose sanguínea extremamente elevadas (> 600 mg/dℓ). Uma osmolaridade sérica > 350 mOsm/ℓ pode causar anormalidades neurológicas e gastrintestinais

- Aumento das atividades das enzimas hepáticas e pancreáticas. Alterações metabólicas nos hepatócitos podem ocasionar extravasamento das enzimas. A degeneração gordurosa nos hepatócitos é resultante do aumento da liberação de ácidos graxos do tecido adiposo, seu consecutivo afluxo para dentro dos hepatócitos e incorporação dos ácidos graxos aos triglicerídios. A atividade das enzimas induzidas também aumenta se essas alterações resultarem em edema e colestase. A pancreatite pode causar diabetes melito como resultado das lesões nas ilhotas pancreáticas; havendo a presença de pancreatite ativa, as atividades séricas de PLI, amilase e lipase poderão estar aumentadas
- Aumento na concentração de bilirrubina sérica. A colestase secundária ao edema nos hepatócitos associado à degeneração gordurosa pode levar à hiperbilirrubinemia. Ademais, a hemólise resultante da formação de corpúsculos de Heinz em gatos diabéticos pode resultar no aumento das concentrações de bilirrubina sérica
- Hiperlipidemia. Aumentos nas concentrações sanguíneas de diversos lipídios, incluindo triglicerídios, colesterol e ácidos graxos, são resultantes da redução da incorporação dos triglicerídios no tecido adiposo e aumento da produção hepática de lipoproteínas de muito baixa densidade. Aumentos na concentração dessas proteínas frequentemente resultam em visível lipemia

Outras anormalidades laboratoriais associadas ao hiperinsulinismo

Adicionalmente à hipoglicemia, a única anormalidade que está frequentemente associada ao hiperinsulinismo é a hipopotassemia, a qual pode ser resultante do deslocamento do potássio extracelular para dentro das células mediado pela insulina.

Avaliação Laboratorial da Doença Gastrintestinal, da Função Digestiva e da Absorção Intestinal

Dawn Seddon
St. George's University, Grenada

Introdução

Diarreia, vômito e perda de peso são sinais clínicos, ou sintomas, frequentemente observados nas doenças do sistema digestório. No entanto, esses sintomas não indicam qual a doença ou a causa específica. Os exames laboratoriais específicos para o diagnóstico de doença gastrintestinal (GI) também são limitados; porém, nesses casos, os testes que avaliam especificamente o sistema digestório podem fornecer importantes informações diagnósticas. Como diversas enfermidades primárias podem influenciar secundariamente a função do trato GI, em animais com evidência de doença GI geralmente são realizados exames laboratoriais básicos, como hemograma completo (HEC), perfil bioquímico, exame de urina e exame de fezes de rotina, antes de realizar testes mais especializados. Dados mínimos que indicam os valores de proteínas, eletrólitos e volume globular (VG), ou hematócrito, podem fornecer informações relevantes. Exemplos de alguns testes laboratoriais específicos mais utilizados em pequenos animais incluem: imunorreatividade semelhante à tripsina (IST), imunorreatividade da lipase pancreática (ILP),[1] teores de cobalamina (vitamina B_{12}) e folato, inibidor de α_1-proteinase, índice de disbiose da microbiota de cães,[2] dentre outros.

Para obter um diagnóstico definitivo, pode ser necessário o uso de outras modalidades de diagnóstico, como ultrassonografia, endoscopia e/ou biopsia do local do trato GI acometido; entretanto, deve-se ressaltar que muitas funções intestinais, como motilidade, absorção, secreção, permeabilidade, sensibilidade visceral e tolerância oral, podem estar comprometidas sem evidência de anormalidades estruturais ou morfológicas.[3] A escolha de exames laboratoriais com intuito de avaliar o sistema digestório depende se os sintomas são sugestivos de doença aguda ou de enfermidade crônica. Vômito ou diarreia que persiste por mais de 3 semanas é considerado sintoma crônico.

Há diversas condições predisponentes à ocorrência de várias anormalidades do trato GI específicas da raça. Em cães, foram identificadas mais de 400 anomalias hereditárias por meio de testes moleculares,[4] utilizando *swabs* de bochechas ou amostras de sangue total. Em gatos, foram reconhecidas apenas algumas anormalidades.[5] O conhecimento dessas condições pode auxiliar na compilação de uma lista de diagnósticos diferenciais, porém o uso dessa lista não deve ser o único critério para obtenção do diagnóstico definitivo. Algumas dessas anormalidades são mencionadas na Tabela 29.1.

Duas importantes síndromes que provocam sintomas de doença GI crônica são má digestão e má absorção. Má digestão, ou indigestão, é uma falha na digestão adequada do alimento e geralmente se deve à extensa atrofia das células acinares do pâncreas exócrino, condição que provoca secreção inadequada de enzimas digestivas. Essa anormalidade é denominada insuficiência do pâncreas exócrino (IPE), que resulta, secundariamente, em absorção inapropriada de nutrientes. Em contraste, má absorção é a falha do trato intestinal em absorver de modo apropriado os nutrientes digeridos; resulta de diversas lesões no intestino delgado. Os sinais clínicos dessas duas síndromes podem ser semelhantes, inclusive aumento do volume fecal e fezes malformadas; no entanto, os tratamentos dessas anormalidades são diferentes. Este capítulo aborda o uso de testes laboratoriais que possibilitam diferenciar má digestão de má absorção em animais que apresentam perda de peso, e diferenciar IPE de outras afecções do intestino delgado. Além disso, são abordados vários outros testes laboratoriais utilizados na avaliação do sistema digestório.

Má digestão e má absorção em cães e gatos

O tratamento e o prognóstico de má digestão e má absorção são diferentes; assim, em pequenos animais, é importante diferenciar essas duas síndromes. Como a má absorção pode ocasionar, secundariamente, má digestão, os sinais clínicos são semelhantes, independentemente de qual síndrome é a doença primária.

Insuficiência do pâncreas exócrino ou má digestão

Embora a IPE possa ocorrer em qualquer idade, geralmente é diagnosticada em cães jovens (com 1 a 5 anos de idade). Os cães emagrecem, apresentam apetite voraz e, tipicamente, suas fezes são volumosas, gordurosas, rançosas e acinzentadas (esteatorreia), quase sempre com diarreia. Em geral, os sintomas de IPE surgem apenas quando ocorre perda de > 90% da capacidade funcional do pâncreas exócrino.[24] Steiner[46] relata que constatou lesões sugestivas de IPE felina em 0,2% dos gatos levados à consulta por manifestarem pancreatalgia. Os sinais clínicos de IPE mais frequentemente relatados em gatos são: perda de peso e grande quantidade de fezes amolecidas, com sujidades oleosas na pelagem.[46]

O teste IST (discutido posteriormente) é o mais comumente utilizado no diagnóstico de IPE. Não há alterações hematológicas ou bioquímicas compatíveis com má digestão e, geralmente, na IPE, os valores de amilase e lipase são normais. É possível notar gordura não digerida nas fezes, mas esse achado é inconsistente.

Tabela 29.1 Condições predisponentes comuns à ocorrência de diversas anormalidades gastrintestinais em cães e gatos, específicas da raça.

Anormalidades gastrintestinais	Raças	Comentários
Carcinoma gástrico[26,27]	Pastor-belga Collie de pelos longos Norwegian Lundehund	
Colite ulcerativa histiocítica (CUH) (granulomatosa)[31]	Boxer[31-33]	Comum em cães da raça Boxer < 2 anos[35] Herança genética desconhecida Associada a *E. coli* invasora de mucosa[31,32,35,36]
	Buldogue francês Mastiff Malamute do Alasca Doberman Pinscher[34]	
Deficiência (seletiva) de cobalamina (vitamina B12)[11]	Beagle[12] Border Collie[13,14]	Os filhotes, subdesenvolvidos, apresentam anemia megaloblástica e acidúria metilmalônica[13]
	Schnauzer gigante[11,17] Shar-pei chinês[15,16]	Autossômica recessiva, com proteinúria
Diarreia/enteropatia responsiva a antibiótico[6,7] (crescimento excessivo de bactérias no intestino delgado [CEBID])	Cães jovens de raças de grande porte, principalmente Pastor-alemão[8,9]	Herança genética desconhecida Regulação secretória descontrolada ou deficiência de IgA[8,10]
Dilatação-vólvulo gástrico[26]	Dogue alemão Setter irlandês	
Doença celíaca[28]	Setter irlandês[28,29]	Autossômica recessiva; início clínico aos 4 a 7 meses[28,30] Perda de peso com ou sem diarreia[30]
Doença intestinal inflamatória (DII)[36,37]	Pastor-alemão Shar-pei Gato siamês Soft-coated Wheaten Terrier[37]	Interação de predisposição genética, disbiose[39] e antígenos da dieta Inclusive diarreia/enteropatia responsiva a antibiótico,[6,7] deficiência de cobalamina,[11,40] carcinoma gástrico,[26] doença celíaca, colite granulomatosa,[26] linfangiectasia[41,42] e enteropatia por perda de proteína (EPP)[29,41,43]
	Basenji[38]	Herança genética desconhecida Inclusive doença imunoproliferativa do intestino delgado
Enterite eosinofílica[18-21]	Boxer Shar-pei chinês Doberman Pinscher[22] Pastor-alemão Rottweiler[19,20]	
Enterite linfoplasmocitária[43,44] e hipergamaglobulinemia	Basenji[38] Boxer Shar-pei chinês	
Enteropatia por perda de proteína (EPP)[29,41,43]	Basenji[38] Shar-pei chinês Pastor-alemão Norwegian Lundehund Rottweiler Soft-coated Wheaten Terrier	Herança genética desconhecida (na última raça, há relato de nefropatia por perda de proteína)[45]
Estenose de piloro	Raças braquicefálicas[26]	
Gastropatia pilórica hipertrófica[26]	Lhasa Apso Maltês Pequinês Shi-tzu Yorkshire terrier	
Insuficiência do pâncreas exócrino[23]	 Pastor-alemão Collie de pelos longos[24] Cavalier King Charles Spaniel Chow-chow Setter inglês[25]	Autossômica recessiva[26] Idade de início: 36 meses Idade de início: 36 meses Idade de início: 72 meses Idade de início: 16 meses Idade de início: 5 meses
Linfangiectasia[41,42]	Basenji[38] Norwegian Lundehund[42] Rottweiler Soft-coated Wheaten Terrier Yorkshire Terrier	Causa mais comum de EPP em cães[41,43] Herança genética desconhecida
Megaesôfago[43]	Pastor-alemão Setter irlandês[29] Labrador Retriever	

Foram reconhecidas diversas condições específicas:

1. **Atrofia acinar pancreática idiopática**: é a causa mais comum de IPE em cães, mas não foi relatada em gatos.[47]
2. **Atrofia acinar pancreática juvenil**: acredita-se que a sua causa seja pancreatite linfocítica imunomediada hereditária, com relato de ocorrência em cães das raças Pastor-alemão e Collie de pelos longos.[48,49]
3. **IPE**: em cães e gatos, pode ser secundária à pancreatite crônica resultante de atrofia e/ou fibrose do pâncreas. Quando ocorre destruição concomitante de células das ilhotas de Langerhans, pode haver desenvolvimento subsequente de diabetes melito.[50] A ocorrência de pancreatite crônica é mais comum em gatos do que em cães;[51] acredita-se que pancreatite crônica seja a causa mais comum de IPE em gatos.[47]
4. **Obstrução do ducto pancreático**: pode ser notada em cães e gatos, com prejuízo à secreção de enzimas pancreáticas para o intestino. Em geral, essa condição está associada à inflamação aguda, porém os animais não necessariamente manifestam má digestão. No entanto, algumas neoplasias pancreáticas que causam obstrução do ducto pancreático podem ocasionar atrofia do pâncreas.[46,47]

Além disso, há relato de que a infecção pelo trematódeo *Eurytrema procyonis* cause IPE em gatos, sem evidência de pancreatite prévia; tal ocorrência é extremamente rara.[52]

Má absorção

Há várias causas primárias possíveis de má absorção, incluindo doenças inflamatórias, infecciosas e neoplásicas. Em geral, a doença crônica resulta em enteropatia por perda de proteína (EPP). Na Tabela 29.2 há uma lista de possíveis causas da síndrome de má absorção (EPP) em cães. Em cães jovens com diarreia intermitente crônica e perda de proteína, quando se exclui a infecção por ancilóstomo, deve-se considerar a possibilidade de intussuscepção.[26]

Nem sempre é necessária a realização de testes específicos que avaliem a absorção intestinal, pois síndromes como diarreia osmótica geralmente podem ser diagnosticadas com base no quadro clínico, e os sintomas normalmente tendem a cessar após submeter o animal a um período de jejum. Diarreia osmótica está associada à retenção de líquido no trato GI causada pela presença de solutos osmoticamente ativos no intestino, que não são absorvidos. Pode-se realizar o teste IST para diferenciar diarreia osmótica causada por má absorção e diarreia decorrente de má digestão[3] (ver adiante). Na Tabela 29.3, há lista de exemplos de causas de diarreia osmótica e de diarreia secretora.

Diversos testes especiais, discutidos posteriormente neste capítulo, podem ser úteis em casos suspeitos de má absorção. Em geral, são mais recomendados testes diagnósticos como endoscopia e exame de amostras do intestino obtidas por biopsia do que os testes de absorção intestinal. Os testes de absorção intestinal que podem ser úteis no diagnóstico de má absorção incluem o teste do hidrogênio expirado (cães)[76-78] e a mensuração da concentração de vitamina B_{12}/folato (cães e gatos). Pode-se mensurar o tempo de trânsito orocecal realizando-se o teste do hidrogênio expirado, validado para gatos e cães.[79] Não há alteração hematológica ou bioquímica compatível com má absorção, mas, nos casos mais crônicos, é possível notar diminuição da concentração sérica de proteína (quase sempre pan-hipoproteinemia) devido à EPP, bem como a de colesterol.

A carência de tolerância oral pode ser decorrência de alergia alimentar que causa doença GI aguda ou crônica, difícil de diferenciar de doença intestinal inflamatória (DII) sem a realização de testes de desafio com a troca da dieta. Testes dietéticos devem ser parte de todos os perfis de testes GI de rotina,[3] mas os detalhes relativos a tais testes estão além do escopo deste capítulo.

Má digestão e má absorção em equinos

Má digestão, isoladamente, é causa rara de má assimilação em equinos; ademais, síndromes de má digestão são raras em equinos, comparativamente a outras espécies de animais domésticos. IPE não acomete bovinos e equinos,[51] mas Carlson[80] relatou

Tabela 29.2 Causas de síndrome da má absorção em cães (associadas à enteropatia por perda de proteína).

Síndrome clínica	Raças com a síndrome clínica e comentários
Anormalidades de enzimas da borda em escova[30]	Basenji,[38] Setter irlandês[28-30]
Atrofia de vilosidade[26]	Pastor-alemão
Diarreia responsiva a antibiótico (DRA)/crescimento excessivo de bactérias[7,9]	Pastor-alemão[8,9]
Doença celíaca[29]	Hereditária em Setter irlandês[28,30]
Enterite eosinofílica[18-21]	Rottweiler, Soft-coated Wheaten Terrier,[37,53] Yorkshire Terrier
Enterite granulomatosa[26,45]	Norwegian Lundehund, Rottweiler e Yorkshire Terrier
Enterite linfocítico-plasmocitária	Soft-coated Wheaten Terrier,[37,53] Yorkshire Terrier
Enteropatia inflamatória crônica no intestino delgado[26,37,53]	Basenji,[38] Norwegian Lundehund, Shar-pei chinês, Pastor-alemão, Rottweiler, Soft-coated Wheaten Terrier
Giardíase[54]	Ver Tabela 29.5
Histoplasmose[45,55]	
Linfangiectasia[41,42]	Basenji,[38] Lundehund, Soft-coated Wheaten Terrier e Yorkshire Terrier
Linfoma intestinal[16]/adenocarcinoma[26,27]	Nesse caso, a pesquisa de sangue oculto nas fezes pode ser útil na avaliação de sangramento intestinal
Pitiose[16,45]	*Pythium* infecta cães de grande porte. Pode ser identificado em cultura microbiológica, ELISA e sorologia
Prototecose[45]	

Tabela 29.3 Exemplos de causas de diarreia osmótica e de diarreia secretora.

Diarreia osmótica	Diarreia secretora
Linfoma intestinal maligno	Endotoxemia
Doença de Johne (*Mycobacterium avium* subspécie *paratuberculosis*) – bovinos > 18 meses	Colibacilose enterotóxica
Linfangiectasia	Salmonelose – mais comumente associada com aumento da perda de cloreto de sódio causado por enterotoxina que favorece a secreção ativa no lúmen intestinal. A maior perda de água segue esse gradiente osmótico
Catárticos de magnésio	
Outras síndromes de má digestão/ má absorção	
Enteropatia por perda de proteína	
Enterite proximal (equinos)	

Tabela 29.4 Causas de má absorção e enteropatia por perda de proteína em equinos.

Síndromes	Exemplos
Anormalidades bioquímicas ou genéticas	Deficiência congênita ou adquirida de lactase (intolerância à lactose)[81,82] Anormalidade no transporte de monossacarídeos
Fúngica (pode ser secundária à antibioticoterapia[61] ou ao tratamento com corticosteroide)[85]	*Aspergillus fumigatus*[85] *Histoplasma capsulatum*[61]
Imunomediada	Gastroenteropatia associada ao amiloide A[86]
Infiltrados celulares	Enterite granulomatosa[83] Gastroenterocolite eosinofílica[21,84] Linfocitário, plasmocitário ou monocitário
Metabólica	Insuficiência cardíaca congestiva, isquemia intestinal
Microbiológica Bacteriana	Enterite granulomatosa infecciosa crônica devido à tuberculose[86] Paratuberculose Salmonelose *Rhodococcus hoagie* *Lawsonia intracellularis*[86-89] Abscessos múltiplos *Clostridium*[88]
Neoplásica	Linfoma intestinal mural[16,90] Leiomioma, leiomiossarcoma[84] Carcinoma de célula escamosa[91] Adenocarcinoma[92]
Nutricional	Enteropatia causada pela dieta Deficiência de zinco
Pancreatite	
Parasitária	Larvas de *Strongylus vulgaris*[93] e pequenos estrôngilos – *Strongyloides westeri* (potros) provocam isquemia e lesão devido à migração de larvas Criptosporidiose[93]
Tóxica	Intoxicação por metais pesados
Viral (rotavírus, coronavírus)[94]	Lesão ou atrofia de vilosidades intestinais[71]

alguns casos de IPE em pôneis e cavalos de tração; os cavalos apresentavam perda de peso crônica e cólica intermitente. Na necropsia, fez-se o diagnóstico definitivo de necrose pancreática crônica.

Em equinos, a má absorção é uma condição mais comum; vários equinos com síndrome da má absorção desenvolvem EPP e subsequente hipoproteinemia. Na Tabela 29.4, pode-se verificar uma lista de causas de EPP em equinos.

Má digestão e má absorção em ruminantes

Em ruminantes, síndrome da má digestão é pouco compreendida e geralmente rara. As principais causas de má digestão podem estar associadas às alterações na microflora do rúmen ou na função gástrica, ao crescimento excessivo de bactérias no intestino delgado ou à carência de lactase.[85] Em neonatos alimentados com leite, as variações nas concentrações de sais biliares podem exacerbar a diarreia; no entanto, em ruminantes adultos, isso não interfere na digestão.

Em bovinos, a síndrome da má absorção é pouco documentada, mas, em bezerros, sabe-se que atrofia de vilosidades intestinais causada por infecções virais (rotavírus, coronavírus) ou criptosporidiose provoca má digestão e má absorção. A má digestão é decorrência da destruição das vilosidades intestinais e subsequente deficiência de enzimas hidrolíticas (como a lactase).[85] Outras causas de má absorção incluem insuficiência cardíaca congestiva, que pode resultar em isquemia localizada ou generalizada; obstrução linfática; parasitismo (tricostrongilose, em ovinos e bovinos); má nutrição proteica; tuberculose e doença de Johne (causada por *Mycobacterium avium* subespécie *paratuberculosis*, que pode infectar bovinos com mais de 18 meses, bem como ovinos, caprinos, lhamas e alpacas, cervídeos e animais selvagens).

Testes de triagem em medicina veterinária

Na prática veterinária, pode-se realizar diversos testes em animais que apresentam sinais clínicos e histórico sugestivos de doença do sistema digestório. Os resultados desses testes podem propiciar suporte diagnóstico, mas nem sempre o diagnóstico definitivo ou a etiologia específica. Ademais, podem ser necessários testes confirmatórios em laboratório de referência (discutido adiante).

Exame de fezes

A avaliação ideal das fezes implica a elaboração sistemática de uma lista de diagnósticos diferenciais com base na resenha, no histórico clínico e nos sintomas. As opções de exames de fezes vão além da simples flutuação de ovos de parasitas, sendo fundamental a seleção de exames apropriados às etiologias específicas e suas interpretações com base na sensibilidade e especificidade do teste em relação à doença em questão.[71] Neste capítulo, são descritos métodos básicos para detecção de ovos de parasitas, larvas, oocistos, cistos e trofozoítos, porém deve-se consultar um livro-texto para obter descrições e interpretações mais detalhadas relativas a esses métodos.

Em pequenos animais que apresentam vômito, o exame do sedimento fecal ou esfregaço de fezes auxilia na detecção do parasita *Physaloptera rara*; em gatos, o exame do vômito é útil para detectar o parasita estomacal *Ollulanus tricuspis*.[26] Em cães e gatos com diarreia, o exame de fezes deve incluir a pesquisa de parasitas intestinais (inclusive coccídios, *Cryptosporidium*, *Giardia*, *Tritrichomonas*, ancilóstomos [*Ancylostoma* e *Uncinaria*] e nematoides [*Trichuris vulpis*, *Trichuris campanula*, em cães, e *Trichuris serrate* – raramente, em gatos]) e cultura microbiológica para bactérias potencialmente patogênicas (incluindo *Salmonella* e *Campylobacter*).[55] Em cães, *Trichuris vulpis* é a causa mais comum de diarreia aguda ou crônica, de origem no intestino grosso.[34,62,95,96] Em gatos, outras causas de diarreia infecciosa são *Anerobiospirillum*, *Candida*, *Histoplasma* e *Pythium*, bem como infecções virais (causadas por coronavírus, vírus da leucemia felina [FeLV] e vírus da imunodeficiência felina [FIV]).[62] Em ruminantes jovens, também deve-se considerar as infecções causadas por *Yersinia* e bactérias patogênicas, já mencionadas. Há vários outros nematoides patogênicos mais específicos para determinada espécie ou idade, mas eles estão além do escopo deste capítulo.

As fezes começam a se deteriorar a partir do momento que são excretadas e as células nelas presentes sofrem alterações degenerativas que dificultam a sua identificação. Microrganismos como *Giardia* e tricômonas são frágeis e se deterioram rapidamente com o passar do tempo, bem como a refrigeração ou o processamento da amostra de fezes; amostras coletadas há mais de 5 minutos são inapropriadas para a detecção desses microrganismos.[67,71,97,98] Marks[67] sugere que as amostras de fezes devem ser examinadas em até 2 horas de sua coleta; caso a intenção seja postergar o exame fecal, a amostra deve ser mantida refrigerada em temperatura de 4°C.[67,68] Após a coleta de fezes, os ovos de nematoides se desenvolvem ou eclodem, condição que dificulta sua identificação. Em clima quente e úmido, os ovos de ancilóstomos tendem a eclodir 24 horas após a obtenção de amostra de fezes, originando larvas móveis. Em amostras obtidas há mais tempo, os ovos de *Toxascaris* se tornam embrionados dentro de alguns dias.[98] Variações na flora bacteriana ocasionam multiplicação excessiva e esporulação de algumas espécies de parasitas.[71]

Métodos de coleta de fezes

A técnica de exame digital do reto é o método de coleta preferido para citologia fecal; todavia, em animais menores nos quais a coleta digital não é apropriada, o mais prático é o uso de alças fecais.[71] A lavagem do reto pode ser útil na obtenção de amostras de fezes para citologia, mas essa técnica resulta em menor quantidade de material fecal e volume relativamente maior de secreção mucosa oriunda da superfície mucosa do intestino; assim, para alguns exames, a quantidade de fezes pode ser insuficiente. Amostras de lavado retal contêm grande quantidade de bactérias e protozoários móveis, pois esses microrganismos geralmente estão presentes em todas as partes da superfície mucosa, enquanto a presença de ovos e cistos é mais comum em amostras de fezes.[68]

Raspado de parede do reto[16] pode ser útil quando houver suspeita de doença infecciosa do trato GI (p. ex., infecções causadas por *Aspergillus*, *Balantidium*, *Candida*, *Cryptococcus*, *Entamoeba*, *Histoplasma*, *Leishmania*, *Pentatrichomonas*, *Prototheca* e *Pythium*)[16] ou doenças infiltrativas, como inflamação ou neoplasia.[45] Pode-se obter amostra da parede retal para avaliação celular utilizando-se *swab* de algodão umedecido, dedo recoberto com luvas ou espátula (semelhante àquela utilizada para raspado de conjuntiva). As lâminas de vidro para microscopia são preparadas rolando sobre elas, delicadamente, o material obtido na coleta;[16] em seguida, essas lâminas são submetidas à coloração com corante Diff-Quik™ ou de Wright-Giemsa.

Fezes excretadas durante a defecação natural propiciam amostras mais volumosas, necessárias para os métodos de sedimentação e de flutuação fecais, bem como para a técnica de Baermann.[71] A defecação deve ocorrer em locais não contaminados, seguida de coleta e armazenamento apropriados.

Há necessidade de quantidade de fezes suficiente para a realização de vários testes: 1 a 2 g para flutuação ou sedimentação fecal, 2 a 3 g para cultura microbiológica[71] e até 10 g de fezes para detectar verme pulmonar (técnica de Baermann).[68,96] Para o método de flutuação ou sedimentação, as fezes podem ser refrigeradas por até 24 horas;[71] para armazenamento por período mais longo, as fezes podem ser conservadas em formalina. Os antígenos fecais (principalmente para realização de reação em cadeia de polimerase [PCR]) podem ser preservados mediante o congelamento das fezes;[71] entretanto, a cultura microbiológica requer meio de transporte apropriado.[68]

Preparações úmidas

Podem ser utilizadas preparações úmidas de fezes para detectar parasitas móveis (trofozoítos de *Giardia* e *Tritrichomonas*). Os esfregaços fecais diretos devem ser realizados com fezes frescas, preferivelmente obtidas há menos de 5 minutos[97] e não mais de 2 horas.[67,71,97,98]

Deve-se misturar uma pequena amostra de fezes (não mais que o tamanho da cabeça de um palito de fósforo) com uma gota de solução salina (0,9%) morna, em uma lâmina de vidro aquecida, com auxílio de um bastão de madeira; em seguida, a mistura é recoberta com lamínula. Feito isso, para pesquisa de ovos, cistos e larvas, o esfregaço pode ser examinado em pequeno aumento (10×). É possível visualizar outros microrganismos em maior aumento (40×). Os microrganismos móveis visualizados em preparações úmidas também podem ser examinados em preparações secas e esfregaços em lâminas corados, mas é importante não preparar esfregaço seco muito espesso,[71] pois os trofozoítos podem passar despercebidos em esfregaço espesso. Deve ser possível ler a anotação escrita (identificação do paciente) na lâmina através da preparação. A sobrevida prolongada de *Tritrichomonas* é favorecida pela adição de 3 mℓ de solução salina 0,9% aquecida a 2 a 5 g de fezes. *Tritrichomonas* pode ser confundido com *Giardia* e, comumente, esse diagnóstico errôneo pode explicar a ausência de resposta ao tratamento. O exame direto do esfregaço para pesquisa de *Tritrichomonas* apresenta baixa sensibilidade (14%).[26]

Cistos de *Giardia* podem ser confundidos com grãos de pólen ou leveduras. Os cistos são excretados de modo intermitente e sua quantidade pode variar significativamente (de 1 ou 2 até milhares), mesmo em amostras obtidas em 4 dias consecutivos, embora haja recomendações que sugiram maior sensibilidade no exame de fezes obtidas de três evacuações[16] não consecutivas em um período de 6 a 10 dias.[65-67] Um estudo realizado em gatos mencionou sensibilidade de 85,3% para o método de flutuação e pesquisa de cistos.[72]

Na Tabela 29.5, há uma lista de potenciais patógenos fecais identificáveis em preparações de fezes úmidas e secas, bem como outros testes diagnósticos selecionados disponíveis e síntese das implicações clínicas.

Flutuação e sedimentação fecal

Em vários casos, a pequena quantidade de parasitas impede sua detecção em esfregaço de fezes direto, sendo necessária flutuação fecal para a pesquisa de ovos e oocistos de parasitas.

Tabela 29.5 Potenciais patógenos fecais identificáveis em preparações de fezes úmidas e secas, bem como outros testes diagnósticos selecionados disponíveis.

Preparações úmidas e secas	Parasitas	Características microscópicas, implicações clínicas, localização e outros testes diagnósticos disponíveis
Algas	Prototheca spp.[45,55] P. wickerhamii e P. zopfii	**Microscopia**: algas aclorofiladas – células hialinas ovais medindo 1,2 a 16,1 μm de comprimento e 1,3 a 13,4 μm de largura[55] Estrutura interna granular de cor basofílica a magenta contendo 2 a 20, ou mais, pequenos esporangiósporos (endósporos ou autósporos). Apresenta parede celular espessa circundada por uma cápsula clara altamente refrangente **Localização**: intestino grosso **Testes**: exames de fezes, cultura microbiológica
	Pythium insidiosum[16,45] Oomiceto	**Microscopia**: microrganismo grande, fracamente corado, às vezes com ramificação de pseudo-hifas com paredes celulares paralelas e, às vezes, septos.[45] No exame citológico, não é possível diferenciá-lo de Lagenidium **Localização**: estômago, intestino delgado, junção ileocólica **Testes**: cultura microbiológica, sorologia, PCR
Bactérias	Campylobacter[56]	**Microscopia**: forma espiral ou de bastonete ou curva. Gram-negativa **Localização**: fezes **Testes**: cultura microbiológica, PCR (http://www.cvm.tamu.edu/gilab)
	Clostridium perfringens[45]	**Microscopia**: grande bacilo gram-positivo retangular, reto ou curvo, com extremidades arredondadas ou truncadas, encapsulado, medindo 3 a 8 μm × 0,4 a 1,2 μm **Testes**: PCR, ELISA para enterotoxina fecal
	Helicobacter[45,57]	**Microscopia**: microrganismo geralmente curvado ou espiral; alguns podem ser curtos, em formato de bastonete afilado, gram-negativo, flagelado **Localização**: estômago (mucosa gástrica) **Teste**: cultura microbiológica Em alguns pacientes, Helicobacter pode ser considerado causa de êmese ou vômito
	Sarcina ventriculi[58]	**Microscopia**: grandes cocos gram-positivos agrupados Timpanismo de abomaso em pequenos ruminantes; dilatação gástrica em cães[58]
Fungos[55]	Blastomyces dermatitidis	**Microscopia**: fungo de 7 a 15 μm, refrangente, basofílico, com parede celular e um único brotamento de base larga **Localização**: estômago, intestino ou cólon **Testes**: cultura microbiológica e citopatologia, teste antigênico, imunodifusão para anticorpo, imunoensaios enzimáticos para antígeno como o teste PCR[60]
	Candida spp.[45,56]	**Microscopia**: fungo de 3 a 6 μm, basofílico, redondo a oval, parede celular clara, pseudo-hifa e hifa **Localização**: estômago e intestino Patógeno oportunista **Testes**: cultura de fungo, PCR
	Cryptococcus neoformans	**Microscopia**: fungo com 3,5 a 7 μm, com cápsula clara não corada, brotamento de base estreita **Testes**: exame microscópico e/ou cultura de tecido ou líquido corporal, como sangue, líquido cerebrospinal e esputo. A pesquisa de antígeno criptocócico em látex é um exame rápido que pode ser realizado no sangue e no líquido cerebrospinal
	Histoplasma capsulatum	**Microscopia**: fungo ovoide de 2 a 4 μm, sem parede refrangente e com brotamento de base estreita **Localização**: macrófagos, intestino **Testes**: cultura de fungo, PCR, aglutinação em látex
	Cyniclomyces guttulatus[45,59] (Saccharomycopsis guttulata)	**Microscopia**: fungo oval a cilíndrico de 5 a 7 × 20 μm, com parede clara.[45] Não se mostrou patogênico em cães que ingeriram fezes de coelhos, mas a ingestão de grande quantidade pode ser clinicamente relevante em casos de diarreia crônica[61,62] **Localização**: intestino grosso, fezes **Testes**: cultura de fungo, PCR
Protozoário	Balantidium[63]	**Microscopia**: trofozoíto Extremidade anterior oval afilada; 50 a 130 mm de comprimento e 20 a 70 mm de largura Dois núcleos – o macronúcleo é alongado, em formato de rim, com um micronúcleo esférico adjacente O perístomo situa-se na extremidade anterior afilada Recoberto por cílios – movimentos de rotação O estágio de cisto é a forma infectante – esférico Cisto com 40 a 60 mm de diâmetro, parede dura, espessa e com cílios Sem mobilidade **Testes**: IFA, PCR Infecta cães que ingerem fezes de suínos[55]

CAPÍTULO 29

(continua)

Tabela 29.5 Potenciais patógenos fecais identificáveis em preparações de fezes úmidas e secas, bem como outros testes diagnósticos selecionados disponíveis. (*Continuação*)

Preparações úmidas e secas	Parasitas	Características microscópicas, implicações clínicas, localização e outros testes diagnósticos disponíveis
Protozoário	Oocistos de coccídios[45,63] Filhotes de cães: *Isospora canis, I. ohioensis* Filhotes de gatos: *I. rivolta, I. felis*	**Microscopia**: oocistos ovoides a elipsoides, com 10 a 40 μm de comprimento e 10 a 30 μm de largura **Flutuação fecal**: solução de açúcar de Sheather ou preparação úmida
Protozoário	*Cryptosporidium*[63] *C. parvum, C. canis e C. felis*	**Microscopia**: oocistos esféricos corados de vermelho, de 2 a 6 μm, em fundo verde ou azul – dependendo do corante de contraste. Difícil visualização em esfregaço submetido à coloração de Ziehl-Neelsen (ácido-resistente) modificada **Testes**: **Técnicas de concentração**: flutuação em sacarose de Sheather ou sulfato de zinco, solução de sódio saturada[45] Em gatos, a sensibilidade do método de flutuação fecal é tão baixa quanto 21,4% **Coloração de anticorpos imunofluorescentes**: *kit* MeriFluor® *Cryptosporidium* Direct Immunofluorescence.[56,64,65] IFA (Texas A&M – fezes frescas mantidas refrigeradas, enviadas em gelo) Em gatos, sensibilidade de 77 a 91% e especificidade de 94 a 95% ProSpecT® *Cryptosporidium* Microplate Assay[66,67] Em gatos, sensibilidade de 71,4% e especificidade de 96,7% *Kit* ELISA para coproantígeno[63,68] **Reação em cadeia de polimerase (PCR)**:[61,69] é o teste de maior sensibilidade; detecta 100 a 1.000 oocistos de *Cryptosporidium* por grama de fezes[69] Acomete animais jovens ou adultos imunocomprometidos A infecção pode ser assintomática ou causar diarreia intensa e enteropatia com perda de proteína Excreção intermitente de oocistos O período pré-patente da infecção por *Cryptosporidium* pode ser de até 6 meses[5]
Protozoário	*Entamoeba* sp.[54]	**Microscopia**: trofozoítos de *Entamoeba histolytica* de 12 a 50 μm Núcleo grande e cariossomo central Cistos de 10 a 20 μm, um a quatro núcleos Coloração com tricromo ou azul de metileno **Localização**: intestino grosso, fezes **Testes**: meio de cultura específico[16] ELISA para pesquisa de antígeno[67]
	Giardia[54,70]	**Microscopia**: **Trofozoítos** em forma de pera, com 10 a 15 μm de comprimento[45,55] (quatro pares de flagelos: um cranial, dois posteriores e um caudal) Aparência de "face de alienígena sorrindo" com dois núcleos anteriores separados por um axionema longitudinal, e um corpúsculo mediano posterior transverso **Cistos de *Giardia*** ovais de 8 a 19 μm (em média, 11 a 14 μm)[45,55] Cistos imaturos – dois núcleos Cistos maduros – quatro núcleos
Protozoário	*Giardia*[54,70]	**Testes: Centrifugação de fezes em sulfato de zinco** Sensibilidade de 85,3%, em gatos[70] Especificidade superior a 99,4%[70] Maior sensibilidade quando se examinam três amostras não consecutivas ao longo de 6 a 10 dias[65,67] *Kit* ELISA para coproantígeno[70,71] **SNAP *Giardia* Antigen** ELISA IDEXX (IDEXX Laboratories, Westbrook, ME) Sensibilidade 85,3%,[72] 92%,[71] > 99,4%[65,66,70]/100%[73] A sensibilidade para *Giardia* aumenta até 97,8%, quando se realiza o teste juntamente com a técnica de flutuação fecal Este teste detecta proteína 1 na parede do cisto Não se deve utilizar o teste ELISA para monitorar a eficácia do tratamento, pois qualquer antígeno residual presente na parede do cisto ocasiona resultado positivo ProSpecT™ Giardia Microplate Antigen ELISA (Remel Microbiology Products, Lenexa, KS)[56,66,72] Imunoensaios de uso humano utilizam genótipos de *Giardia* diferentes daqueles presentes em cães e gatos. Em gatos, relata-se sensibilidade de 91,2% e especificidade de 99,4%[66,72] IFA direto, PCR[45] Os cistos são excretados de modo intermitente, em quantidade variável[54] Filhotes de gatos e de cães jovens ou adultos com imunossupressão A diarreia aguda pode ser intermitente e tornar-se crônica (> 3 semanas de duração) Em animais adultos, pode ser subclínica, geralmente autolimitante[72] As fezes podem ser temporariamente moles Geralmente a infecção é causada por água contaminada Pode haver infecção concomitante causada por *Cryptosporidium* Vômito é incomum[73]

(continua)

Tabela 29.5 Potenciais patógenos fecais identificáveis em preparações de fezes úmidas e secas, bem como outros testes diagnósticos selecionados disponíveis. (*Continuação*)

Preparações úmidas e secas	Parasitas	Características microscópicas, implicações clínicas, localização e outros testes diagnósticos disponíveis
	Pentatrichomonas hominis[45]	**Microscopia**: notam-se cinco flagelos anteriores em formato fusiforme ou de pera, um flagelo posterior e membrana ondulada **Testes**: motilidade nas fezes PCR
	Tritrichomonas foetus[54,56]	**Microscopia**: microrganismos ovais ou em formato de pera, medindo 5 a 20 × 3 a 14 μm[55] Altamente móveis – apresentam três flagelos anteriores, membrana ondulada, axostilo longitudinal, núcleo anterior e um único flagelo posterior **Localização**: intestino grosso, fezes **Testes**: preparações úmidas – sensibilidade de 14%.[26] Não há estágio de cisto Sistemas de cultura InPouch™ TF[63] (Biomed Diagnostics, San Jose, CA) Sensibilidade 70 a 80% Inocula-se 0,05 g de fezes frescas diretamente na bolsa A bolsa é submetida à incubação a 37°C por 24 horas, seguida de incubação à temperatura ambiente (25°C) por até 10 dias, examinando-se a bolsa a cada 48 horas PCR para antígeno de *T. fetus* nas fezes;[55] sensibilidade > 90%[74] Acomete gatos jovens com 3 a 9 meses, mas pode infectar gatos mais velhos Gatos-de-bengala e gatos Abissínio são predispostos à infecção Diarreia fétida de origem no intestino grosso (colite); pode causar diarreia em filhotes de cães[72] Pode ou não ocasionar hemorragia Autolimitante, mas pode persistir por 2 anos Alguns animais são assintomáticos
Nematoides	Ovos de *Nanophyetus salmincola*[75] Larvas de *Strongyloides*[63,71]	**Teste**: flutuação fecal **Teste**: flutuação fecal Podem causar diarreia em animais de todas as idades, acompanhada de anemia, colite, perda de peso ou baixo ganho de peso

Além disso, há uma síntese das implicações clínicas para cada microrganismo.

Para esses testes, as amostras de fezes devem ser mantidas refrigeradas até 1 hora após a coleta e enviadas sob refrigeração ao laboratório. A integridade da amostra para os procedimentos de flutuação e sedimentação fecais se mantém por até 7 dias na geladeira. A flutuação fecal com sulfato de zinco, seguida de centrifugação,[99] é o método de maior sensibilidade na detecção de ovos de nematoides (*Trichuris vulpis*).[96] As técnicas de flutuação-centrifugação propiciam quantidade de microrganismos 8× maior que as técnicas de flutuação gravitacional. Em cães com doença do intestino grosso, a presença de *Trichuris* somente pode ser excluída após os exames de, pelo menos, três amostras de fezes, pois os nematoides produzem ovos esporadicamente e em pequena quantidade;[69] ademais, a excreção dos ovos é intermitente.[95]

Outros nematoides que podem estar presentes no intestino de filhotes de cães e gatos jovens são *Toxocara canis*, *Toxocara cati*, *Toxascaris leonina* e *Ancylostoma*.

Ovos de parasitas de outros sistemas orgânicos também podem ser detectados por meio de flutuação fecal, como os ovos de *Eucoleus aerophilus* (outrora denominado *Capillaria aerophila*) (verme do pulmão de gatos), *Oslerus osleri* (verme da traqueia de cães) e *Filaroides hirthi* (verme de pulmão de cães).

A técnica de flutuação fecal típica implica a mistura de fezes e água, removendo-se os grandes fragmentos mediante a filtração da mistura, seguida de centrifugação das fezes filtradas e, então, mistura do sedimento resultante com soluções de flutuação, que apresentam concentrações variáveis de açúcar ou sal, incluindo cloreto de sódio,[68,98] sulfato de magnésio (35%),[71] sulfato de zinco (33%)[71,96] ou nitrato de sódio.[68,100] Há disponibilidade de soluções de flutuação comerciais. Em seguida, a mistura sedimento fecal/solução de flutuação é centrifugada durante

5 a 10 minutos ou mantida em repouso por até 30 minutos. Para que as soluções de flutuação sejam efetivas, deve-se manter uma gravidade específica (GE), ou densidade relativa, apropriada.[68] A solução de sulfato de zinco (cuja GE é de 1,18 a 1,20) é a solução de flutuação que melhor mantém a morfologia dos cistos de *Giardia*, comparativamente a outras soluções de flutuação.[67] A solução de Sheather[71,96] é uma solução de açúcar cuja gravidade específica é elevada o suficiente para a flutuação de quaisquer ovos. É considerada a melhor solução para obtenção da maioria dos ovos e oocistos, pois geralmente causa pouca deformidade e não se cristaliza; todavia, tende a causar deformidade de *Giardia* e de algumas larvas de vermes pulmonares.[67,71]

A solução de Sheather modificada (açúcar), com gravidade específica mais elevada (de 1,270), propicia maior detecção de espécies de parasitas cujos ovos são mais pesados, como *Taenia* spp.[67] A maioria dos ovos e oocistos de parasitas flutua na superfície da mistura, pois sua densidade relativa é menor que aquela da solução de flutuação. Esses ovos e oocistos podem ser obtidos colocando-se uma lamínula em contato com a superfície da mistura. O exame microscópico do material obtido (em objetiva de 10×) revela a presença de ovos e oocistos de parasitas; contudo, essa técnica pode ser modificada mediante a contagem de ovos e oocistos, de modo a obter a sua quantidade, ou contagem, nas fezes.

Considera-se a técnica de flutuação com dupla centrifugação[72,101] (descrita a seguir) como padrão-ouro; relata-se que apresenta menor ocorrência de resultados falso-negativos e que possibilita maior taxa de recuperação de ovos, cistos e oocistos de parasitas, comparativamente às técnicas de flutuação passivas (gravitacional) (p. ex., Ovassay®, Fecalyzer®, Ovatector®).[71,101]

CAPÍTULO 29

Técnica de flutuação/dupla centrifugação[72,101]

1. Prepare uma suspensão de amostra de fezes misturando 1 a 5 g de fezes e 10 a 12 mℓ água em um copo tipo béquer.
2. Despeje a mistura diretamente em peneira fina ou em coador de chá, para outro béquer, comprimindo as fezes no coador com auxílio de uma espátula, e descarte o restante de material contido no coador.
3. Coloque a solução coada em tubo de centrífuga de 15 mℓ e preencha-o com água até o topo.
4. Todas as vezes, a centrífuga deve ser balanceada antes do uso.
5. Centrifugue em velocidade de 1.200 a 1.500 rpm, durante 5 a 10 minutos.
6. Descarte o sobrenadante.
7. Ressuspenda o sedimento fecal com solução de flutuação, agite e preencha o tubo de centrífuga com solução de flutuação até formar um menisco ligeiramente positivo.
8. Coloque o tubo na centrífuga e posicione uma lamínula sobre o menisco. A lamínula não se desprende quando se utiliza oscilação livre da centrífuga. (Caso se utilize uma centrífuga com ângulo fixo, preencha o tubo até 3 cm distante do topo do tubo e ligue a centrífuga sem colocar a lamínula [pois ela se desprenderá.] Preencha o tubo cuidadosamente com solução de flutuação, de modo a formar um menisco positivo, coloque a lamínula e deixe repouso por 10 minutos antes do exame).
9. Centrifugue em 1.200 a 1.500 rpm durante 5 a 10 minutos.
10. Remova o tubo e deixe em repouso por 10 minutos.
11. Remova a lamínula erguendo-a e coloque uma lâmina limpa.
12. Examine toda a lamínula em aumento de 100× (objetiva 10×).
13. Pode-se utilizar uma objetiva 40× para confirmar a identificação e o tamanho de parasitas ou ovos.

A sedimentação fecal é excelente para detectar ovos de trematódeos, ainda que flutuem em soluções como a de sulfato de zinco. Também, pode-se utilizar sedimentação para detectar ovos embrionados de nematoides, como *Physaloptera* spp. e *Spirocerca lupi*.[71] Esse procedimento implica a mistura de fezes e água ou outra solução de flutuação apropriada, coando de modo a retirar grandes fragmentos, e centrifugando a mistura coada em 1.200 rpm (280 × g) por 5 minutos.[67] A centrifugação da mistura sedimenta os ovos de trematódeos e, assim, a presença ou a ausência de ovos desses parasitas pode, então, ser confirmada no exame microscópico de algumas gotas do sedimento. Solução salina é excelente para a sedimentação de ovos de trematódeos, pois eles eclodem na água.[68]

Alguns parasitas do trato GI (p. ex., *Strongyloides* sp.) originam mais larvas que ovos. Essas larvas não são facilmente detectadas quando se utiliza método de flutuação, mas podem ser detectadas em método de sedimentação. O método de Baermann é o mais sensível para detecção de larvas nas fezes. As amostras devem ter sido coletadas, preferencialmente, há menos de 1 hora e não devem ser refrigeradas.[29] A técnica compreende a colocação de água aquecida em um funil de vidro conectado a uma torneira ou tubo de borracha com uma pinça em sua extremidade. Pequena quantidade de fezes é embrulhada em dupla camada de gaze e colocada na água por 8 horas. Nesse período, as larvas presentes nas fezes passam para a água e descem até a base do funil. Depois de 8 horas, coleta-se pequena alíquota do líquido contido na base do funil, que é centrifugada. Em seguida, faz-se o exame microscópico do sedimento resultante para verificar se há larvas. Esse método pode ser utilizado para detectar diversas larvas, como aquelas de verme pulmonar (como *Aelurostrongylus* e *Filaroides*), bem como pequenos nematoides filiformes (como *Strongyloides*). Ovos de ancilóstomos (ou seja, *Ancylostoma* e *Uncinaria*) podem eclodir em fezes frescas, originando larvas ativas.[68]

Amostras para realização de ensaio imunoenzimático (ELISA), de pesquisa de anticorpos por imunofluorescência direta (IF) ou de PCR

Amostras de fezes frescas devem ser refrigeradas dentro de 1 hora após a coleta e enviadas ao laboratório sob refrigeração.

Citologia fecal em preparação seca

Embora haja controvérsia quanto à utilidade do exame citológico das fezes, em alguns animais com sintomas de doença do trato GI, a citologia fecal pode propiciar o diagnóstico da enfermidade. Para esse exame, prefere-se esfregaço de fezes fino, em vez de esfregaço espesso; ademais, deve-se examinar uma pequena amostra, não maior que a cabeça de um palito de fósforo.[71] Esfregaço de fezes fino pode ser corado com corantes utilizados em exames hematológicos de rotina (p. ex., corantes de Wright-Giemsa ou Diff-Quik™ [Dade Diagnostics of P.R., Inc., Aquada, Puerto Rico]). A presença de bactérias e a morfologia celular são melhor avaliadas com uso de óleo de imersão, em aumento de 500 a 1.000×. Esfregaço único pode não ser totalmente representativo, e podem ocorrer variações quanto à presença de células ou microrganismos visualizados, dependendo de quão aquosa ou diluída a amostra de fezes esteja no momento da coleta.

Flora bacteriana

A etapa inicial do exame citológico das fezes é a determinação da flora bacterina; em pequenos animais domésticos saudáveis, a flora deve ser mista (Figura 29.1), com predomínio de bacilos.[45] Cocos devem ser minoria (com visualização de apenas pequena quantidade). Às vezes, são visualizados fungos, ou leveduras, extracelulares; no entanto, não se sabe se esses microrganismos são clinicamente relevantes.[22] Se houver predominância evidente de um único tipo de bactéria, ela pode ser patogênica, e indica-se cultura bacteriana. Em geral, em animais com má digestão ou má absorção, nota-se flora bacteriana mista.

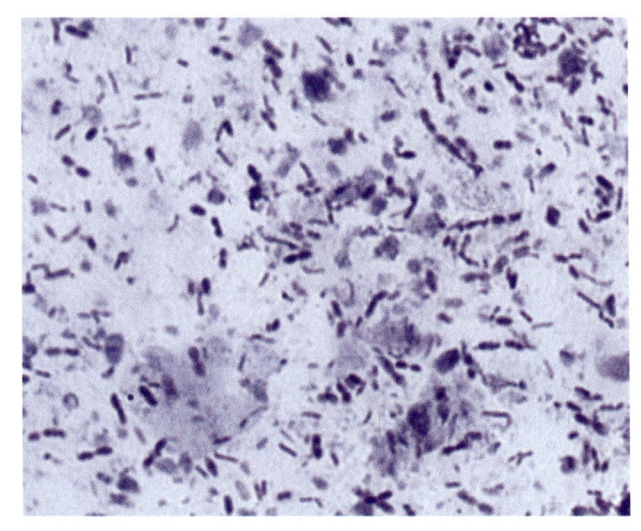

Figura 29.1 Esfregaço de fezes de um cão com flora bacteriana mista, típica de animais saudáveis. (Coloração de Wright-Giemsa, 1.000×.)

O intestino delgado contém, principalmente, bactérias aeróbicas; no intestino grosso, incluindo o cólon, há predomínio de bactérias anaeróbicas facultativas. *Helicobacter* coloniza o estômago de cães e a mucosa do intestino grosso (dentre outras), mas há quantidade muito pequena dessa bactéria na mucosa do intestino delgado.

Historicamente, tem-se realizado cultura de patógenos específicos (como *Campylobacter* ou *Salmonella*) para detectar microrganismos no trato GI de pequenos animais, porém, recentemente, demonstrou-se que a sensibilidade desse exame é baixa.[102] Para identificar a bactéria presente na amostra, pode-se realizar sequenciamento do DNA bacteriano após amplificação do gene 16S rRNA, por meio de PCR. O microbioma intestinal contém, no mínimo, 10^{12} a 10^{14} bactérias.[102] Alterações anormais do microbioma intestinal podem se manifestar como diarreia hemorrágica aguda, DII e diarreia por estresse. O sequenciamento por PCR possibilita a identificação de *Escherichia coli* invasora de mucosa. Relata-se que essa bactéria causa colite granulomatosa em cães das raças Buldogue francês e Boxer.[32]

Células epiteliais

Em esfregaço de fezes de animais saudáveis, pode-se visualizar pequena quantidade de células epiteliais (Figura 29.2).

Neutrófilos

A presença de neutrófilos (Figura 29.3) em esfregaços de fezes não é normal e sugere inflamação do cólon.[71] Frequentemente, os neutrófilos se apresentam degenerados, pois sofrem alterações degenerativas durante sua migração no lúmen do intestino, em direção à porção terminal do cólon. Quando há neutrófilos nas fezes, deve-se considerar como causa a possível presença de bactérias patogênicas invasivas (p. ex., *Salmonella*, *Campylobacter* sp., *Clostridium* e *E. coli* enterotoxigênica), embora a presença de esporos de clostrídios não seja causa específica de diarreia causada por toxina.[95] A contagem de endósporos de clostrídios em esfregaço fecal não é confiável.

Em pequenos animais, a presença de neutrófilos nas fezes também pode estar associada à infecção por nematoide e DII. Em filhotes de cães com diarreia hemorrágica e ausência de neutrófilos nas fezes, deve-se considerar a possibilidade de doença viral.[71]

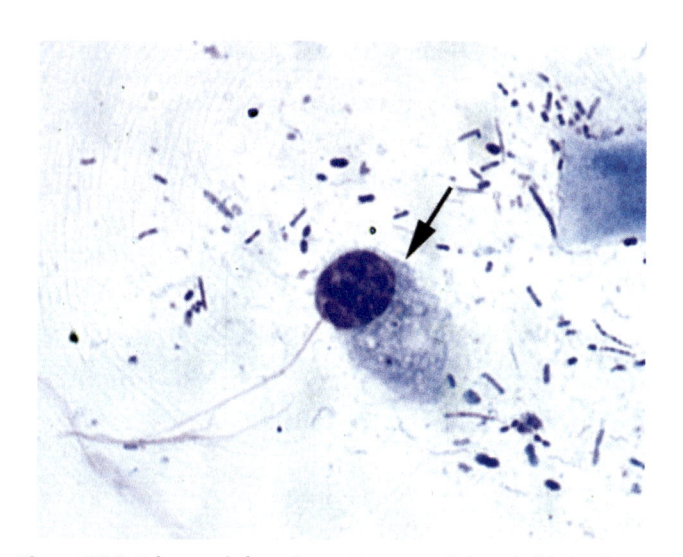

Figura 29.2 Esfregaço de fezes de cão. Notam-se células epiteliais (*seta*) entremeadas com várias bactérias e material amorfo. A presença de pequena quantidade de células epiteliais é normal em esfregaço de fezes. (Coloração de Wright-Giemsa, 1.000×.)

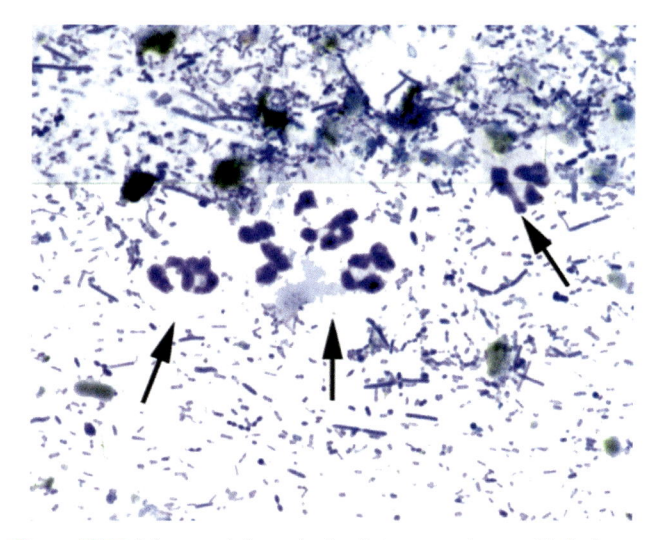

Figura 29.3 Esfregaço de fezes de cão. Nota-se grande quantidade de neutrófilos degenerados (*setas*). Em todas as espécies, a presença de neutrófilos em esfregaço de fezes é um achado anormal. (Coloração de Wright-Giemsa, 1.000×.)

Eosinófilos

A presença de eosinófilos em esfregaço de fezes também é anormal; se presentes, sugerem colite eosinofílica, endoparasitismo crônico ou DII. Além disso, podem estar associados a linfoma e tumor de mastócito (este último é uma ocorrência mais comum em pequenos animais). Ocasionalmente, no caso de linfoma do trato GI, é possível constatar linfócitos neoplásicos.[16] Ver nas Tabelas 29.1 e 29.2 as raças sujeitas à inflamação eosinofílica. Às vezes, notam-se infiltrados eosinofílicos em equinos; podem se manifestar como DII (sendo cólica o principal sintoma), doença caracterizada por uma variedade de diferentes síndromes (ver seção sobre DII, mais adiante).

Macrófagos

Inflamação granulomatosa (com presença predominante de macrófagos) está associada à inflamação crônica, como doenças causadas por fungos ou algas.[22]

Em equinos, a enterite granulomatosa é causada por micobactéria, identificada por PCR.

Microrganismos infecciosos

Clostrídios são bacilos que, na forma esporulada, têm aparência de "raquete de tênis" ou "pino de segurança" (Figura 29.4); podem ser identificados em exame microscópico. O esporo ocasiona distensão do bacilo que, então, se apresenta claro e com tumefação. No entanto, pesquisas recentes documentaram baixa correlação entre a quantidade de endósporos nas fezes e a presença de enterotoxina.[103] Apenas algumas cepas de *Clostridium perfringens* produzem toxinas no intestino, as quais podem causar diarreia hemorrágica aguda ou crônica intermitente (em intervalos de 4 a 6 semanas). Podem ocorrer recidivas de diarreia crônica ao longo de meses ou anos. Acredita-se que até 20% dos casos de diarreia em cães sejam causados por *Cl. perfringens*; todavia, isso é menos comum em gatos.[27,104]

Os gatos sadios podem apresentar grande quantidade de endósporos de *Cl. perfringens* nas fezes; assim, na interpretação do exame, deve-se estar ciente dessa possibilidade e ter cuidado ao considerar a presença de endósporos de *Cl. perfringens* no esfregaço de fezes de gatos com diarreia.[105] Em gatos, *Cl. piliforme*

CAPÍTULO 29

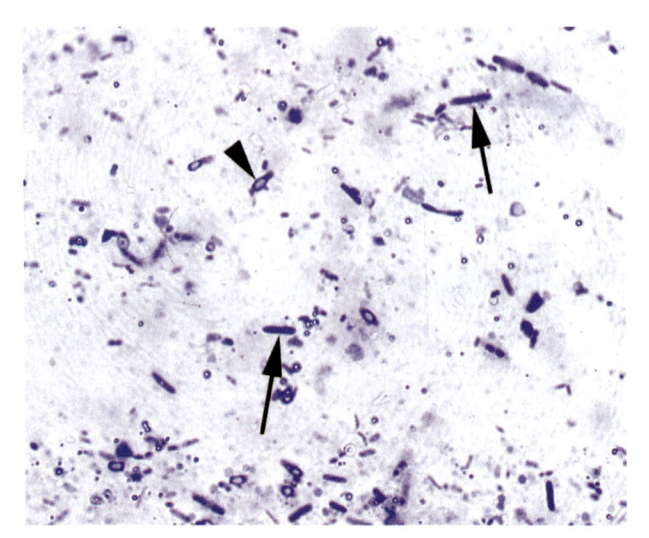

Figura 29.4 Esfregaço de fezes de um cão mostrando multiplicação excessiva de *Clostridium* sp. (*setas*), identificados na forma esporulada (forma de "pino de segurança", *ponta de seta*). (Coloração de Wright-Giemsa, 1.000×.)

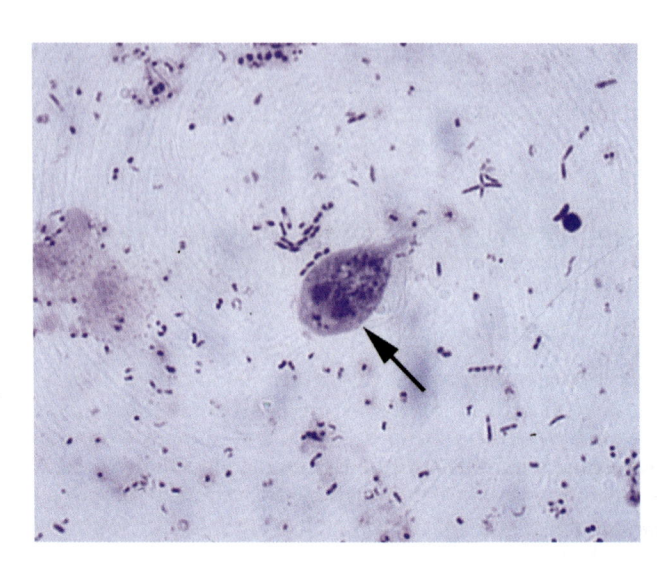

Figura 29.6 Esfregaço de fezes de cão mostrando *Giardia* (*seta*). (Coloração de Wright-Giemsa, 1.000×.)

também provoca colite e *Anaerobiospirillum* ocasiona ileocolite.[44] Ademais, *C. difficile* produz enterotoxina específica, sendo causa menos comum de colite em cães e equinos (inclusive em potros). É mais comumente verificada em animais submetidos a tratamento inapropriado com antibiótico, condição que ocasiona alteração da flora normal da microbiota.

Campylobacter sp. é reconhecido por sua forma de "gaivota" ou de "W" (Figura 29.5); as bactérias espiriliformes geralmente são *Serpulina* spp., as quais provocam diarreia mucoide.[22]

O exame de esfregaço de fezes corado pode ser útil na detecção de vários protozoários patogênicos, tais como trofozoítos de *Balantidium coli* (reto), *Entamoeba histolytica*, *Giardia* e *Leishmania*[56] (Figura 29.6). Esfregaço fecal ou raspado de cólon também pode revelar outros microrganismos infecciosos (p. ex., fungos, como *Aspergillus*, *Candida*,[56] *Cryptococcus* [intestino], *Histoplasma* [intestino, reto], *Pythium* e *Prototheca* [reto])[55] (Figura 29.7). Diferentes microrganismos podem necessitar de corantes especiais; por exemplo, *Cryptosporidium* se cora de vermelho quando se utiliza coloração ácido-resistente modificada. Diversos corantes, como

iodo (para *Giardia*), azul de metileno (para *E. histolytica*) ou verde de metil ácido (para *B. coli*), facilitam o reconhecimento de alguns microrganismos.

Aves

Em aves, há predomínio de bacilos e cocos gram-positivos em lâminas de secreção obtida da cloaca de aves não carnívoras; assim, nessas espécies, a coloração da lâmina pode ser útil. Nas fezes de aves, é considerada normal a presença ocasional de fungos semelhantes a *Candida* ou de bastonetes bacterianos gram-negativos (ou, até mesmo, bastonetes parcialmente gram-positivos), visualizados em óleo de imersão, em aumento de 1.000×. Bactérias (bacilos) gram-negativas presentes em grande quantidade e aumento da população de bactérias gram-positivas filamentosas ou de fungos semelhantes a *Candida*, protozoários ou ovos de parasitas são considerados achados anormais. A coloração da lâmina que contém secreção da cloaca com carbol-fucsina ou iodo pode facilitar a detecção de *Giardia* no exame citológico.[106]

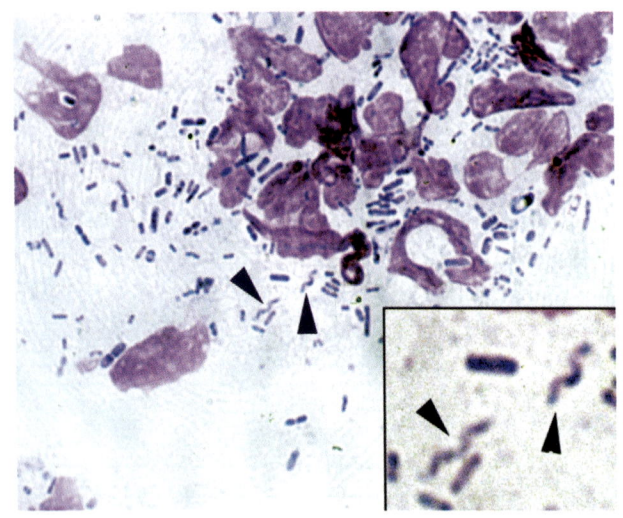

Figura 29.5 Esfregaço de fezes de cão mostrando multiplicação excessiva de *Campylobacter* sp., reconhecido pela morfologia característica de "gaivota" (*pontas de seta*). (Coloração de Wright-Giemsa, 1.000×.)

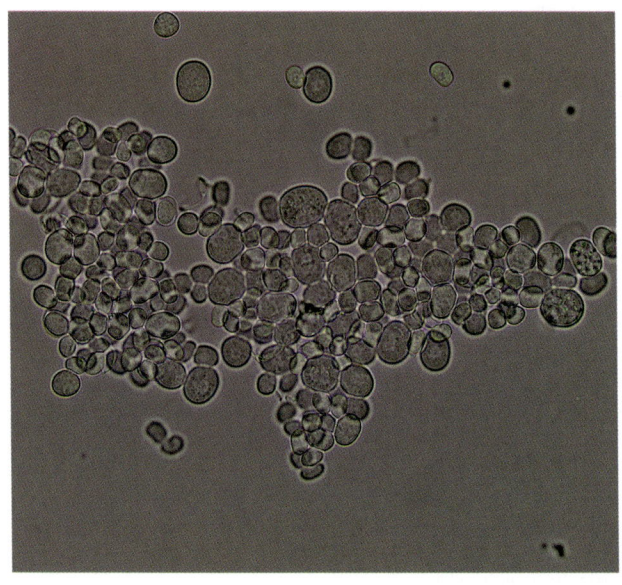

Figura 29.7 *Prototheca* em preparação úmida de fezes. (500×.)

Equinos

Grindem et al.[61] sugerem que é possível utilizar exame citológico das fezes em equinos com intuito de avaliar as alterações da flora do trato GI ou para identificar com precisão os agentes etiológicos, condições que podem ocasionar doença GI. Para detectar a presença de células inflamatórias ou de microrganismos infecciosos durante a avaliação inicial, esses autores preferem a coloração da lâmina com corante de Romanowsky, em vez da coloração de Gram, porque a primeira propicia melhor diferenciação dessas células e desses microrganismos do que a coloração de Gram. Na coloração de Gram, a maioria das estruturas celulares (inclusive neutrófilos) tende a ser gram-negativa (vermelha).

Também, o exame citológico das fezes pode ser usado na tentativa de diagnóstico de DII crônica em equinos. Essas doenças intestinais infiltrativas incluem enfermidades linfoproliferativas eosinofílicas e gastrenterite granulomatosa (esta última pode estar associada a micobacteriose, histoplasmose ou larvas de parasitas).[26] Gastrenterite eosinofílica pode ser parte de uma síndrome epiteliotrópica multissistêmica complexa que pode estar associada a dermatite eosinofílica e pancreatite granulomatosa eosinofílica[90,107] (ver seção adiante sobre DII).

Com frequência, fragmentos teciduais obtidos por meio de biopsia retal em equinos sadios podem conter eosinófilos, dificultando o diagnóstico definitivo de doença infiltrativa eosinofílica.[92] Protozoários ciliados, como *Tritrichomonas*, e protozoários não ciliados, como *Eimeria*, foram associados à ocorrência de diarreia crônica em equinos, mas sua patogenicidade é desconhecida.[93] Há relato de infecção por *Eimeria leuckarti* em equinos criados na América do Norte; uma pesquisa reportou prevalência em potros criados no estado de Kentucky-EUA, mas parece que o microrganismo é relativamente inofensivo e sua relevância clínica é questionável.[63]

Citologia de amostras obtidas por biopsia

Pode-se realizar biopsia intestinal[16] para obter raspado ou *imprint* para avaliação citológica. Ademais, pode-se obter aspirado com agulha fina (AAF) guiado por ultrassom para diagnóstico rápido ou tentativa de diagnóstico de diversas síndromes clínicas, tais como linfoma maligno, adenocarcinoma, tumor de mastócito, em gatos, e adenocarcinoma e leiomioma, em cães. Infiltrados inflamatórios, como acontece na enterite linfoplasmocitária ou eosinofílica, também podem ser diagnosticados desse modo. *Imprint* de mucosa gástrica ou amostra de tecido obtida por biopsia pode ser submetido à coloração de rotina para pesquisa de *Helicobacter* spp.,[57] embora, em microscopia óptica, tal procedimento não possibilite diferenciar *Helicobacter* daquelas bactérias semelhantes a *Gastrospirillum*.[55] Há necessidade de esclarecimento a respeito da relevância clínica desses microrganismos, pois eles também podem estar presentes em animais sadios.[108]

Citologia de amostras obtidas com escova

A obtenção de amostras citológicas com escova (*brush cytology*) tende a causar esfoliação de maior quantidade de células porque a escova avança para camadas mais profundas, comparativamente ao *imprint*; no entanto, pode causar hemorragia e inflamação.[55] A inflamação provoca alteração displásica em células fusiformes e epiteliais, e deve-se evitar a interpretação equivocada das alterações citológicas. Resultados negativos não excluem diagnósticos diferenciais e, na maioria dos casos, prefere-se realizar biopsia de espessura total do intestino para exame histopatológico e obtenção do diagnóstico definitivo, bem como a confirmação dos achados citológicos.[109]

Sangue oculto nas fezes

Pode ocorrer perda de grande volume de sangue no intestino (suficiente para colocar a vida do paciente em risco), sem evidência de perda de sangue externa. Quase sempre a anemia microcítica hipocrômica não regenerativa (característica de deficiência de ferro) se deve à perda de sangue GI crônica. Melena (fezes enegrecidas como piche) geralmente é decorrente da digestão de sangue que passa pelo trato GI e se deve, mais comumente, à hemorragia no trato GI proximal; contudo, isso também depende do tempo de trânsito gastrintestinal. Há vários medicamentos e alimentos (metronidazol, espinafre e fígado)[26] que podem causar escurecimento das fezes, que pode ser confundido com melena. Em geral, a presença de sangue fresco nas fezes (hematoquezia) se deve a coagulopatia (intoxicação por rodenticidas), colite, corpo estranho e neoplasia.

A pesquisa de sangue oculto nas fezes é um teste simples, disponível para uso na atividade clínica ou laboratorial de rotina. O teste indica a atividade da pseudoperoxidase da hemoglobina fecal e detecta quantidade mínima de sangue nas fezes, em concentração tão baixa quanto 20 a 50 vezes menos daquela na qual o sangue torna-se macroscopicamente visível.[110] Pode ocorrer perda de 30 a 50% do volume sanguíneo no trato GI, sem que o sangue seja macroscopicamente visível nas fezes. O procedimento do teste envolve a colocação de fezes em contato com papel-filtro apropriado para o teste; quando há sangue, a atividade da peroxidase resulta em coloração azul (Figura 29.8).

Há disponibilidade de dois tipos de teste de sangue oculto nas fezes. O teste de guáiaco modificado em lâmina se baseia na detecção de um produto conjugado denominado quinona, por meio da oxidação química do ácido guaiacônico, e o teste da pastilha de ortotolidina, baseado na oxidação da tetrametilbenzidina. Em ambos os testes, o resultado positivo para sangue nas fezes é evidenciado pela constatação de cor azul. Em cães, alguns autores relatam maior limiar de detecção de peroxidase no teste da ortotolidina (o-tolidina).[111,112] Estudo de Rice et al.[112] mostrou que a especificidade do teste de o-tolidina foi maior que a do teste de guáiaco e parece que as sensibilidades desses testes são semelhantes. As aplicações clínicas do teste de sangue oculto nas fezes incluem avaliação de animais com diarreia aguda ou crônica inexplicável, de pacientes com fezes moles ou de casos de anemia microcítica nos quais a causa da perda de sangue crônica não é evidente. Também, o teste pode ser usado para o acompanhamento clínico de animais em risco de desenvolver

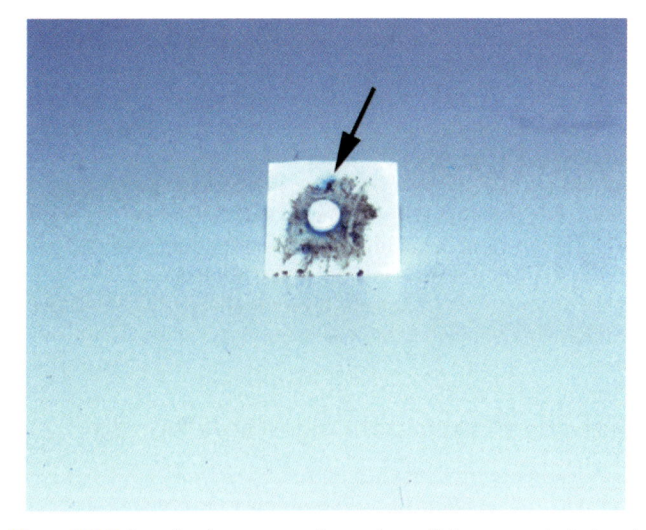

Figura 29.8 Pesquisa de sangue oculto nas fezes. Nota-se que o teste é positivo para sangue oculto, indicado pela cor azul no papel-filtro.

hemorragia GI devido ao tratamento com medicamentos ulcerogênicos (p. ex., anti-inflamatórios não esteroides [AINEs]) ou de pacientes com histórico de neoplasia GI.[110]

A sensibilidade do teste de sangue oculto nas fezes é extremamente alta e, assim, pode-se verificar resultado falso-positivo em pacientes cuja dieta é à base de carne ou peixe que contém mioglobina e hemoglobina e de algumas dietas à base de vegetais, tais como couve[112] e cítricos. Relata-se que é mais provável a ocorrência de resultado falso-positivo no teste do guáiaco em lâmina do que no teste da pastilha de ortotolidina, mas essa diferença depende, também, da composição das diferentes dietas.[112]

É importante que se faça rigorosa restrição dietética durante, no mínimo, 3 a 5 dias antes de realizar o teste de sangue oculto, pois tal procedimento reduz a ocorrência de resultados falso-positivos.[16,71] As restrições alimentares recomendadas incluem dietas com baixo conteúdo de peroxidase e livres de carne (p. ex., arroz ou pasta de queijo *cottage* ou ovo, como fonte de proteína)

Relata-se que a cimetidina causa resultado falso-positivo no teste de sangue oculto no suco gástrico, mas não nas fezes.[113]

Testes imunoquímicos em amostras de fezes utilizados em seres humanos para detectar globina (mais do que heme) são específicos para seres humanos e não para espécies veterinárias.

Resultado positivo no teste de sangue oculto nas fezes, na ausência de sangue macroscopicamente visível nas fezes, sugere a possibilidade de inflamação, ulceração ou neoplasia do trato GI superior ou inferior (cólon).[114] Em geral, o sangue oriundo do trato GI superior é digerido e nem sempre macroscopicamente visível nas fezes; no entanto, o sangue oriundo do trato GI inferior não é digerido e normalmente visível macroscopicamente. A perda de grande quantidade de sangue no trato GI superior pode ocasionar rápido trânsito intestinal e, às vezes, resulta em sangue macroscopicamente visível nas fezes. Para obter o diagnóstico definitivo, devem ser realizados, no mínimo, três testes de sangue oculto nas fezes consecutivos,[71] pois a sensibilidade do teste aumenta quando se realizam três testes, comparativamente ao resultado de um único teste. Estudo de Smith[115] relatou que a sensibilidade do teste de sangue oculto nas fezes de ruminantes (Hematest®, Miles Laboratories, Inc., Elkhart, IN) foi de 77% e a especificidade foi de 97%, para úlcera de abomaso confirmada durante a cirurgia ou na necropsia.[115,116] A mensuração da concentração sérica de pepsinogênio é um teste indireto para detecção de úlcera de abomaso em ruminantes jovens (geralmente com < 2 anos).

Em equinos, a úlcera gástrica pode resultar em constrição de artérias mesentéricas, condição que pode levar à necrose de tecidos supridos por esses vasos sanguíneos, como a flexura pélvica e a porção distal do íleo que, por sua vez, pode causar cólica intermitente. Redução discreta da concentração sérica de albumina pode sugerir úlcera GI. Equine Fecal Bood Test™, comercializado como SUCCEED®, é um teste colorimétrico de fluxo lateral que utiliza anticorpos específicos; detecta altas concentrações de albumina e hemoglobina nas fezes. Esse teste pode ser usado no campo, sendo sugerido como marcador de lesões na porção posterior do intestino, pois a atividade enzimática na região do ducto biliar comum digere a albumina. Antes que a hemoglobina seja detectada nas fezes, é preciso que haja lesões ulcerativas de grau 2.[117]

Testes de triagem para digestão/absorção

Historicamente, diversos testes de triagem nas fezes têm sido realizados, na tentativa de avaliar má digestão e/ou má absorção, incluindo exame microscópico para pesquisa de amido, gordura e proteínas de músculos nas fezes, bem como testes para avaliação da atividade proteolítica fecal. Esses testes tornaram-se obsoletos porque são subjetivos e imprecisos, e sua interpretação é influenciada por diversos fatores, inclusive variações causadas por diferentes tipos de dieta e pelo tempo de trânsito intestinal. Apresentam sensibilidade e especificidade baixas no diagnóstico de doenças do trato GI, e são considerados por pesquisadores e especialistas atuais como testes diagnósticos inúteis, não recomendados para uso clínico.[16,26,29,118] Os testes que avaliam a atividade proteolítica fecal apresentam alta taxa de resultados falso-positivos e falso-negativos em virtude da oscilação diária da atividade fecal da protease e da presença de inibidores de protease nas fezes; não são recomendados, mesmo como testes de triagem grosseira.[119,120]

A sensibilidade do teste de turvação do plasma para avaliar a absorção de gordura é baixa (ou seja, 80% ou mais da gordura ingerida ainda são absorvidos pelos cães com IPE). Além disso, pode ocorrer variação marcante no grau de lipemia e no tempo necessário para ocorrência de lipemia em animais saudáveis, ou normais.

Testes realizados em laboratório de referência

Imunorreatividade semelhante à tripsina no soro sanguíneo

A mensuração da imunorreatividade semelhante à tripsina (IST) no soro sanguíneo (ISTc e ISTf são específicas de cães e felinos, respectivamente)[121] é considerada o teste laboratorial de maiores sensibilidade e especificidade disponível para o diagnóstico de IPE.[121] Deve ser parte de todos os perfis diagnósticos padrões destinados aos cães que manifestam diarreia de origem no intestino delgado.[3] O teste IST (GI Lab, Texas A&M University) utiliza anticorpos espécie-específicos que detectam tripsina e tripsinogênio catiônicos, que se ligam a inibidores de protease.[51] Atualmente, há disponibilidade de imunoensaios para cães e gatos. Em animais sadios, ocorre produção constante de tripsinogênio pelas células acinares do pâncreas; pequena quantidade migra continuamente para a circulação periférica e, assim, a maior parte de IST sérica mensurada é tripsinogênio. No intestino delgado, o tripsinogênio é convertido em tripsina, que é a forma ativa da enzima proteolítica, mas esta não é reabsorvida na circulação. Em animais com IPE, o valor de IST diminui drasticamente em virtude da depleção marcante de tecido do pâncreas exócrino funcional. A IPE pode ser tratada com sucesso, o que resulta na resolução das alterações que geralmente ocorrem no intestino delgado; sendo assim, deve-se excluir a possibilidade de diagnóstico diferencial de IPE antes de definir o diagnóstico de doença intestinal primária. O Immulite® IST testing (Siemens Medical Solutions Diagnostics) está disponível no mercado para uso em cães; é um teste imunométrico marcado com enzima quimioluminescente em fase sólida, mas não é apropriado para outras espécies, como a felina.

Também, a IPE pode causar má absorção de cobalamina (vitamina B_{12}) que, por sua vez, pode dificultar a interpretação da concentração sérica de cobalamina e, portanto, o diagnóstico da doença intestinal.[122]

Ao realizar o teste IST, deve-se considerar as seguintes informações:

• O animal deve ser submetido a jejum de, no mínimo, 12 horas, antes da coleta da amostra de sangue, pois alimentação recente pode elevar falsamente o valor da IST

- Prefere-se o uso de 1 mℓ de soro sanguíneo, sem hemólise; todavia, pode-se utilizar plasma obtido com EDTA ou heparina.[51] Lipemia de alto grau interfere no radioimunoensaio comumente utilizado para mensuração da IST[118,121]
- A IST sérica é estável por vários dias em temperatura ambiente e por vários anos quando a amostra é congelada. Alta temperatura inibe a IST. As amostras devem ser armazenadas em temperatura de 4°C ou −20°C[51]
- A suplementação oral com extratos pancreáticos (geralmente extraídos de tecido pancreático de suínos) não interfere no teste IST, tampouco influencia o resultado desse teste.[118]

Cães sadios, ou normais, apresentam concentração sérica de ISTc > 5 µg/ℓ (5 a 35 µg/ℓ,[123] 5,7 a 45,2 µg/ℓ).[124] A concentração sérica de IST diminui drasticamente em cães com IPE (< 2,5 µg/ℓ).[77] Em cães com sinais clínicos de má digestão devido à IPE, a sensibilidade diagnóstica, a especificidade e a confiabilidade da ISTc sérica, em jejum, são altas (aproximadamente 100%).[121] Valores de 2,5 a 5,0 µg/ℓ raramente causam sintomas de IPE, mas podem indicar destruição subclínica de células acinares do pâncreas secundária à pancreatite linfocítica imunomediada progressiva.[125] Cães com resultados subnormais reproduzíveis entre 2,5 e 5,0 µg/ℓ podem apresentar doença (IPE) subclínica, com atrofia parcial de ácinos pancreáticos com diarreia crônica concomitante e perda de peso.

O valor de ISTc pode diminuir de um valor limítrofe, em uma zona "cinzenta", para um valor confirmatório dentro de poucas semanas. Nesse caso, deve-se repetir o teste IST depois de 1 mês, assegurando um período de jejum de 12 a 15 horas, antes da coleta da amostra de sangue. Outras possíveis causas de valores de IST na zona "cinzenta" (2,5 a 5,0 µg/ℓ) são:

- O cão está em fase de recuperação da função pancreática após um episódio de pancreatite e o resultado pode ser normal em novo teste
- A amostra apresentava valor normal de IST quando coletada, mas foi exposta a calor excessivo durante o transporte. O valor pode ser normal em novo teste
- O período de jejum antes do teste não foi apropriado. Um novo teste pode indicar que o cão apresenta IPE.

Em gatos, valores ≤ 8,0 µg/ℓ são diagnósticos para IPE.[77,121] Valores de 8,0 a 12,0 µg/ℓ são suspeitos e recomenda-se novo teste em 1 mês (para cães).[40,126]

Relata-se que no caso de IPE causada por tumor obstrutivo do ducto pancreático ou por deficiências congênitas de enzimas, que não seja de tripsinogênio, a concentração de IST é normal.[64] Estudo menciona que doenças que causam redução na TFG elevam o valor de IST,[124] podendo mascarar uma concentração sérica de IST anormalmente baixa.

Recomendam-se, fortemente, as mensurações das concentrações séricas de cobalamina (vitamina B$_{12}$) e de folato quando se mensura o valor da IST sérica, pois é comum a ocorrência de anormalidades nas concentrações séricas de vitaminas em cães e, principalmente, em gatos com IPE.

Alto valor da IST (> 50 µg/ℓ [cães] e 100 µg/ℓ [gatos]) pode estar associado à pancreatite, mas, para o diagnóstico de pancreatite, prefere-se o teste ILP (ver Capítulo 28).

Elastase fecal 1

A elastase fecal 1 (E1) é um imunoensaio ELISA monoclonal canino (espécie-específico) (ScheBo®, BiotechUS), com relato de sensibilidade de 97% e de especificidade de 98% na detecção de insuficiência pancreática em cães.[127] Spillman et al.

demonstraram que a elastase fecal apresenta menor especificidade que a ISTc.[127] Em estudo recente, Steiner menciona taxa de falso-positivos de até 23,1%.[26] Esse teste mensura elastase pancreática não degradada nas fezes, a qual indica, ou não, a presença de IPE.

A única vantagem desse teste em relação ao teste ISTc é que não requer 12 horas de jejum; as desvantagens incluem necessidade de amostra de fezes, o teste é mais trabalhoso e, também, pode ser mais caro que o IST. Valor de elastase fecal < 10 µg/g em cães com sinais clínicos compatíveis sugere disfunção grave.[123] Ademais, há variações diárias marcantes nos valores de elastase fecal, sem valores de corte claros para diferenciar os resultados de doença subclínica e de cães sadios.[125]

Concentração do inibidor da α$_1$-proteinase (α$_1$-PI) fecal

Muitas enfermidades GI podem ser acompanhadas de perda de proteína. Em pequenos animais, as causas mais comuns de perda de proteína no trato GI são DII, linfoma intestinal e linfangiectasia.[29]

Inibidor da α$_1$-proteinase (PI) é uma proteína fecal de massa molecular semelhante à da albumina, mas não é degradada por proteinase do trato digestivo ou proteinase bacteriana (como ocorre com a albumina). A sua taxa de perda no lúmen do trato GI é praticamente a mesma da albumina e de outras proteínas do plasma.[128] Normalmente, o inibidor da α$_1$-PI está presente no plasma, na linfa e no líquido intersticial; normalmente não está presente no lúmen intestinal.[129] Em cães com perda GI de proteína, o aumento da concentração fecal de α$_1$-PI pode ocorrer antes que a perda proteica se torne grave o suficiente para causar hipoalbuminemia.[130]

Em cães, pode-se confirmar a perda GI de proteína, ou seja, EPP, mensurando a concentração fecal do inibidor da α$_1$-PI por meio de teste ELISA validado.[128] O teste foi validado apenas para cães com mais de 1 ano. Está disponível no Gastrointestinal Laboratory at Texas A&M University (College Station);[128,131] e não está mais disponível para gatos (http://www.cvm.tmu.edu/gilab).

Ocorrem oscilações diárias na concentração fecal de α$_1$-PI, e sua excreção deve ser mensurada, de preferência, ao longo de 24 horas; uma abordagem mais realista envolve coleta e avaliação de três amostras de fezes excretadas, individualmente.[71] Relata-se que a presença de sangue nas fezes ocasiona falsa elevação na concentração de α$_1$-PI.[132] As três diferentes amostras de fezes (1 g) devem ser congeladas imediatamente e enviadas ao laboratório de referência[71] congeladas, em gelo seco, para o teste. Elas devem chegar ao laboratório ainda congeladas.

Demora no processamento e aumento da temperatura da amostra reduzem a concentração de α$_1$-PI.[128] Notou-se que amostras mantidas em temperatura ambiente por 72 horas apresentaram apenas o correspondente a 66% da concentração pré-armazenamento.[128]

Em cães, há relato de resultados anormais, com valor médio de α$_1$-PI de 3 dias ≥ 13,9 µg/g fezes ou de α$_1$-PI em amostra individual ≥ 21,0 µg/g fezes.[131] Quando a concentração sérica de albumina diminui para valor de 1 a 2 g/dℓ podem ocorrer ascite e edema periférico.

Concentrações séricas de vitamina B$_{12}$ (cobalamina) e folato[40]

Em cães e gatos que apresentam diarreia crônica de origem no intestino delgado ou perda de peso inexplicável, pode ser útil a mensuração das concentrações séricas de vitamina B_{12} e folato, a fim de avaliar a função intestinal,[16] mas deve-se lembrar que é improvável que se obtenha o diagnóstico etiológico preciso com base nos resultados desses testes.[16] Os resultados são anormais em animais com IPE e, portanto, os pacientes devem ser avaliados quanto à presença de IPE, antes da mensuração de vitamina B_{12} ou de folato.[40] Esses testes são mais úteis no diagnóstico de crescimento excessivo de bactérias no intestino delgado (CEBID)/diarreia responsiva a antibiótico, embora tenha se constatado sensibilidade de 25 a 55% para o teste da vitamina B_{12} e de 50 a 66% para o teste do folato.[11]

O soro sanguíneo é a amostra preferida para mensuração de ambos, vitamina B_{12} e folato, mas, para a mensuração de folato, pode-se utilizar amostra de plasma coletada com EDTA, porém apenas em alguns métodos analíticos.[51] O teste deve ser validado para a espécie de interesse. A vitamina B_{12} é estável em amostra de soro por 12 horas em temperatura de 8°C e por até 8 semanas em temperatura de −20°C. O folato é estável por 24 horas em temperatura de 4°C e por até 8 semanas em temperatura de −20°C.[51] A exposição da amostra à luz pode causar falsa diminuição no valor de vitamina B_{12},[16,51,133] enquanto a hemólise ocasiona falsa elevação na concentração de folato.[16,51,118,133] As amostras devem ser, de preferência, congeladas.[40]

Os intervalos de referência do Gastrointestinal Laboratory at Texas A&M University (College Station) para vitamina B_{12} (cobalamina) em cães variam de 251 a 908 ng/ℓ e para folato de 7,7 a 24,4 µg/ℓ. Em gatos, a concentração de vitamina B_{12} varia de 290 a 1.500 ng/ℓ e a de folato, de 9,7 a 21,6 µg/ℓ.

Além disso, a deficiência de cobalamina nos tecidos ocasiona aumento das concentrações séricas e urinárias de ácido metilmalônico (MMA) (produzido pelas mitocôndrias), como via metabólica alternativa para produção de cobalamina.[40]

Concentração sérica de vitamina B_{12} (cobalamina)

A cobalamina é uma molécula grande que não consegue passar pela barreira epitelial do intestino; tampouco é capaz de migrar por meio de difusão ou ser transportada por um carreador; portanto, a homeostase da vitamina B_{12} (cianocobalamina/cobalamina) é muito complexa e envolve principalmente a metabolização sequencial por meio de recirculação êntero-hepática.[29]

As secreções de pepsina e de ácido gástrico (HCl) no estômago atuam como mediadores da liberação de proteínas da dieta. Assim, a cobalamina livre se liga a proteínas especializadas (conhecidas como proteínas R), as quais tornam a cobalamina indisponível para absorção. Esse complexo passa ao intestino delgado, em que é digerido por proteases pancreáticas e, assim, ocorre liberação de vitamina B_{12}.[77] Em cães e gatos, o fator intrínseco é produzido principalmente no pâncreas,[134] mas também na mucosa gástrica de cães,[51] e se liga à vitamina B_{12} livre. Posteriormente, o complexo vitamina B_{12}-fator intrínseco é absorvido na porção distal do intestino delgado, principalmente no íleo.[18,29]

As três principais causas de diminuição da concentração sérica de vitamina B_{12} (cobalamina) são:

- **Insuficiência do pâncreas exócrino**: a cobalamina não é liberada das proteínas R em virtude da secreção insuficiente de líquido com alto conteúdo de bicarbonato no duodeno, ou devido à menor produção de fator intrínseco, principalmente em gatos, porque eles carecem de fator intrínseco gástrico.[135] A constatação de baixa concentração sérica de cobalamina é uma indicação da necessidade de mensuração da IST sérica

- **Diarreia/enteropatia responsiva a antibiótico – anteriormente conhecida como crescimento (ou multiplicação) excessivo de bactérias no intestino delgado (CEBID)**: CEBID foi definido como quantidade específica de unidades formadoras de colônias/mℓ de suco duodenal,[136] mas pesquisas posteriores mostraram que não há correlação entre a contagem de bactérias e a presença de doença.[11,16] As bactérias envolvidas são, predominantemente, anaeróbicas (*Clostridium* e *Bacteroides*). A concentração de cobalamina ligada às bactérias intestinais aumenta e a concentração de cobalamina livre para absorção diminui.

  Além disso, pode ocorrer aumento da concentração de ácidos biliares nos casos de multiplicação excessiva de microrganismos no intestino e de IPE (sem evidência de doença hepática).[137] Isso se deve à maior produção de ácidos biliares não conjugados pelas bactérias intestinais livremente absorvidas da circulação porta, mas que não são excretados suficientemente[26]

- **Diminuição na absorção de cobalamina:** no íleo de cães e gatos, a diminuição da absorção de cobalamina pode ser em decorrência de doenças que danificam o íleo, como DII e neoplasia.

Além disso, há relatos de má absorção congênita seletiva de cobalamina e deficiência de cobalamina em gatos[138] e em cães das raças Border collie,[14] Schnauzer gigante,[11,17] Pastor-australiano e Beagle que apresentavam anormalidade no receptor do fator intrínseco da cobalamina, no íleo.

Em estudo realizado no GI Lab at Texas A&M, reportou-se que, em cerca de 70% das amostras de soro sanguíneo de cães Shar-pei com doença do trato GI examinadas, a concentração sérica de cobalamina (vitamina B_{12}) era inferior aos valores do intervalo de referência,[15,16] mas esses cães não pareciam ter anormalidade na função pancreática. Também, relatou-se que, em cerca de metade desses cães examinados, não se detectou cobalamina no soro sanguíneo pelos métodos analíticos usuais.[16]

O aumento da concentração sérica de cobalamina é relativamente incomum em cães, mas pode ocorrer tal elevação após suplementação com cobalamina ou quando há dano ao parênquima hepático, pois os hepatócitos armazenam cobalamina.

Baixa concentração de cobalamina pode indicar má absorção crônica (quase sempre associada à diarreia crônica), que deve ser tratada de modo apropriado. Tal condição pode ser vista comumente em gatos jovens com diarreia crônica. A deficiência de cobalamina também está associada à inflamação da mucosa, atrofia de vilosidades, imunodeficiência e neuropatia.[26]

Aumento da concentração sérica de cobalamina

Às vezes, nota-se aumento da concentração sérica de cobalamina, geralmente atribuído à suplementação parenteral ou a fatores dietéticos geralmente ignorados. No entanto, em homens, a ocorrência de hipercobalaminemia foi associada a diversas doenças, como neoplasia e doença hepática. Trehy et al. sugerem que, em gatos, não se deve ignorar a condição de hipercobalaminemia, devendo-se realizar avaliação para excluir a possibilidade de neoplasia e doença hepática.[139]

Concentração sérica de folato

O folato é ingerido na dieta (plantas de folhas verdes) na forma de folato poliglutamato. É conjugado com subprodutos do ácido glutâmico, porém sua absorção é discreta. Na porção proximal do intestino delgado, o folato poliglutamato sofre desconjugação pela enzima folato desconjugase e se transforma em folato monoglutamato[77] que, então, é absorvido com auxílio de transportadores específicos de folato, no intestino delgado proximal, principalmente no jejuno. As bactérias intestinais também produzem folato.

A principal causa de diminuição da concentração sérica de folato é a redução na absorção intestinal de folato devido à doença na porção proximal do intestino delgado. Há muitas causas primárias potenciais possíveis, como DII ou neoplasia infiltrativa, tal como linfoma. No lúmen do intestino delgado proximal, há altas concentrações de antígenos ingeridos; em virtude disso, esse local é vulnerável a danos causados por dietas específicas como, por exemplo, enteropatia causada pela ingestão de glúten (ou doença celíaca) em cães da raça Setter irlandês.[28,29] O uso excessivo de antibiótico e a subsequente esterilização intestinal também podem ocasionar diminuição na concentração sérica de folato. Ademais, pode ocorrer deficiência de folato funcional quando há deficiência de cobalamina, e a concentração sérica de folato pode ser normal ou estar potencialmente aumentada nesses animais devido ao menor uso de folato.[51]

Há diversas causas potenciais de aumento da concentração sérica de folato, incluindo suplementação excessiva ou alta ingestão na dieta. Muitas diferentes espécies de bactérias sintetizam folato e, assim, o CEBID pode ocasionar elevação significante na concentração sérica de folato.[9] A multiplicação excessiva de bactérias pode ser secundária à IPE ou a uma variedade de doenças intestinais que danificam a barreira mucosa ou reduzem o movimento peristáltico (ou peristalse). Em cães da raça Pastor-alemão, a deficiência de IgA também está associada à excessiva multiplicação de bactérias no intestino.[8] Nota-se maior absorção de folato em pH mais baixo, condição que pode ter como causa a secreção excessiva de ácido gástrico ou a menor secreção de bicarbonato. Esta última pode ser constatada em casos de IPE.

Interpretação das concentrações de vitamina B_{12} e folato

Os resultados apenas são significativos quando a função pancreática é normal e se a doença for suficientemente crônica para causar depleção das reservas corporais de vitamina B_{12} e folato. É importante obter informação quanto à ingestão dietética, pois anorexia prolongada pode influenciar as concentrações séricas desses elementos. Em gatos ou cães com IPE, naqueles pacientes que apresentam multiplicação excessiva de bactérias ou que recebem suplementos vitamínicos, podem ocorrer resultados enganosos. Em estudo de Hall et al.,[140] os autores relataram que 74% dos cães com IPE apresentavam baixa concentração de vitamina B_{12} e 32% tinham alto teor de folato.[140]

A combinação de baixa concentração de vitamina B_{12} e alta de folato e normalidade da função do pâncreas exócrino sugere CEBID,[16] também conhecida como diarreia responsiva a antibiótico ou disbiose bacteriana.[141] Em cães, a diminuição da concentração de vitamina B_{12} e o aumento do teor de folato são indicadores de baixa sensibilidade (5%), porém alta especificidade (quase 100%), na detecção de multiplicação excessiva de bactérias.[7]

Disbiose bacteriana[2] não é uma condição clínica comum em gatos, mas a concentração sérica de cobalamina pode estar diminuída devido a sua ligação às bactérias intestinais. Em gatos, a baixa concentração sérica de cobalamina mais frequentemente está associada à doença do intestino delgado, desde que se exclua a possibilidade de insuficiência pancreática (IPE).[29]

A redução na concentração sérica de ambos, vitamina B_{12} e folato, sugere doença difusa crônica grave envolvendo todo o intestino delgado (má absorção generalizada).

Há relatos de diminuição das concentrações de vitamina B_{12} e folato em gatos com IPE. Estudo de Simpson[32] mostrou que mais de 50% dos gatos testados apresentavam, ao mesmo tempo, doença GI e concentração de cobalamina abaixo do normal, e que alguns gatos com linfoma GI também apresentavam, simultaneamente, baixa concentração de folato.[32] Aventa-se a hipótese de que a redução da concentração sérica de vitamina B_{12} se deva à menor secreção de fator intrínseco pancreático, necessário para absorção de vitamina B_{12} em gatos. Acredita-se que a diminuição da concentração de folato seja decorrente de doença intestinal concomitante à IPE e resultante redução na absorção de folato. Em gatos, a detecção de menores concentrações de vitamina B_{12} e folato justifica a possibilidade de IPE, além de doença intestinal.

A diminuição da concentração de vitamina B_{12} com teor normal de folato, mas com função pancreática normal, sugere doença na porção distal do intestino delgado, enquanto a redução da concentração de folato, com teor normal de vitamina B_{12}, sugere doença na porção proximal do intestino delgado. Em cães, a diminuição da concentração de vitamina B_{12}, com ou sem aumento de folato (devido à multiplicação excessiva de bactérias), sugere IPE e indica-se o teste IST. Se ambas as concentrações, de vitamina B_{12} e folato, estiverem aumentadas, a suplementação de vitamina antes da coleta da amostra de sangue é a explicação mais razoável, pois não há doença que ocasione tal alteração.

Na Tabela 29.6 há um resumo referente à interpretação das concentrações de vitamina B_{12} e folato.

Ácido metilmalônico[142]

Em geral, a mensuração da concentração de ácido metilmalônico (MMA) é realizada juntamente com a de vitamina B_{12}, principalmente nos casos em que se obtêm resultados duvidosos relativos à concentração de cobalamina. É utilizada para detectar deficiência de cobalamina (vitamina B_{12}) em nível celular, que é uma informação fisiologicamente mais importante, pois a cobalamina é coparticipante de reações intracelulares. Preferem-se amostras de soro obtidas após período de jejum e enviadas ao laboratório sob congelamento. Os intervalos de referência relatados (Texas A&M) variam de 414 a 1.193 nmol/ℓ, para cães, e de 139 a 897 nmol/ℓ para gatos.[142]

Cobalamina em grandes animais

Cobalto é necessário para a síntese de cobalamina pelas bactérias do rúmen; portanto, a deficiência, ou carência, de cobalto em

Tabela 29.6 Resumo referente à interpretação das concentrações de vitamina B_{12} e folato.

CEBID – vitamina B_{12} normal ou ↓, folato ↑ (indica-se mensuração de IST)
IPE – discreta ↓ vitamina B_{12} e folato normal ou ↑ (lesão na mucosa do íleo – baixo valor de IST)
Gatos com IPE – a maioria com ↓ vitamina B_{12}, > 50% com ↓ folato
Suplementação vitamínica – ↑ vitamina B_{12}, ↑ folato
Doença de ID difusa crônica grave – geralmente ↓ vitamina B_{12}, ↓ folato (DII, linfoma ou doença fúngica)
Doença da porção superior do ID – geralmente B_{12} normal ou ↑, folato ↓ (DII, linfoma ou doença fúngica)
Má absorção – folato ↓
Doença ou neoplasia hepática – ↑ vitamina B_{12}, folato no intervalo de referência[139]

CEBID = crescimento excessivo de bactérias no intestino delgado; IST = imunorreatividade semelhante à tripsina; IPE = insuficiência do pâncreas exócrina; ID = intestino delgado.

ruminantes pode resultar em diminuição da concentração sérica de cobalamina (vitamina B_{12}).[143] Em grandes animais, a deficiência de cobalamina interfere mais na produção, causando diarreia, perda de peso, definhamento corporal, pica etc.[144]

Outros testes que podem ser úteis na avaliação de doença gastrintestinal

Índice de disbiose da microbiota de cães[145]

O GI Lab at Texas A&M oferece teste PCR, em amostras de fezes de cães, que quantifica oito grupos de bactérias fecais, expressos como um resumo desses grupos em um único número.

A interpretação secundária utiliza um perfil microbiano que prediz a conversão de ácidos biliares fecais primários em secundários. Considera-se disbiose fecal quando o índice de disbiose é > 0, condição que pode ser verificada em caso de enteropatias crônicas, tais como diarreia responsiva a antibiótico, DII, diarreia responsiva a alimento, IPE e disbiose[2] causada por tratamento com antibiótico.

A especificidade do exame é de, aproximadamente, 75%, sendo que 15% dos cães saudáveis apresentam resultados falso-positivos, com faixa de variação suspeita de 0 a 2. É melhor que as amostras de fezes sejam transportadas ao laboratório sob congelamento.

Marcadores de doenças gástricas

Gastrina é um hormônio peptídico produzido nas células parietais do estômago, nas células G do duodeno e no pâncreas, cuja função principal é induzir à liberação de ácido hidroclórico e atuar na motilidade gástrica.

Quantidade excessiva de gastrina pode estar associada à ocorrência de tumores que produzem gastrina (gastrinoma), no duodeno ou no pâncreas (síndrome de Zollinger-Ellison),[146] gastrite imunomediada que induz à baixa acidez estomacal e secreção excessiva compensatória de gastrina, como acontece na gastrite crônica associada à infecção por Helicobacter.[147]

A concentração sérica de gastrina pode ser mensurada em cães e gatos. A gastrina é uma substância lábil e, assim, o soro deve ser imediatamente separado, congelado e transportado ao laboratório em recipiente com gelo. O diagnóstico de gastrinoma se baseia no aumento de 10× na concentração de gastrina, comparativamente aos valores de amostras obtidas após período de jejum.[26] A inflamação crônica do revestimento gástrico danifica glândulas gástricas e, em consequência, causam gastrite atrófica e menor secreção de gastrina, relatada em cães da raça Norwegian Lundehund.[147]

Lesão e inflamação da mucosa gástrica ocasionam aumento da concentração sérica de proteína C reativa em cães; a sensibilidade desse achado é muito alta, porém inespecífico.[148]

Gastroscopia (tema além do escopo deste capítulo) é considerada padrão-ouro na avaliação de doença gástrica.[77]

Não há marcadores específicos para doenças gástricas em geral, mas há informações anedóticas de que o carcinoma gástrico frequentemente está associado à elevação da atividade da enzima ALP (em geral, acompanhada de evidência de anemia no hemograma).

Avaliação do líquido ruminal

Ao coletar amostra de conteúdo ruminal, é importante evitar contaminação com saliva, cujo pH é alcalino.

O pH do líquido ruminal varia de acordo com o tipo de alimento, bem como o tempo decorrido entre a alimentação e a coleta da amostra. A redução máxima do pH ocorre 5 a 6 horas após a alimentação, devido à produção de ácidos graxos voláteis. O pH se eleva quando a amostra é exposta ao ar; portanto, ela deve ser examinada imediatamente após a sua coleta.[149]

Relata-se que o pH normal do rúmen situa-se entre 5,5 e 7,2, com média de 6,5 a 6,8 (com alimentação à base de forrageira).[149,150] Considera-se acidose quando o pH é inferior a 5,5 a 6,0 (geralmente devido à sobrecarga de grãos ou à dieta com alto conteúdo de concentrado),[151] embora um animal com acidose láctica e anorexia prolongada possa apresentar pH ruminal normal quando há produção persistente de saliva.[144] Alcalose está associada com pH acima de 7 (8 a 10); deve-se à dieta com alto teor de proteína, contaminação do conteúdo do rúmen com saliva ou putrefação ruminal devido à éstase do rúmen.[149]

O exame microscópico do líquido ruminal inclui avaliação dos tipos de bactérias e dos tipos e motilidade dos protozoários presentes. Antes do exame, é importante homogeneizar apropriadamente a amostra. A motilidade dos protozoários pode ser avaliada em preparação úmida que deve ser mantida aquecida, em objetiva de pequeno aumento.[152] A quantidade e a morfologia desses microrganismos podem ser verificadas em preparação úmida não corada (ou após adição de uma gota de solução de Lugol ao conteúdo ruminal) em uma lâmina recoberta com lamínula. Normalmente, em um campo examinado em objetiva de pequeno aumento, deve haver, no mínimo, cinco a sete protozoários ativos.[149]

As bactérias presentes no rúmen são predominantemente gram-negativas; contudo, no caso de acidose ruminal, podem ser substituídas por microrganismos gram-positivos.[149]

A concentração normal de cloreto no rúmen é de < 30 mmol/ℓ (10 a 25 mmol/ℓ) no gado e < 15 mmol/ℓ em ovelhas,[149] e a concentração de cloreto no abomaso é > 90 mmol/ℓ.[152] O aumento dessa concentração está associado a refluxo de HCl do abomaso e íleo ou alto consumo de sal.[144,149]

Na Tabela 29.7 há uma lista de outros testes que podem ser realizados na avaliação de doença gastrintestinal.

Testes de absorção

A avaliação funcional de doença do intestino delgado em pequenos animais por meio de mensuração da absorção de vários substratos, tais como glicose, lactose e amido é obsoleta.[16] Isso porque depende mais da concentração plasmática de glicose após a dosagem desses compostos do que da hidrólise de amido e lactose na mucosa, e a absorção de glicose torna esses testes não confiáveis.[16] Outros testes que também carecem de sensibilidade e são obsoletos incluem dosagem de vitamina A (antigamente usada para avaliar má absorção), teste de D-xilose em pequenos animais e teste de absorção de triglicerídeos.[16]

No entanto, alguns desses testes de absorção ainda são utilizados em grandes animais, tais como teste de absorção de xilose, e, às vezes, em equinos com suspeita de má absorção.[162,163] Tal procedimento foi amplamente substituído por testes de absorção da glicose, utilizados para avaliar perda de peso crônica em equinos.[164] Infelizmente, um resultado de teste anormal não indica a causa específica da perda de peso. Ambos os testes são influenciados pela taxa de esvaziamento gástrico, pelo tempo de trânsito intestinal, pela dieta e pelo tempo de jejum apropriado antes do exame. Ademais, ambos os testes requerem tempo de jejum apropriado em animais debilitados.

Os testes de absorção de xilose dependem muito da absorção de xilose, enquanto os testes de absorção da glicose dependem

Tabela 29.7 Testes adicionais que podem ser realizados na avaliação de doença gastrintestinal.

Tipo de teste	Finalidade do teste
Métodos de detecção de antígeno fecal	Pesquisa de microrganismos associados a diarreia e/ou vômito como, por exemplo, teste ELISA para vírus (parvovírus,[153] rotavírus) O teste ELISA para parvovírus é positivo apenas durante a excreção do vírus (10 a 12 dias após a infecção) Animais que receberam vacina viva atenuada dentro de 10 dias antes do teste apresentam resultado falso-positivo[153] Também, é útil no diagnóstico de panleucopenia em gatos, juntamente com a constatação de leucopenia grave no leucograma Há necessidade de PCR para diferenciar cepas de campo daquelas da vacina
Teste ELISA fecal para enterotoxinas bacterianas	*Clostridium perfringens*[29] e *Clostridium difficile*[29,154]
Teste PCR fecal ou cultura para bactérias ou fungos	Exame de microrganismos associados a diarreia e/ou vômito, como *Campylobacter* spp.,[97,155,156] *Clostridium difficile*,[45,154] *Clostridium perfringens*,[97,103,154] cepas patogênicas de *Escherichia coli*[9,32,45,97,157] e *Salmonella* spp.,[66,71,97] *Helicobacter*,[57,158] *Heterobilharzia americana*,[159] *Histoplasma capsulatum*,[45] *Tritrichomonas*[55,74]
Teste respiratório de hidrogênio[76-78]	Pesquisa de crescimento excessivo de bactérias e má absorção de carboidrato secundária à IPE, em cães e gatos[43,160]
Biopsia intestinal	Pesquisa da etiologia de doença do trato GI[16]/ causas de má absorção/má digestão[55]
Concentração sérica de gastrina	Pesquisa de gastrinoma (síndrome de Zollinger-Ellison)[146]
Concentração sérica de pepsinogênio	Teste de triagem para úlcera/dano de abomaso[151] em ruminantes e para *Teladorsagia* (ostertagiose)[161] em bezerros jovens (< 2 anos)

ELISA = imunoensaio ligado é enzima; PCR = reação em cadeia da polimerase; IPE = insuficiência do pâncreas exócrino.

da absorção intestinal e demanda de glicose pelos hepatócitos e outros tecidos. Teoricamente, prefere-se o teste de absorção de xilose porque a xilose não é um metabólito normal, embora o teste apresente várias desvantagens. O teste é mais caro, menos disponível e pode ser difícil interpretar os resultados.[149] Ademais, os resultados são influenciados pela dieta (equinos que consomem dieta com alto teor energético apresentam menor curva de absorção). O teste de absorção da glicose é mais prático porque a glicose é prontamente disponível, é mais barata e mais acessível. Os testes de absorção da glicose podem ser realizados em monogástricos e bezerros pré-ruminantes, com intuito de avaliar a absorção intestinal, mas não podem ser utilizados em ruminantes adultos porque os açúcares são degradados no rúmen.

Testes de absorção oral de D-xilose em equinos

Protocolo:

• O animal é mantido em jejum por 12 a 18 horas[165]
• Em equinos, faz-se administração oral de D-xilose por meio de tubo nasogástrico, na dose de 0,5 a 1,0 g/kg (solução 10%)[149]

• Para a mensuração de D-xilose, as amostras de sangue são coletadas em tubos heparinizados, antes da administração de D-xilose e, em seguida, em intervalos de 30 minutos, por um período de 5 horas (30, 60, 90, 120, 180, 240 e 300 minutos) após a administração. Para fins de diagnóstico de rotina, as amostras obtidas dos 60 aos 180 minutos são as mais importantes.

A curva de concentração de D-xilose deve se apresentar na forma de sino, com valor máximo (pico) superior a 20 a 30 mg/dℓ (1,34 a 2,01 mmol/ℓ) no período de 90 a 180 minutos após a administração de D-xilose (Figura 29.9).[149] Em equinos normais, o valor máximo deve ser mais de 15 mg/dℓ (1,0 mmol/ℓ) acima dos valores basais. Em potros normais, verifica-se valor máximo de xilose aos 30 a 60 minutos; todavia, relata-se que a concentração máxima varia com a idade.[149] Uma curva de absorção de D-xilose achatada é sugestiva de má absorção.[149]

O teste de absorção de D-xilose carece de sensibilidade e, assim, um teste de absorção de D-xilose normal não exclui a possibilidade de má absorção. A curva de absorção de D-xilose pode ser influenciada por diversos fatores não diretamente relacionados à má absorção, tais como dieta, anorexia, idade, redução da taxa de depuração (*clearance*) renal, infecções, anemia, hipoxia e, em potros, a concentração de IgG. Pode haver falsa diminuição da absorção de D-xilose (ou seja, curva falsamente achatada ou retardo na obtenção do valor máximo, ou pico) em caso de retardo no esvaziamento gástrico, de crescimento excessivo de bactérias causando degradação intraluminal de xilose pelas bactérias e de sequestro de xilose em pacientes com acúmulo anormal de líquido extravascular (p. ex., edema, hidrotórax ou ascite).

Teste de absorção/tolerância à glicose oral (TTGO) em equinos

Protocolo:[164,166-168]

• Mantém-se o animal em jejum durante a noite (18 a 24 horas) e obtém-se uma amostra sangue basal (0 hora) para mensuração de glicose, em tubo contendo fluoreto de sódio e oxalato
• Administra-se 1 g de glicose (solução 20%)/kg de peso corporal por meio de tubo nasogástrico
• Coletam-se amostras de sangue para a mensuração de glicose em tubos contendo fluoreto de sódio aos 30, 60, 90, 120 e 180 minutos após administração de glicose.

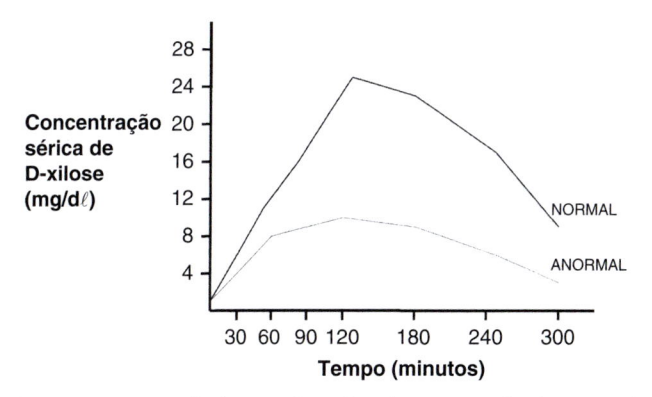

Figura 29.9 Curvas de absorção de D-xilose de equino saudável, ou normal, e de equino com anormalidade. No equino normal, nota-se que o valor máximo (pico) da curva de absorção de D-xilose é maior que 20 a 30 mg/dℓ, no período de 90 a 180 minutos após administração de D-xilose.

Em equinos saudáveis, ou normais, deve-se observar aumento da concentração sanguínea de glicose acima de 85 a 100% da concentração basal, aos 120 minutos.[51,83] Os resultados podem ser influenciados por diversos fatores, como idade e dieta,[166,169] supercrescimento bacteriano, retardo do esvaziamento gástrico (excitação),[164,167,168] obstrução do intestino delgado, redução da circulação intestinal e sequestro ao líquido ascítico. Anorexia ou jejum prolongado pode retardar ou reduzir a concentração máxima (pico) de glicose, causando curva mais achatada devido à diminuição da peristalse.

Em 42 equinos com perda de peso crônica, avaliou-se a especificidade do teste de tolerância à glicose oral.[167] Constatou-se especificidade muito boa; notou-se boa correlação entre resultados normais no TTGO e achados histopatológicos normais de intestino delgado, e doença infiltrativa grave do intestino delgado (como linfoma ou enterite granulomatosa) foi associada à resposta de má absorção completa.[167] Verificou-se baixa correlação entre achados histopatológicos e resposta de má absorção parcial.

Testes para diagnóstico de má digestão em equinos

Teste de tolerância à lactose oral em equinos

Comparativamente a outras espécies, a síndrome da má digestão não é frequentemente observada em equinos. Em potros e adultos jovens com menos de 3 anos, a enzima lactase (presente na borda em escova dos enterócitos do intestino delgado) hidrolisa a lactose em seus dois componentes, d-glicose e galactose, antes de ser absorvida. A deficiência de lactase adquirida pode ser detectada em potros e bezerros pré-ruminantes secundariamente a diversas causas de dano à mucosa intestinal. Estas incluem enterite causada por vírus (rotavírus), protozoários ou bactérias (*C. difficile enterocolitis*, em potros)[82,83] ou outras causas menos específicas de doença do intestino delgado.[51] Bezerros pré-ruminantes e potros com deficiência de lactose podem manifestar diarreia osmótica devido à presença de partículas osmoticamente ativas (lactose) e subsequente retenção de água e eletrólitos no intestino delgado. Pode ser difícil a diferenciação clínica desses dois tipos de diarreia.[88]

O teste de tolerância à lactose não possibilita a diferenciação entre má digestão e má absorção, sendo realizado principalmente em potros com intuito de detectar a deficiência de lactase e em potros jovens e bezerros que apresentam diarreia ou subdesenvolvimento. Esse teste não é apropriado a ruminantes e equinos adultos (esses últimos com mais de 3 anos de idade, pois eles são intolerantes à lactose).

Protocolo:[51,81,164,167]

- Deve-se suspender a dieta à base de grãos e feno da mãe e do potro por 18 horas e o fornecimento de água 2 horas antes do exame. Recomenda-se a colocação de focinheira no potro 4 horas antes do teste, mantendo-a durante o período de exame. Obtém-se uma amostra de sangue basal (0 hora) para a mensuração de glicose
- Administra-se 1 g de lactose monoidratada (solução 20%)/kg de peso corporal por meio de tubo nasogástrico[149]
- As amostras de sangue para mensuração de glicose são coletadas em tubos contendo fluoreto de sódio aos 30, 60 e 90 minutos (aos 120 minutos, é opcional) após a administração de lactose.

Em potros sadios, a concentração de glicose é relatada como sendo o correspondente a 150 a 250% da concentração basal, aos 60 ou 90 minutos,[81,83] ou a concentração máxima (pico) deve ser, ao menos, 35 mg/dℓ (1,94 mmol/ℓ) maior que a concentração basal.[81] Em geral, a má digestão, ou a má absorção, resulta em aumento inapropriado da concentração sanguínea de glicose após a administração de lactose. Caso o teste de tolerância à lactose não seja normal, recomenda-se o teste de absorção de glicose ou D-xilose, a fim de avaliar a possibilidade de má absorção. A hipersensibilidade à caseína e a intolerância à lactose podem ser diferenciadas mediante a avaliação da resposta do potro ao fornecimento de leite submetido e não submetido ao tratamento enzimático. O diagnóstico definitivo de deficiência de lactase pode ser confirmado por meio de mensuração direta da atividade da lactase na mucosa do intestinal; contudo, na prática, raramente é realizada porque há necessidade de biopsia cirúrgica da mucosa.

Teste da digestão de amido em equinos

Esse teste avalia as funções do intestino delgado e do pâncreas.

Protocolo:[149]

- O equino é mantido em jejum por 18 horas, após o qual obtém-se uma amostra de sangue basal para mensuração de glicose em tubo contendo fluoreto de sódio
- Administra-se 1 kg de amido de milho diluído em 4 ℓ de água ou 2 g/kg de peso corporal, por meio de tubo nasogástrico
- As amostras destinadas à mensuração da concentração sanguínea de glicose são coletadas em tubos contendo fluoreto de sódio, aos 15, 30, 60, 90, 120 minutos e, então, a cada hora durante 6 horas.

Relata-se que os equinos sadios, ou normais, devem apresentar aumento da concentração sanguínea de glicose de, aproximadamente, 30 mg/dℓ (1,67 mmol/ℓ), com concentração máxima (pico) aos 60 minutos, e a curva glicêmica deve retornar ao valor pré-tratamento dentro de 3 horas. Esse padrão de resposta é muito próximo do resultado obtido em teste de absorção de glicose oral.[170]

Outras anormalidades laboratoriais associadas a doenças do sistema digestório

Em testes laboratoriais, as anormalidades associadas à doença GI variam dependendo do local do sistema digestório acometido, da causa da doença e da rapidez do início e da duração da doença. A seguir, são discutidas anormalidades comumente associadas à diarreia ou ao vômito agudo ou crônico.

Outras anormalidades laboratoriais associadas à diarreia ou ao vômito agudo ou crônico (com mais de 3 semanas de duração)

Desidratação e hemoconcentração

Desidratação e hemoconcentração são caracterizadas por aumento do volume globular ou hematócrito, da concentração de hemoglobina e da contagem de hemácias (ou eritrócitos), bem como das concentrações sérica e plasmática de proteínas. Essas anormalidades, que podem ocorrer em casos de diarreia ou vômito agudo, são decorrentes da perda de líquido corporal via trato GI. Secundariamente à desidratação, pode ocorrer aumento das concentrações sanguíneas de ureia nitrogenada (ou ureia sérica) e de creatinina (*i. e.*, azotemia pré-renal).

Leucograma

Nos casos de diarreia aguda, é possível verificar diversas anormalidades na contagem de leucócitos. Se a diarreia é causada por microrganismo infeccioso que produz toxinas (como *Salmonella*), o sequestro de neutrófilos, bem como a alta demanda tecidual, pode resultar em leucopenia com neutropenia marcante, com ou sem desvio à esquerda e neutrófilos com alterações tóxicas. Endotoxemia menos grave ou menor demanda tecidual pode resultar em neutrofilia com desvio à esquerda.

- Em caso de hipersensibilidade, pode ou não ocorrer eosinofilia – alergia ou parasitismo intestinal, tumor de mastócito intestinal, linfoma de trato GI, hipoadrenocorticismo, enterite eosinofílica ou síndrome hipereosinofílica
- No caso de imunodeficiência, estresse ou linfangiectasia, pode haver linfopenia.[16,29,34] Em gatos, linfopenia grave também pode estar associada a linfoma[171] e infecção causada por FeLV/FIV
- Trombocitopenia, coagulopatia e coagulação intravascular disseminada podem ser características de endotoxemia secundária à sepse.

Anormalidades ácido-base e de eletrólitos

É possível notar anormalidades ácido-base e de eletrólitos em animais com diarreia ou vômito. No entanto, essas anormalidades são variáveis e imprevisíveis. Nesses animais, é importante avaliar a condição ácido-base e as concentrações de eletrólitos no soro sanguíneo. Em pacientes com diarreia secretora, perda de Na, Cl e, às vezes, K, pode ocorrer diminuição das concentrações séricas desses eletrólitos. Hipopotassemia é uma ocorrência comum em equinos que manifestam sinais de cólica de longa duração e impactação do cólon maior ou naqueles que apresentam anorexia por alguns dias.[149]

No caso de pseudo-hipoadrenocorticismo, em alguns cães com diarreia secretora, principalmente com infecção por nematoide (*Trichuris*), ocorre elevação na concentração de potássio (pseudo-hipoadrenocorticismo).[71,172] Também, ocorre perda de bicarbonato em pacientes com diarreia, condição que pode causar acidose metabólica. Esta, por sua vez, pode resultar em desvio de K do ambiente intracelular para o espaço extracelular, bem como retenção de K pelos rins. O desvio de potássio pode ser acompanhado de concentração sérica de K normal ou aumentada, apesar da perda de K nas fezes. Animais com êmese podem perder quantidade significativa de HCl junto com o vômito, condição que frequentemente causa hipocloremia e alcalose metabólica. No entanto, se o vômito inclui conteúdo alcalino do intestino delgado, esses animais podem apresentar equilíbrio ácido-base normal ou acidose metabólica.

Em animais com vômito, a alcalose metabólica está associada à doença obstrutiva do trato GI, sendo causada pela perda de HCl sem perda de conteúdo intestinal alcalino. Boag et al.[173] não constataram relação significativa entre anormalidades ácido-base ou de eletrólitos e a localização de corpo estranho; é possível verificar alcalose metabólica com hipocloremia (desproporcional ao conteúdo de sódio) e hipopotassemia em casos de corpo estranho tanto na porção proximal quanto distal do trato GI. Foi mais provável a associação de corpos estranhos lineares com baixa concentração de sódio, comparativamente aos corpos estranhos descontínuos.[173]

Uma marcante redução desproporcional de cloreto, em comparação ao sódio, também pode estar associada ao deslocamento de abomaso à esquerda (DAE), em ruminantes com alcalose e hipopotassemia. Essa condição pode ser acompanhada de acidúria paradoxal.[149] Também, em bovinos com íleo adinâmico, indigestão vagal ou suplementação excessiva de magnésio, constatou-se diminuição menos grave (porém, desproporcional) na concentração de cloreto acompanhada de concentração de potássio baixa ou no limite inferior de normalidade e alcalose.

Aumento das atividades de enzimas de extravasamento hepáticas

Pode-se constatar aumento das atividades de enzimas de extravasamento hepáticas (principalmente ALT [alanina aminotransferase], em cães e gatos, ALP [fosfatase alcalina], em cães,[16] e GLDH [glutamato desidrogenase], em grandes animais), em caso de diarreia aguda, possivelmente devido à lesão de hepatócitos causada por toxinas absorvidas do trato GI lesionado ou por infecção hepática causada por bactérias oriundas do intestino ou por mediadores inflamatórios e citocinas circulantes. O duplo suprimento sanguíneo do fígado e o seu alto fluxo sanguíneo tornam o órgão sujeito a dano causado por anormalidades sistêmicas e doenças instaladas em órgãos sistêmicos drenados pela circulação portal, principalmente do trato GI e pâncreas.

Concentrações séricas de amilase e lipase

Em cães, a intensidade do aumento das concentrações séricas de amilase e lipase pode ser variável, dependendo do tipo de doença GI, incluindo lesões que ocupam espaço no trato GI, tais como corpo estranho e neoplasia.

Hipocolesterolemia

A hipocolesterolemia, embora inespecífica, pode ser constatada em alguns casos de doença intestinal. Muitos cães com EPP manifestam hipocolesterolemia, a qual pode ser secundária à linfangiectasia;[16] é possível que seja decorrência da má absorção de gordura causada pela falha no transporte de quilomícron.

Pan-hipoproteinemia

Pan-hipoproteinemia pode ser verificada em caso de EPP,[16,34] bem como de neoplasia. Ela deve ser diferenciada de hipoalbuminemia secundária à nefropatia com perda de proteína e à insuficiência hepática.[16] A avaliação do conteúdo de proteína na urina com uso de fita-reagente é um modo simples de pesquisa de proteinúria (ver Capítulo 30). Em cães jovens com diarreia crônica[174] e EPP, negativos para ancilóstomo,[26] deve-se considerar a possibilidade de intussuscepção crônica.

Anormalidades de coagulação

Anormalidades de coagulação podem ser constatadas em equinos que manifestam cólica grave, condição caracterizada por baixa concentração de antitrombina III e prolongamento do tempo de protrombina (TP) e do tempo de tromboplastina parcial ativada (TTPA).[175]

Outras anormalidades laboratoriais associadas à insuficiência do pâncreas exócrino ou à síndrome de má absorção

Geralmente, exames hematológicos e testes bioquímicos séricos não são úteis no diagnóstico de IPE. No entanto, exames hematológicos e perfis bioquímicos de rotina podem auxiliar na diferenciação entre IPE e outras anormalidades clínicas. Na IPE, as atividades séricas de amilase e lipase podem ou não apresentarem discreto decréscimo, porém quase sempre considerado insignificante. Em cães com IPE, às vezes, nota-se aumento da atividade sérica de alanina aminotransferase (ALT) e diminuição da concentração sérica de colesterol.

Outras anormalidades laboratoriais que podem ocorrer em pacientes com síndrome da má absorção incluem:

1. **Anemia microcítica** causada pela deficiência de ferro, comumente resultante da perda de sangue crônica via trato GI.[34] Perda de sangue crônica via trato GI pode ser decorrência de diversas condições, inclusive neoplasia e parasitoses.
2. **Leucograma inflamatório**, que pode ser sugestivo de inflamação significativa ou úlcera profunda na parede intestinal.
3. **Neutropenia**, com ou sem desvio à esquerda. Caso haja neutrófilos com alterações tóxicas, é possível que tenha ocorrido absorção de endotoxina do trato GI em consequência de enterite causada por bactérias gram-negativas, estase intestinal, sepse, peritonite bacteriana grave secundária à perfuração intestinal ou enterite viral.
4. **Eosinofilia**, que pode ser resultante de gastrenterite eosinofílica ou parasitismo, é um marcador inconsistente de gastrenterite eosinofílica.[16,34] Ausência de eosinofilia não exclui a necessidade desses diagnósticos diferenciais. Hall[16] declara que, em sua experiência, menos de 50% dos resultados de exames de amostras obtidas por biopsia comprovaram que na enterite eosinofílica havia eosinofilia periférica e que também é possível notar eosinofilia em outras formas de DII.[16]
5. **Concentração sérica anormal de proteína**, albumina ou globulina. As mensurações das concentrações séricas de albumina e globulinas são importantes testes de triagem para o diagnóstico de enteropatia com perda de proteína.[34] Nessa condição, quase sempre há diminuição tanto na concentração sérica de albumina quanto de globulina. Em outros tipos de manifestação de má absorção ou má digestão, nota-se apenas diminuição, caso ocorra, da concentração de albumina. Uma exceção é a enteropatia imunoproliferativa de cães da raça Basenji,[16] na qual ocorre aumento da concentração de globulina como parte da resposta imune. Outras raças de cães, principalmente Pastor-alemão, podem apresentar enteropatia imunoproliferativa semelhante, com hiperglobulinemia.
6. **Tempo de coagulação prolongado** – em animais com síndrome de má absorção, é possível constatar prolongamento do TP, do TTPA e do tempo de coagulação ativada (TCA) causado pela deficiência de vitamina. Há relato de suspeita de síndrome hemorrágica causada por deficiência de vitamina K em gatos com síndrome de má absorção. A má absorção de vitamina K, uma vitamina lipossolúvel, provavelmente tem importante participação na ocorrência dessa síndrome; todavia, nesses animais, a deficiência de vitamina K é agravada por doença hepática secundária, condição que resulta em menor produção de fatores de coagulação dependentes de vitamina K; por terapia antimicrobiana, que altera a flora bacteriana do intestino delgado, reduzindo a síntese bacteriana de vitamina K_2; e, em alguns casos, pela grave restrição de gordura na dieta, reduzindo ainda mais a absorção de vitamina K, que depende da absorção de gordura. Antes da constatação dessas alterações e com os animais já acometidos de deficiência grave da vitamina, as atividades dos fatores de coagulação dependentes de vitamina K diminuem para menos de 35%, comparativamente aos valores do intervalo de referência; esses pacientes devem receber vitamina K suplementar por via parenteral.[176]

Síndromes gastrintestinais específicas

Enteropatia/diarreia responsiva a antibiótico (DRA) – anteriormente conhecida como crescimento excessivo de bactérias no intestino delgado (CEBID)[6,7]

CEBID é uma síndrome que acomete animais com doença do trato GI crônica e que responde ao tratamento com antibiótico.[177] Os cães acometidos apresentam quantidade semelhante de bactérias no trato GI àqueles cães com IPE, respondem aos esteroides ou testes alimentares e são saudáveis, ou normais.[6] Esses animais podem apresentar evidência histológica de DII linfocítico-plasmocitária; cães da raça Pastor-alemão parecem predispostos.[9] Pacientes com diarreia crônica ou intermitente são diagnosticados retrospectivamente com essa síndrome caso respondam ao tratamento com um antibiótico específico, como tilosina[178] (geralmente os cães respondem ao tratamento dentro de 3 dias), doxiciclina, oxitetraciclina ou metronidazol.[26,178]

Doença gastrintestinal em cães de trabalho

Em cães de trabalho, as manifestações mais comumente observadas são êmese ou vômito, diarreia e úlcera gástrica. Esses sintomas podem ser causados por doença metabólica ou podem ter etiologia psicológica. Esforço físico prolongado está associado a hipertermia e estresse oxidativo[179] e produção de espécies de oxigênio reativas, que aumentam a permeabilidade intestinal.[180] Nesses cães, a necessidade de energia é alta e, em geral, eles recebem dieta com alto conteúdo de gordura, que causa má digestão e má absorção. Em consequência, ocorre comprometimento da flora bacteriana, inflamação da mucosa intestinal e formação de fezes aquosas.[181]

Diarreia crônica em gatos

As causas mais comuns de diarreia crônica em gatos são parasitoses (principalmente as infecções por protozoários), linfoma, DII, hipersensibilidade alimentar e hipertireoidismo. Linfoma intestinal é a condição neoplásica mais comum em gatos.[182] Para o diagnóstico de linfoma, há necessidade de AAF do intestino espessado e/ou exame histopatológico por meio de teste imunocitoquímico ou imuno-histoquímico. O linfoma de intestino delgado é mais comumente composto de pequeno linfócito, fenótipo T. A progressão do tumor pode resultar em espessamento da parede intestinal, perfuração intestinal e peritonite. É necessária a diferenciação entre essa doença e DII, nos estágios iniciais da doença; contudo, a DII crônica pode progredir para linfoma no estágio final da doença. Deve-se realizar teste PCR para verificar a clonalidade.[183]

Doença intestinal inflamatória[36,37]

A DII é definida como inflamação do trato GI crônica, persistente ou intermitente, que se manifesta como diarreia de origem no intestino delgado crônica e/ou êmese (pequenos animais), com ou sem perda de peso, acompanhada de modificação na flora intestinal e alteração na mucosa causada por bactérias (disbiose),[39] juntamente com desregulação imune e irregularidades de quimiocinas e citocinas pró e anti-inflamatórias.[39,184,185] Os cães podem manifestar comportamento anormal.[26]

Em cães, há predisposição de raça quanto à quantidade de fenótipos de DII,[22] inclusive de enteropatia/diarreia responsiva a antibiótico,[6,7] deficiência de cobalamina,[11,40] carcinoma gástrico,[26] enteropatia por sensibilidade ao glúten,[28,30] colite granulomatosa,[26] linfangiectasia[41,42] e EPE.[29,41,43] Essas informações estão mencionadas nas Tabelas 29.1 e 29.2. Em gatos, a inflamação pode se disseminar ao fígado e ao pâncreas, causando triadite. Ademais, a má absorção pode causar apetite voraz e perda de peso significante.[186]

Em virtude da variedade de etiologias potenciais (inclusive idiopática), o diagnóstico histopatológico não deve ser considerado o fim da tentativa diagnóstica. Há diversas predileções raciais e vários fenótipos de DII; o diagnóstico é multifatorial (incluindo achados histopatológicos que podem representar o auge de muitas diferentes doenças).[36]

Doenças infecciosas

Deve-se considerar a possibilidade de doença infecciosa quando há descrição histopatológica de inflamação granulomatosa ou piogranulomatosa. Os microrganismos envolvidos incluem bactérias (*E. coli*,[187] *Campylobacter*, *Streptococcus*, *Yersinia* e *Mycobacteria*),[56] algas (*Prototheca*)[45,55] ou fungos (*Histoplasma*). Nesses casos, a realização de cultura microbiana, teste PCR (amplificação do gene 16S rRNA) ou índice de disbiose da microbiota de cães pode auxiliar na avaliação adicional. Pode-se constatar *Campylobacter jejuni*, *C. coli* e *C. upsaliensis* em pequenos e grandes animais com diarreia e, também, naqueles saudáveis.[155] A excreção de *Campylobacter* é duas vezes maior em cães jovens com diarreia do que em cães sadios.[156] Geralmente o tratamento com antibiótico prolonga o período de excreção, pois quase sempre essas infecções são autolimitantes.

Em gatos, outros diagnósticos diferenciais que precisam ser excluídos consistem em hipertireoidismo, IPE, doença hepática, linfoma, giardíase e outras parasitoses, infecção viral (FeLV, FIV, FIP), adenocarcinoma[26,27] e linfoma.[16]

Infiltrados eosinofílicos

Em geral, os infiltrados eosinofílicos estão associados à hipersensibilidade – doença alérgica (dietética) ou parasitária, estímulos ambientais e condição genética também podem ser fatores participantes.[86] Espessamento da parede do trato GI com diarreia de origem no intestino delgado, êmese e perda de peso são manifestações comuns, embora também seja possível a ocorrência de sintomas relativos ao intestino grosso. Os animais podem ou não apresentar eosinofilia periférica. Outras doenças com achados semelhantes no hemograma são doença de Addison (cães), tumor de mastócito intestinal (cães e gatos), linfoma e endoparasitoses.

Em equinos, infiltrados eosinofílicos são parte da síndrome DII,[21,84] sendo caracterizadas diversas condições específicas. Enterite eosinofílica (EE) está associada a infiltrados eosinofílicos e linfocíticos. Enterite eosinofílica focal idiopática (EEFI), que acomete principalmente o intestino delgado de equinos jovens, com < 5 anos, está associada a infiltrado eosinofílico-macrofágico, com lesão focal fibrosa que causa obstrução. Colite eosinofílica também é uma doença de equinos jovens, com infiltrados eosinofílicos no cólon dorsal esquerdo, com bandas fibrosas que causam impactação. Os testes para carboidratos podem indicar anormalidade. Doença epiteliotrópica eosinofílica multissistêmica (DEEM)[21] acomete equinos com > 5 anos; é caracterizada pela presença de infiltrados eosinofílicos em pele, fígado, pâncreas, pulmão e intestino grosso. Os resultados do

painel sanguíneo e os testes de carboidratos podem ser normais; todavia, a biopsia de reto pode ser diagnóstica. O prognóstico é ruim.

Enteropatia linfoplasmocitária

Enteropatia linfoplasmocitária é a EPP mais comumente descrita (DII – ver Tabelas 29.1 e 29.2), mesmo sabendo que o seu diagnóstico é controverso, pois cães[188] e gatos[189] sadios apresentam quantidades de linfócitos e plasmócitos semelhantes àquelas de animais acometidos. A World Small Animal Veterinary Association fez importante progresso em definir isso em publicação de 2008 do Gastrointestinal Standardization Group.[109] Relata-se que cães com enteropatia crônica e baixa concentração sérica de albumina[37] ou cobalamina[190] apresentam prognóstico reservado; ademais, em gatos com hipopotassemia, o prognóstico é ruim. Em equinos, as anormalidades nos resultados dos testes de EPP, anemia e absorção de carboidrato são inconsistentes; em pequenos animais, os infiltrados linfoplasmocitários da mucosa retal são inespecíficos e podem ser vistos tanto em animais sadios quanto em doentes, de qualquer idade; todavia, são considerados possíveis precursores de linfoma gastrintestinal maligno. Caso o resultado do exame de amostra obtida por biopsia seja sugestivo de linfoma, deve-se realizar PCR para determinar a clonalidade.

Enteropatia granulomatosa[83]

Enteropatia granulomatosa acomete equinos jovens (com < 4 anos de idade); a sua ocorrência pode estar associada à micobactéria, com manifestação de lesões de pele e bandas coronárias, anemia e EPP. Os testes de absorção de carboidrato indicam anormalidade, e o exame de amostra de reto obtida por biopsia pode ter valor diagnóstico.

Linfangiectasia[41,42]

A maioria dos animais com linfangiectasia apresenta EPP significativa, geralmente associada a êmese e diarreia crônica, perda de peso, ascite e quilotórax. Cães das raças Norwegian Lundehund[42] e Yorkshire Terrier são os mais acometidos, e os cães da raça Soft-coated Wheaten Terrier parecem predispostos. As anormalidades verificadas no perfil bioquímico sérico incluem hipoproteinemia (albumina e globulinas), juntamente com hipocalcemia (40% do cálcio total é ligado à albumina), hipocolesterolemia, hipomagnesemia (deficiência de vitamina D),[191] hipopotassemia e hipocloremia (deficiência de vitamina D);[191] o leucograma pode indicar linfopenia.

Vômito crônico

Há diversas causas primárias potenciais de vômito, ou êmese, incluindo obstrução de trato GI, inflamação, uso de medicamento, doenças endócrinas e metabólicas, toxinas, anormalidades neurológicas e uma miscelânea de várias outras causas. No painel de exames relativos à patologia clínica, devem ser incluídos hemograma completo, perfil bioquímico (inclusive eletrólitos), exame de urina, exame de fezes, ILP (felina ou canina), concentrações pareadas de ácidos biliares, concentrações séricas de vitamina B_{12} e folato, pesquisa de FeLV e FIV em gatos, e mensuração de T_4 em gatos com mais de 4 anos de idade (cerca de 40% dos gatos com hipertireoidismo apresentam vômito crônico).[192] Quando há hematêmese, recomenda-se realizar o perfil de coagulação.

Perda de peso crônica

A perda de mais que 10% da massa corporal é clinicamente relevante; perda de > 20% é considerada um quadro clínico de emaciação.[75] As causas mais comuns de perda de peso incluem baixo consumo de alimento ou de alimento de baixa qualidade, e doença sistêmica como várias daquelas que causam EPP, nefropatia com perda de proteína (NPP) e doença intestinal infiltrativa, inclusive DII e neoplasia. Outras causas metabólicas são doenças renais, hepáticas e pancreática, bem como algumas anormalidades endócrinas como diabetes melito e hipoadrenocorticismo (doença de Addison). Doenças cardiovasculares (miocardite, endocardite ou pericardite) podem resultar em caquexia cardíaca; causas infecciosas incluem *Borrelia*, *Dirofilaria* e *Trypanosoma*. Má digestão e má absorção estão associadas à DII, diarreia responsiva a antibiótico (CEBID), IPE e endoparasitoses, só para citar algumas causas de perda de peso crônica.

Pirexia concomitante à perda de peso é verificada em diversas doenças inflamatórias, infecciosas (viral, bacteriana, ehrlichiose ou riquetsiose, micose sistêmica), doença imunomediada (lúpus eritematoso sistêmico [LES], poliartropatia) e doenças intestinais neoplásicas (adenocarcinoma, linfoma e leiomiossarcoma).[26] Outros tumores relatados em cães são fibrossarcoma, tumor de mastócito (cães da raça Maltesa são predispostos),[169] plasmocitoma extramedular e, em gatos, tumor de mastócito, hemangiossarcoma[193] e osteossarcoma extraesquelético.[194]

Gastrite e enterite agudas

Essas enfermidades comumente são causadas por imprudência alimentar ou hipersensibilidade à dieta;[195] também, podem estar associadas à DII granulomatosa[45] ou eosinofílica (tumor GI eosinofílico idiopático, com predisposição de cães da raça Rottweiler,[19,20] gastrite eosinofílica cirrótica/fibroplasia GI esclerosante eosinofílica felina),[196] DII linfoplasmocitária (hiperplasia, atrofia,[41] parasitas) ou DII causada por microrganismos infecciosos, incluindo *Cryptococcus*, *Entamoeba*, *Histoplasma*, *Heterobilharzia americana* (causas de hipercalcemia),[197] *Prototheca*, pitiose e *Neorickettsia*. Cães da raça Boxer apresentam colite ulcerativa histiocítica (colite granulomatosa) causada por *E. coli*.[35,187] Peritonite infecciosa felina (PIF) pode causar colite granulomatosa e linfadenite.

Em equinos, a ocorrência de gastrite está associada a diversas síndromes, incluindo síndromes da úlcera gástrica, glandular e da úlcera escamosa. Não há exames laboratoriais específicos para o diagnóstico dessas síndromes; realiza-se gastroscopia para o diagnóstico. *Gasterophilus* também pode causar gastrite; o diagnóstico é difícil – é possível visualizar larvas nas fezes ou ovos do parasita nos pelos.

Em equinos, a enterite aguda (inclusive duodenite-jejunite proximal,[198] que acomete animais com > 1,5 anos) pode estar associada a causas infecciosas, tais como bactérias (*C. difficile*, *C. perfringens*, *E. coli*,[187] *Salmonella*). *C. difficile* produz as toxinas A e B, as quais podem ser detectadas nas fezes. Enterite viral é causada por rotavírus (potros) e coronavírus (adultos).[94] Enterite bacteriana aguda pode ser causada por refluxo gástrico; cultura microbiológica e teste PCR podem ser úteis no diagnóstico do agente etiológico específico.

Enterite crônica está associada à enteropatia proliferativa equina (*Lawsonia intracellularis*[87] [em potros com 4 a 7 meses de vida, acometendo íleo e jejuno, com EPP significativo]),[89] *Rhodococcus hoagii* (equinos jovens) e infiltrados granulomatosos

(micobactérias) e eosinofílicos. Nas lesões que causam estrangulamento (mais do que nas causas infecciosas), é possível notar efusão abdominal, com predomínio de neutrófilos e altas concentrações de proteína e lactato. Quase sempre a inflamação neutrofílica está associada à úlcera gástrica, cuja causa pode ser irritação gástrica (material estranho), secreção hormonal ou uso de medicamento ulcerogênico (incluindo AINEs e esteroides).[44]

Em pequenos animais, a ocorrência de neoplasia gástrica é relativamente incomum. Linfoma gástrico é o mais comum em gatos, e carcinoma gástrico é o mais comum em cães.[43,199]

Gastrite crônica

Gastrite crônica é uma síndrome vagal que pode estar associada a parasitismo ou doença metabólica ou imunomediada e, ainda, pode ser idiopática; é considerada parte da síndrome DII.

Colite

Em cães e gatos, a colite está associada à diarreia de origem no intestino grosso, quase sempre com muco e hematoquezia.[26] Dentre as diversas causas de colite aguda, mencionam-se toxinas (incluindo o uso de medicamento), corpo estranho, dieta e infecção por *Trichuris* (cães). Colite crônica está associada à DII. A infecção causada por *C. perfringens* produtor de enterotoxina tipo A[200] está associada a ambas, colite aguda e colite crônica. Pode-se obter o diagnóstico utilizando Tox A/B II™ ELISA *kit* (TECHLAB, Blacksburg, Virginia, USA). A utilidade diagnóstica de cultura microbiológica e teste PCR é limitada, em virtude da alta prevalência da infecção em cães sadios.[201] Outras causas infecciosas de colite crônica são menos comuns.[26]

Em equinos, a colite envolve o cólon e/ou ceco (tiflite) e acomete animais com, em média, 2 a 10 anos. Pode ser aguda ou crônica, infecciosa ou não infecciosa. As causas infecciosas incluem diversas bactérias, tais como *Clostridium difficile*, *C. perfringens*,[201] *E. coli*, *L. intracellularis*, *Neorickettsia risticii* (febre do cavalo de Potomac) e *Salmonella*, rotavírus (potros) e coronavírus, e pequenos estrôngilos.[202] As causas não infecciosas incluem diarreia responsiva a antibiótico, dieta, DII, neoplasia, intoxicação causada por plantas e medicamentos (inclusive AINE) e impactação por areia. AINEs podem causar úlcera em todo o intestino; entretanto, há relato de colite na porção dorsal direita do intestino[203] com o uso de dose apropriada por menos de 1 semana.[204] Os achados clinicopatológicos de anemia acompanhada de hipoproteinemia e hipocalcemia são típicos, embora inespecíficos. Não havendo sinais visíveis de hematoquezia ou melena, a pesquisa de sangue oculto é útil. O painel diagnóstico deve incluir hemograma e perfil bioquímico sérico de rotina, mensuração da concentração sérica de amiloide A, pesquisa de sangue oculto, cultura bacteriana específica, exame parasitológico de fezes e testes PCR/ELISA.

Neoplasia intestinal

Linfoma gastrintestinal é o tumor mais comumente diagnosticado em cães e gatos.[171,182] As neoplasias intestinais incluem linfoma, leiomiomas e sarcomas (atualmente denominados tumores de estroma do trato GI), tumor de mastócito, plasmocitoma, ganglioneuroma retal, neurelemomas e carcinoides.[26,205] Em cães, os tumores de intestino grosso incluem carcinoma *in situ* e pólipo adenomatoso. Em gatos, há predomínio de adenocarcinoma.

Avaliação Laboratorial das Proteínas do Plasma e do Soro Sanguíneo

Robin W. Allison

Department of Veterinary Pathobiology, Oklahoma State University College of Veterinary Medicine, Stillwater, OK, USA

Em animais, a avaliação laboratorial dos teores de proteínas do plasma e do soro sanguíneo é parte tanto de exames hematológicos quanto de bioquímicos. As alterações da concentração plasmática ou sérica de proteínas comumente são secundárias a várias doenças e podem ser o principal achado anormal em algumas enfermidades. A mensuração do teor sérico ou plasmático das proteínas frequentemente propicia informações importantes que podem ser úteis no sentido de reduzir a lista de doenças a serem investigadas e, em alguns casos, revela a presença de uma doença específica. Este capítulo aborda os tipos de proteínas normalmente presentes no plasma e no soro sanguíneo, bem como os métodos de análise dessas proteínas e o significado das anormalidades nas concentrações das proteínas.

Classificação das proteínas do plasma

Os dois principais tipos de proteínas do plasma são albumina e globulinas. A albumina é uma das menores dessas proteínas e é a mais abundante, sendo responsável por, aproximadamente, 75% da pressão oncótica (pressão osmótico-coloidal) do plasma vascular, que impede que a água se difunda do sangue para os tecidos.[1] A albumina é uma importante proteína de transporte e participa como carreadora de ácidos graxos livres, ácidos biliares, bilirrubina, cálcio, hormônios e medicamentos.[2] A albumina é sintetizada no fígado e alcança a corrente sanguínea, sendo catabolizada na maioria dos tecidos. A meia-vida de uma molécula de albumina circulante é variável nas diferentes espécies: de aproximadamente 8 dias, em cães, até cerca de 20 dias em equinos.[3,4]

As globulinas representam um grupo heterogêneo de proteínas de tamanhos variáveis. Centenas de diferentes tipos de globulinas estão presentes no plasma, inclusive imunoglobulinas (p. ex., IgG, IgM, IgA), proteínas do sistema complemento, fatores de coagulação, várias enzimas diferentes e diversas proteínas que transportam lipídios, vitaminas, hormônios, hemoglobina extracelular e íons metálicos (p. ex., ferro e cobre).[1] A maioria das globulinas é produzida no fígado, com exceção das imunoglobulinas (anticorpos), as quais são sintetizadas nos tecidos linfoides. Tipicamente, as globulinas são classificadas como alfaglobulinas, betaglobulinas e gamaglobulinas, com base em sua mobilidade eletroforética. (O fracionamento e a mensuração dessas globulinas serão discutidos posteriormente.) Um número relativamente pequeno de globulinas está presente em quantidade suficiente para influenciar o padrão eletroforético. Algumas das principais proteínas que constituem cada fração são listadas a seguir.

A fração alfaglobulina inclui α_1-fetoproteína, α_1-glicoproteína ácida (seromucoide), α_1-antitripsina (inibidor de protease), α_1-antiquimotripsina (inibidor de protease), α_1-lipoproteína (HDL; transporta lipídios), ceruloplasmina (transporta cobre), haptoglobina (ligada à hemoglobina), α_2-macroglobulina (inibidor de protease) e amiloide A sérica.[5,6] A fração betaglobulina inclui β_2-lipoproteína (LDL; transporta lipídios), transferrina (transporta ferro), ferritina (armazena ferro), componentes do sistema complemento (C3 e C4) e fibrinogênio (no plasma, mas não no soro).[5,6] As moléculas das imunoglobulinas IgM e IgA ocasionalmente migram na fração beta. A fração gamaglobulina é composta principalmente de imunoglobulinas (todos os tipos). Essas proteínas são produzidas por plasmócitos, nos tecidos linfoides, em resposta a um estímulo antigênico. A proteína C reativa migra nessa fração em cães, porém migra entre as frações beta e gama em equinos.[7,8]

Proteínas de fase aguda

As concentrações de várias proteínas do plasma alteram-se significativamente durante a resposta sistêmica aguda à inflamação; coletivamente, essas proteínas são denominadas proteínas de fase aguda (PFA). A resposta de fase aguda resulta da liberação de diversas citocinas (p. ex., IL-1, IL-6 e TNF-α) no local da inflamação.[9] Essas citocinas interferem na produção de PFA pelo fígado. As concentrações plasmáticas da maioria das PFA aumentam; essas proteínas são denominadas proteínas de fase aguda positiva e, em geral, atingem concentração sérica máxima em 1 dia ou 2 após o início da resposta. As concentrações de algumas PFA diminuem; elas são denominadas proteínas de fase aguda negativas. O padrão específico e a magnitude das alterações das proteínas durante a resposta de fase aguda são espécie-específicos; no entanto, a concentração sérica de albumina (uma proteína de fase aguda negativa) diminui de modo consistente em 10 a 30%.[10] A transferrina, mensurada no soro como a capacidade de ligação de ferro total (CLFT), é outra proteína de fase aguda negativa. As proteínas de fase aguda positivas são globulinas; as principais nas espécies veterinárias incluem haptoglobina, fibrinogênio, proteína C reativa, amiloide A sérica e α_1-glicoproteína ácida.[9,10] A amiloide A sérica é uma importante PFA em cães, gatos, suínos e equinos; a haptoglobina é uma importante PFA em bovinos, ovinos e suínos; a proteína C reativa é uma importante PFA em cães, equinos e suínos.

Mensuração das proteínas do plasma e do soro sanguíneo

Plasma versus soro

Os dois tipos de amostras comumente utilizadas em bioquímica clínica são plasma e soro. O plasma representa a fração líquida do sangue não coagulado; portanto, a amostra de sangue deve ser coletada em um tubo com anticoagulante. O plasma contém todas as proteínas anteriormente mencionadas. O soro corresponde à fração líquida do sangue que resta após a coagulação. Quando a amostra de sangue é coletada sem anticoagulante, a coagulação subsequente da amostra resulta na transformação de todas as moléculas de fibrinogênio em fibrina. Portanto, o soro não contém fibrinogênio, mas sim albumina e globulinas remanescentes.

Concentração de proteína total

A concentração de proteína total no plasma ou no soro pode ser mensurada por refratômetro. As moléculas de proteínas do plasma aumentam o índice de refração do líquido, em intensidade que depende da sua concentração. No entanto, no plasma ou no soro, há outras moléculas importantes que podem aumentar o índice de refração e ocasionar falsa elevação da concentração da proteína analisada. As substâncias que mais provavelmente interferem de modo relevante incluem lipoproteínas (como acontece no soro lipêmico), colesterol, ureia e glicose.[11] Ressalta-se que a elevação marcante da concentração de colesterol não ocasiona lipemia visível, mas pode causar falso aumento do teor de proteína. A concentração plasmática de proteína total pode apresentar falsa elevação de 0,6 g/dℓ quando o teor de ureia é 300 mg/dℓ ou a concentração de glicose é 700 mg/dℓ.[5] Soluções coloides sintéticas, às vezes administradas como aumentadoras de volume, aumentam falsamente o valor obtido para proteína total no refratômetro. Tipicamente, hiperbilirrubinemia e hemólise não interferem no valor de proteína total do soro, embora a hemólise possa dificultar a verificação da linha de demarcação do refratômetro.[11]

A concentração sérica de proteína total é rotineiramente mensurada em laboratórios de referência e em analisadores químicos na própria clínica, por espectrofotometria, utilizando, mais comumente, o método do biureto, o qual detecta ligações peptídicas, sendo considerado muito específico. A concentração sérica de proteína total obtida por esse método é menor do que o teor plasmático de proteína obtido no refratômetro, devido, em parte, à ausência de fibrinogênio no soro. Deve-se esperar diferenças nas mensurações de proteínas obtidas nos distintos métodos (refratometria *versus* espectrofotometria), inclusive no mesmo tipo de amostra. Nas aves, constataram-se diferenças marcantes nas concentrações de proteína total em função da metodologia utilizada, com valores menores no método do biureto, em comparação com a refratometria.[12,13] Para uma interpretação apropriada é necessário o uso de métodos e intervalos de referência específicos para as espécies.[14]

Concentração de albumina

A concentração de albumina é rotineiramente mensurada por meio de espectrofotometria, utilizando-se métodos colorimétricos; em geral, o corante empregado é o verde de bromocresol (BCG). No entanto, o BCG não é específico para albumina e pode se ligar a algumas globulinas. Como resultado, o método BCG pode superestimar a concentração de albumina quando ela é muito baixa (< 1 g/dℓ). Outras técnicas colorimétricas às vezes utilizadas em laboratórios humanos (métodos BCP, HABA) não são confiáveis para a mensuração do teor de albumina em animais devido às variações entre as espécies. Em amostras de plasma de cães obtidas em tubo com heparina, a concentração de albumina obtida pelo método BCG pode ser superestimada em até 1,2 g/dℓ em comparação com amostras do soro,

especialmente quando a concentração de fibrinogênio se encontrar aumentada; essa interferência pode ser prevenida alterando-se o protocolo do método específico.[15] Nas aves, com frequência, a concentração de albumina obtida pelo método BCG tem baixa correlação ao resultado obtido em métodos eletroforéticos (discutidos posteriormente).[13,16,17]

Concentração de globulinas

Cálculo da concentração de globulinas

Os teores séricos de proteína total e de albumina são mensurados rotineiramente como parte do perfil bioquímico sérico. No entanto, a concentração de globulinas indicada nesse perfil bioquímico não é mensurada, mas sim calculada, subtraindo-se o teor sérico de albumina do valor obtido para proteína total.

Eletroforese das proteínas do soro sanguíneo

Pode-se determinar as concentrações de albumina e de globulinas por meio de fracionamento eletroforético das proteínas do soro sanguíneo (ver Capítulo 1). O fracionamento eletroforético consiste na aplicação de uma pequena quantidade de soro próximo à extremidade de matriz de gel, tal como acetato de celulose ou gel de agarose. Em seguida, aplica-se uma corrente elétrica que cause a migração das proteínas do soro em taxas variáveis, dependendo da carga negativa e do tamanho de cada proteína. A coloração do gel revela várias frações proteicas, as quais são detectadas por um densitômetro, obtendo-se um eletroforetograma (*i. e.*, a representação exata da distribuição das proteínas no gel) (Figura 30.1).

Os modernos densitômetros com leitor também calculam a concentração de cada fração proteica, desde que o operador forneça a concentração de proteína total da amostra analisada. Essa técnica separa as globulinas em várias frações, incluindo alfaglobulina, betaglobulina e gamaglobulina. As concentrações de albumina e de globulinas obtidas por esse método não são, necessariamente, iguais àquelas obtidas por espectrofotometria. O número de frações obtidas pelo fracionamento das proteínas do soro sanguíneo varia em função da espécie e do tipo de gel utilizado; gel de agarose de alta resolução é capaz de revelar mais frações proteicas do que o gel de agarose de baixa resolução ou

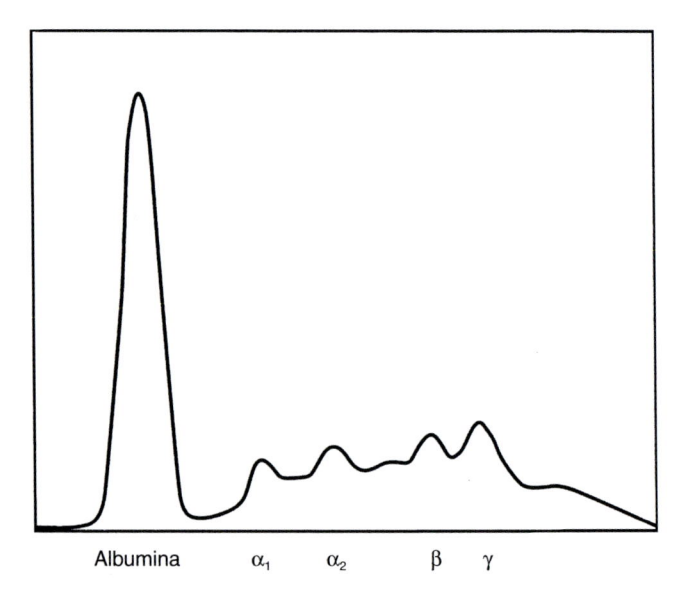

Figura 30.1 Eletroforetograma obtido a partir de eletroforese das proteínas do soro sanguíneo.

o gel de acetato de celulose. As frações albumina, alfaglobulina, betaglobulina e gamaglobulina podem ser obtidas em amostras de todas as espécies e em todos os tipos de gel. No entanto, em algumas espécies, as globulinas alfa, beta e gama são separadas em frações α_1 e α_2, β_1 e β_2 e γ_1 e γ_2, respectivamente. (As causas de alterações nas concentrações dessas frações proteicas serão discutidas posteriormente.)

Uma técnica relativamente nova de eletroforese, a eletroforese capilar de zona, é hoje usada na aplicação em soro de animais.[18-20] Nesse método, as frações de proteínas são separadas em soluções dentro de um capilar de pequeno diâmetro submetido a alta voltagem. Não é necessária a coloração das proteínas; as frações proteicas são detectadas e quantificadas por meio de absorbância de luz ultravioleta. Vantagens potenciais da eletroforese capilar de zona incluem menor volume da amostra, melhores resolução e reprodutibilidade e possibilidade de automação do procedimento. A aparência visual do eletroforetograma obtido por esse método difere daquela dos métodos tradicionais e os resultados quantitativos também podem diferir. Principalmente, picos que parecem policlonais na eletroforese no gel de agarose podem parecer monoclonais ou biclonais na eletroforese capilar de zona.[21] Desse modo, para a interpretação apropriada dos resultados, há necessidade de experiência e do conhecimento dos intervalos de referência específicos para esse método.[22]

Determinação qualitativa e semiquantitativa do teor de imunoglobulina

Há disponibilidade de vários testes de triagem rápidos para estimar a concentração das imunoglobulinas. Esses testes podem ser realizados nas clínicas e podem fornecer estimativas qualitativas ou semiquantitativas da concentração de imunoglobulinas. Eles são utilizados principalmente como testes de triagem para neonatos (especialmente bezerros, potros e filhotes de camelídeos) a fim de detectar uma possível falha na ingestão de colostro ou na absorção de imunoglobulinas colostrais; tal falha resulta em maior suscetibilidade às infecções e tal condição é denominada falha de transferência de imunidade passiva (FTP). A sensibilidade e a especificidade desses testes não são altas como aquelas de testes mais sofisticados, como o teste de radioimunodifusão (RID; considerado padrão-ouro); contudo, em geral, fornecem resultados imediatamente disponíveis e possibilitam a adoção de medidas terapêuticas sem demora. Os resultados são mais válidos como indicadores de transferência de imunidade passiva quando os testes são realizados em poucos dias após o nascimento. Foram estabelecidas normas gerais para as concentrações mínimas de IgG que indicam transferência de imunidade passiva adequada: > 800 mg/dℓ, para potros, e > 1.000 mg/dℓ para bezerros e filhotes de camelídeos.[23,25]

Mensuração de proteína total por refratometria

As imunoglobulinas colostrais absorvidas representam a principal determinante da concentração de proteína total do soro de neonatos. Após a ingestão de colostro, a concentração plasmática de proteína total de bezerros aumenta até cerca de 2 g/dℓ.[26] Desse modo, a dosagem de proteína total por refratometria tem sido avaliada como indicador da concentração sérica de imunoglobulinas e, portanto, como um parâmetro para avaliar a adequada transferência de imunidade passiva.

Em bezerros, tem-se pesquisado o valor da mensuração do teor plasmático de proteínas como indicador da concentração sérica de imunoglobulinas, utilizando diferentes valores de corte ou limiares de decisão. Concentração sérica de proteína total de 5,2 g/dℓ correlaciona-se a concentração de IgG de 1.000 mg/dℓ e adequada transferência de imunidade passiva.[24] Um limiar de decisão de 5,0 ou de 5,5 g/dℓ classifica > 80% de bezerros corretamente; no entanto, a sensibilidade e a especificidade desses limiares são diferentes.[24] A sensibilidade e a especificidade do limiar de 5,0 g/dℓ são 0,59 e 0,96, respectivamente, indicando que alguns bezerros normais seriam incorretamente classificados como FTP (falso-positivos). A sensibilidade e a especificidade do limiar de 5,5 g/dℓ são 0,94 e 0,74, respectivamente, indicando que alguns bezerros com FTP seriam incorretamente classificados como normais (falso-negativos). Como vários bezerros doentes e com FTP se encontram também desidratados, o que resulta em hiperproteinemia relativa, o limiar de decisão mais elevado pode ser mais apropriado para tais indivíduos.[27]

Um estudo com filhotes de camelídeos mostrou que concentração sérica de proteína < 4,5 g/dℓ, determinada por refratometria, indicou FTP e que concentrações > 5,5 g/dℓ indicaram adequada transferência de imunidade passiva; no entanto, concentrações situadas entre esses valores não puderam ser interpretadas de modo preciso.[28]

Em potros, o uso do valor da proteína total sérica para estimar a concentração de IgG parece não ser confiável e não é recomendado como indicador exclusivo de FTP.[23] O baixo desempenho do teor sérico de proteína total pode ser decorrente, em parte, das amplas variações nas concentrações de proteínas précolostrais em potros.

Testes de turvação e coagulação

Esses testes baseiam-se na capacidade que algumas substâncias têm de ocasionar precipitação de imunoglobulinas do soro sanguíneo ou de formar complexos insolúveis com essas imunoglobulinas. As soluções utilizadas nesses testes podem ser preparadas na própria clínica ou compradas na forma de *kits* disponibilizados por vários fabricantes. Em geral, esses testes são baratos, rápidos e fáceis de realizar, mas a sensibilidade e a especificidade para o diagnóstico de FTP variam consideravelmente quando se empregam diferentes valores de corte. Além disso, como a avaliação do grau de turvação ou de coagulação é subjetiva, os resultados podem variar entre os usuários.

- *Teste de precipitação pelo sulfito de sódio.*[29] O teste de precipitação pelo sulfito de sódio baseia-se no fato de que as imunoglobulinas do soro sanguíneo podem ser seletivamente precipitadas, utilizando-se solução de sulfito de sódio anidro, na concentração de 14 a 18%. Há necessidade de uma concentração maior de sulfito de sódio para provocar a precipitação de imunoglobulinas em amostra de soro com baixo teor de globulinas. Amostras de soro com concentração de imunoglobulinas muito baixa não sofrem precipitação quando misturadas com quaisquer soluções de sulfito de sódio nas concentrações de 14 a 18%. Nessas concentrações de sulfito de sódio também ocorre precipitação do fibrinogênio; por isso, é mais recomendável o exame de amostra de soro do que de plasma. Esse teste é útil para bezerros e filhotes de camelídeos, mas não é muito eficiente para potros.[24,25,30,31] Um procedimento para a realização do teste de precipitação pelo sulfito de sódio em ruminantes é apresentado no Apêndice 30.1; também há disponibilidade de *kits* comerciais para esse teste (Bova-S e Llama-S, VMRD, Pullman, Washington). Nesse teste, a concentração de imunoglobulina é determinada pela constatação de presença ou de ausência de precipitação em três concentrações de sulfito de sódio: 14%, 16% e 18%. O teste pode indicar três níveis de variação da concentração de imunoglobulinas: < 500 mg/dℓ, de 500 a 1.500 mg/dℓ e > 1.500 mg/dℓ. O uso, como referência, de concentração inferior a 500 mg/dℓ aumenta a especificidade do teste para detecção de FTP (*i. e.*, é mais provável que bezerros negativos ao teste de precipitação apresentem FTP), mas diminui a sensibilidade (*i. e.*, não se detectam alguns bezerros com FTP). O uso da concentração de 1.500 mg/dℓ torna o teste mais sensível para a detecção de FTP, mas diminui sua especificidade (ou seja, indica FTP em bezerros nos quais houve adequada transferência de imunoglobulinas). O uso de concentração < 500 mg/dℓ parece indicar corretamente a maior porcentagem de bezerros com FTP (cerca de 86%); assim, alguns profissionais recomendam somente a solução de sulfito de sódio 18%[27]

- *Teste de turvação pelo sulfato de zinco.*[31,32] As imunoglobulinas da amostra de soro são precipitadas pelo sulfato de zinco, em concentrações muito variáveis desse produto químico. Esse teste é mais útil em bezerros; o procedimento para a realização desse teste é apresentado no Apêndice 30.2. À semelhança do teste de precipitação pelo sulfito de sódio, nota-se reação positiva (*i. e.*, turvação da amostra), em soro com baixo teor de imunoglobulinas, quando se utiliza solução com alta concentração de sulfato de zinco; mas isso não acontece quando se emprega solução com baixa concentração dessa substância. Na amostra de soro com alta concentração de imunoglobulinas, verifica-se turvação quando se utiliza solução com baixa concentração de sulfato de zinco. Assim, constatam-se sensibilidade e especificidade diferentes para a detecção de FTP quando se utilizam diferentes concentrações de sulfato de zinco (ver Apêndice 30.2). Nota-se maior proporção de bezerros corretamente classificados como animais com FTP (*i. e.*, com teor de imunoglobulinas realmente < 1.000 mg/dℓ) quando se utilizam concentrações de sulfato de zinco correspondentes a 350 mg/mℓ e 400 mg/ℓ (taxas de 83% e 88% de animais corretamente classificados, respectivamente).[32] A concentração realmente mais apropriada para esse teste depende do que é mais importante para uma situação específica: maior sensibilidade ou especificidade maior. Um procedimento para o teste de turvação pelo sulfato de zinco em potros é apresentado no Apêndice 30.3; também há disponibilidade de *kits* comerciais (Equi-Z, VMRD Inc., Pullman, Washington). A constatação de qualquer turvação visível na solução, após 1 hora de incubação, é uma boa indicação de que o potro apresenta concentração sérica de imunoglobulina > 400 mg/dℓ. No entanto, esse procedimento não diferencia potros com teor de imunoglobulina entre 400 mg/dℓ e 800 mg/dℓ, valores que são considerados evidências de falha de transferência de imunidade passiva. As correlações entre os resultados do teste de turvação pelo sulfato de zinco e aqueles testes mais específicos para estimar a concentração de imunoglobulinas em potros não são significativas.

- *Teste de coagulação pelo glutaraldeído.*[33,34] O teste de coagulação pelo glutaraldeído baseia-se em sua capacidade de formar complexos insolúveis com as imunoglobulinas, resultando em coagulação da mistura. O glutaraldeído também forma complexos insolúveis com fibrinogênio; portanto, dá-se maior preferência à amostra de soro do àquela de plasma. Esse teste foi avaliado em bezerros e potros neonatos. Um procedimento para a realização desse teste em ruminantes está descrito no Apêndice 30.4; *kits* comerciais antes disponíveis (Gamma-Check®-B, Plasvacc USA Inc., Templeton, California) não são confiáveis quando se utiliza amostra de

sangue total.[35] Em bezerros neonatos, o uso de solução de glutaraldeído 10% não resulta em coagulação do soro sanguíneo em quase todos os bezerros com concentração de imunoglobulina < 400 mg/dℓ e ocasiona coagulação total ou parcial em quase todas as amostras de soro de bezerros que apresentam concentração de imunoglobulina superior a 600 mg/dℓ. Os bezerros com concentração de imunoglobulina entre 400 mg/dℓ e 600 mg/dℓ exibem resultados que variam desde ausência de coagulação até coagulação completa. No entanto, o valor de corte aceito como adequada transferência de imunidade passiva em bezerros é de 1.000 mg/dℓ; portanto, esse teste apresenta baixa sensibilidade (não detecta FTP em bezerros com concentração de imunoglobulina entre 400 mg/dℓ e 1.000 mg/dℓ). Um procedimento para a realização do teste de coagulação pelo glutaraldeído em potros é descrito no Apêndice 30.5; também há disponibilidade de *kits* comerciais (Gamma-Check®-E, Plasvacc USA Inc., Templeton, California). Em equinos, considera-se FTP quando a concentração sérica de IgG é < 200 mg/dℓ e FTP parcial quando o teor sérico de imunoglobulina situa-se entre 200 mg/dℓ a 800 mg/dℓ.[23] O teste de coagulação pelo glutaraldeído distingue três variações de concentrações de imunoglobulinas: > 800 mg/dℓ, 400 mg/dℓ a 800 mg/dℓ e < 400 mg/dℓ. A sensibilidade e a especificidade relatadas para detecção de concentração de IgG < 400 mg/dℓ variam de 95 a 100% e de 80 a 89%, respectivamente.[23,26] Para a detecção de concentração de IgG < 800 mg/dℓ, a sensibilidade e a especificidade variaram de 93 a 100% e de 59 a 94%, respectivamente.[36,37] A menor especificidade do teste, utilizando valor de corte de 800 mg/dℓ, indica maior chance de resultado falso-positivo (diagnóstico de FTP em um potro normal), sugerindo a necessidade de testes confirmatórios adicionais antes do tratamento.

Kits *de detecção baseada em anticorpo*

Para a detecção de FTP em potros e bezerros foram desenvolvidos vários *kits* comerciais por diversos fabricantes, empregando-se métodos baseados em anticorpos (p. ex., aglutinação em látex, ensaio imunoenzimático). Os exemplos incluem *kits* Quick Test® para IgG de bezerros ou potros (Midland Bio-Products, Boone, Iowa), Foalcheck® (Centaur, Overland Park, Kansas) e SNAP® Foal test (Idexx, Westbrook, Maine). A precisão, a sensibilidade e a especificidade desses testes variam de acordo com os testes individuais e com os valores de corte.[23,37,38] Esses testes disponíveis no mercado não são necessariamente superiores aos testes de triagem descritos anteriormente. Para minimizar a taxa de resultados falso-negativos e assegurar a detecção de alta porcentagem de animais com FTP, os testes de triagem devem apresentar alta sensibilidade. Em potros, o teste de coagulação pelo glutaraldeído pode ser igual ou superior aos testes semiquantitativos disponíveis no mercado em termos de sensibilidade (dependendo do valor de corte utilizado).[36,37] No entanto, em alguns casos, pode-se desejar testes de confirmação mais específicos.

Mensuração da concentração de imunoglobulinas em laboratórios de referência

Os laboratórios de referência oferecem testes baseados em anticorpos mais sofisticados para quantificar imunoglobulinas específicas (p. ex., imunodifusão radial, imunoquímica). O uso dessas técnicas é indicado quando se deseja uma análise detalhada da função do sistema imune do animal. No entanto, esses exames são mais caros e a obtenção dos resultados em geral é mais demorada (é necessário um período de incubação de 18 a 24 horas) em comparação com os métodos de triagem discutidos anteriormente.

Concentração plasmática de fibrinogênio

A concentração plasmática de fibrinogênio pode ser mensurada por dois métodos. Um deles avalia a conversão de fibrinogênio em fibrina na presença de trombina (tempo de trombina) e requer equipamento relativamente caro para uso na rotina clínica. Tal técnica de mensuração de fibrinogênio plasmático também requer plasma citratado obtido de mistura de 9 partes de sangue total fresco e 1 parte do anticoagulante citrato de sódio a 3,8%. Há disponibilidade de tubos especiais para a coleta de sangue a vácuo que contêm o anticoagulante citrato de sódio para tal finalidade; esses tubos asseguram a obtenção da quantidade apropriada de sangue, na razão sangue:anticoagulante de 9:1. Esse método não é rotineiramente utilizado para mensurar o teor plasmático de fibrinogênio, mas pode ser incluído no perfil laboratorial que avalia a coagulação.

Métodos portáteis desenhados para mensurar a concentração de fibrinogênio equino usando o método de Clauss também estão disponíveis (VetScan VS*pro* cartucho para teste de fibrinogênio, Abaxis, Inc.). Um estudo concluiu que a acurácia desse teste comparado com os métodos laboratoriais padrão era aceitável, mas houve maior variabilidade nos resultados quando as concentrações de fibrinogênio estavam aumentadas.[39]

Na prática clínica, a técnica mais comumente utilizada para a mensuração do teor plasmático de fibrinogênio é a precipitação pelo calor. Esse método é mais barato do que a técnica descrita anteriormente e requer equipamento mínimo; está resumido no Apêndice 30.6. O método de precipitação pelo calor fornece uma estimativa da concentração plasmática de fibrinogênio, adequada para a avaliação de hiperfibrinogenemia, mas carece da sensibilidade analítica necessária para avaliação de hipofibrinogenemia. (A importância da anormalidade na concentração de fibrinogênio é discutida posteriormente.)

Alterações nas concentrações de proteínas

Aumento e diminuição da concentração de proteína total são anormalidades laboratoriais comumente detectadas em animais. Tais alterações podem ser decorrentes de anormalidades no teor de albumina ou de globulina (ou de ambas). Em amostras de plasma, o aumento do teor de fibrinogênio, que é uma globulina, ocasionalmente pode causar aumento na concentração de proteína total. A interpretação das alterações no teor de proteína depende da definição de qual é a principal proteína do soro ou do plasma que está alterada. Aumento ou diminuição na concentração de albumina ou globulina nem sempre resulta em alteração detectável no teor de proteína total. Portanto, na interpretação dessas alterações, devem ser avaliados, além da concentração de proteína total, os teores de albumina e de globulina. As causas de diminuição ou de aumento das concentrações de proteína total, albumina, globulina e fibrinogênio estão resumidas a seguir. Com frequência, para a interpretação, é importante considerar, concomitantemente, as alterações nas concentrações de albumina e globulina.

Causas de diminuição da concentração de proteínas

A diminuição do teor de proteína total pode ser devido à menor concentração de albumina, globulina ou de ambas. Um algoritmo diagnóstico para avaliar tais variações é apresentado na Figura 30.2.

Hipoalbuminemia com hipoglobulinemia

A ocorrência simultânea de hipoalbuminemia e hipoglobulinemia pode ser resultante de hidratação excessiva (p. ex., fluidoterapia exagerada, ingestão excessiva de água) ou de perda proporcional de ambas as frações proteicas. Esta última condição é verificada nas seguintes circunstâncias:

- Perda de sangue. Resulta em perda proporcional de todos os componentes do sangue. Portanto, as perdas de albumina e globulina equivalem às suas concentrações no sangue. Após a perda de sangue, o líquido intersticial transfere-se do espaço extracelular para o espaço intracelular e dilui os componentes sanguíneos remanescentes, inclusive as proteínas (e as hemácias). É importante lembrar que esse desvio de água demora algum tempo e não é evidente nas primeiras horas após uma hemorragia aguda. Em geral, a hipoproteinemia devido à perda de sangue é ocasionada por hemorragia externa (mais do que por hemorragia interna); também pode ser provocada por hemoparasitas (hemorragia externa ou interna). Embora a concentração de proteínas possa diminuir com hemorragia interna grave, tal como ocorre em um hemangiossarcoma hemorrágico, em casos de hemorragia interna crônica as proteínas são reabsorvidas
- Enteropatia com perda de proteína. Pode ser decorrente de uma variedade de lesões intestinais generalizadas, inclusive doença intestinal inflamatória, linfangiectasia, doenças infecciosas, neoplasia e hemorragia gastrintestinal.[40-42] É possível a ocorrência de hipoproteinemia sempre que o extravasamento de proteína para o lúmen intestinal exceder a taxa de síntese da proteína. Em alguns casos, uma resposta imune simultânea resulta mais em aumento do que em diminuição do teor de globulinas; também o linfoma gastrintestinal pode estar associado à hiperglobulinemia[43]
- Dermatite grave. Queimaduras ou doenças cutâneas exsudativas generalizadas podem resultar em perda de proteínas plasmáticas devido à maior permeabilidade vascular.[44] Respostas imunes concomitantes podem aumentar a concentração de globulinas
- Doença efusiva. Resulta em acúmulo de líquido com alto teor de proteína em cavidades corporais, com possível diminuição das concentrações séricas de albumina e globulinas.[5] Tais diminuições dependem do grau de aumento da permeabilidade vascular que acompanha essas doenças.

Hipoalbuminemia seletiva

Menor concentração de albumina, não acompanhada de diminuição do teor de globulinas, pode ser decorrente de menor produção ou maior perda de albumina. Caso haja diminuição da concentração de albumina com aumento simultâneo do teor de globulinas, a concentração de proteína total pode situar-se no intervalo de referência, apesar da hipoalbuminemia.

Pode ocorrer menor produção de albumina nas seguintes condições:

- Insuficiência hepática. O fígado é o local de produção de albumina. Em razão da capacidade de reserva do fígado, a

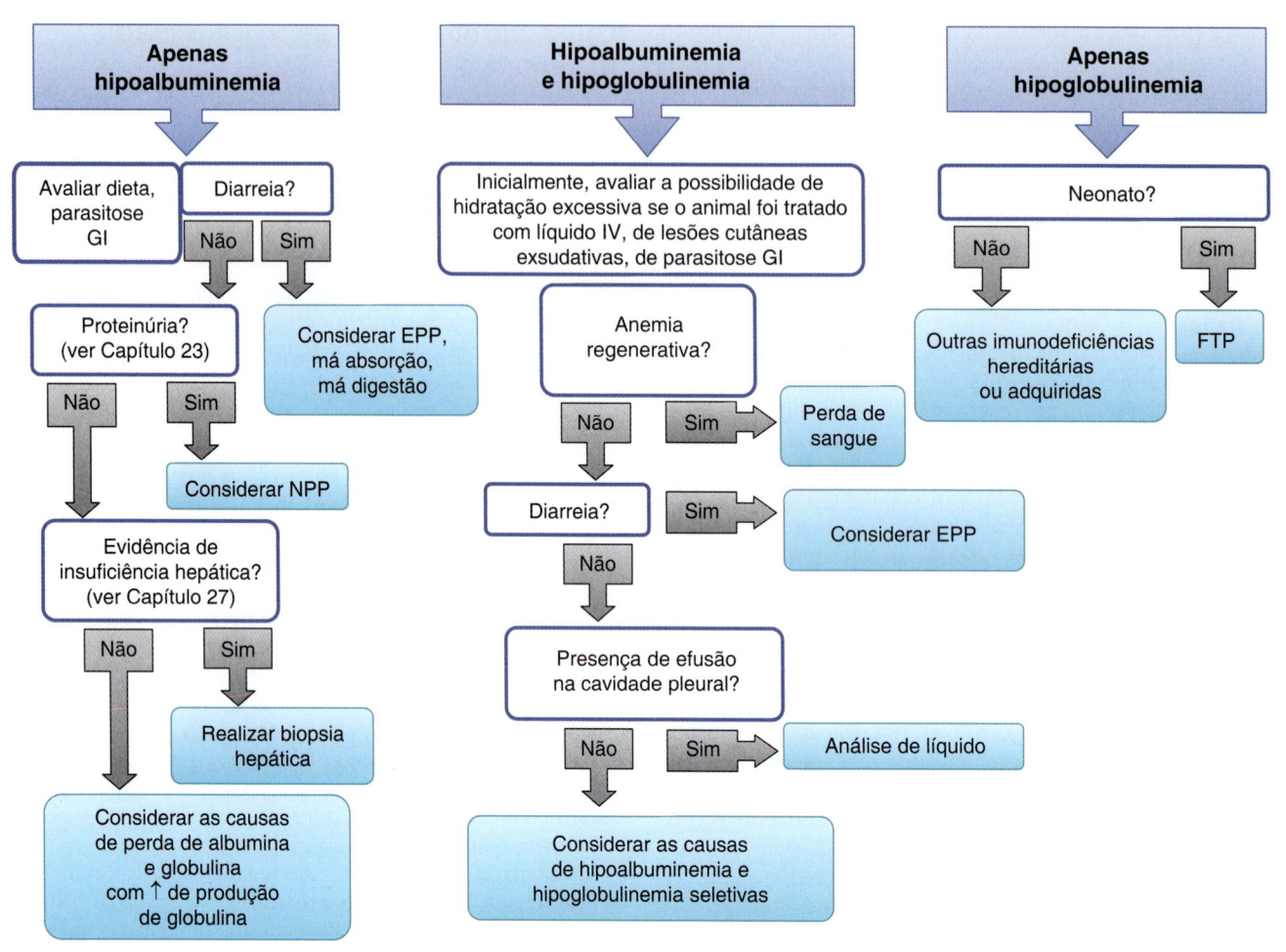

Figura 30.2 Algoritmo para avaliar a diminuição no teor sérico de proteína. FTP = falha de transferência de imunidade passiva; EPP = enteropatia com perda de proteína; NPP = nefropatia com perda de proteína. Ver texto para mais detalhes.

maioria dos distúrbios hepáticos não resulta em menor produção de albumina. No entanto, caso haja perda de 60 a 80% da massa hepática funcional, pode ocorrer diminuição na produção de albumina e, consequentemente, hipoalbuminemia. Em tais casos, também são notadas outras evidências de insuficiência hepática (ver Capítulo 27). Em geral, a concentração sérica de globulinas não diminui porque não há comprometimento da produção de imunoglobulinas nos tecidos linfoides; na verdade, pode haver aumento da concentração de globulinas em pacientes com insuficiência hepática (discutida posteriormente)

- Inanição ou caquexia. Subnutrição ou inanição marcante resulta em menor produção hepática de proteínas devido à deficiente disponibilidade de aminoácidos. Quando a caquexia está associada a neoplasias ou a infecções crônicas, um prolongado período de equilíbrio proteico negativo induz maior catabolismo das proteínas corporais, superior à produção de proteínas. Em ambos os casos, há perda de gordura e de massa muscular, resultando em perda de peso. Em geral, essas condições ocasionam hipoalbuminemia seletiva; raramente se nota hipoglobulinemia concomitante
- Parasitismo gastrintestinal. Pode induzir hipoalbuminemia com envolvimento de, pelo menos, dois mecanismos. Se os parasitas absorvem quantidade significativa de nutrientes, inclusive de aminoácidos, o animal é privado de aminoácidos necessários à síntese de albumina. Se os parasitas aderem à parede gástrica ou intestinal e sugam sangue do hospedeiro,

tem-se perda de albumina e de globulinas. Raramente a parasitose gastrintestinal ocasiona deficiência de aminoácidos grave o suficiente para induzir hipoglobulinemia. O exame de fezes para pesquisa de ovos de parasitas é útil no diagnóstico dessa causa potencial de hipoalbuminemia
- Má absorção intestinal ou má digestão. Pode ocorrer menor produção de albumina quando a síndrome da má absorção intestinal resulta em absorção deficiente de aminoácidos. Os animais que apresentam síndrome da má absorção frequentemente têm histórico de diarreia crônica ou de fezes amolecidas. Caso seja a síndrome da má absorção a possível causa de hipoalbuminemia, devem ser realizados testes para investigar tal possibilidade (ver Capítulo 29).

A digestão inadequada de proteínas da dieta pode ser decorrente de insuficiência pancreática exócrina (IPE), na qual não há liberação de aminoácidos oriundos da digestão de proteínas no intestino e, portanto, não estão disponíveis para absorção, resultando em deficiência de aminoácidos e em menor produção de albumina. Com frequência, os animais com IPE apresentam histórico de diarreia crônica ou de fezes amolecidas. Na suspeita de IPE, devem ser realizados testes para diagnóstico dessa doença (ver Capítulo 29)
- Inflamação. Como a albumina é uma proteína de fase aguda negativa, a síntese de albumina diminui durante a inflamação aguda. A concentração de globulina tipicamente se encontra discretamente elevada em razão da maior síntese de proteínas de fase aguda. Como as concentrações de

albumina e globulina se alteram em direções opostas, a concentração de proteína total pode situar-se no intervalo de referência.

Pode ocorrer maior perda de albumina nas seguintes condições:

- Doença glomerular. Como as moléculas de albumina são menores e com maior carga negativa do que aquelas de globulinas, elas passam mais facilmente pelas membranas glomerulares lesionadas. Portanto, doença glomerular grave pode resultar em hipoalbuminemia seletiva. A concentração de proteína na urina e a razão proteína:creatinina urinária devem estar aumentadas em animais com doença glomerular.[45,46] A doença glomerular pode resultar em síndrome nefrótica, que é caracterizada por proteinúria, hipoalbuminemia, hipercolesterolemia e edema e/ou ascite. A combinação de hipoalbuminemia e hipercolesterolemia que ocorre na síndrome nefrótica (ver Capítulo 32) contrasta com a hipoalbuminemia e a hipocolesterolemia que podem ser vistas na insuficiência hepática e enteropatia com perda de proteína (EPP)
- Parasitose gastrintestinal (discutida anteriormente)
- Doenças consideradas como possíveis causas de hipoalbuminemia com hipoglobulinemia (discutidas anteriormente). Nessas doenças, tipicamente ocorre perda de albumina e de globulinas, porém uma resposta imune simultânea pode provocar maior produção de globulinas e, portanto, resultar em concentração normal ou aumentada de globulinas. Também a possibilidade de ocorrência de tais doenças deve ser considerada quando se detectam hipoalbuminemia e concentração de globulinas normal ou aumentada.

Hipoglobulinemia seletiva

Hipoglobulinemia, na ausência de hipoalbuminemia, quase sempre se deve à menor concentração de betaglobulina ou de gamaglobulina. Menor teor de alfaglobulina, exclusivamente, não resulta em diminuição da concentração de globulinas. Em geral, uma redução seletiva na concentração de betaglobulina ou de gamaglobulina se deve à menor concentração de imunoglobulina. Tal diminuição do teor de imunoglobulinas pode ser notada nas seguintes condições:

- Falha na transferência de imunidade passiva (FTP). Ingestão de colostro e absorção de imunoglobulinas colostrais são denominadas transferência de imunidade passiva. Como a maioria dos animais nasce com teor mínimo de imunoglobulinas, a ingestão de colostro e a absorção dos anticorpos colostrais é de fundamental importância para a resistência às infecções durante o período neonatal. A falha na ingestão de colostro ou na absorção de imunoglobulinas colostrais é denominada falha de transferência de imunidade passiva (FTP) e foi bem documentada em animais domésticos.[23,25,27] Há disponibilidade de vários testes de triagem para avaliar se a transferência de imunidade passiva foi adequada (discutidos anteriormente)
- Imunodeficiência adquirida ou hereditária. A imunodeficiência que envolve linfócitos B ou plasmócitos pode resultar em baixa concentração de imunoglobulinas e, em alguns casos, em hipoglobulinemia. Há relatos de imunodeficiência com baixa concentração de globulinas em potros (p. ex., imunodeficiência combinada grave, deficiência seletiva de IgM, imunodeficiência em pônei da raça Fell, hipogamaglobulinemia transitória, agamaglobulinemia),[23] em bezerros

(p. ex., deficiência seletiva de IgG_2, imunodeficiência combinada grave, hipogamaglobulinemia transitória)[5] e em filhotes de cães (p. ex., imunodeficiência combinada grave, deficiência seletiva de IgA, deficiência seletiva de IgM, deficiência seletiva de IgA e IgG).[5]

Causas de aumento da concentração de proteína

O aumento da concentração de proteína total pode ser decorrente da elevação do teor de albumina, de globulinas ou de ambas. No entanto, maior concentração de albumina ou de globulinas nem sempre ocasiona aumento detectável da concentração de proteína total. Um algoritmo diagnóstico para avaliar as variações desses aumentos é apresentado na Figura 30.3. Na prática clínica, a eletroforese das proteínas do soro sanguíneo frequentemente é reservada àqueles pacientes com hiperglobulinemia de moderada a grave (> 5 g/dℓ), nos quais a causa primária da inflamação ou da estimulação antigênica crônica não foi identificada (discutida posteriormente).

Hiperalbuminemia

A principal causa de hiperalbuminemia em pacientes clínicos é a desidratação. A perda de água plasmática resulta em aumento relativo no teor de albumina, cuja magnitude pode ser suficiente para causar hiperproteinemia. Também em alguns pacientes com desidratação pode-se notar maior concentração de globulinas (discutido posteriormente).

Raramente, a administração de medicamentos (glicocorticoides) tem sido associada a discreta hiperalbuminemia transitória.[47] Existe um único relato de caso de hiperalbuminemia associado com carcinoma hepatocelular em um cão.[48]

Hiperalbuminemia com hiperglobulinemia

Aumentos simultâneos nas concentrações de albumina e de globulinas devem-se mais comumente à desidratação, que causa perda de agua plasmática e aumento relativo em ambas as frações proteicas. A razão albumina:globulina não se altera porque ambas as frações igualmente se concentram. Em geral, o valor do hematócrito também aumenta, a menos que o animal apresente anemia preexistente. Também devem ser consideradas outras causas potenciais de hiperglobulinemia (discutidas posteriormente).

Hiperglobulinemia seletiva

A relevância da hiperglobulinemia depende da magnitude e do tipo de globulina que está aumentada, condições que podem ser avaliadas por meio de eletroforese das proteínas do soro sanguíneo. Qualquer que seja a causa primária, frequentemente se nota hipoalbuminemia de discreta a moderada. Anormalidades comuns e padrões eletroforéticos característicos são discutidos a seguir.

Aumento da concentração de alfaglobulina/betaglobulina

Inflamação aguda/crônica: na inflamação aguda, a maior síntese de proteínas de fase aguda pode provocar hiperglobulinemia, em geral discreta. As proteínas de fase aguda situam-se nas regiões de alfaglobulina e betaglobulina do eletroforetograma (exceto o fibrinogênio, ausente do soro). Há várias proteínas de fase aguda e, em geral, muitas delas devem estar aumentadas para que seja possível visualizar uma anormalidade eletroforética ou

CAPÍTULO 30

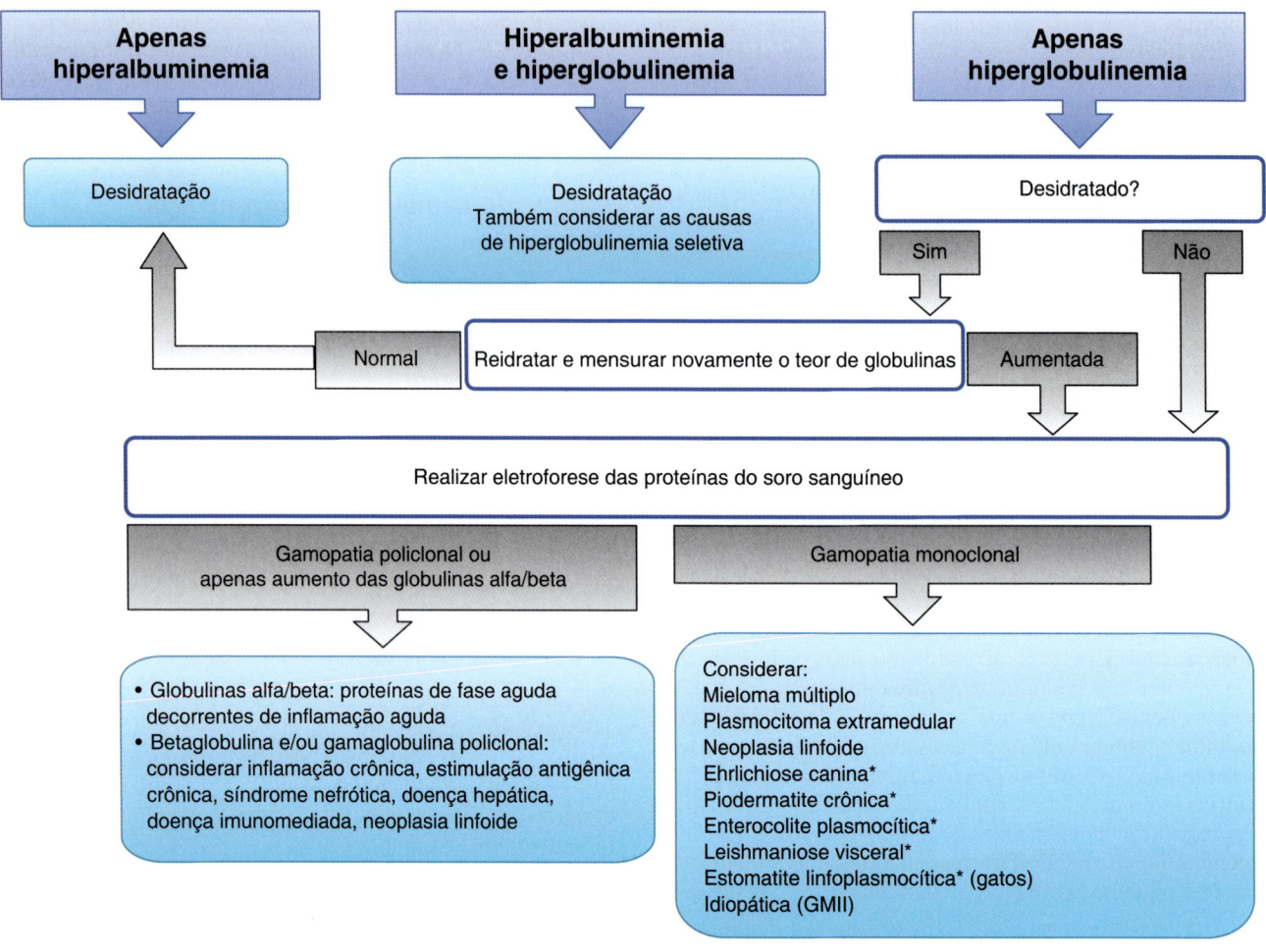

Apenas hiperalbuminemia	Hiperalbuminemia e hiperglobulinemia	Apenas hiperglobulinemia

Desidratação

Desidratação
Também considerar as causas de hiperglobulinemia seletiva

Desidratado?

Sim | Não

Normal | Reidratar e mensurar novamente o teor de globulinas | Aumentada

Realizar eletroforese das proteínas do soro sanguíneo

Gamopatia policlonal ou apenas aumento das globulinas alfa/beta

Gamopatia monoclonal

- Globulinas alfa/beta: proteínas de fase aguda decorrentes de inflamação aguda
- Betaglobulina e/ou gamaglobulina policlonal: considerar inflamação crônica, estimulação antigênica crônica, síndrome nefrótica, doença hepática, doença imunomediada, neoplasia linfoide

Considerar:
Mieloma múltiplo
Plasmocitoma extramedular
Neoplasia linfoide
Ehrlichiose canina*
Piodermatite crônica*
Enterocolite plasmocítica*
Leishmaniose visceral*
Estomatite linfoplasmocítica* (gatos)
Idiopática (GMII)

Figura 30.3 Algoritmo para avaliar o aumento da concentração sérica de proteínas. GMII = gamopatia monoclonal de importância indeterminada. *Tipicamente provoca gamopatia policlonal, não monoclonal. Ver detalhes no texto.

resultar em hiperglobulinemia; no entanto, o fibrinogênio ou a haptoglobina, sozinhos, podem estar aumentados em grau suficiente para provocar hiperglobulinemia e aumento da concentração de proteína total.[5] Como a albumina é uma proteína de fase aguda negativa, sua concentração em geral diminui devido à menor produção hepática durante a inflamação. Em geral, a magnitude da diminuição é < 30%.[10]

Aumento da concentração de gamaglobulina

A fração gamaglobulina inclui todos os tipos de imunoglobulinas. O aumento no conteúdo de gamaglobulina é denominado gamopatia. As gamopatias podem ser monoclonais ou policlonais, as quais são diferenciadas, presumivelmente, com base na largura do pico da globulina em um eletroforetograma. As gamopatias policlonais apresentam picos de base larga (*i. e.*, mais larga do que a base do pico de albumina, com declínio menos acentuado do que aquele verificado no pico de albumina) no eletroforetograma (Figura 30.4). Esses picos policlonais representam aumento no conteúdo de uma miscelânea de imunoglobulinas produzidas por uma população heterogênea de linfócitos B e/ou plasmócitos, com cada uma das células secretando suas próprias moléculas de imunoglobulina específica para um antígeno particular. No entanto, as gamopatias monoclonais apresentam pico de base estreita (*i. e.*, base com a mesma largura daquela do pico de albumina, com declínio tão acentuado, ou mais, do que o da albumina) no eletroforetograma (Figura 30.5), e elas se devem à

maior produção de um único tipo de imunoglobulina por um único clone de linfócitos B ou de plasmócitos. A proliferação de um único clone de linfócitos resulta em superprodução da molécula de imunoglobulina específica.

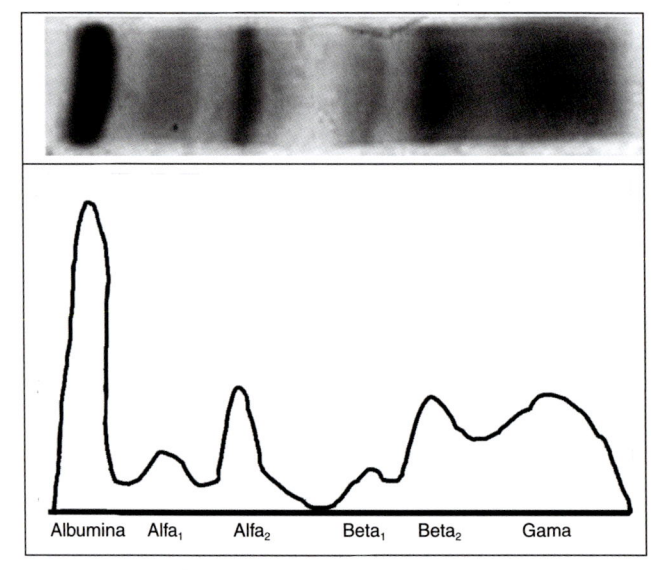

Figura 30.4 Eletroforetograma e o gel correspondente de um cão com gamopatia policlonal. Note o aumento da globulina alfa$_2$ e picos de base larga nas regiões de gama e beta$_2$.

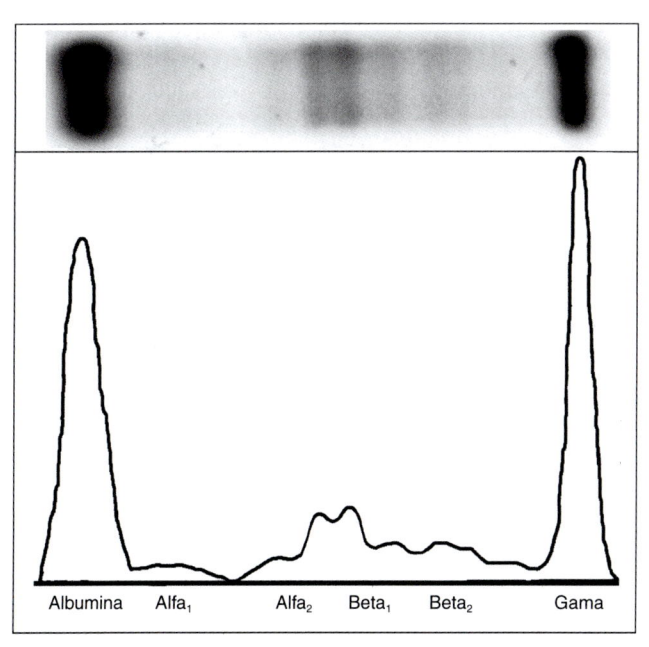

Figura 30.5 Eletroforetograma e o gel correspondente de um gato com gamopatia monoclonal ocasionada por mieloma múltiplo. Note um pico de base estreita na região gama; a banda monoclonal correspondente é evidente no gel.

A determinação visual se o pico é policlonal ou monoclonal nem sempre é direta; os picos podem ser íngremes mas ligeiramente mais largos que o pico de albumina (Figura 30.6). O termo oligoclonal foi usado para descrever um pico policlonal com restrição do padrão de migração de forma que ele parece estreito e monoclonal em um eletroforetograma.[5] Gamopatias oligoclonais podem ser difíceis de distinguir das gamopatias monoclonais e foram reconhecidas em animais com doença infecciosa crônica.[5,20,21] Quando há suspeita de uma gamopatia oligoclonal, pode ser útil caracterizar a gamopatia com imunoeletroforese.

Se a gamopatia for composta principalmente de IgA e IgM, uma gamopatia monoclonal decorrente de neoplasia é mais provável. Se ela for composta principalmente por IgG, a gamopatia pode ser monoclonal ou policlonal.

Raramente no eletroforetograma podem ser constatados dois picos de base estreita; isso é denominado gamopatia biclonal (Figura 30.7). É possível constatar gamopatias biclonais quando um único clone neoplásico produz moléculas de imunoglobulinas que migram separadamente. Exemplos incluem polimerização de moléculas de imunoglobulinas (como a formação de dímero), produção de moléculas incompletas (como cadeias leves livres, além de imunoglobulinas íntegras) ou produção de uma imunoglobulina que se torna um isótipo alterado.[49,50] Raramente pode ocorrer proliferação de dois clones de plasmócitos ou de linfócitos B, resultando na produção de dois tipos de imunoglobulinas distintas, porém homogêneas.[51] É possível que uma gamopatia monoclonal seja ocultada por um pico policlonal concomitante; nesses casos, a visualização do gel corado pode sugerir a presença de uma banda monoclonal. Podem ser necessárias técnicas mais sensíveis e específicas para confirmar a presença de gamopatia monoclonal (ou seja, imunoeletroforese ou imunofixação).[52,53]

A hiperviscosidade do sangue pode ser decorrente de alta concentração de imunoglobulinas, especialmente quando associada à gamopatia monoclonal. A síndrome da hiperviscosidade pode provocar os sinais clínicos iniciais observados em animais com gamopatias monoclonais. Esses sintomas incluem epistaxe, anormalidades oculares (ou seja, prejuízo à visão, distensão e torção de veias da retina, hemorragia e descolamento da retina), problemas cardiovasculares (p. ex., ritmo de galope, hipertrofia do ventrículo esquerdo) e disfunção neurológica (p. ex., desorientação, convulsões).[54] A síndrome da hiperviscosidade frequentemente está associada a gamopatias monoclonais que envolvem IgM (devido ao seu grande tamanho) ou IgA (em razão da formação de dímero); contudo, também pode envolver IgG.

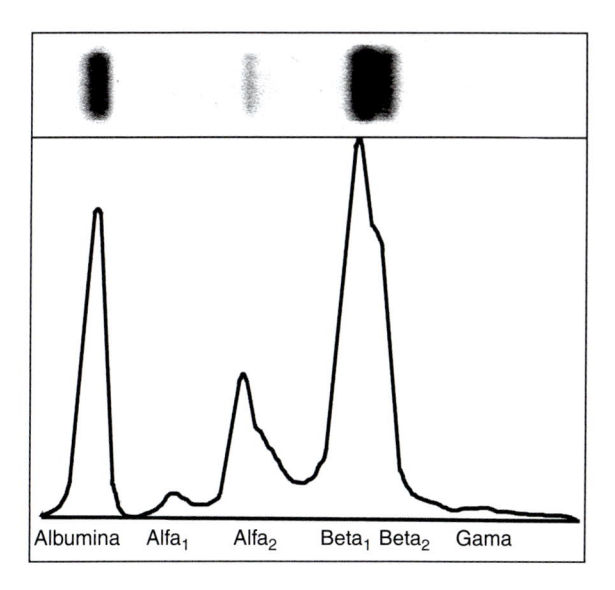

Figura 30.6 Um eletroforetograma e gel correspondente de um cão com suspeita de gamopatia oligoclonal. Há um pico alto com colo estreito incluindo as regiões beta₁ e beta₂ do gel. A base é ligeiramente mais larga que a do pico de albumina. A imunoeletroforese mostrou que a maior parte das imunoglobulinas era IgA, mais consistente com uma gamopatia monoclonal causada por neoplasia linfoide. O colo estreito pode ser causado pela presença de dímeros de IgA.

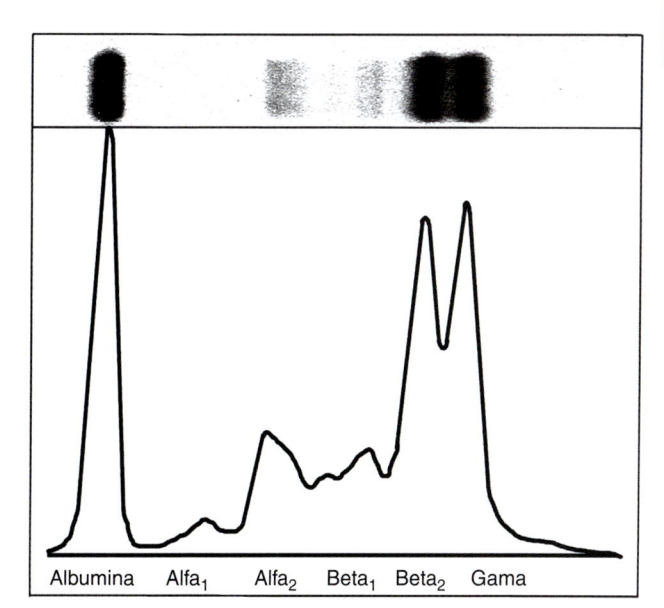

Figura 30.7 Um eletroforetograma e gel correspondente de um cão com suspeita de gamopatia biclonal. Podem ser observados dois picos alto e estreitos, um na região beta₂ do gel e outro na região gama do gel. A imunoeletroforese mostrou que a maior parte das imunoglobulinas era IgA, mais consistente com neoplasia linfoide. O segundo pico na região gama foi mais provavelmente causado pela formação de dímeros de IgA.

A crioglobulinemia monoclonal é uma variação rara de gamopatia monoclonal, relatada em cães, gatos e equinos.[55] Nessa condição, as globulinas monoclonais são solúveis à temperatura de 37°C, mas se tornam reversivelmente insolúveis em temperaturas menores, provocando a formação de um precipitado semelhante a gel. Para constatar as crioglobulinas, o soro deve ser obtido de amostra de sangue à temperatura de 37°C. Caso a amostra de sangue seja armazenada em temperatura de refrigerador, antes da separação do soro, não se obtêm as crioglobulinas e não se detecta a crioglobulinemia. As crioglobulinas raramente estão associadas a distúrbios policlonais.

As condições tipicamente associadas a gamopatias policlonais incluem:

• Estimulação antigênica ou inflamação crônica. À medida que a resposta inflamatória se torna crônica (> 1 semana), a produção de imunoglobulinas e de proteínas do sistema complemento pode aumentar; as concentrações de proteínas de fase aguda também podem aumentar. A estimulação antigênica crônica de qualquer causa, inclusive de doenças imunomediadas, pode provocar anormalidades semelhantes. Em geral, as imunoglobulinas migram para a região das gamaglobulinas, embora algumas (IgA e IgM) ocasionalmente migrem na região betaglobulina, juntamente com proteínas do sistema complemento. A magnitude da hiperglobulinemia notada na inflamação crônica é variável, mas em alguns casos pode ser marcante (> 10 g/dℓ).[56]

Em geral, as gamopatias associadas à inflamação crônica são policlonais e, como exemplos, citam-se ehrlichiose canina e peritonite infecciosa felina. No entanto, há exceções a essa regra. Em particular, relatam-se gamopatias monoclonais evidentes em cães com ehrlichiose crônica, piodermatite crônica, enterocolite plasmocítica e leishmaniose visceral, bem como em gatos com estomatite linfoplasmocítica.[21,57-61] Em alguns desses casos, o pico monoclonal provavelmente foi oligoclonal e não uma gamopatia monoclonal verdadeira, porque consiste em várias subclasses de IgG ou cadeias leves heterogêneas.[62,63] Há relato de que a infecção por *Bartonella henselae* ocasione gamopatia monoclonal (confirmada por imunofixação) em pacientes humanos; e uma gamopatia monoclonal ou oligoclonal foi descrita em um cão com infecção por *B. henselae*[64,65]

• Doença hepática. Especialmente quando crônica, a doença hepática pode induzir maior produção de globulinas; isso está bem documentado em equinos, mas também ocorre em outras espécies.[66] As globulinas comumente são imunoglobulinas que migram para a região da betaglobulina ou da gamaglobulina, no eletroforetograma, e podem ocultar o limite entre as regiões de betaglobulina e de gamaglobulina, condição denominada ponte betagama. Supõe-se que na doença hepática os fagócitos mononucleares (células de Kupffer) falhem em eliminar os antígenos oriundos da circulação porta. Subsequentemente, esses antígenos alcançam a circulação geral, na qual estimulam os linfócitos B, induzindo uma resposta imune. Na insuficiência hepática pode haver diminuição concomitante da concentração de albumina em razão de sua menor síntese hepática. Embora historicamente se acredite que isso seja patognomônico de doença hepática, estudos recentes mostraram que a ponte betagama também é notada, com frequência, nas doenças infecciosas[67]

• Linfoma e leucemia linfocítica. Ocasionalmente, nota-se gamopatia policlonal nos casos de linfoma e leucemia linfocítica, às vezes em razão da maior produção de imunoglobulinas

heterogêneas pelos vários clones de células linfoides neoplásicas proliferativas.[1] No entanto, as gamopatias monoclonais são mais comumente associadas à neoplasia linfoide (discutida posteriormente). Doenças infecciosas secundárias podem estimular a produção de imunoglobulina em animais com linfoma e leucemia linfocítica.

Condições tipicamente associadas a gamopatias monoclonais incluem:

• Mieloma múltiplo. É uma neoplasia maligna proliferativa de plasmócitos que envolve vários locais da medula óssea e, frequentemente, outros tecidos (p. ex., baço e fígado). Em gatos, parece ser relativamente comum a infiltração de órgãos viscerais.[68] O mieloma múltiplo tipicamente se origina a partir da proliferação de um único clone de plasmócitos que produz um tipo homogêneo de proteína denominada paraproteína ou componente M. Mais frequentemente, essa proteína é IgA ou IgG; nota-se paraproteinemia envolvendo IgM nos casos de linfoma e de leucemia linfocítica, mas é rara no mieloma múltiplo.[69,70] Macroglobulinemia primária (macroglobulinemia de Waldenström) resulta da proliferação neoplásica de linfócitos B menos diferenciados, sendo uma causa incomum de gamopatia monoclonal com envolvimento de moléculas de IgM; pode ser difícil diferenciar essa anormalidade de mieloma múltiplo.[71] A paraproteína do mieloma múltiplo pode ser composta de moléculas inteiras de imunoglobulinas ou de apenas cadeias pesadas ou leves dessas moléculas.[50,72-74] Tipicamente, as paraproteínas são detectadas como um pico monoclonal na região betaglobulina ou gamaglobulina e, mais raramente, na região alfaglobulina do eletroforetrograma.[75] Conforme discutido anteriormente, também são possíveis picos biclonais, porém eles são raros. Ademais, pode-se constatar imunoglobulinas de cadeia leve na urina, as quais são denominadas proteínas de Bence-Jones. O diagnóstico dessa anormalidade em geral é definido com base na constatação de, no mínimo, três das quatro seguintes características:

1. Gamopatia monoclonal
2. Quantidade excessiva de plasmócitos em esfregaço de medula óssea. A porcentagem de plasmócitos considerada como sugestiva de mieloma (de > 5 a > 20%) é variável nos relatos de diferentes autores. Estímulo antigênico crônico também pode resultar em quantidade de plasmócitos superior a 5% em esfregaço de medula óssea. Outras características sugestivas de neoplasia de plasmócito, como a presença de agregados plasmocitários e/ou de plasmócitos pouco diferenciados, são úteis na diferenciação entre mieloma e estímulo antigênico, em esfregaço de medula óssea que apresente aumento do número de plasmócitos
3. Evidência radiográfica de lesões osteolíticas
4. Proteinúria de Bence-Jones. As proteínas de Bence-Jones são imunoglobulinas de cadeia leve produzidas em algumas gamopatias. Devido ao seu pequeno tamanho, essas proteínas passam facilmente pelos glomérulos. Caso a concentração urinária de proteínas de Bence-Jones exceda a capacidade de reabsorção tubular, elas são excretadas na urina. As proteínas de Bence-Jones raramente são detectadas no teste de tira reagente utilizado para a pesquisa de proteína na urina porque essa tira reagente detecta, principalmente, albumina. As proteínas de Bence-Jones podem ser detectadas por várias técnicas, incluindo teste de precipitação pelo calor, eletroforese e imunoeletroforese. O teste de precipitação pelo calor pode ser realizado no

laboratório da própria clínica, porém é um teste de realização e interpretação difíceis.[76] Proteínas de Bence-Jones são detectáveis em, aproximadamente, 30% dos cães e gatos com mieloma múltiplo; há relato de tais proteínas em um equino com mieloma múltiplo.[73,77] Também foram verificadas proteínas de Bence-Jones em animais com outras gamopatias monoclonais, neoplásicas e não neoplásicas[58,61,78,79]

- Plasmocitoma extramedular.[80] Plasmocitomas extramedulares são proliferações de plasmócitos oriundos de um local extraósseo. Em geral, são lesões cutâneas solitárias benignas constatadas mais comumente em cães; contudo, também são relatadas em gatos. Os plasmocitomas de trato digestório são mais provavelmente malignos. Em gatos, há evidência de que tumores extramedulares possam progredir para mieloma múltiplo.[81] Raramente se nota gamopatia monoclonal associada a essas neoplasias. Há relato de gamopatia biclonal em um gato que apresentava dois plasmocitomas extramedulares[82]
- Linfoma e leucemia linfocítica.[83-85] É possível constatar gamopatia monoclonal nos casos de linfoma e leucemia linfocítica. Aproximadamente 5% dos cães com linfoma e leucemia linfocítica apresentam gamopatia monoclonal.[85] No entanto, a ocorrência parece ser maior em cães com leucemia linfocítica crônica; em tais casos, alguns estudos indicam taxa de prevalência superior a 50%.[79] A imunoglobulina mais comumente aumentada é a IgM, especialmente em casos de leucemia linfocítica crônica; entretanto, também há relato de gamopatia monoclonal envolvendo IgG e IgA.[79]

Causas menos comuns de gamopatias monoclonais aparentes incluem:

- Ehrlichiose canina.[57] Embora gamopatias policlonais sejam mais comuns, as gamopatias monoclonais têm sido relatadas em cães com ehrlichiose. Raramente as gamopatias policlonais evoluem para gamopatias monoclonais. Tipicamente, as gamopatias monoclonais são compostas de IgG e devem-se à proliferação inexplicável de um clone de plasmócitos. O pico monoclonal desaparece após o tratamento da ehrlichiose. Nesses cães, também há relato de síndrome da hiperviscosidade sérica (discutida posteriormente)
- Piodermatite crônica.[58] Relatou-se gamopatia monoclonal envolvendo IgG, com proteinúria de Bence-Jones, em um cão que apresentava piodermatite crônica. Após o tratamento e a resolução da piodermatite, a gamopatia monoclonal desapareceu
- Enterocolite plasmocítica.[59] Há relato de gamopatia monoclonal em um cão com essa doença. A gamopatia monoclonal desapareceu após o tratamento e a cura da inflamação
- Leishmaniose visceral (em cães).[60] A maioria dos cães com leishmaniose visceral apresenta gamopatia policlonal. Em alguns desses cães pode ocorrer proliferação de um único clone de plasmócitos, resultando em gamopatia monoclonal envolvendo IgG
- Estomatite linfoplasmocítica (em gatos).[61] Raramente se nota gamopatia monoclonal, com proteinúria de Bence-Jones, em gatos com essa doença
- Gamopatia monoclonal idiopática.[78,86] As gamopatias monoclonais inexplicáveis detectadas em animais nos quais as causas conhecidas das anormalidades foram excluídas são denominadas idiopáticas ou gamopatias monoclonais de importância indeterminada (MGII). Esses animais são assintomáticos e podem apresentar produção estável da imunoglobulina monoclonal por longo tempo (ou seja, de meses a anos); em alguns desses casos, nota-se proteinúria de Bence-Jones. Essas gamopatias podem estar relacionadas com estímulo antigênico de um clone de linfócitos B. No entanto, a gamopatia monoclonal "idiopática" pode preceder o início de um mieloma múltiplo evidente.

Hiperfibrinogenemia

O aumento da concentração plasmática de fibrinogênio está mais comumente associado a doenças inflamatórias e desidratação, mas também foi reconhecido em gestação e neoplasia.[5,87-89]

- Desidratação. Na desidratação, o teor de fibrinogênio aumenta proporcionalmente ao de outras proteínas plasmáticas. Para descartar a possibilidade do efeito do grau de hidratação, pode-se calcular a razão proteína:fibrinogênio (PP:Fib) plasmática utilizando a seguinte fórmula:[5]

$$\text{PP:Fib} = \frac{\text{Proteína plasmática (g/d}\ell\text{)} \times 1.000}{\text{Fibrinogênio plasmático (mg/d}\ell\text{)}}$$

A razão PP:Fib não deve se alterar com as alterações da condição de hidratação.

Como regra geral, PP:Fib < 10 é considerada compatível com hiperfibrinogenemia secundária à inflamação (discutida a seguir), enquanto a razão > 15 é considerada normal ou compatível com desidratação.[90] Alguns autores sugerem valores de corte um pouco diferentes para equinos: < 15 para inflamação e > 20 no animal normal ou desidratado.[5] Essas são orientações gerais para uso em animais adultos e não consideram outros fatores que poderiam influenciar o teor de proteína plasmática e a concentração de fibrinogênio

- Inflamação. O fibrinogênio é uma proteína de fase aguda positiva; portanto, sua concentração plasmática eleva-se muito na inflamação. Embora outras proteínas de fase aguda possam ser melhores indicadores de doença inflamatória, o fibrinogênio continua sendo utilizado porque, na rotina, sua mensuração é fácil.[10,91,92] Com frequência, o fibrinogênio é incluído no hemograma de rotina de equinos e bovinos. No caso de inflamação, nessas espécies, por vezes, a concentração de fibrinogênio pode estar aumentada na ausência de um leucograma indicador de inflamação.[93] Para a avaliação da inflamação em cães, não apresenta vantagem em relação à contagem de leucócitos.[94]

Apêndice 30.1

Teste de precipitação pelo sulfito de sódio: aplicação em ruminantes

1. Prepare três soluções de sulfito de sódio (14%, 16% e 18%) a partir de sulfito anidroso e água destilada.
2. Adicione 1,9 mℓ da solução de sulfito de sódio em cada um dos três tubos de teste medindo 13 mm × 100 mm.
3. Acrescente 0,1 mℓ de soro em cada um dos três tubos.
4. Misture imediatamente e, em seguida, incube em temperatura ambiente durante 1 hora.
5. Depois de 1 hora, examine os tubos, pesquisando evidência de precipitação.
6. Interprete os resultados com base nas informações contidas na Tabela A30.1.

Tabela A30.1 Interpretação dos resultados do teste de precipitação pelo sulfito de sódio.

Teor estimado de imunoglobulina (mg/dℓ)	Concentração de sulfito de sódio		
	14%	16%	18%
< 500	–	–	+
500 a 1.500	–	+	+
> 1.500	+	+	+

(–) Sem precipitação depois de 1 hora (turvação, sem sinais visíveis de flocos, indica teste negativo).
(+) Flocos de precipitação depois de 1 hora (independentemente da densidade do floco).
Adaptada de Pfeiffer NE, McGuire TC. A sodium sulfite-precipitation test for assessment of colostral immunoglobulin transfer to calves. *J Am Vet Med Assoc.* 1977; 170:809-11.

Apêndice 30.2

Teste de turvação pelo sulfato de zinco: aplicação em ruminantes

1. Prepare uma solução de sulfato de zinco ($ZnSO_4 \bullet 7H_2O$), misturando 350 mg de sulfato de zinco em 1 ℓ de água destilada previamente fervida, para remover o CO_2. Observe que, em alguns casos, menor concentração de sulfato de zinco pode ser apropriada. Concentração menor tem maior sensibilidade, porém a especificidade é menor; concentração maior (p. ex., 350 mg/ℓ) tem menor sensibilidade e maior especificidade (Tabela A30.2).
2. A solução deve ser armazenada em um frasco hermeticamente fechado conectado a um aparato que impeça a absorção de CO_2.
3. Adicione 0,1 mℓ de soro (a hemólise pode influenciar o resultado do teste) em um tubo (13 mm×100 mm) contendo 6 mℓ da solução de sulfato de zinco. Tampe o tubo, pois a absorção de CO_2 aumenta o grau de turvação.
4. Agite o conteúdo do tubo e, em seguida, incube em temperatura ambiente (23°C) durante 1 hora.
5. Após o período de incubação, agite a mistura e, em seguida, posicione o tubo na frente de um texto impresso.
6. Considera-se reação positiva quando a turvação é suficiente para tornar o texto impresso ilegível quando visto através do tubo.
7. A reação negativa deve ser interpretada como indicativa de falha na transferência de imunidade passiva.

Tabela A30.2 Execução do teste de turvação pelo sulfato de zinco para detectar falha de transferência de imunidade passiva (FTP) em ruminantes.

Teor de sulfato de zinco (mg/ℓ)	Sensibilidade	Especificidade
200	100%	25%
250	100%	42%
300	98%	65%
350	94%	76%
400	83%	91%

Adaptada de Hudgens KA, Tyler JW, Besser TE, Krytenberg DS. Optimizing performance of a qualitative zinc sulfate turbidity test for passive transfer of immunoglobulin G in calves. *Am J Vet Res.* 1996; 57:1711-13.

Apêndice 30.3

Teste de turvação pelo sulfato de zinco: aplicação em equinos

1. Prepare uma solução de sulfato de zinco ($ZnSO_4 \bullet 7H_2O$), misturando 208 mg de sulfato de zinco em 1 ℓ de água destilada previamente fervida, para remover o CO_2.
2. A solução deve ser armazenada em um frasco hermeticamente fechado conectado a um aparato que impeça a absorção de CO_2.
3. Adicione 0,1 mℓ de soro em um tubo de teste (13 mm×100 mm) contendo 6 mℓ da solução de sulfato de zinco. Tampe o tubo, pois a absorção de CO_2 aumenta o grau de turvação.
4. Agite o conteúdo do tubo e, em seguida, incube em temperatura ambiente (23°C) durante 1 hora.
5. Após o período de incubação, agite a mistura e, em seguida, verifique a turvação.
6. Interprete os resultados da seguinte maneira:
   A. Turvação visível indica teor de imunoglobulina de, no mínimo, 400 mg/dℓ.
   B. Esse teste pode propiciar resultado semiquantitativo utilizando-se um espectrofotômetro com leitura de absorbância em comprimento de onda de 600 nm; tal procedimento requer o uso de padrões.

Apêndice 30.4

Teste de coagulação do glutaraldeído: aplicação em ruminantes

1. Prepare uma solução de glutaraldeído 10% (em geral diluindo uma solução de 25% até obter uma solução 10%).
2. Adicione 0,5 mℓ de soro em um tubo de 13 mm×100 mm.
3. Acrescente ao tubo 50 $\mu\ell$ (0,05 mℓ) da solução de glutaraldeído 10%.
4. Misture imediatamente e, em seguida, incube em temperatura ambiente.
5. Examine o tubo em intervalos de 1 hora, verificando se há evidência de coagulação.
6. Interprete os resultados da seguinte maneira:
   A. Coagulação completa indica que o teor de imunoglobulina é maior que 600 mg/dℓ.
   B. Gel semissólido indica que a concentração de imunoglobulina varia de 400 a 600 mg/dℓ.
   C. Ausência de coagulação indica que o teor de imunoglobulina é menor que 400 mg/dℓ.

Apêndice 30.5

Teste de coagulação do glutaraldeído: aplicação em equinos

1. Execute as etapas de 1 a 4 do Apêndice 30.4.
2. Examine o tubo em 5, 10, 15, 20, 30, 45 e 60 minutos.
3. Coagulação firme (*i. e.*, não se desloca quando o tubo é inclinado) indica reação positiva.
4. Interprete os resultados da seguinte maneira:
   A. Coagulação em 10 minutos indica que a concentração de imunoglobulina é maior que 800 mg/dℓ.
   B. Coagulação aos 60 minutos indica que o teor de imunoglobulina varia de 400 a 800 mg/dℓ.

C. Ausência de coagulação aos 60 minutos indica que a concentração de imunoglobulina é menor que 400 mg/dℓ.

Apêndice 30.6

Determinação do teor de fibrinogênio pelo método da precipitação pelo calor

1. Preencha dois tubos de micro-hematócrito com ácido etilenodiaminotetracético (EDTA).
2. Centrifugue os dois tubos em uma centrífuga de micro-hematócrito.
3. Quebre um tubo na base da coluna de plasma, transfira o plasma para um refratômetro e verifique a concentração de proteína total.
4. Coloque o segundo tubo em banho-maria, em temperatura de 56°C a 58°C, durante 3 a 5 minutos; tal aquecimento desnatura e precipita o fibrinogênio da amostra. Lembre que a temperatura da água quente da torneira varia de 56°C a 58°C. Caso seja essa a temperatura (faça aferição com um termômetro), essa água da torneira pode ser colocada em um isopor, substituindo o banho-maria.
5. Após a incubação, centrifugue novamente o segundo tubo na centrífuga de micro-hematócrito a fim de provocar a sedimentação do fibrinogênio desnaturado.
6. Determine a concentração de proteína total do segundo tubo utilizando um refratômetro.
7. Subtraia o valor da concentração de proteína total do segundo tubo daquele do primeiro tubo. A diferença corresponde ao teor plasmático de fibrinogênio. Por exemplo, se a concentração de proteína total do primeiro tubo for 7,1 g/dℓ e a do segundo tubo for 6,7 g/dℓ, a concentração de fibrinogênio é 0,4 g/dℓ.
8. Em geral, a concentração de fibrinogênio é transformada em mg/dℓ (p. ex., 0,4 g/dℓ = 400 mg/dℓ).

Detecção Laboratorial das Lesões Musculares

Robin W. Allison

Department of Veterinary Pathobiology, Oklahoma State University College of Veterinary Medicine, Stillwater, OK, USA

Os exames laboratoriais realizados rotineiramente para a avaliação da função muscular são direcionados primariamente para a detecção de lesões musculares. Esses exames incluem ensaios que mensuram a atividade sérica de enzimas e outras proteínas que extravasam das células musculares lesadas, além das concentrações urinárias de mioglobina, que também extravasa de células musculares lesadas e é excretada na urina após filtração glomerular. Testes que são mais específicos para lesões de músculo cardíaco mensuram a concentração sérica de proteínas ou hormônios liberados pelo músculo cardíaco (biomarcadores cardíacos).

Creatinoquinase

A creatinoquinase (CK) é uma enzima presente em altas concentrações nas musculaturas esquelética, cardíaca e lisa, assim como no cérebro, sendo que quantidades menores estão presentes em vários outros órgãos, tais como intestinos, fígado e baço.[1,2] Ela é encontrada livre no citoplasma de células musculares e são extravasadas dessas células quando elas forem lesadas. A creatinoquinase é uma enzima considerada músculo-específica. Apesar de a CK estar presente no cérebro, a lesão cerebral não causa aumento da atividade da CK no sangue, mas sim no líquido cefalorraquidiano devido à barreira hematencefálica. Após a lesão muscular, o aumento na atividade sérica da CK ocorre rapidamente (com pico de 6 a 12 horas), mas também diminui rapidamente (1 ou 2 dias), pois a CK tem meia-vida curta, em torno de 2 horas (Figura 31.1).[3] Dessa maneira, aumentos persistentes na atividade da CK indicam lesão muscular em andamento. Apesar da alta especificidade da atividade da CK para lesões musculares, a sensibilidade é bastante baixa, estando provavelmente relacionada com sua meia-vida curta.[4]

A creatinoquinase é um dímero, composto de diferentes combinações de duas subunidades denominadas B (do inglês *brain*, "cérebro") e M (músculo). Foram identificadas quatro isoenzimas no total. Existem algumas variações entre as espécies, mas, em cães, a CK-BB (CK-1) predomina no cérebro e órgãos como baço e rins; a CK-MB (CK-2) é encontrada principalmente nos intestinos, nos pulmões e no baço, com pequena quantidade no miocárdio; já a CK-MM (CK-3) é a principal isoenzima encontrada nas musculaturas esquelética e cardíaca.[1] A quarta isoenzima, a CK-Mt, está localizada dentro das mitocôndrias de vários tecidos. A distribuição relatada sobre a atividade das isoenzimas no sangue de cães normais é muito variável, mas, juntas, a CK-MM e a CK-BB são responsáveis pela maior parte da atividade da CK, com pequena contribuição da CK-MB.[4] Devido às diferentes localizações teciduais, as isoenzimas da CK têm o

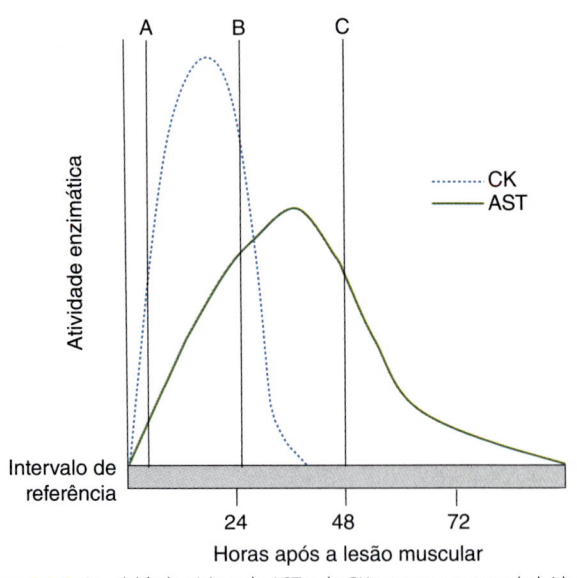

Figura 31.1 As atividade séricas de AST e de CK aumentam quando há lesão muscular, porém elevam e diminuem em taxas diferentes. A avaliação conjunta dessas duas enzimas pode auxiliar na estimativa de quando ocorreu a lesão muscular e indicar se ela ainda está presente. A elevação apenas na atividade sérica de CK (*linha A*) sugere lesão muscular hiperaguda. Aumentos nas atividades séricas de AST e de CK (*linha B*) sugerem lesão muscular recente ou ativa. A elevação apenas na atividade sérica de AST (*linha C*) sugere que a lesão muscular cessou há mais de 2 dias e que a atividade sérica de CK retornou ao normal devido à sua meia-vida curta. Elevação apenas na atividade sérica de AST também pode ser decorrente de lesão hepática.

potencial de ser tecido-específicas. Em seres humanos, o aumento da atividade da CK-MB tem sido historicamente considerado como marcador confiável de lesão do miocárdio, porém, recentemente, tem sido substituído por outros biomarcadores cardíacos (ver discussão sobre biomarcadores cardíacos).[5] A mensuração do nível de atividade das isoenzimas da CK necessita de técnicas de eletroforese ou que envolvam anticorpos espécie-específicos, porém esses ensaios não estão rotineiramente disponíveis para animais.

A atividade da creatinoquinase pode ser mensurada no soro ou no plasma, porém é relatado que a atividade é 2,5 vezes maior no soro, provavelmente devido à liberação de CK pelas plaquetas durante a coagulação. Em cães, a atividade plasmática da CK mantém-se estável por 1 semana se o plasma for refrigerado e por 1 mês se congelado a −20°C. Tem sido também relatado que a atividade sérica da CK é maior em filhotes se comparada à dos cães adultos, tendo sido encontrados níveis quatro vezes maiores em filhotes com menos de 1 mês se comparados aos encontrados em adultos.[6] Suspeita-se que aumentos acentuados (>20×

o limite superior de referência [LSR]) vistos em cãezinhos recém-nascidos sejam causados pelo traumatismo muscular normal que ocorre durante o processo de nascimento.[7] Aumentos moderados na atividade de CK, comparados a cães adultos, foram mostrados em filhotes de cão com até 2 meses.[7,8] Pode ocorrer falso aumento na atividade da CK como resultado de hemólise, hiperbilirrubinemia e contaminação da amostra sanguínea com líquido muscular durante uma venopunção difícil. Atividades séricas de CK extremamente altas (> 100× LSR) são detectadas ocasionalmente em animais com lesões musculares. Esses aumentos marcantes podem ser maiores do que os limites de linearidade do ensaio. O laboratorista que avaliar tal soro quanto à atividade da CK pode ter dificuldades em alcançar o ponto final no teste, pois a atividade sérica da CK continua a aumentar com a diluição seriada. Diversas teorias têm sido postuladas para explicar esse fenômeno, entre elas a de que a diluição dos inibidores séricos da CK seria o fator responsável.[9-11] Nesses casos, a atividade da CK pode ser registrada como sendo maior do que o limite de linearidade para aquele ensaio em particular.

O aumento da atividade sérica de CK resulta de:

• Lesão na musculatura esquelética. As lesões aos músculos esqueléticos são as causas mais comuns para o aumento da atividade de CK, as quais podem resultar de procedimentos tão simples como contenção física ou injeções intramusculares. Isquemia ou necrose muscular, exercícios extenuantes ou convulsões e traumatismos durante o transporte podem resultar em elevação da atividade sérica de CK. As causas subjacentes de lesões musculares são numerosas e variadas, incluindo traumatismos, toxinas, rabdomiólise por esforço, miopatias inflamatórias devido a infecções bacterianas, virais ou parasitárias e condições hereditárias, como distrofia muscular.[4,12] Bovinos apresentando quadro de "vacas caídas" terão aumento da atividade de CK devido a necrose muscular isquêmica. A elevação da atividade de CK também tem sido registrada em cães com doenças endócrinas (hipotireoidismo e hiperadrenocorticismo).[4] Dependendo da causa subjacente, a magnitude desses aumentos pode variar de leve a marcante e correlacionar-se, de alguma maneira, à extensão da lesão

• Lesão na musculatura cardíaca. Aumentos na atividade de CK podem ocorrer devido a lesões no músculo cardíaco. Em cães, isso acontece devido à elevação das atividades de CK-MM e CK-MB.[13] Pelo fato de o músculo cardíaco apresentar volume relativamente pequeno se comparado ao da musculatura esquelética, é pouco provável que os aumentos na atividade de CK devidos a lesões no músculo cardíaco atinjam a magnitude observada nos casos de lesões graves à musculatura esquelética

• Lesão de musculatura lisa. Em teoria, lesões a tecidos que contenham grande quantidade de musculatura lisa podem causar aumento da atividade sérica de CK, porém, na prática, isso raramente ocorre. No entanto, tem sido demonstrado que o útero bovino pode conter concentrações relativamente altas de CK, sendo documentados aumentos séricos de CK em vacas com endometrite[14]

• Catabolismo muscular. Pode ocorrer aumento da atividade da CK em gatos anoréxicos, sem doenças que envolvam diretamente os músculos. Nesses animais, os valores médios registrados da atividade sérica de CK ficaram em torno de 2.529 UI/ℓ, chegando, em alguns casos, a ultrapassar 10.000 UI/ℓ (valores de referência = 10 a 100 UI/ℓ).[15] Especula-se que o catabolismo muscular, com objetivo de suprir aminoácidos para a síntese proteica e gliconeogênese, resulte no extravasamento de CK das células musculares. A atividade de CK nesses gatos diminui rapidamente após o início do suporte nutricional.

Aspartato aminotransferase

A aspartato aminotransferase (AST), antigamente conhecida por transaminase glutâmico-oxalacética (TGO), está presente em maiores concentrações nos hepatócitos, assim como nas células das musculaturas esquelética e cardíaca.[1] Ela é encontrada no citoplasma e nas mitocôndrias dessas células.[2] O aumento da atividade sérica de AST ocorre não apenas devido a lesões musculares, mas também por lesões aos hepatócitos, podendo ainda estar moderadamente elevada em cães devido ao uso de fármacos (ver Capítulo 27). Após a lesão muscular, a atividade sérica de AST eleva-se mais lentamente do que a de CK (Figura 31.1). O pico de ação ocorre aproximadamente 24 a 36 horas após lesão muscular aguda, diminuindo mais lentamente do que a CK após a lesão cessar. A meia-vida da AST no sangue tem sido estimada em 4 a 12 horas em cães, 77 minutos em gatos e 7 a 8 dias em equinos.[1,3,16]

As atividades séricas relativas de CK e AST podem ser utilizadas para estimar quando ocorreu a lesão muscular e se ela ainda está ativa (Figura 31.1). A elevação exclusivamente da atividade sérica de CK (Figura 31.1, linha A) sugere lesão muscular hiperaguda (ou seja, não decorreu tempo suficiente desde a lesão muscular para que houvesse aumento da atividade da AST). O fato de as atividades séricas tanto de CK quanto de AST estarem aumentadas (Figura 31.1, linha B) sugere lesão muscular recente ou ativa. O aumento exclusivo da atividade sérica da AST (Figura 31.1, linha C) indica que a agressão à musculatura cessou há mais de dois dias e que a atividade sérica de CK retornou ao normal devido à sua curta meia-vida. Esta última combinação de resultados também pode ocorrer no caso de lesão hepática (ou seja, caso o fígado seja a fonte da AST, a atividade da CK estará normal).

Alanina aminotransferase

A alanina aminotransferase (ALT), anteriormente conhecida como transaminase glutamicopirúvica (TGP), é uma enzima que está livre no citoplasma e que extravasa quando a célula é lesada. Essa enzima é utilizada primariamente para a detecção de danos aos hepatócitos (ver Capítulo 27), porém ela não é totalmente específica para o fígado.[17] Em cães, a atividade da ALT nas musculaturas esquelética e cardíaca é de aproximadamente 5% e 25%, respectivamente, em relação à atividade no fígado.[1] Em gatos, as atividades de ALT tanto esquelética quanto cardíaca são aproximadamente 5% da atividade da ALT hepática.[1] A situação é diferente em equinos, nos quais o fígado contém relativamente baixa atividade de ALT e a atividade de ALT no músculo esquelético é aproximadamente quatro vezes a do fígado.[1] Deve-se considerar o músculo como potencial fonte para a elevação da atividade sérica da ALT mesmo em cães e gatos, pois a massa muscular total é muito maior do que a massa hepática. Para a detecção de lesões musculares é preferível que se mensure a atividade sérica de enzimas com maior especificidade para o músculo (p. ex., CK).

Lactato desidrogenase

A lactato desidrogenase (LDH) está presente no citoplasma da maioria das células do organismo.[1] Lesões à maioria dos tecidos resultam em extravasamento de LDH para o espaço extracelular e para o sangue; portanto, a LDH é uma enzima altamente inespecífica.

Isoenzimas da lactato desidrogenase

Existem cinco isoenzimas da LDH, as quais podem ser identificadas por fracionamento eletroforético. Cada isoenzima está presente em um número limitado de tecidos e, portanto, são mais tecido-específicas do que a atividade sérica total da LDH.[18] As moléculas da lactato desidrogenase são compostas de quatro componentes, os quais são subunidades musculares (M) ou do coração (H, do inglês *heart*, coração). As cinco isoenzimas são a LDH_1 (H_4), LDH_2 (MH_3), LDH_3 (M_2H_2), LDH_4 (M_3H) e LDH_5 (M_4). As designações H_4, MH_3 etc. referem-se ao número de cada subunidade (M e H) presente na molécula de cada isoenzima da LDH. Apesar de existirem grandes variações entre as espécies, em geral a isoenzima LDH_1 (H_4) é a predominante no músculo cardíaco, enquanto a LDH_5 (M_4) predomina no músculo esquelético.[1] As três isoenzimas restantes são encontradas em quantidades variáveis em diversos tecidos diferentes. Apesar de a mensuração da atividade de isoenzimas específicas poder fornecer informações a respeito de lesões na musculatura esquelética ou cardíaca, tais ensaios não são realizados rotineiramente pela maioria dos laboratórios veterinários. Além disso, hoje em dia, marcadores séricos mais específicos estão disponíveis para a avaliação das lesões do miocárdio (ver discussão sobre biomarcadores cardíacos).

Biomarcadores cardíacos

O uso de biomarcadores no sangue para detectar doença cardíaca é banal. As duas classes de biomarcadores cardíacos que receberam mais atenção para uso nas espécies veterinárias são as troponinas (proteínas estruturais do miocárdio) e os peptídios natriuréticos (hormônios produzidos pelos cardiomiócitos).

Troponinas cardíacas

As troponinas são proteínas estruturais da musculatura estriada. Em humanos, imunoensaios desenvolvidos com anticorpos para as troponinas cardíacas I (cTnI) e T (cTnT) têm identificado que essas proteínas são liberadas a partir de células cardíacas lesionadas, entrando na circulação periférica.[19] Os exames para cTnI e cTnT têm sido utilizados como marcadores de lesão miocárdica em humanos, substituindo amplamente os ensaios para detecção da atividade de CK-MB. Estudos estão sendo desenvolvidos investigando o uso de tais exames para propósitos semelhantes em animais.[5,20,21] Pelo fato de as troponinas cardíacas serem bem conservadas entre as espécies, os imunoensaios desenvolvidos para uso em humanos têm sido utilizados na detecção dessas proteínas no plasma de várias espécies, incluindo cães, gatos, equinos e bovinos.[21-24] Contudo, nem todos os imunoensaios disponíveis comercialmente têm sido utilizados com sucesso em animais.[25,26] Adicionalmente, os valores obtidos com um tipo de ensaio podem não ser diretamente comparáveis aos obtidos com outros tipos.[27]

Embora as troponinas sejam consagradas como marcadores altamente sensíveis e específicos de lesões cardíacas em seres humanos, pesquisas em andamento investigam como as concentrações de troponinas cardíacas irão se correlacionar a doenças específicas em animais. A concentração de troponinas em animais sadios é muito baixa ou indetectável com muitos ensaios disponíveis. Aumentos na concentração de troponina sérica são relativamente modestos em animais com lesão cardíaca, levando ao desenvolvimento recente de ensaios com limites de detecção inferiores.[28] Diversos estudos têm demonstrado que as concentrações de cTnI são mais elevadas em cães com doenças cardíacas adquiridas, se comparadas às de cães saudáveis; as condições incluem doenças de valva mitral, cardiomiopatia dilatada e lesões miocárdicas agudas secundárias a dilatação volvulogástrica e a traumatismos torácicos fechados.[29-31] No entanto, as concentrações de cTnI também estavam aumentadas em casos de insuficiência renal, doenças sistêmicas não cardíacas e dispneia não cardíaca.[32,33]

Há também diferenças entre raças. Demonstrou-se que cães da raça Greyhound apresentam concentrações de cTnI significativamente maiores do que cães-controle, não Greyhounds.[34,35] A especificidade das troponinas para lesões cardíacas em animais irá depender do desenvolvimento de limites de decisão apropriados para o teste que estiver sendo utilizado. É importante ter em mente que a lesão cardíaca e os aumentos resultantes nos biomarcadores cardíacos podem ocorrer secundariamente a muitas doenças não cardíacas.[20] As determinações seriadas da concentração de cTNI podem fornecer informação prognóstica em cães com doença cardíaca conhecida.[36] Contudo, os dados sugerem que a variabilidade intraindividual nos valores de cTNI é alta e um aumento de 112% é necessário para ter certeza de que houve uma mudança no estado clínico.[37]

Peptídios natriuréticos

O peptídio natriurético cerebral (*brain natriuretic peptide* – BNP) é um hormônio liberado por cardiomiócitos em resposta a expansão de volume e sobrecarga de pressão, e foi reconhecido como biomarcador de hipertensão sistêmica e insuficiência cardíaca congestiva em seres humanos.[38] Testes laboratoriais estão disponíveis para mensurar as concentrações plasmáticas do fragmento C-terminal (C-BNP) em cães e o fragmento C-terminal de pró-BNP (NT-proBNP) em cães e gatos.[39] Um teste SNAP portátil para NT-proBNP está disponível para cães e gatos (Cardiopet® proBNP Test, IDEXX Laboratories).

Estudos realizados até o presente momento sugerem que NT-proBNP pode ser útil para ajudar a distinguir causas cardíacas e não cardíacas de anormalidades respiratórias em cães e gatos.[40-43] Valores baixos ou normais são úteis para descartar doença cardíaca, mas as concentrações de NT-proBNP devem ser avaliadas no contexto dos achados clínicos e outros testes diagnósticos. Estudos também avaliaram a utilidade de NT-proBNP para detectar cardiomiopatia oculta. Em um estudo, a combinação de NT-proBNP (usando o ensaio portátil Cardiopet®) e o monitoramento por Holter detectaram cardiomiopatia dilatada oculta em cães da raça Doberman Pinscher com 91% de acurácia.[44] A mensuração de NT-proBNP sozinho, no entanto, mostrou baixa especificidade para cardiomiopatia dilatada, resultando em inúmeros resultados falso-positivos.[45] Em gatos com fatores de risco para cardiomiopatia dilatada (tais como sopro, galope e arritmia), NT-proBNP identificou de forma confiável aqueles com cardiomiopatia oculta com sensibilidade e especificidade relativamente altas (70 a 100% e 67 a 100%, respectivamente, dependendo dos valores de corte usados).[46,47] Em gatos suspeitos de apresentarem doença cardíaca, o teste portátil de detecção de NT-proBNP Cardiopet®, que relata resultados tanto normais quanto anormais, diferenciou gatos com doença cardíaca oculta com acurácia de 83%.[48] Nesse estudo, gatos com resultado do teste normal apresentavam alta probabilidade de não terem doença cardíaca oculta. O ecocardiograma é recomendado para gatos com resultados anormais.

Diferenças entre raças nas concentrações de NT-proBNP foram identificadas em cães saudáveis. As raças com os maiores valores, Labradores Retriever e Terras-Novas, apresentavam medianas das concentrações três vezes maiores do que as outras raças.[49] O mesmo estudo verificou que as diferenças entre animais da mesma raça também eram acentuadas. Similar ao cTNI, os dados mostraram alta variabilidade intraindividual nos valores de NT-proBNP. Se após mensurações seriadas em um mesmo animal for verificado aumento de 53%, sugere-se ter confiança de que houve uma mudança de estado clínico.[37]

Mioglobinemia e mioglobinúria

A mioglobina, uma proteína heme vermelha que contém ferro ferroso (Fe^{+2}), é liberada na circulação a partir de células musculares necrosadas ou em degeneração, como resultado de lesão muscular grave e, geralmente, aguda.[30] Pelo fato de a mioglobina ter baixo peso molecular (PM = 17.000) e de não se ligar significativamente às proteínas sanguíneas, ela passa rapidamente através dos glomérulos, sendo excretada na urina.[51] Quando uma grande quantidade de mioglobina entra no lúmen do túbulo renal, ela interage com a proteína Tamm-Horsfall na urina acídica e precipita.[52] Ademais, espécies reativas de oxigênio promovem a oxidação do ferro a seu estado férrico (Fe^{+3}), gerando assim um radical hidroxila que pode causar lesão epitelial renal aguda. Essa é a causa principal de lesão renal aguda decorrente da mioglobinúria.[52] Um alto volume de fluxo de urina ajuda a evitar essas lesões.

Caso a concentração urinária de mioglobina seja suficientemente elevada, a urina terá aparência de marrom a marrom-avermelhada (Figura 31.2). A mioglobina é detectada como reação positiva no teste da tira reagente para pesquisa de sangue ou de hemoglobina na urina devido à sua atividade peroxidase.

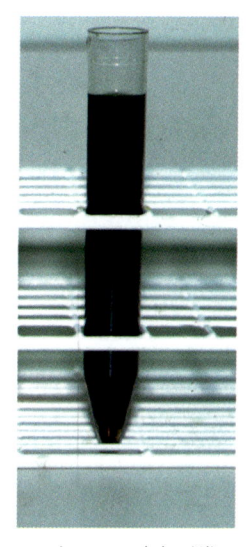

Figura 31.2 Urina de um equino com rabdomiólise por esforço e mioglobinúria. Altas concentrações de mioglobina resultam em urina de marrom a marrom-avermelhada.

Portanto, a mioglobinúria deve ser diferenciada da hemoglobinúria (ver Capítulo 24 para discussão adicional sobre urina vermelha). Essa diferenciação pode ser facilitada observando-se o volume globular e a cor do soro. Quando ocorre hemólise, a hemoglobina é liberada no plasma, ligando-se rapidamente a uma proteína carreadora, a haptoglobina. Os complexos hemoglobina-haptoglobina são grandes e não atravessam prontamente o glomérulo. Caso as haptoglobinas se tornem saturadas com hemoglobina, os dímeros de hemoglobina (PM = 32.000) livres no plasma são eliminados pelos rins, resultando em urina vermelha.[51] Como, após a hemólise, a hemoglobina tende a ficar retida no plasma, ela confere coloração avermelhada ao plasma e ao soro. A mioglobina, por outro lado, é prontamente excretada pelos rins e tipicamente não causa alteração na coloração do soro. Amostras de soro de incolores a amareladas de animais com evidências de lesão muscular (atividade de CK ou AST elevada) e reação positiva para hemoglobina no teste da tira reagente de urina sugerem mioglobinúria; em animais anêmicos, o soro avermelhado é sugestivo de hemólise e hemoglobinúria.

32

Avaliação Laboratorial dos Lipídios

M. Judith Radin

Department of Veterinary Biosciences, The Ohio State University College of Veterinary Medicine, Columbus, OH, USA

Os lipídios desempenham diversos papéis na homeostase. Sua mais óbvia aplicabilidade é como recurso energético, que pode ser estocado na forma de triglicerídios nos adipócitos em períodos de abundância nutricional e mobilizados quando necessário. Os lipídios estocados nos adipócitos da gordura marrom podem ser rapidamente oxidados via desacoplamento proteico para fornecer calor (termogênese). Os acúmulos de gordura oferecem isolamento térmico e atuam como amortecedores. Os lipídios são componentes estruturais das membranas celulares e das organelas, mediadores intracelulares das vias de transdução, constituintes da substância surfactante dos pulmões e isolantes elétricos (mielina no sistema nervoso). O colesterol é um importante componente das membranas celulares dos animais e é o precursor da síntese dos hormônios esteroidais, da vitamina D e dos ácidos biliares. O metabolismo do colesterol também funciona como um regulador tanto da imunidade inata quanto da imunidade adaptativa.[1] Os ácidos graxos voláteis (propionato, acetato e butirato) são os principais produtos da fermentação microbiana ruminal dos carboidratos e desempenham importante papel no metabolismo energético dos ruminantes. Embora sejam frequentemente considerados como indicadores de distúrbios do metabolismo, os corpos cetônicos (cetonas) estão normalmente presentes em baixos níveis na circulação e são recursos energéticos importantes durante os períodos de balanço energético negativo.

Grande variedade de lipídios está presente na circulação. Alterações em suas concentrações refletem o balanço energético e os distúrbios metabólicos. Anormalidades lipídicas podem contribuir para o desenvolvimento de graves síndromes clínicas, tais como resistência insulínica, lipidose hepática e aterosclerose. A mensuração dos diferentes tipos de lipídios baseia-se nos testes disponíveis, bem como em sua relevância clínica. Os lipídios circulantes de interesse clínico e que podem ser facilmente avaliados são os triglicerídios, o colesterol, os ácidos graxos não esterificados (AGNE), as lipoproteínas e os corpos cetônicos. Previamente à discussão da avaliação laboratorial e do diagnóstico das anormalidades lipídicas, será apresentada uma breve revisão do metabolismo lipídico. Discussões mais detalhadas a respeito da bioquímica e do metabolismo dos lipídios estão disponíveis em outras fontes bibliográficas.[2,3]

Absorção dietética dos lipídios

Os lipídios podem ser sintetizados ou obtidos do alimento. Quando presente no intestino delgado, a gordura da dieta estimula a liberação de colecistoquinina. Ela causa contração da vesícula biliar, a qual libera a bile no interior do lúmen intestinal. Os sais biliares e a lecitina presentes na bile emulsificam a gordura, formando micelas que consistem em ácidos graxos, triglicerídios, colesterol e nas vitaminas lipossolúveis A, D, E e K. A colecistoquinina também estimula o pâncreas exócrino a secretar as lipases que interagem com as micelas e quebram os lipídios em formatos que podem ser absorvidos pelos enterócitos. A lipase e a colipase pancreática são responsáveis por hidrolisar os triglicerídios em dois ácidos graxos e um monoglicerídio. Os ésteres de colesterol advindos da dieta são hidrolisados pela enzima colesterol esterase para liberar colesterol e ácido graxo. Ácidos graxos de cadeia longa (AGCL, ácidos graxos com mais de 12 átomos de carbono), monoglicerídios, colesterol e vitaminas lipossolúveis difundem-se das micelas através da borda em escova para dentro dos enterócitos, liberando os sais biliares no lúmen intestinal (Figura 32.1). Os ácidos graxos de cadeias curta e média que possuem menos de 12 átomos de carbono não necessitam da emulsificação micelar para serem absorvidos e podem ser transferidos dos enterócitos diretamente para a circulação portal. Os AGCL devem ser reesterificados em triglicerídios e armazenados como lipoproteínas denominadas quilomícrons para serem transportados pelos vasos linfáticos e pelo sangue.

Má digestão e má absorção das gorduras da dieta podem resultar em esteatorreia e deficiência de ácidos graxos e de vitaminas lipossolúveis essenciais. Se a insuficiência pancreática exócrina resulta em inadequada liberação de lipase no intestino, a má digestão resultará em altas concentrações de triglicerídios nas fezes (também chamados de gorduras neutras). Fezes contendo concentrações aumentadas de ácidos graxos e de glicerol (referidos como *split fats*)* implicam quantidade suficiente de lipase para hidrolisar os triglicerídios e ocorrência de má absorção das gorduras.

Lipídios presentes na circulação sanguínea

Ácidos graxos

Os AGNE são também denominados ácidos graxos livres. A maioria dos ácidos graxos dos mamíferos contém mais de 12 átomos de carbono e são denominados AGCL. Os ácidos graxos podem ser obtidos da dieta ou ser sintetizados. Por serem hidrofóbicos, os AGCL devem estar ligados a proteínas plasmáticas, principalmente à albumina, para serem transportados no sangue.

Nos animais não ruminantes, a biossíntese dos ácidos graxos ocorre em taxas mais elevadas no fígado e em menor quantidade no tecido adiposo e na glândula mamária. Nos ruminantes, os

---

*N.R.T.: O termo *split fats* não tem tradução literal, porém, ao exame de fezes, refere-se a essa condição como gotículas de gordura ou presença de gordura nas fezes.

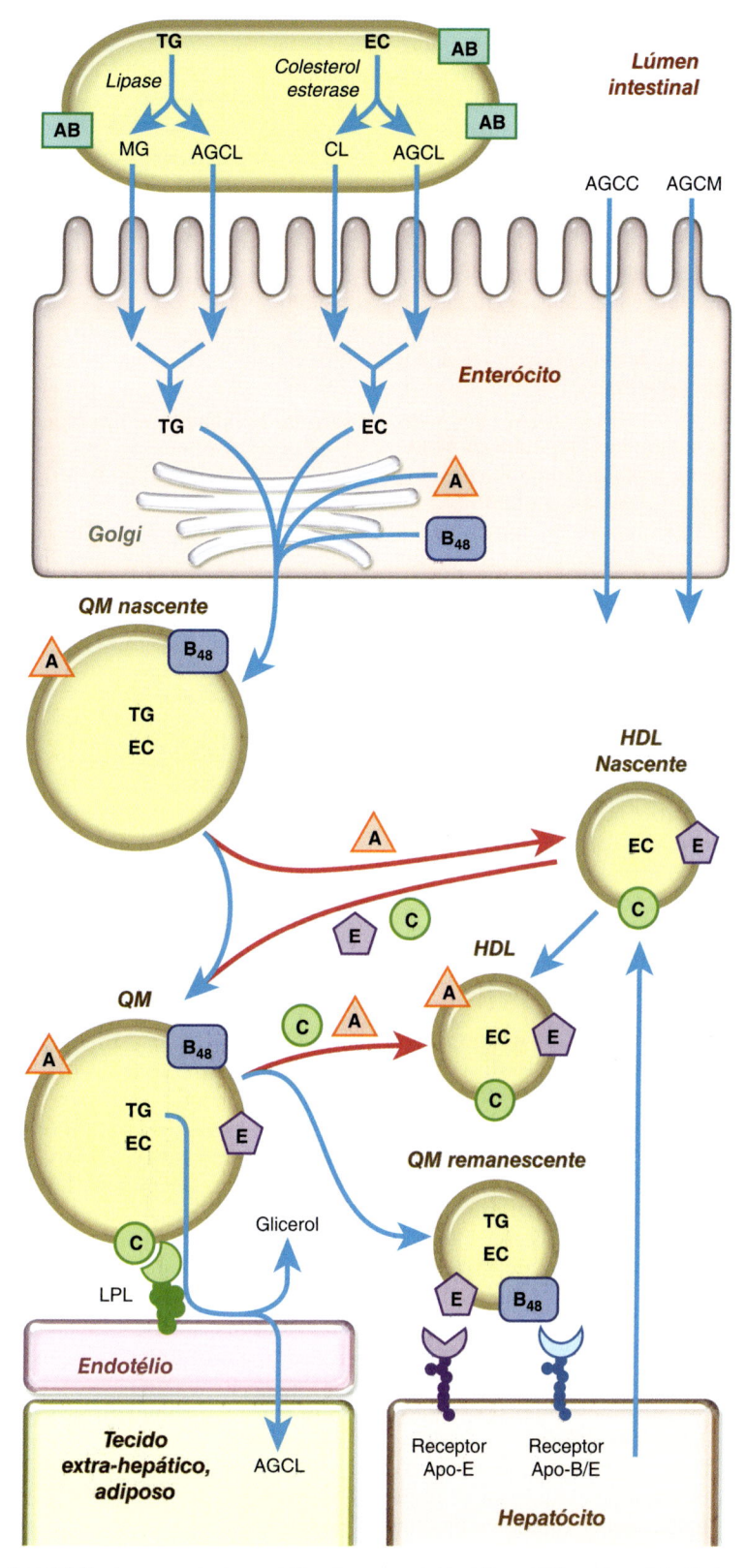

Figura 32.1 Os lipídios da dieta são solubilizados por meio da emulsificação com os ácidos biliares (AB) no lúmen intestinal para formar micelas. As lipases pancreáticas associam-se às micelas e hidrolisam os triglicerídios (TG) em monoglicerídios (MG) e em ácidos graxos de cadeia longa (AGCL). Os ésteres de colesterol (EC) são hidrolisados pela enzima colesterol esterase em colesterol livre (CL) e em ácidos graxos de cadeia longa. Os ácidos graxos de cadeias curta (AGCC) e média (AGCM) não requerem emulsificação micelar para serem absorvidos pelo intestino. Após a absorção pelos enterócitos, os monoglicerídios, o colesterol livre e os ácidos graxos de cadeia longa são reesterificados e agrupados com a apoproteína-A e a apoproteína-B48 em quilomícrons (QM). Na circulação, os quilomícrons recebem as apoproteínas-A, C e E das lipoproteínas de alta densidade (HDL). Os triglicerídios dos quilomícrons são hidrolisados em ácidos graxos de cadeia longa e glicerol pela lipoproteína lipase (LPL) na superfície das células endoteliais (processo que requer a apoproteína-C). Os ácidos graxos de cadeia longa podem ser usados pelos adipócitos para formar triglicerídios, enquanto o glicerol é liberado na circulação para ser utilizado pelo fígado e por tecidos extra-hepáticos. A apoproteína-A e a apoproteína-C dos quilomícrons remanescentes são novamente transferidas para HDL. A remoção do colesterol do quilomícron remanescente da circulação é mediada pelas Apo-B/E e pelos receptores da Apo-E nos hepatócitos.

adipócitos são os locais primários para a formação dos ácidos graxos e o fígado desempenha papel menos importante. Durante a lactação, a glândula mamária passa a ser o principal local de síntese dos ácidos graxos. Outros tecidos também são capazes de produzir ácidos graxos, porém a taxas muito mais baixas. Os ácidos graxos são sintetizados a partir da acetil coenzima A (acetil-CoA) (Figura 32.2). A glicose é o principal precursor da acetil-CoA em não ruminantes, enquanto o acetato desempenha essa função nos ruminantes. Os aminoácidos também podem ser utilizados como precursores de acetil-CoA. A síntese dos ácidos graxos é estimulada pela insulina e inibida pelo glucagon e pela epinefrina por meio da modulação da atividade da acetil-CoA carboxilase, enzima que limita a taxa de síntese dos ácidos graxos. Como consequência, a taxa de síntese dos ácidos graxos é responsiva à dieta e às condições do metabolismo. Por exemplo, a síntese dos ácidos graxos é estimulada por dietas contendo alta concentração de carboidratos e baixa gordura (alta insulina e disponibilidade de glicose como precursor) e é reduzida no jejum (baixa insulina, alto glucagon), nas dietas contendo alta concentração de gordura e pouco carboidrato (aumento da disponibilidade de ácidos graxos de cadeia longa pré-formados) e no diabetes melito.

Os ácidos graxos são fontes de energia importantes para os tecidos periféricos, tais como o músculo esquelético, sendo novamente oxidados em acetil-CoA como parte do processo. A acetil-CoA produzida pela β-oxidação mitocondrial dos AGCL pode ser utilizada para gerar ATP e CO_2 via ciclo do ácido tricarboxílico (ATC) (ver Figura 32.2). Esse processo requer inicialmente a conversão de acetil-CoA e de oxaloacetato em citrato. Se houver quantidade inadequada de oxaloacetato, como ocorre nas dietas com baixo carboidrato ou no diabetes melito, a acetil-CoA pode ser conduzida para a cetogênese. A acetil-CoA também pode ser usada na produção do colesterol.

Triglicerídios

Os triglicerídios são formados pela esterificação de três AGCL com glicerol-3-fosfato (Figura 32.3). A síntese dos triglicerídios ocorre nas células da mucosa intestinal, adipócitos, hepatócitos, células epiteliais das glândulas mamárias e nos rins. Uma vez dentro das células da mucosa intestinal, os ácidos graxos da dieta e os monoglicerídios são reesterificados para formar triglicerídios. Os triglicerídios também podem ser produzidos adicionando ácidos graxos de cadeia longa ao glicerol-3-fosfato recém-formado pelos enterócitos a partir da glicose. O controle da síntese de triglicerídios pelos enterócitos é amplamente dependente da disponibilidade de ácidos graxos na dieta. Após serem formados, os triglicerídios são empacotados dentro dos quilomícrons e liberados na circulação linfática (não são estocados nos enterócitos).

Os hepatócitos usam os AGCL obtidos do plasma ou da síntese *de novo* para produzir triglicerídios. O glicerol pode ser removido do plasma ou sintetizado a partir da glicose. A síntese de triglicerídios pelos hepatócitos é reduzida em condições de altas concentrações de glucagon e de baixa insulina (jejum, diabetes melito) e é estimulada pelo aumento da disponibilidade de ácidos graxos de cadeia longa. Em condições normais, os triglicerídios são liberados dos hepatócitos para a circulação como componente de lipoproteínas conhecidas como lipoproteínas de densidade muito baixa (*very low density lipoprotein* – VLDL).

Os adipócitos podem sintetizar os AGCL ou podem obtê-los a partir da lipólise dos triglicerídios do sangue presentes nos quilomícrons ou nas VLDL. A enzima responsável pela hidrólise dos

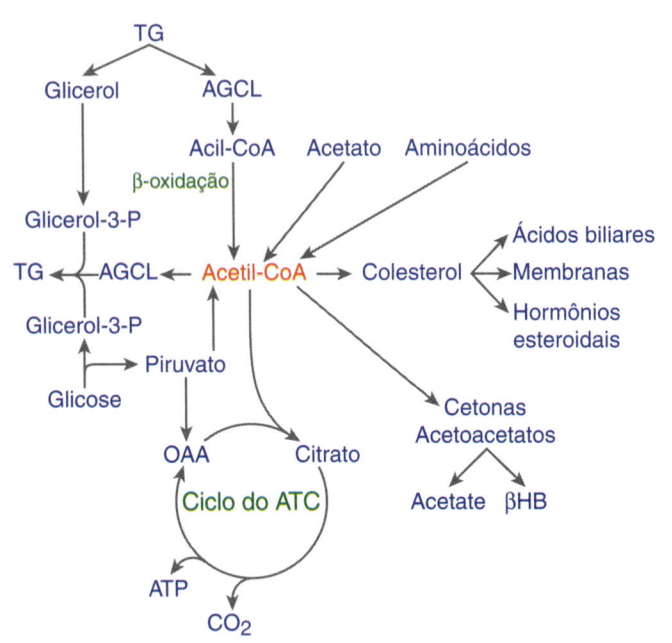

Figura 32.2 A acetil-coenzima A (acetil-CoA) é essencial tanto para o catabolismo quanto para a síntese dos ácidos graxos de cadeia longa (AGCL) nos hepatócitos. Os AGCL advindos da lipólise são convertidos em acil-CoA, a qual se converte em acetil-CoA após β-oxidação. Outras fontes de acetil-CoA incluem acetato, aminóacidos e glicose. A acetil-CoA pode ser usada na síntese de AGCL ou de colesterol. Os triglicerídios (TG) são sintetizados pela esterificação dos AGCL com glicerol-3-fosfato (glicerol-3-P) advindos tanto da lipólise quanto do metabolismo da glicose. A maior rota de utilização da acetil-CoA é para produção de energia por meio do ciclo do ácido tricarboxílico (ATC).* Esse processo requer a combinação de acetil-CoA e de oxaloacetato (OAA) para formar citrato. O oxaloacetato é obtido do metabolismo da glicose. Se houver excesso de acetil-CoA e/ou falta de oxaloacetato, a acetil-CoA pode ser utilizada na cetogênese para formar acetoacetato. O acetoacetato é então convertido em acetona e em β-hidroxibutirato (βHB). Esta última via é estimulada por condições de balanço energético negativo, caracterizado por excessiva lipólise e baixa oferta de glicose.

quilomícrons ou das VLDL em triglicerídios é a lipoproteína lipase, que está localizada na superfície das células endoteliais dos capilares. Diferentemente dos hepatócitos, os adipócitos não possuem as enzimas necessárias para usar o glicerol advindo da lipólise. A síntese de triglicerídios pelos adipócitos depende da síntese *de novo* do glicerol-3-fosfato da glicose oriunda da gliconeogênese. A insulina é um importante regulador da síntese de triglicerídios pelos adipócitos por meio da estimulação da atividade da lipoproteína lipase (Tabela 32.1). A insulina também incrementa a captação de glicose por aumentar a expressão do transportador de glicose GLUT-4 nas membranas, aumentando, assim, a disponibilidade intracelular de glicose para a síntese de glicerol-3-fosfato. Uma vez formados, os triglicerídios são estocados nos adipócitos como gotículas de gordura para serem posteriormente utilizados.

A mobilização dos triglicerídios estocados nos adipócitos é mediada pela enzima lipase hormônio-sensível (HSL). A hidrólise dos triglicerídios resulta na liberação de AGCL e de glicerol na circulação sanguínea para serem transportados aos tecidos. Uma série de hormônios afeta a lipólise direta e indiretamente por meio da modulação da atividade da HSL (ver Tabela 32.1). As catecolaminas rapidamente ativam a HSL, promovendo fosforilação enzimática. Isso permite rápido aumento da lipólise

*N.R.T.: Ciclo de Krebs.

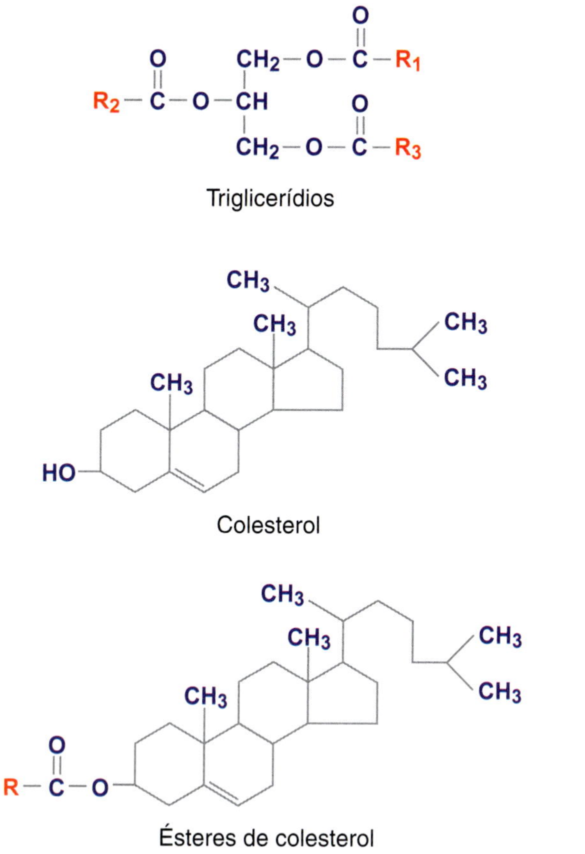

Figura 32.3 Estrutura dos triglicerídios, do colesterol e dos ésteres de colesterol. A letra R representa a cadeia de carbono dos ácidos graxos de cadeia longa. O grupo hidroxila no colesterol confere alguma solubilidade em água, permitindo que o colesterol livre faça parte da camada externa das lipoproteínas. Os ésteres de colesterol são hidrofóbicos e estão contidos no centro das lipoproteínas.

com o intuito de disponibilizar ácidos graxos para a produção de energia. Os hormônios da tireoide agem sinergicamente às catecolaminas aumentando o número de receptores para catecolaminas nos adipócitos. Os glicocorticoides facilitam a lipólise, aumentam a transcrição gênica e a síntese de HSL. Contrariamente, a insulina e o fator de crescimento semelhante à insulina inativam a HSL, promovendo sua desfosforilação. Ademais, a insulina ainda opõe-se ao efeito dos glicocorticoides na transcrição gênica da HSL.

Colesterol

O colesterol pode apresentar-se na forma livre ou esterificada com ácidos graxos do tipo éster de colesterol (ver Figura 32.3). Pelo fato de não ser sintetizado por plantas ou microrganismos, somente os carnívoros ou onívoros podem obter o colesterol da dieta. Os herbívoros necessitam sintetizar seu próprio colesterol. O local primário da síntese de colesterol é o fígado e a taxa de produção é limitada pela enzima 3-hidroxi-3-metilglutaril-CoA (HMG-CoA) redutase. Diversos hormônios modulam a atividade da HMG-CoA redutase e, consequentemente, a síntese de colesterol (ver Tabela 32.1). A atividade da HMG-CoA redutase é elevada pela insulina e reduzida pelo glucagon. Assim sendo, a síntese de colesterol aumenta após a refeição (alta insulina) e diminui no jejum (alto glucagon, baixa insulina) ou no diabetes melito. Os hormônios da tireoide elevam a atividade da HMG-CoA redutase por aumentarem sua síntese. Os glicocorticoides apresentam efeito oposto, reduzindo a síntese de HMG-CoA redutase e, consequentemente, a síntese de colesterol. As estatinas, uma classe de fármacos usados para reduzir as concentrações de colesterol, agem no colesterol sérico por meio da inibição da HMG-CoA redutase.

Uma vez formado, o colesterol pode ser utilizado em diversas vias. O fígado pode exportar o colesterol e os ésteres de

Tabela 32.1 Efeitos dos hormônios nas etapas fundamentais do metabolismo lipídico.

	LPL	HSL	Acetil-CoA carboxilase	HMG-CoA redutase	Receptores de LDL
	Hidrólise dos triglicerídios dos quilomícrons e VLDL	Lipólise dos triglicerídios em AGCL e glicerol	Enzima limitante da síntese de ácidos graxos	Enzima limitante da síntese de colesterol	Depuração do LDL sanguíneo
Insulina	↑ atividade enzimática; ↑ síntese enzimática; ↑ translocação da enzima para o endotélio	↓ atividade enzimática; ↓ transcrição do gene induzida pelo cortisol	↑ atividade enzimática	↑ atividade	↑ síntese dos receptores
Glucagon Glicocorticoides		↑ atividade ↑ transcrição do gene e da síntese enzimática	↓ atividade enzimática	↓ atividade ↓ transcrição do gene e da síntese enzimática	↓ síntese dos receptores secundária à redução dos hormônios da tireoide
Hormônios da tireoide		↑ síntese dos receptores adrenérgicos que aumentam os efeitos das catecolaminas		↑ síntese enzimática	↑ síntese dos receptores
Catecolaminas Hormônio do crescimento		↑ atividade enzimática ↑ atividade enzimática	↓ atividade enzimática		↓ síntese dos receptores secundária à redução dos hormônios da tireoide

CoA = coenzima A; HMG-CoA = 3-hidroxi-3-metilglutaril coenzima A; HSL = lipase hormônio-sensível; AGCL = ácidos graxos de cadeia longa; LDL = lipoproteína de baixa densidade; LPL = lipoproteína lipase; VLDL = lipoproteína de muito baixa densidade.

colesterol para a circulação sanguínea como constituinte das lipoproteínas. O colesterol é um componente estrutural das membranas das células e das organelas e é também o precursor da síntese da vitamina D. Também é usado para a produção dos hormônios esteroidais e sexuais por tecidos como as glândulas adrenais e gônadas. De maneira alternativa, o colesterol pode ser utilizado pelos hepatócitos para sintetizar os ácidos biliares, sendo a bile a maior rota de eliminação do colesterol do organismo.

Transporte dos lipídios na circulação sanguínea

Devido ao fato de os lipídios serem imiscíveis em água, seu transporte no sangue deve ser realizado pela ligação a proteínas transportadoras. Os ácidos graxos de cadeia longa são ligados à albumina, enquanto os triglicerídios, colesterol, ésteres de colesterol e fosfolipídios são transportados pelas lipoproteínas. As lipoproteínas são constituídas por uma camada externa de apoproteínas, colesterol e fosfolipídios, orientada de modo a projetar a porção anfotérica das moléculas para o lado de fora, voltadas para o ambiente aquoso do sangue (as extremidades hidrofóbicas ficam voltadas para o centro da partícula), e por um núcleo hidrofóbico constituído por triglicerídios e ésteres de colesterol. Suas denominações são baseadas, tradicionalmente, em suas densidades determinadas por ultrafiltração e são, posteriormente, caracterizadas pelo seu constituinte lipídico e apoproteico. As apoproteínas podem estar integradas ou ser mais frouxamente associadas à superfície da lipoproteína. As apoproteínas integradas à superfície das lipoproteínas incluem a apoproteína-B48 (Apo-B48) de origem intestinal e a apoproteína-B100 (Apo-B100) de origem hepática. As apoproteínas periféricas, tais como a apoproteína-A (Apo-A), apoproteína-C (Apo-C) e a apoproteína-E (Apo-E), sofrem permuta entre as lipoproteínas na circulação (Figuras 32.1 e 32.4).

Os enterócitos armazenam a gordura da dieta dentro de lipoproteínas denominadas quilomícrons, os quais são liberados nas vias linfáticas e, eventualmente, no sangue. Os quilomícrons contêm principalmente triglicerídios e menor quantidade de colesterol, ésteres de colesterol, vitaminas lipossolúveis, Apo-B48 e Apo-A. Na circulação, a Apo-C e a Apo-E são transferidas dos quilomícrons para as lipoproteínas de alta densidade (*high density lipoprotein* – HDL). Os quilomícrons são as maiores e mais densas entre as lipoproteínas. Quando presentes em grande quantidade podem conferir visível turbidez ao soro, contribuindo para o aparecimento da lipemia. A Apo-C é um cofator para a lipoproteína lipase, a qual é encontrada na superfície das células endoteliais dentro de leitos teciduais tais como o tecido adiposo e os músculos. A lipoproteína lipase é sintetizada por tecidos extravasculares e transferida para a superfície das células endoteliais, onde são ancoradas pelo sulfato de heparana. Injeções de heparina podem causar liberação de lipoproteína lipase na circulação, tendo essa técnica sido utilizada para clarear o soro lipêmico. A lipoproteína lipase hidrolisa os triglicerídios em AGCL e o glicerol para serem utilizados pelos tecidos extra-hepáticos. A insulina aumenta a atividade da lipoproteína lipase no tecido adiposo e na musculatura, facilitando a hidrólise dos quilomícrons em triglicerídios e a absorção dos AGCL. A lipoproteína esgotada de triglicerídios é conhecida como "quilomícron remanescente" e é subsequentemente removida da circulação pelos hepatócitos. A captação dos quilomícrons remanescentes é mediada pela ligação da Apo-B48 e da Apo-E dos quilomícrons remanescentes nos receptores Apo-E ou Apo-B/E nos hepatócitos.

Os triglicerídios sintetizados nos hepatócitos são empacotados em VLDL para serem transportados no sangue (Figura 32.4). VLDL contém grande quantidade de triglicerídios associada a menor quantidade de colesterol, ésteres de colesterol e Apo-B100. A Apo-C e a Apo-E são obtidas de HDL na circulação. Se presente em grande quantidade, VLDL também pode contribuir para a aparência lipêmica do sangue. De modo semelhante aos quilomícrons, a ligação entre VLDL e lipoproteína lipase nos tecidos é facilitada pela Apo-C, sendo os triglicerídios hidrolisados em AGCL e em glicerol para utilização pelos tecidos extra-hepáticos.

Após estar esgotada de triglicerídios, a VLDL remanescente é uma lipoproteína de densidade intermediária (*intermediate density lipoprotein* – IDL) ou remanescente de VLDL, dependendo da espécie.[4] Remanescentes de IDL e VLDL podem ser recaptadas pelos hepatócitos em um processo mediado pela ligação com os receptores Apo-B e Apo-E. Alternativamente, a hidrólise adicional dos triglicerídios pela lipase hepática converte e remanescentes de IDL e VLDL em lipoproteína de densidade baixa (*low density lipoprotein* – LDL). Tendo a lipoproteína perdido triglicerídios, a Apo-B100 fica retida enquanto a Apo-C e Apo-E são devolvidas ao HDL. A função primordial de LDL é transportar o colesterol para o fígado e para outros tecidos. A depuração de LDL da circulação é mediada por receptor e depende da presença da Apo-B. A expressão do receptor de LDL é estimulada pela insulina e pela tiroxina. A maioria das células possuem receptores para LDL e pode adquirir o colesterol mediante a captação de LDL; entretanto, o fígado desempenha o papel preponderante na depuração de LDL.

O transporte do colesterol é mediado pelas HDL. As partículas de HDL nascentes são produzidas pelos hepatócitos e contêm fosfolipídios, uma pequena quantidade de colesterol, Apo-C e Apo-E. Conforme descrito anteriormente, HDL é uma fonte de Apo-C e Apo-E para a troca com os quilomícrons e com o VLDL. Em HDL maduras, a Apo-A é adquirida pela troca com os quilomícrons. O intestino delgado também produz HDL, que contém inicialmente Apo-A, porém que carece de Apo-C e Apo-E e, dessa maneira, HDL intestinal é obrigada a captar a Apo-A e a Apo-E das HDL originadas no fígado (que estão na circulação). É importante salientar que HDL incorpora o excesso de colesterol dos tecidos extra-hepáticos por um processo denominado "transporte reverso de colesterol". O colesterol é, então, esterificado a ésteres de colesterol pela lecitina-colesterol aciltransferase (LCAT) em HDL, sendo que essa enzima requer a Apo-A para ser ativada.

Existem variações entre espécies no que diz respeito à quantidade de HDL e LDL (Tabela 32.2).[5,6] Nas espécies que tipicamente exibem altas concentrações de HLD e baixas concentrações de LDL no sangue, tais como cães e gatos, HDL é o principal transportador de colesterol e de ésteres de colesterol para o fígado. Nas espécies que apresentam baixa HDL e alta LDL, tais como os seres humanos, os ésteres de colesterol podem ser transferidos pela proteína de transferência de ésteres de colesterol (CETP) para VLDL remanescente e para LDL, para subsequente entrega ao fígado. As espécies que apresentam altas concentrações de LDL têm alto risco de desenvolvimento de aterosclerose, pois os macrófagos são capazes remover LDL da circulação mediados pelos receptores do tipo *scavengers*.*

---

*N.R.T.: Receptores expressados nos macrófagos capazes de reconhecer LDL modificada pelo processo de oxidação ou acetilação.

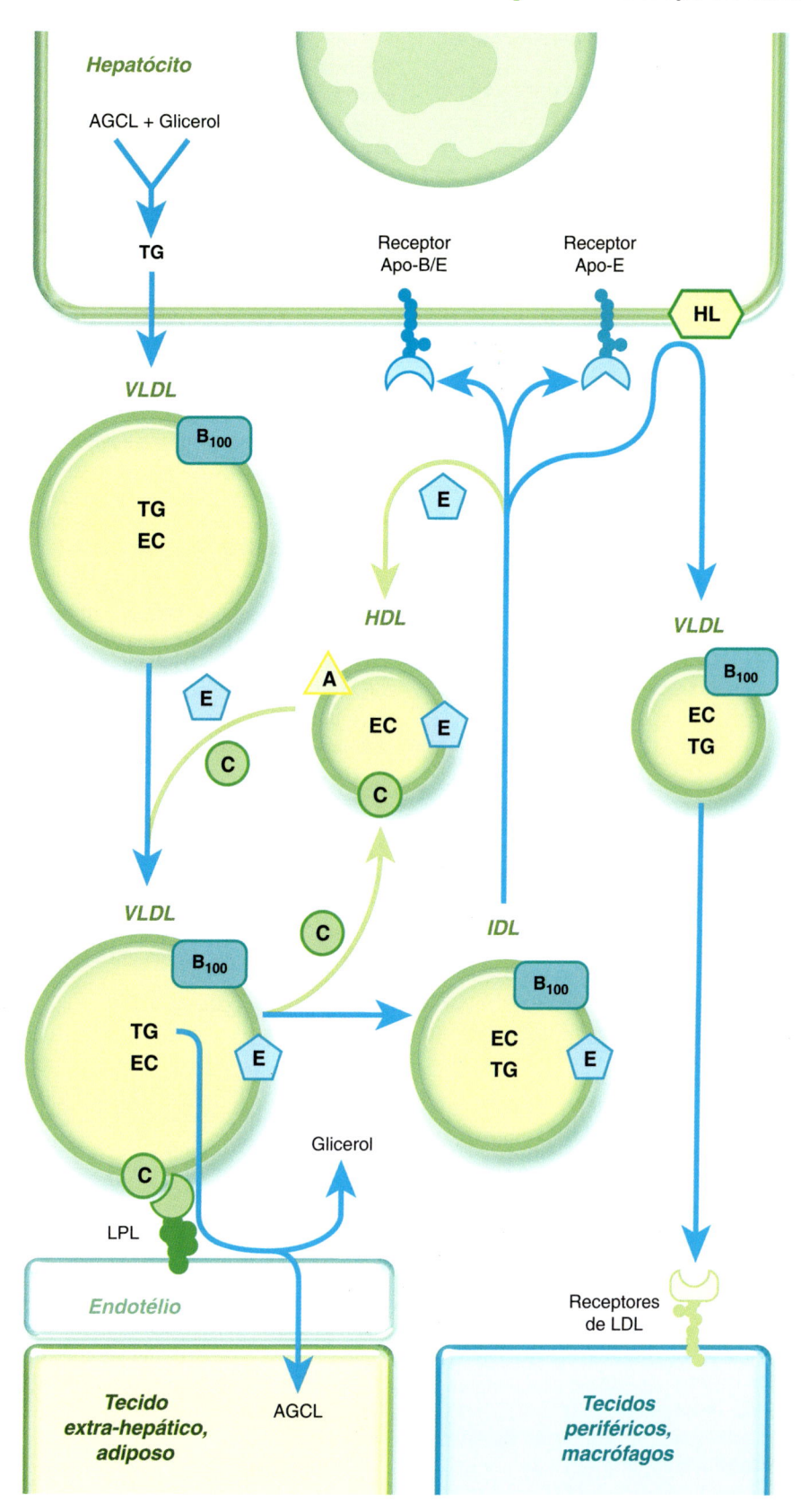

Figura 32.4 Os triglicerídios (TG) sintetizados nos hepatócitos são empacotados juntamente com colesterol, ésteres de colesterol (EC) e apoproteína-B100 dentro das lipoproteínas de densidade muito baixa (VLDL) para serem transportados no sangue. A VLDL obtém a apoproteína-C e a apoproteína-E das lipoproteínas de alta densidade (HDL). Os triglicerídios são hidrolisados em ácidos graxos de cadeia longa (AGCL) e glicerol pela lipoproteína lipase (LPL) na superfície das células endoteliais. Os AGCL podem ser utilizados pelo adipócitos para formar triglicerídios, enquanto o glicerol é liberado no sangue para ser utilizado pelo fígado ou por outros tecidos extra-hepáticos. A depleção dos triglicerídios resulta na formação das lipoproteínas de densidade intermediária (IDL). A apoproteína-C e a apoproteína-E retornam para HDL. As lipoproteínas de densidade intermediária podem ser futuramente removidas dos triglicerídios pela lipase lipática (HL) e convertidas a lipoproteínas de baixa densidade (LDL). A captação de LDL pelos tecidos periféricos é mediada pela ligação de LDL com os receptores de LDL. Os macrófagos também são capazes de remover LDL da circulação pelos receptores do tipo *scavenger*.

Tabela 32.2 Exemplos de mamíferos HDL e LDL.[5,6]

Mamíferos HDL	Mamíferos LDL
Cães	Porquinho-da-índia
Gatos	*Hamsters*
Furões	Suínos
Cavalos	Camelos
Bovinos	Coelhos (algumas linhagens)
Ovelhas	Macaco-aranha
Camundongos	Seres humanos
Ratos	
Chimpanzé	
Maioria dos primatas do Velho Mundo	

HDL = lipoproteína de alta densidade; LDL = lipoproteína de baixa densidade.
Os mamíferos HDL são definidos como aqueles que têm HDL > 50% do total das lipoproteínas, enquanto os mamíferos LDL têm > 50% de LDL. Idade, linhagem, raça e dieta podem afetar a distribuição relativa das lipoproteínas.
Fonte: Hollanders et al.[5] e Chapman.[6]

O acúmulo do colesterol LDL nos macrófagos resulta em depósitos subendoteliais de lipídios ou de placas ateroscleróticas. Dietas contendo altas concentrações de colesterol podem favorecer o aumento das concentrações de LDL e exacerbar o desenvolvimento da aterosclerose.

Cetonas

A cetogênese constitui outra opção disponível para o metabolismo dos ácidos graxos no fígado. Conforme descrito previamente, AGCL podem ser novamente embalados dentro dos triglicerídios e liberados como VLDL. Alternativamente, os AGCL podem ser convertidos em acetil-CoA pela β-oxidação e serem subsequentemente usados para produzir energia via ciclo do ATC, a fim de sintetizar colesterol, ou na cetogênese (ver Figura 32.2). Baixos níveis de corpos cetônicos são normalmente produzidos pelo fígado sob adequadas condições nutricionais. O epitélio ruminal também apresenta capacidade de sintetizar β-hidroxibutirato, o que pode contribuir para concentrações mais elevadas de corpos cetônicos nos ruminantes do que nos monogástricos após a alimentação. Os principais corpos cetônicos são a acetona, o acetoacetato e o β-hidroxibutirato. A acetil-CoA é metabolizada em acetoacetato, o qual é subsequentemente convertido em acetona e em β-hidroxibutirato. Esses pequenos lipídios são solúveis em água e podem ser transportados pelo sangue para serem utilizados como fonte de energia por outros tecidos. Devido a não serem conjugados à albumina, os corpos cetônicos podem entrar facilmente nas células e atravessar a barreira hematencefálica e a placenta. Nesse contexto, tecidos tais como o coração e o cérebro são capazes de utilizar prontamente os corpos cetônicos como fonte de energia.

A cetogênese pode ser aumentada em condições de balanço energético negativo e é considerada uma resposta normal ao jejum. Nesse caso, a concentração plasmática de glicose e de glucagon estará reduzida, enquanto a insulina estará elevada. Isso estimula a lipólise pela HSL, mobilizando ácidos graxos dos triglicerídios estocados nos adipócitos. Os ácidos graxos chegam ao fígado e são convertidos em acetil-CoA. Ao mesmo tempo, o oxaloacetato disponível é consumido pela gliconeogênese, impossibilitando que a acetil-CoA entre no ciclo do ATC. Como resultado, a acetil-CoA é direcionada à cetogênese.

Pode ocorrer quadro de cetose transitória após exercício intenso, o qual já foi observado em cães e cavalos. Durante o exercício, a HSL é estimulada por catecolaminas, cortisol e tiroxina e os ácidos graxos liberados são consumidos pelos músculos para produção de energia. As cetonas formadas durante o exercício são rapidamente utilizadas e os seus níveis circulantes mantêm-se de baixos a indetectáveis. No período pós-exercício, o metabolismo muscular muda de oxidação de ácidos graxos para gliconeogênese e síntese de glicogênio, a fim de remover o lactato e repor os estoques de glicogênio. A metabolização da acetil-CoA por meio do ciclo do ATC declina como resultado da diminuição da disponibilidade de oxaloacetato. O excesso de ácidos graxos circulantes é removido pelo fígado e a acetil-CoA resultante pode ser desviada para a produção de cetonas. O grau de cetose pós-exercício aparenta estar correlacionado à intensidade e à duração do exercício, ao condicionamento do atleta e à dieta.

Mensuração dos lipídios

Devido às dificuldades técnicas associadas à mensuração dos lipídios, relativamente poucos tipos são mensurados nos painéis bioquímicos de rotina. Os triglicerídios e o colesterol podem ser mensurados no soro, plasma heparinizado ou plasma com ácido etilenodiaminotetracético (EDTA) com o uso de ensaios espectrofotométricos, os quais são facilmente adaptáveis aos analisadores automatizados e comumente fazem parte dos perfis bioquímicos. A mensuração dos ácidos graxos livres ou dos AGNE tem sido utilizada para avaliar o metabolismo dos ruminantes, dos equinos e dos camelídeos. Entretanto, esses exames em geral não estão disponíveis nos painéis bioquímicos de rotina. O plasma heparinizado ou soro obtido usando um tubo separador de soro não são recomendados para a mensuração de AGNE, uma vez que o valor basal de AGNE será maior e as concentrações aumentarão com o armazenamento do plasma.[7]

As cetonas podem ser mensuradas em analisadores automatizados ou utilizando reagentes secos, tais como tiras reagentes, *tablets* ou pó de nitroprussiato. A mensuração das cetonas na urina usando tiras reagentes baseia-se no teste do nitroprussiato e é frequentemente utilizada por ser menos invasiva e ser uma forma semiquantitativa de avaliação da cetogênese acelerada no diabetes melito em pequenos animais ou da cetose bovina. A desvantagem desse método é que essas tiras reagentes são mais sensíveis para detectar o acetoacetato do que a acetona ou o β-hidroxibutirato e podem subestimar as cetonas em alguns estágios da cetoacidose diabética. Ademais, a presença de alguns fármacos ou componentes na urina também pode resultar em resultado falso-positivo. Aparelhos de "diagnóstico rápido"* vêm sendo avaliados para a mensuração de β-hidroxibutirato no sangue total em cães, gatos e bovinos.[8,9] Já em bovinos, tiras reagentes estão disponíveis para mensuração do β-hidroxibutirato no leite, o que pode ser mais prático do que a mensuração urinária.

A mensuração das lipoproteínas nas espécies veterinárias requer métodos ainda mais sofisticados, tais como centrifugação por gradiente de densidade e eletroforese. Os analisadores automáticos e os "testes rápidos" projetados para quantificar o

---

*N.R.T.: Os aparelhos *point of care* também são conhecidos como "testes rápidos" e fornecem resultados qualitativos ou semiquantitativos no local em que o cuidado é prestado ao paciente.

colesterol HDL utilizando precipitação e técnicas de cálculos em seres humanos não foram validados e podem não fornecer resultados confiáveis para as espécies veterinárias.[10] Como resultado, as lipoproteínas não são rotineiramente mensuradas na medicina veterinária e requerem o envio das amostras para laboratórios de referência especializados.

O termo hiperlipidemia refere-se ao aumento dos lipídios na circulação. Ele pode ocorrer devido à hipertrigliceridemia e/ou à hipercolesterolemia. A lipemia, ou hiperlipidemia, refere-se à visível turvação (normalmente quando os triglicerídios excedem 300 mg/dℓ) à franca lactescência em amostras de plasma ou de soro (triglicerídios excedem 600 a 1.000 mg/dℓ). A lipemia é causada pelo aumento dos triglicerídios em quilomícrons e/ou VLDL. A hipercolesterolemia sem hipertrigliceridemia concomitante não é capaz de gerar aparência lipêmica à amostra. O teste de refrigeração é uma maneira simples de distinguir se a causa da lipemia ocorre devido aos quilomícrons ou às VLDL (Figura 32.5). Para realizar esse teste, a amostra deve ser deixada na posição vertical *overnight* (de um dia para o outro) no refrigerador. Os quilomícrons irão flutuar e formar uma camada leitosa ou semelhante a um creme na superfície da amostra. Se o soro subjacente tornar-se límpido, consideram-se os quilomícrons como causadores da lipemia. Se, por outro lado, VLDL for a causa da lipemia, ele não irá se separar, formando a camada cremosa, e a amostra permanecerá de levemente clara a turva. Se a lipemia for decorrente do aumento de ambos (quilomícrons e VLDL), uma camada cremosa irá formar-se acima da amostra, a qual permanecerá turva.

As alterações nos lipídios séricos de relevância clínica incluem hipertrigliceridemia, hipercolesterolemia, hipercetonemia e hipocolesterolemia. A hipotrigliceridemia apresenta importância clínica duvidosa e pode ser mais correlacionada com o estado nutricional.

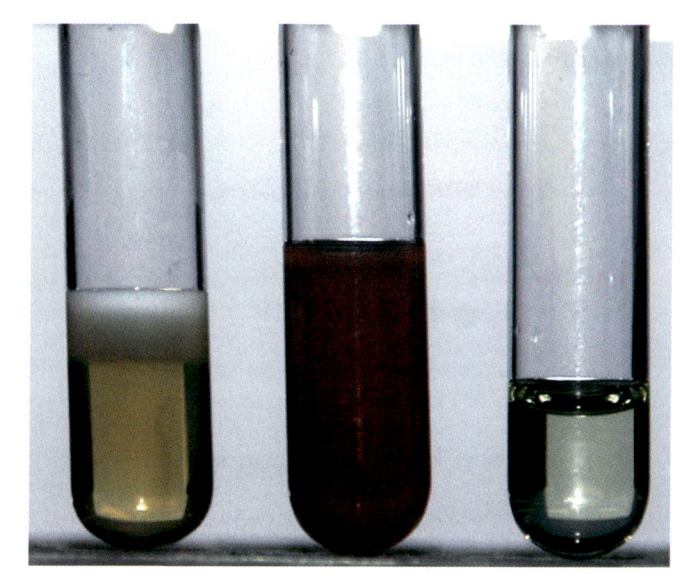

Figura 32.5 A lipemia é caracterizada por visível turvação lactescente do plasma ou soro devido ao aumento de triglicerídios na forma de quilomícrons e/ou de lipoproteínas de densidade muito baixa (VLDL). A formação de uma camada semelhante a um creme na superfície da amostra indica a presença de quilomícrons (*esquerda*). A falha na separação indica a presença de VLDL (*meio*). Amostras normais são límpidas (*direita*).

---

*N.R.T.: De aparência semelhante ao leite.

Hiperlipidemias

Hiperlipidemia pós-prandial

A hiperlipidemia pós-prandial decorre do aumento transitório dos triglicerídios na forma de quilomícrons. Ela se torna aparente após 1 a 2 horas do consumo de uma refeição contendo gordura e em geral apresenta pico entre 6 e 8 horas. Pelo fato de a hiperlipidemia pós-prandial decorrer principalmente do aumento de triglicerídios, as amostras de sangue podem apresentar-se de levemente a grosseiramente lipêmicas. Para cães e gatos, um período de jejum de 12 horas é suficiente para remover a hiperlipidemia. Para avaliar a síndrome metabólica equina, os cavalos devem ficar em jejum por meio do confinamento em baia, deixando um pouco de feno na baia após as 22:00h e coletando amostra de manhã.[11] Diante da composição do alimento e de a digestão ruminal ser um processo contínuo, os ruminantes não apresentam significativas alterações pós-prandiais e, portanto, não necessitam ser mantidos em jejum antes da coleta de amostras de sangue.

A persistência de hiperlipidemia após 12 horas de jejum em cães e gatos é sugestiva de presença de via alternativa causadora de hiperlipidemia. Nos animais monogástricos, o consumo de dieta rica em gordura pode contribuir para elevadas concentrações de lipídios séricos após o jejum ou pós-prandialmente se comparado às dietas contendo quantidades normais ou reduzidas de gordura. O tempo necessário para reduzir os lipídios séricos a níveis comparáveis ao do jejum deve ser prolongado após uma refeição rica em gordura e um jejum de 15 horas pode ser necessário para estabelecer os verdadeiros valores de lipídios em jejum. Como pode ser verificado na Tabela 32.1, várias etapas regulatórias do metabolismo dos lipídios são influenciadas por hormônios. Não é de surpreender que as hiperlipidemias patológicas sejam em geral secundárias a causas hormonais ou a distúrbios metabólicos. As hiperlipidemias primárias ou idiopáticas são raras e provavelmente apresentam uma base genética.

Hiperlipidemia secundária

As hiperlipidemias secundárias são causadas por diversas doenças (Figura 32.6). Embora estejam separadamente descritas a seguir, é importante ressaltar que pode haver sobreposição de efeitos promotores de anormalidades no metabolismo lipídico em determinados pacientes. Por exemplo, a pancreatite pode ser complicada pelo diabetes melito em decorrência do dano causado ao parênquima pancreático. O diabetes melito em geral ocorre concomitantemente ao hiperadrenocorticismo em gatos como resultado da resistência insulínica relacionada com os corticosteroides. Muitas dessas causas apresentam componente inflamatório, que causa a liberação local e sistêmica de citocinas pró-inflamatórias capazes de modular o metabolismo lipídico.

Hipotireoidismo

O hipotireoidismo é uma endocrinopatia comum em cães e é frequentemente acompanhado por hipercolesterolemia decorrente do aumento de LDL e de HDL.[12-15] A hipertrigliceridemia também é comum e ocorre devido ao aumento de VLDL e, algumas vezes, dos quilomícrons. Diferentemente dos cães, os gatos raramente apresentam hipotireoidismo espontâneo, mas

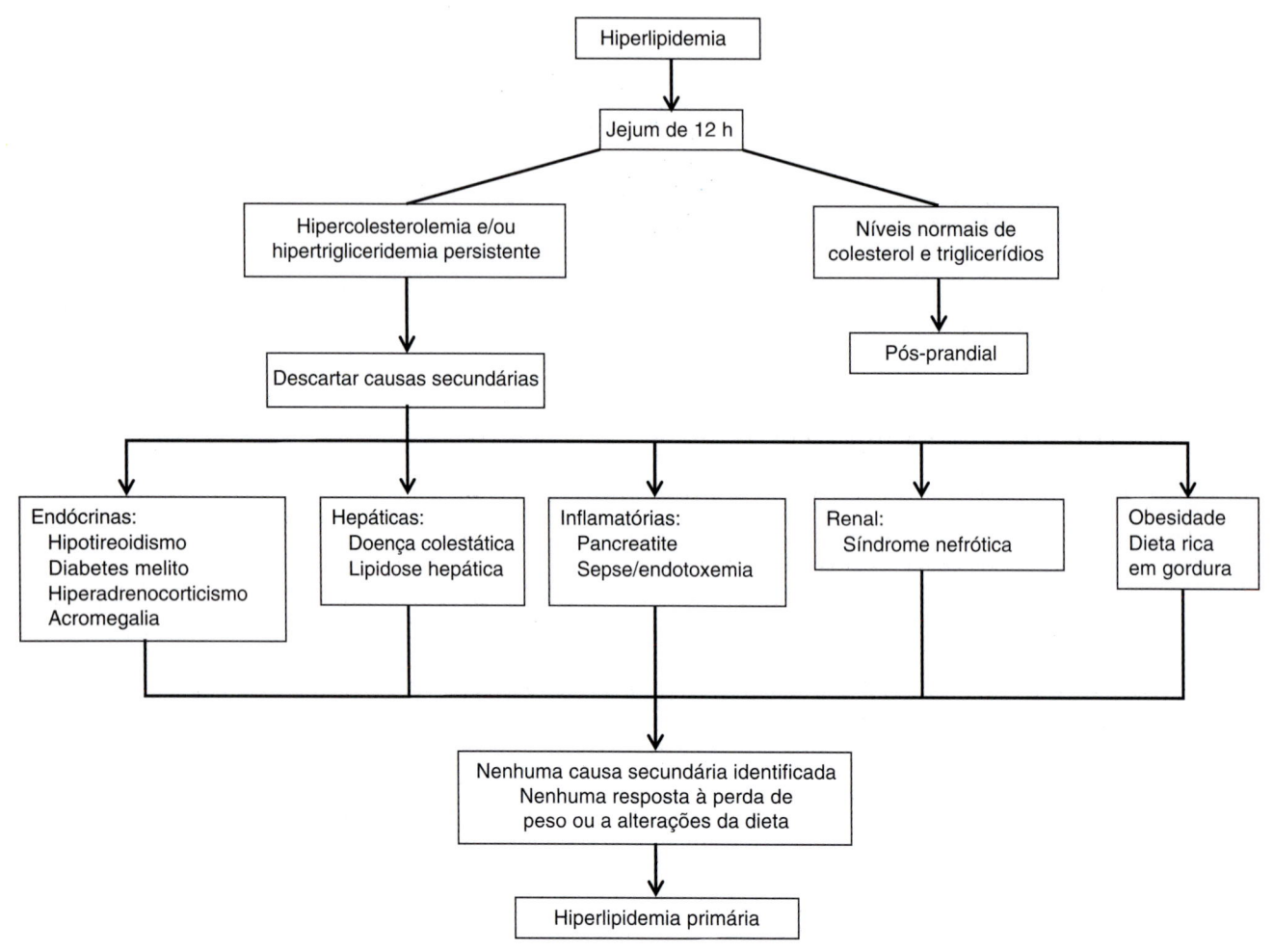

Figura 32.6 Abordagem ao paciente hiperlipidêmico.

podem desenvolvê-lo como sequela do tratamento para hipertireoidismo. O hipotireoidismo congênito já foi descrito em filhotes de gatos.[16] A hipercolesterolemia pode ser uma característica de ambas as apresentações, espontânea ou iatrogênica, do hipotireoidismo em felinos.[16,17] Em cavalos adultos, a real incidência do hipotireoidismo de ocorrência natural é muito baixa. Casos inicialmente diagnosticados como hipotireoidismo podem, na verdade, ser atribuídos à síndrome metabólica equina ou ao hiperadrenocorticismo secundário a um tumor ou a uma disfunção na *pars* intermédia da glândula pituitária (hipófise).[18] A ablação experimental das glândulas tireoides de cavalos adultos resultará em hipercolesterolemia e hipertrigliceridemia caracterizadas pelo aumento de LDL e VLDL, respectivamente.[19]

Em seres humanos com hipotireoidismo, a redução da síntese de receptores LDL hepáticos e o aumento do catabolismo de receptores para LDL contribuem para a hipercolesterolemia por prejudicar a depuração de LDL.[20] A excreção biliar do colesterol também diminui, embora a absorção intestinal de colesterol seja aumentada. A redução da atividade da lipoproteína lipase causa atrasos na depuração tanto de VLDL quanto de quilomícrons, enquanto a redução da atividade da lipase hepática retarda a depuração dos remanescentes de quilomícrons enriquecidos em colesterol. Mecanismos similares não foram completamente analisados nas espécies domésticas.

Hiperadrenocorticismo

Aumentos nas concentrações séricas de triglicerídios e de colesterol podem ser verificados em cães com a doença de Cushing.[15,21-24] A hipercolesterolemia também foi relatada em gatos com hiperadrenocorticismo.[25,27] Como consequência da resistência insulínica induzida pelo cortisol, o hiperadrenocorticismo, especialmente em gatos, é frequentemente complicado pela ocorrência concomitante de diabetes melito, o qual exerce efeitos adicionais ao metabolismo lipídico.[27] Cavalos com disfunção da *pars* intermédia da pituitária (PPID) podem desenvolver hiperadrenocorticismo hipófise-dependente. A estimulação da lipólise nesses cavalos resulta na elevação da circulação dos AGNE, assim como em aumento na cetogênese.[28] Existem vários relatos sobre a incidência de hipertrigliceridemia em cavalos com PPID e hiperadrenocorticismo.[28-31] A hiperlipidemia pode se tornar acentuada se houver diabetes melito tipo 2 concomitante e síndrome metabólica.

A combinação dos efeitos diretos dos corticosteroides e indiretos decorrentes da resistência insulínica induzida por esteroides contribuem para as alterações no metabolismo dos lipídios nos pacientes com hiperadrenocorticismo.[20] A hipercolesterolemia é resultante do prejuízo na depuração de LDL ao mesmo tempo que ocorre a diminuição do catabolismo do colesterol secundária à hepatopatia induzida por esteroide e colestase. A síntese aumentada de VLDL pelos hepatócitos promove hipertrigliceridemia.

Diabetes melito

O diabetes melito por deficiência insulínica mal controlado em cães (tipo 1 ou diabetes melito insulinodependente) está associado à hipertrigliceridemia, ao aumento sérico dos AGCL e à hipercolesterolemia.[12,32,33] O diabetes melito tipo 1 é raro em cavalos, mas pode ser acompanhado de hipertrigliceridemia.[34] Devido à insulina ser requerida para a síntese e a atividade da lipoproteína lipase, a deficiência insulínica resulta na falha em remover os triglicerídios dos quilomícrons e das VLDL. Adicionalmente, ocorre o aumento da circulação dos AGCL devido à combinação entre o aumento da lipólise e a redução da síntese de triglicerídios pelos adipócitos. A falta de insulina resulta no aumento da atividade da HSL nos adipócitos com subsequente hidrólise dos triglicerídios estocados e liberação dos AGCL na circulação. Devido aos adipócitos requererem glicose para a síntese de glicerol-1-fosfato, o prejuízo na captação de glicose mediada por insulina resulta na redução da disponibilidade de glicerol-1-fosfato para a esterificação dos AGCL em triglicerídios. Os AGCL são liberados na circulação sanguínea e captados subsequentemente pelos hepatócitos, convertidos em triglicerídios e liberados na forma de VLDL. Se a concentração dos AGCL exceder a habilidade dos hepatócitos em produzir e liberar VLDL ou em consumir acetil-CoA por meio do ciclo do ATC, a acetil-CoA gerada a partir dos AGCL pode ser desviada para a síntese de corpos cetônicos, contribuindo para o desenvolvimento da cetoacidose.

Considerando que a insulina estimula a produção dos receptores de LDL, a hipercolesterolemia aparenta ser resultante principalmente da redução da captação de LDL mediada por receptor. A elevação da síntese intestinal de colesterol também parece contribuir com a gênese da hipercolesterolemia nos cães.

Obesidade, resistência insulínica e síndrome metabólica

A resistência insulínica no diabetes melito tipo 2 pode variar de ligeira a aparente. A patogênese da resistência insulínica é complexa e apresenta diversas causas instigantes. Condições associadas à resistência insulínica incluem obesidade, hiperadrenocorticismo e hipersomatotropismo. Como resultado, os efeitos relacionados com o prejuízo da resposta insulínica se sobrepõem aos distúrbios do perfil lipídico causados pelo distúrbio inicial. O diabetes melito tipo 2 é o tipo mais comum de diabetes em gatos e cavalos.

A obesidade é um problema frequentemente encontrado em cães, gatos e cavalos. O perfil lipídico dos indivíduos obesos pode exibir concentrações de triglicerídios de normais a marcadamente elevadas conjuntamente com variáveis elevações de colesterol. Os AGNE plasmáticos estão frequentemente elevados. A variação observada no perfil lipídico na obesidade está provavelmente correlacionada ao local de depósito da gordura em excesso, à duração da obesidade e à disfunção dos hormônios reguladores do metabolismo, tais como insulina, cortisol, leptina e adiponectina. A obesidade é atualmente reconhecida como um estado pró-inflamatório, sendo os depósitos de gordura fontes de citocinas inflamatórias, tais como a interleucina-6 e o fator de necrose tumoral α. Esses mediadores inflamatórios podem apresentar significativo impacto nos adipócitos e no metabolismo hepático (ver adiante seção sobre inflamação) e podem promover resistência insulínica. A obesidade intra-abdominal aparenta ter consequências metabólicas mais graves se comparada à obesidade periférica, predispondo ao desenvolvimento de resistência insulínica e de síndrome metabólica.

Adicionalmente ao aumento das concentrações absolutas de triglicerídios e colesterol, pode ocorrer também mudança na composição das lipoproteínas. Cães obesos demonstram um padrão de aumento de triglicerídios e de ambos os colesteróis VLDL e HDL.[35,36] Em gatos, o conteúdo de triglicerídios e de VLDL colesterol é aumentado, enquanto o colesterol do tipo HDL apresenta-se diminuído.[37,38] Os cavalos exibem aumentos nos conteúdos de VLDL, triglicerídios e de colesterol HDL.[11,39] A redução da atividade da lipoproteína lipase já foi documentada em gatos obesos, sugerindo prejuízo na captação dos triglicerídios pelos adipócitos e tecidos periféricos.[37,40] As frações de LDL aparentam não ser afetadas e podem ser as responsáveis pela relativa resistência ao desenvolvimento de aterosclerose nessas espécies, mesmo na ocorrência de hiperlipidemia relacionada com a obesidade.

A hipercolesterolemia foi observada em gatos com acromegalia,[41] doença resultante do aumento da produção do hormônio do crescimento (ou seja, somatotropina). Embora não especificamente explorados em gatos, existem diversos mecanismos que podem explicar a hipercolesterolemia secundária ao hipersomatotropismo. Esses gatos têm complicações metabólicas derivadas de resistência insulínica e de diabetes melito tipo 2. Adicionalmente, o hormônio do crescimento reduz a liberação do hormônio tireotrófico (TSH), resultando em hipotireoidismo secundário.

Lipidose hepática

A lipidose hepática, ou fígado gorduroso, ocorre quando os triglicerídios se acumulam nos hepatócitos. Essa síndrome pode ser precipitada por balanço energético negativo, distúrbios hormonais ou metabólicos, hipoxia ou toxinas. É resultante de um desequilíbrio entre a captação hepática dos ácidos graxos, a síntese dos triglicerídios, a formação e a liberação de VLDL. A lipidose hepática pode se desenvolver associada a algumas condições, tais como cetose dos bovinos, toxemia da prenhez em ovinos, jejum em gatos obesos e cavalos e em uma variedade de síndromes nos camelídeos. Nessas síndromes, a atividade da HSL e a subsequente lipólise dos adipócitos são aceleradas, aumentando a disponibilidade de AGCL. A quantidade de AGCL ultrapassa a capacidade do fígado de oxidá-los no ciclo do ATC e eles são, então, reesterificados a triglicerídios. Tanto a capacidade de acumular os triglicerídios quanto a de produzir e transportar VLDL pelos hepatócitos é excedida. Os ácidos graxos em excesso também podem estar desviados para a produção de corpos cetônicos e a lipólise é frequentemente acompanhada por algum grau de cetose. Macroscopicamente, o fígado apresenta-se de pálido a amarelo; e, microscopicamente, pode-se observar uma grande variedade de vacúolos de gordura de coloração clara dentro do citoplasma dos hepatócitos (Figura 32.7).

A anorexia em cavalos, especialmente se eles forem obesos, pode desencadear o desenvolvimento de hiperlipidemia e lipidose hepática.[11,39] Pôneis, jumentos e éguas apresentam risco elevado, que pode ser agravado pela gestação e lactação. A síndrome em equinos é caracterizada pelo aumento da circulação dos AGNE, dos triglicerídios e, em menor grau, do colesterol.[42,43] Salienta-se que a cetonemia e a cetonúria não compõem os achados nessa espécie. As elevações nas concentrações dos triglicerídios podem ser acentuadas e são principalmente

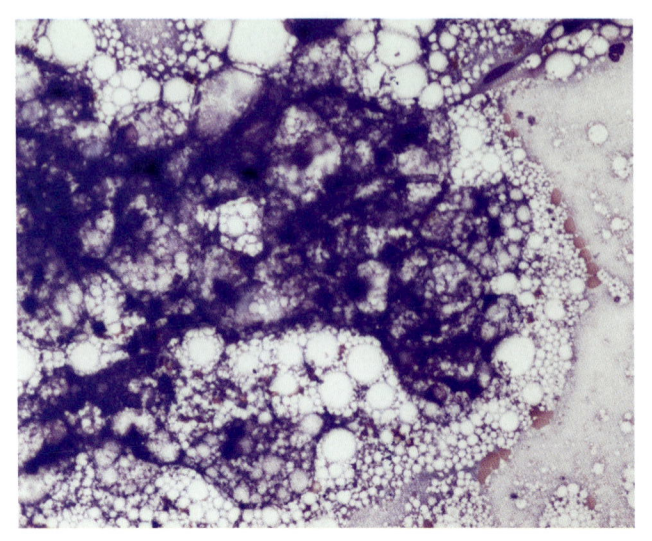

Figura 32.7 Aspirado por agulha fina do fígado de um gato com lipidose hepática. O citoplasma dos hepatócitos contém vacúolos lipídicos de tamanhos variados e de coloração clara. Os hepatócitos saturados de lipídios são frequentemente frágeis e romper-se-ão, liberando gotículas lipídicas evidentes no fundo da lâmina. (Coloração de Wright-Giemsa, 400×.)

decorrentes do aumento da produção hepática de VLDL. A concentração de triglicerídios em cavalos anoréxicos demonstrou ser inversamente correlacionada à sobrevivência.[44,45]

Gatos obesos, que se tornam anoréxicos em decorrência de doença ou que são sujeitos à rápida perda de peso, apresentam risco de desenvolver lipidose hepática como consequência do aumento da lipólise.[46] A hipertrigliceridemia ocorre como resultado tanto do aumento da produção de VLDL quanto de sua utilização periférica prejudicada. Apesar de a exportação das VLDL do fígado estar aumentada, ela aparenta ser insuficiente para prevenir o acúmulo de triglicerídios nos hepatócitos. A hipercolesterolemia é considerada um achado menos consistente.

A lipidose hepática ocorre secundariamente a condições que aumentam a mobilização de gordura nos camelídeos.[47,48] A síndrome é acompanhada pelo aumento dos AGNE e, em alguns casos, de cetonemia e cetonúria. Semelhantemente a outras espécies, a lipidose hepática pode ocorrer como sequela de um balanço energético negativo associado à gestação ou à lactação, nas quais as fêmeas prenhes estarão hipoglicêmicas e cetonêmicas. Nos casos não associados à prenhez e à lactação, a hiperglicemia pode ser observada em decorrência de atenuação da resposta insulínica e da excessiva gliconeogênese típica dos camelídeos. A hipertrigliceridemia pode ser observada na lipidose grave.

Pancreatite

Cães com pancreatite de ocorrência natural podem apresentar hipertrigliceridemia, hipercolesterolemia e soro evidentemente lipêmico.[4,12,49,50] A hipercolesterolemia também é descrita em gatos com pancreatite.[51] Alterações nos padrões das lipoproteínas caninas incluem aumento de VLDL, quilomícrons e LDL e, ainda, redução de alguns subtipos de HDL. A hipertrigliceridemia surge tanto da redução da depuração dos quilomícrons e das VLDL, decorrentes da diminuição da atividade da lipoproteína lipase, quanto do aumento da produção de VLDL. A hipercolesterolemia resulta da redução da excreção biliar devido à colestase associada à pancreatite, assim como do aumento da síntese hepática. A liberação de citocinas inflamatórias provavelmente contribui com alterações no metabolismo lipídico hepático. Quando o parênquima pancreático estiver lesionado, a patogênese da hiperlipidemia pode ser complicada por comorbidades como o diabetes melito.

Especula-se que a hipertrigliceridemia possa contribuir para o desenvolvimento da pancreatite e que talvez possa explicar a "impressão clínica" de que o consumo de uma refeição rica em gordura pode preceder a pancreatite aguda. A teoria baseia-se no fato de que a hidrólise de quilomícrons triglicerídios pela lipase pancreática dentro da microcirculação pancreática resulta na liberação local de AGCL. Os AGCL têm o potencial de danificar tanto as células endoteliais da microvasculatura pancreática quanto as células pancreáticas acinares. Isso mantém o mecanismo de perpetuação do ciclo de liberação contínuo da lipase pancreática e da produção de AGCL danosos, assim como a liberação de outras enzimas potencialmente lesivas dentro do parênquima pancreático.

Endotoxemia e inflamação

As alterações nos lipídios e nas lipoproteínas séricas podem ser vistas como resposta a endotoxinas e à liberação de citocinas inflamatórias induzidas pelas endotoxinas.[52] As citocinas inflamatórias têm sido responsabilizadas por mediarem alterações no metabolismo lipídico em muitas condições pró-inflamatórias tais como obesidade e pancreatite. A resposta às endotoxinas é caracterizada pelo aumento da circulação dos ácidos graxos de cadeia longa, de triglicerídios e de VLDL. A estimulação da lipólise pelos adipócitos e da síntese de ácidos graxos em conjunto com a redução da oxidação dos ácidos graxos resulta no aumento da síntese de triglicerídios e de VLDL. A depuração dos triglicerídios é prejudicada pela diminuição da atividade da lipoproteína lipase e o teor diminuído de lipoproteína-E prejudica a remoção das lipoproteínas do sangue mediadas por receptor.

Os níveis de colesterol são mais variáveis e provavelmente dependentes da espécie, da gravidade clínica e do tempo de curso da doença. Leve hipercolesterolemia secundária à endotoxemia pode ocasionar a diminuição da excreção biliar do colesterol, assim como reduzir a captação de LDL secundária à *down regulation* (regulação negativa) dos receptores de LDL. Como parte da reação de fase aguda negativa mediada pelas citocinas inflamatórias, os pacientes podem desenvolver hipocolesterolemia de leve a moderada decorrente da diminuição da síntese hepática do colesterol. HDL pode tanto se apresentar diminuída quanto ter sua composição alterada. Cães com enterite por parvovírus apresentam hipocolesterolemia e hipertrigliceridemia que se correlacionam com as concentrações de fator de necrose tumoral α.[53]

Colestase

A colestase advém de uma variedade de mecanismos e pode resultar em aumento de leve a moderado no colesterol, com leve e ocasional aumento dos triglicerídios. Isso provavelmente é decorrente da combinação entre a redução da captação hepática do colesterol e do prejuízo na excreção biliar do colesterol. Alterações na composição e na distribuição das lipoproteínas têm sido documentadas em cães, gatos e cavalos com colestase natural ou induzida experimentalmente.[54-57]

Nefropatia perdedora de proteína e síndrome nefrótica

A síndrome nefrótica pode se desenvolver como resultado de lesões glomerulares e de proteinúria decorrentes de diversas etiologias. As principais características da síndrome nefrótica incluem proteinúria, ascite, edema, hipoalbuminemia, hipercolesterolemia e hipertrigliceridemia. A síndrome nefrótica acompanhada de hipercolesterolemia e de hipertrigliceridemia tem sido observada em cães, gatos e cavalos.[58] Embora a proteinúria e a hipoalbuminemia tenham sido descritas em bovinos com síndrome nefrótica, nenhum efeito no colesterol e nos triglicerídios séricos foi relatado.[59]

Diversos mecanismos têm sido sugeridos para explicar as alterações no metabolismo lipídico secundárias à proteinúria e à hipoalbuminemia.[60] Estudos experimentais em seres humanos e em animais sugerem que a proteinúria e a hipoalbuminemia estão associadas ao aumento da atividade das enzimas que sintetizam o colesterol hepático, resultando no aumento da produção de colesterol e das lipoproteínas contendo colesterol. A perda urinária de enzimas-chave, tais como a lecitina-colesterol acil-transferase (LCAT), pode afetar a maturação de HDL e prejudicar o mecanismo de transporte reverso de colesterol. A diminuição da expressão dos receptores de LDL, assim como a alteração da ligação entre LDL e seu receptor, contribui para a redução da depuração de LDL. O catabolismo do colesterol e sua subsequente excreção por meio da bile também podem ser prejudicados pela redução da atividade das enzimas envolvidas na síntese dos ácidos biliares.

A hipertrigliceridemia resulta tanto do aumento da síntese hepática de VLDL quanto da redução periférica da depuração de VLDL e de quilomícrons. O prejuízo na depuração dos triglicerídios aparenta ser resultante da redução da atividade da lipoproteína lipase e da lipase hepática. A perda da atividade da lipase de lipoproteína é mediada por inibidores tais como angiopoetina-*like* 4, cuja produção renal é estimulada por proteinúria.

Neonatos e jovens lactentes

As concentrações de triglicerídios e colesterol circulantes são mais altas em animais jovens sadios, quando comparados a animais adultos, de maneira que valores de referência adequados devem ser usados quando possível.[61-65] Concentrações mais altas de triglicerídios e colesterol podem decorrer, em parte, da dificuldade em obter amostras de animais muito jovens que estão mamando em jejum e o teor relativamente alto de gorduras na dieta à base de leite. Diferenças no metabolismo lipídico e nas atividades enzimáticas entre animais jovens e adultos também podem ter um papel.

Hiperlipidemia moderada a grave caracterizada por hipertrigliceridemia moderada a acentuada e lipemia pode ser vista em gatinhos e potros jovens que não estão bem de saúde. Em ambas as espécies, a síndrome provavelmente é consequência do balanço energético negativo decorrente da falha em mamar adequadamente e, se grave, pode resultar em lipidose hepática. Potros doentes que se tornam anoréxicos e falham em mamar com frequência desenvolvem hipertrigliceridemia com aumento de AGNE em razão de lipólise.[66-68] Isso pode ser acompanhado por hipoglicemia que normalmente é mais grave se o potro estiver séptico. Alguns potros respondem à terapia nutricional parenteral com hiperglicemia decorrente de resistência à insulina ou prejuízo às respostas à insulina.

Um padrão de hipertrigliceridemia grave, hipercolesterolemia e anemia foi relatado em gatinhos com 3 a 8 semanas e pode se resolver em resposta ao tratamento de suporte.[69,70] As circunstâncias que precipitam esse episódio com frequência incluem balanço energético negativo tal como falha em mamar e infestação por pulgas.

Hiperlipidemia primária

Uma vez excluídas demais causas de hiperlipidemia, o diagnóstico de hiperlipidemia primária deve ser considerado. Essas condições são raras e, em geral, acredita-se que tenham base genética, embora sua patogênese ainda permaneça indefinida. Em cães, a hiperlipidemia idiopática é frequentemente observada nos Schnauzer miniatura e é caracterizada por hipertrigliceridemia de moderada a marcante e moderada hipercolesterolemia.[71,72] Diminuição da atividade de lipoproteína lipase foi sugerida como mecanismo subjacente do aumento do VLDL com ou sem aumento nos quilomícrons observados nessa raça.[72-74] Essa síndrome pode ser um achado acidental ou pode estar associada a sinais clínicos como convulsões, dor abdominal, pancreatite ou lesões oculares. Proteinúria e lesões renais, incluindo tromboêmbolos lipídicos glomerulares, foram associadas a hipertrigliceridemia em Schnauzers miniatura.[74,75] A hiperlipidemia idiopática já foi relatada em outras raças de cães, assim como, esporadicamente, em cães sem raça definida.

Hipercolesterolemia e hipertrigliceridemia primárias foram relatadas em Pastores de Shetland[76,77] e em Beagles.[78] A hipercolesterolemia idiopática associada a triglicerídios normais foi observada em Briards,[79] enquanto a hipertrigliceridemia idiopática sem alterações no colesterol foi documentada em Brittany Spaniels.[80]

A hiperquilomicronemia primária resultante da mutação do gene da lipoproteína lipase foi documentada em gatos.[81] Isso sugere que a enzima lipoproteína lipase não é capaz de se ligar ao endotélio capilar. Esses gatos têm aumento de quilomícrons, triglicerídios e colesterol séricos. Essa condição é associada ao decréscimo global da gordura corporal, ao desenvolvimento de xantomas e ao acúmulo lipídico ocular.[82,83]

Cetose e cetoacidose

A cetose clinicamente significativa ocorre em condições nas quais o suplemento e a demanda de energia estejam desbalanceados. Isso pode ser visto em vacas leiteiras no início da lactação, quando a alta produção de leite resulta em um balanço energético negativo. A cetose dos bovinos é caracterizada pelo aumento dos AGNE plasmáticos, por hipoglicemia, hipoinsulinemia, alto glucagon e acidose metabólica.[84] Aumentos na lipólise disponibilizam os AGCL em taxas que excedem a capacidade dos hepatócitos em produzir e exportar os triglicerídios ou de oxidá-los no ciclo do ATC. Como resultado, os ácidos graxos são desviados para a produção de cetonas. A lipidose hepática em geral precede a cetose clínica devido à lenta exportação de VLDL. Embora a cetose dos bovinos não seja uma doença fatal, ela resulta em significativa perda na produção de leite e pode predispor a outras condições, tais como deslocamento de abomaso, metrite e mastite. A toxemia da prenhez em ovinos também é consequência de balanço negativo. Nesse caso, a perda energética é em geral resultante da fase final de uma gestação gemelar. A toxemia da prenhez é uma doença grave e normalmente fatal que pode ser precipitada pelo estresse. As ovelhas tipicamente se apresentam letárgicas, com hipoglicemia, grave acidose metabólica e cetose. Nesses casos, ocorre uma inabilidade tanto em produzir VLDL quanto em transportar os triglicerídios para fora dos hepatócitos, com consequente lipidose hepática.

O diabetes mal controlado pode desencadear cetose e cetoacidose. A cetoacidose diabética é caracterizada por hiperglicemia, hipercolesterolemia, hipertrigliceridemia, aumentos dos AGNE e acidose metabólica.[32] Incremento na lipólise e na glicogenólise resulta da falta de insulina ou da baixa resposta a ela. Aumentos no glucagon, cortisol e norepinefrina também têm sido implicados na patogênese da cetoacidose diabética em cães.[32] O acúmulo de triglicerídios resulta em lipidose hepática, enquanto o excesso de acetil-CoA é convertido em corpos cetônicos. A produção das cetonas excede a habilidade de serem utilizadas como substrato energético e os corpos cetônicos se acumulam. Devido ao fato de as cetonas serem ácidos fortes, desenvolve-se acidose metabólica e as concentrações dos corpos cetônicos elevam-se.

Hipolipidemias

A Tabela 32.3 traz a lista das doenças nas quais a hipolipidemia pode ocorrer. Leves e isolados decréscimos no colesterol e nos triglicerídios podem ter limitada significância clínica e podem simplesmente refletir um estado de jejum. A hipocolesterolemia pode ser característica de doenças que resultam em diminuição da produção, diminuição da ingestão como pode ser visto com má-absorção e má digestão, ou aumento do catabolismo do colesterol. Em geral, é um reflexo de nutrição inadequada, tais como inanição ou má nutrição secundária à má absorção e/ou má digestão.

Enteropatia perdedora de proteínas, má absorção e má digestão

Condições que resultam em má absorção e/ou má digestão podem estar associadas à hipocolesterolemia e à hipotrigliceridemia, embora esses achados sejam inconsistentes. Decréscimos de colesterol e de triglicerídios séricos podem ocorrer na insuficiência pancreática exócrina. Nesses pacientes, a albumina sérica é em geral mantida dentro do intervalo de referência. Em contrapartida, pacientes que desenvolvem enteropatia perdedora de proteína podem ter, concomitante, hipocolesterolemia e hipoalbuminemia decorrentes da perda de albumina e de lipoproteínas. A enteropatia perdedora de proteínas pode derivar de uma série de doenças gastrintestinais, incluindo causas infecciosas, inflamatórias, ou doenças intestinais infiltrativas, tais como a linfangiectasia intestinal primária ou secundária.[85] De 5 a 30% dos gatos com doença inflamatória intestinal são relatados como portadores de hipocolesterolemia.[86] Contudo, esse não é um achado consistente, pois esses mesmos estudos indicam que 3 a 5% desses gatos podem apresentar hipercolesterolemia. Algumas raças de cães são predispostas à enteropatia perdedora de proteínas, incluindo o Wheaton Soft-coated Terrier, Yorkshire Terrier, Basenji e o Norwegian Lundehund.[85] Nos Wheaton Soft-coated Terrier, a ocorrência concomitante de enteropatia perdedora de proteínas e síndrome nefrótica pode contrabalancear os efeitos no colesterol e nos triglicerídios séricos.[87]

Tabela 32.3 Causas de hipolipidemia.

Enteropatia perdedora de proteínas
Insuficiência pancreática exócrina
Doença inflamatória intestinal
Insuficiência hepática
Hipoadrenocorticismo
Neoplasia hematopoética
Hipertireoidismo

Insuficiência hepática

A insuficiência hepática não colestática pode estar associada à hipocolesterolemia devido à redução da produção de colesterol. A hipocolesterolemia tem sido associada à cirrose, à lesão parenquimatosa induzida por toxinas e a anormalidades vasculares portossistêmicas. A hipotrigliceridemia também pode estar presente. A insuficiência hepática pode ser difícil de ser distinguida das doenças intestinais que resultem em enteropatia perdedora de proteína, visto que ambas podem apresentar concomitantemente hipocolesterolemia, hipoalbuminemia, baixa UN* e sinais gastrintestinais. A mensuração dos ácidos biliares pode distinguir entre os dois distúrbios.

Hipoadrenocorticismo

A hipocolesterolemia é por vezes vista em cães com hipoadrenocorticismo.[88,89] A incidência de hipocolesterolemia talvez seja mais comum no hipoadrenocorticismo atípico, no qual ocorre deficiência somente de glicocorticoides.[90] A hipoalbuminemia e a hipoglicemia também podem estar presentes e a distinção entre o hipoadrenocorticismo atípico e outras condições, tais como hepatopatias e enteropatias, torna-se dificultosa.

Neoplasia hematopoética

A redução do colesterol sérico é observada em alguns tipos de neoplasias hematopoéticas em seres humanos e em animais. A hipocolesterolemia foi observada em 69% dos cães com sarcoma histiocítico hemofagocitário[91] e em gatos com mieloma múltiplo.[92] Um recente relato indicou que 24% dos gatos com linfomas nasal e nasofaríngeo apresentaram hipocolesterolemia.[93] O mecanismo subjacente à hipocolesterolemia é incerto, mas talvez esteja correlacionado à produção de citocinas inflamatórias tais como as interleucina-6 e o fator de necrose tumoral-α. Essas citocinas suprimem a síntese hepática do colesterol e contribuem com reações de fase aguda negativas observadas tanto na albumina quanto no colesterol. A hipoalbuminemia é um achado relativamente comum em gatos com mieloma múltiplo e em cães com sarcoma histiocítico hemofagocitário, mas não em gatos com linfomas nasal e nasofaríngeo. Outro mecanismo sugerido para explicar a hipocolesterolemia em seres humanos com câncer é a ocorrência do aumento do catabolismo do colesterol.

Hipertireoidismo

A hipocolesterolemia e a hipotrigliceridemia têm sido observadas em seres humanos com hipertireoidismo e em alguns modelos experimentais. Embora o hipertireoidismo seja comum em gatos idosos, reduções do colesterol e de triglicerídios séricos são achados incomuns. As concentrações de colesterol e de triglicerídios podem apresentar-se próximas, mas infrequentemente abaixo do limite inferior do intervalo de normalidade.[94] Em um artigo, a hipercolesterolemia foi observada em 8% dos casos, enquanto a hipocolesterolemia não foi observada em nenhum dos 131 gatos incluídos no estudo.[95]

---

*N.R.T.: O termo *blood urea nitrogen* (BUN) "nitrogênio ureico sanguíneo" foi atualmente modificado para "nitrogênio ureico" (NU). Ver Capítulo 24.

33

Avaliação Laboratorial das Glândulas Tireoide, Adrenal e Pituitária

Donald Meuten[1] e Saundra Sample[2]
[1]North Carolina State University, Raleigh, NC, USA
[2]University of Missouri College of Veterinary Medicine, Columbia, MO, USA

Endocrinologia clínica

Introdução

O sistema endócrino é ímpar porque as doenças que o acometem provocam hipofunção ou hiperfunção de um órgão endócrino específico. Isso difere de outros sistemas orgânicos nos quais as doenças que os acometem causam apenas hipofunção (p. ex., doença renal, hepática, cardíaca). As lesões que causam doença podem se instalar em qualquer órgão que faz parte do eixo endócrino; no entanto, faz-se avaliação clínica da glândula endócrina (primária) e a relação respectiva da glândula pituitária (secundária). Ademais, o conhecimento da fisiologia endócrina e da função hormonal normais é fundamental para a detecção da doença primária, mediante a identificação das manifestações clínicas, bem como para a escolha e interpretação de testes diagnósticos apropriados. Antes de continuar a leitura deste capítulo, é importante esclarecer que não há teste diagnóstico perfeito. Para o uso de testes de diagnóstico, é preciso que eles diferenciem animais portadores de uma doença específica de outros diagnósticos diferenciais clinicamente semelhantes. Como veterinários, para indicar o uso de testes de diagnóstico, levamos em conta múltiplas fontes de informações, incluindo o nosso conhecimento médico, o histórico do paciente, os sinais clínicos e os achados de exame físico. É notório que o diagnóstico de endocrinopatias é um desafio, principalmente no estágio inicial da doença e quando ainda não ocasionaram sinais clínicos evidentes ou anormalidades laboratoriais clássicas. Como consequência, podem ser necessárias várias modalidades diagnósticas para obter o diagnóstico definitivo. Estas incluem informações relevantes do histórico do paciente, manifestação clínica da enfermidade e achados de exame físico, juntamente com hemograma completo (HEc), perfil bioquímico sérico, exame de urina, testes sorológicos e exame diagnóstico por imagem. Com frequência, há necessidade de diversos testes para confirmar ou excluir o diagnóstico; ademais eles devem ser realizados em ordem lógica. Um princípio básico importante para quase todas as doenças e testes laboratoriais utilizados no diagnóstico da doença é que, mais provavelmente, os resultados dos testes diagnósticos anteriormente utilizados durante a progressão da doença sejam questionáveis. Os estágios da doença influenciam os sinais clínicos e os resultados de exames laboratoriais obtidos nesses momentos.

Desse modo, a abordagem diagnóstica geral para a doença endócrina inicia com os mesmos procedimentos utilizados no diagnóstico de qualquer doença: histórico do paciente, manifestação clínica e achados de exame físico. Segue-se a essa abordagem a avaliação laboratorial de rotina (*i. e.*, hemograma completo, perfil bioquímico sérico, exame de urina). Se houver suspeita de doença endócrina, deve-se acrescentar testes de triagem especiais apropriados, testes confirmatórios e testes para diagnósticos diferenciais. É fundamental a interpretação combinada de todos os dados obtidos de um caso, e não se basear em anormalidades isoladas. Quando isso é feito em etapas lógicas, obtém-se o diagnóstico definitivo.

Os testes endócrinos são classificados em testes de triagem, testes confirmatórios e testes para diagnósticos diferenciais. A sensibilidade do teste (realmente positivo) e a especificidade do teste (realmente negativo) influenciam sobremaneira o valor ou a importância do teste. A sensibilidade e a especificidade dos resultados de exames laboratoriais podem ser extremas. Um exemplo é o aumento da mensuração da atividade sérica de fosfatase alcalina (ALP) realizada isoladamente no diagnóstico de hiperadrenocorticismo (HAC), pois > 90% dos pacientes com essa enfermidade apesentam aumento de ALP. No entanto, essa mensuração não é específica para HAC (ou seja, ocorre aumento de ALP em várias outras doenças). O modo de interpretação dos resultados do teste influencia a sua utilidade. Neste exemplo, se o paciente apresenta valor da atividade sérica de ALP situado no intervalo de referência (IR), é muito improvável que o paciente apresente HAC. Assim, exclua esse diagnóstico diferencial ou, pelo menos, o posicione no final da lista de diagnósticos diferenciais. Entretanto, quando se constata aumento de ALP na presença de outros sinais clínicos e laboratoriais de HAC, é sensato recomendar testes diagnósticos adicionais, juntamente com os testes de triagem. No caso de HAC, um teste de triagem comumente utilizado é o teste de supressão com baixa dose de dexametasona (TSBDD). Em cães, caso não se constate supressão no TSBDD, considera-se o diagnóstico de HAC. A sensibilidade do TSBDD é bastante alta (em 95% dos cães com HAC não ocorre supressão), porém a especificidade é baixa (em 50% dos cães com HAC não ocorre supressão). Portanto, quando negativo, esse teste é confiável, podendo-se excluir a possibilidade de HAC, com segurança. Todavia, pode ocorrer resultado falso-positivo no TSBDD; sendo assim, apenas confirme o diagnóstico de HAC quando os resultados de outros testes forem concordantes com aquele do TSBDD. À semelhança do que se faz em outros testes laboratoriais de rotina, quando não se verifica supressão no TSBDD em um cão, recomenda-se a realização de testes confirmatórios. Os testes confirmatórios apresentam maiores sensibilidade e especificidade e, portanto, maior utilidade clínica. Em última análise, pode-se relacionar os valores de sensibilidade e especificidade com a prevalência da doença, a fim de obter os valores preditivos positivos e negativos de cada teste. Como consideração geral, os testes progridem de dados laboratoriais de rotina até testes de triagem e, então, até exames confirmatórios da doença. Por fim, quando uma doença endócrina envolve múltiplos mecanismos patogênicos, empregam-se testes para detecção da lesão primária ou "testes de diagnósticos diferenciais". No caso de HAC, esses testes auxiliam a definir o local da lesão, na glândula adrenal ou suprarrenal (primária) ou na pituitária ou hipófise (secundária). Em cães, no HAC, essa identificação é fundamental, pois os procedimentos terapêuticos são diferentes (p. ex., tratamento cirúrgico no caso de anormalidade dependente da adrenal e tratamento medicamentoso quando há envolvimento da pituitária).

Neste capítulo, há descrições dos diagnósticos clinicopatológicos de diversas endocrinopatias comuns que envolvem a glândula tireoide, as glândulas adrenais e a glândula pituitária.

Anormalidades da tireoide

O hormônio liberador de tireotrofina (TRH), oriundo do hipotálamo, estimula a liberação de hormônio estimulador da tireoide (TSH, tirotrofina) pelos tireotrofos da pituitária que, por sua vez, estimula a hipertrofia das células foliculares da glândula tireoide e efeito cascata de eventos intracelulares que resultam na produção de tiroxina (TT4, tetraiodotironina), de quantidade menor de tri-iodotironina (TT3) e de quantidade-traço de tri-iodotironina reversa (rT3). Cerca de 99% da TT4 secretada se ligam às proteínas plasmáticas, e menos de 1% se apresenta como tetraiodotironina livre (fT4). No entanto, a fT4 é biologicamente ativa, penetra nas células, induz à produção intracelular de TT3 e provoca *feedback* negativo à liberação de TSH. A molécula de T4 livre que penetra nas células é metabolizada e origina TT3 ou rT3, dependendo das necessidades fisiológicas. Em condições metabólicas normais, ocorre produção de TT3, o hormônio biologicamente ativo que estimula eventos celulares; contudo, quando o paciente adoece, predomina a conversão em rT3, que não é biologicamente ativa. Na doença não tireoidiana, ocorre aumento da concentração de TT3 reversa, responsável pela redução de TT4 verificada na síndrome da doença eutireóidea ou do paciente eutireóideo doente. A mensuração da concentração sérica de rT3, aumentada, combinada com as mensurações das concentrações de TT4 e TT3 foi utilizada para detectar pacientes eutireóideos doentes; contudo, raramente são feitas as mensurações de rT3 e TT3. A mensuração de rT3 pode auxiliar no diagnóstico da síndrome da doença eutireóidea ou de doença não tireoidiana. Embora TT3 seja a forma biologicamente ativa do hormônio da tireoide, o seu valor diagnóstico é limitado. TT4, a forma de armazenamento de hormônio da tireoide, e fT4 têm maior valor diagnóstico. Ambos os teores séricos, de TT4 e fT4, têm origem na glândula tireoide e apenas uma parte de TT3 se origina na tireoide. Isso pode explicar a maior importância de TT4 e fT4, em vez de TT3, na avaliação da função da tireoide. A maior parte de T3 é produzida fora da tireoide, via desiodinação de T4 em células extratireoidianas.

As principais doenças da tireoide são neoplasia, hipertiroidismo e hipotiroidismo. Geralmente, em gatos, os tumores de tireoide são benignos; em cães, as neoplasias de tireoide grandes o suficiente para serem detectadas no exame clínico são malignas. A ocorrência de hipertiroidismo é muito comum em gatos, porém é rara em cães e outras espécies animais. Em cães, a maioria dos tumores de tireoide não causa hipertiroidismo ou hipotiroidismo. Hipotiroidismo é muito comum em cães, e essa anormalidade não ocorre espontaneamente em gatos adultos. Em gatos, quase sempre, o hipotiroidismo é iatrogênico, secundário ao tratamento de hipertiroidismo. Em ruminantes, aves e equinos, o hipotiroidismo está associado à ocorrência de bócio ou hiperplasia da tireoide.

Testes para avaliação da função da tireoide

TT4

É um excelente teste para confirmar o diagnóstico de hipertiroidismo em gatos e para excluir a possibilidade de hipotiroidismo em cães. Em gatos, até que se prove o contrário, o aumento da concentração sérica de TT4 se deve ao hipertiroidismo. Em cães, a constatação de concentração sérica de TT4 no IR exclui a possibilidade de hipotiroidismo. A TT4 permanece estável em temperatura ambiente durante 1 semana, um benefício incomum, comparativamente ao que acontece com a maioria dos hormônios, os quais, se não congelados, sofrem degradação após a coleta de amostra de sangue. Pode-se mensurar a concentração de TT4 por meio de radioimunoensaio (RIA), imunoensaio enzimático quimiluminescente e ELISA, todos com semelhante importância diagnóstica. Na própria clínica, pode-se realizar o teste ELISA; propicia a obtenção do resultado em minutos. Diversos medicamentos e doenças não tireoidianas podem suprimir a concentração sérica de TT4; quando a supressão se deve à doença não tireoidiana, a anormalidade é denominada síndrome da doença eutireóidea. Além disso, o teor sérico desse hormônio pode ser menor em pacientes de grande tamanho corporal e em algumas raças (Tabela 33.1). A repetição do teste para avaliar a possibilidade de supressão induzida por medicamento requer a descontinuação da maioria dos medicamentos por um período de 4 semanas. Em cães e gatos, quanto maior a gravidade da doença não tireoidiana, maior a supressão de TT4. Em cães com baixa concentração de TT4, deve-se realizar prontamente as mensurações de fT4, TSH e, possivelmente, outros exames, com intuito de diferenciar hipotiroidismo primário, hipotiroidismo secundário e síndrome do doente eutireóideo.

Em alguns casos, é possível estabelecer o diagnóstico quando se constata valor de TT4 < 11 nmol/ℓ, juntamente com sinais clínicos e resultados de exames laboratoriais de rotina típicos. Quando os sinais clínicos e outros dados laboratoriais de rotina parecem inconsistentes, as mensurações de fT4 e TSH podem ser úteis. Valores de TT4 e fT4 notadamente diminuídos são considerados diagnósticos para hipotiroidismo primário ou secundário. Diminuição de fT4 e aumento de TSH indicam diagnóstico de hipotiroidismo primário. Diminuições de fT4 e de TSH indicam diagnóstico de hipotiroidismo secundário.

fT4

Embora o teor de fT4 corresponda a menos de 1% da concentração sérica total de tiroxina, ela tem excelente valor diagnóstico; a supressão de fT4 causada por doenças não tireoidianas e medicamentos é menor que a supressão de TT4 causada por tais condições. Em cães e gatos, à semelhança de TT4, quanto maior a gravidade da doença não tireoidiana, maior a supressão de fT4. Em alguns gatos, a doença não tireoidiana também está associada com aumento de fT4, condição que pode influenciar a interpretação do resultado quando se avalia hipertiroidismo. A mensuração de fT4 é útil em cães e gatos nos quais a concentração de TT4 e os demais dados clinicopatológicos não possibilitam o diagnóstico definitivo. O valor de fT4 não é influenciado pela presença de autoanticorpos. Os tratamentos com anticonvulsivantes e glicocorticoides reduzem a concentração de fT4. A constatação de concentração de fT4 no IR exclui o diagnóstico de hipotiroidismo. A diminuição da concentração de fT4 sugere, mas não assegura, a possibilidade de hipotiroidismo, a menos que outros dados clinicopatológicos sustentem essa possibilidade. Em âmbito celular, nota-se correlação entre a concentração de fT4 e a função da tireoide; além disso, há correlação muito boa entre fT4 e TSH.

Tabela 33.1 Resumo dos testes de avaliação da função da tireoide.

TT4	É o teste mais comum; excelente teste de triagem para cães e gatos; utilizado para excluir o diagnóstico de hipotiroidismo em cães e para confirmar o diagnóstico de hipertiroidismo em gatos; estável *in vitro*
fT4	Excelente teste diagnóstico; sua mensuração requer diálise de equilíbrio; hormônio biologicamente ativo; cerca de 10% dos gatos apresentam resultado falso-positivo
TSH	Endógeno; produzido em tireotrofos da *pars distalis*; utilize com TT4 e/ou fT4 para avaliar hipotiroidismo; não use como teste exclusivo
TT4 e TSH	Testes utilizados para diagnóstico e diferenciação do tipo de hipotiroidismo
fT4 e TSH	Testes utilizados para diagnóstico e diferenciação do tipo de hipotiroidismo
TT3	Hormônio tireoidiano mais abundante; biologicamente ativo, mas de pouco valor diagnóstico; incluído em alguns painéis de avaliação de tireoide em cães, mas não utilizado, preferindo-se TT4 e fT4
rT3	Pouco usado; útil no diagnóstico de síndrome do doente eutireóideo
Estimulação com TRH	Substitui o teste de estimulação com TSH; sintomas gastrintestinais são os efeitos colaterais
Estimulação com TSH	Avalia a reserva da tireoide; não há disponibilidade de TSH bovina de uso médico; há disponibilidade de TSH humano, mas tem alto custo; se não houver disponibilidade de TSH injetável, utiliza-se TSH endógeno e teste de estimulação com TRH
Supressão de T3	Usado em gatos com suspeita de hipertiroidismo
Autoanticorpos contra T3, T4 e tiroglobulina	Anticorpos produzidos na tireoidite linfocítica; nota-se aumento em < 5% dos casos; usados para esclarecer aumento ou diminuição incomum de TT4 ou TT3; sugere a presença de tireoidite linfocítica

Testes para avaliação da função da tireoide por espécie

Cão	**Gato**
TT4	TT4
fT4	fT4
fT4 e TSH; TT4 e TSH	
Se necessário	
Tiroglobulina, T4 e autoanticorpos anti-T3	Supressão de T3
Estimulação com TSH, TRH	Estimulação com TSH, TRH

Diálise de equilíbrio (DE) é a técnica de escolha para mensuração de fT4. Isso significa que o soro é submetido à diálise, de modo a ocorrer separação da proteína ligada ao hormônio e remoção de substâncias inespecíficas séricas que possam interferir no resultado do exame. A amostra do dialisado é examinada por meio de RIA. Se o cão estiver sendo tratado com levotiroxina, é preferível mensurar fT4 por meio de DE; assim, os resultados obtidos são utilizados para ajustar a dose apropriada do medicamento.

Tri-iodotironina (TT3)

TT3 não é recomendada para a avaliação de animais. Não tem valor diagnóstico maior que TT4 ou fT4 na detecção de hipertiroidismo ou hipotiroidismo.

Em cães com hipotiroidismo, quase sempre o valor de TT3 fica no IR; ela sofre maior influência dos anticorpos do que TT4. É o hormônio tireoidiano mais abundante e biologicamente ativo, mas tem baixo valor diagnóstico, talvez porque a maior parte desse hormônio seja produzida fora da tireoide. Ela faz parte de alguns painéis de avaliação da tireoide de cães.

Tri-iodotironina reversa (rT3)

A mensuração de rT3 raramente é realizada. É utilizada no diagnóstico da síndrome da doença eutireóidea, em humanos e, experimentalmente, em cães; mais adiante neste capítulo, ver descrição da síndrome da doença eutireóidea. A sua mensuração está disponível em alguns laboratórios e devem ser realizadas pesquisas clínicas para avaliar a sua utilidade como

teste funcional da tireoide. Em cães com doença eutireóidea, os resultados previstos incluem diminuição da concentração de TT4, valor de fT4 no IR, valor de TSH no IR e aumento da concentração de rT3 devido à conversão preferencial de T3 em rT3.

Tirotrofina, hormônio estimulador da tireoide

Os laboratórios de diagnóstico utilizam várias técnicas para mensuração de TSH endógeno. É uma substância de alta estabilidade; a amostra para análise pode ser armazenada, com segurança, por um período de até 8 dias, em temperatura de 4°C, 20°C e 37°C.[1] O TSH é utilizado principalmente para diferenciar hipotiroidismo primário, hipotiroidismo secundário e síndrome da doença eutireóidea (ver "Testes de triagem", sob "Hipotiroidismo"). Em medicina humana, utiliza-se TSH como teste diagnóstico exclusivo para hipotiroidismo.[2] Em medicina veterinária, o uso exclusivo de TSH tem baixa sensibilidade. Estudo relata que, em até 33% dos cães com hipotiroidismo, o valor de TSH pode ficar no IR;[3] no entanto, esse estudo não levou em conta casos de hipotiroidismo secundário (pituitário-dependente). Quando interpretado juntamente com TT4 e fT4, o teste de TSH endógeno apresenta alta especificidade. Por exemplo, em casos de hipotiroidismo primário, o aumento da concentração de TSH associado à diminuição de TT4 e fT4 resulta em especificidade próxima de 100% (ou seja, taxa de resultados falso-positivos muito baixa) e indica o local da causa de hipotiroidismo na glândula tireoide.[4] Há diversas teorias relativas à razão de o TSH apresentar baixa sensibilidade nos animais, as quais incluem variação biológica, exaustão pituitária e interferência na análise devido à heterogeneidade do TSH.[2]

O TSH endógeno é sintetizado na glândula pituitária, sendo sua produção regulada principalmente pelo *feedback* negativo relativo aos hormônios tireoidianos (T3, fT4). Portanto, a concentração de TSH varia dependendo do local da lesão (hipotiroidismo primário ou hipotiroidismo secundário). Em princípio, ocorre aumento da concentração de TSH no hipotiroidismo primário, diminuição no hipotiroidismo secundário, e valores normais, no IR, na doença eutireóidea. No entanto, nos estágios de progressão, as doenças se apresentam em diferentes condições de gravidade; portanto, os resultados podem não ter um claro valor de corte. Se o valor de TSH situa-se no IR e hipotiroidismo ainda é o diagnóstico clínico mais provável, então há opções, como repetição do teste após várias semanas ou realização de teste de estimulação ou exames de imagem da tireoide. Ademais, é prudente continuar a pesquisa etiológica à busca de uma causa não tiroidiana para a redução das concentrações de TT4 e fT4.

Tradicionalmente, o hipotiroidismo é tratado mediante reposição hormonal (com levotiroxina). A mensuração de TSH pode ser utilizada para monitoramento do tratamento de cães com hipotiroidismo verdadeiro, desde que tenha ocorrido uma mensuração de TSH, com parte do painel de avaliação da tireoide, antes do início do tratamento com levotiroxina. O valor de TSH endógeno deve diminuir 33%, ou mais, após o tratamento, considerando que a dose de levotiroxina utilizada é suficiente para romper o eixo pituitário-tireóideo. Em um cão que não apresenta hipotiroidismo e foi tratado com levotiroxina, ocorre supressão da produção de TSH e, em consequência, atrofia da tireoide, caso a dose tenha sido alta o suficiente para provocar tal anormalidade. A repetição do teste para averiguar essa possibilidade requer a descontinuação do tratamento com levotiroxina por um período de 8 semanas.[2]

A maioria dos laboratórios de diagnóstico armazena amostras séricas por vários dias a 1 semana. Caso haja relato de diminuição de TT4, recomenda-se fazer contato com o laboratório para verificar se há volume sérico suficiente para testes adicionais. Se o clínico e o tutor desejarem prosseguir com outros testes diagnósticos para hipotiroidismo, então, recomendam-se as mensurações de fT4 e TSH na amostra sérica armazenada.

Autoanticorpos

São produzidos por linfócitos e plasmócitos da tireoide, em pacientes com tireoidite linfocítica. Esses autoanticorpos podem ser detectados no soro e utilizados como teste diagnóstico para tireoidite linfocítica; contudo, não indica a condição funcional da tireoide. Esses anticorpos contribuem para a destruição da tireoide, e os seus alvos são tiroglobulina (aaTg, presente em 35 a 50% dos cães com hipotiroidismo), TT3 (em 35% dos cães com hipotiroidismo) e TT4 (em 15% dos cães com hipotiroidismo). Há predomínio de anticorpos contra tiroglobulina, a qual é a proteína que se liga a TT4 e TT3; consequentemente, os cães com anticorpos contra TT4 e TT3 também apresentam aaTg, porém o contrário não é verdadeiro. Os autoanticorpos contra tiroglobulina, TT4 ou TT3 podem aumentar ou diminuir as concentrações de TT4 e TT3, mensuradas por meio de RIA, dependendo da metodologia utilizada na separação. Caso se utilize tubo revestido com anticorpo e técnica de separação de fase única, obtém-se valor de TT4 ou de TT3 falsamente aumentado. No entanto, caso se utilize técnica de separação menos específica, como aquela com carvão ativado ou sulfato de amônio, verifica-se

valor falsamente diminuído para TT4 e TT3. Consulte o laboratório de referência para esclarecimentos relativos a possíveis interferências no resultado do teste.

Esses anticorpos são utilizados principalmente para explicar aumentos incomuns da concentração sérica de TT4 em cães submetidos à avaliação para hipotiroidismo. Isso acontece em alguns casos de tireoidite linfocítica, provavelmente no início da doença, quando há inflamação. Os resultados são relatados como positivo, negativo ou inconclusivo. Resultado positivo pode explicar o aumento da concentração de TT4 em cão com sinais clínicos de hipotiroidismo. Um achado muito raro é o fato de que os anticorpos aumentam o valor de TT4, dentro do IR, em cão com hipotiroidismo verdadeiro. Um teste de anticorpos positivo não comprova a presença de hipotiroidismo; ele indica que há autoanticorpos no soro sanguíneo e que a tireoidite linfocítica é a causa provável. Pode haver reserva funcional suficiente, de modo que não há hipotiroidismo e pode ser até que não se desenvolva. Se houver suspeita de o paciente estar desenvolvendo hipotiroidismo, recomenda-se a repetição das mensurações de TT4 e fT4 alguns meses depois. Muitas das raças predispostas ao hipotiroidismo são aquelas que apresentam alta prevalência de aaTg. A taxa de resultado falso-positivo para aaTg é de, aproximadamente, 6%, e há relato de aumento transitório após vacinação. Esses testes não fazem parte do exame de triagem inicial para hipotiroidismo, e geralmente são solicitados apenas quando são obtidos resultados incomuns para TT4 (ou TT3).

Testes de estimulação: testes de resposta ao TSH e TRH

Historicamente, o teste de estimulação (resposta) com TSH é considerado padrão-ouro para o diagnóstico de hipotiroidismo. No entanto, o TSH exógeno bovino de uso médico não está mais disponível no mercado, e o TSH endógeno é uma alternativa, como descrito anteriormente. Não se recomenda o TSH bovino de uso químico em virtude das complicações que representam risco à vida. Há disponibilidade de TSH humano recombinante, mas é caro. O teste de estimulação com TSH é usado para prever a reserva funcional da tireoide e diferenciar hipotiroidismo primário de hipotiroidismo secundário, bem como diagnosticar síndrome da doença eutireóidea ou do paciente eutireóideo doente, mediante a avaliação da magnitude do aumento de TT4 após a administração de TSH. Em princípio, a concentração de TT4 não se eleva no hipotiroidismo primário porque a glândula tireoide foi destruída e "não" há célula-alvo para o TSH estimular. Valores de TT4 inferiores aos do IR ($< 1,5$ µg/dℓ) antes e após a administração de TSH são diagnósticos. Cães eutireóideos doentes devem apresentar aumento de TT4, normalmente (aumento de duas vezes ou mais de TT4 ou aumento de TT4 > 3 µg/dℓ). Cães que manifestam hipotiroidismo secundário pituitário-dependente apresentam resultados variáveis, dependendo do grau de atrofia da glândula tireoide, mas espera-se estimulação parcial, a menos que a atrofia seja grave. Infelizmente, ocorrem resultados intermediários e não se sabe se indicam estágios iniciais dos três diagnósticos diferenciais mencionados ou se refletem lesões discretas a moderadas.

O teste de resposta ao TRH é usado em substituição ao de TSH, com intuito de avaliar cães em risco potencial de desenvolver hipotiroidismo e gatos com hipertiroidismo quando os resultados de outros testes não são conclusivos ou quando a espera por várias semanas a meses para a repetição do teste não é uma opção. Alguns cães eutireóideos não respondem ao TRH, portanto, esse teste dinâmico é menos confiável. Em cães, podem ser mensurados ambos, TT4 e TSH. Cães que apresentam hipotiroidismo primário devem ter valor de TT4 inferior ao do IR, ou seja, < 1,5 μg/dℓ antes e após a administração de TRH. Cães eutireóideos devem apresentar aumento de TT4 > 2 μg/dℓ ou o dobro do valor obtido antes da administração de TT4. Caso seja mensurado TSH, o seu valor também será o dobro do valor pré-TSH. O princípio é semelhante ao do teste de resposta ao TSH mencionado para cães, mas não fica clara a distinção entre hipotiroidismo primário e hipotiroidismo secundário. Os efeitos ou reações colaterais do TRH são evidentes, incluindo êmese ou vômito, defecação, micção, salivação, taquicardia e/ou taquipneia. Tais reações podem ser minimizadas pelo uso de menor dose de TRH; ver protocolos mencionados na descrição de hipertiroidismo.

Em gatos com suspeita de hipertiroidismo subclínico ou oculto (valor de TT4 no IR), o teste de resposta ao TRH avalia a falha no aumento de TT4 após administração de TRH. Gatos normais devem apresentar o dobro de TT4 após a administração de TRH porque esse hormônio estimula a liberação de TSH que, por sua vez, estimula as células foliculares normais da tireoide a aumentar a produção de TT4. Entretanto, em gatos com hipertiroidismo, não ocorre aumento de TT4. Isso acontece porque as células foliculares neoplásicas não respondem ao aumento de TSH induzido pela injeção de TRH; ademais, as células foliculares não neoplásicas adjacentes apresentam atrofia e não respondem ao estímulo do TSH. O mecanismo pelo qual as células tireoidianas neoplásicas não respondem ao teste TRH-TSH não foi esclarecido, mas isso pode ser devido à carência de receptores de TSH.

Biopsia da glândula tireoide

Esse procedimento não é recomendado para o diagnóstico de hipotiroidismo ou hipertiroidismo, mas pode ser útil no diagnóstico de neoplasia de tireoide, em cães. Havendo suspeita de tumor na tireoide, recomenda-se o exame citológico de amostra obtida mediante aspiração com agulha fina; há necessidade de biopsia apenas quando o exame citológico não propiciar resultado definitivo. Em cães, quando se constata uma grande massa tumoral durante o exame clínico, considera-se que aproximadamente 80% da massa tecidual da glândula tireoide tenham característica maligna; quando se faz exame necroscópico, nota-se que 40% ou menos da massa tumoral é maligna. Há correlação entre o tamanho e o comportamento agressivo da neoplasia; ademais, o risco de tumores bilaterais causarem metástases é 16 vezes maior, comparativamente aos tumores unilaterais.

Hipertiroidismo

Considerações gerais

Hipertiroidismo ou tirotoxicose é uma das doenças mais comum em gatos; ademais, é a doença endócrina mais comum nessa espécie animal. É causado por adenoma na glândula tireoide. Hiperplasia adenomatosa multinodular é outro termo usado para descrever a lesão em gatos, mas a lesão é melhor expressa como neoplasia pelas razões mencionadas a seguir. Pequena porcentagem de casos progride para carcinoma e causa metástase. O tecido não neoplásico apresenta atrofia e localiza-se adjacente aos nódulos neoplásicos, enquanto a hiperplasia funcional dos órgãos endócrinos ocasiona aumento uniforme de toda a glândula. Lesões hiperplásicas endócrinas respondem aos sinais de

estimulação e supressão, enquanto as lesões neoplásicas geralmente não respondem. Gatos com esse tipo de adenoma não respondem a tais estímulos. Além disso, há superexpressão do oncogene *c-ras* nos adenomas e diminuição do conteúdo de proteína G inibidora, permitindo mitose descontrolada e produção de hormônios tireoidianos. Pequena porcentagem de gatos tem tecido neoplásico no mediastino anterior, oriundo de resíduos de tecido da tireoide. Em alguns casos, há nódulos em ambos os lobos da tireoide e no mediastino anterior, que podem sugerir estímulos hiperplásicos ou neoplásicos multicêntricos. Diversos procedimentos têm sido tentados para identificar a etiologia bociogênica, porém sem sucesso. Em diversos estudos, tentou-se demonstrar a presença de anticorpos contra receptores de tirotrofina em gatos com hipertiroidismo, bem como doença tireoidiana hiperplásica em humanos portadores da doença de Graves; contudo, os resultados foram negativos. Independentemente do termo utilizado, 99% das lesões são benignas e precisam ser removidas por meio de cirurgia, tratamento medicamentoso ou radioterapia, desde que a doença possa ser revertida. Aproximadamente 75% dos casos apresentam envolvimento *bilateral*, 20% unilateral e 5% têm proliferação ectópica de tecido tireoidiano no mediastino anterior ou carcinoma de tireoide.

Hipertiroidismo é incomum em cães; quando presente, se deve a adenoma ou, mais provavelmente, a carcinoma de tireoide. Embora a ocorrência de hipertiroidismo seja incomum, as neoplasias de tireoide são relativamente comuns em cães. Às vezes, os tumores de tireoide podem induzir hipotiroidismo em cães; no entanto, a maioria dos cães com tumor de tireoide se apresenta eutireóidea. Há correlação entre o tamanho da neoplasia de tireoide e sua agressividade. Aproximadamente 50% dos cães apresentam resíduos de tecido tireoidiano no mediastino anterior e, às vezes, esses resíduos se tornam neoplásicos. Mesmo que haja produção de quantidade excessiva de TT4 e TT3, o eficiente catabolismo e metabolismo de hormônios tireoidianos em cães (até 20 vezes maior que a capacidade de seres humanos e gatos) leva à rápida degradação desses hormônios e à condição de eutireóideo.

Hipertiroidismo é muito raro em equinos e ruminantes. Em equinos, relata-se que o hipertiroidismo está associado a tumor de tireoide e à síndrome clínica, e os achados em patologia clínica são semelhantes aos descritos no hipertiroidismo de cães e gatos. Os equinos acometidos manifestam hiperatividade, polifagia, perda de peso e aumento das concentrações séricas de TT4, TT3 e fT4.

Resumo de hipertiroidismo

Acomete gatos de idade avançada; adenoma(s); perda de peso; polifagia, hiperatividade; em 90% dos casos, nota-se aumento de uma ou mais enzimas hepáticas (ALP, ALT, AST); o aumento de TT4 tem valor diagnóstico, se houver necessidade de mensuração de fT4 por meio de diálise equilíbrio e houver correlação de seu valor com a concentração de TT4, pois doenças não tireoidianas podem induzir a falso aumento de fT4 (falso-positivo).

Problemas clínicos

Hiperatividade, perda de peso e polifagia em gatos de meia-idade a idosos são as manifestações clínicas mais comuns. Perda de peso é o problema clínico mais comumente observado; nos casos graves, pode progredir para caquexia. A idade média dos pacientes acometidos é de 13 anos; em gatos com menos de 10 anos, a prevalência da doença é inferior 5%. Insuficiência renal crônica e câncer se assemelham à doença, mas os gatos com essas enfermidades não manifestam polifagia e hiperatividade. É possível detectar anormalidades cardíacas em mais de 50% dos gatos com hipertiroidismo, mas apenas 10% apresentam insuficiência cardíaca congestiva. A lesão cardíaca mais comum é hipertrofia do ventrículo esquerdo. Outros sintomas incluem polidipsia/poliúria, êmese ou vômito, taquicardia, alopecia irregular, pelame desgrenhado, fezes volumosas, diarreia e sinais de apatia, como redução da atividade, letargia, anorexia e fraqueza. Nos gatos de idade mais avançada, esses sinais podem ser secundários a doença concomitante, insuficiência cardíaca ou renal. Devido à inclusão de TT4 no painel laboratorial de gatos geriátricos e à consciência clínica da possibilidade de ocorrência dessa doença, frequentemente, o diagnóstico de hipertiroidismo é estabelecido antes que os tutores percebam os sinais clínicos. Em cães, os sintomas de hipertiroidismo são semelhantes aos verificados em gatos, porém são menos graves.

Resultados de exames laboratoriais de rotina

A anormalidade laboratorial mais consistente é o aumento discreto a moderado da atividade sérica de ALP, observado em aproximadamente 70% dos gatos. Pode haver discreta elevação das atividades séricas de alanina aminotransferase (ALT) e aspartato aminotransferase (AST); em 90% dos gatos com hipertiroidismo, nota-se aumento de uma ou mais enzimas hepáticas. Esse aumento inespecífico dessas enzimas hepáticas é discreto a moderado, e a patogênese é desconhecida. Aproximadamente um terço do aumento de ALP se deve à isoenzima óssea; o restante é isoenzima hepática. Em gatos, como o aumento de ALP é apenas discreto, qualquer elevação na atividade dessa enzima deve ser investigada, em virtude da curta meia-vida da ALP de felinos. Se a atividade de ALT for superior a 1.000 UI/ℓ e a TT4 não apresentar aumento marcante, é preciso pesquisar outros diagnósticos diferenciais.

Em 20 a 50% dos gatos com hipertiroidismo, verifica-se azotemia secundária à doença pré-renal ou renal concomitante. Se a densidade (gravidade específica) da urina (DU) for inferior a 1,025, suspeita-se de doença renal concomitante. Se for superior a 1,040, provavelmente, a causa é pré-renal. Como os gatos com hipertiroidismo são geriátricos, é provável que alguns apresentem nefrite intersticial crônica concomitante. Gatos com hipertiroidismo que não apresentam azotemia podem ter redução na concentração sérica de creatinina. O mecanismo envolvido é desconhecido, mas pode ser em decorrência de caquexia muscular e redução da produção de creatinina. Em gatos com hipertiroidismo, a prevalência de infecção do trato urinário concomitante é de 10 a 20%. A maior parte desses gatos é assintomática para esse problema, mas, na maioria das infecções, o exame de urina revela piúria e cultura positiva para *Escherichia coli*.

Em 25 a 40% dos gatos com hipertiroidismo, nota-se hiperfosfatemia sem azotemia; o mecanismo envolvido é desconhecido. Em geral, a concentração sérica de cálcio total situa-se no IR, mas verifica-se discreta diminuição da concentração sérica de cálcio ionizado, sem sinais clínicos associados, em até 50% dos gatos com hipertiroidismo. Além disso, há relato de elevação da concentração de paratormônio em gatos com hipertiroidismo. Hipocalcemia, hiperfosfatemia, hiperparatiroidismo e problemas renais representam uma série de eventos comuns. A hiperplasia da paratireoide pode ajudar a explicar por que alguns gatos não desenvolvem hipocalcemia pós-cirúrgica e, também, por que a hipocalcemia pós-cirúrgica geralmente não é permanente. Embora haja relato de hipercalcemia em cães com hipertiroidismo, ela é discreta, e o mecanismo envolvido é desconhecido.

É possível verificar anormalidades hematológicas inespecíficas em metade dos gatos com hipertiroidismo. Dentre as anormalidades relatadas, incluem-se policitemia discreta e leucograma de estresse. Menos frequentemente, notam-se linfocitose e eosinofilia, provavelmente secundárias à diminuição da concentração de cortisol devido ao aumento dos teores de hormônios tireoidianos. Quase sempre são observados corpúsculos de Heinz, também vistos em muitas doenças de gatos.

Em gatos com hipertiroidismo, nota-se diminuição da concentração sérica de frutosamina devido à maior renovação (*turnover*) de proteínas (alta taxa metabólica, caquexia) e, provavelmente, à menor disponibilidade de proteínas para se ligarem à glicose. Portanto, a mensuração de frutosamina não é um teste confiável na avaliação a longo prazo da glicemia em gatos com hipertiroidismo submetidos à avaliação para diabetes melito.

Testes de triagem: TT4; fT4, se TT4 no intervalo de referência

Logo que se reconheceu o hipertiroidismo como doença, praticamente todos os gatos testados apresentavam aumento da concentração sérica de TT4. Atualmente, nota-se aumento da concentração basal de TT4 em 90 a 95% dos casos. Alguns (5 a 10%) dos pacientes apresentam valor de TT4 no IR. Em gatos, não há relato de resultado falso-positivo para TT4; a especificidade do teste é de 100%. Diminuição na concentração de TT4 ou um valor no limite inferior do IR exclui a possibilidade de hipertiroidismo, com 99% de confiança. Nota-se aumento de fT4 em 98% dos gatos com hipertiroidismo e aumento de 6 a 12% em gatos que não apresentam hipertiroidismo. A taxa de falso-positivos é de 6 a 12%; portanto, a especificidade é de 88 a 94%. Se o gato apresenta algumas anormalidades físicas e clinicopatológicas características de hipertiroidismo e aumento da concentração de TT4, considera-se o diagnóstico de hipertiroidismo, não sendo necessária a mensuração de fT4 ou de qualquer teste adicional. Isso vale para a maioria dos gatos que manifestam sinais clínicos característicos da doença. No entanto, como a doença é comum e até 10% dos gatos com hipertiroidismo apresentam valor de TT4 no IR, é necessário esforço considerável para identificar corretamente essa população.

Concentração de TT4 situada na metade até o limite superior do IR pode indicar hipertiroidismo, principalmente se houver alguns sinais clínicos e dados laboratoriais característicos de hipertiroidismo. Esse é o grupo no qual o diagnóstico é um desafio. A seguir, há alguns exemplos de correlação entre TT4 e outros dados clínicos.

> **Exemplos**
>
> - TT4 > 4,0 µg/dℓ: confirma hipertiroidismo, se os sinais clínicos e os resultados de exames laboratoriais forem compatíveis com esse diagnóstico
> - TT4 3,0 a 4,0 µg/dℓ: sugere hipertiroidismo, se os sinais clínicos e os resultados de exames laboratoriais forem compatíveis com esse diagnóstico
> - TT4 2,5 a 3,0 µg/dℓ: zona cinzenta (suspeita); realizar novo teste, se os sinais clínicos e os resultados de exames laboratoriais forem compatíveis com esse diagnóstico
> - TT4 2,0 a 2,5 µg/dℓ: é provável que não seja hipertiroidismo, principalmente se outros dados não sustentarem o diagnóstico; se ainda houver suspeita, são necessários testes adicionais
> - TT4 < 2,0 µg/dℓ: exclui a possibilidade de hipertiroidismo, a menos que haja outras evidências que justifiquem a repetição do teste

Os dois exemplos da parte superior do quadro e os dois da parte inferior são fáceis de interpretar e ilustram os valores de TT4 verificados na maioria das situações. A dificuldade é interpretar os resultados da zona cinzenta, condição na qual pode-se mensurar fT4 como teste auxiliar. O reconhecimento desse cenário é cada vez mais frequente. Pode ser devido à propagação de testes que detectam gatos no estágio inicial da doença. No painel bioquímico de gatos geriátricos, dentre os exames requeridos, inclui-se a mensuração de TT4 e, assim, é possível verificar evidência da doença na avaliação bioquímica clínica antes que os sintomas sejam facilmente reconhecidos. Ao se deparar com resultados de exames laboratoriais conflitantes durante a tentativa de confirmar o diagnóstico de hipertiroidismo, recomenda-se a abordagem diagnóstica na seguinte ordem, dependendo da urgência do diagnóstico:

1. Mensure fT4 (por meio de diálise de equilíbrio).
2. Repita a mensuração da concentração de TT4 em outros momentos, ou seja, 1 a 2 semanas depois, ou mais.
3. Faça palpação e/ou obtenha imagem da tireoide em busca de nódulo(s).
4. Pesquise possível doença não tireoidiana concomitante que possa suprimir as concentrações de hormônios tireoidianos (como a síndrome do cão doente eutireóideo).
5. Realize teste de supressão de TT3.
6. Realize teste de estimulação de TRH; ver protocolos no final desta seção.

Em cães e gatos, doença concomitante suprime TT4; quanto mais grave a doença, maior é o efeito supressor. Em gato com hipertiroidismo, a doença concomitante pode causar aumento discreto a moderado da supressão de TT4, no IR; portanto, esclarece alguns dos casos de hipertiroidismo cuja concentração de TT4 situa-se no IR. Além disso, causa supressão de fT4, mas esse efeito não é tão grande; portanto, a mensuração de fT4 é uma etapa lógica para saber se o gato com TT4 normal apresenta hipertiroidismo. Todavia, na verdade, em alguns gatos com doença concomitante, o valor de fT4 pode estar aumentado. A coleta de amostra de sangue durante o período de pulso (pico hormonal), quando já não ocorre liberação do hormônio, também pode explicar um valor de TT4 no IR. Havendo esta possibilidade, a repetição da coleta de amostra deve ser protelada por 1 a 2 semanas ou mais, em virtude das oscilações na secreção de hormônios tireoidianos ao longo de dias, em vez de horas.

Cães

Os exames laboratoriais de rotina são semelhantes aos realizados em gatos, mas isso é menos caracterizado devido à ocorrência muito menor de hipertiroidismo em cães. Nota-se aumento de TT4 e fT4. Ocorre diminuição de TSH devido ao *feedback* negativo em tireotrofos. A constatação de elevação de TT4 em um cão com massa tumoral cervical e sinais clínicos de hipertiroidismo é suficiente para estabelecer o diagnóstico. A causa é um tumor de tireoide. Portanto, palpação, exames de imagem de pescoço e tórax e citologia de amostra obtida por aspiração do tumor cervical são importantes procedimentos diagnósticos em cães com suspeita de hipertiroidismo. O exame citológico é o preferido, pois esses tumores são altamente vascularizados e os procedimentos de biopsia ocasionam hemorragia considerável. Embora haja relato de hipercalcemia, tal condição pode não ser devida ao hipertiroidismo.

Um cão com aumento de TT4, que não apresenta tumor cervical e manifesta ou não sinais clínicos de hipotiroidismo, deve ser submetido a teste para pesquisa de anticorpos contra tireoide, os quais podem ocasionar falsa elevação de TT4. Aumento de TT4 ou, principalmente, de TT3 pode ser causado por reação cruzada de autoanticorpos. A presença de anticorpos contra diversos antígenos tireoidianos é atribuída à tireoidite linfocítica; em alguns desses cães, progride para hipotiroidismo, e outros, não. Para a confirmação do diagnóstico de hipotiroidismo, as mensurações de TT4, fT4 e TSH devem ser realizadas na mesma amostra de soro.

Testes confirmatórios: supressão de fT4, T3 e TRH ou estimulação de TSH e fT4

Em geral, a mensuração de TT4 é tudo que é preciso para o diagnóstico de hipertiroidismo em gatos. Se houver aumento da concentração sérica de TT4 em gato com sinais clínicos de hipertiroidismo, não há necessidade de mensurar fT4, pois também estará elevada em todos esses gatos. Se os resultados de TT4 não apresentam um ponto de corte claro, faz-se a mensuração de fT4 por meio de diálise de equilíbrio e verifica-se a sua correlação com a concentração de TT4 e os sinais clínicos. No entanto, alguns gatos com doença extratireoidiana podem apresentar alta concentração sérica de fT4; portanto, o diagnóstico de hipertiroidismo não deve se basear apenas na concentração sérica de fT4.

Os resultados dos testes endócrinos devem ser analisados conjuntamente com todos os dados laboratoriais e clínicos.

A concentração sérica de fT4 não é suprimida por doença extratireoidiana no mesmo grau que ocorre com TT4; portanto, a mensuração de fT4 é valiosa quando há suspeita de que alguma doença concomitante seja a causa da diminuição de TT4 em valor situado no IR. Contudo, doença não tireoidiana pode ocasionar aumento da concentração sérica de fT4. Em um estudo com mais de 900 gatos com hipertiroidismo, 205 deles foram considerados portadores de hipertiroidismo brando e, destes, 125 (61%) tinham aumento de TT4 e 191 (93%) apresentavam aumento de fT4. Entretanto, nota-se, também aumento da concentração de fT4 em alguns gatos com doença não tireoidiana que não apresentam hipertiroidismo (falso-positivos) e isso pode dificultar a interpretação de fT4. A taxa de resultados falso-positivos para fT4 é cerca de 10%; todavia, não se constata falso-positivo na mensuração de TT4 sérica (Figura 33.1; Tabela 33.2). Portanto, para a correta interpretação, é importante verificar a correlação entre fT4 e TT4 e todos outros dados laboratoriais e clínicos. O aumento de fT4 observado em doenças concomitantes é a razão para que a mensuração de fT4, exclusivamente, não seja confiável no diagnóstico de hipertiroidismo e para que haja correlação entre as concentrações de fT4 e TT4. Quanto maior o aumento de ambas, fT4 e TT4, mais provável é o diagnóstico de hipertiroidismo. No entanto, se TT4 não estiver aumentada ou estiver diminuída, então o aumento de fT4 pode ser causado por doença extratireoidiana.

Teste de supressão de T3

Quando a repetição dos testes de TT4 e fT4 não define o diagnóstico, recomendam-se testes de supressão e/ou de estimulação. Em geral, a detecção e o tratamento de doença concomitante ou a repetição dos testes de TT4 e fT4 em diferentes intervalos de tempo são procedimentos mais fáceis para confirmar o diagnóstico de hipertiroidismo do que a realização de testes funcionais

CAPÍTULO 33

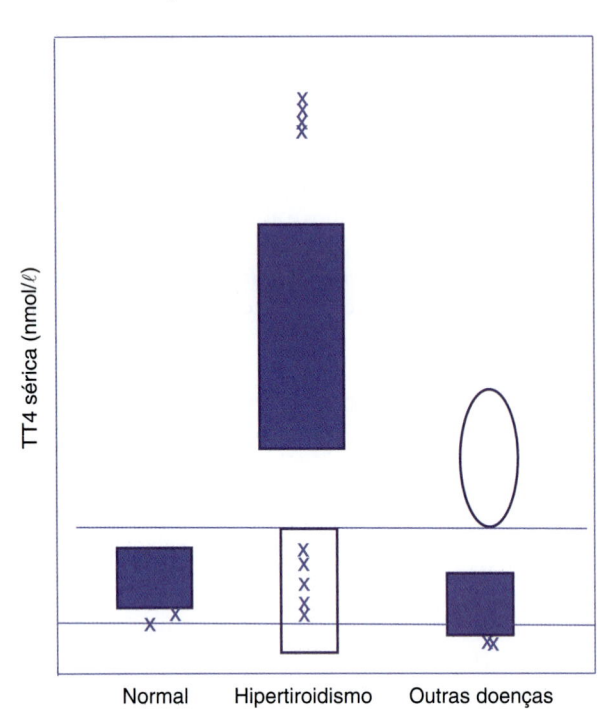
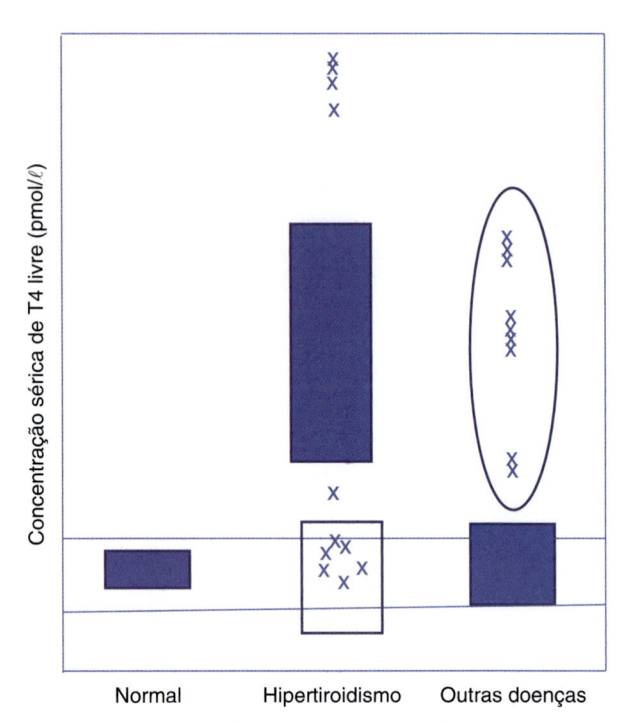

Figura 33.1 Caixas azuis representam concentrações séricas de hormônios tireoidianos esperadas em gatos "normais", com hipertiroidismo ou com uma variedade de outras doenças. Linhas horizontais indicam intervalos de referência aproximados. "X" representam valores atípicos ("ponto fora da curva"); gatos com concentrações de TT4 e fT4 não esperadas para essas três classificações. Uma pequena porcentagem de gatos com hipertiroidismo não apresenta aumento das concentrações séricas de TT4 e fT4 – falso-negativos (*retângulos vazados*). Figuras ovais representam resultados falso-positivos; não há nenhum para TT4, mas há valores falso-positivos para fT4 (cerca de 10%). Esses gatos não apresentam hipertiroidismo, mas há aumento de fT4. Todos os testes apresentam falso-negativos e falso-positivos; os resultados dos testes devem ser interpretados juntamente com todos os dados relativos a determinado caso; nenhum teste deve ser utilizado isoladamente.

Tabela 33.2 Resumo de resultados de testes em gatos com hipertiroidismo.

TT4:
- Aumento da concentração em 90 a 95% dos gatos com hipertiroidismo; sensibilidade de 90 a 95%
- De 5 a 10% dos gatos com hipertiroidismo apresentam resultados no IR = falso-negativos; interpretação:
  1. Estágio inicial da doença.
  2. Oscilações na secreção de TT4.
  3. Doença extratireóidea concomitante que reduz TT4.

"Soluções"
1. Repetir TT4 (1 a 2 semanas, 2 meses, se o tutor consentir).
2. Mensurar fT4 utilizando diálise de equilíbrio.
3. Pesquisar nódulo(s) na tireoide: palpação, ultrassonografia, imagem radioativa.
4. Pesquisar doença extratireoidiana concomitante.
5. Teste de supressão de T3.
6. Testes de estimulação de TRH, TSH.

T4 livre (fT4):
- Aumento de fT4 em 98,5% dos gatos com hipertiroidismo
- De 6 a 12% de falso-positivos = aumento de fT4 causado por doença extratireoidiana
- Correlação entre fT4 e TT4; apenas fT4 não define o diagnóstico
- Se houver aumento de fT4, é altamente provável que seja hipertiroidismo.

TT3:
- Cerca de 25% dos gatos com hipertiroidismo apresentam TT3 no IR
- Não utilizar; há disponibilidade de melhores testes.

IR = intervalo de referência.

da tireoide. Caso a preferência seja por um teste funcional, primeiramente, tenta-se o teste de supressão de T3, pois causa menos efeitos colaterais e sua interpretação é mais fácil que a dos outros.

O princípio do teste de supressão de T3 é administrar TT3 por via oral (VO) e verificar se ocorre diminuição da concentração sérica de TT4 pela supressão da secreção de TSH. Ocorre supressão em gatos sadios, mas não em gatos com hipertiroidismo. A administração oral de TT3 suprime a secreção de TSH pelos tireotrofos que, por sua vez, diminui a produção e liberação de TT4 (e TT3) da tireoide em gatos normais porque o eixo tireóideo-pituitário se apresenta íntegro e as células foliculares da tireoide estão normais. Gatos com hipertiroidismo já apresentam aumento das concentrações de hormônios tireoidianos ocasionado por tumores secretores da tireoide e, portanto, já têm redução na concentração de TSH. A administração de mais TT3 não suprime, adicionalmente, esse eixo. As células foliculares neoplásicas da tireoide continuam a secretar TT4, independentemente de TSH; portanto, não ocorre diminuição de TT4.

Para a realização desse teste de supressão, administram-se seis doses de TT3 VO; alguns protocolos utilizam três doses. No início do exame, coleta-se uma amostra de sangue para obter os valores basais de TT4, fT4 e TT3; 6 a 8 horas após a última dose de TT3, coleta-se outra amostra de sangue para as mesmas mensurações. O valor de TT3 confirma se o gato recebeu efetivamente esse hormônio. Após a administração de TT3, as concentrações de TT4 e fT4 devem diminuir em gato eutireóideo e não há supressão desses hormônios quando há hipertiroidismo. Não havendo supressão, mesmo quando as concentrações de TT4 e fT4 ainda estiverem no IR, considera-se o diagnóstico de hipertiroidismo.

Teste de resposta ao hormônio liberador de tirotrofina – resposta ao TRH

Princípio

A administração de TRH exógeno a gatos eutireóideos estimula a liberação de TSH, o qual estimula maiores produção e secreção de TT4. Essa resposta é abrandada em gatos com hipertiroidismo porque as células foliculares neoplásicas não respondem aos estímulos fisiológicos normais; ademais, as células adjacentes atróficas são incapazes de responder.

Interpretação

Aumento de TT4 de 60% ou mais do valor basal = eutireóideo.
Aumento de TT4 de 50 a 60% do valor basal = não diagnóstico.
Aumento de TT4 < 50% a 0 = hipertiroidismo.

Os efeitos colaterais, ou reações adversas, podem ser significantes, surgem em minutos após a administração, duram poucas horas e são transitórios. Incluem vômito, defecação, salivação e taquipneia.

Teste de resposta ao hormônio estimulador da tireoide – resposta ao TSH

Princípio

O mesmo descrito para o teste de resposta ao TRH.

Interpretação

Aumento de TT4 de 60% ou mais do valor basal = eutireóideo.
Aumento de TT4 de 50 a 60% do valor basal = não diagnóstico.
Aumento de TT4 < 50% a 0 = hipertiroidismo.

Embora de alto custo, pode-se utilizar TSH humano recombinante, em vez de TSH bovino de uso clínico. Gatos com hipertiroidismo, cujos valores de TT4 variam de discretos a baixos, apresentam resposta ao TSH semelhante àquela de gatos sadios ou normais.

Recomenda-se consultar o laboratório de referência para obter informações específicas quanto aos protocolos de supressão e estimulação e aos guias de interpretação.

TSH endógeno

Ainda não há disponibilidade de teste de TSH específico para felinos, mas há testes disponíveis para cães e humanos. Consulte o laboratório de referência para saber quais os anticorpos usados e, mais importante, quais os valores do IR e os valores de corte empregados na interpretação dos resultados. Não há necessidade de mensurar o TSH quando houver aumento de TT4; em cães, somente é mensurado quando os valores de TT4 e fT4 não possibilitam a definição do diagnóstico. Quando a concentração de TT4 for normal ou estiver no limite superior do IR, a constatação de diminuição de TSH e/ou de valor inferior ao detectável indica hipertiroidismo.

Hipotiroidismo

Considerações gerais

Hipotiroidismo é uma doença comum em cães. Cerca de 95% dos casos se devem à lesão primária na tireoide, definida como tireoidite linfocítica e/ou colapso folicular idiopático. Essa lesão é comum à mesma doença. Inicia como tireoidite linfocítica e termina em colapso folicular, com lesão contínua entre essas duas formas de doença. Um cão com hipotiroidismo primário tardio apresenta diminuição nas concentrações de TT4 e fT4 e aumento de TSH. O aumento de TSH é resposta à redução da concentração de hormônios tireoidianos e carência de *feedback* negativo na hipófise anterior (*pars distalis*). Outras lesões de tireoide que causam hipotiroidismo são incomuns. Elas incluem neoplasia, aplasia e hipoplasia da tireoide e disormonogênese tireoidiana. É incomum notar hipotiroidismo secundário à lesão estrutural ou bioquímica na glândula pituitária, ou hipófise, que causa diminuição na produção de TSH; é verificada em 5% dos casos, ou menos. Um cão portador de hipotiroidismo secundário apresenta redução nas concentrações de TT4, fT4 e TSH. A diminuição de TSH se deve à lesão (tumor) na pituitária, que destrói ou impede a entrada de tireotrofos. Lesões dessa natureza estão associadas a neoplasia, hipoplasia e cisto de pituitária, disfunção de tireotrofos e aparente produção deficiente de TSH em cães da raça Schnauzer gigante. A carência de TSH resulta em atrofia da tireoide que, teoricamente, pode ser reversível após o tratamento efetivo da lesão primária da pituitária. Em medicina veterinária, não há relato de hipotiroidismo terciário devido à lesão, que reduz a concentração de TRH. O aumento da concentração de TSH concomitante à diminuição de TT4 e fT4 confirma o diagnóstico de hipotiroidismo primário.

Tireoidite linfocítica consiste na destruição imunomediada da tireoide, cujos alvos são as células foliculares e esparsas células C. Não é reversível e acomete cães que necessitam de terapia de reposição de hormônios tireoidianos por longo tempo. Os sinais clínicos progridem gradualmente ao longo de vários anos e são detectados quando ocorre destruição de, aproximadamente, 75% ou mais da glândula. Linfócitos e plasmócitos produzem anticorpos direcionados a antígenos de células foliculares da tireoide, incluindo tiroglobulina (mais comum), coloide, TT3 e TT4. Na ocorrência dessa doença, há participação de um componente genético, e a lista de raças de cães que apresentam maior concentração sérica de anticorpos direcionados à tireoide é longa. Esses anticorpos e a inflamação concomitante destroem as células foliculares. Com o passar do tempo, a inflamação, evidenciada pela presença de células inflamatórias, diminui. Histologicamente, neste estágio da doença, a glândula apresenta colapso folicular idiopático.

Autoanticorpos direcionados a tiroglobulina, TT4 ou TT3 podem aumentar ou diminuir as concentrações de TT4 e TT3, mensuradas por meio de RIA, dependendo da metodologia. Nota-se falsa elevação do valor de TT4 ou de TT3 quando se utiliza tubo internamente revestido de anticorpos e técnica de separação de etapa única. O aumento da concentração de TT4 em cães com sinais clínicos de hipotiroidismo pode dificultar a interpretação dos resultados. Essa ocorrência é incomum, sendo verificada em menos de 5% dos casos; pode ser confirmada pela mensuração de diferentes anticorpos. Ademais, comparativamente, os sinais clínicos de hipertiroidismo e de hipotiroidismo são muito diferentes. Mais confusa é a situação na qual os anticorpos "elevam" as concentrações de TT4 e/ou de TT3, porém nos limites do IR. Em qualquer situação, se hipotiroidismo for um provável diagnóstico diferencial, então o procedimento a seguir é consultar o laboratório de referência e mensurar anticorpos contra tiroglobulina, TT3 e/ou TT4. Se houver aumento de qualquer um desses hormônios, a interferência de anticorpos é a explicação mais provável para a ocorrência de resultados confusos. Há menor interferência em T4 livre do que TT4 ou TT3, de modo que, nessas situações incomuns, são esperados diminuição de fT4 e aumento de TT4, condição que adicionalmente sustenta a interferência de anticorpos. Esse padrão raramente é observado (< 5% dos casos) e, quando ocorre, é provavelmente na fase inicial ou ativa da doença, quando há inflamação e produção de anticorpos. A chave é correlacionar a suspeita clínica com os resultados de exames laboratoriais. Vacinação recente também pode induzir à produção de anticorpos contra tiroglobulina, mas não há associação com hipotiroidismo.

Outras causas de hipotiroidismo em cães são raras: destruição neoplásica da glândula, deficiência de iodo, destruição glandular iatrogênica (cirurgia, tratamento com radioiodo), disormonogênese, cistos pituitários (nanismo) e fatores congênitos – em cães da raça Schnauzer gigante e uma forma autossômica recessiva em cães da raça Fox Terrier miniatura, os quais apresentam deficiência da enzima tireoide peroxidase. Um teste genético pode identificar a característica de portador de cães Fox Terrier.

Hipotiroidismo espontâneo é muito raro em gatos adultos. Relata-se uma forma autossômica recessiva de hipotiroidismo congênito em gatos Abissínios. É mais provável que a diminuição da concentração de TT4 em gatos se deva mais à doença extratireoidiana do que a hipotiroidismo verdadeiro. As causas iatrogênicas relativas a cirurgia, produtos químicos ou tireoidectomia induzida por radiação para o tratamento de hipertiroidismo são as causas mais comuns em gatos. Em filhotes de gatos, ocorre nanismo desproporcional; essa condição ocasiona poliendocrinopatias, incluindo anomalias no hormônio crescimento (GH) e hipotiroidismo. Outras causas raras em filhotes de gatos incluem anormalidade na síntese de hormônio tireoidiano, disgênese e uma forma autossômica recessiva de hipotiroidismo congênito em gatos Abissínios. A deficiência de iodo pode causar hipotiroidismo e bócio em filhotes de gatos alimentados com dieta exclusiva de carne ou com dieta preparada no próprio domicílio.

Em grandes animais (equinos e pequenos ruminantes), quase sempre a ocorrência de hipotiroidismo se deve à ingestão de alguma substância exógena que interfere nas produções de TT3 e TT4. Muitas substâncias são capazes disso, interferindo na síntese de hormônios tireoidianos em vários estágios. Algumas substâncias mais comuns e/ou fatores que se destacam são: compostos à base de sulfa, diminuição ou aumento da ingestão de iodo, vegetais (couve-galega, alga marinha) e diversos produtos químicos (tiouracila). A menor síntese de TT3 e TT4 devido a essas substâncias ou fatores resulta em *feedback* reduzido ou negativo ao hipotálamo e à pituitária e, portanto, em maior produção de TSH. O aumento de TSH estimula hipertrofia e hiperplasia de células foliculares, resultando em glândula tireoide bociogênica volumosa. Os animais acometidos manifestam bócio, aumento discreto a marcante da tireoide e hipotiroidismo, indicado pela diminuição nas concentrações de TT3 e TT4. Em equinos e pequenos ruminantes neonatos, o bócio é a anormalidade de tireoide mais comum. Em geral, em pequenos ruminantes, é causado por deficiência materna de iodo durante a prenhez; está associado a ocorrência de morte fetal, fraca sucção do teto, fraqueza, hipotermia e lã ou pelagem anormal. Em potros, a ocorrência de bócio está associada a gestação prolongada, ossificação fraca, ruptura e contração de tendões, prognatismo e fraqueza por definhamento. Essa enfermidade é vista no noroeste dos EUA e no oeste do Canadá. A etiologia é desconhecida, mas está associada a pastejo em pastagens viçosas. Macroscopicamente, não se nota aumento de volume da tireoide, mas, ao exame microscópico, visualiza-se hiperplasia da glândula. Em potros recém-desmamados com 2 anos, o hipotiroidismo se deve à ingestão de excesso de iodo (suplementos, alga marinha etc.).

Em equinos adultos, a ocorrência de hipotiroidismo é incomum ou rara, sendo frequentemente diagnosticada em equinos com sobrepeso e pôneis obesos com acúmulo de gordura no pescoço (*cresty neck*); geralmente o diagnóstico não é confirmado com exames laboratoriais. Os equinos podem apresentar redução dos valores de TT4 e TT3, mas raramente se mensura TSH endógeno ou se faz teste estimulatório antes que esses animais recebam, empiricamente, suplementos tireoidianos. É provável que a maioria desses equinos apresente síndrome metabólica equina (SME) e resistência à insulina, em virtude do sobrepeso, uma forma de diabetes melito tipo 2. Equinos com SME são negativos aos testes de hipotiroidismo e de doença de Cushing. Ademais, sabe-se que medicamentos como a fenilbutazona e a privação de alimentos reduzem a concentração sérica de hormônios tireoidianos em equinos.

Resenha

Raças de cães

Cães das raças Golden Retriever, Doberman Pinscher, Dachshund, Setter Irlandês, Schnauzer miniatura, Dogue Alemão, Poodle miniatura, Boxer, Pastor Shetland, Terra-nova, Chow, Buldogue Inglês, Airedale, Cocker Spaniel, Lebrel Irlandês, Fox Terrier miniatura, Schnauzer gigante, Lebrel Escocês e Afghan Hound podem ser altamente predispostos a hipotiroidismo. Além disso, a doença pode acometer todas as outras raças, mas são consideradas de menor risco. Cães de raças de alto risco podem manifestar a doença em idade tão jovem quanto 2 anos, e aqueles de raças de baixo risco após 5 anos. Machos e fêmeas são igualmente acometidos.

Histórico clínico e anormalidades verificadas ao exame físico

São inúmeras as anormalidades, sendo possível detectar alguma combinação de problemas clínicos em cães com hipotireoidismo. Dentre eles, incluem-se ganho de peso ou obesidade sem aumento do consumo de alimentos, letargia, pelagem sem brilho, intolerância ao frio detectada pela busca por ambiente aquecido, diminuição da libido, insuficiência reprodutiva, alopecia geralmente em pontos de atrito acompanhada de prurido e hiperpigmentação nas áreas de alopecia. É possível observar doenças cutâneas secundárias, como seborreia, pelagem seca e piodermite. Sinais clínicos incomuns incluem ceratoconjuntivite seca, polineuropatia, doença vestibular e paralisia do nervo facial. Mixedema é um sinal clínico incomum, mas é considerado patognomônico. Os hormônios tireoidianos estimulam o sistema imune e, nos animais com hipotiroidismo, comprometem a imunidade induzida por células T, podendo predispor à infecção cutânea secundária, como piodermatite, infecção por *Malassezia*, demodicose generalizada e otite externa.

A maioria dos cães com tireoidite linfocítica manifesta apenas hipotiroidismo, mas outros podem apresentar, simultaneamente, doenças imunomediadas e/ou endocrinopatias. Estas podem incluir adrenalite linfocítica, diabetes melito linfocítico, hipoparatireoidismo e orquite linfocítica. A maior parte delas é detectada como endocrinopatia. No entanto, em alguns casos, detecta-se uma segunda ou terceira doença endócrina meses ou anos depois.

Em gatos, os sinais clínicos são semelhantes aos de cães. Em filhote de gato anão, os sintomas incluem crescimento desproporcional, cabeça grande, pescoço pequeno largo, letargia, retenção de dentes decíduos e retenção de pelame.

Exames laboratoriais de rotina

Nos exames laboratoriais de rotina, as anormalidades são inespecíficas e podem incluir as mencionadas a seguir. Em cerca de 30% dos casos, detecta-se anemia não regenerativa discreta causada pela menor resposta à eritropoetina. Na maioria dos casos, pode-se constatar diminuição do volume globular, ou hematócrito, mas ainda situado no IR. O aumento das atividades de enzimas hepáticas é atribuído à lipidose hepática, frequentemente observada nesses cães. Há relato de elevação das atividades de enzimas musculares (creatinofosfoquinase [CPK] ou creatinoquinase [CK], lactato desidrogenase [LDH]), porém inconsistente. Na maioria dos casos, há hipertrigliceridemia e hiperlipidemia. Hipercolesterolemia é verificada em aproximadamente 80% dos cães com hipotiroidismo; concentração sérica de colesterol superior a 500 mg/dℓ é muito sugestiva de hipotiroidismo. Em cão com sinais clínicos compatíveis com hipotiroidismo, a concentração > 600 mg/dℓ é um indicador de diagnóstico dessa doença. É provável que tanto quanto 20% dos casos possam ser diagnosticados com base no quadro clínico consistente em um cão de meia-idade, juntamente com valor de colesterol > 500 mg/dℓ e de TT4 < 2 µg/dℓ. Para muitos veterinários, isso é suficiente para definir o diagnóstico e iniciar o tratamento. Nesses casos, pode não ser necessária a "confirmação" do diagnóstico por meio das mensurações de TT4, fT4 e TSH. A necessidade de confirmação do diagnóstico de hipotiroidismo com testes adicionais depende de quão avançada está a doença.

Testes de triagem de TT4 e fT4; mensurações de TT4 e TSH ou fT4 e TSH na mesma amostra

A mensuração da concentração basal de TT4 deve ser o primeiro teste endócrino realizado quando houver suspeita de hipotiroidismo. Por conveniência, o teste TT4 é incluído em alguns painéis bioquímicos de rotina. Cerca de 95% dos cães com hipotiroidismo apresentam baixa concentração de TT4, indicando que a sensibilidade do teste é de 95%. Aproximadamente 20% dos cães sem hipotiroidismo também podem apresentar baixo valor de TT4, resultando em taxa de resultados falso-positivos de 20%, ou especificidade de 80%. Cães doentes eutireóideos respondem pela maioria desses resultados falso-positivos. Portanto, o teste de TT4 é um excelente teste de triagem para descartar a possibilidade de hipotiroidismo, porque apenas 5% dos cães com hipotiroidismo apresentam valor de TT4 situado no IR. Se um painel for selecionado, faça a opção pelas mensurações de TT4, fT4 e TSH na mesma amostra e mensure fT4 por meio de diálise de equilíbrio (Tabela 33.3). As diretrizes para a interpretação dos resultados são:

fT4 > 1,5 ng/dℓ ou 20 pmol/ℓ = típico de cães eutireóideos

fT4 < 0,5 ng/dℓ ou 7 pmol/ℓ = típico de cães com hipotiroidismo

Cães com hipotiroidismo primário tardio devem apresentar as seguintes anormalidades (Tabela 33.4): diminuição das concentrações de TT4 e fT4, aumento da concentração de TSH e falha em induzir aumento de TT4 em resposta ao teste de estimulação com TSH ou TRH teste, se realizado. Noventa por cento desses cães apresentam tireoidite linfocítica ou colapso folicular idiopático. A glândula tireoide jamais se regenera, e o cão requer medicação por toda a vida. Cães com hipotiroidismo secundário apresentam diminuição de TT4, fT4 e TSH. A diminuição de TSH causada por lesão pituitária destrutiva ou depleção de tireotrofos

Tabela 33.3 Resultados esperados no perfil hormonal de cães com hipotiroidismo.

Intervalos de referência	TT4 20 a 55 nmol/ℓ	fT4 10 a 45 pmol/ℓ	TSH < 0,5 ng/mℓ	TT4 1,5 a 4,3 µg/dℓ
Provavelmente hipotiroidismo	< 11	< 10		< 1
Hipotiroidismo é improvável	> 20	> 15		> 2
Zona cinzenta	12 a 20			
Hipotiroidismo primário	< 15	< 10	> 1,0	< 1
Hipotiroidismo primário	<15	< 15	> 1,0	< 1
Hipotiroidismo secundário	15	< 10	ND	< 1

ND = não detectável, inferior ao limite de detecção, < 0,03 ng/mℓ; caso se defina um limite de referência menor, os valores inferiores a ele também são confirmatórios. Os intervalos de referência e os valores de corte utilizados devem ser obtidos em testes laboratoriais.

resulta em atrofia da tireoide devido à ausência de hormônio trófico. Os achados que sustentam o diagnóstico de hipotiroidismo secundário incluem diminuição de TSH, sinais clínicos relativos ao sistema nervoso central ou ao sistema visual.

É importante não definir o diagnóstico de hipotiroidismo com base apenas em um único teste endócrino. Os resultados dos testes devem ser interpretados juntamente com as informações obtidas na resenha, no histórico clínico, no exame físico e nos exames laboratoriais de rotina, a fim de determinar a possibilidade de hipotiroidismo (Tabelas 33.4 e 33.5). Quanto maior a quantidade de peças que se encaixam no quebra-cabeça do diagnóstico de hipotiroidismo, menor é o número de testes necessários ao diagnóstico e ao início do tratamento. Se houver múltiplas anormalidades, principalmente com resultados marcantes, pode-se definir o diagnóstico com confiança. Quanto menores as concentrações de TT4 e de fT4, maior a possibilidade de hipotiroidismo. Por exemplo, se os valores de TT4 e fT4 forem < 10 nmol/ℓ (< 0,5 µg/dℓ) e < 7 pmol/ℓ (< 0,5 ng/dℓ), respectivamente, o melhor diagnóstico é hipotiroidismo. Caso haja aumento marcante na concentração de colesterol e diminuição de ambas, TT4 e fT4, e o cão manifestar múltiplos sinais clínicos, isso é suficiente para definir o diagnóstico, sem necessidade de outros testes.

Cenários de diagnósticos mais desafiadores

As diretrizes de avaliação clínica anteriormente mencionadas são apropriadas aos casos clássicos da doença tireoidiana em franca manifestação. No entanto, a realização de testes para mensuração de hormônios da tireoide com intuito de confirmar o diagnóstico de hipotiroidismo pode ser frustrante porque, no momento da coleta de amostra para análise, a doença pode se apresentar em diferentes estágios de desenvolvimento e há situações nas quais os resultados dos testes são conflitantes ou dúbios. Fatores como raça, sobreposição de doenças, medicamento e idade são variáveis que influenciam os resultados. No entanto, em mais de 80% das situações, os resultados são definitivos, sendo possível excluir ou confirmar o diagnóstico de hipotiroidismo. A minoria dos casos requer avaliação laboratorial mais extensa, às vezes ao longo de semanas a meses. Esses casos desafiadores podem necessitar de procedimentos diagnósticos

Tabela 33.4 Considerações gerais sobre a interpretação do perfil de hormônios tireoidianos em cães.

Diagnóstico/teste	T4	fT4	TSH	Estimulação com TSH
Exclusão de hipotiroidismo	IR	IR	IR	Não realizada
Primário tardio	Diminuída	Diminuída	Aumentado	Sem supressão
Primário inicial	IR	Diminuída	Aumentado	Sem supressão
Doença eutireóidea	Diminuída	IR	IR	Aumentado; doença branda
Doença eutireóidea	Diminuída	Diminuída	Variável	Aumentado; doença grave

Os cenários mencionados compreendem a maioria dos casos; a quantidade de testes selecionados depende da experiência do veterinário e de o quão característicos são os sinais clínicos e os resultados dos exames laboratoriais de rotina. Nem todos os casos necessitam de todos os testes. Os resultados a seguir são menos comumente observados; com eles, despendemos esforço considerável na tentativa de entendê-los e definir o diagnóstico.

Primário inicial	IR	Diminuída	IR	Sem supressão
Primário inicial	IR	IR	Aumentado	Sem supressão
Primário < 2%	Aumentada	Diminuída	Aumentado	Sem supressão
Autoanticorpos[a]	Aumentada	IR	IR	
Secundário	Diminuída	Aumentada	Diminuído	Lesão pituitária
Doença eutireóidea	Diminuída	IR	IR	Doença branda
Doença eutireóidea	Diminuída	Diminuída	Variável	Doença grave
Falso-positivo, aumento de TSH	IR	IR	Aumentado	Aumentado; o dobro ou mais
Medicamentos	Diminuída	Depende do medicamento e do modo de ação		No caso de ingestão excessiva
Ingestão de iodo	Diminuída	Diminuída	Aumentado	
Cão Sighthound	Normalmente diminuída pela metade do IR; necessita de seu próprio IR			
Obesidade	Aumentada			
Jovens	2 a 5 vezes	Aumentada		

IR = dentro do intervalo de referência.
[a]A detecção de autoanticopros não é um teste de função da tireoide; eles podem provocar falso aumento de TT4; indicam possibilidade de tireoidite linfocítica; alguns desses cães progridem pata a condição de hipotiroidismo, mas muitos não.

Tabela 33.5 Exemplos – todos os dados foram obtidos de casos clínicos; são apresentados alguns componentes-chave.

Casos	Colesterol IR: 130 a 350 mg/dℓ	TT4 IR: 20 a 55 nmol/ℓ	fT4 IR: 10 a 45 pmol/ℓ	TSH IR< 0,5 ng/mℓ	Outros testes	Diagnóstico
1 alopecia	> 500	< 10	NN	NN	NN	Hipotiroidismo
2 alopecia	> 500	< 15	< 10	NN	NN	Hipotiroidismo
3 alopecia	> 400	< 20	< 5	NN	NN	Hipotiroidismo
4 alopecia	400	< 25	< 15	Aumentado	NN	Hipotiroidismo primário
5 alopecia	400	< 20	< 15	?	?	Hipotiroidismo
6 alopecia	> 300	< 20	< 10	IR	TSH	Necessidade de teste de estimulação
7 letargia	> 300	> 25	NN	NN	NN	Excluir
8 letargia	> 300	< 20	> 20	IR	NN	Excluir
9 letargia	> 300	12	20	IR	NN	Excluir
10 letargia	> 400	< 15	< 10	Diminuído	Exame de imagem?	Lesão pituitária
11 alopecia	> 500	> 55	< 10	Aumentado	Anticorpos	Hipotiroidismo primário
12 indefinido	IR	8	7	NN	NN	Normal para cães da raça Saluki
13 indefinido	IR	IR	IR	IR	Positivo para anticorpos	

IR = dentro do intervalo de referência; consultar laboratório quanto aos valores do IR e aos valores de corte recomendados para o diagnóstico, zona cinzenta etc. NN = não há necessidade, esta decisão é do veterinário; quanto mais característicos os sinais clínicos e os resultados de exames laboratoriais para hipotiroidismo, menor é a necessidade de testes. Exemplos 1 a 4 = diagnóstico confiável de hipotiroidismo, porém sem distinguir os tipos primário e secundário; é muito mais provável que seja primário; o mesmo tratamento para ambos.
Exemplo 5 = provavelmente hipotiroidismo; testes adicionais a juízo do veterinário.
Exemplo 6 = provavelmente hipotiroidismo; TSH não auxilia na recomendação de teste de estimulação do TSH.
Exemplos 7 a 9 = exclusão de hipotiroidismo; caso os sinais clínicos ou outros dados sejam fortemente sugestivos de hipotiroidismo, realize o teste de estimulação do TSH. Exemplos 8 e 9 são compatíveis com síndrome do doente eutireóideo; a diminuição de TT4 é desproporcionalmente menor que a alteração esperada para fT4.
Exemplo 10 = hipotiroidismo, considerar do tipo secundário; realizar exame de imagem.
Exemplo 11 = hipotiroidismo primário com aumento TT4 induzido por anticorpos; < 2% dos casos apresentam esse perfil.
Exemplo 12 = TT4 e fT4 indicam diagnóstico de hipotiroidismo, a menos que o cão seja de raça Sighthound, no qual esse perfil parece normal; os valores desses testes diagnósticos em tais animais equivalem a aproximadamente metade dos verificados em outras raças.
Exemplo 13 = é provável que o cão apresente tireoidite linfocítica; neste momento, o cão é eutireóideo; alguns desenvolvem hipotiroidismo, e a maioria não; recomenda-se a repetição do teste, principalmente quando se tratar de uma raça com alta prevalência de hipotiroidismo.

mais intensivos, com a mensuração de anticorpos contra antígenos tireoidianos, repetição de teste após 4 semanas, descontinuação da terapia medicamentosa concomitante seguida de repetição do teste depois de 4 semanas, teste de estimulação (com TSH ou TRH), exame de imagem do pescoço (ultrassonografia, ressonância magnética [RM], cintilografia com tecnécio/pertecnetato) e resposta do teste de T4 na terapia de reposição hormonal. Às vezes, o teste da terapia é útil, em vez de testagem extensiva complexa. Diferentemente da doença de Cushing, o hipotiroidismo é uma doença que pode ser erroneamente diagnosticada, não detectada e/ou tratada quando não existe, e as consequências não são boas. A não detecção de hipotiroidismo não ocasiona risco à vida, e, às vezes, a repetição do teste após 1 mês ou mais propicia resultado mais esclarecedor, com a progressão da doença. O tratamento de um cão que não apresenta hipotiroidismo com levotiroxina também não ocasiona consequências biológicas graves. Na verdade, o termo "doença responsiva à terapia com hormônio tireoidiano" envolve um grupo de cães que respondem bem ao tratamento com levotiroxina, mas que, na verdade, não apresentam hipotiroidismo. Hormônios da tireoide podem beneficiar pacientes doentes, à semelhança dos efeitos estimuladores inespecíficos dos esteroides. Às vezes, aceitar algumas das opções mencionadas, antes de iniciar o painel de testes laboratoriais, torna menos frustrante o diagnóstico de 10 a 20% dos casos cujos resultados do teste situam-se na zona cinzenta. Além disso, os tratamentos de hipotiroidismo primário e hipotiroidismo secundário são semelhantes, com tiroxina sintética (T4), mediante suplementação com levotiroxina. Esse suplemento é de baixo custo, e os cães obesos podem se beneficiar do uso de baixa dose de T4, independentemente da condição da tireoide. Na prática clínica, é importante

a diferenciação entre hipotiroidismo e síndrome do doente eutireóideo e o diagnóstico correto da doença concomitante que está suprimindo a ação de hormônios tireoidianos. Também, pode-se fazer a diferenciação entre hipotiroidismo primário e hipotiroidismo secundário. Um resumo dos achados de um estudo de testes endócrinos realizados em 108 cães é mostrado na Tabela 33.6. Os efeitos de algumas variáveis em testes de hormônios tireoidianos são apresentados na Tabela 33.7.

Um diagnóstico desafiador relativamente comum é definir se um cão com diminuição da concentração de TT4 realmente apresenta hipotiroidismo, quando o paciente manifesta apenas algumas anormalidades físicas e laboratoriais de hipotiroidismo. Essa síndrome é conhecida como "síndrome do doente eutireóideo". Os testes laboratoriais indicam anormalidades, mas a função da glândula tireoide e as atividades biológicas dos hormônios tireoidianos são consideradas normais e o paciente é denominado eutireóideo. Essa síndrome é verificada em cães e gatos que manifestam doença extratireoidiana que causa supressão de hormônios da tireoide mensurados (Figura 33.2). A diminuição dos valores de hormônios da tireoide é uma resposta de adaptação fisiológica estimulada por diversas citocinas que reduzem a taxa metabólica basal e o metabolismo celular em caso de doença. Aventa-se a possibilidade de diversos mecanismos envolvidos na redução dos hormônios da tireoide e alguns deles podem, até mesmo, diminuir a secreção de TSH. Esses pacientes apresentam redução na concentração de TT4, porém são eutireóideos. Essa síndrome pode ser causada por diversas doenças. Quanto mais grave a enfermidade, mais evidente é a diminuição de TT4. Aproximadamente 20% dos cães doentes, mas que não apresentam hipotiroidismo, exibem redução da concentração de TT4, ou seja, resultado falso-positivo nesse teste para hipotiroidismo.

Tabela 33.6 Hormônios tireoidianos em cães com hipotiroidismo e em cães eutireóideos.

	Hipotiroidismo		Eutireóideo	Sensibilidade/especificidade
TT4 (n = 108 cães)	n = 54 cães Diminuída: 48 (90%) IR: 3 (5%) Aumentada: 3 (5%)	**Bom**	n = 54 cães Diminuída: 10 (18%)	90%/82%
TT3 (n = 68 cães)	n = 31 cães Diminuída: 3 (10%) IR: 23 (74%) Aumentada: 5 (16%)	**Nada bom**	n = 37 cães Diminuída: 3 (8%)	
T4 livre (n = 108 cães)	n = 54 cães Diminuída: 53 (98%) IR: 1 (2%) Aumentada: 0	**Ótimo**	n = 54 cães Diminuída: 4 (7%)	98%/93%
TSH (n = 108 cães)	n = 54 cães Aumentado: 41 (76%) IR: 13 (24%) Limite inferior de normalidade = 5 (9%)[a]		n = 54 cães Aumentado: 4 (7%)	76%/93%

	Sensibilidade (%)	Especificidade (%)	Exatidão (%)
T4 livre	98	93	95
TT4	89	82	85
TSH	76	93	84

IR = intervalo de referência.
Nesse estudo, apenas um cão com doença eutireóidea apresentou baixo valor de T4 e de fT4 e aumento de TSH = falso-positivo.
Comentário do autor: Quanto mais desenvolvido o estágio da doença, mais facilmente os testes diagnósticos "reconhecem" a doença.
[a]Alguns desses cinco cães podem apresentar hipotiroidismo secundário.

Tabela 33.7 Interpretação dos resultados de testes de hormônios tireoidianos em cães em situações particulares.

Consideração	Efeito
Tamanho corporal	
< 10 kg	TT4 maior; mediana 31,5 nmol/ℓ
> 30 kg	TT4 menor; mediana 25 nmol/ℓ
Raça	
Sighthound	Diminuição de TT4 e fT4, com valores 50% menores que outros cães
Raças nórdicas	Não influenciam o valor de TSH
Idade	
< 3 meses	Aumento de TT4; 2,5× o valor de adulto
> 6 anos	Diminuição de TT4
Doença não tireoidiana	Diminuição de TT4 em cães e gatos; quanto mais grave a doença, maior a diminuição
Doença não tireoidiana	fT4 é menos influenciada, mas pode diminuir em cães e gatos; também, pode ocorrer aumento de fT4 em gatos
Medicamentos	Diminuição de TT4 e fT4: glicocorticoides, sulfonamidas, propiltiouracila, ácido acetilsalicílico, fenobarbital, carprofeno, metimazol
	Diminuição de TT4, pouco ou nenhum efeito em fT4: furosemida, fenilbutazona, progestógenos
	Sulfonamidas podem diminui TT4 e fT4 e aumentar TSH e causar hipotireoidismo

Cães obesos apresentam aumento discreto na concentração sérica de TT4; 50 a 75% maior.
Cães Sighthound apresentam TT4 e fT4 muito menor que aqueles de outras raças; nesses cães, a concentração normal seria indicação de hipotireoidismo em outras raças. Prenhez e diestro aumentam TT4.
Em cães, ocorre diminuição na concentração sérica de TT4 total e na resposta ao teste de estimulação com TSH, em função da idade.

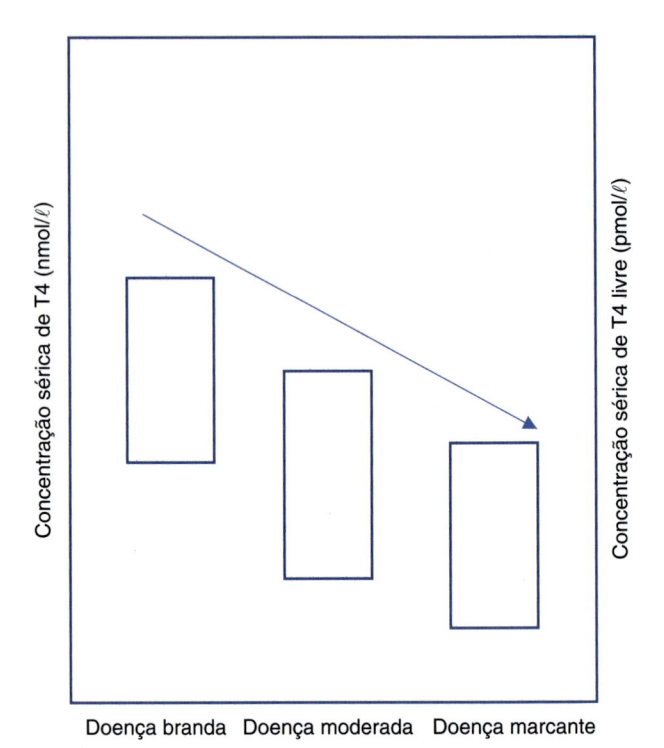

Figura 33.2 As concentrações séricas relativas de T4 total e T4 livre de cães e gatos sem doença da tireoide são indicadas em retângulos vazados. As doenças extratireoidianas ocasionam diminuição das concentrações séricas de TT4 e fT4, e, quanto mais grave a doença, maior é a redução desses dois hormônios tireoidianos. Em cães, essa ocorrência é relativamente comum e pode induzir a diagnóstico errôneo de hipotireoidismo, caso não se realizem testes de estimulação. Fato interessante é que, em alguns gatos, a doença extratireoidiana pode ocasionar elevação da concentração sérica de fT4 (ver Figura 33.1).

A concentração de T4 livre (fT4) encontra-se diminuída em apenas 5 a 10% desses cães e, à semelhança do que acontece com o valor de TT4, quanto mais grave a doença, maior a supressão de fT4. Quando a diminuição de TT4 é desproporcionalmente maior que a de fT4, isso favorece a interpretação do caso como síndrome do doente eutireóideo. A característica-chave para considerar o diagnóstico de doente eutireóideo é a diminuição do valor de TT4, sem alteração consistente em fT4 e TSH. Outra observação útil é que, em cães com síndrome da doença eutireóidea, não se espera verificar a maioria das características clinicopatológicas específicas de hipotiroidismo, como hipercolesterolemia, alopecia e ganho de peso. É importante detectar esse grupo de pacientes, a fim de diagnosticar corretamente a doença primária que está suprimindo os hormônios da tireoide.

A síndrome do doente eutireóideo também é reconhecida em gatos, mas o desafio é estabelecer o diagnóstico de hipertiroidismo. O dilema é diagnosticar hipertiroidismo quando uma doença secundária suprime a concentração de TT4, mas com valor dentro do IR. A gravidade da doença extratireoidiana é proporcional à redução do teor de TT4. Isso acontece em gatos de idade mais avançada que apresentam doença concomitante, como nefrite intersticial crônica, câncer e debilidade. A supressão da concentração sérica de fT4 não é tão evidente quanto a de TT4, a ponto de essa mensuração ser útil. Contudo, em alguns gatos gravemente enfermos, ocorre aumento real de fT4, condição que representa um novo desafio ao diagnóstico. Caso o valor de TT4 esteja no IR e o de fT4 estiver aumentado, tem-se

hipertiroidismo verdadeiro ou síndrome do doente eutireóideo. A diferenciação entre esses dois diagnósticos diferenciais requer a correlação entre todos os dados clinicolaboratoriais e, às vezes, a realização de testes adicionais. Para essas abordagens, ver discussão sobre hipertiroidismo. Felizmente, a expressão clínica dessas doenças extratireoidianas é tal que são reconhecidas ou suspeitas.

Outro desafio ao diagnóstico acontece quando a manifestação clínica e as anormalidades clinicolaboratoriais sustentam o diagnóstico de hipotiroidismo, com aumento do valor de TT4 ou, às vezes, no meio ou no limite superior do IR. Isso induz a resultados de testes endócrinos incompatíveis com o quadro clínico. É mais provável que esse cão apresente hipotiroidismo primário com tireoidite linfocítica, no estágio inicial ou médio da doença, com aumento da concentração de anticorpos contra antígenos da tireoide. A maneira de resolver esse problema é a mensuração de anticorpos contra aaTg e, possivelmente, TT4 ou TT3. Ocorre reação cruzada entre os anticorpos e os reagentes utilizados nas mensurações *in vitro* de T4 e T3; portanto, ocorre "falso aumento" de T4 e T3. Esses cães apresentam hipotiroidismo, ainda que "pareçam" ter aumentos mensuráveis das concentrações de T4 e T3; todavia, o mais importante é o aumento das concentrações de anticorpos contra T4 e T3.

Terapia medicamentosa contínua pode ser um desafio ao diagnóstico. A maioria dos problemas causados por medicamentos envolve sua interferência nos testes; geralmente, causam diminuição de TT4 e/ou fT4; ver Tabela 33.7. No entanto, as sulfonamidas podem causar hipotiroidismo caracterizado por diminuição de TT4 e fT4 e aumento de TSH. As sulfonamidas bloqueiam a iodinação da tiroglobulina e impedem a produção do hormônio tireoidiano, caso a dose seja alta o suficiente e a duração do tratamento de 4 semanas ou mais. A descontinuação do uso de sulfonamidas reverte esses efeitos. Os glicocorticoides interferem no metabolismo dos hormônios tireoidianos e inibem a secreção de TSH, resultando em diversas combinações de concentrações diminuídas ou normais de TT4, fT4 e TSH. O fenobarbital não causa hipotiroidismo, mas reduz as concentrações de TT4 e fT4 e causa discreto aumento de TSH. Uma ampla revisão das influências de tratamentos medicamentosos nas concentrações de hormônios tireoidianos está além do escopo deste capítulo. Uma recomendação geral é descontinuar o uso de medicamento que interfira na função da glândula tireoide 4 semanas antes da mensuração dos hormônios tireoidianos ou da realização de teste dinâmico. Deve-se descontinuar a administração de levotiroxina 8 semanas antes de repetir o teste do eixo tireóideo-pituitário.

Às vezes, é útil definir se o hipotiroidismo é secundário à lesão pituitária. Esse procedimento é um tanto acadêmico, pois a terapia de reposição de hormônios da tireoide é a mesma; contudo, a documentação de lesão pituitária pode revelar outras endocrinopatias e indicar acompanhamento clínico mais longo, além das implicações no prognóstico.

Cães Sighthound, tais como Saluki, Greyhound, Whippet, Lebrel Escocês, Lebrel Irlandês, Slough e Basenji, apresentam baixa concentração sérica de TT4, que é fisiológica e considerada normal. Cães Saluki e Greyhound apresentam, também, baixa concentração sérica de fT4, com valor indicativo de hipotiroidismo em outras raças. A concentração sérica de TT4 em 90% dos cães Greyhound normais pode ser menor que o limite inferior do IR; em até 33% dos cães, esse valor é inferior ao limite de detecção do teste. Portanto, para o diagnóstico de hipotiroidismo em cães Sighthound, deve-se incluir outros testes além da mensuração de TT4. Para esses cães, podem ser mais importantes as mensurações simultâneas de TSH e fT4, não importando o quão baixa é a concentração de TT4. Entretanto, é possível descartar a possibilidade de hipotiroidismo em cães Sighthound, com segurança, quando a concentração de TT4 situa-se no IR usado para todos os cães. Em cães Sighthound, não foram estabelecidos valores de corte para TT4, fT4 e TSH para os casos de hipotiroidismo. A causa das baixas concentrações de hormônios tireoidianos em cães Sighthound é desconhecida.

Diagnóstico de hipotiroidismo em gatos

Os gatos quase nunca apresentam hipotiroidismo espontâneo ou de ocorrência natural. Há raros relatos de hipotiroidismo congênito, tireoidite linfocítica e hipotiroidismo secundário. A causa mais comum de hipotiroidismo verdadeiro é iatrogênica, em decorrência do tratamento de hipertiroidismo. Em gatos, a causa mais comum de diminuição da concentração de TT4 e/ou fT4 é a síndrome do doente eutireóideo. No caso de hipotiroidismo verdadeiro, praticamente todos os gatos adultos devem ter histórico de tireoidectomia, radiação ou tratamento com metimazol. Na maioria desses gatos, faz-se avaliação periódica de hormônios tireoidianos para avaliar a eficácia do tratamento. Se o gato apresenta hipotiroidismo, espera-se a ocorrência de anemia não regenerativa e hipercolesterolemia. A mensuração de TT4 é o procedimento inicial; no caso de valor no IR, o gato é considerado doente eutireóideo. Se a concentração estiver diminuída e o histórico indicar uma causa iatrogênica, então, considera-se hipotiroidismo. Provavelmente, esses gatos necessitam apenas de ajuste da medicação. Se houver diminuição de TT4, sem histórico de tireoidectomia, considera-se hipotiroidismo

verdadeiro ou, mais provavelmente, síndrome da doença eutireóidea. A causa mais comum de diminuição de TT4 em um gato não submetido à tireoidectomia é doença concomitante. Agora, pesquise se há doença extratireoidiana e/ou mensure as concentrações de fT4 e TSH por meio de um teste canino. Um teste de TSH para cães foi validado para gatos. Se houver diminuição de fT4 e aumento de TSH e os sinais clínicos e resultados de exames laboratoriais forem compatíveis, então considera-se hipotiroidismo. Em caso de dúvida, realize teste de estimulação com TSH ou TRH ou teste de resposta à levotiroxina, seguido de remoção da levotiroxina, para verificar se ocorre retorno das anormalidades clínicas e laboratoriais.

Equinos e pequenos ruminantes

Em grandes animais, quase sempre o hipotiroidismo se deve à ingestão de alguma substância exógena que interfere na produção de TT3 e TT4. Esses animais apresentam bócio, caracterizado por aumento discreto a marcante da glândula tireoide, diminuição das concentrações de TT3 e TT4 e hipotiroidismo associado. Muitas substâncias podem ocasionar isso, interferindo na produção de hormônios tireoidianos em vários estágios. Algumas dessas substâncias ou fatores mais comuns e/ou importantes são sulfas, baixa ou alta ingestão de iodo, vegetais (couve-galega, alga marinha) e várias substâncias químicas (tiouracila). A menor síntese de TT3 e TT4 devido a essas substâncias resulta em *feedback* reduzido ou negativo ao hipotálamo e à glândula pituitária e, portanto, aumento da produção de TSH. O aumento da concentração de TSH estimula a hipertrofia e a hiperplasia de células foliculares, resultando em glândula tireoide bociogênica, aumentada de volume. Em equinos e pequenos ruminantes neonatos, o bócio é a anormalidade tireoidiana mais comum. Em pequenos ruminantes, geralmente se deve à deficiência de iodo durante a gestação; está associado a morte do feto, sucção fraca durante a mamada, fraqueza, hipotermia e lã ou pelagem anormal. Em potros, a ocorrência de bócio está associada à gestação prolongada, bem como a sintomas de ossificação deficiente, ruptura e/ou contração de tendão, prognatismo, definhamento e fraqueza. Foi diagnosticado no noroeste dos EUA e oeste do Canadá. A etiologia é desconhecida, mas está associada à pastagem viçosa. Não se verifica aumento macroscópico da glândula tireoide; no entanto, ao exame microscópico, nota-se hiperplasia glandular. Em animais recém-desmamados, até 2 anos, o hipotiroidismo se deve à ingestão excessiva de iodo (suplementos, alga marinha etc.). Em equinos adultos, a sua ocorrência é incomum a rara. Com frequência, clinicamente, manifesta-se na forma de sobrepeso em animais com acúmulo de gordura no pescoço (*cresty neck*), mas o diagnóstico não costuma ser confirmado em exames laboratoriais. Os equinos podem apresentar diminuição nos valores de TT4 e TT3; raramente, faz-se mensuração de TSH ou testes estimulatórios antes de submeter os equinos à suplementação com hormônio tireoidiano, a baixo consumo de alimentos e a aumento da atividade física. É difícil saber qual desses tratamentos é responsável pela melhora clínica.

Anormalidades da glândula adrenal

Hipoadrenocorticismo: doença de Addison

Primário

Adrenalite linfocítica – ocasiona destruição das três camadas ou zonas do córtex adrenal; responde por 90% ou mais dos casos da doença. A consequência clínica é o desenvolvimento de hipo-adrenocorticismo por deficiência de mineralocorticoide e glico-corticoide (HDMG).

Secundário

É causado por neoplasia pituitária ou administração de esteroide exógeno por longo tempo. Ambas as condições reduzem a concentração de hormônio adrenocorticotrófico (ACTH), causando atrofia adrenocortical bilateral das zonas fasciculada (ZF) e reticular (ZR). Isso resulta em hipoadrenocorticismo (HAC) por deficiência de glicocorticoide (HDG).

Hiperadrenocorticismo: síndrome de Cushing

Tumor da adrenal primário

HAC dependente de tumor da adrenal (TA) se deve à neoplasia no córtex adrenal funcional, que resulta em aumento de volume de uma das adrenais e atrofia da adrenal contralateral. Também, ocorre atrofia da ZF da adrenal ipsilateral. O cortisol oriundo do tumor da adrenal ocasiona *feedback* negativo a *pars distal*, resultando em menor produção de ACTH, portanto, redução da concentração sérica desse hormônio.

Hiperadrenocorticismo pituitário-dependente secundário

HAC pituitário-dependente (HPD) se deve à neoplasia pituitária funcional secretora de ACTH, que estimula células da ZF e ocasiona hiperplasia e hipertrofia, resultando em aumento de volume bilateral da glândula adrenal. Ocorre aumento da concentração sérica de ACTH. Isso responde por 80% ou mais dos casos de HAC em cães. A patogênese é diferente daquela mencionada para equinos.

Considerações sobre a glândula adrenal

A glândula adrenal contém córtex e medula. A porção mais externa do córtex é a zona glomerulosa (ZG). Ela produz aldosterona, um mineralocorticoide que auxilia na regulação das concentrações séricas de sódio e potássio, do volume de líquido extracelular e da pressão sanguínea. Os principais mecanismos reguladores são a concentração sérica de potássio e o sistema renina-angiotensina, além de pequena contribuição do ACTH. A hiperpotassemia estimula a liberação de aldosterona da ZG para aumentar a excreção de potássio por meio de diversas células epiteliais, inclusive dos epitélios renal, salivar, intestinal e das glândulas sudoríparas. Simultaneamente, a aldosterona estimula a reabsorção renal de sódio, que pode aumentar a pressão sanguínea. A renina é liberada do sistema ou aparato ou aparelho justaglomerular, junto aos glomérulos, em resposta à diminuição da pressão sanguínea, à diminuição de sódio e a vários outros fatores. Então, a renina estimula a cascata de eventos que elevam a concentração de angiotensina II, que estimula a vasoconstrição e a liberação de aldosterona. A maioria dos estímulos para a liberação de aldosterona é oriunda das etapas anteriormente descritas. Aproximadamente 10% do total de estímulos à liberação de aldosterona se devem ao ACTH; na ausência de ACTH, ocorre discreta atrofia da ZG e grave atrofia da ZF. A principal doença que acomete a ZG é o hipoadrenocorticismo, ou doença de Addison, como consequência de adrenalite linfocítica. Uma doença incomum é a hiperplasia da ZG, principalmente hiperaldosteronismo, que aumenta a produção de aldosterona.

Subjacente à ZG encontra-se a maior porção do córtex, a ZF, que produz vários hormônios, dos quais os glicocorticoides são os clinicamente mais importantes. Os corticotrofos da adeno-hipófise produzem ACTH, que estimula a ZF para liberar glicocorticoides, imediatamente. Os glicocorticoides completam a alça reguladora ao atuar no *feedback* negativo aos (i) corticotrofos, que reduzem a secreção de ACTH, e (ii) aos receptores dos núcleos paraventriculares do hipotálamo para reduzir a liberação de hormônio corticotrófico. A principal doença que acomete a ZF é o HAC ou doença de Cushing. Geralmente é secundária ao adenoma de pituitária, que secreta quantidade excessiva de ACTH. O HAC também pode ser causado por tumor no córtex adrenal, que, por si só, produz glicocorticoides, ou pela administração exógena de glicocorticoides, que ocasiona HAC iatrogênico. Independentemente da causa, todas as anormalidades clínicas e laboratoriais do HAC se devem ao aumento da concentração sérica de cortisol. A porção mais interna do córtex adrenal é a ZR, que produz glicocorticoides e hormônios sexuais. Em cães, gatos e equinos, essa porção tem mínima participação na ocorrência de HAC. Em furões, ela tem participação significativa, porque a maioria das anormalidades clínicas se deve ao aumento das concentrações de esteroides sexuais.

A medula localiza-se no centro de cada glândula adrenal; nela, ocorre produção de epinefrina e norepinefrina. A principal doença verificada nessa porção glandular é neoplasia da medula adrenal ou feocromocitoma, que aumenta a concentração sérica de epinefrina e resulta em hiperatividade, hipertensão e taquicardia.

Hipoadrenocorticismo: doença de Addison

A seguir há um resumo dos dois tipos de hipoadrenocorticismo com as principais anormalidades esperadas, associadas aos achados em testes diagnósticos (Tabela 33.8).

Primário

Típico: adrenalite linfocítica que causa destruição das zonas granulosa, fasciculada e reticular; ocorre redução de mineralocorticoides e glicocorticoides (HDMG). A diminuição da concentração de aldosterona resulta nas principais anormalidades eletrolíticas: hiponatremia e hiperpotassemia. Ocorre diminuição da proporção sódio: potássio (Na:K), que é um dos indicadores mais úteis no diagnóstico. Uma rara variante é o *hipoadrenocorticismo primário atípico*; *hipoadrenocorticismo com deficiência de glicocorticoide*. Esse tipo pode ser uma forma de hipoadrenocorticismo primário, na qual a maioria das manifestações está relacionada à deficiência de glicocorticoide. Em alguns desses casos, ocorre deficiência de mineralocorticoide, mas em outros, não.

Secundário

A causa é uma lesão ablativa da glândula pituitária, com liberação ACTH, ou a administração prolongada de esteroide exógeno, que ocasiona atrofia de ZF e ZR, resultando na incapacidade de resposta da adrenal ao ACTH quando a administração de esteroide é descontinuada abruptamente. Ocorre diminuição da concentração de glicocorticoide, mas os mineralocorticoides e a proporção sódio:potássio não são afetados. HDG é uma doença de difícil diagnóstico. Felizmente, é uma enfermidade incomum, respondendo por < 10% dos casos de doença de Addison.

Primário

Hipoadrenocorticismo primário é a causa de aproximadamente 90 a 95% dos casos de doença de Addison em cães. As duas lesões mais comuns, adrenalite linfocítica e colapso idiopático,

Tabela 33.8 Principais achados laboratoriais em várias formas de hipoadrenocorticismo.

	Primário	Atípico	Secundário
Lesão	Adrenalite linfocítica: ZG, ZF, ZR	Inicial?	Atrofia de ZF
Cortisol basal	Diminuído	Diminuído	Diminuído
Estimulação com ACTH	Sem resposta; cortisol pós-estimulação < 2 μg/dℓ para todos os tipos		
ACTH plasmático	Aumentado	Aumentado	Diminuído
Na	Diminuído	No IR	No IR
K	Aumentado	No IR	No IR
Cl	Diminuído	No IR	No IR
Proporção Na:K	< 23:1	> 25:1	> 25:1
Glicocorticoide	Diminuído	Diminuído	Diminuído
Mineralocorticoide	Diminuído	Não afetado	Não afetado
Consequência	Irreversível	Progressivo?	Reversível

ACTH = hormônio adrenocorticotrófico; IR = intervalo de referência; ZF = zona fasciculada; ZG = zona glomerulosa; ZR = zona reticulada.

são estágios diferentes da mesma doença. Inicialmente, a lesão é de adrenalite linfocítica imunomediada e, em estágio posterior, é de atrofia grave, semelhante ao que ocorre no hipotiroidismo primário. O córtex adrenal não é capaz de se regenerar dessas lesões destrutivas e, portanto, tais pacientes necessitam de terapia de reposição hormonal por toda a vida. Tireoidite linfocítica, paratireoidite, adrenalite e destruição linfocítica de ilhotas são condições que acometem cães, geralmente como doenças independentes. Raramente ocorrem em um mesmo animal; causam insuficiência poliglandular. A causa mais provável de insuficiência de múltiplas glândulas endócrinas é a destruição da pituitária. Outras causas infrequentes de hipoadrenocorticismo primário são: neoplasia, inflamação granulomatosa, infarto e quimioterapia iatrogênica (mitotano, trilostano). Mitotano é usado no tratamento de HAC; causa, seletivamente, necrose de ZF e ZR. Em cerca de 5% dos cães tratados, ou naqueles submetidos à dose excessiva, pode ocorrer destruição da ZG. Na maioria desses cães, a necrose é permanente. A área cortical não se regenera e, subsequentemente, os cães necessitam de tratamento à base de mineralocorticoides e glicocorticoides por toda a vida. Essa condição é diferente da deficiência transitória de glicocorticoide ocasionada pela indução ou manutenção do tratamento com mitotano. Animais de fazenda podem apresentar infecção por herpes-vírus ocasionada por necrose cortical ou êmbolo bacteriano oriundo de sepse neonatal, condição que destrói parte do córtex adrenal suficiente para causar hipoadrenocorticismo. Além disso, há uma condição denominada síndrome da insuficiência adrenal relativa (IAR), diagnosticada em potros com fraqueza e/ou sepse.

Antes do surgimento dos sinais clínicos, é preciso que ocorra destruição de aproximadamente 75 a 90% de ambos os córtices da adrenal. Deficiência parcial provavelmente é o estágio inicial de adrenalite linfocítica, sendo uma explicação para a ocorrência de hipoadrenocorticismo primário atípico, em que há reserva cortical, mas insuficiente para impedir estresse, como aquele ocasionado por transporte, embarque e briga. Como acontece com todas as doenças, pode ser difícil estabelecer o diagnóstico definitivo antes que haja manifestação de sinais clínicos e a disponibilidade de resultados de exames laboratoriais relativos à doença. Por fim, as lesões progridem, e os sinais clínicos e os dados laboratoriais se desenvolvem totalmente, facilitando o diagnóstico.

Hipoadrenocorticismo atípico – deficiência de glicocorticoide

Essa enfermidade pode ser hipoadrenocorticismo secundário, no qual a causa da redução da concentração de ACTH é desconhecida, ou uma forma não usual de hipoadrenocorticismo primário. Nesta última possibilidade, é mais provável que represente estágios iniciais de adrenalite linfocítica, em que há reserva cortical apropriada para impedir algumas manifestações clínicas, mas não todos os sintomas de hipoadrenocorticismo primário. Além disso, está associada ao uso de medicamentos que atuam, seletivamente, na ZF (mitotano e trilostano) e a doenças concomitantes que mascaram as anormalidades eletrolíticas características. Inicialmente, esses cães não apresentam anormalidades nas concentrações séricas de sódio e potássio. Em alguns desses pacientes, a doença progride e ocorre diminuição da proporção sódio:potássio, enquanto outros não desenvolvem anormalidades eletrolíticas, mesmo após 1 ano ou mais de acompanhamento clínico. Em virtude da maior atenção dada a esse subtipo de hipoadrenocorticismo, realiza-se teste de estimulação com ACTH em cães com sinais clínicos vagos indicativos de suspeita da doença. A incapacidade do teste de estimulação com ACTH em aumentar a concentração de cortisol em > 2 μg/dℓ indica diagnóstico de hipoadrenocorticismo, mesmo quando as concentrações de sódio e potássio são normais.

Secundário

A lesão relacionada à ocorrência de hipoadrenocorticismo secundário é a atrofia da ZF. A doença de ocorrência natural é causada por lesão primária na pituitária, tal como tumor ou cisto capaz de destruir corticotrofos da *pars distalis*, resultando em menor produção de ACTH (Figura 33.3). Provavelmente, a causa mais comum de hipoadrenocorticismo secundário é iatrogênica, ocasionada pela descontinuação abrupta do tratamento com esteroide exógeno. A terapia prolongada com cortisol exógeno induz *feedback* negativo aos corticotrofos, diminuição da concentração sérica de ACTH e subsequente atrofia da ZF. Diferentemente da adrenalite linfocítica irreversível, o córtex da adrenal se regenera quando ocorre descontinuação gradativa do uso de esteroides ou quando a remoção cirúrgica do tumor de pituitária é bem-sucedida. Ocorre atrofia de ZF e ZR e, portanto, há deficiência de glicocorticoide; contudo, não ocorre prejuízo à ZG e às

CAPÍTULO 33

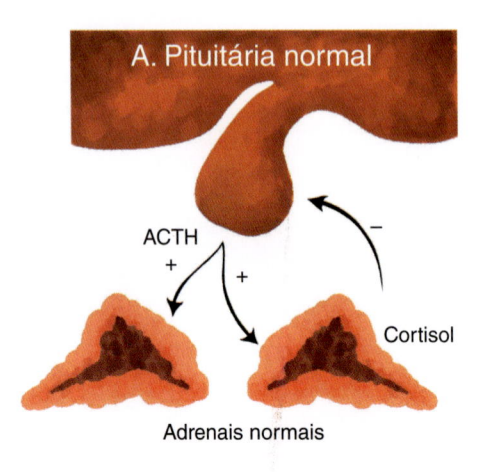

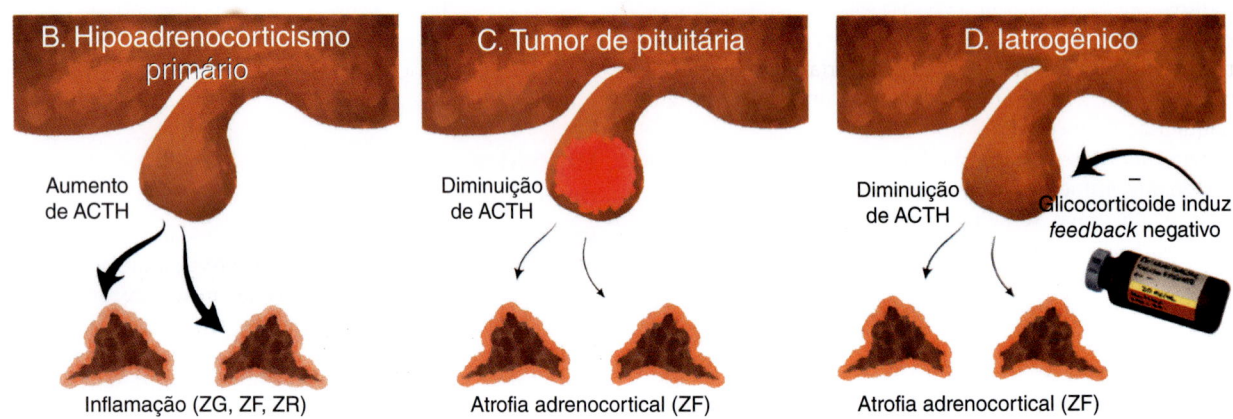

Figura 33.3 Mecanismos do hipoadrenocorticismo (doença de Addison). As setas representam as secreções relativas de hormônios quando o eixo pituitário-adrenal é normal e em três estágios da doença. Glândula adrenal de tamanho normal (**A**), hipoadrenocorticismo primário causado por adrenalite linfocítica (**B**) e dois tipos de hipoadrenocorticismo secundário (**C, D**). A porção medular é marrom-escura e apresenta o mesmo tamanho, em todas as doenças aqui descritas. Na adrenalite linfocítica (**B**), ocorre destruição imunomediada das três zonas do córtex adrenal (zonas glomerulosa [ZG], fasciculada [ZF] e reticular [ZR]), resultando em menor produção de mineralocorticoides e glicocorticoides. A diminuição na produção de glicocorticoides estimula os corticotrofos da *pars distalis* a produzir e secretar ACTH, um esforço inútil, pois a glândula adrenal carece de células-alvo para serem estimuladas. O estágio final da adrenalite é o "colapso idiopático". Tumor da pituitária (**C**) é um exemplo de lesão destrutiva de corticotrofos da *pars distalis*. À medida que os corticotrofos são destruídos, a produção e secreção de ACTH diminui, e as células da ZF da adrenal não são estimuladas. Isso ocasiona atrofia bilateral da ZF, condição que resulta em menor produção de glicocorticoide. A ZG é poupada; a produção de mineralocorticoide não é afetada. O hipoadrenocorticismo iatrogênico (**D**) se deve à ação de glicocorticoide exógeno, que causa *feedback* negativo na pituitária, resultando em diminuição de ACTH e atrofia adrenocortical bilateral (ZF). Esses pacientes podem parecer cushingoides ao exame físico e nos exames laboratoriais (leucograma de estresse, aumento da atividade da enzima fosfatase alcalina [ALP]), em razão do excesso de esteroide. Caso o uso de glicocorticoide seja descontinuado muito abruptamente, as glândulas adrenais atrofiadas não são capazes de responder suficiente e rapidamente ao estresse e, assim, o paciente pode manifestar crise addisoniana.

concentrações de mineralocorticoides. A atrofia pode ser secundária à administração de glicocorticoides, por via injetável, oral ou tópica. Em geral, a função cortical se restabelece em aproximadamente 2 a 4 semanas após a descontinuação do medicamento. Esteroides de ação prolongada são potentes supressores e podem suprimir o eixo adreno-pituitário por um período de 6 semanas ou mais.

Sinais clínicos

Geralmente os cães são jovens ou de meia-idade, com 3 a 6 anos. Pode acometer cães e gatos tão jovens quanto aqueles com 2 a 3 meses. Desses, 70% são fêmeas; a prevalência da doença em fêmeas não castradas das raças Poodle padrão, Cão d'Água Português e Bearded Collie é maior que em outras raças de cães. Animais de várias raças são acometidos por essa doença; as raças mais predispostas são Poodle padrão, Dogue Alemão, Rottweiler, West Highland White Terrier, São-bernardo, Duck Trolling Retriever da Nova Escócia, Bearded Collie e Cão d'Água Português. Há comprovação de envolvimento de fator hereditário na

etiologia da doença em cães das raças Poodle padrão, Cão d'Água Português, Duck Trolling Retriever da Nova Escócia e Bearded Collie. No Cão d'Água Português, foram identificados cromossomo e *locus* cromossômico. A doença é rara em gatos; não há relato de predisposição relacionada com idade ou gênero. Alguns dos sinais clínicos se devem aos glicocorticoides; outros são decorrências de anormalidades relativas a mineralocorticoides e eletrólitos. Alguns pacientes podem manifestar sintomas decorrentes de ambas as condições. Letargia, fraqueza, vômito ou êmese, diarreia, dor abdominal e anorexia se devem aos glicocorticoides. Bradicardia é causada por hiperpotassemia e, portanto, pela diminuição das concentrações de mineralocorticoides. Poliúria e polidipsia se devem à hiponatremia crônica, que ocasiona lavagem (*washout*) medular renal. Microcardia é secundária a hipovolemia e hipotensão decorrente da hiponatremia, bem como diminuição da pressão sanguínea, letargia, náuseas e depressão.

Com frequência, o histórico clínico indica que o cão apresenta episódios periódicos de mal-estar sem causa definida, êmese, anorexia e letargia. Ao longo do tempo, pode se recuperar espontaneamente ou responder bem ao tratamento sintomático com soluções hídricas e esteroides. Um histórico com relato de alguns dos sintomas listados anteriormente, em especial se recorrentes e que respondem ao tratamento sintomático com repouso em gaiola, solução hídrica e esteroides é típico de hipoadrenocorticismo crônico. O tratamento sintomático de um cão com êmese quase sempre inclui terapia hídrica e uso de esteroides, que é o tratamento sintomático ideal para doença de Addison. A lista de diagnósticos diferenciais para cães que manifestam sintomas de doença renal, distúrbio gastrintestinal e/ou síndrome do cão lixeiro (*garbage hound syndrome*) deve incluir hipoadrenocorticismo, principalmente quando os sinais clínicos são vagos e recorrentes. As manifestações clínicas de doença de Addison e de doença renal são semelhantes, bem como os resultados de exames laboratoriais de rotina: 90 a 95% dos cães com doença de Addison apresentam azotemia. Na maioria deles, nota-se hiperfosfatemia e muitos não conseguem concentrar adequadamente a urina devido ao *washout* medular. Portanto, esses pacientes com doença de Addison podem ser clinicamente indistinguíveis daqueles com insuficiência renal crônica. Outros sinais de hipoadrenocorticismo incluem fraqueza, tremores musculares, hemorragia gastrintestinal, agitação e convulsões hipoglicêmicas.

Alguns pacientes desenvolvem um quadro clínico de emergência médica denominado "crise addisoniana". Dentre as características dessa crise, incluem-se colapso total, pulso fraco, desidratação, choque, hipotermia e bradicardia marcante. A combinação paradoxal de bradicardia e choque deve ser, para o clínico, um alerta para o diagnóstico diferencial de hipoadrenocorticismo. Cães e gatos com lesão de pituitária manifestam sintomas e resultados de exames laboratoriais inespecíficos referentes à diminuição de glicocorticoides, pois há carência de mineralocorticoides. No entanto, os pacientes submetidos ao tratamento com esteroide podem desenvolver sinais clínicos e resultados de exames laboratoriais semelhantes aos de HAC, devido à alta dose de cortisol. Esses cães podem apresentar alopecia, distensão abdominal e vasos sanguíneos cutâneos salientes devido à ação do cortisol, bem como aumento da atividade sérica da enzima ALP e urina diluída. Caso a administração de esteroides seja descontinuada abruptamente, o paciente pode desenvolver colapso, hipoglicemia e sinais de baixa concentração de cortisol. A ZF atrofiada não é capaz de responder de modo rápido o suficiente para produzir quantidade apropriada de cortisol para evitar a crise. Mesmo com a descontinuação do uso de esteroide e a baixa concentração de cortisol, demora algum tempo para os corticotrofos da *pars distalis* produzirem ACTH. Mesmo sob a influência de ACTH, há retardo adicional na produção de glicocorticoide, pois é preciso que ocorra regeneração da ZF. Durante esse estágio da doença, o cão ou o gato torna-se suscetível à crise, caso seja submetido a uma condição estressante.

Resultados de exames laboratoriais de rotina

Na Tabela 33.9 há um resumo dos resultados esperados nos exames laboratoriais de rotina.

Algumas anormalidades em exames laboratoriais são causadas pela deficiência de glicocorticoide, enquanto outras são ocasionadas pela deficiência de mineralocorticoides. Portanto, os cães com a deficiência de glicocorticoide pura (secundária) ou aqueles com hipoadrenocorticismo atípico não manifestam os sintomas clássicos, ou típicos, de deficiência de mineralocorticoides, como redução da proporção de Na:K, associada a hipovolemia e bradicardia.

Tabela 33.9 Anormalidades laboratoriais verificadas em pacientes com hipoadrenocorticismo.

Anormalidade laboratorial	% dos cães	Relacionada ou causada por
Hiponatremia	60 a 80	Diminuição de aldosterona
Hiperpotassemia	95	Diminuição de aldosterona
Na:K < 23:1[a]	95	Diminuição de aldosterona
Hipocloremia	50 a 75	Diminuição de aldosterona
Hiperfosfatemia	90	Desidratação
Hipercalcemia	33	Indefinida
Hipocalcemia	10	Hipoalbuminemia
Azotemia	90 a 95	Pré-renal
Hipoglicemia	20 a 30	Glicocorticoides
Aumento de albumina sérica	50	Desidratação
Aumento de proteína sérica		Desidratação
Diminuição de albumina sérica	10+	Desconhecida
DU da urina variável; < 1,030	60	Lavagem (*washout*) medular
Sem leucograma de estresse	90	Diminuição de glicocorticoide
Anemia	10 a 30	Glicocorticoides; hemorragia gastrintestinal
Policitemia		Desidratação

DU = densidade urinária.

[a]Na:K < 15:1; quando a proporção é tão baixa, o diagnóstico mais provável é de doença de Addison, mas, ainda assim, não é uma anormalidade patognomônica, pois é um achado possível em outras doenças.

Hemograma completo (HEc)

A ausência de leucograma de estresse ou constatação de leucograma normal em um cão doente/estressado pode ser o primeiro sinal, mas quase sempre é negligenciado. Eosinofilia e linfocitose discreta podem ser atribuídas à diminuição na concentração de glicocorticoide e, portanto, podem ser verificadas tanto no hipoadrenocorticismo primário quanto no secundário. Os parâmetros eritrocitários podem variar desde anemia não regenerativa discreta até valor do volume globular (VG), ou hematócrito, no limite inferior da faixa de normalidade, ou do IR; após a terapia hídrica, o valor de VG desloca-se para a faixa de variação considerada de anemia. A anemia é atribuída à carência de estímulo do esteroide à medula óssea e possível hemorragia gastrintestinal. Se a anemia for mais grave, deve-se investigar a possibilidade de hemorragia gastrintestinal ou de uma segunda doença. Com menor frequência, pode haver policitemia (VG: 60 a 70) associada à desidratação marcante. Não há influência direta de mineralocorticoides no hemograma.

Exame de urina

Espera-se aumento da densidade urinária (DU) devido à desidratação, mas, em cerca de 60% dos casos é < 1,030. Pouco frequente é, no hipoadrenocorticismo primário, notar-se hipostenúria em razão do *washout* medular decorrente da hiponatremia crônica. A medula renal não é saturada adequadamente com íons sódio e, portanto, não ocorre reabsorção passiva de água pelos túbulos renais a partir do filtrado glomerular. Cães que apresentam *washout* medular podem não ser capazes de concentrar adequadamente a urina, mesmo que apresentem desidratação concomitante. Urina diluída ou urina com DU inferior a 1,020, ou menos, em paciente desidratado, juntamente com azotemia e hiperfosfatemia, induz a um diagnóstico lógico, porém errôneo, de insuficiência renal crônica. Se a terapia hídrica reverter rapidamente a azotemia, o paciente não apresenta insuficiência renal verdadeira, mas, sim, azotemia pré-renal. Não se considerou azotemia pré-renal porque a urina foi diluída pelo *washout* medular concomitante. No caso de hipoadrenocorticismo primário, geralmente os demais parâmetros do exame de urina não apresentam anormalidades e, quando detectadas, não estão relacionadas ao hipoadrenocorticismo. Em cães, a administração de esteroide por longo tempo, ocasionando hipoadrenocorticismo secundário, pode predispor ao desenvolvimento de cistite e presença de componentes inflamatórios associados no exame de urina.

Perfil bioquímico clínico

Os resultados do perfil bioquímico clínico variam dependendo se o quadro clínico se trata de hipoadrenocorticismo primário (HDMG) ou hipoadrenocorticismo secundário (HDG) (ver Tabela 33.9). Hiperpotassemia e hiponatremia são as anormalidades clássicas características de hipoadrenocorticismo primário. Proporção Na:K < 23:1 é a anormalidade-chave indicativa de hipoadrenocorticismo primário, presente em até 95% dos casos. Proporção < 15:1 é altamente sugestiva de hipoadrenocorticismo, mas ela, por si só, não é um achado patognomônico. Outras proporções relatadas incluem < 27:1 ou < 25:1; a proporção normal varia de 27:1 a 40:1. A maioria das anormalidades dessa proporção se deve à hiperpotassemia, presente em 95% dos casos, mais do que hiponatremia, constatada em 80% dos casos. Qualquer condição que cause hiperpotassemia pode resultar em proporção Na:K compatível com hipoadrenocorticismo. Em casos de hipoadrenocorticismo secundário e hipoadrenocorticismo primário precoce (hipoadrenocorticismo "atípico"), não deve haver diminuição da proporção Na:K. Assim, alguns autores estimam que até 25% de todas as raças de cães com doença de Addison não apresentam anormalidade na proporção Na:K. Também, o paciente manifesta hipocloremia, que pode ser inferior a 100 mEq/ℓ.

Azotemia é relatada em até 95% dos casos e quase sempre se deve a desidratação e azotemia pré-renal. Desidratação é causada por hipovolemia, perda de líquido e menor concentração de aldosterona. Insuficiência renal é um diagnóstico diferencial óbvio, e tal possibilidade deve ser excluída com base nos resultados do exame de urina, na proporção nitrogênio ureico (NU): creatinina (Ct) e na resposta à terapia hídrica. Também, a hiperfosfatemia se deve à presença de desidratação, redução da taxa de filtração glomerular (TFG) e azotemia pré-renal. Nesses pacientes, é de fundamental importância a diferenciação entre azotemia pré-renal e azotemia renal, sendo melhor obtida por meio da mensuração da DU e pela resposta da azotemia à terapia hídrica. A constatação de DU > 1,030 em cães e > 1,035 em gatos azotêmicos indica capacidade de concentração da urina apropriada e azotemia pré-renal. Azotemia renal está associada a DU de 1,007 a 1,016. Todavia, muitos pacientes com hipoadrenocorticismo apresentam DU na faixa de 1,010 a 1,030 e, caso o paciente também seja azotêmico, pode ser difícil a diferenciação entre insuficiência renal e hipoadrenocorticismo. A menor capacidade em concentrar a urina se deve à hiponatremia crônica e ao *washout* medular. Caso a concentração sérica de NU

seja desproporcionalmente maior que a concentração sérica de creatinina, com proporção NU:Ct > 25, isso sugere mais azotemia pré-renal do que azotemia renal. Por fim, se a azotemia for rapidamente corrigida pela terapia hídrica, isso indica azotemia pré-renal.

Nota-se hipercalcemia em aproximadamente um terço dos cães com hipoadrenocorticismo. Quando presente simultaneamente à azotemia e à redução da proporção Na:K, a hipercalcemia auxilia na definição do diagnóstico de hipoadrenocorticismo, em vez de insuficiência renal. A patogênese da hipercalcemia não foi esclarecida. É considerada multifatorial, envolvendo aumento da absorção de cálcio do trato GI e do filtrado urinário, na ausência de glicocorticoides (o cortisol ocasiona calciúria). O aumento da concentração sérica de citrato possibilita que mais cálcio seja complexado no soro sanguíneo; ademais, não há efeito inibidor do cortisol na reabsorção óssea osteoclástica. Há relato de aumento da concentração sérica de cálcio ionizado em cinco de sete cães que apresentavam aumento da concentração sérica de cálcio total, sem elevação consistente na concentração de PTH, proteína relacionada ao PTH (PTHrp) ou 1,25 di-hidroxivitamina D para explicar a hipercalcemia. Em pacientes com hipoadrenocorticismo, a hipercalcemia é moderada, com valor de 12 a 15 mg/dℓ, comparativamente à hipercalcemia mais marcante característica de hiperparatiroidismo ou da hipercalcemia de malignidade. Nota-se hipoglicemia em cerca de 10 a 30% dos casos, cuja causa é a diminuição da concentração de glicocorticoides. Além disso, é possível constatar hipoalbuminemia ou hiperalbuminemia. Hiperalbuminemia se deve à desidratação; é difícil explicar a ocorrência de hipoalbuminemia com base na hipovolemia e na hemoconcentração, mas sua presença é relatada em 10 a 40% dos casos. Causas possíveis de hipoalbuminemia podem incluir hemorragia intestinal, enteropatia com perda de proteína ou hepatopatia crônica concomitante. Além disso, é difícil explicar a constatação de elevações discretas a moderadas das atividades de enzimas hepáticas em 30 a 50% dos cães com hipoadrenocorticismo primário; provavelmente, são inespecíficas. Elas se resolvem após o tratamento do hipoadrenocorticismo. Ocorre diminuição das concentrações de dióxido de carbono total e de bicarbonato em virtude da menor perfusão tecidual e da diminuição da excreção tubular de íons hidrogênio secundária à redução da concentração de aldosterona. A acidose metabólica contribui para a hiperpotassemia, porque ocorre saída do potássio das células, na troca pela entrada intracelular de íons hidrogênio na tentativa de neutralizar a acidose.

Em > 90% dos cães com hipoadrenocorticismo, nota-se elevação na atividade sérica da isoenzima fosfatase alcalina induzida por corticosteroide (CiALP). Contudo, a atividade dessa isoenzima está no IR, não sendo útil no diagnóstico de hipoadrenocorticismo (Borin-Crivellenti).

A doença de Addison recebeu o "apelido" de *grande imitadora* porque mimetiza muitas outras doenças. Estas incluem distúrbios do trato GI, doença hepática e, em particular, insuficiência renal. Como mencionado anteriormente, mais de 90% dos cães com doença de Addison apresentam azotemia, e alguns manifestam DU concomitante sugestiva de insuficiência renal. Uma "dica" para sustentar o diagnóstico de hipoadrenocorticismo, mais do que insuficiência renal, é a presença de hipercalcemia, notada em cerca de um terço dos cães com doença de Addison. Pode haver hiperpotassemia em paciente com insuficiência renal aguda, mas nota-se hiponatremia concomitante muito mais frequentemente no hipoadrenocorticismo do que na insuficiência renal aguda. Em gatos machos, a obstrução da uretra provoca azotemia e baixa proporção Na:K, em razão da hiperpotassemia marcante, mas esses gatos não desenvolvem hiponatremia, e o diagnóstico de obstrução uretral é óbvio durante o exame físico. Uroabdome induz a hiponatremia e hiperpotassemia, proporção Na:K < 23 e azotemia. Faz-se a detecção de uroabdome por meio de mensurações simultâneas das concentrações de creatinina no líquido peritoneal e no sangue. Nota-se maior concentração de creatinina no líquido peritoneal do que no sangue. Os diagnósticos diferenciais para essas anormalidades eletrolíticas e os testes auxiliares para os diagnósticos diferenciais são apresentados na Tabela 33.10.

Testes de triagem – estimulação com ACTH e cortisol basal

Resumo: estimulação com ACTH em linha plana e valor < 2 μg/dℓ confirma hipoadrenocorticismo. Diminuição do cortisol basal: se < 1 μg/dℓ, sensibilidade 100% e especificidade 98%, diagnóstico de hipoadrenocorticismo. Se < 2 μg/dℓ, sensibilidade 100%

Tabela 33.10 Diagnósticos diferenciais (DD) para proporção Na:K inferior a 25:1.

- Hipoadrenocorticismo
- Uroabdome
- Obstrução da uretra com bexiga íntegra
- Insuficiência renal – aguda ou crônica
- Doença GI – nematoides, *Salmonella*; bezerros e potros com diarreia
- Hipotético – devido à separação inapropriada de células e soro sanguíneo

DD mais comuns são listados anteriormente; a seguir, há uma lista mais completa. A maioria delas causa desvio da proporção Na:K induzida por hiperpotassemia:

- Acidose grave
- Quilotórax – principalmente após repetidas drenagens
- Expansão do "terceiro espaço" de qualquer causa: prenhez, pleurite, ascite (com ou sem drenagem)
- Hipotético – devido à contagem de hemácias e/ou plaquetas e leucócitos

Raças e espécies particulares apresentam hemácias com alto teor de potássio:

  - Cães – raças Akita, Shiba e outras; hemácias com alto teor de potássio
  - Equinos – algumas raças; hemácias jovens
  - Ovinos – algumas raças; hemácias com alto teor de potássio

Se ocorrer hemólise ou se as hemácias não forem separadas do plasma, há extravasamento de K das hemácias, aumentando a concentração plasmática/sérica de K. Separe hemácias e soro para evitar essa ocorrência

- Leucocitose > 100.000/μℓ
- Trombocitose > 1.000.000/μℓ
- Deficiência de fosfofrutoquinase – cães da raça Springer Spaniel com alcalose respiratória
- Diversas doenças GI – diarreia; síndrome da dilatação vólvulo gástrico
- Liberação de potássio: lesão por esmagamento, trombose aórtica, rabdomiólise, insolação
- Diabetes melito

Testes para inclusão ou exclusão de diagnósticos diferenciais comuns

Diagnósticos diferenciais	Testes para inclusão ou exclusão
Hipoadrenocorticismo	Cortisol basal; estimulação com ACTH
Uroabdome	Comparar creatinina sérica e abdominal
Obstrução de uretra	Macho, gato, histórico, anúria, palpação
Insuficiência renal	Todos os dados, exame de urina e resposta à terapia hídrica
Doença do trato GI	Exame coproparasitológico e cultura
Hipotético	Separação de soro e sangue

ACTH = hormônio adrenocorticotrófico; GI = gastrintestinal.

---

e especificidade 78% (se houver também diminuição da proporção Na:K, o diagnóstico provável é doença de Addison). O teste do cortisol basal é excelente para excluir a possibilidade de hipoadrenocorticismo. Cortisol basal > 2 μg/dℓ exclui o diagnóstico de doença de Addison.

Os testes de triagem do cortisol basal e da estimulação com ACTH são realizados após obter diagnóstico suspeito de hipoadrenocorticismo. Recentemente, foi desenvolvido um modelo para auxiliar na triagem e definição do diagnóstico de doença de Addison com base em resultados de exames laboratoriais de rotina solicitados. Esses incluem proporção Na:K, contagem de eosinófilos, NU, albumina, CK e CiALP. Os autores desenvolveram múltiplos modelos, mas mencionaram que os seus cálculos podem não ser semelhantes quando são utilizados IR de diferentes laboratórios. A combinação desses parâmetros apresenta altas sensibilidade e especificidade, e os autores concluíram que os modelos se mostraram práticos e evitaram a necessidade de teste de estimulação com ACTH (Borin-Crivellenti).

Cortisol basal diminuído é um bom teste de triagem tanto para hipoadrenocorticismo primário quanto hipoadrenocorticismo secundário causado por lesão pituitária. No entanto, se a causa de hipoadrenocorticismo secundário for a administração de esteroides exógenos, pode haver aumento do cortisol basal, caso ocorra reação cruzada entre o esteroide e as substâncias do teste (hidrocortisona, prednisona e prednisolona), ou diminuição, se o esteroide usado não induzir reação cruzada com o teste (dexametasona). Dependendo da dose e da meia-vida do esteroide exógeno, o paciente pode ter aparência clínica semelhante àquela de um cão cushingoide, e os resultados dos exames laboratoriais serão mais compatíveis com HAC. Se o paciente manifestar quadro clínico suspeito de doença de Addison e estiver sendo tratado com glicocorticoide, deve-se suspender a medicação por, no mínimo, 24 a 48 horas, antes da mensuração de cortisol; é preferível o uso de dexametasona, pois ela não induz reação cruzada com o teste para cortisol. Uma dose de 5 mg de dexametasona/kg de peso corporal causa apenas diminuição discreta na concentração de cortisol pós-estimulação com ACTH.

Em cães, a concentração de cortisol basal será inferior a 1 μg/dℓ em 85% dos pacientes e menor que 2 μg/dℓ em 90% dos casos. Teste de cortisol basal < 1 μg/dℓ apresenta sensibilidade de 100% e especificidade de 98%, em cães; portanto, é um teste de triagem muito bom para hipoadrenocorticismo. Se também ocorre diminuição da proporção Na:K, pode-se confirmar o diagnóstico de hipoadrenocorticismo. Uma concentração de cortisol basal < 2 μg/dℓ ainda tem sensibilidade de 100%, mas a especificidade diminui para 78%, indicando que alguns cães que apresentam teor sérico de cortisol < 2 μg/dℓ e não têm hipoadrenocorticismo são, portanto, falso-positivos (cerca de 22%). Se o cortisol basal for > 2 μg/dℓ (> 60 nmol/ℓ), é muito improvável que o diagnóstico seja de hipoadrenocorticismo; assim, tal condição pode ser excluída da lista de diagnósticos diferenciais. A zona cinzenta para cortisol basal é 1 a 2 μg/dℓ; quando o valor diminui abaixo dessa faixa de variação, se faz necessária a realização do teste de estimulação com ACTH. Em gatos, para a confirmação do diagnóstico de hipoadrenocorticismo, as concentrações de cortisol antes e após a administração de ACTH devem ser < 2,0 μg/dℓ. Em gatos, tem-se constatado apenas hipoadrenocorticismo primário e hipoadrenocorticismo iatrogênico. Uma importante consideração é que o cão ou o gato não tenha recebido esteroides, mitotano, cetoconazol ou outros medicamentos que interfiram na produção de esteroides. Antes de iniciar o tratamento, devem-se coletar as amostras para a mensuração de cortisol basal e para a realização de exames laboratoriais de rotina. Com base nos resultados desses testes, toma-se a decisão quanto à necessidade de teste de estimulação com ACTH. Se os achados ao exame clínico ou os resultados dos exames laboratoriais forem inconsistentes, deve-se realizar o teste de estimulação com ACTH.

O padrão-ouro para confirmar a suspeita de hipoadrenocorticismo é o teste de estimulação com ACTH. Ambos, hipoadrenocorticismo primário e hipoadrenocorticismo secundário, não respondem à administração de ACTH exógeno, dobrando o valor de cortisol ou aumentando a concentração de cortisol após a estimulação para mais de 2 μg/dℓ (Tabelas 33.11 e 33.12).

Hipoadrenocorticismo secundário com deficiência de glicocorticoide (HDG) e proporção Na:K normal deve ser confirmado com o teste de estimulação com ACTH. Embora ocorra diminuição do valor de cortisol basal em pacientes com hipoadrenocorticismo secundário causado por lesão de pituitária, os sinais clínicos e os resultados de exames laboratoriais são muito inespecíficos para confiar apenas no valor de cortisol basal. O modelo descrito anteriormente foi efetivo na detecção de HDG. No caso de hipoadrenocorticismo secundário devido ao uso iatrogênico de esteroides, há necessidade de teste de estimulação com ACTH e conhecimento do tipo de esteroide utilizado. Dependendo do esteroide administrado, a concentração basal de cortisol pode estar diminuída ou aumentada.

O teste de estimulação com ACTH é um procedimento caro, mas é considerado padrão-ouro, e a decisão da abordagem do caso em questão é o tratamento com mineralocorticoide e glicocorticoide por toda a vida. Recomenda-se o uso de baixa dose no teste de estimulação com ACTH, a fim de reduzir o custo (protocolo a seguir). O teste de estimulação com ACTH requer a obtenção de uma amostra basal e de amostras aos 30, 60, 90 ou 120 minutos após a administração de ACTH, dependendo do protocolo empregado. A insuficiência do teste de estimulação com ACTH em dobrar o valor basal de cortisol ou em aumentar esse valor acima de 2,0 μg/dℓ é diagnóstica para hipoadrenocorticismo em cães e gatos. Recomenda-se consultar o laboratório de referência que fará as análises quanto às diretrizes para o uso de valores de cortisol obtidos antes e após a administração de ACTH, para fins de diagnóstico. As recomendações protocolares comuns incluem as que seguem. Colete uma amostra de soro/plasma sanguíneo para obter o valor basal de cortisol, antes da pré-estimulação. No caso de procedimento com uso de alta dose de ACTH, administre 0,25 mg (250 μg) de ACTH sintética, por via intravenosa (IV), aos cães e gatos que pesam > 5 kg, e 0,125 mg IV naqueles com < 5 kg. Em cães, colete uma segunda amostra para mensuração de cortisol aos 30 a 60 minutos após a injeção de ACTH. Em gatos, colete duas amostras após a administração de ACTH, aos 60 minutos e, novamente, aos 90 a 120 minutos.

No protocolo do teste de estimulação com baixa dose de ACTH, utiliza-se ACTH sintético (cosintropina), na dose de 5 μg/kg IV, em cães. Colete uma amostra basal e uma segunda amostra 60 a 90 minutos depois. A baixa dose de 5 μg de cosintropina/kg estimula ao máximo o córtex adrenal de cães sadios e daqueles com hiperadrenocorticismo, podendo ser usado como teste de triagem para hiperadrenocorticismo. Em cerca de 15% dos cães, verifica-se resultado falso-positivo ou aumento de cortisol pós-estimulação em cães sem hiperadrenocorticismo.

Os protocolos que envolvem a administração intramuscular (IM) de ACTH usados no diagnóstico de hiperadrenocorticismo podem não ser confiáveis em casos suspeitos de doença de Addison, pois a absorção de ACTH pode ser prejudicada por hipovolemia e desidratação. Em protocolos de uso IM de ACTH, colete uma amostra de soro para obter o valor basal de cortisol antes da estimulação, administre 2,2 U de ACTH/450 g IM e, 2 horas depois, colete uma amostra para mensurar a concentração de cortisol após a estimulação. Reagentes mais recentes utilizam um protocolo de estimulação de 1 hora; consulte o laboratório de referência e/ou as informações técnicas que acompanham a embalagem com o ACTH. Em gatos, administre 125 μg de cosintropina IM e colete amostras antes da injeção (momento 0) e aos 30 e 60 minutos.

Tabela 33.11 Teste de resposta ao ACTH: obtém-se o valor de cortisol basal e, em seguida, injeta-se ACTH e mensura-se a concentração de cortisol depois de 60 a 90 minutos.

Pré-estimulação com ACTH:
- Cortisol basal em cão sadio (intervalo de referência [IR]): 0,5 a 6 μg/dℓ ou 10 a 160 nmol/ℓ
- Cortisol basal > 2,0 μg/dℓ; exclui a possibilidade de hipoadrenocorticismo

Pós-estimulação com ACTH:
- Cortisol pós-estimulação (IR): 6 a 18 μg/dℓ; aumento de 2 a 3× em relação ao valor do cortisol basal é considerado resposta normal (cães)
- Cortisol pós-estimulação: < 2,0 μg/dℓ; compatível com hipoadrenocorticismo (linha plana)

O teste de estimulação com ACTH não possibilita a diferenciação entre hipoadrenocorticismo primário e hipoadrenocorticismo secundário. A mensuração de ACTH endógeno auxilia nessa diferenciação:
- Dependente da adrenal (comum) = aumento de ACTH
- Dependente da pituitária (raro) = diminuição de ACTH
- Iatrogênico = diminuição de ACTH.

Pacientes com hipoadrenocorticismo não são capazes de aumentar a concentração de cortisol em resposta à administração de hormônio adrenocorticotrófico exógeno.

Tabela 33.12 Resultados esperados em pacientes com hipoadrenocorticismo primário e secundário.

	Proporção Na:K	Teste de estimulação com ACTH Cortisol μg/dℓ		e-ACTH	Lesão na adrenal
		Basal	Após		
Primário	< 25:1	< 1,0	< 1,5	> 300 pg/mℓ (> 40 pmol/ℓ)	Adrenalite em ZG, ZF, ZR
Secundário à lesão de pituitária	> 27:1	< 1,0	< 1,5	< 20 pg/mℓ (< 2 pmol/ℓ)	Atrofia de ZF
Secundário iatrogênico	> 27:1	< 1,0[a]	< 1,5	< 20 pg/mℓ (< 2 pmol/ℓ)	Atrofia de ZF
Intervalo de referência	> 27:1 a 40:1	0,5 a 6	6 a 18	20 a 100 pg/mℓ (2,2 a 20 pmol/ℓ)	Normal

Cortisol basal < 1,5 a 2,0 μg/dℓ e/ou cortisol pós-estimulação < 1,5 a 2,0 μg/dℓ são achados indicativos de hipoadrenocorticismo. Consulte o laboratório de referência para os valores de corte específicos recomendados. Consulte, também, o laboratório quanto aos intervalos de referência e valores de corte para e-ACTH, pois eles variam em função da metodologia utilizada.
[a]Esse valor pode aumentar quando o esteroide usado induz reação cruzada com substâncias do teste para cortisol como, por exemplo, prednisona, prednisolona, hidrocortisona.
ACTH = hormônio adrenocorticotrófico; e-ACTH = hormônio adrenocorticotrófico endógeno; ZF = zona fasciculada; ZG = zona glomerulosa; ZR = zona reticulada.

CAPÍTULO 33

Há disponibilidade de protocolos de múltiplas estimulações com ACTH, e todos propiciam bons resultados. Uma vantagem do protocolo de estimulação com baixa dose ACTH é o baixo custo. Ensaios clínicos mostraram que qualquer dose de ACTH sintético maior que 5 µg/kg estimula ao máximo o córtex adrenal 60 minutos após a administração e, portanto, não há necessidade de dose maior. Possibilita a diferenciação de cães com hipoadrenocorticismo daqueles cães que apresentam doença extra-adrenal com quadro clínico semelhante ao do hipoadrenocorticismo. Se houver necessidade de repetição do teste de estimulação com ACTH porque o manuseio da amostra não foi apropriado, ou por outras causas, pode-se repetir o protocolo com baixa dose de ACTH ou com alta dose de 0,25 mg/cão, após 24 horas, com resultados confiáveis.

Testes confirmatórios

O valor de ACTH endógeno (e-ACTH) aumenta no hipoadrenocorticismo primário e diminui no hipoadrenocorticismo secundário.

A mensuração do valor basal de cortisol e o teste de estimulação com ACTH são usados no diagnóstico de hipoadrenocorticismo, mas não possibilitam a diferenciação entre hipoadrenocorticismo primário e hipoadrenocorticismo secundário. A mensuração da concentração de ACTH endógeno é uma maneira fácil de diferenciar essas duas doenças. Cães com hipoadrenocorticismo primário apresentam valor de e-ACTH acima do IR (tipicamente 40 a 1.250 pmol/ℓ) e cães com hipoadrenocorticismo secundário apresentam e-ACTH inferior ao IR (tipicamente 1 a 2 pmol/ℓ) (ver Tabela 33.12). Em cães com hipoadrenocorticismo primário, nota-se aumento marcante da concentração de e-ACTH, cães com hipoadrenocorticismo primário atípico têm aumento da concentração, e cães com hipoadrenocorticismo secundário apresentam concentração de e-ACTH diminuída ou indetectável. Valores absolutos como esses dependem do desenvolvimento completo da doença. À medida que as lesões se desenvolvem, ocorre transição nas concentrações de cortisol basal e de e-ACTH. No período de progressão da doença, são realizados testes de diagnóstico precoce, sendo mais provável a ocorrência de resultados incertos. Os estágios de desenvolvimento da doença do paciente influenciam sobremaneira os sinais clínicos e os resultados de exames laboratoriais expressos em determinado momento. No hipoadrenocorticismo primário, ocorre aumento de e-ACTH porque há destruição de todo o córtex adrenal e, assim, diminui a concentração sérica de cortisol. Consequentemente, não ocorre *feedback* negativo a *pars distalis*, e os corticotrofos secretam ACTH na tentativa de estimular a produção de cortisol. Esse ciclo se mantém até o início do tratamento. Nesse caso, a concentração sérica de e-ACTH pode ser marcante, > 300 pg/mℓ a > 500 pmol/ℓ, dependendo da metodologia laboratorial utilizada. Embora úteis na diferenciação de hipoadrenocorticismo primário e hipoadrenocorticismo secundário, a coleta e o transporte das amostras e a mensuração de e-ACTH requerem cuidados especiais. Recomenda-se consulta ao laboratório que fará as análises quanto ao protocolo de manuseio das amostras e à interpretação dos resultados.

Se houver anormalidades eletrolíticas características, é mais provável que o diagnóstico seja hipoadrenocorticismo primário. Mais de 90% dos casos são do tipo primário. Quando a proporção Na:K é < 23:1 e a concentração basal de cortisol e/ou o resultado do teste de estimulação com ACTH indicam hipoadrenocorticismo, a mensuração de e-ACTH pode ser opcional ou desnecessária. No hipoadrenocorticismo secundário, verifica-se concentração de e-ACTH diminuída ou indetectável. A lesão da pituitária destrói corticotrofos; portanto, reduz a produção de ACTH. Alternativamente, os esteroides administrados induzem *feedback* negativo aos corticotrofos que, então, reduzem a produção e a secreção de e-ACTH.

Outras espécies

Em gatos, o hipoadrenocorticismo é uma ocorrência rara, e as informações anteriormente mencionadas são, basicamente, as mesmas para essa espécie. Uma exceção é que, em gatos, são constatados apenas hipoadrenocorticismo primário e hipoadrenocorticismo iatrogênico.

A doença é rara em todos os outros animais domésticos e, quando presente em bezerros e potros, geralmente se deve a diarreia ou sepse com evento embólico na glândula adrenal e em outros órgãos. Bezerros e potros desenvolvem hiponatremia e hiperpotassemia, com quadro clínico de hipoadrenocorticismo semelhante ao visto em cães, mas a ocorrência dessas anormalidades eletrolíticas é muito mais provável em casos de diarreia infecciosa ou sepse do que de hipoadrenocorticismo primário. Bezerro com sepse causada por *E. coli* é um modelo animal para a síndrome Waterhouse Friderichsen, caracterizada por hipoadrenocorticismo induzida por endotoxina. Herpes-vírus causa necrose do córtex adrenal em fetos e neonatos, como leitões, bezerros e potros.

Há relatos de que potros fracos e/ou com sepse podem manifestar síndrome da IAR, como mencionado em humanos. A ideia é que há produção inadequada de cortisol durante doença grave, principalmente aquelas acompanhadas de sepse. Um relato citou que a proporção ACTH:cortisol média foi significativamente maior em potros com sepse que não sobreviveram à doença do que em potros com sepse que sobreviveram. Em relato mais recente, os autores não confirmaram essa correlação. Além disso, notaram que a maioria dos potros enfermos apresentava resposta apropriada à administração de cosintropina. Apenas um pequeno grupo apresentava baixas concentrações de cortisol e de ACTH e baixa resposta à cosintropina, indicando disfunção do eixo hipotálamo-pituitário-adrenal. Todavia, os autores não definiram se, na verdade, esse subgrupo de potros apresentava IAR ou se as condições endócrinas contribuíram para a ocorrência da doença. De fato, alguns potros com sepse apresentavam aumento marcante da concentração de ACTH. Há relato de que as endotoxinas e as citocinas interleucina-1 e fator de necrose tumoral alfa induzem aumento da concentração de ACTH, em diversas espécies. Ademais, os autores relataram que os potros sobreviventes apresentavam maior concentração de cortisol em resposta ao teste de estimulação com baixa dose de cosintropina do que os potros que não sobreviveram. Esse achado sugere que, nesses casos, os testes de estimulação com ACTH podem ser úteis para definir o prognóstico. Cerca de 50% dos potros gravemente enfermos apresentam diminuição da concentração de cortisol em relação ao valor basal e resposta inadequada ao ACTH. Seria benéfico resolver esses resultados conflitantes em potros com sepse e formular um consenso sobre se esses esteroides devem ser administrados aos potros enfermos e sobre quais testes endócrinos podem ser utilizados na avaliação do caso.

Foram desenvolvidos protocolos pareados, com baixa dose (10 µg) e com alta dose (100 µg) de cosintropina, a fim de avaliar potros clinicamente saudáveis e potros gravemente enfermos. Coletou-se amostra de sangue para mensurar o cortisol basal, seguida de injeção IV de 10 µg de cosintropina, na forma de *bolus* e coleta de uma segunda amostra 30 minutos depois, a fim de avaliar a resposta máxima (pico). Noventa minutos após a injeção da dose de 10 μg, obteve-se amostra basal, seguida de administração IV de 100 μg de cosintropina, na forma de *bolus*, e, então, coleta de amostras aos 30 e 90 minutos após, com intuito de verificar a resposta máxima (pico) de cortisol. Outros protocolos mencionam o uso de injeção IV de cosintropina, na dose de 0,1 μg/kg, e mensuração da concentração plasmática de cortisol antes (basal) e aos 30 e 60 minutos após a administração de cosintropina. Pode-se determinar a concentração plasmática de ACTH em analisador automatizado, por meio de ensaio imunométrico baseado em enzima, com detecção quimiluminescente. Esse procedimento foi validado para uso em amostras obtidas de equinos.

Outros testes

Relata-se o uso dos valores de aldosterona plasmática, bem como das proporções aldosterona:renina e cortisol:ACTH como testes auxiliares no diagnóstico de hipoadrenocorticismo em número limitado de cães. Com a progressão dos ensaios clínicos, esses testes podem auxiliar na diferenciação entre hipoadrenocorticismo primário, hipoadrenocorticismo atípico e hipoadrenocorticismo secundário e substituir ou suplementar o teste de estimulação com ACTH.

Hiperaldosteronismo primário

Hiperaldosteronismo primário (síndrome de Conn) é uma doença rara em medicina veterinária, mas há relato de sua ocorrência em cães, gatos e furões. A lesão compreende hiperplasia ou neoplasia do córtex adrenal, envolvendo a ZG. Células da ZG produzem excesso de aldosterona, condição que causa hipopotassemia e hipernatremia, juntamente com elevação da pressão sanguínea e outros efeitos. A aldosterona se liga a receptores mineralocorticoides presentes em células dos túbulos contorcidos distais e dos ductos coletores, estimulando maior produção da enzima Na-K ATPase e aumento da quantidade de bombas de sódio nos néfrons, resultando em excreção de potássio e reabsorção de sódio. A confirmação do diagnóstico da enfermidade requer as mensurações das concentrações séricas de aldosterona e renina, combinadas com exame físico, a fim de excluir a possibilidade de insuficiência cardíaca congestiva e outras possíveis causas de aumento da pressão sanguínea. Hiperaldosteronismo secundário é uma reação normal à diminuição da pressão sanguínea e ativação do sistema renina-angiotensina-aldosterona, para reter sódio e aumentar a pressão sanguínea. A diferenciação laboratorial de hiperaldosteronismo primário e hiperaldosteronismo secundário requer as mensurações concomitantes de aldosterona e renina.

No *hiperaldosteronismo primário*, verifica-se aumento da concentração sérica de aldosterona e diminuição de renina.

No *hiperaldosteronismo secundário*, verifica-se aumento das concentrações séricas de aldosterona e renina.

Os melhores IR para aldosterona são obtidos no próprio laboratório que examina as amostras. A recomendação é de 14 a 957 pmol/ℓ, para cães, e 194 a 388 pmol/ℓ para gatos.

Síndrome hiperadrenocorticismo – HAC – doença de Cushing

A seguir, são mencionadas várias causas de hiperadrenocorticismo (Figura 33.4). Todas elas contemplam sinais clínicos e resultados de exames laboratoriais básicos semelhantes. Testes endócrinos especiais são úteis para a diferenciação da

causa e isso é útil para definir o tratamento do caso clínico em questão.

Hiperadrenocorticismo pituitário-dependente

A lesão primária é um tumor de pituitária que secreta ACTH, de modo autônomo, e ocasiona hipertrofia *bilateral* das glândulas adrenais e secreção de cortisol. Ocorre aumento da concentração sérica de ACTH. Hiperadrenocorticismo pituitário-dependente (HPD) é a causa de HAC em mais de 80% dos cães e em 100% dos gatos. Além disso, é a causa em 100% dos equinos com tumor situado em *pars intermedia*, que secreta diversas substâncias intermediárias.

Hiperadrenocorticismo adreno-dependente

A lesão primária é um tumor situado no córtex adrenal que secreta cortisol, de modo autônomo. Ocorre diminuição da concentração sérica de ACTH. Em cães, essa causa é responsável por 10 a 15% dos casos de HAC. É uma ocorrência rara na maioria das outras espécies. Cerca de metade dos tumores do córtex adrenal funcionais é benigna. Em furões, os tumores do córtex adrenal são as causas mais comuns de hiperadrenocorticismo, e esses tumores secretam tanto hormônios sexuais quanto cortisol.

Iatrogênico

Os esteroides exógenos ocasionam os mesmos sinais clínicos e as mesmas anormalidades de exames laboratoriais de rotina observados nos casos de hiperadrenocorticismo espontâneo. A concentração basal de cortisol varia de acordo com o tipo de esteroide utilizado. Ademais, pode haver aumento ou diminuição, dependendo se ocorre ou não reação cruzada no teste de cortisol. Nota-se diminuição da concentração sérica de ACTH. O teste de estimulação com ACTH é o teste confirmatório preferido.

Outras ocorrências

Há apenas alguns relatos de produção ectópica de ACTH por tumores extra-adrenais e um relato devido à hipercortisolemia dependente de alimento em cão. Essas ocorrências são muito raras. A produção ectópica de ACTH é muito mais comum em humanos porque eles desenvolvem um tipo de tumor pulmonar neudoendócrino, o tumor de pequenas células (*oat cells*), que causa essa síndrome. Talvez, devido à raridade desse tumor em medicina veterinária, nós não observamos essa síndrome paraneoplásica.

Considerações gerais

HAC é uma doença que acomete principalmente cães e furões; contudo, menos frequentemente, é diagnosticada em equinos e, raramente, em gatos. Em cães, é importante a diferenciação entre os tipos primário (adreno-dependente, 10 a 15%) e secundário (pituitário-dependente, 80 a 85%) porque, geralmente, o tratamento de hiperadrenocorticismo primário envolve a remoção cirúrgica do tumor de adrenal, e o de hiperadrenocorticismo pituitário-dependente requer quimioterapia ou remoção cirúrgica da pituitária. O mitotano apresenta citotoxicidade seletiva ao córtex adrenal. Optando-se por adrenalectomia quimioterapêutica, é importante definir a causa de HAC, porque a dose de mitotano é maior quando utilizado em caso de tumor de adrenal. Além disso, a definição da causa é relevante para discussão sobre o prognóstico relativo ao tratamento. Primeiro, porque cerca de

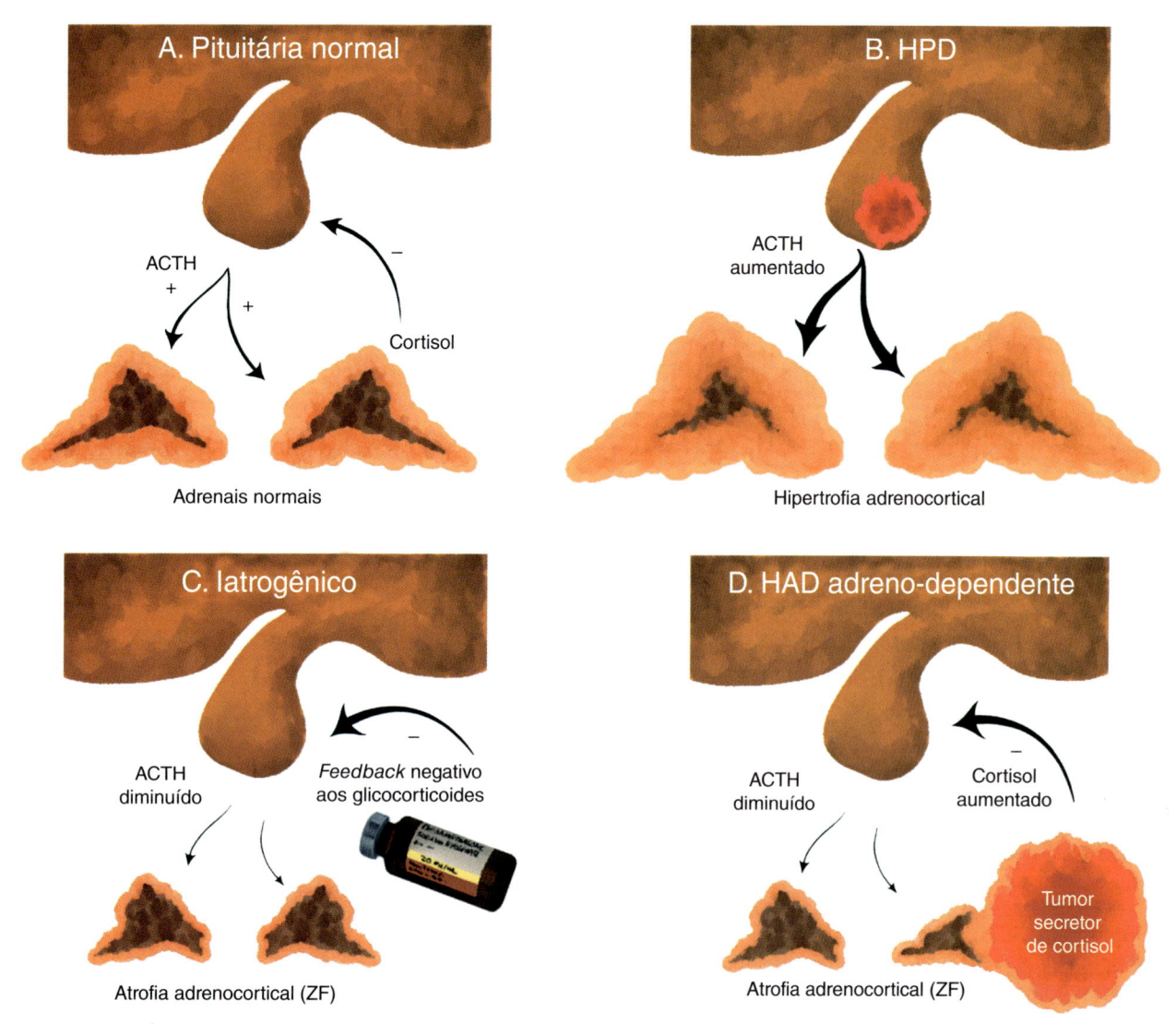

Figura 33.4 Mecanismos envolvidos na ocorrência de hiperadrenocorticismo (HAC; doença de Cushing). As *setas* representam as concentrações relativas de hormônios secretados quando o eixo pituitário-adrenal é normal e em três condições de doença. Tamanho relativo de glândula adrenal normal (**A**), dois tipos de hiperadrenocorticismo secundário (**B**, **C**) e hiperadrenocorticismo primário (**D**). A medula é marrom-escura e do mesmo tamanho em todas as doenças mencionadas na figura. Hiperadrenocorticismo pituitário-dependente (HPD) (**B**) é causado por tumor de pituitária secretor de hormônio adrenocorticotrófico (ACTH) funcional. HPD produz excesso de ACTH, o qual estimula a hipertrofia e a hiperplasia adrenocortical bilateral da zona fasciculada (ZF). HAC iatrogênico (**C**) se deve a esteroide exógeno. O excesso de glicocorticoide induz *feedback* negativo aos corticotrofos da *pars distalis*. Isso resulta em diminuição da produção e secreção de ACTH. A menor secreção de ACTH ocasiona atrofia adrenocortical bilateral limitada à ZF e reduz a produção endógena de glicocorticoide. Tumor da adrenal adreno-dependente (**D**) se deve a tumor de adrenal secretor de cortisol funcional. A maior secreção de cortisol estimulada pelo tumor aumenta o *feedback* negativo aos corticotrofos da pituitária. Isso resulta em menores produção e secreção de ACTH. A diminuição de ACTH causa atrofia da ZF da glândula adrenal contralateral e na adrenal ipsilateral não neoplásica. A característica comum às três doenças é o aumento da concentração de glicocorticoide, condição responsável pela ocorrência de "todos" os sintomas e pelas anormalidades nos resultados de exames laboratoriais do paciente com HAC.

metade dos tumores de adrenal é maligna e influencia o prognóstico. Segundo, porque a eficácia da quimioterapia é mais variável em casos de hiperadrenocorticismo adreno-dependente (HAD). Além disso, a eficácia dos medicamentos que inibem a síntese de cortisol não é tão boa quando a causa é HAD.

Cerca de 80% dos cães com HAC pituitário-dependente apresentam microadenoma de hipófise, ou pituitária, que induz produção excessiva autônoma de ACTH. O aumento de ACTH estimula a hipertrofia *bilateral* da glândula adrenal, bem como hiperplasia e aumento da secreção de cortisol. Apenas cerca de 10 a 20% dos casos de HPD se devem a macroadenoma ou carcinoma de pituitária. Nesses cães, o tumor é maior, invasivo e, portanto, pode causar anormalidade da visão (pressão ou invasão ao quiasma óptico) ou outras endocrinopatias devido à

compressão de células tróficas na pituitária (hipotiroidismo secundário) e, possivelmente, sintomas relativos ao sistema nervoso central, caso ocorra invasão tumoral no cérebro. Se alguns desses problemas forem detectados em um cão cushingoide, o mais provável é que haja tumor maligno na pituitária. Esse caso pode ser um desafio ao diagnóstico, pois os resultados de testes de supressão podem responder de modo semelhante aos de cães com tumor de adrenal.

Em cães, outros 10 a 15% dos casos de HAC se devem a tumor de córtex adrenal capaz de secretar cortisol, de modo autônomo. Cerca de metade dos tumores é benigna; a outra metade pode ocasionar metástase na veia cava, no fígado, em linfonodos regionais e no pulmão. Notam-se tumores bilaterais em 10% ou menos de cães com HAC; a sua origem pode ser cortical ou medular. Nem todos os tumores de córtex de adrenal secretam cortisol; alguns tumores não são funcionais, como é possível verificar em quaisquer neoplasias endócrinas. Tumores do córtex adrenal não respondem tão bem aos testes de supressão e estimulação utilizados no diagnóstico de HAC, e essa diferença pode ser usada como auxílio na diferenciação entre HPD e HAD.

Em gatos, a diferenciação entre HAC pituitário-dependente e HAC adreno-dependente não é necessidade crítica, porque ambas as formas da doença são tratadas igualmente, por meio de adrenalectomia cirúrgica. As glândulas adrenais de felinos são menos afetadas por quimioterapia. Em gatos, o tumor de pituitária é proporcionalmente muito maior do que em cães; no entanto, é benigno. A maioria dos gatos com hiperadrenocorticismo – 90 a 100% – apresenta, simultaneamente, diabetes melito. Relata-se que a taxa de ocorrência de diabetes melito concomitante em cães com doença de Cushing varia de 10 a 33%. No entanto, em outras espécies, caso se detecte resistência à insulina, recomenda-se a pesquisa diagnóstica de HAC concomitante, para fins de orientação do tratamento.

Em equinos, a doença de Cushing ou *disfunção da pars intermedia da pituitária* (DPIP) é causada por tumor ou hiperplasia na *pars intermedia* da pituitária. Em equinos, a patogênese e os problemas clínicos são diferentes daqueles de cães, e são discutidos posteriormente, neste capítulo, sob o tópico doença da pituitária.

Cerca de 80 a 85% dos cães, 90% dos gatos e praticamente todos os equinos com doença de Cushing devem apresentar tumor na pituitária. Ao interpretar os resultados de testes endócrinos, deve-se considerar esses resultados esperados. Antes que as causas menos comuns de HAC sejam confirmadas, como tumor de adrenal em cão e, principalmente, HAD em gato, os resultados dos testes devem ser inequívocos. Qualquer resultado de teste suspeito deve ser confirmado com a realização de múltiplos testes. Exames de imagem, com intuito de visualizar o tumor de adrenal, e, possivelmente, tumor de pituitária, tornaram-se opções viáveis e devem ser considerados quando os resultados de testes endócrinos não forem esclarecedores.

Problemas clínicos

Em cães e gatos, quase todos os sinais clínicos e as lesões se devem ao aumento da concentração de glicocorticoides. Portanto, a aparência de cães com doença de Cushing iatrogênica é semelhante àquela de cães com doença de Cushing espontânea. Cães e gatos com HAC desenvolvem diversas anormalidades. Essas incluem alopecia, polifagia, poliúria/polidipsia, distensão abdominal, fraqueza muscular, vasos sanguíneos cutâneos proeminentes, comedões, calcinose cutânea, anestro, diminuição da libido, broncopneumonia, cistite e, possivelmente, tromboembolia pulmonar (Tabela 33.13). Se a concentração de cortisol diminui, os sintomas regridem, mesmo com a persistência do tumor de pituitária. Caso o paciente desenvolva cegueira ou outros sinais relativos ao sistema nervoso central, deve-se suspeitar da presença de um grande tumor na pituitária, comprimindo o quiasma óptico e o cérebro. Gatos e furões manifestam muitos dos problemas clínicos vistos em cães com HAC.

Resultados de exames laboratoriais de rotina

Hemograma completo (HEc)

Em cães, espera-se verificar leucograma de estresse, caracterizado por leucocitose, neutrofilia madura, linfopenia, eosinopenia e monocitose. Linfopenia e eosinopenia são os achados mais constantes. Esse perfil leucocitário é mais frequente em cães com doença de Cushing, mas, obviamente, é inespecífico. Em pequena

Tabela 33.13 Sinais clínicos de hiperadrenocorticismo e porcentagens aproximadas em cães e gatos com anormalidades.

	Cães (%)	Gatos (%)
Poliúria e polidipsia	80 a 90	90
Alopecia	60 a 75	60
Fragilidade cutânea		50
Polifagia	50 a 60	70
Distensão abdominal	70	85
Hepatomegalia	50 a 70	35
Letargia	80	50
Anestro	55	
Calcinose cutânea	10, mas considerada patognomônica	
Piodermite		40
Hiperpigmentação	33	
Comedões	33	
Diabetes melito concomitante, dependendo do relato	10 a 33	90

Outros: fraqueza muscular, vasos sanguíneos cutâneos proeminentes, atrofia de testículo, redução da libido, broncopneumonia, mineralização pulmonar, cistite, paralisia do nervo facial e tromboembolia pulmonar.

porcentagem de casos, nota-se aumento do VG; alguns cães apresentam hemácias nucleadas sem sinais de regeneração, condição inapropriada e sugestiva de HAC ou de microangiopatias. Trombocitose é um achado frequente.

Os gatos que recebem esteroides podem manifestar leucograma de estresse, mas aqueles com HAC de ocorrência natural não apresentam, consistentemente, leucograma de estresse. As contagens de células eritroides e plaquetas são normais.

Furões podem apresentar anemia e/ou leucopenia e trombocitopenia em estágio posterior da doença devido à secreção de estradiol. A toxicidade da medula óssea induzida por estrógeno pode causar pancitopenia semelhante àquela ocasionada por cio persistente em fêmeas de furões não castradas.

Perfil bioquímico clínico (Tabela 33.14)

Nota-se aumento da atividade sérica da enzima ALP em mais de 90% dos cães com HAC (teste de alta sensibilidade); contudo, também ocorre aumento em muitas outras doenças (teste inespecífico). A não constatação de elevação da atividade sérica de ALP é um bom indicador de ausência de HAC. O aumento de ALP pode ser discreto, moderado ou marcante. Elevações discretas e moderadas não são muito úteis ao diagnóstico, mas aumento marcante (p. ex., 2.000 a 10.000 UI/ℓ) é altamente sugestivo de HAC. No entanto, não há correlação entre a magnitude do aumento e a gravidade da doença ou a resposta terapêutica prevista. Em cães, o aumento de ALP se deve à isoenzima hepática e à isoenzima induzida por esteroide em espécies particulares. Embora ocorra aumento da atividade da CiALP em quase todos os cães com HAC (sensibilidade de 95%), também ocorre seu aumento em cães com doenças extra-adrenais. Portanto, a sua baixa especificidade (aproximadamente 18%) limita o valor diagnóstico da CiALP. A constatação de atividade dessa isoenzima no IR não é útil no diagnóstico de hipoadrenocorticismo (Borin-Crivellenti). Mesmo pequena elevação da concentração sérica de cortisol, como acontece após administração de

Tabela 33.14 Anormalidades laboratoriais verificadas em pacientes com hiperadrenocorticismo e porcentagens aproximadas de cães e gatos com tais anormalidades.

	Cães (%)	Gatos (%)
Aumento de fosfatase alcalina	85 a 95	15
Aumento de alanina aminotransferase	50 a 80	40
Hiperglicemia em jejum	30 a 40	95
Diminuição de nitrogênio ureico	30 a 50	
Hipofosfatemia	20 a 40	
Hiperlipidemia	50 a 80	
Aumento de colesterol	50	40
DU da urina < 1,020	80	Infrequente, em geral concentrada
Infecção urinária[a]	50	Infrequente
Proteinúria	75	Comum
Glicosúria	10	90
Leucograma de estresse	Comum	Infrequente
Hemácias nucleadas	Comum	Infrequente
Trombocitose	85	
Diminuição de tiroxina	50	
Diminuição de T4 livre	25	
Isoenzima fosfatase alcalina induzida por esteroide	85 a 90	Não há

[a]Em cães, em alguns casos, notam-se bacteriúria, urina diluída e nenhum ou poucos leucócitos.

esteroide exógeno presente em preparações de uso ocular, pode causar aumento de CiALP. Em cães, o padrão de elevação da atividade de gamaglutamiltransferase (GGT) é semelhante ao de ALP. Em gatos, a meia-vida de ALP é curta; portanto, frequentemente, a sua atividade não se eleva na mesma magnitude daquela verificada em cães com HAC. Em gatos, qualquer aumento de ALP é significativo e deve ser investigado. Gatos e equinos não têm isoenzima induzida por esteroide.

Além disso, pode ocorrer aumento de outras enzimas hepáticas devido à hepatomegalia causada pelo acúmulo glicogênio, condição que provoca vacuolização (não lipídica) hepatocelular. Acúmulo de glicogênio em hepatócitos é característico de HAC, e acúmulo de lipídio é característico de diabetes melito. Portanto, os gatos desenvolvem esteatose hepática ou uma mistura de lipídio e glicogênio. Os aumentos das atividades de ALT e AST são discretos a moderados; são notados na maioria dos cães. Constata-se elevação da concentração sérica de ácidos biliares em cerca de um terço dos cães; essa alteração é inespecífica, provavelmente devido à hepatomegalia causada pela hepatopatia secundária ao acúmulo de glicogênio. Em cães ou gatos com HAC, não deve ocorrer elevação da concentração sérica de bilirrubina total. Caso ocorra, investigue se o aumento não é causado por doença concomitante como, por exemplo, diabetes melito ou hepatopatia primária. Hiperglicemia discreta se deve aos efeitos do cortisol. Em cão ou gato com HAC, se a glicemia for superior a 300 mg/dℓ, considere a possibilidade de diabetes melito concomitante. Ademais, considere a possibilidade de HAC em qualquer cão ou gato no qual seja difícil controlar a glicemia com o uso de insulina, pois os esteroides são antagonistas da insulina. Em felinos, a maioria dos casos é diagnosticada após a

constatação de resistência à insulina. Em cães, pode ocorrer elevação da concentração sérica de frutosamina devido à hiperglicemia crônica; também, espera-se aumento semelhante em gatos. Em cerca de metade dos cães e gatos, nota-se aumento do colesterol. Nota-se elevação da concentração de triglicerídios em cerca de 90% dos cães, mas não em gatos.

Em cães, ocorre diminuição da concentração sérica de fósforo. A causa disso não foi esclarecida, mas essa ocorrência é atribuída ao estímulo fosfatúrico dos glicocorticoides. Em aproximadamente 33 a 50% dos cães, as concentrações de nitrogênio ureico, ou ureia nitrogenada, e de creatinina podem estar diminuídas devido à diurese.

Avaliação funcional da tireoide

Cerca de 50% dos cães com HAC apresentam diminuição na concentração sérica de tiroxina total (TT4), e 15 a 50% apresentam redução na concentração de tiroxina livre (fT4). Na maioria desses cães, o conteúdo de TSH endógeno encontra-se normal ou diminuído, condição que indica que esses pacientes não apresentam hipotiroidismo primário. Se os valores de TT4, fT4 e TSH endógeno estiverem diminuídos, é provável que tenham hipotiroidismo secundário, em razão da presença de tumor de hipófise, ou pituitária, secretor de ACTH, o qual comprime os tireotrofos; essa é uma ocorrência rara. Em cerca de um terço dos cães, verifica-se aumento de fT4, que pode ser semelhante ao constatado em gatos com doença extratireoidiana. Além disso, os glicocorticoides podem suprimir a liberação de TSH pela pituitária. Se a concentração de TSH endógeno situar-se no IR, a diminuição de TT4 é atribuída à interferência medicamentosa. Semelhantes anormalidades nas concentrações de hormônios tireoidianos são notadas com o uso de esteroides exógenos e na doença de Cushing iatrogênica. Para a avaliação rigorosa da condição funcional da tireoide, deve-se descontinuar o uso de esteroides por um período mínimo de 4 semanas, antes de obter os valores do perfil bioquímico da tireoide.

Cães com hiperadrenocorticismo ou hipotiroidismo compartilham muitos problemas clínicos, tais como alopecia, obesidade, letargia e hepatomegalia. Eles também compartilham semelhantes anormalidades do perfil bioquímico clínico, como aumento de enzimas de extravasamento hepáticas, colesterol e triglicerídios. Além disso, frequentemente, inclui-se a mensuração de TT4 em painéis geriátricos e, portanto, nesses casos, ocorre avaliação precoce da função da tireoide. Quando essas duas doenças fazem parte da lista de diagnósticos diferenciais, deve-se realizar testagem para confirmar ou excluir a possibilidade de HAC, antes da realização do perfil tireoidiano. Em cães que recebem tratamento efetivo para HAC, não há necessidade de terapia com hormônios da tireoide, pois os seus valores retornam para aqueles dos IR normais.

Exame de urina

Urina diluída, 1,004 a 1,020; cistite, bacteriúria com ou sem inflamação, proteinúria com ou sem inflamação.

A diluição da urina se deve à interferência do aumento de cortisol na ação do hormônio antidiurético (ADH) e/ou de seus receptores, resultando em "diabetes insípido nefrogênico bioquímico". Em 85% dos cães com HAC, verifica-se densidade urinária (DU) < 1,020. Poliúria e polidipsia são respostas compensatórias que ocorrem em mais de 85% dos cães. Quando privados de água, esses cães, geralmente, podem concentrar a urina ao redor de 1,025. Glicosúria é incomum em cães; é constatada em

10% dos cães com HAC, mas é notada em 90% dos casos em felinos. Em pacientes com HAC não ocorre cetonúria. Se presente, deve alertar para a possibilidade de diabetes melito concomitante. Glicosúria persistente e/ou hiperglicemia moderada a marcante são mais compatíveis com diabetes melito. Proteinúria é constatada em até 75% dos cães e, em muitos deles, é causada por cistite. Proteinúria é também notada na ausência de cistite e, nesse caso, pode ser ocasionada por glomerulonefrite concomitante, condição comum em cães com mais de 9 anos de idade. Ademais, pode ser em decorrência de lesão glomerular induzida por esteroide. A proporção proteína:creatinina na urina varia de 1 a 6 (normal < 1,0), e o tratamento bem-sucedido de HAC nem sempre reverte a proteinúria; portanto, parece provável que alguns cães com HAC apresentem glomerulonefrite concomitante. Tipicamente, não há hipoalbuminemia ou outras características de síndrome nefrótica concomitantes se o cão apresentar apenas HAC.

Metade dos cães com HAC apresenta infecção bacteriana de trato urinário. As infecções bacterianas são atribuídas ao comprometimento da condição imune devido à ação de corticosteroides. Alguns cães apresentam bactérias na urina, mas sem células inflamatórias. Urina diluída e presença de bactérias sem inflamação é uma combinação incomum; quando observada, sugere doença de Cushing. Realize cultura de urina em cães, mesmo que não tenham sinais de inflamação ou de presença de bactérias.

Testes de triagem – teste de supressão com baixa dose de dexametasona (TSBDD), proporção cortisol:creatinina na urina (PCCU) e teste de estimulação com ACTH

Quando o histórico, os sinais clínicos e os resultados de exames laboratoriais de rotina sugerirem HAC, o diagnóstico, nesse estágio, envolve um procedimento de duas etapas: inicialmente, confirmar ou excluir a presença de HAC por meio de testes de triagem e, então, diferenciar HPD e HAD por meio de testes confirmatórios. Essa diferenciação é fundamental, pois os tratamentos dessas duas enfermidades são diferentes: destruição quimioterapêutica do córtex adrenal hipertrófico, para HPD, e adrenalectomia para tumor de adrenal. Mesmo quando a correção cirúrgica não for a opção e o HAD for tratado com mitotano, a diferenciação ainda é apropriada porque a dose de mitotano utilizada geralmente é maior para HAD do que para HPD. Como aproximadamente metade dos tumores de adrenal é carcinoma, a detecção correta da causa de HAC tem implicações no prognóstico. Independentemente disso, essa primeira etapa é crítica. Obtenha o diagnóstico correto de HAC porque o tratamento é rigoroso.

Todos os testes de triagem são úteis. TSBDD é o mais comum, sendo o preferido quando o cão manifesta sintomas e resultados de exames laboratoriais característicos de HAC. Todavia, apresenta alta taxa de resultados falso-positivos e, portanto, se o paciente não manifesta os sinais clínicos e os resultados de exames laboratoriais típicos de HAC, esse teste não é utilizado, ou é usado com cautela. Se a adrenalectomia cirúrgica de um tumor de adrenal não for uma opção, então o TSBDD é o preferido. O teste de estimulação com ACTH apresenta taxa de resultados falso-positivos menor e deve ser utilizado quando os sinais clínicos e os resultados de exames laboratoriais não forem típicos de HAC. A PCCU é um teste de triagem de baixo custo e fácil realização utilizado para excluir a possibilidade de HAC; no entanto, não deve ser utilizado para confirmação do diagnóstico de HAC. Quando se realiza uma combinação desses testes, a taxa

de erro de diagnóstico é muito baixa. Esses testes devem ser realizados juntamente com exames clinicopatológicos de rotina. Eles não são testes de diagnóstico independentes, ou seja, para uso exclusivo.

Proporção cortisol:creatinina na urina

Alguns estudos indicam que 90 a 100% dos cães com HAC apresentam conteúdo excessivo de cortisol na urina (teste de alta sensibilidade). No entanto, a especificidade da mensuração de cortisol na urina é baixa (20%), porque encontra-se aumentada em 80% dos cães com doenças extra-adrenais cujos quadros clínicos se parecem com aquele do HAC. Portanto, esse teste não deve ser usado no diagnóstico de HAC. Mais de 90% dos cães que têm concentração de cortisol na urina situada no IR, ou menor, não apresentam HAC. Portanto, esse é um teste de triagem de fácil realização, baixo custo e muito bom para excluir a possibilidade de HAC. Se o cão tiver aumento da PCCU, então é necessário realizar TSBDD ou o teste de estimulação com ACTH, antes de definir o diagnóstico de HAC. Os maiores valores de PCCU são observados em cães com HPD, diferentemente do verificado em cães com HAD. Se PCCU for > 100, é muito provável que o cão apresente HPD. PCCU é o teste de triagem mais barato.

É fundamental que se realize esse teste em amostra de urina coletada de manhã, no próprio domicílio, onde o estresse fisiológico é mínimo. Para esse teste, não se deve utilizar amostra de urina coletada por ocasião da visita ao hospital veterinário, pois o estresse induzido pela visita ocasiona aumento da concentração de cortisol no soro sanguíneo e na urina, condição que provoca resultados falso-positivos. Cães levados ao hospital veterinário, principalmente quando submetidos a exame ortopédico, apresentam aumento moderado da PCCU, com valor na faixa de variação verificada em pacientes com doença de Cushing. É preciso que o tutor colete amostra do meio do jato de urina e envie amostra de, no mínimo, 1 mℓ da urina centrifugada, para os exames laboratoriais. O laboratório mensura cortisol e creatinina e expressa um número não acompanhado de unidade. Dependendo do laboratório e das técnicas utilizadas para a mensuração de cortisol, PCCU > 20×10^{-6} é compatível com o diagnóstico de HAC. O IR para esses valores é variável, dependendo do laboratório. Na urina, o cortisol pode estar presente na forma livre ou de metabólito, e o teste utilizado varia em termos do que ele reconhece, a forma livre ou de metabólito do cortisol e, portanto, isso influencia os valores do IR. O valor da creatinina é usado como denominador, pois ela é excretada em taxa relativamente constante na urina e, assim, propicia ajustes de diferenças no volume e na concentração da urina. É possível a determinação da PCCU em amostra de urina pontual ou em momento único, diferentemente de amostra de urina de 24 horas.

Uma boa maneira de utilizar esse teste é: se, no exame inicial ou após a obtenção dos resultados do hemograma completo (HEc) e do perfil bioquímico, considerar-se que HAC é um dos diagnósticos diferenciais, evite levar novamente o cão ao hospital. Em vez disso, o tutor pode coletar uma amostra de urina de manhã, para obter a PCCU. Se o valor obtido estiver situado no IR, descarte a possibilidade de HAC; em caso de valor aumentado, continue a realização de testes diagnósticos para HAC.

Resumo – PCCU

O valor da PCCU é uma boa estimativa da produção de cortisol nas últimas 24 horas.

- Mais de 90% dos cães com PCCU normal não apresentam doença de Cushing, descartando-se a possibilidade de HAC
- Mais de 95% dos cães com doença de Cushing apresentam aumento da PCCU (teste com sensibilidade de 95%)
- 80% dos cães com doença extra-adrenal apresentam aumento da PCCU, indicando que a especificidade do teste é de 20%; falso-positivos (80%). Essa taxa de falso-positivos é muito alta para confirmar o diagnóstico de HAC
- PCCU é um teste de boa sensibilidade para detectar aumento de cortisol em cães com doença de Cushing e naqueles com outras condições extra-adrenais (estresse)
- Se um cão com poliúria/polidipsia (PU/PD) não diagnosticada apresentar valor de PCCU no IR e sem aumento na atividade sérica de ALP, é muito improvável que tenha HAC, e tal possibilidade pode ser descartada.

Intervalo de referência

0,5 a 17,7 × 10^{-6}: verifique com o laboratório que realizou o teste.
< 15 exclui a possibilidade de HAC.
≥ 20 compatível com HAC.
15 a 19: zona cinzenta.

Teste de supressão com baixa dose de dexametasona (TSBDD)

Em pacientes com HAC, não ocorre supressão e, nos pacientes "não cushingoides", ocorre supressão.

O princípio do TSBDD é que, em cães ou gatos que apresentam HAC (HPD ou HAD), não ocorre diminuição da concentração sérica de cortisol em resposta à administração de baixa dose de dexametasona. A dexametasona causa diminuição da concentração sérica de cortisol em cães "não cushingoides", que são normais, e em cerca de 50% dos cães com outras doenças. Em cães normais, a dexametasona é reconhecida por receptores da pituitária/hipotálamo, resultando em menor liberação de ACTH. A diminuição de ACTH resulta em redução na liberação de cortisol pelo córtex adrenal, que é interpretada como supressão. Essa supressão é usada como referência para descartar a possibilidade de HAC. Em cães normais, o TSBDD reduz a concentração sérica de cortisol em 2 a 3 horas; essa diminuição persiste por 24 a 48 horas. TSBDD é excelente para a diferenciação entre cães normais e aqueles com doença de Cushing; porém, não é totalmente confiável para distinguir cães cushingoides daqueles cães acometidos por várias outras doenças.

Utiliza-se a concentração de cortisol mensurada 8 horas após a administração de dexametasona para definir se há ou não HAC. Pode-se utilizar fosfato sódico de dexametasona ou dexametasona em polietilenoglicol. A dose recomendada é 0,01 mg/kg IV, para o protocolo de baixa dose. As amostras são coletadas antes da administração de dexametasona (basal) e 4 e 8 horas após a injeção. Utilize a amostra de 8 horas para confirmar ou descartar o diagnóstico de HAC, e a amostra de 4 horas para diferenciar HPD de HAD. Os reagentes utilizados para mensurar cortisol não apresentam reação cruzada com a dexametasona, tampouco são capazes de reconhecer esse glicocorticoide. Portanto, a administração de dexametasona não induz "falso" aumento por reação cruzada. Diferentemente, em razão da reatividade cruzada, não se pode utilizar prednisolona ou prednisona como esteroide supressor. A dexametasona é cerca de 40 vezes mais potente que o cortisol; assim, pode suprimir o ACTH, enquanto a concentração sérica de cortisol endógeno não é capaz disso.

O IR para a concentração plasmática (ou sérica) de cortisol é 0,4 a 6,0 μg/dℓ (10 a 160 nmol/ℓ). No entanto, cães com suspeita de HAC ou outras causa extra-adrenais de aumento de cortisol apresentam concentração de cortisol no limite superior do IR ou acima dele. Os IR e os valores de corte sugeridos para a interpretação dos resultados devem ser fornecidos pelo laboratório de referência que realizou as análises. Em cães normais, o TSBDD reduz a concentração sérica de cortisol para < 1,5 μg/dℓ (< 30 nmol/ℓ) 4 e 8 horas após a injeção de dexametasona. Se o cão for portador de HPD ou HAD, o valor obtido na amostra de 8 horas após administração de dexametasona será > 1,5 μg/dℓ (> 40 nmol/ℓ). Alguns laboratórios utilizam valor maior ou igual a 30 nmol/ℓ ou 1,4 μg/dℓ. Se o cão apresentar HPD, a baixa dose de dexametasona não diminui a secreção de ACTH pelo tumor da pituitária em magnitude suficiente para suprimir a secreção de cortisol pelas glândulas adrenais hiperplásicas. Se o cão apresentar HAD, a concentração de ACTH já está suprimida, e o HAD continua a secretar cortisol, independentemente do ACTH. Se o valor do cortisol da amostra de 8 horas for igual ou superior a 1,5 μg/dℓ (> 40 nmol/ℓ), não ocorreu supressão. O paciente apresenta HAC, ou HPD ou HAD, ou o resultado do teste é falso-positivo. Todos os cães com HAD e 90 a 95% dos cães com HPD falham em causar supressão.

Muitos veterinários preferem esse teste porque, em 95% dos cães com doença de Cushing, não ocorre supressão, indicando alta sensibilidade, à semelhança do que ocorre na PCCU. TSBDD detecta 95% dos cães com a doença alvo do diagnóstico, característica considerada muito positiva. No entanto, "reconhece" outros 50% de cães não acometidos por doença, nos quais o resultado do teste sugere que esses animais estão doentes. A especificidade do TSBDD, dependendo do estudo, varia de 44 a 75%; isso significa que a taxa de resultados falso-positivos é de 25 a 56%. Cães estressados, com uma variedade de doenças, podem ter adrenais hiperplásicas que não suprimem a secreção de cortisol em resposta ao TSBDD e à doença extratireoidiana mais grave; tal condição é mais provavelmente um resultado de teste falso-positivo.

Outra finalidade do TSBDD é diferenciar HPD de HAD em um cão que manifesta sinais clínicos e resultados de exames laboratoriais típicos de doença de Cushing. Ver testes confirmatórios ou testes diferenciais a seguir.

Resumo – TSBDD

- Amostra de 8 horas: cortisol < 1,5 μg/dℓ indica supressão; descarte HAC
- Amostra de 8 horas: cortisol > 1,5 μg/dℓ indica ausência de supressão; confirma HAC
- 95% dos cães com HAC não apresentam supressão; sensibilidade de 95%
- De 25 a 56% dos cães sem HAC não apresentam supressão; falso-positivos; especificidade de 44 a 75%; portanto, pode haver confirmação de HAC quando, na verdade, o cão não apresenta esta doença
- 5% dos cães com HAC manifestam supressão; falso-negativos; a doença pode passar despercebida
- Excelente teste para excluir a possibilidade de doença de Cushing, quando ocorre supressão. Se não houver aumento da PCCU e o cão manifestar supressão no TSBDD, descarte a possibilidade de HAC
- O TSBDD também pode ser usado para diferenciar HPD e HAD em cerca de 25% dos cães

- É um teste comum, mas a taxa de resultados falso-positivos é de 25 a 50%. Portanto, deve haver sinais clínicos e resultados de exames laboratoriais característicos de doença de Cushing antes de realizar esse teste para confirmar o diagnóstico de HAC.

Teste de estimulação com ACTH

O princípio do teste de estimulação com ACTH considera que cães ou gatos com HAC apresentam aumento exagerado da concentração sérica de cortisol em resposta à injeção de ACTH. Em cães sadios, a concentração sérica de cortisol aumenta quase duas vezes; porém, permanece inferior a 15 µg/dℓ. Em cães com hipoadrenocorticismo, não ocorre aumento da concentração sérica de cortisol (< 2 µg/dℓ). Em cães com HPD ou HAD, ocorre aumento da concentração sérica de cortisol 2 a 5 vezes a concentração basal, com valor acima de 22 µg/dℓ (> 500 nmol/ℓ) (Tabela 33.15). Para esse teste, os protocolos analíticos requerem 1 ou 2 horas, dependendo do produto utilizado. Esse teste reconhece, aproximadamente, 80 a 85% dos cães com HPD, porém apenas 60% dos cães com HAD. Cães com HPD apresentam hiperplasia do córtex adrenal, que está preparado para responder ao ACTH exógeno. Os cães com HAD contêm células neoplásicas que atuam independentemente do ACTH endógeno e, portanto, podem não responder ao ACTH exógeno. No entanto, apenas 10% dos cães com HAC apresentam HAD, que é uma doença rara em gatos. Assim, embora esse teste reconheça 60% dos cães com HAD, essa doença é causa incomum de HAC; portanto, alguns casos de HAC passam despercebidos. Esse fato negativo é compensado pelos melhores recursos do teste: apresenta a menor taxa de resultados falso-positivos de qualquer teste de triagem; taxa de apenas 15%. Um resultado de teste falso-positivo para HAC ocasiona sérias consequências no tratamento da doença. Portanto, esse pode ser o melhor teste para um cão que manifesta somente alguns poucos problemas clínicos associados ao HAC e o clínico está à procura de um diagnóstico. Em pacientes que manifestam características limitadas de HAC uma primeira etapa razoável é a obtenção da PCCU, pois é um procedimento fácil, de baixo custo e não requer uma nova visita à clínica. Se o valor da PCCU estiver no IR e, principalmente, não houver aumento da atividade sérica de ALP, descarta-se o diagnóstico de HAC. Caso haja aumento da PCCU e da atividade de ALP, segue-se com um teste de estimulação com ACTH. O teste de estimulação com ACTH é um recurso diagnóstico relativamente caro devido ao custo do ACTH.

O teste de estimulação com ACTH tem outras finalidades. Ele possibilita o reconhecimento de HAC iatrogênico. É o teste preferido para monitorar a resposta terapêutica; propicia uma resposta basal para monitorar o tratamento. Por fim, possibilita a detecção de casos raros e incomuns de HAC, os quais apresentam aumento da concentração de precursores de cortisol (17-hidroxiprogesterona), mas com concentração normal do produto final, o cortisol.

Pacientes com aparência cushingoide, mas com baixa PCCU, baixo valor de cortisol basal e resposta em linha plana ao teste de estimulação com ACTH podem ter HAC iatrogênico quando recebem esteroide que não apresentam reação cruzada com testes de cortisol como, por exemplo, teste de estimulação com dexametasona. Pacientes com aparência cushingoide e com alta PCCU, alto valor de cortisol basal que permanece alto e resposta ao teste de estimulação com ACTH em linha plana apresentam HAC iatrogênico, e o esteroide utilizado ocasiona reação cruzada com o teste de cortisol como, por exemplo, prednisona. Caso se realize o TSBDD nesse último grupo de pacientes, a resposta ao teste será semelhante à de um paciente com HAD, com alto valor de cortisol basal sem supressão 4 ou 8 horas após a administração de dexametasona.

Ao utilizar ambos os testes, de estimulação com ACTH e TSBDD, em um grupo de, aproximadamente, 65 cães com HAC, verificou-se que nenhum cão apresentou resultado normal nesses dois testes. Em todos os testes, nem sempre há valores de corte claros para a interpretação dos resultados; portanto, às vezes, é preciso repetir o teste em diferentes momentos ou utilizar uma combinação de testes, principalmente quando se busca a causa de doenças endócrinas. Há disponibilidade de diversos protocolos de testes de estimulação com ACTH para cães, gatos e equinos, e todos propiciam bons resultados (ver Tabela 33.15). Neste capítulo, os protocolos são apresentados logo após a discussão sobre hipoadrenocorticismo. A vantagem do protocolo de estimulação com baixa dose de ACTH é o baixo custo, pelo menos em cães menores. A baixa dose de cosintropina, de 5 µg/kg, induz estímulo máximo ao córtex adrenal de cães sadios e naqueles com hiperadrenocorticismo; esse protocolo pode ser usado como teste de triagem para ambos, hiperadrenocorticismo e hipoadrenocorticismo.

Resumo – teste de estimulação com ACTH

- Aproximadamente 80 a 85% dos cães com HPD manifestam resposta ao estímulo anormalmente alta
- É o teste de maior especificidade (85%) e, portanto, o teste de triagem de menor taxa de resultados falso-positivos
- É menos influenciado por doença extra-adrenal, comparativamente aos outros testes de triagem
- Detecta HAC iatrogênico e HAC atípico; ademais, é usado para monitorar o tratamento.

Nas Tabelas 33.16 a 33.18, são apresentados vários atributos e comparações entre testes de triagem.

Tabela 33.15 Respostas esperadas no teste de estimulação com ACTH, em cães.

Cortisol (µg/dℓ)

Concentração basal normal: 0,5 a 6 µg/dℓ; 10 a 160 nmol/ℓ
Normal pós-estimulação: 6 a 18 µg/dℓ; > 220 a 560 nmol/ℓ; 2 a 5 vezes o valor basal
Diagnóstico de HAC: > 22 µg/dℓ
Zona cinzenta: 18 a 22 µg/dℓ
HAC iatrogênico: < 5, se o produto não ocasiona reação cruzada
Basal para doença de Addison: < 1,5
Pós-estimulação na doença de Addison: < 1,5; resposta em linha plana

Protocolos do teste de estimulação com ACTH:
   Fácil, realizado em 1 a 2 horas; há diversos tipos de produtos
   ACTH suíno em gel aquoso: 2,2 U/kg IM
   Amostra basal e 2 horas após ACTH, cão ou gato, e 8 horas após ACTH, equinos
   ou
   Cosintropina: 250 µg (um frasco) IM ou IV
   5 µg/kg ocasiona estímulo máximo ao córtex adrenal
   Amostra basal e 60 minutos após ACTH, para cão; duas amostras após ACTH, aos 60 e 90 minutos, para gatos
   Armazenar ACTH reconstituído em seringas plásticas, em –20°C, por 6 meses
   Resultados: intervalo de referência (IR) para cortisol (µg/dℓ)

Cortisol	Cão	Gato	Equinos
Basal normal (IR)	0,5 a 6 µg/dℓ	0,5 a 4	3 a 6

Em cerca de 15% dos cães, nota-se resultado falso-positivo ou aumento do cortisol após-estimulação em cães sem hiperadrenocorticismo (HAC).
ACTH = hormônio adrenocorticotrófico; IV intravenoso; IM = intramuscular.

Tabela 33.16 Testes de triagem para hiperadrenocorticismo em cães.

Teste	Uso	Interpretação		Cortisol (μg/dℓ)	Comentário
PCCU	DES HAC	DES HAC se < 15 × 10^{-6}			
			Basal	Pós-estimulação	Protocolos de 1 e 2 horas
Estimulação com ACTH	Dd HAC	DES HAC	2 a 10	8 a 19	
		CONF HAC	2 a 10	> 24	15% de falso-positivos
		Provável HAC	2 a 10	18 a 24	
		Iatrogênico	< 8	< 8	
			4 horas	8 horas	
TSBDD	Dd HAC	DES HAC	–	< 1,5 μg/dℓ	
		CONF HAC	–	> 1,5 μg/dℓ	25 a 50% de falso-positivos

Consultar o laboratório de referência para obter informações relativas aos intervalos de referência para a interpretação dos resultados.
PCCU = proporção cortisol:creatinina na urina; ACTH = hormônio adrenocorticotrófico; TSBDD = teste de supressão com baixa dose de dexametasona; DES = descartar; CONF = confirmar; HAC = hiperadrenocorticismo; Dd = diagnóstico diferencial.

Tabela 33.17 Comparação entre os testes de triagem para hiperadrenocorticismo.

Teste de triagem	Positivo (sensibilidade)	Falso-positivo	Falso-negativo
PCCU	95%	75 a 85%	0 a 5%
TSBDD	95% às 8h	55% às 8h	0 a 5%
ACTH (se HPD)	80 a 85%	15%	10 a 25%
ACTH (se HAD)	60%	–	40%
Cortisol basal	Não usa	35%	25 a 35%

Em alguns cães com doença extra-adrenal, notam-se resultados falso-positivos no teste; portanto, é fundamental a correlação entre os resultados do teste e os sinais clínicos, os resultados de exames laboratoriais, data e realização de mais de um teste de triagem, quando necessário. As porcentagens sumarizadas na tabela se alteram dependendo dos valores de corte utilizados para definição de resultado de teste anormal.
PCCU = proporção cortisol:creatinina na urina; TSBDD = teste de supressão com baixa dose de dexametasona; ACTH = hormônio adrenocorticotrófico; HPD = hiperadrenocorticismo pituitário-dependente; HAD = hiperadrenocorticismo adreno-dependente.

Tabela 33.18 Comparação entre o teste de estimulação com ACTH e o TSBDD.

Teste de estimulação com ACTH	TSBDD
Pontos positivos	
Menor taxa de falso-positivos	Teste comum
Fácil realização, 1 a 2 horas	Sensibilidade: 95%
Detecta HAC iatrogênico	Possibilita diferenciar HAD *versus* HPD
Usado para detectar HAC atípico	Descarta a possibilidade de HAC
Propicia valor basal para o tratamento	
Pontos não tão positivos	
Sensibilidade de 60% para HAD	Alta taxa de falso-positivos: 25 a 55%
Alto custo	Mensuração 8 horas após a injeção

ACTH = hormônio adrenocorticotrófico; TSBDD = teste de supressão com baixa dose de dexametasona; HAC = hiperadrenocorticismo; HAD = hiperadrenocorticismo adreno-dependente; HPD = hiperadrenocorticismo pituitário-dependente.

Testes de diferenciação-confirmatórios: ACTH endógeno, TSADD, TSBDD, administração oral de dexametasona (DS oral), PCCU e ultrassonografia

Esses testes são utilizados para a diferenciação entre HAD e HPD. Eles auxiliam na escolha do tratamento e possibilitam estabelecer o prognóstico (Tabela 33.19).

ACTH endógeno (e-ACTH)

HAC pituitário-dependente = aumento de e-ACTH.
HAC adreno-dependente = diminuição de e-ACTH.
HAC iatrogênico = diminuição de e-ACTH.

Tumores de pituitária que causam HAC sintetizam e secretam ACTH e, portanto, esses cães apresentam alta concentração plasmática de e-ACTH. HAD secreta cortisol, o qual suprime a síntese e a liberação de ACTH; sendo assim, esses cães apresentam concentração plasmática de e-ACTH diminuída ou indetectável. À semelhança do que acontece em todos os testes, a mensuração de e-ACTH é um bom teste em casos clínicos avançados ou naqueles casos clássicos; todavia, em alguns pacientes, os resultados do teste ficam na zona cinzenta, ou seja, onde os resultados são incertos ou duvidosos. Os IR devem ser gerados pelo laboratório que realiza o teste e-ACTH, e esse exame deve ser validado para cães. O IR para e-ACTH obtido por RIA é, aproximadamente, 20 a 100 pg/mℓ. Valores < 20 indicam HAD, valores entre 20 e 45 são suspeitos ou não confirmam o diagnóstico, e valores > 45 são compatíveis com HPD. Alguns pacientes com HPD podem apresentar valor superior a 200 μg/dℓ. Em cerca de 90% dos cães com HPD, nota-se concentração de e-ACTH > 45 pg/mℓ; em 70% dos cães com HAD, a concentração é < 20 pg/mℓ. Há certa sobreposição entre as categorias de pacientes e entre os IR. Esses últimos casos requerem a realização de outro teste de diferenciação ou a repetição do teste de e-ACTH, posteriormente. Cerca de 80% das amostras obtidas e examinadas de 245 cães apresentaram concentração de e-ACTH apropriada para o diagnóstico de HPD ou HAD. Ao examinar novas amostras de cães nos quais o resultado inicial fora duvidoso ou suspeito, verificou-se que, em 235 dos 245 cães, ou em 96% deles, os resultados confirmaram o diagnóstico da endocrinopatia. Embora possa haver sobreposição de resultados nos IR, a mensuração de e-ACTH é utilizada para a diferenciação entre HPD e HAD, após a exclusão da possibilidade de HAC. Esse teste não é usado para diferenciar cães sadios daqueles cães com HAC. ACTH endógeno é um teste de diferenciação; não é utilizado como teste de triagem para confirmar o diagnóstico de HAC.

A concentração de ACTH endógeno obtida por mensuração em ensaio imunométrico quimiluminescente de duas fases

Tabela 33.19 Testes para diferenciação de hiperadrenocorticismo em cães.

Teste	Interpretação	Cortisol (μg/dℓ)	ACTH (pmol/mℓ)
e-ACTH	HAD		< 20
Por RIA	HPD		> 100
	Zona cinzenta		20 a 100
Por e-ACTH imunométrico	HAD < 5 μg/dℓ > HPD		
TSBDD		*4 horas*	*8 horas*
	Descarta HAC	–	< 1,5
	HPD	< 1,5	> 1,5
	HPD	< 50% do valor basal	> 1,5
	HPD	–	> 1,5 e < 50% basal
	HPD ou HAD	> 1,5	> 1.5
TSADD		*8 horas*	
	HPD	< 1,5	Supressão
	HPD	< 50% do valor basal	Supressão
	HPD (25% dos casos)	> 1,5 ou > 50% do valor basal	Sem supressão
	HAD	> 1,5 ou > 50% do valor basal, sem supressão	
		PCCU pós-dexametasona	
DS Oral	HPD	< 50% do valor basal	
	HPD ou HAD	≥ 50% do valor basal	

Consulte o laboratório de referência onde as análises foram realizadas quanto aos intervalos de referência e à interpretação dos resultados.
ACTH = hormônio adrenocorticotrófico; e-ACTH = hormônio adrenocorticotrófico endógeno; RIA = radioimunoensaio; TSBDD = teste de supressão com baixa dose de dexametasona; TSADD = teste de supressão com alta dose de dexametasona; DS = dexametasona; HAD = hiperadrenocorticismo adreno-dependente; HPD = hiperadrenocorticismo pituitário-dependente; PCCU = proporção cortisol:creatinina na urina.

sólidas ou do tipo "sanduíche" (ensaio imunoluminométrico) foi altamente efetiva na diferenciação de 109 cães com HAC, separados em dois grupos – 91 com HPD e 18 com HAD. Constatou-se IR de 6 a 58 pg/mℓ, e o limite para o diagnóstico foi 5 pg/dℓ. Por exemplo, no hiperadrenocorticismo adreno-dependente, foi < 5 pg/mℓ e no hiperadrenocorticismo pituitário-dependente foi > 5 pg/mℓ. O limite de detecção de ACTH é 5 pg/dℓ e a capacidade de detecção do teste varia de 5 a 1.250 pg/mℓ. Todos os 18 cães com HAC adreno-dependente apresentavam concentração de ACTH inferior ao limite de detecção, e todos os cães com HPD apresentavam valor de ACTH detectável, variando de 6 a 1.250 pg/mℓ, com concentração mediana de 30 pg/mℓ. Com o emprego de valor de corte de 5 pg/mℓ não se constatou sobreposição entre os cães com HAD e aqueles com HPD. No entanto, há considerável sobreposição entre os valores de e-ACTH de cães com HPD e naqueles cães sadios. O IR é 6 a 58 pg/mℓ; portanto, muitos cães com HPD apresentaram concentrações de ACTH situadas no IR.

Talvez seja essa a maneira mais fácil e mais rápida de diferenciar HPD e HAD; no entanto, a coleta de amostra requer atenção a alguns detalhes. Recomenda-se que as amostras sejam coletadas de manhã, entre 8 e 9 horas; entretanto, diferentes estudos referentes ao teste e-ACTH não utilizaram esse período do dia e, mesmo assim, relataram que obtiveram resultados de valor diagnóstico. O ACTH é melhor mensurado em amostra de plasma, coletada em tubo que contenha como anticoagulante heparina ou EDTA; a amostra nunca deve entrar em contato com tubo de vidro comum, pois a molécula de ACTH se liga ao vidro e ocorre falsa diminuição de ACTH. Utilize apenas seringa plástica e tubo apropriado para coleta e armazenamento da amostra destinada à mensuração de e-ACTH. Também, para a coleta de sangue, pode-se utilizar tubo com EDTA revestido por silicone. Utilize tubos plásticos para todas as outras etapas de obtenção do plasma. A maioria dos tubos com EDTA é revestida com silicone. Se possível, faça a coleta em tubo resfriado. Faça a centrifugação sob refrigeração logo após a coleta, transfira o plasma para tubos plásticos e os congele à temperatura de –20°C a –70°C. Embale as amostras em gelo seco para o transporte ao laboratório durante a noite. ACTH é muito instável em temperatura ambiente. O evento mais crítico é evitar o congelamento e o descongelamento, pois tal ocorrência causa degradação de quase todas as proteínas, principalmente de hormônios. A aprotinina é um inibidor da proteinase que impede a ação de tripsina, plasmina e calicreína e prolonga muito a ação do ACTH. É usada como conservante; pode ser adicionada ao sangue assim que coletado, auxiliando a prevenir sua deterioração *in vitro* em função do tempo e da temperatura. Está disponível em laboratórios de diagnóstico ou direto do fabricante. Siga as instruções recomendadas; adicione 500 unidades para cada mℓ de sangue coletado. Com o uso desse conservante, a atividade do ACTH é preservada por 4 dias em temperatura de 4°C ou –20°C. O transporte das amostras é aceitável em um recipiente envolvido por pacotes de gelo, por 4 dias. Ocorre perda de atividade de aproximadamente 10%, quando a amostra de sangue é mantida em temperatura de 22°C, por 4 dias. Evite ciclos de congelamento-descongelamento. No entanto, não utilize aprotinina se a mensuração de ACTH for por meio de teste imunoluminométrico, pois a aprotinina causa interferências negativas que podem impossibilitar a quantificação de ACTH. O melhor procedimento é seguir todas as instruções recomendadas pelo laboratório que fará a análise da amostra.

O ACTH pode ser mensurado por meio de RIA e de testes imunorradiométrico e imunoluminométrico. Os IR e as unidades de medida variam em função do teste usado; portanto, utilize um laboratório de referência que empregue um teste validado para animais e que disponibilize IR e valores esperados para HAD e HPD, em sua metodologia.

Exemplos de critérios para interpretação dos valores de e-ACTH obtidos por RIA:

e-ACTHᵃ	
Intervalo de referência	20 a 100 pg/mℓ
Tumor de adrenal	< 20 pg/mℓ; em cerca de 75% dos casos
Zona cinzenta	20 a 45 pg/mℓ; repetir depois de algumas semanas ou realizar outro teste
Tumor de pituitária	> 45 pg/mℓ; em cerca de 90% dos casos de HPD, sempre quase com aumento marcante (p. ex., > 200 pg/mℓ)

ᵃConsulte o laboratório de referência que realizou o teste para obter os valores recomendados, para a interpretação dos resultados.

Exemplos de critérios para interpretação dos valores de e-ACTH obtidos por teste imunoluminométrico:

e-ACTHᵃ	
Intervalo de referência	6 a 58 pg/mℓ
Tumor de adrenal	< 5 pg/mℓ
Tumor de pituitária	> 5 pg/mℓ

ᵃConsulte o laboratório de referência que realizou o teste para obter os valores recomendados, para a interpretação dos resultados e os limites definidos para o diagnóstico: por exemplo, hiperadrenocorticismo adreno-dependente: < 5 pg/mℓ e hiperadrenocorticismo pituitário-dependente > 5 pg/mℓ. Não adicione aprotinina em amostra de sangue destinada à mensuração de ACTH por meio de teste imunoluminométrico.

Teste de supressão com alta dose de dexametasona

Em 75% dos cães com HPD ocorre supressão. Em 100% dos cães com HAD e em 25% dos cães com HPD não ocorre supressão. Cães que manifestam supressão apresentam HPD e aqueles que não manifestam supressão apresentam HAD ou HPD; em geral, esse último grupo é pequeno, sendo preciso realizar outro teste de diferenciação, como e-ACTH e/ou ultrassonografia abdominal.

O teste de supressão com alta dose de dexametasona (TSADD) pode detectar cerca de 75% dos cães com HPD, mas não é capaz de identificar definitivamente um paciente com HAD. O princípio do TSADD é que, em concentração de dexametasona suficientemente alta, ocorre menor liberação de ACTH pelo microadenoma de pituitária e, com a redução de ACTH, diminui a concentração sérica de cortisol, condição interpretada como supressão. Também ocorre diminuição da concentração de cortisol após o TSADD, se o cão for sadio, ou se o cão apresentar doença extra-adrenal. Isso tem importantes implicações no diagnóstico, porque se o TSADD é realizado em um cão com resultado falso-positivo no TSBDD; esse paciente agora apresenta supressão no TSADD e induz ao diagnóstico errôneo de HPD. Não se deve realizar o TSADD em cães cujo diagnóstico clínico é incerto; ademais, ele nunca deve ser usado como teste de triagem. Cães com tumor de adrenal secretam cortisol, independentemente de ACTH. Esses cães já apresentam baixa concentração de ACTH (diminuída pelo *feedback* negativo do cortisol secretado pelo tumor de adrenal); portanto, a administração de dexametasona não ocasiona efeito perceptível no ACTH, e a secreção de cortisol pelo tumor de adrenal continua e, assim, não ocorre supressão da concentração sérica de cortisol. No entanto, aproximadamente 25% dos cães com HPD também não manifestam supressão. Esse último grupo pode ter carcinoma ou macroadenoma de pituitária ou a neoplasia pode ser oriunda da *pars*

intermedia, a qual não responde ao *feedback* negativo dos corticosteroides. A diferenciação dos cães resistentes à supressão pela dexametasona requer a realização do teste e-ACTH e/ou de ultrassonografia. Resistência à dexametasona indica que o cão é portador de HPD ou de HAD, sendo a proporção de risco cerca de 50:50. Além disso, alguns dados sugerem que o TSADD somente propicia uma interpretação mais clara nos resultados de amostras coletadas 4 e 8 horas após a administração de TSBDD em cerca de 10% dos pacientes.

Esse teste é realizado de modo semelhante ao TSBDD, exceto que, agora, a dose IV ou IM de dexametasona é 0,1 a 1,0 mg/kg ou 10 vezes maior que a utilizada no TSBDD. São coletadas amostras no momento 0 (basal) e 4 e 8 horas após a injeção. Um protocolo alternativo não considera a coleta da amostra de 4 horas. A supressão indica HPD, sendo definida como:

- Cortisol < 1,4 µg/dℓ (40 nmol/ℓ) na amostra de 4 ou 8 horas
- Cortisol < 50% do valor basal em 4 ou 8 horas.

Se uma parte da injeção IV for aplicada no meio extravascular, cancele o procedimento, repetindo-o depois de 72 horas ou mais.

TSBDD como teste de diferenciação

Outra finalidade da realização do TSBDD é diferenciar HPD de HAD em um cão que manifesta os sintomas e os resultados de exames laboratoriais clássicos de doença de Cushing. Caso se detecte supressão, o diagnóstico é HPD. Se não houver supressão, o diagnóstico pode ser HAD ou HPD. Define-se supressão como a ocorrência de quaisquer achados a seguir mencionados, em um cão que apresenta concentração de cortisol > 1,4 µg/dℓ, na amostra de 8 horas:

- Cortisol na amostra de 4 horas < 1,4 µg/dℓ (consulte o laboratório de referência para saber qual o ponto de corte que nele se utiliza)
- Cortisol na amostra de 4 horas < 50% do cortisol basal (ainda, na amostra de 4 horas, deve ser > 1,4 µg/dℓ)
- Cortisol na amostra de 8 horas < 50% do cortisol basal, mas > 1,4 µg/dℓ.

Condição crítica para a correta interpretação é que não ocorre supressão nas amostras de 8 horas; "todas" apresentam valor de cortisol > 1,4 µg/dℓ, compatível com HAC. Ademais, cerca de 60 a 80% dos cães com HPD satisfazem um ou mais desses critérios mencionados; portanto, apresentam algum tipo de supressão no TSBDD. Esses resultados tornam o TSBDD um auxiliar útil na diferenciação entre HPD e HAD. No entanto, com base nesses critérios, aproximadamente 20 a 40% dos cães com HPD não manifestam supressão. De modo semelhante, 25% dos cães portadores de HPD também não manifestam supressão no TSADD. Relatos sugerem que os cães que apresentam HPD e não manifestam supressão e aqueles resistentes à dexametasona apresentam tumores de pituitária maiores, macroadenomas ou carcinomas. É óbvio que o tumor de pituitária deve ser tão grande que a baixa dose de dexametasona não é capaz de suprimir totalmente a secreção de ACTH ou que o tumor carece de receptores para cortisol ou que está localizado na *pars intermedia*. Em 100% dos cães com HAD não ocorre supressão no TSBDD; portanto, quando não se constata supressão no TSBDD, o cão apresenta HAD ou HPD e, talvez, um grande tumor de pituitária. É possível diferenciar essas ocorrências com auxílio de ultrassonografia abdominal ou teste de e-ACTH. O padrão de supressão na amostra de 4 horas seguida de aumento na amostra de 8 horas é denominado resposta "rebote", sendo considerado diagnóstico para HPD. A consideração crítica para a correta interpretação dos resultados de todos os testes confirmatórios é que o paciente satisfaça os critérios clínicos e laboratoriais relativos ao diagnóstico de HAC.

Alta dose oral de dexametasona e PCCU

A coleta da urina é realizada no próprio domicílio, de manhã, em 2 dias consecutivos, e as amostras são armazenadas individualmente em recipientes fechados, mantidos em refrigerador. Após a coleta de urina no segundo dia, administra-se dexametasona VO, pelo próprio tutor, na dose de 0,1 mg/kg, a cada 8 horas (três doses). Coleta-se outra amostra de urina na terceira manhã, e em todas as amostras de urina são mensuradas as concentrações de cortisol e de creatinina e, então, determina-se a PCCU. Obtém-se a média dos valores da PCCU das duas primeiras amostras; essa média é considerada o valor basal. A constatação de valor basal no IR descarta a possibilidade de HAC. Se houver aumento do valor basal, compare-o com o valor da proporção verificado após a administração de dexametasona. Se a PCCU pós-dexametasona representar < 50% do valor basal, indica que houve supressão e o diagnóstico é compatível com HPD. Se a amostra pós-dexametasona for > 50% do valor basal, indica que não houve supressão, e isso é compatível com HAD ou HPD, como acontece no TSADD quando não ocorre supressão. Como a PCCU *spot* apresenta alta taxa de resultados falso-positivos, recomenda-se que o resultado positivo no teste seja correlacionado com o resultado obtido no *kit* para doença de Cushing, com confirmação de HAC em outros testes de triagem.

Diagnóstico por imagem: ultrassonografia, tomografia computadorizada, ressonância magnética

Esses exames, obviamente, não são testes de patologia clínica, mas são procedimentos usados juntamente com exames laboratoriais. A ultrassonografia abdominal pode diferenciar HAD de HPD. No entanto, a sua sensibilidade não é suficiente para diferenciar a hiperplasia de glândulas adrenais secundária a HPD de outras causas de hiperplasia adrenal, ou mesmo de algumas glândulas adrenais normais. Portanto, não é um teste de triagem para o diagnóstico de HAC. Além disso, nem todos os tumores de adrenal podem ser detectados. Alguns passam despercebidos, porque o tumor é muito pequeno para ser visualizado ou não é possível localizar a glândula adrenal. Se presente, a mineralização adrenal é um forte indicador de HAC; é visualizada em radiografias simples de glândulas adrenais hiperplásicas e neoplásicas, bem como em outros exames de imagem. Cerca de metade dos tumores de adrenal apresentam mineralização. A ultrassonografia pode detectar invasão de vasos sanguíneos ou massas tumorais no fígado, mas não possibilita a diferenciação entre adenomas e carcinomas, a menos que haja evidência de metástase, com invasão vascular, massas tumorais no fígado ou aumento de volume de linfonodos regionais. Quanto maior o tumor da adrenal, maior a probabilidade de ser maligno. A precisão diagnóstica da ultrassonografia de abdome depende da experiência do profissional operador do ultrassom e de fatores próprios do paciente, como obesidade abdominal, grande tamanho corporal, hepatomegalia, distensão gastrintestinal, mineralização renal, hiperplasia adrenocortical nodular de cães idosos, pequeno tamanho das glândulas adrenais normais e sua localização na cavidade abdominal. À semelhança dos testes endócrinos, ultrassonografia de abdome é usada para distinguir HPD de HAD, após obter o diagnóstico de doença de Cushing. Também, de modo semelhante aos testes endócrinos, a ultrassonografia pode apresentar resultados falso-positivos e falso-negativos.

A tomografia computadorizada (TC) pode ser utilizada para visualizar lesões abdominais características, bem como a pituitária. Propicia imagens de melhor diferenciação que a radiografia ou ultrassonografia de abdome, mas também tem limitações e relatos conflitantes quanto a suas capacidades de discriminação. TC e ressonância magnética (RM) são utilizadas para visualizar tumor de pituitária, principalmente quando houver suspeita de um grande tumor. O seu uso é mais útil em gatos devido ao maior tamanho das neoplasias de pituitária em gatos com HAC ou acromegalia. Esses exames de imagem não substituem os testes endócrinos, pois podem apenas visualizar cerca de metade dos tumores de pituitária em cães porque esses tumores são muito pequenos. Os exames de imagem não possibilitam diferenciar a massa pituitária funcional daquela massa pituitária não funcional. No entanto, se os resultados dos testes endócrinos sugerirem a presença de um grande tumor de pituitária ou de HAD, então a TC ou a RM são técnicas úteis para fazer tal diferenciação. Se houver sintomas neurológicos, TC ou RM podem detectar um grande tumor de pituitária.

Tecnologias mais recentes continuam a melhorar os exames de imagem diagnósticos e, eventualmente, podem apresentar sensibilidade suficiente para distinguir seguramente HPD de outras formas de hiperplasia adrenal e visualizar microadenoma de pituitária. Como acontece nos testes de supressão e de estimulação, nos exames de imagens, também podem ocorrer resultados falso-positivos e falso-negativos. Estudos em patologia clínica e, principalmente em endocrinologia clínica, têm colaborado muito no relato de resultados falso-negativos e falso-positivos, bem como de sensibilidade e especificidade dos testes.

Resumo sobre testes endócrinos

É relativamente fácil diagnosticar os cães e gatos que apresentam os sintomas clássicos de HAC com base nos sinais clínicos e nos resultados de exames laboratoriais. No entanto, o reconhecimento de HAC em animais que apresentam apenas alguns dos sintomas de HAC ou que estão no estágio inicial da doença, o diagnóstico pode ser um desafio. Esses são os casos que mais necessitam de exames laboratoriais. Todo teste tem suas vantagens e desvantagens. PCCU é um bom teste inicial de triagem para descartar os diagnósticos diferenciais de HAC, pois é um procedimento fácil. A amostra pode ser coletada no próprio domicílio, não requer o retorno do animal à clínica e o seu custo é relativamente baixo. A alta sensibilidade do teste e sua baixa especificidade indicam que, na maioria das vezes, o resultado está aumentado (positivo). Se o valor estiver normal ou diminuído, é muito improvável que o paciente apresente HAC. PCCU negativa combinada com atividade de ALP no IR é evidência suficiente para descartar a possibilidade de HAC. TSBDD é o exame de escolha quando o paciente tem aparência cushingoide, devido a sua alta sensibilidade, de 95%. À semelhança do que acontece com a PCCU, ocorrem vários resultados falso-positivos (até 55%); assim, deve-se evitar a realização de TSBDD quando o animal de companhia não manifestar múltiplos sintomas ou resultados de exames laboratoriais característicos de HAC. Em razão do possível estresse ocasionado por uma doença primária, o resultado do TSBDD pode ser falso-positivo; ou seja, não ocorre supressão, mas o paciente não apresenta HAC. Nessa situação, caso se utilize TSADD, o resultado mostra supressão, que indica HPD. Esse é um diagnóstico falso-positivo, com sérias consequências. Nunca utilize TSADD como teste de triagem. Em pacientes que não manifestam um quadro clínico típico de HAC e podem ter apenas algumas características laboratoriais de HAC, prefere-se o teste de estimulação com ACTH, porque sua taxa de falso-positivos é a mais baixa, de 15%. Em pacientes que apresentam quadro clínico típico de HAC e com várias características laboratoriais de HAC, prefere-se o TSBDD. O tratamento com fenobarbital, raras vezes, ocasiona resultados anormais no TSBDD, mas essa terapia não causa anormalidade nos testes de estimulação com ACTH ou e-ACTH.

Os laboratórios de patologia clínica prestam importante colaboração ao alertar os seus usuários quanto à relevância da sensibilidade e da especificidade dos exames laboratoriais. No caso de testes endócrinos, isso leva ao esclarecimento, embora, às vezes, cause alguma confusão, porque as faixas de variação e os valores de corte fornecidos para a definição do diagnóstico podem variar em função das diferentes metodologias empregadas. Se o IR for amplo, os testes laboratoriais são menos discriminatórios. Quando se estabelece o valor de corte para o diagnóstico, esse valor altera a sensibilidade e a especificidade do teste. Portanto, utilize IR e valores de corte disponibilizados pelo laboratório que forneceu os resultados. Nenhum teste é 100% positivo ou negativo, ou apresenta sensibilidade e especificidade de 100%, porque há envolvimento de muitas variáveis metodológicas e biológicas.

Resumo de opiniões

- Se não houver aumento da atividade sérica de ALP, é muito improvável que o diagnóstico seja HAC
- Se não houver aumento de PCCU, descarte a possibilidade de HAC. Se não houver aumento de ambas, ALP e PCCU, exclua o diagnóstico de HAC. Se HAC continuar sendo um diagnóstico diferencial, realize novo teste no futuro
- PCCU é um bom teste para excluir o diagnóstico de HAC; nunca o utilize para confirmar o diagnóstico de HAC
- PCCU não requer nova visita à clínica; é uma etapa inicial fácil
- Se houver sinais clínicos e resultados de exames laboratoriais característicos de HAC, realize TSBDD
- Se houver sinais clínicos e resultados de exames laboratoriais limitados, utilize PCCU para descartar a possibilidade de HAC; caso haja aumento de PCCU, faça o teste de estimulação com ACTH. Evite o uso de TSBDD, pois a taxa de falso-positivos é muito alta
- Caso o diagnóstico de doença extra-adrenal seja mais provável que HAC, obtenha a PCCU e, em seguida, realize o teste de estimulação com ACTH, se necessário
- PU/PD com outros sinais clínicos característicos de HAC, realize TSBDD
- PU/PD com poucos sinais clínicos de HAC, obtenha a PCCU para descartar o diagnóstico dessa doença, seguido de teste de estimulação com ACTH, se necessário
- Na suspeita de tumor de adrenal, o teste preferido é TSBDD. O teste de estimulação com ACTH tem menor sensibilidade para HAD. Realize exames de imagem para pesquisa de sinais de HAD
- Na suspeita de HAC iatrogênico, realize teste de estimulação com ACTH e avalie o histórico clínico
- Na suspeita de hipoadrenocorticismo, mensure a concentração basal de cortisol e, então, realize o teste de estimulação com ACTH, se necessário
- Por quanto tempo deve-se descontinuar o uso de esteroides antes de um novo teste: é difícil ter certeza de quando o eixo pituitário-adrenal retornará ao normal. Isso varia de 2 a 8 semanas, dependendo da dose e da duração do tratamento com esteroide

- Conversão de unidades: para a conversão do valor de cortisol em μg/dℓ (μg/dℓ), a partir de nmol/ℓ, divida o valor de cortisol expresso em nmol/ℓ por 27,6.

Testes de diferenciação

- e-ACTH: realização fácil, requer apenas uma amostra. Diferencia HPD e HAD
- TSBDD: pode confirmar HAC e detectar 60 a 80% dos cães com HPD
- TSADD: é um teste tradicional que diferencia HAD e HPD. Cães que manifestam supressão apresentam HPD, e cães que não exibem supressão apresentam HAD ou HPD
- TSADD: TSADD pode detectar com sucesso apenas 10% dos casos que o TSBDD não conseguiu distinguir
- Em 100% dos pacientes com HAD, não ocorre supressão no TSADD ou TSBDD
- Se houver resistência à dexametasona, realize exame de imagem para a investigação de HAD e/ou mensure e-ACTH
- Caso haja suspeita de um grande tumor de pituitária, realize TC ou RM.

Casos incomuns

A maioria dos cães que exibe aparência cushingoide, mas que não é positiva no teste de estimulação com ACTH e no TSBDD, não apresenta HAC. No entanto, alguns deles podem apresentar "HAC atípico ou oculto". Nesse tipo de HAC, é possível verificar aumento da concentração de um ou mais precursores do cortisol. O precursor mais importante no diagnóstico é a 17-hidroxiprogesterona (17-OHP). Se o cão que manifesta essa forma atípica apresenta deficiência de alguma enzima necessária para a conversão de moléculas precursoras em cortisol, então antes da deficiência dessa enzima a concentração dessa molécula estará aumentada. Por exemplo, ocorre aumento de 17-OHP quando há deficiência da enzima 21-beta-hidroxilase, ou ocorre aumento de 11-desoxicortisol quando há deficiência da enzima 11-beta-hidroxilase. Se houver suspeita de HAC atípico, o teste preferido é o da estimulação com ACTH. O protocolo é modificado de modo a mensurar ambos, cortisol e 17-OHP, antes e após a estimulação, para comparar as concentrações de ambos com os valores dos IR fornecidos pelos laboratórios. A constatação de concentração de cortisol no IR, após a estimulação, combinada com aumento da concentração de 17-OHP, é compatível com a condição conhecida como HAC atípico ou oculto.

Em cães, embora o aumento de 17-OHP possa ser mensurado, não está claro se esse hormônio causa lesões ou se, na verdade, a "síndrome" ocasiona doença clínica. Cães não portadores de doença adrenal podem apresentar aumento da concentração sérica de 17-OHP logo que sua concentração sérica de cortisol aumenta devido ao estresse induzido por doença concomitante. Também, há relato de aumento em pacientes tratados com trilostano, apesar da elevação continuada da concentração sérica de 17-OHP. Ademais, outros pesquisadores observaram que, à medida que a função adrenal é estimulada por verdadeira doença adrenal ou não especificamente por fator estressante, ocorre aumento da produção de todos os hormônios, cortisol e hormônios sexuais. Outros hormônios sexuais que podem ser mensurados são progesterona, estradiol, testosterona e androstenediona; obtém-se os valores antes (momento basal) e após a estimulação com ACTH. Isso levou à elaboração de "perfis ou painéis de hormônios esteroides" ou à mensuração dos produtos que originaram esses hormônios, o cortisol e o estradiol, bem como de seus diversos precursores. Em furões, esses perfis ou

CAPÍTULO 33

painéis são úteis na definição do diagnóstico. Quando mensurado, frequentemente nota-se aumento da concentração de estradiol em cães examinados quanto à presença de HAC. No entanto, em cães e gatos, há necessidade de estudos que correlacionem os perfis desses hormônios com a manifestação de doença clínica, bem como suas sensibilidades e especificidades. Se em cães que não apresentam doença adrenal pode ocorrer aumento de 17-OHP após a estimulação com ACTH, parece razoável pensar que, também, pode ocorrer aumento de outros hormônios sexuais, enfraquecendo o conceito de que HAC oculto causa doença clínica. Há necessidade de estudos adicionais antes que a síndrome do HAC oculto seja amplamente reconhecida.

Em vacas da raça Holstein, a deficiência de 21-hidroxilase ocasiona gestação prolongada, porque a glândula adrenal não é capaz de produzir quantidade suficiente de cortisol para estimular sua liberação. O resultado disso é a parição de feto gigante.

Furões

Hiperadrenocorticismo é uma doença comum em furões; ocasiona muitos dos sinais clínicos e muitas das anormalidades laboratoriais descritas em cães e gatos. A anormalidade física mais notável é a ausência de pelos. No entanto, a lesão adrenal e os hormônios que causam a doença são muito diferentes. A lesão se desenvolve na glândula adrenal. Cerca de metade das lesões consiste em hiperplasia, e a outra metade, em neoplasia. Quase 80% das lesões acometem a glândula adrenal esquerda, e cerca de 15% das lesões são bilaterais. A adrenalectomia unilateral é um tratamento efetivo para os casos que apresentam proliferações na glândula adrenal esquerda. Estrógeno é o principal hormônio que causa os sinais clínicos. Raramente se constata aumento da concentração sérica de cortisol. Se o período de doença for suficientemente longo, o aumento da concentração de estrógeno causa supressão da medula óssea, ocasionando anemia e trombocitopenia. O diagnóstico é confirmado pela mensuração de estradiol ou de seus precursores (17-hidroxiprogesterona e/ou androstenediona). Os precursores do estradiol contribuem para a ocorrência da doença; se não houver aumento de estradiol, então, deve-se mensurar as concentrações de seus precursores. Há disponibilidade de *kits* comerciais para esses perfis hormonais.

A maioria das lesões neoplásicas da adrenal é considerada carcinoma, com base em suas características histológicas. No entanto, muito poucas delas ocasionam metástase e, portanto, o seu comportamento biológico é semelhante ao de adenoma. Em alguns casos, nota-se hemorragia com risco à vida do paciente, ocasionada pela necrose interna do tumor.

Feocromocitoma – tumor da medula da adrenal, aumento de epinefrina e norepinefrina

Feocromocitoma é o tumor medular da adrenal mais comum; contudo, é raro. Acomete todas as espécies sendo, provavelmente, mais frequente em bovinos, cães, ratos e alguns poucos equinos. Em touros e seres humanos, está associado a tumor de célula C (célula parafolicular) concomitante, sendo parte de múltiplas neoplasias endócrinas (MNE). Em cerca de metade dos cães com feocromocitoma, nota-se tumor concomitante em locais da adrenal ectópicos. Os sinais clínicos são atribuídos ao aumento da concentração sanguínea de catecolaminas, mas, também, podem ser em decorrência dos efeitos diretos do tumor ou de neoplasia concomitante. Os sintomas relatados em cães e equinos incluem taquicardia, arritmia, taquipneia, respiração ofegante, fraqueza, colapso e convulsões. Poliúria e polidipsia são mencionadas com frequência em gatos com feocromocitoma. Em geral, os exames laboratoriais de rotina pouco auxiliam na definição do diagnóstico. Anormalidades inespecíficas descritas incluem aumento das atividades de enzimas hepáticas em 10 a 50% dos cães, proteinúria discreta em 50% dos casos, provavelmente secundária ao aumento da pressão sanguínea ocasionada por extravasamento glomerular e diluição da urina devido à inibição da vasopressina pelo aumento das concentrações de catecolaminas. Aproximadamente metade dos cães apresenta leucograma de estresse, e 75% exibem elevação da atividade da enzima ALP. Alguns desses cães manifestam HAC concomitante. Às vezes, inicialmente, considera-se a presença de feocromocitoma quando a ultrassonografia de abdome mostra massa tecidual na região da adrenal e/ou na veia cava. Em cães, relatam-se metástases em 20 a 50% dos casos.

Norepinefrina é a principal catecolamina secretada por feocromocitomas em cães. Em touros com feocromocitoma, nota-se aumento das concentrações urinárias de ácido vanilmandélico e de catecolaminas livres não conjugadas. São utilizados testes de estimulação e testes de inibição, mas causam reações adversas; ademais, nesses testes, a mensuração de catecolaminas deve ser combinada com o laboratório que realizará os exames e que fornecerá os IR. O exame citológico do tumor suspeito revela "núcleos desprotegidos" ou com muito pouco citoplasma; entretanto, essa descrição citológica é inespecífica.

Anormalidades de pituitária

A glândula pituitária é composta de adeno-hipófise (*pars distalis* ou lobo anterior), neuro-hipófise (*pars nervosa* ou lobo posterior), *pars intermedia* (lobo intermediário) e *pars tuberalis* (pedúnculo infundibular). A adeno-hipófise é formada pela diferenciação da bolsa de Rathke do ectoderma oral embrionário (estomodeu), em células secretoras tróficas produtoras de hormônio do crescimento (GH) ou somatotrofina, prolactina, TSH, hormônio foliculestimulante (FSH), hormônio luteinizante (LH) e ACTH. A doença ou lesão mais comum da *pars distalis* é o hiperadrenocorticismo, causado por adenoma secretor de ACTH (Tabela 33.20). Neoplasias que produzem outros hormônios tróficos e que causam doenças são raras. Um exemplo é o adenoma produtor de GH, que causa acromegalia. Neoplasias não secretoras, inflamação e cistos embrionários que destroem a glândula pituitária são incomuns e resultam em pan-hipopituitarismo, nanismo ou diminuição seletiva das concentrações de hormônios tróficos específicos. Hipoadrenocorticismo e hipotiroidismo são as doenças mais comuns,

Tabela 33.20 Regiões anatômicas da glândula pituitária, lesões associadas e doenças mais comuns.

Pars distalis	Neoplasia	Hiperadrenocorticismo; acromegalia – gato
Pars distalis	Cisto	Nanismo
Neuro-hipófise	Diversas	Diabetes insípido
Pars intermedia	Neoplasia	Disfunção da *pars intermedia* da pituitária – equinos
Pars tuberalis	Obstrução	Diabetes insípido

causadas pela destruição da pituitária. Essas doenças são descritas nas seções relativas às glândulas adrenal e tireoide, neste capítulo.

A neuro-hipófise é composta por axônios que se originam nos núcleos supraóptico e paraventricular do hipotálamo. Em ambos os núcleos, diferentes neurônios sintetizam vasopressina (ADH) e ocitocina. Esses hormônios migram através do pedúnculo infundibular, em axônios, como proteínas precursoras, para serem armazenadas em grânulos secretores na neuro-hipófise, ou *pars nervosa*, e liberadas sob estímulos apropriados. A ocitocina estimula a contração uterina e a secreção de leite. O ADH estimula a reabsorção de água nos túbulos coletores e distais.

A seguir, são descritas diversas anormalidades pituitárias.

Síndromes semelhantes à doença de Cushing em equinos

Disfunção da *pars intermedia* da pituitária (DPIP)

A denominação mais adequada da doença de Cushing em equinos é DPIP. Esse termo é considerado mais apropriado porque a lesão da pituitária não precisa ser neoplásica. Está localizada na *pars intermedia*. Ocorre disfunção de eventos bioquímicos que estimulam um mecanismo patogênico único, com diferentes perfis de hormônios da pituitária que não resultam em hipertrofia marcante do córtex da adrenal. As lesões pituitárias variam de hiperplasia a grandes tumores. Pode haver doença clínica, perfis hormonais e anormalidades bioquímicas, sem formação de adenoma pituitário evidente. Neoplasia na *pars distalis* ou no córtex da adrenal é causa rara de doença de Cushing em equinos. Hiperplasia adrenocortical nodular não causa doença clínica; é semelhante à lesão verificada em cães idosos.

Sinais clássicos como equino idoso (idade média de 24 anos, variando de 15 a 32 anos) com lordose, hirsutismo, laminite, atrofia muscular, letargia, distribuição anormal de gordura, hiperidrose, polifagia, febre intermitente e infecções secundárias são apropriados para o diagnóstico de muitos casos da doença e o início do tratamento com o medicamento pergolida. Quase sempre os tutores se queixam de que, a cada ano, o equino perde pelos, ou não, e a transpiração excessiva ocasiona uma pelagem encaracolada longa característica que se entrelaça e persiste nos meses quentes. Hirsutismo é uma anormalidade particular observada em 80 a 100% dos equinos com DPIP; é considerado um sinal patognomônico. Provavelmente, é a manifestação que surge no estágio final da síndrome. Há relato de PU/PD, mas os tutores não confirmam de modo taxativo tal ocorrência. Infecções cutâneas secundárias e dificuldade de cicatrização são observadas em 25 a 50% dos equinos. Até 80% dos equinos com DPIP desenvolvem laminite, aparentemente em razão da intolerância a carboidratos. O hipotálamo é o principal centro de controle da perda cíclica de pelos, do controle do apetite e da regulação da temperatura corporal. Aventa-se a possibilidade de que a pressão no hipotálamo exercida pelo tumor de pituitária em expansão seja responsável pelos sinais clínicos de polifagia, hipertricose e febre. Os tumores podem comprimir o hipotálamo devido ao seu tamanho relativamente grande e à sela túrcica incompleta, em equinos. A pressão no hipotálamo e o aumento das concentrações de substâncias intermediárias e de cortisol induzem às anormalidades físicas características que indicam o diagnóstico dessa síndrome. Em alguns equinos, apesar dos grandes tumores de pituitária, os sintomas neurológicos ou visuais são infrequentes e variavelmente relatados em 5 a 50% dos animais. DPIP

também ocorre em equinos que apresentam pequenas lesões hiperplásicas de pituitária. Portanto, o tamanho dessa glândula não é a principal causa da doença, mas, sim, as lesões maiores em equinos idosos com quadro clínico completamente instalado e que apresentem perfis endócrinos característicos. DPIP é uma doença progressiva, e a detecção do momento do seu início é vaga. O diagnóstico precoce da doença é difícil porque as características físicas e laboratoriais não são definitivas nos estágios iniciais da enfermidade.

A *pars distalis* transforma o peptídio precursor pró-opiomelanocortina (POMC) em ACTH. Os melanotrofos da *pars intermedia* sintetizam pró-opiomelanocortina e a submetem à clivagem, originando ACTH, e, posteriormente, a transformam em hormônio estimulante de melanócitos α e β (HSM), β-endorfinas e peptídio do lobo intermediário semelhante à corticotrofina (PISC). Em equinos com essa síndrome, ocorre apenas aumento discreto nas concentrações plasmáticas e tumorais de ACTH; no entanto, ocorre aumento marcante nas concentrações plasmáticas e tumorais dos peptídios intermediários mencionados anteriormente. Esses dados ajudam a explicar o aumento discreto a moderado de ACTH e cortisol, juntamente com a hiperplasia adrenocortical modesta, em contraste com as elevações marcantes das concentrações plasmáticas de HSM, PISC e β-endorfina constatadas em equinos com DPIP. As mensurações desses peptídios são mais úteis que a mensuração de ACTH ou cortisol basal no diagnóstico de DPIP, em equinos. O cortisol é um potente inibidor da secreção de ACTH pela *pars distalis*, mas tem pouco efeito nos peptídios secretados pela *pars intermedia*, porque os melanotrofos não expressam receptores de glicocorticoides. Por isso, os testes de supressão com dexametasona (TSD) utilizados em cães são de menor utilidade em equinos e requerem modificações.

Os achados de exame físico e o histórico clínico são informações mais úteis ao diagnóstico do que as anormalidades comumente verificadas nos exames laboratoriais de rotina de pequenos animais. A DU urinária varia de 1,022 a 1,047; isso ajuda explicar a razão do relato infrequente da proporção PU/PD em equinos. Isso parece paradoxo, uma vez que é possível ocorrer aumento da concentração de cortisol; ademais, um grande tumor de pituitária pode interferir na função da *pars nervosa* e na liberação de ADH.

Quando há desenvolvimento completo de DPIP, os equinos exibem hipertricose marcante, sendo fácil a confirmação do diagnóstico mediante a realização de testes endócrinos. Quanto ao diagnóstico, os casos precoces são problemáticos. Quando se deseja confirmar o diagnóstico em um equino com hipertricose, o teste padrão recomendado é o TSD de 19 horas (*overnight*). Em equinos normais, deve-se verificar supressão; a incapacidade de induzir supressão indica diagnóstico de DPIP. Administre 40 µg de dexametasona/kg de peso corporal, IM. Em 97% dos equinos sadios, a concentração sérica de cortisol deve ser < 1,0 µg/dℓ (27,6 nmol/ℓ) 19 horas depois da injeção. Em equinos com DPIP, não ocorre supressão. Quando há desenvolvimento completo da doença, a concentração de cortisol é > 1,0 µg/dℓ. Condições que se confundem com TSD incluem laminite concomitante, estação do ano e estágio da doença. Portanto, os resultados dos testes devem ser correlacionados com todos os outros achados clínicos e laboratoriais. No verão, o TSD pode falhar em induzir supressão em equinos e pôneis sadios (falso-positivos). Esteroides podem induzir à laminite e, em equinos com DPIP em estágio inicial, pode ocorrer supressão no TSD, condição considerada de falso-negativo. Um problema do TSD é que pode exacerbar a laminite em equinos com a histórico de laminite atual ou no passado. No entanto, em um estudo com 43 equinos com DPIP, no qual realizou-se TSD, isso não foi constatado. Não há outras doenças que se assemelhem a DPIP em estágio final e, portanto, o principal fator de diferenciação é a separação de equinos com DPIP daqueles com sinais de envelhecimento normais. TSD é efetivo na diferenciação desses dois grupos. Contudo, a detecção precoce de DPIP, quando a lesão da pituitária ainda for pequena e os sinais clínicos forem discretos, requer outros testes além do TSD.

Outros testes úteis são ACTH endógeno, α-HSM, TRH (teste de resposta hormônio liberador de tirotrofina), combinação de testes de resposta hormonal e mensuração de ACTH após administração oral de domperidona. Esses testes podem ser úteis na detecção de DPIP, em seu estágio inicial. TSD é útil na detecção de casos mais avançados; é um teste de fácil realização. A concentração de cortisol basal não tem valor diagnóstico, e a perda diurna da secreção de cortisol é controversa. Em < 20% dos casos, o teste de estimulação com ACTH não é útil na detecção da doença. Provavelmente, essa carência de estimulação acontece porque a hiperplasia adrenocortical não é uma característica evidente na DPIP. O teste do ACTH endógeno também é usado no diagnóstico de DPIP. Utiliza-se um IR de 10 a 50 pg/mℓ; valor de corte > 55 pg/mℓ indica DPIP, e a faixa de variação no caso da doença é de 104 a 1.000 pg/mℓ. As variáveis incluem o valor do ponto de corte (informação crítica), o momento do dia e a diferença entre os IR para pôneis e para equinos. É fundamental o uso de valores indicados pelo laboratório de referência que analisa as amostras. Embora seja um procedimento que requer uma única coleta de amostra, ele não possibilita a detecção de equinos em estágio inicial de DPIP; ademais, deixa passar despercebidos alguns equinos em estágios mais avançados da doença. Portanto, a mensuração de ACTH basal não é o exame ideal; assim, recomenda-se um teste de provocação. Os testes para ACTH devem ser validados para equinos e deve-se seguir os procedimentos de coleta para mensuração de ACTH descrito para cães.

Em equinos, a mensuração de α-HSM pode ser mais útil que a de ACTH, porque o HSM é produzido principalmente na *pars intermedia*, e o ACTH é secretado principalmente pela *pars distalis*. Concentração plasmática de α-HSM > 91 pmol/ℓ é considerada diagnóstica para DPIP. No entanto, ocorrem variações sazonais na concentração média e nas faixas de variação: outono = 50 a 60 pmol/ℓ + 65 pmol/ℓ; primavera, verão, inverno = 11 pmol/ℓ + 4 pmol/ℓ. Portanto, outras normas de interpretação consideram diagnóstico de DPIP quando a concentração plasmática média de α-HSM na primavera, verão ou inverno é > 19 pmol/ℓ ou quando a concentração plasmática média de α-HSM é > 148 pmol/ℓ, no outono. As concentrações plasmáticas de α-HSM e de ACTH aumentam à medida que diminui a luz do dia, com valor máximo quando a luz do dia dura 12 horas (setembro, no Hemisfério Norte); contudo, isso não causa oscilação na concentração sérica de insulina. Isso acontece em equinos e pôneis sadios e naqueles com DPIP; portanto, ao interpretar os resultados dos testes, deve-se considerar a estação do ano. Os testes com resultados ambíguos podem ser repetidos posteriormente, mesmo em uma estação do ano diferente. Em equinos e pôneis tratados com pergolida, um agonista dopaminérgico, os antagonistas de dopamina induzem um aumento significativamente menor de α-HSM e menor concentração plasmática de ACTH. Outra abordagem diagnóstica é a mensuração de α-HSM após o TSD. Concentração de α-HSM > 90 pmol/ℓ pós-TSD é o valor-limite de corte entre equinos sadios e equinos com DPIP.

A *pars intermedia* é regulada, em parte, pelo estímulo dopaminérgico no hipotálamo, oriundo dos neurônios; considera-se que a perda da inibição dopaminérgica estimule a *pars intermedia*, causando lesões hiperplásicas que ocasionam neoplasia e síndrome DPIP. A domperidona é um benzimidazol sintético usado no tratamento de éguas com agalaxia causada por endófito da festuca; ela bloqueia os receptores de dopamina. Portanto, a dose correta de domperidona deve bloquear receptores de dopamina, possibilitando que os melanotrofos liberem os peptídios da *pars intermedia* α-HSM, β-endorfina, PISC e ACTH; assim, as concentrações dessas substâncias devem ser maiores em equinos com DPIP do que em equinos sadios. Estudo recente testou essa teoria em 33 equinos e constatou que equinos com lesões histológicas na *pars intermedia* características de DPIP apresentavam aumento da concentração de ACTH em resposta à domperidona que os diferenciava de equinos idosos sem lesão de pituitária. As amostras foram obtidas antes da administração oral de 3,3 mg de domperidona/kg e 4 e 8 horas após a administração (ver a seguir):

Grau da lesão pituitária	ACTH (pg/mℓ)	Lesão, n; idade média (ano); total de 33 equinos
Grau 1	20,0	Normal, 3; 7,5 anos
Grau 2	27,1	Hiperplasia focal, 9; 14,5 anos
Grau 3	64,4	Hiperplasia difusa, 5; 21,0 anos
Grau 4	128,0	Microadenoma, 12; 23,3 anos
Grau 5	720,5	Adenoma, 4; 25 anos
Intervalo de referência	10 a 59	

Nesse estudo, foram avaliados equinos sem hirsutismo ou sinais óbvios de DPIP em estágio avançado. Verificou-se que, em equinos com lesão de pituitária, embora a concentração basal de ACTH não apresentasse aumento consistente, a concentração de ACTH após a administração de domperidona se elevou de modo consistente em equinos com lesão pituitária característica de DPIP. Equinos classificados como portadores de lesão pituitária grau 3, ou mais, apresentavam, além de lesão pituitária, concentração média de ACTH maior que o dobro daquela de equinos sem lesão pituitária significante, condição considerada compatível com o diagnóstico de DPIP. No entanto, aproximadamente 25% dos equinos classificados como portadores de lesões graus 3 e 4 não apresentavam aumento de ACTH pós-domperidona além do limite superior do IR. Embora os equinos tenham sido testados em todas as estações do ano, os autores sugerem a necessidade de realizar esses testes evocativos em uma quantidade maior de equinos sadios e de acometidos pela doença, a fim de verificar se há alguma influência sazonal ou qualquer efeito decorrente da repetição do teste. Sabe-se que a estação do ano influencia a concentração de α-HSM; contudo, parece improvável que a repetição do teste comprometa a utilidade dos testes evocativos. Para a mensuração de ACTH, a amostra de sangue é coletada em tubo revestido com silicone, tubo com EDTA ou tubo plástico com EDTA; após a centrifugação da amostra, obtém-se o plasma, que deve ser mantido sob congelamento até o momento da análise. O imunoensaio quimiluminescente Immulite® ACTH foi validado para equinos.

Equinos com DPIP apresentam aumento da concentração basal de insulina: 35 a 260 µU/mℓ; o IR é de 27 a 53 µU/mℓ. Esse não é um teste diagnóstico para DPIP, pois também ocorre aumento de insulina por outras razões, mas ele pode ajudar a explicar a ocorrência de intolerância a carboidratos, obesidade e propensão à laminite. O aumento no teor de insulina pode ser devido à combinação de efeitos antagônicos de cortisol e à elevação da concentração de PISC, que pode estimular a liberação de insulina. O IR relatado para PCCU é de 4,7 a 16 × 10^{-6}, e o valor de corte > 20 × 10^{-6} é compatível com DPIP. No entanto, são necessárias pesquisas adicionais.

É fácil identificar equinos portadores de sintomas clássicos de DPIP com base nos resultados do exame físico e de testes laboratoriais. No entanto, em equinos idosos que manifestam apenas alguns dos sinais clínicos de DPIP, o diagnóstico dessa doença pode ser um desafio. Nesses casos, os exames laboratoriais são mais necessários. O maior conhecimento acerca dessa doença e de medicamentos para o seu tratamento resultou em aumento de testagem para DPIP quando a doença ainda se encontra em desenvolvimento. Os equinos podem ser submetidos ao tratamento oral com baixa dose de pergolida (0,0017 mg/kg/dia) fracionada em duas doses, ou 0,75 mg/dia, para um animal de 450 kg, cipro-heptadina (antisserotoninérgico) e bromocriptina (agonista dopaminérgico).

Síndrome de Cushing periférica ou síndrome metabólica equina (SME)

Essa enfermidade é uma anormalidade metabólica verificada em equinos de idade avançada (8 a 18 anos) que apresentam hiperinsulinismo, ativação de cortisol em tecidos periféricos, obesidade e laminite. A doença se desenvolve em equinos geneticamente suscetíveis (raças espanholas e Morgan) submetidos a alimentação excessiva e baixa atividade física. Esses equinos apresentam sobrepeso, obesidade excessiva na região da garupa, depósito de excesso de gordura no pescoço (*cresty neck*) e laminite, frequentemente atribuídos a hipotiroidismo ou DPIP. No entanto, o TSD é negativo para DPIP, e os testes de estimulação da tireoide são negativos para hipotiroidismo, mesmo que o animal possa ter baixa concentração de TT4 em uma mensuração isolada. Os tutores relatam que os equinos se mostram dóceis durante a lida e que mantêm o peso, apesar das tentativas dietéticas em reduzi-lo. As células de gordura depositadas na região abdominal são importantes na patogênese da obesidade, pois parece que, em termos hormonais, os adipócitos presentes no abdome são diferentes daqueles de células de gordura presentes em outros locais e agravam os efeitos da obesidade.

Equinos com SME desenvolvem hiperinsulinemia e resistência à ação da insulina, que resulta em aumento da glicemia e intolerância à glicose ou redução retardada da glicose, semelhante ao que acontece no diabetes tipo 2. O mecanismo de resistência à insulina é desconhecido. As substâncias liberadas ou produzidas em células adiposas que induzem resistência à insulina incluem ácidos graxos livres, fator de necrose tumoral, leptina, cortisol e resistina. Resistina é um hormônio de adipócitos que podem ser fundamentais na ocorrência dessa síndrome. Aparentemente, nos tecidos periféricos, ocorre conversão de cortisona inativa em cortisol, com ação excessiva do cortisol na pele, gordura e tecido laminar de equinos que apresentam SME. A enzima 11β-hidroxiesteroide desidrogenase tipo 1 transforma cortisona inativa em cortisol ativo, nos adipócitos e em outros tecidos. Considera-se que as dietas ricas em grãos fornecidas aos equinos contêm alto índice glicêmico porque estimulam o aumento das concentrações sanguíneas de glicose e de insulina por longo período. A alimentação de equinos adultos com excesso de grãos, em relação às atividades físicas por eles realizadas, leva à obesidade e pode iniciar uma cascata de eventos em indivíduos suscetíveis. Tipicamente, em equinos, a concentração sanguínea de glicose varia de 60 a 90 mg/dℓ, e a de insulina é < 5 a 20 uIU/mℓ. Glicose > 250 mg/dℓ e insulina > 200 uIU/mℓ são claramente anormais.

Diabetes insípido

Diabetes insípido central (DIC) pode se manifestar em sua forma parcial ou total. Caracteriza-se por diminuição da concentração de ADH, PU/PD e baixa DU, variando de 1,002 a 1,012. Os pacientes acometidos podem desenvolver desidratação face à diluição da urina. Podem-se constatar poucas ou nenhuma anormalidade no hemograma completo (HEc) ou no painel bioquímico. Tipicamente, não há doença renal, e o paciente responde à administração de ADH exógeno, com aumento gradativo da DU. Os principais diagnósticos diferenciais são diabetes insípido nefrogênico (DIN) e polidipsia psicogênica. Em geral, considera-se polidipsia quando o consumo de água é > 100 mℓ/kg/dia, e poliúria quando a produção de urina é > 50 mℓ/kg/dia, em cães e gatos.

Considerações gerais

ADH é liberado ou retido sob estímulo apropriado de neurônios osmorreceptores localizados no hipotálamo, os quais percebem alteração na osmolalidade plasmática. À medida que a osmolalidade aumenta além de 310 mOsm/kg, esses osmorreceptores estimulam a liberação de ADH, que se liga a sítios receptores específicos V2 e estimulam eventos celulares, levando à criação de canais nas células do túbulo renal distal e dos ductos coletores, de modo a transportar água do filtrado glomerular para a porção medular e daí para os vasos sanguíneos. A produção ou liberação insuficiente de ADH resulta em excreção de urina diluída, com DU menor que 1,012, porém, tipicamente, com valor muito menor.

O DIC se deve à inadequada liberação e/ou produção de ADH (vasopressina). A "causa" mais comum é idiopática, porque não é possível identificar uma lesão estrutural ou não se procura por ela. Causas conhecidas incluem tumores, inflamação, traumatismo craniano, parasitas, cistos e cirurgia de pituitária. O DIC secundário à cirurgia de pituitária pode ser transitório ou permanente. Em geral, os tumores se originam na pituitária, mas podem ter origem neural. Em cães e gatos, há duas formas de DIC – parcial e total. A forma total basicamente não envolve o ADH, estando associada a pouco ou nenhum aumento da osmolalidade da urina e com elevação da osmolalidade plasmática. Animais com DIC completo desenvolvem hipostenúria persistente, diurese grave e densidade (ou gravidade específica) da urina 1,005, ou menos, mesmo se o paciente apresentar desidratação. Diabetes insípido parcial está associado a pequeno, porém insuficiente, aumento da osmolalidade da urina, com aumento da osmolalidade plasmática. Esses pacientes podem concentrar a urina em uma faixa de isostenúria de 1,008 a 1,015, mas não conseguem elevar a DU além de 1,020, mesmo se desidratados.

A inibição de quantidade apropriada de ADH nos túbulos renais é referida como DIN, podendo ser em decorrência da redução do número de células tubulares ou de fatores sanguíneos que interferem na ação do ADH. Esses incluem corticosteroides, hipercalcemia, toxina de *E. coli* em caso de piometra e hipopotassemia. Uma forma congênita rara dessa anormalidade acomete cães da raça Husky Siberiano e gatos; pode ser causada por defeito de receptor.

Nessas doenças, não se mencionou a mensuração do ADH no soro sanguíneo porque é um teste não facilmente disponível ou usado. À medida que aumenta a disponibilidade do teste, ele pode ser utilizado para definir as síndromes e auxiliar no estabelecimento do diagnóstico. Até que isso aconteça, o diagnóstico será definido mediante a formulação de lista de diagnósticos diferenciais, testes de confirmação/exclusão desses diagnósticos e utilização de testes de privação de água para diferenciar DIC, DIN e polidipsia psicogênica. As outras causas de PU/PD são identificadas sem realização de testes de privação de água (Tabela 33.21).

Histórico, resenha e resultados de exames laboratoriais de rotina

Na ocorrência de DIC, não se constata predisposição quanto a idade, raça ou gênero, mas os adultos jovens são mais comumente acometidos. A doença foi diagnosticada em cães com 8 semanas a 14 anos, com idade média de 5 anos. Em gatos, relata-se variação de idade de 8 semanas a 6 anos, com idade média de 1,5 ano. Os principais sinais clínicos de DI são poliúria moderada a marcante (até 100 mℓ/kg/dia) e polidipsia com demanda quase constante por água. Sintomas neurológicos são infrequentes e, se presentes, estão associados a neoplasias no SNC ou na pituitária. A gravidade dos sintomas é variável, dependendo se o DIC é parcial ou completo. Nos casos graves, pode-se notar noctúria a cada hora; ademais, pode ocorrer incontinência de início súbito ou com duração de vários meses. Ocorre perda de peso porque a ingestão de líquido é tão grande que interfere na alimentação. Rato da linhagem Brattleboro apresenta uma forma de DI total hereditária, na qual, diariamente, o consumo de água e a produção de urina excedem a 70% de seu conteúdo corporal.

Em animais com DIC, os resultados do hemograma completo e do perfil bioquímico sérico de rotina são normais. Com frequência, a persistência de DU baixa, < 1,012 mOsm/ℓ, é a única anormalidade verificada nos exames laboratoriais de rotina. Quando se mensura a osmolalidade plasmática, geralmente nota-se elevação (> 310 mOsm/ℓ) devido à desidratação discreta. Eles não são capazes de beber volume suficiente de água para continuar com a perda de água na urina. No painel bioquímico, é possível notar discreta hipernatremia devido à desidratação. Em cães com a forma de DIC completo, caso haja restrição de água, eles podem desenvolver hipernatremia marcante, > 170 mEq/ℓ, bem como hiperosmolalidade significante, > 380 mOsmol/kg, e encefalopatia hipertônica letal, horas após a restrição à água. A combinação de hipostenúria e hipernatremia facilita a ocorrência de DI. Na avaliação inicial do paciente, quando se constatam anormalidades, como aumento discreto do volume globular (hematócrito) ou hipernatremia, elas geralmente se devem à desidratação ocasionada por restrição de água pelo tutor. Animais com polidipsia primária apresentam baixa osmolalidade plasmática (< 290 mOsm/ℓ), em razão da ingestão excessiva de água. Em cães e gatos sadios, o IR para a osmolalidade plasmática varia de 280 a 310 mOsm/ℓ.

Por ocasião da manifestação inicial da doença, a maioria dos cães com DI apresenta DU < 1,006 e, se a disponibilidade de água for ilimitada, muitos terão DU entre 1,001 a 1,003. Se a DU for inferior a 1,005, é improvável que haja doença renal oculta, porque uma DU tão baixa indica que a função renal é suficiente para remover solutos e diluir o filtrado glomerular para uma faixa de 1,005 e, então, há teor inapropriado de ADH para remover água nos ductos coletores dos rins. No exame de urina, a constatação de DU de 1,007 a 1,013, proteinúria e presença de leucócitos sinalizam para um quadro de insuficiência renal. Com frequência, essa condição se deve à pielonefrite crônica, a qual é acompanhada de fibrose na porção medular do rim.

Exemplos de achados no exame de urina úteis para diferenciação da doença são:

Tabela 33.21 Causas de poliúria (polidipsia) e de diluição de urina via mecanismos associados.

Diminuição de hormônio antidiurético (ADH) – diabetes insípido central (DI/DIC)
Tumor de pituitária (raramente de hipotálamo), abscesso, idiopática, congênita

Resposta inadequada de células tubulares a ADH adequado – DI nefrogênico
Hipercalcemia, esteroides, hipopotassemia, endotoxina de *Escherichia coli* na piometra, carência congênita de resposta de células tubulares ao ADH

Redução da massa renal = lesão renal, perda de células tubulares
Com azotemia = envolvimento > 75% da massa renal; principalmente quando há lesão na porção medular e na pelve renal
Sem azotemia = envolvimento de 66 a 75% do total de massa renal

Ingestão excessiva de líquido
Polidipsia psicogênica
Diurese por sobrecarga de líquido

Lavagem (*washout*) medular – não saturação do interstício medular por sódio e ureia
Doença de Addison – hiponatremia de longa duração
Insuficiência hepática – redução da ureia nitrogenada (também, resultados de outros exames laboratoriais); desvios (*shunts*) congênitos e adquiridos; doença hepática em estágio final
Polidipsia psicogênica
Diurese por sobrecarga de líquido

Sobrecarga de soluto
Diabetes melito, acromegalia, síndrome de Fanconi, intoxicação por sal

Diuréticos – muitos; podem atuar em diferentes regiões dos túbulos

Outras, mecanismos pouco entendidos
Hipoparatiroidismo, hipertiroidismo, policitemia, mieloma sem hipercalcemia

Paciente	A	B	C	D	E
DU	1,003	1,016	1,011	1,002	1,010
Proteinúria	Neg	++	Neg	Neg	+
Glicosúria	Neg	+	Neg	Neg	Neg
Células	Neg	++	Neg	Neg	Neg
Interpretação	DIC	Renal	Renal	DIC	Renal

A e D: Hipostenúria grave, sem anormalidade no exame de urina que lembre a forma de diabetes insípido central (DIC) total. A densidade urinária (DU) é menor que a esperada na doença renal. Outros diagnósticos diferenciais são DIC parcial, polidipsia psicogênica e diabetes insípido nefrogênico (DIN) causado por fatores interferentes, como hipercalcemia ou esteroides.
B: DU maior do que a esperada para DIC. A combinação de proteinúria, glicosúria e presença de células sugere nefrite, lesão estrutural ou possibilidade de pielonefrite. Recomenda-se cultura microbiológica da urina; não se recomenda a realização de teste de privação de água. Caso haja restrição de água, os valores para DIC parcial podem se situar nessa faixa. Esse tipo de paciente com insuficiência renal pode não apresentar azotemia (perda de < 75% dos néfrons), mas pode manifestar poliúria (perda de > 66% dos néfrons).
C: Se a DU persistir nessa faixa, tem-se isostenúria. Não havendo outras anormalidades no exame de urina (UA), o mais provável é que haja doença renal crônica, com ou sem azotemia. Os valores da forma de DIC parcial podem se situar nessa faixa, caso haja restrição de água.
E: Se a DU persistir nessa faixa, então o paciente apresenta isostenúria. Proteinúria indica que a diluição da urina é anormal. Recomenda-se obter a proporção proteína:creatinina, determinar se há microalbuminúria e realizar exames de urina periodicamente, a fim de confirmar a variação da DU e a persistência de proteinúria. Se houver anormalidades celulares, realize urocultura. Esse padrão sugere insuficiência renal crônica e, portanto, realize teste de excreção fracionada de sódio, depuração (*clearance*) de creatinina e/ou palpação e exame de imagem dos rins antes de realizar teste de privação de água.

Testes diagnósticos

Na Tabela 33.21, há uma lista de causas de poliúria/polidipsia (PU/PD), e a maioria delas é diagnosticada com base nas informações do histórico clínico, nos achados de exame físico, nos resultados de exames laboratoriais e em testes diagnósticos apropriados. Inicialmente, determina-se a DU em vários momentos do dia. Um desses momentos é a coleta de amostra da manhã, quando, geralmente, a concentração urinária é máxima. Os principais diagnósticos diferenciais, que apresentam pouca ou nenhuma anormalidade nos testes diagnósticos, além de diluição da urina, são DI central, DI nefrogênico e polidipsia psicogênica. O exame usado para diferenciar essas condições é o teste de privação de água ou o teste de resposta à suplementação com ADH. O teste de privação de água modificado propicia uma evidência indireta da resposta ao ADH, sendo indicado para determinar se há liberação de ADH endógeno em resposta à desidratação e se os rins respondem concentrando a urina. No entanto, antes da realização desse procedimento, deve-se descartar as causas mais comuns de PU/PD. A falha em detectar azotemia antes da restrição de água é o principal erro clínico. DIN se deve à lesão estrutural que reduz a quantidade de células dos túbulos renais ou à anormalidade bioquímica como aquela provocada por fatores sanguíneos que interferem na ação do ADH. Esses incluem corticosteroides, hipercalcemia, toxina de *E. coli* na piometra e hipopotassemia grave. Esses fatores inibidores são descartados por meio de procedimentos diagnósticos para cada condição particular ou para a doença que as originam. Tais condições possibilitam o desenvolvimento de lesão renal oculta que resulta na perda de mais de 66% da massa renal; notam-se poliúria e diluição da urina antes que ocorra perda de massa renal suficiente para causar azotemia significante. O diagnóstico dessa condição, ou pelo menos sua suspeita, é mais fácil quando o histórico clínico indica que o paciente sobreviveu a um episódio anterior de azotemia renal, mas com PU/PD persistente ou atualmente presente. Se o paciente já tiver sido diagnosticado anteriormente com pielonefrite, então esse cenário é o mais provável. Um risco inerente ao teste de privação de água é a possibilidade de exacerbação de problemas renais nesses pacientes. Eles apresentam insuficiência renal (poliúria, urina diluída) e lesão estrutural renal, mas ainda sem desenvolverem azotemia. Deve-se suspeitar de lesão renal oculta quando há proteinúria (aumento da proporção proteína:creatinina), isostenúria e/ou leucócitos na urina. Nessa situação, evite fazer o teste de privação de água e realize excreção fracionada de sódio ou o teste de depuração (*clearance*) de creatinina para confirmar ou descartar a presença de lesão estrutural renal. Se a DU for inferior a 1,005, é improvável que haja doença renal oculta. Se a DU se elevar para mais de 1,020, é improvável que haja doença renal oculta e DIC, sendo mais provável que o paciente apresente polidipsia psicogênica. Outro risco do teste de privação de água é a indução de hipernatremia marcante, hiperosmolalidade e encefalopatia hipertônica horas após a restrição hídrica, em pacientes com DIC total. Por essa razão, os pacientes devem ser avaliados frequentemente durante o teste de privação de água.

O princípio do teste de privação de água consiste no estímulo à produção e à liberação de ADH endógeno por meio da restrição de água e indução de desidratação discreta, inferior a 5%. Se um animal só conseguir concentrar a urina após iniciada a restrição hídrica, então o diagnóstico é polidipsia psicogênica. Se o paciente só conseguir concentrar a urina após a administração de ADH exógeno, então o diagnóstico é DI central. Caso a restrição hídrica e a administração de ADH exógeno não estimulem a concentração da urina, então o diagnóstico é doença renal. Nunca realize esse teste em um paciente com azotemia. Antes de iniciar o exame, é preciso esvaziar a bexiga e realizar o exame de urina e obter os valores basais. Em seguida, faz-se o exame de urina e anotam-se os resultados em intervalos de 1 a 3 horas, dependendo da gravidade da PU/PD, até o fim do teste. A bexiga é esvaziada a cada momento de coleta; peso corporal, turgor cutâneo, VG, concentração plasmática de proteína, NU, DU e osmolalidade do plasma e da urina são ótimos parâmetros de monitoramento. Não se tem mensurado a osmolalidade, mas essa informação é a ideal, se imediatamente disponível. Geralmente, DU e peso corporal são opções mais práticas. Perda de peso de 3 a 5% do peso é o estímulo máximo para a liberação de ADH endógeno. Se até essa fase do exame não se constatar concentração da urina, então é o momento de administrar ADH exógeno. Outra maneira de determinar o momento de administrar ADH é verificar se a DU aumentou menos de 10% em três coletas consecutivas. Se a osmolalidade plasmática for conhecida durante o teste, então administre ADH quando o seu valor for > 310 mOsm/kg, pois esse valor é um estímulo apropriado para a liberação de ADH endógeno. Quando o valor da DU se encontra na faixa de 1,025 a 1,035, significa que os rins podem concentrar a urina e o teste pode ser finalizado. No teste de privação hídrica, a DU pode aumentar rapidamente. Às vezes, a DU pode aumentar de modo gradativo, em razão da lavagem (*washout*) medular (Figura 33.5). Relata-se que a poliúria prolongada e o rápido trânsito do filtrado tubular resultam em diluição das concentrações de sódio e ureia no interstício medular. Até que ocorra nova saturação do interstício com solutos, os rins podem apenas concentrar um volume limitado de filtrado glomerular. Dependendo da gravidade do *washout* medular, pode demorar até 24 horas, ou mais, para que os cães com polidipsia primária submetidos à restrição hídrica, parcial ou total consigam concentrar urina com densidade em torno de 1,030. Monitore a concentração de NU; caso constate azotemia, interrompa o teste. Em teste de privação de água não deve ocorrer aumento das concentrações séricas de NU e/ou creatinina. O paciente com insuficiência renal apresenta redução de 2/3 a 3/4 de sua massa renal, e quanto mais próxima essa redução da marca 3/4, mais fácil será induzir azotemia via desidratação.

Se a DU aumentar além de 1,025 apenas com restrição de água, então o diagnóstico é polidipsia primária. Se a urina continuar não concentrada após várias horas, com discreta desidratação concomitante, então a doença presente é DIC ou DIN (ver Figura 33.5). Paciente com DIN não concentra a urina em resposta ao ADH. Em paciente com a forma de DIC total ocorre aumento da DU em, aproximadamente, 50%, e naquele com a forma parcial da doença, ocorre aumento da DU em 15 a 20%, em resposta ao ADH exógeno. O momento em que ocorre perda de 3 a 5% do peso corporal (desidratação) também é um indicador do diagnóstico. Paciente com DIC frequentemente alcança essa perda de peso em menos de 6 horas, enquanto esse tempo em cães com DIC parcial e polidipsia psicogênica será de 8 a 10 horas, ou mais.

Nanismo pituitário e acromegalia

Considerações gerais

GH, ou somatotrofina, é uma proteína de cadeia única cujas ações são espécie-específicas. É produzida por somatotrofos acidofílicos. O hormônio liberador de GH hipotalâmico estimula a

Densidade urinária

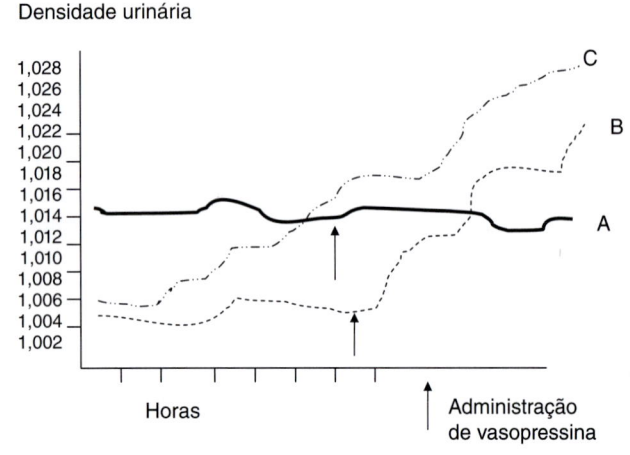

Figura 33.5 Resultados de testes de privação de água em cães com insuficiência renal (**A**), diabetes insípido central (**B**) e polidipsia psicogênica (**C**). Os três cães não apresentavam azotemia. A densidade urinária (DU) do cão com insuficiência renal iniciou e continuou na faixa de isostenúria, mesmo após a administração de vasopressina (ADH). O cão com diabetes insípido centra (DIC) apresentou urina mais diluída do que o cão com insuficiência renal porque os túbulos renais podem ser funcionais e, assim, diluir o filtrado glomerular. Esse cão, inicialmente, apresentava DU na faixa de hipostenúria e começou a concentrar a urina apenas depois da administração de ADH. Um cão com polidipsia psicogênica (**C**) deve apresentar DU na faixa de hipostenúria e que começa a se concentrar após a restrição hídrica, e antes é necessária a administração de ADH. Em cães com DIC e polidipsia psicogênica, ocorreu aumento gradativo da DU, porque o gradiente de concentração na porção medular foi "lavado" e precisa ser restabelecido.

produção e a liberação de GH, enquanto a somatostatina inibe a liberação. Inibição adicional é causada por fatores de crescimento semelhantes à insulina (IGFs), que estimulam a liberação de somatostatina pelo hipotálamo e inibem diretamente o GH na adeno-hipófise. Células epiteliais da glândula mamária de cadela produzem GH idêntico ao GH da pituitária. A administração de progestinas estimula a produção de GH mamário, aumenta a concentração plasmática de GH, não é inibida pela somatostatina e pode causar acromegalia. Na fase lútea do ciclo estral de cadelas sadias, há alta concentração sérica de progesterona, que também eleva a concentração sérica de GH. Essa produção de GH mamário induzida por progesterona é importante para estimular o tecido mamário à lactação e o desenvolvimento e a progressão de tumor de mama em cadela. A concentração de GH no colostro é centenas de vezes maior que a sua concentração no plasma, podendo estimular o desenvolvimento gastrintestinal de neonatos.

O GH estimula a produção hepática de IGFs (IGF-1 ou somatomedina) que, por sua vez, estimula a síntese proteica, a condrogênese e o crescimento ósseo longitudinal e aposicional. O GH também pode estimular diretamente esses eventos. A ausência de GH durante o período de crescimento resulta em nanismo pituitário; quantidade excessiva de GH em adultos causa acromegalia. O GH também inibe a ação da insulina; portanto, aumenta a concentração sanguínea de glicose devido à redução no transporte de glicose às células, aumento da gliconeogênese e lipólise, ocasionando diabetes resistente à insulina. Quando associado ao ciclo estral ou à gestação, esse tipo de diabetes melito é transitório. No entanto, o diabetes pode ser permanente quando um tumor de pituitária secreta GH e esses efeitos antagônicos à insulina se prolongam. As células beta aumentam a produção de insulina na tentativa de controlar a hiperglicemia. Se transitória, ocorre estabilização da glicose, mas, quando prolongada, pode resultar em exaustão, vacuolização e degeneração de células beta e diabetes melito permanente.

As doenças causadas pelo aumento da concentração de GH são: acromegalia, diabetes melito e neoplasia mamária. Nanismo é causado pela diminuição da concentração de GH.

Acromegalia (hipersomatotropismo)

O aumento da concentração sérica de GH pode ser devido a um tumor de pituitária secretor de GH, em gatos, ou de progesterona endógena ou exógena, que estimula a produção de GH pela glândula mamária, em cães. A mensuração do aumento de IGF-1 é um teste de triagem. As características clínicas incluem proliferação de tecido mole, características faciais espessas e grosseiras, hiperglicemia e diabetes melito resistente à insulina.

Quantidade excessiva crônica de GH induz resistência à insulina e acromegalia, em cães e gatos adultos. Em cães, a acromegalia se deve ao aumento da concentração de progesterona na fase lútea do ciclo estral ou à administração de progestógenos para supressão do cio em cadelas não castradas. Essas duas condições ocasionam secreção excessiva de GH pelas células do epitélio mamário. Tumor de pituitária produtor de GH é um achado raro, ou pelo menos infrequente, em gatos. Tem origem acidofílica, é grande, apresenta crescimento lento e pode estar presente há muito tempo antes do início dos sinais clínicos. Em gatos, a acromegalia acomete animais de idade mais avançada (8 a 14 anos).

Em cães, os sintomas iniciais geralmente consistem em anormalidades em sua aparência física. Elas podem incluir proliferação de tecidos moles em pescoço, cabeça, língua, boca, gengiva e faringe, com ruídos respiratórios anormais. São características da doença: aumento de extremidades, do tamanho do corpo, da mandíbula e da língua, bem como hiperplasia da gengiva, alargamento dos espaços interdentais, dobras espessas na pele e no tecido subcutâneo da face e estertor inspiratório devido à proliferação de tecido mole na laringe (em 50% dos gatos). Visceromegalia, incluindo aumento de volume dos rins, do fígado e de órgãos endócrinos, pode resultar em distensão abdominal. Em gatos, cardiomegalia, cardiomiopatia hipertrófica, sopros cardíacos e insuficiência cardíaca congestiva se desenvolvem em fase posterior da doença. Em gatos, os sintomas neurológicos, se presentes, se devem a um macroadenoma de pituitária muito volumoso. As anormalidades físicas não são tão graves em gatos e, portanto, a maioria dos sintomas facilmente reconhecidos está relacionada a diabetes melito. PU/PD e polifagia são problemas comuns em gatos com acromegalia; eles também são vistos em alguns cães. A acromegalia é mais frequentemente avaliada em gatos quando não é possível explicar a ocorrência de resistência à insulina por meio de outros mecanismos.

Exames laboratoriais de rotina

Os exames laboratoriais podem revelar hiperglicemia e aumento das atividades de enzimas hepáticas, mas não há anormalidades específicas. Antes de considerar acromegalia, deve-se descartar as causas mais comuns de hiperglicemia e de aumento das atividades de enzimas hepáticas. Os cães tendem a apresentar hiperglicemia sem glicosúria. Os gatos apresentam hiperglicemia com glicosúria, mas geralmente não desenvolvem cetose. Hipercolesterolemia e aumento discreto nas atividades séricas de enzimas hepáticas são atribuídos à lipidose hepática secundária ao diabetes. Pode ocorrer aumento da atividade de ALP devido à produção óssea ou hepática. Há relato de hiperfosfatemia sem azotemia, mas isso não foi observado em outro estudo. O aumento da atividade sérica de fósforo pode ser devido ao crescimento

CAPÍTULO 33

ósseo estimulado pelo GH. Os resultados do exame de urina são pouco notáveis, exceto a ocorrência de glicosúria e proteinúria persistentes. Geralmente nota-se aumento da concentração sérica de proteína total, na faixa de 8 a 9,5 g/dℓ. Em aproximadamente 50% dos gatos com acromegalia, verifica-se azotemia em estágio posterior da doença. Azotemia pode ser causada por nefrite intersticial crônica, por desidratação concomitante ou por diabetes descontrolado. A mensuração de insulina endógena revela aumento de sua concentração sérica. Resistência à insulina (dose necessária de insulina > 2 a 3 U/kg/2 vezes/dia; ou > 20 U/dia) é uma ocorrência comum em gatos diabéticos e considera-se a possibilidade de tumor de pituitária concomitante que induz hiperadrenocorticismo ou acromegalia, após a exclusão das causas mais comuns de resistência à insulina.

O diagnóstico definitivo de acromegalia em um animal com sintomas característicos é confirmado por uma ou mais das seguintes condições: cessação do progestógeno exógeno, em cães; verificação da fase do ciclo estral; resposta à ovário-histerectomia, em cadelas; verificação de aumento da concentração plasmática de GH; e verificação de aumento de IGF-1. A realização dos testes endócrinos é infrequente, e alguns podem não estar disponíveis no mercado. Deve-se consultar o laboratório de referência que realizará os exames, a fim de obter os protocolos relativos à realização dos testes. Concentração basal de GH maior que 6 µg/ℓ é compatível com acromegalia, desde que haja sintomas também compatíveis com essa anormalidade. Concentração de GH acima do limite superior do IR é considerada diagnóstica (> 5 µg/ℓ, em cães, e > 7 µg/ℓ, em gatos), principalmente quando houver outros dados que corroborem tal diagnóstico. À semelhança do que acontece em qualquer doença endócrina, pode não ocorrer aumento da concentração de GH no estágio inicial da doença. Em cães, o diagnóstico de acromegalia se baseia mais na resposta ao tratamento do que nos resultados de testes hormonais. As anormalidades constatadas ao exame físico podem ser a chave para estabelecer o diagnóstico de acromegalia. Em cães, o diabetes melito geralmente é transitório e, portanto, ocorre reversão da hiperglicemia e da glicosúria, e tais sintomas podem ser utilizados para monitorar a resposta ao tratamento.

Em gatos, o diagnóstico envolve uma combinação de resistência à insulina, aumento de IGF-1, características físicas de acromegalia e, se disponíveis, exame de imagem da região pituitária e teste para mensuração de GH. Em gatos com acromegalia, é muito difícil regular a dose de insulina e a hiperglicemia. Dose de insulina > 2 a 3 U/kg/2 vezes/dia ou > 20 U/dia deve levar a considerar a possibilidade de acromegalia concomitante. Nesses gatos, quase sempre, as principais causas verificadas são resistência à insulina e constatação de apenas anormalidades laboratoriais atribuíveis ao diabetes melito. Os exames de imagem da pituitária não são 100% precisos, mas são muito úteis. Gatos com hiperadrenocorticismo ou acromegalia manifestam resistência à insulina e, em ambas as condições, são acompanhadas de macroadenoma acidófilo. Portanto, os exames de imagem da pituitária não distinguem esses diagnósticos diferenciais. Para a triagem desses diagnósticos diferenciais, deve-se mensurar a concentração sérica de IGF-1, em combinação com testes de estimulação e de inibição do eixo pituitário-adrenal (TSBDD, estimulação com ACTH). O GH aumenta a concentração sérica de IGF-1 ou somatomedina C, podendo ser usado como teste de triagem para acromegalia, em gatos. O teste apresenta sensibilidade de 84% e especificidade de 92%. IGF-1 não é um exame espécie-específico. Portanto, pode-se utilizar um teste de uso humano. Em gatos, o IR é de 208 a 443 ng/mℓ. Concentração

> 1.000 ng/mℓ é sugestiva de acromegalia e pode ser usada para a triagem dessa doença. No entanto, há relato de aumento de IGF-1 em gatos diabéticos não associado à acromegalia; ademais, a concentração de IGF-1 pode variar amplamente. A administração de alta dose de insulina, principalmente em locais de baixa perfusão, como a região dorsal do pescoço, pode induzir reação cruzada com o teste de IGF-1. Além disso, os gatos com hiperadrenocorticismo e acromegalia apresentam perda de peso, em vez de ganho. Gatos com hiperadrenocorticismo podem apresentar pele frágil que se lacera facilmente, em vez de pele espessa, bem como grosseira proliferação de tecido mole e anormalidades ósseas comuns à acromegalia. Alguns profissionais consideram a ocorrência de acromegalia mais comum do que se pensava anteriormente; em gatos, é uma endocrinopatia subdiagnosticada.

Nanismo pituitário

As principais características dessa anormalidade incluem concentração de GH diminuída, bolsa de Rathke cística, nanismo proporcional e pan-hipopituitarismo.

O nanismo pituitário se deve à falha do ectoderma embrionário em se diferenciar em células secretoras tróficas da adenohipófise. Há um cisto na bolsa de Rathke, primário ou secundário, secundário à falha na diferenciação. Acomete mais frequentemente ninhadas de cães da raça Pastor-alemão ou ninhadas aparentadas; é uma anormalidade hereditária autossômica recessiva simples. Os cães da raça Pastor-alemão apresentam deficiências de GH, TSH e prolactina, porém a secreção de ACTH é normal. Cães da raça Carnelian Bear manifestam pan-hipopituitarismo associado à redução na produção de TSH, ACTH, LH, FSH e GH. Outras raças de cães acometidas são Spitz, Pinscher miniatura, Labrador Retriever e Weimaraner. Também pode ocorrer em gatos. Filhotes com nanismo pituitário são indistinguíveis daqueles da ninhada, até que alcançam 2 a 4 meses, quando se notam baixa taxa de crescimento e retardo mental que se manifesta como dificuldade de treinamento doméstico. Dois achados diagnósticos no exame físico são nanismo proporcional e retenção da pelagem de filhotes. A pelagem é lanosa devido à retenção dos pelos de filhote ou os pelos são lanuginosos, os quais se desprendem facilmente. Assim, nota-se alopecia gradativa que pode envolver todo o corpo, mas, às vezes, não ocorre alopecia nos membros. Outros problemas clínicos são: retardo na erupção dos dentes, alopecia, hiperpigmentação cutânea, infecções cutâneas, genitália infantil, criptorquidismo e anestro. Craniofaringioma é um tumor muito raro de componentes remanescentes do ducto craniofaringiano, que também pode causar nanismo em cães.

Em geral, os resultados do hemograma completo, do perfil bioquímico sérico e do exame de urina são normais. Quando há deficiência de ACTH, nota-se eosinofilia, linfocitose, anemia normocítica normocrômica discreta e, ocasionalmente, hipoglicemia. A deficiência de GH está associada a desenvolvimento anormal de glomérulos, redução da taxa de filtração glomerular e azotemia. Na maioria dos casos de nanismo pituitário, ocorre hipotiroidismo secundário; portanto, há redução dos valores de TT4, fT4 e TSH. Ocorre diminuição nos testes de resposta de TSH, ACTH e GH, condição que pode ser usada para estabelecer o diagnóstico. Os valores basais de GH e IGF-1 (somatomedina) diminuem. No nanismo pituitário, após administração IV de estimulantes como hormônio liberador de GH (1 µg/kg), clonidina (10 µg/kg) ou xilazina (100 µg/kg), não ocorre aumento de duas a quatro vezes no valor de GH. São coletadas amostras antes da administração do estimulante (amostra basal) e aos 20 ou 30 minutos após a administração. Valor de GH < 10 µg/ℓ indica resposta inadequada.

Outras doenças da pituitária

Outras doenças da glândula pituitária são: gestação prolongada em vacas das raças Jersey e Guernsey devido à aplasia hereditária da adeno-hipófise do feto. O período de gestação pode se prolongar por > 200 dias. O feto apresenta subdesenvolvimento e é frequentemente alopécico; sua aparência é de que o desenvolvimento fetal cessou aos 6 a 7 meses. É possível notar alopecia e membros curtos, bem como desenvolvimento de hipoplasia de todos os órgãos endócrinos que dependem da pituitária para estimulação trófica. Vacas das raças Holstein e Ayrshire apresentam gestação prolongada devido à deficiência hereditária autossômica recessiva de enzima no córtex da adrenal do feto, que impede a produção de cortisol. Na ausência de cortisol, ocorre estímulo para secreção de ACTH que, por sua vez, ocasiona hipertrofia bilateral marcante do córtex da adrenal, com desenvolvimento de fetos gigantes, pesando até cerca de 100 kg, com pelos longos emaranhados. O ciclo de redução do cortisol, aumento de ACTH e hipertrofia do córtex da adrenal continua devido à deficiência hereditária da enzima. Ovinos que consomem a planta teratogênica *Veratrum californicum* aos 9 a 14 dias de gestação parem fetos com glândula pituitária anormal ou com pituitária que atua de modo autônomo do hipotálamo. As consequências são: gestação prolongada, ciclopia, anormalidades faciais e outras malformações musculoesqueléticas.

34

Glândulas Paratireoides e Alteração no Metabolismo de Cálcio e Fósforo

Donald Meuten

North Carolina State University, Raleigh, NC, USA

Considerações gerais

Uma alteração na concentração sérica de cálcio tão pequena quanto 5 a 10% pode estimular ou inibir a secreção de paratormônio. Hipoparatireoidismo causado por paratireoidite linfocítica e hiperparatireoidismo devido a adenoma de paratireoide são as duas principais doenças da glândula paratireoide.

As glândulas paratireoides são órgãos endócrinos simples, nos quais ocorrem eventos celulares complexos que controlam estreitamente a concentração sérica de cálcio. As células principais, ou da paratireoide, respondem principalmente ao cálcio. Baixo teor de cálcio estimula as células da paratireoide, tornando-as hipertróficas e hiperplásicas, bem como aumenta a produção e liberação de paratormônio (PTH). Alto teor de cálcio inibe esses eventos, resultando em menor secreção de PTH e, por fim, atrofia das glândulas. Uma alteração na concentração sérica de cálcio tão pequena quanto 5 a 10% (0,25 a 0,5 mg/dℓ de cálcio total, ou 0,1 mmol/ℓ de cálcio ionizado) pode estimular ou inibir a secreção de PTH em minutos. Portanto, não é necessário que o teor de cálcio esteja fora do intervalo de referência (IR) para que ocorra alteração na produção e secreção de PTH. Esse conceito é importante quando se interpretam as concentrações séricas de PTH e de cálcio. Os receptores sensíveis ao cálcio (CaSR), presentes nas células principais da paratireoide e em outras células que expressam CaSR, detectam alterações na concentração de cálcio ionizado e fazem um ajuste na secreção de PTH, que rapidamente normaliza o teor sérico de cálcio. Nos rins, os CaSR estimulam eventos celulares que influenciam a homeostase de cálcio e de água e isso pode ser fundamental no desenvolvimento da hipercalcemia observada em alguns animais com insuficiência renal.

Raramente há necessidade de mensuração do PTH. A única ocasião em que há "necessidade" de sua dosagem é para confirmar o diagnóstico de hipoparatireoidismo primário, além de alguns casos de hiperparatireoidismo primário. Nessas doenças, parece lógico que a concentração sérica de PTH esteja diminuída e aumentada, respectivamente. No entanto, nessas doenças, e com frequência, o teor de PTH situa-se no IR, condição que parece paradoxal; todavia, o valor de PTH é *inapropriado* frente à concentração sérica de cálcio. Essas condições ocorrem com regularidade devido ao estreito controle das concentrações de PTH, cálcio e CaSR. Teor sérico de cálcio de 15 mg/dℓ (aumentado) deve induzir a glândula paratireoide a diminuir ou a cessar a secreção de PTH. Portanto, se a concentração de PTH se situar no IR, ela estará "inapropriadamente elevada" e o diagnóstico é hiperparatireoidismo. Na verdade, 75% dos cães com hipercalcemia decorrente de hiperparatireoidismo primário apresentam concentração sérica de PTH no IR.

O delta do cálcio é tão importante, ou mais, para as células principais da paratireoide, do que a concentração sérica absoluta de cálcio, pois o CaSR e as células principais da paratireoide podem restabelecer seus sinais, dependendo da alteração da concentração sanguínea de cálcio ou do receptor. Por exemplo, no hiperparatireoidismo nutricional, a concentração sérica de cálcio frequentemente se encontra no IR, condição que também parece paradoxal frente à patogênese da doença e à marcante reabsorção óssea (osteodistrofia fibrosa ou "mandíbula de borracha"). Ainda que o desequilíbrio dietético entre cálcio e fósforo diminua constantemente, as concentrações sérica e celular de cálcio, a hiperplasia de paratireoide compensatória e a secreção de PTH normalizam a concentração sérica de cálcio à custa da redução da massa óssea.

Este capítulo aborda os testes laboratoriais relacionados com as concentrações basais de cálcio e fósforo no sangue, bem como com os peptídios reguladores da paratireoide, menos frequentemente mensurados. Isso é seguido de uma discussão sobre as anormalidades primárias de paratireoide que influenciam o metabolismo do cálcio. Por fim, há um resumo de várias causas de alterações do metabolismo de cálcio e fósforo. Por causa da frequência de alterações no metabolismo de cálcio, em todos os perfis bioquímicos de rotina incluem-se as mensurações de cálcio e fósforo no soro sanguíneo. Faz-se esse procedimento porque a hipocalcemia e a hipercalcemia em geral fornecem indícios para o diagnóstico de anormalidades primárias que influenciam o metabolismo do cálcio.

Considerações sobre testes laboratoriais relevantes

Resumo

Dosagem de cálcio total no soro sanguíneo

Esse é um excelente teste de triagem e, portanto, deve ser incluído nos perfis bioquímicos séricos. É a forma mais comum de mensurar cálcio sérico e relatá-lo a médicos-veterinários. O teor de cálcio sérico total consiste no cálcio ionizado (a fração biologicamente ativa) complexado (fração menor) e ligado à proteína (aproximadamente 50% do cálcio total).

Dosagem de cálcio ionizado

Cálcio ionizado é a fração biologicamente ativa no sangue. Idealmente, é medido em pacientes submetidos a cuidados intensivos, independentemente da doença primária ou da concentração de cálcio total; é excelente nos casos emergenciais e atualmente pode ser mensurado por analisadores portáteis. É mais útil em pacientes com hipocalcemia do que naqueles com hipercalcemia. É necessário manuseio especial da amostra (ver Capítulo 1). Se o cálcio ionizado for necessário, ele deve ser mensurado. A intenção de corrigir o valor do cálcio total ajustado pela concentração de albumina nunca foi para estimar o teor de cálcio ionizado, e fórmulas mais recentes de ajuste não foram validadas.

Determinação do cálcio ajustado

Esse cálculo deve ser usado pois a hipoalbuminemia explica as causas mais comuns de hipocalcemia. Isso não é necessário em casos de hipercalcemia ou se o paciente for hipoalbuminêmico. Ele não pode ser usado para estimar o teor de cálcio ionizado.

A fórmula de ajuste para o cálcio é usada para determinar se a diminuição no teor de cálcio sérico é decorrente de hipoalbuminemia. O teor de cálcio ajustado não é um número real; as concentrações reais e importantes de cálcio no sangue são mensuradas como cálcio total ou ionizado.

Uso e orientações de interpretação

- Em geral, as anormalidades no teor de cálcio são detectadas no perfil bioquímico de rotina. Há muito poucos sinais clínicos atribuíveis à hipercalcemia. Em cães com hipocalcemia pode-se notar tetania; em vacas, nota-se paresia
- Quando se utiliza cálcio total ou cálcio ionizado, os diagnósticos diferenciais para hipercalcemia e hipocalcemia são os mesmos
- Mensure os teores de Ca e P, juntamente; em seguida, determine a concentração de albumina, a atividade de lipase e se há azotemia. Calcule o produto Ca × P para prever o risco de mineralização de tecido mole (use o Ca sérico total, e não o Ca ionizado)
- Hipercalcemia e hipofosfatemia: dois diagnósticos diferenciais são (i) hiperparatireoidismo, que é raro, e (ii) hipercalcemia de malignidade (HCM), que é comum. Isso é verificado em alguns equinos com insuficiência renal
- A dosagem de PTH raramente é necessária; inclua a mensuração de PTH em um perfil que contenha proteína relacionada com paratormônio (PTHrp) e cálcio total ou ionizado
- Atualmente, os veterinários podem optar pela dosagem do teor sérico de cálcio total ou de cálcio ionizado; se o teor sérico de cálcio total de um paciente com hipoalbuminemia estiver diminuído, eles podem utilizar uma fórmula de ajuste. A mensuração do teor sérico de cálcio total ainda é o teste de triagem incluído no perfil bioquímico de rotina a fim de detectar anormalidade no teor sérico de cálcio, prever mineralização de tecido mole e estabelecer a lista de diagnósticos diferenciais. Atualmente, a dosagem de cálcio ionizado está disponível na rotina. Pode ser útil na elaboração da lista de diagnósticos diferenciais, à semelhança da mensuração de cálcio total. É o teste de escolha para o monitoramento de hipocalcemia em pacientes gravemente enfermos
- A fórmula de ajuste de cálcio é utilizada para auxiliar a determinar se a diminuição do teor sérico de cálcio total se deve à hipoalbuminemia, que é a causa mais comum de hipocalcemia. Utilize a fórmula somente quando a concentração sérica de albumina for baixa; seu emprego não é necessário se o teor sérico de albumina estiver normal ou aumentado ou se hipercalcemia estiver presente.

Avaliação do metabolismo de cálcio e fósforo

Concentração sérica de cálcio total

Do conteúdo total de cálcio no organismo, 99% encontram-se nos ossos, 1% no líquido intracelular e apenas 0,1% no líquido extracelular. Esta última pequena fração é a mensurada no sangue. No sangue, os íons cálcio com carga positiva ligam-se aos locais aniônicos de proteínas (principalmente da albumina) ou a ânions não proteicos (citrato, fosfato, lactato); também há uma forma iônica livre, não ligada. Esses são listados como cálcio ligado a proteínas, aproximadamente 40 a 50%; cálcio ionizado 35 a 50% e cálcio complexado (citrato, fosfato etc.), aproximadamente 5 a 10%. As duas últimas frações difundem-se livremente e estimulam eventos celulares; a fração ionizada é prevalente em relação às duas últimas, sendo biologicamente ativa. Cada fração pode ser determinada individualmente; contudo, a única fração que necessita de mensuração de rotina no soro sanguíneo dos animais é o cálcio total. O teor sérico de cálcio total é estável *in vitro*. No perfil bioquímico, pode ser determinado por meio de diversas metodologias e os IR fornecidos por diferentes laboratórios são razoavelmente similares. As substâncias que interferem na dosagem de cálcio total dependem da metodologia utilizada. Por exemplo, a hemólise pode ocasionar falso aumento da concentração sérica de cálcio total em alguns métodos, mas em outros não. Consulte sempre o laboratório ou as instruções de procedimento quanto a possíveis interferências ou cuidados no manuseio da amostra. Caso seja detectada anormalidade no teor de cálcio total, deve-se comparar as concentrações de cálcio e fósforo de modo a auxiliar na elaboração da lista de diagnósticos diferenciais. Deve-se calcular o produto da multiplicação do teor sérico de cálcio total pelo teor sérico de fósforo a fim de prever o risco de mineralização de tecido mole, especialmente quando houver hiperfosfatemia. Se houver necessidade de cálcio ionizado, mensure os teores de albumina, nitrogênio ureico (NU) e lipase e tome a decisão. A mensuração de cálcio ionizado é mais importante quando houver hipocalcemia; também é mais útil em pacientes gravemente enfermos. A lista de diagnósticos diferenciais para hipercalcemia e hipocalcemia é a mesma, independentemente de se considerar a concentração de cálcio total ou de cálcio ionizado. A magnitude da hipercalcemia, com base no teor sérico de cálcio total ou de cálcio ionizado, não prediz uma doença, mas, em geral, na HCM e no hiperparatireoidismo, notam-se concentrações séricas mais elevadas de cálcio total ou de cálcio ionizado. No hipoparatireoidismo e na tetania da lactação, constatam-se as menores concentrações de cálcio.

Ocasionalmente, pode haver discrepâncias na interpretação das concentrações anormais de cálcio total e de cálcio ionizado. Discrepâncias notáveis são as verificadas em alguns cães e gatos com insuficiência renal, os quais podem apresentar aumento da concentração sérica de cálcio total, mas com teor de cálcio ionizado no IR ou discretamente diminuído. No entanto, isso não é uma ocorrência absoluta, pois alguns cães e gatos com insuficiência renal apresentam aumento tanto da concentração de cálcio ionizado quanto de cálcio total. Na verdade, quando o teor de cálcio ionizado é utilizado para classificar as doenças que provocam hipercalcemia, a insuficiência renal é a segunda causa mais comum em cães. O teor sérico de cálcio total apresenta-se aumentado em 100% dos cães com hiperparatireoidismo primário e o teor de cálcio ionizado resulta aumentado em 90 a 95%. Quando o hiperparatireoidismo primário for um diagnóstico diferencial, determine a concentração sérica de cálcio total. Alguns gatos com hipertireoidismo apresentam discreto aumento do teor de cálcio ionizado e cálcio total normal. Gatos com obstrução urinária podem apresentar redução mais marcante da concentração de cálcio ionizado do que a de cálcio total. Se a hipocalcemia for marcante ou houver sinais clínicos de tetania, determine o teor de cálcio ionizado. Se não houver disponibilidade desse teste, a decisão sobre o tratamento basear-se-á na concentração sérica de cálcio total e/ou na ocorrência de tetania. Prefere-se o teor de cálcio ionizado à concentração de cálcio total em pacientes gravemente enfermos, pacientes com hipocalcemia e em animais com sepse. Essas diferenças apontam algumas das situações em que são benéficas ambas as mensurações, a de cálcio total e a de cálcio ionizado. Talvez se fossem determinados os valores de cálcio total e de cálcio ionizado na mesma amostra, ou em amostras obtidas no mesmo dia, houvesse melhor concordância na interpretação.

As mensurações dos teores séricos de cálcio total e de cálcio ionizado resultam na mesma lista de diagnósticos diferenciais para hipocalcemia ou hipercalcemia (ver Tabelas 34.2 e 34.3).

Concentração sérica de cálcio ionizado

Atualmente, os teores de cálcio ionizado e de outros eletrólitos são mais facilmente obtidos na rotina (ver Capítulo 1). A concentração de cálcio ionizado não faz parte do perfil bioquímico sérico; isso requer uma segunda amostra. Como teste de triagem de rotina, a mensuração do teor sérico de cálcio total ainda é o exame de escolha. Para a mensuração da concentração de cálcio ionizado é importante seguir as instruções específicas sobre o manuseio da amostra. O teor de cálcio ionizado é expresso em duas diferentes unidades (Tabela 34.1). Interprete esse valor comparando-o com os valores do IR apropriado, exatamente como se faz com o teor sérico de cálcio total.

A mensuração de cálcio ionizado é mais útil quando se detecta hipocalcemia, especialmente se o teor sérico de cálcio total for inferior a 7,0 mg/dℓ. A diminuição da concentração de cálcio ionizado é importante no cuidado de doentes gravemente enfermos. Hipocalcemia ionizada mostrou-se um indicador preditivo de maior tempo de permanência de cães gravemente enfermos em unidade de terapia intensiva (UTI) e no hospital, mas não de menor sobrevida. Essa pesquisa não examinou as mesmas variáveis para o cálcio total para determinar se ele era indicador preditivo. Potros e bovinos com sepse também parecem apresentar anomalias de cálcio. A determinação de concentração sérica de cálcio ionizado pode ser muito útil durante e após cirurgia da glândula tireoide em decorrência de hipertireoidismo ou de adenoma de paratireoide. No entanto, sabe-se que a concentração de cálcio ionizado não prediz a ocorrência de sinais clínicos; por exemplo, em vacas com paresia da lactação, nas primeiras horas após o tratamento de hipocalcemia, a concentração de cálcio ionizado retorna ao valor verificado antes do tratamento sem a constatação de sinais clínicos. De modo semelhante, o indicador utilizado para determinar se há necessidade de suplementação de cálcio e vitamina D no período pós-tireoidectomia ou pós-paratireoidectomia, em gatos e cães, não é apenas a concentração de cálcio total ou de cálcio ionizado, mas a presença de sintomas. Tal como acontece com todos os exames laboratoriais, é fundamental que se faça a correlação entre os teores de cálcio e fósforo e os sinais clínicos.

Desvios de cálcio ionizado ocorrem juntamente com desvios do equilíbrio ácido-básico. A acidose desvia o cálcio para o compartimento ionizado, enquanto a alcalose diminui o teor de cálcio ionizado. A alcalose aumenta os locais de ligação com carga negativa disponíveis na albumina e provoca aumento do cálcio ligado à albumina. Esse desvio de cálcio nos compartimentos pode ter importância clínica. Animais com acidose e hipocalcemia podem não manifestar sintomas porque há mais cálcio no compartimento ionizado, enquanto animais com alcalose, com o mesmo teor sérico de cálcio, teoricamente

---

Tabela 34.1 Exemplo de intervalos de referência e de fatores de conversão para as mensurações de cálcio.

Para conversão de mmol/ℓ em mg/dℓ multiplique por 4; para conversão de mEq/ℓ em mg/dℓ multiplique por 2. Não converta cálcio ionizado a cálcio total ou vice-versa; o cálcio ionizado representa aproximadamente a metade do cálcio total quando as mesmas unidades são empregadas.

Para conversão de mg/dℓ em mmol/ℓ multiplique por 0,25; para conversão de mg/dℓ em mEq/ℓ multiplique por 0,5; para conversão de mEq/ℓ em mmol/ℓ multiplique por 0,5.

Intervalos de referência (IR) do teor sérico de cálcio em cães e gatos e variações esperadas nas anormalidades; consulte o laboratório de referência que realiza a mensuração.

		Cálcio sérico total mg/dℓ	Cálcio ionizado mmol/ℓ	Cálcio ionizado mEq/ℓ
Cães	IR	9 a 11	1,2 a 1,5	2 a 3
Cães	IR	8,7 a 11,2	1,12 a 1,40	2,5 a 3,0
Cães	IR		1,25 a 1,45	2,3 a 2,8
Cães	IR	9,2 a 11,3	1,12 a 1,32	
Anormalidades clínicas que podem ser detectadas:				
Hipocalcemia		< 6,5	< 1,0	< 2
Hipercalcemia		> 12	> 2	> 4
Gatos	IR	8,3 a 10,5	1,15 a 1,35	2,2 a 2,6
Gatos	IR	9,2 a 10,3	1,15 a 1,40	2,1 a 2,7
Anormalidades clínicas que podem ser detectadas:				
Hipercalcemia		> 11	> 1,5	
Equinos	IR	11,5 a 13,5	1,45 a 1,75	
Equinos	IR		1,53 a 1,61	
Equinos	IR		1,61 a 1,85	

Cães jovens: 0,2 a 1,0 mg/dℓ maior no cálcio total, com discreta hiperfosfatemia concomitante; equinos e coelhos apresentam os mais amplos intervalos de referência para cálcio total e cálcio ionizado entre todas espécies: até 13 mg/dℓ no teor sérico de cálcio total.

podem manifestar sinais clínicos de hipocalcemia. Em um paciente com hipocalcemia, a rápida correção da acidose pode ocasionar tetania. Tal fato justifica a suplementação com líquidos por via intravenosa (IV). Isso pode acontecer quando se corrige a acidose que ocorre na intoxicação por etilenoglicol ou na diarreia neonatal em bezerros; em ambas as condições, pode haver acidose grave e hipocalcemia total e ionizada. Como há possibilidade de alterações graves no equilíbrio ácido-básico durante o tratamento intensivo do paciente, é prudente monitorar os teores de cálcio ionizado e as concentrações de gases sanguíneos quando houver qualquer sinal de tetania.

Recentemente, fórmulas foram criadas para calcular o teor de cálcio ionizado em cães e gatos por meio de cálculos matemáticos que usam creatinina, NU, albumina, cálcio total, K, Cl, gamaglutamiltransferase (GGT) e colesterol. Na experiência e orientação do autor, o uso de tais fórmulas é possível, mas é muito difícil reduzi-las à prática e é difícil validá-las de forma universalmente aplicável. Por exemplo, cada uma das mensurações primárias é sujeita à variabilidade individual rotineira da mensuração e pode apresentar variação nos IR entre as metodologias empregadas. Também pode haver outros fatores bioquímicos patológicos não mensurados que podem alterar a confiabilidade do cálculo. Ademais, e mais importante, a intenção do ajuste do teor de cálcio total pelo teor de albumina nunca foi estimar o teor de cálcio ionizado. Recomenda-se que apenas a mensuração direta do teor de cálcio ionizado seja usada quando a avaliação da fração ionizada for indicada. A disponibilidade ubíqua da mensuração por tecnologia de analisadores portáteis torna a realização da mensuração direta mais prática e confiável.

Valor do cálcio ajustado com proteína

A maior parte do cálcio ligado às proteínas séricas está ligada à albumina. À medida que a concentração de albumina diminui, a fração de cálcio ligada à proteína, bem como o teor de cálcio total, diminui. Portanto, se há hipoalbuminemia e baixa concentração sérica de cálcio total, "ajuste" o valor de cálcio. Se a concentração de cálcio ajustado situar-se no IR, então a hipoalbuminemia é a causa de hipocalcemia. Há um limite para essa relação; se o teor sérico de cálcio for < 7,0 mg/dℓ em um animal com hipoalbuminemia, provavelmente há uma segunda causa de hipocalcemia. Dependendo da espécie, cerca de 20 a 30% da diminuição no teor de cálcio total se devem à alteração na concentração sérica de albumina. Caso se pretenda saber o teor de cálcio ionizado, ele deve ser diretamente mensurado. A fórmula de correção não prediz o valor de cálcio ionizado. O conteúdo real de cálcio do paciente é o valor que é mensurado, ionizado ou total. O cálcio ajustado não é um número real. Ele simplesmente auxilia o clínico a determinar se a diminuição do teor sérico de cálcio se deve à hipoalbuminemia. Quando a concentração sérica de albumina estiver normal ou aumentada, não utilize qualquer correção e pesquise a causa de hipocalcemia; não se deve a uma anormalidade no teor de proteína.

Hipoalbuminemia é a causa mais comum de hipocalcemia em animais. Essa causa de hipocalcemia é assintomática, provavelmente porque o cálcio ionizado está no IR. Hiperalbuminemia não ocasiona hipercalcemia. A relação entre albumina, proteína total e cálcio resultou em "fórmulas de correção" que ajustam a concentração sérica de cálcio total mensurado em função do grau de hipoalbuminemia ou hipoproteinemia. Essas fórmulas são mais confiáveis em cães e um pouco úteis em gatos; são menos confiáveis em equinos e vacas. Embora existam outras fórmulas, a fórmula de correção mais comumente recomendada e utilizada é:

Cálcio ajustado = cálcio mensurado
+ (3,5 – albumina mensurada)

Exemplo 34.1

Ca mensurado = 7,8 mg/dℓ e albumina mensurada = 1,5 g/dℓ
Cálcio ajustado = 7,8 + (3,5 – 1,5) = 9,8

No exemplo anterior, a hipocalcemia foi corrigida em função da hipoalbuminemia e o cálcio ajustado obtido encontra-se no IR (8,8 a 11,2 mg/dℓ); portanto, nesse caso, a causa de hipocalcemia foi definida. Em seguida, é importante determinar a causa da hipoalbuminemia.

Produto cálcio × fósforo (Ca × P)

Os teores de cálcio e de fósforo devem ser interpretados juntamente com os demais valores do perfil bioquímico, visto que a lista de diagnósticos diferenciais pode variar dependendo dos valores concomitantes de outros parâmetros. Adicionalmente, o produto desses dois eletrólitos é preditivo de mineralização de tecido mole. Produto Ca × P > 70 indica provável mineralização de tecido mole e produto > 90 indica que está ocorrendo mineralização. Fósforo e vitamina D são mais importantes no processo de mineralização do que o cálcio. Se houver aumento de fósforo, o risco de mineralização é maior do que se houver aumento de cálcio. Se ambos estiverem aumentados e/ou o produto for maior que 90, significa que está havendo depósito de minerais em locais característicos, como vasos sanguíneos, rins, estômago, pulmão, coração, músculos intercostais e submucosa intestinal. Caso a mineralização seja grave, pode ser observada em radiografia e induz ou exacerba a insuficiência renal em razão da nefrocalcinose. Utilize o teor sérico de cálcio total (CaT) na fórmula que calcula o produto. Ver Exemplo 34.2.

Exemplo 34.2 Cálcio total sérico (CaT) × P

1. CaT: 10,2 mg/dℓ; P: 14 mg/dℓ = 143
2. CaT: 8,1 mg/dℓ; P: 21 mg/dℓ = 170
3. CaT: 15,5 mg/dℓ; P: 1,8 mg/dℓ = 28

---

1. Normocalcemia e hiperfosfatemia, com aumento do produto CaT × P, são comuns na insuficiência renal. Ocorre mineralização de tecido mole e agravo da insuficiência renal, visto que o rim é um dos tecidos em que é mais comum a mineralização. A mineralização inicia nas membranas basais e nas mitocôndrias das células dos túbulos renais e progride para os glomérulos e o interstício.
2. Hipocalcemia e hiperfosfatemia marcantes, com produto CaT × P = 170. Apesar da hipocalcemia, o produto CaT × P está muito alto e prevê-se mineralização de tecido mole. Esses valores podem ser verificados na insuficiência renal; a uremia acelera a mineralização de tecido mole.
3. Hipercalcemia e hipofosfatemia, com produto CaT × P normal; isso é constatado em cães com hiperparatireoidismo primário e HCM. Apesar da hipercalcemia, nesse caso, não está ocorrendo mineralização de tecido mole. No entanto, ainda pode haver efeitos colaterais em decorrência da hipercalcemia (urina diluída, paresia, alteração na pressão sanguínea).

Sinais clínicos

Os principais sinais clínicos de desequilíbrio no metabolismo do cálcio estão relacionados com transmissão de sinais nervosos simpáticos, contração de músculo esquelético e função de músculo cardiovascular. O cálcio ionizado e o cálcio complexado são fundamentais para o desenvolvimento de sinais clínicos. Tetania e convulsões são sintomas clássicos de hipocalcemia em pequenos animais e em equinos, mas em bovinos a paresia é o sintoma predominante. Os sinais atribuíveis à hipocalcemia são característicos, mas, em geral, são observados apenas na hipocalcemia grave. Portanto, os sintomas normalmente são observados apenas na hipocalcemia da lactação ou no hipoparatireoidismo primário. Os sinais clínicos e o histórico são muito evidentes na tetania da lactação ou na paresia (febre do leite), de modo que a mensuração do teor sérico de cálcio raramente é realizada. A rapidez com que ocorre o desvio do teor de cálcio e o equilíbrio ácido-básico naquele momento influencia o desenvolvimento de sinais clínicos iminentes. Hipocalcemia de início abrupto, especialmente com alcalose, pode ocasionar tetania ou paresia, enquanto concentração semelhante de cálcio total ou de cálcio ionizado não o ocasiona, caso o início seja menos agudo e/ou as concentrações de gases sanguíneos indiquem acidose.

Os sinais clínicos atribuíveis à hipercalcemia são paresia e poliúria/polidipsia (PU/PD). Ambas são discretas e frequentemente não perceptíveis aos proprietários. Em vários casos não há problemas clínicos detectáveis. Portanto, em ambas, hipocalcemia e hipercalcemia, há relativamente poucos sinais clínicos que levem à suspeita de anormalidade no metabolismo do cálcio. Na maioria dos casos, a anormalidade na homeostase de cálcio é constatada no perfil bioquímico de rotina. Hipoparatireoidismo primário e hiperparatireoidismo primário são duas doenças nas quais os resultados do perfil bioquímico são os indícios de diagnóstico na ausência de sinais ao exame físico.

Paratormônio

O teor de cálcio ionizado é o sinal-chave para os receptores de cálcio das células principais da glândula paratireoide. Contribuições menores têm outros fatores, como os que seguem. O calcitriol, bem como a hipomagnesemia, diminui a produção e a secreção de PTH. A epinefrina tem mínima influência na secreção de PTH. O fósforo estimula, direta ou indiretamente, os efeitos antagônicos do cálcio. O PTH é um hormônio peptídico de meia-vida tão curta que é mensurado em minutos; a ação do PTH ocorre em minutos, alterando a concentração sérica de cálcio. As células principais apresentam um CaSR que detecta a concentração sérica de cálcio ionizado e ajusta a secreção e a produção de PTH. Essa relação é sigmoide, de tal modo que concentrações altas e baixas de cálcio modulam a secreção de PTH. Aumento ou diminuição continuada no teor de cálcio, mesmo que discreta, altera a quantidade de PTH secretado. No entanto, na parte linear da curva, uma pequena alteração na concentração sérica de cálcio altera a secreção de PTH em minutos, de modo que podem ocorrer ajustes fisiológicos para manter o teor sérico de cálcio em um IR estreito. Isso é denominado ponto ou valor de ajuste (*set point*) do cálcio; para o cálcio ionizado, esse valor é cerca de 1,2 mmol/ℓ em cães, 1,37 mmol/ℓ em equinos e 1,0 mmol/ℓ em seres humanos. Doenças adquiridas e familiares podem alterar esse valor de ajuste e/ou o CaSR. O PTH estimula aumento imediato no teor sérico de cálcio em várias etapas, uma das quais implica a ação da bomba de osteólise osteocítica. O PTH também estimula aumento sustentado na concentração sérica de cálcio por meio da estimulação de osteoblastos e osteócitos para secretar citocinas, as quais estimulam a osteólise osteoclástica, para a homeostase de cálcio de longa duração. São estas últimas etapas que ocasionam lesões ósseas associadas ao hiperparatireoidismo renal, ao hiperparatireoidismo nutricional e à HCM. O PTH atua principalmente mediante a ligação e a ativação de receptor de PTH, o receptor PTH1 (PTH1R).

Os receptores de PTH estão presentes nos osteoblastos e nos osteócitos e sua ativação estimula a interação dessas células com o desenvolvimento/ativação dos osteoclastos. O PTH provoca a liberação de cálcio e fósforo dos ossos, aumentando a concentração desses dois íons no soro sanguíneo. Nos rins, o PTH aumenta a reabsorção de cálcio e diminui ao máximo a reabsorção de fósforo, favorecendo a excreção de fósforo na urina. O cálcio ionizado e o cálcio complexado, mas não o cálcio ligado à albumina, passam livremente no filtrado glomerular. Noventa e nove por cento do cálcio presente no filtrado urinário são reabsorvidos em vários locais dos túbulos renais. Consequentemente, o hiperparatireoidismo está associado à hipercalcemia devido a fatores ósseos e renais (indiretamente, com a participação do trato gastrintestinal [GI] e do calcitriol). A hipofosfatemia deve-se ao forte estímulo fosfatúrico do PTH, que excede a reabsorção de fósforo do osso. A PTHrp, que atua na HCM, utiliza os mesmos PTH1R. Portanto, sua ação é idêntica à do PTH natural e induz hipercalcemia e hipofosfatemia, conforme acontece na HCM. Hiperparatireoidismo primário e HCM são as duas únicas doenças que causam hipercalcemia e hipofosfatemia em cães e gatos. Devido ao efeito fosfatúrico do PTH, pode-se utilizar o teste de excreção fracionada de fósforo na urina para estimar o aumento da concentração sérica de PTH. Quando a excreção fracionada de fósforo é maior do que o IR em um animal sem azotemia, considera-se que há aumento do PTH (ou de PTHrp). Isso pode ser obtido no dia em que se coletam as amostras de soro e de urina, enquanto é esperado o resultado da dosagem de PTH. Isso é clinicamente útil para diferenciar hiperparatireoidismo primário de hiperparatireoidismo secundário nutricional. A mensuração de PTH sérico deve complementar o teste de excreção fracionada.

O PTH também estimula a enzima α_1-hidroxilase, presente no epitélio do túbulo renal proximal. A ação dessa enzima é a etapa limitante da síntese da forma mais potente de vitamina D, o calcitriol ou 1,25-di-hidroxicolecalciferol. O calcitriol estimula a liberação de cálcio e fósforo ligados às proteínas no trato intestinal, de modo a aumentar a absorção de cálcio e fósforo. O calcitriol também inibe a produção de PTH e tem efeito menor nos rins no sentido de aumentar a reabsorção de cálcio e fósforo. Ele estimula a osteólise osteoclástica, liberando cálcio e fósforo no soro. Somente o PTH e a PTHrp apresentam efeitos redutores de fósforo; por isso, apenas hiperparatireoidismo primário e HCM estão associados a hipercalcemia e hipofosfatemia. A intoxicação por vitamina D está associada a hipercalcemia e hiperfosfatemia. A calcitonina é secretada nas células C da glândula tireoide e atua diminuindo a concentração sérica de cálcio. A calcitonina pode impedir a hipercalcemia pós-prandial, mas sua ação é relativamente fraca se comparada ao PTH. As células C podem originar carcinoma medular, mas relatos de tumor induzido por hipocalcemia são raros em animais.

As únicas outras células da glândula paratireoide que podem ocasionar lesões são aquelas de resquícios do ducto que conectava o timo à tireoide. Essas células e os resquícios do ducto podem originar uma estrutura cística denominada "cisto de Kursteiner". Não tem importância clínica. A única ocasião em que pode causar problema é durante cirurgia exploratória do pescoço ou no momento de obtenção de imagem dessa região, se confundidos com adenoma de paratireoide. Esse cisto é flutuante e apresenta coloração cinza-clara. Um tumor de célula de paratireoide é sólido e tem coloração vermelho-amarronzada. É muito mais provável que o cisto seja identificado em exame microscópico; na verdade, é constatado em cerca de 75% de cortes histológicos das glândulas tireoide e paratireoide de cães. Pode estar presente nas glândulas paratireoide e tireoide ou nos tecidos adjacentes a elas. Ocasionalmente, contém, até mesmo, resquícios de timo.

Testes para dosagem de PTH e PTHrp

Laboratórios de referência mensuram PTH e PTHrp em amostra de plasma ou de soro em cães, gatos ou equinos. Devido aos fatores de estabilidade de peptídios, é importante consultar o laboratório de referência para obter orientações sobre os procedimentos específicos de coleta, manuseio e orientações de interpretação.

A melhor informação diagnóstica é obtida quando se determinam os valores de PTH, PTHrp e cálcio na mesma amostra ou em amostras coletadas ao mesmo tempo. Em geral, não se define o diagnóstico final quando essas substâncias estão sendo determinadas; assim, os três testes são solicitados como um miniperfil. Isso evita o envio de outra amostra e retardo nos exames se o diagnóstico diferencial primário não for confirmado. Além disso, a interpretação clínica depende da concentração relativa de cada um em comparação com os outros. Para a mensuração de PTH e PTHrp prefere-se o plasma heparinizado, mas também pode-se utilizar amostra de soro.

Os testes para dosagem de PTH podem mensurar o aminoterminal (fragmento biologicamente ativo), a região mediana, o carboxiterminal (biologicamente inativo, mas imunologicamente detectável), toda a sequência de 1-84 aminoácidos do PTH ou o fragmento grande do PTH. Não foram realizados estudos comparativos em animais para saber qual teste é mais útil no diagnóstico. Parece que o fragmento aminoterminal biologicamente ativo é o melhor, mas estudos em pacientes humanos mostraram que o teste carboxiterminal é tão importante, ou mais, no diagnóstico. Há disponibilidade de um teste de dois locais validado para a mensuração dos teores séricos de PTH em cães, gatos e equinos. Ele é útil quando a causa de hipercalcemia ou de hipocalcemia não pode ser determinada por outros testes auxiliares de diagnóstico. O princípio desse teste envolve o uso de dois anticorpos. Um é específico para a região carboxiterminal e o outro para a região aminoterminal. O teste requer que ambos se liguem aos respectivos epítopos, de tal forma que o teste final detecte apenas o PTH intacto ou, pelo menos, apenas grande fragmento do PTH. A amostra pode ser examinada por técnica imunorradiométrica (IRIA), utilizada na maioria dos laboratórios comerciais, ou pela técnica de quimiluminescência (Immulite®), que é um teste rápido e o resultado é disponibilizado em 20 minutos. Esta última técnica pode ser empregada para a mensuração de PTH durante a cirurgia, em um centro veterinário, com intuito de saber se ocorreu remoção completa de todo(s) o(s) tumor(es) hiperativo(s) da paratireoide. Os anticorpos reagentes desenvolvidos até o momento não são espécie-específicos, mas apresentam reação cruzada suficiente para tornar os testes relevantes. Isso pode explicar alguns dos resultados duvidosos ou suspeitos obtidos quando esses testes são utilizados em animais.

Se o paciente apresentar azotemia, não se deve mensurar o teor de PTH, pois ele estará aumentado. Nota-se aumento da concentração de PTH na insuficiência renal devido à hipocalcemia induzida por hiperplasia da paratireoide, hiperfosfatemia, menor taxa de degradação do PTH e menor excreção renal de fragmentos de PTH.

Testes destinados para uso humano, que mensuram a molécula completa de PTHrp, utilizam técnica imunorradiométrica e têm sido utilizados em cães, gatos e equinos. A PTHrp compartilha uma sequência de aminoácidos, quase idêntica em sua extremidade aminoterminal, com o PTH natural. Como a extremidade aminoterminal é o fragmento biologicamente ativo, ambas as moléculas são reconhecidas e estimuladas pelos mesmos receptores (PTH1R) e, portanto, induzem as mesmas respostas biológicas. A região mediana e a porção carboxiterminal das moléculas de PTH natural e a PTHrp são suficientemente diferentes, de modo que os anticorpos direcionados a cada molécula identificam uma, mas não a outra, e, portanto, podem ser utilizados em testes diagnósticos. A faixa de variação para a interpretação deve ser obtida no laboratório que realiza o teste. Exemplos de orientações para a interpretação dos valores de PTH e de hipercalcemia são mostrados a seguir. É importante relacionar o valor de PTH com a concentração de cálcio total ou de cálcio ionizado e o valor de PTHrp.

	PTH-independente	Suspeito	PTH-dependente
Gato com hipercalcemia	< 2,3	2,3 a 4,6	> 4,6 pmol/ℓ
Cão com hipercalcemia	< 2,0	2,1 a 8,0	> 8 pmol/ℓ

O coeficiente de variação para uma substância mensurada é o valor que indica a variabilidade esperada em repetidas mensurações. Em testes hormonais, o coeficiente de variação pode ser tão alto quanto 20%. Prefere-se uma porcentagem muito menor: < 2% é o coeficiente aproximado da variação dos valores do hematócrito. Isso indica que há considerável variabilidade nos testes hormonais, independentemente de qualquer alteração real na concentração do hormônio mensurado em determinado paciente. Testes para PTH e PTHrp relatam coeficientes de variação < 10% e, como testes hormonais, isso é bom. A aplicação prática é que o valor relatado realmente tem uma variação; não o considere um número absoluto, pois é possível haver considerável variabilidade em um mesmo teste e, especialmente, entre os testes realizados. Quando se obtém miniperfis de hormônios de um paciente, se for solicitado cortisol, é necessário que as dosagens de hormônio da tireoide ou de PTH e PTHrp sejam incluídas na mesma bateria de testes. Caso seja preciso fazer comparações, tente enviar todas as amostras juntas e solicite que todas as amostras de um animal sejam analisadas na mesma bateria de testes, a fim de reduzir sua variabilidade. Os valores absolutos de hormônios obtidos de modo isolado raramente têm valor diagnóstico. É necessário que sejam relacionados com outros achados clínicos e laboratoriais.

Anormalidades primárias das paratireoides

Hipoparatireoidismo

Lesões e patogênese

O hipoparatireoidismo espontâneo deve-se à destruição linfocítico-plasmocitária do tecido da paratireoide que, consequentemente, ocasiona fibrose, ausência de células inflamatórias e poucas, se presentes, células da paratireoide (às vezes é denominada atrofia idiopática). A lesão é permanente e requer tratamento por toda a vida com cálcio e/ou vitamina D. Não tente fazer biopsia, pois sobra muito pouco da glândula e sua visualização é extremamente difícil durante a cirurgia. A lesão histológica é semelhante à constatada na destruição imunomediada da glândula tireoide ou da adrenal. A doença varia de incomum a rara em cães, extremamente rara em gatos e não relatada em outros animais.

O hipoparatireoidismo iatrogênico deve-se à tireoidectomia em gatos com hipertireoidismo. Extirpação acidental ou lesão de tecido da paratireoide resulta em hipoparatireoidismo cirúrgico. Caso isso seja detectado durante a cirurgia, o tecido paratireoidiano extirpado pode ser novamente inserido nos músculos adjacentes e pode restabelecer o suprimento sanguíneo e a sua função. Apesar da remoção das glândulas paratireoides, esses gatos raramente necessitam de cálcio e/ou de vitamina D suplementar além do primeiro mês após a cirurgia. Espera-se que haja hipocalcemia transitória após a cirurgia, porém, a longo prazo, a maioria dos gatos se estabiliza e não requer a suplementação de cálcio por toda a vida. A regeneração do tecido paratireoidiano lesionado pode explicar isso. Em outros animais, o mecanismo de compensação não é conhecido. Estudos que investigaram possível envolvimento de tecido de paratireoide ectópico secretor de PTH ou a produção de PTHrp por outros tecidos são inconclusivos. Como, por fim, na maioria dos animais, ocorre normalização do teor sérico de cálcio, é importante não realizar "tratamento excessivo" com cálcio e vitamina D. Quando essas suplementações são utilizadas em excesso, elas podem induzir hipercalcemia, que impede a regeneração das glândulas paratireoides lesionadas. Vários animais com baixas concentrações séricas de cálcio total e de cálcio ionizado não manifestam sinais clínicos. É bom, mas não necessário, que a concentração de cálcio se situe no IR, de modo muito parecido ao controle do teor sanguíneo de glicose em um paciente diabético. Se não houver sintomas de hipocalcemia, não institua tratamento em excesso, pois a hipocalcemia é um estímulo para hipertrofia da paratireoide.

As vacas com tetania da lactação ou com febre do leite não apresentam hipoparatireoidismo. Caso se mensure o teor de PTH em vacas com febre do leite, notar-se-á que ele é secretado e responde ao estímulo da hipocalcemia; isso é discutido em diagnósticos diferenciais para hipocalcemia.

Resenha

A paratireoidite linfocítica é mais frequentemente observada em cadelas castradas, jovens ou de meia-idade; há relatos de casos esporádicos em gatos.

Sintomas

Há relatos de tetania, convulsões, febre (devido à atividade convulsiva), catarata, andar rígido, vômito, diarreia, respiração ofegante e prurido facial que resulta em mastigação, esfregação e lambedura do local. No entanto, na maioria dos casos, não se suspeita de hipocalcemia no exame inicial e, com frequência, a constatação de hipocalcemia no perfil bioquímico de rotina é o primeiro indício para o diagnóstico. As únicas doenças hipocalcêmicas consistentemente associadas a sinais clínicos são hipocalcemia da lactação, tetania em cadelas e em éguas e paresia em vacas. Se a hipocalcemia persistir por tempo suficientemente prolongado, até os cães podem apresentar paresia.

Anormalidades nos exames laboratoriais de rotina

Hipocalcemia de moderada a grave, e discreta hiperfosfatemia, com concentrações normais de albumina, NU, creatinina e lipase, são essencialmente diagnósticas. Se o teor sérico de cálcio for menor que 6 mg/dℓ e a paciente não apresentar azotemia, tampouco estiver lactando, o diagnóstico mais provável é hipoparatireoidismo primário. Pode-se mensurar o teor de cálcio ionizado para confirmar a hipocalcemia (< 1,0 mmol/ℓ; < 2,5 mEq/ℓ) e para monitorar o tratamento. Em animais intoxicados por etilenoglicol, a concentração sérica de cálcio total pode ser < 6,5 mg/dℓ, mas esses pacientes apresentam doença mais grave, com azotemia ou logo desenvolvendo azotemia e teor de fósforo acentuadamente aumentado. Entre todas as causas de hipocalcemia, paratireoidite linfocítica, paratireoidectomia e tetania da lactação estão aquelas que ocasionam as menores concentrações de cálcio. Em vacas com febre do leite, o teor sérico de fósforo encontra-se diminuído.

Em alguns animais com hipoparatireoidismo, a concentração sérica de fósforo é maior do que o teor sérico de cálcio total. Espera-se notar hiperfosfatemia devido à diminuição do PTH; no entanto, o aumento do teor de fósforo em geral é discreto e, se não houver aumento da concentração de fósforo, não exclua a possibilidade de hipoparatireoidismo. A insuficiência renal provoca hipocalcemia e hiperfosfatemia, porém os pacientes acometidos apresentam azotemia, urina diluída e hiperfosfatemia muito maiores do que elevação discreta do fósforo, como acontece no hipoparatireoidismo. A distinção dessas duas enfermidades é clara. A pancreatite está associada a hipocalcemia e hiperfosfatemia, mas a atividade de lipase aumenta de 3 a 5 vezes e o paciente pode apresentar icterícia e aumento das enzimas hepáticas; ademais, os sinais clínicos são muito diferentes.

Qualquer causa de hipocalcemia, quando grave o suficiente, pode estar associada a hiperglicemia. Adicionalmente ao estresse induzido pela doença primária, há a necessidade de cálcio para a contração de microtúbulos e de microfilamentos, necessária para o transporte intracelular e a secreção de grânulos neurossecretores que contêm insulina. A incapacidade em secretar insulina resulta em hipoinsulinemia e hiperglicemia.

Testes confirmatórios

Os teores de PTH e de cálcio ionizado ou cálcio total são mensurados, simultaneamente, na mesma amostra ou em amostra coletada no mesmo momento.

A concentração sérica de PTH encontra-se diminuída ou indetectável, dependendo do estágio da doença. Se houver destruição de todo o tecido paratireoidiano, o PTH torna-se indetectável. No entanto, dependendo de quando se detecta a doença, focos de células principais podem ser viáveis e, nesse caso, se a concentração de PTH for mensurada no soro, ela pode ser detectável. No entanto, se o valor de PTH situar-se no IR e, especialmente,

CAPÍTULO 34

no limite inferior do IR, embora haja hipocalcemia grave concomitante, esta será uma resposta inapropriada e ainda se manterá o diagnóstico de hipoparatireoidismo primário.

Exemplos compatíveis com hipoparatireoidismo primário:

Caso	Ca total	P	PTH
1	5,5	6,6	2,6
2	6,1	7,4	0
3	4,4	6,8	1,3
4	5,8	8,1	0,8
5	5,2	4,7	3,9
Intervalo de referência	9 a 11 mg/dℓ	3 a 5 mg/dℓ	2 a 13 pmol/ℓ

Por fim, todas as glândulas paratireoides são destruídas e, nesse caso, a concentração sérica de PTH é indetectável (caso 2). Em todos os casos mencionados a hipocalcemia é grave e a concentração de PTH encontra-se "inapropriadamente" baixa frente à concentração sérica de cálcio e, portanto, em todos os casos, o diagnóstico é hipoparatireoidismo, ainda que algum conteúdo de PTH seja detectado nos casos 1, 3, 4 e 5. Hipocalcemias de tais magnitudes devem estar associadas ao aumento da concentração de PTH na tentativa de elevar o teor sérico de cálcio. Concentrações de PTH abaixo do limite inferior do IR devem ser consideradas como indetectáveis (zero). Quando a concentração sérica de PTH é muito baixa, os testes podem não mensurar o verdadeiro teor de PTH. Todos os testes apresentam um limite de detecção. Se uma amostra contém muito pouco da substância a ser mensurada, com valor abaixo do nível de detecção ou da linearidade, o laboratório deve relatar "valor indetectável".

Hiperparatireoidismo primário (HPTH primário) – adenoma de paratireoide (hiperplasia, carcinoma)

O HPTH deve-se à secreção autônoma funcional do paratormônio, resultando em hipofosfatemia e hipercalcemia persistentes. Em cães, o adenoma de paratireoide responde por > 90% dos casos de HPTH; o carcinoma responde por menos de 5% e o restante é considerado hiperplasia devido à presença de um nódulo em mais de uma glândula. Estes últimos casos podem ser adenomas múltiplos, especialmente se apenas duas glândulas contiverem nódulos; raramente, em cães, nota-se aumento em três ou mais glândulas paratireoides. A diferenciação histológica e molecular de adenoma *versus* hiperplasia nem sempre é fácil. O tumor pode ser detectado por meio de ultrassonografia; é pequeno, com 4 a 10 mm de diâmetro e, na maioria das vezes, unilateral. Caso se constate grande massa neoplásica, é mais provável que seja de origem tireoidiana. Microscopicamente, verificam-se cistos de Kursteiner nas glândulas paratireoides, ou em quase todas, em mais de 75% dos cães; ocasionalmente, é possível notá-los macroscopicamente e serem confundidos com adenoma. Esses cistos são flutuantes, de cor variando de marrom-claro a cinza, e contêm líquido. O tumor de célula de paratireoide é sólido, de coloração marrom-avermelhada e não contém líquido. O prognóstico quanto à recuperação total após a remoção cirúrgica é excelente, com taxa de recidiva inferior a 10%. Espera-se hipocalcemia pós-cirúrgica porque as glândulas paratireoides adjacentes, sem neoplasia, apresentam atrofia.

A doença é muito menos comum em gatos. Nesses animais, a maioria das lesões é adenoma benigno, porém pode haver hiperplasia em todas as quatro glândulas. A maioria dos tumores é pequena, de 3 a 5 mm, mas o tamanho pode ser > 4 cm, sendo possível localizá-los por meio de ultrassonografia e, menos frequentemente, mediante palpação.

Em geral, os sinais clínicos são vagos, discretos e inespecíficos. Podem incluir fraqueza, PU/PD (50 a 80%), hematúria, estrangúria, cristalúria, urolitíase, infecção do trato urinário, letargia, inapetência e sintomas atribuíveis ao sistema nervoso. Fraqueza e PU/PD devem-se à hipercalcemia e são constatadas com regularidade em cães. Menos frequentemente, nota-se PU/PD em gatos com hipercalcemia. No entanto, vários cães e gatos são assintomáticos e inicialmente o diagnóstico é considerado quando se constatam hipercalcemia e hipofosfatemia no perfil bioquímico de rotina realizado por ocasião do exame clínico de rotina anual. Sintomas como letargia podem ser de desenvolvimento tão gradativo e discreto que ou o proprietário não os detecta ou os atribui ao envelhecimento.

A maioria dos cães, 75%, não apresenta anormalidades ao exame físico. A doença é diagnosticada em cães mais velhos, em média com de 11 anos, e não há predileção por sexo ou raça. Também acomete gatos. Em cães da raça Keeshond é uma doença hereditária, com característica autossômica dominante; há disponibilidade de teste genético. Há relato de uma forma hereditária em filhotes de cães da raça Pastor-alemão. Na maioria dos casos não há lesão óssea detectável no exame clínico ou no exame radiográfico. Se houver aumento de mandíbula ou maxila, haverá osteólise e neoformação óssea e o diagnóstico mais provável é de HPTH secundário. Há relato de cálculo urinário, cristalúria e hematúria em cerca de 30% dos pacientes acometidos. Caso os cristais ou cálculos urinários sejam identificados como sendo de oxalato de cálcio ou de fosfato de cálcio, considere o diagnóstico de HPTH primário ou de hipercalcemia idiopática.

As anormalidades laboratoriais são razoavelmente características. O teor sérico de cálcio total encontra-se aumentado em todos os cães com HPTH primário. A concentração sérica de fósforo encontra-se diminuída em 90% dos cães e isso é esperado devido à inibição da reabsorção de fósforo pelo PTH nos rins. Há apenas dois diagnósticos diferenciais para cães ou gatos com hipercalcemia e hipofosfatemia, ou seja, HPTH primário e HCM (Tabela 34.2). Há várias causas de hipercalcemia e a concentração sérica de fósforo em geral se encontra aumentada ou no IR em outras causas. As concentrações séricas de cálcio e de fósforo sempre devem ser comparadas e não interpretadas individualmente. Equinos com insuficiência renal podem apresentar hipercalcemia e hipofosfatemia, mas os cães e gatos com insuficiência renal induzida por hipercalcemia apresentam hiperfosfatemia concomitante. Espera-se notar hipofosfatemia em mais de 90% dos pacientes com HPTH primário; no entanto, se o animal desenvolve azotemia, o teor sérico de fósforo pode situar-se no IR devido a reduzida filtração glomerular e retenção de fósforo. Lesão renal hipercalcêmica e hiperfosfatemia são muito mais prováveis na HCM do que no HPTH primário.

A hipercalcemia é estável e de grau variável. A maioria dos cães acometidos situa-se na faixa de 12 a 16 mg/dℓ, porém, em alguns, o teor de cálcio excede os 18 mg/dℓ e, raramente, supera 20 mg/dℓ. Entre todos os diagnósticos diferenciais para hipercalcemia, é no HPTH primário e na HCM que se notam as maiores concentrações séricas de cálcio. Nota-se aumento das concentrações de cálcio total e de cálcio ionizado, que se deve à reabsorção óssea estimulada pelo PTH, à reabsorção renal de cálcio e, indiretamente, à absorção intestinal de cálcio estimulada pelo calcitriol. O teor sérico de cálcio total encontra-se

Tabela 34.2 Diagnósticos diferenciais para hipercalcemia.	
↑ Ca e N ou ↑ P	**↑ Ca ↓ P**
Hipercalcemia de malignidade	Hipercalcemia de malignidade
Hiperparatireoidismo primário	Hiperparatireoidismo primário
Idiopático – gatos	Insuficiência renal – somente equinos
Hipoadrenocorticismo	
Insuficiência renal – crônica mais comum do que aguda	
Aguda – intoxicação por uva e groselheira	
Intoxicação por vitamina D – rodenticidas, plantas, iatrogênica	
Doenças granulomatosas – blastomicose, outros fungos, PIF, esquistossomose, micobacteriose, toxoplasmose	
Iatrogênica – suplementos de cálcio	
Jovem, crescimento rápido, especialmente cães de raças grandes e equinos	
Intoxicação por xilitol – a hipoglicemia concomitante pode ser grave	
Hipertireoidismo – incomum em cães *versus* diminuição de cálcio em gatos	
Hipotermia – rara, pode não ser causa e efeito	
Resultado falso – lipemia, hemólise, tipo de heparina, metodologia utilizada	
Acidose – aumento de cálcio ionizado	
Lesões osteolíticas – suspeitas; casos de osteodistrofia hipertrófica provavelmente se devem à idade jovem dos cães	
Metástase óssea – provavelmente humoral e não apenas osteólise do tumor local	

Com exceção do hiperparatireoidismo primário, as doenças listadas acima da linha contínua são comuns e aquelas listadas abaixo da linha são fisiológicas, falsas ou a hipercalcemia pode não ser provocada pela doença listada.
PIF = peritonite infecciosa felina.

aumentado em 100% dos cães com HPTH primário; já o cálcio ionizado estará aumentado em 90 a 95% deles. Se o HPTH primário for um diagnóstico diferencial, mas a concentração de cálcio ionizado situar-se no IR, mensure o teor sérico de cálcio total.

Apesar da hipercalcemia marcante, menos de 5% dos pacientes com HPTH primário apresentam azotemia. Esses pacientes raramente desenvolvem mineralização de tecido mole em razão da hipofosfatemia concomitante. O produto Ca × P tipicamente é menor que 70. O conceito de que a hipercalcemia é uma emergência clínica provavelmente deve ser modificado com base no produto Ca × P, pois em cães, gatos e seres humanos com HPTH primário é típico o quadro de hipercalcemia crônica com sintomas discretos ou ausentes. Em cães com HCM, lesões renais e azotemia são observadas com mais regularidade.

Pacientes com HPTH primário frequentemente apresentam urina diluída e PU/PD em decorrência do efeito inibidor do cálcio no hormônio antidiurético (ADH). Em 95% dos casos, a densidade urinária é inferior a 1,020 e a média da densidade urinária situa-se em 1,012. A cristalúria, com cristais de oxalato de cálcio, é uma indicação diagnóstica de hipercalcemia. Cerca de um terço dos pacientes apresenta urolitíase e número semelhante de animais apresenta infecção do trato urinário. Os cálculos em geral são compostos de oxalato de cálcio ou de fosfato de cálcio. Cerca de 20% dos casos requerem remoção cirúrgica dos cálculos.

A abordagem diagnóstica envolve a realização de testes de triagem e de testes confirmatórios. Para fins de testes de triagem, recomenda-se repetir as mensurações dos teores séricos de cálcio e fósforo, de modo a assegurar que haja hipercalcemia e

hipofosfatemia. Caso persistam esses achados, há apenas dois diagnósticos, ou seja, HPTH primário (relativamente raro) e HCM (relativamente comum). O modo mais fácil de distinguir essas duas enfermidades é detectar o tumor em cães com HCM. Linfoma é a neoplasia mais comum e adenocarcinoma de saco anal é a segunda mais provável, embora qualquer tumor possa induzir essa síndrome. Em gatos, em geral, a principal neoplasia maligna é um carcinoma, seguido de linfoma, mieloma e outros tumores. No entanto, a síndrome HCM é incomum em gatos. Quando não for possível localizar um tumor extraparatireoidiano, realize testes confirmatórios, como as mensurações de PTH, PTHrp e cálcio, e/ou realize uma ultrassonografia de pescoço para investigar a presença de tumor de paratireoide. Os teores de PTH, PTHrp e cálcio devem ser mensurados na mesma amostra ou em amostra coletada concomitantemente. É importante mensurar PTH e PTHrp e comparar seus resultados, uma vez que pode haver sobreposição dos valores desses hormônios em cães com HPTH primário e HCM.

Resultados esperados

Ca	P	PTH	PTHrp	Diagnóstico
Aum	Dim	IR a Aum	Dim	HPTH primário
Aum	IR	IR	Dim	HPTH primário
Aum	Dim ou IR	Dim ou IR	Aum	HCM
IR	Aum	Aum	–	HPTH secundário
Aum	Aum	Dim	Dim	Intoxicação por vitamina D

Ver discussão sobre hipercalcemia a respeito dos resultados constatados em doença granulomatosa, doença de Addison etc.

Aum = aumentado; Dim = diminuído; IR = intervalo de referência; HPTH = hiperparatireoidismo; HCM = hipercalcemia de malignidade.

Se houver aumento dos teores séricos de PTH e de cálcio e o paciente não apresentar azotemia, o diagnóstico é fácil: HPTH primário. No entanto, o aumento de PTH é constatado em apenas cerca de 30% dos cães; ademais, a maioria dos cães (75%) com HPTH primário apresenta concentração de PTH no IR: média = 11,3 pmol/ℓ; IR = 2,0 a 13,0; em 210 cães. Na verdade, em 45% dos casos nota-se concentração sérica de PTH na faixa inferior ou média do IR, 2,3 a 7,9 pmol/ℓ. O aumento de PTH é mais característico em pacientes humanos com HPTH primário, provavelmente devido à melhor reação cruzada dos anticorpos utilizados para a mensuração de PTH. O aumento da concentração de PTH é uma exceção em cães, mas, caso se detecte PTH em um animal que apresenta hipercalcemia, sem azotemia, essa combinação é inapropriadamente anormal porque o PTH deve estar diminuído ou indetectável em resposta à hipercalcemia induzida por estímulo extraparatireoidiano. Se o PTH situar-se no IR, considera-se que esteja inapropriadamente elevado em virtude da hipercalcemia e, portanto, o diagnóstico é HPTH primário. Ele indica que a glândula paratireoide está secretando PTH em um momento no qual a secreção deveria estar suprimida. É fundamental a mensuração concomitante de PTHrp, pois vários cães com HCM apresentam PTH detectável. Mensure PTH, PTHrp e cálcio, como um miniperfil, e compare os resultados entre si para melhor interpretação. Não se recomenda a mensuração de PTH ou de PTHrp quando o paciente apresentar azotemia, pois o PTH é degradado e excretado no sistema urinário e pode estar aumentado devido à excreção retardada. Em cães com insuficiência renal crônica, o aumento de PTH pode ser marcante, > 10.000 pg/dℓ, especialmente quando se empregam testes que mensuram o carboxiterminal do PTH; porém, mesmo os testes que mensuram a região mediana e o aminoterminal revelam aumento de PTH e confundem a interpretação. Esse aumento marcante deve-se ao HPTH secundário concomitante e à menor excreção de PTH.

Gatos com HPTH primário em geral apresentam concentração de PTH no IR, que é inapropriada frente à hipercalcemia. Consulte o laboratório de referência quanto à validação do teste para gatos, bem como o IR, que em geral é consideravelmente menor do que o de cães, 0 a 4,6 pmol/ℓ; PTHrp < 1,5 pmol/ℓ. Os testes para mensurações de PTH e de PTHrp foram validados para gatos.

HPTH primário, assim como a HCM, é raro em equinos. No entanto, pode-se utilizar PTH e PTHrp para definir um diagnóstico em equinos, mas apenas quando a hipercalcemia e a hipofosfatemia não forem decorrentes de insuficiência renal.

A ultrassonografia da região do pescoço pode esclarecer resultados de testes hormonais suspeitos e localizar o tumor. Caso se exclua a possibilidade de HCM em um cão com hipercalcemia e hipofosfatemia, a detecção ultrassonográfica de massa na região do pescoço em geral tem valor diagnóstico semelhante ou melhor que a mensuração do teor sérico de PTH. Com base nos achados positivos em exames de imagem, o tratamento pode ser iniciado antes que se obtenham os resultados dos testes hormonais. Além disso, essa técnica localiza o sítio para a cirurgia ou ablação com etanol ou pelo calor. De 130 cães com HPTH primário submetidos à ultrassonografia, 129 apresentavam um ou mais tumores na região da paratireoide.

Hiperparatireoidismo: resumo

- Hipercalcemia – 100%, hipofosfatemia – 90%
- 100%, quando se mensura o teor sérico de cálcio total; 90% quando se mensura cálcio ionizado
- Nota-se azotemia em menos de 5% dos cães acometidos.

O teor sérico de cálcio total encontra-se aumentado em 100% dos cães com HPTH primário, enquanto a concentração de cálcio ionizado se encontra aumentada em 90 a 95% dos cães. Se o HPTH primário for um diagnóstico diferencial, mensure o teor sérico de cálcio total.

Os testes laboratoriais são úteis durante e após o tratamento. Atualmente, pode-se mensurar a concentração de PTH durante a cirurgia por meio de um teste rápido que auxilia a determinar se todo o tecido neoplásico hiperfuncional da paratireoide foi extirpado. No paciente sem azotemia, a meia-vida do PTH é de apenas 5 a 10 minutos. Portanto, o teor sérico ou plasmático de PTH diminui em poucos minutos após a remoção de uma lesão de paratireoide secretora desse hormônio. As glândulas paratireoides atróficas remanescentes não secretam PTH por horas a dias, dependendo da gravidade da atrofia. Quando a concentração plasmática de PTH não diminui em poucos minutos após a paratireoidectomia, indica-se continuação da exploração cirúrgica para verificar se há tecido paratireoidiano hiperfuncional adicional. Preferencialmente, obtém-se um novo valor basal para o PTH plasmático imediatamente antes de começar a cirurgia, durante a anestesia e antes de palpar a região da tireoide-paratireoide (evita-se o pico de secreção de PTH). Após a remoção do tumor, esperam-se 5 a 10 minutos e mensura-se o valor de PTH a fim de verificar se ocorreu diminuição de > 50% no teor de PTH,

indicando remoção bem-sucedida da lesão. Enquanto se esperam 10 a 20 minutos para a disponibilização dos resultados do exame, deve-se realizar exploração do local verificando se há outros aumentos no tecido paratireoidiano. Isso é fundamental em cães da raça Keeshond e em gatos nos quais se espera aumento em mais de uma glândula paratireoide. Considera-se a extirpação bem-sucedida quando a concentração plasmática de PTH diminui > 50%. No entanto, quando se constata aumento em uma segunda glândula, enquanto se aguarda o resultado de PTH, ela deve ser extirpada mesmo se o teor de PTH estiver diminuído. Esta última condição foi constatada em 3 de 5 cães com doença de paratireoide multiglandular, indicando a necessidade de continuar a exploração cirúrgica e não confiar totalmente na alteração do teor de PTH para definir a remoção efetiva de todos os tecidos hiperativos. Não se sabe se esses tecidos teriam causado o HPTH subsequente. Caso seja necessária uma terceira amostra, espere 5 a 10 minutos depois da coleta da última amostra. Essa técnica é utilizada em nosso hospital universitário em cerca de seis casos por ano. A concentração de PTH é obtida por teste de quimiluminescência rápida (Immulite®).

Monitora-se o teor de cálcio no pós-operatório. Se o teor sérico de cálcio não retornar ao IR após a realização de paratireoidectomia, não havia um segundo tumor de paratireoide, utilizou-se excesso de vitamina D no pré-operatório ou o diagnóstico é diferente daquele de HPTH primário. Mensurações de PTH, PTHrp, cálcio e fósforo devem esclarecer essas possibilidades. Em 5 a 10% dos cães ocorre recidiva de HPTH primário, em alguns meses a 1 ano.

Hipocalcemia pós-operatória ocorre em cerca de um terço dos cães, após paratireoidectomia; em geral, é assintomática e pode se instalar imediatamente ou até 1 semana depois. Cálcio ionizado é a fração ideal para monitoramento porque pode ser mensurado rapidamente e é biologicamente ativo; todavia, também pode ser mensurado o teor de cálcio total. Em alguns pacientes, as glândulas paratireoides atróficas não podem produzir e secretar quantidade suficiente de PTH rapidamente o suficiente para prevenir hipocalcemia após a remoção de tumor de paratireoide. A hipocalcemia pode depender da gravidade e da cronicidade da hipercalcemia e, portanto, da gravidade da atrofia da glândula paratireoide. Se o grau de atrofia das glândulas paratireoides remanescentes não for tão relevante, elas começam a secretar PTH em resposta à redução do teor de cálcio, prevenindo hipocalcemia pós-operatória. Quanto maior a concentração sérica de cálcio antes da cirurgia de paratireoide, mais provável é a ocorrência de hipocalcemia pós-operatória; a duração da hipercalcemia, se conhecida, provavelmente tem valor prognóstico.

O tratamento de hipocalcemia pós-cirúrgica pode induzir hipercalcemia e retardar o retorno à normalidade do eixo Ca-PTH. A vitamina D requer vários dias para manifestar seus efeitos no teor de cálcio; se a dose oral de cálcio for aumentada durante esse período ou caso se administre vitamina D adicional, esses efeitos se sobrepõem e podem aumentar a concentração sérica de cálcio para uma faixa hipercalcêmica. O tratamento excessivo com cálcio e vitamina D é a interpretação correta da causa de hipercalcemia que ocorre na primeira semana após a cirurgia mais do que recidiva de tumor, se após a cirurgia confirmar-se a normocalcemia. O tratamento dos sintomas das doenças endócrinas pode ser mais importante do que o tratamento dos valores absolutos de hormônios ou de seus produtos finais. Quando não houver sinais clínicos atribuíveis à hipocalcemia, deve-se evitar a suplementação.

Em cães, há relato de HPTH concomitante ao hiperadrenocorticismo. Não há disponibilidade de dados individuais, mas os valores médios desses cães serão mencionados a seguir. Notou-se elevação do teor de PTH em 92% dos pacientes, com aumento de três vezes na concentração de PTH em 34% dos animais, sem diferença ou padrão compatível no teor de cálcio ionizado ou de cálcio total. A concentração sérica de fósforo foi maior do que nos pacientes do grupo controle, mas a verdadeira prevalência de hiperfosfatemia não foi informada. Os valores obtidos em cães com insuficiência renal não foram incluídos nos conjuntos de dados. Os autores concluíram que há HPTH inexplicável em cães com hiperadrenocorticismo adreno-dependente e pituitário-dependente. A mensuração de PTH em cães com hiperadrenocorticismo não alterou as decisões clínicas; ademais, ao se interpretar o aumento da concentração de PTH em cães, deve-se considerar a condição funcional da glândula adrenal.

Anormalidades do metabolismo de cálcio e fósforo

Há várias doenças que prejudicam o metabolismo de cálcio até um grau que não pode ser controlado pela regulação funcional da glândula paratireoide. Essas doenças resultam em hipocalcemia ou hipercalcemia, ocasionalmente identificada pelos sinais clínicos, porém mais frequentemente detectada com base nos resultados dos testes bioquímicos de rotina.

Hipocalcemia

Hipocalcemia – diagnóstico diferencial, resumo

As causas de hipocalcemia, muito mais comuns do que hipoparatireoidismo primário, incluem hipoalbuminemia, hipoproteinemia, doença renal, intoxicação por etilenoglicol, pancreatite e eclâmpsia/"febre do leite". É fácil estabelecer a maioria desses diagnósticos diferenciais sem o conhecimento do teor sérico de cálcio. Raramente a concentração sérica de cálcio é mensurada para o diagnóstico de tetania da lactação e, em geral, após o tratamento, como teste de confirmação. Na Tabela 34.3 há uma lista completa de diagnósticos diferenciais. A lista de diagnósticos diferenciais para hipocalcemia é muito menor quando há hiperfosfatemia. O diagnóstico da maioria dos casos de hipocalcemia é fácil. Algumas situações são diagnosticadas com base na resenha e nos sinais clínicos, sem mensuração do teor sérico de cálcio ou de outros elementos: tetania da lactação em todas as espécies, equinos de enduro e tetania da pastagem. Se um animal de companhia fez cirurgia de pescoço e não apresentava hipocalcemia antes desse procedimento, mas sim após a cirurgia, então a causa é um traumatismo de glândula paratireoide.

Se a resenha e o histórico não tiverem valor diagnóstico e o perfil bioquímico revelar hipocalcemia, mensure os teores de albumina e de NU (ou de creatinina). Caso se constate diminuição da concentração de albumina, aplique a fórmula de correção. Se o paciente apresentar azotemia, essa é a explicação mais provável para a hipocalcemia. Caso o teor sérico de cálcio seja < 7 mg/dℓ e o paciente apresente insuficiência renal aguda, faz-se um teste para intoxicação por etilenoglicol. Se esses exames não confirmarem a causa de hipocalcemia, mensure a concentração de lipase para confirmar ou excluir pancreatite. A única doença hipocalcêmica que requer a mensuração do teor sérico de PTH para sua confirmação é o hipoparatireoidismo primário.

Tabela 34.3 Diagnósticos diferenciais para hipocalcemia.

Ca diminuído; P variável	Ca diminuído; P aumentado
Hipoalbuminemia de causa intestinal, hepática, renal	Azotemia: pré-renal, renal ou pós-renal
	Hipoparatireoidismo: discreto aumento de P
Insuficiência renal: qualquer causa	Hiperparatireoidismo secundário renal ou nutricional
Etilenoglicol: diminuição grave de Ca	
Pancreatite; cetoacidose diabética	Enema com fosfato: aumento marcante de P
Lactação: eclâmpsia, febre do leite Doença grave/sepse	Síndrome da lise tumoral

Hipomagnesemia – cães; bovinos – tetania da pastagem; equinos – cantárida (besouro *blister*)

Intoxicação por cantaradina – equino; cantárida (besouro *blister*)

Tireoidectomia – lesão e/ou remoção de glândulas paratireoides

Hipertireoidismo – diminuição de Ca ionizado; mecanismo desconhecido

Atrofia de paratireoide secundária à hipercalcemia

Hiperparatireoidismo nutricional – desequilíbrio Ca:P na dieta

Plantas ricas em oxalato

Participação em enduro – equinos

Miopatias – de esforço, hipertermia

Pacientes doentes – todas as espécies; doença grave, sepse, doenças inespecíficas

Obstrução do trato urinário – azotemia

Hipocalcemia pré-parto – gatos; hipocalcemia grave

Hipovitaminose D – raquitismo; doença GI, deficiência pancreática exócrina

Hiperadrenocorticismo – raro; mecanismo desconhecido

Alcalose metabólica

Síndrome da lise tumoral

Traumatismo de tecido mole

Cicatrização de fraturas de ossos longos – discreto; primeiros 20 dias de formação do calo ósseo

Carcinoma de célula C da tireoide medular – raro

Pseudo-hipoparatireoidismo – não relatado em animais

Quelação
    EDTA, oxalato – se *in vitro* = cálcio zero
    Citrato – anticoagulante utilizado em transfusão sanguínea

Iatrogênico: anticonvulsivantes, diurético furosemida, soluções IV de fosfato; soluções IV livres de cálcio; transfusões que utilizam citrato como anticoagulante; infusões com excesso de bicarbonato; infusão de *bolus* de tetraciclina

As doenças listadas acima da linha são comuns e são responsáveis pela maioria dos casos de hipocalcemia. Sempre que há aumento do teor de fósforo há risco potencial de diminuição de cálcio.

A exclusão de outras causas de hipocalcemia em geral confirma esse diagnóstico; ele pode ser confirmado pela mensuração do teor de PTH, o qual deve ser indetectável ou muito baixo e, portanto, inapropriado para o grau de hipocalcemia. A dosagem de cálcio ionizado é útil em pacientes gravemente enfermos, independentemente da doença primária ou da concentração de cálcio total.

Com frequência há relato de falsa hipocalcemia devido ao uso de anticoagulantes, como EDTA e oxalato de cálcio, que se liga ao cálcio. Embora isso seja possível, a concentração sérica de cálcio em geral é "zero". Nada mais ocasiona isso e, portanto, não há dúvida quanto ao diagnóstico. No caso de dúvida, repita a mensuração e tenha certeza de que a amostra utilizada é de soro sanguíneo. A finalidade do uso de anticoagulantes, como EDTA (tubo com tampa roxa) e oxalato (tubo de tampa preta), é causar a quelação do cálcio de modo a evitar a coagulação do sangue.

Anormalidades acompanhadas de hipocalcemia

A seguir há uma discussão mais aprofundada de várias causas de hipocalcemia.

Hipoalbuminemia

Essa é, amplamente, a causa mais comum de hipocalcemia em todas as espécies. Como a hipoalbuminemia está associada à diminuição na fração de cálcio ligado à proteína, não há sinais clínicos associados a essa hipocalcemia. Faça o "ajuste" da concentração sérica de cálcio total em função da hipoalbuminemia; se o teor de cálcio ajustado situar-se no IR, não é necessário pesquisar outras causas de hipocalcemia. Há um limite para essa relação e, se o teor sérico de cálcio for < 6,5 mg/dℓ em um animal com hipoalbuminemia, poderá haver uma segunda causa de hipocalcemia e recomenda-se a mensuração de cálcio ionizado. Quando se deseja o valor de cálcio ionizado, ele deve ser mensurado, pois as fórmulas de correção não indicam o teor de cálcio ionizado, elas simplesmente propiciam uma estimativa de quanto é a diminuição da concentração de cálcio total devido à hipoalbuminemia. O teor real de cálcio do paciente, cálcio ionizado ou cálcio total, é o valor mensurado. O cálcio ajustado não é um valor real; ele simplesmente auxilia o veterinário a definir se a diminuição do teor sérico de cálcio total se deve à hipoalbuminemia. A partir daí, os esforços diagnósticos são direcionados à pesquisa da causa de hipoalbuminemia. A fórmula de ajuste para proteína total também pode ser utilizada, mas não é necessária; utilize apenas a de albumina. Se a concentração sérica de albumina encontrar-se normal ou aumentada, não faça qualquer correção e pesquise a causa de hipocalcemia: essa alteração não se deve à anormalidade no teor de proteína. Se a doença GI for a causa de hipocalcemia, pode haver o envolvimento de vários fatores, como hipoalbuminemia, má absorção, hipomagnesemia e/ou anormalidades de absorção e do metabolismo de vitamina D. De modo semelhante, se houver atrofia pancreática ou pancreatite, pode haver diversos mecanismos atuando em conjunto para ocasionar hipocalcemia: má digestão, má absorção, hipomagnesemia, diminuição de vitamina D e hipoalbuminemia.

Doença renal

É a segunda causa mais comum de hipocalcemia. A insuficiência renal pode estar associada a hipercalcemia, normocalcemia ou hipocalcemia. A maioria dos animais com insuficiência renal apresenta normocalcemia. A maioria dos casos segue o mesmo padrão para cálcio total e cálcio ionizado, mas há exemplos em que há discordância nas concentrações de cálcio total e cálcio ionizado. O estágio da insuficiência renal é importante para predizer o teor de cálcio sérico. Na insuficiência renal compensada (inicial ou discreta), a concentração sérica de cálcio total ou de cálcio ionizado em geral se situa no IR. No entanto, à medida que a insuficiência renal avança para estágios descompensados

e, por fim, insuficiência renal terminal, espera-se hipocalcemia, exceto em alguns equinos, nos quais é possível notar hipercalcemia.

O diagnóstico de insuficiência renal é óbvio quando há hiperfosfatemia concomitante (frequentemente marcante), azotemia e urina que não foi concentrada, em especial se isostenúrica. Na insuficiência renal crônica, notam-se hiperplasia e hipertrofia evidentes da glândula paratireoide, acompanhadas de aumento expressivo na concentração sérica de PTH. Isso é resultado da resposta da paratireoide à diminuição do teor sérico de cálcio, que ainda pode se situar no IR, bem como à redução da excreção renal de PTH devido à insuficiência renal. Inicialmente ocorre diminuição do teor de cálcio, o que induz hipertrofia e hiperplasia da paratireoide e secreção de PTH na tentativa de compensar a perda de cálcio na urina e aumentar a concentração sérica de cálcio. No estágio terminal da insuficiência renal, notam-se lesões ósseas microscópicas e radiográficas (osteólise osteoclástica), porém um pequeno número de animais com insuficiência renal crônica apresenta lesões ósseas graves o suficiente para ocasionar doença clinicamente detectável (osteodistrofia fibrosa = "cabeça grande" ou mandíbula de borracha). As lesões ósseas são mais comuns em cães do que em gatos, equinos ou ruminantes. Os locais em que mais se detectam essas alterações ósseas nas radiografias são os dentes, os ossos da calvária e os ossos chatos, os quais, em adultos, são metabolicamente mais ativos do que os ossos longos. Os casos de "mandíbula borracha" ou de osteodistrofia fibrosa acometem todas as espécies, mas apenas quando há insuficiência renal crônica, e não na insuficiência aguda.

Na insuficiência renal, a hipocalcemia se deve: (1) à menor reabsorção de cálcio nos túbulos renais em razão da perda de células tubulares; (2) à diminuição da concentração de vitamina D devido à destruição de células renais que produzem essa vitamina; (3) ao aumento da concentração de fósforo que, reciprocamente, reduz o teor de cálcio; (4) à deposição de Ca e P no tecido mole (mineralização); (5) à hipoalbuminemia, se presente; e (6), se a causa de insuficiência renal for a intoxicação por etilenoglicol, o cálcio ficará "complexado" com o oxalato. A insuficiência renal induzida por hipocalcemia é acompanhada de hiperfosfatemia de moderada (9 mg/dℓ) a marcante (> 15 mg/dℓ). Quando o produto Ca × P for superior a 70, há a possibilidade de mineralização de tecido mole; quando maior que 100, indica que está ocorrendo mineralização, mesmo quando há hipocalcemia. Fósforo e vitamina D são os principais fatores precipitantes de mineralização e são mais importantes para a mineralização do que o cálcio. A mineralização é exacerbada por insuficiência renal devido a vasculite induzida por uremia e lesão tecidual (mineralização distrófica).

Há, a seguir, exemplos do produto CaT × P em cães com insuficiência renal e azotemia:

Caso	Ca total	P	Ca × P
1	8	10	80
2	7	15	105
3	9	18	162
4	7,4	16,6	123
Intervalo de referência	9 a 11 mg/dℓ	3 a 5 mg/dℓ	

Em todos esses exemplos ocorre a mineralização de tecido mole, ainda que o teor sérico de cálcio esteja diminuído ou no IR. Não há estudos que predigam a mineralização de tecido mole com base no produto Ca ionizado × P.

Embora seja fácil explicar a hipocalcemia associada à insuficiência renal, na maioria dos casos de insuficiência renal nota-se normocalcemia e em alguns há hipercalcemia. Isso é verdadeiro quando o conteúdo de cálcio se baseia na mensuração de cálcio total ou de cálcio ionizado. Dá-se ênfase nos exemplos em que há aumento do teor sérico de cálcio total enquanto o teor de cálcio ionizado é normal ou diminuído em cães e gatos com insuficiência renal. A concentração de cálcio ionizado também pode aumentar na insuficiência renal e, caso se utilize o teor de cálcio ionizado para classificar a hipercalcemia em cães, a insuficiência renal é considerada a segunda causa mais importante. Em geral, o diagnóstico de insuficiência renal é direto. Clinicamente, mais importante do que o teor sérico de cálcio é saber a causa da insuficiência renal e qual é o produto Ca × P. Entretanto, em cães com insuficiência renal, cuja concentração sérica de cálcio total é < 8,6 mg/dℓ, o prognóstico é mais desfavorável quanto à sobrevivência e à alta hospitalar em comparação com cães cujos teores séricos de cálcio são mais elevados. Isso provavelmente reflete a gravidade da insuficiência renal e a magnitude da hiperfosfatemia associada.

Também na azotemia pré-renal e pós-renal nota-se hipocalcemia, provavelmente secundária ao aumento da concentração sérica de fósforo. Se, a qualquer momento, notar-se elevação do teor sérico de fósforo, há risco de hipocalcemia devido ao equilíbrio fisiológico da homeostase de fósforo e cálcio, de mineralização de tecido mole, de aumento da excreção renal do ânion fósforo e, portanto, do cátion cálcio, e inibição da síntese hepática de vitamina D.

Gatos machos com obstrução urinária apresentam hiperfosfatemia, hiperpotassemia e azotemia associada à hipocalcemia. A diminuição do teor de cálcio ionizado pode ser desproporcionalmente maior do que a redução da concentração de cálcio total. Por exemplo, em gatos com obstrução mais grave nota-se menor teor de cálcio ionizado em comparação com a concentração de cálcio total. Tipicamente, não se constata tetania, mesmo quando o cálcio ionizado estiver tão baixo quanto 1,10 mEq/ℓ ou o teor de cálcio total for inferior a 5 mg/dℓ. A fluidoterapia que rapidamente corrige a acidose, reduzindo a fração ionizada, pode precipitar a tetania.

Hiperparatireoidismo secundário

Essa é uma resposta crônica da paratireoide secundária a uma das duas anormalidades do metabolismo de cálcio e fósforo. No HPTH secundário, uma doença renal ou um desequilíbrio de cálcio e fósforo na dieta ocasiona hipocalcemia e hiperfosfatemia absolutas ou relativas. Notam-se hipertrofia e hiperplasia de todas as glândulas paratireoides como resposta secundária à hipocalcemia provocada pela doença primária. O teor sérico de cálcio não precisa diminuir abaixo do IR para ocasionar essa síndrome. A diminuição da concentração sérica de cálcio é detectada pelos CaSR, que estimulam as respostas celulares e secretoras da paratireoide na tentativa de aumentar o teor sérico de cálcio por meio de mecanismos usuais nos ossos, no intestino e nos rins. Até que se corrija a anormalidade nutricional ou renal primária, esses eventos cíclicos continuam e, por fim, ocasionam doença clínica. Ambos, o HPTH secundário nutricional e o secundário renal, provocam lesões ósseas que variam desde osteólise discreta, apenas detectada

em imagens radiográficas, até fraturas de ossos ou aumento ósseo decorrente da deposição excessiva de tecido fibroso.

Exemplos de valores esperados para cálcio e fósforo são apresentados a seguir.

Soro	Ca	P	PTH
Hiperparatireoidismo primário	↑	↓	↑ ou N
Hiperparatireoidismo secundário	↓ N	↑	↑
Renal	↓ N	↑↑↑	↑↑↑
Nutricional	N ↓	↑	↑↑↑

N = valor normal, no intervalo de referência.

Em geral, é fácil diagnosticar HPTH secundário renal. Está associado a hipocalcemia, hiperfosfatemia e doença renal crônica grave com marcante azotemia, incapacidade de concentrar a urina e anemia não regenerativa. Mensurações de cálcio ionizado e/ou dosagens repetidas de cálcio total e de cálcio ionizado podem detectar o valor mínimo da hipocalcemia, mas são possíveis amplas oscilações quando o cálcio é mensurado frequentemente. É mais provável que os animais mais jovens desenvolvam anormalidades ósseas associadas a "ossos de borracha", flexíveis e moles, que ocasionam claudicação, encurvamento de membros, deformidades e tumefações da face de discretas a marcantes. O aumento do tamanho dos ossos deve-se à excessiva deposição de tecido fibroso em resposta a reabsorção óssea e provável fibroplasia induzida por citocina. Caso se obtenha radiografia, especialmente da cabeça, pode-se constatar grave perda óssea ao redor dos dentes e na calvária. As lesões ósseas radiograficamente detectáveis raramente são vistas no HPTH primário ou na HCM, embora em ambas as doenças seja notada, microscopicamente, osteólise. O problema clínico mais importante é a insuficiência renal, sempre crônica e em geral grave.

HPTH secundário nutricional é uma doença de carnívoros, de animais exóticos (iguanas etc.) e de equinos. Os ruminantes provavelmente apresentam osteoporose ou raquitismo (deficiência de vitamina D ou de fósforo). Na maioria dos casos, a concentração sérica de cálcio situa-se no IR e há hiperfosfatemia de discreta a moderada. Está associada a dietas que apresentam deficiência de cálcio ou excesso de fósforo ou que apresentam desequilíbrio cálcio:fósforo, como uma razão cálcio:fósforo na dieta não maior do que 2:1. Dietas associadas a essa doença incluem todas aquelas à base de carne para carnívoros, e aquelas com excesso de grãos (alto teor de fósforo, baixo teor de cálcio) para equinos, e dietas com alto conteúdo de nozes para répteis (alto teor de fósforo, baixo teor de cálcio). Equinos e répteis necessitam de menos grãos/nozes e de maior quantidade de forrageira, legumes ou vegetais folhosos verdes para o equilíbrio da razão Ca:P na dieta. Também a doença pode ser observada em herbívoros mantidos em pastagens que contenham alto teor de oxalatos, os quais quelam o cálcio e reduzem seu conteúdo. A baixa ingestão de cálcio na dieta e/ou a redução recíproca de cálcio pela ingestão de dieta rica em fósforo reduz a concentração sérica de cálcio, resultando em produção e liberação de PTH e em hipertrofia e hiperplasia da paratireoide. Para estimular esses eventos, há necessidade de discreta alteração do teor sérico de cálcio ionizado, de apenas 0,1 mmol/ℓ, ou de alteração de cálcio total em 0,25 a 0,5 mg/dℓ. Para estimular a produção e a liberação de PTH não é necessária a redução da concentração sérica de cálcio abaixo do IR; por exemplo, a diminuição do teor sérico de cálcio de 9,7 mg/dℓ para 9,2 mg/dℓ e a redução de 0,5 mg/dℓ no teor sérico de cálcio estimulam a produção e a secreção de PTH. A concentração de cálcio ionizado é o estímulo biologicamente ativo, que diminui na medida em que o teor sérico de cálcio total diminui. A liberação de PTH estimula o mecanismo responsável pela normalização da concentração sérica de cálcio por meio de maiores absorção e reabsorção de cálcio. No HPTH nutricional, essa liberação de PTH continua até que se corrija o desequilíbrio dietético. Portanto, quando o teor sérico de cálcio é mensurado para fins diagnósticos, o resultado é em geral "normal", porém no limite inferior do IR. Por outro lado, o fósforo não é controlado, como o é o cálcio. O conteúdo de fósforo na dieta pode ser alto e esse mineral também pode ser liberado pelos ossos; portanto, o teor sérico de fósforo em geral está aumentado e essa é a chave do diagnóstico. Desse modo, sempre mensure as concentrações séricas de Ca e P simultaneamente. O aumento de PTH estimula a excreção renal compensatória do P em excesso. Esse mecanismo compensatório em geral não é suficiente para impedir a hiperfosfatemia, mas pode ser considerado útil na definição do diagnóstico da anormalidade mediante a mensuração da excreção fracionada de fósforo, um indicador indireto da atividade de PTH.

Em geral, a excreção fracionada de eletrólitos, a mensuração de PTH e a avaliação da dieta por meio das dosagens de cálcio e fósforo no alimento são os melhores testes de triagem e confirmação do diagnóstico de HPTH secundário nutricional.

Excreção fracionada (Exc Fr) de eletrólitos:

$$\frac{\text{Creatinina sérica}}{\text{Creatinina urinária}} \times \frac{\text{Eletrólito urinário}}{\text{Eletrólito sérico}} \times 100$$

A chave para o diagnóstico de HPTH secundário nutricional é a constatação de elevação do teor sérico de PTH, que resulta em aumento da excreção fracionada (Exc Fr) de fósforo.

As análises da dieta devem indicar desequilíbrio na razão cálcio:fósforo, com aumento de fósforo ou diminuição de cálcio. Com frequência, o histórico sobre a dieta é útil para a definição do diagnóstico. Conforme mencionado anteriormente, o diagnóstico de HPTH secundário renal é fácil em razão da azotemia crônica. Excreção fracionada de Na > 1% indica prejuízo à função renal. A excreção fracionada de cálcio ou de fósforo não é indicada quando há azotemia.

Intoxicação por etilenoglicol

Essa intoxicação pode resultar em hipocalcemia marcante, < 7,0 mg/dℓ, em razão dos mecanismos associados à insuficiência renal. A hipocalcemia grave deve-se à quelação do cálcio por oxalato. No entanto, esses cães e gatos raramente manifestam tetania, provavelmente porque apresentam acidose grave e uremia. Preferencialmente, a acidose desloca o cálcio para compartimentos ionizados e, portanto, aumenta a disponibilidade de cálcio "biologicamente ativo" e, assim, impede a ocorrência de tetania. Quando a acidose é rapidamente corrigida, é possível que o cálcio saia do compartimento ionizado e ocasione tetania, especialmente se o cálcio não tiver sido adicionado aos líquidos de uso IV. O diagnóstico de intoxicação por etilenoglicol é descrito no Capítulo 24.

Pancreatite

Está associada a hipocalcemia discreta, frequentemente ao redor de 8 mg/dℓ de cálcio. Todos os problemas clínicos são atribuíveis à pancreatite e não à hipocalcemia. O mecanismo de ocorrência de baixo teor sérico de cálcio é desconhecido; pesquisas que avaliaram o teor de cálcio ionizado, a concentração de PTH e a precipitação de cálcio em locais de necrose gordurosa não estabeleceram uma patogênese definitiva. A correção da pancreatite resulta em normalização da concentração sérica de cálcio. Em geral, o diagnóstico é fácil porque a hipocalcemia está associada a histórico, sinais clínicos e outras anormalidades laboratoriais compatíveis com pancreatite. Se houver hiperfosfatemia, ela será decorrência de azotemia pré-renal simultânea. Também se nota diminuição do teor de cálcio ionizado. Ademais, verifica-se hipocalcemia ionizada em cerca da metade dos cães com cetoacidose diabética associada a maior risco de morte do paciente.

Tetania da lactação

Essa é a causa mais comum de hipocalcemia associada a sinais clínicos.

Eclâmpsia, ou tetania do parto, é mais comumente verificada em cadelas. A hipocalcemia associada à eclâmpsia não é um mistério diagnóstico; a paciente em geral é uma cadela próxima ao pico da lactação, cerca de 3 semanas após a parição. É mais comum em raças de cães menores e menos frequente em cães de raças maiores, em gatos, em ovelhas e em equinos. Com frequência, a hipocalcemia é grave, < 6,0 mg/dℓ; é uma das poucas anormalidades hipocalcêmicas associadas à tetania. Quando a doença não é tratada, a tetania progride para paresia. Quando se examinam as pupilas, elas frequentemente se apresentam dilatadas e respondem lentamente ao estímulo luminoso. Outros sintomas incluem taquicardia, febre, salivação, agitação e espasmos musculares que podem evoluir para convulsões. Em geral, o tratamento é iniciado antes que sejam disponibilizados os resultados dos exames de cálcio sérico. A mensuração do teor de cálcio ionizado é ideal para a rápida confirmação do diagnóstico e para o monitoramento do tratamento. Em geral, o tratamento sintomático da hipocalcemia, juntamente com redução da lactação e/ou suplementação de cálcio e vitamina D às cadelas, corrige o problema.

Há relato de hipocalcemia no pré-parto em gatas. Essa condição parece rara. A hipocalcemia pode ser grave, com teor de cálcio total < 5,0 mg/dℓ; à semelhança do que acontece com vacas que manifestam febre do leite, as gatas tendem a apresentar hipotermia. As ovelhas também podem desenvolver os sintomas antes do parto, em geral no último mês de gestação. Isso pode ser parte da síndrome de toxemia da prenhez de ovelhas e está associada ao estresse e à baixa ingestão de alimentos.

"Febre do leite" é o nome comum da hipocalcemia da lactação em vacas. O diagnóstico clínico é fácil. Ocorre em vacas, 1 a 4 dias após a parição. Raças da Ilha do Canal da Mancha são suscetíveis (Jersey ou Guernsey, mas pode ser verificada em qualquer raça). É muito menos frequente em vacas de corte. A vaca acometida apresenta-se em decúbito, com a cabeça e o pescoço virados em direção ao flanco e com bradicardia e possível arritmia. Febre é uma designação errônea, pois as vacas acometidas apresentam temperatura normal ou subnormal. Raramente é mensurado o teor sérico de cálcio e inicia-se o tratamento com base na manifestação clínica clássica dessa enfermidade. Quando se faz a mensuração dos teores de cálcio total e de cálcio ionizado, nota-se que se encontram muito diminuídos; a concentração sérica de fósforo está discretamente diminuída e as de magnésio e de glicose encontram-se aumentadas. O teor sérico de cálcio total pode ser < 4,0 mg/dℓ e o de cálcio ionizado < 2,0 mEq/ℓ (< 1 mmol/ℓ). A concentração de cálcio, relativamente elevada durante o período seco (sem lactação), resulta na supressão da glândula da paratireoide que, por sua vez, diminui o *pool* osteoclástico. Durante o parto, e imediatamente após, há uma combinação de eventos que resultam nessa síndrome. Eles incluem anorexia, pico de estrógeno e aumento da produção e secreção de leite. Como consequência, o teor sérico de cálcio diminui bruscamente. A glândula paratireoide detecta a diminuição do teor sérico de cálcio e secreta quantidade adequada de PTH. No entanto, o *pool* de osteoclastos nos ossos é tão suprimido que essas células não conseguem responder ao estímulo do PTH de modo rápido o bastante para mobilizar quantidade de cálcio suficiente para impedir a paresia. O cálcio continua a ser transferido ao leite e há influxo inadequado de Ca oriundo de ossos, rins e intestino e, desse modo, a hipocalcemia progride até ao ponto em que a vaca apresenta colapso com paresia. Caso, nesse momento, seja determinado o teor sérico de cálcio total ou de cálcio ionizado, ele se apresentará muito diminuído. No entanto, se mensurado várias horas após um tratamento efetivo, a concentração sérica de cálcio total ou de cálcio ionizado frequentemente se situa no valor pré-tratamento, sem sinais de paresia. Há mais anormalidades relacionadas com essa doença do que simplesmente a referente à concentração sérica de cálcio total ou de cálcio ionizado e ao equilíbrio ácido-básico. É comum a ocorrência de hiperglicemia, que se deve ao estresse e à diminuição do teor de insulina devido à hipocalcemia.

Cálcio ionizado e cálcio complexado, mas não aquele ligado à albumina, passam livremente no filtrado glomerular, no líquido cerebroespinal (LCE) e no humor aquoso. Portanto, a concentração de cálcio total nesses líquidos normalmente corresponde a cerca da metade da concentração no soro sanguíneo, de 4 a 5 mg/dℓ. Amostra de LCE ou de humor aquoso é utilizada no exame pós-morte a fim de confirmar hipocalcemia; a concentração de cálcio total deve ser inferior a 4 mg/dℓ para ser compatível com febre do leite.

Iatrogênica – tireoidectomia ou remoção de adenoma de paratireoide

A remoção da glândula tireoide como tratamento de hipertireoidismo em gatos frequentemente resulta em paratireoidectomia total ou parcial. Portanto, é possível notar hipocalcemia e hiperfosfatemia nas primeiras 24 a 48 horas após a cirurgia; todavia, essas alterações podem ser retardadas em até 1 semana. Isso também acontece em cães quando se extirpa um tumor de tireoide. Normalmente, em cães, não há prejuízo a outras glândulas paratireoides, mas elas se atrofiam devido à hipercalcemia crônica induzida pelo adenoma de paratireoide. Após a remoção do adenoma secretor, as glândulas atróficas remanescentes não são capazes de restabelecer a síntese de PTH rápido o bastante para impedir a ocorrência de hipocalcemia após a cirurgia. O grau de atrofia depende da combinação da gravidade e da duração da hipercalcemia. Interessante é que isso não ocorre após a extirpação cirúrgica ou química de tumores do saco anal ou após a quimioterapia para linfomas e outros tumores associados a HCM.

Em geral, na hipocalcemia iatrogênica de gatos e cães só há necessidade de tratamento IV ou oral de cálcio e/ou vitamina D quando o paciente manifestar sinais clínicos ou se o teor de cálcio total for < 7 mg/dℓ e o de cálcio ionizado for < 3 mEq/ℓ (< 1 mmol/ℓ). Em cães, o período de tratamento é curto, variando de dias a 1 semana, e mesmo em gatos o tratamento

oral em geral é necessário apenas por 1 ou 2 meses após a cirurgia. Se a terapia com cálcio e vitamina D, em gatos, for suspensa, a concentração sérica de cálcio normalmente permanece no IR. Não se conhece o mecanismo exato envolvido na normalização do teor sérico de cálcio. Pesquisas que tentaram comprovar a existência de tecido paratireoidiano ectópico hipertrofiado e secretor de PTH em resposta à hipocalcemia pós-operatória indicaram que não é esse o caso. Mesmo em cães submetidos à paratireoidectomia cirúrgica total experimental, eventualmente ocorre estabilização do teor sérico de cálcio e eles não requerem suplementação com cálcio ou vitamina D. Nesses pacientes, a PTHrp pode participar na normalização do teor sérico de cálcio, pois o hormônio é produzido por vários tecidos em adultos e fetos.

Cães e gatos com hipercalcemia ocasionada por tumor de paratireoide frequentemente desenvolvem hipocalcemia após a extirpação da neoplasia. Um dilema no tratamento é o fornecimento das doses orais exatas de cálcio e vitamina D, suficientes para prevenir os sintomas, mas não suficientes para induzir hipercalcemia e supressão continuada das glândulas atróficas. É preferível manter o teor sérico de cálcio ligeiramente abaixo do IR para estimular as glândulas paratireoides atróficas de modo que desenvolvam hipertrofia. Quando possível, faça o tratamento apenas com cálcio, pois é mais fácil monitorar e alterar a dose desse mineral do que controlar o teor sérico de cálcio associado à vitamina D. A vitamina D requer de 3 a 7 dias para induzir efeito máximo. Portanto, é mais difícil ajustar a dose de vitamina D, pois há demora da resposta, antes que se constate seu efeito. É relativamente fácil aumentar a dose de cálcio e vitamina D, de tal modo que a terapia induz hipercalcemia pós-operatória. O tratamento da hipercalcemia relacionada é mantido até que a vitamina D seja metabolizada (até 1 semana).

Equinos que praticam enduro

A hipocalcemia deve-se à perda de cálcio no suor, juntamente com outros eletrólitos, e à sua reposição insuficiente durante percursos de 80 a 160 km. Pode contribuir para a hipocalcemia uma condição de alcalose induzida por hipocloremia e pela rápida respiração. O suor de equinos é hipertônico e rico em cálcio, potássio, sódio e cloreto. No suor de equinos há maior perda de eletrólitos do que de água e, portanto, durante provas de enduro, os animais devem ser suplementados com eletrólitos, especialmente em condições de altas temperatura e umidade. O suor humano é isotônico e a reposição de eletrólitos não é tão crítica quanto a reposição de água. A hipocalcemia constatada em equinos que participam de enduro pode ser sintomática e provocar tetania, "batidas" ou *flutter* diafragmático (tetania do diafragma), fraqueza, cãibras e diversas disfunções neuromusculares, inclusive íleo adinâmico e cólica. Isso geralmente pode ser evitado por meio da suplementação adequada e forçada com eletrólitos durante o evento. Alto teor de cálcio na dieta fornecida antes da prova de enduro, como feno de alfafa (programa dietético regular), pode precipitar a ocorrência dessa condição, que é semelhante à febre do leite em vacas. A anormalidade eletrolítica mais comum em equinos que praticam enduro é a hipocloremia.

Intoxicação por cantaridina

A hipocalcemia ocasionada pela intoxicação por cantaridina pode ser grave, sendo um importante indício para o diagnóstico de intoxicação pela cantárida (besouro *blister*) em equinos. O mecanismo fisiopatogênico da hipocalcemia não está claro, mas possivelmente está relacionado com hipomagnesemia concomitante. Hematúria, hipocalcemia e hipomagnesemia em um equino com cólica alimentado com alfafa são dados suficientes para o diagnóstico dessa intoxicação. A toxicose é confirmada por meio de exame em cromatografia líquida de alta pressão, que mensura a concentração de cantaridina na urina (20 ml de urina), no conteúdo gástrico (470 ml de conteúdo estomacal) e no fígado ou no rim de equinos mortos. Alguns animais apresentam aumento de atividade de enzimas musculares e mioglobinúria. Pode-se notar tetania, *flutter* diafragmático, paresia e espasmos em músculos faciais. A toxina provoca acantólise de mucosa esofágica e da mucosa GI, bem como necrose de miocárdio e de túbulos renais.

Cantáridas (besouros *blister*) são encontradas no feno de alfafa, colhida próximo à época de florescência. Quando se corta o feno antes da florescência, reduz-se a probabilidade da presença de besouros e, caso não se faça o enrolamento do fardo de feno, há facilitação da saída dos besouros das plantas cortadas. O processo de enrolamento prensa os ramos de alfafa e os besouros nela presentes, mantendo-os no feno que será consumido. Nos estados da região leste dos EUA faz-se o enrolamento para prensar os ramos, extrair a água e acelerar a secagem do feno. O feno de alfafa produzido na região oeste, árida, não é enrolado e os besouros simplesmente saem do capim cortado. A toxina é secretada pelos machos e passada para as fêmeas durante o acasalamento e a fêmea recobre seus ovos com a toxina como uma medida de defesa contra os predadores. Os equinos são muito sensíveis à cantaridina; a dose letal 50 (DL-50) para equinos é de, aproximadamente, 1 mg/kg de peso corporal.

Hipomagnesemia

A hipomagnesemia ocasiona prejuízo à liberação de PTH e resistência ao calcitriol, provocando hipocalcemia secundária. É uma anormalidade rara ou incomumente diagnosticada. Hipomagnesemia e hipocalcemia estão associadas a enteropatia com perda de proteína (EPP) em pequenos animais, tetania da pastagem em bovinos e intoxicação por cantaridina em equinos. Quando há EPP, a hipoalbuminemia é a causa mais provável de hipocalcemia. Fatores contribuintes podem incluir perda intestinal, má absorção e/ou anormalidades no metabolismo da vitamina D e do PTH. Quando há diminuição da concentração de cálcio ionizado, há outros fatores envolvidos, além de hipoalbuminemia, como hipomagnesemia e diminuição do teor de PTH. Pode ser necessária a reposição de eletrólitos, a fim de evitar distúrbios neurológicos e metabólicos. Relata-se que é mais comum em cães da raça Yorkshire Terrier.

A hipomagnesemia provoca tetania da pastagem em bovinos de corte e de leite, quando alimentados com pastagens viçosas. Em geral, os animais adotam posição de decúbito e nota-se tetania generalizada ou especialmente evidente nos músculos cervicais. A tetania é precedida por andar descoordenado, "cambaleio da pastagem", e comportamento agitado. As pastagens com gramínea viçosa em geral tendem a ser deficientes em magnésio. A concentração sérica apropriada de magnésio depende do consumo adequado do mineral na dieta. Os bovinos tendem a apresentar hipocalcemia e o tratamento inclui o uso de solução contendo cálcio e magnésio. Em bovinos com hipocalcemia é mais fácil a diferenciação entre tetania e paresia mediante a mensuração do teor sérico de magnésio. Se a concentração sérica de magnésio estiver diminuída, como acontece na tetania da pastagem, ocorrerá

tetania; se essa concentração estiver aumentada, como se verifica na febre do leite, ter-se-á paresia. Caso a hipocalcemia permaneça sem tratamento por tempo suficiente, mesmo as cadelas com tetania da lactação poderão manifestar paresia. É possível constatar aumento do teor sanguíneo de glicose devido ao estresse e hipocalcemia induzida por hipoinsulinemia.

Oxalatos

Plantas com alto teor de oxalatos podem reduzir a concentração de cálcio em herbívoros. Nos casos crônicos, isso foi associado ao HPTH secundário nutricional e à osteodistrofia fibrosa. Exemplos de plantas com excesso de oxalatos incluem halogéton, labaça, ruibarbo, chamiso e araticum.

Animais gravemente enfermos – mensuração de cálcio ionizado e cálcio total e hipocalcemia ionizada

A mensuração de cálcio ionizado em pacientes gravemente enfermos, independentemente da doença primária, pode influenciar o tratamento e o prognóstico. Discreto aumento pode não ser relevante, mas a diminuição de moderada a marcante pode influenciar o tratamento, especialmente aqueles destinados à estabilização da função cardiovascular deteriorada. Hipocalcemia ionizada em cães gravemente enfermos está associada ao maior tempo de permanência em unidade de terapia intensiva (UTI) e à internação mais prolongada, mas não está associada à redução do tempo de sobrevivência do paciente. Cães gravemente enfermos com insuficiência renal, cetoacidose diabética ou pancreatite foram os mais predispostos à hipocalcemia ionizada, porém doenças associadas à hipocalcemia não foram avaliadas. O estudo em cães não considerou o teor sérico de cálcio total para determinar se estava associado a um efeito preditivo. Estudos prévios mostraram que o prognóstico em cães com insuficiência renal aguda e concentração sérica de cálcio total < 8,6 mg/dl é menos favorável quanto à sobrevivência e à alta hospitalar em comparação com cães cuja concentração sérica de cálcio total foi mais elevada.

Equinos adultos gravemente enfermos, com endotoxemia e doença GI, podem desenvolver hipocalcemia, hipomagnesemia e disfunção da glândula paratireoide. A diminuição dos teores de cálcio total e de cálcio ionizado pode causar ou estar associada ao íleo adinâmico e à cólica. Cerca de 90% dos equinos com cólica apresentam diminuição do teor de cálcio ionizado no momento da internação. Equinos com concentração muito baixa de cálcio ionizado eram 12 vezes mais predispostos à ocorrência de íleo adinâmico. O desfecho fatal foi nove vezes mais provável em um grupo de equinos com hipercalcemia grave. Cálcio ionizado e resposta à reposição de cálcio foram indicadores utilizados para prever o prognóstico. Equinos participantes de enduro com hipocalcemia e hipocloremia marcantes podem apresentar íleo adinâmico tão grave que são erroneamente diagnosticados como pacientes com cólica cirúrgica. Há relato de potros com sepse que apresentavam hipocalcemia ionizada, hiperfosfatemia e aumento do teor sérico de PTH, mas sem alteração na concentração de magnésio, PTHrp ou calcitonina. No entanto, nesse estudo, não foi possível determinar se essas alterações estavam relacionadas com a função renal porque não foram relatadas as concentrações de creatinina (ou de NU) e de PTH nos animais individualmente. Portanto, não é possível fazer comparações entre os teores de Ca e PTH ou entre a concentração de PTH e azotemia. Bezerros com diarreia neonatal grave apresentam hipocalcemia, mas, em razão da acidose concomitante, a hipocalcemia ionizada pode não ser tão grave. No caso de fluidoterapia e correção da acidose, tanto a concentração de cálcio total quanto de cálcio ionizado diminuem mais. Durante o tratamento pode se instalar tetania, pois a alcalinização transforma o cálcio ionizado em cálcio ligado à proteína.

Pacientes enfermos

Em várias doenças que acometem animais de pequeno e de grande porte nota-se hipocalcemia, cuja patogênese é desconhecida. É difícil saber se há uma relação de causa e efeito ou simplesmente uma associação. Pancreatite, cetoacidose, doença grave, sepse, cólica, endotoxemia, doenças inflamatórias, anormalidades proteicas, intoxicação por cantaridina e outras enfermidades podem ser enquadradas nessa categoria de anormalidades associadas. Pode haver envolvimento de um mecanismo razoável, como hipomagnesemia e ação de citocinas, ou pode-se representar uma sobreposição de problemas comuns. Nota-se hipocalcemia em bovinos acometidos por uma ampla variedade de condições, incluindo retenção de placenta, sobrecarga ruminal, linfoma, diarreia neonatal em bezerro, doença podal e úlcera de abomaso, para citar apenas algumas. Esteja ciente de que pode haver doenças específicas ou pode ser que a gravidade da doença no animal e em pacientes humanos esteja mais relacionada com o grau de hipocalcemia do que com a doença específica.

Hipertireoidismo felino

Em alguns gatos com hipertireoidismo nota-se desequilíbrio de cálcio, fósforo e paratireoide, o qual não é compreendido. Hiperfosfatemia, sem azotemia, é constatada em 25 a 40% dos gatos com hipertireoidismo e com teor sérico de cálcio total em geral no IR. No entanto, em cerca de 30% dos casos (4 de 15), constatou-se discreta diminuição do teor sérico de cálcio ionizado, sem sinais clínicos, porém o mecanismo fisiopatogênico não é conhecido e o número de gatos examinados foi pequeno. Relata-se aumento da concentração de PTH em até 77% dos gatos com hipertireoidismo examinados (pequeno número); HPTH e hipertireoidismo são citados como problemas coexistentes em gatos. Essas anormalidades podem ser decorrências de doença renal concomitante, comum em gatos geriátricos. No entanto, em geral, as concentrações de NU e de creatinina situam-se no IR. Outra possibilidade é a crescente associação de hipocalcemia, com ou sem aumento do teor de PTH, em uma variedade de doenças concomitantes. A hiperplasia de paratireoide pode ajudar a explicar por que alguns gatos não desenvolvem hipocalcemia pós-cirúrgica e por que a hipocalcemia pós-cirúrgica em geral não é permanente. Pacientes humanos com hipertireoidismo tendem a apresentar padrão oposto: aumento da mobilização óssea, hipercalcemia e diminuição de PTH. Há relato de hipercalcemia em cães com hipertireoidismo; ela é discreta, o mecanismo é desconhecido e pode não estar relacionada com o hipertireoidismo. Embora os valores de fósforo, cálcio ionizado e fosfatase alcalina (ALP) e a relação óssea sejam um paradoxo interessante em gatos com hipertireoidismo, isso é clinicamente irrelevante.

Iatrogênica

Vários tratamentos, como anticonvulsivantes, soluções de fosfato aplicadas IV, soluções IV livres de cálcio, transfusões sanguíneas com uso do anticoagulante citrato, terapia com excesso de bicarbonato, tetraciclina e diurético furosemida, podem estar associados à ocorrência de hipocalcemia. A furosemida inibe a reabsorção de sódio e cloreto na alça de Henle e inibe, secundariamente, a reabsorção de cálcio, podendo ocasionar hipocalcemia. Pode-se utilizar furosemida para reduzir o teor sérico de cálcio em pacientes com hipercalcemia, porém bem hidratados. A tetraciclina pode quelar o cálcio e a administração rápida de *bolus* desse antimicrobiano IV pode reduzir o teor de cálcio. Hipocalcemia induzida por transfusão sanguínea acontece apenas quando se empregam transfusões maciças; por exemplo, cirurgia cardíaca aberta, transfusão igual a 50% do volume de sangue em um período de 3 horas ou transfusão igual ao volume total de sangue ao longo de 24 horas podem reduzir o teor de cálcio ionizado em cerca de 1,2 mg/dℓ (0,3 mmol/ℓ).

Hipercalcemia

As causas de hipercalcemia estão descritas na Tabela 34.2. Quando se utiliza cálcio ionizado para classificar e ranquear a frequência das causas de hipercalcemia em cães, tem-se: HCM (58%), insuficiência renal (17%), HPTH (13%), hipoadrenocorticismo (5%), miscelânea de diagnósticos (4%) e intoxicação por vitamina D (3%). Gatos e equinos apresentam os mesmos diagnósticos diferenciais. A seguir serão discutidas várias causas de hipercalcemia não relacionadas com a hipersecreção autônoma de PTH. Na Tabela 34.4 há uma abordagem diagnóstica geral para a avaliação do paciente com hipercalcemia.

HCM é o termo utilizado para descrever uma síndrome comum, na qual um tumor não situado na paratireoide produz uma substância que atua como PTH e causa hipercalcemia e hipofosfatemia. Esse tumor produz diversas substâncias e, em termos de diagnóstico clínico, a mais importante é a PTHrp. Nota-se aumento de cálcio total e de cálcio ionizado, mas a hipofosfatemia concomitante, quando presente, é o principal indicador diagnóstico, pois as duas únicas doenças de cães e gatos que ocasionam tais anormalidades são HCM e HPTH primário. Historicamente, a HCM era denominada pseudo-hiperparatireoidismo porque a doença se assemelhava ao HPTH primário. A razão disso é que vários tumores produzem a PTHrp, que compartilha com o PTH natural uma sequência de aminoácidos quase idêntica na extremidade aminoterminal da molécula. Como a extremidade aminoterminal é o fragmento biologicamente ativo, ambas as moléculas são reconhecidas e estimuladas pelos mesmos receptores (PTH1R) e, portanto, induzem as mesmas respostas biológicas. Várias células, por todo o corpo, produzem PTHrp, mas, em medicina veterinária, a única doença associada a essa molécula é a HCM. PTHrp é importante para a regulação do cálcio nos fetos, no transporte transplacentário de cálcio, na homeostase de cálcio do feto, na produção de leite e, sem dúvida, está relacionada com outras funções fisiológicas, bem como com enfermidades. Em neoplasias que provocam hipercalcemia e naqueles tumores em animais normocalcêmicos, pode ser detectada por meio de exame imuno-histoquímico. Além da PTHrp, um grupo de substâncias menos comumente identificadas pode ser produzido pelos tumores, substâncias que atuam individualmente ou em conjunto, tornando essa síndrome mais evidente. Essas substâncias incluem interleucina-1, interleucina-6, fator de necrose tumoral, prostaglandina E2 (PGE_2), fator estimulante de fibroblastos, fator de crescimento epidérmico, fator transformador de crescimento, PTH e derivados da vitamina D. Alguns desses fatores são importantes na hipercalcemia

---

Tabela 34.4 Avaliação do paciente com hipercalcemia.

---

1. Inicialmente, considere a idade do paciente e compare os valores de cálcio e P; verifique se há azotemia.

2. Se o aumento da concentração de cálcio não se dever à idade jovem, recomenda-se repetir a mensuração do teor sérico de cálcio para confirmar a hipercalcemia; mensure a concentração de cálcio ionizado, se disponível; se houver diminuição de P, não há necessidade de nova dosagem de cálcio sérico.

Se o paciente apresentar hipercalcemia e hipofosfatemia: HCM *versus* HPTH primário

1. Se um equino com hipercalcemia e hipofosfatemia apresentar, comprovadamente, azotemia, a causa de hipercalcemia é insuficiência renal; investigue as causas de insuficiência renal; é mais provável que seja crônica e que o prognóstico seja ruim.

2. Se cão ou gato apresentar hipercalcemia ou hipofosfatemia, pesquise, primeiramente, HCM e em seguida HPTH primário.

3. Hipercalcemia de malignidade (principal causa de hipercalcemia persistente em cães e gatos); investigue se há câncer; inicialmente, não mensure PTH ou PTHrp.
   Mais provavelmente trata-se de linfoma; principal tumor associado a HCM
       Exame de linfonodos, mediastino anterior, medula óssea, pesquisa de FeLV; 50% dos cães apresentam neoplasia no mediastino anterior; < 10% têm leucemia; verifique se há hepatoesplenomegalia; aspiração de linfonodos aumentados e/ou órgãos para exame citológico
   Adenocarcinoma de glândula apócrina de saco anal, segundo principal tumor associado a HCM em cães
       Examine toda a região retal-perirretal; no momento do diagnóstico inicial nota-se metástase no canal pélvico e/ou na região sublombar; em 50% dos pacientes não ocorre protrusão do tumor em sentido caudal e, portanto, não é visível, mas pode ser palpado
   Mieloma
       Aumento marcante de proteína total, gamopatia monoclonal; múltiplas lesões ocasionadas por lise óssea; aspiração da lesão para exame citológico; proteinúria de Bence-Jones
   Outros tumores
       Mamário, pulmonar, histiocitose maligna, carcinoma de célula escamosa, qualquer tumor possível; faça pesquisas
       Equino – carcinoma de célula escamosa de estômago; endoscopia; paracentese; procure por linfoma
   Se um dos tumores acima mencionados for a causa de hipercalcemia e se uma confirmação adicional for desejada, determine PTH e PTHrp concomitantemente

4. Caso não se verifique câncer ou apenas se constate câncer cutâneo benigno, considere a possibilidade de HPTH primário: realize ultrassonografia do complexo tireoide-paratireoide e/ou mensure PTH e PTHrp simultaneamente. Tumor pequeno na região da tireoide, com hipercalcemia e hipofosfatemia, em geral, é evidência suficiente para o diagnóstico e a localização da neoplasia, à esquerda ou à direita; caso se deseje confirmação adicional mensure PTH e PTHrp, simultaneamente.

Hipercalcemia e hiperfosfatemia

1. Inicialmente, confirma-se ou exclui-se malignidade, conforme mencionado anteriormente; é muito mais provável hiperfosfatemia em paciente com HCM do que com HPTH primário; < 5% dos cães com HPTH primário apresentam hiperfosfatemia; uma "prática" é excluir a possibilidade de HPTH quando houver hiperfosfatemia; sempre há exceção.

2. Verifique se há azotemia, pois é muito provável, e avalie o seu grau; quanto maior o grau de azotemia, maior a probabilidade de doença renal primária; tente confirmar, ou excluir, se a insuficiência renal é aguda ou crônica; se o cão for jovem, particularmente se de raça pura, é mais provável que se trate de nefropatia familiar progressiva; se a insuficiência renal for aguda, considere a possibilidade de intoxicação por uva.
   Se a azotemia for de discreta a moderada, a sequência de diagnósticos diferenciais será: doença de Addison, doença renal e intoxicação por vitamina D; provavelmente todos os pacientes apresentam urina diluída, < 1,025, quando há azotemia
   90% dos pacientes com doença de Addison apresentam azotemia; confirme com a constatação de valor basal de cortisol < 2 μg/dℓ e de razão Na:K < 23; decida se é necessário o teste de estimulação com ACTH; excluir se o teor de cortisol for > 2 μg/dℓ
   Confirme/exclua insuficiência renal: resposta à fluidoterapia; aguda *versus* crônica; exames de imagem de rins; Exc Fr de Na etc.
   Diferenciação de causas renais *versus* anormalidade causada por hipercalcemia: se > P é mais provável doença renal primária, e se > cálcio é mais provável que a hipercalcemia tenha surgido primeiro; se o teor de cálcio total estiver aumentado e o de cálcio ionizado estiver normal ou diminuído, é mais provável doença renal; pode haver aumento do teor de cálcio ionizado na insuficiência renal em cães e gatos
   Considere intoxicação por vitamina D com base no histórico, na possível exposição, na mineralização de tecido mole, na concentração de vitamina D; a ingestão de plantas é improvável em carnívoros e mais provável em herbívoros

3. Em gatos, caso se exclua o diagnóstico de todas as condições mencionadas acima, considere uma doença idiopática; doenças granulomatosas; blastomicose, outras micoses, PIF, esquistossomose, micobacteriose, toxoplasmose; iatrogênica

Hipercalcemia e normofosfatemia – considere todas as condições anteriormente mencionadas

- Pacientes com HCM – a pesquisa de câncer é mais prática do que as mensurações de PTH e PTHrp. Inicialmente, investigue linfoma e, em seguida, tumor de saco anal, pulmão, mama, histiocitose maligna
- Hipoadrenocorticismo: razão Na:K < 23:1, cortisol basal; teste de estimulação com ACTH
- Doença renal – azotemia; é muito rara a constatação de normofosfatemia se também houver hipercalcemia; avalie o tamanho dos rins; aguda *versus* crônica
- HPTH primário: teores séricos de PTH e PTHrp; ultrassonografia, cirurgia exploratória da região cervical
- Idiopática – gato; exclua outras possibilidades; cristalúria de cálcio; responde a esteroides
- Lesão óssea – há envolvimento de outros mecanismos além da osteólise direta
- Granulomatosa – a aspiração para exame citológico é o teste de escolha; identifique o agente etiológico
- Cálcio ionizado – quando sua mensuração for desejada; a mesma lista de diagnósticos diferenciais e de abordagens diagnósticas; o cálcio ionizado é mais importante para avaliar condições hipocalcêmicas do que hipercalcêmicas
- Não utilize a fórmula de ajuste para proteína ou albumina quando houver hipercalcemia

---

HCM = hipercalcemia de malignidade; HPTH = hiperparatireoidismo; FeLV = vírus da leucemia felina; PTHrp = proteína relacionada com paratormônio; Exc Frac = excreção fracionada; PIF = peritonite infecciosa felina; ACTH = hormônio adrenocorticotrófico.

associada a linfoma e podem atuar de modo sinérgico. Nessa lista, as duas únicas substâncias de importância no diagnóstico em medicina veterinária são PTH e PTHrp. No entanto, se houver um tumor maligno e ambos, PTH e PTHrp, se encontrarem diminuídos, uma dessas outras substâncias osteolíticas humorais/locais poderá ser a causa de hipercalcemia.

HCM é a causa mais comum de hipercalcemia em cães e tem sido associada a várias neoplasias. Os dois tumores mais comumente associados são linfoma (muito mais comum) e adenocarcinoma de glândula apócrina de saco anal. Em cães, o linfoma associado à hipercalcemia é em geral um tumor de célula T, como acontece em pacientes humanos. Cerca de 50% dos cães apresentam tumor no mediastino anterior. Apenas 6% manifestam leucemia e lesões osteolíticas, raramente observadas em exames de imagens obtidas por meio de radiografias convencionais. Quando não houver quaisquer desses tumores, procure por mieloma múltiplo, carcinoma mamário, tumor pulmonar e sarcoma histiocítico, nessa ordem. Caso não seja constatado um tumor, as mensurações de PTH e PTHrp são testes diagnósticos úteis, bem como o é a ultrassonografia da região tireoidiana e, possivelmente, da cavidade abdominal à procura de neoplasia fisicamente menos evidente.

HCM é menos comum em gatos, comparativamente aos cães, mas é a primeira ou a segunda causa principal de hipercalcemia em gatos. Está associada a carcinoma, especialmente o carcinoma de célula escamosa (SCC); a linfoma; a infecção pelo vírus da leucemia felina (FeLV), com ou sem linfoma; a mieloma; e, raramente, a vários outros tumores malignos. Em gatos, os tumores de saco anal são raros e apenas alguns estão associados à hipercalcemia. A maioria dos gatos com essa neoplasia apresenta normocalcemia. Também os furões desenvolvem esse tumor de saco anal, porém não se verifica hipercalcemia. HCM é rara em equinos e está associada a linfoma, mieloma, ameloblastoma e carcinoma de célula escamosa gástrico. Embora a ocorrência de linfoma seja comum em bovinos, não há relato de casos associados à hipercalcemia. Tumor de célula intersticial do testículo está associado a HCM em ratos e um carcinoma cutâneo induz HCM em coelhos. Há vários modelos animais que utilizam coelhos, ratos e camundongos.

Na maioria dos casos de HCM, o diagnóstico é fácil e baseia-se nos achados de exame físico e/ou de exames laboratoriais de neoplasia, nas categorias descritas anteriormente. Essencialmente, todo tumor pode ocasionar essa síndrome; a maioria deles é maligna, porém alguns são benignos. O exame citológico de amostra aspirada de linfonodo aumentado, de tumor da região perineal ou de outra neoplasia pode facilmente confirmar o diagnóstico. Não há necessidade de mensurar PTH e PTHrp quando se detectar o tumor. Glicocorticoides são úteis para reduzir a concentração sérica de cálcio, mas evite seu uso até que se defina o diagnóstico. Esteroides causam linfocitólise, que interfere muito na interpretação dos exames citológicos de qualquer aspirado de linfonodo. Se uma injeção de esteroides foi suficiente para corrigir a hipercalcemia em um cão com aumento de linfonodo, é muito provável que o diagnóstico seja linfoma. Nesse momento, o aspirado de linfonodo provavelmente não será diagnóstico e, quando houver recidiva da hipercalcemia, indica-se a confirmação citológica do linfoma.

A maioria dos sinais clínicos é atribuível ao câncer, mas alguns se devem à hipercalcemia. Estes incluem fraqueza e PU/PD. Em animais com HCM, os sinais clínicos são muito mais graves do que em animais com HPTH primário decorrente de malignidade,

como caquexia, lesão neoplásica, metástase pulmonar, doença generalizada e azotemia. Hipercalcemia e hipofosfatemia são as anormalidades laboratoriais consideradas essenciais para o diagnóstico. Adenocarcinoma apócrino é um dos melhores exemplos que mostram como o tumor induz tais anormalidades eletrolíticas. No exemplo a seguir, de uma cadela castrada da raça Pastor-alemão, com 8 anos, notam-se hipercalcemia e hipofosfatemia por ocasião do diagnóstico, as quais são rapidamente corrigidas após a primeira remoção cirúrgica do tumor maligno. Quando houve recidiva do tumor, notaram-se hipercalcemia e hipofosfatemia e esse ciclo se repetiu até a morte do animal.

Soro	Cálcio total	Fósforo
Diagnóstico inicial	21,2	2,4
24 horas após a remoção cirúrgica	10,4	3,9
Recidiva 13 meses depois	16,8	1,8
24 horas após a remoção cirúrgica	9,6	4,2
Recidiva 13 meses depois	18,1	3,4
Intervalo de referência	9 a 11 mg/dℓ	3 a 5 mg/dℓ

Pode-se utilizar a hipercalcemia como marcador de recidiva e/ou de metástase tumoral. Essas alterações sequenciais nos teores séricos de cálcio e fósforo, associadas à remoção cirúrgica dos tumores e das recidivas, faziam parte da evidência inicial de que os tumores estavam produzindo fatores humorais que atuavam como PTH. No exemplo mencionado anteriormente, a concentração sérica de PTH era indetectável apropriadamente antes da remoção cirúrgica do tumor e aumentou rapidamente após a cirurgia, evitando hipocalcemia pós-operatória. Apesar do comportamento maligno dos tumores de saco anal, eles se disseminam lentamente e a resseção cirúrgica ou a quimioterapia comumente propicia aos pacientes acometidos meses ou anos de vida após o diagnóstico. Em apenas cerca de metade dos tumores ocorre protrusão visível no períneo, porém todos podem ser detectados à palpação retal. Eles tendem a se infiltrar na cavidade pélvica e nos linfonodos sublombares antes que se disseminem ao fígado e/ou aos pulmões. Esse tumor é diferente de adenomas circum-anais e de glândula perianal, benignos, comuns em cães machos e visíveis no períneo.

Em cães, gatos, equinos, animais de laboratórios e seres humanos com HCM, a hipofosfatemia deve-se ao efeito fosfatúrico da PTHrp nos túbulos renais. As causas de hipercalcemia, além de HCM e HPTH primário, não estimulam a excreção renal de fósforo; consequentemente, o teor sérico de P encontra-se normal ou aumentado nas outras doenças. Em dado momento, os cães com HCM frequentemente desenvolvem normofosfatemia ou hiperfosfatemia. Isso provavelmente se deve à desidratação e à azotemia pré-renal simultâneas. Outros fatores contribuintes incluem linfoma, com envolvimento dos rins, ou mineralização renal secundária ao aumento do teor de fósforo. Os animais com HCM são muito mais predispostos a hiperfosfatemia ou normofosfatemia e azotemia do que aqueles com HPTH primário. É provável que isso se deva à prevalência de complicações renais e à subsequente retenção de fósforo. Como o produto Ca × P está acima de 90, é provável que haja mineralização de tecido mole, sendo o tecido renal um dos mais comumente predispostos. Consequentemente, a nefrocalcinose é uma complicação frequente, contribuindo, adicionalmente, para a ocorrência de problemas renais.

A densidade urinária indica urina diluída devido à hipocalcemia, que inibe a ação do ADH. A tríade azotemia, urina diluída e hipercalcemia representa um desafio ao diagnóstico da anormalidade que primeiro surgiu, se insuficiência renal ou hipercalcemia, relativa à causa da hipercalcemia. Há várias maneiras de solucionar isso. Primeiramente, é muito mais provável que a hipercalcemia seja decorrência de tumor do que de insuficiência renal. Segundo, o achado de uma neoplasia maligna (especialmente linfoma ou adenocarcinoma de saco anal) no exame físico define a causa de hipercalcemia. Em seguida, quanto maior o teor sérico de cálcio, mais provável é a possibilidade de HCM, e não de insuficiência renal primária. Quanto menor o teor sérico de P, maior a probabilidade de HCM, enquanto, quanto maior a concentração de fósforo, maior a possibilidade de ser uma doença renal primária. Por fim, se a doença renal primária puder ser diagnosticada, então esta é a causa. Como ambas as doenças tendem a acometer pacientes geriátricos, eles podem apresentar tanto HCM quanto insuficiência renal crônica.

Após o emprego de testes de triagem, como achados físicos e dosagem de cálcio e fósforo, podem ser utilizados testes confirmatórios. As mensurações de PTH e PTHrp são os melhores testes de laboratório confirmatórios. Utilize-os se não for possível constatar um câncer evidente. Solicite a dosagem de PTH, PTHrp e cálcio, na mesma amostra ou em amostras obtidas concomitantemente, em um paciente sem azotemia. De maneira ideal, em pacientes com HCM, o teor de PTH estará diminuído ou indetectável e a concentração de PTHrp estará aumentada. Em geral, o aumento de PTHrp é diagnóstico, mas outras substâncias podem causar HCM. Portanto, a diminuição do teor de PTHrp não exclui a possibilidade de HCM. A concentração de PTH pode situar-se no IR, tornando difícil a interpretação, porque, no HPTH primário, com frequência o valor de PTH situa-se no IR. No entanto, nos pacientes com HPTH primário, a concentração de PTHrp apresenta-se diminuída ou indetectável, embora o teor de PTH se encontre normal ou aumentado. Há sobreposição dos valores absolutos nessas doenças e, por isso, ambos os hormônios devem ser mensurados simultaneamente e os resultados comparados entre si e com a concentração sérica de cálcio. Caso se mensure apenas um hormônio, a interpretação é difícil e pode ser necessária a repetição do teste em outra amostra.

No entanto, o modo mais fácil e prático de diferenciar HPTH primário de HCM é simplesmente encontrar o câncer associado à HCM e obter um aspirado da lesão para exame citológico. Se não for possível localizar o câncer, recomenda-se ultrassonografia da região tireoidiana para buscar um adenoma de paratireoide. As mensurações dos teores séricos/plasmáticos de PTH e PTHrp podem ser testes auxiliares úteis quando o exame físico e a ultrassonografia não forem conclusivos. É difícil identificar outros fatores humorais associados à HCM; essa é uma situação que requer investigação ou pesquisa.

Exemplos de interpretação dos resultados de PTH e PTHrp para hipercalcemia incluem:

PTH	PTHrp	Diagnóstico
Aum	Dim	HPTH primário
IR	Dim	HPTH primário
IR	Aum	HCM

PTH	PTHrp	Diagnóstico
Dim	Aum	HCM
Aum	Aum	HPTH primário e HCM
Aum	Aum	Renal
Dim	Dim	Outras causas de hipercalcemia
Dim	Dim	Uma substância ectópica, além de PTHrp
Dim	Dim	Diminuição *in vitro*

IR = intervalo de referência; Aum = aumentado(a); Dim = diminuído(a); HPTH = hiperparatireoidismo; HCM = hipercalcemia de malignidade; PTHrp = proteína relacionada com paratormônio.

Quando houver aumento das concentrações de ambos, de PTH e PTHrp, mensure os teores séricos de NU, creatinina e fósforo, pois uma explicação provável é a diminuição do *clearance* dessas substâncias devido à insuficiência renal.

É interessante que a hipocalcemia, que tem aplicação clínica relevante, não se instala após a extirpação cirúrgica de um tumor associado a HCM ou após quimioterapia para neoplasias que causam HCM. Em cães com HPTH primário, a secreção de PTH é suprimida por vários dias após a remoção de adenoma da paratireoide; nota-se hipocalcemia em alguns desses cães. No entanto, o PTH é rapidamente secretado após a remoção cirúrgica de adenoma de glândula do saco anal, impedindo a hipocalcemia pós-cirúrgica. Após a remoção de tumor do saco anal, a concentração sérica de cálcio retorna à faixa de normocalcemia em menos de 24 horas, pois o teor sérico de PTH que estava diminuído ou indetectável antes da cirurgia agora se eleva. Aparentemente, a supressão e a atrofia da glândula paratireoide são maiores no HPTH primário do que na HCM. Não há uma explicação clara para isso.

Doença renal com hipercalcemia

Em gatos, essa é a primeira ou a segunda principal causa de hipercalcemia; em equinos, é a principal causa; também é uma causa relativamente comum em cães. Quando se utiliza cálcio ionizado para classificar as causas de hipercalcemia em cães, a insuficiência renal é a segunda causa mais importante. Cães com insuficiência renal em geral apresentam normocalcemia, mas é comum a ocorrência de hipocalcemia e, em cerca de 10% dos pacientes, pode haver hipercalcemia. Insuficiência renal crônica está mais comumente associada à hipercalcemia do que à insuficiência renal aguda, enquanto as intoxicações por uva e groselheira são exemplos de causas de insuficiência renal aguda que podem estar associadas à hipercalcemia. Não se conhece a causa de hipercalcemia com insuficiência renal; essa condição é denominada HPTH terciário. Em geral, o aumento nos teores de cálcio total e de cálcio ionizado é discreto em comparação com a hipercalcemia observada no HCM ou no HPTH primário; por exemplo, cálcio total: 11,5 a 13 mg/dℓ na insuficiência renal e acima de 16 mg/dℓ na HCM ou no HPTH primário. Mensure o teor de fósforo e determine o produto de Ca × P. Esse produto frequentemente se encontra aumentado na insuficiência renal. A patogênese provavelmente envolve anormalidade no receptor de cálcio para o PTH localizado nas células principais da paratireoide e em outras células. Os CaSR controlam a secreção de PTH e preparam as células principais da paratireoide e outras células que expressam CaSR para detectar as alterações na concentração de cálcio e fazer os ajustes que normalizam o teor sérico de cálcio. Vários distúrbios em pacientes humanos devem-se à anormalidade hereditária ou adquirida dessas vias CaSR, de modo que o receptor é recomposto em uma concentração sérica de cálcio que prejudica a regulação normal desse mineral, resultando em hipercalcemia ou hipocalcemia. Essas vias podem ter uma participação fundamental no desenvolvimento da hipercalcemia observada em alguns animais com insuficiência renal. As anormalidades adquiridas nesse receptor podem resultar em falha na elevação da concentração de cálcio, a fim de diminuir a produção e a liberação de PTH. É como se um termostato fosse ligado e não mais cessasse a produção de PTH na presença de alta concentração de cálcio. Portanto, o PTH continua a ser produzido e secretado, apesar de a concentração de cálcio (alta) presente normalmente inibir a liberação de PTH. A concentração de PTH apresenta-se aumentada em pacientes com insuficiência renal devido a hipocalcemia (relativa ou absoluta), hiperfosfatemia, hiperplasia da paratireoide e diminuição do *clearance* e da degradação de PTH, pois os rins excretam PTH. O PTH é considerado uma das "toxinas urêmicas".

Quando se constata hipercalcemia em cães com insuficiência renal, ela em geral é observada em cães mais jovens, aqueles que apresentam displasia renal familiar progressiva (raças como Lhasa Apso, Elkhound, Doberman, Wheaton Terrier). Quase todos esses animais também manifestam hiperfosfatemia e azotemia. Pacientes com hipercalcemia e hiperfosfatemia são muito propensos à mineralização de tecidos moles. As tentativas para reduzir a concentração sérica de fósforo e a azotemia devem ser vigorosas porque a mineralização do tecido renal agrava a insuficiência renal e pode torná-la irreversível. A diferenciação entre hipercalcemia decorrente de insuficiência renal e azotemia causada por outra doença hipercalcêmica é problemática. De modo geral, quanto maior o teor sérico de fósforo, mais provável a causa ser uma doença renal. Quanto maior a concentração sérica de cálcio, mais provável a causa não ser doença renal. Se a insuficiência renal estiver causando hipercalcemia, a concentração sérica de fósforo em geral será o dobro da esperada para cães e gatos, por exemplo,10 a 25 mg/dℓ. Quanto menor a concentração sérica de fósforo, mais provável a causa da hipercalcemia ser algo além da insuficiência renal. Por exemplo, a presença de uma substância na circulação sanguínea que, ao mesmo tempo, aumenta o teor de cálcio e diminui o teor de fósforo, como o PTH ou a PTHrp. Essas substâncias têm efeito fosfatúrico e, se a concentração de fósforo encontrar-se diminuída ou até mesmo no IR, enquanto o paciente apresentar azotemia, será forte evidência de que o paciente apresentará aumento de PTH ou de PTHrp. Se o teor sérico de cálcio total estiver aumentado, mas a concentração de cálcio ionizado situar-se no IR ou estiver diminuída, esse padrão será mais característico de insuficiência renal primária.

Espera-se que os pacientes com hipercalcemia e insuficiência renal apresentem hipostenúria decorrente da doença renal ou da ação do cálcio bloqueando a ação do ADH nos ductos coletores dos rins. Cerca de um terço dos equinos com insuficiência renal crônica desenvolve a combinação incomum de hipercalcemia e hipofosfatemia. Essa é uma ocorrência particular verificada em equinos. O mecanismo fisiopatogênico de hipercalcemia e hipofosfatemia é desconhecido nos equinos. Outros equinos apresentam a hiperfosfatemia normalmente esperada na azotemia e hipocalcemia ou normocalcemia.

Doença de Addison

Cerca de um terço dos cães com hipoadrenocorticismo apresenta hipercalcemia. O mecanismo fisiopatogênico não é completamente conhecido, mas pressupõe-se que os componentes envolvidos incluam aumento do teor de cálcio complexado ao citrato, ausência de glicocorticoides e, portanto, ausência do efeito calciurético dos corticoides. Os esteroides favorecem a calciúria e inibem a osteólise osteoclástica. Na ausência de esteroides, esses dois eventos fisiológicos podem contribuir à ocorrência de hipercalcemia. Notou-se aumento do teor de cálcio ionizado em cinco de sete cães com doença de Addison, os quais apresentavam aumento do teor sérico de cálcio total, mas não elevação consistente do teor de PTH, PTHrp ou de 1,25-di-hidroxivitamina D para explicar a hipercalcemia. Quase todos os cães com hipoadrenocorticismo apresentaram azotemia, vários não concentraram a urina além de 1,020 e a maioria manifestou hiperfosfatemia. Como a insuficiência renal e a doença de Addison podem apresentar anormalidades eletrolíticas similares, essas doenças podem parecer semelhantes. Se houver hipercalcemia acompanhada das anormalidades laboratoriais anteriormente mencionadas, pensar-se-á em hipoadrenocorticismo. Se a razão Na:K for < 23 em um paciente com azotemia, pensar-se-á em hipoadrenocorticismo, embora essa baixa proporção possa ser observada na insuficiência renal e no caso de uroabdome.

Intoxicação por vitamina D

Em geral, essa intoxicação provoca hipercalcemia e normofosfatemia ou hiperfosfatemia, uma vez que a vitamina D estimula a absorção de ambos, cálcio e fosforo, no trato GI e reabsorção óssea, sem um efeito direto na redução de fósforo nos rins. A combinação de hipercalcemia e hiperfosfatemia pode ocasionar mineralização fatal de tecido mole. Espera-se mineralização de músculos, tendões, coração, pulmões, trato GI e vasos sanguíneos: é a causa da morte do paciente. As fontes de vitamina D incluem suplementos dietéticos, rodenticidas e vegetais (*Cestrum diurnum*, ou jasmim-do-dia, *Solanum malacoxylon*, *Trisetum flavescens*). A intoxicação por plantas é mais comum em herbívoros. A intoxicação por rodenticidas é mais comum em cães e gatos. O *Cestrum diurnum*, ou jasmim-do-dia, é uma planta ornamental; há relatos de que provoque hipercalcemia em animais de estimação que a ingerem. O tratamento excessivo de hipocalcemia com vitamina D e com produtos à base de cálcio pode provocar hipercalcemia. Isso acontece com certa regularidade no tratamento de hipocalcemia após a remoção cirúrgica de tumor da paratireoide. A produção de um ou de mais metabólitos da vitamina D está envolvida na patogênese de alguns casos de HCM e de doenças granulomatosas (infecções causadas por fungos e por parasitas). A ingestão de um creme de uso tópico empregado no tratamento de psoríase em pacientes humanos – calcipotrieno, tacalcitol ou Dovonex® – é outra fonte de vitamina D implicada na ocorrência de hipervitaminose D em cães. O calcipotrieno é um derivado sintético do calcitriol, o qual foi utilizado no tratamento de osteoporose em pessoas e não é detectado nos testes para dosagem de 25-hidroxivitamina D. Há disponibilidade de testes para vitamina D e eles incluem precursores da vitamina ou 1,25-di-hidroxicolecalciferol. A maioria dos testes detecta vitamina D2 ou D3 na forma 25-hidroxilatada; consulte o laboratório de referência para obter informações sobre o manuseio das amostras, os IR e as orientações para interpretação dos resultados.

Doenças granulomatosas

Hipercalcemia é associada à doença granulomatosa causada por diversos microrganismos em cães e gatos. Blastomicose é uma causa razoavelmente bem conhecida de hipercalcemia, mas poucos cães com blastomicose apresentam hipercalcemia. A blastomicose pode se instalar em ossos. No entanto, a maior produção de vitamina D pelos macrófagos dos granulomas é um mecanismo mais provável do que a osteólise direta decorrente de granulomas nos ossos. Macrófagos e algumas células neoplásicas podem transformar precursores da vitamina D em calcitriol. Notou-se que 11 de 22 cães infectados com o platelminto (verme chato) *Heterobilharzia americana*, causador de esquistossomose canina, apresentavam hipercalcemia. Para a resolução da hipercalcemia foi necessário tratamento com praziquantel. Em dois cães com esquistossomose constatou-se aumento do teor sérico de PTHrp. Peritonite infecciosa felina, tuberculose, toxoplasmose, criptococose e actinomicose são outras doenças granulomatosas infrequentes em gatos associadas à hipercalcemia. Essas "causas" devem ser consideradas como "associadas à hipercalcemia" até que estudos confirmem o mecanismo fisiopatogênico envolvido.

O diagnóstico é definido pela exclusão de outras causas de hipercalcemia, pela confirmação do agente etiológico em teste sorológico e/ou exame citológico e pela resposta ao tratamento.

Animais jovens

Cães jovens em fase de rápido crescimento podem apresentar hipercalcemia e hiperfosfatemia discretas e assintomáticas. Mais frequentemente, nota-se aumento de cálcio e fósforo em cães de raças gigantes, mas pode ser verificado em qualquer raça. A concentração sérica de cálcio raramente é superior a 12 mg/dℓ em cães jovens e, até os 6 meses, o teor sérico de cálcio deve situar-se no IR de cães adultos. Em animais jovens em fase de crescimento, concentrações séricas de cálcio e fósforo ligeiramente acima dos IR devem ser interpretadas como normais nessa faixa etária. Esse padrão não é observado em filhotes de gatos e em potros.

Idiopática

Hipercalcemia idiopática é uma das causas mais comuns de hipercalcemia em gatos e pode ser uma anormalidade em crescente prevalência. Esse distúrbio é característico de gatos. Sugere-se que o maior uso de dietas acidificantes para o controle de urolitíase de estruvita, a partir do início dos anos de 1990, seria um fator contribuinte. Há aumento da excreção fracionada de cálcio e espera-se urolitíase (de oxalato de cálcio ou de estruvita) em 50 a 75% desses gatos. Analisados conjuntamente, os dados sugerem que alguns gatos suscetíveis desenvolvem hipercalcemia, hipercalciúria e urolitíase de oxalato de cálcio quando alimentados com dietas acidificantes. No entanto, vários gatos que recebem dietas acidificantes não desenvolvem essa síndrome ou, pelo menos, ela não é detectada. A presença de cristais de cálcio na urina deve requerer, prontamente, a mensuração do teor sérico de cálcio. O diagnóstico é definido pela exclusão de outras causas de hipercalcemia e pela realização de um teste de triagem de esteroides.

Os gatos com essa síndrome apresentam normofosfatemia e hipercalcemia (total e ionizada). O tratamento com prednisona (5 a 12 mg/gato/dia) parece reverter a hipercalcemia. Em alguns gatos, com ou sem sinais clínicos, é possível constatar hipercalcemia elevada durante anos. Infecções por FeLV e por vírus da imunodeficiência felina (FIV) não são causas dessa anormalidade. Os clínicos não acreditam que ela seja causada por HPTH porque não há aumento da concentração de PTH e porque a paratireoidectomia parcial apenas corrige temporariamente a hipercalcemia. No entanto, outros profissionais podem interpretar a concentração normal de PTH como inapropriadamente elevada para o grau de hipercalcemia. Há relato de aumento e de diminuição da concentração de PTHrp, mas acredita-se que nem PTHrp tampouco a vitamina D sejam causas da anormalidade. Outra causa possível, e não documentada, pode ser uma anomalia congênita ou adquirida no receptor regulador de cálcio.

Intoxicação por xilitol

Há relatos de intoxicação natural e experimental em cães; a maioria deles menciona hipoglicemia grave e/ou insuficiência hepática. Relatam-se hipercalcemia, bem como aumento nas atividades de enzimas hepáticas, hipopotassemia, hiperfosfatemia e hipofosfatemia. Xilitol é um sucedâneo do açúcar presente naturalmente em árvores, vegetais e frutos; é utilizado como adoçante em gomas de mascar livres de açúcar, doces, guloseimas, sobremesas, produtos de higiene bucal e em grânulos de confeiteiro. É menos calórico do que o açúcar e pouco interfere na concentração sanguínea de glicose; no entanto, estimula a rápida liberação de insulina e provoca hipoglicemia grave em cães. Clinicamente, os efeitos do xilitol no teor de glicose são mais relevantes do que os da hipercalcemia.

Lesões ósseas

Lesões osteolíticas provocadas por metástase óssea, osteodistrofia hipertrófica ou osteomielite foram associadas à hipercalcemia, mas é improvável que sejam as verdadeiras causas de hipercalcemia. Pelo menos, o mecanismo é mais complexo do que o da osteólise causada diretamente por uma lesão focal, em vez de envolver um ou mais componentes humorais. Qualquer aumento na liberação de cálcio no sangue, oriundo da reabsorção óssea ao redor de uma lesão focal, é normalizado pela excreção renal. É mais provável que a hipercalcemia associada à metástase óssea se deva à produção de fatores tumorais que atuam localmente, causando reabsorção de cálcio dos ossos, e que, também, estimulam a reabsorção de cálcio e a excreção de fósforo nos rins. Cães com osteodistrofia hipertrófica podem apresentar aumento do teor sérico de cálcio. Isso possivelmente é decorrência da idade jovem do animal e não da infecção nos ossos, a menos que haja atuação de citocinas no local e nos rins. Essas "causas" de hipercalcemia devem ser consideradas como "associadas a" até que estudos adicionais confirmem o mecanismo fisiopatogênico envolvido.

5

Bioquímica Clínica de Mamíferos Não Domésticos Comuns, Aves, Répteis, Peixes e Anfíbios

35

Bioquímica Clínica dos Mamíferos: Animais de Laboratório e Espécies Variadas

Terry W. Campbell

Department of Clinical Sciences, College of Veterinary Medicine and Biomedical Sciences, Colorado State University, Fort Collins, CO, USA

Com frequência, o perfil bioquímico sanguíneo é utilizado para avaliar a saúde de mamíferos não domésticos. A razão é que as doenças geralmente são associadas a alterações específicas no sangue e urina que são detectadas usando técnicas analíticas específicas. Em geral, perfis bioquímicos usados pela maioria dos laboratórios incluem glicose, nitrogênio ureico sanguíneo (NUS), creatinina, proteína total (PT), albumina (Alb), globulinas (Glob), cálcio (Ca), fósforo (F), sódio (Na), potássio (K), cloreto (Cl) e colesterol total. Ademais, esses perfis geralmente incluem dois ou mais testes de função hepatocelular, tais como alanina aminotransferase (ALT), aspartato aminotransferase (AST), sorbitol desidrogenase (SDH), lactato desidrogenase (LDH) ou sais biliares totais.[1] Os perfis também incluem dois ou mais testes de função hepatobiliar, tais como fosfatase alcalina (ALP), gamaglutamiltransferase (GGT) e bilirrubina total ou ácidos biliares.[1] Adições aos perfis bioquímicos podem incluir creatinoquinase (CK), triglicerídios, magnésio (Mg) e eletroforese de proteínas. Os resultados desses testes são comparados aos valores de referência que são produzidos no mesmo laboratório que está conduzindo o teste ou em dados publicados de valores de referência para espécies similares. A pesquisa biomédica envolve o uso de animais de laboratório tais como camundongos, ratos e coelhos, resultando em grande quantidade de informações acerca da interpretação de perfis bioquímicos nessas espécies. Contudo, poucos estudos clínicos de perfil bioquímico foram realizados em outros mamíferos não domésticos, tais como furões, petauro-do-açúcar e ouriços. Em geral, a interpretação dos resultados de bioquímica clínica em mamíferos não domésticos é a mesma descrita para as espécies domésticas.

Deve-se notar que muitos parâmetros do paciente enquanto indivíduo, como idade, gênero, hidratação e estado nutricional, afetam os resultados de bioquímica sérica. Condições ambientais tais como fotoperíodo, temperatura e manejo reprodutivo, bem como métodos analíticos e instrumentos usados são outras fontes de variação. As variáveis que envolvem a coleta de amostras incluem método de contenção, tipo de anestésico empregado, momento da coleta, tipo de anticoagulante utilizado, local de obtenção do sangue e manuseio e armazenamento da amostra. Por exemplo, em ratos, há a necessidade de um período de jejum de 16 a 18 horas, a fim de evitar a obtenção de amostras lipêmicas; por outro lado, em coelhos submetidos a jejum de 16 horas ocorre diminuição das concentrações plasmáticas de glicose e insulina e aumento dos teores de glucagon e de ácidos graxos no plasma.[2,3] A liberação de epinefrina em razão da excitação causada pelo transporte e pela coleta de sangue em coelhos resulta em aumento dos teores plasmáticos de ácidos graxos livres e de glicose. O sangue coletado por meio de cardiocentese pode ser contaminado com enzimas musculares, como CK, AST, LDH e ALT, presentes em alta concentração no músculo cardíaco. Em roedores, os resultados do perfil bioquímico plasmático tendem a ser diferentes nas amostras obtidas no seio orbital, em comparação com aquelas coletadas por cardiocentese.[4-6]

Com frequência, os resultados das análises bioquímicas das mesmas amostras de soro e de plasma, realizadas em diferentes laboratórios, apresentam valores significativamente diferentes; desse modo, os valores de referência publicados mostram faixa de variação considerável para diversos componentes do sangue. Portanto, os intervalos de referência obtidos por diferentes métodos não são necessariamente úteis para as análises veterinárias em aparelhos portáteis.[7] Dessa forma, os analisadores portáteis precisam de seus próprios intervalos de referência. Razões possíveis para as diferenças no intervalo de referência dos estudos comparados podem ser decorrentes de doenças subclínicas não detectadas e do uso de métodos químicos ou estatísticos diferentes.

Coleta e manuseio de amostras

As amostras de sangue para análises bioquímicas podem ser coletadas empregando-se as mesmas técnicas descritas para os exames hematológicos (ver Capítulo 19). Vários analisadores modernos podem realizar até 20 testes, com volume de amostra de soro ou de plasma tão pequeno quanto 50 $\mu\ell$. Na rotina, utiliza-se plasma heparinizado para análises bioquímicas clínicas de pequenos roedores, como camundongos, *hamsters* e gerbos, pois a obtenção de soro comumente resulta em hemólise; é possível conseguir volume maior de amostra de plasma do que de soro. A heparina de lítio aquoso é o anticoagulante preferido para análises bioquímicas do plasma. Como regra geral, em mamíferos sadios pode-se obter uma amostra de sangue cujo volume corresponda a 10%, ou menos, do volume total de sangue do animal (ou 1% do peso corporal) com segurança.

Hemólise ou contato prolongado do soro com as células do sangue ocasiona alteração na concentração dos componentes da amostra. É possível notar aumento dos teores de potássio, fósforo e bilirrubina e da atividade de LDH, bem como diminuição da concentração de glicose. Amostras de soro de porquinhos-da-índia e coelhos apresentam maior atividade de LDH e de GGT em comparação com a obtida em amostras de plasma, em razão do extravasamento dessas enzimas das hemácias (eritrócitos) durante a coagulação do sangue.[3,8] Em amostras de soro de camundongos, a atividade de CK diminui pelo efeito do congelamento.[9] Também, em razão da crioprecipitação de algumas proteínas em amostras de soro ou de plasma de ratos, pode ocorrer diminuição do teor de proteínas durante o congelamento.[9]

Nas Tabelas 35.1 a 35.4 há intervalos de referência dos componentes bioquímicos do plasma de pequenos mamíferos. Nas Tabelas 35.5 e 35.6 faz-se a comparação entre as concentrações de hormônios do soro ou plasma de roedores e de coelhos, respectivamente.

Roedores

Avaliação laboratorial da função renal

Os testes laboratoriais para avaliação da função renal de roedores são semelhantes aos descritos para mamíferos domésticos; envolvem a análise de componentes sanguíneos, como nitrogênio ureico, creatinina e eletrólitos, bem como o exame de urina. O teor plasmático de nitrogênio ureico é influenciado pelo tipo de dieta, pela função hepática, pela absorção gastrintestinal e pelo estado de hidratação. Ocorre aumento dos teores plasmáticos de nitrogênio ureico e de creatinina apenas quando houver comprometimento de mais de 75% da função renal; portanto, esses testes carecem de sensibilidade para o diagnóstico de doença renal. Causas comuns de azotemia renal em roedores, especialmente em camundongos, incluem amiloidose, nefropatia imunomediada e doença policística. Dietas com alto teor de proteínas ocasionam aumento da concentração sérica ou plasmática de nitrogênio ureico, mais em razão da maior metabolização do nitrogênio do que da doença renal. Na avaliação do teor plasmático de nitrogênio ureico de roedores deve-se considerar a idade do animal; *hamsters* mais velhos apresentam maior teor plasmático de nitrogênio ureico. Outras anormalidades laboratoriais que podem estar associadas a doença renal incluem hiperfosfatemia, resultante de menor taxa de filtração glomerular, e hipoproteinemia, decorrente de doença glomerular com perda de proteínas na urina.

As enzimas GGT, N-acetil-β-D-glicosaminidase (NAGase) e ALP apresentam alta atividade no tecido renal; portanto, a

Tabela 35.1 Valores do perfil bioquímico plasmático de roedores.

	Camundongo	Rato	*Hamster*	Gerbo	Porquinho-da-índia	Chinchila
Glicose (mg/dℓ)	196 a 278	114 a 143	65 a 144	—	89 a 95	—
	73 a 183	74 a 163	60 a 160	47 a 137	60 a 125	60 a 120
Nitrogênio ureico (mg/dℓ)	21 a 26	16 a 19	14 a 30	—	22 a 25	—
	18 a 31	12 a 22	14 a 27	17 a 30	9,0 a 31,5	10 a 25
Creatinina (mg/dℓ)	0,5	0,5 a 1,4	0,5 a 0,6	—	1,4	—
	0,48 a 1,1	0,38 a 0,8	0,4 a 1,0	—	0,6 a 2,2	—
Ácido úrico (mg/dℓ)	—	1,3 a 2,8	1,3 a 5,1	—	—	—
Proteína total (g/dℓ)	—	—	—	—	—	—
	5,0 a 7,0	6,4 a 8,5	1,3 a 5,1	—	4,8 a 5,6	—
	5,9 a 10,3	5,9 a 7,8	5,5 a 7,2	4,6 a 14,7	4,2 a 6,8	5 a 6
Albumina (g/dℓ)	3,0 a 4,0	4,1 a 5,4	3,2 a 4,3	—	2,4 a 2,7	—
	2,5 a 4,8	3,3 a 4,6	2,0 a 4,2	1,8 a 5,8	2,1 a 3,9	2,5 a 4,2
Cálcio (mg/dℓ)	7,9 a 10,5	10,5 a 13,0	10,4 a 12,4	—	9,6 a 10,7	—
	4,6 a 9,6	7,6 a 12,6	8,4 a 12,3	3,7 a 6,1	8,2 a 12,0	10 a 15
Fósforo (mg/dℓ)	5,6 a 9,2	5,0 a 13,0	5,0 a 8,0	—	5,0	—
	5,2 a 9,4	5,3 a 8,4	4,0 a 8,2	3,7 a 11,2	3,0 a 7,6	4 a 8
Sódio (mEq/ℓ)	138 a 186	143 a 150	128 a 145	—	122 a 125	—
	143 a 164	142 a 150	124 a 147	143 a 147	120 a 152	130 a 155
Potássio (mEq/ℓ)	5,3 a 6,3	5,3 a 7,5	4,7 a 5,3	—	4,9 a 5,1	—
	6,3 a 8,0	4,3 a 6,3	3,9 a 6,8	3,6 a 5,9	3,8 a 7,9	5,0 a 6,5
Cloreto (mEq/ℓ)	99 a 108	85 a 102	94 a 99	—	92 a 97	—
	105 a 118	100 a 109	92 a 103	93 a 118	90 a 115	105 a 115
Colesterol (mg/dℓ)	—	36 a 100	94 a 237	—	—	—
	59 a 103	44 a 138	65 a 148	90 a 141	16 a 43	40 a 100
Bilirrubina total (mg/dℓ)	—	0 a 0,6	0,2 a 0,5	—	0 a 0,9	—
	0,3 a 0,8	0,2 a 0,5	0,2 a 0,7	0,8 a 1,6	0 a 0,9	—
Fosfatase alcalina (UI/ℓ)	66 a 262	70 a 132	8 a 202	—	66 a 74	—
	43 a 71	40 a 191	6 a 14,2	—	55 a 108	3 a 12
Alanina aminotransferase (UI/ℓ)	40 a 189	26 a 37	28 a 107	—	39 a 45	—
	44 a 87	52 a 144	22 a 63	—	25 a 59	10 a 35
Aspartato aminotransferase (UI/ℓ)	77 a 383	40 a 53	53 a 202	—	46 a 48	—
	101 a 214	54 a 192	43 a 134	—	26 a 68	15 a 45
Lactato desidrogenase (UI/ℓ)	—	63 a 573	94 a 237	—	—	—
	366	225 a 275	134 a 360	—	—	—
Creatinoquinase (UI/ℓ)	155	6 a 309	469 a 1.553	—	—	—
	155	111 a 334	366 a 776	—	—	—

Os dados da linha superior, em cada coluna, para cada componente, foram compilados a partir de variações de valores médios, sem considerar coloração, idade, sexo e método de coleta de sangue, conforme publicado em Loeb e Quimby,[10] pp. 417–509. Os dados da segunda linha, em cada coluna, para cada componente, foram obtidos de Quesenberg e Carpenter,[11] pp. 243 e 290.

Tabela 35.2 Valores do perfil bioquímico do plasma de coelhos.

	a	b
Glicose (mg/dℓ)	89 a 144	75 a 155
Nitrogênio ureico (mg/dℓ)	14 a 23	13 a 29
Creatinina (mg/dℓ)	0,8 a 2,9	0,5 a 2,5
Ácido úrico (mg/dℓ)	1,1 a 1,2	—
Proteína total (g/dℓ)	5,0 a 8,5	5,4 a 8,3
Albumina (g/dℓ)	3,0 a 3,4	2,4 a 4,6
Cálcio (mg/dℓ)	13,0 a 15,0	5,6 a 12,5
Fósforo (mg/dℓ)	5,6 a 9,2	4,0 a 6,9
Sódio (mEq/ℓ)	114 a 156	131 a 155
Potássio (mEq/ℓ)	4,4 a 7,4	3,6 a 6,9
Cloreto (mEq/ℓ)	89 a 120	92 a 112
Colesterol (mg/dℓ)	22 a 69	10 a 80
Bilirrubina total (mg/dℓ)	0 a 0,7	0 a 0,7
Fosfatase alcalina (UI/ℓ)	< 120	4 a 16
Alanina aminotransferase (UI/ℓ)	< 100	48 a 80
Aspartato aminotransferase (UI/ℓ)	< 100	14 a 113
Lactato desidrogenase (UI/ℓ)	< 200	34 a 129
Creatinoquinase (UI/ℓ)	< 275	—

[a]Dados compilados a partir de variações de valores médios, sem considerar coloração, sexo e métodos de coleta de sangue, conforme publicado em Loeb e Quimby,[10] pp. 417–509.
[b]Dados de Quesenberg e Carpenter,[11] p. 151.

Tabela 35.3 Valores do perfil bioquímico plasmático de furões.

	Todos os furões[a]	Albino[b]	Fitch[b]
Glicose (mg/dℓ)	67 a 124	94 a 207	63 a 134
Nitrogênio ureico (mg/dℓ)	17 a 32	10 a 45	12 a 43
Creatinina (mg/dℓ)	0,2 a 0,6	0,4 a 0,9	0,2 a 0,6
Proteína total (g/dℓ)	5,3 a 7,2	5,1 a 7,4	5,3 a 7,2
Albumina (g/dℓ)	3,3 a 4,1	2,6 a 3,8	3,3 a 4,1
Cálcio (mg/dℓ)	8,5 a 11	8,0 a 11,8	8,6 a 10,5
Fósforo (mg/dℓ)	3,3 a 7,8	4,0 a 9,1	5,6 a 8,7
Sódio (mEq/ℓ)	146 a 160	137 a 162	146 a 160
Potássio (mEq/ℓ)	3,7 a 5,4	4,5 a 7,7	4,3 a 5,3
Cloreto (mEq/ℓ)	112 a 129	106 a 125	102 a 121
Colesterol (mg/dℓ)	60 a 220	64 a 296	119 a 209
Bilirrubina total (mg/dℓ)	0,0 a 0,3	< 1,0	0 a 0,1
CO$_2$ total (mmol/ℓ)	17 a 23	16,5 a 28	16 a 28
Fosfatase alcalina (UI/ℓ)	30 a 120	9 a 84	30 a 120
Alanina aminotransferase (UI/ℓ)	30 a 100	82 a 287	78 a 149
Aspartato aminotransferase (UI/ℓ)	15 a 40	28 a 120	57 a 248
Creatinoquinase (UI/ℓ)	60 a 300	—	—

[a]Dados de Thrall MA et al.,[12] p. 471.
[b]Dados de Quesenberg KE e Carpenter JW,[11] p. 20.

Tabela 35.4 Valores dos perfis bioquímicos plasmáticos de petauro-do-açúcar e ouriço.

	Petauro-do-açúcar	Ouriço
Glicose (mg/dℓ)	130 a 183	89 ± 30
Nitrogênio ureico (mg/dℓ)	18 a 24	13 a 54
Creatinina (mg/dℓ)	0,3 a 0,5	0 a 0,8
Proteína total (g/dℓ)	5,1 a 6,1	4,0 a 7,7
Albumina (g/dℓ)	3,5 a 4,3	1,8 a 4,2
Cálcio (mg/dℓ)	6,9 a 8,4	5,2 a 11,3
Fósforo (mg/dℓ)	3,8 a 4,4	2,4 a 12,0
Sódio (mEq/ℓ)	135 a 145	120 a 165
Potássio (mEq/ℓ)	3,3 a 5,9	3,2 a 7,2
Cloreto (mEq/ℓ)	—	92 a 128
Colesterol (mg/dℓ)	—	86 a 189
Bilirrubina total (mg/dℓ)	0,4 a 0,8	0 a 1,3
Fosfatase alcalina (UI/ℓ)	—	8 a 92
Alanina aminotransferase (UI/ℓ)	50 a 106	16 a 134
Aspartato aminotransferase (UI/ℓ)	46 a 179	8 a 137
Lactato desidrogenase (UI/ℓ)	—	57 a 820
Creatinoquinase (UI/ℓ)	210 a 589	333 a 1.964
Gamaglutamiltransferase (UI/ℓ)	—	0 a 12

Dados de Quesenberg KE e Carpenter JW,[11] pp. 335 e 345.

mensuração dessas enzimas em amostra de urina pode aumentar a sensibilidade dos testes bioquímicos clínicos no diagnóstico de doença renal em roedores. O *clearance* de creatinina endógena pode ser um teste sensível e específico para a detecção de baixa taxa de filtração glomerular, antes que ocorra aumento das concentrações de nitrogênio ureico e de creatinina no plasma.

Caso a coleta não seja realizada adequadamente é possível verificar artefatos na amostra de urina. A urina deve ser coletada sobre uma superfície limpa e seca. É comum a contaminação da urina com fezes, alimentos, pelos, resíduos de cama ou água de beber, quando não se utiliza gaiola metabólica disponível no mercado. Com frequência, os roedores urinam espontaneamente quando manuseados, possibilitando a coleta de amostra de urina limpa desses animais. A realização de cistocentese evita a ocorrência de muitos daqueles artefatos associados à coleta de urina por meio de micção espontânea, mas pode resultar em contaminação da amostra com sangue. O exame de urina deve ser realizado até 2 horas após a coleta, caso contrário, a urina deve ser refrigerada em temperatura de 4°C, por até 48 horas. A urina refrigerada deve ser aquecida à temperatura ambiente antes do exame.

A urina de roedores normais em geral é amarela, mas sua tonalidade e transparência podem variar em função da condição de hidratação do animal. O pH da urina é influenciado pela dieta. Dieta com alto teor de proteína animal contém alta concentração de precursores de sulfatos e fosfatos, que ocasionam a produção de urina mais ácida; uma dieta à base de proteína vegetal tende a induzir a produção de urina com pH neutro ou ligeiramente alcalino. Os roedores tendem a excretar urina alcalina devido à conversão da ureia em amônia por ação bacteriana. A aferição do pH da urina é útil para determinar o estado ácido-básico do animal. Os roedores que apresentam condições de alto catabolismo, como inanição, cetose ou febre, comumente excretam urina ácida.

Tabela 35.5 Concentração plasmática dos principais hormônios de roedores.

	Ratos	Camundongos	Hamsters	Porquinhos-da-índia
Tri-iodotironina (ng/dℓ)	30 a 100	30 a 100	30 a 80	20 a 60
Tri-iodotironina livre (ng/dℓ)	—	—	—	0,20 a 0,32
Tiroxina (μg/dℓ)	3 a 7	3 a 7	3 a 7	2 a 4
Tiroxina livre (μg/dℓ)	—	—	—	0,9 a 2,0
Hormônio estimulante da tireoide (ng/mℓ)	400 a 600	300	300	40 a 100
Hormônio adrenocorticotrófico (pg/dℓ)	30 a 100	2,6 a 5,5	40[a]	23[a]
Corticosterona (μg/dℓ)	15 a 23;[b] 1 a 6[c]	9[a,d] (machos) 40[a,d] (fêmeas) 5[a,e] (machos) 13,5[a,e] (fêmeas)	2,75[e] (machos) 0,33[e] (fêmeas)	—
Cortisol (μg/dℓ)	—	—	—	5 a 30
Cortisol livre (μg/dℓ)	—	—	—	0,6 a 5,8
Paratormônio (pg/mℓ)	70 a 700 (machos) 0 a 400 (fêmeas)	—	—	—
Calcitonina (pg/mℓ)	200 a 500 (machos com 6 a 8 meses) 450 a 1.100 (fêmeas com 6 a 8 meses) 400 a 900 (machos com 12 a 14 meses) 700 a 1.800 (fêmeas com 12 a 14 meses)			
1,25-di-hidroxivitamina D (pg/mℓ)	72 a 86 (machos) 79 a 113 (fêmeas)			

[a]Concentração média.
[b]Valor máximo médio.
[c]Valor mínimo médio.
[d]Início do período escuro.
[e]Fim do período escuro.

Tabela 35.6 Concentrações plasmáticas dos principais hormônios de coelhos.

Tri-iodotironina (ng/dℓ)	130 a 143
Tiroxina (μg/dℓ)	1,7 a 2,4
Hormônio estimulante da tireoide (μU/mℓ)	40 a 100
Iodo ligado à proteína (nmol/ℓ)	400 (adultos)
Hormônio adrenocorticotrófico (pg/dℓ)	25[a]
Cortisol (μg/dℓ)	2,6 a 3,8 (início da manhã)
Aldosterona (ng/dℓ)	20[a] (início da manhã) 50[a] (fim da tarde)
Calcitonina (pg/mℓ)	1.125 a 1.200
1,25-di-hidroxivitamina D (pg/mℓ)	27 a 47

[a]Concentração média.

A densidade e a osmolalidade da urina são parâmetros úteis na avaliação da capacidade dos rins em concentrar ou diluir a urina. É possível realizar um teste de privação de água com intuito de detectar doença renal em roedores mediante a privação de água ao longo de 24 horas, período após o qual se determina a densidade urinária. Considera-se que os animais incapazes de concentrar a urina, de modo a alcançar densidade urinária superior a 1,030, apresentem doença renal importante ou sejam portadores de diabetes insípido. Caso a amostra de urina contenha quantidade significativa de glicose, proteína ou de outros metabólitos normalmente ausentes na urina, o valor da densidade urinária obtido por refratometria não estará correto. A osmolalidade urinária é o parâmetro definitivo de avaliação da capacidade de concentração da urina pelos rins; ela depende da quantidade de partículas na solução e não é influenciada pelo grau de ionização ou pela concentração de moléculas e de íons presentes na amostra. A osmolalidade normal da urina de ratos e de *hamsters* varia de 331 a 445 mOsm/kg e de 307 a 355 mOsm/kg, respectivamente.[4,13,14]

A urina normal de roedores pode conter traços de glicose. Normalmente, nota-se grande quantidade de ácido ascórbico na urina de camundongos, substância que pode interferir no resultado do teste com tira-reagente que utiliza glicose oxidase, ocasionando resultado falso-negativo para glicose.

A proteinúria é um achado comum em camundongos e ratos normais. As tiras-reagentes semiquantitativas para análise química da urina detectam as proteínas de alto peso molecular, como albumina, mas não as glicoproteínas de baixo peso molecular de origem renal, presentes na urina de roedores. A proteinúria normal de roedores está associada à presença de várias proteínas na urina, inclusive α-globulina, β-globulina, proteína uromucoide e pré-albumina. O grau de proteinúria aumenta com o avançar da idade e os camundongos machos tendem a exibir maior grau de proteinúria do que as fêmeas.

O sedimento urinário de roedores normalmente contém menos de cinco hemácias e leucócitos por campo de grande aumento. O aumento da quantidade dessas células sugere inflamação, cálculo ou neoplasia no trato urinário. Caso se constate, concomitantemente, a presença de cilindros urinários compostos de hemácias e leucócitos, é provável que tais células sejam de origem renal. Por outro lado, o aumento do número de células, sem a presença de cilindros, indica inflamação do trato urinário inferior, como cistite e uretrite. A interpretação dos componentes do sedimento urinário de roedores é semelhante à descrita para mamíferos domésticos.

Equilíbrio eletrolítico e ácido-básico

A interpretação das alterações no equilíbrio eletrolítico e ácido-básico do soro ou do plasma é semelhante à descrita para animais domésticos. Em camundongos, a concentração sérica ou plasmática normal de sódio (174 ± 23 mEq/ℓ ou mmol/ℓ) tende a ser ligeiramente superior àquela relatada para outros mamíferos. Em algumas linhagens de ratos, nota-se hipernatremia resultante de diabetes insípido neurogênico, como uma anormalidade hereditária. Em algumas linhagens de camundongos e de *hamsters* sírios mais velhos nota-se com frequência diabetes insípido nefrogênico, em geral associado à amiloidose renal. Em ratos, a nefropatia crônica com retenção anormal de sódio pode provocar hipernatremia que, por sua vez, resulta em miocardite. A amiloidose renal altera a permeabilidade dos túbulos renais à água, ocasionando hipercloremia. Nota-se maior concentração sérica ou plasmática de fósforo em roedores jovens em comparação com os adultos. Durante o período de hibernação, ocorre aumento da concentração sérica ou plasmática de magnésio em *hamsters*.

Avaliação laboratorial da função hepática

As enzimas presentes em amostras de soro ou plasma comumente utilizadas no diagnóstico de doença hepática em roedores são ALP, GGT, AST, ALT, LDH e SDH. A atividade sérica ou plasmática dessas enzimas aumenta quando há maior produção, aumento de liberação ou menor *clearance* da enzima. Outros testes bioquímicos utilizados na detecção de doença hepática em roedores incluem a mensuração dos teores de bilirrubina total, de ácidos biliares e de colesterol no plasma ou no soro.

A fosfatase alcalina é uma enzima de membrana com maior atividade nos osteoblastos, no epitélio biliar e nas células epiteliais dos rins e dos intestinos. Roedores jovens apresentam atividade plasmática de ALP maior do que os adultos em razão da maior atividade osteoblástica; ratos machos tendem a apresentar atividade plasmática de ALP superior às fêmeas. A ALP hepática de roedores é termolábil a 56°C e sensível à inibição pelo levamisol.[5] Roedores com colestase apresentam aumento significativo da atividade sérica ou plasmática de ALP. Em ratos, a ligação obstrutiva de ductos biliares ocasiona elevação das atividades das isoenzimas ALP hepática e intestinal. A atividade sérica ou plasmática de ALP é um teste mais sensível do que o teor de bilirrubina ou a atividade de ALT na detecção de doença hepática em *hamsters*.[14,15] Medicamentos que aumentam a síntese e a atividade plasmática de ALP em ratos incluem cortisol, fenobarbital e teofilina.[7] Nota-se aumento da atividade plasmática de ALP em porquinhos-da-índia que apresentam deficiência de zinco e manganês.[16]

Verifica-se aumento significativo da atividade plasmática de GGT em *hamsters* e em ratos submetidos à indução experimental de lesão hepática que resulte em colestase. Porquinhos-da-índia apresentam atividade hepática de GGT maior do que ratos e, na colestase, mostram maior atividade plasmática de GGT. Ocorre aumento da atividade sérica de GGT em porquinhos-da-índia após a formação do coágulo sanguíneo *in vitro*, ocorrência que pode ser evitada com o uso de amostra de plasma, em vez de soro, para o teste enzimático. Os rins de roedores apresentam a maior atividade de GGT, porém essa enzima de origem renal não é detectada no plasma ou no soro da maioria dos roedores. Em ratos, a atividade renal de GGT é 200 a 300 vezes maior do que aquela no fígado.

AST é uma enzima de citosol e mitocôndria, com alta atividade no fígado, no coração, nos músculos esqueléticos e nos rins e com baixa atividade nos intestinos, no cérebro, no pulmão e nos testículos. O aumento da atividade plasmática ou sérica de AST em geral está associado à lesão de fígado, do músculo cardíaco ou do músculo esquelético.

Em ratos e camundongos, a atividade de ALT, que é uma isoenzima presente no citosol e nas mitocôndrias, é maior no fígado. A razão ALT citosólica:ALT mitocondrial no fígado e no músculo cardíaco de ratos é 5:1 e 50:1, respectivamente. Em roedores, intestino, rins, coração, músculo esquelético, cérebro, tegumento e pâncreas também apresentam atividade de ALT. Em porquinhos-da-índia, a atividade de ALT no coração é semelhante à do fígado. Na maioria dos roedores, a atividade sérica ou plasmática de ALT aumenta na lesão hepatocelular; a enzima parece ser específica de fígado de ratos e camundongos. No entanto, a ALT plasmática parece não ter valor diagnóstico para doença hepática em porquinhos-da-índia, os quais apresentam apenas valor correspondente à metade da atividade hepática de ALT de ratos e de camundongos. Em ratos, nota-se correlação entre o aumento da atividade sérica de ALT e o grau de necrose hepática. Verifica-se aumento de 3 vezes na atividade plasmática de ALT de camundongos contidos manualmente pelo corpo em comparação com aqueles seguros pela cauda.

LDH é uma enzima presente no citosol, com maior atividade nos músculos esqueléticos, seguidos de músculo cardíaco, fígado, rins e intestinos, respectivamente. Em camundongos, a LDH apresenta-se na forma de cinco isoenzimas: LDH-1 e LDH-2, no músculo cardíaco; LDH-4, nos rins; LDH-5, no fígado e nos músculos esqueléticos; e LDH-3 na maioria dos outros tecidos. Em roedores, a atividade sérica ou plasmática de LDH eleva-se na doença hepatocelular; no entanto, os valores normais são muito variáveis e dependem do método analítico utilizado.

A SDH é uma enzima presente no citosol, com atividade no fígado, nos rins e na vesícula seminal de camundongos; é hepatoespecífica para ratos. Nota-se aumento da atividade sérica ou plasmática de SDH na doença hepática de roedores; é um teste mais sensível do que a ALT na detecção de doença hepatocelular de ratos. Em geral, a atividade de SDH não é mensurada em laboratórios veterinários.

A concentração sérica ou plasmática de bilirrubina total aumenta em roedores com doença hepatobiliar primária, obstrução biliar extra-hepática ou hemólise. O aumento do teor plasmático ou sérico de bilirrubina total deve ser avaliado mediante determinação da massa eritrocitária e realização de outros testes que avaliem o fígado e o sistema biliar.

A concentração sérica ou plasmática de ácidos biliares totais é um parâmetro sensível e específico para a doença hepatobiliar e anormalidades na circulação êntero-hepática. O teor plasmático de ácidos biliares é um excelente teste para a detecção de doença hepatobiliar em roedores, especialmente em ratos, que apresentam alta concentração de ácidos biliares circulantes.

O teor plasmático de colesterol pode aumentar em roedores com obstrução biliar extra-hepática. A concentração plasmática normal de colesterol varia entre as linhagens de camundongos. Com frequência, a hipercolesterolemia está associada à infiltração gordurosa em vários tecidos. Em porquinhos-da-índia, o intestino, mais do que o fígado, é o principal local de produção de colesterol.[8] A concentração plasmática normal de colesterol em *hamsters* (112 a 210 mg/dℓ ou 2,90 a 5,43 mmol/ℓ) é maior do que a verificada em outros roedores; diminui durante fotoperíodos curtos e aumenta em temperaturas frias.[4,14]

Avaliação laboratorial das proteínas

Em camundongos, a concentração plasmática normal de proteínas é variável entre as diferentes linhagens. Em geral, nesses animais, a hiperproteinemia está associada à desidratação grave e, com frequência, há perda de proteína na urina ocasionada por doença renal. As principais classes de proteínas do soro ou do plasma de roedores são identificadas por eletroforese. As principais globulinas de ratos são α_1-globulina e β-globulina, com menor concentração de α_2-globulina e gamaglobulina. Em *hamsters*, nota-se menor concentração de albumina durante o primeiro ano de vida; o teor de α_2-globulina aumenta nos primeiros 6 meses de vida e o teor de β-globulina diminui a partir de 8 semanas.[4,14,17] Em *hamsters*, no traçado eletroforético, o fibrinogênio migra junto ao pico de gamaglobulina. Amiloidose é uma doença comum em *hamsters* com mais de 18 meses; resulta em hipoalbuminemia e hiperglobulinemia.

Avaliação laboratorial do metabolismo da glicose

O soro ou o plasma de roedores deve ser separado rapidamente das células do sangue ou deve-se adicionar fluoreto ao tubo de coleta, a fim de evitar redução no teor de glicose, em razão da glicólise *in vitro* (uma redução de 7% é esperada se as amostras ficarem por 1 hora a temperatura ambiente). Em ratos e camundongos, a concentração plasmática de glicose diminui com a idade, em taxa média de 2 mg/dℓ por mês. Os teores de glicose sanguínea também são afetados pela nutrição/dieta, alterações hormonais, hibernação, contenção, jejum e anestesia.

Várias linhagens de camundongos são utilizadas como modelo experimental para diabetes melito; por isso, foi desenvolvido um teste de tolerância à glicose para camundongos.[18] O teste de tolerância à glicose de 1 hora compara o teor plasmático de glicose obtido antes da injeção intraperitoneal de 2 mg de glicose/g de peso corporal com a concentração de glicose verificada 1 hora após a injeção. O teste oral de tolerância à glicose de 4 horas compara o teor plasmático basal de glicose com a concentração plasmática de glicose obtida 4 horas após a administração oral de 10 mℓ/kg de solução de glicose a 10%. Algumas linhagens de roedores, como camundongo obeso (*ob/ob*), rato Zucker obeso (*fa/fa*) e rato obeso LA/N, são utilizadas como modelo experimental para diabetes melito não dependente de insulina. *Hamsters* chineses e ratos Wistar BB representam um modelo animal para diabetes melito dependente de insulina. Em porquinhos-da-índia, o diabetes melito dependente de insulina pode ser decorrente da ação de microrganismos infecciosos que provocam degeneração gordurosa do pâncreas e influenciam as funções exócrina e endócrina desse órgão; os porquinhos-da-índia acometidos apresentam hiperglicemia, glicosúria, cetonúria e hipoplasia de células beta do pâncreas. Os imunoensaios utilizados na determinação do teor de insulina em ratos podem ser modificados para estimar a concentração plasmática de insulina em camundongos; contudo, a insulina de porquinhos-da-índia é imunologicamente diferente e não pode ser mensurada com o emprego de anticorpos de ratos. Em ratos, o teor de glucagon é determinado por técnicas de imunoensaio utilizadas em pacientes humanos; no entanto, o glucagon de porquinhos-da-índia, à semelhança da insulina, é imunologicamente diferente e não pode ser mensurado com o emprego de anticorpos humanos.

Detecção laboratorial da lesão muscular

A CK é uma enzima dimérica presente no citosol, composta pelas subunidades M e B. Os músculos esqueléticos contêm subunidades MM, enquanto o músculo cardíaco contém as subunidades MM, MB e BB. O cérebro contém subunidades BB. À semelhança do que acontece em mamíferos domésticos, a atividade plasmática de CK é útil na detecção de lesão muscular em roedores. Miopatias nutricionais, como aquelas resultantes de hipovitaminose E e deficiência de selênio, ocasionam aumento da atividade plasmática de CK em ratos e camundongos.

Avaliação laboratorial das doenças endócrinas

Os principais hormônios de roedores são secretados no sangue periférico em um ritmo circadiano que pode variar entre as espécies. A secreção hormonal também é influenciada por fatores ambientais, como o ciclo claro/escuro. Um ritmo ultradiano, no qual os hormônios são secretados de modo temporário ou pulsátil, com periodicidade inferior a 24 horas, pode se sobrepor à secreção circadiana normal de determinado hormônio. As faixas de variação normais sugeridas para os principais hormônios do plasma de roedores são apresentadas na Tabela 35.5.

Ratos machos sadios apresentam maior concentração plasmática de hormônio estimulante da tireoide (TSH) quando se emprega a preparação-1, padrão de referência do National Hormone and Pituitary Program, em comparação com as fêmeas de ratos sadias. A concentração plasmática de TSH em fêmeas de ratos sadios atinge valor máximo no início do ciclo de luz. O teor plasmático de TSH de camundongos e *hamsters* situa-se no limite inferior de normalidade de ratos (considerando-se a mesma técnica utilizada para ratos). Também, é possível utilizar um bioensaio com iodo radioativo marcado para mensurar o teor plasmático de TSH em roedores.

Em roedores, pode-se mensurar a concentração plasmática ou sérica de tiroxina (T_4) e de tri-iodotironina (T_3) por meio de radioimunoensaio. As proteínas de transporte e a afinidade de ligação com T_4 e T_3 variam entre as espécies. Em ratos e camundongos, cerca de 80% de T_3 e de T_4 se ligam à albumina; 20% de T_4 ligam-se à pré-albumina. Em ratos, aproximadamente 0,05% do teor plasmático de T_4 e 0,25% da concentração plasmática de T_3 encontram-se na forma livre, fisiologicamente ativa. Em ratos e camundongos, os teores plasmáticos normais de T_4 total e de T_3 total são variáveis entre as diferentes linhagens; porém, geralmente variam de 3 a 7 µg/dℓ e de 30 a 100 ng/dℓ, respectivamente. As concentrações de T_4 e de T_3 no plasma exibem um ritmo no qual se nota um valor máximo durante a luz diurna e valor mínimo no período noturno.

Em roedores, a concentração plasmática do hormônio adrenocorticotrófico (ACTH) é determinada por meio de técnica de radioimunoensaio ou de bioensaio. O teor plasmático de ACTH em camundongos normais exibe ritmo circadiano normal, no qual se nota valor mínimo na parte da manhã e valor máximo à tarde.

A corticosterona, principal glicocorticoide do plasma de camundongos e ratos, exibe uma variação diária acentuada, sob influência do ciclo de luz. Em camundongos, verifica-se um teor plasmático máximo de corticosterona no início do período escuro e uma concentração mínima no fim desse período. A concentração plasmática de corticosterona em camundongos machos é menor do que em fêmeas. Em ratos, nota-se um teor plasmático máximo de corticosterona no fim do período de luz, com valor

CAPÍTULO 35

mínimo no fim do período escuro. Em ratos, cerca de 80% da corticosterona plasmática se ligam à transcortina e 10% à albumina, permanecendo 10%, ou menos, na forma livre. Corticosterona e cortisol são encontrados no plasma de *hamsters* normais. Em *hamsters*, a concentração plasmática total média de glicocorticoides 5,5 horas após o início do período de luz é de 1,8 μg/dℓ, com uma razão corticosterona:cortisol média de 3,5. O teor plasmático de corticosterona é maior em *hamsters* machos do que em fêmeas. O cortisol é o principal glicocorticoide do plasma de porquinhos-da-índia normais. A concentração plasmática máxima de cortisol de porquinhos-da-índia ocorre no final do período de luz e, novamente, no final do período escuro. Nota-se concentração mínima no início do período de luz e, novamente, no meio do período escuro. O estresse induzido por contenção ou pela retirada de um companheiro de gaiola aumenta significativamente a concentração plasmática de glicocorticoide. Em ratos, nota-se aumento de duas vezes no teor plasmático de corticosterona 2 minutos após a contenção e aumento de 12 vezes depois de contenção de 20 minutos.

No plasma de roedores, as concentrações de paratormônio, calcitonina e 1,25-di-hidroxivitamina D₃, hormônios reguladores do metabolismo de cálcio, são influenciadas pelo teor de cálcio da dieta, pela idade, pelo sexo, pelo fotoperíodo e pela linhagem. Em ratos, a concentração plasmática normal de paratormônio obtida por radioimunoensaio tende a ser maior em machos do que em fêmeas.

Em ratos, o teor plasmático normal de calcitonina é muito variável, dependendo da idade, da fase do ciclo de luz, da linhagem e do sexo. A concentração plasmática de calcitonina também é influenciada pela fase do ciclo estral, notando-se concentração máxima durante o proestro. Ratos Wistar machos com 6 a 8 meses apresentam concentração plasmática de calcitonina menor do que aqueles com 12 a 14 meses. Os ratos Wistar machos também apresentam teor plasmático de calcitonina menor do que as fêmeas. Em ratos, o teor plasmático de 1,25-di-hidroxivitamina D varia de acordo a linhagem, o sexo e o consumo de cálcio dietético. Ratos Wistar machos apresentam menor teor plasmático de 1,25-di-hidroxivitamina D do que as fêmeas.

Colesterol e triglicerídios são os lipídios mais comumente mensurados, e são esperadas diferenças significativas nos valores normais entre espécies. Altos teores de lipídios causam lipemia, que interfere com outros ensaios bioquímicos usando análises fotométricas. Uma vez que o colesterol tipicamente tem seu pico após a refeição, o jejum é necessário para melhorar a acurácia do teste.

Lipoproteínas são macromoléculas que transferem lipídios e colesterol e são classificadas pelo valor da densidade que varia de forma inversamente proporcional ao peso molecular. Lipoproteínas de baixa densidade (LDL), também conhecidas como beta lipoproteínas, carreiam o colesterol do fígado para os tecidos. As lipoproteínas de alta densidade (HDL), também conhecidas como alfa lipoproteínas, carreiam o colesterol dos tecidos para o fígado. Lipoproteínas de muito baixa densidade (VLDL) são compostas principalmente por trigicerídios, glicerol ligado a três ácidos graxos, que são quebrados pelas lipases pancreáticas.

Coelhos (*Oryctolagus cuniculus*)

Avaliação laboratorial da função renal

Os procedimentos para avaliação laboratorial da função renal de coelhos assemelham-se aos descritos para roedores e mamíferos domésticos. Comumente são mensurados os teores de nitrogênio ureico e de creatinina no plasma como indicadores da função renal em coelhos. Em geral, o NUS normal de coelhos é entre 10 e 30 mg/dℓ (3,57 a 10,71 mmol/ℓ) e o teor normal de creatinina é entre 0,5 a 2,5 mg/dℓ (44,2 a 221 μmol/ℓ). Entretanto, o teor plasmático de nitrogênio ureico de coelhos é influenciado por raça, linhagem e sexo. O catabolismo proteico associado a alta ingestão de proteína na dieta, exercício vigoroso, desidratação ou doença do trato urinário (tal como urolitíase, obstrução do fluxo urinário, ligação uretral e doença renal) aumenta a concentração plasmática de nitrogênio ureico. Diminuição no NUS pode ser associada a insuficiência hepática e perda de massa corporal causada por doença dental. A fase do dia em que se coleta a amostra de sangue também influencia a concentração plasmática desse catabólito em coelhos, notando-se concentração máxima entre as 16h e as 20h. No entanto, em coelhos, os teores de nitrogênio ureico e de creatinina do plasma têm pouca sensibilidade para doença renal, sendo necessária a perda de 50 a 75% da função renal antes que se constate aumento da concentração plasmática desses catabólitos. Em coelhos, com frequência, a insuficiência renal está associada ao aumento das concentrações plasmáticas de BUN, creatinina, fósforo e potássio. Na insuficiência renal em coelhos também pode ocorrer isostenúria e, dependendo da causa (ou seja, nefrite), pode haver proteinúria, cetonúria, piúria e cilindros na urina.

Cálcio e fósforo

Em coelhos, a concentração plasmática normal de cálcio, de 13 a 15 mg/dℓ (3,24 a 3,74 mmol/ℓ), é maior do que a verificada na maioria dos mamíferos. A taxa média de excreção fracionada de cálcio na urina de coelhos é de 45 a 65%; nos demais mamíferos, é inferior a 2%. O excesso de cálcio dietético é absorvido e excretado na urina de coelhos, comparados a outros animais nos quais ele é excretado na bile. Isso predispõe os coelhos a cálculos urinários. O aumento na concentração de cálcio pode ser associado a doença renal e diminuições podem ser associadas a dieta pobre, hipoalbuminemia, diarreia, doença renal crônica e hiperparatireoidismo.

O teor normal de fósforo plasmático em coelhos é de 2,3 a 6,7 mg/dℓ (0,74 a 2,16 mmol/ℓ). O aumento com frequência é associado a doença renal, mas pode ser artificialmente elevado pela hemólise. A diminuição pode ser associada à excreção urinária de cálcio.[1]

Eletrólitos e equilíbrio ácido-básico

Concentrações normais de eletrólitos plasmáticos de coelhos variam com a raça e linhagem. As concentrações plasmáticas normais de sódio de coelhos variam entre 131 e 155 mEq/ℓ (mmol/ℓ). Uma vez que o teor de sódio varia significativamente entre raças, ela com frequência não é um indicador diagnóstico útil em coelhos.[1] O aumento da concentração de sódio é esperado com desidratação, perda de líquidos com diarreia, excesso de sal na dieta, peritonite e queimaduras. A diminuição da concentração de sódio é vista na insuficiência renal aguda e crônica, poliúria e polidipsia.

Valores normais de cloreto plasmático em geral variam entre 92 e 120 mEq/ℓ (mmol/ℓ). Aumentos nos valores de cloreto são esperados com desidratação e excesso de sal na dieta, e a diminuição dos valores é esperada com diarreia e baixo teor de sal na dieta.

As concentrações plasmáticas normais de potássio em coelhos geralmente variam entre 3,5 a 6,9 mEq/ℓ (mmol/ℓ). Hiperpotassemia é vista na insuficiência renal aguda, obstrução do fluxo urinário, acidose metabólica e traumatismo tecidual grave. Hipopotassemia é associada a falência renal, inanição, baixo teor de potássio na dieta e aumento nas catecolaminas induzido por estresse.

Concentrações plasmáticas normais de magnésio da maioria dos coelhos variam entre 2,0 e 4,5 mg/dℓ. O magnésio é excretado principalmente na urina de coelhos, comparado à excreção na bile em outros mamíferos.[1] O aumento do teor de magnésio pode ser associado a desidratação, hipertireoidismo, traumatismo tecidual e insuficiência adrenocortical.

A concentração plasmática normal de bicarbonato no plasma de coelhos geralmente varia entre 16,2 e 38,0 mEq/ℓ (mmol/ℓ). Uma vez que os rins de coelhos têm baixa habilidade de corrigir os desequilíbrios ácido-básicos, esses animais são suscetíveis a anormalidades eletrolíticas.[1]

A capacidade de ligação do ferro sérico e do ferro total de coelhos sadios varia de acordo com o momento da coleta de sangue, notando-se valor menor às 8h e valor máximo às 20h. O teor sérico de ferro em coelhos normais varia de 165 a 250 mg/dℓ (29,6 a 44,8 µmol/ℓ).[2]

Avaliação laboratorial da função hepática

As enzimas presentes no plasma e utilizadas na detecção de doença hepática em coelhos incluem ALT, AST, LDH, glutamato desidrogenase (GDH), ALP e GGT. Em coelhos, as atividades de ALT no fígado e no músculo cardíaco são semelhantes; no entanto, o aumento da atividade plasmática de ALT (normalmente 14 a 80 UI/ℓ) é considerado por alguns como indicador específico de doença hepática em coelhos. Há correlação positiva entre o grau de necrose hepática e o aumento da atividade plasmática de ALT. É interessante notar que a atividade hepática de ALT de coelhos (aproximadamente 5 horas) corresponde a um valor que é menos da metade daquele de cães, fazendo com que alguns acreditem que essa enzima não seja um indicador útil de lesão hepática em coelhos. Nota-se atividade de AST significativa no fígado, no coração, nos músculos esqueléticos, nos rins e no pâncreas de coelhos. Portanto, o aumento da atividade plasmática de AST (normalmente 14 a 113 UI/ℓ) sugere lesão em um ou mais desses tecidos. Aumento da atividade plasmática de AST pode ser associado a lesão hepática, coccidiose hepática, estresse térmico ou lesões de tecido muscular ou atividade muscular excessiva (associada à contenção). O aumento da atividade plasmática de AST pode estar associado à ocorrência de lesão no coração ou no músculo esquelético durante a coleta de sangue por cardiocentese ou ao emprego de métodos de contenção que provocam o esforço do animal. Verifica-se atividade de LDH em vários tecidos, cada um contendo diferentes isoenzimas correspondentes às isoenzimas 1 a 5 de pacientes humanos. Há predomínio das isoenzimas LDH-1 e LDH-2 no fígado e nos músculos esqueléticos. Como os eritrócitos apresentam alta atividade de LDH, a hemólise pode resultar em alta atividade plasmática dessa enzima. A dosagem plasmática de LDH (normalmente 30 a 140 UI/ℓ) pode ser útil na detecção de doença hepática em coelhos, porém não é comumente utilizada em razão de sua ampla distribuição tecidual e da influência do manuseio e da hemólise na atividade plasmática da enzima. Embora não comumente mensurada nos laboratórios veterinários, a atividade plasmática de GDH (com faixa de variação de 5,5 a 7,0 UI/ℓ) e SDH (intervalo, 170 a 177 UI/ℓ) pode ser útil na detecção de lesão

hepatocelular de coelhos. A atividade plasmática normal de ALP de coelhos varia em função de idade, raça e linhagem.

A atividade plasmática normal de ALP (intervalo de referência 10 a 140 UI/ℓ) de coelhos varia com idade, raça e linhagem. Espera-se que coelhos jovens tenham duas a quatro vezes a atividade plasmática de ALP dos coelhos adultos. Os coelhos são os únicos a apresentar três isoenzimas ALP. Esses animais têm uma forma intestinal e duas formas hepáticas/renais em comparação com as formas intestinal e hepática/renal/óssea encontrada em mamíferos, exceto em primatas. A isoenzima hepática/renal predominante em coelhos é semelhante à forma intestinal e a menor isoenzima hepática/renal é semelhante à isoenzima hepática/renal/óssea de outros mamíferos. A isoenzima ALP hepática predominante não é inibida pelo levamisol ou pelo aquecimento a 56°C, como ocorre com a isoenzima ALP hepática de outros mamíferos. A atividade plasmática de GGT de coelhos normais é inferior a 8 UI/ℓ (mmol/ℓ); essa enzima origina-se principalmente de células epiteliais de ductos biliares, ocorrendo aumento significativo em coelhos com obstrução hepatobiliar (lipidose, coccidiose hepática, torção do lobo hepático, abscesso hepático e neoplasia).

A bile de coelho contém, aproximadamente, 70% de biliverdina e 30% de bilirrubina e, desta, 90% das moléculas encontram-se na forma conjugada, como um monoconjugado. No entanto, o plasma normal de coelhos carece de biliverdina e a concentração normal de bilirrubina (de 0 a 0,8 mg/dℓ ou 0 a 13,68 µmol/ℓ) é baixa. Espera-se um aumento acentuado no teor plasmático de bilirrubina em coelhos com obstrução biliar (coccidiose hepática, neoplasia hepática, lipidose, torção do lobo hepático, fibrose hepática).

A concentração plasmática normal de colesterol em coelhos varia em função da idade, da raça, da linhagem e do sexo. Em geral, a concentração plasmática de colesterol normal varia de 10 a 80 mg/dℓ (0,26 a 2,07 mmol/ℓ). Ao nascimento, a concentração plasmática de colesterol é semelhante à de adultos; aumenta até aos 25 dias de vida e, em seguida, retorna à concentração de adultos aos 60 a 80 dias. Coelhos machos adultos sadios apresentam teor plasmático de colesterol duas vezes maior do que as fêmeas adultas. Também ocorre variação no teor plasmático de colesterol ao longo do dia, com valor máximo entre as 16h e as 20h. Isso pode ser associado à cecotrofia. A concentração plasmática de colesterol pode aumentar em coelhos com obstrução biliar extra-hepática. Os coelhos são amplamente utilizados como modelo experimental em estudos sobre o metabolismo de colesterol em razão de sua capacidade em desenvolver rapidamente colesterolemia se alimentados com dieta contendo alto teor de colesterol. O fornecimento diário de 1 g de colesterol aumenta a concentração sérica dessa substância em mais de 1.000 mg/dℓ. Os coelhos Watanabe, que têm hiperlipemia hereditária e que apresentam principalmente lipoproteína de baixa densidade (LDL), são o modelo animal de escolha para hipercolesterolemia familiar humana.

O aumento da concentração plasmática de colesterol pode ser associado a anorexia e pode representar o estágio final de lipidose hepática, pancreatite, diabetes melito, síndrome nefrótica e insuficiência renal crônica. A diminuição do colesterol pode ser associada a insuficiência hepática, desnutrição ou gestação.

Na distribuição normal das lipoproteínas do soro de fêmeas adultas de coelhos, têm-se 46 a 58% de lipoproteínas de alta densidade, as quais transportam cerca de dois terços do colesterol total; 9 a 15% de lipoproteínas de densidade pré-lipoproteína ou lipoproteína de densidade intermediária ou VLDL; e 30 a 42% de LDL. O fornecimento de dieta com alto teor de colesterol aos coelhos induz aumento de 20 a 40 vezes no teor de VLDL e aumento de 4 a 5 vezes na concentração de LDL. Coelhas gestantes apresentam diminuição do teor de HDL e aumento no teor de LDL.[1]

Os testes de função hepática que avaliam a excreção biliar e a eliminação de corantes do plasma, como sulfobromoftaleína (BSP) e verde de indocianina (ICG), foram adaptados aos coelhos. Relata-se que a taxa de depuração do BSP em coelhos é de 1,8 mg/minuto/kg e que 75% do BSP são excretados na forma conjugada. Após 32 minutos da aplicação intravenosa de doses de 30, 60 e 120 mg de BSP/kg constatam-se concentrações plasmáticas de 1, 2 e 20 mg de BSP/dℓ, respectivamente.[19] O verde de indocianina é excretado na bile na forma não conjugada. Os coelhos apresentam *clearance* de ICG plasmático curvilíneo, com maior capacidade de remoção do ICG da circulação do que cães ou ratos. Coelhos que receberam doses de ICG de 8, 16 e 32 mg/kg, por via intravenosa, apresentaram taxas de depuração de 46%, 20% e 10%, por minuto, respectivamente.[2]

A concentração plasmática normal de ácidos biliares de coelhos geralmente varia entre 0 e 40 mmol/ℓ, mas a comparação de valores pré e pós-prandiais em coelhos saudáveis é difícil em razão da cecotrofia. Teores persistentemente altos de ácidos biliares podem ser associados à doença hepática.

Avaliação laboratorial das proteínas

A concentração plasmática normal de proteína total de coelhos (intervalo de referência, 5,4 a 8,3 g/dℓ ou 54 a 83 g/ℓ) varia discretamente em função de raça, linhagem e sexo. A albumina (intervalo de 2,4 a 4,6 g/dℓ ou 24 a 46 g/ℓ) representa 40 a 60% do total de proteínas no plasma. O teor normal de globulina plasmática geralmente varia entre 1,5 e 2,8 g/dℓ ou 15 e 28 g/ℓ. Os componentes do traçado eletroforético normal das proteínas do soro de coelhos inclui, ainda, 5 a 10% de α_1-globulina, 5 a 10% de α_2-globulina, 5 a 15% de β-globulina e 5 a 15% de gamaglobulina. A razão albumina:globulina normal varia de 0,5 a 1,2. As fêmeas de coelhos tendem a apresentar concentração plasmática de albumina maior do que os machos. Em coelhos, as doenças renais e hepáticas graves são responsáveis pelos principais distúrbios que causam hipoproteinemia e hipoalbuminemia. É comum a ocorrência de hiperproteinemia nos casos de desidratação, choque e hipertermia. O aumento na concentração de globulina pode ser associado à infecção por coronavírus.[1]

Avaliação laboratorial do metabolismo da glicose

Em coelhos, a concentração plasmática normal de glicose é influenciada por características genéticas, idade e dieta. Há variação nos teores plasmáticos de glicose obtidos antes e após a alimentação, notando-se menor concentração plasmática de glicose 1 hora antes da alimentação e glicemia máxima 3 horas após a refeição. Coelhos sadios podem manter a glicemia normal durante curtos períodos de jejum (p. ex., < 16 horas). A hiperglicemia extrema (valores maiores que 500 mg/dℓ ou 27,76 mmol/ℓ) ocorre em animais com diabetes melito. No caso de maior catabolismo proteico associado à hipertermia, notam-se hiperglicemia e aumento do teor plasmático de nitrogênio ureico. No início da enteropatia mucoide ocorre hiperglicemia em razão da glicogenólise induzida pelo estresse. Essa disfunção comum do sistema digestório de coelhos causa anorexia; quando há depleção da reserva orgânica de glicogênio, o coelho desenvolve hipoglicemia. Hipoglicemia também pode ser associada a sepse

aguda, insuficiência hepática ou outras doenças crônicas. Deve-se mencionar que o uso de glicosímetros portáteis humanos é um teste adequado para o uso na clínica para avaliar o teor de glicose em coelhos quando os analisadores do laboratório não estiverem disponíveis; contudo, o uso de glicosímetros veterinários portáteis com frequência leva a superestimar a concentração de glicose em alguns coelhos.[20]

Detecção laboratorial da lesão muscular

Os procedimentos para a detecção laboratorial de lesão muscular de coelhos são semelhantes aos descritos para roedores e mamíferos domésticos, nos quais as atividades de CK, AST e LDH do plasma são indicadores de alta sensibilidade de lesão muscular. A amostra de sangue obtida por cardiocentese apresenta atividade de isoenzima CK-MB, que não é constatada na amostra de soro coletada da veia auricular. O sangue obtido por venopunção jugular também apresenta atividade da isoenzima CK-MB. A atividade plasmática de CK (intervalo normal de 150 a 5.000 UI/ℓ), principalmente da isoenzima CK-MM, é um teste rápido, sensível e indicador específico de doença muscular em coelhos; após lesão muscular, a atividade dessa enzima aumenta mais rapidamente do que as de AST e LDH. Miopatias de origem nutricional, como as causadas por hipovitaminose E e deficiência de selênio, resultam em aumento da atividade plasmática de CK.

Avaliação laboratorial das doenças endócrinas

Os procedimentos para avaliação laboratorial de distúrbios endócrinos de coelhos são semelhantes aos descritos para roedores e mamíferos domésticos. Em coelhos, a concentração sérica de TSH pode ser mensurada por meio de bioensaio, que indica o aumento percentual do teor sanguíneo de iodo radioativo marcado. As concentrações de T_4 e de T_3 no soro de coelhos normais são apresentadas na Tabela 35.6. A concentração sérica de iodo ligado à proteína, indicador da função tireoidiana em coelhos, aumenta até os 20 dias de vida e, em seguida, diminui até alcançar o valor de adultos aos 60 dias. A concentração sérica de iodo ligado à proteína varia em função da linhagem, do sexo e do período do dia. Em coelhos, o teor plasmático de ACTH obtido por meio de bioensaio é sujeito à variação circadiana. O principal glicocorticoide do plasma de coelhos é o cortisol. Há evidências que sugerem a influência de características genéticas e do ritmo circadiano na concentração plasmática de aldosterona de coelhos. Há poucas informações a respeito do teor plasmático de paratormônio em coelhos.

Avaliação laboratorial das amilases

A atividade plasmática normal da amilase em coelhos geralmente varia entre 200 e 500 UI/ℓ. Aumentos são associados a pancreatite, obstrução de ducto pancreático, peritonite, insuficiência renal e tratamento com corticosteroides.[1]

Furões (*Mustela putorius furo*)

Avaliação laboratorial da função renal

A avaliação laboratorial da função renal de furões envolve testes do perfil bioquímico sanguíneo, como teores de nitrogênio ureico, creatinina, proteína, bicarbonato e eletrólitos do sangue, bem como exame de urina. A interpretação dos resultados do perfil bioquímico destinado à avaliação da função renal é semelhante à descrita para mamíferos carnívoros domésticos, como gatos e cães. Em furões normais e naqueles com azotemia, a concentração plasmática de creatinina é menor do que a verificada em cães e gatos. A concentração plasmática média de creatinina de furões sadios é 0,4 a 0,6 mg/dℓ (35,4 a 53,0 μmol/ℓ), com variação de 0,2 a 0,9 mg/dℓ (17,7 a 79,6 μmol/ℓ).[21] Assim, aumento moderado na concentração plasmática de creatinina (ou seja, 1 a 2 mg/dℓ ou 88,4 a 176,8 μmol/ℓ) em um furão é significativo e sugestivo de doença renal.[22] Os *clearances* de insulina e de creatinina exógena são testes sensíveis para avaliar a filtração glomerular em furões; contudo, é possível haver retardo no *clearance* antes de ocorrer aumento significativo na concentração plasmática de creatinina ou de nitrogênio ureico.

Equilíbrio eletrolítico e ácido-básico

Os procedimentos para a interpretação das anormalidades do equilíbrio eletrolítico e ácido-básico do plasma de furões são semelhantes aos descritos para cães e gatos. Disfunções que comumente resultam em anormalidades eletrolíticas em cães e gatos, como hipoadrenocorticismo, hiperaldosteronismo, hiperparatireoidismo primário, pseudo-hiperparatireoidismo, hipoparatireoidismo e hipercalcitonismo, são pouco documentadas em furões.

Avaliação laboratorial da função hepática

Os procedimentos para avaliação laboratorial da função hepática de furões são semelhantes aos descritos para cães e gatos. No fígado de furões, a atividade de ALT é 3 a 10 vezes maior do que em qualquer outro tecido; a atividade plasmática de ALT é um teste sensível e específico para doença hepatocelular de furões. Também os furões com doença hepatocelular comumente apresentam aumento das atividades de AST e LDH. Os animais com colestase possivelmente exibem aumento das atividades de ALP e GGT no plasma. Os furões raramente apresentam icterícia ou concentração plasmática de bilirrubina superior a 2,0 mg/dℓ, mesmo quando a doença hepatobiliar é grave.[22,23]

Avaliação laboratorial das proteínas

As causas de hipoproteinemia e de hiperproteinemia em furões são as mesmas descritas para cães e gatos. Furões com doença aleutiana tipicamente apresentam hipoalbuminemia e hiperglobulinemia, sendo que mais de 20% do teor de proteína total corresponde à fração gamaglobulina.[22]

Avaliação laboratorial do metabolismo da glicose

Nota-se alta ocorrência de neoplasia pancreática secretora de insulina (*i. e.*, insulinoma), que resulta em hipoglicemia, em furões domésticos da América do Norte. A concentração plasmática normal de glicose em furões varia em função de sua característica genética. Comumente se utiliza como referência o teor plasmático de glicose obtido após jejum de 4 a 5 horas, como teste de triagem de insulinoma em furões. Deve-se notar que detectou-se que os glicosímetros portáteis levam a subestimar significativamente as concentrações de glicose sanguíneas, o que terá impacto substancial na tomada de decisão clínica; portanto,

a verificação das concentrações sanguíneas de glicose em furões com analisadores laboratoriais é altamente recomendada.[24] A constatação de teor plasmático de glicose pós-jejum inferior a 60 mg/dℓ (3,33 mmol/ℓ) é indicação provável de diagnóstico de insulinoma, enquanto concentração de 60 a 90 mg/dℓ (3,33 a 5,0 mmol/ℓ) apenas sugere insulinoma. Em geral, um valor superior a 90 mg/dℓ (5,0 mmol/ℓ) é considerado normal. Intervalos de referência do soro normal para insulina imunorreativa e para a razão insulina:glicose foram relatados como sendo 4,6 a 43,3 μU/mℓ (unidades do SI, 33 a 311 pmol/ℓ) e 3,6 a 34,1 μU/mℓ (unidades do SI, 4,6 a 44,2 pmol/mmol), respectivamente.[1] No entanto, a fim comparar os resultados da insulina imunorreativa e da razão insulina:glicose obtidos em outros laboratórios que utilizam diferentes *kits* de radioimunoensaio com esses intervalos de referência, deve-se validar os resultados mediante a demonstração de uma alta correlação entre os dois métodos analíticos. Embora raramente utilizada, porque a mensuração da concentração de glicose plasmática em amostra de sangue obtida em jejum é um método mais confiável para estabelecer um diagnóstico fortemente presuntivo de insulinoma em furões, o cálculo da razão insulina:glicose corrigida (RIGC) pode auxiliar na definição do diagnóstico de hiperinsulinismo, utilizando-se a fórmula:

RIGC = insulina (μU/mℓ) × 100/glicemia em jejum (mg/dℓ) − 30

Valores de RIGC superiores a 30 sugerem hiperinsulinismo.[25] Outras causas esporádicas de hipoglicemia em furões incluem demora na centrifugação da amostra e separação do plasma, inanição, doença hepática crônica, sepse e endotoxemia.

Em furões, além do aumento da concentração plasmática de glicose no período pós-prandial, a hiperglicemia pode ser decorrência do excesso de glicocorticoides (p. ex., induzido por estresse, uso de corticoide exógeno e hiperadrenocorticismo), da liberação de epinefrina durante exercício físico e do diabetes melito. Em furões, a causa de diabetes melito em geral é iatrogênica e está associada à remoção cirúrgica de neoplasia pancreática secretora de insulina ou ao uso de medicamentos, como acetato de megestrol, que influenciam a produção e a secreção de insulina.

Detecção laboratorial da lesão muscular

Os procedimentos para detecção de lesão muscular em furões são semelhantes aos descritos para cães e gatos. Na lesão muscular, espera-se um aumento inespecífico das atividades plasmáticas das enzimas AST e LDH e da enzima músculo-específica CK.

Avaliação laboratorial das doenças endócrinas

A concentração plasmática basal média de T_4 relatada para furões varia de 0,99 a 2,63 μg/dℓ (12,7 a 33,8 nmol/ℓ).[26] Em furões, um teste de função tireoidiana que utiliza 1 UI de TSH, administrado por via intravenosa, e a mensuração da concentração plasmática de T_4 são preferíveis ao uso do hormônio liberador de tireotropina e à determinação do teor plasmático de T_3. Em furões normais, nota-se aumento significativo na concentração plasmática de T_4 tão precocemente quanto 2 horas após a estimulação com TSH; por outro lado, não se constata aumento no teor plasmático de T_3. A concentração plasmática de T_4 deve, no mínimo, dobrar após a estimulação com TSH; a falha em provocar tal aumento sugere hipotireoidismo.

Cortisol é o glicocorticoide circulante predominante em furões. A concentração plasmática basal média de cortisol relatada para furões varia de 0,45 a 2,13 μg/dℓ (12,4 a 58,8 nmol/ℓ).[27] Em furões sadios, a injeção intravenosa ou intramuscular de 0,5 a 1,0 mg/kg de ACTH resulta em aumento de 3 a 4 vezes no teor plasmático de cortisol em 30 minutos, persistindo tal aumento por 1 hora. Em furões sadios, nota-se que a concentração plasmática de cortisol diminui em três vezes após a injeção intravenosa de 0,2 mg de dexametasona. Essa supressão pela dexametasona continua mesmo depois de 5 horas, quando o teor plasmático de cortisol apresenta diminuição de 4 a 5 vezes.

Em furões domésticos da América do Norte nota-se alta ocorrência de neoplasias de glândula adrenal, capazes de produzir vários hormônios. Em furões, é comum a produção excessiva de estradiol quando há neoplasia de glândula adrenal; também pode haver produção exagerada de cortisol. Em furões domésticos, o teste de estimulação com ACTH e o teste de supressão com dexametasona não são úteis no diagnóstico de hiperadrenocorticismo associado à neoplasia de adrenal. Também, o hiperaldosteronismo primário deve ser considerado como causa possível em furões com hipopotassemia, hipertensão e massa na glândula adrenal.[28]

Pequenos mamíferos de estimação menos comuns

Porco-espinho africano (*Atelerix albiventris*) e petauro-do-açúcar (*Petaurus breviceps*) frequentemente são levados para consulta ao veterinário e à coleta de amostras de sangue para obter o perfil bioquímico.[15,24] Pouco se sabe sobre a interpretação do perfil bioquímico do plasma desses animais onívoros; portanto, os resultados dos exames laboratoriais são interpretados do mesmo modo que o descrito para os mamíferos domésticos não herbívoros.

Pode-se coletar amostras de sangue de ouriço e de petauro-do-açúcar para a avaliação do perfil bioquímico plasmático por meio de punção da veia jugular ou da veia cava cranial. Ambos os vasos não são visíveis; no entanto, o conhecimento de sua localização anatômica deve orientar tal abordagem. A venopunção da jugular é realizada por meio da introdução de agulha de pequeno calibre (ou seja, 25G) na face ventral da linha média do pescoço, entre o ombro e o ramo da mandíbula, evitando-se, assim, a perfuração de traqueia e do esôfago. Faz-se a punção da veia cava cranial mediante a introdução da agulha na entrada torácica (no chanfro esternal), em ângulo de 30°, posicionando-se a agulha em direção à articulação coxofemoral oposta.

Bioquímica Clínica das Aves

Terry W. Campbell

Department of Clinical Sciences, College of Veterinary Medicine and Biomedical Sciences, Colorado State University, Fort Collins, CO, USA

Coleta e manuseio de amostras

Em geral, considera-se segura a obtenção de amostra de sangue cujo volume corresponda a 1% do peso corporal da ave, o qual pode ser coletado de aves sem anemia e desidratadas. Com frequência, veterinários especialistas em aves coletam a amostra de sangue em uma seringa contendo heparina sódica; no entanto, isso não é necessário porque uma amostra de qualidade pode ser coletada em uma seringa não heparinizada, desde que a amostra de sangue seja imediatamente transferida para um tubo de microcoleta contendo heparina de lítio, o qual deve ser preenchido com volume apropriado. A adição de heparina à seringa pode ocasionar diluição da amostra e interferir com testes de mensuração de sódio e proteína. Uma vez coletada a amostra de sangue em uma seringa, não se deve passá-la uma segunda vez pela agulha, especialmente aquelas de pequeno calibre (25G ou menor); assim, deve-se remover a agulha antes que o sangue seja transferido para o tubo de coleta a fim de minimizar a hemólise da amostra.

A maior parte das análises bioquímicas é realizada em amostras de plasma, embora também possa ser realizada em amostra de soro. A razão disso é que a coleta de sangue para obtenção de soro de aves, com frequência, propicia um volume de amostra muito pequeno em comparação com o que pode ser obtido de plasma. Isso é especialmente importante quando se coleta sangue de aves muito pequenas. Também o sangue de aves para obtenção de soro frequentemente coagula logo que é coletado, sendo difícil examinar a amostra gelatinosa; portanto, com base no maior rendimento da amostra e ausência de diferenças clinicamente relevantes do soro, o plasma é uma escolha melhor para a análise bioquímica clínica em aves.

O método de coleta e manuseio da amostra de sangue influencia significativamente os resultados dos exames laboratoriais. O sangue deve ser coletado o mais breve possível, transferido imediatamente ao tubo com heparina de lítio e muito bem misturado com o anticoagulante. Durante a coleta e o manuseio, deve-se evitar hemólise da amostra. Ocorre hemólise quando o sangue é colocado muito rapidamente nos tubos, quando agitado muito vigorosamente no momento da mistura com o anticoagulante ou quando armazenado de modo inadequado. Também se nota hemólise caso o sangue seja armazenado em temperatura ambiente por mais de 1 hora, mantido em alta temperatura ou congelado. Em geral, as alterações significativas que ocorrem com a hemólise nas amostras de aves envolvem a análise de potássio, fósforo, albumina e lactato desidrogenase (LDH).[1]

Em geral, em aves, não se coleta amostra de sangue após um período de jejum porque não é aconselhável suspender a alimentação de aves doentes. Também, considerando as características fisiológicas e anatômicas do trato digestório de aves, pode ser difícil submetê-las ao jejum com segurança. Em consequência, as amostras de plasma obtidas de aves frequentemente se apresentam lipêmicas, condição que pode interferir em vários testes bioquímicos. Em algumas espécies de aves é normal coloração amarelada do plasma porque ele contém pigmentos de carotenoides oriundos da dieta. É importante ressaltar que tais amostras não são ictéricas e que o pigmento não interfere nos resultados dos testes bioquímicos.

Intervalos de referência e níveis de decisão

Tradicionalmente, em medicina veterinária, os valores de referência para cada componente do sangue de algumas espécies comuns de aves são estabelecidos a partir de um intervalo de confiança de 95%. A definição de intervalos de referência normais para determinada categoria de aves depende de vários fatores, inclusive idade, estado de saúde e condição nutricional. Com frequência, é difícil assegurar que uma ave esteja livre de enfermidade para incluí-la no plantel de aves sadias por causa de sua capacidade de dissimular a doença. Igualmente, é difícil avaliar se as necessidades nutricionais estão sendo supridas, pois a maioria dessas necessidades é desconhecida. Para a definição dos valores de referência devem ser considerados os fatores ambientais e as condições fisiológicas das aves. Fatores como sexo, idade, temperatura, umidade, fotoperíodo, estação do ano e momento da coleta da amostra de sangue podem influenciar significativamente o teor de determinado componente.[2] Também, com frequência, os laboratórios veterinários empregam diferentes metodologias, dificultando a comparação dos resultados obtidos com os valores de referência fornecidos por outro laboratório. Em vista disso, recomenda-se a obtenção de valores de referência para uma ave sadia, individualmente, e o mesmo laboratório deve ser utilizado de modo que seja possível detectar discretas alterações no perfil bioquímico sanguíneo dessa ave.

O uso de analisadores portáteis provou ser útil na medicina de aves em razão da habilidade em realizar o painel bioquímico em 0,1 mℓ de sangue total ou plasma. Outras vantagens dessa tecnologia incluem pouco tempo para obter os resultados, pequeno tamanho do instrumento analítico, baixo custo, necessidade de treinamento técnico mínimo para realizar a análise e desempenho clínico aceitável em amostras de algumas espécies de aves para alguns analitos. Os resultados obtidos em analisadores portáteis, quando comparados àqueles obtidos de laboratórios de referência (considerados como o padrão-ouro) mostraram com frequência que os dois métodos não são analiticamente equivalentes.[3] Esses estudos geralmente enviam pequeno número de amostras, aves sadias e apenas algumas espécies. Portanto, o uso de dados heterogêneos para avaliar a concordância entre os dois métodos em uma ampla variedade analítica requer estudos maiores em uma ampla variedade de amostras de aves para investigar a adequação clínica da tecnologia dos analisadores portáteis para a bioquímica sanguínea de aves.[3]

Por causa da dificuldade de obtenção de intervalos de referência confiáveis para cada espécie de ave atendida no hospital veterinário, vários clínicos especialistas em aves se baseiam em níveis de decisão para a interpretação do perfil bioquímico das aves. Embora as oscilações associadas a fatores como variação sazonal, ritmo circadiano e sexo possam ser importantes, elas influenciam muito pouco o processo de tomada de decisão. Os níveis de decisão correspondem aos valores limite, acima ou abaixo dos quais se toma uma decisão frente a uma anormalidade. O valor pode variar com a repetição do exame, a realização de testes adicionais ou o tratamento do paciente. Os níveis de decisão podem ser obtidos a partir dos intervalos de referência publicados na literatura, comparando-os com os valores obtidos no laboratório. Os níveis de decisão podem variar entre os clínicos especialistas em aves, dependendo de sua experiência e dos resultados dos exames laboratoriais. Os valores do perfil bioquímico sanguíneo de aves sugeridos neste texto representam simplesmente referências que podem ser utilizadas como níveis de decisão. A obtenção de um conjunto de valores de aves sadias criadas em um ambiente estável e sob um protocolo de manejo consistente pode posteriormente dar mais confiança ao processo de avaliação das aves quando elas adoecem. Desse modo, quando a ave adoece é possível consultar e interpretar seus próprios valores de referência.

Avaliação laboratorial da função renal das aves

Anatomia e fisiologia normal dos rins das aves

O sistema urinário de aves consiste em um par de rins localizados na fossa renal do sinsacro. Cada rim é composto de três partes: cranial, medial e caudal. Cada divisão, por sua vez, é constituída de lóbulos que contêm grandes áreas corticais e áreas medulares menores, pouco delimitadas. Os ureteres transportam a urina de cada rim para o uródeo da cloaca. Diferentemente dos mamíferos, as aves não apresentam pelve renal e bexiga.

As aves apresentam dois tipos de néfrons.[4] O néfron cortical superficial, ou néfron tipo réptil, apresenta um glomérulo com sistema tubular destituído de alça de Henle, localizado inteiramente no córtex. Néfrons corticais irradiam-se ao redor das veias eferentes centrais para formar lóbulos que desembocam em ângulo reto nos ductos coletores. O néfron medular mais profundo, ou néfron tipo mamífero, apresenta glomérulo e sistema tubular que contém alças de Henle. Portanto, os néfrons medulares estão envolvidos no mecanismo de contracorrente multiplicador e no gradiente osmótico para formar urina, como acontece nos rins de mamíferos. Os glomérulos de aves são menores e apresentam baixa taxa de filtração glomerular (TFG) em comparação com os de mamíferos; no entanto, são numerosos e, por isso, a TFG geral das aves é semelhante à de mamíferos.[4] As alças de Henle e os ductos coletores que drenam ambos os tipos de néfrons são ligados por tecidos conectivos e formam um cone medular; cada um dos cones termina como um ramo do ureter.

As aves têm um aparato justaglomerular, porém com apenas uma mácula densa rudimentar. Esse aparato consiste em arteríola aferente, células justaglomerulares secretoras que sintetizam renina e células mesangiais extraglomerulares. A renina induz à formação de angiotensina I e angiotensina II, que têm efeito vasoconstritor e que estimulam a liberação de aldosterona. A aldosterona, por sua vez, estimula a reabsorção de NaCl e de água pelos túbulos contorcidos distais e ductos coletores.

Os rins recebem sangue das artérias renais, que suprem as arteríolas glomerulares aferentes. Os rins de aves também recebem sangue do sistema portal renal, no qual as veias renais atuam como artérias e fornecem sangue aos túbulos renais; no entanto, a quantidade de sangue fornecida por essa via é variável, dependendo da espécie, do estresse e da temperatura.[4] As veias porta cranial e porta caudal, que recebem sangue dos membros pélvicos, intestino e oviducto, formam um anel vascular ao redor dos rins. Valvas situadas na junção da bifurcação das veias ilíacas externas controlam o fluxo sanguíneo porta renal; essas valvas são controladas por ambos os nervos adrenérgicos e colinérgicos. O sistema porta renal facilita a secreção tubular pelos néfrons corticais devido ao suprimento de sangue ao plexo capilar peritubular, o qual supre o néfron cortical e os túbulos proximal e distal do néfron medular.

O rim desempenha importante função na osmorregulação por manter a homeostase da água e o equilíbrio de eletrólitos. O rim de aves filtra grande volume de água que, posteriormente, é absorvido nos túbulos. O néfron medular concentra urina pelo mecanismo de contracorrente multiplicador; no entanto, é menos eficiente do que os rins de mamíferos, talvez porque em aves a ureia não tenha participação importante na hipertonicidade medular. A filtração ocorre nos glomérulos, nos quais os cristaloides e as substâncias de tamanhos moleculares pequenos e médios passam para o filtrado glomerular. Eletrólitos, glicose, ácido úrico, ureia e creatinina são algumas substâncias removidas do sangue por meio de filtração glomerular. Alguns produtos do filtrado (p. ex., glicose) são reabsorvidos nos túbulos. A TFG de aves é mais variável do que a de mamíferos por causa da filtração intermitente que ocorre nos glomérulos de aves. A TFG, mensurada pelo *clearance* de inulina, varia de 1,2 a 4,6 mℓ/kg/min, sendo influenciada pelo estado de hidratação. A arginina vasotocina, hormônio semelhante à vasopressina de mamíferos, diminui a TFG e aumenta a reabsorção de água em resposta à desidratação ou ao aumento da osmolalidade plasmática.[5] Os rins de aves respondem à diminuição da TFG, como ocorre no caso de desidratação, por meio do desvio do sangue dos néfrons tipo réptil para os néfrons tipo mamífero, devido à capacidade destes últimos em concentrar urina. Essa capacidade de concentrar a urina varia entre as espécies e parece estar relacionada com o tamanho da ave: aves menores apresentam maior capacidade de concentrar a urina do que aves grandes.

O trato intestinal e as glândulas de sal das aves também auxiliam os rins na função osmorreguladora. A urina que faz seu trajeto para o uródeo da cloaca pode apresentar retropulsão ao reto através do copródeo, no qual pode haver reabsorção de água. Essa retropulsão pode ter um efeito marcante no exame de urina.

Outras funções importantes dos rins de aves incluem excreção de catabólitos e toxinas, participação no metabolismo da vitamina D e síntese de eritropoetina.

Avaliação do perfil bioquímico sanguíneo

Em aves, o ácido úrico é o principal catabólito do metabolismo do nitrogênio; é produzido no fígado e nos rins. O ácido úrico é excretado principalmente por meio de secreção tubular e praticamente independe da reabsorção tubular de água; no entanto, a diminuição da TFG ocasionada por desidratação pode resultar em estase do movimento de ácido úrico através dos túbulos.[5] O principal local de secreção de ácido úrico parece ser o túbulo proximal dos néfrons corticais. Cerca de 90% do ácido úrico do sangue são removidos pelos rins.[4] Portanto, a determinação do teor sérico ou plasmático de ácido úrico tem sido amplamente utilizada no diagnóstico de doença renal em aves. Em geral, concentração sanguínea de ácido úrico superior a 13 mg/dℓ (750 Umol/ℓ) indica alteração da função renal em decorrência de várias causas, inclusive ação de nefrotoxinas, como chumbo e antibióticos aminoglicosídios, obstrução urinária, nefrite, nefrocalcinose e nefropatia associada à hipovitaminose A. A concentração de ácido úrico no sangue varia em função da espécie, da idade e da dieta. Aves jovens tendem a apresentar menor teor de ácido úrico do que as adultas; aves carnívoras tendem a apresentar maior concentração do que as aves granívoras. É possível notar aumento do teor de ácido úrico em aves imediatamente após o consumo de alimento com alto teor proteico.[6] Isso é especialmente evidente em aves de rapina, nas quais é necessário um jejum de 24 horas para evitar aumento pós-prandial da concentração plasmática de ácido úrico. O teor de ácido úrico também pode aumentar em casos de necrose tecidual grave ou na inanição devido à maior metabolização de compostos nitrogenados, como proteínas e ácidos nucleicos.

Quando a concentração plasmática de ácido úrico excede a solubilidade do urato de sódio, ocorre precipitação desse ácido úrico (na forma de cristais mono-hidratados de urato monossódico) nos tecidos, condição conhecida como gota. Aves com gota apresentam precipitação de cristais de urato especialmente nas articulações sinoviais e nas superfícies viscerais. Em aves com gota, a concentração de ácido úrico encontra-se extremamente elevada (p. ex., 5 vezes acima do valor normal), resultando em grave disfunção renal.

A dosagem de ácido úrico não é um teste sensível para doença renal de aves, pois é preciso que haja perda importante (aproximadamente 75%) da função renal para que ocorra aumento em sua concentração sanguínea. A mensuração de ácido úrico também não é específica para doença renal, pois é possível constatar seu aumento após a ingestão de alimento com alto teor proteico, durante períodos de inanição ou na necrose tecidual grave. Portanto, embora o teor sanguíneo de ácido úrico possa ser utilizado como indicador de função renal em aves, ele não define o diagnóstico, e tampouco seu valor normal assegura ausência de doença renal. No entanto, a mensuração da concentração sanguínea de ácido úrico pode ser útil no monitoramento do tratamento ou da progressão da doença, quando se realiza uma série de mensurações.

Como as aves são uricotélicas, elas apresentam concentração plasmática de ureia muito baixa. A ureia forma-se no fígado como subproduto do metabolismo de proteínas, havendo maior quantidade em aves carnívoras do que nas granívoras, por causa de diferenças no consumo de proteínas na dieta. A concentração normal de nitrogênio ureico sanguíneo (NUS) de aves não carnívoras varia de 0 a 5 mg/dℓ (0 a 1,8 mmol/ℓ). Em geral, considera-se que a mensuração do teor de ureia seja um indicador diagnóstico limitado de doença renal em aves, menos confiável do que a dosagem de ácido úrico. No entanto, diferentemente do ácido úrico que é excretado de modo independente do estado de hidratação, o NUS pode ser um teste sensível para a detecção de azotemia pré-renal em algumas espécies, pois é excretado por meio de filtração glomerular, a qual depende da condição de hidratação da ave. Portanto, em algumas aves, o aumento da concentração de NUS pode indicar menor perfusão arterial renal. À semelhança do teor de ácido úrico, a concentração plasmática de nitrogênio ureico aumenta em aves, especialmente em aves de rapina, após o consumo de alimento com alto teor de proteínas. Com frequência, os teores plasmáticos de ácido úrico e de NUS são avaliados simultaneamente na tentativa de diferenciar azotemia pré-renal, doença renal e efeito pós-prandial.

Várias doenças renais graves podem causar aumento na concentração plasmática de creatinina. Contudo, em geral, considera-se que a creatinina tenha pouco valor diagnóstico em aves porque a creatina é excretada pelos rins antes que se transforme em creatinina.[7] Portanto, a mensuração da concentração de creatinina plasmática em aves não fornece uma avaliação útil da TFG como em mamíferos. A concentração plasmática de creatina, mais do que a de creatinina, pode ser indicador mais confiável de redução da TFG em aves. Infelizmente, os laboratórios veterinários não incluem a dosagem de creatina nos exames de rotina.

O potássio é filtrado e excretado ativamente pelos rins. Aves com doença renal grave podem reter potássio e desenvolver hiperpotassemia.

O sódio é filtrado pelo glomérulo e, dependendo das necessidades osmóticas, pode ser reabsorvido para o plasma ou secretado pelos túbulos renais para eliminação. Aves com doença renal crônica podem perder a capacidade de reter sódio, resultando, assim, em hiponatremia.

Hiperfosfatemia pode ocorrer em aves com doença renal grave. Contudo, não é um achado consistente com a diminuição da TFG.

Em mamíferos, a presença de hemorragia de trato gastrintestinal superior ocasiona aumento desproporcional na concentração de NUS em relação à redução na TFG, resultando em maior razão NUS:creatinina. Isso parece não ocorrer em aves, nas quais se tem demonstrado que as concentrações plasmáticas de NUS, creatinina e ácido úrico não são influenciadas pela presença de sangue no trato digestório.

Exame de urina

O exame de urina, rotineiramente realizado em mamíferos, também pode ser feito em aves. Em geral, a urinálise é restrita às aves que apresentam poliúria, azotemia e aparência anormal dos componentes urinários do excremento. O exame de urina inclui exame macroscópico, mensuração da densidade ou osmolalidade, exames bioquímicos e exame microscópico.

A urina é coletada por meio de aspiração da parte líquida do excremento, com auxílio de pipeta ou de seringa, assim que o excremento é excretado em uma superfície impermeável (p. ex., folha de alumínio ou papel encerado). Deve-se evitar a aspiração do material fecal ou de uratos excretados juntamente com a urina. A urina do ureter é depositada na cloaca e forçada em direção ao colorreto pela atividade antiperistáltica, possibilitando a reabsorção de água e eletrólitos. Por essa razão, não é possível evitar a exposição da urina às membranas da cloaca e do intestino grosso; no entanto, supõe-se que essa exposição seja mínima quando a urina é produzida em volume moderado ou alto. É possível a cateterização do ureter, mas tal procedimento não é realizado rotineiramente porque há necessidade de anestesia geral e isso, tecnicamente, é difícil.

A urina normal de aves é um componente líquido claro do excremento do animal. A quantidade de urina produzida varia de acordo com a espécie, a dieta e os fatores ambientais, como temperatura e umidade. Em geral, a urina de aves é hiperosmótica em relação ao plasma (362 a 2.000 mOsmol/ℓ), especialmente em aves que se adaptaram ao ambiente seco; no entanto, isso é influenciado pela condição de hidratação da ave. A densidade normal da urina das aves varia de 1,005 a 1,020, dependendo da espécie, do estado de hidratação e da osmolalidade.[5] A osmolalidade é a medida direta da quantidade de partículas de solutos na urina, enquanto a densidade é um indicador grosseiro da função do túbulo renal, sendo influenciada pela quantidade, pelo tamanho e pelo peso das partículas de soluto na urina. No entanto, há uma relação entre esses dois parâmetros e ambos podem ser utilizados para avaliar a perda da capacidade de concentração da urina em aves com doença renal. A osmolalidade urinária de 450 mOsmol/kg indica capacidade normal de concentração de urina em pombos (*Columbia livia*) e esse valor pode ser utilizado como referência no teste de privação de água nessas aves.

Em aves, a cor da urina é um parâmetro que pode ser útil na detecção de algumas doenças. Por exemplo, a biliverdinúria indicada pela constatação de urina verde sugere doença hepática grave ou hemólise em aves. Nota-se urina amarela na doença hepática de algumas espécies, como araras, e isso mais provavelmente indica bilirrubinúria. No caso de hematúria ou hemoglobinúria, verifica-se urina avermelhada que se altera para amarronzada com o passar do tempo. Aves que apresentam poliúria produzem urina fluida, que pode ter aspecto turvo quando contaminada com urato ou com grande quantidade de células, muco, gordura ou bactérias. O exame microscópico pode esclarecer a causa da turvação. O pigmento biliar verde oriundo das fezes e os pigmentos ingeridos com a dieta podem alterar a cor da urina, especialmente quando o excremento permanece na cloaca por tempo prolongado. Um resultado positivo para urobilinogênio no exame em tira reagente é indicativo de contaminação da amostra de urina com fezes.

Em comparação com a urina de mamíferos, a principal diferença nos componentes nitrogenados da urina de aves é o alto teor de ácido úrico e creatina. Em aves, o ácido úrico tipicamente se apresenta como suspensão coloidal mucoide espessa, de cor branca a creme, contendo pequenos conglomerados esféricos de proteínas e uratos de sódio e potássio insolúveis. Esse material semissólido não faz parte da mensuração da densidade do sobrenadante da urina.

No exame da urina de aves é possível utilizar as tiras reagentes disponíveis no mercado para avaliação do perfil bioquímico da urina de mamíferos.[8] Em geral, nas aves sadias, essas tiras reagentes detectam ausência ou traços de proteínas na urina. A proteína não reabsorvida pelos túbulos proximais torna-se parte do conglomerado de urato, que não é mensurado no sobrenadante. Por essa razão, pode ser difícil detectar proteinúria no exame de urina; no entanto, a detecção de proteinúria significativa na ausência de hematúria, hemoglobinúria e contaminação fecal da amostra indica proteinúria renal em decorrência de anormalidade na permeabilidade glomerular, como ocorre na glomerulonefrite. Urina alcalina (pH > 8) pode

ocasionar resultado falso-positivo para proteína na tira reagente. Portanto, no caso de urina alcalina, recomenda-se o emprego de outros métodos de pesquisa de proteína na urina. A proteinúria pós-renal está associada à inflamação do trato urinário inferior e da cloaca.

O pH da urina de aves varia de 4,7 a 8,0 e depende principalmente da dieta. As aves carnívoras, que consomem grande quantidade de proteína animal, produzem urina ácida; a urina de aves granívoras é mais alcalina. Maior acidez urinária (pH < 5,0) pode ser decorrência de acidose ou de maior catabolismo proteico, como acontece durante a inanição. O aumento da alcalinidade da urina (pH > 8,0) pode estar associado à alcalose. O pH da urina também pode variar em função da condição fisiológica. Em aves domésticas, por exemplo, nota-se urina ácida em galinhas poedeiras, que utilizam cálcio para a formação da casca dos ovos.

A urina de aves sadias não contém glicose porque ela é completamente reabsorvida nos túbulos após a filtração glomerular. Nota-se glicosúria quando a glicemia excede o limiar renal para glicose. Na maioria das aves, esse limiar é de, aproximadamente, 600 mg/dℓ. No entanto, aves portadoras de diabetes melito frequentemente têm glicemia superior a 800 mg/dℓ e glicosúria significativa.

A urina normal de aves não contém cetona. Constata-se formação excessiva de cetonas e cetonúria quando há maior oxidação de ácidos graxos como fonte de energia. Isso pode explicar a cetonúria notada em aves migratórias após o período de migração. Pode-se esperar a ocorrência de cetonúria nos casos de desnutrição grave ou de diabetes melito, porém tal achado é pouco documentado em aves. Uma explicação para resultado negativo para cetona na urina de aves pode ser o uso do teste da tira reagente, a qual não é sensível às principais cetonas produzidas pelas aves.

A biliverdina é o principal pigmento biliar de aves; entretanto, normalmente, a urina não contém bilirrubina. A biliverdina não reage com o reagente da bilirrubina contido na tira reagente. Biliverdinúria é indicada por urina de cor verde, sendo sugestiva de doença hepatobiliar ou hemólise em aves. A concentração normal de urobilinogênio na urina de aves sadias varia de 0 a 0,1 mg/dℓ. Em geral, esse exame tem valor diagnóstico limitado em aves e, quando o resultado é positivo, sugere contaminação da amostra com fezes.

Na tira reagente, o resultado do teste de sangue oculto na urina de aves sadias é negativo ou ela indica traços. Uma reação positiva ao teste de sangue oculto sugere a presença de hemácias (eritrócitos), hemoglobina livre ou mioglobina na urina. O exame microscópico do sedimento urinário pode confirmar a presença de hemácias. Um teste positivo no exame do sobrenadante, após centrifugação, indica hemoglobinúria; o aumento da atividade plasmática de creatinoquinase (CK) pode ser sugestivo de mioglobinúria. Hematúria indica hemorragia no sistema urinário, reprodutor ou gastrintestinal ou na cloaca. Hemoglobinúria é sugestiva de hemólise intravascular ou, às vezes, de lise de hemácias em urina hipotônica. Há relato de hemoglobinúria em pássaros psitacídeos intoxicados por metais pesados, especialmente na intoxicação por chumbo.

A pesquisa de nitrito na urina destina-se à detecção de bacteriúria. Contudo, esse teste tem valor diagnóstico limitado em aves.

O exame microscópico da urina é parte importante da urinálise. Embora se recomende um volume de 5 mℓ de urina para o exame semiquantitativo completo da urina de mamíferos, ele raramente é obtido na maioria das aves. No entanto, o exame microscópico de pequena quantidade de urina pode fornecer informações valiosas.

A urina normal de aves contém poucas células. A constatação de até três hemácias e até três leucócitos por campo de grande aumento (40×) é considerada normal em esfregaço direto de amostra de urina. É rara a ocorrência de células epiteliais em amostras de urina de aves sadias; elas podem ser oriundas dos tratos urinário, gastrintestinal ou reprodutor ou da cloaca. A quantidade elevada de células é preocupante.

A presença de cilindros na urina de aves indica doença renal, pois essas estruturas são formadas no lúmen dos túbulos renais. Cilindros granulares são mais comuns e sugerem degeneração de células do epitélio tubular renal (*i. e.*, nefrose tubular). Também é possível constatar cilindros celulares e os tipos de células neles presentes refletem a doença renal. Cilindros que contêm células epiteliais indicam lesão tubular aguda que resulta em esfoliação das células que revestem os túbulos. A presença de leucócitos nos cilindros indica inflamação renal (nefrite). A constatação de cilindros com hemácias indica hemorragia renal e, tipicamente, são notados após traumatismo renal.

Os cristais verificados no sedimento urinário de aves incluem, principalmente, uratos de sódio e de potássio. São cristais arredondados com aspecto semelhante a raios e refringentes à luz polarizada. Na urina de aves pode também haver cristais de ácido úrico em formato de agulha. Algumas gotas de hidróxido de sódio podem ser adicionadas à amostra de urina com o intuito de dissolver os cristais de ácido úrico e facilitar o exame dos componentes celulares da urina.

Em geral, os microrganismos vistos no sedimento urinário são oriundos do trato intestinal ou da cloaca e indicam contaminação da amostra. Contudo, uma grande quantidade de bactérias pode indicar infecção renal, especialmente quando há uma população uniforme de um único tipo morfológico de microrganismo e quando há cilindros na amostra. Como as bactérias frequentemente contaminam a amostra de urina de aves e multiplicam-se durante o período de armazenamento da amostra, resultando em grande quantidade de bactérias, deve-se examinar amostra de urina fresca.

Equilíbrio eletrolítico e ácido-básico

O consumo de água pelas aves é influenciado por espécie, idade e tamanho do animal, pela temperatura ambiente e pelo tipo e quantidade de alimento consumido. Em geral, o consumo de água é inversamente proporcional ao tamanho da ave, correspondendo a 5 a 50% do peso corporal por dia.[4] Aves jovens tendem a consumir mais água do que as adultas. Aves carnívoras, bem como aquelas criadas em ambiente seco, normalmente consomem pouca água.

Em aves, privação de água, hemorragia ou administração de solução salina hipertônica induz à sede por causa da liberação de angiotensina II.[4] A angiotensina II estimula a liberação de vasotocina (*i. e.*, hormônio antidiurético [ADH]), aldosterona e corticosterona. A arginina vasotocina aumenta a reabsorção de água nos túbulos renais e nos ductos coletores; outros fatores neuro-hormonais também participam no controle hipotalâmico do consumo de água. Anormalidades no hipotálamo e deficiência de ADH, liberado pela neuro-hipófise (pituitária posterior), resultam em diabetes insípido e, consequentemente, polidipsia e poliúria. Há relato de tais distúrbios em frangos e em algumas

outras espécies. Pode-se realizar teste de privação de água ou administração de ADH exógeno com intuito de diferenciar os distúrbios poliúricos em aves. Em frangos, a privação de água aumenta a osmolalidade plasmática de 315 para 325 mOsm/ℓ, após 24 horas, e para 340 mOsm/ℓ após 72 horas. Na desidratação e na privação de água por 24 horas, a osmolalidade da urina de aves sadias é superior a 450 mOsm/ℓ.

A capacidade de os rins de aves conservarem e excretarem água é mais variável em comparação com a de mamíferos. Em aves, a excreção fracionada de água pode ser tão elevada quanto 33%, durante a hidratação, e tão baixa quanto 1% na desidratação. A cessação da perda de água renal na desidratação resulta, em parte, da supressão da atividade dos néfrons corticais; não é estritamente um efeito da reabsorção tubular de água.

Em aves, o metabolismo de eletrólitos é semelhante ao de mamíferos. Portanto, o predomínio de ânions e cátions nos compartimentos intracelular e extracelular, em ambas as espécies animais, é semelhante.

Embora os dispositivos portáteis sejam comumente usados para avaliar eletrólitos, gases sanguíneos, valores bioquímicos e hematológicos em humanos e em animais de companhia em terapia intensiva, poucos estudos avaliaram seu uso em aves. Estudos sugerem que esses dispositivos parecem ser uma ferramenta clínica aceitável em aves sob cuidados críticos, embora devam ser recomendados intervalos de referência para cada analisador.[9]

Sódio

O sódio é o principal eletrólito osmoticamente ativo no plasma e na urina de aves. O sódio da dieta é absorvido no intestino e transportado aos rins, onde é excretado após filtração glomerular. Dependendo da necessidade de sódio pela ave, ele pode ser reabsorvido no plasma ou secretado pelos túbulos renais e, em seguida, excretado.

Aves que apresentam glândulas de sal (*i. e.*, glândulas nasais) podem excretar grande quantidade do sódio por via extrarrenal. Na maioria das aves marinhas, o par de glândulas de sal situa-se logo acima das órbitas. Os ductos dessas glândulas liberam secreção na cavidade nasal, que flui pelas narinas e goteja na extremidade da rinoteca (*i. e.*, no bico). Nota-se secreção nasal de sódio não apenas nas espécies marinhas, mas também em pelo menos duas espécies de aves terrestres (falconiformes e cuculiformes).[4] Patos e gansos também apresentam glândulas de sal. Tipicamente, a concentração de sódio na secreção das glândulas de sal da maioria das espécies estudadas varia de 500 a 1.000 mEq/ℓ (mmol/ℓ).[4] Contudo, a taxa de secreção de sódio por essas glândulas varia em função da espécie, bem como do grau de hidratação e da sobrecarga de sal. O estímulo primário para a secreção das glândulas de sal é a osmolalidade plasmática; no entanto, fatores hormonais também influenciam a secreção nasal, cujo volume aumenta pela ação da aldosterona e de corticosteroides adrenais. Espécies holopelágicas de aves cuja regulação fisiológica de sal depende das glândulas de sal, trato gastrintestinal e sistema renal mostram diminuição significativa no teor sérico de sódio e cloreto (tanto quanto 72% do intervalo de referência normal) quando ficam em água doce.[10]

Na maioria das espécies, considera-se hiponatremia quando a concentração plasmática de sódio é inferior a 130 mEq/ℓ (mmol/ℓ). Doenças que envolvem os rins, o trato gastrintestinal ou, talvez, as glândulas de sal podem estar associadas à perda excessiva de sódio. Hidratação excessiva por causa de polidipsia ou da administração intravenosa de líquido com baixo teor de sódio (p. ex., solução aquosa de dextrose a 5%) também pode resultar em hiponatremia. A hiponatremia pode ser corrigida mediante o controle da causa de perda de sódio, o controle da hiper-hidratação ou pelo emprego de fluidoterapia com equilíbrio adequado de eletrólitos.

Considera-se hipernatremia quando a concentração plasmática de sódio excede 160 mEq/ℓ (mmol/ℓ) e ela pode ocorrer devido à ingestão excessiva de sal na dieta, ao menor consumo de água ou à maior perda de água. Após a sobrecarga de sal, nota-se instalação mais rápida de hipernatremia em aves que não apresentam glândulas de sal funcionais. Aves marinhas que recebem água doce durante algum tempo apresentam atrofia das glândulas de sal, resultando em hipernatremia após a ingestão de água salgada. A hipernatremia em decorrência da sobrecarga de sal pode estar associada ao excesso de sódio na dieta ou à administração intravenosa de líquido com alto teor de sódio. No caso de diarreia, insuficiência renal ou, mais raramente, de diabetes insípido, a hipernatremia está associada à perda excessiva de água livre.

Cloreto

O cloreto é o ânion de maior concentração no líquido extracelular. Cloreto e sódio representam os principais componentes osmoticamente ativos do plasma. Na maioria das espécies, considera-se hipocloremia quando a concentração plasmática de cloreto é inferior a 100 mEq/ℓ (mmol/ℓ); por outro lado, considera-se hipercloremia quando o teor plasmático de cloro é superior a 120 mEq/ℓ (mmol/ℓ). Há raros relatos de tais anormalidades em aves. A hipercloremia pode estar associada à desidratação e à sobrecarga de sal.

Potássio

O potássio é o principal cátion intracelular. Por causa disso, nota-se aumento artificial na concentração sérica ou plasmática de potássio no caso de hemólise. É possível verificar hiperpotassemia ou hipopotassemia artificial quando há demora na separação das células da amostra, sendo essas alterações espécie-específicas. Por exemplo, nota-se um aumento de 30% no teor plasmático de potássio em araras (*Anodorhynchus* sp.) após uma demora de 4 horas para a separação do plasma, enquanto em frangos (*Gallus gallus*) constatou-se diminuição de 30% após uma demora de 2 horas para a separação.[5] Na maioria das espécies de aves, considera-se hiperpotassemia verdadeira quando a concentração plasmática de potássio é superior a 4,0 mEq/ℓ (mmol/ℓ). A hiperpotassemia deve-se a insuficiência renal com menor secreção de potássio, acidose e necrose tecidual grave. Na maioria das espécies de aves, considera-se hipopotassemia quando a concentração plasmática de potássio é inferior a 2,0 mEq/ℓ (mmol/ℓ). A hipopotassemia pode estar associada a diarreia crônica, anorexia prolongada e alcalose. Também há relato de hipopotassemia em aves com doença renal, que pode estar associada à perda crônica de potássio na urina. O uso de líquido com baixo teor de potássio durante a fluidoterapia em aves com anorexia crônica pode ocasionar diluição do potássio do plasma e, consequentemente, hipopotassemia; isso também pode exacerbar a perda renal de potássio. Terapia diurética raramente é utilizada em aves; tal procedimento também pode aumentar a perda renal de potássio. Alteração no teor plasmático de potássio pode resultar em fraqueza muscular ou disfunção cardíaca grave (p. ex., bradicardia e parada sinusal) ou ambas. A hipopotassemia pode ser corrigida pela adição de potássio ao líquido de manutenção.

Cálcio

O controle do metabolismo de cálcio é mediado pelo paratormônio (PTH), pela calcitonina e pela vitamina D_3 (*i. e.*, 1,25-dihidrocolecalciferol, calciferol). Outros hormônios, como estrógenos, corticosteroides, tiroxina (T_4) e glucagon, também influenciam o metabolismo do cálcio. A principal função do PTH é manter a concentração plasmática de cálcio normal, atuando nos ossos, nos rins e na mucosa intestinal. Quando ocorre diminuição da concentração plasmática de cálcio ionizado, a glândula paratireoide é estimulada a liberar PTH. A principal consequência disso é a mobilização de cálcio dos ossos; no entanto, a maior absorção de cálcio pela mucosa intestinal e a reabsorção de cálcio pelos túbulos renais também auxiliam no restabelecimento do teor plasmático normal do cálcio ionizado. O paratormônio também contribui na excreção renal de fósforo, de modo a manter normal a razão cálcio:fósforo.

A calcitonina é sintetizada na glândula ultimobranquial de aves. Durante o desenvolvimento embrionário, as células C de aves, que secretam calcitonina, migram da sexta bolsa faringiana para formar a glândula ultimobranquial. Em algumas espécies de aves, as células C também podem ser encontradas na paratireoide ou no tecido tireoidiano. A ação da calcitonina é oposta à do PTH. Portanto, à medida que a concentração de cálcio aumenta, ocorre liberação de calcitonina, evitando, assim, a reabsorção excessiva de cálcio dos ossos.

O calciferol, que estimula a absorção de cálcio e fósforo na mucosa intestinal, aumenta a sensibilidade dos ossos à ação do PTH; é importante para a mineralização óssea. Os rins são responsáveis pela conversão de vitamina D_3 em sua forma hormonal ativa, o 1,25-di-hidroxicolecalciferol (calciferol). A síntese renal de 1,25-di-hidroxicolecalciferol é controlada, pelo menos em parte, pelo PTH.

As aves diferem dos mamíferos pelo maior desenvolvimento da medula óssea nos ossos longos (de galinhas) antes da postura, pela hipercalcemia em resposta aos estrógenos (e à atividade reprodutiva), em fêmeas, e pela capacidade de as galinhas utilizarem 10% de sua reserva corporal total de cálcio para a produção de ovos, diariamente, por longo tempo, sem consequências fisiológicas prejudiciais. Em galinhas poedeiras, durante os primeiros 10 dias que antecedem a oviposição (postura de ovos), ocorre deposição de cálcio nos espaços medulares do fêmur, do tibiotarso e de outros ossos longos não pneumáticos. A isso se denomina formação óssea medular, que é controlada por hormônios ovarianos, estrógeno e testosterona. A formação óssea medular ocorre de 1 a 2 semanas antes do aumento da concentração plasmática de cálcio total e da atividade da hidroxilase renal, cuja ação aumenta a síntese da forma hormonal ativa da vitamina D_3. Durante o ciclo ovulação-oviposição, ocorre alternância entre períodos de formação óssea medular e períodos de depleção óssea medular.

Prolactina e hormônios sexuais influenciam a 1-hidroxilação renal de 25-hidroxivitamina D_3, que tem importante participação no metabolismo do cálcio. Essa atividade aumenta imediatamente antes da postura e está associada ao aumento da concentração de cálcio total no sangue. Portanto, o sistema endócrino renal relacionado com a vitamina D está envolvido no aumento da absorção intestinal de cálcio durante o ciclo ovulação-oviposição de galinhas poedeiras.

A concentração de cálcio total do sangue de galinhas poedeiras varia de 20 a 30 mg/dℓ (5,0 a 7,5 mmol/ℓ). O cálcio total compreende o cálcio ionizado, que é a forma biologicamente ativa, e o cálcio ligado a proteínas aniônicas e ânions não proteicos. O estrógeno estimula a síntese de proteínas que se ligam ao cálcio, como a vitelogenina e a albumina; portanto, a concentração plasmática de cálcio total aumenta devido ao aumento do teor de cálcio ligado à proteína. Em galinhas, isso ocorre várias semanas antes do período de postura. A concentração de cálcio ionizado mantém-se inalterada.

O cálcio necessário à formação dos ovos é oriundo da absorção intestinal e da mobilização óssea. Caso o teor de cálcio da dieta seja adequado, a maior parte do cálcio utilizado na formação da casca dos ovos é oriunda da absorção intestinal. O osso é importante fonte de cálcio para a formação da casca dos ovos durante a noite, quando não há consumo de alimento e quando o teor de cálcio da ração é insuficiente.

Na maioria das aves não poedeiras, a concentração plasmática normal de cálcio varia de 8,0 a 11,0 mg/dℓ (2,0 a 2,8 mmol/ℓ). No plasma, aproximadamente de um terço até a metade do cálcio encontra-se ligado à albumina. Portanto, o teor plasmático de cálcio total é influenciado pela concentração de albumina ou de proteína total no plasma; todavia, isso pode variar de acordo com a espécie. Em geral, o teor plasmático de cálcio total diminui quando há hipoalbuminemia e aumenta no caso de hiperalbuminemia. Em papagaio-cinzento, ou papagaio-do-congo (*Psittacus erithacus*), constatou-se correlação significativa entre o teor de cálcio total e o de albumina, aplicando-se a seguinte fórmula:

$$\text{Ca ajustado (mmol/}\ell\text{)} = \text{Ca (mmol/}\ell\text{)} - 0,015 \times \\ \text{Albumina (g/}\ell\text{)} + 0,4$$

Verificou-se alta correlação entre as concentrações de cálcio total e proteína total em avestruzes (*Struthio camelus*) e falcões-peregrinos (*Hierofalco peregrinus*); para avestruz, aplicou-se a fórmula:

$$\text{Ca ajustado (mmol/}\ell\text{)} = \text{Ca (mmol/}\ell\text{)} - 0,09 \times \\ \text{Proteína total (g/}\ell\text{)} + 4,4$$

e, para o falcão-peregrino, a fórmula utilizada foi:

$$\text{Ca ajustado (mmol/}\ell\text{)} = \text{Ca (mmol/}\ell\text{)} - 0,02 \times \\ \text{Proteína total (g/}\ell\text{)} + 0,67$$

Esses exemplos indicam que as concentrações de cálcio total, de albumina e de proteína total apresentam relação linear que varia entre as espécies de aves.[5] Essas fórmulas podem não ser clinicamente úteis quando se trata de outras espécies de aves.

A avaliação do cálcio ionizado é clinicamente mais útil porque representa a principal fração fisiológica ativa do cálcio total; no entanto, há poucos estudos que avaliaram o teor de cálcio ionizado em condições patológicas em aves; além disso, os valores de referência ainda não foram definidos. A mensuração de cálcio ionizado nas aves estudadas indica que a concentração normal varia de 1,0 a 1,6 mmol/ℓ. O teor de cálcio ionizado é influenciado pelo equilíbrio ácido-básico. A concentração de cálcio ionizado aumenta na acidose e diminui na alcalose.

Na maioria das espécies de aves, considera-se hipocalcemia quando a concentração plasmática de cálcio total é inferior a 8,0 mg/dℓ (2,0 mmol/ℓ); a hipocalcemia está associada a deficiência de cálcio e de vitamina D$_3$ na dieta, excesso de fósforo na dieta, alcalose e hipoalbuminemia. Com frequência, os papagaios-cinzentos, ou papagaios-do-congo, manifestam síndrome hipocalcêmica, com teor plasmático de cálcio inferior a 6,0 mg/dℓ (1,5 mmol/ℓ), condição que resulta em convulsão. A fisiopatologia dessa síndrome é desconhecida; contudo, considera-se uma forma de hipoparatireoidismo nutricional ou, possivelmente, uma

consequência de hipovitaminose D$_3$. Comumente se nota hiperparatireoidismo secundário nutricional em aves alimentadas com dieta com baixo teor de cálcio (p. ex., dieta exclusivamente à base de sementes ou à base de carne). As aves acometidas apresentam baixa concentração plasmática de cálcio, teor plasmático de fósforo normal e aumento da atividade plasmática de fosfatase alcalina (ALP).

Na maioria das espécies considera-se hipercalcemia quando a concentração plasmática de cálcio é superior a 11 mg/dℓ (2,7 mmol/ℓ). A hipercalcemia está associada a hipervitaminose D$_3$, lesões ósseas osteolíticas secundárias a neoplasias e hiperalbuminemia. As causas de hipercalcemia em mamíferos, inclusive pseudo-hiperparatireoidismo, intoxicação por alguns vegetais e hipoadrenocorticismo, não foram documentadas em aves, mas também devem ser consideradas como possíveis causas dessa anormalidade.

Fósforo

O teor plasmático de fósforo é controlado principalmente pela excreção renal, estimulada pelo PTH, desses íons. Aves jovens em fase de crescimento tendem a apresentar maior concentração plasmática de fósforo do que as aves adultas.

Em aves, considera-se hipofosfatemia quando o teor plasmático de fósforo é inferior a 5 mg/dℓ (1,6 mmol/ℓ). Tal anormalidade pode ser verificada no caso de hipovitaminose D$_3$ (também há hipocalcemia), má absorção ou inanição. Terapia de longa duração com corticosteroide também pode resultar em hipofosfatemia em aves; outros distúrbios indutores de hipofosfatemia em mamíferos não foram relatados em aves, mas devem ser considerados como possíveis causas.

Em aves, considera-se hiperfosfatemia quando a concentração plasmática de fósforo é superior a 7,0 mg/dℓ (2,3 mmol/ℓ) e tal anormalidade pode ser notada no caso de doença renal grave, por causa da menor taxa de filtração glomerular, na hipervitaminose D$_3$, que resulta em maior absorção intestinal de fósforo, e quando há excesso de fósforo na dieta. Também pode-se considerar a possibilidade de hipoparatireoidismo em alguns casos de hiperfosfatemia em aves. O manuseio inadequado das amostras pode ocasionar hiperfosfatemia artificial porque as hemácias contêm maior conteúdo de fósforo do que o verificado no plasma. Portanto, na hemólise, ou quando há demora na separação do plasma das hemácias, condição que possibilita o extravasamento de fósforo intracelular, a concentração plasmática de fósforo aumenta.

Equilíbrio ácido-básico

O pH normal das aves situa-se entre 7,33 e 7,45. Parece que os sistemas de tamponamento que controlam o pH do sangue de mamíferos são semelhantes àqueles das aves. O sistema-tampão bicarbonato/ácido carbônico é o mais importante devido à rápida taxa de excreção pulmonar de CO$_2$ após a conversão do H$_2$CO$_3$. Portanto, alterações no teor plasmático de bicarbonato e no conteúdo de CO$_2$ são parâmetros úteis para a detecção do desequilíbrio ácido-básico em aves. Como a maior parte do CO$_2$ do plasma se origina a partir do bicarbonato, a interpretação clínica da concentração de CO$_2$ total é semelhante àquela do teor de bicarbonato. A concentração de CO$_2$ total raramente é descrita, porém valores entre 20 e 30 mmol/ℓ são considerados normais para a maioria das espécies. O aumento da concentração de CO$_2$ total sugere alcalose metabólica ou compensação de acidose respiratória, enquanto sua diminuição indica acidose metabólica ou compensação de alcalose respiratória, como acontece na hiperventilação. Durante a formação ativa da casca de ovos em galinhas poedeiras ocorre diminuição da concentração plasmática de bicarbonato de cálcio, resultando em acidose metabólica.

Raramente se faz a mensuração de gases sanguíneos em aves. As hemácias de aves permanecem metabolicamente ativos após a coleta da amostra de sangue, podendo ocorrer rápidas alterações *in vitro* nos teores dos gases sanguíneos. Tais alterações são influenciadas pela temperatura; portanto, a hemogasometria deve ser realizada o mais rapidamente possível após a coleta da amostra. Hemogasômetros portáteis destinados ao monitoramento de pacientes humanos acamados podem ser um método rápido e confiável de avaliação dos gases sanguíneos de aves.

Avaliação laboratorial da função hepática em aves

Enzimas hepáticas

A interpretação das atividades de enzimas hepáticas comumente avaliadas em mamíferos tem sido aplicada às aves. Contudo, estudos experimentais que analisam a sensibilidade e a especificidade dessas enzimas se limitam a poucas espécies de aves. Como a especificidade e a sensibilidade dessas enzimas podem variar em função da espécie e da natureza da doença hepática, é possível fazer apenas considerações generalizadas a respeito das alterações nas atividades enzimáticas. Alterações nas atividades plasmáticas das enzimas utilizadas para detectar doença hepática em aves podem refletir lesão hepatocelular ou maior produção dessas enzimas.

Aspartato aminotransferase

Há relato de alta atividade de aspartato aminotransferase (AST) no fígado de aves. Atividades de AST elevada também foram constatadas em músculo esquelético, músculo cardíaco, cérebro e rins. A distribuição tecidual de AST varia dependendo da espécie, tornando a interpretação do aumento da atividade plasmática dessa enzima um desafio. Em geral, considera-se aumento da atividade plasmática de AST em aves quando ele for superior a 275 UI/ℓ. Esses aumentos resultam de lesão hepática ou muscular. A atividade plasmática de AST é considerada muito elevada quando for constatado um valor superior a 800 UI/ℓ. Essa magnitude de aumento sugere lesão hepática grave, especialmente quando há biliverdinúria ou biliverdinemia. No entanto, o aumento da atividade de AST não propicia informações a respeito da função hepática. É útil mensurar a atividade de CK (ver "Detecção laboratorial de lesão muscular") simultaneamente à atividade de AST para a diferenciação entre lesão muscular e dano hepático.

Alanina aminotransferase

Há relatos de atividade de alanina aminotransferase (ALT) no fígado, no músculo esquelético e em vários outros tecidos de aves; ocorre extravasamento da enzima para o sangue quando há lesão tecidual. A atividade plasmática de ALT não é um teste específico, tampouco sensível, para a detecção de doença hepatocelular em aves. Na maioria das espécies de aves sadias, a atividade plasmática de ALT varia de 19 a 50 UI/ℓ; essa enzima pode ser mais útil na detecção de doença hepática de aves carnívoras. Em aves (especialmente as carnívoras), a atividade plasmática de ALT aumenta quando há lesão hepática ou muscular significativa, e não há vantagem desse teste no diagnóstico de doença hepatocelular em comparação com a mensuração da atividade de AST.

Lactato desidrogenase

A atividade plasmática de LDH não é específica para doença hepatocelular de aves. Isoenzimas LDH estão presentes em praticamente todos os tecidos das aves. As isoenzimas LDH podem ser úteis para definir o local responsável pelo aumento da atividade plasmática de LDH; no entanto, há necessidade de estudos que comprovem a presença das isoenzimas LDH em vários tecidos das várias espécies de aves.

Em aves sadias, a atividade de LDH no plasma é inferior a 1.000 UI/ℓ e o seu aumento está associado à doença hepatocelular. Após a lesão hepática ou muscular, a atividade plasmática de LDH aumenta e diminui mais rapidamente em comparação com as atividades de AST e de ALT. A curta meia-vida de excreção média de LDH (0,48 hora), em comparação com aquela de CK (3,07 horas), torna a LDH útil na diferenciação entre doença muscular e doença hepática em pombos. Em aves, a mensuração da atividade plasmática de LDH não tem vantagem diagnóstica se comparada com a atividade plasmática de AST, em especial porque a LDH apresenta tipicamente ampla faixa de variação de valores normais em aves e sua especificidade para doença hepática em aves é baixa. Além disso, as hemácias das aves apresentam alta atividade de LDH; portanto, a hemólise resulta em aumento da atividade plasmática dessa enzima.

Glutamato desidrogenase

Embora não comumente disponível na maioria dos laboratórios veterinários, a mensuração da atividade plasmática de glutamato desidrogenase (GLDH) parece ser um teste específico para a detecção de doença hepatocelular em aves; no entanto, apresenta baixa sensibilidade. Como a GLDH é uma enzima ligada à mitocôndria, ela é liberada quando há lesão celular grave. Atividade de GLDH significativa foi constatada no fígado, nos rins e no cérebro de pombos, galinhas, patos, perus e periquitos-australianos. Em geral, considera-se aumento da atividade plasmática de GLDH quando se constata valor superior a 10 UI/ℓ, o que indica necrose hepática. A magnitude do aumento da atividade plasmática de GLDH reflete a gravidade da lesão hepatocelular. A atividade de GLDH no plasma não parece aumentar na lesão muscular, como acontece com AST, ALT e LDH, fato que torna a GLDH a enzima plasmática mais específica para o diagnóstico de doença hepática em todas as espécies de aves já avaliadas. No plasma, a GLDH parece ter meia-vida de excreção mais curta (0,68 hora) do que AST (7,66 horas) e ALT (5,69 horas), podendo ser utilizada para avaliar não apenas a gravidade da lesão hepatocelular, mas também sua duração (se a lesão não está progredindo).

Sorbitol desidrogenase

A sorbitol desidrogenase (SDH) parece ser uma enzima de citosol hepatoespecífica, podendo ser útil na definição do diagnóstico de lesão hepatocelular de aves. No plasma, a SDH tem meia-vida curta e sua atividade pode permanecer aumentada por período mais curto do que a de AST e outras enzimas. Em geral, não há disponibilidade de teste de SDH plasmática na maioria dos laboratórios veterinários. A SDH plasmática parece não ter vantagem diagnóstica quando comparada à GLDH.

Fosfatase alcalina

Nota-se atividade de ALP em vários tecidos, inclusive nos ossos e nos intestinos; o aumento da atividade plasmática de ALP não se deve ao extravasamento da enzima, mas sim à maior produção celular. Em aves, a atividade de ALP no plasma deve-se principalmente à atividade osteoblástica. Portanto, o aumento na atividade plasmática de ALP indica crescimento ósseo, hiperparatireoidismo secundário nutricional, consolidação de fraturas e fase de pré-ovulação de calcificação medular em galinhas. A atividade plasmática de ALP não é útil na detecção de doença hepatobiliar de aves. Necrose hepática e hiperplasia de ducto biliar induzida por aflatoxina B$_1$ não causam aumento significativo da atividade sérica de ALP em pombos, papagaio-australiano (*Nymphicus hollandicus*), coruja-orelhuda (*Bubo virginianus*) e falcão-de-cauda-vermelha (*Buteo jamaicensis*). A atividade plasmática de ALP parece ser um indicador sensível de doenças intestinais, como as infecções causadas por coccídeos em duodeno, jejuno e ceco.

Gamaglutamiltransferase

Em aves com doença hepatobiliar, o aumento da atividade plasmática de gamaglutamiltransferase (GGT) é imprevisível. À semelhança da ALP, a elevação da atividade plasmática de GGT deve-se mais ao aumento da produção celular do que ao extravasamento celular. Nota-se atividade de GGT mensurável nos rins, no cérebro e no intestino de aves; no entanto, lesões nesses tecidos não aumentam a atividade plasmática de GGT. Em aves, a maior atividade de GGT é constatada nos rins. Contudo, a atividade plasmática não se eleva na doença renal de aves porque a enzima é excretada na urina. Nota-se aumento da atividade sérica de GGT em algumas aves com doença hepática, porém não em outras, indicando que a atividade plasmática dessa enzima pode aumentar em algumas espécies de aves, em função da natureza da lesão hepática. A atividade plasmática de GGT é rotineiramente mensurada em aves com doença hepatobiliar; entretanto, a importância dessa enzima na detecção de doenças hepáticas de aves ainda não foi totalmente definida.

Biliverdina e bilirrubina

Como, em geral, o fígado de aves não contém a enzima biliverdina redutase, necessária para transformar a biliverdina em bilirrubina, o principal pigmento biliar de aves é a biliverdina, um pigmento verde. Embora as aves produzam pouca ou nenhuma bilirrubina, há relato de icterícia clínica, com aumento da concentração plasmática de bilirrubina em patos e araras (*Ara* sp.). Provavelmente, algumas moléculas de biliverdina podem sofrer redução e transformarem-se em bilirrubina pela ação de bactérias ou de enzimas extra-hepáticas inespecíficas; no entanto, na maioria das aves, considera-se que a bilirrubina é um indicador de pouco valor no diagnóstico de doença hepatobiliar. Os rins de aves sadias são eficientes na excreção de pigmentos biliares do sangue; portanto, urina esverdeada e presença de uratos sugerem biliverdinúria e doença hepática importante em aves. Biliverdinemia é indicada pela coloração verde do soro ou do plasma, refletindo doença hepatobiliar grave em aves; está associada a prognóstico desfavorável quanto à sobrevivência. A maioria dos laboratórios veterinários não mensura biliverdina. A biliverdina é um pigmento biliar instável, sensível à luz. Em várias espécies de aves, a cor amarela do plasma pode ser decorrente da presença de pigmentos carotenoides na dieta, não devendo ser confundida com hiperbilirrubinemia.

Ácidos biliares

Como as enzimas presentes no plasma não são indicadores sensíveis, tampouco específicos, para a detecção de doença hepática de aves, bem como não refletem a magnitude da doença hepática, há necessidade de outros testes bioquímicos do sangue para avaliar o metabolismo hepático e a função excretora do fígado de aves. Além disso, os testes que mensuram os teores de biliverdina e de bilirrubina no sangue não estão disponíveis ou não são aplicáveis para a detecção de doença hepática. Contudo, a mensuração do teor de ácidos biliares é um teste sensível para a avaliação da função hepática em algumas espécies de aves.[11] Os ácidos biliares são sintetizados no fígado, excretados na bile, reabsorvidos no intestino para a circulação porta e removidos do sangue pelos hepatócitos. Esse ciclo é denominado circulação êntero-hepática.

Normalmente, há uma quantidade muito pequena de ácidos biliares no sangue periférico de aves sadias. Os principais ácidos biliares em aves variam entre as espécies e podem não ser os mesmos verificados em cães, gatos e humanos.[5] A concentração de ácidos biliares em amostra de plasma obtida em jejum é inferior à sua concentração pós-prandial. O período de jejum necessário varia entre as espécies. Por exemplo, nota-se máxima concentração plasmática de ácidos biliares depois de 2 horas em cacatua-de-goffin (*Cacatua goffini*), 4 horas em papagaio-cinzento (*Psittacus erithacus*) e mais de 8 horas em papagaio-verdadeiro (*Amazona* sp.).

O aumento do teor plasmático de ácidos biliares na amostra de jejum sugere anormalidades da função hepática e pode ser decorrente da incapacidade de o fígado absorver ácidos biliares do sangue da circulação porta, da excreção anormal dos ácidos biliares ocasionada por obstrução ou extravasamento ou por anormalidade na circulação porta. Para a mensuração do teor de ácidos biliares recomenda-se jejum de 12 horas por causa da fisiologia do trato digestório das aves. O tempo de esvaziamento do papo varia em função da dieta e da espécie de ave; assim, é difícil definir o momento para obtenção da amostra pós-prandial para a mensuração dos ácidos biliares. Além disso, aves doentes frequentemente apresentam trânsito gastrintestinal lento ou mesmo estase. Por outro lado, o aumento da motilidade gastrintestinal pode interferir na liberação hepática de ácidos biliares e na absorção intestinal. Como o jejum é mais bem tolerado por aves carnívoras, como as aves de rapina, e a concentração pós-prandial mantém-se elevada por período mais longo, para tais espécies recomenda-se jejum de 24 horas para a mensuração do teor de ácidos biliares. Tem-se utilizado tanto o método enzimático quanto o radioimunoensaio (RIA) para determinar a concentração de ácidos biliares em aves.[12] Em amostras de plasma, obtidas de seis espécies de aves, notou-se boa correlação entre os dois testes. O RIA é um método linear para 50 µmol/ℓ, enquanto o método enzimático é linear para 200 µmol/ℓ. Lipemia e hemólise interferem na mensuração de ácidos biliares pelo método enzimático, mas não interferem no RIA. Há relato de resultados variáveis no RIA destinado à análise de amostras de soro de pacientes humanos. Explicações potenciais incluem diferenças na ligação de anticorpos a diferentes locais de ligação nos ácidos biliares das aves; tendência de a amostra de aves apresentar maior concentração de ácidos biliares do que a de humanos; e diferença nos ácidos biliares predominantes nas várias espécies de aves. Outros trabalhos relatam que ambos os métodos apresentam precisão e acurácia adequadas.

Em várias espécies de aves ainda não foram estabelecidas as faixa de variações de referência da concentração plasmática de ácidos biliares em amostras obtidas em jejum. Além disso, o teor plasmático de ácidos biliares de aves sadias é maior do que o de mamíferos; portanto, as amostras de aves frequentemente necessitam de diluição, especialmente quando se utiliza RIA, de modo a se obterem valores dentro dos parâmetros lineares do teste. Em geral, a concentração de ácidos biliares determinada por método enzimático é considerada normal quando inferior a 75 μmol/ℓ.[5] Recomenda-se a obtenção de intervalos de referência específicos para o teste e espécie-específicos para as concentrações normais de ácidos biliares em amostras obtidas em jejum.

Colesterol

Na maioria das espécies de aves, a concentração normal de colesterol no plasma varia de 100 a 250 mg/dℓ. Como o colesterol é excretado na forma de ácidos biliares, o aumento do teor plasmático de colesterol pode estar associado à obstrução biliar extra-hepática, à fibrose hepática e à hiperplasia de ducto biliar. Hipercolesterolemia também pode estar associada a outras condições além de doença hepática, como hipotireoidismo, dieta com alto teor de gordura, lipemia e fase de produção de ovos. Nota-se hipercolesterolemia durante a vitelogênese em aves fêmeas que se preparam para a oviposição. Também no período pós-prandial pode haver aumento do teor de colesterol. Pode-se constatar hipocolesterolemia na doença hepática terminal e em casos de má digestão, má absorção e inanição.

Ferro

O acúmulo excessivo de ferro (hemocromatose) é uma anormalidade hepática comum de ranfastídeos (tucanos), mainá-da-montanha (*Gracula religiosa*) e esturnídeos (aves-do-paraíso); é menos comum em pássaros psitacídeos e outras espécies de aves. Supõe-se que essas espécies de pássaros desenvolvam a doença porque apresentam absorção intestinal de ferro mais eficiente em comparação com outras aves; além disso, como acontece em humanos, algumas aves (p. ex., a mainá) podem apresentar predisposição genética à enfermidade. Aves com essa anormalidade podem apresentar aumento da atividade plasmática de AST em decorrência da lesão hepatocelular ocasionada pelo ferro. A importância da obtenção do teor sérico de ferro, da capacidade de ligação de ferro total e da capacidade de ligação de ferro não saturado para avaliar o acúmulo excessivo de ferro no fígado não foi bem avaliada em aves. Estudos em tucanos portadores dessa doença sugerem que esses testes não apresentam correlação à concentração hepática de ferro. Atualmente, a doença é diagnosticada com base no exame histopatológico e no teor tecidual de ferro.

Outros testes

Em aves, outras anormalidades sugestivas de insuficiência hepática incluem hipoalbuminemia, hipoglicemia, hiperamonemia e menor concentração de fatores de coagulação. A hipoglicemia e a hipoalbuminemia podem ser decorrência de doença hepática crônica em aves, porém raramente são relatadas. Em aves com encefalopatia secundária à doença hepática grave não há relato de aumento da concentração plasmática de amônia. A mensuração de fatores de coagulação raramente é realizada em aves: não é um procedimento útil como teste auxiliar no diagnóstico de insuficiência hepática.

Avaliação laboratorial das proteínas do plasma e do soro sanguíneo

Em aves, a concentração plasmática normal de proteínas é menor do que a de mamíferos; em geral varia de 2,5 a 4,5 g/dℓ (25 a 45 g/ℓ). A albumina, que representa de 40 a 50% do teor de proteína total do plasma de aves, é produzida no fígado. Outras proteínas plasmáticas também são sintetizadas no fígado, inclusive proteínas de transporte, proteínas de coagulação, fibrinogênio, enzimas e hormônios. As imunoglobulinas produzidas pelos linfócitos B e plasmócitos são importantes componentes da proteína total do plasma. O teor plasmático normal de proteínas é fundamental para a manutenção da pressão osmótica coloidal normal, que mantém normais o pH e o volume de sangue. Em galinhas, nota-se marcante aumento da concentração plasmática de proteína total imediatamente antes da produção de ovos. Essa hiperproteinemia induzida por estrógenos está associada ao aumento do teor de vitelogenina e de lipoproteínas, necessárias para a produção da gema. Tais proteínas são sintetizadas no fígado, transportadas ao sangue e incorporadas aos oócitos do ovário.

O método do biureto é o preferido para a determinação da concentração plasmática ou sérica de proteína total de aves. Em amostras com teor de proteína total na faixa de 1 a 10 g/dℓ (10 a 100 g/ℓ), esse método propicia resultados confiáveis e repetíveis. Como as proteínas do soro são as principais responsáveis pelas alterações no índice de refração, um refratômetro é comumente utilizado na obtenção do teor plasmático ou sérico de proteína total em aves. Os refratômetros com estabilizador de temperatura, bem como aqueles sem estabilização de temperatura, tendem a superestimar a concentração de proteína total.[3] Alta concentração de glicose e de cromogênios no plasma de aves, bem como lipemia e hemólise, interferem na precisão do método refratométrico, frequentemente utilizado para obter uma rápida estimativa da concentração plasmática de proteínas. Contudo, o método do biureto é mais confiável.

Em geral, em aves sadias, o teor plasmático de albumina varia de 0,8 a 2,0 g/dℓ (8 a 20 g/ℓ). Todavia, esses valores podem não ser confiáveis porque a maioria dos analisadores mensura a albumina por meio de espectrofotometria, pelo método de ligação com o corante verde de bromocresol (VBC), utilizando o padrão de albumina humana e controles que podem apresentar diferentes afinidades de ligação com o corante em comparação com os da albumina aviária. Assim, o método do VBC não foi validado para exame de amostras de plasma de aves e pode não ser confiável para a análise de plasma de aves que contenha baixa concentração de albumina.[5]

O fracionamento eletroforético das proteínas é uma técnica mais confiável para a mensuração da concentração de albumina, bem como de outras proteínas plasmáticas; entretanto, a migração da albumina no gel de eletroforese é diferente entre as espécies.[13] A eletroforese de proteínas de aves tipicamente é realizada em amostras de plasma, que são adequadas uma vez que foi mostrado que existem diferenças insignificantes nos padrões eletroforéticos ao usar plasma *versus* soro. A mensuração do teor de proteína total pelo método do biureto, juntamente com o fracionamento eletroforético das proteínas plasmáticas, propicia valores absolutos de proteínas plasmáticas confiáveis. As principais frações dessas proteínas são albumina, alfaglobulinas (α_1 e α_2), betaglobulinas (β_1 e β_2) e gamaglobulinas. A fração transtiretina (pré-albumina) pode estar presente em algumas espécies (p. ex., psitacídeos) e ausente em outras (p. ex., aves aquáticas e aves de rapina). Os teores normais de transtiretina, albumina, alfaglobulina, betaglobulina e gamaglobulina de aves, obtidos por eletroforese, são variáveis. A refrigeração prolongada, ciclos repetidos de congelamento-descongelamento, hemólise e lipemia alteram os resultados.[14] É necessário estabelecer intervalos de referência espécie-específicos para interpretar os padrões e valores eletroforéticos de aves, bem como o conhecimento das variações associadas às condições de coleta e armazenamento das amostras.

A eletroforese de proteínas é um teste útil para analisar a distribuição relativa de frações de proteínas no plasma e tornou-se parte do perfil diagnóstico normal para muitas aves em cativeiro e de vida livre. Uma vez que essas frações proteicas com frequência mudam antes dos parâmetros bioquímicos e hematológicos, a eletroforese pode ser usada como indicador prognóstico em aves.

Na maioria dos pássaros psitacídeos, a razão albumina:globulina (A:G) normal varia de 1,2 a 3,6, quando a transtiretina é incluída à fração albumina, ou de 0,6 a 2,2 se essa fração não for incluída. A transtiretina pode ser considerada uma proteína de fase aguda (PFA) e essa é a razão para não a incluir na fração albumina. Em psitacídeos há predomínio de β-globulina na fração globulina obtida por eletroforese; no entanto, em aves aquáticas e aves de rapina, há predomínio de α_1-globulina. No caso de inflamação, a resposta de fase aguda tipicamente resulta em aumento da fração alfaglobulina (especificamente α_2-globulina) e da fração globulina total no traçado eletroforético. O aumento de α_2-globulina também pode indicar doença hepática em pássaros psitacídeos. Doenças inflamatórias crônicas, como aspergilose, sarcocistose e clamidofilose frequentemente estão associadas ao aumento de betaglobulina. A fração gamaglobulina compreende imunoglobulinas, como IgA, IgM, IgG e IgE, cujas concentrações aumentam durante a resposta imune humoral. Algumas imunoglobulinas (p. ex., IgM e IgA) podem migrar para a fração betaglobulina. Poligamopatia indica doença inflamatória crônica ativa, especialmente as associadas à infecção por microrganismos infecciosos, como *Chlamydophila*, *Aspergillus* e *Mycobacterium* spp. A maior concentração de gamaglobulina mostrada em aves selvagens *versus* animais de cativeiro provavelmente está associada ao aumento da exposição antigênica e estimulação imune.[15] A diminuição no teor de gamaglobulinas pode indicar imunodeficiência.

Na maioria das aves considera-se hiperproteinemia quando a concentração plasmática de proteína total (método do biureto) é superior a 4,5 g/dℓ (45 g/ℓ). Em geral, a hiperproteinemia é decorrência de desidratação, de inflamação aguda ou crônica ou da fase pré-ovulatória de galinhas. O aumento dos teores de albumina e globulinas, com razão A:G normal, comumente está associado à desidratação. Hiperproteinemia causada por hiperglobulinemia, com hipoalbuminemia, resulta em menor razão A:G e, com frequência, está associada à doença inflamatória crônica em aves, especialmente com clamidofilose, aspergilose, tuberculose e celomite por retenção de ovo. Nessas doenças crônicas ocorre diminuição da razão A:G associada a teor plasmático normal de proteína total. Hiperproteinemia, com teor normal de albumina e alta concentração de globulinas, sugere doença inflamatória aguda ou fase pré-ovulatória de galinhas poedeiras. Na inflamação aguda o padrão eletroforético tipicamente mostra aumento da concentração de alfaglobulina e/ou betaglobulina; no entanto, também é possível verificar aumento do teor de gamaglobulinas. Galinhas submetidas à foliculogênese ativa apresentam hiperproteinemia, com diminuição da razão A:G, como resultado da produção de proteínas da gema induzida por estrógeno, as quais migram com as globulinas no traçado eletroforético. Em aves, a hiperproteinemia associada à hiperalbuminemia e à hipoglobulinemia resulta em maior razão A:G e sugere desidratação acompanhada de baixo teor plasmático de globulina. Aves desidratadas submetidas a estresses crônicos ou a outras condições imunossupressoras podem apresentar esse perfil de proteínas plasmáticas.

Em aves, a hipoproteinemia pode estar associada à hipoalbuminemia e à hipoglobulinemia. Isso pode ocorrer no caso de hidratação excessiva durante fluidoterapia ou de perda proporcional de albumina e globulinas. Esta última condição pode ser decorrência de hemorragia grave, efusões (especialmente em aves com insuficiência cardíaca que resulta em grande volume de efusão intracelômica) e enteropatia com perda de proteínas (p. ex., parasitismo intestinal e enterite bacteriana).

Em aves, a hipoproteinemia associada apenas a hipoalbuminemia é notada em casos de inanição, má nutrição, má absorção intestinal e parasitoses gastrintestinais que ocasionam deficiência de aminoácidos. Hipoproteinemia também é verificada na insuficiência hepática, resultando em menor produção de albumina, ou na doença renal, resultando em maior perda de albumina na urina.

Com frequência, avalia-se a concentração de fibrinogênio em aves de rapina, com o intuito de detectar a presença de doenças inflamatórias, especialmente as associadas à infecção bacteriana. Em aves de rapina, a razão proteína total plasmática/fibrinogênio inferior a 1,5 indica inflamação e possível infecção bacteriana, enquanto a razão superior a 5 indica desidratação.[5]

A quantificação de PFAs por meio da eletroforese de proteínas e ensaios específicos tornou-se um indicador válido de inflamação, tanto aguda quanto crônica, e como indicador prognóstico em medicina veterinária. Essas proteínas, com sua meia-vida curta, apresentam aumento rápido após inflamação. Algumas (PFAs positivas), tais como amiloide A sérico (SAA), haptoglobina e α e β-globulinas, aumentam em concentração em resposta à inflamação, enquanto outras (PFAs negativas), tais como albumina, diminuem em concentração em resposta à inflamação. Uma vez que essas proteínas respondem de forma diferente entre as várias espécies de animais, elas devem ser validadas para cada espécie. PFAs de aves foram estudadas em galinhas, aves de rapina e psitacídeos. A mensuração de PFAs individuais, tais como haptoglobina, que aumenta após lesão tecidual, tornou-se comum na medicina veterinária e foi documentada como ferramenta diagnóstica para detectar inflamação em aves, como aves de rapina. As aves não expressam haptoglobina mas, em vez disso, expressam uma proteína homóloga (PIT54) que é similar o suficiente para ser chamada de haptoglobina na literatura veterinária.[16,17]

Avaliação laboratorial do metabolismo de glicose

A concentração sanguínea de glicose (glicemia) em aves sadias varia de 200 a 500 mg/dℓ (11,10 a 27,76 mmol/ℓ). A glicemia varia em função do ritmo circadiano; no entanto, essa variação é clinicamente irrelevante em aves hígidas. Durante curto período de jejum, a concentração sanguínea normal de glicose é mantida pela glicogenólise hepática. Em aves, especificamente, o jejum de curta duração (p. ex., de 1 a 8 dias) não reduz a utilização de glicose por unidade de peso corporal, como acontece em mamíferos mantidos em jejum. Durante o jejum, a maior perda de energia está associada à depleção de gordura e à mobilização de proteínas, resultando na perda de peso corporal das aves, evidenciada pela redução na massa do músculo peitoral. Em aves, a concentração sanguínea de glicose permanece notavelmente estável durante o período curto de jejum; no jejum de longa duração, a glicemia é mais estável em aves carnívoras em comparação com aves granívoras.

O controle da glicose sanguínea varia de acordo com a espécie de ave. Enquanto a insulina é fundamental na homeostase da glicose em mamíferos e animais carnívoros, o glucagon tem importante participação na manutenção da glicemia normal em aves granívoras. Isso é sustentado pela quantidade relativamente grande de células alfa no pâncreas de aves granívoras, enquanto a distribuição das células nas ilhotas pancreáticas de aves carnívoras se assemelha à de mamíferos. Além disso, as aves granívoras apresentam baixa razão insulina:glucagon em comparação com a de mamíferos. Seu conteúdo de insulina no pâncreas corresponde a menos de 20% do conteúdo de insulina do pâncreas de mamíferos, enquanto o conteúdo de glucagon é de 2 a 5 vezes maior. A pancreatectomia também induz hipoglicemia em aves granívoras e hiperglicemia em aves carnívoras.

O glucagon é produzido nas células alfa do pâncreas; sua concentração plasmática normal varia de 1 a 4 ng/mℓ, valor de 10 a 50 vezes maior do que o teor normal de mamíferos.[24] Em aves submetidas a um período de jejum de 24 a 48 horas, a concentração sanguínea de glucagon aumenta de 100 a 200%. Nota-se aumento do teor sanguíneo de glucagon quando há altas concentrações de ácidos graxos livres, de insulina e de colecistocinina. Por outro lado, o aumento da glicemia diminui a liberação de glucagon pelo pâncreas. Hiperglicemia significativa estimula a liberação de insulina pelas células beta do pâncreas.

Em aves, considera-se hipoglicemia quando a concentração sanguínea de glicose é inferior a 200 mg/dℓ (11,10 mmol/ℓ). As causas de hipoglicemia incluem inanição prolongada, doença hepática grave (p. ex., doença de Pacheco), sepse, enterotoxemia e doença endócrina (p. ex., hipotireoidismo). A demora na separação de soro ou de plasma das células do sangue de aves não diminui significativamente o teor de glicose na amostra, como acontece no sangue de mamíferos, pois as hemácias utilizam mais ácidos graxos do que glicose como fonte de energia. Convulsões induzidas por hipoglicemia são uma ocorrência comum em falcões, nos quais a glicose sanguínea diminui para uma concentração tão baixa quanto 80 mg/dℓ (4,44 mmol/ℓ) durante exercício súbito após prolongada restrição de alimentos no período de treinamento para voo.[5]

Em geral, na maioria das aves, considera-se hiperglicemia quando a concentração sanguínea de glicose é superior a 500 mg/dℓ (27,76 mmol/ℓ). Nota-se hiperglicemia no caso de diabetes melito, liberação de catecolaminas e excesso de glicocorticoides, como ocorre no estresse ou após a administração de corticoides. Em aves, o excesso de glicocorticoides resulta em aumento discreto ou moderado da glicemia ($\leq$ 600 mg/dℓ [33,31 mmol/ℓ]). Esforço físico, excitação e temperaturas extremas estimulam a liberação de catecolaminas, que também ocasionam aumento discreto ou moderado da concentração sanguínea de glicose. Na maioria das aves, a glicemia acima de 700 mg/dℓ (38,86 mmol/ℓ) indica diabetes melito. A fisiopatologia do diabetes melito em aves varia entre as espécies e pode ser decorrente de maior secreção de glucagon ou de hipoinsulinemia. Embora pareça que o glucagon tenha importante participação no metabolismo da glicose em aves granívoras, aquelas com diabetes melito respondem ao tratamento com insulina.

Aves com diabetes melito apresentam poliúria e concentração urinária de glicose superior a 1 mg/dℓ (0,055 mmol/ℓ). Aventa-se a possibilidade de o tumor de célula de ilhotas pancreáticas e a pancreatite (causada por bactérias e vírus) serem causas de diabetes melito em pássaros psitacídeos. Há relatos ocasionais de diagnóstico de pancreatite em aves com base no aumento da atividade sérica de amilase. Em algumas espécies de aves (p. ex., tucanos; Ramphastidae) é comum a ocorrência de diabetes melito; tal condição parece estar relacionada com a dieta com frutas. O acúmulo excessivo de ferro, outra anormalidade comum de tucanos, também pode estar associado a diabetes melito em aves.

As concentrações plasmáticas de frutosamina e de ácido β-hidroxibutírico parecem ser úteis no monitoramento de aves submetidas a tratamento para diabetes melito. Demonstrou-se que os teores de ambos os componentes aumentam em aves diabéticas, que apresentam hiperglicemia prolongada, e diminuem após a correção do estado hiperglicêmico com o uso de terapia com insulina. Considerando dados obtidos em pássaros psitacídeos euglicêmicos, o intervalo dos valores para a frutosamina varia de 113 a 238 μmol/ℓ e o intervalo para ácido β-hidroxibutírico varia de 450 a 1.422 μmol/ℓ. Demonstrou-se que a hemoglobina glicada (HbG), no sangue, também pode ser um indicador do metabolismo da glicose sanguínea em avestruz (*S. camelus*) e em falcão-europeu (*Falco sparverius*).[18] O valor da hemoglobina glicada dessas aves corresponde a 1,2 ± 0,20% do total de hemoglobina, em comparação com 3 a 6% verificado na maioria dos mamíferos. Em aves, o valor de HbG normal relativamente baixo parece estar relacionado com a menor permeabilidade da membrana das hemácias de aves à glicose sanguínea. A hemoglobina glicada sanguínea reflete o estado glicêmico do paciente por um período mais longo do que a concentração de frutosamina porque ela reflete a concentração sanguínea de glicose durante o tempo de vida da hemácia. Embora a mensuração do teor de hemoglobina glicada possa ser útil no monitoramento da recuperação do estado hiperglicêmico, ela demora mais para detectar alterações do que a mensuração de frutosamina por causa de seu longo período de vida nas hemácias.

Avaliação laboratorial do metabolismo de lipídios

O perfil de lipoproteínas, uma ferramenta diagnóstica padrão na medicina humana, raramente é usado e, portanto, é pouco compreendido na medicina aviária. Muitas aves de cativeiro (especialmente *Amazona* spp. e *P. erithacus*) que recebem dietas com alto teor calórico e que têm estilos de vida sedentários são predispostas à obesidade e à aterosclerose. Na medicina humana, essas condições são tipicamente correlacionadas com anormalidades no perfil de lipoproteínas. Os componentes do perfil típico de lipoproteínas são os lipídios colesterol e triglicerídios, bem como as três lipoproteínas: lipoproteína de alta densidade (HDL), lipoproteína de baixa densidade (LDL) e lipoproteína de muito baixa densidade (VLDL). A mensuração do teor de colesterol total inclui tanto o colesterol livre quanto os ésteres de colesterol. A distribuição normal de lipoproteínas séricas para aves provavelmente varia entre espécies. Os intervalos de referência estabelecidos para o perfil normal de lipoproteínas em papagaios-verdadeiros (*Amazona* spp) indicam uma diferença significativa nos valores de HDL entre machos e fêmeas, mas sem diferenças associadas a dieta, escore de condição corporal e idade.[19]

Mostrou-se uma alta correlação entre a prevalência de aterosclerose e o aumento de HDL em aves, mas não com LDL.[20] Mostrou-se que o manejo dietético de aves com aterosclerose reduz o colesterol total e LDL, mas não a HDL ou mesmo a mortalidade; que provavelmente é associada à gravidade das lesões ateroscleróticas no momento das alterações dietéticas.[21] Contudo, o fornecimento de dietas com baixo teor lipídico e o monitoramento do perfil lipídico podem trazer benefícios de longo prazo na prevenção de aterosclerose, uma condição na qual a obesidade e as dislipidemias estão entre os fatores de risco conhecidos. Mostrou-se também que exercícios diários melhoram o metabolismo lipídico de pombos, papagaios e galinhas sob diversas condições experimentais. Em aves, assim como em seres humanos e em muitos mamíferos, o aumento no colesterol HDL é o efeito mais consistente do exercício sobre os lipídios e parâmetros de lipoproteínas circulantes.[22]

Detecção laboratorial de insuficiência pancreática exócrina

A insuficiência pancreática exócrina é uma anormalidade resultante da secreção insuficiente de enzimas digestivas pancreáticas. Os sinais clínicos associados a essa enfermidade devem-se à má absorção no trato digestório e incluem fezes volumosas com aspecto semelhante a giz, polifagia e perda de peso. Esta anormalidade é decorrente de perda progressiva grave de tecido acinar pancreático ou da atrofia ou destruição do pâncreas associada à doença inflamatória (pancreatite). Pode-se obter o diagnóstico presuntivo com base nos sinais clínicos e na resposta das aves acometidas à suplementação oral com enzima pancreática. Em aves, o uso de testes para a mensuração da atividade plasmática de enzimas digestivas pancreáticas, como amilase e lipase, que podem extravasar de células pancreáticas lesionadas para o sangue, é limitado. Os valores de referências para pombos indicam que a atividade plasmática de amilase se situa entre 382 e 556 UI/ℓ e a atividade de lipase varia de 0 a 5 UI/ℓ.[23]

Detecção laboratorial de lesão muscular

Em aves, a CK é uma enzima músculo-específica que pode ser utilizada na detecção de lesão muscular.[24] Na maioria das aves, a atividade plasmática normal de CK varia de 100 a 500 UI/ℓ. O aumento da atividade dessa enzima no plasma pode ser decorrente de lesão de célula muscular ou de esforço físico exagerado; frequentemente é notado em aves que apresentam distúrbios convulsivos ou que se debatem durante a contenção para a coleta de sangue. Pode haver lesão de tecido muscular nos casos de traumatismo, injeção intramuscular de líquido irritante ou infecção sistêmica que acometa o músculo esquelético ou o miocárdio.

Também quando se constata aumento da atividade plasmática de AST deve-se considerar a possibilidade de lesão de músculo esquelético. A mensuração da atividade plasmática de CK pode ser útil para determinar se o aumento da atividade plasmática de AST é decorrente de lesão muscular ou de dano hepatocelular. Assim, um aumento na atividade plasmática de AST não acompanhado de elevação da atividade de CK sugere doença hepatocelular em aves; no entanto, devem-se empregar outros testes para avaliar completamente se há doença hepática (ver discussão em "Avaliação laboratorial da função hepática em aves"). Com frequência, a lesão grave de músculo esquelético resulta em aumento acentuado da atividade plasmática de

CK e aumento moderado na atividade plasmática de AST. No plasma, a AST parece ter meia-vida mais longa (média de 7,1 horas no músculo) do que a CK (média de 3,07 horas no músculo); após uma única lesão muscular, como a que pode ocorrer na injeção intramuscular de medicamento irritante, a atividade de CK pode retornar ao normal antes que tal aconteça com a atividade de AST. Relativamente às situações nas quais a atividade plasmática de CK retorna ao normal após lesão muscular, mas a atividade plasmática de AST permanece elevada, pode-se estabelecer um diagnóstico errado de doença hepatobiliar se essas duas enzimas forem os únicos componentes analisados. Diferentemente da atividade plasmática de CK, a atividade de AST no plasma normalmente não aumenta significativamente após os procedimentos de captura e de contenção de aves que se debatem; no entanto, em tais condições, uma ave com lesão hepatocelular preexistente pode exibir aumento de ambas, CK e AST.

É possível verificar aumento da atividade plasmática de ALT na lesão muscular. A ALT plasmática parece ter meia-vida mais longa (média de 11,99 horas no músculo) do que a CK (média de 3,07 horas no músculo); portanto, após a lesão muscular, a atividade de ALT permanece elevada por um tempo maior do que a CK.

A atividade plasmática de LDH também aumenta na lesão muscular. Como a LDH plasmática tem meia-vida mais curta (média de 0,48 hora no músculo) do que a CK (média de 3,07 horas no músculo), as duas enzimas podem ser avaliadas simultaneamente para a diferenciação entre lesão hepatocelular e lesão muscular. Na maioria das aves, o aumento da atividade plasmática de LDH, juntamente com atividade de CK normal, sugere doença hepatocelular. A validação e a avaliação das atividades das isoenzimas LDH podem ser úteis na diferenciação entre doença hepática e lesão muscular; no entanto, não há disponibilidade desse teste na rotina da maioria dos laboratórios veterinários.

A miopatia ocasionada por captura em garça-azul (*Grus Canadensis tabida*) foi associada ao aumento das atividades plasmáticas de CK, AST e LDH 1 hora após a captura.[24] As atividades máximas dessas enzimas foram constatadas 3 dias após a captura e, após 10 até 17 dias, as atividades de CK e LDH retornaram ao normal; no entanto, a atividade plasmática de AST ainda era de 2 a 5 vezes mais elevada do que o valor de referência normal.

Avaliação laboratorial das doenças endócrinas

Tireoide

Em aves, foram detectados ambos os hormônios, tiroxina ou tetraiodotironina (T_4) e tri-iodotironina (T_3).[25] A maior parte dos hormônios secretados é de T_4, enquanto T_3 é formada na periferia pela desiodação de T_4; em comparação com os mamíferos, as aves apresentam menor teor de T_4, porém concentração semelhante de T_3. Em aves adultas de várias espécies, a concentração plasmática ou sérica de T_4 varia de 5 a 15 ng/mℓ (6 a 19 pmol/mℓ) e a concentração de T_3 varia de 0,5 a 4 ng/mℓ (0,7 a 1,5 pmol/mℓ).[25] As moléculas de T_4 e de T_3 circulantes ligam-se às proteínas. As aves carecem de uma globulina que se ligue a T_4; desse modo, a maior parte dos hormônios tireoidianos liga-se à albumina. Esses hormônios também se ligam, secundariamente, a outras proteínas (p. ex., transtiretina [pré-albumina] e alfaglobulina). No entanto, a ligação dos hormônios da tireoide à albumina e a outras proteínas do sangue é débil, resultando em maior teor de

T_4 livre no sangue de aves em comparação com o de mamíferos.[25] Nas células, T_3 é metabolicamente mais ativa do que T_4. Contudo, a razão T_4:T_3 varia em função da espécie. Os hormônios da tireoide são excretados principalmente na bile e na urina. Em aves, T_3 e T_4 têm meias-vidas relativamente curtas em comparação com a de mamíferos; em aves, nota-se mais facilmente uma variação ao longo do dia em comparação com mamíferos. Em frangos, a concentração plasmática de T_4 diminui durante o período de luz e aumenta durante o período escuro. A concentração plasmática de T_3 tem comportamento oposto. O padrão de alimentação das aves pode influenciar esse ritmo.

Ligação competitiva com proteínas e radioimunoensaio são métodos laboratoriais sensíveis utilizados na mensuração do teor plasmático ou sérico de T_4 e T_3 em aves. Nesses animais, a mensuração do teor de iodo ligado à proteína não é um teste sensível para mensuração de hormônios que contêm iodo, principalmente porque o sangue de aves apresenta grande quantidade de proteínas iodadas não hormonais se comparado com o sangue de mamíferos.

A secreção de hormônios pela tireoide é controlada pela concentração de hormônios tireoidianos circulantes. A diminuição no teor desses hormônios circulantes estimula a glândula pituitária a liberar o hormônio liberador de tireotropina, que estimula a liberação de tireotropina (hormônio estimulante da tireoide [TSH]) por mecanismos neuroendócrinos controlados. Por sua vez, o TSH estimula a secreção de hormônios da tireoide.

Utilizou-se um teste de estimulação com TSH para avaliar a função da tireoide em várias aves. Em geral, obtém-se o teor plasmático de T_4 antes da estimulação, com intuito de compará-lo com o valor obtido 4 a 6 horas após a estimulação pela injeção intramuscular de TSH. Tipicamente, aplica-se uma dose de 1 UI de TSH por ave, independente do peso corporal. O aumento de 2,5 vezes, ou mais, no teor de T_4 verificado após a estimulação com TSH indica uma resposta normal. Valores inferiores sugerem hipotireoidismo. A mensuração de T_3 parece ser inconsistente e não é confiável. A baixa concentração basal de T_4 total é um indicador de pouco valor no diagnóstico de hipotireoidismo em aves, pois muitas aves sadias normalmente apresentam baixo teor de T_4. No entanto, isso pode refletir variação diurna. Também outros fatores (p. ex., estresse e doenças sistêmicas) podem causar diminuição da concentração plasmática de T_4. Portanto, o teste de estimulação com TSH é um método mais confiável para o diagnóstico de hipotireoidismo em aves.

Nas aves, outras anormalidades do perfil bioquímico sanguíneo comumente associadas ao hipotireoidismo incluem aumento dos teores de colesterol, triglicerídios e ácido úrico e das atividades de AST e LDH. Em aves, o hipotireoidismo também pode resultar em discreta anemia normocítica normocrômica não regenerativa.

O hipertireoidismo é raro em aves. Aumento nas concentrações plasmáticas de T_4 e T_3 sugere hipertireoidismo.

Paratireoide

A principal função do paratormônio (PTH), secretado pela glândula paratireoide, é a manutenção da calcemia, por sua ação nos ossos, nos rins e na mucosa intestinal. Infelizmente, não há disponibilidade de *kit* comercial para dosagem de PTH no plasma de aves. Portanto, o diagnóstico de enfermidades associadas ao teor sanguíneo anormal de PTH (p. ex., hiperparatireoidismo e hipoparatireoidismo) depende da mensuração das concentrações de cálcio e de fósforo no sangue das aves. Não há relato de hipoparatireoidismo em aves.

Adrenal

A corticosterona é o principal glicocorticoide produzido pela glândula adrenal de aves. A secreção de corticosterona em aves é controlada pelo hormônio adrenocorticotrófico (ACTH), liberado pela glândula pituitária em resposta ao fator liberador de corticotropina. Em aves que recebem injeção intramuscular de ACTH verifica-se a concentração máxima de corticosterona após 3 horas, seguida de diminuição abrupta 4 horas após a injeção. A concentração plasmática de corticosterona aumenta durante períodos de estresse. A corticosterona também tem atividade mineralocorticoide. O teor plasmático de corticosterona varia ao longo do dia, com valor máximo no início do dia. A concentração plasmática de corticosterona também é influenciada por outros fatores fisiológicos, como ciclo ovulatório de galinhas e mudança de estação do ano.

O teor plasmático de corticosterona de aves pode ser determinado por meio de RIA. Em aves, uma única mensuração do valor basal de corticosterona pode ter pouco valor na definição do diagnóstico de hiperadrenocorticismo. Entretanto, o teste de estimulação com ACTH pode ser mais útil, quando se compara o valor obtido antes da estimulação com ACTH com o valor obtido 60 a 90 minutos após a estimulação. Aves sadias devem apresentar aumento superior a 10 vezes na concentração de corticosterona obtida após a estimulação com ACTH em comparação com o valor de corticosterona verificado antes da estimulação. Em aves, para esse teste, foram utilizadas doses de estimulação de 50 e de 125 mg de ACTH.

Em aves, o hiperadrenocorticismo em geral é iatrogênico, causado pela administração excessiva de corticosteroide exógeno; é rara a constatação de excesso de corticosterona endógena. Os efeitos da administração de glicorticosteroides são variáveis e dependem da dose e do tempo de uso. As alterações hematológicas incluem linfopenia, leucocitose e heterofilia. As alterações do perfil bioquímico sanguíneo incluem hipercolesterolemia e discreta hiperglicemia, com teor sanguíneo de glicose de 500 a 600 mg/dℓ (27,76 a 33,31 mmol/ℓ). Glicosúria também é uma anormalidade esperada.

Insuficiência adrenal (*i. e.*, doença de Addison) também é rara em aves. A menor produção de corticosterona ou de aldosterona (ou de ambas) induzida por essa insuficiência resulta em menor razão sódio:potássio (Na:K) no plasma. Uma razão Na:K inferior a 27, hipoglicemia, hipercalcemia e baixa densidade urinária sugerem insuficiência adrenal. Como a hiperpotassemia decorrente de outras causas (p. ex., demora na separação do plasma das células sanguíneas, acidose, hemólise e doença renal) pode resultar em menor razão Na:K, um teste de estimulação com ACTH pode ser útil para confirmar o diagnóstico de insuficiência adrenal.

Bioquímica Clínica de Répteis

Terry W. Campbell

Department of Clinical Sciences, College of Veterinary Medicine and Biomedical Sciences, Colorado State University, Fort Collins, CO, USA

O estudo da bioquímica de répteis não despertou o mesmo interesse demonstrado aos mamíferos; os valores de referência normais para testes bioquímicos sanguíneos específicos foram estabelecidos apenas para algumas poucas das 7.500 espécies de répteis. Condições ambientais, tais como temperatura, estação do ano, região geográfica, hábitat ecológico e vida selvagem *versus* vida em cativeiro, bem como fatores fisiológicos, como espécie, estado nutricional, condição reprodutiva, gênero e idade interferem nos componentes sanguíneos de répteis.[1-5] Sabe-se bem que ocorrem anormalidades metabólicas importantes em répteis criados em cativeiro e expostos a condições insalubres, como dieta inadequada, ambiente inapropriado e superpopulação. Com frequência, esses fatores não são considerados ao definir os intervalos de referência e, assim, tornam tais intervalos menos relevantes. Método de coleta, manuseio e análise bioquímica das amostras são causas adicionais de variações nos valores de referência publicados. A coleta e o manuseio de amostras são especificamente problemáticos em pesquisas relativas ao perfil bioquímico sanguíneo de populações de répteis selvagens. Portanto, os intervalos de referência publicados são melhor utilizados como um amplo guia para interpretação de resultados de testes bioquímicos sanguíneos em répteis. Devido à dificuldade em obter intervalos de referência relevantes para cada espécie de réptil levado à consulta na prática clínica, a maioria dos clínicos, ao examinar esses pacientes, utiliza limites de decisão ou faixas de variação comuns. Como discutido por ocasião da interpretação dos resultados do perfil bioquímico sanguíneo de aves (ver Capítulo 36), os limites de decisão podem variar entre os clínicos que lidam com répteis, dependendo dos resultados dos exames laboratoriais e da experiência do profissional. Neste texto, os valores sugeridos são orientações gerais que podem ser utilizados como limites de decisão, quando se avalia cada elemento do perfil bioquímico sanguíneo de répteis. Como sugerido aos pacientes aviários examinados, a abordagem para avaliação do perfil sanguíneo de répteis pode ser aperfeiçoada pela obtenção de um conjunto de valores normais desses pacientes, quando criados em determinadas condições ambientais e nutricionais. Quando o paciente adoece, para avaliar os resultados de testes bioquímicos, pode-se utilizar um conjunto de valores de referência mais relevante, específico para esse paciente.

Com frequência, utiliza-se o perfil bioquímico sanguíneo para avaliar a saúde de répteis; no entanto, geralmente há carência de estudos controlados com intuito de esclarecer a importância das alterações no perfil sanguíneo de répteis, comparativamente ao que acontece em mamíferos domésticos. Assim, o perfil bioquímico clínico de répteis não foi submetido à mesma avaliação crítica aplicada à medicina de mamíferos domésticos.

Avaliou-se a importância diagnóstica das atividades de enzimas no soro sanguíneo e em lisados de tecidos obtidos de répteis, na tentativa de determinar a especificidade tecidual desses testes.

Em amostras de plasma ou soro sanguíneo, bem como de lisados teciduais de fígado, rim, músculo esquelético, coração, intestino, pulmão e pâncreas, foram avaliadas as atividades das enzimas fosfatase alcalina (ALP), lactato desidrogenase (LDH), aspartato aminotransferase (AST), alanina aminotransferase (ALT), gama-glutamiltransferase (GGT) e creatinoquinase (CK) em algumas espécies de répteis, incluindo iguana-verde (*Iguana iguana*), cobra-rateira amarela (*Elaphe obsoleta quadrivitatta*) e tartaruga marinha gigante (*Caretta caretta*).[6-8] Constatou-se baixa atividade de ALP e atividades moderadas de LDH e AST na maioria dos tecidos, em todas as pesquisas com répteis. Notou-se pouca ou nenhuma atividade plasmática, sérica ou tecidual de GGT em répteis. Em tartarugas, verificou-se alta atividade de CK nos músculos esquelético e cardíaco e atividade baixa a moderada em amostras de tecido gastrintestinal. Em lagartos, as atividades plasmática e tecidual de glutamato desidrogenase eram baixas ou indetectáveis. Amilase e lipase foram as enzimas que apresentaram a maior especificidade tecidual; suas atividades foram constatadas apenas em amostras de pâncreas de lacertídeos e tartarugas (as atividades dessas enzimas não foram avaliadas em cobras). Os resultados dessas pesquisas indicam que enzimas plasmáticas comumente incluídas nos painéis bioquímicos séricos apresentam distribuição tecidual semelhante àquela de mamíferos e aves.

Em geral, a interpretação dos resultados do perfil bioquímico sérico é considerada semelhante àquela relativa aos mamíferos domésticos, considerando que os fatores externos (p. ex., condições ambientais) influenciam mais a fisiologia normal e a saúde dos vertebrados ectotérmicos do que a de endotérmicos. Como mencionado anteriormente, o perfil bioquímico sanguíneo é influenciado por espécie, idade, gênero, condição nutricional, estação do ano e condições fisiológicas; assim, a interpretação dos resultados dos testes bioquímicos é um desafio.

Coleta e manuseio de amostras

Amostras de sangue destinadas a testes bioquímicos podem ser obtidas de répteis utilizando uma variedade de métodos; a escolha do método depende da espécie, do volume de amostra necessário, do tamanho do réptil, da condição fisiológica do paciente e da preferência do profissional responsável pela coleta (ver Capítulo 21). Dependendo do local de coleta, as amostras de sangue de répteis, principalmente de quelônios, frequentemente são contaminadas com líquido linfático. Com base em exames de amostras de plasma e linfa obtidas de tartaruga-de-orelha-vermelha (*Trachemys scripta elegans*), relata-se que que a maioria dos componentes da linfa (glicose, cálcio, fósforo, sódio, ureia e enzimas) é semelhante aos do plasma ou soro sanguíneo de répteis, enquanto outros (proteína total e potássio) apresentam concentrações significativamente menores na linfa, em comparação com os do sangue. No entanto, as mesmas comparações podem não ser verdadeiras para todas as espécies de répteis. Contudo, a contaminação da amostra de sangue pela linfa deve ser considerada quando se interpretam os parâmetros bioquímicos do sangue de répteis. Os melhores resultados são obtidos em amostras de sangue não contaminadas com linfa.

Vários clínicos preferem coletar a amostra de sangue em tubo com anticoagulante (p. ex., heparina de lítio), a fim de obter o plasma para os testes bioquímicos em répteis, principalmente porque é possível obter um volume maior de plasma do que de soro. Ademais, a coleta de sangue em tubo com heparina de lítio possibilita avaliação tanto do hemograma quanto do perfil bioquímico sanguíneo utilizando a mesma amostra. Prefere-se o uso de plasma, em vez de soro, porque a formação de coágulo no sangue de réptil quase sempre é imprevisível e, assim, há risco de alterações importantes em alguns componentes do perfil bioquímico (p. ex., concentrações séricas de eletrólitos). O sangue de répteis coagula lentamente devido à baixa atividade intrínseca da tromboplastina e à presença de um potente fator antitrombina circulante natural, que compensa a morosidade do fluxo sanguíneo. Portanto, considerando a obtenção de maior volume da amostra de plasma e a ausência de diferenças clinicamente relevantes em relação ao soro, a melhor escolha para as análises de bioquímica clínica em répteis é a amostra de plasma.

A amostra ideal para os testes do perfil bioquímico é obtida após a separação do plasma e das células sanguíneas por meio de centrifugação, imediatamente após a coleta de sangue. Esse procedimento pode ser difícil em pesquisas de campo. O motivo para a separação imediata é que o contato prolongado entre o plasma e as células sanguíneas pode causar falsa redução na concentração plasmática de glicose ocasionada pelo metabolismo celular, bem como aumento na concentração plasmática de potássio devido ao seu extravasamento celular. Também, à medida que as hemácias (eritrócitos) envelhecem, as membranas celulares se tornam cada vez mais porosas, resultando em hemólise, condição que interfere em testes bioquímicos do sangue. Em mamíferos, dependendo do teste específico utilizado, a hemólise pode ocasionar aumento nas concentrações de potássio, cálcio, fósforo, magnésio, glicose, AST, ALT, LDH, CK, bilirrubina total, proteína total, lipase e amilase, bem como diminuição nas concentrações de creatinina, ALP e ácidos biliares. No entanto, relata-se que, em iguana-verde (*I. iguana*), as amostras de plasma hemolisadas não apresentaram alterações nos teores de sódio, cálcio, ácido úrico ou CK; porém, notou-se aumento das concentrações de potássio, fósforo, proteína total, albumina e AST. O prolongamento do tempo de armazenamento ou a oscilação da temperatura resultou em redução da concentração plasmática de sódio em duas espécies de tartarugas terrestres, com interferência variável no teor de potássio. O armazenamento de amostras de sangue obtidas de tartarugas marinhas gigantes (*C. caretta*) por até 24 horas, em temperatura de 4°C, antes da separação de plasma e células sanguíneas, não ocasionou alterações significativas na maioria dos elementos bioquímicos (notou-se apenas importante diminuição na atividade plasmática de GGT).[9] No mesmo estudo, verificou-se, também, ausência de diferença significativa entre os componentes bioquímicos de amostras de plasma obtidas de sangue coletado em tubo de heparina de lítio ou em tubo de heparina sódica.

O plasma da maioria dos répteis é incolor; no entanto, pode ser alaranjado a amarelado devido à presença de pigmentos carotenoides na dieta de herbívoros como a iguana-verde (*I iguana*).

O plasma de algumas cobras, como a píton, pode ser amarelo-esverdeado devido aos pigmentos carotenoides e riboflavina presentes na dieta. Alguns lagartos normalmente apresentam plasma verde devido à alta concentração de biliverdina.

Dependendo do método analítico utilizado, o volume da amostra coletada de répteis pequenos quase sempre é suficiente apenas para a realização de alguns poucos testes e não para um painel completo. Portanto, o clínico deve decidir quais os testes mais relevantes para a avaliação do réptil. Os testes bioquímicos sanguíneos que parecem mais úteis são: proteína total, glicose, ácido úrico, AST, CK, cálcio e fósforo. Outros testes que podem ser úteis são: creatina, LDH, sódio, potássio, cloreto, CO_2 total e eletroforese de proteínas. Aparelhos analisadores mais recentes empregados para testes de bioquímica sanguínea podem realizar vários desses testes utilizando pequeno volume de amostra (10 a 30 $\mu\ell$). Com frequência, os laboratórios veterinários comerciais fazem os testes do perfil bioquímico em volume mínimo de soro ou plasma (0,5 mℓ). Para amostras obtidas de répteis, pode-se utilizar analisador de testes bioquímicos do sangue que utiliza reagentes secos e fotometria de refletância para o exame, no próprio domicílio; em geral, há necessidade de amostra de menor volume. O uso de analisadores na própria clínica tem se tornado frequente no atendimento clínico de répteis, em virtude de sua capacidade de realizar os testes de um painel bioquímico básico com apenas 0,1 mℓ de sangue total ou de plasma. Outras vantagens dessa tecnologia são: o breve tempo utilizado para obter resultados, o tamanho pequeno da instrumentação analítica, a disponibilidade, a necessidade de mínimo treinamento técnico para realizar as análises e o desempenho clínico aceitável para a análise de amostras de aves para alguns elementos. No entanto, a comparação entre os resultados obtidos em analisadores de laboratórios de referência (considerados como padrão-ouro) e aqueles obtidos em analisadores de uso na própria clínica mostraram diferenças consideráveis para muito elementos.[10,11] Portanto, ao relatar e interpretar resultados de testes bioquímicos, é importante esclarecer qual foi a metodologia específica utilizada.

Avaliação laboratorial dos rins de répteis

O par de rins de muitas espécies de répteis se localiza no canal pélvico. Em cobras, os rins alongados ficam na parte dorsal caudal da cavidade celômica, estando o rim direito cranial ao rim esquerdo. Os ureteres de cobras desembocam no uródeo da cloaca, como acontece em aves. A maioria das espécies de lagartos (lacertídeos) e quelônios (tartarugas marinhas, tartarugas terrestres e tartarugas fluviais) tem bexiga; no entanto, difere daquela de mamíferos, pois os ureteres desses répteis não desembocam diretamente na bexiga, mas, sim, no uródeo da cloaca.[12] Quelônios terrestres e, possivelmente, lagartos utilizam a bexiga principalmente para armazenar água.

O córtex renal dos répteis contém apenas néfrons simples (ou seja, néfrons corticais) com um sistema tubular destituído de alça de Henle. Portanto, os répteis não são capazes de concentrar a urina. Os resíduos nitrogenados excretados pelos rins incluem quantidades variáveis de ácido úrico, ureia e amônia, dependendo do ambiente natural onde vive o animal. Tartarugas de água doce que permanecem grande parte da vida na água excretam iguais quantidades de amônia e ureia, enquanto aquelas com hábitos de anfíbios excretam mais ureia. Tartarugas marinhas excretam ácido úrico, amônia e ureia. Jacarés excretam amônia e ácido úrico. Os répteis terrestres, como tartarugas, devem conservar água; amônia, ureia e outros resíduos nitrogenados urinários solúveis requerem grande quantidade de água para sua excreção. Portanto, para conservar água, os répteis terrestres produzem mais resíduos nitrogenados insolúveis, na forma de ácido úrico e sais de urato, que são excretados em estado semissólido.

É mais difícil detectar um perfil bioquímico sanguíneo de doença renal em répteis do que em mamíferos, em virtude das diferenças fisiológicas em seus rins. Em geral, alterações nas concentrações de nitrogênio ureico sanguíneo (NUS) e de creatinina são maus indicadores de doença renal em répteis; no entanto, a concentração de nitrogênio ureico pode ser mais útil na avaliação de doença renal em répteis aquáticos que excretam principalmente ureia. Como os répteis terrestres são principalmente uricotélicos, a concentração normal de nitrogênio ureico nesses animais é menor que 15 mg/dℓ (< 5,36 mmol/ℓ), com exceção dos quelônios terrestres (principalmente as espécies de deserto) que, tipicamente, apresentam concentração plasmática de nitrogênio ureico na faixa de 30 a 100 mg/dℓ (10,71 a 35,70 mmol/ℓ). Considera-se que isso seja uma maneira de aumentar a osmolaridade do plasma e reduzir a perda de água corporal. A osmolaridade plasmática de tartarugas de água doce e de crocodilos é bastante parecida com a de mamíferos domésticos comuns; todavia, é maior em répteis terrestres. Em répteis, o aumento da concentração plasmática de nitrogênio ureico pode ser sugestivo de doença renal grave, azotemia pré-renal ou alta ingestão de ureia na dieta; no entanto, em tais condições, não é um aumento confiável.

Tartarugas de deserto de vida livre (*Gopherus agassizii*) apresentam uma "estratégia para o metabolismo de água", na qual os valores de NUS, ácido úrico e osmolalidade respondem à quantidade de forragem e água disponível, em função das chuvas. Considera-se que as tartarugas de vida livre que apresentam aumento das concentrações plasmáticas de ácido úrico, sódio e potássio e diminuição da osmolalidade e da concentração de nitrogênio ureico estejam consumindo ativamente água, juntamente com proteína e forrageira com alto conteúdo de eletrólito.[3] Isso foi diferente na mesma população de tartarugas terrestres que não consumiram quantidade significativa de alimento ou água, condição indicada pelo aumento da osmolalidade plasmática e da concentração de nitrogênio ureico, juntamente com diminuição da concentração de ácido úrico. Considerou-se que o aumento da concentração de nitrogênio ureico é um reflexo do aumento do catabolismo proteico e, talvez, da desidratação. Considerou-se que o aumento da concentração de ácido úrico indica maior consumo de proteína da dieta. Tartarugas terrestres foram submetidas à restrição à ingestão de água, indicada por aumento da osmolalidade plasmática com diminuição de NUS e aumento da concentração de ácido úrico. Durante estações do ano úmidas, a osmolalidade plasmática e as concentrações de ácido úrico, nitrogênio ureico, potássio e sódio foram menores que aquelas verificadas em outras estações do ano, em virtude do maior consumo de água e esvaziamento da bexiga. Espera-se que as concentrações plasmáticas desses elementos em tartarugas mantidas em cativeiro, com acesso constante à água, sejam semelhantes àquelas de tartarugas de vida livre, em anos chuvosos.

Creatinina é um componente normal da urina de mamíferos, mas na maioria dos répteis, a quantidade produzida é insignificante (< 1 mg/dℓ ou 88,4 μmol/ℓ).[1] Em geral, considera-se que a concentração sanguínea de creatinina tenha baixo valor diagnóstico na detecção de doença renal em répteis. Diferentemente, a concentração sanguínea de creatina pode ter valor diagnóstico na detecção de doença renal em algumas espécies de répteis, mas o teste está indisponível na maioria dos laboratórios veterinários.

Ácido úrico é o principal catabólito da metabolização de proteínas, nitrogênio não proteico e purinas, em répteis terrestres; representa 80 a 90% do nitrogênio total excretado pelos rins. Na maioria dos répteis, a concentração sanguínea normal de ácido úrico é inferior a 10 mg/dℓ.

Hiperuricemia é indicada por valor de ácido úrico maior que 15 mg/dℓ e, geralmente, está associada à doença renal. Doenças renais associadas à hiperuricemia incluem nefrite grave, nefrocalcinose e nefrotoxicidade. A hiperuricemia não é sensível ou específica para doença renal, em répteis. Na doença renal, a constatação de hiperuricemia, provavelmente, reflete perda de dois terços (ou mais) da massa renal funcional. Em répteis, a hiperuricemia também pode estar associada à gota ou ao consumo recente de dieta com alto teor proteico. Répteis carnívoros tendem a apresentar maior concentração sanguínea de ácido úrico do que os répteis herbívoros e, em geral, sua concentração plasmática de ácido úrico atinge valor máximo 1 dia após a refeição, resultando em aumento de 1,5 a 2,0 vezes na concentração de ácido úrico.

Xantina oxidase e enzimas hidrolíticas atuam em proteínas, originando ácido úrico, o qual, em répteis, é transformado em urato, a forma de sal do ácido úrico (urato de sódio e urato de potássio). Portanto, como os uratos são produtos finais do metabolismo de nitrogênio, comumente nota-se ocorrência de gota em répteis. A síndrome gota pode ser causada por produção excessiva de ácido úrico (ou seja, gota primária) ou por uma doença adquirida que interfere na produção e excreção normais de ácido úrico (ou seja, gota secundária). As condições que resultam em gota secundária em répteis incluem inanição, doença renal (principalmente lesão tubular), desidratação grave prolongada e dieta com excesso de purinas (ou seja, répteis herbívoros alimentados com dieta rica em proteína animal). Relata-se que as anormalidades notadas no perfil bioquímico plasmático de répteis portadores de gota incluem aumento marcante da concentração de ácido úrico e hiperglicemia moderada (devido à resposta ao estresse).[13]

Embora alguns répteis apresentem altas atividades de ALT e ALP nos rins, na doença renal, não ocorre aumento significante nas atividades plasmáticas dessas enzimas. A razão disso é que a maioria das enzimas extravasadas das células renais lesionadas passa diretamente para a urina, e assim é excretada, sem passar para o plasma.[7]

Os répteis com doença renal quase nunca manifestam poliúria. No entanto, raramente realiza-se exame de urina para avaliar doença renal, porque não há volume suficiente para a realização dos testes.

Em iguana-verde (*I. iguana*), definiu-se a taxa de filtração glomerular (TFG) com base na depuração (*clearance*) de io-hexol e, assim, pode-se utilizar esse teste para avaliar a função renal nessa espécie.[14,15] Os valores relatados variam de 14,78 a 18,34 mℓ/kg/h (com média e desvio padrão de 16,56 ± 3,90 mℓ/kg/h).

Equilíbrio ácido-básico e eletrolítico

Equilíbrio hídrico

Espécie, dieta e condições ambientais, como temperatura e umidade, influenciam o consumo de água pelos répteis. Espécies de deserto necessitam de menos água em comparação às espécies que vivem em clima temperado ou tropical. Alguns répteis desenvolveram abordagens de conservação de água. Por exemplo, as tartarugas terrestres e alguns lagartos armazenam água na bexiga. Vários répteis são capazes de absorver água através da cloaca, mediante imersão. Também, os répteis podem armazenar água juntamente com a excreção de resíduos nitrogenados, na forma de ácido úrico e sais de uratos, que são excretados em estado semissólido.

Sódio e cloreto

O sódio contido na dieta é absorvido no intestino e transportado aos rins e, em seguida, é excretado ou reabsorvido, dependendo da necessidade do réptil por esse eletrólito. Alguns répteis apresentam glândulas de sal nasais que participam na regulação das concentrações sanguíneas de sódio, potássio e cloreto. Portanto, anormalidades nas glândulas de sal podem influenciar o equilíbrio de eletrólitos.

A concentração sérica ou plasmática normal de sódio varia de 120 a 170 mEq/ℓ (mmol/ℓ). A concentração plasmática normal de sódio em tartarugas terrestres e tartarugas de água doce varia de 120 a 150 mEq/ℓ (mmol/ℓ). Tartarugas marinhas tendem a apresentar maior concentração plasmática normal de sódio, com valores que variam de 150 a 170 mEq/ℓ (mmol/ℓ). Em lagartos, a concentração plasmática normal de sódio varia de 140 a 170 mEq/ℓ (mmol/ℓ) e aquela de cobras, como as do gênero *Boas* e pítons, varia de 130 a 160 mEq/ℓ (mmol/ℓ). Hiponatremia pode ser em decorrência da perda excessiva de sódio associada à anormalidade do trato gastrintestinal (diarreia), dos rins ou, possivelmente, da glândula de sal. Quando se administra volume excessivo de solução com baixo teor de sódio por via intravenosa ou intracelômica, pode ocorrer hiponatremia iatrogênica. Hipernatremia decorre de desidratação, perda excessiva de água, ingestão insuficiente de água ou consumo excessivo de sal na dieta.

Em répteis, a concentração sérica ou plasmática normal de cloreto varia em função da espécie, mas geralmente na faixa de 100 a 130 mEq/ℓ (mmol/ℓ). Em tartarugas, a concentração plasmática de cloreto tende a variar de 100 a 110 mEq/ℓ (mmol/ℓ), enquanto na maioria dos lagartos e cobras varia de 100 a 130 mEq/ℓ (mmol/ℓ). A concentração sanguínea de cloreto fornece a menor informação clinicamente útil relativa às concentrações de eletrólitos. Em répteis, a ocorrência de hipocloremia é rara e, quando presente, sugere perda excessiva de íons cloreto ou hidratação excessiva com solução que contém baixo teor de íons cloreto. Hipercloremia está associada à desidratação e, possivelmente, à doença tubular renal ou anormalidade na glândula de sal.

Potássio

Em répteis, a concentração sérica ou plasmática normal de potássio varia conforme a espécie, mas geralmente situa-se na faixa de 2 a 6 mEq/ℓ (mmol/ℓ). A concentração plasmática normal de potássio, na maioria das tartarugas, lagartos e cobras, varia de 2 a 6, 3 a 5 e 3 a 6 mEq/ℓ (mmol/ℓ), respectivamente. Ademais, o conteúdo de potássio nas hemácias difere entre os répteis; portanto, o risco de ocorrência de hiperpotassemia artificial devido à hemólise é variável, dependendo da espécie. Desequilíbrios comuns na concentração sérica ou plasmática de potássio incluem ingestão inapropriada de potássio na dieta ou perda gastrintestinal excessiva de potássio (ou seja, hipopotassemia) ou redução da secreção renal de potássio (ou seja, hiperpotassemia). Hipopotassemia também pode estar associada à

alcalose grave. Hiperpotassemia também pode ser em decorrência da ingestão excessiva de potássio na dieta ou de acidose grave.

Equilíbrio ácido-básico

O pH normal do sangue de tartarugas e da maioria dos demais répteis varia de 7,5 a 7,7, em ambiente com temperatura de 23 a 25°C. O pH normal de algumas cobras e alguns lagartos pode ser inferior 7,4. Todavia, o pH sanguíneo de répteis é instável e se altera com a oscilação da temperatura. Aumento da temperatura ou excitação pode causar diminuição do pH sanguíneo. Tartarugas marinhas atordoadas pelo frio (tartarugas expostas à ampla variação de temperatura e a condições fisiológicas estressantes) inicialmente desenvolvem acidose metabólica e respiratória.[16] Durante a anestesia, o pH sanguíneo da maioria dos répteis pode aumentar para 7,7 a 7,8. Como acontece em mamíferos, a curva de dissociação oxigênio-hemoglobina de répteis se desvia para a esquerda à medida que o pH aumenta e, assim, eleva a afinidade da hemoglobina pelo oxigênio e, então, menor liberação de oxigênio aos tecidos. Os sistemas-tampão que regulam o pH sanguíneo de mamíferos, muito provavelmente, são os mesmos em répteis, sendo o sistema-tampão bicarbonato/ácido carbônico o mais importante deles, devido à rápida taxa de eliminação pulmonar de CO_2 após sua conversão em H_2CO_3. Em répteis, há raros relatos da concentração plasmática de CO_2 total ou de bicarbonato; no entanto, na maioria dos répteis, são esperados valores normais de CO_2 total na faixa de 20 a 30 mmol/ℓ. Em jacarés, ocorre alcalose metabólica fisiológica marcante no período pós-prandial, após jejum, devido ao desvio aniônico, com o bicarbonato substituindo o cloreto no sangue, à medida que ocorre perda de cloreto (na forma de HCl) nas secreções gástricas. Portanto, ocorrem diminuição pós-prandial de cloreto e aumento da concentração de bicarbonato em jacarés e, talvez, em outros répteis.

Cálcio

Tanto o metabolismo do cálcio no sangue quanto a concentração plasmática de cálcio ionizado de répteis são mediados por paratormônio (PTH), calcitonina e vitamina D_3 ativada (1,25-dihidroxicolecalciferol). Outros hormônios, como estrógeno, tiroxina e glucagon, também podem influenciar o metabolismo do cálcio em répteis. A principal função do PTH é manter a concentração sanguínea normal de cálcio, atuando nos ossos, nos rins e na mucosa intestinal. Baixa concentração de cálcio ionizado no sangue estimula a liberação de PTH, que resulta em mobilização do cálcio ósseo, maior absorção intestinal de cálcio e maior reabsorção renal de cálcio.

A função exata da calcitonina em répteis é desconhecida; é mais provável que tenha função fisiológica oposta àquela do PTH (ou seja, inibe a reabsorção de cálcio ósseo). O aumento da concentração sanguínea de cálcio estimula a liberação de calcitonina pela glândula (ou corpo) ultimobranquial.

A forma ativa da vitamina D_3 estimula a absorção de cálcio e fósforo na mucosa intestinal. Acredita-se que a produção fotoquímica da forma ativa da vitamina D_3 pela exposição à radiação ultravioleta (comprimento de onda de 290 a 320 nm) seja essencial para o metabolismo normal de cálcio em répteis, principalmente em espécies expostas a tal radiação.

O metabolismo do cálcio em fêmeas de répteis durante a produção de ovos é semelhante àquele mencionado para aves.

Durante o desenvolvimento do ovo, as fêmeas de répteis manifestam hipercalcemia em resposta ao estrógeno e à atividade reprodutiva. O aumento da concentração plasmática de cálcio total está associado ao aumento do cálcio ligado à proteína durante o desenvolvimento folicular, antes da ovulação; a concentração plasmática de cálcio pode aumentar duas a quatro vezes, ou mais.

Na maioria dos répteis, a concentração plasmática normal de cálcio varia de 8 a 11 mg/dℓ (2,0 a 2,7 mmol/ℓ); ocorre variação dependendo da espécie e da condição fisiológica. Por exemplo, algumas espécies de tartarugas terrestres apresentam baixa concentração sanguínea de cálcio (< 8 mg/dℓ ou 2,0 mmol/ℓ).[1] Relata-se diferença na concentração plasmática de cálcio relacionadas ao gênero, em populações de répteis de vida livre; as fêmeas apresentam concentração de cálcio maior que os machos. Possivelmente, essa diferença está associada à atividade reprodutiva (vitelogênese) por ocasião da coleta da amostra. Independentemente da idade e do gênero, a concentração plasmática de cálcio ionizado permanece compatível com répteis sadios. Em iguanas-verdes (*I. iguana*) sadias, constatou-se concentração plasmática de cálcio ionizado normal de 1,47 ± 0,105 mmol/ℓ (5,9 mg/dℓ ± 0,42).[17]

Na maioria dos répteis, considera-se hipocalcemia quando a concentração plasmática de cálcio é inferior a 8 mg/dℓ (2,0 mmol/ℓ). Pode haver hipocalcemia associada à deficiência de cálcio e vitamina D$_3$ na dieta, excesso de fósforo na dieta, alcalose, hipoalbuminemia ou hipoparatireoidismo. Hiperparatireoidismo nutricional secundário é uma anormalidade comum de répteis herbívoros, como iguana-verde (*I. iguana*).[18] Em geral, as dietas fornecidas aos herbívoros mantidos em cativeiro são deficientes em cálcio e contêm quantidade excessiva de fósforo. Além disso, a deficiência de vitamina D$_3$ na dieta ou a carência de exposição apropriada à luz ultravioleta predispõem os répteis à hipocalcemia. Répteis jovens (principalmente iguanas-verdes) com hiperparatireoidismo nutricional secundário desenvolvem doença óssea metabólica, com osteodistrofia fibrosa e fraturas ósseas. Répteis adultos frequentemente manifestam tremores musculares, paresia e convulsões, com hipocalcemia. Os répteis carnívoros alimentados com dieta à base de carne, que recebem dieta deficiente em cálcio, também desenvolvem hipocalcemia associada ao desequilíbrio nutricional de cálcio e fósforo. Hiperparatireoidismo renal secundário também pode resultar em hipocalcemia.

Em répteis, considera-se hipercalcemia quando a concentração plasmática de cálcio é superior a 20 mg/dℓ (5,0 mmol/ℓ). Tipicamente, essa é uma condição iatrogênica associada à suplementação excessiva, oral ou parenteral, de cálcio ou vitamina D$_3$. Outros diagnósticos diferenciais para hipercalcemia são: hiperparatireoidismo primário, pseudo-hiperparatireoidismo e doença osteolítica; no entanto, essas ocorrências raramente são relatadas em répteis.

Pseudogota é uma doença articular causada pelo acúmulo de substâncias, como fosfato cálcico básico (hidroxiapatita), não de cristais de urato, em tartarugas e lagartos. Esta condição deve ser considerada um diagnóstico diferencial quando se nota deposição de cristal nas articulações, pois a pseudogota é uma anormalidade do metabolismo de cálcio clinicamente semelhante à gota.[13]

Fósforo

Na maioria dos répteis, a concentração plasmática normal de fósforo varia de 1 a 5 mg/dℓ (0,3 a 1,6 mmol/ℓ). Em populações de répteis de vida livre, há relato de diferença nas concentrações plasmáticas de fósforo de machos e fêmeas; as fêmeas apresentam concentração significativamente maior que a de machos. É provável que essa diferença esteja associada à atividade reprodutiva (vitelogênese) por ocasião da coleta da amostra.

Hipofosfatemia pode ser causada por inanição ou pela deficiência nutricional de fósforo. Hiperfosfatemia é indicada pela concentração plasmática de fósforo superior a 5 mg/dℓ (1,6 mmol/ℓ). As condições que ocasionam hiperfosfatemia são: excesso de fósforo na dieta, hipervitaminose D$_3$ e doença renal. Raras causas de hiperfosfatemia incluem traumatismo tecidual grave e doença osteolítica. Em amostras de sangue de mamíferos, pode ocorrer falsa hiperfosfatemia quando o soro ou plasma não é separado imediatamente do coágulo, condição que possibilita a liberação de fósforo das hemácias. Alguns estudos sugerem que isso pode ser menos provável em amostras de sangue de répteis; no entanto, em amostras obtidas de répteis, associou-se hiperfosfatemia com a ocorrência de hemólise. A amostra de soro ideal para testes bioquímicos é aquela obtida após separação imediata das células sanguíneas e do plasma, sem hemólise.

Avaliação laboratorial da função hepática de répteis

Em répteis, as enzimas hepáticas parecem ser semelhantes àquelas de aves e mamíferos. As atividades de LDH e AST são altas no tecido hepático de répteis e, embora haja poucas pesquisas criteriosas sobre testes bioquímicos no sangue de répteis, com intuito de detectar doença hepática, relata-se que o aumento nas atividades plasmáticas dessas enzimas pode sugerir doença hepatocelular. Não se considera que a atividade plasmática de AST seja específica do fígado porque a atividade dessa enzima pode ser verificada em diversos tecidos. Em geral, a atividade plasmática normal de AST em répteis é inferior a 250 UI/ℓ. O aumento da atividade plasmática de AST sugere lesão hepática ou muscular. No entanto, doenças generalizadas como sepse ou toxemia podem lesionar esses tecidos, ocasionando aumento da atividade plasmática de AST. Em tartarugas terrestres de vida livre sadias, o aumento da atividade plasmática de AST pode estar relacionado a atividade muscular e lesão causada pela maior agressividade do macho durante a estação de acasalamento.

Em répteis, considera-se que há ampla distribuição tecidual de LDH. Portanto, o aumento da atividade plasmática de LDH (> 1.000 UI/ℓ) pode estar associado à lesão ao fígado, ao músculo esquelético ou ao músculo cardíaco. Hemólise também pode resultar em aumento da atividade plasmática de LDH.

À semelhança do mencionado para AST, não se considera a atividade plasmática de ALT órgão-específica, em répteis. A atividade plasmática normal de ALT geralmente é inferior a 20 UI/ℓ. Embora haja atividade de ALT no fígado de répteis, o aumento da atividade plasmática dessa enzima pode não ser tão confiável na detecção de doença hepatocelular, comparativamente ao aumento da atividade plasmática de AST ou LDH. No entanto, sugere-se que a elevação da atividade plasmática de ALT pode estar associada à dieta prolongada à base de alimentos não naturais que causam doença hepática em tartarugas terrestres mantidas em cativeiro.

ALP também está amplamente distribuída no corpo de répteis, mas a atividade plasmática dessa enzima não é considerada órgão-específica. Há poucas informações disponíveis sobre a interpretação do aumento da atividade plasmática de ALP em répteis; no entanto, tal aumento pode ser causado mais pela maior atividade osteoblástica do que por doença hepatobiliar.

O aumento da atividade plasmática de ALP foi associado a hiperparatireoidismo e doenças ósseas, como doença de Paget.

Em répteis, a biliverdina, um pigmento biliar verde, geralmente é considerada o produto final do catabolismo da hemoglobina. Em répteis, plasma de cor esverdeada indica acúmulo de biliverdina no sangue; geralmente é um achado patológico que sugere doença hepatobiliar nesses animais. Em algumas espécies de répteis, pode ocorrer acúmulo não patológico de biliverdina no sangue, tal como acontece em lagartos escincidos de hábito arbóreo (Scincidae) da região sudoeste do Pacífico, os quais raramente são levados à avaliação clínica. Não se conhece a utilidade fisiológica dessa substância. Biliverdina parece ser menos tóxica aos tecidos que a bilirrubina; a concentração plasmática normal de biliverdina em algumas espécies de lagartos (ou seja, *Prasinohaema*, lagarto-de-sangue-verde) é superior a 1.000 µmol/ℓ.

Avaliação laboratorial de proteínas plasmáticas e séricas

Em répteis sadios, geralmente a concentração plasmática de proteína total varia de 3 a 7 g/dℓ (30 a 70 g/ℓ), dependendo do gênero, da espécie, da técnica de coleta, do armazenamento da amostra e dos métodos de análise. No período de foliculogênese ativa, as fêmeas de répteis apresentam aumento marcante na concentração plasmática de proteína total (principalmente na concentração de globulinas). Essa hiperproteinemia induzida por estrógeno está associada à maior demanda de proteínas (principalmente globulinas) para a produção de gema. A concentração plasmática de proteína total retorna ao normal após a ovulação. Répteis mantidos em cativeiros podem apresentar maior concentração plasmática de proteína total, comparativamente às mesmas espécies de vida livre, em virtude do fornecimento prolongado de dieta com alto teor proteico.[2]

O método do biureto é o mais preciso para mensurar a concentração plasmática ou sérica de proteína total. No entanto, comumente utiliza-se refratometria para a rápida mensuração da concentração plasmática de proteína, em répteis. O método de refratometria tende a superestimar o valor da proteína total, mas é útil para a tomada de decisões clínicas.

A eletroforese de proteínas séricas ou plasmáticas, uma técnica padrão em medicina veterinária para avaliar disproteinemia, possibilita avaliação precisa da concentração de globulinas no sangue de répteis.[19] Utilizando essa técnica, é possível obter as concentrações absolutas das várias proteínas plasmáticas, obtendo-se primeiramente a concentração de proteína total pelo método do biureto, seguida de separação das proteínas por meio de eletroforese. No entanto, surgem dificuldades quando se realiza eletroforese de proteínas em amostras obtidas de répteis. Enquanto a separação de proteínas tem sido otimizada para humanos e mamíferos domésticos, não se estabeleceu critério algum para a identificação das diferentes frações proteicas em répteis. Entretanto, com frequência, faz-se a identificação arbitrária do pico de albumina como sendo o primeiro pico do eletroforetograma. Recomenda-se eletroforese em gel de agarose (EGA) em virtude de sua maior resolução, comparativamente à eletroforese em acetato de celulose (EAC). Por exemplo, em uma pesquisa, notou-se que, geralmente, é possível separar a α-globulina nas frações α_1 e α_2, quando se utiliza EGA, mas essa separação foi mais difícil na EAC.[20] Em razão das dificuldades na identificação das principais subfrações da globulina (α_1, α_2, β_1, β_2), frequentemente observadas em algumas amostras,

recomenda-se indicar apenas a fração α e a fração β da globulina (ou seja, α-globulina e β-globulina) quando se calculam intervalos de referência com valores mínimo e máximo.[21] Além disso, ocorrem variações consideráveis nos resultados obtidos entre as espécies e entre indivíduos de uma mesma espécie, associadas a fatores ambientais como hábitat, estação do ano e dieta, que dificultam a comparação dos resultados com os intervalos de referência publicados. Em geral, como as globulinas apresentam metabolismo semelhante ao de vertebrados, independentemente da espécie, considera-se a interpretação dessas alterações nas diferentes frações de globulina semelhante àquelas alterações nas frações proteicas de mamíferos.

Há relatos de alterações nas proteínas séricas e plasmáticas de quelônios em função de gênero, estação do ano, local da lesão e tipo de doença.[22] Em uma pesquisa, constatou-se maior concentração de albumina no período pós-prandial, em tartarugas.[23] Em quelônios, espera-se notar concentrações mais elevadas de albumina e globulina antes do período de hibernação. As globulinas de maiores concentrações possivelmente estão relacionadas à abundância de α_2-macroglobulina e lipoproteínas (lipoproteínas de alta densidade [HDL] e lipoproteínas de densidade muito baixa [VLDL]), como acontece em mamíferos em período de hibernação. O aumento de α_2-macroglobulina possivelmente está associado com um importante inibidor de protease circulante envolvido na regulação do número de etapas da cascata de coagulação e na ativação do complemento, que pode impedir a formação de coágulos quando ocorrem diminuição da frequência cardíaca e aumento da viscosidade sanguínea durante a hibernação, como verificado em mamíferos durante a hibernação.[24] Outras alfaglobulinas incluem lipoproteínas. Em mamíferos, α_1-lipoproteína (HDL) é responsável pelo transporte de colesterol dos tecidos periféricos ao fígado, enquanto a VLDL é responsável pela liberação de triglicerídios aos órgãos periféricos.[25] A abundância de α_2-macroglobulina em quelônios durante a hibernação possivelmente indica um desvio para um metabolismo à base de lipídios, como relatado em mamíferos no período de hibernação.[21] Em outro estudo, foram observadas diferenças significativas nas concentrações de proteína total, α_1-globulina, α_2-globulina, β-globulina e γ-globulina, em relação a gênero, estação do ano e hábitat.[26] Também foram notadas diferenças nas frações de β-globulina associadas à idade.

Há pesquisas limitadas sobre proteínas séricas e plasmáticas em lagartos. Em iguanas-verdes (*I. iguana*) sadias e enfermas, detectou-se um pico duplo em local do eletroforetograma semelhante ao da migração da albumina, indicando que vários desses animais apresentam bisalbuminemia.[20,27] Relata-se bisalbuminemia em algumas salamandras (subespécie do gênero *Salamandra*), bem como anormalidade hereditária ou adquirida em humanos. Em iguanas, é provável que a ocorrência de bisalbuminemia tenha origem genética, com base no formato simétrico do pico duplo e na falta de evidência de associação com algum tratamento farmacológico ou doença específica.[20] Pesquisas também indicam que a fração β-globulina geralmente responde por 28% da concentração de proteína total, em iguanas-verdes (*I. iguana*) sadias.[20] Ademais, nessa espécie, foram verificadas alterações sazonais na concentração de albumina (entre os meses de março e dezembro) e de γ-globulina (entre os meses de junho e setembro).[27]

Em cobras, há relato de poucas tentativas para estabelecer os intervalos de referência para as frações proteicas obtidas no traçado eletroforético.[28-30] Ocorre variação dos resultados entre espécies e entre indivíduos da mesma espécie em função da idade, do gênero e de fatores ambientais, como o hábitat. Por exemplo, os adultos apresentam maior concentração da fração gamaglobulina (0,47 g/dℓ) do que os jovens (0,28 g/dℓ), e os machos apresentam concentração de α_2-globulina maior (0,98 g/dℓ) do que as fêmeas (0,85 g/dℓ).[28] As concentrações de proteína total, albumina e globulina também podem variar dentro de uma mesma espécie, dependendo do hábitat das cobras.

Na maioria dos répteis, considera-se hiperproteinemia quando a concentração de proteína total é superior a 7 g/dℓ (70 g/ℓ); as causas comuns incluem desidratação e hiperglobulinemia associada à doença inflamatória crônica. Pode-se constatar aumentos de α-globulina, β-globulina e gamaglobulina nas doenças infecciosas. Nos analisadores químicos, pode ocorrer aumento significante da concentração de proteína total em amostra hemolisada.

Em répteis, a hipoproteinemia, indicada por concentração de proteína total inferior a 3 g/dℓ (30 g/ℓ), comumente está associada à subnutrição crônica. No entanto, também devem ser consideradas outras causas como má absorção, má digestão, enteropatia com perda de proteína (geralmente associada a parasitose), hemorragia grave e doença hepática ou renal crônica.

Avaliação laboratorial do metabolismo da glicose

Em geral, a concentração sanguínea normal de glicose na maioria dos répteis fica na faixa de 60 a 100 mg/dℓ (3,33 a 5,55 mmol/ℓ), mas esse valor está sujeito à variação fisiológica marcante. A concentração sanguínea de glicose em répteis sadios varia dependendo da espécie, do estado nutricional e das condições ambientais. Por exemplo, o aumento da temperatura ambiente ocasiona hipoglicemia em tartarugas marítimas, mas, em jacarés, causa hiperglicemia. Em répteis aquáticos, a hipoxia associada ao mergulho resulta em hiperglicemia fisiológica devido à glicólise anaeróbica. Em répteis, nota-se diferença entre a curva de tolerância à glicose oral normal em função da espécie e da temperatura. Constatou-se diferença significativa associada ao gênero na concentração plasmática de glicose de tartarugas terrestres de vida livre; os machos apresentaram concentração maior que as fêmeas.[31] A razão disso é desconhecida.

Em répteis, as causas comuns de hipoglicemia incluem inanição, subnutrição, doença hepatobiliar grave e sepse. Os sinais clínicos associados à hipoglicemia, em répteis, incluem tremores, perda do reflexo de endireitamento, torpor e pupilas dilatadas não responsivas ao estímulo luminoso.

Em mamíferos, a exposição prolongada do soro sanguíneo às hemácias resulta em diminuição na concentração de glicose em uma taxa de, aproximadamente, 10% por hora. Pesquisas limitadas mostraram que isso não acontece em amostras de sangue de répteis. Uma diminuição significativa na concentração plasmática de glicose pode não ocorrer antes de as hemácias terem contato com o plasma por 96 horas.[20] Isso, provavelmente, é resultado do metabolismo de hemácias mais lento em répteis, comparativamente àquele de mamíferos.

Em répteis, a hiperglicemia frequentemente se deve à excessiva liberação iatrogênica de glicose. Hiperglicemia marcante persistente e glicosúria são sugestivas de diabetes melito, que é uma anormalidade raramente relatada em répteis. Também, o excesso de glicocorticosteroide pode causar hiperglicemia.[32,33]

Avaliação laboratorial do metabolismo de lipídios

Em répteis, a concentração sérica normal de colesterol varia dependendo da dieta natural que consome. Em geral, espera-se que os répteis herbívoros sadios apresentem concentração de colesterol normal menor (77 a 270 mg/dℓ ou 2 a 7 mmol/ℓ) do que a de répteis onívoros e carnívoros. A lipoproteína de baixa densidade (LDL) é o principal carreador de colesterol no soro de tartarugas terrestres (*Agrionemys horsfieldi, Testudo graeca* e *Testudo hermanni*); a importância da HDL como carreadora é menor.[34]

Em répteis, a concentração plasmática de lipídio pode apresentar variação sazonal e em associação com o gênero. Por exemplo, a concentração sérica de lipídio tende a ser maior em machos do que em fêmeas. Em uma pesquisa, verificou-se que o teor de colesterol representava 21% do conteúdo lipídico total, em machos de tartarugas terrestres asiáticas (*A. horsfieldi*), e apenas 14% em fêmeas.[34] Triglicerídios e fosfolipídios são os principais lipídios presentes no soro sanguíneo dessas tartarugas terrestres, de ambos os sexos, durante a reprodução (vitelogênese). O conteúdo lipídico de tartarugas terrestres de vida livre se altera pouco antes da hibernação, condição indicada pela maior importância dos fosfolipídios e do LDL-colesterol no soro sanguíneo, enquanto a concentração de triglicerídios se mantém muito baixa.[34]

Diagnóstico laboratorial de lesão muscular

Considera-se que a CK é uma enzima músculo-específica utilizada para avaliar a ocorrência de lesão de células musculares. O aumento da atividade plasmática de CK pode ser causado por lesão de célula muscular ou esforço físico excessivo. Essa elevação da atividade plasmática de CK frequentemente é observada em répteis que se debatem e resistem à contenção durante a coleta de sangue ou naqueles que manifestam atividade convulsiva. O aumento da atividade plasmática de CK resultante de lesão de células musculares ocorre quando há lesão traumática, após injeção intramuscular de medicamento ou solução irritante e infecção sistêmica que acomete músculo esquelético e músculo cardíaco. O tecido cerebral geralmente apresenta alta atividade de CK; no entanto, não se sabe se as lesões cerebrais contribuem significativamente na concentração plasmática de CK em répteis.

A lesão muscular também resulta em aumento discreto a moderado das atividades plasmáticas de AST e LDH. No entanto, essas enzimas não são músculo-específicas; ademais as suas atividades podem aumentar na doença hepatobiliar. O aumento das atividades plasmáticas de AST e LDH, combinado com atividade normal de CK, sugere doença hepatobiliar. Pode ocorrer lesão simultânea de ambos, fígado e músculo esquelético, como acontece em caso de traumatismo e sepse, resultando em elevação das atividades plasmáticas de AST, LDH e CK.

Avaliação laboratorial de anormalidades endócrinas

Avaliações laboratoriais da glândula tireoide e da função da adrenal em répteis são procedimentos incomuns. Em virtude da natureza ectotérmica dos répteis, o seu estado fisiológico, inclusive a fisiologia endócrina, depende muito do ambiente externo. Entretanto, a correção de déficits ambientais e nutricionais geralmente resulta no restabelecimento da condição fisiológica normal.

O eixo hipotálamo-pituitário-adrenal de répteis parece ser típico da maioria dos vertebrados; portanto, a resposta dos répteis ao estresse influencia o uso de glicose e outras atividades metabólicas moduladas pela glândula adrenal. Não se recomenda o uso exclusivo da mensuração da concentração plasmática de corticosterona como indicador de estresse em virtude das variações fisiológicas. Por exemplo, ocorre variação circadiana e sazonal na concentração plasmática de corticosterona em répteis de vida livre, os quais tendem a apresentar maior concentração que os répteis da mesma espécie mantidos em cativeiro. Como se espera um aumento de duas vezes no teor de corticosterona 1 hora após a captura, com valor máximo em 3 horas, recomenda-se a obtenção da concentração basal dentro de 10 minutos após a captura.

Bioquímica Clínica de Peixes e Anfíbios

Terry W. Campbell

Department of Clinical Sciences, College of Veterinary Medicine and Biomedical Sciences, Colorado State University, Fort Collins, CO, USA

Peixes

O exame de componentes bioquímicos do sangue não é parte da avaliação clínica de rotina em peixes, provavelmente devido ao custo envolvido e à carência de intervalos de referência com valores confiáveis para a espécie. Como consequência, muitas das pesquisas sobre o perfil bioquímico sanguíneo visam a espécies de peixes economicamente importantes (utilizados como fontes de alimento ou para exposição), como salmonídeos (salmão e truta), bagre norte-americano (*catfish*) e ciprinídeos (carpa comum, peixinho-dourado de aquário [*goldfish*] e carpa koi ornamental).[1-7] Os métodos analíticos de rotina utilizados na avaliação do perfil bioquímico sérico de mamíferos parecem úteis para os exames de sangue de peixes; no entanto, a interpretação dos resultados pode ser difícil. Os resultados do perfil bioquímico sérico ou plasmático de peixes podem ser influenciados por diversos fatores endógenos (espécie, idade, estado nutricional, gênero, condição reprodutiva) e exógenos (condições ambientais, densidade populacional, momento do dia [ciclo diurno] e método de captura).

Como a fisiologia dos peixes é influenciada pelo ambiente aquático, os intervalos de referência "normais" para um grupo de peixes mantidos em determinado ambiente podem ser considerados "anormais" para peixes da mesma espécie criados em ambiente diferente. Portanto, na elaboração de intervalos de referência, para cada espécie de peixe, deve-se considerar o maior número possível de variáveis. Essas variáveis devem incluir gênero, idade, dieta, parâmetros da qualidade de água, densidade populacional e técnicas de amostragem.[8]

Coleta e manuseio de amostras

As amostras de sangue destinadas aos testes do perfil bioquímico de peixes são coletadas do mesmo modo daquelas obtidas para exames hematológicos (ver Capítulo 22). No momento da coleta de sangue, a emersão e o manuseio do peixe por tão pouco tempo quanto 30 segundos podem ocasionar alterações nos constituintes bioquímicos do plasma, como eletrólitos e amônia.[9,10] Ademais, as alterações nas concentrações plasmáticas de eletrólitos ocasionadas por desvio transmembrana de H^+, Na^+, Cl^- e H_2O podem persistir até que ocorra a separação de hemácias (eritrócitos) e plasma. A magnitude dessas alterações varia diretamente em função do tempo de manuseio da amostra e do tempo decorrido entre a coleta e as análises de sangue. Em esturjão e, provavelmente, em outros peixes, o armazenamento da amostra em temperatura de 4°C limita a redução do teor de glicose no sangue por, no mínimo, 4 horas; no entanto, em armazenamento a 25°C, o tempo de contato soro-coágulo não deve exceder 2 horas.[11] Pode-se minimizar a ocorrência de alterações

in vitro, após a coleta de sangue, pela separação de plasma e hemácias tão logo possível após a obtenção da amostra.

Ao lidar com peixes selvagens capturados ou fazer a remoção de peixes de grandes exposições, é inevitável o estresse induzido pela captura. A resposta ao estresse influencia sobremaneira alguns constituintes do perfil bioquímico do plasma.[9,10,12,13] Por exemplo, em procedimento de captura que ocasiona intensa atividade muscular, pode ocorrer acidose láctica após 5 minutos, como consequência da liberação de lactato pelo músculo branco do peixe. O desvio de líquido intracelular resultante influencia a maioria dos constituintes plasmáticos. A restabelecimento total dos parâmetros sanguíneos normais pode demorar 2 semanas após um período de estresse pelo manuseio de 2 minutos. A contenção química de peixe capturado também pode influenciar os resultados do perfil bioquímico plasmático. Por exemplo, em peixes teleósteos, o metassulfonato de tricaína, um anestésico comumente utilizado em peixes, pode causar aumento da concentração plasmática de glicose e perda de potássio, bem como excreção de eletrólitos na urina.

Em peixes, os exames bioquímicos do sangue podem ser realizados em amostras de soro ou plasma.[14] O sangue pode ser coletado em tubo com anticoagulante, como heparina de lítio, a fim de obter a amostra de plasma. Em algumas espécies de peixe, prefere-se utilizar amostra de plasma, em vez de soro, em virtude do longo tempo necessário para a formação de coágulo, condição que pode ocasionar alterações significantes nos resultados de alguns componentes do perfil bioquímico sérico. Ademais, para a realização de testes bioquímicos, geralmente é possível obter uma amostra de maior volume quando se opta pelo plasma, em vez de soro, um fato importante quando se trata de peixes de pequeno porte. A coleta de sangue em tubo com heparina de lítio também possibilita a obtenção do hemograma e a análise de componentes do perfil bioquímico plasmático utilizando uma única amostra.

Com frequência, o volume da amostra é pequeno, principalmente quando se coleta o sangue de peixes de pequeno porte. Portanto, o clínico deve decidir quais testes são mais úteis na avaliação de peixes. Os testes do perfil bioquímico sanguíneo que podem ser úteis são mensurações de proteína total, glicose, aspartato aminotransferase (AST), amônia, creatinina, cálcio, sódio, cloreto e bicarbonato.

Avaliação laboratorial da função renal de peixes

Tanto no exame macroscópico quanto no exame histológico de peixes ocorre variação na anatomia dos rins de peixes, dependendo da espécie.[15,16] Peixes de água doce apresentam glomérulo maior e em maior quantidade, comparativamente às espécies marinhas, algumas delas com rins aglomerulares. Quando presentes, os glomérulos de peixes se assemelham àqueles de mamíferos. Os rins de peixes carecem de alça de Henle; apenas as espécies de água doce têm ductos coletores. Ademais, os peixes não possuem bexiga verdadeira, embora algumas espécies apresentam uma dilatação no ureter distal, mais de origem mesotelial do que endotelial, que se assemelha à bexiga. A principal função urinária ocorre na porção caudal do rim.

Fisiologia renal normal de peixes de água doce

Os rins de peixes teleósteos (peixes ósseos) de água doce contêm glomérulos bem desenvolvidos, túbulos distais e proximais e ductos coletores. O túbulo proximal apresenta duas subunidades. A primeira (segmento I) é semelhante ao túbulo proximal de vertebrados tetrápodes, e a segunda (segmento II) é vista somente em peixes. Os peixes ósseos de água doce, frente à carga de volume de água e perda de sal, mantêm elevada taxa de filtração glomerular (TFG) e produção de urina, de modo a neutralizar a absorção osmótica significante de água, enquanto preservam a concentração de cloreto de sódio (NaCl) mediante sua reabsorção nos túbulos renais e ductos coletores. O processamento final da urina ocorre na "bexiga" impermeável à água, em que a reabsorção de íons é relevante.

Fisiologia renal normal de peixes de água salgada

Os rins de peixes teleósteos marinhos contêm menor quantidade de glomérulos, de menor tamanho, comparativamente aos de peixes de água doce, e geralmente não apresentam túbulo distal. Algumas espécies de peixes marinhos também não possuem glomérulos e túbulos proximais. Os peixes teleósteos marinhos apresentam depleção do volume de água e sobrecarga de sal. Nesses peixes, ocorre alguma reabsorção de urina nos túbulos e na "bexiga", que é permeável à água.

Fisiologia renal normal de tubarões e raias

Os rins de elasmobrânquios (ou seja, peixes cartilaginosos, como tubarões, mantas e raias) são extremamente complexos e compostos de glomérulos, túbulos proximais e túbulos distais, divididos em segmentos, e túbulos e ductos coletores. A TFG de peixes elasmobrânquios marinhos se assemelha àquela de peixes teleósteos de água doce, a fim de equilibrar o influxo osmótico de água através das brânquias, ou guelras.[17] Os túbulos proximais desses peixes podem secretar NaCl e ambos, líquido e sal, são reabsorvidos no túbulo distal de modo a estabelecer um gradiente osmótico, que facilita a instalação de um sistema de contracorrente tubular que ocasiona a reabsorção passiva de ureia. Em peixes elasmobrânquios, a alta concentração de ureia torna o plasma ligeiramente hiperosmótico em relação à água marinha circundante. Assim, os peixes elasmobrânquios marinhos enfrentam um influxo osmótico livre de água porque o seu epitélio branquial é permeável à água, mas não ao NaCl. Nesses peixes, a alta concentração plasmática de ureia seria fatal na ausência de óxido de trimetilamina (TMAO) que, quando presente em concentração correspondente a 50% da concentração de ureia, neutraliza os efeitos tóxicos da ureia. Tanto a ureia quanto o TMAO do plasma se originam da biossíntese hepática, e suas concentrações se mantêm devido à baixa permeabilidade branquial (guelra) e à reabsorção tubular renal. Raias de água doce perderam a capacidade de reabsorção da ureia e, na verdade, excretam ureia em uma condição de osmolaridade plasmática para reduzir a osmolaridade plasmática; portanto, elas produzem urina diluída, semelhante à composição verificada em peixes teleósteos de água doce, com exceção de que a ureia é o principal osmólito.[18,19]

Concentrações plasmáticas de ureia, ácido úrico, creatina e creatinina

Os rins de peixes estão envolvidos principalmente na excreção de íons e na osmorregulação.[20] Como nessa espécie os rins pouco contribuem na excreção de resíduos nitrogenados, a interpretação das concentrações plasmáticas de ureia nitrogenada, ácido úrico e creatinina pode não ser útil na avaliação de doença renal em peixes. A ureia é oriunda principalmente da degradação de purinas via ácido úrico. A maioria dos peixes produz pequena quantidade de ureia, com exceção de elasmobrânquios marinhos, alguns teleósteos ureogênicos e celacantos, que produzem ureia como importante produto final do metabolismo de nitrogênio. Pouco se sabe a respeito dos fatores que regulam o metabolismo da ureia em peixes teleósteos. No entanto, na maioria dos peixes (talvez, exceto em elasmobrânquios marinhos), as brânquias parecem ser os principais órgãos excretores de ureia, mais importantes que os rins. Portanto, em peixes teleósteos, o aumento da concentração plasmática de ureia pode ser indicador mais confiável de doença do epitélio branquial do que de doença renal.[21] Peixes teleósteos de água doce que vivem em lagos alcalinos, com pH elevado, apresentam alta concentração plasmática de ureia devido à possível interação do equilíbrio ácido-básico com a produção de ureia. A concentração plasmática de ureia é maior em algumas espécies, como peixes dipnoicos (*Protopterus* sp.), que podem sobreviver fora d'água (ou seja, em condição de estivação ou dormência) por longo tempo. Esses peixes são principalmente amoniotélicos quando vivem na água, mas, durante a estivação, a concentração plasmática de amônia diminui para teor insignificante e a concentração de ureia aumenta para evitar a intoxicação por amônia. A concentração plasmática de ureia também aumenta em ciprinídeos (carpa comum, peixinho-dourado de aquário [*goldfish*] e carpa koi ornamental) expostos à alta concentração de amônia no ambiente.

A concentração plasmática normal de ureia em peixes teleósteos de água doce e de peixes marinhos é inferior a 10 mg/dℓ (3,57 mmol/ℓ) e 5 mg/dℓ (1,79 mmol/ℓ), respectivamente. Elasmobrânquios marinhos (tubarões e raias) apresentam concentração plasmática normal média de ureia que varia de 350 (125 mmol/ℓ) a 1.000 mg/dℓ (375 mmol/ℓ) ou mais. A diminuição da concentração plasmática de ureia, principalmente em peixes elasmobrânquios marinhos, sugere baixa produção dessa substância, compatível com doença hepática ou inanição. Indivíduos criados em cativeiro tipicamente apresentam maior concentração de nitrogênio sanguíneo ureico (NUS), em comparação com aqueles de vida livre, da mesma espécie.[22] Em peixes elasmobrânquios marinhos, a doença renal também pode ocasionar diminuição da concentração plasmática de ureia devido à baixa taxa de reabsorção.

Peixes produzem pequenas quantidades de ácido úrico, creatina e creatinina, mas pouco se sabe quanto à função fisiológica dessas substâncias. O ácido úrico, um produto da degradação de nucleotídios de purinas e do catabolismo proteico (via purinas), produzido principalmente no fígado e no músculo branco de peixes, geralmente é transformado em ureia para a sua excreção. A creatina, produto final do metabolismo da glicina, arginina e metionina, principalmente no músculo branco, representa mais de 50% dos resíduos nitrogenados excretados pelos rins.

Portanto, a mensuração da concentração plasmática de creatina pode ser útil na detecção de doença renal em peixes. Infelizmente, não há relato de estudo sobre avaliação do uso de creatina como indicador de doença renal; ademais, a maioria dos laboratórios veterinários não realiza teste de creatina.

A creatinina é produzida a partir da creatina e, também, é secretada pelos rins de peixes. Na maioria dos peixes a concentração plasmática normal de creatinina é baixa, de 0,11 mg/dℓ (9,7 μmol/ℓ) a 0,88 mg/dℓ (77,8 μmol/ℓ).[8] Na solha-inglesa (*Parophrys vetulus*), ou linguado, o aumento da concentração plasmática de creatinina foi associado à doença renal, mesmo com concentração de ureia normal.[23]

Íons divalentes

Em peixes teleósteos marinhos, o excesso de íons divalentes e monovalentes é excretado por diferentes vias, após ingestão de água marinha. Os rins excretam íons divalentes, como magnésio e sulfato e, portanto, o aumento das concentrações plasmáticas desses íons pode indicar doença renal nesses peixes.

Avaliação laboratorial do equilíbrio ácido-básico e de eletrólitos

Os eletrólitos indicam a capacidade de osmorregulação dos peixes, sendo os testes bioquímicos melhor compreendidos nessa espécie. Os valores são influenciados por estresse, doença ou lesão de brânquia que aumenta sua permeabilidade aos íons.

Osmorregulação

O plasma de teleósteos (peixes ósseos) é hiperosmótico em peixes de água doce e hiposmótico naqueles de água marinha. Os peixes teleósteos de água doce são hiper-reguladores e superam a hiperidratação e as perdas de íons por meio de difusão. Eles mantêm as homeostases osmótica e iônica mediante a absorção ativa de íons através dos epitélios intestinal e branquial. Como as concentrações plasmáticas de sódio e cloreto são mais comumente mensuradas que a osmolaridade plasmática, com frequência, na literatura, utiliza-se a fórmula: $Osm_{NaCl} = [Na^+ + Cl^-] \times 0,91$ para determinar a osmolaridade.[20] Peixes teleósteos marinhos (Osm_{NaCl} maior que 300) são hiporreguladores e mantêm a osmolalidade plasmática em valor correspondente a, aproximadamente, um terço daquela da água do mar e ligeiramente superior àquela de teleósteos de água doce (Osm_{NaCl} = 195 a 252).[17] A resultante perda de água osmótica é compensada pela água do mar ingerida. Um cotransportador $Na^+/K^+/Cl^-$ estimula a absorção de água no epitélio intestinal, e a alta taxa de absorção de íons monovalentes é compensada pela excreção desses íons através das brânquias. Portanto, os peixes teleósteos de água salgada compensam a perda osmótica de água através das brânquias, e os teleósteos de água doce excretam um grande volume de urina para compensar a absorção osmótica de água.

Embora o cloreto de sódio contribua em mais de 75% da osmolaridade em peixes teleósteos, ele contribui em apenas 50% ou menos nos elasmobrânquios (tubarões, raias e mantas). Substâncias nitrogenadas não proteicas, principalmente ureia, são responsáveis principais pelo equilíbrio em elasmobrânquios marinhos, aumentando a pressão osmótica até um grau ligeiramente maior que aquele da água do mar. Portanto, os peixes elasmobrânquios marinhos, diferentemente dos teleósteos marinhos, não perdem água através das guelras; em vez disso, eles ganham pequena quantidade de água que possibilita a produção de urina. Desse modo, os elasmobrânquios marinhos não ingerem água do mar. Nos elasmobrânquios, ocorre diminuição da osmolaridade e da concentração plasmática de ureia durante o período de jejum devido à redução da biossíntese de ureia. Essas reduções também ocorrem quando os elasmobrânquios marinhos são transferidos a outro ambiente de menor salinidade, em virtude da maior excreção renal de ureia.

Alguns elasmobrânquios de água doce apresentam osmolaridade plasmática mais elevada (Osm_{NaCl} de, aproximadamente, 380) comparativamente àquela de outros peixes de água doce e, ainda, mantêm a alta concentração de ureia, embora possa ser 50% daquela de elasmobrânquios marinhos.[18,19] Esses peixes são considerados os emigrantes mais recentes do ambiente de água doce. Sabidamente, as raias de água doce, há tempos, são habitantes de ambiente de água doce; apresentam menor osmolaridade (Osm_{NaCl} de, aproximadamente, 281) e a participação da ureia é irrelevante.

Em peixes elasmobrânquios marinhos, a osmorregulação envolve rins, glândulas retais, brânquias e dieta. A reabsorção tubular renal mantém alta a concentração de ureia. Em ambiente de água doce, a ureia é excretada para reduzir a osmolaridade. Raias adaptadas à água doce perdem a capacidade de reabsorção de ureia. A glândula retal de elasmobrânquios marinhos é um órgão secretor de sal. Nesses peixes, quando expostos à água doce, ocorre regressão da glândula. Raias de água doce não possuem glândula retal funcional. Em peixes elasmobrânquios, ocorre excreção de dois terços do total de sódio e cloreto através das brânquias, as quais têm baixa permeabilidade à ureia. Por fim, a produção de ureia metabólica está diretamente relacionada à disponibilidade de alimento.

Cloreto de sódio

No sangue de peixes, os principais íons são Na^+ e Cl^-.[20] Os teleósteos marinhos apresentam maior permeabilidade branquial ao sal; portanto, os fluxos unidirecionais de Na^+ e Cl^- são 10 a 50 vezes maiores que em peixes teleósteos de água doce. No epitélio das brânquias, a magnitude do gradiente iônico é semelhante à de peixes de água doce, porém em sentido reverso. Como os rins de teleósteos marinhos não produzem urina, a qual é hiperosmolar em relação ao plasma, pode ocorrer secreção de sal extrarrenal. Em peixes, as células de cloreto ricas em mitocôndrias das brânquias são os locais mais prováveis de regulação iônica e/ou ácido-básica envolvendo as trocas de Na/H [NH_4] e Cl/HCO_3 no peixe.

A glândula retal é o local de secreção extrarrenal de sal em tubarões e raias marinhas.[24] Essa glândula produz uma solução isosmótica em relação ao plasma, porém com maior quantidade de NaCl do que a água do mar (de modo semelhante ao sistema de transporte do NaCl no ramo ascendente espesso da alça de Henle em mamíferos). Em peixes elasmobrânquios marinhos, parece que o aumento do volume de plasma, mais do que a concentração de NaCl, estimula a secreção da glândula retal.[17]

Os peixes se adaptam aos ambientes marinho e de água doce por meio de mecanismos de regulação osmótica e iônica, os quais possibilitam a manutenção de concentrações plasmática e intracelular de sal relativamente constantes, bem como o volume celular. Embora os rins sejam considerados os principais órgãos osmorreguladores em animais vertebrados terrestres, os peixes utilizam órgãos como as brânquias, o intestino, as glândulas retais e, em menor extensão, os rins, para controlar o volume de líquido e a concentração de sal.

Em peixes teleósteos de água doce, as concentrações plasmáticas normais de sódio e cloreto são, aproximadamente, 150 mEq/ℓ (mmol/ℓ) e 130 mEq/ℓ (mmol/ℓ), respectivamente. As concentrações plasmáticas de sódio e cloreto são influenciadas por alterações na salinidade do ambiente e na função branquial e pelo estresse. Alguns minutos após o trauma ocasionado pela captura e manuseio, ocorre liberação de catecolaminas e cortisol, juntamente com a liberação de ácido láctico pelos músculos. A liberação de catecolaminas induzida pelo estresse provoca aumento da pressão sanguínea, resultando em maior permeabilidade das brânquias, que causam diminuição imediata nos teores de sódio e cloreto, em peixes teleósteos de água doce, e aumento desses íons em peixes teleósteos marinhos. Em peixes de água doce, a ocorrência de hiponatremia e hipocloremia pode estar relacionada à doença renal ou ambiente com água ácida ou água com anormalidade no teor de sal.

Em peixes elasmobrânquios marinhos, o influxo de Na e Cl do ambiente é compensado por eficientes mecanismos de excreção de sal de ambos os rins e da glândula retal especializada.[24] As variações nas concentrações plasmáticas e séricas dos íons Na e Cl verificada em peixes elasmobrânquios de vida livre e naqueles criados em cativeiro podem estar relacionadas a diferentes salinidades da água e dieta, bem como de alterações subsequentes à regulação dos íons, ou podem ser uma variação normal.[22]

Potássio

A concentração plasmática normal de potássio de peixes de água doce é, aproximadamente, 2 a 4 mEq/ℓ (mmol/ℓ). Menos de 2% do total de potássio corporal encontra-se no líquido extracelular; portanto, a concentração plasmática de potássio não é alterada por modificações na permeabilidade das brânquias aos eletrólitos.[20] Mais de 95% do potássio ingerido por peixes marinhos são absorvidos no intestino; o excesso é excretado por via extrarrenal como parte da substância viscosa do revestimento. As variações nas concentrações plasmáticas e séricas do íon K verificada em peixes elasmobrânquios de vida livre e naqueles criados em cativeiro podem estar relacionadas a diferentes graus de salinidade da água e da dieta, bem como a alterações subsequentes na regulação de íons, ou podem ser uma variação normal.[22] Hipopotassemia pode estar associada a alcalose, perda cutânea ou gastrintestinal de potássio ou intoxicação por nitrito. Hiperpotassemia pode estar associada a acidose, como acontece após intensa atividade muscular durante a captura e o manuseio, e baixa secreção renal de potássio em peixes teleósteos de água doce. Ademais, a hemólise ocasiona falso aumento da concentração plasmática de potássio.

Cálcio

A concentração plasmática normal de cálcio em peixes teleósteos é, aproximadamente, 8 a 10 mg/dℓ (2 a 2,5 mmol/ℓ). Como a água é uma fonte de cálcio facilmente disponível, a concentração plasmática de cálcio é influenciada pelo conteúdo de cálcio presente na água. Os peixes têm acesso a fornecimento contínuo de cálcio; assim, eles devem limitar a ingestão de cálcio (a menos que sua calcemia esteja baixa). Nos teleósteos de água doce, o cálcio é transportado por células de cloreto das brânquias, até o sangue. Os íons cálcio penetram passivamente nessas células ao longo do gradiente eletroquímico, através dos canais de cálcio da membrana celular apical. Estaniocalcina é um hormônio particular de alguns peixes (p. ex., teleósteos); atua como bloqueador de canais de cálcio, de modo a evitar a ocorrência de hipercalcemia.[20] Os peixes não contêm glândula paratireoide, tampouco hormônio semelhante ao paratormônio. Ainda não se sabe como os peixes que não produzem estaniocalcina regulam sua concentração sanguínea de cálcio.

Diferentemente do que acontece em tetrápodes, a calcitonina, cuja função é controlar a concentração excessiva de cálcio, não tem função relevante na regulação de cálcio em peixes. A calcitonina é produzida nos corpúsculos ultimobranquiais de peixes, e sua função é proteger o sistema esquelético durante períodos de maior demanda por Ca^{2+}, como ocorre durante a ovogênese ativa.

Em peixes teleósteos de água doce, machos e fêmeas não gestantes, 30 a 40% do cálcio total do plasma encontram-se ligados à proteína. Em peixes teleósteos marinhos, cerca de 22% do cálcio total ligam-se à proteína. Portanto, alterações no conteúdo plasmático de proteína influenciam a concentração plasmática de cálcio total. Por exemplo, durante a vitelogênese, espera-se aumento superior a três vezes nos teores de cálcio e proteína total; no entanto, a concentração de Ca^{++} livre permanece estável.

Tanto as oscilações circadianas quanto aquelas provocadas por estresse têm efeitos irrelevantes na concentração plasmática de cálcio em peixes de água doce.[8]

Fósforo

Em geral, a concentração plasmática normal de fósforo em peixes é, aproximadamente, 3,5 a 8,9 mg/dℓ (1,1 a 2,9 mmol/ℓ). No entanto, variações na dieta, na qualidade da água e na idade podem alterar a concentração de fósforo.[2,4,25]

Magnésio

A concentração plasmática de magnésio de peixes de água doce e de elasmobrânquios marinhos geralmente é menor que a concentração de cálcio; no entanto, os peixes teleósteos marinhos apresentam concentração de magnésio maior que a de cálcio. Em geral, as concentrações de íons inorgânicos, como Na, Cl e Ca, se mantêm abaixo dos teores verificados na água do ambiente marítimo. Cerca de 25% do conteúdo plasmático de magnésio encontra-se ligado à proteína; no entanto, o mecanismo de regulação do magnésio é desconhecido. Como a concentração de magnésio nas hemácias, é quase 10 vezes maior aquela do plasma, é de se esperar que a hemólise ocasione falso aumento da concentração plasmática de magnésio.

Equilíbrio ácido-básico

Em peixes, a regulação da condição ácido-básica representa um desafio maior, comparativamente aos animais terrestres, pois a composição da água é mais variável que a do ar. Alterações rápidas e significantes nas concentrações de oxigênio e dióxido de carbono (CO_2), nas concentrações de eletrólitos e na temperatura são grandes desafios à regulação da condição ácido-básica. O epitélio branquial é o local de troca gasosa e o principal sítio de regulação de íons em peixes; facilmente ocorre transferência de íons através da superfície branquial. Portanto, alterações na composição iônica da água influenciam o mecanismo de transferência iônica através do epitélio branquial que, por sua vez, interfere na regulação osmótica e do equilíbrio ácido-básico.

Comparativamente aos animais terrestres, os peixes apresentam baixa concentração sanguínea de CO_2.[26] Isso se deve à alta taxa de ventilação branquial e à capacidade muito maior da água em dissolver monóxido de carbono (CO). As pequenas diferenças entre CO_2 do ambiente e CO_2 arterial limitam a capacidade dos peixes em compensar as alterações no CO_2 arterial mediante hiperventilação ou hipoventilação. Portanto, as alterações no teor de CO_2 são muito pequenas para contribuir significativamente no equilíbrio ácido-básico de peixes. No entanto, ainda que a regulação respiratória pouco contribua para o equilíbrio ácido-básico, os peixes apresentam maior capacidade de transferência iônica epitelial do que mamíferos que respiram ar; ademais, são capazes de ganho líquido de bicarbonato do ambiente para facilitar a normalização da condição ácido-básica.[27] Essa transferência iônica epitelial é função das células de cloreto localizadas adjacentes ao sistema circulatório secundário do seio venoso branquial central das brânquias. Também ocorre transferência iônica para regulação da condição ácido-básica, embora em menor extensão, através da pele e dos rins dos peixes.

Avaliação laboratorial do epitélio branquial

Alterações no perfil bioquímico sanguíneo podem indicar lesão ao epitélio branquial, pois as brânquias de peixes são importantes órgãos de regulação osmótica, iônica e do equilíbrio ácido-básico, bem como de remoção de resíduos nitrogenados. Lesão ao tecido branquial pode resultar em espessamento do epitélio branquial e maior distância para a difusão sangue-água. Isso, por sua vez, pode ocasionar aumento da concentração plasmática de componentes normalmente excretados pelo epitélio branquial. Portanto, quando há lesão ao epitélio branquial de peixes, podem ocorrer anormalidades ácido-básicas, desequilíbrios eletrolíticos e aumento das concentrações sanguíneas de amônia e ureia.

Amônia

Na maioria dos peixes, exceto elasmobrânquios marinhos, a amônia é o principal produto final do metabolismo do nitrogênio. Amônia é o resíduo nitrogenado em menor quantidade e de maior eficiência energética da oxidação biológica de proteínas estruturais ou da dieta. Em peixes teleósteos de água doce, o principal mecanismo de excreção de amônia é a excreção branquial. A pele também contribui na excreção de amônia, principalmente em teleósteos marinhos. Os rins excretam menos de 15% da amônia.

O mecanismo de excreção branquial da amônia envolve principalmente um mecanismo de difusão, juntamente com o gradiente de concentração sangue-água e a troca eletroneutra de Na^+/NH_4^+ na membrana apical de células epiteliais branquiais.[15,21] Também, pode ocorrer troca eletroneutra de Na^+/NH_4^+ nas membranas branquiais de peixes. Os teleósteos marinhos excretam amônia por meio da difusão de NH_4^+, juntamente com gradiente eletroquímico sangue-água.

Inflamação, edemaciação e mucinificação que acompanham a lesão branquial resultam em maior distância para difusão sangue-água, ocasionando aumento da concentração sanguínea de amônia. Toxinas ambientais, alteração do pH da água e da concentração de amônia ou infecções podem danificar as brânquias de peixes e, assim, resultar em aumento da concentração sanguínea de amônia. O aumento do pH e da concentração de amônia na água também pode elevar a concentração sanguínea de amônia devido à inibição da difusão de amônia e, então, inverter o gradiente sangue-água.

A concentração plasmática total de amônia é muito variável e raramente utilizada como teste diagnóstico em peixes. Tanto o local de coleta de sangue quanto o tempo de contenção interferem na concentração sanguínea de amônia, em peixes. A concentração plasmática total de amônia é maior em amostra obtida por meio de punção venosa caudal (sangue pré-hepático), em comparação com amostra obtida mediante cardiocentese (sangue pós-hepático). O sangue venoso contém 50 a 60% mais amônia que o sangue arterial. Durante a contenção, a liberação de amônia dos músculos em hipoxia e a interferência na excreção branquial também podem aumentar a concentração de amônia no sangue de peixes. A concentração plasmática de amônia aumenta com alimentação, exercício exaustivo, exposição ao ar e com alguns parâmetros de qualidade da água, como aumento da temperatura e da concentração de amônia e pH alcalino da água.

Avaliação laboratorial do fígado de peixes

Há poucas informações disponíveis acerca da avaliação laboratorial do fígado de peixes. Parece que o tecido hepático de teleósteos apresenta alta atividade de AST e, possivelmente, alanina aminotransferase (ALT). Portanto, em algumas espécies de peixes com doença hepatocelular grave, as atividades plasmáticas dessas enzimas podem aumentar.

Há uma carência geral de informações sobre a influência de fatores não patogênicos nas atividades dessas enzimas no plasma de peixes; no entanto, alguns estudos sugerem que a mensuração das atividades plasmáticas de enzimas de peixes pode não ser tão fácil quanto em mamíferos. Por exemplo, em peixes, alta concentração de amônia pode elevar as atividades de transaminases; no entanto, o aumento dessas atividades pode estar associado a doença hepática ou alteração na concentração plasmática de amônia. Altas atividades de AST e creatinoquinase (CK) também são verificadas no músculo de peixes; portanto, ocorre aumento das atividades plasmáticas dessas enzimas após lesão muscular ou atividade muscular vigorosa associada a captura ou contenção. Relata-se que alterações na temperatura influenciam a atividade plasmática da enzima fosfatase alcalina (ALP). Em peixes, o método de coleta de sangue influencia as atividades plasmáticas de lactato desidrogenase (LDH) e CK; assim, para testes enzimáticos, recomenda-se a coleta de sangue por meio de cardiocentese. Ademais, a atividade plasmática de LDH é influenciada pela alimentação e pelo nível de atividade, resultando em menores valores de LDH em casos de inanição e inatividade. Também, relata-se que há correlação positiva entre a atividade plasmática de LDH e a temperatura e o pH da água.

Na maioria dos peixes, os pigmentos biliares são bilirrubina e biliverdina; no entanto, as porcentagens desses pigmentos variam entre as espécies. Geralmente o soro sanguíneo é amarelo-claro devido à presença de bilirrubina. Em peixes, a doença hepática pode não induzir aumento confiável na concentração plasmática de bilirrubina. O soro de alguns peixes (p. ex., alguns tipos de enguias) é verde-azulado devido à presença de biliverdina. Há poucas informações sobre o metabolismo normal de ácidos biliares em peixes. Esses animais podem secretar ácidos biliares continuamente no intestino, sem qualquer alteração na concentração plasmática de ácidos biliares associada à alimentação.

Glicose

Em peixes, a concentração plasmática de glicose é variável; em algumas espécies, pode ser tão baixa quanto 30 mg/dℓ (1,67 mmol/ℓ). Em peixes, a origem da glicose plasmática é o metabolismo do glicogênio hepático; portanto, a depleção da reserva de glicogênio hepático pode resultar em hipoglicemia. Em peixes, a concentração plasmática de glicose depende muito do nível de atividade. Por exemplo, espécies bentônicas lentas apresentam menor concentração plasmática de glicose, comparativamente às espécies oceânicas mais ativas. Ademais, a concentração plasmática de glicose varia de acordo com a idade, o estado nutricional, a condição reprodutiva e o estresse. Em peixes, a duração e a magnitude da hiperglicemia pós-prandial dependem da ingestão de carboidrato dietético. O efeito da inanição na concentração plasmática de glicose depende da espécie e do momento, porque muitas espécies de peixes apresentam concentração sanguínea normal de glicose após inanição por longo tempo (até 150 dias). Ainda não foi esclarecido o mecanismo que possibilita a manutenção de concentração sanguínea normal de glicose após inanição de longa duração. Também, ocorre variação na concentração sanguínea de glicose em função da condição reprodutiva do peixe; os menores valores de glicose sanguínea em machos e fêmeas foram associados com o período de desova.

Hiperglicemia induzida por estresse é uma ocorrência comum em peixes, e sua extensão e duração são influenciadas pela gravidade do estresse. Em peixes, o aumento das concentrações plasmáticas de catecolaminas e adrenocorticosteroides associado ao estresse altera as reservas de glicogênio muscular e hepática. As catecolaminas mobilizam as reservas de glicogênio e os corticosteroides estimulam a síntese de glicogênio. Portanto, é possível que a hiperglicemia plasmática associada à glicogenólise marcante no fígado e no músculo seja decorrência do aumento de catecolaminas induzido pelo estresse. Oscilações na concentração sanguínea de glicose parecem estar associadas a variações nos teores de cortisol e de hormônios da tireoide.[28]

Colesterol

Ainda não está claro se as alterações na concentração plasmática de colesterol têm importância relevante na doença hepática. A maioria dos peixes, exceto elasmobrânquios, normalmente apresenta concentração sanguínea de colesterol mais elevada que a de mamíferos. Em peixes, a maior parte do colesterol sanguíneo (60 a 90%) é transportada por lipoproteína de alta densidade (HDL). Em peixes elasmobrânquios, a concentração sanguínea de colesterol é menor que a de teleósteos e varia de acordo com o gênero e a condição reprodutiva. Machos submetidos à espermatogênese ativa apresentam valores de colesterol mais elevados, em comparação com os machos inativos. As fêmeas apresentam menor concentração sanguínea de colesterol que os machos, quando as fêmeas apresentam produção ativa de ovos. Embora a função do colesterol não seja bem compreendida em peixes elasmobrânquios, a maior concentração sanguínea de colesterol verificada em elasmobrânquios criados em cativeiro, em comparação com peixes da mesma espécie de vida livre, pode indicar um plano nutricional diferente entre os dois grupos.[22]

Proteína

Em peixes, a concentração plasmática de proteína obtida pelo método de refratometria varia de 2 a 8 g/dℓ (20 a 80 g/ℓ). Em peixes, a concentração plasmática normal de albumina varia de 1,0 a 2,4 g/dℓ (10 a 24 g/ℓ). Espera-se que a proporção albumina:globulina normal de peixes seja menor que aquela de mamíferos. Albumina e globulinas são importantes proteínas sanguíneas em peixes, sendo a concentração de globulinas maior que a de albumina. As proteínas séricas têm importante participação na imunidade inata; assim, altas concentrações séricas, principalmente de globulinas, podem indicar alta resposta imune inespecífica em peixes. Espera-se maior concentração plasmática de proteína total quando mensurada por refratometria, comparativamente à análise espectrofotométrica. Com frequência, prefere-se o uso de refratômetro em virtude de sua maior praticidade, em comparação com o método de espectrofotometria, que é mais trabalhoso e de maior custo. Proteína é um importante fator contribuinte no índice de refração do plasma; contudo, componentes não proteicos, como glicose, colesterol e cloreto, podem interferir na mensuração por refratometria. Em virtude dessas discrepâncias, deve-se ficar atento com valores elevados quando se utiliza refratometria para mensurar a concentração plasmática de proteína total em peixes. Em algumas espécies de peixe de água doce, a concentração plasmática de proteína aumenta significativamente de acordo com a idade.[29] Esse aumento, principalmente quando se deve à elevação da fração globulina, indica que devem-se obter diferentes intervalos de referência para as diferentes frações proteicas, considerando a idade do peixe.

Alteração na concentração plasmática de proteína pode indicar infecção primária sistêmica ou doença subclínica de algum órgão. Em medicina veterinária, relata-se que a eletroforese de proteínas plasmáticas é um importante instrumento diagnóstico de doenças em várias espécies de animais terrestres; no entanto, há poucos estudos sobre o seu uso em peixes. Densitometria e eletroforese em acetato de celulose, em método automatizado, são amplamente utilizadas em laboratórios de bioquímica clínica humana e veterinária; é um procedimento prático para detectar as frações de proteínas séricas em peixes teleósteos de água doce.[30]

Utilizou-se eletroforese em gel para estabelecer os intervalos de referência da concentração de proteína total e das seguintes frações proteicas: pré-albumina, albumina, α_1-globulina, α_2-globulina, β-globulina, γ-globulina, proteína C-reativa, amiloide A sérico e haptoglobina, em tubarão-bambu-de-manchas-brancas (*Chiloscyllium plagiosum*).[31] Constatou-se diferença significativa entre gêneros; as fêmeas apresentaram concentrações plasmáticas de proteína total e da fração β-globulina maiores que aquelas de machos.

Avaliação laboratorial de anormalidades endócrinas

O sistema neuroendócrino de peixes é semelhante àquele de outros vertebrados. Como os peixes têm interação muito próxima com o ambiente aquático, o seu sistema endócrino pode se diferenciar funcionalmente daquele de animais terrestres. Por exemplo, hormônios como prolactina, hormônio do crescimento, cortisol, glucagon e somatostatina apresentam importantes funções iônicas reguladoras não observadas em vertebrados terrestres. Os peixes também possuem hormônios particulares, incluindo somatolactina, hormônio de concentração de melanóforo, urotensina e estaniocalcina. No entanto, os peixes não produzem paratormônio e aldosterona, e isso sugere que não há necessidade desses hormônios em virtude de sua estreita relação com o ambiente aquático.

Foram utilizados com sucesso *kits* comerciais destinados à determinação de hormônios no plasma de mamíferos, comuns a ambos os tipos de animais.[32] Foram desenvolvidos radioimunoensaios (RIA) homólogos para mensurar hormônios do sangue de algumas espécies de peixe (salmonídeos e ciprinídeos).

Glândula tireoide

O tecido tireoidiano de peixes parece se comportar de modo semelhante àquele de mamíferos terrestres. É estimulado por hormônio tireoidiano para liberar tiroxina (T_4), que sofre desiodinação e se transforma em tri-iodotironina (T_3) em órgãos-alvo, como brânquias e fígado. Entre as espécies, há diferenças relacionadas às concentrações sanguíneas de hormônio tireoidiano. A concentração plasmática desses hormônios pode ser influenciada pela concentração plasmática de proteína, pois eles são ligados a proteínas de transporte. Em peixes, o aumento das concentrações plasmáticas de T_3 e T_4 está associado a importantes funções fisiológicas, como adaptação de salmonídeos à água do mar. Diminuição da concentração de T_4 indica menor secreção da tireoide ou maior conversão de T_4 em T_3. Em geral, as concentrações de ambos os hormônios se elevam durante a fase de crescimento e diminuem durante algumas condições, como estresse, inanição e vitelogênese.

Glândula adrenal (tecido inter-renal)

O tecido inter-renal de peixes corresponde aos tecidos adrenais de vertebrados maiores superiores. Na maioria dos peixes com mandíbula, o cortisol é o principal corticosteroide produzido por esse tecido. Nos peixes elasmobrânquios, o principal corticosteroide é a 1-alfa-hidroxicorticosterona. A concentração plasmática de cortisol é cíclica; é influenciada pelo fotoperíodo (ciclo diário) e pelo momento da alimentação, ocorrendo concentração máxima antes do início de luminosidade e da maior atividade locomotora. O cortisol participa do metabolismo energético, da regulação iônica e da resposta ao estresse. A secreção de cortisol é estimulada pela resposta ao estresse (ou seja, captura, manuseio, aglomeração, transporte, alteração súbita da qualidade da água e outras anormalidades físicas) mediada pelo hormônio adrenocorticotrófico (ACTH), resultando, imediatamente, em hiperglicemia. Em peixes elasmobrânquios, a resposta dos corticosteroides ao estresse é branda, em comparação àquela de peixes teleósteos.

Anfíbios

Os procedimentos de coleta de amostras de sangue destinadas aos testes bioquímicos de anfíbios são semelhantes àqueles descritos para exames hematológicos (ver Capítulo 23). Em geral, a amostra de sangue destinada à realização de exames hematológicos e de testes do perfil bioquímico plasmático é coletada em tubo com anticoagulante (p. ex., heparina de lítio). Prefere-se amostra de plasma, em vez de soro, porque geralmente obtémse amostra de maior volume quando se coleta amostra com anticoagulante.

A avaliação bioquímica do sangue não faz parte da rotina do exame clínico de anfíbios. Métodos analíticos de rotina mencionados para avaliação bioquímica do sangue de mamíferos parecem úteis para os anfíbios. No entanto, a interpretação dos resultados é difícil porque há poucas informações disponíveis sobre os valores de testes bioquímicos no plasma ou soro sanguíneo. Na Tabela 38.1 há valores que, espera-se, sejam normais para o perfil bioquímico sérico de rã-touro-americana (*Rana catesbeiana*). Possivelmente, fatores extrínsecos como umidade e temperatura ambiente, fotoperíodo, estação do ano, parâmetros de qualidade da água, dieta e densidade populacional influenciam os valores do perfil bioquímico plasmático. Como exemplo, uma rã-touro-americana, fêmea, apresenta concentrações plasmáticas

Tabela 38.1 Valores de referência do perfil bioquímico sérico normal de rãs-touro-americanas (*Rana catesbeiana*) criadas em ambiente com temperatura de 20°C a 25°C.

Ureia (mg/dℓ)	3,00 ± 1,00[a]
Creatinina (mg/dℓ)	0,99 ± 0,20
Ácido úrico (mg/dℓ)	0,06 ± 0,05
Proteína total (g/dℓ)	4,40 ± 0,30 (fêmeas) 3,70 ± 0,80 (machos)
Albumina (g/dℓ)	1,60 ± 0,30
Aspartato aminotransferase (UI/ℓ)	45 ± 21
Lactato desidrogenase (UI/ℓ)	33 ± 20
Cálcio (mg/dℓ)	8,7 ± 0,6 (fêmeas) 7,4 ± 0,6 (machos)
Fósforo (mg/dℓ)	3,3 ± 0,7
Sódio (mEq/ℓ)	111 ± 3,0 (fêmeas) 105 ± 4,0 (machos)
Potássio (mEq/ℓ)	2,7 ± 0,4
Cloreto (mEq/ℓ)	77 ± 6,0
Dióxido de carbono total (mmol/ℓ)	25 ± 4,5
Intervalo aniônico (calculado)	9,9 ± 6,5

[a]Todos os valores são expressos como média ± desvio padrão.
Fonte: modificada de Cathers et al.[38]

de proteína total, cálcio e sódio maiores que as dos machos dessa espécie.

Durante a metamorfose, ocorrem importantes alterações morfológicas e fisiológicas, acompanhadas de alterações bioquímicas que acontecem nas fases de diferenciação e maturação do órgão. Nesse período, uma importante alteração é o aumento da concentração de proteína total. O aumento de proteína total aumenta a pressão osmótica do sangue, melhorando sua capacidade carreadora, à medida que as formas larvárias aquáticas se transformam em adultos terrestres, após a metamorfose. Durante a metamorfose, ocorre aumento de albumina (que responde por 2 a 3 vezes a pressão osmótica por unidade, como faz a globulina), proporcionalmente maior que o da fração globulina. Durante esse período, a concentração sérica de proteína mais que dobra, e pelo menos 20% do aumento se deve à elevação no conteúdo de albumina, que aumenta mais que 10 vezes. Nas espécies de anfíbios nas quais os adultos permanecem em ambiente aquático, não ocorre alteração na concentração sérica de proteína. O aumento na concentração sérica de albumina também tem sido considerado como uma maneira de adaptação de espécies de anfíbios a um ambiente mais árido. Portanto, como as salamandras semiaquáticas adultas e as larvas de anfíbios aquáticos com brânquias e salamandras terrestres são animais mais parecidos com peixes do que rãs e sapos adultos, a interpretação de alterações no seu perfil bioquímico plasmático pode ser mais parecida com aquela de peixes. As alterações no perfil bioquímico plasmático de rãs e sapos adultos podem ser mais parecidas com aquelas de répteis.

Foram estabelecidos alguns intervalos de referência para anfíbios de vida livre e anfíbios criados em cativeiro. Constataram-se que as concentrações sanguíneas de proteína total, colesterol, glicose, ureia e ácido úrico foram maiores em rãs fêmeas, do que em machos; no entanto, a concentração sérica de creatinina foi maior em machos.[33] Ademais, verificou-se que as concentrações séricas de cálcio, proteína total, albumina, HDL, amilase, potássio, dióxido de carbono (CO_2) e ácido úrico foram significativamente maiores em rãs mais idosas em comparação com aquelas jovens.[34] Notou-se que os parâmetros bioquímicos significativamente menores em rãs idosas foram: glicose, AST, ALT, colesterol, NUS, fósforo, triglicerídios, lipoproteína de baixa densidade (LDL), lipase, sódio, cloreto e intervalo aniônico, ou *anion gap*. Esses achados indicam que os intervalos de referência de testes bioquímicos para anfíbios jovens podem ser inapropriados para uso em rãs idosas. Pesquisas também mostraram a ocorrência de amplas variações interespécies e sazonais, principalmente em populações de anfíbios de vida livre, ou selvagens.[35] Esses achados indicam a necessidade de estabelecimento de intervalos de referência específicos para espécie, estação do ano, idade e gênero de anfíbios.

Constatou-se que aumentos nas atividades séricas de gamaglutamiltransferase e ALP, juntamente com aumento na concentração de colesterol total, são úteis no diagnóstico de lesão hepática em anfíbios expostos à intoxicação por cádmio.[36] Indicadores de disfunção renal, como NUS, creatinina e cálcio, também são úteis nesse grupo de animais.

O fungo patógeno *Batrachochytrium dendrobatidis* (Bd), que causa a doença cutânea conhecida como quitridiomicose, é um dos poucos fungos altamente patogênico aos vertebrados e foi incriminado como causa da redução de anfíbios em todo o mundo. Como a pele é fundamental para manter a homeostase de anfíbios, o comprometimento da função cutânea ocasiona morbidade e mortalidade nesses animais.

O transporte de eletrólitos através da epiderme de anfíbios portadores de quitridiomicose pode ser impedido em mais que 50%, resultando em redução das concentrações plasmáticas de sódio e de potássio em 20 e 50%, respectivamente.[37] Isso resulta em morte por parada cardíaca assistólica. Em estudos cujo intuito é determinar os efeitos fisiológicos da quitridiomicose, o achado mais consistente é a depleção de eletrólitos.

6
Citopatologia de Animais Domésticos Comuns

39

Citologia na Inflamação e Microrganismos Infecciosos

Robin W. Allison

Department of Veterinary Pathobiology, Oklahoma State University College of Veterinary Medicine, Stillwater, OK, USA

Em todas as amostras enviadas para exame citológico, é possível verificar sinais de inflamação; portanto, é importante a sua identificação. A inflamação é classificada com base nos tipos de células inflamatórias presentes, os quais podem fornecer indícios da causa primária (Tabela 39.1). Ocorre fácil esfoliação das células inflamatórias, resultando em amostras citológicas altamente celulares. A inflamação pode ser decorrência de causas infecciosas ou não infecciosas; os microrganismos (ou agentes) infecciosos podem ser visualizados durante o exame citológico. Alguns microrganismos infecciosos são morfologicamente distintos, possibilitando sua identificação específica, enquanto outros podem necessitar testes diagnósticos adicionais (cultura microbiológica, exame histopatológico com uso de corantes especiais, reação em cadeia de polimerase [PCR]) para sua identificação.

Tipos de células inflamatórias

Neutrófilos

Lesão inflamatória caracterizada por predomínio de neutrófilos é denominada inflamação supurativa, purulenta ou neutrofílica. Adicionalmente, os neutrófilos são classificados como não degenerados ou degenerados. Neutrófilos não degenerados têm aparência semelhante àqueles presentes no sangue periférico; o núcleo apresenta segmentação distinta e a cromatina é densa (Figura 39.1). Neutrófilos degenerados apresentam alterações nucleares que refletem uma condição ou ambiente tóxico, mais frequentemente associado à infecção bacteriana. Neutrófilos degenerados apresentam núcleo rosa-pálido intumescido carente

de segmentação (ver Figura 39.1). Por fim, essas células podem se desintegrar e ser irreconhecíveis (Figura 39.2). Em alguns microambientes, os neutrófilos podem parecer degenerados, mesmo na ausência de infecção (*i. e.*, em amostras de vias respiratórias ou do trato gastrintestinal, exposição à urina). Também, pode ocorrer dano de neutrófilos causado por lise durante a preparação inapropriada do esfregaço sanguíneo ou devido à má preservação decorrente de manuseio inadequado. Neutrófilos que passam por envelhecimento natural e morte celular podem apresentar hipersegmentação ou picnose. Os neutrófilos com picnose apresentam núcleo denso, com esferas púrpura-escuras (ver Figura 39.1).

As principais causas de inflamação supurativa incluem uma ampla variedade de doenças infecciosas e não infecciosas. As causas não infecciosas incluem inflamação tecidual secundária a neoplasia, necrose, traumatismo e doença imunomediada. Diversos tipos de microrganismos infecciosos, principalmente bactérias, podem provocar, predominantemente, inflamação supurativa. Neutrófilos são células fagocíticas; assim, em seu interior, podem ser visualizados microrganismos (mais frequentemente bactérias), condição que indica inflamação supurativa séptica (ver Figura 39.2). Caso a presença de bactérias seja apenas extracelular, deve-se considerar a possibilidade potencial de contaminação da amostra ou a presença de microrganismos da flora normal.

Macrófagos

Inflamação caracterizada por predomínio de macrófagos é denominada histiocítica, granulomatosa ou inflamação macrofágica.

Tabela 39.1 Células inflamatórias e condições associadas.

Tipos de inflamação	Tipos de células predominantes	Condições comumente associadas
Supurativa (purulenta, neutrofílica)	Neutrófilos	Infecção bacteriana, doença imunomediada, necrose, neoplasia, traumatismo
Histiocítica (macrofágica, granulomatosa)	Macrófagos	Reação a corpo estranho, infecção por micobactéria
Linfocítica/plasmocítica	Linfócitos e mastócitos	Doença imunomediada, inflamação crônica, reação vacinal
Eosinofílica	> 10% eosinófilos (com ou sem mastócitos)	Granuloma eosinofílico, reação de hipersensibilidade, migração parasitária, algumas infecções (*Pythium*, algumas infecções fúngicas), neoplasia (tumor de mastócito, linfoma)
Mista (piogranulomatosa)	Neutrófilos e macrófagos (com ou sem linfócitos)	Reação a corpo estranho, infecção fúngica, algumas infecções bacterianas (micobactéria, bactéria filamentosa), paniculite estéril, lesão tecidual crônica, reação vacinal

Inflamação com população de células inflamatórias mistas, predominantemente de neutrófilos e macrófagos, pode ser denominada inflamação mista ou piogranulomatosa (Figura 39.3). Alguns patologistas preferem o termo inflamação mista, pois um quadro verdadeiramente piogranulomatoso apresenta um arranjo arquitetural melhor visualizado no exame histopatológico. Essas inflamações mistas também podem conter pequena quantidade de linfócitos e plasmócitos. Nas amostras citológicas,

a morfologia dos macrófagos pode variar consideravelmente, induzindo à confusão mesmo de citologistas experientes. Podem ser semelhantes aos monócitos de sangue periférico, mas, tipicamente, são células arredondadas grandes com núcleo oval a indentado e abundante citoplasma ligeiramente basofílico (Figura 39.4). Os macrófagos ativados apresentam vacúolos e frequentemente contêm células ou restos celulares, hemácias ou hemossiderina (evidência de hemorragia prévia) ou microrganismos fagocitados. Os macrófagos epitelioides não apresentam vacúolos e tendem a se agrupar, mimetizando células epiteliais. Na inflamação crônica, os macrófagos podem se fundir e

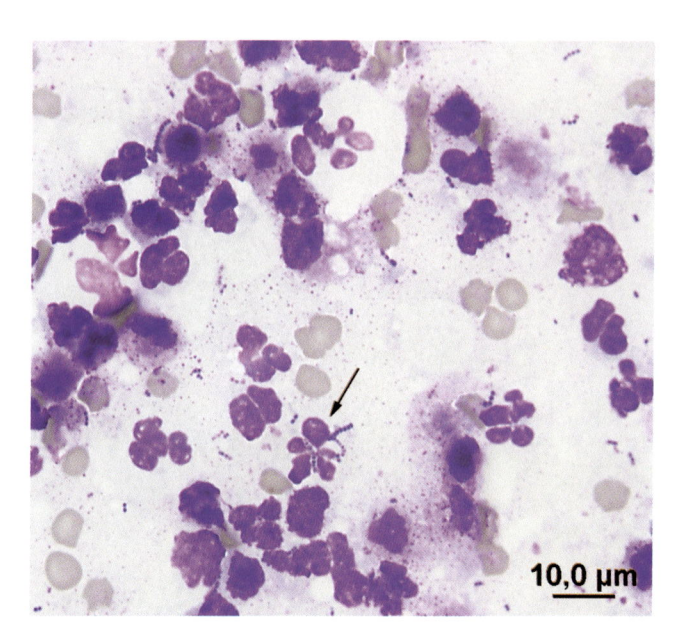

Figura 39.1 Inflamação supurativa. A maioria dos neutrófilos não degenerados apresenta segmentações distintas e cromatina escura. Uma célula apresenta picnose (*seta*), com cromatina condensada na forma de pequenas esferas escuras. Há um neutrófilo degenerado (*ponta de seta*) intumescido e com cromatina de cor pálida. Também há um macrófago (célula grande ao alto, no centro, com núcleo arredondado e vacúolos citoplasmáticos). (Corante aquoso de Romanowsky.)

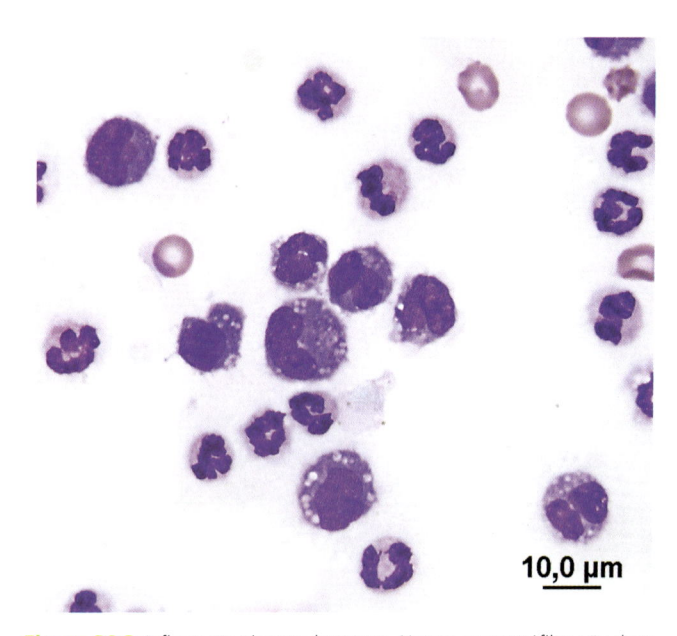

Figura 39.3 Inflamação piogranulomatosa. Notam-se neutrófilos não degenerados. A morfologia dos macrófagos varia de semelhante à de monócitos do sangue até células maiores com núcleo denteado e vacúolos citoplasmáticos. (Corante aquoso de Romanowsky.)

Figura 39.2 Inflamação supurativa séptica. Notam-se neutrófilos degenerados pouco reconhecíveis; muitos podem apresentar lise celular. No fundo do esfregaço sanguíneo, são visualizados cocos bacterianos azul-escuros, principalmente na forma de cadeias, fagocitados por um neutrófilo (*seta*). Também, há precipitados proteicos róseos no fundo do esfregaço. (Corante aquoso de Romanowsky.)

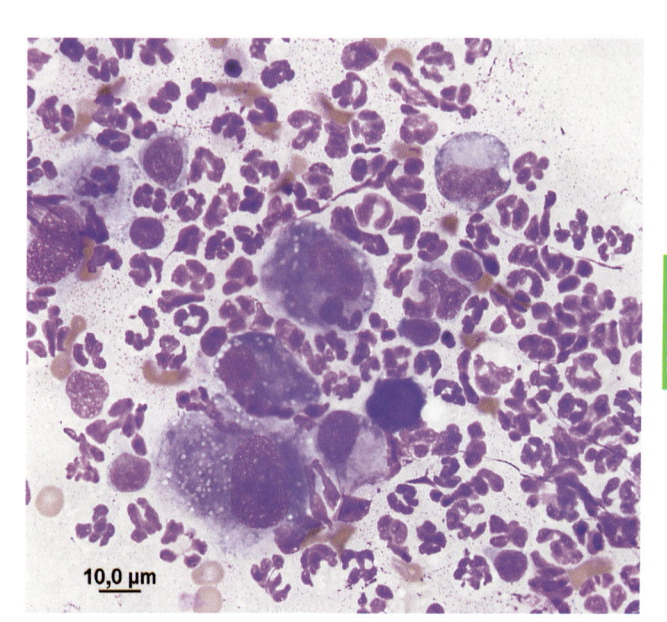

Figura 39.4 Inflamação piogranulomatosa. Nota-se uma mistura de neutrófilos não degenerados e degenerados. Há macrófagos pleomorfos com núcleos de tamanhos variáveis, nucléolos evidentes e vacuolização citoplasmática. O fundo do esfregaço sanguíneo proteináceo granular róseo não deve ser confundido com bactérias, as quais se coram de azul. (Corante aquoso de Romanowsky.)

originar células inflamatórias gigantes multinucleadas (Figura 39.5). Pode ocorrer proliferação de macrófagos nos tecidos, nos quais são visualizadas figuras de mitose (Figura 39.6). Como normalmente os macrófagos podem apresentar características consideradas critérios de malignidade (anisocitose, binucleação ou multinucleação, nucléolos proeminentes e figuras de mitose; ver Figuras 39.4 a 39.6), justifica-se cuidado extremo quando se interpreta neoplasia maligna na presença de inflamação.

As lesões que, tipicamente, contêm quantidade moderada a grande de macrófagos são inflamações crônicas causadas por reação a corpo estranho, paniculite estéril, infecção micobacteriana, infecção fúngica, infecção por bactérias filamentosas e reação vacinal. Tipicamente, as reações vacinais se caracterizam por apresentarem uma mistura de macrófagos, linfócitos, plasmócitos e neutrófilos. Nas amostras citológicas obtidas dessas lesões, é possível detectar adjuvante utilizado na vacina.[1] Esse adjuvante se apresenta como um material amorfo magenta ou azul (dependendo do tipo de adjuvante), frequentemente fagocitado por macrófagos (Figuras 39.7 e 39.8).

Linfócitos e plasmócitos

A inflamação linfocítica é caracterizada por apresentar uma população mista de linfócitos de tamanhos pequeno e intermediário, frequentemente misturada a plasmócitos e outras células inflamatórias (neutrófilos e macrófagos). A morfologia de linfócito e plasmócitos é semelhante àquela vista em aspirados de

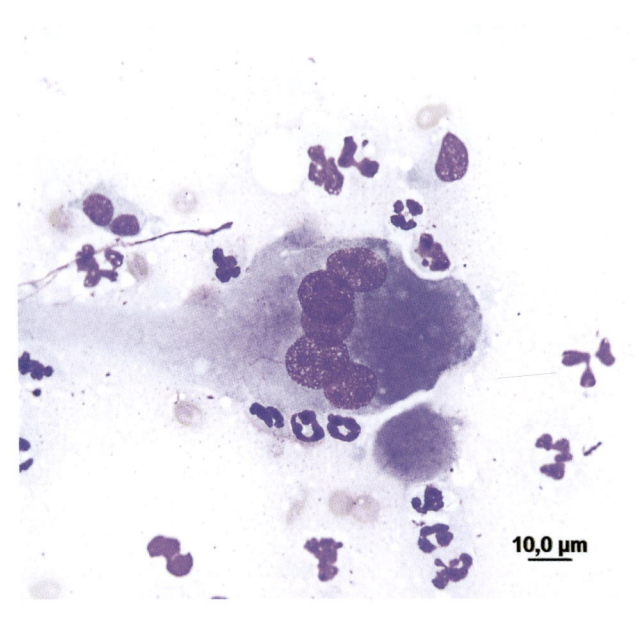

Figura 39.5 Inflamação piogranulomatosa. Uma célula inflamatória gigante multinucleada (*centro*) contém cinco núcleos com cromatina grosseira e nucléolos proeminentes. (Corante aquoso de Romanowsky.)

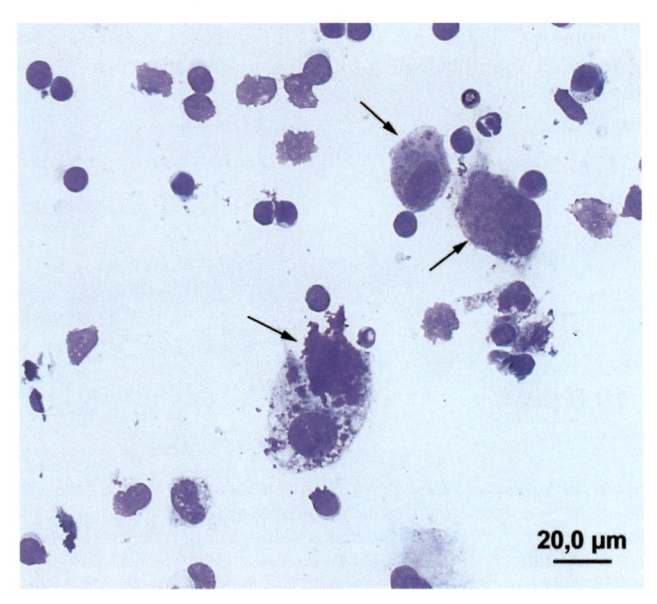

Figura 39.7 Reação vacinal. A população de células inflamatórias é uma mistura de pequenos linfócitos e macrófagos, com menor número de neutrófilos. Nos macrófagos (*setas*), há um material amorfo magenta, compatível com adjuvante vacinal. (Corante aquoso de Romanowsky.)

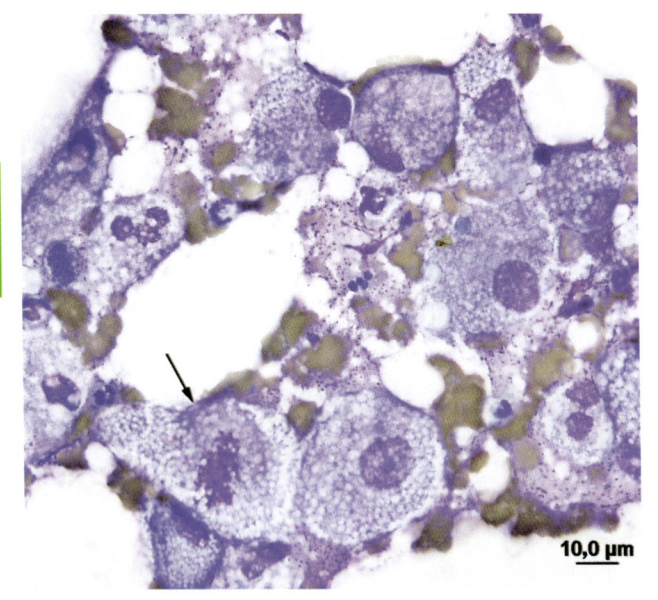

Figura 39.6 Inflamação histiocítica, esteatite. Há predomínio de grandes macrófagos vacuolizados. Os macrófagos são moderadamente pleomorfos e nota-se uma figura de mitose (*seta*). (Corante aquoso de Romanowsky.)

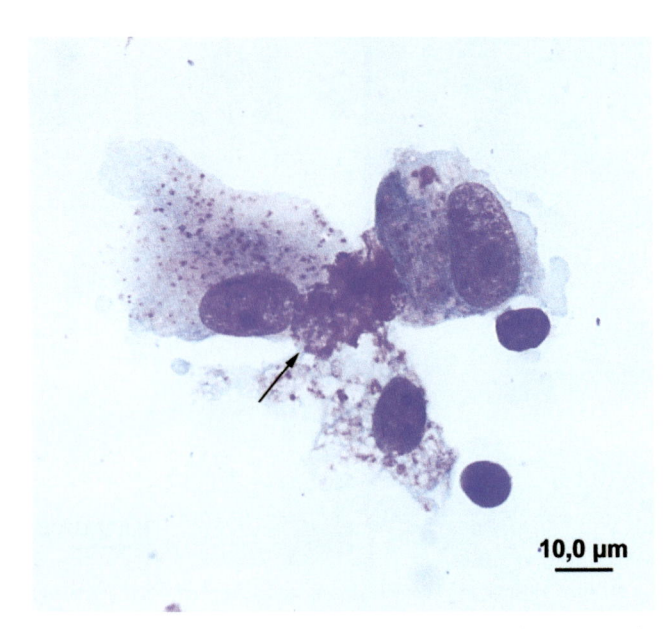

Figura 39.8 Reação vacinal. Notam-se três macrófagos e dois pequenos linfócitos. Nota-se material amorfo magenta extracelular (*seta*) compatível com adjuvante vacinal; também, esse material é visto no interior de macrófagos. (Corante aquoso de Romanoswky.)

linfonodos (ver Capítulo 45). Nota-se inflamação linfocítica/plasmocítica em reações imunes (ou seja, estomatite e enterite linfocítica), reações vacinais (ver Figura 39.7) e inflamação crônica.

Eosinófilos e mastócitos

Considera-se que uma inflamação tenha um componente eosinofílico quando a quantidade de eosinófilos representa > 10% da população de células inflamatórias. Os eosinófilos parecem semelhantes àqueles do sangue periférico, com abundantes grânulos eosinofílicos no citoplasma (Figura 39.9). Mastócitos são células redondas que contêm núcleos arredondados e citoplasma moderadamente abundante com grande quantidade de grânulos púrpura-escuros (metacromáticos) (Figura 39.10). Os grânulos podem se corar fracamente, ou não, com corantes aquosos de Romanowsky (Figura 39.11).[2] Nas inflamações, quase sempre há pequena quantidade de mastócitos, juntamente com eosinófilos. Se houver grande quantidade de mastócitos e/ou eles apresentarem características de malignidade, deve-se considerar a possibilidade de tumor de mastócito (ver Capítulos 40 e 41). Nota-se quantidade significante de eosinófilos, além de outras células inflamatórias, em caso de reação de hipersensibilidade, migração parasitaria, algumas infecções fúngicas e pitiose. Alta quantidade de eosinófilos também pode ser verificada em algumas condições neoplásicas, como linfoma e tumor de mastócito (ver Capítulos 40 e 41).

Microrganismos infecciosos selecionados

A presença de microrganismos em amostras citológicas se deve a vários motivos; o desafio é saber quando eles podem ser um achado clínico relevante, e não parte da flora microbiana normal, ou se estão presentes devido à contaminação. Em geral, quando o microrganismo é parte da fisiopatogenia da doença, espera-se algum tipo de reação inflamatória. A constatação de microrganismos intracelulares (fagocitados) é evidência de

patogenicidade. Se houver apenas microrganismos extracelulares, deve-se considerar contaminação da amostra ou presença de flora microbiana normal.

Bactérias

As bactérias se coram de azul com corantes de Romanowsky, com exceção de *Mycobacteria* spp., que não se coram, absolutamente. As bactérias fagocitadas ou que estão para morrer podem se corar menos intensamente. Os tipos de bactérias comumente identificados incluem cocos, bastonetes, bactérias filamentosas e espiroquetas. Para a identificação definitiva de bactérias presentes em amostras citológicas, há necessidade de cultura

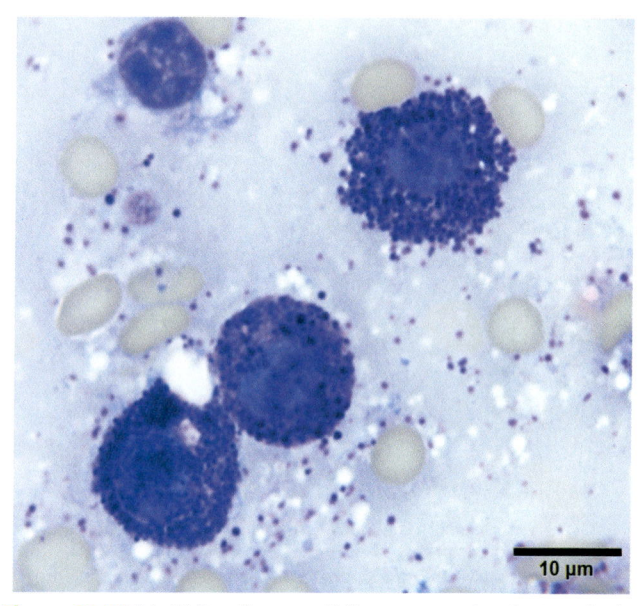

Figura 39.10 Mastócitos. Esses mastócitos possuem abundantes grânulos citoplasmáticos púrpura-escuros (metacromáticos) que, às vezes, encobrem o núcleo. No fundo do esfregaço sanguíneo, notam-se grânulos livres oriundos de células danificadas e não devem ser confundidos com bactérias. (Corante aquoso de Romanowsky.)

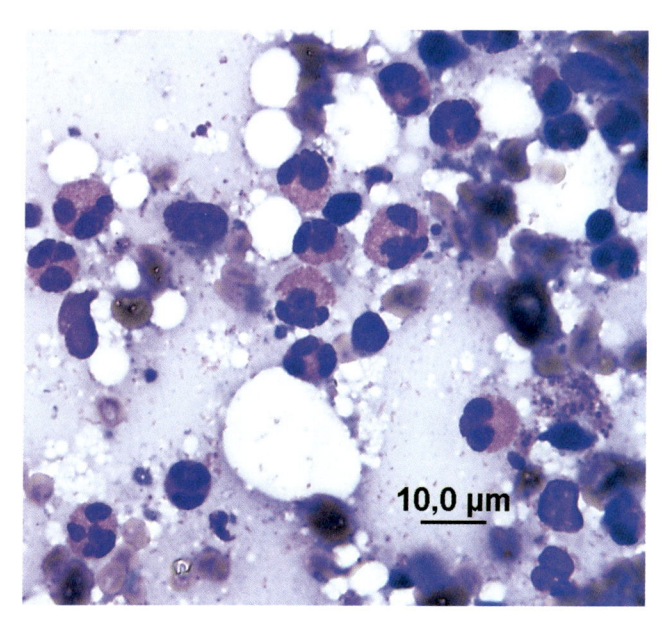

Figura 39.9 Inflamação eosinofílica; gato. Notam-se vários eosinófilos contendo grânulos citoplasmáticos róseos no fundo do esfregaço sanguíneo, com hemácias e líquido tecidual azul-claro. Também é possível visualizar grânulos eosinófilos livres oriundos de células danificadas. (Corante aquoso de Romanowsky.)

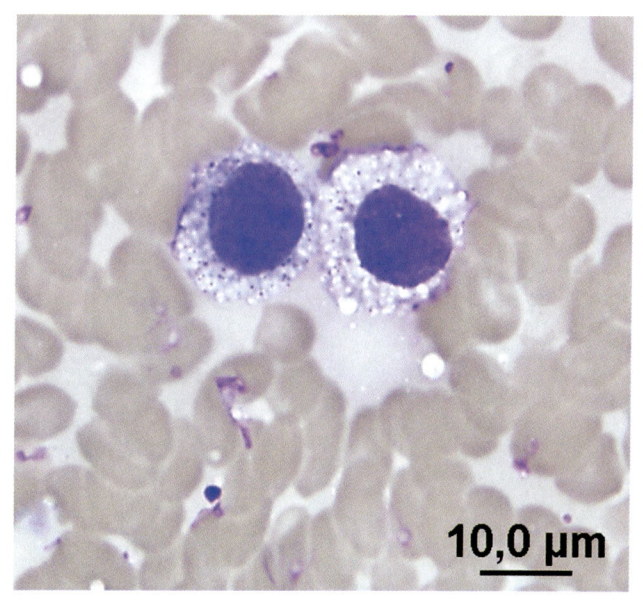

Figura 39.11 Mastócitos. Os grânulos citoplasmáticos desses dois mastócitos não se coraram apropriadamente, resultando em aparência vacuolizada. (Corante aquoso de Romanowsky.)

bacteriana (aeróbica e anaeróbica); ademais, recomenda-se a realização de teste de sensibilidade antimicrobiana (antibiograma) para orientar a escolha do antibiótico.

Os cocos se apresentam como estruturas redondas; podem ser individuais, em pequenos aglomerados ou em cadeias (Figuras 39.12 e 39.13). Em geral, são bactérias gram-positivas, aeróbicas (p. ex., *Streptococcus* e *Staphylococcus* spp.) ou anaeróbicas (p. ex., *Peptostreptococcus* spp.). Bastonetes bacterianos podem ser notados como estruturas individuais ou em cadeias; o tamanho é variável (Figuras 39.14 e 39.15). Tipicamente, os bastonetes

bacterianos pequenos (p. ex., *Escherichia coli, Klebsiella* spp., *Pseudomonas* spp.) são gram-negativos, mas alguns bastonetes pleomorfos (p. ex., *Rhodococcus* spp.) são gram-positivos. Os bastonetes bacterianos grandes podem ser gram-positivos (p. ex., *Bacillus* spp.) ou gram-negativos (p. ex., *Clostridium* spp.). Em amostras citológicas, pode-se tentar a coloração de Gram, mas os resultados não são confiáveis; a coloração de Gram é mais indicada para microrganismos que se multiplicaram em cultura microbiológica. Bastonetes filamentosos (p. ex., *Actinomyces* e *Nocardia* spp.) se multiplicam na forma de cadeias longas e delgadas, as quais podem ter aparência de pérolas (Figuras 39.16 a 39.19). Pode ser extremamente difícil visualizar esses

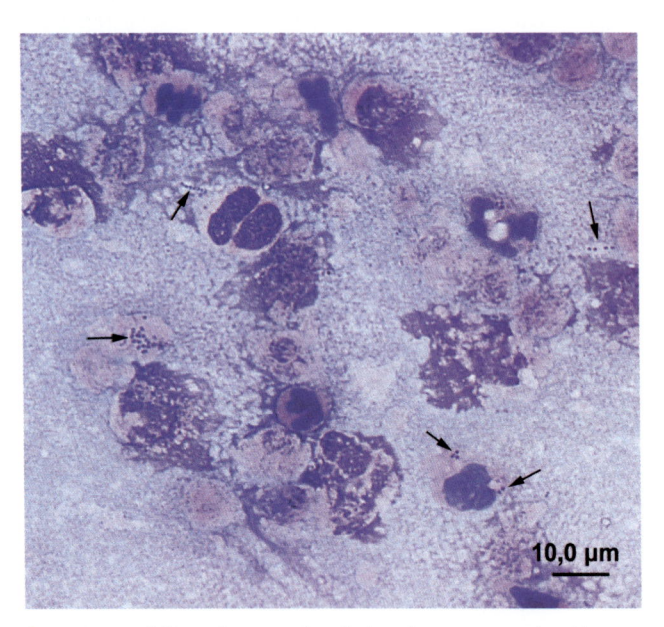

Figura 39.12 Inflamação supurativa séptica; abscesso em equino. Notam-se numerosos cocos bacterianos pequenos na forma de pequenos agregados e de cadeias curtas (*setas*), extracelulares e intracelulares. Notam-se neutrófilos degenerados e em desintegração, ocasionando um fundo de lâmina espesso, com resíduos, que dificulta a visualização das bactérias. Na cultura microbiana, identificou-se *Streptococcus zooepidemicus*. (Coloração de Wright.)

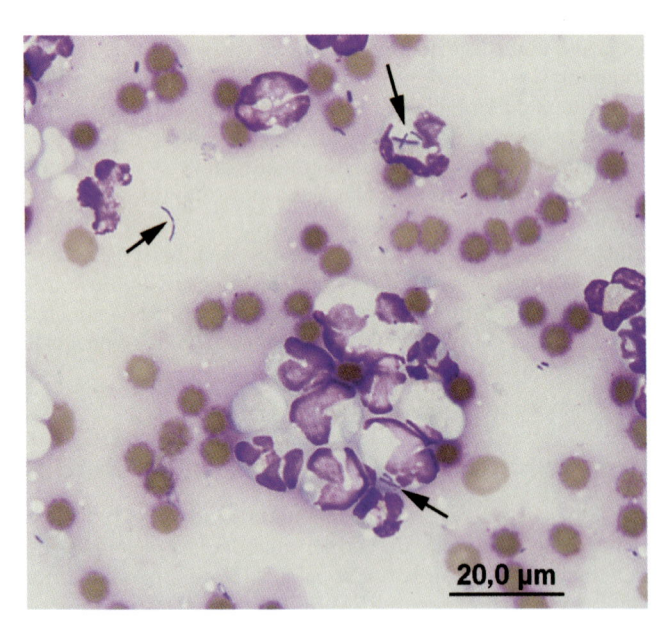

Figura 39.14 Inflamação supurativa, séptica, lesão digital em cão. As células inflamatórias são, predominantemente, neutrófilos degenerados. Notam-se bastonetes bacterianos individuais ou em cadeias curtas (*setas*), extracelulares e intracelulares. (Corante aquoso de Romanowsky.)

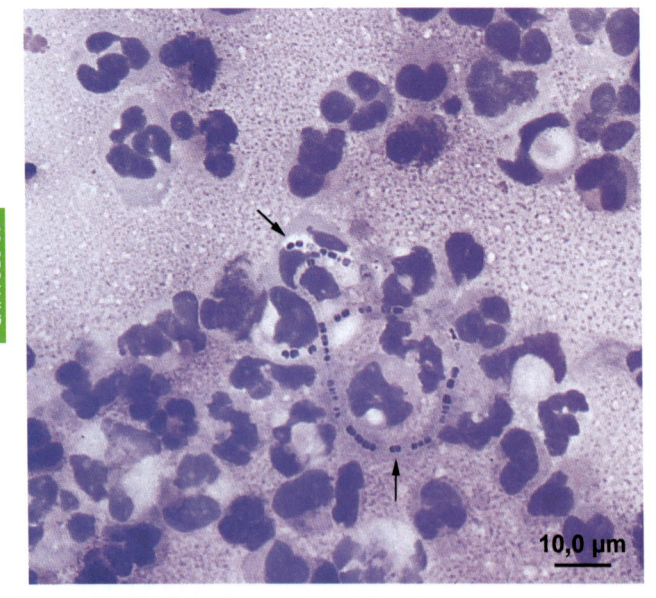

Figura 39.13 Inflamação supurativa séptica; abscesso em equino. Nota-se que as células inflamatórias consistem em neutrófilos degenerados e não degenerados, em um fundo de lâmina proteináceo róseo, espesso e pontilhado. Nota-se uma longa cadeia sinuosa de cocos bacterianos (*setas*). (Coloração de Wright.)

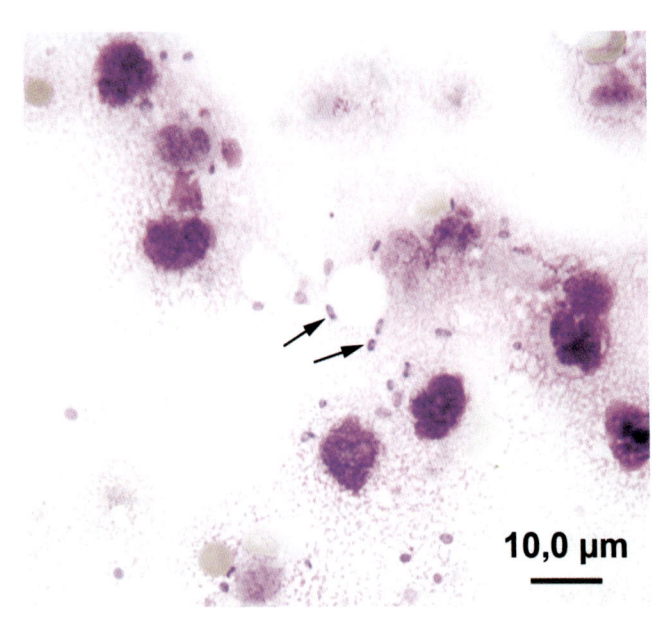

Figura 39.15 Inflamação supurativa séptica, abscesso em gato. Notam-se numerosos bastonetes bacterianos redondos bipolares (*setas*) e cocobacilos, extracelulares. As manchas púrpura são núcleos degenerados de células danificadas, possivelmente neutrófilos. Esses microrganismos foram identificados como *Yersinia pestis*, o agente etiológico da peste. (Coloração de Wright.)

microrganismos, principalmente quando há resíduos celulares ou de corante no fundo do esfregaço. Bactéria filamentosa requer condições especiais de cultura, por isso é importante notificar o laboratório de microbiologia quando se detectam esses microrganismos no exame citológico. Bastonetes não patogênicos grandes que crescem em cadeias paralelas (*Simonsiella* ou *Conchiformibius* spp.) fazem parte da flora microbiana bucal normal e, então, a sua presença pode indicar contaminação orofaringiana (Figura 39.20). Espiroquetas também podem ser parte das floras microbianas bucal e gastrintestinal normal e, assim, em lesões causadas por mordida ou extravasamento gastrintestinal, podem ser encontrados juntamente com outras bactérias.[3] *Helicobacter*

spp. podem ser detectadas em amostras gástricas de animais sadios; todavia, também têm sido incriminadas como causa de gastrite (Figura 39.21).[4,5]

Tipicamente, a maioria das infecções bacterianas é associada à inflamação predominantemente supurativa (neutrofílica). No entanto, espera-se que ocorra inflamação piogranulomatosa nas infecções causadas por microrganismos filamentosos; ademais, algumas bactérias (como *Rhodococcus* spp.) frequentemente são fagocitadas por macrófagos, em vez de neutrófilos (Figura 39.22).[6] Micobactérias também estão associadas à inflamação predominantemente piogranulomatosa (macrofágica), mas essas

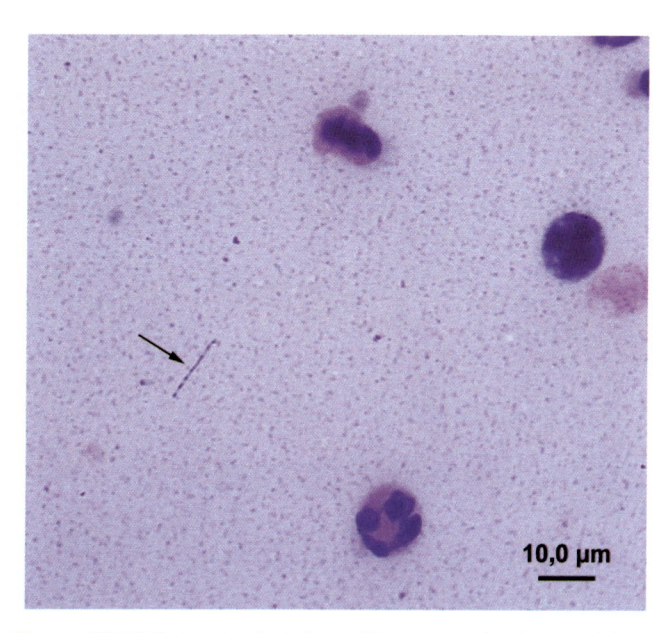

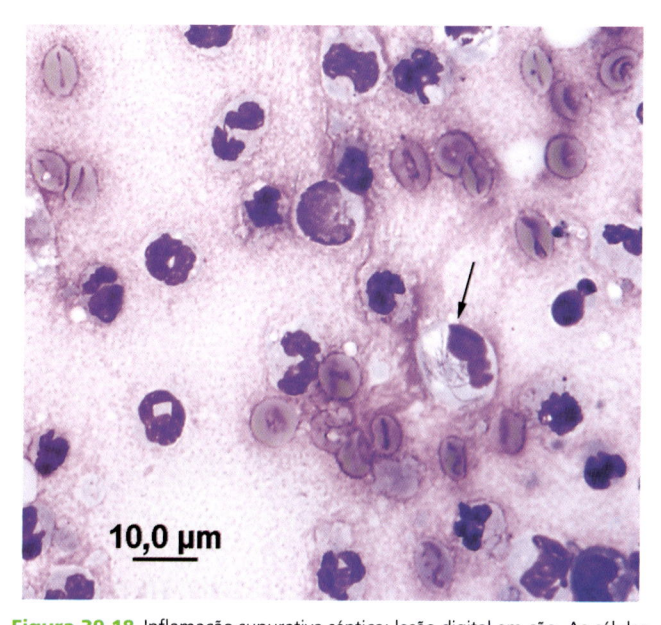

Figura 39.18 Inflamação supurativa séptica; lesão digital em cão. As células inflamatórias são, predominantemente, neutrófilos. Nota-se neutrófilo degenerado com várias bactérias delgadas filamentosas longas (*seta*). (Corante aquoso de Romanowsky.)

Figura 39.16 Bastonetes bacterianos filamentosos (*seta*) extracelulares; bovino. O fundo de lâmina proteináceo evidente dificulta a visualização desses microrganismos filamentosos delgados em formato de pérolas. Geralmente, as bactérias filamentosas são consideradas patogênicas, mesmo quando visualizadas somente no meio extracelular. (Coloração de Wright.)

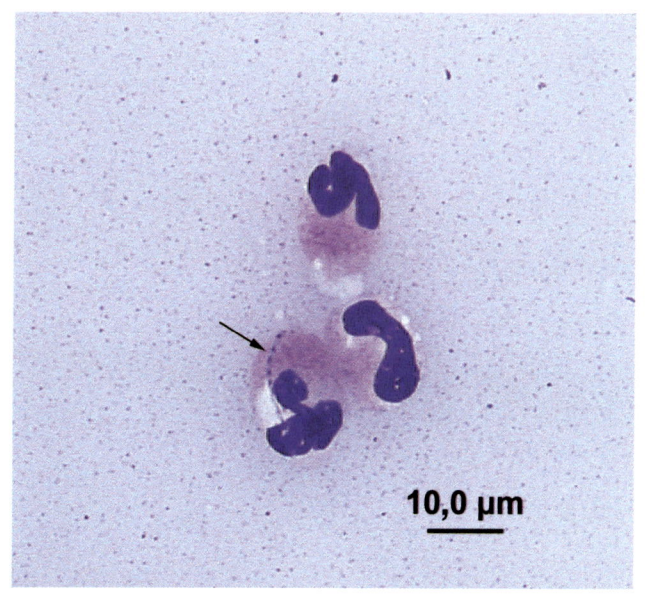

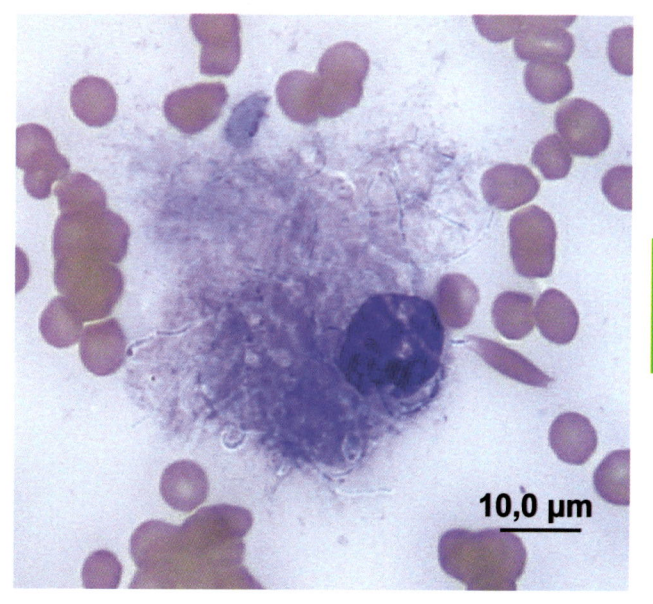

Figura 39.17 Bastonetes bacterianos filamentosos (*seta*) intracelulares; bovino. Bactérias delgadas longas com aparência de pérolas são sugestivas de *Actinomyces* ou *Nocardia* spp. (Coloração de Wright.)

Figura 39.19 Bastonetes bacterianos filamentosos no interior de macrófago; lesão no pescoço de um gato. As células inflamatórias são, predominantemente, macrófagos, muitos deles são considerados células gigantes multinucleadas. No interior desse macrófago, notam-se várias bactérias filamentosas delgadas, algumas com extremidades bulbosas. Na cultura microbiológica, identificou-se o microrganismo *Nocardia paucivorans*. (Coloração de Wright.)

bactérias não se coram de azul com o uso de corante tipo Romanowsky. Em vez disso, são visualizadas como imagens negativas delgadas no citoplasma de macrófagos e podem passar facilmente despercebidas (Figuras 39.23 e 39.24).

Fungos

Fungos dimórficos

Os fungos dimórficos capazes de causar infecção sistêmica se apresentam como fungos, em temperatura corporal, mas podem formar hifas quando presentes no ambiente. A morfologia dos fungos é característica; frequentemente possibilita a identificação citológica definitiva.

- *Histoplasma capsulatum* é um fungo pequeno (com 2 a 4 μm de diâmetro), redondo a oval, que se replica por meio de brotamento de base estreita. Ele se cora de azul-claro e apresenta núcleo excêntrico magenta, quase sempre na forma de lua crescente (Figura 39.25). Em geral, nota-se um halo claro delgado circundando o microrganismo. Com frequência, a inflamação associada é piogranulomatosa e, nela, há microrganismos fagocitados em ambos, neutrófilos e macrófagos. Em gato com histoplasmose, a eritrofagocitose por macrófago é um achado citológico comum (Figura 39.26). Em amostras obtidas de animais submetidos a tratamento, pode haver fungo morto ou prestes a morrer, os quais se

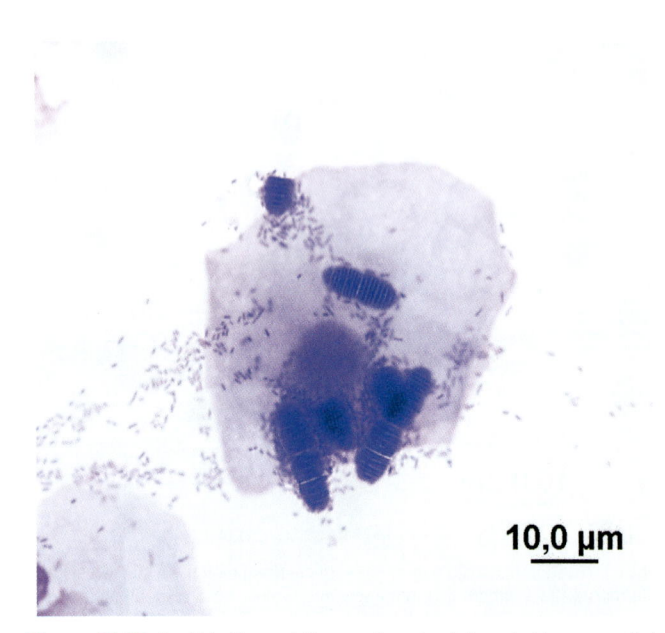

Figura 39.20 Bactéria *Simonsiella* spp. não patogênica aderida a uma célula epitelial escamosa. Essa bactéria se multiplica formando fileiras paralelas distintas; é um microrganismo comum na flora bucal. Também, notam-se vários bastonetes bacterianos individuais. (Corante aquoso de Romanowsky.)

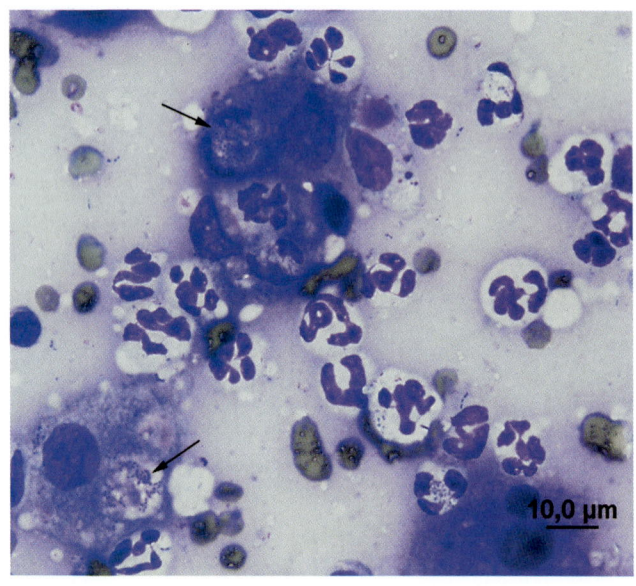

Figura 39.22 Inflamação piogranulomatosa séptica; lesão submandibular; gato. Nota-se grande quantidade de pequenos cocobacilos pleomorfos nos macrófagos (*setas*) e poucos deles nos neutrófilos. Na cultura microbiológica, identificou-se *Rhodococcus equi*. (Coloração de Wright.)

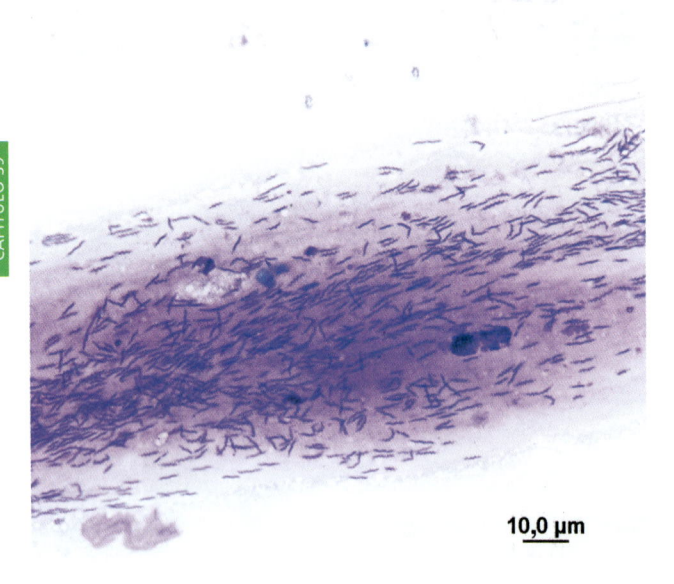

Figura 39.21 Numerosas bactérias espirais (*Helicobacter* spp.) em *imprint* obtido em fragmento gástrico em biopsia em um cão com histórico de vômito crônico. (Corante aquoso de Romanowsky.)

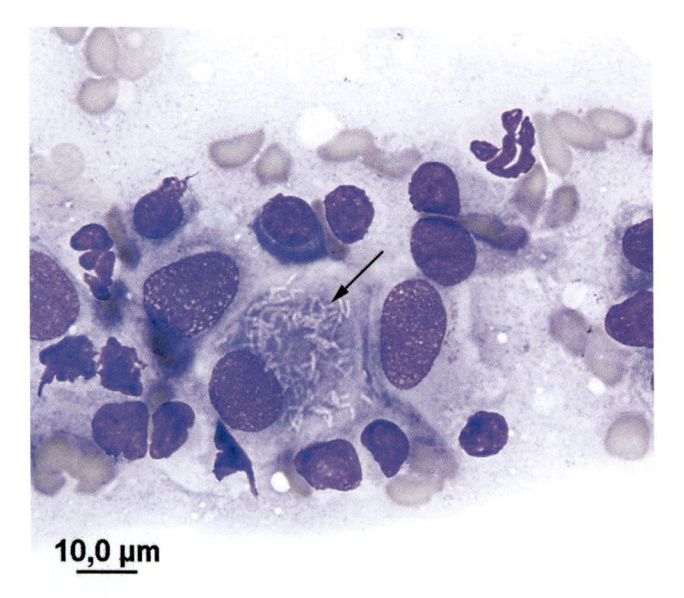

Figura 39.23 Inflamação piogranulomatosa séptica; lesão auricular, cão. Notam-se imagens negativas de bastonetes bacterianos alongados, não corados, compatíveis com *Mycobacteria* spp. no interior de um macrófago (*seta*). (Corante aquoso tipo Romanowsky.)

apresentam como imagens fracamente coradas ou negativas (Figura 39.27). *Histoplasma* apresenta uma ampla distribuição geográfica; multiplica-se em matéria orgânica rica em nitrogênio, em regiões de clima temperado. Com frequência, ocorre doença disseminada após a inalação do microrganismo. Quase todos os sistemas orgânicos podem ser infectados, mas os cães, tipicamente, manifestam sinais clínicos relacionados ao trato gastrintestinal, enquanto os gatos apresentam, mais comumente, sintomas respiratórios[7]

* *Sporothrix schenkii* é um pequeno fungo oval a alongado parecido com *Histoplasma*.[8] O formato fusiforme alongado é característico e o núcleo pode ser central ou excêntrico

(Figura 39.28). Tipicamente, a quantidade de fungos presentes nas lesões cutâneas varia consideravelmente. Gatos e equinos tendem a apresentar numerosos microrganismos, mas eles são raros nas lesões de cães (Figura 39.29). Em geral, ocorre inflamação supurativa marcante ou piogranulomatosa; os fungos são fagocitados por ambos, neutrófilos e macrófagos. *Sporothrix* está disseminado na natureza, em matéria orgânica em decomposição. Esporotricose é zoonose; assim, deve-se ter cautela principalmente quando se manipulam gatos infectados

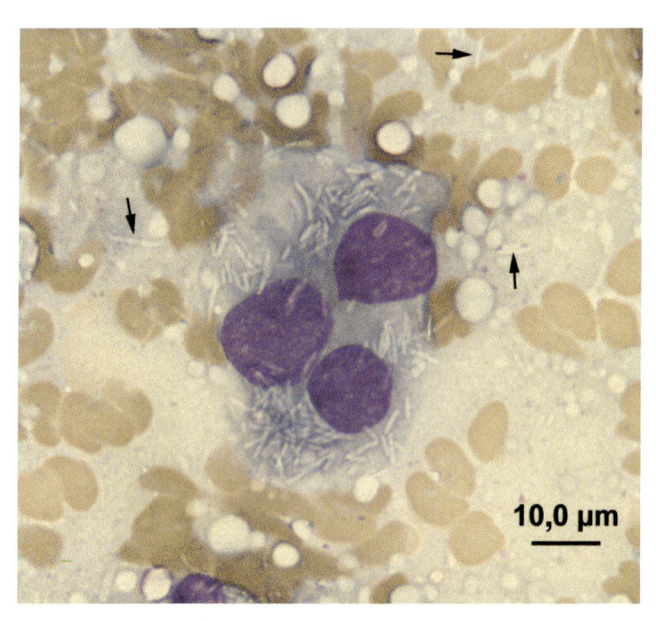

Figura 39.24 Macrófago multinucleado contendo muitas micobactérias; furão. Notam-se imagens negativas de bactérias no macrófago e, também, no fundo da lâmina (*setas*), realçadas pelo líquido proteináceo. (Coloração de Wright.)

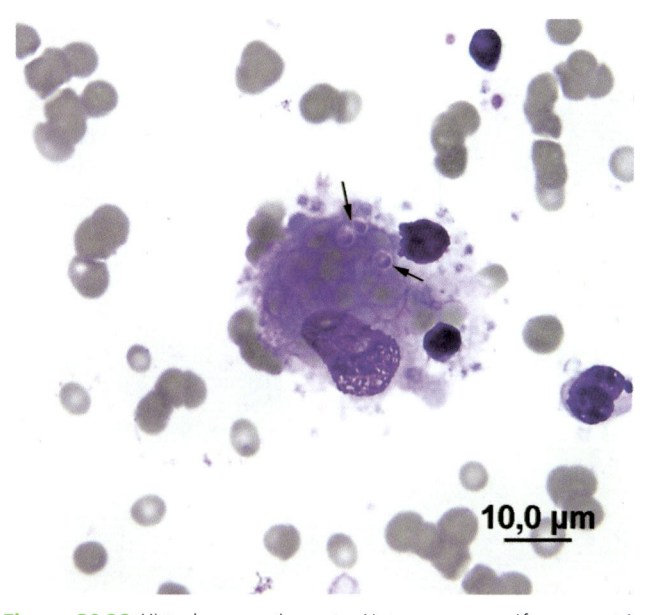

Figura 39.26 Histoplasmose; rim; gato. Nota-se um macrófago com três pequenas leveduras (*setas*), bem como várias hemácias (eritrofagocitose). (Corante aquoso tipo Romanowsky.)

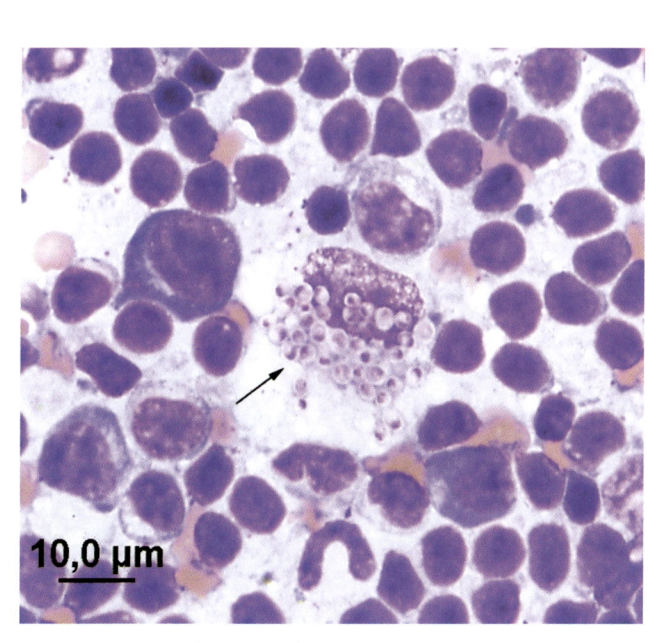

Figura 39.25 Histoplasmose; linfonodo; gato. Nota-se um macrófago (*seta*) com várias pequenas leveduras em formato de lua crescente e com núcleo excêntrico, citoplasma pálido e um estreito halo claro. (Corante aquoso de Romanowsky.)

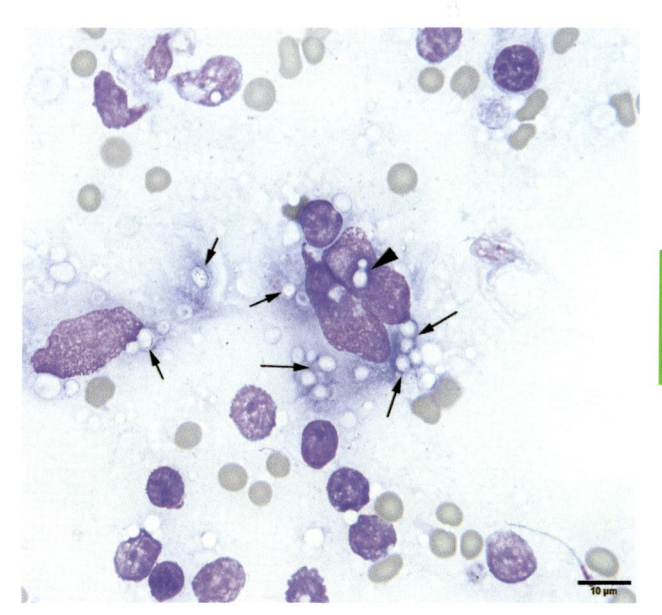

Figura 39.27 Histoplasmose; linfonodo; gato submetido à terapia antifúngica sistêmica. Ainda há fungos no interior de macrófagos e no fundo da lâmina, mas há imagens negativas ou descoradas sem estrutura interna evidente (*setas*), indicando que eles estão mortos ou prestes a morrer. Nota-se a imagem negativa de uma levedura em brotamento (*ponta de seta*). (Corante aquoso de Romanowsky.)

CAPÍTULO 39

- *Blastomyces dermatiditis* é um fungo arredondado de tamanho médio (8 a 20 μm de diâmetro) que se replica por meio de brotamento de base larga. Leveduras apresentam parede espessa e são fortemente basofílicas (Figura 39.30). A inflamação associada a essa infecção é do tipo piogranulomatosa e geralmente o fungo é extracelular, mas, às vezes, pode ser visto fagocitado por macrófagos. *Blastomyces* é um microrganismo endêmico nos vales dos rios do centro-oeste e na região leste dos EUA e Canadá; a sua distribuição pode estar se expandindo.[9] A infecção em cães é mais comum que em gatos; após inalação do microrganismo, frequentemente, os cães desenvolvem doença disseminada.[10] Quando se coloca bandagem em lesão cutânea, pode ocorrer reversão de *Blastomyces* para a forma de micélio, condição que representa

risco à saúde de veterinários e técnicos. Não se recomenda cultura fúngica, a menos que seja realizada em laboratório especializado

- *Cryptococcus* spp. são fungos pleomorfos arredondados ou ovais de tamanho médio que se replicam por meio de brotamento de base estreita (Figuras 39.31 e 39.32). Com frequência, apresentam cápsula espessa que não se cora; entretanto, também há formas fracamente capsuladas. Apresentam 4 a 15 μm de diâmetro, excluindo-se a cápsula. O fungo se cora variavelmente de azul a magenta. A inflamação

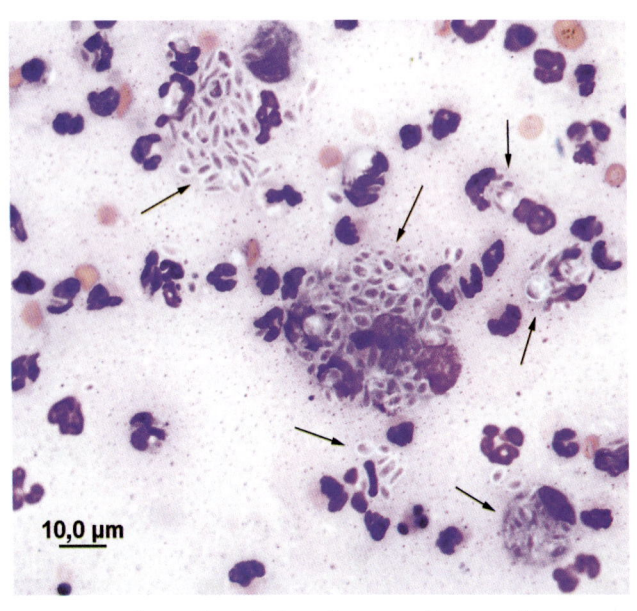

Figura 39.28 Esporotricose; lesão cutânea; gato. Notam-se várias pequenas leveduras em macrófagos e neutrófilos, bem como livres no fundo da lâmina (*setas*). O formato fusiforme alongado de alguns microrganismos diferencia *Sporothrix* spp. de *Histoplasma* spp. (Corante aquoso de Romanowsky.)

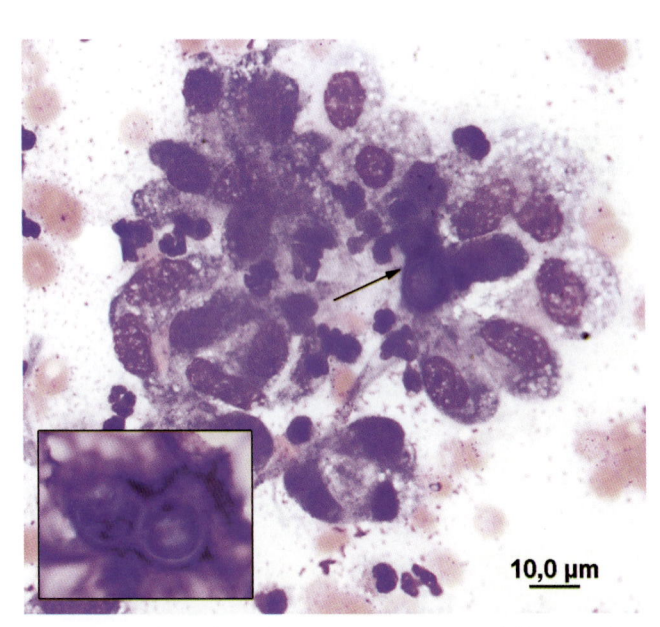

Figura 39.30 Blastomicose; lesão cutânea; cão. Nota-se inflamação piogranulomatosa com levedura em brotamento fortemente basofílica entremeada com células inflamatórias (*seta*). O detalhe em detalhe mostra característica do brotamento de base larga típico de *Blastomyces* spp. (Corante aquoso de Romanowsky.)

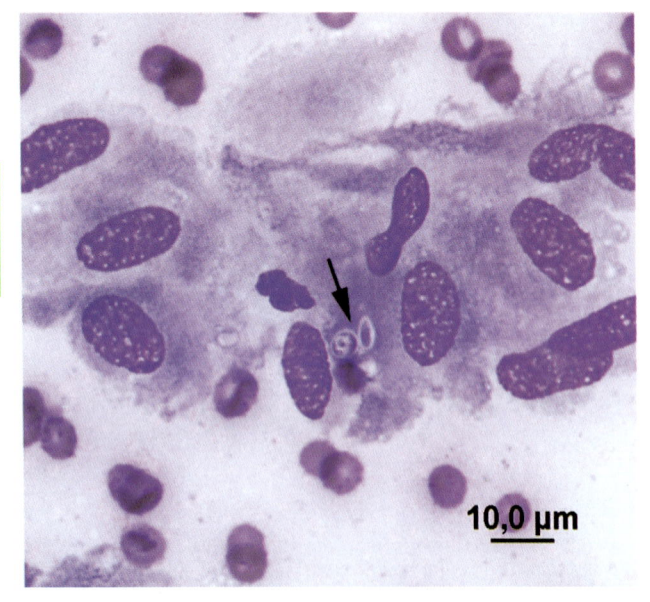

Figura 39.29 Esporotricose; lesão cutânea; cão. Notam-se macrófagos epitelioides (não vacuolizados, agregados). Leveduras são raras; visualiza-se um fungo redondo alongado (*seta*). (Corante aquoso de Romanowsky.)

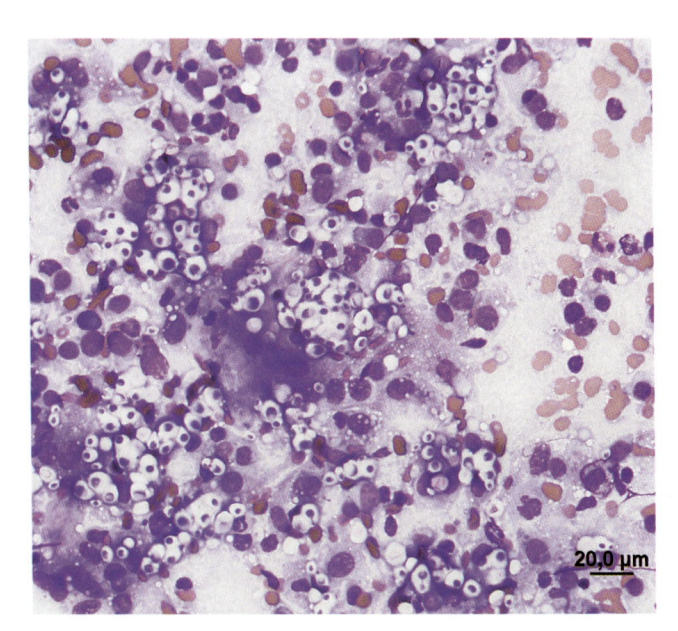

Figura 39.31 Criptococose; linfonodo; cão. Nota-se que as cápsulas espessas não coradas que circundam o fungo propiciam aparência de bolha de sabão, em objetiva de pequeno aumento. As células inflamatórias são, predominantemente, macrófagos, alguns multinucleados, com poucos neutrófilos. Linfócitos e plasmócitos são populações de microrganismos residentes normais. (Corante aquoso de Romanowsky.)

associada a essa infecção geralmente consiste, predominantemente, em macrófagos e células gigantes multinucleadas (inflamação granulomatosa), com pequena quantidade de eosinófilos; todavia, a inflamação pode ser mínima. *Cryptococcus neoformans* prolifera em excrementos de aves, enquanto *Cryptococcus gattii* é um patógeno emergente na região noroeste dos EUA e Califórnia, o qual parece estar presente em casca de árvore.[11,12] Os gatos tendem a manifestar sintomas respiratórios e lesões nasais; mais frequentemente, os cães apresentam doença disseminada[11,13]

- *Coccidioides* spp. são os maiores fungos desse grupo; produzem esférulas arredondadas medindo 10 a 200 μm de diâmetro. As esférulas maduras maiores contêm endósporos de 2 a 5 μm de diâmetro (Figura 39.33). As esférulas são azuis ou claras e podem apresentar superfície enrugada. A inflamação associada a essa infecção é do tipo granulomatoso ou piogranulomatoso; nota-se maior quantidade de neutrófilos quando há endósporos livres. *Coccidioides* é um fungo endêmico nas regiões desérticas do sudoeste americano; após sua inalação, causa doença em humanos e animais, frequentemente resultando em doença disseminada em cães.[14] A fase de micélio é altamente contagiosa e, assim, não se recomenda cultura fúngica.

Fungos formadores de hifas

Há diversos fungos formadores de hifas capazes de causar infecção local ou sistêmica em espécies veterinárias; ocasionalmente, no exame citológico, são visualizadas hifas. Exemplos desses fungos incluem aqueles que causam candidíase, aspergilose, hialo-hifomicose e feo-hifomicose.[15] Com frequência, as hifas se apresentam no interior de espessos agregados de macrófagos e podem ter formato e tamanho variáveis (Figuras 39.34 e 39.35). De difícil detecção, as hifas nem sempre se coram bem e podem se apresentar como imagens negativas (Figuras 39.36 e 39.37). O corante histoquímico metenamina-prata de Grocott-Gomori (GMS, do inglês *Grocott-Gomori methenamine silver*) pode ser útil para realçar as hifas (Figura 39.38). Embora haja diferenças morfológicas que possam sugerir um grupo particular de fungos (presença ou ausência de septos e pigmentação, tamanho e formato das hifas), geralmente há necessidade de técnicas de cultura ou testes moleculares para a identificação definitiva do fungo.[15] Nas amostras citológicas, *Candida* spp. podem apresentar diversas morfologias, incluindo pequenas leveduras, leveduras com formação de tubo germinativo, pseudo-hifas e hifas verdadeiras (Figuras 39.39 e 39.40; ver também Capítulo 42).[16] Alguns pseudofungos que se desenvolvem como hifas alongadas geralmente são patógenos aquáticos da classe Oomicetos (p. ex., *Pythium* e *Lagenidium*, discutidos posteriormente).

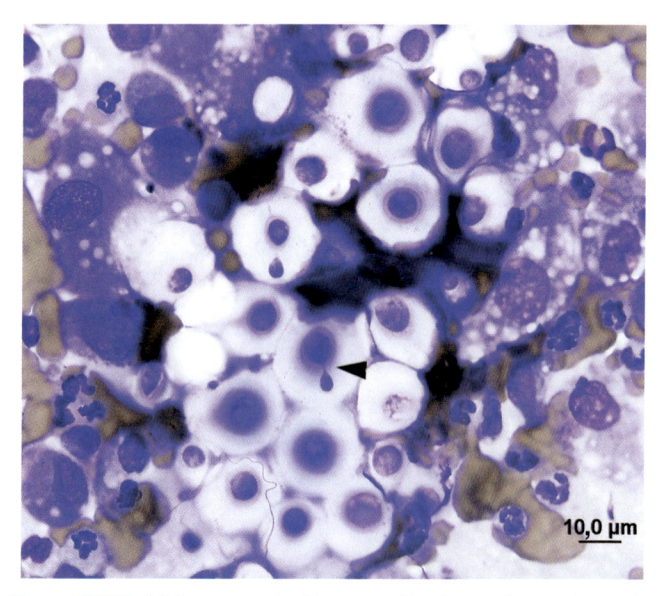

Figura 39.32 Criptococose; gato. Notam-se vários fungos de tamanhos variáveis, com cápsula espessa não corada. Um fungo apresenta brotamento de base estreita (*ponta de seta*). A inflamação circundante é do tipo piogranulomatoso. (Corante aquoso de Romanowsky.)

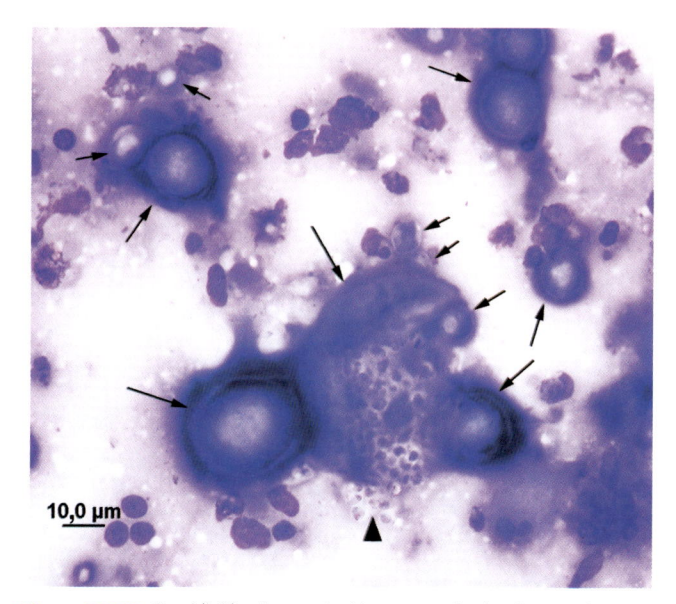

Figura 39.33 Coccidioidomicose; cão. Notam-se esférulas de *Coccidioides* de tamanhos notadamente variáveis (*setas*). As esférulas maiores apresentam estrutura interna visível. Uma esférula madura se rompeu e liberou pequenos endósporos (*ponta de seta*). A maioria das células inflamatórias circundantes está danificada e não é possível sua identificação. (Corante aquoso de Romanowsky.)

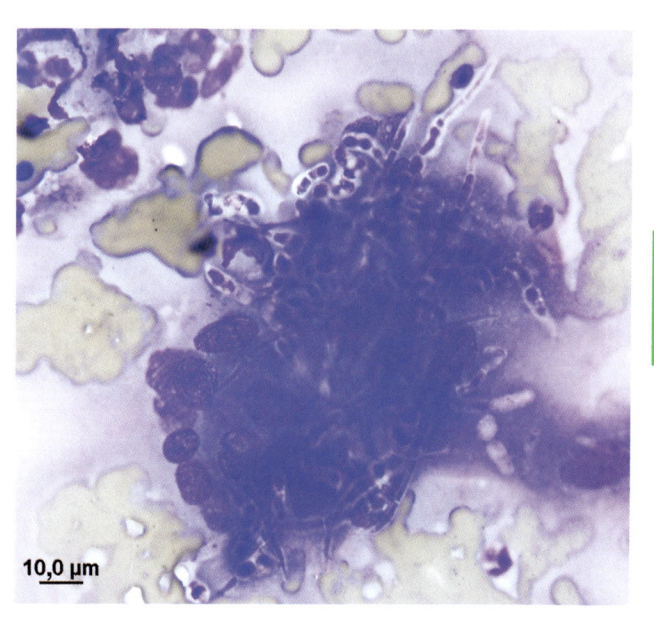

Figura 39.34 Hifa; linfonodo; cão. Nota-se um espesso emaranhado de hifas entremeadas com macrófagos. As hifas são pleomorfas; algumas são estreitas e septadas, enquanto outras apresentam dilatações arredondadas. Esse fungo foi identificado em testes moleculares como sendo *Paecilomyces* spp. (hialo-hifomicose). (Corante aquoso de Romanowsky.)

Dermatófitos

Dermatófitos (*Microsporum* e *Trichophyton* spp.) causam lesões cutâneas alopécicas escamosas (dermatofitose ou tinha) e podem ser detectados em raspado de pele profundo obtido nas bordas de lesões ativas. O raspado deve ser profundo o suficiente para obter líquido tecidual ou sangue, de modo que a amostra possa aderir à lâmina e propiciar a coloração. A fixação do material da amostra à lâmina por meio de aquecimento não é necessária, tampouco recomendada. Os pequenos artrósporos em formato de bloco se coram de azul-escuro quando se utiliza corante tipo Romanowsky; podem ser visualizados livres no fundo da lâmina ou aderidos às células epiteliais ou à haste de pelo (Figuras 39.41 e 39.42). Em geral, há uma população de células inflamatórias mistas. Para a identificação específica do microrganismo, há necessidade de cultura fúngica. Dermatofitose é uma zoonose.

Malasezzia spp.

Malasezzia spp. são pequenas leveduras em brotamento consideradas habitantes normais da pele. O seu crescimento excessivo causa dermatite e otite externa. O fungo tem formato característico de amendoim ou de ferradura e se cora de azul-escuro (Figura 39.43).

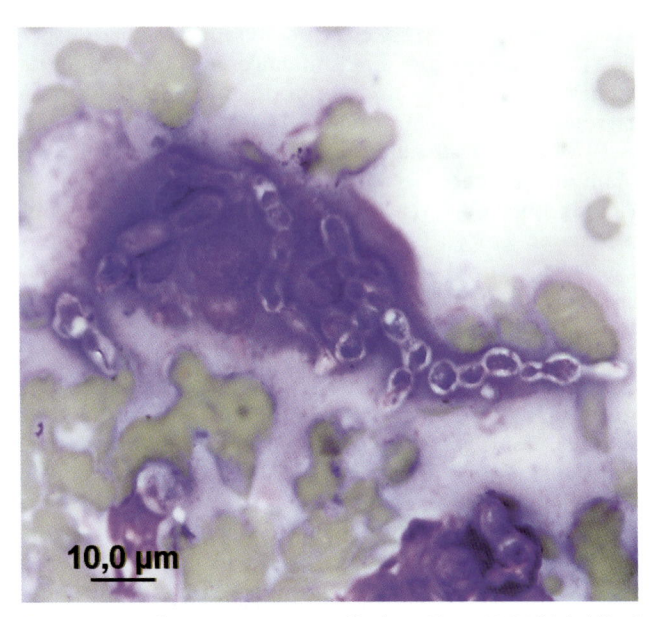

Figura 39.35 Hifas; mesma amostra utilizada na Figura 39.34 (hialo-hifomicose). Nota-se que a hifa no interior de um grande macrófago apresenta segmentos bulbosos dilatados. (Corante aquoso de Romanowsky.)

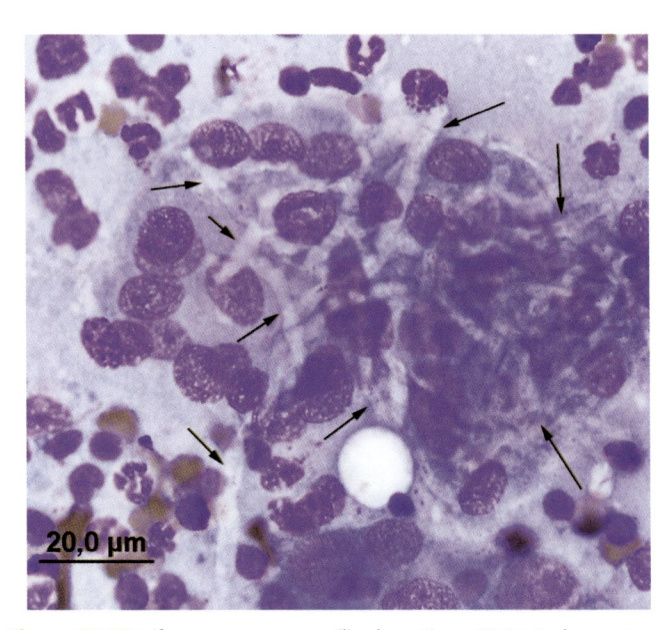

Figura 39.37 Hifa; mesma amostra utilizada na Figura 39.36. Pode-se notar um conjunto de hifas não coradas, na forma de imagens negativas (*setas*), entremeadas em macrófagos epitelioides. (Corante aquoso de Romanowsky.)

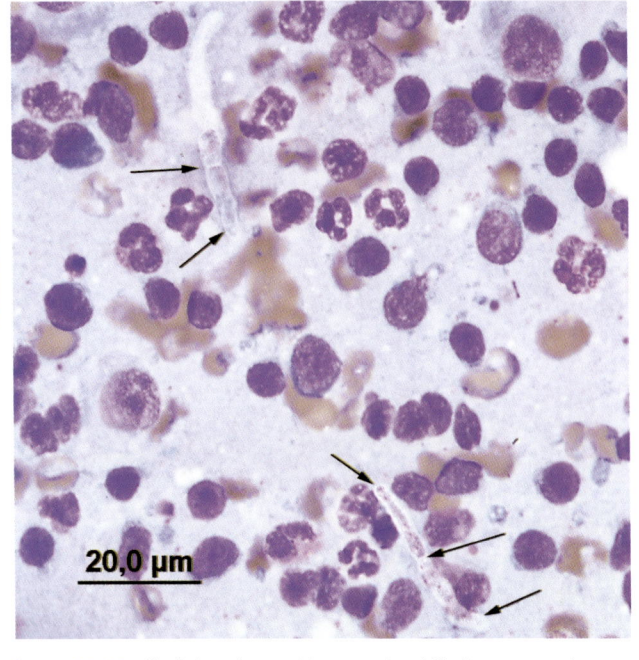

Figura 39.36 Hifa; linfonodo; cão. Notam-se duas hifas longas septadas extracelulares de coloração pálida (*setas*). (Corante aquoso de Romanowsky.)

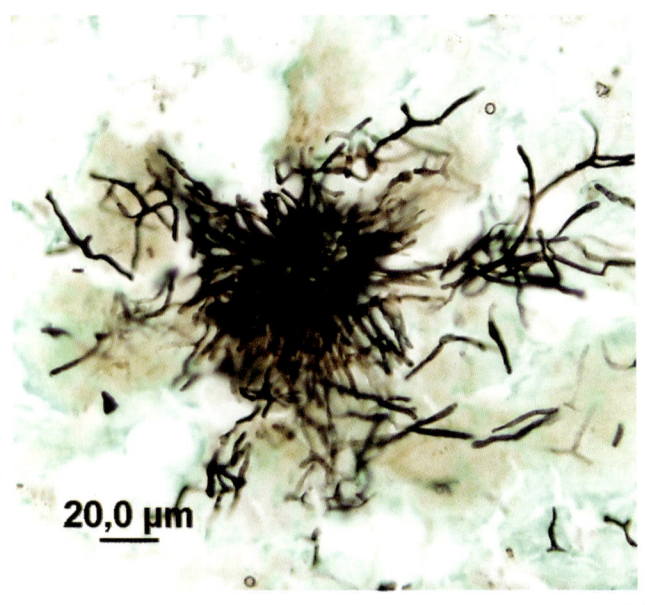

Figura 39.38 Hifa; mesma amostra utilizada na Figura 39.36. Nota-se hifa que se cora de preto pelo GMS, facilitando a visualização da quantidade de microrganismos presentes. (Corante metenamina-prata de Grocott-Gomori.)

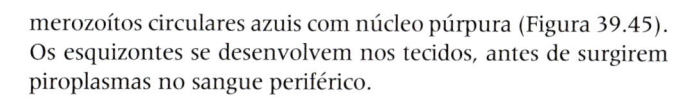

Protozoários

Cytauxzoon felis

C. felis causa doença grave, quase sempre fatal, em gatos domésticos.[17] Em geral, o diagnóstico se baseia na detecção do estágio eritrocitário (piroplasma), tipicamente visualizado em esfregaço sanguíneo (ver Capítulo 9). A fase tecidual do parasita (esquizonte) pode ser visualizada em exame citológico de amostras obtidas de gatos infectados (p. ex., aspirados de linfonodo, baço, pulmão etc.). Os esquizontes se desenvolvem no interior de macrófagos, que se distendem, e apresentam citoplasma abundante, expandido, bem como nucléolos proeminentes (Figura 39.44). A aparência do esquizonte varia conforme seu estágio de desenvolvimento, de massa basofílica pouco definida até

merozoítos circulares azuis com núcleo púrpura (Figura 39.45). Os esquizontes se desenvolvem nos tecidos, antes de surgirem piroplasmas no sangue periférico.

Toxoplasma e Neospora spp.

Às vezes, são visualizados taquizoítos de *Toxoplasma gondii* ou de *Neospora caninum* no exame citológico; eles apresentam aparência microscópica semelhante; para diferenciá-los, pode-se realizar testes moleculares (PCR). Geralmente, a inflamação associada a essa infecção consiste em células inflamatórias mistas. Tipicamente, os taquizoítos apresentam 2 a 4 μm de comprimento, formato de lua crescente ou de banana, citoplasma azul-claro e núcleo central púrpura (Figura 39.46). Toxoplasmose pode ser

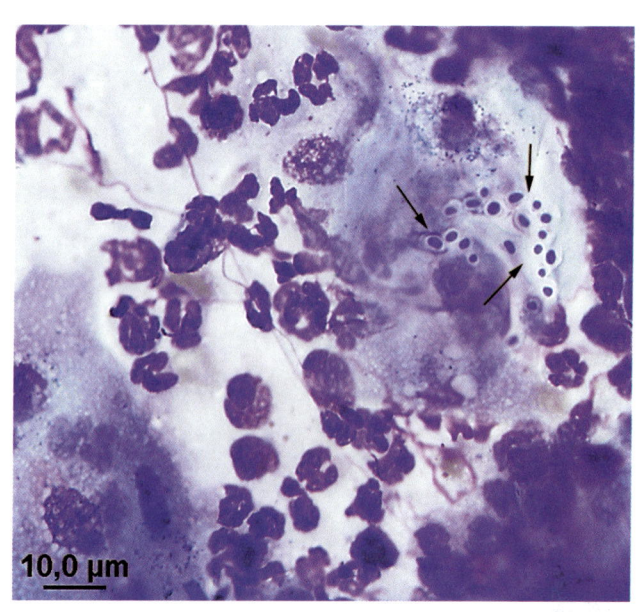

Figura 39.41 Dermatofitose; raspado de pele; cão. Notam-se diversos artrósporos pequenos azul-escuros, redondos ou em formato de blocos (*setas*). Também, notam-se várias células epiteliais escamosas e diversas células inflamatórias (neutrófilos e eosinófilos). (Corante aquoso de Romanowsky.)

Figura 39.39 Peritonite causada por *Candida*; cão. Notam-se vários fungos do gênero *Candida* em um macrófago vacuolizado; um deles apresenta brotamento de base estreita (*seta*). (Corante aquoso de Romanowsky.)

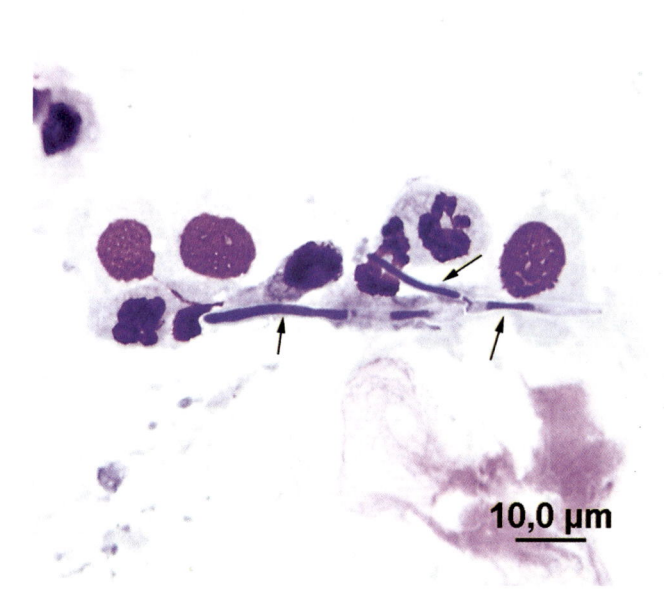

Figura 39.40 Peritonite causada por *Candida*; cão; mesma amostra utilizada na Figura 39.39. Nota-se o fungo na forma de hifa verdadeira (*seta*). (Corante aquoso de Romanowsky.)

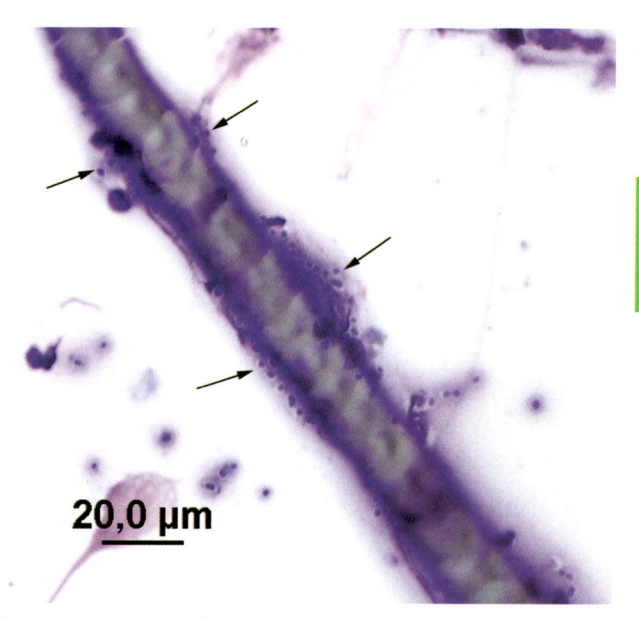

Figura 39.42 Dermatofitose; raspado de pele; gato. Artrósporos são visualizados aderidos à haste de pelo (*setas*) e livres no fundo da lâmina. (Corante aquoso de Romanowsky.)

CAPÍTULO 39

diagnosticada em ambos, cães e gatos, e os taquizoítos podem ser visualizados em uma variedade de amostras, incluindo aspirados teciduais (pulmão, linfonodos) e líquidos corporais (lavado do trato respiratório, secreção ocular, líquido cerebrospinal [LCE] e efusão cavitária).[18,19] Toxoplasmose é zoonose; humanos são contaminados por via transplacentária ou após a ingestão de oocistos esporulados (fezes de gatos) ou de cistos presentes nos tecidos (carne malcozida). Neosporose é considerada, mais frequentemente, como causa de polimiosite e paralisia em cães com menos de 1 ano de idade. À semelhança do que ocorre no paciente com toxoplasmose, uma ampla variedade de tecidos corporais pode abrigar taquizoítos.

Leishmania spp.

Leishmania causa doença visceral e cutânea em animais e seres humanos, no mundo todo, sendo considerada um problema nos EUA desde o ano 2000.[21] Os microrganismos (amastigotas) podem ser visualizados em amostras citológicas de cães infectados e com frequência são encontrados fagocitados, em macrófagos. Essas bactérias são pálidas, com formato oval, medem 2 a 4 μm e apresentam núcleo oval de cor púrpura e cinetoplasto púrpura-escuro na forma de bastonete (Figura 39.47). O cinetoplasto diferencia esse microrganismo de um fungo de tamanho semelhante, *Histoplasma*. Amastigotas de *Trypanasoma cruzi*, causa de tripanossomose americana em cães, apresentam aparência

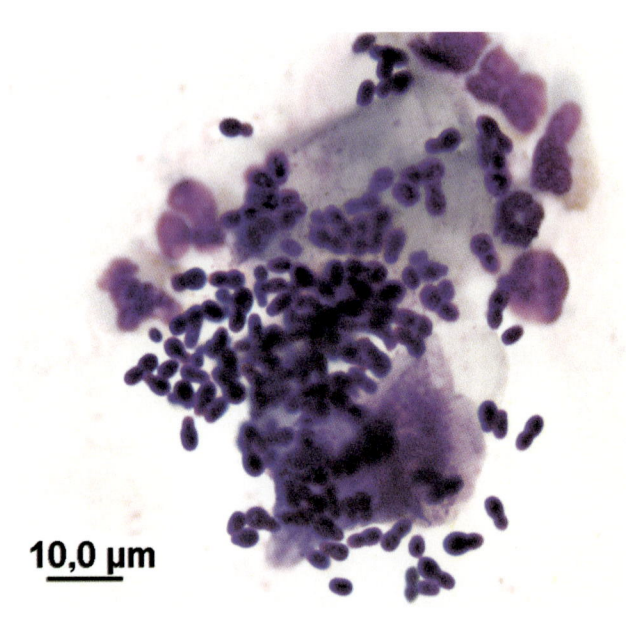

Figura 39.43 *Malassezia* spp.; amostra de *swab* de ouvido; cão. Notam-se vários fungos do gênero *Malassezia* em formato de amendoim, azul-escuros, aderidos a células epiteliais escamosas. No fundo da lâmina, notam-se neutrófilos, fora do foco. (Corante aquoso de Romanowsky.)

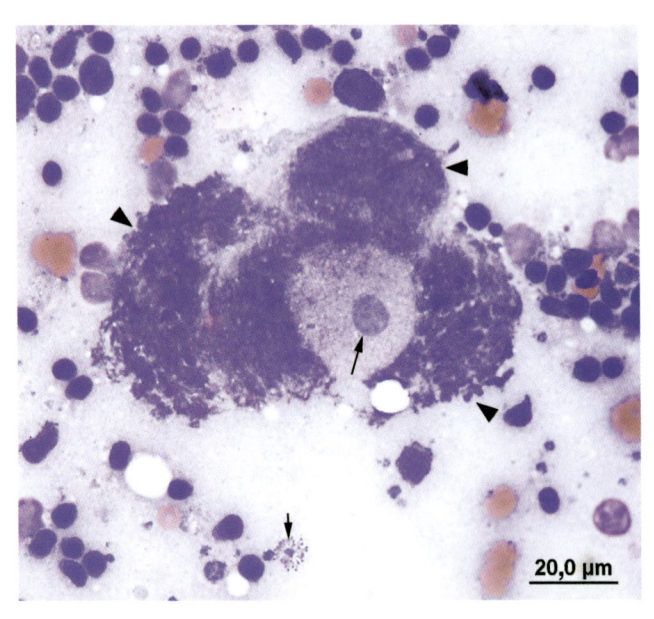

Figura 39.45 Esquizonte de *Cytauxzoon felis*; linfonodo; gato. Nota-se um macrófago danificado que possibilita melhor visualização de merozoítos (*pontas de setas*). O nucléolo proeminente (*seta longa*) é tão grande quanto os pequenos linfócitos circundantes. Há um agregado extracelular de merozoítos quase maduros (*seta curta*). (Corante aquoso de Romanowsky.)

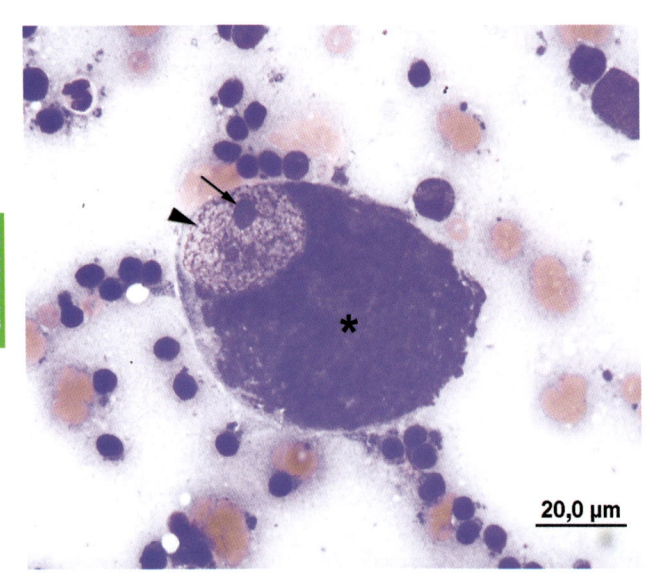

Figura 39.44 Esquizonte de *Cytauxzoon felis*; linfonodo; gato. Nota-se que o macrófago expandido apresenta núcleo claro (*ponta de seta*), com grande nucléolo proeminente (*seta*). Há expansão do citoplasma (*) por merozoítos azul-escuros em desenvolvimento, mal definidos. As células circundantes são, predominantemente, pequenos linfócitos e hemácias. (Corante aquoso de Romanowsky.)

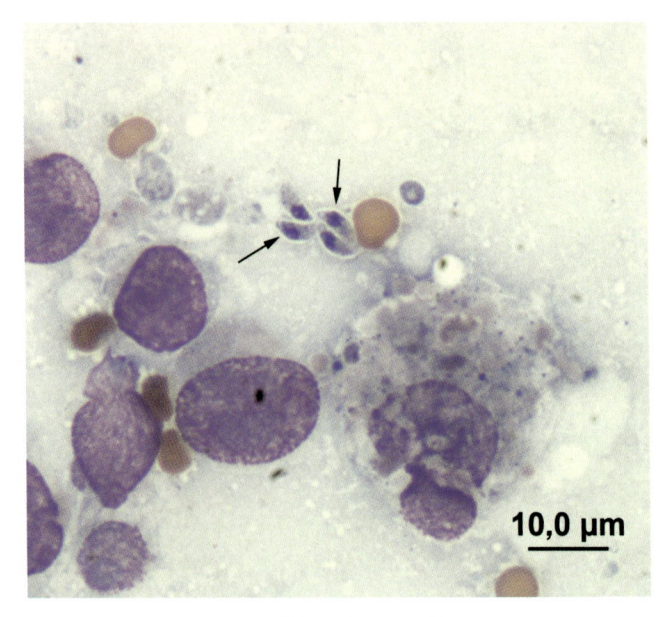

Figura 39.46 Toxoplasmose; linfonodo; gato. Notam-se quatro pequenos taquizoítos extracelulares em formato de banana (*setas*). O macrófago à direita contém resíduos de fagocitose. (Coloração de Wright.)

semelhante, mas são um achado incomum no exame citológico.[22] A inflamação associada e essa infecção é do tipo piogranulomatoso ou misto. Leishmaniose é uma zoonose cuja transmissão depende de um vetor flebotomíneo popularmente conhecido como mosquito-palha. Assim, deve-se evitar a exposição humana a feridas abertas infectadas.

Outros

Pythium, Lagenidium

Esses microrganismos mimetizam fungos nas amostras citológicas, nas quais se apresentam como hifa larga pouco septada que, com frequência, se cora fracamente (Figuras 39.48 e 39.49). Pode-se

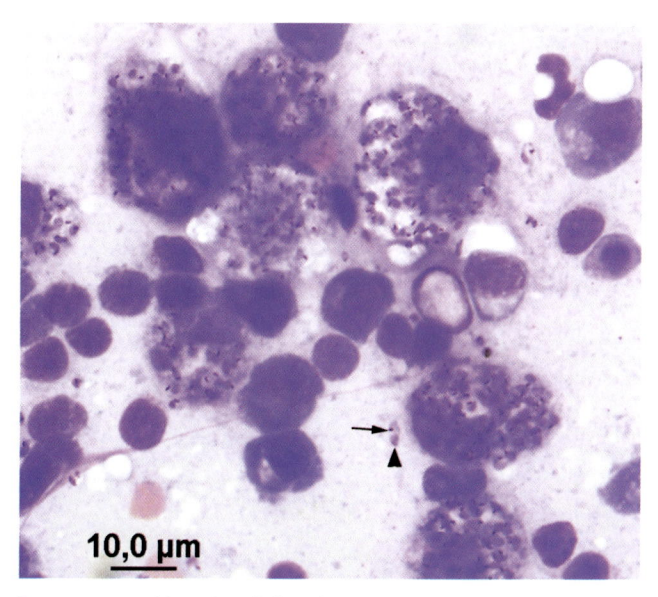

Figura 39.47 Leishmaniose; linfonodo; cão. Notam-se vários macrófagos contendo pequenos protozoários amastigotas. A estrutura interna dos amastigotas pode ser melhor visualizada nos microrganismos extracelulares, notando-se núcleo púrpura-claro (*ponta de seta*) e um cinetoplasto em formato de bastonete púrpura-escuro (*seta*). Outras células presentes incluem linfócitos e plasmócitos. (Coloração de Wright.)

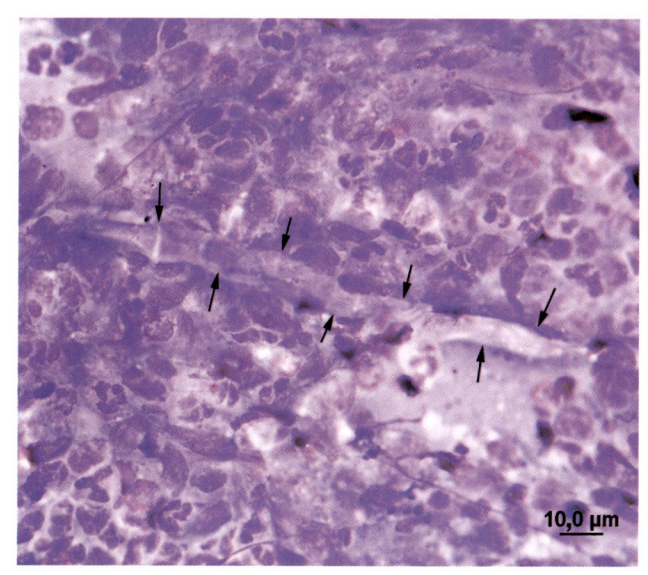

Figura 39.48 Pitiose; massa tecidual no mesentério; cão. Envolvido no interior de um agregado espesso de células inflamatórias mistas (neutrófilos, macrófagos, eosinófilos), nota-se o contorno negativo da estrutura de uma ampla hifa pouco septada (*setas*). (Corante aquoso de Romanowsky.)

utilizar o corante histoquímico GMS para realçar os microrganismos (Figura 39.50). Na verdade, são patógenos aquáticos (da classe Oomicetos) que, tipicamente, acometem animais que frequentemente adentram lagoas ou lagos, em regiões de clima quente.[15] Os equinos podem desenvolver lesões tumorais cutâneas.[23] Em geral, a pitiose canina é uma doença gastrintestinal ou cutânea; a lagenidiose pode ser cutânea, localmente invasiva e, às vezes, disseminada. A inflamação associada a essa lesão é do tipo piogranulomatoso, podendo apresentar um componente eosinofílico.

Prototheca

Este microrganismo é uma alga unicelular onipresente na natureza que infecta cães em regiões de clima úmido e quente.[25] A infecção cutânea pode ser secundária a traumatismo, e

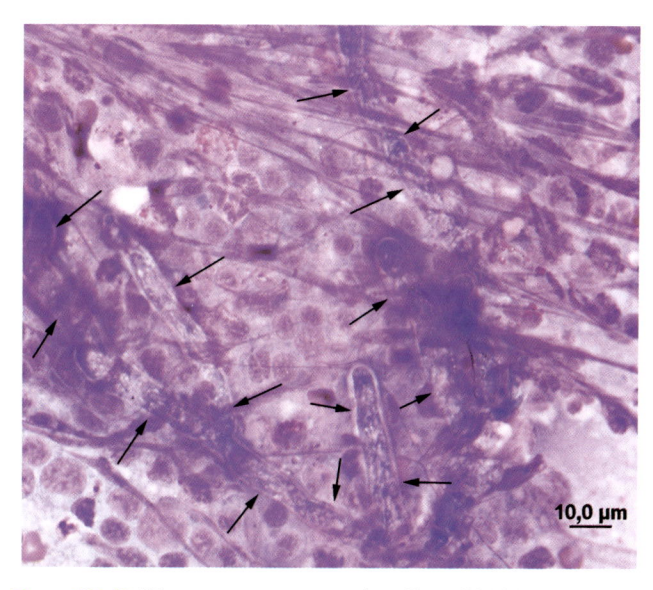

Figura 39.49 Pitiose; mesmo caso mostrado na Figura 39.48. Notam-se várias hifas largas, ramificadas, pouco septadas e que se coram fracamente (*setas*). Há inflamação mista, com componente eosinofílico. (Corante aquoso de Romanowsky.)

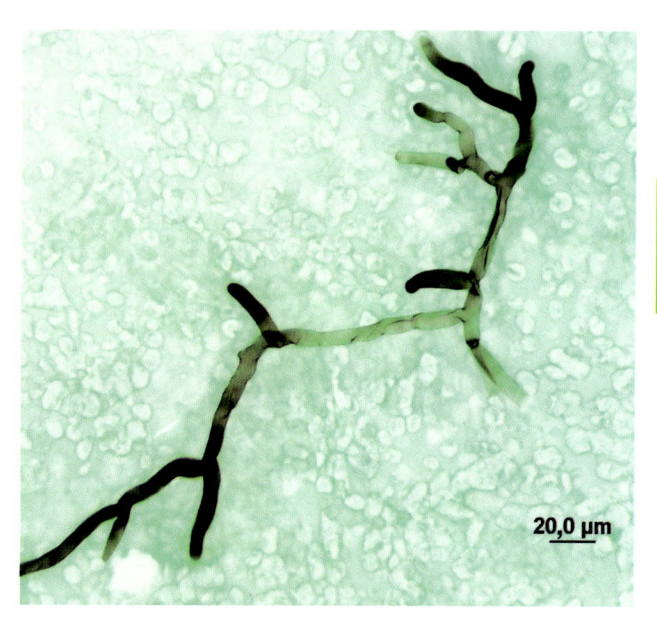

Figura 39.50 Pitiose; mesmo caso mostrado na Figura 39.48. Uma grande hifa ramificada é facilmente visualizada quando corada de preto pelo corante metenamina-prata de Grocott-Gomori (GMS) (Corante GMS.)

acredita-se que a doença disseminada esteja associada à imunossupressão. Cães com doença disseminada frequentemente apresentam envolvimento do trato intestinal. Esse fungo tem formato arredondado a oval, com 5 a 20 μm de diâmetro. A septação interna produz endósporos. *Prototheca* apresenta cor variavelmente basofílica, com aparência granular e estreito halo claro; com frequência, nota-se teca clara vazia (Figura 39.51). A inflamação associada a essa infecção é do tipo piogranulomatoso, às vezes com população mista de linfócitos e plasmócitos.

Rhinosporidium

Rhinosporidium seeberi é um microrganismo protista aquático incomum situado próximo à divergência animal-fungo, classificado como Mesomycetozoea.[26] *R. seeberi* origina massas polipoides na mucosa nasal de seres humanos e animais (cães, equinos, raramente gatos) que vivem em regiões de clima úmido e quente. O microrganismo produz grandes esporângios nos tecidos, mas o estágio mais comumente visto no exame citológico é o de endósporo maduro (Figuras 39.52 e 39.53). Os endósporos são arredondados a ovais, com diâmetro de 8 a 15 μm, e parede celular espessa. Internamente, há várias estruturas globulares esféricas roseo-escuras visíveis, que são inconfundíveis. Também, há relato de endósporos menores imaturos, em desenvolvimentos, de tamanho semelhante aos de *Histoplasma*.[27] A inflamação associada a essa infecção é do tipo piogranulomatoso.

Neorickettsia helminthoeca

N. helminthoeca é a causa da doença conhecida como intoxicação por salmão, em cães que consomem salmão cru infectado com o trematódeo vetor *Nanophyetus salmincola*.[28] A riquétsia pode ser detectada em aspirado de linfonodo de cães infectados, em que se replica nos macrófagos. Em termos citológicos, os microrganismos são pleomorfos, se apresentando mais nas formas individual e de agregados difusos do que de mórulas distintas (Figura 39.54).[29]

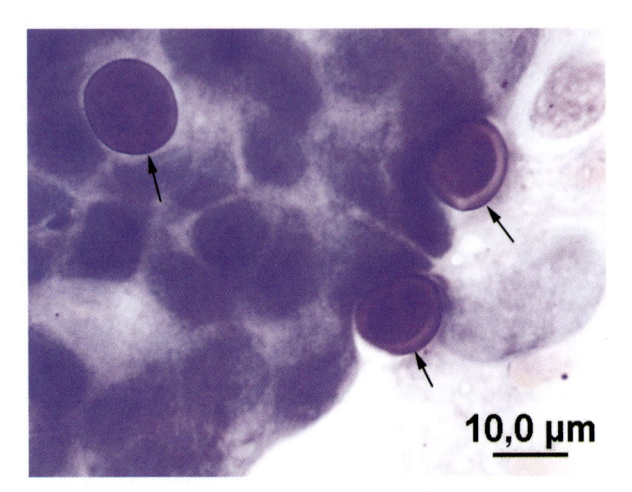

Figura 39.52 Rinosporidiose; lesão nasal; cão. Notam-se três endósporos arredondados a ovais, com parede espessa, de *R. seeberi* (*setas*) associados a um agregado de células epiteliais. Os glóbulos róseos esféricos internos são inconfundíveis. (Corante aquoso de Romanowsky.)

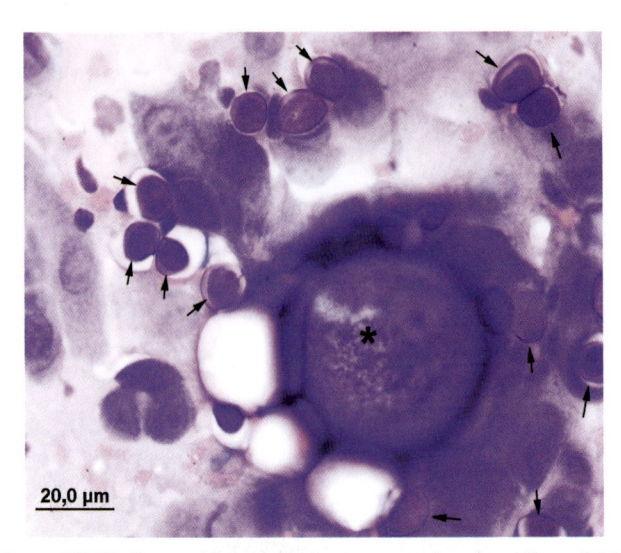

Figura 39.53 Rinosporidiose; o mesmo caso mencionado na Figura 39.52. Notam-se grande esporângio granular imaturo intensamente basofílico (***) e vários endósporos (*setas*) com células epiteliais normais. (Corante aquoso de Romanowsky.)

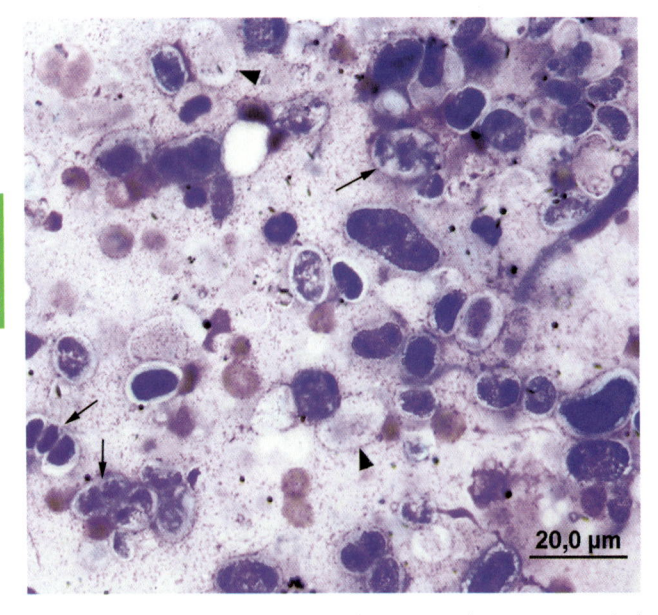

Figura 39.51 Prototecose; vítreo; cão. Notam-se várias estruturas ovais de *Prototheca*, com qualidade de coloração variável. A maioria delas tem aparência basofílica granular. É possível notar endósporos internos (*setas*), bem como teca clara vazia (*pontas de setas*). (Corante aquoso de Romanowsky.)

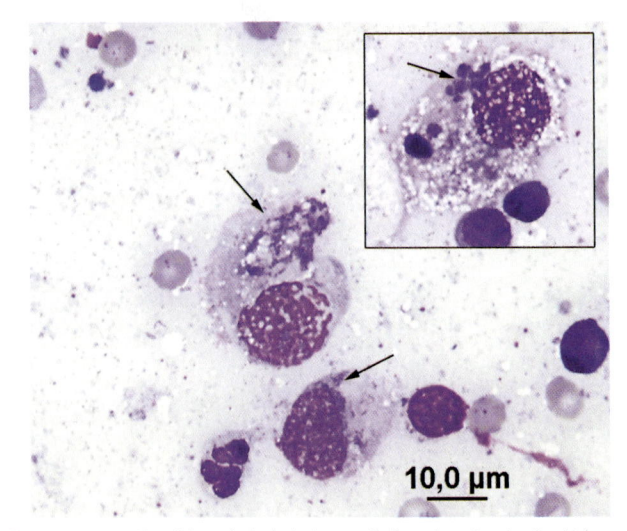

Figura 39.54 *Neorickettsia helminthoeca*; linfonodo; cão. As riquétsias que causam doença da intoxicação por salmão são pequenas, basofílicas e tendem a ocorrer na forma de agregados indistintos (*setas*) mais no interior de macrófagos do que em mórulas distintas. (Corante aquoso de Romanowsky.)

40

Citologia em Neoplasias

Donald Meuten[1] e Kristina Meichner[2]
[1]North Carolina State University, Raleigh, NC, USA
[2]University of Georgia, Athens, GA, USA

Introdução

Câncer consiste na proliferação não controlada de células ocasionada por mutação(ões) não letal(is) no genoma (conjunto de todos os genes de um ser vivo ou de uma espécie). Mutações são eventos constantes no DNA e RNA. Há genes que reparam essas mutações e genes que estimulam tais mutações, e cada um pode contribuir no desenvolvimento de câncer. Agentes etiológicos como vírus, produtos químicos e radiação podem originar neoplasias, ou tumores, em animais; contudo, para muitas dessas lesões, ainda não se conhece a etiologia e, assim, utilizamos termo *espontânea*. A patogênese do câncer é complexa; há livros e manuscritos de revisão que relatam os vários mecanismos ou detalhes necessários para a neoplasia progredir, evitar as defesas orgânicas do hospedeiro, se transformar em tumor maligno, invadir a região em que se instala, invadir vasos sanguíneos ou linfáticos e se propagar (e causar metástase).[1,2]

Há considerável quantidade de jargões associados ao câncer e à citologia da neoplasia. O jargão é menos importante do que reconhecer as anormalidades celulares associadas ao câncer. Neste capítulo, as palavras *câncer*, *tumor* e *neoplasia* são utilizadas como sinônimos. Definições estritas restringem o termo câncer à proliferação maligna de células; o termo tumor, para qualquer tumefação (um dos quatro componentes da inflamação); e o termo neoplasia, para aumento de volume anormal que geralmente resulta em tumor. O termo *neoplasia* se origina de *néos* = novo e *plásis* = formação. A transformação neoplásica de células residentes normais resulta na proliferação de uma nova população celular. Se as defesas do hospedeiro não conseguem controlar essas células, elas proliferam e originam uma massa tecidual. Quanto maior a massa, maior a probabilidade de ser neoplásica. Exceções: há alguns tipos de câncer que não formam massas teciduais como, por exemplo, leucemia; outros proliferam em um órgão, tornando-o difusamente aumentado, mas sem originar massa distinta como, por exemplo, linfoma no fígado ou no baço.

A neoplasia pode se originar em qualquer sistema corporal. No exame histopatológico, identifica-se um câncer pelo órgão no qual ele surgiu e, então, denomina-se o tipo celular específico (p. ex., carcinoma hepatocelular, colangiossarcoma). No exame citológico, frequentemente classifica-se o câncer em três grupos principais: epitelial, mesenquimal e de células redondas (Figura 40.1). Alguns citologistas adicionam uma quarta categoria, neuroendócrino; esses tumores são raros, mas são incluídos nessa discussão. No diagnóstico citológico, também tenta-se mencionar o tumor específico, mas, muitas vezes, não é possível. Para a identificação do câncer, o exame histopatológico se baseia na organização histológica e o exame citológico se baseia em características celulares. Não há característica citológica ou histológica individual que identifique uma célula como neoplásica. Não há marcador histoquímico, imuno-histoquímico ou molecular que identifique uma célula ou massa tecidual como neoplásica. Essas técnicas são métodos auxiliares no diagnóstico de câncer, quando o diagnóstico não está claro. Há marcadores moleculares que caracterizam tumores específicos de humanos e animais. Em geral, as taxas de resultados falso-positivos e falso-negativos para esses marcadores são desconhecidas, tampouco há conhecimento de valores preditivos positivos e negativos (com base na prevalência). É importante conhecer o(s) marcador(es) para um tumor específico e, então, qual porcentagem desses tumores expressam tal marcador (bem diferenciado? Pouco diferenciado?), bem como se o marcador pode estar presente em outros tumores, hiperplasia ou displasia. Pesquisas em áreas moleculares relativas à patologia e à oncologia veterinária estão se desenvolvendo rapidamente, e os resultados precisam ser integrados com as características clínicas, citológicas e histológicas e, mais importante, com a avaliação rigorosa da taxa de recuperação a longo prazo.[3-6] Obtém-se o diagnóstico da neoplasia com base na interpretação geral dos achados citológicos e/ou histológicos e na integração dessas informações clínicas, como espécie, idade e localização. Não se deve analisar separadamente os achados microscópicos daquelas informações clínicas.

Na maioria dos cânceres, o exame histopatológico propicia diagnóstico mais definitivo que o exame citológico; contudo, em ambos os exames, há vantagens e desvantagens (Tabela 40.1).

Há alguns tipos de câncer ou de sua localização nos quais prefere-se exame citológico para definir o diagnóstico e o protocolo terapêutico: tumor de mastócito (TM), tumor circum-anal, lipoma, linfoma, leucemia, osteossarcoma, carcinoma urotelial (CaU), tumor venéreo transmissível (TVT), histiocitoma, tumor de plasmócito, tumor histiocítico e neoplasia em líquidos cavitários. Com o uso da técnica de aspiração com agulha fina (AAF) guiada por ultrassom, é possível obter amostra de qualquer órgão ou local do corpo. Ademais, o custo do exame citológico é muito menor que o do exame histopatológico; também, pode ser realizado na própria clínica, o que possibilita a verificação do resultado enquanto o paciente ainda está sob observação clínica e disponível para a obtenção de nova amostra, se necessário; além disso, é um procedimento menos invasivo, não requer anestesia geral (dependendo do local) e o tempo para disponibilização dos resultados é breve – imediato ou menos de 3 dias. As lâminas destinadas ao exame citológico podem ser examinadas na própria clínica e/ou enviadas para um laboratório de diagnóstico ou fotografadas com telefone celular ou outro meio, e as imagens enviadas para centros de referência para um relatório preliminar (Figura 40.2). Nem todos os profissionais devem tentar o diagnóstico citológico dessas lesões. Na área de citologia, ocorre o mesmo que em todas as especialidades: há indivíduos certificados para cada especialidade, que passaram por treinamento

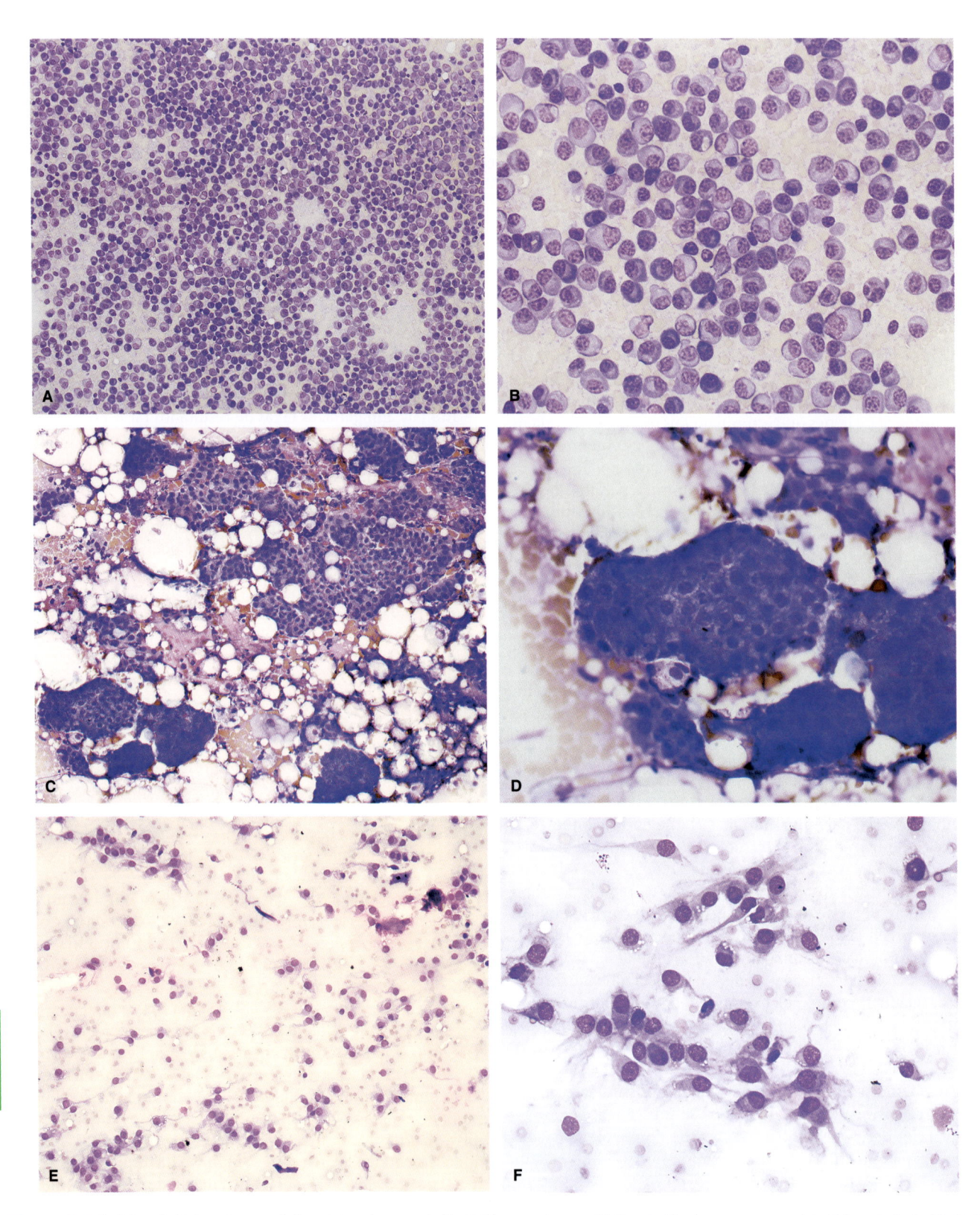

Figura 40.1 Padrões citológicos das neoplasias. *Coluna à esquerda* (**A**, **C**, **E**): aumento em objetiva de 20× (pequeno aumento). *Coluna à direita* (**B**, **D**, **F**): aumento em objetiva de 50× (grande aumento). **A** e **B**. *Neoplasia de célula redonda*: alta celularidade, células individuais redondas. **C** e **D**. *Neoplasia epitelial*: alta celularidade, agregação celular. **E** e **F**. *Neoplasia mesenquimal*: pequena quantidade de células, células fusiformes com projeções citoplasmáticas longas. A morfologia do núcleo não é um parâmetro confiável para avaliar a morfologia das células, pois elas são redondas em todos os padrões; em alguns tumores mesenquimais, é possível notar núcleos ovais. Tumores neuroendócrinos são raros (ver Figura 40.11). (Coloração de Wright-Giemsa.)

Tabela 40.1 Comparação entre características citológicas e histopatológicas no diagnóstico de lesões neoplásicas.

Exame citológico	Exame histopatológico
Não invasiva	Padrão-ouro para o diagnóstico de tumor
Está sendo estabelecido o estadiamento	Em diversos tumores, o estadiamento auxilia no prognóstico
Não é possível avaliar as bordas da lesão	Avaliação de bordas e invasão tumoral
Exame preferido para linfonodo, medula óssea, líquido cavitário e citologia vaginal	
Resultado rápido; se a amostra não for apropriada, pode-se coletar nova amostra enquanto o paciente ainda está no hospital	Possibilita o uso de histoquímica ou imuno-histoquímica para obter diagnóstico adicional ou informação relativa ao prognóstico (p. ex., imunofenotipagem para linfoma)
Diagnóstico rápido para iniciar o tratamento, determinar se há necessidade de testes e/ou coloração adicionais (p. ex., em caso de tumor de mastócito ou na maioria dos linfomas)	Diagnóstico definitivo, quando o exame citológico é inconclusivo (p. ex., no caso de tumor pouco esfoliativo, tumor inflamado)
Avaliar detalhes celulares difíceis de notar no exame histopatológico (p. ex., aspirado de medula óssea, diagnóstico de linfoma granular de linfócito grande [LGL], microrganismos infecciosos)	Avaliação da arquitetura tecidual, necessária para o diagnóstico de alguns subtipos de linfoma, para diferenciar a granulação tecidual de fibroma, fibrossarcoma ou sarcoide etc.
Aspiração guiada por ultrassom direcionada à lesão	Avaliação de invasão neoplásica (p. ex., vasos sanguíneos ou linfáticos, tecidos adjacentes, membrana basal)
Menor custo	Maior custo
Sedação leve geralmente é suficiente, se necessário	Pode ser necessário anestesia geral

Histologia ou outros testes de diagnóstico podem ser solicitados se o profissional ou o proprietário desejarem informações adicionais e estiverem dispostos a pagar por esses testes; por exemplo, rearranjos de receptores de antígenos (PARR), imuno-histoquímico ou imunocitoquímico, estadiamento etc. Tumores que podem ser diagnosticados de forma confiável a partir de citologia, com histologia ou outros testes sendo opcionais, incluem lipoma, adenoma de glândula perianal, adenocarcinoma de saco anal, linfoma, leucemias, tumor de mastócito, tumor venéreo transmissível (TVT), histiocitoma, tumor de plasmócito, tumores histiocíticos, carcinoma de células transicionais (TCC)/carcinoma urotelial (CaU) e osteossarcoma.

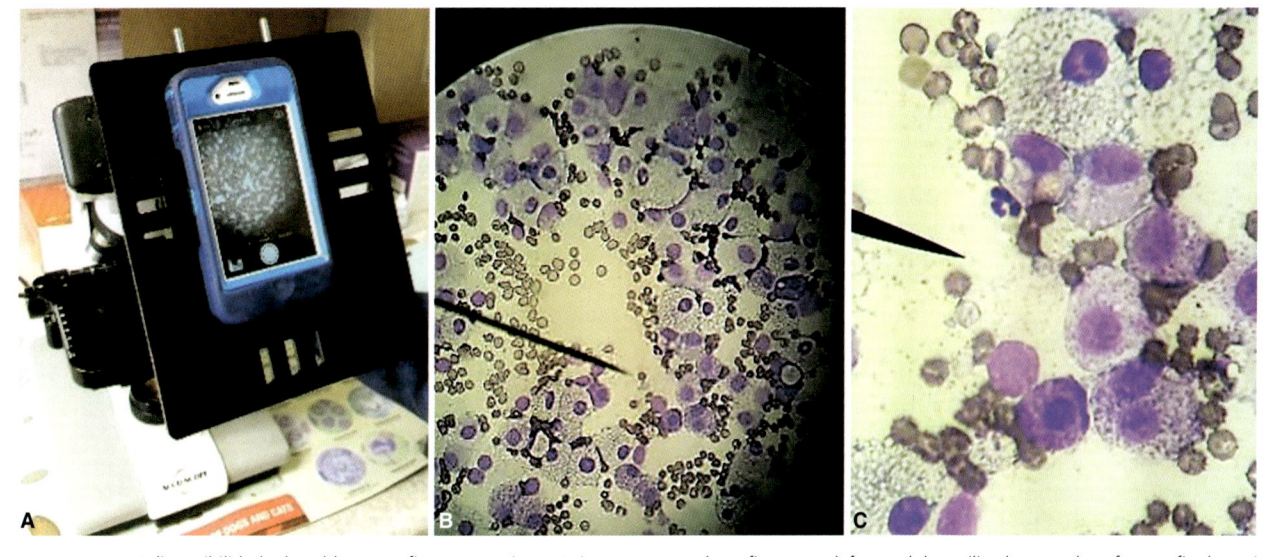

Figura 40.2 A. Há disponibilidade de coldres para fixação ao microscópio e, então, pode-se fixar um telefone celular, utilizado para obter fotografia de aspirado de agulha fina. Uma pesquisa na internet utilizando o termo *cell phone holsters for microscope* indica opções que podem ser utilizadas em diferentes tipos de *smartphones*. A imagem central (**B**) foi obtida por esse método e a imagem à direita (**C**) está aumentada o suficiente para diagnosticar um tumor de célula redonda que contém grânulos citoplasmáticos: tumor de mastócito. Baixa granulação e binucleação (*seta*) sugerem comportamento neoplásico agressivo. (Corante aquoso de Romanowsky.)

CAPÍTULO 40

avançado e adquiriram habilidade. No entanto, muitos veterinários realizam procedimentos que deveriam ser realizados por um especialista devido a sua competência e, às vezes, porque os tutores não aceitam pagar pelo serviço de um especialista. Neste capítulo, as informações são direcionadas a indivíduos que ainda não são especializados em patologia clínica. O período pré-cirúrgico é um excelente momento para realizar exame citológico em massas teciduais nas quais se pretende fazer extirpação com intuito de cura do local. Os resultados do exame citológico podem ser utilizados pelos clínicos para planejar a amplitude da cirurgia (ou seja, extensão e profundidade da ressecção) necessária para aquele tipo de tumor. A extensão da cirurgia é variável, dependendo se o tumor é benigno, maligno, de célula redonda ou de célula epitelial ou mesenquimal. Nota: cada um desses tumores representa uma categoria geral; assim, é melhor realizar o exame citológico já sabendo disso, antes da cirurgia.

Não minimize a importância das etapas necessárias para realizar AAF, prepare lâminas de boa qualidade, evite a ocorrência de artefatos, faça a coloração das lâminas e ajuste o microscópio. Quantidade insuficiente de células (QIC), células danificadas, preparações muito espessas e espalhadas pela lâmina de maneira desigual, quantidade excessiva de amostra de sangue, artefatos de técnica, lâminas mal coradas e visualização em microscópio carente de manutenção e de ajuste impossibilitam o diagnóstico e frustram o patologista clínico. Caso sejam enviadas lâminas de qualidade insatisfatória ao laboratório de referência, é improvável que se obtenha o diagnóstico; a mesma taxa é cobrada para lâmina de boa qualidade que propicia o diagnóstico. Apenas tente interpretar os achados ou envie as lâminas para um laboratório de diagnóstico bem conceituado. É preferível utilizar um microscópio exclusivo para exame citológico, no hospital ou na clínica, e outro microscópio de qualidade inferior para exames de urina e de fezes.

Por todo este capítulo, os autores irão discutir os temas de modo generalizado. Por favor, aceite essa abordagem e entenda que estamos tratando de biologia; portanto, sempre há exceções. Quando as exceções forem importantes, vamos mencionar isso; no entanto, incluir todas as exceções causaria confusão ao quadro geral. O capítulo consiste em uma revisão de como a citologia é utilizada no diagnóstico de câncer e como determinar se o tumor é benigno ou maligno. Benigno significa que o tumor é indolente; não se dissemina, tampouco é causa direta da morte do paciente. Maligno significa que o tumor é agressivo e, caso o animal de companhia sobreviva por tempo suficientemente longo, é possível que o tumor seja a causa futura de morte do animal. Neste livro, há outros capítulos ou seções que relatam como se faz o diagnóstico de câncer com base em sua localização: em determinado sistema orgânico, líquido cavitário, linfonodo, medula óssea etc. A localização da neoplasia suspeita é uma parte absolutamente crítica das informações, pois os diagnósticos diferenciais de tumores e massas que se assemelham a tumores diferem em função da localização do órgão acometido. Por exemplo, massas teciduais no baço ou no fígado podem ser hiperplasia nodular, mas essa abordagem diagnóstica nem sempre é verdade para massas teciduais na pele ou no subcutâneo. De modo semelhante, a hiperplasia pode ocasionar linfadenomegalia e esplenomegalia, mas ela não origina tumores cutâneos. Portanto, quando se examina amostra de órgão obtida por AAF, é importante diferenciar hiperplasia e hipertrofia de neoplasia, mas se houver um nódulo ou uma massa tecidual cutânea, é mais provável que seja inflamação, cisto ou neoplasia, sem possibilidade de ser hiperplasia ou hipertrofia. Naturalmente, há exceções: hamartoma colagenoso, displasia fibroanexial, fasciite nodular e dermatofibrose nodular são lesões cutâneas ou subcutâneas não neoplásicas e todas podem originar uma massa tecidual.

Exame inicial

As respostas às questões clínicas mencionadas a seguir fazem parte da interpretação dos resultados do exame de AAF. Se há massa tecidual discreta, quais são o tamanho e a consistência? Tumores formam nódulos e massas teciduais de diversos tamanhos, de consistência firme ou dura à palpação, não são planos, não são císticos, tampouco preenchidos com líquido (exceções: hemangioma, hemangiossarcoma, mixoma, leucemia, tumor de mama). O paciente apresenta "idade para ter câncer"? Em geral, câncer acomete animal de estimação de idade avançada (exceções: histiocitoma, diagnosticado em cães jovens, e linfoma, que

pode acometer animais jovens de qualquer espécie). A lista de diagnósticos diferenciais de tumor é elaborada com base na espécie, no histórico clínico, na raça e na localização da massa tecidual. Recomenda-se aos leitores consultar as seções específicas deste livro que descrevem o diagnóstico citológico com base no órgão no qual a lesão está localizada. Para os propósitos desta seção, os autores descrevem como interpretar os resultados de exames citológicos de um tumor cutâneo ou subcutâneo, porque as lesões nestes locais são mais frequentemente aspiradas e há menos confusão na interpretação, em comparação com as lesões que se desenvolvem em órgãos internos. Os princípios dessa abordagem podem ser utilizados no exame de todos os demais sistemas.

Prepare lâminas com esfregaço de boa qualidade, coradas com corante do tipo Diff-Quik™. Se neoplasia for um diagnóstico diferencial, não utilize lâmina com preparação úmida corada com novo azul de metileno (NAM) porque o NAM cora, preferencialmente, núcleos e nucléolos. A exacerbação da coloração de DNA e RNA pelo NAM torna os núcleos de células não neoplásicas semelhantes aos de células neoplásicas. Primeiramente, examine a lâmina para encontrar áreas coradas e posicione a ocular do microscópio nesses locais, utilizando objetiva com aumento de 4×. Coloque uma lamínula seca sobre a lâmina corada e examine em pequeno ou médio aumento, em busca de uma área livre de artefatos e com quantidade apropriada de células. Quando tal área for visualizada, faça varredura com objetiva de 20× e, então, prossiga examinando até objetiva de 40×. Durante essas primeiras etapas evite utilizar a objetiva de 100× e óleo de imersão. Depois de colocar óleo de imersão na lâmina de vidro, é difícil encontrar outras áreas para examinar sem revestir a objetiva de 40× com óleo. Quase todos os diagnósticos podem ser definidos após exame em objetiva de 40×, com lamínula seca (exceção: microrganismos). A objetiva de 40× é fabricada de modo que haja necessidade de uma lamínula para uniformizar uma imagem focada. Caso não se coloque uma lamínula sobre a lâmina de vidro, o campo da imagem fica nebuloso, parecendo que se utilizou óleo de imersão para visualização com objetiva de 40× (Figura 40.3).

Na maioria dos casos, o fator crítico é a diferenciação entre inflamação e neoplasia. Essa diferenciação é feita em objetivas de 10 a 40×, verificando se a maioria da população celular presente é representada por neutrófilos. Se os neutrófilos forem as principais células da população, o diagnóstico é de lesão inflamatória e não de câncer (Figura 40.4; algoritmo). Exceção: líquidos de cavidades corporais. A presença de câncer no interior de cavidades corporais frequentemente estimula uma resposta inflamatória e pode haver maior quantidade de neutrófilos do que de células neoplásicas. Linfoma em cavidade corporal é uma das poucas neoplasias em que, geralmente, os linfócitos neoplásicos são as células predominantes no líquido cavitário (ver Figura 42.20). Se houver predomínio de neutrófilos, então deve-se verificar se têm aparência normal ou estão degenerados, procedimento que é um modo indireto de estimar a probabilidade de sepse. Caso haja predomínio de outras células inflamatórias (eosinófilos, macrófagos, pequenos linfócitos), considerar uma inflamação e ver no Capítulo 39 informações específicas relativas a diferentes tipos de células inflamatórias. Se houver apenas alguns neutrófilos, ou nenhum, e numerosas células mononucleares, o diagnóstico provável é neoplasia. Esse procedimento é relativamente direto quando o tumor é cutâneo, mas, quando se desenvolve nos órgãos, o patologista deve ser capaz de reconhecer as *células residentes normais* do órgão acometido, que também são mononucleares.

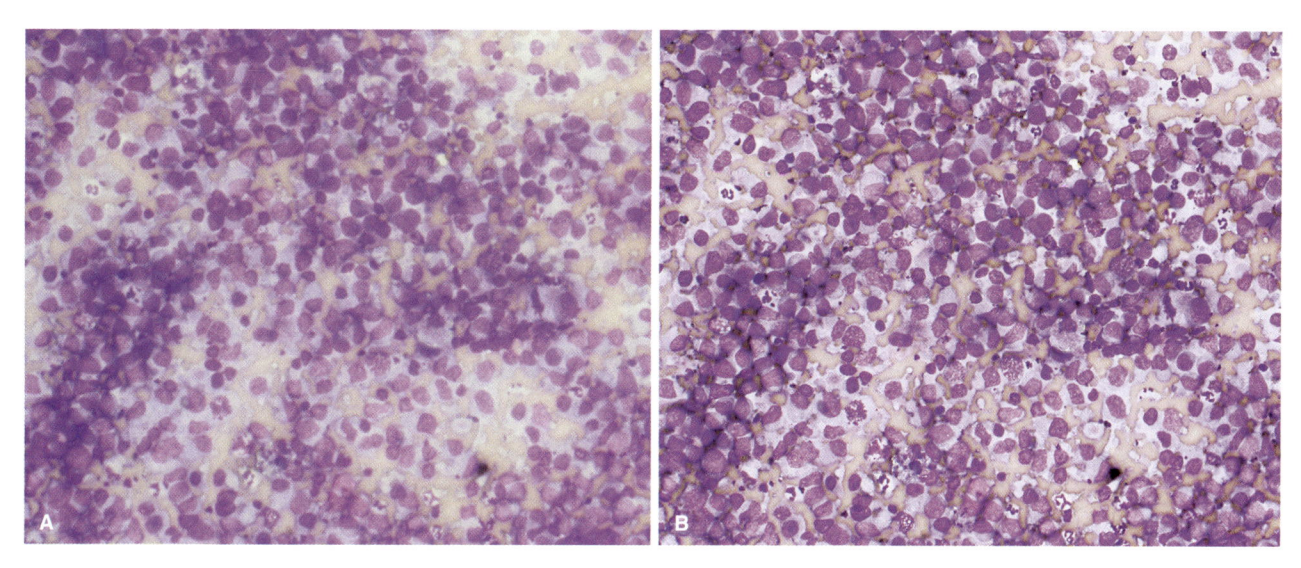

Figura 40.3 Ambas as imagens (**A** e **B**) são mostradas em objetiva de 40× seca. Elas representam o mesmo campo de visualização, mas a imagem à direita (**B**) foi obtida na preparação em lâmina de vidro cuja camada celular foi recoberta com lamínula seca. A imagem à esquerda (**A**) é nebulosa porque não se utilizou lamínula. Um campo de imagem indistinta que se mostra fora de foco em objetiva de 40× geralmente se deve à falta de lamínula sobre a camada celular da lâmina. Nota-se aparência semelhante quando há contaminação da objetiva de 40× com óleo. Se as células forem indistintas e parecerem fora de foco com a objetiva de pequeno aumento, pode-se colocar a lâmina de vidro de "cabeça para baixo" (apenas vire-a). Evite o uso de óleo de imersão para o diagnóstico de tumores. (Coloração de Wright-Giemsa.)

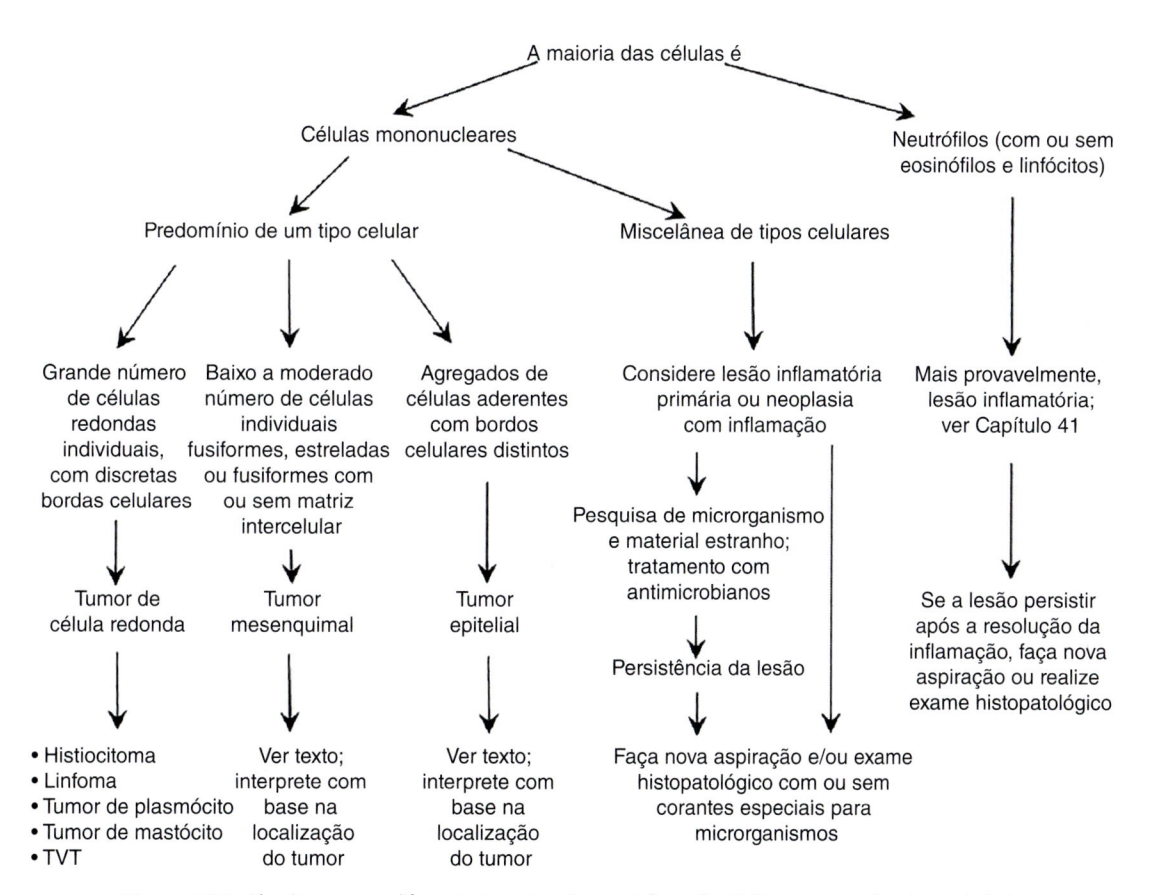

Aspiração de lesão tumoral com agulha fina

A maioria das células é

- Células mononucleares
- Neutrófilos (com ou sem eosinófilos e linfócitos)

Células mononucleares:
- Predomínio de um tipo celular
- Miscelânea de tipos celulares

Predomínio de um tipo celular:
- Grande número de células redondas individuais, com discretas bordas celulares
- Baixo a moderado número de células individuais fusiformes, estreladas ou fusiformes com ou sem matriz intercelular
- Agregados de células aderentes com bordos celulares distintos

→ Tumor de célula redonda
→ Tumor mesenquimal
→ Tumor epitelial

Tumor de célula redonda:
- Histiocitoma
- Linfoma
- Tumor de plasmócito
- Tumor de mastócito
- TVT

Tumor mesenquimal:
Ver texto; interprete com base na localização do tumor

Tumor epitelial:
Ver texto; interprete com base na localização do tumor

Miscelânea de tipos celulares → Considere lesão inflamatória primária ou neoplasia com inflamação → Pesquisa de microrganismo e material estranho; tratamento com antimicrobianos → Persistência da lesão → Faça nova aspiração e/ou exame histopatológico com ou sem corantes especiais para microrganismos

Neutrófilos → Mais provavelmente, lesão inflamatória; ver Capítulo 41 → Se a lesão persistir após a resolução da inflamação, faça nova aspiração ou realize exame histopatológico

Figura 40.4 Algoritmo para a diferenciação entre câncer e inflamação. TVT = tumor venéreo transmissível.

CAPÍTULO 40

Nesse momento, não se preocupe em identificar células específicas. Concentre-se na identificação da anormalidade: câncer *versus* inflamação. Na lâmina, encontre uma área em que há a maioria das células e na qual as células estão dispostas em uma monocamada delgada (Figura 40.5). Defina se as células são individuais ou agregadas. A partir daí, o objetivo é decidir se a maioria das células é redonda, epitelial ou mesenquimal (fusiforme) (ver Figura 40.1). Isso é obtido pela avaliação da celularidade total, da organização das células, da quantidade de citoplasma por célula e do formato das células. Tal procedimento pode ser realizado utilizando objetivas de 20× e 40×; para a classificação do tumor não é necessário óleo de imersão. Os tamanhos relativos das células podem ser estimados com base nos tamanhos de hemácias (7 µm, em cães) e neutrófilos (aproximadamente 15 µm) presentes. Quase todas as células neoplásicas são maiores que hemácias e neutrófilos. É provável que a presença de células tumorais menores indique linfoma de célula T, e a presença de células maiores, possivelmente, indique carcinoma de célula escamosa (CCE) e sarcoma histiocítico (SH). Não há tamanho específico que possibilite prever se a célula é neoplásica; a mensuração do tamanho de células é um procedimento de pouca utilidade. Exceção: a mensuração do tamanho da célula por meio de citometria de fluxo é útil na avaliação do comportamento biológico de alguns linfomas (ver Capítulo 45).[6]

Em geral, no tumor de célula redonda, ocorre esfoliação de grande quantidade de células. As células são individuais (independentes); podem aderir às células adjacentes, mas não se agregam (a menos que a preparação da amostra seja espessa e com alta celularidade). O volume citoplasmático é baixo a moderado e a célula é redonda a oval. Não considere a morfologia do núcleo, pois o formato da maioria dos núcleos é arredondado, mesmo aqueles de células mesenquimais. Tumores de célula redonda são TM, histiocitoma, tumor de plasmócito, linfoma e TVT (Figura 40.6). Os dois últimos raramente originam tumor cutâneo; geralmente se desenvolvem em linfonodos (linfoma) ou na genitália externa (TVT). Quando há linfoma cutâneo, as lesões costumam se apresentar como placas hiperêmicas (não como massa tecidual individual). As três primeiras neoplasias citadas são descritas mais detalhadamente na seção relativa aos tumores cutâneos. Em cães, o tumor cutâneo mais comum é o TM; geralmente é de fácil identificação porque ocorre rápida

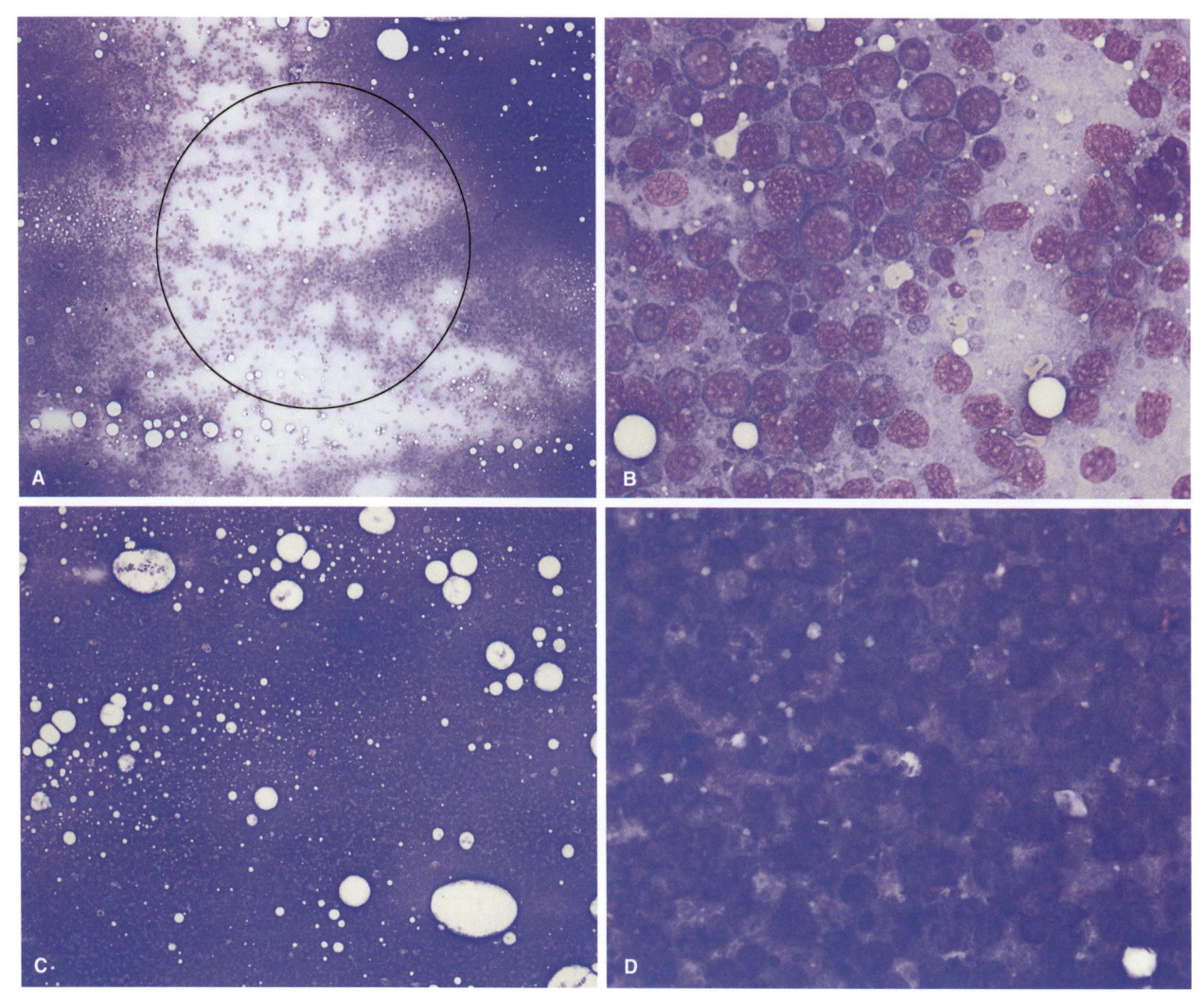

Figura 40.5 Uma monocamada delgada de células (**A**, círculo; objetiva de 10×) propicia áreas para o diagnóstico (**B**, objetiva de 100×); diferentemente, áreas com monocamada espessa, fora do círculo, não propiciam o diagnóstico. Faça o exame visual da lâmina com objetiva de 10× ou 20×, sem lamínula e, então, prossiga o exame da monocamada celular mais fina dom objetiva de aumento maior. Os dois painéis inferiores (**C** e **D**) são muito espessos, mesmo para visualização em objetiva de 100× (**D**); não é possível definir o diagnóstico. Não tente obter o diagnóstico com base em exame de lâmina de baixa qualidade. (Coloração de Wright-Giemsa.)

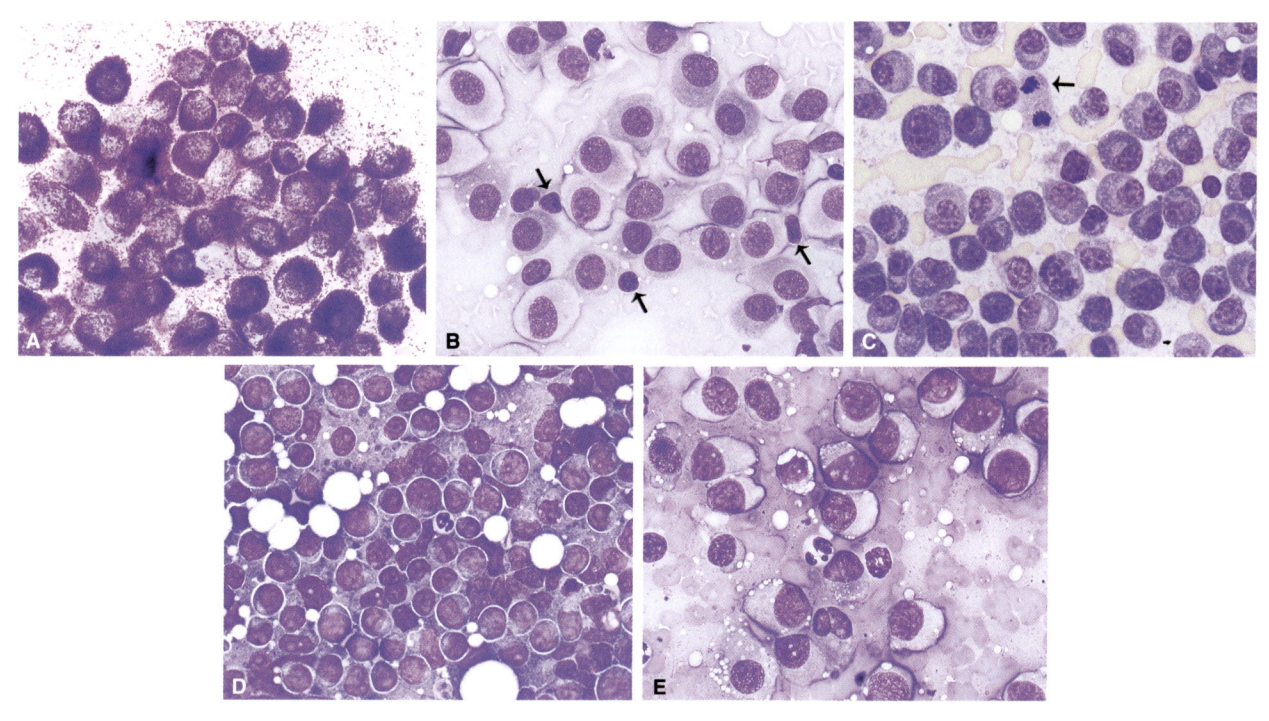

Figura 40.6 Tumores de célula redonda. **A** a **E**. Objetiva de 50×; característica comum é a célula redonda individual. **A.** Tumor de mastócito – grande quantidade de células, grânulos de cor púrpura evidentes. **B.** Histiocitoma – baixa quantidade de células, citoplasma claro; alguns poucos linfócitos apresentam núcleo denso e citoplasma escasso (*setas*). **C.** Tumor de plasmócito – núcleo excêntrico e zona paranuclear clara (Golgi) são diagnósticos; a *seta* aponta para uma figura de mitose (anáfase). **D.** Linfoma – alta celularidade; células redondas uniformes e com citoplasma mínimo e grande núcleo único que preenche o citoplasma; para comparação do tamanho, ver neutrófilo ao centro. **E.** Tumor venéreo transmissível (TVT); assemelha-se ao histiocitoma, mas os vacúolos citoplasmáticos auxiliam na diferenciação, e a localização na genitália confirma o diagnóstico. Para todos esses exemplos não é necessário exame histopatológico para estabelecer o diagnóstico. (Coloração de Wright-Giemsa.)

esfoliação das células tumorais, que apresentam numerosos grânulos citoplasmáticos de cor púrpura. A granulação varia amplamente, de escassa até ao ponto de encobrir o núcleo (Figura 40.7). Embora as preparações de amostras obtidas de tumor de célula redonda geralmente apresentem alta celularidade, o histiocitoma é uma exceção porque pode apresentar escassez de células na lâmina.

Em geral, em tumores de células epiteliais, ocorre abundante esfoliação celular. As células podem ser individuais, mas a característica importante é a presença de agregados de células aderidas (ver Figura 40.1; Figura 40.8). Examine essas unidades coesivas em pequeno ou médio aumento, pois são elas a chave para o diagnóstico correto. A continuidade do exame em objetiva de grande aumento antes de examinar essas unidades pode resultar em falha de diagnóstico. Em geral, as células epiteliais apresentam citoplasma abundante e seus formatos são cuboides, colunares ou poligonais. O formato da célula não é crítico para o diagnóstico; ademais, pode ser difícil distingui-lo em agregados celulares. Quase sempre as células epiteliais se organizam em grupos, que formam agregados, mórulas ou ácinos. Essas estruturas histológicas se formam devido aos desmossomos que se ligam às células epiteliais. É raro, e não necessário para a definição do diagnóstico, que um tumor epitelial produza ácinos distintos com lúmen central, como notado no exame histológico. Alguns poucos tumores epiteliais são tão distintos que sua origem pode ser determinada com base nas características citológicas: CaU (carcinoma de célula de transição [CCT]), sebáceo, circum-anal, tumor (glândula perianal), adenocarcinoma de glândula apócrina do saco anal, carcinoma folicular da tireoide etc. (ver Figura 40.8). Portanto, os tumores epiteliais geralmente

são identificados com base no conhecimento do órgão do qual a amostra foi aspirada: bexiga, mama, próstata etc.

Em tumores mesenquimais, geralmente ocorre esfoliação celular baixa a moderada; as células são individuais ou agregadas, mas não formam ácinos circulares, e o citoplasma é alongado como aquele de células fusiformes, condições críticas para um diagnóstico correto (ver Figura 40.1; Figura 40.9). A maioria dos núcleos é redonda, mas se eles apresentarem formato oval ou alongado, a identificação das células é facilitada. A aparência de tumores mesenquimais é amplamente variável, dependendo de sua origem. Eles tendem a produzir poucas células porque a matriz intercelular colagenosa mantém firmemente as células neoplásicas no interior do tumor. No entanto, osteossarcoma e tumor de parede perivascular (TPP) geralmente produzem muitas células (ver Figura 40.9). TPP é um termo utilizado para um grupo de tumores fusiformes oriundos de células da parede de vasos sanguíneos; há necessidade de exames histológicos e imuno-histoquímicos para a identificação correta dos subtipos: *hemangiopericitoma, miopericitoma, angioleiomioma, angiofibroma, tumor de adventícia*.[7,8] TPP é o tumor mesenquimal mais comum na pele e no subcutâneo de cães; raramente é maligno. Raramente nota-se matriz intercelular de tumores mesenquimais nas preparações citológicas de amostras obtidas por meio de AAF, mas às vezes é visto no osteossarcoma (ver Figura 40.9) e no condrossarcoma. SHs apresentam origem e aparências citológica e histológica tão particulares que são descritos separadamente nesta seção; não apresentam matriz intracelular visível.

Os tumores melanocíticos são mesenquimais, mas sua aparência citológica pode ser uma mistura de células fusiformes, redondas e agregados semelhantes às células epiteliais. O pigmento

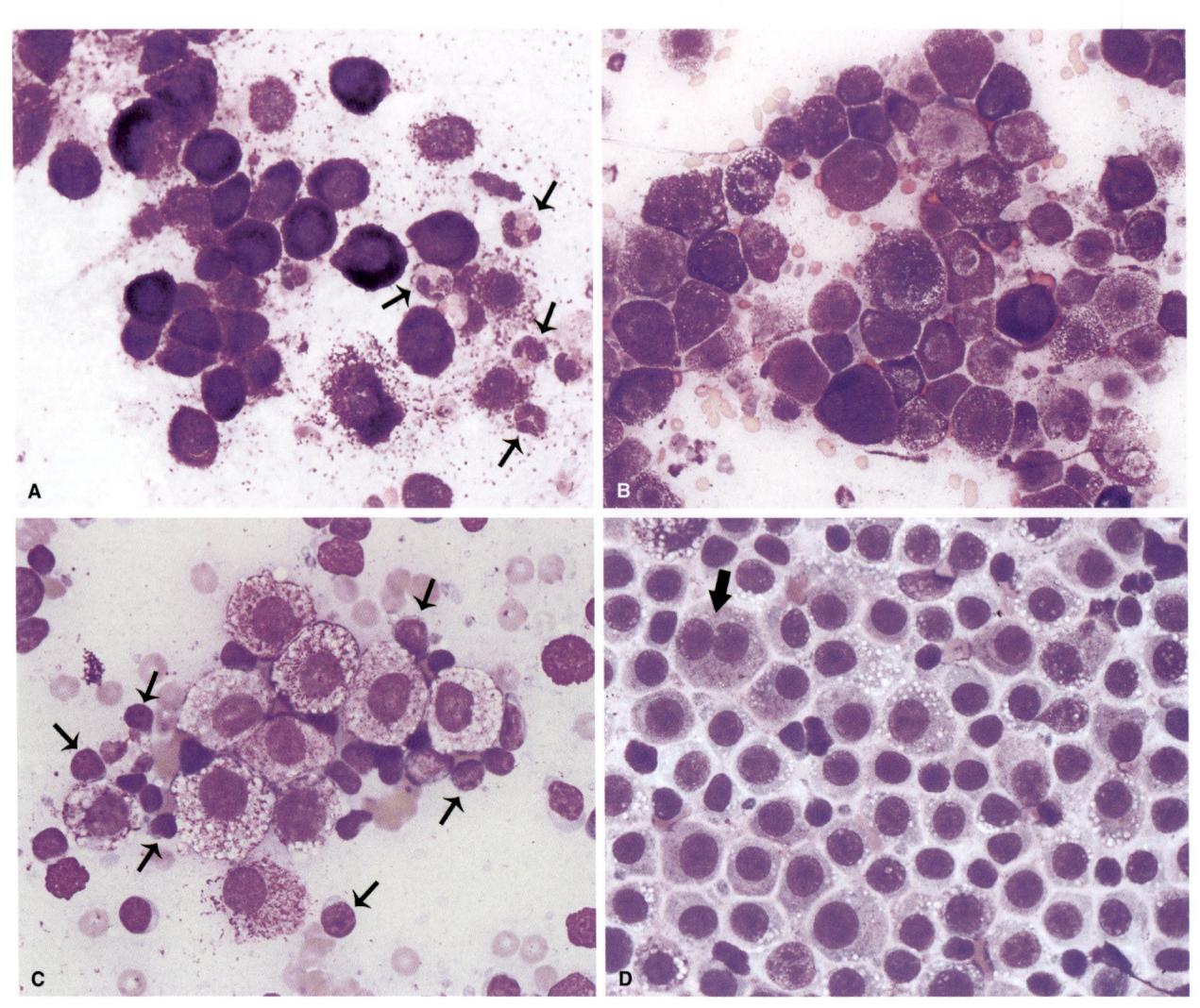

Figura 40.7 Esta colagem é de quatro diferentes tumores de mastócito (TM) cutâneos de cães; ela mostra como os tumores podem ter aparência citológica (e histológica) variável. O estadiamento citológico do TM de cães se baseia na variabilidade de células e núcleos. Os TM menos agressivos são intensamente pigmentados (**A** e **B**) e as células são relativamente uniformes. Note os numerosos eosinófilos em **A** (*setas*) e linfócitos em **C** (*setas*). TM mais agressivos apresentam menos pigmento citoplasmático, que pode ser pálido (**C**) ou ausente (**D**). Também apresentam variabilidade nos tamanhos e formatos das células e dos núcleos, inclusive binucleação (*seta*, **D**), além de multinucleação e figuras de mitose. Os esquemas de estadiamento citológico estimam essas características em determinado número de mastócitos presentes na preparação. **A**, **C** e **D**. Objetiva de 100×. **B**. Objetiva de 50×. (Coloração de Wright-Giemsa.)

citoplasmático é a chave para o diagnóstico; varia de verde a preto e de pó claro até intensamente pigmentado, que impede a visualização dos núcleos (Figura 40.10). Quando não há pigmento, às vezes, esses tumores são denominados amelanóticos. Raramente há ausência total de pigmento. Pode ser necessária uma ampla busca, mas quase sempre há algumas células com pigmentos. Caso o pigmento não seja identificado para a confirmação do diagnóstico de melanoma, pode-se adquirir corantes histoquímico (Fontana-Masson) e imuno-histoquímico (Melan A, PNL-2) ou imunocitoquímico. Há várias denominações para os tumores de melanócito: melanoma, melanossarcoma, melanoma melanocítico com características histológicas benignas; melanoma com baixo potencial de malignidade; melanoma bem diferenciado. O nome não é importante; o importante é prever o seu comportamento biológico (ver final deste capítulo).

Tumores endócrinos/neuroendócrinos representam uma quarta categoria da classificação citológica de tumores. Em tumores neuroendócrinos, ocorre esfoliação celular moderada a alta; no entanto, geralmente as células não são íntegras e apresentam

núcleos vazios, sem citoplasma que o envolva ou incrustado no citoplasma. Aparentemente, essas células são frágeis e as membranas celulares se danificam facilmente durante a preparação da lâmina; portanto, geralmente as bordas celulares são indistintas. Quando a lâmina é bem examinada, podem-se visualizar células íntegras, com quantidade pequena a moderada de citoplasma ligeiramente corado (Figura 40.11). Os núcleos são redondos e uniformes. A previsão do comportamento biológico de tumores neuroendócrinos é mais fácil com base em dados históricos do que pelas características celulares e nucleares.

Tumores neuroendócrinos são raramente diagnosticados nos centros de atendimento primários devido à sua localização na cavidade abdominal (adrenal, pâncreas) ou torácica (tumor do corpo aórtico). Também se desenvolvem na bifurcação da artéria carótida, no sulco jugular (tumor de corpo carotídeo) e, portanto, o tumor pode ser aspirado facilmente nesses locais. Outro local possível é a tireoide; no entanto, em cães e gatos, a maioria dos tumores de tireoide tem origem folicular, e eles são epiteliais (embora essas células, tipicamente, tenham aparência neuroendócrina). Tumores de célula C são neuroendócrinos e situam-se

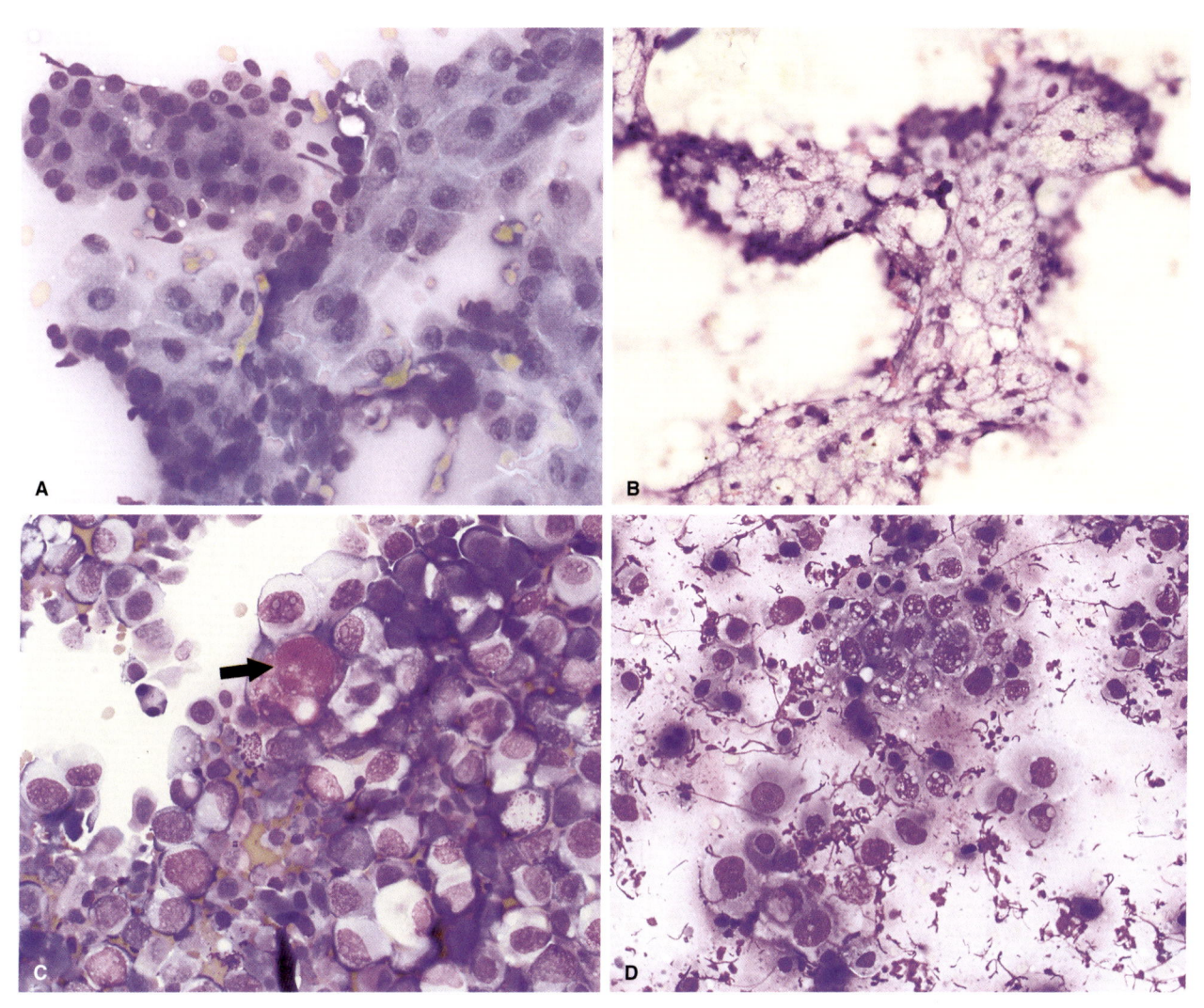

Figura 40.8 Tumores epiteliais – a característica comum em cada imagem é a agregação de células grandes. **A**, **C**, **D**. Objetiva de 50×. **B**. Objetiva de 40×. **A** e **B**. Em algumas áreas, notam-se várias células sobrepostas fora de foco. Características citológicas auxiliam na denominação do tumor, mas a chave para o diagnóstico e o comportamento previsto é a localização do tumor. **A**. Períneo, tumor da glândula perianal, benigno. **B**. Pálpebra (ou qualquer localização cutânea) – adenoma de glândula sebácea (abundante citoplasma claro a vacuolizado típico), benigno. **C**. Bexiga – carcinoma urotelial (CCT), maligno, seta apontada para corpúsculo de inclusão de Melamed-Wolinska, que é diagnóstico para a origem de célula urotelial. **D**. Orelha, olho, boca ou genitália – carcinoma de célula escamosa, maligno. Células epiteliais são extremamente pleomorfas; as numerosas células menores vistas no fundo da lâmina são neutrófilos, muitos deles degenerados. Neutrófilos são achados comuns no CCE. O comportamento biológico de cada tumor se baseia mais no diagnóstico e na localização do que nos critérios citológicos. (Coloração de Wright-Giemsa.)

na glândula tireoide, ou se disseminam a partir dela. Para a diferenciação entre tumor folicular e tumor de célula C, há necessidade de exame histopatológico e, quase sempre, testes imuno-histoquímicos ou imunocitoquímicos. Em cães e gatos, os tumores foliculares são mais comuns que os tumores de célula C; são agressivos em cães e benignos em gatos. Geralmente não ocasionam anormalidades funcionais da tireoide em cães, mas causam hipertireoidismo em gatos. Hiperplasia adenomatosa nodular em gatos é uma denominação incorreta; a lesão é um adenoma. Tumor de célula de Merkel é do tipo neuroendócrino que se desenvolve na pele; é extraordinariamente raro.

Sarcoma histiocítico é um tumor mesenquimal, mas as células neoplásicas não apresentam formato fusiforme; na verdade, citologicamente, ele parece tumor de célula redonda pleomorfa (Figura 40.12). Microscopicamente, tumor de plasmócito maligno (pouco diferenciado) e SH podem parecer semelhantes. As preparações de amostras de ambos os tumores são altamente celulares. As células são individuais e grandes, com citoplasma abundante; contêm um ou vários núcleos. A quantidade, o tamanho e o formato de núcleos e nucléolos são muito variáveis. Caso haja várias células gigantes, multinucleação, núcleos excêntricos e nucléolos, é mais provável que seja SH do que tumor de plasmócito. O teste mais confiável para diferenciar esses dois tumores é o do anticorpo MUM-1, que cora positivamente os plasmócitos, mas não as células histiocíticas.[9] O uso de corantes imuno-histoquímicos que identificam células histiocíticas requer manuseio e habilidades especiais. Uma maneira menos técnica de diferenciação desses tumores envolve o emprego de critérios clínicos: *raça do cão* – animais das raça Bernese Mountain, Flat-coated Retriever, Rottweiler e Golden Retriever são predispostos ao desenvolvimento de SH, mas essa neoplasia pode acometer qualquer raça; *localização* – junção articular, ampla disseminação ou, se pulmonar, é provável que seja histiocítico; bucal, retal sugere tumor de plasmócito; *concentração sérica de proteína total* – concentração muito alta, principalmente em caso de gamopatia monoclonal, sugere tumor de plasmócito, mas este e o amiloide intratumoral são incomuns ou raros.

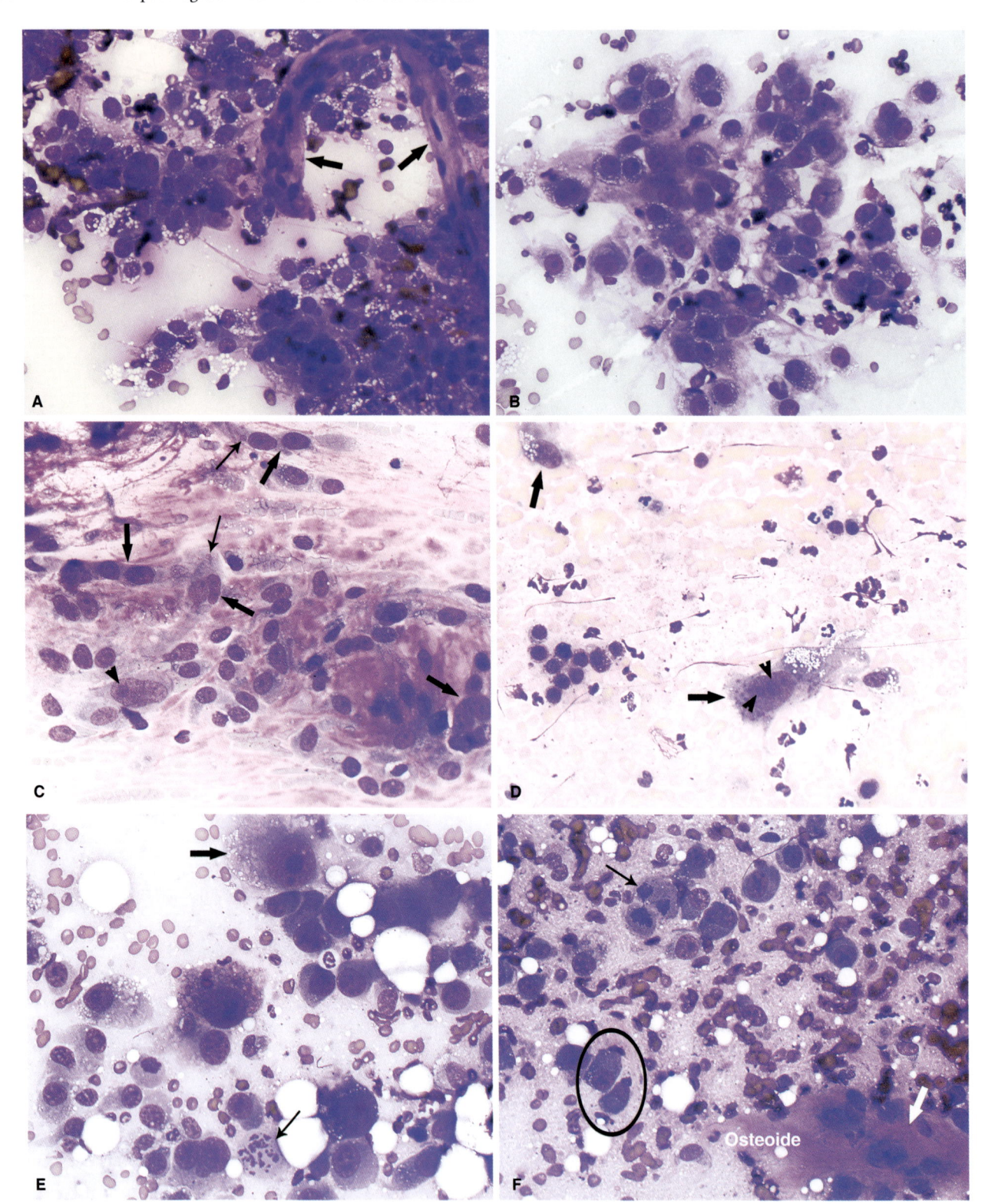

Figura 40.9 Aspirados com agulha fina de tumores mesenquimais. **A** a **F.** Objetiva 50×. **A** e **B.** Tumor de parede perivascular (TPP) ou hemangiopericitoma; para esses subtipos de tumores são necessários exame histopatológico e testes auxiliares, mas o diagnóstico e o comportamento clínico podem ser obtidos com base no exame citológico e no tamanho do tumor. Um vaso sanguíneo, característico de TPP, é indicado pelas setas. Em objetiva de grande aumento, nota-se o formato fusiforme, mas não em todas as células. **C.** Fibrossarcoma (sarcoma em local de injeção) de gato; grande massa subcutânea na parede torácica esquerda. Note as células pleomorfas fusiformes exibindo anisocitose, anisocariose, binucleação (*setas espessas*), micronúcleo (núcleos-satélites, *seta fina*) e macronúcleo (*ponta de seta*); as células são circundadas por matriz fibrilar rósea. Essa matriz nem sempre é notada, tampouco é abundante. **D.** Hemangiossarcoma (baço, cão); pequeno número de células pleomorfas fusiformes com vacúolos citoplasmáticos claros pontilhados (*setas*), núcleos grandes (compare com o núcleo de neutrófilos circundantes) e macronucléolos (*pontas de seta*). No sarcoma histiocítico (SH) raramente se recuperam células neoplásicas em amostra obtida por meio de aspiração com agulha fina (AAF), porque a maior parte da massa tumoral é composta de vasos sanguíneos, com amplas áreas de hemorragia e necrose. **E** e **F.** Osteossarcoma – rádio distal, cão de grande porte, osteólise. Ausência de neutrófilo e várias células mononucleares com núcleo excêntrico. Há variação nos tamanhos de células e de núcleos. Apenas algumas células apresentam formato fusiforme. Nota-se matriz osteoide (rósea, *seta branca*). Várias figuras de mitose são indicadas por setas; a *seta espessa* é direcionada a uma célula com macronúcleo. As células no interior do círculo são osteoblastos, que se assemelham aos plasmócitos por apresentarem núcleo excêntrico, citoplasma azul e complexo de Golgi claro. Os osteoblastos são positivos à coloração com fosfatase alcalina. Quando há características citológicas e dados clínicos clássicos, não há necessidade de exame histopatológico.

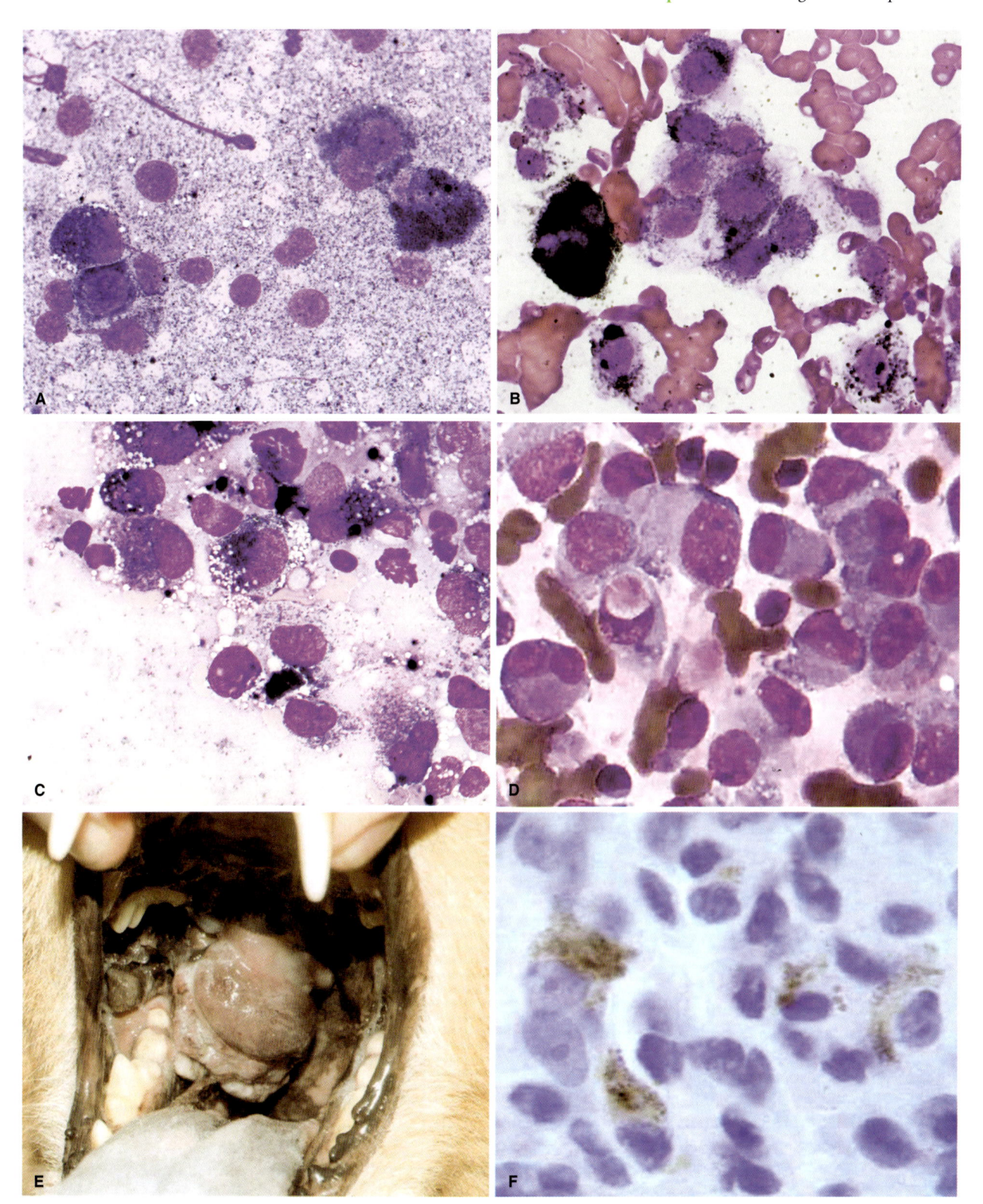

Figura 40.10 Em cães, os tumores melanocíticos apresentam variados padrões citológicos. **A**, **B**, **D** e **F**. Objetiva de 100×. **C**. Objetiva de 50×. **A.** Melanoma/melanocitoma cutâneo, células individuais intensamente pigmentadas, núcleos redondos, pigmento abundante no fundo da preparação torna a lâmina escura ao exame macroscópico. Para determinar o comportamento biológico, é necessário exame histológico. **B.** Melanoma digital, no centro, há agregado de células epiteliais, com a presença de uma célula fusiforme. **C.** Metástase de melanoma maligno bucal em linfonodo regional; célula binucleada, morfologia celular e nuclear com variação moderada a marcante; a concentração de pigmento é muito variável (grandes glóbulos pretos, pequenos grânulos pretos e algumas células desprovidas de pigmento). **D** a **F.** Melanoma bucal maligno, amelanocítico; note a ausência de pigmento de melanina visível nessas células pleomorfas (**D**); células coradas positivas (em marrom) com marcador melanocítico (Melan A) em exame histopatológico (**F**). **E.** Massa tecidual cinza-claro se projetando do palato mole, neste cão. Tocar a superfície do tumor é inútil; é necessário realizar aspiração com agulha fina (AAF) da massa tumoral para obter células representativas do tumor.

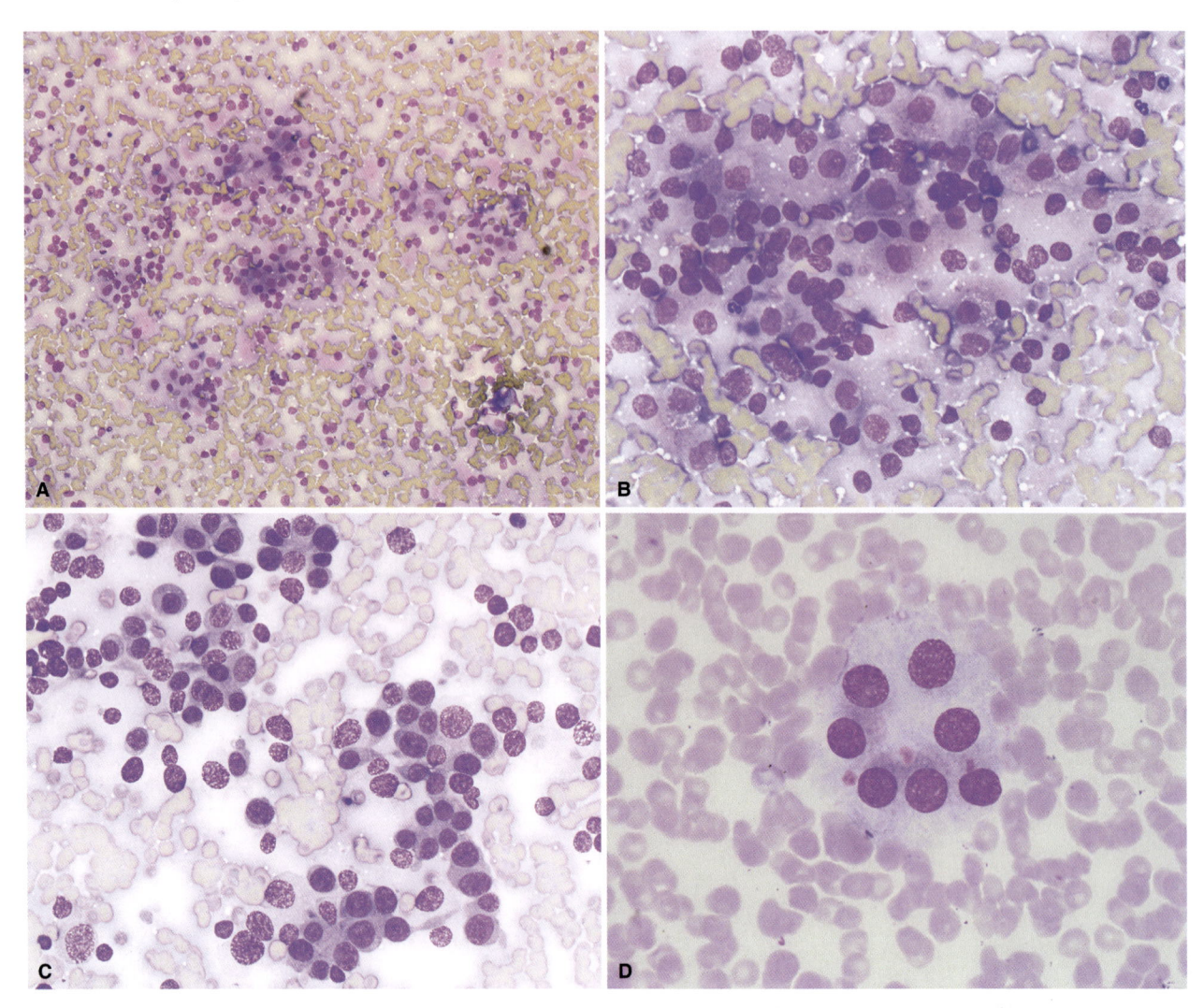

Figura 40.11 Neuroendócrino/endócrino – este é um quarto padrão de neoplasia possível de identificar no exame citológico. Esses tumores são raramente vistos nas clínicas veterinárias porque a maioria deles se localiza na cavidade abdominal ou torácica. O painel superior diz respeito a insulinoma (**A**: objetiva de 20×, **B**: objetiva de 50×); as células tumorais foram aspiradas do fígado, onde é comum a ocorrência de metástase. O painel inferior se refere a tumor de tireoide (**C**: objetiva de 20×, **D**: objetiva de 100×), possivelmente de origem folicular devido ao padrão circular ou acinar verificado em maior aumento (**D**). Ambos os exemplos apresentam como características comuns células redondas uniformes em estreita proximidade, parecendo aderidas; citoplasma pálido e/ou núcleos vazios. A uniformidade de células e núcleos sugere comportamento benigno, mas esses dois tipos de tumores causam metástase facilmente: 90% dos insulinomas originam metástase, e tumores foliculares da tireoide palpáveis causam metástase no pulmão.

SH é uma doença complexa, com denominação de subtipos. A maioria deles se origina em células dendríticas intersticiais presentes em tecidos perivasculares de diversos órgãos.[10] No entanto, os tumores histiocíticos hemofagocíticos se originam de macrófagos do baço. A distinção microscópica para esse subtipo é a presença de eritrofagocitose (ver Figura 40.12). O complexo tumoral pode ser altamente maligno, mas também há doenças localizadas. Não há critérios definitivos para o diagnóstico de sarcoma de célula sinovial em cães, e os tumores anteriormente classificados como tal são SH. A deleção dos genes supressores tumorais *CDKN2A/B*, *RB1* e *PTEN* faz parte da patogênese de SH em cães.[11]

Para identificar as classes de tumores, combinam-se todos os dados clínicos e os achados microscópicos, mas as características citológicas mais importantes de cada classe são *tumor de célula redonda* – células individuais com formato arredondado; *tumor epitelial* – agregados de células grandes, mórulas; *tumor mesenquimal* – células fusiformes; *tumor neuroendócrino* – núcleos uniformes, quase sempre sem citoplasma que o circunde.

Tumor benigno *versus* maligno

Após a definição do citologista de que há um tumor, a próxima e mais importante etapa ao tutor e ao clínico é determinar se o tumor do animal de estimação é do tipo benigno ou maligno. Na Tabela 40.2, há um resumo relativo às características citológicas associadas a cada um desses tipos.

Esses critérios são padrões em publicações sobre citologia e neoplasia, mas não se deve confiar em demasia porque não há estudo que correlacione essas características com avaliações de resultados, e são muitas as exceções aos padrões de comportamento previstos. No exame citopatológico, o termo "critérios de malignidade" infere que o tumor é maligno quando se constatam tais características. Todavia, um tumor pode apresentar essas características e não ser maligno. Ademais, células inflamatórias e fibroblastos reativos e vasos sanguíneos jovens podem apresentar características nucleares incluídas como critérios de malignidade (ver "Confusões na interpretação"). Além disso, um tumor pode não apresentar característica citológica de malignidade,

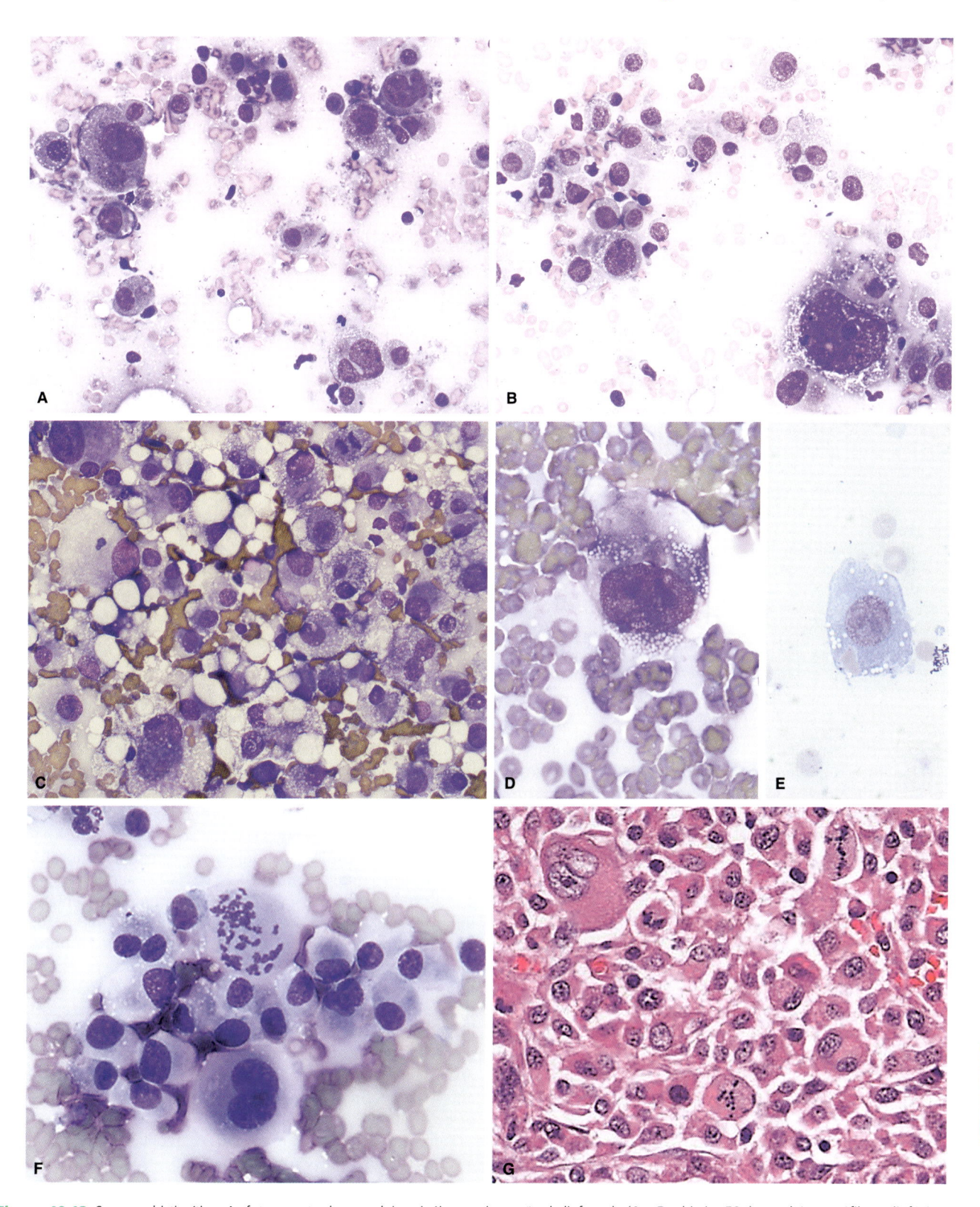

Figura 40.12 Sarcoma histiocítico. As fotos mostradas nos dois painéis superiores são de linfonodo (**A** e **B**: objetiva 50×); não há neutrófilo ou linfócito, mas há predomínio de células mononucleares pleomorfas, indicando neoplasia metastática. Nota-se variação marcante no tamanho das células tumorais e de seus núcleos. A imagem **C** (objetiva de 50×) é de pulmão, e as imagens **D** e **E** (objetiva de 100×) são do baço. Cada imagem contém, pelo menos, uma célula incrivelmente grande, com citoplasma abundante. Os núcleos dessas células são tão grandes quanto seis hemácias. As células tumorais nas imagens **D** e **E** exibem eritrofagia; embora outras células neoplásicas possam ser fagocíticas, essa é característica de tumor histiocítico. As imagens **F** (objetiva de 50×) e **G** (objetiva de 40×) são de articulações de um cão da raça Retriever e mostram o pleomorfismo marcante desse tumor nos exames citológico (**F**) e histopatológico (**F** e **G**. *Fonte*: imagens cedidas por Keith Thompson). Ver texto para obter informações sobre outros meios de diagnosticar este tumor e a célula de origem. (**A** a **F**. Coloração de Wright-Giemsa. **G.** Coloração hematoxilina-eosina [H&E].)

Tabela 40.2 Critérios para auxiliar na previsão de comportamento benigno *versus* agressivo (maligno).

Gerais

Dados do histórico sobre um tipo de tumor específico e sua localização são melhores do que os critérios citológicos

Um tipo único de célula, sem inflamação, células e núcleos uniformes sugerem tumor benigno[a]

Pequena massa tumoral bem delimitada (< 2 cm) sugere tumor benigno; tumor grande (> 6 cm) mal delimitado ou infiltrativo/ulcerativo sugere neoplasia agressiva

Pleomorfismo celular e nuclear – tumor agressivo

Esfoliação de grande quantidade de células (principalmente em tumores mesenquimais) – agressivo; baixa esfoliação de células – benigno

Variação do tamanho da célula (anisocitose) e/ou morfologia celular anormal – agressivo

Variação na proporção núcleo:citoplasma (N:C) – agressivo

Critérios nucleares de malignidade = "*variabilidade*" – *pleomorfismo*

Variação no tamanho do núcleo (anisocariose)

Formato e tamanho irregulares do núcleo, núcleos gigantes

Células multinucleadas, binucleação – nota: monócitos/macrófagos não neoplásicos apresentam as mesmas características

Agregação de núcleos e células, sem respeitar as bordas celulares ou nucleares

Micronúcleos/núcleos satélites, núcleos fragmentados

Nucléolos grandes, macronucléolos (maior que o tamanho de uma hemácia)

Múltiplos nucléolos de tamanho e/ou formato irregulares

Aumento da taxa de mitose, com figuras de mitose anormais (bizarras)

[a]Exceções notáveis são: linfoma, insulinoma, tumor de tireoide, alguns carcinomas que parecem uniformes, mas são agressivos; outras exceções são descritas no texto deste capítulo.

mas ser agressivo: invade tecidos adjacentes, se desenvolve em vasos sanguíneos ou linfáticos e/ou origina metástase. O termo critérios de malignidade é mais corretamente denominado *critérios de neoplasia*.

Caso as características citológicas sejam imprecisas, o que se deve fazer? O conhecimento dos dados do histórico relativo ao comportamento de determinado tipo de tumor é mais útil que a tentativa de prever como determinado tumor se comportará, com base em características citológicas. Por exemplo: em gatos, o TM é benigno; em cães, 90% dos TM cutâneos são benignos, histiocitoma é benigno, tumor sebáceo é benigno, linfoma é maligno, osteossarcoma é maligno, sarcoma no local de injeção é invasivo em gatos, e no exame citológico, o insulinoma de cães parece benigno, porém mais de 90% deles causam metástase (ver ao final deste capítulo).

Não há esquema de estadiamento citológico para tumores de animais de estimação que tenha apresentado resultado estatístico importante para prever o prognóstico; ademais, há poucos esquemas de estadiamento histológico e não há marcador molecular validado em grupos robustos de animais. Serão desenvolvidos esquemas de estadiamento citológico que serão influenciados por problemas inerentes aos nossos estudos atuais: ausência de parâmetros padronizados (avaliação de resultados de exames microscópicos, testes moleculares, testes imunohistoquímicos), exame microscópico excessivamente subjetivo, número limitado de casos, relatos de diferentes estágios da doença, terapias diferentes, dados de acompanhamento de baixa qualidade ou imprecisos e falta de concordância entre os patologistas. A avaliação de resultados determina se um teste é preditivo para tratamento ou para o comportamento biológico do

tumor. Os dados de avaliação de resultados devem ser coletados cuidadosamente e com precisão, à medida que se utilizam técnicas citológicas, histológicas ou moleculares para avaliação de tumores. Ademais, o tempo de sobrevida, e mesmo o intervalo livre da doença, é muito influenciado pela decisão dos tutores quanto à realização de eutanásia. A decisão dos tutores é influenciada por fatores pessoais, incluindo a importância do animal de estimação para a família, a questão financeira e/ou os cuidados de enfermagem. Esses fatores são parte dos problemas, mas é difícil separá-los do comportamento biológico do tumor ou das defesas do hospedeiro.

A melhor característica citológica para estimar o comportamento tumoral é a uniformidade *versus* variabilidade (pleomorfismo) de células, núcleos e nucléolos (ver Tabela 40.2). Quanto mais uniformes o tamanho e a morfologia celular, maior é a probabilidade de benignidade do tumor (indolente). A uniformidade está associada a comportamento benigno, enquanto tamanho, quantidade e morfologia variáveis de núcleos e nucléolos são informações utilizadas para prever o comportamento tumoral agressivo (Figuras 40.13 e 40.14). Nesse sentido, os pleomorfismos nuclear e nucleolar são mais importantes para a avaliação do que as características celulares. A presença de vários nucléolos de diferentes tamanhos é uma característica citológica amplamente utilizada no diagnóstico de neoplasias agressivas. Todas as células vivas possuem núcleo e nucléolo; deve-se avaliar, também, a sua variabilidade, não apenas sua presença. Pode-se aplicar nome às características celulares e nucleares observadas; contudo, mais importante que o nome é a identificação da anormalidade: anisocitose, anisocariose, cariomegalia, figuras de mitose anormais, multinucleação etc. Faz-se verificação de uniformidade *versus* variabilidade mediante a avaliação de várias células e identificação de um padrão, não apenas do achado de uma célula grande ou núcleo com anormalidade.

Em geral, quanto maior a proporção núcleo:citoplasma (N:C) mais agressivo é o tumor. Neoplasia com células de citoplasma escasso e núcleo grande que preenche praticamente toda a célula quase sempre é agressiva (p. ex., linfoma). Essas generalizações são diretrizes; devem ser utilizadas de acordo e integradas a todos os outros dados clínicos disponíveis, principalmente localização e tamanho do tumor. Uma exceção óbvia à generalização de que a uniformidade está associada ao comportamento benigno é o linfoma, pois a maioria dos linfomas tem aparência razoavelmente uniforme, mas clinicamente são agressivos. Linfoma não é um tumor, é um termo "guarda-chuva"; há diversos tipos de linfomas em animais. O capítulo relativo a linfonodos fornece detalhes de como é possível utilizar citometria de fluxo, origem de célula B *versus* T e tamanho da célula para prever a sobrevida de cães e gatos com linfoma. Outros tumores que apresentam aparência citológica uniforme, porém com comportamento agressivo, foram mencionados anteriormente e citados no final deste capítulo.

Figuras de mitose estão associadas a neoplasias e relacionadas a tumores mais agressivos (Figura 40.15). No entanto, as mitoses são parte da linhagem celular normal, pois elas são necessárias para a replicação celular. Alguns tecidos proliferam em taxa mais rápida; portanto, espera-se a presença de figuras de mitose em amostras de linfonodos, intestino e medula óssea livres de neoplasia. As preparações histológicas e citológicas de tecido de granulação jovem, com fibroblastos em proliferação e células endoteliais (neovascularização), contêm figuras de mitose. Portanto, apenas o achado de uma figura de mitose não é suficiente para confirmar se a lesão é neoplásica. No entanto, se houver várias figuras de mitose, juntamente com histórico clínico e

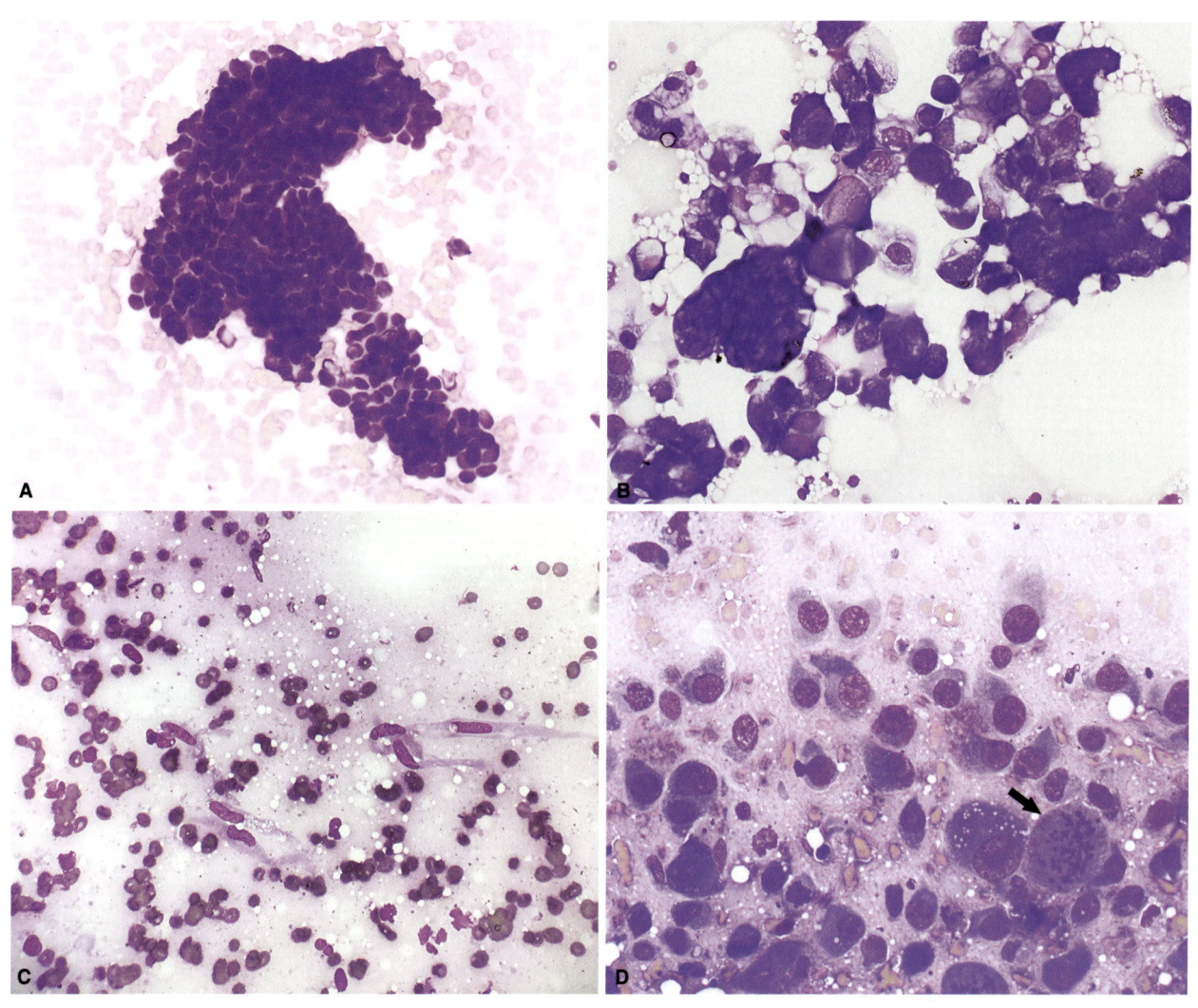

Figura 40.13 As características citológicas para prever comportamento benigno *versus* maligno não são precisas, mas incluem padrões uniformes *versus* pleomórficos de células, núcleos e nucléolos. **A** a **D.** Objetiva de 50×. As imagens à esquerda são de tumores benignos: tumor epitelial (célula epitelial basal) (**A**) e tumor mesenquimal (leiomioma) (**C**). As imagens à direita são de tumores malignos: carcinoma de próstata (**B**) e osteossarcoma (**D**). Os tumores malignos apresentam células e núcleos pleomorfos. Tumores agressivos também tendem a apresentar alta taxa de esfoliação celular. Em (**D**), a seta indica uma figura de mitose na qual os cromossomos estão tão dispersos (anormais) que podem ser confundidos com microrganismos infecciosos. (**A** a **D.** Coloração de Wright-Giemsa.)

resultados de exame microscópico que sugiram neoplasia, então elas são informações convincentes. São encontradas regularmente em casos de linfoma, SH, TVT e histiocitoma. Este último é o melhor exemplo de tumor benigno que contém numerosas figuras de mitose, em medicina veterinária. Figuras de mitose anormais (ver Figura 40.15) são indicadores definitivos de neoplasia e, até mesmo, de malignidade, mas à semelhança do que acontece com muitas "anormalidades", elas podem ser originadas artificialmente. O procedimento de secagem e colapso das células em lâmina de vidro pode danificar cromossomos e o aparato fusiforme, originando estruturas que parecem figuras de mitose anormais.[12] Há diversas denominações para anormalidades de mitose: assimetria polar, cromossomos "retardatários" e ponte de anáfase. A maioria desses nomes se refere mais às formas "Y" (tripolares) do que a uma única linha densa (metáfase); cromossomos "retardatários", uma forma de "informações pendentes", são cromossomos livres no citoplasma, os quais se apresentam como pontos adjacentes a um fuso denso (ver Figura 40.15).

Provavelmente, é melhor deixar a identificação de anormalidades de mitose para patologistas especializados. Figuras de

mitose e anormalidades de mitose são achados consistentes para sustentar o diagnóstico de neoplasia. Apenas estão presentes quando há outras evidências microscópicas compatíveis com neoplasia. Comumente, faz-se a contagem de figuras de mitose em 10 campos (2,37 mm²) de preparações histológicas, em grande aumento, a fim de prever o comportamento de um tumor; no entanto, não há método semelhante padronizado para preparações citológicas.[13] Foram descritos métodos para uso em citologia, com intuito de realizar estadiamento de TM em cães.[14,15]

Não é possível utilizar a coloração do citoplasma de células neoplásicas para prever o comportamento biológico do tumor. Citoplasma basofílico indica que há aumento de RNA e, possivelmente, a célula é "jovem", mas não significa que a célula é neoplásica. À medida que todas as células amadurecem, elas tendem a perder RNA citoplasmático, desenvolver outras organelas subcelulares e se tornam mais eosinofílicas. Por exemplo, à medida que as hemácias amadurecem, o seu citoplasma passa de intensamente basofílico para azul mais claro e, finalmente, nos metarrubrícitos, se torna cinza-azulado, porque, mesmo no estágio final de amadurecimento, eles ainda retêm RNA nos ribossomos. Do mesmo modo, a presença de núcleos

CAPÍTULO 40

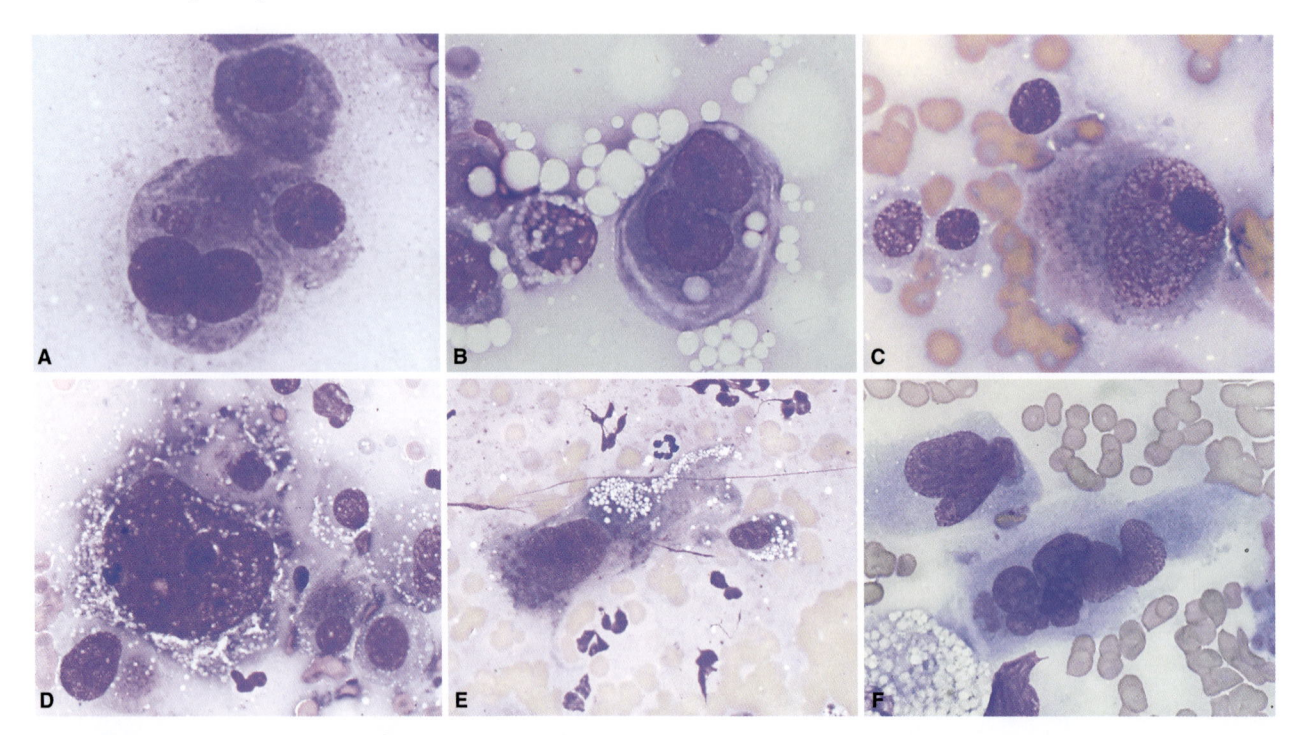

Figura 40.14 Estas imagens exibem pleomorfismos nucleares e nucleolares (variabilidade), características associadas à malignidade (todas em objetiva de 100×, com óleo de imersão). **A.** Binucleação e presença de micronúcleos satélites em variante pleomorfa de tumor de plasmócito (cão). **B.** Binucleação e macronucléolo em célula de carcinoma de próstata (cão). **C** a **E.** (Cães) Gigantismo celular e macronucléolos (sarcoma histiocítico), baço (**C**) e linfonodo (**D**); hemangiossarcoma, baço (**E**). **F.** Células binucleadas e multinucleadas de sarcoma no local de injeção (gato), com anisocariose marcante. Células musculares em regeneração podem parecer idênticas, o que é um bom exemplo de por que as características citológicas associadas à malignidade não são patognomônicas e requerem a integração com todos os dados disponíveis. Neste caso, havia células em campos microscópicos adjacentes compatíveis com sarcoma.

hipercromáticos indica simplesmente que há coloração mais intensa, ou seja, núcleos mais escuros; não é um critério de malignidade. Na verdade, núcleos com picnose e cariorrexe são escuros, hipercromáticos condensados e indicam morte celular. Cromatina é DNA nuclear e, nos exames citológico e histológico, se apresenta em duas formas: heterocromatina, que apresenta partículas ou grânulos irregulares escuros, frequentemente na periferia do núcleo; e eucromatina (paracromatina), que é frouxamente condensada e se apresenta ligeiramente corada, de modo uniforme. Núcleos jovens tendem a ser maiores e conter mais eucromatina; são denominados núcleos vesiculares ou abertos. Eles podem ser vistos em células neoplásicas e não neoplásicas. No entanto, o clareamento irregular de formas de cromatina devido à distribuição anormal de grânulos de heterocromatina, com grandes áreas claras desiguais de eucromatina entre os grânulos, é um critério de malignidade. Possivelmente, as características nucleares e nucleolares são as melhores evidências citológicas de neoplasia; no entanto, mais do que tentar a identificação do tipo de cromatina, tente verificar a variação de tamanho, formato e quantidade de núcleos e nucléolos nas células. Essas informações são formas de identificação mais fáceis e indicam que, possivelmente, a lesão é neoplásica e agressiva; quanto mais uniformes os núcleos, maior a probabilidade de a lesão ser benigna.

Muito poucos esquemas de estadiamento baseados em critérios citológicos foram desenvolvidos, e nenhum foi validado em um grande grupo de pacientes. Um esquema de estadiamento citológico para TM cutâneo de cães é relatado no capítulo relativo à pele.[16] Outra publicação descreve a maneira de avaliar os linfonodos regionais de cães com TM.[16] Perfis moleculares de TM, tumores uroteliais e linfoma são utilizados para avaliar o comportamento biológico em cães e para auxiliar em terapias diretas, monitorar o progresso da doença ou confirmar o diagnóstico.[3-5,11,17,18] Em oncologia humana, as características moleculares dos tumores são amplamente utilizadas no diagnóstico, na previsão do comportamento biológico, no monitoramento e na escolha do tratamento. Esses procedimentos são utilizados em tumores de animais de estimação e, principalmente, em centros de pesquisa que estudam tumores em animais de estimação como modelos experimentais para tumores semelhantes, em humanos. Para alguns tumores como, por exemplo, sarcoma de tecido mole (STS), pode-se fornecer aos tutores um esquema de estadiamento histológico para auxiliar na previsão do comportamento biológico do tumor, bem como opções de tratamento selecionados, pois não é possível o estadiamento desses tumores com base no exame citológico. Há ótimas oportunidades para integrar parâmetros citológicos, histológicos e moleculares na avaliação do comportamento do tumor ou na validação de estudos prévios, quando há avaliações precisas de resultados a longo prazo (RESISTA, PERSISTA, REJEITE) para determinar qual(is) teste(s) pode(m) prever o prognóstico ou a eficácia do tratamento.[19,20]

Confusões na interpretação

Quando as células inflamatórias são numerosas, é mais provável que a lesão seja a inflamação primária. Na ausência de células inflamatórias e caso a AAF de uma massa tecidual cutânea apresente numerosas células mononucleares, é certo que o diagnóstico é de neoplasia. No entanto, se houver predomínio de células mononucleares e de mistura de neutrófilos, é difícil diferenciar neoplasia *versus* inflamação primária. As células mononucleares presentes podem ser células neoplásicas,

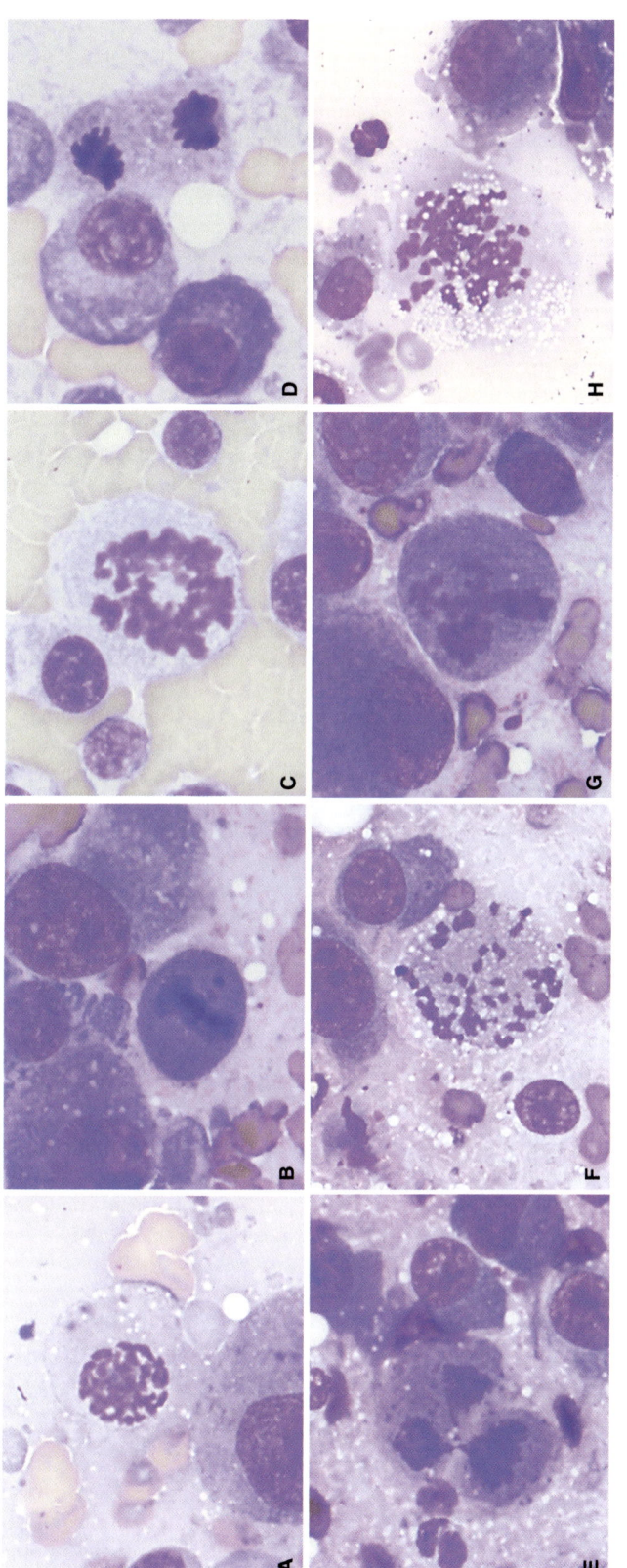

Figura 40.15 Figuras de mitose. Em todas as imagens, nota-se ausência de membrana nuclear (exceto quando se utiliza objetiva de 100x, em óleo de imersão). A dissolução da membrana nuclear é a primeira etapa do mecanismo de divisão nuclear, sendo parte da definição de uma figura de mitose. A denominação da fase da mitose não é tão importante quanto o reconhecimento das figuras. **A.** *Prófase/prometáfase* – os cromossomos se apresentam como um grupo circular de agregados semelhantes a cordões de agregados de tamanhos parecidos; esta fase é comumente negligenciada. **B.** *Metáfase* – banda linear escura de cromossomos alinhados de modo perpendicular ao eixo longitudinal do aparto fusiforme; este padrão é o mais frequentemente visto nas preparações histológicas. **C.** Esta imagem também é *metáfase*, mas os cromossomos estão paralelos ao aparato fusiforme e apresentam um padrão circular; essa forma pode ser confundida com mitose anormal. **D.** *Anáfase* – reconhecida facilmente por cromossomos que formam dois agregados distintos, porém sem células em divisão, e não há membrana nuclear (ao redor do núcleo). **E.** *Telófase* – dois agregados com membrana nuclear em formação e citoplasma que se divide em duas células. **F** a **H.** Figuras de mitose anormais (às vezes denominadas "bizarras") com cromossomos dispersos desorganizados e cromossomos "retardatários".

células teciduais residentes, plasmócitos, linfócitos, monócitos ou macrófagos (histiócitos). A presença de neutrófilos nessa mistura celular sugere inflamação, possivelmente do tipo piogranulomatoso. Em geral, é mais provável que haja inflamação do que neoplasia, porque, embora vários tumores contenham áreas de necrose, não é comum ocorrer inflamação na massa neoplásica. Na Tabela 40.3, há uma lista de tumores nos quais pode ocorrer inflamação e o tipo de células inflamatórias esperadas nessas condições. A inflamação é mais frequentemente vista em cortes histológicos do que em amostras histológicas (Figura 40.16). Nesses casos ambíguos, realize outros procedimentos, como biopsia e exame histopatológico, tratamento anti-inflamatório e/ou anti-infeccioso e reavaliação após a regressão da inflamação. Se a massa persistir, faça novamente AAF e/ou biopsia.

O maior desafio é diferenciar inflamação granulomatosa ou piogranulomatosa de neoplasia. Qualquer um desses tipos de lesão inflamatória apresenta macrófagos (histiócitos), células gigantes multinucleadas e tecido de granulação. Alguns dos macrófagos e células gigantes exibem aspectos citológicos característicos de "critérios de malignidade": núcleos grandes, nucléolos proeminentes e multinucleação (Figura 40.17). O exame dessas células suspeitas em grande aumento, em óleo de imersão, não esclarece o diagnóstico; tal procedimento simplesmente aumenta os tamanhos de núcleos e nucléolos. Uma abordagem microscópica melhor é reduzir para aumentos menores e examinar toda a lâmina para reconhecimento do padrão mediante

respostas às seguintes questões simples: há mais neutrófilos do que grandes células? Pesquise quais são os agentes etiológicos de inflamação granulomatosa e piogranulomatosa: fungos, protozoários, bactérias ácido-resistentes, bactérias microaerofílicas (*Nocardia, Actinomyces* etc.) e material estranho. (Lembre-se de que geralmente há necessidade de óleo de imersão para identificar os microrganismos). Além disso, considere a localização e o tamanho da lesão. É mais provável que as lesões superficiais ulceradas, principalmente em locais sujeitos a traumatismo (membros), apresentem inflamação. É provável que massas teciduais maiores que 6 cm, principalmente se não houver ulceração cutânea, sejam neoplásicas.

As duas neoplasias que podem ser confundidas com inflamação granulomatosa são SH e CCE. Portanto, considere fatores relativos a cada um desses tumores: raça de cão (há forte relação entre SH e raça) e localização; se é um local em que se espera o desenvolvimento de CCE, é provável que a lesão seja CCE (gato de pelos brancos com massa tecidual na orelha ou no olho, vagina etc.) ou propenso a abrigar material estranho (fragmentos, arestas de vegetais). Lesões e casos são "quebra-cabeças"; a chave é juntar todas as peças (integradas) e não confiar demais em apenas parte dos dados clínicos e laboratoriais (p. ex., células grandes com anormalidades celular e nuclear). No diagnóstico desses casos, o clínico tem mais vantagem que o patologista; o primeiro pode tentar o tratamento antimicrobiano por 1 semana, ou mais, a fim de avaliar se a lesão regride ou se expande. O patologista tem a vantagem de utilizar corantes especiais, como corante ácido-resistente, corante de Gram e corante de fungos (GMS, PAS); portanto, o melhor é quando o clínico e o patologista trabalham juntos! Não há corante ou teste molecular capaz de definir se as células grandes são neoplásicas. O patologista pode utilizar marcadores de histiócitos, mas tanto os histiócitos neoplásicos quanto os não neoplásicos são positivos ao teste. De modo semelhante, os marcadores para células epiteliais marcam ambas, células epiteliais neoplásicas e não neoplásicas. Não há *marcador de neoplasia* que possa ser utilizado em amostra citológica ou histológica para identificar uma lesão como neoplasia. A reação em cadeia de polimerase (PCR) para rearranjos de receptores de antígenos (PARR) detecta a clonalidade de populações linfoides, não de neoplasia. A presença de um padrão monoclonal é sugestiva de neoplasia, mas esse padrão também pode ser verificado em algumas doenças infecciosas (p. ex., ehrlichiose, peritonite infecciosa felina e outras), bem como na regressão de histiocitoma e na hepatite.[21] Como acontece em todos os testes laboratoriais, na PARR, podem ocorrer resultados falso-positivos e falso-negativos, e sabe-se que dados de prevalência insuficientes podem expressar valores preditivos positivos e negativos. PARR é apenas um teste, e o seu resultado deve ser interpretado juntamente com os demais dados clínicos e laboratoriais do paciente.

Certamente, se houver figuras de mitose, a lesão deve ser neoplásica. NÃO, absolutamente não. Figuras de mitose podem ser visualizadas em fibroblastos reativos em tecido de granulação em proliferação, em células endoteliais jovens presentes no local inflamado (angiogênese); ademais, todas as células que proliferam localmente podem deixar "impressões digitais" de figuras de mitose (hematopoese). No entanto, assim como a clonalidade detectada no PARR ou as anormalidades nucleares, a constatação de numerosas figuras de mitose sugere neoplasia. Uma figura de mitose não significa que há neoplasia. Nada de novo foi dito nessas frases; figuras de mitose são apenas parte do "quebra-cabeças"; quanto mais complexo o caso, mais peças devem ser integradas. Um único resultado de teste não substitui a capacidade de pensar.

Tabela 40.3 Tumores que podem apresentar inflamação concomitante.

Tipo de tumor	Células inflamatórias
Carcinoma de célula escamosa	Neutrófilos; podem ser numerosos
Sarcoma no local de injeção, em gatos	Linfócitos, com ou sem plasmócitos, com ou sem neutrófilos, com ou sem eosinófilos, com ou sem macrófagos/células gigantes multinucleadas, com ou sem mastócitos; a lesão pode ser predominantemente inflamatória, ou iniciar com inflamação; pode haver numerosas células gigantes multinucleadas e a quantidade de núcleos/célula é 20 a 100
Tumor de mastócito	Em cães, a presença de eosinófilos é comum; raramente os eosinófilos são as células predominantes na lâmina; há poucos linfócitos
Histiocitoma	Linfócitos, com ou sem plasmócitos, neutrófilos – indica regressão da lesão
Tumor venéreo transmissível	Pequeno número de linfócitos e plasmócitos
Seminoma, disgerminoma	Alguns linfócitos
Fibrossarcoma	Linfócitos, eosinófilos – produção de eotaxina por fibroblastos
Líquido cavitário neoplásico	Neutrófilos, macrófagos, células mesoteliais reativas. Nota: linfoma pode apresentar 100% de células linfoides (ver Capítulos 42 e 43)

Nota: Qualquer tumor cutâneo ou gastrintestinal ulcerado pode apresentar inflamação secundária próximo à ulceração. Portanto, não toque a superfície ulcerada com lâmina de vidro. Em vez disso, realize aspiração com agulha fina (AAF) a certa distância da úlcera e introduza a agulha profundamente abaixo da superfície. Na Figura 40.14, há um painel que lista alguns tumores que podem apresentar inflamação concomitante. Relembre que, antes de definir o diagnóstico de tumor com inflamação, exclua a possibilidade de inflamação granulomatosa ou piogranulomatosa.

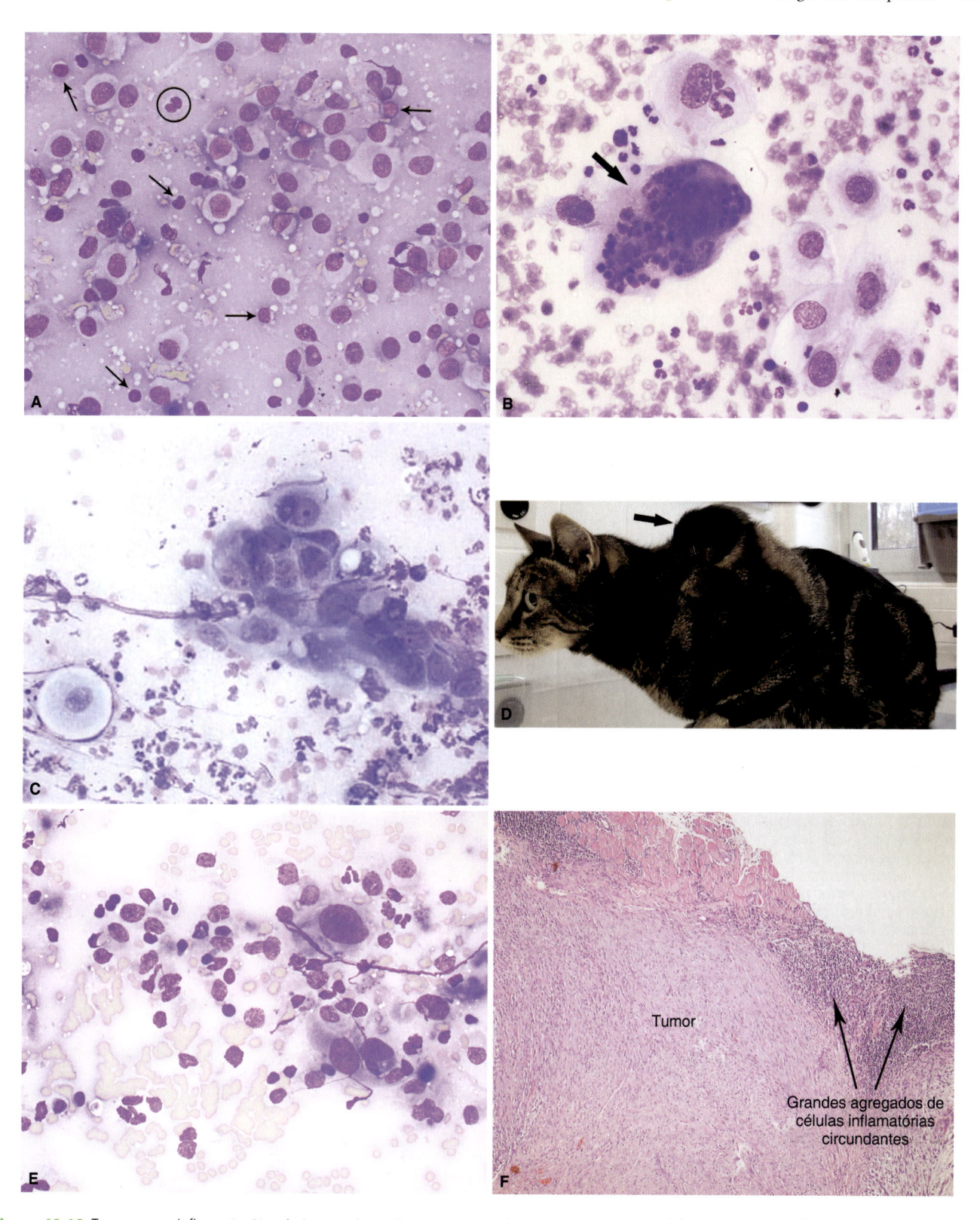

Figura 40.16 Tumores com inflamação. Neoplasias grandes podem conter áreas de necrose, mas a maioria delas não apresenta inflamação e, quando presente, é um componente de mínima relevância. **A** a **C**, **E**. Objetiva de 50×. **F.** Objetiva de 10×. **A.** Cão jovem; nódulo cutâneo – histiocitoma com linfócitos (*setas*) e neutrófilos (*círculo*); inflamação concomitante sugere regressão do tumor. **B**, **C**. Carcinoma de célula escamosa (CCE) – essa neoplasia frequentemente apresenta inflamação considerável, em razão da localização do tumor (pele, genitália, boca, estômago) e tendência à ulceração. As células grandes são neoplásicas e os pequenos pontos são núcleos de neutrófilos. Uma célula tumoral muito grande (**B**, *seta*) parece conter vários neutrófilos em seu interior (emperipolese), mas eles também podem se instalar na superfície celular. **D** a **F.** Gato – sarcoma no local de injeção. **D.** Gato com grande sarcoma interescapular no local de injeção (*seta*). **E.** Notam-se três grandes núcleos em células neoplásicas e outros núcleos em células inflamatórias. **D** a **F.** Com frequência, sarcomas que se desenvolvem em local de injeção apresentam inflamação, e a reação inflamatória pode anteceder a transformação em neoplasia. **F.** Exame histopatológico da amostra em **D**. Note o grande tumor circundado por agregados de células inflamatórias (principalmente linfócitos, *setas*).

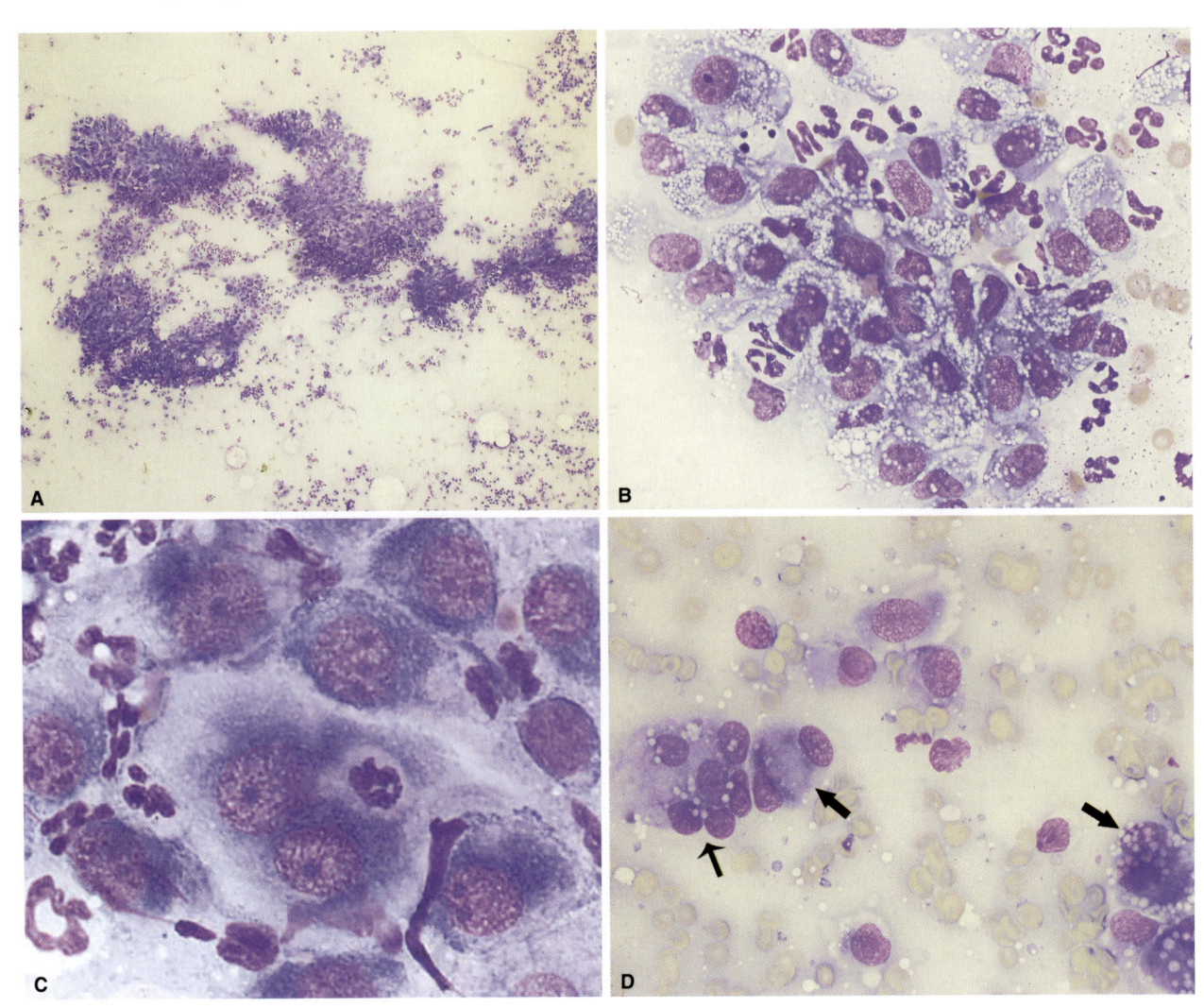

Figura 40.17 Inflamação piogranulomatosa/granulomatosa; quatro diferentes aumentos. **A.** Objetiva de 20×. **B.** Objetiva de 50×. **C.** Objetiva de 100×. **D.** Objetiva de 40×. Às vezes, esse tipo de inflamação é erroneamente diagnosticado como neoplasia com inflamação. Em pequeno aumento (**A**), parece haver grupos coesos de células epiteliais. Aumentos maiores (**B** a **D**) mostram células grandes, algumas delas contendo vacúolos citoplasmáticos (**B**). As células grandes são macrófagos; quando presentes nos tecidos, são denominados histiócitos. Quando os macrófagos são assim grandes, eles também são denominados "macrófagos epitelioides" (**C**) para indicar quanto eles se assemelham às células epiteliais. Eles podem ser altamente pleomorfos (**B** a **D**), binucleados (**D**, *setas espessas*) e multinucleados (**D**, *seta fina*); portanto, tenha cuidado para não os confundir com uma população neoplásica. Os neutrófilos numerosos dispersos no fundo da lâmina são fundamentais para o diagnóstico correto de inflamação piogranulomatosa. Quando se nota esse padrão, verifique se há fungos, leveduras, material estranho e protozoários.

Prognóstico

Se o tutor ou o clínico deseja obter informação adicional que auxilie a prever o comportamento biológico do tumor, o exame citológico é útil no sentido de nortear o próximo nível de teste. Os dois "testes" mais comuns são o estadiamento (principalmente com base na avaliação de linfonodos regionais e imagem do pulmão) e o estadiamento histopatológico. A seguir, são mencionados exemplos baseados no diagnóstico citológico de um tumor específico, nos quais poderiam ter sido utilizados outros testes, bem como um guia geral sobre o comportamento biológico do tumor em questão. O conhecimento do tipo de tumor, da espécie do hospedeiro e do tamanho e localização do tumor é fundamental para prever o comportamento biológico. Esses padrões de comportamento se baseiam em estudos publicados em revistas e livros-textos, bem como em experiências dos autores. Há publicações de outras informações detalhadas em diversas fontes; no entanto, deve-se lembrar que os esquemas de estadiamento e outros testes auxiliares utilizados para prever o comportamento tumoral ou para a escolha do tratamento se baseiam em uma população de estudo específica, e não se sabe o quão bem essas informações podem ser extrapoladas quando utilizadas nos diferentes grupos de cães, tutores e tratamentos. Além disso, esses estudos preveem como, supostamente, um mesmo tipo de tumor pode se comportar em uma *população de cães*. Não há teste (ainda) que preveja como um *tumor individual* se comportará em um *animal de estimação individual*. Para todos os tumores, não há um parâmetro único, ou uma combinação de dados, que seja 100% preditivo; estamos tratando de biologia, e há exceções e inconsistências.

Tumores de célula redonda

- TM: esquemas de estadiamento citológicos e histológicos;[14,15,18] em gatos, geralmente os tumores são benignos; em cães, 80 a 90% dos tumores cutâneos são benignos e 100% dos tumores subcutâneos são benignos; tem-se correlacionado o resultado do exame citológico de mastócitos de linfonodos regionais de cães com a sobrevida; quantidade maior de mastócitos foi relacionada à sobrevida mais curta, mas isso pode ser uma profecia autorrealizável (eutanásia); cães com TM em linfonodos regionais foram tratados e tiveram sobrevida longa.[22] Em cães e gatos, muito poucos TM causam caquexia ou originam metástases disseminadas. As manifestações clínicas e as aparências citológicas do TM são amplamente variáveis (Figura 40.18)

- Linfoma: ver Capítulo 45, verifique célula B *versus* célula T *versus* célula NK (*natural killer*), determine os tamanhos das células por meio de citometria. A etapa mais importante pode ser a definição se o linfoma é ou não de célula T pequena, pois esses tumores são indolentes, com sobrevida de anos, independentemente se tratados ou não; uma estimativa dessa linhagem celular pode ser obtida mediante a observação de extensões citoplasmáticas (células em formato de espelho de mão), mas há disponibilidade de testes mais sofisticados. Os linfomas de célula T grandes são malignos
- Tumor de plasmócito: teste de imunorreatividade de MUM-1 auxilia na identificação. Exame citológico ou histopatológico para avaliar uniformidade *versus* variabilidade; se houver um único tumor cutâneo, não é preciso estadiamento adicional. Se houver múltiplos tumores cutâneos ou se o tumor se localizar em outros órgãos (p. ex., baço), pode-se fazer triagem em busca de lesões osteolíticas (radiografias), eletroforese de proteínas do soro sanguíneo e da urina para pesquisa de paraproteínas, e avaliação da medula óssea com intuito de verificar a presença de plasmócitos
- TVT: o exame citológico é diagnóstico, sem necessidade de outro teste; não é preciso teste para prever os casos, relativamente poucos, que se tornam malignos; realizar estadiamento

- Histiocitoma: a maioria desses tumores é benigna e pode regredir espontaneamente; é importante diferenciar SH de linfoma intraepitelial.

Tumores epiteliais

- A realização de testes adicionais e o prognóstico dependem da localização da neoplasia
- Bexiga: CaU (CCT) – 100% maligno; um dos tumores mais agressivos em medicina veterinária; testes adicionais incluem BTA[23] e FISH[3]
- Mama: estadiamento histológico para cães e gatos; não confie em critério citológico para determinar o comportamento tumoral
- Circum-anal: benigno, geralmente em cães machos, difícil identificação de subtipos de neoplasias malignas raras, mesmo no exame histopatológico
- Saco anal: maligno, mas a aparência citológica no sítio primário e metastático é benigna; são tumores epiteliais, porém parecem "neuroendócrinos"; causam hipercalcemia
- Tireoide: benigno em gatos; cães: o tamanho está associado ao comportamento tumoral; se o tumor for grande o suficiente para ser palpado, provavelmente é maligno; tende a se disseminar mais ao pulmão do que aos linfonodos regionais
- Próstata: maligno; em cães não se verifica forma benigna
- Nariz: maligno; adenoma nasal é verificado em cães e gatos; pólipos são benignos
- Nota: em cães, não se verifica tumor benigno de próstata ou de nariz, ou ainda não foram confirmados; tumores epiteliais benignos na bexiga são raros. Portanto, quando se faz revisão das amostras desses tecidos, é fundamental diferenciar hiperplasia e displasia de neoplasia. Nesses órgãos, a inflamação

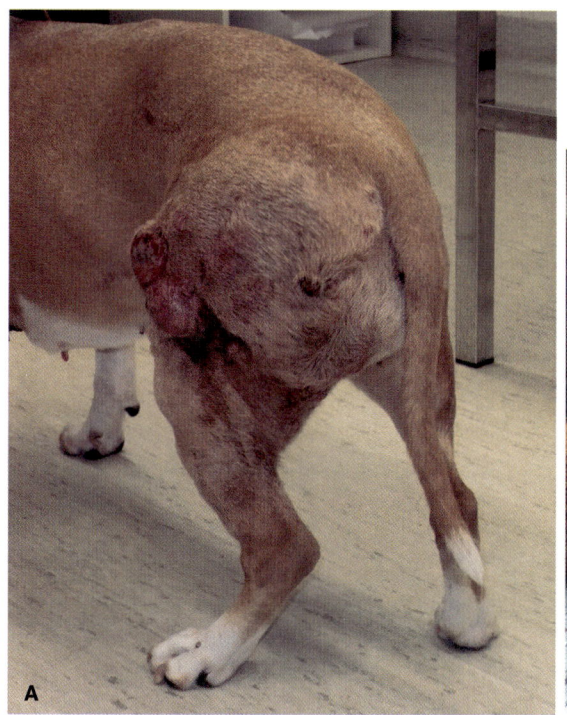
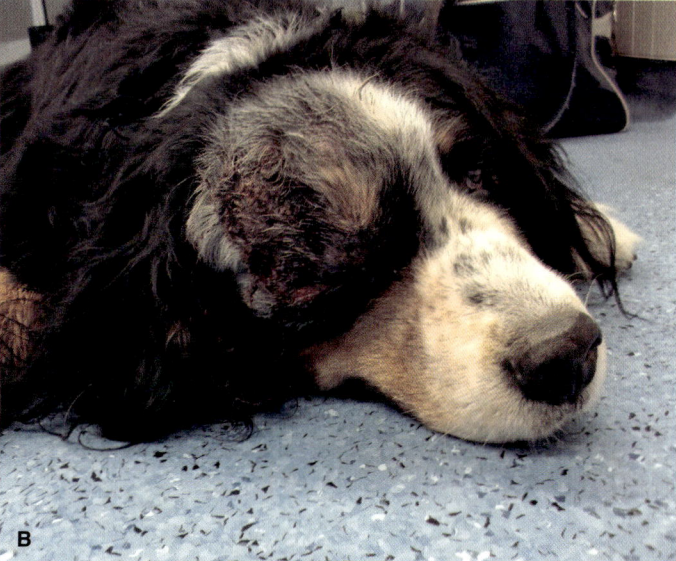

CAPÍTULO 40

Figura 40.18 Correlacione os achados citológicos com as demais informações clínicas e laboratoriais. Nesses dois cães, o diagnóstico mais provável é neoplasia, com base no tamanho da lesão e na sua aparência macroscópica. Se o exame citológico sugerir inflamação, repita a aspiração com agulha fina (AAF) até que você tenha absoluta certeza de que não há células neoplásicas. Caso não se constate célula neoplásica, realize biopsia para exame histopatológico e, se necessário, utilize corantes especiais (para histoquímica, imuno-histoquímica). **A.** O tumor no membro pélvico era de mastócito (TM). **B.** Cão sob sedação, com fibrossarcoma.

estimula hiperplasia e displasia. O conhecimento de tumores em locais específicos ajuda sobremaneira a prever o que se espera no exame citológico e qual será o comportamento tumoral.

Tumores mensenquimais

- Com frequência, na pele, esses tumores são denominados STS; no entanto, prefere-se a denominação tumor mesenquimal de tecido mole (TMTM) porque a maioria não é agressiva. Há esquemas de estadiamento histológico, mas ainda não validados. TPP é o subconjunto mais comum de TMTM; anteriormente, a maioria deles era classificada como hemangiopericitoma. A identificação histológica de TPP propicia o prognóstico: < 5% desses tumores causam metástase, bordas tumorais limpas não indicam ausência de recidiva; maior probabilidade de recidiva quando o tumor é grande (> 5 cm) e se infiltra nos músculos[7]
- Complexo SH: igualmente a um grupo agressivo; subtipos localizados e disseminados
- Osteossarcoma: não há esquema de estadiamento validado, > 90% são malignos, há relatos infrequentes de variantes menos agressivas

- Tumores melanocíticos (ver Figura 40.10): embora esses tumores sejam mesenquimais, sua aparência citológica pode ser uma mistura de células fusiformes, células redondas e agregados semelhantes a células epiteliais. A concentração do pigmento melanina é variável. Em geral, os tumores bucais são malignos, mas, no exame histopatológico, é possível verificar a forma benigna;[24] melanoma bucal ou bucal pedunculado é benigno; a localização cutânea favorece a progressão benigna. Contagens mitóticas em lâminas histológicas são preditivas de comportamento; outros testes que podem ser solicitados são imunorreatividade de Ki67, escore de atipia nuclear etc. Nenhum teste ou combinação de testes é 100% correto.[18,25]

Tumores neuroendócrinos

- O prognóstico varia de acordo com o órgão endócrino acometido e o tipo de tumor; ao exame citológico, os tumores de célula da ilhota parecem benignos (uniformes); contudo, invariavelmente, originam metástase. Tumores aórticos, de corpo carotídeo e de célula C, geralmente não originam metástase, mas podem causar graves problemas clínicos; é difícil prever a ocorrência de feocromocitoma e de tumor no córtex da adrenal.

41

Citologia de Tumores Cutâneos e Subcutâneos

Donald Meuten[1], Kristina Meichner[2], Mary Anna Thrall[3]

[1]North Carolina State University, Raleigh, NC, USA
[2]University of Georgia, Athens, GA, USA
[3]Department of Biomedical Sciences, Ross University School of Veterinary Medicine, Basseterre, Saint Kitts and Nevis

Introdução

As neoplasias (tumores) são classificadas em três grupos principais: epitelial, mesenquimal e de célula redonda (ver Figura 40.1). Uma quarta categoria, neuroendócrina, é comum em órgãos endócrinos, mas é rara na pele (tumor de célula de Merkel). No Capítulo 40, há detalhes relativos a esses tipos de tumores e à abordagem para o diagnóstico de neoplasias e, no Capítulo 39, há descrição de lesões inflamatórias – tais capítulos complementam as informações contidas neste capítulo. O diagnóstico de neoplasia (câncer) é obtido mediante a interpretação conjunta de resultados de exames citológicos e/ou histológicos, associados às informações clínicas (espécie, idade) e à presença de massa tecidual (tumor) e sua localização no corpo. No exame citológico, tenta-se classificar o tipo específico de tumor, mas, muitas vezes, isso não é possível e, frequentemente, esse exame não é necessário para o estabelecimento de protocolos terapêuticos.

O exame citológico leva em conta características celulares e nucleares para identificar câncer, enquanto o exame histopatológico considera a organização histológica para tal. Cada um tem seus benefícios, e são discutidos no Capítulo 40. Utilizam-se várias técnicas auxiliares para diagnosticar o tipo de câncer, mas o diagnóstico dessa enfermidade é obtido mediante *integração de características citológicas, histológicas e clínicas*.

Este capítulo dá ênfase aos tumores de pele e de tecido subcutâneo. Outros capítulos ou seções deste livro descrevem técnicas de diagnóstico de câncer em diferentes locais do corpo. A localização da neoplasia suspeita é parte crítica da informação, pois a lista de diagnósticos diferenciais de tumores e massas teciduais se altera com base no órgão acometido.

Do começo ao fim deste capítulo, os autores generalizam. Por favor, aceite essa abordagem e entenda que isso é biologia; entretanto, sempre há exceções. Quando as exceções são importantes, nós chamamos a atenção para elas; contudo, a inclusão de todas as exceções confunde o quadro geral.

O Capítulo 2 descreve os métodos de aspiração com agulha fina (AAF), de preparação de lâminas de boa qualidade, de coloração de lâminas sem ocorrência de artefatos e de ajuste do microscópio. Não ignore a importância desses procedimentos. Quantidade inapropriada de células (QNS – quantidade não suficiente), células lisadas, esfregaço muito espesso, extensão do esfregaço na lâmina, quantidade excessiva de sangue, presença de artefato de técnica, lâmina mal corada e uso de microscópio sem manutenção e ajustes inapropriados comprometem o diagnóstico e frustram o patologista clínico. É improvável a obtenção do diagnóstico quando se envia lâmina de baixa qualidade ao laboratório de referência; ademais, cobra-se a mesma taxa para o exame de lâminas de boa qualidade que propiciam o diagnóstico. Laboratórios de diagnóstico contam com patologistas experientes, submetidos a treinamento avançado. No entanto, muitos veterinários realizam procedimentos que são próprios para um especialista, em razão de sua competência e, às vezes, porque os tutores não concordam em pagar os custos de um especialista. As informações contidas neste capítulo são destinadas a profissionais ainda não especializados em patologia clínica.

Várias enfermidades cutâneas e subcutâneas podem resultar em formação de massa tecidual, inclusive com inflamação, displasia e neoplasia, bem como formação de cisto, seroma e hematoma. Ao examinar amostra obtida em AAF de órgãos e linfonodos, é importante diferenciar hiperplasia e hipertrofia de neoplasia, mas se houver um nódulo ou tumor na pele, então é improvável que haja hiperplasia ou hipertrofia. Claro que há exceções; hamartoma colagenoso, displasia fibroanexial, fasciite nodular e dermatofibrose nodular são lesões cutâneas ou subcutâneas não neoplásicas, mas podem originar massas teciduais, porém não são neoplasias. Felizmente, esses diagnósticos citológicos são incomuns.

Displasia anexial acomete cães, é benigna e o seu diagnóstico deve ser confirmado em exame histopatológico. Adenoma sebáceo é uma massa cutânea de ocorrência comum e, às vezes, é diagnosticado como hiperplasia no exame histopatológico; todavia, a diferenciação não é relevante porque ambas as lesões são benignas. Cistos, seromas e hematomas contêm líquido, às vezes acompanhado de inflamação. Se a massa tecidual for sólida e celular, a diferenciação crítica é entre *inflamação* e *neoplasia*. Na maioria dos casos, essa diferenciação é simples, pois, nas lesões inflamatórias, há grande quantidade de células inflamatórias, geralmente com predomínio de neutrófilos, e nas lesões neoplásicas há, predominantemente, *células redondas, epiteliais* ou *fusiformes*, geralmente sem ou com mínima quantidade de células inflamatórias (ver Figura 40.1). A classificação da lesão inflamatória e a sua etiologia podem fornecer o tipo de resposta celular inflamatória, como mencionado no Capítulo 39. Hematoma, seroma, sialocele, cisto, abscesso, granuloma micótico, dentre outros, podem originar massas cutâneas ou subcutâneas que apresentam componentes inflamatórios; são fornecidos exemplos em diferentes figuras contidas neste capítulo e em todo o livro (ver Figuras 39.5, 39.6 e 40.16). Como regra geral, as lesões cutâneas que apresentam, predominantemente, neutrófilos são inflamatórias, e aquelas que não apresentam ou têm apenas alguns neutrófilos geralmente são neoplásicas. Esses padrões são visualizados em pequeno aumento (objetiva de 10 a 20×), quando se avalia a densidade celular e se pesquisam áreas para o exame. Em aumento maior, examinam-se a organização e o formato das células e de seus núcleos e verifica-se se são células redondas (Figuras 41.1 a 41.6), epiteliais (ver Figuras 40.1 e 40.8) ou mesenquimais (ver Figuras 40.1 e 40.9). No Capítulo 40, há considerações gerais relativas a cada categoria de tumor. A detecção de pigmento intracelular comumente possibilita o diagnóstico específico do tipo de tumor. Em geral, a constatação de *pigmento intracelular* facilita a obtenção do diagnóstico. Grânulos púrpura são característicos de *mastócitos* (ver Figuras 41.1 e 41.2) e grânulos pretos ou verdes são típicos de *melanomas* (ver Figura 41.15).

As descrições de tumores cutâneos, a seguir, foram organizadas com base em características clínicas e citológicas. As observações citológicas são resumidas com base no que se vê em pequeno a grande aumento. As descrições são generalizações e, sem dúvida, há variação de padrões para cada tumor. Todos esses diagnósticos podem ser obtidos em aumentos de 40× a 500×; geralmente, para o diagnóstico de neoplasia, não há necessidade de aumento maior (1.000×), usando objetiva com óleo de imersão, embora seja necessário grande aumento para identificar bactérias e outros microrganismos infecciosos.

Neoplasias de célula redonda

Linfoma, histiocitoma, tumor venéreo transmissível (TVT) e tumores de plasmócito e mastócito (TM) são considerados tumores de célula redonda. Tumor de célula basal é um tumor de célula epitelial, mas, citologicamente, pode parecer tumor de célula redonda, principalmente quando os grupos de células basais são pequenos ou não organizados. Histiocitose sistêmica e histiocitose maligna (HM) (sarcoma histiocítico [SH]) também podem parecer tumor de célula redonda. Alguns tumores de plasmócito de aparência agressiva e TM com pouca granulação podem ser confundidos com HM.

Tumor de mastócitos

Características clínicas

Tumor de mastócitos (TM) é um dos tumores de maior ocorrência em cães; podem ser cutâneos ou subcutâneos. Não são comuns em gatos e a maior parte da discussão a seguir se refere ao TM de cães. É fácil obter o diagnóstico de TM bem granulado,

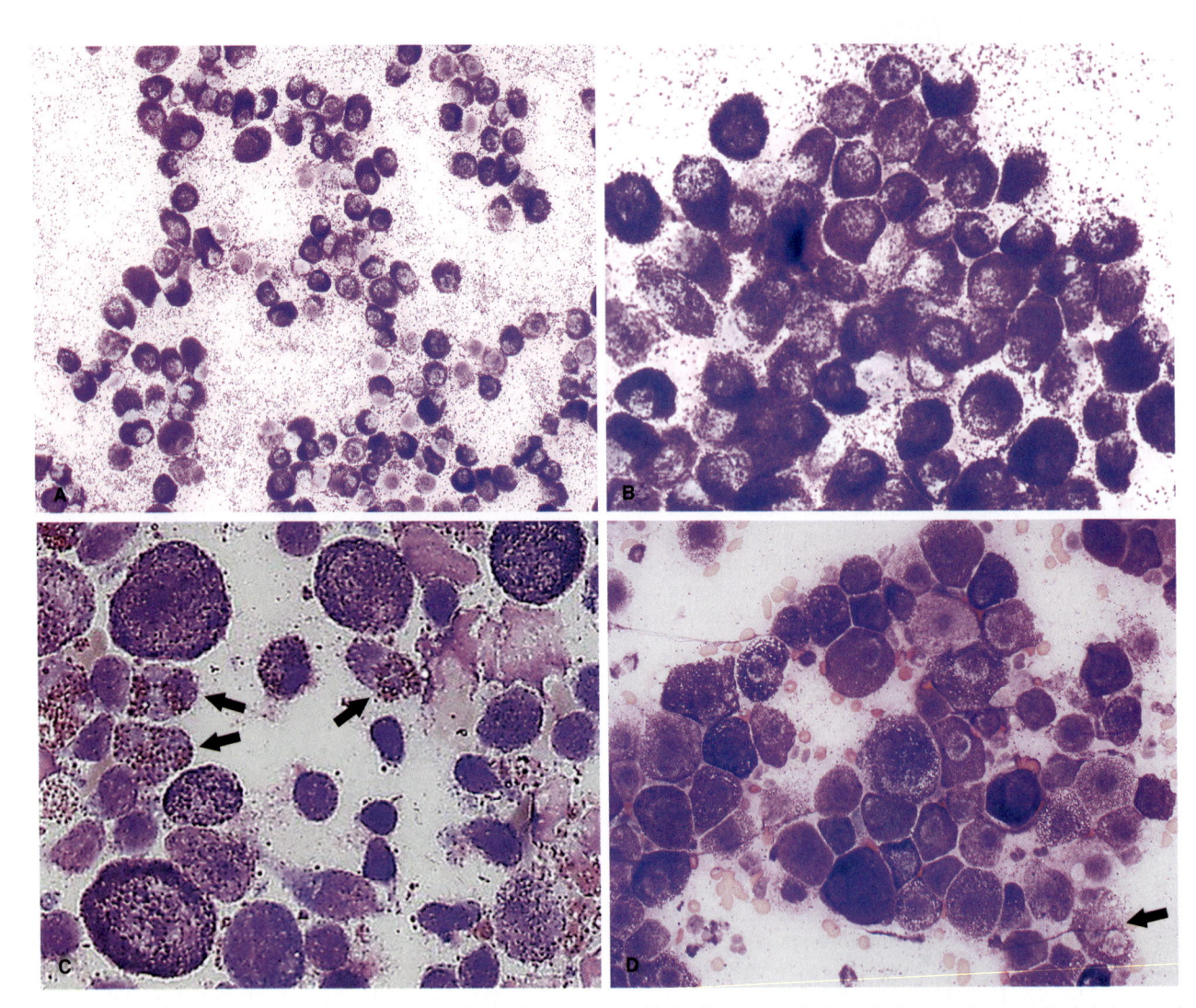

Figura 41.1 Tumores de mastócitos cutâneos, em cão. **A.** Objetiva de 50×. **B** a **D.** Objetiva de 100×. **A** e **B.** Exemplo de tumor de mastócito de baixo grau (grau I). Os mastócitos são relativamente uniformes, com grânulos citoplasmáticos compactados que dificultam a visualização de detalhes celulares. Notam-se vários grânulos de mastócitos livres no fundo da preparação (lâmina). **C.** Observe os vários eosinófilos (*setas*) neste tumor de mastócito. **D.** Tumor de mastócito de alto grau (grau III). Os mastócitos neoplásicos apresentam granulação variável. Compare **A** e **B**, áreas nas quais todos os mastócitos são uniformes e intensamente granulados. Além disso, observe a presença de anisocitose, anisocariose, binucleação (*seta*) e núcleos com nucléolos proeminentes. (Coloração de Wright-Giemsa.)

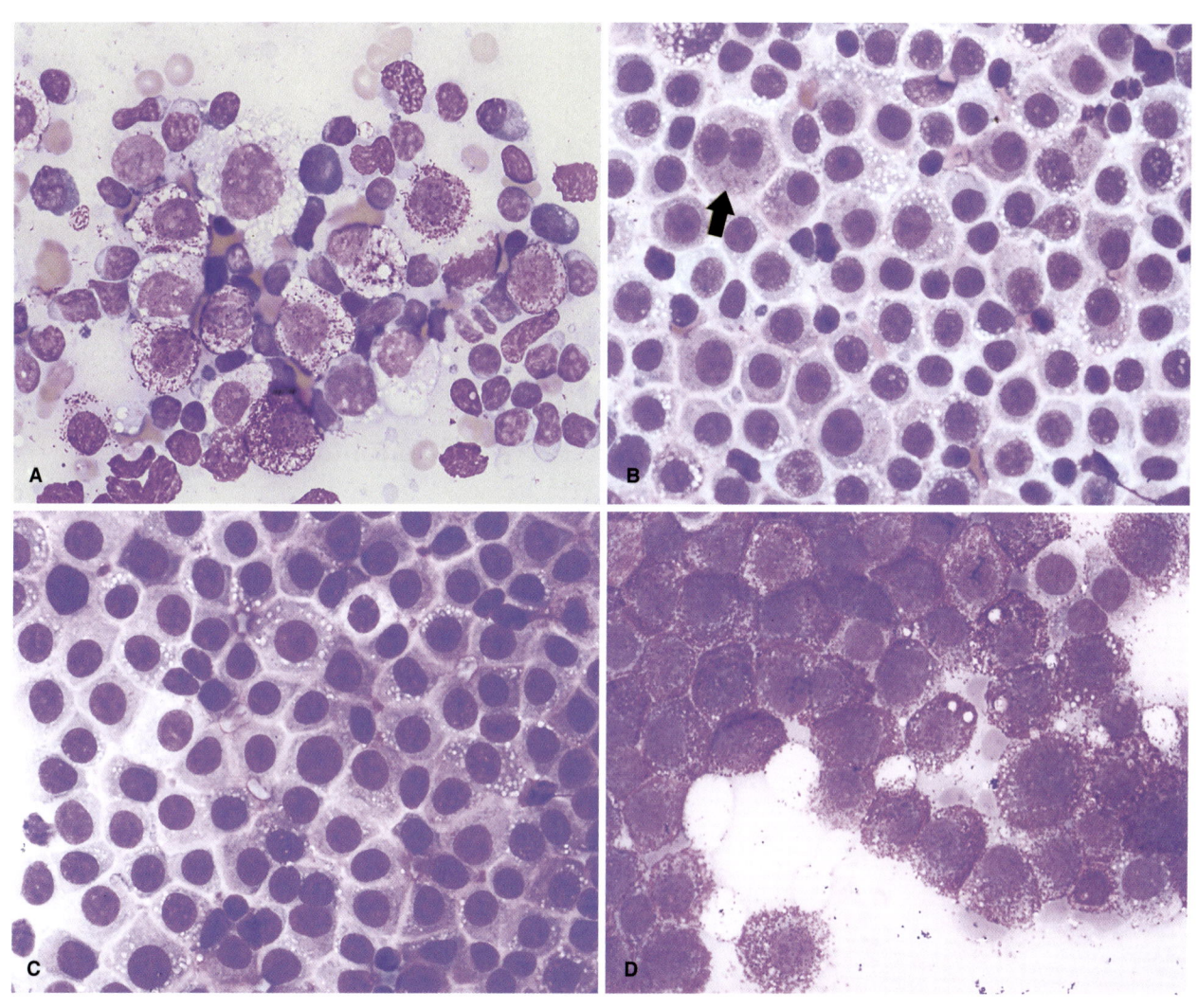

Figura 41.2 Tumores de mastócitos em cão. **A.** Pouca granulação, mastócitos neoplásicos e alguns plasmócitos e linfócitos maduros em linfonodo com metástase de tumor de mastócito cutâneo. Observe a presença de vacúolos citoplasmáticos, geralmente difíceis de visualizar devido à presença de grânulos de mastócitos com intensa granulação. **B.** Tumor com mastócitos muito pouco granulados. Note, também, a variação do tamanho das células e a presença de célula binucleada (*seta*). Esquemas de estadiamento citológico estimam essas características em determinada quantidade de mastócitos presentes na lâmina. **C.** Citologia de aspirado de agulha fina obtido de tumor de mastócito cutâneo corado com corante aquoso de Romanowsky (Diff-Quick™). Os grânulos citoplasmáticos de mastócitos não foram adequadamente corados, em comparação com **D. D.** Mesmo aspirado mostrado em **C**, corado com corante metanólico de Romanowsky (Wright-Giemsa). Os grânulos citoplasmáticos de mastócitos são evidentes. Se fosse utilizado apenas corante Diff-Quick™, o diagnóstico de tumor de mastócito facilmente passaria despercebido (**C**). (**A** a **D**. Objetiva de 100×. **A**, **B** e **D**. Coloração de Wright-Giemsa. **C.** Corante aquoso de Romanowsky.)

não sendo necessário consultar laboratório de referência (o diagnóstico é definido em clínica/hospital). TM produz uma ou mais lesões cutâneas que, frequentemente, são ulceradas e com protuberâncias para fora delas. A prevalência é maior em cães das raças Boxer e Boston Terrier. Em cães, pode-se fazer o estadiamento desses tumores com base em suas características histopatológicas; esse estadiamento é utilizado para prever o tempo de sobrevida (TS) e auxiliar na escolha do tratamento. Está sendo avaliado o estadiamento mediante o exame citológico de amostras.

Os nódulos identificados como TM em exame citológico devem ser amplamente extirpados. Pode-se sugerir aos tutores a realização de exame histopatológico para fins de classificação e de auxílio na determinação do prognóstico. A maioria dos TM é de grau I ou II, que apresentam bom prognóstico. Utilizando um sistema de dois níveis, notou-se que cerca de 90% dos TM são de baixo grau. Nos casos de TM de graus I e II, espera-se que não ocorra recidiva, que não seja agressivo e que o prognóstico

seja bom. No entanto, relata-se que cerca de 5% dos TM não se comportam como seria esperado no exame histopatológico. Se não houver correlação de um esquema de estadiamento com a recuperação clínica, ele é inútil. A integralidade de extirpação cirúrgica pode ser determinada por meio do exame histopatológico. No entanto, 90% dos TM de baixo grau não ocasionam recidiva, mesmo se o tumor ultrapassar a margem cirúrgica e invadir tecidos vizinhos. Ademais, estudo prévio relatou que não foi possível determinar uma "margem livre de tumor" no exame histológico, condição que supõe a não ocorrência de recidiva, para TM de alto grau.[1] O estadiamento do tumor é um indicador preditivo de recidiva mais importante que o exame de margem livre do tumor; isso é discutido em detalhes a seguir.

Em geral, o TM causa esfoliação de muitas células; é um dos tumores de diagnóstico mais fácil no exame citológico quando se faz a coloração dos grânulos citoplasmáticos. No entanto, a intensidade da coloração das células varia desde cor púrpura intensa de grânulos abundantes que dificulta a visualização do

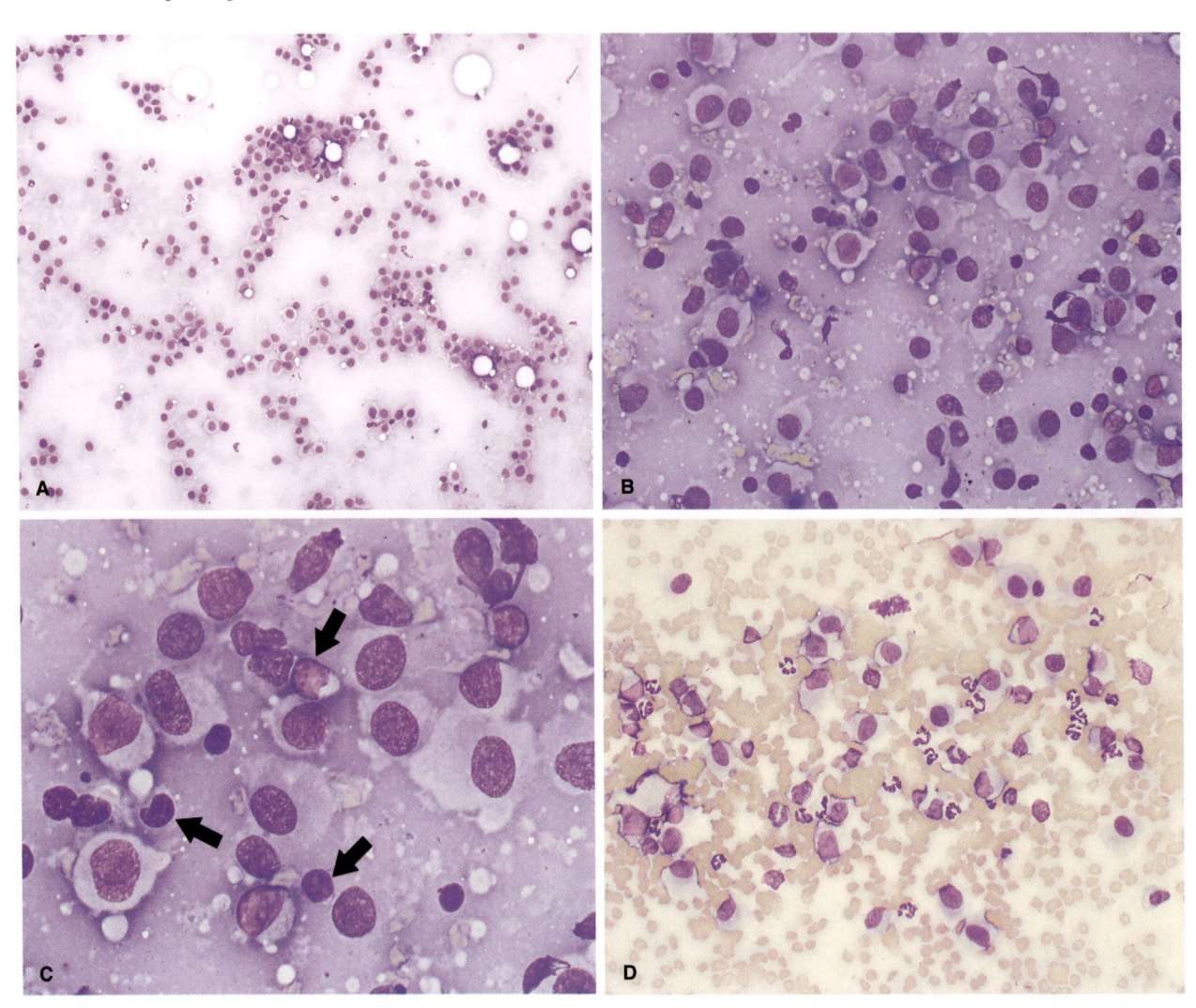

Figura 41.3 Histiocitomas cutâneos de cães. **A.** Observe a quantidade moderada de células redondas em pequeno aumento (objetiva de 20×). Nos histiocitomas, ocorre esfoliação de pequena quantidade de células. **B** e **C.** Histiócitos contêm quantidade moderada de citoplasma cinza basofílico, que pode apresentar bordas onduladas. Além disso, observe o fundo de lâmina proteináceo azul (objetiva de 50× [**B**]; objetiva de 100× [**C**]). **C.** Linfócitos pequenos, maduros (*setas*), são achados comuns nos histiocitomas, principalmente no estágio de regressão. **D.** Outro exemplo de inflamação secundária a histiocitoma canino, aqui indicado pela presença de neutrófilos (objetiva de 50×). (Coloração de Wright-Giemsa.)

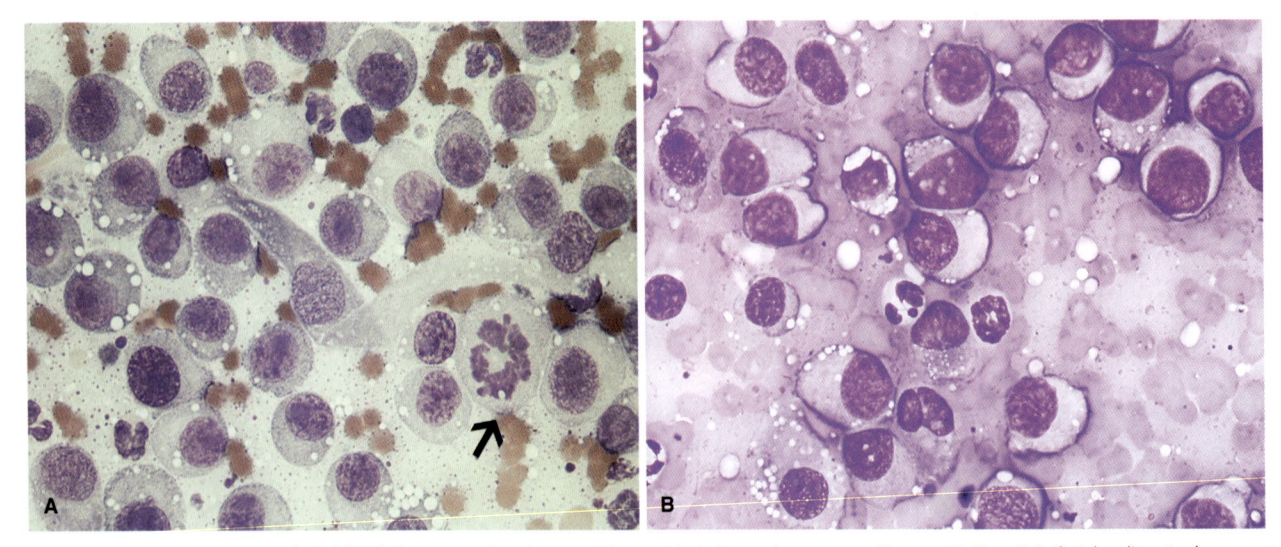

Figura 41.4 Tumor venéreo transmissível (TVT). Este tumor é muito parecido com histiocitoma (compare as Figuras 41.4B e 41.3C). A localização da massa tecidual é crítica para o diagnóstico correto. No entanto, no TVT geralmente ocorre esfoliação de muitas células, o citoplasma tende a ser mais abundante e de cor azul mais intenso, com vacúolos citoplasmáticos claros distintos e mais proeminentes (**A** e **B**). Nota-se uma figura de mitose (*seta*) em **A**. (**A.** *Fonte*: Meuten DJ. Tumors in Domestic Animals. 5 ed., Wiley Blackwell, 2017, p. 953-960; p. 957-959. **A** e **B**. Objetiva de 100×. Coloração de Wright-Giemsa.)

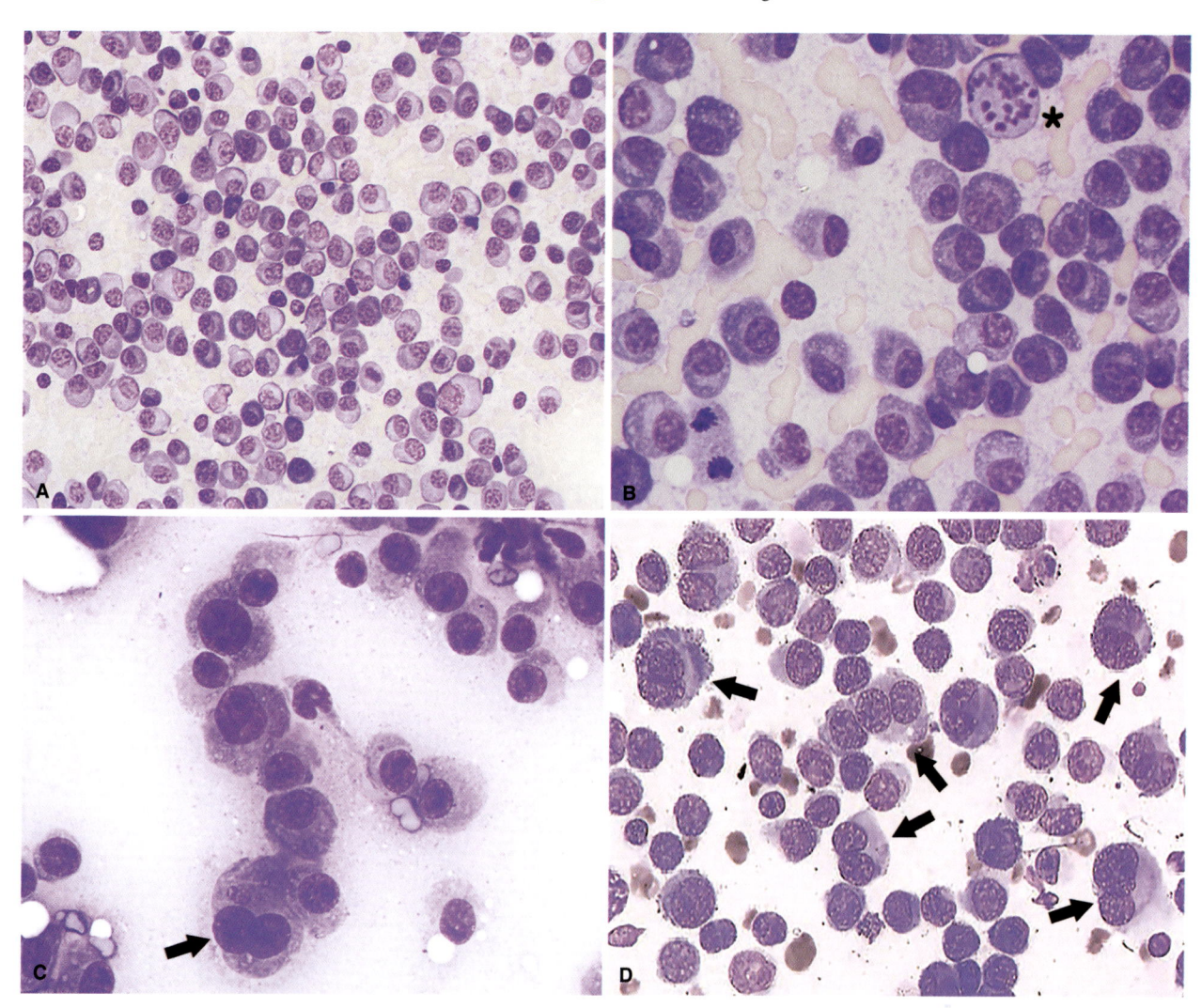

Figura 41.5 Tumor de plasmócito. **A** e **B.** População monomórfica de células redondas com muitas características de plasmócitos: abundante citoplasma intensamente basofílico, complexo de Golgi (zona paranuclear clara), núcleo excêntrico com cromatina condensada e agregada. Nota-se, também, uma figura de mitose anormal (**B**, *asterisco*). **C** e **D.** Plasmócitos neoplásicos pleomorfos pouco diferenciados: estas células carecem de complexo de Golgi, apresentam ocorrências frequentes de binucleação (*setas espessas*) e, em **C**, núcleos com nucléolos bizarros proeminentes. Pode ser difícil a diferenciação entre tumor de plasmócito pleomorfo e sarcoma histiocítico e tumor de mastócito de alto grau e pouca granulação. Selecione vários campos microscópicos e solicite coloração imuno-histoquímica com MUM-1 (**A.** Objetiva de 50×. **B** a **D.** Objetiva de 100×). (**D.** *Fonte*: Meuten DJ. Tumors in Domestic Animals. 5 ed., Wiley Blackwell, 2017, p. 953-960; p. 957-959. Coloração de Wright-Giemsa.)

núcleo (comum) a discreta coloração uniforme dos grânulos (relativamente comum), até ausência de coloração (incomum a rara) (ver Figuras 41.1 e 41.2). Esses últimos casos podem ser problemáticos, mas se você solicitar ao laboratório de referência um corante especial para TM, ou se detectar eosinófilos dispersos entre as células redondas que parecem neoplásicas, então é possível confirmar a sua suspeita. Os corantes de imersão rápidos são à base de água (p. ex., tipo Quick) e não coram grânulos de mastócitos tão bem quanto os corantes à base de álcool, como o corante de Wright-Giemsa (ver Figura 41.2C e D). Isso é principalmente verdadeiro para TM de gatos. Portanto, ao suspeitar de um TM de baixa granulação, solicite ou utilize corante à base de álcool. Carência de intensidade de coloração é um critério citológico e histológico para TM de alto grau.

Características citológicas

Com frequência, o TM pode ser identificado corretamente em microscopia, com aumento de 100 a 2.000× (aumento final), mediante identificação de várias células púrpura grandes, com núcleo pouco perceptível. Uma variante é a presença de várias células grandes com citoplasma ligeiramente violeta a fracamente corado e núcleos redondos proeminentes (ver Figuras 41.1 e 41.2).

No caso de aumento médio (200×) ou alto (400 a 500×), notam-se numerosas células tumorais grandes. A coloração dos grânulos citoplasmáticos varia de pouco corados até intensa cor púrpura. A visualização do núcleo depende da intensidade de coloração desses grânulos. Nas células fortemente coradas não é possível visualizar o núcleo, porque eles estão encobertos pelos grânulos. As células com grânulos ligeiramente corados apresentam núcleo redondo, com ou sem nucléolo visível. As amostras obtidas de tumores com grânulos de coloração púrpura, bem corados, geralmente apresentam grânulos dessa cor livres no fundo da lâmina. Eosinófilos são visualizados no fundo da lâmina preparada com amostra de TM de cães, mas são raros em amostras de TM de gatos. Os eosinófilos tendem a ser mais unilobados ou bilobados do que multilobados, o seu citoplasma é eosinofílico, vermelho-amarronzado a verde-acinzentado, com grânulos

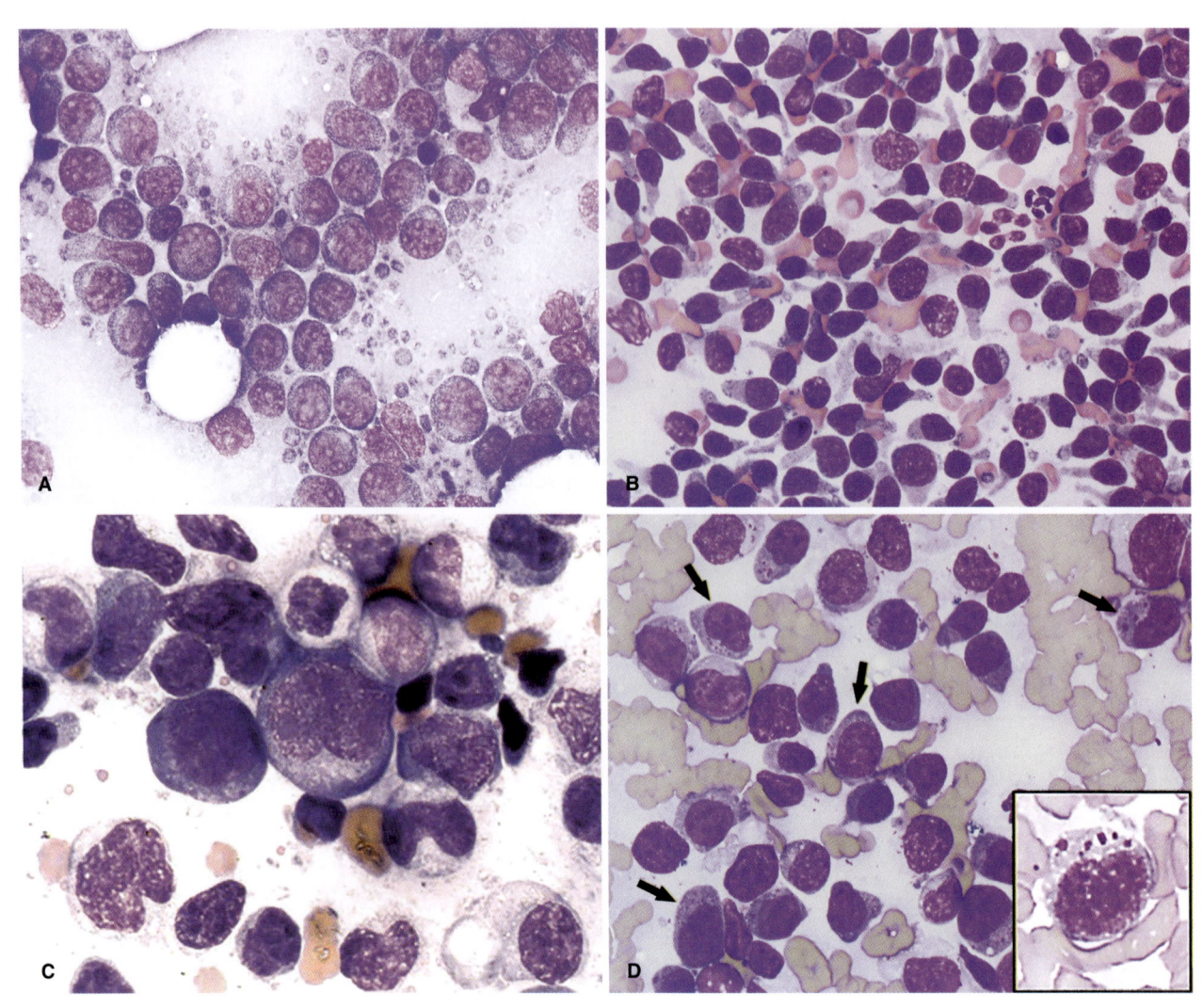

Figura 41.6 Esta colagem consiste em diferentes tipos de linfomas. A maioria dos linfomas se encontra em linfonodos ou órgãos. **A.** Aspirado de linfonodo de cão. População monomórfica de linfócitos grandes com pequena quantidade de citoplasma, núcleos com cromatina pontilhada e nucléolos proeminentes indica linfoma de célula grande; é o tipo citológico mais comum em cães. Os numerosos fragmentos no fundo da preparação com propriedades tintoriais semelhantes ao citoplasma de linfócitos são corpos linfoglandulares. **B.** Linfoma de zona T (LZT), aspirado de linfonodo submandibular, cão. A aparência de "espelho de mão" do citoplasma é facilmente notada. O formato característico de espelho de mão é sugestivo de LZT, mas não é diagnóstico, tampouco está presente em todos os casos de LZT. **C.** Linfócitos neoplásicos de um cão com linfoma epiteliotrópico cutâneo. Quase sempre os núcleos desses tumores são mais pleomorfos, com indentações; alguns núcleos têm formato de ferradura. **D.** Linfoma de linfócito grande (LLG) granular em gato. Note linfócitos grandes com alguns grânulos citoplasmáticos de cor magenta (*setas* e *detalhe*). Amostra de aspirado de fígado. Em gatos, LLG é um tumor agressivo que se origina no intestino delgado. Em casos mais avançados, podem ser acometidos vários outros órgãos. No entanto, geralmente não há envolvimento da pele. (**A** a **C**. *Fonte*: Meuten DJ. Tumors in Domestic Animals, 5 ed., Wiley Blackwell, 2017, p. 953-960; p. 957-959. **A** a **D**. Objetiva de 100×. Coloração de Wright-Giemsa.)

de tamanhos variáveis, em cães, e com pequenos grânulos uniformes em formato de bastonete, em gatos. É fácil passar despercebida a presença de eosinófilos em preparações teciduais coradas com corantes do tipo Romanowsky, como Diff-Quick™, porque quase sempre os grânulos não se coram claramente de eosinofílicos. Uma vez identificados os eosinófilos, o índice de suspeita de TM aumenta sobremaneira.

As considerações mencionadas a seguir são para aqueles TM que não se coram intensamente. As células são redondas ou poligonais. Um padrão clássico é uma célula redonda ou oval com núcleo central redondo que dá à célula uma aparência de "ovo frito" (tumores neuroendócrinos apresentam padrão similar). Algumas células podem ser binucleadas ou multinucleadas. O núcleo é redondo a oval e contém nucléolos proeminentes e cromatina ligeiramente vesicular. Nessas neoplasias, raramente nota-se inflamação linfocitária. Mais comumente, são visualizadas células fusiformes não neoplásicas entremeadas com mastócitos

redondos. Elas são sustentadas por células de estroma e não são neoplásicas. O TM pouco diferenciado pode ser parecido com tumor histiocítico ou tumor de plasmócito.

Células tumorais que se coram intensamente de púrpura não representam desafio ao diagnóstico. A intensidade de coloração dos grânulos citoplasmáticos varia dependendo do tipo de corante utilizado, da maturidade das células e seus grânulos e da concentração de heparina nos grânulos citoplasmáticos. A heparina é responsável pela metacromasia (púrpura) característica dessas células. Corantes rápidos *podem não corar* os grânulos citoplasmáticos de mastócitos, principalmente de gatos. Portanto, no caso de células redondas grandes com abundante citoplasma que envolve completamente o núcleo (aparência de "ovo frito"), com numerosos eosinófilos no fundo da lâmina, o diagnóstico provável é de TM; ele deve ser confirmado mediante a coloração de outras lâminas com corante de Wright-Giemsa, Giemsa ou azul de toluidina.

Estadiamento

Esquemas de estadiamento foram estabelecidos apenas para TM cutâneo de cães. Não há esquema de estadiamento de TM subcutâneo e oral-perioral, em cães, e TM em gatos, mas há características macroscópicas e histológicas utilizadas para prever a consequência de cada um deles.[2] Em cães, o estadiamento do TM cutâneo por meio de exame histopatológico está bem definido; contudo, o estadiamento mediante exame citológico está sendo avaliado. Diversas pesquisas utilizaram o sistema histopatológico de dois níveis, com intuito de desenvolver um esquema de estadiamento semelhante para citologia.[3,4] Granularidade de células tumorais, mitoses e multinucleação foram os três melhores critérios citológicos para determinação do grau da neoplasia. Pleomorfismo nuclear, o quarto critério no esquema de estadiamento histopatológico, não foi confiável. Para o estadiamento, foram avaliadas mais de 100 células/tumor; as lâminas devem ser coradas, preferivelmente, com corantes do tipo Romanowsky metanólico, em vez de corantes rápidos à base de água. Os grânulos citoplasmáticos de mastócitos (e grânulos de linfócitos grandes granulares) não se coram apropriadamente com corantes à base de água, mesmo se fixados com metanol. No exame histopatológico, a probabilidade de o diagnóstico citológico de TM de baixo grau ser realmente de baixo grau foi de 98%; no entanto, a correlação não foi tão boa para TM de alto grau. É necessário obter dados de acompanhamento que correlacionem o grau citológico com a validação de resultados de esquemas de estadiamento histopatológico e citológico. O estadiamento com base em critérios citológicos é subjetivo e deve ser feito por citologista experiente.

Em cães, no exame histopatológico, aproximadamente 85 a 90% dos casos de TM cutâneo são de baixo grau e cerca de 95% são benignos: a TS é superior a 4 anos e, após remoção cirúrgica total do tumor, exclusivamente, ocorre cura de 95% dos pacientes.[5] Em 75 a 90% dos casos de TM de baixo grau, não originam recidiva, mesmo quando as margens cirúrgicas são incompletas ou estreitas (< 1 mm); ademais, quando as margens estão livres de células tumorais, não ocorre recidiva em 95% dos pacientes. Cães com TM de maior grau apresentam TS de 6 a 12 meses; no entanto, a decisão pela realização de eutanásia influencia o período de sobrevida, e a quantidade total de cães examinados é pequena. Em cerca de um terço dos casos de TM de alto grau ocorre recidiva, mesmo quando as margens histológicas estão livres de células tumorais.[1] A distância da margem histológica livre de tumor que impede a ocorrência de recidiva local de TM de alto grau não é conhecida; ademais, a maioria dos TM indolente não origina recidiva, mesmo se houver células tumorais na margem.[6] Parece que os mecanismos biológicos inerentes do TM e/ou do hospedeiro são fatores preditivos de recidiva mais importantes que o exame da margem tumoral. Não há esquema de estadiamento que apresente correlação de 100% com as consequências da neoplasia. Alguns TM cujo comportamento previsto é benigno ou maligno não se comportam como o previsto, sendo difícil identificar esses subgrupos de TM.[2] Felizmente, isso acontece em pequena porcentagem (estimada em < 5%) de TM cutâneo de cães.

Avaliação de linfonodo quanto ao risco potencial de TM metastático

Para a avaliação dos linfonodos regionais em cães com TM, utiliza-se mais o exame citológico que o histopatológico. No entanto, nenhum marcador ou característica celular diferencia mastócitos neoplásicos daqueles não neoplásicos. Pode-se encontrar mastócitos por todo o corpo, inclusive nos linfonodos, na medula óssea, em papa leucocitária, além de fígado, baço e trato reprodutor de cães sadios que não apresentam TM. Portanto, o diagnóstico de metástase regional se baseia na quantidade de mastócitos observados e na presença de agregados de mastócitos. A natureza subjetiva dessa avaliação significa que é preciso que o profissional tenha uma experiência considerável. O maior risco de metástase ao linfonodo é notado em TM de alto grau e em tumor com mais de 3 cm de diâmetro, tumor ulcerado e tumor de dígito, bem como em cães da raça Shar-Pei e naqueles com doença em subestágio b (cães clinicamente doentes).[2,4,7]

A detecção de TM em linfonodos regionais pode alterar o prognóstico, o tratamento e o estadiamento.[4,7,8] Se um paciente com TM apresenta metástase em um linfonodo regional (independentemente do grau) recomenda-se, com frequência, novo estadiamento, inclusive avaliação adicional do linfonodo e ultrassonografia abdominal. Em paciente com metástase de TM em linfonodo regional, a probabilidade de metástase adicional em linfonodo ou víscera é de 10 a 20%. Em um grupo de 220 cães com TM, submetidos a estadiamento completo, constatou-se que nenhum dos pacientes livres de metástase em linfonodo regional apresentava metástase clinicamente detectável em outros locais.[9] Todos os cães com metástase distante apresentavam metástase no linfonodo regional; não se detectou metástase pulmonar e não se espera tal ocorrência em cães com TM. Cerca de 30% dos cães apresentavam metástase em linfonodos e 7% desenvolveram metástases distantes. TM raramente ocasiona caquexia maligna. É mais provável que a eutanásia atribuída a TM seja devido à recidiva, à decisão em razão dos cuidados de enfermagem, a doenças concomitantes e à decisão do tutor, mais do que metástase neoplásica que debilite a saúde do paciente.

Um estudo relatou TS de aproximadamente 8 meses em cães com metástase em linfonodos confirmada por exame citológico (doença em estágio 2); em cães com linfonodos normais ou reativos, o TS foi de 6 anos.[8] No entanto, assim que os tutores são informados de que o prognóstico não é tão bom em razão do envolvimento do linfonodo regional, tal informação pode interferir na decisão quanto ao tratamento que, por sua vez, influencia o período de sobrevivência ("profecia autocumprida"). Outras pesquisas que avaliaram a resposta terapêutica em cães com TM de estágio 2 relataram prolongamento do TS. Relatou-se que os cães com TM cutâneo ou subcutâneo de baixo grau e com metástase em linfonodo regional podem apresentar TS longo (anos) e intervalos livres da doença.[2] É possível realizar múltiplos tratamentos.

Histiocitoma

Características clínicas

A célula que origina histiocitoma é uma célula dendrítica da epiderme, não um histiócito ou monócito. Em geral, o diagnóstico desses tumores é fácil, com base nas informações obtidas na <u>resenha</u> (quase sempre o paciente é jovem), localização da neoplasia (comumente na orelha, cabeça ou pescoço) e aparência do tumor (uma ou mais massas alopécicas redondas ulceradas e proeminentes). No entanto, cães de meia-idade ou geriátricos podem ser acometidos, com possibilidade de desenvolvimento do tumor em outras partes do corpo, além de cabeça e pescoço. A massa tumoral, em formato de botão, quase sempre apresenta "cor rosa-bronzeada", sem pelos e proeminente e pode estar ulcerada; alguns tumores regridem espontaneamente.

Características citológicas

Não ocorre fácil esfoliação de células do histiocitoma e, portanto, as preparações citológicas geralmente apresentam baixa celularidade. As células são redondas, individuais e com pequena quantidade de citoplasma ligeiramente basofílico a azul-acinzentado que pode conter alguns vacúolos (ver Figura 41.3). As bordas das células quase sempre são distintas devido ao material proteináceo basofílico presente no fundo da lâmina (ver Figura 41.3). As células tumorais apresentam núcleos arredondados a ovais, que podem ser excêntricos, e apresentam mínima anisocitose (variação de tamanho). A condensação da cromatina nuclear é variável, às vezes filamentosa. Pode haver pequena quantidade de linfócitos pequenos maduros ou de outras células inflamatórias entremeadas com células neoplásicas maiores. Geralmente, na fase de regressão tumoral devido à imunidade celular, nota-se grande número de linfócitos.

Os diagnósticos diferenciais citológicos são linfoma, TVT e plasmocitoma. No histiocitoma, nota-se mais citoplasma do que células linfoides, ele é menos azul que o verificado no linfoma e o histiocitoma está associado à inflamação. Pode ser difícil diferenciá-lo de TVT, sem um histórico clínico compatível, embora o TVT, em geral, contenha células em maior abundância, citoplasma mais basofílico com vários pequenos vacúolos claros discretos, além de características nucleares mais malignas. Tipicamente, ocorre maior esfoliação celular no TVT do que no histiocitoma. Embora o TVT possa se desenvolver em diversos locais do corpo, quando ele é constatado nos genitais e apresenta célula redonda, sem dúvida, o diagnóstico mais provável é TVT.

Tumor venéreo transmissível

Características clínicas

O desenvolvimento de TVT, um tumor que acomete apenas canídeos, é mais comum em cães não castrados que vivem em ambientes nos quais correm livremente, como ilhas do Caribe e em algumas poucas regiões do Sul e do Centro-Oeste dos EUA. As células neoplásicas têm 59 cromossomos, diferentemente do cariótipo canino normal que contém 78 cromossomos.[10] Verificou-se que a célula tumoral está presente em canídeos há, pelo menos, 6.000 anos; ao longo desse tempo, ela sofreu, aproximadamente, 38.000 mutações, resultando em diferença marcante no cariótipo.[10]

O TVT geralmente se desenvolve nos órgãos genitais de cães, machos e fêmeas, e menos frequentemente na pele, em membranas mucosas do nariz, boca e olhos e, mais raramente, em outras partes do corpo, como linfonodos, cavidade abdominal e cérebro, em razão da expansão tumoral ou metástase a esses locais.[11] É facilmente transmissível entre os cães durante atividade social ou sexual.

Quando se desenvolve na parede da vagina ou no pênis, o tumor surge como um nódulo abaixo da mucosa; em seguida, ele rompe essa mucosa de revestimento e se apresenta como massa tecidual ulcerada friável.

Em termos citológicos, esse tumor pode ser semelhante ao histiocitoma. É um tumor de fácil esfoliação celular e, assim, notam-se numerosas células nas preparações citológicas. Em geral, a localização do tumor é útil na obtenção de um diagnóstico correto. Na comparação entre TVT e histiocitoma, a fim de diferenciação tumoral, podem ser avaliadas as seguintes características do TVT: localização, presença de muitas células, citoplasma abundante, coloração ligeiramente mais azul que aquela do histiocitoma e distintos vacúolos citoplasmáticos claros

discretos, muito mais comuns no TVT (ver Figura 41.4). No TVT, os núcleos tendem a ser maiores, distintos e ligeiramente basofílicos, quando comparados aos de histiocitoma. Quase sempre os nucléolos são facilmente visualizados. Em aspirado de histiocitoma, o componente celular inflamatório é discreto, quando presente; contudo, durante a regressão tumoral, podem-se notar numerosos linfócitos. Diferentemente, *imprint* de TVT geralmente contém muitas células inflamatórias, com predomínio de neutrófilos. TVT é uma das poucas neoplasias nas quais o exame de *imprint* ou de *swab* da superfície tumoral tem valor diagnóstico.

Os três principais diagnósticos diferenciais com os quais o TVT pode ser confundido são histiocitoma, plasmocitoma e linfoma. Se as características das preparações parecem semelhantes àquelas de linfoma, porém em amostras obtidas de vagina ou pênis, então é muito mais provável que o diagnóstico seja TVT. Lisozima é um marcador celular inespecífico que se cora positivamente na maioria dos casos de TVT e em, aproximadamente, 60% dos histiocitomas. Quando a localização do TVT é extragenital ou seu diagnóstico citológico é difícil, ele pode ser definitivamente diagnosticado por meio de reação em cadeia de polimerase (PCR), a fim de detectar um componente nuclear longo único *upstream* do gene *myc*.[12] Raramente ocorre regressão espontânea do TVT; entretanto, quase sempre ocorre regressão tumoral após o tratamento com vincristina.

Tumor de plasmócito

Características clínicas

Tumor de plasmócito cutâneo é comum em cães de meia-idade e raro em gatos. Pode se desenvolver em qualquer local da pele/tecido subcutâneo e em membranas mucosas (oral, retal) do cão. O tumor de plasmócito se manifesta como nódulos alopécicos discretos, frequentemente ulcerados. A maioria dessas neoplasias é benigna e não está associada com envolvimento da medula óssea e com síndromes paraneoplásicas (gamopatia monoclonal, hipercalcemia, amiloidose) comumente associadas com mieloma múltiplo, uma condição maligna diferente (ver Capítulo 16).

Características citológicas

Geralmente, obtém-se o diagnóstico em microscopia, em pequeno aumento, com base na presença de células redondas com abundante citoplasma fortemente basofílico e complexo de Golgi, que é uma zona paranuclear clara visualizada em algumas células (ver Figura 41.5). Quase sempre o núcleo é excêntrico. A cromatina nuclear é condensada e agregada. O padrão clássico da cromatina nuclear de "mostrador de relógio" ou de "roda raiada" é visto apenas em uma pequena população de células tumorais; é muito mais visível no exame histopatológico do que no exame citológico. Alguns tumores contêm células neoplásicas que apresentam um ou mais glóbulos intracitoplasmáticos que podem ser claros, azul-claros ou eosinofílicos. Essas células são denominadas células de Mott; os vacúolos citoplasmáticos correspondem aos corpúsculos de Russel e representam agregados de imunoglobulinas. Quando visualizados, eles auxiliam na confirmação do diagnóstico de tumor de plasmócito, embora as células de Mott possam ser vistas em acúmulos de plasmócitos não neoplásicos. No fundo da lâmina, é possível notar um material proteináceo de cor magenta ou azul, devido à grande quantidade de imunoglobulinas secretadas pelas células tumorais.

Algumas neoplasias produzem uma população monomórfica de células redondas com muitas características de plasmócitos bem diferenciados, condição que possibilita rápido diagnóstico citológico (ver Figura 41.5A e B). Outros tumores podem ser heterogêneos, com predomínio de células mais atípicas, com binucleação, multinucleação, lobação e núcleos bizarros; apenas a pesquisa por toda a lâmina possibilita a detecção de plasmócitos (ver Figura 41.5C e D), que indica um diagnóstico correto. Tumores com pleomorfismos celulares e nucleares, como já descrito, precisam ser diferenciados de HM.

Tumores de plasmócitos pleomórficos podem ser confundidos com sarcoma histiocítico, HM, histiocitoma, TM mal corado e osteossarcoma. Em geral, é possível fazer a diferenciação entre tumor de plasmócito e esses diagnósticos diferenciais mediante a pesquisa de plasmócitos bem diferenciados dentre as células tumorais. É interessante examinar células multinucleadas ou com núcleos bizarros, mas isso não ajuda a identificar a célula de origem da neoplasia. Os tumores de plasmócitos tendem a ser particulares; a histiocitose tende a apresentar múltiplos tumores, pode acometer órgãos internos e/ou articulações e há predisposição racial. As células de HM apresentam pleomorfismo mais evidente que os plasmócitos, geralmente são maiores, e eritrofagocitose é uma característica citológica, às vezes difícil de visualizar.

Linfoma

Características clínicas

Embora o linfoma seja um tumor comum em cães e gatos, não é comum o seu desenvolvimento na pele e, portanto, é o tumor de célula redonda cutâneo ou subcutâneo menos comum. Muito raramente, o linfoma se apresenta como um tumor cutâneo solitário. Quando presente na pele, ele se manifesta como múltiplas nodulações cutâneas e subcutâneas ou como placas planas em qualquer parte do corpo; em alguns casos, ele tem distribuição mucocutânea (linfoma de célula T). Quase sempre há envolvimento de linfonodos regionais ou periféricos. Geralmente acomete cães de meia-idade ou mais idosos, que apresentam perda de peso. Os gatos geralmente apresentam perda de peso, anemia e comumente são positivos para o vírus da leucemia felina (FeLV), com aumento de volume de linfonodos abdominais. Raramente o linfoma se limita a um sistema corporal; em geral, se instala em diversos locais e nos linfonodos (ver Capítulo 45).

Características citológicas

Nota-se alta esfoliação celular em tecido linfoide; quase sempre os aspirados de tecido linfoide neoplásico apresentam alta celularidade e podem ser muito espessos em algumas áreas da lâmina. As células são redondas e discretas, frequentemente próximas umas das outras em razão da alta celularidade. As células contêm núcleos uniformes e, tipicamente, quantidade mínima de citoplasma basofílico (ver Figura 41.6). A quantidade de citoplasma varia desde uma borda fina até uma protuberância, quase sempre para um lado. Em um tipo razoavelmente indolente de linfoma de célula T, notam-se protrusões citoplasmáticas distintas, semelhantes a "espelho de mão" ou "cabeça de cone" (ver Figura 41.6B).[2] A proporção núcleo:citoplasma é alta, geralmente 1:1; raramente 1:2. A principal característica citológica do linfoma é a uniformidade e a alta proporção núcleo:citoplasma. Quase sempre há vários fragmentos citoplasmáticos, comumente denominados "corpúsculos linfoglandulares" (ver Figura 41.6A). Esses fragmentos citoplasmáticos podem ser confundidos com plaquetas. Geralmente os núcleos contêm cromatina fina e os nucléolos são proeminentes. Variantes intermediárias (prolinfocíticas) apresentam cromatina nuclear agregada ou marginal ao

longo da membrana nuclear externa. Em geral, citoplasma é escasso e moderado a fortemente basofílico. Em linfomas que se diferenciam da linhagem plasmocitária, pode-se notar maior volume citoplasmático, mais basofílico e, às vezes, uma zona perinuclear clara (complexo de Golgi). As variantes de linfoma de célula pequena consistem em linfócitos de aparência normal, bem diferenciados, muito raramente, se alguma vez notados, na pele ou no tecido subcutâneo. Caso se constate grande quantidade de linfócitos pequenos em um tumor, provavelmente se trata de tecido linfoide normal ou inflamação linfocitária. O diagnóstico de linfoma de célula pequena deve ser confirmado por um patologista. A maioria dos casos de linfoma cutâneo consiste em células grandes, com cromatina pontilhada e nucléolo proeminente (características de células imaturas); o seu diagnóstico é relativamente fácil. Todos os demais tumores de célula redonda apresentam maior volume citoplasmático e, nos núcleos, há mais cromatina condensada do que a notada no linfoma.

Ademais, o linfoma cutâneo pode ser classificado como subtipo, por meio de imunofenotipagem, citometria de fluxo ou PCR (ver Capítulo 15). Há diversos subtipos de linfoma, mas um dos procedimentos mais importantes para definição do prognóstico e da abordagem terapêutica é a identificação do imunofenótipo T *versus* imunofenótipo B. Linfoma de célula T é o imunofenótipo mais comum de linfoma cutâneo. O exame histopatológico mostra que é necessária a avaliação da arquitetura tecidual para identificar linfomas intraepiteliais (micoses fungoides).

Tumores de célula epitelial

Neoplasia de célula basal (neoplasia de epitélio basal)

Características clínicas

Tumor de célula basal, ou tumor basocelular, é uma das neoplasias cutâneas mais comuns em cães e gatos; geralmente apresenta comportamento benigno. Origina um ou mais nódulos cutâneos proeminentes, quase sempre na cabeça e no pescoço, com frequência ulcerados.

Características citológicas

Embora esses tumores sejam epiteliais, eles causam frequente esfoliação celular, como células redondas, individuais ou em grupos, podendo ser confundidos com tumores de células redondas. Quase sempre as preparações apresentam celularidade baixa a moderada que consistem em células individuais pequenas, bem como células agrupadas, agregadas e em faixas (Figura 41.7A e B). A identificação desses padrões de organização celular é a chave para o diagnóstico correto de tumor epitelial. Não há inflamação, a menos que o tumor apresente ulceração ou produza queratina, condição que pode induzir à resposta inflamatória neutrofílica ou piogranulomatosa. As células tumorais são poligonais, ovais ou redondas, com núcleos uniformes redondos a ovais; no entanto, ao redor das bordas de agregados, algumas células podem ser fusiformes. A quantidade de citoplasma nas células basais é mínima a moderada e de cor azul-clara a cinza.

Neoplasia de célula basal pura é constituída apenas de células poligonais/redondas que são células basais da epiderme. No entanto, as células desse tumor podem se diferenciar em células sebáceas secretoras; ademais, pode apresentar grandes áreas pigmentadas.

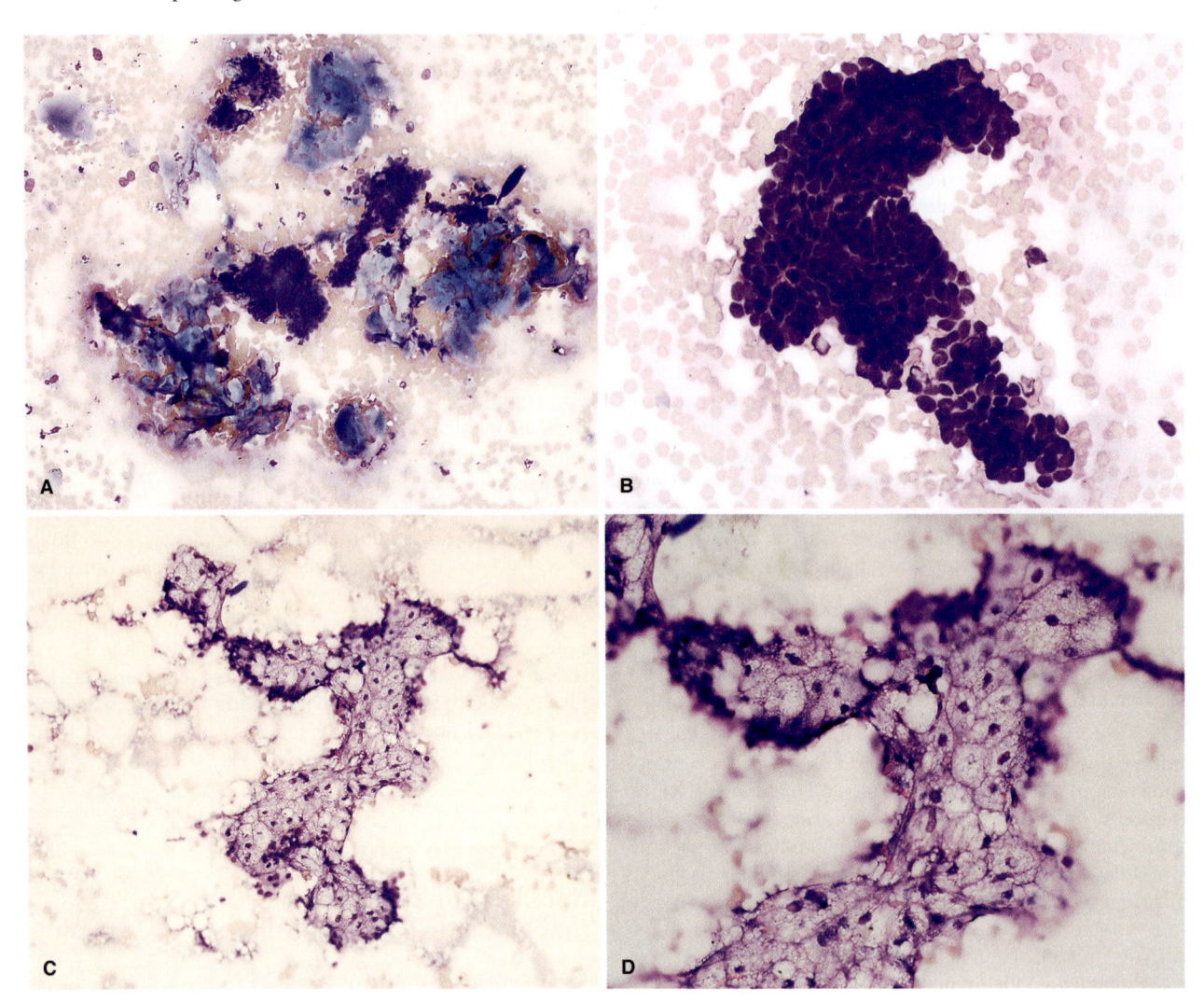

Figura 41.7 Tumor cutâneo de célula basal (**A** e **B**). Faixas e agregados de células epiteliais coesivas uniformes, com citoplasma escasso, núcleos redondos centrais e nucléolos indistintos. Alguns desses tumores podem produzir ceratina (**A**). Ademais, no exame citológico, os verdadeiros tumores de célula basal – tricoblastoma, tricoepitelioma, ceratoacantoma e epitelioma calcificado – podem ter a mesma aparência de célula epitelial basal e, para sua diferenciação, é necessário exame histopatológico. No entanto, a maioria desses tumores é benigna. Adenoma de célula sebácea (**C** e **D**). Células epiteliais coesivas com grande quantidade de citoplasma espumoso vacuolizado e núcleo central redondo. Não há pleomorfismo. A hiperplasia de células sebáceas se assemelha ao adenoma. No entanto, sua diferenciação não é clinicamente relevante. No exame microscópico, é fácil identificar tumor de célula basal e tumor de célula sebácea, em aumento médio, porque há adesão entre as células, que origina aglomerados ou agregados distintos. (**A** e **C**. Objetiva de 20×. **B**. Objetiva de 50×. **D**. Objetiva de 40×. Coloração de Wright-Giemsa.)

Se ocorre diferenciação basocelular em células sebáceas, o citoplasma pode ser abundante e vacuolizado. Pode haver quantidade moderada de células sebáceas vacuolizadas preenchidas com lipídios e células dispersas com acúmulo de melanina. Além disso, é possível visualizar faixas multicelulares compostas de células basais homogêneas ou uma mistura de células basais, células sebáceas e células epiteliais basais com acúmulo de melanina.

É importante não confundir células epiteliais basais pigmentadas com melanócitos, pois há risco de diagnóstico errôneo de melanoma.

Em geral, há necessidade de exame histopatológico para o diagnóstico definitivo de tumores de células basais, como tumor basocelular pigmentado, bem como para determinar o potencial de malignidade. A maioria é benigna. Há outros grupos de tumores que apresentam linhagem semelhante àquela de tricoepitelioma, ceratoacantoma e epitelioma calcificado. Essas neoplasias são identificadas no exame histopatológico, com base na organização celular e nas estruturas e produtos que produzem.

Não é possível classificá-las em exame citológico. Todas elas são neoplasias de células epiteliais de origens semelhantes, mas com diferenciações distintas.

Adenoma de célula sebácea

Características clínicas

Adenoma de célula sebácea é um dos tumores cutâneos mais comuns em cães; além disso, frequentemente se desenvolvem em gatos. Cães das raças Cocker Spaniel e Poodle são predispostos. Quase sempre essa neoplasia se desenvolve na cabeça, no pescoço e, principalmente, nas pálpebras. Ao exame macroscópico, o adenoma sebáceo pode parecer "verruga".

Características citológicas

Microscopicamente, esses tumores e suas contrapartes hiperplásicas consistem em numerosas células com citoplasma abundante, notadamente vacuolizado ou espumoso (ver Figura 41.7C e D).

O tamanho dos vacúolos citoplasmáticos é variável; são menores que as hemácias (eritrócitos). Quase sempre, as células se apresentam agregadas ou em grupos, condição que as identifica como de origem epitelial. Os núcleos geralmente são centrais ou ligeiramente excêntricos. A sua aparência citológica e o seu comportamento biológico são benignos. Às vezes, apresentam numerosas células redondas neles dispersas, as quais podem ser células basais em proliferação, juntamente com células sebáceas. Clinicamente, a diferenciação entre adenoma sebáceo e hiperplasia de glândula sebácea é irrelevante.

Carcinoma de célula sebácea

A ocorrência de carcinoma de célula sebácea é incomum. Assemelha-se ao adenoma sebáceo, mas o carcinoma apresenta pleomorfismos celular e nuclear. Os tumores mais diferenciados se assemelham aos adenomas sebáceos, e os menos diferenciados apresentam variação marcante nas morfologias celular e nuclear. Nessas neoplasias frequentemente ocorre esfoliação de células individuais e na forma de agregados, aderidas por meio de desmossomos e hemidesmossomos. Algumas células ou grupos celulares têm quantidade relativamente pequena de citoplasma, o qual é basofílico em virtude de maior concentração de RNA. Outras células são muito maiores, o citoplasma é mais claro, ligeiramente azulado ou fracamente eosinofílico, e contêm vacúolos citoplasmáticos (lipídios). Com frequência, o tamanho dos núcleos é duas a cinco vezes maior que o dos neutrófilos.

Lipossarcoma é o principal diagnóstico diferencial. O lipossarcoma origina células com acúmulo de gordura individual (vacuolizadas) e o carcinoma sebáceo origina mórulas, grupos ou agregados de células com acúmulo de gordura. Lipossarcoma é um tumor de rara ocorrência em animais; os lipomas são comuns em cães (ver "Tumores de célula mesenquimal/fusiforme").

Carcinoma de célula escamosa

Características clínicas

Carcinoma de célula escamosa (CCE) é um tumor que comumente se desenvolve na pele e no tecido epitelial de animais domésticos de idade mais avançada; acomete vários locais, incluindo nariz, cavidade nasal, orelhas (principalmente em gatos brancos), gengiva de cães e gatos, tonsilas de cães, língua de gatos, estômago, vagina, prepúcio, pênis e pulmão.

Características citológicas

No exame de amostras obtidas por *imprint* ou AAF, visualizam-se células grandes, com mais de 60 μm de diâmetro, abundante citoplasma basofílico a acinzentado e núcleo redondos central ou excêntrico (Figura 41.8). Pouquíssimas células neoplásicas são tão grandes quanto as células epiteliais escamosas neoplásicas. Em geral, o CCE é assim tão bem diferenciado que o diagnóstico se torna relativamente fácil. Quase sempre há numerosos neutrófilos porque o tumor apresenta superfície ulcerada ou porque produz queratina, que induz resposta inflamatória.

Algumas células são individuais e outras se apresentam como agregados celulares de 10 a 50 células, ou mais. O tamanho e a morfologia das células são variáveis. Algumas células são intensamente basofílicas, outras ligeiramente basofílicas ou acinzentadas e outras róseas devido à queratinização. Núcleos e nucléolos são igualmente pleomorfos. O tamanho dos núcleos é 2 a 10 vezes maior que o tamanho dos neutrófilos. A quantidade de nucléolos, proeminentes, é variável. As características que

auxiliam na definição do diagnóstico de CCE incluem localização típica, aparência macroscópica e variação marcante nos agregados celulares e nos tamanhos das células, dos núcleos e dos nucléolos.

Preparações obtidas de exsudato prepucial não neoplásico contêm numerosas células epiteliais escamosas bem diferenciadas, circundadas por vários neutrófilos. As células não se agregam, e sua morfologia é uniforme, um padrão característico de balanopostite e não de CCE.

Tumor de glândula perianal/circum-anal

Características clínicas

Tumores de glândula perianal são muito comuns no períneo de cães machos não castrados; no entanto, podem se desenvolver em cães machos castrados e em cadelas castradas ou não castradas. Em cães machos respondem à terapia hormonal (testosterona) e após a castração regridem ou, pelo menos, ocorre redução do volume tumoral. Em gatos, a sua ocorrência é extremamente rara. As glândulas circum-anais (também conhecidas como glândulas hepatoides ou perianais) são glândulas sebáceas modificadas. Citologicamente, adenoma e hiperplasia apresentam aparências semelhantes e são estruturas benignas. Esses tumores raramente se tornam malignos e, na lesão primária, não há critério citológico ou histopatológico seguro para identificar suas contrapartes malignas. O único modo de afirmar com certeza absoluta que se trata de lesão maligna é a detecção de células da glândula circum-anal em linfonodo regional.

Características citológicas

A organização típica e as características citológicas de células tumorais individuais facilitam o reconhecimento desse tumor no exame microscópico em objetiva de pequeno ou médio aumento (Figura 41.9). As células são individuais ou se apresentam como agregados coesivos contendo 8 a 50 células, ou mais. Células grandes apresentam abundante citoplasma ligeiramente eosinofílico, azul-claro a azul-acinzentado, e baixa proporção núcleo:citoplasma (N:C), de 1:3 a 1:5. As células se assemelham a hepatócitos, e os núcleos quase sempre são centrais e totalmente circundados por citoplasma. Essa característica citológica tem induzido à denominação de "tumor hepatoide" ou "células hepatoides". Não há inflamação associada. No exame microscópico, não há necessidade de uso de objetiva de maior aumento para confirmar o diagnóstico.

Não há critério citológico preditivo de malignidade. No entanto, se as células forem menores que o usual, se a proporção N:C for maior que a usual (1:2) e se houver alterações nas características celulares e nucleares, então o tumor pode ser maligno. A ocorrência de tumor circum-anal maligno é rara. Em cadelas, é mais provável que apresentem neoplasia oriunda de adenocarcinoma de glândula apócrina (ver seção seguinte).

Adenocarcinoma de glândula apócrina de saco anal

Características clínicas

Adenocarcinoma de glândula apócrina de saco anal (ACGA) é o tumor maligno de períneo mais comum em cães, fêmeas e machos. É mais comum em cadelas. Quase metade dos tumores se torna proeminente na porção caudal e é facilmente vista. A outra metade dos tumores permanece oculta, sob a pele recoberta de pelos; contudo, essas neoplasias são facilmente

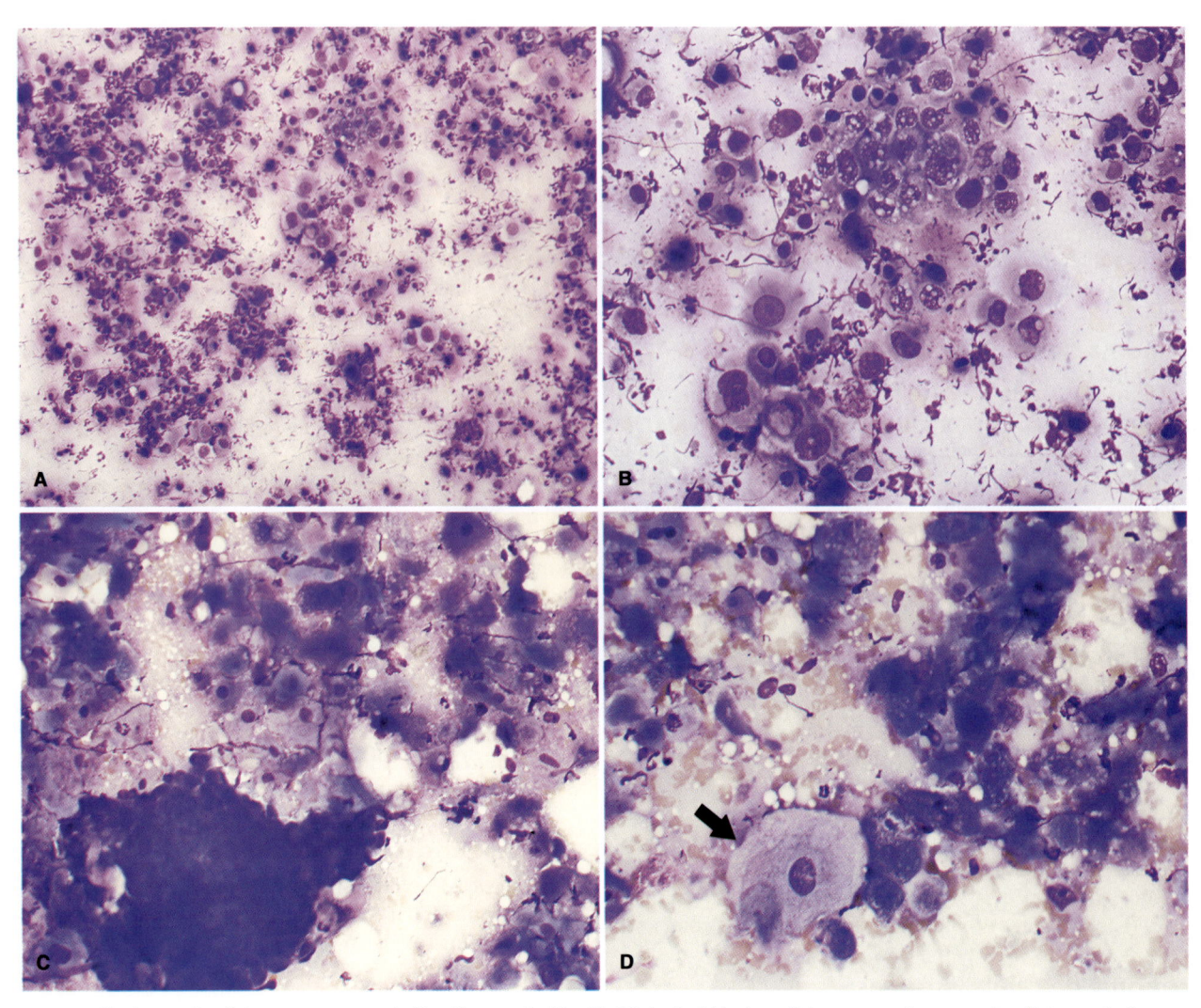

Figura 41.8 Carcinoma de célula escamosa em gato (**A** e **B**) e em cão (**C** e **D**). Células individuais e células em grandes agregados. Note a variação marcante no tamanho e na morfologia celular. Há algumas células epiteliais escamosas muito grandes, com borda angular e citoplasma vítreo basofílico (queratinizado) (**D**, *seta*). Nesses tumores, é muito comum a ocorrência de inflamação secundária, em razão da ulceração epidérmica (**A** e **B**). (**A.** Objetiva de 20×. **C.** Objetiva de 40×. **B** e **D.** Objetiva de 50×. Coloração de Wright-Giemsa.)

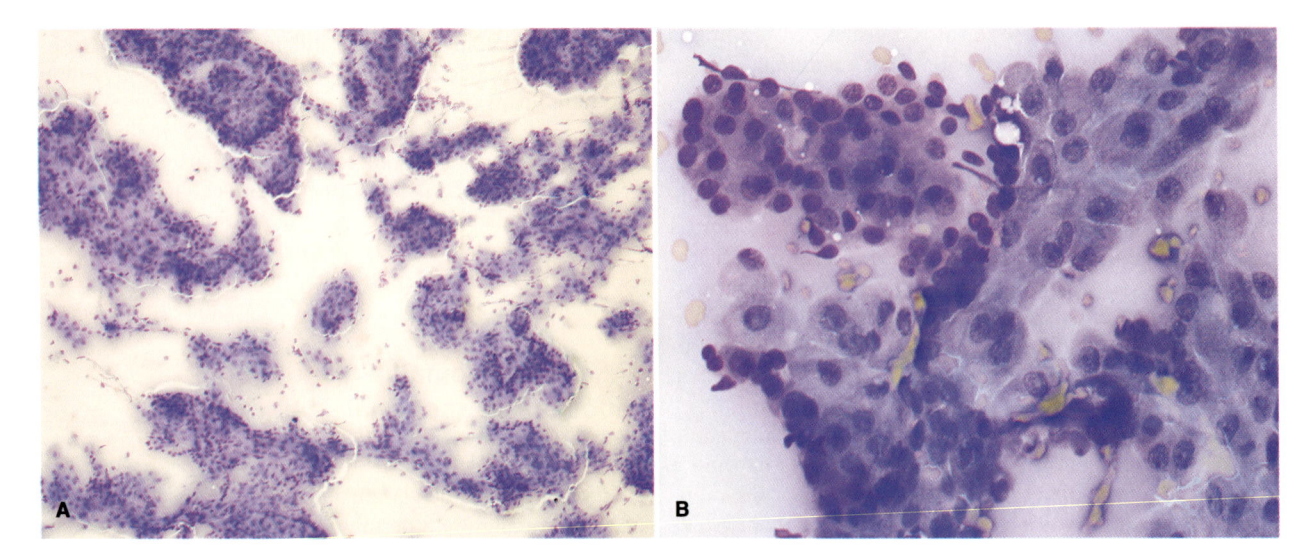

Figura 41.9 Tumor de glândula perianal/circum-anal (ou "hepatoide") de cão. **A.** Agregados e mórulas de células epiteliais uniformes. **B.** Células grandes, com abundante citoplasma ligeiramente eosinofílico (anfofílico) azul-claro a azul-acinzentado, um tanto granular, com baixa proporção N:C (citoplasma abundante e núcleo pequeno). As células se assemelham aos hepatócitos ("hepatoides"). A localização no períneo é a chave para esse diagnóstico e para tumores de saco anal, Figura 41.10. (**A.** Objetiva de 10×. **B.** Objetiva de 50×. Coloração de Wright-Giemsa.)

detectadas por meio de palpação do períneo. O método mais fácil de diagnóstico desse tumor é a palpação retal, seguida de exame de amostra da massa tumoral obtida por meio de AAF. Cerca de 50 a 80% dos pacientes apresentam hipercalcemia, e aproximadamente um terço dos cães acometidos é levado à consulta em razão de problemas referentes à hipercalcemia, como poliúria, polidipsia, letargia e fraqueza.

Características citológicas

Nesses tumores, ocorre fácil esfoliação celular, mas raramente as células se mantêm íntegras. Assim, geralmente notam-se muitos núcleos e quantidade mínima, ou nenhuma, de citoplasma visível (núcleos "despidos"). As células se apresentam individuais e na forma de agregados de vários tamanhos, indicando sua origem epitelial (Figura 41.10). Quando é possível visualizar o citoplasma, ele é azul-claro a acinzentado ou ligeiramente eosinofílico, e nota-se apenas pequena quantidade, com proporção N:C ao redor de, no máximo, 1:1 ou 1:2 (muito menor que aquela notada em tumores perianais. Os núcleos são tipicamente uniformes, redondos a ovais; geralmente, nota-se fina cromatina com alguns nucléolos visíveis. Não há inflamação.

As células tumorais apresentam muito poucas características de malignidade. No entanto, quase todos os cães diagnosticados com esses adenocarcinomas já apresentam doença metastática. Primeiramente, ocorre metástase secundária à disseminação neoplásica direta na abóboda pélvica, seguida de propagação sistêmica aos linfonodos sublombares e, em um estágio bem mais tardio, ocorre metástase no pulmão e outros órgãos. Linfadenopatia sublombar é um achado comum nas radiografias do abdome. Alguns cães podem sobreviver por 1 a 2 anos, após repetidas extirpações de tumores primários ou recorrentes. A remoção do tumor é seguida de remissão de hipercalcemia e hipofosfatemia; no caso de recorrência, ocorre retorno das anormalidades séricas (ver exemplo de caso). Em cães, apenas o hiperparatireoidismo primário e a hipercalcemia de malignidade são caracterizados por hipercalcemia e hipofosfatemia. Caso ocorra insuficiência renal, quase sempre devido à mineralização do rim, a concentração sérica de fósforo aumenta.

Para o diagnóstico de neoplasia, pode ser necessária a integração de informações da resenha e dos achados clínicos e laboratoriais, inclusive do exame citológico. Por exemplo, em uma cadela com poliúria, polidipsia, hipercalcemia, hipofosfatemia

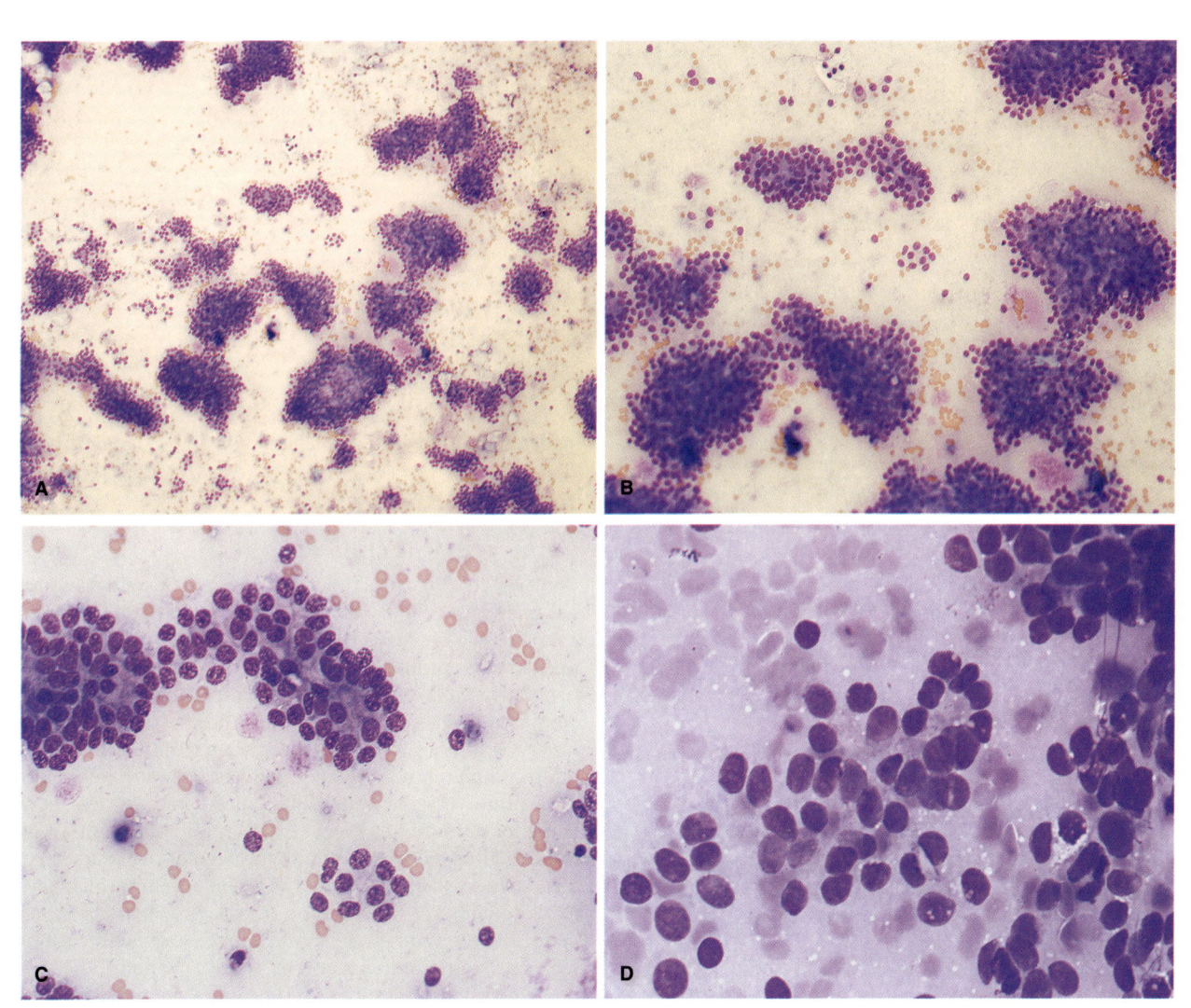

Figura 41.10 Adenocarcinoma de glândula apócrina de saco anal de cão. Nesses tumores, ocorre fácil esfoliação celular, com grande quantidade de células, mas elas raramente se mantêm íntegras. Assim, é comum verificar muitos núcleos em uma porção de citoplasma, ou na ausência de citoplasma visível (núcleos "despidos"). A quantidade de citoplasma e a proporção N:C é muito menor que aquelas observadas em tumor de glândula perianal (ver Figura 41.9). Os núcleos são uniformes, redondos a ovais, com cromatina fina e alguns nucléolos visíveis. Apesar da aparência citológica relativamente uniforme, esse tumor é maligno, já com alta taxa de metástase em linfonodos locais por ocasião do diagnóstico. Mais de 50% dos cães apresentam, também, hipercalcemia paraneoplásica. (**A.** Objetiva de 10×. **B.** Objetiva de 20×. **C.** Objetiva de 50×. **D.** Objetiva de 100×. Coloração de Wright-Giemsa.)

(a menos que haja diminuição simultânea da taxa de filtração glomerular), tumor no períneo e resultados de aspirado tumoral compatíveis com o padrão citológico típico descrito anteriormente, o diagnóstico seria relativamente fácil.

Exemplo de caso:

	Concentração sérica de Ca total (mg/dℓ)	Concentração sérica de P (mg/dℓ)
Momento da consulta	18,5	1,5
Após remoção do tumor	10,1	3,4
Recidiva (após 6 meses)	16,2	2,0
Após remoção	9,0	4,2
Recidiva (após 16 meses)	21	1,8

Diferentemente da hipocalcemia pós-operatória associada à remoção de adenoma de paratireoide, nesses pacientes, não ocorre hipocalcemia pós-cirúrgica. Isso é interessante, porque as glândulas paratireoides estão inativas ou atrofiadas devido à hipercalcemia prolongada e, portanto, seria esperada a ocorrência de hipocalcemia.

Resumo de características esperadas em tumor perianal (circum-anal) e ACGA:

	Tumor perianal (circum-anal)	ACGA
Gênero	Macho[a]	Fêmea
Cálcio sérico	No intervalo de referência	Aumentado
Fósforo sérico	No intervalo de referência	Diminuído
Períneo	Tumor visível	O tumor pode estar oculto
Reto	Sem tumor na abóboda pélvica	Tumor na abóboda pélvica
Comportamento biológico	Benigno	Maligno

[a]São generalizações; seguramente, os cães machos podem desenvolver adenocarcinoma de glândula apócrina de saco anal (ACGA) e as fêmeas podem desenvolver tumor perineal.

Tumores de glândula sudorípara apócrina

Características clínicas

Tumores de glândula sudorípara apócrina acometem cães e gatos, mas não tão frequentemente quanto os tumores de glândula sebácea ou o tumor basocelular. Podem ser benignos ou malignos.

Características citológicas

As características citológicas de tumores de glândula sudorípara apócrina se sobrepõem àquelas de tumor de glândula sebácea, tumor de célula basal e ACGA; assim, não é possível identificá-lo, especificamente, em exame citológico. Todavia, o exame citológico pode ser útil para indicar se é um tumor epitelial ou se é mais provável que seja adenoma ou carcinoma.

Tumores de glândula mamária

A principal razão para realizar exame citológico de amostra obtida por meio de AAF de um nódulo mamário é a possibilidade de diferenciação entre neoplasia e inflamação (mastite). Não se deve utilizar exame citológico para a diferenciação entre tumor mamário benigno e tumor mamário maligno; no entanto, se, na amostra do aspirado, forem notadas várias características

de malignidade, é provável que a neoplasia seja maligna. Uma vez definido que a lesão é neoplásica, deve-se realizar biopsia excisional para estabelecer o comportamento biológico do tumor. Mesmo no exame histopatológico, pode ser difícil distinguir tumores benignos daqueles malignos.

Diferentemente, na mastite, o exame citológico é caracterizado por apresentar quase 100% de neutrófilos, sendo a maioria deles degenerada. Em geral, há considerável quantidade de material amorfo eosinofílico extracelular (leite) que impede a formação de uma boa monocamada para o exame citológico. Com frequência, no meio intracelular, é possível detectar bactérias. A fêmea geralmente é lactante e nota-se aumento de volume de uma ou mais glândulas, bem como hiperemia, aumento da sensibilidade e inflamação.

Nas lesões neoplásicas, há predomínio de células mononucleares, com nenhuma ou algumas células inflamatórias. Há variação considerável na população de células, de caso para caso, dependendo do tipo histológico do tumor, bem como da presença ou ausência de malignidade. As células se apresentam individuais e na forma de grupos, aglomerados, agregados ou acinares, condições que indicam sua natureza epitelial. As células podem conter um ou mais vacúolos citoplasmáticos. O citoplasma costuma ser abundante, com alta proporção núcleo:citoplasma (até 1:5). Pode haver consideráveis variações no tamanho e na morfologia de células e núcleos. As células com características nucleares e citológicas nitidamente variáveis são, mais provavelmente, malignas. É mais provável que agregados de células desordenados, irregularmente em formato de mórulas, sejam malignos. No entanto, não se deve basear exclusivamente no exame citológico para estabelecer o comportamento biológico da neoplasia.

Em cães, a proporção de tumor mamário benigno:tumor mamário maligno é, aproximadamente, 2,3:1; em gatos, é 0,25:1. Em outras palavras, é muito mais provável que o tumor mamário seja maligno em gatas do que em cadelas. Em resumo, o exame citológico é útil para diferenciar inflamação da glândula mamária de neoplasia nessa glândula, mas não é muito útil na determinação do grau de malignidade ou do tipo de tumor.

Tumor de tireoide

Características clínicas

Cerca de 80 a 90% das neoplasias de tireoide palpáveis em cães são malignas, e 98% das massas teciduais de tireoide palpáveis em gatos são benignas. Tumores de tireoide tendem a originar metástase no pulmão, antes que se disseminem aos linfonodos regionais. Cães com tumor de tireoide geralmente são eutireóideos, mas, em gatos, o tumor de tireoide frequentemente causa hipertireoidismo. Em gatos, a distinção clínica entre adenoma, nódulos hiperplásicos e hiperplasia adenomatosa da tireoide é irrelevante, porque todos eles apresentam comportamento benigno. A síndrome clínica geralmente é notada em gatos com mais de 10 anos e é inconfundível. Algumas das características são hiperatividade, perda de peso, polifagia, anormalidades no ECG, aumento das atividades séricas das enzimas fosfatase alcalina (ALP) (70% dos gatos apresentam elevação discreta a moderada) e alanina aminotransferase (ALT) e policitemia (20%) (ver Capítulo 33). Em cães, a ocorrência de hipertireoidismo é incomum.

A distinção entre benigno e maligno é mais fácil quando se baseia em características clínicas do que características citológicas. Em cães, todos os nódulos de tireoide de tamanho palpável devem ser considerados malignos, mesmo quando o padrão citológico parece benigno; em gatos, os tumores de tireoide devem ser considerados benignos. Em gatos, os tumores de tireoide são foliculares, mas, em cães, podem ser foliculares (múltiplos subtipos, classificados adiante) ou medulares (de célula C). Em cães, a diferenciação entre origem folicular e origem medular requer exame imunocitoquímico ou imuno-histoquímico, de modo a ter certeza de sua origem; deve-se considerar que os tumores medulares são menos agressivos.

Características citológicas

Em amostras obtidas de aspirado de tumor, notam-se poucas a muitas células, geralmente uniformes e com bordas e núcleos arredondados (Figura 41.11). As células se mostram aglomeradas ou em pequenos agregados de 10 a 50 células. Os tumores com características citológicas benignas apresentam características celulares e nucleares uniformes. Quase sempre as células são bem espaçadas e não se apresentam amontoadas ou agregadas. O citoplasma não é abundante; é ligeiramente eosinofílico a cinza-azulado e, em exame microscópico cuidadoso em aumento de 400× ou 1.000×, é possível notar grânulos intracitoplasmáticos verde-azulados (Figura 41.11C e D). Esses grânulos representam pigmentos de lipofuscina corados, embora outros pesquisadores tenham relatado como sendo tiroglobulina ou precursor de tiroglobulina (observações pessoais, confirmadas em exame histoquímico). Sua presença auxilia na identificação de células da tireoide, se o tecido de origem for um tumor na porção ventral do pescoço. Os núcleos são uniformemente redondos ou ligeiramente ovais, centrais ou basilares. Algumas células podem ser organizadas em fileiras ou agregados; raramente estão organizadas em formação acinar, com preservação de coloide. Quase sempre carecem de citoplasma, condição que deixa os núcleos redondos livres, uma característica frequentemente associada aos tumores neuroendócrinos.

Tumores com aspectos citológicos mais agressivos são caracterizados por algumas das características anteriormente mencionadas,

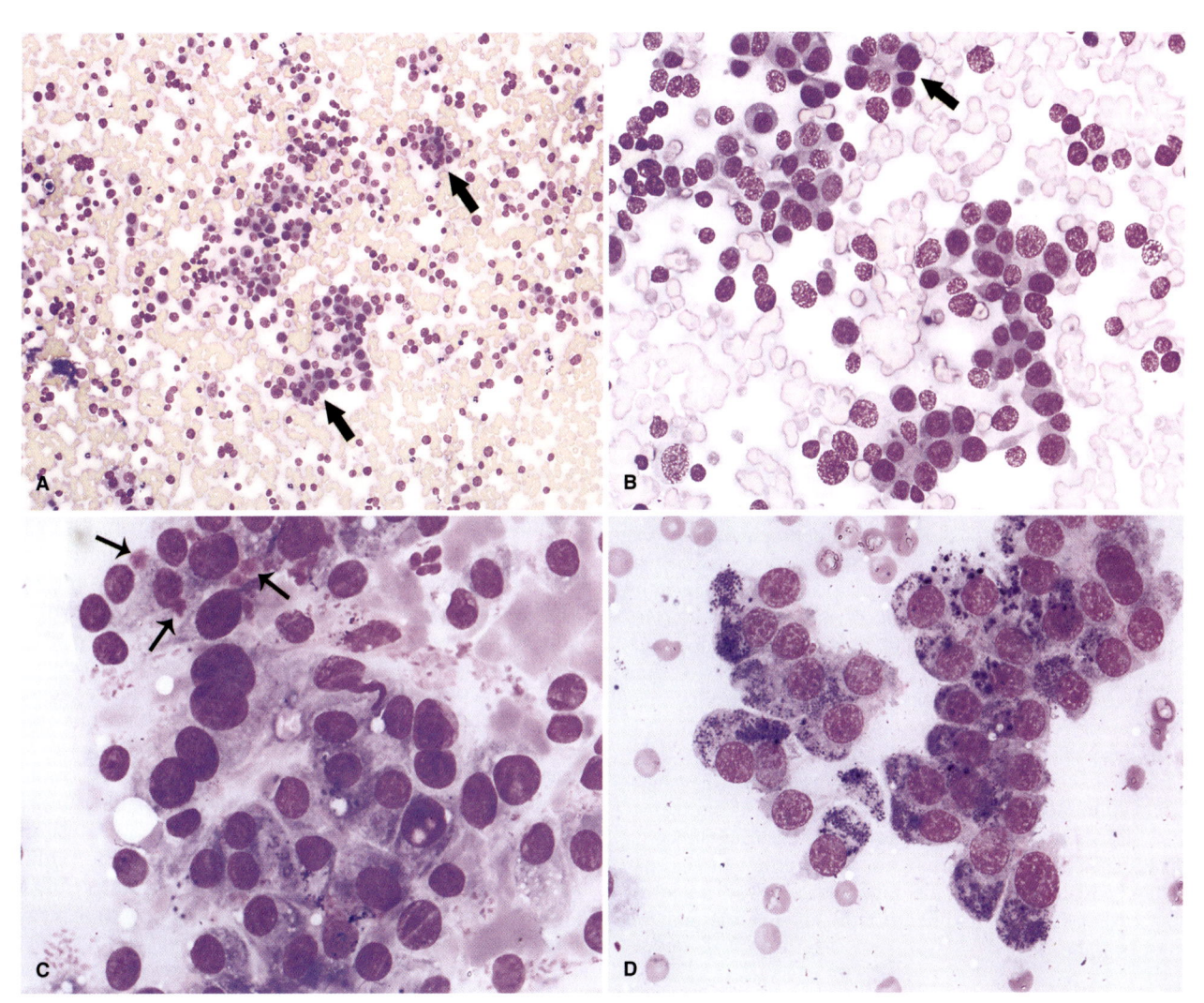

Figura 41.11 Tumor de tireoide em cão. As células estão organizadas em fileiras e agregados semelhantes à formação acinar (**A** e **B**; *setas* e Figura 40.11). Com frequência, carece de citoplasma, condição que deixa os núcleos redondos livres (**A** e **B**). A coloração da quantidade pequena a moderada de citoplasma é ligeiramente eosinofílica a azul-acinzentada; pode haver grânulos intracitoplasmáticos verde-azulados compatíveis com o pigmento lipofuscina (**C** e **D**). Este pigmento de lipofuscina se cora positivamente com o corante de Schmorl e quase sempre é erroneamente considerado tiroglobulina. Núcleos central ou basilares são uniformemente redondos ou ligeiramente ovais. O coloide pode ser preservado entre as células (**C**, *setas finas*). Em cães, apesar de sua aparência uniforme no exame citológico, todos os tumores de tireoide clinicamente detectáveis devem ser considerados malignos. O tumor em **C** apresenta características citológicas mais pleomorfas caracterizadas por variação no tamanho dos núcleos e binucleação. É difícil diferenciar as células mostradas em **D** das células normais da tireoide; assim, examine diversos campos microscópicos e avalie os dados clínicos como, por exemplo, a presença de tumor na região da tireoide. Em cães, a constatação de uma massa palpável na tireoide indica que, provavelmente, é uma neoplasia agressiva; em gatos, o oposto é verdadeiro. (**A.** Objetiva de 20×. **B.** Objetiva de 50×. **C** e **D.** Objetiva de 100×. Coloração de Wright-Giemsa.)

porém associadas com variações celulares e nucleares moderadas a marcantes, multinucleação, alta proporção núcleo:citoplasma, vacuolização citoplasmática e empilhamento de células.

Tumores neuroendócrinos

Características clínicas

O único tumor neuroendócrino cutâneo, o tumor de célula de Merkel, é muito raro. Este diagnóstico não deve se basear apenas no exame citológico de amostra obtida por meio de aspirado. No entanto, tumores neuroendócrinos são comuns em outros locais, inclusive no sulco da veia jugular (tumor de corpo carotídeo), na base do coração (tumor de corpo aórtico) ou nas glândulas adrenais (tumor cortical ou feocromocitoma). Em cães, as neoplasias do corpo carotídeo podem causar problemas clínicos e originar protuberâncias visualizadas no sulco jugular, no ramo mandibular. Fazem parte da lista de diagnósticos diferenciais de tumor palpável na região ventral do pescoço de cães de meia-idade ou mais idosos. Raças braquicefálicas tendem a ter mais tumores de corpo carotídeo do que outras raças. O comportamento biológico dessas neoplasias varia dependendo de sua localização. Os tumores que se desenvolvem na região da artéria carotídea raramente originam metástase, e os tumores de corpo aórtico têm capacidades variáveis de causar metástase; entretanto, podem ser letais por conta de sua localização. Apesar de sua aparência citológica um tanto benigna, eles podem invadir vasos sanguíneos e originar metástases.

Características citológicas

Citologicamente, as células neuroendócrinas apresentam núcleos redondos uniformes e citoplasma indistinto ou não visível. O citoplasma, se presente, é ligeiramente basofílico a acinzentado. Núcleos e células são individuais e raramente, ou jamais, formam agregados ou verdadeiros aglomerados de células. Este padrão de núcleos uniformes, com pouco ou nenhum citoplasma visível (núcleos "despidos"), é muito característico de tumores neuroendócrinos (ver Figuras 40.11 e 41.11). Por motivos desconhecidos, essas células são frágeis e raramente se mantêm íntegras. Um padrão semelhante é notado em tumores de glândulas apócrinas do saco anal. As células podem ter aparência de "ovo frito" (com núcleo central circundado pelo citoplasma), semelhantes às células de TM. No exame microscópico, em aumentos maiores, é possível notar discreta variação nos tamanhos dos núcleos (anisocariose). A cromatina nuclear é fina e quase sempre há um único nucléolo.

Em geral, os tumores neuroendócrinos podem ser diagnosticados em aumentos menores devido à aparência uniforme característica de vários núcleos redondos e à informação clínica da localização da neoplasia. Grânulos neuroendócrinos citoplasmáticos não são tipicamente visualizados. Não há características citológicas definitivas para a diferenciação entre tumor maligno e tumor benigno.

Tumores de célula mesenquimal/fusiforme

Introdução

Os tumores mesenquimais incluem fibroma, fibrossarcoma, hemangioma, hemangiossarcoma, hemangiopericitoma, neurofibroma, tumor de bainha de nervo periférico, mixoma, mixossarcoma, rabdomioma, rabdomiossarcoma, sarcoma não diferenciado, sarcoma induzido por vacina e lesão induzida por vacina. Exemplos deste grupo de tumores são mencionados neste capítulo, nas Figuras 41.12 a 41.14, bem como nas Figuras 40.1 e 40.9.

Pode não ser possível a identificação exata de cada um desses tumores em exame citológico. Ao se definir o diagnóstico, devem ser utilizadas todas as informações disponíveis. Tumores de origem mesenquimal tendem a apresentar baixa esfoliação ou, ao menos, esfoliar menos células do que os tumores de célula redonda ou de célula epitelial. Isso é atribuído a sua baixa celularidade e à presença de matriz extracelular capaz de manter as células aderidas. No entanto, variantes menos diferenciadas (mais anaplásicas) tendem a apresentar menos matriz extracelular e mais células e, assim, são possíveis muitas preparações celulares para exame. O critério-chave para incluir as células nessa categoria é a presença de células ou núcleos alongados. É difícil a diferenciação entre tumor de célula fusiforme e fibroplasia (tecido de granulação) com base apenas no exame citológico. O indício de identificação mais rápido é a ausência de células inflamatórias e o predomínio de núcleos ovais ou fusiformes. Pode ser necessário o exame de várias lâminas antes de encontrar quantidade de células suficiente para a avaliação. Para que esses tumores possam liberar número de células suficiente para definir o diagnóstico, podem ser necessárias extirpação cirúrgica e técnica de "raspado". As células são individuais; ainda que possam estar próximas umas das outras, elas não formam aglomerados, mórulas ou ácinos, características de tumores de célula epitelial. Quando as células estão estritamente opostas às suas bordas celulares verdadeiras, raramente elas são visualizadas. Células individuais apresentam bordas celulares que variam de distintas a escassamente perceptíveis e geralmente é fácil visualizar o seu formato fusiforme. O citoplasma é azul-claro a acinzentado ou ligeiramente eosinofílico; ele acompanha o contorno do núcleo e, portanto, é alongado, oval ou extravasa em ambas as extremidades e forma pontas ou uma "cauda". Às vezes, as células são abundantes, com extremidade celular angular pontiaguda exposta externamente. A organização da cromatina nuclear e dos nucléolos varia consideravelmente. A maioria dos tumores celulares tende a apresentar múltiplos núcleos, múltiplos nucléolos e formas e tamanhos que variam em função dos núcleos e nucléolos (características de malignidade). Multinucleação é uma característica de tumores mais agressivos.

A classificação da maioria desses tumores é relativamente fácil, a partir da origem mesenquimal, mas a diferenciação entre maligno e benigno é hipotética, bem como sua exata origem histológica. As descrições mencionadas a seguir para os tipos específicos de tumores são subjetivas e se baseiam na combinação de características clínicas e citológicas. Alguns citologistas consideram que as lesões com predomínio de células fusiformes devem ser descritas como "tumor de célula fusiforme, proliferação de célula fusiforme ou fibroplasia ou tumor de célula fusiforme" e adicionam o comentário: "para a diferenciação, é necessário exame histopatológico".

As classificações histológicas desses tumores são apresentadas na Tabela 41.1; no entanto, como mencionado anteriormente, não é possível a identificação desses tipos individuais de tumores no exame citológico. A distinção histopatológica de cada um desses tumores também pode ser difícil, sendo necessária coloração histoquímica ou imuno-histoquímica.[2,6,13] Apesar dessas generalizações, alguns tumores fusiformes podem ser definitivamente diagnosticados, bem como os subtipos, e pode-se prever o comportamento tumoral. Por exemplo, quase sempre os lipomas são facilmente identificados no exame citológico.

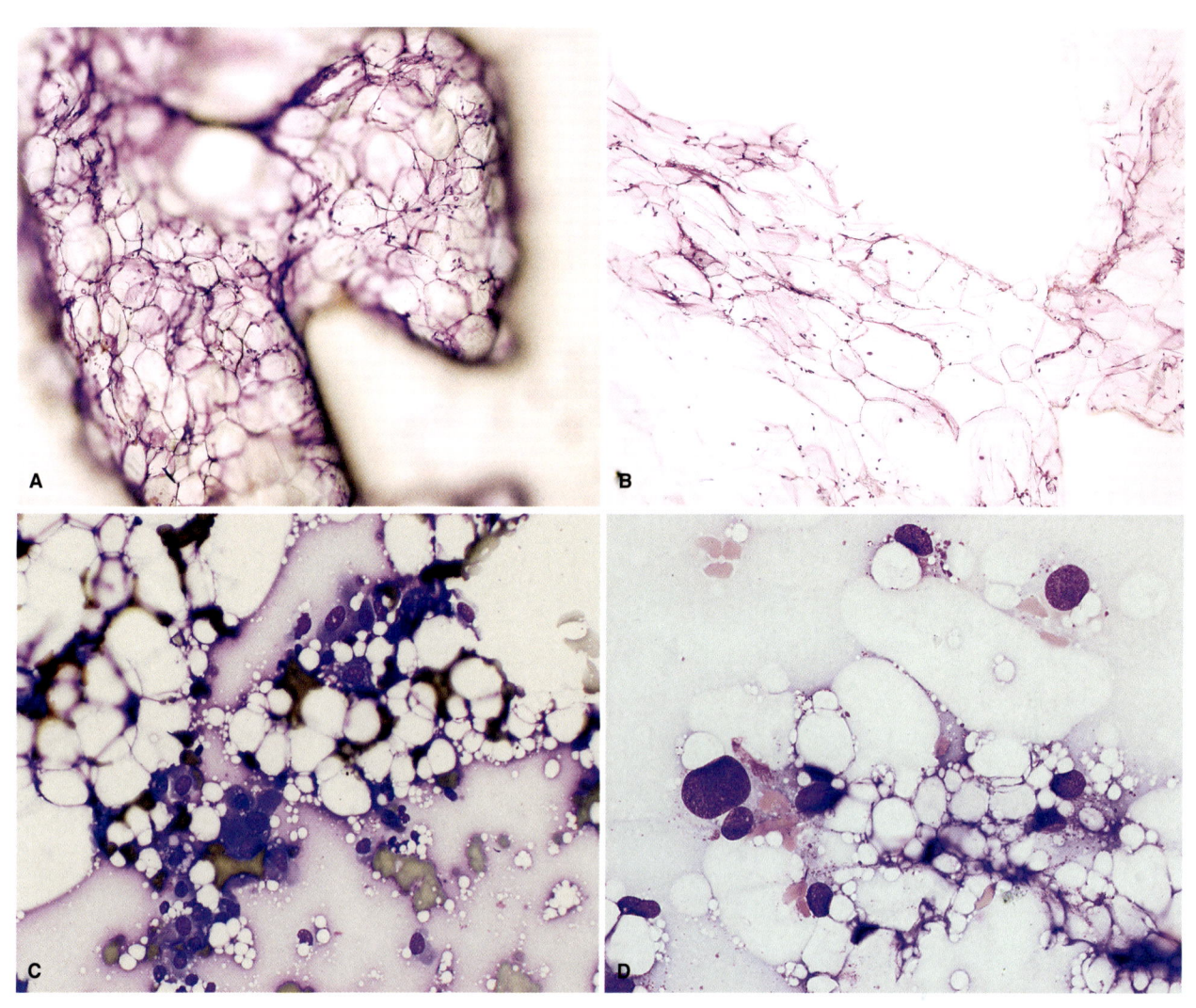

Figura 41.12 Lipoma (**A** e **B**) e lipossarcoma (**C** e **D**) em cão. Lipoma: agregados de adipócitos uniformes com grande quantidade de citoplasma e um pequeno núcleo excêntrico. Em amostra de aspirado de gordura subcutânea, notam-se células de aparências semelhantes. Portanto, a diferenciação deve ser baseada nos achados clínicos como, por exemplo, detecção de massa palpável no tecido subcutâneo. Não há necessidade de exame histopatológico para o diagnóstico de lipoma, se o aspirado for obtido de uma massa subcutânea mole. **C** e **D.** Lipossarcoma. Este é um tumor muito raro em animais, ainda que seja um dos tumores mesenquimais de tecido mole (sarcoma) mais comuns em humanos. O fundo da lâmina contém vários vacúolos claros, grandes e pequenos, de gordura extracelular. Nota-se uma mistura de células fusiformes com anisocariose marcante, núcleos redondos a ovais e com cromatina finamente pontilhada e vários nucléolos proeminentes. Não há inflamação. (**A** e **B.** Objetiva de 10×. **C.** Objetiva de 50×. **D.** Objetiva de 100×. Coloração de Wright-Giemsa.)

O tumor de parede vascular (TPP, anteriormente denominado hemangiopericitoma) é o tumor fusiforme mais comum em cães e apresenta características citológicas típicas. Além disso, geralmente é possível diagnosticar fibrossarcoma, principalmente em gatos. Todos os demais tumores podem ser classificados como tumores de célula fusiforme, mas a identificação do tipo histológico específico não é confiável. Portanto, um conjunto razoável de objetivos do exame citológico de um tumor mesenquimal cutâneo ou de tecido subcutâneo implica identificar primeiramente a lesão como neoplásica e, então, classificar como tumor de célula fusiforme e, em seguida, definir se é benigno ou maligno, quando possível; por fim, estabelecer o diagnóstico específico (nome do tumor), se possível.

Lipoma

Características clínicas

Lipomas são tumores subcutâneos de ocorrência muito comum em cães de meia-idade ou mais idosos. Formam uma massa protuberante não ulcerada nos tecidos subcutâneos, mole à palpação; no entanto, quando se desenvolve em um local limitado por outro tecido, a sua consistência à palpação pode ser firme. Esses tumores podem ser grandes, com mais de 12 cm de diâmetro, e frequentemente localizados nas laterais das paredes torácicas e abdominais. Em gatos, são achados incomuns a raros.

Para o diagnóstico de lipoma, pode-se tentar um procedimento que consiste em palpação da massa tumoral, espremendo o seu conteúdo em uma lâmina de vidro; geralmente é possível verificar a presença de várias gotículas de gordura evidentes.

Características citológicas

Ao exame microscópico inicial da amostra tumoral em pequeno aumento pode parecer que nada foi aspirado e a lâmina parece desprovida de células. O exame de áreas da lâmina que parecem conter fragmentos pode propiciar a visualização de grandes vacúolos e, às vezes, adipócitos. Adipócitos são células muito grandes, com núcleo redondo ou simplesmente comprimido contra a parede da célula e difícil de ser visualizado (ver Figura 41.12A e B).

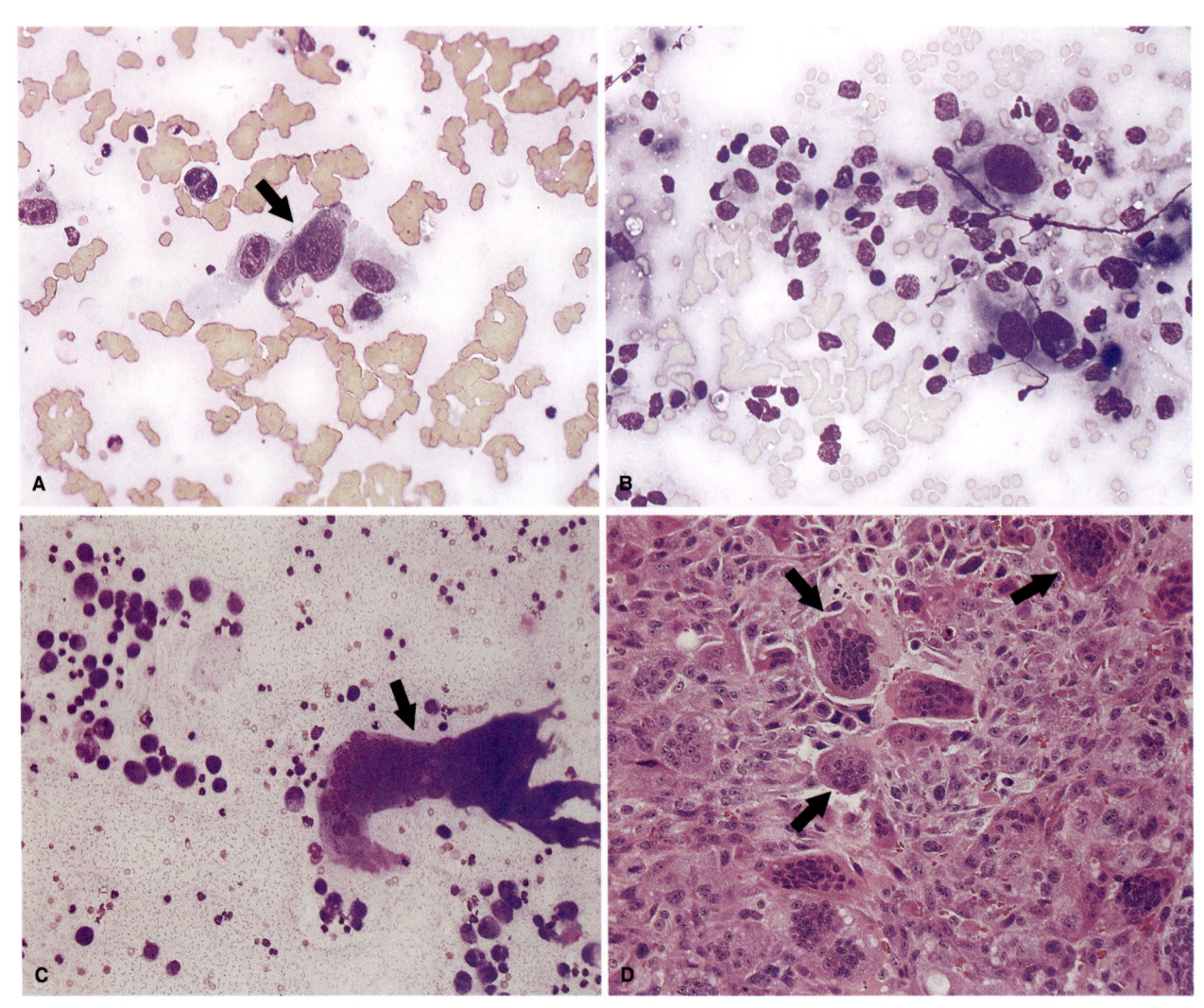

Figura 41.13 Fibrossarcoma (sarcoma no local de injeção) em gato. Note as células fusiformes pleomorfas que exibem anisocitose, anisocariose e núcleos com múltiplos nucléolos grandes. **A**, **C** e **D**. Este tumor pode conter células multinucleadas muito grandes (> 10 a 15 núcleos) (*setas espessas*). **B** e **C**. Inflamação secundária, indicada pela presença de linfócitos, macrófagos e neutrófilos, é um achado típico nesta neoplasia. (**A** e **B**. Objetiva de 50×. **C** e **D**. Objetiva de 40×. **A** e **C**. Coloração de Wright-Giemsa. **D**. Coloração hematoxilina e eosina [H&E].)

Em comparação com as células sebáceas com acúmulo de lipídio (ver Figura 41.7C e D), os vacúolos dos adipócitos são 5 a 20 vezes maiores que os vacúolos das células de adenoma sebáceo. Os adipócitos podem ser semelhantes a um grande vacúolo. Nos adipócitos, os núcleos, quando visualizados, geralmente são excêntricos, diferentemente das células de adenoma sebáceo, nas quais geralmente os núcleos são centrais. Nesses tumores, não há componente celular inflamatório, embora às vezes contenham numerosos capilares revestidos com células que parecem fusiformes. Para a confirmação do diagnóstico citológico, não há necessidade de exame histopatológico; no entanto, se houve aspiração de gordura subcutânea, ela pode parecer semelhante ao aspirado de linfoma.

Lipossarcoma

Embora seja um dos sarcomas de célula fusiforme mais comuns em humanos, a sua ocorrência é rara em todas as espécies animais. Não há características clínicas particulares.

Características citológicas

A presença de vários vacúolos de lipídio, grandes e pequenos, visualizados no interior de células fusiformes é uma característica.

As bordas celulares podem não ser facilmente visualizadas. Os núcleos são redondos a ovais ou fusiformes. A sua celularidade é maior que aquela observada em aspirado de linfoma, e os núcleos apresentam aspecto anaplásico (ver Figura 41.12C e D). O diagnóstico citológico de lipossarcoma deve ser confirmado com exame histopatológico. Os diagnósticos citológicos diferenciais incluem tumor sebáceo e paniculite. No entanto, as células tumorais não se apresentam agregadas como acontece em tumores sebáceos, e não há evidência de inflamação, como notado na paniculite.

Fibroma/fibrossarcoma

Em fibromas, ocorre escassa esfoliação celular, e a lâmina contém poucas células. Isso acontece porque os tumores não apresentam muitas células por unidade de área e tais células se encontram firmemente aderidas à matriz de colágeno abundante que une as células tumorais. As células são alongadas, o citoplasma é azul-claro e os núcleos são redondos a ovais e desprovidos de nucléolo (características benignas). Os aspirados de fibrossarcoma contêm numerosas células fusiformes com variação celular e nuclear moderada a marcante, inclusive multinucleação. Os aspirados de fibrossarcoma são mais celulares que

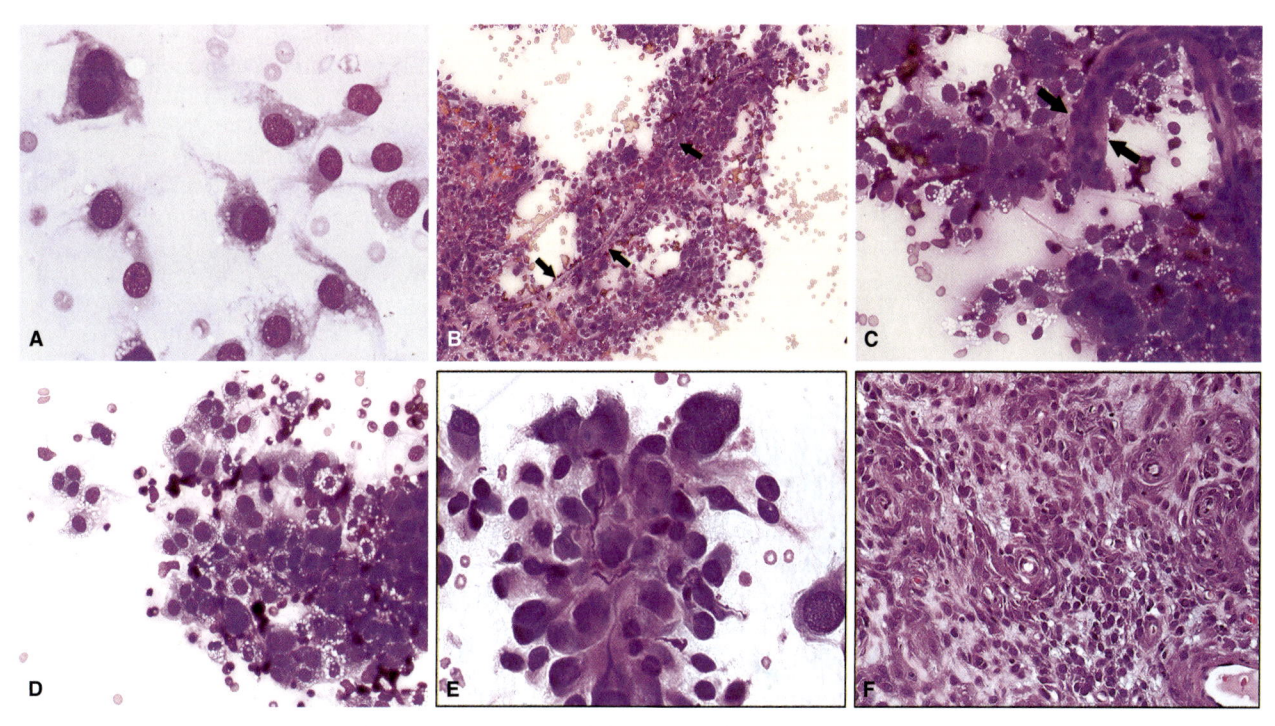

Figura 41.14 Tumores mesenquimais de tecido mole. **A** a **E**. Amostras obtidas de aspirados com agulha fina. **F**. Histopatologia de amostra de tecido obtida por biopsia. **A**. Tumor de célula fusiforme que se apresentava como massa subcutânea em um cão. **B** a **F**. Tumor de parede perivascular (TPP). Diferentemente de vários outros tumores de célula fusiforme, as amostras obtidas de aspirados com agulha fina desses tumores propiciam preparações de alta celularidade (**B**). Às vezes, são aspiradas estruturas vasculares (capilares) quando o tumor se origina de células que revestem a parede externa dos vasos sanguíneos (*setas*, **B** e **C**). Células fusiformes neoplásicas apresentam longas "caudas", frequentemente com extremidades celulares pontiagudas "bipolares" (**D** e **E**). O citoplasma pode conter alguns vacúolos de lipídios claros, pequenos e discretos (**C** e **D**). **F**. Espirais de células fusiformes representam a principal característica diagnóstica de tumor de parede perivascular (anteriormente denominado hemangiopericitoma); são melhor visualizadas em amostras obtidas por biopsia. (**E**. *Fonte*: Meuten DJ. Tumors in Domestic Animals, 5 ed., Wiley Blackwell 2017, p. 953-960; p. 957-959. **A** e **E**. Objetiva de 100×. **B**. Objetiva de 20×. **C** e **D**. Objetiva de 50×. **F**. Objetiva de 40×. **A** a **E**. Coloração de Wright-Giemsa. **F**. Coloração H&E.)

Tabela 41.1 Tumores mesenquimais (de célula fusiforme) benignos e malignos (agressivos).

Benigno	Maligno
Lipoma	Lipossarcoma
Fibroma	Fibrossarcoma
Tumor de parede vascular	
Hemangioma	Hemangiossarcoma
Mixoma	Mixossarcoma
Leiomioma	Leiomiossarcoma
	Não diferenciado
[a]Tumores de bainha nervosa (TBN)	

[a]Atualmente, schwannoma, neurilemoma e neurofibroma são agrupados como TBN. Geralmente não há necessidade de diferenciação desses tumores individuais; não é possível essa diferenciação em exame citológico ou histopatológico de rotina.

aqueles de fibroma porque o fibrossarcoma contém muitas células por unidade de área e quantidade muito menor de matriz colagenosa. Pode haver uma pequena quantidade de material amorfo extracelular róseo a eosinofílico que se assemelha a osteoide. Esse material é colágeno (glicosaminoglicano). Em exame microscópico cuidadoso, é possível visualizar grânulos eosinofílicos ou de cor púrpura em algumas células.

Fibrossarcomas são mais comuns em gatos do que em cães. Podem estar associados a locais de injeção, bem como infecção pelo vírus do sarcoma felino em gatos positivos para FeLV.

Sarcoma em local de injeção/lesão induzida por vacina

Características clínicas

Em gatos, com frequência, são detectados sarcomas ou lesões nos locais de injeção (ver Figuras 40.9, 40.16 e 41.13). No início, tais ocorrências foram associadas à aplicação de vacinas, mas, atualmente, sabe-se que estão associadas a qualquer injeção, além de irritação crônica e traumatismo. Na verdade, em gatos, há relato de sarcoma ocular induzido por traumatismo. O tumor se desenvolve com maior frequência em locais em que é comum a aplicação de injeção, incluindo a porção dorsal do pescoço, a região situada entre as escápulas, o flanco, os membros pélvicos e a parede torácica.

Características citológicas

As lesões apresentam uma ampla variação de padrões que incluem desde inflamação simples até inflamação com alterações pré-neoplásicas, sarcoma e fibrossarcoma, podendo ou não ser acompanhada de inflamação (ver Figuras 40.9C e 41.13). Quando se constatam células fusiformes juntamente com células inflamatórias, principalmente com material amorfo róseo extracelular que pode ser adjuvante de vacina, deve-se suspeitar de lesão induzida por injeção, com ou sem informação histórica do local. A combinação de células fusiformes anaplásicas, material amorfo extracelular e localização na região dorsal do pescoço é forte suspeita dessa lesão.

A lesões iniciais podem conter apenas células inflamatórias, com predomínio de neutrófilos, além de numerosos linfócitos, plasmócitos, macrófagos e, às vezes, eosinófilos; também pode haver algumas células gigantes multinucleadas e fibroblastos reativos. Em seguida, as lesões parecem progredir para estágios nos quais os componentes inflamatórios diminuem e as alterações neoplásicas aumentam, culminando em sarcoma claramente identificável. Nos estágios finais, as lesões apresentam abundante esfoliação celular, com ampla variedade de anormalidades celulares e nucleares. Às vezes, notam-se células gigantes multinucleadas com muitos núcleos, condição que desafia a habilidade dos patologistas em contar todas elas (centenas deles em uma única célula extremamente grande) (ver Figura 41.13). Mesmo nesse estágio final, ainda pode haver algumas células inflamatórias, principalmente linfócitos e macrófagos (ver Figura 41.13B e C). O material amorfo extracelular, róseo a púrpura e acelular, é um achado interessante e altamente sugestivo de lesões induzidas por vacina ou injeção. A composição do material extracelular é desconhecida, mas pode ser adjuvante de vacina. Não é birrefringente e sua aparência se assemelha à aparência citológica de gel utilizado em ultrassonografia.

A previsão do comportamento biológico da neoplasia é melhor obtida pela identificação do tipo de lesão, seguida de obtenção de informações em séries de casos publicados reportando que a lesão é potencialmente infiltrativa, de difícil extirpação completa e muito propensa à recidiva, porém raramente originam metástases em locais distantes. Às vezes, exames de imagem mostram longas fibrilas que se estendem nas camadas mais profundas do músculo e nas vértebras.

Hemangioma/hemangiossarcoma

O exame citológico de amostras dessas lesões obtidas por meio de AAF é frustrante, pois o aspirado tende a causar muito sangramento e quantidade relativamente pequena, ou nenhuma, de células neoplásicas (ver Figura 40.9D). Você pode ter sorte de encontrar algumas células fusiformes após revisar várias lâminas e examinar o sangue do fundo da lâmina. As células são fusiformes e abundantes, mas sem característica particular que as identifique. Embora esses tumores se desenvolvam na pele, são comumente detectados no baço e no coração. Para a confirmação desse diagnóstico citológico, é importante a realização de exame histopatológico.

Tumor de parede perivascular, hemangiopericitoma, neurofibroma, tumores de bainha de nervo periférico

Estas são neoplasias diferentes que podem ser classificadas como *tumor mesenquimal de tecido mole* (*TMTM*) ou *sarcoma de tecido mole* (*STM*) (ver Figura 41.14). O último termo é popular, mas é uma nomenclatura um tanto incorreta, pois a maioria dos tumores desse grupo não é agressiva e, portanto, não é sarcoma. Não se deve confiar na citologia para distinguir esses tumores fusiformes; até mesmo no exame histopatológico pode ser preciso procedimento imuno-histoquímico para a identificação definitiva.

Em cães, o TMTM mais comum é o TPP; 90% deles não são agressivos e não originam metástase.[2,6,13] Anteriormente, foram diagnosticados como hemangiopericitomas. São frequentemente vistos nos membros torácicos ou pélvicos e se desenvolvem no tecido subcutâneo das paredes corporais. Amostras desses tumores obtidas por meio de AAF propiciam preparações de celularidade relativamente alta, constituída de células fusiformes ou em formato de banana, com longas "caudas" citoplasmáticas (ver Figura 41.14B a E). Elas tendem mais a apresentar extremidades celulares pontiagudas bipolares do que um único polo celular pontiagudo. Apresentam-se como células individuais, em espirais ou em agregados de 10 a 30 células. Às vezes, durante a coleta da amostra, são aspirados capilares, pois o tumor contém numerosos vasos sanguíneos (ver Figura 41.14B e C). Espiras de células fusiformes são a melhor característica para o diagnóstico, mas são melhor visualizadas em amostra obtida por biopsia (ver Figura 41.14F).

O exame citológico é muito útil para definir o diagnóstico de TMTM e o plano de remoção cirúrgica. Esses tumores devem ser submetidos à ampla extirpação; eles tendem à recorrência, mas raramente originam metástase. Caso se planeje outro tratamento além da extirpação cirúrgica ou se houver interesse em estimar a sobrevida, os tumores removidos devem ser submetidos ao estadiamento histológico. Para o estadiamento, deve-se coletar a amostra, de preferência, por meio de biopsia excisional, em vez de biopsia com agulha grossa (*core biopsy*). No entanto, os melhores indicadores preditivos do comportamento de TPP são: o tamanho do tumor e a profundidade da invasão do tumor primário. TPP maior que 5 cm de diâmetro e/ou tumores que tenham penetrado até as camadas teciduais mais profundas estão associados com comportamento mais agressivo, independentemente do grau de estadiamento. O estadiamento histopatológico envolve contagem mitótica, percentual de necrose e grau de diferenciação para atribuir grau baixo ou alto. Esses esquemas de estadiamento devem ser considerados estimativas de comportamento, pois eles apresentam muitos erros.

Baixo grau: taxa de recidiva de 25%, após extirpação cirúrgica, TS médio de 118 semanas, taxa metastática de 2%.

Alto grau: taxa de recidiva de 62% após extirpação cirúrgica, TS médio de 49 semanas, taxa metastática de 15%; no entanto, a quantidade de cães no grupo de alto grau submetidos a acompanhamento rigoroso foi muito pequena.[2]

Mixoma/mixossarcoma

Estes tumores são de rara ocorrência; desenvolvem-se nas patas ou membros de cães. A melhor característica diagnóstica é a presença de abundante matriz azul-clara no fundo da lâmina (glicosaminoglicanos ou mucina), às vezes com pontilhado eosinofílico (como líquido articular), ou em formato de lua crescente ou de fitas ou filas. A celularidade é baixa e as células podem não se espalhar em monocamada em razão do estroma mixomatoso que adere às células. Esse material mucoide pode fazer com que as células se alinhem em fileiras (enfileiramento). Esse enfileiramento acontece com frequência na presença de outros líquidos viscosos, como o líquido sinovial normal, ou efusão que acompanha a peritonite infecciosa felina.

A lista de diagnósticos diferenciais inclui qualquer uma das demais neoplasias de célula fusiforme. Não é possível a diferenciação entre benigna e maligna em exame citológico; portanto, o diagnóstico citológico deve ser confirmado em exame histopatológico.

Rabdomioma/rabdomiossarcoma

Estes são tumores de músculo esquelético que se desenvolvem nos membros, no dorso e, em algum grau, em outros locais incomuns como porção dorsal da laringe, bexiga e língua. Alguns tumores originam células fusiformes, outros apresentam grande quantidade de células poliédricas que parecem células epiteliais e histiócitos. Raramente o tumor ocasiona esfoliação de células alongadas, nas quais ainda é possível ver as estrias transversais. A aspiração de músculo esquelético normal contém fibras musculares amplas, nas quais facilmente se notam estrias transversais. A densidade nuclear é menor e as fibras musculares são mais largas no músculo normal. Não é possível prever o comportamento benigno ou maligno no exame citológico; ademais, é difícil ou impossível fazer uma previsão precisa no exame histológico. Há poucos estudos que fizeram acompanhamento a longo prazo de cães com tumores musculares para determinar o comportamento biológico dessas neoplasias.

Sarcoma não diferenciado

Este diagnóstico diferencial é frequentemente obtido para TMTM que se apresenta demasiadamente não diferenciado, a fim de identificar o tecido de origem. Várias das características descritas se aplicam a esse diagnóstico. A celularidade das preparações varia de baixa a alta, mas a última é mais provável. As células são individuais e apresentam vários formatos, mas algumas são claramente fusiformes. Abundantes células poligonais, com prolongamentos citoplasmáticos pontiagudos em um polo celular,

são suficientes para essa denominação. Há variações ou atipias celulares e nucleares moderadas a marcantes. Notam-se binucleação e multinucleação; os vários tamanhos, formatos e quantidades de núcleos e nucléolos confirmam, adicionalmente, a natureza maligna do tumor.

Melanoma

Características clínicas

Melanomas são neoplasias comuns de pele, dedos e cavidade bucal de cães (Figura 41.15) e de períneo de equinos da raça Árabe cinza. Esses tumores não são tão comuns na pele de gatos, mas são vistos regularmente nos olhos desses animais. Em cães, a maioria dos melanomas bucais é maligna, mas, no exame histopatológico, podem-se detectar tumores benignos ou, ao menos, de baixo potencial maligno.[14] Em cães e gatos, pode-se fazer o estadiamento dos melanomas cutâneos com base nos resultados do exame histopatológico, a fim de auxiliar na previsão de malignidade e na determinação do TS:[15]

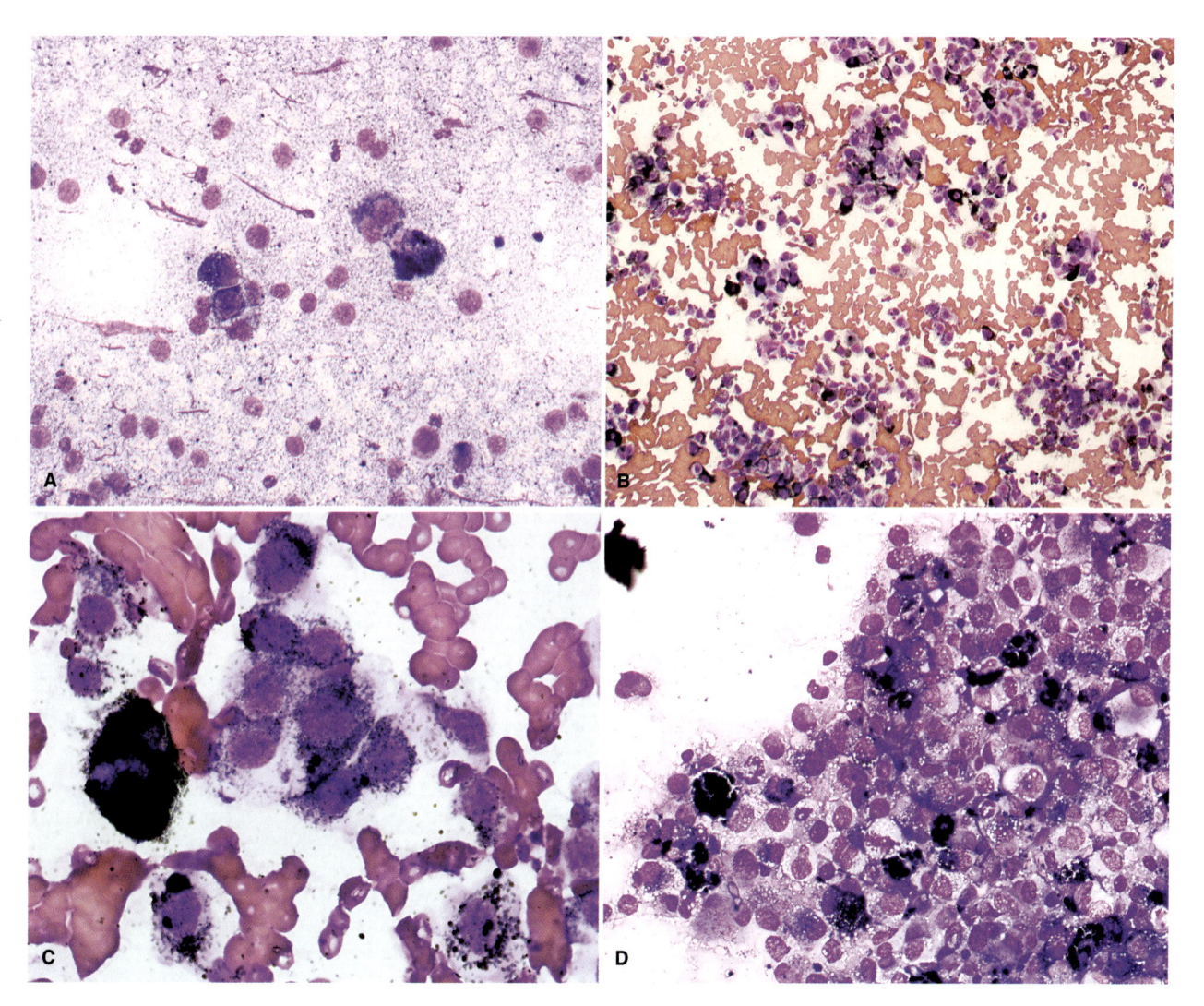

Figura 41.15 Tumores melanocíticos em cães; variação dos padrões citológicos. **A.** Melanoma/melanocitoma cutâneo, células individuais intensamente pigmentadas, núcleos redondos; no exame macroscópico, a abundância de pigmentos no fundo da preparação torna a lâmina preta e facilita o diagnóstico. Para avaliar o comportamento biológico da neoplasia é necessário exame histológico. **B** e **C.** Melanoma de dígito, células individuais e agregados de células fusiformes com quantidade variável do pigmento melanina. **D.** Metástase de melanoma bucal maligno em linfonodo regional; variação moderada a marcante das morfologias celulares e nucleares; a quantidade de pigmento é muito variável (grandes glóbulos pretos, pequenos grânulos pretos e algumas células desprovidas de pigmento). (**A.** Objetiva de 50×. **B.** Objetiva de 20×. **C.** Objetiva de 100×. **D.** Objetiva de 40×. Coloração de Wright-Giemsa.)

Melanoma em cães			
Localização	Cutânea	Cutânea	Bucal
Contagem mitótica (CM)[a]	< 3	≥ 3	≥ 4
Sobrevida de 2 anos	90%	25%	10%
Sobrevida média	104 semanas	30 semanas	< 4 meses
Possível morte devido ao tumor	10%	45%	90%

[a]A CM foi realizada em 10 campos microscópicos de grande aumento (aumento de 400×, mas as áreas dos campos não foram definidas).

Características citológicas

O diagnóstico de tumores pigmentados é fácil; nos tipos de tumores não pigmentados, o diagnóstico é difícil. Uma característica interessante dos melanomas é que os padrões de esfoliação consistem em células epiteliais e mesenquimais. Caso se notem ambos, agregados de células epiteliais e células fusiformes individuais, ou, ainda, discretas células redondas, deve-se suspeitar de melanoma. Se houver pigmento evidente, o diagnóstico é direto e deve-se realizar ampla extirpação cirúrgica, com exame histopatológico das margens cirúrgicas. O pigmento, verde a preto, é visto no ambiente intracelular (ver Figura 41.15). Os grânulos podem ser uniformes, pequenos e semelhantes a agulhas ou podem ser globulares, com tamanhos e formatos variáveis. Se houver abundância de pigmentos, tais estruturas também podem ser vistas no ambiente extracelular. Tumores com pigmentos citológicos abundantes geralmente são pretos ao exame macroscópico; também, as lâminas podem ser pretas. Ademais, no exame macroscópico, os hemangiomas também podem ter aparência vermelha ou preta. Coloque uma superfície cortada do tumor sobre uma toalha de papel branca; se o papel se manchar de vermelho, é mais provável que a neoplasia seja hemangioma; se a mancha for preta, possivelmente, é melanoma. A ocorrência de melanoma melanocítico verdadeiro é rara. Quase sempre é possível visualizar pigmentos, mas pode ser preciso um exame microscópico minucioso em maior aumento, de 400× (objetiva de 40×) ou em óleo de imersão (1.000×). Tumores pouco pigmentados contêm pequena quantidade ou algum resíduo de pigmento claro verde/amarelo/marrom em algumas poucas células tumorais. As lâminas podem ser enviadas a laboratórios de referência para coloração histoquímica (coloração Fontana-Masson) e imuno-histoquímica (Melanina-A). Caso se notem células redondas com nucléolos muito grandes e distintos (padrão "olho de coruja"), mas sem pigmento, deve-se considerar a possibilidade de melanoma amelanocítico, e o seu diagnóstico requer o uso de corantes especiais, em laboratório especializado.

Sarcoma histiocítico

Em gatos, a ocorrência desse tumor é rara; contudo, pode se desenvolver em qualquer raça de cão, mas aqueles das raças Bernese Mountain, Retriever de pelos lisos, Rottweiler e Golden Retriever são mais sujeitos ao desenvolvimento de SH[16] (ver também Capítulo 40). Há disponibilidade de testes moleculares para o diagnóstico de SH, com base na deleção dos genes supressores de tumores *CDKN2A/B*, *RB1* e *PTEN*.[17] SH é uma doença complexa, com múltiplos subtipos: HM, histiocitose sistêmica, histiocitose disseminada, síndrome hemofagocítica, sarcoma histiocítico etc. A maioria desses tumores se origina de células dendríticas intersticiais presentes em tecidos perivasculares; no entanto, o tumor histiocítico hemofagocítico se origina de macrófagos esplênicos.[11] A característica microscópica que diferencia esse subtipo é a presença de eritrofagocitose (ver Figura 40.12D e E). Locais particulares de desenvolvimento dessa neoplasia são as articulações. Possivelmente, vários tumores anteriormente diagnosticados como sarcoma sinovial eram, na verdade, SH. Pele e tecido subcutâneo são os sítios neoplásicos mais comuns, e o tumor pode ser único ou múltiplo e, às vezes, amplamente disseminado. Esta última variedade é altamente maligna. Alguns cães apresentam hipercalcemia.

Embora o SH seja um tumor mesenquimal, as células tumorais não são fusiformes; na verdade, citologicamente, elas se parecem com tumor de célula redonda (ver Figura 40.12). Na maioria dos SH, o diagnóstico é fácil porque ocorre esfoliação de grande quantidade de células tumorais; essas células neoplásicas apresentam citoplasma abundante, que contém um ou vários núcleos. Células gigantes multinucleadas são características. A quantidade, o tamanho e a morfologia de núcleos e nucléolos são muito variáveis. Tumor de plasmócito agressivo (ver Figura 41.5D) é um diagnóstico diferencial; todavia, se houver várias células gigantes, multinucleação, núcleos e nucléolos bizarros, é mais provável que seja SH do que *tumor* de plasmócito. Uma maneira de diferenciar esses dois tumores é solicitar ao laboratório de diagnóstico a realização de exame imuno-histoquímico com anticorpo contra MUM-1, no qual os plasmócitos se coram positivamente, mas as células histiocíticas, não.[18] Corantes para exames imuno-histoquímicos que identificam células histiocíticas requerem manuseio especial e habilidade do técnico.

Lesões cutâneas e subcutâneas não neoplásicas

Abscesso

Amostras de aspirados de abscessos contêm, predominantemente, neutrófilos e, em geral, alguns macrófagos. Os neutrófilos se apresentam degenerados; dependendo do grau de sepse, as bactérias podem ser infrequentes ou numerosas, tanto no ambiente intracelular quanto no extracelular. Às vezes, as características degenerativas são tão graves que os neutrófilos se parecem com macrófagos. Os núcleos podem apresentar tumefação marcante e formato arredondado; as características celulares e nucleares são indistintas. As lesões inflamatórias são discutidas, em detalhes, no Capítulo 39.

Hematoma e seroma

Características clínicas

Os hematomas se apresentam como tumefações de consistência mole, conteúdo flutuante e indolores em um local facilmente sujeito a traumatismo, como as orelhas. A cor do líquido deles aspirado pode ser vermelha, rósea, alaranjada ou amarela. Hematomas recentes contêm sangue parecido com sangue venoso. À medida que ocorre reabsorção do sangue do hematoma e as hemácias são fagocitadas pelos macrófagos, a cor se altera de vermelho para amarelo (seroma) e o aspecto do líquido varia de turvo a claro (seroma). A viscosidade do líquido aumenta à medida que o hematoma é reabsorvido.

Características citológicas

O padrão microscópico varia à medida que a lesão progride de hematoma para seroma (Figura 41.16). Os aspirados de hematomas recém-formados parecem sangue venoso, exceto o fato de que não contêm plaqueta, e pode-se notar eritrofagocitose por macrófagos e, às vezes, por neutrófilos (Figura 41.16A e B). As plaquetas são ativadas durante a hemorragia e participam na formação de coágulo; elas não são visualizadas no exame citológico. A presença de plaquetas, frequentemente na forma de agregados na borda mais delgada do esfregaço sanguíneo, e a ausência de evidência de eritrofagocitose indicam mais contaminação com sangue periférico do que um hematoma (Figura 41.16F). À medida que a lesão progride, a eritrofagocitose torna-se mais óbvia e as hemácias se degradam. O complexo férrico (hemossiderina) resultante da degradação de hemácias se apresenta como grânulos verdes, azuis ou amarelos de diferentes tamanhos, no citoplasma dos macrófagos (Figura 41.16C). Hematoidina, um produto da degradação da hemoglobina semelhante à hemoglobina não conjugada, é formada no final desse processo e consiste em cristais amarelos, intracelulares ou extracelulares, de bordas retas e quase sempre na forma de diamante ou em formato romboide. Quando visualizada sob luz polarizada, a hematoidina apresenta birrefringência, mas a hemossiderina, não (Figura 41.16D e E). As células nucleadas representam uma mistura de neutrófilos e macrófagos. É possível notar eritrofagocitose em qualquer célula, mas predominantemente nos macrófagos, principalmente em hematomas mais antigos.

À medida que a lesão progride no sentido de formar um seroma, a cor se altera de vermelho para amarelo e, então, o líquido contém menor quantidade de células. Os macrófagos podem estar inativos (com citoplasma azul-acinzentado e poucos ou nenhum vacúolo) ou ativo, com maior quantidade de citoplasma espumoso e com vacúolos, contendo restos celulares. Pode ocorrer formação de seroma, independentemente da formação de hematoma, como resultado de pressão constante em determinado local. Por exemplo, em cães, ocorre formação de seroma em locais sujeitos a traumatismos teciduais constantes (cotovelo). O líquido do seroma contém alto teor proteico e, tipicamente, pequena quantidade de células. Macrófagos são as principais células nucleadas encontrada em seroma.

Caso a localização, o histórico clínico e o exame citológico sejam típicos de hematoma, como a ocorrência na orelha, provavelmente não há necessidade de outros diagnósticos diferenciais. No entanto, se houver suspeita de que a causa do hematoma pode ser uma neoplasia, então verifique se há células neoplásicas e considere a necessidade de extirpação ou biopsia tumoral e exame histopatológico.

Cisto de inclusão epidérmica (cisto folicular)

Características clínicas

Cistos de inclusão epidérmica são verificados predominantemente em cães. Os cistos surgem da epiderme e de estruturas anexas. Eles apresentam tamanho e consistência variáveis, mas com frequência o diâmetro é de 1 a 3 cm e a consistência à palpação é mole. Os cistos apresentam extravasamento de um material amarelo-claro a cinza-amarronzado semelhante a creme dental, ou esse material pode ser espremido através de um poro ou pode ser aspirado em uma seringa. O ato de espremer o material através do poro pode ocasionar extravasamento do conteúdo aos tecidos adjacentes, resultando em reação inflamatória e causando expansão da lesão. A cor do conteúdo acumulado, pastoso e caseoso, varia de branca ou cinza a preta, e sua consistência pode ser oleosa. Cistos que sofreram traumatismo (espontâneo ou iatrogênico) podem ficar inflamados e doloridos. Os cistos são revestidos por epitélio escamoso; ocorre esfoliação das células queratinizadas para o centro do cisto e o lúmen é preenchido com queratina (Figura 41.17). Células

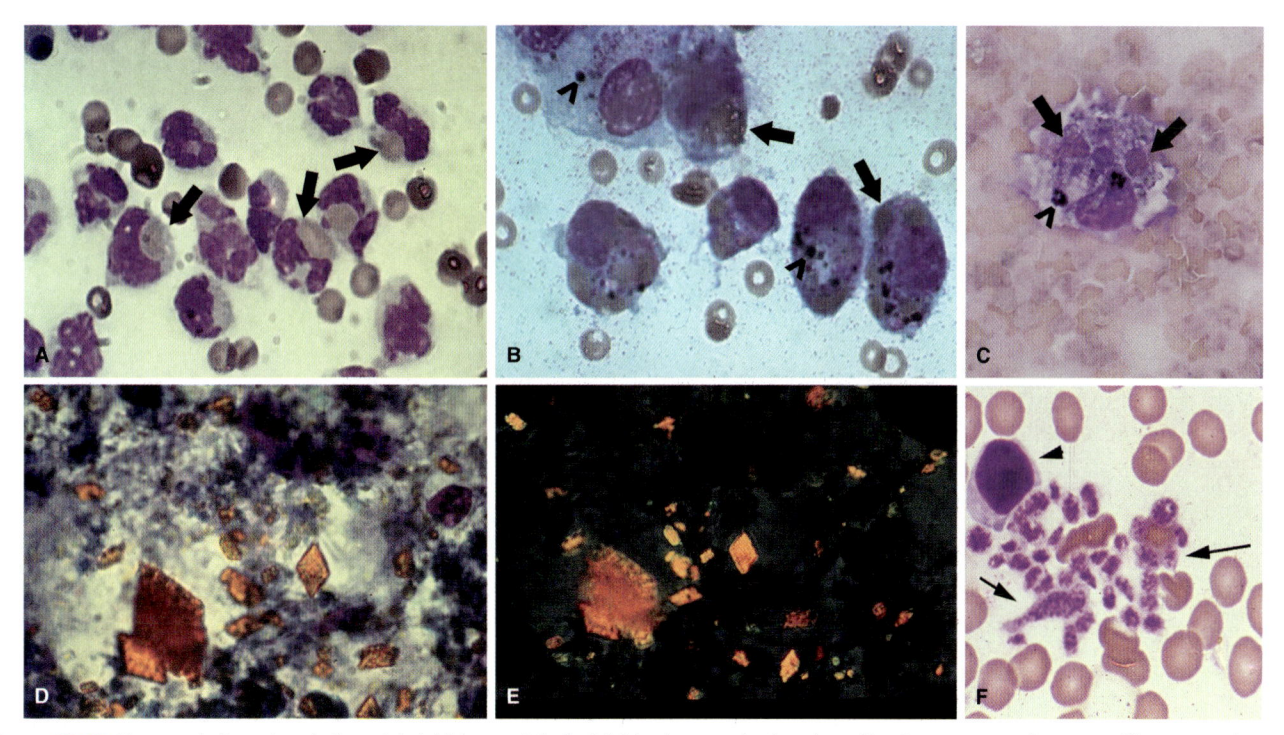

Figura 41.16 Hemorragia (hematoma); do estágio inicial ao estágio final, iniciando com eritrofagocitose (**A** a **C**, *setas espessas*) em neutrófilos e monócitos, nas lesões iniciais (**A**), seguida da presença de eritrofagia e hemossiderina (**B** e **C**; pigmento globular verde-azulado em macrófagos, *pontas de setas*). A hematoidina (**D** e **E**) se forma depois da hemossiderina, e esses cristais romboides dourados são birrefringentes quando visualizados sob luz polarizada (**E**). Em hematoma, *não* há plaquetas (**F**, *setas*), mesmo em estágio bem precoce. A sua presença indica aspiração de vaso sanguíneo, mas não hemorragia verdadeira. (**A** a **F**. Objetiva de 100×. Coloração de Wright-Giemsa.)

epiteliais pigmentadas ocasionam alteração na cor dos acúmulos celulares, que se tornam até mesmo pretos, à semelhança do que acontece com os comedões. O líquido do cisto ou os acúmulos de células degeneradas apresentam alto teor de lipídios. Nessas lesões, é comum a formação de cristais de colesterol (ver Figura 41.17).

Características citológicas

As amostras citológicas obtidas nessas lesões variam de celular a hipocelular. A chave de um diagnóstico correto é o reconhecimento de fendas e placas de colesterol, acompanhadas de numerosas barreiras de queratina, células epiteliais escamosas e, ocasionalmente, macrófagos com hemossiderina ou hematoidina. Nessas preparações citológicas, às vezes, não ocorre boa coloração de queratina e de cristais de colesterol, podendo ser melhor visualizados mediante redução do tamanho do diafragma-íris ou abaixando o condensador. Os cristais de colesterol são melhor visualizados quando se utiliza objetiva de 10× ou 20×; eles se apresentam como grandes placas semiclaras com bordas retas. Em aumento de 200× ou 400×, notam-se numerosas barreiras de queratina ou de queratinócitos. Geralmente essas células se coram fortemente de azul, mas podem ser cinza; a quantidade varia de poucas a numerosas. As células apresentam bordas afinadas lineares, quase sempre dobradas, e os núcleos não são visíveis. Pode haver algumas células epiteliais escamosas nucleadas viáveis, com ou sem melanina intracelular. Também, pode haver macrófagos com material fagocitado e hemossiderina. Cistos que sofrem ruptura podem conter muitos neutrófilos, mas aqueles cistos ainda íntegros contêm poucos ou nenhum neutrófilo. Assim que esses cistos se rompem, ocorre celulite piogranulomatosa moderada a marcante.

Sialocele/mucocele

Características clínicas

Define-se sialocele como tumefações moles localizadas onde há glândulas salivares ou ductos de drenagem salivar, como ramo da mandíbula, espaço intermandibular ou na região sublingual;

é muito mais comum em cães. Sialocele é formada a partir de extravasamento de saliva aos tecidos adjacentes ou de acúmulo de saliva resultante de obstrução de ducto salivar. Em geral, o líquido aspirado é muito viscoso.

Características citológicas

Essas lesões podem ser diagnosticadas por meio de exame microscópico em pequeno aumento (objetiva de 4× a 10×), visualizando-se áreas amorfas razoavelmente grandes com material acelular homogêneo róseo a azul-acinzentado, às vezes com uma formação semelhante a nuvem. Provavelmente, essas "nuvens" consistem em líquido salivar que foi congelado. A presença desse material no fundo da lâmina não deve ser negligenciada, pois é útil na definição do diagnóstico. Às vezes, o material é melhor visualizado reduzindo-se o diâmetro do diafragma-íris. Tipicamente, a resposta celular é baixa a moderada e consiste, principalmente, em macrófagos e células epiteliais que contêm mucina, além de algumas hemácias e neutrófilos (Figura 41.18A e B). O líquido estimula uma resposta inflamatória variável. Ademais, o líquido pode se depositar em locais não usuais, inclusive no mediastino. Em geral, as células visualizadas são macrófagos que exibem marcante atividade fagocítica. As células epiteliais salivares podem parecer macrófagos, porém apresentam citoplasma maior e não realizam citofagia. A alta viscosidade do líquido pode impedir a formação de uma camada celular plana e, assim, os neutrófilos podem parecer células mononucleares azuis densas. O exame do esfregaço em áreas mais finas auxilia na identificação de neutrófilos. As células epiteliais salivares apresentam citoplasma abundante, com muitos vacúolos claros e quantidade variável de grânulos distintos de cor púrpura (mucosos). A proporção núcleo:citoplasma é baixa, quase sempre inferior a 1:5. Os macrófagos não são grandes; também apresentam vacúolos e frequente atividade fagocítica; às vezes contêm hemácias, neutrófilos ou hemossiderina. Cristais de hematoidina são produtos da digestão intracelular de hemácias; surgem depois da hemossiderina e são comumente visualizados em aspirados de sialocele (Figura 41.18B).

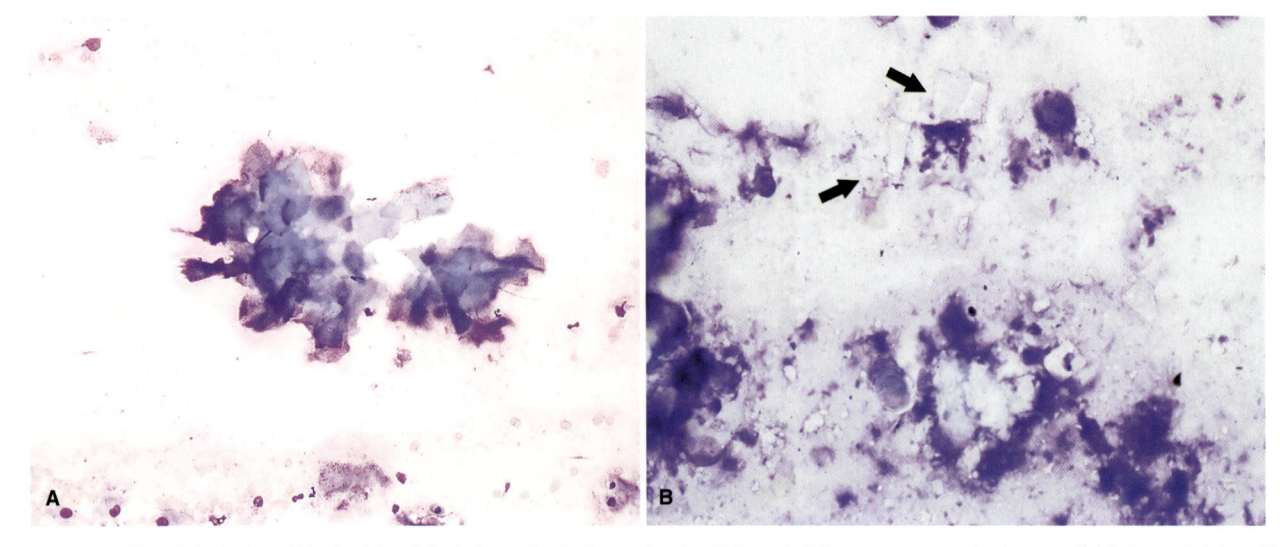

Figura 41.17 Cisto de inclusão epidérmica (cisto folicular) em cão. **A.** Agregados de células epiteliais escamosas anucleadas superficiais (queratinócitos, "barreira de queratina") são característicos dessas lesões. **B.** Com frequência, a queratina é acompanhada de cristais de colesterol (*setas*), os quais resultam da degeneração celular. A ruptura desses cistos pode estimular uma reação inflamatória granulomatosa. (**A.** Objetiva de 20×. **B.** Objetiva de 50×. Coloração de Wright-Giemsa.)

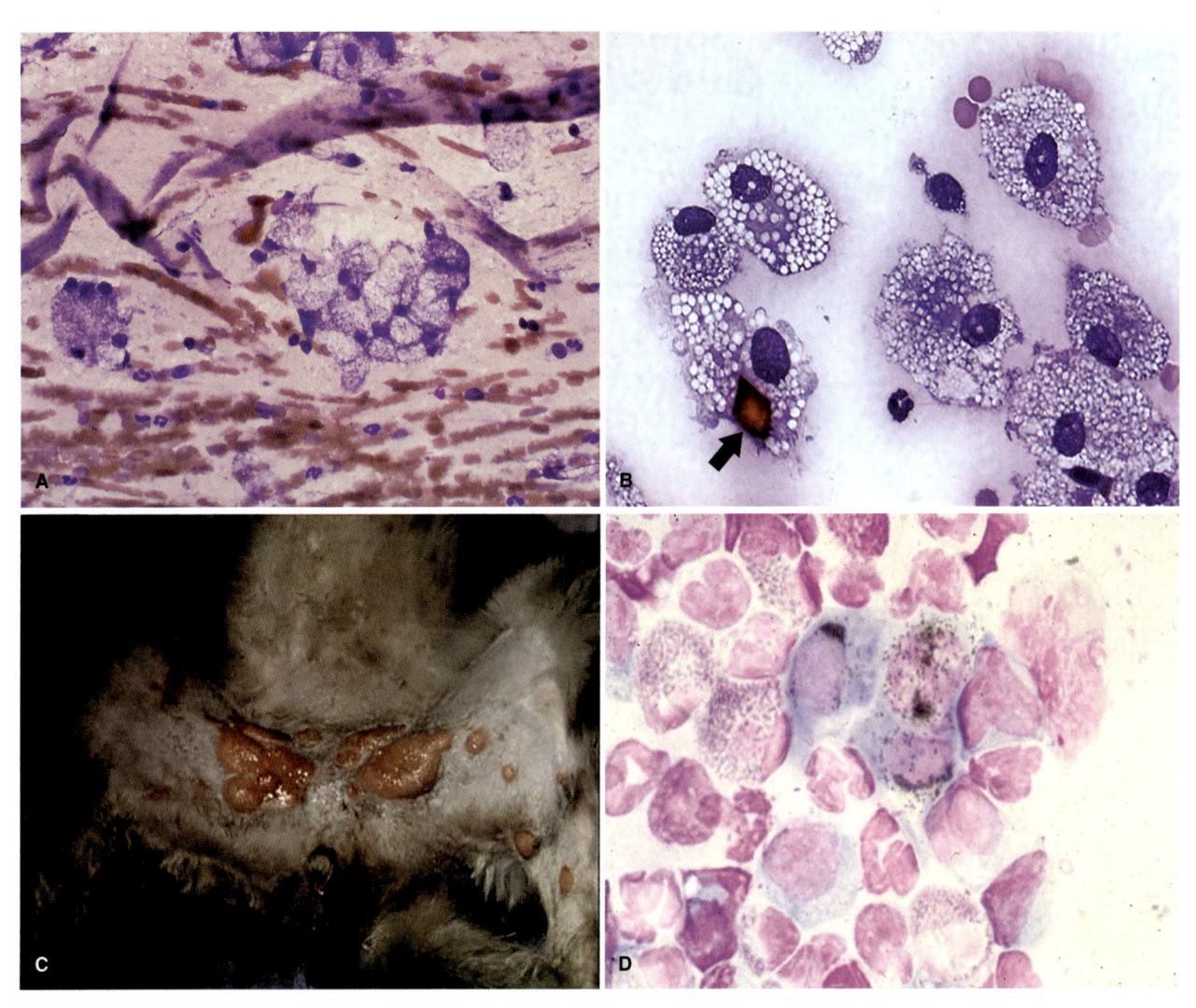

Figura 41.18 A. Pequenos agregados de células epiteliais de glândula salivar uniformes em cão com sialocele. Note o abundante citoplasma espumoso das células epiteliais, o pontilhado róseo, o fundo de lâmina mucinoso e o alinhamento de hemácias ("enfileiramento"), indicando a presença de líquido viscoso espesso (neste caso, saliva). Discreto aumento de neutrófilos é compatível com inflamação. **B.** Cristal de hematoidina romboide dourado (*seta*) em macrófago está associado com hemorragia prévia; é um achado frequente na sialocele. **C** e **D.** Gato portador do complexo granuloma eosinofílico. Note os grânulos de cor lavanda no interior de eosinófilos (**D**), em aspirado da lesão (**C**). Compare com o pigmento de melanina verde-escuro presente em células epiteliais pigmentadas no centro da imagem. (**A.** Objetiva de 50×. **B** e **D.** Objetiva de 100×. Coloração de Wright-Giemsa.)

Sialodenose

Características clínicas

Sialodenose é uma entidade clínica caracterizada pelo aumento das glândulas salivares mandibulares geralmente bilateral, não inflamatório, não neoplásico e idiopático, em cães.[19] Às vezes, as glândulas salivares são clinicamente confundidas com linfonodos aumentados de volume. Os sinais clínicos podem incluir ânsia de vômito e engasgamento, os quais respondem ao tratamento com fenobarbital.

Características citológicas

Amostras de aspirados de glândulas salivares aumentadas de volume consistem em células epiteliais de glândula salivar de aparência normal. As células epiteliais salivares são organizadas em camadas, são muito uniformes e apresentam abundante citoplasma vacuolizado.

Infarto de glândula salivar

Características clínicas

Esta anormalidade é incomum ou incorretamente diagnosticada. O infarto de glândula salivar é mais comum em cães mais jovens do que naqueles de mais idade.

Características citológicas

A glândula apresenta metaplasia de células escamosas dos ductos salivares, a qual tem sido erroneamente interpretada como CCE. Notam-se células escamosas grandes e displásicas, sendo fácil considerar que representem parte de um CCE. Invariavelmente, nota-se inflamação considerável. Adicionalmente, nota-se um material necrosado misturado com neutrófilos e células epiteliais escamosas viáveis. O principal diagnóstico diferencial é neoplasia; no entanto, em cães e gatos, não é comum a ocorrência de neoplasia de glândula salivar. Portanto, deve-se ter

CAPÍTULO 41

certeza de que as anormalidades celulares são fortemente compatíveis com neoplasia, antes de definir o diagnóstico de CCE de glândula salivar ou de adenocarcinoma salivar, pois a lesão, na verdade, pode ser infarto da glândula salivar, com metaplasia de células escamosas. Em caso de infarto as células escamosas, apresentam-se na forma de agregados ou camadas, mas as células não exibem pleomorfismos celular e nuclear marcante, condição que caracteriza o CCE. Muitas células se apresentam necrosadas. O tratamento consiste em extirpação cirúrgica; para a confirmação do diagnóstico, pode-se realizar exame histopatológico.

Granuloma eosinofílico

Características clínicas

Granuloma eosinofílico se desenvolve na cavidade bucal e na pele de gatos. Mais comumente, se localiza em lábios, abdome, virilha e membros pélvicos (ver Figura 41.18C). Uma lesão bucal semelhante foi relatada em cães da raça Husky Siberiano.

Características citológicas

Os eosinófilos representam mais de 25% da população de células nucleadas e podem ser as células predominantes (ver Figura 41.18D). Pode haver numerosos mastócitos, mas não mais que eosinófilos. Outras células presentes em menor quantidade são macrófagos e linfócitos. Pode haver pequeno número de fibroblastos; alguns podem parecer anaplásicos. TM é o principal diagnóstico diferencial; no entanto, no TM, não há a abundância de eosinófilos vista no granuloma eosinofílico (ver Figuras 40.7 e 41.18D). Ademais, os eosinófilos não são tão prevalentes no TM de gatos, como são no TM de cães. Outros diagnósticos diferenciais são reações de hipersensibilidade causadas por picada de insetos e por infecção parasitária.

As características diagnósticas de granuloma eosinofílico são o fato de o paciente ser um gato, a localização da lesão e a presença de numerosos eosinófilos em preparações citológicas.

42

Citologia de Efusões de Cavidades Corporais

Robin W. Allison

Department of Veterinary Pathobiology, Oklahoma State University College of Veterinary Medicine, Stillwater, OK, USA

Em geral, as efusões oriundas da cavidade peritoneal ou pleural são consideradas mais como indicadores de alterações patológicos ou fisiológicos subjacentes do que de doença primária. As amostras de efusões são facilmente coletadas e possibilitam análises que podem indicar a causa específica da efusão ou, mais comumente, permitir a classificação da efusão de modo que possibilite a elaboração de uma lista de diagnósticos diferenciais, com as prioridades. Cães e gatos sadios têm pequeno volume de líquido nas cavidades peritoneal e pleural, em quantidade insuficiente para obter amostra para análise. No entanto, é possível obter amostra de líquido da cavidade peritoneal ou pleural de equinos e bovinos sadios.

Preparação da amostra

Para a coleta de amostras de líquido (efusão), deve-se empregar técnica asséptica, e coloca-se uma alíquota em dois tubos utilizados em coleta de sangue: um tubo de tampa púrpura contendo ácido etilenodiaminotetracético (EDTA) e um tubo de tampa vermelha estéril. A amostra do tubo com EDTA é a mais indicada para o exame citológico, obtendo-se as contagens de células nucleadas e a concentração de proteína total. A amostra do tubo de tampa vermelha estéril pode ser utilizada para cultura bacteriana ou fúngica e para testes bioquímicos auxiliares, se necessário. Se o processamento da amostra não for imediato, deve-se preparar as lâminas, e o líquido restante precisa ser refrigerado.

Os esfregaços destinados ao exame citológico devem ser preparados imediatamente após a coleta da amostra. As lâminas devem ser totalmente secas ao ar, mantidas em temperatura ambiente, protegidas de vapor de formalina e coradas dentro de 3 dias, de modo a prevenir a deterioração das células e a ocorrência de artefatos de coloração. Preparam-se esfregaços diretos a partir da amostra de efusão bem homogeneizada, utilizando-se a mesma técnica empregada para a preparação de esfregaço sanguíneo. Em geral, os esfregaços diretos são apropriados ao exame, desde que a amostra contenha, ao menos, celularidade moderada (cerca de 10.000 células/μℓ); quase sempre o líquido da efusão tem aparência turva. Amostra com baixa celularidade pode ser clara ou pouco transparente; em ambas as condições, deve-se fazer esfregaço direto e exame citológico de uma amostra concentrada. Vários laboratórios utilizam citocentrífuga para concentrar amostras de efusão, mas elas podem ser processadas na própria clínica mediante centrifugação de uma alíquota em um tubo cônico, seguida de remoção do sobrenadante e ressuspensão do sedimento celular utilizado para a preparação do esfregaço (à semelhança do método utilizado para o processamento de amostra de urina). A preparação concentrada é melhor para avaliar diversos tipos de células, enquanto o esfregaço direto é útil para estimar o total de células nucleadas.

Análise do líquido da efusão

Características físicas

A análise da cor e da transparência do líquido da efusão pode ser importante para a classificação da efusão. Por exemplo, uma amostra clara, incolor, tipicamente contém pequena quantidade de células nucleadas e baixa concentração de proteína total, compatível com transudato. Amostra turva, de coloração avermelhada ou rósea, frequentemente contém sangue, que pode indicar hemorragia intracavitária ou contaminação da amostra durante a coleta. Amostra opaca, de coloração amarronzada ou bege, costuma ser altamente celular; com frequência contém numerosas células inflamatórias, compatíveis com exsudato. Amostra com aparência branca ou leitosa pode conter alta concentração de lipoproteínas, sugestivas de quilo; tal amostra mantém aparência leitosa mesmo após a centrifugação (Figura 42.1).

Concentração de proteína total

A concentração de proteína total da efusão é utilizada juntamente com a contagem total de células para auxiliar na classificação da efusão, bem como de potencial etiologia (Tabela 42.1). Efusão com baixa concentração de proteína total e baixa contagem de células nucleadas é compatível com transudato; diferentemente, o exsudato contém maior concentração de proteína total e maior contagem de células nucleadas. Em geral, obtém-se a concentração de proteína total em refratômetro. Se a amostra apresentar turvação, deve ser centrifugada, obtendo-se o valor

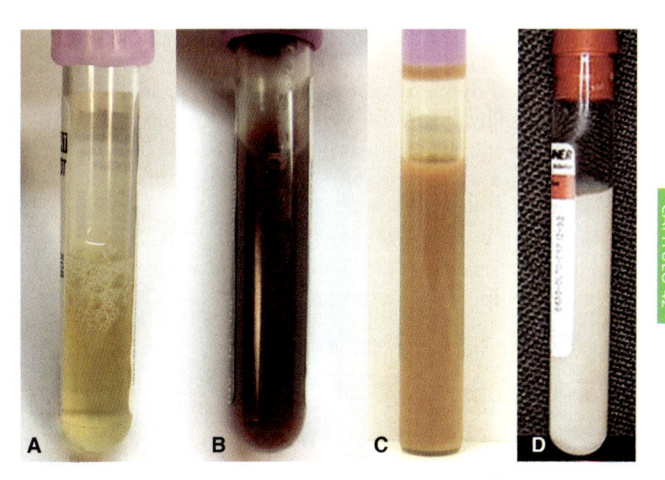

Figura 42.1 As características físicas das efusões podem fornecer importantes informações. A partir da esquerda, notam-se efusões límpida e amarelo-clara, compatível com transudato (**A**); turva e avermelhada, como acontece na hemorragia (**B**); opaca e amarronzada, compatível com exsudato (**C**); branca leitosa, sugestiva de efusão quilosa (**D**).

Tabela 42.1 Esquema de classificação de efusões peritoneal e pleural.

Classificação	Proteína total (g/dℓ)	Total de células nucleadas/μℓ	Células típicas	Comentários
Transudato (baixo teor de proteína)	< 2,5	< 1.500	Neutrófilos, macrófagos	Pode conter células mesoteliais reativas
Transudato modificado (alto teor de proteína)	> 2,5	< 5.000	Neutrófilos, macrófagos	Pode conter células mesoteliais reativas
Exsudato	> 2,5	> 5.000 (cães, gatos) > 10.000 (equinos)	Neutrófilos, macrófagos, células mesoteliais reativas	Pode conter neutrófilos degenerados Pode conter microrganismos. Em caso de extravasamento gastrintestinal, pode haver mistura de bactérias e fragmentos de vegetais
Peritonite biliar	> 2,5	> 5.000	Neutrófilos, macrófagos, células mesoteliais reativas	Pode conter pigmento biliar ou material mucinoso
Peritonite infecciosa felina (PIF)	> 4,0	< 5.000	Neutrófilos, macrófagos	Presença de material proteináceo evidente no fundo da lâmina
Quilo	> 2,5	Variável	Pequenos linfócitos, macrófagos finamente vacuolizados	A quantidade de neutrófilos aumenta com o tempo. Aumento artefatual frequente de proteína total
Uroperitônio	< 2,5	Variável	Neutrófilos, macrófagos, células reativas mesoteliais	Neutrófilos podem estar degenerados. Ausência de bactérias, a menos que haja infecção do trato urinário
Hemorrágica	> 2,5	Variável	Hemácias, leucócitos de sangue periférico	Ausência de plaquetas, a menos que a hemorragia seja aguda ou contínua
Neoplásica	Variável	Variável	Células neoplásicas (linfócitos, mastócitos, células epiteliais, células mesoteliais)	Pode haver inflamação concomitante e células mesoteliais reativas

de proteína total do sobrenadante. Com frequência, na efusão quilosa que contém alta concentração de lipoproteína, que aumenta o índice de refração, nota-se aumento artefatual da concentração de proteína total.

Contagem celular

As efusões podem conter outros tipos de células, além de leucócitos; assim, é preferível considerar mais como contagem de células nucleadas do que como contagem de leucócitos. A contagem de células nucleadas pode ser realizada em contador de células automático ou em hemocitômetro manual. Caso a efusão contenha fragmentos ou material coagulado ou agregado visíveis, não se deve utilizar contador automático de células porque pode ocorrer entupimento de seus tubos. Todo agregado de células, como artefato, resulta em redução da contagem de células nucleadas. No entanto, quase sempre, a estimativa da quantidade de células nucleadas em exame microscópico de esfregaço de efusão direto é suficiente para a interpretação diagnóstica da amostra. Além disso, será relatada a contagem de hemácias em contadores automáticos; a centrifugação da amostra para obter o volume globular (VG) é útil para definir se há hemoabdome ou hemotórax.

Testes auxiliares

Em situações específicas, alguns testes adicionais podem ter importantes informações diagnósticas. Por exemplo, na suspeita de uroabdome, deve-se mensurar as concentrações de creatinina e/ou potássio na efusão abdominal, comparando esses valores com aqueles do soro sanguíneo. Na Tabela 42.2 há um resumo dos testes bioquímicos auxiliares úteis.

Tipos de células presentes nas efusões

Células mononucleares

Essa classe de células inclui macrófagos, linfócitos e células mesoteliais. Em geral, esses tipos celulares estão presentes em baixa quantidade nas efusões cavitárias. Os macrófagos podem se apresentar inativos, assemelhando-se a monócitos grandes, ou podem estar ativados, com abundantes vacúolos citoplasmáticos que podem conter células, microrganismos ou fragmentos fagocitados (Figura 42.2). Linfócitos normais, de tamanho pequeno a intermediário, têm aparência semelhante aos linfócitos do sangue periférico e, frequentemente, são as células predominantes na efusão quilosa. A presença de linfócitos reativos, com citoplasma mais abundante e intensamente basofílico, pode ser parte de um processo inflamatório. Se os linfócitos são, predominantemente, células grandes contendo núcleos com nucléolos e cromatina dispersa, deve-se suspeitar de linfoma (ver Capítulo 45).

Nas efusões, frequentemente nota-se esfoliação de células mesoteliais, as quais revestem as cavidades peritoneal e pleural e recobrem as vísceras. São células redondas grandes com núcleo arredondado e citoplasma basofílico em quantidade moderadamente alta. O citoplasma pode apresentar borda rósea distinta ou vesículas citoplasmáticas (Figura 42.3). Em geral, estão organizados individualmente ou em pequenos agregados coesivos. As células mesoteliais se tornam hiperplásicas e reativas sempre que há acúmulo de líquido no espaço pleural ou peritoneal e, principalmente, quando há inflamação. Pode haver agregados de células mesoteliais reativas maiores que, às vezes, são confundidas com células neoplásicas, quando desenvolvem critérios significativos de malignidade, inclusive nucléolos proeminentes, citoplasma intensamente basofílico, anisocitose e anisocariose (Figura 42.4). Além disso, é possível visualizar células em mitose.

Tabela 42.2 Testes auxiliares selecionados para exames de efusões peritoneal e pleural.

Teste	Condição suspeita	Resultado esperado
α_1-glicoproteína ácida (AGP)	Peritonite infecciosa felina (PIF)	AGP na efusão > 1.500 µg/mℓ
Proporção albumina-globulina (A:G)	PIF	A:G na efusão < 0,9
Creatinina	Uroperitônio	Creatinina na efusão ≥ 2× o valor da creatinina sérica
Potássio	Uroperitônio	Potássio na efusão > 1,4× o valor do potássio sérico
Bilirrubina total	Peritonite biliar	Bilirrubina na efusão ≥ 2× o valor da bilirrubina sérica
Triglicerídio	Efusão quilosa	Triglicerídio na efusão > triglicerídio sérico
		Triglicerídio na efusão > 100 mg/dℓ

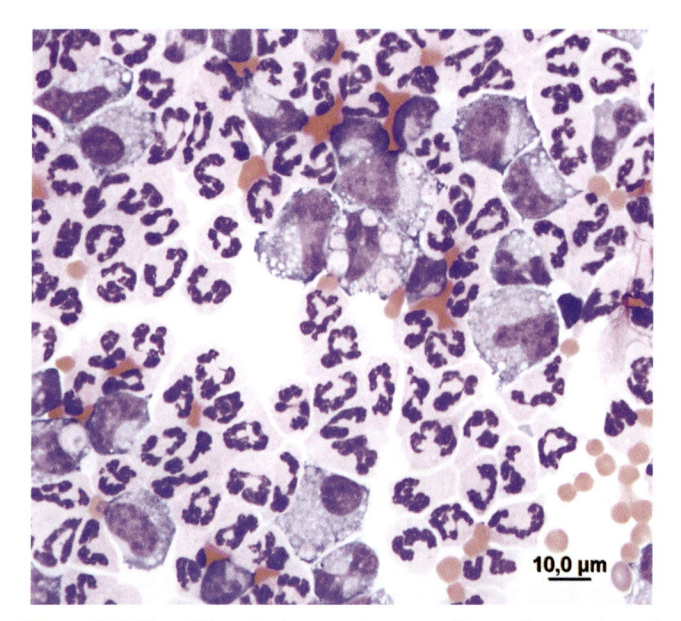

Figura 42.2 Neutrófilos não degenerados e macrófagos, efusão peritoneal, equino (esfregaço de amostra concentrada). Os neutrófilos apresentam cromatina densa e segmentos distintos; alguns apresentam hipersegmentação (alteração decorrente de envelhecimento celular). Os macrófagos apresentam núcleos ovais e indentados, com vacuolização citoplasmática variável. Vários macrófagos contêm restos celulares fagocitados. No fundo da lâmina, ou do esfregaço, há pequeno número de hemácias. (Corante aquoso de Romanowsky.)

Quando há grande quantidade de células mesoteliais reativas, pode ser difícil ou impossível distinguir carcinoma ou mesotelioma (discutido à frente). Felizmente, quase sempre a quantidade de células mesoteliais presentes é pequena.

Neutrófilos

Com frequência, notam-se alguns neutrófilos nas efusões; todavia, a sua quantidade pode aumentar sobremaneira quando há inflamação. Nas efusões, a morfologia de neutrófilos normais, não degenerados, é semelhante àquela dos neutrófilos de sangue periférico. A cromatina nuclear é densa e a segmentação é indistinta (ver Figura 42.2). Quando os neutrófilos sofrem envelhecimento normal na efusão, eles se tornam hipersegmentados e picnóticos e, por fim, são fagocitados pelos macrófagos (citofagia). Os neutrófilos degenerados apresentam tumefação nuclear; o núcleo perde a segmentação e a coloração rosa-clara; essas células podem iniciar um processo de desintegração e se tornarem irreconhecíveis (Figura 42.5). Os neutrófilos degenerados

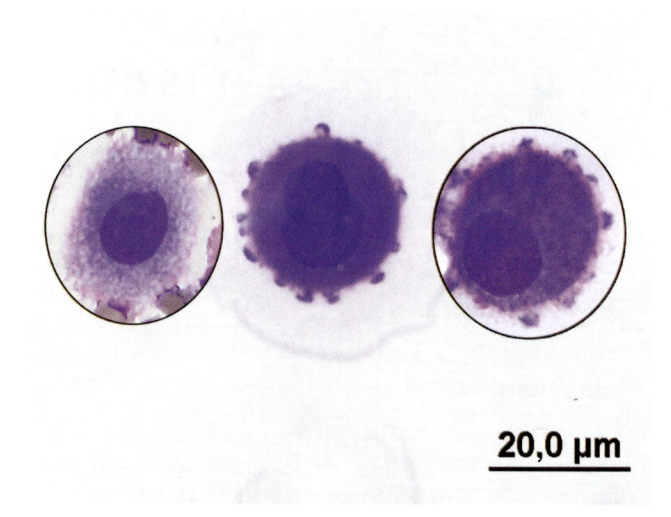

Figura 42.3 Células mesoteliais, efusões pleural e peritoneal, cão. As células mesoteliais apresentam núcleos redondos a ovais, podem ser binucleadas e frequentemente apresentam borda citoplasmática rósea ou vesículas citoplasmáticas. (Corante aquoso de Romanowsky.)

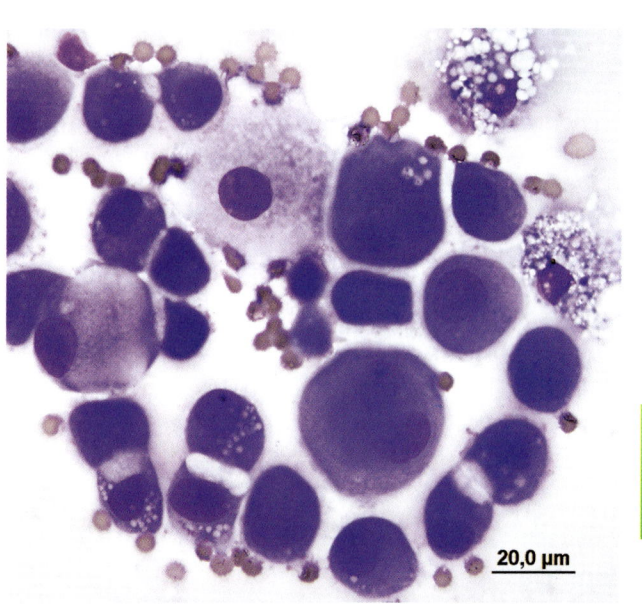

Figura 42.4 Células mesoteliais reativas, efusão peritoneal, cão (esfregaço de amostra concentrada). Essas células mesoteliais reativas se apresentam individualmente e em pequenos agregados coesivos. As células apresentam múltiplos critérios de malignidade, inclusive anisocitose, anisocariose e binucleação com nucléolos proeminentes, condições que aumentam a suspeita de neoplasia. No canto direito superior, há dois macrófagos ativados, altamente vacuolizados; no fundo da lâmina, há pequeno número de hemácias. (Corante aquoso de Romanowsky.)

CAPÍTULO 42

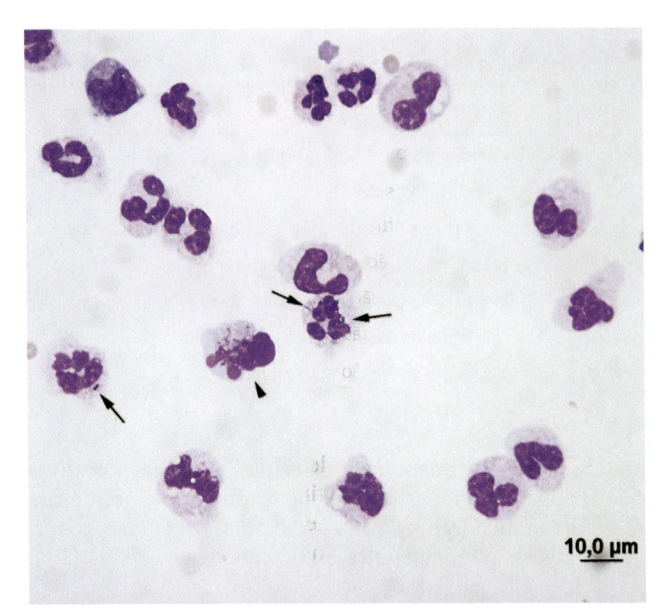

Figura 42.5 Neutrófilos degenerados, efusão peritoneal, equinos. A maioria destes neutrófilos está degenerada, com tumefação de núcleos que carecem de segmentação distinta. Há lise de um núcleo (*ponta de seta*). Duas células contêm bactérias fagocitadas (*setas*), condição que torna o exsudato séptico. (Corante aquoso de Romanowsky.)

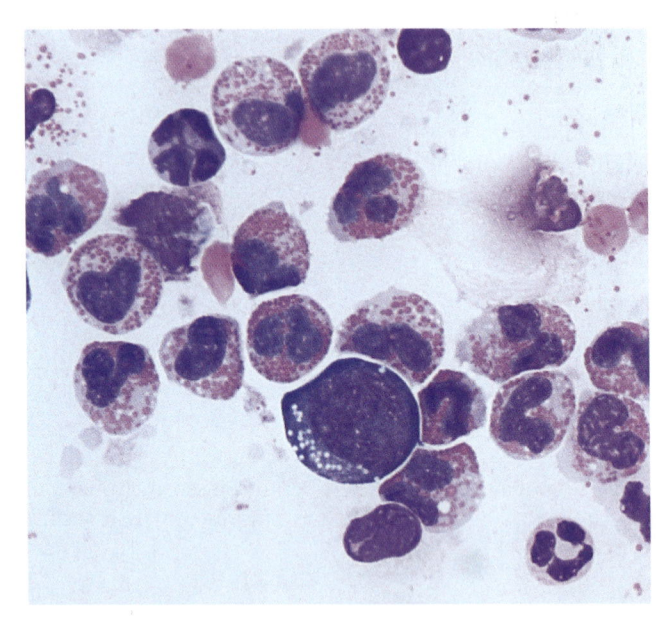

Figura 42.6 Eosinófilos, efusão peritoneal, cão. São visualizados numerosos eosinófilos contendo grânulos citoplasmáticos róseos arredondados. Os grânulos também são vistos livres no fundo do esfregaço, com algumas hemácias. Nota-se que um linfócito grande neoplásico contém núcleo redondo com múltiplos nucléolos e citoplasma intensamente basofílico, com alguns vacúolos. Este cão apresentava linfoma instalado em linfonodos mesentéricos, fígado e intestino. (Coloração de Wright.)

sugerem a presença de toxina bacteriana. Essas células também podem se degenerar *in vitro* e, por essa razão, é importante fazer esfregaços de efusões antes do envio da amostra ao laboratório de diagnóstico.

Eosinófilos e mastócitos

Nas efusões, os eosinófilos apresentam a mesma morfologia dos eosinófilos do sangue periférico e, geralmente, em pequena quantidade. O núcleo de eosinófilos envelhecidos geralmente perde as segmentações e se torna arredondado. Pode ocorrer aumento do número de eosinófilos (> 10% de células) em diversas anormalidades primárias, inclusive reações de hipersensibilidade, infecções parasitárias, torsão de lobo pulmonar, insuficiência cardíaca, neoplasia de mastócito e alguns tipos de linfoma (Figura 42.6).[1-3] Mastócitos apresentam núcleo redondo e abundante quantidade de grânulos citoplasmáticos que se coram de púrpura-escuro com corante de Romanowsky à base de álcool. Às vezes, os grânulos se coram fracamente, ou não se coram, com corante de Romanowsky à base de água (aquoso) (Figura 42.7).[4,5] Os mastócitos podem estar associados a diversas condições inflamatórias, mas, nas efusões, a sua quantidade geralmente é pequena. Tumor de mastócito que se desenvolve em cavidades corporais pode esfoliar grande quantidade de células na efusão; a morfologia celular pode ser atípica (ver Capítulos 40 e 41).

Hemácias

É possível notar grande quantidade de hemácias (eritrócitos), sempre que há hemorragia na cavidade corporal ou quando há contaminação iatrogênica da amostra com sangue no momento da coleta. É importante diferenciar essas situações; isso é discutido na seção relativa a efusões hemorrágicas. A aspiração acidental do baço também resulta em amostra com sangue em abundância.

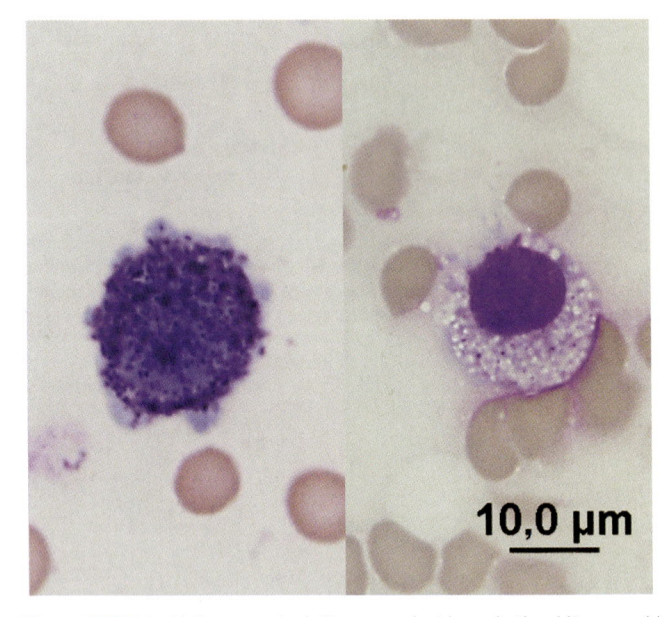

Figura 42.7 Mastócitos, corante de Romanowsky à base de álcool (*à esquerda*) e corante aquoso de Romanowsky (*à direita*). Em geral, os mastócitos contêm quantidade abundante de grânulos citoplasmáticos que encobrem o núcleo. Esses grânulos se coram de púrpura-escuro quando se utiliza corante de Romanowsky à base de álcool, mas se coram fracamente, ou não se coram, com corante aquoso de Romanowsky.

Células neoplásicas

Com frequência, os tumores que se desenvolvem na cavidade pleural ou peritoneal originam efusões, mas nem sempre ocorre esfoliação de células neoplásicas na efusão. Os tumores que mais provavelmente esfoliam células e, portanto, são diagnosticados no exame citológico são linfoma, tumor de mastócito, carcinoma/adenocarcinoma e mesotelioma. Os detalhes são discutidos na seção relativa a efusões neoplásicas.

Classificação das efusões e achados citológicos

Na Tabela 42.1, há esquema de classificação de efusões peritoneal e pleural baseada na contagem total de células nucleadas, na concentração de proteína total e em achados citológicos. Os valores de corte utilizados para a contagem total de células nucleadas e para a concentração de proteína total nas várias categorias de efusões variam de acordo com o autor.[2,6,7] Historicamente, o termo "transudato modificado" foi empregado para definir efusões que não ajustavam claramente à categoria de transudato ou exsudato, com base na contagem de células nucleadas e na concentração de proteína total; todavia, a definição de efusão como transudato modificado tem utilidade limitada devido à ampla variedade de potenciais anormalidades adjacentes. É preferível utilizar as demais características de efusão, inclusive achados citológicos, para classificar tais efusões o mais especificamente possível.

Transudatos

A formação de transudato se deve à diminuição da pressão oncótica vascular, ao aumento da pressão hidrostática ou à redução na drenagem linfática.[7] Adicionalmente, os transudatos podem ser classificados como: transudato com baixo conteúdo de proteína ou transudato com alto conteúdo de proteína.

- Transudato com baixo conteúdo de proteína (transudatos puros): a causa mais comum da ocorrência deste tipo de transudato é hipoalbuminenia grave, que pode estar associada a doenças como nefropatia ou enteropatia com perda de proteína e insuficiência ou falência hepática. Outras causas potenciais desse transudato são hipertensão portal (pré-sinusoidal ou sinusoidal), desvio (*shunt*) portossistêmico e insuficiência cardíaca prematura. Os transudatos com baixo teor de proteína são transparentes e incolores, com baixa concentração de proteína total (< 2,5 g/dℓ) e pequena a moderada quantidade de células nucleadas (< 1.500/$\mu\ell$). No exame citológico, as células nucleadas consistem em células mononucleares (macrófagos, linfócitos pequenos e células mesoteliais) e neutrófilos não degenerados. Na efusão de longa duração, as células mesoteliais podem se tornar reativas
- Transudatos com alto conteúdo de proteína: estas efusões também são denominadas transudatos modificados. Devem-se, mais comumente, a insuficiência cardíaca congestiva e hipertensão portal (pós-sinusoidal). O aumento da pressão hidrostática induz escape vascular de líquido com alto teor de proteína ao pulmão ou fígado. O transudato com alto teor de proteína pode ser claro ou turvo, com aumento da concentração de proteína total (> 2,5 g/dℓ) e número de células nucleadas baixo a moderado (< 5.000/$\mu\ell$), consistindo em células mononucleares e neutrófilos degenerados. As células mesoteliais podem ser reativas.

Exsudatos

Efusões exsudativas se formam quando a inflamação altera a permeabilidade capilar. A inflamação primária pode ser causada por doenças infecciosas ou não infecciosas, como infecções causadas por bactérias, fungos, protozoários, vírus ou parasitas como *Mesocestoides*; pancreatite; ruptura do intestino ou do trato biliar; necrose de órgão; e neoplasia. Exsudatos são turvos ou opacos; apresentam aumento da concentração de proteína total (> 2,5 mg/dℓ) e grande quantidade de células nucleadas (> 5.000/$\mu\ell$ em cães e gatos, ou > 10.000/$\mu\ell$ em equinos).[8] Em geral, os neutrófilos são as células nucleadas predominantes, as quais podem estar degeneradas; além disso, há quantidades variáveis de macrófagos e células mesoteliais (Figura 42.8). O exame citológico pode permitir a diferenciação de tipos específicos de exsudatos, discutidos a seguir. Pode ser necessária cultura bacteriana e/ou fúngica para identificar microrganismos infecciosos específicos; ademais, pode ser útil para excluir causas infecciosas quando não se visualizam microrganismos.

Exsudato séptico

Nesse caso, com frequência, há degeneração de neutrófilos, condição que deve induzir à avaliação minuciosa quanto à presença de microrganismos. Em alguns casos, os neutrófilos podem estar tão degenerados que a maioria das células sofre lise, resultando em menor contagem de células nucleadas do que o esperado. Pode-se visualizar bactérias extracelulares ou intracelulares, fagocitadas pelos neutrófilos e/ou macrófagos (Figura 42.9). As bactérias fagocitadas devem ser identificadas, a fim de atribuir à condição a denominação de efusão séptica. No caso de infecção secundária causada pela penetração de corpo estranho ou pelo extravasamento gastrintestinal, pode ser evidente a visualização de uma população mista de bactérias (cocos, bastonetes, espiroquetas). Além das bactérias, outros microrganismos que podem ser identificados são leveduras ou fungos (como *Histoplasma* spp., *Candida* spp., *Blastomyces* spp.) e protozoários (*Toxoplasma* spp., *Neospora* spp.) (ver Capítulo 39). Há relato de peritonite causada por *Candida* spp. em cães que apresentaram extravasamento gastrintestinal ou biliar (Figura 42.10).[9] No caso de ruptura ou extravasamento do trato gastrintestinal, é possível detectar matéria vegetal (ingesta) e outros resíduos fecais, além de população mista de bactérias (Figuras 42.11 e 42.12). Na efusão peritoneal de equinos com extravasamento do trato gastrintestinal, é possível detectar protozoários ciliados grandes (flora normal do trato

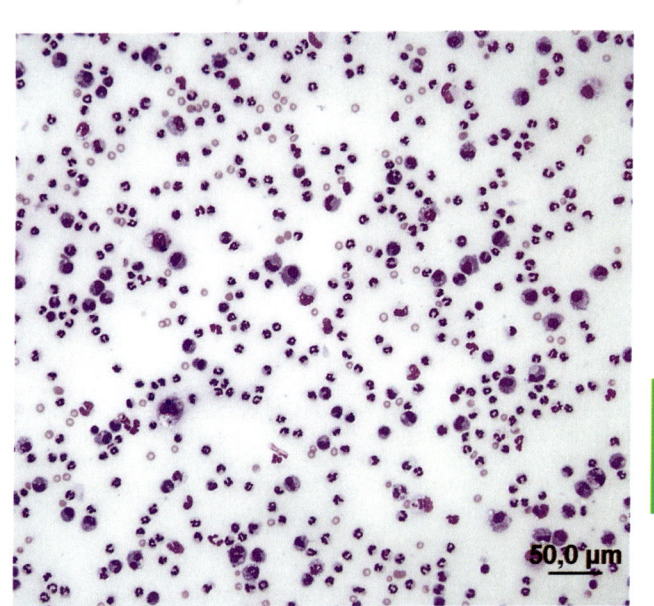

50,0 μm

Figura 42.8 Exsudato, efusão pleural, cão. Este esfregaço direto apresenta grande quantidade de células nucleadas representadas predominantemente por neutrófilos, bem como número moderado de macrófagos, baixa quantidade de linfócitos pequenos e número moderado de hemácias. Alguns neutrófilos estão degenerados; por isso, recomendam-se culturas bacteriana e fúngica, mesmo na ausência de microrganismos visíveis. (Corante aquoso de Romanowsky.)

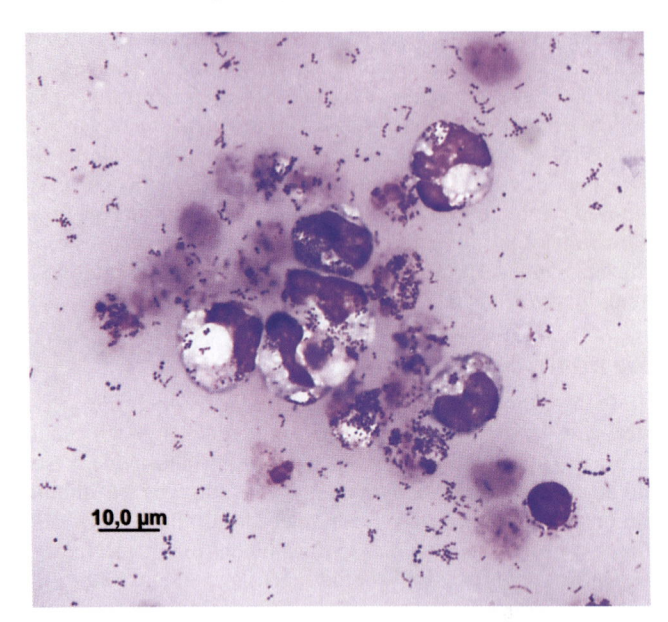

Figura 42.9 Exsudato séptico, efusão pleural, equino. Várias bactérias são visualizadas livres no fundo do esfregaço, fagocitadas por leucócitos que apresentam degeneração marcante (possivelmente neutrófilos). A cultura bacteriana possibilitou a identificação de duas populações de bactérias (*Streptococcus zooepidemicus* e *Arcanobacterium pyogenes*). O valor da contagem de células nucleadas foi 73.000/µℓ e a concentração de proteína total foi 5,5 g/dℓ. (Corante aquoso de Romanowsky.)

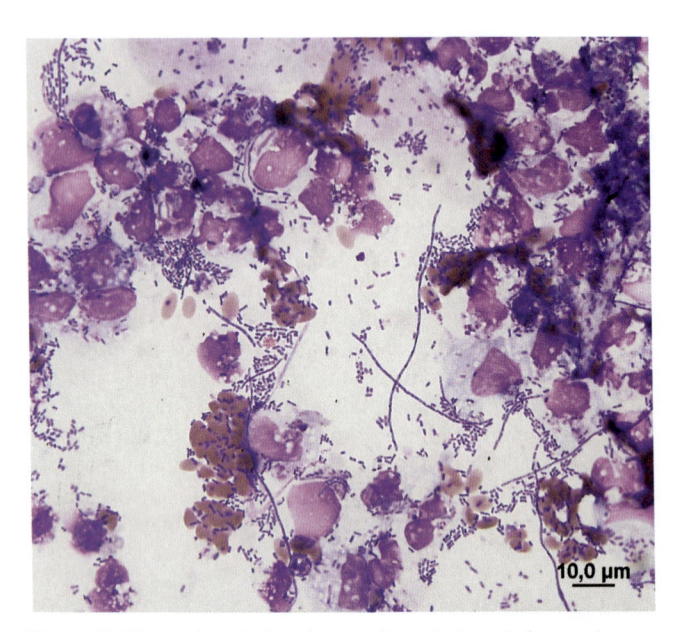

Figura 42.11 Exsudato séptico, efusão peritoneal, alpaca (esfregaço de amostra concentrada). Nota-se miscelânea de grande quantidade de bactérias extracelulares e fagocitadas por leucócitos. Há degeneração e lise de leucócitos, condição que dificulta sua identificação; é mais provável que sejam neutrófilos. Há pequena quantidade de hemácias. Obteve-se concentração de proteína total de 2,7 g/dℓ e contagem total de células nucleadas de 3.000/µℓ, valor menor que o esperado, provavelmente porque os neutrófilos danificados não foram contados. Esta alpaca apresentava ruptura do trato intestinal e consequente peritonite séptica. (Coloração de Wright.)

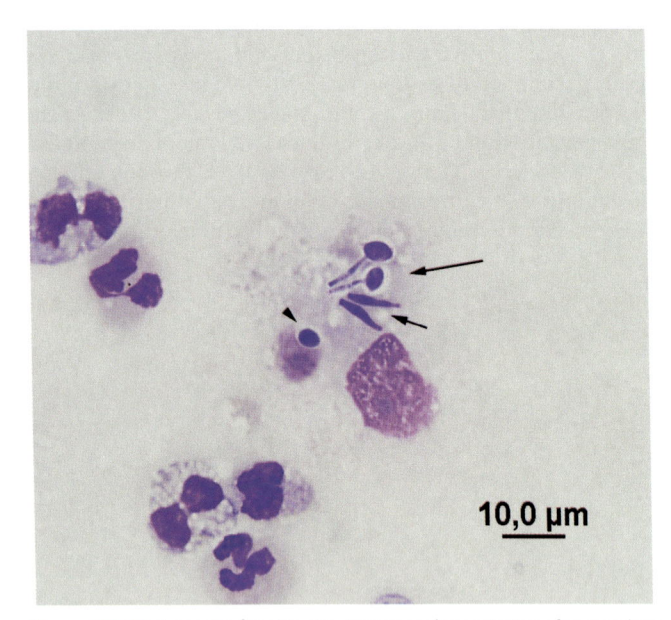

Figura 42.10 Peritonite fúngica, cão. Notam-se duas estruturas fúngicas (*seta curta*), dois tubos germinativos oriundos do fungo (*seta longa*) e um forma de levedura (*ponta de seta*) no ambiente extracelular. Também, há microrganismos fagocitados. Na cultura fúngica, isolou-se *Candida albicans*, confirmada por reação em cadeia de polimerase. Este cão desenvolveu peritonite fúngica após deiscência de um local de ressecção intestinal prévia. (Corante aquoso de Romanowsky.)

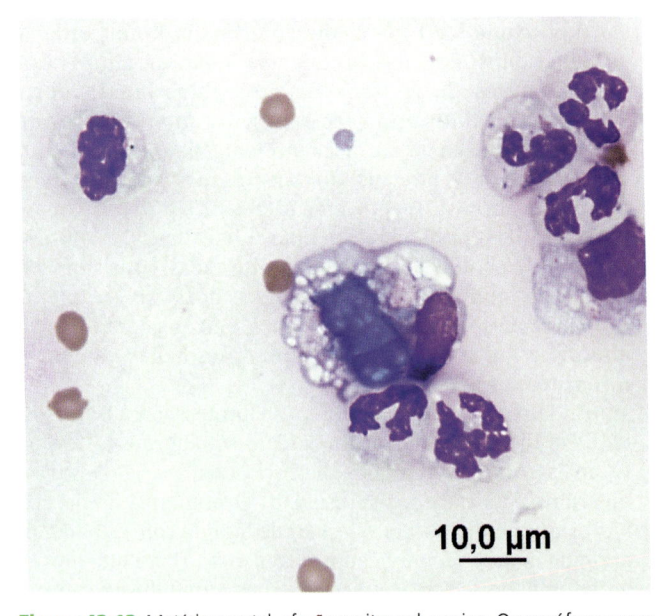

Figura 42.12 Matéria vegetal, efusão peritoneal, equino. O macrófago vacuolizado do centro contém grande fragmento de vegetal azul fagocitado. A contagem de células nucleadas era alta, estimada em > 200.000/µℓ, em esfregaço direto. Os neutrófilos representavam 74% das células e a maioria estava degenerada. Este equino apresentava peritonite séptica provocada por extravasamento do trato intestinal. (Corante aquoso de Romanowsky.)

gastrintestinal) (Figura 42.13). Enterocentese acidental também pode ser uma das causas da presença de miscelânea de bactérias e de material da ingesta nas amostras destinadas à citologia.

Peritonite biliar

Bile é uma substância química irritante à cavidade peritoneal; causa inflamação. O extravasamento biliar pode ser decorrência de lesão à vesícula biliar ou ao ducto biliar causada por anormalidades primárias, como obstrução do ducto biliar, colecistite ou colangite, formação de mucocele, traumatismo e neoplasia biliar. Macroscopicamente, a efusão pode ter coloração alaranjada, marrom ou verde, devido aos pigmentos biliares. Tipicamente, os neutrófilos são mais numerosos; há quantidade variável de macrófagos. Também, pode-se visualizar bactérias ou fungos (*Candida* spp.).

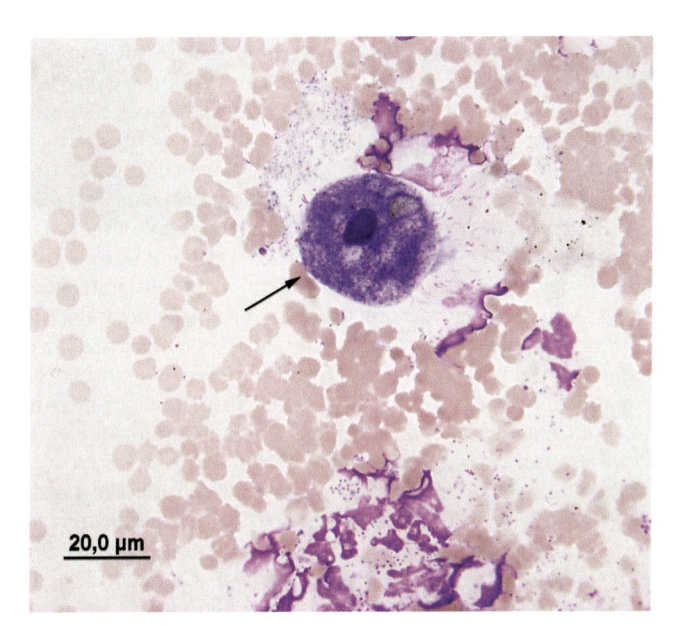

Figura 42.13 Protozoários ciliados, efusão peritoneal, equino (esfregaço de amostra concentrada). A *seta* aponta para grande protozoário ciliado, habitante normal do trato intestinal. Notam-se degeneração e lise de neutrófilos e numerosas bactérias intracelulares e extracelulares, com várias hemácias no fundo da lâmina. Estes achados indicam peritonite séptica provocada por extravasamento intestinal. A concentração de proteína total era 4,7 g/dℓ, mas a contagem de células nucleadas foi de 800/μℓ, provavelmente porque ocorreu lise da maioria dos neutrófilos e, assim, não podiam ser contados. (Coloração de Wright.)

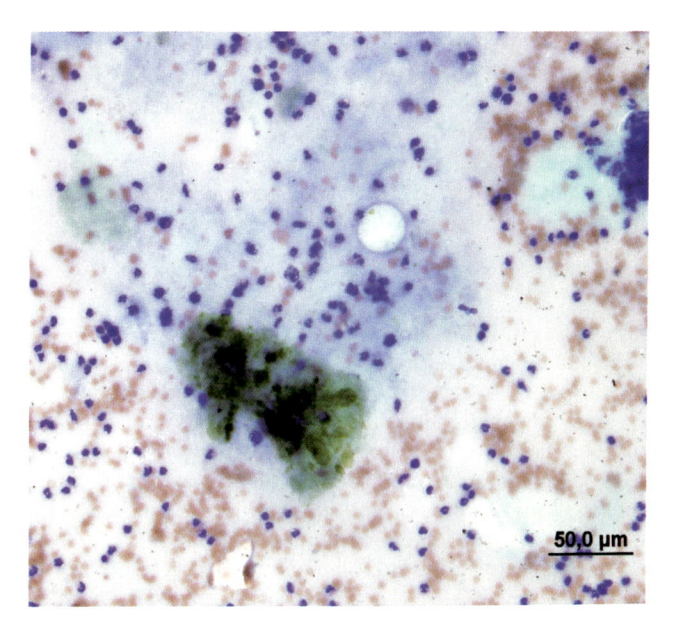

Figura 42.14 Peritonite biliar, cão. A quantidade de células nucleadas é alta, com predominância de neutrófilos; há muitas hemácias no fundo da lâmina. O material verde-amarelado é compatível com pigmento biliar, e o material amorfo azul-claro é típico de "bile branca" mucinosa. (Corante aquoso de Romanowsky.)

Em preparações citológicas, o pigmento biliar pode ser visto como material amorfo azul-esverdeado ou amarelo-esverdeado, no ambiente extracelular (Figura 42.14); este material pode ser fagocitado por macrófagos. Em alguns casos, pode ser difícil diferenciar pigmento biliar fagocitado e hemossiderina. Quando há suspeita de peritonite biliar, a determinação da concentração de bilirrubina total na efusão pode ser útil; a constatação de conteúdo de bilirrubina total na efusão de, pelo menos, o dobro da concentração sérica de bilirrubina total sustenta o diagnóstico de extravasamento do trato biliar (ver Tabela 42.2).[10,11]

Há relato de "bile branca" em caso de mucocele biliar ou ruptura de ducto biliar.[11] Este material é mucinoso e não contém o pigmento biliar esverdeado. Em vez disso, ele se apresenta como "lagos" de material amorfo basofílico pálido, geralmente no fundo da preparação (ver Figura 42.14). Tipicamente, a efusão é um exsudato, mas nem sempre a concentração de bilirrubina total na efusão é maior que a concentração sérica de bilirrubina total. Nesses casos, a determinação da concentração de ácidos biliares na efusão pode ser útil.[12]

Peritonite infecciosa felina

Na peritonite infecciosa felina (PIF), as efusões peritoneal e pleural são um tanto particulares. Macroscopicamente, em geral, a efusão é amarela, transparente a turva, viscosa, e pode conter pequenas partículas de fibrina. Embora a efusão seja causada por inflamação (vasculite), a contagem de células nucleadas tipicamente é menor que o limiar de 5.000/μℓ de um exsudato. As células nucleadas são uma mistura de neutrófilos degenerados e de macrófagos. A concentração de proteína total é alta, quase sempre acima de 4 g/dℓ.[13] Essas proteínas são visualizadas em preparações citológicas como precipitados granulares róseos no fundo da lâmina (Figura 42.15). As mensurações das

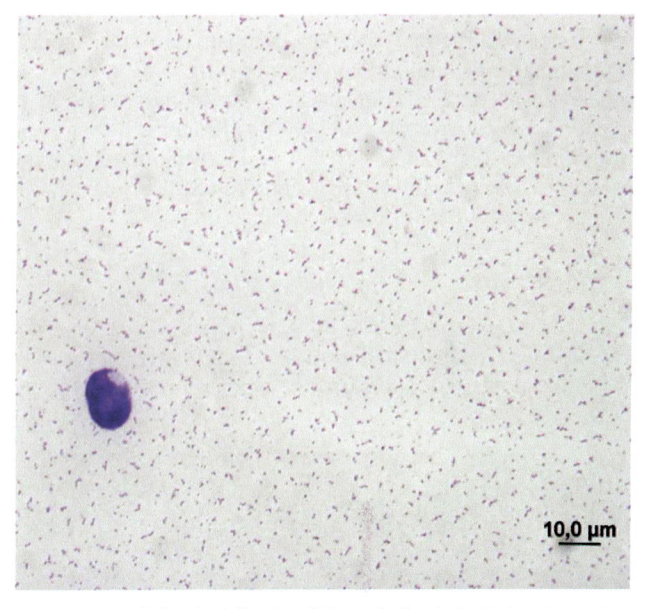

Figura 42.15 Peritonite infecciosa felina, efusão abdominal, gato. Nota-se um macrófago no fundo de lâmina pontilhado róseo proeminente, compatível com alta concentração proteica. Os precipitados de proteína róseos não devem ser confundidos com bactérias, que se coram de azul com corantes citológicos de rotina. Constatou-se contagem de células nucleadas de 300/μℓ, concentração de proteína total de 6,0 g/dℓ e proporção A:G 0,3. (Corante aquoso de Romanowsky.)

concentrações de albumina e globulina na efusão podem ser úteis (ver Tabela 42.2). Espera-se elevação predominante de globulinas; assim, uma proporção albumina:globulina (A:G) inferior a 0,9 é compatível com PIF.[14] Também, pode-se mensurar as concentrações de proteínas de fase aguda na efusão e espera-se que estejam aumentadas em gatos com PIF. Em um estudo, constatou-se que concentração de α_1-glicoproteína ácida (AGP) > 1.550 μg/mℓ na efusão apresentou sensibilidade e especificidade de 93% no diagnóstico de PIF.[15] O teste de Rivalta é um procedimento relativamente simples, realizado na própria clínica, que consiste na adição de líquido da efusão em solução de ácido acético, verificando se ocorre formação de precipitado proteico branco (teste positivo). Embora há muito tenha sido considerado um teste popular devido ao seu baixo custo, o valor preditivo de teste positivo é de apenas 58,4%; ademais, há considerável subjetividade na definição de resultado positivo ao teste.[16,17]

Efusões quilosas

Formam-se efusões quilosas quando a linfa com alta concentração de quilomícrons extravasa dos vasos linfáticos, mais frequentemente para a cavidade pleural. Causas primárias para tal extravasamento incluem traumatismo e muitas outras anormalidades que podem obstruir vasos linfáticos, incluindo cardiopatias, torção de lobo pulmonar, hérnia diafragmática, massas neoplásicas e outras lesões tumores como granulomas. Alguns casos são idiopáticos. Em geral, as efusões quilosas têm aparência branco-leitosa e opaca (ver Figura 42.1) e não se tornam transparentes após a centrifugação. Nota-se aumento artefatual da concentração de proteína total devido à presença de lipoproteínas (quilomícrons), condição que aumenta o índice de refração. A contagem de células nucleadas é variável, com predominância de linfócitos pequenos e macrófagos; a contagem de neutrófilos pode aumentar com a cronicidade da enfermidade, em virtude da inflamação associada ao acúmulo de líquido ou às repetições de toracocentese. Quase sempre os macrófagos contêm numerosos vacúolos claros delgados compatíveis com lipídios (Figura 42.16). Os quilomícrons contêm alta concentração de triglicerídios; assim, a comparação dessa concentração com aquela do soro sanguíneo é útil para confirmar a presença de efusão quilosa (ver Tabela 42.2). A efusão quilosa geralmente apresenta concentração de triglicerídios mais elevada (tipicamente > 100 mg/dℓ), em relação àquela do soro.[18,19]

Uroperitônio

Pode ocorrer extravasamento de urina para a cavidade peritoneal em virtude de diversas anormalidades primárias (como traumatismo, neoplasia e urolitíase) de bexiga, uretra, ureteres e rins. Em geral, a urina é estéril, a menos que haja infecção urinária; no entanto, a urina atua como irritante químico e provoca inflamação. A contagem de células nucleadas e os tipos celulares presentes são variáveis; dependem da duração da efusão e do efeito de diluição do volume de urina presente; contudo, a contagem celular geralmente é baixa a moderada e a concentração de proteína total é baixa. No início, há predomínio de células mononucleares; a contagem de neutrófilos aumenta com a cronicidade da efusão. Os neutrófilos podem se apresentar degenerados, mesmo na ausência de bactérias, em razão do ambiente hostil causado pela urina. Ocasionalmente, é possível visualizar cristais urinários no esfregaço, confirmando o diagnóstico de uroperitônio (Figura 42.17). Quando há suspeita de uroperitônio, é útil a mensuração da concentração de creatinina ou potássio na efusão, comparando-a com a concentração sérica (ver Tabela 42.2). Prefere-se a mensuração de creatinina, em vez de ureia (nitrogênio ureico sanguíneo [NUS]), porque a ureia se difunde mais rapidamente da efusão de volta ao sangue. Em geral, se houver uroperitônio, espera-se que a concentração de creatinina na efusão seja o dobro daquela do soro, em amostras obtidas no mesmo momento.[20-22] Um estudo mostrou que uma proporção potássio sérico:potássio no líquido abdominal > 1,4:1 também é preditiva de uroabdome, com sensibilidade e especificidade de 100%.[22] No entanto, a secreção estomacal também contém alto conteúdo de potássio; há relato de alta concentração de potássio no líquido abdominal, com proporção líquido abdominal:soro superior a 2,67:1, em paciente com perfuração de estômago.[23]

Efusões hemorrágicas

Efusões hemorrágicas são provocadas por anormalidades primárias que resultam em hemorragia nas cavidades torácica e peritoneal, como traumatismo, neoplasia e distúrbios hemostáticos. As características da efusão variam a depender da quantidade de sangue presente e da duração da hemorragia; todavia, um

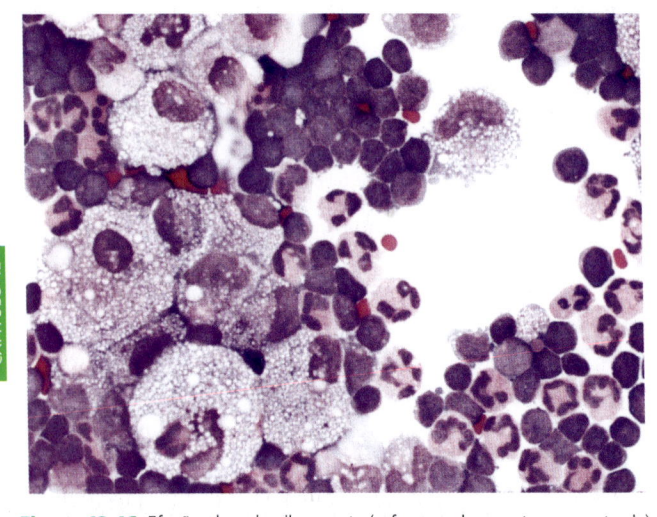

Figura 42.16 Efusão pleural quilosa, gato (esfregaço de amostra concentrada). Nota-se predomínio de linfócitos, de tamanho pequeno a intermediário (77% das células), com baixo número de neutrófilos não degenerados (20%) e macrófagos (3%). Os macrófagos contêm numerosos grânulos citoplasmáticos finos distintos, sugestivos de lipídios. Na efusão quilosa, frequentemente, a quantidade de neutrófilos aumenta com a cronicidade da efusão. (Coloração de Wright.)

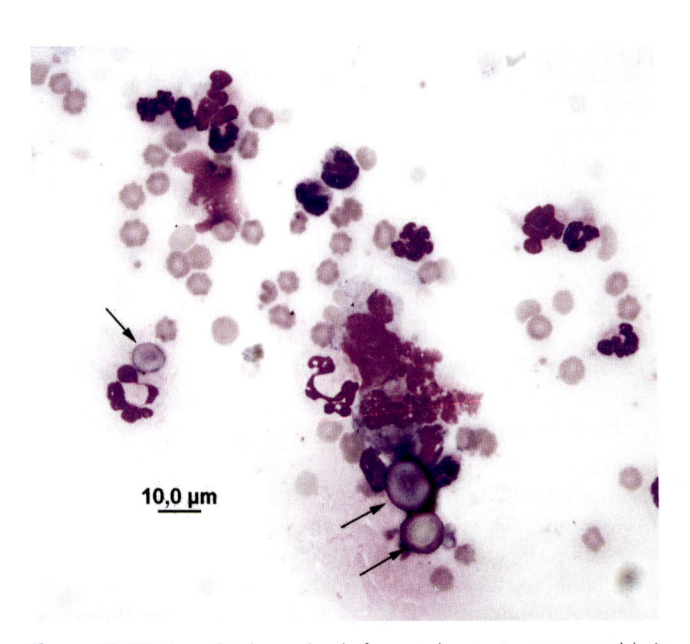

Figura 42.17 Uroperitônio, equino (esfregaço de amostra concentrada). As setas apontam três estruturas cristalinas compatíveis com cristais urinários de carbonato de cálcio. Notam-se neutrófilos degenerados e não degenerados e algumas hemácias. A contagem do total de células nucleadas era 4.300/$\mu\ell$, a concentração de proteína total era < 2,5 mg/dℓ e a concentração de creatinina na efusão era 44 mg/dℓ. (Coloração de Wright.)

valor de VG na amostra de efusão > 3% é sugestivo de hemorragia.[7] A concentração de proteína total frequentemente é > 2,5 g/dℓ e a contagem de células nucleadas é baixa a moderada, e consiste principalmente em leucócitos; a distribuição dos tipos leucocitários reflete aquela do sangue periférico. Se a causa primária for uma neoplasia, pode-se, ou não, visualizar células neoplásicas no esfregaço; hemangiossarcoma frequentemente está associado com hemorragia, mas raramente são detectadas células neoplásicas na efusão. Quando a hemorragia é aguda ou contínua, pode haver plaquetas, porém essas estruturas rapidamente se agregam e desaparecem da cavidade corporal. Quase sempre há macrófagos, os quais podem conter hemácias fagocitadas, se a hemorragia tiver começado há mais de 24 horas. Com a cronicidade, os produtos da lise de hemácias (hemossiderina, hematoidina) se tornam evidentes nos macrófagos (Figuras 42.18 e 42.19). A hemossiderina geralmente é azul-esverdeada, mas sua cor pode ser muito variável (amarela, verde, azul).[24] Visto que contém ferro, a presença de hemossiderina pode ser confirmada com o uso de corante, como o azul da Prússia. A hematoidina não contém ferro; a sua coloração distinta é amarelo-ouro a âmbar cristalino.

Deve-se diferenciar a ocorrência de hemorragia iatrogênica durante a coleta de amostra da verdadeira hemorragia patológica. Muitas amostras contêm pequena quantidade de hemácias, como consequência de contaminação mínima, e isso não representa um desafio ao diagnóstico. Quando houver suspeita de marcante contaminação de sangue, é útil verificar a presença ou ausência de plaquetas e subprodutos da lise de hemácias, como mostrado na Tabela 42.3. A aspiração acidental do baço também pode resultar em amostra macroscopicamente sanguinolenta. Nesse caso, o VG da efusão pode ser maior que o VG do sangue periférico; ademais, há plaquetas e é possível notar precursores hematopoéticos no esfregaço, caso haja hematopoese extramedular no baço, uma condição comumente observada.

Efusões neoplásicas

A efusão é caracterizada como neoplásica quando há células neoplásicas identificáveis. Vários diferentes tipos de tumores podem apresentar esfoliação celular para a efusão; mas, em geral, os tumores de célula redonda (como linfoma e tumor de mastócito), os carcinomas e os mesoteliomas esfoliam muito mais

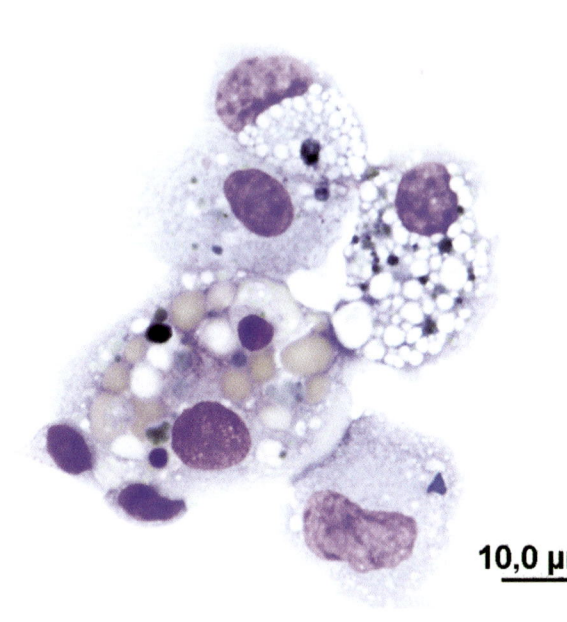

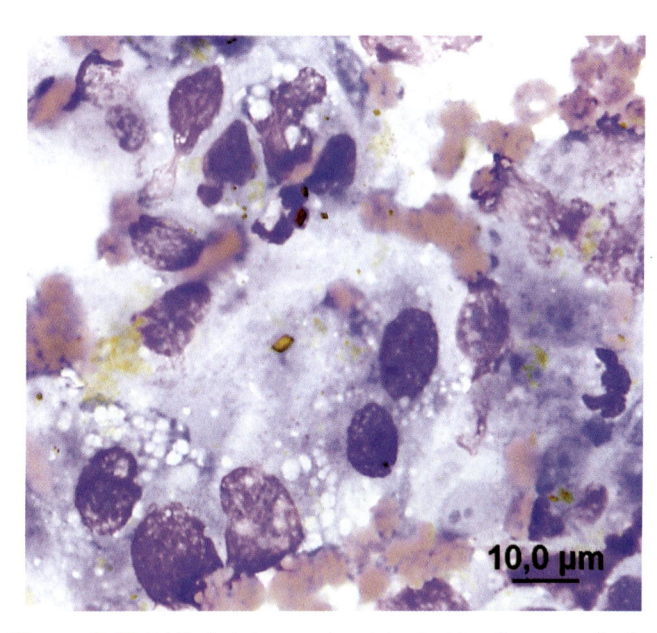

Figura 42.18 Evidência de hemorragia prévia, equino. Macrófagos contêm hemácias fagocitadas (inferior, *à esquerda*) e/ou pigmento globular azul-esverdeado escuro compatível com hemossiderina, um subproduto da lise da hemácia, que contém ferro. (Corante aquoso de Romanowsky.)

Figura 42.19 Evidência de hemorragia prévia, cão. Macrófagos vacuolizados contêm hematoidina, de coloração amarelo-ouro a âmbar cristalina, um subproduto da lise de hemácia que não contém ferro. (Corante aquoso de Romanowsky.)

Tabela 42.3 Possíveis causas de efusão hemorrágica.

Achados citológicos	Possíveis causas	Comentários
Presença de plaquetas	• Hemorragia iatrogênica	Hemorragia iatrogênica (contaminação com sangue durante a coleta da amostra) é mais comum
Sem eritrofagocitose	• Hemorragia aguda	
Sem hemossiderina, hematoidina		
Ausência de plaqueta	• Hemorragia prévia	Após hemorragia, as plaquetas desaparecem rapidamente; pode ocorrer eritrofagocitose dentro de horas; pode surgir hemossiderina ou hematoidina dentro de alguns dias
Eritrofagocitose e/ou presença de hemossiderina, hematoidina		
Presença de plaquetas	• Hemorragia contínua	A presença de plaquetas é mais comum quando há contaminação da amostra com sangue, mas também quando há hemorragia aguda ou contínua
Eritrofagocitose e/ou presença de hemossiderina, hematoidina	• Hemorragia prévia combinada com hemorragia iatrogênica	

facilmente que os tumores mesenquimais (sarcomas). A ausência de células neoplásicas identificáveis não exclui a possibilidade de uma neoplasia ser a causa primária da efusão. As características da efusão são variáveis; pode haver inflamação ou hemorragia, além de células neoplásicas, que podem ser raras ou numerosas.

A identificação de neoplasia é mais fácil quando há grande quantidade de células neoplásicas, com critérios de malignidade marcantes, sem inflamação concomitante ou hemorragia significante (ver Capítulo 40). Além disso, a presença de grande número de células mesoteliais reativas pode ser motivo de confusão.

Linfoma

Nas efusões, a aparência de linfócitos neoplásicos é semelhante àquela verificada em outras amostras citológicas (ver Capítulo 45); essas células podem ser individuais, em pequena a grande quantidade. Tipicamente, os linfócitos neoplásicos são maiores que os neutrófilos, apresentam alta proporção núcleo: citoplasma e contêm núcleos com padrão de cromatina fina (ver Figura 42.6; Figura 42.20). O núcleo pode conter nucléolos proeminentes grandes irregulares, quase sempre evidentes. O linfoma pode consistir em linfócitos granulares grandes, cujos grânulos citoplasmáticos apresentam coloração magenta distinta (Figura 42.21). O linfoma gastrintestinal pode causar perfuração intestinal, situação na qual pode haver uma miscelânea confusa de células inflamatórias com bactérias fagocitadas (peritonite séptica) e quantidade variável de linfócitos neoplásicos (Figura 42.22).

Tumor de mastócito

Pode ocorrer intensa esfoliação de mastócitos neoplásicos a partir de tumores de mastócito intracavitários. Os mastócitos apresentam núcleos redondos e quantidade variável de grânulos citoplasmáticos metacromáticos (púrpura-escuro), que podem encobrir o núcleo (ver Capítulo 41). Nas efusões, pode ocorrer

agregação dos grânulos de mastócitos no citoplasma. A células de tumores de alto grau apresentam mais critérios de malignidade (anisocariose, cariomegalia, multinucleação) e podem conter menos grânulos (Figura 42.23).[25] Grânulos de mastócitos podem se corar fracamente, ou não se corar, com o corante aquoso de imersão de Romanowsky comumente utilizado (ver Figura 42.7).[4,5]

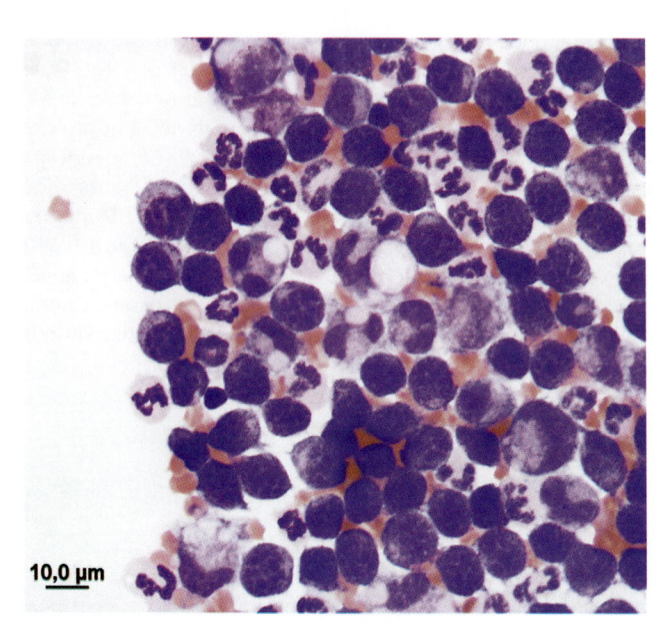

Figura 42.21 Efusão peritoneal neoplásica, linfoma de linfócito grande granular (LGG), equino (esfregaço de amostra concentrada). A maioria das células é representada por linfócito grande atípico, com cromatina grosseira e grânulos citoplasmáticos magenta distintos, compatíveis com LGG. Outras células incluem neutrófilos não degenerados, macrófagos e hemácias. Este equino apresentava linfoma LGG no intestino. (Corante aquoso de Romanowsky.)

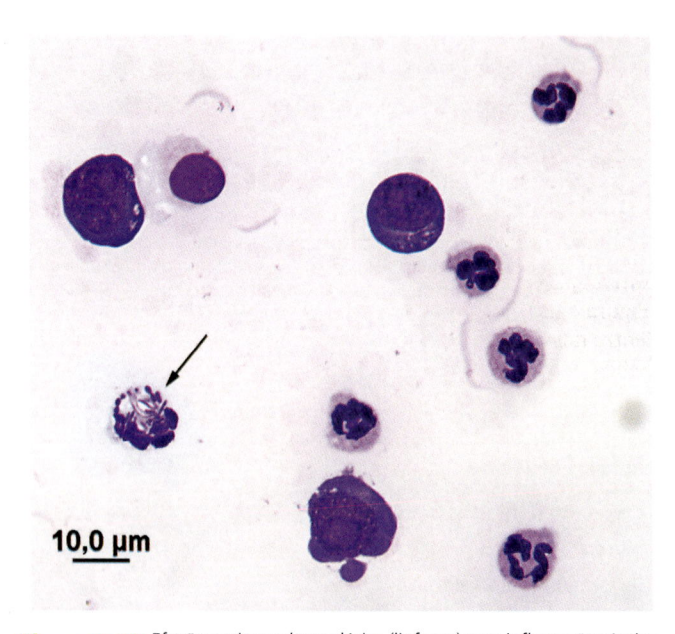

Figura 42.22 Efusão peritoneal neoplásica (linfoma) com inflamação séptica, gato. Três grandes linfócitos neoplásicos que apresentam cromatina dispersa, nucléolos proeminentes e citoplasma intensamente basofílico. Também há neutrófilos e um deles (*seta*) contém uma miscelânea de bactérias fagocitadas. A contagem de células nucleadas foi 44.600/$\mu\ell$, com predomínio de neutrófilos, e a concentração de proteína total foi 4,7 g/dℓ. Este gato apresentava linfoma intestinal que causou perfuração intestinal e peritonite séptica. (Corante aquoso de Romanowsky.)

Figura 42.20 Efusão pleural neoplásica, linfoma, cão (esfregaço de amostra concentrada). Há predomínio de linfócitos neoplásicos; são células grandes com alta proporção núcleo:citoplasma, cromatina dispersa e nucléolos proeminentes. O contorno nuclear é irregular e pode haver figuras de mitose. Nesse caso, muitos dos linfócitos apresentam pequenos vacúolos citoplasmáticos. Notam-se algumas hemácias e neutrófilos não degenerados. (Corante aquoso de Romanowsky.)

Carcinoma

Em carcinomas ou adenocarcinomas intracavitários, pode ocorrer esfoliação de células neoplásicas, em pequena a grande quantidade. Diferentemente de linfoma e tumor de mastócito, as células epiteliais neoplásicas tendem a formar agregados coesivos e, às vezes, têm aparência de grandes fileiras (Figuras 42.24 e 42.25). É possível reconhecer a estrutura acinar (Figura 42.26). Além disso, pode haver células individuais; tipicamente, são células grandes com bordas celulares arredondadas, facilmente confundidas com células mesoteliais reativas. Células epiteliais neoplásicas frequentemente apresentam critérios de malignidade nucleares marcantes, inclusive anisocariose, macrocariose, multinucleação e cromatina grosseira, com grandes nucléolos bizarros (Figuras 42.25 e 42.27). É possível visualizar figuras de mitose e mitoses atípicas (ver Figura 42.25). Quase sempre o citoplasma é intensamente basofílico, podendo ser vacuolizado ou conter material secretor que empurra o núcleo para o lado (Figuras 42.25 e 42.28). Simultaneamente, pode haver inflamação relevante. Quando houver suspeita de carcinoma, os diagnósticos diferenciais que devem ser considerados são mesotelioma e células mesoteliais altamente reativas (discutidos adiante).

Mesotelioma e células mesoteliais reativas

É difícil diferenciar células mesoteliais reativas e células mesoteliais hiperplásicas, mesotelioma e carcinoma e, frequentemente, é impossível a diferenciação exclusivamente em exame citológico,

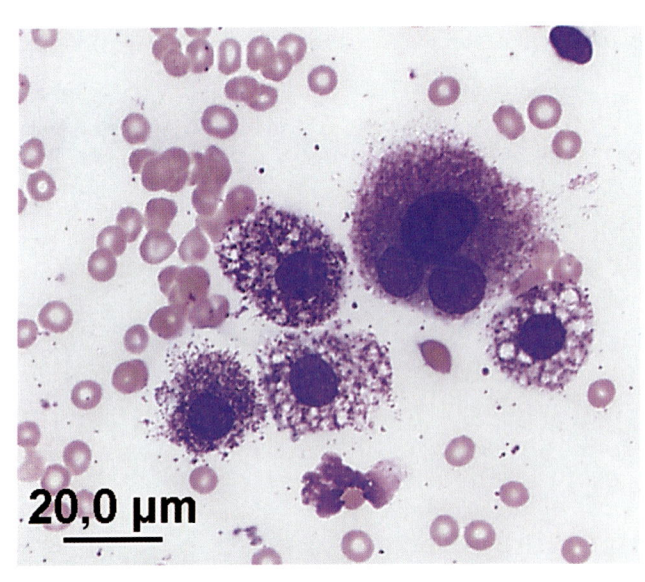

Figura 42.23 Efusão peritoneal neoplásica, tumor de mastócito, cão. As células neoplásicas apresentam granulação citoplasmática variável; uma grande célula trinucleada apresenta anisocariose e grande nucléolo. Notam-se grânulos livres de mastócitos danificados no fundo da lâmina. Há numerosas hemácias e plaquetas, indicando contaminação por sangue durante a coleta da amostra ou hemorragia aguda ou contínua. (Corante aquoso de Romanowsky.)

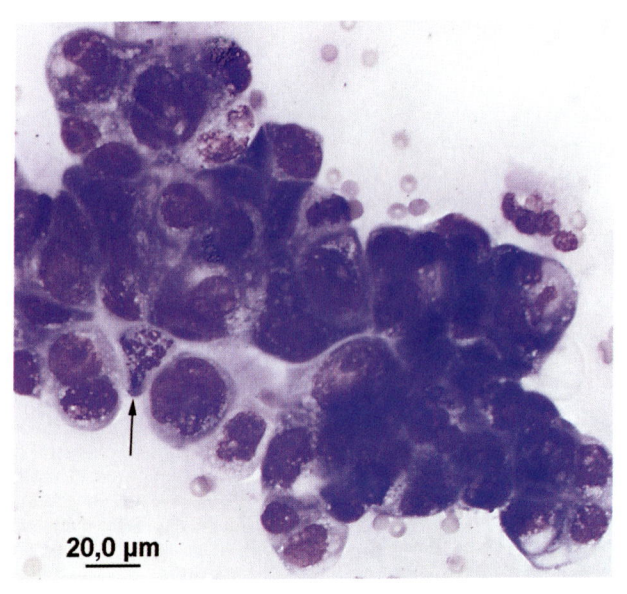

Figura 42.25 Efusão pleural neoplásica, carcinoma, cão. Mesmo caso mencionado na Figura 42.24. Há várias células epiteliais neoplásicas na forma de agregados coesivos desorganizados. Nota-se uma figura de mitose anormal (*seta*). Há células com critérios de malignidade marcantes (anisocariose, binucleação, cromatina grosseira com nucléolos anormais, grandes); algumas células contêm vacúolos citoplasmáticos. (Corante aquoso de Romanowsky.)

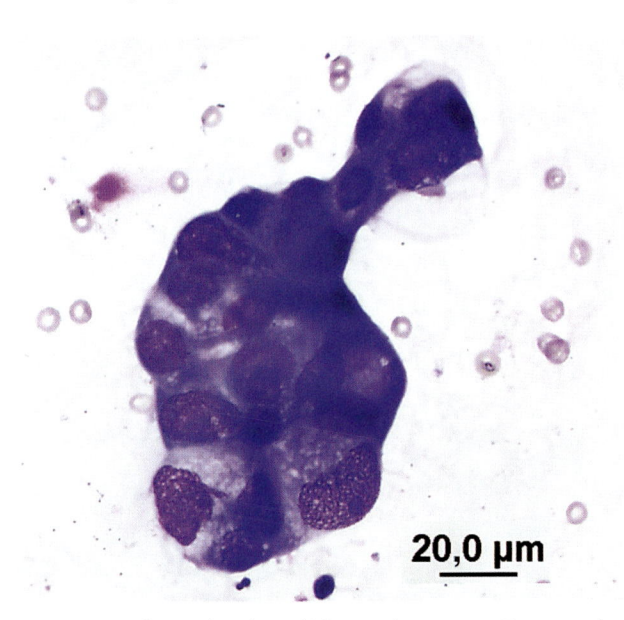

Figura 42.24 Efusão pleural neoplásica, carcinoma, cão. Um agregado de células epiteliais neoplásicas firmemente coesivo apresenta múltiplos critérios de malignidade, incluindo anisocariose, binucleação, cromatina grosseira e nucléolos proeminentes. A contagem total de células nucleadas era 7.500/$\mu\ell$ e a concentração de proteína total era 5 g/dℓ. Este cão apresentava carcinoma anaplásico de glândula mamária que originou metástase nos pulmões. (Corante aquoso de Romanowsky.)

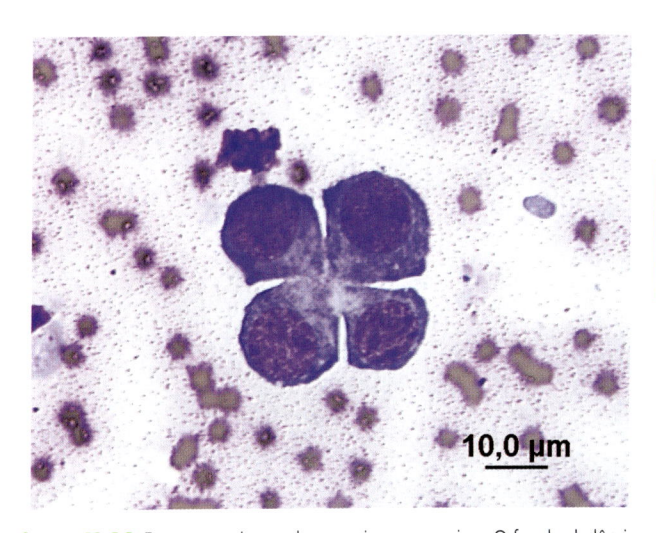

Figura 42.26 Estrutura acinar, adenocarcinoma, equino. O fundo da lâmina contém precipitados de proteína e hemácias. (Corante aquoso de Romanowsky.)

mesmo por citologistas experientes. Em alguns casos, até mesmo o exame histopatológico pode ser inconclusivo, sem que se utilizem testes imuno-histoquímicos ou exames ultraestruturais.[26] Como as células mesoteliais se tornam reativas e esfoliam em qualquer efusão, independentemente da causa primária, e frequentemente apresentam critérios de malignidade, justifica-se cuidado extremo na interpretação dos achados, principalmente quando houver inflamação concomitante (ver Figura 42.4). As células do mesotelioma podem desenvolver os mesmos critérios de malignidade descritos para carcinomas e, quase sempre, se apresentam como grandes agregados papilares com bordas irregulares (Figuras 42.29 e 42.30).[27] Quando a efusão contiver vários

agregados de células acentuadamente atípicos e grandes, deve-se fazer exame minucioso da cavidade abdominal ou torácica investigando-se a presença de massas tumorais. Em muitos casos, a coleta de amostra direta de um tumor para exame citológico possibilita uma interpretação mais definitiva.

Sarcomas

Em efusões, raramente ocorre efusão de sarcomas em quantidade de células neoplásicas suficiente para definir o diagnóstico. Hemangiossarcoma, um sarcoma comum do baço, é constituído de células endoteliais neoplásicas. Esse tumor quase sempre se rompe e sangra, originando efusão hemorrágica; entretanto, quase não se visualizam células tumorais no exame citológico da efusão.

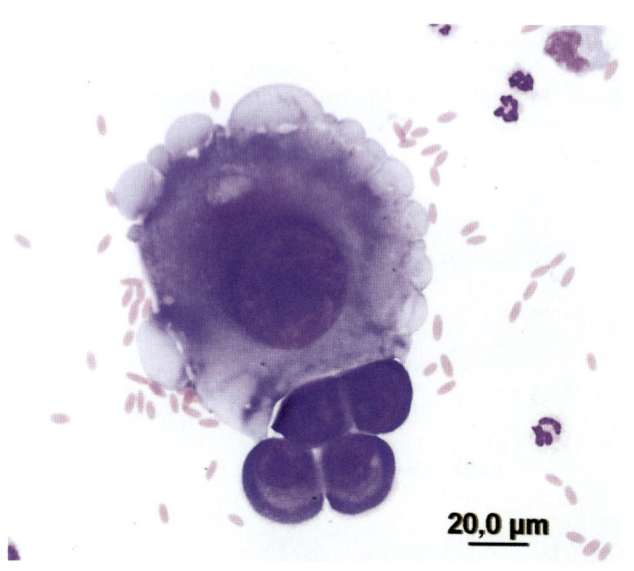

Figura 42.27 Efusão peritoneal neoplásica, carcinoma, lhama. Há cinco células epiteliais neoplásicas; quatro células menores são intensamente basofílicas e parecem coesivas. Uma célula com cariomegalia contém cromatina nuclear grosseira e enorme nucléolo bizarro. A contagem total de células nucleadas era 500/µℓ e a concentração de proteína total era 2,7 g/dℓ. Esta lhama apresentava efusões neoplásicas bicavitárias decorrentes de carcinoma mamário metastático. (Coloração de Wright.)

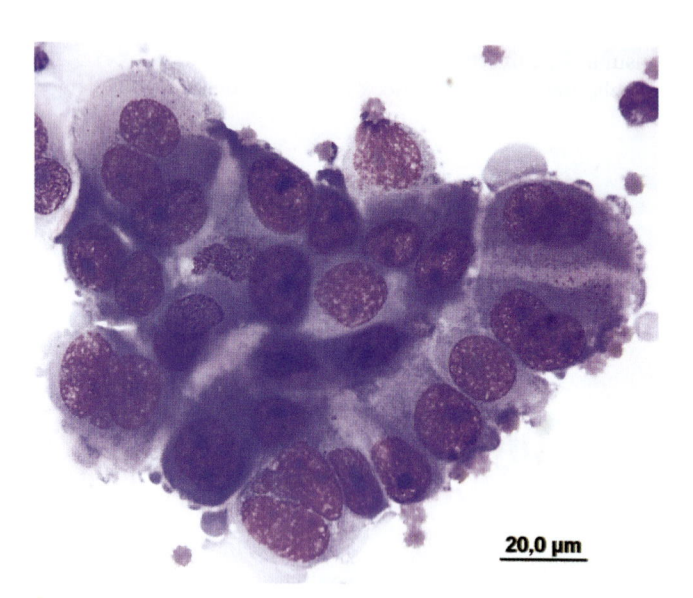

Figura 42.29 Efusão pleural neoplásica, mesotelioma, cão. Grande agregado de células neoplásicas coesivas com marcantes critérios de malignidade, incluindo binucleação, multinucleação, anisocariose, cromatina grosseira, grandes nucléolos proeminentes e morfologia nuclear. Neste caso, o exame histopatológico confirmou o diagnóstico de mesotelioma. (Corante aquoso de Romanowsky.)

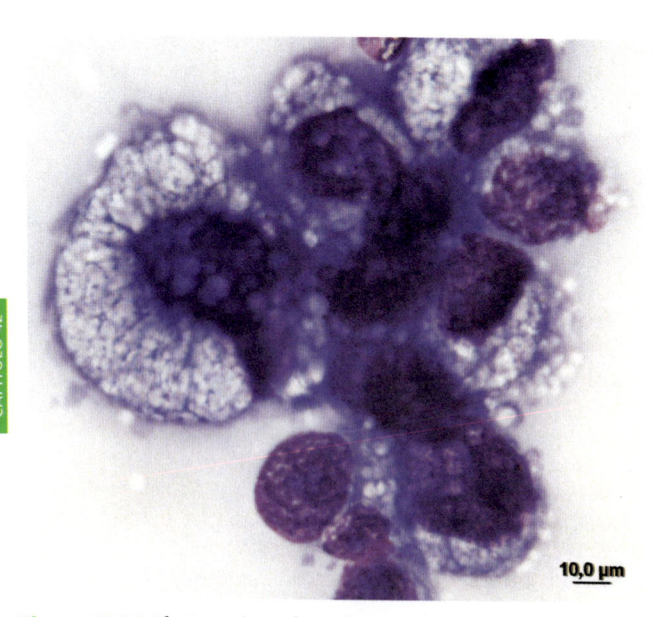

Figura 42.28 Efusão peritoneal neoplásica, adenocarcinoma, cão. Células epiteliais neoplásicas vacuolizadas firmemente coesivas com vários critérios de malignidade (anisocariose, cromatina grosseira, vários nucléolos grandes). Este cão apresentava adenocarcinoma de pâncreas. (Coloração de Wright.)

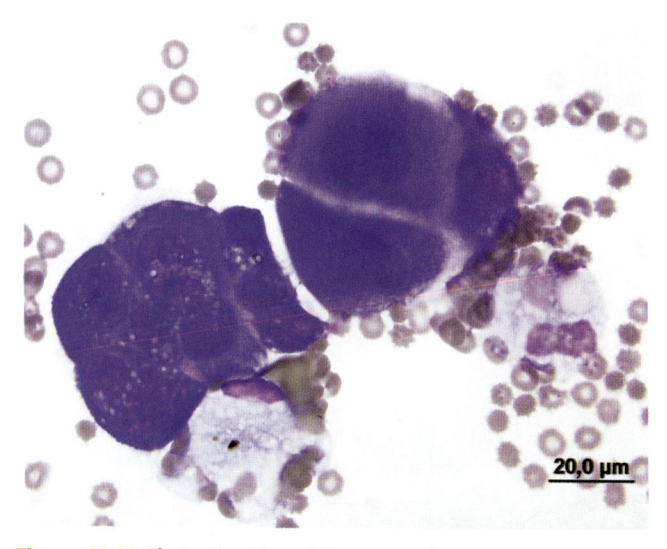

Figura 42.30 Efusão pleural neoplásica, mesotelioma, cão. Mesmo caso da Figura 42.29. Notam-se dois agregados de células neoplásicas coesivas, com dois macrófagos vacuolizados e algumas hemácias. Os critérios de malignidade incluem anisocitose, anisocariose, binucleação, nucléolo proeminente e citoplasma intensamente basofílico, ocasionalmente vacuolizado. (Corante aquoso de Romanowsky.)

43

Citologia do Líquido Sinovial

James Meinkoth

Department of Veterinary Pathobiology, Oklahoma State University, Stillwater, OK, USA

Os resultados do exame do líquido sinovial representam parte fundamental dos dados clínicos básicos de animais levados à consulta por apresentarem efusão em articulação monoarticular ou poliarticular. Além disso, esses resultados podem fornecer informações úteis relativas aos animais com claudicação generalizada, dor generalizada ou febre de origem desconhecida, na tentativa de localizar a doença. A lista de parâmetros e testes auxiliares apropriados pode ser diferente entre os laboratórios; ademais, depende do volume e do tipo de amostra disponível. No entanto, a ampla maioria das informações de relevância clínica pode ser obtida no exame citológico de amostra de líquido sinovial em esfregaço direto bem corado e bem preparado. Sendo o veterinário experiente, esse procedimento pode ser realizado na própria clínica, contanto que o clínico tenha disponibilidade de corantes hematológicos de rotina e microscópio de boa qualidade. Os resultados obtidos podem auxiliar na tomada de decisão quanto à necessidade de outros testes ou de tratamento imediato, sem a necessidade de esperar pelos resultados de exames realizados em laboratório externo.

Há um número limitado de alterações passíveis de serem detectadas no líquido sinovial, apesar da variedade de doenças potenciais. Um fator negativo ao clínico é que o exame do líquido sinovial raramente possibilita o diagnóstico etiológico definitivo. Mais frequentemente, detecta uma condição clínica geral para a qual é necessária a pesquisa de diagnósticos diferenciais. Para se obter um diagnóstico específico, deve-se relacionar essas informações com aquelas do histórico clínico, dos achados do exame físico e dos testes adicionais. O fator positivo ao clínico é que é mais fácil obter competência na interpretação dos resultados dos exames, pois, comparativamente a outras amostras citológicas, a maioria das amostras de líquido sinovial apresenta um espectro muito restrito de possíveis achados, com os quais ele se torna familiar. A principal informação necessária à correta avaliação dos resultados do exame do líquido sinovial diz respeito ao conhecimento das características do líquido sinovial normal e, então, à capacidade de identificar e diferenciar as seguintes anormalidades, consideradas as principais:

1. *Artropatias inflamatórias*: podem ser denominadas artropatias neutrofílicas ou supurativas e, em geral, são secundárias a doenças infecciosas ou imunomediadas.
2. *Artropatias não inflamatórias:* também são denominadas doenças articulares degenerativas (DAD); podem estar associadas a diversas anomalias estruturais congênitas ou adquiridas.
3. *Hemartrose:* indica hemorragia em espaços articulares e deve ser diferenciada de contaminação com sangue durante a coleta da amostra.

O objetivo deste capítulo é familiarizar o leitor quanto aos vários resultados de testes que podem ser obtidos como parte do exame do líquido sinovial e sua interpretação, com procedimento de manuseio ideal da amostra (especialmente quando se obtém quantidade limitada de amostra), com procedimentos apropriados para preparação e exame de esfregaço direto de líquido sinovial e com as características citológicas das três doenças ou anormalidades principais mencionadas.

Parâmetros avaliados: achados normais e anormais

Volume

O volume de líquido articular possível de obter varia em função da espécie e da articulação envolvida. Tipicamente, em cães, é possível coletar apenas algumas gotas (cerca de 0,5 mℓ) e, em gatos, até 0,25 mℓ.[1,2] Em espécies de grandes animais, em articulações normais, pode-se coletar vários mililitros.[3,4] Dependendo da doença, o volume pode aumentar significativamente. O aumento de volume do líquido sinovial é melhor avaliado pela pessoa que coleta a amostra.

Propriedades físicas

Deve-se avaliar a cor e a viscosidade relativa da amostra. O líquido sinovial normal é transparente a amarelo-claro e extremamente viscoso.[2,5] A viscosidade pode ser avaliada subjetivamente pela observação da distensão máxima do filamento que se forma após gotejar cuidadosamente uma gota da amostra em uma lâmina, pela extremidade da agulha e, então, ergue-se lentamente a agulha. Outra possibilidade é a colocação de uma gota entre os dedos do técnico que, então, se afastam lentamente. O líquido sinovial normal deve formar um filamento de, no mínimo, 2,5 cm, antes que se fragmente.[2,5] Na efusão sinovial de qualquer etiologia, pode ocorrer redução da viscosidade, mas a redução é mais significativa em amostra que apresenta aumento marcante na contagem de neutrófilos.

O líquido sinovial normal não coagula, pois carece de concentração significativa de fibrinogênio; todavia, pode ocorrer formação de gel, uma condição semissólida, se mantido em temperatura ambiente. Essa propriedade é denominada *tixotropia*. Esse gel pode ser facilmente diferenciado de coágulo, uma vez que a amostra gelatinosa retorna ao estado líquido quando aquecida e homogeneizada. Pode ocorrer coagulação quando há contaminação macroscópica da amostra com sangue ou quando há inflamação intensa. Nestes casos, se for obtida amostra suficiente para a contagem celular, deve-se colocar uma alíquota em um tubo com anticoagulante, de modo a impedir a formação de coágulo. Ácido etilenodiaminotetracético (EDTA) é o melhor anticoagulante, tanto para evitar a formação de coágulo quanto para preservar a morfologia celular. Também, pode-se utilizar heparina quando a intenção for realizar o teste de coagulação da mucina (discutido adiante); no entanto, ela não é um anticoagulante de ação duradoura; assim, a contagem celular pode diminuir significativamente em 24 horas.[6]

Em geral, a turvação do líquido sinovial se deve ao aumento de sua celularidade, refletindo-se em aumento da contagem celular, se mensurada, ou na constatação subjetiva do aumento da celularidade em esfregaço direto da amostra, bem preparado. Amostra avermelhada ou grosseiramente sanguinolenta se deve à adição de sangue ao líquido sinovial, por hemorragia articular (hemartrose) ou pela contaminação da amostra com sangue durante a coleta. A diferenciação citológica entre essas duas ocorrências é discutida adiante, na seção relativa às amostras sanguinolentas; contudo, quase sempre é melhor avaliada pela pessoa que coleta a amostra. Caso a amostra se mantenha sanguinolenta durante todo o período de coleta, é provável que haja hemartrose verdadeira. Diferentemente, na contaminação da amostra com sangue durante a coleta, quase sempre a amostra é inicialmente transparente e, então, se torna avermelhada ao longo da coleta. Nesse caso, deve-se interromper a coleta imediatamente, a fim de minimizar a contaminação adicional da amostra.

Se houver suspeita de hemodiluição da amostra, pode-se centrifugar um pequeno volume da amostra, a fim de examinar a cor do sobrenadante. Se o volume da amostra for limitado, tal procedimento pode ser realizado em tubo de micro-hematócrito. Sobrenadante transparente sugere hemartrose aguda ou contaminação da amostra com sangue durante a coleta. Na hemartrose crônica, as hemácias (eritrócitos) se rompem e a hemoglobina é metabolizada e origina pigmentos, os quais podem ocasionar uma cor amarelada, condição denominada *xantocromia*.

Qualidade da mucina

O *teste de coagulação da mucina* avalia a qualidade do ácido hialurônico em uma amostra; consiste na adição de pequena quantidade de líquido sinovial em um tubo com ácido acético glacial e verificação da qualidade do coágulo formado. O líquido sinovial normal forma um coágulo firme viscoso, deixando o restante de ácido acético transparente. Quando há degradação do ácido hialurônico da amostra, esse coágulo se torna menos compacto ou pode não se formar totalmente. O teste de coagulação da mucina é tipicamente e subjetivamente expresso como "bom", "razoável" ou "fraco". Pode-se notar diminuição moderada da qualidade do coágulo de mucina em qualquer efusão articular acompanhada de diluição do ácido hialurônico. Uma redução marcante da qualidade do coágulo de mucina é mais frequentemente verificada em caso de inflamação neutrofílica, devido à ação de enzimas proteolíticas presentes em neutrófilos, que podem degradar o ácido hialurônico.

O EDTA pode degradar o ácido hialurônico polimerizado, influenciando o resultado desse teste. Por essa razão, o teste de coagulação da mucina deve ser feito em amostra sem anticoagulante ou em amostra coletada em tubo de heparina lítica.

Historicamente, o teste de coagulação da mucina foi utilizado para avaliação do líquido sinovial, mas não é mais realizado na maioria dos laboratórios. A presença de inflamação na articulação é melhor avaliada pela contagem celular ou pelo simples exame direto de esfregaço de líquido sinovial.

Contagem total de células nucleadas

A celularidade do líquido sinovial, que normalmente é muito baixa, é um dos principais parâmetros avaliados para determinar o tipo de anormalidade patológica presente. A contagem total

de células nucleadas (CTCN) do líquido sinovial pode ser realizada mediante (i) uso de contador hematológico automático, (ii) contagem manual em hemocitômetro, ou (iii) exame subjetivo de celularidade em esfregaço direto do líquido sinovial. Diversas pesquisas mostram boa correlação entre a contagem em hemocitômetro e aquela obtida em contador automático, corroborando o uso de métodos automatizados na contagem celular.[7-10] No entanto, deve-se ressaltar que as contagens celulares obtidas em contador automático ou hemocitômetro podem gerar falsa diminuição na contagem de células devido à agregação celular no diluente, em razão da viscosidade do líquido sinovial.[7,10] Com um ou outro método, é possível obter contagem de células mais confiáveis quando a amostra for previamente tratada com hialuronidase, com intuito de desfazer a viscosidade da amostra e possibilitar distribuição mais uniforme das células na amostra e no diluente do contador automático.[7,10] Além disso, o tratamento com hialuronidase reduz a incidência de sinalizadores de erros dos analisadores automáticos e impede o entupimento do aparelho com células do fluxo.[8,10] Tipicamente, o procedimento relativo ao tratamento com hialuronidase não está disponível para uso em contadores celulares das próprias clínicas e pode não estar disponível em muitos laboratórios de referência menores. Portanto, os clínicos devem estar cientes da possibilidade de ocorrer interferência devido a esse artefato na contagem de células. A CTCN obtida por qualquer desses métodos deve ser confirmada pela comparação subjetiva da celularidade verificada no exame microscópico de esfregaço direto do líquido sinovial. Com frequência, a avaliação subjetiva da celularidade é o único parâmetro disponível quando o volume de amostra é escasso; geralmente é suficiente para a avaliação clínica do paciente, desde que o examinador seja experiente.

Em todas as espécies, a contagem celular do líquido sinovial normal é extremamente baixa, tipicamente inferior a $1.000/\mu\ell$.[1,4,5] Nos cães, em algumas articulações, a contagem celular pode ser tão alta quanto $3.000/\mu\ell$; ademais, pode haver variação entre as articulações.[2]

Além do aumento patológico da celularidade, a CTCN também pode ser alterada por hemodiluição macroscópica da amostra, pois a contagem de leucócitos do sangue periférico é muito maior que aquela do líquido sinovial normal. Quando a contagem de células nucleadas estiver aumentada em uma amostra com hemodiluição, deve-se fazer a avaliação subjetiva, relatando se o aumento das células nucleadas parece proporcional àquele esperado para o grau de hemodiluição, ou se há, além de hemodiluição, uma provável doença primária. Isso é melhor verificado mediante exame do esfregaço direto, comparando a quantidade e o tipo de leucócitos presentes com aqueles esperados quando há contaminação da amostra com sangue periférico, dada a quantidade de hemácias presentes.

Tipicamente, não se relata a contagem de hemácias; faz-se apenas a descrição da cor da amostra e comentários subjetivos sobre a quantidade de sangue no fundo da lâmina, ou do esfregaço.

Concentração de proteína

A concentração de proteína é mais frequentemente obtida em refratometria. Referências publicadas relatam que a concentração proteica no líquido sinovial normal, mensurada por refratometria, é inferior a aproximadamente $2,5$ g/dℓ.[4,5] Tipicamente, o aumento da concentração de proteína está associado à inflamação. No entanto, a mensuração em refratometria pode superestimar significativamente a concentração proteica quando se coloca quantidade insuficiente de amostra em um tubo contendo EDTA, como acontece quando o volume da amostra é limitado, em virtude do alto índice de refração do EDTA. Portanto, não se deve considerar que haja indício de inflamação em uma amostra apenas com o resultado de alta concentração de proteína; esta alteração deve ser confirmada mediante a avaliação da celularidade e do tipo de células inflamatórias notadas no exame citológico de esfregaço direto.

A mensuração mais precisa da concentração de proteína requer um teste colorimétrico, como aquele utilizado em amostra de soro sanguíneo. No entanto, esse não é um procedimento de rotina na maioria das amostras examinadas.

Avaliação citológica

O exame citológico da amostra é o procedimento mais importante da avaliação do líquido sinovial.[5] Quando o volume da amostra é limitado, o exame citológico do esfregaço direto, tipicamente, é suficiente para obter todas as informações clinicamente relevantes possíveis nessa amostra.[11] Diferentemente, sem exame citológico, a interpretação de qualquer outro dado é muito limitada.

Preparação de lâminas para avaliação citológica

O esfregaço direto da amostra possibilita tanto o cálculo de sua celularidade quanto a determinação dos tipos de células presentes.[11] Se a celularidade da amostra for extremamente baixa e houver disponibilidade de amostra suficiente, a preparação da amostra após citocentrifugação (em laboratório de referência) ou de esfregaço do sedimento propicia uma preparação com maior celularidade e possibilita a avaliação de maior número de células. No entanto, quando a celularidade da amostra de líquido sinovial é baixa, geralmente é possível obter pouca informação referente à citomorfologia das células. Os principais achados diagnósticos relacionados à morfologia celular ou à presença de microrganismos infecciosos são visualizados em amostras com alta celularidade.

Esfregaços diretos do líquido sinovial são preparados mediante a deposição de uma pequena gota da amostra, bem homogeneizada, em uma extremidade da lâmina. Em seguida, utiliza-se uma segunda lâmina para espalhar a amostra, de modo semelhante à preparação de esfregaço sanguíneo.[11] Como alternativa, se a amostra for viscosa e não se espalhar com auxílio da segunda lâmina, pode-se utilizar o método de preparação conhecido como lâmina sobre lâmina, como se faz o esfregaço padrão para exame citológico de amostra obtida por biopsia com agulha fina (ver Capítulo 39). Com frequência, a alta viscosidade do líquido sinovial impossibilita que as células se espalhem suficientemente nas partes espessas do esfregaço, para sua avaliação.[12] Dessa maneira, é extremamente importante que o esfregaço tenha uma área delgada e, assim, uma borda fina, mais do que um esfregaço da amostra que se estenda por toda a margem da lâmina[11] (Figura 43.1). É sensato preparar pelo menos duas ou três lâminas para cada amostra, de modo a assegurar a obtenção de pelo menos uma lâmina apropriada ao diagnóstico.

Estimativa da celularidade

A celularidade da amostra pode ser calculada a partir do exame de uma porção fina do esfregaço direto. Geralmente, em animais normais, são notadas poucas células por campo (0 a 5), em objetiva de 20× (aumento de 200×), *nas áreas finas* do esfregaço.

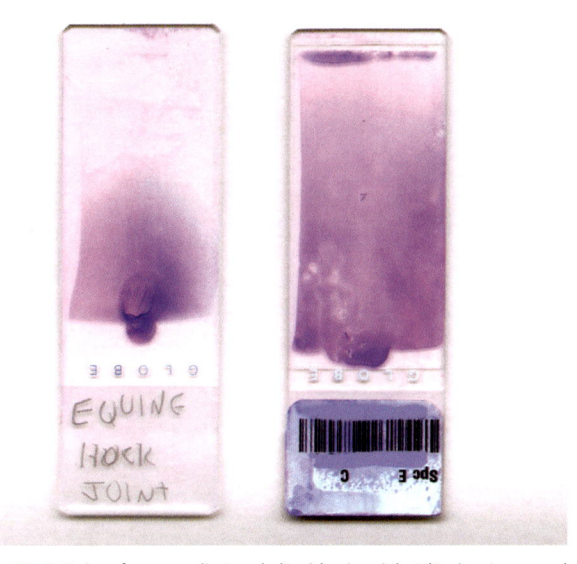

Figura 43.1 Dois esfregaços diretos de líquido sinovial. A lâmina à esquerda apresenta esfregaço com bordas finas, as quais possibilitam a visualização das células em uma área bem espalhada. Na lâmina à direita, a amostra se estende pela margem da lâmina e apresenta uma extremidade espessa abrupta. Esta pode não ter uma área suficientemente fina para sua avaliação. *Equine hock joint* = articulação do jarrete de equino.

Como regra geral prática, pode-se estimar a contagem de leucócitos com base na quantidade média de células por campo, visualizadas em objetiva de 20×, multiplicada por 500. O objetivo não é obter o número de células/$\mu\ell$, mas, sim, possibilitar a diferenciação de celularidade normal, celularidade com aumento moderado e celularidade muito aumentada. Com a prática, a celularidade pode ser estimada "olhando" a quantidade de leucócitos em objetiva de pequeno aumento, comparando-a com aquela de um esfregaço sanguíneo cuja contagem de leucócitos é conhecida. Como frequentemente a distribuição das células é irregular ou elas podem estar agregadas, a avaliação de todo o esfregaço, inclusive as áreas mais finas, pode fornecer melhor avaliação geral que a contagem média das células em número limitado de campos. O cálculo não requer experiência, e considera-se que pode haver variação entre os avaliadores, mas, com prática na contagem, esse procedimento pode ser realizado de forma confiável.[11,12]

O número de células visualizadas por campo varia de acordo com a espessura do esfregaço; esse número pode ser muito variável devido à viscosidade do líquido sinovial. Quando se calcula a celularidade, é importante examinar a área fina do esfregaço, que seria equivalente à monocamada de um esfregaço sanguíneo. Geralmente, esta área pode ser definida pela densidade do fundo da preparação e por quão bem os leucócitos se espalharam individualmente. Nas áreas mais espessas do esfregaço, próximo do local em que a amostra foi aplicada, quase sempre o fundo da preparação se apresenta difusamente proteináceo, com ou sem pontilhado eosinofílico (Figura 43.2). Nessas áreas, as células não estão bem espalhadas e frequentemente não é possível ver claramente a delimitação entre o núcleo e o citoplasma da célula (ver Figura 43.2). À medida que se move o campo visual em direção à borda fina do esfregaço, o fundo da preparação clareia e, por fim, pode-se notar células com nítida delimitação entre a borda do núcleo e o citoplasma (Figura 43.3). Nessa área, a quantidade de células por campo é mais representativa da real celularidade da amostra e deve-se estimar o número de células.

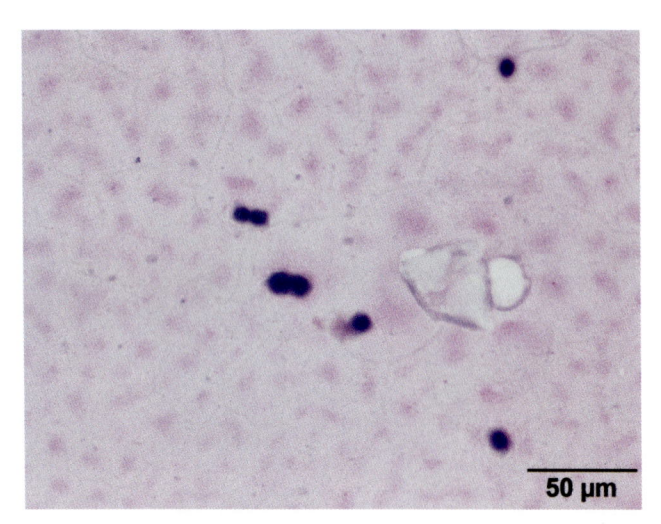

Figura 43.2 Área mais espessa do esfregaço direto mostra um fundo de lâmina eosinofílico variavelmente denso. Nessa área, as células não estão bem espalhadas. É possível notar sete esferas escuras que representam células nucleadas, mas não é possível definir o tipo celular. Nessa área, parece haver aumento artificial da celularidade do esfregaço. (Corante aquoso de Romanowsky.)

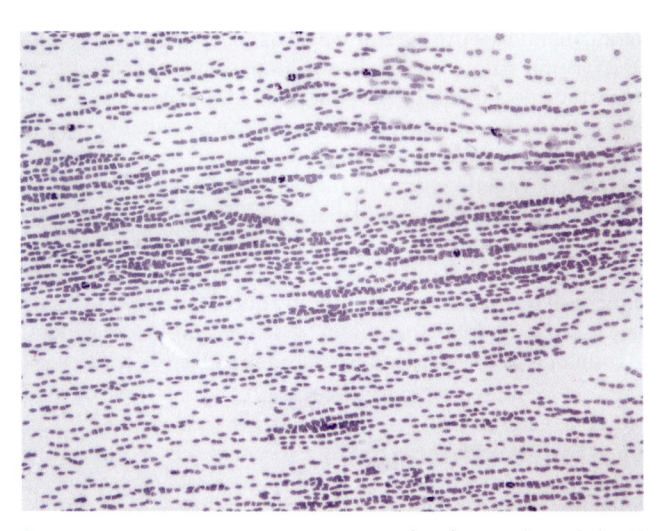

Figura 43.4 Imagens em pequeno aumento de esfregaço direto de líquido sinovial contaminado com sangue. As hemácias estão dispostas em fileiras únicas, condição denominada "enfileiramento", típico de amostra com alta viscosidade. Há poucos neutrófilos, mas em quantidade esperada devido à contaminação com sangue periférico, mais em razão da hemodiluição do que de suposta inflamação. (Corante aquoso de Romanowsky.)

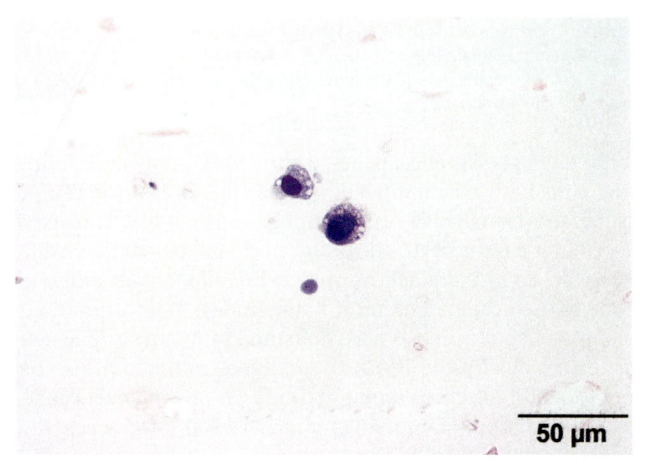

Figura 43.3 Área mais fina do mesmo esfregaço mostrado na Figura 43.2. O fundo da lâmina é claro. Nessa área, as células espalhadas, indicadas pela delimitação entre o núcleo púrpura e o citoplasma basofílico, são mais distintas. Esta é a área em que se deve fazer as contagens diferenciais das células e onde a estimativa da celularidade provavelmente seja mais acurada. (Corante aquoso de Romanowsky.)

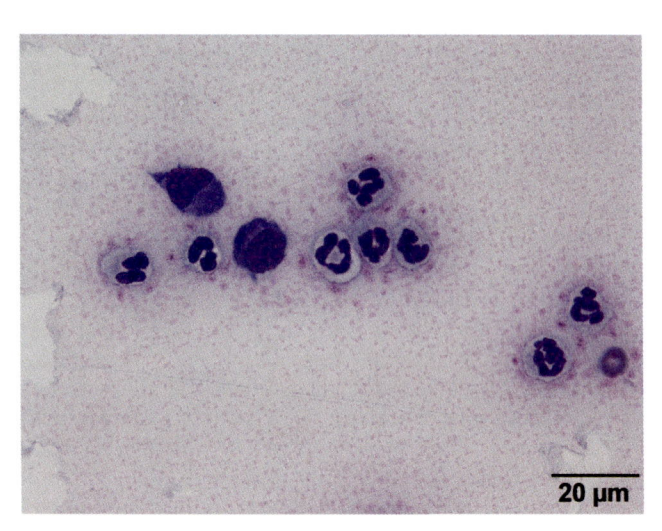

Figura 43.5 Esfregaço direto de líquido sinovial de cão. Note o fundo de lâmina róseo pontilhado, típico de líquido sinovial. Há evidência de inflamação articular neutrofílica, considerando os muitos neutrófilos, sem hemodiluição. (Corante aquoso de Romanowsky.)

Estimativa da viscosidade/camada de proteoglicano

Tipicamente, a viscosidade da amostra de líquido sinovial é determinada grosseiramente, com base em suas propriedades físicas. A viscosidade da amostra e a qualidade do ácido hialurônico também podem ser vistas na preparação citológica. Se houver hemácias ou leucócitos, essas células podem estar dispostas em fileiras únicas, se a viscosidade da amostra for alta. Isso é denominado *"enfileiramento"* e pode ser visto no líquido sinovial normal, bem como em outras amostras viscosas como aspirados de saliva (Figura 43.4). Além disso, o líquido articular normal frequentemente apresenta um fundo de lâmina com pontilhado eosinofílico característico, resultante da presença de ácido hialurônico (Figura 43.5). Deve-se ressaltar que esse fundo pontilhado pode estar ausente em algumas amostras normais.[1]

Na inflamação neutrofílica marcante, o fundo de lâmina pontilhado pode se romper e se tornar menos proeminente, ou ausente, embora isso não seja um achado consistente.

Contagem diferencial

Tipicamente, além da baixa contagem de células nucleadas, o líquido sinovial normal contém, predominantemente, várias células mononucleares e muito poucos neutrófilos. Na verdade, as células "mononucleares" se referem mais às células "mono*morfo*nucleares" do que às células com núcleo. Isso inclui qualquer célula sem a segmentação nuclear característica de neutrófilos, eosinófilos e basófilos. Podem ser linfócitos pequenos, macrófagos ou até mesmo células de revestimento sinovial (Figura 43.6). A porcentagem das diferentes células mononucleares presentes é variável e, geralmente, não tem importância diagnóstica; assim, estão todas reunidas em conjunto e contrastadas com a porcentagem de neutrófilos presentes. Em geral, os neutrófilos (ver Figura 43.5) representam uma baixa porcentagem das células do líquido sinovial, tipicamente inferior a aproximadamente 10%.[1,2,4,5] Publicações originais relatam uma

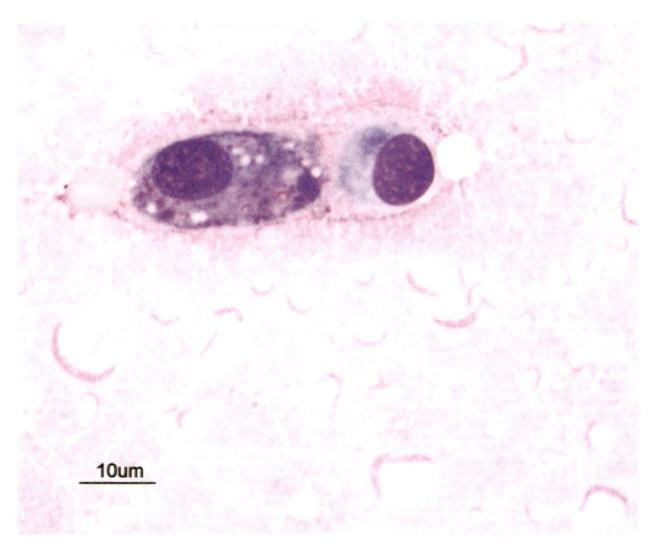

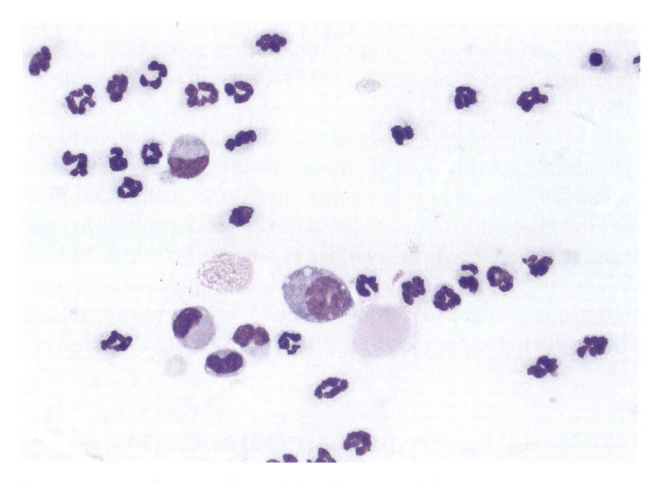

Figura 43.7 Esfregaço direto de líquido sinovial de cão com artrite séptica. Nota-se aumento marcante da celularidade, com predomínio de neutrófilos. Os neutrófilos não parecem degenerados, apesar de ser um processo séptico. Isso é comum no líquido sinovial. (Corante aquoso de Romanowsky, aumento original de 500×.)

Figura 43.6 Duas células mononucleares em esfregaço direto de líquido sinovial de cão. É possível que a célula à direita seja um macrófago não estimulado (também denominado célula sinovial tipo B). A célula à esquerda, com grânulos citoplasmáticos róseos, possivelmente, é uma célula sinovial secretora ou célula sinovial tipo A. A diferenciação entre os diversos tipos de células mononucleares presentes no líquido sinovial geralmente não tem importância diagnóstica. (Coloração de Wright-Giemsa.)

porcentagem ligeiramente maior de neutrófilos, em algumas amostras.[1] No entanto, devido à contagem de leucócitos muito baixa no líquido sinovial normal, deve-se dar atenção a sua presença, pois mesmo uma pequena contaminação da amostra com sangue periférico pode influenciar a contagem diferencial.

A maioria dos macrófagos presentes no líquido sinovial normal não apresenta citoplasma vacuolizado distendido, tampouco evidência de fagocitose de outro material.[2] Pode haver maior percentual de macrófagos vacuolizados em animais com artropatia inflamatória ou degenerativa. No entanto, essa vacuolização também pode ocorrer no tubo de coleta, quando há demora entre a obtenção da amostra e a preparação das lâminas citológicas. É melhor preparar os esfregaços imediatamente após a coleta, a fim de evitar qualquer artefato associado ao envelhecimento celular.

Na artropatia séptica ou imunomediada, tipicamente, nota-se aumento marcante de ambas, contagem absoluta e contagem relativa de neutrófilos (Figura 43.7). Aumento modesto na contagem de neutrófilos pode ser verificado em inflamações resultantes de traumatismo/inflamação de tecidos periarticulares e hemartrose crônica ou secundária causada por injeção intra-articular.

Em qualquer momento da coleta da amostra, pode ocorrer contaminação significativa da amostra com sangue, com possibilidade de aumento da porcentagem de neutrófilos. A magnitude desse aumento depende do grau de contaminação e da quantidade do leucócito no sangue periférico (é esperado um valor maior quando o paciente apresenta neutrofilia significante).

Envio de amostras e manuseio de amostras de volume limitado

Em geral, o volume de amostra possível de coletar é limitado; assim, é importante considerar quais os testes mais importantes para o diagnóstico da doença suspeita. Normalmente, a prioridade máxima é fazer um ou mais esfregaços diretos, bem-feitos,

de camada delgada e com borda fina. Isso geralmente é suficiente para estimar a celularidade da amostra e definir as anormalidades citológicas presentes, se houver. A preparação de esfregaço após citocentrifugação ou obtenção de sedimento implica o uso de amostra de volume significativamente maior, frequentemente não acrescenta informações relevantes e o preparo deve ser feito apenas quando houver disponibilidade de amostra em quantidade suficiente; primeiramente, são realizados outros testes necessários, como cultura microbiológica.

Caso se considere, clinicamente, a possibilidade de doença articular infecciosa, algumas amostras devem ser inoculadas imediatamente em meio de cultura ou em meio de transporte para exame microbiológico. Pesquisas indicam melhor recuperação de microrganismos quando se utiliza meio de cultura de enriquecimento.[13,14] Amostras de líquido sinovial coletadas em tubo com EDTA não são apropriadas para cultura microbiológica, pois esse anticoagulante pode inibir a multiplicação de bactérias. Para cultura, pode-se utilizar amostra coletada em tubo esterilizado, mas pode ocorrer morte dos microrganismos nesses tubos durante o transporte ao laboratório. A inoculação em meio de cultura microbiana é melhor realizada imediatamente após a coleta da amostra, mais do que após o envio ao laboratório, a fim de maximizar o rendimento diagnóstico.

Se após a preparação de esfregaços diretos e inoculação em meios de cultura (se necessário) ainda restar amostra suficiente, esta pode ser colocada em tubo sem anticoagulante (tubo de tampa vermelha) ou em tubo com EDTA (tubo de tampa de cor púrpura), podendo ser utilizada para obter a CTCN. O líquido sinovial normal não coagula; assim, geralmente é possível realizar a contagem celular em amostra coletada em tubo sem anticoagulante. No entanto, se houver contaminação significante por sangue ou evidência de inflamação (amostra turva, com menor viscosidade), então a amostra de líquido sinovial deve ser colocada em tubo com EDTA, a fim de evitar a formação de coágulo. As únicas limitações do uso de tubo com EDTA, comparativamente ao tubo sem anticoagulante ou com outro anticoagulante, é que o EDTA pode causar falso aumento de proteína total (PT) quando determinado por refratometria, se o tubo não estiver apropriadamente preenchido, e pode alterar o resultado do teste de coagulação da mucina. A primeira situação não representa um problema quando se utiliza um tubo com EDTA de tamanho apropriado, com base no volume da amostra, e o último teste já não é mais realizado na maioria dos laboratórios.

Para contagens celulares, pode-se utilizar tubo com heparina; esse anticoagulante não interfere no teste de coagulação da mucina. No entanto, as amostras obtidas em heparina não são tão estáveis quanto aquelas coletadas em tubo com EDTA. Pode-se notar redução significativa nas contagens celulares 24 horas após a coleta de amostras em tubo com heparina.[6] Assim, a menos que se obtenha contagem celular em tempo apropriado, a heparina não é a melhor escolha.

Citologia do líquido sinovial anormal

Como mencionado anteriormente, o líquido sinovial normal é transparente ou amarelo-claro; ao preparar esfregaço direto, nota-se que é viscoso. Apresenta celularidade extremamente baixa, e as células nucleadas presentes são, predominantemente, células mononucleares. Pode haver uma mistura de linfócitos pequenos, macrófagos e células de revestimento sinovial; contudo, geralmente as porcentagens variáveis dessas células não são clinicamente relevantes. Uma quantidade relativamente pequena (< 10%) de células mononucleares consiste em macrófagos altamente vacuolizados ou com material fagocitado.[2] Os neutrófilos devem representar menos de cerca de 10% das células nucleadas. Em geral, a partir da aparência do líquido sinovial, é possível classificá-lo em uma das principais categorias mencionadas a seguir. Na Tabela 43.1, há um resumo dos achados no líquido sinovial obtido em articulações normais e naquelas como as principais anormalidades diagnosticadas.

Artropatias degenerativas/não inflamatórias

Esta categoria de doença articular inclui diversas condições patológicas, sem inflamação, mas com alterações degenerativas na superfície articular secundárias a diversas causas primárias. As denominações dessas condições na literatura podem ser variáveis, como *artropatia degenerativa, artropatia não supurativa ou artropatia não inflamatória*.

Essas enfermidades resultam em alterações relativamente discretas nos parâmetros do líquido sinovial.[15-17] Pode haver ligeiro aumento da CTCN, tipicamente não mais de aproximadamente 5.000 a 10.000 células/$\mu\ell$.[5,15,17] As células nucleadas representam > 90% das células mononucleares; há muito poucos neutrófilos. Em alguns casos, pode haver aumento de macrófagos com aparência "ativada", com maior quantidade de citoplasma

Tabela 43.1 Resumo de achados típicos no líquido sinovial, em diversas condições.

Condição	Aparência macroscópica	Viscosidade	CTCN	Achados citológicos	Outras considerações
Normal	Amarelo-pálido	Alta	Baixa < 1.000/$\mu\ell$ < 3.000/$\mu\ell$, em cães	Predomínio de células mononucleares < 10% de neutrófilos não degenerados	Mesmo discreta, a hemodiluição pode influenciar a contagem diferencial de células
Artropatia degenerativa	Amarelo-pálido	Normal a discretamente diminuída	Discretamente aumentada (<~10.000/ $\mu\ell$)	Predomínio de células mononucleares < 10% de neutrófilos	Pode haver aumento percentual de macrófagos vacuolizados Pode haver osteoclastos se for grave
Sepse articular inflamatória[a]	Turvo, opaco	Muito diminuída	Muito aumentada (>~50.000/ $\mu\ell$)	Predomínio marcante de neutrófilos (> 90%)	Com frequência, ausência de bactéria ou em quantidade muito baixa Neutrófilos quase sempre não degenerados Realizar cultura microbiológica diretamente no momento da coleta Tipicamente monoarticular. Em caso de disseminação hematógena, pode ser oligoarticular ou poliarticular
Inflamação imunomediada	Claro a turvo, dependendo da celularidade	Diminuição discreta a marcante	Aumento discreto a marcante	Neutrófilos > 10%, mas variável (20 a > 90%)	Pode haver células LE, mas são raras Tipicamente, doença poliarticular Articulação clinicamente normal pode apresentar alterações citológicas inflamatórias
Hemartrose	Rósea a vermelho-escuro durante toda a coleta	Diminuição discreta a marcante	Normal ou aumento discreto	Muitas hemácias Pode haver eritrofagia Pode haver aumento desproporcional de neutrófilos	Pode haver eritrofagia Tipicamente, ausência de plaquetas, a menos que haja hemorragia contínua
Contaminação iatrogênica com sangue	Inicialmente claro e, em seguida, sanguinolento	Diminuição discreta a marcante	Normal a aumento discreto	Muitas hemácias Aumento de neutrófilos proporcional à quantidade de sangue Sem eritrofagia Presença de plaquetas	Pode ocorrer eritrofagia *in vitro* Fazer esfregaço imediatamente Se a hemodiluição for discreta, ainda há possibilidade de detectar inflamação primária

[a]Refere-se apenas à infecção articular verdadeira. Os achados em doenças infecciosas de outros tecidos que resultam em doença articular mediada por imunocomplexo são semelhantes a outras doenças imunomediadas.
CTCN = contagem total de células nucleadas; LE = lúpus eritematoso.

vacuolizado e, às vezes, contendo material fagocitado. Se a lesão articular for suficientemente grave, pode haver osteoclastos multinucleados. Em razão da ausência de inflamação neutrofílica, a viscosidade é normal ou apenas ligeiramente reduzida; ademais, nota-se fundo de lâmina com pontilhado eosinofílico normal. Caso se realize o teste de coagulação da mucina, geralmente o resultado é "razoável" ou "bom".

Esse tipo de padrão do líquido sinovial pode ser visto em qualquer forma de osteoartrite; o diagnóstico deve ser definido com base nos achados clínicos. A osteoartrite pode ser *primária* (devido à anormalidade primária na cartilagem articular) ou *secundária* (devido à doença articular primária que causa pressão anormal na superfície articular).[18] A osteoartrite secundária pode ser em decorrência de osteocondrose, displasia coxofemoral, displasia de cotovelo, traumatismo articular ou instabilidade articular devido à lesão de ligamento (p. ex., ruptura de ligamento cruzado).

Artropatias inflamatórias (supurativas)

As *artropatias inflamatórias* também são denominadas *artropatias supurativas* porque geralmente são caracterizadas pelo predomínio de neutrófilos no líquido sinovial. Esse tipo de resposta é mais comum em doenças infecciosas ou em doenças imunomediadas. Quase sempre, os achados citológicos nessas duas classes de doença são praticamente iguais, e deve-se realizar o diagnóstico diferencial com base nos achados clínicos e em resultados de outros testes.

Nas artropatias inflamatórias, tipicamente, ocorre aumento moderado a marcante da CTCN, geralmente muito maior que o verificado nas artropatias degenerativas. A contagem de células comumente varia de aproximadamente 20.000/µℓ a > 100.000/µℓ.[19-22] A característica que as define é a constatação de que a quantidade de neutrófilos é maior, significativamente, que 10% das células nucleadas presentes. Na maioria dos casos, o neutrófilo é o tipo de célula predominante (> 50%); não raramente, representa > 90% das células nucleadas presentes.[19-22] Também, pode haver aumento concomitante do número absoluto de células mononucleares, inclusive de grandes macrófagos vacuolizados. A concentração de PT é mensurada por meio de refratometria; tipicamente, encontra-se aumentada, com valor de 4,5 a 7,5 g/dℓ.[19,20,22] Devido à ação de enzimas proteolíticas liberadas por esses neutrófilos, a viscosidade da amostra costuma diminuir muito, o pontilhado eosinofílico típico no fundo da lâmina pode estar ausente e o teste de coagulação da mucina, se realizado, quase sempre é fraco.

Doenças infecciosas

Patogênese

As doenças infecciosas podem resultar em artropatia supurativa por dois mecanismos. O primeiro mecanismo, e mais intuitivo, é via *artrite séptica* verdadeira, em que há um microrganismo infeccioso que infecta os tecidos articulares, o qual pode ser identificado em cultura microbiológica. Assim, a artrite infecciosa pode ser em decorrência da inoculação direta da articulação (ou seja, ferida penetrante, complicação cirúrgica) ou disseminação hematogênica ou hematógena. A inoculação direta resulta em doença monoarticular, enquanto a disseminação hematógena pode ocasionar doença monoarticular ou poliarticular.

O segundo mecanismo envolve doenças infecciosas que se instalam em tecidos distantes, frequentemente as infecções sistêmicas. Mais provavelmente, as "infecções articulares" não verdadeiras resultam em artrite supurativa via reação de hipersensibilidade tipo III. Nesse caso, complexos imunes circulantes formados fora da articulação são sequestrados, inespecificamente, nas membranas sinoviais, semelhante ao que acontece na doença glomerular por deposição de complexos imunes. Esses complexos imunes desencadeiam uma resposta supurativa que, por sua vez, causa lesão articular. Essencialmente, esse mecanismo consiste em uma doença imunomediada induzida por microrganismo infeccioso (ver discussão à frente sobre doenças imunomediadas).

Em potros, a infecção por *Rhodococcus equi* se manifesta, mais caracteristicamente, como broncopneumonia; contudo, os potros infectados também podem desenvolver diversas doenças extrapulmonares (DEP). Cerca de um terço dos potros acometidos apresenta tumefação poliarticular, que pode ser um achado clínico relevante.[23-26] Os animais infectados não são tipicamente claudicantes; a tumefação articular regride com a resolução da pneumonia e não ocorre dano permanente à articulação. O exame do líquido sinovial pode indicar resposta inflamatória neutrofílica sem bactéria identificável no exame citológico ou na cultura bacteriológica.[25,26] No entanto, alguns potros podem apresentar artrite séptica verdadeira e/ou osteomielite, com isolamento de microrganismos obtidos em cultura microbiana de articulações.[26] Assim, a diferenciação entre artrite infecciosa e artrite imunomediada secundária à doença infecciosa não é tão clara em todos os casos.

Achados no líquido sinovial

Tipicamente, a artrite causada por doenças infecciosas resulta em CTCN > 50.000/µℓ, frequentemente > 100.000/µℓ.[19-22] É improvável que a artrite séptica tenha origem na própria articulação quando houver apenas aumento discreto da contagem celular (< cerca de 20.000/µℓ), mesmo que haja predominância de neutrófilos. Na artrite bacteriana, os neutrófilos não se apresentam, com frequência, como atipicamente não degenerados, porque a viscosidade do líquido sinovial protege a morfologia celular (ver Figura 43.7).[21,22] Embora incomum, quando se verifica alteração degenerativa dos neutrófilos, há forte suspeita de sepse bacteriana, e deve-se realizar exame minucioso do esfregaço em busca de microrganismos infecciosos (Figura 43.8).

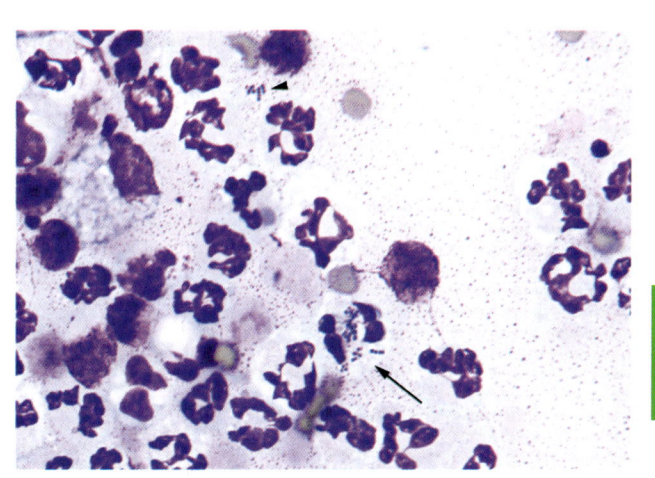

Figura 43.8 Esfregaço direto de líquido sinovial de cavalo com artrite séptica. Bastonetes bacterianos são vistos tanto dentro dos neutrófilos (*seta*) quanto extracelularmente (*ponta de seta*) na presença de uma resposta supurativa acentuada. As bactérias muitas vezes não estão presentes nas preparações citológicas em casos de artrite séptica, e cultura deve sempre ser realizada se os achados clínicos forem sugestivos. (Corante aquoso de Romanowsky, aumento microscópico original de 1.000×.)

Caso, no exame citológico, sejam detectadas bactérias, ou outros microrganismos infecciosos, no ambiente intracelular, confirma-se o diagnóstico de artrite séptica. Todavia, na maioria dos casos, as bactérias não são evidentes nos esfregaços ou estão presentes em quantidade extremamente baixa, tornando a visualização direta de bactérias no esfregaço um método que carece de sensibilidade para a confirmação de sepse.[19,21] Se os achados clínicos e/ou citológicos forem sugestivos de infecção bacteriana, deve-se realizar inoculação direta em meio de cultura no momento da coleta da amostra.[27] Mesmo fazendo cultura apropriada, nem sempre são isoladas bactérias em casos de artrite séptica.[27,28] Alguns microrganismos, como anaeróbicos e *Mycoplasma* spp., necessitam de condições de cultura específicas; o laboratório de microbiologia deve ser consultado quanto às recomendações específicas de manuseio da amostra, quando houver suspeita desses microrganismos. *Mycoplasma* spp. são importante causa de artrite séptica em bovinos, e deve-se realizar cultura específica em todos os casos de artrite séptica nessa espécie.[29]

Diversos microrganismos envolvidos na artrite infecciosa

Bactérias são os microrganismos infecciosos mais comumente envolvidos na ocorrência de artrite séptica, em todas as espécies.[27,29-31] Em animais adultos, geralmente essa infecção é monoarticular, resultante de inoculação direta na articulação, por ferimento penetrante ou outras lesões traumáticas. Doença poliarticular pode ser secundária à sepse, tal como endocardite bacteriana em adultos ou infecção de umbigo em neonatos. Em alguns casos, o local de origem da disseminação hematógena não é aparente.[32]

Algumas riquetsioses comumente causam poliartrite neutrofílica. Claudicação e poliartrite neutrofílica são achados comuns em cães infectados por *Ehrlichia ewingii* ou *Anaplasma phagocytophilum*, e tais ocorrências devem ser consideradas em regiões endêmicas.[33,34] A contagem celular do líquido sinovial varia de 15.000 células/$\mu\ell$ a > 100.000/$\mu\ell$. Nas infecções agudas, há predomínio de neutrófilos e comumente notam-se mórulas no interior de neutrófilos (Figura 43.9). Diferentemente do que acontece na ehrlichiose monocítica, quase sempre as mórulas são facilmente identificadas, também, em neutrófilos do sangue periférico de animais com infecção aguda. Por outro lado, não há relato de poliartrite causada pela infecção por *Ehrlichia canis*.[35] Relatos anteriores mencionam a presença de mórula no interior de neutrófilos e que, provavelmente, isso está associado à infecção por *E. ewingii* ou *A. phagocytophilum* antes mesmo da caracterização biológica desses microrganismos. A inflamação observada nas infecções causadas por riquétsias pode estar relacionada mais à deposição de complexos imunes do que à real infecção articular. A presença de microrganismos no líquido sinovial pode ser em decorrência, simplesmente, de sua presença nos neutrófilos do sangue periférico. Há relato de sinais clínicos de claudicação e tumefação articular em casos de cães que apresentavam febre maculosa das Montanhas Rochosas, mas carecem de descrição do exame do líquido sinovial.[27]

Artrite envolvendo uma ou várias articulações é um achado marcante na borreliose de Lyme, em cães. Nota-se artrite em uma ou em várias articulações e a(s) articulação(ões) acometida(s) pode(m) mudar com o tempo.[36,37] Relata-se que os resultados de exames do líquido sinovial de animais com artrite experimental indicaram aumento da CTCN, com variação de aproximadamente 2.500 células/$\mu\ell$ a 40.000/$\mu\ell$, e os neutrófilos responderam por aproximadamente 20 a 90% do total de células do líquido sinovial de articulações acometidas de cães com claudicação.[37] No mesmo animal, o líquido sinovial obtido de articulações saudáveis não apresentou alterações significativas.

Doenças fúngicas são raramente relatadas como causas de artrite; tipicamente, são extensões de osteomielite fúngica.[27] Uma notável exceção em regiões endêmicas é a artrite erosiva causada por histoplasmose, em gatos (observação pessoal). Na experiência do autor, essa é a causa mais comum de doença articular inflamatória em gatos, em Oklahoma. Em muitos casos, notam-se microrganismos no exame citológico do líquido sinovial (Figura 43.10), mas podem estar presentes em quantidade extremamente baixa. Quase sempre a confirmação do diagnóstico se

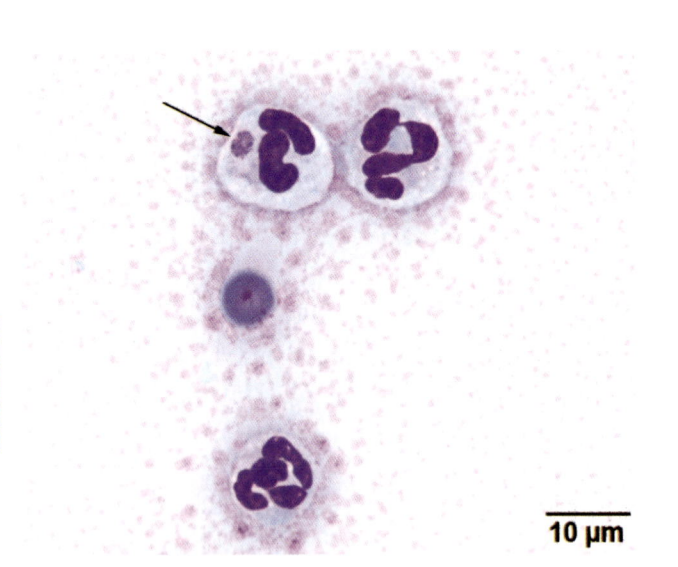

10 µm

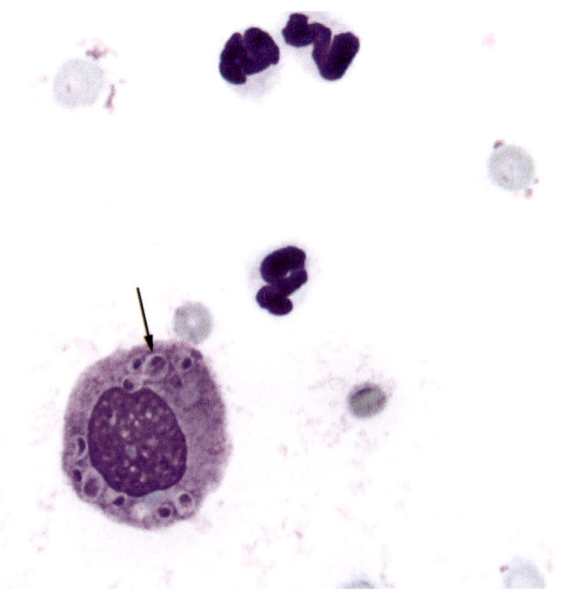

Figura 43.9 Esfregaço direto de líquido sinovial de cão infectado por *Ehrlichia ewingii*. Diferentemente da ehrlichiose monocítica (p. ex., *Ehrlichia canis*), nas infecções agudas, frequentemente notam-se mórulas no interior de neutrófilos (*seta*) do sangue periférico ou do líquido sinovial. (Corante aquoso de Romanowsky, aumento microscópico original de 1.000×.)

Figura 43.10 Esfregaço direto de líquido sinovial de gato com histoplasmose. A inflamação piogranulomatosa é típica. Notam-se microrganismos no interior de macrófago (*seta*). Em alguns casos de histoplasmose felina, a claudicação pode ser a principal – e, às vezes, a única – queixa apresentada. (Corante aquoso de Romanowsky, aumento microscópico original de 1.000×.)

baseia na mensuração de antígeno na urina. Em seres humanos, a infecção articular causada por *Candida* spp. foi relatada em neonatos, em decorrência de imunossupressão, e após cirurgia para implante articular.[38-40] Raros casos também foram relatados em medicina veterinária (Figura 43.11).[41,42]

Doenças imunomediadas

A ocorrência de doenças imunomediadas é mais comum em cães, mas também há relatos em outras espécies. Tipicamente, elas se manifestam como doenças poliarticulares. Diferentes articulações podem ser acometidas, com gravidade variável, e a(s) articulação(ões) mais afetada(s) pode(m) se alterar ao longo do curso da doença. Nos casos suspeitos, pode ser útil a amostragem de múltiplas articulações, mesmo aquelas que parecem clinicamente normais, a fim de confirmar a natureza poliarticular da doença, pois frequentemente a resposta neutrofílica é detectada em articulações com efusão mínima.

Em geral, os achados no líquido sinovial são semelhantes, ou idênticos, àqueles constatados na artropatia causada por doença infecciosa. Pode haver aumento discreto a marcante da CTCN, dependendo da articulação na qual foi obtida a amostra; na CTCN, há predomínio de neutrófilos não degenerados. Em raros casos, notam-se neutrófilos contendo material nuclear opsonizado fagocitado de outras células. Esses neutrófilos são denominados "células LE" (células de lúpus eritematoso). Na célula LE clássica, quase sempre o núcleo do neutrófilo é deslocado para a periferia, ao redor de uma grande massa de material róseo-brilhante a róseo-púrpura hialinizado (Figura 43.12). Muitas vezes, os neutrófilos contêm fragmentos menores de material fagocitado que se coram de púrpuro-escuro, a cor mais típica de material nuclear. Acredita-se que esse material consista em fragmentos nucleares fagocitados e devem ser diferenciados de neutrófilos contendo bactérias fagocitadas (Figura 43.13). Essas células são denominadas "ragócitos", embora esse nome não seja correto e o seu uso deve ser descontinuado. O achado dessas células é sugestivo de doença imunomediada, principalmente lúpus eritematoso sistêmico (LES) (discutido adiante).

Como na maioria das doenças imunomediadas os achados citológicos são semelhantes, a diferenciação da doença específica

presente se baseia nos achados clínicos e nos resultados de testes adicionais. A Tabela 43.2 lista as diversas doenças relatadas, e breves considerações gerais são mostradas a seguir. As doenças imunomediadas podem ser amplamente classificadas em doenças erosivas e não erosivas, com base na constatação de ausência de osteólise evidente em exame de imagem. Doenças não erosivas são mais numerosas, mais comuns e geralmente associadas a melhor prognóstico.[27,43]

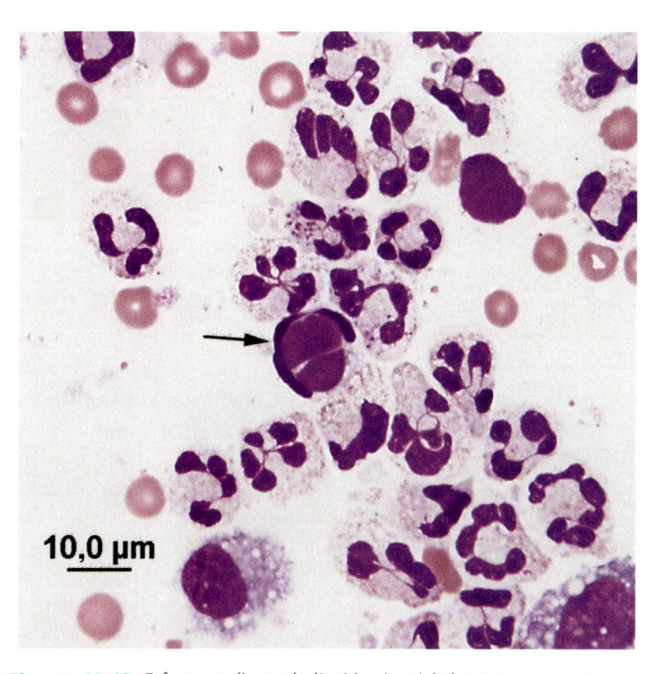

Figura 43.12 Esfregaço direto de líquido sinovial de cão que apresentava poliartrite imunomediada. Visualiza-se uma célula de lúpus eritematoso (célula LE) no neutrófilo central, o qual contém uma única inclusão rósea grande hialinizada ("vidro fosco") (*seta*) que consiste em material nuclear opsonizado de outras células que sofreram lise. Esse material desloca o núcleo do neutrófilo para a periferia. (Corante aquoso de Romanowsky. *Fonte*: foto cedida por Dra. Robin W. Allison.)

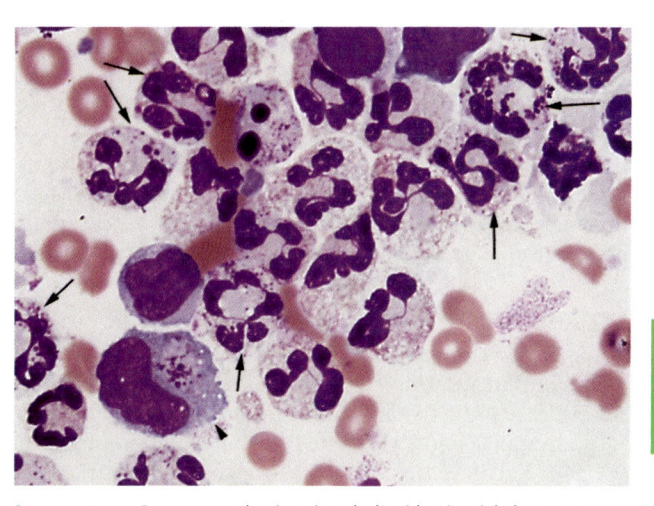

Figura 43.13 Preparação de citospina de líquido sinovial de cão. Nota-se resposta inflamatória supurativa. Muitos neutrófilos (*setas*) e um macrófago (*ponta de seta*) contêm pequenas inclusões basofílicas púrpura; acredita-se que sejam material nuclear. Células LE são visualizadas em outros campos microscópicos, juntamente com essas células. Essas inclusões se parecem com bactérias, em tamanho e cor, mas geralmente são mais pleomorfas, carecendo da morfologia distinta de cocos e bastonetes bacterianos. (Corante aquoso de Romanowsky, aumento original de 1.000×.)

Figura 43.11 Esfregaço direto de líquido sinovial de equino que apresentava artrite fúngica após cirurgia de articulação. São visualizados três elementos fúngicos no centro (*seta*). Há um halo delgado claro envolvendo os microrganismos. Na cultura fúngica do líquido sinovial, identificou-se *Candida tropicalis*, achado confirmado em teste de reação em cadeia de polimerase. (Corante aquoso de Romanowsky.)

Tabela 43.2 Causas imunomediadas de artropatia.

Erosiva
- Artrite reumatoide
- Poliartrite progressiva felina (poliartrite proliferativa periosteal)

Não erosiva
- Poliartrite idiopática
  Tipo I
  Tipo II (associada à infecção em outros locais do corpo)
  Tipo III (associada à inflamação entérica)
  Tipo IV (associada à neoplasia)
- Associada à infecção em outros tecidos
  Meningite-arterite responsiva a esteroide
  Polimiosite
- Lúpus eritematoso sistêmico
- Pós-vacinação
- Associada a medicamento
- Raça-específica
  Shar-Pei
  Akita

Doenças imunomediadas erosivas

As duas doenças erosivas descritas em medicina veterinária são artrite reumatoide (AR) e poliartrite progressiva felina.

AR foi descrita em cães e gatos, embora relativamente infrequente, comparativamente à prevalência dessa doença em seres humanos.[43-45] Nestes, os achados clínicos e o teste de fator reumatoide (FR) são padrões para definir o diagnóstico dessa doença. Na comparação com humanos, apenas uma pequena porcentagem de cães suspeitos de AR com base nos achados clínicos é positiva no teste FR, e apenas com baixo título.[43,45] Além disso, na verdade, a constatação de teste FR positivo é mais frequente em animais com outras doenças imunomediadas (LES) e inflamatórias (dirofilariose, piometra) do que em animais com AR.[45] Isso leva à recomendação de que FR não é um teste confiável para o diagnóstico dessa doença.[27]

Em gatos, a poliartrite erosiva crônica também é conhecida como poliartrite progressiva felina ou poliartrite proliferativa periosteal.[44,46,47] Os gatos acometidos são jovens ou de meia-idade, e a doença acomete, mais comumente, jarretes e carpos, porém qualquer articulação pode ser afetada. Em um relato, mencionou-se que cerca de metade dos gatos foi submetida à eutanásia, e a maioria dos outros apresentou claudicação persistente, mesmo com terapia imunossupressora contínua.[44] Em nossa clínica, temos visto animais com quadro clínico semelhante, por fim, atribuído à histoplasmose, com identificação de microrganismos no líquido sinovial, porém, às vezes, apenas depois de vários meses de terapia imunossupressora.

Doenças imunomediadas não erosivas

Em medicina veterinária, a poliartrite não erosiva é muito mais comum que artrite erosiva. A maioria dos casos desta poliartrite é idiopática, e sua denominação requer, primeiramente, a exclusão de outras doenças conhecidas, as quais estão listadas na Tabela 43.2, e brevemente descritas a seguir. A poliartrite imunomediada idiopática (PIMI) é classificada em quatro tipos. PIMI tipo I é a mais comum; acomete pacientes que não apresentam doença inflamatória ou neoplásica em outros locais do corpo. Os outros tipos são também referidos como *poliartrites reativas*, pois estão associadas com outras enfermidades. PIMI tipo II é definida como poliartrite associada à doença infecciosa localizada em qualquer tecido distante (ou seja, infecção não articular).

PIMI tipo III, também conhecida como *enteropática*, está associada à doença inflamatória do trato gastrintestinal. PIMI tipo IV é definida como poliartrite associada à neoplasia primária.

Poliartrite também pode ser uma complicação incomum de vacinação ou de administração de alguns medicamentos. Tipicamente, a poliartrite associada à vacinação ocorre 5 a 7 dias após inoculação vacinal e regride espontaneamente dentro de 1 a 2 dias. É provável que tal ocorrência seja resultado da produção transitória de complexos imunes circulantes induzida pela imunização.[27] A associação temporal entre o início de poliartrite e a administração de qualquer terapia medicamentosa deve ser considerada, prontamente, uma relação causal. Há relato de poliartrite em cães da raça Doberman Pinscher, após terapia com trimetoprima/sulfametoxazol.[48] Os sinais clínicos surgiram 10 a 21 dias após o início do tratamento e notou-se rápida regressão dos sintomas após a descontinuação do medicamento utilizado.[48] A exposição repetida ao medicamento resultou na recidiva dos sinais clínicos.

Há relato de poliartrite raça-específica em cães da raça Shar-Pei associada à amiloidose ("febre do cão Shar-Pei") e cães jovens da raça Akita. Em cães Shar-Pei, as articulações dos jarretes são as mais comumente acometidas; todavia, as articulações do carpo também podem estar envolvidas. Geralmente, apenas uma ou poucas articulações são acometidas ao mesmo tempo, mas as articulações afetadas podem variar entre os episódios da doença, em um mesmo paciente. Há raros relatos de achados clínicos no exame do líquido sinovial.[49,50] Um cão manifestou inflamação neutrofílica asséptica marcante durante a fase aguda da doença, mas com exame citológico do líquido sinovial normal durante a regressão da inflamação.[49] Outra pesquisa constatou líquido sinovial normal em várias articulações com sinais clínicos, bem como naquelas articulações sadias.[50] Quase sempre a dor e a tumefação articular apresentam duração breve e regridem sem tratamento ou após administração de anti-inflamatórios não esteroides.[49] Diferentemente, cães Akita apresentam prognóstico reservado e discreta resposta à terapia, mesmo quando tratados com medicamentos imunossupressores.[51] Em geral, os cães acometidos primeiramente manifestam sinais clínicos em idade jovem (< 8 meses), com episódios recorrentes de dor intensa, quase sempre acompanhada de febre e linfadenopatia periférica. Alguns cães acometidos também podem apresentar meningite supurativa.[51]

Poliartrite também foi associada com doenças imunomediadas que, simultaneamente, acometem outros tecidos. Alguns cães portadores de meningite-arterite responsiva a esteroide (MARE) também apresentam PIMI.[52] Na maioria das vezes, são cães jovens de raças de porte médio a grande, e os sinais clínicos quase sempre são predominantemente relacionados à meningite, tal como dor durante a flexão do pescoço. Claudicação e efusão articular podem não ser evidentes, mesmo com achados inflamatórios no exame do líquido sinovial. Os casos relatados responderam bem à terapia imunossupressora. Poliartrite também foi associada à polimiosite, predominantemente em cães de raças Spaniel.[52,53] Confirmou-se miosite em amostras obtidas por biopsia de pelo menos dois músculos de cada animal acometido. Em todos os casos, verificou-se resultado negativo no teste de anticorpo antinuclear (AAN). A resposta à terapia imunossupressora foi mais variável, sugerindo agravamento do prognóstico quando ocorrem polimiosite e artrite, simultaneamente, em comparação com o prognóstico de PIMI idiopática, exclusivamente.[53]

LES é uma doença autoimune que verdadeiramente induz à produção de anticorpos antinucleares, além de autoanticorpos contra outros constituintes celulares.[54] A doença foi descrita em ambos, cães e gatos; entretanto, essa doença é muito menos comum do que PIMI idiopática. Deve-se considerar a possibilidade de LES quando se constatam diversas anormalidades. Poliartrite não erosiva é a manifestação clínica mais comum, mas a maioria dos animais acometidos apresenta, também, perda proteica glomerular e lesões cutâneas.[54] Ademais, é possível notar citopenia imunomediada de qualquer linhagem de célula sanguínea, mas essa anormalidade é muito menos comum que as características clínicas previamente mencionadas. A mensuração de anticorpos antinucleares é o teste "específico" mais comumente realizado, embora o diagnóstico de LES não se baseie no resultado de um único teste ou em um único achado. Em alguns casos de LES, uma característica que merece atenção é identificação de "células LE" (células de lúpus eritematoso) no líquido sinovial ou outros líquidos corporais (ver Figura 43.12). Essas células se formam quando os neutrófilos fagocitam material nuclear que sofreu opsonização e foi liberado de outras células, no líquido corporal. O núcleo do neutrófilo é deslocado para a periferia pelo material fagocitado, o qual tem aparência característica rósea hialinizada. Embora essas células sejam incomuns, quando presentes, são altamente sugestivas de LES. Além das células LE características, os neutrófilos também podem conter pequenos fragmentos de materiais escuros; possivelmente, também são materiais nucleares fagocitados. Em geral, carecem do material liso de aparência rósea característico, nas células LE, e devem ser diferenciados de bactérias (ver Figura 43.13).

Outras causas de artropatia supurativa

Embora as doenças imunomediadas e infecciosas sejam as causas mais comuns de artropatia neutrofílica, é preciso considerar outras possibilidades.

Em nove cães sadios, verificou-se que repetidas artrocenteses em intervalos de 3 semanas não ocasionaram aumento significativo da contagem de neutrófilos no líquido sinovial.[55] Igualmente, em equinos sadios, constatou-se que repetições de artrocentese em intervalos semanais ou de 10 dias não causaram alteração significativa na CTCN ou na porcentagem de neutrófilos.[56] No entanto, uma pesquisa em bezerros sadios constatou aumento na CTCN (média 14.000/µℓ) e na contagem absoluta de neutrófilos (média 7.920/µℓ) em repetidas coletas de amostras 24 horas após a primeira coleta.[57] Aumentos semelhantes na CTCN foram verificados 24 horas após início da artrocentese em equinos;[58] portanto, é preciso cuidado na interpretação dos resultados dos exames quando são coletadas repetidas amostras nesse curto intervalo de tempo.

Com frequência, a injeção intra-articular (antibiótico, anestésico local, corticosteroide) pode desencadear rápida resposta inflamatória neutrofílica, cuja magnitude pode variar em função do grau de irritação causada pelo medicamento injetado.[5] Foi observada CTCN maior que 30.000 células/µℓ. Mesmo o lavado da articulação com solução salina pode resultar em resposta inflamatória neutrofílica moderada.[58] Inflamação marcante de tecidos periarticulares também pode estar associada à resposta neutrofílica no próprio líquido sinovial.[15] Às vezes, ocorre resposta inflamatória neutrofílica discreta causada por hemartrose crônica.

Considerações gerais sobre diferenciação entre artropatia infecciosa e artropatia imunomediada

No caso de artrite supurativa, se não houver histórico sugestivo de uso de injeção intra-articular, lavagem ou traumatismo de articulação, deve-se fazer a diferenciação entre artrite infecciosa e artrite imunomediada.

Os únicos achados potencialmente relevantes obtidos no exame citológico do líquido sinovial das articulações em questão são: (i) presença de microrganismos infecciosos (bactérias, mórulas, fungos) ou presença de neutrófilos com degeneração marcante, que sustentam causa infecciosa ou (ii) presença de células LE ou de neutrófilos com outro material nuclear fagocitado, que sustentam etiologia imunomediada. Esses achados são incomuns a raros, mas, em tais casos, devem ser especificamente considerados e pesquisados. Outros fatores que devem ser levados em conta são: contagem de células e porcentagem de neutrófilos presentes. Na maioria dos casos de artrite séptica, nota-se contagem celular muito aumentada (tipicamente > 50.000 células/µℓ, quase sempre > 100.000/µℓ). Diferentemente, na artrite imunomediada, inclusive naquelas causadas por infecção sistêmica que resulta em doença por deposição de complexos imunes, o aumento da CTCN pode variar de discreto a marcante. Ademais, na artrite séptica verdadeira, geralmente os neutrófilos representam a ampla maioria (> 90%) das células nucleadas. Diferentemente, na artrite imunomediada, a porcentagem de neutrófilos pode variar de 20 a > 90% do total de células nucleadas. Assim, quando houver apenas aumento discreto da celularidade ou na porcentagem de neutrófilos, é mais provável que seja artrite imunomediada. Se houver aumento marcante da celularidade e predomínio evidente de neutrófilos, é igualmente provável que seja artrite séptica ou artrite imunomediada. É importante saber que, em muitos casos, os achados anteriormente mencionados não possibilitam a diferenciação dos dois tipos de artrite, e o veterinário deve fazer a diferenciação com base em outros parâmetros clínicos.

É mais provável que o envolvimento monoarticular esteja relacionado a uma causa infecciosa, pois as doenças imunomediadas resultam em poliartropatia.[21,27] A coleta de amostras de líquido sinovial em diversas articulações pode auxiliar na detecção de envolvimento poliarticular, mesmo quando as articulações se aparentam sadias, com base nos achados de seu exame físico. Injeção intra-articular antes de cirurgia e ferida traumática próximo à articulação acometida são fontes comuns de infecções potenciais.[21,27]

Poliartrite é ocorrência típica em doença imunomediada, mas também pode ser notada na doença infecciosa resultante mais de disseminação hematógena do que de ferida penetrante.[27] Doença imunomediada é mais comum em cães do que em outras espécies, sendo a causa mais comum de poliartrite nessa espécie. A disseminação hematógena de bactérias é mais comum em caso de sepse neonatal ou de endocardite bacteriana.[27] Infecções sistêmicas regionais endêmicas relacionadas à espécie do paciente (p. ex., ehrlichiose neutrofílica, em cães; histoplasmose, em gatos; pós-infecção por *Rhodococcus*, em potros) também precisam ser consideradas, e as suas possibilidades devem ser excluídas por meio de testes de doenças infecciosas.

Amostras sanguinolentas ou com hemodiluição

Amostras com hemodiluição se devem a (i) hemartrose verdadeira, (ii) contaminação da amostra com sangue durante a coleta ou (iii) diapedese de hemácias (transmigração através de capilares íntegros) frequentemente associada à artropatia inflamatória. Tipicamente, podem ser diferenciadas com base na avaliação combinada das características observadas durante a coleta da amostra e dos achados no exame citológico.

Hemartrose

Tipicamente, na hemartrose verdadeira, nota-se que a amostra é sanguinolenta desde o início da coleta, em vez de se verificar um líquido transparente no início. No exame citológico, geralmente notam-se hemácias e leucócitos em quantidade proporcional àquela verificada no sangue periférico, após contagem de leucócitos no sangue periférico do paciente. Essa é uma avaliação subjetiva, um procedimento fácil ao profissional experiente. Caso haja dúvida, os valores obtidos na amostra de líquido sinovial podem ser comparados com aqueles do esfregaço sanguíneo preparado com amostra de sangue periférico.

Na hemartrose verdadeira, os macrófagos podem exibir *eritrofagia* (fagocitose de hemácias) ou podem conter pigmento citoplasmático escuro que representa a hemossiderina oriunda da metabolização da hemoglobina eritrocitária (Figura 43.14). É importante saber que não se constata eritrofagia em todos os casos, pois a quantidade de sangue presente na amostra pode diluir os macrófagos e torná-los difícil de encontrar.

Mesmo em caso de contaminação da amostra com sangue, pode ocorrer eritrofagia *in vitro* no próprio tubo de coleta, em algumas horas. Portanto, o esfregaço direto do líquido sinovial deve sempre ser preparado imediatamente após sua coleta. Após hemorragia em qualquer cavidade corporal, como o espaço sinovial, os agregados de plaquetas são removidos. Assim, não se visualizam plaquetas, tampouco agregados plaquetários, a menos que a hemorragia seja ativa e contínua. Na hemartrose crônica, nota-se xantocromia, uma cor amarelada oriunda da produção de pigmentos durante a metabolização da hemoglobina; é possível notá-la no sobrenadante obtido após a centrifugação do líquido sinovial.

Pelo menos em cães, após um único evento hemorrágico, o sangue é rapidamente eliminado da articulação. Nesses animais, uma pesquisa *in vivo* constatou eliminação de 71% das hemácias da articulação em 24 horas e 96% em 48 horas.[59] A hemorragia experimental ocasionou resposta inflamatória aparente, como elevação da CTCN de um valor basal de < 5.000/μℓ até cerca de 5.000 e 10.000 células/μℓ, em 15 minutos, e aumento adicional para cerca de 10.000 a 20.000 células/μℓ em 24 horas, antes de retornar ao valor de cerca de 5.000/μℓ em 48 horas. Infelizmente, nesse estudo, não há relato da contagem diferencial de leucócitos. No entanto, dada a magnitude do aumento, provavelmente,

houve uma resposta neutrofílica. Em equinos, notou-se que a hemartrose experimental causa aumento "discreto a moderado" na contagem total de leucócitos, de neutrófilos e de células mononucleares em 24 horas, o qual retornou à normalidade em 30 dias; todavia, a magnitude desse aumento não foi mencionada.[60]

Mais frequentemente, a hemartrose se deve à lesão traumática aguda na articulação. Também, em animais com anormalidade hemostática, pode ocorrer hemartrose recorrente. É mais provável que as anormalidades relativas aos fatores de coagulação (hemofilia, antagonismo à vitamina K) resultem em hemartrose, comparativamente aos distúrbios plaquetários, como trombocitopenia. Neoplasia intra-articular é uma causa muito menos comum de hemartrose.

Contaminação da amostra com sangue durante a coleta

A contaminação da amostra com sangue durante a coleta pode ser discreta, com aumento mínimo na quantidade de hemácias notado apenas no exame microscópico, ou pode ser visualizada macroscopicamente. Em comparação com a hemartrose, o responsável pela coleta pode informar que, no início, a amostra era transparente e, então, tornou-se sanguinolenta. Quando o esfregaço é realizado imediatamente após a coleta, não se visualiza eritrofagia e, tipicamente, notam-se plaquetas e/ou agregados plaquetários (Figura 43.15).

Deve-se examinar o esfregaço direto mesmo quando tiver ocorrido contaminação da amostra com sangue durante a coleta, a fim de verificar se há qualquer evidência de alteração leucocitária além daquela esperada pela hemorragia secundária à contaminação. Essa alteração é confirmada pela constatação de (i) aumento da quantidade de células que se espera quando há sangue periférico (ou seja, grandes macrófagos vacuolizados) ou (ii) contagem total de neutrófilos subjetivamente maior do que a esperada para a quantidade de sangue presente. A primeira condição sugere artropatia degenerativa primária. A segunda situação pode ser constatada em casos de artropatia infecciosa ou imunomediada. Como as artropatias supurativas tipicamente estão associadas à elevação marcante da contagem de neutrófilos,

Figura 43.14 Esfregaço direto de líquido sinovial de gato. No centro, visualiza-se um macrófago que exibe fagocitose ou contém hemácias (eritrofagia). Esse achado sugere hemartrose ou diapedese de hemácias secundária à inflamação, mais do que contaminação da amostra com sangue durante a coleta. Nesse caso, há poucos neutrófilos circundando os macrófagos e quantidade relativamente pequena de hemácias, sugerindo diapedese mais possivelmente induzida por inflamação do que por hemorragia intra-articular verdadeira. (Corante aquoso de Romanowsky.)

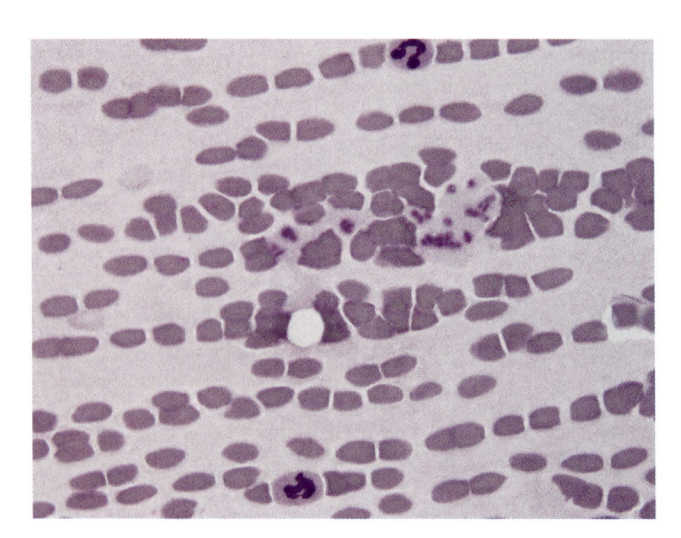

Figura 43.15 Contaminação iatrogênica com sangue durante a coleta de amostra em esfregaço direto de líquido sinovial de cão. No centro da imagem, notam-se plaquetas entre numerosas hemácias enfileiradas. Como as plaquetas são rapidamente removidas após hemorragia intra-articular, esse achado sugere contaminação durante a coleta da amostra ou hemorragia contínua. (Corante aquoso de Romanowsky, aumento original de 500×.)

na situação mencionada, há possibilidade de inflamação primária, apesar da significante contaminação da amostra com sangue.

A contaminação da amostra com sangue tem influência significativa na porcentagem de neutrófilos presentes, pois o líquido sinovial normal contém poucos neutrófilos, sendo essas células os leucócitos mais prevalentes no sangue periférico. No entanto, a influência na CTCN ou na concentração de PT geralmente é mínima. Em uma pesquisa *in vitro* avaliou-se a influência da contaminação do líquido sinovial normal com sangue por meio da adição de sangue periférico autólogo em um volume de até 50% da amostra. Embora tenha se constatado aumento *estatisticamente significante* na CTCN e na concentração de PT, a maior CTCN relatada foi 5.000 células/$\mu\ell$, e o maior valor de PT foi 3,2 g/dℓ, mesmo com adição de 50% de sangue.[61] Assim, mesmo a contaminação macroscópica de sangue não é suficiente para resultar em CTCN sugestiva de artropatia inflamatória.

Hemorragia/diapedese secundária a DAD/inflamação

Hemorragia de baixo grau ou diapedese de hemácias pode ser secundária a DAD ou à artropatia inflamatória, porém é mais comum na inflamação. Nesses casos, tipicamente, as alterações leucocitárias relacionadas à condição primária são mais evidentes, mas pode haver aumento discreto a moderado da contagem de hemácias no fundo da lâmina, ou do esfregaço. A menos que a amostra apresente alteração de cor macroscópica, é improvável que a presença de sangue na amostra tenha influência clinicamente significativa na CTCN. Pode haver aumento da porcentagem de neutrófilos presentes, principalmente quando a contagem total basal da célula for baixa, desde que os neutrófilos sejam o tipo de leucócitos mais comumente adicionado do sangue periférico.

Neoplasia

O diagnóstico de neoplasia por meio de exame do líquido sinovial é extremamente raro. Algumas neoplasias primárias podem envolver a própria membrana sinovial. As mais comuns delas são: sarcoma histiocítico sinovial e mixoma sinovial; todavia, diversos outros sarcomas podem surgir, menos comumente, do tecido sinovial.[62] A histogênese da neoplasia, denominada anteriormente como "sarcoma de célula sinovial", é controversa. Muitos casos relatados possivelmente foram erroneamente classificados como tumores histiocíticos, antes do uso disseminado de testes imuno-histoquímicos. Atualmente, sabe-se que um tumor análogo em humanos tem mais origem de célula-tronco mesenquimal do que origem sinovial, ainda que o nome não tenha sido modificado.[62] Independentemente, o diagnóstico desses tumores se baseia, tipicamente, mais no exame histológico de amostra da própria lesão obtida por biopsia ou por aspiração com agulha fina do que no exame do líquido sinovial.

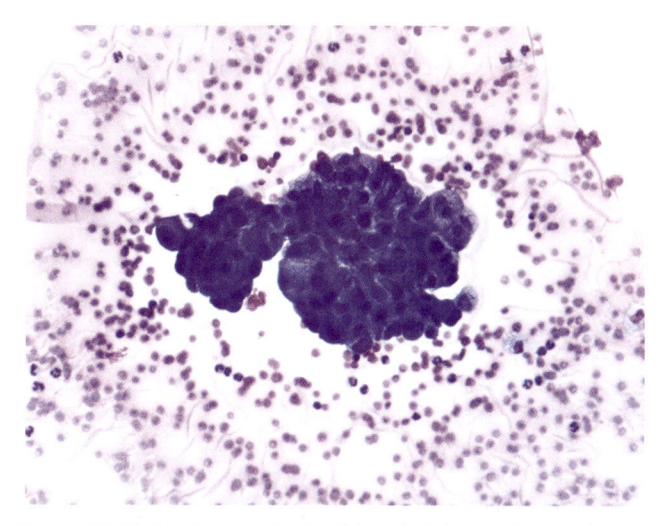

Figura 43.16 Grande agregado de células epiteliais em esfregaço direto de líquido sinovial de cão com carcinoma de célula de transição metastático, que causava claudicação. Há fraca distribuição de células epiteliais, condição que dificulta a visualização de detalhes celulares, mas esse achado é atípico no líquido sinovial. (Corante aquoso de Romanowsky, aumento original de 200×.)

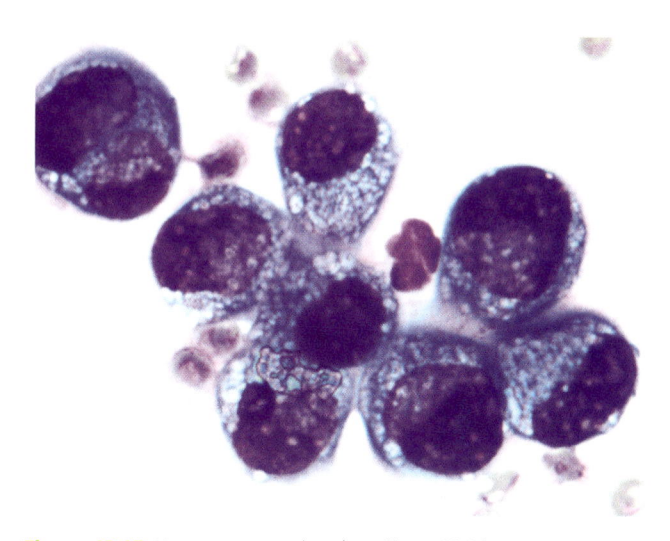

Figura 43.17 Mesmo caso mencionado na Figura 43.16, com aumento maior das células. As células epiteliais atípicas estão bem distribuídas, possibilitando a identificação de células atípicas. Nas células, nota-se alta proporção núcleo: citoplasma (proporção N:C), além de anisocariose significante. (Corante aquoso de Romanowsky, aumento original de 1.000×.)

Alguns carcinomas são propensos a causar metástase aos espaços articulares. Há relatos esporádicos de pacientes levados à consulta manifestando como queixa principal claudicação, e o diagnóstico de carcinoma metastático foi definido com base na constatação de células neoplásicas no exame citológico do líquido sinovial (Figuras 43.16 e 43.17).[63,64]

44

Citologia de Órgãos Abdominais

Mary Anna Thrall[1] e Andrea A. Bohn[2]

[1]Department of Biomedical Sciences, Ross University School of Veterinary Medicine, Basseterre, Saint Kitts and Nevis
[2]Department of Microbiology, Immunology and Pathology, College of Veterinary Medicine and Biomedical Sciences, Colorado State University, Fort Collins, CO, USA

Este capítulo é uma introdução relativamente breve à citologia de órgãos selecionados, com ênfase no fígado e no baço. São sugeridos outros livros ao leitor, como *Veterinary Citology*, editado por Sharkey et al. (Wiley-Blackwell, 2021), para mais informações detalhadas. O exame de material citológico que foi aspirado de órgãos abdominais aumentados e massas anormais na cavidade abdominal é comumente utilizado como auxiliar diagnóstico. Embora a aspiração, às vezes, possa ser realizada por palpação, a ultrassonografia é quase sempre utilizada na localização de órgãos e massas específicas. Essa ferramenta de diagnóstico introduziu um artefato nas preparações citológicas: a presença de gel de ultrassom na lâmina, que é amorfo e fica com uma cor magenta (Figura 44.1). Para evitar a contaminação da lâmina com gel, uma quantidade mínima de gel deve ser usada, e este deve ser removido do local da biopsia com gaze e álcool antes da aspiração e removido dos dedos, caso esteja presente. Uma excelente revisão das técnicas preferidas para obtenção de amostras citológicas foi publicada (ver Liffman e Courtman, 2017 no item "Geral" em "Leitura sugerida").

A discussão a seguir é categorizada por órgão. Os princípios gerais da citologia se aplicam à interpretação ao examinar material de qualquer massa ou órgão abdominal. A tentativa geralmente é de determinar se o tecido é normal, e se não for, se há inflamação ou neoplasia. Se inflamação estiver presente, tenta-se então determinar sua causa. Lesões não neoplásicas, não inflamatórias, também podem ser diagnosticadas como estruturas císticas e, dependendo do órgão envolvido, outras anormalidades podem ser detectadas. Exemplos de causas específicas de aumento do órgão abdominal não decorrente de inflamação ou neoplasia incluiriam lipidose hepática, hematopoese extramedular (HEM) no baço etc.

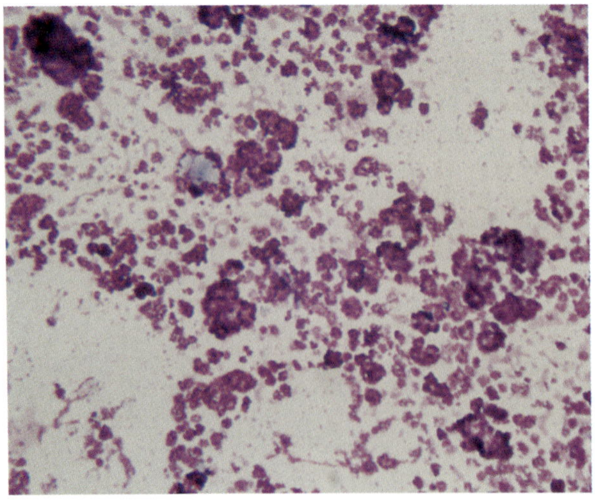

Fígado

Indicações

Hepatomegalia e lesões nodulares identificadas por ultrassonografia são as principais indicações para aspiração hepática. Outras indicações incluem a suspeita de neoplasia ou inflamação no fígado, suspeita de lipidose hepática e aumento na atividade das enzimas hepáticas e/ou dos ácidos biliares no sangue. As contraindicações principais são hemostasia anormal, causada por trombocitopenia ($< 30.000/\mu\ell$) ou diminuição da atividade do fator de coagulação e a suspeita de hemangiossarcoma, que poderia potencialmente romper se fosse lacerado durante a aspiração. Em cães com coagulação normal ou ligeiramente alterada, hemorragia evidenciada pela diminuição do volume globular ocorreu em 42% dos animais nos quais biopsias hepáticas guiadas por ultrassom foram obtidas por via percutânea (ver Reece et al., 2020 no item "Fígado" em "Leitura sugerida"). No entanto, a aspiração com agulha fina tem muito menos probabilidade de resultar em hemorragia, o que é uma das vantagens da aspiração com agulha fina em relação à biopsia. Em geral, se a arquitetura tecidual for necessária para o diagnóstico, é indicada uma biopsia, pois a citologia não será diagnóstica.

Técnica

Os aspirados hepáticos não guiados geralmente são obtidos do lado esquerdo, com o animal em decúbito lateral direito ou dorsal ou em posição quadrupedal. Mais comumente, amostras citológicas são coletadas usando orientação ultrassonográfica. Amostras com maior celularidade e menos contaminação por sangue são obtidas usando um método sem aspiração, no qual uma agulha de calibre 22 de comprimento variável (2,5 a 8,9 cm) é conectada a uma seringa de 12 mℓ por meio de uma extensão flexível de 30 polegadas, normalmente usada para conjuntos IV. A seringa é preenchida com ar e depois é pendurada no ombro para mantê-la fora do caminho, e a agulha é segurada como uma caneta para melhorar a manipulação. A visualização da ponta da agulha é aprimorada orientando o bisel em direção ao transdutor. O transdutor é apontado diretamente para o alvo que deve ser aspirado, e a agulha é mantida no centro do feixe de ultrassom. Para evitar a coagulação induzida por traumatismo tecidual, a ponta da agulha é posicionada na área a ser aspirada em até 10 segundos. Uma vez dentro do alvo, a ponta da agulha é movida rapidamente para trás e para a frente, 5 a 10 vezes,

Figura 44.1 Gel de ultrassom em uma preparação citológica. (Coloração de Wright.)

CAPÍTULO 44

sem usar pressão negativa. O movimento de vaivém da agulha separa as células, e a falta de pressão negativa diminui a chance de contaminação por sangue. A agulha é retirada do animal, e o material de biopsia dentro do lúmen da agulha é expelido em uma ou duas lâminas de vidro usando a seringa que foi preenchida com ar. As lâminas são então preparadas usando a técnica de tração descrita no Capítulo 2, secas ao ar e coradas. Três aspirados separados de diferentes áreas da lesão devem ser obtidos para aumentar as chances de fazer o diagnóstico citológico correto. Essa técnica é descrita em mais detalhes em outro texto (ver Menard e Papageorges, 1995 no item "Fígado" em "Leitura sugerida"). Ao comparar com a aspiração usando pressão negativa, a aspiração sem pressão negativa, como descrito anteriormente, tem maior celularidade, menos contaminação sanguínea e menos células quebradas (ver Fleming et al., 2019 no item "Fígado" em "Leitura sugerida").

Interpretação de aspirados hepáticos

Uma quantidade significativa de variabilidade foi relatada em relação à precisão diagnóstica da citologia hepática quando comparada com a histopatologia. A qualidade das amostras e a experiência dos citologistas e histopatologistas provavelmente contribuem para essa variabilidade relatada. Em geral, a citologia de lesões focais é mais sensível e tem maior valor preditivo positivo para o diagnóstico de alteração vacuolar e neoplasia, e é menos sensível e tem menor valor preditivo positivo para o diagnóstico de inflamação, necrose e hiperplasia (ver Bahr et al., 2013 no item "Fígado" em "Leitura sugerida"). Embora os achados citológicos possam não corresponder exatamente aos da histopatologia, muitas doenças hepáticas podem ser diagnosticadas com precisão usando citologia, incluindo (i) aumento da vacuolização citoplasmática decorrente da degeneração hidrópica, acúmulo de glicogênio ou acúmulo de lipídios; (ii) aumento do teor de cobre no citoplasma; (iii) colestase; (iv) inflamação; (v) neoplasia hepática metastática e primária; e (vi) fibrose. Descrições citológicas de aspirados de fígado normal e anormal são apresentadas a seguir.

Normal

Os hepatócitos normais são células uniformes, grandes e redondas com citoplasma anfofílico abundante, um tanto granular. As células contêm um núcleo redondo localizado centralmente com um único nucléolo azul-claro a lilás proeminente. As células, às vezes, contêm dois núcleos. Os hepatócitos normais geralmente contêm pequena quantidade de pigmento preto-azulado escuro (Figura 44.2). Esse pigmento é a lipofuscina, um tipo de lipídio dentro dos lisossomos que é comumente visto em animais mais velhos e normalmente tem coloração um pouco mais clara e azulada do que o pigmento biliar ou a hemossiderina. A presença de lipofuscina pode ser confirmada por muitos métodos de coloração lipídica, como Sudão III, óleo vermelho e ferricianeto férrico (método Schmori I). A bile raramente é vista dentro dos hepatócitos e aparece como um pigmento verde-azulado escuro ou preto-azulado, e pode ser identificada com certeza usando uma coloração biliar. A hemossiderina também pode ser observada nos hepatócitos e é geralmente de coloração mais castanho-dourada a marrom-escura, e pode ser confirmada por uma coloração de ferro, como o azul da Prússia. Quantidades aumentadas de hemossiderina são observadas nos hepatócitos e macrófagos de animais com anemia hemolítica.

Os hepatócitos podem ocorrer isoladamente ou em grupos. Muito raramente, inclusões retangulares cristalinas transparentes a rosadas podem ser vistas nos núcleos de alguns hepatócitos,

e não têm significado conhecido (ver Richter et al., 1965 no item "Fígado" em "Leitura sugerida"). Células epiteliais biliares (colangiócitos) também podem ser observadas ocasionalmente em aspirados. Elas são pequenas e de tamanho uniforme, com núcleos de formato redondo e uma quantidade relativamente pequena de citoplasma azul-claro (Figura 44.3). Outras células ocasionalmente observadas em pequeno número em aspirados de fígados normais incluem mastócitos, macrófagos (células de Kupffer), linfócitos e neutrófilos. Células estreladas hepáticas (células de Ito) raramente são observadas. Elas são redondas e contêm glóbulos claros de lipídios dentro do citoplasma. As células mesoteliais da superfície do fígado são ocasionalmente vistas em aspirados de fígado e não devem ser confundidas com células epiteliais neoplásicas ou fibroblastos. Ocasionalmente, precursores hematopoéticos podem ser vistos em aspirados de células hepáticas normais. Embora aspirados do fígado de gatinhos normais geralmente não sejam indicados ou realizados, os hepatócitos de gatinhos normais costumam conter vacúolos que parecem ser lipídicos.

Colestase

Em animais com colestase intra-hepática ou extra-hepática, uma quantidade aumentada de pigmento biliar pode ser observada

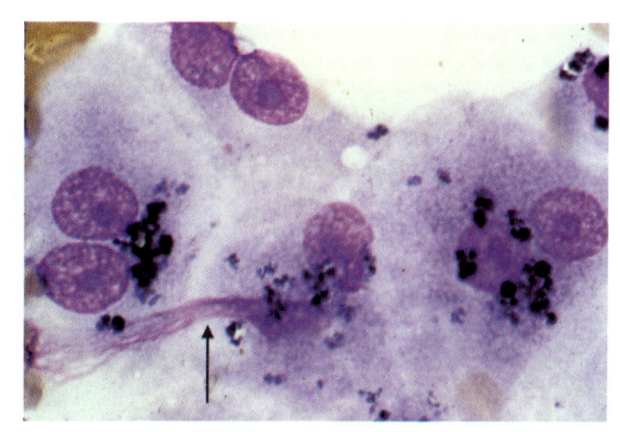

Figura 44.2 Alta magnificação de hepatócitos binucleados normais. Observe um único nucléolo proeminente. Um dos núcleos se rompeu e está fluindo para a esquerda (*seta*). Grânulos de lipofuscina dentro dos hepatócitos são normais. (Coloração de Wright.)

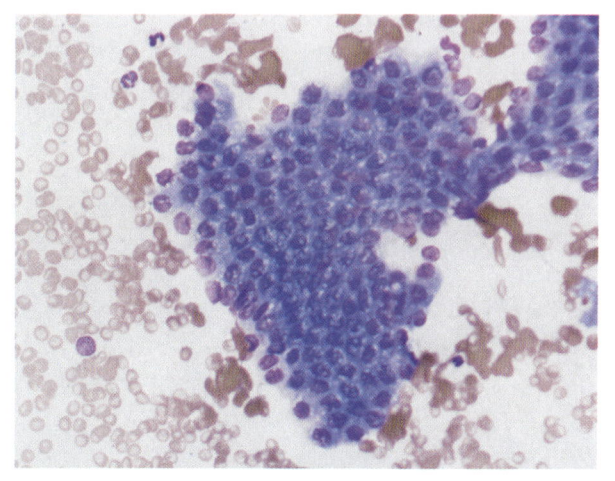

Figura 44.3 Um aglomerado de células epiteliais biliares (colangiócitos). (Coloração de Wright.)

dentro dos hepatócitos. Muito mais significativamente, cilindros extracelulares de canalículos biliares, representativos da árvore biliar, podem ser vistos entre os hepatócitos (Figuras 44.4 e 44.5).

Inflamação

A inflamação é evidenciada pela presença de neutrófilos, macrófagos, linfócitos ou eosinófilos, ou alguma mistura de células inflamatórias. A inflamação pode ser supurativa (neutrófilos) ou não supurativa (linfócitos ou macrófagos). A presença citológica de inflamação deve desencadear biopsia e exame histológico, uma vez que a distribuição da inflamação não pode ser determinada, a menos que um abscesso, visualizado por ultrassonografia, tenha sido aspirado. A presença de células inflamatórias pode indicar hepatite crônica, hepatite aguda, colangite, colângio-hepatite ou acompanhar neoplasia. A inflamação do fígado em cães geralmente é idiopática ou relacionada ao cobre, mas também pode ser secundária a doenças infecciosas ou neoplasias. Em gatos, a colangite pode estar associada ao verme hepático *Platynosomum fastosum*, cuja incidência é muito alta em regiões tropicais e subtropicais do mundo, como o Caribe e Brasil (Figura 44.6). Em um estudo, ovos de *P. fastosum* foram identificados em 81% dos gatos de rua em St. Kitts (ver Krecek et al., 2010 no item "Fígado" em "Leitura sugerida"). Congestão centrolobular, colestase, fibrose e insuficiência hepática também podem estar associadas a esse parasita, que é adquirido pela ingestão de lagartos infectados.

Encontrar leucócitos entre grupos de hepatócitos geralmente é indicativo de hepatite (Figuras 44.7 a 44.10). Inflamação macrofágica pode ser indicativa de uma doença infecciosa que está tipicamente associada a esse tipo de inflamação, como as causadas por *Mycobacterium* spp., doenças fúngicas como a histoplasmose ou doenças protozoárias causadas por *Leishmania* spp. ou *Cytauxzoon* spp. (Figura 44.11). Mórulas de *Ehrlichia* foram relatadas em linfócitos em aspirados hepáticos de um cão com hepatite secundária à ehrlichiose monocítica canina (ver Mylonakis et al., 2010 no item "Fígado" em "Leitura sugerida"). Raramente inclusões virais de hepatite infecciosa canina podem

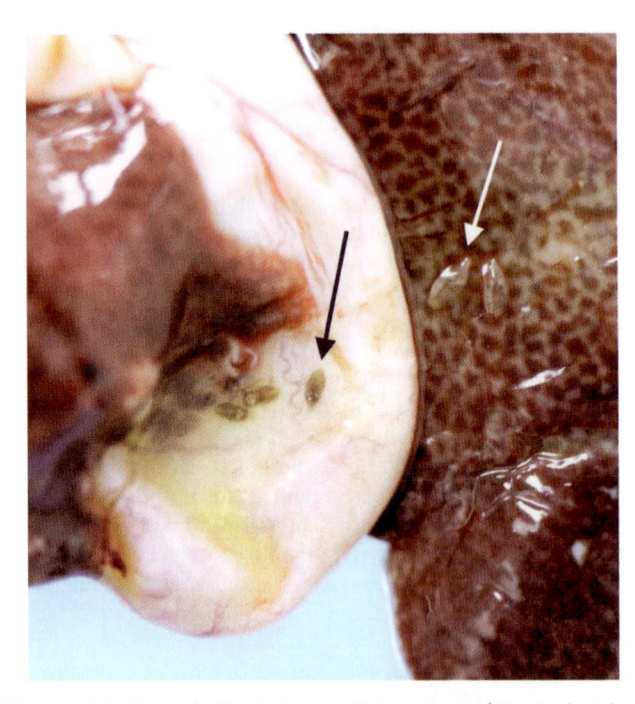

Figura 44.6 Verme do fígado de gato *Platynosomum fastosum* (*setas*) na superfície do fígado após dissecar a vesícula biliar, os ductos biliares e o fígado em necropsia de um gato adulto de St. Kitts. Observe o padrão reticular acentuado do fígado decorrente da congestão. Os múltiplos tremátodes em formato de lanceta têm aproximadamente 5 a 12 mm de comprimento e 1 mm de largura com útero marrom e vitelária branca visível através do tegumento semitransparente. (*Fonte:* cortesia do Dr. Pompei Bolfa, Ross University School of Veterinary Medicine, St. Kitts, West Indies.)

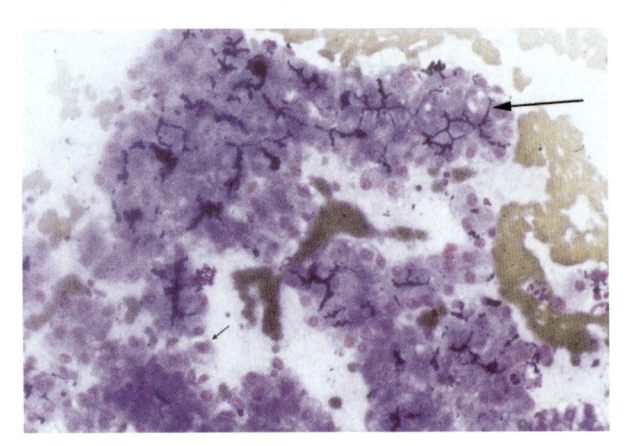

Figura 44.4 Aspirado de fígado com colestase acentuada. O pigmento biliar está nos canalículos, apresentando aspecto linear (*seta grande*). A maioria dos hepatócitos parece relativamente normal, com alguns mostrando alteração vacuolar (*setas pequenas*). (Coloração de Wright.)

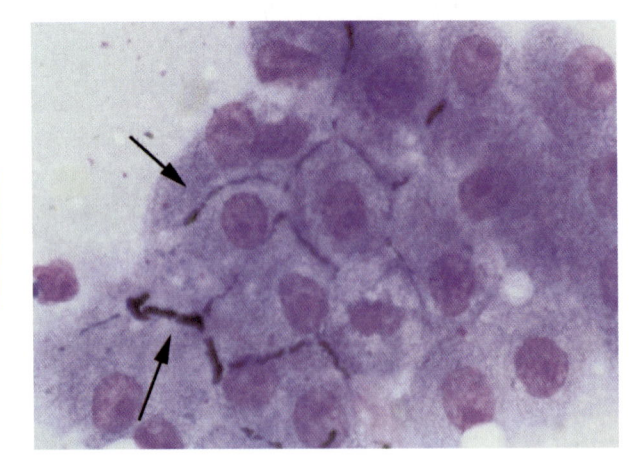

Figura 44.5 Grande ampliação do pigmento biliar nos canalículos entre os hepatócitos (*setas*). (Coloração de Wright.)

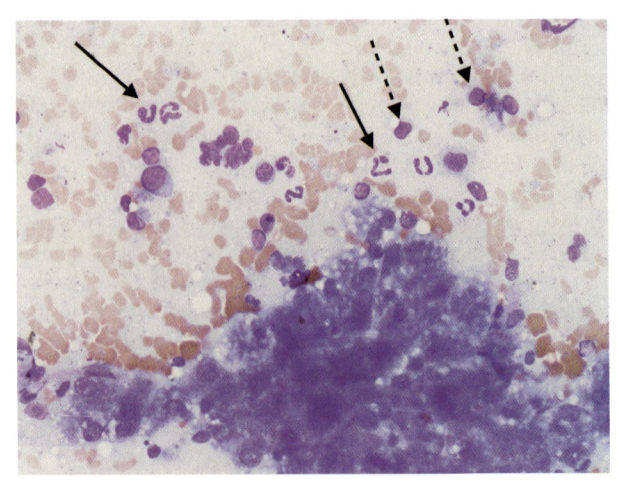

Figura 44.7 Aspirado de fígado de um cão com inflamação mista. Os linfócitos estão indicados por setas tracejadas e os neutrófilos, por setas sólidas. Observe a alteração vacuolar nos hepatócitos. (Coloração de Wright.)

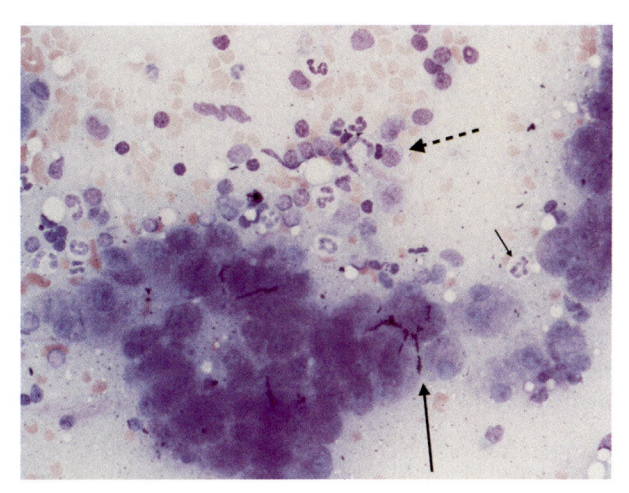

Figura 44.8 Aspirado de fígado de um cão com inflamação mista acentuada. Muitos linfócitos (*seta tracejada*) e neutrófilos (*seta sólida pequena*) estão presentes. Observe o pigmento biliar linear dentro dos canalículos entre os hepatócitos (*seta grande*) indicando colestase. (Coloração de Wright.)

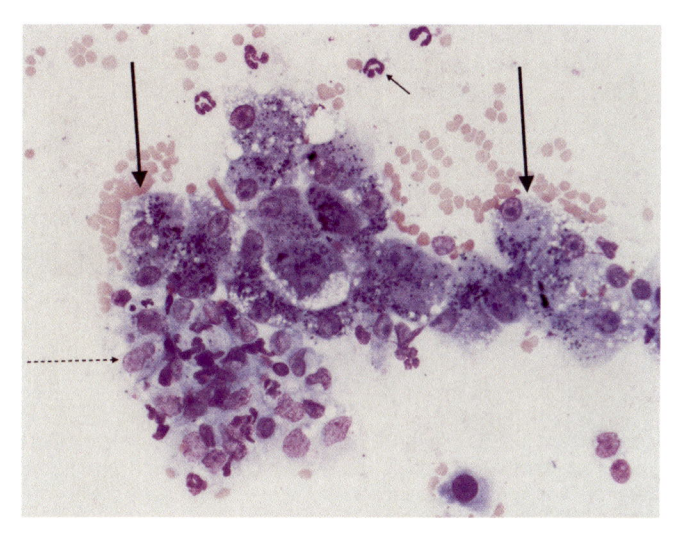

Figura 44.10 Mesmo aspirado mostrado na Figura 44.9. Setas grandes indicam hepatócitos com vacúolos e lipofuscina, a seta pequena indica neutrófilos e a seta tracejada indica macrófago. (Coloração de Wright.)

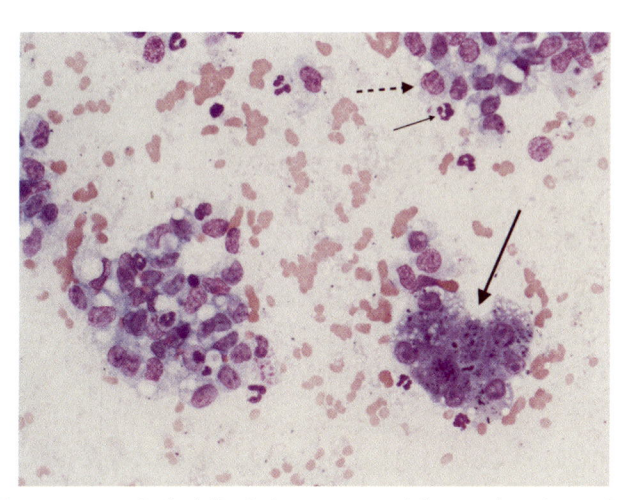

Figura 44.9 Aspirado de fígado de um gato com inflamação hepática crônica. Um aglomerado de hepatócitos (*seta grande*) com alteração vacuolar leve a moderada e pigmento (provavelmente lipofuscina) dentro do citoplasma é mostrado no centro da imagem. Os neutrófilos (*seta pequena*) estão espalhados por toda parte, e um agregado de macrófagos é mostrado pela seta tracejada. (Coloração de Wright.)

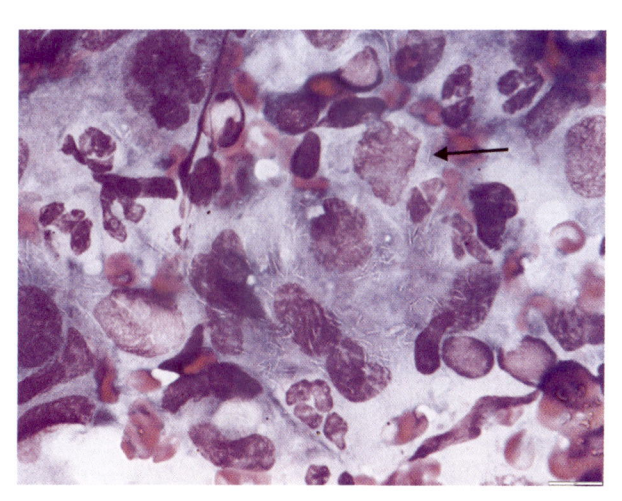

Figura 44.11 Aspirado do fígado de um cão. Inflamação piogranulomatosa está presente, conforme mostrado pelos neutrófilos e macrófagos. Dentro dos macrófagos, há bastonetes claros e não corados, consistentes com *Mycobacteria* spp. (*seta*). (Coloração de Wright.)

ser observadas nos núcleos dos hepatócitos; eles aparecem como corpos de cor magenta de vários tamanhos, rodeados por cromatina. Se neutrófilos ou linfócitos forem vistos em um aspirado de fígado, deve-se considerar se eles são contaminação sanguínea da amostra e verificar o hemograma completo para presença de neutrofilia ou linfocitose.

Alterações vacuolares

Os vacúolos dentro do citoplasma dos hepatócitos são geralmente decorrentes de lipidose hepática, aumento do conteúdo de glicogênio ou degeneração hidrópica. A presença de vacúolos circulares claros e discretos geralmente sugere lipídios; os vacúolos podem variar em tamanho, desde pequenas a grandes vesículas em forma de balão que distendem os hepatócitos, empurrando o núcleo para o lado, fazendo com que eles pareçam semelhantes a pequenos adipócitos (Figuras 44.12 e 44.13). As áreas de coloração clara são categorizadas por seu tamanho como microvesicular ou macrovesicular, mas, na citologia, muitas

vezes, parecem bastante variáveis. O citoplasma mal delineado, de cor clara, com áreas de aparência rendada, geralmente é sugestivo de aumento do conteúdo de glicogênio ou degeneração hidrópica (Figura 44.14). Colorações especiais, como ácido periódico de Schiff (PAS) para glicogênio ou Sudan III para lipídios, pode ser útil na diferenciação da causa da alteração vacuolar. A lipidose hepática é mais comumente observada em gatos, enquanto aumento do teor de glicogênio e degeneração hidrópica são mais comumente vistos em cães. A hepatopatia esteroide é uma doença comum que causa aumento do teor de glicogênio. Embora raros, distúrbios de armazenamento lisossomal podem resultar em grânulos (nas mucopolissacaridoses) (Figura 44.15) ou vacúolos (distúrbios de armazenamento de lipídios) (Figura 44.16) em hepatócitos como resultado do acúmulo anormal de substrato nos lisossomos.

Hiperplasia nodular

A hiperplasia nodular é comum em cães idosos e pode parecer semelhante à neoplasia primária ou metastática pela

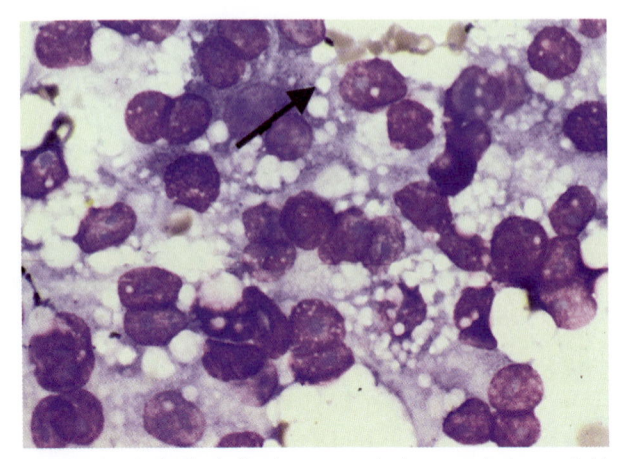

Figura 44.12 Aspirado de fígado aumentado de um paciente com lipidose hepática. Observe os muitos vacúolos claros dentro do citoplasma dos hepatócitos (*seta*). (Coloração de Wright.)

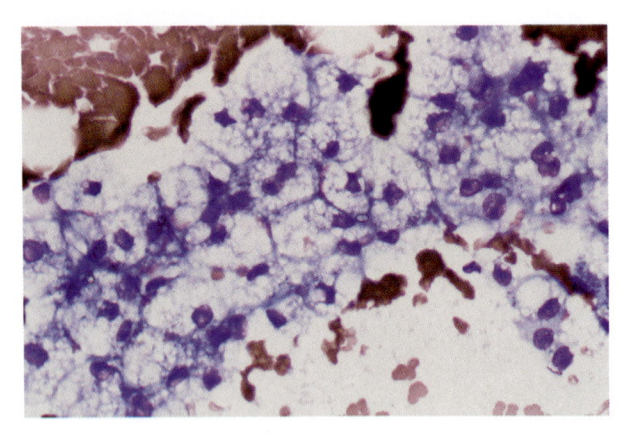

Figura 44.13 Aspirado de fígado aumentado de um paciente com lipidose hepática. A vacuolização hepática é acentuada, fazendo com que os hepatócitos pareçam semelhantes aos adipócitos. (Coloração de Wright.)

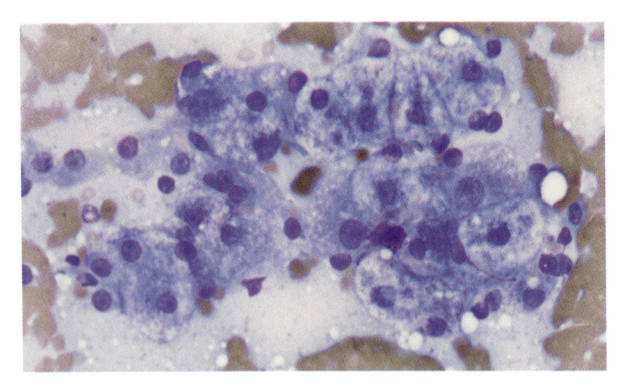

Figura 44.14 Aspiração de fígado aumentado de um cão com hepatopatia esteroide. Observe a aparência rendada do citoplasma compatível com o aumento do glicogênio. (Coloração de Wright.)

ultrassonografia. Os hepatócitos hiperplásicos desses nódulos geralmente parecem muito com hepatócitos normais. Mais hepatócitos binucleados podem ser observados, mas as células geralmente não apresentam características de malignidade. Anormalidades citológicas podem incluir aumentos sutis no tamanho celular e nuclear e leve variação no tamanho celular e nuclear. Aumento da basofilia e vacuolização também podem ser observados.

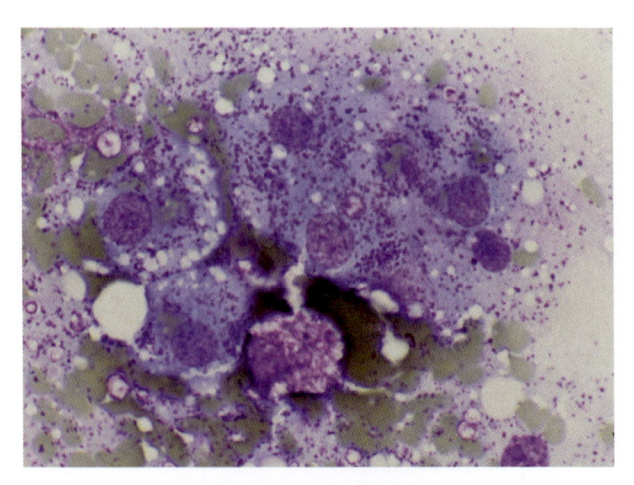

Figura 44.15 Aspirado de fígado de um gato com mucopolissacaridose VI. Observe os muitos grânulos azurófilos dentro do citoplasma e livres no fundo que consistem em glicosaminoglicanos armazenados anormalmente (sulfato de dermatan) resultante da deficiência hereditária de arilsulfatase B. (Coloração de Wright.)

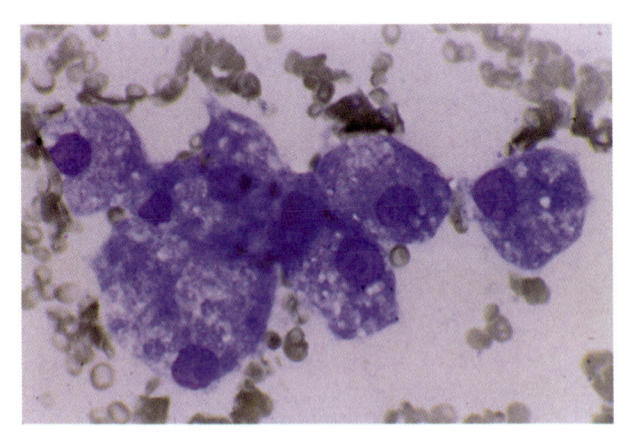

Figura 44.16 Aspirado de fígado de um gato com doença de armazenamento lisossomal Niemann-Pick C, um distúrbio de armazenamento de colesterol. Os vacúolos dentro do citoplasma são representativos do colesterol. (Coloração de Wright.)

Hematopoese extramedular

A HEM é comumente observada em aspirados hepáticos de animais com aumento da hematopoese decorrente de inflamação, anemia ou hipoxia (Figura 44.17). As células são aquelas encontradas em um aspirado de medula óssea (precursores eritroides e mieloides e megacariócitos). A progressão da maturação é ordenada, distinguindo assim a HEM de um distúrbio mieloproliferativo (Figura 44.18) (ver Capítulo 16).

Acúmulo de cobre

A hepatopatia hereditária associada ao cobre foi reconhecida em inúmeras raças, incluindo Bedlington Terriers, West Highland Terriers brancos e Labradores. O aumento do teor de cobre no fígado também pode ser observado em Doberman Pinschers com hepatite crônica e pode ter uma predisposição genética. O aumento do teor de cobre nos hepatócitos também pode ser visto em outras raças de cães com colestase e inflamação. O cobre, às vezes, é visível dentro do citoplasma de hepatócitos e aparece como grânulos cristalinos verde-pálidos ou turquesas na coloração de Wright (Figura 44.19). A presença de cobre pode ser confirmada pela coloração para cobre com rodanina (Figura 44.20).

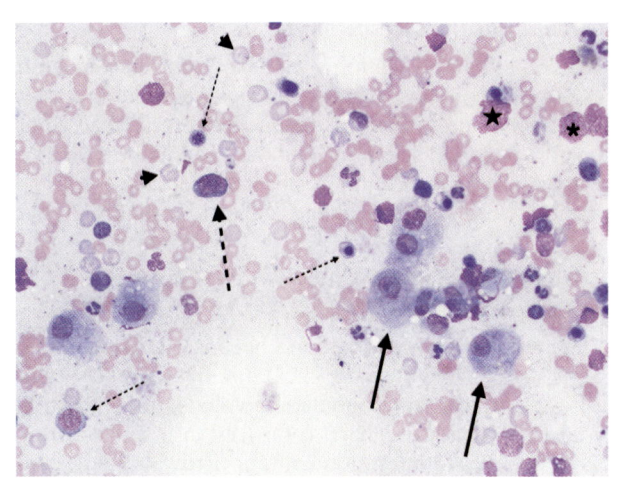

Figura 44.17 Aspirado de fígado de um cão com hepatomegalia, anemia regenerativa e hematopoese extramedular acentuada com predomínio eritroide. A maturação é ordenada com policromasia acentuada (*pontas de seta*). Hepatócitos de aparência normal (*setas grandes*), rubriblastos (*seta tracejada grande*) e rubrícitos e metarrubrícitos (*setas pequenas tracejadas*) estão presentes. É importante não confundir rubriblastos com linfoblastos; a presença de precursores eritroides mais maduros ajuda na diferenciação. Núcleos quebrados, provavelmente de hepatócitos, são indicados por asteriscos. (Coloração de Wright.)

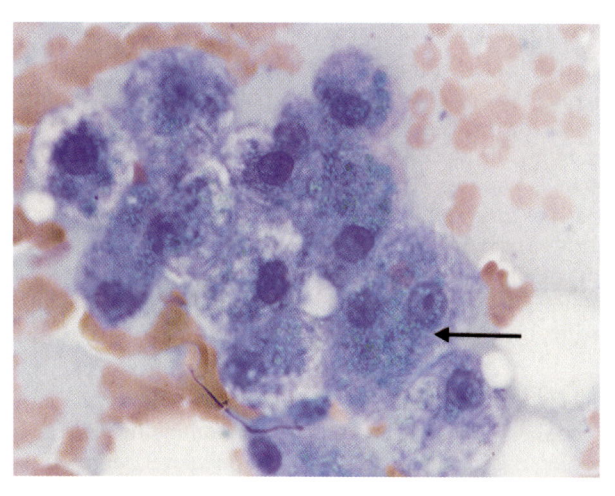

Figura 44.19 Aspirado de fígado de um cão de 8 anos com hepatopatia associada ao cobre. A atividade da alanina aminotransferase (ALT) no soro era > 1.000 UI/ℓ (normal = < 125) na apresentação, e a atividade de fosfatase alcalina (ALP) foi de 549 UI/ℓ (normal = < 212). Observe o material cristalino de cor turquesa dentro do citoplasma dos hepatócitos (*seta*). (Coloração de Wright. *Fonte*: cortesia do Dr. Russell Moore, Colorado State University.)

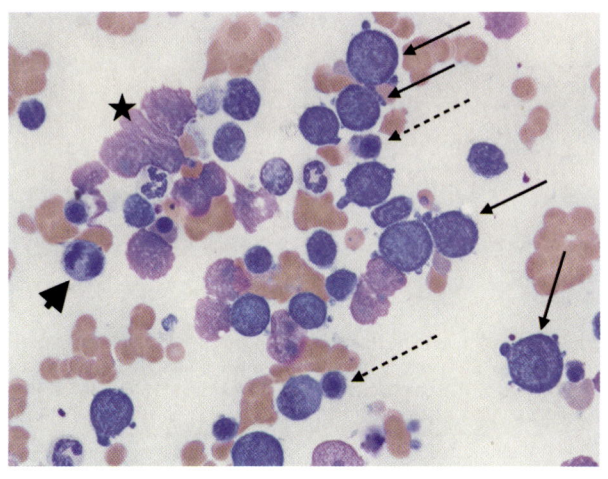

Figura 44.18 Aspirado de fígado de um gato com distúrbio mieloproliferativo envolvendo linha celular eritroide (leucemia de eritrócitos). Observe a desordem na maturação. A maioria dos precursores eritroides consiste em rubriblastos (*setas*). Mais metarrubrícitos maduros são indicados por setas tracejadas. Um precursor eritroide em mitose também está presente (*ponta de seta*). Células quebradas são indicadas por um asterisco. (Coloração de Wright.)

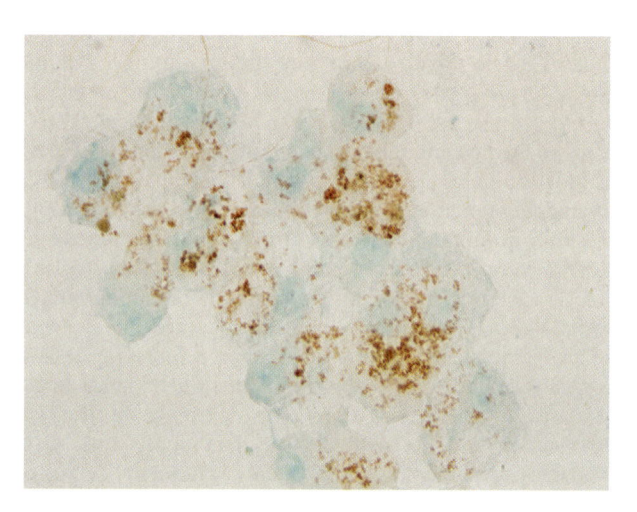

Figura 44.20 Mesmo aspirado mostrado na Figura 44.19. A presença do cobre é confirmada usando um corante específico para cobre, que tem um pigmento de coloração laranja-amarronzada. (Coloração de rodanina. *Fonte*: cortesia do Dr. Russell Moore, Colorado State University.)

Lâminas de citologia com despigmentação especial funcionam bem e são descritas em Marcos et al., 2009 no item "Geral" em "Leitura sugerida". Para obter informações adicionais sobre hepatopatia relacionada ao cobre, veja Moore et al. 2016 e 2019 no item "Fígado" em "Leitura sugerida".

Fibrose hepática

A fibrose hepática é uma resposta cicatrizante à hepatite crônica, geralmente idiopática ou associada ao cobre no cão, que leva à deposição de componentes fibrilares de matriz extracelular do fígado que são feitos de colágeno. A fibrose pode levar à hipertensão portal e a *shunts* portossistêmicos adquiridos. Hepatócitos lesionados e citocinas fazem com que as células estreladas (células de Ito) se transformem em miofibroblastos que, acredita-se, são considerados a fonte primária da formação da matriz. Outras células que podem desempenhar um papel incluem fibroblastos residentes, fibrócitos derivados da medula óssea, células musculares lisas ao redor dos vasos e células epiteliais que se transformam em células mesenquimais. Fibrose avançada pode levar à discreta formação de nódulos. A substituição progressiva de parênquima hepático por fibrose eventualmente resulta em falha na síntese, na qual o fígado não produz albumina, ureia, colesterol e fatores de coagulação (ver Capítulo 27). A fibrose, às vezes, pode ser diagnosticada por citologia aspirativa pelo aumento de células fusiformes e mastócitos, com pelo menos 1 célula fusiforme a cada 10 hepatócitos e 4 mastócitos a cada 100 hepatócitos sendo considerados aumento suficiente para sugerir fibrose (ver Masserdotti e Bertazzolo, 2016 no item "Fígado" em "Leitura sugerida"). No entanto, para um diagnóstico definitivo, o exame histológico de amostras de biopsia de vários lobos hepáticos é recomendado, embora, em animais com insuficiência hepática secundária à fibrose, a biopsia possa resultar em hemorragia. Um painel de coagulação deve ser realizado antes da biopsia.

Neoplasia primária

Hepatomegalia e aumento da bilirrubina são achados comuns em cães e gatos com neoplasia hepatobiliar. Dependendo da extensão da neoplasia, os achados de outros exames laboratoriais podem incluir hipoalbuminemia, hiperglobulinemia, aumento dos ácidos biliares séricos e aumento da atividade enzimática hepática sérica. Os tumores hepatocelulares primários são adenomas ou carcinomas hepatocelulares. Neoplasias do fígado também podem se originar do epitélio do ducto biliar (adenoma ou carcinoma biliar), células de origem neuroendócrina (carcinoide hepático) e células mesenquimais (sarcoma).

Adenoma hepatocelular

Os adenomas hepatocelulares são mais comuns em gatos do que em cães e geralmente são tumores singulares, normalmente grandes. Eles são difíceis de distinguir da hiperplasia na citologia, pois os hepatócitos geralmente parecem bastante normais. Características citológicas, no entanto, podem incluir anisocitose leve, anisocariose, aumento da proporção núcleo:citoplasma e aumento leve da vacuolização citoplasmática (Figura 44.21).

Carcinoma hepatocelular

Os carcinomas hepatocelulares são mais comuns em cães do que em gatos e geralmente são tumores grandes e únicos, embora possam ser nodulares ou difusos. Os hepatócitos neoplásicos, muitas vezes, se assemelham a hepatócitos normais até certo ponto, na medida em que normalmente apresentam citoplasma basofílico abundante. Eles geralmente têm características de malignidade, no entanto, como apinhamento celular ou empilhamento, múltiplos nucléolos, variação no tamanho nuclear, aumento da razão núcleo:citoplasma e variação no tamanho das células, a menos que eles sejam muito bem diferenciados (Figura 44.22). O diagnóstico definitivo de carcinomas hepatocelulares bem diferenciados, muitas vezes, requer grandes biopsias para exame histológico, porque a estrutura hepática é necessária para diferenciar esses tumores de hiperplasia ou adenomas. Hepatócitos altamente malignos são geralmente distinguíveis de hepatócitos hiperplásicos. Evidência citológica de necrose também pode estar presente.

Ocasionalmente, os carcinomas hepatocelulares são tão pouco diferenciados que não podem ser distinguidos dos carcinomas metastáticos (Figura 44.23).

Adenoma biliar e cistadenoma biliar

Os adenomas biliares são raros, e ainda é controverso determinar se os cistadenomas biliares são neoplasias ou uma anomalia de desenvolvimento. Os cistadenomas biliares são mais comuns em gatos, podendo se tornar grandes e, quando aspirados, o material geralmente é composto por conteúdo cístico e uma dispersão de células epiteliais biliares de aparência normal.

Carcinoma biliar (colangiocarcinoma) e cistadenocarcinoma biliar

Os carcinomas biliares são tumores hepáticos comuns em gatos e cães e são tipicamente agressivos com metástase. Os carcinomas biliares são estruturas tubulares revestidas por células cuboides ou células epiteliais biliares colunares. Cistadenocarcinomas biliares são semelhantes, mas contêm cistos. As células epiteliais biliares malignas têm citoplasma escasso e podem apresentar atipias, como nucléolos proeminentes e cromatina aglomerada (Figura 44.24). Células em mitose podem ser vistas.

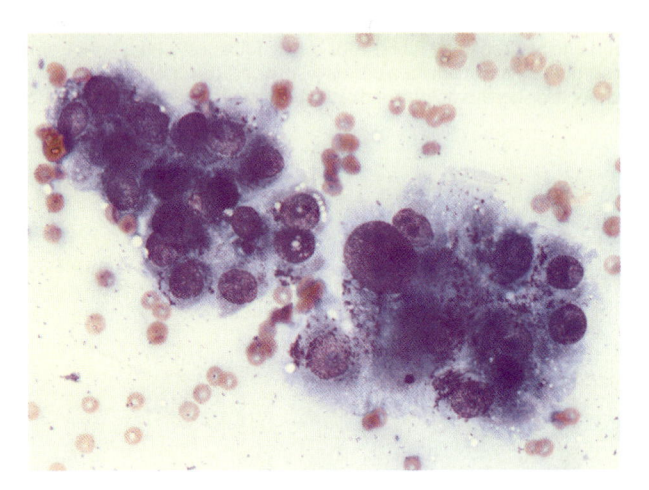

Figura 44.22 Aspirado de fígado de um cão com carcinoma hepatocelular. Observe que as células mantêm algumas características dos hepatócitos, mas muitos critérios de malignidade estão presentes, incluindo anisocariose, nucléolos grandes e múltiplos e anisocitose. Grânulos no citoplasma foram relatados com carcinoma hepatocelular. (Coloração de Wright.)

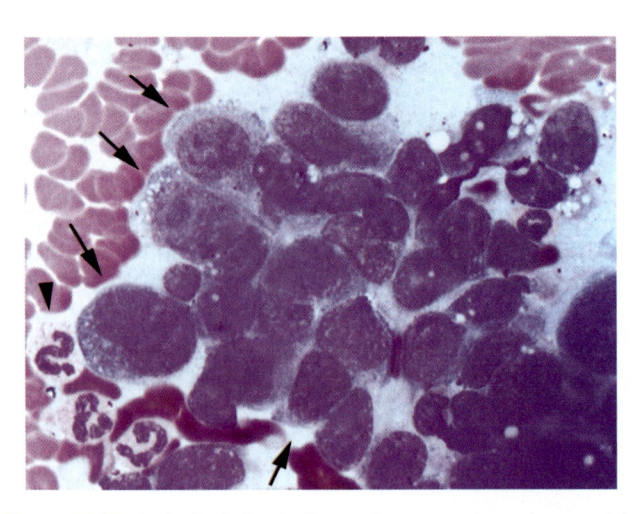

Figura 44.23 Aspirado de fígado de um cão com carcinoma hepatocelular pouco diferenciado no qual as células neoplásicas seriam difíceis de diferenciar de um carcinoma metastático por citologia. Observe as muitas características de malignidade, incluindo alta relação núcleo:citoplasma, múltiplos nucléolos proeminentes e alteração do formato nuclear (*setas*). Alguns neutrófilos estão presentes (*ponta de seta*). (Coloração de Wright.)

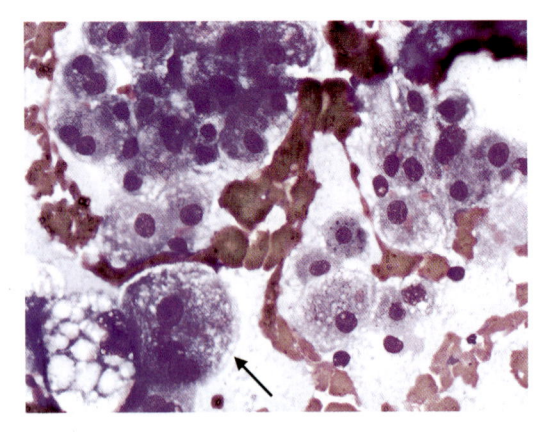

Figura 44.21 Aspirado de fígado de um cão com adenoma hepatocelular. Muitos dos hepatócitos parecem relativamente normais. Características anormais incluem citomegalia, vacuolização aumentada e hepatócitos multinucleados (*seta*). (Coloração de Wright.)

Tumores neuroendócrinos (carcinoides)

Os tumores neuroendócrinos intra-hepáticos geralmente são nodulares ou difusos. Esses tumores são derivados das células APUD (do inglês *amine precursor uptake and decarboxylation* – descarboxilação e captação de precursores de amina) das vias biliares. As células são semelhantes às células de outros tumores neuroendócrinos e geralmente são bastante frágeis; portanto, muitos núcleos nus ou isolados são vistos. As células intactas são pequenas e com núcleos centrais arredondados. A cromatina geralmente é condensada, os nucléolos são indistintos e o citoplasma é moderado a abundante e geralmente de cor pálida. Os vacúolos citoplasmáticos podem estar presentes. A celularidade é geralmente abundante em aspirados desses tumores, e eles são difíceis de diferenciar de tumores endócrinos metastáticos.

Neoplasia metastática

O fígado é um local comum para metástases de tumores, que podem ocorrer como massa única, múltiplas massas ou difusamente por todo o fígado. Esses são brevemente discutidos nas seções seguintes. Os carcinomas metastáticos podem ter origem em qualquer tecido epitelial, incluindo pâncreas, trato gastrintestinal, bexiga, glândulas mamárias etc. O sarcoma metastático mais comum é o hemangiossarcoma do baço. Tumores metastáticos de células redondas incluem linfoma, neoplasia de plasmócitos (geralmente mieloma múltiplo), neoplasia de mastócitos e células histiocíticas malignas (sarcoma histiocítico ou histiocitose maligna).

Carcinoma metastático e tumores neuroendócrinos e endócrinos

Os carcinomas metastáticos são detectados citologicamente pela observação de células epiteliais que não são consistentes com hepatócitos. As células do carcinoma geralmente podem ser reconhecidas pela sua relação célula a célula, e geralmente apresentam características malignas, incluindo tamanho grande, variabilidade no tamanho da célula, variabilidade no tamanho do núcleo, nucléolos proeminentes, citoplasma basofílico e vacúolos citoplasmáticos perinucleares, especialmente em células secretoras (ver Capítulo 40). Em geral, o tecido de origem

não pode ser determinado. Os tumores endócrinos e neuroendócrinos metastáticos aparecem conforme descrito anteriormente.

Sarcomas

Embora os sarcomas possam ter origem no fígado, eles são mais comumente metastáticos. As células do sarcoma são fusiformes com núcleos ovais e nucléolos proeminentes (Figura 44.25). O citoplasma é basofílico e pode estar vacuolizado. Eles podem ser uniformes ou variar em tamanho e formato. Podem não esfoliar tão facilmente quanto as células do carcinoma, mas são facilmente observados em impressões de biopsias cirúrgicas. Essas células não devem ser confundidas com fibroblastos, que podem estar presentes em animais com fibrose hepática. Os hemangiossarcomas são os sarcomas mais comuns e geralmente são metástase de tumores do baço. É possível observar evidência de hemorragia anterior (eritrofagocitose e macrófagos carregados de hemossiderina) e hemácias policromatofílicas, assim como as hemácias de formato anormal (acantócitos) às vezes observadas em esfregaços de sangue de cães com hemangiossarcoma.

Linfoma

O linfoma é uma neoplasia relativamente comum no fígado e geralmente é facilmente diagnosticada por citologia. Os linfócitos neoplásicos geralmente estão distribuídos difusamente entre os hepatócitos de aparência normal (Figuras 44.26 e 44.27). Aspirados de fígado contendo grande número de pequenos linfócitos podem ser mais difíceis de interpretar, pois a população linfoide pode ser representativa de um processo inflamatório ou linfoma de células pequenas. Biopsia cirúrgica e histopatologia, bem como citologia de sangue, medula óssea, linfonodos, imunofenotipagem e reação em cadeia da polimerase (PCR) devem distinguir os dois processos. O linfoma pode ter origem no fígado ou metastatizar em outras áreas. Linfoma de células T que envolve o fígado na ausência de linfadenopatia geralmente é linfoma de células T hepatoesplênicas, que é muito agressivo, ou linfoma de células T hepatocitotrópico (ver Keller et al., 2013 no item "Fígado" em "Leitura sugerida") (Figura 44.28). O linfoma hepatoesplênico também é discutido na seção "Baço" deste capítulo.

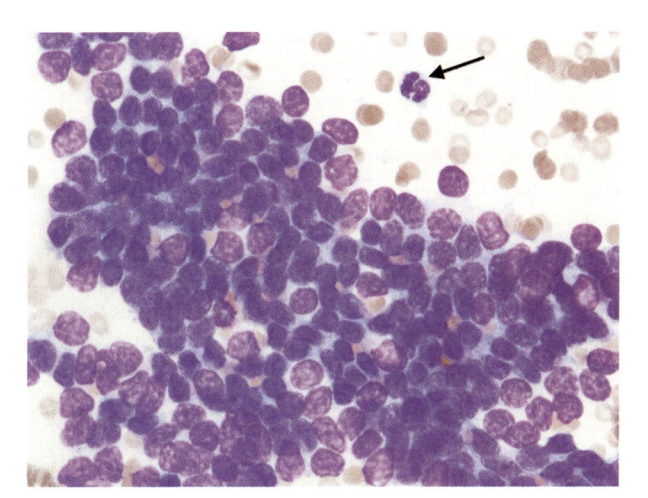

Figura 44.24 Aspirado de fígado de um cão com colangiocarcinoma. Observe o empilhamento celular e leve anisocitose. Um neutrófilo é indicado pela seta, para comparação de tamanho. (Coloração de Wright.)

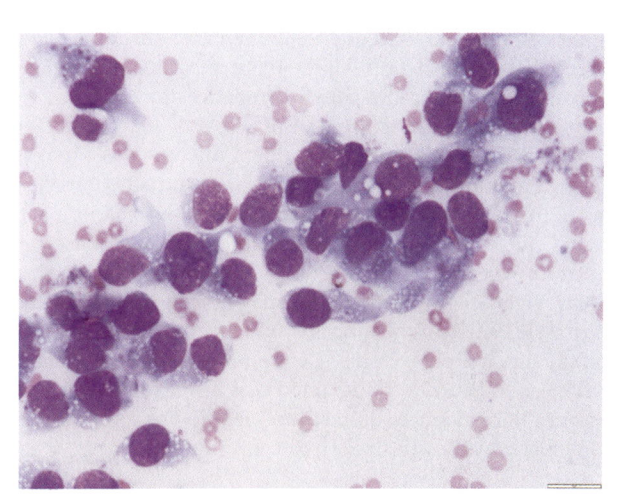

Figura 44.25 Aspirado de fígado de um cão com sarcoma no fígado. Observe as numerosas células fusiformes com vacúolos pontilhados dentro do citoplasma. Não há hepatócitos nesta imagem. (Coloração de Wright.)

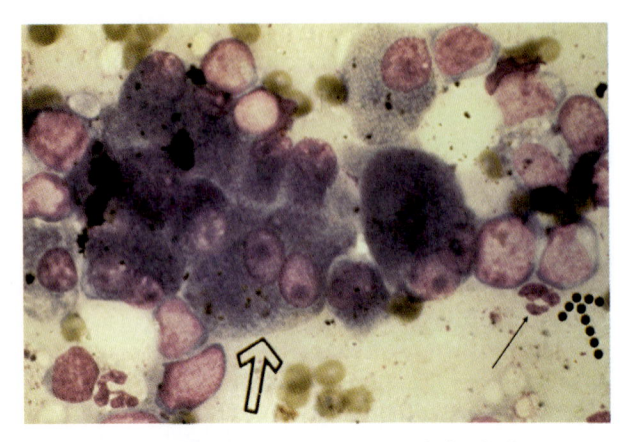

Figura 44.26 Grande magnificação de aspirado de fígado de um cão com linfoma disseminado. Os hepatócitos normais são indicados pela seta vazada, linfoblastos pela seta pontilhada e um neutrófilo para comparação de tamanho pela pequena seta sólida. (Coloração de Wright.)

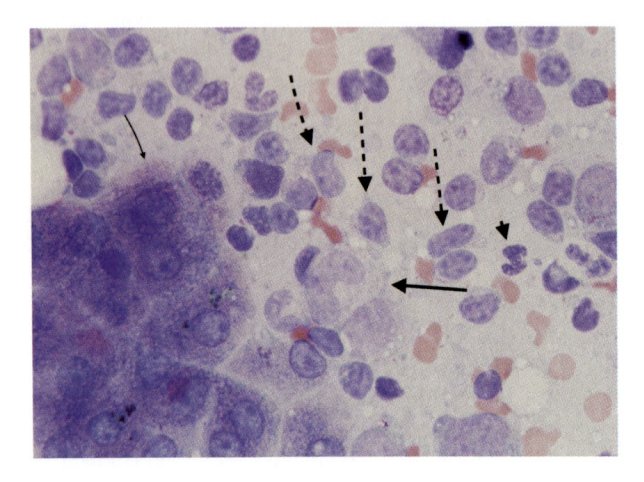

Figura 44.27 Aspirado de fígado de cão com linfoma de linfócitos granulares grandes (células T). Os hepatócitos normais são indicados por uma pequena seta sólida, linfócitos granulares grandes de tamanho pequeno a intermediário, por setas tracejadas, um neutrófilo para comparação de tamanho, por uma ponta de seta, e um provável precursor mieloide, pela grande seta sólida. (Coloração de Wright.)

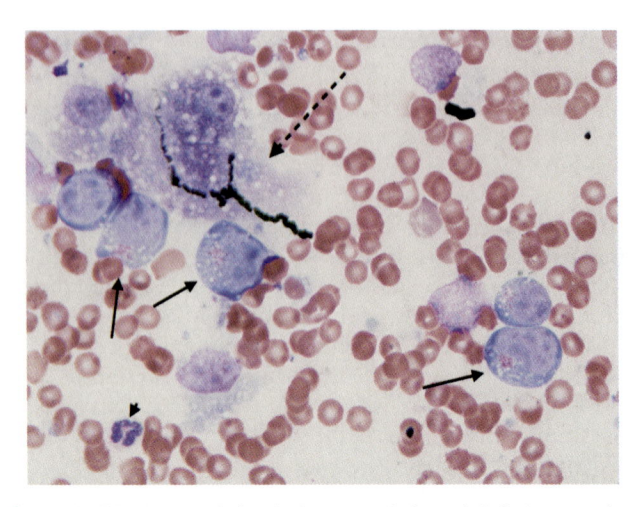

Figura 44.28 Aspirado de fígado de cão com linfoma de linfócitos granulares grandes (células T). Muitas células T imaturas são indicadas por setas. Evidência de estase biliar canalicular ao redor de um hepatócito normal é indicada pela seta tracejada. Observe o neutrófilo (*ponta de seta*) para comparação de tamanho com as células linfoides. (Coloração de Wright.)

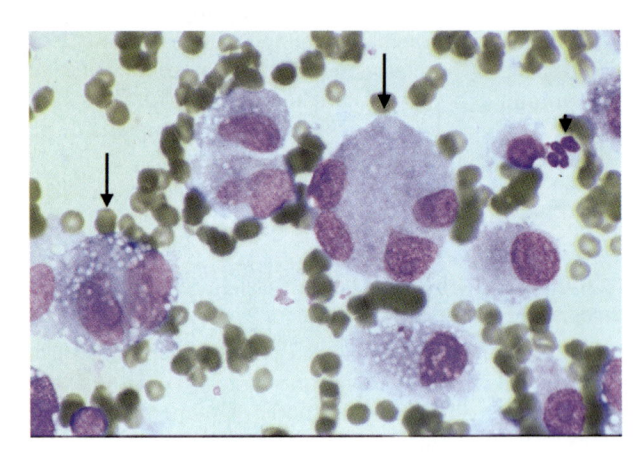

Figura 44.29 Aspirado de fígado de cão com sarcoma histiocítico disseminado. Muitos histiócitos malignos estão presentes. Células multinucleadas são indicadas por setas. Um neutrófilo para comparação de tamanho é indicado por ponta de seta. (Coloração de Wright.)

Sarcoma histiocítico disseminado

Sarcoma histiocítico disseminado, anteriormente referido como histiocitose maligna, é frequentemente caracterizado pela proliferação sistêmica de células grandes, pleomórficas únicas e histiócitos multinucleados com quantidades moderadas de citoplasma vacuolizado levemente basofílico. As células histiocíticas neoplásicas podem parecer muito bem diferenciadas, mas frequentemente apresentam atipia celular acentuada. Características de malignidade incluem anisocitose e anisocariose acentuadas, nucléolos proeminentes, figuras mitóticas bizarras e fagocitose ocasional de hemácias e leucócitos. A presença de células gigantes multinucleadas dá suporte ao diagnóstico (Figura 44.29). O sarcoma histiocítico disseminado é um distúrbio rapidamente progressivo e, em última análise, fatal, que foi descrito em cães adultos, incluindo cães Bernese Mountain; um aumento da incidência do distúrbio também é visto nas raças Golden Retriever e em Golden Retriever de pelo curto.

Doença mieloproliferativa

Células mieloides neoplásicas comumente infiltram o fígado (ver Capítulo 16). Se forem diferenciadas, progranulócitos reconhecíveis pelos grânulos citoplasmáticos rosados ajudam no diagnóstico. Se forem indiferenciadas, podem assemelhar-se a linfoblastos, e a imunofenotipagem pode ser necessária para determinar com precisão o tipo de célula.

Neoplasia de mastócitos

Muitos mastócitos estão presentes no aspirado e/ou mastócitos com características morfológicas atípicas estão presentes. Embora alguns mastócitos possam ser vistos em condições normais no fígado e o aumento do número de mastócitos seja observado em casos de fibrose, o número de mastócitos na neoplasia metastática geralmente aumenta acentuadamente e, muitas vezes, eles aparecem em agregados.

Vesícula biliar

Os aspirados normais da vesícula biliar são caracterizados por material granular e geralmente são acelulares, embora algumas células epiteliais biliares possam ser observadas (Figura 44.30).

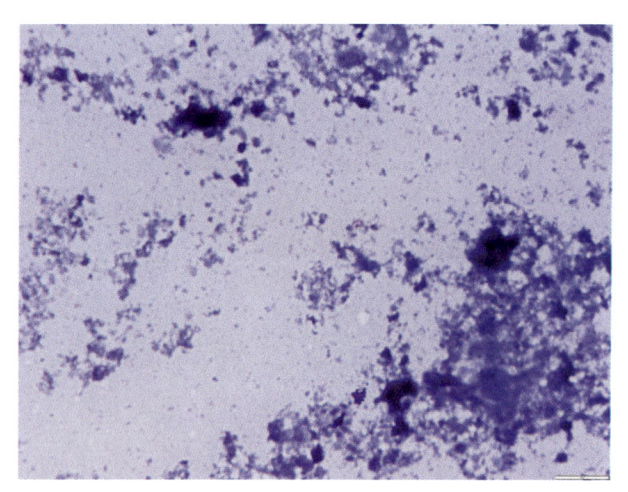

Figura 44.30 Aspirado da bile normal da vesícula biliar de um cão. Observe o material granular amorfo. Nenhuma célula inflamatória ou bactéria está presente. (Coloração de Wright.)

Cristais de bilirrubina podem ser vistos e geralmente têm formato de agulha e coloração marrom-dourado. Na vesícula biliar infectada e/ou inflamada, bactérias podem ser vistas e, às vezes, são identificadas; entretanto, a cultura deve ser realizada para identificação definitiva. As células inflamatórias podem incluir neutrófilos, macrófagos e linfócitos. Ovos de vermes, leveduras e protozoários foram ocasionalmente observados em aspirados. Se a vesícula biliar estiver distendida em razão da obstrução ou a parede estiver necrótica, ruptura de vesícula biliar pode ocorrer durante a aspiração, mas essa complicação é muito rara.

Baço

A citologia aspirativa do baço foi realizada em seres humanos desde pelo menos 1932. Esplenomegalia, a presença de massa ou nódulo esplênico, uma aparência anormal no exame ultrassonográfico e estadiamento de neoplasia multicêntrica – como linfoma ou neoplasia de mastócitos –, são as indicações mais comuns para aspiração do baço. Em um estudo com 370 cães pequenos submetidos à esplenectomia para lesões esplênicas nodulares, 44% das lesões eram benignas e 56% eram neoplásicas, e a presença de hemoabdome foi geralmente associada à malignidade (ver Fernandez et al., 2019 no item "Baço" em "Leitura sugerida"). Em outro estudo com 105 cães com massas esplênicas não rompidas, 70% das lesões eram benignas e 30% eram malignas; a malignidade mais comum era o hemangiossarcoma (ver Cleveland e Casale, 2016 no item "Baço" em "Leitura sugerida").

Tal como acontece com o fígado, uma técnica sem aspiração geralmente é melhor do que técnicas com aspiração. O resultado das técnicas sem aspiração é a menor contaminação sanguínea e maior celularidade. Também, a exemplo do fígado, se o diagnóstico depender da arquitetura, a citologia não é diagnóstica.

Na maioria dos estudos, os diagnósticos citológicos correlacionaram-se razoavelmente bem com diagnósticos histológicos. As complicações são raras, mesmo em pacientes trombocitopênicos.

Normal

As amostras do baço normal geralmente contêm uma grande quantidade de sangue, já que uma das funções do baço é armazenar sangue. Contudo, a presença de sangue não deve ser considerada diagnóstica de baço normal, uma vez que o sangue também pode ser aspirado de tumores, hematomas e baços congestos. As células nucleadas são principalmente células linfoides, a maioria das quais consiste em linfócitos pequenos. Um número pequeno de células linfoides é intermediário ou grande com nucléolos (ver Capítulo 45 para diretrizes para dimensionamento de células linfoides). Muitos mastócitos bem diferenciados podem estar presentes, bem como um pequeno número de plasmócitos e células precursoras hematopoéticas. Tecido estromal esplênico está comumente presente, consistindo em células mesenquimais pequenas uniformes (em formato de fuso). Muitos macrófagos contendo hemossiderina podem também ser vistos.

Lesões não neoplásicas do baço

Os diagnósticos citológicos não neoplásicos do baço podem incluir hiperplasia esplênica, inflamação, HEM e hemossiderose.

Hiperplasia esplênica

A hiperplasia esplênica pode ser nodular ou difusa e é uma proliferação dos componentes normais do baço em resposta a estimulação antigênica, inflamação ou neoplasia. Hiperplasia pode envolver elementos estromais e macrófagos ou consiste principalmente em hiperplasia linfoide com aumentos em células linfoides imaturas e plasmócitos. A celularidade geralmente é alta (Figura 44.31). O aumento da concentração de plasmócitos esplênicos pode ser acentuado em algumas doenças associadas com estimulação antigênica crônica (Figura 44.32). Nódulos linfoides esplênicos em cães são tipicamente classificados como linfomas indolentes (linfoma de zona marginal [LZM] e linfoma de manto celular [LMC], que são discutidos na seção sobre linfoma adiante) ou hiperplasia linfoide nodular. Hiperplasia esplênica envolvendo o componente linfoide pode ser difícil de distinguir de neoplasia linfoide ou de plasmócitos; neste caso, citometria de fluxo ou PCR para rearranjo de receptor de antígeno (PARR) geralmente é útil (ver Capítulo 14).

Hiperplasia macrofágica (histiocítica) pode ser observada em associação com o aumento da fagocitose de hemácias anormais, em virtude da doença imunomediada, formação de corpúsculos de Heinz ou presença de microrganismos dentro ou

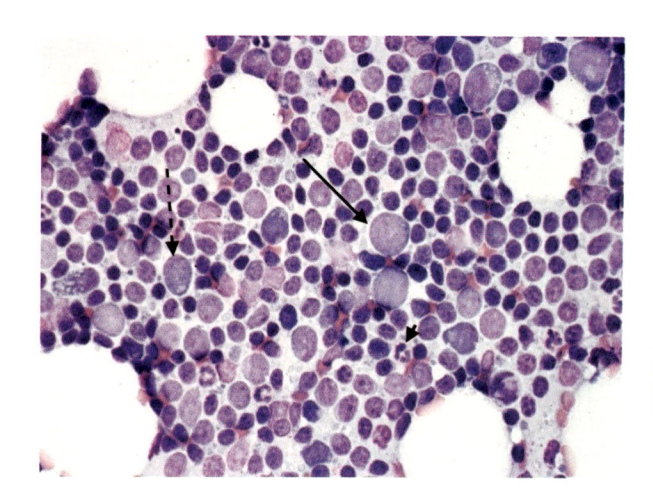

Figura 44.31 Aspirado de baço com hiperplasia linfoide. A maioria das células consiste em linfócitos pequenos. Uma célula linfoide grande imatura é indicada pela seta. Uma célula plasmática imatura é indicada pela seta tracejada e neutrófilos para comparação de tamanho são indicados pela ponta de seta. (Coloração de Wright.)

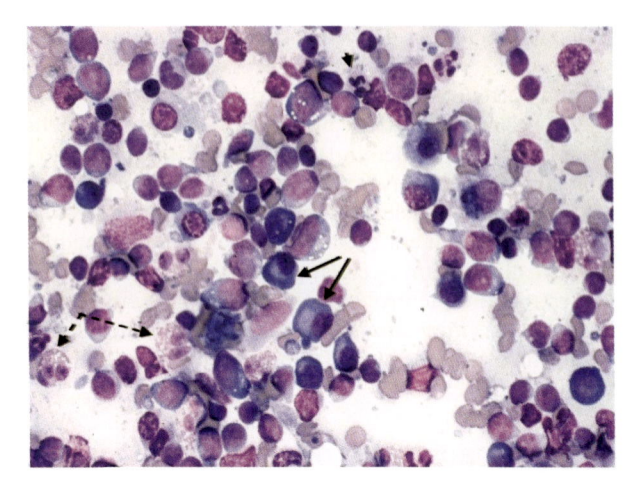

Figura 44.32 Aspirado de baço de um cão com evidência de presença de estimulação antigênica. Plasmócitos de aparência normal estão em maior número (*setas*). Observe também os muitos eosinófilos (*setas tracejadas*). Um neutrófilo é indicado por uma ponta de seta. A maioria das células consiste em linfócitos pequenos de aparência normal. (Coloração de Wright.)

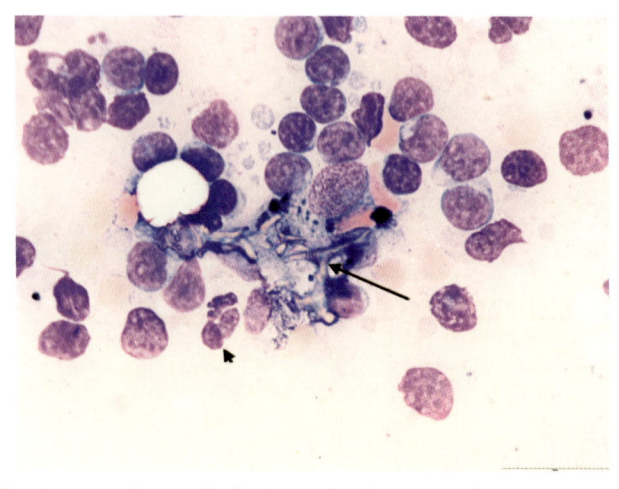

Figura 44.33 Corpúsculo de Gamna-Gandy em aspirado esplênico (*seta*). Observe o aspecto septado ramificado, possibilitando confundir o complexo cálcio-ferro com uma hifa fúngica. A maioria das células é de linfócitos pequenos de aparência normal. Neutrófilos indicados pela ponta de seta. (Coloração de Wright. *Fonte*: cortesia da Dra. Christina Jeffries, Colorado State University.)

sobre as hemácias. Síndrome hemofagocítica, um distúrbio proliferativo histiocítico benigno que pode ocorrer em resposta a inflamação ou neoplasia, afeta principalmente a medula óssea, mas também pode envolver o baço, resultando em aumento de macrófagos. Com qualquer tipo de hiperplasia histiocítica, muitos macrófagos contendo hemácias e hemossiderina são geralmente observados.

Inflamação (esplenite)

Tal como acontece com outros órgãos e tecidos, a inflamação pode ser neutrofílica, macrofágica, eosinofílica, linfocítica, plasmocítica ou mista, e ser séptica ou não séptica. Exemplos de microrganismos infecciosos que podem resultar em esplenite incluem fungos e leveduras como *Cryptococcus* spp., *Candida albicans*, *Aspergillus* spp. e *Penicillium* spp. Protozoários que foram relatados no baço incluem *Neospora caninum*, *Hepatozoon canis*, *Leishmania* spp., *Trypanosoma cruzi* e *Cytauxzoon felis*. As bactérias relatadas incluem microrganismos que causam antraz (*Bacillus anthracis*), listeriose (*Listeria monocytogenes*), tuberculose (*Mycobacterium* spp.), salmonelose e tularemia. *Neorickettsia helminthoeca* e *Stellanchasmus falcatus* são organismos neorriquetsiais que podem causar lesões granulomatosas ou esplenite linfoplasmocítica (ver Capítulos 39 e 45).

Hemossiderose e nódulos sideróticos

Hemossiderose, o aumento da quantidade de ferro na forma de hemossiderina, pode ocorrer no baço resultante do excesso de eritrofagocitose associada à anemia hemolítica e com hemorragia localizada. Placas e nódulos sideróticos têm sido associados a traumatismos, neoplasias e idade avançada. Os aspirados de nódulos contêm macrófagos, geralmente contendo hemossiderina, bem como linfócitos e precursores hematopoéticos. Corpúsculos de Gamna-Gandy – complexos cálcio-ferro – podem ser vistos em áreas de hemorragia (ver Ryseff et al., 2014 no item "Baço" em "Leitura sugerida"). Esses complexos podem ser confundidos com hifas fúngicas ou outros materiais estranhos em virtude da formação de estruturas ramificadas de coloração negativa com divisões septais ao longo dos ramos (Figura 44.33). As colorações para ferro ou cálcio são úteis em sua identificação.

Hematopoese extramedular

Alguns precursores hematopoéticos, incluindo megacariócitos, podem ser vistos em aspirados esplênicos normais. Quando a HEM é aumentada, muitas vezes resultante de hipoxia relacionada à anemia, ela pode ser difusa ou nodular, e os precursores eritroides geralmente predominam. Os precursores hematopoéticos parecem idênticos aos encontrados na medula óssea (ver Capítulo 15).

Neoplasia esplênica

A neoplasia no baço pode ser primária ou metastática. Tumores de células redondas, como linfoma, neoplasia de plasmócitos (Figuras 44.34 e 44.35) e neoplasia de mastócitos, carcinomas, tumores neuroendócrinos e sarcomas podem metastatizar para o baço (Figura 44.36). Tipos mais comuns de neoplasia esplênica são discutidas na seção seguinte.

Linfoma

O linfoma esplênico pode ser primário (surgindo e confinado ao baço) ou secundário (envolvimento esplênico como parte de doença multicêntrica) e é relativamente comum em cães e gatos. O linfoma multicêntrico também é discutido nos Capítulos 40 e 45. Tal como acontece com os gânglios linfáticos, aspirados de baço com linfoma geralmente têm mais de 40 a 50% de células linfoides grandes contendo nucléolos, embora linfomas de células pequenas também possam ocorrer no baço. Três tipos de linfoma esplênico primário foram descritos em cães. Dois são linfomas indolentes de células B e o terceiro é o linfoma hepatoesplênico de células T; LZM esplênico, LMC e linfoma hepatoesplênico são descritos brevemente a seguir.

LZM esplênico (LZME) é uma forma incomum de linfoma e é um dos três subtipos de LZM (os outros são LZM nodal e associado à mucosa). LZME é um linfoma de células B pequenas indolente, caracterizado por infiltração esplênica e envolvimento da medula óssea e pouco ou nenhum envolvimento de linfonodo. A maioria dos casos de LZM esplênico é de lesões esplênicas solitárias identificadas no exame ultrassonográfico abdominal de rotina.

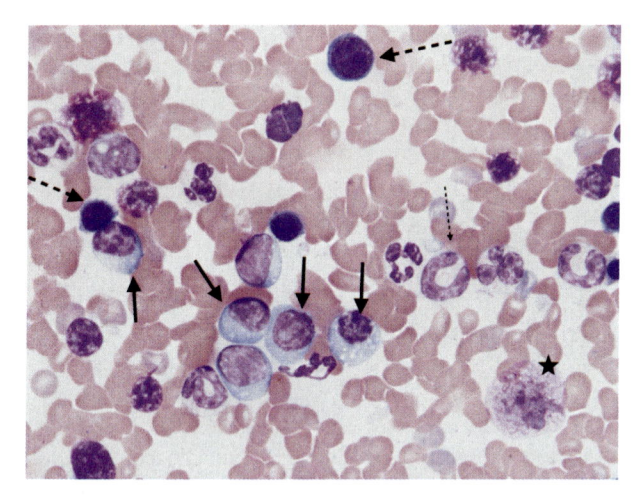

Figura 44.34 Aspirado do baço de um furão doméstico. Muitos plasmócitos estão presentes, indicados por setas. Embora os plasmócitos pareçam moderadamente bem diferenciados, o furão apresentava mieloma múltiplo disseminado. A hematopoese extramedular também está presente. Setas grandes tracejadas indicam precursores de hemácias e uma seta tracejada pequena indica um bastonete. Um núcleo quebrado está presente (*asterisco*). (Coloração de Wright.)

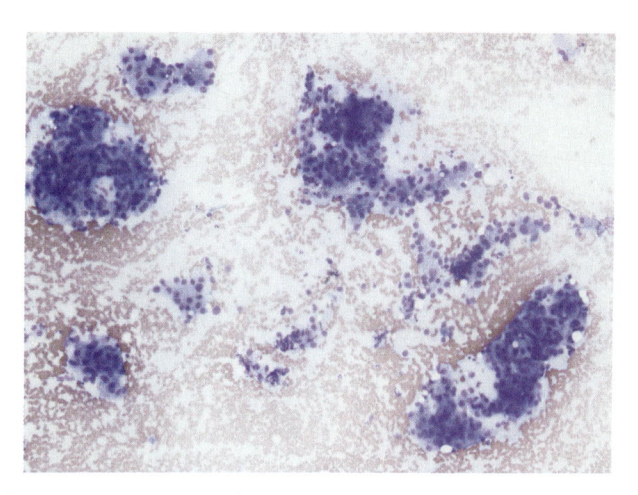

Figura 44.36 Aspirado esplênico em um cão com adenocarcinoma metastático de glândula apócrina do saco anal. Observe as células abundantes razoavelmente uniformes e coesas. Nenhum componente normal do baço está presente. (Coloração de Wright.)

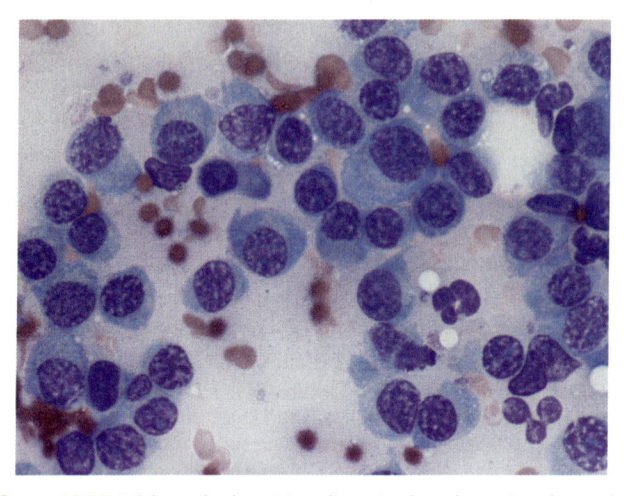

Figura 44.35 Mieloma de plasmócitos disseminado no baço. São observados muitos plasmócitos pouco diferenciados. (Coloração de Wright.)

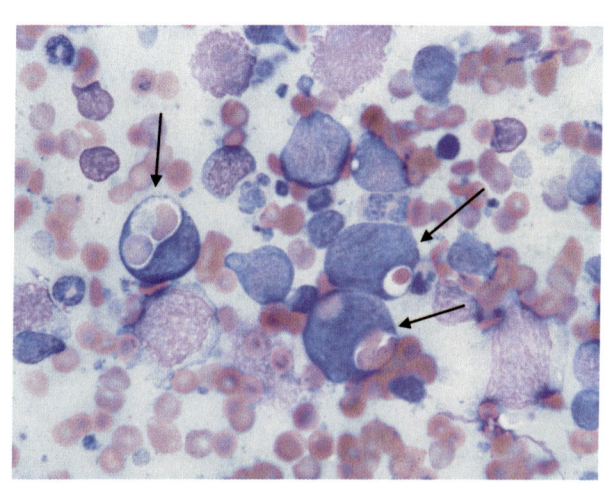

Figura 44.37 Aspirado do baço de um ouriço com linfoma. As células linfoides neoplásicas apresentam hemácias fagocitadas (*setas*). (Coloração de Wright.)

Hemangioma e hemangiossarcoma

Hemangioma e hemangiossarcoma são tumores de tecido conjuntivo que têm origem na vasculatura (ver Capítulo 40). Eles são relativamente comuns em cães, especialmente de raças grandes, e são o tumor esplênico primário mais comum em cães; eles são relativamente raros em gatos. O baço é um local comum de ocorrência em cães; em um estudo com 370 cães de raças pequenas, 27% das lesões esplênicas eram hemangiossarcomas (ver Fernandez et al., 2019 no item "Baço" em "Leitura sugerida"). Hemangiomas são significativamente menos comuns em cães e, também, são incomuns em gatos. Ruptura de hemangiossarcoma pode ocorrer com a aspiração, mas é bastante incomum. Como grandes áreas do tumor estão preenchidas com sangue, normalmente só se vê sangue em aspirados de hemangiossarcomas, o que torna difícil distinguir as lesões entre hematomas ou hemangiomas. Evidência de hemorragia anterior (eritrofagocitose e hemossiderina) frequentemente está presente. Células de hemangiossarcoma são ocasionalmente aspiradas e geralmente são fusiformes e costumam apresentar características de malignidade (Figura 44.38). Não é possível, com base apenas na citologia, diferenciar definitivamente células de hemangiossarcoma daquelas de outros tipos de sarcomas que podem ter metástase no baço (Figura 44.39).

LCM é um linfoma indolente de células B que é muito raro em cães, compreendendo aproximadamente 1% de todos os casos de linfoma. O LCM afeta principalmente o baço, com envolvimento ocasional de linfonodos viscerais. Envolvimento de linfonodos periféricos é mínimo, se houver, e o envolvimento da medula óssea é muito incomum. As células do manto estão no manguito que envolve os folículos linfoides do baço. As células neoplásicas variam de pequenas a tamanho intermediário e com pequena quantidade de citoplasma e nucléolo imperceptível. Para ambos os tipos de linfoma de células B indolentes, o prognóstico é bom após esplenectomia se a doença estiver confinada ao baço. A quimioterapia pode não melhorar a sobrevivência.

O linfoma hepatoesplênico de células T foi descrito em humanos e raramente em cães, gatos e cavalos. As células linfoides neoplásicas são intermediárias a grandes, com quantidade moderada de citoplasma azul-claro, grânulos citoplasmáticos rosa a magenta e nucléolos proeminentes. Linfonodos periféricos não estão envolvidos. O curso clínico é agressivo e a resposta à terapia é ruim. Células linfoides neoplásicas ocasionalmente são fagocíticas (Figura 44.37).

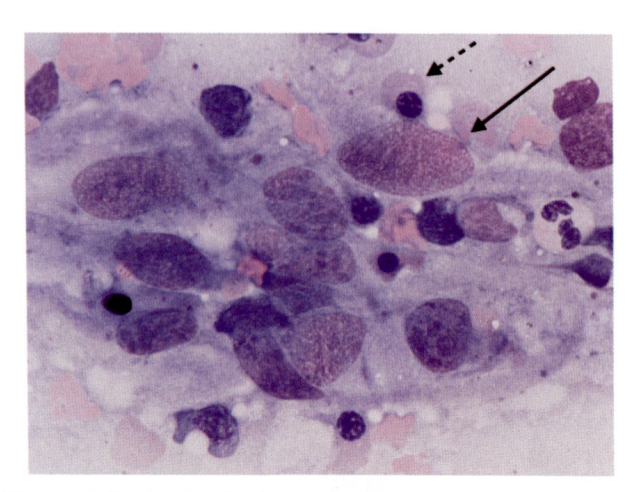

Figura 44.38 Grande magnificação de aspirado esplênico de um cão com hemangiossarcoma. Observe as grandes células fusiformes do sarcoma (*seta*) que exibem vários critérios de malignidade, incluindo moldagem nuclear e múltiplos nucléolos proeminentes. A hematopoese extramedular é evidenciada pela presença de múltiplos precursores eritroides. Um metarrubrícito é indicado pela seta tracejada. (Coloração de Wright.)

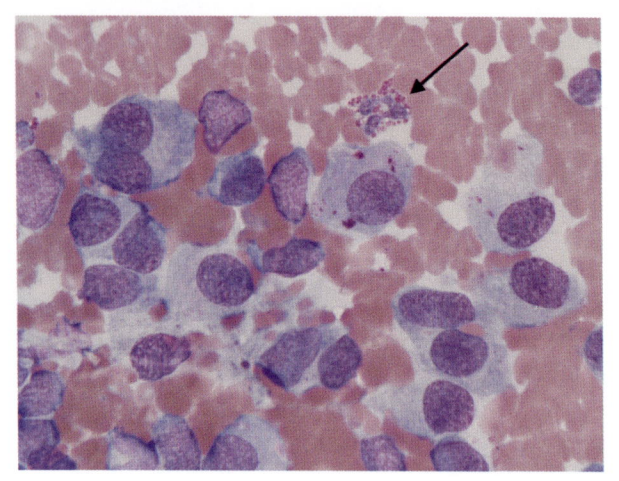

Figura 44.39 Aspirado esplênico de um cão com osteossarcoma metastático. Observe as grandes células fusiformes, algumas das quais com coloração rosa de glicosaminoglicanos no citoplasma. Um eosinófilo é indicado pela seta, para comparação de tamanho. (Coloração de Wright.)

Neoplasia de mastócitos esplênicos

Os mastocitomas são a doença esplênica mais comum em gatos. A neoplasia de mastócitos do baço é muito menos comum em cães. Os mastócitos são células redondas e discretas com muitos grânulos citoplasmáticos azul-escuros a roxos (Figura 44.40). Os mastócitos anaplásicos tendem a ter menos grânulos. No entanto, ocasionalmente, os grânulos de mastócitos não se coram com o corante rápido de Romanowsky, e essas células mal coradas (Figura 44.41) não devem ser confundidas com mastócitos anaplásicos. Como os mastócitos podem ser encontrados em baços normais, e números aumentados podem ser observados com hiperplasia reativa, mastocitose benigna pode ser difícil de diferenciar de neoplasia de mastócitos. Mastocitomas também são discutidos nos Capítulos 40 e 41.

Sarcoma histiocítico

O sarcoma histiocítico é classificado em três formas: localizado, disseminado e sarcoma histiocítico hemofagocítico. Sarcoma

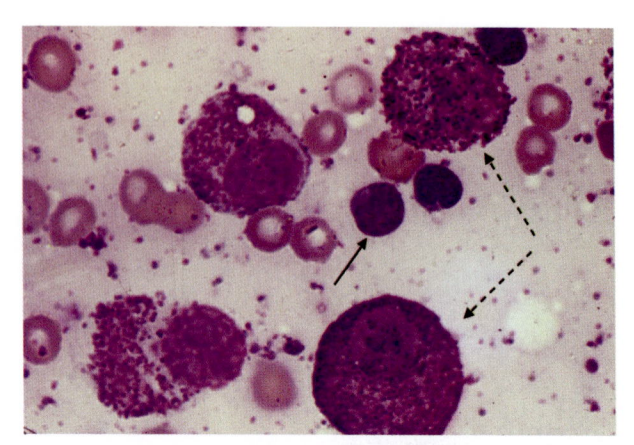

Figura 44.40 Aspirado esplênico de cão com mastócitos neoplásicos metastáticos. Os mastócitos são indicados por setas tracejadas e o pequeno linfócito de aparência normal, pela seta. Observe os muitos mastócitos livres e grânulos de mastócitos rompidos ao fundo. (Coloração de Wright.)

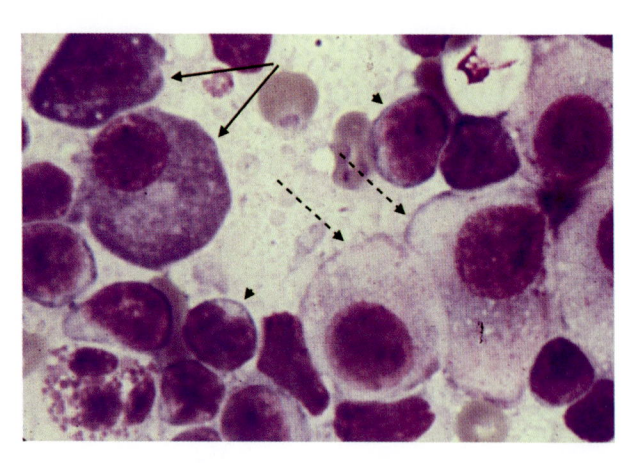

Figura 44.41 Tumor de mastócitos corado com uma coloração rápida de Romanowsky (Diff-Quik™). Mastócitos com coloração fraca são indicados por setas tracejadas, plasmócitos por setas e pequenos linfócitos normais por pontas de seta. (Coloração de Wright.)

histiocítico localizado surge de células dendríticas e se apresenta como lesões discretas em um tecido, como o baço, pele, gânglios linfonodos, articulações, pulmão e medula óssea. O sarcoma histiocítico disseminado, anteriormente referido como histiocitose maligna, também surge principalmente de células dendríticas e é caracterizado por doença multicêntrica. O histiossarcoma hemofagocítico é agressivo, surge principalmente de macrófagos esplênicos ou da medula óssea e é caracterizado por macrófagos neoplásicos que apresentam eritrofagocitose. O sarcoma histiocítico esplênico pode ser qualquer um dos três subtipos. O envolvimento esplênico geralmente é caracterizado por esplenomegalia acentuada, muitas vezes com numerosos nódulos coalescentes. A descrição citológica de histiócitos malignos é discutida neste capítulo em "Fígado" e também nos Capítulos 40 e 45. Se localizado no baço, esplenectomia é indicada e o tempo de sobrevivência pode ser superior a 1 ano.

Mielolipoma

Os mielolipomas são tumores benignos raros compostos de tecido adiposo e células hematopoéticas normais. Os aspirados consistem em adipócitos bem diferenciados e precursores hematopoéticos de aparência normal.

Rim

Tal como acontece com outros órgãos, a citologia não é útil se a arquitetura for necessária para fazer um diagnóstico. Suspeita de necrose, inflamação e neoplasia do rim são indicações para citologia. A citologia renal é particularmente útil para diagnosticar o linfoma. Embora lesões difusas possam ser aspiradas sem orientação por ultrassom, recomenda-se aspiração guiada por ultrassom para lesões focais e para evitar perfurações de vasos sanguíneos importantes. A técnica detalhada é discutida em outras publicações (ver Borjesson, 2003 e McAloney e Sharkey, 2021 no item "Rim" em "Leitura sugerida"). Uma excelente revisão da citologia do trato urinário foi publicada por Wycislo e Piech, 2019 (ver no item "Rim" em "Leitura sugerida").

Normal

Tal como acontece com outros tecidos, é necessário reconhecer as características citológicas normais para reconhecer anormalidades. As células principais observadas em amostras citológicas renais são células epiteliais tubulares renais, que esfoliam individualmente ou em pequenos grupos. As células são uniformes, redondas a poligonais, com citoplasma abundante levemente basofílico. Grânulos azul-escuros a pretos podem ser vistos ocasionalmente no citoplasma, consistente com células da alça descendente de Henle ou túbulos distais (Figura 44.42). Em gatos, o citoplasma geralmente contém vacúolos lipídicos claros (Figura 44.43). Ocasionalmente, tufos glomerulares são aspirados.

Inflamação

As lesões inflamatórias nos rins são semelhantes às descritas para outros tecidos. Agentes infecciosos como bactérias, leveduras e fungos geralmente podem ser identificados com precisão. Toxicose renal causada por etilenoglicol e melamina oriundos de alimentos contaminados para animais de estimação foi identificada pelos cristais característicos nos aspirados. Cristais de oxalato de cálcio geralmente são a forma mono-hidratada, que é alongada com bordas afiadas (ver Capítulo 24).

Neoplasia renal

As neoplasias renais geralmente se originam fora do rim e metastatizam ou estendem-se para o rim. Carcinomas, sarcomas e

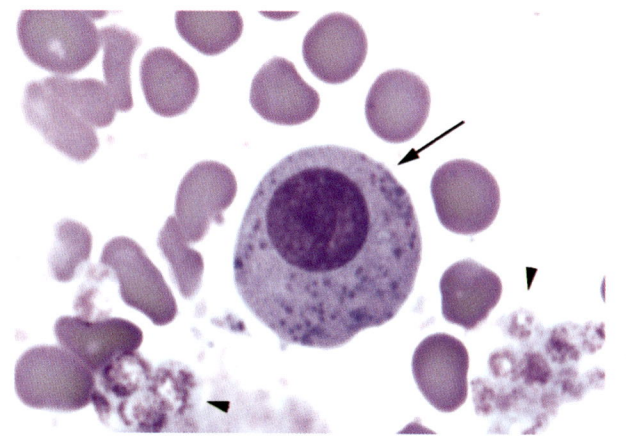

Figura 44.42 Grande magnificação de uma célula epitelial renal normal com grânulos no citoplasma, provavelmente da alça de Henle ou do túbulo distal (*seta*). Aglomerados de plaquetas por contaminação sanguínea são indicados por pontas de seta. (Coloração de Wright.)

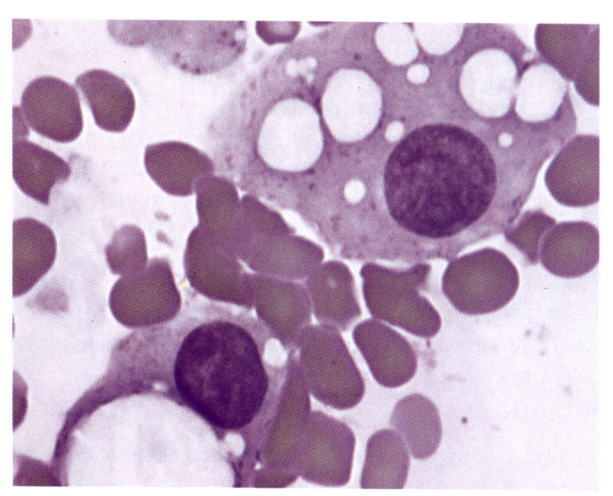

Figura 44.43 Grande magnificação de uma célula epitelial renal normal de um gato mostrando os vacúolos lipídicos, comuns dentro do citoplasma. (Coloração de Wright.)

nefroblastomas podem ter origem no rim. As células do nefroblastoma foram descritas como grandes, redondas, às vezes coesas com citoplasma basofílico escasso a moderado, com núcleos redondos e matriz associada. Em um caso, a coesão, a presença de matriz e a ausência de fragmentos de citoplasma as diferenciaram das células linfoides neoplásicas (ver Michael et al., 2013 no item "Rim" em "Leitura sugerida"). No entanto, outros relatos mostram aspirações que poderiam ser facilmente confundidas com linfoma (ver Wycislo e Piech, 2019 no item "Rim" em "Leitura sugerida"). Os tumores metastáticos incluem linfoma, melanoma e hemangiossarcoma. As características citológicas desses tipos de tumores são descritas no Capítulo 40.

Pâncreas

A doença pancreática é difícil de diagnosticar definitivamente por avaliação laboratorial ou imagem. A citologia mostrou ser uma ferramenta de diagnóstico segura e razoavelmente eficaz. Indicações incluem achados clínicos e de imagem que sugerem a possibilidade de doença pancreática, bem como lesões nodulares que podem ser decorrentes de hiperplasia ou neoplasia. A técnica de aspiração é semelhante à descrita para o fígado, embora alguns autores recomendem o uso de uma agulha de menor calibre para minimizar o traumatismo. Várias amostras devem ser coletadas de diferentes localizações. É relatado que as células pancreáticas esfoliam menos facilmente do que aquelas de outros órgãos, como o fígado. Complicações são supostamente raras em comparação com a biopsia pancreática cirúrgica.

Normal

O pâncreas exócrino é composto por tecido acinar e ductos que drenam os ácinos. O pâncreas endócrino é composto por ilhotas no pâncreas exócrino; as células dentro das ilhotas são morfologicamente semelhantes, embora tenham funções variadas. Amostras citológicas de tecido pancreático normal têm baixa celularidade e consistem em células epiteliais que aparecem em aglomerados. Eles têm uma quantidade moderada de citoplasma azul-claro que contém finos grânulos rosados, um núcleo redondo e um único nucléolo proeminente, semelhante ao dos hepatócitos, embora as células tenham um pouco menos citoplasma que os hepatócitos (Figuras 44.44 e 44.45).

Necrose e inflamação

O tecido pancreático necrótico aparece como restos amorfos basófilos, semelhante a outros tipos de tecido necrótico. Mineralização do tecido necrótico é comumente vista e aparece como material cristalino redondo, pequeno, refrátil e incolor.

A inflamação pancreática é como a inflamação em outro lugar, e geralmente é classificada como aguda ou crônica. A inflamação aguda geralmente é neutrofílica e a inflamação crônica é tipicamente mista ou linfocítica. Inflamação granulomatosa é incomum. A inflamação é tipicamente asséptica, embora bactérias possam ser observadas em associação com abscessos pancreáticos.

Neoplasia

A neoplasia benigna é rara. O tumor pancreático maligno mais comum é o carcinoma acinar, embora carcinoma ductal também ocorra. Características malignas típicas de neoplasia de células epiteliais são observadas (ver Capítulo 40). Linfoma de pâncreas raramente foi relatado. O insulinoma é o tumor mais comum do pâncreas endócrino. Características citológicas são as de qualquer tumor endócrino e incluem muitos núcleos redondos livres e células relativamente uniformes com citoplasma escasso a moderado que pode conter células eosinofílicas com grânulos finos (Figuras 44.46 e 44.47).

Glândula adrenal

As glândulas adrenais estão localizadas perto de cada rim e são compostas pela medula e pelo córtex. Células neuroendócrinas da medula produzem catecolaminas (epinefrina e norepinefrina). O córtex é composto pela glomerulosa, em que a aldosterona é produzida, e a fasciculada e reticular, em que o cortisol e os hormônios sexuais são produzidos. A indicação mais comum para citologia da glândula adrenal é a detecção de massa adrenal por meio de diagnóstico por imagem, como ultrassonografia, tomografia computadorizada ou imagem de ressonância magnética. Em um estudo de 50 casos caninos identificados por imagem nos quais a citologia da glândula adrenal foi realizada, a análise citológica foi conclusiva em 77% e inconclusiva em 23%, e a

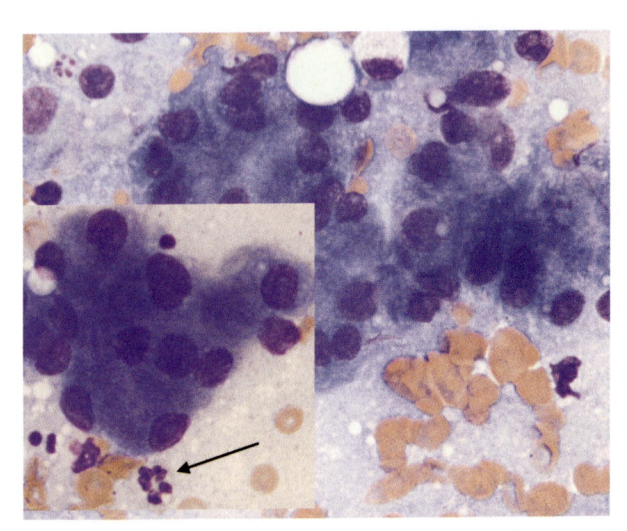

Figura 44.44 Aspirado do pâncreas mostrando células epiteliais. O detalhe, no canto inferior esquerdo, mostra um aspirado semelhante com um neutrófilo (*seta*) para comparação de tamanho. (Coloração de Wright.)

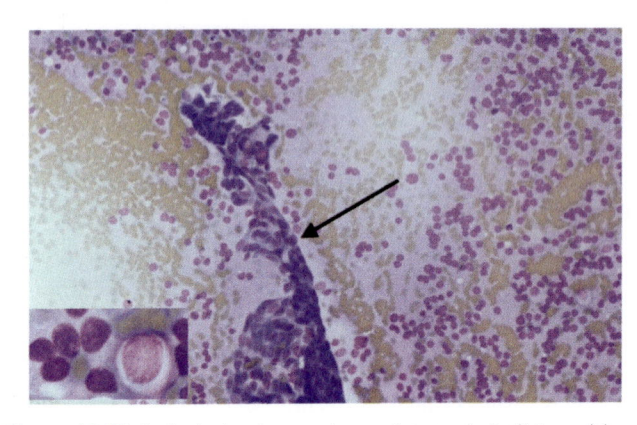

Figura 44.46 Aspirado do pâncreas de um cão com sinais clínicos e laboratoriais compatíveis com insulinoma. O detalhe no canto inferior esquerdo mostra a ampliação maior. Observe a camada de células mesoteliais no centro do campo (*seta*). (Coloração de Wright.)

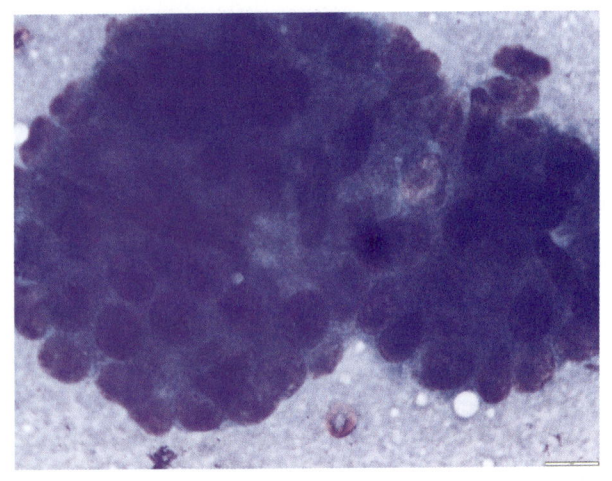

Figura 44.45 Aspirado de nódulo pancreático de um Buldogue Inglês de 12 anos. As células parecem muito bem diferenciadas, mas o aspirado era altamente celular com empilhamento e aumento da proporção núcleo:citoplasma, sugerindo um possível carcinoma bem diferenciado. Outros diferenciais foram neoplasia benigna e hiperplasia. A histopatologia não foi realizada. (Coloração de Wright.)

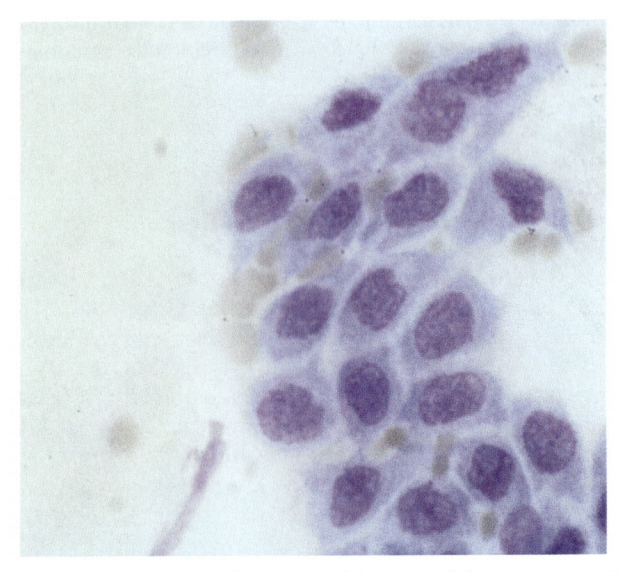

Figura 44.47 Maior magnificação das células mesoteliais que são mostradas na Figura 44.46. Estas são, por vezes, confundidas erroneamente com células de carcinoma ou sarcoma ou fibroplasia. (Coloração de Wright.)

taxa de complicações foi muito baixa, sendo a hemorragia a complicação mais comum. Os diagnósticos incluíram feocromocitoma (56%), carcinoma (14%), adenoma (12%), hiperplasia (7%), HEM (5%) e inflamação granulomatosa de um corpo estranho em migração (2%) (ver Pey et al., 2020 no item "Glândula adrenal" em "Leitura sugerida").

Normal

As células corticais têm citoplasma abundante, levemente basofílico, contendo vacúolos lipídicos claros e um núcleo central redondo. As células da medula têm uma aparência neuroendócrina típica característica, com uma pequena quantidade de citoplasma levemente basofílico e núcleo central redondo. Como outras células neuroendócrinas, elas perdem facilmente seu citoplasma e ficam com núcleos desnudos dispostos em fileiras ou rosetas.

Inflamação (adrenalite)

A destruição imunomediada da glândula adrenal está associada com inflamação linfocítica ou plasmocítica que resulta em hipoadrenocorticismo, frequentemente em cães jovens (ver Parte 7, Casos 108 e 109). Os linfócitos mostraram ser células T CD4+ (ver Friedenberg et al., 2018 no item "Glândula Adrenal" em "Leitura sugerida"). Embora fosse teoricamente possível diagnosticar a presença de inflamação linfocítica por citologia, esses casos, em sua maioria, apresentam-se em razão de sinais clínicos e laboratoriais associados ao hipoadrenocorticismo, e são diagnosticados em definitivo pela concentração basal de cortisol e um teste de estimulação do hormônio adrenocorticotrófico (ACTH) (ver Capítulo 33).

A inflamação neutrofílica e macrofágica também pode ocorrer nas glândulas adrenais, geralmente resultantes de bactérias (incluindo micobactérias), fungos e protozoários. A maioria dos microrganismos observados em amostras citológicas foi relatada em seres humanos, em vez de animais domésticos. Infiltração eosinofílica da glândula adrenal foi relatada em gatos com síndrome hipereosinofílica.

Neoplasia

A neoplasia adrenal primária é comum em cães e furões e é relativamente incomum em gatos. Mostrou-se que a gonadectomia induz tumores adrenocorticais produtores de esteroides sexuais em furões domésticos. Neoplasias do córtex (tumores adrenocorticais) são adenomas ou carcinomas, e neoplasias da medula são denominadas feocromocitomas, um tipo de tumor neuroendócrino. Muitos tumores adrenais são funcionalmente ativos. Tumores adrenocorticais em cães geralmente secretam cortisol e resultam em hiperadrenocorticismo. Tumores adrenocorticais em gatos podem causar hiperadrenocorticismo ou hiperaldosteronismo. Os feocromocitomas da medula produzem catecolaminas; os sinais clínicos incluem hipertensão e taquicardia (ver Capítulo 33). As células das neoplasias do córtex (Figura 44.48) e medula parecem semelhantes àquelas nas glândulas suprarrenais normais e foram descritas anteriormente. Geralmente é fácil determinar se o tumor é de origem cortical ou medular por citologia; contudo, uma vez que as células não apresentam muita atipia, tecido benigno ou hiperplásico, geralmente não pode ser diferenciado de neoplasias malignas por citologia (ver Bertazzolo et al., 2014 no item "Glândula adrenal" em "Leitura sugerida"). HEM, às vezes, é vista em associação com neoplasias adrenocorticais e é relatada

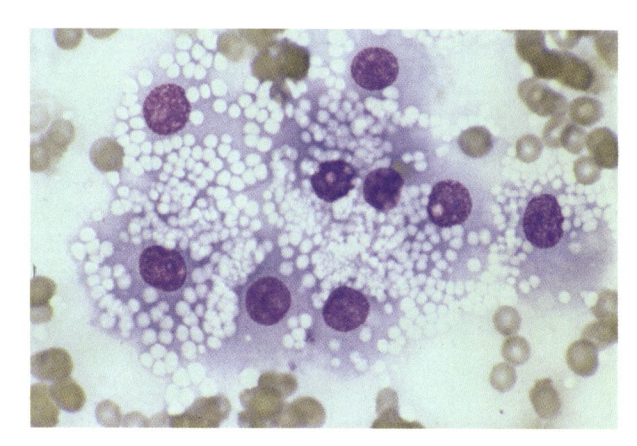

Figura 44.48 Aspirado da glândula adrenal de um cão com tumor adrenocortical e evidência laboratorial de síndrome de Cushing. Observe os muitos vacúolos discretos dentro do citoplasma. (Coloração de Wright.)

como sendo mais comum em associação com adenomas do que com carcinomas. Outras neoplasias adrenais primárias raras incluem mielolipomas, neuroblastomas, ganglioneuromas e schwannomas.

Vários tipos de neoplasias podem metastatizar para a glândula adrenal, incluindo carcinomas, hemangiossarcomas e melanomas.

Intestino

O intestino delgado consiste em duodeno, jejuno e íleo. A superfície da mucosa é revestida por células epiteliais colunares com microvilosidades longas e células caliciformes que secretam muco. Abaixo da superfície da mucosa estão as camadas musculares lisas. O intestino grosso contém mais células caliciformes. O reto é revestido por epitélio colunar simples. Aspiração do intestino normalmente é realizada com orientação de ultrassom e geralmente é bastante precisa, especialmente em casos de linfoma. No entanto, as amostras também podem ser coletadas por endoscopia, geralmente usando uma escova passada através do endoscópio para obter as amostras. A precisão dessa técnica é muito boa, e é descrita em detalhes em muitos relatos (ver Jergens et al., 1998 no item "Intestino" em "Leitura sugerida"). Raspados retais usando um raspador conjuntival também podem ser realizados para obter células (Figura 44.49). Em um estudo com 167 cães com sinais clínicos de doença gastrintestinal crônica nos quais foi realizada citologia endoscópica, o diagnóstico citológico estava de acordo com o diagnóstico histológico em 81% dos casos. Para a diferenciação entre enterite e linfoma, a citologia endoscópica teve sensibilidade de 98,6%, especificidade de 73,5%, valor preditivo positivo de 72,3% e valor preditivo negativo de 98,6%. Os seguintes diagnósticos nessa série de cães foram determinados por histopatologia: enterite linfocítico-plasmocítica em 93, enterite eosinofílica em 5, linfoma intestinal de células pequenas em 45 e linfoma intestinal de células grandes em 24 (ver Maeda et al., 2017 no item "Intestino" em "Leitura sugerida").

Normal

As células epiteliais colunares são alongadas, com citoplasma levemente basofílico e microvilosidades na borda apical. O núcleo é redondo e geralmente basilar, com nucléolo indistinto. As células caliciformes também são alongadas e contêm grandes grânulos de mucina roxa no citoplasma. Eosinófilos ocasionais,

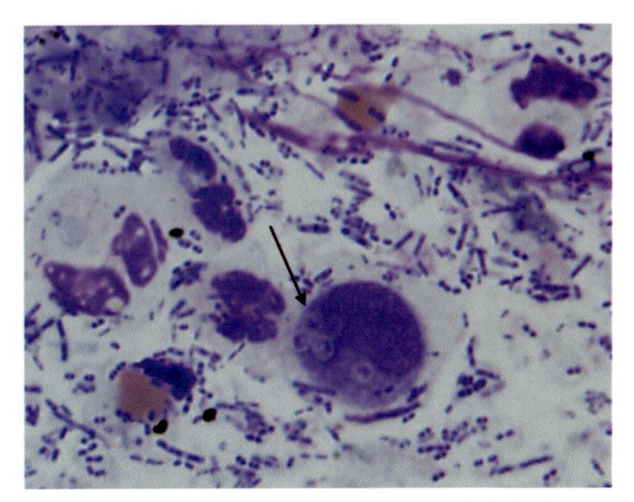

Figura 44.49 Raspagem retal de um cão com histoplasmose. Observe os múltiplos microrganismos *Histoplasma* no macrófago (*seta*). (Coloração de Wright.)

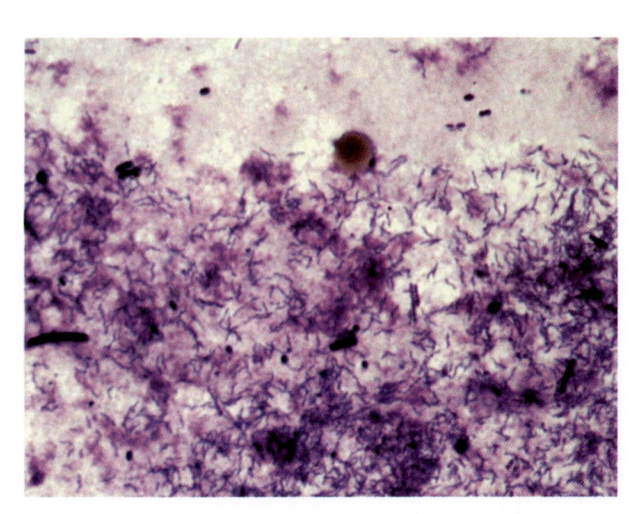

Figura 44.50 Citologia fecal de um cão com crescimento excessivo de *Campylobacter*. Observe os microrganismos em forma de "asa de gaivota" e a falta de diversidade de bactérias. (Coloração de Wright.)

linfócitos, linfócitos granulares grandes e plasmócitos podem ser vistos. Se os folículos linfoides (placas de Peyer) forem aspirados, muitos linfócitos podem ser vistos.

Inflamação

A inflamação do intestino pode ser neutrofílica, linfocítico-plasmocítica ou eosinofílica. Inflamação neutrofílica geralmente é causada por bactérias, incluindo *Clostridium perfringens*, *Campylobacter jejuni*, *Salmonella* spp. e *Escherichia coli*. Os neutrófilos são destruídos rapidamente no lúmen do intestino. Evidência de crescimento excessivo dessas bactérias também pode ser vista na citologia fecal (Figuras 44.50 e 44.51). A inflamação secundária à neoplasia pode ser difícil de diferenciar de processos inflamatórios primários se os aspirados não forem totalmente representativos da lesão.

Inflamação linfocítico-plasmocítica do intestino em cães é mais comumente causada por hipersensibilidade a alimentos ou microrganismos intestinais e, também, pode ser causada por linfangiectasia e supercrescimento bacteriano. A diferenciação entre inflamação linfocítica e linfoma de pequenas células pode ser um desafio tanto em cães quanto em gatos. A citometria de fluxo e a PCR para rearranjo do receptor de antígeno (PARR) podem ser úteis para fazer a distinção (ver Capítulo 14).

A inflamação eosinofílica pode estar associada à hipersensibilidade a antígenos alimentares ou parasitas, ou ser secundária ao linfoma de células T ou neoplasia de mastócitos.

Ocasionalmente, microrganismos como *Giardia lamblia* podem ser vistos em aspirados intestinais, particularmente quando o lúmen do duodeno é aspirado (Figura 44.52).

Neoplasia

O linfoma do trato gastrintestinal é o tumor mais comum do intestino de cães e gatos, seguido de adenocarcinoma e, menos frequentemente, tumores de células estromais gastrintestinais e leiomiossarcomas. Mastocitomas do intestino em gatos também podem ser vistos.

Linfoma

O linfoma intestinal pode ser nodular ou difuso. O linfoma intestinal é o tipo mais comum de linfoma em gatos, mas é um tipo relativamente raro de linfoma em cães. Vários subtipos de

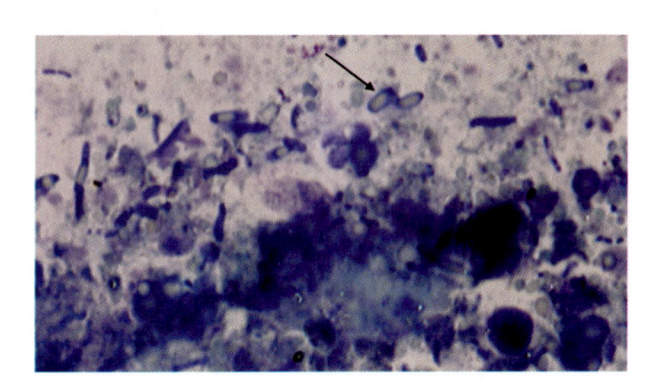

Figura 44.51 Citologia fecal de um cão com crescimento excessivo de *Clostridium*. Observe os muitos microrganismos esporulados em forma de alfinete de segurança (*seta*). (Coloração de Wright.)

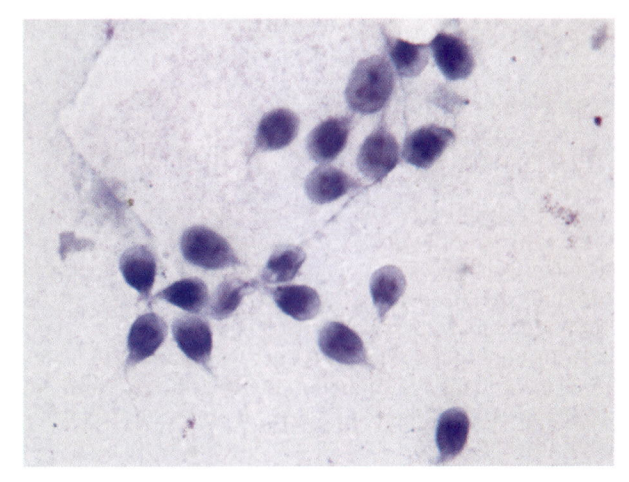

Figura 44.52 Aspirado do intestino de um cão. O lúmen foi aspirado inadvertidamente e muitos microrganismos *Giardia* são vistos. Observe os organismos em formato de pera com dois núcleos. Os flagelos são indistintos nesta imagem. (Coloração de Wright.)

linfoma ocorrem no intestino, assim como nos linfonodos (ver Capítulo 45). Em gatos, o linfoma era tradicionalmente classificado como de células pequenas ou de células grandes, e foi mais recentemente classificado como de células T da mucosa, que tem um tempo de sobrevida relativamente longo, linfoma transmural de células T (geralmente linfoma de células granulares grandes) que é menos comum, geralmente agressivo e pode ser acompanhado por leucemia (ver Parte 7, Caso 13) e linfoma de células B grandes, que também é agressivo. Três formas histológicas foram descritas em cães: linfoma difuso de células B grandes e linfoma de células T associado à enteropatia tipos 1 e 2, que são mais comuns. Linfomas que consistem em células linfoides grandes com nucléolos são fáceis de reconhecer e foram descritos em outros textos (Figuras 44.53 e 44.54). Linfomas de células pequenas são mais comuns em gatos e geralmente requerem histopatologia ou métodos moleculares para diferenciá-los da inflamação linfocítica. Linfoma de linfócitos granulares grandes (linfoma de células T) é bastante fácil de diagnosticar citologicamente e é descrito no Capítulo 45. Os que foram previamente descritos como leucócitos globulares grandes no gato são agora considerados grandes linfócitos granulares.

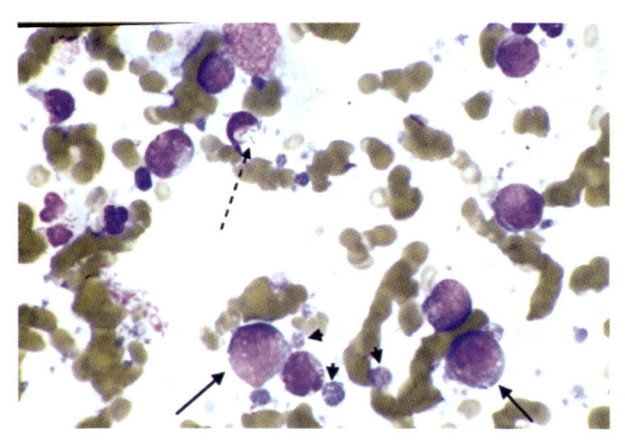

Figura 44.53 Aspirado do intestino de um gato. Observe células linfoides grandes e imaturas que são indicativas de linfoma de células grandes (*setas*). O tumor havia perfurado a mucosa, e muitos neutrófilos e bactérias também podem ser vistos (*seta tracejada*). Fragmentos citoplasmáticos indicando origem linfoide são abundantes (*pontas de seta*). (Coloração de Wright.)

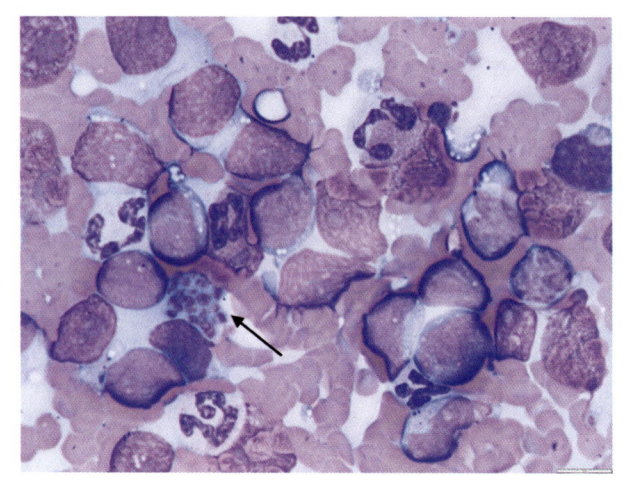

Figura 44.54 Aspirado da parede do estômago de um cão com linfoma. As muitas células linfoides são ligeiramente maiores que os neutrófilos. Um aglomerado de plaquetas é indicado pela *seta*. (Coloração de Wright.)

Neoplasia de mastócitos

Os mastocitomas são o terceiro tumor mais comum no intestino de gatos (após linfoma e adenocarcinoma) e ocorrem ocasionalmente em cães. A aparência dos mastócitos foi descrita em "Baço" neste capítulo e em outros lugares (ver Capítulo 40). No intestino, podem apresentar poucos grânulos.

Carcinomas

Os adenocarcinomas intestinais parecem semelhantes a outros adenocarcinomas (ver Capítulo 40). Pilha celular e muitas outras características de malignidade, como anisocitose e nucléolos proeminentes geralmente estão presentes (Figura 44.55). Necrose pode estar presente. Entretanto, a histopatologia pode ser necessária, visto que a arquitetura do tecido é muitas vezes necessária para diferenciar massas epiteliais benignas de malignas no intestino.

Carcinoide

Carcinoides no intestino são tumores neuroendócrinos raros que se originam de células enterocromafins. Eles aparecem como outras células neuroendócrinas e são uniformes, em aglomerados e arranjos semelhantes a cordas. Numerosos núcleos nus geralmente estão presentes.

Tumores intestinais mesenquimais

Os tumores do tecido conjuntivo do intestino são referidos como tumores de células estromais gastrintestinais e foram previamente classificados como leiomiomas ou leiomiossarcomas. As células são fusiformes com citoplasma fino e alongado e núcleos com nucléolos imperceptíveis. Leiomiossarcomas verdadeiros são provavelmente menos comuns do que se pensava anteriormente.

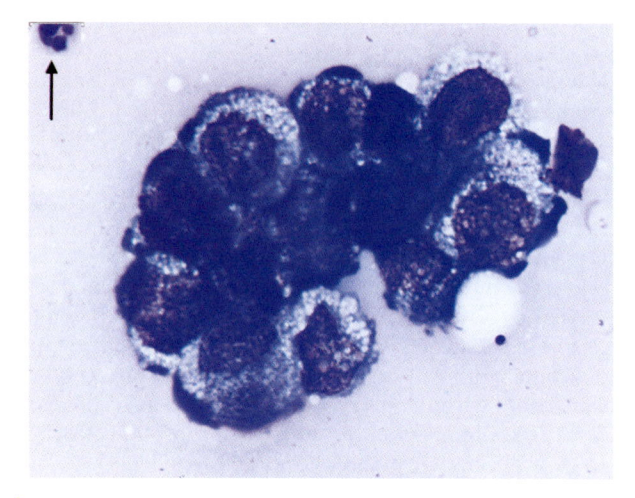

Figura 44.55 Aspirado do intestino de um cão com adenocarcinoma. Observe o aglomerado de células epiteliais vacuoladas muito grandes exibindo nucléolos proeminentes e variabilidade de tamanho. Um neutrófilo é indicado pela *seta* para comparação de tamanho. (Coloração de Wright.)

45

Citologia de Linfonodos

Mary Anna Thrall[1], Donald Meuten[2], Andrea A. Bohn[3] e Kristina Meichner[4]

[1]Department of Biomedical Sciences, Ross University School of Veterinary Medicine, Basseterre, Saint Kitts and Nevis
[2]North Carolina State University, Raleigh, NC, USA
[3]Department of Microbiology, Immunology and Pathology, College of Veterinary Medicine and Biomedical Sciences, Colorado State University, Fort Collins, CO, USA
[4]University of Georgia, Athens, GA, USA

A função dos linfonodos inclui a filtragem de partículas e microrganismos, permitindo que os antígenos entrem em contato com linfócitos, o que resulta na ativação subsequente de linfócitos T e B. Os linfonodos foram provavelmente os primeiros tecidos a serem estudados por citologia aspirativa. Em 1904, a técnica foi usada para procurar microrganismos em pacientes humanos com tripanossomíase (doença do sono). Citologia aspirativa dos linfonodos tem sido cada vez mais defendida tanto na medicina humana quanto na veterinária, em virtude de baixo custo, pequena quantidade de tempo necessária e sensibilidade e especificidade razoavelmente boas. Em humanos, a citologia tem uma taxa de sensibilidade e especificidade > 90% na diferenciação entre um processo maligno e a hiperplasia reativa.

Aumento dos linfonodos, seja localizado ou generalizado, é a principal indicação para citologia aspirativa de linfonodos (Figura 45.1). O diagnóstico diferencial de um linfonodo aumentado inclui estimulação antigênica (hiperplasia reativa), linfadenite, linfoma e doença metastática. Ainda que o linfonodo não esteja aumentado, a citologia do linfonodo é ocasionalmente útil para determinar se ocorreu metástase neoplásica para um linfonodo.

Uma vez que a citologia envolve o estudo de células aspiradas, nenhuma estrutura arquitetônica pode ser observada. No entanto, vale a pena revisar a arquitetura normal dos linfonodos para compreender melhor a potencial variabilidade dos tipos de células aspiradas em linfonodos normais e reativos. Linfócitos B que amadureceram na medula óssea e os linfócitos T que amadureceram no timo colonizam os linfonodos. Um linfonodo normal consiste em uma cápsula, um córtex, uma medula e seios (seios subcapsulares, corticais e medulares). O córtex contém folículos e regiões parafoliculares (Figura 45.2). Os folículos primários contêm principalmente linfócitos B. Embora as células T também sejam encontradas nos folículos, a maioria está em regiões parafoliculares. Os cordões medulares consistem principalmente de linfócitos B, e plasmócitos e são circundados por sinusoides contendo macrófagos ligados às fibras reticulares (células reticulares) e mastócitos ocasionais. A linfa entra no linfonodo via linfáticos aferentes e se move através dos sinusoides, em que os antígenos são processados pelas células reticulares e apresentados aos linfócitos T e B. As células B ativadas entram nos folículos primários e tornam-se centroblastos, que então migram para a zona periférica do centro germinativo e tornam-se centrócitos. Centrócitos podem residir na zona do manto ao redor do centro germinativo ou formar a zona marginal em torno da periferia da zona do manto. Alguns centrócitos tornam-se plasmócitos dentro dos centros germinativos. Macrófagos que contêm linfócitos B mortos (apoptóticos) fagocitados podem ser encontrados dentro dos centros germinativos e, às vezes, são chamados de "macrófagos de corpo tingível (corado)". Linfócitos T ativados nas regiões parafoliculares tornam-se imunoblastos T. Os seios convergem no hilo do linfonodo, e a linfa então sai pelos linfáticos eferentes.

Técnica

A seleção dos linfonodos a serem aspirados deve ser feita com base em achados clínicos. Em animais com linfadenopatia generalizada, pelo menos dois linfonodos devem ser aspirados. Linfonodos que drenam a cavidade oral e o trato gastrintestinal tendem a ser estimulados antigenicamente em condições

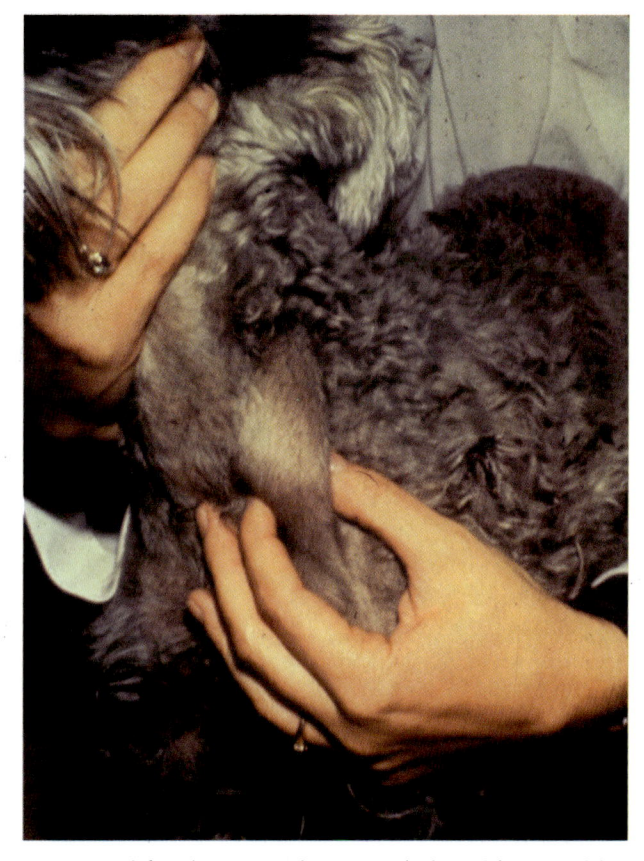

Figura 45.1 Linfonodo pré-escapular aumentado de um Schnauzer miniatura com linfadenite generalizada decorrente de infecção por *Mycobacteria*.

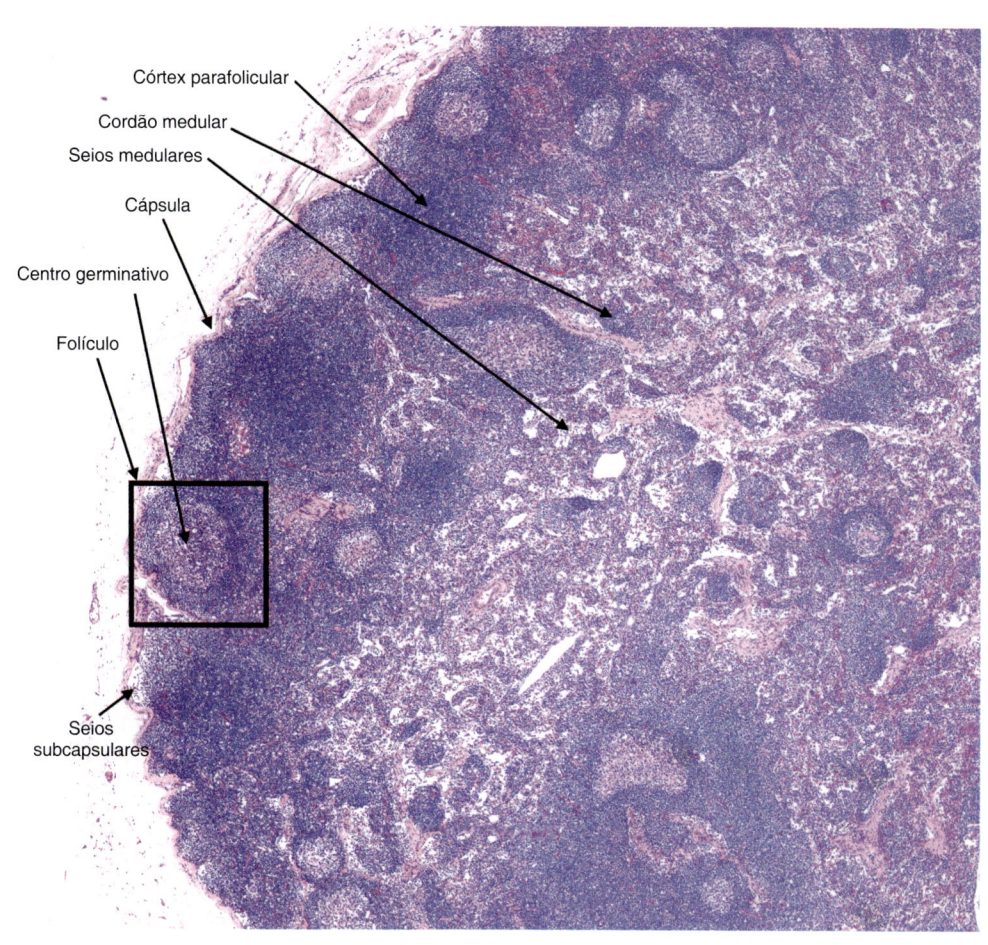

Córtex parafolicular

Cordão medular

Seios medulares

Cápsula

Centro germinativo

Folículo

Seios
subcapsulares

Figura 45.2 Linfonodo normal de um macaco-verde africano mostrando as estruturas no córtex e na medula. Dentro do córtex, estão folículos e regiões parafoliculares, bem como seios subcapsulares. A medula contém cordões medulares de linfócitos B e plasmócitos, e os seios contêm macrófagos. Populações diferentes de células podem ser aspiradas de diversas áreas do linfonodo. (Coloração hematoxilina & eosina [H&E]. *Fonte*: cortesia do Dr. Pompei Bolfa, Ross University School of Veterinary Medicine.)

normais, e não devem ser escolhidos se outros estiverem disponíveis. Os linfonodos superficiais podem ser aspirados sem o uso de um anestésico local, já que o procedimento geralmente não é mais doloroso que a punção venosa. Linfonodos inflamados tendem ser mais dolorosos que aqueles afetados por um transtorno neoplásico. Linfonodos na região torácica ou na cavidade abdominal devem ser aspirados usando orientação ultrassonográfica. A agulha de pequeno calibre (21 a 23) é redirecionada várias vezes sem retirar a agulha da pele, e é então acoplada a uma seringa cheia de ar, e o material é colocado sobre lâminas de vidro e esfregaços "*pull*" são feitos utilizando a mesma técnica dos esfregaços de aspirados de medula óssea. Pode-se também colocar a agulha em uma seringa e aplicar pressão negativa suave para ajudar a obter células. A pressão negativa deve ser liberada antes de retirar a agulha do tecido. As células linfoides, como as células da medula óssea, são muito frágeis. Muito pouca pressão deve ser colocada na lâmina extensora ao colocar o material na lâmina (ver "Aspirado tecidual", no Capítulo 2). Impressões (*imprints*) de linfonodos biopsiados também podem ser feitas. Os aspirados de linfonodos costumam ser bastante celulares e pode ser necessário tempo de coloração adicional.

Amostras não diagnósticas geralmente são decorrentes da falta de celularidade ou da presença de muitas células quebradas. A extensão suave do material geralmente evita que as células sejam quebradas. Aspirados dos linfonodos, como outros tecidos, tendem a coagular rapidamente e, se coagulados, não são

diagnósticos, pois as células são incorporadas ao coágulo. As células devem ser espalhadas na lâmina alguns segundos após a aspiração para evitar a coagulação. Às vezes, a gordura perinodal é aspirada, em vez do próprio linfonodo, resultando em uma amostra não diagnóstica ou em um diagnóstico errado de lipoma. As glândulas salivares às vezes são aspiradas erroneamente ao tentar aspirar os linfonodos submandibulares, outro motivo para evitar aspirar esse linfonodo se outros linfonodos estiverem aumentados (Figuras 45.3 e 45.4). Em alguns casos, a aspiração da glândula salivar ocorre porque é a glândula salivar que está aumentada em razão de sialodenose, e não o linfonodo (ver Capítulo 41).

Identificação de tipos de células e outros elementos linfoides

Linfócitos pequenos

Linfócitos pequenos são semelhantes em aparência aos linfócitos pequenos encontrados no sangue. Linfócitos B e T pequenos não podem ser diferenciados uns dos outros com base na aparência. Uma vez que vários subconjuntos de linfócitos nos linfonodos não podem ser identificados com base na morfologia, as células linfoides são descritas de acordo com o tamanho e a presença ou a ausência de nucléolo visível dentro do núcleo.

CAPÍTULO 45

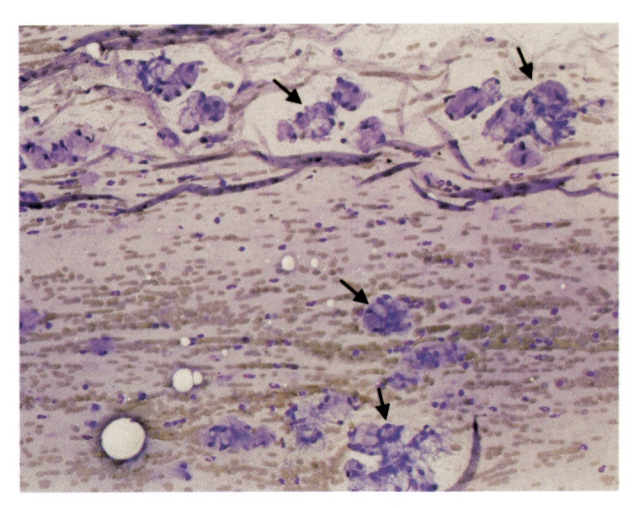

Figura 45.3 Glândula salivar aspirada erroneamente ao tentar aspirar o linfonodo submandibular. Observe os aglomerados de aparência normal de células epiteliais das glândulas salivares (*setas*). As hemácias de fundo estão dispostos em um padrão linear ("enfileiramento") devido à mucina dentro da glândula salivar. (Coloração de Wright.)

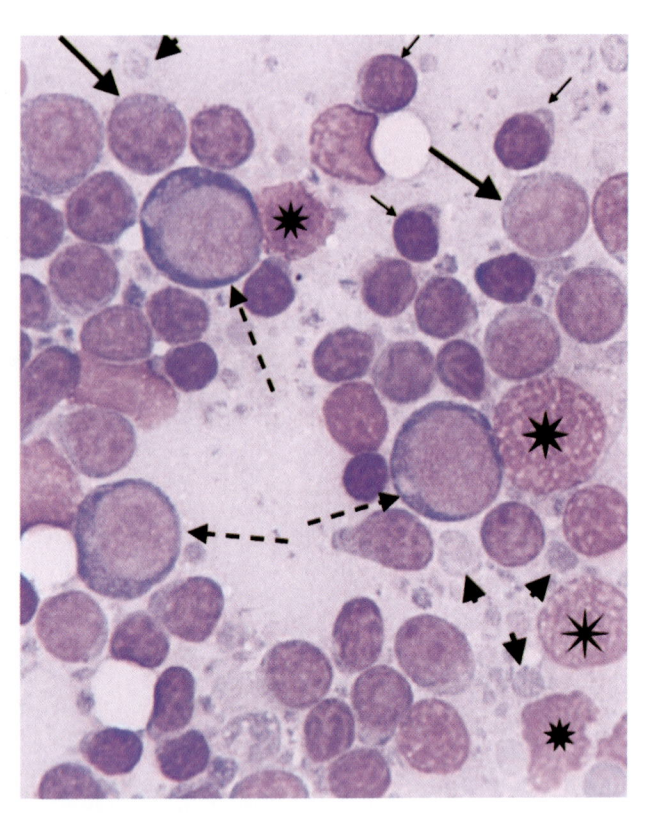

Figura 45.5 Aspirado de linfonodo de um cão com estimulação antigênica precoce. Predominam linfócitos pequenos (*setas pequenas*). Células linfoides intermediárias também estão presentes (*setas grandes sólidas*). As células linfoides grandes imaturas são indicadas por setas grandes tracejadas. Muitos fragmentos citoplasmáticos estão intercalados entre as células (*pontas de seta*). Núcleos quebrados são comuns em aspirados de linfonodos e são identificados com asteriscos. (Coloração de Wright.)

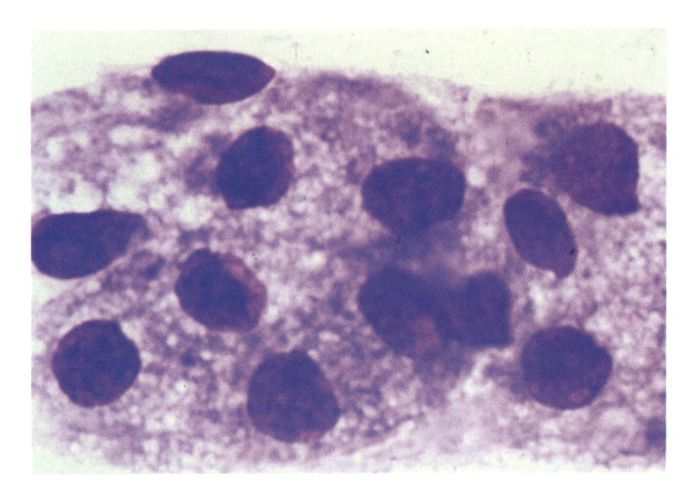

Figura 45.4 Grande magnificação do aspirado de glândula salivar de um cão. Inicialmente, acreditava-se que a glândula salivar aumentada fosse o linfonodo submandibular. Observe o citoplasma vacuolizado abundante típico de células secretórias. (Coloração de Wright.)

Células linfoides grandes imaturas com nucléolos aparentes (anteriormente chamados de linfoblastos)

A cromatina nuclear é fina e difusa, e um ou mais nucléolos são observados no núcleo. Elas têm aproximadamente 2 a 4 vezes o tamanho de um linfócito pequeno e 1,5 a 2 vezes o tamanho dos neutrófilos. O núcleo é maior que um neutrófilo. Eles podem conter uma borda larga ou estreita de citoplasma, que é mais comumente estreita (ver Figura 45.5). Grandes células linfoides imaturas estão presentes em pequeno número em linfonodos normais e geralmente não excedem 20% da população total em linfonodos reativos. Os blastos linfoides são centroblastos foliculares ou imunoblastos B ou T do paracórtex e dos cordões medulares, e são difíceis de classificar quanto ao tipo, com base na aparência citológica. Centroblastos têm um a três nucléolos periféricos no núcleo e citoplasma escasso, enquanto os imunoblastos têm um nucléolo localizado centralmente e uma quantidade moderada de citoplasma. Historicamente, na medicina veterinária, o termo "linfoblasto" foi usado para todas as células linfoides imaturas. De acordo com a Classificação de linfoma da Organização Mundial da Saúde (OMS), o termo "linfoblasto" só deve ser usado ao descrever células precursoras específicas com características morfológicas definidas que são encontradas no linfoma linfoblástico (LBL), um subtipo raro de linfoma que surge de células precursoras que são uniformes e de tamanho pequeno a médio, com núcleos redondos ou convolutos não maiores que o diâmetro de duas hemácias e padrão de cromatina

Linfócitos pequenos são ligeiramente menores que um neutrófilo (7 a 10 μm), e o núcleo é ligeiramente maior que uma hemácia, com cromatina densa. O nucléolo não é visível dentro do núcleo, mas aglomerados de cromatina podem ser confundidos com nucléolos. O citoplasma geralmente é escasso e consiste em uma borda estreita ao redor do núcleo (Figura 45.5). Alguns preferem usar o tamanho nuclear, em vez do tamanho da célula, e consideram um linfócito pequeno se o núcleo for menor que o neutrófilo. O linfócito pequeno é o principal tipo celular presente em linfonodos normais e hiperplásicos.

Linfócitos intermediários

Os *linfócitos intermediários* têm diâmetro nuclear aproximadamente igual a duas hemácias (9 a 15 μm), o núcleo é ligeiramente maior que um neutrófilo e tem cromatina nuclear menos densamente compactada (ver Figura 45.5). Eles são provavelmente centrócitos foliculares e células B da zona marginal.

fino e escasso, às vezes com citoplasma vacuolizado levemente basofílico. Os nucléolos são pequenos a imperceptíveis e muitas células são vistas em mitose; esse subtipo de linfoma é discutido com mais detalhes na seção de linfoma neste capítulo. Alguns sugerem que, ao descrever o que tem sido tradicionalmente chamado "linfoblastos", os termos "células linfoides grandes imaturas com nucléolos", "blastos linfoides", "centroblastos" ou "imunoblastos" agora devem ser usados.

Plasmócitos e plasmablastos

Os *plasmócitos e os plasmablastos* são derivados de linfócitos B estimulados por antígenos. O núcleo dos plasmócitos está excentricamente posicionado, o citoplasma é geralmente bastante basofílico, eles podem conter vacúolos e uma área clara perinuclear (zona de Golgi) está comumente presente. Plasmócitos que contêm muitos pacotes discretos de imunoglobulina (corpúsculos de Russell) são chamados de células de Mott ou células do corpúsculo de Russell, e são comumente vistos em linfonodos reativos (Figuras 45.6 a 45.8). Os plasmablastos, células B que sofreram transformação blástica, são semelhantes a outros blastos linfoides imaturos, mas geralmente têm citoplasma mais abundante, que é basofílico e, às vezes, vacuolado, uma zona de Golgi que pode ser aparente, e o núcleo pode ser mais excêntrico.

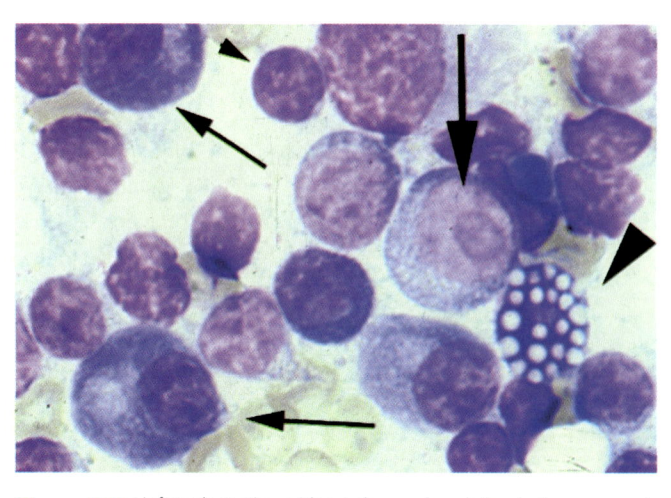

Figura 45.6 Linfonodo reativo evidenciado por plasmócitos (*setas pequenas*), um plasmablasto (*seta grande*) e uma célula de Mott (*ponta de seta grande*). Linfócitos pequenos também estão presentes (*ponta de seta pequena*). (Coloração de Wright.)

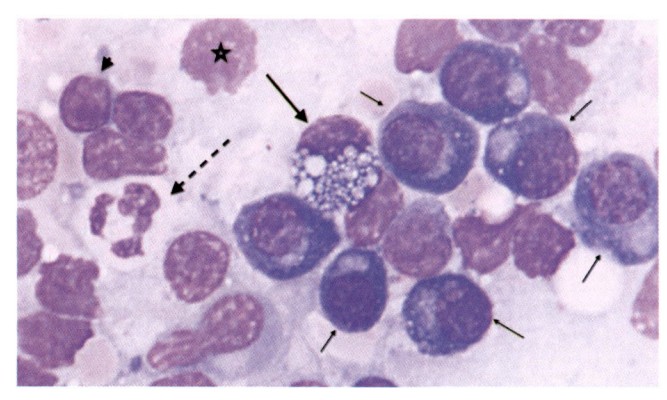

Figura 45.7 Aspirado de linfonodo muito reativo em um cão. Muitos plasmócitos estão presentes (*setas pequenas*), bem como uma célula de Mott (*seta grande*). A seta tracejada indica um neutrófilo. Muitas células estão quebradas, restando apenas material nuclear (*estrela*). (Coloração de Wright.)

Neutrófilos

Os linfonodos inflamados geralmente contêm muitos neutrófilos. Esses podem parecer saudáveis e intactos, quer a inflamação seja um processo séptico ou não séptico (Figuras 45.9 e 45.10), embora alterações degenerativas possam indicar inflamação séptica. Cariólise e cariorrexe podem estar presentes. As bactérias são mais bem observadas no citoplasma dos neutrófilos em porções finas da preparação.

Macrófagos

Macrófagos podem ser observados em algumas condições. Essas células são fagocíticas, têm citoplasma abundante, geralmente vacuolizado, podendo conter restos celulares. Os macrófagos, às

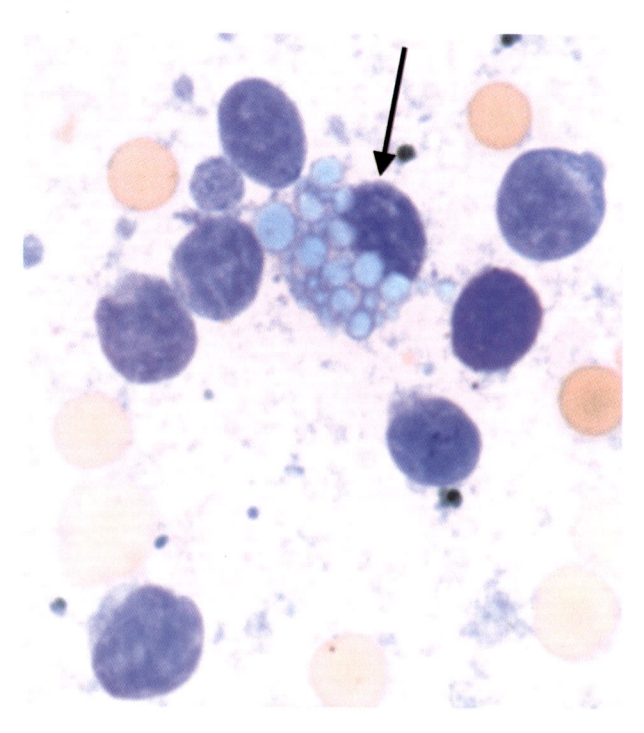

Figura 45.8 Uma célula de Mott é indicada pela seta. Corpúsculos de Russel podem não se corar e podem aparecer claros, ou os corpúsculos podem se corar em rosa ou azul-claro, como mostrado nesta imagem. (Coloração de Wright.)

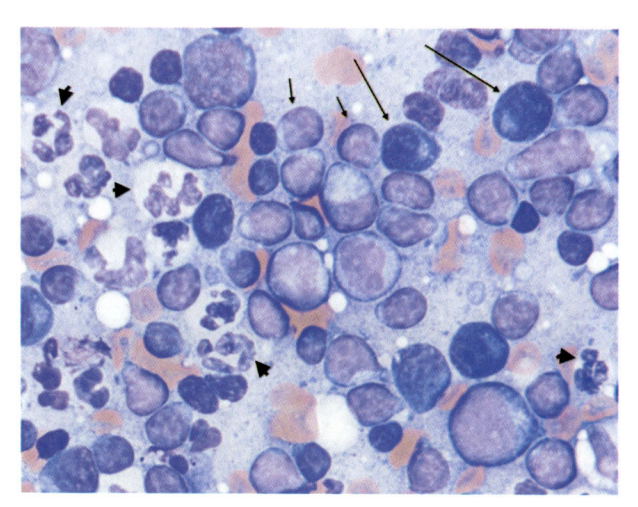

Figura 45.9 Aspirado de linfonodo submandibular de um cão que está reativo e inflamado. Linfócitos pequenos são indicados pelas setas pequenas; plasmócitos, por setas longas; e neutrófilos, por pontas de seta. (Coloração de Wright.)

vezes, são multinucleados. Quando os macrófagos desenvolvem algumas das características de células epiteliais, como citoplasma abundante sem vacúolos, eles são frequentemente chamados de células epitelioides. Deve-se ter cuidado para não confundir células epitelioides com células metastáticas de carcinoma (Figura 45.11).

Eosinófilos

Os *eosinófilos* nos linfonodos parecem semelhantes aos eosinófilos no sangue periférico e estão associados a reações alérgicas, doenças parasitárias e neoplasias, incluindo linfoma e mastocitoma. Inflamação eosinofílica dos linfonodos é comumente vista em pacientes com dermatite ou alergia a picada de pulga (Figura 45.12).

Mastócitos

Os *mastócitos* são células redondas com muitos grânulos basofílicos no citoplasma. Alguns podem ser observados em linfonodos normais. Os linfonodos que drenam lesões cutâneas geralmente apresentam aumento do número de mastócitos. A presença de muitos mastócitos, especialmente em agregados, é sugestiva de neoplasia de mastócitos com envolvimento metastático do linfonodo (Figura 45.13).

Células neoplásicas que não sejam células linfoides

Células neoplásicas que não sejam células linfoides, como células de carcinoma, podem ser vistas em linfonodos nos quais as neoplasias metastatizaram (Figura 45.14). Células que não pertencem à população normal do linfonodo geralmente podem ser vistas em baixa magnificação. As células epiteliais malignas geralmente são bastante pleomórficas e grandes, apresentando muitos critérios de malignidade (Figura 45.15). Os núcleos variam em tamanho e formato e podem apresentar moldagem nuclear. Os nucléolos frequentemente são proeminentes e múltiplos. Figuras mitóticas ocasionais e células multinucleadas podem ser observadas. O citoplasma das células epiteliais malignas (carcinoma) geralmente apresenta coloração intensamente basofílica e pode conter vacúolos perinucleares. Sarcomas metastatizam

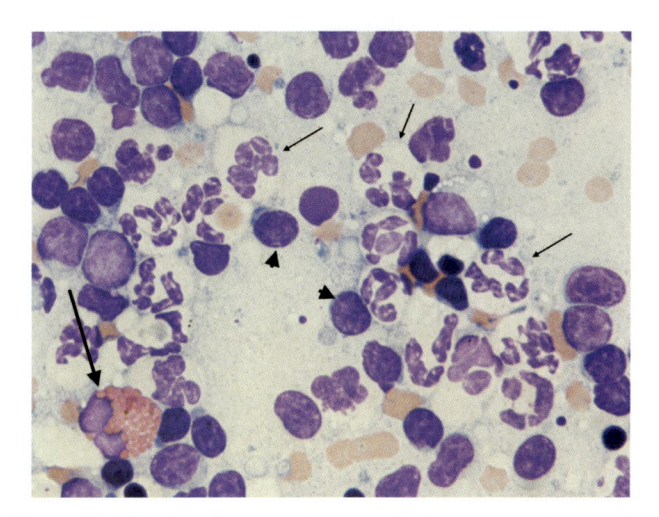

Figura 45.10 Linfadenite supurativa em cavalo. Observe os muitos neutrófilos (*setas pequenas*), um eosinófilo (*seta grande*) e linfócitos pequenos (*pontas de seta*). Os neutrófilos não são degenerados e microrganismos não são vistos. (Coloração de Wright.)

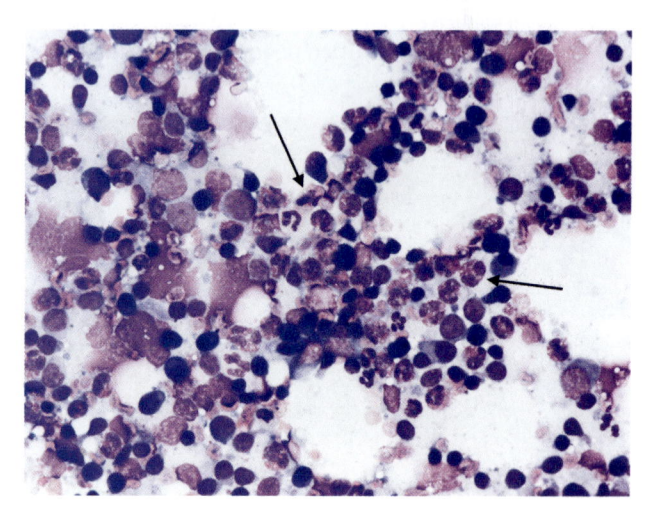

Figura 45.12 Linfadenite eosinofílica em um cão. Os eosinófilos são o tipo celular predominante (*setas*). Muitos linfócitos pequenos e alguns plasmócitos também estão presentes. (Coloração de Wright.)

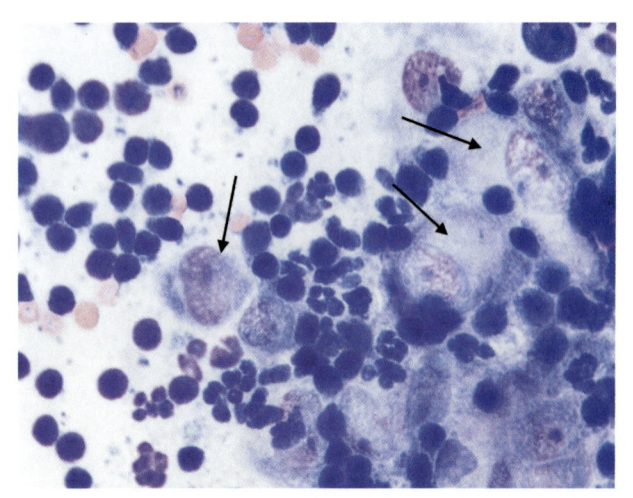

Figura 45.11 Linfadenite piogranulomatosa em gato. Macrófagos epitelioides estão presentes em agregados (*setas*) e podem ser confundidos com células epiteliais. Muitos linfócitos pequenos e neutrófilos estão presentes também. (Coloração de Wright.)

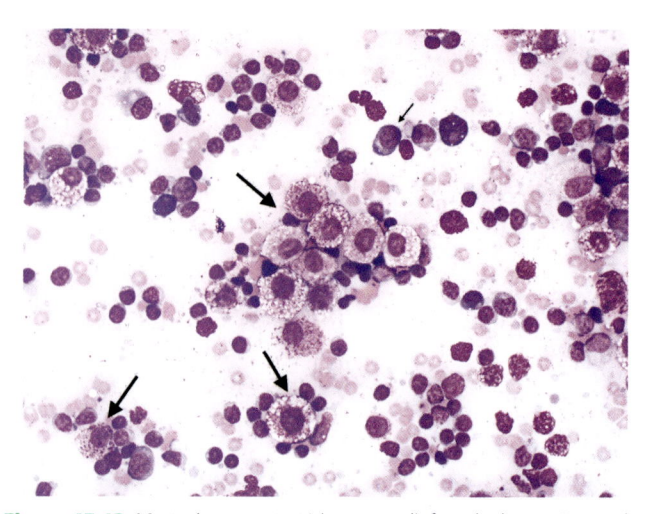

Figura 45.13 Mastocitoma metastático em um linfonodo de cão. Agregados e mastócitos únicos estão espalhados (*setas grandes*). O linfonodo também é reativo (observe o plasmócito, *seta pequena*). Predominam os linfócitos pequenos, com algumas hemácias em segundo plano. (Coloração de Wright.)

para os linfonodos com menor frequência que os carcinomas. Tumores de mastócitos geralmente metastatizam para os linfonodos e devem ser diferenciados dos mastócitos normais que podem estar presentes em pequeno número, particularmente em linfonodos inflamados. Os melanomas malignos também metastatizam comumente para os linfonodos. A doença metastática nos linfonodos é discutida em mais detalhes em uma seção posterior deste capítulo.

Fragmentos citoplasmáticos e núcleos livres

Pequenos pedaços de citoplasma com aproximadamente 1 a 5 μm de diâmetro podem ser observados entre as células (ver Figura 45.5). Esses fragmentos foram chamados de corpúsculos linfoglandulares e são uma característica dos aspirados de tecido linfoide. Eles não devem ser confundidos com plaquetas ou microrganismos. As células linfoides são frágeis e se rompem facilmente, liberando materiais nucleares. Os núcleos livres são rosados e inchados e, às vezes, um nucléolo azul-claro pode ser visto dentro do núcleo fraturado (ver Figura 45.5). Essas células quebradas com nucléolos aparentes não devem ser confundidas com células linfoides imaturas contendo nucléolos. Se todas as células estiverem quebradas, o linfonodo deve ser aspirado novamente.

Pigmento

A hemossiderina, um pigmento resultante da degradação das hemácias por macrófagos, é frequentemente vista em linfonodos e pode ser intracelular ou extracelular (Figura 45.16). A hemossiderina, a forma insolúvel do ferro armazenado, se cora de azul-esverdeado a preto com coloração de Wright e geralmente está dentro dos macrófagos. A melanina geralmente é marrom-dourada a preta, mas pode ser confundida com a hemossiderina. Se necessário, um corante azul da Prússia pode ser usado para confirmar a presença de ferro. A melanina pode estar presente nos macrófagos nos linfonodos que drenam lesões pigmentadas ou pode ser observada em melanócitos em casos de melanoma metastático. Às vezes, é difícil diferenciar os macrófagos que contêm melanina dos melanócitos; a melanina dentro dos macrófagos geralmente consiste em aglomerados dentro dos fagolisossomos, enquanto a melanina nos melanócitos consiste em grânulos individuais de melanina. A coloração de Fontana Masson pode ser usada para identificar a melanina.

Interpretação dos achados citológicos

Linfonodos normais

Linfócitos pequenos são o tipo celular predominante em linfonodos normais, compreendendo 85 a 90% das células observadas. Um número muito pequeno de macrófagos, linfócitos médios, células linfoides grandes imaturas contendo nucléolos, plasmócitos e neutrófilos pode estar presente. Um estudo de citologia de linfonodos caninos normais relatou uma porcentagem média de neutrófilos, eosinófilos e macrófagos como 1,4%, 2,0% e 1,4%, respectivamente. Os plasmócitos representam menos de 4% das células em um linfonodo canino normal. Linfócitos intermediários são relatados como constituindo 3 a 4% das células em linfonodos caninos normais.

Linfonodos reativos (hiperplásicos)

O termo "hiperplasia linfoide reativa" descreve o aumento do linfonodo secundário à estimulação antigênica, a causa mais comum de aumento dos linfonodos. A hiperplasia pode ocorrer

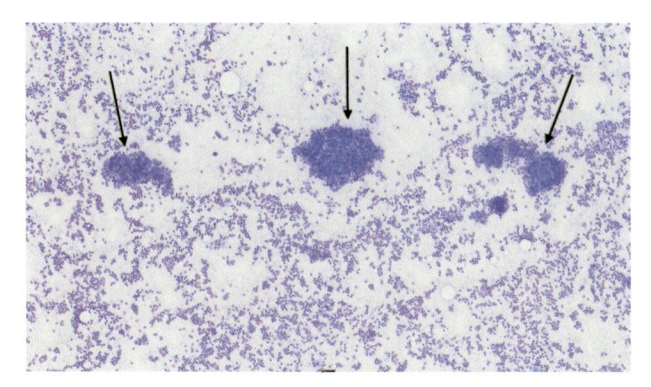

Figura 45.14 Baixa magnificação de um linfonodo com metástase de carcinoma nasal. Observe os aglomerados de grandes células epiteliais coesas (*setas*) entre a população linfoide normal. (Coloração de Wright.)

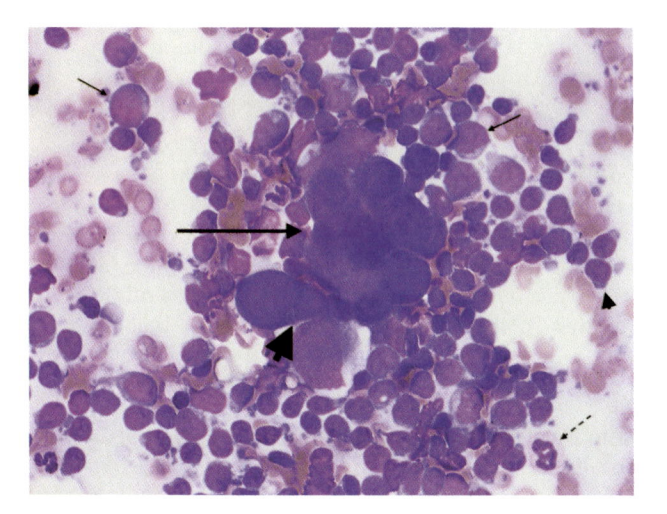

Figura 45.15 Carcinoma espinocelular nasal metastático em um linfonodo de cão. Um grande aglomerado de células epiteliais neoplásicas é indicado pela seta grande. Observe a variabilidade no tamanho das células e na moldagem nuclear (*ponta de seta grande*). Predominam linfócitos pequenos (*ponta de seta pequena*), com uma célula linfoide imatura grande e ocasional (*setas pequenas*) e neutrófilos (*seta tracejada*). (Coloração de Wright.)

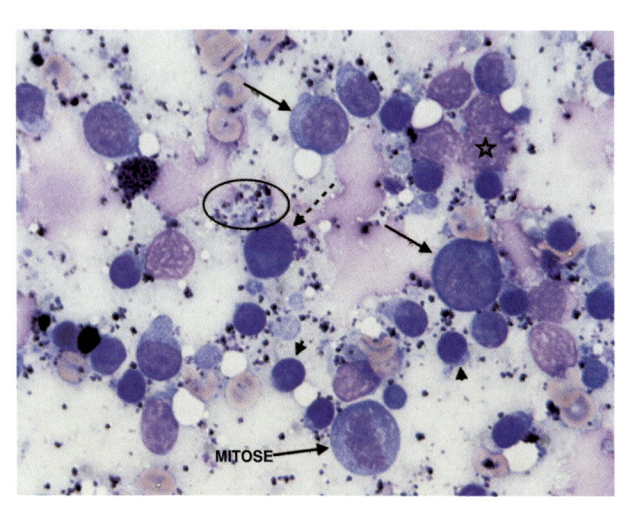

Figura 45.16 Uma grande quantidade de hemossiderina (*oval*) está espalhada por todo o esfregaço, indicando hemorragia prévia. O linfonodo está reativo, conforme indicado por plasmócitos (*seta tracejada*) e plasmablastos (*setas*). Um plasmablasto parece estar em mitose. Muitas células estão quebradas (*estrela*). Um linfócito pequeno é indicado pela ponta de seta. (Coloração de Wright.)

em folículos, nas áreas paracorticais interfoliculares, cordões medulares (hiperplasia de plasmócitos) e seios (histiocitose). As características citológicas de linfonodos estimulados por antígeno são variáveis, dependendo da área aspirada e do período desde que a estimulação antigênica começou. Linfócitos pequenos predominam em linfonodos estimulados por antígenos. Números variáveis de linfócitos intermediários e células linfoides grandes imaturas podem ser observados. Plasmócitos maduros e imaturos estão aumentados e são a principal característica de um linfonodo reativo (ver Figura 45.7). Raramente, os plasmócitos são as células predominantes em linfonodos reativos e, nesses casos, a neoplasia de plasmócitos deve ser considerada como diagnóstico diferencial. Macrófagos, neutrófilos, eosinófilos e mastócitos podem estar em número ligeiramente aumentado. Em última análise, células inflamatórias podem aumentar até o ponto em que o linfonodo é classificado como inflamado e reativo. Agregados ou sincícios de macrófagos podem ser vistos e não devem ser confundidos com aglomerados de células epiteliais metastáticas. Os linfonodos reativos que drenam a pele inflamada frequentemente contêm maior número de eosinófilos e mastócitos. Embora alguns veterinários patologistas clínicos distingam linfonodos hiperplásicos de linfonodos reativos com base no número de plasmócitos presentes (sendo os linfonodos "reativos" com mais plasmócitos), esta é provavelmente uma classificação artificial, uma vez que o número de plasmócitos obtidos variará com o local dentro do linfonodo de onde o aspirado foi realizado. Deve-se ter cuidado para não confundir linfonodos hiperplásicos com variantes de linfoma de células pequenas. Quando os linfonodos estão aumentados e os aspirados são muito celulares, consistindo em uma população monomórfica uniforme de linfócitos pequenos, uma variante do linfoma de células pequenas é mais provável que a hiperplasia (ver discussão sobre linfoma mais adiante neste capítulo). A causa da estimulação antigênica geralmente não é aparente em aspirados, embora uma exceção seja a leishmaniose, na qual a resposta típica é hiperplasia reativa de linfonodo, e não inflamação, e os microrganismos são comumente vistos.

Ehrlichia canis

Mórulas de *Ehrlichia canis* são raramente observadas em aspirados de linfonodos de cães com ehrlichiose monocítica canina (EMC). Linfadenopatia generalizada decorrente de estimulação antigênica é vista na maioria dos cães com ehrlichiose. Aumento de plasmócitos, linfócitos intermediários e plasmablastos normalmente é visto.

Borrelia burgdorferi

Borrelia burgdorferi, um espiroqueta transmitido por carrapatos *Ixodes* spp. e o agente causador da doença de Lyme, provoca linfadenopatia em humanos e cães na fase aguda da doença, particularmente no linfonodo regional próximo ao local de infecção, mas a linfadenopatia generalizada é comum. A linfadenopatia é decorrente principalmente da hiperplasia reativa e, em cães com doença de Lyme experimental, é caracterizada pela proliferação de folículos, proliferação de células B parafoliculares e aumento de plasmócitos nos cordões medulares. Macrófagos, alguns neutrófilos e, às vezes, eosinófilos são encontrados nos seios medulares em quantidades variáveis. Espiroquetas extracelulares são encontrados persistentemente no seio subcapsular e no córtex superficial do linfonodo em camundongos infectados experimentalmente. Linfadenopatia é uma marca registrada da infecção aguda, mas as causas subjacentes e as consequências funcionais desse aumento dos linfonodos não foram reveladas. Estudos mostram que espiroquetas vivos extracelulares se acumulam na área cortical dos linfonodos após infecção de camundongos com *B. burgdorferi* adaptada ao hospedeiro ou transmitida por carrapatos e que eles, mas não os espiroquetas inativados, conduzem a linfadenopatia. A resposta subsequente do linfonodo é caracterizada por proliferação e diferenciação extrafolicular forte e rápida de células B aos plasmócitos, enquanto as reações do centro germinativo não são consistentemente observadas.

Leishmaniose

A *leishmaniose* é uma causa infecciosa de hiperplasia reativa de linfonodo na qual os organismos são comumente vistos em aspirados. O agente causal da leishmaniose canina é o protozoário *Leishmania infantum* (também conhecido como *L. chagasi*), que é bastante comum na Europa e em outras partes do mundo. A leishmânia é normalmente transmitida por flebotomíneos e também é vista nos EUA em cães com histórico de viagem para áreas endêmicas como a Espanha. No entanto, a leishmaniose também foi diagnosticada em cães que não têm histórico de viagem, especialmente os cães de caça na parte oriental dos EUA, onde a doença tem se tornado cada vez mais comum. Acredita-se que seja transmitida verticalmente ou por mecanismos cão a cão nesses estados, porque vetores, como os flebotomíneos, não foram identificados. A forma amastigota do parasita se reproduz em macrófagos, resultando na ruptura dessas células, e se espalham para vários órgãos, incluindo baço, fígado, medula óssea e linfonodo (Figura 45.17). A doença pode assumir diversas formas, desde uma forma cutânea leve à leishmaniose visceral disseminada. Quase todos os cães com leishmaniose clínica têm hiperplasia reativa de linfonodos, embora uma pequena porcentagem também possa ter uma combinação de hiperplasia reativa e linfadenite histiocítica, ou apenas linfadenite histiocítica. O amastigota é redondo com um núcleo redondo roxo-claro e cinetoplasto em forma de bastonete roxo-escuro, como também mostrado nas Figuras 15.21 e 39.47.

Vírus da imunodeficiência felina

Infecção pelo *vírus da imunodeficiência felina (FIV)* nos estágios iniciais geralmente resultará em linfadenopatia generalizada decorrente da estimulação antigênica. Os linfonodos parecem reativos na citologia como resultado do aumento dos centros germinativos e aumento de plasmócitos na medula.

Hipersensibilidade ao fenobarbital

A *hipersensibilidade ao fenobarbital* é uma causa idiossincrática rara de linfonodos reativos em cães e gatos. A citologia dos linfonodos é consistente com hiperplasia reativa, e inflamação mista é observada em aspirados de baço e fígado. Essa síndrome bem reconhecida em humanos é referida como pseudolinfoma.

Linfadenite

Os tipos de células presentes em um linfonodo inflamado são variáveis, dependendo da causa da inflamação; neutrófilos, eosinófilos ou macrófagos podem predominar. Se a célula predominante for o neutrófilo, a inflamação é classificada como inflamação neutrofílica; "purulenta" ou "supurativa" são sinônimos comumente usados. Se a célula predominante for o macrófago, a resposta inflamatória é classificada como macrofágica, histiocítica ou inflamação granulomatosa. Reações inflamatórias

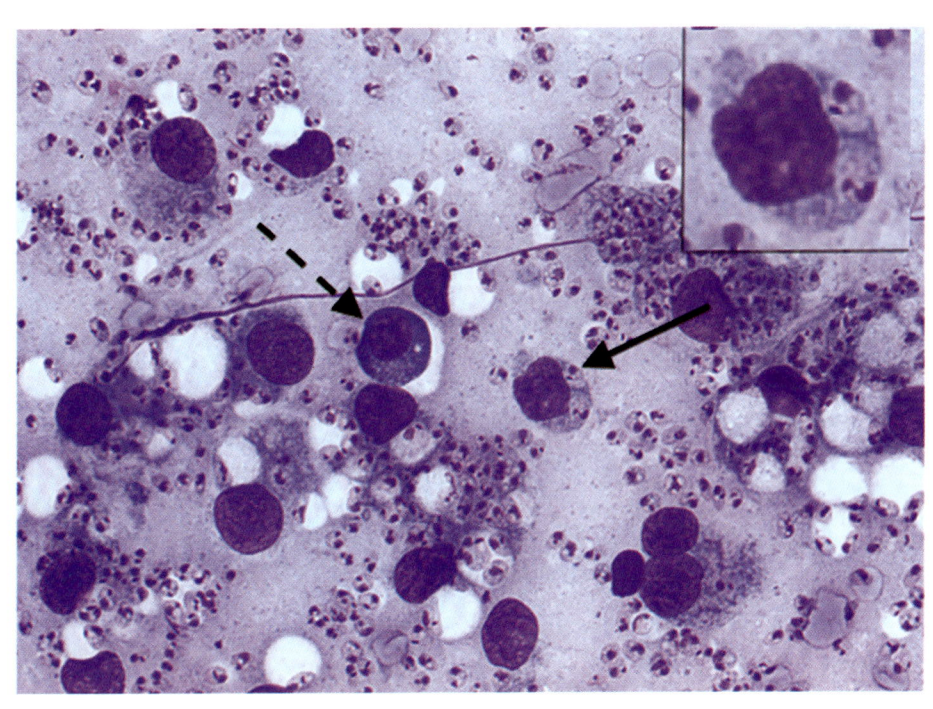

Figura 45.17 Aspirado de linfonodo de um cão com leishmaniose. Observe os organismos de "dois-pontos" no citoplasma das células (*seta*). Um plasmócito é indicado pela seta tracejada. *Detalhe*: canto superior direito mostra uma ampliação maior. (Coloração de Wright.)

mistas também podem ser vistas, nas quais alguma combinação de células inflamatórias está presente. Se predominarem neutrófilos e macrófagos, a inflamação é frequentemente referida como piogranulomatosa. A porcentagem necessária de células inflamatórias presentes ao descrever um linfonodo como inflamado é subjetiva, mas tem sido relatada como > 5% de neutrófilos para inflamação neutrofílica, > 3% de macrófagos para inflamação macrofágica e > 3% de eosinófilos para inflamação eosinofílica. Os linfonodos inflamados também podem ser reativos, com aumento do número de plasmócitos, linfócitos intermediários e células linfoides grandes imaturas contendo nucléolos. Inflamação neutrofílica pode se tornar tão grave, que o abscesso e a necrose ocorrem, tornando, às vezes, difícil reconhecer que a origem do abscesso foi um linfonodo. A linfadenite pode ser decorrente de múltiplas causas, mas uma ação imunomediada ou, mais comumente, uma etiologia infecciosa, deve ser considerada quando muitos neutrófilos e/ou macrófagos estão presentes.

Linfadenite piogranulomatosa idiopática

Presume-se que a *linfadenite piogranulomatosa idiopática* em cães seja imunomediada, uma vez que responde aos esteroides. Ela é mais comum em Springer Spaniels ingleses. Sinais clínicos incluem pirexia e linfadenopatia, muitas vezes acompanhadas por lesões dérmicas (paniculite nodular), letargia, hiporexia e sinais gastrintestinais e respiratórios. Aspirados de linfonodos mostram inflamação mista (piogranulomatosa) estéril. Uma condição muito semelhante resultante da linfadenopatia mandibular é a *dermatite e linfadenopatia granulomatosa estéril* (DLGE), também conhecida em cães jovens como celulite juvenil ou estrangulamento de filhotes, que ocorre tanto em filhotes quanto em cães adultos, e é relatada em múltiplas raças incluindo Havanese, Pastores Australianos, Setters Irlandeses, Dachshund, Bichon Frisé e Maltês, sendo responsiva a esteroides e considerada imunomediada.

Linfadenite infecciosa

Os microrganismos que provocam linfadenite incluem bactérias, protozoários, riquétsias e agentes fúngicos.

Linfadenite bacteriana

As bactérias que podem resultar em linfadenite acentuada incluem *Streptococcus equi*, *Yersinia pestis*, *Francisella tularensis*, *Mycobacterium* spp., *Bartonella henselae* e várias outras bactérias que podem causar linfadenite regional, como a relacionada à *Salmonella* e linfadenite mesentérica relacionada a *Listeria monocytogenes*, e linfadenite relacionada a *Rhodococcus equi*, como mostrado na Figura 39.22.

- *Streptococcus equi* é o agente causador de "garrotilho" em cavalos, uma infecção frequentemente diagnosticada que se caracteriza por linfadenite neutrofílica seguida de abscesso dos linfonodos da cabeça e pescoço. Os cocos podem ser facilmente vistos em aspirados de linfonodos, semelhante ao que é mostrado na Figura 39.2. A doença foi descrita pela primeira vez em 1251, e o agente causador foi identificado em 1888. *Streptococcus zooepidemicus*, uma bactéria intimamente relacionada ao *Streptococcus equi*, também pode resultar em linfadenopatia, aparece idêntica ao *Streptococcus equi*, conforme mostrado nas Figuras 39.12 e 39.13, mas é menos patogênica e menos contagiosa
- *Yersinia pestis*, um cocobacilo gram-negativo com formato de alfinete de segurança bipolar, é o agente causador da peste, uma doença zoonótica relativamente rara de significado histórico na Europa (Peste Negra). A doença é mais comum em gatos do que cães. Nos EUA, a peste é mais comum no Colorado, Califórnia e Novo México. Também ocorre nas regiões semiáridas da Ásia, Europa e África. A transmissão ocorre via picada de pulga ou ingestão de roedores ou coelhos infectados. Gatos comumente apresentam linfadenopatia mandibular bilateral; a linfadenopatia é menos comum em cães

infectados. Aspirados de linfonodos mostram inflamação neutrofílica, como na Figura 39.15, e os cocobacilos são tipicamente numerosos (Figura 45.18). A linfadenite neutrofílica geralmente evolui para abscesso e necrose. Indivíduos infectados também podem desenvolver lesões pulmonares e septicemia. O tratamento de escolha é gentamicina ou doxiciclina

- *Francisella tularensis*, o agente causador da tularemia, também conhecida como "febre do coelho", é uma bactéria gram-negativa intracelular muito virulenta, que geralmente é fatal em coelhos. A infecção ocorre mais comumente em cães e gatos por contato ou ingestão de animais infectados, geralmente roedores ou coelhos, mas também pode ser transmitida por vetores artrópodes como carrapatos ou moscas dos cervos, inalação de poeira contaminada ou ingestão de alimentos e água contaminados. A doença ocorre em cães, gatos, humanos e muitas outras espécies de mamíferos, aves, peixes, répteis e anfíbios no Hemisfério Norte. Nos EUA, é mais comum em Arkansas, Missouri, Dakota do Sul, Oklahoma, Kansas e entre as Montanhas Rochosas e as Montanhas Sierra Nevada; deve ser notificada em alguns estados. A tularemia é mais grave e provavelmente mais comum em gatos que em cães. Os sinais clínicos são semelhantes aos da peste e podem incluir febre, letargia, anorexia, linfadenopatia, vômito, diarreia, secreção oculonasal mucopurulenta e, ocasionalmente, lesões cutâneas. Achados laboratoriais comuns em cães incluem neutrofilia e trombocitopenia. A linfadenopatia associada à tularemia em humanos é chamada "tularemia glandular". A linfadenopatia ocorre em aproximadamente 20% dos cães com tularemia e geralmente é na região da cabeça e do pescoço. Os achados citológicos variam de hiperplasia reativa na doença aguda, supurativa ou inflamação mista, até necrose. Os aspirados de linfonodos são úteis para o diagnóstico, pois os microrganismos às vezes podem ser vistos e cultivados

- *Bartonella henselae*, o agente causador da "febre da arranhadura de gato" em humanos, é um bastonete gram-negativo pleomórfico muito pequeno (0,3 a 0,6 × 1,0 a 1,7 μm). O microrganismo é transmitido pela pulga do gato, e os gatos

são geralmente assintomáticos quando infectados. A bartonelose raramente tem sido associada à linfadenite piogranulomatosa em cães. Tanto os linfonodos periféricos como viscerais podem estar aumentados, e o padrão da inflamação é semelhante ao observado em humanos

- Infecções por *micobactérias* geralmente resultam em linfadenite granulomatosa ou macrofágica. Perda de peso, letargia e linfadenopatia generalizada são os sinais clínicos mais comuns. A maioria das células nos linfonodos infectados consiste em macrófagos, e a maioria dos macrófagos contém bastonetes claros dentro do citoplasma (Figura 45.19). As micobactérias também podem ser observadas nos neutrófilos e livres entre as células. As micobactérias aparecem como bastonetes que não se coram com colorações de Wright em razão da sua parede celular rica em lipídios que não se coram, conforme mostrado nas Figuras 39.23 e 39.24, mas ficam rosadas com uma coloração ácido-resistente (Ziehl-Neelsen) (Figura 45.20). As espécies mais comumente vistas em cães são o *Mycobacterium avium*, uma micobactéria oportunista

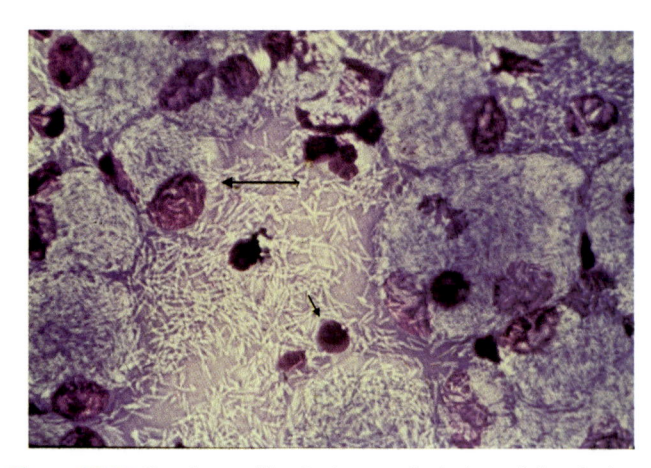

Figura 45.19 Grande magnificação de um aspirado de um linfonodo de um Schnauzer miniatura com linfadenopatia generalizada que foi encaminhado com diagnóstico errôneo de linfoma e já havia sido tratado anteriormente com glicocorticosteroides. Os macrófagos são a célula predominante (*seta grande*) e são preenchidos com bastonetes grandes que não se coram e que foram confirmados como *Mycobacterium avium*. Muitos microrganismos também estão livres no fundo da lâmina. Um linfócito pequeno é indicado pela seta pequena. (Coloração de Wright.)

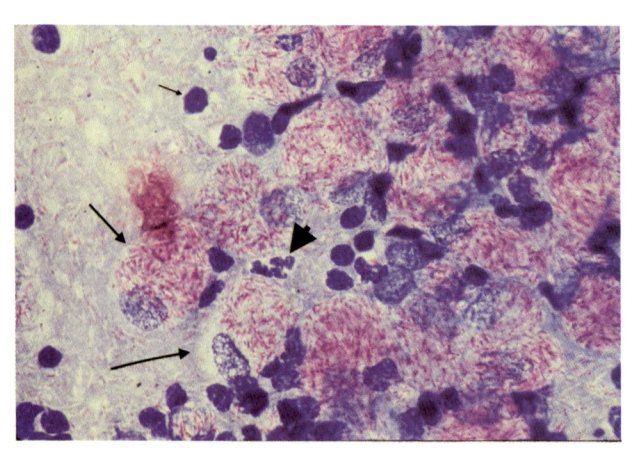

Figura 45.20 Aspirado do mesmo linfonodo apresentado na Figura 45.19, mostrado em uma magnificação menor e corado com uma coloração ácido-resistente. As micobactérias ficam cor-de-rosa. Predominam macrófagos (*setas grandes*), com muitos linfócitos pequenos (*seta pequena*) e neutrófilos ocasionais (*ponta de seta*). (Coloração de Ziehl-Neelsen.)

Figura 45.18 Aspirado de linfonodo submandibular de um gato do Colorado com peste. Os linfonodos estavam com abscesso e os neutrófilos estão muito degenerados (*seta grande*), aparecendo como manchas nucleares. Muitos microrganismos *Yersinia pestis* livres estão presentes (*setas pequenas*). (Coloração de Wright. *Fonte*: cortesia da Dra. Kyra Somers e Dra. Robin Allison.)

não tuberculosa (MNT). A espécie *Mycobacterium avium* é atualmente dividida em quatro subespécies, incluindo *avium* (MAA), *silvaticum* (MAS), *hominissuis* (MAH) e *paratuberculosis* (MAPA). A subespécie *hominissuis* (MAH) é responsável pela maioria das infecções em cães e é geralmente contraída do solo e da água do meio ambiente. A doença é geralmente sistêmica e comumente fatal, com micobactérias em vários locais além dos linfonodos, incluindo intestinos delgado e grosso, baço, fígado, pulmões e medula óssea. Embora a micobacteriose canina seja relativamente rara, uma forte predisposição racial é vista em Schnauzers miniatura e Basset Hounds; cães com menos de 5 anos são mais comumente afetados. Um defeito autossômico herdado recessivamente na proteína adaptadora CARD9 (proteína 9 contendo domínio de recrutamento de caspase) foi mostrado como sendo responsável pelo aumento da suscetibilidade em Schnauzers miniatura. Todos os Schnauzers miniatura que são homozigotos para o gene variante *CARD9* desenvolvem micobacteriose por *Mycobacterium avium* (ver Ghielmetti e Giger, 2020 no item "Linfadenite por micobactéria" em "Leitura sugerida"). A via de sinalização CARD9 é essencial na defesa do hospedeiro contra muitos microrganismos fúngicos e bactérias intracelulares.

Linfadenopatia riquetsial

Riquétsias que causam linfadenomegalia incluem *Ehrlichia canis*, *Neorickettsia helminthoeca* e *Stellanchasmus falcatus*. Linfadenopatia associada ao agente riquetsial *Ehrlichia canis* é resultado de hiperplasia reativa, e não linfadenite, e é discutida nesta seção. *Neorickettsia helminthoeca* é uma bactéria intracelular que causa doença do envenenamento por salmão em cães, vista principalmente no noroeste dos EUA, sul da Califórnia, oeste do Canadá e sul do Brasil. No entanto, cães que comem truta ou salmão malcozidos ou crus de supermercados em outras áreas também podem ser infectados. O termo "intoxicação por salmão" é um equívoco, uma vez que nenhum veneno está envolvido. *N. helminthoeca* é transportado pelo trematódeo *Nanophyetus salmincola*, cujo ciclo de vida é complexo e envolve o caramujo *Juga plicifera* como primeiro hospedeiro intermediário, peixes salmonídeos – principalmente truta e salmão – como o segundo hospedeiro intermediário e mamíferos comedores de peixes como os hospedeiros definitivos. Os vermes imaturos ingeridos (metacercárias) amadurecem em vermes adultos no intestino delgado. Os vermes adultos começam a produzir ovos em aproximadamente 1 semana. Os ovos dos vermes se desenvolvem em miracídios que infectam caracóis, completando assim o ciclo de vida. A doença é fatal em aproximadamente 90% dos cães que não são tratados, geralmente dentro de 1 semana após a apresentação dos sinais clínicos que incluem febre, fraqueza, anorexia, vômitos, diarreia, desidratação e linfadenopatia. A histopatologia mostra linfadenite granulomatosa, esplenite, enterite e hepatite com necrose. O diagnóstico é feito pelo reconhecimento de sinais clínicos, presença de ovos de vermes nas fezes, aspirado de linfonodo que mostra inflamação granulomatosa e os microrganismos e sorologia ou reação em cadeia da polimerase (PCR) para *N. helminthoeca*. Linfadenite histiocítica, com muitos microrganismos *N. helminthoeca* dentro de macrófagos, é vista em aspirados de linfonodos. As riquétsias aparecem como pequenos agregados basofílicos como mostrado na Figura 39.54, em vez de em mórulas distintas. Doxiciclina e terapia de suporte são curativos se administrados no início do curso da doença. Um segundo microrganismo intimamente relacionado e com transmissão semelhante, *Stellanchasmus falcatus*, causa a febre do trematódeo

Elokomin, uma doença de ursos com sinais clínicos e desfecho semelhantes, mas que normalmente causa apenas doença leve em cães. No entanto, foi relatado que *S. falcatus* causa doença grave e morte em um pequeno número de cães no noroeste do Pacífico, com sinais clínicos e achados citológicos muito semelhantes aos observados em cães infectados com *N. helminthoeca*.

Linfadenopatia protozoária

* *Leishmania* spp. geralmente resulta em hiperplasia reativa dos linfonodos e é discutida nesta seção. Em alguns pacientes, no entanto, é verificada linfadenite macrofágica (histiocítica), conforme mostrado nas Figuras 45.17 e 39.47
* *Cytauxzoon felis*, um hemoparasita protozoário da família *Theileriidae* que infecta gatos selvagens e domésticos e causa citauxzoonose, é discutido em detalhes no Capítulo 9 na seção sobre anemia hemolítica. Esse microrganismo protozoário tem duas fases, uma em macrófagos (esporozoítos e esquizontes), e uma em hemácias (merozoítos/piroplasmas). Os esporozoítos infectam macrófagos associados ao endotélio e sofrem replicação assexuada dentro dos macrófagos; esporozoítos desenvolvem-se em grandes estruturas conhecidas como esquizontes que obstruem vasos sanguíneos em vários órgãos, resultando em trombose, comprometimento circulatório e resposta inflamatória que leva a falência de órgãos e morte dentro de poucas semanas de infecção. Merozoítos são liberados pela ruptura de monócitos e macrófagos e depois infectam hemácias. Os microrganismo pode ser identificado não apenas dentro das hemácias no estágio de merozoíta, mas também em linfonodos, baço e aspirados de fígado, em que esquizontes podem ser observados, como mostrado nas Figuras 9.20, 39.44 e 39.45. Os grandes macrófagos frequentemente têm nucléolos proeminentes e o citoplasma está distendido com merozoítos em desenvolvimento, de coloração azul-escura e em formato de anel de sinete que têm 1 a 2 μm de diâmetro
* *Toxoplasma gondii* é outro microrganismo protozoário que pode ser encontrado em aspirados de linfonodos de gatos. É um coccídeo parasita intracelular obrigatório que pode infectar todos os mamíferos, mas os gatos domésticos e selvagens são os hospedeiros naturais. A transmissão ocorre verticalmente (por via transplacentária), por ingestão de oocistos infecciosos ou ingestão de tecido infectado. Gatos geralmente são infectados pela ingestão de hospedeiros intermediários – normalmente roedores – que estão infectados com cistos teciduais. Os bradizoítas são então liberados no estômago e intestino a partir dos cistos teciduais e entram nas células epiteliais do intestino delgado para formar esquizontes. Merozoítos, formados e liberados a partir dos esquizontes, eventualmente formam gamontes masculinos e femininos. Uma parede é então formada em torno do macrogamonte fertilizado para formar um oocisto. Oocistos, estruturas redondas a ovais com 10×12 μm de diâmetro, são excretados nas fezes e não são infecciosos até depois de esporularem, o que leva de 1 a 5 dias. Se os oocistos infecciosos forem ingeridos, os esporozoítos eclodem no intestino e entram nas células intestinais e formam taquizoítos, que então se multiplicam em quase todas as células do corpo, resultando em ruptura de células e liberação de taquizoítos. Os taquizoítos então infectam células adicionais e, eventualmente, encistam. Os cistos teciduais se adaptam à forma da célula infectada e variam em tamanho de 15 a 60 μm. Na citologia, os taquizoítos podem ser vistos dentro das células ou livres, têm formato falciforme (em formato de foice ou banana), um pequeno núcleo

redondo e aproximadamente 2 × 6 μm de diâmetro, conforme mostrado nas Figuras 15.20 e 39.46. Sinais clínicos são raros em gatos infectados e, quando ocorrem, são consequentes a inflamação e necrose tecidual como resultado do crescimento de taquizoítos. O diagnóstico pode ser feito pela descoberta do microrganismo em líquidos ou macrófagos de aspirados teciduais, mais comumente linfonodos ou lavado broncoalveolar, ou PCR para detectar DNA do microrganismo. O tratamento consiste em clindamicina VO por 4 semanas

- *Trypanosoma* spp. são microrganismos protozoários transmitidos por mordida de moscas e outros insetos que causam tripanossomíase em animais domésticos grandes e pequenos, humanos e espécies de vida selvagem em todo o mundo. Letargia decorrente de anemia e/ou envolvimento do sistema nervoso e linfadenopatia são sinais clínicos comuns. Embora sejam comumente encontrados no sangue, eles também podem ser observados em aspirados de linfonodos. Como mencionado anteriormente neste capítulo, os linfonodos foram aspirados primeiro em humanos há mais de um século para diagnosticar tripanossomíase. Formas tripomastigotas de *Trypanosoma* spp. têm formato fusiforme, contêm um núcleo, um cinetoplasto e um flagelo e têm 16 a 26 μm de comprimento. Cistos contendo microrganismos podem ser vistos em muitos tecidos, incluindo músculos e cérebro.

Linfadenite fúngica

Sempre que uma combinação de neutrófilos e macrófagos (inflamação piogranulomatosa) é observada em um aspirado de linfonodo, deve-se suspeitar de infecção fúngica, e a busca por microrganismos deve ser realizada. Cinco leveduras dimórficas podem causar infecções sistêmicas e incluem criptococose, blastomicose, histoplasmose, coccidioidomicose e paracoccidioidomicose. Além disso, outros microrganismos fúngicos com hifas podem ser vistos nos linfonodos. Algumas estruturas podem ser confundidas com hifas fúngicas, e também são mencionadas brevemente nesta seção.

- A *criptococose* é uma doença fúngica que infecta mamíferos, répteis e aves e tem distribuição cosmopolita (ver Capítulo 39). Gatos são mais comumente afetados que os cães. A fase de levedura assexuada do microrganismo nos tecidos se reproduz por brotamento, que tem uma base muito estreita. Os microrganismos criptocócicos são redondos a ovais, com 4 a 6 μm de diâmetro e rodeados por cápsula de polissacarídeos que variam em tamanho, mas podem ter até 30 μm em diâmetro. A cápsula auxilia na prevenção da fagocitose por neutrófilos e macrófagos e evita a migração de neutrófilos e a produção de citocinas, diminuindo assim a resposta imune mediada por linfócitos T. A cápsula característica é muito útil na identificação de *Cryptococcus* em aspirados de tecidos e, em razão da função da cápsula, às vezes, os microrganismos serão vistos na ausência de qualquer célula inflamatória. A cápsula não cora com a coloração de Wright, dando uma aparência clara de halo ao redor do microrganismo, como mostrado nas Figuras 39.31 e 39.32. Montagens úmidas usando novo azul de metileno ou nanquim são particularmente úteis em aspirados com poucas células inflamatórias e muitos microrganismos criptocócicos (Figuras 45.21 e 45.22). Quando a inflamação está associada ao microrganismo, geralmente é piogranulomatosa. Se linfadenopatia estiver presente, geralmente linfonodos da cabeça e do

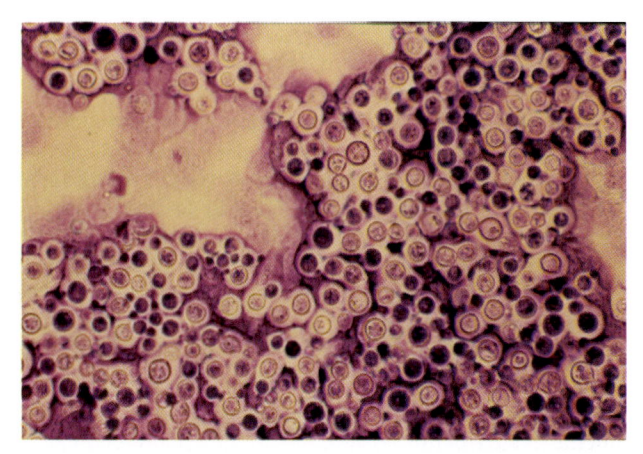

Figura 45.21 Impressão de uma úlcera na pata de um gato mostrando microrganismos criptocócicos, muitos dos quais estão em desenvolvimento. Aspirados de linfonodos deste paciente pareciam semelhantes. Observe a ausência de resposta inflamatória. (Montagem úmida usando o corante novo azul de metileno.)

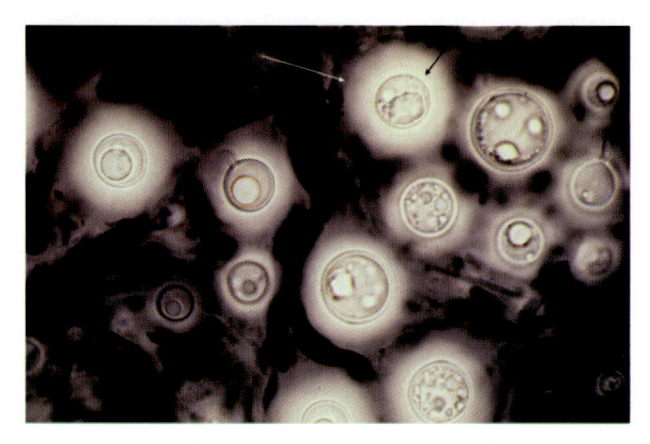

Figura 45.22 Magnificação muito alta do aspirado de linfonodo com muitos microrganismos criptocócicos e pouca resposta inflamatória. Uma montagem úmida foi preparada deixando a lâmina secar ao ar, adicionando uma gota de tinta de caneta-tinteiro (prefere-se tinta nanquim) e foi colocada uma lamínula por cima. A cápsula não permite que a tinta permeie os microrganismos, produzindo uma coloração negativa que possibilita boa visualização da cápsula (*seta branca*), parede celular (*seta preta*) e conteúdo celular.

pescoço são afetados. O gênero *Cryptococcus* inclui mais de 37 espécies, a maioria das quais não causa doenças em mamíferos. As espécies que causam doenças são chamadas de complexo *C. neoformans-C. gattii*, cujas espécies mais comuns são *C. neoformans* var. *neoformans*, *C. neoformans* var. *grubii* e *C. gattii*. Fatores de virulência incluem a capacidade de crescer à temperatura corporal dos mamíferos, o tamanho da cápsula que envolve o microrganismo e a capacidade de resistir ao dano oxidativo

- *Blastomyces dermatitidis* e outras espécies menos comuns (*B. gilchristii*, *B. helicus* e *B. percursus*) são os agentes causadores da blastomicose (ver Capítulo 39). *Blastomices dermatitidis* tem paredes espessas, 8 a 12 μm de diâmetro, não tem cápsula e se reproduz no tecido por meio de brotamento de base ampla (Figura 45.23). A blastomicose é vista principalmente na América do Norte em torno dos Grandes Lagos e dos rios Ohio, Mississippi, Missouri e St. Lawrence. É também encontrada na maior parte da África e foi relatada na Índia e no Oriente Médio. *Blastomyces helicus* é menor, com tamanho semelhante ao *Histoplasma capsulatum*, com o qual às vezes é confundido e é encontrado principalmente no oeste da América do Norte. O microrganismo está no meio ambiente e geralmente é associado a solos úmidos, ácidos e arenosos enriquecidos com matéria orgânica em decomposição e fezes de animais. As infecções são mais comuns em cães e é a segunda infecção mais comum em humanos, mas todos os mamíferos podem ser infectados, incluindo mamíferos marinhos. Os conídios da fase mofo são inalados; nos pulmões, ocorre transformação dependente da temperatura para a fase de levedura e os microrganismos em levedura são fagocitados pelos macrófagos, em que são eliminados ou espalham-se para vários órgãos causando infecção disseminada. A doença pulmonar é mais comum; infecção disseminada manifesta-se principalmente como lesões cutâneas e osteomielite, mas muitos outros órgãos, incluindo linfonodos, são comumente infectados. A linfadenite piogranulomatosa periférica é vista em aproximadamente 50 a 60% dos cães com doença disseminada, e os microrganismos são geralmente encontrados em aspirados de linfonodos. Alguns casos de linfadenite supurativa e hiperplasia reativa também foram relatados

- *Histoplasma capsulatum* também é um fungo dimórfico transmitido pelo solo que é endêmico no centro-oeste e no sul dos EUA, especialmente ao longo do Vales dos Rios Missouri, Mississippi e Ohio, e foi relatado na América do Sul, América Central, África, Ásia e Austrália, e pode infectar todos os mamíferos, porém é mais comumente relatado em gatos, cães e humanos (ver Capítulo 39). Microconídios do ambiente são inalados ou ingeridos e convertidos em levedura nos pulmões ou intestino, onde são eliminados, causam infecção local ou são disseminados dentro dos macrófagos através dos vasos linfáticos e da corrente sanguínea para outros órgãos, que podem incluir fígado, baço, ossos medula, cavidade oral e trato gastrintestinal, olho, linfonodos, pele, ossos e sistema nervoso central. Sinais clínicos da histoplasmose são inespecíficos e podem incluir febre, letargia, anorexia, perda de peso, distúrbios respiratórios ou sinais gastrintestinais e linfadenopatia. Linfadenite histiocítica com macrófagos multinucleados e células epitelioides são típicos, e microrganismos são facilmente encontrados fagocitados dentro dos macrófagos, conforme mostrado nas Figuras 15.19, 39.25, 39.26 e 39.27. Eles são redondos a ovais, cercados por uma cápsula estreita e são muito pequenos (2 a 4 μm) em comparação com os outros microrganismos fúngicos dimórficos que causam infecções sistêmicas. O diagnóstico é feito por evidência citológica ou histológica do microrganismo característico, a presença de antígeno na urina ou PCR. O tratamento consiste na administração oral prolongada de agentes antifúngicos como o itraconazol

- *Coccidioides immitis* e *C. posadasii* são os maiores fungos dimórficos patogênicos e são responsáveis por coccidioidomicose (febre do Vale), que é endêmica no sudoeste dos EUA e partes do México e América Central e América do Sul em áreas semiáridas (ver Capítulo 39). Os microrganismos ocorrem no solo e no ar após a perturbação do solo, e como acontece com outros fungos dimórficos potencialmente patogênicos, a inalação de artroconídios leva a sinais respiratórios geralmente benignos, mas ocasionalmente causa infecções sistêmicas graves ou fatais. A morfologia de *Coccidioides* spp. é dramaticamente diferente de *Histoplasma* e *Blastomyces*. Os artroconídios individuais adotam uma forma esférica (esférulas) que formam uma camada externa por meio da divisão interna síncrona de seus núcleos e citoplasma, e a seção interna é preenchida com centenas de endósporos individuais (2 a 4 μm), como mostrado na Figura 39.33. As esférulas maduras têm 20 a 100 μm de diâmetro e são grandes demais para serem fagocitadas. Quando uma esférula se rompe, ele libera seus endósporos que então se diferenciam em novas esférulas. Os cães são a espécie mais gravemente afetada, com uma suscetibilidade semelhante à dos humanos. No entanto, *Coccidioides immitis* pode causar infecção em muitas outras espécies, incluindo gatos, equinos, bovinos e outros animais. Osteomielite é a forma mais comum de doença disseminada no cão, enquanto as lesões cutâneas predominam no gato. Embora linfadenopatia hilar seja um achado radiográfico comum em cães com coccidioidomicose, linfadenopatia periférica é relativamente incomum em cães e gatos. A linfadenopatia é decorrente da inflamação piogranulomatosa, e embora microrganismos infrequentes possam ser vistos em aspirados de linfonodos, um pouco de pesquisa usando baixa magnificação normalmente é necessária (Figura 45.24)

Figura 45.23 Aspirado de linfonodo de um cão com doença piogranulomatosa. Linfadenite por blastomicose. Observe os microrganismos em desenvolvimento (*setas grandes*). Predominam pequenos linfócitos e neutrófilos, mas ocasionalmente macrófagos epitelioides estão presentes (*seta pequena*). (Coloração de Wright.)

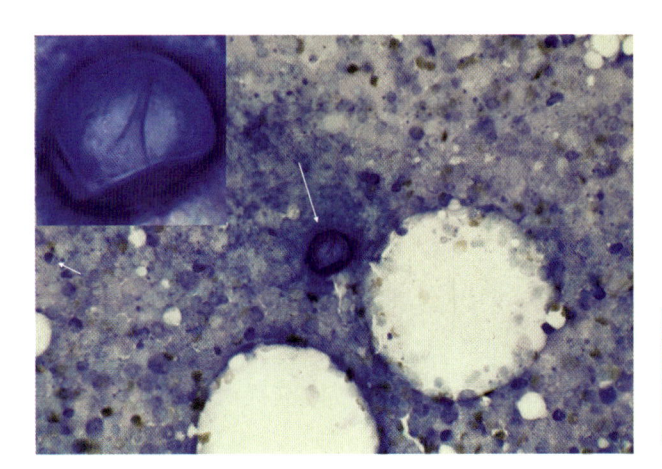

Figura 45.24 Baixa magnificação de um aspirado de linfonodo de um cão com coccidioidomicose. Apenas uma esférula de *Coccidioidomyces* estava presente em toda a lâmina (*seta grande*) e está em uma porção muito grossa da preparação. Para comparação de tamanho, uma seta pequena aponta para um plasmócito. O detalhe no canto superior esquerdo mostra a esférula em grande magnificação. (Coloração de Wright.)

- *Paracoccidioides brasiliensis* e *P. lutzii* são os agentes causadores da paracoccidioidomicose, outro fungo dimórfico cuja infecção é relativamente comum em humanos na América do Sul, particularmente no Brasil, e foi relatado em cães, gatos e muitos mamíferos selvagens, especialmente tatus, que se acredita abrigarem o fungo. Como os outros fungos dimórficos, cresce no solo e conídios em aerossol são inalados, após, a infecção pode se tornar sistêmica, afetando principalmente a pele, os linfonodos, os pulmões e a cavidade oral, mucosas nasal e gastrintestinal, provocando inflamação histiocítica acentuada. A doença sistêmica pode ser fatal se não for tratada. A fase de levedura do microrganismo reproduz-se no tecido por brotamento múltiplo de base estreita no qual múltiplos botões se originarão da levedura "mãe", às vezes formando uma aparência de "Mickey Mouse", com a levedura mãe aparecendo como a cabeça com dois botões em formato de orelhas. As células-mãe têm 20 a 30 μm de diâmetro e podem produzir 10 a 12 células-filhas, cada uma com aproximadamente 2 a 10 μm de diâmetro (Figura 45.25). Aspirados de linfonodos mostram inflamação piogranulomatosa com muitos brotamentos de levedura
- *Outros organismos fúngicos* que existem no ambiente, como *Paecilomyces, Penicillium, Aspergillus, Monocillium* etc., também causam linfadenopatia localizada ou generalizada, como mostrado nas Figuras 39.34 a 39.38. Eles normalmente provocam linfadenite histiocítica ou piogranulomatosa e as hifas e estruturas associadas geralmente são evidentes em aspirados (ver Capítulo 39)
- *Estruturas pseudofúngicas: corpos Gamna-Gandy*, estruturas que podem ser vistas em aspirados de linfonodos que parecem notavelmente semelhante às hifas fúngicas, formam-se como resultado da deposição de complexos de cálcio e hemossiderina em fibras colágenas, geralmente associada à hemorragia prévia dentro do linfonodo (ver Figura 44.33). Devido à sua semelhança com hifas de fungos, ácido periódico de Schiff (PAS) ou coloração de ácido de Grocott-Gomori com prata metenamina são necessários para descartar infecção por fungos. A reação positiva com colorações de ferro e cálcio é necessária para uma identificação definitiva.

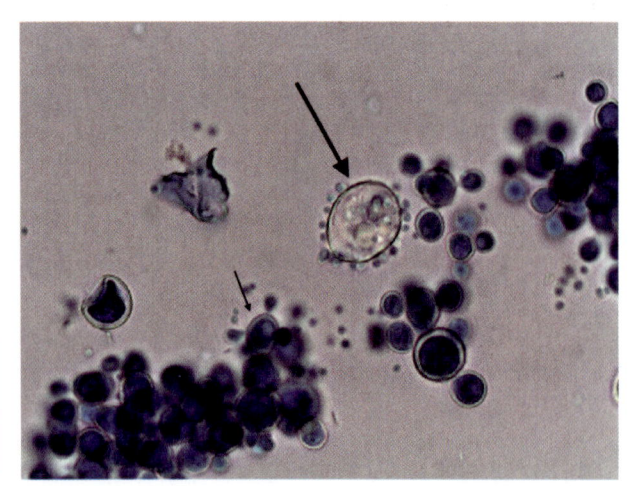

Figura 45.25 Cultura de levedura (37°C) de *Paracoccidioides brasiliensis.* Observação da "célula-mãe de levedura" com múltiplos botões (*seta grande*) e a aparência de "Mickey Mouse" de uma célula com brotamento (*seta pequena*). Os microrganismos parecem semelhantes em preparações citológicas. (Coloração de Wright. *Fonte:* cortesia do Dr. Paulo Murillo Neufeld, Universidade Federal do Rio de Janeiro, Brasil.)

Linfadenite por oomicose

Pitiose e lagenidiose são frequentemente doenças infecciosas fatais que afetam os animais expostos a lagos ou lagoas, principalmente no sudeste dos EUA e em outras regiões tropicais e áreas subtropicais do mundo, como Sudeste Asiático, costa leste da Austrália e América do Sul (ver Capítulo 39). Esses microrganismos não são fungos verdadeiros, mas são patógenos aquáticos da classe Oomycetes ("mofo aquático"). Eles estão mais intimamente relacionados às algas do que aos fungos, mas o aparecimento de hifas largas e da resposta inflamatória histiocítica é muito semelhante à das infecções fúngicas, conforme mostrado nas Figuras 39.48 a 39.50. As lesões cutâneas são mais comuns, mas animais com doença sistêmica podem ter linfadenite piogranulomatosa, às vezes com componente eosinofílico; muitas hifas largas são geralmente evidentes em aspirados. O diagnóstico definitivo pode ser feito por cultura ou PCR. O tratamento consiste na excisão cirúrgica precoce das lesões granulomatosas e antibióticos antifúngicos, mas os animais, muitas vezes, não respondem à terapia.

Linfadenite por algas

A *prototecose*, causada por membros do gênero *Prototheca*, é uma doença de humanos e animais causada por infecção com microalgas incolores e semelhantes a fungos que não são mais fotossintetizantes e tornaram-se parasitas. *Prototheca bovis, P. ciferrii, P. wickerhamii* e *P. zopfii* são patogênicas para cães e gatos. *P. wickerhamii* está frequentemente associada a doenças cutâneas e foi isolada de todos os gatos afetados até agora. *P. bovis* é a variante mais virulenta e causa a maioria dos casos de mastite por *Prototheca*, bem como a maioria dos casos de prototecose disseminada em cães. A infecção é adquirida por ingestão ou feridas penetrantes na pele. Sinais clínicos em cães estão frequentemente relacionados à infecção do cólon e incluem colite, diarreia grave com muco e hematoquezia. Prototecose sistêmica pode envolver o sistema nervoso central, pulmões, baço, fígado, olhos, língua, pele e linfonodos, e é mais comum em Boxers e Buldogues Franceses. Nos gatos, a doença é limitada à pele e ao subcutâneo. Aspirados de linfonodos mostram linfadenite piogranulomatosa ou histiocítica, com muitos microrganismos fagocitados por macrófagos ou livres. O microrganismo apresenta parede espessa, septações internas e tem 3 a 11 μm de diâmetro. Os grandes esporângios formam uma mórula, que apresenta endósporos dispostos radialmente e moldados um para o outro. Endósporos pequenos com 1 a 2 μm de diâmetro podem também ser vistos. Os microrganismos apresentam coloração profundamente basofílica a magenta, às vezes com um halo claro (ver Figura 39.51). O diagnóstico geralmente é feito por exame citológico ou histológico e confirmado por cultura e/ou PCR. Os medicamentos antifúngicos são usados para tratar doenças disseminadas, e pequenas lesões podem ser excisadas cirurgicamente. O prognóstico em cães com doença disseminada é muito ruim. Testes *in vitro* mostraram que o ravuconazol (RVZ) tem maior efeito algicida do que outros azóis testados contra espécies de *Prototheca*. Uma excelente revisão da prototecose em cães e gatos foi publicada (ver Masuda et al., 2021 no item "Algas [prototecose]" em "Leitura sugerida").

Neoplasia em linfonodos

Os linfonodos tornam-se neoplásicos em razão de neoplasia primária de células linfoides ou neoplasia metastática na qual outros tipos de tumores estão crescendo nos linfonodos. A neoplasia primária (linfoma) é muito mais comum que neoplasia metastática. A citologia tem sensibilidade variável e especificidade que provavelmente depende da experiência da pessoa que está aspirando, bem como da experiência do citologista. Em um estudo comparando citologia e achados histopatológicos em 367 linfonodos caninos e felinos, dos quais 110 eram neoplásicos (incluindo linfoma e neoplasia metastática), a citologia teve sensibilidade de 66,6%, especificidade de 91,5% e precisão de 77,2% para neoplasia. A probabilidade de malignidade quando o diagnóstico citológico de neoplasia foi positivo foi de 93%. Achados falso-negativos foram encontrados principalmente em linfoma de células T pequenas em gatos, sarcomas metastáticos e mastocitomas metastáticos (ver Ku et al., 2017 no item "Metástase de linfonodo" em "Leitura sugerida"). A utilidade diagnóstica da citologia para linfoma e neoplasia metastática é discutida em mais detalhes nas seções seguintes.

Neoplasia linfoide primária (linfoma, linfoma maligno, linfossarcoma)

A neoplasia linfoide primária ocorre em muitas espécies, mas das espécies domésticas comuns, ocorre com maior frequência em cães e é um dos tipos mais comuns de neoplasia que acometem essa espécie. Os linfonodos periféricos geralmente estão envolvidos em cães, embora essa forma de linfoma seja relativamente rara em gatos. Como a maioria dos cães com linfoma apresenta aumento de um ou mais linfonodos periféricos em razão da presença de muitas células neoplásicas grandes dentro do linfonodo, citologia aspirativa de linfonodos tem sensibilidade diagnóstica muito boa, sendo muito menos invasiva que a biopsia de linfonodos e a histopatologia. Uma abordagem muito simples para diagnosticar neoplasia linfoide primária é considerar o número de células linfoides imaturas presentes no aspirado. A malignidade do tecido linfoide é quase sempre caracterizada por uma predominância de células linfoides grandes imaturas com nucléolos aparentes (Figura 45.26), porque o linfoma de células grandes é, de longe, o tipo mais comum de linfoma. Muitas

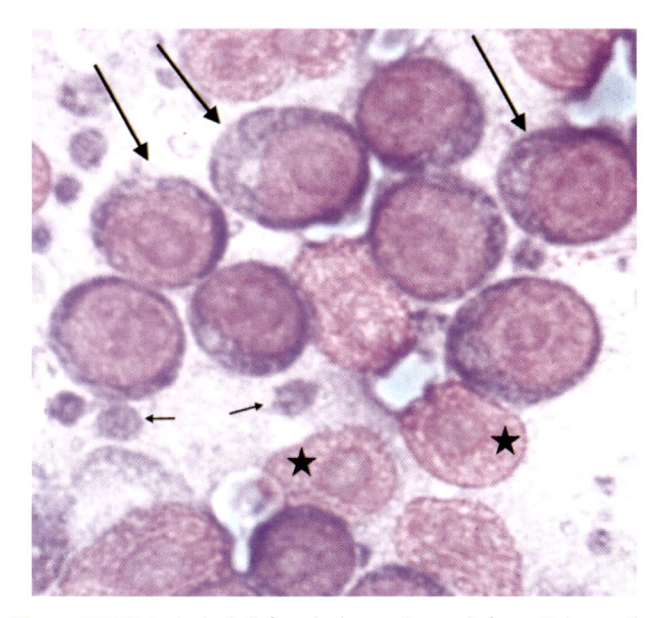

Figura 45.26 Aspirado de linfonodo de um cão com linfoma. Todas as células são células linfoides grandes imaturas com um único nucléolo grande (*setas grandes*). Fragmentos citoplasmáticos (corpos linfoglandulares) são indicados por setas pequenas. Células quebradas sem bordas citoplasmáticas são indicadas por estrelas. (Coloração de Wright.)

células em mitose podem estar presentes. Linfócitos pequenos e macrófagos podem estar presentes em números variáveis. Os plasmócitos são geralmente muito poucos a ausentes, o que auxilia na diferenciação entre linfoma e hiperplasia linfoide. Em geral, quanto mais plasmócitos presentes, menor a probabilidade de linfoma ser o diagnóstico correto. Embora seja possível aspirar muitas células imaturas de um centro germinativo de um linfonodo reativo, os plasmócitos quase sempre também estão aumentados. Redirecionar a agulha ajudará a prevenir a aspiração de células de um local do linfonodo, e é incomum ver mais de 20% de células imaturas grandes em um linfonodo reativo. Um diagnóstico positivo errado de linfoma é muito raro, e quando diagnósticos errôneos são feitos, geralmente é uma falha na confirmação de que o linfoma está presente, às vezes em razão do excesso de cautela por parte do citologista. Raramente, os tumores linfoides podem ser compostos inteiramente por pequenos linfócitos. Se um aspirado de um linfonodo aumentado consistis em uma amostra homogênea de população de pequenos linfócitos sem citologia sugestiva de hiperplasia reativa, uma variante de linfoma de pequenas células é provável. Quando um diagnóstico de linfoma não puder ser confirmado por citologia, a determinação de clonalidade por tecnologia de PCR ou imunofenotipagem usando citometria de fluxo é útil, uma vez que a clonalidade é muito característica de células de tumores malignos, pois são derivadas da expansão de uma única célula maligna. Técnicas de diagnóstico molecular para diagnóstico de malignidades hematológicas, incluindo linfoma, são revisadas no Capítulo 14.

Classificação do linfoma

Um simples diagnóstico citológico de linfoma não é mais adequado em muitos casos, pois o comportamento biológico, o prognóstico e a resposta à terapia podem ser bastante variáveis, dependendo do tipo de linfoma presente. Alguns tipos de linfomas, especialmente linfoma da zona T (LZT), comum em Golden Retrievers, são muito indolentes, com longos tempos de sobrevivência, e a terapia geralmente não é indicada até os estágios finais da doença. A classificação correta do linfoma é fundamental para que cães com linfomas indolentes não sejam tratados desnecessariamente ou eutanasiados. Os linfomas foram classificados usando morfologia celular, arquitetura tecidual, imunofenotipagem, características clínicas e, em alguns casos, análise genética. Essas categorizações de linfomas e outras neoplasias hematopoéticas são baseadas naquelas já estabelecidas em humanos pela OMS, conforme discutido brevemente em referência à classificação de leucemia no Capítulo 16. A classificação de linfoma da OMS foi adotada pela primeira vez para uso em cães em 2002. Atualmente, pelo menos 20 subtipos de linfoma em cães e gatos foram reconhecidos, utilizando a classificação da OMS (ver Valli et al., 2011 no item "Linfoma – cão" em "Leitura sugerida").

- **Morfologia de células linfoides neoplásicas**. O tamanho das células linfoides é baseado no tamanho nuclear em comparação com o tamanho das hemácias ao usar histopatologia, e as células são classificadas como pequenas (núcleos de aproximadamente 1 a 1,25 vez o diâmetro de uma hemácia), intermediárias (núcleos aproximadamente 1,25 a 2 vezes o diâmetro de uma hemácia), ou grandes (núcleos iguais ou maiores que 2,0 vezes o diâmetro de uma hemácia). Com a citologia, o tamanho das células linfoides é geralmente estabelecido por comparação com um neutrófilo. Células grandes são 1,5 a 2 vezes o tamanho de um neutrófilo, células de tamanho intermediário são ligeiramente maiores que os neutrófilos, e as células linfoides pequenas são do mesmo tamanho ou ligeiramente menores que os neutrófilos. O volume citoplasmático e intensidade de coloração e forma nuclear, padrão de cromatina e características nucleolares também são normalmente descritos (ver "Identificação de tipos de células e outros elementos linfoides" anteriormente neste capítulo)

- **Arquitetura do linfoma.** Os linfomas são classificados por histopatologia como difusos ou nodulares/foliculares. Em linfomas difusos, a arquitetura dos linfonodos é apagada pelo infiltrado neoplásico, enquanto nos linfomas nodulares, o infiltrado neoplásico imita ou poupa alguma porção do tecido do linfonodo

- **Imunofenotipagem de linfoma**. Para determinação de imunofenótipo, anticorpos marcadores de linfócitos (antígenos chamados "*cluster* de diferenciação" ou "CD") são aplicados em cortes de tecido (imuno-histoquímica), preparações citológicas (imunocitoquímica) ou células individuais aspiradas que foram colocadas em meio líquido (citometria de fluxo). Os marcadores de células T incluem CD3 (pan T), CD4 (T auxiliar) e CD8 (T citotóxico). Os marcadores de células B são CD79a, CD20 e CD21, embora alguns tipos de células T neoplásicas expressem CD21. Outros marcadores celulares que podem ser detectados por citometria de fluxo são CD45, um antígeno leucocitário comum presente em todas as células hematopoéticas, exceto hemácias e plasmócitos, cuja expressão às vezes é perdida em alguns tipos de células linfoides neoplásicas, e CD34, um antígeno nas células precursoras. A presença ou ausência de peptídios de classe II do complexo de histocompatibilidade principal (MHC) nos linfócitos também é normalmente relatada ao usar citometria de fluxo para classificação de linfoma (ver Capítulo 14 para mais detalhes)

- **Comportamento e prognóstico tumoral.** Os linfomas também são classificados como indolentes ou agressivos, o que ajuda a prever tempo de sobrevivência. Linfomas com taxa lenta de progressão biológica são chamados de linfomas indolentes. Muitos cães com linfoma indolente podem ter uma vida normal sem tratamento e morrer de outras doenças. Cães com linfoma classificado como intermediário ou alto grau (mais agressivo) geralmente respondem melhor à quimioterapia, mas podem sair da remissão precocemente

- **Citologia aspirativa para diagnóstico de subtipos de linfoma.** Embora a ressecção de linfonodos e a histopatologia em combinação com a imunofenotipagem sejam o padrão-ouro para classificação e graduação de linfomas, a citologia aspirativa é mais comumente usada, em razão da falta de invasividade e do menor custo. Embora a citologia aspirativa tenha inúmeras vantagens, às vezes não tem sucesso para certos subtipos de linfoma, particularmente variantes de células pequenas, mas quando usada em conjunto com a citometria de fluxo, um resultado diagnóstico definitivo de linfoma, bem como seu subtipo, geralmente pode ser feito. A determinação do subtipo de linfoma usando apenas citologia geralmente não é possível e é altamente dependente da experiência do citologista. Em um estudo, a concordância entre os resultados da citologia isolada e da imunocitoquímica sobre se o linfoma era de células B ou T foi feito em 90% dos 70 casos em cães (ver Sapierzyński et al., 2012 no item "Linfoma – cão" em "Leitura sugerida"). Contudo, a aparência citológica pode, algumas vezes, causar confusão. Por exemplo, algumas vezes, as células T podem apresentar aparência plasmocitoide que normalmente é associada a células B, particularmente nos linfomas de células T periféricos (LCTP). Em geral, quatro categorias mais amplas de linfomas em cães podem ser normalmente determinadas com base na citologia, algumas vezes com a ajuda de citometria de fluxo: (i) linfoma difuso de células B grandes, (ii) linfoma de células T CD4+, incluindo tanto LCTP quanto linfomas linfoblástico de células T, (iii) LZT e (iv) linfoma de células granulares grandes. As características citológicas desses tipos de linfomas são discutidas a seguir. Um estudo para determinar se as características citológicas eram úteis para prever o tempo de sobrevivência em cães com linfoma agressivo mostrou que, relativamente, poucas características citológicas eram úteis, além da presença de células binucleadas ou multinucleadas, que talvez sugerissem uma diminuição do tempo de sobrevivência. Também foi notado que o número de células em mitose foi aumentado em aspirados feitos no momento da recidiva, em comparação com aqueles observados em aspirados no diagnóstico original (ver Munasinghe et al., 2015 no item "Linfoma – cão" em "Leitura sugerida").

O linfoma nodal em gatos é bastante raro, e os esquemas de classificação que foram desenvolvidos para cães não estão disponíveis para gatos. Um estudo sugere que o diagnóstico citológico definitivo do imunofenótipo do linfoma, utilizando histopatologia e imunocitoquímica como padrão-ouro, provavelmente não é possível (ver Gelain et al., 2021 no item "Linfoma – gato" em "Leitura sugerida"). A acurácia diagnóstica na previsão do imunofenótipo do linfoma nodal ou mediastínico variou de 35 a 75% dos casos e não parece estar correlacionada com a experiência dos citologistas, provavelmente porque os critérios diagnósticos têm sido mal descritos em razão da baixa prevalência dessa doença. Em geral, muitos linfócitos granulares grandes (LGL) no linfoma de células T em gatos quase sempre são reconhecíveis, linfomas de células B têm maior probabilidade de ter citoplasma vacuolizado e os linfomas de células B tendem a ter células neoplásicas grandes.

Subtipos de linfoma em cães e gatos

Os cinco tipos mais comuns de linfoma canino, listados m frequência decrescente, são linfoma difuso de células B grandes (LDCBG), linfoma periférico de células T sem outra especificação (LPCT-NOS), LZT, linfoma linfoblástico T (também chamado neoplasia precursora de células T) e linfoma de zona marginal (LZM), que é de linhagem de células B. Essas classificações foram estabelecidas usando histopatologia e arquitetura, mas, como mencionado anteriormente, a citometria de fluxo em conjunto com a citologia geralmente pode estabelecer o tipo de linfoma presente no que se refere ao tipo e tamanho da célula.

- *LDCBG* representam cerca de 50% dos casos de linfoma canino e podem ser separados em dois subtipos distintos: centroblástico, que é mais comum em cães, e imunoblástico, que é mais comum em gatos, embora possa ser difícil de diferenciar os dois tipos de blastos com base na citologia. Os centroblastos são médios a grandes (1,5 vez o tamanho de um neutrófilo) e consistem em citoplasma azul moderadamente abundante com um núcleo redondo contendo vários nucléolos localizados perifericamente (Figura 45.27). O citoplasma pode conter vacúolos pontilhados. Linfócitos de tamanho médio e pequenos linfócitos residuais podem estar presentes. A forma imunoblástica consiste em grandes imunoblastos com citoplasma escasso e basofílico escuro e um nucléolo

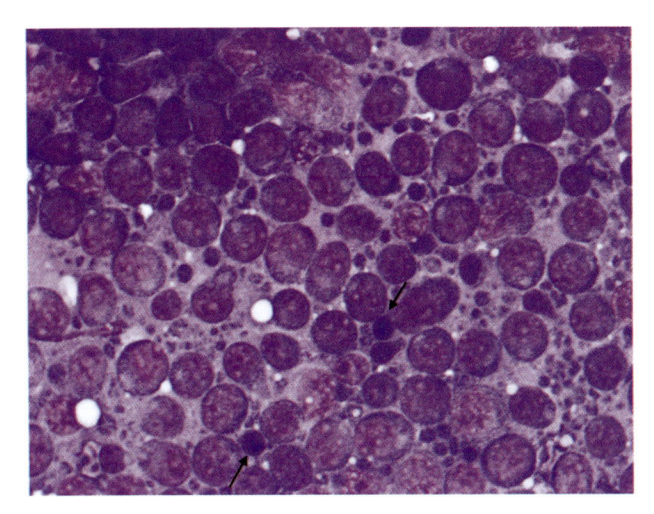

Figura 45.27 Aspirado de linfonodo de um cão com linfoma que foi confirmado como linfoma difuso de células B por citometria de fluxo. Quase todas as células são células grandes imaturas com múltiplos nucléolos. Ainda restam alguns linfócitos pequenos (*setas*). (Coloração de Wright.)

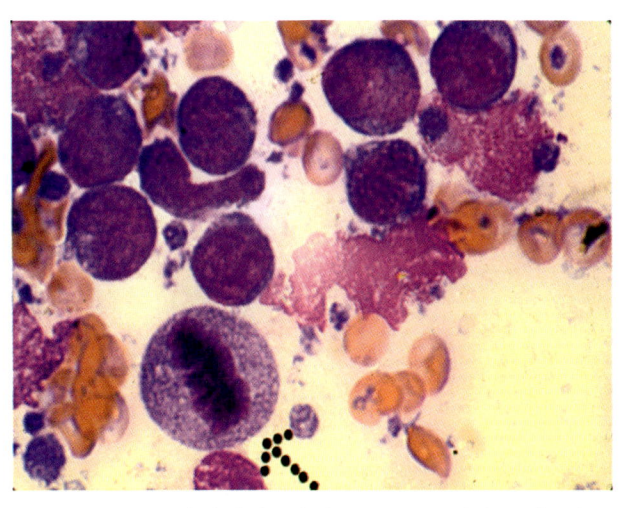

Figura 45.28 Aspirado de linfonodo de um cão com linfoma de células T periféricas. Observe os núcleos cerebriformes e as células em mitose (*seta pontilhada*). (Coloração de Wright.)

proeminente único e central. As células neoplásicas são CD21, CD79a e CD20 positivas. LDCBG humano foi subdividido em quatro subgrupos de acordo com descobertas genéticas, imunofenotípicas e moleculares. Também é provável que exista variação genética correlacionada com o comportamento biológico em LDCBG canino, e essa informação está sendo explorada atualmente. Cães com LDCBG geralmente apresentam-se com doença de linfonodos rapidamente progressiva e geralmente indolor ou doença extranodal, e muitos têm leucemia (linfoma de estágio V) no momento da apresentação. A citometria de fluxo é mais precisa que o exame de esfregaço de sangue para determinar o envolvimento do sangue periférico. Dependendo do estágio da doença na apresentação, tempos de sobrevivência de 12 a 24 meses podem ser alcançados com quimioterapia. Características imunofenotípicas estão associadas ao prognóstico. Tamanho de célula grande e baixa expressão do MHC classe II são preditivos de diminuição do tempo de sobrevivência. Raramente as células expressam CD34 enquanto retêm expressão do MHC classe II, mas o achado não afeta o prognóstico, e esses casos não devem ser confundidos com LBL de células B

- *LPCT-NOS* é uma variante agressiva e relativamente comum de linfoma, frequentemente vista em Golden Retrievers, com média de tempo de sobrevivência de 5 a 6 meses, independentemente do regime de tratamento. As células são um tanto variáveis em tamanho, variando de 10 a 20 μm de diâmetro, com quantidades moderadas de citoplasma azul pálido que não apresenta grânulos ou vacúolos. Os núcleos têm formato variável com cromatina fina, podendo ser redondos, recortados, multilobulados ou cerebriformes (em formato de flor). Os nucléolos são múltiplos e variavelmente proeminentes, e muitas células em mitose geralmente são vistas (Figura 45.28). Alguns linfócitos residuais não neoplásicos estão presentes e raros plasmócitos podem ser vistos. Às vezes, os blastos podem ter aparência plasmocitoide; portanto, um tumor de plasmócitos ou um linfoma de células B pode ser diagnosticado erroneamente. Eles normalmente expressam CD4 e CD45 e expressam quantidades baixas do MHC classe II. Esse subtipo exibe um perfil de expressão de gene consistente com regulação positiva de atividade de

fosfatidilinositol 3-quinase (PI3K). PI3K desempenha um papel na regulação de ciclo celular, levando a aumento da proliferação celular e da sobrevivência

- *LZT* é um tipo relativamente comum de linfoma de células T indolente em cães caracterizado por expansão clonal de linfócitos da zona T que apresentam arquitetura e citomorfologia padrão únicas. A idade média de início é de 8 a 10 anos, e as raças Golden Retriever e Shih-Tzu são mais comumente afetadas. Os linfonodos mandibulares geralmente estão aumentados na apresentação. A aspiração dos linfonodos mostra predominantemente linfócitos de tamanho intermediário que variam de 12 até 20 μm de diâmetro. Os núcleos são pequenos e redondos e os nucléolos geralmente não são evidentes. O citoplasma é moderado a abundante e comumente forma extensões citoplasmáticas unipolares ou pseudópodes, às vezes chamados de "cabeças de cone" ou "alça de espelho" (Figura 45.29). Pouquíssimas ou nenhuma célula em mitose são observadas. Alguns plasmócitos também podem estar presentes como linfócitos residuais não neoplásicos, o que às vezes resulta em diagnóstico citológico incorreto desse tipo de linfoma como hiperplasia reativa ou "inconclusivo", especialmente quando a atipia citoplasmática não está presente. O diagnóstico pode ser confirmado por imuno-histoquímica ou citometria de fluxo, que mostram perda única de expressão de CD45 na vasta maioria dos casos, alta expressão de MHC classe II e frequentemente expressão aberrante de CD21 (um antígeno de células B), bem como positividade para CD3 e CD5, conforme esperado para células T. A expressão de CD4 e CD8 é variável. Sangue e medula óssea são infiltrados em 90% dos casos, e cerca de 50% dos cães têm linfocitose neoplásica (leucemia). Os linfócitos de zona T no sangue periférico têm aproximadamente o tamanho de um neutrófilo, têm um núcleo redondo localizado centralmente, quantidade discreta a moderada de citoplasma e raramente um nucléolo bastante indistinto. Embora o LZT canino seja incurável, é considerado indolente com bom prognóstico, com ou sem tratamento, com tempos de sobrevivência médios de 2 a 2,75 anos. A terapia não é recomendada até o desenvolvimento de citopenias ou linfocitose, linfadenopatia ou hepatoesplenomegalia

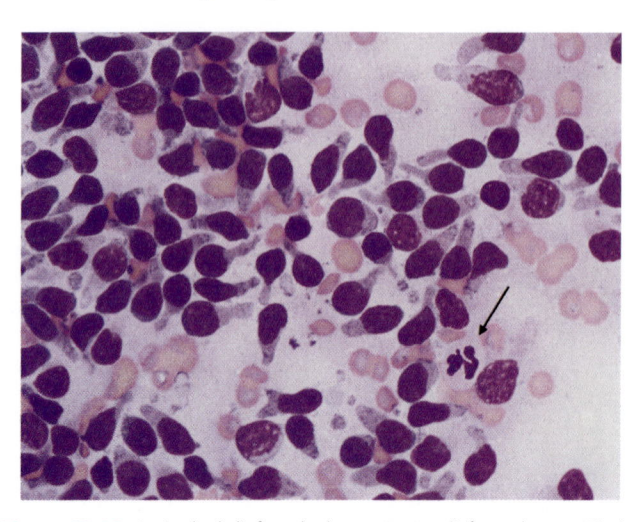

Figura 45.29 Aspirado de linfonodo de um cão com linfoma de zona T indolente. Observe o pequeno tamanho das células e as extensões citoplasmáticas ("alça de espelho"). O neutrófilo (*seta*) é útil para comparação de tamanho. (Coloração de Wright.)

- LBL (*neoplasia de células precursoras*) é bastante raro, compreendendo 3 a 9% de casos de linfoma canino. LBL e leucemias linfoblásticas agudas (LLAs) são de linhagem de células B ou T e surgem de precursores na medula óssea ou no timo, respectivamente. A classificação como LBL ou LLA depende se o envolvimento da medula óssea ou dos linfonodos é predominante. O comportamento biológico e o prognóstico de LBL e LLA são semelhantes; portanto, o tecido primário de origem não é significativo, e ambos são agora considerados a mesma doença. Aspirados tanto de medula óssea quanto de linfonodos consistem em uma população homogênea de células de tamanho pequeno a intermediário com núcleos de formato redondo a convoluto, contendo cromatina variável e nucléolos fracos a indistintos e uma pequena capa de citoplasma, muitas vezes unipolar, conforme mostrado nas Figuras 16.25 e 16.26. Muitas células em mitose podem ser vistas. Apesar da população homogênea de células relativamente pequenas sem nucléolos evidentes, a doença é agressiva, com tempos médios de sobrevivência de dias a meses. O subtipo T é mais comum que o subtipo B, ocorre mais comumente na raça Boxer e é um pouco menos agressivo, com sobrevida média de 150 dias. Estudos mostraram que 77% dos Boxers com linfoma têm a variante de células T de LBL. O imunofenótipo do subtipo T é semelhante ao do LPCT (CD45+, CD3+, CD4+, MHC II–). Os linfoblastos geralmente expressam o marcador precursor CD34 quando a citometria de fluxo é usada em células viáveis, confirmando assim sua imaturidade. Em tecidos arquivados fixados em formalina, CD34 geralmente é negativo
- LZM é um linfoma maduro de células B que pode afetar os linfonodos, baço ou tecidos extranodais. As células se originam de linfócitos de memória pós-foliculares da zona marginal do baço ou dos linfonodos. O linfoma de zona marginal esplênico (LZME) é um linfoma indolente de células B pequenas caracterizado por infiltração esplênica e envolvimento da medula óssea, pouco ou nenhum envolvimento dos linfonodos, bom prognóstico após esplenectomia, e é discutido brevemente na seção "Baço" do Capítulo 44. O linfoma de zona marginal do linfonodo (LZML) é responsável por aproximadamente 6 a 10% de todos os linfomas caninos, e quase sempre se apresenta como linfadenopatia generalizada. A célula predominante em aspirados é de tamanho intermediário, com núcleos redondos do tamanho de duas hemácias contendo um grande nucléolo central e uma quantidade moderada de citoplasma pálido. Centroblastos e os imunoblastos, assim como as figuras mitóticas, estão em pequeno número. Geralmente estão presentes poucos linfócitos normais residuais. Acredita-se que ocorra a transformação de LZML em LDCBG, mas pode, na verdade, ser um estágio tardio do LZML, no qual a arquitetura dos folículos é apagada, levando a uma aparência mais difusa, com aumento de blastos linfoides e doença clínica mais agressiva. A média do tempo de sobrevivência para LZML em um estudo foi de 259 dias

- O *linfoma de células do manto* é um linfoma indolente de células B que é muito raro em cães, compreendendo aproximadamente 1% de todos os casos. O linfoma de células do manto afeta principalmente o baço, com ocasionais envolvimento de linfonodos viscerais. O envolvimento de linfonodos periféricos é mínimo, se houver, e o envolvimento da medula óssea é muito incomum. As células neoplásicas são pequenas a intermediárias em tamanho e têm uma pequena quantidade de citoplasma

- O *linfoma folicular* é um linfoma maduro de células B que é muito raro em cães, representando menos de 1% dos casos de linfoma. Ocorre o apagamento completo da arquitetura do linfonodo pela neoplasia de linfonodos periféricos e viscerais. Distinguir os folículos neoplásicos dos folículos benignos na hiperplasia reativa pode ser difícil. Os aspirados são compostos de pequenas células que têm cromatina pálida e uniformemente dispersa e nucléolos imperceptíveis ou pequenos. Poucas figuras mitóticas são vistas. O diagnóstico citológico pode ser desafiador, mas muitas células pequenas, alguns centroblastos e a falta de plasmócitos em um aspirado de um linfonodo grande devem desencadear citometria de fluxo ou PCR para rearranjo do receptor de antígeno (PARR)

- O *linfoma de linfócitos granulares grandes (LGL)* é relativamente raro e é mais comum em gatos do que em cães. Também tem sido relatado em cavalos, uma vaca e cabras. Em cães, linfoma LGL geralmente envolve o baço e o fígado, e, em gatos, o intestino geralmente é afetado; leucemia LGL pode estar presente (ver Capítulo 16 e Parte 7, Caso 13). Linfoma LGL tem sido associado à síndrome hemofagocítica, na qual macrófagos ativados proliferam em vários órgãos como baço e medula óssea e fagocitam eritrócitos, leucócitos ou plaquetas, conforme mostrado nas Figuras 15.16 e 15.17, resultando em pancitopenia ou bicitopenia; a síndrome é difícil de distinguir da fagocitose de células em razão da doença imunomediada primária. Linfoma LGL raramente é visto em linfonodos periféricos, mas o envolvimento dos linfonodos mesentéricos é comum em gatos com linfoma LGL. Em um relato de 109 gatos com linfoma LGL, 73 tinham envolvimento de linfonodos abdominais, 11 tinham envolvimento de linfonodos torácicos e apenas dois tinham envolvimento de linfonodos periféricos (ver Finotello et al., 2018 no item "Linfoma – gato" em "Leitura sugerida"). As células são de tamanho intermediário a grande, com citoplasma azul-claro moderado a abundante contendo grânulos azurófilos de tamanho variável, desde muito finos a grandes estruturas globulares (Figuras 45.30 e 45.31). A presença dos grânulos torna a identificação citológica desse tipo de linfoma bastante fácil, embora os grânulos às vezes não corem distintamente quando os tipos rápidos de coloração de Wright são usados. Os núcleos são redondos a indentados, apresentam cromatina lisa a aglomerada e com nucléolos variavelmente proeminentes. LGLs também são descritos nos Capítulos 11 e 16 e mostrados na Figura 11.4 e Parte 7, Caso 13. O linfoma LGL canino geralmente é composto por células CD8+. A doença responde mal à terapia, e os pacientes geralmente apresentam tempo de sobrevivência muito curto

- *O linfoma tipo Hodgkin* é uma forma rara de linfoma que foi relatado com maior frequência em gatos e esporadicamente em cães, furões, baleias, ratos e gambás. O linfoma de Hodgkin em seres humanos é muito distinto dos outros tipos de linfoma não Hodgkin, e é uma neoplasia comum em adultos jovens que pode ser curada por quimioterapia e/ou radioterapia em aproximadamente 85% ou mais casos. Em seres humanos, surge da transformação células B do centro germinativo ou do centro pós-germinal, e parece ser de origem de células B em animais domésticos. O tumor geralmente surge em um único linfonodo ou cadeia de linfonodos e geralmente tem crescimento lento em seres humanos e gatos. Um achado diagnóstico clássico, seja citológico ou biopsias

histopatológicas, é a presença de células Reed-Sternberg malignas grandes e atípicas, que constituem uma minoria das células presentes. As células de Reed-Sternberg são muito grandes (30 a 40 μm de diâmetro) e são tipicamente binucleadas com aparência de "imagem espelhada" (Figuras 45.32 e 45.33). A outra população linfoide é geralmente mista, com outra população de grandes células redondas, 20 a 30 μm de diâmetro com citoplasma basofílico escasso, às vezes vacuolizado e núcleos irregularmente redondos com nucléolos grandes e únicos. Além disso, muitos linfócitos de tamanho pequeno e intermediário e alguns plasmócitos e macrófagos geralmente estão presentes. O diagnóstico citológico incorreto de hiperplasia reativa é algumas vezes feito, a menos que as células de Reed-Sternberg sejam reconhecidas, e nem todos os aspirados as contêm. Os linfonodos cervicais são mais comumente afetados em gatos, embora locais extranodais tenham sido relatados. A maioria dos gatos com linfoma

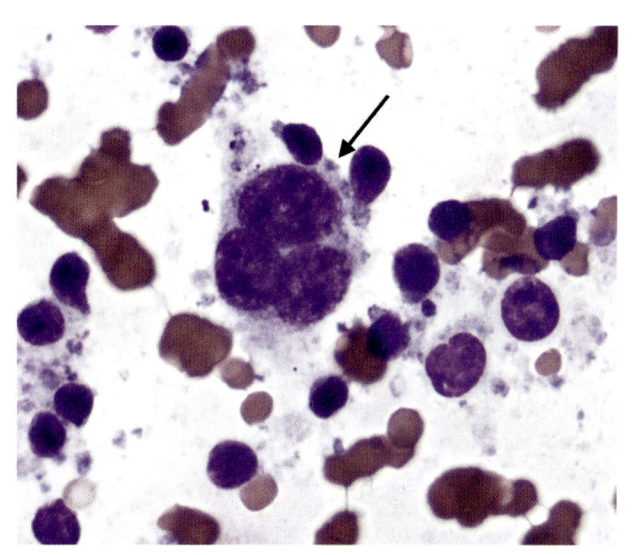

Figura 45.32 Aspirado de linfonodo de um gato com linfoma tipo Hodgkin. Observe a célula multinucleada de Reed-Sternberg. (Coloração de Wright. *Fonte*: cortesia da Dra. Jennifer Steinberg, Mid-Atlantic Veterinary Pathology, LLC.)

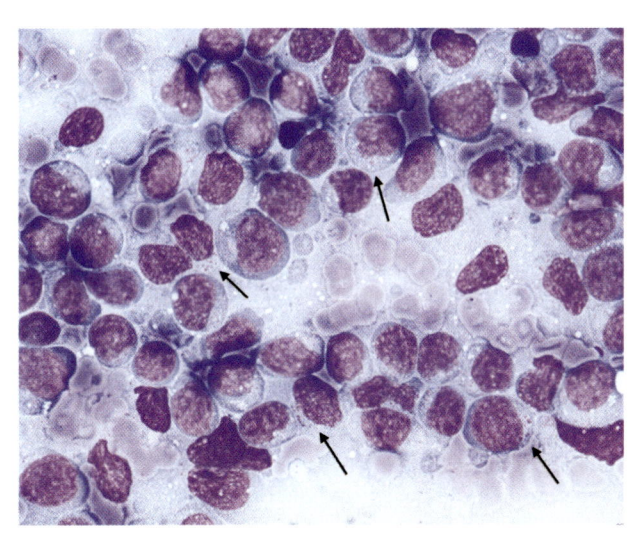

Figura 45.30 Aspirado de linfonodo mesentérico de um cão com linfoma de células T. Observe os grandes linfócitos muito sutilmente granulares (*setas*). (Coloração de Wright.)

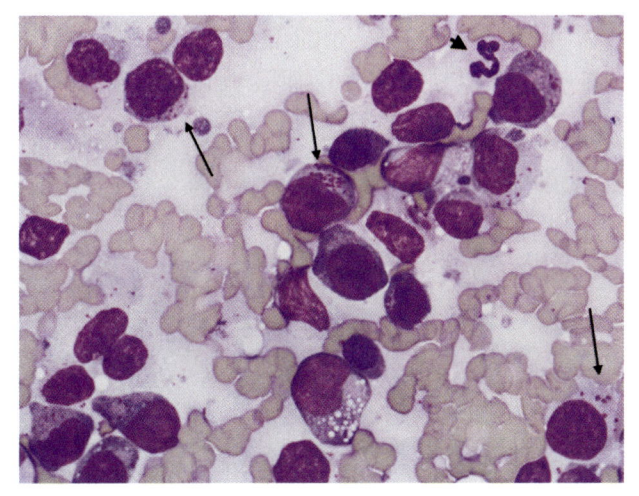

Figura 45.31 Aspirado de linfonodo mesentérico de um gato com linfoma de linfócitos granulares grandes (LGL). Os grânulos azurófilos no citoplasma são bastante grandes (*setas*). Observe o grande tamanho dos LGLs em comparação com o neutrófilo (*ponta de seta*). (Coloração de Wright.)

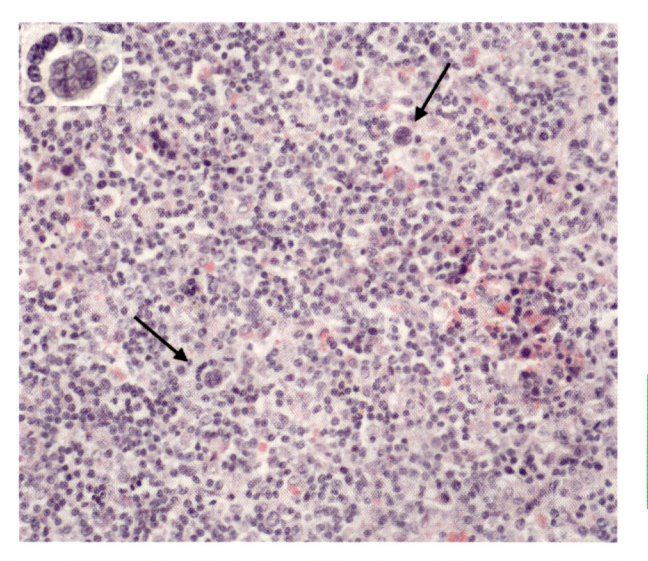

Figura 45.33 Histopatologia de um linfonodo cervical em um gato com linfoma tipo Hodgkin. Duas células de Reed-Sternberg estão presentes nesta imagem (*setas*). *Detalhe superior esquerdo*: maior ampliação de uma célula Reed-Sternberg. (Coloração H&E. *Fonte*: cortesia da Dra. Jennifer Steinberg, Mid-Atlantic Veterinary Pathology, LLC.)

tipo Hodgkin tem tempos de sobrevivência muito longos, às vezes até anos, com ou sem remoção cirúrgica ou quimioterapia. Embora os linfonodos afetados às vezes sejam removidos cirurgicamente em gatos, a remoção cirúrgica normalmente não faz parte do regime de tratamento em humanos. Um gato relatado com linfoma tipo Hodgkin extranodal teve remissão completa após biopsia incisional cirúrgica do tumor.

Linfoma em cavalos

O linfoma é o tipo mais comum de neoplasia maligna visto em cavalos e é classificado por distribuição anatômica em multicêntrico, que é o mais comum (41%), cutâneo (19%) e alimentar (11%). Em um estudo, o linfoma de células B rico em células T grandes (LCTRCB) foi o subtipo histológico de linfoma mais comumente visto em cavalos com linfoma, e o linfoma de células T periférico e o linfoma difuso de células B grandes também foram vistos com frequência relativamente alta. As idades variaram entre 2 meses e 31 anos (média de 10,7 anos). Foi identificado um total de 14 subtipos de linfoma em cavalos. Poucas descrições da aparência citológica de aspirados de linfonodos foram publicadas, mas células B grandes, células T intermediárias, células T pequenas e LGL de células T foram descritos e têm aparência semelhante àquelas células neoplásicas em cães.

Linfoma em bovinos

Duas síndromes amplas de linfoma foram reconhecidas em bovinos: leucose bovina enzoótica (LBE) e leucose bovina esporádica (LBS). LBE está relacionada à infecção pelo *vírus da leucemia bovina* (VLB) e é uma doença de bovinos adultos (ver Capítulo 16). O linfoma esporádico é uma doença dos animais mais jovens que não estão infectados com VLB e foram classificados como linfoma de bezerros, tímico e cutâneo; a forma cutânea tem dois subconjuntos, não epiteliotrópico (células B) e epiteliotrópico (células T). A LBE é uma neoplasia de células B, enquanto a LBS pode originar-se de linfócitos B ou T. O envolvimento de linfonodos pode ser observado em qualquer tipo de síndrome de linfoma, e aspirados normalmente consistem em números médios a grandes de blastos linfoides com citoplasma basofílico escasso e múltiplos nucléolos distintos.

Linfoma em cabras

Um estudo em cabras mostrou que a idade média da doença foi de 3 anos e que 73% tinham linfoma de células T e 27% tinham linfoma de células B. A distribuição multicêntrica foi mais comum. Os linfomas de células T geralmente envolvem o pescoço ou a cavidade torácica e foram ainda classificados como LBLs (27%), linfoma LGL (9%), linfomas de linfócitos pequenos difuso (27%) e LCTP sem outra especificação (36%). Linfomas de célula B foram classificados como linfoma difuso de células B grandes (50%) ou linfoma linfocítico de células B tipo intermediário (50%). Apenas duas descrições citológicas de linfonodos aspirados em cabras com linfoma foram encontradas na literatura. Em uma cabra com linfoma de células B, o aspirado foi descrito como consistindo em uma população monomórfica de grandes células redondas com um grande núcleo redondo, nucléolos múltiplos proeminentes e uma pequena quantidade de citoplasma azul-claro misturado com pequenos linfócitos, e, em uma cabra com linfoma de células T, foram descritos linfoblastos de células T de tamanho intermediário. A morfologia celular de vários subtipos de linfoma na histopatologia é semelhante à dos cães.

Linfoma em furões

O linfoma é a segunda neoplasia maligna mais comum em furões domésticos. A localização do linfoma, em ordem de frequência decrescente, é nodal, esplênica, gastrintestinal, multicêntrica e cutânea. O aspecto citológico de células linfoides malignas parece ser semelhante ao observado em cães e gatos.

Neoplasia metastática

Os tumores malignos comumente metastatizam através dos vasos linfáticos, resultando na proliferação de tecido neoplásico no linfonodo. Essas neoplasias, muitas vezes, podem ser diagnosticadas a partir da aspiração de linfonodos. O sucesso no diagnóstico se deve à facilidade com que células tumorais estranhas podem ser distinguidas das células normais que constituem o linfonodo e depende do grau de envolvimento de linfonodos (Figura 45.34). Os aspirados podem produzir apenas células tumorais, com deslocamento completo dos elementos linfoides normais, quando a arquitetura do linfonodo foi apagada por células neoplásicas metastáticas. Embora a metástase possa ser detectada por citologia aspirativa em linfonodos que não estão aumentados, a probabilidade é reduzida.

Alguns estudos mostraram que a citologia é tão precisa quanto a histopatologia no diagnóstico de metástase de carcinoma e sarcoma. No entanto, tanto a citologia aspirativa quanto a citologia incisional ou a biopsia excisional nem sempre podem ser bem-sucedidas na identificação de metástase. Um problema é que o linfonodo sentinela real nem sempre pode ser identificado com precisão. O linfonodo sentinela é o primeiro linfonodo para o qual um câncer tem probabilidade de se espalhar, mas pode ser diferente do linfonodo regional mais próximo do tumor primário, especialmente com tumores envolvendo a cabeça. Em um estudo de 20 mastocitomas em 17 cães, o linfonodo sentinela era diferente do linfonodo regional em 25% dos casos, levando os autores a recomendar linfangiotomografia computadorizada indireta e excisão de linfonodo sentinela e histopatologia como um novo padrão de cuidado em cães com mastocitomas, em vez da citologia de linfonodos regionais (ver Lapsley et al., 2021 no item "Metástase de linfonodo" em "Leitura sugerida").

A perda do diagnóstico de metástase tanto pela citologia quanto pela histopatologia também é atribuída, em alguns casos, ao fato de que tão poucas células neoplásicas podem estar no linfonodo no momento da aspiração ou biopsia, e não são detectáveis pelos métodos de rotina. Imuno-histoquímica usando anticorpos direcionados contra as células tumorais pode detectar

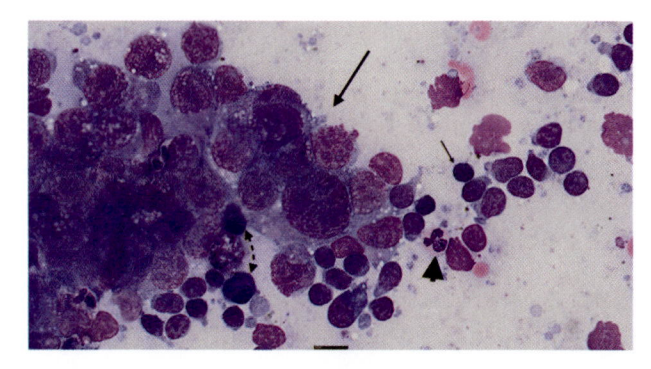

Figura 45.34 Aspirado de um linfonodo com carcinoma nasal metastático em um cachorro. Um aglomerado muito grande de células epiteliais de aparência altamente maligna é indicado pela seta grande. Uma população normal de linfócitos (*seta pequena*), bem como alguns plasmócitos (*seta tracejada*) e neutrófilos (*ponta de seta*), é vista. (Coloração de Wright.)

números muito pequenos de células neoplásicas em aspirados ou biopsias, mas não é rotineiramente utilizada na medicina veterinária.

Previsão precisa de metástases de mastocitomas usando a citologia é mais difícil que detectar células epiteliais neoplásicas (carcinomas) ou células mesenquimais (sarcomas). Os mastócitos estão comumente presentes em linfonodos reativos. Assim, quando muito poucos mastócitos neoplásicos estão presentes em um linfonodo, eles podem ser confundidos com mastócitos normais. Além disso, muitos linfonodos com qualquer tipo de metástase são reativos. Se os mastócitos apresentarem atipia e se muitos mastócitos estiverem presentes em um linfonodo que não está inflamado como mostrado na Figura 45.13, o diagnóstico de metástase torna-se menos difícil.

Diagnosticar metástase de melanoma também pode ser desafiador por várias razões. A principal é que os macrófagos com melanina fagocitada (melanófagos) são comumente vistos em linfonodos inflamados, bem como linfonodos que drenam melanomas. Os melanófagos, às vezes, podem ser difíceis diferenciar dos melanócitos, embora a melanina nos lisossomos dos macrófagos seja normalmente em agregados, *versus* os grânulos finos vistos nos melanócitos. Os melanócitos podem ser redondos, fusiformes ou de aparência epitelial (Figura 45.35) (ver Capítulo 41). Melanócitos de melanomas amelanóticos que não contêm pigmento também podem ser difíceis de identificar. Os melanócitos às vezes são redondos e, se não forem pigmentados, podem ser confundidos com células linfoides imaturas.

Muito raramente, os tumores venéreos transmissíveis (TVTs) metastatizam aos linfonodos e podem ser particularmente difíceis de distinguir de células linfoides imaturas com nucléolos, em razão de aparência e tamanho semelhantes. Uma característica distintiva das células de TVT são seus vacúolos pontilhados em quantidades moderadamente abundantes de citoplasma, como mostrado na Figura 40.6E. Outros tumores hematopoéticos como a leucemia granulocítica também podem se espalhar

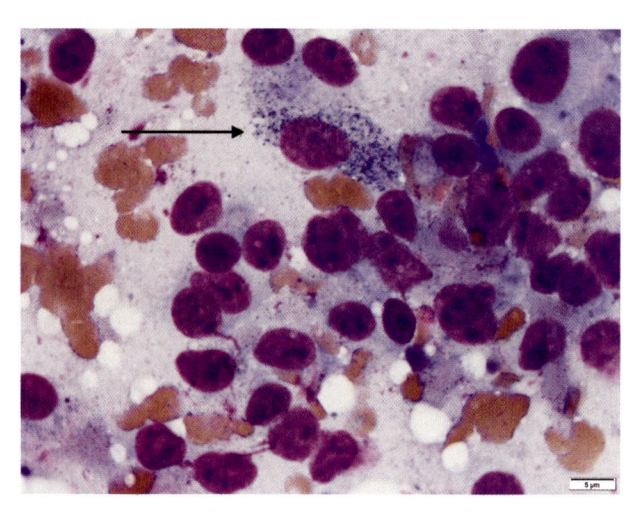

Figura 45.35 Aspirado de linfonodo de um cão previamente diagnosticado com um melanoma maligno em um dígito. Não há células linfoides presentes. Predominam melanócitos sem pigmento, mas um melanócito neste campo contém grânulos finos de melanina (*seta*). (Coloração de Wright.)

da medula óssea para outros tecidos como os linfonodos, e, se mal diferenciados, são extremamente difíceis de distinguir das células linfoides imaturas com base na citologia, conforme mostrado na Figura 16.2.

Ao tentar aspirar o linfonodo mandibular no cão, a glândula salivar pode ser amostrada por engano. As células normais das glândulas salivares não devem ser confundidas com células epiteliais neoplásicas metastáticas. Uma condição extremamente rara que pode ser confundida com doença metastática em um linfonodo é a presença de um coristoma, uma massa de tecido normal encontrada em um local anormal. Coristomas consistindo em tecido epitelial glandular foram relatados em linfonodos de bovinos, caprinos e humanos.

7

Casos Clínicos

Casos Clínicos

Alex Mau

Department of Biomedical Sciences, Ross University School of Veterinary Medicine, Basseterre, Saint Kitts and Nevis

Introdução

Esta seção contém vários estudos de casos obtidos em registros clínicos de animais. Em cada caso são apresentados os dados clinicopatológicos relevantes. Esses casos estão organizados, relativamente, em função da doença primária ou do sistema orgânico envolvido, ressaltando-se que em vários deles há anormalidades em múltiplos sistemas. Por exemplo, nos primeiros 17 casos são discutidas doenças hematológicas primárias comuns. No entanto, notam-se parâmetros hematológicos anormais nos outros casos discutidos. A seguir há uma lista de casos classificados de acordo com a doença-problema ou com a anormalidade sistêmica primária.

Apresentação dos casos clínicos: conteúdo

Anormalidades ácido-básicas e eletrolíticas não são problemas primários da doença. Portanto, a maioria das alterações ácido-básicas e eletrolíticas é mais bem interpretada junto com sua(s) doença(s) primária(s). Para uma explanação mais ampla desse grupo de distúrbios, ver também:

Doença pancreática e gastrintestinal e metabolismo da glicose

Doenças endócrinas

Citologia

Considerações gerais sobre a importância desta seção

A interpretação dos resultados de exames laboratoriais é uma arte que se desenvolve por meio da experiência acumulada. As interações e os padrões das informações relacionadas com o diagnóstico da doença são complexos. Também deve-se avaliar a magnitude da anormalidade, que influencia a interpretação dos resultados dos testes. O objetivo deste apêndice sobre discussão de casos clínicos é propiciar ao leitor experiência e orientação na iniciação do aprendizado da arte da interpretação dos resultados de exames laboratoriais. Essa arte é continuamente melhorada pela experiência em tempo real obtida na rotina clínica.

Os dados laboratoriais de cada caso são apresentados de maneira a possibilitar ao leitor o aprendizado a partir de seu próprio esforço, expondo e interpretando esses dados. Por favor, preste atenção às seguintes informações:

1. Os dados na maioria dos casos são apresentados em unidades convencionais mais comumente usadas nos EUA. Os dados fornecidos em alguns casos estão no Sistema de Unidades Internacionais (SI) e nos poucos casos para os quais ambas as unidades são fornecidas, as unidades do SI estão em itálico. Os intervalos de referência variam entre casos, pois os testes foram realizados em muitos laboratórios diferentes.

2. Os resultados de exames laboratoriais anormais e fundamentais para a interpretação são mostrados em negrito.

Após cada conjunto de dados é apresentada uma discussão interpretativa. Tais narrativas podem ser utilizadas pelo leitor para uma autoavaliação de sua capacidade na interpretação dos resultados.

Lista de abreviaturas

A lista de abreviaturas a seguir identifica os resultados dos testes tipicamente utilizados em relatórios de laboratórios. O usuário deve recorrer a elas, quando necessário, durante o aprendizado do conteúdo desses relatórios.

Alb	Albumina
ALP	Fosfatase alcalina
ALT	Alanina aminotransferase
An. gap	*Anion gap*
AST	Aspartato aminotransferase
Bast	Neutrófilo bastonete
BT	Bilirrubina total
BUN	Nitrogênio ureico sanguíneo
Ca	Cálcio
Cél. epitel	Célula epitelial
cga	Campo de grande aumento
CHCM	Concentração de hemoglobina corpuscular média
CID	Coagulação intravascular disseminada
CK	Creatinoquinase
Cl	Cloreto
Col.	Colesterol
cpa	Campo de pequeno aumento
Creat	Creatinina
CTCN	Contagem total de células nucleadas (Também comumente denominada Le para a "contagem de leucócitos")
Dens	Densidade
Eos	Eosinófilo
FeLV	Vírus da leucemia felina
GGT	Gamaglutamiltransferase
GLDH	Glutamato desidrogenase
Glic	Glicose
Glob	Globulina

Hb	Hemoglobina
He	Hemácias
HeN	Hemácias nucleadas
Ht	Hematócrito
IR	Intervalo de referência
Le	Leucócitos
LGL	Linfócito granular grande
Linf	Linfócito
Meta	Metamielócito
Mono	Monócito
Na	Sódio
NU	Nitrogênio ureico (o mesmo que BUN)
Osmolalidade calc.	Osmolalidade calculada
Osmolalidade mens.	Osmolalidade mensurada
P	Fósforo
PCR	Reação em cadeia da polimerase
PCU	Razão proteína:creatinina urinária
PDF	Produtos de degradação da fibrina
PDW	Massa plaquetária ou plaquetócrito
PT	Proteína total
PT (P)	Proteína total plasmática
PT (S)	Proteína total sérica
RDW	Amplitude de distribuição das hemácias
Retic	Reticulócito
SDH	Sorbitol desidrogenase
Seg	Neutrófilo segmentado
TCO_2	CO_2 total
TP	Tempo de protrombina
TPC	Tempo de preenchimento capilar
Trig	Triglicerídios
TTPa	Tempo de tromboplastina parcial ativada
VG	Volume globular
VGM	Volume globular médio
VPM	Volume plaquetário médio

Caso 1

Resenha e histórico: gato com 11 anos. Letargia e polidipsia. Há 1 mês o VG era 38%.

Hematologia		Intervalo de referência
VG (%)	**13**	25 a 45
He (×10⁶/μℓ)	**1,55**	5 a 11
Hb (g/dℓ)	**4,0**	8 a 15
VGM (fℓ)	**84**	39 a 50
CHCM (g/dℓ)	31	33 a 37
Retic (×10³/μℓ)	**155**	0 a 60
CTCN (×10³/μℓ)	**20,6**	5,5 a 19,5
Meta (×10³/μℓ)	**0,4**	0
Bast (×10³/μℓ)	**0,8**	0 a 0,3
Seg (×10³/μℓ)	9,9	2,5 a 12,5
Linf (×10³/μℓ)	**1,4**	1,5 a 7,0
Mono (×10³/μℓ)	**3,1**	0 a 0,8
Eos (×10³/μℓ)	0,2	0 a 1,5
HeN (×10³/μℓ)	**4,8**	0
Plaquetas (×10³/μℓ)	Normal	150 a 700
PT (P) (g/dℓ)	**8,9**	6,0 a 8,5

Hemopatologia: hemácias com vários microrganismos *Mycoplasma haemofelis*. Linfócitos reativos ocasionais.

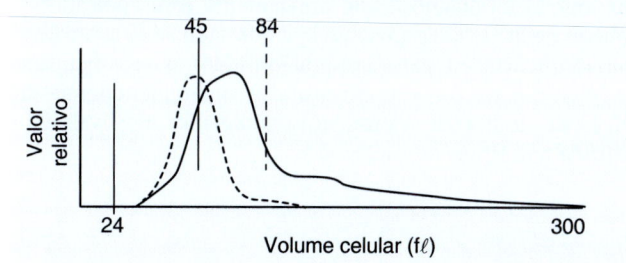

Histogramas: histograma e barra vertical tracejados = normal
histograma e barra vertical sólidos = paciente
Histograma: linha sólida = paciente; linha tracejada = normal

Perfil bioquímico		Intervalo de referência
Glic (mg/dℓ)	**249**	67 a 124
BUN (mg/dℓ)	**96**	17 a 32
Creat (mg/dℓ)	**6,6**	0,9 a 2,1
Ca (mg/dℓ)	10,2	8,5 a 11
P (mg/dℓ)	**7,9**	3,3 a 7,8
PT (g/dℓ)	**8,4**	5,9 a 8,1
Alb (g/dℓ)	3,3	2,3 a 3,9
Glob (g/dℓ)	**5,1**	2,9 a 4,4
BT (mg/dℓ)	0,3	0 a 0,3
Col (mg/dℓ)	**386**	60 a 220
ALT (UI/ℓ)	53	30 a 100
ALP (UI/ℓ)	19	6 a 106
Na (mEq/ℓ)	150	146 a 160
K (mEq/ℓ)	4,9	3,7 a 5,4
Cl (mEq/ℓ)	127	112 a 129
TCO₂ (mEq/ℓ)	**10**	14 a 23
An. gap (mEq/ℓ)	18	10 a 27
Osmolalidade calc. (mOsm/kg)	**337**	290 a 310

Exame de urina (urina obtida por cistocentese)			
Cor	Amarela	**Sedimento urinário**	
Aspecto	Turvo	Leuc/cga	6 a 8
Densidade	**1,020**	He/cga	1 a 2
Proteína	Negativa	Cél. epitel/cga	1 a 3 cél. de transição
Glicose	**2+**	Cilindros/cpa	0
Bilirrubina	Negativa	Cristais	0
Sangue	Negativo	Bactérias	0
pH	5,0	Outro	Gotículas de gordura
Cetonas	Negativa		

Interpretação

Hematologia

Volume globular, teor de hemoglobina e contagem de hemácias (eritrócitos): o gato apresenta anemia; todas as mensurações da massa eritrocitária estão diminuídas.

VGM: nota-se aumento do volume globular médio, ocorrência possível no caso de anemia regenerativa. No entanto, o aumento é maior do que aquele que pode ser ocasionado por reticulócitos, sugerindo que a causa do aumento seja aglutinação, visto que pares de eritrócitos são contados como uma única hemácia. Isso é confirmado no histograma com deslocamento da curva para a direita.

Nota-se aumento da população de reticulócitos, indicando que a anemia é regenerativa. Anemia regenerativa é causada por hemorragia ou hemólise. A concentração de proteína sugere hemólise e possibilita excluir a possibilidade de hemorragia.

Constata-se aumento da quantidade de hemácias nucleadas devido à sua liberação precoce da medula; com frequência, estão presentes na anemia regenerativa.

Morfologia das hemácias: a presença de *Mycoplasma haemofelis* esclarece a anemia (hemólise). A aglutinação provavelmente se deve à presença de anticorpos contra esses microrganismos.

Monocitose e aumento da contagem de neutrófilos imaturos (bastonetes) indicam leucograma de inflamação.

Linfopenia indica um componente de estresse no leucograma.

Proteína total: o teor de proteína total está aumentado. Nesse paciente, essa alteração se deve à hiperglobulinemia (ver a interpretação do perfil bioquímico a seguir).

Perfil bioquímico

A concentração sanguínea de glicose (glicemia) encontra-se moderadamente aumentada. Tal fato pode ser decorrência de estresse (liberação de glicocorticoide), sugerido pela linfopenia, mas também pode ser ocasionado por diabetes melito.

Nota-se aumento dos teores de BUN e de creatinina no soro; diante da densidade urinária de apenas 1,020, isso indica azotemia renal.

A concentração sérica de fósforo (fosfatemia) está discretamente aumentada, achado compatível com redução da taxa de filtração glomerular.

A concentração sérica de proteína total está aumentada em razão do aumento do teor de globulina. O aumento do teor de globulina estimula a realização de eletroforese das proteínas, a fim de verificar se a gamopatia é monoclonal ou policlonal.

A concentração sérica de colesterol está moderadamente aumentada. Tal condição pode ser decorrência de anormalidades metabólicas associadas ao diabetes melito.

O teor sérico de CO_2 total encontra-se diminuído, sugerindo acidose metabólica.

O aumento da osmolalidade sérica calculada deve-se, principalmente, à hiperglicemia e ao aumento do teor de BUN.

Exame de urina

Como evidenciado pela densidade urinária relativamente baixa em razão da azotemia, o animal não está concentrando adequadamente a urina, indicando disfunção renal. A presença de glicosúria indica que o limiar renal para glicose foi excedido.

Resumo

Este animal foi diagnosticado previamente como portador de diabetes melito e não estava sendo controlado adequadamente. Com frequência, em gatos imunodeprimidos, o microrganismo *Mycoplasma haemofelis* é oportunista. A hiperglobulinemia era policlonal, indicando estimulação antigênica possivelmente induzida por *Mycoplasma haemofelis*.

Caso 2

Resenha: fêmea canina da raça Cocker Spaniel castrada, com 5 anos de idade.
Histórico: letargia aguda.
Exame físico: membranas mucosas pálidas, ligeiramente ictéricas.

Hematologia		Intervalo de referência
VG (%)	**12**	37 a 55
Hb (g/dℓ)	**3,6**	12 a 18
He (×10⁶/µℓ)	**0,95**	5,5 a 8,5
VGM (fℓ)	**114**	60 a 72
CHCM (g/dℓ)	**30**	34 a 38
Retic (×10³/µℓ)	**123**	< 60
CTCN (×10³/µℓ)	**96,1**	6 a 17
Seg (×10³/µℓ)	**69,1**	3 a 11,5
Bast (×10³/µℓ)	**6,7**	0 a 0,3
Meta (×10³/µℓ)	**1,0**	0
Mono (×10³/µℓ)	**5,8**	0,1 a 1,3
Linf (×10³/µℓ)	0	1 a 4,8
Eos (×10³/µℓ)	0	0,1 a 1,2
HeN (×10³/µℓ)	**13,5**	0
Plaquetas (×10³/µℓ)	284	200 a 500
PT (P) (g/dℓ)	6,8	6 a 8

Hemopatologia: policromasia marcante, sinais de aglutinação, presença de vários esferócitos, corpúsculos de Howell-Jolly ocasionais.

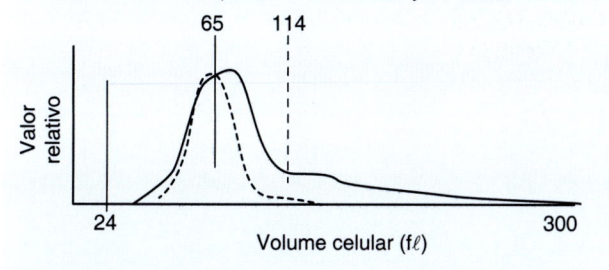

Histogramas: histograma e barra vertical tracejada = normal
Histograma e barra vertical sólida = paciente
Histograma: linha sólida = paciente; linha tracejada = normal

Perfil bioquímico		Intervalo de referência
Glic (mg/dℓ)	**143**	75 a 130
BUN (mg/dℓ)	**39**	7 a 28
Creat (mg/dℓ)	1,3	0,9 a 1,7
Ca (mg/dℓ)	9,0	9,0 a 11,2
P (mg/dℓ)	4,4	2,8 a 6,1
PT (g/dℓ)	6,5	5,4 a 7,4
Alb (g/dℓ)	3,3	2,7 a 4,5
Glob (g/dℓ)	3,2	1,9 a 3,4
BT (mg/dℓ)	**4,7**	0 a 0,4
Col (mg/dℓ)	269	130 a 370
ALT (UI/ℓ)	32	10 a 120
AST (UI/ℓ)	30	16 a 40
ALP (UI/ℓ)	**438**	35 a 280
Na (mEq/ℓ)	146	145 a 158
K (mEq/ℓ)	5,0	4,1 a 5,5
Cl (mEq/ℓ)	118	106 a 127
TCO₂ (mEq/ℓ)	14	14 a 27
An. gap (mEq/ℓ)	19	8 a 25

Exame de urina (urina obtida por cateterização)			
Cor	Alaranjada	**Sedimento urinário**	
Aspecto	Turvo	Leuc/cga	0
Densidade	1,038	He/cga	**10**
Proteína	1+	Cél. epitel/cga	0
Glicose	Negativa	Cilindros/cpa	0
Bilirrubina	**2+**	Cristais	Vários de **bilirrubina**
Sangue	**1+**	Bactérias	0
pH	6,0		

Interpretação

Hematologia

Volume globular, hemoglobina, contagem de hemácias: o animal apresenta anemia marcante, pois todas as mensurações da massa eritrocitária estão diminuídas. É provável que a contagem de hemácias se apresente falsamente reduzida devido à aglutinação dessas células e aos agregados de eritrócitos contados como uma única hemácia.

VGM: nota-se falso aumento do volume globular médio devido à aglutinação. Embora a anemia seja regenerativa, o VGM está muito mais elevado do que o ocasionado pelo aumento da população de reticulócitos. Como se pode constatar no histograma, as hemácias aglutinadas estão sendo contadas como uma única hemácia grande. (Observe o histograma com deslocamento da curva à direita.)

Há aumento de reticulócitos, indicando que a anemia é regenerativa, sugerindo hemorragia ou hemólise. O teor de proteínas e a morfologia das He indicam hemólise. A diminuição da CHCM pode ser atribuída à regeneração.

Nota-se aumento da quantidade de hemácias nucleadas, possivelmente devido à sua liberação precoce pela medula óssea em resposta à anemia marcante. Também é possível que o cão apresente redução da função esplênica em decorrência da administração de glicocorticoide.

Morfologia das hemácias: presença de esferócitos e de aglutinação na ausência de transfusão sanguínea prévia indica anemia hemolítica imunomediada.

Neutrofilia, aumento da contagem de neutrófilos imaturos e monocitose indicam leucograma de inflamação marcante. A ausência de linfócitos é sugestiva de estresse ou da ação de corticosteroide. Leucograma de inflamação comumente é constatado na anemia hemolítica imunomediada.

Perfil bioquímico

Nota-se discreto aumento do teor de glicose. Considerando a linfopenia, isso pode ocorrer devido ao estresse ou à ação de esteroides.

Há aumento discreto do teor de BUN, sugerindo menor TFG ou hemorragia no trato gastrintestinal. Como o valor de creatinina situa-se no intervalo de referência e o cão é capaz de concentrar urina, é provável que haja azotemia pré-renal causada por hemorragia gastrintestinal (dieta com alto teor de proteínas) ou pela diminuição do fluxo sanguíneo aos rins.

O teor de bilirrubina está aumentado, indicando colestase ou maior destruição de hemácias. Como o animal apresenta anemia hemolítica imunomediada, a causa mais provável é a maior destruição de hemácias.

A atividade sérica de fosfatase alcalina está elevada, possivelmente em razão da colestase ou do tratamento prévio com corticosteroide.

Exame de urina

Bilirrubinúria e a presença de cristais de bilirrubina refletem aumento da concentração sérica de bilirrubina. A bilirrubina conjugada passa facilmente pelos glomérulos, sendo excretada na urina. Pode haver sangue e proteína na urina à cateterização traumática. O animal é capaz de concentrar a urina, indicando que o aumento do teor de BUN não se deve à disfunção renal.

Resumo

Esse é um caso típico de anemia hemolítica imunomediada. O animal foi tratado com prednisona e recuperou-se. Anteriormente, havia sido tratado com corticosteroide, responsável pela ocorrência de leucograma de estresse, hiperglicemia e aumento da atividade sérica de fosfatase alcalina.

Caso 3

Resenha e histórico: gata castrada, com 11 anos de idade, apresentando anorexia e letargia.

Hematologia		Intervalo de referência
VG (%)	**13**	25 a 45
He (×10⁶/μℓ)	**1,84**	5 a 11
Hb (g/dℓ)	**4,2**	8 a 15
VGM (fℓ)	**71**	39 a 50
CHCM (g/dℓ)	32	33 a 37
Retic (×10³/μℓ)	7,4	0 a 60
Céls. nucleadas (×10³/μℓ)	**71,3**	5,5 a 19,5
Meta (×10³/μℓ)	**0,7**	0
Bast (×10³/μℓ)	**2,1**	0 a 0,3
Seg (×10³/μℓ)	**33,2**	2,5 a 12,5
Linf (×10³/μℓ)	2,8	1,5 a 7,0
Mono (×10³/μℓ)	**6,9**	0 a 0,8
HeN (×10³/μℓ)	**24,9**	0
Blastos (×10³/μℓ)	**0,7**	0
Plaquetas (×10³/μℓ)	Normal	150 a 700
PT (P) (g/dℓ)	8,0	6,0 a 8,5

Hemopatologia: os blastos parecem ser rubriblastos. Há vários prorrubrícitos, além de rubrícitos.

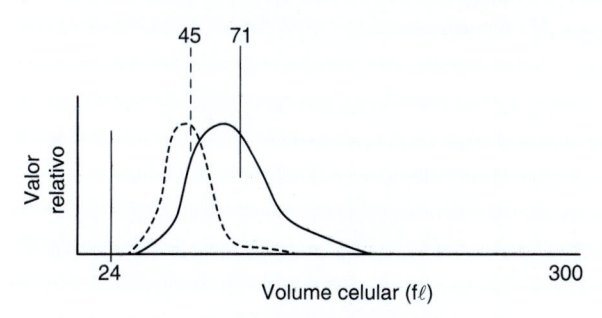

Histograma: linha sólida = paciente; linha tracejada = normal.

Interpretação

Hematologia

Volume globular, hemoglobina, contagem de hemácias: gata com anemia intensa. Não há aumento no número de reticulócitos, indicando que a anemia é do tipo não regenerativo.

VGM está muito elevado, na ausência de reticulocitose ou de aglutinação. Aos gatos em tal condição, recomenda-se sorologia para pesquisa de vírus da leucemia felina, visto que o aumento de VGM pode ser decorrência de eritrodisplasia induzida pelo vírus. Macrocitose com histograma de base larga frequentemente é constatada em gatos anêmicos positivos ao FeLV.

Neutrofilia com aumento das contagens de neutrófilos bastonetes e de metamielócitos e monocitose sugerem inflamação.

Nota-se aumento da quantidade de hemácias nucleadas na ausência de reticulócitos. Além disso, várias delas são muito imaturas, indicando que a gata tem leucemia com envolvimento das hemácias.

Resumo

Disfunção mieloproliferativa, leucemia de hemácias ou M6 (E).

Caso 4

Resenha e histórico: gato macho com 17 anos de idade, apresentando letargia e distensão abdominal. Suspeita de doença hepática, mas com perfil bioquímico normal.

Hematologia		Intervalo de referência
VG (%)	**24**	25 a 45
VGM (fℓ)	**33**	39 a 50
CHCM (g/dℓ)	32	33 a 37
Retic (×10³/μℓ)	ND	0 a 60.000
Células nucleadas (×10³/μℓ)	13,2	5,5 a 19,5
Bast (×10³/μℓ)	**4,5**	0 a 0,3
Seg (×10³/μℓ)	6,6	2,5 a 12,5
Linf (×10³/μℓ)	**0,5**	1,5 a 7,0
Mono (×10³/μℓ)	0,5	0 a 0,8
Eos (×10³/μℓ)	0,3	0 a 1,5
Basófilos (×10³/μℓ)	**0,8**	Raro
Plaquetas (×10³/μℓ)	Normal	150 a 700
PT (P) (g/dℓ)	6,6	6,0 a 8,5

Hemopatologia: vários ceratócitos e esquistócitos.

Histograma: linha sólida = paciente; linha tracejada = normal.

Interpretação

Hematologia

Volume globular: o gato apresenta discreta anemia.

VGM: o volume globular médio está diminuído. A diminuição desse índice hematimétrico em geral é causada por anemia por deficiência de ferro que, em adultos, quase sempre é secundária à hemorragia crônica. A diminuição limítrofe do valor de CHCM não é importante em termos de diagnóstico.

Morfologia das hemácias: ceratócitos são comumente encontrados na anemia por deficiência de ferro. Esse tipo de anemia não é tão comum em gatos, em comparação com cães, e nos poucos casos que constatamos não havia aumento da palidez central das células.

A contagem total de leucócitos e a quantidade de neutrófilos maduros estão nos limites de referência, mas o aumento da população de neutrófilos bastonetes indica inflamação. Linfopenia é sugestiva de estresse ou de administração prévia de corticosteroide.

O teor de proteína total encontra-se na faixa de variação normal. Embora seja possível uma diminuição do teor de proteína total na hemorragia crônica, em geral os animais compensam essa perda proteica crônica.

Resumo

O proprietário não autorizou uma investigação diagnóstica adicional. Nesse paciente geriátrico, com anemia por deficiência de ferro, o diagnóstico mais provável seria hemorragia gastrintestinal crônica em decorrência de neoplasia intestinal.

Caso 5

Resenha: cão da raça Pointer com 1 ano de idade.

Histórico: o animal foi submetido a tratamento de dor lombar e cervical com corticosteroides pelo veterinário que o encaminhou. Acreditava-se que o cão apresentava parasitas gastrintestinais em razão da presença de sangue oculto nas fezes; foi tratado com anti-helmíntico. Depois de 1 mês, o cão retornou com VG de 15% e VGM de 40 fℓ. Nessa ocasião, o cão apresentava efusão abdominal.

Exame físico: dor abdominal, membranas mucosas pálidas.

Hematologia		Intervalo de referência
VG (%)	**18**	37 a 55
Hb (g/dℓ)	**3,76**	12 a 18
He (×10⁶/μℓ)	5,8	5,5 a 8,5
VGM (fℓ)	**47**	60 a 72
CHCM (g/dℓ)	33	33 a 38
Retic (×10³/μℓ)	**18**	< 60
CTCN (×10³/μℓ)	**40,1**	6 a 17
Seg (×10³/μℓ)	**36,5**	3 a 11,5
Bast (×10³/μℓ)	**0,4**	0 a 0,3
Meta (×10³/μℓ)	**0,4**	0
Mono (×10³/μℓ)	1,2	0,1 a 1,3
Linf (×10³/μℓ)	1,2	1 a 4,8
Eos (×10³/μℓ)	0,4	0,1 a 1,2
Plaquetas (×10³/μℓ)	**623**	200 a 500
PT (P) (g/dℓ)	**5,9**	6 a 8

Hemopatologia: vários ceratócitos; poucos esquistócitos; algumas hemácias parecem hipocrômicas. Linfócitos ocasionais com grânulos azurófilos.

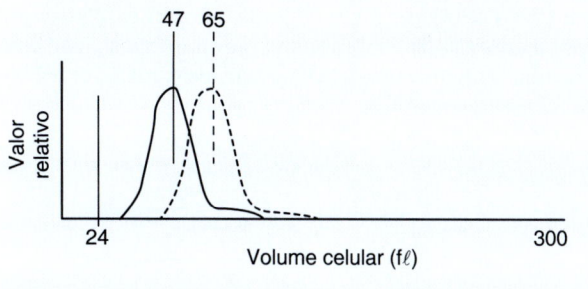

Histograma: linha sólida = paciente; linha tracejada = normal.

Exame do líquido abdominal	
CTCN (μℓ)	**90.000**
PT (g/dℓ)	**4,0**

Citologia: todas as células eram neutrófilos degenerados. Havia vários tipos de bactérias.

Interpretação

Hematologia

Volume globular, hemoglobina: nota-se diminuição desses dois parâmetros, indicando que o cão apresenta anemia. A contagem de hemácias encontra-se nos limites de referência, indicando que essas células são pequenas.

VGM: o volume globular médio está diminuído. A diminuição desse índice hematimétrico em geral é causada por anemia por deficiência de ferro que, em adultos, quase sempre é decorrente de hemorragia crônica.

Não se constata aumento de reticulócitos, indicando que a anemia é do tipo não regenerativo. Embora a anemia por deficiência de ferro não complicada normalmente seja do tipo regenerativo, nesse caso a anemia pode ser não regenerativa em razão da inflamação (note o leucograma de inflamação).

Morfologia das hemácias: ceratócitos, hemácias fragmentadas e aumento da palidez central da célula comumente estão associados à anemia por deficiência de ferro.

Neutrofilia e aumento da contagem de neutrófilos imaturos indicam leucograma de inflamação intensa. Esse leucograma de inflamação é compatível com inflamação de cavidade peritoneal, embora em cães com peritonite em geral se espere encontrar maior quantidade de neutrófilos bastonetes. A presença dessa inflamação pode justificar a inadequada resposta regenerativa à anemia, pois a anemia decorrente de doença inflamatória pode se sobrepor à anemia por deficiência de ferro. Os linfócitos granulados ocasionais constatados são interpretados como achado acidental.

Há aumento do número de plaquetas. Cerca de metade dos animais com anemia por deficiência de ferro apresenta aumento de plaquetas, provavelmente em resposta à ação de citocinas e de fatores de crescimento.

Proteína total: a concentração de proteína total encontra-se discretamente diminuída, provavelmente devido à hemorragia crônica.

O histograma confirma a presença de uma população de células microcíticas (o histograma normal é representado pela linha tracejada).

Exame do líquido abdominal

Inflamação séptica. A presença de vários tipos de bactérias sugere que tais microrganismos sejam oriundos do trato gastrintestinal.

Resumo

O cão morreu e durante a necropsia constatou-se perfuração intestinal causada por uma úlcera, peritonite difusa crônica, linfadenite piogranulomatosa e amiloidose de baço, fígado e rins. Provavelmente, o cão apresentou hemorragia crônica provocada pela úlcera, resultando em anemia por deficiência de ferro.

Caso 6

Resenha e histórico: fêmea canina da raça Beagle, com 9 anos de idade, apresentando letargia e membranas mucosas pálidas. O proprietário informou que, às vezes, o animal apresentava sangue nas fezes.

Hematologia		Intervalo de referência
VG (%)	12	37 a 55
He (×10⁶/μℓ)	2,76	5,5 a 8,5
Hb (g/dℓ)	3,2	12 a 18
VGM (fℓ)	40	60 a 72
CHCM (g/dℓ)	29	34 a 38
Retic (×10³/μℓ)	242	0 a 60
Céls. nucleadas (×10³/μℓ)	33,4	6,0 a 17,0
Meta (×10³/μℓ)	–	0
Bast (×10³/μℓ)	–	0 a 0,3
Seg (×10³/μℓ)	30,7	3,0 a 11,5
Linf (×10³/μℓ)	1,0	1,0 a 4,8
Mono (×10³/μℓ)	1,0	0,2 a 1,4
Eos (×10³/μℓ)	–	0,1 a 1,2
HeN (×10³/μℓ)	0,7	0
Plaquetas (×10³/μℓ)	Normal	200 a 500
PT (P) (g/dℓ)	6,3	6,0 a 8,0

Hemopatologia: aumento da palidez central das hemácias, ceratócitos ocasionais, plaquetas gigantes.

Interpretação

Hematologia

Volume globular, hemoglobina, contagem de hemácias: o animal apresenta anemia intensa; há diminuição de todas as mensurações da massa eritrocitária.

VGM: o volume globular médio está muito diminuído. A diminuição desse índice hematimétrico em geral é causada por anemia por deficiência de ferro que, em adultos, quase sempre é decorrente de hemorragia externa crônica. A CHCM pode estar discretamente diminuída na deficiência de ferro, como acontece nesse caso. A reticulocitose também pode contribuir para diminuição da CHCM.

Nota-se aumento do número de reticulócitos, indicando que a anemia é do tipo regenerativo, ocasionada por hemorragia ou hemólise. Nesse caso, a diminuição do VGM sugere fortemente anemia por deficiência de ferro secundária à hemorragia crônica. A presença de hemácias nucleadas é compatível com o grau de resposta regenerativa.

Morfologia das hemácias: ceratócitos e aumento de palidez central de hemácias comumente estão associados à anemia por deficiência de ferro.

Neutrofilia indica inflamação, ainda que não haja neutrófilos bastonetes, pois a população de neutrófilos é duas vezes maior do que o limite superior do intervalo de referência normal. A contagem de linfócitos situa-se no limite inferior de normalidade, indicando que pode haver influência de estresse ou da ação de esteroide no leucograma.

O teor de proteína total encontra-se na faixa de normalidade. Embora seja possível esperar diminuição do teor de proteína total nos casos de hemorragia crônica, os animais frequentemente compensam essa perda proteica crônica.

Resumo

Imagens radiográficas sequenciais do trato gastrintestinal com bário revelaram neoplasia de jejuno. A neoplasia extirpada cirurgicamente da porção média do jejuno era um liomiossarcoma, com margens cirúrgicas livres de tecido neoplásico. Nesse caso, a resposta eritrocitária é regenerativa, ao contrário do caso anterior, no qual a anemia por deficiência de ferro podia ser regenerativa ou não regenerativa.

Caso 7

Resenha: cão mestiço com 5 anos de idade.
Histórico: letargia.
Exame físico: letargia, membranas mucosas pálidas.

Hematologia	20/1ª	28/1	Intervalo de referência
Volume globular (%) (centrifugado)	14	30	37 a 55
Hematócrito (%) (calculado)	12,4	21,3	37 a 55
Hb (g/dℓ)	4,4	9,0	12 a 18
He (10⁶/µℓ)	4,26	5,77	5,5 a 8,5
VGM (fℓ)	29	37	60 a 77
CHCM (g/dℓ)	35,2	42,1	31 a 34
RDW	23,8	31,7	12 a 15
Plaquetas (×10³/µℓ)	803	883	200 a 500
Reticulócitos (×10³/µℓ)	102	403	0 a 60
Proteína total (g/dℓ)	5,3	6,2	6,0 a 8,0

ªAmostra moderadamente lipêmica.

Histograma e esfregaço sanguíneo em 20/1

VetScan HM2

Identificação da amostra:	1151		
Identificação do paciente:	9818	Veterinário:	Gillespie
Nome:	Fluffy	Idade/sexo:	5 anos/macho
Data do exame:	20/01/2010; 10:36 h	S/N:	270107
Modalidade:	Cão	Data do relatório:	20/01/2010; 10:36 h

Leuc	12,41	10⁻9/ℓ	6	17
Linf	1,90	10⁻9/ℓ	1	4,8
Mon	0,89	10⁻9/ℓ	0,2	1,5
Gran	9,63	10⁻9/ℓ	3	12
Linf (%)	15,3	%	12	30
Mon (%)	7,2 +	%	2	4
Gran (%)	77,5	%	62	87

43 78103   400

He	5,77	10⁻12/ℓ	5,5	8,5
Hb	9,0 –	g/dℓ	12	18
Ht	21,30 –	%	37	55
VGM	37 –	fℓ	60	77
HCM	15,6 –	pg	19,5	24,5
CHCM	42,1 +	g/dℓ	31	34
RDWc	31,7	%		

14   200

Plaq	883 +	10⁻9/ℓ	200	500
PCT	0,70	%		
VPM	8,0	fℓ	3,9	11,1
PDWc	36,6	%		

14   50

PCT = massa plaquetária ou plaquetócrito
VPM = volume plaquetário médio
PDWc = amplitude da distribuição das plaquetas

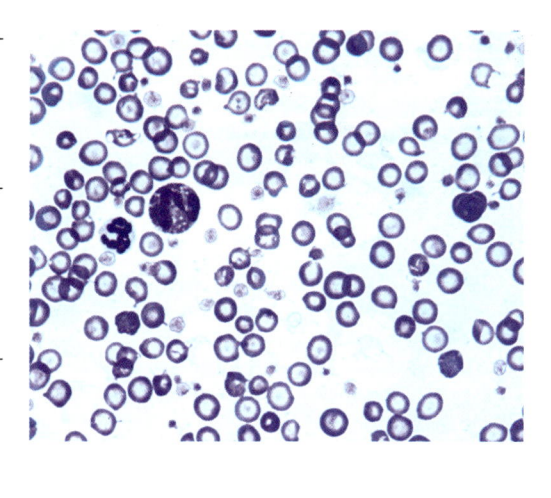

Histograma e esfregaço sanguíneo em 28/1

VetScan HM2

Identificação da amostra:		1100		
Identificação do paciente:		9818	Veterinário:	Gillespie
Nome:		Fluffy	Idade/sexo:	5 anos/macho
Data do teste:	28/01/2010; 9:31 h		S/N:	270107
Modalidade:		Cão	Data do relatório:	28/01/2010; 9:31 h

Leuc	8,86	10^9/ℓ	6		17
Linf	2,03	10^9/ℓ	1		4,8
Mon	0,43	10^9/ℓ	0,2		1,5
Gran	6,40	10^9/ℓ	3		12
Linf (%)	22,9	%	12		30
Mon (%)	4,8 +	%	2		4
Gran (%)	72,3	%	62		87
He	4,26 −	10^12/ℓ	5,5		8,5
Hb	4,4 −	g/dℓ	12		18
Ht	12,39 −	%	37		55
VGM	29 −	fℓ	60		77
HCM	10,3 −	pg	19,5		24,5
CHCM	35,2 +	g/dℓ	31		34
RDWc	23,8	%			
Plaq	803 +	10^9/ℓ	200		500
PCT	0,67	%			
VPM	8,3	fℓ	3,9		11,1
PDWc	36,6	%			

Leuc — 48 104 115 400

He — 14 200

Plaq — 14 50

RDWc = amplitude da distribuição das hemácias
PCT = massa plaquetária ou plaquetócrito
VPM = volume plaquetário médio
PDWc = amplitude da distribuição das plaquetas

Interpretação

Hematologia

Volume globular e hematócrito: diminuídos, indicando anemia. Note a marcante discrepância nos valores do hematócrito calculado (Ht) e do volume globular centrifugado (VG). O valor do Ht é calculado mediante o emprego da seguinte fórmula: $(VGM \times He)/10 = Ht$ (%). No caso da amostra de 28/1, a contagem de He pode estar subestimada porque algumas hemácias pequenas possivelmente passam pelo canal de contagem de plaquetas. Também, a menor contagem de He provavelmente se deve ao fato de que agora há sobreposição dos dois picos de He no histograma de 28/1; os dois picos sobrepostos estão subestimados, pois o programa de computador espera que haja apenas um pico de He e ele não ajusta a curva de algoritmos. Como a contagem de He é subestimada, o Ht calculado é menor do que o VG mencionado.

He

Há diminuição da contagem de hemácias em decorrência da anemia, mas é provável que essa contagem esteja subestimada nesse paciente devido ao pequeno tamanho dessas células; ademais, possivelmente, foram contadas no canal de plaquetas (ver o histograma de plaquetas, seguido ao histograma de hemácias).

VGM

A diminuição do VGM indica anemia microcítica grave. O grau de microcitose é ilustrado pelo histograma de 20/1. O esfregaço sanguíneo apresentava muitas hemácias hipocrômicas, bem como ceratócitos e esquistócitos, fragmentações e alterações na morfologia das hemácias, achados muito característicos de hemácias deficientes em ferro. Note que 1 semana depois, no histograma de 28/1, ocorreu aumento do VGM e são evidentes novas hemácias de tamanho normal nesse histograma. Elas são representadas pela curva adicional do lado direito do histograma, bem como no esfregaço sanguíneo realizado da amostra de 28/1.

CHCM

O valor da CHCM foi erroneamente calculado como aumentado no histograma de 28/1, como consequência da subcontagem de hemácias. Provavelmente, também no histograma de 20/1, o valor da CHCM esteja erroneamente aumentado. O valor da CHCM é calculado a partir da concentração de hemoglobina e do Ht, utilizando a seguinte fórmula: $Hb\ (g/d\ell)/Ht\ (\%) \times 100 = CHCM\ (g/d\ell)$. Esse valor fornece um índice para a quantificação de hemoglobina em relação ao volume de hemácias compactadas. Pode estar falsamente aumentado em razão de lipemia, hemólise ou valor de Ht erroneamente baixo. No histograma de 28/1, provavelmente ele esteja errado devido ao valor de Ht falsamente diminuído. No histograma de 20/1, também pode estar falsamente elevado devido à lipemia, com aumento artificial de Hb.

RDW

A maior variabilidade do tamanho das hemácias (anisocitose) é representada pelo aumento da amplitude de distribuição das hemácias (RDW, do inglês *red cell distribution width*) no histograma de 28/1, uma expressão numérica (coeficiente de variação) que se correlaciona ao grau de anisocitose, que o aparelho determina mediante a divisão do desvio padrão do tamanho das hemácias pelo VGM. Também, tanto as hemácias microcíticas deficientes em ferro quanto as hemácias macrocíticas jovens podem ser vistas no esfregaço sanguíneo.

Plaquetas

Nota-se aumento marcante da quantidade de plaquetas, condição frequente em pacientes com anemia por deficiência de ferro. Algumas das plaquetas são muito grandes. Também algumas hemácias microcíticas são contadas como plaquetas, aumentando falsamente o número de plaquetas.

Reticulócitos

O número de reticulócitos está aumentado, indicando anemia regenerativa.

Proteína total

O teor de proteína total encontra-se ligeiramente diminuído no histograma de 20/1, possivelmente devido à perda de sangue crônica (há perda de proteína e de hemácias).

Resumo

Anemia por deficiência de ferro, indicada pela microcitose marcante.

Considerações finais

O diagnóstico de anemia por deficiência de ferro foi confirmado pela mensuração do teor sérico de ferro: 27 μg/dℓ (intervalo de referência = 98 a 220 μg/dℓ). A origem da perda de sangue crônica é o trato gastrintestinal. Foram realizados testes para a pesquisa de sangue oculto nas fezes em diversas ocasiões, com resultados consistentemente negativos. O resultado do exame de fezes para a pesquisa de ovos de parasitas, como ancilóstomos, também foi negativo. Histórico adicional revelou que o proprietário havia administrado anti-helmíntico ao cachorro 2 semanas antes de levá-lo à consulta, procedimento que, provavelmente, eliminou a infecção por ancilóstomo. O cão foi tratado com 15 mg/kg de ferro dextrana, via IM, e o proprietário foi orientado a lhe fornecer 162,5 mg de sulfato ferroso, por via oral, 1 vez/dia, durante 4 semanas. Na consulta seguinte, 6 meses depois, o hematócrito e o VGM estavam normais.

Caso 8

Resenha: mestiço Dogue alemão/Labrador retriever/Mastiff, macho, 5 meses, 23 kg.

Histórico: letargia, ingestão de terra (pica), vomitou uma vez e uma pequena quantidade de sangue estava no vômito, prurido. Quatro dos seus cinco irmãos de ninhada morreram com 4 a 6 semanas. Ovos de ancilostomídeos foram vistos em um exame fecal feito com 7 semanas, e ele também, possivelmente, tinha coccidiose naquela época e foi tratado para ambos. Seu pai também é seu avô.

Exame físico: membranas mucosas pálidas, lesões de pele presentes que parecem ser dermatite pustular.

Hematologia	Dia 1	Dia 60	Dia 90	Dia 120	IR
Volume globular (%)	**17**	**26**	41	42	37 a 55
Hematócrito (%)	**15**	**26**	39	38	37 a 55
He (×10^6/μℓ)	**4,70**	7,28	**9,46**	8,17	5,5 a 8,5
Hb (g/dℓ)	**4,4**	**8,0**	13,7	13,4	12 a 18
VGM (fℓ)	**32**	**35**	**41**	**47**	60 a 72
CHCM (g/dℓ)	**29,3**	31,3	34,8	35	31 a 36
Reticulócitos (10^3/μℓ)	**352,5**	**160,2**	ND	ND	0 a 60
RDW (%)	**29,7**	**24,6**	**31,7**	**34,7**	12 a 16
CTCN (10^3/μℓ)	**23,4**	15,3	16,5	13,6	6,0 a 17,0
Neutrófilos segmentados (10^3/μℓ)	**17,0**	8,4	8,8	6,2	3,0 a 11,5
Neutrófilos bastonetes (10^3/μℓ)	**0,5**	0,2	**0,8**	–	0 a 0,3
Metamielócitos (10^3/μℓ)	–	–	–	–	0
Monócitos (10^3/μℓ)	0,5	0,9	0,3	1,4	0,2 a 1,4
Linfócitos (10^3/μℓ)	4,2	4,7	**5,1**	4,8	1,0 a 4,8
Eosinófilos (10^3/μℓ)	1,2	1,1	**1,5**	1,2	0,1 a 1,2
Plaquetas (10^3/μℓ)	**68**	**183**	318	221	200 a 500
Proteína plasmática por refratometria (g/dℓ)	**5,2**	**5,4**	6,0	6,2	6,0 a 8,0

Hemopatologia Dia 1: Hipocromasia, microcitose, ceratócitos, esquistócitos, policromasia acentuada presente, muitas macroplaquetas presentes, alguma agregação plaquetária, a concentração plaquetária parece adequada no esfregaço sanguíneo.
Hemopatologia Dia 60: Hipocromasia e microcitose acentuadas. Muitas plaquetas grandes e gigantes vistas. Ocasionalmente, esquistócitos e ceratócitos. Policromasia moderada presente.
Hemopatologia Dia 90: Ceratócitos ocasionais observados.
Hemopatologia Dia 90: Algumas hemácias microcíticas e hipocrômicas observadas.

Histograma do Dia 60

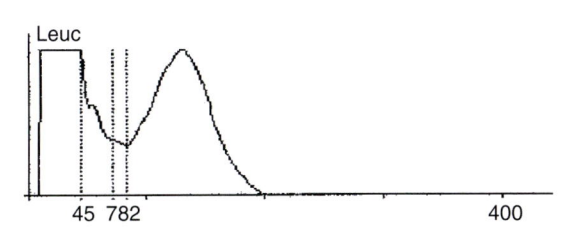

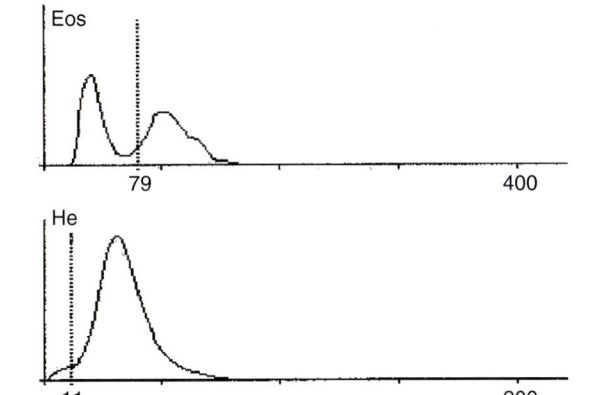

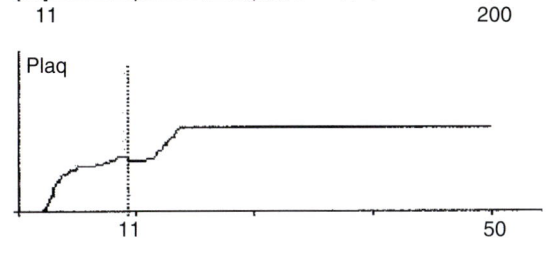

Histograma do Dia 90

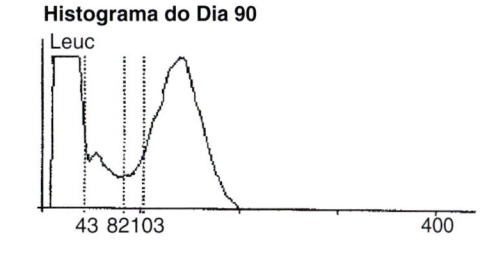

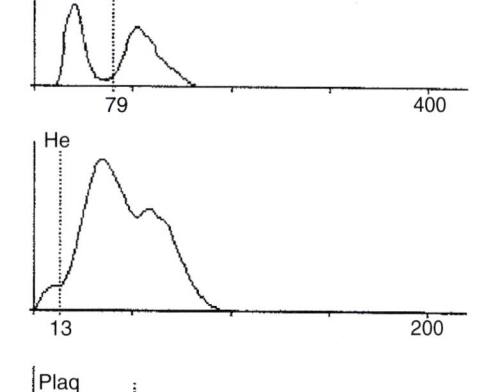

Testes adicionais

Perfil bioquímico

As anormalidades são mostradas a seguir.

Fósforo (mg/dℓ)	**7,5**	Intervalo de referência: 2,9 a 6,6
Proteína total (g/dℓ)	**4,9**	Intervalo de referência: 5,4 a 8,2
Globulina (g/dℓ)	**1,4**	Intervalo de referência: 2,3 a 5,2

PCR para *Babesia* no Dia 1 – negativo.

O exame fecal no Dia 60 foi negativo para parasitas, **positivo para sangue oculto e positivo para antígeno de** *Giardia*.

O painel de coagulação (TTPa e PT) no Dia 60 estava dentro dos limites normais.

Interpretação

Hematologia

Dia 1. Anemia acentuada está presente, conforme evidenciado pela diminuição do volume globular, hemoglobina e contagem de hemácias. A anemia é extremamente microcítica (diminuição do VGM) e hipocrômica (diminuição da CHCM), indicando anemia por deficiência de ferro secundária à perda crônica de sangue. Microcitose ocorre com anemia por deficiência de ferro porque a disponibilidade de ferro determina o tamanho dos reticulócitos. Em condições normais, a concentração de hemoglobina no rubrícito aumenta para um ponto no qual a concentração irá desencadear a degeneração nuclear, resultando em incapacidade de sofrer mais mitose. A síntese de hemoglobina é retardada quando o ferro é limitado, presumivelmente resultando em divisões extras de rubrícito e microcitose subsequente.

A anemia é acentuadamente regenerativa, como evidenciado pelo aumento da concentração de reticulócitos. A amplitude da distribuição de hemácias (RDW) está aumentada, indicando aumento na variação do tamanho das hemácias (anisocitose). A RDW é determinada pelo seguinte cálculo: desvio padrão do VGM dividido pelo VGM × 100. RDW é consistentemente aumentada em pacientes com anemia por deficiência de ferro, não apenas em razão dos volumes heterogêneos de hemácias, mas também em razão do baixo VGM.

Um leucograma inflamatório está presente, como evidenciado pelo aumento da contagem de neutrófilos bastonetes.

A concentração eletrônica de plaquetas está erroneamente diminuída, em virtude da presença de macroplaquetas e aglomeração plaquetária.

A proteína plasmática está diminuída, provavelmente em consequência da perda de sangue ou perda de proteínas pelo intestino (ver adiante).

O exame do esfregaço sanguíneo mostrou a presença de microcitose e hipocromasia, o que é compatível com a diminuição de VGM e CHCM. Ceratócitos e esquistócitos estão frequentemente associados à anemia por deficiência de ferro decorrente das alterações oxidativas da membrana. A policromasia vista no esfregaço sanguíneo é consistente com o aumento da concentração de reticulócitos.

Dia 60. A anemia é um pouco menos grave. É interessante que a concentração de hemácias está dentro do intervalo de referência, mesmo que a hemoglobina e o volume globular estejam diminuídos. Isso provavelmente é explicado pelo fato de que as hemácias têm aproximadamente metade do tamanho normal, conforme mostrado pelo VGM, o que resulta em diminuição da massa de hemácias e da hemoglobina, mesmo que a concentração de hemácias esteja normal. Adicionalmente, as plaquetas grandes estão sendo contadas como hemácias, o que seria responsável por um ligeiro aumento na concentração de hemácias. Observe que os histogramas de hemácias e plaquetas mostram que não há uma demarcação clara entre as grandes plaquetas e os pequenos hemácias. O histograma é unimodal (ou seja, todas as hemácias são uma população microcítica). A anemia é regenerativa, mas menos regenerativa do que no Dia 1, sugerindo que as reservas de ferro estão mais esgotadas. A RDW ainda está aumentada, indicando uma variação no tamanho das hemácias. A contagem eletrônica de plaquetas está ligeiramente abaixo do intervalo de referência, provavelmente em virtude de plaquetas grandes sendo contadas como hemácias, em vez de plaquetas.

Dia 90. O paciente não está mais anêmico e a concentração de hemácias está acima do intervalo de referência. Assim como no Dia 60, isso provavelmente se deve à presença de números aumentados de pequenos hemácias, de modo que o volume globular e as concentrações de hemoglobina são divergentes da concentração de hemácias. Além disso, as plaquetas grandes provavelmente estão contribuindo pelo menos ligeiramente para esse aumento da concentração de hemácias, uma vez que eles estão sendo contados como pequenos hemácias. A RDW está acentuadamente aumentada, indicando uma grande variação na concentração do tamanho das hemácias. Essa variação também é evidente no histograma bimodal de hemácias, no qual duas populações distintas de hemácias podem ser vistas. A subpopulação microcítica consiste nas células residuais produzidas durante a disponibilidade limitada de ferro. Há também uma nova população de hemácias de tamanho normal como resultado de reposição de ferro, que representa aproximadamente 30 a 40% da população de eritrócitos. Um histograma de um cão com deficiência de ferro que recebeu transfusão de sangue com hemácias de tamanho normal seria semelhante, mas uma transfusão não foi administrada nesse paciente.

A contagem de reticulócitos não foi realizada no Dia 90, mas é provável que algumas das hemácias sejam maiores que o normal. O VGM ainda está diminuído em razão das células microcíticas restantes, mas aumentou 6 fℓ desde o hemograma anterior no Dia 60.

Dia 120. As únicas anormalidades são diminuição do VGM e aumento da RDW, decorrente das hemácias microcíticas remanescentes. Há uma discrepância de 4% entre o volume globular manual e o Ht, que é calculado multiplicando o VGM pela contagem de hemácias (nesse caso, $47 \times 8,17 = 38$). Hemácias de pacientes com anemia por deficiência de ferro não se empilham dentro da coluna do tubo de hematócrito tão completamente quanto as hemácias normais. Isso pode ser decorrente do fato de conterem menos hemoglobina, ou possivelmente em razão do aumento da rigidez associada com oxidação da membrana que ocorre como resultado da deficiência de ferro. A discrepância não é tão grande quando os pacientes são mais anêmicos (ver o Dia 1), porque menos hemácias estão envolvidas. Essas discrepâncias leves não devem alterar a interpretação ou o manejo de pacientes.

Perfil bioquímico

O fósforo está ligeiramente aumentado, o que é comum em cães de raças grandes em crescimento. A proteína total está diminuída como resultado da hipoglobulinemia. É provável que a hipoglobulinemia seja resultado da perda de globulinas através do trato gastrintestinal inflamado (ver adiante), embora a perda como resultado da perda de sangue esteja provavelmente contribuindo.

Resumo e desfecho

O cão foi inicialmente tratado com ferro oral (80 mg de sulfato ferroso, 2 vezes/dia), famotidina, um antagonista do receptor de histamina-2 que diminui a acidez estomacal e sucralfato, um protetor gástrico, com a suposição de que a anemia por deficiência de ferro foi resultado de perda crônica de sangue de um trato gastrintestinal inflamado. Ele também recebeu um anti-helmíntico caso os ovos de ancilóstomos não tenham sido encontrados no exame de fezes. O paciente melhorou ligeiramente, mas, 2 meses depois, desenvolveu melena óbvia e estava vomitando sangue. O exame de ultrassom e uma biopsia duodenal e gástrica por endoscopia foram realizados no Dia 60. O duodeno parecia hiperêmico, mas nenhuma ulceração foi observada. A ultrassonografia mostrou espessamento da parede gástrica hiperecoica, e as biopsias revelaram gastrite e enterite eosinofílica plasmocítica linfocítica graves. A biopsia de pele mostrou dermatite plasmocítica linfocítica eosinofílica, provavelmente também decorrente da hipersensibilidade.

O paciente foi então tratado com ferro injetável no Dia 60 (42 mg de ferro dextrana IM) e a cada 2 semanas, a partir de então, pelos próximos 2 meses. Ele também recebeu terapia dietética para a doença intestinal inflamatória (uma dieta digestiva prescrita) e benzmidazol, um anti-helmíntico com eficácia contra *Giardia*. A famotidina foi descontinuada e foi iniciado omeprazol, um inibidor da bomba de prótons. Por 90 dias após a admissão inicial, o cão não estava mais anêmico, embora sua microcitose persistisse devido à vida útil relativamente longa das hemácias.

Em resumo, a anemia por deficiência de ferro foi resultado da perda crônica de sangue do intestino. As chaves mais importantes para o diagnóstico foram a diminuição do VGM e o aumento da RDW. A inflamação intestinal pode ter sido secundária à giardíase ou a uma alergia alimentar. Uma causa adicional de anemia por deficiência de ferro em pacientes com doença inflamatória intestinal é a diminuição da capacidade dos enterócitos de absorver ferro em razão da presença de inflamação. A fisiopatologia desse fenômeno é complexa e é abordada por Kaitha et al. (Ver "Leitura sugerida".) Além disso, ambos os inibidores de bombas de prótons e os antagonistas do receptor de histamina 2 podem interferir na absorção intestinal de ferro. A anemia do paciente não melhorou significativamente até que a terapia com ferro injetável fosse instituída. A dosagem sérica de ferro não foi realizada até o Dia 60, momento em que era normal (146 μg; intervalo de referência: 98 a 220), sugerindo que o ferro oral foi pelo menos eficaz no aumento do teor de ferro sérico. Presumivelmente, ferro sérico no Dia 1 teria sido encontrado diminuído, considerando a microcitose grave.

Colaboradores: Mary Anna Thrall, Patrice Bernier e Glade Weiser.

Caso 9

Resenha: cão da raça Labrador Retriever castrado, com 10 anos de idade.

Histórico: o animal apresentou quatro episódios de fraqueza aguda nos últimos 3 meses. Há 4 meses, quando ainda hígido, o cão apresentava VG de 44% e teor de PT de 8,2 g/dℓ.

Exame físico: palidez de membranas mucosas, discreta distensão abdominal.

Hematologia		Intervalo de referência
VG (%)	**16**	37 a 55
Hb (g/dℓ)	**5,3**	12 a 18
He (×10⁶/μℓ)	**2,48**	5,5 a 8,5
VGM (fℓ)	63	60 a 72
CHCM (g/dℓ)	34	34 a 38
Retic (×10³/μℓ)	**342**	< 60
CTCN (×10³/μℓ)	**39,1**	6,0 a 17
Seg (×10³/μℓ)	**33,2**	3,0 a 11,5
Bast (×10³/μℓ)	**1,2**	0 a 0,3
Mono (×10³/μℓ)	**3,1**	0,1 a 0,3
Linf (×10³/μℓ)	**0,4**	1,0 a 4,8
Eos (×10³/μℓ)	0,4	0,1 a 1,2
HeN (×10³/μℓ)	**0,8**	0
Plaquetas (×10³/μℓ)	**130**	200 a 500
PT (P) (g/dℓ)	6,2	6,0 a 8,0

Hemopatologia: aumento de policromasia, diversos acantócitos e esquistócitos, vários corpúsculos de Howell-Jolly.

Perfil bioquímico
Sem alterações

Exame do líquido abdominal	
VG (%)	**24**
CTCN (×10³/μℓ)	**34**

Citologia: 95% de neutrófilos não degenerados; 5% de macrófagos, muitos dos quais exibindo eritrofagocitose.

Interpretação

Hematologia

Volume globular, hemoglobina, contagem de hemácias: o cão apresenta anemia; nota-se diminuição de todos os parâmetros da massa eritrocitária.

VGM: o volume globular médio está normal. No entanto, é surpreendente que não esteja aumentado, considerando que há aumento na contagem de reticulócitos.

O aumento na população de reticulócitos indica que a anemia é regenerativa e tal achado é decorrente de hemorragia ou hemólise. É provável que o teor de proteína plasmática no limite inferior de normalidade indique hemorragia; isso é confirmado por outros achados. Há aumento da quantidade de hemácias nucleadas em razão de sua liberação precoce da medula como parte da regeneração.

Morfologia das hemácias: acantócitos são comumente vistos em cães com hemangiossarcoma. A presença de esquistócitos sugere microangiopatia, que também pode estar associada a hemangiossarcoma.

Neutrofilia, aumento do número de neutrófilos imaturos (bastonetes) e monocitose indicam leucograma de inflamação, embora seja possível um componente de neutrofilia madura devido ao estresse ou ao uso de corticosteroides. Linfopenia é indicativa de estresse.

Há discreta diminuição da contagem de plaquetas. Em razão da presença de esquistócitos, uma das possíveis anormalidades do animal é coagulação intravascular disseminada (CID).

Proteína total: o teor de proteína total encontra-se no intervalo de referência. No entanto, considerando que há 4 meses esse valor era 8,2 g/dℓ, é possível que esteja diminuído em razão da hemorragia abdominal.

Exame do líquido abdominal

Hemorragia abdominal.

Resumo

As informações da resenha (raça de grande porte, cão geriátrico) e do histórico (episódios de fraqueza), a constatação de anemia regenerativa, as características morfológicas das hemácias e a constatação de sangue no abdome sugerem hemangiossarcoma. Foi realizada laparotomia exploratória e constatou-se que o cão apresentava ruptura de hemangiossarcoma de baço e de fígado. É possível que os episódios anteriores de fraqueza tenham ocorrido em consequência de outras rupturas do tumor, que regrediram e posteriormente voltaram a se romper.

Caso 10

Resenha: cão da raça Staffordshire Terrier, com 15 anos de idade.
Histórico: letargia.
Exame físico: membranas mucosas pálidas.

Hematologia	Janeiro	Outubro	Intervalo de referência
VG (%)	**30**	**28**	37 a 55
He (×10⁶/µℓ)	**4,7**	**4,44**	5,5 a 8,5
Hb (g/dℓ)	**10,1**	**9,5**	12 a 18
VGM (fℓ)	61	64	60 a 72
CHCM (g/dℓ)	35	34	34 a 38
Retic (×10³/µℓ)	**178**	**13**	0 a 60
CTCN (×10³/µℓ)	**23,4**	10,2	6,0 a 17
Bast (×10³/µℓ)	**0,5**	0,2	0 a 0,3
Seg (×10³/µℓ)	**15,7**	6,2	3,0 a 11,5
Linf (×10³/µℓ)	**6,1**	1,5	1,0 a 4,8
Mono (×10³/µℓ)	0,7	**1,7**	0,2 a 1,4
Eos (×10³/µℓ)	–		0,1 a 1,2
HeN (×10³/µℓ)	–		0
Plaquetas (×10³/µℓ)	150	**12**	200 a 500
PT (P) (g/dℓ)	**8,2**	**5,6**	6,0 a 8,0
Alb (g/dℓ)	**1,5**		2,7 a 4,5
Glob (g/dℓ)	**6,0**		1,9 a 3,4

Hemopatologia (janeiro): aumento de formação de *rouleaux*, plaquetas gigantes, linfócitos com grânulos azurófilos.
Hemopatologia (outubro): aumento de formação de *rouleaux*, linfócitos com grânulos azurófilos, várias *Mycoplasma haemocanis*.

Interpretação

Hematologia

Volume globular, hemoglobina, contagem de hemácias: o cão apresenta anemia; há diminuição de todas as mensurações da massa eritrocitária.

Em janeiro, havia aumento da contagem de reticulócitos, indicando que a anemia era regenerativa, sugerindo hemorragia ou hemólise. Em outubro, o VG estava diminuído, mas a anemia já não era regenerativa, sugerindo disfunção da medula óssea.

Leucocitose por aumento de neutrófilos, com desvio à esquerda, e monocitose são indicativos de leucograma de inflamação (janeiro).

Em janeiro, a linfocitose era mais sugestiva de leucemia linfocítica ou de ehrlichiose.

Plaquetas: em outubro, o animal apresentava trombocitopenia marcante. Quando há combinação de trombocitopenia e anemia não regenerativa, recomenda-se o exame de aspirado de medula óssea e sorologia para pesquisa de ehrlichiose. Causas comuns de trombocitopenia incluem ehrlichiose, trombocitopenia imunomediada e CID.

Proteína total: há aumento do teor de proteína total. Nesse caso, é decorrente da hiperglobulinemia; recomenda-se o fracionamento eletroforético das proteínas.

A maior formação de *rouleaux* é compatível com o aumento de globulinas. A presença de grandes linfócitos granulares é sugestiva de alguns tipos de estimulação antigênica, comumente ehrlichiose, ou leucemia de linfócitos granulares grandes (LGLs). A constatação de *Mycoplasma hemocanis* em outubro sugere esplenectomia prévia ou disfunção esplênica, uma vez que esse hemoparasita raramente é visto em cães com baço funcional. A anemia já não é regenerativa, em razão desse hemoparasita, sugerindo algum prejuízo à medula; recomenda-se exame de aspirado de medula óssea.

Resumo

Em janeiro, possivelmente, a anemia foi causada por hemorragia associada a um grande hematoma de baço; o cão foi submetido à esplenectomia. Na constatação de linfocitose, hiperglobulinemia e de LGLs, deve-se recomendar sorologia para ehrlichiose, mas tal exame não foi realizado. O animal retornou em outubro, com trombocitopenia e anemia graves. Nessa ocasião, foi realizada sorologia para ehrlichiose, com resultado fortemente positivo. O cão foi tratado para ehrlichiose e hemobartonelose e recuperou-se.

Caso 11

Resenha: três cães adultos de aproximadamente 3 anos, não castrados, de St. Kitts, que se apresentaram como não domiciliados.

Histórico: nenhum histórico disponível.
Exame físico: desnutridos, pelame áspero.

Cachorro 1

Hematologia	Dia 1	Dia 60	Dia 90	Intervalo de referência
Volume globular (%)	30	44	43	36 a 54
VGM (fℓ)	55	55	59	60 a 72
CTCN ($10^3/\mu\ell$)	19,5			6,0 a 17,0
Neutrófilos segmentados ($10^3/\mu\ell$)	9,0	11,3	8,1	3,0 a 11,5
Neutrófilos bastonetes ($10^3/\mu\ell$)	–	–	–	0 a 0,3
Monócitos ($10^3/\mu\ell$)	0,1	0,6	0,3	0,2 a 1,4
Linfócitos ($10^3/\mu\ell$)	9,5	5,5	5,0	1,0 a 4,8
Eosinófilos ($10^3/\mu\ell$)	0,9	1,1	1,6	0 a 0,8
Plaquetas ($10^3/\mu\ell$)	57,5	257	280	200 a 500
Proteína plasmática por refratometria (g/dℓ)	9,5	11,1	9,5	6,0 a 8,0

Hemopatologia do Dia 1: presença de *rouleaux*, muitos linfócitos granulares grandes observados, aglomeração plaquetária acentuada, aglomeração de neutrófilos (leucergia).

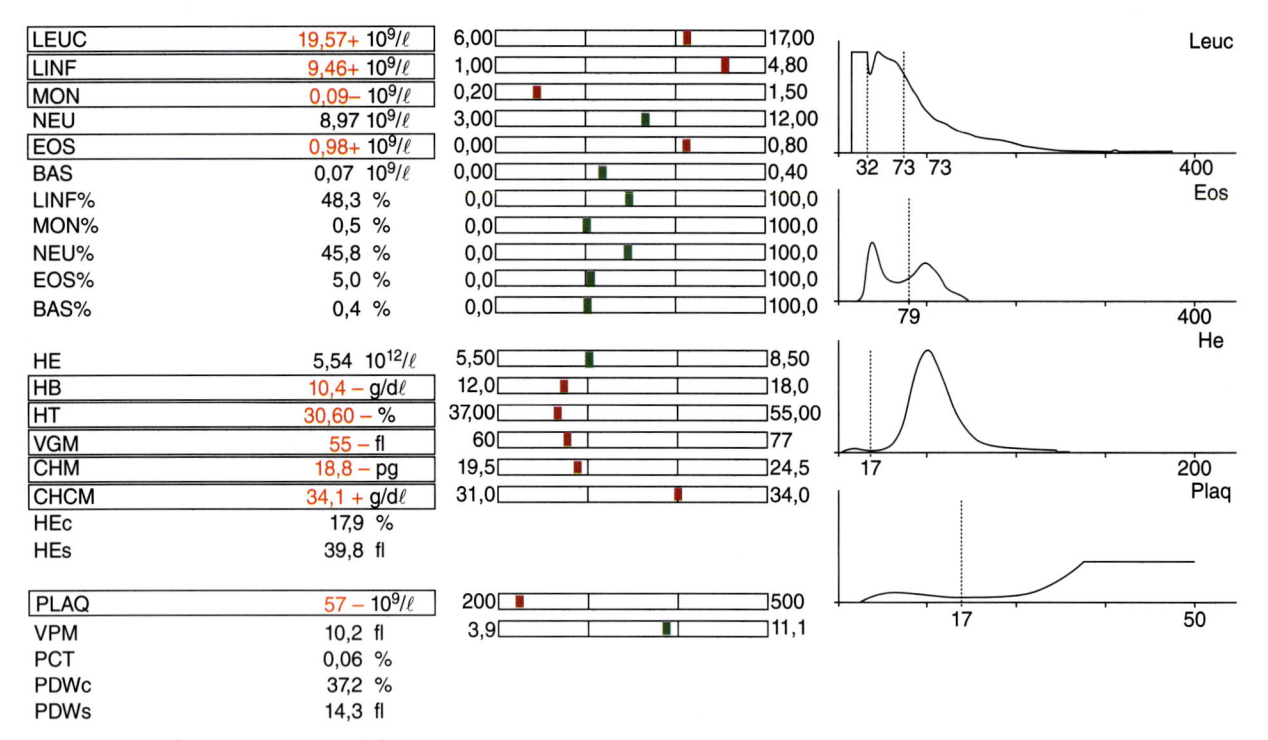

LEUC	19,57+ $10^9/\ell$	6,00 ... 17,00	Leuc
LINF	9,46+ $10^9/\ell$	1,00 ... 4,80	
MON	0,09– $10^9/\ell$	0,20 ... 1,50	
NEU	8,97 $10^9/\ell$	3,00 ... 12,00	
EOS	0,98+ $10^9/\ell$	0,00 ... 0,80	32 73 73 ... 400
BAS	0,07 $10^9/\ell$	0,00 ... 0,40	Eos
LINF%	48,3 %	0,0 ... 100,0	
MON%	0,5 %	0,0 ... 100,0	
NEU%	45,8 %	0,0 ... 100,0	
EOS%	5,0 %	0,0 ... 100,0	79 ... 400
BAS%	0,4 %	0,0 ... 100,0	He
HE	5,54 $10^{12}/\ell$	5,50 ... 8,50	
HB	10,4 – g/dℓ	12,0 ... 18,0	
HT	30,60 – %	37,00 ... 55,00	
VGM	55 – fl	60 ... 77	17 ... 200
CHM	18,8 – pg	19,5 ... 24,5	Plaq
CHCM	34,1 + g/dℓ	31,0 ... 34,0	
HEc	17,9 %		
HEs	39,8 fl		
PLAQ	57 – $10^9/\ell$	200 ... 500	17 ... 50
VPM	10,2 fl	3,9 ... 11,1	
PCT	0,06 %		
PDWc	37,2 %		
PDWs	14,3 fl		

Achados diagnósticos: leucocitose, linfocitose, anemia, microcitose
Trombocitopenia

Figura 1 Histograma Abaxis HM5 do cachorro 1.

Perfil bioquímico (realizado no Dia 60)

As únicas anormalidades são mostradas a seguir.

		Intervalo de referência
Proteína total (g/dℓ)	**9,6**	5,3 a 7,2
Globulina (g/dℓ)	**6,2**	2,0 a 3,8

Sorologia e PCR

SNAP 4Dx positivo e PCR positiva para ehrlichiose monocítica canina.

Exame fecal

Positivo para ovos de ancilostomídeos.

Cachorro 2

Hematologia	Dia 1	Dia 7	Dia 18	Dia 30	Intervalo de referência
Volume globular (%)	**33**	**34**	**34**	41	36 a 54
VGM (fℓ)	**57**	61	62	62	60 a 72
CTCN (10³/µℓ)	15,2	15,5	**23,5**	13,2	6,0 a 17,0
Neutrófilos segmentados (10³/µℓ)	5,9	5,9	15,1ª	7,0	3,0 a 11,5
Neutrófilos bastonetes (10³/µℓ)	–	–	**3,8**		0 a 0,3
Monócitos (10³/µℓ)	0,9	0,5	**1,6**	0,8	0,2 a 1,4
Linfócitos (10³/µℓ)	**7,8**	**7,6**	3,1	**5,3**	1,0 a 4,8
Eosinófilos (10³/µℓ)	0,6	**1,6**	–	0,1	0 a 0,8
Plaquetas (10³/µℓ)	304	248	197	325	200 a 500
Proteína plasmática por refratometria (g/dℓ)	**11,1**	10	**9,1**	10	6,0 a 8,0

Hemopatologia: presença de *rouleaux*, muitos linfócitos granulares grandes em todos os dias.
ªNeutrófilos segmentados tóxicos e bastonetes observados em esfregaço sanguíneo no Dia 18.

Perfil bioquímico (realizado no Dia 1)

As únicas anormalidades são mostradas a seguir.

		Intervalo de referência
Proteína total (g/dℓ)	**9,7**	5,3 a 7,2
Globulina (g/dℓ)	**7,2**	2,0 a 3,8

Sorologia e PCR

SNAP 4Dx positivo e PCR positiva para ehrlichiose monocítica canina.

Exame fecal

Positivo para ovos de ancilostomídeos.

Cachorro 3

Hematologia	Dia 1	Dia 60	Dia 90	Dia 100	Intervalo de referência
Volume globular (%)	**23**	**31**	**28**	**33**	36 a 54
VGM (fℓ)	**57**	**59**	62	63	60 a 72
CTCN (10³/µℓ)	9,8	13,0	11,6	12,9	6,0 a 17,0
Neutrófilos segmentados (10³/µℓ)	3,0	**2,9**	**2,8**	4,5	3,0 a 11,5
Neutrófilos bastonetes (10³/µℓ)	–	–	–	–	0 a 0,3
Monócitos (10³/µℓ)	0,3	0,9	0,7	0,6	0,2 a 1,4
Linfócitos (10³/µℓ)	**5,3**	**8,1**	**4,9**	**6,2**	1,0 a 4,8
Eosinófilos (10³/µℓ)	**1,3**	**1,2**	0,3	**1,5**	0 a 0,8
Plaquetas (10³/µℓ)	18ª	58ª	98ª	91	200 a 500
Proteína plasmática por refratometria (g/dℓ)	**10**	**11,5**	**11,1**	**10,6**	6,0 a 8,0

Hemopatologia: presença de *rouleaux*, muitos linfócitos granulares grandes.
ªAglomeração de plaquetas em esfregaço sanguíneo observada nos Dias 1, 60 e 90.

Perfil bioquímico (realizado no Dia 1). As únicas anormalidades são mostradas a seguir.

		Intervalo de referência
Proteína total (g/dℓ)	**9,6**	5,3 a 7,2
Globulina (g/dℓ)	**6,2**	2,0 a 3,8

Sorologia e PCR

SNAP 4Dx positivo e PCR positiva para ehrlichiose monocítica canina.

Exame fecal

Positivo para ovos de ancilostomídeos.

Cachorro 1

Interpretação

Hematologia

O cão tem anemia microcítica leve, sugerindo anemia por deficiência de ferro secundária à perda crônica de sangue. O ferro sérico não foi medido. Leucocitose por linfocitose está presente. A linfocitose persistente pode ser decorrente de uma neoplasia ou expansão benigna de linfócitos, e, considerando que o cão é positivo para ehrlichiose, esta é provavelmente a causa de uma linfocitose benigna. Uma eosinofilia leve está presente, provavelmente devido ao parasitismo, nesse caso, por ancilostomídeos (ver exame).

A contagem eletrônica de plaquetas no Dia 1 é erroneamente baixa devido à aglomeração de plaquetas que foi observada no esfregaço sanguíneo. Quando a agregação plaquetária está presente, a concentração plaquetária é difícil de estimar e é possível que o cão seja trombocitopênico ou que a concentração de plaquetas esteja, na verdade, normal. A proteína plasmática total por refratometria está persistentemente aumentada, provavelmente em razão de hiperglobulinemia (ver seção de bioquímica). No Dia 60, há uma discrepância de 1,5 g/dℓ entre a estimativa de proteína plasmática por refratometria e a concentração proteica no perfil bioquímico. Parte da diferença se deve à presença de fibrinogênio no plasma, mas a discrepância é significativa e provavelmente decorre de um erro na estimativa da proteína plasmática, possivelmente em razão de lipemia, embora isso não tenha sido observado. No exame do esfregaço de sangue, foi observado aumento em grandes linfócitos granulares, o que é um achado comum em cães com ehrlichiose. *Rouleaux* foram observados, o que está associado ao aumento na concentração de globulina. A leucergia também está associada a altas concentrações de globulina. O histograma de leucócitos superior mostra a linfocitose, e o histograma de plaquetas inferior mostra evidência de trombocitopenia ou aglomeração plaquetária (Figura 1). As plaquetas aglomeradas também podem ser contadas como linfócitos em alguns analisadores hematológicos.

Bioquímica

As únicas anormalidades são o aumento da concentração de proteínas totais e o aumento da concentração de globulina. A hiperglobulinemia provavelmente decorre da estimulação antigênica crônica como resultado da ehrlichiose. Não foi realizada eletroforese de proteínas, mas a gamopatia associada à ehrlichiose é tipicamente policlonal.

Cachorro 2

Interpretação

Hematologia

Os dados laboratoriais são muito semelhantes aos do cachorro 1 (ver anteriormente). Uma diferença significativa é que, no Dia 18, o cão tinha um leucograma inflamatório, conforme evidenciado por neutrofilia e aumento de neutrófilos bastonetes; foi observada toxicidade de neutrófilos, o que também indica inflamação e liberação precoce de leucócitos, e linfocitose não estava presente naquele dia. Ela abortou um cachorrinho no dia anterior, e o leucograma inflamatório é provavelmente associado à inflamação no útero. A diminuição dos linfócitos até o intervalo de referência é provavelmente decorrente do estresse (cortisol) como resultado de doença. Como no cão 1, há uma discrepância significativa entre a estimativa da proteína plasmática e a proteína sérica. A causa não é aparente, mas, novamente, pode ter sido decorrente da presença de lipemia se o cão não estava em jejum antes da coleta de sangue.

Cachorro 3

Interpretação

Hematologia

Os dados laboratoriais são muito semelhantes aos do cachorro 1 (ver anteriormente).

Uma diferença significativa é que o sistema de contagem eletrônica de plaquetas está persistentemente diminuído. A contagem eletrônica é erroneamente baixa em razão do acúmulo de plaquetas nos Dias 1, 60 e 90. No entanto, o cão também está trombocitopênico no Dia 100, quando não foi observada aglomeração de plaquetas. A ehrlichiose, comumente, causa trombocitopenia leve a moderada, provavelmente devido a mecanismos imunomediados.

Resumo

O teste para ehrlichiose monocítica canina é necessário em cães com linfocitose persistente inexplicável, particularmente em áreas endêmicas. A lista de causas de linfocitose persistente em cães é bastante curta, e, com poucas exceções, é decorrente de leucemia, timoma, ehrlichiose monocítica canina, hipoadrenocorticismo e, muito raramente, excitação. Gamopatia é também comumente associada à ehrlichiose canina, como visto nesses três cães, e é resultado de uma resposta imune ineficaz do organismo. Embora todos os cães tenham sido tratados com doxiciclina por 2 meses, a linfocitose e a gamopatia persistiram após o tratamento.

A gamopatia é tipicamente policlonal. A ehrlichiose monocítica canina, relatada pela primeira vez em 1935, é causada por *Ehrlichia canis*, uma pequena bactéria gram-negativa intracelular, cocoide, transmitida por *Rhipicephalus sanguineus*, um carrapato com distribuição cosmopolita. Os sinais clínicos e lesões da ehrlichiose canina estão relacionados com a infecção e a resposta imune produzidas pelo hospedeiro e, frequentemente, incluem trombocitopenia e, ocasionalmente, neutropenia. Relatos anedóticos e a experiência de alguns clínicos e patologistas clínicos sugerem que as concentrações de linfócitos de até 30.000 células/μℓ são possíveis em cães com infecção por *E. canis*. A resposta linfocitária geralmente consiste em uma porcentagem aumentada de células com fenótipo de linfócitos granulares grandes (LGLs), que se mostrou serem células T CD8+. Portanto, um diferencial importante para a linfocitose em cães é infecção por *E. canis*, e linfocitose inexplicável deve requerer a solicitação de testes para ehrlichiose. Na nossa experiência, aproximadamente 15% dos cães com ehrlichiose desenvolvem linfocitose.

Colaboradora: Dra. Mary Anna Thrall.

Caso 12

Resenha: cão macho da raça Beagle, castrado, com 9 anos de idade.
Histórico: proprietário relata que o animal apresenta letargia.
Exame físico: linfonodos periféricos discretamente aumentados, um tanto adelgaçados.

Hematologia		Intervalo de referência
Proteína plasmática g/dℓ	7,3	6,0 a 8,0
VG (%)	**32**	40 a 55
Hb (g/dℓ)	**11,5**	13 a 20
He (×10⁶/µℓ)	**4,8**	5,5 a 8,5
VGM (fℓ)	69	62 a 73
CHCM (g/dℓ)	35	33 a 36
Reticulócitos (×10³/µℓ)	**49**	0 a 100
CTCN (×10³/µℓ)	**83,7**	4,5 a 15
Bast (×10³/µℓ)	0	0 a 0,2
Neutrófilos (×10³/µℓ)	**16,7**	2,6 a 11
Linfócitos (×10³/µℓ)	**64,4**	1,0 a 4,8
Monócitos (×10³/µℓ)	1,6	0,2 a 1,0
Eosinófilos (×10³/µℓ)	0,1	0,1 a 1,2
HeN (×10³/µℓ)	0,8	0
Plaquetas (×10³/µℓ)	**139**	200 a 500
VPM (fℓ)	**11,4**	7,5 a 14,6

Hemopatologia verificada no esfregaço sanguíneo:
• Várias das células linfoides são grandes, com cromatina fina e classificadas como prolinfócitos e linfoblastos
• Não se constatou aglomerado de plaquetas.

Interpretação

Nota-se leucocitose marcante, sendo a anormalidade predominante a linfocitose marcante. Além disso, o exame morfológico indica a presença de grandes linfócitos. A magnitude da linfocitose é claramente interpretada como leucemia linfocítica, com características morfológicas de uma forma blástica que alguns profissionais denominariam "aguda". Verificam-se discreta neutrofilia madura e monocitose, difícil de interpretar. Ela poderia estar relacionada com a liberação de esteroides e com a linfocitose neoplásica mascarando a esperada linfopenia induzida por esteroide. Alternativamente, pode ser um estímulo inflamatório compensado. Há uma quantidade desproporcional de HeN que pode estar relacionada com lesão de medula e/ou de baço associada a linfoma/leucemia.

A contagem de hemácias indica anemia discreta. A anemia é pouco regenerativa, condição indicada pela quantidade de reticulócitos. Há discreta trombocitopenia. A presença de duas linhagens celulares que, potencialmente, apresentam produção diminuída, juntamente com a evidência de leucemia, sugere que a medula possa estar envolvida.

Resumo

O padrão apresentado é característico de leucemia linfocítica. Caso se considere a possibilidade de tratamento, recomenda-se o exame citométrico.

Caso 13

Resenha: gata castrada, PCD, 8 anos.
Histórico: letargia e anorexia por 3 dias.
Exame físico: levemente desidratada.

Hematologia		Intervalo de referência
Volume globular %	35	25 a 45
He (×10⁶/mℓ)	8,39	5 a 10
VGM (fℓ)	41	39 a 50
CHCM (g/dℓ)	32	32 a 36
Células nucleadas (×10³/μℓ)	**32,1**	5,5 a 19,5
Neutrófilos segmentados (×10³/μℓ)	6,4	2,5 a 12,5
Bastonetes (×10³/μℓ)	1	0 a 0,3
Linfócitos (×10³/μℓ)	**25,0**	1,5 a 7,0
Monócitos (×10³/μℓ)	1,5	0 a 0,8
Eosinófilos (×10³/μℓ)	–	0 a 1,5
He nucleadas (×10³/μℓ)	–	0
Plaquetas (×10³/μℓ)	**114**	150 a 700

Uma imagem do esfregaço de sangue é mostrada adiante (Figura 1).

Perfil bioquímico (apenas anormalidades são mostradas a seguir)

Bilirrubina total (mg/dℓ)	**1,1**	0 a 0,3

Interpretação

Hematologia

Uma leucocitose está presente devido à linfocitose. A concentração de linfócitos é muito sugestiva de leucemia, presumindo que o gato não estava excitado. Uma linfocitose por excitação raramente pode resultar em linfocitose dessa magnitude. O exame do esfregaço sanguíneo revela que os linfócitos variam de 8 a 25 μm de diâmetro e têm citoplasma basofílico escasso a abundante, pálido a profundo, contendo grânulos azurófilos redondos, pequenos a grandes, irregularmente distribuídos, grandes núcleos pleomórficos com cromatina aglomerada e nucléolos frequentemente proeminentes. Fragmentos citoplasmáticos que contêm grânulos azurófilos são ocasionalmente observados, bem como raras células bizarras em mitose. Os

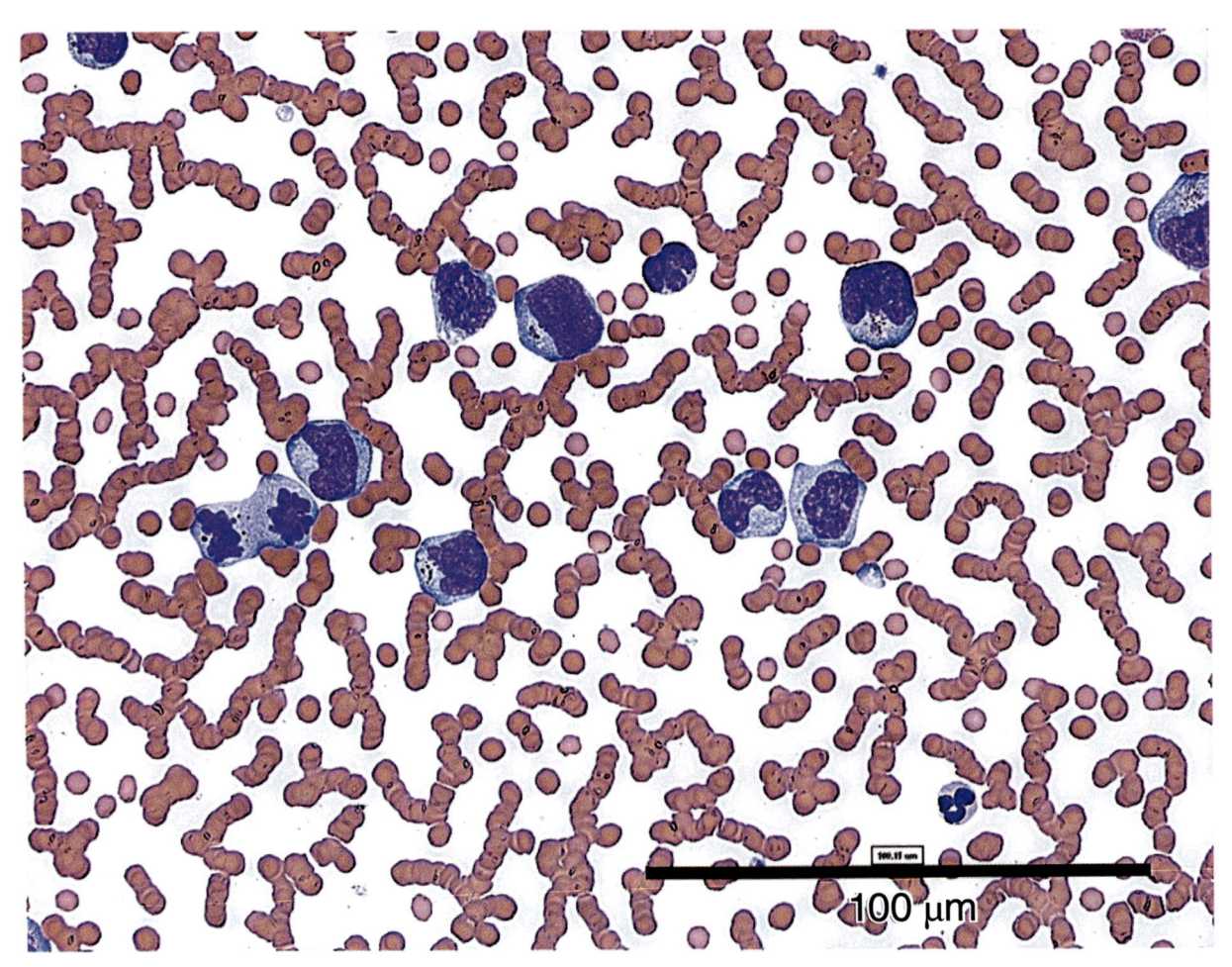

Figura 1 Quase todos os leucócitos são linfócitos granulares grandes. Observe a figura mitótica à esquerda. *Rouleaux* marcados estão presentes.

grânulos nos linfócitos são característicos daqueles vistos em linfócitos granulares grandes (LGLs).

Rouleaux encontram-se aumentados, o que normalmente decorre do aumento da concentração de globulina, mas a concentração de globulina era normal nesse gato.

Perfil bioquímico

A única anormalidade foi aumento da bilirrubina. Isso provavelmente não é decorrente do aumento da destruição de hemácias, pois o volume globular está normal. Doença hepática ou colestase permanecem como diferenciais, e sem quaisquer outras anormalidades bioquímicas, seria difícil determinar quais deles estão resultando na anormalidade.

Resumo e desfecho

A citometria de fluxo do sangue revelou que os LGLs neoplásicos eram CD3 e CD8 positivos, indicando que são células T. A quimioterapia foi instituída e a concentração de linfócitos diminuiu por um período, seguido por aumento para 64.000/μℓ, momento em que anemia grave e trombocitopenia estavam presentes. A condição do paciente piorou repentinamente, e o

proprietário optou por eutanásia humanitária. A necropsia não foi realizada.

LGLs são um subconjunto morfologicamente distinto de linfócitos caracterizados por grânulos azurófilos. LGLs são normalmente um componente menor de linfócitos sanguíneos, mas são o subconjunto mais comum de linfócitos no intestino. A expansão de LGL em cães pode ser reativa e benigna, como visto na ehrlichiose canina (ver Casos 10 e 11), ou neoplásica, como é visto em leucemias agudas ou crônicas e linfomas primários. Em gatos, a neoplasia LGL geralmente é agressiva, com sobrevida média de aproximadamente 3 meses. Quase todos os gatos com leucemia LGL apresentam infiltrados neoplásicos no intestino, a maioria comumente o jejuno, e a maioria também apresenta infiltrados nos linfonodos mesentéricos e fígado, e alguns apresentam infiltrados no baço, nos rins e na medula óssea. A leucemia é geralmente secundária ao linfoma intestinal LGL. Aproximadamente 30% dos linfomas intestinais em gatos têm morfologia LGL, que pode passar despercebida na histopatologia com colorações de H&E. A maioria dos gatos com linfoma LGL tem aumento da concentração sérica de bilirrubina, assim como nosso paciente, provavelmente em razão do envolvimento hepático.

Colaboradora: Dra. Mary Anna Thrall.

Caso 14

Resenha e histórico: cão castrado, com 9 anos de idade, apresentando letargia.

Hematologia		Intervalo de referência
VG (%)	**36**	37 a 55
He (×10⁶/μℓ)	**5,42**	5,5 a 8,5
Hb (g/dℓ)	13,2	12 a 18
VGM (fℓ)	66	60 a 72
CHCM (g/dℓ)	37	34 a 38
Retic (×10³/μℓ)	0	0 a 60.000
CTCN (×10³/μℓ)	**96,4**	6,0 a 17
Meta (×10³/μℓ)	–	0
Bast (×10³/μℓ)	**7,7**	0 a 0,3
Seg (×10³/μℓ)	**82,9**	3,0 a 11,5
Linf (×10³/μℓ)	1,0	1,0 a 4,8
Mono (×10³/μℓ)	**4,8**	0,2 a 1,4
Eos (×10³/μℓ)	–	0,1 a 1,2
HeN (×10³/μℓ)	–	0
Plaquetas (×10³/μℓ)	39	200 a 500
PT (P) (g/dℓ)	6,2	6,0 a 8,0

Hemopatologia: diminuição da contagem de plaquetas, plaquetas gigantes, neutrófilos tóxicos, vários equinócitos, esquistócitos ocasionais.

Interpretação

Volume globular e teor de hemoglobina ligeiramente diminuídos, indicando discreta anemia.

Não há aumento do número de reticulócitos, indicando que a anemia é do tipo não regenerativo. Considerando o leucograma de inflamação, é mais provável que a anemia seja decorrente de doença inflamatória.

Neutrofilia marcante, com aumento do número de neutrófilos imaturos e monocitose indicam leucograma de inflamação crônica.

Linfopenia sugere a influência de componente de estresse ou de esteroide no leucograma.

Nota-se diminuição da contagem de plaquetas. Trombocitopenia é mais comumente ocasionada por ehrlichiose, doença imunomediada ou CID. Com esses achados, recomenda-se a realização de outros testes de coagulação. A presença de plaquetas gigantes sugere liberação de plaquetas imaturas pela medula óssea; portanto, a trombocitopenia não se deve à disfunção da medula óssea.

Resumo

Anemia em decorrência de doença inflamatória. A causa da inflamação era um abscesso de próstata. Confirmou-se CID.

Caso 15

Resenha: cão da raça Dobermann, com 4 anos de idade.
Histórico: quadro clínico agudo, vômito.
Exame físico: abdome pendular.

Hematologia	Dia 1ª	Dia 2	Intervalo de referência
VG (%)	50	**20**	37 a 55
Hb (g/dℓ)	18,3	**7,5**	12 a 18
He (×10⁶/μℓ)	7,7	**3,11**	5,5 a 8,5
VGM (fℓ)	66	66	60 a 72
CHCM (g/dℓ)	36	37	34 a 38
Retic (×10³/μℓ)	ND	**124**	< 60
CTCN (×10³/μℓ)	6,6	14,7	6,0 a 17
Seg (×10³/μℓ)	**0,4**	4,1	3,0 a 11,5
Bast (×10³/μℓ)	**3,1**	**7,9**	0 a 0,3
Meta (×10³/μℓ)	**0,1**	**1,5**	0
Mono (×10³/μℓ)	0,5	0,3	0,1 a 1,3
Linf (×10³/μℓ)	2,1	**0,4**	1,0 a 4,8
Eos (×10³/μℓ)	0,1	0,1	0,1 a 1,2
Plaquetas (×10³/μℓ)	**193**	**90**	200 a 500
PT (P) (g/dℓ)	**5,9**	**4,0**	6,0 a 8,0

Hemopatologia: neutrófilos tóxicos marcantes nos dias 1 e 2.
ªO animal foi submetido à laparotomia exploratória na noite do dia 1;
foi tratado com líquido entre os dias 1 e 2.

Perfil bioquímico	Dia 1ª	Dia 2	Intervalo de referência
Glico (mg/dℓ)	**26**	**36**	75 a 130
BUN (mg/dℓ)	**45**	**62**	7,0 a 28
Creat (mg/dℓ)	**0,6**	**1,8**	0,9 a 1,7
Ca (mg/dℓ)	**8,2**	**7,6**	9,0 a 11,2
P (mg/dℓ)	5,9	**11**	2,8 a 6,1
PT (g/dℓ)	**4,5**	**2,6**	5,4 a 7,4
Alb (g/dℓ)	**1,8**	**1,0**	2,7 a 4,5
Glob (g/dℓ)	2,7	**1,0**	1,9 a 3,4
BT (mg/dℓ)	0,1	**3,0**	0 a 0,4
Col (mg/dℓ)	145	140	130 a 370
ALT (UI/ℓ)	20	**328**	10 a 120
AST (UI/ℓ)	**77**	**775**	16 a 40
ALP (UI/ℓ)	208	**440**	35 a 280
GGT (UI/ℓ)	1	1	0 a 6
Na (mEq/ℓ)	**136**	143	145 a 158
K (mEq/ℓ)	4,1	5,8	4,1 a 5,5
Cl (mEq/ℓ)	**100**	106	106 a 127
TCO₂ (mEq/ℓ)	**9,4**	19,4	14 a 27
An. gap (mEq/ℓ)	**31**	23	8,0 a 25

ªO animal foi submetido à laparotomia exploratória na noite do dia 1;
foi tratado com líquido entre os dias 1 e 2.

Exame do líquido abdominal	
CTCN (/μℓ)	**93.000**
PT (g/dℓ)	1,5

Citologia: 100% de neutrófilos degenerados; vários tipos de bactérias
fagocitadas e presentes no espaço extracelular.

Interpretação

Hematologia

Volume globular, hemoglobina, contagem de hemácias: normais ou próximo à normalidade no Dia 1; muito reduzidos no Dia 2 após hemorragia durante a cirurgia. O cão parecia sangrar excessivamente ao longo do ato cirúrgico, e em razão da raça, a doença de von Willebrand deve ser investigada. Anemia também pode ter sido "piorada" pela fluidoterapia agressiva resultando em hemodiluição.

Nota-se aumento do número de reticulócitos no Dia 2, indicando anemia regenerativa. Essa resposta regenerativa é mais precoce do que aquela que ocorre normalmente, pois não é comum notar aumento da população de reticulócitos antes de 24 a 72 horas após o início da anemia.

Nota-se neutropenia no Dia 1, com aumento da quantidade de neutrófilos imaturos, indicando que os neutrófilos maduros estão sendo consumidos no local da inflamação e que a taxa de liberação de células pela medula é inferior à demanda. No Dia 2, verifica-se aumento da contagem de neutrófilos maduros, bem como neutrófilos imaturos (bastonetes e metamielócitos). Isso indica que a lesão (origem da inflamação) regrediu e/ou a medula aumentou sua produção de células.

Linfopenia indica efeito de componente de estresse ou de esteroide no leucograma.

A contagem de plaquetas encontra-se discretamente diminuída no Dia 1, com redução mais acentuada no Dia 2. Embora algumas plaquetas possam ter sido consumidas durante a coagulação resultante da cirurgia, também é possível que o animal apresente CID, especialmente pelo histórico de hemorragia excessiva durante a cirurgia. Com esses dados, recomenda-se a realização de testes adicionais como PDF, TP, TTPa e tempo de coagulação ativada.

Proteína total: o teor de proteína total está diminuído no Dia 1 e no Dia 2. Tal achado provavelmente se deve à perda de proteínas na cavidade abdominal no Dia 1, agravada pela hemorragia no Dia 2. A administração de líquido também pode ter provocado diluição de componentes sanguíneos, inclusive do VG e das proteínas plasmáticas, no Dia 2.

Perfil bioquímico

A concentração sanguínea de glicose (glicemia) está muito diminuída no Dia 1 e no Dia 2. Considerando os valores do leucograma, é mais provável que isso seja decorrente de sepse. No diagnóstico diferencial deve-se incluir insulinoma, embora

esse cão seja relativamente jovem para apresentar esse tipo de tumor.

O teor de BUN encontra-se elevado no Dia 1 e no Dia 2; nota-se aumento da concentração sérica de creatinina no Dia 2. Isso pode indicar azotemia pré-renal ou azotemia renal. Não foi realizado exame de urina.

Verifica-se diminuição do teor sérico de cálcio no Dia 1 e no Dia 2 em razão da hipoalbuminemia.

No Dia 2, nota-se aumento da concentração sérica de fósforo, compatível com a diminuição da taxa de filtração glomerular.

No Dia 1, verifica-se que a concentração sérica de proteína total está diminuída em razão da hipoalbuminemia; no Dia 2, há hipoalbuminemia e hipoglobulinemia (ver explicação anterior).

A concentração sérica de bilirrubina está aumentada no Dia 2, possivelmente devido à colestase relacionada com a sepse.

Há aumento das atividades de ALT e AST no Dia 2, possivelmente em decorrência de anemia, choque, cirurgia ou sepse.

A atividade de ALP está aumentada no Dia 2, provavelmente devido à ação de corticosteroide endógeno ou da colestase.

No Dia 1, nota-se redução dos teores de sódio e cloreto, possivelmente devido ao desvio de eletrólitos para o líquido abdominal ou à perda pelo vômito.

No Dia 1 há diminuição do teor sérico de CO_2 total, sugerindo acidose metabólica. Essa anormalidade foi corrigida no Dia 2, possivelmente pela fluidoterapia.

Nota-se aumento do *anion gap* no Dia 1, provavelmente pelo acúmulo de ácido láctico.

Exame do líquido abdominal

A contagem de células nucleadas encontra-se muito elevada; todas as células presentes são neutrófilos, indicando inflamação supurativa ou peritonite. A concentração de proteína total pode estar diminuída porque há, realmente, menor teor de proteínas no soro ou porque as proteínas estão diluídas no grande volume de líquido. A presença de diferentes tipos de bactérias sugere que esses microrganismos são oriundos do trato gastrintestinal.

Resumo

Esse cão apresenta um leucograma de inflamação indicativo de alto consumo de leucócitos e hipoglicemia em razão da sepse. Durante a laparotomia exploratória, constatou-se a presença de 1.400 mℓ de líquido na cavidade abdominal e que um palito de dente perfurara o intestino. O cão morreu na noite do Dia 2 em decorrência de peritonite séptica.

Caso 16

Resenha: fêmea canina da raça Border Terrier, castrada, com 11 anos de idade.

Histórico: proprietário notou sangramento nasal intermitente há alguns dias.

Exame físico: algumas áreas de hemorragias petequiais em membranas mucosas; às vezes, normal.

Hematologia		Intervalo de referência
Proteína plasmática g/dℓ	**6,2**	6,0 a 8,0
VG (%)	**24**	40 a 55
Hb (g/dℓ)	**8,4**	12 a 18
He (×10⁶/µℓ)	**3,34**	5,5 a 8,5
VGM (fℓ)	72	62 a 73
CHCM (g/dℓ)	35	33 a 36
Retic (×10³/µℓ)	**149**	< 60
CTCN (×10³/µℓ)	11,5	4,5 a 15
Bast (×10³/µℓ)	0,1	0 a 0,2
Neutrófilos (×10³/µℓ)	9,0	2,6 a 11
Linfócitos (×10³/µℓ)	1,4	1,0 a 4,8
Monócitos (×10³/µℓ)	0,7	0,2 a 1,0
Eosinófilos (×10³/µℓ)	0,1	0,1 a 1,2
HeN (×10³/µℓ)	0,2	0
Plaquetas (× 10³/µℓ)	**7**	200 a 500
VPM (fℓ)	**22**	7,5 a 14,6

Hemopatologia notada no esfregaço sanguíneo:
- Policromasia moderada
- Ausência de aglomerados de plaquetas
- Poucas macroplaquetas no exame de varredura.

Interpretação

A contagem de hemácias indica anemia moderada. A anemia é do tipo regenerativo, indicada pela reticulocitose, juntamente com algumas hemácias nucleadas. Embora a concentração plasmática de proteína pareça normal, há razoável probabilidade de que esteja diminuída nesse paciente. A razão disso é que os cães mais velhos tendem a apresentar maior concentração de proteínas e o valor de 6,2 g/dℓ é considerado como limite inferior de normalidade; o cão pode apresentar valor de proteína entre 7,0 g/dℓ e 8,0 g/dℓ antes que ocorra sangramento. A tríade anemia, regeneração e diminuição de proteínas é clássica para perda de sangue.

A causa da perda de sangue é a trombocitopenia. Espera-se que esse grau de trombocitopenia resulte em ambas, hemorragias petequiais e perda de sangue, o que pode não ser visível no exame físico.

A análise dos dados obtidos quanto à possível função da medula óssea indica que a medula está produzindo hemácias (regeneração) e neutrófilos apropriadamente. Portanto, a trombocitopenia verificada é uma citopenia específica seletiva. Quando presente nessa magnitude, tipicamente com valor inferior a 20 × 10³/µℓ, a trombocitopenia imunomediada é a causa ou diagnóstico mais provável. Ademais, o aumento do volume plaquetário médio (VPM), corroborado pela presença de macroplaquetas no esfregaço sanguíneo, sugere trombopoese medular acelerada. Essa é a resposta esperada na trombocitopenia por consumo de plaquetas.

Resumo

O padrão apresentado é característico de trombocitopenia imunomediada, com resposta da medula óssea à hemorragia.

Caso 17

Resenha: cão mestiço com 14 anos de idade, macho e castrado.
Histórico: polidipsia e poliúria, diarreia sanguinolenta, perda de peso.
Exame físico: letargia, tumefações bilaterais na região perianal.

Hematologia		Intervalo de referência
Volume globular (%)	**33**	37 a 55
Hemoglobina (g/dℓ)	**11,1**	12 a 18
He (×10⁶/µℓ)	5,77	5,5 a 8,5
VGM (fℓ)	**57**	60 a 72
CHCM (g/dℓ)	34	34 a 38
Contagem de células nucleadas total (×10³/µℓ)	5,6	6,0 a 17
Neutrófilos segmentados (×10³/µℓ)	4,6	3,0 a 11,5
Monócitos (×10³/µℓ)	0,7	0,2 a 1,4
Linfócitos (×10³/µℓ)	**0,6**	1,0 a 4,8
Plaquetas (×10³/µℓ)	190	200 a 500
Proteína plasmática (g/dℓ)	**11,4**	6,0 a 8,0

Hemopatologia: *rouleaux* marcantes.

Perfil bioquímico		Intervalo de referência
Glicose (mg/dℓ)	93	65 a 122
Nitrogênio ureico sanguíneo (mg/dℓ)	19	7,0 a 28
Creatinina (mg/dℓ)	1,2	0,6 a 1,5
Cálcio (mg/dℓ)	**14**	9,0 a 11,2
Fósforo (mg/dℓ)	6,0	2,8 a 6,1
Proteína total (g/dℓ)	**12**	5,4 a 7,4
Albumina (g/dℓ)	**1,7**	2,7 a 4,5
Globulina (g/dℓ)	**10,3**	1,9 a 3,4
Bilirrubina total (mg/dℓ)	0,4	0 a 0,4
Colesterol	154	130 a 300
Alanina aminotransferase (UI/ℓ)	49	10 a 120
Aspartato aminotransferase (UI/ℓ)	**41**	16 a 40
Fosfatase alcalina (UI/ℓ)	**249**	18 a 141
Gamaglutamiltransferase (UI/ℓ)	5,0	0 a 6,0
Sódio (mEq/ℓ)	144	145 a 158
Potássio (mEq/ℓ)	4,2	4,1 a 5,5
Cloreto (mEq/ℓ)	117	106 a 127
HCO₃ (mEq/ℓ)	**13,1**	14 a 27
An. gap	18	8,0 a 25

Exame de urina (amostra obtida mediante cistocentese)			
Cor	Amarelo-pálida	**Sedimento urinário**	
Aspecto	Claro	Leuc/cga	0 a 1
Densidade	**1,012**	He/cga	0 a 1
pH	5,0	Cél. epitel/cga	0
Glicose	Negativo	Cilindros/cpa	0
Bilirrubina	Negativo	Cristais	Alguns
Sangue	1+		amorfos
Proteína	**3+**	Bactérias	0
Cetonas	Negativo		

Traçado eletroforético das proteínas séricas

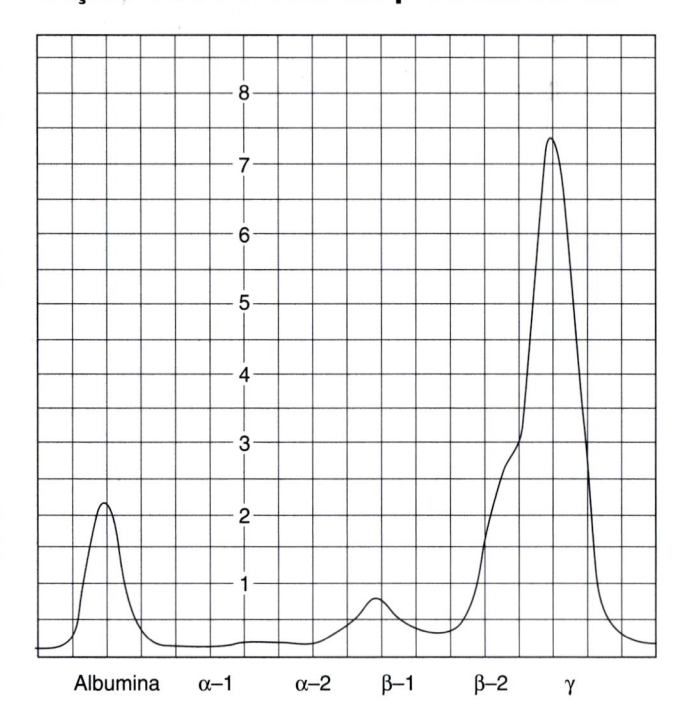

Interpretação

Hematologia

Verifica-se discreta anemia microcítica normocrômica que parece do tipo não regenerativo (sem aumento do grau de policromasia no esfregaço sanguíneo). Para confirmar isso, deve-se fazer a contagem de reticulócitos. Em um cão doente, deve-se considerar a possibilidade de anemia causada por doença crônica; no entanto, essa anemia por doença crônica em geral não é microcítica. Como o cão apresenta diarreia sanguinolenta, também se deve considerar a possibilidade de deficiência de ferro, devido à perda de sangue no trato GI, como causa da microcitose.

A linfopenia sugere uma resposta ao estresse/esteroide, embora não se constate a neutrofilia esperada. A trombocitopenia discreta não é clinicamente relevante. *Rouleaux* marcantes, notados no esfregaço sanguíneo, estão relacionados com o aumento significativo da concentração plasmática de proteína (discutido a seguir).

Perfil bioquímico

O aumento da concentração de proteína total deve-se à hiperglobulinemia marcante. Em geral, esse grau de hiperglobulinemia é causado por neoplasia linfoide (como o mieloma múltiplo), mas também pode ser notado em cães com ehrlichiose. Indica-se eletroforese das proteínas do soro sanguíneo para a diferenciação entre gamopatia monoclonal e gamopatia policlonal (discutida posteriormente) e deve-se pesquisar a possibilidade de doenças transmitidas por carrapato. A concentração de albumina encontra-se moderadamente diminuída, condição que pode ser decorrente da menor produção dessa proteína em resposta à hiperglobulinemia. No entanto, também há evidência de perda de proteína na urina, o que pode estar contribuindo para a hipoalbuminemia.

Hipercalcemia é outra anormalidade significativa presente. Como esse cão apresenta massas palpáveis na região perianal e o adenocarcinoma de saco anal é causa comum de hipercalcemia paraneoplásica em cães, deve-se realizar aspiração para exame citológico ou biopsia desses tumores. Também a hipercalcemia pode acompanhar a neoplasia linfoide, que é outro diagnóstico diferencial possível nesse cão em razão da hiperglobulinemia. Deve-se mensurar a concentração de cálcio ionizado para confirmar a presença de hipercalcemia, porém, nesse caso, isso não foi realizado.

O discreto aumento da atividade de ALP sugere indução por colestase ou pela ação de esteroide. Diminuição da concentração de bicarbonato com *anion gap* normal é compatível com acidose metabólica por secreção e pode ser explicada pela diarreia (perda gastrintestinal de bicarbonato).

Exame de urina

A urina encontra-se na faixa de isostenúria, condição que pode ser explicada pela hipercalcemia. A hipercalcemia interfere na ação do ADH nos túbulos renais, impedindo a concentração adequada da urina e provocando poliúria com polidipsia. O pH é ácido, compatível com acidose metabólica. Proteína 3+ é significativa em razão da densidade urinária e do sedimento inativo. Nesse caso, a razão proteína:creatinina na urina deveria ter sido calculada, mas não o foi. A possível causa de proteinúria é proteinúria pré-renal devido à sobrecarga glomerular (paraproteinúria associada a mieloma múltiplo) ou proteinúria renal em razão da doença glomerular.

Eletroforese das proteínas séricas

Nota-se pico monoclonal distinto na região gama, sugestivo de gamopatia monoclonal neoplásica. No entanto, em alguns casos de ehrlichiose, constatam-se gamopatias monoclonais evidentes; assim, justificam-se exames diagnósticos adicionais para confirmar a presença de neoplasia linfoide.

Resumo

A hipercalcemia foi compatível com a suspeita clínica de adenocarcinoma de saco anal, mas a hiperglobulinemia sugeriu uma segunda enfermidade. Os resultados de exames de aspirados obtidos com agulha fina de massas da região perianal foram compatíveis com adenocarcinoma de saco anal, posteriormente confirmado após a remoção cirúrgica e o exame histopatológico da lesão. As radiografias da cavidade torácica não mostraram evidências de metástase pulmonar; contudo, foi detectada fratura patológica da 6ª costela do lado direito. Enquanto se aguardava a titulação para doença transmitida por carrapato, realizou-se exame de aspirado de medula óssea, com diagnóstico de mieloma de plasmócito (64% das células da medula eram plasmócitos). A imunoeletroforese identificou a paraproteína como sendo IgA. O resultado da titulação para Ehrlichia foi negativo. Esse cão foi tratado com melfalana e prednisolona e permaneceu bem, no próprio domicílio, durante cerca de 1 ano.

Caso 18

Resenha: cão Malinois Belga, macho, 14 meses e 23 kg.
Histórico: picado por aproximadamente 200 abelhas 30 minutos antes da admissão.
Exame físico: ataxia, vômito, prurido e edema submandibular e de ouvido na apresentação. No Dia 2, o cão apresentou ataxia grave, hematúria, hematêmese e hematoquezia.

Hematologia	Dia 1	Dia 2	Dia 4	Intervalo de referência
Volume globular (%)	**60**	**36**	**14**	37 a 55
He (×10⁶/µℓ)	7,64	5,59	**2,15**	5,5 a 8,5
Hb (g/dℓ)	**20,3**	13,6	**6,2**	12 a 18
VGM (fℓ)	**> 77**	69	71	60 a 72
CHCM (g/dℓ)	34,4	35	**40,3**	31 a 36
CTCN (10³/µℓ)	**28,1**	**52,3**	**21,5**	6,0 a 17,0
Neutrófilos segmentados (10³/µℓ)	**22,1**[a]	**36,1**	**14,9**	3,0 a 11,5
Neutrófilos bastonetes (10³/µℓ)	–	**1,0**	**1,9**	0 a 0,3
Metamielócitos (10³/µℓ)	–	–	**0,4**	0
Monócitos (10³/µℓ)	0,8	**3,7**	1,3	0,2 a 1,4
Linfócitos (10³/µℓ)	3,7	**8,4**	2,6	1,0 a 4,8
Eosinófilos (10³/µℓ)	1,4	**1,6**	–	0,1 a 1,2
Plaquetas (10³/µℓ)	**170**[b]	**32**	**20**	200 a 500
Proteína plasmática por refratometria (g/dℓ)	**8,5**	**5,2**	6,0	6,0 a 8,0

O plasma apresentava coloração vermelha todos os dias, indicando hemoglobinemia.
[a]Muitos neutrófilos degenerados observados no esfregaço sanguíneo.
[b]Aglomeração plaquetária observada no esfregaço sanguíneo.

A única alteração bioquímica sérica foi um aumento bilirrubina sérica no Dia 2 (**0,8 mg/d**ℓ; intervalo de referência 0,1 a 0,6 mg/dℓ).

TTPa e PT foram realizados e estavam dentro dos limites de normalidade.

Exame de urina (Dia 2)

Cor	**Vermelha**
Aspecto	**Opaco**
Densidade	1,025
Proteína	**2+**
Glicose	Neg
Bilirrubina	Neg
Sangue	**4+**
Sedimentos	Normais

Fotomicrografias de esfregaços sanguíneos dos Dias 1 e 4 são mostradas nas Figuras 1 e 2.

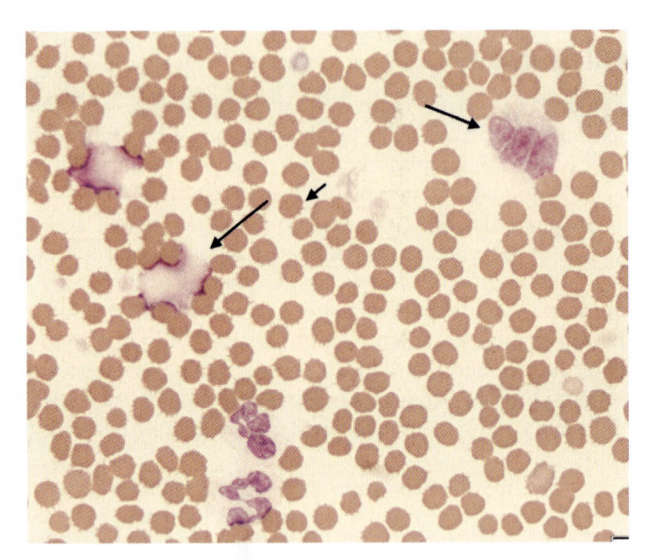

Figura 1 Esfregaço sanguíneo do Dia 1. Observe que todas as hemácias são equinoesferócitas (*seta pequena*). Os neutrófilos degenerados eram abundantes (*setas grandes*).

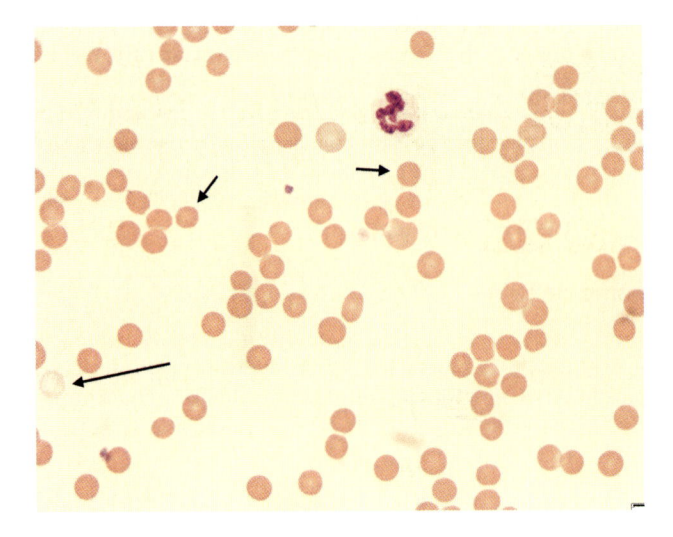

Figura 2 Esfregaço sanguíneo do Dia 4. Observe a falta de densidade das hemácias na área de contagem, indicando anemia grave. A maioria dos eritrócitos consiste em esferócitos (*setas pequenas*). Ocasionalmente, hemácias lisadas (células fantasmas) estão presentes (*seta grande*).

Interpretação

Hemograma completo

O volume globular está aumentado na admissão, e os equinoesferócitos estão presentes no esfregaço sanguíneo. No Dia 4, uma anemia hemolítica acentuada está presente, e esferócitos e hemácias lisadas são vistos. A formação de equinoesferócitos e esferócitos foi relatada em casos de envenenamento por cobra e envenenamento por abelha. Embora a formação de esferócitos esteja geralmente associada com anemia hemolítica imunomediada, é provável que a esferocitose e a hemólise associadas ao envenenamento maciço agudo por abelhas não sejam decorrentes de mecanismos imunomediados. Mostrou-se que dois dos principais componentes do veneno de abelha, melitina e fosfolipase A_2 (PLA_2), induzem hemólise, tanto *in vivo* como *in vitro*, por meio de um mecanismo associado à formação de equinócitos em baixa dose e formação de esferócitos em doses mais altas. No entanto, anemia hemolítica tardia pode ser decorrente da formação de anticorpos contra membranas eritrocitárias alteradas. A PLA_2 no veneno de abelha é muito semelhante à encontrada no veneno de cobra, e causa equinocitose e esferocitose tipo III. As diminuições na contagem de hemácias e na concentração de hemoglobina no Dia 4 também são indicativas de anemia grave.

O VGM está acentuadamente aumentado no Dia 1. Policromasia não estava presente, sugerindo que o aumento do VGM era decorrente do inchaço das hemácias. A diminuição do VGM em nosso paciente no Dia 2 pode ter sido em razão dos efeitos da melitina. Além do enrijecimento da espectrina, as mudanças na morfologia poderiam ser decorrentes do vazamento de ATP através dos poros induzidos pela melitina; a depleção de ATP também desencadeia equinocitose e esferocitose.

A CHCM está aumentada erroneamente no Dia 4, provavelmente em razão da hemólise.

Um leucograma inflamatório está presente, conforme indicado pela neutrofilia nos Dias 1, 2 e 4 e presença de neutrófilos bastonetes nos Dias 2 e 4 e metamielócitos no Dia 4. A monocitose no Dia 2 também é provavelmente decorrente da inflamação. A linfocitose está presente no Dia 2, possivelmente com origem na estimulação antigênica.

As plaquetas diminuíram acentuadamente nos Dias 2 e 4. CID foi excluída como causa com base no TTPa normal e TP.

A trombocitopenia pode ser imunomediada e foi previamente descrita em cães, equinos e humanos com envenenamento massivo por abelhas. Contudo, também é possível que a destruição plaquetária ocorra como resultado direto dos efeitos citotóxicos da PLA_2 e da melitina, ambas induzindo a degradação mitocondrial, resultando em apoptose plaquetária. Autoanticorpos podem ser formados contra plaquetas com membranas alteradas, e um mecanismo imunomediado mostrou estar envolvido na remoção de plaquetas apoptóticas. A trombocitopenia também está frequentemente associada ao envenenamento por cascavel.

A proteína plasmática está aumentada no Dia 1, provavelmente em razão da hemoconcentração. Está ligeiramente abaixo do normal no Dia 2 após a fluidoterapia.

Bioquímica

A hiperbilirrubinemia é compatível com aumento da destruição de hemácias.

Exame de urina

As anormalidades incluem a presença de proteínas e sangue. Em razão do sedimento normal e da coloração vermelha do plasma, a leitura sanguínea positiva é decorrente de hemoglobinúria.

Resumo e desfecho

Esferocitose, anemia hemolítica e trombocitopenia foram associados ao envenenamento massivo por abelhas. Mais de 200 ferrões foram removidos, e o cão foi tratado com fluidoterapia intravenosa, glicocorticoides, anti-histamínico, um narcótico para dor, epinefrina, um antagonista do receptor H2, um antiemético e antibiótico cefalosporina. O cão se recuperou totalmente e o hemograma foi normal 1 mês depois.

Colaboradora: Dra. Mary Anna Thrall.

Caso 19

Resenha: potro de 1 mês.

Histórico: encaminhado por apresentar tosse progressiva e pirexia.

Exame físico: aumento do esforço respiratório, taquipneia e taquicardia.

Hematologia		Intervalo de referência
Volume globular (%)	**15**	32 a 53
He (×10^6/μℓ)	**5,53**	6,8 a 12,9
Hb (g/dℓ)	**5,8**	11 a 19
VGM (fℓ)	**27**	37 a 59
CHCM (g/dℓ)	**38,7**	31 a 38,6
CTCN (10^3/μℓ)	**57,9**	5,4 a 14,3
Neutrófilos segmentados (10^3/μℓ)	**50,33**	2,26 a 8,85
Neutrófilos bastonetes (10^3/μℓ)	**2,0**	0,0 a 0,1
Monócitos (10^3/μℓ)	**2,0**	0,0 a 1,0
Linfócitos (10^3/μℓ)	**3,5**	1,5 a 7,7
Plaquetas (10^3/μℓ)	**78**	100 a 350
Proteína plasmática por refratometria (g/dℓ)	**5,6**	5,8 a 8,7
Fibrinogênio (g/dℓ)	0,4	0,1 a 0,4

Hemopatologia: toxicidade moderada de neutrófilos.

Perfil bioquímico		Intervalo de referência
Glicose (mg/dℓ)	84	83 a 113
Nitrogênio ureico sanguíneo (mg/dℓ)	**97**	8 a 23
Creatinina (mg/dℓ)	**3,3**	0,8 a 1,8
Cálcio (mg/dℓ)	**10,4**	11,5 a 13,1
Fósforo (mg/dℓ)	**9,5**	1,8 a 3,6
Proteína total (g/dℓ)	**5,0**	6,3 a 8,1
Albumina (g/dℓ)	**1,7**	3,5 a 4,4
Globulina (g/dℓ)	3,3	2,4 a 4,1
Bilirrubina total (mg/dℓ)	2,6	0,2 a 2,8
AST (UI/ℓ)	**149**	175 a 394
GGT (UI/ℓ)	**9**	10 a 22
CK (UI/ℓ)	**573**	109 a 456
Triglicerídios (mg/dℓ)	**542**	10 a 63
Sódio (mEq/ℓ)	**121**	134 a 145
Potássio (mEq/ℓ)	4,4	3,3 a 4,6
Cloreto (mEq/ℓ)	**83**	96 a 106
Bicarbonato (mEq/ℓ)	**11**	26 a 35
Anion gap (mEq/ℓ)	**31**	8 a 16

Hematologia

Anemia acentuada está presente sem evidência de regeneração. Em vez disso, o VGM está diminuído e pode ser decorrente de artefatos do analisador em razão do estado hipo-osmolar do paciente. Mais provavelmente, a diminuição do VGM é decorrente de deficiência de ferro comumente vista em neonatos. Os potros podem permanecer microcíticos até 1 ano.[1] Um aumento da CHCM não é fisiologicamente possível e reflete artefato, possivelmente decorrente de hiperlipidemia. Causas para a anemia não são evidentes, mas hipoproteinemia concomitante poderia sugerir perda de sangue, embora a anemia de doença inflamatória, insuficiência renal crônica ou deficiência ferro não possa ser excluída. É indicado avaliar o ferro sérico.

Um leucograma inflamatório está presente e é caracterizado por neutrofilia acentuada com desvio tóxico para a esquerda e monocitose leve. A neutrofilia acentuada é consistente com inflamação. Curiosamente, o fibrinogênio está dentro do intervalo de referência, o que pode indicar excesso de consumo na CID ou diminuição da produção na insuficiência hepática, embora haja evidências mínimas da última.

Trombocitopenia leve pode refletir perda de sangue/hemorragia ou consumo decorrente de inflamação grave (CID). O consumo também é apoiado pelo fibrinogênio aparentemente "normal", considerando inflamação grave, levantando preocupação de que o fibrinogênio esteja sendo consumido junto com as plaquetas na CID.

Bioquímica

Uma azotemia moderada está presente e é caracterizada por aumento do teor de creatinina e aumento desproporcional do BUN. Essa discrepância pode ser em razão da diminuição da massa muscular (creatinina mais baixa) ou sangramento gastrintestinal (aumento do BUN). No entanto, essas alterações indicam uma diminuição na TFG e podem refletir doença pré-renal (desidratação) ou renal nesse caso. A densidade urinária seria necessária para avaliar a capacidade de concentração. Hiperfosfatemia concomitante é explicada pela diminuição da TFG, mas não indica o tipo de azotemia. Além disso, em um animal em crescimento como esse, o aumento do teor de fósforo pode ser observado com o crescimento ósseo.

A hipocalcemia leve é provavelmente decorrente da diminuição da ligação às proteínas (hipoalbuminemia), e a avaliação do teor de cálcio ionizado é recomendada para confirmar isso. Se o cálcio ionizado também estiver diminuído, os diferenciais a serem considerados incluem sepse e doenças gastrintestinais ou perdas renais. A razão Ca × P calculada é de 99 mg/dℓ, indicando que a mineralização dos tecidos moles pode estar ocorrendo.

A hipoproteinemia é caracterizada por hipoalbuminemia, o que pode ser em razão da diminuição da produção (proteína de fase aguda negativa), nefropatia ou enteropatia com perda de proteínas, perda de sangue e perdas para o terceiro espaço (derrames). Um exame de urina com cálculo da razão de proteína na urina para creatinina pode ajudar a descartar ou excluir uma nefropatia com perda de proteínas. Uma enteropatia com perda de proteínas torna-se menos provável, dado que as globulinas estão dentro dos valores de referência; no entanto, a inflamação concomitante pode estar aumentando a globulina para o intervalo de referência.

É improvável que a diminuição das atividades de AST e GGT seja significativa. Um aumento muito leve na atividade da CK não é clinicamente significativo, mas pode indicar lesão muscular leve.

A causa mais comum de hipertrigliceridemia em cavalos, e o mais provável neste caso, é um balanço energético negativo levando a subsequente lipólise e formação de VLDLs. Embora não seja mencionado no histórico, esse animal pode ter sido anoréxico em combinação com o aumento da demanda de energia associada à inflamação maciça.

O cloreto corrigido é calculado em 96 mEq/ℓ, indicando hiponatremia e hipocloremia proporcionais com diferenciais a serem considerados, incluindo perdas gastrintestinais (diarreia), perdas para o terceiro espaço (derrame cavitário) ou excesso de ganho de água livre (resposta de sede). Perdas de eletrólitos através da transpiração excessiva, embora possíveis, são menos prováveis, visto que o potássio está dentro dos valores de referência.

A diminuição do teor de bicarbonato e o aumento do *anion gap* indicam uma acidose metabólica titulacional com aumento não medido nos ânions. A causa mais provável nesse paciente é o acúmulo de ácidos urêmicos e lactato. Uma medição de lactato é indicada.

Resumo e desfecho

Os resultados laboratoriais revelam anemia, inflamação, possível doença renal e aumentam a preocupação com CID e sepse. Os testes adicionais nesse paciente devem incluir um perfil de coagulação, exame de urina, hemogasometria e mensuração de lactato.

Apesar do tratamento clínico e da fluidoterapia agressiva, este paciente não conseguiu produzir urina e morreu no hospital. A necropsia revelou pneumonia necrosante, supurativa e enterocolite. *Rhodococcus equi* foi cultivado a partir do abscesso pulmonar. A histopatologia não revelou anormalidades nos rins; no entanto, ainda havia suspeita de lesão aguda.

Colaboradores: Drs. Alex Mau e Saundra Sample.

Caso 20

Resenha: cão macho, mestiço, castrado, 10 anos, do Missouri.

Histórico: apresentado agudamente obnubilado e em decúbito lateral, com um membro torácico direito acentuadamente edematoso e inchado, com duas grandes perfurações.

Exame físico: membranas mucosas pálidas, TPC 2 a 3 segundos, pulsos fracos, taquipneia (FR 56 bpm), taquicardia (FC 168 bpm).

Os exames de sangue fornecidos foram realizados após 24 horas de hospitalização.

Hematologia		
Estado da amostra	**Icterícia moderada**	**Intervalo de referência**
Hematócrito (%)	**24,5**	37,2 a 56,4
Hemoglobina (g/dℓ)	**7,6**	13,3 a 20,8
He (×10⁶/μℓ)	**3,14**	5,29 a 8,34
VGM (fℓ)	**78,0**	62,5 a 72,9
HCM (pg)	24,2	22,4 a 26,2
CHCM (g/dℓ)	**31,0**	34,2 a 37,9
RDW (%)	14,7	12,9 a 19,4
Reticulócitos absolutos (×10³/μℓ)	**163,9**	15,1 a 123,9
Contagem total de células nucleadas, corrigida (×10³/μℓ)	**25,94**	4,08 a 14,6
Neutrófilos segmentados (×10³/μℓ)	**22,44**	2,27 a 10,6
Neutrófilos bastonetes (×10³/μℓ)	**1,04**	0,0 a 0,18
Linfócitos (×10³/μℓ)	1,69	0,83 a 4,8
Monócitos (×10³/μℓ)	0,65	0,05 a 1,24
Eosinófilos (×10³/μℓ)	0,13	0,07 a 1,4
He nucleadas/100 Le	**14,0**	0,0 a 1,0
Plaquetas (×10³/μℓ)	**64**	140 a 350
VPM (fℓ)	12,1	8,7 a 12,8
PCT (%)	**0,06**	0,17 a 0,39
Proteína plasmática (g/dℓ)	**3,8**	6,0 a 7,9

Hemopatologia: policromasia moderada, anisocitose moderada, codocitose leve, equinocitose acentuada, toxicidade moderada por neutrófilos, poucos linfócitos reativos, poucos aglomerados pequenos de plaquetas observados, poucas plaquetas.

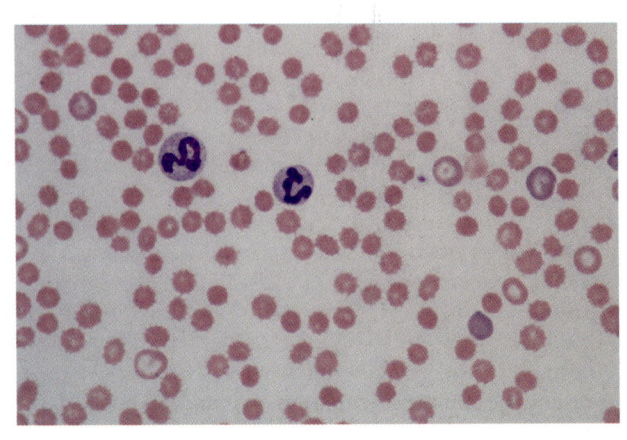

Figura 1 Fotomicrografia do esfregaço de sangue mostrando equinocitose, policromasia e alterações tóxicas nos neutrófilos.

Perfil bioquímico		Intervalo de referência
Glicose (mg/dℓ)	**118**	81 a 115
Nitrogênio ureico sanguíneo (mg/dℓ)	**33**	8 a 29
Creatinina (mg/dℓ)	1,0	0,7 a 1,4
Cálcio (mg/dℓ)	**7,9**	9,1 a 10,8
Fósforo (mg/dℓ)	**6,7**	2,3 a 5,0
Magnésio (mg/dℓ)	2,0	1,6 a 2,2
Proteína total (g/dℓ)	**3,2**	5,4 a 6,9
Albumina (g/dℓ)	**1,7**	2,7 a 3,7
Globulina (g/dℓ)	**1,5**	2,4 a 3,7
Colesterol (mg/dℓ)	**24**	131 a 320
Bilirrubina total (mg/dℓ)	**3,7**	0,1 a 0,4
ALT (UI/ℓ)	**193**	14 a 76
GGT (UI/ℓ)	**149**	12 a 98
GGT (UI/ℓ)	< 3	0 a 8
Creatinoquinase (UI/ℓ)	**27.168**	40 a 226
Sódio (mEq/ℓ)	**156**	145 a 151
Potássio (mEq/ℓ)	3,8	3,5 a 4,9
Cloreto (mEq/ℓ)	**127**	110 a 117
Bicarbonato (mEq/ℓ)	21	17 a 26
Anion gap (mEq/ℓ)	12	12 a 20

Diagnóstico adicional		Intervalo de referência
TP (segundos)	**14,0**	9,3 a 10,5
TTP (segundos)	**58,7**	9,7 a 22,1
Condição	Ligeiramente hemolisado	
Troponina-I cardíaca (ng/dℓ)	**> 50,00**	0,0 a 0,05

Interpretação

Hematologia

Anemia regenerativa hipocrômica macrocítica presente com suporte do aumento da contagem de reticulócitos e presença de anisocitose e policromasia no esfregaço sanguíneo (Figura 1). Na presença de anemia regenerativa, as hemácias nucleadas vistos no esfregaço de sangue são apropriados (ou seja, consistentes com uma resposta regenerativa). Diferenciais para uma anemia regenerativa incluem hemorragia *versus* hemólise. A hemorragia pode estar contribuindo para a hipoproteinemia neste caso, embora a hipoproteinemia seja mais grave que a anemia (ver discussão sobre bioquímica). Adicionalmente, pode haver um componente hemolítico nesse paciente com icterícia moderada e apenas aumentos leves na ALP. Codócitos (também conhecidos como células-alvo) estão aumentados na anemia regenerativa em cães. Equinocitose transitória ocorre em cães com envenenamento por certas espécies de cobras (p. ex., cascavel, cobra-coral, mocassim d'água e víboras áspide) secundária à presença de fosfolipases no veneno que causam esgotamento de ATP. Outros diferenciais não pertinentes nesse caso incluem anormalidades eletrolíticas acentuadas, uremia acentuada, glomerulonefrite e algumas neoplasias.

Um leucograma inflamatório está presente, caracterizado por neutrofilia moderada com desvio regenerativo para a esquerda e alterações tóxicas. Trombocitopenia moderada está presente. Como apenas alguns pequenos aglomerados de plaquetas são observados, a contagem de plaquetas provavelmente é leve a moderadamente diminuída. A presença de algumas plaquetas gigantes sugere resposta regenerativa da medula óssea. Os diferenciais incluem vasculite, agregação e sequestro mediados por fosfolipase no membro edematoso, coagulopatia de consumo induzida pelo veneno (CCIV) e coagulopatia intravascular disseminada (CID).

Coagulação

O tempo prolongado de protrombina e tromboplastina parcial neste caso pode ser decorrente do consumo de fator secundário à coagulopatia de consumo induzida por veneno. Na CCIV, a via de coagulação pró-coagulante é iniciada por venenos de cobra em vários locais da via (varia de acordo com o veneno), e não com o fator tecidual.[1] Além disso, não está associada a microtrombos sistêmicos e falência de órgãos-alvo observados na CID.[1] Assim, a CCIV tem uma patogênese, um mecanismo de iniciação e resultado que é diferente do que é visto na CID.[1] Deve-se notar que existem muitas toxinas em venenos de cobra hemostaticamente ativos e que o veneno de cobras individuais geralmente contém muitas toxinas diferentes.[1] Algumas toxinas são pró-coagulantes e outras anticoagulantes, resultando em alterações hematológicas complexas que podem causar diátese hemorrágica e/ou formação de macro ou microtrombose que resultam em falência de órgãos-alvo.[1]

Perfil bioquímico e diagnósticos adicionais

Uma pan-hipoproteinemia grave está presente com diminuições relativamente proporcionais nas frações albumina e globulina. Os diferenciais incluem hemorragia, perda de plasma (vasculite), hemodiluição (administração excessiva de líquidos intravenosos, uso de expansores de plasma, distúrbios edematosos, como insuficiência cardíaca).

Há aumento acentuado na creatinoquinase consistente com lesão muscular e apoia o achado clínico de feridas perfurantes com edema nos membros (*i. e.*, traumatismo recente). Outros fatores contribuintes potenciais incluiriam miosite e mionecrose que, às vezes, está associada ao envenenamento por cascavel.[1]

Uma hipocalcemia leve está presente e é consistente com hipoalbuminemia, e uma hiperfosfatemia leve está também presente. Esse padrão tem sido associado a extensa lise celular (p. ex., mionecrose, síndrome de lise tumoral). A liberação de fósforo intracelular impulsiona a hiperfosfatemia. O fósforo extracelular então se liga ao cálcio, resultando no padrão de hipocalcemia e hiperfosfatemia. Um cálcio ionizado seria necessário para determinar se uma hipocalcemia verdadeira está presente.

Uma hipocolesterolemia acentuada está presente nesse paciente. É uma descoberta interessante que está associada ao envenenamento por cascavel.[1] O mecanismo é desconhecido; no entanto, existem várias especulações que incluem extravasamento de lipoproteínas através dos capilares, alterações no transporte de lipoproteínas e aumento do metabolismo das lipoproteínas causado pela atividade de fosfolipase.[1]

Há um padrão hepatocelular misto leve. A ALT está levemente aumentada em aproximadamente 2,5× o intervalo de referência superior (IRS), indicando dano hepatocelular. Nesse caso, o principal diferencial é a lesão hipóxica secundária à anemia. Além disso, um componente de lesão esquelética também deve ser considerado nesse caso, já que a meia-vida da ALT é de aproximadamente 2 a 3 dias em cães. A ALP de aproximadamente 1,5× o IRS na presença de hiperbilirrubinemia moderada sugere um padrão colestático. A hiperbilirrubinemia, subjetivamente, parece maior que o esperado, com apenas aumento leve na ALT. Nesse caso, uma etiologia pré-hepática (p. ex., hemólise) é um diferencial razoável, especialmente porque alguns venenos de cobra incluem hemolisinas.

Azotemia leve está presente, caracterizada por um leve aumento no BUN. Isso pode representar a resolução da desidratação ou potencialmente um leve sangramento gastrintestinal superior.

A hipernatremia e a hipercloremia leves sugerem perda de água (ofegante/hiperventilação, pirexia) e/ou iatrogênica (administração de solução salina hipertônica).

A hiperglicemia leve é provavelmente uma resposta ao estresse mediada por glicocorticoides (neste caso, provavelmente dor).

Testes auxiliares

O aumento acentuado da troponina-I cardíaca (cTnI) é um fator sensível e marcador específico de lesão e necrose miocárdica. O aumento acentuado é consistente com lesão miocárdica. Existem dois mecanismos propostos: lesão miocárdica induzida por veneno (ou seja, cardiotoxinas específicas) e lesão miocárdica ocorrendo secundariamente à inflamação sistêmica.[2]

Resumo

O paciente foi internado na UTI e recebeu reanimação com fluidoterapia intravenosa (incluindo administração de solução salina hipertônica), múltiplas doses de antiveneno, analgesia agressiva, antibióticos e múltiplas transfusões (papa de hemácias, plasma fresco congelado e albumina). Pouco depois que esse exame de sangue foi coletado, o paciente foi submetido à amputação do membro torácico direito. Ele continuou hospitalizado com cuidados de suporte agressivos. Infelizmente, o cachorro entrou em parada cardiopulmonar e morreu.

Colaboradora: Dra. Saundra Sample.

Caso 21

Resenha: gato de pelo curto doméstico, macho, castrado, 14 anos.

Histórico: apresentado para investigação de pancitopenia persistente e anemia progressiva. Havia recebido duas transfusões de sangue total há 3 semanas e terapia imunossupressora. O volume globular respondeu inicialmente, mas diminuiu 2 a 3 dias depois, e o paciente recebeu alta com terapia sintomática. Uma provável neoplasia hematopoética (possivelmente, histiocíticas, com base no PARR negativo e imunocitoquímica CD204 fraca) foi diagnosticada. Um teste de compatibilidade de duas bolsas de sangue foi realizado antes de receber uma transfusão adicional necessária. Tanto o paciente (A) quanto os doadores (X e Y) foram supostamente Tipo A.

Interpretação

Os resultados do teste de compatibilidade cruzada das duas bolsas (Tabela 1) mostram compatibilidade entre o receptor (A) e o doador X, mas não o doador Y. Os resultados do teste de compatibilidade cruzada maior e do teste de compatibilidade cruzada menor indicam que o soro não contém anticorpos contra as hemácias dos doadores; no entanto, o teste de compatibilidade menor entre o receptor (A) e o doador Y sugere a presença de anticorpos pré-formados no soro do doador Y contra as hemácias do receptor.

O histórico de transfusões anteriores não é responsável por esse resultado. Como os testes de compatibilidade cruzada maiores foram realizados várias semanas após as primeiras transfusões e os resultados de ambos os doadores foram negativos, o paciente provavelmente não estava sensibilizado por transfusões anteriores. Além disso, a interferência da autoaglutinação é descartada com base em um resultado de autocontrole negativo.

Apesar de os receptores e doadores serem previamente relatados como Tipo A, podem ocorrer erros de digitação. Contudo, uma vez que aproximadamente 30% dos gatos Tipo A podem ter naturalmente a ocorrência de anticorpos Anti-B e esses tendem a ser anticorpos mais fracos, a prova de compatibilidade cruzada menor positiva fraca pode sugerir que o doador Y é do Tipo A e que o outro doador, X, e o receptor são do tipo B. Esse é um cenário improvável, dada a baixa frequência de gatos Tipo B (< 1% em PCD/PLD).[1] Além disso, todos os gatos do Tipo B têm fortes anticorpos Anti-A quando eles têm cerca de 3 meses, então seria esperada uma reação cruzada importante muito forte contra o doador Y.

Avaliando as Tabelas 1 e 2 em conjunto, é evidente que o doador Y é o animal que preocupa, uma vez que existem três pacientes diferentes comparados com o doador Y, e que reações adversas menores ocorreram em cada um deles. O diferencial principal para esse caso é a presença de um anticorpo no soro do doador contra um antígeno presente nas hemácias

Tabela 1 Resultados da compatibilidade cruzada entre dois indivíduos para o receptor em questão (A) e potenciais doadores (X e Y).

Paciente	Doador		Resultado (macro)[a]	Resultado (micro)[b]	Interpretação	Autoaglutinação
A	X	**Maior**[c]	Neg	Neg	Compatível	Neg
		Menor[d]	Neg	Neg	Compatível	
A	Y	**Maior**	Neg	Neg	Compatível	
		Menor	Neg	3+	**Incompatível**	

Chave de interpretação:
[a]Reação de aglutinação macroscópica.
[b]Reação de aglutinação microscópica.
[c]Prova maior de compatibilidade cruzada.
[d]Prova menor de compatibilidade cruzada

Tabela 2 Resultados históricos de provas de compatibilidade cruzada para receptores não relacionados (B e C) e doadores potenciais (X, Y, Z).

Paciente	Doador		Resultado (macro)[a]	Resultado (micro)[b]	Interpretação	Autoaglutinação
B	Z	**Maior**	Neg	Neg	Compatível	Neg
		Menor	Neg	Neg	Compatível	
B	Y	**Maior**	Neg	Neg	Compatível	
		Menor	1+	2+	**Incompatível**	
C	X	**Maior**	Neg	Neg	Compatível	Neg
		Menor	Neg	Neg	Compatível	
C	Y	**Maior**	Neg	Neg	Compatível	
		Menor	2+	4+	**Incompatível**	

do paciente, como Mik.[2] As outras reações de compatibilidade cruzada negativas apontam que um problema dos reagentes comuns (p. ex., solução salina tamponada com fosfato [PBS]) é improvável. A tipagem do doador e/ou paciente para o antígeno Mik não está mais disponível. O erro humano nesse caso era improvável, uma vez que dois avaliadores obtiveram resultados semelhantes ao fazer compatibilidade cruzada com doador Y.

Embora o doador Y fosse apenas ligeiramente incompatível pela prova de compatibilidade cruzada, ainda há plasma presente que pode conter anticorpos suficientes para aglutinar as hemácias do paciente. A reação *in vitro* estava apenas no nível microscópico, então não está claro se isso é forte o suficiente para ser clinicamente significativo; no entanto, resultados históricos dos testes de compatibilidade cruzada menores mostraram microaglutinação em receptores B e C (ver Tabela 1).

Desfecho

O receptor recebeu hemácias do doador X e inicialmente tolerou bem, mas, no fim da transfusão, tornou-se febril e letárgico. A transfusão foi interrompida e a fluidoterapia foi restabelecida juntamente com a administração de anti-histamínico. O gato ficou progressivamente hipotenso, hipoglicêmico e pancitopênico. Ele também desenvolveu hiperbilirrubinemia (1,2, depois 3,1 mg/dℓ). Apesar dos cuidados de suporte, o paciente continuou a declinar e foi eutanasiado por motivos humanitários 4 dias depois.

Pode ter ocorrido uma reação transfusional, e exames laboratoriais para avaliar isso devem incluir a verificação de erros de digitação de dados, exame do soro do paciente para aumento da hemólise e índice sérico de icterícia ou bilirrubina acima dos níveis pré-transfusionais, teste de Coombs em uma amostra fresca pós-transfusão e, possivelmente, nova tipificação e prova de compatibilidade cruzada.

Colaboradora: Dra. Linda Vap.

Caso 22

Resenha: Daschund fêmea ovário-histerectomizada, 6 meses.
Histórico: letargia, anorexia, adipsia, diarreia.
Exame físico: membranas mucosas pálidas.

Hematologia: plasma marcadamente hemolisado.

O VG era de 34% no dia da admissão; um hemograma completo não foi realizado.

	Dia 2	Intervalo de referência
Volume globular (%)	**18**	36 a 54
VGM (fℓ)	70	60 a 72
CHCM (g/dℓ)	38	32 a 36
CTCN (10^3/$\mu\ell$)	**19,0**	6,0 a 17,0
Neutrófilos segmentados (10^3/$\mu\ell$)	**17,0**	3,0 a 11,5
Neutrófilos bastonetes (10^3/$\mu\ell$)	**0,5**	0 a 0,3
Monócitos (10^3/$\mu\ell$)	1,0	0,2 a 1,4
Linfócitos (10^3/$\mu\ell$)	**0,5**	1,0 a 4,8
Plaquetas (10^3/$\mu\ell$)	435	200 a 500
Título de anticorpo antinuclear	< 1:40	< 1:40
Teste de Coombs	Neg	Neg

Perfil bioquímico	(Soro acentuadamente hemolisado)	Intervalo de referência
Glicose (mg/dℓ)	92	70 a 138
Nitrogênio ureico sanguíneo (mg/dℓ)	**38**	6 a 31
Creatinina (mg/dℓ)	0,8	0,5 a 1,6
Cálcio (mg/dℓ)	9,5	8,9 a 11,4
Fósforo (mg/dℓ)	5,3	2,5 a 6,0
Magnésio (mg/dℓ)	2,4	1,5 a 2,5
Proteína total (g/dℓ)	6,1	5,0 a 7,4
Albumina (g/dℓ)	3,7	2,7 a 4,4
Globulina (g/dℓ)	2,4	1,6 a 3,6
Bilirrubina total (mg/dℓ)	**1,3**	0,1 a 0,3
Colesterol (mg/dℓ)	187	92 a 320
Triglicerídios (mg/dℓ)	37	29 a 291
AST (UI/ℓ)	**158**	15 a 66
ALT (UI/ℓ)	31	12 a 118
ALP (UI/ℓ)	**614**	5 a 131
GGT (UI/ℓ)	**17**	1 a 12
CK (UI/ℓ)	286	59 a 895
Sódio (mEq/ℓ)	146	139 a 154
Potássio (mEq/ℓ)	3,6	3,6 a 5,5
Cloreto (mEq/ℓ)	113	102 a 120
Amilase (UI/ℓ)	**6.428**	290 a 1.125
Lipase (UI/ℓ)	**2.140**	77 a 695

Interpretação

Hematologia

O VG diminuiu rapidamente, e isso, em conjunto com o plasma hemolisado, sugere anemia hemolítica. Um esfregaço sanguíneo só foi examinado mais tarde, quando vários corpúsculos de Heinz e alguns esferócitos foram vistos, explicando a causa da hemólise. Um teste de Coombs foi realizado porque um diferencial na época era anemia hemolítica imunomediada.

O aumento de neutrófilos bastonetes é indicativo de um leucograma inflamatório, e a linfopenia é indicativa de leucograma de estresse ou de cortisol. A neutrofilia pode ser decorrente de inflamação e estresse.

Bioquímica

Aumento do BUN e creatinina normal sugerem diminuição da taxa de filtração glomerular (TFG) em razão de azotemia pré-renal secundária à desidratação, ou o aumento pode ser decorrente de sangramento no trato gastrintestinal. Uma terceira possibilidade é que o aumento do BUN pode ser indicativo de lesões renais precoces. Não foi realizado exame de urina.

A bilirrubina total está aumentada, provavelmente devido ao aumento da destruição das hemácias, mas doença hepática e/ou colestase podem também estar presentes.

A atividade AST encontra-se ligeiramente aumentada, o que pode ser resultado de lesões hepáticas ou lesões musculares. A atividade de ALT é normal, sugerindo que não é em razão de lesão hepática, e a atividade da CK não aumentou, sugerindo que não é resultado de lesão muscular. Nesse caso, o aumento é provavelmente decorrente de hemólise, uma vez que a AST está presente nas hemácias.

As atividades da fosfatase alcalina e GGT aumentadas sugerem colestase, uma vez que a bilirrubina está aumentada, embora a maior parte do aumento da bilirrubina seja provavelmente decorrente do aumento da destruição de hemácias. A colestase pode ser secundária à pancreatite (ver adiante).

A atividade da amilase e da lipase está acentuadamente aumentada, e esse aumento é provavelmente devido à pancreatite. Embora tanto a amilase quanto a lipase estejam comumente aumentadas em pacientes que são azotêmicos, esse cão é apenas levemente azotêmico, e a TFG diminuída provavelmente não está contribuindo significativamente para os aumentos. A imunorreatividade da lipase pancreática não foi realizada nesse paciente.

As radiografias foram tiradas no Dia 2 (Figura 1).

Radiologia

Em uma radiografia abdominal lateral, havia um corpo estranho metálico arredondado no estômago. Há distensão gasosa leve do estômago, mas o grau de distensão não é preocupante para uma

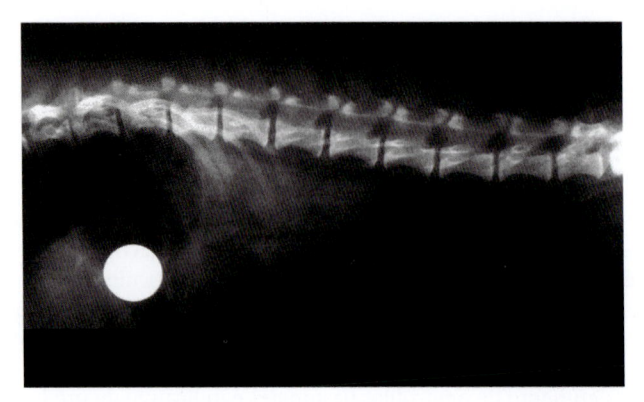

Figura 1 Radiografia abdominal lateral. Observe o corpo estranho metálico no estômago. (*Fonte*: cortesia da Dra. Krystal Blair.)

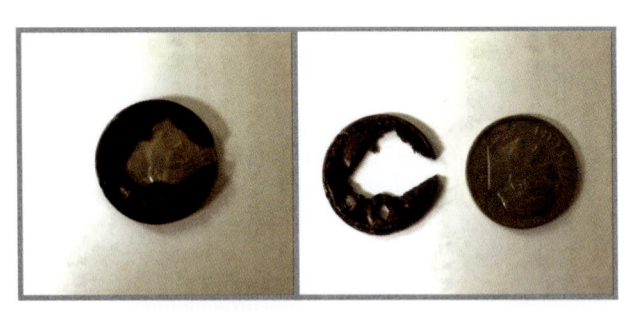

Figura 2 Uma moeda corroída aderida a uma moeda de dez centavos; esta foi a origem do corpo estranho metálico descoberto na radiografia abdominal. Note a erosão da moeda devido à ação do ácido clorídrico gástrico. (*Fonte*: cortesia da Dra. Krystal Blair.)

obstrução sem mais acúmulo de líquido. De um ponto de vista, não é possível determinar se esse é um disco, como uma moeda, ou uma esfera, como esferas de um rolamento. Se o corpo estranho for discoide, a identidade mais provável é uma moeda. Nas imagens DICOM calibradas, é possível medir o diâmetro de um corpo estranho usando os paquímetros do *software* de visualização. Os diâmetros aproximados da maioria das moedas americanas comumente usadas, de pequenas a grandes, são: 10 centavos – 17,9 mm; 1 centavo – 19,1 mm; 5 centavos – 21,2 mm; 25 centavos – 24,3 mm. A medição pode ajudar a estimar se é provável que a moeda seja uma moeda de 1 centavo, e, nessa situação, a remoção pode ser mais urgente se a moeda estiver no estômago. Nesse cão, não foi possível mensurar a moeda no pré-operatório.

Resumo e desfecho

Uma moeda de 1 centavo e uma moeda de 10 centavos foram removidas cirurgicamente do estômago do paciente no Dia 2 (Figura 2). Desde 1983, as moedas de 1 centavo dos EUA são compostas principalmente de zinco (aproximadamente 2.440 mg de zinco elementar por moeda).[1] A LD_{50} do zinco é de aproximadamente 100 mg/kg. O ácido no estômago provoca a liberação de zinco livre, que é distribuído para fígado, rins, músculos, ossos e pâncreas, em que tem um efeito corrosivo direto nos tecidos. A pancreatite está presente nesse paciente e foi relatada anteriormente em cães com toxicose por zinco.[2] Foi mostrado que o zinco se concentra no pâncreas e pode ser eliminado nas secreções pancreáticas. A necrose e a inflamação podem ser decorrentes da ativação de tripsinogênio intrapancreático pelo zinco.[3]

A causa da formação do corpúsculo de Heinz é, teoricamente, em razão da interferência do zinco com a glutationa redutase. A formação de esferócitos também pode ser observada na intoxicação por zinco, possivelmente em razão da antigenicidade alterada das membranas eritrocitárias, ou mais provavelmente decorrente de danos diretos nas membranas das hemácias pelo zinco. Também foi relatado que o zinco interfere na síntese de fatores de coagulação. TTPa e TP não foram realizados nesse paciente.

Os principais achados histopatológicos incluem necrose hepatocelular centrolobular com hemossiderose e degeneração vacuolar, necrose tubular renal com cilindros de hemoglobina e necrose do ducto pancreático com fibrose da gordura interlobular.

O paciente necessitou de internação intermitente e administração intravenosa de líquidos por várias semanas e, finalmente, recuperou-se totalmente. O prognóstico para pacientes com intoxicação por zinco é bom se um diagnóstico imediato for feito, a fonte de zinco é removida imediatamente e a terapia de suporte é instituída. Em uma série de 19 casos, 89% sobreviveram à alta.[4]

Colaboradores: Drs. Mary Anna Thrall e Donald Thrall.

Caso 23

Resenha: vaca leiteira Holandesa-Friesian de alta produção, 15 dias pós-parto.
Histórico: urina marrom, anorexia, diminuição da produção de leite.
Exame físico: taquicardia, dispneia e pulso jugular aumentado.

	Dia 2	Intervalo de referência
Volume globular (%)	19	28 a 38
He (×10⁶/µℓ)	2,2	5,0 a 8,5
Hb (g/dℓ)	7,2	9,8 a 13,0
VGM (fℓ)	86	41 a 61
CHCM (g/dℓ)	38,4	30 a 37
CTCN (10³/µℓ)	2,9	5,0 a 9,5
Neutrófilos segmentados (10³/µℓ)	0,9	1,0 a 4,0
Monócitos (10³/µℓ)	0	1,0 a 7,0
Linfócitos (10³/µℓ)	2,0	2,2 a 5,8
Eosinófilos (10³/µℓ)	0	0,2 a 1,0
Plaquetas (10³/µℓ)	200	100 a 800
Fibrinogênio plasmático (g/dℓ)	0,8	< 0,5

Perfil bioquímico		Intervalo de referência
Ácidos graxos não esterificados (AGNE) (mmol/ℓ)	700	100 a 600
Beta-hidroxibutirato (BHB) (mmol/ℓ)	1,2	< 1,0
Colesterol (mmol/ℓ)	2,0	2,7 a 5,3
Proteína total (g/ℓ)	90	66 a 80
Albumina (g/ℓ)	23	29 a 41
Globulina (g/ℓ)	67	30 a 40
Nitrogênio ureico no sangue (mmol/ℓ)	8,0	2,6 a 7,0
Fósforo (mmol/ℓ)	0,5	1,1 a 2,3
Glutationa peroxidase (GPX) (U/g Hb)	90	> 130
Glutamato desidrogenase (GDH) (U/ℓ)	150	< 30

Exame de urina

Cor marrom após centrifugação.

Após saturação com solução de sulfato de amônio, a urina ficou clara.

Teste de Rothera na urina: positivo ++.

Interpretação

Hematologia

A vaca está moderadamente anêmica, com macrocitose e alta CHCM. Embora nenhuma contagem de reticulócitos esteja disponível, macrocitose decorrente de aceleração da eritropoese e uma anemia regenerativa são prováveis neste caso. Considerando o aumento da CHCM, que pode estar falsamente aumentada como resultado de um aumento falso na hemoglobina pela presença de hemoglobina livre, deve-se suspeitar de anemia hemolítica intravascular.

Neutropenia juntamente com hiperfibrinogenemia em um ruminante sugere inflamação aguda, pois os neutrófilos estão sendo consumidos no processo inflamatório, e o fibrinogênio é uma proteína de fase aguda.

Bioquímica

Aumento de AGNE e BHB, indicando balanço energético negativo e mobilização lipídica, que é frequentemente observada durante o período de transição (menos de 21 dias antes do parto até 21 dias após o parto) de vacas leiteiras de alta produção. A mensuração de BHB no sangue é o teste padrão-ouro para o diagnóstico de cetose, e o valor observado (1,2) indica um quadro de cetose subclínica (valores entre 1,0 e 2,4 são considerados cetose subclínica). A cetose subclínica está relacionada a diminuição da produção de leite, mastite e metrite em vacas leiteiras.

A hipocolesterolemia durante o período de transição é frequentemente associada à baixa ingestão de matéria seca, embora possa também estar relacionada a uma disfunção hepática.

Hiperproteinemia decorrente de hiperglobulinemia sugere inflamação e/ou resposta imune ativa à estimulação antigênica. A hipoalbuminemia está provavelmente relacionada ao fato de esta ser uma proteína de fase aguda negativa, que diminui durante a inflamação. A hipoalbuminemia também pode ser observada durante os primeiros estágios da lactação pela mobilização para a produção de leite.

O aumento do nitrogênio ureico sanguíneo em vacas leiteiras é frequentemente associado ao balanço energético negativo, e não à diminuição da filtração glomerular. BUN faz parte da proteína degradável do rúmen (PDR), que é digerida pela microbiota ruminal. A falta de energia impede a microbiota ruminal de digerir a PDR e, consequentemente, o excesso de BUN é direcionado ao sangue e ao leite. Um BUN aumentado em uma vaca leiteira apresentando aumento de AGNE e BHB deve ser interpretado como balanço energético negativo.

A hipofosfatemia está frequentemente associada às altas demandas durante a lactação em vacas leiteiras de alta produção, especialmente se a suplementação dietética de fósforo não for adequada. O fosfato é um componente essencial do ATP, a fonte de energia da célula. ATP é necessário para a integridade da membrana das hemácias normais. Uma hemólise intravascular é o efeito adverso mais grave da hipofosfatemia e ocorre quando as concentrações séricas de fosfato são gravemente reduzidas, como observado neste caso.

A baixa atividade GPX indica deficiência de selênio (Se), provavelmente relacionado à suplementação insuficiente na dieta. O selênio é encontrado no solo e absorvido pelas plantas em níveis diferentes. Um fornecimento contínuo de Se na dieta do gado é essencial em áreas onde o solo é deficiente. Se é um antioxidante e um componente da enzima GPX que inibe e destrói peróxidos naturais que causam lesões celulares. A deficiência de

Se pode predispor a hemólise e doença do músculo branco, entre outras síndromes em vacas. A deficiência de Se também está relacionada à diminuição da produção de leite, como observado neste caso.

O aumento da atividade da GDH está provavelmente relacionado à lesão hepática pela sobrecarga, que é um achado comum em vacas leiteiras de alta produção durante o início da lactação.

Exame de urina

Urina de cor marrom pode ser observada em razão de hematúria, hemoglobinúria ou mioglobinúria. A ausência de mudança de cor após a centrifugação sugere hemoglobinúria ou mioglobinúria. A depuração da cor marrom após a saturação com 80% de sulfato de amônio confirma a presença de hemoglobinúria, pois a reação precipita a hemoglobina.

Um resultado positivo no teste qualitativo Rothera na urina indica a presença de acetona e acetoacetato (corpos cetônicos), confirmando a cetose subclínica.

Resumo

Hemoglobinúria pós-parto com anemia hemolítica intravascular decorrente de hipofosfatemia foi diagnosticada nessa vaca leiteira. A síndrome foi reconhecida em algumas vacas leiteiras de alta produção alimentadas com rações com baixo teor de fosfato. É observada esporadicamente em vacas leiteiras até 6 semanas pós-parto associadas à alta produção de leite. Isso é caracterizada por anemia hemolítica intravascular aguda com hemoglobinúria. O primeiro sinal da doença é visto quando os animais afetados apresentam urina vermelha a marrom. Essa apresentação tem sido associada a dietas com baixo teor de fósforo, embora, neste caso, a baixa concentração de selênio possa ter piorado o quadro clínico. Deficiência de selênio ou cobre também pode desencadear hemoglobinúria em vacas.

Além disso, algumas plantas foram incriminadas como causa de hemoglobinúria pós-parto, e essas incluem (i) raízes e folhas de beterraba sacarina, (ii) culturas arvenses como aveia verde, azevém perene, trevo egípcio e alfafa, e (iii) membros do gênero *Brassica*, muitas vezes chamadas de plantas crucíferas. Além de seu baixo teor de fósforo (< 0,4% de matéria seca) ou alta razão cálcio:fósforo (> 2:1), alguns alimentos (p. ex., colza, beterraba e couve) contêm substâncias hemolíticas. Saponinas hemolíticas da beterraba sacarina ou alfafa podem interagir com uma baixa concentração sérica de fósforo para produzir hemoglobinúria pós-parto. Também foi postulado que a deficiência de fósforo é um fator predisponente necessário e que o fornecimento de plantas crucíferas precipitou a crise hemolítica.

O diagnóstico diferencial de anemia hemolítica em ruminantes deve incluir causas infecciosas como *Babesia* spp., *Theileria* spp., *Anaplasma maginale* e *Leptospira* spp.

Além disso, essa vaca apresentou cetose subclínica e a lesão hepática frequentemente descrita em vacas leiteiras de alta produção durante o período de transição. Uma inflamação aguda é observada e pode ser consequência da anemia hemolítica, do balanço energético negativo e/ou lesão hepática.

Colaboradora: Dra. Ananda Muller.

Caso 24

Resenha: papagaio-campeiro (*Amazona ochrocephala*) de gênero desconhecido, 6 anos.
Histórico: ataxia com duração de 4 semanas.
Exame físico: 460 g, alerta, ativo, resposta com fraqueza bilateral das pernas e hematúria.

Hematologia	Dia 1	Intervalo de referência[1]
Volume globular (%)	51	45 a 55
Anisocitose	< 2,0%	(< 2,5%)
Policromasia	2%	(< 5%)
Hipocromasia	Nenhuma	(Nenhuma)
Poiquilocitose	< 2%	(< 2,5%)
Eritroplastídeos	Nenhum	(< 0,5%)
He imaturas (rubrícitos)	**10%**	(Nenhum)
Leu ($10^3/\mu\ell$)	8,5	6,0 a 17,0 (8,0 a 20,0)
Heterófilos ($10^3/\mu\ell$)	6,0	(4,0 a 11,0)
Heterófilos (%)	70,5	30 a 75
Monócitos ($10^3/\mu\ell$)	0,2	(0,0 a 0,7)
Monócitos (%)	2	0 a 3
Linfócitos ($10^3/\mu\ell$)	1,5	(1,5 a 8,0)
Linfócitos (%)	17,5	20 a 65
Eosinófilos ($10^3/\mu\ell$)	0,4	(0,0 a 0,4)
Eosinófilos (%)	5	0 a 1
Basófilos ($10^3/\mu\ell$)	0,4	(0,0 a 0,4)
Basófilos (%)	5	0 a 5
Trombócitos	Adequados	1 a 5/campo 1.000×
Proteína plasmática (g/dℓ)	3,5	3,0 a 5,0

Morfologia normal de leucócitos e trombócitos.

Perfil bioquímico		Intervalo de referência
Glicose (mg/dℓ)	271	220 a 350
Nitrogênio ureico sanguíneo (mg/dℓ)	3	(0 a 5)
Ácido úrico (mg/dℓ)	5,1	2 a 10
Cálcio (mg/dℓ)	8,4	8,0 a 13,0
Fósforo (mg/dℓ)	5,7	3,1 a 5,5
Proteína total (g/dℓ)	2,5	3,0 a 5,0 (2,5 a 4,0)
Albumina (g/dℓ)	1,2	
Globulina (g/dℓ)	1,3	
AST (UI/ℓ)	**430**	130 a 350
Creatinoquinase (UI/ℓ)	**3.054**	45 a 265
Sódio (mEq/ℓ)	158	136 a 152
Potássio (mEq/ℓ)	2,2	3,0 a 4,5 (2,0 a 4,0)
Cloreto (mEq/ℓ)	124	(100 a 120)
Bicarbonato (mEq/ℓ)	29,2	(20 a 30)

Níveis de decisão sugeridos quando os valores de referência não estão disponíveis ou para oferecer outro conjunto de valores estão entre parênteses.

Interpretação

Hematologia

A ave tem um hematócrito normal com o número normal esperado de hemácias policromáticas; no entanto, há um número aumentado de eritrócitos imaturos (rubrícitos). Uma liberação inadequada de rubrícitos em uma ave não anêmica na ausência de policromasia significativa é sugestiva de envenenamento por chumbo, mieloproliferação ou mielodisplasia.

Bioquímica

A atividade plasmática da creatinoquinase (CK) está marcadamente aumentada, indicando lesão ou esforço do músculo esquelético. O grau de aumento da aspartato aminotransferase plasmática (AST) também está provavelmente associado ao envolvimento do músculo esquelético em vez de doença hepatocelular. Um grau muito maior de atividade AST seria esperado com doença hepatocelular: no entanto, não se pode descartar completamente doença hepatocelular coexistente com base na atividade de CK plasmática e atividades AST sozinhas.

As radiografias de corpo inteiro revelaram múltiplos minerais pequenos e objetos metálicos no ventrículo. A análise de metais pesados no sangue revelou uma concentração de chumbo no sangue total de 1,5 ppm com um valor normal esperado < 0,2 ppm e concentração de zinco de 0,39 ppm com um normal esperado < 2,0 ppm. Essas descobertas foram indicativas de envenenamento por chumbo e a causa da liberação inadequada de hemácias imaturas no sangue periférico, bem como hematúria, um achado comum no exame físico de psitacídeos com envenenamento por chumbo.

A terapia de quelação para envenenamento por chumbo foi realizada (tratamentos com CaEDTA por 5 dias, e 5 dias de intervalo). Após dois ciclos de tratamento, a força da ave voltou, não apresentando mais ataxia. Após 21 dias, o perfil sanguíneo da ave era normal e não foi verificada hematúria.

O envenenamento por metais pesados é um distúrbio comum em aves de estimação. As fontes dos metais pesados incluem tintas, vitrais, metais soldados, pesos de cortina, pesos de pesca, gaiolas (antigas, caseiras, importadas), proteção metálica de garrafas de vinho, tubos de metal e objetos metálicos como porcas, parafusos e arruelas. Sinais clínicos de toxicidade aguda por metais pesados incluem fraqueza, depressão, hematúria, fezes anormais e distúrbios do sistema nervoso central, como convulsões e ataxia. Sinais clínicos de toxicidade crônica por metais pesados incluem fraqueza, perda de peso, vômitos, hematúria e distúrbios do sistema nervoso central, como convulsões e ataxia.

Colaborador: Dr. Terry W. Campbell.

Caso 25

Resenha: fêmea canina da raça Golden Retriever castrada, com 8 anos de idade.

Histórico: apresentava letargia, anorexia, tumefação na articulação umerorradial e sangramento prolongado no local da biopsia.

Exame físico: febre, icterícia e aumento de volume de fígado e baço.

Hematologia		Intervalo de referência
VG (%)	23	37 a 55
Hb (g/dℓ)	8,5	12 a 18
He (×10^6/μℓ)	3,27	5,5 a 8,5
VGM (fℓ)	71	60 a 72
CHCM (g/dℓ)	37	34 a 38
Retic (×10^3/μℓ)	130,8	< 60
CTCN (×10^3/μℓ)	45,4	6,0 a 17
Seg (×10^3/μℓ)	41,8	3,0 a 11,5
Bast (×10^3/μℓ)	0,5	0 a 0,3
Mono (×10^3/μℓ)	3,2	0,1 a 1,3
Linf (×10^3/μℓ)	0	1,0 a 4,8
Eos (×10^3/μℓ)	0	0,1 a 1,2
Plaquetas (×10^3/μℓ)	25	200 a 500
PT (P) (g/dℓ)	4,6	6,0 a 8,0

Hemopatologia: aumento da policromasia e plaquetas gigantes.

Perfil bioquímico		Intervalo de referência
Glico (mg/dℓ)	70	65 a 122
BUN (mg/dℓ)	11	7,0 a 28
Ca (mg/dℓ)	8,2	9,0 a 11,2
P (mg/dℓ)	4,0	2,8 a 6,1
PT (g/dℓ)	5,0	5,4 a 7,4
Alb (g/dℓ)	2,2	2,7 a 4,5
Glob (g/dℓ)	2,8	1,9 a 3,4
BT (mg/dℓ)	7,6	0 a 0,4
Col (mg/dℓ)	329	130 a 370
ALT (UI/ℓ)	58	10 a 120
ALP (UI/ℓ)	775	35 a 280
Na (mEq/ℓ)	144	145 a 158
K (mEq/ℓ)	4,0	4,1 a 5,5
Cl (mEq/ℓ)	109	106 a 127
TCO$_2$ (mEq/ℓ)	16,6	14 a 27
An. gap (mEq/ℓ)	22	8,0 a 25

Exame de urina			
Cor	Amarela	**Sedimento urinário**	
Aspecto	Claro	Leuco/cga	0 a 2
Densidade	1,012	He/cga	0 a 1
Proteína	–	Cél. epitel/cga	0
Glicose	–	Cilindros/cpa	0
Bilirrubina	4+	Cristais	0
Sangue	Traços	Bactérias	0
pH	5,5	Outros	1+ gordura

Testes de coagulação		Intervalo de referência
Tempo de coagulação ativada (segundos)	> 300	72 a 86
TP (segundos)	14,5	6,4 a 7,4
TTPa (segundos)	32,3	9,0 a 11
PDF (μg/mℓ)	> 80	< 10

Interpretação

Hematologia

Há anemia regenerativa, evidenciada por policromasia e reticulocitose marcantes. Anemia associada a baixo teor de proteína total sugere que a causa seja perda de sangue. Nota-se um leucograma misto, de estresse (esteroide) e de inflamação, evidenciado por neutrofilia, com aumento do número de neutrófilos bastonetes, monocitose e ausência de linfócitos e eosinófilos. Trombocitopenia, com plaquetas grandes, sugere maiores consumo e produção dessas células.

Perfil bioquímico

Hipocalcemia com valor na faixa de normalidade que, portanto, deve-se à hipoalbuminemia. Hipoproteinemia é decorrente da perda de sangue. A hiperbilirrubinemia pode ser decorrente do maior grau de hemólise ou de colestase. O aumento da atividade de fosfatase alcalina sustenta a possibilidade de colestase. Hiponatremia e hiperpotassemia muito discretas; provavelmente, não são relevantes nesse caso.

Exame de urina

Nota-se isostenúria, mas o teor de nitrogênio ureico é normal, de modo que o valor da densidade urinária pode não ter importância. A privação de água e a subsequente densidade urinária indicam função renal residual. Hiperbilirrubinúria é uma consequência da hiperbilirrubinemia.

Testes de coagulação

Menor quantidade de plaquetas, TCA, TP e TTPa prolongados e aumento do teor de PDF sustentam a possibilidade de coagulação intravascular disseminada. Pode haver hemólise durante a coagulação intravascular disseminada, contribuindo para o aumento do teor de bilirrubina total.

Resumo

A neoplasia foi diagnosticada como sendo histiocitose maligna; durante a necropsia, verificaram-se nódulos no fígado, baço, mediastino e linfonodos periféricos. Uma possibilidade é que a extensa massa tumoral tenha necrose e/ou inflamação, com estímulo para a hipercoagulação e consequente coagulação intravascular disseminada. O envolvimento do fígado provavelmente explica a hipoalbuminemia e outras alterações de parâmetros hepáticos.

Caso 26

Resenha: fêmea canina com 5 meses de idade.
Histórico: o filhote apresenta sangramento excessivo quando ocorre queda de dentes.
Exame físico: membranas mucosas pálidas; sangramento moderado evidente no local em que houve queda recente de dente.

Hematologia		Intervalo de referência
VG (%)	**19**	37 a 55
Hb (g/dℓ)	**6,1**	12 a 18
Retic (×10³/μℓ)	**188**	< 60
CTCN (×10³/μℓ)	**35,4**	6,0 a 17
Seg (×10³/μℓ)	**29,7**	3,0 a 11,5
Bast (×10³/μℓ)	**2,5**	0 a 0,3
Mono (×10³/μℓ)	**3,2**	0,1 a 1,3
Linf (×10³/μℓ)	**0**	1,0 a 4,8
Eos (×10³/μℓ)	0	0,1 a 1,2
Plaquetas (×10³/μℓ)	**915**	200 a 500
PT (P) (g/dℓ)	6,5	6,0 a 8,0

Hemopatologia: policromasia e anisocitose moderadas.

Testes de coagulação		Intervalo de referência
Tempo de coagulação ativada	**> 180**	72 a 86
TP (segundos)	6,8	6,4 a 7,4
TTPa (segundos)	**> 120**	9,0 a 11
Fibrinogênio (mg/dℓ)	200	100 a 400
Tempo de sangramento (minutos)	3	1,0 a 5,0

Interpretação

Hematologia

A anemia é regenerativa, pois se nota aumento do número de reticulócitos; no esfregaço sanguíneo, verificam-se policromasia e anisocitose. A causa da anemia é indefinida, mas provavelmente se deve à hemólise ou à hemorragia, uma vez que a anemia é regenerativa. Os achados clínicos sugerem que a hemorragia seja a causa da anemia. Trombocitose é comum na anemia por deficiência de ferro. Microcitose é evidente na deficiência crônica de ferro e pode contribuir para a ocorrência de anisocitose. O tamanho das hemácias não é conhecido porque não se calculou o VGM. O teor sérico de ferro e o teste da capacidade de ligação do ferro seriam parâmetros úteis para determinar a causa da anemia. Neutrofilia com desvio à esquerda e monocitose indicam leucograma de inflamação. Linfopenia indica uma resposta mediada por estresse/esteroide.

Testes de coagulação

O perfil de coagulação sugere deficiência de um ou de vários fatores de coagulação da via intrínseca. Nota-se aumento na contagem de plaquetas, porém não se verificam plaquetas gigantes no sangue periférico. O tempo de sangramento é normal e, diante de uma contagem de plaquetas normal, indica que não há disfunção plaquetária. A causa mais comum de coagulopatia grave associada a contagem de plaquetas normal, atividade de enzima hepática normal, TTPa prolongado e TP normal é a deficiência do fator 8. Essa ocorrência é menos comum em fêmeas; para que uma fêmea seja acometida, é necessário que seu progenitor também seja portador da anormalidade.

Resumo

A atividade plasmática do fator 8 desse cão foi mensurada, obtendo-se 21% de atividade normal, valor compatível com diagnóstico de hemofilia A ou deficiência de fator 8. Isso explica as principais anormalidades no TCA, no TTPa e na ocorrência de sangramento em um cão jovem.

Caso 27

Resenha: fêmea canina da raça Walker Hound, com 7 anos de idade.
Histórico: o proprietário notou tumefação no membro torácico direito no dia da consulta.
Exame físico: membranas mucosas pálidas; tumefação subcutânea na região torácica ventral direita, com resíduos de sangue ressecado nas quatro patas.

Hematologia		Intervalo de referência
VG (%)	**25**	37 a 55
Hb (g/dℓ)	**8,4**	12 a 18
He ($\times 10^6/\mu\ell$)	**4,03**	5,5 a 8,5
VGM (fℓ)	62	60 a 72
CHCM (g/dℓ)	34	34 a 38
Retic ($\times 10^3/\mu\ell$)	44	< 60
CTCN ($\times 10^3/\mu\ell$)	14,4	6,0 a 17
Seg ($\times 10^3/\mu\ell$)	**12,2**	3,0 a 11,5
Mono ($\times 10^3/\mu\ell$)	**1,6**	0,1 a 1,3
Linf ($\times 10^3/\mu\ell$)	**0,6**	1,0 a 4,8
Plaquetas ($\times 10^3/\mu\ell$)	315	200 a 500
PT (P) (g/dℓ)	**4,6**	6,0 a 8,0

Hemopatologia: anisocitose e leptocitose 1+.

Perfil bioquímico		Intervalo de referência
Glico (mg/dℓ)	88	65 a 122
BUN (mg/dℓ)	17	7,0 a 28
Creat (mg/dℓ)	1,1	0,9 a 1,7
Ca (mg/dℓ)	10,2	9,0 a 11,2
P (mg/dℓ)	3,5	2,8 a 6,1
PT (g/dℓ)	**4,1**	5,4 a 7,4
Alb (g/dℓ)	**2,3**	2,7 a 4,5
Glob (g/dℓ)	**1,8**	1,9 a 3,4
BT (mg/dℓ)	0,3	0 a 0,4
Col (mg/dℓ)	188	130 a 370
ALT (UI/ℓ)	35	10 a 120
ALP (UI/ℓ)	40	35 a 280
Na (mEq/ℓ)	**144**	145 a 158
K (mEq/ℓ)	**4,0**	4,1 a 5,5
Cl (mEq/ℓ)	107	106 a 127
TCO$_2$ (mEq/ℓ)	18	14 a 27

Testes de coagulação		Intervalo de referência
Tempo de coagulação ativada (segundos)	**> 180**	72 a 86
TP (segundos)	**> 180**	6,4 a 7,4
TTPa (segundos)	**> 180**	9,0 a 11
Fibrinogênio (mg/dℓ)	300	100 a 400
Tempo de sangramento (minutos)	**4**	1,0 a 5,0

Interpretação

Hematologia

A anemia é do tipo não regenerativo, pois os índices eritrocitários e a contagem de reticulócitos são normais. Os teores de proteínas no plasma e no soro são baixos com deficiências de ambas as frações, globulina e albumina, sugerindo a perda de sangue como causas da anemia. Provavelmente, a anemia é aguda demais para que haja uma resposta regenerativa. O exame do aspirado da tumefação subcutânea confirmou a presença de sangue. Neutrofilia discreta, monocitose e linfopenia indicam leucograma de estresse.

Perfil bioquímico

As alterações proteicas anteriormente mencionadas indicam hemorragia subaguda, com desvio de líquido e diluição das proteínas plasmáticas, resultando em anemia e hipoproteinemia. A discreta redução nos teores de sódio e potássio é irrelevante.

Testes de coagulação

Os testes de coagulação indicam deficiência de vários fatores de coagulação ou deficiência de um único fator da via comum. A contagem de plaquetas é normal e não se constatam grandes plaquetas no sangue periférico. O tempo de sangramento é normal e, diante da contagem de plaquetas também normal, indica que não há disfunção plaquetária. A causa mais comum de coagulopatia grave, acompanhada de quantidade de plaquetas e de atividade de enzimas hepáticas normais, é o antagonismo à vitamina K.

Resumo

Esse cão foi exposto à difacinona, um rodenticida antagonista de vitamina K; o tempo de coagulação retornou ao normal após a administração de vitamina K.

Caso 28

Resenha: potra com 2 meses de vida.
Histórico: inapetente.
Exame físico: deprimida; sinais de diarreia.

Hematologia		Intervalo de referência
VG (%)	**14**	32 a 52
Hb (g/dℓ)	**6,5**	11 a 19
CTCN (×10³/µℓ)	6,5	5,5 a 12,5
Seg (×10³/µℓ)	4,7	2,7 a 6,7
Mono (×10³/µℓ)	0,1	0 a 0,8
Linf (×10³/µℓ)	1,6	1,5 a 5,5
HeN (×10³/µℓ)	**0,1**	0
Plaquetas (×10³/µℓ)	**14**	100 a 600
PT (P) (g/dℓ)	6,3	6,0 a 8,0

Hemopatologia: quantidade moderada de neutrófilos tóxicos, linfócitos pouco reativos, número moderado de corpúsculos de Howell-Jolly, alguns equinócitos e anisocitose marcante.

Perfil bioquímico		Intervalo de referência
Glico (mg/dℓ)	91	70 a 110
BUN (mg/dℓ)	**40**	14 a 27
Creat (mg/dℓ)	**2,1**	1,1 a 2,0
Ca (mg/dℓ)	**9,7**	11 a 13,7
P (mg/dℓ)	**6,3**	1,9 a 4,1
PT (g/dℓ)	**4,6**	5,8 a 7,6
Alb (g/dℓ)	**2,2**	2,7 a 3,7
Glob (g/dℓ)	**2,4**	2,6 a 4,6
BT (mg/dℓ)	**3,2**	0,6 a 2,1
AST (UI/ℓ)	280	185 a 300
GGT (UI/ℓ)	**28**	7,0 a 17
SDH (UI/ℓ)	**27**	0 a 9,0
CK (UI/ℓ)	169	130 a 470
Na (mEq/ℓ)	**120**	133 a 145
K (mEq/ℓ)	3,8	2,2 a 4,6
Cl (mEq/ℓ)	**84**	100 a 111
TCO₂ (mEq/ℓ)	**11**	24 a 34
An. gap (mEq/ℓ)	**28,8**	5,0 a 15
Osmolalidade calc. (mOsm/kg)	**250**	280 a 310
Amilase (UI/ℓ)	34	0 a 87
Lípase (UI/ℓ)	534	ND[a]
Soro macroscopicamente lipêmico		

[a]ND: não mensurada em potros.

Hemogasometria (arterial)		Intervalo de referência
pH	**7,282**	7,38 a 7,46
PCO₂ (mmHg)	**20,6**	35 a 47
PO₂ (mmHg)	**60,9**	67 a 96
HCO₃ (mEq/ℓ)	**9,3**	22 a 30

Perfil de coagulação		Intervalo de referência
TP (segundos)	**14,6**	9,5 a 11,5
TTPa (segundos)	39,8	24 a 45
Fibrinogênio (mg/dℓ)	500	100 a 400
PDF (µg/mℓ)	> 10 e < 40	ND[a]

[a]ND: não mensurado em potros.

Exame do líquido abdominal	
Cor	**Vermelha**
Aspecto	**Opaco**
CTCN (/µℓ)	**16.000**
PT (g/dℓ)	**5,7**
VG (%)	**13%**

Comentários: constatação de eritrofagia e plaquetas no esfregaço sanguíneo.

Interpretação

Hematologia

Nota-se anemia marcante. Embora em animais neonatos não seja rara a ocorrência de "anemia congênita" devido à deficiência de ferro, o valor do VG é muito menor do que o tipicamente encontrado em tal alteração fisiológica. A constatação de anisocitose faz suspeitar de uma resposta regenerativa, para a qual a determinação do VGM seria útil. A presença de hemácias nucleadas no sangue periférico é incomum em equinos, mas, ocasionalmente, essas células são verificadas em potros que apresentam intensa resposta regenerativa ou lesão do endotélio da medula óssea, como pode ocorrer na sepse. Diminuição do VG, juntamente com redução do teor sérico de proteínas, pode indicar hemorragia. Nota-se trombocitopenia marcante, que pode ser decorrente da menor produção ou do aumento de consumo de plaquetas; a trombocitopenia é suficientemente grave para causar hemorragia. Ver discussão sobre o perfil de coagulação para mais informações a respeito dessa anormalidade.

Perfil bioquímico

O valor de BUN e as concentrações séricas de creatinina e fósforo estão elevados, mas a natureza dessa azotemia não pode ser definitivamente diferenciada sem que se faça o exame de urina.

Notam-se hipocalcemia e hiperfosfatemia. Essa combinação de alterações minerais pode ser constatada no hiperparatireoidismo secundário nutricional causado pelo excesso de fósforo na dieta. No entanto, é comum verificar hiperfosfatemia em animais em fase de crescimento. A hipocalcemia também pode ser ocasionada pela absorção de cálcio por tecidos com lesões extensas, por menor ingestão de cálcio em razão de anorexia ou pela diminuição do teor de cálcio devido à hipoalbuminemia.

Nota-se diminuição do teor sérico de proteína total, com hipoalbuminemia e hipoglobulinemia. Hipoalbuminemia pode sugerir disfunção hepatocelular ou caquexia e menor síntese de albumina. Ademais, pode haver perda patológica de albumina em doenças gastrintestinais ou renais. Hipoglobulinemia em uma potra de 2 meses de vida não se deve à falha na transferência passiva de imunidade, mas pode ser ocasionada por menor produção de globulinas, subnutrição ou perda patológica dessa proteína. Espera-se diminuição dos teores de todas as proteínas nos casos de hemorragia, que também pode ser responsável pela anemia intensa. Essa é a causa mais provável.

Há aumento da concentração sérica de bilirrubina total, com discreta elevação da atividade sérica de GGT. Em um paciente equino com anorexia, isso pode sugerir hiperbilirrubinemia decorrente de jejum. No entanto, há aumento da atividade de SDH, indicando lesão hepatocelular.

Os teores séricos de sódio e cloreto estão diminuídos. Tais achados são comumente verificados em animais jovens com diarreia enterotoxigênica ou secretória. Também pode ser decorrente de estase gastrintestinal, de acúmulo de líquido na cavidade abdominal (terceiro espaço), bem como de menor ingestão desses minerais. Tipicamente, no caso de diarreia secretória, espera-se que ocorra hiperpotassemia, em razão da transferência intercompartimental de íons induzida pela acidose. Na síndrome do terceiro espaço pode ocorrer hipopotassemia devido à perda de potássio e à descompensação renal. É possível notar normopotassemia simultaneamente à perda de potássio e à acidose metabólica, condição na qual a redistribuição de potássio do compartimento intracelular para o extracelular oculta o déficit de potássio corporal total. Há evidência que sustenta a possibilidade de hemorragia abdominal e síndrome do terceiro espaço decorrente de pancreatite aguda ou úlcera gástrica (ver a seguir).

Com frequência, verifica-se lipemia marcante em pôneis com inanição e doença metabólica, mas essa ocorrência é incomum em equinos. Em outras espécies, a hiperlipidemia pode ser ocasionada pelo menor *clearance* de triglicerídios associado à endotoxemia. Devem-se considerar outras causas potenciais de hiperlipidemia, como a pancreatite. Nesse caso, a atividade sérica de amilase é normal, mas a atividade dessa enzima pode estar elevada. Há evidência de hemorragia recente na cavidade abdominal, que poderia estar associada à pancreatite aguda; entretanto, ela é mais frequente em potros com sangramento ocasionado por úlcera gástrica. Menor valor da osmolalidade calculada é esperado em razão da hiponatremia e hipocloremia.

Hemogasometria

Há acidose metabólica com aumento do *anion gap*, com compensação respiratória. Isso é compatível com diarreia secretória complicada por hipovolemia e/ou sepse. Na estase gastrintestinal pode-se esperar alcalose. Na ruptura de bexiga, é possível ocorrer acidose metabólica e hiperpotassemia. O aumento do *anion gap* pode ser decorrente de sepse, com hipovolemia e acidose láctica devido à menor perfusão tecidual e/ou aos efeitos metabólicos da endotoxemia. A menor concentração de oxigênio pode indicar, também, comprometimento respiratório.

Testes de coagulação

Nota-se tempo de protrombina discretamente prolongado, tempo de tromboplastina parcial ativada normal e teor intermediário de PDF na faixa de normalidade. Esses achados podem indicar coagulação intravascular disseminada, particularmente quando há trombocitopenia grave com depleção do teor de fator VII e, consequentemente, TP prolongado; entretanto, os teores de outros fatores de coagulação são adequados para manter o TTPa normal. A constatação simultânea de trombocitopenia e achados compatíveis com anemia por perda de sangue sustentam o diagnóstico de CID, com hemorragia patológica.

Resumo

Diarreia causada por *E. coli* enterotoxêmica, pancreatite, hepatite e CID foram confirmadas durante a necropsia. Também constatou-se, à necropsia, aumento de pâncreas correspondente a 5 ou 6 vezes o tamanho normal do órgão e hepatomegalia. O exame histopatológico revelou inflamação e necrose do pâncreas, esteatite mesentérica difusa, necrose gordurosa, saponificação de gordura e inflamação hepática com presença de trombos nas veias centrais, associados à necrose isquêmica focal. Com frequência, o leucograma de equinos não reflete doença inflamatória.

Caso 29

Resenha: cão mestiço de Corgi Galês, macho, 9 anos, 14 kg, de Wisconsin.

Histórico: articulações rígidas, claudicação há 1 semana, dor intensa na região dos ombros, anorexia há 1 dia.

Exame físico: mucosas pálidas, respiração difícil. Quando sedado para radiografias, foram notados hematoma sob a língua (ver Figura 1) e hematomas na região axilar.

Hematologia	Dia 1	Dia 2	Intervalo de referência
Volume globular (%)	23	24	37 a 55
He (×10⁶/mℓ)	3,24	3,1	5,5 a 8,5
Hb (g/dℓ)	7,1	7,8	12 a 18
VGM (fℓ)	73	75	60 a 77
CHCM (g/dℓ)	34,5	32,5	31 a 34
Reticulócitos (10³/μℓ)	74,5	409,2	0 a 60
CTCN (10³/μℓ)	23,8	48,6	6,0 a 17,0
Neutrófilos segmentados (10³/μℓ)	12,9	31,1	3,0 a 11,5
Neutrófilos bastonetes (10³/μℓ)	4,5	5,3	0 a 0,3
Monócitos (10³/μℓ)	3,5	0,5	0,2 a 1,4
Linfócitos (10³/μℓ)	3,6	6,8	1,0 a 4,8
Eosinófilos (10³/μℓ)	–	0,4	0,1 a 1,2
HeN (10³/μℓ)	0	3,4	0
Plaquetas (10³/μℓ)	66	43	200 a 500
Proteína plasmática por refratometria (g/dℓ)	5,4	7,0	6,0 a 8,0

Hemopatologia: plaquetas aglomeradas no Dia 1, sem aglomeração de plaquetas no Dia 2; neutrófilos tóxicos estão presentes no Dia 2.

Sorologia

Um teste SNAP 4Dx foi positivo para *Borrelia burgdorferi* (doença de Lyme).

Perfil bioquímico

As únicas anormalidades são mostradas a seguir.

		Intervalo de referência
Bilirrubina total (mg/dℓ)	0,6	0,1 a 0,6
Proteína total (g/dℓ)	5,2	5,4 a 7,4
Albumina (g/dℓ)	2,5	2,7 a 4,5

Exame de urina	
Cor	Marrom
Aspecto	Opaco
Densidade	1,019
Proteína	**2+ (100 mg/dℓ)**
Bilirrubina	**3+ (6 mg/dℓ)**
Sangue	**4+**
Sedimento	
He/cga	**5**
Cristais de bilirrubina presentes	

Perfil de coagulação				
	Dia 1	Dia 2	Dia 23	Intervalo de referência
TTPa (segundos)	26	17,5	17,1	14 a 19
TP (segundos)	> 200	194,6	107,4	75 a 105

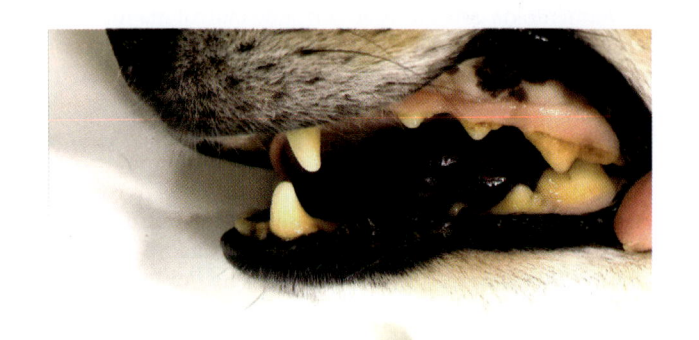

Figura 1 Hematoma sob a língua do paciente.

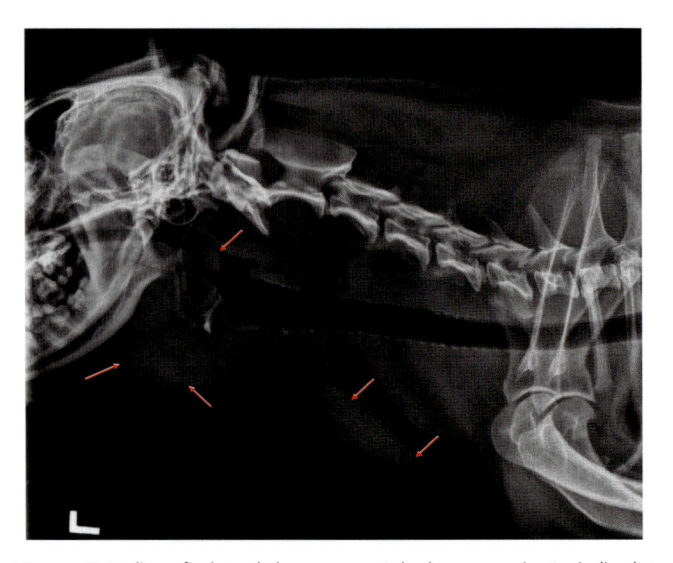

Figura 2 Radiografia lateral do pescoço. Achados anormais são indicados pelas setas.

Interpretação

Hematologia

O cão tem uma anemia regenerativa normocítica normocrômica nos Dias 1 e 2, provavelmente decorrente da perda de sangue. No Dia 2, a anemia é extremamente regenerativa, como evidenciado pela reticulocitose acentuada. Todas as medidas de massa de hemácias estão diminuídas.

Um leucograma inflamatório está presente, conforme indicado pela neutrofilia acentuada e presença de neutrófilos bastonetes nos Dias 1 e 2. A monocitose no Dia 1 provavelmente também decorre da inflamação. Linfocitose está presente no Dia 2, possivelmente em razão da estimulação antigênica.

A trombocitopenia pode ser parcialmente resultado da perda sanguínea, mas a perda de sangue não seria responsável por essa magnitude de trombocitopenia. Outras considerações devem incluir coagulopatia intravascular disseminada (CID), uma vez que TTPa e TP estão prolongados. O cão tem anticorpos positivos para doença de Lyme, que raramente tem sido associada à trombocitopenia em cães. Outros diferenciais devem incluir trombocitopenia imunomediada. Falta de produção de plaquetas não é provável, considerando que a medula óssea está funcional conforme indicado por anemia regenerativa e neutrofilia. A toxicose por varfarina (ver adiante) tem sido associada com trombocitopenia leve a acentuada em cães. O mecanismo não é conhecido, mas, aparentemente, não está relacionado à CID.[1]

A estimativa da proteína plasmática diminui ligeiramente no Dia 1, provavelmente em virtude da perda de sangue.

Sorologia

O cão tinha anticorpos contra *Borrelia burgdorferi*. Doença de Lyme tem sido raramente associada a trombocitopenia e artropatia,[2,3] e uma vez que o cão era de uma região endêmica, foi feito um diagnóstico inicial provisório da doença de Lyme. No entanto, a maioria dos cães de áreas endêmicas é portadora de anticorpos, com uma pequena porcentagem com infecções ativas.[3]

Bioquímica

As únicas anormalidades presentes foram uma diminuição da proteína total e albumina, provavelmente decorrente da perda de sangue nesse caso. No entanto, a proteinúria, embora provavelmente decorrente de hematúria, pode ser a causa da hipoalbuminemia, e a razão proteína:creatinina na urina deve ser investigada.

Exame de urina

A urina contém 4+ de sangue conforme medido na fita. Hemácias foram vistas no sedimento urinário, mas não tantos como seria sugerido pelo sangue 4+. A proteinúria pode estar associada à hematúria. Bilirrubina e cristais de bilirrubina estavam presentes, mais do que o habitual com uma bilirrubina sérica dentro do intervalo de referência. A bilirrubina é provavelmente decorrente do aumento da destruição extracelular de hemácias após hemorragia em tecidos. A hematúria é consistente com sangramento em outras áreas, como debaixo da língua.

Painel de coagulação

O TTPa e o TP são prolongados no Dia 1, e o TP é acentuadamente prolongado nos Dias 1 e 2; o TP ainda está um pouco prolongado no Dia 23. Diferenciais para prolongamento de ambos, o TTPa e o TP, indicando defeitos tanto nas vias de coagulação intrínsecas quanto extrínsecas e/ou comuns, incluem CID, insuficiência hepática e deficiência de fatores dependentes de vitamina K (II, VII, IX, X). A trombocitopenia em conjunto com TTPa e TP prolongados pode sugerir CID, e testes, como dímero D ou produtos de degradação da fibrina, são indicados, mas não foram realizados. Insuficiência hepática foi excluída como diferencial, porque colesterol, BUN e ácidos biliares estavam dentro do intervalo de referência. A intoxicação por varfarina permaneceu o principal diferencial, pois bloqueia a epóxido redutase da vitamina K que reativa a vitamina K_1. Sem vitamina K_1 ativa, os fatores II, VII, IX e X diminuíram a capacidade de coagulação. O teste PIVKA (proteínas induzidas pela ausência ou antagonismo da vitamina K), às vezes, é usado para confirmar a intoxicação por varfarina,[4] mas não foi realizado nesse caso.

Radiologia

Há uma massa lobular na faringe, dorsal ao aparelho hioide (Figura 2). Isso é inespecífico e incomum, e as considerações normalmente seriam uma neoplasia ou uma massa inflamatória, mas, neste paciente, era um hematoma. Há também inchaço mal definido na região submandibular e na face ventral do pescoço. Esses também são inespecíficos, e as considerações são celulite/abscesso e tumor difuso, como mastocitoma, mas, neste paciente, hematomas devem ser considerados. Essa é uma distribuição muito incomum de hemorragias decorrentes de uma coagulopatia, mas ilustram que a variação é comumente observada.

Resumo e desfecho

O histórico adicional revelou que o cão havia sido exposto à difacinona, um rodenticida varfarínico de ação prolongada, e tinha histórico prévio de intoxicação por difacinona. O cachorro foi tratado com 5 mg/kg de vitamina K_1 diariamente, dividido em duas doses, por 30 dias, e se recuperou sem intercorrências. Ele também foi tratado com doxiciclina por 1 mês para doença de Lyme, embora provavelmente desnecessariamente. Aspiração para confirmar a presença de sangue nas articulações teria sido diagnosticamente útil para possivelmente explicar a claudicação, que foi resolvida após terapia com vitamina K_1. Sangramento em articulações em humanos, como resultado da terapia com varfarina ou coagulopatias hereditárias, foi relatado como induzindo inflamação e dor nas articulações.[5,6]

Embora uma explicação para o leucograma inflamatório marcado não estivesse prontamente aparente, a intoxicação por varfarina foi relatada como causadora de leucocitose e neutrofilia, possivelmente relacionadas a hemorragia nos tecidos e inflamação resultante, mas, em alguns casos, simplesmente decorrente de um leucograma de estresse.[7,8]

Colaboradores: Drs. Mary Anna Thrall e Donald Thrall.

Caso 30

Resenha: cadela da raça Cocker Spaniel, com 3 anos de idade.
Histórico: deixada no carro do proprietário em um estacionamento durante cerca de 3 horas, em uma tarde quente de verão.
Exame físico: depressão e desidratação moderada.

Hematologia		Intervalo de referência
VG (%)	**58**	37 a 55
CTCN (×10³/µℓ)	16	6,0 a 17
Seg (×10³/µℓ)	**13,4**	3,0 a 11,5
Mono (×10³/µℓ)	**1,6**	0,1 a 1,3
Linf (×10³/µℓ)	1,0	1,0 a 4,8
Plaquetas (×10³/µℓ)	Normal	200 a 500

Perfil bioquímico		Intervalo de referência
Glico (mg/dℓ)	**142**	65 a 122
BUN (mg/dℓ)	**62**	7,0 a 28
Creat (mg/dℓ)	**3,0**	0,9 a 1,7
Ca (mg/dℓ)	**8,4**	9,0 a 11,2
P (mg/dℓ)	4,9	2,8 a 6,1
PT (g/dℓ)	**9,4**	5,4 a 7,4
Alb (g/dℓ)	**5,4**	2,7 a 4,5
Glob (g/dℓ)	**4,0**	1,9 a 3,4
BT (mg/dℓ)	0,4	0 a 0,4
Col (mg/dℓ)	160	130 a 370
ALT (UI/ℓ)	**178**	10 a 120
ALP (UI/ℓ)	60	35 a 280
Na (mEq/ℓ)	**164**	145 a 158
K (mEq/ℓ)	5,4	4,1 a 5,5
Cl (mEq/ℓ)	124	106 a 127
TCO$_2$ (mEq/ℓ)	14	14 a 27
An. gap (mEq/ℓ)	**31,4**	8,0 a 25
Osmolalidade mens. (mOsm/kg)	**358**	290 a 310
Osmolalidade calc. (mOsm/kg)	**344**	290 a 310
Gap osmol (mOsm/kg)	**14**	0 a 10

Hemogasometria (arterial)		Intervalo de referência
pH	**7,09**	7,33 a 7,45
PCO$_2$ (mmHg)	**46**	24 a 39
HCO$_3$ (mEq/ℓ)	**13**	14 a 24

Exame de urina			
Cor	Amarelo-escura	**Sedimento urinário**	
Aspecto	Turvo	Leuco/cga	2 a 3
Densidade	**1,011**	He/cga	4 a 5
Proteína	**1+**	Cél. epitel/cga	2 a 3
Glicose	Negativa	Cilindros/cpa	**2 a 3 granulares finos**
Bilirrubina	Negativa	Cristais	2+ oxalato de Ca
Sangue	Negativo	Bactérias	0
pH	5,5		

Interpretação

Hematologia

Hemoconcentração é indicada pelo aumento do VG e pelos sinais de desidratação. Neutrofilia discreta, monocitose e linfopenia limítrofe provavelmente são secundárias ao estresse ou ao aumento do teor de corticosteroide endógeno ou exógeno.

Perfil bioquímico

Há discreta hiperglicemia, possivelmente devido à resposta catecolaminérgica ou ao estresse.

Nota-se aumento de BUN e da concentração sérica de creatinina. Ver discussão sobre exame de urina a seguir para verificar se a azotemia é pré-renal, renal ou pós-renal.

Hiperproteinemia com hiperalbuminemia indica desidratação. É provável que nesse caso a hiperglobulinemia também seja decorrente da desidratação.

Há discreta hipocalcemia em razão da hiperalbuminemia secundária à desidratação. Portanto, a concentração sérica de cálcio está verdadeiramente diminuída. Isso é frequentemente verificado em animais submetidos ao estresse pelo calor em consequência da extensa lesão tecidual e da precipitação de sais de cálcio em áreas isquêmicas.

O discreto aumento da atividade sérica de ALT pode não ser relevante ou pode refletir algum grau de lesão hepatocelular.

A hipernatremia, juntamente com outros sinais de desidratação, indica desidratação hipertônica. Isso é comumente notado em cães submetidos ao estresse pelo calor em razão da maior perda de água imperceptível, com excesso de soluto, em decorrência da evaporação causada por hiperventilação.

Os valores da osmolalidade mensurada e da osmolalidade calculada estão aumentados, compatíveis com desidratação hipertônica. O *gap osmol* também está elevado, indicando acúmulo de solutos osmoticamente ativos não mensuráveis no sangue. O *anion gap* está igualmente elevado; em razão da desidratação e de provável hipoperfusão tecidual, é possível algum grau de acidose láctica.

Hemogasometria

Nota-se acidose mista, metabólica (diminuição do teor de bicarbonato) e respiratória (teor de PCO_2 elevado). A acidose metabólica deve-se à acidose láctica induzida pela hipoperfusão tecidual. A acidose respiratória sugere comprometimento da função pulmonar.

Exame de urina

A constatação de proteinúria 1+ e densidade urinária 1,011 indica importante perda de proteínas na urina. Os cilindros granulares finos sugerem lesão do epitélio tubular. A isostenúria decorrente de desidratação e azotemia, mesmo não havendo depleção de eletrólitos, também sugere doença renal. É provável que esse animal apresente insuficiência renal aguda secundária ao estresse pelo calor. A presença de cristais de oxalato de cálcio pode não ter importância clínica ou pode representar uma perda de cálcio ocasionada por lesão de túbulo renal associada à hipocalcemia.

Resumo

Estresse pelo calor, desidratação hipertônica e insuficiência renal aguda. Caso não haja histórico ou se tenha dúvida a respeito de sua veracidade, achados laboratoriais como esses são altamente sugestivos de intoxicação por anticongelante. Para esclarecer definitivamente essa possibilidade, recomenda-se mensurar a concentração de etilenoglicol no soro.

Caso 31

Resenha: cão não castrado, com 4 anos de idade, da raça Cairn Terrier.
Histórico: apresenta períodos intermitentes de fraqueza e claudicação.
Exame físico: desidratação discreta, ar expirado com odor fétido, dentes recobertos por tártaro.

Hematologia		Intervalo de referência
VG (%)	**11**	37 a 55
Hb (g/dℓ)	**4,0**	12 a 18
He (×10⁶/µℓ)	**1,64**	5,5 a 8,5
VGM (fℓ)	67	60 a 72
CHCM (g/dℓ)	36	34 a 38
Retic (×10³/µℓ)	13,1	< 60
CTCN (×10³/µℓ)	8,7	6,0 a 17
Seg (×10³/µℓ)	7,7	3,0 a 11,5
Bast (×10³/µℓ)	0,1	0 a 0,3
Mono (×10³/µℓ)	0,3	0,1 a 1,3
Linf (×10³/µℓ)	**0,4**	1,0 a 4,8
Eos (×10³/µℓ)	0,2	0,1 a 1,2
Plaquetas (×10³/µℓ)	370	200 a 500
PT (P) (g/dℓ)	6,8	6,0 a 8,0

Hemopatologia: discreto grau de anisocitose e policromasia.

Perfil bioquímico		Intervalo de referência
Glico (mg/dℓ)	91	65 a 122
BUN (mg/dℓ)	**183 (65,3)**	7,0 a 28 (2,5 a 10 mmol/ℓ)
Creat (mg/dℓ)	**8,1 (716)**	0,9 a 1,7 (79 a 150 µmol/ℓ)
Ca (mg/dℓ)	**8,2 (2,05)**	9,0 a 11,2 (2,25 a 2,8 mmol/ℓ)
P (mg/dℓ)	**17,2 (5,5)**	2,8 a 6,1 (0,9 a 2,9 mmol/ℓ)
PT (g/dℓ)	5,8	5,4 a 7,4
Alb (g/dℓ)	3,2	2,7 a 4,5
Glob (g/dℓ)	2,6	1,9 a 3,4
BT (mg/dℓ)	0,4	0 a 0,4
Col (mg/dℓ)	180	130 a 370
ALT (UI/ℓ)	19	10 a 120
AST (UI/ℓ)	17	16 a 40
ALP (UI/ℓ)	40	35 a 280
Na (mEq/ℓ)	146	145 a 158
K (mEq/ℓ)	5,0	4,1 a 5,5
Cl (mEq/ℓ)	115	106 a 127
TCO₂ (mEq/ℓ)	16	14 a 27
An. gap (mEq/ℓ)	20	8,0 a 25

Exame de urina (urina obtida por cateterização)			
Cor	Amarela	**Sedimento urinário**	
Aspecto	Claro	Leuco/cga	3 a 5
Densidade	**1,008**	He/cga	2 a 3
Proteína	Traços	Cél. epitel/cga	0
Glicose	Negativa	Cilindros/cpa	0
Bilirrubina	Negativa	Cristais	0
Sangue	Negativo	Bactérias	0
pH	5,0		

Interpretação

Hematologia

A anemia não regenerativa é secundária à doença renal crônica. A menor síntese renal de eritropoetina é um fator importante na etiologia da anemia em animais com doença renal crônica. A gravidade da anemia é incomum na doença renal crônica. Tipicamente, a anemia decorrente de nefropatia crônica é discreta ou moderada. No caso em questão, também devem ser consideradas outras causas de anemia não regenerativa.

A linfopenia é ocasionada pelo aumento da concentração de esteroide no sangue associado ao estresse. A resposta leucocitária não é uma resposta típica da mediada por esteroide, na qual tipicamente uma neutrofilia madura acompanha a linfopenia. É provável que a quantidade de neutrófilos latentes do animal estivesse no limite inferior de normalidade e que esse valor quase dobrou pelo efeito do esteroide.

Perfil bioquímico

Os teores de BUN, creatinina e fósforo estão muito elevados, indicando menor taxa de filtração glomerular. Essas substâncias são filtradas passivamente nos glomérulos; qualquer condição que provoque diminuição da filtração glomerular resulta na retenção desses componentes do sangue. Considerando a densidade urinária na faixa de isostenúria, é muito provável que haja azotemia renal primária.

Pelo menos dois mecanismos participam na etiologia da hipocalcemia. A concentração de fósforo está muito elevada e o produto da multiplicação Ca × P é igual a 141. Quando esse produto é superior a 70, ocorre precipitação de cálcio e fósforo nos tecidos moles, reduzindo a concentração sérica de cálcio. Além disso, a doença renal crônica pode resultar em menor ativação renal da vitamina D (ou seja, conversão de 25-hidroxicolecalciferol em 1,25-di-hidroxicolecalciferol). O menor teor de vitamina D ativada ocasiona menor absorção intestinal de cálcio.

Exame de urina

A densidade urinária na faixa de isostenúria em um animal azotêmico sugere que o paciente seja incapaz de concentrar a urina. Os animais com azotemia pré-renal causada por menor perfusão renal (p. ex., desidratação, insuficiência cardíaca, choque circulatório) devem conservar água e concentrar a urina. A obtenção da densidade urinária é fundamental para a interpretação adequada da causa de azotemia.

Sedimento urinário: pequeno número de leucócitos e hemácias na urina é normal. Essa quantidade deve ser interpretada considerando-se a concentração da urina e a técnica utilizada para obter o sedimento. No caso em questão, a quantidade de leucócitos pode estar ligeiramente aumentada, sugerindo inflamação de trato urinário.

Resumo

Os resultados sugerem insuficiência renal crônica. A cronicidade é indicada pela anemia não regenerativa, não constatada na insuficiência renal aguda. Nesse caso, o diagnóstico pós-morte foi nefrite intersticial crônica ou doença renal terminal. Não havia lesões sugestivas de inflamação supurativa no trato urinário.

Caso 32

Resenha: fêmea canina não castrada, com 9 anos de idade.
Histórico: abscesso em membro pélvico há 2 meses; vômito intermitente há 2 dias.
Exame físico: aumento de volume dos linfonodos poplíteos e cervicais.

Hematologia		Intervalo de referência
VG (%)	**35**	37 a 55
Hb (g/dℓ)	12,1	12 a 18
He (×10⁶/μℓ)	5,6	5,5 a 8,5
VGM (fℓ)	62	60 a 72
CHCM (g/dℓ)	36	34 a 38
Retic (×10³/μℓ)	22,4	< 60
CTCN (×10³/μℓ)	13	6,0 a 17
Seg (×10³/μℓ)	9,4	3,0 a 11,5
Bast (×10³/μℓ)	0,1	0 a 0,3
Mono (×10³/μℓ)	0,8	0,1 a 0,3
Linf (×10³/μℓ)	2,4	1,0 a 4,8
Eos (×10³/μℓ)	0,3	0,1 a 1,2
Plaquetas (×10³/μℓ)	250	200 a 500
PT (P) (g/dℓ)	6,2	6,0 a 8,0

Hemopatologia: normal.

Perfil bioquímico		Intervalo de referência
Glico (mg/dℓ)	89	65 a 122
BUN (mg/dℓ)	**114 _(40,7)_**	7,0 a 28 _(2,5 a 10 mmol/ℓ)_
Creat (mg/dℓ)	**3,2 _(283)_**	0,9 a 1,7 _(79 a 150 μmol/ℓ)_
Ca (mg/dℓ)	**8,5 _(2,12)_**	9,0 a 11,2 _(2,25 a 2,8 mmol/ℓ)_
P (mg/dℓ)	**8,8 _(2,84)_**	2,8 a 6,1 _(0,9 a 2,9 mmol/ℓ)_
PT (g/dℓ)	**5,2**	5,4 a 7,4
Alb (g/dℓ)	**1,2**	2,7 a 4,5
Glob (g/dℓ)	**4,0**	1,9 a 3,4
BT (mg/dℓ)	0,3	0 a 0,4
Col (mg/dℓ)	**582 _(15,1)_**	130 a 370 _(3,4 a 9,6 mmol/ℓ)_
ALT (UI/ℓ)	18	10 a 120
AST (UI/ℓ)	20	16 a 40
ALP (UI/ℓ)	22	35 a 280
Na (mEq/ℓ)	**142**	145 a 158
K (mEq/ℓ)	4,7	4,1 a 5,5
Cl (mEq/ℓ)	120	106 a 127
TCO₂ (mEq/ℓ)	18	14 a 27
An. gap (mEq/ℓ)	9,0	8,0 a 25
Amilase (UI/ℓ)	**1.530**	50 a 1.250
Lipase (UI/ℓ)	**720**	30 a 560

Exame de urina (urina obtida por cateterização)			
Cor	Amarela	**Sedimento urinário**	
Aspecto	Turvo	Leuco/cga	0
Densidade	**1,021**	He/cga	0
Proteína	**4+**	Cél. epitel/cga	0
Glicose	Negativa	Cilindros/cpa	2 a 3 granulares
Bilirrubina	Negativa	Cristais	0
Sangue	Negativo	Bactérias	0
pH	6,0		
Razão proteína:creatinina	5,4		

Interpretação

Hematologia

Há discreta anemia não regenerativa (contagem de reticulócitos na faixa de normalidade). Devem-se adotar procedimentos para avaliar doença endócrina, doença renal e doença inflamatória crônica como causas potenciais dessa anormalidade. No caso em questão, é provável que a doença renal crônica seja a causa primária. O leucograma não mostra evidência de doença inflamatória ativa.

Perfil bioquímico

A azotemia, indicada pelo aumento dos teores de BUN e de creatinina, deve ser classificada como renal porque a concentração da urina não está normal (i. e., < 1,030), sugerindo perda da capacidade de concentração renal.

Provavelmente, a hipocalcemia deve-se a dois fatores. O produto da multiplicação cálcio × fósforo é igual a 75. Quando esse produto é superior a 70, pode ocorrer precipitação de cálcio e fósforo nos tecidos moles, resultando em menor concentração sérica de cálcio. Além disso, na doença renal crônica, há menor ativação renal da vitamina D e, consequentemente, menor absorção de cálcio no intestino delgado.

A hiperfosfatemia é decorrente da menor taxa de filtração glomerular (TFG). No caso em questão, a doença glomerular causou redução da TFG e, em consequência, hiperfosfatemia.

Considerando a proteinúria marcante, a causa mais provável de hipoproteinemia e hipoalbuminemia é a perda renal de proteínas, mais provavelmente devido à doença glomerular. É mais provável que a hiperglobulinemia seja decorrente da estimulação antigênica crônica. Histórico prévio de abscesso e subsequente aumento de linfonodos são compatíveis com essa estimulação antigênica (i. e., a infecção original pode não ter sido totalmente eliminada, resultando em estímulo antigênico crônico e hiperplasia de tecido linfoide). Esse estímulo antigênico crônico pode predispor a algum tipo de doença glomerular.

A hipercolesterolemia é interpretada como um componente da síndrome nefrótica. Na síndrome nefrótica, um conjunto de anormalidades que podem estar associadas à doença glomerular grave, notam-se hipoalbuminemia, proteinúria, hipercolesterolemia e edema. No caso em questão, não se constatou edema; no entanto, a presença dos outros três componentes sugere a possibilidade dessa síndrome. Provavelmente, não há edema até que o teor de albumina atinja valor inferior a 1,0 g/dℓ. O mecanismo fisiopatológico da hipercolesterolemia verificada nessa síndrome não é conhecido.

A causa da discreta hiponatremia não está clara; a perda renal de Na é a causa mais provável. Havendo edema, é possível que a diluição do Na extracelular nesse líquido (terceiro espaço) possa resultar em menor concentração sérica de sódio. No entanto, no caso em questão, não foi constatado edema; mesmo em animais com edema, não é comum ocorrência de hiponatremia.

Em geral, as atividades séricas de lipase e amilase elevam-se em animais com menor TFG. Embora outras causas de aumento dessas atividades, como pancreatite, possam ser consideradas, os sinais clínicos e outros resultados de exames laboratoriais são mais compatíveis com menor TFG, resultando em aumento leve das atividades dessas enzimas.

Exame de urina

A capacidade para concentrar a urina é inadequada. Caso a azotemia desse cão fosse ocasionada por fatores pré-renais, como desidratação, insuficiência cardíaca ou choque circulatório, a densidade urinária deveria ser > 1,030. O valor da densidade urinária sugere incapacidade em concentrar urina e azotemia renal primária. Exclui-se a possibilidade de azotemia pós-renal pela comprovação de fluxo uretral normal por meio de cateterização e pela ausência de extravasamento de urina nos tecidos ou no abdome. A incapacidade de concentrar urina deve-se à perda de néfrons e/ou lesão tubular. É provável que o animal em questão apresente ambas as alterações. Embora a doença acometa principalmente os glomérulos, resulta lesão glomerular grave, secundariamente, em lesão tubular e perda de néfrons.

Proteinúria 4+ em urina moderadamente diluída e razão proteína:creatinina na urina (PCU) de 5,4 indicam proteinúria grave. Na ausência de sinais de hemorragia ou inflamação (ou seja, aumento da quantidade de hemácias ou de leucócitos no sedimento urinário), PCU > 1,0 é anormal para cães; PCU > 5,0 sugere doença glomerular; e PCU > 15,0 indica doença glomerular.

Resumo

A biopsia renal revelou amiloidose. É provável que uma infecção crônica que resultou em estimulação antigênica crônica tenha predisposto o cão a essa doença. Possivelmente, o aumento de volume dos linfonodos foi decorrente da hiperplasia secundária ao estímulo antigênico crônico. A combinação de hipoalbuminemia, proteinúria e hipercolesterolemia sugere início iminente de síndrome nefrótica.

Caso 33

Resenha: gato castrado, com 13 anos de idade.
Histórico: paralisia de membros posteriores, dispneia, vômito.
Exame físico: letargia, dispneia, sopro sistólico.

Hematologia	Dia 1	Intervalo de referência
VG (%)	35	24 a 45
Hb (g/dℓ)	11,3	8,0 a 15
He (×10^6/μℓ)	8,05	5,0 a 11
VGM (fℓ)	44	39 a 50
CHCM (g/dℓ)	**32**	33 a 37
CTCN (×10^3/μℓ)	18,1	5,5 a 19,5
Seg (×10^3/μℓ)	**16,3**	2,5 a 12,5
Mono (×10^3/μℓ)	0,5	0 a 0,8
Linf (×10^3/μℓ)	**0,9**	1,5 a 7,0
Baso (×10^3/μℓ)	0,2	Raros
HeN (×10^3/μℓ)	**0,2**	0
Plaquetas (×10^3/μℓ)	Normal	
PT (P) (g/dℓ)	7,2	6,0 a 8,0
Hemopatologia: normal		

Perfil bioquímico	Dia 1	Dia 3	Intervalo de referência
Glico (mg/dℓ)	**153 (8,4)**	**360 (19,8)**	67 a 124 (3,7 a 6,8 mmol/ℓ)
BUN (mg/dℓ)	**46 (16,4)**	**137 (48,9)**	17 a 32 (6,1 a 11,4 mmol/ℓ)
Creat (mg/dℓ)	**2,9 (256)**	**9,8 (866)**	0,9 a 2,1 (80 a 186 mmol/ℓ)
Ca (mg/dℓ)	**8,4 (2,12)**	**4,9 (1,22)**	8,5 a 11 (2,12 a 2,75 mmol/ℓ)
P (mg/dℓ)	**8,0 (2,6)**	**16,1 (5,2)**	3,3 a 7,8 (1,1 a 2,5 mmol/ℓ)
PT (g/dℓ)	6,9	**5,4**	5,9 a 8,1
Alb (g/dℓ)	2,8	2,4	2,3 a 3,9
Glob (g/dℓ)	4,1	3,0	2,9 a 4,4
BT (mg/dℓ)	0,2	0,3	0 a 0,3
Col (mg/dℓ)	192	151	60 a 220
ALT (UI/ℓ)	**158**	**294**	30 a 100
AST (UI/ℓ)	**461**	**643**	14 a 38
ALP (UI/ℓ)	54	25	6,0 a 106
GGT (UI/ℓ)	0	1,0	0 a 1,0
CK (UI/ℓ)	**45.313**	**350.930**	60 a 300
Na (mEq/ℓ)	150	**139**	146 a 160
K (mEq/ℓ)	4,9	**6,6**	3,7 a 5,4
Cl (mEq/ℓ)	119	**99**	112 a 129
TCO$_2$ (mEq/ℓ)	19,2	15,9	14 a 23
An. gap (mEq/ℓ)	17	**31**	10 a 27

Exame de urina (cistocentese)	Dia 1	Dia 3		Sedimento urinário	Dia 1	Dia 3
Cor	Amarelo-escura	Amarelo-clara		Leuco/cga	**15 a 20**	0 a 1
Aspecto	Turvo	Claro		He/cga	**35 a 50**	5 a 10
Densidade	1,050	**1,010**		Cél. epitel/cga	0	0
Proteína	**2+**	**1+**		Cilindros/cpa	**Poucos granulares**	0
Glicose	**4+**	**4+**		Cristais	0	0
Cetonas	**2+**	Negativa				
Bilirrubina	Negativa	Negativa		Bactéria	0	0
Sangue	**4+**	**4+**				
pH	5,5	5,0				

Excreção fracionada	Dia 1	Intervalo de referência
Na (%)	**7,2**	< 1,0
K (%)	**165,1**	5,0 a 20
P (%)	**68,6**	< 7 a 21
Ca (%)	**10,5**	< 1,0

Testes de coagulação	Dia 1	Dia 3	Intervalo de referência
TP (segundos)	10,0	8,9	7,0 a 11,5
TTPa (segundos)	**8,2**	16,5	10 a 18

Teste endócrino	Dia 1	Dia 3	Intervalo de referência
T4 total (μg/dℓ)		1,34	1,2 a 4,8

Interpretação

Hematologia

Considerando os valores normais das outras mensurações eritrocitárias, provavelmente a CHCM ligeiramente diminuída não tenha importância clínica. Neutrofilia madura e linfopenia são típicas de leucograma de estresse. É provável que a quantidade de basófilos seja insignificante. Ocasionalmente, é possível encontrar hemácias nucleadas no sangue de animais sadios. Na ausência de anemia e de outras anormalidades eritrocitárias, a presença de hemácias nucleadas nesse gato não tem relevância clínica.

Perfil bioquímico

Nota-se hiperglicemia no Dia 1 e no Dia 3. É provável que a causa de tal anormalidade seja a intensa excitação ou estresse e o consequente aumento dos teores de epinefrina ou corticosteroide, respectivamente. O leucograma é sugestivo de estresse. A constatação de cetonúria no Dia 1 indica que a possibilidade de diabetes melito também é considerada. Embora a concentração sanguínea de glicose do gato no Dia 1 não esteja acima do limiar renal, a detecção de glicosúria nesse dia sugere que o animal possa ter apresentado crise hiperglicêmica ou que o paciente tenha baixo limiar renal para glicose.

Nota-se azotemia de discreta a grave. Como a densidade urinária está aumentada no Dia 1, nesse dia a azotemia parece ser pré-renal. Nota-se que no Dia 3 a densidade urinária se encontra na faixa de isostenúria e pode ser de origem renal; no

entanto, o gato foi submetido à fluidoterapia que, mais do que a insuficiência renal, pode ter ocasionado baixa densidade urinária nesse dia.

A hipocalcemia progrediu de discreta, no Dia 1, para marcante no Dia 3. Embora a intoxicação por etilenoglicol possa causar hipocalcemia e provocar azotemia grave, não ocorre paralisia de membros pélvicos e aumento da atividade de CK na intoxicação por etilenoglicol. No Dia 1, o produto da multiplicação Ca × P era 67; no Dia 3, esse valor elevou-se para 79. Portanto, pode ter ocorrido precipitação de Ca e P nos tecidos no Dia 3, explicando, em parte, a hipocalcemia. A extensa destruição tecidual, evidenciada pelo aumento da atividade de CK, pode ter ocasionado precipitação de cálcio nos tecidos lesionados e, em consequência, hipocalcemia.

A hiperfosfatemia deve-se à menor taxa de filtração glomerular. A manutenção da fosfatemia normal depende do *clearance* glomerular normal de fósforo.

A concentração sérica de proteína total era normal no Dia 1, porém diminuída no Dia 3. Embora os teores de albumina e de globulinas permanecessem na faixa de normalidade, eles diminuíram em razão da fluidoterapia e subsequente expansão do volume sanguíneo. Considerando a normalidade das concentrações de albumina e globulinas, a relevância clínica da hipoproteinemia é questionável.

O aumento da atividade sérica de ALT sugere discreta lesão de hepatócitos, que se tornou moderada.

O aumento simultâneo das atividades de AST e CK no soro indica lesão muscular. Como a CK tem meia-vida curta (menos de 4 horas), a atividade extremamente alta de CK indica lesão muscular ativa. A enzima AST também está presente nos hepatócitos e a lesão hepática é uma explicação alternativa para o aumento da atividade sérica dessa enzima; contudo, considerando o aumento da atividade sérica de CK, é mais provável que tais enzimas sejam oriundas de músculos.

A hiponatremia constatada no Dia 3 pode ter sido causada pela perda renal de sódio (ver resultado da excreção fracionada). Ademais, como a hipocloremia também é evidente, o vômito também poderia ser a causa da perda de sódio. A hipocloremia verificada no Dia 3 pode ser decorrente tanto da perda renal quanto do vômito.

A hiperpotassemia notada no Dia 3 pode ter várias causas. Como o gato apresenta insuficiência renal, os rins podem não estar excretando normalmente o potássio. Esse animal também apresenta importante grau de necrose tecidual, com possível liberação de K pelas células mortas ou em fase de necrose.

O aumento do *anion gap* sugere aumento da concentração de ânions, como cetonas, ácidos urêmicos, fosfatos, sulfatos ou lactatos. No Dia 3, não se constatou cetona na urina desse gato; portanto, não é provável que haja cetose clinicamente importante. Como o gato apresenta azotemia grave, é provável que haja aumento da concentração de ácidos urêmicos. O teor sérico de fósforo confirma que o aumento do conteúdo de fosfatos está contribuindo para o aumento do *anion gap*. O diagnóstico final indicou que esse gato teve importante lesão tecidual que, provavelmente, ocasionou maior concentração sérica de sulfatos. Hipoxia também foi um componente da doença nesse animal; portanto, também havia acidose láctica.

Exame de urina

As implicações da densidade urinária foram discutidas na interpretação da azotemia nesse gato. Notaram-se proteinúria e hematúria nos 2 dias, bem como piúria no Dia 1. Essas anormalidades sugerem inflamação de trato urinário. Cistite e pielonefrite são as possíveis causas dessa inflamação. A concentração de proteína diminuiu entre o Dia 1 e o Dia 3, provavelmente refletindo a alteração na concentração da urina, com maior diluição de proteínas no Dia 3. Piúria e hematúria possivelmente contribuíram para a proteinúria. Outras causas de proteinúria, como doença glomerular ou tubular, não podem ser excluídas. A pesquisa de sangue pelo teste da tira reagente mostrou-se positiva tanto no Dia 1 quanto no Dia 3, mas a quantidade de hemácias diminuiu acentuadamente entre esses 2 dias. Isso sugere que o teste positivo deveu-se à hemoglobinúria ou à mioglobinúria. Considerando a evidência de lesão muscular (aumento de CK), é mais provável que haja mioglobinúria.

Nota-se glicosúria marcante nos 2 dias. No Dia 3, isso reflete uma concentração sanguínea de glicose que excede o limiar renal. É mais difícil explicar a glicosúria verificada no Dia 1, quando o teor de glicose no sangue está abaixo do limiar renal. Embora seja possível que o gato apresente menor limiar renal, também é provável que a glicemia tenha oscilado no Dia 1, com períodos de glicemia acima do limiar renal.

A presença de alguns cilindros granulares sugere lesão tubular.

A importância do resultado positivo na pesquisa de cetona na urina é abordada na discussão a respeito da hiperglicemia.

Nota-se aumento na excreção fracionada de Na, K, P e Ca. Isso indica reabsorção anormal desses eletrólitos e, nesse caso, provavelmente se deve à lesão renal aguda.

Testes de coagulação

O tempo de tromboplastina parcial ativada (TTPa) está ligeiramente diminuído no Dia 1 e provavelmente reflete uma condição de hipercoagulação do gato. O mecanismo fisiopatológico dessa alteração não é conhecido, mas pode estar relacionado com a cardiopatia que o animal apresenta (ver Resumo). Esse gato foi tratado com estreptoquinase entre os Dias 1 e 3 e esse tratamento aumentou o TTPa e o TP; o retorno do TTPa à normalidade no Dia 3 pode ser resultado desse tratamento; no entanto, a não constatação de TP mais prolongado no Dia 1, em comparação ao Dia 3, torna o resultado do tratamento com estreptoquinase menos claro.

Resumo

O diagnóstico clínico foi de cardiomiopatia restritiva com tromboembolia aórtica (trombose renal e tromboembolia pulmonar). A cardiomiopatia restritiva predispõe à trombose. Nesse caso, a doença trombótica envolvia os rins e resultou em insuficiência renal aguda. Adicionalmente, ocorreu hipoxia em outros tecidos, inclusive nos músculos dos membros pélvicos. Isso resultou em aumento das atividades de AST e CK no soro. O animal não foi submetido à necropsia.

Caso 34

Resenha: fêmea canina, com 11 anos de idade.
Histórico: perda de peso e poliúria.
Exame físico: animal magro, com discreta desidratação.

Hematologia		Intervalo de referência
VG (%)	**36**	37 a 55
Hb (g/dℓ)	12,5	12 a 18
He (×10⁶/µℓ)	**5,38**	5,5 a 8,5
VGM (fℓ)	67	60 a 72
CHCM (g/dℓ)	35	34 a 38
CTCN (×10³/µℓ)	7,0	6,0 a 17
Seg (×10³/µℓ)	6,1	3,0 a 11,5
Bast (×10³/µℓ)	0,1	0 a 0,3
Mono (×10³/µℓ)	0,2	0,1 a 1,3
Linf (×10³/µℓ)	**0,5**	1,0 a 4,8
Eos (×10³/µℓ)	0,1	0,1 a 1,2
Plaquetas (×10³/µℓ)	400	200 a 500
PT (P) (g/dℓ)	8,1	6,0 a 8,0

Perfil bioquímico		Intervalo de referência
Glico (mg/dℓ)	112	65 a 122
BUN (mg/dℓ)	**216 (77,1)**	7,0 a 28 (2,5 a 10 mmol/ℓ)
Creat (mg/dℓ)	**15,6 (1.379)**	0,9 a 1,7 (79 a 150 µmol/ℓ)
Ca (mg/dℓ)	**12,1 (3,0)**	9,0 a 11,2 (2,25 a 2,8 mmol/ℓ)
P (mg/dℓ)	**20,9 (6,75)**	2,8 a 6,1 (0,9 a 2,9 mmol/ℓ)
PT (g/dℓ)	6,9	5,4 a 7,4
Alb (g/dℓ)	4,0	2,7 a 4,5
Glob (g/dℓ)	2,9	1,9 a 3,4
BT (mg/dℓ)	0,4	0 a 0,4
Col (mg/dℓ)	335	130 a 370
ALT (UI/ℓ)	73	10 a 120
AST (UI/ℓ)	25	16 a 40
ALP (UI/ℓ)	**662**	35 a 280
GGT (UI/ℓ)	**8,0**	0 a 6,0
Na (mEq/ℓ)	**144**	145 a 158
K (mEq/ℓ)	**6,2**	4,1 a 5,5
Cl (mEq/ℓ)	**98**	106 a 127
TCO₂ (mEq/ℓ)	**13,1**	14 a 27
An. gap (mEq/ℓ)	**39**	8,0 a 25
Amilase (UI/ℓ)	866	50 a 1.250
Lipase (UI/ℓ)	386	40 a 560

Exame de urina			
Cor	Amarela	**Sedimento urinário**	
Aspecto	Turvo	Leuco/cga	1 a 2
Densidade	**1,011**	He/cga	1 a 2
Proteína	**3+**	Cél. epitel/cga	5 a 8
Glicose	Negativa	Cilindros/cpa	**0 a 1 granular grosseiro e céreo**
Bilirrubina	1+	Cristais	Negativa
Sangue	Traços	Bactérias	Negativo
pH	6,0		
PCU	**11,1**		

Interpretação

Hematologia

Nota-se discreta diminuição do VG; contudo, sem a contagem de reticulócitos, é difícil classificar a resposta regenerativa. Anemia normocítica normocrômica discreta é constatada na insuficiência renal, para a qual há outras indicações de exames laboratoriais.

A linfopenia indica uma resposta à ação de esteroides.

Perfil bioquímico

A concentração sanguínea de glicose é normal.

O valor de BUN e as concentrações séricas de creatinina e fósforo encontram-se acentuadamente elevados. Tais achados são compatíveis com menor taxa de filtração glomerular. No entanto, não é possível diferenciar a natureza da azotemia (pré-renal, renal ou pós-renal) com base apenas nesses achados. Ver discussão sobre os resultados do exame de urina como informação adicional para a interpretação.

O teor sérico de cálcio total está ligeiramente aumentado, podendo-se considerar hipercalcemia de malignidade, hipoadrenocorticismo, insuficiência renal, intoxicação por vitamina D ou hiperparatireoidismo primário.

O aumento significativo da atividade sérica de ALP, juntamente com o aumento discreto da atividade de GGT, é compatível com colestase. No entanto, como as atividades de AST e ALT estão normais, é provável que não haja lesão hepatocelular. O aumento das atividades de ALP e GGT também pode ser ocasionado pela ação de corticosteroides.

As concentrações de Na e Cl no soro estão diminuídas, enquanto o teor sérico de K está aumentado. A razão Na:K é de 23,2 e indica, possivelmente, hipoadrenocorticismo. Como alternativa, a doença renal pode resultar em hipoadrenocorticismo funcional devido à incapacidade dos túbulos renais lesionados em responder apropriadamente à ação dos mineralocorticoides; também pode ser decorrente da simples perda de sódio e retenção de potássio em função da doença renal e oligúria. Nota-se diminuição da concentração sérica de CO_2 total, indicando acidose metabólica; por outro lado, há aumento do *anion gap*, sugerindo acúmulo de ânions orgânicos. A acidose também pode causar hiperpotassemia.

A osmolalidade sérica calculada está aumentada, principalmente devido à azotemia marcante. Igualmente, o aumento do *anion gap* deve-se à retenção de catabólitos urinários.

As atividades de amilase e lipase do soro são normais e, embora não definitivamente, diminuem a probabilidade de pancreatite.

Exame de urina

A densidade urinária situa-se na faixa de variação de isostenúria; nota-se proteinúria 3+, sem hematúria ou piúria significativa. A razão proteína:creatinina urinária (PCU) é 11,1; portanto, significativamente aumentada. É provável que a discreta bilirrubinúria seja relevante, considerando-se a baixa densidade urinária. Os cilindros céreos e granulares grosseiros também indicam, definitivamente, lesão de túbulos renais. Juntamente com a azotemia marcante, esses achados sustentam o diagnóstico de doença renal.

Resumo

O exame pós-morte revelou a presença de histiocitoma fibroso maligno nos dois rins. Essa neoplasia era responsável pela insuficiência renal crônica.

Caso 35

Resenha: cavalo Quarto-de-Milha, castrado, com 12 anos de idade.

Histórico: perda de peso e, recentemente, fezes amolecidas.

Exame físico: condição corporal de magra a insatisfatória, discreto edema dependente nos quatro membros; o equino apresentou diarreia aquosa durante a internação.

Hematologia		Intervalo de referência
Volume globular (%)	**23**	32 a 52
Hemoglobina (g/dℓ)	**7,9**	11 a 18
He ($\times 10^6/\mu\ell$)	**4,41**	6,5 a 10,5
VGM (fℓ)	52	36 a 52
CHCM (g/dℓ)	34	34 a 39
CTCN ($\times 10^3/\mu\ell$)	2,5	5,5 a 12,5
Neutrófilos segmentados ($\times 10^3/\mu\ell$)	**0,10**	2,7 a 6,7
Neutrófilos bastonetes ($\times 10^3/\mu\ell$)	**0,025**	0 a 0,1
Monócitos ($\times 10^3/\mu\ell$)	0,15	0 a 0,8
Linfócitos ($\times 10^3/\mu\ell$)	2,2	1,5 a 5,5
Eosinófilos ($\times 10^3/\mu\ell$)	0,025	0 a 0,9
Plaquetas ($\times 10^3/\mu\ell$)	217	150 a 500
Proteína plasmática (g/dℓ)	**4,6**	6,0 a 8,0

Nota: neutrófilos com alterações tóxicas.

Perfil bioquímico		Intervalo de referência
Glicose (mg/dℓ)	**153**	70 a 110
BUN (mg/dℓ)	**254**	14 a 27
Creatinina (mg/dℓ)	**23**	1,1 a 2,0
Cálcio (mg/dℓ)	**16,7**	11 a 13,7
Fósforo (mg/dℓ)	**1,2**	1,9 a 4,1
Proteína total (g/dℓ)	**4,1**	5,8 a 7,6
Albumina (g/dℓ)	**1,7**	2,7 a 3,7
Globulina (g/dℓ)	**2,4**	2,6 a 4,6
Bilirrubina total (mg/dℓ)	**5,2**	0,6 a 2,1
Aspartato aminotransferase (UI/ℓ)	229	185 a 300
Fosfatase alcalina (UI/ℓ)	255	90 a 290
GGT (UI/ℓ)	**23**	7,0 a 17
CK (UI/ℓ)	**2.341**	130 a 470
Sódio (mEq/ℓ)	**125**	133 a 145
Potássio (mEq/ℓ)	**8,5**	2,2 a 4,6
Cloreto (mEq/ℓ)	**95**	100 a 111
CO$_2$ total (mEq/ℓ)	**17**	24 a 34
An. gap (mEq/ℓ)	**22**	5,0 a 15

Exame de urina (amostra obtida por micção espontânea)

Cor	Amarela	**Sedimento urinário**	
Aspecto	Claro	Leuc/cga	0 a 3
Densidade	**1,009**	He/cga	0 a 5
Proteína	**2+**	Cél. epitel/cga	Nenhuma
Glicose	Neg	Cilindros/cpa	Neg
Cetonas	Neg	Cristais	Carbonato de cálcio
Sangue	Neg		

Interpretação

Hematologia

O valor de VG, a concentração de hemoglobina e a contagem total de hemácias encontram-se diminuídos, indicando anemia moderada. Não é possível definir se a anemia é regenerativa porque a medula óssea de equinos não libera reticulócitos. Com base no perfil bioquímico, possivelmente, a anemia seja decorrente de insuficiência renal crônica (IRC). O grau de discreto a moderado de anemia é compatível com IRC, pois não se constata anemia grave na insuficiência renal, a menos que haja uma segunda anormalidade, por exemplo, hemorragia. Se esse cavalo está desidratado, a anemia torna-se mais grave, pois há perda de proteínas. A concentração plasmática de proteína encontra-se muito diminuída, provavelmente em razão da diarreia e da perda gastrintestinal. Nota-se leucopenia marcante, com risco à vida do paciente, neutropenia com desvio à esquerda e neutrófilos com alterações tóxicas. Esse quadro é parecido com doença diarreica aguda em cavalos em decorrência de endotoxemia e/ou sepse grave. A medula óssea não é capaz de suprir a demanda de leucócitos e uma possível causa do problema é salmonelose entérica, com ou sem sepse.

Perfil bioquímico

Esse cavalo apresenta doença renal e doença gastrintestinal; ambas parecem graves. Azotemia marcante, isostenúria e hipercalcemia com hipofosfatemia são achados diagnósticos de insuficiência renal no equino. A suspeita de insuficiência renal crônica deve-se a condição corporal insatisfatória, histórico, anemia, hipoalbuminemia, anormalidades de eletrólitos e sedimento urinário inativo. Ademais, em equinos, é mais comum a ocorrência de insuficiência renal crônica do que de insuficiência renal aguda. Os teores de nitrogênio ureico e de creatinina são próximos aos maiores valores possíveis em um paciente vivo; evidentemente, isso não se deve a uma causa pré-renal. Isostenúria confirma que causas renais e pós-renais são raras no cavalo adulto, especialmente em um animal que urina às vezes até mesmo maior volume de urina do que o normal. Possivelmente, a lesão renal encontra-se em estágio final, com rins pequenos enrugados e com fibrose e pouca ou nenhuma regeneração ou se deve à longa sobrevivência. A lesão pode ter iniciado como glomerulonefrite ou como amiloidose, visto que a hipoalbuminemia é moderada, mas pode ser também ocasionada por insuficiência renal crônica grave decorrente de qualquer causa que comprometa a função glomerular. O edema periférico é atribuído à hipoalbuminemia e à diminuição da pressão osmótica coloidal. No caso de hipoalbuminemia, os cavalos tendem a desenvolver mais edema periférico do que ascite.

Hipercalcemia e hipofosfatemia apenas são notadas em equídeos com insuficiência renal; todas as demais espécies desenvolvem hiperfosfatemia, mesmo quando há hipercalcemia. Os outros diagnósticos diferenciais para hipercalcemia e hipofosfatemia são hiperparatireoidismo primário e neoplasia maligna. A hipercalcemia de malignidade (HHM) é rara em equinos, mas há relato em cavalos com carcinoma gástrico e linfoma. Hiperparatireoidismo primário é muito raro em equinos e seria pesquisado apenas se primeiramente se excluísse a possibilidade de insuficiência renal e HHM. Os três diagnósticos diferenciais estão associados à urina diluída, devido à inibição da ação do ADH pela hipercalcemia. Pode ser difícil diferenciar HHM e insuficiência renal crônica quando há azotemia de discreta a moderada, com urina diluída, em um cavalo com hipercalcemia e hipofosfatemia. Os testes diagnósticos mais fáceis são pesquisa inicial para câncer (aumento de linfonodos e endoscopia gástrica para pesquisa de carcinoma de célula escamosa), exame retal ou ultrassonografia dos rins para verificar se esses órgãos estão pequenos e enrugados. Caso isso não seja esclarecedor, determine a razão proteína:creatinina na urina e/ou a excreção fracionada de sódio; se < 1%, exclui-se a causa renal, e, se > 1%, confirma-se a causa renal. Em equinos, sempre tenda a pensar mais em insuficiência renal do que em HHM.

Hiponatremia e hipocloremia podem ser atribuídas a insuficiência renal crônica e/ou perda gastrintestinal (GI), sendo esta última causa a mais provável. A hiperpotassemia é grave, com risco à vida do paciente. Isso é incomum, pois, na doença GI, os equinos adultos tendem a desenvolver hipopotassemia; entretanto, cavalos jovens com diarreia apresentam hiperpotassemia. A explicação mais provável é acidose metabólica, ainda que não pareça grave nesse cavalo. A ocorrência simultânea de hiponatremia e hiperpotassemia pode ser constatada nos casos de insuficiência renal, ruptura de bexiga e hipoadrenocorticismo. A diminuição do teor de bicarbonato (TCO_2) deve-se à perda GI ou renal. O aumento do *anion gap* é decorrente da retenção de ácidos urêmicos, de choque e de glicólise anaeróbica com acúmulo de ácido láctico. Em geral, equinos com doença diarreica apresentam acidose metabólica, como verificado nesse cavalo. Hipoalbuminemia e diminuição concomitante do teor sérico de globulina devem-se à doença GI; suspeite de salmonelose. A hipoalbuminemia é moderada e mais significativa do que a diminuição na concentração de globulina, podendo ser decorrente da perda renal de albumina, além da perda GI. Nota-se proteinúria, sem sangue, confirmando a perda renal de albumina. O aumento do teor de bilirrubina deve-se à anorexia, que é a causa mais comum de icterícia em equinos. Embora doença hepática e colestase sejam explicações possíveis, tais anormalidades são muito improváveis, com base nos dados clínicos e bioquímicos (enzimas hepáticas dentro do IR). O discreto aumento na atividade de GGT pode ser mais uma falsa elevação do que uma indicação real de problema hepático. A atividade de GGT parece aumentar facilmente em equinos, não sendo um indicador confiável de doença hepática, caso seu aumento seja isolado, sem alterações de outros parâmetros hepáticos.

O aumento da atividade de CK é discreto para um equino e deve-se ao decúbito; o valor é muito baixo para considerar a possibilidade de doença muscular primária. A atividade de AST está dentro do IR, de modo que não é um problema muscular, no qual ocorre diminuição de CK enquanto a AST ainda permanece aumentada. A urina amarela, sem evidência de cor amarronzada ou de sangue, exclui a possibilidade da presença de mioglobina induzida por lesão renal com esses valores. A urina não está concentrada; em geral, recomenda-se um segundo exame para confirmar isostenúria, mas, nesse caso, não é necessário. Proteinúria sem evidência de hemorragia ou sedimento ativo em um animal com hipoalbuminemia deve-se à perda

renal. A proteinúria é mais grave do que indica o resultado 2+, pois a urina está diluída. A determinação da razão proteína:creatinina na urina poderia auxiliar a definir o grau de gravidade, mas, nesse caso, não é necessária, considerando-se todos os dados disponíveis. A presença de alguns leucócitos e hemácias é irrelevante, podendo ser decorrente da coleta da amostra de urina durante micção espontânea; os cristais de carbonato de cálcio são normais em cavalo.

Resumo

Insuficiência renal crônica grave e salmonelose.

Considerações finais

O cavalo foi submetido à eutanásia e confirmou-se a presença de insuficiência renal crônica e salmonelose. Inicialmente, o animal foi levado à consulta principalmente devido à perda de peso, embora tenha se constatado a ocorrência de diarreia profusa durante a internação. O cavalo estava doente e estressado e, possivelmente, apresentou agravamento da salmonelose. O paciente pode ter sido um portador de salmonela.

Ambos os rins eram pequenos, com reentrâncias, e assemelhavam-se aos rins irregulares de bovinos em razão da fibrose marcante. Microscopicamente, notou-se glomerulonefrite grave, nefrite intersticial crônica e até mesmo cristais de oxalato em vários túbulos. A presença de cristais de oxalato foi considerada própria do cavalo ou atribuída à formação endógena de oxalatos, como acontece na insuficiência renal crônica em cães e em outras espécies. Não foi uma intoxicação por etilenoglicol. Glomerulonefrite foi considerada a lesão primária, mas foi difícil determinar se precedeu a nefrite intersticial. Havia trombos nos pulmões e um grande trombo na artéria pulmonar. A presença desses trombos deve-se, possivelmente, à hipoalbuminemia e à diminuição de antitrombina III (AT III, não determinada), condição que ocasionou aumento do efeito coagulante. Trombose pulmonar associada à diminuição de AT III e com lesão glomerular é notada mais frequentemente ou documentada mais comumente em cães.

Hipercalcemia e hipofosfatemia são constatadas em alguns equinos com insuficiência renal, empiricamente, talvez em cerca de um terço deles. Não se conhece a patogênese e postulam-se várias teorias. Essas alterações de eletrólitos ocorrem mesmo em equinos submetidos à nefrectomia. Alguns cavalos podem excretar o excesso de cálcio da dieta (oriundo de dieta rica em alfafa) na urina e reter o fósforo. Assim, a hipercalcemia é atribuída à menor excreção desse elemento pelos rins comprometidos e à hipofosfatemia para aumentar a excreção. No entanto, se os rins forem removidos, parece impossível explicar o desenvolvimento de hipofosfatemia. Certamente, não pode haver aumento da perda renal, pois os rins foram removidos; assim, deve haver aumento da perda GI, mas isso não foi comprovado. Vários cavalos com insuficiência renal crônica apresentam hiperfosfatemia e normocalcemia ou hipocalcemia, como acontece em outras espécies.

Caso 36

Resenha: gato doméstico de pelos curtos, com 6 anos de idade.
Histórico: o animal apresenta fraqueza intermitente há cerca de 1 mês; intolerância ao exercício; pelagem anormal.
Exame físico: colapso iminente e desidratação ao redor de 10%; ventroflexão cervical evidente.

Hematologia		Intervalo de referência
VG (%)	41	24 a 45
Seg (×10³/µℓ)	**18**	2,5 a 12,5
Mono (×10³/µℓ)	0,7	0 a 0,8
Linf (×10³/µℓ)	**0,5**	1,5 a 7,0
Plaquetas (×10³/µℓ)	Normal	150 a 700

Perfil bioquímico		Intervalo de referência
Glico (mg/dℓ)	98	67 a 124
BUN (mg/dℓ)	**68 (24,3)**	17 a 31 *(6,1 a 11,4 mmol/ℓ)*
Creat (mg/dℓ)	**2,8 (247)**	0,9 a 2,1 *(80 a 186 µmol/ℓ)*
Ca (mg/dℓ)	10,9	8,5 a 11
P (mg/dℓ)	6,8	3,3 a 7,8
PT (g/dℓ)	**9,3**	5,9 a 8,1
Alb (g/dℓ)	**5,3**	2,3 a 3,9
Glob (g/dℓ)	4,0	2,9 a 4,4
BT (mg/dℓ)	0,3	0 a 0,3
Col (mg/dℓ)	180	60 a 220
ALT (UI/ℓ)	52	30 a 100
ALP (UI/ℓ)	48	6,0 a 106
CK (UI/ℓ)	**2.419**	60 a 300
Na (mEq/ℓ)	157	146 a 160
K (mEq/ℓ)	**2,0**	3,7 a 5,4
Cl (mEq/ℓ)	114	112 a 129
TCO₂ (mEq/ℓ)	15	14 a 23
An. gap (mEq/ℓ)	**30**	10 a 27

Hemogasometria (arterial)		Intervalo de referência
pH	**7.130**	7,33 a 7,44
PCO₂ (mmHg)	**44,0**	35 a 42
HCO₃ (mEq/ℓ)	**14**	16 a 22

Exame de urina

Cor	Amarela	**Sedimento urinário**	
Aspecto	Turvo	Leuco/cga	0 a 2
Densidade	**1,014**	He/cga	0 a 2
Proteína	Traços	Cél. epitel/cga	0 a 2
Glicose	Negativa	Cilindros/cpa	Negativo
Bilirrubina	Negativa	Cristais	Negativo
Sangue	Negativo	Bactérias	Negativo
pH	5,5	Outros	

Excreção fracionada		Intervalo de referência
Na (%)	0,55	< 1,0
K (%)	**37,7**	< 20,0

Interpretação

Hematologia

Notam-se neutrofilia madura e linfopenia, indicando leucograma de estresse. Outros componentes do hemograma são normais.

Perfil bioquímico

O valor de BUN e o teor sérico de creatinina estão discretamente elevados. Tais achados são compatíveis com menor taxa de filtração glomerular. No entanto, não é possível diferenciar a natureza da azotemia (pré-renal, renal ou pós-renal) com base apenas nesses achados. Ver discussão sobre os resultados do exame de urina como informação adicional para a interpretação. As concentrações de fósforo e de cálcio total do soro não contribuem para a caracterização de doença renal.

Os teores séricos de proteína total e albumina estão elevados; isso indica hemoconcentração ou desidratação marcante.

A atividade sérica de CK está significativamente aumentada, indicando lesão muscular.

As concentrações séricas de Na e Cl são normais, porém o teor sérico de K está notadamente diminuído. Isso é especialmente importante na presença de acidose, a qual resulta em desvio de potássio intracelular para o líquido extracelular, e sugere déficit de potássio relevante.

Hemogasometria

Nota-se acidose marcante. Isso se deve à combinação de acidose metabólica (menor teor de HCO_3) e acidose respiratória (maior concentração de PCO_2), com aumento do *anion gap*. O grau de desidratação desse animal em geral não é suficiente para causar acidose láctica induzida por hipovolemia. Também é possível que a magnitude da hipopotassemia possa ter causado disfunção do músculo respiratório suficiente para prejudicar a ventilação pulmonar normal.

Exame de urina

A densidade urinária situa-se na faixa de isostenúria. Em razão da azotemia e da normalidade dos teores de Na e Cl do soro, é provável que haja doença renal. No entanto, a hipopotassemia também pode prejudicar a resposta dos rins ao ADH, de modo que é necessário avaliar a concentração urinária após a reidratação e a reposição de potássio.

A FE_{Na} na urina é 0,55%, o que contraria a possibilidade de doença tubular renal generalizada. Entretanto, a FE_K de 37,7% é muito elevada, especialmente para um gato com esse grau de hipopotassemia.

Resumo

A constatação simultânea de azotemia, hipopotassemia, acidose e hipercalúria em um gato com ventroflexão cervical e evidência de lesão muscular extensa sustenta o diagnóstico de polimiopatia caliopênica felina/síndrome nefropática. Nesse caso, o quadro clínico regrediu completamente após a alteração da dieta (alimento com alto teor de K, não acidificante). Essa síndrome já não é mais constatada, pois o desequilíbrio dietético foi corrigido nos alimentos disponíveis no mercado para gatos.

Caso 37

Resenha: cão da raça West Highland White Terrier, com 2 anos de idade.
Histórico: poliúria, polidipsia.

Hematologia		Intervalo de referência
VG (%)	**33**	37 a 55
Hb (g/dℓ)	**11,3**	12 a 18
He (×10⁶/μℓ)	**4,45**	5,5 a 8,5
VGM (fℓ)	**74**	60 a 72
CHCM (g/dℓ)	35	33 a 38
CTCN (×10³/μℓ)	5,9	6,0 a 17
Seg (×10³/μℓ)	3,9	3,0 a 11,5
Mono (×10³/μℓ)	0,4	0,1 a 1,3
Linf (×10³/μℓ)	1,2	1,0 a 4,8
HeN (×10³/μℓ)	**0,4**	0
Plaquetas (×10³/μℓ)	425	200 a 500
PT (P) (g/dℓ)	6,7	6,0 a 8,0

Hemopatologia: poucos acantócitos e esquistócitos.

Perfil bioquímico		Intervalo de referência
Glico (mg/dℓ)	108	65 a 122
BUN (mg/dℓ)	**65 (23,2)**	7,0 a 28 *(2,5 a 10 mmol/ℓ)*
Creat (mg/dℓ)	**2,0 (176,8)**	0,9 a 1,7 *(79 a 150 μmol/ℓ)*
Ca (mg/dℓ)	**7,2 (1,8)**	9,0 a 11,2 *(2,25 a 2,8 mmol/ℓ)*
P (mg/dℓ)	6,1	2,8 a 6,1
PT (g/dℓ)	5,8	5,4 a 7,4
Alb (g/dℓ)	3,7	2,7 a 4,5
Glob (g/dℓ)	2,1	1,9 a 3,4
BT (mg/dℓ)	0,3	0 a 0,4
Col (mg/dℓ)	**382 (9,9)**	130 a 370 *(3,4 a 9,6 mmol/ℓ)*
ALT (UI/ℓ)	56	10 a 120
ALP (UI/ℓ)	137	35 a 280
Na (mEq/ℓ)	147	145 a 158
K (mEq/ℓ)	**3,0**	4,1 a 5,5
Cl (mEq/ℓ)	115	106 a 127
TCO₂ (mEq/ℓ)	22,3	14 a 27
An. gap (mEq/ℓ)	12,7	8,0 a 25
Osmolalidade calc. (mOsm/kg)	**317**	290 a 310

Hemogasometria (arterial)		Intervalo de referência
pH	7.349	7,33 a 7,45
PO₂ (mmHg)	80,1	67 a 92
PCO₂ (mmHg)	39,1	24 a 39
HCO₃ (mEq/ℓ)	21	14 a 24
Ca⁺⁺ ionizado (mEq/ℓ)	**3,44**	4,5 a 5,6

Exame de urina			
Cor	Amarela	**Sedimento urinário**	
Aspecto	Claro	Leuco/cga	3 a 6
Densidade	1,028	He/cga	3 a 6
Proteína	**2+**	Cél. epitel/cga	0 a 2
Glicose	**3+**	Cilindros/cpa	**Raros cilindros granulosos finos**
Bilirrubina	1+		
Sangue	Negativo		
pH	5,0	Cristais	Negativo
Cetonas	Traços	Bactérias	Negativo
Osmolalidade	358 (mOsm/ℓ)		
PCU	**1,75**		

Excreção fracionada		Intervalo de referência
Na (%)	**1,62**	< 1,0
Ca (%)	**7,47**	< 1,0

Interpretação

Hematologia

Nota-se diminuição do volume globular, da contagem de hemácias e da concentração de hemoglobina, indicando anemia. Entre as anormalidades morfológicas constatadas nas hemácias, incluem-se acantócitos e esquistócitos. Tais alterações podem ser verificadas quando há lesão de membrana de hemácias causada por radicais livres ou por anormalidades no metabolismo de lipídios ou quando há lesão microangiopática secundária à doença vascular ou à neoplasia. Embora a contagem de reticulócitos não tenha sido obtida, o aumento do VGM e da quantidade de hemácias nucleadas é compatível com resposta regenerativa. Não há outras anormalidades hematológicas.

Perfil bioquímico

A glicemia é normal e sua importância na interpretação de glicosúria é discutida a seguir.

Nota-se aumento dos teores séricos de BUN e de creatinina, enquanto a concentração sérica de fósforo situa-se no limite superior de normalidade. Esses achados são compatíveis com menor taxa de filtração glomerular. No entanto, não é possível diferenciar a natureza da azotemia (pré-renal, renal ou pós-renal) com base apenas nesses achados. Ver discussão sobre os resultados do exame de urina para interpretação adicional.

A concentração sérica de cálcio total está diminuída. A concentração de cálcio ionizado, apresentada no perfil da hemogasometria, também está diminuída, indicando hipocalcemia verdadeira. Nesse caso, perda excessiva de cálcio na urina é a causa provável (ver discussão sobre exame de urina).

As concentrações séricas de proteína total, albumina e globulina situam-se no intervalo de referência. Isso sugere que não há hemoconcentração decorrente de desidratação, embora possa haver doença com perda de proteínas concomitante. Desse modo, é menos provável que a azotemia mencionada anteriormente se deva à desidratação, sendo mais provável que seja de origem renal.

Nota-se aumento do teor sérico de colesterol, enquanto outros parâmetros de avaliação da função hepática são normais. Não há outros indicadores de doença metabólica primária, como diabetes melito; todavia, é possível que esse cão apresente hipotireoidismo ou hiperadrenocorticismo.

As concentrações séricas de sódio e cloreto são normais, ainda que haja hipopotassemia. Nesse caso, a lista de possíveis causas pode incluir hiperadrenocorticismo, doença renal crônica ou perda urinária de potássio associada à diurese. A osmolalidade sérica calculada está discretamente aumentada em razão da azotemia.

Hemogasometria

Os parâmetros de avaliação do metabolismo ácido-básico (pH, PCO_2, HCO_3 e *anion gap*) estão normais.

Exame de urina

Embora a densidade urinária indique alguma capacidade de concentrar a urina, esperava-se que ela fosse maior caso houvesse azotemia de origem pré-renal. Também é possível aumento da densidade urinária causado pela presença de solutos, os quais não influenciam a capacidade de concentração renal (glicose, proteínas, aminoácidos). A mensuração concomitante da osmolalidade urinária (358 mOsm/ℓ) indica que a urina não está sendo apropriadamente concentrada em relação à osmolalidade sérica calculada. A incapacidade em concentrar urina pode ser decorrente de diabetes insípido central (uma anormalidade na liberação de hormônio antidiurético hipotalâmico/pituitário) ou de diabetes insípido nefrogênico (o ADH é liberado, mas o rim é incapaz de responder a ele). Este último pode ser causado por alteração anatômica ou por prejuízo da função tubular renal necessária para manter o gradiente de concentração medular e a reabsorção de água. Esse achado pode indicar que a azotemia verificada no animal em questão é de origem renal.

Após a constatação de proteinúria no teste da tira reagente, fez-se a mensuração bioquímica da concentração de proteínas na urina. Quando relacionada com o valor da creatinina urinária, obteve-se uma razão proteína:creatinina urinária de 1,75. Embora esse valor provavelmente seja anormal, não é alto o suficiente para indicar perda glomerular de proteínas. Epidemiologicamente, valores entre 1,0 e 2,0 têm sido associados à proteinúria de origem tubular ou de origem inflamatória. A ausência de quantidade significativa de leucócitos sugere que não há doença inflamatória. A presença de cilindros granulares finos indica lesão tubular renal e pode explicar a ocorrência de proteinúria.

A glicosúria concomitante à euglicemia pode ser explicada por três mecanismos. Primeiro, o paciente apresenta síndrome do tipo Fanconi, na qual a inadequada função tubular ocasiona perda de glicose, proteínas e de outros solutos que seriam reabsorvidos do filtrado glomerular. Tal possibilidade é sustentada pela constatação de discreta proteinúria e de aumento da excreção fracionada de eletrólitos na urina. A síndrome de Fanconi pode ser hereditária (como descrita em cães das raças Basenji e Whippet) ou adquirida (como relatada após exposição a substâncias nefrotóxicas, inclusive antibióticos aminoglicosídios e metais pesados). Segundo, houve um episódio prévio de hiperglicemia que excedeu o limiar renal para reabsorção de glicose, no período em que a urina analisada foi colhida. Dependendo da taxa de produção de urina, um único esvaziamento da bexiga pode representar as alterações relacionadas com a bioquímica sanguínea que ocorreram várias horas antes da coleta da amostra. Terceiro, houve erro laboratorial na mensuração da glicemia (conservação inadequada da amostra de sangue ou erro analítico) ou da glicose urinária (contaminação cruzada entre os quadrados de reação da tira reagente pelo excesso de urina ou erro do técnico ao interpretar a alteração de cor).

A FE_{Na} é 1,62%. Esse valor pode indicar disfunção ou doença tubular renal causada por transporte inadequado ou deficiência de mineralocorticoide. A FE_{Ca} é 7,47%. Esse valor é particularmente inapropriado em razão da hipocalcemia e pode ser a causa da perda de cálcio do organismo. Isso pode indicar disfunção ou doença tubular renal provocada por deficiência de paratormônio ou por transporte inadequado. O aumento da excreção urinária desses dois eletrólitos pode ser verificado na insuficiência renal (considere a possibilidade de azotemia e prejuízo à capacidade de concentrar urina) ou na síndrome de Fanconi, na qual há prejuízo na reabsorção tubular renal proximal (considere a possibilidade de glicosúria euglicêmica).

Resumo

O animal apresenta síndrome de Fanconi congênita, a qual não regrediu após o tratamento de suporte para insuficiência renal. Outros exames laboratoriais que podem ser indicados incluem testes de avaliação da glândula paratireoide.

Caso 38

Resenha: cão com 8 anos de idade.
Histórico: polidipsia.
Exame físico: ligeiramente desidratado.

Hematologia		Intervalo de referência
VG (%)	38	37 a 55
Hb (g/dℓ)	12	12 a 18
He (×10⁶/μℓ)	5,51	5,5 a 8,5
VGM (fℓ)	69	60 a 72
CTCN (×10³/μℓ)	**18,2**	6,0 a 17
Seg (×10³/μℓ)	**2,0**	3,0 a 11,5
Mono (×10³/μℓ)	0,6	0,1 a 0,3
Linf (×10³/μℓ)	**13,8**	1,0 a 4,8
Plaquetas (×10³/μℓ)	298	200 a 500
PT (P) (g/dℓ)	**8,8**	6,0 a 8,0
Hemopatologia: agregados de plaquetas.		

Perfil bioquímico		Intervalo de referência
Glico (mg/dℓ)	91	65 a 122
BUN (mg/dℓ)	**33 (11,8)**	7,0 a 28 (2,5 a 10 mmol/ℓ)
Creat (mg/dℓ)	**2,9 (256)**	0,9 a 1,7 (80 a 150 μmol/ℓ)
Ca (mg/dℓ)	**15,4 (3,85)**	9,0 a 11,2 (2,25 a 2,8 mmol/ℓ)
P (mg/dℓ)	**7,1 (2,3)**	2,8 a 6,1 (0,9 a 2,0 mmol/ℓ)
PT (g/dℓ)	**7,9**	5,4 a 7,4
Alb (g/dℓ)	4,0	2,7 a 4,5
Glob (g/dℓ)	**3,9**	1,9 a 3,4
BT (mg/dℓ)	**1,0 (17)**	0 a 0,4 (0 a 6,8 μmol/ℓ)
Col (mg/dℓ)	291	130 a 370
ALT (UI/ℓ)	**152**	10 a 120
AST (UI/ℓ)	**64**	16 a 40
ALP (UI/ℓ)	**361**	35 a 280
GGT (UI/ℓ)	**14**	0 a 6,0
Na (mEq/ℓ)	154	145 a 158
K (mEq/ℓ)	**5,8**	4,1 a 5,5
Cl (mEq/ℓ)	109	106 a 127
TCO₂ (mEq/ℓ)	**12,1**	14 a 27
An. gap (mEq/ℓ)	**38,7**	8,0 a 25

Exame de urina

Cor	Amarelo-palha	**Sedimento urinário**	
Aspecto	Claro	Leuco/cga	2 a 3
Densidade	**1,011**	He/cga	1 a 2
Proteína	**2+**	Cél. epitel/cga	Negativo
Glicose	Negativo	Cilindros/cpa	Negativo
Bilirrubina	**2+**	Cristais	Negativo
Sangue	Negativo	Bactérias	Negativo
pH	6,5		
PCU	**2,6**		

Excreção fracionada		Intervalo de referência
Na (%)	**1,73**	< 1,0
Ca (%)	**3,37**	< 1,0

Interpretação

Hematologia

A contagem de células nucleadas está discretamente aumentada, mas há neutropenia e linfocitose marcantes. Outros parâmetros hematológicos, inclusive a morfologia celular, são normais. No entanto, em razão da constatação simultânea de linfocitose significativa e neutropenia, deve-se considerar a possibilidade de leucemia linfocítica ou de linfoma, com envolvimento da medula óssea, bem como ehrlichiose. A constatação simultânea de linfocitose marcante e hipercalcemia também faz pensar em linfoma e hipercalcemia humoral de malignidade.

Perfil bioquímico

As concentrações de creatinina, fósforo e BUN estão discretamente aumentadas. Tais achados são compatíveis com menor taxa de filtração glomerular. No entanto, não é possível definir a natureza da azotemia (pré-renal, renal ou pós-renal) apenas com base nesses achados. Ver discussão sobre resultados do exame de urina para interpretação adicional.

A concentração sérica de cálcio total está muito aumentada. Em razão da linfocitose, é mais provável que haja hipercalcemia humoral de malignidade. Pode-se mensurar o PTHrP a fim de sustentar essa interpretação. O produto Ca × P, de 109, está aumentado, indicando a possibilidade de mineralização de tecido mole.

Os teores séricos de proteína total e de globulina estão ligeiramente aumentados. Pode ocorrer hiperglobulinemia em cães com doenças linfoproliferativas.

O teor sérico de bilirrubina total está elevado, bem como as atividades de ALP e GGT. Esses achados sugerem colestase. Há aumento discreto nas atividades séricas de ALT e AST; sendo assim, é possível que haja também algum grau de lesão hepatocelular.

O aumento do teor sérico de potássio provavelmente se deve à redistribuição desse mineral do compartimento intracelular para o espaço extracelular em razão da acidose. A concentração sérica de CO_2 total está discretamente diminuída, indicando acidose metabólica. Há necessidade de um perfil hemogasométrico completo para a avaliação adequada da condição ácido-básica.

Exame de urina

O valor da densidade urinária situa-se na faixa de isostenúria. O cão parece não estar desidratado; é possível que um cão normal produza urina com tal densidade. No entanto, esse cão apresenta azotemia. Urina diluída, na presença de azotemia, em geral indica doença renal, mas a hipercalcemia interfere na capacidade de concentração da urina por antagonizar as ações do ADH. A hipercalcemia também pode causar lesão renal, especialmente quando houver aumento simultâneo de fósforo. No teste da tira reagente, nota-se importante proteinúria, com resultado 2+; o valor da PCU é 2,6. Na ausência de alteração importante no sedimento urinário, isso indica perda renal de proteínas, provavelmente de origem glomerular. O valor da FE_{Na} é 1,73%, indicando disfunção tubular. Espera-se aumento da excreção fracionada de Ca em razão da hipercalcemia.

Resumo

O animal apresenta linfoma, com hipercalcemia de malignidade e nefropatia hipercalcêmica.

Caso 39

Resenha: cadela com 9 anos de idade.
Histórico: polidipsia, poliúria.
Exame físico: neoplasia no canal pélvico.

Perfil bioquímico		Intervalo de referência
Glico (mg/dℓ)	106	65 a 122
BUN (mg/dℓ)	8,0	7,0 a 28
Creat (mg/dℓ)	1,4	0,9 a 1,7
PT (g/dℓ)	**7,7**	5,4 a 7,4
Alb (g/dℓ)	**5,2**	2,7 a 4,5
Ca (mg/dℓ)	**16,4 (4,5)**	9,0 a 11,2 (2,25 a 2,8 mmol/ℓ)
P (mg/dℓ)	3,5	2,8 a 6,1
BT (mg/dℓ)	0,2	0 a 0,4
ALT (UI/ℓ)	43	10 a 120
ALP (UI/ℓ)	**428**	35 a 280
Na (mEq/ℓ)	155	145 a 158
K (mEq/ℓ)	3,9	4,1 a 5,5
Cl (mEq/ℓ)	119	106 a 127
TCO$_2$ (mEq/ℓ)	21,6	14 a 27

Exame de urina	
Densidade	**1,014**

Interpretação

Perfil bioquímico

Hiperproteinemia deve-se à hiperalbuminemia, indicando desidratação. Nota-se hipercalcemia marcante, com magnitude sugestiva de hipercalcemia de malignidade ou de hiperparatireoidismo primário. Espera-se que esse grau de hipercalcemia provoque lesão renal e, consequentemente, azotemia e perda da capacidade de concentrar urina. Um animal desidratado deve produzir urina concentrada ao máximo e a urina desse cão está próxima à faixa de isostenúria. Isso pode ser compatível com doença renal (em estágio inicial, antes da instalação de azotemia), mas a hipercalcemia, sozinha, é suficiente para explicar essa anormalidade (devido ao antagonismo ao ADH nos túbulos renais).

Aumento discreto da atividade de fosfatase alcalina (ALP) indica colestase ou indução por medicamento (corticosteroides, anticonvulsivantes). Se há colestase, sua magnitude não é suficiente para influenciar a concentração sérica de bilirrubina. Uma explicação alternativa para o aumento da atividade de fosfatase alcalina é o maior *turnover* ósseo, secundário ao aumento das concentrações séricas de PTH ou de PTHrp, as quais poderiam ser mensuradas.

Resumo

Fez-se aspiração da neoplasia da pelve, a qual parecia ter mais característica neuroendócrina do que linfoide. A neoplasia foi extirpada por meio de cirurgia e o exame histopatológico confirmou o diagnóstico de adenocarcinoma de glândula apócrina perirretal. Após a cirurgia, o teor de cálcio retornou ao normal, mas, posteriormente, ocorreu metástase ao pulmão e reincidência de hipercalcemia. Ao contrário do caso anterior, a hipercalcemia ainda não havia ocasionado lesão renal suficiente para provocar azotemia.

Caso 40

Resenha: gata doméstica de pelos curtos, com 6 meses de idade.
Histórico: início agudo, vômito, fraqueza.
Exame físico: taquipneia há 24 horas, fraqueza.

Hematologia		Intervalo de referência
VG (%)	40	24 a 45
Leuco (×10⁶/μℓ)	**21**	5,5 a 19,5
Seg (×10³/μℓ)	**20,2**	2,5 a 12,5
Bast (×10³/μℓ)	0	0 a 0,3
Linf (×10³/μℓ)	**0,2**	1,5 a 7,0
Mono (×10³/μℓ)	0,6	0 a 0,85

Perfil bioquímico		Intervalo de referência
Glico (mg/dℓ)	**150 (8,2)**	67 a 124 (3,7 a 6,8 mmol/ℓ)
BUN (mg/dℓ)	**45 (16,1)**	17 a 32 (6,1 a 11,4 mmol/ℓ)
Creat (mg/dℓ)	**2,2 (194)**	0,9 a 2,1 (80 a 186 μmol/ℓ)
Ca (mg/dℓ)	**18 (4,5)**	8,5 a 11 (2,12 a 2,75 mmol/ℓ)
P (mg/dℓ)	**9,5 (3,1)**	3,3 a 7,8 (1,1 a 2,5 mmol/ℓ)
PT (g/dℓ)	8,0	5,9 a 8,1
Alb (g/dℓ)	**4,2**	2,3 a 3,9
Glob (g/dℓ)	3,8	2,9 a 4,4
BT (mg/dℓ)	0,2	0 a 0,3
Col (mg/dℓ)	120	60 a 270
ALT (UI/ℓ)	100	30 a 100
ALP (UI/ℓ)	25	11 a 210
Na (mEq/ℓ)	159	146 a 160
K (mEq/ℓ)	**6,4**	3,7 a 5,4
Cl (mEq/ℓ)	112	112 a 129
TCO₂ (mEq/ℓ)	16,8	14 a 24
An. gap (mEq/ℓ)	**37**	10 a 27

Hemogasometria (arterial)		Intervalo de referência
pH	**6,926**	7,33 a 7,44
PCO₂ (mmHg)	**72,1**	35 a 42
PO₂ (mmHg)	**65**	80 a 95
HCO₃ (mEq/ℓ)	**14,9**	16 a 22

Exame de urina	
Densidade	**1,020**
Cilindros granulares/cga	**2**

Interpretação

Hematologia

Nota-se leucograma de estresse, indicado por neutrofilia madura e linfopenia.

Perfil bioquímico

O aumento da glicemia é compatível com o estresse indicado pelo leucograma. Os teores de BUN e de creatinina estão discretamente elevados, indicando azotemia. A densidade urinária é menor do que aquela esperada para uma gata com azotemia pré-renal; portanto, deve-se considerar a possibilidade de azotemia renal. No entanto, a hipercalcemia, sozinha, pode interferir na capacidade de concentração normal. Quando o teor de cálcio alcança valor de 18 mg/dℓ, é provável que ocorra disfunção renal devido à mineralização de tecidos moles. Os teores de proteína total e de albumina estão aumentados, particularmente para uma gata jovem, indicando desidratação.

A concentração de cálcio está muito alta. As principais causas de hipercalcemia dessa magnitude incluem hipercalcemia de malignidade, hiperparatireoidismo primário e hipervitaminose D. A intoxicação por vitamina D deve ser uma das prioridades da lista de diagnósticos diferenciais em razão da idade do gato e do início agudo. Considerando a acidose, o teor de cálcio ionizado provavelmente está muito elevado. A concentração de fósforo está discretamente aumentada. Isso pode ocorrer, em parte, devido à idade jovem do animal ou também pode ser decorrente da menor TFG. Além disso, tal é constatado na hipervitaminose D. O produto da multiplicação Ca × P, de 171, está muito aumentado; isso resulta em calcificação de túbulos renais, pulmões e outros tecidos moles.

Há aumento do teor de potássio. Tal achado pode ser decorrente da acidose associada ao desvio de K para o compartimento extracelular ou do fato de o animal estar desenvolvendo oligúria. O aumento do *anion gap* indica maior conteúdo de ânions não mensuráveis, entre eles o ácido láctico e os ácidos urêmicos. A maior concentração de fosfatos também contribui para o aumento do *anion gap*.

Hemogasometria

O pH está muito baixo, indicando acidemia grave. A PCO₂ é a principal anormalidade do equilíbrio entre bicarbonato e CO₂. Portanto, a acidose respiratória é o principal componente dessa acidose. O teor de bicarbonato também está diminuído, indicando a sobreposição de um componente de acidose metabólica. Também nota-se hipoxemia. A ocorrência simultânea de hipoxemia e retenção de CO₂ sugere grave anormalidade no mecanismo de ventilação, provavelmente devido à calcificação pulmonar. Provavelmente, a acidose metabólica deve-se à insuficiência renal.

Resumo

A gata apresentava doença renal, com acidemia grave, metabólica e respiratória. O componente respiratório pode ser decorrente da calcificação pulmonar. Foi diagnosticada intoxicação por colecalciferol, pois o animal teve oportunidade de ingerir rodenticida que continha colecalciferol.

Caso 41

Resenha: gato com 3 anos de idade.
Histórico: início súbito de letargia, vômito e anorexia.
Exame físico: animal obeso; coma iminente.

Hematologia		Intervalo de referência
VG (%)	**50**	24 a 45
CTCN ($\times 10^3/\mu\ell$)	**24**	5,5 a 19,5
Seg ($\times 10^3/\mu\ell$)	**23**	2,5 a 12,5
Mono ($\times 10^3/\mu\ell$)	0,7	0 a 0,88
Linf ($\times 10^3/\mu\ell$)	**0,3**	1,5 a 7,0
Plaquetas ($\times 10^3/\mu\ell$)	Normal	200 a 500

Perfil bioquímico		Intervalo de referência
Glico (mg/dℓ)	**285**	67 a 124
BUN (mg/dℓ)	**110**	17 a 32
Creat (mg/dℓ)	**7,5**	0,9 a 2,1
Ca (mg/dℓ)	**6,5**	8,5 a 11
P (mg/dℓ)	**14**	3,3 a 7,8
PT (g/dℓ)	**9,0**	5,9 a 8,1
Alb (g/dℓ)	**4,9**	2,3 a 3,9
Glob (g/dℓ)	4,1	2,9 a 4,4
BT (mg/dℓ)	0,3	0 a 0,3
ALT (UI/ℓ)	35	30 a 100
ALP (UI/ℓ)	45	11 a 210
Na (mEq/ℓ)	**165**	146 a 160
K (mEq/ℓ)	**6,8**	3,7 a 5,4
Cl (mEq/ℓ)	**107**	112 a 129
TCO$_2$ (mEq/ℓ)	**10**	14 a 23
An. gap (mEq/ℓ)	**55**	10 a 27
Osmolalidade calc. (mOsm/kg)	**394**	290 a 310
Osmolalidade mens. (mOsm/kg)	**440**	290 a 310
Osmol gap (mOsm/kg)	**46**	> 10

Exame de urina (cistocentese)

Cor	Amarela	Sedimento urinário	
Aspecto	Turvo	Leuco/cga	2 a 3
Densidade	**1,016**	He/cga	2 a 3
Proteína	**1+**	Cél. epitel/cga	1 a 3 de transição
Glicose	**1+**	Cilindros/cpa	0
Bilirrubina	Negativo	Cristais	**Oxalato de cálcio (mono-hidratado)**
Sangue	**1+**		
pH	5,0	Bactérias	0

Interpretação

Hematologia

O VG está ligeiramente aumentado. Isso provavelmente se deve à desidratação, considerando que também há aumento do teor de albumina. Neutrofilia madura e linfopenia sugerem leucograma de estresse ou por ação de corticosteroide.

Perfil bioquímico

Nota-se aumento da concentração sanguínea de glicose. A lista de diagnósticos diferenciais deve incluir condição de estresse ou ação de corticosteroides, excitação e diabetes melito. Excitação é menos provável do que as outras possibilidades, pois o gato não apresenta leucograma característico de excitação; além disso, há glicosúria (ver Resumo para discussão adicional sobre hiperglicemia).

Os teores de BUN e de creatinina estão aumentados; considerando que o gato não está concentrando a urina, é mais provável que haja azotemia renal. Em razão da desidratação do animal, também pode haver um componente de azotemia pré-renal. Como o gato não apresenta anemia, é obeso e há histórico de início agudo dos sintomas, o mais provável é que tenha insuficiência renal aguda. O teor de fósforo está aumentado devido à menor taxa de filtração glomerular.

O teor sérico de cálcio está diminuído. Considerando que o gato tenha, provavelmente, insuficiência renal aguda, a causa mais provável de hipocalcemia é a formação de cristais de oxalato de cálcio associada à intoxicação por etilenoglicol. O oxalato é um dos metabólitos do etilenoglicol: combina-se com o cálcio para formar cristais de oxalato de cálcio.

Há hiperproteinemia devido à hiperalbuminemia, indicando desidratação.

O teor de sódio está aumentado, possivelmente em razão da desidratação. Esperar-se-ia um aumento concomitante de cloreto e sódio, porém, nesse caso, ele está seletivamente diminuído, provavelmente devido ao vômito com perda de HCl do estômago. Isso causa alcalose hipoclorêmica. No entanto, há diminuição do teor de TCO$_2$ e aumento do *anion gap*, sugerindo acidose metabólica concomitante e uma anormalidade ácido-básica mista. O exame hemogasométrico caracterizaria totalmente a condição ácido-básica.

O aumento do *anion gap* indica maior concentração de ânions que não participam da fórmula para calcular esse *anion gap* (cloreto e HCO$_3^-$). Nesse caso, ácidos urêmicos, fosfatos, albumina e, principalmente, metabólitos do etilenoglicol provavelmente contribuem para o *anion gap* e para acidose metabólica com alto valor de *anion gap*.

A osmolalidade calculada está aumentada, pois os teores das substâncias incluídas na fórmula de cálculo da osmolalidade (glicose, ureia, sódio, potássio) estão aumentados. No entanto, a verdadeira osmolalidade plasmática é muito maior do que a osmolalidade calculada, uma vez que uma substância pode estar presente no sangue, mas não seja utilizada na fórmula empregada para o cálculo da osmolalidade. A causa mais comum de aumento de *osmol gap* é a intoxicação por etilenoglicol, que contribui para o aumento da osmolalidade plasmática devido ao seu baixo peso molecular.

Exame de urina

Densidade urinária de 1,016 em um gato desidratado e com azotemia sugere que o animal não é capaz de concentrar urina e que há disfunção renal. A presença de cristais de oxalato de cálcio em um gato com insuficiência renal aguda é muito sugestiva de intoxicação por etilenoglicol. O limiar renal para glicose foi excedido, resultando em glicosúria. Considerando a baixa densidade urinária, é provável que a proteinúria 1+ seja importante e, possivelmente, ocasionada por lesão tubular.

Resumo

O gato morreu e a necropsia revelou necrose tubular renal e presença de cristais de oxalato de cálcio nos túbulos renais devido à intoxicação por etilenoglicol. O gato teve acesso ao anticongelante imediatamente antes de manifestar os sinais clínicos. Cerca de 50% dos cães e dos gatos com insuficiência renal induzida por etilenoglicol apresentam hiperglicemia, provavelmente em razão da combinação de estresse e formação de aldeído, um catabólito do etilenoglicol que interfere no metabolismo da glicose. Embora o diabetes melito possa causar hiperglicemia e acidose metabólica, a constatação de insuficiência renal aguda e cristalúria por oxalato de cálcio é muito sugestiva de intoxicação por etilenoglicol.

Caso 42

Resenha: cão, mestiço, macho, não castrado, 9 anos.
Histórico: histórico de 2 horas de tremores e atividade seme-lhante a convulsões, incapaz de ficar de pé; previamente saudá-vel; cachorro não domiciliado.
Exame físico: deitado, incapaz de ficar em pé, membranas mucosas pegajosas, TPC < 2 segundos.

Hematologia		Intervalo de referência
Hematócrito (%)	43,2	37,2 a 56,4
Hemoglobina (g/dℓ)	14,7	13,3 a 20,8
He (×10⁶/µℓ)	6,24	5,29 a 8,34
VGM (fℓ)	69,2	62,5 a 72,9
HCM (pg)	23,6	22,4 a 26,2
CHCM (g/dℓ)	**34,0**	34,2 a 37,9
RDW (%)	13,8	12,9 a 19,4
Reticulócitos Abs (×10³/µℓ)	71,1	15,1 a 123,9
Contagem total de leucócitos (×10³/µℓ)	**18,16**	4,08 a 14,60
Neutrófilos segmentados (×10³/µℓ)	**17,43**	2,27 a 10,60
Neutrófilos bastonetes (×10³/µℓ)	0,0	0,0 a 0,18
Linfócitos (×10³/µℓ)	**0,18**	0,83 a 4,80
Monócitos (×10³/µℓ)	0,55	0,05 a 1,24
Eosinófilos (×10³/µℓ)	**0,0**	0,07 a 1,40
Plaquetas (×10³/µℓ)	288	140 a 350
VPM (fℓ)	10,4	8,7 a 12,8
PCT (%)	0,30	0,17 a 0,39
Proteína plasmática (g/dℓ)	7,0	6,0 a 7,9

Hemopatologia: poucos linfócitos reativos, ocasionais neutrófilos com toxicidade leve, poucos pequenos aglomerados de plaquetas observados.

Perfil bioquímico		Intervalo de referência
Glicose (mg/dℓ)	**77**	81 a 115
Nitrogênio ureico sanguíneo (mg/dℓ)	**87**	8 a 29
Creatinina (mg/dℓ)	**8,0**	0,7 a 1,4
Cálcio (mg/dℓ)	**4,1**	9,1 a 10,8
Fósforo (mg/dℓ)	**10,8**	2,3 a 5,0
Magnésio (mg/dℓ)	**2,9**	1,6 a 2,2
Proteína total (g/dℓ)	6,2	5,4 a 6,9
Albumina (g/dℓ)	3,0	2,7 a 3,7
Globulina (g/dℓ)	3,2	2,4 a 3,7
Colesterol (mg/dℓ)	259	131 a 320
Bilirrubina total (mg/dℓ)	0,2	0,1 a 0,4
ALT (UI/ℓ)	75	14 a 76
ALP (U/ℓ)	69	12 a 98
GGT (U/ℓ)	3	0 a 8
Creatinoquinase (U/ℓ)	**511**	40 a 226
Sódio (mEq/ℓ)	151	145 a 151
Potássio (mEq/ℓ)	4,6	3,5 a 4,9
Cloreto (mEq/ℓ)	**94**	110 a 117
Bicarbonato (mEq/ℓ)	**11**	17 a 26
Anion gap (mEq/ℓ)	**51**	12 a 20

Diagnósticos adicionais		
Gasometria venosa pH	**7,1**	(7,31 a 7,42)
Cai (mmol/ℓ)	**0,53**	(1,12 a 1,4)
Densidade urinária	1,009	

Sedimento urinário: Muitos cristais de oxalato de cálcio mono-hidratado.

Interpretação

Hematologia

Os índices eritrocitários no hemograma e a aparência das hemá-cias no esfregaço sanguíneo estão dentro dos limites normais. Há uma leve diminuição na CHCM, o que é provavelmente espúrio (variação normal). Uma leucocitose leve decorrente de neutrofilia leve com alteração tóxica é consistente com inflama-ção. A linfopenia e a eosinopenia são provavelmente resultado do aumento de glicocorticoides endógenos e são consistentes com um componente de estresse no leucograma. Embora a neu-trofilia leve também possa ser decorrente dos glicocorticoides, a mudança tóxica sugere inflamação. A contagem de plaquetas está dentro dos limites de referência e provavelmente ligeira-mente superior aos valores relatados, pois alguns aglomerados de plaquetas são vistos.

Perfil bioquímico e diagnósticos adicionais

Azotemia grave decorrente do aumento acentuado no teor de creatinina sérica e no BUN está presente, juntamente com urina pouco concentrada (isostenúria) indicando azotemia renal. Con-siderando o histórico e a ausência de anemia da doença renal, isso provavelmente se deve à lesão renal aguda (toxinas, doen-ças infecciosas, lesão isquêmica). Além disso, é provável que a azotemia renal tenha um componente pré-renal. A maioria dos animais com isostenúria está desidratada porque não consegue compensar as perdas renais de água. A desidratação é ainda mais apoiada pelo achado de membranas mucosas pegajosas obser-vadas ao exame físico. A albumina está na extremidade inferior do intervalo de referência em um animal desidratado, e pode diminuir abaixo do intervalo de referência com terapia de rei-dratação. A causa mais comum de hipoalbuminemia leve é a inflamação aguda (a albumina é uma proteína de fase aguda negativa).

A hiperfosfatemia e a hipermagnesemia também estão pre-sentes. Diante de uma azotemia renal, isso é mais provável em virtude da diminuição da TFG. Nesse caso particular, a hiperfos-fatemia também pode ser decorrente dos fosfatos inibidores de ferrugem encontrados nos anticongelantes. Uma hipocalcemia total acentuada é observada na bioquímica e confirmada com cálcio ionizado. Hipocalcemia foi relatada em cães com doença renal decorrente da perda renal. Além disso, o cálcio está sendo ligado ao ácido oxálico, um metabólito do etilenoglicol, e excre-tado nos cristais de oxalato de cálcio mono-hidratado encontra-dos no sedimento urinário. O principal diferencial para cristais de oxalato de cálcio mono-hidratado na presença de azotemia e hipocalcemia é a intoxicação por etilenoglicol.

O paciente apresenta estado ácido-base misto. Uma acidemia grave é observada na hemogasometria venosa. Há uma acidose metabólica titulável caracterizada por baixo teor de bicarbonato (acidose metabólica) com um *anion gap* marcadamente aumentado (íons não mensurados). As causas comuns de um *anion gap* aumentado incluem lactato, íons urêmicos, cetonas e intoxicação por etilenoglicol. Nesse caso particular, os íons urêmicos são provavelmente um fator contribuinte; no entanto, esse é um *anion gap* substancialmente alto para atribuir apenas à insuficiência renal. Metabólitos do etilenoglicol provavelmente estão contribuindo para a acidose. Adicionalmente, há uma hipocloremia desproporcional, consistente com alcalose metabólica hipoclorêmica. Em cães, isso é comumente associado ao vômito gástrico.

Há presença de hipoglicemia leve, o que é incomum em pacientes com intoxicação por etilenoglicol. Aproximadamente 50% dos cães e gatos com toxicose por etilenoglicol são hiperglicêmicos secundariamente à interferência dos metabólitos do etilenoglicol com o metabolismo da glicose. Com base nos achados do exame físico e o potencial para atividade convulsiva um tanto prolongada, um aumento da taxa metabólica (ou seja, aumento do consumo de glicose) pode estar causando a hipoglicemia. Outra consideração seria a separação e o processamento lentos da amostra, à medida que a glicose continua a ser metabolizada pelos componentes celulares do sangue.

O leve aumento da creatinoquinase reflete uma ligeira lesão muscular. Nesse caso, é provavelmente decorrente de uma atividade convulsiva e tremores, ou tratamentos potencialmente hospitalares (injeção intramuscular ou penetração muscular inadvertida durante a punção venosa).

Resumo

O paciente foi estabilizado com fluidoterapia intravenosa e uma infusão de gliconato de cálcio. Com base na suspeita clínica forte de intoxicação por etilenoglicol e um prognóstico desfavorável, os proprietários optaram pela eutanásia humanitária.

Colaboradora: Dra. Saundra Sample.

Caso 43

Resenha: cão da raça São-bernardo, com 3 meses de idade.
Histórico: animal cambaleante há 4 horas.
Exame físico: o cão apresenta letargia e não consegue ficar de pé.

Hematologia: sem alteração.

Perfil bioquímico		Intervalo de referência
Glico (mg/dℓ)	**129**	65 a 122
BUN (mg/dℓ)	20	7,0 a 28
Creat (mg/dℓ)	1,6	0,9 a 1,7
Ca (mg/dℓ)	11,2	9,0 a 11,2
Cálcio ionizado (mg/dℓ)	5,6	4,5 a 5,6
P (mg/dℓ)	**10,2**	2,8 a 6,1
PT (g/dℓ)	5,8	5,4 a 7,4
Alb (g/dℓ)	2,9	2,7 a 4,5
Glob (g/dℓ)	2,4	1,9 a 3,4
BT (mg/dℓ)	0,2	0 a 0,4
Col (mg/dℓ)	220	130 a 137
ALT (UI/ℓ)	60	10 a 120
AST (UI/ℓ)	30	16 a 40
ALP (UI/ℓ)	**300**	35 a 280
GGT (UI/ℓ)	2,0	0 a 6,0
Na (mEq/ℓ)	148	145 a 158
K (mEq/ℓ)	5,2	4,1 a 5,5
Cl (mEq/ℓ)	105	106 a 127
HCO_3 (mEq/ℓ)	15,1	14 a 27
An. gap (mEq/ℓ)	**33**	8,0 a 25
Osmolalidade mens. (mOsm/kg)	**442**	290 a 310
Osmolalidade calc. (mOsm/kg)	**330**	290 a 310
Osmol gap (mOsm/kg)	**112**	0 a 10
Teor sérico de etilenoglicol (mg/dℓ)	**> 250**	0

Hemogasometria (arterial)		Intervalo de referência
pH sanguíneo	7,305	7,33 a 7,44
HCO_3 (mEq/ℓ)	**13,7**	16 a 22
PCO_2 (mmHg)	**29**	35 a 42

Exame de urina	
Densidade	**1,012**
pH	5,0

Interpretação

Perfil bioquímico

A concentração sanguínea de glicose está ligeiramente aumentada. Isso pode ser decorrente de estresse, embora o leucograma seja normal. Há relato de que o aldeído, um catabólito do etilenoglicol, interfira no metabolismo da glicose (ver discussão adiante).

Os teores de BUN e de creatinina estão normais nesse cão, que apresenta alta concentração sérica de etilenoglicol. Em cães, a azotemia instala-se de 24 a 36 horas após a ingestão do anticongelante. O histórico sugere que o animal consumiu o produto cerca de 5 horas antes da obtenção das amostras para as análises laboratoriais.

O teor de fósforo está muito aumentado. A hiperfosfatemia pode ser decorrente da idade jovem do cão, porém é muito alta para isso. Nesse caso, é possível que o aumento da concentração sérica de fósforo se deva ao produto antiferrugem fosfatado presente na maioria dos anticongelantes disponíveis no mercado.

A atividade sérica de fosfatase alcalina está ligeiramente aumentada, provavelmente devido à isoenzima óssea, cuja atividade é alta nos cães em fase de crescimento.

O *anion gap* está aumentado possivelmente em razão do maior conteúdo de fosfatos ou dos catabólitos do etilenoglicol, que são ânions. A osmolalidade calculada está ligeiramente aumentada. No entanto, a osmolalidade plasmática verdadeira (mensurada) é muito maior do que a osmolalidade calculada, resultando em alto valor do *osmol gap*, pois uma substância presente no sangue pode não ser utilizada na fórmula para o cálculo da osmolalidade. A causa mais comum de aumento do *osmol gap* é a intoxicação por etilenoglicol, que contribui para o aumento da osmolalidade plasmática em razão de seu baixo peso molecular. Isso foi confirmado pela mensuração do teor sérico de etilenoglicol.

Hemogasometria

O pH do sangue está ligeiramente baixo e o teor de HCO_3 aumentado, indicando acidose metabólica. Os catabólitos do etilenoglicol são ácidos. A diminuição da PCO_2 é compatível com alcalose respiratória compensatória. Os gases sanguíneos foram mensurados cerca de uma hora após a obtenção do perfil bioquímico, o que provavelmente explica a discrepância entre o teor de HCO_3 obtido no perfil bioquímico e aquele mensurado por hemogasometria.

Exame de urina

Nesse paciente, provavelmente, a densidade urinária 1,012 deve-se ao etilenoglicol, que causa diurese osmótica. Também é possível que a capacidade de concentrar urina já tenha sido prejudicada mesmo antes de o animal apresentar azotemia.

Resumo

O cão foi tratado com fomepizol, um inibidor da enzima álcool desidrogenase, aproximadamente de 7 a 8 horas após a ingestão do anticongelante e não desenvolveu azotemia. Ao contrário do caso anterior, o perfil bioquímico frequentemente não tem valor diagnóstico na intoxicação aguda por etilenoglicol, devendo-se realizar outros testes, como a mensuração do teor sérico de etilenoglicol ou o cálculo da osmolalidade mensurada, para confirmar o diagnóstico. O início agudo de cambaleio e letargia reforça a suspeita de intoxicação por etilenoglicol.

Caso 44

Resenha: potro com 5 dias de vida.
Histórico: potro bem ao nascimento, atualmente não se alimenta.
Exame físico: comportamento de cólica, parece ter constipação intestinal.

Hematologia		Intervalo de referência
VG (%)	32	28 a 46
Hb (g/dℓ)	11	11 a 16
PT (P) (g/dℓ)	**5,6**	6,0 a 8,0

Perfil bioquímico		Intervalo de referência
Glico (mg/dℓ)	80	70 a 110
NU (mg/dℓ)	**32**	7,0 a 27
Creat (mg/dℓ)	**4,8**	1,1 a 2,0
Ca (mg/dℓ)	**9,6**	11 a 13,7
P (mg/dℓ)	**10**	1,9 a 3,6
PT (g/dℓ)	5,9	5,8 a 7,6
Alb (g/dℓ)	3,0	2,7 a 3,7
Glob (g/dℓ)	2,9	2,6 a 4,6
BT (mg/dℓ)	**3,8**	0,6 a 2,5
AST (UI/ℓ)	229	185 a 300
ALP (UI/ℓ)	**340**	66 a 180
CK (UI/ℓ)	237	130 a 470
Na (mEq/ℓ)	**118**	133 a 145
K (mEq/ℓ)	**7,1**	2,2 a 4,6
Cl (mEq/ℓ)	**92**	98 a 103
TCO₂ (mEq/ℓ)	**18**	24 a 29
An. gap (mEq/ℓ)	15	10 a 15

Interpretação

Hematologia

Há discreta diminuição no teor de proteínas plasmáticas; uma preocupação é a falha de transferência de imunidade passiva via colostro, porém o teor de globulinas no perfil bioquímico é adequado.

Perfil bioquímico

Nota-se azotemia, porém a densidade urinária não auxilia na definição de se essa azotemia é pré-renal ou renal. Recomenda-se a cateterização da bexiga para obter a amostra de urina e a verificação de se o potro é capaz de urinar por si mesmo. Nota-se aumento discreto do teor de NU, mas a concentração de creatinina (Ct) está moderadamente aumentada; a razão NU:Ct é 6. Isso pode ser notado após fluidoterapia recente e com diminuição mais rápida do teor de NU do que de Ct, porém sem administração de líquido. Isso pode ocorrer no caso de *shunt* hepático, diminuição da síntese de NU e na presença de cromógenos não creatinina em equinos e bovinos. A última condição é a mais provável, mas confunde a interpretação da gravidade da azotemia. O aumento do teor de fósforo é compatível com a menor TFG; isso pode ser decorrente de causa pré-renal, renal ou pós-renal.

As anormalidades básicas são hiponatremia, hiperpotassemia e hipocloremia. A razão Na:K está baixa, com valor 16 (ver seção de comentários). Em um potro, os diagnósticos diferenciais mais prováveis são diarreia, ruptura de bexiga, insuficiência renal e hipoadrenocorticismo devido à sepse. Na ocasião, não havia evidência de diarreia; insuficiência renal é uma possível explicação. Para verificar se há uroabdome, recomenda-se abdominocentese e a determinação de Ct (e/ou de NU) no líquido abdominal, com obtenção concomitante de amostra de soro, a fim de comparar os teores de Ct no líquido abdominal e no soro; eles devem ser iguais se a parede da bexiga estiver intacta. No caso de ruptura da bexiga, o teor de Ct (e/ou de NU) é maior no líquido abdominal do que no soro. Hipoadrenocorticismo é improvável; apenas verifique se outros diagnósticos diferenciais foram excluídos. O teor de bicarbonato (TCO₂) está diminuído e o valor do *anion gap* situa-se no limite superior de normalidade do intervalo de referência e provavelmente há acidose metabólica, possivelmente devido à desidratação e à menor perfusão tecidual. É provável que o discreto aumento da atividade de ALP seja de origem óssea (fase de crescimento) ou hepática; não parece importante pesquisar isso nesse momento. Há aumento do teor de bilirrubina, que pode ocorrer devido a um problema hepático, mas a causa mais provável é a anorexia (anorexia é a principal causa de hiperbilirrubinemia em equinos).

Abdominocentese
Líquido de coloração clara, discretamente amarelada
CTCN: 8.500/μℓ; metade de neutrófilos e metade de células mononucleares
Proteína total (índice de refração): 2,8 g/dℓ
Creatinina (mg/dℓ):
Líquido abdominal: 9,2
Soro sanguíneo: 4,8

Resumo e comentário

Uroabdome

Havia um orifício na face dorsal da bexiga. Ele foi reparado cirurgicamente e, durante cirurgia, a parede da bexiga parecia saudável. O potro recuperou-se.

Em geral, a ruptura da bexiga é causada por obstrução (cálculo) em machos, ou traumatismo grave (atropelamento por carro) em todas as espécies, exceto em equinos. Tipicamente, esse problema é notado em potros que parecem bem ao nascimento e que gradativamente desenvolvem anorexia e outras anormalidades. O lúmen da uretra do macho é pequeno e, aparentemente, não possibilita a expulsão da urina fácil o suficiente durante o nascimento; a pressão nas costas ocasionada pelas fortes contrações da égua durante a parição provoca ruptura da bexiga. Não há obstrução do fluxo urinário por cálculo. Em geral, há histórico de incontinência urinária ou da postura do potro parecendo que vai urinar. O orifício quase sempre se localiza na face dorsal devido aos músculos da parede da bexiga e, portanto, os pacientes mesmo assim podem urinar. Caso se utilizem corantes de contraste para avaliar a integridade da bexiga, o corante também pode ser retido pela mesma razão. A comparação entre as concentrações de Ct no líquido abdominal e no soro sanguíneo é o teste diagnóstico de escolha. Para a confirmação de ruptura da bexiga, o valor de Ct no líquido abdominal não precisa ser somente duas vezes maior do que a concentração de Ct no soro: são necessários vários mg/dℓ a mais do que o teor sérico de Ct. Caso a parede da bexiga esteja íntegra, as concentrações sérica e abdominal de Ct são semelhantes ou idênticas. Se o paciente não apresentar azotemia e ambas as amostras apresentarem concentrações de Ct dentro do IR, a parede da bexiga estará integra. Se o paciente apresentar insuficiência renal e azotemia, além de aumento da concentração de Ct no líquido abdominal a um valor comparável, a parede da bexiga estará integra.

Os teores séricos de eletrólitos e a razão Na:K, inferior a 2, são fundamentais para confirmar esse diagnóstico diferencial. Em cães, os quatro diagnósticos diferenciais mais prováveis são listados a seguir, bem como os testes para confirmar ou excluir cada um deles, com base nesse padrão eletrolítico.

Diagnóstico	Teste de escolha
Hipoadrenocorticismo	Cortisol basal; estimulação com ACTH
Insuficiência renal	Fluidoterapia; exame de urina completo; excreção fracionada de Na
Uroabdome	Comparar as concentrações de Ct no líquido abdominal e no soro
GI – nematoide, *Salmonella*	Flotação fecal; cultura de fezes

Caso 45

Resenha: canino, mestiço, macho, não castrado, 7 anos.
Histórico: apresenta icterícia, vômito, diarreia e letargia
Exame físico: apático, mas responsivo, acentuadamente icté-
rico e 10 a 12% desidratado.

Perfil bioquímico		Intervalo de referência
Glicose (mg/dℓ)	**164**	81 a 115
Nitrogênio ureico sanguíneo (mg/dℓ)	**222**	8 a 29
Creatinina (mg/dℓ)	**12,4**	0,7 a 1,4
Sódio	**137**	145 a 151
Potássio (mEq/ℓ)	4,2	3,5 a 4,9
Cloreto (mEq/ℓ)	**71**	110 a 117
Bicarbonato (mEq/ℓ)	20	17 a 26
Anion gap (mEq/ℓ)	**50**	12 a 20
Proteína total (g/dℓ)	**7,6**	5,4 a 6,9
Albumina (g/dℓ)	3,4	2,7 a 3,7
Globulina (g/dℓ)	**4,2**	2,4 a 3,7
Cálcio (mg/dℓ)	**8,8**	9,1 a 10,8
Fósforo (mg/dℓ)	**24,8**	2,3 a 5,0
Magnésio (mg/dℓ)	**3,6**	1,6 a 2,2
Bilirrubina total (mg/dℓ)	**11,2**	0,1 a 0,4
Colesterol (mg/dℓ)	283	131 a 320
ALT (UI/ℓ)	**756**	14 a 76
ALP (UI/ℓ)	**1.911**	12 a 98
GGT (UI/ℓ)	**29**	0 a 8
CK (UI/ℓ)	**701**	40 a 226

Exame de urina	
Densidade	**1,016**
pH urinário	5,5
Proteína (fita)	2+
Bilirrubina	3+
Heme	2+

Sedimento: Baixo número de hemácias, leucócitos, células escamosas
ocasionais e o raro cilindro granular.

Interpretação

Hematologia

Uma leve microcitose e hipercromasia são indicadas pelo analisador hematológico, sendo, provavelmente, um artefato secundário a hiponatremia ou hipocloridemia. O paciente não está
anêmico, tornando improvável a deficiência de ferro. Uma falsa
diminuição do VGM é um artefato do Sysmex (e potencialmente
de outros analisadores), que é causado por um ambiente hipo-
osmolar *in vivo* (hiponatremia), no qual as hemácias se ajustam
aumentando o teor de água citoplasmática. Quando colocada

em um diluente, a osmose resulta em perda de água, causando
encolhimento celular (VGM baixo e CHCM alta).

Baixo número de codócitos (células-alvo) geralmente é um
achado inespecífico. Eles foram relatados com doença hepática
e são a causa mais provável nesse caso com diferenciais não
relacionados, sendo deficiência de ferro, anemia regenerativa e
diseritropoese congênita, embora células-alvo possam ser vistas
em muitas condições, incluindo na saúde.

Leucocitose leve caracterizada por neutrofilia madura, contagem de linfócitos abaixo do normal, monocitose e eosinopenia
são consistentes com uma resposta ao estresse. Há também um
provável componente da inflamação que é suportado pelo grau
de monocitose, a presença de linfócitos reativos e a hiperglobulinemia leve observada na bioquímica (ver adiante).

A contagem de plaquetas está dentro do intervalo de referência; no entanto, algumas plaquetas gigantes são observadas e são
sugestivas de estimulação da medula óssea. Hiperproteinemia
leve por refratometria é discrepante do resultado do analisador
bioquímico e provavelmente secundária ao BUN aumentado.
As proteínas serão discutidas mais detalhadamente na bioquímica. É improvável que o soro moderadamente ictérico suportado pela hiperbilirrubinemia seja secundário à hemólise, pois
o paciente não está anêmico.

Bioquímica

Uma hiperproteinemia leve caracterizada por hiperglobulinemia
leve está presente. Se o paciente estiver clinicamente desidratado, a concentração de proteína pode diminuir após a restau-
ração do equilíbrio hídrico. A hiperglobulinemia em um cão
adulto é sugestiva de etiologia inflamatória ou neoplásica (linfoma, mieloma múltiplo).

Aumento acentuado em ALT (~10× o intervalo de referência
superior) é indicativo de lesão hepatocelular, e diferenciais a
considerar incluem:

- Agentes infecciosos. Leptospirose é o principal diferencial na
  presença de insuficiência renal. Outros agentes infecciosos
  potenciais incluem o adenovírus-1 canino (CAV-1), que é normalmente visto em cães não vacinados com menos de 1 ano
- Hepatotoxinas como AINEs, *Amanita phalloides* ("chapéu-da-
  morte), palmeira psago, algas verde-azuladas, aflatoxinas, xilitol etc.
- Lesão hipóxica; isquemia secundária a trombos, congestão
- Neoplasia.

Há aumento simultâneo acentuado na ALP (~10× acima da
referência superior interna) e aumento moderado a acentuado
na atividade de GGT, o que provavelmente reflete doença do trato
biliar. Elevação na atividade da GGT também pode ser atribuída
à insuficiência renal à medida que a enzima é excretada na urina.

Há hiperbilirrubinemia acentuada com bilirrubinúria associada. Os mecanismos patológicos típicos a serem considerados
são causas hepáticas e pós-hepáticas de icterícia, com a pré-hepática sendo improvável na ausência de anemia. Em razão do
aumento na atividade da ALT, a icterícia hepática é mais

provável e pode ser decorrente da absorção defeituosa de bilirrubina não conjugada ou comprometimento na excreção.

Uma azotemia acentuada com concentração inadequada de urina (< 1,030) é sugestiva de azotemia renal, embora um componente pré-renal (desidratação) também seja provável. A hiperfosfatemia acentuada e a hipermagnesemia leve são consistentes com uma TFG diminuída. A hemólise pode ser um fator contribuinte menor. Hipocalcemia leve pode ser resultado de sepse, diminuição da produção de vitamina D, aumento da excreção renal ou mineralização tecidual. O produto Ca × P é 218 (bem acima de 70), o que significa que a mineralização dos tecidos está ocorrendo. A lesão renal também é apoiada pela presença de cilindros granulares raros no exame de urina. Dada a concentração de He estar dentro dos limites de referência (ausência de anemia), é mais provável lesão renal aguda que crônica. Diferenciais a serem considerados para a lesão renal aguda incluem agentes infecciosos (leptospirose), toxinas (AINEs, etilenoglicol) e lesão isquêmica.

Há hiponatremia e hipocloremia acentuada que podem ser decorrentes das perdas renais e gastrintestinais. O teor de cloreto corrigido é 76,7 mmol/ℓ e indica perda seletiva de cloreto devido ao vômito nesse caso. O bicarbonato está dentro do intervalo de referência; no entanto, há um aumento acentuado no *anion gap* consistente com acidose de titulação e provavelmente devido a íons urêmicos ou lactato. Na presença de diarreia, perda de bicarbonato também pode estar contribuindo para a acidose metabólica. Embora o potássio esteja dentro dos intervalos de referência, podem ocorrer mudanças transcelulares para fora das células (acidose inorgânica) e nas células (alcalose metabólica), bem como perdas renais e gastrintestinais que são mascaradas pelos distúrbios ácido-básicos complexos.

Uma hiperglicemia leve está presente e pode refletir estresse (mediada por epinefrina ou cortisol) ou pancreatite aguda.

Exame de urina

A densidade urinária está inadequadamente concentrada e é sugestiva de insuficiência renal (discutido em bioquímica). A acidúria (pH 5,5), neste caso, é paradoxal (dada a alcalose hipoclorêmica) e pode ocorrer quando desidratação grave está presente. Há bilirrubinúria acentuada, particularmente em razão da urina relativamente diluída, e a bilirrubinúria é secundária à hiperbilirrubinemia (embora a bilirrubinúria normalmente preceda a hiperbilirrubinemia).

O resultado Heme 2+ em combinação com as hemácias observadas é indicativo de hematúria. Diferenciais a considerar incluem lesão renal hemorrágica aguda, inflamação ou causas iatrogênicas.

Uma proteinúria verdadeira está presente e é improvável que seja explicada apenas pelo resultado Heme 2+. Mecanismos patológicos típicos a serem considerados para proteinúria são causas pré-renais (hipertensão, pirexia), renal (nefropatia, glomerulopatia) e pós-renal (cistite).

Resumo

Este paciente foi submetido ao teste SNAP para leptospirose, que foi negativo.

Testes adicionais para leptospirose podem ter incluído um teste de aglutinação microscópica (TAM) ou PCR.

Ele foi hospitalizado com fluidoterapia intravenosa e cuidados de suporte por 24 horas e recebeu alta hospitalar com diagnóstico presuntivo de leptospirose.

Colaboradores: Drs. Saundra Sample e Alex Mau.

Caso 46

Resenha: American Bull Terrier (canino), macho, não castrado, 9 semanas.

Histórico: histórico de 1 dia de letargia, hiporexia, vômitos e diarreia; companheiro de ninhada morreu alguns dias antes.

Exame físico: icterícia acentuada, distensão abdominal.

Hematologia		Intervalo de referência
Hematócrito (%)	**18**	37 a 55
Hemoglobina (g/dℓ)	**5,7**	12,0 a 18,0
He (×10^6/$\mu\ell$)	**2,97**	5,5 a 8,5
VGM (fℓ)	63	60 a 77
HCM (pg)	**19,3**	19,5 a 24,5
CHCM (g/dℓ)	**30,7**	31,0 a 39,0
RDW (%)	16,5	14,0 a 20,0
Contagem total de leucócitos (×10^3/$\mu\ell$)	13,34	6,0 a 17,0
Neutrófilos segmentados (×10^3/$\mu\ell$)	10,5	6,0 a 17,0
Neutrófilos bastonetes (×10^3/$\mu\ell$)	0,3	0,0 a 0,3
Linfócitos (×10^3/$\mu\ell$)	1,5	1,0 a 4,8
Monócitos (×10^3/$\mu\ell$)	1,1	0,2 a 1,4
Plaquetas (×10^3/$\mu\ell$)	**0**	165 a 600
Proteína plasmática (g/dℓ)	6,3	6,0 a 7,5

Hemopatologia: morfologia normal de hemácias, sem aglomeração plaquetária, as plaquetas parecem acentuadamente diminuídas.

Perfil bioquímico		Intervalo de referência
Glicose (mg/dℓ)	**139**	60 a 110
Nitrogênio ureico sanguíneo (mg/dℓ)	**167**	7 a 25
Creatinina (mg/dℓ)	**3,9**	0,3 a 1,4
Cálcio (mg/dℓ)	11,2	8,6 a 11,8
Fósforo (mg/dℓ)	**> 20**	2,9 a 6,6
Proteína total (g/dℓ)	**5,2**	5,4 a 8,2
Albumina (g/dℓ)	**2,3**	2,5 a 4,4
Globulina (g/dℓ)	2,9	2,3 a 5,2
Bilirrubina total (mg/dℓ)	**7,5**	0,1 a 0,6
ALT (UI/ℓ)	44	20 a 150
ALP (U/ℓ)	**497**	20 a 150
Sódio (mEq/ℓ)	139	138 a 160
Potássio (mEq/ℓ)	**7,1**	3,7 a 5,8
Amilase (U/ℓ)	408	200 a 1.200

Líquido peritoneal	
Cor	Amarelo pálido
Aspecto	Translúcido
CTCN (células/$\mu\ell$)	250
VG (%)	< 1
PT (g/dℓ)	0,6

Diferencial: macrófagos (58%), linfócitos (38%), neutrófilos (4%).

Interpretação

Hematologia

O hematócrito, a hemoglobina e a concentração de hemácias estão, todos, diminuídos proporcionalmente, consistentes com uma anemia moderada. O VGM no limite inferior e a ausência de policromatofilia são consistentes com um estado não regenerativo ou anemia pré-regenerativa, apesar da ligeira diminuição de HCM e CHCM. Suspeita-se que a discreta diminuição de HCM e CHCM seja uma descoberta espúria neste caso. O leucograma, no geral, apresenta-se normal. Há uma trombocitopenia acentuada que é apoiada por achados no esfregaço de sangue. Os diferenciais incluem um processo de consumo (p. ex., CID, vasculite), destruição de plaquetas (p. ex., PTI), ou potencialmente doença da medula óssea, uma vez que anemia não regenerativa também está presente.

Perfil bioquímico

Há uma azotemia acentuada caracterizada por um aumento marcante no BUN e aumento moderado da creatinina. Embora a densidade urinária não esteja disponível, a azotemia é grave o suficiente para ser uma azotemia renal. Adicionalmente, o BUN está desproporcionalmente aumentado em relação à creatinina, sugerindo um componente pré-renal (desidratação). A outra consideração potencial seria pobre massa muscular, o que pode mascarar a gravidade do aumento da creatinina.

Uma hiperfosfatemia acentuada está presente, provavelmente representando uma diminuição da taxa de filtração glomerular (TFG) nesse paciente. Esse aumento acentuado é aproximadamente proporcional ao aumento do BUN, apoiando ainda mais o diagnóstico de doença renal. O cálcio está dentro dos limites de referência; no entanto, a razão cálcio:fósforo excede 100; portanto, a mineralização dos tecidos moles está ocorrendo e provavelmente acelerando a lesão renal. Uma hiperpotassemia acentuada está presente, e provavelmente secundária à diminuição da excreção renal (oligúria ou anúria). Filhotes apresentam aumento leve da concentração de fósforo em razão do aumento do hormônio do crescimento; no entanto, essa é provavelmente apenas uma pequena contribuição para a hiperfosfatemia acentuada.

Um aumento de aproximadamente três vezes na atividade da enzima ALP juntamente com um aumento moderado na concentração de bilirrubina total é consistente com colestase. Uma pequena porção do aumento da ALP é provavelmente devido à isoenzima óssea, pois trata-se de um animal jovem em crescimento. Aumentos no bALP não causam hiperbilirrubinemia.

Uma leve hiperglicemia está presente. Filhotes tendem a ter concentrações mais altas de glicose, e esse resultado cai confortavelmente dentro desse intervalo de referência geral.

Há uma hipoproteinemia leve decorrente de uma hipoalbuminemia leve. Considerando que o paciente provavelmente está desidratado, esses valores provavelmente diminuirão levemente com a terapia de reidratação. É importante lembrar que os filhotes, em geral, tendem a apresentar concentrações de proteína mais baixas do que cães adultos. Isso provavelmente contribui para a hipoalbuminemia. Considerações adicionais nesse caso incluem inflamação (proteína de fase aguda negativa), perda renal ou insuficiência hepática. Um exame de urina seria útil para avaliar se a proteína está sendo perdida na urina. A fração de globulina está no limite inferior do intervalo de referência para adultos, e, na presença de vômitos e diarreia, a perda GI de ambas, albumina e globulinas, não pode ser descartada.

Análise de líquido abdominal

Uma efusão classificada como transudato (CTCN < 5.000 células/$\mu\ell$, PT < 2,5 g/dℓ) está presente neste paciente. A hipoalbuminemia é a causa clássica de transudato; no entanto, a albumina é apenas ligeiramente menor e provavelmente apenas um contribuinte leve. Uma causa subjacente do aumento da pressão hidrostática não foi identificada nesse caso, a causa subjacente do derrame não é clara. Uma vasculite é uma possibilidade; no entanto, esses derrames tipicamente resultam em um transudato ou exsudato rico em proteínas (transudato modificado).

Resumo

Os títulos séricos de anticorpos para leptospirose canina foram positivos. Anemia não regenerativa e trombocitopenia são achados comuns de hemograma na leptospirose canina. A anemia não regenerativa está provavelmente relacionada a lesão renal e possível anemia de doença inflamatória. Uma trombocitopenia foi relatada em até 50% dos cães com leptospirose e provavelmente devido a vasculite e/ou CID. As alterações bioquímicas mais comuns estão associadas com lesão renal aguda (LRA) e incluem azotemia e hiperfosfatemia. Aumento da atividade sérica das enzimas hepáticas é relatado em alguns cães e raramente visto sem azotemia. Aumentos na atividade sérica de ALP e bilirrubina total, observados nesse caso, são mais comuns do que aumentos na atividade de ALT sérica. A hiperpotassemia é provavelmente causada pela diminuição na excreção renal (oligúria/anúria) e alterações extracelulares em resposta a uma acidose de titulação inorgânica decorrente de íons urêmicos. Hipoalbuminemia é relatada em alguns casos, e ocasionalmente associada a um derrame.

Os clínicos suspeitaram de leptospirose e o animal foi tratado adequadamente; no entanto, o paciente evoluiu rapidamente para insuficiência renal anúrica. Um teste positivo para *Leptospira* spp. na PCR e teste de anticorpos fluorescentes direto confirmou a suspeita clínica. Descobertas na necropsia incluíram: icterícia acentuada; multifocal e hematoma subcutâneo; nefrite intersticial linfoplasmocítica multifocal a coalescente grave; hemorragia e cistite linfoplasmocítica; hepatopatia difusa com necrose dispersa de hepatócitos individuais e dissociação hepatocelular. Os achados renais e hepáticos, icterícia e lesões relacionadas à diátese hemorrágica (cistite hemorrágica e hematomas cutâneos) são lesões clássicas para o estado subagudo de leptospirose.

Colaboradores: Drs. Saundra Sample, Judit Wulcan e Alex Mau.

Caso 47

Resenha: rebanho de cordeiros mestiços Suffolk brancos, 9 meses.

Histórico: quinze ovelhas encontradas mortas em um período de 3 a 4 dias. Muitas das que restam estão em decúbito e obnubiladas.

Hematologia	Ovelha 1	Ovelha 2	Intervalo de referência
VG (%)	43	**62**	21 a 45
Proteína total (g/ℓ)	78	**89**	60 a 80

Perfil bioquímico	Ovelha 1	Ovelha 2	Intervalo de referência
Glicose (mmol/ℓ)	**10,7**	**16,3**	2,4 a 4,5
BUN (mmol/ℓ)	**50,4**	**56,1**	2,8 a 7,2
Creatinina (µmol/ℓ)	**774**	**1.454**	70 a 120
Cálcio (mmol/ℓ)	**4,37**	**4,54**	2,4 a 3,2
Fósforo (mmol/ℓ)	**3,2**	**2,8**	1,61 a 2,35
Magnésio (mmol/ℓ)	**1,89**	**2,40**	0,50 a 1,50
Proteína total (g/ℓ)	79	**87**	60 a 82
Albumina (g/ℓ)	38	38	25 a 40
Globulina (g/ℓ)	41	**49**	30 a 42
Bilirrubina total (µmol/ℓ)	5	7	0 a 9
AST (UI/ℓ)	118	96	53 a 153
GLDH (UI/ℓ)	**61**	**64**	0 a 20
GGT (UI/ℓ)	**68**	39	30 a 66
CK (UI/ℓ)	**339**	**2.153**	69 a 182
Colesterol (mmol/ℓ)	1,9	2,1	1,3 a 2,1
BOHB (mmol/ℓ)	0,3	0,4	0,0 a 0,9
Sódio (mmol/ℓ)	151	151	139 a 152
Potássio (mmol/ℓ)	3,6	**5,8**	3,6 a 5,4
Cloreto (mmol/ℓ)	96	102	95 a 103
Bicarbonato (mmol/ℓ)	**9**	**7**	15 a 25

Exame de urina	Ovelha 1	Ovelha 2	Intervalo de referência
Densidade	**1,016**	**1,017**	1,004 a 1,045
Sangue	Traços	3+	Negativo
pH	**5,5**	**6**	Alcalino
Proteína	**3+**	**3+**	Negativo

Sedimento: grande número de cilindros observados em ambas as amostras. He > **10/cgm** e Leu > **50 cgm**.

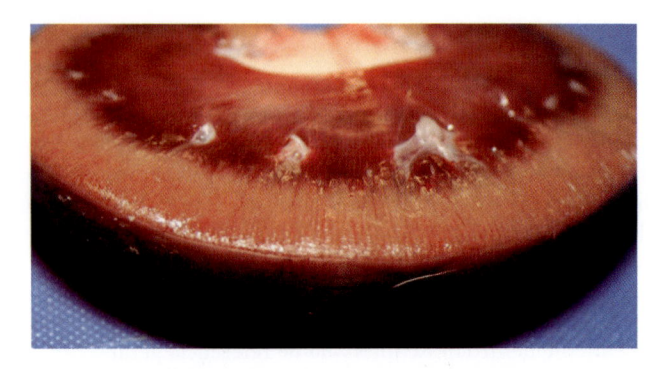

Figura 1 Fotografia do rim de uma das ovelhas. Os rins estavam difusamente aumentados, salientes em relação à cápsula na secção e tinham um córtex castanho-claro ligeiramente granular.

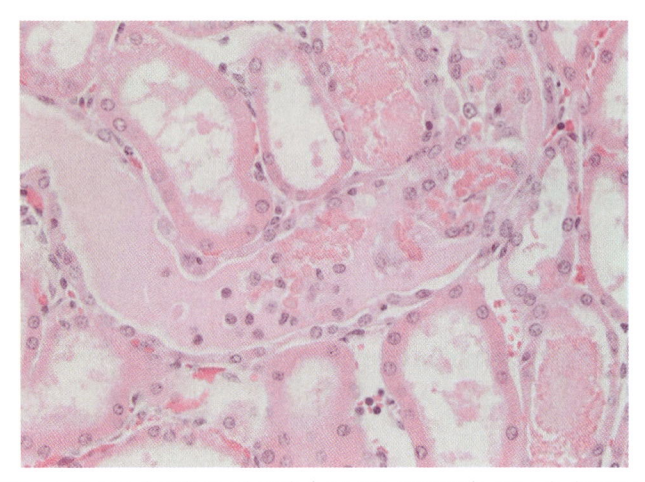

Figura 2 Corte histológico dos túbulos renais, mostrando restos de descamação epitelial celular e a formação precoce de um cilindro.

Interpretação

Hematologia

O aumento do VG e da proteína total na ovelha 2 é sugestivo de policitemia relativa (desidratação). A proteína será discutida na seção a seguir.

Bioquímica e exame de urina

Ambas as ovelhas estão hiperglicêmicas, e isso provavelmente é uma resposta ao estresse (corticosteroide).

A azotemia em ambos os ovinos é grave e caracterizada por aumento acentuado de BUN e creatinina. Um componente pré-renal pode estar presente considerando a provável desidratação,

mas uma densidade urinária inadequada de 1,016 é favorável à disfunção renal. A diminuição da TFG e a insuficiência renal também explicam a hiperfosfatemia e a hipermagnesemia.

A ovelha 2 apresenta hiperproteinemia caracterizada por hiperglobulinemia e albumina no limite superior do intervalo de referência, sugestivos de desidratação. O aumento das globulinas também pode ser decorrente da inflamação, embora a falta de um leucograma inflamatório torne isso menos provável.

O cálcio ionizado é fortemente recomendado para caracterizar a natureza da hipercalcemia presente em ambas as ovelhas. Desidratação e ligação relativamente aumentada à albumina podem ser fatores contribuintes; no entanto, a doença renal também é possível conforme evidenciado pela azotemia e densidade urinária.

O aumento da atividade da GLDH é sugestivo de lesão hepatocelular leve. O ligeiro aumento da GGT observado no ovino 1 pode ser clinicamente insignificante, mas a possibilidade de doença biliar deve ser considerada.

Um aumento na atividade da CK é indicativo de lesão muscular e provavelmente decorrente do decúbito prolongado.

Uma acidose metabólica está presente, como evidenciado pela diminuição moderada do bicarbonato. *O anion gap* para a ovelha 2 é calculado em 48, indicando a presença de uma acidose de consumo/titulação. Os ânions não medidos presentes são provavelmente ácidos urêmicos ou lactato. Tanto a acidose (deslocamento transcelular de potássio) quanto a provável insuficiência renal anúrica/oligúrica são potenciais contribuintes para a hiperpotassemia.

Azotemia e urina inadequadamente concentrada são fortemente sugestivos de doença renal. A descoberta do cilindro celular lançado na urina nesse número nesses animais é patognomônica de necrose tubular renal. O aumento do número de hemácias e leucócitos pode ser uma indicação de inflamação ou hematúria. O pH ácido é secundário à acidose metabólica.

Resumo e desfecho

Os achados anatomopatológicos indicaram necrose como causa provável da insuficiência renal, e o proprietário foi aconselhado a mover as ovelhas de local. Necropsia e histopatologia subsequente confirmaram necrose tubular aguda grave como a causa da insuficiência renal nas ovelhas afetadas (Figuras 1 e 2). Uma investigação mais aprofundada da pastagem revelou muito pouca ração verde e a presença de *Amaranthus* spp., comumente conhecida como "caruru", uma erva daninha tóxica conhecida por causar nefrose tóxica em rebanhos. As ovelhas afetadas estavam gestantes no momento da intoxicação e, naquelas que sobreviveram, a porcentagem de partos subsequentes foi acentuadamente diminuída quando comparadas com coortes não afetadas na mesma propriedade. Isso provavelmente indica perda de gestação em ovinos afetados pela intoxicação.

Colaborador: Dr. Allan Kessell.

Caso 48

Resenha: rinoceronte-branco-do-sul (*Ceratotherium simum simum*) cativo, macho, 21 anos.
Histórico: perda crônica de peso, inapetência e declínio na atividade física.

Hematologia		Intervalo de referência
Volume globular (%)	41,5	22 a 47
He ($\times 10^6/\mu\ell$)	6,43	3,33 a 7,53
Hb (g/dℓ)	15,6	7,9 a 17,3
CTCN ($10^3/\mu\ell$)	**15,8**	3,9 a 12,7
Neutrófilos segmentados ($10^3/\mu\ell$)	**14,8**	1,54 a 7,5
Monócitos ($10^3/\mu\ell$)	0,32	0,00 a 1,42
Linfócitos ($10^3/\mu\ell$)	0,63	0,22 a 4,30
Plaquetas ($10^3/\mu\ell$)	316	109 a 520
Fibrinogênio (mg/dℓ)	**650**	0 a 401

Perfil bioquímico		Intervalo de referência
Glicose (mg/dℓ)	**133**	30 a 121
Nitrogênio ureico sanguíneo (mg/dℓ)	**40**	11 a 22
Creatinina (mg/dℓ)	**4,0**	1,1 a 2,3
Cálcio (mg/dℓ)	**20,2**	10,1 a 13,7
Fósforo (mg/dℓ)	**0,5**	2,1 a 5,7
Proteína total (g/dℓ)	**5,3**	7,2 a 9,5
Albumina (g/dℓ)	**1,1**	2,1 a 3,7
Globulina (g/dℓ)	**4,1**	4,3 a 6,7
Bilirrubina total (mg/dℓ)	0,1	0,0 a 0,6
Colesterol (mg/dℓ)	**289**	41 a 139
AST (UI/ℓ)	130	21 a 111
ALP (UI/ℓ)	36	0 a 192
GGT (UI/ℓ)	9	0 a 29
CK (UI/ℓ)	590	N/A
Sódio (mEq/ℓ)	**124**	125 a 140
Potássio (mEq/ℓ)	4,3	3,7 a 5,7
Cloreto (mEq/ℓ)	88	88 a 103
Bicarbonato/TCO$_2$ (mEq/ℓ)	**30,5**	16,5 a 25,9
Anion gap (mEq/ℓ)	9	N/A

Exame de urina	
Densidade urinária	1,010
pH urinário	8,5
Proteína	**2+** (200 a 300 mg/dℓ)
Razão proteína:creatinina urinária	**2,2** (intervalo de referência: < 0,4 (se não azotêmico; IR canino)

Sedimento 3+; cristais de carbonato de cálcio. He < 5/cga. Leu < 5/cga.

Testes adicionais	
Hormônio da paratireoide (pmol/ℓ)	0,00
Cálcio ionizado (mmol/ℓ)	3,2
Proteína relacionada à paratireoide (pmol/ℓ)	Não realizado

Interpretação

Hematologia

A neutrofilia e a hiperfibrinogenemia concomitante são sugestivas de inflamação.

CHCM é calculada em 38 g/dℓ (IR: 32 a 41 g/dℓ) e a Hb parece desproporcionalmente alta para este Ht. Isso pode ser insignificante, mas hemólise intravascular e corpúsculos de Heinz devem ser excluídos como possíveis causas de um aumento errado na concentração de hemoglobina. A hipofosfatemia grave nesse paciente também pode ser responsável pela hemólise intravascular.

Bioquímica e testes adicionais

A hiperglicemia leve é provavelmente decorrente do estresse (induzida pelo cortisol ou pela epinefrina).

A azotemia está presente e é caracterizada por leve aumento do nitrogênio ureico e creatinina, que, combinados com isostenúria, indicam insuficiência renal. A hipercalcemia é um fator de confusão, pois pode ser a causa ou um fator contribuinte para a aparente incapacidade de concentrar a urina. A relação BUN/creatinina é 10; BUN está apenas ligeiramente aumentado, enquanto a creatinina é desproporcionalmente mais alta, sugerindo que possa haver uma diminuição na síntese de ureia, potencialmente em razão da insuficiência hepática crônica, o que também é apoiado pela hipoalbuminemia. Alternativamente, a creatinina pode ser falsamente aumentada em decorrência de cromógenos não creatinínicos, como vitamina C, bilirrubina e caroteno.

As causas da hipercalcemia em rinocerontes não são amplamente relatadas na literatura. Como outros mamíferos, diagnósticos diferenciais a serem considerados nesse animal incluem hipercalcemia paraneoplásica, hiperparatireoidismo primário, insuficiência renal, inflamação granulomatosa e intoxicação por vitamina D. Contudo, o teor de fósforo está acentuadamente diminuído, e os três diferenciais para hipercalcemia **e** hipofosfatemia são hiperparatireoidismo primário, hipercalcemia humoral maligna (HHM) e insuficiência renal em equinos. Embora a insuficiência renal geralmente resulte em hipocalcemia e hiperfosfatemia, o oposto ocorre em alguns equinos. A hipofosfatemia é uma pista diagnóstica mais importante nesse paciente do que a hipercalcemia, visto que há muitas outras causas de hipercalcemia.

Concentrações indetectáveis de PTH tornam o hiperparatireoidismo muito improvável. Contudo, também é possível que o PTH tenha sido reduzido falsamente em razão da falta de reatividade cruzada com anticorpos, uma vez que o teste foi projetado para uso em pacientes humanos, **ou** pela preservação inadequada da amostra de soro. Pode ocorrer má preservação se a amostra não for congelada ou se for repetidamente congelada-descongelada, resultando em desnaturação de proteínas. Com insuficiência renal, é esperado um aumento acentuado no PTH, que é decorrente do hiperparatireoidismo secundário e diminuição da depuração do PTH pelos rins. PTHrp não foi realizado e é necessário para descartar HHM. Qualquer animal dessa idade poderia ter um tumor, como linfoma, e HHM é muito mais comum que o hiperparatireoidismo primário em todos os animais domésticos. Não há indicação de linfonodos aumentados dar suporte ao diagnóstico de linfoma, mas uma pesquisa completa de neoplasia maligna concomitante como linfoma ou carcinoma é recomendada. PTH e PTHrp devem sempre ser executados simultaneamente para que uma situação como essa não precise ser interpretada. O único momento em que esses hormônios são necessários é quando uma causa óbvia de hipercalcemia e hipofosfatemia não pode ser encontrada.

Insuficiência renal crônica levando a hipercalcemia e hipofosfatemia concomitante é um fenômeno observado comumente em equinos, ao contrário da hipocalcemia e da hiperfosfatemia observadas em outras espécies domésticas. Em um estudo retrospectivo de insuficiência renal crônica em 99 cavalos, hipercalcemia e hipofosfatemia foram observadas em 67% e 47% dos casos, respectivamente. Hipercalcemia decorrente de insuficiência renal pode, ocasionalmente, ser observada em outras espécies, como no cão e no gato, mas apresentam hiperfosfatemia na IRC; a hipofosfatemia concomitante com azotemia é rara, e vista apenas em cavalos. (Mais comumente, cães e gatos com insuficiência renal e hipercalcemia têm hipercalcemia em razão de alguma outra causa, e a insuficiência renal é causada pela mineralização dos rins.) Curiosamente, cavalos, rinocerontes e outros ungulados de dedos ímpares são taxonomicamente relacionados, e isso poderia explicar semelhanças fisiológicas. A anorexia e a diminuição da ingestão também podem estar contribuindo para a hipofosfatemia.

A atividade de CPK é de 590 UI/ℓ, que pode ser ligeiramente aumentada, mas certamente não está na faixa esperada para rabdomiólise e insuficiência renal secundária. O histórico de perda de peso crônica, combinada com proteinúria sem evidência de inflamação no exame de urina e azotemia leve tornam a nefrotoxicidade improvável e todos apontam para IRC, especialmente decorrente de glomerulonefrite.

A hipoalbuminemia é provavelmente multifatorial nesse caso e o resultado de inflamação (proteína de fase aguda negativa), diminuição da ingestão (anorexia) e nefropatia perdedora de proteínas. A proteinúria apoia essa última e, embora diretrizes para a interpretação da razão proteína:creatinina urinária em rinocerontes não tenham sido publicadas, um valor > 2,0 é sugestivo de doença glomerular em outras espécies. Não há nenhuma evidência de inflamação no sedimento urinário, sugerindo que a proteinúria não está associada à inflamação. O significado da hipoglobulinemia é incerto, mas poderia refletir uma enteropatia com perda de proteínas, dado que a perda de sangue é improvável. Seria esperado que o teor de colesterol também estivesse reduzido (ver adiante). A diminuição da concentração da albumina e da globulina geralmente é associada à enteropatia com perda de proteínas; outras causas de hipoalbuminemia são glomerulonefropatia, insuficiência hepática e perda de sangue. A doença hepática terminal geralmente é associada a hipoalbuminemia e hiperglobulinemia, possivelmente em razão da diminuição da função das células de Kupffer, com antígenos do trato gastrintestinal obtendo então acesso ao sistema imunológico.

A hipercolesterolemia, nesse caso, é possivelmente decorrente da síndrome nefrótica, pois o paciente tem hipoalbuminemia e proteinúria; a hipercolesterolemia é postulada como ocorrendo na tentativa de restaurar a pressão oncótica perdida em razão da hipoalbuminemia. Anorexia e desenvolvimento subsequente de um balanço energético negativo que leva à lipólise também pode ser fator. A colestase é improvável, dado que a bilirrubina e as atividades das enzimas hepáticas estão dentro do intervalo de referência. Também é importante observar que a **diminuição** do teor de colesterol é tipicamente observada com enteropatias perdedoras de proteínas, tornando esse um diagnóstico diferencial menos provável para anormalidades proteicas.

Nos perfis bioquímicos, o bicarbonato é calculado medindo-se o TCO_2 e, como tal, um aumento do teor de bicarbonato é indicativo de alcalose metabólica. Uma causa para o aumento do bicarbonato não é evidente nesse caso, pois um teor de cloreto corrigido de 94 mEqv/ℓ torna improvável a alcalose secundária à perda de H^+. Se esse animal estava recebendo fluidoterapia, a adição de bicarbonato ou lactato em soluções líquidas comercialmente disponíveis deve ser considerada. Em última análise, esse animal requer uma análise de gases no sangue para avaliar o pH. Um pH urinário de 8,5 é típico para herbívoros saudáveis, mas ter urina alcalina pode evidenciar ainda mais a alcalose, possivelmente refletindo um aumento do pH sérico.

Uma hiponatremia leve e teor de cloreto sérico proporcionalmente diminuído podem indicar perdas gastrintestinais (diarreia) ou renais ou aumento na ingestão de água com fluidoterapia ou consumo excessivo de água.

Uma densidade urinária de 1,010 é provavelmente atribuída à IRC. Contudo, o aumento do Ca sérico interfere na ação do ADH nos túbulos e, portanto, é um provável contribuinte para a isostenúria. O estado de hidratação não é relatado, e a interpretação da densidade urinária deveria levar isso em consideração. Se o animal estiver recebendo fluidoterapia no momento do exame de urina, a densidade urinária não é significativa. Se o animal estiver desidratado e não estiver concentrando urina, provavelmente não é capaz de concentrar. Uma urina alcalina de pH 8,5 é comum em muitos herbívoros e equinos, assim como a presença de cristalúria de carbonato de cálcio em cavalos, indicando ainda mais as semelhanças fisiológicas entre o rinoceronte e o cavalo.

Resumo e desfecho

Esse animal descompensou e foi encontrado morto. O exame *post mortem* e a histopatologia revelaram: nefrite intersticial grave e glomerulonefrite crônica com esclerose periglomerular (doença renal crônica). Não houve evidência de neoplasia, como linfoma ou carcinoma de células escamosas gástrico, ambos associados à hipercalcemia humoral maligna em equinos. As glândulas paratireoides não foram avaliadas histologicamente;, portanto, hiperparatireoidismo primário continua a ser uma possibilidade; no entanto, a concentração indetectável do PTH torna isso improvável. Hipercalcemia e hipofosfatemia concomitantes, azotemia e isostenúria sugerem IRC, e uma patogênese da hipercalcemia

semelhante à hipofosfatemia, azotemia e isostenúria sugerem IRC e uma patogênese da hipercalcemia semelhante àquela vista em cavalos.

Em equinos, os rins são a principal via de excreção de cálcio, e qualquer evento que cause diminuição da TFG, incluindo IRC, pode resultar em hipercalcemia. Muitos equinos com insuficiência renal têm concentrações de cálcio e fósforo semelhantes às de outras espécies, principalmente a hiperfosfatemia, embora alguns cavalos apresentem hipercalcemia e hipofosfatemia. Perissodactyla é uma ordem de ungulados com dedos ímpares que inclui Equidae (cavalos, zebras), Rhinocerotidae (rinocerontes) e Tapiridae (antas). Literatura sobre a fisiologia renal de rinocerontes é escassa, mas dada a ancestralidade comum e a relação taxonômica entre rinocerontes e cavalos, é possível que compartilhem semelhanças, talvez explicando a hipercalcemia e a hipofosfatemia nesse caso e, talvez, a cristalúria de carbonato de cálcio.

A causa da pan-hipoproteinemia permanece incerta, visto que não havia evidência de enteropatia com perda de proteínas no exame *post mortem*, embora a autólise já estivesse estabelecida e o intestino delgado não tenha sido examinado detalhadamente. A causa da hipoalbuminemia foi a perda renal, mas a hipoglobulinemia permanece inexplicável.

Colaborador: Dr. Alex Mau.

Caso 49

Resenha: gato doméstico de pelos curtos, macho, castrado, com 10 anos de idade.
Histórico: anorexia, letargia.
Exame físico: desidratado.

Miscelânea de testes		Intervalo de referência
Glicose plasmática (mg/dℓ)	328	67 a 124
Anormalidades da urina na tira reagente	Glicosúria e cetonúria	
Na (mEq/ℓ)	130	146 a 160
K (mEq/ℓ)	2,2	3,7 a 5,4
Cl (mEq/ℓ)	74	112 a 129
pH	7,28	7,33 a 7,44
HCO₃ (mEq/ℓ)	9,2	16 a 20
PCO₂ (mmHg)	20	28 a 34

Interpretação

Nota-se hiperglicemia moderada que excede o limiar renal para glicose e, em consequência, glicosúria. Cetonúria indica prejuízo na utilização de glicose pelos tecidos, sugerindo deficiência de insulina. Isso representa um perfil diagnóstico de diabetes melito.

Há hipopotassemia marcante, em virtude da acidose (ver discussão sobre hemogasometria), na qual se espera aumentar o teor de potássio em razão da transferência de potássio do compartimento intracelular para o meio extracelular. Havendo suspeita de depleção do potássio corporal, deve-se ter cuidado na aplicação de insulina, que conduz o potássio para o interior das células, resultando em fraqueza, devido à hipopotassemia ainda mais grave. Também há hiponatremia e hipocloremia desproporcional. A hiponatremia pode ocorrer devido a uma combinação de perdas urinária e gastrintestinal de sódio. A magnitude da hipocloremia desproporcional sugere perda de cloreto pelo trato gastrintestinal superior em razão do vômito.

Os dados referentes à condição ácido-básica indicam pH baixo e diminuição de bicarbonato, achados compatíveis com acidose metabólica. A diminuição da PCO₂ é uma resposta compensatória (alcalose respiratória). Também há possibilidade de um componente oculto de alcalose metabólica (alcalose hipoclorêmica), resultando em anormalidade ácido-básica mista. A perda de HCl no líquido gástrico metabolicamente origina bicarbonato. A produção de cetoácidos, que necessitam de tamponamento pelo bicarbonato, é considerada mais potente no equilíbrio entre a utilização e a produção de bicarbonato.

Resumo

Padrão de cetoacidose diabética, basicamente compensado.

Caso 50

Resenha: gata da raça Manx castrada, com 5 anos de idade.
Histórico: há cerca de 2 semanas, o animal apresenta inapetência; há 8 meses nota-se drenagem de líquido por uma fístula na altura da vértebra coccígea terminal.
Exame físico: desidratação ao redor de 6%; notou-se que a vértebra coccígea termina cranialmente ao esfíncter anal; não havia inflamação no local da fístula, pela qual drenava um líquido incolor claro.

Hematologia		Intervalo de referência
VG (%)	**49**	24 a 45
CTCN ($\times 10^3/\mu\ell$)	11,6	5,5 a 19,5
Seg ($\times 10^3/\mu\ell$)	9,6	2,5 a 12,5
Mono ($\times 10^3/\mu\ell$)	0,6	0 a 0,8
Linf ($\times 10^3/\mu\ell$)	**1,4**	1,5 a 7,0
Plaquetas ($\times 10^3/\mu\ell$)	Normal	200 a 500

Perfil bioquímico		Intervalo de referência
Glico (mg/dℓ)	91	67 a 124
BUN (mg/dℓ)	**82**	17 a 32
Creat (mg/dℓ)	**2,2**	0,9 a 2,1
Ca (mg/dℓ)	**7,3**	8,5 a 11
P (mg/dℓ)	5,2	3,3 a 7,8
PT (g/dℓ)	**8,4**	5,9 a 8,1
Alb (g/dℓ)	**4,1**	2,3 a 3,9
Glob (g/dℓ)	4,3	2,9 a 4,4
BT (mg/dℓ)	0,1	0 a 0,3
Col (mg/dℓ)	153	60 a 220
ALT (UI/ℓ)	40	30 a 100
Na (mEq/ℓ)	**131**	146 a 160
K (mEq/ℓ)	4,6	3,7 a 5,4
Cl (mEq/ℓ)	**101**	112 a 129
TCO_2 (mEq/ℓ)	16	14 a 23
An. gap (mEq/ℓ)	18,6	10 a 27

Exame de urina	
Cor	Amarelo-palha
Aspecto	Claro
Densidade	**1,015**
Proteína	Negativo
Glicose	Negativo
Bilirrubina	Negativo
Sangue	Negativo
pH	6,5

Excreção fracionada		Intervalo de referência
Na (%)	0,03	< 1,0
Cl (%)	0,08	< 1,0

Interpretação

Hematologia

O aumento do VG é compatível com hemoconcentração secundária à desidratação. Outros achados são irrelevantes.

Perfil bioquímico

A azotemia (aumento dos teores de BUN e de creatinina no soro) pode ser pré-renal e/ou renal. Ver discussão sobre resultados do exame de urina adiante.

Há hipocalcemia, apesar da hiperproteinemia devido à hemoconcentração, indicando que o teor sérico de cálcio está realmente diminuído. Para confirmar isso, pode-se mensurar o teor de cálcio ionizado. A hipocalcemia pode ser secundária à depleção de cloreto e à perda do gradiente eletroquímico necessário para assegurar a absorção de cálcio do filtrado glomerular na alça de Henle dos túbulos renais.

Nota-se diminuição dos teores séricos de sódio e cloreto. Em geral, essa anormalidade reflete maior perda ou menor ingestão desses íons pelo animal doente e anorético. Nesse caso, há evidência física de perda de líquido cerebroespinal (LCE) por uma meningomielocele com extravasamento. O líquido cerebroespinal contém maiores concentrações de sódio e cloreto do que o sangue em razão do mecanismo ativo de transporte de cloreto no plexo coroide para secreção. A drenagem de LCE do organismo causa depleção de eletrólitos em excesso de água, outra condição clássica da desidratação hipotônica. Embora esse gato tenha perdido LCE por algum tempo, é provável que a anorexia tenha precipitado um desequilíbrio entre essas perdas patológicas e a reposição dos eletrólitos, resultando no quadro clínico.

Exame de urina

Os valores da excreção urinária fracionada de sódio e cloreto estavam normais, possibilitando a exclusão da perda renal como causa da depleção de eletrólitos. A única anormalidade importante é a densidade urinária de 1,015. A desidratação deve estimular a liberação de hormônio antidiurético pelo hipotálamo e aumentar a absorção de água pelos túbulos renais. No entanto, nesse tipo de desidratação hipotônica, a perda de eletrólitos frequentemente ocasiona depleção do soluto medular e perda do gradiente de concentração renal. Outra possibilidade seria uma doença renal decorrente da hipoperfusão dos rins e sepse, entre outras causas, resultando em azotemia e em perda da capacidade de concentração da urina.

Resumo

Depleção de cloreto de sódio em gato da raça Manx com meningomielocele fistulada (Hall JA, Fettman MJ, Ingram JT. Sodium chloride depletion in a cat with fistulated meningomyelocele. J Am Vet Med Assoc. 1988;192:1445-1448).

Caso 51

Resenha: égua com 10 anos de idade.
Histórico: dor abdominal.
Exame físico: tensão abdominal, febre discreta.

Hematologia		Intervalo de referência
VG (%)	52	32 a 52
Hb (g/dℓ)	18,1	11 a 19
He (×10⁶/µℓ)	11,15	6,5 a 12,5
VGM (fℓ)	46	36 a 52
CHCM (g/dℓ)	34	34 a 39
CTCN (×10³/µℓ)	**14,2**	5,5 a 12,5
Seg (×10³/µℓ)	**11,8**	2,7 a 6,7
Mono (×10³/µℓ)	0,3	0 a 0,8
Linf (×10³/µℓ)	2,1	1,5 a 5,5
Plaquetas (×10³/µℓ)	162	100 a 600
PT (P) (g/dℓ)	7,0	6,0 a 8,0
Fibrinogênio (mg/dℓ)	200	100 a 400

Perfil bioquímico		Intervalo de referência
Glico (mg/dℓ)	**166**	70 a 110
BUN (mg/dℓ)	23	14 a 27
Creat (mg/dℓ)	**4,2**	1,1 a 2,0
Ca (mg/dℓ)	**10,5**	11 a 13,7
P (mg/dℓ)	**4,5**	1,9 a 4,1
PT (g/dℓ)	7,1	5,8 a 7,6
Alb (g/dℓ)	3,2	2,7 a 3,7
Glob (g/dℓ)	3,9	2,6 a 4,6
BT (mg/dℓ)	1,4	0,6 a 2,1
AST (UI/ℓ)	**430**	185 a 300
GGT (UI/ℓ)	8,0	7,0 a 17
SDH (UI/ℓ)	**99**	0 a 9,0
CK (UI/ℓ)	**8.422**	130 a 470
Na (mEq/ℓ)	140	133 a 145
K (mEq/ℓ)	3,5	2,2 a 4,6
Cl (mEq/ℓ)	**86**	100 a 111
TCO₂ (mEq/ℓ)	**22,6**	24 a 34
An. gap	**35**	5,0 a 15

Exame do líquido abdominal	
Cor	Amarelo-palha
Aspecto	Turvo
Cor do sobrenadante	Amarelo-palha
Aspecto do sobrenadante	Claro
PT (g/dℓ)	1,3
CTCN (/µℓ)	300

Citologia: há quantidades praticamente iguais de neutrófilos e de células mononucleares grandes. Embora a celularidade e o teor de proteína total sejam baixos, alguns neutrófilos estão degenerados e há bactérias extracelulares, predominantemente bastonetes. Alguns macrófagos e neutrófilos contêm material citoplasmático sugestivo de resquícios de bactérias. Há quantidade moderada de linfócitos e raros mastócitos. Ao fundo do esfregaço, notam-se restos celulares.

Interpretação

Hematologia

Nota-se leucocitose com neutrofilia e baixa contagem de linfócitos, indicando mais provavelmente estresse do que inflamação. O teor de fibrinogênio é normal. O VG situa-se no limite superior do intervalo de referência e o teor de proteína sérica é normal, sugerindo possível contração esplênica.

Perfil bioquímico

Há discreta hiperglicemia, compatível com estresse. O aumento nos teores séricos de creatinina e de fósforo provavelmente se deve à menor taxa de filtração glomerular. Creatinina é um indicador mais sensível de redução da TFG em equinos devido à sua capacidade de excretar ureia pelo trato GI. O exame de urina pode auxiliar na diferenciação entre azotemia pré-renal e azotemia renal, mas o baixo teor de cloreto (discutido posteriormente) pode influenciar a capacidade de concentração da urina. Pode haver um componente pré-renal (desidratação) para azotemia, uma vez que o VG se encontra no limite superior de normalidade do intervalo de referência. No entanto, a concentração normal de albumina não sugere desidratação e não parece haver perda exagerada de proteína na efusão abdominal (cujo teor seria inferior àquele de albumina no soro sanguíneo).

Há discreta hipocalcemia, que pode ser decorrente da deposição de cálcio no tecido lesionado.

O aumento da atividade de CK indica lesão de célula muscular. O aumento da atividade de SDH é específico para lesão hepatocelular. Discreto aumento da atividade de AST pode ser decorrente de lesão hepatocelular ou do músculo.

Há hipocloremia seletiva, indicando alcalose hipoclorêmica. Em equinos, a perda seletiva de cloreto pode ser resultado de perda ou sequestro de Cl no trato gastrintestinal superior ou da sudorese excessiva. Além disso, a diminuição da TCO₂ e o aumento do *anion gap* indicam acidose metabólica com aumento do *anion gap*; assim, há uma anormalidade ácido-básica mista. A produção de ácidos urêmicos e ácido láctico, em razão da hipoperfusão, possivelmente contribui para o valor do *anion gap*. É necessário o perfil dos gases sanguíneos para avaliar completamente a condição ácido-básica desse equino.

Exame do líquido abdominal

Embora os índices quantitativos estejam normais, a presença de células inflamatórias degeneradas, bactérias e restos celulares é compatível com ruptura aguda do trato intestinal.

Resumo

Essa égua apresentou cólica intestinal seguida de ruptura aguda da parte do intestino estrangulado. Não houve tempo para a instalação de um leucograma inflamatório.

Caso 52

Resenha: gata PLD, castrada, 7 anos.
Histórico: atacada por cachorro da mesma casa.
Exame físico: desidratação, taquipneia, hematomas acentuados e várias pequenas mordidas na região dorsal do pescoço.

Hematologia	Dia 1	Dia 4	Dia 7	Intervalo de referência
Volume globular (%)	45	**23**	**21**	24 a 45
He (×10^6/mℓ)	9,47	5,20	**4,52**	5,0 a 10,0
Hb (g/dℓ)	14,2	**7,6**	**6,2**	8,0 a 15,0
VGM (fℓ)	47	45	48	39 a 55
CHCM (g/dℓ)	31,7	32,4	**28,8**	30 a 36
CTCN (10^3/$\mu\ell$)	13,1	15,2	14,4	5,5 a 19,5
Neutrófilos segmentados (10^3/$\mu\ell$)	2,8	10,1	9,5	2,5 a 14,0
Neutrófilos bastonetes (10^3/$\mu\ell$)	0,0	**3,6**	**0,6**	0,0 a 0,3
Monócitos (10^3/$\mu\ell$)	0,4	0,6	0,7	0,0 a 0,9
Linfócitos (10^3/$\mu\ell$)	**8,8**	**0,6**	1,6	1,5 a 7,0
Eosinófilos (10^3/$\mu\ell$)	0,9	0,2	0,7	0,0 a 0,8
HeN (10^3/$\mu\ell$)	**0,3**	0,0	**1,1**	0,0 a 0,0
Plaquetas (10^3/$\mu\ell$)	324	**53**	**65**	300 a 800
Proteína plasmática (g/dℓ)	7,0	6,2	6,2	6,0 a 8,0
Reticulócitos (10^3/$\mu\ell$)	–	5,2	**54,2**	0,0 a 40,0

Perfil bioquímico	Dia 1	Dia 4	Dia 7	Intervalo de referência
Glicose (mg/dℓ)	104	**165**	81	70 a 150
Nitrogênio ureico sanguíneo (mg/dℓ)	23	14	20	10 a 30
Creatinina (mg/dℓ)	1,0	0,8	1,0	0,3 a 2,1
Cálcio (mg/dℓ)	8,4	9,8	9,5	8,0 a 11,4
Fósforo (mg/dℓ)	**2,9**	3,5	6,2	3,4 a 8,5
Proteína total (g/dℓ)	5,6	6,2	5,7	5,4 a 8,2
Albumina (g/dℓ)	2,5	**1,7**	**2,1**	2,2 a 4,4
Globulina (g/dℓ)	3,1	4,5	3,5	1,5 a 5,7
Bilirrubina total (mg/dℓ)	**1,0**	**5,4**	**0,7**	0,1 a 0,6
ALT (UI/ℓ)	**642**	**425**	**130**	20 a 100
ALP (UI/ℓ)	19	15	19	10 a 90
Sódio (mEq/ℓ)	143	146	152	142 a 164
Potássio (mEq/ℓ)	**8,2**	**5,9**	4,5	3,7 a 5,8

Exame de urina	Dia 1
Cor	Marrom
Aspecto	Muito turvo
Densidade	1,048
pH	7,0
Proteína	**3+**
Hb/Sangue	**4+**
Bilirrubina	**1+**
Sedimento	
He/cga	0 a 5
Leu/cga	Nenhum visto
Células epiteliais/cga	Transição (0 a 5), escamosas (0 a 5)
Cilindros/cpa	Granular grosso (0 a 5), hialino (0 a 5)
Cristais	Estruvita (4+), bilirrubina (1+)
Microrganismos	Nenhum visto

Interpretação

Hematologia

No Dia 1, embora não seja observada eritrocitose, o VG é deslocado em direção ao intervalo de referência superior, possivelmente em razão de uma combinação de desidratação e uma resposta mediada por epinefrina. Nos Dias 4 e 7, a gata desenvolveu uma leve anemia. Uma diminuição do VG combinada com aumento da concentração de bilirrubina deve levantar preocupações quanto à doença hemolítica. No entanto, dado o histórico e a apresentação desse caso, uma combinação de doença inflamatória e perda de sangue pelo ataque oferece uma explicação mais provável. O ligeiro aumento na concentração de reticulócitos no Dia 7 é indicativo de um início de resposta regenerativa.

Embora não seja acompanhada de neutrofilia, a linfocitose leve observada no Dia 1 é provavelmente o resultado de uma resposta de excitação causada pela liberação de epinefrina após ser atacada pelo cachorro. No Dia 4, um deslocamento para a esquerda sem neutrofilia e linfopenia foram identificados, e são atribuíveis à inflamação. No Dia 7, o desvio à esquerda ainda está presente, mas o número total de neutrófilos bastonetes diminuiu significativamente, indicando que a inflamação está diminuindo.

A trombocitopenia é observada nos Dias 4 e 7. Consumo/perda excessivo associado à perda de sangue é uma explicação potencial. Uma contagem decrescente de plaquetas em um paciente com trauma poderia levantar preocupações sobre CID; no entanto, os perfis de coagulação estavam dentro dos intervalos de referência neste paciente.

Bioquímica

Hiperpotassemia acentuada está presente no Dia 1. Considerando a ausência de azotemia e os resultados do exame de urina, outras causas além da falta de excreção renal devem ser consideradas. O desvio do potássio do líquido intracelular para o extracelular é uma explicação provável, com necrose tecidual (dano pelo trauma) e acidose metabólica (acidose láctica induzida pela luta com o cachorro) sendo potenciais contribuintes à hiperpotassemia. A hiperpotassemia leve persiste no Dia 4, e a concentração de potássio voltou ao intervalo de referência no Dia 7.

A hipofosfatemia, observada no Dia 1, não é uma ocorrência frequentemente encontrada em gatos. Nesse caso, é provavelmente uma consequência da hiperventilação induzindo alcalose respiratória, levando a alterações no pH celular que estimulam a glicólise e a produção de ATP, esgotando a concentração sérica de fosfato.

A bilirrubina total e a atividade da ALT aumentaram em todos os exames.

A atividade de ALT é bastante específica do fígado e geralmente associada a dano hepatocelular. No entanto, o histórico de trauma e outros achados laboratoriais sugerem uma possível origem muscular para o aumento da atividade ALT.

A hiperbilirrubinemia está normalmente associada a colestase e/ou doença hemolítica. Contudo, não houve nenhuma evidência de colestase em exames de imagem e, embora a hemólise não possa ser excluída, é mais provável que o aumento da concentração de bilirrubina seja causado pela quebra da hemoglobina dentro dos hematomas, bem como alguma contribuição de heme não sanguíneo (ou seja, mioglobina). As atividades de CK e AST poderiam ajudar a afirmar se o dano muscular era, de fato, um fator contribuinte para essas descobertas. Infelizmente, essas avaliações não foram realizadas.

A hipoalbuminemia é observada nos Dias 4 e 7. Isso é provavelmente uma resposta de fase aguda à inflamação, como evidenciado pelo desvio à esquerda e pelo aumento da concentração de globulina, embora ainda dentro do intervalo de referência, em comparação com o Dia 1. A perda de sangue também pode ter contribuído para a hipoalbuminemia.

Exame de urina

Urina de cor marrom com resultado de tira reagente 4+ para sangue na ausência de hematúria compatível indica pigmentúria. A tira não é capaz de diferenciar entre hemoglobinúria e mioglobinúria. Proteinúria também é observada. Embora a tira seja mais sensível à albumina, é impossível descartar a interferência de hemoglobina e/ou mioglobulina nesse resultado. A presença de cilindros é indicativa de lesão tubular aguda, que pode ser decorrente de lesões isquêmicas e substâncias nefrotóxicas, como mioglobina e hemoglobina, entre outras causas. Embora sua presença possa ser sugestiva de doença renal, não é um indicador confiável de prognóstico, pois não está necessariamente correlacionada com a extensão e a reversibilidade da lesão. Ainda que nenhum outro exame de urina tenha sido realizado, a aparência da urina era normal no Dia 2.

Resumo e desfecho

A gata sofreu grave trauma nos tecidos moles do pescoço, que provavelmente levou a lesão muscular e inflamação local. A perda de sangue causada pelas lesões não foi considerada grande, mas parece ter contribuído para a anemia junto com a doença inflamatória. A gata estava gravemente atáxica nos primeiros dias, mas foi observada melhora clínica durante os 8 dias de internação antes de receber alta. Hemograma completo e painel bioquímico de acompanhamento realizados no Dia 15 estavam todos dentro dos intervalos de referência, e a paciente estava totalmente recuperada dentro de 3 semanas após o incidente.

Colaborador: Dr. Pedro Bittencourt.

Caso 53

Resenha: cão da raça Schnauzer Miniatura não castrado, com 11 anos de idade.
Histórico: vômito e diarreia intermitentes há 2 semanas.
Exame físico: tensão e dor abdominal; obesidade.

Hematologia		Intervalo de referência
VG (%)	38	37 a 55
Hb (g/dℓ)	13,2	12 a 18
He (×10^6/µℓ)	5,7	5,5 a 8,5
VGM (fℓ)	67	60 a 72
CHCM (g/dℓ)	35	33 a 38
CTCN (×10^3/µℓ)	**17,9**	6,0 a 17
Seg (×10^3/µℓ)	**14,2**	3,0 a 11,5
Bast (×10^3/µℓ)	**0,5**	0 a 0,3
Mono (×10^3/µℓ)	0,7	0,1 a 1,3
Linf (×10^3/µℓ)	2,5	1,0 a 4,8
Plaquetas (×10^3/µℓ)	250	200 a 500
PT (P) (g/dℓ)	**9,0**	6,0 a 8,0

Hemopatologia: policromasia moderada.

Perfil bioquímico (soro lipêmico)		Intervalo de referência
Glico (mg/dℓ)	**124 (6,8)**	65 a 122 (3,5 a 6,7 mmol/ℓ)
BUN (mg/dℓ)	**45 (15)**	7,0 a 28 (2,5 a 10 mmol/ℓ)
Creat (mg/dℓ)	1,2	0,9 a 1,7
Ca (mg/dℓ)	9,8	9,0 a 11,2
P (mg/dℓ)	5,8	2,8 a 6,1
PT (g/dℓ)	**7,7**	5,4 a 7,4
Alb (g/dℓ)	3,7	2,7 a 4,5
Glob (g/dℓ)	**4,0**	1,9 a 3,4
BT (mg/dℓ)	**10,8 (184,7)**	0 a 0,4 (0 a 6,8 µmol/ℓ)
Col (mg/dℓ)	**1.230 (32)**	130 a 370 (3,4 a 9,6 mmol/ℓ)
ALT (UI/ℓ)	**600**	10 a 120
AST (UI/ℓ)	**540**	16 a 40
ALP (UI/ℓ)	**660**	35 a 280
Na (mEq/ℓ)	148	145 a 158
K (mEq/ℓ)	4,3	4,1 a 5,5
Cl (mEq/ℓ)	110	106 a 127
TCO$_2$ (mEq/ℓ)	24	14 a 27
An. gap (mEq/ℓ)	18	8,0 a 25
Amilase (UI/ℓ)	510	50 a 1.250
Lipase (UI/ℓ)	120	30 a 560

Exame de urina (amostra obtida por cateterização)

Cor	Amarela	Sedimento urinário	
Aspecto	**Turvo**	Leuco/cga	**> 50**
Densidade	**1,022**	He/cga	0 a 1
Proteína	**3+**	Cél. epitel/cga	0
Glicose	Negativo	Cilindros/cpa	0
Bilirrubina	**2+**	Cristais	0
Sangue	Negativo	Bactérias	**Vários bacilos**
pH	7,0		

Interpretação

Hematologia

Volume globular, teor de hemoglobina e contagem de hemácias encontram-se nos limites inferiores de normalidade; é possível que a anemia tenha sido ocultada pela desidratação. Com histórico de vômito e diarreia e aumento na concentração plasmática de proteína, é possível sugerir que o animal apresente desidratação. No entanto, nesses dados não há suporte adicional para a desidratação. Como o soro era lipêmico, uma explicação mais provável para o alto teor de proteína total mensurado por refratometria é a presença de lipídios, que interfere na leitura do refratômetro. A constatação de policromasia moderada sugere uma resposta regenerativa. Nesse cão, uma hemorragia pode ter causado anemia regenerativa (ver Resumo).

Neutrofilia com desvio à esquerda indica leucograma de inflamação.

Perfil bioquímico

A concentração de BUN está apenas discretamente aumentada, enquanto o teor sérico de creatinina se encontra normal. O valor da densidade urinária indica capacidade inadequada em concentrar urina, considerando possível desidratação (se presente) e azotemia, sugerindo a possibilidade de doença renal. O aumento de BUN com teor de creatinina normal também faz pensar em azotemia pré-renal secundária à hemorragia no trato GI (pois o sangue é um alimento com alto teor proteico).

Nota-se aumento tanto da concentração plasmática quanto sérica de proteína, mas o teor plasmático de proteína é muito maior do que o do soro. Como há fibrinogênio no plasma, mas não no soro, espera-se que a concentração plasmática de proteína seja de 0,2 a 0,4 g/dℓ maior do que aquela do soro. No entanto, frequentemente, a diferença é maior porque a concentração plasmática de proteínas é obtida por refratometria, enquanto a proteína sérica é mensurada por espectrofotometria. O aumento da concentração plasmática de lipídios pode aumentar falsamente o teor de proteína mensurado no refratômetro. No caso em questão, a maior diferença entre tais concentrações proteicas possivelmente se deve à lipemia.

A hiperglobulinemia pode ser decorrente de estímulo antigênico crônico e consequente aumento na produção de anticorpos.

A combinação de hiperbilirrubinemia e aumento da atividade sérica de ALP é típica de colestase. A hiperbilirrubinúria reflete a hiperbilirrubinemia; a bilirrubina conjugada é filtrada pelos glomérulos e excretada na urina. Embora a hipercolesterolemia seja uma condição inespecífica, a colestase é causa comum dessa anormalidade e pode ser a explicação para esse caso. Tal grau de hipercolesterolemia não é comum quando há apenas colestase. Como esse cão é da raça Schnauzer Miniatura e o soro apresenta-se lipêmico, sugerindo hipertrigliceridemia e/ou quilomicronemia, é possível que o animal apresente hiperlipidemia idiopática.

O aumento das atividades séricas de AST e de ALT indica lesão de hepatócitos. Ambas são enzimas de extravasamento e estão presentes em concentração significativa nos hepatócitos. Também há alta atividade de AST e baixa atividade de ALT na célula muscular, mas nesse caso é improvável que o músculo seja a fonte dessas enzimas. Considerando as evidências de colestase, é mais provável que, nesse cão, as enzimas sejam de origem hepática.

Exame de urina

Proteinúria, piúria e bacteriúria sugerem inflamação do trato urinário. Como essas anormalidades foram constatadas em amostra de urina obtida durante micção espontânea, deve-se considerar, também, a possibilidade de inflamação do trato reprodutivo. Bactérias em amostra de urina colhida durante micção espontânea podem ser contaminantes; contudo, quando há piúria, a bacteriúria torna-se clinicamente mais importante. Indica-se cultura microbiológica dessa amostra de urina.

Resumo

Esse cão apresentava colângio-hepatite supurativa, úlcera de duodeno e pielonefrite. A colângio-hepatite resultou em colestase e lesão de hepatócitos. O estímulo antigênico crônico causado por colângio-hepatite e pielonefrite resultou em hiperglobulinemia. É possível que a discreta azotemia tenha sido provocada pela pielonefrite ou pela hemorragia gastrintestinal decorrente da úlcera de duodeno.

Caso 54

Resenha: cão da raça Pastor-alemão, castrado, com 6 anos de idade.
Histórico: em tratamento com prednisona para doença intestinal inflamatória; está perdendo peso há 6 meses.
Exame físico: magro, com múltiplas lesões cutâneas escamosas alopécicas; hepatomegalia.

Hematologia		Intervalo de referência
VG (%)	38	36 a 60
Hb (g/dℓ)	13,1	12 a 18
He (×10⁶/μℓ)	4,9	4,8 a 9,3
VGM (fℓ)	79	58 a 79
CHCM (g/dℓ)	34	33 a 38
CTCN (×10³/μℓ)	**27,8**	4,0 a 15,5
Seg (×10³/μℓ)	**25,5**	2,0 a 10,5
Bast (×10³/μℓ)	0	0 a 0,3
Mono (×10³/μℓ)	**2,0**	0 a 0,9
Linf (×10³/μℓ)	**0,3**	1,0 a 4,5
Eos (×10³/μℓ)	0	0,1 a 1,2
Plaquetas (×10³/μℓ)	374	200 a 500

Hemopatologia: acantócitos moderados, poucos equinócitos, ceratócitos, esquistócitos.

Perfil bioquímico		Intervalo de referência
Glico (mg/dℓ)	103	70 a 138
BUN (mg/dℓ)	11	6,0 a 25
Creat (mg/dℓ)	0,5	0,5 a 1,6
Ca (mg/dℓ)	**8,4**	8,9 a 11,4
P (mg/dℓ)	4,4	2,5 a 6,0
PT (g/dℓ)	5,3	5,0 a 7,4
Alb (g/dℓ)	**2,3**	2,7 a 4,4
Glob (g/dℓ)	3,0	1,6 a 3,6
BT (mg/dℓ)	**1,6**	0,1 a 0,3
Col (mg/dℓ)	121	92 a 324
Trig (mg/dℓ)	102	29 a 291
ALT (UI/ℓ)	**1.041**	12 a 128
AST (UI/ℓ)	**101**	15 a 66
ALP (UI/ℓ)	**640**	5,0 a 131
GGT (UI/ℓ)	**237**	1,0 a 12
CK (UI/ℓ)	174	59 a 895
Na (mEq/ℓ)	149	139 a 154
K (mEq/ℓ)	4,9	3,6 a 5,5
Cl (mEq/ℓ)	108	102 a 120
TCO₂ (mEq/ℓ)	23	15 a 25

Perfil de coagulação		Intervalo de referência
TP (segundos)	7,0	6,0 a 12
TTPa (segundos)	15,9	10 a 25

Interpretação

Hematologia

Nota-se leucocitose moderada caracterizada por neutrofilia madura, linfopenia e monocitose. Isso é mais compatível com leucograma de estresse ou pela ação de esteroide, já esperado devido ao histórico de uso de prednisona. A magnitude da neutrofilia madura é ligeiramente maior do que apenas aquela em geral notada em resposta ao estresse; assim, também deve-se considerar a inflamação crônica.

Embora não haja anemia, constatam-se importantes alterações nas membranas das hemácias. Podem-se notar acantócitos nos casos de hepatopatia e hemangiossarcoma. Ceratócitos e esquistócitos sugerem fragmentação se algumas hemácias.

Perfil bioquímico

As anormalidades mais relevantes estão relacionadas com o fígado. O aumento das atividades das enzimas de extravasamento ALT e AST indica que há lesão hepatocelular. O aumento das atividades das enzimas de indução ALP e GGT pode ser decorrente de colestase e/ou indução medicamentosa em razão do histórico de uso de esteroide. A maior concentração de bilirrubina total sustenta a suspeita de colestase, uma vez que não há indicação de hemólise; indica que a função hepática está comprometida.

A concentração de albumina está ligeiramente diminuída, mais provavelmente devido à doença intestinal inflamatória persistente. A menor produção dessa proteína em razão da insuficiência hepática é menos provável, pois os valores de glicose, BUN e colesterol estão normais. A discreta diminuição do teor de cálcio possivelmente se deve à menor ligação proteica do cálcio em decorrência da hipoalbuminemia. Para confirmar isso, poderia ser mensurado o teor de cálcio ionizado.

Resumo

Há evidência laboratorial de lesão hepatocelular e colestase graves o suficiente para influenciar a função hepática. Em razão do histórico de uso de prednisona, é mais provável que haja hepatopatia causada por esteroides. As alterações nas membranas das hemácias podem ser decorrentes da doença hepática ou, potencialmente, de hemangiossarcoma. Fez-se aspirado do fígado que revelou marcante vacuolização hepática indistinta, compatível com glicogênio, e vários cilindros biliares, indicando colestase. Esses achados foram confirmados na biopsia do fígado; não havia evidência de neoplasia, tampouco de inflamação. As amostras de lesões cutâneas obtidas por biopsia revelaram dermatite piogranulomatosa com hifas pigmentadas nas lesões. É provável que a supressão imune causada pelo uso prolongado de esteroide tenha predisposto à infecção por fungo.

Caso 55

Resenha: cadela castrada, com 5 anos de idade.
Histórico: em tratamento com fenobarbital para controle de convulsão há 2,5 anos; há cerca de 1 mês, manifesta vômitos diários e letargia.
Exame físico: letargia, icterícia, abdome pendular, artrite e aparenta mais idade do que a declarada.

Hematologia		Intervalo de referência
VG (%)	40	37 a 55
Hb (gdL)	13,6	12 a 18
He ($\times 10^6/\mu\ell$)	5,53	5,5 a 8,5
VGM (fℓ)	72	60 a 72
CHCM (g/dℓ)	34	33 a 38
CTCN ($\times 10^3/\mu\ell$)	**47,2**	6,0 a 17
Seg ($\times 10^3/\mu\ell$)	**40,1**	3,0 a 11,5
Bast ($\times 10^3/\mu\ell$)	**0,9**	0 a 0,3
Mono ($\times 10^3/\mu\ell$)	**4,7**	0,1 a 1,3
Linf ($\times 10^3/\mu\ell$)	**0,9**	1,0 a 4,8
Eos ($\times 10^3/\mu\ell$)	0,5	0,1 a 1,2
Plaquetas ($\times 10^3/\mu\ell$)	299	200 a 500
PT (P) (g/dℓ)	**5,5**	6,0 a 8,0

Hemopatologia: neutrófilos discretamente tóxicos, vários equinócitos.

Perfil bioquímico		Intervalo de referência
Glico (mg/dℓ)	69	65 a 122
BUN (mg/dℓ)	**5 (1,78)**	7,0 a 28 (2,5 a 10 mmol/ℓ)
Creat (mg/dℓ)	**0,6**	0,9 a 1,7
Ca (mg/dℓ)	**8,1 (2,02)**	9,0 a 11,2 (2,25 a 2,8 mmol/ℓ)
P (mg/dℓ)	5,1	2,8 a 6,1
PT (g/dℓ)	**4,8**	5,4 a 7,4
Alb (g/dℓ)	**2,0**	2,7 a 4,5
Glob (g/dℓ)	2,8	1,9 a 3,4
BT (mg/dℓ)	**4,5 (77)**	0 a 0,4 (0 a 6,8 μmol/ℓ)
Col (mg/dℓ)	**126 (3,28)**	130 a 370 (3,4 a 9,6 mmol/ℓ)
ALT (UI/ℓ)	**348**	10 a 120
AST (UI/ℓ)	**176**	16 a 40
ALP (UI/ℓ)	**4.503**	35 a 280
GGT (UI/ℓ)	**426**	0 a 6,0
Na (mEq/ℓ)	**142**	145 a 158
K (mEq/ℓ)	**3,3**	4,1 a 5,5
Cl (mEq/ℓ)	114	106 a 127
TCO$_2$ (mEq/ℓ)	14,8	14 a 27
An. gap (mEq/ℓ)	16,5	8,0 a 25
Lipase (UI/ℓ)	**575**	30 a 560

Exame de urina		
Cor	Alaranjada	**Sedimento urinário**
Aspecto	**Turvo**	Leuco/cga **8 a 10**
Densidade	1,015	He/cga 0 a 2
Proteína	**2+**	Cél. epitel/cga **80 a 100**
Glicose	Negativo	Cilindros/cpa Negativo
Bilirrubina	**4+**	Cristais Negativo
Sangue	**3+**	Bactérias **Bastonetes 4+**
pH	6,0	
Cetona	**3+**	

Testes de coagulação		Intervalo de referência
TP (segundos)	9,8	7,5 a 10,5
TTPa (segundos)	14	10,5 a 16,5

Interpretação

Hematologia

No esfregaço sanguíneo nota-se neutrofilia moderada com discreto desvio à esquerda, monocitose e neutrófilos discretamente tóxicos. Isso representa um leucograma de inflamação, mas a linfopenia indica um efeito simultâneo induzido por esteroide. A monocitose é compatível com uma resposta leucocitária mista.

Perfil bioquímico

A concentração sanguínea de glicose situa-se no limite inferior da faixa de normalidade; o teor de BUN está diminuído. Esses achados podem indicar prejuízo da função hepática, particularmente considerando o leucograma de estresse potencial (espera-se que o estresse aumente a concentração de glicose). Ver discussão sobre proteína sérica adiante. A diminuição do teor de creatinina provavelmente reflete uma redução da massa muscular.

As concentrações séricas de proteína total e de albumina estão diminuídas. Nesse caso, deve-se considerar perda renal (ver discussão sobre exames de urina) e, mais provavelmente, diminuição da produção em decorrência de doença hepática (discutido adiante).

Há discreta hipocalcemia, possivelmente devido à hipoalbuminemia e, portanto, sem relevância clínica. Para confirmar isso, a concentração de cálcio ionizado poderia ser mensurada.

Nota-se diminuição do teor sérico de colesterol. Embora não se deva interpretar com minúcias a redução de alguns componentes, a hipocolesterolemia é um achado comum na hepatopatia terminal em razão do prejuízo à síntese hepática de lipídios. Isso é particularmente notável em razão do grau de hiperbilirrubinemia e do aumento das atividades de enzimas que indicam colestase (ALP e GGT). A magnitude do aumento da atividade sérica de ALP é suficiente para justificar possível indução por corticosteroide. Do mesmo modo, o aumento da atividade de

GGT pode estar relacionado mais à indução por esteroide do que apenas à colestase. As atividades séricas de ALT e AST estão moderadamente aumentadas, indicando lesão hepatocelular. O fenobarbital pode induzir maior produção de várias enzimas do fígado.

Os teores séricos de sódio e de potássio estão diminuídos e deve-se considerar a possibilidade de causas típicas de depleção de eletrólitos, incluindo as perdas patológicas pelos sistemas gastrintestinal e urinário, bem como as síndromes do terceiro espaço. Hipopotassemia é um achado frequente na doença hepática, em geral devido à anorexia e ao vômito.

Testes de coagulação

TTPa e TP estão normais. Se a doença hepática ou a insuficiência hepática terminal tivessem progredido suficientemente, como sugerido pelos baixos valores de glicose, BUN, albumina e colesterol, esperar-se-ia que esses indicadores da síntese de fatores de coagulação também não fossem normais.

Exame de urina

A densidade urinária indica que ela está pouco concentrada e pode refletir prejuízo da capacidade de concentração. Isso pode ser decorrente do menor teor de BUN, pois a ureia também participa no mecanismo de concentração da urina. Os teores de proteína, cetona, bilirrubina e sangue indicam notáveis elevações, considerando essa baixa concentração urinária. Proteinúria pode ser causada por inflamação/infecção do trato urinário, indicada pela significante piúria, bacteriúria e presença evidente de sangue oculto. Bilirrubinúria era esperada em razão do grau de hiperbilirrubinemia. Cetonúria, na ausência de glicosúria, não é comum. Cetose é uma possível sequela do prejuízo ao metabolismo oxidativo de lipídios ocasionado pela doença hepática, especialmente quando a absorção gastrintestinal de triglicerídios ou a mobilização da reserva periférica é maior do que a capacidade funcional hepática para sua metabolização.

Resumo

Há evidências bioquímicas de insuficiência hepática crônica, colestase e lesão hepatocelular. Hepatopatia induzida por fenobarbital também foi considerada. O exame ultrassonográfico do fígado indicou hepatomegalia, com vários focos hipoecoicos bem delimitados. Tumefações por toda porção mediana cranial do abdome apresentavam características ecogênicas semelhantes àquelas notadas no fígado. O exame citológico do aspirado hepático revelou hepatócitos vacuolizados, estase biliar e população de células de origem extra-hepática com alta razão núcleo:citoplasma, a maioria delas rompidas. Foram constatadas várias células em mitose, permitindo o diagnóstico de neoplasia. A biopsia do fígado revelou adenocarcinoma, que reduziu e substituiu o parênquima hepático, e hepatopatia induzida por glicocorticoide, com grave estase biliar. A neoplasia tinha um padrão neuroendócrino (potencialmente adrenal) e, possivelmente, foi causada por hepatopatia induzida por esteroide. Não se avaliou o perfil endócrino. O cão foi submetido à eutanásia; não foi permitida a necropsia.

Caso 56

Resenha: cadela castrada, com 6 anos de idade.
Histórico: envolvida em acidente de carro há 1 mês; não foi levada ao veterinário; dispneia desde o acidente; anorexia.
Exame físico: emaciação e letargia; auscultação de ruídos intestinais na região torácica.

Hematologia		Intervalo de referência
VG (%)	37	37 a 55
Hb (g/dℓ)	12,3	12 a 18
He (×10^6/$\mu\ell$)	6,1	5,5 a 8,5
VGM (fℓ)	61	60 a 72
CHCM (g/dℓ)	33	33 a 38
CTCN (×10^3/$\mu\ell$)	16,1	6,0 a 17
Seg (×10^3/$\mu\ell$)	**13,5**	3,0 a 11,5
Bast (×10^3/$\mu\ell$)	0,2	0 a 0,3
Mono (×10^3/$\mu\ell$)	1,0	0,1 a 1,3
Linf (×10^3/$\mu\ell$)	**0,6**	1,0 a 4,8
Eos (×10^3/$\mu\ell$)	0,8	0,1 a 1,2
Plaquetas (×10^3/$\mu\ell$)	330	200 a 500
PT (P) (g/dℓ)	**3,3**	6,0 a 8,0

Hemopatologia: normal.

Perfil bioquímico		Intervalo de referência
Glico (mg/dℓ)	77	65 a 122
BUN (mg/dℓ)	**3,0 (1,07)**	7,0 a 28 (2,5 a 10 mmol/ℓ)
Creat (mg/dℓ)	1,5	0,9 a 1,7
Ca (mg/dℓ)	**6,3**	9,0 a 11,2
P (mg/dℓ)	**4,4**	2,8 a 6,1
PT (g/dℓ)	**2,9**	5,4 a 7,4
Alb (g/dℓ)	**0,6**	2,7 a 4,5
Glob (g/dℓ)	2,3	1,9 a 3,4
BT (mg/dℓ)	**3,0 (51,3)**	0 a 0,4 (0 a 6,8 μmol/ℓ)
Col (mg/dℓ)	**102 (2,65)**	130 a 370 (3,4 a 9,6 mmol/ℓ)
ALT (UI/ℓ)	**170**	10 a 120
AST (UI/ℓ)	**72**	16 a 40
ALP (UI/ℓ)	**540**	35 a 280
Na (mEq/ℓ)	146	145 a 158
K (mEq/ℓ)	**6,0**	4,1 a 5,5
Cl (mEq/ℓ)	118	106 a 127
TCO$_2$ (mEq/ℓ)	**11**	14 a 27
An. gap (mEq/ℓ)	23	8,0 a 25
Amônia plasmática (mg/dℓ)	**150**	0 a 90

Exame de urina (amostra obtida por cateterização)			
Cor	Amarela	**Sedimento urinário**	
Aspecto	Claro	Leuco/cga	0
Densidade	1,035	He/cga	0
Proteína	Negativo	Cél. epitel/cga	0
Glicose	Negativo	Cilindros/cpa	0
Bilirrubina	**1+**	Cristais	**Bilirrubina**
Sangue	Negativo	Bactérias	0
pH	5,5		

Interpretação

Hematologia

Os valores dos parâmetros eritrocitários desse cão estão próximos ao limite inferior de normalidade e não há evidência de resposta regenerativa. Isso pode ser normal para esse paciente ou é possível que o cão esteja desenvolvendo anemia não regenerativa secundária à doença crônica.

As anormalidades leucocitárias incluem neutrofilia madura e linfopenia, típicas de leucograma induzido por corticosteroide.

Perfil bioquímico

A diminuição de BUN pode ser causada por insuficiência hepática, diurese, menor ingestão de proteína ou tratamento com esteroides anabolizantes. BUN abaixo da faixa de normalidade também pode ser notado em animais sadios. Nesse caso, considerando os resultados de outros exames laboratoriais, a menor concentração de BUN provavelmente se deve à insuficiência hepática e consequente prejuízo à síntese de ureia pelos hepatócitos. Anorexia, com menor ingestão de proteína, também pode ter contribuído para a ocorrência dessa anormalidade.

Esse cão apresenta hipocalcemia; no entanto, também apresenta hipoalbuminemia. Hipoalbuminemia, e resultante diminuição de cálcio ligado proteína, pode ser a causa da hipocalcemia que, nesse caso, não é clinicamente relevante. Para confirmar isso, o teor de cálcio ionizado poderia ser mensurado. Embora nem sempre necessária, nesse caso a determinação de cálcio ionizado seria recomendada em razão da magnitude da hipocalcemia e da condição crítica do paciente.

Nota-se diminuição das concentrações sérica e plasmática de proteína. Isso se deve à hipoalbuminemia. Quando interpretada juntamente com outros dados laboratoriais, considera-se que a hipoalbuminemia provavelmente se deve à menor síntese de albumina pelo fígado. A diminuição na ingestão proteica pode resultar em hipoalbuminemia e, nesse caso, tal condição também pode ter contribuído para a ocorrência de tal anormalidade. A concentração de albumina é baixa o suficiente para induzir ascite; no entanto, isso não foi constatado nesse animal.

Em cães, a hiperbilirrubinemia pode ser decorrente de hemólise, de falha na absorção e metabolização de bilirrubina pelos hepatócitos ou de prejuízo à excreção de bilirrubina em razão da colestase ou de outro distúrbio do fluxo biliar. Nesse caso, a falha na absorção e metabolização de bilirrubina pelos hepatócitos provavelmente é a principal anormalidade indutora de hiperbilirrubinemia. Também é provável que o ducto biliar esteja parcialmente obstruído e a colestase tenha participação na ocorrência dessa anormalidade. O aumento da atividade sérica de ALP sugere que o animal apresenta colestase.

É provável que a hipocolesterolemia também seja decorrente da insuficiência hepática. O fígado é o principal local de síntese e excreção de colesterol. Anormalidades nesses dois processos têm efeitos opostos na concentração sérica de colesterol. Nesse caso, o prejuízo à síntese de colesterol é mais importante do que a deficiência de sua excreção.

As atividades de ALT e AST estão discretamente aumentadas. Essas enzimas extravasam de hepatócitos lesionados e, no caso em questão, a lesão hepática é a interpretação apropriada. Atividade de AST também é constatada em células musculares, de modo que não se pode excluir a possibilidade de lesão muscular; contudo, nesse caso, o discreto aumento da atividade de AST em combinação com a elevada atividade de ALT sugere que houve extravasamento de AST dos hepatócitos.

O aumento da atividade de ALP deve-se comumente à colestase ou ao aumento da concentração sanguínea de corticosteroide. Em associação com outros dados laboratoriais que sugerem doença hepática, a colestase foi a causa mais importante do aumento de ALP nesse animal. É provável que esse cão apresentasse aumento do teor de corticosteroide, como sugere o leucograma; isso também pode ter influenciado o aumento da atividade sérica de ALP.

A hiperpotassemia pode ser decorrente da acidose metabólica induzida pela transferência de potássio das células para o líquido extracelular. Nos animais com acidose metabólica, os íons hidrogênio entram nas células na tentativa de equilibrar suas concentrações nos compartimentos intracelular e extracelular. Para manter a eletroneutralidade, os íons potássio devem sair das células. O resultado final é o aumento extracelular desse elemento e, portanto, da concentração sérica de potássio.

A causa da diminuição de CO_2 total não está clara. Como o animal apresenta comprometimento do sistema respiratório, é razoável supor que haja acidose respiratória. No entanto, esperar-se-ia aumento de CO_2 total para compensar a acidose respiratória. Como a concentração de CO_2 total diminuiu mais do que aumentou, é razoável pensar que havia outra anormalidade induzindo acidose metabólica nesse cão. Embora o *anion gap* seja normal, o teor de albumina muito baixo pode estar mascarando o aumento de ânions não mensurados e, assim, poderia haver uma acidose oculta com alto *anion gap*. Controle renal anormal do

equilíbrio ácido-básico é outra possível causa da diminuição de CO_2 total, mas, nesse caso, não há evidência de disfunção renal.

A hiperamonemia é resultado de insuficiência hepática. Normalmente, a amônia é absorvida no trato digestório e transportada ao fígado via circulação porta. O fígado é responsável pela remoção e metabolização da amônia. Alteração no fluxo sanguíneo ao fígado e/ou redução acentuada na quantidade de hepatócitos pode resultar em aumento da concentração de amônia no sangue.

Exame de urina

Bilirrubinúria e presença de cristais de bilirrubina são as únicas anormalidades constatadas no exame de urina. Essas alterações refletem o aumento da concentração sérica de bilirrubina. A bilirrubina conjugada passa rapidamente pelos glomérulos e, em seguida, é excretada na urina. O aumento muito discreto do teor urinário de bilirrubina sugere que a principal bilirrubina presente no soro desse animal é do tipo não conjugado. O interessante é que esse cão é capaz de concentrar urina, mesmo com BUN muito baixo.

Resumo

A laparotomia exploratória revelou a presença de hérnia diafragmática, por meio da qual o fígado e uma porção do trato gastrintestinal haviam passado. O fígado apresentava-se firme e com tamanho menor. Notavam-se várias aderências fibrosas. Atendendo à solicitação do cirurgião, o cão foi submetido à eutanásia.

Este animal apresentava insuficiência hepática causada pelo prejuízo crônico do fluxo de sangue ao fígado. A diminuição das concentrações de BUN, albumina e colesterol sugerem menor síntese dessas substâncias pelo fígado. O aumento dos teores de bilirrubina e de amônia deve-se à menor excreção hepática dessas substâncias e, consequentemente, menor remoção pelo sangue, bem como à redução da massa hepática funcional. Colestase resultante da obstrução parcial do ducto biliar também contribuiu para a ocorrência de hiperbilirrubinemia. Como havia doença hepática terminal, o extravasamento de ALT e AST dos hepatócitos foi mínimo em razão da pequena quantidade de hepatócitos remanescentes; por isso, as atividades de ALT e AST no soro estavam apenas discretamente aumentadas.

Caso 57

Resenha: cadela da raça Dobermann castrada, com 10 anos de idade.
Histórico: letargia, perda de peso, diarreia e inapetência.
Exame físico: depressão, desidratação, hipotensão e icterícia.

Hematologia		Intervalo de referência
PT (P) (g/dℓ)	**4,7**	6,0 a 8,0
VG (%)	41	40 a 55
Hb (g/dℓ)	14,6	13 a 20
He (×10^6/μℓ)	6,07	5,5 a 8,5
VGM (fℓ)	67	62 a 73
CHCM (g/dℓ)	36	33 a 36
CTCN (×10^3/μℓ)	**26,6**	4,5 a 15
Bast (×10^3/μℓ)	**1,3**	0 a 0,2
Seg (×10^3/μℓ)	**12,2**	2,6 a 11
Linf (×10^3/μℓ)	**11,9**	1,0 a 4,8
Mono (×10^3/μℓ)	**1,1**	0,2 a 1,0
Eos (×10^3/μℓ)	0	0,1 a 1,2
Plaquetas (×10^3/μℓ)	**90**	200 a 500
VPM (fℓ)	13,9	7,5 a 14,6

Hemopatologia notada no esfregaço sanguíneo:
• A maioria das células linfoides é grande, com fina cromatina granular; interpretada principalmente como prolinfócitos, com alguns blastócitos
• Não se constataram agregados de plaquetas, plaquetas gigantes ocasionais.

Perfil bioquímico		Intervalo de referência
Glico (mg/dℓ)	65	75 a 130
BUN (mg/dℓ)	**69**	7,0 a 32
Creat (mg/dℓ)	1,5	0,4 a 1,5
P (mg/dℓ)	**13,2**	2,1 a 6,0
Ca (mg/dℓ)	9,4	9,2 a 11,7
Mg (mg/dℓ)	**3,4**	1,8 a 2,5
PT (g/dℓ)	**3,9**	5,3 a 7,2
Alb (g/dℓ)	**2,4**	2,5 a 4,0
Glob (g/dℓ)	**1,5**	2,0 a 3,8
Col (mg/dℓ)	**102**	130 a 300
BT (mg/dℓ)	**12,6**	0 a 0,3
ALP (UI/ℓ)	**1.717**	20 a 142
ALT (UI/ℓ)	**590**	10 a 110
AST (UI/ℓ)	**401**	16 a 50
GGT (UI/ℓ)	5,0	0 a 8,0
Na (mEq/ℓ)	**138**	142 a 152
K (mEq/ℓ)	4,3	3,5 a 5,2
Cl (mEq/ℓ)	**100**	108 a 120
Bicarbonato (mEq/ℓ)	**10,5**	16 a 25
An. gap (mEq/ℓ)	**32**	13 a 22

Hemogasometria (sangue venoso)		Intervalo de referência
pH	**6,92**	7,33 a 7,45
PCO$_2$ (mmHg)	**57,3**	24 a 39
PO$_2$ (mmHg)	75,9	67 a 92
HCO$_3$ (mEq/ℓ)	**11,3**	15 a 24
Lactato (mmol/ℓ)	**8,4**	0,2 a 1,4

Interpretação

Hematologia

O valor do hematócrito situa-se no limite inferior de normalidade, porém algum grau de anemia é provável devido à desidratação física; não se conhece o valor do hematócrito basal.

Há moderada hipoproteinemia, a ser considerada na interpretação do perfil bioquímico.

O leucograma indica linfocitose moderada. A presença, principalmente, de linfócitos anormais indica doença linfoproliferativa leucêmica. O desvio à esquerda com discreta neutrofilia indica estímulo inflamatório concomitante. Monocitose mínima acompanha o padrão de inflamação.

Há trombocitopenia com algumas plaquetas gigantes, indicando trombopoese ativa. Deve-se considerar uma anormalidade com alto consumo de plaquetas.

Perfil bioquímico

Componentes renais

São identificadas as seguintes condições:

• Azotemia moderada indicada por BUN e hiperfosfatemia marcante. Nesse paciente, o teor de creatinina possivelmente está aumentado, dentro do intervalo de referência. A elevação do teor de magnésio deve-se à redução da TFG
• Possivelmente, há um componente pré-renal em razão da desidratação e outras evidências de baixa perfusão, como acidose láctica (à frente). Seria útil a realização de exames de urina, especialmente a densidade urinária
• Possível componente renal requer exames de urina para caracterização adicional
• O produto Ca × P é 124, indicando que está ocorrendo calcificação.

Fígado

São identificadas as seguintes condições:

• Há lesão hepatocelular indicada pelo aumento das atividades de ALT/AST
• Há evidência de insuficiência hepática, na forma de possível redução da síntese de colesterol e marcante hiperbilirrubinemia, frente a um hematócrito próximo ao normal
• Em razão da magnitude de aumento da atividade de ALP, considera-se que houve indução enzimática causada por colestase e/ou esteroide; a colestase possivelmente será um fator que contribui para a ocorrência de hiperbilirrubinemia
• Hipoglicemia e hipoalbuminemia discretas também podem estar relacionadas, em parte, com a insuficiência hepática.

Proteína

Há marcante hipoproteinemia devido à pan-hipoproteinemia. Todas as causas potenciais de perda de proteínas devem ser avaliadas, particularmente a perda gastrintestinal devido à diarreia.

Condição ácido-básica e eletrolítica

São identificadas as seguintes condições:

- Há acidemia grave, com risco à vida do paciente. Essa é uma acidose mista que envolve dois mecanismos
- Há acidose metabólica indicada pela diminuição do teor de bicarbonato. É mais provável que isso se deva à baixa perfusão tecidual e desenvolvimento de acidemia por lactato, bem como por ácidos urêmicos
- Também, há um componente de acidose respiratória indicado pelo aumento marcante da PCO_2. O componente respiratório possivelmente está relacionado com a insuficiência respiratória terminal; isso induz à avaliação da função cardiopulmonar
- Ambos, PCO_2 e bicarbonato, são neutralizados por qualquer compensação detectável
- O aumento do *anion gap* é atribuído à retenção de ânions excretados pelos rins, como fosfatos e sulfatos; o lactato é um fator que contribui.

Resumo

- Evidência bioquímica de insuficiência hepática, com lesão hepatocelular e colestase. Deve-se considerar infiltrado hepático por linfoma, pois no sangue há evidência de doença linfoproliferativa
- Azotemia provavelmente pré-renal; devem ser realizados testes adicionais da função renal
- Acidemia mista grave compatível com múltiplas causas de formação de ácidos metabólicos e ácidos respiratórios
- Doença linfoproliferativa
- Pan-hipoproteinemia marcante.

Recomendações para caracterização adicional incluem:

- Exame de urina
- Avaliação dos tamanhos do fígado e dos rins, com coleta de amostras para pesquisa de possível doença infiltrativa (linfoma)
- Exame de medula óssea, verificando possível infiltrado
- Exame citométrico dos leucócitos do sangue, caso se pretenda o tratamento.

O cão foi submetido à eutanásia. Os achados de necropsia incluíam esplenomegalia, hepatomegalia, linfadenopatia com marcante envolvimento de linfoma. A gravidade dessas lesões no fígado explica a evidência bioquímica de insuficiência hepática.

Caso 58

Resenha: cadela não castrada, com 9 meses de idade.
Histórico: animal envolvido em acidente de carro há 3 semanas; submetido ao tratamento para choque e liberado; desde então apresenta apatia.
Exame físico: abdome distendido, preenchido com líquido.

Hematologia		Intervalo de referência
VG (%)	**30**	37 a 55
Hb (g/dℓ)	**10,3**	12 a 18
He (×10^6/μℓ)	**5,45**	5,5 a 8,5
VGM (fℓ)	**55**	60 a 72
CHCM (g/dℓ)	34	33 a 38
Retic (μℓ)	42	< 60
CTCN (×10^3/μℓ)	16	6,0 a 17
Seg (×10^3/μℓ)	**12,8**	3,0 a 11,5
Bast (×10^3/μℓ)	**0,5**	0 a 0,3
Linf (×10^3/μℓ)	2,7	1,0 a 4,8
Plaquetas (×10^3/μℓ)	270	200 a 500
PT (P) (g/dℓ)	6,5	6,0 a 8,0

Hemopatologia: discreta hipocromasia, quantidade moderada de ceratócitos.

Perfil bioquímico		Intervalo de referência
Glico (mg/dℓ)	65	65 a 122
BUN (mg/dℓ)	25	7,0 a 28
Creat (mg/dℓ)	1,2	0,9 a 1,7
Ca (mg/dℓ)	**8,4 (2,1)**	9,0 a 11,2 (2,25 a 2,8 mmol/ℓ)
P (mg/dℓ)	6,0	2,8 a 6,1
PT (g/dℓ)	5,8	5,4 a 7,4
Alb (g/dℓ)	**2,5**	2,7 a 4,5
Glob (g/dℓ)	3,3	1,9 a 3,4
BT (mg/dℓ)	**0,5 (8,5)**	0 a 0,4 (0 a 6,8 μmol/ℓ)
Col (mg/dℓ)	170	130 a 370
ALT (UI/ℓ)	23	10 a 120
AST (UI/ℓ)	28	16 a 40
ALP (UI/ℓ)	51	35 a 280
Na (mEq/ℓ)	**139**	145 a 158
K (mEq/ℓ)	5,2	4,1 a 5,5
Cl (mEq/ℓ)	**105**	106 a 127
TCO$_2$ (mEq/ℓ)	15	14 a 27
An. gap (mEq/ℓ)	24	8,0 a 25

Exame de urina (amostra obtida durante micção espontânea)

Cor	Amarelo-escura	**Sedimento urinário**	
Aspecto	Claro	Leuco/cga	0
Densidade	1,030	He/cga	0
Proteína	Negativo	Cél. epitel/cga	0
Glicose	Negativo	Cilindros/cpa	0
Bilirrubina	**3+**	Cristais	**Bilirrubina**
Sangue	Negativo	Bactérias	0
pH	6,0		

Exame do líquido abdominal

Cor	**Marrom-avermelhada**	Diferencial	
Aspecto	Turvo	Neutrófilos	74%
PT (g/dℓ)	**3,8**	Linfócitos	5%
CTCN (/μℓ)	**8.800**	Macrófagos	21%

Outras observações: neutrófilos não degenerados. Linfócitos uniformemente pequenos. Células mononucleares grandes representadas por uma mistura de células mesoteliais reativas e macrófagos. Os macrófagos contêm grande quantidade de pigmento azul-acinzentado, sugestivo de bile. Não se nota microrganismo. Quantidade moderada de hemácias.

Interpretação

Hematologia

O animal apresenta anemia não regenerativa. Os índices hematimétricos indicam anemia microcítica com hipocromia em limite marginal. Essas anormalidades, juntamente com a constatação de hipocromia e de ceratócitos no esfregaço sanguíneo, indicam deficiência de ferro. A concentração sérica de ferro desse animal deveria ter sido mensurada. Embora a principal causa de deficiência de ferro seja hemorragia crônica, no caso em questão não há histórico de tal ocorrência. Na maioria desses casos, o exame de fezes revela a presença de sangue. Também deve-se considerar a possibilidade de infecção por parasitas gastrintestinais, como ancilóstomos.

Neutrofilia com valores marginais e discreto desvio à esquerda sugere baixa demanda tecidual por neutrófilos e, portanto, uma inflamação discreta. É provável que a anemia seja do tipo não regenerativo devido à presença de inflamação (anemia decorrente de doença inflamatória).

Perfil bioquímico

A concentração sanguínea de glicose situa-se no limite inferior de normalidade. O consumo de quantidade insuficiente de carboidratos ou a menor síntese hepática de glicose são as possíveis causas. Como nesse caso há pouca evidência de insuficiência hepática, a menor ingestão de carboidratos parece ser a explicação mais provável. Por outro lado, esse teor de glicose pode ser normal para esse animal.

A hipocalcemia é decorrente da hipoalbuminemia e, nesse caso, não é clinicamente relevante. Para confirmar isso, poderia ser mensurada a concentração de cálcio ionizado.

É provável que a hipoalbuminemia discreta deva-se à menor ingestão de proteína ou à menor absorção gastrintestinal de aminoácidos. Não há evidência de insuficiência hepática e a concentração de proteína na urina está normal; portanto, é improvável que haja menor síntese hepática de albumina ou aumento da perda renal de albumina. Nesse caso, em razão da anemia e da evidência de deficiência de ferro, deve-se considerar uma hemorragia crônica como a causa de hipoalbuminemia; no entanto, no caso de hemorragia, há diminuição proporcional nos teores de globulina e de albumina. Portanto, nesse animal, o aumento da concentração de globulina pode ser decorrente do estímulo antigênico crônico; isso justificaria um teor de globulina normal, apesar da hemorragia grave o suficiente para resultar em hipoalbuminemia.

A combinação do aumento das concentrações de bilirrubina no soro e na urina sugere anormalidade na excreção hepática de bilirrubina conjugada. O teor sérico de bilirrubina, embora aumentado, parece inapropriadamente baixo frente ao aumento marcante da concentração urinária de bilirrubina. Os cães apresentam baixo limiar renal para bilirrubina; em cães com alteração na excreção hepática de bilirrubina conjugada, o teor de bilirrubina na urina pode aumentar antes que ocorra elevação da concentração sérica desse pigmento ou a concentração de bilirrubina na urina pode estar acentuadamente elevada, enquanto a concentração sérica de bilirrubina apresenta apenas aumento discreto.

Hiponatremia e hipocloremia provavelmente foram causadas pela diluição desses eletrólitos em razão do aumento do volume de líquido extracelular. Esse maior volume de líquido deve-se ao acúmulo de líquido na cavidade peritoneal. Essa anormalidade de "terceiro espaço" comumente resulta em hiponatremia e hipocloremia.

Exame de urina

A constatação de bilirrubinúria marcante e de cristais de bilirrubina são as únicas anormalidades verificadas no exame de urina. É provável que tais alterações sejam decorrentes da passagem de maior quantidade de bilirrubina conjugada para o sangue e subsequente excreção renal. Colestase ou ruptura de ducto biliar ou de vesícula biliar pode ser a causa primária.

Exame do líquido abdominal

Com base na contagem total de células nucleadas e no predomínio de neutrófilos, o líquido peritoneal deve ser classificado como exsudato. Como os neutrófilos não estão degenerados e não há bactérias, é possível que seja um exsudato asséptico. O pigmento notado nos macrófagos é sugestivo de bile e, portanto, é provável que haja ruptura de vesícula biliar ou de ducto biliar.

Resumo

A laparotomia exploratória mostrou ruptura de vesícula biliar. Em razão das extensas áreas de aderência por toda a cavidade peritoneal, o proprietário do animal foi alertado sobre o prognóstico reservado. Ele optou pela eutanásia.

A bilirrubina presente na bile extravasada na cavidade peritoneal foi reabsorvida pela parede peritoneal. A bilirrubina alcançou a corrente sanguínea e foi efetivamente excretada pelos rins. Como resultado, o teor sérico de bilirrubina aumentou apenas discretamente, enquanto a concentração urinária desse pigmento se elevou intensamente. Não se constatou elevação das atividades séricas das enzimas hepáticas de extravasamento, ALT e AST, pois não havia lesão hepática direta. Também não houve elevação da atividade sérica de ALP, uma vez que não havia colestase.

Caso 59

Resenha: cão mestiço com 2 anos de idade.
Histórico: perda de peso, letargia.
Exame físico: cão magro, abdome pendular.
Hematologia: sem alterações relevantes.

Perfil bioquímico		Intervalo de referência
Glico (mg/dℓ)	**64 (3,5)**	65 a 122 (3,5 a 6,7 mmol/ℓ)
BUN (mg/dℓ)	**6,0 (2,1)**	7,0 a 28 (2,5 a 10 mmol/ℓ)
Creat (mg/dℓ)	1,0	0,9 a 1,7
Ca (mg/dℓ)	**7,4 (1,85)**	9,0 a 11,2 (2,25 a 2,8 mmol/ℓ)
P (mg/dℓ)	2,8	2,8 a 6,1
PT (g/dℓ)	**4,2**	5,4 a 7,4
Alb (g/dℓ)	**1,2**	2,7 a 4,5
Glob (g/dℓ)	3,0	1,9 a 3,4
BT (mg/dℓ)	0,4	0 a 0,4
Col (mg/dℓ)	**65 (1,7)**	130 a 370 (3,4 a 9,6 mmol/ℓ)
ALT (UI/ℓ)	**30**	10 a 120
ALP (UI/ℓ)	260	35 a 280
Ácidos biliares (μmol/ℓ)	**30**	3,0 a 9,0
Na (mEq/ℓ)	146	145 a 158
K (mEq/ℓ)	4,1	4,1 a 5,5
Cl (mEq/ℓ)	115	106 a 127

Exame do líquido abdominal	
PT (g/dℓ)	1,0
CTCN (/μℓ)	1.500
Segmentados (%)	60
Linfócitos (%)	22
Macrófagos (%)	18

Morfologia: neutrófilos não degenerados.

Interpretação

Perfil bioquímico

Várias alterações de componentes do perfil bioquímico sugerem insuficiência hepática. Entre elas, incluem-se valor limítrofe de glicose, baixo teor de BUN, hipoproteinemia caracterizada por hipoalbuminemia grave e marcante hipocolesterolemia. Com frequência, na doença hepática terminal, as atividades das enzimas hepáticas são normais. Uma alternativa para tal quadro clínico, porém menos provável, é inanição grave. O aumento do teor de ácidos biliares indica prejuízo da função hepática e auxilia na confirmação do diagnóstico de doença hepática terminal.

A hipocalcemia pode ser decorrente da hipoalbuminemia, que, nesse caso, é clinicamente irrelevante. Para confirmar isso, poderia ser mensurada a concentração de cálcio ionizado.

Exame do líquido abdominal

O líquido abdominal tem características típicas de transudato. Na doença hepática terminal, tal ocorrência se deve à combinação de hipoalbuminemia e aumento da pressão sanguínea na circulação porta, resultando em transudação de plasma para a cavidade.

Resumo

Cirrose hepática; doença hepática terminal.

Caso 60

Resenha: cadela não castrada, com 3 meses de vida.
Histórico: anorexia, depressão e diarreia há 1 semana; baixa taxa de crescimento.
Exame físico: dermatite difusa grave, com lesões ulcerativas multifocais.

Hematologia		Intervalo de referência
VG (%)	**13**	37 a 55
Hb (gdL)	**4,5**	12 a 18
He (×10⁶/μℓ)	**2,5**	5,5 a 8,5
VGM (fℓ)	**52**	60 a 72
CHCM (g/dℓ)	35	33 a 38
Retic (×10³/μℓ)	2,5	< 60
CTCN (×10³/μℓ)	**1,6**	6,0 a 17
Seg (×10³/μℓ)	**0,5**	3,0 a 11,5
Bast (×10³/μℓ)	0,1	0 a 0,3
Mono (×10³/μℓ)	0,1	0,1 a 0,3
Linf (×10³/μℓ)	**0,9**	1,0 a 4,8
Plaquetas (×10³/μℓ)	340	200 a 500
PT (P) (g/dℓ)	**3,4**	6,0 a 8,0

Hemopatologia: neutrófilos acentuadamente tóxicos e alguns fragmentos de hemácias.

Perfil bioquímico		Intervalo de referência
Glico (mg/dℓ)	**40 (2,2)**	65 a 122 (3,5 a 6,7 mmol/ℓ)
BUN (mg/dℓ)	**4,0 (1,43)**	7,0 a 28 (2,5 a 10 mmol/ℓ)
Creat (mg/dℓ)	**0,3**	0,9 a 1,7
Ca (mg/dℓ)	**7,8 (1,95)**	9,0 a 11,2 (2,25 a 2,8 mmol/ℓ)
P (mg/dℓ)	**2,0 (0,65)**	2,8 a 6,1 (0,9 a 2,0 mmol/ℓ)
PT (g/dℓ)	**2,9**	5,4 a 7,4
Alb (g/dℓ)	**1,7**	2,7 a 4,5
Glob (g/dℓ)	**1,2**	1,9 a 3,4
BT (mg/dℓ)	0,2	0 a 0,4
Col (mg/dℓ)	142	130 a 370
ALT (UI/ℓ)	15	10 a 120
AST (UI/ℓ)	22	16 a 40
ALP (UI/ℓ)	63	35 a 280
GGT (UI/ℓ)	6,0	0 a 6,0
Na (mEq/ℓ)	**141**	145 a 158
K (mEq/ℓ)	**3,7**	4,1 a 5,5
Cl (mEq/ℓ)	114	106 a 127
TCO₂ (mEq/ℓ)	17	14 a 27
An. gap (mEq/ℓ)	**14**	8,0 a 25
Ácidos biliares em jejum (mmol/ℓ)	**88**	< 10
Ferro (μg/dℓ)	**50 (8,95)**	60 a 110 (10,7 a 19,7 μmol/ℓ)

Exame de urina (amostra obtida por cistocentese)			
Cor	Amarela	**Sedimento urinário**	
Aspecto	Claro	Leuco/cga	0 a 2
Densidade	1,029	He/cga	0
Proteína	Negativo	Cél. epitel/cga	0
Glicose	**2+**	Cilindros/cpa	0
Bilirrubina	Negativo	Cristais	0
Sangue	Negativo	Bactérias	0
pH	5,0		

Interpretação

Hematologia

Esse animal apresenta anemia não regenerativa grave. A anemia é microcítica e a concentração sérica de ferro está diminuída, sugerindo deficiência de ferro decorrente de hemorragia crônica. Como alternativa, a anemia microcítica também é constatada em cães com *shunt* portossistêmico, condição na qual o teor sérico de ferro pode ou não estar diminuído e a anemia pode ser secundária a outras anormalidades do metabolismo do ferro. Fragmentos de hemácias são achados típicos de anemia por deficiência de ferro. Embora esse tipo de anemia frequentemente seja regenerativo, a medula óssea desse paciente pode não estar respondendo adequadamente, talvez devido à infecção viral ou à anemia simultânea causada por doença crônica.

A grave leucopenia deve-se à combinação de neutropenia e linfopenia. Em um cão jovem que apresenta diarreia, com neutropenia e linfopenia, deve-se considerar a alta probabilidade de infecção por parvovírus e consequente lesão de medula óssea induzida por esse vírus. Enterite bacteriana aguda acompanhada de endotoxemia pode resultar em leucograma semelhante. A presença de neutrófilos tóxicos sugere rápida produção de neutrófilos pela medula óssea e pode indicar reinício da produção de neutrófilos, anteriormente suprimida. Pode, ainda, ser uma resposta ao consumo de neutrófilos devido à rápida destruição ou migração dessas células aos tecidos, como ocorre na endotoxemia e na alta demanda tecidual por neutrófilos, respectivamente.

A contagem de plaquetas é normal, indicando que não há insuficiência medular crônica.

Perfil bioquímico

É provável que a hipoglicemia seja decorrente da menor síntese hepática de glicose. Várias doenças podem resultar em hipoglicemia; contudo, considerando os resultados de outros exames laboratoriais, a causa mais provável de hipoglicemia nesse animal é insuficiência hepática. O menor fluxo sanguíneo ao fígado, que ocorre no *shunt* portossistêmico, pode ocasionar atrofia hepática. Assim, o fígado não é capaz de desempenhar sua função normal na manutenção da concentração sanguínea de glicose. A segunda possível causa de hipoglicemia, considerando a menor contagem de neutrófilos, é bacteriemia ou endotoxemia. Uma terceira possibilidade é a perda de glicose na urina (ver discussão sobre glicosúria).

Ambos os valores, de BUN e de creatinina do soro, estão diminuídos. Como há evidência de insuficiência hepática, é possível que a menor concentração de BUN se deva à menor síntese de ureia no fígado. A diminuição do teor de creatinina reflete redução da massa muscular.

Esse cão apresenta hipocalcemia e hipoalbuminemia. A hipocalcemia pode ser causada pela diminuição do cálcio ligado à proteína, devido à hipoalbuminemia, e, nesse caso, é um achado clinicamente irrelevante. Para se confirmar isso, poderia ser mensurada a concentração de cálcio ionizado.

Hipofosfatemia ocorre mais comumente nas situações que envolvem hipercalcemia, como no caso de hiperparatireoidismo primário e de pseudo-hiperparatireoidismo, mas tais anormalidades são improváveis em um cão com 3 meses. Outras causas de hipofosfatemia incluem deficiência de fósforo ou de vitamina D na dieta, síndrome da má absorção, diabetes melito e doença semelhante à síndrome de Fanconi canina. Esse paciente parece apresentar disfunção tubular renal (ver discussão sobre glicosúria); é possível que tal distúrbio seja parte de doença semelhante à síndrome de Fanconi canina. Nessa síndrome, a inadequada reabsorção tubular de fósforo resulta em perda excessiva desse elemento na urina.

A hipoproteinemia deve-se a ambas, a hipoalbuminemia e a hipoglobulinemia. Tais anormalidades, combinadas com anemia, indicam a possibilidade de hemorragia. Nesse caso, é provável que a doença hepática crônica também esteja contribuindo para a ocorrência de hipoalbuminemia.

Nesse animal, o teor sérico de bilirrubina e as atividades de fosfatase alcalina (ALP) e de gamaglutamiltransferase (GGT) do soro são normais, indicando que não há colestase. Embora a maior parte das formas de insuficiência hepática resulte em algum grau de colestase, a insuficiência hepática decorrente de *shunt* portossistêmico em geral não causa colestase. Esses valores normais, juntamente com o histórico e com outras anormalidades laboratoriais, sugerem a possibilidade de *shunt* portossistêmico. Como esse animal é jovem, não é incomum um discreto aumento da atividade de ALP de origem óssea. Apesar da evidência de doença hepática, as atividades séricas de ALT e de AST são normais. Em cães com *shunt* portossistêmico, as atividades séricas das enzimas hepáticas de extravasamento, como ALT e AST, podem estar normais ou aumentadas.

Hiponatremia e hipopotassemia podem ser decorrentes da diurese induzida por glicosúria ou das perdas associadas à diarreia. Também é possível que entre as disfunções tubulares desse animal haja anormalidade na reabsorção de sódio e potássio. Possivelmente, a menor ingestão de potássio contribuiu para a ocorrência de hipopotassemia.

O marcante aumento do teor de ácidos biliares na amostra de sangue obtida em jejum pode ser causado por menor fluxo sanguíneo ao fígado, insuficiência hepática ou colestase. Nesse caso, o menor fluxo sanguíneo hepático e a consequente insuficiência hepática são as explicações mais prováveis.

Hemorragia é a causa mais comum de redução do teor sérico de ferro em animais; no entanto, neonatos lactentes apresentam baixa concentração sérica de ferro devido à inadequada quantidade desse elemento na dieta. Contudo, nesse caso, a diminuição da concentração sérica desse elemento provavelmente seja decorrente de *shunt* portossistêmico. A causa de menor concentração sérica de ferro em cães com *shunt* portossistêmico não é conhecida, mas parece estar relacionada com o sequestro de ferro nos tecidos, como no fígado, e/ou alterações no transporte de ferro. Em alguns casos, nota-se, também, sangramento gastrintestinal intermitente associado à mudança do hábito alimentar (pica).

Exames de urina

Glicosúria moderada em um animal com concentração sanguínea de glicose baixa ou normal sugere menor limiar renal para glicose e, portanto, alteração na absorção tubular renal. Tal anormalidade pode se restringir à absorção de glicose ou pode influenciar a absorção de várias substâncias. Conforme anteriormente mencionado, esse animal também pode apresentar alteração na absorção de fósforo, sódio e potássio. Se esse for o caso, provavelmente o paciente apresentará doença semelhante à síndrome de Fanconi canina. As mensurações das excreções fracionadas de fósforo, sódio e potássio auxiliariam na avaliação dessa possibilidade.

Resumo

Essa paciente apresentava *shunt* portossistêmico. Hipoglicemia, menor concentração de BUN, hipoalbuminemia e aumento do teor sérico de ácidos biliares provavelmente resultaram do menor fluxo sanguíneo ao fígado e na subsequente insuficiência hepática. Microcitose tem sido relatada como um achado comum em cães com *shunt* portossistêmico. Esse animal também apresenta disfunção tubular renal. Glicosúria, na presença de hipoglicemia, hipofosfatemia, hiponatremia e hipopotassemia são possíveis consequências de anormalidade na reabsorção tubular dessas substâncias. É provável que esse quadro clínico seja o de uma doença semelhante à síndrome de Fanconi canina. Tipicamente, não se nota neutropenia nos casos de *shunt* portossistêmico ou na doença semelhante à síndrome de Fanconi canina; esse animal pode apresentar infecção intestinal concomitante, provavelmente causada por parvovírus ou por bactérias produtoras de endotoxina, resultando em tal anormalidade.

Caso 61

Resenha: cão da raça Pastor-alemão, com 8 meses de vida.
Histórico: letargia, "pouco desenvolvido", emagrecimento.

Hematologia		Intervalo de referência
VG (%)	**34**	37 a 55
VGM (fℓ)	**52**	60 a 72
CTCN (×10³/µℓ)	**44,6**	6,0 a 17
Seg (×10³/µℓ)	**38**	3,0 a 11,5
Bast (×10³/µℓ)	**2,2**	0 a 0,3
Linf (×10³/µℓ)	3,1	1,0 a 4,8
Mono (×10³/µℓ)	0,9	0,2 a 1,4
Eos (×10³/µℓ)	0,4	0,1 a 1,2
Plaquetas (×10³/µℓ)	Normal	200 a 500

Perfil bioquímico		Intervalo de referência
Glico (mg/dℓ)	87	65 a 122
BUN (mg/dℓ)	**6,0 (2,1)**	7,0 a 28 (2,5 a 10 mmol/ℓ)
Creat (mg/dℓ)	**0,5**	0,9 a 1,7
Ca (mg/dℓ)	**8,6 (2,15)**	9,0 a 11,2 (2,25 a 2,8 mmol/ℓ)
P (mg/dℓ)	5,6	2,8 a 6,1
PT (g/dℓ)	**4,3**	5,4 a 7,4
Alb (g/dℓ)	**2,4**	2,7 a 4,5
Glob (g/dℓ)	1,9	1,9 a 3,4
BT (mg/dℓ)	0,4	0 a 0,4
Col (mg/dℓ)	**75 (1,95)**	130 a 370 (3,4 a 9,6 mmol/ℓ)
ALT (UI/ℓ)	**250**	10 a 120
ALP (UI/ℓ)	129	35 a 280
GGT (UI/ℓ)	**7,0**	0 a 6,0
Na (mEq/ℓ)	154	145 a 158
K (mEq/ℓ)	4,1	4,1 a 5,5
Cl (mEq/ℓ)	126	106 a 127
TCO₂ (mEq/ℓ)	22,3	15 a 27
An. gap (mEq/ℓ)	10	8,0 a 26
Ácidos biliares (µmol), em jejum	**88,5**	< 10
Ferro sérico (µg/dℓ)	**22**	60 a 100

Interpretação

Hematologia

O cão apresenta anemia discreta, sem presença de reticulócitos. A anemia é microcítica, sugerindo deficiência de ferro. No caso de microcitose em um cão jovem, também deve-se considerar, inicialmente, a possibilidade de *shunt* portossistêmico. Embora alguns cães com *shunt* portossistêmico apresentem baixa concentração sérica de ferro, uma condição de hipoferremia marcante sugere ser a deficiência de ferro a causa de microcitose. Nota-se leucocitose relevante, caracterizada por neutrofilia com desvio à esquerda; isso é interpretado como leucograma de inflamação.

Perfil bioquímico

A diminuição do teor de BUN sugere redução na síntese hepática de ureia. Tal também pode ser considerado na interpretação dos valores de colesterol e albumina. Nota-se aumento moderado da atividade de ALT, sugerindo discreto grau de lesão hepatocelular. O aumento marcante da concentração de ácidos biliares confirma o diagnóstico de disfunção hepática. O teor de bilirrubina e a atividade de ALP indicam que não há colestase. O discreto aumento da atividade de GGT tem importância clínica questionável.

A hipocalcemia pode ser decorrente da hipoalbuminemia e, nesse caso, é clinicamente irrelevante. Para confirmar isso, poderia ser mensurado o teor de cálcio ionizado.

A diminuição do teor de creatinina reflete a redução da massa muscular.

Resumo

A constatação de menor capacidade de síntese hepática e de retenção de ácidos biliares em um cão jovem é altamente sugestiva de *shunt* portossistêmico.

Caso 62

Resenha: Yorkshire Terrier, 10 anos.

Histórico: desorientação e vômito. O médico-veterinário responsável (rDVM) realizou perfil bioquímico e exame de urina e encaminhou o paciente para um hospital especializado, onde dados laboratoriais adicionais foram obtidos.

Exame físico: extremamente pequeno, mesmo para a raça, e muito magro.

Dados laboratoriais iniciais (fornecidos por rDVM)		Intervalo de referência
Glicose (mg/dℓ)	**45**	(75 a 130)
ALT (UI/ℓ)	**313**	(< 100)
ALP (UI/ℓ)	**312**	(< 100)
Densidade urinária	1,023	
Glicose na urina (mg/dℓ)	**Traço = 50**	(0)

Hematologia		Intervalo de referência
Volume globular (%)	54	36 a 54
He (×10⁶/µℓ)	8,27	5,5 a 8,5
Hb (g/dℓ)	17,5	12 a 18
VGM (fℓ)	63	60 a 72
CHCM (g/dℓ)	33	32 a 36
CTCN (10³/µℓ)	**23,6**	6,0 a 17,0
Neutrófilos segmentados (10³/µℓ)	**21,0**	3,0 a 11,5
Neutrófilos bastonetes (10³/µℓ)	0,2	0 a 0,3
Monócitos (10³/µℓ)	1,0	0,2 a 1,4
Linfócitos (10³/µℓ)	1,4	1,0 a 4,8
Plaquetas (10³/µℓ)	319	200 a 500

Perfil bioquímico		Intervalo de referência
Glicose (mg/dℓ)	**40**	60 a 110
Nitrogênio ureico sanguíneo (mg/dℓ)	9	7 a 25
Creatinina (mg/dℓ)	**0,2**	0,3 a 1,4
Cálcio (mg/dℓ)	**7,2**	8,6 a 11,3
Fósforo (mg/dℓ)	4,6	2,9 a 6,6
Proteína total (g/dℓ)	**4,0**	5,2 a 7,3
Albumina (g/dℓ)	**2,0**	3,0 a 3,9
Globulina (g/dℓ)	2,0	1,7 a 3,8
Bilirrubina total (mg/dℓ)	0,3	0,1 a 0,6
Colesterol (mg/dℓ)	143	100 a 250
ALT (UI/ℓ)	**110**	12 a 54
AST (UI/ℓ)	**199**	20 a 120
ALP (UI/ℓ)	**369**	16 a 140
GGT (UI/ℓ)	**65**	0 a 6
CK (UI/ℓ)	**647**	43 a 234
Sódio (mEq/ℓ)	145	138 a 160
Potássio (mEq/ℓ)	4,3	3,7 a 5,8

Testes laboratoriais adicionais		
Ácidos biliares pré-prandiais (µmol/ℓ)	**33,2**	0 a 30
Ácidos biliares pós-prandial (µmol/ℓ)	**391**	0 a 50
Amônia (µmol/ℓ)	**159**	10 a 30
Insulina em jejum (UI/mℓ)	**4,5**	8,1 a 31,9
Glicemia de jejum (mg/dℓ)	**35**	81 a 118

Exame de urina	
Coloração	Ouro
Aspecto	Flocular
Densidade	1,029
pH	6,5
Proteína	**2+ (100 mg/dℓ)**
Glicose	**1+ (100 mg/dℓ)**
Cetonas	**2+ (40 mg/dℓ)**
Bile	**2+**
Sangue	**1+**
Sedimento	
He (cga)	0 a 5 (IR: 0 a 2)
Leu (cga)	Raros (IR: 0 a 2)
Células epiteliais (cga)	0 a 5
Gotículas de gordura	Muitas
Cristais de bilirrubina	Raros

Diagnóstico por imagem

As radiografias iniciais e os achados ultrassonográficos foram normais, sem evidência de desvio portossistêmico. A presença de um *shunt* portossistêmico extra-hepático foi determinada por angiotomografia computadorizada. Áreas de hipoperfusão com possível necrose foram observadas no fígado. O *shunt* portossistêmico esplenofrênico foi identificado como evidenciado por um vaso anômalo que tem uma direção para a esquerda e trajeto dorsal após a veia esplênica se juntar à veia porta; segue então um curso tortuoso antes de se juntar à veia cava ao longo do diafragma. Mineralização renal bilateral e cistos corticais também foram observados.

Interpretação

Hematologia

A única anormalidade no hemograma foi leucocitose decorrente de neutrofilia. A neutrofilia madura pode ser em razão da inflamação ou possivelmente estresse, uma vez que a concentração de linfócitos está próxima ao limite inferior do intervalo de referência.

A maioria dos cães com desvios portossistêmicos é microcítica; o VGM nesse paciente está dentro do intervalo de referência.

Bioquímica

Há hipoglicemia persistente. Hipoglicemia em um cão idoso geralmente é resultado de um insulinoma, que, neste caso, foi excluído como diagnóstico pela dosagem de insulina sérica. Se um insulinoma estivesse presente, a concentração de insulina seria aumentada, em vez de diminuída. A diminuição é apropriada à luz da hipoglicemia. A provável causa da hipoglicemia neste paciente é doença hepática grave, possivelmente em estágio terminal de doença, como evidenciado pelo aumento pré e pós-prandial nos ácidos biliares e a alta concentração de amônia no sangue como resultado de um desvio. No entanto, a hipoglicemia também pode ser o resultado da perda de glicose na urina (ver adiante).

O BUN está no limite inferior do intervalo de referência, o que pode ser significativo, considerando as outras evidências de disfunção hepática. A creatinina está abaixo do intervalo de referência e, nesse caso, provavelmente é decorrente da perda muscular ou pequena massa muscular.

A hipocalcemia está presente e pode ser explicada principalmente pela hipoalbuminemia, já que aproximadamente metade do cálcio está ligada à albumina. No entanto, outras causas de hipocalcemia devem ser consideradas, como hipovitaminose D ou hipoparatireoidismo. Cálcio ionizado, vitamina D e PTH não foram mensurados. Outra possibilidade, considerando a glicosúria diante da hipoglicemia, é de o cão ter um defeito tubular proximal que resulta na perda de cálcio pela urina. O teor de fósforo está dentro do intervalo de referência e seria esperado que estivesse diminuído com hipovitaminose D e provavelmente aumentado com hipoparatireoidismo. Além disso, se um defeito tubular proximal for responsável pela perda de cálcio na urina, também seria esperada uma perda de fósforo e eletrólitos.

A proteína total está diminuída em razão da hipoalbuminemia, que, nesse caso, é provavelmente decorrente da falta de produção de albumina pelo fígado. A proteinúria está presente, o que pode ser outra possível causa de hipoalbuminemia neste paciente. A razão proteína:creatinina não foi realizada.

A atividade sérica da ALT está aumentada, indicando lesão. A atividade da AST também está aumentada, o que pode ter origem no fígado ou músculo. Atividades ALP e GGT estão moderadamente aumentadas, indicando colestase ou indução por glicocorticoides ou outros fármacos. Contudo, a bilirrubina não está aumentada, o que sugere que a colestase não está presente. Atividade de CK está moderadamente aumentada, indicando dano muscular, que pode ser resultado de trauma ou injeções intramusculares nesse cachorro pequeno.

O aumento acentuado dos ácidos biliares é indicativo de doença hepática, e quando os ácidos biliares pós-prandiais aumentam a essa magnitude, deve-se suspeitar fortemente de um *shunt* portossistêmico. As imagens confirmaram que o cão tinha um *shunt* (ver adiante).

O aumento do teor de amônia no sangue é indicativo de disfunção hepática grave, já que a amônia é eliminada da circulação portal pelo fígado e convertida em ureia (ver discussão sobre a concentração de BUN no limite inferior anteriormente). O aumento da concentração de amônia está provavelmente causando a desorientação que o cão está experimentando, uma vez que a amônia é tóxica para o sistema nervoso central.

Exame de urina

A proteinúria está presente e deveria levar à realização da razão proteína:creatinina, o que não foi feito.

A glicosúria diante da hipoglicemia é um dos achados anormais mais significativos, e indica um defeito tubular proximal no rim. A cetonúria também está presente e provavelmente decorre da hipoglicemia e da mobilização resultante de gordura como fonte de energia. Também pode ser em razão da falta de reabsorção tubular de ácido acetoacético. Para confirmar uma síndrome semelhante a Fanconi, a excreção fracionada de sódio, potássio, cálcio e fósforo pode ser realizada, bem como medição de aminoácidos na urina, que também não são reabsorvidos. A causa da glicosúria e hipoglicemia não foi investigada neste paciente, e exames adicionais não foram realizados para confirmar a síndrome de Fanconi. Um aspecto confuso do caso é que o cão recebeu glicose intravenosa para tratar a hipoglicemia algum momento antes do exame de urina, e é possível que o limiar renal de glicose tenha sido excedido como resultado da terapia com glicose. Não foi possível confirmar se o cão recebeu glicose intravenosa antes do exame de urina realizado pelo rDVM.

Não seria esperado que o cão não tivesse cristais de biurato de amônio na urina, considerando a alta concentração de amônia no sangue.

Resumo e desfecho

O paciente foi diagnosticado com síndrome de *shunt* portossistêmico esplenofrênico extra-hepática. *Shunts* portossistêmicos congênitos geralmente são diagnosticados em cães jovens, mas os sinais podem não ocorrer até que o cão fique velho se o *shunt* for pequeno. O paciente foi tratado clinicamente; a terapia incluiu metronidazol, lactulose – um açúcar não absorvível que retém a amônia –, prednisolona, omeprazol e mirtazapina, um estimulante do apetite. O cão foi eutanasiado pelo rDVM pouco tempo após o diagnóstico, e uma necropsia não foi realizada.

Shunts portossistêmicos extra-hepáticos são vasos anômalos que se unem à circulação venosa portal e sistêmica, contornando o fígado, pelo menos até certo ponto. Eles resultam em encefalopatia hepática em razão de um aumento de concentração de amônia no sangue, retardo no crescimento, cálculos císticos de urato e, às vezes, sinais gastrintestinais. Eles são mais comuns em cães de raças pequenas, como o Yorkshire Terrier. Os achados laboratoriais dependem do estágio da doença hepática e do grau de desvio de sangue do fígado. A microcitose é um achado muito comum e deve levantar suspeita de um *shunt* se a perda crônica de sangue for excluída. Diminuição do teor de nitrogênio ureico sanguíneo e albumina são comuns, em razão da falta de síntese pelo fígado, e os teores de glicose e colesterol podem diminuir. A atividade sérica das enzimas hepáticas pode estar aumentada. A densidade urinária é frequentemente diminuída em virtude da baixa concentração de ureia, e cristais de biurato de amônio são comumente vistos na urina. As concentrações séricas de ácidos biliares aumentam em razão da circulação anômala da veia porta. O teor de amônia no sangue é muito comumente aumentado também.

Doenças adquiridas ou hereditárias dos túbulos renais proximais são raras em animais domésticos. Glicosúria renal primária e síndrome de Fanconi congênita e adquirida foram descritas. A síndrome de Fanconi é caracterizada por falha na reabsorção de glicose, aminoácidos, água, bicarbonato, fósforo, cálcio e outros eletrólitos. Glicosúria renal diante da glicemia sérica normal ou baixa é geralmente a constatação inicial. A acidose metabólica eventualmente se desenvolve e, muitas vezes, é a causa da morte. Gasometria arterial ou CO_2 total não foram medidos neste cão. O diagnóstico é confirmado pela presença de aumento do teor de aminoácidos na urina. A síndrome de Fanconi é relativamente comum em Basenjis, e é herdada como autossômica recessiva. Até 10% dos Basenjis são afetados, com início da doença geralmente entre 4 e 7 anos. A síndrome de Fanconi idiopática foi descrita em cães terriers, Elkhounds Norugueses, Whippets, Yorkshire Terriers, Labradores, Pastores Shetland e cães mestiços. A idade ao diagnóstico varia de 10 semanas a 11 anos, com os cães mais afetados desenvolvendo sinais clínicos a partir de cerca de 2 a 4 anos. A síndrome de Fanconi adquirida tem sido associada com hipovitaminose D, hipoparatireoidismo e com medicamentos, como agentes quimioterápicos e antibióticos, incluindo gentamicina e amoxicilina. Toxinas encontradas em guloseimas de carne-seca contaminadas também foram relatadas como induzindo doença tubular proximal e doença semelhante à síndrome de Fanconi.[1,2]

Existem muitos relatos na literatura de cães com doença hepática que adquiriram a síndrome de Fanconi.[3] Vários deles eram cães que mostraram ter hepatite crônica. Em uma série de 30 labradores com hepatite crônica associada ao cobre, aproximadamente 30% deles desenvolveram a síndrome de Fanconi, e os autores sugeriram que o aumento da atividade da ALT e da glicosúria com glicose sérica normal em um Labrador Retriever é sugestiva de hepatopatia associada ao cobre. Embora a quantidade aumentada de cobre esteja presente nas células epiteliais renais desses cães, o que foi postulado como sendo a causa da lesão tubular proximal, em alguns desses cães, a síndrome de Fanconi foi resolvida com terapia que não envolveu quelação de cobre, sugerindo que o defeito renal está relacionado à doença hepática, e não toxicose por cobre.[4,5] Síndrome de Fanconi e cirrose hepática concomitantes também foram relatadas em pacientes humanos.[6] Em resumo, esse paciente tinha um *shunt* portossistêmico resultando em doença hepática e possível síndrome de Fanconi. Ver também Caso 60, para resultados laboratoriais semelhantes em um cachorrinho com *shunt* portossistêmico e síndrome de Fanconi concomitante.

Colaboradores: Mary Anna Thrall e Crystal Lindaberry.

Caso 63

Resenha: cão não castrado, com 6 meses de vida.
Histórico: animal envolvido em acidente de carro no Dia 1.
Exame físico: membranas mucosas pálidas. A amostra de sangue do Dia 1 foi obtida 12 horas após o acidente.

Hematologia	Dia 1	Dia 6	Intervalo de referência
VG (%)	**29**	**35**	37 a 55
Hb (g/dℓ)	**9,6**	**11,5**	12 a 18
He (×10⁶/µℓ)	**4,7**	**5,1**	5,5 a 8,5
VGM (fℓ)	62	69	60 a 72
CHCM (g/dℓ)	33	33	33 a 38
Retic (×10³/µℓ)	**47**	**304**	< 60
CTCN (×10³/µℓ)	**22,7**	**20**	6,0 a 17
Seg (×10³/µℓ)	**22**	**12**	3,0 a 11,5
Bast (×10³/µℓ)	0	**2,0**	0 a 0,3
Mono (×10³/µℓ)	0	1,0	0,1 a 1,3
Linf (×10³/µℓ)	**0,7**	**5,0**	1,0 a 4,8
Plaquetas (×10³/µℓ)	340	460	200 a 500
PT (P) (g/dℓ)	**5,4**	6,5	6,0 a 8,0

Hemopatologia: nenhuma alteração no Dia 1. Anisocitose moderada e policromasia no Dia 6.

Perfil bioquímico	Dia 1	Dia 6	Intervalo de referência
Glico (mg/dℓ)	**125 (6,9)**	105	65 a 122 (3,5 a 6,7 mmol/ℓ)
BUN (mg/dℓ)	9	13	7,0 a 28
Creat (mg/dℓ)	1,1	1,3	0,9 a 1,7
Ca (mg/dℓ)	**8,9 (2,22)**	9,3	9,0 a 11,2 (2,25 a 2,8 mmol/ℓ)
P (mg/dℓ)	5,5	5,6	2,8 a 6,1
PT (g/dℓ)	**5,0**	6,0	5,4 a 7,4
Alb (g/dℓ)	3,4	4,0	2,7 a 4,5
Glob (g/dℓ)	**1,6**	2,0	1,9 a 3,4
BT (mg/dℓ)	0,3	0,4	0 a 0,4
Col (mg/dℓ)	210	180	130 a 370
ALT (UI/ℓ)	**1.098**	**150**	10 a 120
AST (UI/ℓ)	**948**	**80**	16 a 40
ALP (UI/ℓ)	**302**	**295**	35 a 280
Na (mEq/ℓ)	150	147	145 a 158
K (mEq/ℓ)	4,8	4,7	4,1 a 5,5
Cl (mEq/ℓ)	120	121	106 a 127
TCO₂ (mEq/ℓ)	**12**	21	14 a 27
An. gap (mEq/ℓ)	23	10	8,0 a 25

Exame de urina (amostra obtida por cateterização) – realizada no Dia 1			
Cor	Amarela	**Sedimento urinário**	
Aspecto	Claro	Leuco/cga	1 a 2
Densidade	1,019	He/cga	**3 a 5**
Proteína	Traços	Cél. epitel/cga	0
Glicose	Negativo	Cilindros/cpa	0
Bilirrubina	Negativo	Cristais	0
Sangue	Negativo	Bactérias	0
pH	6,5		

Interpretação

Hematologia

Nota-se que nos 2 dias de exame o cão apresentava anemia. A anemia, do tipo não regenerativo, foi mais grave no Dia 1. Como no Dia 1 a amostra de sangue foi obtida 12 horas após o acidente, é provável que a anemia seja decorrente de hemorragia aguda. A hipoproteinemia concomitante (ver discussão a seguir) também sugere hemorragia como causa dessa anemia. O maior grau de policromasia e o aumento da contagem de reticulócitos não eram evidentes até 2 a 4 dias após a hemorragia aguda. Embora a anemia pareça não regenerativa na primeira amostra, os valores eritrocitários aumentaram no Dia 6, com evidência de maior produção de hemácias (maior grau de policromasia e aumento da contagem de reticulócitos). Portanto, o cão respondeu apropriadamente à hemorragia.

Embora normal em ambos os dias, o aumento de VGM no Dia 6, em relação ao Dia 1, provavelmente se deve à maior produção de hemácias, resultando em maior quantidade de hemácias jovens grandes.

No Dia 1, o cão apresentava neutrofilia madura e linfopenia. Isso é compatível com leucograma mediado por corticosteroide em situações de estresse associado à dor ou ao traumatismo.

A neutrofilia com desvio à esquerda verificada no Dia 6 é típica de leucograma de inflamação. A lesão tecidual provocada pelo acidente provavelmente estimulou uma resposta inflamatória. Portanto, não se pode excluir uma etiologia inflamatória.

Perfil bioquímico

A discreta hiperglicemia verificada no Dia 1 foi ocasionada por estresse. O leucograma de estresse sustenta essa explicação.

Nesse cão, a discreta diminuição do teor de cálcio pode ser normal, pois animais jovens comumente apresentam calcemia ligeiramente menor do que adultos. No entanto, a concentração sérica de Ca retornou a um valor situado no intervalo de referência no Dia 6, sugerindo que esse é o teor mais adequado para esse paciente. É possível que a hipocalcemia verificada no Dia 1 tenha sido decorrente da perda de albumina e de cálcio ligado à albumina durante a hemorragia.

Hipoproteinemia e hipoglobulinemia constatadas no Dia 1 provavelmente foram decorrentes da perda de proteínas por ocasião da hemorragia. Embora a concentração sérica de albumina esteja no intervalo de referência, na verdade, ela pode estar diminuída nesse animal. O teor de albumina aumentou no Dia 6, indicando ser esta a concentração adequada para esse cão. Todos os parâmetros proteicos retornaram a valores situados no intervalo de referência no Dia 6, indicando que os mecanismos compensatórios repuseram as proteínas perdidas durante a hemorragia.

As atividades séricas de ALT e AST estavam muito elevadas no Dia 1, mas diminuíram para valores quase normais no Dia 6. Esses aumentos sugerem lesão hepática e/ou muscular. Há alta atividade de ALT no fígado e baixa atividade dessa enzima nos músculos. Portanto, nesse caso, é provável que o aumento acentuado da atividade de ALT tenha sido induzido por lesão hepática; contudo, também pode ter havido contribuição de lesão muscular. Há alta atividade de aspartato aminotransferase (AST) tanto no fígado quanto nos músculos e, no caso em questão, ambos os tecidos podem ter liberado AST. A ocorrência de traumatismo hepático ou muscular pode explicar o aumento dessas atividades enzimáticas no Dia 1. Choque, com subsequente hipoxia e lesão tecidual, também pode resultar em extravasamento e em maior atividade sérica de ambas as enzimas. Independentemente da causa primária do extravasamento enzimático, a diminuição das atividades de ambas as enzimas no Dia 6 implica que a lesão foi aguda e que já não há lesão ativa.

Nesse cão, a maior atividade da fosfatase alcalina (ALP) pode ser normal. Animais jovens em fase de crescimento em geral apresentam aumento discreto ou moderado da atividade sérica de ALP, pois, durante o crescimento ativo dos ossos, há liberação de maior quantidade de ALP pelos osteoblastos.

Há discreta diminuição no teor de CO_2 total no Dia 1, sugerindo acidose metabólica. Choque hipovolêmico, que provoca hipoxia tecidual, pode ter ocasionado produção de catabólitos ácidos; a diminuição do fluxo de sangue aos rins pode ter influenciado o equilíbrio ácido-básico. O *anion gap*, embora ainda na faixa de variação normal, foi maior no Dia 1 em comparação com o Dia 6; isso pode ser decorrente do aumento da concentração sanguínea de ânions, como o lactato.

Exame de urina

Considerando que a urina está relativamente diluída (densidade = 1,019), a quantidade de hemácias na amostra pode estar ligeiramente aumentada. Discreta hematúria pode ser resultante de traumatismo.

Resumo

Esse cão apresentava luxação coxofemoral e fratura de fêmur. A cirurgia foi realizada entre o Dia 1 e o Dia 6. A recuperação do animal se deu sem intercorrência. Este caso mostra uma resposta normal à hemorragia aguda. Também mostra a importância de exames seriados na avaliação de aumento das atividades das enzimas no soro de animais com aumento das atividades enzimáticas. Atividades enzimáticas em elevação ou persistentes indicam lesão ativa e contínua no(s) tecido(s) de origem. Atividades enzimáticas decrescentes em geral indicam que a lesão cessou e/ou está em recuperação.

Caso 64

Resenha: cão da raça Cocker Spaniel, com 5 anos de idade.
Histórico: animal com anorexia; fezes e urina de cor laranja-escura; há 2 anos o cão apresentou PTI e há vários anos estava sendo tratado com fenobarbital (100 mg; 2 vezes/dia) para controle de epilepsia.

Hematologia		Intervalo de referência
VG (%)	**13**	37 a 55
He (×10⁶/μℓ)	**1,95**	5,5 a 8,5
Hb (g/dℓ)	**4,6**	12 a 18
VGM (fℓ)	67	60 a 72
CHCM (g/dℓ)	35	33 a 38
Retic (×10³/μℓ)	**0**	0 a 60.000
CTCN (×10³/μℓ)	**54,9**	6,0 a 17
Meta (×10³/μℓ)	**1,1**	0
Bast (×10³/μℓ)	**6,0**	0 a 0,3
Seg (×10³/μℓ)	**43,4**	3,0 a 11,5
Linf (×10³/μℓ)	1,1	1,0 a 4,8
Mono (×10³/μℓ)	**2,2**	0,2 a 1,4
Eos (×10³/μℓ)	0,5	0,1 a 1,2
HeN (×10³/μℓ)	**0,5**	0
Plaquetas (×10³/μℓ)	260	200 a 500
PT (P) (g/dℓ)	6,3	6,0 a 8,0

Hemopatologia: esferócitos imperfeitos ocasionais; discreto grau de aglutinação.
Teste de Coombs: **positivo**

Aspirado de medula óssea

Presença de megacariócitos. Hiperplasia mieloide e eritroide, com maturação normal até o estágio de metarrubrícitos. Razão M:E discretamente diminuída. Eritrofagocitose rara.

Perfil bioquímico		Intervalo de referência
Glico (mg/dℓ)	**56 (3,1)**	65 a 122 (3,5 a 6,7 mmol/ℓ)
BUN (mg/dℓ)	**56 (19,9)**	7,0 a 28 (2,5 a 10 mmol/ℓ)
Creat (mg/dℓ)	0,6	0,6 a 1,5
Ca (mg/dℓ)	**8,5 (2,1)**	9,0 a 11,2 (2,25 a 2,8 mmol/ℓ)
P (mg/dℓ)	**6,4 (2,1)**	2,8 a 6,1 (0,9 a 2,0 mmol/ℓ)
PT (g/dℓ)	**3,8**	5,4 a 7,4
Alb (g/dℓ)	**1,5**	2,7 a 4,5
Glob (g/dℓ)	2,3	1,9 a 3,4
BT (mg/dℓ)	**35,8 (612,2)**	0 a 0,4 (0 a 6,84 μmol/ℓ)
Col (mg/dℓ)	**64 (1,6)**	130 a 370 (2,4 a 9,6 mmol/ℓ)
ALT (UI/ℓ)	**70**	16 a 40
ALP (UI/ℓ)	**566**	18 a 141
GGT (UI/ℓ)	15	0 a 6,0
Na (mEq/ℓ)	**160**	145 a 158
K (mEq/ℓ)	**3,2**	4,1 a 5,5
Cl (mEq/ℓ)	**135**	106 a 127
TCO₂ (mEq/ℓ)	**9,5**	14 a 27
An. gap (mEq/ℓ)	16	8,0 a 26

Exame de urina	
Cor	**Marrom**
Aspecto	**Turvo**
Densidade	1,022
Bilirrubina	**++++**

Nenhum outro achado anormal.

Interpretação

Hematologia

O cão apresenta anemia marcante. Não há aumento da contagem de reticulócitos, indicando que a anemia é do tipo não regenerativo. A constatação de esferócitos imperfeitos e de aglutinação sugere anemia hemolítica imunomediada, possivelmente muito aguda, ou com destruição de precursores de hemácias. Como havia anemia não regenerativa inexplicável, com contagens de plaquetas e de neutrófilos normais e aumentadas, respectivamente, obteve-se um aspirado de medula óssea. O exame desse aspirado confirmou o diagnóstico de anemia hemolítica imunomediada, com destruição de células policromatofílicas.

Neutrofilia, com aumento da quantidade de neutrófilos imaturos, e monocitose indicam inflamação.

Caso o animal não tenha recebido transfusão sanguínea prévia, o resultado positivo ao teste de Coombs sugere anemia hemolítica imunomediada.

Medula óssea

Considerando a intensa resposta eritroide, ou a anemia é muito aguda e responsiva ou os precursores das hemácias estão sendo destruídos. Em razão da presença de esferócitos imperfeitos no esfregaço sanguíneo, a última hipótese é a mais provável.

Perfil bioquímico

Nota-se hipoglicemia. Na lista de diagnóstico diferencial deve-se incluir insulinoma e, no caso específico desse paciente, doença hepática terminal, pois o animal também apresenta hipoalbuminemia e hipocolesterolemia.

A concentração de BUN está aumentada e, embora o teor de creatinina se encontre no intervalo de referência normal, se fosse uma azotemia pré-renal seria esperada uma densidade urinária superior a 1,022. Deve-se considerar a possibilidade de o paciente apresentar hemorragia gastrintestinal, que também ocasiona aumento do teor de BUN; também, como há suspeita de anemia hemolítica imunomediada (AHIM), é prudente considerar a possibilidade de hemólise provocada por nefrose hemoglobinúrica. Caso o animal apresente doença hepática terminal, espera-se, também, diminuição no teor de BUN; assim, a interpretação do

aumento da concentração de BUN é um pouco confusa. A discreta elevação da concentração sérica de fósforo sugere menor taxa de filtração glomerular.

O teor sérico de cálcio está diminuído possivelmente devido à hipoalbuminemia. Para confirmar isso, poderia ser mensurado o teor de cálcio ionizado.

A concentração sérica de proteína total está diminuída em razão da hipoalbuminemia. Como o teor de globulina está normal, a insuficiência hepática seria o melhor diferencial, pois o animal não apresenta proteinúria. Outra possibilidade seria anemia e hipoproteinemia causadas por hemorragia; contudo, não há evidência clínica de hemorragia.

A concentração sérica de bilirrubina está muito elevada; tal anormalidade pode estar relacionada com hemólise, insuficiência hepática ou colestase, ou mesmo combinação dessas três possibilidades. A atividade de ALT está ligeiramente aumentada, indicando discreta lesão hepatocelular. Nota-se aumento das atividades de ALP e GGT, indicando colestase. Alternativamente, o aumento das atividades dessas enzimas pode ser decorrência do uso de fenobarbital.

O teor sérico de CO_2 total está diminuído, sugerindo acidose metabólica. Essa anormalidade pode ser secundária à acidose láctica associada à anemia grave. O aumento dos teores de sódio e de cloreto sugere desidratação hipertônica ou administração de líquido hipertônico. A hipopotassemia associada à acidose metabólica (que deve ter causado aumento no teor de potássio) sugere depleção do conteúdo de potássio no organismo.

Exame de urina

A bilirrubinúria marcante reflete o aumento da concentração sérica de bilirrubina conjugada. O valor da densidade urinária foi discutido anteriormente.

Resumo

Anemia hemolítica imunomediada, insuficiência hepática e disfunção renal. O cão morreu e a necropsia revelou grave cirrose micronodular crônica e colestase, possivelmente relacionada com o uso de fenobarbital. Na medula óssea havia hiperplasia mieloide e eritroide. O exame dos rins revelou nefrose hemoglobinêmica grave, com nefrite intersticial crônica discreta.

Caso 65

Resenha: cão da raça Samoieda, com 8 anos de idade.
Histórico: diarreia.
Exame físico: decúbito; capturado antes do tratamento.

Hematologia		Intervalo de referência
VG (%)	18	37 a 55
Retic (×10³/μℓ)	197 (7,3%)	< 60
VGM (fℓ)	66	60 a 72
CTCN (×10³/μℓ)	78	6,0 a 17
Seg (×10³/μℓ)	44,5	3,0 a 11,5
Bast (×10³/μℓ)	14,8	0 a 0,3
Meta (×10³/μℓ)	3,9	0
Mielócitos (×10³/μℓ)	0,8	0
Mono (×10³/μℓ)	0,8	0,1 a 1,3
Linf (×10³/μℓ)	3,1	1,0 a 4,8
HeN (×10³/μℓ)	9,4	0
Plaquetas (×10³/μℓ)	158	200 a 500

Hemopatologia: alto grau de policromasia, células-alvo, plaquetas gigantes, neutrófilos tóxicos.

Perfil bioquímico		Intervalo de referência
Glico (mg/dℓ)	580 (31,9)	65 a 122 (3,5 a 6,7 mmol/ℓ)
BUN (mg/dℓ)	98 (35)	7,0 a 28 (2,5 a 10 mmol/ℓ)
Creat (mg/dℓ)	3,1 (274)	0,9 a 1,7 (80 a 150 μmol/ℓ)
Ca (mg/dℓ)	9,6	9,0 a 11,2
P (mg/dℓ)	13,1 (4,2)	2,8 a 6,1 (0,9 a 2,0 mmol/ℓ)
PT (g/dℓ)	4,7	5,4 a 7,4
Alb (g/dℓ)	2,4	2,7 a 4,5
BT (mg/dℓ)	0,6 (10,3)	0 a 0,4 (0 a 6,8 μmol/ℓ)
Col (mg/dℓ)	246	130 a 370
ALT (UI/ℓ)	1.031	10 a 120
ALP (UI/ℓ)	2.500	35 a 280
Na (mEq/ℓ)	130	145 a 158
K (mEq/ℓ)	6,5	4,1 a 5,5
Cl (mEq/ℓ)	87	106 a 127
TCO₂ (mEq/ℓ)	10,6	14 a 27
An. gap (mEq/ℓ)	39	8,0 a 26

Exame de urina	
Densidade	1,017
Glicose	2+
Proteínas	0
Cetonas	0

Nenhuma outra alteração.

Interpretação

Hematologia

O animal apresenta anemia regenerativa moderada. Em razão da hipoproteinemia, a hemorragia é a causa mais provável. As hemácias nucleadas são consideradas parte da resposta regenerativa. Nota-se leucocitose marcante, caracterizada por neutrofilia intensa e desvio à esquerda até o estágio de mielócitos, indicando inflamação. A trombocitopenia discreta pode ser causada por hemorragia e as plaquetas gigantes indicam trombopoese ativa.

Perfil bioquímico e exame de urina

Há hiperglicemia marcante. Nessa condição, espera-se glicosúria. Em razão do grau de hiperglicemia, inicialmente se deve considerar a possibilidade de diabetes melito. A ausência de cetona na urina dificulta o diagnóstico.

Azotemia moderada é indicada pelo aumento das concentrações de BUN e de creatinina. A densidade urinária indica mínima capacidade de concentração de urina frente à azotemia. Isso sugere um elemento de doença renal primária. No entanto, a depleção de eletrólitos (ver adiante) pode estar contribuindo para a menor capacidade de concentração de urina. O aumento do teor de fósforo é compatível com menor taxa de filtração glomerular.

Hipoproteinemia, juntamente com anemia regenerativa, sugere hemorragia.

Nota-se aumento marcante da atividade de ALT, indicando lesão hepatocelular. O diabetes está associado à mobilização de gordura ao fígado; isso pode resultar em elevação moderada da atividade de ALT. A magnitude do aumento de ALT indica lesão mais grave. Também há colestase, indicada pelo aumento acentuado na atividade de ALP e por elevação mínima no teor de bilirrubina.

É provável que a hiponatremia seja decorrente da perda de sódio na urina secundária à glicosúria (diurese osmótica). Perdas associadas à diarreia podem ter contribuído para isso. Adicionalmente, a água pode ser transferida do compartimento intracelular para o compartimento extracelular, diluindo o sódio presente no soro (ocorre redução de 1,6 mEq/ℓ de sódio para cada aumento de 100 mg/dℓ de glicose). Possivelmente, a causa de hiperpotassemia é a saída de íons potássio das células na troca por íons hidrogênio, os quais entram nas células quando há acidose metabólica. Outra possibilidade é a ocorrência de oligúria e retenção de potássio.

O aumento do *anion gap* deve-se à presença de ânions "não mensuráveis". Nesse cão, provavelmente, os ânions envolvidos incluem fosfatos e lactatos, pois o paciente apresenta anemia intensa. Além disso, como o animal é diabético, as cetonas podem representar uma parte dos ânions não mensuráveis. Como o beta-hidroxibutirato não é detectado no teste da tira reagente de rotina, na verdade o animal pode apresentar cetonúria.

Resumo

A avaliação adicional possibilitou o diagnóstico de diabetes melito e lipidose hepática. O fígado, friável e aumentado, rompeu-se. Esta última lesão provavelmente contribuiu para o grande aumento da atividade de ALT.

Caso 66

Resenha: gato doméstico de pelos curtos, com 4 anos de idade.
Histórico: anorexia, emagrecimento, depressão.
Exame físico: animal magro, com membranas mucosas ictéricas.

Hematologia		Intervalo de referência
VG (%)	29	24 a 45
CTCN ($\times 10^3/\mu\ell$)	13,7	5,5 a 19,5
HeN ($\times 10^3/\mu\ell$)	**0,1**	0
Seg ($\times 10^3/\mu\ell$)	11,6	2,5 a 12,5
Bast ($\times 10^3/\mu\ell$)	0,1	0 a 0,3
Mono ($\times 10^3/\mu\ell$)	0,4	0 a 0,8
Linf ($\times 10^3/\mu\ell$)	**0,7**	1,5 a 7,0
Eos ($\times 10^3/\mu\ell$)	0,8	0 a 1,5
Plaquetas ($\times 10^3/\mu\ell$)	304	200 a 500

Morfologia: várias hemácias com aparência de acantócitos, fragmentos de hemácias ocasionais.

Perfil bioquímico		Intervalo de referência
Glico (mg/dℓ)	67	67 a 124
BUN (mg/dℓ)	**14**	17 a 32
Creat (mg/dℓ)	1,2	0,9 a 2,1
Ca (mg/dℓ)	9,0	8,5 a 11
P (mg/dℓ)	5,1	3,3 a 7,8
PT (g/dℓ)	6,2	5,9 a 8,1
Alb (g/dℓ)	3,0	2,3 a 3,9
BT (mg/dℓ)	**6,3 (108)**	0 a 0,3 (0 a 5,1 μmol/ℓ)
ALT (UI/ℓ)	**332**	30 a 100
ALP (UI/ℓ)	**2.185**	11 a 210
Na (mEq/ℓ)	149	146 a 160
K (mEq/ℓ)	5,2	3,7 a 5,4
Cl (mEq/ℓ)	**109**	112 a 129
TCO$_2$ (mEq/ℓ)	19	14 a 23

Interpretação

Hematologia

O leucograma indica linfopenia e contagem de neutrófilos maduros no limite superior do intervalo de referência; isso é interpretado como leucograma de estresse ou leucograma por ação de esteroides. Há células espiculadas ou parecidas com acantócitos. Essas células são comumente notadas em gatos com doença hepática ou lipidose hepática.

Perfil bioquímico

O teor de BUN discretamente diminuído pode ser irrelevante ou pode ser decorrente de menor produção hepática de ureia ou de menor ingestão de proteína. A combinação de hiperbilirrubinemia e aumento das atividades de ALT e ALP é característica de lipidose hepática em gatos. A combinação de lesão hepatocelular (indicada pelo aumento de ALT) e de colestase (indicada pelo aumento de ALP) ocasiona prejuízo ao *clearance* de bilirrubina e, em consequência, hiperbilirrubinemia. A magnitude de aumento da atividade de ALP é incomum em gatos, exceto quando há lipidose hepática. Acredita-se que a lipidose ocorra como resultado de mobilização intensa de gordura dos adipócitos, associada à anorexia, por vários dias ou com crise aguda de diabetes.

Resumo

Os achados bioquímicos são característicos de lipidose hepática, confirmada no exame citológico do aspirado de fígado.

Caso 67

Resenha: alpaca, com 5 anos de idade, em estágio final de gestação.
Histórico: letargia, anorexia.
Exame físico: magra, deprimida.

Hematologia		Intervalo de referência
VG (%)	28	24 a 35
Hb (g/dℓ)	12,7	11 a 19
He (×10⁶/μℓ)	12,1	8,8 a 15,4
VGM (fℓ)	23	21 a 30
CHCM (g/dℓ)	45,9	39,2 a 46,1
CTCN (×10³/μℓ)	8,4	5,2 a 15,7
Seg (×10³/μℓ)	6,0	2,1 a 9,5
Mono (×10³/μℓ)	0,6	0 a 0,6
Linf (×10³/μℓ)	1,3	0,9 a 4,4
Eos (×10³/μℓ)	0,4	0 a 3,3
Plaquetas (×10³/μℓ)	2.141	206 a 3.600
PT (P) (g/dℓ)	**9,0**	5,4 a 7,2

Hemopatologia: poucos linfócitos reativos, anisocitose discreta. Plasma visivelmente lipêmico.

Perfil bioquímico		Intervalo de referência
Glico (mg/dℓ)	129	100 a 132
BUN (mg/dℓ)	14	12 a 33
Creat (mg/dℓ)	1,7	1,3 a 2,7
Ca (mg/dℓ)	8,9	8,0 a 10,4
P (mg/dℓ)	3,9	2,5 a 8,6
PT (g/dℓ)	6,3	5,3 a 7,6
Alb (g/dℓ)	3,6	2,6 a 4,7
Glob (g/dℓ)	2,7	2,7 a 2,9
BT (mg/dℓ)	0,1	0 a 0,2
Col (mg/dℓ)	**364**	12 a 58
Trig (mg/dℓ)	**4.330**	5,0 a 30
β-hidroxibutirato (mmol/ℓ)	**26**	0,2 a 1,1
AST (UI/ℓ)	**474**	110 a 250
SDH (UI/ℓ)	**17,6**	3,0 a 10
GGT (UI/ℓ)	**76**	10 a 42
ALP (UI/ℓ)	105	20 a 150
CK (UI/ℓ)	45	40 a 500
Na (mEq/ℓ)	146	142 a 156
K (mEq/ℓ)	3,8	3,6 a 6,5
Cl (mEq/ℓ)	112	108 a 122
TCO₂ (mEq/ℓ)	**13**	19 a 29
An. gap (mEq/ℓ)	25	12 a 25

Soro visivelmente lipêmico

Exame de urina (amostra obtida por cateterização)

Cor	Amarelo-clara	**Sedimento urinário**	
Aspecto	Claro	Leuco/cga	Raros
Densidade	1,006	He/cga	Ausente
Proteína	Negativo	Cél. epitel/cga	0 a 1
Glicose	Negativo	Cilindros/cpa	0
Bilirrubina	Negativo	Cristais	0
Sangue	Negativo	Bactérias	0
pH	9		
Cetona	**1+**		

Interpretação

Hematologia

O teor plasmático de proteína mensurado por meio de refratometria é significativamente maior do que a concentração de proteína total determinada no perfil bioquímico. Isso se deve à amostra intensamente lipêmica. Nota-se lipemia quando a concentração de triglicerídios se encontra elevada. O refratômetro estima o teor de proteínas plasmáticas pela curva de luz em relação à concentração de solutos na amostra. Hiperlipidemia provoca aumento artificial do teor plasmático de proteína. Embora a hipercolesterolemia não ocasione lipemia visível, caso muito alta pode elevar artificialmente a concentração plasmática de proteína obtida por refratometria.

Perfil bioquímico

Há aumento marcante dos teores de triglicerídios e colesterol, compatível com hiperlipidemia, ocorrência que pode ser notada em camelídeos doentes. Nesse caso, o balanço energético negativo que se instalara no final da prenhez possivelmente precipitou essa condição. Nessa paciente, a concentração de glicose ainda é normal.

O aumento da atividade de AST, juntamente com atividade normal de creatinoquinase, é mais compatível com lesão hepatocelular do que com dano muscular. O aumento da atividade de SDH também sugere lesão hepatocelular, enquanto a enzima GGT é um indicador de colestase. A elevação das atividades de AST, SDH e GGT e dos teores de triglicerídios e colesterol é ocorrência comum em camelídeos com lipidose hepática. Não se constata aumento de ALP, tampouco de bilirrubina, e tais parâmetros têm se mostrado como indicadores menos confiáveis de lipidose hepática em camelídeos.

A alpaca apresenta cetose, evidenciada pelo aumento do teor sérico de β-hidroxibutirato e pela presença de cetonas na urina. O baixo teor de TCO$_2$ indica diminuição do teor de bicarbonato e acidose metabólica. É necessário obter o perfil dos gases sanguíneos para uma avaliação completa da condição ácido-básica.

Exame de urina

A relevância da hipostenúria é desconhecida nesse caso. Camelídeos com lipidose hepática apresentam risco de desenvolvimento de insuficiência renal secundária ao acúmulo de lipídios no parênquima renal. Embora os teores de BUN e de creatinina sejam normais, a função renal desse animal deve ser cuidadosamente monitorada. O pH alcalino da urina é normal em herbívoros. Todavia, isso é um tanto surpreendente em face da acidose metabólica e da cetonúria.

Resumo

O aumento das atividades de AST, SDH e GGT, juntamente com hipertrigliceridemia e hipercolesterolemia, é achado comum em camelídeos com lipidose hepática. Nesses animais também se nota o desenvolvimento de cetose e acidose metabólica. Embora nessa paciente não tenham sido mensurados, espera-se elevação dos teores de ácidos graxos não esterificados (AGNE) em consequência da mobilização da gordura. A ocorrência de lipidose hepática pode ser estimulada por balanço energético negativo grave associado ao final de prenhez, estresse ou anorexia. A gordura é mobilizada de modo a suprir os ácidos graxos necessários para a produção de energia. No entanto, a disponibilidade de ácidos graxos excede a capacidade de sua utilização no ciclo do ácido tricarboxílico (TCA). No fígado, os ácidos graxos são incorporados aos triglicerídios e liberados como lipoproteínas de densidade muito baixa (VLDL), resultando em hipertrigliceridemia. No entanto, a produção hepática de triglicerídios excede a capacidade de liberá-las como VLDL, de modo que os triglicerídios se acumulam nas células. Os ácidos graxos também são desviados para a cetogênese, resultando no aumento constatado de β-hidroxibutirato e em cetonúria.

Colaboradora: Dra. M. Judith Radin.

Caso 68

Resenha: cadela da raça Border Collie, com 7 anos de idade.
Histórico: depressão, anorexia.
Exame físico: acite, dermatite na face e na genitália.

Hematologia		Intervalo de referência
VG (%)	15	37 a 55
VGM (fℓ)	57	60 a 72
Retic (×10³/μℓ)	118	< 60
CTCN (×10³/μℓ)	9,5	6,0 a 17
Seg (×10³/μℓ)	4,3	3,0 a 11,5
Bast (×10³/μℓ)	2,2	0 a 0,3
Meta (×10³/μℓ)	0,6	0
Mono (×10³/μℓ)	0,8	0,1 a 1,3
Linf (×10³/μℓ)	0,7	1,0 a 4,8
HeN (×10³/μℓ)	0,9	0
Plaquetas (×10³/μℓ)	20	200 a 500

Hemopatologia: células-alvo, acantócitos, esquistócitos, neutrófilos tóxicos, plaquetas gigantes.

Perfil bioquímico		Intervalo de referência
Glico (mg/dℓ)	45	65 a 122
BUN (mg/dℓ)	16	7,0 a 28
Creat (mg/dℓ)	1,0	0,9 a 1,7
Ca (mg/dℓ)	9,2	9,0 a 11,2
P (mg/dℓ)	3,8	2,8 a 6,1
PT (g/dℓ)	4,5	5,4 a 7,4
Alb (g/dℓ)	1,7	2,7 a 4,5
Glob (g/dℓ)	2,8	1,9 a 3,4
BT (mg/dℓ)	3,3	0 a 0,4
Col (mg/dℓ)	86	130 a 370
ALP (UI/ℓ)	1.391	35 a 280
ALT (UI/ℓ)	239	10 a 120
Na (mEq/ℓ)	147	145 a 158
K (mEq/ℓ)	2,6	4,1 a 5,5
Cl (mEq/ℓ)	122	106 a 127
TCO₂ (mEq/ℓ)	8,5	14 a 27

Exame do líquido abdominal	
Cor	Amarelo-palha
Aspecto	Claro
CTCN (/μℓ)	1.300
PT (g/dℓ)	1,5

Testes de coagulação		
TP (segundos)	20	6,5 a 9,0
TTPa (segundos)	36	12 a 16

Interpretação

Hematologia

A diminuição do volume globular indica anemia. Nota-se aumento da contagem de reticulócitos, sugerindo anemia um tanto regenerativa. O VGM está diminuído, particularmente em face ao aumento da contagem de reticulócitos, indicando anemia por deficiência de ferro secundária à hemorragia crônica.

Constata-se leucograma de inflamação, evidenciado pelo marcante desvio à esquerda e por alteração tóxica nos neutrófilos. Considerando a baixa quantidade de neutrófilos segmentados, é possível que haja sepse ou endotoxemia. A linfopenia indica leucograma de estresse.

Trombocitopenia e presença de esquistócitos, bem como de TP e TTPa prolongados, sugerem coagulopatia intravascular disseminada (CID). Alternativamente, esse grau de trombocitopenia pode ser notado no caso de destruição imunomediada ou ehrlichiose.

Perfil bioquímico

A hipoglicemia pode ser decorrente de sepse (o leucograma é sugestivo de sepse ou de endotoxemia), doença hepática terminal, insulinoma ou outro tipo de neoplasia, como um grande hepatoma.

Hipoalbuminemia associada ao baixo teor de colesterol indica doença do trato gastrintestinal (má absorção, má digestão, enteropatia com perda de proteína) ou doença hepática terminal. Outra possível causa de hipoproteinemia é hemorragia, uma vez que o VGM indica anemia por deficiência de ferro. No entanto, o teor de albumina é relativamente menor do que aquele de globulina.

Nota-se aumento do teor de bilirrubina total. Embora o animal apresente anemia e a hemólise seja uma causa possível, o VGM sugere hemorragia. Portanto, é provável que o aumento do teor de bilirrubina se deva à colestase ou à disfunção hepatocelular. O aumento da atividade de fosfatase alcalina sugere colestase.

Verifica-se diminuição do teor de colesterol, possivelmente em razão de doença hepática terminal (ver discussão sobre hipoalbuminemia).

A hipopotassemia pode ser decorrente de menor ingestão de potássio. Face à acidose, indica depleção de potássio no organismo.

Menor teor de CO_2 total indica acidose metabólica. Nesse paciente, é provável que a diminuição de CO_2 total se deva à acidose láctica, pois o animal não apresenta uremia, tampouco evidência de cetoacidose diabética.

Exame do líquido abdominal

Transudato, possivelmente devido à doença hepática e à hipoalbuminemia.

Testes de coagulação

Embora o prolongamento de TP e TTPa se deva à deficiente síntese hepática de fatores de coagulação, outra explicação seria o desenvolvimento de CID em razão da redução da quantidade de plaquetas.

Resumo

Hepatopatia terminal; colestase.
CID.
Inflamação, com possível sepse.
Anemia por deficiência de ferro.

A dermatite era decorrente do eritema migratório necrolítico (dermatite necrolítica superficial), condição associada a hiperglucagonemia, frequentemente constatada na doença hepática grave (síndrome hepatocutânea).

Caso 69

Resenha: cadela sem raça definida, 26 meses.

Histórico: hemograma de rotina pré-castração aos 8 meses revelou trombocitopenia de 85.000/μℓ. A paciente era anticorpo 4Dx e PCR negativa para *Anaplasma platys*, *Ehrlichia canis*, e PCR negativa para *Babesia canis* e *Babesia gibsoni*. A trombocitopenia foi persistente, variando de 23.000 a 95.000/μℓ nos próximos meses. Um diagnóstico provisório de trombocitopenia imunomediada foi feito, e glicocorticoides foram instituídos (variando de 0,5 a 1,0 mg/kg por aproximadamente 18 meses). Paciente piorou rapidamente 18 meses após a apresentação inicial. O histórico dessa época incluía letargia e anorexia.

Exame físico: perda muscular acentuada, abdome pendular, fígado caudal palpável.

Hematologia		Intervalo de referência
Volume globular (%)	**35**	36 a 54
He (×10⁶/mℓ)	**5,01**	5,5 a 8,5
Hb (g/dℓ)	**11,4**	12 a 18
VGM (fℓ)	67	60 a 72
CHCM (g/dℓ)	34	34 a 38
CTCN (10³/μℓ)	**24,8**	6,0 a 17,0
Neutrófilos segmentados (10³/μℓ)	**21,2**	3,0 a 11,5
Monócitos (10³/μℓ)	1,4	0,2 a 1,4
Linfócitos (10³/μℓ)	2,0	1,0 a 4,8
Eosinófilos (10³/μℓ)	0,2	0,1 a 1,2
He nucleadas	0,2	0
Plaquetas (10³/μℓ)	31ª	200 a 500
Proteína plasmática (g/dℓ)	6,6	6,0 a 8,0

ªAglomeração de plaquetas observada em esfregaço sanguíneo.

Perfil bioquímico		Intervalo de referência
Glicose (mg/dℓ)	91	75 a 130
Nitrogênio ureico sanguíneo (mg/dℓ)	**6**	7 a 25
Creatinina (mg/dℓ)	**0,4**	0,7 a 1,9
Cálcio (mg/dℓ)	9,2	9,0 a 11,2
Fósforo (mg/dℓ)	**2,4**	2,9 a 6,6
Proteína total (g/dℓ)	5,4	5,4 a 8,2
Albumina (g/dℓ)	**1,7**	2,5 a 4,4
Globulina (g/dℓ)	3,7	2,3 a 5,2
Bilirrubina total (mg/dℓ)	0,5	0,1 a 0,6
Colesterol (mg/dℓ)	**306**	125 a 270
ALT (UI/ℓ)	**1.091**	10 a 118
ALP (UI/ℓ)	**1.152**	20 a 150
Sódio (mEq/ℓ)	143	138 a 160
Potássio (mEq/ℓ)	4,3	3,7 a 5,8
Ácidos biliares (mmol/ℓ)	**90**	0 a 25

Perfil de coagulação: TTPa e TP estavam dentro dos intervalos de referência.

Interpretação

Hemograma completo

Uma ligeira diminuição do VG, das hemácias e da hemoglobina indica uma ligeira anemia. Leucocitose e neutrofilia, na ausência de linfopenia, pode ser indicativo de inflamação. Em razão do longo histórico de terapia com glicocorticoides, é surpreendente que a paciente não tenha linfopenia.

Bioquímica

O BUN está ligeiramente diminuído. Quando considerado em associação com a hipoalbuminemia e o aumento de ácidos biliares, isso provavelmente está associado à diminuição da função hepática. A creatinina está diminuída, o que é compatível com perda muscular nesta paciente. Uma hipofosfatemia leve está presente e pode ser decorrente de aumento da filtração glomerular como resultado da administração de glicocorticoides.

A hipoalbuminemia é significativa e, nesse caso, é mais provavelmente decorrente de disfunção hepática, considerando o aumento da concentração de ácidos biliares. Outras considerações seriam a falta de ingestão de proteínas e perda através dos rins. Uma globulina normal torna improvável a enteropatia perdedora de proteínas. Não foi realizado exame de urina.

O teor de colesterol está aumentado, o que provavelmente é decorrente da administração de glicocorticoides nesta paciente. Embora a colestase possa contribuir para o aumento do colesterol, a concentração de bilirrubina está dentro do intervalo de referência.

O aumento da atividade da ALT é indicativo de lesão hepatocelular.

O aumento acentuado na atividade ALP provavelmente não é decorrente de colestase, já que a bilirrubina está normal. A causa mais provável é a indução por glicocorticoides nesta paciente. O aumento da concentração de ácidos biliares é indicativo de doença hepática. Considerando o histórico de administração de glicocorticoides, o aumento de ALT e ALP, diminuição de albumina e BUN, é muito provável que esta paciente tenha hepatopatia esteroide com disfunção hepática, secundária à síndrome de Cushing iatrogênica. O perfil de coagulação normal sugere que a insuficiência hepática ainda não ocorreu.

Um teste de estimulação com ACTH para confirmar síndrome de Cushing iatrogênica não foi realizado. Glândulas adrenais de pacientes com síndrome de Cushing iatrogênica não respondem (aumento do cortisol sérico) ao ACTH porque suas glândulas adrenais estão atrofiadas.

Resumo e desfecho

Uma semana depois, a paciente teve um episódio de síncope e ficou cianótica. Ela foi levada às pressas para o hospital, já havia se recuperado no momento da admissão e foi internada para observação. Na manhã seguinte, ela comeu, foi passear, voltou para sua gaiola e teve uma parada cardíaca. Uma necropsia revelou tromboembolismo pulmonar (Figuras 1 e 2), mineralização pulmonar (Figura 3), hepatopatia esteroide (Figura 4) e glândulas adrenais atrofiadas.

Tromboembolismo foi relatado em cães e seres humanos com hiperadrenocorticismo e doença de Cushing iatrogênica decorrente de um estado de hipercoagulabilidade, atribuído ao aumento de fatores pró-coagulantes e diminuição da capacidade fibrinolítica. Em cães saudáveis tratados com prednisona, uma diminuição significativa na antitrombina foi observada após 15 dias de tratamento.

A mineralização pulmonar também foi relatada em cães com hiperadrenocorticismo e síndrome de Cushing iatrogênica. Tanto a mineralização pulmonar quanto os tromboêmbolos podem resultar em hipoxemia, e tromboembolismo pulmonar pode resultar em morte, como visto nesta paciente.

A terapia prolongada com glicocorticoides pode ter efeitos colaterais significativos, incluindo hepatopatia esteroide, tromboembolismo e mineralização pulmonar, e deve ser evitada, se possível. Alguns pacientes caninos e humanos têm trombocitopenia imune crônica refratária ao tratamento com glicocorticoides, e outras modalidades de tratamento devem ser tentadas, ou inversamente, se a contagem de plaquetas não cair abaixo de 30.000/$\mu\ell$, pode-se optar por não tratar, considerando os graves efeitos colaterais dos glicocorticoides. Embora a causa da trombocitopenia crônica não tenha sido definitivamente diagnosticada nessa paciente, a trombocitopenia imune é mais provável.

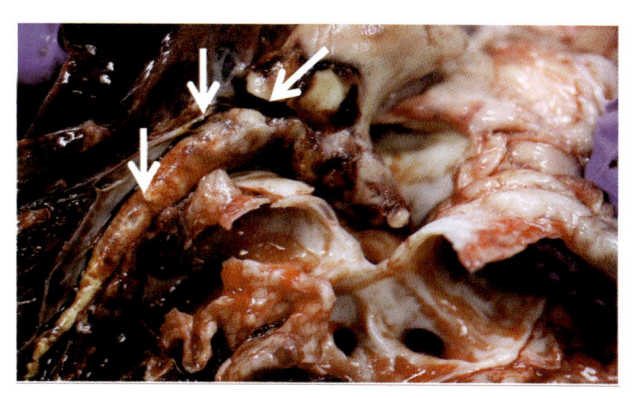

Figura 2 O trombo se estendeu para o lúmen das artérias pulmonares direita e esquerda (*setas*). (*Fonte*: cortesia dos Drs. Oscar Illanes e Elise Dorrestein.)

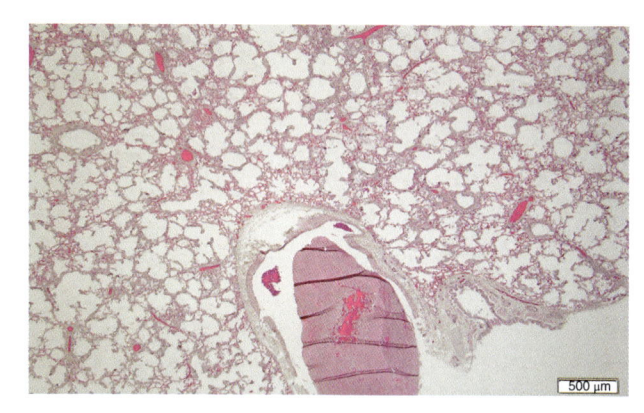

Figura 3 Histopatologia do pulmão e coágulo. A mineralização é evidente por toda a lâmina. (*Fonte*: cortesia dos Drs. Oscar Illanes e Elize Dorrestein.)

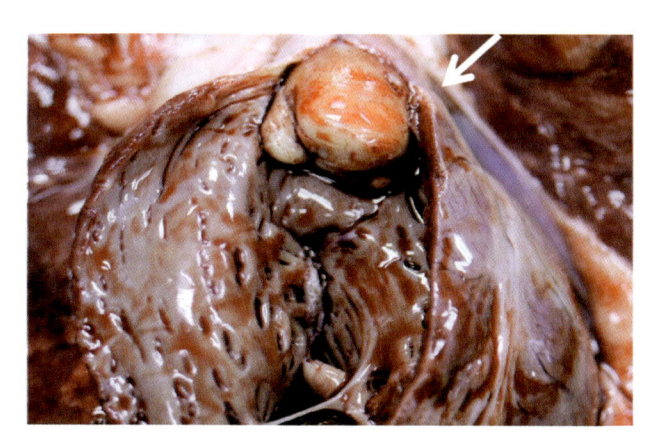

Figura 1 Grande trombo (*seta*) obliterando o lúmen do tronco pulmonar. O interior do ventrículo direito foi aberto. (*Fonte*: foto cortesia dos Drs. Oscar Illanes e Elize Dorrestein.)

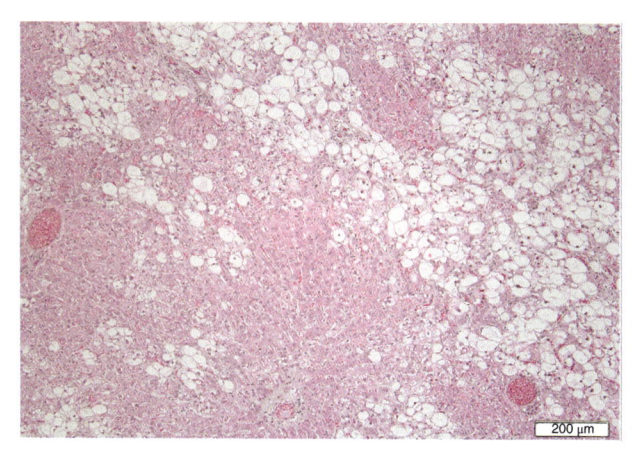

Figura 4 Histopatologia do fígado mostrando hepatócitos vacuolizados contendo glicogênio como resultado de hepatopatia induzida por esteroides. (*Fonte*: cortesia dos Drs. Oscar Illanes e Elize Dorrestein.)

Colaboradora: Dra. Mary Anna Thrall.

Caso 70

Resenha: cão macho, castrado, 5 anos.
Histórico: apresentado ao pronto-socorro para investigação de diarreia hemorrágica.

Os seguintes resultados laboratoriais foram obtidos após a fluidoterapia ter sido iniciada.

Hematologia		Intervalo de referência
VG (%)	17	37 a 55
He ($10^6/\mu\ell$)	2,21	5,40 a 8,40
Hemoglobina (g/dℓ)	5,6	12,0 a 18,0
Ht (%)	16,6	35,0 a 54,0
VGM (fℓ)	74,9	62,0 a 77,0
HCM (pg)	25,2	21,0 a 26,0
CHCM (g/dℓ)	33,7	32,0 a 37,0
RDW (%)	13,8	12,0 a 14,0
Leu ($\times 10^3/\mu\ell$)	2,7	8,0 a 14,5
Neutrófilos segmentados ($\times 10^3/\mu\ell$)	2,3	3,0 a 11,5
Linfócitos ($\times 10^3/\mu\ell$)	0,3	1,0 a 4,8
Monócitos ($\times 10^3/\mu\ell$)	0,00	0,1 a 1,4
He nucleadas/100 Leu	15	
He nucleadas absoluto ($\times 10^3/\mu\ell$)	0,4	
Reticulócitos (%)	1,9	
Reticulócitos absolutos ($\times 10^3/\mu\ell$)	41,3	
Plaquetas ($\times 10^3/\mu\ell$)	46	220 a 600
VPM (fℓ)	17,8	8,0 a 12,5
Proteína total (refratometria g/dℓ)	5,3	6,0 a 7,8

Perfil bioquímico		Intervalo de referência
Glicose (mg/dℓ)	69	80 a 115
Nitrogênio ureico sanguíneo (mg/dℓ)	46	8 a 22
Creatinina (mg/dℓ)	3,62	0,50 a 1,70
Cálcio (mg/dℓ)	7,5	9,4 a 11,4
Fósforo (mg/dℓ)	12,4	3,4 a 6,3
Magnésio (mg/dℓ)	3,2	1,7 a 2,2
Proteína total (g/dℓ)	4,2	5,8 a 7,5
Albumina (g/dℓ)	2,3	2,6 a 4,2
Globulina (g/dℓ)	1,9	2,5 a 4,0
Bilirrubina total (mg/dℓ)	0,6	0,0 a 0,4
Colesterol (mg/dℓ)	116	150 a 240
ALT (UI/ℓ)	16.020	0 a 60
AST (UI/ℓ)	10.110	0 a 50
ALP (UI/ℓ)	435	0 a 100
GGT (UI/ℓ)	7	0 a 8
CK (UI/ℓ)	27.862	0 a 200
Sódio (mEq/ℓ)	147	140 a 153
Potássio (mEq/ℓ)	5,3	3,8 a 5,5
Cloreto (mEq/ℓ)	99	107 a 115
Bicarbonato (mEq/ℓ)	19,1	17,0 a 27,0
Anion gap (mEq/ℓ)	34,2	7,4 a 19,8

Perfil de coagulação		Intervalo de referência
TP (segundos)	13,8	5,0 a 8,5
TTP (segundos)	18,1	9,0 a 14,0

Interpretação

Hematologia

Uma anemia grave, normocítica, normocrômica e não regenerativa (< 60.000 reticulócitos) está presente. Considerando a hipoproteinemia, uma fase pré-regenerativa após a perda de sangue não pode ser excluída e deve ser considerada, dado o histórico de diarreia hemorrágica. Uma anemia verdadeiramente não regenerativa também pode refletir diminuição da produção medular e é apoiada pela pancitopenia nesse caso. Na inspeção inicial, parece haver aumento significativo de hemácias nucleadas, conforme indicado por 15 He nucleadas/100 Leu, mas isso não leva em consideração a leucopenia. Se a anemia for pré-regenerativa, a presença de He nucleadas poderia ser considerada apropriada; no entanto, se essa for uma anemia não regenerativa verdadeira, a resposta seria inapropriada, e diferenciais como endotoxemia, insolação, doença da medula e função esplênica alterada devem ser considerados.

A neutropenia leve pode refletir uma utilização tecidual exacerbada (inflamação), mas normalmente esperaríamos ver um desvio à esquerda ou neutrófilos tóxicos. Deve-se considerar também diminuição da produção da medula e, dada a diarreia hemorrágica, o parvovírus continua a ser uma possibilidade, embora menos provável em razão da idade do animal. Outra causa de neutropenia nesse animal poderia ser o aumento da marginação de neutrófilos do *pool* circulante, como observado na endotoxemia aguda. A leucopenia também é caracterizada por uma linfopenia que resulta do estresse (induzido por corticosteroides).

As causas para a trombocitopenia nesse animal incluem diminuição da produção (doença da medula), aumento do consumo (hemorragia/CID) e sequestro (ocorre com endotoxemia). A trombocitopenia é grave demais para estar relacionada apenas à hemorragia. O VPM moderadamente aumentado pode refletir estimulação da medula óssea e liberação de macroplaquetas.

Coagulação

Tempos de coagulação aumentados de TP e TTP sugerem anormalidades em ambas as vias, extrínseca e intrínseca, ou via comum. Os diferenciais a serem considerados incluem CID ou uma deficiência de fator secundária à disfunção hepática (ver adiante).

Bioquímica

A hipoglicemia pode ser causada por disfunção hepática, mas a sepse também deve ser considerada, especialmente em razão dos sinais clínicos e da neutropenia.

Azotemia está presente e é caracterizada por aumento tanto no BUN quanto no teor de creatinina. Hiperfosfatemia e hipermagnesemia concomitantes dão suporte à diminuição da TFG e insuficiência renal. A densidade urinária seria necessária para confirmar uma doença renal *versus* componente pré-renal (desidratação); no entanto, é importante observar que a densidade urinária diluída após fluidoterapia (como é o caso aqui) não confirma insuficiência renal.

A pan-hipoproteinemia pode refletir uma enteropatia com perda de proteína, hemorragia ou hepatopatia graves com diminuição da síntese de proteínas, todas elas altamente possíveis, e podem estar contribuindo para esse caso.

A hipocalcemia provavelmente é uma consequência da hipoalbuminemia, dado que 40 a 50% do cálcio sérico é ligado à proteína, mas a hipocalcemia também pode ser observada na sepse ou doença renal.

Aumento acentuado na atividade de ALT é indicativo de doença hepatocelular. Isso é apoiado pelo aumento simultâneo na AST, o que pode, no entanto, também ser decorrente de lesão muscular, como evidenciado pelo aumento da CK. Um aumento moderado na atividade de ALP com GGT dentro dos limites normais é sugestivo de indução de isoenzimas esteroides em vez de colestase, embora a hiperbilirrubinemia possa apoiar o último. Além disso, hipoglicemia, hiperbilirrubinemia, hipoalbuminemia e hipocolesterolemia podem refletir insuficiência hepática.

Uma perda seletiva de cloreto é indicativa de alcalose metabólica "secretória", e vômito geralmente é o sinal mais provável para essa anormalidade. O *anion gap* está aumentado, refletindo um aumento em ânions não medidos, como ácidos urêmicos e lactato. Dados os distúrbios ácido-base complexos, o bicarbonato/TCO_2 está conforme previsto.

Resumo e desfecho

Os achados laboratoriais sugerem hepatopatia grave, enteropatia, coagulopatia de consumo e anemia que poderia ser pré-regenerativa, azotemia de fonte indeterminada e distúrbios metabólicos mistos ácido-base (alcalose metabólica hipoclorêmica e acidose metabólica com alto *anion gap*).

O cão foi eutanasiado com base em más condições clínicas e prognóstico. A necropsia e a histopatologia indicaram necrose hepatocelular grave, enterocolite necro-hemorrágica aguda, hemorragia gástrica/necrose da mucosa e dirofilariose (verme adulto único). Culturas entéricas para *Clostridium* e *Salmonella* foram negativas. Os achados clínicos e laboratoriais e as lesões são muito típicas da toxicidade por sagu-de-jardim (*Cycas revoluta*). Todas as partes da planta são consideradas tóxicas; cicasina é a hepato/enterotoxina.[1] Insuficiência hepática pode ser observada 2 a 3 dias após a ingestão. Embora não seja definitivamente confirmado, a planta foi encontrada no quintal sem cerca do vizinho.

Colaboradores: Drs. Alex Mau e Saundra Sample.

Caso 71

Resenha: vaca leiteira, 4 anos, 180 dias de lactação.

Histórico: apresentada após ficar em decúbito por 24 horas. Histórico de ulceração da pele do úbere há 1 mês.

Exame físico: áreas não pigmentadas da pele apresentam extenso eritema e edema com exsudação, lesões ulcerativas e crostosas (Figura 1). Temperatura retal é 39,8°C. As membranas mucosas apresentam icterícia.

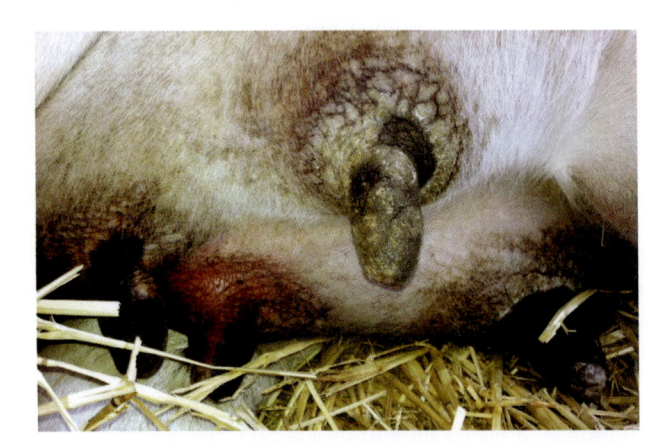

Figura 1 Fotografia do úbere. Observe eritema, edema e lesões crostosas.

Hematologia		Intervalo de referência
VG (%)	38	24 a 46
He ($10^{12}/\ell$)	8,1	5,0 a 10,0
Hemoglobina (g/ℓ)	133	80 a 150
VGM (fℓ)	46	40,0 a 60,0
HCM (pg)	16	11 a 17
CHCM (g/ℓ)	354	300 a 360
Leu ($\times 10^9/\ell$)	**13,5**	4,0 a 12,0
Neutrófilos segmentados ($\times 10^{12}/\ell$)	**5,5**	0,6 a 4,0
Neutrófilos bastonetes ($\times 10^{12}/\ell$)	**3,8**	0,0 a 0,2
Linfócitos ($\times 10^{12}/\ell$)	3,6	2,5 a 7,5
Monócitos ($\times 10^{12}/\ell$)	0,5	0,0 a 0,9
Plaquetas ($\times 10^9/\ell$)	322	100 a 600
Fibrinogênio (g/dℓ)	**12,0**	3,0 a 7,0

Perfil bioquímico		Intervalo de referência
AST (UI/ℓ)	**451**	60 a 150
GLDH (UI/ℓ)	**684**	0 a 20
GGT (UI/ℓ)	**1.041**	0 a 36
CK (UI/ℓ)	**3.648**	50 a 400
Bilirrubina (μmol/ℓ)	**83**	2 a 18
Proteína total (g/ℓ)	**83**	58 a 80
Albumina (g/ℓ)	31	22 a 36
Globulina (g/ℓ)	**52**	24 a 40
Creatinina (μmol/ℓ)	**67**	90 a 120
Cálcio (mmol/ℓ)	2,27	2,0 a 3,0
Fósforo (mmol/ℓ)	1,57	1,29 a 2,26
Magnésio (mmol/ℓ)	1,06	0,70 a 1,20
BOHB (mmol/ℓ)	0,3	0,0 a 0,9

Interpretação

Hematologia

Leucocitose leve caracterizada por neutrofilia leve e desvio acentuado para a esquerda são indicativos de inflamação ativa e apoiados pela hiperfibrinogenemia.

Bioquímica

O aumento ligeiro a moderado da atividade da AST pode refletir lesão hepatocelular ou dano muscular. Dado o aumento simultâneo na CK, essas alterações são provavelmente decorrentes da lesão muscular secundária ao decúbito.

O aumento acentuado da atividade da enzima GLDH indica lesão hepatocelular.

A atividade acentuadamente aumentada da GGT é específica para colestase, provavelmente de origem intra-hepática. Isso também é suportado pela hiperbilirrubinemia, o que pode refletir problemas hepáticos ou causas pós-hepáticas, mas não pré-hepáticas, dada a ausência de hemólise.

A hiperproteinemia é caracterizada por uma hiperglobulinemia leve a moderada, provavelmente em razão do aumento de gamaglobulinas, sugerindo estimulação antigênica. O exame bioquímico foi realizada no soro; portanto, um aumento de fibrinogênio não teria afetado o teor de proteína.

A diminuição da concentração de creatinina normalmente não é clinicamente significativa, mas pode refletir diminuição da massa muscular.

Resumo e desfecho

Esse animal apresentou fotossensibilização secundária a quadro agudo grave de necrose hepática e colestase. A causa da lesão hepática era incerta, mas, em bovinos, é mais frequentemente secundária às hepatotoxinas ingeridas VO. A diminuição da função hepática, neste caso, leva ao aumento da filoeritrina que escapa do metabolismo hepático e é depositada na pele, que, após ser exposta à radiação UV, forma radicais livres, levando a danos nos tecidos locais.

Colaborador: Dr. Allan Kessell.

Caso 72

Resenha: égua mini Horse, adulta.
Histórico: histórico de anorexia há 10 dias. Encaminhada para investigação de síndrome cólica.

Hematologia		Intervalo de referência
Volume globular (%)	42	32 a 53
He (×10⁶/μℓ)	8,99	6,0 a 9,0
Hb (g/dℓ)	**15,5**	11,5 a 14,5
VGM (fℓ)	45,8	40 a 50
CHCM (g/dℓ)	37,6	37 a 41
CTCN (10³/μℓ)	7,0	5,0 a 11,0
Neutrófilos segmentados (10³/μℓ)	3,9	2,7 a 6,7
Neutrófilos bastonetes (10³/μℓ)	**0,2**	0,0 a 0,1
Monócitos (10³/μℓ)	0,3	0,0 a 0,8
Linfócitos (10³/μℓ)	2,6	1,5 a 5,5
Plaquetas (10³/μℓ)	180	90 a 240
Proteína plasmática por refratometria (g/dℓ)	7,7	5,2 a 7,8
Fibrinogênio (g/dℓ)	0,2	0,1 a 0,5

Hemopatologia: plasma ictérico, neutrófilos tóxicos moderados com corpúsculos de Dohle, basofilia citoplasmática espumosa e rara granulação tóxica.

Perfil bioquímico		Intervalo de referência
Glicose (mg/dℓ)	**149**	70 a 105
Nitrogênio ureico sanguíneo (mg/dℓ)	26	12 a 26
Creatinina (mg/dℓ)	**2,1**	1,2 a 2,0
Cálcio (mg/dℓ)	**9,7**	11,3 a 13,4
Fósforo (mg/dℓ)	**8,6**	2,7 a 5,0
Proteína total (g/dℓ)	**5,8**	6,1 a 8,1
Albumina (g/dℓ)	**2,1**	3,0 a 4,1
Globulina (g/dℓ)	3,7	2,5 a 5,0
Bilirrubina total (mg/dℓ)	**5,0**	0,0 a 2,0
ALP (UI/ℓ)	**2.409**	0 a 250
AST (UI/ℓ)	**1.490**	0 a 350
GGT (UI/ℓ)	**246**	0 a 35
CK (UI/ℓ)	**389**	0 a 350
Triglicerídios (mg/dℓ)	**1.961**	5 a 50
Sódio (mEq/ℓ)	131	130 a 140
Potássio (mEq/ℓ)	3,6	3,0 a 5,0
Cloreto (mEq/ℓ)	**92**	97 a 105
Bicarbonato (mEq/ℓ)	**14,1**	23 a 33
Anion gap (mEq/ℓ)	**28,5**	3 a 11

Hemogasometria		Intervalo de referência
pH	**7,34**	7,40 a 7,50
PCO₂ (mmHg)	**28**	40 a 50
Bicarbonato (mEq/ℓ)	**16,8**	25 a 32
TCO₂ (mmol/ℓ)	**15,8**	30 a 36
Excesso de base	**−9,2**	

Interpretação

Hematologia

O aumento na concentração de hemoglobina é discrepante dos outros analitos eritrocitários (VG, He) e, provavelmente, decorre de artefato em vez de eritrocitose verdadeira ou relativa (desidratação). Embora não mencionado no perfil hematológico, a lipemia (ver adiante) provavelmente está levando a um erro na leitura, causando elevada concentração de hemoglobina pelo fotômetro no analisador hematológico. Isso também é apoiado pela diferença entre valores bioquímicos e refratométricos de proteína total, com a lipemia aumentando falsamente essa última.

A presença de neutrófilos bastonetes em combinação com alteração tóxica é indicativa de inflamação com liberação medular de formas imaturas. Na ausência de uma neutrofilia madura, a inflamação provavelmente será aguda ou avassaladora. Endotoxemia é uma possibilidade nesse caso, e pode estar causando marginação de neutrófilos maduros, contribuindo para o valor normal baixo. Na inflamação, um aumento no fibrinogênio é esperado, mas não foi observado nesse caso, possivelmente em razão da natureza muito aguda desse processo ou diminuição da síntese hepática.

Bioquímica e hemogasometria

Em todos os mamíferos, a hiperglicemia transitória pode ser induzida por uma resposta a corticosteroides ou epinefrina, e é uma causa possível nesse caso. A hiperglicemia persistente em equinos pode também ser observada na disfunção da *pars intermedia* da hipófise (**DPIH**), que leva à resistência à insulina decorrente do excesso de cortisol liberado.

Uma azotemia leve caracterizada por aumento da concentração de creatinina e ureia no limite superior está presente e pode ser pré-renal (desidratação) ou renal. A densidade urinária seria necessária para avaliar a capacidade de concentração renal. Também é importante observar que a ureia é um mau indicador da função renal em cavalos (em comparação com animais pequenos), dada a sua capacidade de excretar ureia pelo trato gastrintestinal. A hiperfosfatemia simultânea indica diminuição da TFG e não elucida o mecanismo da azotemia.

A hipocalcemia provavelmente decorre da diminuição da ligação às proteínas (secundária à hipoalbuminemia) com 40 a 50% da concentração circulante de cálcio estando ligada às proteínas; é necessário mensurar o cálcio ionizado. Outros diferenciais a serem considerados em um equino incluem doença gastrintestinal (absorção diminuída *versus* aumento da perda), perdas renais ou sudorese excessiva.

Hipoproteinemia com um componente de hipoalbuminemia pode refletir uma nefropatia perdedora de proteínas (NPP) ou enteropatia, embora essa última tenda a levar à pan-hipoproteinemia. Exame de urina completo e avaliação de proteinúria podem ajudar a incluir/excluir uma NPP. Além disso, vale considerar a perda através do terceiro espaço, como efusões, bem como diminuição da síntese hepática. A albumina é uma proteína de fase aguda negativa, e pode estar diminuída com a inflamação.

A anorexia é uma causa comum de hiperbilirrubinemia em cavalos. No entanto, o aumento simultâneo das atividades de ALP e GGT sugere colestase, como pode ser observado com colângio-hepatite. O aumento simultâneo na atividade AST pode sugerir lesão hepatocelular, mas também pode ser decorrente de lesão muscular com aumento de CK apoiando isso (AST tem meia-vida mais longa que a CK).

Há hiperlipidemia caracterizada por um aumento acentuado de triglicerídios. Em equinos, isso normalmente ocorre em estados de balanço energético negativo, nos quais a má nutrição leva à lipólise e à subsequente produção de VLDL. Fatores predisponentes incluem ser um cavalo em miniatura, anorexia, obesidade e outras condições que levam à resistência à insulina (DPIH, gestação). A produção excessiva de VLDL pode levar ao armazenamento de triglicerídios nos hepatócitos e resulta em lipidose hepática, uma possibilidade nesse caso dada a evidência de doença hepatobiliar.

A hipocloremia está presente, e o cloreto corrigido calculado é de 94,8 mEq/ℓ, indicando uma perda seletiva leve de cloreto. Diferenciais a serem considerados incluem doenças gastrintestinais (diarreia, refluxo gástrico) e sudorese excessiva. Com uma perda seletiva de cloreto, seria esperada uma alcalose metabólica. Esse, no entanto, não é o caso, uma vez que a diminuição do bicarbonato e o aumento do *anion gap* revela uma acidose metabólica titulacional com concentração aumentada de ânions não medidos. Nesse caso, ácidos urêmicos e lactato são os contribuintes mais prováveis. A hemogasometria arterial confirma a acidose metabólica com alcalose respiratória compensatória (PCO$_2$ baixa). Também é provável que o cloreto tenha sido ligeiramente falsamente diminuído em razão da hiperlipidemia, uma vez que um eletrodo íon-seletivo indireto foi utilizado para o sistema de mensuração. Para cada aumento de 885 mg/dℓ na concentração lipídica total, há uma diminuição de 1 mEq/ℓ no cloreto.[1]

Resumo e desfecho

Anormalidades laboratoriais em combinação com a resenha e o histórico são consistentes com síndrome de hiperlipemia equina. Lipidose hepática, inflamação e acidose láctica são prováveis nesse caso.

A investigação revelou líquido peritoneal livre que era séptico e supurativo. O cavalo infelizmente morreu, e foi encaminhado ao serviço de necropsia, em que foram reveladas lipidose hepática, lipidose tubular renal, hemorragia pulmonar, enterite linfoplasmocítica, uma porção de ceco necrótico e evidência de gravidez precoce. A cultura revelou salmonelose.

Colaboradores: Drs. Alex Mau e Saundra Sample.

Caso 73

Resenha: cadela da raça Schnauzer, castrada, com 10 anos de idade.
Histórico: polidipsia, poliúria, emagrecimento, "cólica" abdominal há 1 mês.
Exame físico: animal magro, com abdome tenso, discreta alopecia no tronco e comedões na linha média dorsal.

Hematologia		Intervalo de referência
VG (%)	48	37 a 55
CTCN (×10³/μℓ)	**34,4**	6,0 a 17
Seg (×10³/μℓ)	**29**	3,0 a 11,5
Bast (×10³/μℓ)	**2,0**	0 a 0,3
Mono (×10³/μℓ)	**3,4**	0,1 a 1,3
Linf (×10³/μℓ)	0	1,0 a 4,8
Plaquetas (×10³/μℓ)	Normal	200 a 500
PTª (P) (g/dℓ)	**9,0ª**	6,0 a 8,0

ªEmbora o cão tenha sido submetido a jejum, o plasma estava muito lipêmico; assim, a mensuração do teor de proteína total por refratometria pode estar falsamente elevada.

Perfil bioquímico		Intervalo de referência
Glico (mg/dℓ)	**353 (19,4)**	65 a 122 (3,7 a 6,8 mmol/ℓ)
BUN (mg/dℓ)	**35 (12,5)**	7,0 a 28 (6,1 a 11,4 mmol/ℓ)
Creat (mg/dℓ)	1,2	0,9 a 1,7
Ca (mg/dℓ)	11	9,0 a 11,2
P (mg/dℓ)	6,0	2,8 a 6,1
PT (g/dℓ)	6,0	5,4 a 7,4
Alb (g/dℓ)	2,7	2,7 a 4,5
Glob (g/dℓ)	3,3	1,9 a 3,4
BT (mg/dℓ)	**1,2 (26,5)**	0 a 0,4 (0 a 6,8 μmol/ℓ)
Col (mg/dℓ)	**900 (23,4)**	130 a 370 (3,4 a 9,6 mmol/ℓ)
ALT (UI/ℓ)	**987**	10 a 120
ALP (UI/ℓ)	**1.200**	35 a 280
Na (mEq/ℓ)	**139**	145 a 158
K (mEq/ℓ)	3,1	4,1 a 5,5
Cl (mEq/ℓ)	**100**	106 a 127
TCO₂ (mEq/ℓ)	12,2	14 a 27
An. gap (mEq/ℓ)	**30**	8,0 a 25
Lipase (UI/ℓ)	**3.500**	30 a 560

Exame de urina	
Cor	Amarela
Aspecto	Claro
Densidade	1,035
Proteína	Negativo
Glicose	2+
Cetonas	Negativo
Bilirrubina	+
Sangue	Negativo
pH	6,0

Testes endócrinos		Intervalo de referência
Estimulação com ACTH		
Cortisol sérico (μg/dℓ) (pré)	**4,5 (124)**	1,0 a 4,0 (25 a 110 nmol/ℓ)
Cortisol sérico (μg/dℓ) (pós)	14,6	< 20
Teste de supressão com baixa dose de dexametasona		
Cortisol sérico (μg/dℓ) (pré)	3,5	1,0 a 4,0
Cortisol sérico (μg/dℓ) (8 horas depois)	1,5	< 1,5

Interpretação

Hematologia

Linfopenia indica aumento do teor de corticosteroide endógeno (por estresse ou hiperadrenocorticismo) ou exógeno. O aumento da contagem de neutrófilos imaturos indica inflamação. Neutrofilia pode ser decorrente de inflamação ou de estresse. Em resumo, nota-se leucograma de inflamação e de estresse (esteroide).

Perfil bioquímico

Em um grau tal de hiperglicemia, deve-se suspeitar de diabetes melito. Hiperglicemia também pode ser secundária a hiperadrenocorticismo; portanto, recomendam-se o teste de estimulação com hormônio adrenocorticotrófico (ACTH) e o teste de supressão com baixa dose de dexametasona (SBDD).

Nota-se aumento do teor de BUN, mas a concentração de creatinina é normal. A densidade urinária indica que os rins são capazes de concentrar a urina; por isso, a azotemia é pré-renal, talvez devido à desidratação. No entanto, a concentração de albumina é normal. Também o VG é normal, indicando que sangramento gastrintestinal não é a causa do aumento de BUN.

A concentração de bilirrubina total está aumentada, sugerindo colestase, pois não há anemia. A atividade da fosfatase alcalina está elevada, o que também é sugestivo de colestase. Outra possibilidade é hiperadrenocorticismo, com aumento da atividade da isoenzima fosfatase alcalina induzida por corticosteroide. É mais provável que uma hipercolesterolemia de tal magnitude seja decorrência de lipemia, embora alguns componentes do aumento também possam ocorrer devido à colestase. A elevação da atividade de ALT indica lesão hepatocelular.

Há diminuição das concentrações de sódio e cloreto. O sódio pode ser perdido pelos rins, porém esse animal era capaz de concentrar a urina. Embora não mencionado no histórico, é possível que a dor abdominal estivesse associada ao vômito, o qual resulta em perda de eletrólitos. A hiperglicemia ocasiona aumento da osmolalidade sérica, com desvio de líquido do compartimento intracelular para o espaço extracelular, na tentativa de diminuir a concentração de soluto do líquido extracelular. Pode-se esperar uma redução de 1,6 mEq/ℓ de sódio para cada aumento de 100 mg/dℓ de glicose.

A diminuição do teor de CO_2 total sugere acidose metabólica. O aumento do *anion gap* indica acúmulo de ânions não mensuráveis. Nesse caso, é possível que os ânions não mensuráveis sejam cetonas, embora não presentes na urina. Testes para pesquisa de cetonas na urina que envolvam a reação com nitroprussida não detectam ácido β-hidroxibutírico; portanto, a possibilidade de haver cetonas na urina não pode ser excluída. Outra possibilidade é acidose láctica.

Nota-se aumento da atividade sérica de lipase. Nessa paciente, essa anormalidade pode ter sido causada, em parte, pela menor TFG, indicada pela azotemia. No entanto, leucograma inflamatório, hiperbilirrubinemia, aumento da atividade de fosfatase alcalina, hiperglicemia e lipemia também sugerem pancreatite. Tal grau de aumento da atividade de lipase é altamente sugestivo de pancreatite. Azotemia pré-renal secundária a hemoconcentração e baixa perfusão renal são complicações comuns da pancreatite. Também lesão hepatocelular e colestase são complicações.

Exame de urina

A densidade urinária de 1,035 indica que o cão é capaz de concentrar urina; desse modo, a causa do maior teor de BUN é pré-renal (talvez a desidratação). Espera-se glicosúria e bilirrubinúria em razão dos teores de glicose e de bilirrubina no sangue.

Testes endócrinos

Teste de estimulação com ACTH: o teor basal de cortisol está ligeiramente acima do normal. Em animais sadios, ocorre estímulo ao redor de 10 a 16 μg/dℓ. Teste de supressão com baixa dose de dexametasona: valor basal de cortisol normal. O cão manifestou supressão irrelevante após 8 horas. Os testes endócrinos não confirmaram o diagnóstico de hiperadrenocorticismo.

Resumo

Esse cão apresenta hiperlipidemia primária, relatada como uma anormalidade familiar em cães da raça Schnauzer Miniatura,[1] e pancreatite com diabetes melito secundário. Cães com hiperlipidemia são predispostos à pancreatite. Embora o diabetes melito possa ser transitório, indica-se tratamento. Algumas alterações (hiperglicemia, leucograma de estresse, aumento da atividade de fosfatase alcalina, lipemia, histórico e sinais físicos) são sugestivas de hiperadrenocorticismo. Essa possibilidade foi descartada pelo teste de estimulação com ACTH e pelo SBDD. Os exames de imagens revelaram evidência de tumefação na região pancreática.

Caso 74

Resenha: cadela da raça Schnauzer Miniatura, castrada, com 9 anos de idade.
Histórico: inapetência, vômitos ocasionais.
Exame físico: abdome tenso.

Hematologia		Intervalo de referência
VG (%)	**32**	37 a 55
VGM (fℓ)	68	60 a 72
CTCN (×10³/μℓ)	**5,2**	6,0 a 17
Seg (×10³/μℓ)	**2,7**	3,0 a 11,5
Bast (×10³/μℓ)	**1,4**	0 a 0,3
Mono (×10³/μℓ)	0,2	0,1 a 1,3
Linf (×10³/μℓ)	**0,6**	1,0 a 4,8
Basófilos (×10³/μℓ)	0,1	Raros
Plaquetas (×10³/μℓ)	**111**	200 a 500

Hemopatologia: neutrófilos extremamente tóxicos, plaquetas gigantes, amostra hemolisada e lipêmica.

Perfil bioquímico		Intervalo de referência
Glico (mg/dℓ)	**226 (12,4)**	65 a 122 (3,5 a 6,7 mmol/ℓ)
BUN (mg/dℓ)	20	7,0 a 28
Creat (mg/dℓ)	1,2	0,9 a 1,7
Ca (mg/dℓ)	**8,2 (2,0)**	9,0 a 11,2 (2,2 a 2,8 mmol/ℓ)
P (mg/dℓ)	5,1	2,8 a 6,1
PT (g/dℓ)	**5,0**	5,4 a 7,4
Alb (g/dℓ)	**1,8**	2,7 a 4,5
Glob (g/dℓ)	3,2	1,9 a 3,4
BT (mg/dℓ)	**1,4 (23,9)**	0 a 0,4 (0,6 a 8,4 μmol/ℓ)
Col (mg/dℓ)	**666 (17,3)**	130 a 370 (3,4 a 9,6 mmol/ℓ)
ALT (UI/ℓ)	33	10 a 120
AST (UI/ℓ)	51	16 a 40
ALP (UI/ℓ)	**1.282**	35 a 280
GGT (UI/ℓ)	5,0	0 a 6,0
Na (mEq/ℓ)	152	145 a 158
K (mEq/ℓ)	**3,7**	4,1 a 5,5
Cl (mEq/ℓ)	116	106 a 127
TCO₂ (mEq/ℓ)	14	14 a 27
An. gap (mEq/ℓ)	25	8,0 a 25
Amilase (UI/ℓ)	**2.421**	50 a 1.250
Lipase (UI/ℓ)	**2.256**	30 a 560
Triglicerídios (mg/dℓ)	**2.884**	ND^a

^{a}ND = não determinado.

Exame de urina

Cor	Amarelo-dourada	**Sedimento urinário**	
Aspecto	Turvo	Leuco/cga	2 a 3
Densidade	1,034	He/cga	3 a 5
Proteína	**2+**	Céls. epitel./cga	Negativo
Glicose	**4+**	Cilindros/cpa	2
Bilirrubina	**3+**	Cristais	Negativo
Sangue	**2+**	Bactérias	Negativo
pH	8,0		
Cetonas	Negativo		

Testes de coagulação		Intervalo de referência
TP (segundos)	9,3	7,5 a 10,5
TTPa (segundos)	**19,5**	10,5 a 16,5

Exame do líquido abdominal

Cor	Vermelha
Sobrenadante	Amarelo-claro
Proteína (g/dℓ); refratometria	**7,2**
CTCN (×10³/μℓ)	2,0
Triglicerídios (mg/dℓ)	**257**
Colesterol (mg/dℓ)	**728**

Interpretação

Hematologia

Nota-se VG discretamente diminuído, sem constatação de policromasia no esfregaço sanguíneo, e VGM normal, indicando discreta anemia não regenerativa. Lipemia e hemólise marcantes podem ter resultado em hemólise *in vitro*, mas isso tipicamente não resulta em importante diminuição do VG. Há neutropenia, com aumento do número de bastonetes e grande quantidade de neutrófilos tóxicos. Isso sugere alto consumo dessas células como resultado de doença inflamatória grave. Linfopenia indica um componente de estresse. A trombocitopenia é discutida juntamente com os testes de coagulação.

Perfil bioquímico

Nota-se aumento moderado da concentração de glicose. É possível que um valor nessa faixa de variação seja induzido por estresse; contudo, é mais provável que essa hiperglicemia seja decorrente de alguma anormalidade metabólica ou endócrina.

O valor de BUN e a concentração sérica de creatinina estão normais. O teor sérico de fósforo é normal, mas há discreta diminuição da concentração sérica de cálcio total. Em razão do grau de hipoalbuminemia, é sensato que se faça a correção do teor sérico de cálcio total considerando-se a condição de hipoproteinemia. Nesse caso, o teor de cálcio corrigido é 9,9 mg/dℓ (8,2 – 1,8 + 3,5), considerado normal.

Nota-se hipercolesterolemia marcante. Embora isso possa estar associado à colestase, dado o grau de aumento de colesterol, deve-se considerar, também, a possibilidade de outras anormalidades metabólicas, inclusive doença hepática, disfunção do metabolismo de lipoproteína ou endocrinopatias. A concentração sérica de triglicerídios está muito elevada, sustentando, adicionalmente, o diagnóstico de anormalidade metabólica e/ou endócrina. A colestase é indicada pelo aumento do teor de bilirrubina total e da atividade de ALP. As atividades séricas de ALT, AST e GGT estão normais, ou praticamente normais, reduzindo a probabilidade de lesão hepatocelular.

As atividades séricas de amilase e de lipase estão muito aumentadas; na ausência de azotemia, sugerem pancreatite aguda. Essa é uma complicação frequente da hiperlipidemia prolongada grave. Os achados simultâneos de hiperlipidemia e pancreatite em um cão da raça Schnauzer Miniatura devem alertar para um diagnóstico potencial de dislipidemia primária.

Testes de coagulação

O perfil de coagulação indica TP normal, porém TTPa prolongado. Embora haver prejuízo de síntese hepática de fatores de coagulação ser mais comum de se notar, primeiramente, o prolongamento do TP, a CID incipiente (note a trombocitopenia) ou a heparinização do paciente pode resultar em alterações apenas do TTPa.

Exame do líquido abdominal

As análises químicas do líquido abdominal indicam excesso de lipídios na cavidade peritoneal. É provável que o aumento do teor de proteína total mensurado por refratometria esteja artificialmente elevado pela presença desses lipídios. A contagem celular indica transudato modificado.

Exame de urina

A densidade urinária indica que os rins são capazes de concentrar a urina; as quantidades de leucócitos e de hemácias são irrelevantes. No entanto, nota-se proteinúria 2+, traços de sangue oculto e alguns cilindros granulares finos e hialinos. Assim, é possível haver doença glomerular/tubular discreta. Além disso, há importante glicosúria, explicada pela hiperglicemia. Seria importante obter a razão proteína:creatinina na urina (PCU) a fim de determinar o grau de proteinúria. Em razão da hipoalbuminemia e da hipercolesterolemia, deve-se considerar a possibilidade de síndrome nefrótica; pode haver glomerulopatia com perda de proteína, sem azotemia.

Resumo

Hiperlipidemia e pancreatite aguda em cão da raça Schnauzer Miniatura.

Caso 75

Resenha: gato castrado, com 11 anos de idade.
Histórico: poliúria e polidipsia há 2 meses; mais recentemente, anorexia e letargia.
Exame físico: animal em decúbito lateral e desidratação de 10%.

Hematologia		Intervalo de referência
VG (%)	40	24 a 45
Hb (g/dℓ)	12,8	8,0 a 15
He (×10⁶/µℓ)	8,64	5,0 a 11
VGM (fℓ)	46	39 a 50
CHCM (g/dℓ)	34	33 a 37
CTCN (×10³/µℓ)	18,7	5,5 a 19,5
Seg (×10³/µℓ)	**15**	2,5 a 12,5
Bast (×10³/µℓ)	**2,4**	0 a 0,3
Mono (×10³/µℓ)	0,2	0 a 0,8
Linf (×10³/µℓ)	**0,9**	1,5 a 7,0
Eos (×10³/µℓ)	0,2	0 a 1,5
Plaquetas (×10³/µℓ)	375	200 a 500
PT (P) (g/dℓ)	**11,7**	6,0 a 8,0

Hemopatologia: neutrófilos discretamente tóxicos, vários equinócitos.

Perfil bioquímico		Intervalo de referência
Glico (mg/dℓ)	**766 (42,7)**	67 a 124 (3,7 a 6,8 mmol/ℓ)
BUN (mg/dℓ)	**127 (45,3)**	17 a 32 (6,1 a 11,4 mmol/ℓ)
Creat (mg/dℓ)	**6,4 (566)**	0,9 a 2,1 (78 a 186 µmol/ℓ)
Ca (mg/dℓ)	10,1	8,5 a 11
P (mg/dℓ)	**7,9 (10)**	3,3 a 7,8 (1,1 a 2,5 mmol/ℓ)
PT (g/dℓ)	**9,7**	5,9 a 8,1
Alb (g/dℓ)	**4,4**	2,3 a 3,9
Glob (g/dℓ)	**5,3**	2,9 a 4,4
BT (mg/dℓ)	0,3	0 a 0,3
Col (mg/dℓ)	**388 (10,1)**	60 a 220 (1,6 a 5,7 mmol/ℓ)
ALT (UI/ℓ)	**124**	30 a 100
AST (UI/ℓ)	**354**	14 a 38
ALP (UI/ℓ)	65	6,0 a 106
GGT (UI/ℓ)	1,0	0 a 1,0
Na (mEq/ℓ)	**172**	146 a 160
K (mEq/ℓ)	5,1	3,7 a 5,4
Cl (mEq/ℓ)	**132**	112 a 129
TCO₂ (mEq/ℓ)	**10,9**	14 a 23
An. gap (mEq/ℓ)	**34**	10 a 27
Osmolalidade calc. (mOsm/ℓ)	**417**	290 a 310

Exame de urina (amostra obtida por cistocentese)

		Sedimento urinário	
Cor	Amarela		
Aspecto	Turvo	Leuco/cga	**6 a 8**
Densidade	1,034	He/cga	2 a 3
Proteína	**2+**	Céls. epitel/cga	1 a 3 de transição
Glicose	**2+**	Cilindros/cpa	0
Bilirrubina	Negativo	Cristais	0
Sangue	**4+**	Bactérias	0
pH	5,0	Cetonas	Negativo
		Outros	Pequena quantidade de gordura

Interpretação

Hematologia

Entre as anormalidades do leucograma incluem-se neutrofilia, com desvio à esquerda e neutrófilos discretamente tóxicos, e linfopenia. Esse é um leucograma de inflamação, sugerindo demanda de neutrófilos pelos tecidos. A linfopenia sugere aumento concomitante da concentração de corticosteroide em razão do estresse. Neutrófilos tóxicos indicam uma rápida produção de neutrófilos.

Os equinócitos podem ser artefatos; mas, nesse caso, é possível que sejam decorrentes da marcante hiperosmolalidade e da alteração eletrolítica. Tais anormalidades podem ser causadas pela transferência de água do citoplasma das hemácias para o plasma, com retração e crenação dessas células.

Perfil bioquímico

Nota-se hiperglicemia marcante. A causa mais provável de hiperglicemia de tal magnitude é o diabetes melito. Excitação aguda intensa, com liberação de catecolaminas, pode causar hiperglicemia marcante em gatos, mas, nesses animais, raramente a concentração sanguínea de glicose é superior a 400 mg/dℓ. Esse gato apresenta azotemia, e menor excreção renal devido à menor taxa de filtração glomerular pode ter exacerbado o grau de hiperglicemia. Além disso, o gato não apresenta um leucograma típico de excitação (linfocitose).

Há aumento de BUN e do teor sérico de creatinina. Como a densidade urinária sugere adequada capacidade renal de concentrar a urina (ou seja, densidade urinária superior a 1,030), isso parece indicar azotemia pré-renal. No entanto, hipernatremia e hiperproteinemia acentuada sugerem desidratação grave, e, nessa condição, espera-se uma densidade urinária maior. Portanto, é possível que esse gato apresente algum grau de perda da capacidade de concentração da urina. Alternativamente, a diurese osmótica induzida pela glicosúria pode ter contribuído para uma densidade urinária abaixo do esperado. A hiperfosfatemia é resultado da menor taxa de filtração glomerular. A manutenção da concentração de fósforo normal depende da excreção renal desse íon.

Hiperproteinemia (na amostra de plasma ou soro) com hiperalbuminemia e hiperglobulinemia é típica de desidratação. A redução do volume de água no plasma resulta em aumento proporcional dos teores de albumina e de globulina. Embora outras anormalidades possam causar hiperglobulinemia, a desidratação é a única causa de hiperalbuminemia. Diurese secundária à glicosúria é comum em animais com diabetes melito e pode resultar em desidratação.

Nota-se hipercolesterolemia. Nesse caso, é provável que tal anormalidade seja secundária ao diabetes melito e relacionada com as anormalidades associadas ao metabolismo de lipídios.

Há aumento das atividades séricas de ALT e AST. O aumento da atividade sérica de ALT deve-se à lesão de hepatócitos e ao subsequente extravasamento dessa enzima. Essa lesão provavelmente foi causada por alteração no metabolismo de lipídios, secundária às anormalidades metabólicas induzidas pelo diabetes melito. O aumento da atividade sérica de AST também pode ser decorrente do extravasamento de AST pelos hepatócitos lesionados; no entanto, a maior atividade de AST, em comparação com aquela de ALT, sugere que há, também, a participação de uma causa extra-hepática de liberação dessa enzima. Essa causa pode ser uma lesão muscular secundária à hipoperfusão, pois o gato está muito desidratado.

Hipernatremia e hipercloremia provavelmente são decorrentes da intensa desidratação. A glicosúria induz diurese, resultando em perda renal de Na e Cl em animais diabéticos adequadamente hidratados ou discretamente desidratados. Isso pode ocasionar hiponatremia e hipocloremia. Entretanto, quando esses animais se tornam gravemente desidratados, não mais se constata diurese e instalam-se hipernatremia e hipercloremia. Essas alterações, combinadas com hiperglicemia e azotemia, resultam em grave hiperosmolalidade.

A diminuição da concentração sérica de CO_2 total provavelmente indica acidose metabólica primária. Em animais com alcalose respiratória primária, o teor sérico de CO_2 total também pode diminuir em razão do mecanismo compensatório; porém, em animais com diabetes melito, é mais provável a ocorrência de acidose metabólica primária. O aumento da concentração sérica de cetonas é uma causa comum de acidose em animais diabéticos, mas a ausência de cetona na urina sugere que é improvável a esse gato apresentar cetose. Os testes para pesquisa de cetona na urina que se baseiam na reação do nitroprussiato não detectam o ácido β-hidroxibutírico; portanto, não se pode excluir a possibilidade de haver essa cetona na urina. O aumento da concentração sérica de lactato pode estar contribuindo para a acidose nesse paciente. O animal está muito desidratado e, portanto, provavelmente, apresenta hipoxia tecidual que pode induzir maior produção de lactato.

Nota-se aumento do *anion gap*. Na maioria dos animais diabéticos, o aumento da concentração de cetoácidos no sangue é a principal causa dessa anormalidade. Nesse gato, que aparentemente não apresenta cetose, é provável que o aumento do teor sanguíneo de lactato contribua para o aumento do *anion gap*.

A osmolaridade calculada está aumentada e, juntamente com outras alterações laboratoriais, sugere que o paciente apresente síndrome hiperosmolar não cetótica diabética (ver Resumo).

Exame de urina

Esse animal apresenta proteinúria e discreta piúria. É possível que a exsudação de proteínas na urina faça parte do processo inflamatório; no entanto, o grau de proteinúria parece ser exagerado em comparação com o grau de piúria. Nesse caso, devem ser consideradas outras causas de proteinúria, como doença de glomérulos e de túbulos renais. Embora a doença glomerular tenha sido associada a diabetes melito em humanos, tal ocorrência não foi documentada em animais.

A reação fortemente positiva no teste químico para pesquisa de sangue, combinada com contagem normal de hemácias, sugere que o resultado positivo foi ocasionado pela presença de hemoglobina livre ou de mioglobina. Não é provável que isso represente hematúria, com subsequente lise de hemácias, pois tal lise é improvável na urina com densidade elevada. A ausência de anemia indica que esse gato não apresenta hemólise importante. Mioglobinúria é uma possível explicação; nesse paciente, pode ter ocorrido grave hipoxia muscular secundária à hipovolemia. No entanto, a atividade sérica de AST, embora elevada, não sugere lesão muscular extensa.

Glicosúria é uma consequência da concentração sanguínea de glicose, que excede o limiar renal.

Resumo

O diagnóstico clínico é síndrome hiperosmolar não cetótica diabética. Essa síndrome caracteriza-se por hiperglicemia marcante (concentração sanguínea de glicose > 600 mg/dℓ), hiperosmolaridade (> 350 mOsm/ℓ) e ausência de cetose em um animal diabético. Em geral, os animais acometidos apresentam azotemia pré-renal ou renal. A hiperosmolaridade resulta em desidratação de neurônios e, em consequência, em manifestação de sintomas nervosos. Essa síndrome é responsável por alta taxa de mortalidade.

Após uma breve e malsucedida tentativa de reduzir a concentração sanguínea de glicose com tratamento à base de insulina e de minimizar o desequilíbrio de líquido e eletrólitos do gato por meio de fluidoterapia, o proprietário decidiu pela eutanásia. A necropsia revelou grave degeneração de células das ilhotas pancreáticas e amiloidose, bem como grave degeneração vacuolar de hepatócitos. Alguns cilindros mineralizados foram vistos nos túbulos renais, mas, de modo geral, os rins estavam normais e provavelmente havia azotemia pré-renal. A causa do leucograma de inflamação não foi identificada.

Caso 76

Resenha: gato doméstico de pelos curtos, castrado, com 10 anos de idade.
Histórico: inapetência, letargia.
Exame físico: animal discretamente desidratado.

Hematologia	Dia 1	Intervalo de referência
VG (%)	38[a]	24 a 45
Hb (g/dℓ)	12,8	8,0 a 15
He (×10^6/$\mu\ell$)	9,25	5,0 a 11
VGM (fℓ)	44	39 a 50
CHCM (g/dℓ)	35	33 a 37
Reticulócitos (×10^3/$\mu\ell$)	**80**	< 60
CTCN (×10^3/$\mu\ell$)	12,9	5,5 a 19,5
Seg (×10^3/$\mu\ell$)	12,5	2,5 a 12,5
Linf (×10^3/$\mu\ell$)	**0,3**	1,5 a 7,0
Plaquetas (×10^3/$\mu\ell$)	Normal	200 a 500
PT (P) (g/dℓ)	**9,0**	6,0 a 8,0

Hemopatologia: plaquetas gigantes, discreto grau de policromasia, neutrófilos ligeiramente tóxicos, **corpúsculos de Heinz 2+**.

[a]O valor do VG era 27% no Dia 5 e 17% no Dia 7.

Perfil bioquímico	Dia 1	Intervalo de referência
Glico (mg/dℓ)	**328 (18)**	67 a 124 (3,7 a 6,8 mmol/ℓ)
BUN (mg/dℓ)	29	17 a 32
Creat (mg/dℓ)	1,5	0,9 a 2,1
Ca (mg/dℓ)	9,4	8,5 a 11
P (mg/dℓ)	**1,9 (0,6)**	3,3 a 7,8 (1,1 a 2,5 mmol/ℓ)
PT (g/dℓ)	8,0	5,8 a 8,1
Alb (g/dℓ)	**4,3**	2,3 a 3,9
Glob (g/dℓ)	3,7	2,9 a 4,4
BT (mg/dℓ)	**2,1 (35,9)**	0 a 0,3 (0 a 5,1 mmol/ℓ)
Col (mg/dℓ)	**512 (13,3)**	60 a 220 (1,6 a 5,7 mmol/ℓ)
ALT (UI/ℓ)	**282**	30 a 100
ALP (UI/ℓ)	99	6,0 a 106
Na (mEq/ℓ)	**130**	146 a 160
K (mEq/ℓ)	**2,2**	3,7 a 5,4
Cl (mEq/ℓ)	**74**	112 a 129
TCO$_2$ (mEq/ℓ)	**10,5**	14 a 23
An. gap (mEq/ℓ)	**47,7**	10 a 27
Lipase (UI/ℓ)	**161**	3,0 a 125

Hemogasometria (arterial)		Intervalo de referência
pH	**7,280**	7,33 a 7,44
PCO$_2$ (mmHg)	**20**	35 a 42
PO$_2$ (mmHg)	85,5	73 a 92
HCO$_3$ (mEq/ℓ)	**9,2**	16 a 22
Ca^{++} ionizado (mg/dℓ)	**4,64**	4,8 a 5,3

Exame de urina

Cor	Amarela	**Sedimento urinário**	
Aspecto	Claro	Leuco/cga	0 a 1
Densidade	1,033	He/cga	0 a 1
Proteína	**1+**	Cél. epitel/cga	0 a 1
Glicose	**4+**	Cilindros/cpa	**3 a 4 granulares**
Bilirrubina	**1+**	Cristais	Negativo
Sangue	**1+**	Bactérias	Negativo
pH	6,0	Outros	
Cetonas	**1+**		

Interpretação

Hematologia

Volume globular, teor de hemoglobina e contagem de hemácias são normais; na verdade, em razão do grau de hemoconcentração indicado pela hipoproteinemia, é possível que o VG seja menor. Há ligeiro aumento da policromasia e discreta reticulocitose. A anemia progrediu rapidamente ao longo de 1 semana. A constatação de corpúsculos de Heinz 2+ indica importante lesão oxidativa nas hemácias, sendo comumente observada em gatos com cetoacidose diabética; assim, o proprietário deve ser questionado quanto à administração de paracetamol ou de outro fármaco ou produto químico oxidante. Nesse paciente, outra causa potencial de anemia hemolítica é hipofosfatemia. Nota-se leucograma de estresse, indicado pela contagem de neutrófilos no limite superior de normalidade e por linfopenia.

Perfil bioquímico

Nota-se aumento moderado da concentração sanguínea de glicose. Embora um teor de glicose dessa magnitude possa ser decorrente de excitação extrema (ativação simpática) ou estresse (liberação de glicocorticoide), a causa mais provável é diabetes melito. Evidência contrária à hiperglicemia induzida por excitação é a ausência de um leucograma típico de excitação (linfocitose). O valor de BUN e a concentração sérica de creatinina estão normais.

Há menor concentração sérica de fósforo; em razão da magnitude da hiperglicemia, deve-se considerar a possibilidade de perda urinária de fósforo induzida pela cetoacidose diabética. A concentração sérica de cálcio total está normal e, portanto, há menor chance do envolvimento de doença endócrina na etiologia da alteração no teor sérico de fósforo. A concentração sérica de proteína total encontra-se no limite superior do intervalo de referência normal; há aumento do teor sérico de albumina, indicando hemoconcentração ocasionada pela desidratação.

Nota-se aumento moderado da concentração sérica de colesterol. Embora isso possa estar associado à colestase, indicada pelo aumento do teor de bilirrubina total, a atividade de ALP é normal. Em razão do grau de hipercolesterolemia, deve-se considerar a possibilidade de anormalidades metabólicas, inclusive doença hepática, alteração no metabolismo de lipoproteínas e endocrinopatias. Caso não se deva à colestase, a hiperbilirrubinemia pode ser decorrente de hemólise. A atividade sérica de ALT está moderadamente aumentada, indicando lesão hepatocelular. Em gatos, a atividade de ALP não é induzida por esteroides; desse modo, hiperadrenocorticismo é uma possibilidade. A atividade sérica de lipase está apenas discretamente aumentada, reduzindo a possibilidade de pancreatite concomitante; no entanto, o aumento da atividade da lipase não é um bom indicador de pancreatite em gatos.

As concentrações séricas de Na, K e Cl estão muito diminuídas. Nesse caso, deve-se considerar a possibilidade do envolvimento de causas típicas de depleção de eletrólitos, inclusive perda patológica desses íons pelos sistemas gastrintestinal e urinário, bem como sua transferência para o compartimento do terceiro espaço. A hiperglicemia marcante deve alertar para a possibilidade de cetoacidose diabética e subsequente perda de eletrólitos na urina. Nota-se redução acentuada no teor sérico de CO_2 total, sugerindo acidose metabólica. O aumento do *anion gap* provavelmente se deve à presença de cetonas, que são ânions não mensuráveis.

Hemogasometria

O perfil hemogasométrico indica acidose metabólica (diminuição nos valores de pH e HCO_3), com compensação respiratória (aumento da PCO_2). O teor de cálcio ionizado está ligeiramente diminuído.

Exame de urina

A densidade urinária está normal. No entanto, com o aumento marcante da concentração de solutos, como a glicose, não relacionados com a capacidade de concentração da urina, pode-se questionar a confiabilidade desse teste; assim, recomenda-se a determinação da osmolalidade urinária para avaliar especificamente a capacidade de concentração da urina. A constatação de proteína 1+ e de cilindros granulares grosseiros é compatível com doença tubular renal. A ausência de uma proteinúria mais significativa contraria a possibilidade de perda glomerular de proteína; porém, para confirmar isso, deve-se obter a razão proteína:creatinina urinária. De qualquer modo, a inflamação do trato urinário não é uma causa provável das alterações descritas, pois há apenas uma pequena quantidade de sangue oculto na urina, sem piúria. A constatação de quantidade significativa de glicose e cetonas sustenta o diagnóstico de cetoacidose diabética. A discreta bilirrubinúria é resultado da hiperbilirrubinemia e de subsequente excreção renal de bilirrubina.

Resumo

Cetoacidose diabética; anemia por corpúsculos de Heinz.

Caso 77

Resenha: cão da raça Labrador Retriever, castrado, com 8 anos de idade.

Histórico: 2 meses com atividade física diminuída, progredindo para fasciculação muscular e convulsões intermitentes discretas; o veterinário que fez o primeiro atendimento prescreveu, previamente, fenobarbital e prednisona por 5 dias.

Exame físico: animal obeso e reluta em se movimentar; temperatura corporal, frequência cardíaca e frequência respiratória normais; radiografias do tórax e ultrassonografia abdominal normais.

Hematologia		Intervalo de referência
Volume globular (%)	40	37 a 55
Hemoglobina (g/dℓ)	14	12 a 18
Hemácias (×10⁶/μℓ)	5,75	5,5 a 8,5
VGM (fℓ)	69	60 a 72
CHCM (g/dℓ)	35	34 a 38
Contagem total de células nucleadas (×10³/μℓ)	14,5	6,0 a 17
Neutrófilos segmentados (×10³/μℓ)	**12,5**	3,0 a 11,5
Neutrófilos bastonetes (×10³/μℓ)	0	0 a 0,3
Monócitos (×10³/μℓ)	1,3	0,1 a 1,3
Linfócitos (×10³/μℓ)	**0,7**	1,0 a 4,8
Eosinófilos (×10³/μℓ)	0	0,1 a 1,2
Plaquetas (×10³/μℓ)	463	200 a 500
Proteína plasmática (g/dℓ)	7,0	6,0 a 8,0

Perfil bioquímico		Intervalo de referência
Glicose (mg/dℓ)	**24**	65 a 122
Nitrogênio ureico sanguíneo (mg/dℓ)	16	7,0 a 28
Creatinina (mg/dℓ)	1,2	0,9 a 1,7
Cálcio (mg/dℓ)	10,5	9,0 a 11,2
Fósforo (mg/dℓ)	4,5	2,8 a 6,1
Proteína total (g/dℓ)	6,8	5,4 a 7,4
Albumina (g/dℓ)	3,5	2,7 a 4,5
Globulina (g/dℓ)	3,3	1,9 a 3,4
Bilirrubina total (mg/dℓ)	0,3	0 a 0,4
Colesterol (mg/dℓ)	256	130 a 370
Alanina aminotransferase (UI/ℓ)	110	10 a 120
Aspartato aminotransferase (UI/ℓ)	32	16 a 40
Fosfatase alcalina (UI/ℓ)	**602**	13 a 141
Gamaglutamiltransferase (UI/ℓ)	**9,0**	0 a 6,0
Sódio (mEq/ℓ)	151	145 a 158
Potássio (mEq/ℓ)	4,1	4,1 a 5,5
Cloreto (mEq/ℓ)	116	106 a 127
TCO₂ (mEq/ℓ)	17	14 a 27
An. gap (mEq/ℓ)	22	8,0 a 25
Outro		
Teor sérico de insulina (μU/μℓ)	**46,2**	5,0 a 25

Interpretação

Hematologia

Discreta neutrofilia madura e linfopenia são as únicas anormalidades, compatíveis com leucograma de estresse ou de ação de esteroide. Isso não é surpresa devido ao histórico de administração de prednisona.

Perfil bioquímico

É mais provável que o aumento das atividades de ALP e GGT seja devido à indução por esteroide, pois há histórico de administração de prednisona. Não há outra evidência que sustente colestase ou doença hepática.

A hipoglicemia é marcante. Os procedimentos de manuseio da amostra foram apropriados, excluindo-se a possibilidade de hipoglicemia artificial em decorrência da demora em separar o plasma das hemácias; ademais, a hipoglicemia episódica coincide com os sinais clínicos. Não há evidência de sepse (sem leucograma de inflamação) ou de insuficiência hepática (valores de BUN, colesterol e albumina estão normais).

Nota-se aumento da concentração sérica de insulina ao mesmo tempo que o cão apresenta hipoglicemia, o que é uma resposta inapropriada. Normalmente, os mecanismos de *feedback* resultam em baixa concentração sérica de insulina quando há hipoglicemia. É mais provável que haja uma produção descontrolada de insulina induzida por uma neoplasia. Em cães, o tumor mais comumente associado à hipoglicemia é o insulinoma, uma neoplasia de célula β do pâncreas.

Resumo

Realizou-se laparotomia exploratória e detectou-se um pequeno tumor de pâncreas, que foi removido. Havia pequenos nódulos no fígado e os linfonodos regionais estavam aumentados. Durante a cirurgia, foram obtidos aspirados de um linfonodo aumentado e obteve-se o diagnóstico de tumor endócrino metastático por meio de exame citológico. O exame histopatológico confirmou um carcinoma de célula β do pâncreas, com metástases no fígado e no linfonodo. É importante mensurar a concentração sérica de insulina no momento em que se constata que o cão apresenta hipoglicemia, preferivelmente quando o teor sanguíneo de glicose é < 50 mg/dℓ. Nessa condição, uma concentração sérica de insulina aumentada, ou cujo valor se situe na metade superior do intervalo de referência, indica excesso relativo de insulina, sugerindo produção descontrolada desse hormônio.

Caso 78

Resenha: bezerra da raça Holandesa, com 6 dias de vida.
Histórico: diarreia.
Exame físico: desidratação grave.

Hematologia		Intervalo de referência
VG (%)	58	24 a 46
Hb (gdL)	19	8,0 a 15
He (×10⁶/µℓ)	17,1	5,0 a 10
VGM (fℓ)	34	37 a 53
CHCM (g/dℓ)	33	33 a 38
CTCN (×10³/µℓ)	5,0	4,0 a 12
Seg (×10³/µℓ)	3,2	0,6 a 4,0
Mono (×10³/µℓ)	1,7	0 a 0,8
Linf (×10³/µℓ)	0,1	2,5 a 7,5
Plaquetas (×10³/µℓ)	288	200 a 800
Fibrinogênio (mg/dℓ)	600	200 a 600
PT (P) (g/dℓ)	10,9	6,0 a 8,0

Hemopatologia: vários acantócitos e ceratócitos, fragmentos de hemácias, hemácias hipocrômicas.

Perfil bioquímico		Intervalo de referência
Glico (mg/dℓ)	31	55 a 95
BUN (mg/dℓ)	87	7,0 a 20
Creat (mg/dℓ)	4,6	1,0 a 1,8
Ca (mg/dℓ)	7,8	8,2 a 9,9
P (mg/dℓ)	6,9	4,3 a 7,0
PT (g/dℓ)	10,3	6,3 a 7,6
Alb (g/dℓ)	5,3	2,5 a 4,3
Glob (g/dℓ)	5,0	2,6 a 5,0
BT (mg/dℓ)	0,8	0,1 a 0,4
CK (UI/ℓ)	352	57 a 280
AST (UI/ℓ)	286	40 a 130
GGT (UI/ℓ)	14	10 a 26
SDH (UI/ℓ)	17	8,0 a 23
Na (mEq/ℓ)	129	136 a 147
K (mEq/ℓ)	6,7	3,6 a 5,2
Cl (mEq/ℓ)	91	95 a 105
TCO₂ (mEq/ℓ)	17	24 a 32
An. gap (mEq/ℓ)	27,7	14 a 26

Hemogasometria (amostra de sangue venoso)		Intervalo de referência
pH	**7,140**	7,32 a 7,45
PCO₂ (mmHg)	**45,7**	34 a 44
HCO₃ (mEq/ℓ)	**15,3**	23 a 31

Exame de urina			
Cor	Amarela	**Sedimento urinário**	
Aspecto	Claro	Leuco/cga	0 a 1
Densidade	**1,014**	He/cga	0 a 1
Proteína	Negativo	Cél. epitel/cga	1 a 2
Glicose	Negativo	Cilindros/cpa	Negativo
Bilirrubina	Negativo	Cristais	Negativo
Sangue	Negativo	Bactérias	Negativo
pH	5,0		

Interpretação

Hematologia

Notam-se monocitose e linfopenia, que representam os efeitos do estresse. Há aumento da concentração plasmática de proteínas, provavelmente devido à desidratação. Os índices eritrocitários também indicam hemoconcentração, evidenciada pelo aumento da contagem de hemácias, do teor de hemoglobina e do volume globular. O VGM está diminuído, possivelmente em razão da anemia por deficiência de ferro do recém-nascido, minimizada pela hemoconcentração. A constatação de várias anormalidades morfológicas nas hemácias sustenta essa possibilidade. Com frequência, a deficiência de ferro está associada não apenas com anemia microcítica, mas também com lesão oxidativa em hemácias, resultando em alteração de membrana e fragmentação da célula.

Perfil bioquímico

Há hipoglicemia marcante, a qual, em bezerro recém-nascido com diarreia, está mais provavelmente relacionada com a menor ingestão de alimentos, bem como com a sepse. Sepse é improvável, considerando a contagem normal de neutrófilos.

Há aumento de BUN e da concentração sérica de creatinina, mas não é possível definir a causa dessa azotemia com base apenas nesses dados. Ver discussão sobre exame de urina adiante.

O teor sérico de cálcio está discretamente diminuído, possivelmente devido à menor ingestão de leite. As concentrações séricas de proteína total e de albumina estão aumentadas, refletindo, adicionalmente, a hemoconcentração ocasionada pela desidratação. Há discreta elevação das atividades de CK e AST, associadas à lesão muscular induzida por hipoperfusão ou pelo decúbito prolongado. Nota-se aumento do teor de bilirrubina total. Juntamente com a elevação da atividade de AST, isso pode indicar lesão hepatocelular. Alternativamente, pode haver colestase decorrente da desidratação ou icterícia pré-hepática devido ao maior grau de hemólise das hemácias deficientes em ferro e com lesão oxidativa.

As concentrações séricas de sódio e de cloreto estão diminuídas, refletindo menor ingestão desses minerais e/ou aumento de suas perdas pelo organismo. Em bezerros neonatos, a diarreia causada por *E. coli* comumente resulta em maior perda de cloreto de sódio induzida pela enterotoxina, com maior secreção no lúmen intestinal. Maior perda de água acompanha esse gradiente osmótico. Também há perda de bicarbonato nas fezes e hipovolemia com possível hipoperfusão tecidual, acidose láctica e diminuição do teor de bicarbonato. Tipicamente, ocorre maior perda de potássio nas fezes, mas a acidose metabólica concomitante resulta na troca de potássio intracelular por prótons extracelulares e uma condição de hiperpotassemia por redistribuição.

Hemogasometria

Nota-se uma combinação de acidose metabólica (diminuição do teor de bicarbonato) e acidose respiratória (aumento da PCO_2). A acidose metabólica deve-se à perda de bicarbonato em razão da diarreia e à acidose láctica decorrente da hipoperfusão tecidual. O aumento do *anion gap* reflete o acúmulo de ânions não mensuráveis, como o lactato. A discreta acidose respiratória indica disfunção pulmonar. Início de pneumonia ou baixa perfusão pulmonar secundária à desidratação são as possíveis explicações.

Exame de urina

A única anormalidade relevante é a densidade urinária de 1,014. Bezerros com 6 dias de vida, diferentemente de neonatos de várias outras espécies, são capazes de concentrar a urina. A desidratação deve estimular a liberação de hormônio antidiurético pelo hipotálamo e aumentar a absorção de água nos túbulos renais. No entanto, na desidratação hipotônica, a perda de eletrólitos frequentemente ocasiona depleção do soluto medular e perda do gradiente de concentração renal. Outras possibilidades seriam doença renal provocada por hipoperfusão dos rins, sepse, entre outras causas, resultando em azotemia e em perda da capacidade de concentração da urina.

Resumo

Diarreia secretora e desidratação hipotônica em bezerro neonato.

Caso 79

Resenha: novilho com 9 meses de vida.
Histórico: anorexia, depressão.
Exame físico: distensão abdominal.

Hematologia		Intervalo de referência
VG (%)	**19**	24 a 46
VGM (fℓ)	**31**	37 a 53
CTCN (×10³/µℓ)	**18**	4,0 a 12
Seg (×10³/µℓ)	**10,5**	0,6 a 4,0
Bast (×10³/µℓ)	**2,5**	0 a 0,1
Mono (×10³/µℓ)	1,0	0 a 0,8
Linf (×10³/µℓ)	3,5	2,5 a 7,5
Eos (×10³/µℓ)	0,5	0 a 2,4
Plaquetas (×10³/µℓ)	Normal	200 a 800
Fibrinogênio (mg/dℓ)	**1.000**	200 a 600

Hemopatologia: vários esquistócitos, ceratócitos.

Perfil bioquímico		Intervalo de referência
Glico (mg/dℓ)	**618**	55 a 95
BUN (mg/dℓ)	**90**	7,0 a 20
Creat (mg/dℓ)	**6,1**	1,0 a 1,8
Ca (mg/dℓ)	**7,8**	8,2 a 9,9
P (mg/dℓ)	**14,1**	4,3 a 7,0
PT (g/dℓ)	**10,1**	6,3 a 7,6
Alb (g/dℓ)	**4,5**	2,5 a 4,3
Glob (g/dℓ)	**5,6**	2,6 a 5,0
BT (mg/dℓ)	**0,8**	0,1 a 0,4
CK (UI/dℓ)	**1.100**	57 a 280
AST (UI/ℓ)	**350**	40 a 130
Na (mEq/ℓ)	**130**	136 a 147
K (mEq/ℓ)	**3,1**	3,6 a 5,2
Cl (mEq/ℓ)	**47**	95 a 105
TCO₂ (mEq/ℓ)	**50**	24 a 32

Hemogasometria (amostra de sangue venoso)		Intervalo de referência
HCO₃ (mEq/ℓ)	**49,3**	23 a 31
pH	7,412	7,32 a 7,45
PCO₂ (mmHg)	**80**	34 a 44

Interpretação

Hematologia

Nota-se diminuição do VG, indicando anemia.

O VGM está diminuído, sugerindo anemia por deficiência de ferro secundária à hemorragia crônica.

Neutrofilia, com aumento da contagem de neutrófilos bastonetes, e monocitose indicam inflamação crônica.

A hiperfibrinogenemia também sugere inflamação.

Ceratócitos e esquistócitos são achados frequentes na anemia por deficiência de ferro.

Perfil bioquímico

Há hiperglicemia marcante, talvez secundária à resposta simpático-adrenal que pode ocorrer em bovinos gravemente enfermos. Outras possibilidades incluem tratamento prévio com líquido contendo glicose, diabetes melito e pancreatite aguda. Outros dados laboratoriais sustentam o diagnóstico de obstrução do duodeno proximal, condição na qual a hiperglicemia marcante é um achado compatível. Isso pode ser decorrente da combinação de hiperglicemia induzida por estresse e de baixa perfusão periférica, de modo que a glicose não é utilizada. Também baixo teor de potássio pode resultar em menor absorção de glicose pelas células.

Os teores de BUN, creatinina e fósforo estão aumentados. O valor da densidade urinária auxilia na diferenciação entre azotemia renal e azotemia pré-renal. Em razão da grave desidratação, indicada pelo aumento de albumina, é provável que exista no mínimo um componente de azotemia pré-renal. A concentração de fósforo também pode estar aumentada na obstrução do trato gastrintestinal superior, o que é o diagnóstico provável.

O teor de cálcio está discretamente diminuído. O fósforo é excretado na saliva de ruminantes; no caso de obstrução do trato gastrintestinal, ocorre menor excreção gastrintestinal desse mineral. Há relato de hipocalcemia discreta em doenças de abomaso e de pré-estômagos.

Os teores de proteína total e de albumina estão aumentados, indicando desidratação. Nota-se aumento da concentração de globulina devido à desidratação ou à estimulação antigênica.

Há aumento do teor de bilirrubina que, nesse paciente, pode ser ocasionado por colestase ou anorexia.

A atividade sérica de creatinoquinase está elevada, indicando provável miopatia. A atividade de AST está discretamente aumentada devido à miopatia ou à lesão hepatocelular.

É possível que a hipocloremia marcante se deva à secreção ácida no lúmen do abomaso. A obstrução do abomaso exacerba a distensão do órgão. O grau de redução do teor de cloreto é maior do que aquele esperado no deslocamento de abomaso ou no vólvulo; esse grau de hipocloremia indica obstrução de trato gastrintestinal superior. Provavelmente, o teor de potássio está diminuído pela mesma razão.

O teor de sódio está diminuído, talvez pela perda do mineral na urina. Isso pode ocorrer devido à hiperglicemia, que resulta em diurese osmótica e, consequentemente, em maior perda de eletrólitos na urina.

A hiperosmolalidade também pode estar contribuindo para a ocorrência de hiponatremia como resultado da transferência de água do meio intracelular para o compartimento extracelular, diluindo o sódio sérico (diminuição de 1,6 mEq/ℓ de Na para cada aumento de 100 mg/dℓ de glicose).

Os teores de CO_2 total e de HCO_3 estão aumentados, indicando grave alcalose metabólica hipoclorêmica. O pH encontra-se no limite superior de normalidade em razão da acidose respiratória compensatória (aumento da PCO_2). Hipocloremia e alcalose marcantes indicam obstrução de abomaso, impedindo o recâmbio de cloreto e bicarbonato.

O aumento do *anion gap* (36 mEq/ℓ) também indica maior conteúdo de ânions não mensuráveis. A maior parte dos ânions que contribuem para isso não são verdadeiramente "não mensuráveis", mas são, sim, aumento de fosfatos e proteínas. Adicionalmente, pode haver aumento do teor de lactato devido à menor perfusão aos tecidos ou ao aumento da quantidade de sulfatos em razão da avaria tecidual.

Resumo

Esse animal apresentava obstrução do trato gastrintestinal superior (corpo estranho), condição que justifica as várias anormalidades constatadas.

Possivelmente, a azotemia era pré-renal devido à desidratação, embora haja anormalidades no transporte tubular renal distal, provavelmente em razão da hipocloremia; a diurese osmótica também pode ter contribuído para a ocorrência de tais alterações.

Nota-se inflamação, talvez associada à obstrução gastrintestinal.

Há anemia por deficiência de ferro secundária à hemorragia crônica (possivelmente causada por úlcera de abomaso ou parasitas gastrintestinais).

Outros testes que seriam recomendados incluem exame de urina, especialmente a mensuração da densidade urinária, e pesquisa de sangue oculto nas fezes.

Caso 80

Resenha: bezerra da raça Holandesa, com 9 dias de vida.
Histórico: o animal apresenta diarreia há vários dias, anorexia e fraqueza extrema.
Exame físico: hipotermia, desidratação de 12%.

Hematologia		Intervalo de referência
VG (%)	**51**	24 a 46
CTCN (×10³/μℓ)	**19,7**	4,0 a 12
Seg (×10³/μℓ)	**11,4**	0,6 a 4,0
Mono (×10³/μℓ)	**2,0**	0 a 0,8
Linf (×10³/μℓ)	6,3	2,5 a 7,5
Plaquetas (×10³/μℓ)	Normal	200 a 800

Perfil bioquímico		Intervalo de referência
Glico (mg/dℓ)	**46**	55 a 95
BUN (mg/dℓ)	**63**	7,0 a 20
Creat (mg/dℓ)	**3,7**	1,0 a 1,8
Ca (mg/dℓ)	**5,9**	8,2 a 9,9
P (mg/dℓ)	**14,5**	4,3 a 7,0
PT (g/dℓ)	**3,0**	6,3 a 7,6
Alb (g/dℓ)	**1,9**	2,5 a 4,3
Glob (g/dℓ)	**1,1**	2,6 a 5,0
BT (mg/dℓ)	0,2	0,1 a 0,4
CK (UI/dℓ)	**7.819**	57 a 280
AST (UI/ℓ)	**177**	40 a 130
GGT (UI/ℓ)	**28**	10 a 26
Na (mEq/ℓ)	**158**	136 a 147
K (mEq/ℓ)	**7,9**	3,6 a 5,2
Cl (mEq/ℓ)	**117**	95 a 105
TCO₂ (mEq/ℓ)	**15**	24 a 32
An. gap (mEq/ℓ)	**33,9**	14 a 26

Hemogasometria (amostra de sangue venoso)		Intervalo de referência
pH	**7,140**	7,32 a 7,45
PCO₂ (mmHg)	**45,7**	34 a 44
HCO₃ (mEq/ℓ)	**15,3**	23 a 31

Interpretação

Hematologia

Há neutrofilia e monocitose, indicando leucograma de inflamação. O VG está aumentado, refletindo hemoconcentração devido à desidratação.

Perfil bioquímico

Há marcante hipoglicemia, distúrbio que em bezerro neonato com diarreia está mais provavelmente associado ao baixo consumo de alimentos, bem como a possível sepse. Considerando a alta contagem de neutrófilos, é improvável que o animal apresente sepse.

O valor de BUN e o teor sérico de creatinina estão aumentados, mas não é possível definir a causa dessa azotemia sem os dados do exame de urina. No entanto, em face aos outros sinais de hemoconcentração, considera-se mais provável que haja azotemia pré-renal. Embora em animais jovens seja comum teor mais elevado de fósforo, é provável que esse grau de hiperfosfatemia esteja associado à menor taxa de filtração glomerular. Nota-se hipocalcemia grave, mas pode ser decorrente apenas da hipoalbuminemia; isto é, a concentração de cálcio ionizado pode estar normal, mas a fração ligada à proteína está diminuída.

Apesar da grave desidratação, há hipoproteinemia notável. Isso se deve à hipoalbuminemia e à hipoglobulinemia. A primeira pode ser decorrente de doença hepática, inanição ou perda intestinal de albumina em razão da diarreia. É muito provável que a hipoglobulinemia seja secundária à falha de transferência de imunidade passiva, condição que predispõe o neonato a infecção e, em consequência, a diarreia e sepse.

O aumento das atividades séricas de CK e AST pode ocorrer devido à lesão muscular, ao decúbito prolongado ou à hipoperfusão. A elevação muito discreta da atividade de GGT pode ser secundária à ingestão de baixo volume de colostro, o qual, em fêmeas de ruminantes, apresenta alta atividade de GGT.

O aumento dos teores séricos de sódio e cloreto indica que o bezerro apresenta desidratação hipertônica. Tipicamente, espera-se que um bezerro neonato com disenteria desenvolva desidratação hipotônica devido à perda de eletrólitos causada pela diarreia secretora. Assim, é mais provável que essa disenteria não seja uma diarreia secretora, mas sim algum tipo de diarreia causada por microrganismo infeccioso, com ou sem sepse. Perda de água, com excesso de soluto, pode ser ocasionada por baixo consumo de água, maior perda de água imperceptível devido a febre e/ou exsudação (com simultânea perda de albumina) através da mucosa intestinal lesionada. Embora em animais com diarreia possa haver importante perda de potássio, em casos como esse é comum ocorrer hiperpotassemia por redistribuição devido à troca de potássio intracelular por prótons (H^+) extracelulares em resposta à acidose metabólica. A acidose respiratória sugere perfusão pulmonar inadequada.

Hemogasometria

Nota-se uma combinação de acidose metabólica (diminuição do teor de bicarbonato) e acidose respiratória (diminuição da PCO_2).

A acidose metabólica deve-se à perda de bicarbonato em decorrência da diarreia e à acidose láctica induzida por hipoperfusão tecidual. O aumento do *anion gap* reflete o acúmulo de ânions não mensuráveis, tal como o lactato.

Resumo

Diarreia não secretora e desidratação hipertônica em bezerro neonato após falha na transferência de imunidade passiva.

Caso 81

Resenha: cão castrado da raça Fox Terrier, com 6 anos de idade.
Histórico: vômito e diarreia intermitentes nas últimas 7 semanas, convulsões que duram poucos minutos a poucas horas antes da consulta.
Exame físico: letargia, fraqueza, "inchado".

Hematologia	8 de agosto	17 de agosto	Intervalo de referência
Volume globular (%)	28	22	40 a 55
Hb (g/dℓ)	8,9	7,0	13 a 20
He (×10⁶/µℓ)	3,81	2,95	5,5 a 8,5
VGM (fℓ)	73	73	62 a 73
CHCM (g/dℓ)	32	32	33 a 36
Contagem total de células nucleadas (×10³/µℓ)	17,3	17,9	4,5 a 15
Neutrófilos segmentados (×10³/µℓ)	14,4 (83%)	16,3	2,6 a 11
Neutrófilos bastonetes (×10³/µℓ)	0,3 (2%)		0 a 0,2
Monócitos (×10³/µℓ)	0,3 (2%)	1,3	0,2 a 1,0
Linfócitos (×10³/µℓ)	1,9 (11%)	0,2	1,0 a 4,8
Eosinófilos (×10³/µℓ)		0,2	0,1 a 1,2
Plaquetas (×10³/µℓ)	302	323	200 a 500
Proteína plasmática (g/dℓ)	2,5	2,9	6,0 a 8,0
Reticulócitos (×10³)	80 (2,1%)	209 (7,1%)	60

Hemopatologia: discreta policromasia, neutrófilos ligeiramente tóxicos

Perfil bioquímico	Amostra ligeiramente hemolisada		Intervalo de referência
Glicose (mg/dℓ)	123	99	75 a 130
Nitrogênio ureico sanguíneo (mg/dℓ)	8,0	9,0	7,0 a 28
Creatinina (mg/dℓ)	0,5	0,4	0,7 a 1,9
Cálcio (mg/dℓ)	4,4	5,1	9,0 a 11,7
Fosforo (mg/dℓ)	1,7	1,5	2,1 a 6,0
Magnésio (mg/dℓ)	0,9	0,7	1,8 a 2,5
Proteína total (g/dℓ)	2,1	2,3	5,4 a 7,4
Albumina (g/dℓ)	1,2	1,2	2,7 a 4,5
Globulina (g/dℓ)	0,9	1,1	2,0 a 3,8
Bilirrubina total (mg/dℓ)	0,1	0,1	0 a 0,3
Colesterol (mg/dℓ)	69	71	130 a 300
Alanina aminotransferase (UI/ℓ)	600	274	10 a 110
Aspartato aminotransferase (UI/ℓ)	540	163	16 a 50
Fosfatase alcalina (UI/ℓ)	660	405	20 a 142
Creatinoquinase (UI/ℓ)	1.343	356	50 a 275
GGT (UI/ℓ)	77	108	0 a 9,0
Sódio (mEq/ℓ)	136	140	142 a 152
Potássio (mEq/ℓ)	2,9	3,6	3,5 a 5,2
Cloreto (mEq/ℓ)	106	109	108 a 120
Bicarbonato (mEq/ℓ)	17,6	20,6	16 a 25
An. gap (mEq/ℓ)	15	14	13 a 22
Osmolalidade calculada (mosm/ℓ)	267	275	284 a 304
Ferro	100	140	75 a 280
Capacidade de ligação de ferro total	110	153	
% saturação	91	92	
Capacidade de ligação de ferro não saturado	< 10	13	
Cálcio ionizado (mmol/ℓ)	0,96	0,8	1,30 a 1,46

Coagulação		Intervalo de referência
TP (segundos)	17,5	7,5 a 10,5
TTPa (segundos)	52,9	10,5 a 16,5

Antitrombina: 45% do *pool* de soro normal

Interpretação

Hematologia

Há anemia regenerativa, evidenciada pela reticulocitose. Isso pode ocorrer devido à hemorragia ou hemólise. Há relato de que a hipomagnesemia provoca anemia hemolítica em humanos. Nesse caso, a concentração de proteína total não é útil para diferenciar hemólise de hemorragia, pois, provavelmente, está diminuída em razão de outras causas. Acredita-se que a hemorragia seja oriunda do trato gastrintestinal.

Há leucograma de inflamação, evidenciado por neutrofilia com aumento de neutrófilos bastonetes em 8 de agosto.

Nota-se leucograma de estresse em 17 de agosto, evidenciado por neutrofilia madura e linfopenia. Monocitose pode ser um componente do leucograma de estresse.

O teor plasmático de proteína obtido por refratometria está muito diminuído (ver interpretação do perfil bioquímico).

Perfil bioquímico

Vários perfis bioquímicos foram obtidos ao longo de várias semanas. As anormalidades comuns incluem hipoproteinemia, hipoalbuminemia, hipoglobulinemia e hipocalcemia marcantes. Nota-se, também, hipocolesterolemia em três dos perfis. Todos os perfis bioquímicos, exceto o primeiro, também mostraram aumento das atividades de ALT, AST, ALP e CK. Os teores de sódio e potássio estão diminuídos nos últimos três perfis e a concentração sérica de magnésio está muito diminuída. Além disso, o teor sérico de creatinina encontra-se diminuído nos dois últimos perfis. Essas anormalidades são discutidas a seguir.

Pan-hipoproteinemia

O diagnóstico diferencial mais provável para uma diminuição dessa magnitude em ambas as concentrações, a de albumina e a de globulina, particularmente em um cão com histórico de diarreia, é enteropatia com perda de proteína. Hemorragia e perda de proteína na cavidade abdominal devido à inflamação seriam outras causas possíveis. O VG não é baixo o suficiente para explicar esse grau de hipoproteinemia.

Hipocalcemia

Embora, em parte, a hipocalcemia possa ser explicada pela hipoalbuminemia, esta não pode ser responsável por tal grau de hipocalcemia. Quando corrigido considerando a hipoalbuminemia, o teor de cálcio ainda é baixo (p. ex., no perfil obtido em 17/8 tem-se: $5,1 - 1,2 + 3,5 = 7,4$). A redução adicional da concentração de cálcio ionizado confirma que ambos os teores, os de cálcio ionizado e os de cálcio ligado à proteína, estão diminuídos.

Provavelmente não há diagnóstico diferencial para essa magnitude de hipocalcemia, exceto a hipocalcemia que pode ser notada em pacientes com enteropatia com perda de proteína, uma vez que, no hipoparatireoidismo, deve-se verificar aumento da concentração de fósforo. Embora a hipocalcemia associada à enteropatia com perda de proteína em geral seja decorrente de hipoalbuminemia, também pode ocorrer diminuição do teor de cálcio ionizado nesses pacientes como resultado da menor absorção gastrintestinal de cálcio e, também, devido à menor absorção de vitamina D. A hipomagnesemia também pode resultar em hipocalcemia por reduzir a síntese ou liberação de PTH ou por diminuir a sensibilidade dos tecidos esqueléticos e renais à ação do PTH. Além disso, a hipomagnesemia pode reduzir a ativação da vitamina D nos rins.

A hipomagnesemia é grave e, nesse caso, possivelmente, seja decorrente de perda gastrintestinal. A diminuição do teor de vitamina D pode resultar em menor absorção de magnésio.

(Outras possíveis causas de hipomagnesemia incluem perda renal de magnésio ou transferência desse íon do espaço extracelular para o compartimento intracelular, mas sem evidência de doença renal. Outras anormalidades associadas à hipomagnesemia incluem diurese, cetoacidose diabética, pancreatite, sepse e hiperparatireoidismo primário, mas, novamente, não há histórico ou evidência delas.)

Em geral, a hipocolesterolemia deve-se à menor absorção no trato gastrintestinal ou à menor produção em razão da insuficiência hepática. Nesse paciente, possivelmente essa ocorrência se deve à maior absorção, secundária à enteropatia com perda de proteína.

O aumento das atividades de ALT e AST verificado nos últimos perfis indica lesão hepatocelular, embora a atividade de AST possa estar elevada em razão da lesão muscular, pois a atividade de CK está aumentada. Também a atividade de ALT pode ser induzida por esteroides.

O aumento das atividades de GGT e ALP pode ser decorrente de colestase ou da indução por corticosteroides. Não havia elevação das atividades séricas de fosfatase alcalina e de GGT no perfil bioquímico inicial obtido pelo veterinário que encaminhou o animal. Um histórico adicional revelou que o cão havia sido tratado com glicocorticosteroide injetável que, possivelmente, foi a causa do aumento dessas enzimas. Nessa ocasião, provavelmente, o cão apresentava hepatopatia por esteroide.

Hiponatremia e hipopotassemia também se devem, possivelmente, à perda gastrintestinal de sódio e potássio.

É provável que o aumento do TTPa e do TP seja decorrente da menor absorção de vitamina K, pois também é uma vitamina lipossolúvel.

A diminuição do teor de antitrombina III possivelmente se deve à perda concomitante de albumina.

Testes adicionais necessários

Dosagens de paratormônio e de vitamina D.

Resumo

Nesse cão, o diagnóstico mais provável é enteropatia com perda de proteína, com resultante hipocalcemia e hipomagnesemia graves e, possivelmente, hipoparatireoidismo secundário.

Desfecho

O teor de PTH situava-se no limite inferior de normalidade e a concentração de vitamina D estava diminuída. O exame de amostras do intestino delgado obtidas por biopsia mostrou inflamação mista, folículos dilatados, necrose, supercrescimento de bactérias e discreta linfangiectasia. O cão apresentou resultado positivo ao teste de pesquisa de sangue oculto nas fezes. O tratamento envolveu substituição da ração (Eukanuba™ seca com baixo resíduo), prednisona (1,3 mg/kg 2 vezes/dia), Tums®, enrofloxacino (Baytril®) e óleo de coco (10 a 20 mℓ/dia adicionado ao alimento).

Caso 82

Resenha: cadela mestiça castrada, com 10 anos de idade.
Histórico: perda de peso crônica, diarreia volumosa crônica, apetite voraz.
Exame físico: animada e alerta, magra, com escore de condição corporal 1/5, desidratação de 5%.

Hematologia		Intervalo de referência
Volume globular (%)	37	36 a 54
Proteína plasmática (g/dℓ)	**5,2**	5,4 a 7,2

Perfil bioquímico		Intervalo de referência
Glicose (mg/dℓ)	94	77 a 126
Nitrogênio ureico sanguíneo (mg/dℓ)	17	5,0 a 20
Creatinina (mg/dℓ)	1,1	0,6 a 1,6
Cálcio (mg/dℓ)	9,7	9,3 a 11,6
Fósforo (mg/dℓ)	4,1	3,2 a 8,1
Proteína total (g/dℓ)	5,3	5,1 a 7,1
Albumina (g/dℓ)	3,0	2,9 a 4,2
Globulina (g/dℓ)	2,3	2,2 a 2,9
Bilirrubina total (mg/dℓ)	0,1	0,1 a 0,4
Colesterol (mg/dℓ)	**49**	80 a 315
ALT (UI/ℓ)	44	10 a 55
AST (UI/ℓ)	23	12 a 40
ALP (UI/ℓ)	66	15 a 120
Creatinoquinase (UI/ℓ)	81	50 a 400
Sódio (mEq/ℓ)	145	143 a 153
Potássio (mEq/ℓ)	4,1	4,1 a 5,4
Cloreto (mEq/ℓ)	112	109 a 120
TCO$_2$ (mEq/ℓ)	22	16 a 25
An. gap (mEq/ℓ)	15	15 a 25

Outros dados		
Ácidos biliares – em jejum (μmol/ℓ)	1,0	< 15,5
Ácidos biliares – pós-prandial (μmol/ℓ)	7,0	5,0 a 20
Folato (μg/ℓ)	20,4	7,7 a 24,4
Cobalamina-B$_{12}$ (ng/ℓ)	**154**	251 a 908
Imunorreatividade semelhante à tripsina (IST) – em jejum (μg/ℓ)	**0,2**	5,7 a 45,2
Flotação fecal	Negativo	

Interpretação

A diminuição da concentração plasmática de proteína pode ser compatível com a perda ou com a menor produção de proteína. No perfil bioquímico, os valores de proteína total, albumina e globulinas encontram-se no limite inferior do intervalo de referência normal. Como o cão está desidratado, é possível que essas concentrações diminuam para valores abaixo do intervalo de referência assim que o animal for reidratado. Em razão do histórico de diarreia crônica e de baixa condição corporal, os principais diagnósticos diferenciais são enteropatia com perda de proteína e insuficiência pancreática exócrina (IPE).

A hipocolesterolemia pode ser decorrente de má absorção, má digestão, enteropatia com perda de proteína ou insuficiência hepática. Como as atividades das enzimas hepáticas e a concentração de bilirrubina total são normais, não há evidência de lesão hepatocelular ou de colestase. No entanto, as enzimas hepáticas não mensuram a função do fígado: foram realizados testes para dosagens de ácidos biliares, em jejum e no período pós-prandial, a fim de verificar a existência de insuficiência hepática. Como os resultados das análises de ácidos biliares em jejum e no período pós-prandial foram normais, é improvável que a menor produção de colesterol seja decorrente de insuficiência hepática.

Os teores de proteína total, albumina e globulinas no limite inferior de normalidade, juntamente com hipocolesterolemia, são compatíveis com enteropatia com perda de proteína ou com IPE, que resultam em má absorção e má digestão, respectivamente. Ambas as condições estão associadas a diarreia e perda de peso. A diferenciação dessas duas enfermidades requer testes adicionais. A concentração sérica de folato normal, juntamente com a diminuição do teor de cobalamina-B_{12}, é compatível com doença do intestino delgado distal ou com IPE. O baixo valor de IST é diagnóstico para IPE.

Resumo

Esse animal foi diagnosticado com insuficiência pancreática exócrina (IPE) e respondeu à suplementação alimentar com enzimas pancreáticas e injeções de cobalamina. A síndrome de IPE resulta de produção e liberação inadequadas de enzimas pancreáticas no trato intestinal. Má digestão e má absorção de nutrientes resultam em diarreia, frequentemente volumosa. Esteatorreia e hipocolesterolemia são consequências de má digestão e má absorção de gorduras. Diferentemente dos pacientes com enteropatia com perda de proteína, vários pacientes com IPE mantêm o teor sérico de proteína no intervalo de referência normal. É necessário um fator intrínseco para a absorção de cobalamina/vitamina B_{12} da dieta. Como o pâncreas é a fonte desse fator intrínseco no cão, pode-se instalar deficiência de cobalamina em consequência de má absorção secundária à IPE, sendo refletida no baixo teor sérico de cobalamina constatado nesse paciente. A atrofia de ácinos pancreáticos é a causa mais comum de IPE em cães mais jovens; é uma doença mais comumente verificada em animais da raça Pastor-alemão. Quando a atrofia acinar pancreática se manifesta em cães mais velhos, como nesse paciente, devem-se investigar outras causas de IPE, tais como pancreatite ou neoplasia.

Colaboradora: Dra. M. Judith Radin.

Caso 83

Resenha: cão, mestiço, macho, 4 anos, 31 kg.
Histórico: anorexia e vômitos há 1 semana.
Exame físico: desidratado. Hipovolêmico, choque na apresentação.

Hematologia	Dia 1	Dia 3	Intervalo de referência
Volume globular (%)	47	**25**	36 a 54
He (×10^6/µℓ)	7,02	**3,91**	5,5 a 8,5
Hb (g/dℓ)	16,5	**8,8**	12 a 18
VGM (fℓ)	68	69	60 a 72
CHCM (g/dℓ)	34,5	32,5	34 a 38
Reticulócitos (10^3/µℓ)	NR	11,7	0 a 60
CTCN (10^3/µℓ)	**42,5**	**37,3**	6,0 a 17,0
Neutrófilos segmentados (10^3/µℓ)	**36,1**	**33,9**	3,0 a 11,5
Neutrófilos bastonetes (10^3/µℓ)	**0,8**	0	0 a 0,3
Monócitos (10^3/µℓ)	**3,5**	**2,2**	0,2 a 1,4
Linfócitos (10^3/µℓ)	1,7	**0,7**	1,0 a 4,8
Eosinófilos (10^3/µℓ)	0,4	0,4	0,1 a 1,2
Plaquetas (10^3/µℓ)	229	**158**	200 a 500
Proteína plasmática por refratometria (g/dℓ)	**10,5**	**5,6**	6,0 a 8,0

Perfil bioquímico	Dia 1	Dia 3	Intervalo de referência
Glicose (mg/dℓ)	**120**	110	60 a 110
Nitrogênio ureico sanguíneo (mg/dℓ)	**78**	15	7 a 25
Creatinina (mg/dℓ)	**2,9**	1,0	0,3 a 1,4
Cálcio (mg/dℓ)	**12,1**	9,0	8,6 a 11,3
Fósforo (mg/dℓ)	**9,4**	**2,3**	2,9 a 6,6
Proteína total (g/dℓ)	**9,8**	**5,2**	5,4 a 8,2
Albumina (g/dℓ)	4,4	2,5	2,5 a 4,4
Globulina (g/dℓ)	**5,4**	2,7	2,3 a 5,2
Bilirrubina total (mg/dℓ)	0,3	0,3	0,1 a 0,6
ALT (UI/ℓ)	56	10	10 a 118
ALP (UI/ℓ)	65	51	20 a 150
Sódio (mEq/ℓ)	**134**	**135**	138 a 160
Potássio (mEq/ℓ)	**3,2**	**3,1**	3,7 a 5,8
Cloreto (mEq/ℓ)	**80**		108 a 120
Lactato (mmol/ℓ)	**12,7**	**2,7**	0,5 a 2,5

Hemogasometria		Intervalo de referência
pH	**7,48**	7,31 a 7,46
PCO$_2$ mmHg	30	28 a 50
HCO$_3$ (mEq/ℓ)	**32**	17 a 28

A cirurgia abdominal foi realizada no Dia 1.

Interpretação

Hemograma completo

O cão está anêmico no Dia 3, provavelmente em decorrência de perda de sangue e reidratação. Considerando que o cão estava clinicamente desidratado na apresentação, o VG no Dia 1 provavelmente está falsamente aumentado.

Um leucograma inflamatório está presente, conforme indicado pela neutrofilia acentuada e presença de neutrófilos bastonetes no Dia 1. A monocitose no Dia 1 também é provavelmente causada por inflamação. Um leucograma de estresse ou resposta a corticosteroide também está presente no Dia 3, conforme indicado pela linfopenia.

As plaquetas estão ligeiramente diminuídas no Dia 3, possivelmente secundariamente à perda de sangue.

A proteína plasmática está acentuadamente aumentada no Dia 1, o que deve indicar a necessidade de avaliar a concentração de albumina e globulina, e é compatível com desidratação acentuada.

Bioquímica

A hiperglicemia leve é compatível com estresse e aumento do teor de cortisol.

O aumento de BUN e creatinina, indicando diminuição da taxa de filtração glomerular, foi resolvido completamente com líquidos, indicando azotemia pré-renal. O BUN está relativamente mais aumentado que a creatinina, sugerindo azotemia pré-renal. Não foi realizado exame de urina, mas, presumivelmente, a densidade urinária teria indicado a capacidade de concentração.

A hipercalcemia é leve e normaliza com fluidoterapia. Isso pode ser decorrente de desidratação (associada a uma albumina normal-alta) e TFG diminuída; o cálcio ionizado ajudaria a determinar se uma hipercalcemia verdadeira está presente.

A hiperfosfatemia também é decorrente de diminuição da taxa de filtração glomerular, e corrigida com fluidoterapia. A razão cálcio × fósforo é 114, sugerindo a possibilidade de mineralização dos rins. No entanto, a melhoria da azotemia após fluidoterapia indica que isso não ocorreu.

A hiperproteinemia acentuada é evidente no Dia 1. A albumina está no limite superior do intervalo de referência e hiperglobulinemia está presente. Isso pode ser decorrente da estimulação antigênica, mas, uma vez que normalizou após a fluidoterapia, a hiperglobulinemia é provavelmente resultado da desidratação. Também é possível que a diminuição do teor de proteína seja resultado da perda de sangue.

A hiponatremia e a hipopotassemia são provavelmente resultado da perda decorrente do vômito. O teor de cloreto está muito baixo (cloreto corrigido é de aproximadamente 90), indicando uma perda desproporcional de cloreto. Isso é provavelmente em razão da perda de líquido gástrico no vômito, consistente com uma alcalose metabólica hipoclorêmica.

O lactato sérico está acentuadamente aumentado, indicando acidose. O cão é alcalêmico, conforme indicado pelo aumento do pH, e tem um nível elevado de bicarbonato no sangue, confirmando a alcalose. Esse cão tem um *status* ácido-base misto. Apesar do aumento do lactato, o cão apresenta alcalose metabólica como resultado do vômito de suco gástrico.

Resumo

A presença de hipocloridemia e alcalose metabólica em um cão com vômito sugere obstrução intestinal e deve levar à realização de radiografias abdominais (Figura 1). As anormalidades eletrolíticas e ácido-base mais comuns em cães com corpos estranhos gastrintestinais, independentemente da localização ou do tipo de corpo estranho, são hipocloremia (51%), alcalose metabólica (45%), hipopotassemia (25%) e hiponatremia (20%). A alcalose metabólica hipoclorêmica e hipopotassêmica é vista com corpos estranhos gastrintestinais proximais e distais.

Radiografias abdominais

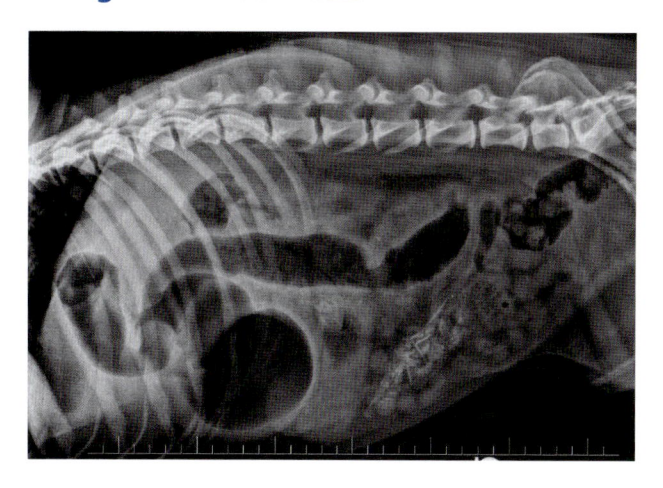

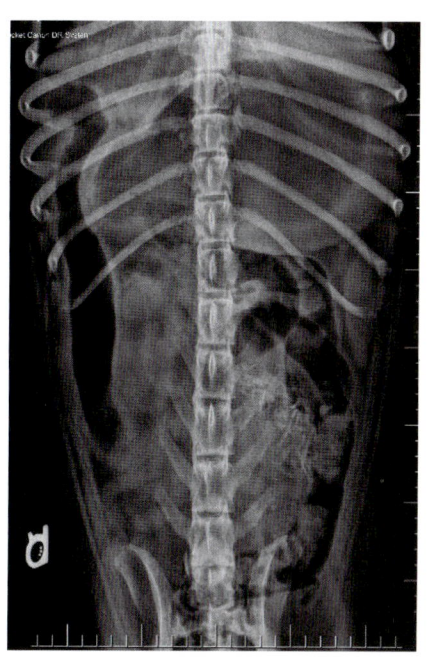

Figura 1 O estômago está distendido com gases e líquidos. Existem duas populações do intestino delgado em relação ao diâmetro. A maior população inclui o duodeno descendente e parte do jejuno. Os segmentos distendidos contêm líquido e gás. Na vista lateral, há também uma região de intestino delgado distendida no abdome caudal que contém fragmentos de ossos acumulados contra um objeto retangular com um padrão de gás reticular; este objeto é típico de uma espiga de milho. As imagens são diagnósticas de obstrução proximal do intestino delgado devido à ingestão de sabugo de milho.

Colaboradores: Drs. Mary Anna Thrall e Donald Thrall.

Caso 84

Resenha: Dachshund, macho castrado, 4 anos.
Histórico: anorexia e vômitos por 4 dias.
Exame físico: desidratado e letárgico.

Hematologia		Intervalo de referência
Volume globular (%)	**61**	40 a 55
He (×10⁶/µℓ)	**9,5**	5,5 a 8,5
Hb (g/dℓ)	**21**	13 a 20
VGM (fℓ)	63	62 a 73
CHCM (g/dℓ)	34	33 a 36
CTCN (10³/µℓ)	**24,4**	4,5 a 15
Neutrófilos segmentados (10³/µℓ)	**20,3** (83%)	2,6 a 11
Monócitos (10³/µℓ)	**3,7** (15%)	0,2 a 1,0
Linfócitos (10³/µℓ)	**0,5** (2%)	1,0 a 4,8
Plaquetas (10³/µℓ)	413	200 a 500
Proteína plasmática por refratometria (g/dℓ)	**10,2**	6,0 a 8,0

Perfil bioquímico		Intervalo de referência
Glicose (mg/dℓ)	**141**	75 a 130
Nitrogênio ureico sanguíneo (mg/dℓ)	**138**	7 a 32
Creatinina (mg/dℓ)	**4,5**	0,4 a 1,5
Cálcio (mg/dℓ)	9,7	9,2 a 11,7
Fósforo (mg/dℓ)	**13,9**	2,1 a 6,0
Proteína total (g/dℓ)	**9,1**	5,3 a 7,2
Albumina (g/dℓ)	**4,8**	2,5 a 4,0
Globulina (g/dℓ)	**4,3**	2,0 a 3,8
Bilirrubina total (mg/dℓ)	**0,4**	0 a 0,3
Colesterol (mg/dℓ)	**466**	130 a 250
ALT (UI/ℓ)	48	10 a 110
ALP (UI/ℓ)	**215**	20 a 142
Sódio (mEq/ℓ)	**136**	142 a 152
Potássio (mEq/ℓ)	**4,1**	3,5 a 5,2
Cloreto (mEq/ℓ)	**72**	108 a 120
Bicarbonato (mEq/ℓ)	**26,4**	16 a 25
Anion gap (mEq/ℓ)	**42**	13 a 22
Osmolalidade calculada (mOsm/kg)	**318**	284 a 304
Amilase (UI/ℓ)	**2.136**	50 a 1.200
Lipase (UI/ℓ)	**1.138**	30 a 650

Exame de urina	
Densidade	1,022
pH	5

Sem outras anormalidades

Interpretação

Hematologia

O hematócrito, a hemoglobina e a contagem de hemácias estão aumentados. Considerando a evidência clínica de desidratação e o aumento do teor de proteína total, essa é provavelmente uma eritrocitose relativa secundária à perda de água como resultado do vômito. A leucocitose está presente em razão da neutrofilia e monocitose. Considerando a linfopenia, a neutrofilia e a monocitose, possivelmente, representam um leucograma de estresse. Proteína plasmática pela refratometria está aumentada em razão de desidratação e há uma discrepância de 1,1 g/dℓ entre a estimativa refratométrica de proteína total no plasma e o método do biureto na bioquímica sérica. Embora a discrepância de 0,2 a 0,4 g/dℓ seja esperada pela presença de fibrinogênio no plasma, uma discrepância de aproximadamente 0,7 a 0,9 g/dℓ permanece nesse paciente, e pode ser explicada pelo aumento do teor de ureia sérica e colesterol, ambos contribuindo para o total de sólidos medido por refratometria. Cada 39 mg/dℓ de colesterol é responsável por um aumento na leitura da proteína plasmática por refratometria de 0,14 g/dℓ.[1] Como o teor de colesterol nesse paciente é de aproximadamente 200 mg/dℓ acima do limite superior do intervalo de referência, o colesterol pode estar aumentando a proteína total estimada em aproximadamente 0,5 g/dℓ. Além disso, os pacientes azotêmicos podem ter estimativas refratométricas de proteína total de 0,5 g/dℓ ou mais de proteína medida pelo ensaio de biureto, explicando ainda mais a discrepância acentuada.[2]

Bioquímica

A hiperglicemia leve é compatível com estresse e aumento no teor de cortisol.

O aumento de BUN e creatinina, indicando diminuição da taxa de filtração glomerular, pode ser pré-renal devido à hidratação, ou renal. A densidade urinária é 1,022 e, embora possa sugerir insuficiência renal, é provável que a hiponatremia esteja interferindo na capacidade de concentração em razão da lavagem medular (ver adiante). A hiperfosfatemia também é decorrente da diminuição da filtração glomerular.

Hiperproteinemia, hiperalbuminemia e hiperglobulinemia estão presentes, provavelmente em decorrência da desidratação, embora o teor de imunoglobulinas em razão da estimulação antigênica possa estar causando a hiperglobulinemia.

A bilirrubina está ligeiramente aumentada e, como o cão não está anêmico, isso é decorrente de uma causa intra-hepática ou colestase.

O colesterol está acentuadamente aumentado e, embora o colesterol aumente com a colestase, essa hipercolesterolemia é tão marcante que o hipotireoidismo e a síndrome de Cushing devem ser considerados. Os testes de função endócrina não foram realizados.

A atividade ALP está aumentada, o que, neste caso, também é compatível com colestase leve, mas também pode ser decorrente de indução por esteroides.

A hiponatremia e a hipopotassemia são resultado da perda pelo vômito. A hipopotassemia também pode ser decorrente do movimento do potássio para dentro das células e do hidrogênio para fora das células, na tentativa de corrigir a alcalose. O teor de cloreto está muito baixo, indicando uma quantidade desproporcional de perda de cloreto quando comparado ao sódio. Isso é provavelmente em razão da perda de suco gástrico no vômito, consistente com uma alcalose metabólica hipoclorêmica.

O bicarbonato está aumentado, indicando alcalose metabólica. Não foi realizada hemogasometria arterial.

O *anion gap* está aumentado, indicando aumento de ânions não mensurados. Nesse paciente, a causa mais provável do aumento do *anion gap* é o lactato, embora os ácidos decorrentes da azotemia possam estar contribuindo. Não foi realizada a avaliação do teor de lactato sérico.

A osmolalidade calculada está aumentada, nesse caso, principalmente em razão do aumento do teor de ureia.

Tanto a atividade da amilase e da lipase estão aumentadas, e, embora pancreatite não possa ser excluída, a diminuição da filtração glomerular resulta em aumento nas atividades de amilase e lipase séricas, pois as enzimas são presumivelmente eliminadas através do rim.

Exame de urina

A densidade urinária é 1,022. A densidade deve ser pelo menos superior a 1,035 em um cão desidratado cujos rins estão concentrando ao máximo. Contudo, o paciente é hiponatrêmico, o que está interferindo na capacidade de concentração em razão da lavagem medular. A urina é ácida e, em um cão com alcalose metabólica, isso é indicativo de acidúria paradoxal. A hipocloremia e a hipovolemia estimulam a aldosterona, que promove a reabsorção de sódio pelos rins. Normalmente, o sódio é trocado por potássio, mas como o potássio se esgota, ele é trocado por hidrogênio, resultando em uma acidúria paradoxal.

Resumo e desfecho

A presença de hipocloremia e alcalose metabólica em um cão vomitando sugere fortemente obstrução intestinal, e deve desencadear radiografias abdominais. As anormalidades eletrolíticas e ácido-base mais comuns em cães com corpos estranhos gastrintestinais, independentemente do local ou tipo de corpo estranho, são hipocloremia (51%), alcalose metabólica (45%), hipopotassemia (25%) e hiponatremia (20%). Alcalose metabólica hipoclorêmica e hipopotassêmica é observada com corpos estranhos gastrintestinais proximais e distais.[3]

Infelizmente, radiografias abdominais não foram realizadas neste paciente, e um diagnóstico errôneo de insuficiência renal aguda decorrente de intoxicação por etilenoglicol foi feito pela presença de azotemia, densidade urinária relativamente baixa e aumento do *anion gap*. O cachorro foi eutanasiado e, na necropsia, foi observado um caroço de pêssego (semente) obstruindo o intestino aproximadamente 30 cm aboral ao esfíncter pilórico. Nenhuma evidência histopatológica de doença renal ou doença hepática foi observada, e nenhuma outra lesão macroscópica foi observada. Esse caso enfatiza a importância de suspeitar de um corpo estranho intestinal quando alcalose metabólica hipoclorêmica é observada.

Colaboradora: Dra. Mary Anna Thrall.

Caso 85

Resenha: cadela, Pastor-alemão, castrada, 4 anos.
Histórico: vômitos intermitentes e diarreia volumosa desde o nascimento.

Hematologia		Intervalo de referência
Volume globular (%)	38,0	37 a 55
Hemoglobina (g/dℓ)	12,0	12 a 18
He ($10^6/\mu\ell$)	5,51	5,5 a 8,5
VGM (fℓ)	69,0	60 a 72
CTCN ($\times10^3/\mu\ell$)	8,5	6 a 17
Neutrófilos segmentados ($\times10^3/\mu\ell$)	6,2	3 a 11,5
Monócitos ($\times10^3/\mu\ell$)	0,6	0,1 a 1,3
Linfócitos ($\times10^3/\mu\ell$)	1,4	1 a 4,8
Eosinófilos ($\times10^3/\mu\ell$)	**0,3**	0 a 0,1
Plaquetas ($\times10^3/\mu\ell$)	298	150 a 900
Proteína plasmática (g/dℓ)	**5,5**	6 a 8

Hemopatologia: plaquetas aglomeradas.

Perfil bioquímico		Intervalo de referência
Glicose (mg/dℓ)	91	65 a 122
Nitrogênio ureico no sangue (mg/dℓ)	11	7 a 28
Creatinina (mg/dℓ)	1,3	0,9 a 1,7
Cálcio (mg/dℓ)	9,0	9,0 a 11,2
Fósforo (mg/dℓ)	3,3	2,8 a 6,1
Proteína total (g/dℓ)	**5,1**	5,4 a 7,4
Albumina (g/dℓ)	**2,5**	2,7 a 4,5
Globulina (g/dℓ)	2,6	1,9 a 3,4
Bilirrubina total (mg/dℓ)	0,3	0 a 0,4
Colesterol (g/dℓ)	**125**	130 a 370
ALT (UI/ℓ)	50	10 a 120
AST (UI/ℓ)	34	16 a 40
ALP (UI/ℓ)	235	35 a 280
GGT (UI/ℓ)	5	0 a 6
Sódio (mEq/ℓ)	148	145 a 158
Potássio (mEq/ℓ)	**5,8**	4,1 a 5,5
Cloreto (mEq/ℓ)	119	106 a 127
CO_2 total (mEq/ℓ)	**13,1**	14 a 27
Anion gap (mEq/ℓ)	21,7	8 a 25

Testes adicionais		Intervalo de referência
Razão proteína:creatinina urinária	0,2	< 0,5
Cobalamina (vitamina B_{12}) (ng/ℓ)	**180**	252 a 908
Folato (μg/ℓ)	**28,9**	7,7 a 24,2
TLI (μg/ℓ)	**2,1**	5 a 35
Inibidor fecal de alfa-1 protease (μg/g fezes)	**18,1**	0,23 a 5,67

Interpretação

Hematologia

Uma eosinofilia leve geralmente está associada a reações de hipersensibilidade que podem ser secundárias a reações alérgicas ou doenças parasitárias, mas eosinofilia leve também pode ser observada nessa raça e em Rottweilers. Nos casos em que há ausência de leucograma de estresse, a doença de Addison deve sempre ser considerada. Recomenda-se um teste de cortisol basal ou um teste de estimulação com ACTH para confirmar ou descartar a doença de Addison.

As proteínas plasmáticas estão diminuídas, o que pode ser decorrente da diminuição da albumina (diminuição da produção ou perda) ou diminuição das globulinas. Ver seção de bioquímica.

Bioquímica

Glicose, fósforo e parâmetros renais estão dentro dos intervalos de referência.

O cálcio está no limite inferior do intervalo de referência, e pode estar associado ao teor baixo de albumina, pois aproximadamente 40% do cálcio total está ligado à albumina.

Os teores de proteínas totais e albumina estão diminuídos, com o teor de globulinas dentro do intervalo de referência.

A diminuição do teor de albumina pode estar associada à diminuição da produção pelo fígado ou perdas em razão de doenças do trato gastrintestinal ou doença renal, ou perda para o terceiro espaço. A doença de pele exsudativa é outra possibilidade menos comum. A albumina pode estar diminuída com doença hepática em estágio terminal, mas isso não é aparente nessa amostra. As enzimas hepáticas não estão necessariamente aumentadas nesses casos, pois hepatócitos funcionais saudáveis são necessários para produzir enzimas. O fígado também produz BUN, glicose e colesterol. BUN e glicose estão dentro dos intervalos de referência, tornando a doença hepática grave e a diminuição da produção menos prováveis. A perda renal de albumina pode ser excluída pela baixa razão proteína:creatinina urinária.

A perda de proteínas pelo trato gastrintestinal é evidenciada pelo aumento da concentração fecal de inibidor de $\alpha 1$-proteinase (IP).

Essa é uma proteína que resiste à degradação pelos órgãos digestivos e proteinases bacterianas nas fezes e tem quase a mesma massa que a albumina, sendo perdida no lúmen GI em uma taxa quase igual à da albumina e outras proteínas plasmáticas. Cães e gatos com perda de proteína pela via gastrintestinal têm concentração fecal aumentada de $\alpha 1$-IP antes que a perda de proteína seja grave o suficiente para notar hipoalbuminemia. $\alpha 1$-IP de uma amostra individual de $\geq 15,0$ $\mu g/g$ de fezes é considerada anormal.

As enzimas hepáticas estão todas dentro dos intervalos de referência, o que sugere que nenhuma anormalidade hepática está evidente. Ácidos biliares séricos normais confirmariam a função hepática normal na maioria dos casos.

O colesterol está diminuído. A hipocolesterolemia pode estar associada com insuficiência hepática e EPP, mas elevações no $\alpha 1$-inibidor de proteinase podem ser usadas para diferenciar estes e deve ser normal em casos de doença hepática.

O CO_2 total está ligeiramente diminuído, sugerindo uma acidose metabólica, que pode ser observada com diarreia. Isso tende a ser associado a aumentos do teor de potássio. O *anion gap* está dentro do intervalo de referência nesse caso.

Outros testes

Uma diminuição na vitamina B_{12} (cobalamina) com aumento de folato (devido ao crescimento bacteriano) em cães sugere IPE, e o teste TLI é indicado. O supercrescimento bacteriano aumenta as concentrações séricas de folato em razão da síntese bacteriana de folato, e diminui as concentrações séricas de vitamina B_{12} em razão da ligação bacteriana à vitamina B_{12}.

O supercrescimento bacteriano do intestino delgado (SCBID) deve sempre ser considerado com essa combinação de resultados. Nesse caso, o TLI está diminuído, o que é consistente com o IPE (insuficiência pancreática exócrina). A diarreia responsiva a antibióticos (SCBID) é um problema secundário relativamente difundido em cães com IPE e uma causa comum de deficiência de cobalamina em cães. Baixo teor de vitamina B_{12} e alto teor de folato têm baixa sensibilidade (5%) para detectar supercrescimento bacteriano, mas têm alta especificidade (quase 100%).

Resumo

Esta cadela foi diagnosticada com insuficiência pancreática exócrina (IPE) com uma diarreia concomitante responsiva a antibióticos pelo supercrescimento bacteriano do intestino delgado (SCBID). Houve perda secundária de proteínas gastrintestinais.

Colaboradora: Dra. Dawn Seddon.

Caso 86

Resenha: Border Collie, 2 anos.
Histórico: perda de peso e diarreia por 3 meses.
Exame físico: emaciado e ligeiramente fraco. Observam-se fezes pastosas e marrom-claras.

Hematologia		Intervalo de referência
Volume globular (%)	38,0	37 a 55
Hemoglobina (g/dℓ)	12,0	12 a 18
He (10⁶/µℓ)	5,51	5,5 a 8,5
VGM (fℓ)	69,0	62 a 73
Contagem total de células nucleadas (×10³/µℓ)	8,3	6 a 17
Neutrófilos segmentados (×10³/µℓ)	6,6	3 a 11,5
Monócitos (×10³/µℓ)	0,6	0,1 a 1,3
Linfócitos (×10³/µℓ)	1,1	1 a 4,8
Plaquetas (×10³/µℓ)	298	150 a 900
Proteína plasmática (g/dℓ)	**5,0**	6 a 8

Hemopatologia: plaquetas aglomeradas

Perfil bioquímico		Intervalo de referência
Glicose (mg/dℓ)	110	65 a 122
Nitrogênio ureico sanguíneo (mg/dℓ)	16	7 a 28
Creatinina (mg/dℓ)	**0,8**	0,9 a 1,7
Cálcio (mg/dℓ)	10,1	9,0 a 11,2
Fósforo (mg/dℓ)	3,5	2,8 a 6,1
Proteína total (g/dℓ)	**5,2**	5,4 a 7,4
Albumina (g/dℓ)	**2,2**	2,7 a 4,5
Globulina (g/dℓ)	3,0	1,9 a 3,4
Bilirrubina total (mg/dℓ)	0,3	0 a 0,4
Colesterol (mg/dℓ)	**120**	130 a 370
ALT (alanina aminotransferase) (UI/ℓ)	115	10 a 120
AST (aspartato aminotransferase) (UI/ℓ)	30	16 a 40
ALP (fosfatase alcalina) (UI/ℓ)	**320**	35 a 280
Sódio (mEq/ℓ)	149	145 a 158
Potássio (mEq/ℓ)	4,5	4,1 a 5,5
Cloreto (mEq/ℓ)	107	106 a 127

Exame de urina	
Densidade urinária	1,036
pH urinário	6

Outros testes		Intervalo de referência
Cobalamina sérica pmol/ℓ	**89**	140 a 300
Folato sérico nmol/ℓ	**38**	11 a 30

Exame fecal para parasitas: negativo.

Interpretação

Hematologia

Os parâmetros de He estão no limite inferior do intervalo de referência e poderiam refletir os estágios iniciais de uma anemia da doença crônica.

Bioquímica

Uma leve diminuição no teor de creatinina normalmente indica baixa massa muscular e muitas vezes tem significado clínico mínimo. No entanto, neste caso, é provavelmente decorrente de emagrecimento.

A hipoproteinemia caracterizada por hipoalbuminemia e o baixo teor de colesterol concomitante é provavelmente decorrente das perdas gastrintestinais. Animais com enteropatias com perda de proteína (EPPs) geralmente apresentam pan-hipoproteinemia, mas se houver inflamação presente, isso pode aumentar o teor de globulinas, dificultando a interpretação. Hipoalbuminemia e hipocolesterolemia também podem ser observadas com insuficiência hepática, embora não haja evidência clara de insuficiência hepática nesse caso (ALT dentro dos limites normais). Os ácidos biliares são indicados para excluir a possibilidade de disfunção hepática.

O leve aumento na atividade da ALP pode estar associado à doença gastrintestinal e é um achado relativamente inespecífico. Além disso, em cães, isso pode refletir a indução da isoenzima de corticosteroide associada ao estresse crônico.

Exame de urina

Uma DU de 1,036 mostra capacidade de concentração renal adequada, pois não há azotemia ou desidratação.

Outros exames

Diminuição do teor de B₁₂ (cobalamina) e aumento de folato podem ser observados associados ao supercrescimento bacteriano no intestino delgado (SCBID, diarreia responsiva a antibióticos) e IPE.

B₁₂ baixa também está associada à atrofia das vilosidades e/ou doença do intestino delgado.

Resumo

Anormalidades clinicopatológicas em conjunto com o histórico e os sinais clínicos sugerem SCBID. Um diagnóstico de SCBID definitivo é muitas vezes difícil, mas testes de diagnóstico podem incluir o Índice de Disbiose da Microbiota Canina ou resposta à tilosina. Cultura específica de fezes e PCR também podem ser úteis.

A biopsia pode ser necessária em pacientes hipoproteinêmicos para diagnóstico etiológico definitivo, mas hipoalbuminemia acentuada nesse paciente poderia levar à deiscência de uma biopsia intestinal.

Um ensaio de imunorreatividade semelhante à tripsina (TLI) seria necessário para descartar insuficiência pancreática exócrina, um diagnóstico diferencial muito possível nesse caso.

Colaboradora: Dra. Dawn Seddon.

Caso 87

Resenha: Labrador Retriever, 5 anos.
Histórico: vômitos intermitentes com duração de 3 meses. Nenhuma resposta à dieta leve de frango e arroz por 4 semanas e cimetidina por 2 semanas.
Exame físico: magro, sem anormalidades encontradas à palpação abdominal e bem hidratado.

Hematologia		Intervalo de referência
Hemograma completo dentro dos intervalos de referência		
Proteína total (g/dℓ)	**4,8**	5,3 a 7,4

Perfil bioquímico		Intervalo de referência
Glicose (mg/dℓ)	110	65 a 122
Nitrogênio ureico sanguíneo (mg/dℓ)	16	7 a 28
Creatinina (mg/dℓ)	1,1	0,9 a 1,7
Cálcio (mg/dℓ)	**11,5**	9,0 a 11,2
Cálcio ionizado (mg/dℓ)	**5,9**	4,5 a 5,6
Fósforo (mg/dℓ)	3,5	2,8 a 6,1
Proteína total (g/dℓ)	**4,2**	5,4 a 7,4
Albumina (g/dℓ)	**2,1**	2,7 a 4,5
Globulina (g/dℓ)	2,1	1,9 a 3,4
Bilirrubina total (mg/dℓ)	**0,5**	0 a 0,4
Colesterol (mg/dℓ)	**110**	130 a 370
ALT (alanina aminotransferase) (UI/ℓ)	**145**	10 a 120
AST (aspartato aminotransferase) (UI/ℓ)	30	16 a 40
ALP (fosfatase alcalina) (UI/ℓ)	**300**	35 a 280
Sódio (mEq/ℓ)	148	145 a 158
Potássio (mEq/ℓ)	4,3	4,1 a 5,5
Cloreto (mEq/ℓ)	**105**	106 a 127
HCO₃ (mEq/ℓ)	15,1	14 a 27

Exame de urina	
Densidade urinária	1,019
pH urinário	6

Teste de tira negativo para glicose, proteínas, cetonas, sangue
Exame fecal para parasitas negativo.

Interpretação

Hematologia

A hipoproteinemia foi a única alteração observada na hematologia e será discutida na seção de bioquímica.

Bioquímica

O cálcio total levemente aumentado é significativo com uma redução da albumina, pois 40% do cálcio total está ligado às proteínas. Isso é verificado pelo aumento do cálcio ionizado, o que reflete uma verdadeira hipercalcemia. O diferencial mais comum para uma hipercalcemia crônica em um cão adulto é hipercalcemia maligna.

Hipoproteinemia caracterizada por hipoalbuminemia pode sugerir diminuição da produção de proteínas, nefropatia perdedora de proteínas (NPP) (p. ex., amiloidose e glomerulonefrite), ou uma enteropatia perdedora de proteínas (EPP) (p. ex., parasitas intestinais, *Campylobacter*, *Salmonella*, *Giardia*, doença inflamatória intestinal, doença intestinal neoplásica etc.). A perda para o terceiro espaço é outra consideração. A maneira mais simples de diferenciar a perda para o terceiro espaço/EPP da NPP é fazer um exame com fita reagente na urina em busca de proteinúria, nesse caso, uma proteinúria negativa torna o NPP menos provável. Além disso, o colesterol geralmente aumenta com a NPP. Com histórico de doença gastrintestinal e vômitos crônicos, a EPP é o diferencial mais provável e apoiado pela hipocolesterolemia, o que é provavelmente decorrente das perdas pelo trato gastrintestinal.

Um ligeiro aumento de ALP, bilirrubina e ALT pode ser observado em pacientes com doença hepática primária (p. ex., colângio-hepatite) e possivelmente doença intestinal. Os diferenciais incluem neoplasia hepática (linfoma), hepatite crônica ativa (Dobermans), obstrução do ducto biliar (massa extra-hepática, colélitos), amiloidose e cirrose hepática idiopática. O aumento da atividade ALP também pode ser decorrente do estresse crônico e subsequente indução da isoenzima esteroide.

A hipocloremia muito leve pode ser insignificante; entretanto, dado o histórico de vômito, isso pode estar relacionado à perda através do ácido estomacal.

Exame de urina

Embora a fita seja negativa para proteínas, com urina diluída (DU 1,019), não se pode descartar isso completamente, e uma relação proteína:creatinina pode ser indicada. Uma única DU baixa não é necessariamente significativa (especialmente em um paciente bem hidratado), mas vale a pena repetir isso para ver se é reproduzível. A baixa densidade está provavelmente associada ao aumento do cálcio causando inibição do ADH.

Resumo

Sinais clínicos em conjunto com anormalidades laboratoriais são fortemente sugestivos de uma enteropatia perdedora de proteínas. A enteropatia perdedora de proteínas (EPP) pode estar associada a muitos distúrbios, como gastroenteropatias inflamatórias idiopáticas, supercrescimento bacteriano no intestino delgado (SCBID)/diarreia responsiva a antibióticos, neoplasia intestinal, intussuscepção crônica, enterite infecciosa, linfangiectasia etc.

Após exames complementares, descobriu-se que o cão tinha linfoma intestinal. Retrospectivamente, o cálcio total ligeiramente aumentado e o cálcio ionizado foram significativos clinicamente.

Colaboradora: Dra. Dawn Seddon.

Caso 88

Resenha: Labrador Retriever, fêmea, 8 anos, ovário-histerectomizada, 35 kg.

Histórico: encaminhada ao médico-veterinário responsável 2 semanas antes por claudicação no ombro esquerdo, provavelmente decorrente de osteoartrite. Ela foi tratada com carprofeno e tramadol. Ficou letárgica alguns dias depois de tomar carprofeno e estava vocalizando durante a noite devido à dor. Benadryl® era prescrito para ajudá-la a dormir. Um dia antes do atendimento no posto de referência, vomitou e teve um episódio de diarreia. Algumas horas antes da apresentação, ela começou a ofegar, continuou vomitando, estava atáxica e batendo nas paredes, e desenvolveu hematúria.

Exame físico: obnubilada na chegada ao atendimento clínico. Pupilas não responsivas à luz, em decúbito lateral, taquipneica, hipersalivação e mucosas ictéricas. Aproximadamente 5% desidratada.

Hematologia		Intervalo de referência
Volume globular (%)	**19**	36 a 54
He (×10⁶/µℓ)	**2,65**	5,5 a 8,5
Hb (g/dℓ)	**6,0**	12 a 18
VGM (fℓ)	71,5	60 a 72
CHCM (g/dℓ)	32	32 a 36
Reticulócitos (10³/µℓ)	**71 (2,69%)**	0 a 60
RDW (%)	**14**	11,3 a 13,5
CTCN (10³/µℓ)	13,8	6,0 a 17,0
Neutrófilos segmentados (10³/µℓ)	**4,5**	3,0 a 11,5
Neutrófilos bastonetes (10³/µℓ)	**5,9**	0 a 0,3
Metamielócitos (10³/µℓ)	**0,5**	0
Monócitos (10³/µℓ)	-	0,2 a 1,4
Linfócitos (10³/µℓ)	**0,3**	1,0 a 4,8
HeN (10³/µℓ)	**2,6**	
Plaquetas (10³/µℓ)	**23**	200 a 500

Hemopatologia: Um fundo rosado consistente com a hemoglobina está presente no esfregaço sanguíneo, indicando hemólise. Uma diminuição grave está presente na contagem de hemácias, consistente com anemia grave. Muitos esferócitos estão presentes em todos os campos, com hemácias ocasionais. Nenhuma aglutinação de hemácias é observada. Alguns excentrócitos estão presentes. Observa-se policromasia leve. Mais neutrófilos bastonetes do que neutrófilos segmentados estão presentes. Os neutrófilos têm moderada alteração tóxica com citoplasma basofílico vacuolizado e corpúsculos de Dohle. Os linfócitos são reativos com aumento da basofilia citoplasmática. O exame de esfregaço sanguíneo confirma trombocitopenia, embora alguns pequenos aglomerados de plaquetas sejam observados. Muitas plaquetas grandes estão presentes.

		Intervalo de referência
Glicose (mg/dℓ) antes de perfil bioquímico	**10** (antes da glicose)	60 a 110
	43 (após glicose)	60 a 110

Perfil bioquímico (soro ictérico e hemolisado)		Intervalo de referência
Glicose (mg/dℓ)	85	60 a 110
Nitrogênio ureico sanguíneo (mg/dℓ)	**50**	7 a 25
Creatinina (mg/dℓ)	**2,2**	0,3 a 1,4
Cálcio (mg/dℓ)	9,9	8,6 a 11,3
Fósforo (mg/dℓ)	4,6	2,9 a 6,6
Mg (mg/dℓ)	2,1	1,9 a 2,5
Proteína total (g/dℓ)	7,1	5,2 a 7,3
Albumina (g/dℓ)	**0,9**	3,0 a 3,9
Globulina (g/dℓ)	**6,2**	1,7 a 3,8
Bilirrubina total (mg/dℓ)	**9,0**	0,1 a 0,6
Colesterol (mg/dℓ)	189	100 a 250
ALT (UI/ℓ)	**1.997**	12 a 54
ALP (UI/ℓ)	**483**	16 a 140
GGT (UI/ℓ)	0	0 a 6
CK (UI/ℓ)	**1.740**	43 a 234
Sódio (mEq/ℓ)	140	138 a 160
Potássio (mEq/ℓ)	4,6	3,7 a 5,8
Razão Na:K	30,4	27,7 a 35,9
Cloreto (mEq/ℓ)	**103**	108 a 122
HCO₃ (mEq/ℓ)	**13**	18 a 26
Anion gap (mEq/ℓ)	**27,6**	11,2 a 19,9
Lactato (mmol/ℓ)	**7,7**	0,4 a 3,0
Amilase (UI/ℓ)	832	230 a 1.330
Lipase (UI/ℓ)	**978**	300 a 560

Hemogasometria		Intervalo de referência
PCO₂ (mmHg)	30	18 a 32
PO₂ (mmHg)	**18**	26 a 46
pH	7,38	7,30 a 7,48
HCO₃ (mmol/ℓ)	**17,7**	20,7 a 29,2
TCO₂ (mmol/ℓ)	**18,6**	21,8 a 30,6

Perfil de coagulação		Intervalo de referência
TTPa (segundos)	21,6	9 a 16
TP (segundos)	> 120	7 a 11

Radiografias

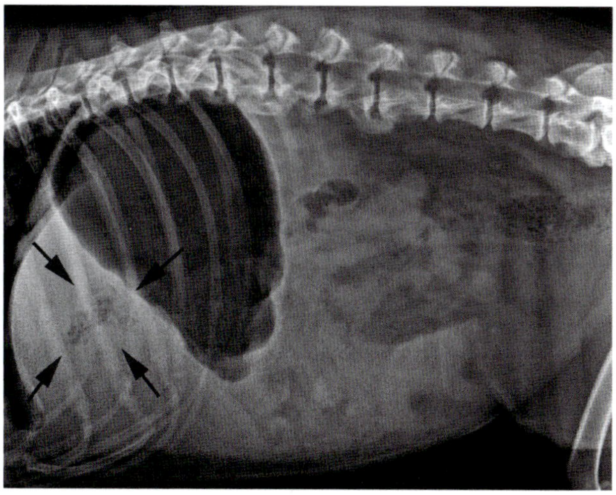

A

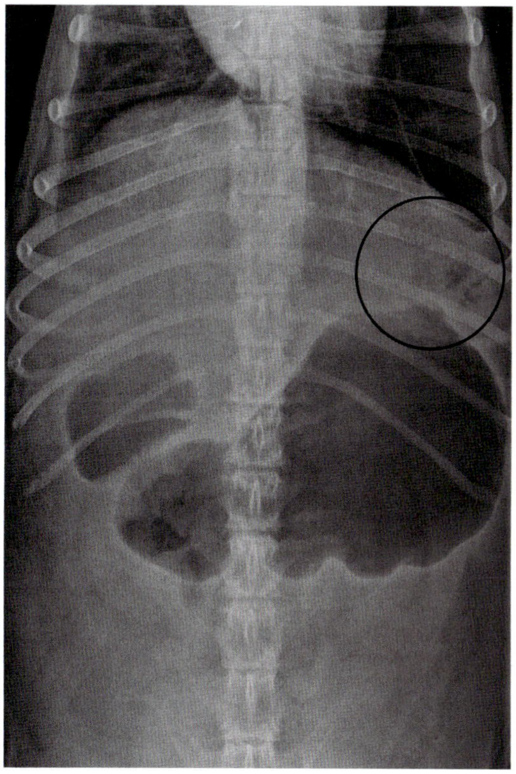

B

Figura 1 **A.** Radiografia lateral do abdome. **B.** Radiografia ventrodorsal do abdome cranial.

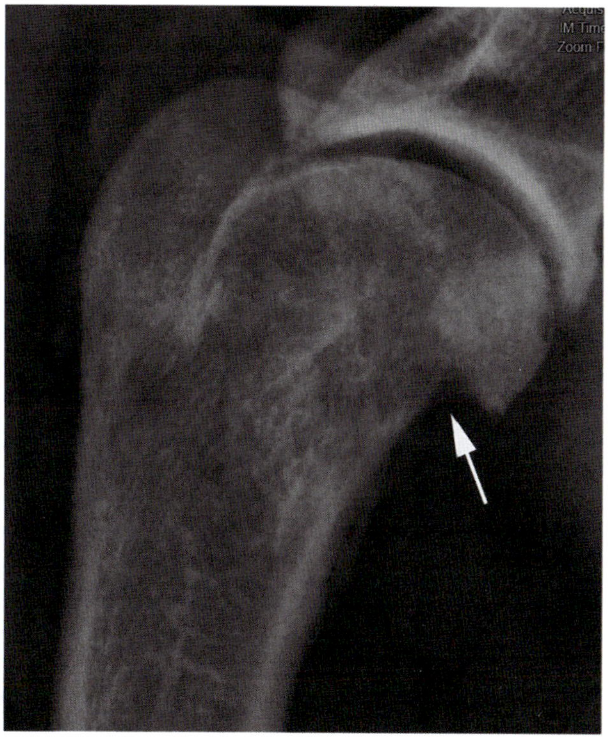

Figura 2 Radiografia lateral do ombro esquerdo.

Análise de líquido abdominal	
Cor	Vermelho-escuro
Aspecto	Turvo
VG (%)	1
CTCN (μℓ)	45.000
Proteína total	NR

Descrição: as células consistem em 95% de neutrófilos moderadamente degenerados e 5% de macrófagos. Os neutrófilos ocasionalmente contêm uma a duas grandes bactérias em forma de bastonete (provavelmente *Bacillus* ou *Clostridium* sp.) dentro de vacúolos lisossômicos. Alguns macrófagos contêm hemossiderina e cristais amarelos romboides ocasionais, consistentes com hematoidina. Nenhuma evidência de neoplasia é vista.

Interpretação

Hematologia

VG, He e Hb estão todos acentuadamente diminuídos, com VGM e CHCM normais, indicando uma anemia normocítica normocrômica. A concentração de reticulócitos está ligeiramente aumentada, mas é inadequada para esse grau de anemia. É possível que a anemia seja demasiadamente aguda para ter gerado uma resposta da medula óssea ainda (anemia pré-regenerativa). Outra possibilidade é que, uma vez que o cão tem inflamação grave, uma anemia de doença inflamatória é sobreposta à causa original da anemia, resultando em uma resposta suprimida da medula óssea. A presença de esferócitos e células fantasmas é diagnóstica para anemia hemolítica imunomediada (AHIM) com hemólise intravascular. A presença de excentrócitos sugere que o dano oxidativo pode estar desempenhando um papel na anemia hemolítica. O aumento de hemácias nucleadas é compatível com uma anemia regenerativa e/ou dano à medula óssea, provavelmente em razão de hipoxia ou sepse nesse paciente. A RDW está ligeiramente aumentado como resultado do aumento da variabilidade no tamanho das hemácias.

O leucograma está acentuadamente inflamatório, como evidenciado pelo aumento de neutrófilos bastonetes. O número de neutrófilos imaturos mais numeroso que os neutrófilos segmentados indica uma demanda extrema dos tecidos ou inflamação avassaladora, como seria observado com peritonite bacteriana e/ou sepse (ver análise do líquido abdominal). A aparência tóxica dos neutrófilos também é indicativa de inflamação, uma vez que resulta de produção rápida e lançamento antecipado. Um componente de estresse (cortisol) está presente como evidenciado pela linfopenia. Os linfócitos reativos são provavelmente resultado de estimulação antigênica.

A paciente está acentuadamente trombocitopênica. Plaquetas grande imaturas indicam que a medula óssea está produzindo plaquetas. Diferenciais para trombocitopenia em pacientes com AHIM são coagulopatia intravascular disseminada trombocitopenia imunomediada. A trombocitopenia em conjunto com TTPa e TP prolongados (ver adiante) é muito sugestiva de coagulopatia intravascular disseminada (CID).

Bioquímica

A hipoglicemia acentuada na apresentação é provavelmente responsável por muitos dos sinais clínicos, incluindo ataxia, cegueira e colapso, embora o aumento das concentrações de amônia no sangue também pudesse explicar esses sinais neurológicos. O teor sanguíneo de amônia não foi mensurado. O coma pode ocorrer com concentrações de glicose de aproximadamente 40 a 50 mg/dℓ, e morte neuronal ocorre com aproximadamente 15 mg/dℓ. Diferenciais para hipoglicemia grave incluem insulinoma, administração de insulina, sepse e insuficiência hepática. A concentração de insulina não foi medida nesta paciente. Um insulinoma é menos provável considerando o histórico, já que cães com insulinomas geralmente têm um histórico mais prolongado de fraqueza intermitente como resultado de hipoglicemia. A sepse provavelmente está desempenhando um papel, considerando o leucograma. Acredita-se que a hipoglicemia secundária à sepse seja decorrente de uma combinação de diminuição da ingestão calórica, disfunção hepática e aumento do consumo de glicose pelas bactérias, neutrófilos e tecidos periféricos, sendo este último atribuível a mediadores inflamatórios. Necrose hepática nesta paciente (ver resumo) também provavelmente contribuiu para a hipoglicemia e, embora normalmente não resulte nesse grau de hipoglicemia em cães, hipoglicemia tão grave como 10 e 37 mg/dℓ foi relatada em dois pacientes humanos com insuficiência hepática.[1]

O teor de BUN e de creatinina está aumentado, indicando diminuição da taxa de filtração glomerular. A densidade urinária não foi mensurada, portanto não pode ser determinado se a azotemia é pré-renal em razão da desidratação ou hipovolemia, ou em razão de disfunção renal. Disfunção renal decorrente de hemoglobinúria deve ser considerada, uma vez que a paciente apresenta anemia hemolítica.

A albumina está acentuadamente diminuída e a concentração de globulina está acentuadamente aumentada. Parte da diminuição do teor de albumina pode ser decorrente de inflamação, mas a hipoalbuminemia dessa magnitude diante de um aumento de globulina é provavelmente em razão da falta de produção pelo fígado ou aumento da perda através do glomérulo. Como não foi realizado exame de urina, não se sabe se há proteinúria.

A hiperglobulinemia dessa magnitude deve requerer eletroforese para determinar se a gamopatia é policlonal ou monoclonal. Com base em outras descobertas nesse caso, era provavelmente policlonal e secundária à infecção bacteriana e outras causas de inflamação.

A bilirrubina sérica está acentuadamente aumentada. Uma vez que a atividade da ALP também está elevada, parte do aumento é provavelmente em virtude da colestase. Contudo, considerando o aumento da atividade de ALT indicando lesão hepatocelular acentuada, o aumento do teor de bilirrubina também pode ser decorrente da disfunção hepática. A terceira possibilidade é o aumento da destruição de hemácias, uma vez que o cão tem anemia hemolítica.

A atividade de CK está aumentada, indicando dano muscular.

O teor de cloreto está diminuído abaixo do intervalo de referência, e o teor de sódio está na extremidade inferior do intervalo de referência. Nesse caso, o sódio e o cloreto provavelmente estão sendo perdidos proporcionalmente, já que o teor de cloreto "corrigido" está no intervalo de referência (109,6 mEq/ℓ). Para corrigir o cloreto para determinar se o cloreto está sendo perdido desproporcionalmente ao sódio, a seguinte fórmula é usada: *Cloreto corrigido = (sódio normal/sódio medido) × cloreto medido, em que o sódio normal é o ponto médio do intervalo de referência.*

O HCO_3 está diminuído, evidenciando acidose metabólica, provavelmente em razão do aumento do lactato. O aumento do *anion gap* indica aumento nos ânions não medidos e, nesta paciente, também se deve principalmente ao aumento do teor de lactato. O aumento do lactato provavelmente é resultado de hipovolemia e hipoxia associada com anemia hemolítica imunomediada.[2]

A atividade da lipase está ligeiramente aumentada, o que pode indicar pancreatite. No entanto, o aumento da atividade da lipase não pode ser interpretado em animais azotêmicos, uma vez que o aumento pode ser secundário à diminuição da filtração glomerular.

Hemogasometria venosa

A PO_2 venosa está abaixo do intervalo de referência e, embora a PO_2 arterial seja necessária para determinar com precisão a hipoxia, essa diminuição acentuada do teor do sangue venoso sugere que a paciente esteja hipóxica.

HCO_3 e TCO_2 estão diminuídos, indicando acidose metabólica, mesmo que o pH da paciente esteja no intervalo de referência.

Uma acidose metabólica com *anion gap* elevado, como é visto nessa paciente, é resultado do consumo de bicarbonato no tamponamento do ácido láctico, deixando o ânion do ácido láctico em seu lugar. O HCO_3 está melhor do que o do perfil bioquímico. Isso pode ser pelo fato de o soro ter sido exposto ao ar, o que poderia diminuir falsamente o perfil HCO_3 (que é, na verdade, uma medida de TCO_2), ou pode ser decorrente da amostra de gases sanguíneos coletados após a fluidoterapia ter sido instituída, refletindo a verdadeira melhoria da paciente.

Perfil de coagulação

Tanto o TTPa quanto o TP estão prolongados; considerando a trombocitopenia, isso provavelmente se deve à CID. Concentração de dímero D para confirmar a CID não foi realizada devido à hemólise. Embora a hemólise seja considerada uma contraindicação para realizar o teste, a hemólise em si não interfere significativamente. Como as amostras hemolisadas são frequentemente resultado de punção venosa traumática, com contaminação concomitante da amostra por tecido, geralmente é recomendado que amostras hemolisadas não sejam utilizadas, mas isso não é verdade para a hemólise intravascular.[3]

A insuficiência hepática nesta paciente também poderia contribuir para a diminuição da produção de proteínas de coagulação, resultando em aumento de TTPa e TP. Enquanto a hipoalbuminemia e a hipoglicemia podem ser causadas por insuficiência hepática, a ureia está aumentada e o colesterol está dentro do intervalo de referência, o que pode argumentar contra a insuficiência hepática.

Radiografias

As radiografias lateral e ventrodorsal do abdome foram realizadas (ver Figura 1). Há uma perda de contraste no abdome consistente com líquido e/ou inflamação. Existem várias pequenas bolsas de gás na face ventral esquerda do fígado (setas). Isso é mais consistente com um abscesso hepático, embora uma massa hepática enfisematosa não possa ser descartada. Colecistite enfisematosa não seria considerada em razão da localização dessa lesão do lado esquerdo. O gás no estômago é provavelmente decorrente de aerofagia.

Ao exame ultrassonográfico, não havia massa associada com a região de bolsões de gás, aumentando a preocupação de necrose hepática em vez de abscesso. Além disso, um lobo hepático inteiro na região cranioventral direita, provavelmente o lobo medial direito, estava hipoecoico e consistente com infarto. Não havia fluxo sanguíneo nesse lobo usando avaliação pelo Doppler.

Uma radiografia lateral do ombro direito também foi realizada (ver Figura 1). Há lise da cavidade medular e uma reação periosteal suave no úmero proximal. Há uma área de rarefação do córtex na face proximocaudal da metáfise (seta). Há também uma pequena área de lise na cabeça caudal do úmero. As bordas da lesão são indistintas. Trata-se de uma lesão agressiva e, nesta localização, um tumor ósseo primário deve ser considerado. No entanto, também deve ser feita uma tentativa de vincular essa lesão a todos os outros achados nesta paciente, em vez de concluir duas entidades mórbidas separadas.

Análise de líquido abdominal

Inflamação séptica supurativa, hemorragia prévia. A presença de um único tipo de bactéria é mais consistente com um abscesso rompido do que com sistema gastrintestinal rompido. Clostrídios são às vezes vistos em abscessos hepáticos. A peritonite bacteriana é provavelmente responsável pela neutropenia, uma vez que todos os neutrófilos disponíveis estão sendo recrutados para a cavidade abdominal.

Resumo e desfecho

A paciente foi intubada na apresentação e permaneceu assim durante todos os procedimentos diagnósticos. Ela foi submetida a uma infusão contínua de solução de Ringer com lactato e dextrose. Ela também recebeu muitos *bolus* de dextrose (0,5 mℓ/kg).

Em razão da gravidade dos sinais clínicos e da probabilidade de neoplasia no úmero, a paciente foi eutanasiada por motivos humanitários.

Na necropsia, os achados primários incluíam icterícia, muitas petéquias, muitos trombos na veia porta que estavam ocluindo o suprimento de sangue para o fígado e melena, provavelmente devido à CID. Necrose acentuada hepática e glândulas adrenais estava presente, assim como peritonite. Aproximadamente 150 mℓ de líquido vermelho-escuro estavam presentes na cavidade abdominal.

O pâncreas estava neoplásico e, embora pouco diferenciado, parecia ser um carcinoma pancreático exócrino muito agressivo com metástase para úmero esquerdo, fêmur esquerdo, fígado, intestino e glândulas adrenais.

Os rins apresentavam nefrose hemoglobinúrica moderada. Aproximadamente 50% dos túbulos não tinham epitélio.

A medula óssea apresentava um leve aumento de células hematopoéticas imaturas.

O edema cerebral era difuso, possivelmente secundário à hipoglicemia grave, e provavelmente foi responsável pelos sinais neurológicos. Ao contrário da maioria dos outros tecidos do corpo, o cérebro requer um fornecimento contínuo de glicose. A concentração diminuída de glicose neuronal leva à produção inadequada de ATP dentro dos neurônios, levando a permeabilidade vascular, vasospasmo, dilatação vascular, edema e morte neuronal por anoxia. A falta de glicose no cérebro também resulta em acúmulo de glutamato e aspartato, que se acredita que desempenhem um papel no influxo de sódio e de água e formação de edema, e pode ser diretamente responsável pela disfunção neuronal e morte durante a hipoglicemia.

Em resumo, o tumor pancreático e a metástase foram responsáveis pela maioria das anormalidades laboratoriais e sinais clínicos observados nesta paciente, incluindo claudicação, necrose e CID. A necrose hepática, secundária tanto à metástase quanto à falta de suprimento sanguíneo, provavelmente levou ao crescimento excessivo de bactérias no fígado, resultando em peritonite séptica. A hipoglicemia secundária à sepse ou necrose hepática foi responsável pelo edema cerebral, que resultou em sinais neurológicos. A anemia hemolítica imunomediada provavelmente foi desencadeada pela neoplasia ou pela inflamação associada, e a anemia hemolítica foi responsável pela nefrose hemoglobinúrica.

Colaboradores: Drs. Mary Anna Thrall e Donald Thrall.

Caso 89

Resenha: potra Puro-sangue Inglês, 11 meses.
Histórico: fraca com depressão e anorexia, diarreia aquosa.
Exame físico: levemente desidratada, piréxica.

Hematologia		Intervalo de referência
Volume globular (%)	35	29 a 49
Hemoglobina (g/dℓ)	13,5	11,2 a 18,0
He (10^6/µℓ)	7,7	7,0 a 11,8
VGM (fℓ)	45,0	35 a 49
CHCM (g/dℓ)	38,6	36,1 a 39,6
CTCN ($\times 10^3$/µℓ)	3,0	5,7 a 12,0
Neutrófilos segmentados ($\times 10^3$/µℓ)	0,27	2,9 a 6,9
Neutrófilos bastonetes ($\times 10^3$/µℓ)	0,39	0,0 a 0,0
Metamielócitos ($\times 10^3$/µℓ)	0,06	0,0 a 0,0
Monócitos ($\times 10^3$/µℓ)	0,84	0,2 a 0,7
Linfócitos ($\times 10^3$/µℓ)	1,44	1,5 a 6,3
Plaquetas ($\times 10^3$/µℓ)	118	90 a 350
Proteína plasmática (g/dℓ)	5,5	6 a 8
Fibrinogênio (g/dℓ)	0,38	0,15 a 0,5

Hemopatologia: os neutrófilos apresentam alterações tóxicas moderadas.

Perfil bioquímico		Intervalo de referência
Glicose (mg/dℓ)	65	70 a 110
Nitrogênio ureico sanguíneo (mg/dℓ)	15	14 a 27
Creatinina (mg/dℓ)	1,2	1,1 a 2,0
Cálcio (mg/dℓ)	10,5	11,0 a 13,7
Fósforo (mg/dℓ)	1,2	1,9 a 4,1
Proteína total (g/dℓ)	5,2	5,8 a 7,6
Albumina (g/dℓ)	2,9	3,2 a 4,0
Globulina (g/dℓ)	2,3	2,6 a 4,6
Bilirrubina total (mg/dℓ)	2,8	0,6 a 2,1
AST (UI/ℓ)	260	185 a 600
GGT (UI/ℓ)	15	7 a 45
SDH (UI/ℓ)	8	0 a 9
CK (UI/ℓ)	480	130 a 470
Sódio (mEq/ℓ)	130	133 a 145
Potássio (mEq/ℓ)	2,2	2,2 a 4,6
Cloreto (mEq/ℓ)	96	100 a 111
TCO$_2$ (mEq/ℓ)	21,5	24 a 34
Anion gap	17,7	5 a 15

Interpretação

Hematologia

O eritrograma está dentro dos intervalos de referência. Desidratação pode mascarar a anemia, mas esses parâmetros de hemácias provavelmente ainda estarão dentro do intervalo de referência, mesmo levando isso em consideração.

O leucograma mostra leucopenia, neutropenia e alteração tóxica com um desvio significativo à esquerda de volta aos metamielócitos, consistente com um desvio significativo (degenerativo) para a esquerda, geralmente associado à inflamação grave. Uma neutropenia tão baixa pode predispor à sepse, se ainda não estiver evidente. Dado o histórico de diarreia, esse leucograma é provavelmente associado à doença do trato gastrintestinal.

O leucograma é referido por alguns como degenerativo, pois há uma neutropenia madura que tem neutrófilos imaturos (neutrófilos bastonetes e metamielócitos) que excedem os neutrófilos maduros. Em termos de prognóstico, essa mudança traz um resultado desfavorável e sugere endotoxemia ou inflamação avassaladora.

A linfopenia provavelmente é decorrente de estresse. As doenças virais podem também diminuir a concentração de linfócitos.

As proteínas plasmáticas estão diminuídas. As proteínas séricas ajudam a avaliar mais profundamente essa alteração – ver discussão em bioquímica sérica.

A razão proteína plasmática:fibrinogênio é de 14,5. Em cavalos, uma razão de fibrinogênio da proteína plasmática > 15 é normal e pode ocorrer na desidratação, mas < 15 é sugestivo de um verdadeiro aumento na concentração de fibrinogênio, que é consistente com inflamação.

Bioquímica

A hipoglicemia pode ser decorrente da diminuição da ingestão (o histórico menciona anorexia), mas também pode estar associada à sepse, e dado o leucograma, esse continua sendo um forte diferencial.

BUN e creatinina são ambos normais e podem estar associados à diminuição da massa muscular ou anorexia.

A hipocalcemia aparente é provavelmente decorrente da diminuição da albumina, já que aproximadamente 40% do cálcio total está ligado à albumina. O cálcio ionizado é necessário para verificar um teor sérico de cálcio sérico baixo. A diminuição do teor de fósforo pode ser decorrente da diminuição da ingestão com anorexia.

A pan-hipoproteinemia pode ser resultado da enteropatia com perda de proteína (que é apoiada pelo histórico), sendo menos provável uma nefropatia perdedora de proteínas (as globulinas normalmente não estão diminuída nesses casos em razão da perda seletiva de proteína pelo seu ao tamanho), mas também pode estar associada ao deslocamento para o terceiro espaço se houver um foco de inflamação, como peritonite ou abscesso.

O aumento da bilirrubina com outros parâmetros hepáticos dentro do intervalo de referência em equinos pode ser decorrente de anorexia ou pode ser associado à colestase funcional, secundária aos mediadores da inflamação e citocinas como resultado de doença extra-hepática.

Aumentos leves na CK não são um achado incomum e podem ser vistos em um animal que se debate, em casos de coleta de sangue difícil, injeções anteriores etc., e geralmente não são considerados clinicamente significativos nessa atividade.

As diminuições do teor de sódio e do cloreto provavelmente são decorrentes da perda pelo trato gastrintestinal com histórico de diarreia.

O CO_2 total equivale ao bicarbonato e diminui abaixo do intervalo de referência e é consistente com uma acidose metabólica leve, provavelmente secundária à diarreia.

O teor de potássio está normal baixo e, à luz de uma acidose, sugere que o potássio pode até ser menor à medida que a acidose tende a estar associada ao aumento da concentração do potássio. Pode haver perda corporal total de potássio devido à diarreia.

O *anion gap* está ligeiramente aumentado, e uma estimativa calculada dos ânions não medidos presentes que são comumente encontrados em casos de diarreia, como ácido láctico.

Diferenciais relacionados às causas de pan-hipoproteinemia em cavalos dessa idade incluem parasitas intestinais, *Cryptosporidium*, coccidiose, salmonelose, *Rhodococcus*, *Lawsonia*, larvas de ciatostominose (pequenos estrôngilos), enterite eosinofílica, polipose adenomatosa do intestino delgado (rara), para citar alguns. Dado o leucograma, um diferencial como *Salmonella* com endotoxemia seria a consideração mais provável nesse caso.

Resumo

Uma cultura fecal revelou crescimento de *Salmonella*. O equino foi diagnosticado com salmonelose, endotoxemia e enteropatia com perda de proteína grave.

Infelizmente, a resposta ao tratamento foi fraca e a hipoproteinemia progrediu; o cavalo se deteriorou e foi eutanasiado por motivos humanitários.

Colaboradora: Dra. Dawn Seddon.

Caso 90

Resenha: potro, animal de trabalho, 10 meses.

Histórico: este cavalo era mantido em um pequeno piquete com 15 outros cavalos com idade semelhante. Histórico de 10 dias de letargia, inapetência e perda de peso. Há também presença de fezes em quantidade moderada no períneo.

Agora apresentando edema grave do ventre e em todos os quatro membros.

Hematologia		Intervalo de referência
VG (%)	33	24 a 46
He (10¹²/ℓ)	7,1	6,5 a 12,5
Hemoglobina (g/ℓ)	**106**	110 a 190
VGM (fℓ)	43	34,0 a 58,0
HCM (pg)	15	12 a 18
CHCM (g/ℓ)	353	310 a 370
Le (×10⁹/ℓ)	**34,5**	5,5 a 12,5
Neutrófilos segmentados (×10⁹/ℓ)	**31,0**	2,5 a 8,0
Linfócitos (×10⁹/ℓ)	1,7	1,5 a 5,5
Monócitos (×10⁹/ℓ)	**1,3**	0,0 a 0,9
Eosinófilos (×10⁹/ℓ)	0,3	0,0 a 0,8
Plaquetas (×10⁹/ℓ)	250	100 a 500
Fibrinogênio (g/ℓ)	4,0	1,0 a 4,0

Perfil bioquímico		Intervalo de referência
Glicose (mmol/ℓ)	6,0	3,5 a 6,5
Nitrogênio ureico sanguíneo (mmol/ℓ)	6,4	3,6 a 8,9
Creatinina (mmol/ℓ)	99	81 a 164
Cálcio (mmol/ℓ)	**2,28**	2,5 a 3,6
Fósforo (mmol/ℓ)	**0,62**	0,8 a 1,7
Proteína total (g/ℓ)	**28**	58 a 76
Albumina (g/ℓ)	**9**	28 a 38
Globulina (g/ℓ)	**19**	26 a 40
Bilirrubina total (mmol/ℓ)	13,4	4 a 100
AST (UI/ℓ)	**135**	150 a 400
GLDH (UI/ℓ)	0	0 a 20
GGT (UI/ℓ)	**< 1**	20 a 38
CK (UI/ℓ)	**792**	50 a 400
Triglicerídios (mmol/ℓ)	0,28	0,2 a 2,6
Sódio (mmol/ℓ)	**124**	132 a 152
Potássio (mmol/ℓ)	3,5	2,8 a 5,0
Cloreto (mmol/ℓ)	**88**	98 a 110
Bicarbonato (mmol/ℓ)	30	23,0 a 22,0
Anion gap (mmol/ℓ)	9,5	8 a 20

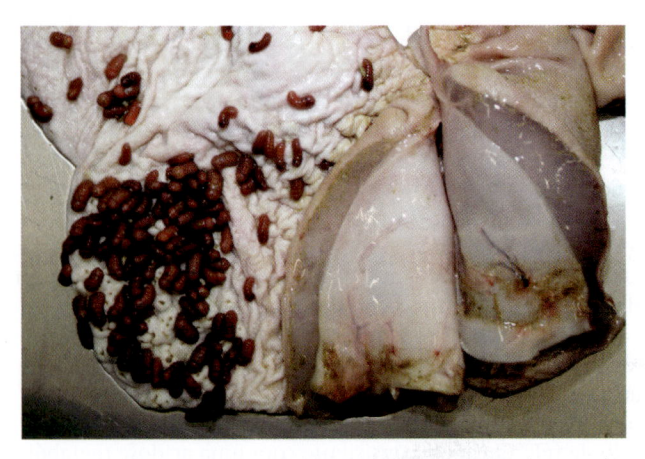

Figura 1 Fotografia do estômago. Observe as larvas parasitas da mosca (*Gasterophilus* spp.) aderidas à mucosa gástrica. Há edema da submucosa acentuado.

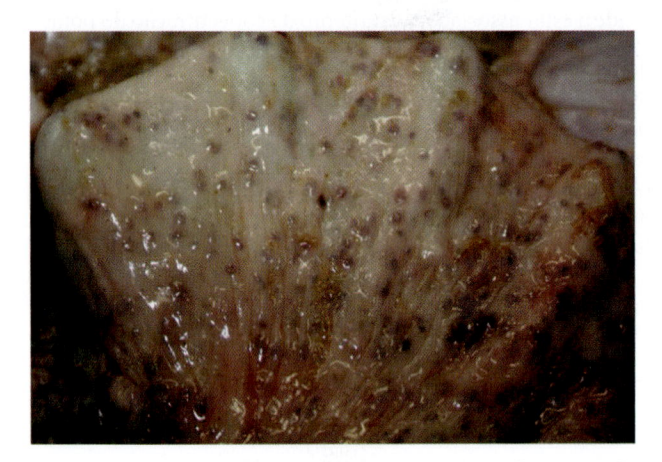

Figura 2 Fotografia do cólon maior. Observe os múltiplos focos vermelhos, nodulares espalhados pela mucosa.

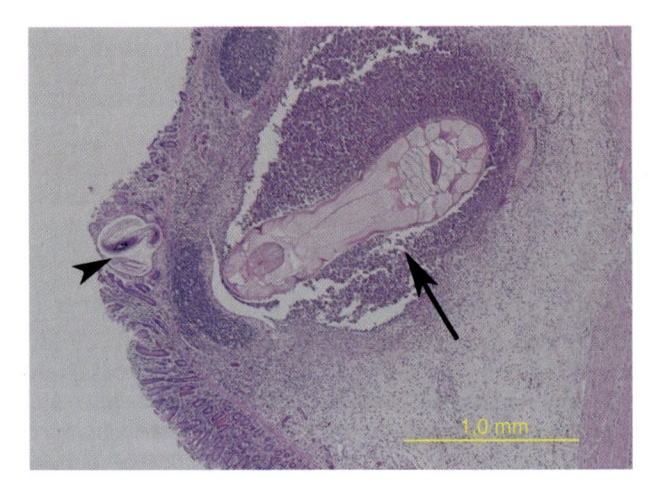

Figura 3 Corte histológico do cólon ventral direito. Um pequeno estrôngilo está encistado na mucosa do cólon (*ponta de seta*). A submucosa está edemaciada e contém um grande estrôngilo cercado por um lago de neutrófilos (*seta*).

Interpretação

Hematologia

A diminuição da Hb na ausência de anemia é provavelmente um artefato.

Neutrofilia madura acentuada com monocitose leve sugere um foco inflamatório significativo. Observe também o teor de fibrinogênio que está na extremidade superior do intervalo de referência.

Bioquímica

Dado que 40 a 50% do cálcio sérico está ligado às proteínas, a hipocalcemia é provavelmente decorrente da hipoalbuminemia. A mensuração do cálcio ionizado pode ajudar a caracterizá-la ainda mais. Outras causas a serem consideradas incluem perdas gastrintestinais ou sudorese excessiva (principalmente em cavalos).

A hipofosfatemia provavelmente é decorrente da diminuição da absorção ou aumento de perdas (diarreia). Perceba que o animal apresenta evidências de diarreia.

Uma pan-hipoproteinemia composta por hipoalbuminemia acentuada e hipoglobulinemia moderada é fortemente sugestiva de perdas gastrintestinais (enteropatia perdedora de proteínas). Na ausência de anemia ou histórico de hemorragia, hipoproteinemia em razão de perda de sangue é improvável. Perda para o terceiro espaço através de derrames também é possível nesse caso. A inflamação também está presente, e pode estar contribuindo para a hipoalbuminemia (a albumina é uma proteína de fase aguda negativa).

É provável que uma diminuição das atividades de AST e GGT não seja clinicamente significativa. A atividade levemente aumentada de CK pode ser uma indicação de lesão muscular.

O teor de cloreto corrigido é calculado em 101 mmol/ℓ, indicando uma perda proporcional de sódio e cloreto. Nesse caso, isso provavelmente se deve às perdas gastrintestinais por diarreia e é compatível com a pan-hipoproteinemia concomitante. Outras causas a serem consideradas incluem salivação excessiva, consumo de álcool ou sudorese, embora esta última seja menos provável, dado que o potássio está dentro do intervalo de referência.

Resumo

No exame *post mortem*, este animal apresentava edema submucoso grave do trato gastrintestinal secundário à hipoalbuminemia acentuada (ver Figura 1). As larvas de mosca presentes na Figura 1 foram um achado incidental e normalmente não apresentam importância, mas fornecem evidências para apoiar procedimentos de desparasitação deficientes como agravantes nesse caso. Lá também havia um baixo número de grandes estrôngilos dentro da arterite proliferativa que foi encontrada dentro da parede da artéria mesentérica cranial.

A causa da hipoproteinemia foi uma enteropatia com perda de proteína que se desenvolveu como resultado de infecção grave por pequenos estrôngilos intestinais (nódulos na Figura 2), e em menor grau, grandes estrôngilos. O corte histológico (Figura 3) mostra estrôngilos pequenos e grandes dentro da parede do cólon, e a inflamação neutrofílica associada presente na forma de "microabscessos". O foco da inflamação evidenciado pelo leucograma inflamatório provavelmente é o intestino grosso.

Investigações adicionais mostraram que esses animais tinham sido vermifugados três vezes com ivermectina, mas cada dose foi administrada nos primeiros 3 meses de vida e nenhum dos animais havia sido vermifugado nos últimos 6 meses. Isso, combinado com a elevada densidade populacional, explica a constatação de um grande número de pequenos e especialmente grandes estrôngilos, que possuem um ciclo de vida mais longo e complexo.

Colaborador: Dr. Allan Kessell.

Caso 91

Resenha: Mini-horse, castrado, 5 anos.
Histórico: histórico de cólica e febre há 2 dias; leve melhora com AINEs.

Hematologia	Dia 1	Dia 8	Intervalo de referência
Volume globular (%)	32,9	30,7	30,6 a 42,1
Hemoglobina (g/dℓ)	13,0	12,1	11,4 a 16,9
He (10⁶/µℓ)	7,85	7,37	6,41 a 10,12
VGM (fℓ)	41,9	41,7	38,7 a 52,3
HCM (pg)	16,6	16,4	15,0 a 19,4
CHCM (g/dℓ)	39,5	39,4	35,0 a 40,8
RDW (%)	27,2	26,5	21,6 a 27,6
CTCN (×10³/µℓ)	**1,84**	**4,18**	4,79 a 10,88
Neutrófilos segmentados (×10³/µℓ)	**0,17**	**2,67**	3,4 a 6,27
Neutrófilos bastonetes (×10³/µℓ)	**0,24**	**0,08**	0,00 a 0,00
Monócitos (×10³/µℓ)	0,06	0,21	0,00 a 0,48
Linfócitos (×10³/µℓ)	1,36	1,21	1,15 a 4,58
Plaquetas (×10³/µℓ)	132	**92**	97 a 254
Proteína total (refratometria g/dℓ)	**5,2**	**< 2,5**	6,1 a 7,5
Fibrinogênio (g/dℓ)	0,3	N/A	0,1 a 0,5

Hemopatologia: Dia 1 – toxicidade moderada de neutrófilos, poucos linfócitos reativos, equinócitos eritrocitários marcados (possivelmente crenação). Dia 8 – poucos linfócitos reativos, leve toxicidade de neutrófilos.

Bioquímica	Dia 1	Dia 3	Dia 5	Dia 8	Intervalo de referência
Glicose (mg/dℓ)	**152**	77	104	93	77 a 107
BUN (mg/dℓ)	17	13	15	23	11 a 24
Creatinina (mg/dℓ)	1,2	0,9	1,0	1,0	0,9 a 1,7
Cálcio (mg/dℓ)	**8,5**	**8,8**	**8,5**	**7,8**	11,2 a 12,8
Fósforo (mg/dℓ)	2,4	2,9	3,2	4,2	1,8 a 4,0
Magnésio (mg/dℓ)	**1,4**	**1,0**	**1,1**	**1,1**	1,5 a 2,3
Proteína total (g/dℓ)	**4,9**	**3,5**	**2,3**	**1,6**	5,7 a 7,5
Albumina (g/dℓ)	2,5	**1,6**	**1,1**	**0,7**	2,5 a 3,6
Globulina (g/dℓ)	2,4	**1,9**	**1,2**	**0,9**	2,4 a 4,1
Bilirrubina total (mg/dℓ)	**4,9**	**3,5**	1,6	0,8	0,6 a 2,8
AST (UI/ℓ)	217	**139**	**143**	280	203 a 415
GLDH (UI/ℓ)	1	6	10	95	N/A
GGT (UI/ℓ)	**9**	**6**	**6**	9	10 a 30
CK (UI/ℓ)	140	108	145	281	112 a 444
Triglicerídios (mg/dℓ)	**184**	**597**	**457**	**290**	14 a 62
Sódio (mEq/ℓ)	126	**120**	**119**	**122**	132 a 141
Potássio (mEq/ℓ)	2,7	2,9	3,0	2,9	2,7 a 4,3
Cloreto (mEq/ℓ)	**88**	**91**	**93**	**94**	96 a 105
Bicarbonato (mEq/ℓ)	27	**22**	**23**	**23**	25 a 33
Anion gap (mmol/ℓ)	14	10	**6**	**8**	8 a 15

Interpretação

Hematologia

Na apresentação inicial, há leucopenia caracterizada por neutropenia acentuada e desvio degenerativo à esquerda consistente com provável inflamação aguda avassaladora. A endotoxemia subjacente pode levar à marginalização de neutrófilos e contribuir para reduzir os números circulante. Durante 1 semana, a neutropenia torna-se menos grave e o desvio à esquerda torna-se leve, sugerindo melhora da inflamação. O fibrinogênio permanece dentro do intervalo de referência no Dia 1 e provavelmente reflete a natureza aguda da inflamação. No Dia 8, o fibrinogênio não pode ser determinado em razão da leitura baixa de proteína total (< 2,5 g/dℓ), resultando na incapacidade de calcular o fibrinogênio precipitado.

Os equinócitos observados no Dia 1 são possivelmente um artefato ou podem ser resultado de esgotamento de eletrólitos.

A trombocitopenia leve observada no Dia 8 provavelmente é insignificante.

Bioquímica

Uma leve hiperglicemia é observada na apresentação e pode refletir estresse, endotoxemia ou o uso potencial de alguns sedativos, como a xilazina.

A hipocalcemia persistente nesse cavalo provavelmente reflete doença gastrintestinal (aumenta perdas ou diminui absorção) e é sustentada pela hipomagnesemia que também pode ser observada com doença gastrintestinal. Dado que 40 a 50% do cálcio sérico está ligado às proteínas, a hipoalbuminemia também está contribuindo para a hipocalcemia. Hipocalcemia e hipomagnesemia são observadas com intoxicação por besouro-bolha (cantárida), e isso deve ser considerado se esse animal for de região endêmica. Além disso, a hipomagnesemia pode resultar em hipocalcemia, uma vez que o magnésio é necessário para a liberação do hormônio da paratireoide.

Ao longo das medições seriadas, a pan-hipoproteinemia piora progressivamente e pode refletir uma enteropatia com perda de proteína, diminuição da síntese ou perda para o terceiro espaço (efusões). Como a albumina é uma proteína de fase aguda negativa, a inflamação também pode estar contribuindo para a hipoalbuminemia. Uma nefropatia com perda de proteínas é muito menos provável, dada a perda concomitante de globulinas. Isso pode ser avaliado por meio da mensuração de proteína na urina.

A hiperbilirrubinemia em um cavalo é provavelmente decorrente da anorexia. Diminuição do consumo de ração e balanço energético negativo também são suportados pela hipertrigliceridemia, que ocorre em razão da lipólise e formação de VLDL. Melhorias em ambos os analitos são observadas no Dia 8 e podem indicar retorno do apetite nesse animal.

A diminuição da atividade de AST e GGT é provável clinicamente insignificante.

No Dia 1, há hiponatremia proporcional e hipocloremia, o que pode refletir perdas através de líquidos ricos em eletrólitos, como diarreia ou suor. No Dia 3, o cálculo de cloreto corrigido (103,5 mEq/ℓ) indica uma perda seletiva de sódio que, dada a pan-hipoproteinemia, é provavelmente decorrente de uma enteropatia perdedora de proteínas ou perda por diarreia. Além disso, há probabilidade de perda de bicarbonato através do trato gastrintestinal, levando a uma acidose metabólica secretória. Um baixo *anion gap* é observado no Dia 5, e é o resultado de hipoalbuminemia.

Resumo

Este paciente testou negativo para salmonela, *Clostridium*, *Lawsonia* e *Neorickettsia risticii*. Mais tarde, descobriu-se que um companheiro de rebanho foi diagnosticado com coronavírus antes do encaminhamento do animal, e PCR fecal confirmou a infecção neste paciente. Coronavírus equino tem transmissão por via fecal-oral. A apresentação clínica comum do coronavírus em cavalos inclui letargia, anorexia, febre e sinais de distúrbios gastrintestinais.

Colaboradores: Drs. Alex Mau e Saundra Sample.

Caso 92

Resenha: égua Puro-sangue, 14 anos.
Histórico: a paciente está prenhe de 3 meses e apresentou-se para investigação de histórico de anorexia e diarreia há 5 dias.
Exame físico: mucosas secas e opacas, com halo toxêmico.

Hematologia		Intervalo de referência
Volume globular (%)	**54**	32 a 53
He (×10⁶/µℓ)	12,68	6,80 a 12,90
Hb (g/dℓ)	**22,5**	11,0 a 19,0
VGM (fℓ)	43	37 a 59
CHCM (g/dℓ)	**41,7**	31,0 a 38,6
CTCN (10³/µℓ)	6,99	5,40 a 14,30
Neutrófilos segmentados (10³/µℓ)	5,45	2,26 a 8,85
Monócitos (10³/µℓ)	0,21	0,00 a 1,00
Linfócitos (10³/µℓ)	**1,33**	1,50 a 7,70
Plaquetas (10³/µℓ)	168	100 a 350
Proteína plasmática por refratometria (g/dℓ)	**9,9**	5,8 a 8,7
Fibrinogênio (g/dℓ)	**0,5**	0,1 a 0,4

Hemopatologia: poucos linfócitos reativos, poucos neutrófilos tóxicos.

Perfil bioquímico		Intervalo de referência
Glicose (mg/dℓ)	**239**	77 a 109
Nitrogênio ureico sanguíneo (mg/dℓ)	**99**	11 a 24
Creatinina (mg/dℓ)	**5,8**	0,9 a 1,7
Cálcio (mg/dℓ)	**7,0**	11,0 a 12,9
Fósforo (mg/dℓ)	**8,6**	1,8 a 5,1
Magnésio	2,1	1,5 a 2,3
Proteína total (g/dℓ)	**9,3**	5,8 a 7,6
Albumina (g/dℓ)	3,2	2,5 a 3,6
Globulina (g/dℓ)	**6,1**	2,4 a 4,8
Bilirrubina total (mg/dℓ)	**3,2**	0,6 a 2,8
AST (UI/ℓ)	373	203 a 415
GGT (UI/ℓ)	13	10 a 30
CK (UI/ℓ)	353	112 a 498
Triglicerídios (mg/dℓ)	**753**	14 a 62
Sódio (mEq/ℓ)	**112**	132 a 141
Potássio (mEq/ℓ)	**2,1**	2,7 a 4,3
Cloreto (mEq/ℓ)	**73**	95 a 104
Bicarbonato (mEq/ℓ)	**16**	25 a 33
Anion gap (mEq/ℓ)	**25**	8 a 15

Interpretação

Hematologia

Uma eritrocitose transitória/relativa está presente e é suportada pela hiperproteinemia. Em equinos, o aumento do VG também pode ser observado na contração esplênica. A hemoglobina está aumentada desproporcionalmente, possivelmente em razão da lipemia (ver concentração de triglicerídios). O aumento da CHCM não é fisiologicamente possível, e é considerado um artefato do analisador, talvez em decorrência da hipo-osmolalidade nesse animal, ou como resultado de um possível falso aumento de hemoglobina, uma vez que a CHCM é calculada dividindo-se o hematócrito pela hemoglobina.

Presença de poucos neutrófilos tóxicos é sugestiva de inflamação e se correlaciona com a hiperfibrinogenemia; contudo, é importante observar que, em animais desidratados, o teor de fibrinogênio pode estar relativamente elevado (como acontece com a proteína total). Em tais casos, uma razão de proteína total: fibrinogênio pode esclarecer a causa de hiperfibrinogenemia. Para esse caso, calcula-se que seja 19,9, o que não fecha o diagnóstico definitivo de inflamação (razão < 15).[1] Apesar disso, a presença concomitante de linfócitos reativos e hiperglobulinemia significa que a inflamação não pode ser excluída.

Há uma linfopenia leve que pode refletir uma resposta induzida por estresse (corticosteroide).

Bioquímica

A hiperglicemia transitória pode ser uma resposta a epinefrina ou corticosteroide, esta última confirmada pela linfopenia. Se a hiperglicemia for persistente, os estados de doença que resultam na resistência à insulina devem ser considerados, como síndrome metabólica equina e disfunção da *pars intermedia* da hipófise (DPIH).

Azotemia moderada e hiperfosfatemia concomitante são sugestivas de diminuição da taxa de filtração glomerular, que pode ser decorrente da disfunção renal, embora um componente de condição pré-renal (desidratação) provavelmente esteja presente. Seria necessário avaliar a densidade urinária para avaliar completamente a capacidade de concentração renal.

A hipocalcemia é moderada a acentuada e é pouco provável que esteja ligada à diminuição da ligação às proteínas, uma vez que a albumina está dentro do intervalo de referência. Em cavalos, doenças gastrintestinais resultantes da diminuição da absorção ou aumento da perda de cálcio são mais comuns. Também é possível que a transpiração excessiva em equinos leve à perda de cálcio e de alguns eletrólitos, como potássio e cloreto. Menos provável é a hipocalcemia associada à gestação, dada a fase relativamente inicial neste animal.

Hiperproteinemia caracterizada por hiperglobulinemia está presente. Embora um componente da desidratação provavelmente esteja presente (dados o histórico e os sinais clínicos), a inflamação deve ser considerada como um diferencial para a hiperglobulinemia.

Na ausência de aumento da atividade das enzimas hepatobiliares, a hiperbilirrubinemia é provavelmente decorrente da anorexia. A diminuição da ingestão de alimentos e a gestação podem levar a um balanço energético negativo, o que é evidenciado nesse caso pela hipertrigliceridemia como resultado da lipólise e da produção de VLDL. Embora um simples balanço energético negativo possa ser responsável por essa anormalidade, fatores contribuintes como a resistência à insulina devem ser considerados, particularmente em razão da hiperglicemia.

Há uma hiponatremia acentuada com uma hipocloremia um pouco mais grave. O Cl corrigido = (Na normal/Na medido) × Cl medido = $136/112 × 73 = 89$ mEq/ℓ, indicando uma perda seletiva de cloreto. Isso é provavelmente decorrente da perda de líquido rico em cloreto por diarreia, mas também pode ser por refluxo gástrico ou sudorese excessiva.

A hipopotassemia nesse animal é provavelmente multifatorial e causada por uma combinação de perdas gastrintestinais, anorexia, perdas renais (mediadas pela aldosterona) e sudorese excessiva. A concentração de potássio pode estar aumentada por uma acidose metabólica concomitante, que leva à retenção de potássio na troca de secreção de H+.

A diminuição do teor de bicarbonato sérico e aumento simultâneo no *anion gap* é sugestiva de acidose metabólica titulacional decorrente do aumento na produção de ânions não medidos. Nesse caso, é provável o aumento de ácidos urêmicos e lactato, com o aumento de cetonas sendo improvável, dado que os cavalos não formam cetonas prontamente em condições de balanço energético negativo.

Resumo e desfecho

Anormalidades clinicopatológicas apoiam uma doença gastrintestinal grave, levando a perdas eletrolíticas e desequilíbrio ácido-base. Esta paciente foi posteriormente eutanasiada por motivos humanitários e encaminhada para necropsia. Achados *post mortem* indicavam extensa enterite granulomatosa, colite e nefrose tubular renal. Uma PCR fecal detectou *Neorickettsia risticii*, o agente causador da febre do cavalo Potomac, também conhecida como colite erliquial equina. *N. risticii* é uma bactéria intracelular gram-negativa obrigatória que se acredita ser transmitida por ingestão de caracóis, trematódeos e vários tipos de artrópodes, como libélulas e tricópteros.[2] O início da diarreia é frequentemente acompanhado por um leve desconforto abdominal. Alguns equinos desenvolvem sinais graves de sepse e desidratação. Os sinais clínicos podem ser indistinguíveis daqueles de *Salmonella* e outras causas infecciosas de enterocolite.

Colaboradores: Drs. Alex Mau e Saundra Sample.

Caso 93

Resenha: vaca Frísia com bezerro.
Histórico: anorexia com queda repentina na produção de leite.
Exame físico: fraqueza aguda e desidratação.

Hematologia		Intervalo de referência
Volume globular (%)	51	24 a 46
Hemoglobina (g/dℓ)	17,5	8 a 15
He (10⁶/μℓ)	10,7	5,0 a 10,0
VGM (fℓ)	47	37 a 53
CHCM (g/dℓ)	34	34 a 38
CTCN (×10³/μℓ)	11,3	4,0 a 12,0
Neutrófilos segmentados (×10³/μℓ)	8,6	0,6 a 4,0
Neutrófilos bastonetes (×10³/μℓ)	0	0 a 0,1
Monócitos (×10³/μℓ)	0,3	0 a 0,8
Linfócitos (×10³/μℓ)	2,3	2,5 a 7,5
Eosinófilos (×10³/μℓ)	0,1	0 a 2,4
Plaquetas (×10³/μℓ)	506	200 a 300
Fibrinogênio (mg/dℓ)	960	200 a 600
Proteína plasmática (g/dℓ)	9,4	6 a 8

Comentário de morfologia: agregação plaquetária.

Perfil bioquímico		Intervalo de referência
Glicose (mg/dℓ)	127	55 a 95
Creatinina (mg/dℓ)	4,3	1,0 a 1,8
Cálcio (mg/dℓ)	6,9	8,2 a 9,9
Fósforo (mg/dℓ)	12,5	4,3 a 7,0
Magnésio (mg/dℓ)	3,2	1,3 a 3,0
Proteína total (g/dℓ)	8,9	6,3 a 7,6
Albumina (g/dℓ)	5,1	2,5 a 4,3
Globulina (g/dℓ)	3,8	2,6 a 5,0
Bilirrubina total (mg/dℓ)	1,2	0,1 a 0,4
CK (UI/ℓ)	30.000	57 a 280
AST (UI/ℓ)	850	40 a 130
GGT (UI/ℓ)	25	10 a 26
SDH (UI/ℓ)	31	8 a 23
Sódio (mEq/ℓ)	136	136 a 147
Potássio (mEq/ℓ)	3,1	3,6 a 5,2
Cloreto (mEq/ℓ)	64	95 a 105
TCO₂ (mEq/ℓ)	48	24 a 32
Anion gap (mEq/ℓ)	27,1	14 a 26

Hemogasometria (arterial)		Intervalo de referência
HCO₃ (mEq/ℓ)	51,5	23 a 31
pH	7,64	7,32 a 7,45
PCO₂ (mmHg)	57,6	34 a 44

Interpretação

Hematologia

O aumento do VG, da hemoglobina e das hemácias indica policitemia. Como essa vaca está 10% desidratada, trata-se de policitemia relativa (transitória) secundária à desidratação, o que é apoiado pelo aumento da albumina.

Embora a neutrofilia madura e a linfopenia sejam sintomas típicos do leucograma de estresse mediado por corticosteroides, a presença de hiperfibrinogenemia sugere inflamação. A inflamação fibrinosa ocorre mais comumente em ruminantes do que em outras espécies. Quando isso ocorre, a neutrofilia madura (e, possivelmente, linfopenia se o animal estiver estressado) pode ser a única alteração no leucograma. Hiperfibrinogenemia, no entanto, indicará que está ocorrendo inflamação.

A hiperfibrinogenemia pode ser o resultado de inflamação, mas também pode ser causada por desidratação. Para excluir o efeito da desidratação, uma relação proteína plasmática:fibrinogênio deve ser calculada em animais com altas concentrações de fibrinogênio.

Uma vez que tanto a proteína plasmática como o fibrinogênio devem aumentar proporcionalmente em animais desidratados, sua proporção deve permanecer a mesma, independentemente do grau de desidratação. Neste caso, a proporção proteína plasmática:fibrinogênio é PT plasmática/fibrinogênio = 9,4/0,96 = 9,79.

Observe que a concentração de fibrinogênio foi convertida de mg/dℓ para g/dℓ para esse cálculo. Em ruminantes, uma relação PT plasmática:fibrinogênio < 10:1 indica um aumento verdadeiro no fibrinogênio e sugere inflamação. Nesse caso, portanto, parece que a inflamação está ocorrendo.

Perfil bioquímico

A hiperglicemia leve é provavelmente resultado de estresse e é comumente observada em casos de vólvulo.

Aumento da creatinina sérica indica diminuição da TFG, mas a densidade urinária deve ser conhecida para determinar se essa é uma azotemia renal ou pré-renal. Como a vaca está desidratada, há, certamente, um componente pré-renal.

A hipocalcemia acentuada é típica de um ruminante lactante que apresenta anorexia e/ou anomalia gastrintestinal. Essa vaca provavelmente estava produzindo uma grande quantidade de leite, e isso exigia uma ingestão constante de Ca. O problema GI nesta vaca diminuiu a ingestão e/ou absorção de Ca e o resultado é hipocalcemia.

Nesse grau de hipocalcemia (< 6,4 mg/dℓ), normalmente são identificados sinais de síndrome da vaca caída.

A hiperfosfatemia acentuada em ruminantes geralmente está associada com estase intestinal. Aproximadamente 90% do fósforo excretado pelos ruminantes é excretado pela saliva e depois passa pelo trato gastrintestinal para fora do corpo. Com estase GI, há menos produção de saliva e P que entra no trato GI não sai facilmente do corpo (e provavelmente é reabsorvido se o trato GI for capaz disso). Como em outras espécies, o P também é excretado pelos rins dos ruminantes; portanto, a diminuição da TFG também desempenha um papel na hiperfosfatemia.

Há hipermagnesemia leve decorrente da diminuição da TFG.

A hiperproteinemia está presente e é caracterizada por hiperalbuminemia e globulina dentro do intervalo de referência. O aumento da albumina é em razão da desidratação. Como 40% do cálcio total está ligado à albumina, isso faz com que o cálcio esteja relativamente inferior ao medido.

A colestase e a doença hepática causam, de forma inconsistente, hiperbilirrubinemia leve a moderada em ruminantes. Aumentos leves nas concentrações de bilirrubina podem ocorrer em bovinos anoréxicos. Hemólise é uma causa comum de hiperbilirrubinemia em ruminantes, mas os resultados dessa vaca não sugerem um processo hemolítico (sem anemia). A hiperbilirrubinemia nessa vaca é provavelmente resultado de anorexia, mas um componente hepático não pode ser descartado. O aumento é leve e não é a principal preocupação.

O aumento da atividade de CK e AST nessa vaca é o resultado de lesão muscular. Apenas um ligeiro aumento na SDH sugere lesão hepática, o que pode ser decorrente da hipoxia localizada como resultado de decúbito. Como o aumento da SDH é leve, o fígado não é a principal fonte de AST neste caso. É provável que essa vaca esteja passando mais tempo em decúbito do que o normal em razão da sua doença, e que isso esteja levando à lesão muscular por hipoxia.

A hipopotassemia é o resultado de alcalose e redistribuição de K nas células. Na alcalose, os íons H deixam as células em um esforço para equilibrar a concentração de íons H dentro e fora das células. À medida que os íons H saem das células, os íons K entram nas células, podendo resultar em hipopotassemia.

A hipocloremia grave em ruminantes é geralmente o resultado de sequestro de Cl no abomaso. Nesse caso, a mudança no teor de cloreto é desproporcional à mudança no sódio. Essa pode ocorrer com qualquer tipo de estase GI, mas é mais grave com vólvulo abomasal e com obstrução duodenal alta ou deslocamento de abomaso para a esquerda (DAE).

Aumento da concentração sérica de bicarbonato (aumento do TCO$_2$) também pode resultar do sequestro abomasal de Cl. A secreção de Cl no abomaso é acompanhada por secreção de íons H (HCl). Isso também resulta na produção de HCO$_3$ que passa para o sangue.

Análise de hemogasometria

O pH aumentado indica alcalose. O bicarbonato está aumentado (uma mudança alcalina) e a PCO$_2$ está aumentada (uma mudança ácida). Como o bicarbonato mudou da mesma forma que o pH mudou (alcalino), essa é a mudança principal. A descrição correta deste perfil de hemogasometria é, portanto, alcalose metabólica primária com compensação respiratória parcial. O termo "parcial" é usado considerando que a alteração compensatória na PCO$_2$ não resultou no retorno do pH ao normal. A alcalose metabólica é resultado do sequestro de íons H no abomaso.

Resumo

Esta vaca tem um abomaso deslocado para a esquerda, resultando em bloqueio de saída e sequestro de HCl no abomaso. Os desequilíbrios eletrolítico e ácido-base ocorreram conforme descrito anteriormente.

Testes adicionais a serem considerados

Teores séricos de cetonas (ácido beta-hidroxibutírico ou BHB) devem ser medidos no caso de uma vaca gestante em lactação que não está se alimentando e que está piorando.

Dependendo do teor de BHB, a cetose pode ser primária ou secundária.

Se a vaca estiver em má condição corporal, pouca gordura estará disponível para mobilizar e, portanto, em animais magros, o aumento de corpos cetônicos pode não ser significativo.

A mensuração dos AGNEs (ácidos graxos não esterificados) dá uma indicação antecipada de baixas reservas de energia/produção de cetonas.

Colaboradora: Dra. Dawn Seddon.

Caso 94

Resenha: cão da raça Golden Retriever castrado, com 3 anos de idade.
Histórico: letargia, procura por calor.
Exame físico: obeso, pelame de baixa qualidade, alopecia na base da cauda.

Hematologia		Intervalo de referência
VG (%)	**34**	37 a 55
VGM (fℓ)	65	60 a 72
CHCM (g/dℓ)	35	34 a 38
Retic (×10³/µℓ)	**2,0**	< 60
CTCN (×10³/µℓ)	12,5	6,0 a 17
Seg (×10³/µℓ)	9,3	3,0 a 11,5
Mono (×10³/µℓ)	1,0	0,1 a 1,3
Linf (×10³/µℓ)	2,2	1,0 a 4,8
Plaquetas (×10³/µℓ)	Normal	200 a 500
PT (P) (g/dℓ)	7,5	6,0 a 8,0

Hemopatologia: presença de vários leptócitos ("células-alvo").

Perfil bioquímico		Intervalo de referência
Glico (mg/dℓ)	105	65 a 122
BUN (mg/dℓ)	20	7,0 a 28
Creat (mg/dℓ)	1,2	0,9 a 1,7
Ca (mg/dℓ)	10,5	9,0 a 11,2
P (mg/dℓ)	4,0	2,8 a 6,1
PT (g/dℓ)	7,0	5,4 a 7,4
Alb (g/dℓ)	3,7	2,7 a 4,5
Glob (g/dℓ)	3,3	1,9 a 3,4
BT (mg/dℓ)	0,2	0 a 0,4
Col (mg/dℓ)	**720 (18,7)**	130 a 370 (3,4 a 9,6 mmol/ℓ)
ALT (UI/ℓ)	110	10 a 120
AST (UI/ℓ)	35	16 a 40
ALP (UI/ℓ)	220	35 a 280
Na (mEq/ℓ)	**143**	145 a 158
K (mEq/ℓ)	4,5	4,1 a 5,5
Cl (mEq/ℓ)	107	106 a 127
TCO₂ (mEq/ℓ)	20	14 a 27

Dados endócrinos		Intervalo de referência
TT4 (µg/dℓ)	1,6	1,4 a 4,0
T4 livre (ng/dℓ)	**0,24 (3,0)**	1,2 a 3,4 (15,4 a 4,8 pmol/ℓ)
TSH endógeno (ng/µℓ) (Immulite®)	**0,5**	0,1 a 0,45

Interpretação

Hematologia

A única anormalidade verificada no hemograma é uma discreta anemia normocítica normocrômica não regenerativa. "Células-alvo" são comuns e não são muito úteis no diagnóstico. Comumente estão presentes em animais com hipercolesterolemia.

Perfil bioquímico

As únicas anormalidades constatadas são hipercolesterolemia e hiponatremia discreta. A hipercolesterolemia é marcante e, juntamente com o histórico, os achados do exame físico e a presença de anemia discreta, é muito sugestiva de hipotireoidismo. Hiponatremia discreta é relatada em aproximadamente 30% dos cães com hipotireoidismo.

Dados endócrinos

O teor de T4 total situa-se no intervalo de referência. No entanto, como diversas variáveis influenciam a concentração de TT4, e esse cão apresenta achados clínicos e laboratoriais sugestivos de hipotireoidismo, indicam-se as dosagens de T4 livre e de TSH endógeno para o diagnóstico de hipotireoidismo.

Resumo

Hipotireoidismo primário em estágio inicial.

Caso 95

Resenha: cão castrado, com 13 anos de idade.
Histórico: poliúria, micção frequente com pequeno volume de urina.
Exame físico: animal com sobrepeso.

Hematologia		Intervalo de referência
VG (%)	**36**	37 a 55
Hb (g/dℓ)	13,4	12 a 18
He (×10⁶/μℓ)	**5,26**	5,5 a 8,5
VGM (fℓ)	69	60 a 72
CHCM (g/dℓ)	37	34 a 38
CTCN (×10³/μℓ)	**18,1**	6,0 a 17
Seg (×10³/μℓ)	**16,7**	3,0 a 11,5
Mono (×10³/μℓ)	1,3	0,1 a 1,3
Linf (×10³/μℓ)	**0,2**	1,0 a 4,8
Plaquetas (×10³/μℓ)	452	200 a 500
PT (P) (g/dℓ)	**8,2**	6,0 a 8,0

Hemopatologia: alguns corpúsculos de Howell-Jolly.

Perfil bioquímico		Intervalo de referência
Glico (mg/dℓ)	**806 (44,3)**	65 a 122 (3,5 a 6,7 mmol/ℓ)
BUN (mg/dℓ)	**81 (28,9)**	7,0 a 28 (2,5 a 10 mmol/ℓ)
Creat (mg/dℓ)	1,6	0,9 a 1,7
Ca (mg/dℓ)	**8,4 (2,1)**	9,0 a 11,2 (2,25 a 2,8 mmol/ℓ)
Ca⁺⁺ ionizado (mg/dℓ)	**3,56**	4,5 a 5,6
P (mg/dℓ)	**7,2 (2,3)**	2,8 a 6,1 (0,9 a 2,0 mmol/ℓ)
PT (g/dℓ)	6,0	5,4 a 7,4
Alb (g/dℓ)	3,3	2,7 a 4,5
Glob (g/dℓ)	2,7	1,9 a 3,4
BT (mg/dℓ)	**1,3 (22,2)**	0 a 0,4 (0 a 6,8 μmol/ℓ)
Col (mg/dℓ)	**467 (12,1)**	130 a 370 (3,4 a 9,6 mmol/ℓ)
ALT (UI/ℓ)	**1.355**	0 a 120
AST (UI/ℓ)	**341**	16 a 40
ALP (UI/ℓ)	**4.660**	35 a 280
GGT (UI/ℓ)	**373**	0 a 6,0
CK (UI/ℓ)	**266**	50 a 250
Na (mEq/ℓ)	**144**	145 a 158
K (mEq/ℓ)	**3,8**	4,1 a 5,5
Cl (mEq/ℓ)	**98**	106 a 127
TCO₂ (mEq/ℓ)	18,5	14 a 27
An. gap (mEq/ℓ)	**31,3**	8,0 a 25
Amilase (UI/ℓ)	**1.687**	50 a 1.250
Lipase (UI/ℓ)	**3.746**	30 a 560

Exame de urina

Cor	Amarela	**Sedimento urinário**	
Aspecto	Turvo	Leuco/cga	**50 a 100**
Densidade	**1,014**	He/cga	**> 100**
Proteína	**2+**	Cél. epitel/cga	Negativo
Glicose	**4+**	Cilindros/cpa	Negativo
Bilirrubina	Negativo	Cristais	Negativo
Sangue	**4+**	Bactérias	**Bastonetes 3+**
pH	5,0		
Cetonas	Negativo		

Testes de coagulação		Intervalo de referência
TP (segundos)	7,5	7,5 a 10,5
TTPa (segundos)	**18,2**	10,5 a 16,5
PDF (μg/μℓ)	**1:12**	< 1:10

Testes endócrinos		Intervalo de referência
T4 livre (ng/dℓ)	**< 0,15**	1,2 a 3,4
T4 total (μg/dℓ)	**0,85**	1,5 a 3,5
TSH endógeno (ng/μℓ)	**0,05**	0,1 a 0,45

Interpretação

Hematologia

O VG e a contagem de hemácias apresentam-se ligeiramente diminuídos, sem anormalidades no tamanho, na morfologia e no conteúdo de hemoglobina das hemácias. Deve-se considerar a possibilidade de hemorragia recente (particularmente hemorragia gastrintestinal), mesmo com teor plasmático de proteína normal. Alternativamente, pode haver discreta anemia normocítica normocrômica associada à insuficiência renal. Há aumento da contagem de leucócitos, com neutrofilia madura e linfopenia. Isso caracteriza um leucograma de estresse e indica a possibilidade de hiperadrenocorticismo como parte da doença.

Perfil bioquímico

Nota-se hiperglicemia marcante. O valor de glicose está acima daquele ocasionado por excitação (ativação simpática) ou estresse (liberação de glicocorticoide) e deve sugerir, imediatamente, a possibilidade de diabetes melito.

O valor de BUN está desproporcionalmente aumentado em relação ao discreto aumento da concentração sérica de creatinina. A razão BUN:creatinina é 50,6; isso sugere hemorragia gastrintestinal e consequente aumento da síntese hepática de ureia. Todavia, é provável que haja, também, algum grau de azotemia (pré-renal, renal ou pós-renal) (ver discussão sobre exame de urina adiante). Nota-se elevação moderada do teor sérico de fósforo, possivelmente causada pelo prejuízo à filtração glomerular e pela azotemia. Como a concentração sérica de cálcio total também está diminuída, deve-se considerar a possibilidade de desequilíbrio dietético e doença renal como causas de hiperparatireoidismo secundário. Ver discussão sobre Ca ionizado adiante.

Os teores séricos de proteína total e de albumina estão normais. A menos que haja uma causa concomitante de hipoproteinemia, a ausência de hiperproteinemia reduz a chance de hemoconcentração e azotemia pré-renal secundárias à desidratação.

Nota-se aumento moderado do teor sérico de colesterol. Isso pode estar relacionado com a colestase, indicada pela elevação moderada da concentração sérica de bilirrubina total e das atividades séricas de ALP e GGT. No entanto, a magnitude do aumento do teor de colesterol justifica a realização de exames para avaliar anormalidades no metabolismo de lipoproteínas induzidas por doença hepática ou por distúrbios endócrinos. Também a magnitude do aumento das atividades de ALP e GGT sugere a participação de outros fatores de indução enzimática, além da colestase, como hiperadrenocorticismo. Aumento acentuado nas atividades séricas de ALT e AST indica lesão hepatocelular, que pode ter contribuído na elevação das atividades de ALP e GGT. A atividade sérica de CK é normal e exclui o envolvimento de lesão muscular no aumento das atividades séricas de AST e ALT. Deve-se considerar a possibilidade de lipidose hepática associada a diabetes como causa de lesão hepatocelular e colestase.

O ligeiro aumento da atividade sérica de amilase e a elevação marcante da atividade sérica de lipase podem indicar pancreatite. No entanto, a azotemia concomitante pode prejudicar a excreção renal dessas enzimas, ocasionando aumento em suas atividades.

As concentrações de Na, K e Cl no soro sanguíneo estão diminuídas. Deve-se considerar a possibilidade de causas típicas de depleção de eletrólitos, inclusive a perda patológica pelos sistemas gastrintestinal e urinário, bem como a transferência desses íons para o compartimento do terceiro espaço. A hiperglicemia acentuada deve alertar para a possibilidade de cetoacidose diabética e subsequente perda de eletrólitos na urina. No entanto, embora haja aumento do *anion gap*, o teor sérico de CO_2 total está normal. É possível que haja causas simultâneas de acidose metabólica (cetoacidose) e alcalose metabólica (vômito e/ou estase gastrintestinal).

Exame de urina

A densidade urinária situa-se na faixa de isostenúria, apesar da azotemia e da hiperfosfatemia. Isso pode ser decorrente de doença renal ou de prejuízo à capacidade de concentrar a urina devido a depleção de eletrólitos e perda do gradiente de concentração medular. Há importantes graus de proteinúria, piúria, hematúria e bacteriúria que indicam, mais provavelmente, infecção bacteriana e resposta inflamatória no trato urinário. Na ausência de cilindros tubulares ou de informação a respeito de enzimúria ou da excreção fracionada de eletrólitos na urina, é difícil definir a localização anatômica dessa anormalidade. Nota-se glicosúria relevante em resposta à marcante hiperglicemia citada anteriormente. A ausência de reação positiva à cetona no teste da tira reagente contraria a possibilidade de cetoacidose (e cetonúria) já mencionada. No entanto, esse teste não detecta uma das cetonas, o ácido β-hidroxibutírico. Contudo, se não tratada, é possível a progressão da cetose para uma forma clínica detectável.

Testes de coagulação

O perfil de coagulação indica TTPa levemente prolongado e aumento discreto dos produtos de degradação da fibrina (PDF). Isso pode ser decorrente de doença hepática (embora seja esperada uma alteração no TP antes da alteração do TTPa) ou de CID incipiente (embora a contagem de plaquetas em geral se encontre diminuída na CID). Caso a doença hepática seja grave o suficiente para prejudicar a síntese de fatores da coagulação, deve-se esperar, inicialmente, hipoalbuminemia e/ou hipocolesterolemia. Não é possível tirar conclusões com base nessas anormalidades limítrofes.

Testes endócrinos

Baixos teores de T4 livre, de T4 total e de TSH endógeno sustentam o diagnóstico de hipotireoidismo secundário. Hipotireoidismo secundário decorrente de menor teor de TSH endógeno comumente está associado a diabetes melito.

Resumo

Diabetes melito e hipotireoidismo secundário.

Caso 96

Resenha: cão da raça English Springer Spaniel, com 3 anos de idade.
Histórico: anorexia, vômitos ocasionais.
Exame físico: animal com letargia, magro e com desidratação ao redor de 8%.

Hematologia		Intervalo de referência
VG (%)	**32**	37 a 55
Hb (g/dℓ)	**11,1**	12 a 18
He (×10⁶/μℓ)	**4,47**	5,5 a 8,5
VGM (fℓ)	72	60 a 72
CHCM (g/dℓ)	35	34 a 38
Retic (×10³/μℓ)	ND[a]	< 60
CTCN (×10³/μℓ)	9,8	6,0 a 17
Seg (×10³/μℓ)	5,6	3,0 a 11,5
Mono (×10³/μℓ)	0,8	0,1 a 1,3
Linf (×10³/μℓ)	2,2	1,0 a 4,8
Eos (×10³/μℓ)	1,2	0,1 a 1,2
Plaquetas (×10³/μℓ)	Normal	200 a 500
PT (P) (g/dℓ)	**8,5**	6,0 a 8,0

[a]Não determinado.

Perfil bioquímico		Intervalo de referência
Glico (mg/dℓ)	83	65 a 122
BUN (mg/dℓ)	**47 (16,8)**	7,0 a 28 (2,5 a 10 mmol/ℓ)
Creat (mg/dℓ)	1,6	0,9 a 1,7
Ca (mg/dℓ)	**13,8 (3,45)**	9,0 a 11,2 (2,25 a 2,8 mmol/ℓ)
P (mg/dℓ)	**6,2 (2,0)**	2,8 a 6,1 (0,9 a 2,0 mmol/ℓ)
PT (g/dℓ)	**7,5**	5,4 a 7,4
Alb (g/dℓ)	**5,0**	2,7 a 4,5
Glob (g/dℓ)	2,5	1,9 a 3,4
BT (mg/dℓ)	0,2	0 a 0,4
Col (mg/dℓ)	135	130 a 370
ALT (UI/ℓ)	49	10 a 120
AST (UI/ℓ)	19	16 a 40
ALP (UI/ℓ)	98	35 a 280
Na (mEq/ℓ)	**132**	145 a 158
K (mEq/ℓ)	5,5	4,1 a 5,5
Cl (mEq/ℓ)	**97**	106 a 127
TCO₂ (mEq/ℓ)	**10**	14 a 27
An. gap (mEq/ℓ)	**30**	8,0 a 25
Amilase (UI/ℓ)	1.300	50 a 1.250
Lipase (UI/ℓ)	570	30 a 560

Testes endócrinos		Intervalo de referência
Estimulação com ACTH		
Cortisol sérico (μg/dℓ) (pré-estimulação)	**< 0,1 (< 2,8)**	1,0 a 4,0 (28 a 100 nmol/ℓ)
Cortisol sérico (μg/dℓ) (pós-estimulação)	**< 0,1 (< 2,8)**	< 10,5 (< 290 nmol/ℓ)

Exame de urina	
Densidade	1,020

Interpretação

Hematologia

Há discreta anemia. Não foi determinada a contagem de reticulócitos; desse modo, o grau de regeneração é desconhecido. Não há menção sobre aumento de policromasia, sugerindo que a anemia não seja regenerativa; no entanto, o VGM encontra-se no limite superior do intervalo de referência normal, sugerindo a presença de grandes hemácias imaturas. Considerando o grau de desidratação, é possível que a anemia seja mais grave do que parece.

O leucograma está normal; contudo, esperar-se-ia que um paciente doente e com vômito apresentasse um leucograma de estresse. A ausência de leucograma de estresse deve alertar, prontamente, para a possibilidade de hipoadrenocorticismo.

Nota-se aumento do teor plasmático de proteína, provavelmente devido à desidratação.

Perfil bioquímico

A azotemia é indicada pelo aumento de BUN e dos teores de creatinina e fósforo. Embora a azotemia possa ser pré-renal, pois o cão está desidratado, se fosse esse o caso, esperar-se-ia uma densidade urinária superior a 1,030. No entanto, a concentração sérica de sódio está diminuída e há prejuízo à capacidade de concentração da urina devido à perda da tonicidade medular (*washout* medular) do sódio. Ver discussão sobre sódio e potássio para interpretação adicional.

Considerando a hiponatremia e a hiperpotassemia, é possível que a hipercalcemia seja decorrência do hipoadrenocorticismo. A fisiopatologia dessa anormalidade pode estar relacionada com a diminuição do teor de glicocorticoide e com o subsequente aumento da absorção gastrintestinal de cálcio, retenção de cálcio pelos rins, como aquela relacionada com a perda de sódio, e aumento do teor de cálcio ligado à albumina. Outras causas de hipercalcemia, como hipercalcemia de malignidade, hiperparatireoidismo primário e intoxicação por vitamina D, são muito menos prováveis nesse paciente.

A discreta hiperproteinemia decorrente da hiperalbuminemia deve-se à desidratação.

Hiponatremia e hiperpotassemia são achados que fazem suspeitar de doença de Addison. Embora tais alterações eletrolíticas não sejam tão marcantes e resultem em razão Na:K de 24, elas devem alertar para a necessidade urgente de realização do teste de estimulação com ACTH. Por outro lado, nesse paciente, a combinação de hiponatremia e hiperpotassemia pode ser decorrente de doença renal. Hipocloridemia é compatível com hiponatremia. Baixa concentração de CO_2 total é compatível com acidose metabólica; o *anion gap* está aumentado em razão do excesso de ânions não mensuráveis que, nesse paciente desidratado e hipovolêmico, provavelmente seja o ácido láctico.

É provável que o aumento discreto das atividades séricas de amilase e lipase se deva à menor taxa de filtração glomerular.

Teste endócrino

O teor de cortisol indetectável, combinado com uma resposta ao ACTH na forma de "linha plana", confirma o diagnóstico de hipoadrenocorticismo.

Resumo

Hipoadrenocorticismo.

Caso 97

Resenha: cão não castrado, com 8 meses de vida.
Histórico: desmaio súbito durante *grooming*, diarreia sanguinolenta.
Exame físico: fraqueza extrema, bradicardia e extremidades
frias.

Hematologia		Intervalo de referência
VG (%)	42	37 a 55
Hb (g/dℓ)	13,3	12 a 18
He (×10^6/$\mu\ell$)	6,6	5,5 a 8,5
VGM (fℓ)	64	60 a 72
CHCM (g/dℓ)	32	34 a 38
CTCN (×10^3/$\mu\ell$)	12	6,0 a 17
Seg (×10^3/$\mu\ell$)	7,2	3,0 a 11,5
Mono (×10^3/$\mu\ell$)	0,6	0,1 a 0,3
Linf (×10^3/$\mu\ell$)	3,6	1,0 a 4,8
Eos (×10^3/$\mu\ell$)	0,6	0,1 a 1,2
Plaquetas (×10^3/$\mu\ell$)	410	200 a 500
PT (P) (g/dℓ)	6,9	6,0 a 8,0

Hemopatologia: normal.

Perfil bioquímico		Intervalo de referência
Glico (mg/dℓ)	87	65 a 122
BUN (mg/dℓ)	**63 (22,5)**	7,0 a 28 (*2,5 a 10 mmol/ℓ*)
Creat (mg/dℓ)	1,6	0,9 a 1,7
Ca (mg/dℓ)	10,3	9,0 a 11,2
P (mg/dℓ)	5,6	2,8 a 6,1
PT (g/dℓ)	6,8	5,7 a 7,4
Alb (g/dℓ)	3,9	2,7 a 4,5
Glob (g/dℓ)	2,9	1,9 a 3,4
BT (mg/dℓ)	0,3	0 a 0,4
Col (mg/dℓ)	230	130 a 370
ALT (UI/ℓ)	80	10 a 120
AST (UI/ℓ)	32	16 a 40
ALP (UI/ℓ)	90	35 a 280
Na (mEq/ℓ)	**127**	145 a 158
K (mEq/ℓ)	**7,5**	4,1 a 5,5
Cl (mEq/ℓ)	**99**	106 a 127
TCO$_2$ (mEq/ℓ)	**12**	14 a 27
An. gap (mEq/ℓ)	2,3	8,0 a 25

Exame de urina

Cor	Amarela	**Sedimento urinário**	
Aspecto	Claro	Leuco/cga	0 a 1
Densidade	**1,019**	He/cga	2 a 3
Proteína	Negativo	Céls. epitel/cga	1 a 2 de transição
Glicose	Negativo	Cilindros/cpa	0
Bilirrubina	Negativo	Cristais	0
Sangue	Negativo	Bactérias	0
pH	6,0		

Testes endócrinos		Intervalo de referência
Estimulação com ACTH:		
Cortisol sérico (μg/dℓ) (pré-estimulação)	1,1	1,0 a 4,0
Cortisol sérico (μg/dℓ) (pós-estimulação)	**1,3 (36)**	10 a 20 (*276 a 552 nmol/ℓ*)

Interpretação

Hematologia

Não se constatou anormalidade importante no hemograma.

Perfil bioquímico

Esse cão apresenta azotemia. Como a densidade urinária não é adequada (ou seja, não está > 1,030), pode ser uma azotemia renal; porém, no caso de hipoadrenocorticismo, pode haver azotemia pré-renal em razão da inadequada capacidade de concentração renal. Hipotensão e desidratação que acompanham o hipoadrenocorticismo podem resultar em azotemia, enquanto hiponatremia e diurese por soluto podem resultar em perda da tonicidade medular que, por sua vez, limita a capacidade de concentração renal. O resultado é uma azotemia acompanhada de densidade urinária sugestiva de inadequada capacidade de concentração da urina.

A constatação de hiponatremia e hiperpotassemia, juntamente com uma resposta anormal ao teste de estimulação com ACTH, confirma o diagnóstico de hipoadrenocorticismo (ver discussão sobre o teste de estimulação com ACTH adiante). Embora a razão Na:K < 23:1 seja sugestiva de hipoadrenocorticismo, a ocorrência de hiponatremia e hiperpotassemia não é específica para essa doença. Insuficiência renal oligúrica ou anúrica é causa comum de hiponatremia e hiperpotassemia e deve ser considerada quando há tais anormalidades, mas a resposta ao teste de estimulação com ACTH deve ser adequada para diferenciar essas doenças.

Hipocloremia é comum em animais com hipoadrenocorticismo. O cloro é reabsorvido juntamente com o sódio no túbulo proximal e na alça de Henle. Após a instalação de hiponatremia, o teor de Na no ultrafiltrado renal diminui e, desse modo, há menor quantidade de Na disponível para reabsorção nessas partes do néfron. A menor absorção de Na resulta em menor absorção de Cl e, em consequência, em hipocloremia.

A diminuição da concentração sérica de CO_2 total sugere acidose metabólica. Essa anormalidade metabólica é comum no hipoadrenocorticismo e deve-se à menor perfusão tecidual decorrente da hipotensão e à diminuição da excreção tubular renal de íons H^+ em razão da deficiência de mineralocorticoides.

Exame de urina

Exceto pela evidência de inadequada capacidade de concentrar a urina (ver discussão sobre azotemia anteriormente mencionada), os resultados do exame de urina são normais.

Testes endócrinos

A resposta inadequada ao teste de estimulação com ACTH, juntamente com hiponatremia e hiperpotassemia, confirma o diagnóstico de hipoadrenocorticismo. Cães portadores dessa doença comumente apresentam menor concentração basal de cortisol no plasma, a qual não aumenta ou aumenta apenas ligeiramente após o estímulo com ACTH. Caso esse valor aumente após a estimulação com ACTH, em geral o teor é muito abaixo da concentração normal de cortisol após a estimulação com ACTH, especialmente em cães com hipoadrenocorticismo primário.

Resumo

Hiponatremia, hiperpotassemia e razão Na:K de 17:1 sugerem hipoadrenocorticismo. Uma resposta inadequada ao teste de estimulação com ACTH confirma o diagnóstico dessa doença. É mais provável azotemia com evidência de inadequada capacidade de concentração da urina, embora seja típico de insuficiência renal primária em razão da combinação de azotemia pré-renal e menor capacidade de concentração renal resultante da deficiência de mineralocorticoides. O leucograma de estresse (linfopenia) é típico de animais doentes; ausência de leucograma de estresse em animal enfermo é compatível com hipoadrenocorticismo.

Caso 98

Resenha: cão, com 6 anos de vida.
Histórico: letargia, inapetência.
Exame físico: depressão, pulso fraco, fraqueza evidente.

Hematologia		Intervalo de referência
VG (%)	46	37 a 55
Hb (g/dℓ)	16,2	12 a 18
He (x10^6/$\mu\ell$)	7,1	5,5 a 8,5
VGM (fℓ)	65	60 a 72
CHCM (g/dℓ)	35	34 a 38
CTCN (×10^3/$\mu\ell$)	**20,4**	6,0 a 17
Seg (×10^3/$\mu\ell$)	11,4	3,0 a 11,5
Mono (×10^3/$\mu\ell$)	**1,8**	0,1 a 1,3
Linf (×10^3/$\mu\ell$)	**5,5**	1,0 a 4,8
Eos (×10^3/$\mu\ell$)	**1,6**	0,1 a 1,2
Plaquetas (×10^3/$\mu\ell$)	574	200 a 500
PT (P) (g/dℓ)	**5,9**	6,0 a 8,0

Perfil bioquímico		Intervalo de referência
Glico (mg/dℓ)	**79**	65 a 122
BUN (mg/dℓ)	**95 (33,9)**	7,0 a 28 (2,5 a 10 mmol/ℓ)
Creat (mg/dℓ)	**3,8 (334)**	0,9 a 1,7 (80 a 150 μmol/ℓ)
Ca (mg/dℓ)	**14,3 (3,57)**	9,0 a 11,2 (2,25 a 2,8 mmol/ℓ)
P (mg/dℓ)	**9,9 (3,2)**	2,8 a 6,1 (0,9 a 2,0 mmol/ℓ)
PT (g/dℓ)	5,8	5,4 a 7,4
Alb (g/dℓ)	3,0	2,7 a 4,5
Glob (g/dℓ)	2,8	1,9 a 3,4
BT (mg/dℓ)	0,3	0 a 0,4
Col (mg/dℓ)	130	130 a 370
ALT (UI/ℓ)	62	10 a 120
AST (UI/ℓ)	**108**	16 a 40
ALP (UI/ℓ)	38	35 a 280
GGT (UI/ℓ)	3,0	0 a 6,0
Na (mEq/ℓ)	**124**	145 a 158
K (mEq/ℓ)	**7,1**	4,1 a 5,5
Cl (mEq/ℓ)	**8,9**	106 a 127
TCO$_2$ (mEq/ℓ)	**10,1**	14 a 27
An. gap (mEq/ℓ)	**32**	8,0 a 25
Amilase (UI/ℓ)	**1.490**	50 a 1.250
Lipase (UI/ℓ)	130	30 a 560

Hemogasometria (amostra de sangue arterial)		Intervalo de referência
pH	**7,213**	7,33 a 7,45
PO$_2$ (mmHg)	**101**	67 a 92
PCO$_2$ (mmHg)	27,6	24 a 39
HCO$_3$ (mEq/ℓ)	**10,4**	14 a 24
Ca^{++} ionizado (mg/dℓ)	**6,4**	4,5 a 5,6

Exame de urina

Cor	Amarela	**Sedimento urinário**	
Aspecto	Turvo	Leuco/cga	1 a 4
Densidade	**1,018**	He/cga	1 a 2
Proteína	Negativo	Céls. epitel/cga	1 a 2
Glicose	Negativo	Cilindros/cpa	Negativo
Bilirrubina	Traços	Cristais	Negativo
Sangue	Negativo	Bactéria	Negativa
pH	6,0	Outro	
PCU	0,93		

Teste endócrino		Intervalo de referência
Estimulação com ACTH		
Cortisol sérico (μg/dℓ) (pré-estimulação)	**0,04 (1,1)**	1,0 a 4,0 (28 a 110 nmol/ℓ)
Cortisol sérico (μg/dℓ) (pós-estimulação)	**0,09 (2,5)**	< 20 (< 552 nmol/ℓ)

Interpretação

Hematologia

Não há anormalidade nas hemácias. Nota-se linfocitose, achado que requer a pesquisa imediata de linfoma (note a hiperpotassemia), ou que pode ser explicada por uma deficiência de corticosteroide. Sempre que um animal doente não apresenta leucograma de estresse, deve-se considerar a possibilidade de hipoadrenocorticismo.

Perfil bioquímico

Nota-se aumento moderado de BUN e das concentrações séricas de creatinina e fósforo. Esses achados indicam menor taxa de filtração glomerular. No entanto, não é possível diferenciar o tipo de azotemia (pré-renal, renal ou pós-renal) apenas com base nesses achados. Ver discussão sobre exame de urina para interpretação adicional.

A concentração sérica de cálcio total está moderadamente elevada. As causas mais comuns disso são hipercalcemia de malignidade, hipoadrenocorticismo e insuficiência renal. Também é possível considerar hiperparatireoidismo primário e intoxicação por vitamina D.

Os teores séricos de proteína total, albumina e globulina são normais. A ausência de hemoconcentração reduz a probabilidade de haver azotemia pré-renal decorrente de desidratação.

Não há alteração importante nos parâmetros indicadores da função hepática, exceto um discreto aumento da atividade sérica de AST. Isso pode ser decorrente de discreta lesão hepatocelular ou muscular, mas esse achado é irrelevante e não requer consideração adicional.

Há diminuição significativa nos teores séricos de Na e Cl, bem como importante aumento na concentração sérica de potássio. A razão Na:K é 17,5, valor altamente sugestivo de hipoadrenocorticismo. A constatação de acidose metabólica (baixo teor de CO_2 total) é compatível com tal possibilidade; o *anion gap* pode estar aumentado em razão do acúmulo de ânions não mensuráveis, como ácido láctico e fosfatos.

Hemogasometria

Os resultados da hemogasometria indicam acidose metabólica não compensada (baixos valores de pH e HCO_3; PCO_2 normal). Nota-se aumento da concentração de cálcio ionizado, sustentando, adicionalmente, uma condição de hipercalcemia. Deve-se considerar a possibilidade de hipoadrenocorticismo primário e de doença renal, que resultam em déficit funcional na resposta aos corticosteroides e na retenção de cálcio.

Exame de urina

A densidade urinária indica uma capacidade de concentração apenas discreta, que pode ser decorrente de doença renal ou de perda do gradiente de concentração medular devido à depleção de eletrólitos. Esse é um achado comum em animais com hipoadrenocorticismo, que deve alertar para a necessidade imediata de exclusão da possibilidade de doença renal primária. A ausência de anemia não regenerativa sugere que não há doença renal crônica. O teste da tira reagente para proteína é negativo e a proporção PCU é < 1,0, indicando que não há perda relevante de proteína na urina.

Testes endócrinos

As concentrações de cortisol antes e após a estimulação com ACTH são baixas e há uma resposta inadequada. Isso confirma o diagnóstico de hipoadrenocorticismo.

Resumo

Hipoadrenocorticismo com azotemia típica secundária à hipovolemia. Embora não haja evidência bioquímica de hemoconcentração, a hipovolemia é uma condição compatível com a patogênese de azotemia associada ao hipoadrenocorticismo.

Caso 99

Resenha: cadela da raça Norwegian Elkhound, castrada, com 6 meses de vida.
Histórico: inapetência; pequena e pouco desenvolvida.
Exame físico: animal quieto, magro e triste.

Hematologia		Intervalo de referência
VG (%)	35	34 a 55
Hb (g/dℓ)	11,8	11 a 18
He (x10^6/μℓ)	5,6	5,5 a 8,5
VGM (fℓ)	63	60 a 72
CHCM (g/dℓ)	34	34 a 38
CTCN (×10^3/μℓ)	7,7	6,0 a 17
Seg (×10^3/μℓ)	3,6	3,0 a 11,5
Bast (×10^3/μℓ)	0	0 a 0,3
Mono (×10^3/μℓ)	1,2	0,1 a 1,3
Linf (×10^3/μℓ)	2,4	1,0 a 4,8
Eos (×10^3/μℓ)	0,5	0,1 a 1,2
Plaquetas (×10^3/μℓ)	299	200 a 500
PT (P) (g/dℓ)	**8,5**	6,0 a 8,0

Perfil bioquímico		Intervalo de referência
Glico (mg/dℓ)	67	65 a 122
BUN (mg/dℓ)	**54**	7,0 a 28
Creat (mg/dℓ)	0,9	0,9 a 1,7
Ca (mg/dℓ)	**12,7**	9,0 a 11,2
P (mg/dℓ)	**10,2**	2,8 a 6,1
PT (g/dℓ)	**7,8**	5,4 a 7,4
Alb (g/dℓ)	**4,9**	2,7 a 4,5
Glob (g/dℓ)	2,9	1,9 a 3,4
BT (mg/dℓ)	0,2	0 a 0,4
Col (mg/dℓ)	211	130 a 370
ALT (UI/ℓ)	92	10 a 120
AST (UI/ℓ)	22	16 a 40
ALP (UI/ℓ)	155	35 a 280
Na (mEq/ℓ)	**130**	145 a 158
K (mEq/ℓ)	**7,7**	4,1 a 5,5
Cl (mEq/ℓ)	**98**	106 a 127
Razão Na:K	**17**	> 25
TCO$_2$ (mEq/ℓ)	**11**	14 a 27
An. gap (mEq/ℓ)	**28,7**	8,0 a 25
Lipase (UI/ℓ)	175	< 500
Amilase	**1.895**	220 a 800

Exame de urina	
Urina (amostra obtida por micção espontânea)	**1,022**

Teste endócrino	intervalo de referência	
Estimulação com ACTH		
Cortisol sérico (μg/dℓ) (pré-estimulação; basal)	0,4	1,0 a 4,5
Cortisol sérico (μg/dℓ) (pós-estimulação)	0,5	5,5 a 20

Interpretação

Hematologia

Os valores de VGM, hemoglobina e contagem total de hemácias situam-se nos intervalos de referência, mas o teor plasmático de proteína está aumentado, indicando desidratação. Se o animal está desidratado, é provável que apresente anemia discreta. Não se nota anormalidade no leucograma. Em geral, os animais doentes apresentam leucograma de estresse.

Perfil bioquímico

As anormalidades mais relevantes referem-se aos teores de Na e K, à razão Na:K e à concentração de cloro. Há três possibilidades de diagnósticos diferenciais. Os diferenciais mais prováveis são doença de Addison, insuficiência renal crônica e, possivelmente, ruptura da bexiga. A insuficiência renal crônica não é tão provável, pois o teor de creatinina é normal e o animal é capaz de concentrar a urina. A razão BUN:Ct é 50; portanto, deve-se suspeitar de desidratação ou de hemorragia gastrintestinal. A presença de desidratação é confirmada pelo aumento de ambos os teores séricos ou plasmáticos de albumina e de proteína e pode ser confirmada, adicionalmente, pelo exame físico. O teor de creatinina eleva-se na desidratação devido à menor excreção; no entanto, o BUN aumenta mais precocemente porque há diminuição da excreção e maior reabsorção pelos túbulos. O baixo tempo de trânsito do filtrado glomerular através dos túbulos, em razão da desidratação, possibilita maior reabsorção de BUN e, em consequência, seu conteúdo aumenta mais do que a creatinina. Espera-se que a densidade urinária seja > 1,035 se o cão estiver desidratado, mas com função renal normal. A incapacidade de concentração da urina para além de 1,020 possivelmente é atribuível à perda de tonicidade da medula devido ao baixo teor de sódio. Ruptura da bexiga é improvável, uma vez que o cão está urinando e não há histórico de traumatismo. Para confirmar a presença da doença de Addison, deve-se realizar teste de estimulação com ACTH após a determinação da concentração basal de cortisol.

Um indicador adicional de doença de Addison é a hipercalcemia. Nota-se hipercalcemia em um terço dos cães com hipoadrenocorticismo. No entanto, a hipercalcemia também pode ser constatada em uma pequena porcentagem dos cães com insuficiência renal. Não se espera notar hipercalcemia em um cão com ruptura de bexiga. A constatação de hipercalcemia nesse animal ajuda a priorizar a doença de Addison, antes de insuficiência renal, ruptura de bexiga e outros diagnósticos diferenciais. Nesse caso, a hiperfosfatemia é atribuída à menor taxa de filtração glomerular em razão da desidratação.

A concentração sanguínea de glicose encontra-se no limite inferior do intervalo de referência normal. Às vezes, nota-se hipoglicemia em pacientes com hipoadrenocorticismo, possivelmente devido tanto à carência de glicocorticoides como de mineralocorticoides.

A diminuição do teor de bicarbonato (TCO₂) indica acidose metabólica. Há aumento da atividade de amilase, atribuída à menor da taxa de filtração glomerular. Amilase e lipase são excretadas na urina e qualquer causa de diminuição da TFG pode resultar em aumento de uma ou de ambas as enzimas.

Em um cão desidratado, uma densidade urinária de 1,022 indica capacidade inadequada de concentração, que pode ser decorrente da doença renal ou da perda de tonicidade medular relacionada com o sódio. A última condição é a mais provável, pois a azotemia é considerada pré-renal e a perda de tonicidade medular é compatível com doença de Addison e hiponatremia crônica. Os dois solutos mais importantes que originam gradiente de concentração no interstício medular são nitrogênio ureico e sódio. A diminuição do teor de sódio no interstício medular significa que o filtrado glomerular (produção de urina) pode estar apenas parcialmente concentrado.

Testes especiais

O teste de estimulação com ACTH confirmou o diagnóstico de hipoadrenocorticismo. A concentração na amostra basal é inferior a 1 μg/dℓ, o que sugere fortemente a presença de doença de Addison, especialmente devido à razão Na:K de 17. O valor da amostra pós-estimulação de 0,5 μg/dℓ não representa um aumento além do valor basal e, portanto, é uma linha plana, o que confirma o diagnóstico de hipoadrenocorticismo nesse cão.

Resumo

Hipoadrenocorticismo (doença de Addison), com azotemia pré-renal e, provavelmente, perda da tonicidade medular renal.

A lesão mais provável é adrenalite linfocítica, a qual destrói as três zonas corticais de ambas as glândulas adrenais. Não há regeneração e, portanto, recomenda-se o tratamento com glicocorticoides e mineralocorticoides por toda a vida. O cão foi tratado com êxito, ganhou peso e viveu por 7 anos.

Caso 100

Resenha: cadela da raça Beagle castrada, com 11 anos de idade.
Histórico: poliúria, polidipsia, polifagia e alopecia bilateral simétrica há 5 meses.
Exame físico: abdome distendido, comedões na região inguinal, respiração ofegante.

Exame de urina

Densidade	**1,005**

Hematologia		Intervalo de referência
VG (%)	50	37 a 55
CTCN (×10³/µℓ)	**22,6**	6,0 a 17
Seg (×10³/µℓ)	**20**	3,0 a 11,5
Mono (×10³/µℓ)	**2,3**	0,1 a 1,3
Linf (×10³/µℓ)	**0**	1,0 a 4,8
Eos (×10³/µℓ)	0	0,1 a 1,2
HeN (×10³/µℓ)	**0,3**	0
Plaquetas (×10³/µℓ)	Normal	200 a 500
PT (P) (g/dℓ)	7,6	6,0 a 8,0

Perfil bioquímico		Intervalo de referência
Glico (mg/dℓ)	**140 (7,7)**	65 a 122 (3,5 a 6,7 mmol/ℓ)
BUN (mg/dℓ)	**6,0 (2,1)**	7,0 a 28 (2,5 a 10 mmol/ℓ)
Creat (mg/dℓ)	1,0	0,9 a 1,7
Ca (mg/dℓ)	10,2	9,0 a 11,2
P (mg/dℓ)	**2,7 (0,9)**	2,8 a 6,1 (0,9 a 2,0 mmol/ℓ)
PT (g/dℓ)	7,2	5,4 a 7,4
Alb (g/dℓ)	4,1	2,7 a 4,5
Glob (g/dℓ)	3,1	1,9 a 3,4
BT (mg/dℓ)	0,2	0 a 0,4
Col (mg/dℓ)	**460 (12)**	130 a 370 (3,4 a 9,6 mmol/ℓ)
ALT (UI/ℓ)	**400**	10 a 120
ALP (UI/ℓ)	**4.500**	35 a 280
Na (mEq/ℓ)	**159**	145 a 158
K (mEq/ℓ)	**3,9**	4,1 a 5,5
Cl (mEq/ℓ)	127	106 a 127
TCO₂ (mEq/ℓ)	20	14 a 27
An. gap (mEq/ℓ)	16	8,0 a 25

Testes endócrinos		Intervalo de referência
Estimulação com ACTH		
Cortisol sérico (µg/dℓ) (pré-estimulação)	**12 (331)**	1,0 a 4,0 (28 a 110 mmol/ℓ)
Cortisol sérico (µg/dℓ) (pós-estimulação)	15,5	< 20
Teste de supressão com baixa dose de dexametasona		
Cortisol sérico (µg/dℓ) (pré-supressão)	**9,0 (248)**	1,0 a 4,0 (28 a 110 mmol/ℓ)
Cortisol sérico (µg/dℓ) (3 horas depois)	**8,0 (221)**	< 1,5 (41 mmol/ℓ)
Cortisol sérico (µg/dℓ) (8 horas depois)	**6,0 (166)**	< 1,5 (41 mmol/ℓ)
Teste de supressão com alta dose de dexametasona		
Cortisol sérico (µg/dℓ) (pré-supressão)	**10 (276)**	1,0 a 4,0 (28 a 110 mmol/ℓ)
Cortisol sérico (µg/dℓ) (pós-supressão)	**8,0 (221)**	< 1,5 (41 mmol/ℓ)
ACTH endógeno (pg/mℓ)	**10 (2,2)**	20 a 100 (4,4 a 22 pmol/ℓ)

Interpretação

Hematologia

Neutrofilia madura, monocitose e linfopenia são tipicamente constatadas quando há aumento dos teores de corticosteroides endógenos e exógenos. Aumento da contagem de hemácias nucleadas é verificado em várias condições; é provável que nesse caso seja secundário ao hiperadrenocorticismo.

Perfil bioquímico

Hiperglicemia discreta é compatível com aumento do teor de corticosteroide endógeno ou exógeno. Os glicocorticoides aumentam a gliconeogênese e reduzem o consumo periférico de glicose em razão de seu efeito antagônico à insulina.

O valor de BUN está abaixo do normal. Embora esse valor menor de BUN possa estar associado à insuficiência hepática ou à inadequada ingestão de proteína, a diurese também resulta em maior perda de nitrogênio ureico na urina. No caso em questão, é possível que os glicocorticoides estimulem a diurese.

Hipercolesterolemia está associada a várias condições, inclusive hipotireoidismo, diabetes melito, hiperadrenocorticismo e colestase. Nesse paciente, é provável que o aumento de colesterol seja secundário ao hiperadrenocorticismo.

A atividade de alanina aminotransferase está discretamente aumentada, indicando maior produção enzimática induzida por glicocorticoides ou por lesão hepatocelular. Lesão hepatocelular é uma característica importante da hepatopatia causada por esteroide e pode estar presente nesse cão. A atividade de fosfatase alcalina está muito aumentada. Embora a colestase possa resultar em um aumento de tal magnitude, não se constata elevação do teor de bilirrubina, sugerindo que o aumento da atividade de fosfatase alcalina é decorrente da indução por corticosteroide. Uma atividade dessa magnitude quase sempre está relacionada com o efeito de esteroides. Seria útil a mensuração da atividade da isoenzima fosfatase alcalina induzida por esteroide.

Em geral, constatam-se graus discretos de hipernatremia e hipopotassemia em cerca de 50% dos cães com hiperadrenocorticismo.

Exame de urina

A densidade urinária está baixa, provavelmente devido ao hiperadrenocorticismo. Acredita-se que os glicocorticoides interfiram nos receptores de ADH, resultando em isostenúria ou hipostenúria, poliúria e polidipsia.

Testes endócrinos

Estimulação com ACTH: o valor basal de cortisol está muito acima do normal e a concentração de cortisol após a estimulação com ACTH situa-se no intervalo de referência. Embora a maioria dos cães com hiperadrenocorticismo apresente concentração basal de cortisol normal, esse aumento é muito sugestivo de hiperadrenocorticismo. Embora os cães com hiperplasia pituitário-dependente (HPD) apresentem glândulas adrenais hiperplásicas e os cães com neoplasia adrenocortical funcional sejam capazes de responder ao estímulo com ACTH, com aumento de produção e liberação de cortisol, nem todos respondem dessa maneira. O teor de cortisol aumenta para valores acima daqueles do intervalo de referência após o estímulo com ACTH em cerca de 85% dos cães com doença pituitário-dependente e em, aproximadamente, 50% dos cães com neoplasia de adrenal. Em resumo, embora o teste de estimulação com ACTH seja um teste de triagem útil para HPD e neoplasia de adrenal, a concentração de cortisol não excede ao limite superior do intervalo de referência normal em vários cães. Portanto, com base nos resultados do teste de estimulação com ACTH, esse cão pode apresentar doença pituitário-dependente ou neoplasia de adrenal.

Teste de supressão com baixa dose de dexametasona e teste de supressão com alta dose de dexametasona: os testes de triagem com dexametasona são úteis porque, às vezes, em pacientes com doença pituitário-dependente, a pituitária anormal é resistente ao *feedback* negativo à ação do cortisol. Além disso, embora a dexametasona possa inibir a produção de ACTH endógeno em cães com neoplasia de adrenal, a síntese de ACTH endógeno provavelmente já se encontra suprimida ao máximo e, em qualquer taxa, esses tumores em geral apresentam secreção autônoma de cortisol, independente do ACTH. Em cães sadios, o ACTH endógeno é suprimido pela dexametasona, resultando em rápida redução do teor plasmático de cortisol, que permanece suprimido por até 48 horas. Assim, caso a concentração de cortisol desse cão não diminua, o animal deverá apresentar doença pituitário-dependente que resulta em hiperplasia adrenocortical ou em neoplasia de adrenal.

Teste de ACTH endógeno: nesse cão, o teor de ACTH endógeno encontra-se abaixo do intervalo de referência normal, indicando que, nesse animal, é mais provável um tumor de adrenal funcional do que uma doença pituitária.

Resumo

Hiperadrenocorticismo secundário a tumor de adrenal funcional. As radiografias do abdome revelaram uma tumefação calcificada situada cranialmente ao rim direito. Na ultrassonografia, constatou-se grande lesão neoplásica na adrenal direita. A adrenal esquerda não era detectável. O resultado da tomografia computadorizada do cérebro era normal.

Caso 101

Resenha: cão da raça Golden Retriever, castrado, com 4 anos de idade.

Histórico: poliúria e polidipsia há vários meses; recebe tratamento para dermatite alérgica a pulgas.

Exame físico: placas eritematosas exsudativas na região inguinal; abdome distendido.

Hematologia		Intervalo de referência
VG (%)	**40**	37 a 55
CTCN (×10³/µℓ)	**25,9**	6,0 a 17
Seg (×10³/µℓ)	**23,4**	3,0 a 11,5
Mono (×10³/µℓ)	**2,0**	0,1 a 1,3
Linf (×10³/µℓ)	**0,4**	1,0 a 4,8
Eos (×10³/µℓ)	0,1	0,1 a 1,2
Plaquetas (×10³/µℓ)	Normal	200 a 500
PT (P) (g/dℓ)	7,5	6,0 a 8,0

Perfil bioquímico		Intervalo de referência
Glico (mg/dℓ)	**140 (7,7)**	65 a 112 (3,5 a 6,7 mmol/ℓ)
BUN (mg/dℓ)	18	7,0 a 28
Creat (mg/dℓ)	1,2	0,9 a 1,7
Ca (mg/dℓ)	10,5	9,0 a 11,2
P (mg/dℓ)	4,0	2,8 a 6,1
PT (g/dℓ)	7,0	5,4 a 7,4
Alb (g/dℓ)	4,0	2,7 a 4,5
Glob (g/dℓ)	3,0	1,9 a 3,4
BT (mg/dℓ)	0,2	0 a 0,4
Col (mg/dℓ)	350	130 a 370
ALT (UI/ℓ)	110	10 a 120
AST (UI/ℓ)	30	16 a 40
ALP (UI/ℓ)	**5.500**	35 a 280
GGT (UI/ℓ)	**260**	0 a 6,0
Na (mEq/ℓ)	**148**	145 a 158
K (mEq/ℓ)	5,0	4,1 a 5,5
Cl (mEq/ℓ)	112	106 a 127
TCO₂ (mEq/ℓ)	16	14 a 27
An. gap (mEq/ℓ)	25	8,0 a 25

Exame de urina

		Sedimento urinário	
Cor	Amarela	Leuco/cga	2
Aspecto	Turvo	He/cga	2
Densidade	**1,002**	Cél. epitel/cga	0
Proteína	Negativo	Cilindros/cpa	0
Glicose	Negativo	Cristais	0
Bilirrubina	Negativo	Bactérias	4+
Sangue	Negativo		
pH	6,5		

Testes endócrinos		Intervalo de referência
Estimulação com ACTH		
Cortisol sérico (µg/dℓ) (pré-estimulação)	1,2	1,0 a 4,0
Cortisol sérico (µg/dℓ) (pós-estimulação)	1,2 *(33 nmol/ℓ)*	> 10,5; < 20 (> 290; < 550 nmol/ℓ)
Teste de supressão com baixa dose de dexametasona		
Cortisol sérico (µg/dℓ) (pré-supressão)	2,0	1,0 a 4,0
Cortisol sérico (µg/dℓ) (3 horas depois)	**2,0 (55)**	< 1,5 (< 41 nmol/ℓ)
Cortisol sérico (µg/dℓ) (8 horas depois)	**1,7 (47)**	< 1,5 (< 41 nmol/ℓ)

Interpretação

Hematologia

Neutrofilia madura, monocitose e linfopenia indicam leucograma influenciado por corticosteroide (estresse).

Perfil bioquímico

Hiperglicemia discreta é compatível com aumento do teor de corticosteroide endógeno ou exógeno.

A atividade de fosfatase alcalina está muito aumentada. Embora a colestase possa resultar em um aumento dessa magnitude, não há elevação do teor de bilirrubina, sugerindo que a maior atividade enzimática se deve à indução por corticosteroide. Seria útil a mensuração da isoenzima fosfatase alcalina induzida por esteroide.

A atividade de gamaglutamiltransferase também está muito elevada, sem aumento concomitante das atividades de ALT e AST e do teor de bilirrubina; é provável que tal elevação seja decorrente da indução por corticosteroide.

A combinação de hiperglicemia discreta e aumento das atividades de ALP e GGT, sem outra evidência de colestase, deve alertar para a necessidade de testes de avaliação da função endócrina.

Exame de urina

Em pacientes com hiperadrenocorticismo, em geral, nota-se baixa densidade urinária (frequentemente hipostenúria). Acredita-se que os glicocorticoides interfiram nos receptores de ADH, resultando em isostenúria ou hipostenúria, poliúria e polidipsia. Também é possível ocorrer bacteriúria, sem piúria relevante, em animais com hiperadrenocorticismo.

Testes endócrinos

Estimulação com ACTH: pacientes com hiperadrenocorticismo iatrogênico apresentam uma resposta em "linha plana" ao teste de estimulação com ACTH (muito semelhante àquela notada em paciente com hipoadrenocorticismo) devido ao *feedback* à pituitária e atrofia adrenal secundária. Embora alguns medicamentos que contenham corticosteroides induzam reação cruzada com o teste de cortisol, a resposta pós-ACTH não será maior do que a resposta pré-ACTH.

Teste de supressão com baixa dose de dexametasona: não é útil no diagnóstico de hiperadrenocorticismo iatrogênico. A pituitária já está respondendo ao *feedback* de corticosteroides iatrogênicos; além disso, as glândulas adrenais estão atrofiadas.

Resumo

Doença de Cushing iatrogênica causada por injeções de triancinolona para tratamento de dermatite alérgica a pulgas. As pulgas foram eliminadas e a administração de corticosteroide foi gradativamente reduzida, em dias alternados e com diminuição da dose, ao longo de vários meses.

Caso 102

Resenha: cadela da raça Airedale castrada, com 10 anos de vida.
Histórico: incontinência urinária, polidipsia, claudicação.
Exame físico: ruptura de ligamento cruzado anterior, abdome distendido, discreta alopecia na região torácica.

Hematologia		Intervalo de referência
VG (%)	**58**	37 a 55
CTCN ($\times10^3/\mu\ell$)	**24,4**	6,0 a 17
Seg ($\times10^3/\mu\ell$)	**21,5**	3,0 a 11,5
Mono ($\times10^3/\mu\ell$)	**2,4**	0,1 a 1,3
Linf ($\times10^3/\mu\ell$)	**0**	1,0 a 4,8
HeN ($\times10^3/\mu\ell$)	**0,5**	0
Plaquetas ($\times10^3/\mu\ell$)	Normal	200 a 500

Perfil bioquímico		Intervalo de referência
Glico (mg/dℓ)	**130 (7,1)**	65 a 122 (3,5 a 6,7 mmol/ℓ)
BUN (mg/dℓ)	18	7,0 a 28
Creat (mg/dℓ)	1,2	0,9 a 1,7
Ca (mg/dℓ)	10,2	9,0 a 11,2
P (mg/dℓ)	4,9	2,8 a 6,1
PT (g/dℓ)	5,7	5,7 a 7,4
Alb (g/dℓ)	2,7	2,7 a 4,5
Glob (g/dℓ)	3,0	1,9 a 3,4
BT (mg/dℓ)	0,3	0 a 0,4
Col (mg/dℓ)	350	130 a 370
ALT (UI/ℓ)	65	10 a 120
AST (UI/ℓ)	**60**	16 a 40
ALP (UI/ℓ)	**4.000**	35 a 280

Exame de urina	
Densidade	**1,008**
Bactérias	Várias

Testes endócrinos		Intervalo de referência
Estimulação com ACTH		
Cortisol sérico (μg/dℓ) (pré-estimulação)	**8,0 (221)**	1,0 a 4,0 (28 a 110 nmol/ℓ)
Cortisol sérico (μg/dℓ) (pós-estimulação)	**20 (552)**	< 20 (< 552 nmol/ℓ)
Teste de supressão com baixa dose de dexametasona		
Cortisol sérico (μg/dℓ) (pré-supressão)	**6,0 (166)**	1,0 a 4,0 (28 a 110 nmol/ℓ)
Cortisol sérico (μg/dℓ) (3 horas depois)	0,9	< 1,5
Cortisol sérico (μg/dℓ) (8 horas depois)	**1,7 (47)**	< 1,5 (< 41 nmol/ℓ)
Teste de supressão com alta dose de dexametasona		
Cortisol sérico (μg/dℓ) (pré-supressão)	**9,0 (248)**	1,0 a 4,0 (28 a 110 nmol/ℓ)
Cortisol sérico (μg/dℓ) (pós-supressão)	**3,0 (83)**	< 1,5 (< 41 nmol/ℓ)
ACTH endógeno (pg/mℓ)	**350 (77)**	20 a 100 (4,4 a 22 pmol/ℓ)

Interpretação

Hematologia

Nota-se ligeiro aumento do VG e aumento do número de hemácias nucleadas. Entre as possibilidades para tal combinação, incluem-se hipoxia ou outros fatores que ocasionam elevação da concentração de eritropoetina. Às vezes, os cães com hiperadrenocorticismo apresentam aumento da eritropoese. Adicionalmente, os corticosteroides podem inibir a remoção de hemácias nucleadas pelos macrófagos no baço. Neutrofilia madura, monocitose e linfopenia indicam leucograma de estresse.

Perfil bioquímico

Hiperglicemia discreta é compatível com leucograma de estresse e pode ser decorrente do aumento de glicocorticoide endógeno ou exógeno.

A atividade de fosfatase alcalina está muito elevada, a atividade de AST está discretamente aumentada e o teor de colesterol situa-se no limite superior de normalidade. Não há outra anormalidade. A elevação da atividade de fosfatase alcalina e a discreta hipercolesterolemia podem ser decorrentes de colestase; no entanto, não há aumento do teor sérico de bilirrubina. A atividade de fosfatase alcalina também pode aumentar como resultado da indução por esteroides. Tal hipótese é mais provável em razão da magnitude do aumento. O discreto aumento da atividade sérica de AST pode ocorrer devido à discreta hepatopatia causada por esteroide ou à indução por esteroide.

Exame de urina

A densidade urinária está relativamente baixa e, embora não necessariamente anormal, é compatível com redução da capacidade de concentração da urina em cães com hiperadrenocorticismo em razão da menor sensibilidade ao ADH. Em cães com hiperadrenocorticismo, pode ser constatada bacteriúria sem piúria.

Achados do exame físico, histórico, leucograma de estresse, hiperglicemia e aumento da atividade sérica de fosfatase alcalina devem alertar para a necessidade de testes de triagem para hiperadrenocorticismo.

Testes endócrinos

Estimulação com ACTH: o valor basal de cortisol está acima do normal e o teor pós-estimulação é limítrofe. Estimulação superior a 20 nmol/ℓ é compatível com hiperadrenocorticismo. Nota-se estimulação em 85% dos cães com hiperplasia pituitário-dependente, enquanto esse estímulo é verificado em cerca de 50% dos cães que apresentam neoplasia de adrenal. Portanto, nesse cão, a estimulação com ACTH não tem valor diagnóstico, porém induz à dúvida.

Teste de supressão com baixa dose de dexametasona: o valor basal de cortisol está acima do normal. O cão manifestou supressão 3 horas após a administração de dexametasona, com final do efeito supressor após 8 horas. Em cães sadios, o ACTH endógeno é suprimido pela dexametasona, resultando em rápido declínio da concentração plasmática de cortisol, que permanece suprimido por até 48 horas. A maioria dos cães com neoplasia de adrenal não exibe supressão em 3 ou 8 horas. Se o cão apresentar supressão em 3 horas e não mantiver essa supressão em 8 horas, é mais provável que apresente HPD do que neoplasia de adrenal. Acredita-se que o término do efeito supressor se deva ao rápido *clearance* da dexametasona.

Teste de supressão com alta dose de dexametasona: o valor basal de cortisol está acima do normal. O paciente não apresentou supressão na faixa de referência para cães sadios. Cães com doença de adrenal não exibem supressão, mas a maioria dos cães com hiperplasia adrenal pituitário-dependente (HAPD) manifesta supressão. Doses muito altas de esteroide suprimem a produção de ACTH e, em consequência, a secreção de cortisol, mesmo no caso de HAPD. Contudo, a maioria dos cães com macroadenoma de pituitária não exibe supressão; indica-se a mensuração do teor sérico de ACTH endógeno.

ACTH endógeno: cães com HPD apresentam concentração de ACTH endógeno normal ou aumentada, enquanto aqueles com neoplasia de adrenal têm menor concentração de ACTH endógeno. Portanto, esse cão apresenta doença pituitário-dependente.

Resumo

O cão apresentava macroadenoma de pituitária. Note que foram necessários vários testes de função endócrina para definir o diagnóstico.

Caso 103

Resenha: cão da raça Poodle, castrado, com 8 anos de vida.
Histórico: perda de pelos, poliúria e polidipsia (PU/PD).
Exame físico: perda de pelos ao longo do abdome e dos membros, abdome pendular.

Hematologia		Intervalo de referência
VG (%)	42	37 a 55
Hb (g/dℓ)	13,8	12 a 18
He (×10^6/μℓ)	5,8	5,5 a 8,5
VGM (fℓ)	72	60 a 72
CHCM (g/dℓ)	33	34 a 38
CTCN (×10^3/μℓ)	**23,4**	6,0 a 17
Seg (×10^3/μℓ)	**20,1**	3,0 a 11,5
Bast (×10^3/μℓ)	0	0 a 0,3
Mono (×10^3/μℓ)	2,7	0,1 a 1,3
Linf (×10^3/μℓ)	**0,6**	1,0 a 4,8
Eos (×10^3/μℓ)	0	0,1 a 1,2
Plaquetas (×10^3/μℓ)	455	200 a 500
PT (P) (g/dℓ)	6,5	6,0 a 8,0

Hemopatologia: há poucas hemácias nucleadas.

Perfil bioquímico		Intervalo de referência
Glico (mg/dℓ)	**289**	65 a 122
BUN (mg/dℓ)	22	7,0 a 28
Creat (mg/dℓ)	0,8	0,9 a 1,7
Ca (mg/dℓ)	10,1	9,0 a 11,2
P (mg/dℓ)	5,2	2,8 a 6,1
PT (g/dℓ)	6,7	5,4 a 7,4
Alb (g/dℓ)	3,3	2,7 a 4,5
Glob (g/dℓ)	3,4	1,9 a 3,4
BT (mg/dℓ)	0,2	0 a 0,4
Col (mg/dℓ)	**411**	130 a 370
ALT (UI/ℓ)	**420**	10 a 120
AST (UI/ℓ)	**122**	16 a 40
ALP (UI/ℓ)	**6.855**	35 a 280
Na (mEq/ℓ)	146	145 a 158
K (mEq/ℓ)	4,3	4,1 a 5,5
Cl (mEq/ℓ)	115	106 a 127
Razão Na:K	34	> 25
TCO$_2$ (mEq/ℓ)	20	14 a 27
An. gap (mEq/ℓ)	15,3	8,0 a 25
Lipase (UI/ℓ)	175	< 500
Amilase	441	220 a 800

Exame de urina

Cor	Amarela	**Sedimento urinário**	
Aspecto	Turvo	Leuco/cga	**20 a 30**
Densidade	**1,008**	He/cga	**50 a 100**
Proteína	**2+**	Cél. epitel/cga	Poucas
Glicose	**1+**	Cilindros/cpa	Negativo
Cetonas	Negativo		
Bilirrubina	Negativo	Cristais	Fosfato triplo
Sangue	**3+**	Bactérias	**1+**

Testes endócrinos	Cortisol (μg/dℓ)	Intervalo de referência
Cortisol basal	**3,6**	1,0 a 4,0
Estimulação com ACTH	**28**	8,0 a 16
Cortisol basal	**4,1**	1,0 a 4,0
SBDD 8 horas após	**4,4**	< 1,4
Cortisol basal	**3,8**	
SADD 4 horas	**4,6**	< 1,4
SADD 8 horas	**2,2**	< 1,4
ACTH endógeno (pg/mℓ)	**264**	10 a 80
Duas semanas depois		
Cortisol basal	**0,3**	1,0 a 4,0
Estimulação com ACTH	**0,4**	8,0 a 16

Interpretação

Hematologia

Há algumas hemácias nucleadas, na ausência de anemia. Isso pode indicar dano à barreira endotelial nos centros de hematopoese ou, possivelmente, é resultado de imunossupressão e de falha na remoção do núcleo pelos macrófagos. Pode-se notar aumento de hemácias nucleadas nos casos de hemangiossarcoma, alguns tipos de leucemia, intoxicação por chumbo, hiperadrenocorticismo (HAC) e CID. O leucograma é característico de uma resposta de estresse ou da ação de esteroide: neutrofilia madura, linfopenia, eosinofilia e monocitose.

Perfil bioquímico

Aumento marcante da atividade de ALP, com elevação apenas discreta das atividades de ALP e AST, indica possível colestase e/ou hiperadrenocorticismo. Atividade de ALP acima de 5.000 UI/ℓ, sem bilirrubinemia e com aumento apenas discreto das atividades de ALT e AST, é mais compatível com HAC. Suporte adicional para esse diagnóstico inclui o histórico de alopecia e de PU/PD, associado a diluição da urina, cistite e hemácias nucleadas. Mais de 90% dos cães com doença de Cushing apresentam atividade de ALP de discreta a marcante. Se não houver aumento da atividade de ALP, é muito improvável que um cão tenha HAC. Nesse cão, a concentração de colesterol pode estar aumentada devido a colestase, hipotireoidismo ou HAC. Elevação nas atividades de ALT e AST é atribuída à hepatopatia glicogênica (esteroide) induzida por hiperadrenocorticismo. A hiperglicemia é moderada, compatível com hiperadrenocorticismo.

O exame de urina indica forte evidência de cistite infecciosa; há vários leucócitos e bactérias. Não há especificação do método de coleta; portanto, pode haver inflamação em qualquer parte do trato urogenital. A proteinúria pode ser decorrente da resposta inflamatória e de maior permeabilidade capilar. Ausência de cilindros e de azotemia sugere mais cistite do que pielonefrite. É possível que a diluição da urina se deva à falha de concentração devido à interferência de glicocorticoide com ADH e à subsequente poliúria e polidipsia responsiva. Cistite é razoavelmente comum em cães com hiperadrenocorticismo.

Nessa situação, deve-se proceder à avaliação laboratorial do sistema endócrino. Inicialmente, realiza-se o teste de supressão com baixa dose de dexametasona (SBDD). Se o SBDD indicar hiperadrenocorticismo, deve-se fazer a dosagem de ACTH endógeno para a diferenciação entre hiperadrenocorticismo pituitário-dependente (HAC-PD) e tumor de adrenal.

Testes endócrinos

Nesse paciente, realizou-se o teste de estimulação com ACTH e, embora o teor de cortisol basal seja normal, o valor da amostra obtida após a estimulação é > 22 µg/dℓ, o que é muito alto e que sustenta o diagnóstico de hiperadrenocorticismo. Nesse momento, deve-se fazer a diferenciação entre doença pituitário-dependente e tumor de adrenal. A concentração basal de cortisol no SBDD situa-se pouco acima do intervalo de referência, porém o valor 8 horas após a administração de dexametasona está bem acima

de 1,4 µg/dℓ; portanto, houve falha na supressão e confirma-se o diagnóstico de doença de Cushing quando todos os outros dados são compatíveis, como acontece nesse cão (todavia, a taxa de resultado falso-positivo no SBDD é tão alta quanto 50%; portanto, todos os outros resultados de exames laboratoriais e os dados de histórico e exame físico precisam ser compatíveis com HAC). Infelizmente, não foi obtida uma amostra 4 horas após a administração de dexametasona, o que poderia ser útil para a diferenciação entre HAC pituitário-dependente e HAC adreno-dependente. Se na amostra de 4 horas tivesse havido supressão (< 1,4 µg/dℓ), considerando o valor obtido na amostra de 8 horas com ausência de supressão, indicar-se-ia um efeito rebote compatível com doença de Cushing pituitário-dependente, causa mais comum de HAC. Os resultados do SADD são confusos ou, no mínimo, não são muito úteis. O valor de cortisol basal é normal: na amostra de 4 horas nota-se claramente falha na supressão e na amostra de 8 horas o valor encontra-se acima de 1,4 µg/dℓ, mas é quase 50% menor do que o valor da amostra basal e daquele da amostra de 4 horas. A interpretação do SADD é a de que o teste falhou em induzir supressão, indicando que o paciente apresenta HAC-PD ou tumor de adrenal (a supressão indicaria que o cão apresentava HAC-PD). Embora, nesse momento, o teste endócrino indique que é possível haver um tumor de adrenal, em cães com HAC as neoplasias de adrenal respondem por apenas 10 a 20% dos casos. Além disso, parecia haver alguma supressão no SADD, mas, mesmo considerando uma diminuição de cortisol de até 50% do valor basal, ainda não se verifica claramente a supressão. Outro modo de avaliar a supressão é verificar se o valor da amostra de 8 horas corresponde a menos de 50% do valor basal, mesmo se ainda maior do que 1,4 µg/dℓ. Nesse cão, o valor obtido na amostra de 8 horas corresponde a 57% do valor basal e na amostra de 8 horas representa 47% do valor notado na amostra obtida 4 horas após a administração de dexametasona. Como é necessária a diferenciação entre tumor de adrenal e doença pituitário-dependente para o tratamento e o SADD não esclareceu o diagnóstico, realizou-se ultrassonografia (US) de abdome e dosagem de ACTH endógeno. Na US abdominal não se detectou tumor de adrenal e o teste de ACTH endógeno indicou claramente que esse cão apresentava HAC-PD.

Resumo

O teor de ACTH endógeno encontra-se muito elevado e, portanto, o cão apresenta neoplasia de pituitária secretora de ACTH. O cão foi tratado com mitotano. A estimulação com ACTH 2 semanas após o diagnóstico indica uma resposta de "linha plana". O cão estava clinicamente normal, assim como os teores de eletrólitos, e, portanto, indicando degeneração ou necrose da zona fasciculada causada pelo mitotano. Quando administrado em dose correta, o córtex regenera-se. Sob a estimulação do tumor de pituitária secretor de ACTH, o córtex adrenal regenera-se, sendo a razão da necessidade de repetidas estimulações com ACTH durante a terapia de manutenção. Os resultados da estimulação com ACTH apresentam o mesmo padrão verificado no hipoadrenocorticismo, na doença espontânea ou na terapia com mitotano ou esteroide.

Caso 104

Resenha: cão com 6 anos de idade.
Histórico: mudança de comportamento, de dócil para irritadiço; constipação intestinal grave há vários dias.
Exame físico: sem anormalidade.

Hematologia		Intervalo de referência
VG (%)	44	37 a 55
Hb (g/dℓ)	14,5	12 a 18
He (×10⁶/μℓ)	6,7	5,5 a 8,5
VGM (fℓ)	66	60 a 72
CHCM (g/dℓ)	33	34 a 38
CTCN (×10³/μℓ)	15,6	6,0 a 17
Seg (×10³/μℓ)	12,7	3,0 a 11,5
Mono (×10³/μℓ)	0,2	0,1 a 1,3
Linf (×10³/μℓ)	2,4	1,0 a 4,8
Eos (×10³/μℓ)	0,3	0,1 a 1,2
Plaquetas (×10³/μℓ)	440	200 a 500
PT (P) (g/dℓ)	6,8	6,0 a 8,0

Hemopatologia: normal.

Perfil bioquímico		Intervalo de referência
Glico (mg/dℓ)	80	65 a 122
BUN (mg/dℓ)	28	7,0 a 28
Creat (mg/dℓ)	1,5	0,9 a 1,7
Ca (mg/dℓ)	**14,3 (3,57)**	9,0 a 11,2 (2,25 a 2,8 mmol/ℓ)
P (mg/dℓ)	**1,7 (0,5)**	2,8 a 6,1 (0,9 a 2,0 mmol/ℓ)
PT (g/dℓ)	6,1	5,4 a 7,4
Alb (g/dℓ)	3,4	2,7 a 4,5
Glob (g/dℓ)	2,7	1,9 a 3,4
BT (mg/dℓ)	0,4	0 a 0,4
Col (mg/dℓ)	235	130 a 370
ALT (UI/ℓ)	100	10 a 120
AST (UI/ℓ)	33	16 a 40
ALP (UI/ℓ)	**285**	35 a 280
Na (mEq/ℓ)	145	145 a 158
K (mEq/ℓ)	5,3	4,1 a 5,5
Cl (mEq/ℓ)	115	106 a 127
TCO₂ (mEq/ℓ)	21	14 a 27
An. gap (mEq/ℓ)	14	8,0 a 25

Exame de urina (obtida por cateterismo)			
Cor	Amarela	**Sedimento urinário**	
Aspecto	Turvo	Leuco/cga	0 a 2
Densidade	**1,011**	He/cga	0
Proteína	Negativo	Cél. epitel/cga	0
Glicose	Negativo	Cilindros/cpa	0
Bilirrubina	Negativo	Cristais	0
Sangue	Negativo	Bactérias	0
pH	6,5		

Testes endócrinos		Intervalo de referência
Paratormônio intacto	**22**	2 a 13 (pmol/ℓ)
PTHrp	Não detectável	< 0,2 (pmol/ℓ)

Interpretação

Hematologia

Considerando os resultados normais para outros parâmetros eritrocitários, a diminuição de CHCM é discreta e irrelevante.

A discreta neutrofilia madura, na ausência de linfopenia, sugere variação normal ou inflamação muito discreta. A irritabilidade do cão pode tê-lo predisposto à liberação de epinefrina por ocasião da punção venosa para coleta de sangue, embora a constatação de leucograma típico de excitação seja muito rara em cães.

Perfil bioquímico

Pode haver hipercalcemia e hipofosfatemia no hiperparatireoidismo primário e no pseudo-hiperparatireoidismo (hipercalcemia de malignidade). Nesse caso, o aumento da concentração de paratormônio intacto (iPTH) e o teor normal de proteína relacionado com o paratormônio (PTHrp) são mais sugestivos de hiperparatireoidismo primário (ver discussão sobre testes hormonais adiante). Outras causas de hipercalcemia incluem a intoxicação por vitamina D, reabsorção óssea excessiva e insuficiência renal (5 a 10% desses casos em cães), mas, nesses casos, a concentração sérica de fósforo tipicamente está normal ou aumentada.

A atividade sérica de fosfatase alcalina está discretamente aumentada. Não há evidência sugestiva de colestase ou aumento do teor de corticosteroide. Como esse paciente apresenta anormalidade de metabolismo de cálcio e fósforo, é possível que esteja ocorrendo alteração no metabolismo ósseo. Embora o efeito final nesse animal provavelmente seja a desmineralização óssea, o aumento da atividade osteoblástica, como parte da tentativa de regeneração óssea, pode ter resultado nessa discreta elevação da atividade de fosfatase alcalina.

Exame de urina

Baixa densidade urinária pode refletir a condição de hidratação desse cão e, portanto, nesse paciente, pode ser normal. No entanto, a hipercalcemia pode interferir na capacidade de concentração renal e resultar na diminuição da densidade urinária, com subsequente poliúria e polidipsia. Nefrocalcinose, outro efeito tóxico do cálcio nos túbulos renais e a influência na ação do hormônio antidiurético são mecanismos possíveis de redução da capacidade de concentração da urina em animais com hipercalcemia. A ausência de poliúria e polidipsia nesse cão sugere que a interferência do cálcio na capacidade de concentração renal não é um fator importante.

Testes endócrinos

O aumento da concentração de paratormônio intacto (iPTH) e a concentração indetectável de proteína relacionada com o PTH (PTHrp) indicam que é mais provável que esse paciente tenha hiperparatireoidismo primário do que hipercalcemia de malignidade. A concentração de iPTH está aumentada devido à superprodução de PTH pela glândula paratireoide hiperplásica ou neoplásica. A proteína relacionada com o paratormônio é sintetizada por células tumorais malignas, como aquelas do linfoma e do adenocarcinoma de glândula apócrina do saco anal, mas não pela glândula paratireoide e, portanto, a concentração de PTHrp não aumenta em animais com hiperparatireoidismo primário.

Resumo

Nesse caso, a combinação de hipercalcemia, hipofosfatemia, aumento da concentração de iPTH e conteúdo indetectável de PTHrp indica hiperparatireoidismo primário. Um tumor na região do pescoço, compatível com localização na glândula paratireoide, foi constatado durante um exame físico mais minucioso. A remoção cirúrgica e o exame histopatológico revelou ser um adenoma de paratireoide. Os sinais clínicos apresentados por esse cão regrediram e as concentrações séricas de cálcio e fósforo retornaram aos valores normais após a cirurgia. Irritabilidade é incomum em cães com hipercalcemia; apatia é mais comum.

Caso 105

Resenha: cadela da raça Australian Cattle Dog, com 11 anos de idade.
Histórico: inapetência.
Exame físico: apático, condição corporal adequada.

Hematologia		Intervalo de referência
VG (%)	53	39 a 58
Hb (g/dℓ)	19,7	13,8 a 20,3
He (×10⁶/μℓ)	7,67	5,7 a 8,0
VGM (fℓ)	75	61 a 75
CHCM (g/dℓ)	34,3	30,8 a 35,4
CTCN (×10³/μℓ)	6,91	4,4 a 11,6
Seg (×10³/μℓ)	4,9	2,8 a 9,1
Bast (×10³/μℓ)	0	0 a 0,3
Mono (×10³/μℓ)	0,9	0,07 a 1,0
Linf (×10³/μℓ)	2,4	0,6 a 3,3
Eos (×10³/μℓ)	0,2	0 a 1,2
Plaquetas (×10³/μℓ)	366	200 a 500
PT (P) (g/dℓ)	7,4	6,1 a 7,5

Perfil bioquímico		Intervalo de referência
Glico (mg/dℓ)	91	70 a 131
BUN (mg/dℓ)	14	6,0 a 26
Creat (mg/dℓ)	0,7	0,7 a 1,5
Ca (mg/dℓ)	**12,3**	9,3 a 11,5
P (mg/dℓ)	3,3	2,5 a 5,6
Magnésio (mg/dℓ)	2,0	1,8 a 2,5
PT (g/dℓ)	6,7	5,2 a 7,4
Alb (g/dℓ)	3,9	3,0 a 3,9
Glob (g/dℓ)	2,8	1,7 a 3,8
BT (mg/dℓ)	0,1	0 a 0,3
Col (mg/dℓ)	274	124 a 344
ALS (UI/ℓ)	72	12 a 54
ALP (UI/ℓ)	62	16 a 140
GGT(UI/ℓ)	5,0	0 a 6,0
CK (UI/ℓ)	176	43 a 234
Na (mEq/ℓ)	145	140 a 156
K (mEq/ℓ)	4,4	4,0 a 5,3
Cl (mEq/ℓ)	111	108 a 122
Razão Na:K	32,6	> 25
TCO₂ (mEq/ℓ)	22	18 a 26
An. gap (mEq/ℓ)	16,1	11,2 a 19
Lipase (UI/ℓ)	210	12 a 147
Amilase (UI/ℓ)	600	236 a 1.337

Exame de urina	
Urina (amostra obtida por micção espontânea)	1,007

Interpretação

Hematologia

Nada que chamasse atenção; ausência de leucograma de estresse pode vir a ser útil.

Perfil bioquímico

Hipercalcemia discreta é a única anormalidade. O aumento do teor sérico de cálcio total explica a hipostenúria por diluição, pois a hipercalcemia interfere na ação do ADH nos túbulos renais. A concentração sérica de fósforo é normal, achado um tanto útil para reduzir a lista de diagnósticos diferenciais para hipercalcemia. Recomenda-se a reavaliação dos teores de cálcio ionizado e de cálcio total e, se ambos se apresentarem aumentados, deve-se pesquisar as possíveis causas de hipercalcemia. É provável que o teor de cálcio esteja aumentado, novamente, em razão da densidade urinária. Os dois diagnósticos diferenciais mais prováveis são hipercalcemia de malignidade e hiperparatireoidismo primário porque o teor sérico de fósforo é normal e não há outra anormalidade bioquímica relevante. Os diagnósticos diferenciais improváveis são hipoadrenocorticismo, insuficiência renal, intoxicação por vitamina D e doenças granulomatosas, as quais, em geral, são acompanhadas de aumento da concentração sérica de fósforo, além de ocasionar outras alterações no perfil bioquímico. Em cães, as únicas doenças que provocam hipercalcemia e hipofosfatemia são hipercalcemia de malignidade e hiperparatireoidismo primário.

Resumo e acompanhamento do caso

Na reavaliação clínica, verificou-se aumento dos teores séricos de cálcio total e de cálcio ionizado. Ao exame físico, não se constatou evidência de linfoma ou de adenocarcinoma de glândula apócrina perirretal. O soro foi enviado para dosagem de PTH e PTHrp.

Testes endócrinos		Intervalo de referência
PTH (pmol/ℓ)	**35,5**	3,0 a 17
PTHrp (pmol/ℓ)	0	0 a 0,9
iCa	**1,65**	1,25 a 1,45

Esses resultados confirmam a hipercalcemia e definem o diagnóstico de hiperparatireoidismo primário.

A região do pescoço foi examinada e constatou-se uma pequena tumefação em um lobo da tireoide. Durante a cirurgia, antes e após a remoção de todo o tumor, foram determinadas as concentrações de PTH pelo método STAT e os resultados obtidos foram:

Testes endócrinos adicionais		Intervalo de referência
PTH amostra 1, antes da remoção, Turbo intact PTH (pg/mℓ)	**98**	11,2 a 72,8
PTH amostra 1, após da remoção, Turbo intact PTH (pg/mℓ)	**9,0**	

A diminuição do teor de PTH verificada na segunda amostra, após a remoção da neoplasia da paratireoide, foi marcante (menos de 50% do valor da amostra anterior), indicando que a lesão que causou o problema fora removida.

Comentários

Nesse cão, o aumento da concentração sérica de PTH concomitante à hipercalcemia torna o diagnóstico de hiperparatireoidismo (HPTH) primário muito fácil. No entanto, nota-se elevação do teor de PTH apenas em cerca de 25% dos cães; o restante dos cães (75%) com HPTH primário apresenta concentração de PTH no intervalo de referência. Além disso, 45% dos cães com hiperparatireoidismo primário apresentam teor sérico de PTH na faixa de valores dos mais baixos aos médios nesse intervalo de referência. O aumento da concentração de PTH é uma exceção em cães, mas, se o PTH for detectável em um animal com hipercalcemia e sem azotemia, essa combinação é inapropriadamente anormal porque o teor de PTH deve estar diminuído ou indetectável em resposta à hipercalcemia não induzida pela paratireoide. Se o valor de PTH situar-se no intervalo de referência, ele será inapropriadamente alto em razão da hipercalcemia e, portanto, o diagnóstico é HPTH primário. Ele indica que a glândula paratireoide está secretando PTH naquele momento, quando a secreção deveria estar suprimida. É fundamental a mensuração concomitante de PTHrp, pois vários cães com hipercalcemia de malignidade apresentam PTH mensurável.

A ultrassonografia da região do pescoço é muito confiável na detecção de tumor de paratireoide, juntamente com a mensuração do teor sérico de PTH; se positiva, indicará o lado do pescoço para o acesso ao adenoma durante a cirurgia. É possível a presença de mais de um tumor, especialmente em cães da raça Keeshond.

Caso 106

Resenha: cadela mestiça castrada, com 11 anos de idade.
Histórico: perda de peso, inapetência e letargia.
Exame físico: animal magro, apatia.

Hematologia		Intervalo de referência
Volume globular (%)	**32**	39 a 58
Hemoglobina (g/dℓ)	**10,8**	13,8 a 20,3
He (×10⁶/μℓ)	**4,27**	5,7 a 8,01
VGM (fℓ)	74	61 a 75
CHCM (g/dℓ)	34	30,8 a 35,4
Contagem total de células nucleadas (×10³/μℓ)	10,2	4,4 a 11,6
Neutrófilos segmentados (×10³/μℓ)	7,9	2,84 a 9,11
Neutrófilos bastonetes (×10³/μℓ)	0	0 a 0,3
Monócitos (×10³/μℓ)	1,9	0,075 a 1,0
Linfócitos (×10³/μℓ)	**0,4**	0,59 a 3,3
Eosinófilos (×10³/μℓ)	0	0,03 a 1,2
Plaquetas (×10³/μℓ)	386	190 a 468
Proteína plasmática (g/dℓ)	7,1	6,1 a 7,5

Perfil bioquímico		Intervalo de referência
Glico (mg/dℓ)	98	70 a 131
BUN (mg/dℓ)	**74**	6,0 a 26
Creat (mg/dℓ)	**3,7**	0,7 a 1,5
Ca (mg/dℓ)	**17,3**	9,3 a 11,5
P (mg/dℓ)	**7,3**	2,5 a 5,6
Mg (g/dℓ)	2,0	1,8 a 2,5
PT (g/dℓ)	6,9	5,2 a 7,4
Alb (g/dℓ)	3,9	3,0 a 3,9
Glob (g/dℓ)	3,0	1,7 a 3,8
BT (mg/dℓ)	0,1	0 a 0,3
Col (mg/dℓ)	254	124 a 344
ALS (UI/ℓ)	**372**	12 a 54
AST (UI/ℓ)	**388**	42 a 175
ALP (UI/ℓ)	**662**	16 a 140
GGT (UI/ℓ)	**15**	0 a 6,0
CK (UI/ℓ)	111	43 a 234
Na (mEq/ℓ)	141	140 a 156
K (mEq/ℓ)	4,9	4,0 a 5,3
Cl (mEq/ℓ)	110	108 a 122
Razão Na:K	28,7	> 25
TCO₂ (mEq/ℓ)	**12**	18 a 26
An. gap (mEq/ℓ)	**23,9**	11,2 a 19
Lipase (UI/ℓ)	**510**	12 a 147
Amilase	**1.724**	236 a 1.337

Exame de urina (amostra obtida por cistocentese)

Cor	Amarela	**Sedimento urinário**	
Aspecto	Claro	Leuco/cga	0 a 3
Densidade	**1,010**	He/cga	**10 a 30**
Proteína	**1+**	Cél. epitel/cga	Nenhuma
Glicose		Cilindros/cpa	Negativo
Cetona	Negativa		
Bilirrubina	Negativo	Cristais	Nenhum
Sangue	**2+**		

Interpretação

Hematologia

Nota-se anemia discreta. Embora não se constate a contagem de reticulócitos, os índices hematimétricos indicam anemia normocítica normocrômica, indicando que a anemia pode ser regenerativa. A azotemia poderia explicar essa anemia se a azotemia fosse decorrente de doença renal crônica. Anemia por doença inflamatória é outra causa possível da anemia nesse cão. Há leucograma de estresse evidenciado por linfopenia, eosinopenia e monocitose.

Perfil bioquímico

Considerando a azotemia discreta associada à isostenúria, o cão apresenta insuficiência renal. No entanto, sempre que o teor sérico de cálcio está aumentado, os rins podem não estar aptos a concentrar a urina apropriadamente (há interferência na ação do ADH), fato que, nesse caso, confunde a interpretação da doença renal primária presente. Se o cão está desidratado, a azotemia pode ser total ou parcialmente devida a fator pré-renal, e, em face da desidratação, a diluição da urina é provocada pela hipercalcemia. A hipercalcemia é grave e a hiperfosfatemia é discreta a moderada. O produto Ca × P é 126, indicando estar havendo mineralização de tecidos moles. A mineralização pode ter causado a insuficiência renal ou, ao menos, tê-la exacerbado. O dilema diagnóstico é determinar o que ocorreu primeiro, a insuficiência renal ou a hipercalcemia. Com frequência, é difícil essa diferenciação e poderá haver a ocorrência concomitante de duas doenças: insuficiência renal e uma doença extrarrenal causada pela hipercalcemia (p. ex., câncer, intoxicação por vitamina D etc.). Nesse cão, parece mais provável que a hipercalcemia surgira primeiro ou que haja uma segunda doença ocasionando a hipercalcemia. Isso se baseia na discreta hiperfosfatemia e na marcante hipercalcemia. Regras que auxiliam essa diferenciação são: quanto maior o teor sérico de fósforo, mais provável a doença primária ser renal; e quanto menor a concentração sérica de fósforo, mais provável ser hipercalcemia de malignidade (HCM); quanto maior o teor sérico de cálcio, mais provável ser malignidade; e quanto menor a concentração sérica de cálcio, maior a probabilidade de a doença renal ser a causa de hipercalcemia; quanto mais grave a azotemia, maior a possibilidade de doença renal primária, e quanto menos grave a azotemia, maior a possibilidade de ser a doença renal causada pela mineralização, ou a azotemia é pré-renal. A maneira mais fácil para diferenciar é detectar a malignidade ou identificar o tipo de insuficiência renal (crônica, aguda, glomerular, pielonefrite etc.). Nesse cão, parece claro que a doença primária é a que está provocando hipercalcemia, pois a azotemia é discreta, a hipercalcemia é grave e a hiperfosfatemia é discreta. Em outros casos, a distinção pode ser mais difícil. Um procedimento razoável é pesquisar a presença de câncer, bem como administrar líquido ao cão para observar se a azotemia pode ser revertida. A mensuração do teor de cálcio ionizado também pode ser útil ao diagnóstico. Se a concentração de cálcio ionizado se encontrar no intervalo de referência, é mais provável que haja insuficiência renal primária; todavia, se o teor de cálcio ionizado estiver aumentado, poderá ser, ainda, doença renal primária ou câncer.

A urina não está concentrada, condição que pode ser decorrente de doença renal primária ou secundária à hipercalcemia. Há sinal de sangue na urina, possivelmente em razão da cistocentese, que também pode ser responsável pela presença de proteína 1+. O restante dos resultados dos exames é pouco relevante.

O extravasamento de enzimas hepáticas (ALT e AST) está aumentado; ademais, as atividades das enzimas associadas à colestase (ALP, GGT) estão elevadas. Nesse cão, há várias causas possíveis de colestase, uma das quais é doença infiltrativa no fígado, como linfoma; outra possibilidade é pancreatite. O aumento das atividades de lipase e de amilase é discreto e parece que menor TFG (azotemia) e, portanto, menor excreção dessas enzimas é mais provável do que pancreatite. Se o cão apresentasse pancreatite, ele poderia ter hipocalcemia, distensão abdominal e sobrepeso, com início agudo dos sintomas; esse paciente não manifestou nada disso. O cão apresenta acidose metabólica, provavelmente ocasionada por desidratação e/ou doença renal.

Um procedimento razoável é realizar pesquisa de linfoma (palpação dos linfonodos, verificação de tumor na parte anterior do tórax, avaliação dos órgãos abdominais etc.) e exame retal e perirretal para averiguar se há carcinoma de saco anal. Caso se constate tumor maligno, não há necessidade de mensurações de PTH e PTHrp.

Resumo

Constatou-se um tumor no arco pélvico e solicitou-se exame citológico do aspirado da lesão, que indicou a presença de neoplasia de saco anal. Ela, invariavelmente, é maligna, porém extirpações repetidas e/ou quimioterapia podem prolongar a vida do paciente por meses ou anos. Os proprietários desse animal recusaram o tratamento. A administração intravenosa e subcutânea de líquidos reduziu a azotemia, porém ele não retornou ao normal. Não foi realizada necropsia desse animal e, desse modo, não se soube se e qual tipo de doença renal havia ou se a mineralização teve alguma participação na ocorrência da doença. A anemia instalou-se em razão da anemia provocada por doença crônica (câncer) e/ou doença renal concomitante. A substância mais comumente secretada pelo tumor é a PTHrp, a qual estimula a fosfatúria e resulta em hipofosfatemia absoluta ou, como nesse cão, hipofosfatemia relativa devido ao grau de azotemia. Hiperparatireoidismo primário poderia ocasionar hipercalcemia e fosfatúria, mas raramente há azotemia simultânea a essa doença.

Caso 107

Resenha: cão não castrado, com 9 anos de idade.
Histórico: crise convulsiva; notaram-se tremores ocasionais.
Exame físico: anormalidades físicas, com crise convulsiva durante o exame.

Hematologia		Intervalo de referência
VG (%)	44	37 a 55
Hb (g/dℓ)	15,2	12 a 18
He (×10⁶/µℓ)	7,1	5,5 a 8,5
VGM (fℓ)	62	60 a 72
CHCM (g/dℓ)	35	34 a 38
CTCN (×10³/µℓ)	**20,2**	6,0 a 17
Seg (×10³/µℓ)	**17,2**	3,0 a 11,5
Mono (×10³/µℓ)	**2,4**	0,1 a 1,3
Linf (×10³/µℓ)	**0,6**	1,0 a 4,8
Plaquetas (×10³/µℓ)	470	200 a 500
PT (P) (g/dℓ)	7,2	6,0 a 8,0

Hemopatologia: normal.

Perfil bioquímico		Intervalo de referência
Glico (mg/dℓ)	**138 (7,6)**	65 a 122 (3,5 a 6,7 mmol/ℓ)
BUN (mg/dℓ)	14	7,0 a 28
Creat (mg/dℓ)	**0,5**	0,9 a 1,7
Ca (mg/dℓ)	**4,0 (1,0)**	9,0 a 11,2 (2,25 a 2,8 mmol/ℓ)
P (mg/dℓ)	**7,0 (2,3)**	2,8 a 6,1 (0,9 a 2,9 mmol/ℓ)
PT (g/dℓ)	7,0	5,4 a 7,4
Alb (g/dℓ)	3,6	2,7 a 4,5
Glob (g/dℓ)	3,4	1,9 a 3,4
BT (mg/dℓ)	0,4	0 a 0,4
Col (mg/dℓ)	161	130 a 370
ALT (UI/ℓ)	38	10 a 120
AST (UI/ℓ)	18	16 a 40
ALP (UI/ℓ)	176	35 a 280
Na (mEq/ℓ)	145	145 a 158
K (mEq/ℓ)	4,4	4,1 a 5,5
Cl (mEq/ℓ)	**103**	106 a 127
TCO₂ (mEq/ℓ)	22	14 a 27
An. gap (mEq/ℓ)	24	8,0 a 25

Exame de urina		Sedimento urinário	
Cor	Amarela		
Aspecto	Turvo	Leuco/cga	0
Densidade	1,032	He/cga	0
Proteína	Negativo	Cél. epitel/cga	0
Glicose	Negativo	Cilindros/cpa	0
Bilirrubina	Traços	Cristais	0
Sangue	Negativo	Bactérias	0
pH	6,0		

Testes endócrinos		Intervalo de referência
iPTH (pmol/ℓ)	**2**	2,0 a 13

Interpretação

Hematologia

Neutrofilia madura, linfopenia e monocitose são típicas de leucograma de estresse.

Perfil bioquímico

A concentração sanguínea de glicose encontra-se na faixa de variação típica de hiperglicemia induzida por glicocorticoide. Nesse caso, a causa mais provável é estresse, especialmente ao se considerar o leucograma.

Na maioria dos casos, a diminuição da concentração sérica de creatinina é irrelevante. Essa anormalidade pode ser decorrente de diurese, mas, se essa for a causa, em geral o valor de BUN também se encontrará diminuído. Nesse caso, a ausência de histórico de poliúria e a concentração normal de BUN tornam a diurese uma causa improvável.

Pode haver hipocalcemia e hiperfosfatemia nos casos de insuficiência renal, pancreatite com azotemia pré-renal, consumo de dieta contendo alto teor de fósforo ou hipoparatireoidismo. Nesse caso, o mais provável é hipoparatireoidismo. A concentração normal de BUN e a diminuição da concentração sérica de creatinina indicam que a função renal está normal. Os sinais clínicos não são típicos de pancreatite e não há evidência de azotemia pré-renal. O cão pode estar recebendo uma dieta com excesso de fósforo, mas isso é muito improvável se ele recebeu uma ração comercial. Hipoalbuminemia é outra causa de hipocalcemia, mas a ausência de hipoalbuminemia indica que não é esse o caso. A deficiência de vitamina D também pode resultar em hipocalcemia, mas, nessa deficiência, é típico ocorrer hipofosfatemia em vez de hiperfosfatemia. Pode-se confirmar o diagnóstico de hipoparatireoidismo mediante a mensuração da concentração sérica de paratormônio intacto (ver adiante).

A hipocloremia discreta, na ausência de anormalidades nos teores de Na, K ou CO_2 total, provavelmente é irrelevante.

Exame de urina

Os resultados dos exames de urina são normais.

Testes endócrinos

A concentração sérica de paratormônio intacto (iPTH) situa-se no limite inferior do intervalo de referência. A resposta normal das glândulas paratireoides à hipocalcemia é a produção de PTH. A concentração de iPTH no limite inferior de normalidade em um animal com hipocalcemia é fortemente sugestiva de incapacidade das glândulas paratireoides em responder à hipocalcemia e, portanto, tem-se o hipoparatireoidismo. Outras causas possíveis de hipocalcemia (discutidas anteriormente) devem resultar em concentração de iPTH no limite superior de normalidade ou aumentada.

Resumo

A combinação de hipocalcemia e teor de iPTH no limite inferior de normalidade indica hipoparatireoidismo. Outras doenças podem ocasionar hipocalcemia e hiperfosfatemia, mas, nessas doenças, a concentração de iPTH tipicamente situa-se no limite superior de normalidade ou se encontra aumentada.

Caso 108

Resenha: cadela, sem raça definida, 17 semanas.
Histórico: vômito, diarreia, anorexia, fraqueza por alguns dias.
Exame físico: desidratada. Cadela recebeu líquidos entre o Dia 1 e o Dia 3.

Hematologia	Dia 1	Dia 3	Dia 5	Intervalo de referência
Volume globular (%)	42	41	**34**	36 a 54
He (×10⁶/μℓ)	6,5	6,11	**5,45**	5,5 a 8,5
Hb (g/dℓ)	13,8	13,1	**11,6**	12 a 18
VGM (fℓ)	65	65	65	60 a 72
CHCM (g/dℓ)	**32**	**33**	**33**	34 a 38
CTCN (10³/μℓ)	**28,3**	**19,7**	**17,6**	6,0 a 17,0
Neutrófilos segmentados (10³/μℓ)	**14,7**	7,9	6,2	3,0 a 11,5
Monócitos (10³/μℓ)	1,4	0,4	0,2	0,2 a 1,4
Linfócitos (10³/μℓ)	**9,6**	**9,3**	**9,0**	1,0 a 4,8
Eosinófilos (10³/μℓ)	**2,5**	**2,2**	**1,9**	0,1 a 1,2
Plaquetas (10³/μℓ)	477	**520**	447	200 a 500
Proteína plasmática (g/dℓ)	6,3	6,2	**5,5**	6,0 a 8,0

Perfil bioquímico	Dia 1	Dia 3	Intervalo de referência
Glicose (mg/dℓ)	101	110	60 a 110
Nitrogênio ureico sanguíneo (mg/dℓ)	**125**	29	7 a 25
Creatinina (mg/dℓ)	**2,4**	0,6	0,3 a 1,4
Cálcio (mg/dℓ)	**13,4**	**12,5**	8,6 a 11,3
Fósforo (mg/dℓ)	**17,3**	**9,1**	2,9 a 6,6
Proteína total (g/dℓ)	6,2	**5,0**	5,4 a 8,2
Albumina (g/dℓ)	3,0	2,7	2,5 a 4,4
Globulina (g/dℓ)	3,3	2,3	2,3 a 5,2
Bilirrubina total (mg/dℓ)	0,3	0,3	0,1 a 0,6
Colesterol (mg/dℓ)	259		130 a 300
ALT (UI/ℓ)	38	34	10 a 118
ALP (UI/ℓ)	**185**	**170**	20 a 150
Sódio (mEq/ℓ)	**137**	**132**	138 a 160
Potássio (mEq/ℓ)	**9,0**	**7,4**	3,7 a 5,8
Cloreto (mEq/ℓ)	**100**		108 a 120

Densidade urinária: 1,022.

Interpretação

Hematologia

A cadela está levemente anêmica, o que foi mascarado pela desidratação nos Dias 1 e 3. Considerando os outros achados laboratoriais, isso provavelmente se deve à falta de cortisol.

Neutrofilia na ausência de linfopenia sugere inflamação. Embora neutrofilia e linfocitose concomitantes possam ser indicativos de excitação, isso é altamente improvável em um cachorro.

A eosinofilia pode ser causada por hipersensibilidade ou parasitas, mas com linfocitose concomitante, pode ser decorrente da falta de cortisol.

A linfocitose persistente, nesse caso, provavelmente é resultado de uma falta de cortisol, considerando hiponatremia e hiperpotassemia, mas outras considerações seriam a vacinação recente, considerando a idade da cadela, doenças transmitidas por carrapatos, especialmente ehrlichiose, leucemia linfocítica crônica, timoma e, menos provavelmente, excitação.

A monocitose pode ser indicativa de inflamação.

Bioquímica

Aumento de BUN e creatinina, indicando diminuição da taxa de filtração glomerular, resolvida quase completamente com líquidos, sugerindo azotemia pré-renal. O BUN é relativamente mais aumentado que a creatinina, sugerindo azotemia pré-renal decorrente de desidratação ou hipovolemia. Uma refeição rica em proteínas ou perda de sangue no intestino também pode estar contribuindo para um aumento no BUN. O VG não está diminuído, sugerindo que não há perda de sangue gastrintestinal, embora uma diminuição possa ser mascarada pela desidratação.

Embora a densidade urinária indique uma incapacidade de concentração (já que a cadela está azotêmica), isso provavelmente se deve à hiponatremia interferindo na capacidade de concentração em razão da diminuição da tonicidade medular, em vez de doença tubular, e/ou hipercalcemia interferindo nos receptores de ADH.

A hipercalcemia é moderada e diminui com a fluidoterapia. Nesse caso, novamente considerando Na e K, provavelmente é resultado de doença de Addison. Aproximadamente 30% dos cães com doença de Addison são levemente hipercalcêmicos. Outras considerações nesse caso seriam a intoxicação por vitamina D (considerando a hipercalcemia e a hiperfosfatemia) e hipercalcemia de malignidade (considerando a concentração de linfócitos). A hiperfosfatemia também é provavelmente decorrente da diminuição da filtração glomerular, embora a intoxicação por vitamina D possa ser considerada. Além disso, tanto o cálcio quanto o fósforo podem estar ligeiramente aumentados em filhotes em crescimento. Já que o fósforo melhorou com a fluidoterapia, é provável que seja devido à diminuição da TFG. O produto cálcio × fósforo é superior a 200, sugerindo a possibilidade de mineralização dos rins. No entanto, a melhoria da azotemia após administração de fluidoterapia sugere que isso não ocorreu.

Hipoproteinemia leve é evidente no Dia 3, embora tanto a albumina quanto a globulina estejam no intervalo de referência. A ausência de hiperalbuminemia na presença de desidratação no Dia 1 sugere que a cadela pode estar hipoalbuminêmica. Hipoalbuminemia foi relatada em cães com doença de Addison, provavelmente em razão da perda de proteína GI resultante da falta de cortisol, o que é necessário para manter a saúde da mucosa gastrintestinal.

O aumento da atividade da ALP provavelmente não é decorrente de colestase, visto que a bilirrubina está normal. Outras possibilidades incluem indução por esteroides (improvável, pois esta cadela parece ter hipoadrenocorticismo baseado em Na e K) ou a isoenzima óssea, já que esta cadela ainda está crescendo às 17 semanas.

Hiponatremia e hiperpotassemia com relação Na:K de aproximadamente 15 são extremamente sugestivas de hipoadrenocorticismo. Outras possibilidades incluiriam a perda de Na através do trato gastrintestinal ou rim. O animal pode estar acidótico, o que também pode causar aumento de potássio. Outras possibilidades de aumento de potássio seriam anúria, mas esta paciente está urinando.

A hipocloridemia provavelmente está relacionada à hiponatremia.

Resumo

Hipoadrenocorticismo primário resultando na falta tanto de mineralocorticoides quanto glicocorticoides decorrente da destruição da glândula adrenal é o diferencial mais provável considerando hiponatremia e hiperpotassemia, linfocitose, eosinofilia e hipercalcemia. O vômito é observado em aproximadamente 85% dos cães com hipoadrenocorticismo. A falta da aldosterona resulta em anormalidades eletrolíticas, e a falta de cortisol resulta em linfocitose. Apenas aproximadamente 20% dos cães com doença de Addison apresentam linfocitose. Mais tipicamente, os pacientes com doença de Addison apresentam ausência de leucograma de estresse (ausência de linfopenia), o que é incomum, especialmente se houver vômito, e a falta de um leucograma de estresse deve sempre ser considerada como hipoadrenocorticismo. Outros possíveis diferenciais incluiriam a doença pseudo-Addison, como é vista com parasitismo por *Trichuris* (vermes) ou doença renal, possivelmente secundária a hipercalcemia e mineralização renal. As anormalidades eletrolíticas não sugerem a última.

Testes adicionais

A hiponatremia e a hiperpotassemia desencadearam um aumento do teste de estimulação do ACTH, que confirmou que o paciente tinha doença de Addison.

		Intervalo de referência
Cortisol sérico basal (μg/dℓ)	**< 0,5**	1 a 4
Cortisol sérico pós-estimulação com ACTH (μg/dℓ)	**< 0,5**	10 a 20

Outros testes que podem ser realizados incluem exame fecal para *Trichuris*, citometria de fluxo ou PARR para leucemia linfocítica crônica, PTHrp para a possibilidade de hipercalcemia por malignidade ou concentrações de vitamina D para excluir a possibilidade de intoxicação por vitamina D.

Os achados laboratoriais desta paciente são muito típicos de hipoadrenocorticismo primário. Noventa e cinco por cento dos cães com hipoadrenocorticismo primário são hiperpotassêmicos e 86% são hiponatrêmicos. Aproximadamente 90% aumentaram o BUN, 65% aumentaram a creatinina, 80% aumentaram fósforo e 70% são incapazes de concentrar ao máximo. Aproximadamente 30% são hipoproteinêmicos.

Os animais não se recuperam da destruição da glândula adrenal sem terapia vitalícia, que consiste em um mineralocorticoide e glicocorticoide. Esta paciente foi tratada com prednisona 0,2 mg/kg/dia e pivalato de desoxicorticosterona (Percorten®-V, Novartis) 2,2 mg/kg IM a cada 25 dias.

Colaboradora: Dra. Mary Anna Thrall.

Caso 109

Resenha: Labrador Retriever, fêmea, 5 meses.
Histórico: vômito por aproximadamente 1 semana, anorexia, letargia.
Exame físico: levemente desidratada.

Hematologia		Intervalo de referência
Volume globular (%)	50	36 a 54
He (×10⁶/µℓ)	8,05	5,5 a 8,5
Hb (g/dℓ)	**18,5**	12 a 18
VGM (fℓ)	62	60 a 72
CHCM (g/dℓ)	34	34 a 38
CTCN (10³/µℓ)	13,0	6,0 a 17,0
Neutrófilos segmentados (10³/µℓ)	5,4	3,0 a 11,5
Monócitos (10³/µℓ)	**1,7**	0,2 a 1,4
Linfócitos (10³/µℓ)	**5,9**	1,0 a 4,8
Plaquetas (10³/µℓ)	347	200 a 500
Proteína plasmática (g/dℓ)	NR	6,0 a 8,0

Perfil bioquímico		Intervalo de referência
Glicose (mg/dℓ)	93	60 a 110
Nitrogênio ureico sanguíneo (mg/dℓ)	**95**	7 a 25
Creatinina (mg/dℓ)	**2,3**	0,3 a 1,4
Cálcio (mg/dℓ)	**13,5**	8,6 a 11,3
Fósforo (mg/dℓ)	**13,0**	2,9 a 6,6
Proteína total (g/dℓ)	5,8	5,4 a 8,2
Albumina (g/dℓ)	3,2	2,5 a 4,4
Globulina (g/dℓ)	2,6	2,3 a 5,2
Bilirrubina total (mg/dℓ)	0,1	0,1 a 0,6
Colesterol (mg/dℓ)	258	130 a 300
ALT (UI/ℓ)	56	10 a 118
ALP (UI/ℓ)	83	20 a 150
Sódio (mEq/ℓ)	**123**	138 a 160
Potássio (mEq/ℓ)	**6,8**	3,7 a 5,8
Cloreto (mEq/ℓ)	**98**	108 a 120

Densidade urinária: 1,020.

Interpretação

Hematologia

A hemoglobina está ligeiramente aumentada, com a concentração de hemácias e o VG no limite superior do intervalo de referência; isso provavelmente se deve à desidratação.

A linfocitose leve nesta paciente provavelmente decorre da falta de cortisol, considerando a hiponatremia e a hiperpotassemia (ver adiante). Linfocitose em um cão com vômito deve sempre desencadear a suspeita de doença de Addison, pois cães com cortisol adequado normalmente apresentam uma resposta ao estresse (linfopenia) ao vomitar.

A monocitose é muito leve e pode ser indicativa de inflamação leve.

Bioquímica

Aumento de BUN e creatinina, indicando diminuição da taxa de filtração glomerular, pode ser renal ou pré-renal. O BUN é relativamente mais elevado que a creatinina, sugerindo azotemia pré-renal decorrente da desidratação ou hipovolemia.

A densidade urinária de 1,020 indica uma incapacidade de concentrar ao máximo, já que a cadela está azotêmica e desidratada. Em um paciente com azotemia em razão de desidratação que tem função renal normal, seria esperada uma densidade urinária pelo menos > 1,035. No entanto, incapacidade de concentrar é provavelmente decorrente de hiponatremia, causando falta de tonicidade no interstício medular e hipercalcemia interferindo nos receptores de ADH. Em contrapartida, a razão cálcio × fósforo é 175,5, e é muito possível que a mineralização dos tecidos moles esteja resultando em disfunção renal.

A hipercalcemia é moderada e, considerando hiponatremia e hiperpotassemia, é provavelmente decorrente de doença de Addison.

Outras considerações neste caso seriam a toxicose por vitamina D (considerando hipercalcemia e hiperfosfatemia) e hipercalcemia de malignidade. O mecanismo de hipercalcemia na insuficiência adrenal não é completamente compreendido, mas acredita-se que seja resultado de aumento da mobilização de cálcio dos ossos, aumento da absorção intestinal e aumento da reabsorção de cálcio no túbulo proximal devido à diminuição da taxa de filtração glomerular.[1] A reposição de glicocorticoide resulta em calciurese, e as concentrações de cálcio normalizam rapidamente.

A hiperfosfatemia também é provavelmente decorrente da diminuição da filtração glomerular, embora a intoxicação por vitamina D possa ser considerada. Além disso, tanto o cálcio quanto o fósforo podem estar ligeiramente aumentados em filhotes em crescimento.

Hiponatremia e hiperpotassemia com relação Na:K de 18 são extremamente sugestivas de hipoadrenocorticismo. Outras possibilidades incluiriam a perda de Na através do trato GI ou rim. O animal pode estar acidótico, o que também pode causar hiperpotassemia. Outras possibilidades de hiperpotassemia seriam anúria, mas esta paciente está urinando.

A hipocloremia provavelmente está relacionada à perda por vômito e pode estar relacionada à hiponatremia.

Exame de urina

A densidade urinária de 1,020 em um cão desidratado azotêmico indica incapacidade de concentrar ao máximo. Neste caso, é provavelmente decorrente da hiponatremia, mas doença renal, possivelmente em razão da mineralização, não pode ser excluída. Adicionalmente, a hipercalcemia interfere na capacidade de concentração. A capacidade do rim de concentrar a urina depende de dois processos: (i) geração de hipertonicidade no interstício medular e (ii) transporte de água e ureia mediado por hormônio antidiurético no ducto coletor. Hipercalcemia interfere em ambos os processos.[2]

Resumo e desfecho

Hipoadrenocorticismo primário resultando na falta tanto de mineralocorticoides quanto de glicocorticoides devido à destruição da glândula adrenal é o diferencial mais provável, considerando hiponatremia e hiperpotassemia, linfocitose e hipercalcemia. O principal diferencial é a doença renal, possivelmente causada pela mineralização dos rins, considerando a azotemia e a baixa densidade urinária.

A falta de um leucograma de estresse em um cão com vômito deve sempre desencadear suspeita de doença de Addison.

A hiponatremia e a hiperpotassemia desencadearam a necessidade de realizar um teste de estimulação com aumento de ACTH, que confirmou que a paciente tinha hipoadrenocorticismo.

		Intervalo de referência
Cortisol sérico basal (μg/dℓ)	**0,9**	1 a 4
Cortisol sérico pós-estimulação com ACTH (μg/dℓ)	**1,3**	10 a 20

Além disso, radiografias abdominais e uma série de contraste de bário foram realizadas e estavam normais.

A azotemia foi resolvida com terapia, indicando que a função estava normal.

Colaboradora: Dra. Mary Anna Thrall.

Caso 110

Resenha: Labrador Retriever, castrado, macho, 10 anos.
Histórico: encaminhado para investigação de sinais neuro-
lógicos.
Achados clínicos: nistagmo, inclinação da cabeça e ataxia.
Ausência de pulso femoral no membro pélvico direito, e ultras-
sonografia confirmou um tromboembolismo da artéria ilíaca.
Ultrassonografia também revelou pequenas glândulas adrenais
e calcificação dos rins e baço.

Hematologia		Intervalo de referência
Proteína total (refratometria g/dℓ)	**12,5**	6,5 a 8,1
Volume globular (%)	**36,0**	43 a 59
Hemoglobina (g/dℓ)	**11,5**	14,8 a 20,5
He (10⁶/μℓ)	**5,51**	5,5 a 8,5
VGM (fℓ)	**63,0**	66 a 75
HCM (pg)	**20,0**	22 a 26
CHCM (g/dℓ)	**32,0**	33 a 36
RDW (%)	**15,0**	12 a 14
CTCN (×10³/μℓ)	9,1	4,6 a 10,7
Neutrófilos segmentados (×10³/μℓ)	7,3	2,7 a 7,8
Monócitos (×10³/μℓ)	0,4	0,1 a 0,8
Linfócitos (×10³/μℓ)	1,1	0,6 a 5,0
Plaquetas (×10³/μℓ)	**414**	180 a 366

Hemopatologia: agregados plaquetários, policromasia leve.

Perfil bioquímico		Intervalo de referência
Glicose (mg/dℓ)	86	81 a 118
Nitrogênio ureico sanguíneo (mg/dℓ)	19	12 a 27
Creatinina (mg/dℓ)	1,5	0,6 a 1,5
Cálcio (mg/dℓ)	10,7	9,5 a 10,8
Fósforo (mg/dℓ)	4,5	2,7 a 5,4
Magnésio (mg/dℓ)	2,0	1,7 a 2,3
Ferro (μg/dℓ)	**93**	109 a 250
Proteína total (g/dℓ)	**7,5**	5,4 a 6,7
Albumina (g/dℓ)	3,2	2,8 a 3,6
Globulina (g/dℓ)	**4,3**	2,3 a 3,7
Bilirrubina total (mg/dℓ)	0,3	0,1 a 0,3
Colesterol (mg/dℓ)	**1.347**	126 a 325
ALT (alanina aminotransferase) (UI/ℓ)	21	21 a 68
AST (aspartato aminotransferase) (UI/ℓ)	25	16 a 41
ALP (fosfatase alcalina) (UI/ℓ)	30	10 a 92
CK (UI/ℓ)	135	51 a 169
Triglicerídios (mg/dℓ)	**1.522**	20 a 79
Sódio (mEq/ℓ)	**138**	139 a 151
Potássio (mEq/ℓ)	**5,2**	3,9 a 5,1
Cloreto (mEq/ℓ)	111	106 a 115
Bicarbonato (mEq/ℓ)	**12**	16 a 27
Razão Na/K	27	
Anion gap (mmol/ℓ)	20	12 a 22

Hemogasometria venosa (resultados pertinentes)		Intervalo de referência
pH	**7,27**	7,36 a 7,44
PCO₂ (mmHg)	29,1	24,5 a 41,0
HCO₃ (mmol/ℓ)	**13,5**	16,0 a 25,0
Excesso de base (mmol/ℓ)	**−11,3**	−5,1 a 1,9
Sódio (mmol/ℓ)	146	143 a 150
Potássio (mmol/ℓ)	**5,1**	3,0 a 4,7
Cálcio ionizado (mg/dℓ)	**6,1**	3,4 a 5,3
TCO₂ (mmol/ℓ)	**14,4**	17,5 a 26,1
Osmol (mOsm/kg)	292	287 a 296

Exame de urina	
Densidade urinária	1,006
pH da urina	7,1

Perfil endócrino		Intervalo de referência
Tiroxina total (TT4) (nmol/ℓ)	**0**	11 a 60
Tri-iodotironina total (TT3) (nmol/ℓ)	**0,7**	0,8 a 2,1
T4 livre (pmol/ℓ)	**0**	6 a 42
TSH (ng/mℓ)	**0,59**	0,00 a 0,58

Hormônio da paratireoide, hormônio relacionado à paratireoide e cortisol
basal estavam dentro dos limites normais.

Interpretação

Hematologia

Uma anemia leve, não regenerativa, microcítica e hipocrômica
está presente e é típica de deficiência de ferro. Contribuindo
também para isso, pode ser a anemia leve, normocítica e normocrômica comumente observada em cães com hipotireoidismo
(ver adiante). A trombocitose leve diante da agregação plaquetária é um processo reativo e é uma observação comum em casos
de deficiência de ferro e outras condições, como inflamação crônica e neoplasias.

Bioquímica e hemogasometria

Há uma diminuição do teor de ferro sérico (deficiência de ferro/
hipoferremia) e, em um cão mais velho, é mais comumente em
razão de perda de sangue externa (p. ex., sangramento gastrintestinal crônico) e requer testes para sangue oculto nas fezes.
Causas menos prováveis para essa anormalidade incluem sequestro de ferro decorrente da inflamação ou diminuição da ingestão,
o que é muito incomum em pequenos animais.

A concentração de proteína total entre o refratômetro e o
analisador bioquímico é discrepante como resultado do aumento
falso da proteína total estimada por refratometria, nesse caso,

devido à interferência do colesterol. No entanto, a hiperproteinemia está presente e caracterizada por uma hiperglobulinemia e pode ser reflexo de desidratação, inflamação, estimulação antigênica ou muito menos provável, neoplasia (mieloma múltiplo).

Esse grau de hipercolesterolemia e hipertrigliceridemia acentuadas é fortemente sugestivo de hipotireoidismo (ver adiante). Outras causas de hipercolesterolemia incluem síndrome nefrótica e colestase, mas não há evidências de síndrome nefrótica (proteinúria) ou colestase (ALP e bilirrubina total estão nos limites normais), e essa raça não é predisposta a distúrbios familiares do metabolismo lipídico, tornando outros diferenciais menos prováveis.

Hiponatremia muito leve e hiperpotassemia concomitante está presente. Isoladamente, esses valores são provavelmente insignificantes, mas esse animal tem uma relação Na/K calculada de 27, que está à margem da suspeita de hipoadrenocorticismo. As concentrações de sódio medidas pelo analisador bioquímico e pelo aparelho de hemogasometria são discrepantes, e isso é explicado pelas acentuadas hipertrigliceridemia e hipercolesterolemia, que podem resultar em pseudo-hiponatremia quando medidas indiretas de potenciometria são usadas (como é o caso do analisador bioquímico Beckman).[1] A diminuição do bicarbonato sérico e o pH baixo refletem acidose metabólica e podem ser decorrentes do consumo ou perda; como o *anion gap* não aumenta, esse último é mais provável. A perda de bicarbonato normalmente ocorre através do trato gastrintestinal ou rins. Nesse caso, as perdas renais são mais prováveis e podem ser em razão da insuficiência de aldosterona, o que leva à diminuição da excreção de H^+ nos rins (aumento da retenção) e subsequente diminuição da concentração sérica de bicarbonato.[2]

Há um leve aumento no cálcio ionizado, conforme medido na hemogasometria venosa, e diferenciais típicos a serem considerados incluem síndromes paraneoplásicas, hiperparatireoidismo e doença renal. Com base na bioquímica e nos resultados de endocrinologia, não há evidências disso.

Exame de urina

A hipostenúria (DU < 1,008) indica a capacidade dos rins de diluírem urina. Uma possível causa nesse caso pode ser a lavagem medular secundária ao hipoaldosteronismo (não o de Addison, neste caso). Menos prováveis são diabetes insípido central e nefrogênico, e não há histórico de polidipsia.

Perfil endócrino

Uma diminuição acentuada nos teores séricos de T4 e T3 e aumento concomitante no TSH é fortemente favorável ao hipotireoidismo primário. Apesar das suspeitas de hipoadrenocorticismo, o cortisol basal desse cão estava dentro dos limites normais.

Resumo

Foi confirmado o diagnóstico de hipotireoidismo primário, e os sinais neurológicos foram considerados uma manifestação dessa doença. Doença neurológica associada ao hipotireoidismo é rara e, embora a ligação entre os dois não esteja confirmada, alguns autores acreditam que a diminuição da atividade de ATPase mitocondrial nesses casos leve à degeneração axonal, enquanto alguns acreditam no acúmulo de mucopolissacarídeos no endoneuro e no perineuro, impedindo a função.[3,4] Ademais, o hipotireoidismo e a subsequente hipertrigliceridemia e a hipercolesterolemia predispõem os indivíduos ao desenvolvimento de êmbolos e aterosclerose, que podem explicar o evento embólico nesse caso.

Os distúrbios eletrolíticos, hipostenúria, hipobicarbonemia e pequenas glândulas adrenais levantaram preocupação quanto à doença de Addison, mas foi finalmente descartado como resultado de um cortisol basal normal. No entanto, um caso de deficiência de mineralocorticoides que precede a deficiência de glicocorticoides no hipoadrenocorticismo foi relatado.[5] Apesar de o *anion gap* estar dentro dos limites normais, a acidose metabólica nesse caso foi mais provavelmente decorrente da produção de lactato secundária à isquemia, e um teor de lactato sérico teria sido justificado nesse caso.

Colaboradores: Drs. Alex Mau e Clarissa Freemyer.

Caso 111

Resenha: Schnauzer Miniatura, fêmea, castrada, 8 anos.
Histórico: vômito, anorexia por 3 dias, letargia, poliúria e polidipsia por várias semanas.
Exame físico: desidratada, febril.

Hematologia (plasma acentuadamente lipêmico)		Intervalo de referência
Volume globular (%)	60	36 a 54
He (×10⁶/µℓ)	11,1	5,5 a 8,5
Hb (g/dℓ)	22	12 a 18
VGM (fℓ)	64	60 a 72
CHCM (g/dℓ)	37	34 a 38
CTCN (10³/µℓ)	11,1	6,0 a 17,0
Neutrófilos segmentados (10³/µℓ)	5,4	3,0 a 11,5
Neutrófilos bastonetes (10³/µℓ)	3,0	0 a 0,3
Monócitos (10³/µℓ)	2,0	0,2 a 1,4
Linfócitos (10³/µℓ)	0,5	1,0 a 4,8
Plaquetas (10³/µℓ)	10	200 a 500
Proteína plasmática (g/dℓ)	9,3	6,0 a 8,0

Perfil bioquímico (soro acentuadamente lipêmico)		Intervalo de referência
Glicose (mg/dℓ)	450	60 a 110
Nitrogênio ureico sanguíneo (mg/dℓ)	70	7 a 25
Creatinina (mg/dℓ)	3,5	0,3 a 1,4
Cálcio (mg/dℓ)	9,4	8,6 a 11,3
Fósforo (mg/dℓ)	7,0	2,9 a 6,6
Proteína total (g/dℓ)	8,9	5,4 a 8,2
Albumina (g/dℓ)	5,3	2,5 a 4,4
Globulina (g/dℓ)	3,6	2,3 a 5,2
Bilirrubina total (mg/dℓ)	2,5	0,1 a 0,6
Colesterol (mg/dℓ)	340	100 a 250
Triglicerídios (mg/dℓ)	500	20 a 112
ALT (UI/ℓ)	400	10 a 118
ALP (UI/ℓ)	1.200	20 a 150
GGT (UI/ℓ)	17	0 a 6
Sódio (mEq/ℓ)	150	138 a 160
Potássio (mEq/ℓ)	5,6	3,7 a 5,8
Cloreto (mEq/ℓ)	102	108 a 120
CO₂ total (MEq/ℓ)	11	14 a 27
Amilase (UI/ℓ)	4.400	50 a 1.250
Lipase (UI/ℓ)	2.200	300 a 560
Imunorreatividade da lipase pancreática (mg/ℓ)	900	0 a 200

Exame de urina		Intervalo de referência
Cor	Amarela	
Aspecto	Turva	
Densidade	1,013	
pH	6,0	
Proteína	**1+**	
Glicose	**2+**	
Cetonas	Neg	
Sedimento		
Hemácias (cga)	**6 a 10**	0 a 2
Leucócitos (cga)	**15 a 20**	0 a 2
Bactérias	**Muitos bastonetes gram-negativos**	0
Cilindros (cpa)	**3**	0
Relação proteína:creatinina	0,5	< 1,0

Perfil de coagulação		Intervalo de referência
TTPa (segundos)	14	10,5 a 16,5
TP (segundos)	9,0	24 a 39
PDFs	< 10	< 10

Interpretação

Hematologia

VG, hemoglobina e hemácias indicam eritrocitose, provavelmente relativa, em razão da desidratação.

O aumento de neutrófilos bastonetes e monocitose são indicativos de um leucograma inflamatório, e a linfopenia é indicativa de um leucograma de estresse ou cortisol.

As plaquetas estão acentuadamente diminuídas e não há comentários sobre se havia agregação de plaquetas no esfregaço de sangue. Causas de trombocitopenia devem incluir ehrlichiose canina, trombocitopenia imunomediada e coagulopatia intravascular disseminada (CID). O TTPa e o TP estavam dentro do intervalo de referência, e produtos de degradação da fibrina (PDFs) também eram normais, o que excluiria CID como um diferencial (ver adiante).

A estimativa da proteína plasmática por refratometria está aumentada, e considerando a hiperalbuminemia no perfil bioquímico, isso provavelmente é decorrente da desidratação. A lipemia também pode aumentar falsamente a leitura refratométrica, mas a proteína plasmática é apenas ligeiramente superior à análise da proteína sérica, e a diferença pode ser explicada pela presença de fibrinogênio.

Bioquímica

A hiperglicemia é de tal magnitude que o diabetes melito deveria ser diagnosticado. O aumento do cortisol, conforme evidenciado pela linfopenia, também poderia estar contribuindo ligeiramente para a hiperglicemia. A frutosamina pode ser determinada para fundamentar ainda mais o diagnóstico de diabetes melito, mas não foi realizada nesse caso.

Aumento de BUN e creatinina, indicando diminuição da taxa de filtração glomerular (TFG), provavelmente é pela azotemia renal, considerando a densidade urinária. Um componente pré-renal à azotemia também é provável, considerando que a cadela está desidratada. O fósforo aumenta ligeiramente em razão da diminuição da TFG e provavelmente estaria ainda mais aumentado se não fosse a poliúria.

A proteína total e a albumina estão aumentadas, provavelmente em virtude da desidratação.

A bilirrubina total está aumentada, provavelmente como resultado de doença hepática ou colestase.

O colesterol e os triglicerídios estão aumentados. Lipídios séricos estão comumente aumentados em pacientes com diabetes, visto que a gordura é mobilizada para obter energia. No entanto, esta paciente tem um longo histórico de lipemia em jejum, e, considerando a raça, essa é provavelmente uma hiperlipidemia familiar que é comumente vista em Schnauzers Miniatura. Os triglicerídios estão aumentados em aproximadamente 30% dos Schnauzers Miniatura, e a síndrome parece piorar com a idade.[1] O colesterol está aumentado em aproximadamente 11% dos Schnauzers Miniatura, e é mais provável que aumente naqueles que apresentam hipertrigliceridemia. Acredita-se que o distúrbio seja familiar, e pode ser decorrente da diminuição da atividade da lipase lipoproteica, embora a fisiopatologia exata ainda seja controversa.

A atividade da ALT está aumentada, indicando lesão. As atividades da fosfatase alcalina e GGT estão aumentadas, sugerindo colestase, uma vez que a bilirrubina está aumentada. Além disso, o aumento do cortisol pode estar contribuindo para o aumento das atividades de ALP e GGT. É provável que a paciente tenha lipidose hepática secundária à hiperlipidemia associada a diabetes melito e hiperlipidemia familiar. Lipidose hepática pode ser responsável tanto por lesão hepatocelular quanto colestase.

O cloreto está ligeiramente baixo e provavelmente foi perdido no vômito.

O CO_2 total está diminuído, indicando acidose metabólica.

Subtraindo a soma de cloreto e total e CO_2 total (ânions principais), a partir da soma de sódio e potássio (cátions principais), o *anion gap* nesta paciente é calculado como sendo 42,6 mEq/ℓ (intervalo de referência, 12 a 24). Esse aumento na paciente é provavelmente decorrente do ácido láctico ou cetonas, embora a urina seja negativa para cetonas. As tiras de teste de urina medem apenas o acetoacetato, e o principal cetoácido no sangue é normalmente o beta-hidroxibutirato.[2,3] O sangue não foi testado para cetonas nesta paciente.

A atividade da amilase e da lipase está aumentada, e esse aumento é provavelmente decorrente da pancreatite, embora tanto a amilase quanto a lipase sejam comumente aumentadas em pacientes que são azotêmicos, em razão da diminuição da depuração das enzimas. A imunorreatividade da lipase pancreática também está aumentada, e essa enzima não aumenta com azotemia,[4] indicando que a pancreatite é bastante provável. Embora a pancreatite e a hiperlipidemia sejam conhecidas por estarem associadas uma à outra, e especula-se que sejam bidirecionais (ou seja, hiperlipidemia pode causar pancreatite e a pancreatite pode causar hiperlipidemia), estudos recentes mostraram que apenas uma pequena porcentagem de cães desenvolve hiperlipidemia secundária à pancreatite, enquanto uma grande porcentagem de cães desenvolve pancreatite secundária à hiperlipidemia.[5]

Exame de urina

A densidade urinária está apenas ligeiramente acima da faixa isostenúrica, e a glicose na urina pode estar contribuindo para a densidade urinária. Em um cão azotêmico, desidratado com concentração normal de sódio, isso é muito sugestivo de azotemia renal. A urina contém glicose, como seria esperado, uma vez que a glicose sérica excede o limiar renal para glicose. A presença de proteína na urina é provavelmente decorrente da inflamação secundária à bacteriúria. A urina é negativa para cetonas, mas o animal pode ser acetonêmico, pois o beta-hidroxibutirato não é detectado pela metodologia utilizada para a urina (ver anteriormente). A presença de bactérias e leucócitos na urina é indicativa de inflamação séptica supurativa ocorrendo em algum lugar no trato urogenital. Considerando a azotemia nesta paciente, é provável que ocorra pielonefrite. Os eritrócitos podem apresentar-se secundários à inflamação, ou hematúria leve como resultado de trombocitopenia pode estar ocorrendo.

Perfil de coagulação

O perfil de coagulação é normal, o que exclui a CID como causa da trombocitopenia.

Resumo e desfecho

Os diagnósticos nesta paciente incluem pancreatite, diabetes melito, pielonefrite, trombocitopenia imunomediada e hiperlipidemia familiar. É provável que episódios recorrentes de pancreatite, provavelmente causada por hiperlipidemia, tenham resultado em diabetes melito. Diabetes melito provavelmente predispõe à pielonefrite, uma vez que a glicosúria geralmente resulta em cistite, que pode ascender até o rim. A terapia foi instituída para a pielonefrite e pancreatite, a trombocitopenia foi resolvida, a paciente foi tratada com insulina diariamente e sobreviveu por mais 6 anos.

Colaboradora: Dra. Mary Anna Thrall.

Caso 112

Resenha: burro, macho, castrado, 25 anos.
Histórico: encaminhado para investigação de diminuição de condição corporal e inapetência.
Nota: os intervalos de referência são para um cavalo adulto (não para burro).

Hematologia		Intervalo de referência
Proteína total (refratometria – g/dℓ)	**8,2**	6,1 a 7,5
Fibrinogênio total (g/dℓ)	0,3	0,1 a 0,5
He (10⁶/µℓ)	**4,92**	6,41 a 10,12
Hemoglobina (g/dℓ)	**10,3**	11,4 a 16,9
Ht (%)	31,2	30,6 a 42,1
VGM (fℓ)	**63,4**	38,7 a 52,3
HCM (pg)	**20,9**	15,0 a 19,4
CHCM (g/dℓ)	**33,0**	35,0 a 40,8
RDW (%)	**21,0**	21,6 a 27,6
Contagem total de células nucleadas (×10³/µℓ)	**65,73**	4,79 a 10,88
Neutrófilos segmentados (×10³/µℓ)	**6,57**	2,40 a 6,27
Neutrófilos bastonetes (×10³/µℓ)	0,00	0,00 a 0,00
Linfócitos (×10³/µℓ)	**58,17**	1,15 a 4,58
Monócitos (×10³/µℓ)	**0,99**	0,00 a 0,48
Plaquetas (×10³/µℓ)	185	97 a 254

Hemopatologia: anisocitose leve, predomínio de linfócitos de tamanho pequeno a intermediário.

Perfil bioquímico		Intervalo de referência
Glicose (mg/dℓ)	96	77 a 107
Nitrogênio ureico sanguíneo (mg/dℓ)	13	11 a 24
Creatinina (mg/dℓ)	**0,7**	0,9 a 1,7
Sódio (mEq/ℓ)	**129**	132 a 141
Potássio (mEq/ℓ)	3,6	2,7 a 4,3
Cloreto (mEq/ℓ)	105	96 a 105
Bicarbonato (mEq/ℓ)	29	25 a 33
Anion gap (mEq/ℓ)	**–1**	8 a 15
Proteína total (g/dℓ)	**8,0**	5,7 a 7,5
Albumina (g/dℓ)	2,5	2,5 a 3,6
Globulina (g/dℓ)	**5,5**	2,4 a 7,5
Cálcio (mg/dℓ)	**25,4**	11,2 a 12,8
Fósforo (mg/dℓ)	< 1,0	1,8 a 4,0
Magnésio (mg/dℓ)	**2,6**	1,5 a 2,3
Triglicerídios (mg/dℓ)	14	14 a 62
Bilirrubina total (mg/dℓ)	**0,5**	0,6 a 2,8
AST (UI/ℓ)	**667**	203 a 415
GGT (UI/ℓ)	**57**	10 a 30
GLDH (UI/ℓ)	2	Sem intervalo de referência
CK (UI/ℓ)	192	112 a 444

Perfil endócrino		Intervalo de referência
Hormônio da paratireoide (pmol/ℓ)	**25,0**	0,6 a 11
Cálcio ionizado (mmol/ℓ)	**4,19**	1,58 a 1,90
Proteína relacionada à paratireoide (pmol/mℓ)	**0**	
TSH (ng/mℓ)	**0,59**	0,00 a 0,58

Exame de urina	
Densidade urinária	1,004
pH	8,5
Sedimento: carbonato de cálcio moderado	
Bioquímica urinária	
Creatinina (mg/dℓ)	17,6
Cálcio (mg/dℓ)	13,2
Sódio (mEq/ℓ)	23
Fósforo (mg/dℓ)	< 1,0

Interpretação

Hematologia

A interpretação dos resultados laboratoriais é limitada pela falta de intervalos de referência bem estabelecidos para muares. O hemograma revela uma anemia leve que parece macrocítica (VGM) e hipocrômica (CHCM), mas esses valores de referência são para um equino adulto. Burros e, possivelmente, mulas apresentam uma macrocitose relativa em comparação aos cavalos. A observação subjetiva da anisocitose é discrepante com a leve diminuição na RDW, e a morfologia das hemácias possivelmente é normal. Considerando isso, suspeita-se que a anemia não seja regenerativa – possivelmente refletindo anemia de inflamação/doença crônica ou microambiente medular alterado relacionado à neoplasia linfoide.

Há uma leucocitose acentuada composta predominantemente de linfócitos de tamanho pequeno a médio. Supondo que esses linfócitos tenham cromatina condensada e pareçam maduros (em vez de linfoblásticos), isso é sugestivo de linfoma em estágio avançado ou leucemia linfocítica crônica. A citometria de fluxo é recomendada para imunofenotipagem.

Bioquímica e endocrinologia

A leve diminuição da creatinina provavelmente reflete deficiência de massa muscular.

A hiponatremia parece leve na avaliação inicial; no entanto, o cloreto é observado movendo-se na direção oposta, e na extremidade superior do intervalo de referência. O cloreto corrigido é calculado em 111 mEq/ℓ, indicando hipercloremia. Essa discrepância está normalmente associada a hipobicarbonemia (hipercloremia/acidose metabólica de íons fortes); no entanto, as concentrações de bicarbonato estão no meio do intervalo de referência nesse caso, e o *anion gap* é negativo. Um distúrbio ácido-base sutil está presente nesse animal, e dado o *anion gap* negativo, provavelmente reflete concentrações aumentadas de cátions não medidos (ver adiante).

Hiperproteinemia caracterizada por hiperglobulinemia pode ser policlonal (inflamação) ou monoclonal (associada à neoplasia linfoide de células B) e uma eletroforese de proteínas séricas é recomendada.

Uma hipercalcemia acentuada está presente e, quando há aumento de PTH e falta de evidência de PTHrp, isso é mais consistente com hiperparatireoidismo primário. O hiperparatireoidismo primário também promove hipermagnesemia e hipofosfatemia induzida por PTH. A hipercalcemia acentuada e o aumento do cálcio ionizado (Ca^{2+}) podem ser responsáveis pelo *anion gap* inesperado.

Um leve aumento na atividade da AST na ausência de atividade elevada de CK é sugestivo de lesão hepatocelular. No entanto, é possível que o paciente apresente aumento persistente da atividade de AST após lesão muscular na qual a CK retornou ao intervalo de referência.

Os burros podem ter atividade GGT aumentada em relação aos cavalos, por isso é incerto se esse animal tem um aumento verdadeiro da atividade enzimática. Isso é acompanhado pelo baixo teor de bilirrubina total, o que torna improvável a colestase. GGT elevada pode ser observada em doenças gastrintestinais em cavalos, como gastrenterite.

Bioquímica da urina

Ao realizar a bioquímica da urina, pode-se calcular a excreção fracionada de analitos pelos rins. Infelizmente, como o analisador produziu resultados de < 1 mg/dℓ para fosfato em ambos – soro e urina –, uma excreção fracionada desse analito poderia não ser alcançada.

Excreção fracionada de cálcio = (Ca urinário 13,2/Ca plasmático 25,4) × (creatinina plasmática 0,7/creatinina urinária 17,6) × 100 = 2%. Este valor é relativamente baixo dada a hipercalcemia

acentuada, e reflete a retenção renal de Ca, provavelmente decorrente do hiperparatireoidismo.

Excreção fracionada de sódio = 0,7%. Esse valor é alto, considerando que qualquer hiponatremia pode refletir perdas renais como um fator que contribui para isso.

Resumo

Este paciente foi diagnosticado com hiperparatireoidismo primário 1 ano antes desse encaminhamento. Citometria de fluxo de sangue periférico foi interpretada como doença linfoproliferativa de células B. A eletroforese de proteínas séricas foi relatada como policlonal.

O paciente foi eutanasiado e as seguintes anormalidades foram identificadas:

- Linfoma/leucemia de células de células B pequenas com tecidos específicos afetados, incluindo medula, linfonodos, fígado, estômago e intestinos
- Adenoma de *pars intermedia* hipofisária
- Sarcoma de células fusiformes na superfície serosa do cólon maior
- Nefrite intersticial linfocítica leve crônica
- Cisto cortical no rim direito
- Hiperplasia linfoide esplênica.

Embora massas tenham sido encontradas adjacentes à tireoide e a glândula tireoide parecesse aumentada, tecido paratireoide não foi encontrado nas seções da tireoide e nas áreas adjacentes, e as massas eram linfonodos com os linfócitos neoplásicos.

Portanto, é incerto qual foi a fonte do PTH, e há evidências mínimas na literatura para sugerir secreção de PTH em condições neoplásicas (em oposição àquelas que produzem PTHrp).

Colaboradores: Drs. Alex Mau e Saundra Sample.

Caso 113

Resenha: papagaio-do-senegal (*Poicephalus senegal*), macho, 14 anos.
Histórico: poliúria (quantidade acentuada de líquido nas fezes) com duração de 1 ano.
Exame físico: 136 g, estado corporal ruim (ECC 3/9) com base na proeminência do osso da quilha, alerta, agitado e poliúrico.

Hematologia	Dia 1	Intervalo de referência[1]
Volume globular (%)	42	36 a 48
Policromasia	Moderada	
Leu ($10^3/\mu\ell$)	**25,1**	4,0 a 14,0
Heterófilos ($10^3/\mu\ell$)	**21,3**	(2,1 a 10,0)
Heterófilos (%)	**85**	55 a 75
Monócitos ($10^3/\mu\ell$)	0	(0 a 0,7)
Monócitos (%)	0	0 a 2
Linfócitos ($10^3/\mu\ell$)	**1,5**	(1,7 a 10,0)
Linfócitos (%)	**15**	25 a 45
Eosinófilos ($10^3/\mu\ell$)	0	(0 a 0,4)
Eosinófilos (%)	0	0 a 1
Basófilos ($10^3/\mu\ell$)	0	(0 a 0,4)
Basófilos (%)	0	0 a 1
Trombócitos	Adequado	1 a 5/1.000× campo
Proteína plasmática (g/dℓ)	4,6	3,0 a 5,0

Morfologia normal de leucócitos e trombócitos.

Perfil bioquímico		Intervalo de referência
Glicose (mg/dℓ)	**1.064**	140 a 250
Nitrogênio ureico sanguíneo (mg/dℓ)	6	(< 10)
Ácido úrico (mg/dℓ)	**15,1**	2,3 a 10
Cálcio (mg/dℓ)	8,3	6,5 a 13,0
Fósforo (mg/dℓ)	5,1	(5,0 a 7,0)
Proteína total (g/dℓ)	**2,4**	3,0 a 4,5
Albumina (g/dℓ)	1,4	
Globulina (g/dℓ)	1,0	
Colesterol (mg/dℓ)	**364**	(100 a 250)
AST (UI/ℓ)	375	120 a 330
Creatinoquinase (UI/ℓ)	**960**	100 a 330
Sódio (mEq/ℓ)	146	(130 a 160)
Potássio (mEq/ℓ)	2,2	(2,0 a 4,0)
Cloreto (mEq/ℓ)	99,8	(111 a 120)
Bicarbonato (mEq/ℓ)	21,1	(20 a 30)

Os valores para tomada de decisão sugeridos quando os valores de referência não estão disponíveis estão entre parênteses.

Interpretação

Hematologia

A ave tem um hematócrito normal com número moderado de hemácias policromáticas, o que é sugestivo de alguma regeneração eritrocitária. A leucocitose moderada com morfologia normal de heterófilos pode ser indicativa de uma resposta inflamatória moderada que pode não envolver uma etiologia infecciosa. No entanto, a linfopenia associada pode aumentar a probabilidade de um leucograma de estresse.

Bioquímica

Em geral, a concentração de glicose no sangue em aves normais varia de 200 a 500 mg/dℓ: portanto, a concentração de glicose plasmática nesse paciente aviário mostra um aumento acentuado. A hiperglicemia ocorre com diabetes melito, liberação de catecolaminas e excesso de glicocorticosteroides, como ocorre com estresse ou administração de corticosteroides. O excesso de glicocorticosteroides resulta em um aumento leve a moderado na concentração de glicose no sangue ($\leq$ 600 mg/dℓ) em aves. Esforço, excitação e temperaturas extremas estimulam a liberação de catecolaminas, o que também resulta em um aumento leve a moderado na concentração de glicose no sangue. Concentrações de glicose superiores a 700 mg/dℓ são sugestivas de diabetes melito na maioria das aves. A fisiopatologia do diabetes melito em aves varia entre diferentes espécies e pode resultar do aumento da secreção de glucagon ou hipoinsulinemia. Aves com diabetes melito apresentam poliúria e concentrações de glicose urinária superiores a 1 mg/dℓ.

As concentrações normais de colesterol plasmático da maioria das espécies aviárias variam entre 100 e 250 mg/dℓ. Uma vez que o colesterol é eliminado na forma de ácidos biliares, o aumento da concentração plasmática de colesterol pode estar associado a obstrução biliar extra-hepática, fibrose hepática e hiperplasia do ducto biliar. A hipercolesterolemia também pode ser associada a outras condições além da doença hepática, como hipotireoidismo, dietas ricas em gordura, lipemia e durante a produção de ovos. Também podem ocorrer aumentos pós-prandiais no teor de colesterol.

Em geral, uma concentração de ácido úrico no sangue superior a 13 mg/dℓ é sugestiva de comprometimento da função renal em razão de muitas causas, incluindo nefrotoxinas, obstrução urinária, nefrite, nefrocalcinose e nefropatia associadas com hipovitaminose A. O ácido úrico não é um teste sensível para doença renal em aves, pois é necessária uma perda significativa (aproximadamente 75%) da função renal para aumentar as concentrações sanguíneas deste analito. O ácido úrico também não é um teste específico para doença renal, pois podem ocorrer aumentos após a ingestão de uma refeição rica em proteínas, durante a fome ou com necrose tecidual grave. Ácido úrico no sangue pode ser usado como indicador da função renal em aves; no entanto, não fornece um diagnóstico, nem os valores normais garantem a ausência de doença renal. A concentração do nitrogênio ureico sanguíneo (BUN) está ligeiramente elevada. A concentração normal de nitrogênio ureico sanguíneo de aves normais e não carnívoras varia entre 0 e 5 mg/dℓ. A ureia geralmente é considerada como tendo valor diagnóstico limitado na detecção de doença renal em aves em comparação com o ácido úrico. Ao contrário do ácido úrico, que geralmente é excretado independentemente da hidratação, o BUN pode ser um teste sensível para azotemia pré-renal em algumas espécies aviárias, porque é eliminado pela filtração glomerular, que depende do estado de hidratação da ave. Portanto, a concentração ligeiramente aumentada de BUN pode apoiar uma redução da perfusão arterial renal nessa ave. Um exame de urina do componente líquido das fezes dessa ave poderia ter sido útil na avaliação da causa da poliúria neste paciente.

A concentração normal de proteínas plasmáticas em aves geralmente varia de 2,5 a 4,5 g/dℓ, com albumina representando 40 a 50% da proteína plasmática total. As concentrações de albumina plasmática geralmente variam de 0,8 a 2,0 g/dℓ em aves normais. Portanto, a concentração total de proteínas nessa ave pode não estar significativamente diminuída, independentemente do valor de referência publicado. A albumina aviária é difícil de medir com precisão, e os resultados são provavelmente muitas vezes imprecisos, pois podem estar abaixo da sensibilidade do analisador. Como a concentração da albumina é subtraída do valor da proteína total para determinar a concentração de globulina, as concentrações de globulina também são provavelmente imprecisas. Tanto a albumina quanto as globulinas são medidas com mais precisão por eletroforese de proteínas.

A atividade plasmática da creatinoquinase (CK) está acentuadamente aumentada, indicando lesão ou esforço do músculo esquelético. A atividade plasmática da aspartato aminotransferase (AST) não aumentou significativamente, o que também suporta o envolvimento musculoesquelético. Um grau muito mais elevado de atividade AST é esperado com doença hepatocelular.

Resumo

Como a caquexia da ave proporcionou um prognóstico grave, o proprietário optou pela eutanásia em vez de tentar o tratamento para diabetes melito. O corpo foi submetido à necropsia. Achados significativos de necropsia incluíram uma colangite linfoplasmocitária, heterofílica, multifocal, crônica-ativa moderada e degeneração vacuolar das células das ilhotas pancreáticas moderada, multifocal.

As alterações vacuolares nas células das ilhotas do pâncreas são consistentes com os distúrbios metabólicos que resultam em aumento acentuado nas concentrações plasmáticas de glicose e alterações degenerativas no pâncreas são sugestivas de diabetes melito. Além disso, foram identificados degeneração vascular dentro do fígado e da aorta, o que parecia aterosclerose precoce, que é relativamente comum em psitacídeos idosos e pode ocorrer secundariamente a hipercolesterolemia e hiperlipidemia. Essa constatação é muitas vezes mais proeminente nos grandes vasos, embora possa ocorrer em outras artérias por todo o corpo. Diabetes melito e hipercolesterolemia predispuseram essa ave à formação de aterosclerose.

Colaborador: Dr. Terry W. Campbell.

Caso 114

Resenha: gato, macho, castrado, jovem adulto.
Histórico: anorexia, letargia e perda de peso por várias semanas.
Exame físico: desidratado, febril, leve derrame abdominal.

Hematologia		Intervalo de referência
Volume globular (%)	30	25 a 45
VGM (fℓ)	42	39 a 50
CHCM (g/dℓ)	32	32 a 36
Células nucleadas (μℓ ×10³)	12,5	5,5 a 19,5
Neutrófilos segmentados (μℓ ×10³)	8,5	2,5 a 12,5
Neutrófilos bastonetes (μℓ ×10³)	**1,5**	0 a 0,3
Linfócitos (μℓ ×10³)	**1,0**	1,5 a 7,0
Monócitos (μℓ ×10³)	**1,5**	0 a 0,8
Eosinófilos (μℓ ×10³)	–	0 a 1,5
HeN (μℓ ×10³)	–	0
Plaquetas (μℓ ×10³)	200	150 a 700
Proteína plasmática (g/dℓ)	**10,8**	6,0 a 8,5

Perfil bioquímico		Intervalo de referência
Glicose (mg/dℓ)	100	67 a 124
Nitrogênio ureico sanguíneo (mg/dℓ)	**56**	17 a 32
Creatinina (mg/dℓ)	**2,3**	0,9 a 2,1
Cálcio (mg/dℓ)	9,5	8,5 a 11
Fósforo (mg/dℓ)	**8,0**	3,3 a 7,8
Proteína total (g/dℓ)	**10,6**	5,9 a 8,1
Albumina (g/dℓ)	**4,8**	2,3 a 3,9
Globulina (g/dℓ)	**5,2**	2,9 a 4,4
Bilirrubina total (mg/dℓ)	0,3	0 a 0,3
Colesterol (mg/dℓ)	200	60 a 220
Alanina aminotransferase (UI/ℓ)	**560**	30 a 100
Fosfatase alcalina (UI/ℓ)	19	6 a 106

Exame de urina

Cor	Amarela
Transparência	Clara
Densidade	1,050

Fita e sedimentos normais.

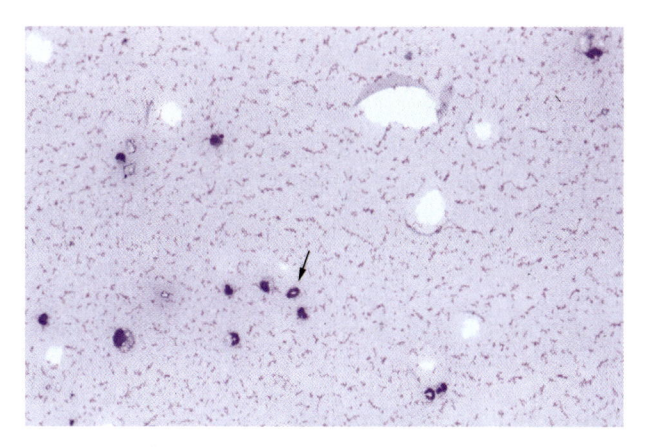

Figura 1 Esfregaço direto de líquido abdominal do gato. Alguns neutrófilos (*seta*) e macrófagos estão espalhados por toda parte. Observe o fundo azul e a aparência pontilhada que são característicos de um líquido rico em proteínas. A proteína se soltou da lâmina, deixando estruturas em forma de crescente e espaços claros.

Análise de líquido abdominal	
CTCN (μℓ)	6.000
Proteína total (g/dℓ)	6,0

Citologia: um esfregaço direto do líquido contém 60% de neutrófilos que não são degenerados, 30% linfócitos e 10% de células mononucleares grandes. Nenhum microrganismo é visto. O fundo é típico de um líquido rico em proteínas (Figura 1).

Interpretação

Hematologia

O VG está dentro do intervalo de referência, mas como o gato está desidratado, ele pode, na verdade, ter uma anemia leve. O hemograma deve ser repetido quando o gato estiver reidratado. Um leucograma inflamatório está presente, como evidenciado pelo aumento dos neutrófilos bastonetes. A linfopenia é decorrente de estresse (resposta mediada por cortisol). A monocitose pode ser em razão do cortisol ou da inflamação.

A estimativa da proteína plasmática por refratometria é acentuadamente aumentada, provavelmente em razão da desidratação e do aumento de globulinas (ver adiante). A diferença entre a proteína plasmática e a proteína sérica é de 0,2 g/dℓ, provavelmente devido à presença de fibrinogênio no plasma.

Perfil bioquímico

O BUN e a creatinina estão aumentados. Considerando que a densidade urinária é 1.050, essa é uma azotemia pré-renal, provavelmente secundária a desidratação e hipovolemia. A hiperfosfatemia também é decorrente da diminuição da taxa de filtração glomerular.

A albumina está aumentada, indicando desidratação. O teor de globulina também está aumentado; um componente deste aumento é provavelmente decorrente da desidratação, mas a estimulação antigênica crônica também é provavelmente uma causa. Uma eletroforese de proteínas é indicada, mas não foi realizada.

O aumento na atividade da ALT é indicativo de lesão hepatocelular.

Análise de líquido abdominal

A concentração celular relativamente baixa e a alta concentração de proteínas são muito sugestivos de peritonite infecciosa felina (PIF). A concentração celular de > 3.000 células/$\mu\ell$ coloca o líquido na categoria exsudato. A contagem diferencial sugere inflamação mista leve. A proteína de fundo vista na Figura 1 é muito característica do líquido PIF.

Resumo e desfecho

Um diagnóstico presuntivo de PIF foi feito neste gato, que foi perdido no acompanhamento.

A concentração de globulina pode ser medida no líquido; a concentração de globulina é consistentemente maior que a concentração de albumina em derrames causados por PIF.

PIF é uma doença coronaviral que pode afetar gatos de qualquer idade, mas é mais comum em gatos de 4 a 36 meses. Embora alguns gatos tenham uma forma não efusiva de PIF, a maioria dos gatos apresenta derrame abdominal ou, menos comumente, pleural. A maioria dos gatos também apresenta altas concentrações séricas de globulina, geralmente uma gamopatia policlonal. A efusão tem um teor de proteínas muito alto que varia de 3,5 a 9,8 g/dℓ e uma concentração celular relativamente baixa (< 6.000 células/$\mu\ell$). O alto teor de proteína e globulina no derrame reflete aquele do soro e resulta do extravasamento de proteínas para o derrame em razão de serosite e vasculite. O alto teor de proteína/baixa contagem de células do derrame é tão característico da PIF que leva a um diagnóstico presuntivo. Embora o teste de Rivalta, um teste para confirmar a presença de proteína no líquido, seja comumente usado para diagnosticar derrames de PIF na Europa, raramente é realizado nos EUA. Outras doenças além da PIF que produzem testes de Rivalta positivos são linfoma e peritonite bacteriana, que geralmente pode ser distinguida por avaliação citológica do líquido. Testes moleculares podem ser usados para ajudar a confirmar um diagnóstico de PIF, como a detecção de RNA viral por reação em cadeia de polimerase precedida por transcrição reversa sérica ou do líquido. O padrão-ouro diagnóstico ainda é a histopatologia para visualização das lesões clássicas associadas à PIF.

Colaboradora: Dra. Mary Anna Thrall.

Caso 115

Resenha: Dachshund, macho, castrado, 11 anos.
Histórico: hematúria.
Exame físico: sem anormalidades aparentes.

Radiografias

As radiografias foram tiradas em junho e setembro (Figuras 1 a 3).

Hematologia	Abril[a]	Setembro	Intervalo de referência
Volume globular (%)	42	**34**	37 a 55
He (×10⁶/μℓ)	6,29	6,12	5,5 a 8,5
Hb (g/dℓ)	14,8	**12,1**	12 a 18
VGM (fℓ)	63	**54**	60 a 72
CHCM (g/dℓ)	**37**	34	32 a 36
Reticulócitos (10³/μℓ)	NR	11,7	0 a 60
CTCN (10³/μℓ)	14,9	**23,1**	6,0 a 17,0
Neutrófilos segmentados (10³/μℓ)	**12,7**	**18,5**	3,0 a 11,5
Neutrófilos bastonetes (10³/μℓ)	0	**0,5**	0 a 0,3
Monócitos (10³/μℓ)	0,4	1,3	0,2 a 1,4
Linfócitos (10³/μℓ)	**0,9**	1,8	1,0 a 4,8
Eosinófilos (10³/μℓ)	0,4	0,7	0,1 a 1,2
Plaquetas (10³/μℓ)	335	424	200 a 500
Proteína plasmática por refratometria (g/dℓ)	**8,1**	8,0	6,0 a 8,0

[a]Plasma lipêmico.
TTPa e TP foram realizados e estavam dentro do intervalo de referência.

Perfil bioquímico (normal, exceto pelos resultados a seguir)		
Fosfatase alcalina (UI/ℓ)	**344**	20 a 150
Albumina (g/dℓ)	**2,3**	2,5 a 4,4

Exame de urina	Abril	Junho
Cor	Amarelo	Amarelo-acastanhado
Aspecto	Turvo	Opaco
Densidade	1,026	1,022
pH	6,5	8
Proteína	**1+** (30 mg/dℓ)	1+
Hb/sangue	**4+**	4+
Sedimento		
He/cga	**> 100**	> 100
Leu/cga	**5 a 10**	> 20
Células epiteliais/cga	**5 a 10 (aglomerados observados)**	2 a 5
Cilindros/cpa	**1 hialino**	Nenhum
Cristais	Nenhum	Estruvita
Microrganismos	Nenhum visto	Nenhum visto

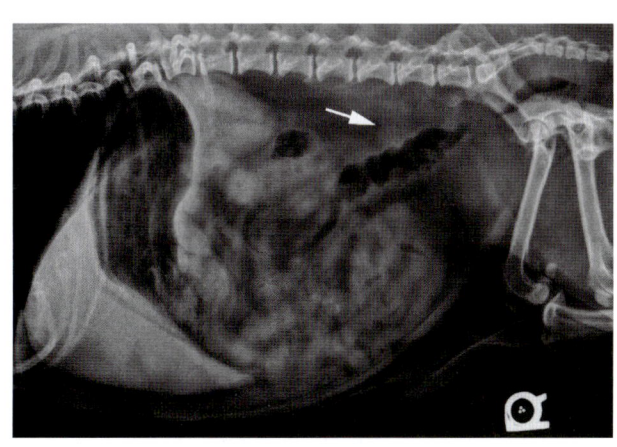

Figura 1 Radiografia abdominal realizada em junho.

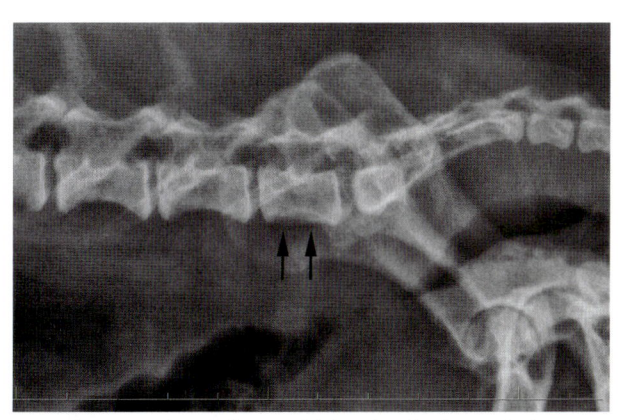

Figura 2 *Close* da face caudal da coluna lombar em junho.

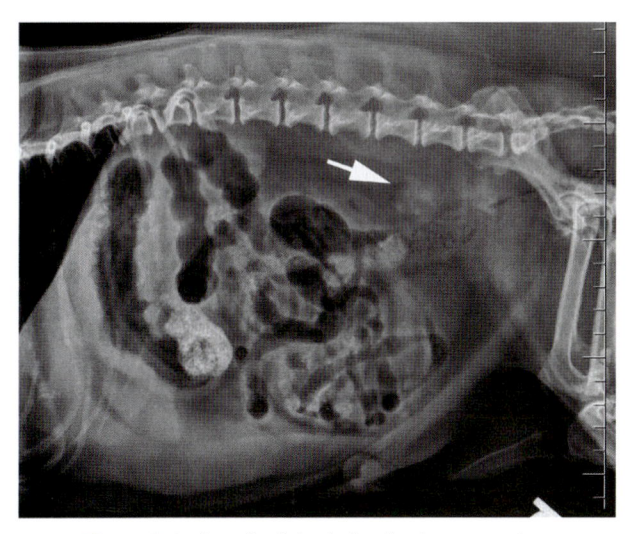

Figura 3 Radiografia abdominal realizada em setembro.

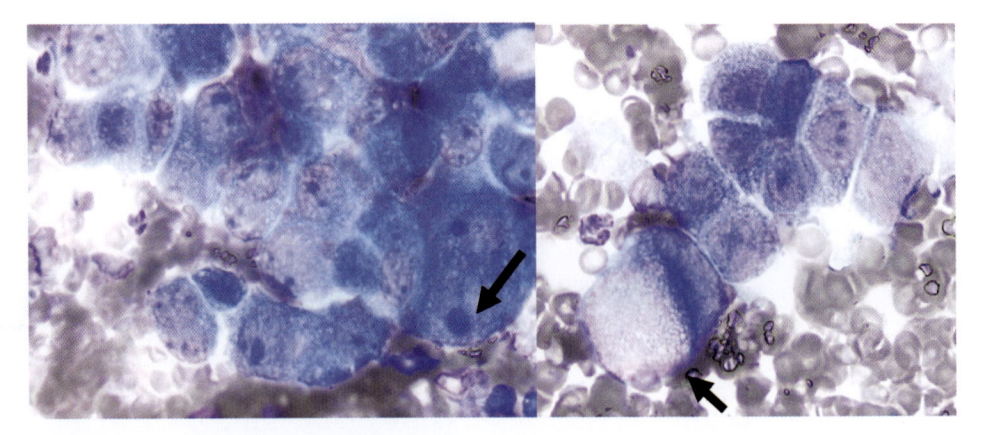

Figura 4 Cateterismo vesical traumático realizado em junho. Observe os nucléolos proeminentes (*setas*), anisocitose e anisocariose das células epiteliais. A célula epitelial (*seta*) na imagem à direita contém material amorfo eosinofílico (glicosaminoglicanos).

Citologia

Foi realizado cateterismo traumático devido à presença de aglomerados de células epiteliais no sedimento urinário (Figura 4).

Interpretação

Hematologia

O paciente tornou-se levemente anêmico em setembro. A microcitose sugere anemia ferropriva secundária à perda crônica de sangue que pode estar associada a hematúria crônica ou perda de sangue no trato gastrintestinal decorrente do antiinflamatório não esteroide (AINE) que foi administrado (ver adiante). O ferro sérico não foi mensurado. O aumento da CHCM em abril provavelmente é decorrente de uma hemoglobina falsamente aumentada devido à lipemia. Um leucograma de estresse, caracterizado por linfopenia e neutrofilia leve, estava presente em junho. A neutrofilia e o aumento dos neutrófilos bastonetes em setembro são indicativos de um leucograma inflamatório.

A proteína plasmática por refratometria estava ligeiramente aumentada em junho, e o aumento pode ser falso devido à lipemia.

Bioquímica

O aumento na atividade da ALP é leve a moderado e pode ser insignificante em um cão mais velho. No entanto, na imagem, o fígado estava acentuadamente aumentado, sugerindo algum tipo de hepatopatia, provavelmente resultando no aumento da atividade da ALP. Nenhuma avaliação adicional do fígado foi feita. A diminuição muito leve da albumina pode ser decorrente da inflamação ou disfunção hepática, embora não haja nenhuma outra evidência laboratorial de disfunção hepática. Os ácidos biliares não foram medidos.

Exame de urina

A hematúria é evidente, conforme relatado no histórico. A presença de leucócitos indica inflamação em algum lugar do sistema urinário. Não foram observados microrganismos, sugerindo que a inflamação não é secundária à infecção bacteriana. Um cilindro hialino/cpa provavelmente não é significativo. A proteinúria leve é provavelmente resultado da presença de sangue. A presença de aglomerados de células epiteliais na urina desencadeou um cateterismo traumático (ver citologia a seguir).

Radiologia

Na radiografia abdominal inicial feita em junho, a próstata estava aumentada e deslocava a bexiga urinária cranialmente. Há um efeito de massa mal definido imediatamente dorsal ao cólon descendente. No *close*, uma reação periosteal mínima e leve está presente na face ventral de L7. O aumento da próstata é mais comumente o resultado de hipertrofia benigna, mas com efeito de massa mal definido na região dos linfonodos sublombares e com a reação periosteal em L7, a neoplasia se torna a principal suspeita. Na radiografia abdominal posterior, o efeito de massa é mais óbvio em razão do aumento progressivo dos linfonodos sublombares. A reação periosteal em L7 está inalterada. O fígado também está acentuadamente aumentado. Isso poderia ser decorrente de hepatopatia vacuolar, mas outras causas não podem ser descartadas nas radiografias de acompanhamento.

Citologia

Um cateterismo traumático foi realizado em junho e a urina estava muito celular. Muitos aglomerados de células epiteliais foram vistos, e a maioria das células exibiu critérios de malignidade, incluindo nucléolos grandes, anisocitose e anisocariose. Algumas das células epiteliais tinham acúmulos redondos de material eosinofílico granular no citoplasma, que é característico de glicosaminoglicanos nas células uroteliais (Figura 4).

Resumo e desfecho

Foi feito um diagnóstico de carcinoma urotelial ou prostático com base na citologia e na imagem. Carcinomas uroteliais e carcinomas prostáticos são difíceis de diferenciar na citologia, e muitos carcinomas da próstata surgem de células epiteliais de transição uretrais. O paciente foi tratado paliativamente com antibióticos, piroxicam (um AINE), e famotidina (um bloqueador da histamina 2 devido à administração de AINE), e ele melhorou clinicamente. Ele não foi mais acompanhado clinicamente após setembro. Carcinoma urotelial (também chamado de carcinoma de células transicionais [CCT]) é o câncer mais comumente diagnosticado de trato urinário dos cães. A hematúria é comum, assim como visto neste cachorro; outros sinais clínicos incluem estrangúria e dificuldade em urinar. Os sinais clínicos são semelhantes aos observados com infecção do trato urinário. O diagnóstico pode ser feito por análise citológica de sedimento urinário, cateterismo traumático, lavagem prostática e/ou aspiração com agulha fina, embora a amostra percutânea de CCT deva ser evitada em razão da possível disseminação de células neoplásicas na parede abdominal.[1,2] A citologia do epitélio da bexiga pode ser difícil, uma vez que células epiteliais hiperplásicas podem parecer neoplásicas.[3] O ensaio PCR sensível (teste CADET™ *BRAF*, Antech) foi desenvolvido e está disponível comercialmente. Esse teste detecta uma mutação genética somática no gene *BRAF* resultante de uma substituição de T por A no nucleotídio 1.784 que, por sua vez, causa uma substituição de aminoácidos de valina para ácido glutâmico no códon 595. Esse teste detecta aproximadamente 85% de tumores uroepiteliais e prostáticos em cães, e requer apenas uma pequena quantidade de urina, uma vez que as células tumorais comumente esfoliam na urina.[4]

Colaboradores: Drs. Mary Anna Thrall e Donald Thrall.

Caso 116

Resenha: mestiço de Mastim, fêmea, 6 anos.
Histórico: encaminhada para a investigação de uma grande massa no 5º dígito do membro torácico esquerdo. Na apresentação, o animal apresentava uma massa de 5 a 6 cm de diâmetro que emanava do 5º dígito. A massa estava bem circunscrita, não encapsulada, ulcerada e altamente vascular. Foi feita uma radiografia dorsopalmar da mão (Figura 1), e aspirados com agulha fina da massa foram feitos e submetidos para exame citológico (Figuras 2 a 4).

Interpretação

Radiologia

A Figura 1 mostra uma grande massa no 5º dígito da mão com desvio abaxial de todo o 5º dígito devido à massa. Há apagamento quase total do processo ungueal da falange distal e lise visível na crista ungueal. A unha queratinizada está ausente. A lesão se estende até aspecto medial da articulação interfalângica distal e há proliferação óssea ativa na falange média desse dígito. Há também uma quantidade muito pequena de proliferação óssea na face distal-lateral da falange proximal. Dadas a grande massa e a extensão da lise, os resultados são mais consistentes com um grande tumor de partes moles com apagamento ósseo e uma pequena quantidade de proliferação periosteal associada.

Há também uma pequena quantidade de proliferação periosteal na face distal-lateral do MCIII e no aspecto distal-medial do MCIV. O limite desse novo osso no MCIV está ligeiramente irregular. Essas alterações podem ser decorrentes da tração crônica de tecidos moles interconectados, como resultado da alteração do apoio de peso. No entanto, não pode ser descartado que esses locais representem sítios metastáticos. A mineralização irregular de tecidos moles associada aos dígitos 2 e 3 é mais provavelmente decorrente de restos superficiais.

As alterações macroscópicas e radiográficas são consistentes com massa expansiva do 5º dígito com extensa ulceração da epiderme sobreposta e lise/remodelação grave do osso subjacente.

Citologia

As preparações são altamente celulares, mas mal preservadas, compostas por neutrófilos lisados, queratinócitos de várias maturidades e uma população de células epiteliais atípicas. As Figuras 2 e 3 retratam muitos queratinócitos com bordas angulares cercadas por densos agregados de neutrófilos degenerados. A Figura 4 mostra células epiteliais atípicas cercadas por neutrófilos mal preservados. Células atípicas são grandes, têm bordas citoplasmáticas achatadas, moderada quantidade de citoplasma basofílico e um núcleo redondo e central com até dois nucléolos distintos. Vacúolos citoplasmáticos claros frequentemente

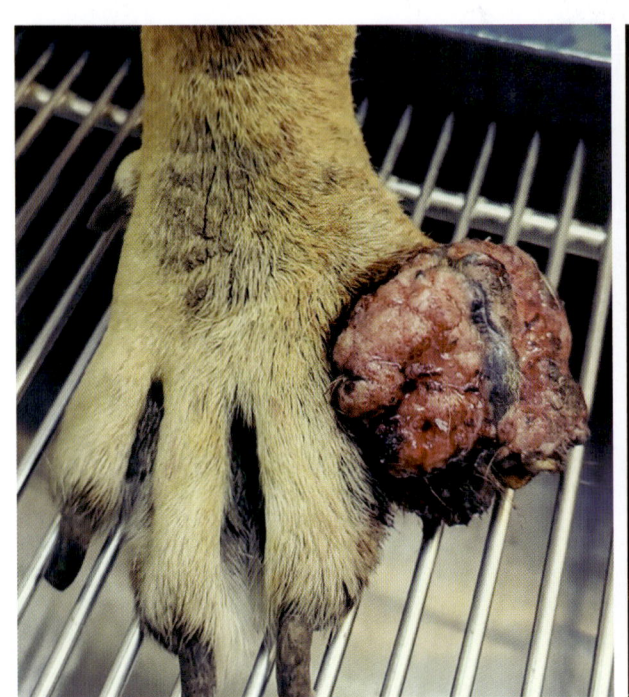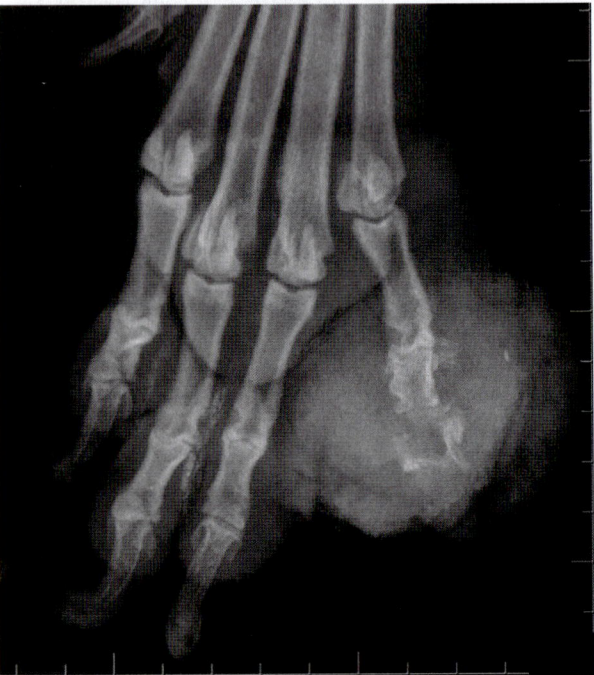

Figura 1 Imagem macroscópica e radiografia da mão esquerda.

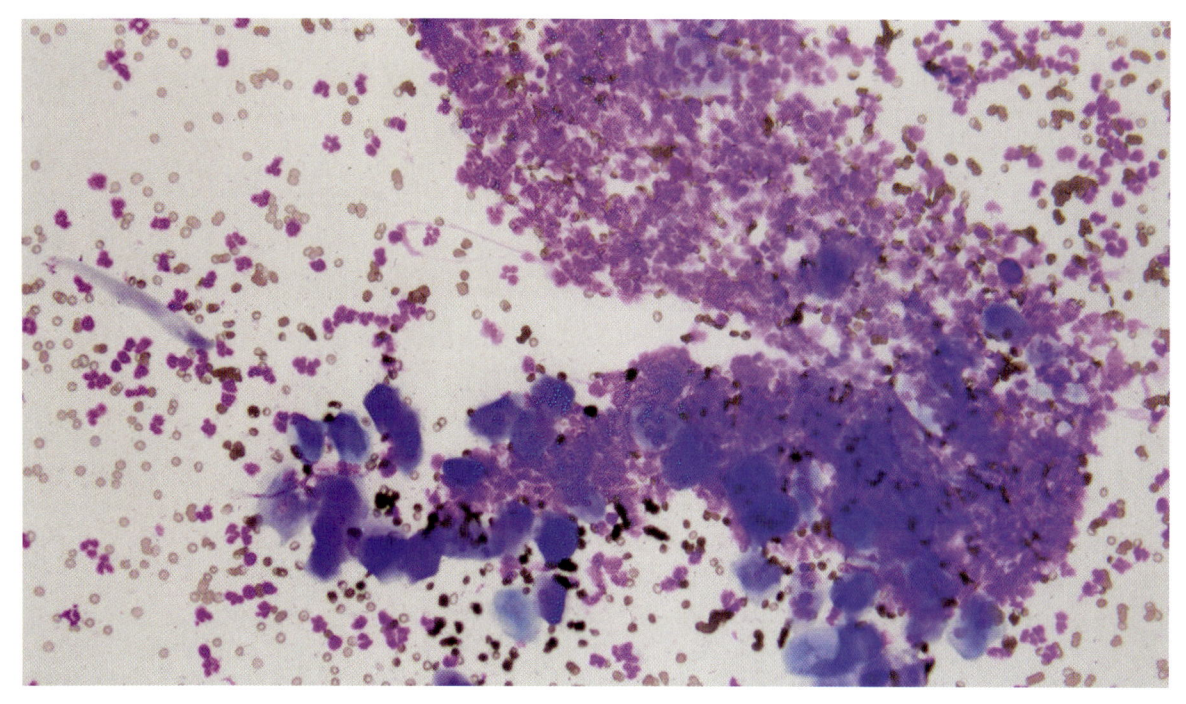

Figura 2 Aspirado por agulha fina da massa digital. (Coloração de Wright, objetiva 10×. *Fonte*: cortesia do Dr. Pedro Bittencourt.)

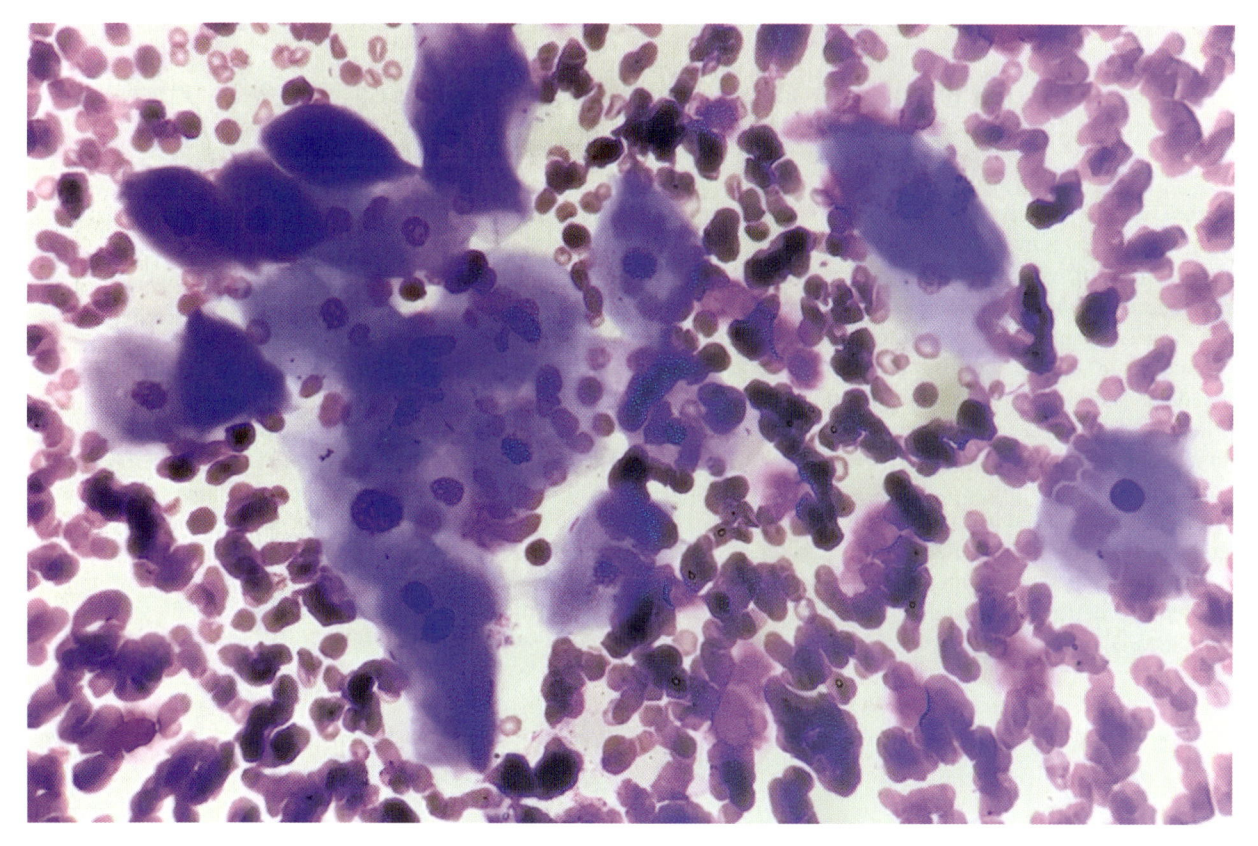

Figura 3 Aspirado por agulha fina da massa digital. (Coloração de Wright, objetiva 40×. *Fonte*: cortesia do Dr. Pedro Bittencourt.)

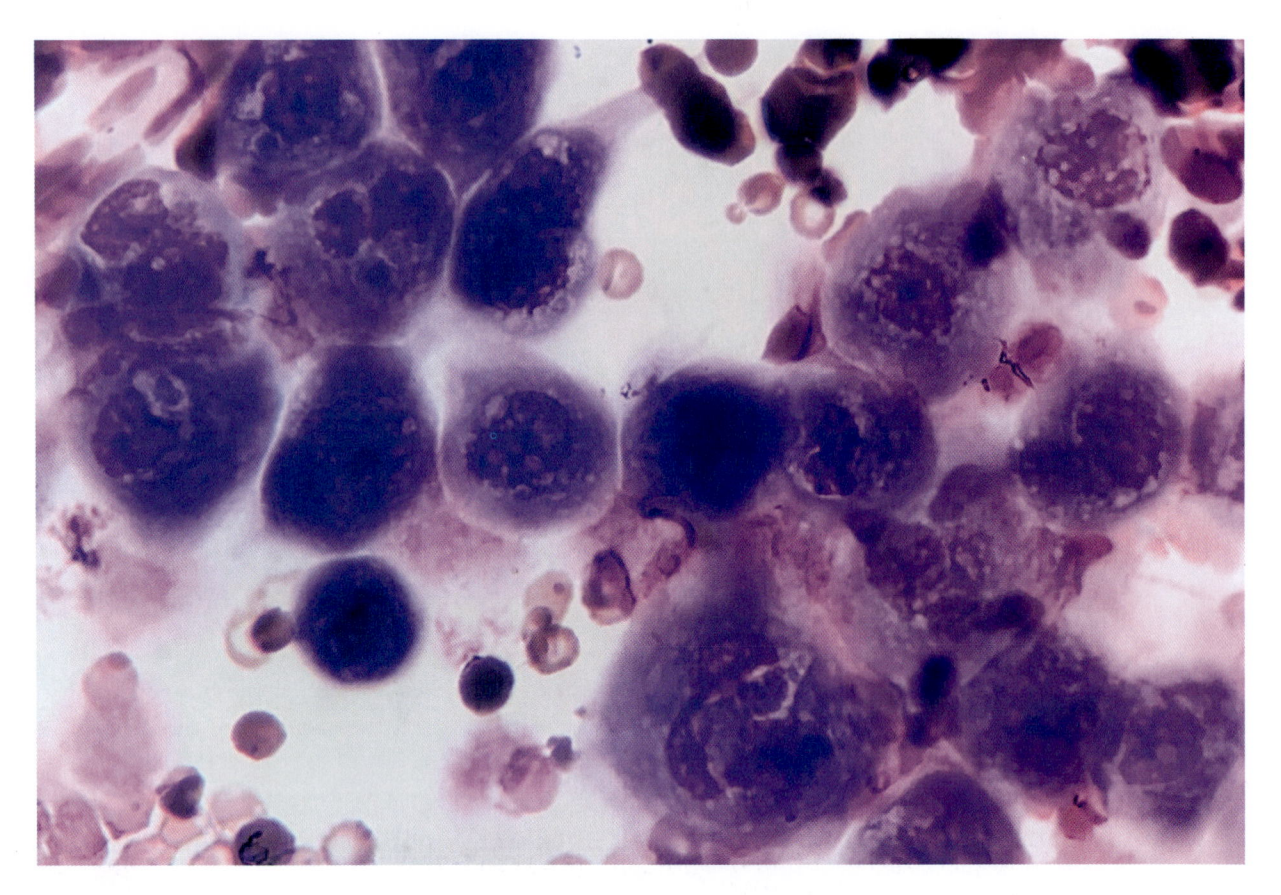

Figura 4 Aspirado por agulha fina da massa digital. (Coloração de Wright, objetiva 100×. *Fonte*: cortesia do Dr. Pedro Bittencourt.)

circundam o núcleo. Anisocitose e anisocariose são moderadas e formas multinucleadas estão presentes.

A interpretação das células epiteliais atípicas é difícil quando há inflamação concomitante, pois isso pode representar uma alteração displásica ou neoplásica. O diagnóstico mais provável é um carcinoma de células escamosas com base nos critérios de malignidade presentes nas células epiteliais atípicas e os vacúolos perinucleares, uma característica comum de CCE. Além disso, a inflamação supurativa é uma característica citológica de ocorrência comum no CCE e é provavelmente uma reação à queratina. Outras condições a serem consideradas incluem papiloma e, muito menos provável, uma lesão não neoplásica, como um cisto de inclusão epitelial. Em última análise, foi aconselhado que esse dedo do pé fosse amputado e submetido para exame histopatológico.

Histopatologia

Estendendo-se do epitélio superficial e expandindo-se na derme, havia uma neoplasia não encapsulada, infiltrativa, moderadamente circunscrita composta por projeções papilares internas de epitélio sustentado por uma fina camada de estroma fibrovascular. As células basais diferenciam-se em células poligonais hiperplásicas, com bordas distintas, citoplasma basofílico abundante e um núcleo redondo a oval com cromatina pontilhada. Ocasionalmente células do estrato espinhoso têm citoplasma pálido com núcleos excêntricos (coilócitos). As células neoplásicas contêm inclusões intranucleares eosinofílicas (Figura 6, setas) que medem até 10 μm de diâmetro e comumente levam o núcleo para a periferia. A epiderme é ulcerada multifocalmente e contém combinações variadas de neutrófilos, restos celulares e flora bacteriana mista.

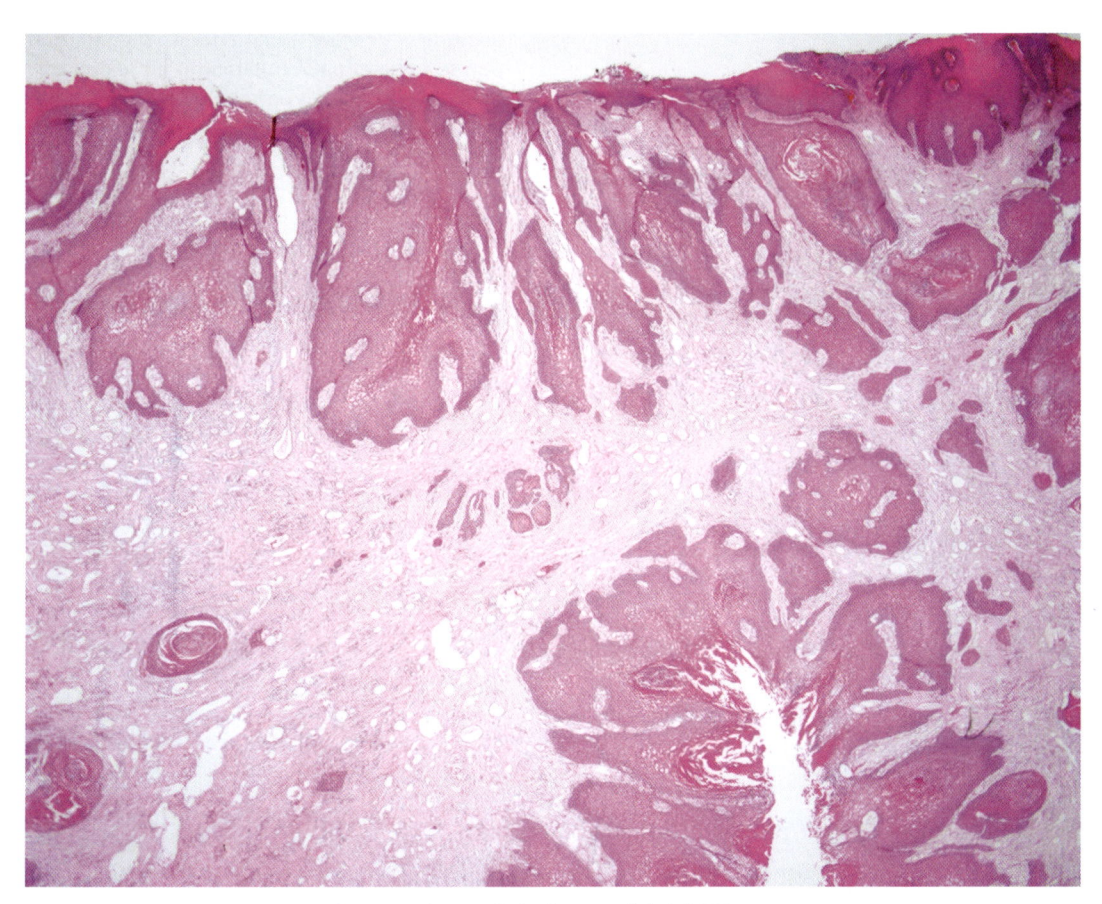

Figura 5 Histopatologia da massa digital. (H&E)

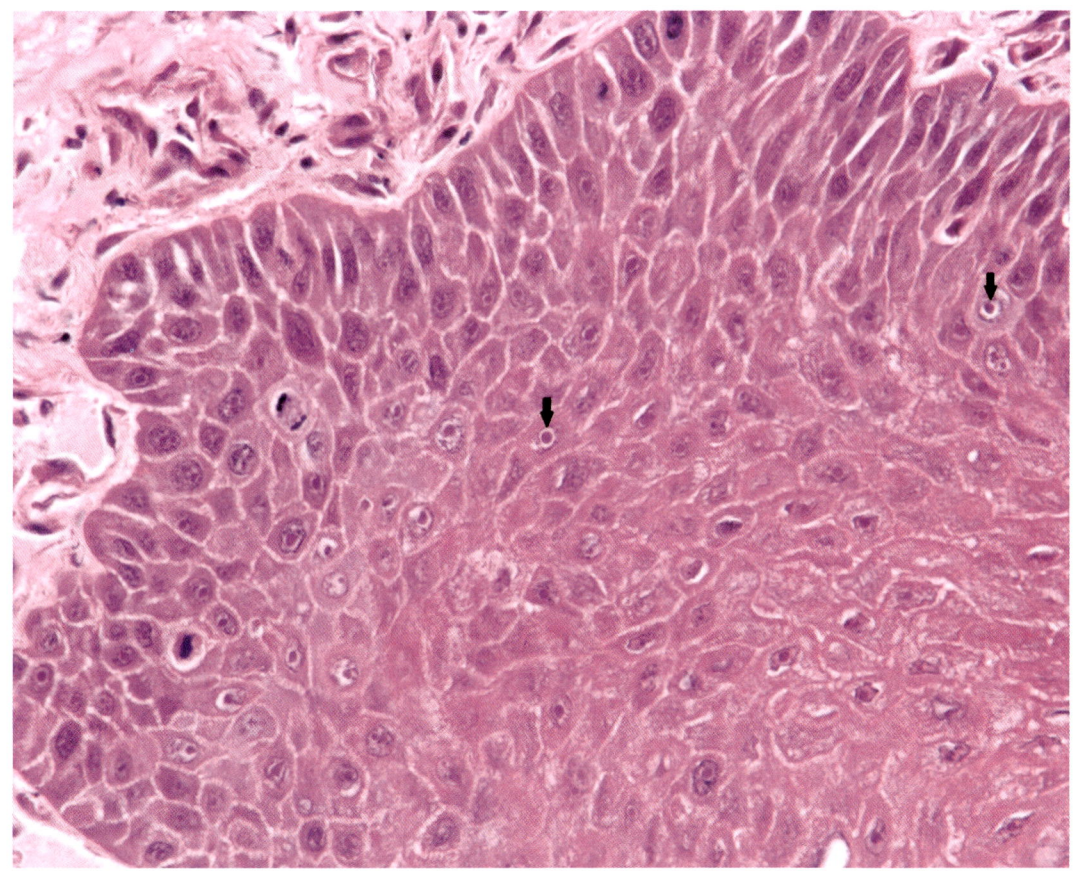

Figura 6 Histopatologia da massa digital. (H&E)

Resumo e desfecho

Apesar dos achados citológicos, essa neoplasia foi finalmente diagnosticada como papiloma viral canino invertido. Enquanto a maioria de papilomas em cães é exofítica (cresce para fora), essas neoplasias podem ocasionalmente crescer para dentro, levando a reações inflamatórias secundárias à exposição da derme à queratina. A inflamação subsequente e a reação tecidual podem levar a lise e remodelação ósseas.

Colaboradores: Drs. Pompei Bolfa, Donald Thrall, Mary Anna Thrall, Pedro Bittencourt e Alex Mau.

Caso 117

Resenha: cavalo, castrado, 24 anos.
Histórico: histórico de inapetência crônica e pirexia de origem desconhecida.

Hematologia		Intervalo de referência
Volume globular (%)	34	32 a 48
VGM (fℓ)	52	37 a 59
CHCM (g/dℓ)	31,6	31 a 39
Células nucleadas ($\times 10^3$/$\mu\ell$)	8,66	5,4 a 14,30
Neutrófilos segmentados ($\times 10^3$/$\mu\ell$)	**7,4**	3,0 a 6,0
Neutrófilos de banda ($\times 10^3$/$\mu\ell$)	0	0 a 0,1
Linfócitos ($\times 10^3$/$\mu\ell$)	**0,9**	1,5 a 5,0
Eosinófilos ($\times 10^3$/$\mu\ell$)	0,3	0 a 1,5
HeN ($\times 10^3$/$\mu\ell$)	0,1	0
Plaquetas ($\times 10^3$/$\mu\ell$)	109	100 a 400
Proteína plasmática (g/dℓ)	7,7	6,0 a 8,5
Fibrinogênio (g/dℓ)	**1,1**	0,1 a 0,4

Hemopatologia: linfócitos reativos raros e neutrófilos moderadamente tóxicos com corpúsculos de Dohle e basofilia citoplasmática.
Imagem: a ultrassonografia torácica revelou uma aparência nodular bilateralmente nos pulmões.
Citologia: um aspirado com agulha fina de um dos nódulos pulmonares foi submetido para avaliação.

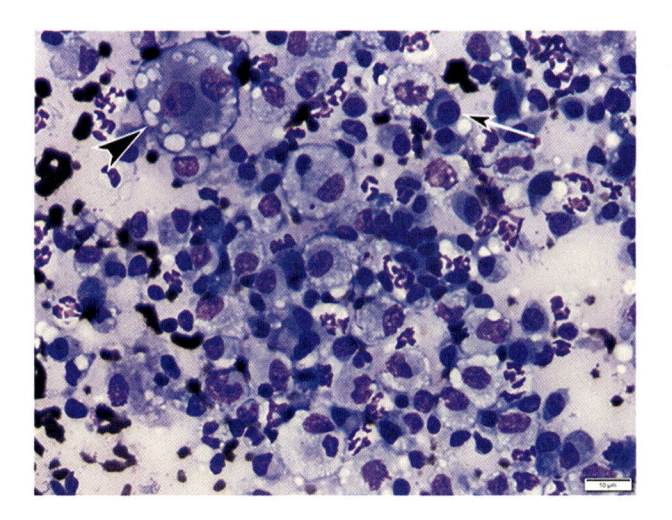

Figura 1 PAAF de nódulo pulmonar. (Coloração de Wright. *Fonte*: cortesia do Dr. Pedro Bittencourt.)

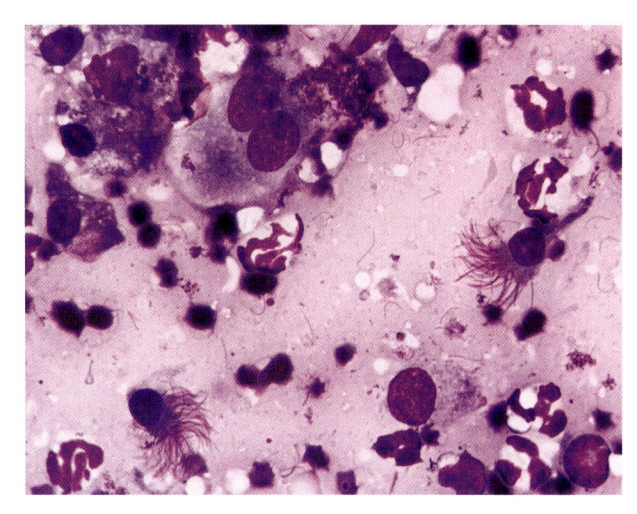

Figura 2 PAAF de nódulo pulmonar. (Coloração de Wright. *Fonte*: cortesia do Dr. Pedro Bittencourt.)

Interpretação

Hematologia

Embora seja apenas leve, a neutrofilia em combinação com alteração tóxica e hiperfibrinogenemia são indicativas de inflamação ativa. A linfopenia é um indício de resposta simultânea ao estresse (cortisol).

Citologia

A preparação citológica consiste em uma população inflamatória mista. Predominam macrófagos e neutrófilos ativados. Macrófagos binucleados ocasionais (Figura 1, ponta de seta) estão presentes, assim como o baixo número de plasmócitos (Figura 1, seta). A Figura 2 mostra epitélio respiratório colunar ciliado normal entre macrófagos e neutrófilos. Essa amostra foi interpretada como inflamação piogranulomatosa.

Resultado

O cavalo foi iniciado com antibióticos de amplo espectro e tratado concomitantemente com anti-inflamatórios não esteroides, mas não houve melhora. A eutanásia humanitária foi eleita, e o animal foi posteriormente submetido à necropsia.

Macroscopia e histopatologia

Histologicamente, a maior parte do parênquima pulmonar está apagada por nódulos multifocais a coalescentes compostos por

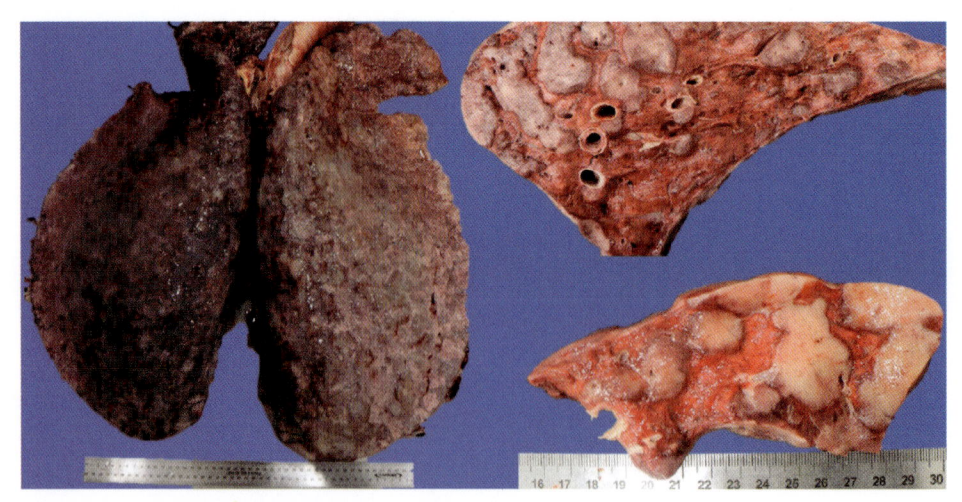

Figura 3 No momento da necropsia, os pulmões estavam aumentados bilateralmente e expandidos por áreas nodulares, proliferativas e coalescentes (de poucos mm a mais que 10 mm) de consistência firme e de cor branca a castanho-acinzentada. Os linfonodos traqueobrônquicos estavam levemente aumentados. Dentro do córtex do rim esquerdo, havia uma área multinodular branco-acinzentada de aparência semelhante aos nódulos pulmonares.

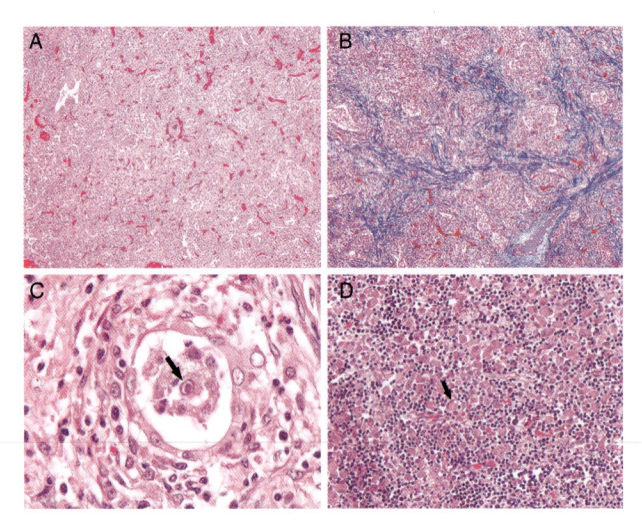

Figura 4 Cortes histológicos do pulmão (**A** a **C**) e linfonodo traqueobrônquico (**D**).

proliferação de células fusiformes (fibroblastos) (Figura 4A) incorporadas dentro de um estroma fibrilar eosinofílico (colágeno) (corado em azul na coloração tricrômico de Masson) (Figura 4B), e infiltrado por um grande número de linfócitos e histiócitos, com menos neutrófilos. Ocasionalmente, macrófagos alveolares continham corpúsculos de inclusão intranucleares eosinofílicos com 3 a 4 μm de diâmetro que empurraram a cromatina para a periferia (inclusões Cowdry Tipo A) (seta na Figura 4C). O linfonodo está aumentado por um infiltrado de macrófagos/histiócitos, alguns dos quais são multinucleados (seta na Figura 4D).

Resumo

Resenha, histórico, achados citológicos e histológicos são consistentes com um diagnóstico de fibrose multinodular equina (FMNE). FMNE é uma doença pulmonar intersticial fibrosante progressiva associada à infecção pelo herpes-vírus equino tipo-5 (HVE-5). Macroscopicamente, essa doença se apresenta como múltiplos nódulos de fibrose nos pulmões (Figura 3). Histologicamente, há marcada fibrose pulmonar intersticial com vias respiratórias contendo neutrófilos e macrófagos. Ocasionalmente, em amostras citológicas e histológicas, macrófagos podem conter grandes corpúsculos de inclusão viral intranucleares eosinofílicos.

Colaboradores: Drs. Pompeia Bolfa, Pedro Bittencourt e Alex Mau.

Índice Alfabético

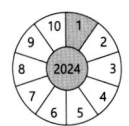